PEDIATRIA BÁSICA

Tomo I

PEDIATRIA GERAL E NEONATAL

•

Bases da Assistência à Criança
e ao Adolescente

Puericultura

Saúde e Meio Ambiente

Propedêutica do Recém-Nascido, da Criança
e do Adolescente Normais e Enfermos

Pediatria Neonatal

Aspectos Peculiares da Atenção ao
Pré-Escolar e ao Escolar

Adolescência

Genética

Distúrbios do Crescimento

Distúrbios Psicológicos

CB052092

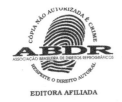

EDITORA AFILIADA

PEDIATRIA BÁSICA
Tomo I – Pediatria Geral e Neonatal

Eduardo Marcondes

Flávio Adolfo Costa Vaz

José Lauro Araujo Ramos

Yassuhiko Okay

Sarvier, 9ª edição, 2002
Reimpressão, 2003
2ª Reimpressão, 2005
3ª Reimpressão 2010

Projeto Gráfico/Capa
CLR Balieiro Editores

Fotolito/Impressão/Acabamento
Bartira Gráfica e Editora

sarvier

Sarvier Editora de Livros Médicos Ltda.
Rua dos Chanés 320 – Indianópolis
04087-031 – São Paulo – Brasil
Telefax (11) 5093-6966
sarvier@sarvier.com.br
www.sarvier.com.br

Dados Internacionais de Catalogação na Publicação (CIP)
(Câmara Brasileira do Livro, SP, Brasil)

Pediatria básica / [coordenação geral Eduardo
Marcondes]. – 9. ed. – São Paulo: SARVIER,
reimpressão, 2003.

Textos de vários autores, coordenadores setoriais.
Bibliografia.
ISBN 85-7378-120-3

1. Pediatria 2. Puericultura I. Marcondes, Eduardo.

CDD-618.92
-649.1
NLM-WS
-WA 320

01-6428

Índices para catálogo sistemático:

1. Pediatria: Medicina   618.92
2. Puericultura   649.1

PEDIATRIA BÁSICA

Tomo I
PEDIATRIA GERAL E NEONATAL

.

EDUARDO MARCONDES
FLÁVIO ADOLFO COSTA VAZ
JOSÉ LAURO ARAUJO RAMOS
YASSUHIKO OKAY

9ª Edição

sarvier

HOMENAGEM

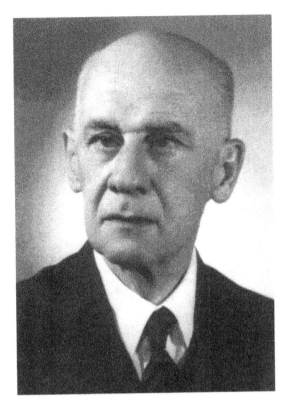

Prof. Pedro de Alcantara
* 01-05-1901
† 18-05-1979

Ele, mais do que qualquer outro, dignificou a criança cultuando-a à sua maneira, ao considerá-la e assisti-la como pessoa completa todos os dias. Como ele disse, muitas vezes, o botão de rosa não é menos flor do que a rosa desabrochada. E esse culto ele incutiu em todos que com ele conviveram, através do único procedimento eficaz, o seu exemplo como professor e como homem. Eis o pensamento pediátrico que ele criou, "o conhecimento da vulnerabilidade da criança e do caráter unitário de seus modos de reação, o reconhecimento da necessidade de investigar e de interpretar globalmente seus problemas e de globalmente assisti-la como pessoa, em função de si mesma e de seu ambiente, com os olhos no seu presente e no seu futuro".

COORDENADORES GERAIS

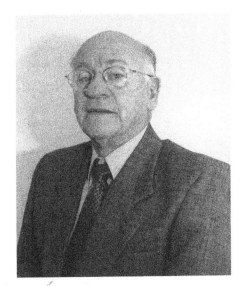

Prof. Eduardo Marcondes
Professor Titular de Pediatria – FMUSP

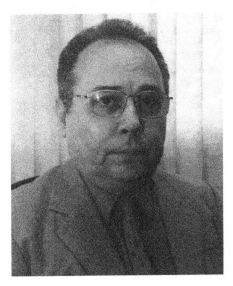

Prof. Flávio Adolfo Costa Vaz
Professor Titular de Pediatria – FMUSP

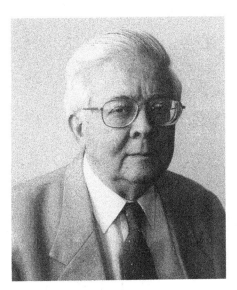

Prof. José Lauro Araujo Ramos
Professor Titular de Pediatria – FMUSP

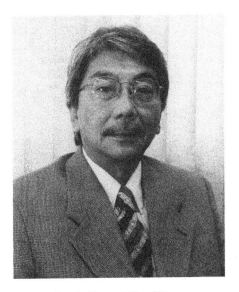

Prof. Yassuhiko Okay
Professor Titular de Pediatria – FMUSP

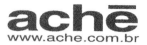

APRESENTAÇÃO

Em suas mãos, o Tomo I da nona edição de Pediatria Básica, trinta e cinco anos após a primeira edição.

Da oitava para a nona edição houve um acréscimo no conteúdo do livro que eu calculo ser da ordem de 50%. Por isso, achei melhor dividir a responsabilidade da coordenação com outras pessoas, os Professores Flávio Adolfo Costa Vaz, José Lauro Araujo Ramos e Yassuhiko Okay, Professores Titulares do Departamento de Pediatria da FMUSP.

Por outro lado, ficou decidido que Pediatria Básica é agora a união de três livros, os seus Tomos I, II e III; embora unidos pelo nome, os tomos são independentes podendo ser adquiridos segundo a necessidade dos leitores. Os três Tomos estarão lançados até o final de 2002.

Do Tomo I, participaram 132 colaboradores distribuídos por dez partes. Embora cada segmento do saber possa ser transformado em especialidade, decidiu-se o seguinte em relação ao temário:

PEDIATRIA BÁSICA

Nona edição – 2002

Marcondes • Vaz • Ramos • Okay

TOMO I PEDIATRIA GERAL E NEONATAL	TOMO II PEDIATRIA CLÍNICA GERAL	TOMO III PEDIATRIA CLÍNICA ESPECIALIZADA
Bases da Assistência à Criança e ao Adolescente • Puericultura • Saúde e Meio Ambiente • Propedêutica do Recém-Nascido, da Criança e do Adolescente Normais e Enfermos • Pediatria Neonatal • Aspectos Peculiares da Atenção ao Pré-Escolar e ao Escolar • Adolescência • Genética • Distúrbios do Crescimento • Distúrbios Psicológicos	Doenças Infecto-contagiosas e Parasitárias • Patologia da Nutrição e do Metabolismo • Patologia da Água e dos Eletrólitos • A Criança Gravemente Enferma • Cirurgia Pediátrica • Patologia do Sistema Sangüíneo • Patologia do Sistema Conectivo • Patologia do Sistema Imunitário • Patologia do Sistema Nervoso • Tumores e Doenças Neoplásicas	Patologia do Coração • Patologia do Aparelho Urinário • Patologia do Aparelho Digestivo • Patologia do Aparelho Respiratório • Patologia do Sistema Endócrino • Patologia Oftalmológica • Patologia Otorrinolaringológica • Patologia Ortopédica • Patologia Ginecológica • Patologia Dermatológica

Pediatria Básica tem sido o livro de estudo de pediatria em todas as escolas médicas brasileiras. É o seu destino e sempre o será.

São Paulo, março de 2002

Eduardo Marcondes

COLABORADORES

Albert Bousso – Mestre em Pediatria pela FMUSP. Médico da Unidade de Terapia Intensiva Pediátrica do Hospital Universitário da USP.

Alda Valéria Neves Soares – Mestre em Enfermagem Obstétrica pela USP. Chefe do Alojamento Conjunto do Hospital Universitário da USP.

Alice D'Agostini Deutsch – Doutora em Pediatria pela FMUSP. Médica Assistente do Berçário Anexo à Maternidade do Hospital das Clínicas da Divisão de Pediatria Clínica Intensiva e Neonatal do I.Cr.

Ana Carolina C. Ferreira Novo – Médica Assistente Bolsista do Berçário Anexo à Maternidade do Hospital das Clínicas da Divisão de Pediatria Clínica Intensiva e Neonatal do I.Cr.

Ana Cecília Silveira Lins Sucupira – Mestre em Medicina Preventiva pelo Departamento de Medicina Preventiva da FMUSP. Chefe do Ambulatório Geral de Pediatria do Hospital Universitário da USP.

Ana Cristina Pinheiro Mancini – Ex-Médica Assistente Bolsista do Berçário Anexo à Maternidade do Hospital das Clínicas da Divisão de Pediatria Clínica Intensiva e Neonatal do I.Cr.

Ana Lúcia Santoro Galvani – Mestre em Pediatria pela FMUSP.

Ana Maria Bara Bresolin – Doutora em Pediatria pela FMUSP. Ex-Médica Assistente do Ambulatório Geral de Pediatria do Instituto da Criança.

Ana Maria Cocozza – Ex-Médica Assistente do Instituto da Criança do Hospital das Clínicas da FMUSP.

Ana Maria Gaudêncio – Pós-Graduando da Área de Pneumologia do Curso de Pós-Graduação da FMUSP. Médica Assistente da Unidade de Terapia Intensiva Pediátrica do Hospital Evaldo Foz – São Paulo.

Angela M. Viana-Morgante – Professora Doutora do Departamento de Biologia (Genética Humana) do Instituto de Biociências da USP.

Anita Hayashi – Enfermeira de Saúde Pública. Ex-Diretora do Serviço de Administração do I.Cr.

Anita S. Colli – Professora Associada do Departamento de Pediatria da FMUSP. Ex-Chefe da Unidade de Adolescentes do I.Cr.

Annette Harumi Katsumo – Médica Psiquiatra e Psicanalista do Serviço de Psiquiatria e Psicologia do I.Cr. e do Centro de Atenção Psicossocial "Prof. Luiz da Rocha Cerqueira".

Antonio Carlos Alves Cardoso – Médico Assistente do I.Cr.

Antonio da Silva Coelho Netto – Ex-Médico Assistente da Divisão de Clínica Médica do Hospital das Clínicas da FMUSP.

Bussâmara Neme – Professor Emérito da FMUSP. Professor Titular de Clínica Obstétrica da Faculdade de Ciências Biológicas de Sorocaba (PUC-SP).

Carlos Alberto Rodrigues Alves – Professor Associado do Departamento de Oftalmologia e Otorrinolaringologia da FMUSP. Chefe do Serviço de Neuro-Oftalmologia do Hospital das Clínicas da FMUSP.

Celso Moura Rebello – Doutor em Pediatria pela FMUSP. Médico Assistente do Berçário Anexo à Maternidade do Hospital das Clínicas da Divisão de Pediatria Clínica Intensiva e Neonatal do I.Cr.

Chang Yin Chia – Médica Assistente Bolsista do Berçário Anexo à Maternidade do Hospital das Clínicas da Divisão de Pediatria Clínica Intensiva e Neonatal do I.Cr.

Chong Ae Kim – Doutora em Pediatria pela FMUSP. Chefe da Unidade de Genética do I.Cr.

Claudette Hajaj Gonzalez – Professora Titular do Departamento de Biologia (Genética Humana) do Instituto de Biociências da Universidade de São Paulo. Livre-Docente de Pediatria pela FMUSP. Ex-Chefe da Unidade de Genética do I.Cr.

Claudio Leone – Professor Associado do Departamento de Pediatria da FMUSP. Chefe da Disciplina de Pediatria Preventiva e Social do Departamento de Pediatria da FMUSP.

Cléa Rodrigues Leone – Livre-Docente em Pediatria Neonatal pelo Departamento de Pediatria da FMUSP. Médica Chefe do Berçário Anexo à Maternidade do Hospital das Clínicas da Divisão de Pediatria Clínica Intensiva e Neonatal do I.Cr.

FMUSP – Faculdade de Medicina da Universidade de São Paulo.

I.Cr. – Instituto da Criança "Prof. Pedro de Alcantara" do Hospital das Clínicas da Faculdade de Medicina da Universidade de São Paulo.

USP – Universidade de São Paulo.

Daleth Rodrigues – Médica Assistente do Instituto da Criança do Hospital das Clínicas da FMUSP. Médica Assistente do Ambulatório Geral de Pediatria do Hospital Universitário da USP.

Débora de Campos Bannwart – Médica Assistente Bolsista do Berçário Anexo à Maternidade do Hospital das Clínicas da Divisão de Pediatria Clínica Intensiva e Neonatal do I.Cr.

Déborah Patah Roz – Psicóloga e Psicanalista do Serviço de Psiquiatria e Psicologia do I.Cr.

Domingos Paulo Infante – Médico Psiquiatra e Psicanalista. Diretor do Serviço de Psiquiatria e Psicologia do I.Cr.

Dulce V. M. Machado (falecida) – Ex-Diretora do Serviço de Higiene Mental do I.Cr.

Edna Maria de Albuquerque Diniz – Livre-Docente em Pediatria Neonatal pelo Departamento de Pediatria da FMUSP. Chefe da Unidade de Cuidados Intensivos Neonatal da Divisão de Pediatria Clínica Intensiva e Neonatal do I.Cr.

Ednéia Primo – Socióloga Sanitarista da Seção de Assistência Comunitária do I.Cr.

Eduardo Marcondes – Professor Titular do Departamento de Pediatria da FMUSP.

Felipe de Souza Rossi – Médico Assistente Bolsista do Berçário Anexo à Maternidade do Hospital das Clínicas da Divisão de Pediatria Clínica Intensiva e Neonatal do I.Cr.

Filomena Maria Buosi de Haro – Ex-Médica Assistente da Unidade de Cuidados Intensivos Neonatal da Divisão de Pediatria Clínica Intensiva e Neonatal do I.Cr.

Filumena Maria da Silva Gomes – Médica Assistente do Setor de Atenção à Criança do Centro de Saúde Escola "Prof. Samuel B. Pessoa".

Flávio Adolfo Costa Vaz – Professor Titular do Departamento de Pediatria da FMUSP.

Francisco R. Carrazza (falecido) – Professor Associado do Departamento de Pediatria da FMUSP. Ex-Chefe de Laboratório de Investigação do I.Cr.

Gabriel W. Oselka – Professor Associado do Departamento de Pediatria da FMUSP. Ex-Chefe do Grupo de Pediatria Clínica Geral do I.Cr.

Gilberto Eitiro Nakagawa – Assistente do Serviço de Neurocirurgia do Hospital das Clínicas da FMUSP.

Gilson Quarentei – Doutor em Pediatria pela FMUSP. Ex-Chefe do Grupo de Nutrição do I.Cr.

Gracia G. Boscov Olivi – Ex-Médica Assistente da Divisão de Pediatria do Hospital Universitário da USP.

H. Maria Dutilh Novaes – Professora Associada do Departamento de Medicina Preventiva da FMUSP.

Hedda A. de Oliveira Penna – Ex-Auxiliar de Ensino do Departamento de Pediatria da FMUSP. Ex-Assistente Técnico do Conselho Diretor do I.Cr.

Helcio Bahia Corradini – Ex-Médico Chefe do Berçário Anexo à Maternidade do Hospital das Clínicas da Divisão de Pediatria Clínica Intensiva e Neonatal do I.Cr.

Hugo Issler – Doutor em Pediatria pela FMUSP. Assistente do Centro de Saúde Escola "Prof. Samuel B. Pessoa".

Ilda Nogueira de Lima – Nutricionista. Ex-Supervisora de Divisão Hospitalar do I.Cr.

Jairo Werner Jr. – Doutor em Saúde Mental pela Faculdade de Medicina da UNICAMP. Mestre em Educação pela UERJ. Professor Responsável pela Área de Psiquiatria Infantil da Faculdade de Medicina da UFF. Responsável pela Área de Educação Especial da UERJ.

João César Lyra – Pós-Graduando do Departamento de Pediatria da FMUSP.

João Coriolano Rego Barros – Médico Encarregado do Setor de Baixo Risco do Berçário Anexo à Maternidade do Hospital das Clínicas da FMUSP.

João Gilberto Maksoud – Professor Titular de Cirurgia Pediátrica do Departamento de Pediatria da FMUSP.

João Luiz de Carvalho Pinto e Silva – Professor Titular de Obstetrícia do Departamento de Tocoginecologia da Faculdade de Ciências Médicas da Universidade de Campinas. Chefe do Departamento de Tocoginecologia da Faculdade de Ciências Médicas da Universidade de Campinas.

João Yunes – Professor Titular do Departamento de Saúde Materno-Infantil da Faculdade de Saúde Pública da USP. Membro do Conselho Executivo da Organização Mundial de Saúde.

Joaquim Carlos Rodrigues – Doutor em Pediatria pela FMUSP. Médico Chefe da Unidade de Pneumologia do I.Cr.

Jorge David Aivazoglou Carneiro – Médico Assistente da Unidade de Hematologia do I.Cr. Médico Hematologista Pediatra do Centro de Hemofilia "Louis Aledort" da Fundação Pró-Sangue – Hemocentro de São Paulo.

José Augusto Nigro Conceição – Doutor em Pediatria pela FMUSP.

José Lauro Araujo Ramos – Professor Emérito da FMUSP. Professor Titular do Departamento de Pediatria da FMUSP.

José Luiz Dias Gherpelli – Livre-Docente de Neurologia Infantil pela FMUSP. Médico Assistente do Serviço de Neurologia Infantil do Hospital das Clínicas da FMUSP. Consultor em Neuropediatria do Hospital Israelita Albert Einstein de São Paulo.

José Pindaro Pereira Plese – Professor Associado da Disciplina de Neurocirurgia do Departamento de Neurologia da FMUSP.

Josiane Carrignani – Mestre em Pediatria pela FMUSP. Ex-Médica Assistente do Berçário Anexo à Maternidade do Hospital das Clínicas da Divisão de Pediatria Clínica Intensiva e Neonatal do I.Cr.

Jussara Marieta Santos Alderete – Médica Assistente do Setor de Atenção à Criança do Centro de Saúde Escola "Prof. Samuel B. Pessoa".

Laura Emília M. B. Cardoso – Médica Assistente Bolsista do Berçário Anexo à Maternidade do Hospital das Clínicas da Divisão de Pediatria Clínica Intensiva e Neonatal do I.Cr.

Lia Lage – Psicóloga e Psicanalista. Formação em Psicossomática.

Lílian dos Santos Rodrigues Sadeck – Mestre em Pediatria pela FMUSP. Médica Encarregada do Setor de Alto Risco do Berçário Anexo à Maternidade do Hospital das Clínicas da Divisão de Pediatria Clínica Intensiva e Neonatal do I.Cr.

Lucia Ferro Bricks – Doutora em Pediatria pelo Departamento de Pediatria da FMUSP. Médica Assistente do Instituto da Criança do Hospital das Clínicas da FMUSP. Médica Assistente do Ambulatório Geral de Pediatria do Hospital Universitário da USP.

Lucilia Santana Faria – Supervisora de Equipe Técnica. Médica Assistente do Centro de Terapia Intensiva da Divisão de Pediatria Clínica Intensiva e Neonatal do I.Cr.

Lucimeire Kotsubo – Psicóloga e Psicanalista do Serviço de Psiquiatria e Psicologia do I.Cr.

Luiz Belizzia Neto – Doutor em Pediatria pela FMUSP. Responsável Técnico pela Enfermaria de Pediatria do Hospital Auxiliar de Cotoxó.

Luiz Eduardo Vargas da Silva – Médico Assistente da Unidade de Adolescentes do I.Cr.

Luiza A. Suman Mascaretti – Doutora em Pediatria pela FMUSP. Membro do Centro de Desenvolvimento de Educação Médica da FMUSP. Presidente do Departamento de Saúde Escola da Sociedade de Pediatria de São Paulo.

Marcelo Zugaib – Professor Titular da Disciplina de Obstetrícia do Departamento de Obstetrícia e Ginecologia da FMUSP.

Marco Antonio Borges Lopes – Mestre em Obstetrícia pela FMUSP. Médico Assistente da Clínica Obstétrica do Hospital das Clínicas da FMUSP.

Maria Cristina Korbage de Araujo – Doutora em Pediatria pela FMUSP. Médica Assistente da Unidade de Cuidados Intensivos Neonatal da Divisão de Pediatria Clínica Intensiva e Neonatal do I.Cr.

Maria Elizabeth B. A. Kobinger – Médica Assistente do Instituto da Criança do Hospital das Clínicas da FMUSP. Médica Assistente do Ambulatório Geral de Pediatria do Hospital Universitário da USP.

Maria Esther Jurfest Rivero Ceccon – Doutora em Pediatria pela FMUSP. Médica Assistente da Unidade de Cuidados Intensivos Neonatal da Divisão de Pediatria Clínica Intensiva e Neonatal do I.Cr.

Maria Helena Valente – Médica Assistente do Setor de Atenção à Criança do Centro de Saúde Escola "Prof. Samuel B. Pessoa". Participante do Ambulatório Geral de Pediatria do Hospital Universitário.

Maria Ignez Saito – Doutora em Pediatria pela FMUSP. Médica Chefe da Unidade de Adolescentes do I.Cr. Professora Colaboradora da FMUSP.

Maria Lúcia de Moraes Bourroul – Médica Assistente do Instituto da Criança do Hospital das Clínicas da FMUSP. Médica Assistente do Ambulatório Geral de Pediatria do Hospital Universitário da USP.

Maria Okumura – Doutora em Obstetrícia pela FMUSP. Diretora Técnica do Serviço de Saúde Divisão de Clínica Obstétrica do Hospital das Clínicas da FMUSP.

Maria Tereza Martins Ramos Lamberte – Médica Psiquiatra e Psicanalista. Chefia Técnica do Serviço de Psiquiatria e Psicologia do I.Cr.

Maria Tereza Zulini da Costa – Doutora em Pediatria pela FMUSP. Médica Chefe da Unidade Neonatal da Divisão de Clínica Pediátrica do Hospital Universitário da USP.

Mariângela Pinto da Fonseca Wechsler – Psicóloga. Mestre e Doutora em Psicologia do Escolar pelo Instituto de Psicologia da USP. Psicoterapia e Psicodramaticista. Professora de Psicodrama do Instituto "Sedes Sapientiae" e do Convênio entre Sociedade de Psicodrama de São Paulo e PUC-SP.

Mário Cícero Falcão – Doutor em Pediatria pela FMUSP. Professor Colaborador da Disciplina de Pediatria Neonatal do Departamento de Pediatria da FMUSP. Médico Assistente do Berçário Anexo à Maternidade do Hospital das Clínicas da Divisão de Pediatria Clínica Intensiva e Neonatal do I.Cr.

Mario Macoto Kondo – Doutor em Obstetrícia pela FMUSP. Médico Chefe do Serviço de Laboratório Divisão de Clínica Obstétrica do Hospital das Clínicas da FMUSP.

Marta M. Galli B. Mataloun – Mestre em Pediatria pela FMUSP. Médica Assistente do Berçário Anexo à Maternidade do Hospital das Clínicas da Divisão de Pediatria Clínica Intensiva e Neonatal do I.Cr.

Marta Miranda Leal – Mestre em Pediatria pela FMUSP. Médica Assistente da Unidade de Adolescentes do I.Cr.

Mayanna Zatz – Professora Titular do Departamento de Biologia (Genética Humana) do Instituto de Biociências da Universidade de São Paulo.

Meire Nagaiassu – Mestre em Pediatria pela FMUSP. Médica Assistente da Unidade de Cuidados Intensivos Neonatal da Divisão de Pediatria Clínica Intensiva e Neonatal do I.Cr.

Monique Catache Mancini – Mestre em Pediatria pela FMUSP. Assistente do Berçário Anexo à Maternidade do Hospital das Clínicas da Divisão de Pediatria Clínica Intensiva e Neonatal do I.Cr.

Naila de Oliveira Elias Barbosa – Médica Assistente Bolsista do Berçário Anexo à Maternidade do Hospital das Clínicas da Divisão de Pediatria Clínica Intensiva e Neonatal do I.Cr.

Nuvarte Setian – Professora Associada do Departamento de Pediatria da FMUSP. Chefe da Unidade de Endocrinologia do I.Cr.

Orlando Cesar de Oliveira Barretto – Livre-Docente em Hematologia pela FMUSP. Professor Associado do Departamento de Clínica Médica da FMUSP.

Oscar Tadashi Matsuoka – Médico Assistente do Berçário Anexo à Maternidade do Hospital das Clínicas da Divisão de Pediatria Clínica Intensiva e Neonatal do I.Cr.

Oswaldo Frota-Pessoa – Professor Emérito do Instituto de Biociências da Universidade de São Paulo.

Patrícia Freitas Góes – Mestre em Pediatria pela FMUSP. Médica Assistente da Unidade de Terapia Intensiva Pediátrica do Hospital Universitário da USP.

Paulette Cherez Douek – Mestra em Pediatria pela FMUSP. Médica Assistente do Setor de Atenção à Criança do Centro de Saúde Escola "Prof. Samuel B. Pessoa".

Paulo Basto de Albuquerque – Doutor em Medicina pela FMUSP. Diretor da Divisão de Obstetrícia e Ginecologia do Hospital Universitário da USP.

Pedro de Alcantara (falecido) – Professor Titular de Pediatria da FMUSP.

Pedro Paulo Pereira – Doutor em Obstetrícia pela FMUSP. Diretor Técnico do Serviço de Emergência Obstétrica do HC.

Pilar Lecussán Gutierrez – Médica Psiquiatra do Serviço de Psiquiatria e Psicologia do I.Cr.

Raquel Diaz Degenszajn – Psicanalista. Psicóloga do Serviço de Higiene Mental do I.Cr.

Renata de Arruda Pinto D'Andrea – Ex-Médica Assistente Bolsista do Berçário Anexo à Maternidade do Hospital das Clínicas da Divisão de Pediatria Clínica Intensiva e Neonatal do I.Cr.

Renata Suman Mascaretti Proença – Médica Assistente da Unidade de Pesquisa Experimental do Departamento de Pediatria.

Renato Takeski Yamada – Médico Assistente Bolsista do Berçário Anexo à Maternidade do Hospital das Clínicas da Divisão de Pediatria Clínica Intensiva e Neonatal do I.Cr.

Roberta Berardi – Médica Assistente do Berçário Anexo à Maternidade do Hospital das Clínicas da Divisão de Pediatria Clínica Intensiva e Neonatal do I.Cr.

Roberto Eduardo Bittar – Doutor em Obstetrícia pela FMUSP. Coordenador da Área de Obstetrícia do Curso de Graduação Médica da FMUSP.

Rosa Maria Neme – Pós-Graduanda da Área de Ginecologia do Departamento de Obstetrícia e Ginecologia da FMUSP.

Rosa Maria Resegue – Mestre em Pediatria pelo Departamento de Pediatria da FMUSP. Ex-Médica Assistente do Instituto da Criança do Hospital das Clínicas da FMUSP. Médica Assistente da Disciplina de Pediatria Comunitária e Ambulatorial da UNIFESP.

Roseli Mieko Yamamoto Nomura – Doutora em Obstetrícia pela FMUSP. Médica Supervisora da Divisão de Clínica Obstétrica do Hospital das Clínicas da FMUSP.

Rossana Pulcinelli Vieira Francisco – Mestre em Obstetrícia pela FMUSP. Médica Assistente da Divisão de Clínica Obstétrica do Hospital das Clínicas da FMUSP.

Rubens Feferbaum – Doutor em Pediatria pela FMUSP. Encarregado do Setor Unidade de Cuidados Intensivos Neonatal da Divisão de Pediatria Clínica Intensiva e Neonatal do I.Cr.

Rudolf Wechsler – Pediatra, Sanitarista, Psicoterapeuta e Psicodramaticista. Professor Assistente da Disciplina de Pediatria Geral e Comunitária da Universidade Federal de São Paulo/EPM. Chefe do Ambulatório de Pediatria do Hospital São Paulo – Universidade Federal de São Paulo/EPM.

Samuel Schvartsman – Professor Associado do Departamento de Pediatria da FMUSP. Ex-Chefe do Serviço de Emergência do I.Cr.

Sandra Maria Callioli Zuccolotto – Médica Assistente do Instituto da Criança do Hospital das Clínicas da FMUSP. Médica Assistente do Ambulatório Geral de Pediatria do Hospital Universitário da USP.

Sara Helena Hassan – Médica Psiquiatra e Psicanalista. Docente do Centro de Estudos Psicanalíticos.

Seizo Miyadahira – Doutor em Obstetrícia pela FMUSP. Diretor Técnico de Serviço de Saúde – Divisão de Clínica Obstétrica do Hospital das Clínicas da FMUSP.

Sérgio Rodrigues Tírico – Doutor em Ortopedia pelo Departamento de Ortopedia e Traumatologia da FMUSP.

Silvana Darcie – Mestre em Pediatria pela FMUSP. Médica Assistente Bolsista do Berçário Anexo à Maternidade do Hospital das Clínicas da Divisão de Pediatria Clínica Intensiva e Neonatal do I.Cr.

Silvia Maria Ibidi – Mestre em Pediatria pela FMUSP. Médica Assistente da Unidade Neonatal da Divisão de Clínica Pediátrica do Hospital Universitário da USP.

Sofia Mizuho Miura Sugayama – Mestre em Pediatria pela FMUSP. Médica Assistente da Unidade de Genética do I.Cr.

Sonia Regina T. Silva Ramos – Livre-Docente em Pediatria Neonatal pelo Departamento de Pediatria da FMUSP. Assistente Técnico de Saúde. Grupo de Epidemiologia Hospitalar do I.Cr.

Soubhi Kahhale – Livre-Docente de Obstetrícia pela FMUSP. Coordenador da Área de Obstetrícia do Curso de Pós-Graduação da FMUSP.

Ulysses Doria Filho – Doutor em Pediatria pela FMUSP. Supervisor da Divisão Hospitalar – Informática do I.Cr.

Valdenise Martins L. Tuma Calil – Doutora em Pediatria pela FMUSP. Médica Assistente do Berçário Anexo à Maternidade do Hospital das Clínicas da Divisão de Pediatria Clínica Intensiva e Neonatal do I.Cr.

Valéria Petri – Professora Titular do Departamento de Dermatologia da Universidade Federal de São Paulo/Escola Paulista de Medicina.

Vera Hermínia K. Koch – Doutora em Pediatria pela FMUSP. Médica Chefe da Unidade de Nefrologia do I.Cr.

Vera Lúcia Jornada Krebs – Doutora em Pediatria pela FMUSP. Encarregada do Setor Unidade de Cuidados Intensivos Neonatal da Divisão de Pediatria Clínica Intensiva e Neonatal do I.Cr.

Vera P. M. Ferrari Rego Barros – Psicóloga do Serviço de Psiquiatria e Psicologia do I.Cr.

Victor Bunduki – Doutor em Obstetrícia pela FMUSP. Médico Assistente da Divisão de Clínica Obstétrica do Hospital das Clínicas da FMUSP.

Virgínia Spínola Quintal – Mestre em Pediatria pela FMUSP. Médica da Unidade Neonatal da Divisão de Pediatria do Hospital Universitário da USP. Coordenadora do Banco de Leite do Hospital Universitário da USP.

Wagner Rañna – Mestre em Pediatria pela FMUSP. Assistente do Serviço de Psiquiatria e Psicologia do I.Cr. Docente do Instituto "Sedes Sapientiae".

Yassuhiko Okay – Professor Titular do Departamento de Pediatria da FMUSP.

CONTEÚDO

QUINTA PARTE

Pediatria Neonatal

SEÇÃO I – ASPECTOS GERAIS
coordenador: José Lauro Araujo Ramos

SEÇÃO II – O FETO
coordenadores: Marcelo Zugaib
José Lauro Araujo Ramos
Flávio Adolfo Costa Vaz

SEÇÃO III – O RECÉM-NASCIDO: CONCEITOS E CUIDADOS BÁSICOS
coordenadores: José Lauro Araujo Ramos
Flávio Adolfo Costa Vaz

SEÇÃO VIII – ICTERÍCIA DO RECÉM-NASCIDO

coordenadores: José Lauro Araujo Ramos
Flávio Adolfo Costa Vaz
Maria Cristina Korbage de Araujo
Alice D'Agostini Deutsch

SEÇÃO IX – DISTÚRBIOS HEMATOLÓGICOS NEONATAIS

coordenador: Flávio Adolfo Costa Vaz

SEÇÃO X – INFECÇÕES NEONATAIS: ASPECTOS GERAIS

coordenadores: José Lauro Araujo Ramos
Flávio Adolfo Costa Vaz
Sonia Regina T. Silva Ramos

SEÇÃO XI – INFECÇÕES CONGÊNITAS E PERINATAIS

coordenadores: Edna Maria de Albuquerque Diniz
Flávio Adolfo Costa Vaz

SEÇÃO XII – INFECÇÕES ADQUIRIDAS NEONATAIS

coordenadores: Vera Lúcia Jornada Krebs
Flávio Adolfo Costa Vaz

SEXTA PARTE

Aspectos Peculiares da Atenção ao Pré-Escolar e ao Escolar

coordenadora: Luiza A. Suman Mascaretti

SEÇÃO I – O PRÉ-ESCOLAR

coordenadora: Paulette Cherez Douek

SEÇÃO II – O ESCOLAR

coordenadora: Luiza A. Suman Mascaretti

SÉTIMA PARTE

Adolescência

coordenadoras: Maria Ignez Saito
Anita S. Colli

OITAVA PARTE

Genética

coordenadoras: Claudette Hajaj Gonzalez
Chong Ae Kim

NONA PARTE

Distúrbios do Crescimento

coordenadores: Eduardo Marcondes
Lucia Ferro Bricks

SEÇÃO I – BAIXA ESTATURA

coordenadores: Eduardo Marcondes
Lucia Ferro Bricks

SEÇÃO II – ALTA ESTATURA

coordenadora: Lucia Ferro Bricks

DÉCIMA PARTE

Distúrbios Psicológicos

coordenadores: Domingos Paulo Infante
Pilar Lecussán Gutierrez

Primeira Parte

Bases da Assistência à Criança

coordenador

Eduardo Marcondes

colaboradores

Ana Cecília Silveira Lins Sucupira
Claudio Leone
Eduardo Marcondes
Francisco R. Carrazza
H. Maria Dutilh Novaes
Nuvarte Setian
Pedro de Alcantara
Raquel Diaz Degenszajn

1 Introdução ao Estudo da Pediatria

PEDRO DE ALCANTARA

A Pediatria é a Medicina da criança, isto é, do ser humano em seu período de desenvolvimento – da fecundação à puberdade. Ela o faz por meio de duas formas por assim dizer "isômeras" de atividade: a Puericultura, que cuida da manutenção das condições de normalidade, e a Clínica Pediátrica, ou Pediatria Curativa, que cuida de sua restauração quando alterada. São, ambas, como que irmãs xifópagas, uma completando a outra e dela necessitando.

É um campo peculiar da Medicina, diverso das especialidades em geral. Enquanto estas cuidam dos problemas de um *órgão*, de um *aparelho* ou de um *sistema*, a Pediatria cuida dos problemas de um período da vida. Sob esse aspecto, só um campo da Medicina se lhe equipara: é a Geriatria, que cuida dos problemas de saúde da velhice. Ambas assistem o ser humano que não produz: a Pediatria, os que ainda não produzem; a Geriatria, os que já não produzem. A Pediatria é o mais rendoso investimento espiritual e econômico, pois todo o progresso humano é feito por adultos, que a essa idade chegaram graças aos cuidados que anteriormente receberam da Pediatria.

A assistência à criança precede a fecundação, por meio da *higiene pré-concepcional* (seleção e aconselhamento genéticos, tratamento de doenças de um ou de ambos os futuros cônjuges que podem afetar o futuro ser), da *higiene pré-natal* (prevenção e tratamento de doenças maternas durante a gravidez) e da *higiene natal* (assistência ao parto). Essas três higienes ou assistências são importantes e seus erros e acertos podem ser decisivos para o sucesso ou para o insucesso da assistência pós-natal.

Nascida normal, graças à conjunção favorável dos fatores que sobre ela até influíram, a criança é, ao acabar de nascer, portadora de um extraordinário impulso vital. Este impulso revelou seu poder pelo fato de, em nove meses, ter promovido o desenvolvimento de uma célula, o óvulo fecundado, ao teor de cerca de três quilos e meio de organismo e meio metro de estatura, dotado de inúmeras capacidades atuantes ou potenciais. Livre de obstáculos, esse impulso vai normalmente se atenuando até a maturidade, mas no primeiro ano ainda é suficiente para, em 12 meses, triplicar o peso ao nascimento, aumentar 50% de sua estatura, aumentar em número e em destreza aquelas capacidades, fazendo que entre a criança de um ano e o adulto as diferenças funcionais sejam menores do que entre ela e o recém-nascido.

"Livre de obstáculos..." – e aí estão o drama da criança e as responsabilidades do pediatra.

Na gestação normal, a criança de equipamento genético favorável vive em condições ímpares de segurança: inércia respiratória, digestiva, de absorção intestinal, de eliminação de escória, de termorregulação, limitação de movimentos, proteção quase completa contra os traumatismos físicos, ausência de traumas psíquicos.

Mas a vida, como a saúde, resulta do valor da relação entre a resistência do organismo e os obstáculos ou agravos que ele tem de enfrentar. Acabada de nascer a criança, seu impulso vital tem a mesma intensidade imediatamente anterior, mas agora vai funcionar em condições de vida muito diferentes e, com freqüência, adversas. Grande número de funções, até então em condições potenciais, é convocado ao trabalho. A diversidade das novas condições de vida, aliada à inércia anterior dos mecanismos de adaptação, cria o grande caráter da criança, sua *vulnerabilidade*, a qual exige peculiaridades assistenciais que promovam sua adaptação àquelas condições.

Essa adaptação pode ser esquematizada nos seguintes setores:

1. **Função nutritiva**, atuante na vida intra-uterina quanto ao metabolismo celular, mas inoperante quanto à preensão dos alimentos, à sua digestão e absorção e à eliminação de escórias – tudo isto se fazendo através da placenta.

2. **Psiquismo**, cujo componente afetivo é altamente vulnerável desde o nascimento e sujeito, a partir de então, a nocivos sofrimentos por perda das regalias da vida intra-uterina, pela inibição educativa dos impulsos instintivos, pelas contradições que a criança tem de enfrentar, pelas emoções súbitas e penosas que decorrem de fatores ambientais fortuitos e pelos erros de conduta dos adultos que criam ou intensificam esses fatores de sofrimento.

3. **Função imunitária**, para a qual a criança nasce dotada apenas de imunidade inespecífica, proporcional à sua resistência constitucional, e de imunidade específica passiva transplacentária e transitória, apenas para algumas poucas infecções.

4. **Ambiente físico**, cujos caracteres (temperatura, umidade, ventilação, luminosidade, ruídos, odores...) apresentam variações por vezes bruscas, intensas e freqüentes, bem como valores permanentes muito acentuados, tudo muito diverso da "monotonia" ambiental da vida intra-uterina.

5. **Oportunidades de acidentes**, para os quais a criança é, no início, totalmente auto-indefesa.

Esses cinco gêneros de dificuldades ao normal desenvolvimento da criança são os que ocorrem à criança nascida normal. No caso contrário, por herança desfavorável, por incidentes mórbidos ocorridos durante a gestação ou por acidentes no parto, a eles se junta um sexto gênero de dificuldades.

6. **Debilidades constitucionais ou congênitas**, afetando diversamente uma ou mais capacidades funcionais, somando seus efeitos aos de um ou mais dos cinco gêneros anteriores.

Esses seis gêneros de agressão exigem programas especiais de assistência que suprimam ou atenuem os riscos respectivos e que constituem a Puericultura.

CARÁTER UNITÁRIO DA CRIANÇA E DE SUA ASSISTÊNCIA

Por tudo que vimos (a falta de treino de numerosas funções, antes de nascer, e a necessidade de pô-las em exercício e de modo coordenado depois de nascer), em cada um daqueles setores de dificuldades, a criança é *mais vulnerável* do que os adultos. Estes são, precisamente, as "ex-crianças" que, por melhores condições congênitas e por melhor assistência, venceram aquelas dificuldades e atingiram a idade adulta. Aquela maior vulnerabilidade se revela na mortalidade mais elevada de crianças do que de adultos, maior ainda no primeiro ano, maior ainda no primeiro mês, e só ultrapassada pela da velhice extrema, quando morrem todos...

A vulnerabilidade maior da criança dá à assistência a esta um novo caráter, o de ser *vigilante*.

Mais importante do que a maior fragilidade de cada setor é a mútua dependência entre eles. Esta resulta de pelo menos dois fatores: a) imaturidade dos centros inibidores, por mielinização ainda incompleta das fibras nervosas; b) grande intensidade e conseqüente vulnerabilidade da nutrição, que serve como "centro de comunicações", sofrendo por dano em qualquer um dos outros setores (porque de todos depende) e, quando afetada, a todos prejudicando (porque sobre todos influi).

Disso resulta que o dano em um daqueles setores permite, facilita ou determina o dano em um, alguns ou todos os outros, o que dá, ao conjunto biopsíquico da criança, um caráter *rigorosamente unitário*, só decomponível por necessidades didáticas.

Assim é em episódios neurológicos, com convulsões generalizadas por estímulos que, em adultos, não as determinam. Assim é, também, em perturbações agudas de nutrição, nas quais em 24-48 horas podem ser intensamente lesadas as funções digestiva, metabólica, circulatória, renal, respiratória, termorreguladora, de sudorese, sensoriais e psíquicas.

Menos dramáticas, mas não menos expressivas e muito mais freqüentes, são as evidências dessa unidade funcional em outros episódios agudos e em distúrbios crônicos.

1. A desnutrição diminui a tolerância alimentar, a imunidade, a resistência aos agravos do ambiente físico e a estabilidade e a harmonia afetivas.

2. As desarmonias afetivas afetam o apetite criando a desnutrição e suas conseqüências (item 1) e dificultam, por distúrbios de conduta, medidas de proteção contra vários agravos.

3. As infecções afetam a imunidade a outras infecções, o apetite (levando à desnutrição), a tolerância alimentar (levando a distúrbios agudos da nutrição) e a estabilidade afetiva (sobretudo as infecções agudas).

4. Más condições de ambiente físico, como o calor, afetam o apetite, a tolerância alimentar e a estabilidade afetiva: ou, como o frio e a umidade, predispõem às infecções respiratórias e outras.

Em conseqüência de sua unidade funcional, a criança raramente adoece em apenas um de tais setores; o mais habitual é adoecer em mais de um e, não raro, nos quatro.

Em síntese, diga-se, para bem marcar aquele caráter unitário, que cada atributo orgânico ou psíquico da criança influi sobre os demais, de modo direto ou indireto, imediato ou remoto, moderado ou intenso, e deles recebe igual influência, favorável ou desfavorável, conforme as condições de normalidade ou de anormalidade daquele ou destes.

Dessa unidade funcional da criança resultam, com evidência, o caráter unitário da assistência a ela devida e a precariedade, a curto ou a longo prazo, da assistência em apenas algum ou alguns setores, ainda que nessa assistência parcial se acumulem grandes recursos materiais e de dedicação.

PEDIATRIA CURATIVA E PEDIATRIA PREVENTIVA

Na assistência à criança doente é preciso, com prioridade, afastar os fatores morbígenos em ação. É a *pediatria curativa* que visa à restauração da normalidade da criança. Essa medicina deve ser feita com atenção ao caráter unitário das reações mórbidas da criança e, portanto, realizar-se como *medicina curativa global*, afastando os fatores morbígenos relativos a todos os setores biopsíquicos da criança.

É preciso, também:

1. Prever e prevenir fatores morbígenos que costumam ocorrer, por exemplo, a habitual insistência materna em desrespeitar a anorexia nas infecções, o que é causa de distúrbios agudos da nutrição ou de hostilidade ulterior ao ato de se alimentar.

2. Prever e prevenir a ação de fatores potencialmente morbígenos, por exemplo, a presença, em domicílio, de animais domésticos não-imunizados contra a hidrofobia, ou a colocação, ao alcance da criança, de substâncias tóxicas de uso doméstico.

3. Prever, para incluir na prescrição, as necessidades próximas decorrentes da evolução da criança, por exemplo, modificações dietéticas e imunizações que devam ser feitas em breve prazo.

4. Tomar em consideração peculiaridades constitucionais da criança, determinantes de modalidades individuais de evolução normal e de predisposição a determinadas manifestações mórbidas.

Esse conjunto de previsões e de medidas preventivas é a *puericultura*, setor fundamental da assistência à criança, porque a poupa às doenças e aos sofrimentos e eventualmente à morte, e poupa a família a sofrimentos, trabalhos e despesas. Tais previsões e provisões têm como finalidade a manutenção da normalidade da criança e serão estudadas na 2ª parte deste livro.

A assistência à criança deve, pois, ser *global*.

Essa assistência não é tecnicamente difícil. O que costuma dificultá-la são:

1. A conduta, ou melhor, a atitude do médico, o qual nem sempre desdobra sua receptividade a todas as possibilidades morbígenas atuais e potenciais. Para isso, concorrem condições de trabalho, sobretudo no que se refere à grande quantidade deste em relação ao tempo disponível para realizá-lo, como é comum nos serviços oficiais ou gratuitos de assistência. Entretanto, mesmo em condições favoráveis, há muita omissão naquelas investigações e prescrições globais. De algum modo, pode-se dizer que a realização de uma medicina global depende não apenas de preceitos técnicos, mas também de um "estado de espírito".

2. Desfavoráveis condições econômicas, espirituais e de saúde da família: a) as más condições econômicas dificultam a realização de prescrições que acarretam dispêndio, inclusive criam más condições de habitação. Daí a necessidade de pelo menos não fazer prescrições desnecessariamente custosas; b) as condições espirituais são decisivas na realização, ou não, de todas as prescrições, mas sobretudo das que acarretam alterações na conduta afetiva dos conviventes; c) as más condições de saúde podem ser fonte de contágios iniciais ou recidivantes, bem como de condutas e atitudes desfavoráveis à criança por parte de seus conviventes.

A receptividade familiar é heterogênea, melhor ou pior para tais ou quais prescrições. Disso decorre a necessidade de o médico insistir nos setores de menor receptividade e de fazer prescrições compreensíveis, tanto quanto necessário minuciosas, tanto quanto possível fáceis de realizar e, quando escritas, necessariamente legíveis.

Condensemos as condutas assistenciais impostas pelas peculiaridades da criança em um conjunto que poderemos chamar *assistência global à criança*, a ser feita sempre que for possível e na medida em que for possível.

Ela deve abranger:

1. Os problemas orgânicos e psíquicos.

2. De modo preventivo e curativo.

3. Em sua totalidade e em suas mútuas dependências.

4. À luz: a) da constituição da criança; b) das condições econômicas, espirituais e de saúde da família e c) das condições de ambiente físico.

5. De modo evolutivo, isto é, de acordo com as peculiaridades de cada fase de desenvolvimento.

6. Visando à criação de uma pessoa física e psiquicamente sadia e socialmente útil.

Sempre que necessário e possível, o pediatra buscará a cooperação de especialistas de outros ramos da Medicina.

O ESPÍRITO DA PEDIATRIA

Já se falou, e muito mais se falará, neste livro em "organismo" e "psiquismo". Esta distinção decorre de necessidade didática, como, em Botânica, a distinção entre folha e caule, embora íntima e mutuamente dependentes pelas seivas que intercambiam.

Mas resultaria em erro didático se deixasse, no espírito do leitor, a idéia de autonomia entre organismo e psiquismo. Estes não existem isoladamente como tais; são apenas circunstâncias ou modalidades ou aspectos de uma unidade indissociável, que é o ser humano, a pessoa, ao *mesmo tempo integralmente orgânica* e *integralmente psíquica*.

Das diretrizes e da finalidade acima condensadas como "assistência global à criança" resulta que a Pediatria é medicina da pessoa, e, o que mais lhe aumenta a responsabilidade, no vulnerável período de crescimento e de desenvolvimento, quando ela se estrutura para a vida social.

Em conseqüência de ser medicina da pessoa, a Pediatria condiciona, mais do que outros ramos da Medicina, modalidades de espírito e de conduta do médico.

Pela multiplicidade de problemas que afligem a criança e pela conseqüente multiplicidade de etiologias morbígenas, a Pediatria solicita mais amplamente a atividade propedêutica do médico, que precisa investigar condições corporais e psíquicas da criança, suas condições de vida e de ambiente físico, condições econômicas, espirituais e de saúde da família, e não apenas as que estão afetando a criança, como as que possam vir a afetá-la.

Pela tendência à reação unitária da criança aos agravos, a Pediatria solicita mais amplamente o desvelo terapêutico do médico, impedindo-o de cuidar apenas da doença "principal" e negligenciar as de "menor importância". Estas, se existem, só existem no adulto, pois na criança possuem capacidade potencial de deflagração de doença "importante" e por isso se tornam, elas mesmas, importantes.

Pela suscetibilidade emocional da criança, a Pediatria induz o médico à gentileza e à doçura no seu trato, a fim de conquistá-la para sua propedêutica. Essa conduta, entretanto, deve ser a exteriorização de um sentimento profundo, que é a "atitude" espiritual e afetiva do pediatra em face da vulnerabilidade da criança e da injustiça dos males que a acometem. Realmente, a Pediatria tem como condição de existência e validade o amor à criança, o interesse por seu bem-estar presente e futuro, o prazer de sua presença e na sua contemplação, o dom de se afligir por seus sofrimentos. Estes atributos vitalizam o pensamento e a ação do pediatra e lhes atenuam os obstáculos.

A Pediatria obriga, ainda, a modos especiais de ação junto à família, a fim de conquistá-la para a realização de suas prescrições, nem sempre por ela bem acolhidas. O pediatra não pode, nessa eventualidade, acomodar-se com sua consciência dizendo a si mesmo que ensinou o que precisava ser feito e que o resto compete à família. Pelo contrário, ele deve insistir com espírito apostólico, pois, da ausência ou tibieza de seus esforços em convencer a família, a vítima é a criança.

O pediatra despoja-se deste título quando não se aflige com os sofrimentos da criança e com as incompreensões da família.

A importância da Pediatria como campo de assistência acentua-se nos países de níveis inferiores de desenvolvimento, nos quais os escalões superiores de idade se esvaziam, por morte, mais rapidamente do que em países de níveis superiores, o que se exprime por menor duração da média de vida dos habitantes. Disso resulta maior proporção de habitantes das idades mais jovens, sobretudo de crianças, e, portanto, maior significação social da Pediatria, embora as próprias condições sociais que lhe aumentam a significação lhe restrinjam a possibilidade de agir.

BASES DO PENSAMENTO PEDIÁTRICO

O conhecimento da vulnerabilidade da criança e do caráter unitário de seus modos de reação, o reconhecimento da necessidade de investigar e interpretar globalmente seus problemas e de globalmente assisti-la como pessoa, em função de si mesma e de seu ambiente, com olhos no seu presente e no seu futuro, constituem as bases mais sólidas e as raízes mais nutrientes do pensamento pediátrico. Enquanto simples conhecimento, têm valor apenas informativo. À medida que forem condicionando a conduta do pediatra, irão tendo valor formativo. Esta formação deve-se iniciar tão cedo quanto possível e firmar-se pela prática constante, a fim de criar e fortalecer "hábitos de pensamento e de conduta" adequados àquela assistência.

Aí fica, sumário e tosco, o retrato da Pediatria. É nosso desejo e esperança que ele possa, apesar de suas deficiências, levar o leitor a sentir e talvez amar a Pediatria mesmo antes de estudá-la, numa espécie de amor à primeira vista, a ser fortalecido pelo conhecimento progressivo do ente amado.

Os demais capítulos desta primeira parte do livro estudam com amplitude aquelas bases do pensamento pediátrico, e assim mesmo apenas em seu caráter geral. Realmente, cada uma é passível de contínuo desdobramento em bases e diretrizes cada vez mais particulares, que se transformam, ao final, em princípios de aplicação imediata, e neste caráter se estendem pelas demais partes do livro.

A CRIANÇA NORMAL, ESSA DESCONHECIDA...

A conceituação da normalidade em Medicina é tarefa pouco encorajadora, pela imprecisão e pela variabilidade individual dos *limites* entre o normal e o patológico. Entretanto, precisa ser aqui enfrentada para, *na medida do possível*, evitar que se dê à criança assistência curativa porque erroneamente considerada não normal – o que é mau, ou que se deixe de lhe dar assistência porque erroneamente considerada normal –, o que é pior e pode ser funesto.

Inicialmente, conceituemos a palavra "normal". Esta tem vários sentidos. Em um deles, significa o que segue a norma "natural": por exemplo, é "normal" a criança que se torna anêmica por carência de ferro, pois o que seria anormal, e até fenomenal, é que ela produzisse hemoglobina suficiente sem receber ferro suficiente. Em outro sentido, é o que segue a norma "desejável": por exemplo, é anormal a criança com anemia ferropriva, pois está numa situação indesejável.

É a normalidade "desejável" que devemos conceituar para preservar ou restaurar.

A grande dificuldade de conceituação está em saber o grau de "perfeição" ou de "eficiência" que é lícito desejar em cada atributo da criança, pois se o desejarmos além de certo limite estaremos desejando ou promovendo o "supernormal", isto é, o "anormal por excesso", o que pode se dar com prejuízo de alguns atributos. Os valores normais não têm valor fixo e suas variações têm limites variáveis conforme a criança, tudo condicionado ao conjunto dos fatores genéticos e de ambiente. O "lícito desejável" deve ser entendido como o "melhor possível" dentro desse conjunto.

O problema da conceituação da normalidade da criança é difícil não só quanto à solução satisfatória, como também quanto à própria apresentação didática que faremos a seguir.

Finalidades da criança

Quando desejamos alguma coisa, é sempre com algum objetivo ou finalidade. O desejo é tanto mais acertado quanto melhor a coisa realiza a finalidade visada.

O objetivo do desejo de que a criança seja normal é que ela realize, tão bem quanto possível, as finalidades da criatura humana que ela é, e que só pode realizar de todo quando se torna adulta. É com os olhos não apenas em seu presente como em seu futuro que devemos assisti-la: seu futuro próximo, com medidas, a curto e médio prazos, e seu futuro remoto, para o qual, enquanto sob nossos cuidados, devemos prepará-la por meio de suas várias fases evolutivas, cada qual com caracteres próprios de normalidade, a fim de desabrochar na normalidade do adulto.

Entretanto, não se pense que a criança, por ser criança, seja menos pessoa do que o adulto, do mesmo modo que o botão de rosa não é menos rosa do que a rosa desabrochada. Desde que normalmente desenvolvida, a criança de três anos é uma "pessoa completa, de três anos", do mesmo modo que um ano depois será uma "pessoa completa, de quatro anos". E é como tal que a criança deve ser considerada e assistida. O que é parcial, na criança, é apenas o grau de aproveitamento das capacidades potenciais de que nasceu dotada, *as quais nem o adulto aproveita na totalidade*.

Na ordem natural das coisas, as necessidades e, portanto, as finalidades precedem a criação dos instrumentos que as atendam. Vejamos, pois, primeiramente as finalidades e depois os recursos para atendê-las.

Finalidades da criatura humana

A mais elementar é a própria sobrevivência, que vai continuamente resultando de um conjunto de fenômenos, cada um dos quais constitui a *finalidade imediata* do ou dos anteriores, todos mutuamente relacionados.

Mas não basta que a criança viva, isto é, que ela vá vivendo... A sobrevivência é apenas condição para que se realizem finalidades mais gerais, inclusive o gradual amadurecimento das capacidades orgânicas e psíquicas que tendem para a normalidade do adulto, e às quais podemos denominar *finalidades intermediárias* (por exemplo, tolerância alimentar, imunidade, tolerância mesológica, estabilidade-excitabilidade neuropsíquica).

Por fim, *a finalidade mais elevada*, o realizar-se útil e plenamente como pessoa e como ser social ou, na criança, *preparar-se para ela.*

As finalidades cumprem-se ao mesmo tempo, mas é fácil hierarquizá-las para efeito didático. Assim, por exemplo, a capacidade digestiva visa efetivar a boa alimentação; esta, as boas condições nutricionais; estas, a boa vitalidade; esta, o amadurecimento progressivo das capacidades orgânicas e psíquicas; estas, a realização, na idade adulta, da referida e mais alta finalidade da criatura humana.

As finalidades imediatas e intermediárias são de natureza biopsíquica; a finalidade mais alta é de natureza também social e ética. Todas devem estar presentes ao espírito do pediatra.

Recursos para a realização das finalidades

São as condições somáticas e funcionais (estas, orgânicas e psíquicas) da criança, com as peculiaridades próprias de cada período etário. Vê-se, logo, que muito se parecem com as *finalidades* acima definidas como "capacidades orgânicas e psíquicas". Pois não apenas se parecem, como com elas se identificam. Realmente, dado o caráter unitário do funcionamento dos seres vivos, e sobretudo dos seres jovens como a criança, cada setor orgânico ou funcional é ao mesmo tempo instrumento e finalidade, é causa e efeito dos demais. Por exemplo, as boas condições nutricionais reforçam a imunidade; mas uma das conseqüências desta são as boas condições nutricionais, pois evita ou atenua as infecções que costumam lesar as condições nutricionais. A nutrição depende dos órgãos digestivos, mas estes funcionam graças ao fato de o organismo se nutrir. E, assim, *ad infinitum.*

Visto, anteriormente, que a normalidade é a adequada realização das finalidades e identificadas, estas, com as condições somáticas e funcionais, a normalidade destas significará a própria normalidade do conjunto de "finalidades" e de "recursos", isto é, *da criança.* Daí os esforços realizados e que se realizam para a caracterização da normalidade de tais condições. Se estas foram, no item anterior, descritas destacadamente como "finalidades", foi para pôr em destaque a finalidade mais alta, a realização da criatura humana como pessoa e como ser social. Sem a visualização e a busca desta finalidade e sem o preparo da criança para ela, a assistência a esta se transforma em Zootecnia.

Os **atributos da criança** têm sido amplamente estudados para averiguação de seus valores normais. Dois são os métodos de estudo, aos quais, à falta de melhores nomes, chamaremos de quantitativo, ou numérico, e de qualitativo, ou clínico. O primeiro consiste em investigar os valores numéricos de cada atributo da criança considerada ao demais normal, fazê-lo em um número suficiente de crianças, verificar os valores mais freqüentes, portanto, os que mais expressivamente indicam a normalidade daquele atributo e, depois, usá-los, por comparação, na averiguação da normalidade desse atributo nas crianças em geral. O segundo consiste em averiguar se o atributo está realizando sua ou suas finalidades imediatas e se está evoluindo para realizar suas finalidades ulteriores.

Tomemos como exemplo as necessidades calóricas da criança, isto é, a quantidade de alimento que ela normalmente deve ingerir.

Método quantitativo ou numérico – verifica, por exemplo, em determinado período etário, a quantidade tomada espontaneamente pelo grupo mais numeroso de crianças normais; quantidades diferentes, maiores e menores são também tomadas espontaneamente por grupos menos numerosos de crianças normais, grupos cada vez menos numerosos à medida que a quantidade respectiva se afasta da quantidade central. Esses valores se distribuem em uma curva de Gauss, alta no centro e declinada para ambos os lados, na qual a abscissa exprime as quantidades de alimento, e a ordenada, o número de crianças que tomam cada quantidade. O ponto mais alto indica a quantidade mais freqüentemente tomada; considerando a seqüência dos valores mais altos em vários períodos etários (por exemplo, em cada um dos doze primeiros meses de vida), teremos uma "linha" das quantidades mais freqüentemente tomadas no decurso do primeiro ano de vida. Se considerarmos não o ponto mais alto e sim o segmento mais alto, teremos não uma linha, mas uma "faixa", abrangendo maior número de crianças, mas indicando quantidades variáveis dentro de certos limites chamados "limites da normalidade", e é usual, em estatística, fazer com que 95% dos casos se situem dentro destes limites. A linha e a faixa são as chamadas "tabelas de quantidades de alimento".

O método é adequado à finalidade a que se propõe, isto é, no exemplo em apreço, indicar a quantidade *mais freqüente* de alimento nas crianças normais de tal idade. O que há de mau, ou de péssimo, é a indevida, errônea e prejudicial deturpação feita dessa indicação, que passa a valer como quantidade normal de alimentos de *todas* as crianças dessa idade, e como tal passa a ser usada na ministração de alimentos a todas elas.

Esta deturpação tem um defeito lógico. Se a quantidade ou as quantidades centrais passam a ser consideradas *normais*, as crianças cujas quantidades se colocavam à esquerda e à direita eram respectivamente sub e superalimentadas. Logo, não eram crianças normais, e a investigação feita com crianças anormais levaria a resultados falsos.

Aquela deturpação tem, também, um defeito prático. Há crianças *normais* que tomam quantidades menores ou maiores do que as centrais; no caso de vir a ser obedecida a tabela, passarão, as primeiras, a ser induzidas a tomar quantidade maior do que a que lhes é normal, com eventual ocorrência de obesidade, de distúrbio agudo da nutrição ou de hostilidade ao ato de se alimentar; as segundas, a serem obrigadas a tomar a quantidade correlativamente menor, com sensação de fome e com desnutrição.

Método qualitativo ou clínico – não se preocupa com a quantidade de alimento expressa em números (gramas ou calorias) e sim com saber se a quantidade em uso está atendendo às suas finalidades. Estas são duas: satisfazer o apetite ou a sensação de fome da criança e promover seu crescimento e desenvolvimento normais. Verificada a normalidade geral da criança (inclusive, portanto, as condições nutricionais que resultam da alimentação quantitativamente adequada) e verificado (pelo fato de deixar resto da quantidade que lhe é oferecida) que a criança fica satisfeita com a quantidade de alimento que recebe, o método dá por terminada sua tarefa *em relação a essa criança*: ela está tomando, de alimento, a quantidade que lhe é normal, independentemente do volume ou do valor em calorias. Se essa criança vier a apresentar, ou se qualquer criança apresenta, problema de inadequação alimentar quantitativa, ele será resolvido conforme sua natureza.

Reconheçam-se duas vantagens do método clínico: a simplicidade de sua utilização e a *adequação da quantidade de alimento* às necessidades *individuais* da criança.

Um método não exclui o outro. No exemplo que usamos, as vantagens revelaram-se a favor do método qualitativo porque nele dispomos de recursos clínicos e fáceis de averiguação da normalidade (a satisfação e o desenvolvimento da criança), e outros atributos há em que esse método é melhor do que o quantitativo ou é o único a ser utilizado (por exemplo, a avaliação da tolerância alimentar, ou da imunidade, ou a do peso da criança). Entretanto, numerosos atributos têm a averiguação de sua normalidade subordinada a tabelas. Como exemplos, o número de hemácias, a quantidade de hemoglobina, a pressão arterial. Em atributos desta natureza, o método quantitativo, de preferência expresso em faixa, isto é, em índices variáveis entre dois limites, é de uso inevitável, embora com os inconvenientes apontados a propósito da quantidade de alimentos. Esses erros podem ser atenuados com a verificação da presença ou da ausência de fatores que *sabidamente* afetam o índice: não se deve aceitar, como normal, quantidade de hemácias e de hemoglobina no limite inferior das respectivas faixas em crianças com ancilostomíase, ou tensão arterial no limite superior da faixa em crianças com edema e hematúria.

O capítulo sobre crescimento e desenvolvimento discrimina numerosos índices somáticos e funcionais de normalidade nos vários períodos de desenvolvimento e obtidos por um ou outro dos dois métodos. **Acrescentem-se alguns atributos classicamente reconhecidos como normais: esqueleto bem conformado, panículo adiposo subcutâneo bem desenvolvido e de turgor elástico, bom desenvolvimento muscular, boa atividade corporal, corada, de humor tranqüilo mas sabendo exprimir suas necessidades, de sono sereno, alimentando-se com prazer, capaz de manter sua temperatura quando agasalhada. O caráter subjetivo da avaliação desses atributos será referido no fim do capítulo.**

Há um setor da normalidade que precisa ser destacado: são as **condições afetivas da criança**. Estas são as raízes das condições afetivas do adulto, e estas, por sua vez, são decisivas no modo e na amplitude com que ele se realiza como ser social. Se esta realização foi posta como finalidade mais alta e remota da criança e para a qual esta deve ser preparada, torna-se evidente que as condições afetivas da criança devem e precisam ser incorporadas na conceituação de sua normalidade e aí assumir papel relevante.

Esta importância decorre da interação entre psiquismo e organismo. É óbvia a importância do psiquismo em geral e da afetividade em particular, pois representam a essência e determinam a modalidade da evolução superior da criatura humana, e dos quais (psiquismo e emotividade) o organismo é instrumento. Mas, por isso mesmo, a importância do organismo adquire relevo, pelo auxílio ou obstáculo que pode oferecer àquela evolução. Por outro lado, as deficiências do organismo podem ser atenuadas pelo psiquismo: os males da cegueira, por exemplo, podem ser atenuados pela formação psíquica, pois há cegos mais felizes e mais úteis à sociedade do que muita gente dotada de visão.

A grande anormalidade afetiva da criança é o estado de "hipertonia afetiva", a ansiedade. Esta se origina no inadequado atendimento das necessidade afetivas da criança e se exterioriza, após prazo maior ou menor, em distúrbios psicossomáticos e/ou de conduta. Na averiguação da normalidade da criança, é preciso incluir esses distúrbios. Ainda que inexistentes, é preciso incluir o modo de atendimento daquelas necessidades para averiguação de eventual ansiedade em vias de instalação e ainda não manifesta clinicamente.

Tais necessidades, o modo adequado de atendê-las, os erros que levam à ansiedade e os distúrbios que a caracterizam serão analisados na 10ª parte deste livro, dedicada à psicopatologia.

Conceituação de normalidade

A idéia de *normalidade* está intimamente ligada à de *anormalidade*. Esta é sempre uma variação daquela: a convulsão e o coma são

apenas variações extremas da excitabilidade e da estabilidade normais do sistema nervoso. Por outro lado, a transição entre o normal e o anormal pode ser progressiva, dificultando, quando em certo grau, a "qualificação" do fenômeno como normal ou como anormal. Além disso, a normalidade de um atributo pode estar sendo mantida à custa de condições especiais de assistência e só as variações destas exprimem sua relativa fragilidade. Por isso, *averiguação e avaliação da normalidade e averiguação e avaliação de anormalidade* são aspectos de um só problema, o "conhecimento da criança", a fim de bem assisti-la.

O conceito mais elementar de normalidade, e que podemos adotar como *ponto de partida*, é o de que ela é representada pelos "valores mais freqüentes". O capítulo sobre crescimento e desenvolvimento discrimina os valores mais freqüentes de numerosos atributos da criança, na ordem cronológica em que se manifestam. Esses valores podem servir de base para os que se iniciam no estudo da criança. A eles se juntam os sinais de saúde anteriormente referidos, bem como a ausência de manifestos sinais e sintomas de doenças.

O problema da conceituação começa a mostrar sua complexidade quando lembramos que, na curva de Gauss, o ponto mais alto indica o *valor normal mais freqüente*, mas os outros pontos indicam *valores também normais embora menos freqüentes*. Desse modo, se o valor de um atributo está nos limites da normalidade, é possível que ele seja o *valor normal dessa criança*, mas também é possível que não o seja, pois pode ser que seu *valor normal esteja* em outro ponto da curva. Por exemplo, se as quantidades normais de alimento em tal ou qual idade são de 150 a 220g, e uma criança nessa idade está tomando 160g, ela está tomando quantidade *normal para sua idade*. Mas chora de fome e não aumenta de peso, e isto só é corrigido ao passar a tomar 200g, que se verifica, então, ser a *sua quantidade normal*. Desse modo, a quantidade normal para *uma criança de tal idade* foi estabelecida por *critério diverso da idade*.

A conceituação de normalidade não deve ser posta em termos rigorosos de "criança normal" e "criança não normal" e sim na avaliação de seus vários atributos, a fim de termos o "grau de normalidade ou de anormalidade" da criança e a importância que lhe devemos dar. Como considerar indistintamente "anormais" uma criança com pequena anomalia anatômica chamada fimose e uma outra com pequena anomalia anatômica chamada estenose tricúspide?

Estes dois exemplos (quantidade de alimento e anomalia anatômica) são amostras de que a avaliação de um atributo está subordinada a critérios mais extensos do que a própria natureza do atributo e que convém discriminar.

Critérios para avaliação dos atributos somáticos e funcionais

1. Sentir a complexidade do problema. A normalidade foi posta em termos de realização das finalidades mais altas da criatura e, na criança, de preparo para ela. Nos animais, o problema é simples, pois suas finalidades últimas são a preservação do indivíduo e da espécie, isto é, a sobrevivência e a reprodução, e na medida em que o fizeram serão normais. Na criatura humana, o problema é infinitamente mais complexo, pela existência do espírito, com toda sua complexidade, e da vida em sociedade, com todas as implicações de adaptação a esta e da necessidade de sobre ela influir beneficamente.

2. Em conseqüência, **evitar os conceitos muito simples**, como o da Organização Mundial de Saúde, segundo o qual a saúde ou a normalidade é a situação de bem-estar físico, psíquico e social. Quanto ao bem-estar físico, anomalias anatômicas das vias urinárias, por exemplo, podem não afetá-lo por longo tempo e são anormalidades graves. Quanto ao bem-estar psíquico, supõe-se que abranja ausência de preocupações intensas: será anormal a pessoa que se preocupa intensamente com a saúde de seus pais ou com o futuro de seus filhos? Quanto ao bem-estar social, é expressão algo ambígua: se se refere a boas condições de convivência social, cai no caso anterior; se se refere a boas condições sociais da sociedade em que a criança vive, deixa de ser "componente" ou "característica" de normalidade para ser "etiologia" de normalidade.

3. Correlatamente, **evitar a conceituação de uma normalidade "ideal"**, com a **perfeição da totalidade** dos atributos somáticos e funcionais.

Quanto à "perfeição", nem sabemos em que consiste. Será, por exemplo, em relação à imunidade, a capacidade de resistir, sem adoecer, à injeção intravenosa de qualquer quantidade de germes patogênicos virulentos? Ou, em relação à conduta, à capacidade de superar todos os grandes benfeitores da humanidade?

Quanto à "totalidade", ela é inatingível, pela quantidade de atributos, sobretudo funcionais, ainda desconhecidos e que constituem campo inesgotável de investigação científica, pela impossibilidade material de investigar e avaliar todos os atributos conhecidos.

Nas condições habituais do exercício da Medicina, a averiguação da normalidade, aliás tão importante na orientação assistencial, há de ser, sempre e infelizmente, apenas parcial e aproximada. O que nos cabe é fazê-la tão bem quanto for possível.

4. Nessa averiguação, **não omitir nenhum dos grandes setores da economia organopsíquica da criança**, aprofundando, depois, a investigação do ou dos setores em que alguma anormalidade se revelou; sobretudo, não omitir o psiquismo, setor mais freqüentemente negligenciado. O capítulo Etiologia Geral da Morbidade e da Mortalidade da Criança oferece um roteiro para essa averiguação. Infelizmente, às vezes, a averiguação de um atributo decisivo para o caso depende de um pormenor de anamnese ou de exame físico e que só é obtido por acaso ou que passa despercebido.

5. Sempre que possível, **dar preferência às capacidades funcionais dos aspectos somáticos**, usando, para isso, o método qualitativo, que procura investigar o grau em que o atributo realiza suas finalidades. Para a normalidade de um jogador de futebol, parece fundamental a normalidade somática do aparelho locomotor; mas, tínhamos um campeão mundial pernas tortas.

6. **A par do método qualitativo, usar o quantitativo sempre que oportuno e possível**, de preferência com índices em faixa, e com os cuidados já referidos.

7. Na avaliação de uma anormalidade, e conforme a natureza desta, **não se satisfazer com seu grau atual**, mas apurar sua evolução, pois há as que evoluem espontaneamente, tanto para melhor como para pior. Duas crianças da mesma idade são turbulentas, mas na evolução uma o é cada vez menos, a outra cada vez mais. Provável ou certamente, a primeira está socializando-se normalmente e a outra, em estado de ansiedade, está anti-socializando-se de modo crescente.

8. **Proceder à avaliação dos atributos à luz da constituição da criança**, em geral, e de seu biótipo, em particular (por exemplo, a excitabilidade neuropsíquica é maior nas crianças longilíneas).

9. **Proceder à avaliação dos atributos anormais, à luz dos fatores genéticos e de ambiente**, a fim de medir a possibilidade de correção. As anomalias genéticas em geral são mais fixas, embora haja condições ambientais *praticamente* tão difíceis de remover como aquelas (por exemplo, a influência psíquica nociva do temperamento dos conviventes), bem como condições genéticas de remoção possível (por exemplo, malformação passível de correção ortopédica ou cirúrgica).

10. Não basta que **um atributo seja normal**; sempre que possível, deve ser melhorado. Uma boa imunidade natural é normal, isto é, desejável; mas ela deve ser reforçada pelas imunizações ativas. Criança que completa um ano sem ter recebido as vacinas habituais está em condições de anormalidade.

11. Do mesmo modo, **os atributos normais devem ser utilizados**. Uma criança de 7 ou mais anos e de bom quociente intelectual exige, para sua *normalidade global*, que esteja sendo alfabetizada ou que já esteja alfabetizada. De modo geral, e sob esse aspecto, a criança só é normal quando vai adquirindo os conhecimentos e as condutas próprias às idades que vai atravessando. Mas é preciso que essa aquisição não seja muito ambiciosa, pois o aprendizado excessivo leva ao esgotamento ou ao enfaro, como é comum nos filhos de progenitores perfeccionistas.

12. **Na avaliação de uma anormalidade, guiar-se pela influência que esta exerce no conjunto da criança**. Uma zona extensa de acentuada hiperpigmentação cutânea é uma e mesma *anormalidade dermatológica*, qualquer que seja a localização, mas difere enormemente como *anormalidade da criança* conforme se localize no rosto, pela grande e nociva influência emocional, ou no abdome, com influência insignificante ou nenhuma.

13. Quando um atributo se apresenta *isoladamente* em grau indesejável, pode tratar-se de peculiaridade individual normal, mas é preciso precaver-se contra a possibilidade de fenômeno realmente patológico cuja etiologia ainda não se tenha manifestado ou não tenha sido devidamente investigada.

14. Em suma, na avaliação do valor de cada atributo, fazê-la à luz de sua participação favorável ou de seu efeito inibidor no crescimento e desenvolvimento físicos, no desenvolvimento intelectual, na estruturação afetiva e, na medida da previsibilidade, na sua futura adaptação social.

Desde que considerado indesejável, o atributo deve ser avaliado em sua acessibilidade à correção ou atenuação, à luz dos recursos espirituais e econômicos do ambiente familiar e social.

Subjetividade do conceito de normalidade

Às dificuldades de conceituação da normalidade, acima expostas, junta-se o caráter subjetivo de avaliação de numerosos atributos da criança. Por exemplo, seu grau de imunidade. O normal é que seja alto. Mas, se formos medi-lo, teremos que usar fatores como "maior ou menor freqüência de infecções", "decurso mais benigno ou menos benigno", "maior ou menor freqüência ou virulência de contágios", todos eles de avaliação subjetiva. Qual o grau normal de tolerância alimentar ou capacidade digestiva? Qual o de atividade corporal em vigília? Ou o de dedicação ao estudo? Em numerosos atributos, sobretudo funcionais, o critério de normalidade adquire tonalidades imprecisas, que o tornam subjetivo.

Instrumento para averiguação e avaliação da normalidade e das anormalidades

Esse instrumento, precário mas único, é o *critério pessoal do médico*, a noção de normalidade e de suas variações e, correlatamente, de anormalidade que ele vai adquirindo e aperfeiçoando e que resulta:

1. Do conhecimento dos índices, numéricos ou não (estabelecidos pelos autores e exprimindo a experiência destes), e de sua utilização adequada. Esse conhecimento se origina no estudo colhido em fontes acessíveis a todos, pode ser comum a todos os médicos, mas pode não o ser, pois *todos* os médicos não têm acesso a *todas* as fontes. Entretanto, a parte comum é grande. Todos os médicos podem "saber" que o panículo adiposo normal tem "turgor elástico". Trata-se de conhecimento de origem *informativa*, e conhecimentos dessa espécie devem ser buscados, no estudo, em número tão grande quanto possível, para evitar que o médico tenha que "refazer" a medicina.

2. Da observação reiterada de crianças nas mais variadas condições e das conseqüências destas sobre seu desenvolvimento e sobre sua saúde e conduta ulteriores.

3. Da familiaridade com crianças que "dão trabalho" e "não dão trabalho", de suas peculiaridades e da filiação destas às condições pessoais e de ambiente.

Os itens 2 e 3 são conhecimentos de origem *formativa*, por que de experiência pessoal, e vão, inclusive, valorizar ou vitalizar os de origem informativa, por exemplo, tornar o médico capaz de *identificar*, pela palpação, o *grau de elasticidade* antes referido. Os conhecimentos de origem formativa são, em grande parte, comuns a todos os médicos, mas têm componentes individuais devidos às diferenças de experiência pessoal, à variável receptividade para tais ou quais atributos da criança e, possivelmente, até às diferenças de temperamento que geram o subjetivismo de julgamento antes referido.

É da fusão e combinação dos conhecimentos de origem formativa e informativa, com as variações referidas, que resulta, ou melhor, que *vai resultando* o conceito individual de normalidade, não da criança, mas de cada criança que o médico assiste no contexto das condições genotípicas, fenotípicas e ambientais, conceito semelhante ao dos outros médicos, mas com totalidades e modalidades individuais.

A variedade de valores normais que cada atributo pode apresentar, isto é, sem que exprimam anormalidade de outros atributos nem representem prejuízo para eles, justifica o título deste item: não se conhece a criança normal. O que não impede que cada médico conheça inúmeras crianças que ele considera normais...

O capítulo sobre crescimento e desenvolvimento e todos os relativos à puericultura procuram fornecer não apenas elementos informativos que sirvam de base para o leitor, mas também diretrizes para uma vivência metodizada e formativa que o auxilie a elaborar seu conceito de normalidade da criança.

---

2 | A Constituição da Criança

PEDRO DE ALCANTARA
EDUARDO MARCONDES

FORÇAS MORFOFISIOGÊNICAS

Todos os atributos somáticos e funcionais do organismo e suas variações normais e patológicas estão na dependência completa, contínua e concomitante de dois grupos de forças morfofisiogênicas: as *genéticas* e as *do ambiente*.

As forças genéticas são apresentadas e discutidas na 8ª parte deste livro. As forças ambientais constituem o conteúdo da 3ª parte: Saúde e Meio Ambiente (Ecopediatria). Convém lembrar que, na vida intra-uterina, o ambiente é o organismo materno, cujas peculiaridades influem sobre o produto da concepção por meio da placenta. O ambiente externo influi sobre esse produto na medida em que influi sobre o organismo materno e na medida em que a placenta é permeável ao efeito dessa influência. As condições psíquicas influem sobre aquele produto na medida em que influem sobre o organismo materno. Em relação ao núcleo celular, sede do equipamento genético, deve-se considerar como seu ambiente imediato o próprio citoplasma.

Ação e reação – a vida pode, em um de seus aspectos, ser considerada como um conjunto de ações sobre o organismo e de reações deste àquelas. As influências ambientais têm efeito sobre a ação dos genes, podendo modificá-la qualitativa, até a distorção (por exemplo, virose materna no segundo-terceiro mês de gestação, levando a malformações), e quantitativamente, até a inibição completa (por exemplo, supressão do glúten na doença celíaca, ou supressão de alérgenos nas sensibilidades alérgicas, ou dessensibilização nestas sensibilidades). Podem, ainda, produzir características semelhantes às características genéticas.

Os genes têm ação sobre o efeito das influências ambientais porque determinam o grau de suscetibilidade do organismo a tais influências, bem como um limite à intensidade das influências benéficas, além do qual elas se tornam ineficazes ou prejudiciais.

As condições de um indivíduo resultam da *contínua interação*, na vida intra e extra-uterina, desses dois grupos de forças, as quais se complementam em proporções variáveis na realização atual de cada atributo, em ações convergentes ou divergentes, isto é, de reforço ou de atenuação, com resultados que variam desde a inviabilidade já na fase ovular até a realização de indivíduos longevos e de alto padrão biopsicossocial, como Goethe. A idéia de um dos dois grupos de forças deve *sempre* evocar a idéia do outro.

O conjunto dos fatores genéticos constitui o que se chama "genótipo". O modo e o grau em que se manifesta dependem das condições ambientais e constituem o "fenótipo". Por exemplo, a tendência à obesidade é um caráter genotípico. A obesidade, em si mesma, é caráter fenotípico, pois depende do fator ambiente, que é a quantidade de alimento: se esta é inferior a certo nível, a obesidade não se realiza. A cor da íris é componente apenas genotípico, pois influências ambientais não a modificam na ontogênese.

É desigual a atenção que se dá aos dois grupos de fatores. O genético ocorre sobretudo em presença de doenças com quadros clínicos específicos e devidas a determinados genes desfavoráveis. Os fatores ambientais é que, de costume, recebem nossa melhor atenção e são constituídos pelas condições gerais de vida. Os desfavoráveis ou morbígenos chamam a atenção sobretudo quando já atuantes. Para o combate a estes, já nos estados de doença, é que mais metodicamente se evocam e se usam os fatores ambientais benéficos sob a forma de tratamento, com isso se praticando medicina curativa. Na assistência à criança, amplia-se a atenção dada aos fatores benéficos, pois procuramos e promovemos, de modo sistematizado, também os que conservam sadia a criança, realizando-se a Puericultura.

Em ambos os casos, entretanto, a atenção concentra-se no conflito entre influências ambientais favoráveis e desfavoráveis.

Ora, por seus modos peculiares e individuais de ser e de reagir, o organismo participa ativamente do desenvolvimento e do resultado (saúde, doença ou morte) desse conflito, e muitas vezes são eles que decidem o desfecho favorável ou funesto. Aqueles modos individuais de ser e de reagir são a *constituição do indivíduo*, que o médico às vezes tem como aliada, às vezes como adversária, e que por isso não pode ser ignorada ou omitida.

CONCEITO DE CONSTITUIÇÃO

Devemos conceituar a constituição com nitidez, e fá-lo-emos em itens que facilitem sua caracterização.

1. É a existência de **modos individuais genéticos de ser e reagir**.
2. Na manutenção dos atos vitais e em sua coordenação no crescimento, desenvolvimento, reparação e adaptação do organismo segundo os padrões da espécie.
3. Favoráveis (graças às condições benéficas e apesar das condições adversas) ou desfavoráveis (em conseqüência das condições adversas e apesar das condições benéficas).
4. Caracterizados por sua fixidez ou estabilidade.
5. Podendo permanecer latentes.
6. Abrangendo toda a economia do organismo ou qualquer de seus setores.

7. Com eventual relacionamento entre atributos morfológicos e atributos funcionais.
8. Podendo ser comuns a indivíduos da mesma família ou raça.
9. Variadamente suscetíveis às influências ambientais.

AS VÁRIAS TONALIDADES DO FATOR CONSTITUCIONAL

O fator constitucional soa em quatro tonalidades, que passamos a expor.

1. Manifestações constitucionais normais – já dissemos que o conceito de constituição está geralmente associado às "doenças genéticas" e é lembrado quase só a propósito destas. Entretanto, há motivos para pensar em constituição também a propósito do estado de saúde. Esta é, precisamente, uma valiosa contribuição da constituição, pois o que conseguimos em nossas atividades assistenciais é fruto, em partes complementares, das condições ambientais que promovemos e da constituição individual que as recebe.

Essa contribuição ressalta nas alíneas 1, 2 e 3 do conceito de constituição exposto logo antes, das quais resulta sobretudo seu caráter de capacidade de resistência às doenças, isto é, às condições desfavoráveis de vida. Essa resistência pode ser esquematizada em quatro capacidades ou tolerâncias mais gerais: nutritiva, neuropsíquica, imunitária e mesológica. Cada uma dessas capacidades pode ser dividida em incontáveis componentes. A discriminação pormenorizada de todos os setores constituiria a própria Fisiologia.

A saúde é, pois, expressão da própria capacidade da constituição complementada pelas condições ambientais ou assistenciais, e é tanto mais sólida quanto mais eficazes os componentes da resistência constitucional, não só por essa maior eficácia de cada um, como também pelas mútuas influências de reforço.

Para Kraus, o caráter dinâmico da constituição é a avaliação pelo "grau de fadiga", subentendido à ação dos agravos ao organismo; para Martius, é a medida da força de resistência em face das influências morbígenas (citados por Velden, no Tratado de Medicina de Mohr e Staehelin).

Influindo sobre todos os atributos funcionais, a constituição influi sobre as variações normais destes.

2. Manifestações constitucionais anormais sem que constituam entidades nosológicas – o fator constitucional não influi apenas nas variações normais dos atributos do organismo, mas também na intensidade com que elas chegam a constituir sinais e sintomas de doenças, independentemente do caráter genético da doença.

Em cada doença existe uma "lógica" ou uma "coerência" dos sinais e sintomas entre si e entre eles e a etiologia. Quando a criança perde água por diarréia, "deve" haver oligúria compensadora proporcional; na intoxicação atropínica, o grau de midríase "deve" ser proporcional à dose do tóxico – e assim por diante. Essa coerência etioclínica e sintomatológica é peculiar às doenças "nos livros". Nas doenças "dos indivíduos", é quebrada por influência do fator constitucional, que contribui para que os indivíduos reajam diversamente a um mesmo fator morbígeno, uns permanecendo indenes e outros adoecendo (influência da constituição na incidência das moléstias), fazendo-o estes cada um a seu modo na natureza global da reação ou na de cada componente. Contribui para transformar a "entidade nosológica" em "casos clínicos" diferentes, justificando o aforismo: "não há doença e sim doentes".

A ação do fator constitucional é onímoda e onipresente. Segundo Pfaundler (loc. cit.), "... é natural que *toda enfermidade deve suscitar uma série de questões relativas à constituição* (o grifo é do autor), pois todo estímulo suscetível de causar uma enfermidade origina reação imediata, obriga o organismo a efetuar certo trabalho (de defesa) e combina sua ação com os resultados de tal atividade".

A noção da influência do fator constitucional auxilia a interpretação daquelas "incoerências". Em criança com infecção aguda, mas com boas condições gastrintestinais e psíquicas, uma hipertermia elevada pode não ser devida à virulência do germe e sim à labilidade constitucional da termorregulação. A conduta terapêutica não será multiplicar os recursos antiinfecciosos e sim aumentar a dose dos antitérmicos e usar medicação sedativa do sistema nervoso. Por igual habilidade, as altas hipertermias infecciosas podem terminar por hipotermias sem gravidade.

Entretanto, em relação a essas incoerências, o médico não deve estar atento apenas ao fator constitucional e sim também a outras influências ambientais "atuais", por exemplo, na criança referida, verificar se não há excesso de agasalhos, produtor de calefação do organismo.

3. Terreno constitucional – amostra da maior importância que se dá aos fatores ambientais é o fato de se falar, por exemplo, em "neurotropismo" de uma toxina e não se focalizar com a mesma nitidez a "toxinofilia" do sistema nervoso, que oferece à toxina maior receptividade do que os outros tecidos.

A receptividade maior ou menor de órgãos e sistemas e do organismo a tais ou quais influências morbígenas, bem como os modos por que se manifesta, constituem a antiga noção de "terreno", cuja omissão priva o médico da boa compreensão de muitos fatos clínicos. Diga-se, aliás, que a noção de terreno era e é ligada à espécie desfavorável, "terreno mórbido", sinônimo de constituição pouco resistente a fatores morbígenos, mas deve ter sentido genérico, válido também no sentido favorável, "terreno hígido", ou melhor, "terreno antimorbígeno", sinônimo de constituição resistente àqueles fatores.

4. Entidades mórbidas – são aqui mencionadas apenas porque são a quarta clave em que soa o fator constitucional. Serão estudadas em outros capítulos deste livro.

ESTUDO CRÍTICO DO CONCEITO DE DOENÇAS CONSTITUCIONAIS

É comum que os compêndios de patologia dediquem um capítulo às Doenças Constitucionais. É inadequado esse modo de reconhecer o papel da constituição na nosologia, pois sugere que tais doenças são constitucionais e que *as outras não o são*; entretanto, os demais capítulos, pelas referências à etiologia constitucional de inúmeras doenças, mostram que aquela distinção não é válida.

Considerada a constituição como o conjunto dos atributos genéticos, resulta que são doenças constitucionais aquelas de cuja etiologia participa o fator genético.

Bauer estabelece um critério tríplice para a caracterização constitucional e/ou ambiental das doenças: 1. doenças em que o fator genético é efetiva e praticamente a única etiologia; 2. doenças causadas somente por fatores extrínsecos; 3. grupo muito mais amplo, em que fatores constitucionais e de ambiente contribuem etiologicamente.

Como exemplo, podemos citar: do primeiro grupo, o mongolismo, devido a uma trissomia do par 21 de cromossomos; do segundo, os traumatismos, as intoxicações exógenas, as queimaduras; do terceiro, a galactosemia, na qual o organismo age de modo anormal em presença de galactose por falta da enzima que a metaboliza, o que é um fator estritamente genético, mas a ocorrência e a manutenção da doença dependem da ingestão de galactose ou de alimentos que nela se desdobram, o que é um fator estritamente ambiental.

A simplicidade do critério de Bauer não se concilia com a complexidade e com o caráter unitário do "sistema constituição-ambiente".

Assim, a não-disjunção que produz a trissomia pode e deve processar-se por influências do ambiente dos cromossomos e que é o citoplasma do futuro gameta; e o que se passa no citoplasma pode ou deve estar relacionado com ambiente mais amplo, que é o organismo materno. Do mesmo modo, os acidentes podem ocorrer em virtude de *conduta do acidentado, e esta pode estar na dependência do fator constitucional psíquico.*

Assim, nem sempre é fácil ou possível averiguar a causa genética ou ambiental de um atributo mórbido. Em conseqüência, o caráter genético ou constitucional tem sido mais investigado nos casos de mecanismos mais simples de transmissão: as anomalias cromossômicas e as de apenas um gene. Nos casos de comprometimento de muitos genes e de interação entre eles, a investigação genética é muito difícil. Desse modo, as doenças constitucionais conhecidas são, certamente, muito menos numerosas do que as existentes. Novos métodos de investigação e a perseverança nesta irão aproximando esses dois números.

Assim, ainda, há o fato de o papel predisponente da constituição poder determinar a modalidade do efeito do fator ambiente. No contágio por infecção respiratória, a criança contagiada pode apresentar, por exemplo, rinofaringite ou pneumonia, e a alternativa é pelo menos influenciada pela constituição. Como "infecção", a doença cabe no segundo grupo de Bauer; como "pneumonia" ou como "rinofaringite" cabe no terceiro.

Por tudo isso, verifica-se que é simples e fácil a conceituação de "doença constitucional", mas sua aplicação em casos individuais é difícil e pode ser impossível.

Não obstante, o critério genético deve ser mantido, pois não há outro e melhor. A ação etiológica do fator genético se deve a:

1. Anomalias cromossômicas, quando envolvem cromossomos inteiros ou fragmentos apreciáveis. Este grupo abrange cromossomos (CR) autossômicos e sexuais.

2. Anomalias gênicas, de genes isolada e individualmente nocivos, não só dominantes como também recessivos (homozigotia recessiva), localizadas em CR autossômicos ou em CR sexuais. Estas anomalias respondem pela grande maioria da nosologia constitucional conhecida. Determinam quadros clínicos bastante uniformes e característicos, o que facilita as investigações genéticas.

3. Anomalias de genes possível e provavelmente múltiplos, em número e localização cromossômica incertos (sistemas poligênicos) e por isso mesmo com quadros clínicos não bem delimitados e de estudo genético difícil.

Por serem assunto de grande importância e atualidade, as anomalias por defeitos cromossômicos serão estudadas na 8ª parte deste livro. Do segundo grupo, serão apresentadas em variados capítulos de Pediatria Básica, as doenças nas quais for importante a contribuição de fatores constitucionais em suas etiologias. Do terceiro grupo serão estudadas neste mesmo capítulo algumas diáteses e miopragias, exatamente por estarem perdendo atualidade como assunto, embora persistam como "problema clínico".

Neste capítulo, é óbvio que nos limitemos à etiologia constitucional das doenças. Esta limitação, decorrente da necessidade de sistematização, não deve, porém, acentuar o inconveniente de, em geral, só nos lembrarmos da constituição a propósito do seu papel na etiologia das doenças, levando-nos a omitir ou desdenhar as demais "tonalidades" em que soa a constituição e mencionadas neste mesmo capítulo: na manutenção da saúde, nas variações normais e patológicas dos atributos somáticos e funcionais, na incidência, evolução e prognóstico das doenças em geral, no aproveitamento das medidas terapêuticas adotadas.

Revele-se, pois, esta espécie de apêndice a este capítulo, com um apelo ao leitor para que não pense em "Doenças Constitucionais" e sim em "Componentes Constitucionais das Doenças", o que abrange a etiologia e as demais modalidades de ação do fator constitucional.

O caráter genético de um atributo mórbido não significa, só por ser genético, sua irredutibilidade ou de seus efeitos. A irredutibilidade só existe na linhagem familiar (salvo mutação) e ainda aí há o que fazer, graças ao aconselhamento genético. No indivíduo, há recursos para reduzir os efeitos do atributo. Da cirurgia reparadora ou corretiva ao uso de insulina, das prescrições alimentares às modificações do ambiente físico, das prescrições educativas às dessensibilizações alérgicas, é grande o número de recursos "anti-constitucionais" de maior ou menor efeito e seu número cresce com o progresso dos conhecimentos humanos correlatos.

DIÁTESES

As diáteses são predisposições à produção de determinadas manifestações mórbidas, isto é, são formas constitucionais de menor resistência. Em cada diátese, tais manifestações se apresentam em grupos de composição elástica, ora mais, ora menos completa, às vezes se desfalcando de elementos seus, às vezes se acrescendo de elementos de alguma outra diátese, mas de qualquer modo mantendo uma certa estabilidade "fisionômica" que permite sua identificação clínica.

São "modos de ser e de reagir" de padrão inferior ao normal e abrangendo cada uma, apenas algum ou alguns setores de economia (donde a relativa constância de suas manifestações com a elasticidade acima referida) e cada uma representando suscetibilidade a determinados agravos.

São de natureza constitucional, mas não apresentam a nitidez genética e clínica das doenças conhecidas como anomalias cromossômicas ou de muitos genes e/ou de variação de efeito de genes, o que explicaria a variabilidade dos quadros clínicos de cada diátese e a variabilidade de sua incidência nos vários membros de uma família quanto à freqüência com que incidem e quanto ao número de manifestações em cada pessoa afetada. Seu caráter de predisposição é de grande estabilidade, como é peculiar aos processos constitucionais, embora as manifestações clínicas dependam da intensidade e da freqüência dos agravos e possam ou costumem variar com a idade. Quando há correlação com peculiaridades morfológicas (geralmente biotipológicas), estas, obviamente, são permanentes.

Descreveremos duas diáteses, a exsudativa e a neuropática.

DIÁTESE EXSUDATIVA

É constituída pela predisposição à produção de fenômenos exsudativos – quer fenômenos catarrais das mucosas (sobretudo respiratória e digestiva), quer fenômenos fluxionais da pele (eczema, intertrigo, seborréia, estrófulos etc.). A natureza alérgica de algumas de suas manifestações permitiu que ela fosse chamada também "diátese alérgica". A freqüente hipertrofia concomitante dos tecidos linfóides permitiu que fosse chamada também "diátese linfática".

Alguns atributos morfológicos e funcionais permitem o diagnóstico ou a suspeita de diátese ainda que na ausência de manifestações mórbidas. Tais atributos são os seguintes:

1. Ocorrência, em antecedentes e colaterais, das manifestações mórbidas da diátese acima referida e também de asma, e, em adultos da família, calculoses, enxaqueca, diabetes, reumatismo nodoso, que são componentes do quadro antigamente chamado "debilidade neuroartrítica".

2. Peso, ao nascer, muito acima do mais comum.

3. Comportamento da curva de peso nas primeiras semanas de vida: demora para recuperar o peso de nascimento, sem que haja hipoalimentação.

4. Crescimento ponderal (eventualmente também estatural) muito acima do mais comum.

5. Tipo morfológico brevilíneo, avaliado ainda que à simples inspeção visual.

6. Língua geográfica (zonas de descamação da mucosa, com limites nítidos e caprichosos que lembram as cartas geográficas).

7. Hipertrofia linfóide em geral e sobretudo expressiva a das amígdalas palatinas, de fácil verificação.

8. "Suores frios", abundantes, sobretudo nos esforços e no choro.

9. Reação de hiperemia nos pontos em que fazemos pressão sobre a pele.

10. Humor tranqüilo.

Nenhum desses elementos é, isoladamente, de presença obrigatória e todos podem ocorrer em intensidade muito variável.

Patogenia

É obscura a natureza da diátese exsudativa. Esta se comporta como uma distonia neurovegetativa de predominância vagotônica, com admitida discrasia das glândulas do tipo acelerador, enfim, como resultado de um conjunto de fatores imprecisos e de difícil avaliação, que mais nos convida a tratar dos aspectos clínicos do que dos etiopatogênicos.

Sintomatologia

Os processos fluxonais das mucosas e da pele não esgotam a sintomatologia, embora sejam sua parte mais importante. Tendo a diátese exsudativa um componente de distonia neurovegetativa, várias manifestações funcionais podem ocorrer, peculiares à diátese neuropática (ver adiante), e ser consideradas de ambas as diáteses (sobretudo disfunções do trânsito intestinal – cólicas, obstipação, evacuações mais freqüentes).

Etiologia determinante

Os principais estímulos ao aparecimento das manifestações diatésicas são o leite e as infecções. O leite tem sido incriminado por sua quantidade excessiva, por sua gordura total ou por seus ácidos graxos inferiores.

Quadros clínicos

Relacionados à mucosa respiratória

a) Para termo de comparação, consideremos primeiramente a exsudação da criança não-diatésica, com exsudação por inflamação da mucosa traqueobrônquica: além da tosse, dos fenômenos gerais toxêmicos e eventualmente gastrintestinais, observamos estertores traqueobrônquicos, roncos e sibilos, tendo estes fenômenos estetacústicos começo mais ou menos nítido e terminando em prazo mais ou menos breve e delimitado.

b) Na criança exsudativa, a exsudação catarral é mais abundante, expressa pelos sinais estetacústicos e, sobretudo, persiste mais longamente após a cessação da febre e dos demais sintomas da toxemia.

c) A mucosa pode exsudar só por efeito da alimentação, sem infecção, ou com infecção, de tal modo discreta que não produz toxemia e que eventualmente pode ser mantida pelo próprio estado catarral da mucosa. O quadro é de estertores, roncos ou sibilos, tosse pouco freqüente e em desproporção com esses sinais estetacústicos, ausência de fenômenos toxêmicos; com freqüência, a criança apresenta-se bem-humorada e bem disposta. A criança carrega o diagnóstico de "bronquite crônica" e geralmente tem recebido reiterados e inúteis tratamentos antiinfecciosos. Os casos mais típicos são crianças de um ou dois anos se alimentando predominantemente ou quase exclusivamente de leite enriquecido com hidratos de carbono, e do qual tomam 1 a 1,5 litro por dia.

d) Os dois casos anteriores podem associar-se: criança exsudativa, inadequadamente alimentada e com infecção da mucosa respiratória.

e) Caso mais peculiar é o de exsudação mucosa por infecção nela não localizada, ou melhor, localizada em outro ponto da mucosa, com exsudação em zona não atingida pela infecção. Mais concretamente: exsudação traqueobrônquica por infecção da rinofaringe. Observam-se fenômenos gerais toxêmicos muito discretos, só atribuíveis à rinofaringite moderada, e sinais estetacústicos de abundante exsudação traqueobrônquica que não podem ser atribuídos à infecção desse segmento, pois esta provocaria fenômenos toxêmicos muito acentuados.

f) Essa diferenciação diagnóstica é impossível quando a rinofaringite produz, por si só, fenômenos toxêmicos acentuados.

g) Há casos de exsudação abundante, reiterada e duradoura de vias aéreas superiores por infecções muito discretas aí localizadas, de natureza crônica e desproporcionais à exsudação. São, praticamente, os casos do item c, mas de crianças cuja infecção se mantém por influência de habitação fria e úmida, mal ensolarada, e por convivência com pessoas também cronicamente infectadas.

h) Faz-se menção a fenômenos asmáticos ou asmatiformes que acompanham a bronquite ou as exsudações brônquicas da criança diatésica e que traduzem mais nitidamente componente alérgico da diátese.

Relacionados à mucosa digestiva

A exsudação revela-se e é avaliada pela presença de catarro nas fezes.

a, b, c, d) Comportam a mesma interpretação dos itens a, b, c, d do tópico anterior.

e, f) A exsudação por infecção a distância seria sugerida pela exsudação intestinal por infecção respiratória, mas não é possível distinguir entre o catarro exsudado pela mucosa intestinal e o deglutido.

g) É similar do item "g" anterior: fezes ricas em catarro, por infecção tórpida e crônica da mucosa intestinal, sem fenômenos toxêmicos. A etiologia mais freqüente é a *Giardia lamblia*; ocasionalmente, salmonelas.

As exsudações intestinais por infecção local têm seu diagnóstico dificultado quando o quadro coprológico não é disentérico nem disenteriforme e sim *dispéptico*, como pode ocorrer sobretudo nas salmoneloses e nas giardíases. O exame de fezes, pelo menos o microscópico, pode tornar-se indispensável.

Relacionados à pele

a) Intertrigo ou "assadura" – sobretudo nas dobras cutâneas, constituído por eritema mais acentuado ou menos acentuado, com superfície úmida. Deve ser investigado mediante afastamento das duas regiões cutâneas que formam a dobra.

b) Eczema simples – mais freqüente nas faces, de extensão variada mas, geralmente, limitada. Inicia-se como eritema pruriginoso e vesiculado, seguindo-se exsudação de líquido claro e espesso que se transforma em crostas. O eczema pode exsudar muito discretamente, constituindo a forma "seca" de eczema. O intertrigo e o eczema podem infectar-se secundariamente.

c) Eczema seborréico – é constituído inicialmente por crostas gordurosas localizadas no couro cabeludo; sua área subjacente apresenta, a seguir, fenômenos inflamatórios com exsudação serosa, a qual redunda em crostas que se somam às primitivas. Sua localização pode invadir a pele glabra na periferia do couro cabeludo, respeitando a região central do rosto.

d) Urticária – pápulas edematosas, de consistência firme, circunscritas, claras, com halo mais corado, isoladas ou fundidas, pruriginosas, por vezes com extrema intensidade. Sua evolução é caprichosa, de horas (ou menos) a dias; os surtos de urticária podem ser desde pouco numerosos e espaçados até subentrantes durante meses.

e) Estrófulos ou prurido simples agudo – lesão urticariana sobre a qual se forma pápula consistente, de 2 ou 3 milímetros de diâmetro. A lesão de urticária cessa em 24-48 horas, a pápula em 8 a 10 dias, durante as quais se transforma em crosta que ulteriormente se destaca.

Manifestações cutâneas e mucosas estão sob a influência da alimentação, sobretudo do leite, e das infecções, enterais ou parenterais. As cutâneas estão sob a influência também de outros estímulos, como alimentos que não o leite e estímulos não alimentares endógenos ou exógenos. Nas *manifestações cutâneas*, o *caráter alérgico* dos sintomas é mais nítido do que nas outras e a cura é mais difícil. Manifestações cutâneas e mucosas geralmente só são concomitantes nas formas mais benignas. Algumas crianças são mais sujeitas às primeiras, outras às segundas.

Tratamento

O tratamento da diátese exsudativa inclui:

a) Cuidados dietéticos centrados na diminuição do teor de gordura do leite, caso o aleitamento seja artificial.

b) Especial atenção para todas as infecções identificadas.

c) Tratamento sintomático centrado em moderadores do peristaltismo intestinal e no alívio das manifestações eczematosas.

d) Cuidados gerais com ênfase nas condições de habitação, pois casa fria e úmida (principalmente o dormitório da criança) é um desatre para o diatésico exsudativo.

DIÁTESE NEUROPÁTICA

Etimologicamente, "neuropatia" significa qualquer doença do sistema nervoso. Na linguagem pediátrica habitual, significa restritivamente "hiperexcitabilidade neuropsicomotora".

A diátese neuropática é a predisposição constitucional a manifestações neuropsicomotoras mais acentuadas que o normal. Aplicam-se a elas as mesmas considerações feitas a propósito de etiopatogenia da diátese exsudativa, com a mesma obscuridade quanto à sua gênese. Distingue-se da exsudativa por dois caracteres: 1. o conjunto de suas manifestações; 2. a influência do ambiente psíquico sobre o quadro clínico, moderadora (raramente) ou estimuladora (muito freqüentemente).

Como na exsudativa, há elementos de diagnóstico precoce ou prévio:

1. Natureza vibrátil dos ascendentes e colaterais.
2. Tipo morfológico longilíneo, avaliado ainda que apenas pela inspeção visual.
3. Resposta pronta aos estímulos sensoriais.
4. Inquietação no ato de mamar.
5. Regurgitação fácil de alimento.
6. Variação muito grande do volume das refeições.
7. Necessidade de mamar mais amiúde, sem que haja insuficiência de alimento.
8. Evacuações mais fluidas, mais freqüentes, muitas vezes eliminadas com cólicas, de cor esverdeada, sem que haja distúrbio alimentar ou infecção.
9. Ou eliminação com grandes intervalos (48 ou mais horas) de fezes moles ou quase fluidas (constipação com fezes fluídas muito diferente da obstipação com fezes secas, geralmente de causa alimentar).
10. Choro fácil por estímulos aparentemente insignificantes ou sem estímulos aparentes.
11. Precocidade no amadurecimento neuromuscular, com aquisição antecipada de capacidade para posturas e atividades.

Com exceção dos itens números 1, que não é da criança, e 11, que se manifesta ulteriormente, os demais podem ser observados, em conjuntos de composição variável, logo nos primeiros dias ou semanas de vida. Qualquer dos componentes funcionais pode ter sua intensidade aumentada. Os que provocam maior preocupação são os apresentados nos itens números 4, 8 e 10.

O conjunto funcional tende a atenuar-se no fim de três-quatro meses, com atenuação mais lenta ou menos de uns ou de outros dos componentes. Alguns podem persistir mais longamente, com eventual permanência de um ou outro como peculiaridade constante da criança.

O componente psíquico instala-se aos poucos, levando a criança a uma certa precocidade mental e de aquisição de capacidades de sentir e de se exprimir. Sensibilidade emotiva acentuada pode ser fonte de sofrimento.

A isso poderia limitar-se a caracterização da diátese neuropática, não fosse a intercorrência de importante fator morbígeno, que é a influência, sobre a criança, da conduta dos adultos em relação a ela. Pelos erros que com freqüência cometem, ocorre a permanência ou a acentuação de componentes do quadro clínico e seu enriquecimento. Os elementos com que o quadro se enriquece são as doenças psicossomáticas e os distúrbios reativos de conduta.

Desse modo, e em numerosos casos, o quadro da diátese é continuado pelo da neuropatia adquirida.

Essa evolução é tanto mais fácil quanto os progenitores "nervosos", que transmitiram à criança a predisposição neuropática, são seus conviventes mais íntimos, somando, assim, as duas forças morbígenas, a da herança e a do ambiente.

Os erros de conduta podem agir desde muito cedo, praticamente a partir dos primeiros dias, pelo excesso de embalo ou por erros na técnica alimentar, logo a seguir (dois-três meses) com excesso de estímulos sensoriais e afetuosos. Assim, já no fim do primeiro trimestre, fenômenos de hiperexcitabilidade neuromotora podem ser devidos ao ambiente; mas a grande influência morbígena deste se manifesta no segundo semestre e depois deste, enxertando no conjunto clínico crescente hiperexcitabilidade psicomotora.

A criança passa, pois, da neuropatia congênita, diatésica, para a neuropatia adquirida, conservando daquela a predisposição e alguns sintomas.

Tratamento

O tratamento da diátese neuropática é sobretudo a tranqüilização do ambiente familiar, procurando esclarecer os pais quanto ao fato de erros educativos ocasionarem piora das manifestações diatésicas neuropáticas. Sedativos de ação central poderão ser prescritos.

MIOPRAGIAS

São debilidades funcionais gerais ou localizadas, sem que se encontre substrato somático correlato. Na maioria das vezes são individuais, algumas vezes se reproduzem em antecedentes e em colaterais. Sua patogenia é ainda mais obscura do que a das diáteses; podem constituir manifestações residuais delas, conter participação de fatores ambientais físicos e/ou psíquicos não apurados, exprimem, em geral, labilidade neurovegetativa e/ou psicomotora. Constituem, em suma, um grupo de manifestações mórbidas não caracterizáveis como entidade mórbida, mas que são desvios da normalidade, por vezes muito molestos. São um conjunto confuso e mal explicado, mas nem por isso menos real, nem clinicamente menos importante. Suas expressões mais habituais ou mais nítidas são: extremidades frias, sudorese exagerada nas mãos e/ou nos pés, sudorese geral excessiva ou quase nula, tendência à obstipação ou cólicas intestinais secas ou com diarréia e por influências emocionais, tendências à hipo ou à hipertermia, maior ou menor suscetibilidade às variações de temperatura ambiente, menor estímulo e menor resistência à atividade corporal ou mental, facilidade para vomitar, fobia das alturas, palpitações freqüentes e intensas nas emoções, emotividade muito acentuada. São geralmente inacessíveis à cura; algumas, suscetíveis a tratamento sintomático. Só comportam diagnóstico de miopragia quando excluídas as causas específicas capazes de determiná-las. É preciso temer que um diagnóstico de miopragia mascare ou sirva de refúgio à nossa insuficiente investigação de causa não-constitucional, suscetível de tratamento. Pela participação etiológica ou sintomatológica de componentes emocionais, é preciso que a investigação etiológica nunca omita as condições psíquicas de seus portadores.

BIBLIOGRAFIA

1. BAUER, J. – *Constitution and Disease*. New York, Grune & Stratton, 1942.
2. PFAUNDLER, M. – Constituição e anomalias constitucionais. In Pfaundler, M. & Schlossmann, A. *Tratado de Pediatria*. Rio de Janeiro, Guanabara, 1939, p. 77.

3 Etiologia Geral da Morbidade e da Mortalidade da Criança

CLAUDIO LEONE
PEDRO DE ALCANTARA

Quando se ouve dizer que uma criança morreu, por exemplo, de disenteria bacilar, é-se levado, pelo som das palavras, a pensar que ela morreu apenas em conseqüência da disenteria bacilar. Isso exprime um espírito imediatista que, em benefício da criança, deve ser evitado, pois focaliza apenas a causa direta ou imediata da morte e negligencia as causas que determinam a moléstia.

Realmente, antes da disenteria houve exposição ao contágio (isto é, condições de vida que o facilitaram ou o determinaram) e à eficiência do próprio contágio (isto é, condições do organismo que não impediram a proliferação do germe ou não neutralizam sua toxidez); antes disso, condições familiares que não puderam evitar aquelas peculiaridades; e antes disso, as condições sociais que não deram à família elementos de proteção. A mesma seqüência se aplica, *mutatis mutandi*, a todas as causas de morte.

Se formos das causas mais imediatas para as mais remotas, teremos:

1. Causas ocasionais da morte: são as doenças e os acidentes, isto é, as doenças e os processos mórbidos decorrentes dos acidentes.

2. Causas que permitem, facilitam ou determinam as causas ocasionais, assim predispondo a criança à morte: são as más condições de seu organismo e de vida. Porque *agem no organismo ou diretamente sobre ele*, serão chamados **causas predisponentes diretas**.

3. Causas que permitem, facilitam ou determinam as do grupo 2 e constituídas pelo baixo nível econômico e espiritual da família. Porque *não agem diretamente sobre a criança* e sim por intermédio das causas do grupo 2, serão chamadas **causas predisponentes indiretas**.

4. Causas sociais que permitem, facilitam ou determinam as do grupo 3: são o baixo nível econômico e espiritual da sociedade e serão chamadas **superfatores da morbidade e da mortalidade da criança**.

Em cada uma dessas instâncias etiológicas agem vários fatores, em ações sucessivas, paralelas ou em círculo vicioso. Desse modo, a doença e a morte são o desaguadouro de um dinâmico e complexo conjunto de causas e efeitos, dos quais a hierarquia acima é apenas sumária ordenação.

RESISTÊNCIA E AGRESSÃO

O estado de saúde e o de doença e a morte resultam, como é sabido, do valor da relação $\frac{R}{A}$ na qual R é a resistência do organismo e A a agressão ou o conjunto de agressões que o acomete.

R é a resistência constitucional como já foi conceituada. Como tal, seu valor é fixo ou de grande estabilidade no indivíduo e variável apenas de indivíduo para indivíduo.

Sendo fixo ou estável o valor de R, o que varia no mesmo indivíduo é o valor da relação $\frac{R}{A}$, por variação do valor de A: quanto maior este valor, tanto menor o da relação, portanto, o da eficiência com que R realiza sua tarefa.

O estado de doença é o predomínio de um agravo sobre a capacidade de R relativa a esse agravo, por exemplo, o de um germe sobre a imunidade geral e específica. A capacidade imunitária é a mesma anterior ao contágio, mas a virulência do germe lhe é superior e a infecção se instala. Se as demais condições do organismo são boas e a infecção não as afeta ou as afeta pouco, o organismo, por si só ou com auxílio de tratamento, mobiliza os recursos imunitários potenciais de R (como, por exemplo, a formação de anticorpos), bem como promove a adequação das funções em geral à nova situação (termorregulação, capacidade digestiva, emunctórios etc.), o germe é vencido e a saúde se restaura. Se as demais condições do organismo já estavam afetadas por agravos anteriores (rendimento de R já diminuído) ou se, além disso, por excessiva virulência do germe, são muito afetadas pela infecção, esta adiciona seu efeito ao déficit delas, a relação pode tornar-se menor do que 1 (R menor do que A) e o indivíduo perece.

O termo A da relação compõe-se de *dois grupos de agravos*. O primeiro é constituído pelas "más condições do organismo". A vida tem o organismo como palco e finalidade, mas também como instrumento; desde que sejam más as condições do organismo, está diminuída a capacidade de viver. O segundo grupo é constituído pelas "más condições de vida": aumentam o valor de A, pela nociva influência sobre o organismo, incluindo-se no caso anterior. É útil lembrar que as condições ambientais influem na vida intra-uterina, quando o organismo materno funciona como ambiente do fruto da concepção.

Há um aspecto por assim dizer intermediário ou misto: más condições do organismo por anomalias genéticas. Serão componentes de A, aumentando-o, ou de R, diminuindo-o? Praticamente, a resposta é indiferente, pois o resultado é sempre o mesmo, isto é, a diminuição do valor da relação. Conceitualmente, a resposta é opinativa. Mas há outra situação intermediária ou mista de importância clínica: más condições do organismo, que podem ser genéticas ou devidas a influências ambientais. Também aqui o efeito será o mesmo qualquer que seja a origem, isto é, será a diminuição do valor da relação por diminuição de R, *mas há uma diferença prática importante*, a maior acessibilidade ao tratamento no caso de as más condições serem devidas à influência ambiental, em geral menos fixas do que as de origem genética.

É importante distinguir entre o *valor intrínseco, constitucional de R e seu rendimento em face das influências (favoráveis ou desfavoráveis) do organismo* e, por seu intermédio, das condições de vida. Esse rendimento é dado pelo valor da relação $\frac{R}{A}$.

RESISTÊNCIA E VITALIDADE

A esse rendimento damos o nome de vitalidade. Com esta é que temos de contar na assistência à criança, pois ela é que exprime a capacidade de aproveitamento das providências assistenciais, e ela é que devemos procurar aumentar pela diminuição dos agravos, já que o valor de R é praticamente fixo.

A boa vitalidade é chamada *euergia*; a baixa vitalidade é chamada *disergia*, em vários graus de intensidade.

Se R é muito alto, mas A quase o iguala, a criança está em risco de vida, por baixa vitalidade, apesar do alto valor de R. Se A é muito baixo, mas R pouco o ultrapassa, a criança está no mesmo risco e pelo mesmo motivo, apesar do baixo valor de A. *A baixa vitalidade –* por qualquer dos mecanismos ou por ambos – *é, pois, a grande causa predisponente direta da morbidade e da mortalidade*, pois a "margem de segurança" é estreita, e qualquer nova agressão pode ultrapassá-la e *determinar nova condição mórbida, eventualmente mortal*.

Disso resulta a necessidade de assistir a criança sadia, para que aquela faixa tenha máxima largura permitida pelo valor de R, e a de tratá-la precocemente quando doente, para evitar que a faixa, já estreitada pela doença, torne-se ainda mais estreita. E, sobretudo, a de assisti-la e tratá-la em função do valor da vitalidade, o qual deve ser, na medida do possível, avaliado em cada caso, pela avaliação de R e A. Se, por omissão ou erro grave dessa avaliação, supusermos a vitalidade maior do que realmente é, faremos prescrições que poderão ultrapassá-la e que serão nocivas, senão funestas, pois, como novo agravo, aumentarão o valor de A; o erro oposto – supor a vitalidade menor do que o é realmente – é menos nocivo, mas acarreta prescrições desnecessariamente trabalhosas e custosas e eventualmente desagradáveis para a criança. Ulteriormente, neste capítulo, veremos os recursos para, embora imprecisamente, avaliar a vitalidade.

O conceito de vitalidade não deve restringir-se às condições orgânicas (somáticas e funcionais), isto é, à idéia de vida entendida como sobrevivência. Deve abranger também as qualidades espirituais. Uma menina, do curso primário, morava em cortiço e era aluna aplicada, fazendo suas lições sentada no chão e usando a cama como mesa. Era um exemplo admirável de vitalidade do sentimento de dever e do desejo de se elevar. De um indivíduo robusto e agressivo se dirá que tem boa vitalidade orgânica e baixa vitalidade das funções de adaptação social. A correção das disergias psíquicas na criança é tão necessária como a da disergia orgânica, pelas mesmas razões, ou correlatas, além da razão fundamental, que é o caráter unitário da criança.

Grau de resistência constitucional, condições do organismo e de vida, o conseqüente grau de vitalidade – tais são as causas gerais de manutenção ou recuperação da saúde de predisposição às doenças e de incidência destas e de determinação da cura ou da morte da criança. Vejamos essas causas como etiologia da doença e da morte, nos vários escalões da hierarquia exposta no início do capítulo.

AVALIAÇÃO DA VITALIDADE

Mencionamos anteriormente a importância desta avaliação – o risco de supô-la maior do que realmente é, os inconvenientes de supô-la menor. A avaliação possível é sempre apenas aproximada, mas pior é nenhuma avaliação.

A vitalidade é o quociente da relação $\frac{R}{A}$; seu valor resulta, pois, da avaliação de R e de A.

Avaliação de A

A é constituído pelas condições do organismo e pelas condições de vida. O conhecimento dessas condições resulta da investigação clínica: anamnese, exame físico da criança, eventuais exames de laboratório.

Principais obstáculos a essa investigação:

1. Insuficiente capacidade de observação e falta de objetividade do informante, geralmente a mãe. (À pergunta: "Bate sol no quarto da criança?", já foram dadas as seguintes respostas: "é o melhor quarto da casa", "é o quarto da frente", "o quarto é bem arejado", "é o nosso quarto", "a criança passa o dia todo no quintal", "bate sol no telhado" (sic); nenhuma resposta à pergunta).

2. Infrações de puericultura que o informante sabe estarem sendo cometidas e que têm acanhamento de revelar.

3. Infrações de puericultura de que o informante não se apercebe.

4. Exageros do informante: "meu filho não come nada, nada, nada, nada" (sic); "meu filho evacuou ontem milhões de vezes" (sic); "meu filho há cinco horas está vomitando sem parar" (sic) etc.

5. Dificuldades em avaliar os agravos identificados, por exemplo, a criança tomou alimento deteriorado – quais os agentes, a natureza e o grau da deterioração?

O conjunto das condições do organismo e de vida dá o valor de A, prejudicado conforme as condições anormais verificadas e a importância intrínseca de cada uma, em um trabalho mental de síntese pelo médico, que a experiência vai facilitando. O resultado ideal é, obviamente, a ausência de anormalidades, ausência tanto menos freqüente quanto mais extensa e profunda a investigação. Ainda que nada se encontre de anormal, há um fator "normal" de baixa vitalidade que nunca deve ser esquecido, a *baixa idade da criança*.

O bom ou ótimo nível econômico da família não exclui condições desfavoráveis de vida, aliás, comuns a quaisquer famílias, como dormitório mal ensolarado, portadores sadios e insuspeitados, lapsos de atenção, mães que agasalham excessivamente a criança, progenitores que têm medo de vacinas etc.

Avaliação de R

Vejamos agora a avaliação de R (resistência constitucional). O princípio é o mesmo da avaliação de A: julgar o valor em função das anomalias encontradas.

Os atributos genéticos desfavoráveis podem revelar-se mais ou menos facilmente pelos quadros clínicos correspondentes às "moléstias genéticas" decorrentes dos "fatores genéticos anormais". Influem variavelmente sobre a vitalidade conforme sua natureza, extensão e localização, desde uma anomalia morfológica externa e sem prejuízo funcional, a influir remotamente na estruturação neuropsíquica, até um erro congênito do metabolismo, prejudicando, já de início, a vitalidade, pelo dano à nutrição. Variam, também, quanto à permanência de seus efeitos, desde os efeitos fixos, como os da idiotia fenilpirúvica, até os que só ocorrem sob determinados estímulos, como os das sensibilidades alérgicas.

Os componentes adquiridos revelam-se à anamnese (sobretudo quanto à etiologia) e ao exame físico (sobretudo quanto às conseqüências).

O conjunto das condições constitucionais nos dá o valor de R conforme as condições anormais encontradas e a importância intrínseca de cada uma, em um trabalho mental de síntese pelo médico, que a experiência vai facilitando.

Afora os defeitos de R expressos em anomalias somáticas e/ou funcionais que consubstanciam quadros clínicos mais ou menos característicos, existe uma forma de resistência constitucional, alta ou baixa, esta última não relacionada a tais quadros clínicos. Trata-se da vitalidade "geral" da criança de seu modo de ser e de reagir em face das condições "gerais" de vida e expressa pelo grau de desenvolvimento físico e psíquico, mau apesar das condições de vida "em geral" boas, ou bom apesar das condições de vida "em geral" desfavoráveis. São as crianças que "dão trabalho" ou que "não dão trabalho", que todos os pediatras conhecem e que se caracterizam sobretudo pela freqüência, intensidade e duração das intercorrências nutricionais e infecciosas, ou por sua ausência, ou raridade e benignidade.

É claro que em um conjunto de "condições em geral favoráveis" pode haver uma condição desfavorável que torpedeie o efeito benéfico das demais, justificando o resultado global expresso pelo prejudicado desenvolvimento físico e psíquico.

Mas o grau de qualidade do "conjunto de condições de vida" pode ser deduzido, com as restrições que veremos, do nível econômico e espiritual da família, origem da quase totalidade das causas predisponentes indiretas ou da ausência ou escassez destas.

Em relação a esse problema, temos quatro situações esquemáticas. Vejamos quais são e em que grau nos ajudam a avaliar a resistência constitucional:

1ª) Mau desenvolvimento, em alto nível familiar.

2ª) Bom desenvolvimento, em alto nível familiar.

3ª) Mau desenvolvimento, em baixo nível familiar.

4ª) Bom desenvolvimento, em baixo nível familiar.

A primeira situação não exprime satisfatoriamente baixa resistência constitucional, pois raramente podemos assegurar-nos de que *todas* as condições de vida sejam favoráveis, pelos obstáculos à investigação completa e já mencionados. O "alto e homogêneo nível familiar" pode parecer-nos tal e como tal influir em nossa avaliação, e não o ser.

A segunda não exprime com segurança a resistência, pois o bom desenvolvimento pode ser devido à falta de agravos e não à boa resistência, e não é raro que o primeiro agravo revele a baixa resistência.

A terceira também não o exprime, pois é compreensível que em más condições de vida o desenvolvimento seja mau.

A quarta é que realmente exprime boa resistência constitucional, pois no nível familiar baixo as más condições de vida são realmente numerosas e atuantes. Trata-se de boa resistência constitucional que as más condições de vida não conseguiram inibir, ou o fizeram moderadamente.

Entre essas quatro situações esquemáticas se distribuem numerosas situações intermediárias quanto ao nível familiar e ao grau de desenvolvimento, cada uma exigindo, do médico, análise que lhe meça a significação.

As causas *mais freqüentes* da baixa vitalidade ou disergia são: em relação a R, as predisposições mórbidas diatésicas; em relação a A, a desnutrição, os estados de ansiedade, as infecções agudas ou crônicas e a baixa idade.

CAUSAS OCASIONAIS DA MORTE

São as doenças em geral e os estados mórbidos resultantes dos acidentes, aquelas e estes com letalidade muito variável. Sua discriminação não está no espírito deste capítulo.

CAUSAS PREDISPONENTES DIRETAS

Foram definidas como "más condições do organismo" e "más condições de vida ou de ambiente". Cronologicamente, estas precedem àquelas, de que são causa, excluídas as más condições genéticas do organismo. Talvez seja arbitrária essa exclusão, pois anomalias genéticas provavelmente decorrem de influência do citoplasma, que é o *ambiente do núcleo* e, portanto, dos cromossomos.

Não obstante a prioridade das condições ambientais, descreveremos primeiro as "más condições do organismo".

Más condições do organismo – são, primeira e novamente, as doenças em geral. Estas constituem o grupo 1 da hierarquia – causas ocasionais da morte –, mas devem ser mencionadas também como causas predisponentes a outras doenças. Realmente, talvez de nenhuma doença se possa dizer que nunca permitiu, facilitou ou determinou a instalação ou o agravamento de alguma outra. Na criança, isto é particularmente expressivo (ver capítulo Introdução ao Estudo da Pediatria nesta mesma parte).

Várias situações de "más condições do organismo" devem ser destacadas.

A primeira, são *doenças genéticas*, devidas às anomalias genéticas. Entre estas há a distinguir: a) por anomalias genéticas preexistentes em um ou em *ambos os progenitores* ou processadas na formação dos gametas: são doenças de causa *pré-concepcional*; b) também de origem *pré-concepcional* são as más condições genéticas no caso de idade muito escassa ou excessiva dos progenitores, ou de alcoolismo; c) por junção de genes morbígenos recessivos, preexistentes nos progenitores, nestes não causando doença porque associados a genes dominantes não-morbígenos, e agora fazendo-o no novo ser, porque reunidos: são doenças de herança recessiva, de que há numerosas espécies. Delas se pode dizer que são más condições orgânicas de origem *estritamente concepcional*.

A segunda é a *gemelaridade*, que não é doença, mas simples anomalia, ou simples variante do normal, *mas que com freqüência* determina nascimento de criança com vitalidade diminuída: desta situação se pode dizer que é de origem *estritamente concepcional* (gêmeos fraternos) ou *justaconcepcional* (gêmeos idênticos).

A terceira, não propriamente doença e sim apenas "fim de doença", é o *estado de convalescença*, no qual a recuperação somática e funcional, clinicamente averiguável, costuma ser mais rápida do que a da vitalidade, pois a desta depende da completa reparação celular e humoral, que aquele exame não pode averiguar. A persistência desta situação pode ser empiricamente avaliada de uma semana a um mês, conforme a doença e as condições do organismo anteriores a ela.

A quarta, que não é doença, é a *baixa idade*, cuja baixa vitalidade se exprime por índices de mortalidade mais altos no começo da vida. O termo R da relação $\frac{R}{A}$ continua com o mesmo valor que tinha na vida intra-uterina, mas o início da vida extra-uterina provoca aumento acentuado do valor do termo A.

Más condições de vida e de ambiente – devem ser consideradas desde após a concepção.

Más condições gestacionais e natais

1. Todos os agravos ao organismo materno.

2. Prematuridade – a esta forma de menor vitalidade dá-se por convenção o nome de "debilidade congênita", embora as demais formas sejam debilidades e também congênitas.

3. Hipermaturidade.

4. Traumatismos obstétricos.

Más condições pós-natais

1. Erros alimentares de quantidade de alimento, de qualidade e correlação de seus componentes e de técnicas de sua ministração, isto é, as infrações dos preceitos de higiene alimentar.

2. Erros educacionais no atendimento das necessidades afetivas e intelectuais da criança, isto é, as infrações dos preceitos de higiene mental. Aos espíritos menos avisados pode parecer excessivo considerar erros educacionais como causa predisponente da morte. Na realidade, são seguramente como coadjuvantes, pelas conseqüências que provocam: a) distúrbios psicossomáticos, que prejudicam o organismo; b) distúrbios reativos, de conduta, como anorexia que leva à desnutrição, importante causa predisponente, ou como indisciplina e negativismo que levam à oposição a tratamentos eventualmente indispensáveis, como o repouso.

3. Más condições de proteção contra contágios (contato com doentes ou animais contagiantes, com portadores sadios, com substâncias ou objetos ou locais contaminados, omissão de vacinas).

4. Más condições de ambiente físico por peculiaridades climáticas, atmosféricas, habitacionais ou de vestuário.

5. Más condições de higiene corpórea.

6. Más condições de proteção contra acidentes, inclusive malformação da capacidade de autodefesa da criança.

Os itens de 3 a 6 têm efeito predominantemente predisponente, no sentido que permitem ou facilitem as doenças correlatas, mas não as determinem obrigatoriamente. Os itens 1 e 2 têm efeito nitidamente causal ou determinante, pois, desde que iniciamos os erros alimentares ou educacionais, os distúrbios correlatos iniciam sua gênese, embora a princípio, e por prazos de variada duração (horas, dias ou semanas para os erros alimentares; dias, semanas ou meses para os educacionais), não tenham quadro clínico aparente, quando, então, o diagnóstico resulta apenas da anamnese alimentar e educacional.

CAUSAS PREDISPONENTES INDIRETAS

Agem sobre a criança por intermédio das diretas, permitindo, favorecendo ou determinando a ação destas. São constituídas pelas desfavoráveis condições econômicas e espirituais da família, que influem desfavoravelmente na compreensão, aceitação e realização das prescrições do médico. São, pois, a grande fonte indireta dos males da criança.

Exteriorizam-se nos seguintes aspectos:

Escassez de recursos econômicos – inibe, como é óbvio, todos os preceitos assistenciais que exigem dispêndio.

Escassez de recursos de instrução e cultura – se considerarmos o grande número de preceitos a realizar na boa assistência à criança, é fácil compreender que a ignorância dos adultos comprometa a saúde e a vida da criança. Acresce que tais preceitos são tanto menos compreendidos quanto menor a instrução sanitária e geral dos adultos, fazendo com que a "ignorância geral" reforce os maus efeitos da ignorância de puericultura.

Escassez de maturidade mental – sob a denominação um pouco imprecisa de maturidade mental, reunimos uma série de atributos como intuição, bom senso, capacidade de observação e raciocínio, compreensão das coisas, iniciativa, amor à ordem, disciplina, atividade, atributos que revelam desenvolvimento ou amadurecimento mental e que nada têm a ver com a instrução e a cultura. Sua escassez desvaloriza a abundância de recursos econômicos e de instrução, por diminuir a capacidade de utilização destes.

Escassez de recursos morais – estes são constituídos pelo espírito de abnegação, de renúncia e de sofrimento em favor dos filhos. Sua escassez desvaloriza os demais recursos. Em grau apreciável, é rara.

Heterogeneidade do nível familiar – as três espécies de valores espirituais não são de nível equivalente em cada família, sendo freqüente heterogeneidade maior ou menor. Esta se observa, também, entre o nível econômico e o nível espiritual. De modo geral, cada nível familiar é um mosaico peculiar, cuja composição o médico *deve procurar* conhecer, a fim de melhorá-lo no que for possível e a ele adaptar suas prescrições.

Escassez de recursos assistenciais locais – ainda que a família seja de nível alto e homogêneo, a proteção da criança depende dos recursos locais, por exemplo, em uma grande cidade ou em uma fazenda longe de cidade. Isso é válido sobretudo para as doenças súbitas e para as conseqüências de acidentes.

Erros iatrogênicos – ações e omissões do médico podem ser causa predisponente, coadjuvante ou determinante de muitas das causas até agora referidas. Omitir a vacinação colabora na predisposição à doença correspondente; omitir prescrições de higiene mental é causa coadjuvante dos distúrbios de conduta e das doenças psicossomáticas; prescrever um regime alimentar inadequado é causa determinante de distúrbio nutricional – e assim por diante. Este item foi incluído apenas para alertar a consciência do pediatra, a fim de que ele, em cada caso, verifique se está fazendo do modo mais adequado *tudo que é necessário e que esteja ao seu alcance*.

SUPERFATORES DA MORTALIDADE INFANTIL

O grau de pobreza ou de riqueza ou o de empobrecimento ou de enriquecimento de um povo não é fenômeno de causas desconhecidas. Porque criam ou deterioram riquezas e porque aos padrões desta a mortalidade infantil está condicionada, tais causas são os superfatores desta mortalidade, agindo conforme as peculiaridades de cada um e em mútuas e incontáveis combinações e interferências, em conjuntos de maior ou menor extensão, duração e efeito.

E só agora, com esses superfatores, pode-se completar o quadro da etiologia geral da mortalidade infantil:

Superfatores físicos – extensão territorial do país, tipos de suas fronteiras, condições de seu relevo, de clima, de irrigação, mediterrâneo ou marítimo, perfil de seu litoral (maior ou menor facilidade de portos), produtividade do solo e do subsolo, natureza dessa produção, distância em relação aos consumidores de seus produtores etc.

Superfatores humanos – formação etnográfica, peculiaridades de sua formação histórica, densidade demográfica, tipo dominante de mentalidade ou de temperamento, formação política e religiosa.

Os superfatores humanos criam, ou não, a capacidade para aproveitamento dos superfatores físicos.

Esses superfatores nacionais e suas combinações e interdependências são de análise e manipulação difíceis, e mais ainda quando se consideram as mútuas dependências entre as nações, cada uma podendo sofrer ou se beneficiar com o que em outras se passa. *Os superfatores são, de modo progressivo, tanto nacionais quanto internacionais.*

A MORTALIDADE INFANTIL COMO PROBLEMA MÉDICO, SANITÁRIO E SOCIAL

"Problema médico" e "problema sanitário" significam situações indesejáveis de saúde individual e de saúde pública. Como exemplos, a propagação da maleita até o fim do século XIX (problema sanitário) ou a cura do câncer ainda hoje (problema médico).

Portanto, é impróprio dizer que uma região tem o "problema sanitário da maleita", pois já são conhecidos os recursos técnicos para combatê-la. O que a região tem é o "problema do combate à maleita", isto é, a dificuldade ou a impossibilidade de obter ou de aplicar aqueles recursos.

Pelo mesmo motivo, e a propósito da mortalidade infantil, só muito moderadamente se fala em problemas sanitários e em problemas médicos da infância, pois já são suficientemente conhecidos os recursos sanitários, ou higiênicos, de prevenção e os recursos terapêuticos de combate às doenças, que bastem para reduzir a mortalidade infantil a seus níveis mínimos ou "residuais". Estes níveis é que são determinados por problemas realmente médicos individuais, isto é, doenças que ainda não sabemos evitar ou curar, por exemplo, malformações inoperáveis, doenças genéticas, contágios por portadores sadios etc.

Deve-se lembrar que a alta mortalidade infantil deve ser distinguida em dois períodos etários, as quatro primeiras semanas de vida e os 11 meses seguintes, sendo a redução naquele muito mais difícil do que neste. A mortalidade naquele, ou "mortalidade neonatal", é, ainda, problema predominantemente médico, sendo parte importante da mortalidade infantil residual.

A alta mortalidade no período de 1 a 12 meses é substancialmente problema social, a saber: a ampliação e a distribuição dos recursos econômicos e sociais necessários e suficientes para a prevenção e para o combate à doença. Como problema social que é, a mortalidade infantil escapa à alçada do médico como tal. Por isso, passamos a palavra a sociólogos que estudaram o problema da mortalidade infantil. O que se segue é, com a devida vênia, colhido de Guerreiro Ramos. Por necessidade de condensação, transcrevemos apenas trechos, mas sem nos afastarmos do contexto.

"Às estruturas econômicas, configuradas de modo semelhante, correspondem semelhantes tipos de coeficientes de mortalidade infantil (...). Ernst Wagemann, em indagação semelhante à nossa, classificou as economias nacionais em três tipos: economia de alto capitalismo, economia semicapitalista, economia neocapitalista."

"Para uma classificação das estruturas econômicas dos diversos países, poderia ser também utilizada a indicação de Sir William Petty, segundo a qual os diferentes níveis de desenvolvimento econômico estão estreitamente associados com as proporções conforme as quais a população ativa é distribuída pelas ocupações. Para este economista, o progresso econômico é concomitante com o deslocamento da população ativa da agricultura para a manufatura e desta para o comércio e os serviços.

Os países subdesenvolvidos, como o Brasil, teriam grande percentagem da população ativa aplicada na produção primária (agricultura, silvicultura, caça, pesca, minas e pedreiras), fato que se correlaciona com quadros nosológicos típicos, pela alta mortalidade e pela predominância de doenças parasitárias e infecciosas como causa de morte.

Os países plenamente desenvolvidos teriam grande parte de sua população ativa aplicada na produção secundária (indústrias manufatureiras, construção, eletricidade, água, gás e serviços sanitários) e principalmente na produção terciária (comércio, transportes, serviços).

O correlato das estruturas econômicas deste nível é a baixa mortalidade e a alta incidência de doenças degenerativas (câncer e cardiopatias) como causas de mortes."

"Estas correlações tipológicas entre a estrutura econômica e a mortalidade infantil sugerem a existência do que se poderia chamar de estratégia dos problemas demográficos. A mortalidade infantil, por exemplo, só poderá reduzir-se num dado país, na medida em que sua estrutura econômica se transforma faseologicamente. Dentro desse modo de ver, assume caráter predatório todo tratamento da mortalidade infantil que não se integre numa política de mudança de estrutura econômica, entendida esta num largo sentido, como co-penetração de elementos naturais, geográficos, demográficos, psicológicos, jurídicos e técnicos, fatores esses, diz Wagemann, que são muito diversos segundo os países e os períodos de sua evolução.

A baixa natalidade, a baixa mortalidade, os altos níveis de saúde dos povos são o que Singer chama de 'frutos' do desenvolvimento econômico, cujas 'sementes' seriam fartura de capitais industriais, emprego generalizado de métodos tecnológicos e alto nível de educação. O que é trágico, segundo Singer, é que é mais fácil transplantar os frutos do desenvolvimento econômico ou, ao menos, fingir que se faz isto do que transplantar suas sementes."

De nossa parte, modificaríamos a frase final e diríamos que é impossível colher os frutos do desenvolvimento econômico sem plantar suas sementes. O que importa, realmente, **é a elevação e a homogeneização da riqueza econômica e social da coletividade**.

A mortalidade infantil se reduz em conseqüência de qualquer estrutura ou processo ou ação que contribua para essa elevação e homogeneização e na medida em que o fizer, ainda que não vise intencionalmente à proteção da criança. Por outro lado, medidas que visam diretamente a essa proteção mostram-se ineficazes, a curto ou a longo prazo, se não se fazem acompanhar dessa elevação e homogeneização ou se dela não decorrem.

A importância dos superfatores da mortalidade infantil não nos deve levar ao sentimento de frustração nem ao de indiferentismo em relação ao problema. Entre os superfatores existe um grandemente benéfico e ao alcance de todos nós: é o modo pelo qual cada um se desempenha de seus deveres profissionais, sociais e cívicos, qualquer que seja o setor social em que aja. Por sua direta atuação junto à criança, ao pediatra cabe relevante responsabilidade no desempenho daqueles deveres. Que este livro possa ajudá-lo no que aos deveres profissionais se refere.

MORTALIDADE DE CRIANÇAS E ADOLESCENTES

Como ficou evidenciado na parte inicial, as crianças e os adolescentes, pelas rápidas e intensas modificações que sofrem, conseqüência natural de seu processo de crescimento e desenvolvimento, por sua dependência de cuidados alheios, tanto maior quanto mais jovens, representam um grupo etário de particular vulnerabilidade diante de agravos de qualquer espécie (ambientais, infecciosos etc.) e da falta de cuidados adequados à etapa de desenvolvimento em que se encontram.

Por esses motivos, os dados de mortalidade na infância, particularmente em menores de 5 anos (faixa etária de maior risco de mortalidade), têm sido utilizados universalmente como indicadores das condições de saúde, de assistência e até de vida a que uma comunidade está cometida. O conhecimento das características de mortalidade das demais faixas etárias, até atingir a adultícia, também é particularmente importante para a pediatria, se considerarmos a necessidade de se estruturar a assistência de acordo com as peculiaridades e as prioridades de cada um desses grupos de idade.

Avaliação da mortalidade na infância e na adolescência
A análise da mortalidade depende basicamente das estatísticas vitais resultantes da notificação e do registro dos nascimentos e dos óbitos e das causas destes, que têm sido alvo dos esforços de diversas agências internacionais ligadas à Organização das Nações Unidas e de organismos governamentais, no sentido de aprimorar sua qualidade em todo o mundo.

Com base nessas estatísticas, a avaliação da mortalidade compreende análises quantitativas e qualitativas. A primeira destas, quantitativa, abrange coeficientes e taxas que procuram avaliar a magnitude do problema; enquanto a segunda, qualitativa, busca identificar as diferentes causas da mortalidade, analisando as diferentes proporções em que se distribuem nas taxas e nos coeficientes dos diferentes grupos de idade.

A análise dessas características da mortalidade é muito importante, pois, além de permitir comparações entre diferentes faixas etárias e sua evolução ao longo do tempo, contribui para a definição de prioridades de atuação e para o estabelecimento de metas a serem atingidas e, conseqüentemente, para a avaliação das intervenções.

Em 1981, o Conselho Diretor da Organização Pan-Americana da Saúde aprovou um plano de ação para o Continente que, entre outras, previa como meta para o ano 2000 que todos os países alcançassem em coeficiente de mortalidade infantil igual ou inferior a 30 óbitos em crianças com idade inferior a 1 ano para cada 1.000 nascidas vivas.

O conhecimento da magnitude e da estrutura da mortalidade é importante também para o pediatra, pois, apesar de a solução completa e definitiva das causas de mortalidade extravasar o âmbito de sua atuação profissional isolada, uma prática profissional coerente com o meio onde o pediatra a exerce certamente poderá contribuir para a melhoria de tais índices.

Índices
O estudo sistematizado dos dados de mortalidade, inclusive no que se refere à criança e ao adolescente, tornou-se possível graças ao estabelecimento de definições e normas relativas aos registros vitais que, aceitas por convenção internacional, resultaram na elaboração de índices padronizados, portanto, comparáveis.

Dentre os diversos índices, destaca-se o **coeficiente de mortalidade infantil (CMI)**, que tem sido um dos mais utilizados, como indicador, para a avaliação das condições de saúde de uma população, cuja forma de cálculo é a seguinte:

$$CMI = \frac{\text{Número de óbitos em crianças com idade inferior a 1 ano em determinado local e ano}}{\text{Número de nascidos vivos no mesmo local e ano}} \times 1.000$$

Essa proporção entre crianças que morrem em determinado local antes de atingir 1 ano de idade e o total de crianças nascidas vivas no mesmo local e período de tempo representa um dos índices que melhor se relaciona com o grau de desenvolvimento, em seu sentido mais amplo e não somente econômico, de uma comunidade.

O estudo da mortalidade infantil, isto é, a que ocorre no primeiro ano de vida, pode ser desdobrada em dois outros coeficientes: o coeficiente de mortalidade neonatal (CMN) e o coeficiente de mortalidade infantil tardia (CMIT), cujas formas de cálculo são as seguintes:

$$CMN = \frac{\text{Número de óbitos de crianças com idade inferior a 28 dias em determinado local e ano}}{\text{Número de nascidos vivos no mesmo local e ano}} \times 1.000$$

$$CMIT = \frac{\text{Número de óbitos de crianças de 28 a 365 dias de idade em determinado local e ano}}{\text{Número de nascidos vivos no mesmo local e ano}} \times 1.000$$

O CMN relaciona-se principalmente com as condições de gestação e nascimento, sendo, portanto, mais influenciado pelos fatores biológicos e assistenciais, enquanto o CMIT está vinculado muito mais aos fatores ambientais, ou seja, às condições de vida da criança.

Como a mortalidade infantil é o somatório destes dois períodos quando se apresenta em níveis mais elevados, o excesso de óbitos geralmente é decorrência de elevada mortalidade infantil tardia, enquanto em locais em que o coeficiente de mortalidade infantil é baixo, como ocorre nos países desenvolvidos, a maior proporção desses óbitos é de mortalidade neonatal.

Em 1987, o Fundo das Nações Unidas para a Infância (UNICEF), em seu relatório sobre a situação mundial da infância, ante a melhoria da qualidade das estatísticas dos diferentes países, propôs que se adotasse um novo índice de mortalidade: a **taxa de mortalidade de menores de 5 anos (TMM5)**, que possibilitaria superar algumas dificuldades na análise comparativa, como ocorria entre o CMI e a mortalidade de crianças de 1 a 4 anos de idade, além disso, tem a vantagem de abranger toda a faixa etária de maior risco de morbimortalidade. A forma de cálculo dessa taxa proposta pelo UNICEF é a seguinte:

$$TMM5 = \frac{\text{Número de óbitos de menores de 5 anos em determinado local e ano}}{\text{Número de nascidos vivos no mesmo local e ano}} \times 1.000$$

Além da TMM5, na análise da mortalidade desta faixa etária pode ser utilizado também o **coeficiente de mortalidade de menores de 5 anos (CMM5)**, calculado conforme a seguinte relação:

$$CMM5 = \frac{\text{Número de óbitos de menores de 5 anos em determinado local e ano}}{\text{População de crianças menores de 5 anos no mesmo local e ano}} \times 100.000$$

Entretanto, trata-se de um índice não tão preciso, pois nos anos compreendidos nos intervalos intercensitários não se conhece a população real de crianças dessa faixa etária, recorrendo-se, por isso, a estimativas. Em geral, a possibilidade de erro fica bastante minimizada quando essas estimativas são feitas de maneira adequada e, portanto, não invalidam a utilização desse indicador.

Além desses, um indicador muito empregado na análise da mortalidade é a mortalidade proporcional (MP), tanto por faixa etária quanto por causas. A MP por faixa etária representa a porcentagem de óbitos de determinada faixa etária em relação ao total de óbitos observados (para todas as idades), enquanto a MP por causa representa a porcentagem de óbitos em determinada etiologia em relação ao total de óbitos ocorridos na mesma faixa etária (por todas as causas). Em ambas as situações, a MP deve ser calculada para o mesmo local e período de tempo, sendo este habitualmente de um ano.

Para a MP por faixa etária, a porcentagem de óbitos em crianças com idade inferior a 1 ano e inferior a 5 anos será tanto maior quanto piores forem as condições de vida da população, chegando nos países subdesenvolvidos a atingir valores 10 a 20 vezes maiores do que os verificados nos desenvolvidos.

A MP por causa permite identificar as causas que contribuem mais freqüentemente para o óbito, permitindo o delineamento de um perfil de mortalidade que, além de possibilitar a comparação entre diferentes locais, é de extrema valia para o planejamento e a organização dos serviços e das ações de saúde.

Evolução e características da mortalidade de crianças e adolescentes no Brasil

Acompanhando o que se observa em todo o mundo, o CMI no Brasil também vem evidenciando uma tendência decrescente, caindo de 164 óbitos em crianças com idade inferior a 1 ano por 1.000 nascidas vivas, registrado em 1940, para 48 por 1.000 em 1990, com estimativa de 38 por 1.000 em 1997 (Tabela 1.1), o que representa uma queda de 76,8%, em pouco mais de 50 anos, que, apesar de significativa, ainda não é a meta proposta pela OPAS para o ano 2000, indicando que não será alcançada no Brasil, apesar de se aproximar bastante dela.

Tabela 1.1 – Evolução do coeficiente de mortalidade infantil (CMI) no Brasil, de 1940 a1997.

Ano	CMI	Variação *percentual*
1940	164	—
1950	146	–11,0
1960	121	–17,0
1970	114	–15,8
1980	81	–28,9
1990	48	–40,7
1997*	38	–20,9

* Estimativa (IBGE).

Esta tendência de queda não é obrigatoriamente constante ao longo do tempo, como denota o arrefecimento na sua progressão que ocorre na primeira metade da década de 1980, quando se estabiliza em valores próximos a 75 por 1.000 nascidos vivos, retomando a seguir seu ritmo de queda (Tabela 1.2).

Tabela 1.2 – Evolução do coeficiente de mortalidade infantil (CMI) no Brasil e em suas grandes regiões, de 1977 a 1997.

Ano	Brasil	Região Norte	Região Nordeste	Região Centro-Oeste	Região Sudeste	Região Sul
1977	104	127	160	75	77	68
1981	74	91	111	49	56	42
1984	73	98	116	41	52	39
1987	58	55	86	38	41	34
1991	45	42	71	30	31	26
1994	40	38	64	26	27	23
1997	38	36	59	25	25	22
Variação	–63,4%	–71,6%	–63,2%	–66,6%	–67,5%	–67,6%

Num país de grandes dimensões como o Brasil, esses valores médios podem ser enganadores, pois podem esconder diferenças regionais importantes. Como se verifica na tabela 1.2, as Regiões Norte e Nordeste apresentavam, em 1977, coeficientes que eram praticamente o dobro do que se verificava na Região Sul e, no início da década de 1980, invertem a tendência, apresentando aumento do CMI na mesma época em que as demais estacionavam sua tendência decrescente. Neste sentido ainda, a Região Nordeste foi a que apresentou a menor queda do índice nos últimos anos, 63,2%. A Região Norte foi a que apresentou a maior redução, da ordem de 71,6%, enquanto as outras três regiões tiveram reduções ao redor de 67%.

As discrepâncias regionais, os episódios de arrefecimento na queda, certamente decorrentes das condições sócio-econômicas locais e de sua evolução histórica, evidenciam as dificuldades existentes para se alcançar o CMI de 30 por 1.000 nascidos vivos, proposto pela OPAS para o ano de 2000.

Em âmbito internacional, é evidente o desempenho pouco satisfatório do Brasil na redução de sua mortalidade infantil, entre 1960 e a primeira metade da década de 1990, principalmente quando se compara a porcentagem de redução do CMI com a que ocorreu em países que, já em 1960, tinham valores baixos de mortalidade infantil e, portanto, cuja ulterior redução seria progressivamente mais complexa e difícil (Tabela 1.3).

Tabela 1.3 – Evolução do coeficiente de mortalidade infantil (CMI) no Brasil e outros países, entre 1960 e próximo a 1994.

Local	CMI em 1960	CMI (ano)	Variação percentual
Brasil	116	40 (1994)	–65,5
México	92	18 (1993)	–80,4
Chile	114	14 (1992)	–87,7
Itália	44	8 (1992)	–81,8
Canadá	28	7 (1993)	–75,0
Suécia	16	5 (1994)	–68,9

O comportamento da mortalidade de crianças com idade inferior a 5 anos como um todo no Brasil é muito semelhante ao ocorrido com a mortalidade dos menores de 1 ano.

Em 1985, a TMM5 situava-se ao redor de 91 óbitos de menores de 5 anos de idade por 1.000 nascidos vivos, o que colocava o país como o 64º classificado entre os 130 países compilados pelo UNICEF. Mesmo abstraindo-se dessa nada satisfatória classificação, principalmente se considerarmos que o país está entre as 10 maiores economias mundiais, 91 óbitos por 1.000 é um valor muito elevado, pois, em 1985, 26 países já apresentavam TMM5 inferior a 20 por 1.000 nascidos vivos, sendo que quatro destes (Japão, Suíça, Finlândia e Suécia) apresentavam valores menores do que 10 por 1.000.

A tabela 1.4 mostra a redução na TMM5 alcançada por diversos países em pouco mais de uma década, tornando evidente uma evolução bastante razoável no Brasil, cuja TMM5 se reduziu em praticamente à metade, mas que ficou aquém, por exemplo, do que foi observado no México. O desempenho aparentemente insatisfatório nos demais países listados é decorrência, mais provavelmente, das baixas TMM5 que apresentavam já em 1985 e que, conseqüentemente, são mais difíceis de ser ulteriormente reduzidas.

Tabela 1.4 – Evolução da taxa de mortalidade de menores de 5 anos (TMM5) no Brasil e em diversos países, de 1984 até próximo a 1994.

Local	TMM5 (1985)	TMM5 (ano)	Variação percentual
Brasil	91	47 (1994)	–48,3
México	73	22 (1993)	–69,8
Chile	26	17 (1992)	–34,6
Itália	13	9 (1992)	–30,7
Canadá	10	8 (1993)	–20,0
Suécia	8	6 (1994)	–25,0

Esta TMM5 elevada representa um contingente significativo de mortes de crianças com idade inferior a 5 anos que, em 1994, significava uma *mortalidade proporcional* correspondente a 12,7% do total de óbitos registrados no Brasil, o que corresponde a uma mortalidade proporcional 10 a 15 vezes superior à observada nos países denominados industrializados, na mesma época (Tabela 1.5).

Durante os últimos 15 anos, no Brasil, observou-se queda significativa na mortalidade proporcional dos menores de 1 ano de idade e da faixa etária de 1 a 4 anos. A MP também apresentou queda, porém menos acentuada, para as faixas etárias de 5 a 9 anos e de 10 a 14 anos, enquanto é importante notar que para os adolescentes de 15 a 19 anos ela se elevou em mais de 22% (Tabela 1.6).

Tabela 1.5 – Mortalidade proporcional (MP) de crianças com idade inferior a 1 ano e de 1 a 4 anos, no Brasil e em diversos países, próximo a 1994.

Local	Ano	MP < 1 ano (%)	MP 1 a 4 anos (%)
Brasil	1994	10,8	1,9
África do Sul	1993	8,8	2,9
Chile	1992	5,7	1,1
EUA	1992	1,6	0,3
Canadá	1993	1,2	0,2
Portugal	1993	0,9	0,2
Holanda	1994	0,8	0,2
Japão	1994	0,6	0,2
Suécia	1993	0,6	0,1

Tabela 1.6 – Evolução da mortalidade proporcional (MP) de crianças e adolescentes, por faixa etária, no Brasil, entre 1979 e 1994.

Ano	MP < 1 ano (%)	MP 1-4 anos (%)	MP 5-9 anos (%)	MP 10-14 anos (%)	MP 15-19 anos (%)
1979	25,5	4,8	1,2	1,0	1,8
1984	19,1	3,9	1,1	0,9	1,8
1989	12,9	2,3	0,9	0,9	2,0
1994	10,8	1,9	0,8	0,9	2,2

A análise da MP dessas faixas etárias por regiões do país (Tabela 1.7) evidencia que para 1994 os piores valores até 14 anos são os observados na Região Norte e os menores na Região Sul. Apesar disso, a Região Norte foi a que apresentou, na última década, as maiores proporções de redução de MP nessas quatro faixas etárias.

Tabela 1.7 – Evolução da mortalidade proporcional (MP) de crianças e adolescentes, por faixa etária e grandes regiões do Brasil, entre 1984 e 1994.

Ano	MP < 1 ano (%)	MP 1-4 anos (%)	MP 5-9 anos (%)	MP 10-14 anos (%)	MP 15-19 anos (%)
Região Norte					
1984	28,4	7,5	2,1	1,6	2,6
1989	20,7	4,8	1,9	1,6	2,8
1994	16,7	3,6	1,6	1,7	3,0
Região Nordeste					
1984	27,3	6,6	1,3	0,9	1,4
1989	18,6	4,1	1,2	1,0	1,7
1994	13,8	2,8	0,9	0,9	1,8
Região Sudeste					
1984	15,7	2,6	0,8	0,8	1,8
1989	10,5	1,5	0,7	0,8	2,1
1994	8,1	1,2	0,6	0,7	2,0
Região Sul					
1984	13,7	2,6	1,0	0,9	1,8
1989	9,9	1,5	0,8	0,8	1,8
1994	7,5	1,3	0,7	0,8	1,7
Região Centro-Oeste					
1984	15,2	3,5	1,5	1,4	2,6
1989	11,9	2,4	1,3	1,3	2,7
1994	10,3	2,0	0,9	1,3	2,8

Para a faixa de 15 a 19 anos, todas as regiões registram uma tendência a elevar a MP, com exceção da Região Sul, que tende a ter valores mais estáveis de MP para estes adolescentes.

Considerando-se ainda a tendência da MP nas diferentes faixas etárias, verifica-se que esta, em todas as regiões, reduz-se drasticamente naqueles com idade inferior a 1 ano para a faixa etária de 1 a 4 anos, continua diminuindo de maneira menos importante para o estrato de 5 a 9 anos, mantém-se em valores bastante baixos para os adolescentes de 10 a 14 anos e aumenta significativamente na faixa seguinte de 15 a 19 anos. Essa tendência, obviamente, é a mesma que se observa para o Brasil como um todo, durante os últimos 15 anos (Tabela 1.6).

CAUSAS DE ÓBITO DE CRIANÇAS E ADOLESCENTES NO BRASIL

Os processos mórbidos são sempre resultantes da interação de três ordens de fatores: as características do hospedeiro (que sofre a agressão), as do agente agressor (virulência) e das condições do meio ambiente onde a interação se processa. Como nem sempre é possível dispor de estatísticas de morbidade confiáveis, é de fundamental importância a análise das causas de óbitos de determinado local, principalmente se as taxas de mortalidade forem elevadas, para, pelo menos, poder identificar os principais determinantes dos processos mórbidos que acabam levando o indivíduo para a morte.

No Brasil, em 1994, os principais grupos de causas básicas responsáveis pela mortalidade infantil (óbitos dos menores de 1 ano de idade), por ordem de freqüência, foram:

- afecções originárias do período neonatal;
- causas mal definidas;
- doenças infecciosas e parasitárias;
- doenças do aparelho respiratório; e
- doenças das glândulas endócrinas e nutrição;

que, no seu conjunto, eram as responsáveis por mais de 85% dos óbitos ocorridos nessa faixa etária. A comparação entre estas causas em 1984 e em 1994 (Tabela 1.8) evidencia apenas uma redução de cerca de 10% na proporção de mortes a elas atribuíveis, porém sua distribuição pelos grupos de causas evidencia mudança de perfil, com aumento das causas neonatais aliado à redução das do-

enças infecciosas e dos casos mal definidos, o que, no conjunto, aponta no sentido de uma melhora no quadro de mortalidade ocorrida nessa década.

Apesar das afecções originárias do período neonatal representarem uma das principais causas de mortalidade dessa faixa etária em todo o mundo, sua magnitude, em valores absolutos, no Brasil é de 3 a 10 vezes maior do que a observada em diversos países que estão no mesmo estágio de desenvolvimento ou que pertencem ao grupo dos industrializados.

Como a grande maioria dessas mortes ocorre nos primeiros 28 dias de vida – o período neonatal – o excesso de óbitos que se verifica nessa faixa está basicamente vinculado à qualidade dos cuidados pré, peri e neonatais e ao acesso que a população tem ou não a eles.

Outro indicador que se relaciona com a qualidade dos cuidados de saúde e, principalmente, com o acesso que a população tem a eles, é a proporção de mortes de causa mal definida, que naqueles com idade inferior a 5 anos, no Brasil, apesar da importante queda que sofreu nos últimos 10 anos, ainda representa quase um quarto dos óbitos dessa faixa etária (Tabela 1.8 e 1.9). Esse grupo de causas está freqüentemente presente entre as cinco primeiras, inclusive entre os países mais desenvolvidos (Tabela 1.10), porém, considerando os baixos coeficientes de mortalidade infantil que estes apresentam, o número absoluto de óbitos mal definidos acaba sendo cerca de 10 vezes menor do que o observado no Brasil.

Quanto ao elevado coeficiente de mortalidade proporcional por doenças infecciosas e parasitárias, representa a elevada incidência de diarréia que, por ser classificada nesse grupo (por convenção internacional), no Brasil responde por quase três quartos dos óbitos desse grupo de causas. Se a elevada incidência de diarréia é decorrente das condições ambientais, principalmente saneamento, e da resistência do hospedeiro, por sua vez relacionada ao estado nutricional da criança, sua letalidade elevada também é em parte decorrente da maior ou menor facilidade de acesso aos cuidados de saúde e da sua qualidade. Ainda que em proporção menor, nesse grupo de moléstias infecciosas também se situam as doenças passíveis de prevenção por vacinação ou imunização, praticamente inexistentes em outros países, e que também têm relação com a qualidade e a cobertura dos serviços de saúde.

Tabela 1.8 – Mortalidade proporcional (MP) por causas, em crianças com idade inferior a 1 ano, no Brasil e grandes regiões, em 1984 e 1994.

	1984					
Causas	Brasil MP (%)	Região Norte MP (%)	Região Nordeste MP (%)	Região Sudeste MP (%)	Região Sul MP (%)	Região Centro-Oeste MP (%)
Afecções do período neonatal	31,9	31,0	18,9	42,9	37,0	43,5
Causas mal definidas	24,3	24,7	49,9	2,7	11,8	11,7
Doenças infecciosas e parasitárias	19,3	27,6	19,2	18,7	18,3	15,0
Doenças do aparelho respiratório	11,0	8,7	5,4	16,5	13,3	10,6
Doenças das glândulas endócrinas e nutrição	4,9	2,2	2,9	7,2	5,7	5,3
Anomalias congênitas	4,5	3,4	1,6	6,4	8,3	6,6
	1994					
Causas	Brasil MP (%)	Região Norte MP (%)	Região Nordeste MP (%)	Região Sudeste MP (%)	Região Sul MP (%)	Região Centro-Oeste MP (%)
Afecções do período neonatal	43,1	44,9	29,8	51,5	46,5	48,2
Causas mal definidas	16,5	21,4	33,2	6,3	8,0	7,3
Doenças infecciosas e parasitárias	13,3	14,1	18,4	10,2	10,3	11,9
Doenças do aparelho respiratório	10,5	8,1	8,4	12,2	11,6	10,6
Doenças das glândulas endócrinas e nutrição	3,1	2,2	2,8	3,7	2,9	2,6
Anomalias congênitas	8,0	5,4	3,7	9,8	13,2	11,4

Tabela 1.9 – Mortalidade proporcional por causas em crianças com idade superior a 1 ano e adolescentes, segundo faixa etária, em 1984 e 1994.

1984			
Causas	1-4 anos MP (%)	5-9 anos MP (%)	10-19 anos MP(%)
Causas mal definidas	35,6	20,5	13,6
Doenças infecciosas e parasitárias	21,3	10,5	5,7
Doenças do aparelho respiratório	15,8	8,6	5,3
Causas externas	8,4	32,3	50,7
Neoplasias	2,3	8,3	5,6
1994			
Causas	1-4 anos MP (%)	5-9 anos MP (%)	10-19 anos MP(%)
Causas mal definidas	23,6	13,5	9,0
Doenças infecciosas e parasitárias	16,9	8,6	3,9
Doenças do aparelho respiratório	19,3	9,1	5,1
Causas externas	14,1	40,6	59,9
Neoplasias	3,9	10,7	5,7

Causa freqüente em quase todos os países, a mortalidade por doenças respiratórias é mais elevada em países subdesenvolvidos (Tabela 1.11), não somente pela maior incidência que as doenças do aparelho respiratório apresentam, mas também pela maior freqüência de complicações, particularmente as pneumonias, responsáveis por quase 90% dos óbitos desse grupo de causas nessa faixa etária. A salubridade inadequada do ambiente de vida, principalmente em domicílio, e um maior nível de contaminação bacteriana desse mesmo ambiente são os principais responsáveis por esses óbitos.

No grupo das doenças de glândulas endócrinas e da nutrição, a principal causa de óbitos no Brasil, entre aqueles com idade inferior a 5 anos, é a desnutrição energético-protéica, que é a causa direta de quase 95% dos óbitos desse grupo.

As anomalias congênitas e as causas externas, muito freqüentes nos países com condições mais satisfatórias de saúde, não aparecem com coeficientes de mortalidade proporcional muito elevado em nosso país, embora tenham apresentado crescimento importante entre crianças e adolescentes, na última década (Tabela 1.9), que pode ter sido decorrência da elevação da capacidade diagnóstica, qualitativa e quantitativa, e da redução proporcional dos óbitos de outras causas.

Quando se analisam as causas de óbito em crianças com idade inferior a 5 anos em grandes regiões do Brasil, verifica-se que, embora o perfil seja semelhante, algumas regiões apresentam coeficientes bem mais elevados, como é o caso da Região Nordeste e da Região Norte, ainda que tenham mantido tendência decrescente na última década.

As moléstias infecciosas e parasitárias sofreram redução de cerca de 20% no seu coeficiente de mortalidade proporcional, mas, mesmo assim, continuam representando a segunda ou terceira causa de óbito em praticamente todo o país.

Nas crianças com idade superior a 5 anos e também entre os adolescentes, chama a atenção o aumento proporcional das causas externas de óbito, em sua maioria violentas, que, no país como um todo, sofreram elevação que oscilou entre 20 e 50% nas diferentes faixas de idade. Isso assume proporções particularmente preocupantes entre os adolescentes, quando as causas externas atingem a responsabilidade por quase dois terços dos óbitos registrados entre 10 e 19 anos de idade. Raras entre os menores de 1 ano, as causas externas já aparecem entre as cinco principais causas também entre as crianças de 1 a 4 anos, sendo responsáveis, em 1994, por cerca de um sexto das mortes nessa faixa etária, enquanto em 1984 apenas um óbito em cada 11 desse grupo etário era atribuível às causas externas (Tabela 1.9).

Outro grupo de doenças que nos últimos 10 anos cresceu como causa de óbito entre 1 e 19 anos de idade é o das neoplasias que, no entanto, apresenta grandes variações entre os diferentes grupos de idade e regiões do Brasil. A origem desse crescimento provavelmente também reside no aprimoramento da capacidade diagnóstica, em um maior acesso aos serviços de saúde e na redução dos

Tabela 1.10 – Mortalidade proporcional (MP) por causas em crianças com idade inferior a 1 ano, no Brasil e outros países, próximo a 1994.

Causas	Brasil 1994 MP (%)	EUA 1992 MP (%)	México 1993 MP (%)	Chile 1992 MP (%)	Portugal 1994 MP (%)	Holanda 1994 MP (%)	Japão 1994 MP (%)
Afecções do período neonatal	43,1	44,9	42,2	31,9	34,4	27,3	29,3
Causas mal definidas	16,5	16,9	2,7	13,8	1,1	6,6	10,9
Doenças infecciosas e parasitárias	13,3	1,9	11,5	3,8	3,9	1,3	3,3
Doenças do aparelho respiratório	10,5	3,2	16,5	15,0	4,7	1,6	3,5
Doenças das glândulas endócrinas e nutrição	3,1	1,2	5,2	0,9	1,5	1,1	1,5
Anomalias congênitas	8,0	21,5	13,6	26,5	31,7	25,2	34,7

Tabela 1.11 – Mortalidade proporcional (MP) por causas em crianças de 1 a 4 anos, no Brasil e outros países, próximo a 1994.

Causas	Brasil 1994 MP (%)	EUA 1992 MP (%)	México 1993 MP (%)	Chile 1992 MP (%)	Portugal 1994 MP (%)	Holanda 1994 MP (%)	Japão 1994 MP (%)
Causas externas	14,1	43,3	20,9	45,3	35,5	22,1	33,4
Doenças do aparelho respiratório	19,3	4,9	18,4	12,8	8,2	6,0	9,0
Doenças infecciosas e parasitárias	16,9	3,3	22,7	6,2	3,7	9,6	4,2
Doenças do sistema nervoso	5,8	12,7	4,8	8,7	7,3	9,6	8,6
Doenças das glândulas endócrinas e nutrição	5,4	5,1	9,8	1,4	2,4	4,4	1,9
Anomalias congênitas	4,6	6,4	6,6	12,1	13,5	20,5	16,7
Neoplasias	3,9	7,1	3,8	7,8	12,2	19,6	12,8

óbitos de outras causas, as denominadas evitáveis, principalmente infecciosas. Entretanto, pelo menos no grupo entre 1 e 4 anos de idade, o Brasil apresenta mortalidade proporcional por neoplasias bastante inferior à dos países desenvolvidos, fato que também é observado no que se refere às anomalias congênitas (Tabela 1.11).

Todas essas causas, bem como o excesso de óbitos que se observa em determinadas idades e/ou causas, que para determinadas etiologias não se verifica em outros países, estão fundamentalmente vinculadas às condições de vida da população em geral, incluindo o nível sócio-econômico, portanto, a distribuição de renda, a salubridade e o saneamento ambiental, a qualidade de todos os cuidados recebidos pela criança, inclusive os relativos à saúde, além da disponibilidade e o acesso aos serviços de saúde, à educação e aos serviços de apoio social.

Assim, é evidente que, embora a resolução completa dos fatores determinantes da mortalidade das crianças e adolescentes no Brasil, como nos demais países em desenvolvimento, esteja na dependência de decisões políticas, de reformas estruturais e de ações intersetoriais, que estão além da competência exclusiva do setor saúde, parte da responsabilidade também é do setor saúde que tanto deve engajar-se na busca da otimização dos programas já existentes quanto estar atento para redirecioná-los de acordo com a evolução do cenário epidemiológico. No Brasil, neste momento, no campo dos cuidados e serviços de educação e assistência à saúde,

em decorrência da mudança que o perfil de mortalidade vem sofrendo nas diferentes idades, passa a ser fundamental investir especificamente na assistência pré, peri e neonatal, bem como na assistência às doenças de maior prevalência ou incidência nas diversas faixas etárias e na prevenção dos acidentes e de outras formas de morte violenta, incluindo entre as prioridades inclusive as crianças maiores e os adolescentes, e não apenas os menores de 5 anos.

Estes redirecionamentos, adaptados à realidade de cada região considerada, aliados a um esforço na busca de melhor rendimento das ações de saúde, certamente contribuirão para a redução dessa mortalidade que, independentemente de sua magnitude, não deixará de ser importante se for a máxima possível diante da situação real dos serviços de saúde.

BIBLIOGRAFIA

1. ALCANTARA, P. – *Causas e Remédios Sociais da Mortalidade Infantil.* São Paulo, *Rev. Trib.*, 1945. 2. IBGE, *Anuário Estatístico do Brasil 1985*, Rio de Janeiro, IBGE, 1985. 3. IBGE, *Anuário Estatístico do Brasil 1992*, Rio de Janeiro, IBGE, 1992. 4. IBGE, *Anuário Estatístico do Brasil 1994*, Rio de Janeiro, IBGE, 1994. 5. IBGE, *Estatísticas do Registro Civil*, volume 11, Rio de Janeiro, IBGE, 1984. 6. IBGE, *Estatísticas do Registro Civil*, volume 16, Rio de Janeiro, IBGE, 1989. 7. IBGE, *Estatísticas do Registro Civil*, volume 21, Rio de Janeiro, IBGE, 1994. 8. UN, *Statical Yearbook*, Forty first issue, New York, United Nations, 1996. WHO, *World Health Statistics Annual*, Geneve, World Health Organization, 1996.

---

4 — Desenvolvimento Físico (Crescimento) e Funcional da Criança

EDUARDO MARCONDES
NUVARTE SETIAN
FRANCISCO R. CARRAZZA

Crescimento e desenvolvimento são fenômenos **diferentes** em sua *concepção* fisiológica, **paralelos** em seu curso e **integrados** em seu significado; poder-se-ia dizer que são dois fenômenos em um só. **Crescimento** significa divisão celular e conseqüente aumento de massa corpórea que pode ser identificada em unidade tais como g/dia, g/mês, kg/mês, kg/ano, cm/mês, cm/ano, isto é, aumento de "unidade de massa" em determinada "unidade de tempo". **Desenvolvimento** fundamenta-se no ganho de capacidade, não há "unidade de massa" envolvida, mas claro está que há, sim, "unidade de tempo". Presença de "unidade desenvolvimento"? Sim, em grande quantidade e, eventualmente, de difícil quantificação por meio da abordagem clínica habitual, eis uma vantagem do crescimento cujo progresso é mensurável pela balança e fita métrica.

Não há, na língua portuguesa, uma palavra, um termo, que signifique, abrangentemente, o desenvolvimento e o crescimento; ora um, ora outro desses dois termos têm sido utilizados com o significado dos dois termos.

Um primeiro esquema muito utilizado é o seguinte:

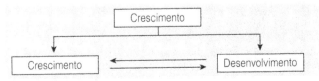

Mas, certamente, o termo desenvolvimento é mais abrangente que o crescimento, pois, além de o incluir, refere-se também às alterações da composição e do funcionamento das células, à dimensão dos membros, à maturação dos órgãos e à aquisição de novas funções.

Assim, o melhor esquema é o seguinte:

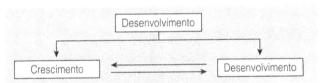

Jogo de palavras? Certamente que não.

No primeiro esquema, o eixo do processo certamente está deslocado para o crescimento que, na mente dos profissionais da saúde, é enfaticamente a evolução do peso e da estatura, permanecendo então o desenvolvimento em segundo plano.

No segundo esquema, é o desenvolvimento que assume o papel conceitual enfático, sugerindo aos profissionais da saúde a valorização do desenvolvimento com toda a sua abrangência, o que inclui, certamente, o crescimento.

Admitindo, assim, que desenvolvimento é o termo-chave, como seria possível discriminar seus diferentes aspectos?

Apresenta-se, então, um novo esquema:

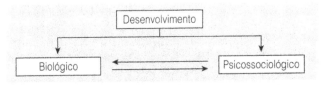

O biológico e o psicológico são, pois, *as duas dimensões do desenvolvimento da criança*, diferentes, paralelas e intergradas, como referido no primeiro parágrafo desta introdução.

23

O crescimento físico (enfaticamente peso e estatura) posiciona-se, portanto, como um dos aspectos biológicos do desenvolvimento da criança, assim como a aquisição da linguagem é um aspecto psicossociológico desse mesmo desenvolvimento.

Porém, todo o processo está sob os efeitos dos determinantes sociais, econômicos e culturais que ampliam, restringem ou mesmo anulam tais ou quais aspectos do desenvolvimento da criança. Assim, resulta o esquema final apresentado na figura 1.1.

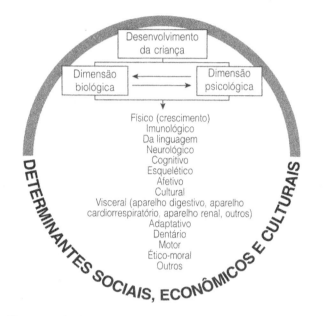

Figura 1.1 – As dimensões e os condicionamentos do desenvolvimento da criança.

Na realidade, cabe ao pediatra integrar em sua mente todos os aspectos biológicos e psicológicos do desenvolvimento da criança, mesmo que, por motivos operacionais, não possa se preocupar por todos eles ou muitos deles. Aliás, a mãe da criança é o grande agente integrador, pois sua preocupação com o filho é global, independente de qualquer concepção filosófica; a mãe queixa-se da baixa estatura do filho, de sua linguagem atrasada e do fato de ele urinar à noite na cama apesar de seus 5 anos de idade.

Que as duas dimensões, biológicas e psicossociológicas, são interdependentes constata-se por meio de observações do desenvolvimento da criança.

1. A existência de fatores psicossociais indispensáveis para o crescimento estatural normal, se houver falta poderá resultar a baixa estatura psicossocial.

2. A óbvia relação entre crescimento do cérebro e a aquisição de variada gama de capacidades psicossociológicas.

3. A desnutrição, quando presente, determina desaceleração, interrupção ou involução do crescimento físico (peso) e do desenvolvimento neuropsicomotor, conforme a gravidade da carência nutricional.

4. As repercussões biopsicossociais da baixa estatura.

Claro está ser impossível a obtenção de todos os dados referentes ao desenvolvimento da criança, sobretudo na assistência prestada na rede de assistência básica pública, tendo em vista a carência de recursos humanos e físicos nessa assistência e o limitado tempo disponível para cada atendimento.

Por isso, sugerem-se três dados apenas como de obtenção obrigatória, o **peso** e a **estatura** (dimensão biológica do desenvolvimento) e a **atividade** (dimensão psicossociológica do desenvolvimento); peso e atividade são de lançamento obrigatório no cartão da criança.

A estatura é um dado a ser lançado no prontuário da criança; o cartão da criança permanece com a mãe, o prontuário fica arquivado na Unidade de Saúde.

Convém lembrar que o peso é considerado um índice do desenvolvimento global da criança, sobretudo no início da vida. Por exemplo, o prematuro pode sair da incubadora quando atingir determinado peso, e sua alta do berçário também dependerá do peso, significando que, com tal peso, o recém-nascido deve ter adquirido tais capacidades. Lembrar também a pronta resposta do peso a agravos, sobretudo nutricionais, e também durante a recuperação.

O presente capítulo, além da parte introdutória, dedicar-se-á ao desenvolvimento físico (crescimento) com informações a propósito do desenvolvimento neuroendócrino, desenvolvimento ósseo e desenvolvimento físico-químico, todos pertencentes à dimensão biológica do desenvolvimento.

O desenvolvimento neuropsicomotor (pertencente à dimensão psicológica do desenvolvimento) será apresentado no capítulo seguinte.

CRESCIMENTO*

A ciência que estuda o crescimento denomina-se *auxologia* (do grego auxo = eu cresço e logos = tratado). Se a razão invocada para separar a medicina da biologia é que a primeira se refere exclusivamente à biologia do ser humano, a única justificativa para fazer da Pediatria uma área prioritária dentro do amplo campo da medicina é que a Pediatria é a Medicina do ser humano em crescimento. Do ponto de vista biológico, o crescimento pode ser estudado à luz das alterações do tamanho, da forma ou das funções celulares e representa a distância percorrida entre dois momentos da vida do indivíduo, do ponto de vista bioquímico, anatômico, fisiológico e psicossocial. Nesse sentido, o estudo do crescimento estende-se da fecundação à senilidade, pois o crescimento celular é incessante durante toda a vida. Contudo, do ponto de vista clínico e prático, a responsabilidade do pediatra na vigilância do crescimento do ser humano restringe-se ao período da vida que se inicia ao nascimento e prolonga-se até a adolescência, inclusive quando cessa o crescimento somático do indivíduo. O presente capítulo pretende informar o leitor sobre os principais aspectos do crescimento de lactentes, pré-escolares e escolares. Informações relativas ao recém-nascido e ao adolescente poderão ser encontradas em partes específicas deste livro.

Todo o processo do crescimento deriva da instrução genética contida no ovo, concretizada em seu DNA, da qual depende o desdobramento de substâncias na criação do organismo vivo: o problema crucial depende da regulação e da execução da síntese protéica, responsável pela diferenciação ordenada dos diferentes tipos de células. Compreende-se, pois, que poucas funções biológicas dependem tanto do potencial genético como do crescimento, mas a qualquer momento, desde o instante da concepção, o ambiente pode perturbar a ordenação, a qualidade e a quantidade do fenômeno; o crescimento depende, na verdade, da integração indivíduo/ambiente.

Crescimento significa aumento físico do corpo, como um todo ou em suas partes, e pode ser medido em termos de centímetros ou de gramas. Traduz aumento do tamanho das células (hipertrofia) ou de seu número (hiperplasia). **Desenvolvimento** significa aumento da capacidade do indivíduo na realização de funções cada vez mais complexas. Que a diferenciação destrói o poder de crescimento se demonstra por muitos exemplos: fibras musculares estriadas deixam de crescer assim que adquirem a propriedade de contração; os eritrócitos deixam de crescer assim que se tornam saturados de he-

* Ver também o capítulo A Criança com Distúrbio do Crescimento na 9ª parte deste livro.

moglobina e, portanto, aptos para a função de transporte de oxigênio; as células epiteliais são desprezadas logo após a formação de queratina.

Uma criança pode crescer e não se desenvolver, ou vice-versa. Por exemplo, uma criança portadora de acondroplasia pode ter um desenvolvimento normal associado a um crescimento em altura muito deficiente. Por outro lado, uma criança com síndrome de Down pode ter o crescimento normal, porém um desenvolvimento retardado.

Crescimento constitui a resultante final da interação de um conjunto de fatores, que podem ser divididos em extrínsecos (ou ambientais) e intrínsecos (ou orgânicos). Entre os fatores extrínsecos essenciais para o crescimento encontram-se a ingestão de dieta normal, a atividade física e toda a estimulação biopsicossocial ambiental.

Os fatores intrínsecos são representados, fundamentalmente, pela herança (energia hereditária) e pelo sistema neuroendócrino. A dotação genética, ou genótipo, contida no ovo fertilizado determina o plano para o crescimento e o desenvolvimento futuros, que se pode modificar em qualquer período da vida, determinando um tipo constitucional final denominado fenótipo. Finalmente, são importantes os órgãos terminais que vão sofrer, em última análise, o somatório das ações oriundas de tantos e tão variados fatores. Os órgãos terminais são ditos efetores e múltiplos, correspondendo às variadas etapas representativas do crescimento. Assim, por exemplo, o crescimento em comprimento dos ossos longos (que garante a estatura final do indivíduo) tem seu órgão efetor representado pela cartilagem epifisária.

As relações acima enunciadas são representadas esquematicamente na figura 1.2.

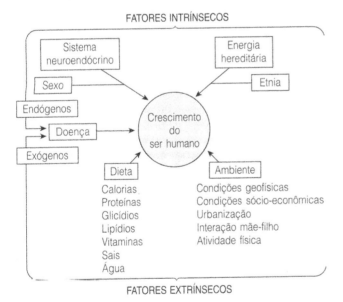

Figura 1.2 – Representação esquemática dos fatores do crescimento e desenvolvimento (modificado de De Toni).

FATORES DO CRESCIMENTO E DESENVOLVIMENTO

Fatores genéticos*

Herança é a propriedade de os seres vivos transmitirem suas características à descendência. O material que inicia a vida consiste em citoplasma e núcleo do ovo fertilizado. O núcleo contém os genes, metade recebido do pai e metade da mãe, que se localizam nos cromossomos. Todas as características do indivíduo estão na dependência dos genes herdados, incluindo o crescimento. Para que estes se realizem, é necessária a presença de fatores estimulantes e reguladores, mas a resposta está qualitativa e quantitativamente predeterminada pelos fatores genéticos. As particularidades individuais do organismo condicionadas pela herança formam o que se denomina constituição e, portanto, a predeterminação anteriormente referida é um aspecto constitucional e como tal escapa à ação de qualquer procedimento modificador de ordem médica. Em certas famílias, crescimento acelerado e maturação precoce são a regra, ao passo que em outras ele é lento e a maturação retardada. Até onde os conhecimentos o permitam, o médico deve reconhecer os atributos do indivíduo que são primordialmente expressão de seu modo intrínseco de ser (isto é, os fatores heredoconstitucionais). A herança é responsável não somente pela ampla variação dos atributos normais da espécie, mas também pela transmissão de genes anormais capazes de alterar o ritmo de crescimento e desenvolvimento.

A *adaptação genética* de uma população consiste na maior fertilidade de alguns indivíduos e modificações da mortalidade, por meio de mecanismos seletivos positivos e negativos: como fertilidade e mortalidade estão ligadas a certos genes, modificações na freqüência e ocorrência de certos genes podem modificar a estrutura de uma população. Estudos recentes mostraram que crianças com maiores medidas eram resultantes de casamento entre pais originários de lugares mais distantes geograficamente, sugerindo assim a importância da heterose no processo do crescimento. O potencial de crescimento da prole de pais que provêm de populações com maior grau de endogamia tende a ser menor do que aqueles que são fruto de dois grupos populacionais em características genéticas não tão similares. Estudos têm indicado que a variação secular do crescimento tem um limite genético e que seria função não só das condições sociais e ecológicas, mas também do grau de heterose de uma população.

Em análise do crescimento de uma população da Grande São Paulo do ponto de vista antropológico (dividida em dois grupos: crianças cujos ascendentes até a terceira geração eram todos brasileiros, e um segundo grupo constituído pelas crianças que apresentavam entre seus ascendentes até a terceira geração pelo menos um estrangeiro) foi verificado que as crianças do grupo – pelo menos um estrangeiro nos ancestrais – eram maiores do que as que apresentavam, nos ascendentes até a terceira geração, somente brasileiros. Esses achados são interessantes porque a presença de pelo menos um estrangeiro nos ascendentes de uma criança pode significar não somente a introdução no ambiente familiar de novos fatores culturais significativos, mas também a acentuação da heterogamia nos cruzamentos dos quais resultou o nascimento de uma dada criança.

As migrações populacionais têm aumentado em anos recentes, do que resulta crescente intensidade da mesclagem das populações ("cross-breeding"). Como resultado, está ocorrendo aumento dos indivíduos heterozigotos, que são mais sensíveis aos estímulos ambientais, sejam positivos, sejam negativos. Como está ocorrendo um predomínio dos estímulos positivos ao crescimento (por meio de melhores condições de vida, controle de doenças e alimentação mais adequada), resulta ser a referida sensibilidade aumentada extremamente benéfica aos indivíduos.

Assim, a adaptação genética de uma população faz-se continuamente, integrando um verdadeiro processo de homeostase biopsicossocial que, por ser contínuo na vida de um indivíduo e no suceder das gerações, obriga a considerar o crescimento da criança como um momento e não como um estado; a criança *está* e não *é*.

O tipo morfológico é outro fator constitucional importante e que necessita de comentários à parte, pois costuma ser fonte de preocupação para a família. Normossômico é o tipo constitucional médio em que o peso e a altura condicionam uma compleição considerada

---

* Ver também outros capítulos na 8ª parte deste livro dedicada à Genética.

harmônica do corpo. Na hipossomia, peso e estatura estão abaixo do normal: são crianças normais, porém "edições em miniatura" do normossômico. Freqüentemente, comete-se o erro de superalimentar tais crianças, conduta evidentemente sem resultado no crescimento, mas responsável, muitas vezes, por obesidade ou surtos de diarréia ou vômitos. Hipersômico é o tipo constitucional no qual há desenvolvimento excessivo de peso e altura. Longilíneo é o tipo constitucional com desarmonia entre peso e altura: há redução dos diâmetros transversos, estrutura óssea grácil, coração em gota, pulso filiforme, vagotonia, ptoses viscerais, hipotonia muscular, temperamento esquizóide. Inversamente, no tipo brevilíneo a criança tem estatura média ou inferior e aumento dos diâmetros transversos, apresentando distonias neurovegetativas, com tendência a bradicardia, asma, dermografismo, cólicas, secreções abundantes, temperamento ciclóide, predisposição à obesidade. Variações constitucionais herdadas de peso e altura, isoladamente ou em conjunto, determinam uma grande variedade de tipos morfológicos (Fig. 1.3).

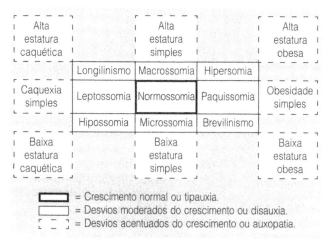

Alta estatura caquética			Alta estatura simples			Alta estatura obesa	
	Longilinismo	Macrossomia	Hipersomia				
Caquexia simples	Leptossomia	Normossomia	Paquissomia			Obesidade simples	
	Hipossomia	Microssomia	Brevilinismo				
Baixa estatura caquética			Baixa estatura simples			Baixa estatura obesa	

▭ = Crescimento normal ou tipauxia.
▢ = Desvios moderados do crescimento ou disauxia.
⌐ ⌐ = Desvios acentuados do crescimento ou auxopatia.

Figura 1.3 – Principais tipos morfológicos.

Fatores neuroendócrinos

Os sistemas nervoso e endócrino interagem de maneira complexa. O cérebro, principalmente via hipotálamo, regula a secreção de hormônios que, por sua vez, agirão retroativamente sobre o encéfalo modificando sua atividade. Este último fato tem um bom exemplo na ação dos hormônios tireoidianos sobre o desenvolvimento cerebral do feto e do recém-nascido.

O hipotálamo age como um centro receptor e distribuidor de mensagens, controlando a função hipofisária na produção e liberação de hormônios tróficos, permitindo a atividade normal de todas as glândulas do organismo e ordenando os impulsos dos órgãos terminais efetores.

Alguns núcleos hipotalâmicos já foram identificados como responsáveis por funções neuroendócrinas de grande interesse em Pediatria, como é o caso do crescimento. O fato de que lesões hipotalâmicas podem alterar o crescimento e o desenvolvimento da criança é exteriorizado por inúmeros exemplos na clínica: puberdade precoce, puberdade atrasada, anomalias do crescimento, hipogonadismo hipogonadotrófico, diabetes insípido, hipotireoidismo hipotalâmico.

Especial atenção vem sendo dada a neurônios hipotalâmicos que contêm aminas biogênicas: dopamina, norepinefrina e serotonina. Estas monoaminas existem em alta concentração na porção basal mediana do hipotálamo e são tidas como neurotransmissoras cerebrais de grande importância na regulação neuroendócrina (Fig. 1.4). Existe um grupo de peptídeos secretado por neurônios hipotalâmicos e regulador da secreção dos hormônios da hipófise anterior e

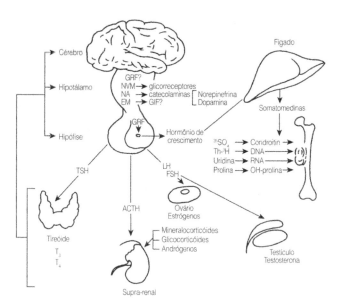

Figura 1.4 – Inter-relações neuroendócrinas do crescimento. NVM = núcleo ventromedial; NA = núcleo arqueado; DNA = ácido desoxirribonucléico; RNA = ácido ribonucléico; EM = eminência média.

chamados de *fatores de liberação* e *fatores de inibição*, os quais chegam à hipófise através dos vasos do sistema porta-hipofisário. A secreção destes fatores, além de ser controlada pelos hormônios tróficos hipofisários e glandulares, também é regulada pelos neurônios hipotalâmicos que contêm norepinefrina e dopamina. Sabe-se que os neurônios que contêm norepinefrina inibem a secreção de CRF (fator de liberação de corticotrofina) e estimulam a secreção de LRF (fator de liberação do hormônio luteinizante), de FRF (fator de liberação do hormônio folículo-estimulante), de GRF (fator de liberação do hormônio de crescimento) e de TRF (fator de liberação do hormônio tireotrófico). Os neurônios que contêm dopamina inibem a secreção de prolactina talvez porque estimulem a secreção do PIF (fator de inibição da prolactina). Estes neurônios dopaminérgicos estimulam o GRF. A serotonina, por sua vez, parece estar envolvida no mecanismo do sono e também na liberação do hormônio de crescimento (HC) que ocorre nesse período. Recentemente, foi isolado de hipotálamo de carneiro um tetradecapeptídeo com atividade GIF (fator inibidor do HC ou somatostatina) de possível localização na região da eminência mediana. Esse peptídeo foi sintetizado e sabe-se que em doses farmacológicas é capaz de inibir HC, insulina e glucagon e que não altera a secreção de LRF e ACTH.

Muitos dos estímulos capazes de liberar HC parecem agir no sistema nervoso central por meio de mecanismos adrenérgicos. Assim, a liberação de HC por hipoglicemia induzida pela insulina, pelo exercício, por L-DOPA, é interrompida com uso de bloqueadores alfa-adrenérgicos (fentolamina).

Na chamada baixa estatura por privação psicossocial, comprovou-se a existência de hipossecreção de HC, sendo o quadro rapidamente reversível quando a criança é libertada do ambiente hostil. Propôs-se como fator para esta síndrome uma possível ação beta-adrenérgica, pois o propranolol (bloqueador beta-adrenérgico) foi capaz de restaurar os níveis de HC durante os testes de estimulação para este hormônio.

Fatores neuroendócrinos do crescimento

Constituem um grupo de peptídeos plasmáticos, cujas estruturas químicas e locais de origem são ainda discutidos. Citam-se as somatomedinas, os fatores de crescimento neural e epitelial e a eritropoetina. As duas principais somatomedinas (Sm) são denominadas fatores de crescimento insulina-símile I e II (Sm-C/IGF-I e Sm-C/IGF-II).

É fato confirmado, clinicamente, que o crescimento do esqueleto depende do HC. Isto é bem caracterizado em baixa e alta estaturas hipofisárias. Contudo, Salmon e Daughday, em 1957, descobriram que o plasma contém fatores promotores de crescimento diferentes do HC e que, agindo diretamente no tecido ósseo, provocam seu crescimento. Chamaram de *fator de sulfatação* o peptídeo capaz de incrementar a incorporação do $^{35}SO_4$ na cartilagem; *fator timidina* o peptídeo estimulador da incorporação da timidina tritiada ^{3}H-Th em DNA e mais tarde denominaram estas substâncias de **somatomedinas** com a nomenclatura antes citada.

Portanto, aceita-se hoje que o HC promove o crescimento ósseo indiretamente, ou seja, estimulando no fígado (e em outros órgãos) a formação das IGF que, por sua vez, atuarão na cartilagem, promovendo a incorporação do material necessário para o crescimento ósseo. Com esses fatos, é possível localizar melhor alguns tipos de baixa estatura (Quadro 1.1).

Quadro 1.1 – Origem de alguns tipos de baixa estatura.

Tipo de baixa estatura	Origem
Carência afetiva ou psicossocial	Hipotalâmica
Deficiência seletiva de HC	Hipofisária
Deficiência de somatomedina (síndrome de Laron)	Hepática (?)
Ausência de resposta de órgãos periféricos (pigmeu)	Genética (?)

Fatores ambientais*

Os fatores ambientais podem ser divididos em pré e pós-natais.

Estima-se que no *período pré-natal* se desenvolvem 44 divisões celulares para transformar o ovo no recém-nascido e somente quatro divisões para transformar um recém-nascido em organismo adulto. A velocidade de multiplicação celular é especialmente rápida nas primeiras oito semanas e, embora a dotação genética já contenha o plano básico de crescimento e desenvolvimento, este plano pode ser variadamente modificado pelos fatores ambientais. Herança e fatores ambientais pré-natais estão integrados de maneira tão íntima que, muitas vezes, é impossível diferenciar suas respectivas contribuições ao desenvolvimento de um organismo. Alterações do meio ou genéticas podem resultar em defeitos congênitos semelhantes, e não é fácil classificar determinada malformação em "hereditária" e "não-hereditária".

Entre a concepção e o nascimento, o organismo pode ser injuriado por um grande número de fatores: nutricionais (deficiência de vitaminas, iodo e possivelmente outros fatores), mecânicos (ectopia, posição fetal anormal), endócrinos (diabetes melito materno, possível relação com a idade dos pais), actínicos (irradiações), infecciosos (rubéola no primeiro trimestre e toxoplasmose, sífilis e outras infecções no segundo trimestre), imunitários (incompatibilidade materno-fetal de grupos sangüíneos), anóxicos (função placentária deficiente) e também por drogas de efeito teratogênico.

As evidências de influência de dietas maternas carentes em determinadas vitaminas sobre o crescimento e desenvolvimento encontram-se em inúmeras experiências em animais de laboratório. Segundo alguns autores, o tipo de malformação poderia ser previsto pela omissão de certas vitaminas, e quando a desnutrição materna chega a ser suficientemente grave a concepção não se realiza, o que levou Warkany a dizer que "a malformação congênita mais séria é nunca ser concebido".

O meio ambiente após o nascimento apresenta uma fantástica e contínua variabilidade, o que obriga o indivíduo a uma constante *adaptação fisiológica*, sobretudo em relação a nutrição, atividade física, alterações climáticas e ambientais de ordem física e estímulos biopsicossociais (que incluem o afeto e o impacto da urbanização).

O quadro clínico conhecido como baixa estatura de causa psicossocial ilustra a influência do microambiente familiar sobre o crescimento da criança. Nesses casos, observa-se retardo do crescimento acompanhado de distúrbios do desenvolvimento neuropsicomotor e emocional, bem como de atraso na idade óssea: em todos os casos, é possível constatar distúrbios significativos da interação emocional entre mãe e filho.

O fenômeno conhecido como variação secular do crescimento, isto é, a comprovação de nítida tendência para a aceleração do crescimento no decorrer das gerações, tanto no setor físico (estatura cada vez mais elevada) como na maturidade biológica (menarca em idade cada vez mais precoce), é um exemplo bastante ilustrativo da influência ambiental sobre o indivíduo. De fato, embora a causa da aceleração secular do crescimento ainda não esteja esclarecida, tudo leva a crer que o(s) fator(es) responsável(eis) seja(m) de índole ambiental, decorrência das impressionantes alterações pelas quais nossa sociedade vem passando, sobretudo a partir de meados do século XIX, coincidindo com o início da era industrial. Alguns autores enfatizam o aspecto nutricional: afirmase que o aumento somático verificado se deve possivelmente à ingestão de uma dieta melhor. Outros autores consideram que, se a explicação da aceleração secular está na dieta, não deve ser simplesmente maior ingestão de proteínas e calorias, pois, se assim fosse, o fenômeno não mais estaria sendo verificado em países industrializados, o que não é verdade. Talvez, os fatores dietéticos devessem ser procurados em oligoelementos ou em algo mais refinado, ainda não descoberto. A aceleração do crescimento tem sido relacionada, também, às melhores condições gerais de vida das populações, o que inclui não somente melhor alimentação, mas também um controle efetivo e progressivo de muitas doenças e estimulação psicossocial mais intensa.

Os dados da literatura sugerem, por outro lado, que a aceleração do crescimento tem algo a ver com a urbanização, pois é muito mais intensa nos centros urbanos do que na zona rural. Não há dúvida de que a urbanização está modificando a organização psicobiológica do ser humano e a ciência que deve assumir as responsabilidades de clarear o assunto é a antropologia: ela nos informa sobre a aceleração mental determinada pelos estímulos urbanos, a "desnaturalização biológica" que se processa na formação das comunidades urbanas, a dilatação da vida fértil (menarca mais precoce e menopausa mais tardia), a tipificação do homem nas grandes cidades. A intensificação do crescimento que foi verificada no pós-guerra significa não somente modificações do corpo, mas também uma definitiva aceleração na maneira de encarar e sentir o meio ambiente, do que resulta ser essa nova criança capaz de adquirir experiências de um modo muito diferente do observado nas crianças de épocas anteriores. A esse conjunto de influência, Takai reserva a denominação *trauma da urbanização*, capaz de modificar a sensibilidade dos órgãos efetores aos estímulos do crescimento por meio, talvez, do sistema límbico. Contudo, a resposta favorável em termos de aceleração do crescimento só existirá se houver a oferta nutricional adequada.

Processos mórbidos, os mais variados, podem influir no crescimento e no desenvolvimento. Alguns determinam alteração em parte do organismo (poliomielite), outros aberração nos processos de crescimento (raquitismo). Nas doenças agudas, pode haver parada de crescimento, mas a compensação posterior faz com que o processo passe despercebido. Já nas moléstias crônicas (cardiopatias e desnutrição), o problema é mais evidente. Algumas doenças atuam por meio do repouso prolongado que exigem (febre reumática), pois isso determina uma tendência para a negativação do balanço protéico e desestímulo à atividade osteoblástica.

---

* Ver também o capítulo Fatores Ambientais (Ecopediatria) na 3ª parte deste livro.

Suprimindo o processo mórbido causador da interrupção do crescimento, a criança apresentará um período de crescimento acelerado, a fim de retomar seu padrão anterior à doença. O crescimento é como um projétil teleguiado sob o controle de sistemas complexos que se enquadram efetivamente na cibernética. Uma questão totalmente a resolver é a maneira pela qual o organismo sabe quando desacelerar a fase de crescimento intensa após período de desaceleração: admite-se a existência de inibidores químicos específicos produzidos pelos tecidos à medida que amadurecem. À propriedade de os indivíduos em crescimento retomarem seus padrões evolutivos quando deles afastados deu-se o nome de *homeorrese* (*rheo* = fluir) por analogia ao já estabelecido termo *homeostase*.

Fatores nutricionais

Como todo esforço, o crescimento e o desenvolvimento consomem energia: 40% das calorias fornecidas normalmente à criança no primeiro ano de vida são destinadas ao crescimento. No final do primeiro ano de vida, essa cifra baixa para 20%. A fonte energética é proporcionada principalmente pelos hidratos de carbono, gordura e acessoriamente pelas próprias proteínas. Os elementos nutrientes básicos (água, proteínas, hidratos de carbono, gorduras, minerais e vitaminas) devem estar presentes na dieta em determinadas proporções e concentrações, garantindo, ademais, uma quota calórica suficiente. A dieta deve ser suficiente em calorias e equilibrada em suas proporções, sem o que não haverá crescimento normal. Na tabela 1.12 estão apresentadas as necessidades calóricas médias por quilograma de peso para os diferentes setores em diferentes idades.

Tabela 1.12 – Necessidades calóricas médias diárias (em cal/kg de peso corpóreo).

Necessidades	Recém-nascido	Lactente e escolar	Pré-escolar	Adulto
Metabolismo basal	35	55	35	25
Crescimento	25	25	10	0
Atividade	10	25	25	10
ADE	10	10	10	5
Total	80	115	80	40

Tem-se dito que "crescer é sinônimo de proteinizar", isto é, reter nitrogênio. A proteína é o material único, insubstituível e fundamental do crescimento e da reconstrução incessante. A albumina leva em si a excelência do crescimento. O nitrogênio como elemento específico de crescimento não se acumula em depósito como ocorre com os hidratos de carbono e as gorduras, mas destina-se em sua quase totalidade para a histogênese. Cada 30g de aumento do peso corpóreo necessita de 6,25g de albumina, que correspondem a 1g de nitrogênio. Do ponto de vista prático, as proteínas de origem animal, oriundas dos alimentos protéicos comuns (carne, leite e ovos), fornecem todos os aminoácidos essenciais. Recomenda-se que ½ a ⅔ das proteínas ingeridas sejam de origem animal. Pelo menos nove aminoácidos essenciais são *fundamentais* para o crescimento: histidina, isoleucina, leucina, lisina, metionina, fenilalanina, treonina, triptofano e valina. As necessidades médias de proteínas por quilo de peso estão na tabela 1.13. Os valores apresentados variam segundo a qualidade da proteína.

Os hidratos de carbono constituem a fonte de energia mais comum e mais barata, de fácil digestão e absorção desde o início da vida. Constituindo-se, também, em fator de economia de proteínas: o papel desempenhado pelos hidratos de carbono no crescimento é, pois, duplo. Suprem a maior percentagem de calorias e representam a maior fração da dieta média, mas constituem menos de 1% do peso corpóreo. As necessidades relativas de hidratos de carbono nas crianças não diferem das do adulto. Admite-se, em geral, que 50% das calorias totais de uma dieta média devem ser fornecidas pelos hidratos de carbono.

As gorduras, além de serem fonte poderosa de energia, constituem material indispensável para a constituição do protoplasma (como fosfolipídeos, por exemplo), são veículos de vitaminas lipossolúveis (vitaminas A, D, E e K), contribuem para o sabor da dieta e sensação de saciedade, são essenciais para a síntese de esteróides. Há evidências de que os ácidos graxos não-saturados sejam essenciais, visto que o organismo não os sintetiza. Provou-se em experimentação animal que o ácido linoléico (algumas vezes referido como vitamina F) é essencial para o crescimento. Calcula-se que as gorduras representam 12% do peso corpóreo. Assim, cada quilo de peso corpóreo contém 120g de gordura, que representam cerca de 1.000 calorias disponíveis para as combustões.

Quanto aos minerais, a criança necessita de pelo menos 12 minerais em quantidade adequada para a formação de novos tecidos, mas seis deles têm ação mais direta: cálcio, fósforo e magnésio, pela contribuição importante e fundamental na formação de tecido ósseo, influenciando por isso a altura do indivíduo; potássio, por ser elemento intracelular e indispensável na formação protoplasmática; ferro, por ser indispensável na formação de hemoglobina (anemia é uma das causas importantes de retardo do crescimento); finalmente iodo, que participa de um dos hormônios mais diretamente ligados ao crescimento, o hormônio tireoidiano.

Dados de metabolismo dos principais minerais relacionados ao crescimento podem ser encontrados na 4ª parte deste livro.

Todas as vitaminas são indispensáveis para o crescimento, mas, semelhantemente aos minerais, algumas têm ação mais evidente sobre o crescimento e o desenvolvimento, as vitaminas A, D e C.

A vitamina A participa ativamente no crescimento, pois é um fator estimulante das células endoteliais da zona de ossificação e regulador da atividade osteoblástica. Na zona de cartilagem epifisária não há alinhamento normal das células quando falta vitamina A, o que determina alteração do ritmo de crescimento.

A vitamina D também participa ativamente no crescimento, em virtude de regular o metabolismo de cálcio e fósforo.

A vitamina C exerce influência marcante sobre o crescimento. É indispensável para a manutenção da substância intercelular do tecido conjuntivo, ossos e dentes. Sua carência determina alteração da osteogênese encondral e nos estados graves de carência há interrupção do crescimento, já que nessas condições os osteoblastos são incapazes de formar matriz óssea. Demonstra-se, então, rarefação óssea, substituição da medula óssea por tecido fibroso e desprendimento do periósteo. As necessidades médias diárias de minerais e vitaminas essenciais ao crescimento são apresentadas na tabela 1.14.

Tabela 1.13 – Necessidades protéicas médias diárias em aleitamento artificial.

Idade em anos	Proteínas em g/kg
Prematuro	5,0-6,0
0-1	4,0
1-3	3,5
4-6	3,0
7-9	2,5
10-12	2,0
13-15	1,5
Mais de 15	1,0

Tabela 1.14 – Necessidades médias diárias de minerais e vitaminas essenciais ao crescimento.

Elemento	Necessidade
Cálcio	1g/dia
Fósforo	1,5g/dia
Magnésio	13mg/kg/dia
Potássio	1-2g/dia
Ferro	1-1,5mg/kg/dia
Iodo	40-100mg/dia
Vitamina A	
Lactentes	2.000UI/dia
Pré-escolares	3.000UI/dia
Escolares	4.000UI/dia
Vitamina C	
Lactentes	30mg/dia
Pré-escolares	50mg/dia
Escolares	70mg/dia
Vitamina D	400-800UI/dia

ATIVIDADE FÍSICA

A atividade física deve ser encarada sob dois aspectos. Em primeiro lugar, a *atividade física não-programada*, própria das crianças saudáveis e que diz respeito sobretudo a pré-escolares. Há, na realidade, forte impulso para a atividade física por parte dessas crianças; elas simplesmente só conseguem permanecer quietas se algo prender fortemente sua atenção (e esse algo tem sido, cada vez mais, o assistir TV). Em segundo lugar, considera-se a *atividade física programada*, assim chamada prática esportiva; é aqui que o pediatra, com freqüência, é solicitado a opinar quanto à conveniência de a criança praticar continuadamente alguma modalidade de esporte, sob supervisão. De uma maneira mais abrangente, a educação física (ginástica, jogos, esportes, dança e competição) contribui para o desenvolvimento de: a) qualidades puramente físicas como força, flexibilidade, resistência, equilíbrio, velocidade; b) qualidades físico-psíquicas como capacidade de contração e de relaxamento, bem como coordenação; e c) qualidades psicossociais como força de vontade, disciplina, domínio de si mesmo, coragem, confiança, solidariedade, respeito às leis. A educação física é, pois, um auxiliar valioso para o aprimoramento do crescimento e desenvolvimento da criança nos seus aspectos morfofisiopsicológicos, podendo aperfeiçoar o capital físico determinado pela herança e adestrar o indivíduo para o aproveitamento máximo de suas potencialidades.

É de consenso que "um certo mínimo de atividade muscular seja essencial para o crescimento normal e a integridade protoplasmática dos tecidos; o que é esse mínimo em termos de intensidade e duração não está estabelecido", porém decorre do forte impulso para a atividade física que todas as crianças têm, o qual parece ser uma das *grandes necessidades da vida*. A compressão energética intermitente, a força da gravidade, o suporte de peso corpóreo e a contração muscular são indispensáveis para o crescimento ósseo adequado; contudo, o excesso parece ser prejudicial. Todavia, não está esclarecido o exato mecanismo por meio do qual a atividade física promove melhor crescimento ósseo; contração muscular? Mecanismos neurais? Fatores circulatórios? Mas os pesquisadores aceitam a existência de um *fator de crescimento "exercício-mediado"* durante os anos de crescimento.

A idade óssea tem sido muito estudada entre adolescentes praticantes de esportes. A maior parte dos praticantes do sexo masculino apresenta avanço da idade óssea em relação à idade cronológica, o que permite especular em relação à estatura final desses jovens. Alguns autores sugerem que o parâmetro para dividir os praticantes de esporte em turmas deve ser a idade óssea e não a idade cronológica ou o peso ou a estatura, principalmente entre meninos.

Crianças devem participar de atividades físicas de média intensidade e longa duração, isto é, atividade aeróbica na qual predomina o consumo de oxigênio com utilização entre 40 e 80% da condição física máxima e duração superior a três minutos. O esporte competitivo, o assim chamado *esporte agonístico*, pode levar a criança aos danos do esporte; no campo somático, modificações irreversíveis da relação tronco-membros, hipertrofia cardíaca, pseudonefrite, enfisema e um cortejo de lesões esqueléticas traumáticas. No campo psíquico, citem-se o aparecimento de tiques, enurese, dificuldade no aprendizado escolar, repetição de anos escolares, transtornos do caráter e síndrome do medo do insucesso. Não se pode esquecer que às crianças faltam os quatro elementos fundamentais para uma atuação esportiva agonística: personalidade ajustada, carga agressiva equilibrada, resistência à frustração e estabilidade emotiva.

A idade cronológica não é um bom critério para a decisão de permitir ou não que uma criança participe de competições esportivas; melhor será um critério biológico e daí a valorização, por muitos autores, da idade óssea que nunca deverá ser inferior a 14 anos; sugere-se, como "sinal verde", o aparecimento do osso sesamóide do dedo mínimo.

Em crianças dotadas, por herança, de excelente potencial de crescimento, a influência da atividade física, certamente presente de algum modo, não é percebida de modo conspícuo. Mas, se o potencial do crescimento é pequeno e o pediatra detecta pouca atividade física, a prescrição de prática esportiva programada não-agonística sob supervisão poderá contribuir para um melhor desempenho do crescimento.

MECANISMO E TIPOS DE CRESCIMENTO

O mecanismo íntimo do crescimento é de ordem físico-química. Com o alimento, a criança recebe os elementos energéticos e plásticos necessários ao crescimento. Fornecidas as calorias adequadas para o crescimento, este se realiza essencialmente por um processo de embebição dos micélios coloidais que constituem as células do organismo. A água dirige-se ao colóide em virtude de forças atrativas deste, determinadas por sua estrutura físico-química, que garante grande avidez pela água, que é, pois, um alimento plástico, tanto mais indispensável quanto mais jovem é o organismo. Do contato água-célula, seguem-se os fenômenos físico-químicos de avidez, embebição e osmose que constituem o primeiro degrau do crescimento e do qual derivarão os mecanismos especificamente biológicos: aumento do protoplasma e divisão celular.

As forças capazes de atrair a água são representadas pelos sais e hidratos de carbono, sem os quais a água entraria em contato com as células sem haver penetração. Esta primeira fase já se traduz na curva ponderal: cada 10g de aumento de peso corresponde aproximadamente a 7g de água retida e assimilada. Uma segunda fase é representada pela incorporação, pela célula, do complexo protéico-salino e, a partir desse momento, os aumentos de peso ainda serão predominantemente de água, mas acrescidos de massa hística. Cada 4g de água incorporada representa a incorporação de 1g de albumina o, por sua vez, cada grama de albumina fixada necessita de 0,3g de sais minerais. Para cada 30g de aumento de peso corpóreo são necessárias 6,25g de albumina que equivalem a 1g de nitrogênio. As proteínas passam, então, a desempenhar a principal função no processo de crescimento.

Considerado, pois, como fenômeno biológico, o crescimento tem sua base em três fenômenos fundamentais: 1. fases descritas anteriormente e que constituem em conjunto o acúmulo ou a aposição de material extracelular; 2. aumento do tamanho das células; e 3. multiplicação celular.

O crescimento assim originado não tem suas fontes uniformemente distribuídas por toda a célula, mas sim concentradas no território nuclear e provavelmente na dependência da atividade dos genes. Em condições normais, cada célula, cada tecido e cada órgão crescem segundo o grau, padrão e velocidade próprios. Daí a existência de quatro tipos fundamentais de crescimento (Fig. 1.5).

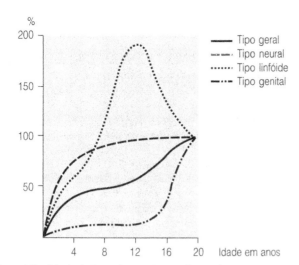

%
200 — Tipo geral
---· Tipo neural
150 ······· Tipo linfóide
—··— Tipo genital
100
50

4   8   12   16   20   Idade em anos

Figura 1.5 – Principais tipos de crescimento de acordo com os aumentos percentuais após o nascimento dos diferentes órgãos e tecidos (segundo Harris).

PESO, ESTATURA E PERÍMETROS CEFÁLICO E TORÁCICO

Peso e altura são os dois índices mais importantes na avaliação do crescimento. O peso é mais usado por sua fácil obtenção, mas a altura é um indicador mais seguro: o primeiro sofre influência de muitos fatores, podendo diminuir, o que nunca ocorre com a altura. São medidas acessórias: segmento inferior (da sínfise púbica ao chão), segmento superior (altura menos o segmento inferior), relação entre segmento superior e inferior, perímetro cefálico, perímetro torácico e envergadura.

Após o nascimento há diminuição do peso em virtude da eliminação de urina e mecônio e do jejum das primeiras horas de vida. A perda de peso é da ordem de 10% e por volta do 10º dia de vida o peso de nascimento é novamente atingido. Como pontos básicos admitem-se os 5º e 12º meses de vida, quando a criança dobra e triplica seu peso de nascimento. A partir do segundo ano de vida, o ganho médio é de cerca de 2kg por ano até a idade de 8 anos. A criança cresce em média 15cm no primeiro semestre e 10cm no segundo semestre, isto é, no final do primeiro ano de vida a criança cresceu 50% da altura ao nascimento. Com 4 anos de idade deve medir cerca de 1 metro. O pré-escolar cresce em média 6,5cm por ano.

As figuras 1.6 a 1.9 apresentam as curvas de crescimento (peso e estatura), para ambos os sexos, obtidas a partir do estudo de crianças normais de 0 a 20 anos de idade, moradoras no Município de Santo André, Área Metropolitana da Grande São Paulo. Em que pese serem baseadas em população de um único Município, essas curvas representam a melhor alternativa para o referencial de crescimento da criança brasileira.

As tabelas 1.15 e 1.16 apresentam os percentis 2,5, 50 e 97,5 de peso e estatura para ambos os sexos do recém-nascido a 19 anos de idade.

O perímetro cefálico é uma medida importante, pois indica o crescimento do cérebro, sendo um dos índices de menor variação para os diferentes grupos etários. Durante os primeiros meses de vida é mais fácil averiguar uma anormalidade cerebral pelo perímetro cefálico do que pelas provas de desenvolvimento. A medida correta faz-se passando a fita métrica pelo ponto mais saliente do occipital e imediatamente acima dos sulcos supra-orbitários. A desaceleração do crescimento do crânio é das mais intensas: o perímetro craniano aumenta 10cm no primeiro semestre de vida e outro tanto nos 15 anos seguintes.

Tabela 1.15 – Estatura em cm e peso em kg para os percentis 2,5, 50 e 97,5. Sexo masculino. Programa Santo André.

Idades	Estatura em cm (percentil)			Peso em kg (percentil)		
	2,5	50	97,5	2,5	50	97,5
Recém-nascido	46,6	50,1	53,6	2,31	3,25	4,19
3 meses	57,4	62,7	68,0	4,70	6,55	8,40
6 meses	62,6	67,9	73,3	5,77	8,04	10,31
9 meses	67,1	72,6	78,0	6,71	9,30	11,88
12 meses	71,0	76,6	82,3	7,55	10,36	13,81
18 meses	77,3	83,4	89,5	8,93	12,03	15,14
2 anos	82,2	88,8	95,4	9,99	13,28	16,57
3 anos	89,3	96,9	104,6	11,47	15,19	18,91
4 anos	94,9	103,5	112,1	12,45	17,02	21,60
5 anos	100,5	109,8	119,1	13,24	19,19	25,13
6 anos	106,2	116,1	126,0	14,03	21,70	29,38
7 anos	112,1	122,5	132,9	14,88	24,40	33,93
8 anos	117,4	128,4	139,4	15,74	27,07	38,40
9 anos	122,1	134,0	145,9	16,49	29,61	42,73
10 anos	125,0	138,0	151,0	16,94	32,23	47,52
11 anos	127,7	142,0	156,5	16,87	35,59	54,32
12 anos	131,7	146,2	160,5	18,68	38,24	57,79
13 anos	139,6	153,1	167,6	23,42	42,97	62,53
14 anos	146,3	160,8	175,3	29,70	49,25	68,80
15 anos	152,4	166,9	181,4	35,67	55,21	74,76
16 anos	156,2	170,6	185,1	39,75	59,30	78,84
17 anos	157,8	172,3	186,8	41,75	61,29	80,82
18 anos	158,4	172,9	187,3	42,42	61,95	81,49
19 anos	158,5	173,0	187,5	42,56	62,10	81,65

Tabela 1.16 – Estatura em cm e peso em kg para os percentis 2,5, 50 e 97,5. Sexo feminino. Programa Santo André.

Idades	Estatura em cm (percentil)			Peso em kg (percentil)		
	2,5	50	97,5	2,5	50	97,5
Recém-nascido	47,0	49,2	51,3	2,33	3,08	3,83
3 meses	57,1	61,3	65,6	4,55	6,18	7,82
6 meses	61,8	66,4	70,0	5,75	7,55	9,33
9 meses	66,1	71,0	76,0	6,77	8,75	10,73
12 meses	69,8	75,1	80,4	7,61	9,82	12,03
18 meses	76,2	82,2	88,1	8,87	11,62	14,38
2 anos	81,4	88,0	94,6	9,72	13,10	16,47
3 anos	89,3	97,0	104,8	10,90	15,50	20,20
4 anos	95,3	104,1	112,9	11,64	17,63	23,63
5 anos	100,7	110,4	120,1	12,65	19,80	26,96
6 anos	105,9	116,3	126,7	13,91	22,10	30,29
7 anos	111,2	122,1	133,0	15,32	24,49	33,67
8 anos	116,5	127,8	139,0	16,74	26,98	37,32
9 anos	121,6	133,2	144,7	18,09	29,64	41,19
10 anos	126,5	138,4	150,3	19,48	32,76	46,04
11 anos	131,1	143,7	156,3	21,24	36,95	52,56
12 anos	136,2	149,2	161,8	24,62	40,48	56,35
13 anos	142,1	154,7	167,8	29,23	45,09	60,95
14 anos	145,5	158,1	170,7	33,32	49,17	65,02
15 anos	146,9	159,4	172,0	35,64	51,69	67,54
16 anos	147,2	159,8	172,4	36,96	52,80	68,68
17 anos	147,3	159,9	172,4	37,30	53,14	68,98
18 anos	147,3	159,9	172,4	37,37	53,21	69,05
19 anos	147,3	159,9	172,4	37,38	53,22	69,06

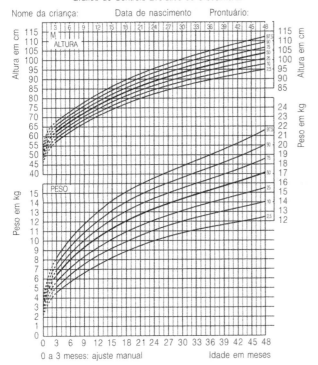

Instituto da Criança "Prof. Pedro de Alcantara"
Departamento de Pediatria – FMUSP
Gráfico de Controle Evolutivo do Crescimento

Figura 1.6 – Altura em cm e peso em kg de crianças de 0 a 48 meses de idade cronológica. Sexo masculino. Percentis 2,5, 10, 25, 50, 75, 90 e 97,5.

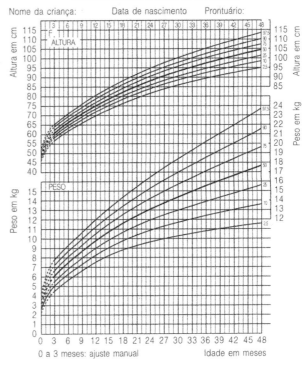

Instituto da Criança "Prof. Pedro de Alcantara"
Departamento de Pediatria – FMUSP
Gráfico de Controle Evolutivo do Crescimento

Figura 1.7 – Altura em cm e peso em kg de crianças de 0 a 48 meses de idade cronológica. Sexo feminino. Percentis 2,5, 10, 25, 50, 75, 90 e 97,5.

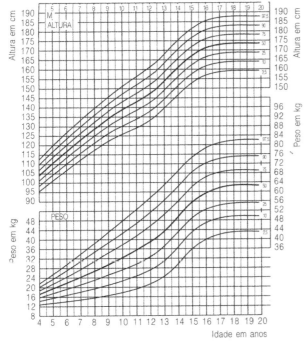

FONTES: 1. MARCONDES, E.; BERQUÓ, E.; HEGG, R.; COLLI, A. & ZACCHI, M. A. S. – Crescimento e Desenvolvimento Pubertário em Crianças e Adolescentes Brasileiros. I. Metodologia. São Paulo, Ed. Bras. Ciências, 1982. 2. MARQUES, R. M.; MARCONDES, E.; BERQUÓ, E.; PRANDI, R. & YUNES, J. – Crescimento e Desenvolvimento Pubertário em Crianças e Adolescentes Brasileiros. II. Altura e Peso. São Paulo, Ed. Bras. Ciências, 1982.

Figura 1.8 – Altura em cm e peso em kg de crianças e adolescentes de 4 a 20 anos de idade cronológica. Sexo masculino. Percentis 2,5, 10, 25, 50, 75, 90 e 97,5.

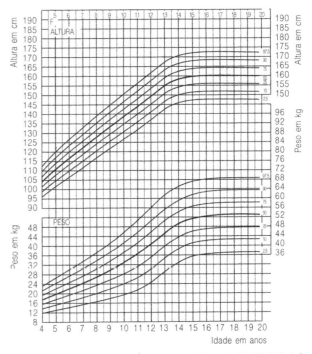

FONTES: 1. MARCONDES, E.; BERQUÓ, E.; HEGG, R.; COLLI, A. & ZACCHI, M. A. S. – Crescimento e Desenvolvimento Pubertário em Crianças e Adolescentes Brasileiros. I. Metodologia. São Paulo, Ed. Bras. Ciências, 1982. 2. MARQUES, R. M.; MARCONDES, E.; BERQUÓ, E.; PRANDI, R. & YUNES, J. – Crescimento e Desenvolvimento Pubertário em Crianças e Adolescentes Brasileiros. II. Altura e Peso. São Paulo, Ed. Bras. Ciências, 1982.

Figura 1.9 – Altura em cm e peso em kg de crianças e adolescentes de 4 a 20 anos de idade cronológica. Sexo feminino. Percentis 2,5, 10, 25, 50, 75, 90 e 97,5.

A medida do perímetro torácico deve ser feita passando a fita métrica pelos mamilos e no meio tempo entre a inspiração e a expiração. Ao nascimento, a relação entre diâmetro transverso e ânteroposterior é igual a 1, isto é, o tórax é cilíndrico. Posteriormente, o diâmetro transverso cresce mais rapidamente, de modo que a relação entre ambos é de 1,25 com 1 ano de idade e 1,35 a partir dos 6 anos de idade.

As figuras 1.10 e 1.11 apresentam as curvas de crescimento para perímetros cefálico e torácico, também baseado no Programa Santo André.

As tabelas 1.17 e 1.18 apresentam os percentis 2,5, 50 e 97,5 dos perímetros cefálico e torácico para ambos os sexos do recém-nascido a 19 anos de idade.

As alterações da configuração geral do corpo resultam das variações no ritmo de crescimento dos diferentes segmentos do corpo durante o período de crescimento. Assim, por exemplo, a cabeça cresce rapidamente durante o primeiro ano de vida, e o perímetro cefálico ultrapassa sempre o torácico. No segundo ano de vida, é o perímetro torácico que apresenta ritmo acelerado de crescimento. As extremidades são mais curtas do que o tronco ao nascimento e posteriormente anularão a diferença para, na idade adulta, ser mais compridas do que o tronco.

O crescimento, durante muitos anos, assume aspecto linear, mas na adolescência o observador tem a impressão de "enchimento". Durante a adolescência, as meninas mostram um aumento da largura em relação à altura a partir dos 10-11 anos, enquanto os meninos mantêm uma relação mais ou menos constante.

DESENVOLVIMENTO ÓSSEO E DENTÁRIO

O esqueleto e os dentes constituem também campo fértil para o estudo do crescimento da criança. Convém apresentar ao leitor alguns dados básicos de histofisiologia do tecido ósseo, o que será feito a partir de revisão de Vianna.

O osso é tecido vivo, em constante renovação, que se comporta como corpos elásticos, favorecidos pelos espaços medulares que se localizam entre as trabéculas e preenchidos por líquido. O tecido ósseo é uma forma especial de tecido conjuntivo, originário do mesênquima, cuja substância fundamental tem a peculiaridade de ser calcificada. O esqueleto tem, entre outras, as seguintes funções: 1. sustentação do organismo; 2. proteção de órgãos nobres; 3. proteção da medula hematopoiética; e 4. participação do metabolismo mineral (constitui o maior depósito corpóreo de cálcio, fósforo e magnésio).

O tecido ósseo é constituído por células e substâncias intercelular e mineral. As células são oriundas das células reticulares mesenquimais primitivas (que também dão origem às células sangüíneas), sendo de quatro tipos: 1. osteoblastos, responsáveis pela elaboração da matriz protéica, disposta em torno de uma trave óssea em formação, sob a forma de um rosário; sintetizam o tropocolágeno das microfibrilas, as proteínas polissacarídeas da substância fundamental e a fosfatase alcalina, esta constituindo-se em excelente índice de atividade osteoblástica; os osteoblastos, ao formarem a matriz protéica, ficam circundados nessa substância, que se calcifica, passando a constituir os osteócitos; 2. osteócitos, células fixas que permanecem na matriz protéica calcificada, fusiformes e de cujos citoplasmas partem numerosos prolongamentos que se anastomosam aos adjacentes, localizados em cavidades denominadas osteoplastos, que se comunicam entre si através de canalículos; são células necessárias à vitalidade do tecido ósseo; 3. osteoclastos, células grandes, multinucleadas, que promovem a destruição do tecido ósseo, localizam-se em lacunas que parecem decorrer de sua própria atividade lítica, esta decorrente de riqueza em enzimas, sobretudo fosfatase ácida; 4. fibroblastos, iguais aos do tecido conjuntivo.

A substância intercelular, ou matriz protéica ou osteóide, é formada de uma proteína colágena (fibras) e de uma não-colágena: 1. fibras, do tipo colágeno, em nada diferem daquelas do tecido conjuntivo e, portanto, ricas em glicina, prolina, hidroxiprolina e hidroxilisina; têm grande importância no arcabouço ósseo, pois de sua disposição espacial depende a orientação das trabéculas; são responsáveis pela resistência do osso às trações; 2. substância fundamental (proteína não-colágena), constituída principalmente por complexos proteinopolissacarídeos sulfatados (sulfato 4 de condroitin, sulfato 6 de condroitin, ceratossulfato) e, em menor quantidade, nãosulfatados (ácido hialurônico).

Os minerais são compostos de fosfatos, carbonatos, sais de cálcio ligados a proteínas, citratos, lactatos e fluoretos. O mineral tem uma estrutura semelhante à das apatitas naturais que, no caso do osso, é hidratada, dando lugar a uma hidroxiapatita cuja fórmula é $Ca_{10}(PO_4)_6(OH)_2$. O mecanismo de calcificação ainda não está totalmente esclarecido. Os cristais de hidroxiapatita depositam-se nas estriações transversais das fribrilas colágenas, ao longo de seu maior eixo. O ponto de partida do processo poderia ser a fixação do radical fosfato do mineral sobre as terminações e os aminoácidos da hidroxilisina: a seguir, o cálcio se uniria ao fosfato formando o núcleo inicial de cristalização. Para que a calcificação se realize, são necessárias: 1. determinada concentração local de cálcio e fósforo, correspondente ao produto cálcio-fósforo no plasma igual ou superior a 40; 2. degradação de polissacarídeos da substância fundamental; e 3. presença de fosfatase alcalina.

A ossificação pode ser de três tipos: por meio de um modelo cartilaginoso (tipo endocondral), diretamente (tipo intramembranoso) e misto. São exemplos: do primeiro tipo, os ossos longos; do segundo, os ossos do crânio e da face; do terceiro, a clavícula e a mandíbula.

Graças à constante renovação do tecido ósseo, durante o crescimento da criança, o esqueleto molda-se e adapta-se às suas funções. O perfeito desenvolvimento do tecido ósseo depende da equipagem genética do indivíduo, da concentração de minerais no sangue, das células com suas enzimas em funcionamento, de hormônios (paratormônio, tiroxina, calcitonina, hormônio do crescimento, corticosteróides, estrógenos e andrógenos), vitaminas (A, D e C), matriz protéica normal, dieta adequada e finalmente a atividade muscular que atua no processo por meio da pressão e estresse mecânico.

O aparecimento e a união dos distintos centros epifisários de ossificação seguem uma ordem definida desde o nascimento até a idade adulta. O nível de desenvolvimento ósseo ou "idade óssea" está determinado pela presença ou ausência, no exame radiológico, de calcificação nas várias cartilagens que normalmente ossificam em idades definidas.

Apesar da ampla variação dos limites normais de idade óssea para cada idade cronológica e das inúmeras causas de erro na apreciação das radiografias, a idade óssea é largamente utilizada na prática pediátrica para caracterização do desenvolvimento de uma criança. Em geral, usa-se como índice de desenvolvimento esquelético o aspecto radiológico dos ossos do punho e da mão, considerando que o desenvolvimento dessa zona é paralelo ao das demais zonas. Baseados nesses conceitos, surgiram os atlas de desenvolvimento ósseo, nos quais se toma em consideração uma única zona do organismo.

Em certas condições, puberdade precoce por exemplo, pode haver idade óssea acima da idade cronológica. Prematuridade, hipotireoidismo, desnutrição e infecção crônica são as causas mais freqüentes de atraso na idade óssea. Parece que quanto mais idosa a criança, menor a suscetibilidade dos núcleos de ossificação aos fatores citados. Pode haver atrasos, às vezes consideráveis, ou desorganização na seqüência de aparecimento dos núcleos, mas a interrupção é uma possibilidade praticamente inexistente.

Todos os centros primários de ossificação dos ossos longos aparecem antes do nascimento. Os centros secundários costumam

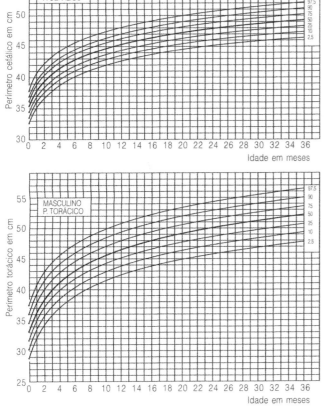

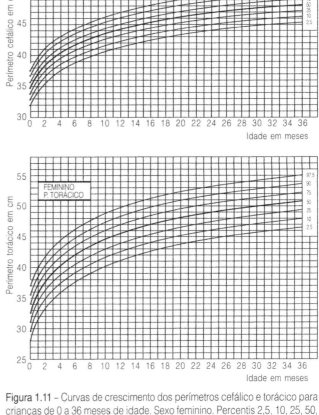

Figura 1.10 – Curvas de crescimento dos perímetros cefálico e torácico para crianças de 0 a 36 meses de idade. Sexo masculino. Percentis 2,5, 10, 25, 50, 75, 90 e 97,5.

Figura 1.11 – Curvas de crescimento dos perímetros cefálico e torácico para crianças de 0 a 36 meses de idade. Sexo feminino. Percentis 2,5, 10, 25, 50, 75, 90 e 97,5.

Tabela 1.17 – Perímetros cefálico e torácico em cm para os percentis 2,5, 50 e 97,5. Sexo masculino. Programa Santo André.

Idades	Perímetro cefálico em cm (percentil)			Perímetro torácico em cm (percentil)		
	2,5	50	97,5	2,5	50	97,5
Recém-nascido	32,2	35,0	37,8	28,4	32,7	37,0
1 mês	35,0	37,8	40,6	32,1	36,4	40,8
2 meses	36,6	39,4	42,2	34,3	38,6	42,0
3 meses	37,8	40,6	43,4	35,9	40,2	44,5
4 meses	38,7	41,5	44,3	37,1	41,4	45,7
5 meses	39,4	42,2	45,0	38,1	42,4	46,7
6 meses	40,1	42,8	45,6	38,9	43,2	47,5
7 meses	40,6	43,4	46,2	39,6	44,0	48,3
8 meses	41,1	43,9	46,6	40,3	44,6	48,9
9 meses	41,5	44,3	47,1	40,9	45,2	49,5
10 meses	41,9	44,7	47,5	41,4	45,7	50,0
11 meses	42,2	45,0	47,8	41,8	46,2	50,5
12 meses	42,6	45,3	48,1	42,3	46,6	50,9
15 meses	43,4	46,2	49,0	43,4	47,7	52,0
18 meses	44,1	46,9	49,7	44,3	48,6	53,0
21 meses	44,7	47,5	50,2	45,1	49,4	53,8
24 meses	45,2	48,0	50,8	45,8	50,1	54,4
27 meses	45,7	48,4	51,2	46,4	50,8	55,1
30 meses	46,1	48,8	51,6	47,0	51,3	55,6
33 meses	46,4	49,2	52,0	47,5	51,8	56,1
36 meses	46,8	49,6	52,3	48,0	52,3	56,6

Tabela 1.18 – Perímetros cefálico e torácico em cm para os percentis 2,5, 50 e 97,5. Sexo feminino. Programa Santo André.

Idades	Perímetro cefálico em cm (percentil)			Perímetro torácico em cm (percentil)		
	2,5	50	97,5	2,5	50	97,5
Recém-nascido	31,3	34,2	37,0	27,6	32,0	36,4
1 mês	34,1	36,9	39,8	31,3	35,7	40,0
2 meses	35,7	38,5	41,4	33,4	37,8	42,1
3 meses	36,8	39,7	42,5	34,9	39,3	43,7
4 meses	37,7	40,5	43,4	36,1	40,5	44,8
5 meses	38,4	41,3	44,1	37,0	41,4	45,8
6 meses	39,0	41,9	44,7	37,8	42,2	46,6
7 meses	39,6	42,4	45,2	38,5	42,9	47,3
8 meses	40,0	42,9	45,7	39,2	43,5	47,9
9 meses	40,4	43,3	46,1	39,7	44,1	48,5
10 meses	40,8	43,7	46,5	40,2	44,6	49,0
11 meses	41,2	44,0	46,8	40,7	45,0	49,4
12 meses	41,5	44,3	47,2	41,1	45,5	49,8
15 meses	42,3	45,1	48,0	42,2	46,5	50,9
18 meses	43,0	45,8	48,7	43,1	47,4	51,8
21 meses	43,6	46,4	49,2	43,8	48,2	52,6
24 meses	44,1	46,9	49,7	44,5	48,9	53,3
27 meses	44,5	47,4	50,2	45,1	49,5	53,9
30 meses	44,9	47,8	50,6	45,6	50,0	54,4
33 meses	45,3	48,1	51,0	46,1	50,5	54,9
36 meses	45,6	48,5	51,3	46,6	50,9	55,3

aparecer após o nascimento, exceto o da epífise distal do fêmur (núcleo de Beclard), cuja ossificação se inicia durante os dois últimos meses de vida fetal. Por isso, a falta desse centro é presunção de prematuridade. Quanto ao carpo, zona mais freqüentemente utilizada na prática, raramente apresenta núcleos ao nascimento.

A impossibilidade de elaborar um atlas de desenvolvimento ósseo com casuística brasileira obriga ao uso de atlas alienígeno, sendo muito utilizado o Atlas de Greulich e Pyle, preparado a partir de crianças norte-americanas. A alternativa é a determinação dos desvios da idade óssea de crianças normais brasileiras (melhor dito, paulistanas) em relação ao Atlas de Greulich e Pyle e obtenção dos fatores de correção: foi o que se fez a partir do estudo de 135 crianças brasileiras, eutróficas, de 9 meses a 12 anos de idade, sendo 65 do sexo feminino e 70 do sexo masculino.

Os assim chamados fatores de correção em relação ao Atlas de Greulich e Pyle, podem ser assim resumidos:

Diferenças em relação ao Atlas de Greulich e Pyle

sem diferença: lactentes de ambos os sexos
pré-escolares e escolares de sexo feminino
6 meses: pré-escolares de sexo masculino
12 meses: escolares de sexo masculino.

DESENVOLVIMENTO FÍSICO-QUÍMICO

O crescimento físico do organismo, desde a concepção até a idade adulta (fechamento das epífises), embora contínuo, não se faz de forma regular e constante. As velocidades de crescimento variam nas diferentes idades, atingindo as maiores taxas no primeiro ano e na puberdade. Os órgãos internos, os sistemas e os diferentes segmentos corporais acompanham paralela e proporcionalmente o correspondente crescimento. Mesmo nas fases de crescimento rápido, em que as proporções físicas dos segmentos se alteram, os diferentes órgãos mantêm entre si uma relação mais ou menos constante, com exceção feita ao cérebro. Portanto, de maneira geral, os órgãos apresentam crescimento paralelo com o crescimento do organismo.

A constituição química do organismo, como um todo, resulta da composição química das suas partes, cuja maior influência é devida aos grandes tecidos e órgãos, tais como músculo, gordura, pele, ossos, fígado e cérebro. A composição química dos tecidos vai se modificando gradualmente, ao longo dos anos, após o nascimento, até se atingir um desenvolvimento químico igual ao de um organismo adulto (maturidade química). Mas, mesmo na adultícia, indivíduos normais que apresentam composição química bastante constante, observam-se flutuações em função do sexo, raça, idade avançada, hábitos nutricionais etc.

A metodologia da determinação da composição química dos organismos não será discutida neste capítulo. Esta técnica de estudo envolve processos físicos e químicos complexos que, em geral, são realizados em centro com recursos laboratoriais sofisticados. Mas, o método de referência da determinação da composição corpórea é o direto de análise química de cadáveres. Por razões óbvias, essa técnica tem sido empregada somente em número muito reduzido de estudos em indivíduos normais. E, qualquer que seja a técnica empregada, o estudo da composição corpórea durante o crescimento tem sido, na maioria das vezes, do tipo transversal.

Composição tecidual do organismo

É clássica a divisão do organismo em dois tipos de tecidos: adiposo (gordura) e não-adiposo (ou massa isenta de gordura ou massa magra).

Tecido adiposo – é formado por células que têm grandes vacúolos de gordura depositada em seu interior. A gordura é constituída essencialmente de triglicerídeos neutros, cujos espaços são preenchidos por tecido conjuntivo que contém água. Ao redor de 15% do peso de um recém-nascido de termo é representado por gordura.

Aos 6 meses de vida, os depósitos de gordura podem somar até 25% do peso total. A partir do primeiro ano de vida, até aproximadamente 7 anos, o percentual de gordura decresce. Nas meninas, observa-se que antes da puberdade os estoques absolutos e percentuais aumentam até 25% do peso. Nos meninos, durante e após a puberdade, o percentual de gordura diminui, estabilizando-se ao redor de 12% por ocasião da adolescência. Essa diferença na distribuição da gordura entre ambos os sexos é significativa e controlada por mecanismos hormonais.

Massa magra – é constituída por água, minerais, proteínas e substâncias residuais.

O organismo jovem possui maior proporção de água. Classicamente, os espaços extra e intracelulares demarcam a distribuição de água no organismo, separada pelas membranas celulares. O espaço extracelular subdivide-se em vascular e intersticial. Dever-se-ia incluir também a água de outros compartimentos anatômicos, tais como água dos ossos, das cartilagens, do tecido conjuntivo e água transcelular (contida dentro do trato gastrintestinal, respiratório, nas cavidades serosas, no globo ocular, liquor etc.).

A água total varia de 79% do peso corpóreo, ao nascer, até 56%, na idade adulta. A diminuição relativa da água total dá-se à custa da queda percentual da água extracelular que varia de 44 a 17%, do nascimento aos 20 anos de idade. Em contrapartida, a porcentagem da água intracelular mantém-se constante durante o crescimento.

A contribuição mineral e protéica do compartimento extracelular na composição química do organismo como um todo é irrelevante, em face das maiores concentrações daqueles elementos no intracelular. Apenas o sódio e o cloro do extracelular contribuem de maneira mais significativa.

As concentrações de minerais e de proteínas do compartimento intracelular influenciam predominantemente na composição corpórea. Há poucos estudos de análise química corpórea em indivíduos que não sejam recém-nascidos nem adultos. A tabela 1.19 mostra os valores descritos por Widdowson e Dickerson, 1964, e por Widdowson, 1981, resumindo as quantidades de água, nitrogênio e minerais em tecido magro, em duas idades. Observa-se que os constituintes celulares nitrogênio, potássio, fósforo e magnésio aumentam acentuadamente. Água, sódio e cloro (refletindo o compartimento extracelular), embora apresentem seus conteúdos mais elevados, percentualmente diminuem durante o crescimento. Fomon, 1966, estimou de modo indireto e teórico a composição do lactente em várias idades no primeiro ano de vida. A tabela 1.20 apresenta os valores calculados, mostrando os incrementos do peso corpóreo, da água, da gordura, das proteínas e dos minerais do lactente de referência ("male reference infant").

Tabela 1.19 – Qualidade de nitrogênio e minerais no organismo em crescimento (em gramas) (modificado de Widdowson e Dickerson, 1964, e Widdowson, 1981).

	RN de termo	Adulto	Retenção
Peso corpóreo (kg)	3,5	65	61,5
Massa magra (kg)	3,0	55	52,0
Nitrogênio	68	1.870	1.802
Sódio	5,7	101,2	95,5
Potássio	6,2	148,4	142,2
Cloro	5,8	97,5	91,7
Cálcio	28,8	1.232	1.203
Fósforo	16,8	660	643
Magnésio	0,8	25,8	25,0
Ferro	0,28	4,07	3,79
Zinco	0,06	1,54	1,48

Tabela 1.20 – Incrementos do peso corpóreo, da água, da gordura, das proteínas e dos minerais do lactente de referência (g/dia) (modificado de Fomon, 1966).

Idades	Peso corpóreo	Água	Gordura	Proteínas	Minerais
0-2	32,5	12,6	12,0	6,1	0,4
2-4	27,5	14,7	7,8	5,4	0,4
4-6	20,0	7,1	10,3	2,5	0,8
6-8	13,3	7,6	1,9	3,2	0,3
8-10	12,3	7,0	1,5	3,3	0,4
10-12	11,3	6,4	0,8	3,5	0,4

Crescimento dos órgãos internos

Musculoesquelético – o recém-nascido possui um número permanente de fibras musculares geneticamente determinado. Posteriormente, com o crescimento, há aumento tanto em comprimento como em largura, e as fibras musculares arranjam-se em feixes musculares, cujo tamanho é condicionado por fatores nutricionais e exercícios físicos. Esse aumento da massa muscular ocasiona elevação, principalmente, das concentrações de proteínas, potássio e fosfatos. A quantidade de músculo é influenciada por hormônios sexuais, originando diferentes proporções em ambos os sexos.

Pele – é o segundo maior tecido do organismo. Portanto, a composição corpórea é grandemente influenciada por sua composição química. A tabela 1.21 apresenta a composição da pele em três idades diferentes, segundo Widdowson e Dickerson, 1964.

Tabela 1.21 – Composição da pele (100g PFSG) (modificado de Widdowson e Dickerson, 1964).

Componentes	Recém-nascido	Lactente	Adulto
Água (g)	83	68	69
Potássio (mM)	4,5	4,4	2,4
Cloro (mM)	6,7	7,2	7,1
Nitrogênio (g)	2,3	5,5	5,3
N colágeno (g)	1,7	3,9	4,6

PFSG = pele fresca sem gordura.

Esqueleto – o osso é uma forma especializada de tecido conjuntivo que serve de sustentação ao organismo. Além da sustentação, o osso determina o crescimento corpóreo. O tecido ósseo é duro e resistente devido ao depósito de cristais de minerais na matriz óssea. A ossificação começa a ocorrer dentro do útero e continua após o nascimento de uma maneira progressiva, até ocorrer a parada do crescimento. Há diferença entre a estrutura óssea do homem e a da mulher: a cortical do osso do adolescente masculino é mais espessa; a da mulher contém apenas 60% dos minerais que estão depositados no osso do homem, e assim por diante.

Os minerais que apresentam maiores concentrações no osso são o cálcio e o fósforo, cuja relação 2:1 se mantém constante durante toda a vida. Magnésio, sódio e alguns oligoelementos também constituem quimicamente o osso.

Cérebro – o conteúdo de água do cérebro ao nascimento é de 90%, decrescendo até 77% na idade adulta. Nessa idade, há aumento da concentração de gordura (mielina, cerebrosídeo, colesterol etc.). Dobbing e Sands estimaram o número de células por meio da dosagem do DNA. Observaram que a multiplicação celular continua após o nascimento até a idade de 2 anos, quando atinge o número próximo do permanente na idade adulta. O cérebro possui duas fases de multiplicação rápida de células: a primeira ocorre nas primeiras 18 semanas de gestação (multiplicação de neuroblastos

que serão diferenciados em neurônios); a segunda corresponde à multiplicação glial, cujo aumento condiciona a elevação celular dos neurônios. Pode haver variações de até 100% do número de células entre indivíduos de uma mesma idade, sem que haja nehuma relação entre o nível de desenvolvimento mental e o número de células.

Fígado – durante seu crescimento, há diminuição relativa da porcentagem de água e aumento da proteína. Devido a suas inúmeras funções, o fígado armazena uma série de substâncias (glicogênio, proteínas, oligoelementos etc.) que modificam sua constituição química e, por conseguinte, a composição do organismo. Tanto o número de células quanto seu tamanho aumentam proporcionalmente após o nascimento até a idade adulta.

Rim – de maneira semelhante ao fígado, o rim aumenta sua concentração protéica durante o crescimento. O número de néfrons ou de unidades funcionais está completo ao nascer. Mas o número e o tamanho de células aumentam gradualmente até a maturidade, em idade ainda não determinada com precisão.

DELIMITAÇÃO DOS GRUPOS ETÁRIOS

O período total de crescimento está dividido em duas etapas fundamentais separadas pelo momento obstétrico: períodos pré e pós-natal. O momento obstétrico representa talvez a experiência mais perigosa de toda a vida de um indivíduo. Entretanto, o feto encontra-se preparado para enfrentá-lo. Há um revestimento de gordura suficiente para proteger suas vísceras e defendê-lo do frio extra-uterino, suas articulações são dotadas de grande amplitude de movimentação e seu cérebro é mais resistente à anoxia do que em qualquer outra fase da vida extra-uterina.

A divisão etária do período de crescimento adotada no Departamento de Pediatria da Faculdade de Medicina da Universidade de São Paulo é a seguinte:

Período pré-natal
Embrionário – primeiro trimestre.
Fetal precoce – segundo trimestre.
Fetal tardio – terceiro trimestre.

Período pós-natal
Neonatal – 0 a 28 dias.
Infância
– lactente: 29 dias a 2 anos de idade, exclusive;
– pré-escolar: 2 anos a 6 anos de idade, exclusive;
– escolar: 6 anos a 10 anos de idade, exclusive.
Adolescência
– pré-puberal: 10 anos a 12-14 anos de idade;
– puberal: 12-14 anos a 14-16 anos de idade;
– pós-puberal: 14-16 anos a 18-20 anos de idade.

BIBLIOGRAFIA

1. FOMON, S.J. – Body composition of the infant. Part I The "male reference infant". In Falkner, F., ed. *Human Development*. Philadelphia, Saunders, 1966, p. 239. 2. FRIIS-HANSEN, B. – Changes in body water compartments during growth. *Acta Paediat.* **46**(Suppl.):110, 1957. 3. MARCONDES, E., coord. – *Ecopediatria – A Força do Ambiente Sobre a Saúde da Criança*. São Paulo, Sarvier, 1982. Caps. 1 (p. 1), 3 (p. 21), 4 (p. 44), 6 (p. 74) e 8 (p. 117). 4. MARCONDES, E. – Atividade física e crescimento. *Pediat. (S. Paulo)* 7:51, 1985. 5. MARCONDES, E. – *Crescimento Normal e Deficiente*. 3ª ed., São Paulo, Sarvier, 1989. 6. MARQUES, R.M.; MARCONDES, E.; BERQUÓ, E.; PRANDI, R. & YUNES, J. – *Crescimento e Desenvolvimento Pubertário em Crianças e Adolescentes Brasileiros*. II. Altura e Peso. São Paulo, Edit. Bras. Ciências, 1982. 7. WIDDOWSON, E.M. – Changes in body composition during growth. In Davis, J.A. & Dobbing, J., eds. *Scientific Foundations of Pediatrics*. London, W. Heinemann, 1981, p. 1. 8. WIDDOWSON, E.M. & DICKERSON, J.W.T. – Chemical composition of the body. In Domar, C.L. & Bronner, F., eds. *Mineral Metabolism*. Vol. 2A. New York, Academic Press, 1964, p. 1. 9. WINNICOTT, D.W. – *La Familia y el Desarrollo del Individuo*. Buenos Aires, Hormé, 1967.

Teorias sobre o Desenvolvimento Neuropsicomotor da Criança: Uma Revisão Crítica

RAQUEL DIAZ DEGENSZAJN

Constitui-se em um consenso o fato de que o ser humano cresce e se desenvolve desde o momento da concepção, atravessando um período de total dependência até atingir sua plena capacidade de autonomia. Convencionou-se chamar esse período de imaturidade de infância, etapa compreendida até o momento da adolescência que, marcada por profundas transformações fisiológicas, prepara o sujeito para a vida adulta.

O que marca, então, a fronteira entre a criança e o adulto? Seria a questão cronológica? O domínio do raciocínio lógico? A responsabilidade, diante da lei e da justiça, ao assumir seus próprios atos? A inserção no mundo produtivo, no mercado de trabalho? A possibilidade de exercer sua sexualidade plenamente? Provavelmente, todos esses pontos indiquem diferenças importantes entre o que se convencionou denominar adulto, que nos levaria a crer que à criança resta *desenvolver-se*, ou seja, adquirir funções tais ao longo do tempo, que lhe permitirá tornar-se um adulto.

À luz da psicanálise, o ser humano torna-se um sujeito a partir de sua inserção em um mundo simbólico, mediado primordialmente pela mãe – ou por aquele que garantir sua sobrevivência – e assume sua condição de sujeito desejante, pela intervenção do pai – ou por aquele que assumir o lugar de representante da lei e da ordem. Essas duas funções, materna e paterna, são os operadores necessários e suficientes para transformar o recém-nascido em sujeito. Nesse sentido, não entendemos a criança como um "ser em desenvolvimento", mas como um sujeito que se constitui ou não.

O desenvolvimento é comumente definido como "as transformações globais que, incluindo o crescimento (entendido como mudanças pondoestaturais), a maturação e os aspectos psicológicos, conduzem a adaptações cada vez mais flexíveis".

A partir do referencial psicanalítico, entendemos que o bebê, quando vem ao mundo, já tem lugar minimamente definido pelo desejo de seus pais, ele "é falado" pelo discurso familiar, muito antes de ter acesso à linguagem. Por exemplo: será o primeiro filho de um casal que tenta engravidar há anos; será fruto de uma gravidez não planejada de um casal que já não se entende mais; terá o nome de um tio querido, morto precocemente, e assim por diante. Qualquer que seja a particularidade de cada família, quando o bebê nasce, uma certa "rede" de marcas, que chamamos simbólicas, vem sendo tecida pelo desejo e pelo imaginário daqueles que o cercam.

Contudo, o recém-nascido, inacabado pela própria natureza, necessita que alguém possa conter seu mal-estar e garantir sua sobrevivência. É no processo da maternagem que o outro primordial se estabelece, permitindo vivências satisfatórias, quando alimenta, dá banho, canta para embalar o sono do bebê, que se intercalam com momentos de desprazer insuportável, quando o bebê se manifesta com choros e gritos, diante dos desconfortos que é incapaz de localizar (fome, frio, calor etc.). Portanto, às necessidades puramente fisiológicas e situadas no corpo da criança é preciso que se acrescente uma demanda para que o sujeito emerja.

A demanda inclui uma suposição de que o outro pode dar algo que falta ao bebê, no caso a mãe; refere-se a uma dimensão de desejo, pois é preciso que à mãe algo também lhe falte para que ela busque algum tipo de satisfação no cuidado com seu filho e, finalmente, a demanda coloca um objeto em circulação na relação mãe-criança. A função desse objeto será fundamental para o estabelecimento do processo de subjetivação do recém-nascido, ele será re-

presentado pelo seio, em um primeiro momento, e mais tarde deverá ser substituído por inúmeros outros objetos de satisfação.

A demanda também inaugura uma ruptura entre o organismo e o sujeito, considerando que muito cedo na vida da criança ocorre uma passagem do registro biológico para o simbólico, que chamamos pulsional. Em outros termos, o que vai definir que um choro significa fome é a subjetividade da mãe; na medida em que o bebê mama, diante dessa interpretação, coloca-se em jogo uma resposta da criança à demanda da mãe de alimentar seu filho. Nas relações humanas, essa sutileza é fundamental, pois conhecemos inúmeros fenômenos patológicos que revelam um curto-circuito nesse jogo de demanda e contrademanda.

É de fundamental importância o papel da instância paterna, que deve operar um corte na relação mãe-bebê, liberando-os para que possam, a partir de suas próprias falhas, buscar satisfação com autonomia. Esse ponto marca a entrada da criança no mundo social, em que procurará, por meio de novos laços, trilhar seu caminho e construir sua história.

Nesse sentido, o sujeito emerge como um efeito dessas marcas simbólicas, que o antecederam no discurso parental, podendo responder ou não à posição que lhe foi destinada: cumprindo as insígnias familiares, rebelando-se, fazendo um sintoma.

É por essa fundamentação que, em psicanálise, não compreendemos a criança como um ser em desenvolvimento. Na realidade, o que se desenvolve no humano são funções e, de fato, observa-se uma certa seqüência nessa aquisição. Para nós, é fundamental que o pediatra inclua no seu entendimento sobre a criança que sua capacidade de desempenhar essa ou aquela função se articula não somente aos aspectos maturativos, mas também ao lugar atribuído à criança quanto ao desejo de seus pais.

Esse lugar permite ou não que a criança se situe diante do mundo de relações interpessoais e dos estímulos que seu meio lhe oferece. A partir disso, ela pode adaptar suas condições maturativas e cognitivas ao que compreende como demanda vinda de fora e criar seu repertório próprio e singular. Exemplo disso reside no fato de que cada conquista do desenvolvimento é acompanhada de uma vivência individual e familiar que estabelece marcas na história do sujeito.

Este capítulo visa a redimensionar, por meio das correntes mais aceitas sobre o desenvolvimento, os fenômenos observados ao longo das diferentes idades da criança, bem como a articular considerações que podem ser úteis à clínica do pediatra.

QUESTÃO HISTÓRICA

Com o surgimento da escola estandardizada, no final do século XVII e início do século XVIII, que propõe uma substituição do ensino do espírito, das condições morais, pelo ensino das variáveis que permitem caracterizar os objetos, ocorre padronização dos conhecimentos a serem ensinados e transmitidos. Jerusalinsky sugere que nesse momento histórico ocorre o nascimento das pré-condições necessárias para o surgimento de uma psicopatologia propriamente infantil. Ora, a partir da construção de um saber sobre o sujeito suposto normal torna-se possível identificar o que se desvia desse padrão e, portanto, formular o que seria psicopatológico em relação aos desvios. Vale ressaltar que essa normalidade é obtida por meio de comparação com grupos, divididos por faixa etária, sexo, origem social etc., portanto, um indivíduo "fictício", idealizado, originário de medidas de comportamentos, habilidades e assim por diante. Esse é o fundamento dos testes psicológicos que partem do normal para aferir a extensão das condutas desviantes.

Entretanto, o conceito de criança não existiu desde sempre; segundo Sauret, "nomear a infância propriamente dita como uma etapa da vida individual (...) é um efeito da ciência moderna e da revolução francesa". A ciência moderna caracteriza-se pela máxima objetivação de seu objeto de estudo, o que equivale dizer que as bases da razão, fundada por Descartes, engendraram uma investigação da realidade calcada em uma dicotomia, para simplificarmos, entre causas e efeitos. Com o advento da revolução francesa e a conseqüente ruptura de classes sociais, surge uma nova visão sobre o homem que se alia à ciência, na medida em que produz o que seria um novo cidadão: livre e responsável, que se opõe à criança, dependente e tutelada.

No final do século XIX, surge, então, a "psicologia da criança" como prova do progresso científico, que, na tentativa de isolar uma etapa do desenvolvimento do ser humano, promove a ascensão da criança como um objeto da ciência.

DESENVOLVIMENTO E DIAGNÓSTICO

A. Gesell, em seu monumental livro sobre o diagnóstico do desenvolvimento, pesquisou sistematicamente o desenvolvimento normal da criança. A partir da observação da conduta normal, pôde adquirir uma certa identidade no processo de desenvolvimento, que, segundo ele, "determina os modos de reação tanto de crianças sãs e defeituosas, das crianças bem dotadas e das menos dotadas, assim como afetadas por lesão ou enfermidade".

O objetivo de sua obra consiste em dar instrumentos para o médico que, em sua clínica, enfrenta os mais variados problemas relativos ao bem-estar evolutivo de crianças normais e anormais. Ou seja, cria recursos para que o clínico possa identificar e intervir, inclusive profilaticamente, a partir do amplo e profundo conhecimento da normalidade. O autor também dá a devida atenção aos defeitos e desvios do desenvolvimento, dedicando inúmeros capítulos a demências, retardos, lesões cerebrais, prematuridade e precocidade, entre outros.

A escala de desenvolvimento de Gesell, publicada por volta dos anos 1940, é uma fiel representante da corrente de pensamento da época. Assim como Binet e Terman, sua inspiração reside na idéia de um paralelismo entre o desenvolvimento neurológico e o mental ou, ainda, que o ser humano atravessa uma série de etapas evolutivas traduzidas objetivamente no aparecimento de novas condutas ou como um progresso das já existentes. O comportamento psicológico baseia-se, portanto, na integridade de certas estruturas neurológicas, o que justifica a base orgânica da conduta. É importante notar que o estudo de Gesell se concentra mais na faixa etária compreendida entre 0 e 3 anos de idade (alguns autores indicam até os 5 anos), enquanto Terman e Binet se dedicam à faixa etária posterior, de 3 anos em diante.

Essa seqüência evolutiva segue uma ordem rígida e determinada, pois, ao se supor que exista uma relação de causa e efeito entre estrutura neurológica e conduta, toda alteração orgânica será refletida no comportamento. A proposta do teste indica a possibilidade de se detectar a integridade desse estado estrutural.

A originalidade de Gesell consiste na divisão da conduta do bebê em quatro setores diferentes: motor, adaptativo, linguagem e sociabilidade, que evoluem com relativa independência e ao mesmo tempo conservam uma unidade fundamental.

A conduta motora (Quadro 1.2) representa um campo particularmente interessante para o médico, devido às implicações neurológicas diversas e porque essa capacidade consiste em um ponto de partida natural para a avaliação do desenvolvimento. Exemplo disso abrange dos grandes movimentos corporais, como rolar, sentar-se e caminhar, às formas mais delicadas de preensão.

Quadro 1.2 – Desenvolvimento motor.

Idade	Desenvolvimento motor
4 semanas	A cabeça oscila. Reflexo tonicocervical. Mãos fechadas
16 semanas	Cabeça firme. Postura simétrica. Mãos abertas
28 semanas	Senta-se, inclinando-se para a frente, apoiando-se sobre as mãos. Agarra o cubo, consegue segurar a bolinha
40 semanas	Permanece sentada sem apoio. Engatinha. Põe-se em pé. Liberação grosseira da preensão
12 meses	Caminha com ajuda. Pega a bolinha com precisão
18 meses	Caminha sem cair. Senta-se sozinha. Torre de três cubos
2 anos	Corre. Torre de seis cubos
3 anos	Pára sobre um pé. Torre de dez cubos
4 anos	Salta sobre um pé
5 anos	Salta alternadamente sobre cada pé

O setor adaptativo (Quadro 1.3) refere-se ao uso que a criança poderá fazer de suas habilidades motoras, na medida em que faz adaptações aos objetos e situações. Na tentativa de alcançar e pegar um objeto de seu interesse, o bebê necessita de coordenação visomotora e de um certo cálculo para segurar o dito objeto e levá-lo à boca, para morder e chupar.

Quadro 1.3 – Desenvolvimento adaptativo.

Idade	Desenvolvimento adaptativo
4 semanas	Olha a seu redor. Persecução ocular incompleta
16 semanas	Persecução ocular correta. Olha o chocalho na mão
28 semanas	Passa um cubo de uma mão para a outra
40 semanas	Combina dois cubos
12 meses	Solta um cubo dentro de uma vasilha
18 meses	Tira a bolinha do vidro. Imita uma linha com o lápis
2 anos	Torre de seis cubos. Imita uma linha circular
3 anos	Ponte com três cubos. Imita uma cruz
4 anos	Constrói uma porta com cinco cubos. Desenha um homem
5 anos	Conta dez moedas

A avaliação da linguagem (Quadro 1.4), segundo Gesell, nos dá "a chave da organização do sistema nervoso central da criança". Entende a linguagem como toda forma de comunicação visível e audível – gestos, movimentos posturais, vocalizações, palavras, incluindo também a imitação e a compreensão do que as pessoas dizem. Nesse campo, a influência ambiental é bastante visível, pois trata-se de uma função socializada que requer um meio favorável, mas depende da existência e do estado das estruturas corticais e sensoriomotoras.

Quadro 1.4 – Desenvolvimento da linguagem.

Idade	Desenvolvimento da linguagem
4 semanas	Pequenos ruídos guturais. Atende ao som da campainha
16 semanas	Murmura. Sorri. Vocalização social
28 semanas	Lalação. Vocaliza e escuta as próprias vocalizações
40 semanas	Diz uma palavra. Atende seu nome
12 meses	Diz duas ou mais palavras
18 meses	Jargão. Nomeia desenhos
2 anos	Usa frases. Compreende ordens simples
3 anos	Usa orações. Responde a perguntas simples
4 anos	Usa conjugações e compreende preposição
5 anos	Fala sem articulação infantil. Pergunta: por quê?

Por último, o setor da sociabilidade (Quadro 1.5) consiste nas reações pessoais da criança diante da cultura social do meio em que vive. Gesell acredita que nesse âmbito, como em todos os outros, o modelamento da conduta está determinado pelos fatores intrínsecos do crescimento. Como exemplo, cita o controle esfincteriano, que ocorre por exigências culturais do meio mas que sua aquisição depende, primariamente, da maturidade neuromotora.

Quadro 1.5 – Desenvolvimento da sociabilidade.

Idade	Desenvolvimento da sociabilidade
4 semanas	Olha o rosto das pessoas que a observam
16 semanas	Brinca com as mãos e roupa. Reconhece a mamadeira. Abre a boca para receber a comida
28 semanas	Brinca com seus pés e com brinquedos. Manifesta expectativa na hora de comer
40 semanas	Brincadeira simples. Come uma bolacha sozinha
12 meses	Ajuda a se vestir. Alcança os brinquedos. Come com os dedos
18 meses	Usa a colher, derrama um pouco. Adquire controle esfincteriano
2 anos	Pede para fazer cocô e xixi. Brinca com bonecos
3 anos	Usa bem a colher. Calça os sapatos
4 anos	Consegue lavar e enxugar o rosto. Dá recados. Brinca em grupo
5 anos	Veste-se sem ajuda. Pergunta o significado das palavras

A técnica do exame consiste em pequenas provas com o uso de materiais simples, como cubos, chocalho, livro infantil, apresentados à criança de acordo com sua faixa etária, bem como interrogatório dirigido à mãe ou ao responsável. A anotação de todas as habilidades observadas durante a avaliação ou referidas pela mãe são convertidas em pontos positivos, que serão agrupados em cada setor correspondente. O quociente de desenvolvimento (QD) é a relação entre a idade de desenvolvimento, apurada no teste, e a idade cronológica, multiplicado por 100. Por exemplo, a criança realizou tarefas compreendidas na faixa dos 12 meses, embora tenha 16, seu QD = 75. É possível estabelecer um QD para cada setor em casos nos quais ocorrem grandes discrepâncias, e a análise deve ser qualitativa, pois o QD total não expressaria a realidade do desempenho da criança. Os resultados obtidos na faixa entre 70 e 130 são considerados dentro da normalidade.

Cabe, neste momento, um comentário sobre as premissas que envolvem o teste de Gesell e o uso clínico que se pode fazer do QD. Primeiramente, as idades-chaves que aparecem nas tabelas em que o desenvolvimento é subdividido por setores revelam um referencial puramente cronológico, marcado por atitudes posturais – as duas primeiras referem-se ao fato de a criança permanecer deitada, as duas seguintes relacionam-se à posição sentada, depois à posição ereta e dos 2 aos 5 anos a criança estaria numa faixa pré-escolar. Ora, do ponto de vista das capacidades e das etapas atravessadas durante a infância, esse parâmetro é, no mínimo, pobre e insuficiente para determinar o quanto o sujeito está apto a exercitar plenamente seu potencial. Conforme foi destacado, Gesell representa um pensamento de sua época bastante influenciado pela psicometria, ou seja, o estabelecimento das relações entre os fenômenos e a catalogação em medidas padronizadas.

Embora seja evidente que certos comportamentos são esperados e correspondam a determinadas faixas etárias, eles não nos dizem nada sobre o sujeito-criança que postulamos: alguém situado em seu desejo, graças a um outro, representado pela mãe. É preciso que se suponha um sujeito no bebê, não somente para que a mãe consiga se relacionar com ele, mantendo sua própria identidade, mas para que se construa um campo nas inter-relações que surgem daí, onde sempre falta algo. Do lado da criança, para que a mãe acredite ser capaz de suprir as necessidades de seu filho, e do lado da mãe, que procurará satisfações outras, para além daquilo que vive com o seu bebê. Uma situação diferente seria a mãe que vê seu filho como uma extensão de si mesma, destinando a ele uma posição de objeto, que vai tamponar suas próprias faltas. A essa criança não resta outra alternativa, pois, aprisionada no desejo materno e nas compensações que disso decorrem para ambas, não poderá advir como sujeito. No primeiro caso, temos, sucintamente, a construção de uma estrutura neurótica e, no segundo, uma estrutura psicótica ou até mesmo autista. Esses referenciais nos parecem muito mais importantes para a clínica, do que saber se a criança está dentro da "normalidade", como preconiza Gesell, em termos de suas habilidades.

O PRIMEIRO ANO DE VIDA DA CRIANÇA

Encontramos na literatura certa unanimidade em relação à importância do primeiro ano de vida da criança. Alguns autores privilegiam aspectos de acordo com sua formação teórica, o contexto de produção científica ao qual pertencem e a articulação particular que a experiência prática fornece a cada um que investiga o assunto. Para Spitz, a interação da mãe com o bebê fornece os elementos para a construção das relações objetais; para Melanie Klein, os conflitos intrapsíquicos seriam o substrato para o desenvolvimento do aparelho mental; Piaget acredita em uma evolução do pensamento infantil que se origina nos reflexos fortuitos e difusos do recém-nascido. Esses autores sofreram influências de diversas teorias oriundas de campos distintos da época, como a Psicanálise postulada por Freud, a Filosofia, a Biologia, entre outros, e seus trabalhos foram produzidos dos anos 1930 em diante. Do ponto de vista do estudo da maturação psicomotora, encontramos inúmeros grupos pertencentes às diversas escolas de Neurologia. Para não nos estendermos demais sobre essas diferenças, faremos algumas escolhas, visando a transmitir possibilidades de análise e reflexão para o pediatra que investiga a questão do desenvolvimento de seu pequeno paciente.

AS BASES NEUROLÓGICAS DA MATURAÇÃO PSICOMOTORA

Inicialmente, devemos fazer uma distinção entre desenvolvimento e maturação, pois o primeiro articula aspectos neurológicos com processos psicológicos, enquanto o segundo se refere ao ponto de vista puramente orgânico.

Segundo Illingworth, a maturação "constitui um processo contínuo desde a concepção até a idade adulta". A maturação neurológica compreende os processos de comportamento das estruturas do sistema nervoso central (SNC) e neuromusculares, incluindo processos de maturação bioquímica, e, portanto, o aperfeiçoamento dos sistemas de interconexão que resulta em coordenações cada vez mais complexas. Sabemos que, apesar do determinismo genético regular o ritmo e a direção desses processos, certas condições adversas do meio, seja ambiental, seja de estimulação, influem no curso desses processos, modificando funções e até mesmo estruturas. Seria errôneo, portanto, atribuir à bagagem biológica um papel preponderante no futuro desempenho do indivíduo, já que se faz necessário articular a esses processos certa adequação de estímulos que vêm "de fora". Inúmeros estudos demonstram também o quanto a plasticidade funcional do SNC e sua capacidade compensatória tornam menos sombrios os prognósticos de lesionados cerebrais, graças aos avanços no trabalho precoce de reabilitação.

Tono muscular – é definido por Barraquer Bordas como "um estado de tensão permanente dos músculos, de origem essencialmente reflexa, variável, *cuja missão fundamental tende ao ajuste das posturas locais e da atividade geral, e pelo qual são possíveis de forma* semiológica diferentes propriedades. Cabe deduzir dessa definição que o tono, ainda que se expresse nos músculos, é uma atividade regida pelo SNC". A importância de se conhecer essa qualidade existente desde o início da vida da criança reside no fato de que a qualidade da função muscular constitui um fator essencial no estado neurológico atual do lactente, mas também na futura integridade de toda a função neurológica.

O presente capítulo não se destina a aprofundar esse tema, pois o exame semiológico do tono pode ser pesquisado segundo a orientação clínica necessária ao caso; entretanto, vamos destacar alguns aspectos que podem contribuir na construção de um diagnóstico sobre o desenvolvimento.

O tono muscular evolui no decurso dos meses, mantendo certo paralelismo entre suas várias propriedades, particularmente entre passividade e extensibilidade. Depois do parto, o recém-nascido costuma apresentar tono muscular aumentado, que o acompanhará durante os meses subseqüentes. No final do terceiro mês começa uma progressiva queda do tono que deverá deter-se após o primeiro ano de vida. Nessa fase, ocorre hipotonia fisiológica determinante do pé plano e do geno valgo da criança que inicia a marcha.

"A atitude postural do bebê determina uma atitude geral diante de si e do mundo que o rodeia, influi e rege aspectos de sua conduta e continuará influindo ao longo de sua infância, auxiliando na modelagem de sua personalidade. (...) As emoções se expressam através de sutis variações do tono e atitudes. (...) Constitui a maneira de expressão fundamental da criança pequena, cujos vestígios persistem por toda a vida como elementos auxiliares de atitude e de expressão corporal."

Concluindo, a qualidade tônica da criança e sua atitude postural determinam como é vista pelos outros, mas também expressam como ela está assimilando os dados que lhe proporcionam sua proprioceptividade para a elaboração da imagem de seu corpo, em outros termos, ela diz algo sobre como percebe e sente o mundo.

Coordenação dos reflexos – os reflexos são reações automáticas desencadeadas por estímulos que impressionam diversos receptores e tendem a favorecer a adequação do indivíduo ao ambiente. Enraizados na filogenia, provêm de um passado biológico remoto e acompanham o ser humano durante a primeira idade, alguns durante toda a vida. À medida que evolui a maturação do sistema nervoso, as respostas automáticas desencadeadas por reflexos diminuem, o que prova o surgimento do componente cortical. Os reflexos constituem "um todo harmônico, estando intimamente imbricados entre si e inter-relacionados uns com os outros. Suas respostas dependem das necessidades fisiológicas do momento em que são solicitados, do estado emocional da criança e, por certo, também das características do contexto ambiental".

Assim como outros aspectos do processo da maturação, atualmente os reflexos são compreendidos segundo um conceito dinâmico, em que se desenvolvem, se modificam, se adaptam às circunstâncias do momento, do meio, da saúde geral da criança, bem como a sua idade e características particulares. Podem informar sobre o estado atual e os elementos prognósticos quanto ao ritmo do desenvolvimento psicomotor.

Os reflexos podem ser agrupados em arcaicos, como o de Moro e o tônico-cervical assimétrico; superficiais, como os reflexos orais (de busca, sucção e deglutição); musculares profundos, como o patelar; e condicionados, como o "pestanejar à ameaça".

L. Coriat propõe uma abordagem do primeiro ano, dividindo-o em quatro trimestres, com os quais é possível estabelecer uma relação entre progresso estrutural do sistema nervoso e evolução de funções. Apresenta, por outra parte, três seqüências psicomotoras: o desenvolvimento das atividades manuais, as reações de equilíbrio e o conhecimento do corpo.

No bebê do **primeiro trimestre**, a conduta está regida por reflexos arcaicos que se tornam evidentes em suas atitudes posturais. Em decúbito dorsal, acordado e alimentado, faz movimentos, aparentemente desordenados, que obedecem às mudanças tônicas assimétricas dos músculos do pescoço e aos impulsos flexores e abdutores. A posição assimétrica da cabeça produz assimetria postural dos membros, predominando a extensão nos do hemicorpo para o qual a criança parece olhar, geralmente os membros se mantêm simetricamente aduzidos e flexionados. A posição em decúbito dorsal favorece os primeiros indícios da comunicação: a fixação ocular, o sorriso social e os primeiros balbucios. Somente no final do terceiro mês observa-se controle da cabeça. Em decúbito ventral, os membros superiores ficam aproximadamente simétricos: flexionados, aduzidos, os cotovelos dirigidos para trás, as mãos e os pulsos apenas em contato com o plano de apoio. Essa posição facilita ao lactente sugar os dedos da mão que constitui as primeiras experiências orais não-alimentares. Segundo essa autora, a comunicação visual, auditiva e emocional da criança com as pessoas que a rodeiam deve estar estabelecida nesse trimestre.

No **segundo trimestre**, o bebê mostra-se mais sereno e pacífico, sorri e tem interesse especial pelo rosto humano, começa a perceber a existência de um mundo a sua volta. Os membros superiores e inferiores e a cabeça permanecem na linha média, permitindo explorações e movimentos das mãos e pés que auxiliam a construção de sua configuração corporal. Graças à fixação ocular e ao domínio do movimento da cabeça, o bebê é capaz de acompanhar o movimento de objetos, no sentido transversal em até 180°. No decorrer desse trimestre, pode-se estabelecer comunicação verbal com o bebê, que emite vocalizações com mais freqüência e responde aos estímulos verbais, associados à presença do rosto humano. Sorri preferencialmente para a mãe e solta grandes gargalhadas nas brincadeiras corporais. Pouco depois dos 5 meses, com o progresso da coordenação visomotora e com a aquisição da habilidade unimanual, o bebê pode alcançar objetos, desde que estejam no seu campo de visão. O alinhamento cefalocorporal consiste na rotação lateral da cabeça e conseqüente giro do tronco para o decúbito lateral, essa possibilidade de rolar sobre o seu próprio eixo oferece ao bebê inúmeras formas de exploração do seu meio. A diminuição do tono muscular permite ao bebê ver os seus joelhos e pés, bem como tocá-los, ampliando a percepção de seu corpo. Na posição sentada, a cabeça já não oscila, mas o tronco tende a cair para a frente; no final do segundo trimestre, tenta um escoramento bilateral em tripé, que geralmente não se sustenta. Em decúbito ventral, os antebraços apóiam-se firmemente e permitem à criança utilizar as mãos para pegar objetos.

O bebê do **terceiro trimestre** já possui consciência de si mesmo e é capaz de diferenciar as pessoas familiares das estranhas, começa a reagir a estas com choro muito angustiado. As mãos lhe são bastante conhecidas e funcionam como ferramentas para explorar e manipular o meio que o circunda. Em decúbito dorsal, pode forçar a elasticidade de músculos e ligamentos, a ponto de segurar os pés com grande facilidade, chupando-os com grande prazer. Nessa fase, a criança tem elementos suficientes para estruturar um esquema corporal, ainda que fracionado; possui boa noção das "partes" que a compõe. Sua posição preferida é a sentada, aos 6 meses recorrerá às mãos abertas, que funcionarão como apoio, e no final desse trimestre conseguirá manter-se sentada livre de qualquer auxílio. A liberação das mãos permite a exploração do próprio corpo – pés, joelhos, genitais – e a manipulação de objetos. Sua preensão é do tipo "grasping": aproximação com mãos excessivamente abertas, com os dedos hiperestendidos, fazendo um movimento como o de varrer. No final dessa etapa, ocorre um aperfeiçoamento do tipo pinça, só que radial inferior, sem oposição do polegar. Geralmente, a criança passa o objeto de uma mão para a outra, depois de agarrá-lo, acabando por levá-lo à boca, quando efetua outro tipo de contato e conhecimento, além do tato. É freqüente que o bebê busque formas de deslocamento, como arrastar-se, engatinhar, mover-se sentado, pois nesse período se desenvolvem as habilidades equilibratórias, numa combinação entre membros superiores e inferiores. A próxima aquisição postural da criança será manter-se ereta por conta própria, utilizando as mãos para apoiar-se nos móveis, habilidade que começa a ser exercitada por volta dos 8 ou 9 meses. Sua linguagem oral adquire contornos mais precisos: articula sons linguodentais e sílabas labiais vão ter algum sentido de nomeação; por meio de gestos, movimentos e sons entra em comunicação fluente com as pessoas do seu meio.

Durante o **quarto trimestre**, o bebê está aprendendo a deslocar-se, mudando de decúbito com grande facilidade, passando para a posição sentada, na busca do que lhe interessa e desperta sua atenção. Pode dar alguns passos, de forma independente, até o final dessa etapa, revelando uma aprendizagem que abrange suas condições de equilíbrio, um certo impulso em se arriscar e a forma como é estimulado pelos adultos. Nesse período, a criança começa a adquirir noções de espaço e tempo, fundamentais para situar-se no mundo. Ao deslocar-se ou quando joga objetos (vertical ou horizontalmente), adquire consciência da distância que a separa daquilo que busca, bem como, por meio de brincadeiras entre móveis e "cantos" da casa, pode ter uma idéia de profundidade. Graças ao estabelecimento da permanência de objeto (experiência na qual a criança tem uma imagem mental, portanto, simbolizada de algo que desapareceu do campo acessível de seus sentidos que a faz procurar um brinquedo que caiu atrás do sofá ou se alegrar com o retorno da mãe) por meio de recordações, diferencia o antes do depois, compondo as bases da noção de tempo. Até o final dessa etapa, a criança será capaz de pegar objetos pequenos, utilizando a pinça superior – polegar e indicador estendidos – com grande precisão. Também nessa fase, o tono extensor ganha relevo, à medida que funciona não só como antagonistas do tono flexor: a criança pode manter-se ereta pela ação dos músculos extensores do dorso e dos membros inferiores. Pode lançar objetos, voluntariamente, porque os músculos dos dedos realizam uma nova ação que consiste em soltar o que segurava, pela atividade antagonista (antagonista dos flexores que se relaxam e dos extensores que se contraem). O jogo segurar-soltar será automático no início, evoluindo para um controle. Metaforicamente, consiste em uma base importante das relações com os outros, pois o bebê poderá estabelecer trocas sociais por meio de dar e receber objetos. Com 1 ano, a criança denomina objetos e familiares com sílabas ou sons onomatopéicos, é capaz de compreender expressões rotineiras, como: Vamos trocar a fralda? Onde está seu irmão? Exercita a preensão bimanual e simétrica a um nível superior, como bater palmas. Seus interesses se ampliam: participa ativamente da alimentação, detém-se e observa a algazarra de crianças maiores, escuta com atenção uma nova música e assim por diante.

A partir dessa divisão em trimestre, Coriat apresenta três seqüências na maturação psicomotora, que ocorrem ao longo do primeiro ano de vida, de forma simultânea. A primeira refere-se ao desenvolvimento da mão, que encerra claramente "a característica da maturação neuropsíquica: o progresso no sentido do proximal ao distal, a evolução do reflexo ao cortical e do inconsciente ao voluntário, por meio de exercitação e *superação desses reflexos e da organização da conduta*". A segunda diz respeito às reações de equilíbrio. Sabemos que o bebê é suscetível às modificações bruscas de posição e que o aparelho labiríntico, órgão central do equilíbrio, mieliniza-se precocemente, muito antes que todos os núcleos dos nervos cranianos. "A maturação das reações de equilíbrio requer um conhecimento do próprio corpo, através do exercício dos reflexos labirínticos e, em geral, de toda a dotação reflexa, assim como do adequado acúmulo de impressões recebidas desde os receptores periféricos que permitem elaborar um esboço do mundo circundante." A terceira se-

qüência trata do conhecimento do corpo, baseada no conceito de esquema corporal como a imagem inconsciente que a criança tem de seu corpo. As vivências corporais do lactente são sempre parciais e dependem fundamentalmente daqueles que o rodeiam. Até os 6 meses, o lactente não tem consciência de sua individualidade nem noções dos planos de espaço em que vive; depois do segundo semestre, já esboçou um esquema fragmentado e incompleto do seu corpo, baseado nas primeiras vivências prazerosas e desagradáveis, em suas próprias explorações e em suas conquistas.

De fato, como já foi amplamente exposto em outro capítulo, durante o primeiro ano de vida da criança estrutura-se a subjetividade, que servirá de base para todos os desdobramentos posteriores: capacidades intelectuais, escolhas amorosas, relacionamentos sociais etc.

Compreendemos essa estruturação como efeito de uma articulação entre os três registros: simbólico, imaginário e real. A dimensão simbólica refere-se a um sistema de lugares, marcado pela história particular de cada um no âmbito do discurso familiar ao qual pertence, mas referenciado numa cultura. É composto por marcas, chamadas de significantes, que se encadeiam em séries, únicas para cada um. Essas cadeias e seus entrecruzamentos (como uma rede – na vertical e na horizontal) compõem o inconsciente, que tem, portanto, uma materialidade composta de significantes. O imaginário é, de certa forma, condicionado pelo simbólico, pois toda a construção de "imagens" que constituem a história do sujeito é feita pela posição subjetiva em que ele se encontra. A percepção da realidade, seja de objetos ou situações, será sempre interpretada pelo indivíduo, para além de sua concretude. Um bom exemplo disso é o de dois irmãos, frutos dos mesmos pais e que compartilham inúmeras vivências durante sua infância, que vão registrar lembranças distintas, que darão consistência imaginária ao universo simbólico em que estão inseridos. O imaginário também diz respeito ao caráter ilusório, enganador, que é uma propriedade da imagem. Finalmente, o real não pode ser confundido com realidade, pois esta já é algo "filtrado" pelo sujeito, graças ao simbólico, que nomeia, interpreta, dá sentido. O real é o que é, de certa forma, inapreensível, impossível para o sujeito captar.

Entendemos, assim, que as funções surgem no bebê como efeito de uma inscrição simbólica em seu corpo. Essa operação é realizada pela mãe que distingue um certo contorno entre ele e o mundo, ao definir suas necessidades pela **palavra**, insere o bebê num campo simbólico. Isso explica porque o bebê, mesmo satisfeito, chora e "pede" o colo da mãe, demonstrando que sua satisfação vai além do registro real (fome → alimento). Muito precocemente, o sujeito humano é capturado pelo desejo (sempre representado pela mãe, num primeiro momento) que se define por uma busca incessante de objetos que apaziguem seu mal-estar. Nesse sentido, o simbólico pode inibir ou precipitar as funções do bebê, comprometendo, muitas vezes, o "curso natural" do desenvolvimento. Como explicar os bebês vomitadores ou insones, quando os substratos orgânicos não evidenciam qualquer anormalidade? Uma intrusão no ritmo dos fluxos do bebê, em que a mãe é a principal regente, pode revelar sintomas, tratados habitualmente com medicações e condutas, que desconsideram esse aspecto.

Embora seja incontestável a importância das bases neurológicas para que a maturação evolua, isso não representa qualquer garantia para que o sujeito surja. Ele é antecipado pelo discurso parental, como alguém que vai ocupar um lugar, ele tem uma corporeidade pela sua existência, mas algumas operações devem ocorrer para que a subjetivação se efetue.

Durante o primeiro ano, o bebê necessita que alguém exerça a função de **mãe simbólica**, ou seja, que transforme as necessidades fisiológicas dele em demandas dirigidas a ela, supondo um sujeito que tem falhas. É necessário que essa mãe possa se alternar em presença e ausência, *no sentido de permitir a criação de um interva-lo*, no qual a criança poderá buscar outras formas substitutivas de satisfação (chupar o dedo, sonhar etc.). A partir dos 6 meses, essa função de nomear e interpretar o que ocorre com o bebê e de oferecer os objetos de satisfação será superada pela consistência de uma **mãe real**, que passará a ser vista pela criança como possuidora de tudo o que ela precisa. Nesse momento, um jogo imaginário se estabelece entre mãe e bebê e as trocas entre eles estarão carregadas de uma ilusória complementaridade, em que a demanda de um visa a suprir o desejo do outro, impedindo o aparecimento da falta. Isso deverá sofrer um abalo posteriormente, quando a entrada do pai desestabiliza uma certa harmonia conquistada, mas que libera cada qual ao romper com a dependência subjacente a essa etapa.

O DESENVOLVIMENTO DAS RELAÇÕES OBJETAIS

Com o objetivo de investigar o estágio não-verbal da vida humana, R. Spitz elaborou um instigante estudo baseado em observações de bebês. Iniciado em 1935, publicou uma primeira versão resumida em 1954, que foi reeditada nos anos 60, acrescentada de colaborações. O mérito de sua pesquisa e de suas descobertas evidenciou-se pelo acolhimento em diversos meios. Alguns de seus conceitos são amplamente utilizados, inclusive na anamnese pediátrica, embora sem a fundamentação necessária para que se compreenda o alcance de suas formulações.

Spitz defende a idéia do recém-nascido como um ser em estado inicial indiferenciado e de desenvolvimento lento e contínuo das funções, impulsos e estruturações sucessivas, ou seja, de processos psicológicos que emergem progressivamente dos protótipos fisiológicos que lhe são subjacentes. Acredita na diferenciação do bebê a partir de dois processos distintos: **maturação**, como o desdobramento de funções inatas das espécies, que emergem no curso do desenvolvimento embrionário ou que aparecem após o nascimento, como tendência, e se tornam manifestas nos estágios posteriores de vida; e **desenvolvimento**, como a emergência de formas, de função e de comportamento, que constitui o resultado de interações entre o organismo, de um lado, e o ambiente interno e externo, de outro.

Baseado nas proposições de Freud, foi influenciado, porém, pela corrente norte-americana denominada "Psicologia do ego". De acordo com essa orientação, não existiria ego no recém-nascido, entendido como um todo indiferenciado; também não haveria linguagem durante todo o primeiro ano de vida, bem como pensamento simbólico, pois os símbolos seriam contingentes à aquisição da linguagem. O que marca a diferença dessa corrente de pensamento é a ênfase dada do ponto de vista adaptativo, ou seja, a explicação dos fenômenos psicológicos inclui, necessariamente, proposições que se refiram a sua relação com o ambiente.

Os determinantes que entram em cena para a boa evolução do bebê, do ponto de vista psíquico, seriam os fatores congênitos, isto é, o equipamento hereditário, as influências intra-uterinas e as que operam durante o parto e os fatores ambientais, representados pela relação mãe-filho. O primeiro ano de vida, segundo Spitz, é marcado por intensa **simbiose**, na qual se evidencia uma relação assimétrica, pois, enquanto a mãe tem uma estrutura de personalidade organizada e um ambiente amplo, o bebê, sem estrutura, não tem nenhum intercâmbio social, estabelecendo com a mãe um sistema fechado.

Nessa perspectiva, não existe objeto nem relações objetais no universo do recém-nascido, ocorrendo ou não um desenvolvimento progressivo no primeiro ano de vida. Isso se realiza em três estágios distintos: pré-objetal (sem objeto), do precursor do objeto e do próprio objeto libidinal.

Spitz introduz o conceito de organizador, emprestado da embriologia, que se refere "à convergência de várias linhas de desenvolvimento biológico em um ponto específico no organismo do embrião", ou seja, um marco para determinado eixo de desenvolvimento a partir do qual irradia sua influência. Para ele, haveria processos análogos no desenvolvimento psíquico do bebê com os concomitantes pontos nodais críticos. Esses pontos críticos são de importância fundamental para a progressão ordenada e livre do desenvolvimento da criança. De outra parte, se a consolidação do organizador fracassa, o desenvolvimento é interrompido, embora a maturação continue em seu ritmo constante e determinado, conforme sua tendência hereditária. Tem-se, então, um desequilíbrio que revelará o descompasso entre os processos de maturação e de desenvolvimento.

O primeiro organizador da vida do bebê consiste na **reação de sorriso**, por volta do terceiro mês, como resposta ao estímulo da face humana. Esse sorriso é primeira manifestação comportamental, ativa, dirigida e intencional, portanto, um primeiro indicador da transição da completa passividade do bebê para o início do comportamento ativo. Essa resposta da criança indica, também, o progresso da maturação e do desenvolvimento, pois lhe permite coordenar algo de seu equipamento somático para utilizá-lo na expressão de uma experiência psíquica. Essa experiência revela o estabelecimento do primeiro precursor do objeto, com conseqüente início de um ego rudimentar e uma certa capacidade do bebê em suportar a frustração advinda da não-satisfação imediata das suas necessidades, intervindo, portanto, o princípio da realidade.

Outra mudança decisiva no comportamento do bebê em seu relacionamento com os outros ocorre por volta do oitavo mês, quando diante de um rosto estranho reage com veemência, chorando e protestando a qualquer tentativa de contato. A essa manifestação convencionou chamá-la de **ansiedade do oitavo mês**, que corresponde a uma resposta à percepção do bebê de que a face do estranho não é igual aos traços de memória da face da mãe. Ou seja, um objeto da percepção no presente é comparado com os traços de memória do passado. Essa manifestação marca um estágio peculiar no desenvolvimento da organização psíquica, pois no confronto do estranho com o que ficou memorizado, reconhecido como diferente, será imediatamente rejeitado pela criança. Há evidências, portanto, de que o bebê estabeleceu uma consistente relação objetal, em que a mãe ocupa o lugar de todo o seu investimento de amor. Em termos de ego, ocorre franco progresso, pois essa capacidade do bebê revela funções como julgamento e decisão, remetendo essa instância psíquica para níveis mais elaborados de relação com o meio. Como conseqüência desse avanço, verificam-se inúmeros desdobramentos de funções da criança, como a compreensão que passa a ter da comunicação social e as respostas que dá às proibições e às ordens.

Finalmente, o terceiro organizador postulado por Spitz consiste no **aparecimento do "não"**, que ocorre por volta dos 15 meses, quando o bebê já possui ampla capacidade de locomoção e certa autonomia para explorar o ambiente. A mãe passará a lhe proibir uma série de ações, mediante gestos de proibição, uso da palavra ou da restrição física. A criança torna-se apta a reconhecer tais interdições por meio de um processo de identificação, ao revelar pela imitação da mãe (o gesto com a cabeça que acompanha a atitude da mãe). "Para a criança, esse meneio de cabeça torna-se o símbolo e o vestígio duradouro da ação frustradora da mãe", representando o conceito de negação, de recusa, não sendo apenas um sinal, mas um signo da atitude da criança. Do ponto de vista do desenvolvimento mental e emocional da criança, essa manifestação demonstra que ela adquiriu a primeira capacidade de julgamento e de negação e conseqüentemente implica uma substituição da ação pela mensagem, fundando um tipo de comunicação, que pode ser feita a distância. O "não" expressa, também, o primeiro conceito abstrato pela criança. Para Spitz, esse consiste no mais importante ponto crítico da evolução tanto do indivíduo como da espécie, pois marcaria a humanização da espécie. Representa "o início de trocas recíprocas de mensagens, intencionais, dirigidas; com o advento dos símbolos semânticos, efetua-se a origem da comunicação verbal".

Embora a importância dos estudos de Spitz seja incontestável, principalmente para os profissionais que se dedicam à infância, algumas observações merecem ser feitas. Em primeiro lugar, o processo de diferenciação do bebê seria possível, segundo ele, a partir dos processos de maturação e desenvolvimento, conseqüentemente não existiria ego no recém-nascido e tampouco linguagem ou pensamento simbólico.

A proposta de "organizadores", como marcos no desenvolvimento, corresponde, de certa forma, aos três momentos de constituição da subjetividade, já referida várias vezes anteriormente, e seria válido estabelecer uma relação entre elas.

O bebê que responde ao outro com sorriso social o faz porque já é capaz de discriminar minimamente seu semelhante, "preferencialmente à mãe" implica certo reconhecimento daquela que antecipa uma vivência prazerosa para a criança. O sorriso revela um comportamento dirigido e, portanto, podemos pensar num esboço de discriminação eu-mundo em curso no bebê.

Essa experiência de identificação fundamental, durante a qual a criança faz a conquista da imagem de seu próprio corpo, é realizada entre o que Spitz denomina primeiro e segundo organizador, que coincide com a passagem da mãe simbólica para a mãe real, conhecido como "estadio do espelho". Nessa fase (entre 6 meses e 2 anos), a criança vive um processo "de identificação primordial com sua própria imagem que irá promover a estruturação do eu". Ocorre uma conquista progressiva da imagem de seu corpo, pois, até então, a criança viveu seu corpo de forma fragmentada e desintegrada – a mão passa na frente de seu campo de visão, sem que ela tenha controle ou mesmo noção de que pode movimentá-la voluntariamente.

Num primeiro momento, a imagem do espelho é percebida como a de um ser real, como outro semelhante, o que indica uma confusão entre si mesma e o outro e um assujeitamento da criança ao registro imaginário. No segundo momento, ela percebe que o outro do espelho é uma imagem, e já não procurará apossar-se dela como na etapa anterior, pois pode distinguir a imagem do outro da realidade do outro. Finalmente, no terceiro momento, a criança reconhece a si mesma na imagem refletida pelo espelho, o que lhe confere uma noção de totalidade unificada, que está representada pelo corpo.

Existem várias conseqüências que podemos extrair dessa experiência, principalmente toda a dimensão imaginária que funda a percepção da criança sobre si mesma. Nessa idade, a criança não tem condições de ter um conhecimento específico e integrado sobre o seu próprio corpo, portanto, a imagem projetada antecipa uma unidade que não é vivida como tal, mas que permite à criança identificar-se. Ora, a imagem óptica não é ela enquanto tal, mas será onde ela poderá reconhecer-se. Essa fase representa a pré-formação do "eu" e "a dimensão desse reconhecimento prefigura, para o sujeito que advém, na conquista de sua identidade, o caráter de sua alienação imaginária, de onde delineia-se o desconhecimento crônico que não cessará de alimentar em relação a si mesmo". Importante ressaltar que essa vivência será sustentada pelo olhar do outro, a mãe, que "investe" na imagem e não no filho real. Essa metáfora poderia se traduzir numa situação em que mãe e filho se olham através da imagem refletida no espelho e onde todas as "ilusões" pudessem ficar ali depositadas – a mãe, naquilo que ela projeta, e o filho, naquilo que ele deveria ser para corresponder à imagem.

Concluindo, em relação à inexistência de ego e da linguagem no primeiro ano de vida, vimos que a formação de uma identidade ocorre precocemente e será um processo a ser vivido, de forma reiterada, ao longo de toda a vida do sujeito. A idéia de que os "símbolos são contingentes à aquisição de linguagem" baseia-se no equívoco de que a criança só teria pensamento simbólico ao falar. O símbolo é aquilo que representa algo para alguém, nesse sentido, o bebê é capaz de "emprestar" um significado a um objeto

quando, por exemplo, elege um paninho ou um brinquedo como preferido para realizar rituais para dormir. Ele representa a mãe nesse objeto, apazigua-se com sua presença e tem certo controle em manipulá-lo. Ao brincar de dar comida para o adulto, reproduz uma situação vivida, onde ele também simboliza algo. São comportamentos corriqueiros de bebês com menos de 1 ano de idade e que demonstram uma certa apropriação do universo de representação, que nada mais é do que o simbólico.

A CONSTRUÇÃO DA INTELIGÊNCIA PELA CRIANÇA

Piaget, fundador da "Epistemologia Genética", desenvolveu uma teoria do conhecimento consciente como produto de uma estrutura cognitiva, que vai do simples para o complexo, pelo exercício de ações e por sua progressiva adaptação ao meio exterior. Edificou uma teoria sobre o desenvolvimento da inteligência no ser humano, valendo-se de conhecimentos de filosofia, sobretudo lógica e epistemologia, na tentativa de fazer uma interlocução com a biologia, fonte primeira de sua formação acadêmica. Pesquisou a produção do conhecimento enquanto construção psíquica, mediante observações sistemáticas, desde o nascimento da criança. Utilizou um método clínico e não experimental, rompendo com uma tradição que animava as pesquisas psicológicas de sua época, representada pelas correntes psicométricas.

Para esse autor, "a construção da inteligência pode ser esquematizada como uma espiral crescente, voltada para a equilibração resultante da combinação dos processos de assimilação e acomodação". Em outras palavras, a ação humana é movida por alguma necessidade que rompe com um equilíbrio. O sujeito, ao buscar formas novas de se adaptar ao mundo, visa a resgatar um estado de equilíbrio; entretanto, essas ações assumem uma qualidade diferente, mais aperfeiçoadas, na medida em que atingem níveis cada vez mais complexos de organizações das experiências, daí a idéia da "espiral crescente".

Alguns conceitos são importantes para compreender melhor a teoria piagetiana. *Estruturas* são o aspecto variável do desenvolvimento, ou seja, são os estados característicos de equilíbrio, móveis em função do processo de equilibração. Nos estágios de desenvolvimento, formulados por Piaget, estruturas básicas aparecem em cada etapa e se sucedem, marcadas por equilibrações específicas – cada estrutura se desenvolve até dar lugar à nova. Os processos que promovem a passagem de uma estrutura para outra são denominados *mecanismos funcionais*, isto é, os aspectos invariáveis do desenvolvimento. Eles atuam constantemente nos diferentes estágios, permitindo as transformações das estruturas em novas organizações. Conforme enfatizado, é a partir de um dado novo que surge na criança a necessidade de resolvê-lo, isto é feito por uma ação nova; assim, o sujeito modifica algumas de suas ações existentes para dar conta do problema. O conjunto de ações organizadas e que fazem parte de um "repertório" conhecido da criança é chamado de *esquema*. Graças aos esquemas formados é que ela pode agir e por meio da criação de esquemas novos poderá encontrar uma forma de equilíbrio diferente da anterior e, portanto, mais complexa.

Dois mecanismos funcionais entram em jogo para que a criança passe de um estado de equilíbrio para outro. Por meio da *assimilação*, a criança faz com que uma situação ou objeto novo se tornem familiares à ela, de modo a incorporá-los ao seu organismo para utilizá-los na sua adaptação ao mundo. Trata-se de uma assimilação do ambiente por meio de sua experiência com ele, seus esquemas são ampliados em função de novas incorporações. Nesse movimento de incorporação, alguns esquemas são modificados ou criados, portanto, o *outro mecanismo funcional complementar* é o da acomodação, em que há combinação de esquemas ou sua modificação para resolver problemas que venham de experiências novas. Assim, a nova experiência assimilada incorpora-se realmente ao sujeito, transformando-o, por meio de modificações de esquemas, de forma que ele possa interagir com o mundo.

Esses aspectos referem-se ao desenvolvimento cognitivo, embora Piaget dê grande relevo aos desenvolvimentos afetivo e social, que se processam paralelamente ao primeiro. Para ele, o sujeito, por meio de suas ações, constrói a inteligência ao mesmo tempo que se constrói como sujeito social e afetivo. "O elemento que sempre é preciso focalizar na análise da vida mental é a conduta propriamente dita, concebida como um restabelecimento ou fortalecimento do equilíbrio. Toda conduta supõe instrumentos ou técnica: são os movimentos e a inteligência. Mas toda conduta implica também modificações e valores finais, que são os sentimentos. Afetividade e inteligência são, assim, indissociáveis e constituem os dois aspectos complementares de toda conduta humana."

A evolução do pensamento divide-se em períodos distintos que obedecem uma seqüência, nos quais se distinguem características específicas, expressando uma etapa do desenvolvimento, que é a extensão das precedentes. Convém destacar que cada período reconstrói as construções do período anterior, integrando-as como conteúdo necessário à elaboração de novas formas de conhecimento, ao mesmo tempo que abre possibilidades para o aparecimento do próximo. Portanto, cada aquisição nova tem uma ligação com as conquistas que a precederam e prepara o terreno para os avanços subseqüentes. Os quatro grandes períodos são: sensoriomotor, pré-operatório, operatório concreto e hipotético dedutivo.

Período sensoriomotor (0 a 2 anos) – a inteligência começa a ser construída nesse período, que se caracteriza por uma ampliação constante de esquemas. Inicialmente, a criança interage com o mundo por meio daquilo que dispõe, seus reflexos, como por exemplo sugar. Nessa atividade, ela forma esquemas sensoriomotores ligados à ação de sugar, que se incorporam ao seu organismo, de tal forma, que poderá estendê-lo ao chupar objetos, as próprias mãos, e mais tarde generalizando essa ação na coordenação visomotora (quando agarra algo que vê e o leva à boca). Olhar, ouvir e manipular constituem atividades sensoriomotoras que se tornam cada vez mais complexas a partir dos reflexos (já relatados anteriormente neste capítulo). A formação e a complexidade dos esquemas seguem uma sistemática baseada na repetição, no início, sem finalidade, para depois se repetir graças ao resultado obtido no ambiente externo. "Nesses dois momentos, a assimilação atua mais porque a criança está tentando incorporar novas situações externas a si própria. Posteriormente, o reflexo se repete, mas para atender a uma necessidade da criança. Então, deixa de ser reflexo e transforma-se em ação aprendida, mesmo que rudimentar". Diante de um problema – assimilação – que provoca desequilíbrio dos esquemas organizados, a criança pode chegar a uma equilibração ao transformar – acomodação – modificando os esquemas para solucionar o problema. Esse processo denomina-se *reação circular*. Origina-se daí o *egocentrismo*, que consiste na peculiaridade como a criança vê o mundo sempre baseada nas suas próprias percepções, sem nenhuma objetividade. Esse período caracteriza-se por uma inteligência prática, pois se desenvolve antes do aparecimento da linguagem, coordenando percepções e movimentos. Na experiência com os objetos, a criança constrói esquemas de ações – puxar, bater, encaixar – que se constituem como ações que se coordenam gradativamente, fundando as bases de todas as construções posteriores. No final do período sensoriomotor, surge a primeira noção fundamental de conservação, a do objeto permanente, ou seja, as coisas continuam a existir mesmo quando estão fora do alcance da visão da criança e ela as procura mesmo que não tenha observado seus deslocamentos. Importante também é o aprendizado de que uma ação pode ser feita e desfeita – reversibilidade –, ligada à no-

ção prática de espaço. Finalmente, a criança descobre também que pode alcançar um objeto, utilizando um percurso diferente do dele – reversibilidade por compensação. Nessa fase, inicia-se a construção de categorias básicas para a construção do mundo da criança: objeto, espaço, causalidade e tempo.

Período pré-operatório (2 a 6 anos) – o aparecimento da atividade representativa, nessa fase, redimensiona a experiência, do ponto de vista qualitativo. Ocorre, simultaneamente, a reprodução de situações ausentes por meio da brincadeira simbólica e da imitação, sem a presença do modelo e da verbalização. A ação da criança passa a ser socializada por meio da palavra; a internalização da palavra lança bases para o pensamento, como um sistema articulado; as percepções motoras organizadas contribuem para a construção no plano intuitivo. Esse período tem grande importância, na medida em que marca um ponto de virada para a criança, pois, pela tentativa de reproduzir o que percebe no mundo, demonstra uma transformação dos esquemas sensoriomotores. É pela representação que o sujeito coloca algo no lugar do objeto, a palavra, por excelência, indicando que está apto a fazer substituições. Tem-se, assim, o surgimento do *jogo simbólico*, muito enfatizado por Piaget e seus seguidores, como fundamental para a articulação entre ação e pensamento. "Através do jogo simbólico, a criança assimila a realidade, imitando-a por meio de esquemas simbólicos que forma e utiliza para representar os objetos", ela pode reconstruir o que experimenta em seu mundo, influenciada pelo egocentrismo, ou seja, muito distante de uma objetividade conceitual. Exemplo disso são os tipos de raciocínio desse estágio, como o animismo (atribuição de vida aos objetos: bater no boneco porque ele foi malvado, por exemplo). Pela interação da criança com o mundo físico e social e graças aos processos de asssimilação e acomodação cada vez mais complexos, ela começa a se deslocar do centro de seu mundo de ação e pensamento, sendo capaz de colocar-se no lugar dos objetos e do outro. Mas atribui aos objetos referências humanas, pois ainda não tem domínio da objetividade. O pensamento intuitivo funciona como uma transição entre o estágio pré-conceitual para o conceitual, preparando-se para o período posterior. As experiências da criança organizam-se de modo interiorizado, ou seja, enquanto representações mentais, embora seu pensamento ainda seja bastante rígido, com interpretações e explicações fixas. Como ainda não possui a reversibilidade como um operador que movimenta as possibilidades de ação, seu pensamento é entendido como pré-operacional.

Período das operações concretas (6 a 12 anos) – a presença do mundo objetivo impõe-se cada vez mais à criança, cedendo lugar às formas de raciocínio baseadas em suas percepções. As relações de causalidade entre eventos são justificadas utilizando-se outras formas de raciocínio, como por exemplo transmutação, baseada em características das substâncias envolvidas, e atomismo, fundamentado na composição de partes. Este último implica um processo dedutivo de composição para realizar operações. É importante notar que a criança sempre procura estabelecer relações utilizando os recursos que dispõe para tanto. As operações implicam relações que ocorrem no pensamento. Para que a criança possa realizar ações em pensamento, o que entra em jogo são os esquemas motores e perceptivos incorporados, que representam a estrutura simbólico-intuitiva enquanto representação psíquica do mundo. "Para que as intuições se transformem em operações, elas passam a constituir sistemas que se compõem e que são revistos". Uma brincadeira simples como colocar pedrinhas, uma a uma, dentro de um balde explicita uma operação, isto é, a reunião de partes a um todo. Seu pensamento efetiva as bases de conceitos: a ação de reunir (adição) é uma simples operação, assim como várias reuniões sucessivas equivalem a uma reunião (composição das adições), e as reuniões podem ser invertidas em dissociações (subtração). A operação de classificação – divisão em classes, em que as partes formam um todo – é inversa da composição – reunião de partes para compor um todo – e demonstram o aspecto reversível das operações, que permite ao sujeito transformar as situações por meio de operações mentais, conservando o todo, simultaneamente. A reversibilidade torna-se possível na medida em que a criança se descentra de si mesma para buscar relações nos objetos e naquilo que realiza, ou seja, na sua própria ação, passando-a para o pensamento. "Em sua forma mais alta de organização – a inteligência –, o pensamento consiste na construção e na reconstrução de agrupamentos que viabilizam as classificações e a construção de sistemas. Os agrupamentos são esquemas assimiladores, de maneira que os elementos que surgem são assimilados por esses conjuntos de operações e organizados numa forma característica de equilíbrio." Comvém lembrar que, para a realização das operações, nesse período, a criança necessita do material concreto, isto é, dos objetos presentes, passíveis de serem manipulados e experimentados por ela própria.

Período das operações formais (12 anos em diante) – é a fase em que ocorre a passagem crucial do pensamento baseado nas operações concretas para o raciocínio hipotético-dedutivo. A relação do adolescente com o mundo passa a se fundamentar em generalizações amplas e na construção de teorias, substituindo a presença do concreto por princípios abstratos. Essa capacidade de abstração se funda na organização das experiências sensoriomotoras, que se desprende da percepção, pela via da representação mental, até atingir a qualidade abstrata formal. O adolescente é capaz de trabalhar com várias relações ao mesmo tempo, em nível abstrato, adquirindo maior mobilidade, que lhe permitirá elaborar hipóteses. Estas passarão a nortear o pensamento do jovem, que não mais utilizará o método de tentativa e erro para solucionar problemas.

Fica demonstrada, assim, de forma bastante sucinta, a tese central da teoria piagetiana de que a inteligência se constrói por meio de um processo de relações progressivas, a partir das quais os objetos adquirem significações, podem ser compreendidos e que a base das operações formais é a ação sensoriomotora.

Essa teoria tem sido fartamente utilizada para fins pedagógicos, no sentido de direcionar as atividades escolares de acordo com a "vida mental" da criança. Tais conhecimentos também têm sido aplicados a técnicas psicopedagógicas, que visam a trabalhar as dificuldades de aprendizagem a partir de uma ótica mais global, considerando a criança como sujeito do saber e o sujeito do desejo.

Em relação ao período sensoriomotor, destacamos que as ações da criança, pontuada por progressos significativos resultantes dos processos de assimilação e acomodação, segundo Piaget, sofrem o efeito de uma certa organização pulsional. Ou seja, há uma ênfase desse autor no aspecto biológico da inteligência como condição necessária ao desenvolvimento da inteligência, aliada aos "fatores ambientais". É evidente que a relação com o outro está compreendida em tais fatores, mas não recebe a devida atenção.

Uma das características intrínsecas do ser humano é a passagem do registro do real – organismo – para um processo de investimento libidinal que a mãe efetua no corpo da criança – corpo erógeno –, graças ao circuito de demanda e desejo instalado desde cedo nessa interação. No reino animal, o instinto determina o objeto correspondente à necessidade, no campo restrito de uma homeostase fisiológica. Assim, à fome corresponde um determinado tipo de alimento, jamais outro; ao ciclo reprodutivo associa-se o acasalamento com o sexo oposto, numa fixidez ordenada pela natureza.

Por outro lado, no humano, a pulsão é definida como o limite entre somático e psíquico, pois na experiência de satisfação das necessidades biológicas ocorre, inexoravelmente, um desdobramento, pois não é possível uma satisfação plena. Disso se depreende um resto, um resíduo que insiste em retornar no próprio corpo, engendrando a busca de satisfação por novos objetos, dando um caráter de parcialidade à pulsão e ao objeto. Esse movimento caracteriza a inscrição de "bordas" no corpo, privilegiada pelas funções de alimentação, excreção, higiene, respiração e perceptivas (ver, ouvir), entre outras, demarcando limites entre o externo e o interno, também conhecidos como zonas erógenas. O ordenamento dessas regiões corporais relacionadas a suas funções correspondentes é realizado pela operação da mãe simbólica, que "organiza" o campo pulsional.

Essa digressão permite acrescentar que no período sensoriomotor, considerado o ponto de partida para toda a evolução da inteligência do sujeito, ocorre a determinação de uma lógica pulsional sobre os esquemas, concebidos por Piaget, e não o contrário, como se poderia supor.

Em relação ao período pré-operatório, o destaque dado ao surgimento do jogo simbólico constitui um advento consistente e definitivo quanto às possibilidades que se abrem para a criança na sua constante exploração do mundo. Entretanto, nessa fase, um fato mais marcante deve ocorrer para que a criança possa advir como um sujeito, no sentido mais amplo do conceito, com atravessamento do complexo de Édipo e suas saídas possíveis.

Encerramos, assim, o terceiro momento da constituição da subjetividade com a entrada do pai, na relação mãe-criança, em que circula um terceiro elemento: a falta, representada pelo falo, enquanto significante. Na realidade, muito cedo, nos cuidados que a mãe dispensa à criança, coloca-se a questão de que algo falta em ambas para que possam relacionar-se, daí a variabilidade de objetos que se sucedem para "dar conta" dessa falha fundamental e estruturante. O que vai marcar a entrada no complexo de Édipo é a tentativa de responder ao enigma sobre o que a mãe deseja, já que a partir do segundo momento, mãe real, ocorre uma alienação da criança ao que supõe ser o desejo da mãe, procurando colocar-se como objeto desse desejo, "por inteiro", digamos assim. Essa posição peculiar é um efeito do "estadio do espelho", trabalhado anteriormente, que se conclui graças a uma conquista imaginária da criança de seu próprio corpo, que se antecipa como totalidade no espelho. Ora, quem dá suporte a essa identificação é o olhar da mãe, que esboça, a partir de seu desejo, os contornos desse "eu". Portanto, corresponder a esse projeto será o desencadeante da trama edípica, pois, em seguida, a criança vai procurar no pai uma resposta para a questão sobre o desejo materno. Ela verá no pai um possível rival para a inglória tarefa de satisfazer o que falta à mãe. Qual será, então, a função dessa instância paterna? Será fazer intervir uma lei que situe cada qual em seu lugar, rompendo uma distância imaginária, em que se busca incansavelmente um tamponamento da falta. O pai priva a mãe de colocar a criança no lugar de objeto e a lança para um mais-além, ao obrigá-la a renunciar-se de sua posição. Este pai deve operar como um representante da lei, que interdita o incesto e que tem como conseqüência o fato de que ele também se submete a ela. À criança resta identificar-se com o pai e abandonar a mãe como objeto de amor, no caso do menino, direcionando seus interesses baseado no modelo masculino. Para a menina haverá uma dupla tarefa, na medida em que seu primeiro objeto de amor, a mãe, também será seu modelo de identificação. Nesse sentido, temos nessa etapa um importante trabalho psíquico a ser elaborado e que será decisivo nas escolhas amorosas e sexuais futuras. É compreensível que nessa etapa ocorra a emergência de sintomas, fobias e problemas de comportamento, entre outros, como expressão dos conflitos vividos nesse processo de elaboração.

O período das operações concretas corresponde a uma etapa denominada por Freud como "fase de latência", caracterizada por um desvio das pulsões sexuais para fins mais "civilizados", como a escolarização e a aprendizagem. O sujeito, livre da problemática edípica, estaria apto a desenvolver raciocínios mais complexos, como os operatórios. O interesse em aprender, baseado na curiosidade, e a capacidade de investigação da criança seriam o efeito de uma saída edípica satisfatória, que resulta num *desejo de saber*. Saber sobre o quê? Basicamente, sobre o próprio desejo, sobre o outro, sobre a vida, a morte e o sexo, questões caras e fundamentais para todo e qualquer sujeito humano.

Finalmente, o período das operações formais marca a entrada na adolescência, na qual o jovem resgatará sua história familiar e os determinantes engendrados por outros contextos, como o cultural e o social, perguntando a si mesmo e aos outros o sentido de tudo que o cerca.

CONSIDERAÇÕES FINAIS

Gesell, Spitz e Piaget têm méritos incontestáveis, sobretudo pela difusão de conceitos, que são amplamente utilizados e que contribuem para a compreensão da complexidade do que a criança representa para o adulto.

Parece-nos útil resgatar que esses autores têm em comum o pressuposto de uma evolução contínua no processo de formação da criança, seja pelos aspectos maturativos que se revelam pelas condutas, como postula Gesell, seja pelos avanços na constituição da relação do bebê com a mãe, como acredita Spitz, ou ainda que a inteligência se constrói a partir de relações progressivas, segundo Piaget. O que rege esse tipo de premissa é a convicção num certo paralelismo entre o biológico e o mental, que vai do simples para o complexo, conforme já enfatizamos.

Se partirmos da idéia de que o sujeito se constitui pela ação de operadores, como função materna e paterna, muito precocemente entendemos esse ser como "integral', isto é, único, capaz de se colocar no mundo e de interagir com os que o cercam. O bebê que procura o brinquedo embaixo da almofada e se diverte ao encontrá-lo revela que possui a noção de permanência de objeto, como bem formulou Piaget. No entanto, nos fala que já é capaz de se colocar como sujeito de uma ação lúdica, simbólica, na medida em que representa no objeto alguém que lhe é muito caro, no caso a mãe. Demonstra que está utilizando seus recursos não-verbais, como o jogo, para lidar com o problema que a ausência materna lhe provoca e, mais ainda, constrói uma solução – representa-a por meio de um objeto material, tangível, no qual poderá investir e criar inúmeras possibilidades de relação. Em breve, colocará uma palavra no lugar da coisa, de tal forma que esta poderá circular no mundo das relações interpessoais, estabelecendo uma outra modalidade para a criança efetivar sua posição de desejo. Uma vez socializada pelo uso da palavra, ela passará a responder de maneira mais clara, como elaborou a separação da mãe, pela lei do desejo do pai.

Essa concepção de infância é entendida como o período no qual o sujeito se situa diante das demandas parentais e como se organiza na passagem que deverá fazer para as demandas sociais, de seus pares.

Para o pediatra, pode ser útil procurar tecer como a história do seu pequeno paciente está se estruturando, ao levar em conta que ela é singular para cada um. Portanto, ficar preso aos dados do que se espera de uma "criança normal" poderá empobrecer sua visão clínica, sobretudo no entendimento dos chamados "distúrbios". Na prática, essa criança não existe, pois trata-se de uma abstração, entretanto, pode ajudar muito para estabelecer parâmetros na construção de hipóteses ter em mente o processo de formação do sujeito, ao investigar por que uma criança, em determinado momento de sua vida, encontra-se impedida de exercer suas capacidades e funções de forma livre e plena.

BIBLIOGRAFIA

1. AJURIAGUERRA, citado por Jerusalinsky A. – *Psicoanalisis en Problemas del Desarrollo Infantil*, ibid, p. 291. 2. COSTA, M.L.A. – *Piaget e a Intervenção Psicopedagógica*. São Paulo, Editora Olho d'Água, 1997, p. 9, 18, 22,32 e 33. 3. DOR, J. – *Introdução à Leitura de Lacan. O Inconsciente Estruturado como Linguagem*, Porto Alegre, Artes Médicas, 1989, p.79 e 80. 4. JERUSALINSKY, A. – *Psicoanalisis en Problemas del Desarrollo Infantil. Una Clínica Transdisciplinaria*. Buenos Aires, Ediciones Nueva Visión, 1988, p.290. 5. JERUSALINSKY, A. et al. – O sujeito infantil e a infância do sujeito. *Estilos da Clinica*, nº 4, São Paulo, USP, 1998, p. 148. 6. GESELL, A. – *Diagnostico del Desarrollo*. Buenos Aires, Editora Paidós, p. 25 e 35. 7. ILLNGWORTH, citado por Coriat L. – *Maturação Psicomotora no Primeiro Ano de Vida da Criança*. São Paulo, Cortez & Moraes, 1977, p. 16. 8. PIAGET, J. – *Seis Estudos em Psicologia*. Rio de Janeiro, Forense Universitária, 1973. 9. SAURET, M.J. – *O Infantil e a Estrutura*, São Paulo, Escola Brasileira de Psicanálise, 1988, p.12. 10. SPITZ, R. – O Primeiro Ano de Vida. *Um Estudo Psicanalítico do Desenvolvimento Normal e Anômalo das Relações Objetais*. São Paulo, Livraria Martins Fontes Editora, 1979, p. 114, 169 e 174.

---

6 A Relação Médico-Paciente em Pediatria

ANA CECÍLIA SILVEIRA LINS SUCUPIRA

A análise da literatura sobre o ensino médico evidencia, nos últimos anos, uma preocupação crescente com a questão da relação médico-paciente na formação do médico. Em geral, nos currículos médicos, pouco espaço é destinado ao ensino da relação médico-paciente, sendo seu aprendizado visto como uma decorrência natural das vivências com o paciente na enfermaria e no ambulatório. As tentativas de introdução de disciplinas específicas para discutir a relação médico-paciente freqüentemente vinham de áreas externas ao campo médico, tais como a psicologia ou a sociologia, e, por isso mesmo, eram colocadas numa situação marginal na grade curricular. Essa posição sobre o ensino da relação médico-paciente expressa a concepção tradicional e idealizada dessa relação, ainda dominante em muitos meios acadêmicos e que pode ser apreendida nesta citação de artigo publicado em 1993: "... a relação médico-paciente é fundamental, já que contempla aspectos profissionais, morais e éticos da maior transcendência. Não se trata de uma ciência, é uma arte que se inicia com o exemplo do mestre e se aperfeiçoa ao longo do tempo, através do seu exercício diário e consciente... Trata-se de algo difícil de definir, algo etéreo que se sente, porém que não se pode palpar nem quantificar". A relação médico-paciente é vista como algo abstrato, dependente apenas de características pessoais do médico e do paciente, tais como a formação moral, educacional e cultural, independente do contexto social em que ela ocorre.

Cuevas-Urióstegui e cols. ponderam que uma das razões para a escassez de estudos mais rigorosos e sistemáticos sobre os aspectos dessa relação é o fato de ela ser considerada como parte da chamada "arte da medicina". Clark e cols. assinalam que muitas das pesquisas nessa área assumem que os médicos são profissionais autônomos exercendo a medicina em verdadeiras "ilhas sociais", uma abordagem consistente com a visão dominante da natureza social da prática médica, mas que ignora trinta anos de pesquisa sociológica sobre a relação médico-paciente e as grandes mudanças históricas na prática médica.

As novas propostas de ensino, tais como o Aprendizado Centrado em Problemas, difundidas na Europa e Estados Unidos, colocam a relação médico-paciente como fundamental na formação do médico, com a introdução do tema desde os primeiros anos do curso. Essas propostas discutem não só os aspectos psicológicos e sociológicos dessa relação, como também incorporam as técnicas desenvolvidas na área da comunicação.

Recentemente, as mudanças no processo de decisão clínica no atendimento médico, que se caracterizaram, principalmente, por uma maior participação do paciente na elaboração do diagnóstico e da definição do tratamento, introduziram mudanças significativas na relação de poder entre o médico e o paciente. Essa participação mais ativa do paciente nas decisões sobre o tratamento, além das implicações relacionadas à questão da responsabilidade compartilhada, surge como uma necessidade constatada a partir dos muitos insucessos das propostas de tratamento. As falhas inexplicadas na terapêutica não podem ser justificadas apenas pelas dificuldades de adesão do paciente ao tratamento. Busca-se no relacionamento médico-paciente uma resposta para a evidência freqüentemente observada de que, mesmo dispondo-se dos meios para lidar com as enfermidades, o sucesso do tratamento nem sempre é alcançado. Alguns estudos têm procurado mostrar a importância de vários aspectos da relação médico-paciente nos resultados dos tratamentos propostos.

Esse novo olhar sobre um tema antigo é uma necessidade criada a partir das análises sobre a prática médica. A preocupação com a qualidade da atenção médica tem sido, entre outros fatores, responsável pelo aumento nas publicações sobre a relação médico-paciente. Nessa linha, observa-se que um dos pontos que mais interferem na avaliação do paciente quanto à qualidade do atendimento é o tipo de relação médico-paciente estabelecida. Nas últimas décadas, publicações têm mostrado que, apesar de o grande avanço tecnológico permitir à medicina tratar com sucesso um maior número de doenças, a insatisfação dos pacientes, principalmente com o médico, vem crescendo. Comentários sobre o modo frio, impessoal e duro de o médico tratar os pacientes começaram a surgir na imprensa médica e leiga, despertando o interesse na discussão sobre a qualidade da relação do médico com seus pacientes.

Muitas das justificativas para essa crise no relacionamento médico-paciente, produzidas no meio médico, tendem a colocar o problema como uma falha na formação acadêmica do médico. As análises no campo da sociologia procuram entender esse modo de relação a partir das transformações ocorridas na prática médica nas últimas décadas, as quais têm criado situações novas para o encontro entre o médico e o paciente, com profundas alterações no modelo tradicionalmente concebido para a relação médico-paciente. Vale ressaltar, ainda, que essas transformações não se expressam igualmente nas diferentes formas de atendimento, ou seja, na medida em que a medicina se realiza de maneira desigual para os distintos grupos sociais, podem-se identificar diferenças na relação médico-paciente, produto dessas desigualdades.

Neste capítulo pretende-se comentar as peculiaridades da relação médico-paciente em pediatria e discutir os aspectos que a compõem, situando-os nos diferentes contextos em que ela tem lugar em nosso meio.

PECULIARIDADES DA RELAÇÃO MÉDICO-PACIENTE

A relação médico-paciente pode ser vista como uma forma de relação social que apresenta peculiaridades próprias, na medida em que envolve um núcleo de saber específico, o saber médico, e que é determinada por uma relação institucional específica. Impõe-se, portanto, pensar não uma relação médico-paciente única, mas diferentes modalidades dessa relação. Essa diversidade não se explica apenas pelas características dos indivíduos que dela participam,

nem em função do momento em que ela ocorre. Trata-se de uma relação determinada pelas formas de organização do trabalho médico, pela categoria social a que pertence a clientela e pelo tipo de mediação institucional que permeia o encontro entre o médico e o paciente.

Em Pediatria, a relação médico-paciente tem peculiaridades próprias. Aquele a quem se chama de paciente muitas vezes não é a criança, mas sim a mãe (ou o pai). Na realidade, é com esta última que o médico constrói a relação médico-paciente de fato. A mãe (ou o pai) não aparece apenas como alguém que representa a criança. Ela tem uma especificidade própria nessa relação, que permite pensar o médico e a mãe como atores de fato da relação médico-paciente, e a criança, o objeto a que ambos se dirigem. Vale ressaltar que cada vez mais é o pai quem traz a criança ao pediatria e com ele se estabelece a relação médico-paciente. Novaes define a complexidade que assume essa relação que envolve três sujeitos: "Na pediatria, por ser a relação de três termos, a complexidade é maior: a criança é, a mãe fala sobre, sem ser, e o médico pensa e decide".

A relação médico-paciente apresenta ainda diferenças quando ocorre com o paciente* na enfermaria ou no ambulatório. A presença dos pais acompanhantes na internação introduziu um elemento novo no trabalho da equipe responsável pela enfermaria. Os pais são participantes ativos do tratamento da criança. Vários trabalhos têm mostrado que a presença do acompanhante traz inúmeros benefícios para a criança, principalmente reduzindo o tempo de internação.

No atendimento ambulatorial, novas variáveis devem ser consideradas. Diferentemente da enfermaria, onde a autorização obtida no momento da internação permite que sejam feitos todos os procedimentos necessários e garante a realização do tratamento, no ambulatório o *contrato* entre o médico e o paciente tem que ser renovado em cada consulta. O retorno do paciente, a realização dos exames complementares e a adesão ao tratamento vão depender muito, ainda que não exclusivamente, desse *contrato*, o qual é simbólico e sintetiza o conjunto de variáveis necessárias e suficientes para que se concretize o atendimento naquele local e com aqueles atores. Entre essas variáveis, sobressai a relação médico-paciente, pois é por meio da participação ativa do paciente nesse *contrato* que o pediatria pode ir agregando novos dados para a compreensão do problema e para a elaboração de uma proposta de tratamento. A relação que se estabelece entre o médico e o paciente constitui, portanto, uma parte fundamental do atendimento médico, influenciando também a qualidade técnica da consulta.

A avaliação da qualidade do atendimento médico

Atualmente, a discussão da qualidade é uma questão fundamental quando se trata da oferta de produtos e serviços. O atendimento em saúde também tem sido objeto de estudos, visando a definir instrumentos e métodos que permitam avaliar a qualidade desse atendimento, tanto do ponto de vista técnico como da satisfação da clientela. É preciso ressaltar que, freqüentemente, o resultado das avaliações feitas por profissionais de saúde sobre a qualidade técnica da consulta não são coincidentes com as opiniões da clientela. O desconhecimento dos parâmetros técnicos próprios à consulta faz com que as avaliações da clientela estejam voltadas para os elementos que definem o acesso ao atendimento e para a relação médico-paciente.

Na literatura americana, as dificuldades de acesso ao atendimento e a conduta do médico constituem os principais focos de insatisfação da clientela. As críticas ao acesso referem-se a horários, disponibilidade de consultas, tempo de espera, forma de pagamento, enquanto a avaliação da conduta do médico diz respeito à atenção

---

* Quando chamamos "de paciente" estamos nos referindo à mãe e/ou ao pai e, ainda, em muitas ocasiões estaremos incluindo também a criança.

recebida e à sua competência. Entretanto, a avaliação da competência aparece, em geral, mediada pela atenção que é dispensada. Outros motivos de insatisfação referem-se a falta de calor humano, fracasso em considerar as expectativas e queixas do paciente, uso de termos não-familiares e falta de explicações adequadas do diagnóstico, da causa da doença e do tratamento.

Em nosso meio, as críticas ao atendimento vão depender das condições sócio-econômicas da clientela, as quais definem, também, o tipo de acesso ao sistema de saúde, ou seja, que serviço de saúde o paciente terá efetivamente direito.

Em pesquisa sobre a relação médico-paciente nas instituições de saúde, realizada em São Paulo, a autora observou que as críticas da população que freqüentava os serviços públicos de saúde referiam-se ao atendimento institucional, ou seja, às dificuldades burocráticas no acesso à consulta e ao modo como os funcionários desses serviços fazem o atendimento, desde a recepção até a consulta. O médico, em geral, era poupado das críticas em função do seu saber técnico, isto é, da sua capacidade de atuar na saúde e na doença, na vida e na morte. A impossibilidade de avaliar a parte técnica da consulta levava a uma certa mistificação do médico, relevando seu comportamento no que diz respeito à relação interpessoal. Assim, as atitudes de desatenção ou mesmo agressivas dos médicos eram desculpadas por serem eles que viabilizavam o acesso ao medicamento, aos exames, à consulta com o especialista. Nos segmentos da clientela mais diferenciados socialmente, a crítica já se dirigia à forma de relacionamento e esboçava um julgamento da competência técnica.

Street, em estudo sobre a avaliação da consulta pediátrica pelos pais, identifica três aspectos da comunicação no comportamento do médico e analisa o grau de influência que cada um desses aspectos exerce sobre a satisfação da clientela: 1. a disponibilidade para informar – a quantidade e a qualidade de informações que são fornecidas na consulta; 2. a sensibilidade interpessoal – comportamentos na área afetiva que refletem a atenção e o interesse do médico em relação aos sentimentos e às preocupações, tanto da criança como dos pais; e 3. a disponibilidade para a parceria – o grau em que o médico permite ou estimula os pais a participarem na consulta dando opiniões e sugestões. Street encontrou que a satisfação dos pais está influenciada, primeiramente, pelo grau de informação recebida, em segundo lugar, pela sensibilidade interpessoal e, em menor grau, pela possibilidade de co-participação na consulta. Embora muitos pacientes desejassem ter suas preocupações e opiniões discutidas e suas preferências consideradas na elaboração do plano terapêutico, há aceitação da postura de poder do médico em função do reconhecimento do seu saber e competência. Em geral, os pais valorizam muito a quantidade e a qualidade das informações recebidas do médico sobre a saúde dos seus filhos. O autor comenta ainda que há uma tendência dos médicos a subestimarem o desejo dos pais de receberem informações sobre o diagnóstico e o tratamento, como também de participarem ativamente no estabelecimento do plano terapêutico.

Na pesquisa da autora, citada anteriormente, a imagem da dificuldade de compreensão das informações sobre o diagnóstico, presente tanto no médico como no paciente, reduzia as expectativas deste último a que fosse informado, apenas, a localização do problema, "é na garganta", "é no rim".

Uma linha de análise sobre as causas da insatisfação da clientela relacionada ao comportamento do médico aponta o papel da escola médica, no que tem sido chamado de processo de desumanização do estudante durante sua formação acadêmica. Nesse processo, ao longo do curso médico e a partir dos modelos com os quais vão se identificando, os estudantes perdem gradativamente a postura inicial de empatia e idealismo em relação aos pacientes para assumirem atitudes mais impessoais. Há um consenso quanto à insuficiência na abordagem dos aspectos humanísticos da prática médica nos cursos de medicina.

A ORGANIZAÇÃO DOS SERVIÇOS DE SAÚDE E A RELAÇÃO MÉDICO-PACIENTE

Embora seja indiscutível a importância que a formação acadêmica exerce no desempenho futuro do médico, é necessário entender que os determinantes dessa formação são também os que condicionam o exercício da medicina. Assim, é fundamental situar e contextualizar a relação médico-paciente, ampliando-se seus determinantes para além dos atributos individuais de cada um. Isso significa dizer que é preciso caracterizar os atores e o espaço em que se dá essa relação, uma vez que as várias instituições determinam diferentes tipos de clientela e formas de realização da prática médica, definindo condições específicas para o encontro entre o médico e o paciente.

As novas formas de organização do trabalho médico e a produção de serviços constituíram-se sob a ótica da especialização e da incorporação acelerada da tecnologia, tendo sua expressão em novas modalidades de divisão social do trabalho médico.

De acordo com Donnangelo, a decomposição do ato médico nas diversas especialidades introduziu o caráter da complementariedade e da dependência entre as diferentes formas do trabalho especializado. A prática médica passa a requisitar a atuação de vários médicos. O que antes se resolvia em uma única consulta com o antigo médico de família, hoje, requer o concurso de um ou mais especialistas. O generalista – o pediatra – deveria ser quem manteria a relação mais direta com o paciente, sendo seu ponto de referência. Dificilmente isso ocorre, o pediatra geral é visto como um *momento* na direção do médico especialista.

Um outro aspecto que tem interferido na relação entre o médico e o paciente é a crescente introdução de tecnologia na prática médica. São inegáveis os avanços e as possibilidades de cura que as novas invenções tecnológicas trouxeram para o campo da medicina. O que se questiona é a forma como vem ocorrendo a incorporação dessa tecnologia na prática médica. Em vez do papel complementar à clínica, observa-se que a utilização de tecnologia na prática médica tem sido vista como substitutiva dos processos clínicos de investigação diagnóstica. Dessa forma, a história clínica perde importância e não se valoriza a fala do paciente. A relação interpessoal que ocorre na consulta fica comprometida, o que, com freqüência, pode interferir negativamente nos processos diagnósticos e terapêuticos. Por sua vez, a assimilação de um padrão de medicina de alto tecnicismo induz a clientela a exigir do médico a inclusão, na consulta, de recursos sofisticados, que passam a ser considerados indispensáveis à saúde. Assim, tanto para o médico como para a clientela, a crença na tecnologia confere aos exames subsidiários um valor diagnóstico que reduz o papel da anamnese e do exame clínico.

Muitos momentos que colocam frente a frente o médico e o paciente têm como objetivo a realização de procedimentos diagnósticos ou terapêuticos, nos quais o equipamento é a principal referência. O médico torna-se um operador da máquina ou mesmo um instrumento da máquina. A relação com o paciente acontece em função do equipamento, o paciente é visto como um objeto que viabiliza o funcionamento da máquina. Não se trata de um fenômeno observado exclusivamente na medicina. É a expressão do modo de vida moderno, em que o computador, o carro e outras máquinas fazem parte da vida das pessoas, substituindo antigos modos de viver e relacionar-se.

Entender o modo pelo qual tanto a especialização como a incorporação de tecnologia acontecem nos diferentes momentos de realização da prática médica à luz das transformações ocorridas na forma de organização e produção dos serviços médicos é um passo indispensável para a compreensão de como se dá a relação médico-paciente em nosso meio.

A institucionalização da prática médica – entendida aqui como o processo pelo qual a prática médica passou a ter uma organização institucional, funcionando de forma grupal em clínicas, centros médicos, empresas, instituições públicas ou, ainda, a partir da visão da medicina enquanto uma instituição passível de regulamentações, leis e fiscalização – introduziu novas relações de trabalho para o médico. Uma das conseqüências observadas nesse processo foi o rompimento dos padrões clássicos de organização da consulta, que se traduziu na perda de alguns pressupostos considerados essenciais à garantia da qualidade na relação médico-paciente.

Os dois aspectos, considerados mais significativos, decorrentes da substituição do trabalho médico liberal pela prática médica assalariada institucional são a perda da autonomia profissional e da possibilidade de livre escolha do médico pelo paciente. A imposição de uma clientela ao médico e a mediação burocratizada da instituição são vistas como limitantes à liberdade de relacionamento do médico com o paciente. A perda da autonomia profissional aparece sempre como algo negativo. Embora as limitações ao exercício da prática médica, decorrentes da necessidade de garantir o lucro, possam ser prejudiciais à qualidade do atendimento, a perda da autonomia profissional, em função da regulamentação e da fiscalização dessa prática pelo Estado ou entidades como o Conselho Regional de Medicina, pode ser um fator desejável para a garantia dessa qualidade.

O modo como o médico assimila as novas condições de trabalho determina representações específicas da relação médico-paciente. Embora a atividade profissional predominante seja sob a forma de assalariamento, persiste a imagem do consultório particular como o único lugar onde a prática médica tem as condições ideais para sua realização. Essa valorização do trabalho médico liberal expressa, nas palavras de Donnangelo, "uma ideologia bastante difundida, segundo a qual a dignidade profissional, a motivação para o trabalho, a preservação dos princípios éticos e a própria qualidade da atividade médica podem ser significativamente elevadas, a partir do momento em que se assegure ao médico a possibilidade de ser livremente escolhido pelo paciente e de determinar seus próprios padrões de relacionamento como ele". Ainda que exista uma crítica objetiva às condições de exercício da medicina, muitas vezes, na justificativa para a qualidade do atendimento prestado, a referência à falta de condições de trabalho assume um caráter generalizado, enquanto expressão dessa ideologia. Assim, aparece como impossível uma medicina de boa qualidade fora dos moldes tradicionais da prática liberal.

As conseqüências imediatas das concepções que os médicos fazem do seu trabalho institucional se refletem no tipo de envolvimento com o paciente e, conseqüentemente, nas relações que estabelecem com o paciente. Em nosso meio, os serviços públicos, que constituem a forma de acesso de grande parte da população ao sistema de saúde, têm finalidades específicas que, ao determinarem o tipo de assistência médica a ser realizada, definem as condições do trabalho médico, o padrão de consulta e a forma de acompanhamento do paciente.

O estabelecimento de uma relação médico-paciente personalizada pressupõe a existência de condições estruturais e funcionais que facilitem a formação de um vínculo efetivo entre o paciente e o médico, de modo a fortalecer o compromisso individual do médico com o seu paciente. Isso implica pensar um sistema de agendamento de retornos que possibilite a fixação da clientela ao médico, um sistema de anotação com registro de dados que permita a identificação individualizada de cada cliente e a valorização do discurso do paciente, respeitando suas demandas e expectativas. Pressupõe, portanto, uma intenção por parte da instituição nesse sentido e uma disponibilidade efetiva do médico para assumir sua clientela. Na prática, as dificuldades colocadas, tanto pela instituição como pelo médico, para o agendamento prévio dos retornos, ou para o atendimento quando solicitado, exprimem a intenção de impedir a formação de uma clientela fixa.

A vinculação do paciente ao serviço de saúde é mediada pela matrícula, vínculo burocrático que se constitui no símbolo de um conjunto de normas determinantes do significado de ser cliente. A matrícula institui o paciente. Para o cliente, a matrícula representa sua inserção numa relação possuidor/possuído com a instituição. Esse vínculo que a matrícula proporciona é uma necessidade da clientela, o qual lhe permite ter um ponto de referência, um lugar de identificação, em que imagina dispor de privilégios por possuir e ser parte da instituição. Esta, por sua vez, nega essa vinculação, mas dá condições para que ela seja idealizada pela clientela. O paciente necessita personalizar a instituição, para assim assegurar sua própria personalização, sua identidade. No seu processo de institucionalização, vão sendo criados vínculos com as regras, com os horários e, até mesmo, com a sala. O paciente diz: eu sou da sala 1, sou da manhã, sou do horário das 3 da tarde.

A ausência de um vínculo efetivo entre o paciente e o médico torna essa relação impessoal. O caráter impessoal da relação pode ser bem exemplificado no modo como o médico dirige-se aos seus pacientes. Muitas vezes ele desconhece o nome daquela com quem mantém a relação médico-paciente. Dirigir-se às mães, como é freqüente entre os pediatras, chamando-as de *mãe*, reforça o caráter impessoal da relação, na medida em que reduz a individualidade das mães à categoria formal de mãe.

Tudo isso não impede que a mãe estabeleça com o médico um vínculo personalizado, o qual, em geral, só existe na maneira como ela percebe aquela relação. É interessante ressaltar o modo como a mãe recompõe determinadas características da relação médico-paciente que permite, no plano das representações, a sua construção segundo os moldes tradicionais da medicina liberal. A elaboração desse vínculo transcende a necessidade de fixar a criança a um determinado médico, que a acompanhe e conheça sua história clínica. É como se fosse realmente o médico da família. A mãe refere-se ao médico com a intimidade de quem convive há anos essa relação médico-paciente. No entanto, tudo não passa de um vínculo unilateral.

Nos serviços privados, cuja clientela depende de uma opção do consumidor, no caso a empresa que contrata os serviços ou o seguro de saúde que os credencia, ou quando existe a compra direta individualizada do trabalho médico, o vínculo tende a se estabelecer e a se manter de forma diferente. Um dos fatores que contribui para isso é o fato de que a avaliação que os clientes fazem do médico é devidamente considerada para a manutenção do contrato. Essa avaliação pauta-se em critérios nos quais a imagem da competência profissional é redefinida pelas expectativas e pelas necessidades individuais da clientela, tendo como referência o grupo social.

Um aspecto importante na construção desse vínculo e que vem sendo bastante discutido nas propostas de reorganização do atendimento nos serviços de saúde é o acolhimento do paciente. A maneira pela qual a instituição acolhe o paciente e suas demandas reflete-se na forma como o médico fará esse acolhimento, quando no relacionamento direto com o paciente. As condições de atendimento, as acomodações para a espera da consulta, a disponibilidade de informações sobre o funcionamento da instituição são alguns aspectos que podem expressar consideração e respeito, necessárias ao acolhimento do paciente, visto como uma pessoa com necessidades, expectativas e, principalmente, um ser fragilizado pela presença da doença.

O PODER NA RELAÇÃO MÉDICO-PACIENTE

O médico, ao possuir um saber específico, detém um poder que se expressa numa relação de autoridade e em práticas autoritárias. A relação de autoridade apóia-se no reconhecimento e na legitimidade do saber médico. A autoridade do médico é real e desejada pelo paciente que vê nela a legitimação de uma responsabilidade social, segundo a qual esse profissional tem que resolver os problemas de saúde. Entretanto, essa relação reproduz também as relações sociais que se dão entre sujeitos de categorias sociais diferentes, nas quais não há o reconhecimento da condição de cidadãos que têm direitos iguais, o que permite o exercício do autoritarismo nas diferentes formas de relação do cotidiano dos sujeitos sociais. Assim, essas práticas autoritárias tornam-se mais evidentes quando o médico se dirige aos grupos de posição inferior na escala social. Autoritarismo que é legitimado por ser exercido por quem porta um saber que confere poderes para lidar com a vida, a doença e a morte.

O desejo de uma prática mais humanizada passa, necessariamente, pela identificação dos aspectos autoritários incorporados à prática habitual do pediatra. Práticas autoritárias que se expressam sob uma forma velada ou explícita de violência, a qual pode ser identificada em atitudes que vão desde desconsideração com o cliente (não respeitar a privacidade da consulta, o tempo de espera, não escutar o paciente, negar informações) até comportamentos nitidamente agressivos (o modo como o médico explicita a ignorância e ingenuidade da mãe, a maneira como ele repreende, critica e reprime as mães, as formas agressivas de lidar com a criança durante o exame físico). Observam-se comportamentos que vão desde uma postura contida, educada, distante e impessoal, até aquele médico explosivo, emocional, grosseiro. Traços diferentes de personalidade que dão forma à relação de dominação autoritária. As várias formas pelas quais os comportamentos do médico vão se expressar em práticas autoritárias são legitimadas pela instituição. Nos serviços públicos de saúde, nos quais não se valoriza a avaliação da clientela, é onde se observam as formas mais agressivas do comportamento médico. Geralmente é quando o médico se dirige aos grupos de nível sócio-cultural mais elevado que se observa, por parte dele, uma atitude educada e respeitosa com o cliente.

A dinâmica nas consultas depende da relação que se desenrola entre o poder do médico e os direitos da clientela. A instituição onde ocorre essa relação define para o médico e para o cliente direitos e obrigações específicos. Configura-se, assim, um padrão de comportamento do médico em relação ao paciente que vai mudando gradativamente, à medida que ele vai reconhecendo direitos na clientela.

O significado das atitudes do médico na consulta pode ser apreendido tanto pelo lado do poder do médico, como pela imagem de ausência de direitos da clientela. Essa "ausência" de direitos na clientela, dando espaço à dominação autoritária do médico, pode ser percebida na dinâmica dada à consulta, no diálogo, na movimentação do médico e do paciente, no modo como são tratados os problemas trazidos pela clientela, enfim, em todos os momentos que compõem a relação médico-paciente. A "ausência" de direitos pode ser exemplificada quando se impede o pai de participar da consulta junto com a mãe. Não há espaço para o pai na consulta realizada na maior parte dos serviços de saúde. Contudo, mesmo quando é permitido ao pai entrar no consultório, sua presença é ignorada. O diálogo que o médico estabelece com a mãe exclui o pai. Por sua vez, a mãe sabe que não deve incluir o pai na conversação e este permanece calado, reconhecendo o lugar que lhe é destinado.

Nas instituições públicas de saúde que absorvem a clientela de renda mais baixa, o modo como médico e paciente reconhecem os direitos que cabem a este último define, também, o espaço a ser ocupado pela mãe no interior do consultório. Parece haver, inclusive, uma espécie de marcação cênica que indica os lugares que ela pode ocupar, os movimentos que deve fazer. Os mecanismos pelos quais os serviços de saúde vão contendo a movimentação da clientela no seu interior têm efeitos, também, na consulta, contendo seus gestos, sua expressão.

Em algumas instituições, sentar e conversar não se incluem no espaço permitido à clientela ocupar (em muitos consultórios não há cadeira para o paciente). A redução do espaço que o cliente deve

ocupar na consulta é percebida na relação que as mães têm com as crianças no consultório.

Freqüentemente, estão contendo os filhos para que não mexam nos objetos. Durante a consulta, a curiosidade infantil aguçada diante do ambiente desconhecido é reprimida pela mãe, que tenta manter a criança junto de si. Em algumas situações, é o próprio ambiente institucional que, intimidando a criança, exerce tal controle. Assustada, ela permanece junto à mãe. A submissão da mãe diante da instituição estende-se à criança.

Os direitos da clientela tornam-se mais evidentes no consultório particular, onde o pagamento direto pelos serviços médicos explicita, também, a aquisição de direitos sobre o médico. Este é obrigado a ouvir o paciente, conversar e atender um nível mais acentuado de exigências por parte da clientela. Essa mudança na relação de direitos pode ser percebida de alguma forma, também, nos serviços que atendem uma clientela mais diferenciada socialmente. Modifica-se o espaço e a movimentação da clientela. Algumas vezes, é a clientela que demarca os movimentos do médico. As mães entram, vão sentando-se e conversando. A criança invade o consultório, sobe na mesa de exame, explora o ambiente, enfim, exige atenção. O médico é obrigado a perceber a criança como indivíduo e não apenas como um objeto do seu trabalho. Ele procura agradar a criança, ganhar sua confiança para que o exame físico possa ser realizado tranqüilamente. Quando a criança excede certos limites, é o médico quem gentilmente a reprime, retirando-lhe o estetoscópio ou outro objeto ameaçado.

Recentemente, observa-se em algumas situações a diminuição do poder do médico na medida em que o paciente reivindica para si o direito de participar da decisão clínica, isto é, quanto à forma de tratamento a que será submetido. Várias publicações sobre o processo de decisão médica baseada em evidências discutem os aspectos dessa nova forma de relação entre o médico e o paciente, enfocando principalmente a distribuição de poder e controle nessa relação. Além disso, o *consentimento informado*, necessário para a realização dos procedimentos médicos e cirúrgicos, garante ao cliente o poder de decidir se aceita ou não a proposta terapêutica. A escolha de um plano de tratamento por parte do médico não pode mais ser restrita ao modelo biomédico, mas tem de considerar o contexto mais amplo do paciente, incluindo seus valores, desejos e expectativas. Para isso, cada vez mais é exigido do médico fornecer as explicações necessárias ao paciente para que este possa, também, tomar decisões. Nesse sentido, o médico precisa capacitar-se para um melhor desempenho nas suas explicações, de modo a ser devidamente entendido pelo paciente.

A COMUNICAÇÃO ENTRE O MÉDICO E O PACIENTE

A qualidade da relação médico-paciente está fortemente influenciada pela habilidade do médico em comunicar-se com o paciente. Essa habilidade é fundamental para a obtenção de uma boa história clínica, assim como para facilitar a interação com a criança que favoreça a aproximação do médico para a realização do exame físico. É necessário, portanto, que a comunicação se estabeleça tanto com os pais como com a criança.

Wall chama a atenção para a comunicação não-verbal mediada, conscientemente ou não, por símbolos: o avental branco, o estetoscópio, uma expressão ansiosa, uma expressão de preocupação com o paciente, um aceno de cabeça, entre outros, sendo o médico, o qual representa o poder de cura, o mais poderoso desses símbolos. Cuevas-Urióstegui e cols. comentam que fatores tais como a atitude, a expressão e os movimentos corporais formam parte da capacidade do médico para estabelecer uma comunicação não-verbal com seus pacientes. DeShazo, referindo-se ao poder de comunicação da linguagem corporal do médico, cita al-

TIPOS DE CONSULTA

Atualmente, podem ser distinguidos alguns padrões de consulta de acordo com a instituição em que acontece o atendimento. Assim, têm-se as consultas realizadas nos prontos-socorros, nas unidades básicas de saúde, nos ambulatórios gerais ou especializados, sejam públicos, sejam de convênios, e as consultas no consultório privado. A política institucional em cada local define padrões de atendimento que direcionam o comportamento do médico gerando diferentes modelos de consulta.

As consultas nos setores de urgência requerem uma dinâmica própria na qual o tempo de consulta e a natureza do caso exigem decisões rápidas, sendo importante manter o acompanhamento da criança em momento posterior para que, numa consulta com maior tempo, possam ser abordados todos os setores da pediatria.

Nas consultas de rotina, o atendimento pode ser feito apenas pelo pediatra ou contar com a participação de outros profissionais, com o atendimento multiprofissional, quando então as possibilidades de abordagem da criança encontram-se ampliadas. Esse atendimento, no entanto, deve estar condicionado às necessidades de cada caso.

Uma outra modalidade de consulta é o atendimento em grupo. Nesse tipo de consulta, em geral, há uma parte inicial, realizada individualmente (embora possa ocorrer no espaço do grupo em que já se encontram outras maes com seus filhos), em que cada mãe ou pai relata sua queixa ou demanda, seguida do exame físico e, posteriormente, da atividade coletiva em que são discutidos os diagnósticos, as dúvidas, as condutas e as orientações.

BIBLIOGRAFIA

1. MERHY, E.E. – A rede básica como uma construção da saúde pública e seus dilemas. In Merhy, E.E. & Onocko, R. *Agir em Saúde – Um Desafio para o Público*. São Paulo, Hucitec, 1977. 2. NEMES, M.I.B. – Ação programática em saúde: recuperação histórica de uma política de programação. In Schreiber, L.B. *Programação em Saúde Hoje*. São Paulo, Hucitec, 1990. 3. NOVAES, H.M.D. – *A Puericultura em Questão*. Dissertação de Mestrado apresentada no Departamento de Medicina Preventiva da FMUSP, São Paulo, 1979. 4. SUCUPIRA, A.C.S.L. – *Relações Médico-Paciente nas Instituições de Saúde Brasileiras*. Dissertação de Mestrado apresentada no Departamento de Medicina Preventiva da FMUSP, São Paulo, 1982. 5. SUCUPIRA, A.C.S.L. & NOVAES, H.M.D. – A prática pediátrica no consultório. In Sucupira, A.C.S.L.S. *Pediatria em Consultório*. São Paulo, Sarvier, 3ª ed., 1996.

Segunda Parte

Puericultura

coordenador

Claudio Leone

colaboradores

Ana Maria Bara Bresolin
Anita Hayashi
Dulce V. M. Machado
Eduardo Marcondes
Gabriel W. Oselka
Gilson Quarentei
Hedda A. de Oliveira Penna
Hugo Issler
Ilda Nogueira de Lima
José Augusto Nigro Conceição
Lucia Ferro Bricks
Pedro de Alcantara

1 Alimentação da Criança*

ANA MARIA BARA BRESOLIN
ILDA NOGUEIRA DE LIMA
HEDDA A. DE OLIVEIRA PENNA
HUGO ISSLER

INTRODUÇÃO

Os conhecimentos da nutrição infantil são fundamentais na formação do profissional de saúde, pois o capacitam a lidar com situações muito freqüentes na prática clínica. Conhecer e entender esse processo, desde a aceitação alimentar até o aproveitamento dos diferentes nutrientes, nos seus aspectos biológicos e psicossociais e nas diferentes etapas do crescimento e desenvolvimento do ser humano, constitui um verdadeiro corpo de doutrina que ocupa situação de grande relevância na assistência à criança.

Incorporar a esse conhecimento a situação específica de cada criança e de sua família, individualizando a avaliação da situação alimentar e a conduta de acordo com as condições de vida e o contexto social, exige uma postura de reflexão e de maturidade do profissional.

Não basta seguir normas rígidas ou ditar regras e orientações, mas, a partir do conhecimento científico e do embasamento teórico, construir com a família as alternativas e as soluções possíveis para os problemas específicos da alimentação da criança.

A adequação da dieta às necessidades da criança garante sua nutrição, processo ao qual todas as demais funções vitais são subordinadas e pelo qual substâncias inorgânicas e orgânicas, originárias do meio ambiente, componentes de vegetais ou animais, são incorporadas ao organismo por meio dos processos intermediários da alimentação, da digestão, da absorção e da metabolização.

A nutrição, um dos principais determinantes da saúde e do bem-estar do ser humano, assume especial importância nos primeiros anos de vida.

Subordinados que são à incorporação de nutrientes ao organismo, o crescimento e o desenvolvimento, características fundamentais da criança, são, conseqüentemente, altamente dependentes da satisfação das necessidades nutricionais.

Como o crescimento não é uniforme durante toda a infância, mas apresenta picos de intensidade nos dois primeiros anos de vida e na adolescência, os distúrbios da nutrição ocorrem mais freqüentemente nessas duas faixas etárias.

As necessidades energéticas diárias do recém-nascido estão em torno de 120kcal/kg de peso corpóreo, enquanto, no adulto jovem, sadio e moderadamente ativo, representam apenas um terço desse valor. A taxa de metabolismo basal, expressa em termos de superfície corpórea, reduz-se com o aumento da idade cronológica. A contribuição da atividade dos diferentes órgãos na composição dessa taxa também se modifica; assim, o metabolismo encefálico representa dois terços do basal no lactente e apenas um quarto no indivíduo adulto.

O metabolismo protéico também é muito ativo na criança, o que aumenta suas necessidades energéticas, relativamente às do adulto, por ser a ação dinâmica específica das proteínas maior do que a dos hidratos de carbono e das gorduras. Acresce que, nos primeiros anos de vida, a atividade muscular da criança é quase incessante e suas perdas calóricas são mais acentuadas, quer por irradiação, pois são proporcionais à sua maior superfície corpórea relativa, quer através dos excretas, eliminados aquecidos, em volume proporcionalmente maior aos produzidos pelo indivíduo adulto.

Importa considerar, ainda, que o alimento, matéria-prima para o processo nutritivo, só é acessível à criança de pouca idade por meio de ações de adultos, dos quais depende para recebê-lo de forma adequada, tanto em relação à qualidade e à quantidade, quanto ao modo de administração. Essa dependência, total no início da vida, pode ser causa, e o é, com lamentável freqüência, de agravos à saúde da criança, tanto de ordem física, relativos a seu estado nutricional, como psíquica.

As necessidades nutricionais individuais variam por motivos constitucionais e ambientais, de tal modo que uma dieta supostamente adequada, com base em dados teóricos e populacionais, não garante que determinada criança esteja recebendo, em dada fase da vida, nutrição ótima. Assim, o estado nutricional deve ser constantemente avaliado por dados de anamnese alimentar e de outros aspectos conjugados a dados de exame físico, tais como ganho de peso e estatura, pele lisa e brilhante, cabelo lustroso, bom desenvolvimento e tono muscular, bom desenvolvimento e saúde dos dentes, boa postura, olhos límpidos, estado de alerta e curiosidade. No que se refere a dados antropométricos, a comparação de medidas prévias da própria criança é mais útil para a avaliação de seu estado nutricional do que a simples correlação com tabelas de referência para a idade.

Na assistência à criança, é fundamental que seu crescimento e desenvolvimento sejam abordados em sentido global, abarcando aspectos físicos, psíquicos, intelectuais, emocionais e sociais, tanto individuais quanto em relação à família e à comunidade. A nutrição está intimamente ligada a esse processo, não podendo ser considerada isoladamente, da mesma maneira que não é possível analisar as características da criança e eventuais doenças, sem atentar cuidadosamente para seu estado nutricional. Assim é que situações que parecem constituir problema apenas nutricional podem ter como causa determinantes orgânicos de outra natureza, emocionais ou sociais, enquanto, dado o caráter rigorosamente unitário do conjunto biopsíquico da criança, deficiências nutricionais podem trazer alterações de todas as outras funções orgânicas, diminuindo a tolerância alimentar, a eficiência dos mecanismos de imunidade, a resistência aos agravos do ambiente físico e a estabilidade emocional.

A propedêutica alimentar permite ao profissional identificar tanto problemas de ordem orgânica como psicossociais, uma vez que a conduta alimentar reflete o desenvolvimento global da criança, sua interação com o meio, as relações familiares e como ela reage diante das situações vivenciadas. Essa conduta se estrutura desde os primeiros dias de vida, modificando-se nas diversas fases do processo de crescimento e socialização da criança e do adolescente. As intervenções do profissional não se restringem, portanto, à alimentação, mas acabam por interferir na existência do indivíduo. A relação da alimentação com a sobrevivência traz uma dimensão especial ao ato de se alimentar, podendo resultar em sensações de satisfação e de amor ao atender às expectativas do binômio mãe-filho, ou de ansiedade e sofrimento nas situações de recusa alimentar.

Pedro de Alcantara corporificou alguns princípios gerais que devem reger a alimentação infantil, a saber:

Atender às necessidades energéticas ou quantitativas – a quantidade de alimento que a criança deve ingerir é aquela que satisfaça seu desejo de se alimentar, isto é, seu apetite, e que promova seu bom crescimento e desenvolvimento, segundo sua dotação genéti-

* Agradecimentos: a colaboração das nutricionistas Cristina T. Kariya e Andrea G. do Nascimento pela elaboração das tabelas 2.15 e 2.16.

ca. Em outras palavras, deve-se oferecer à criança quantidade de alimento suficiente para que deixe resto, sem insistir de qualquer modo, sem utilizar quaisquer recursos que a induzam a aceitar mais do que deseja, mantendo, ao mesmo tempo, vigilância sobre seu crescimento e desenvolvimento. Se a criança satisfaz seu apetite, mas não se desenvolve adequadamente, configura-se anorexia, cujas causas devem ser investigadas. Se a criança aceita quantidades maiores do que necessita, torna-se obesa; nesse caso, é necessário procurar a causa da polifagia, que pode ser orgânica, funcional ou emocional, ao mesmo tempo que se procura diminuir progressivamente a ingestão calórica. Há crianças que ingerem quantidades maiores do que as esperadas para o grupo etário, por terem velocidade e intensidade de crescimento acima da média; o reconhecimento dessa situação não deverá levar à tomada de qualquer medida tendente a diminuir a ingestão calórica.

Ser adequada em relação a intervalos ou horário e número de refeições diárias – a criança deve ser alimentada quando sentir fome, que se manifesta, em geral, pelo choro. Como não só a fome é causa de choro, deve-se seguir, no início da vida, horário flexível, auto-regulado, contínuo. O lactente, gradual e naturalmente, abandona entre os 2 a 3 meses a mamada da madrugada, quando se estabelece o ritmo circadiano. A sede pode ser causa de choro a intervalos curtos, principalmente no aleitamento artificial. Recomenda-se, nesses casos, oferta freqüente de água ou chá.

Apresentar correlação adequada – os nutrientes essenciais, água, hidratos de carbono, proteínas, gorduras, sais minerais e vitaminas, devem estar presentes na dieta da criança em quantidades suficientes.

Ser constituída por leite materno nos primeiros meses de vida – o leite materno é o único alimento que seguramente atende aos princípios já enunciados, além de influir poderosamente no estabelecimento de relações emocionais adequadas entre mãe e filho.

Corresponder à capacidade digestiva nos vários períodos de desenvolvimento.

Introduzir alimentos novos de modo progressivo – visa a tatear a tolerância gastrintestinal e a sensibilidade alérgica, bem como o paladar.

Ser tão variada quanto possível – permite que a criança receba todos os nutrientes que necessita e previne a anorexia decorrente de monotonia da dieta.

Equilibrar a tendência laxante e obstipante dos alimentos.

Ministrar os alimentos com técnica adequada à sua boa aceitação, bem como à boa formação psíquica da criança – são condições para boa aceitação dos alimentos, além do seu sabor, ambiente agradável quanto à temperatura, iluminação, ruídos, odores, situação corporal confortável, ritmo adequado de administração e temperatura adequada dos alimentos, dependendo do tipo. Em relação à boa formação psíquica, é indispensável que o ato de se alimentar não seja causa de agressão à criança, respeitando-se, serenamente e de imediato, sua recusa.

BASES FISIOLÓGICAS

No adulto normal, as funções fisiológicas apresentam-se estáveis, enquanto na criança ocorre maturação progressiva, quer morfológica quer funcional, como em relação aos aspectos psíquicos e sociais desde o nascimento até, principalmente, o segundo ano de vida. As funções fisiológicas mais relacionadas à alimentação são as do aparelho renal e digestivo.

É necessário, portanto, que a alimentação esteja corretamente adaptada ao estágio de desenvolvimento da criança, no que se refere à qualidade, à quantidade e ao modo de apresentação.

Como a transição entre as diversas fases de maturação funcional se faz de modo gradual, sujeito a amplas variações individuais, tanto em relação à época em que ocorrem quanto à velocidade com que se completam, é necessário observar a evolução do desenvolvimento de cada criança, a fim de não se intervir inoportunamente em sua alimentação.

Peculiaridades da função renal

Durante o primeiro ano de vida, especialmente nos primeiros meses, os rins amadurecem morfológica e funcionalmente. A taxa de filtração glomerular é baixa nos recém-nascidos, particularmente nos prematuros, e alcança $2/3$ dos valores normais aos 3 meses de idade. A função tubular também é mais baixa, mas os mecanismos de manutenção da homeostase estão presentes e são funcionantes. Nos primeiros meses de vida, ocorrem limitações importantes para manter o equilíbrio de sal, água, carga ácida e privação de água. Nesse período, a capacidade de concentração renal e, conseqüentemente, a osmolaridade urinária máxima na criança são inferiores em comparação às encontradas no adulto. Os recém-nascidos de baixo peso, nos primeiros dias de vida, apresentam deficiência na capacidade de excreção renal de radicais ácidos; assim, uma dieta com elevado teor protéico pode determinar acidose metabólica transitória nessas crianças.

Com o aumento de oferta de solutos na dieta, haverá aumento das necessidades de água para sua excreção renal; o recém-nascido e o lactente, pelo menos de até 3 meses de vida, podem entrar em balanço negativo de água e correr riscos, se houver qualquer perda adicional. Desidratação hipertônica pode manifestar-se como complicação de gastrenterite aguda em lactentes alimentados com fórmulas lácteas muito concentradas e quando se introduzem sólidos precocemente na dieta. A administração de leites com teor de proteínas e com concentrações eletrolíticas elevadas, como leite evaporado, com 2% de gordura ou desengordurado, parece ter o mesmo potencial na predisposição a estados hiperosmolares. Durante o segundo semestre de vida, essas limitações desaparecem, mas persiste alguma incapacidade de resposta à sobrecarga de sal.

A relação entre a ingestão de sal e a prevalência de hipertensão arterial foi estabelecida em estudos populacionais de comunidades com determinados padrões de vida. Nesses estudos, a baixa ingestão de sal foi compatível com taxas desprezíveis de hipertensão, não havendo relação do aumento da pressão arterial com a idade. Nas comunidades que ingeriam muito sal, observou-se associação entre essa ingestão e a alta prevalência de hipertensão arterial. Entretanto, em uma mesma população, essa relação não é tão evidente, pois depende de fatores genéticos que definem a suscetibilidade do indivíduo aos fatores ambientais que induzem à hipertensão arterial.

Observações em animais recém-nascidos também levam a supor que a ingestão excessiva de sal por lactentes e crianças pode predispor à hipertensão na idade adulta. Embora a ingestão de sódio seja, provavelmente, apenas um dos fatores contribuintes para o aparecimento desse agravo, é possível que a ingestão baixa de sódio, desde os primeiros meses de vida, possa proteger contra o risco de desenvolvimento de hipertensão.

Peculiaridades da função digestiva

O reflexo de sucção, coordenado com o da deglutição, confere ao recém-nascido normal de termo a capacidade de obter e deglutir líquidos. Essa capacidade reflexa já se faz presente na vida intra-uterina, tendo continuidade no ato da amamentação, pela busca do seio, sucção e deglutição do leite. Nessa fase da vida, toda a relação da criança com o mundo se dá por meio da boca, no ato da amamentação, que expressa uma verdadeira simbiose entre mãe e filho. O reflexo lingual, que possibilita que o alimento sólido atinja a porção posterior da cavidade oral, como preparo para sua deglutição, não está bem desenvolvido nos primeiros 4 meses de vida extra-uterina, ocorrendo a extrusão reflexa dos sólidos colocados no segmento anterior da língua; nessa fase, a deglutição só se dará se o alimento for introduzido na porção posterior da cavidade oral.

A partir do segundo trimestre, esse reflexo começa a se manifestar no padrão do adulto. Ainda, devido à incoordenação dos movimentos do palato mole, o conteúdo esofágico ou gástrico pode ser eliminado também pelas fossas nasais, em episódios de regurgitação ou de vômito, sem que o fato tenha, obrigatoriamente, significado patológico.

No primeiro trimestre de vida, devido à incompetência do esfíncter da cárdia, ocorre, em grau maior ou menor, refluxo cardioesofágico, que vai diminuindo gradativamente, paralelamente à maturação do sistema nervoso autônomo.

A salivação, estimulada pelo ato de mamar e pela mastigação, é reduzida nos primeiros 3 meses de vida, sendo também relativamente pequena a concentração de amilase salivar. Após os 4 meses, ambas se elevam rapidamente, sendo que, em torno de 1 ano, a concentração de amilase atinge o nível do adulto.

Aos 4 meses, a criança já manifesta excitação à visão de alimento. Aos 5 meses, pode indicar desejo por alimento, abrindo a boca, e desinteresse ou saciedade, inclinando o corpo para trás e/ou fazendo movimentos laterais da cabeça.

A erupção dos dentes de leite e o conseqüente início da função mastigatória ocorrem em torno dos 6 meses de idade; a mastigação é, a princípio, fenômeno reflexo, que passa progressivamente a ter padrão motor coordenado, sob controle voluntário; a força mastigatória aumenta de 1,5 a 2,5kg/ano de idade, atingindo a do adulto aos 16 anos. A mastigação determina fragmentação dos alimentos sólidos, facilitando sua mistura com a saliva, aumentando a ação da amilase salivar e contribuindo para a normalidade das funções gástrica e intestinal. Massas alimentares grosseiras determinam esvaziamento anômalo do estômago e a conseqüente chegada de fragmentos mal digeridos ao delgado, podendo produzir aceleração motora ou estagnação de material hipertônico, que pode determinar hipersecreção osmótica. Esse material é substrato rico para instalação ou aumento de flora microbiana no íleo terminal e nos cólons, determinando a ocorrência de diarréia prolongada ou crônica.

Os cólons, além de serem um continente temporário para o líquido originário do intestino delgado, promovem um gradiente do segmento proximal para o distal, absorção de água, sódio e cloro e secreção de potássio e bicarbonato. Essas funções não estão completamente amadurecidas nos primeiros meses de vida, como se evidencia pelas grandes perdas líquidas e de eletrólitos que ocorrem nas gastrenterocolites, nessa faixa etária.

Em relação ao trânsito intestinal, sua velocidade é variável, e, durante os primeiros 45 dias de vida, o bolo alimentar transita pelo tubo gastrintestinal a intervalos de 2 a 10 horas, independentemente da dieta. A partir dessa idade, o trânsito é mais lento em crianças alimentadas com leite humano não processado, em relação às que recebem leite humano processado, leite de vaca ou outras fórmulas lácteas.

No primeiro trimestre de vida, ocorre, com freqüência, certa incoordenação do peristaltismo intestinal, o que leva a cólicas, por vezes prolongadas e de grande intensidade.

A mastigação é, também, fator importante de desenvolvimento das estruturas orais e de higidez dentária. Esse desenvolvimento das estruturas orais está relacionado também com a linguagem e, conseqüentemente, com os processos de relação do ser humano com o mundo.

É necessário que, à medida que a dentição vá se completando, sejam oferecidos à criança alimentos sólidos cada vez mais consistentes, chegando-se até à introdução dos crus, para que a função mastigatória se desenvolva satisfatoriamente nos primeiros anos de vida.

Do segundo semestre de vida em diante, passam a ser apreciadas variações de paladar e cor dos alimentos e, no segundo ano, o mesmo ocorre com a percepção de seu gosto, começando a se estabelecer preferências nítidas.

NECESSIDADES NUTRICIONAIS

As necessidades nutricionais são determinadas por idade, sexo, tamanho e composição corpórea, estatura, estado fisiológico, dotação genética, atividade e meio ambiente, e correspondem às quantidades calóricas e de nutrientes que asseguram a integridade e o bom funcionamento orgânico.

Mesmo entre indivíduos de uma mesma classe (idade, sexo, peso, altura), há variabilidade de demanda de energia e de todos os nutrientes em geral, cuja magnitude não é bem conhecida. As recomendações são estimadas, procurando-se satisfazer as necessidades nutricionais de quase toda população; portanto, faz-se um acréscimo às necessidades, a fim de assegurar sua cobertura com boa margem de segurança. Considera-se como aceitável, tanto para energia como para nutrientes, que essa variabilidade tenha um desvio-padrão (DP) de cerca de 15% das necessidades médias dos indivíduos. São utilizados diferentes critérios para se determinar as recomendações energéticas e nutricionais. Para energia, os valores representam estimativas médias das necessidades e, para os nutrientes, as ingestões recomendadas são, em geral, estimadas no limite superior da variação das necessidades individuais (Fig. 2.1).

Relativamente ao peso corpóreo, as necessidades de todos os nutrientes para a criança são maiores do que para o adulto. Isso porque um ser em crescimento e desenvolvimento requer nutrientes para o aumento da massa corpórea, além da manutenção das funções e do desenvolvimento.

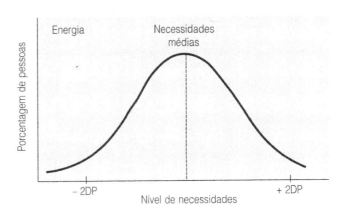

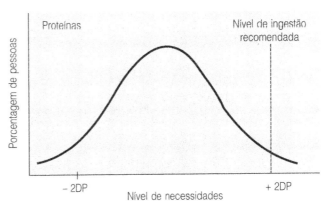

Figura 2.1 – Comparação das necessidades energéticas médias e nível seguro de ingestão de proteínas.

Apesar de todos os conhecimentos atuais sobre nutrição, calcular as necessidades reais de um indivíduo, em qualquer idade e especialmente na infância, torna-se tarefa que não pode restringir-se ao valor absoluto de uma tabela, mas deve ser individualizada para cada caso. Deve-se proceder às correções necessárias, à luz do acompanhamento do processo de crescimento e desenvolvimento da criança, pois um valor calculado e preciso pode, ao ser administrado à criança, levá-la a perder ou não ganhar peso e revelar-se assim insuficiente para suas necessidades, ou a ganhar peso excessivamente, por excedê-las.

Os grupos de nutrientes presentes normalmente na dieta são água, hidratos de carbono, proteínas, lipídeos, vitaminas, minerais e fibras, sendo que desses, basicamente, não são considerados essenciais os hidratos de carbono.

ÁGUA

A água constitui o meio no qual todas as reações bioquímicas ocorrem e onde se desenvolve a vida, chegando a compreender, no recém-nascido, 71% de seu conteúdo corpóreo. Essa proporção diminui progressivamente com o aumento da idade.

As recomendações de água na infância devem considerar as necessidades teciduais, o aumento do volume dos fluidos corpóreos e as perdas insensíveis por evaporação, respiração e eliminação de fezes e urina.

Segundo o National Research Council (NRC), é considerada razoável para lactentes a ingestão de 1,5ml/kcal. Com base nessa recomendação, uma criança, que nos primeiros meses de vida precisa de 120kcal/kg de peso corpóreo, tem necessidade hídrica correspondente a 180ml/kg. Esse nível de ingestão pode ser perfeitamente satisfeito pelo leite humano, pelo leite de vaca corretamente diluído ou por fórmulas lácteas industriais, ingeridas em volumes adequados.

O uso de dietas hiperprotéicas, para lactentes, implica a necessidade adicional de água, uma vez que os riscos de ingestão de excesso de solutos incluem hipereletrolitemia, uremia e hipernatremia. Na tabela 2.1 têm-se as recomendações de água na infância, nas diferentes idades.

Tabela 2.1 – Recomendações de água na infância.

Idade	Recomendações de água (ml/kg/dia)
3 dias	80-100
10 dias	125-150
3 meses	140-160
6 meses	130-155
1 ano	120-135
2 anos	115-125
6 anos	90-100
10 anos	70-85
14 anos	50-60

Fonte: Nelson textbook of Pediatrics, 1992.

ENERGIA

As necessidades energéticas de um indivíduo correspondem à quantidade de energia alimentar ingerida que compensa o gasto energético e permite a manutenção da atividade física. Para crianças, gestantes e nutrizes, as necessidades energéticas incluem as associadas à formação de tecido ou à secreção de leite, em ritmo compatível com a boa saúde (FAO/OMS, 1985). Partindo-se desse conceito, só existe uma ingestão que proporciona o balanço energético, que é, conseqüentemente, a necessidade energética do indivíduo. Ingestão acima ou abaixo dessa necessidade, sem mudança no gasto energético, provocará modificações nas reservas energéticas. Se o desequilíbrio for muito grande ou demasiadamente prolongado, as mudanças no peso ou na composição do organismo podem afetar seu funcionamento ou a saúde. Esse fato não ocorre em relação às proteínas, mesmo com a ingestão de quantidades ligeiramente superiores.

Em relação à energia, a FAO/OMS (1985) convencionou, para descrever as demandas nutricionais para cada classe de *indivíduos* especificados, estimativas das necessidades médias que, em geral, representam as ingestões médias observadas em grupos de indivíduos sadios adequadamente nutridos (ver Fig. 2.1).

A demanda energética é influenciada pelo crescimento, mas principalmente pela atividade física. Nos primeiros meses de vida da criança, o principal determinante da demanda energética e protéica é o crescimento. As necessidades energéticas para lactentes no primeiro ano de vida constam na tabela 2.2.

Tabela 2.2 – Necessidades energéticas diárias de lactentes (segundo FAO/OMS, 1985).

Idade (meses)	Energia (kcal/kg)
0-3	116
3-6	99
6-9	95
9-12	101
Média do 1º ano	103

Conforme a taxa de crescimento da criança vai diminuindo, com o decorrer dos anos, as necessidades energéticas por unidade de peso corpóreo também declinam. Após os primeiros meses de vida, portanto, a atividade passa a ser o determinante mais importante da demanda energética, tanto para crianças como para adolescentes, da mesma forma que para os adultos. Nas tabelas 2.3 e 2.4, têm-se as necessidades médias diárias estimadas de energia e de proteínas para crianças e adolescentes, segundo FAO/OMS, 1985.

Na alimentação, os nutrientes fornecedores de energia são hidratos de carbono, gorduras e proteínas, sendo que não existe critério definido sobre as proporções que a dieta deve manter entre eles para se obter um estado nutricional ótimo. Relativamente ao leite humano, observa-se que seu conteúdo calórico provém de gorduras (55%), hidratos de carbono (38%) e proteínas (7%). Observa-se nas dietas ingeridas, tanto nos países em desenvolvimento, quando nos desenvolvidos, que existe relação direta entre poder aquisitivo e porcentagem de calorias provenientes de gordura e relação inversa entre poder aquisitivo e porcentagem de calorias fornecidas por hidratos de carbono. Em relação às proteínas, a maioria dos povos consome, em média, dietas com conteúdo protéico de 11 a 13% da energia total, diferindo, entretanto, a qualidade das proteínas, de acordo com o tipo de alimento.

As necessidades energéticas dos lactentes, nos primeiros meses de vida, correspondem aproximadamente às ingestões de crianças em aleitamento materno, que cresceram normalmente. O leite humano, de mães bem nutridas, em quantidade suficiente, é o alimento ideal para a criança e é mais provável que o lactente cresça melhor com o leite materno do que com qualquer outro alimento.

A energia fornecida por 1g dos diferentes nutrientes corresponde aproximadamente a 4kcal para os hidratos de carbono e proteínas e a 9kcal para as gorduras.

MACRONUTRIENTES

Carboidratos

Os carboidratos classificam-se em: monossacarídeos (glicose, frutose, galactose), dissacarídeos (sacarose, lactose, maltose) e polissacarídeos (amido, dextrina, celulose).

Monossacarídeos – a glicose (dextrose) é o principal produto do processo de digestão dos carboidratos mais complexos, encontrada em grande quantidade em frutas, mel, raízes, milho tenro. A frutose (levulose) é encontrada no mel e nas frutas, e a galactose é obtida a partir da lactose.

Dissacarídeos – a sacarose (açúcar comum) fornece, por hidrólise, glicose e frutose e é encontrada em elevada quantidade na cana-

Tabela 2.3 – Necessidades médias diárias de energia e nível seguro de ingestão protéica para lactentes e crianças de 3 meses a 10 anos – valores para ambos os sexos até os 5 anos (segundo FAO/OMS, 1985).

Idade	Média de peso (kg)	Necessidades de energia				Nível seguro protéico*	
		kcal/kg		kcal/dia		g/kg	g/dia
Meses							
3-6	7,0	100		700		1,85	13,0
6-9	8,5	95		810		1,65	14,0
9-12	9,5	100		950		1,50	14,0
Anos							
1-2	11,0	105		1.150		1,20	13,5
2-3	13,5	100		1.350		1,15	15,5
3-5	16,5	95		1.550		1,10	17,5
		Meninos	Meninas	Meninos	Meninas		
5-7	20,5	90	85	1.850	1.750	1,00	21,0
7-10	27,0	78	67	2.100	1.800	1,00	27,0

* Proteínas com digestibilidade e qualidade do leite ou ovo.

Tabela 2.4 – Necessidades médias diárias de energia e nível seguro de ingestão protéica para adolescentes de 10 a 18 anos (segundo FAO/OMS, 1985).

Idade (anos)	Média de peso (kg)	Média de altura (cm)	Necessidades diárias de energia (kcal)	Nível seguro protéico*	
				(g/kg)	(g/dia)
Meninos					
10-12	34,5	144	2.200	1,00	34
12-14	44,0	157	2.400	1,00	43
14-16	55,5	168	2.650	0,95	52
16-18	64,0	176	2.850	0,90	56
Meninas					
10-12	36,0	145	1.950	1,00	36
12-14	46,5	157	2.100	0,95	44
14-16	52,0	161	2.150	0,90	46
16-18	54,0	163	2.150	0,80	42

* Proteínas com a digestibilidade e qualidade do leite ou ovo.

de-açúcar e na beterraba. A lactose é o principal açúcar do leite; o leite humano contém de 5 a 8% de lactose, e o de vaca, de 4 a 6%. A lactose, que por hidrólise fornece glicose e galactose, é o menos solúvel dos dissacarídeos, sendo digerida mais lentamente do que os outros. As fórmulas lácteas e o leite humano provêm de 40 a 50% da oferta energética sob a forma de carboidratos, sendo a lactose sua principal fonte. O uso da lactose na alimentação infantil tem duas vantagens: a manutenção dos lactobacilos no trato intestinal, impedindo o crescimento de bactérias não desejáveis, e o aumento da absorção de cálcio da dieta, pela diminuição do pH do conteúdo intestinal inferior. Além da lactose, o leite humano contém grande proporção de carboidrato na forma de oligo e polissacarídeos, enriquecidos com ácido N-acetil-neuramínico (NANA), que é fator de crescimento do *L. bifidus*. A maltose, produto derivado do amido, não é encontrada livre na natureza, e, como não fermenta com facilidade pela ação das bactérias do cólon, é utilizada em combinações com dextrinas nos produtos dietéticos infantis. A tabela 2.5 mostra o poder edulcorante dos açúcares em relação à sacarose.

Polissacarídeos – o amido é encontrado principalmente em cereais, leguminosas, tubérculos e raízes; é insolúvel em água fria e deve ser cozido para sua utilização pelo organismo, pois a cocção suaviza e rompe a molécula, para que possa ser desdobrado no intestino pelos processos digestivos enzimáticos. A dextrina é um produto intermediário do desdobramento do amido em maltose. A celulose, não digerível pelo organismo humano, em conjunto com a hemicelulose e a lignina (substância não-glicídica) são componentes importantes da dieta, provenientes da parede celular dos vegetais, e sua função consiste no favorecimento da motilidade intestinal, gerando fermentação e modificando o meio ambiente na porção baixa do trato digestivo.

Tabela 2.5 – Comparação do poder edulcorante dos açúcares (segundo Fomon et al., 1974).

Açúcar	Sacarose-100
Lactose	16
Galactose	32
Maltose	32
Glicose	74
Sacarose	100
Açúcar invertido	130
Frutose	173

A função principal dos carboidratos é energética e, em relação às gorduras e às proteínas, são mais importantes quanto à eficiência em proporcionar energia para o trabalho celular. Não há requerimento específico de carboidrato na dieta, porque a quantidade essencial de glicose circulante pode ser formada a partir de proteína e glicerol. No entanto, dietas com altas taxas de proteína e gordura podem sobrecarregar os sistemas renal e circulatório.

Há recomendações para que a ingestão de carboidrato seja em torno de 50 a 60% da oferta energética total da dieta, constituído basicamente por amido. De modo geral, a sacarose, encontrada no açúcar refinado, deve ser limitada a não mais de 10% da ingestão energética total. Outros mono e dissacarídeos são consumidos por meio de frutas e produtos lácteos, alimentos importantes como fontes de vitaminas, minerais e oligoelementos.

As principais fontes de carboidrato são: cereais, como arroz, trigo, milho, centeio, aveia; feculentos, como batata, batata-doce, cará, inhame, mandioca; leguminosas, como feijão, ervilha, lentilha; açúcar e mel.

FIBRAS

As fibras são consideradas nutrientes e originam-se da parede das células vegetais, sendo resistentes à ação de enzimas digestivas. Apresentam-se sob duas formas: solúveis e insolúveis. As solúveis compreendem a pectina, as gomas, as mucilagens e algumas hemiceluloses; as insolúveis são a lignina, a celulose e parte das hemiceluloses.

Atualmente, destaca-se o papel das fibras na prevenção de doenças como diabetes, hipercolesterolemia, doenças gastrintestinais (obstipação crônica, diverticulite, tumores intestinais, hemorróidas). Sua recomendação deve ser enfatizada, desde a infância, como parte da aquisição de hábitos alimentares saudáveis.

As fibras insolúveis aumentam o bolo fecal e a velocidade do trânsito intestinal no cólon, pois, ao sofrerem ação fermentativa de bactérias, produzem radicais osmoticamente ativos, aumentando a retenção de água na luz intestinal. Essa ação indica seu uso no tratamento da obstipação intestinal crônica. Além disso, no diabetes, seu consumo pode levar à diminuição na necessidade diária de insulina, por reduzir a velocidade de absorção de carboidratos complexos. As fibras insolúveis são encontradas nos farelos de trigo e de outros cereais.

As fibras solúveis provocam sensação de saciedade, por permanecerem maior período no processo de digestão, auxiliando no tratamento dietético da obesidade. Outra ação benéfica é o efeito hipocolesterolêmico pela redução da concentração da fração LDL por meio do aumento da excreção fecal de complexos fibra, fração lipídica e ácidos biliares. As fontes mais importantes de fibras solúveis são aveia, maçã, frutas cítricas e hortaliças.

As recomendações de fibras para a infância são recentes e baseadas na ingestão alimentar de populações sadias. Adota-se no Instituto da Criança a recomendação da Fundação Americana de Saúde (1995), que, a partir dos 2 anos até o final da adolescência, preconiza a ingestão diária de fibras calculando-se a idade da criança em anos acrescida de 5 a 10g. Como exemplo, recomenda-se que uma criança de 5 anos receba de 10 a 15g/dia de fibras.

É importante ressaltar que o consumo excessivo de fibras vegetais, especialmente nos primeiros anos de vida, leva à diminuição da oferta calórica da alimentação, devido à sua menor densidade calórica e pela saciedade que provoca. Além disso, por acelerar o trânsito intestinal, ocasiona perdas de nutrientes como ferro e cálcio, com repercussões no processo de crescimento.

Observações clínicas e experimentais comprovam que componentes não digeríveis do bolo alimentar, como fibras e celulose, sob a ação da flora colônica, produzem substâncias necessárias ao metabolismo da mucosa intestinal. Assim, além da ação reguladora do esvaziamento intestinal, esses componentes são imprescindíveis para a manutenção da arquitetura e das funções colônicas.

Digestão e absorção

A digestão do amido começa na boca pela ação da amilase salivar sobre o alimento. Na criança, a amilase salivar tem papel mais importante do que no adulto, pois o pH gástrico é mais elevado, prolonga a ação da enzima no estômago e promove a hidrólise do amido.

Os produtos dessa digestão são fragmentos de amido chamados dextrinas. No intestino delgado, a digestão continua por meio da amilase pancreática e das dissacaridases maltase, sacarase e lactase.

Nos primeiros meses de vida, a atividade da alfa-amilase do suco duodenal é baixa; essa atividade vai aumentando com a idade, sendo ainda inferior à do adulto até em torno dos 6 meses. A administração ao lactente de pequenas quantidades de amido estimula a produção dessa enzima. É possível que a digestão do amido se faça no início da vida, também por uma via alternativa, por meio de glucamilase. Alguma atividade de lactase, sacarose e maltase pode ser demonstrada em fetos já no terceiro mês de gestação. A sacarase e a maltase atingem níveis máximos no oitavo mês de vida intra-uterina, enquanto a lactase só o faz no seu termo, sendo a atividade das duas primeiras enzimas mais elevada do que a da lactase.

Os produtos finais da digestão dos carboidratos são a glicose, a galactose e a frutose. A glicose e a galactose são absorvidas rapidamente por meio de processo ativo, envolvendo bomba de sódio. A frutose é transportada para dentro das células por mecanismo de difusão, facilitado por transportador, alcançando o fígado, no qual é convertida em glicose.

A taxa de absorção da glicose parece ser menor no lactente do que no adulto. Entretanto, o recém-nascido já está apto a absorver adequadamente os monossacarídeos por desenvolver precocemente, no útero, os mecanismos de absorção dos produtos de hidrólise dos dissacarídeos.

PROTEÍNA

FAO/OMS (1985) definem as necessidades protéicas de um indivíduo como "a dose mais baixa de proteínas ingeridas na dieta que compensa as perdas orgânicas, ou de nitrogênios em indivíduos que mantêm o balanço de energia em níveis moderados de atividade física. Em crianças, gestantes e nutrizes, considera-se que as necessidades protéicas compreendem as associadas à formação de tecidos ou à secreção de leite em um ritmo compatível com a boa saúde".

As recomendações protéicas são estabelecidas para um grupo de indivíduos, considerando-se o nível seguro de ingestão, que é a quantidade que satisfaz ou supera as necessidades de praticamente todos os indivíduos do grupo. Com esse critério, para a estimativa da demanda protéica haveria uma probabilidade muito pequena de efeitos nocivos para a saúde, tanto para indivíduos que tenham consumo protéico igual, como para aqueles que tenham consumo muito acima dos níveis seguros de ingestão.

Na figura 2.1, apresentada anteriormente, podem-se observar, comparativamente, as diferenças entre as duas formas em que as demandas energéticas e protéicas foram estimadas.

O lactente, o pré-escolar, o escolar e o adolescente apresentam necessidades protéicas por quilo de peso maiores que as do adulto, uma vez que necessitam manter as taxas de crescimento. No caso do lactente, seu peso aos 5 meses é o dobro do peso de nascimento, aos 12 meses, o triplo. O conteúdo de proteína corpórea aumenta de 11 a 14,6% no primeiro ano de vida, acompanhado de um aumento de peso de cerca de 7kg.

A potencialidade da síntese protéica no organismo determina a qualidade de uma proteína. Essa síntese se destina a crescimento, manutenção, reparação dos tecidos e reprodução. Em termos químicos, a qualidade protéica relaciona-se ao conteúdo de aminoácidos essenciais que a proteína possui. São essenciais os aminoácidos que devem ser fornecidos pela dieta, uma vez que o organismo não é capaz de sintetizá-los ou a velocidade de síntese não supre as necessidades orgânicas. Para a criança, são nove os aminoácidos essenciais: leucina, isoleucina, lisina, fenilalanina, metionina, treonina, triptofano, valina e histidina. Tirosina e cisteína são consideradas essenciais para os recém-nascidos de baixo peso e para os que recebem alimentação parenteral. Estudos sugerem que, além desses, a cistina e a taurina também são essenciais para crianças, especialmente para prematuros. A taurina tem papel na absorção de gorduras do recém-nascido de baixo peso e nas crianças com fibrose cística, sendo importante no desenvolvimento inicial da retina, e por isso é incluída nas fórmulas industrializadas de leite de vaca e de soja.

O aminoácido é considerado semi-essencial quando necessita da presença de um aminoácido essencial para sua síntese. São semi-essenciais: tirosina, cisteína e cistina. A tirosina está intimamente ligada à fenilalanina, e a cistina e a cisteína são relacionadas quimicamente à metionina. *Esses aminoácidos semi-essenciais são os únicos que contêm enxofre e são denominados sulfurados totais ("stot").*

Os aminoácidos não-essenciais são os sintetizados pelo organismo a partir de cadeias hidrocarbonadas e grupos NH_2, não causando preocupação do ponto de vista nutricional.

A proteína balanceada contém os aminoácidos essenciais nas quantidades requeridas para a síntese protéica, é utilizada com grande eficiência e apresenta alto valor biológico. São consideradas de alto valor biológico as de origem animal, como leite e derivados, carnes em geral e ovos. A gelatina, apesar da origem animal, apresenta proteína de baixo valor biológico. A ausência total ou relativa de um aminoácido essencial no alimento ou dieta, ou seu desequilíbrio, interfere na síntese protéica, determinando baixa eficiência na utilização da proteína.

As proteínas de origem vegetal são de baixo valor biológico, entretanto, da sua mistura, obtém-se proteína de melhor qualidade do que o alimento isolado, pois há complementação entre seus aminoácidos. O baixo conteúdo em determinados aminoácidos nos cereais, como no arroz (pobre em lisina e treonina), trigo (pobre em lisina) e milho (pobre em triptofano e lisina), pode ser compensado pelo consumo concomitante de legumes e leguminosas que apresentam alto teor em lisina. As proteínas vegetais também têm seu valor biológico melhorado pela inclusão de alimentos de origem animal à alimentação.

A utilização da proteína da dieta também se relaciona ao conteúdo calórico. Estudos sobre a inter-relação entre energia e proteína evidenciam que, em situações de restrições calóricas, as proteínas disponíveis são utilizadas como fonte energética. Dessa forma, as recomendações referentes às proteínas são válidas apenas quando as calóricas forem adequadas. A esse respeito, pode-se observar na tabela 2.6 que, à medida que se aumenta a porcentagem das calorias totais da dieta fornecida por proteína (P%), a utilização protéica final (UPN) diminui. Esses estudos têm importância prática para populações de nível sócio-econômico baixo, uma vez que os alimentos calóricos, especialmente os hidratos de carbono, são de custo menor do que os protéicos.

Durante a fase de crescimento, a demanda protéica, comparativamente com os custos de manutenção, é mais elevada do que a energética, não tendo a atividade física nenhum impacto sobre as necessidades protéicas. Decorre daí que as necessidades protéicas por kg diminuem mais rapidamente com a idade do que as energéticas. Interfere, entretanto, no atendimento dessa demanda o tipo de proteína da dieta.

Tabela 2.6 – Efeito da adição de calorias sobre a utilização protéica final (UPN) do leite.

	Leite integral	Leite integral adicionado de açúcar e maisena
Calorias	69,0	100,0
Proteínas	3,2	3,2
Lipídios	3,2	3,2
Hidratos de carbono	5,1	14,6
P%*	20,0	13,0
UPN	49,0	62,0

* Porcentagem das calorias totais da dieta fornecida por proteína.

As estimativas de necessidades protéicas são expressas em relação à proteína de leite, ovo, carnes, que são consideradas proteínas de referência. Para lactentes de até 4 meses de idade, as estimativas da tabela 2.7 são aplicáveis àqueles que são amamentados exclusivamente ao seio ou para os que recebem fórmulas lácteas que contenham proteínas de composição e de digestibilidade equivalente (FAO/OMS, 1985). Assim, à medida que o desmame vai se processando, outros alimentos vão sendo acrescentados à dieta da criança, trazendo proteínas com composição de aminoácidos e digestibilidade diferentes (Tabelas 2.8 e 2.9). Para definir as novas necessidades protéicas, a partir de dietas mistas, é necessário fazer ajustes, tanto em relação à digestibilidade, como em função da composição de aminoácidos. O mesmo ocorre para os pré-escolares (1 a 6 anos) e os escolares (6 a 12 anos). Acima de 12 anos, não parece necessário introduzir correções, em função da composição de aminoácidos das dietas mistas habituais. Nas tabelas 2.3 e 2.4 foram apresentadas as recomendações protéicas para crianças de 1 a 10 anos e de 10 a 18 anos, respectivamente.

Tabela 2.7 – Ingestão protéica média de lactentes de 0 a 4 meses de idade, em aleitamento materno exclusivo (segundo FAO/OMS, 1985).

Idade (meses)	Leite materno consumido (ml)	Ingestão protéica (g/dia)	Peso (kg)	Ingestão média de proteínas (g/kg/dia)
Meninos				
0-1	719	9,35	3,80	2,46
1-2	795	9,15	4,75	1,93
2-3	848	9,75	5,60	1,74
3-4	822	9,45	6,35	1,49
Meninas				
0-1	661	8,6	3,60	2,39
1-2	731	8,4	4,35	1,93
2-3	780	9,0	5,05	1,78
3-4	756	8,7	5,70	1,53

Tabela 2.8 – Exemplos de digestibilidade protéica relativa à do ovo, do leite ou da carne (segundo FAO/OMS, 1985).

Fonte protéica	Digestibilidade relativa (%)
Leite, ovo, carne	100
Milho	89
Arroz polido	93
Trigo integral	90
Trigo refinado	101
Farinha de aveia	90
Farinha de soja	90
Feijão	82
Milho + feijão	82
Milho + feijão + leite	88
Dieta mista brasileira	82

Tabela 2.9 – Composição de aminoácidos de algumas dietas mistas (segundo FAO/OMS, 1985).

Dieta	Pré-escolares				Escolares			
	Lisina	Metionina + cistina	Treonina	Triptofano	Lisina	Metionina + cistina	Treonina	Triptofano
Brasileira								
Arroz, feijão, milho	97	*	*	*	*	*	*	*
Trigo, arroz, feijão	91	*	*	*	*	*	*	*
Milho, trigo, mandioca, lácteos	97	*	*	*	*	*	*	*
Guatemalteca								
Milho, feijão, diversos	67	*	*	91	89	*	*	*
Milho 76%, feijão 24%	66	*	*	64	86	*	*	*

* Composição que satisfaz 100% das necessidades.

Digestão e absorção

No recém-nascido de termo, o conjunto de células gástricas parietais encontra-se bem desenvolvido, com a presença de grânulos de pepsinogênio apenas na porção basal, em quantidades variáveis, enquanto no adulto ocupam seus três quartos; a atividade péptica do tecido gástrico do lactente relaciona-se com o padrão histológico, sendo a secreção de pepsina e ácido clorídrico menor no lactente do que no adulto. Ao nascimento, o pH gástrico mantém-se em torno de 6, devido à deglutição de líquido amniótico alcalino, baixando após 24 horas em níveis de 2,5, o que reflete a ação da gastrina materna. Na primeira semana de vida, essa acidez decresce, permanecendo baixa, em comparação à do adulto, pelo menos durante o primeiro mês, ocorrendo o mesmo em relação à secreção de pepsina, que é paralela à secreção ácida, alcançando o nível do adulto somente aos 18 meses.

A digestão da proteína inicia-se no estômago pela hidrólise de ligações peptídicas, formando aminoácidos e pequenos peptídeos. O leite coagula em contato com o ácido clorídrico, originando um precipitado, o coalho, formado em sua maior parte de caseína e cálcio, enquanto a parte líquida, ou soro, contém a proteína do soro do leite e quase toda a lactase. O leite humano, por possuir pequena quantidade de caseína, forma coalhos moles e floculosos.

O leite de vaca fresco, não modificado, pelo maior conteúdo de caseína, produz coalhos maiores, duros, de consistência de borracha, com tensão de coalho elevada, isto é, grande resistência à agitação. O processamento do leite de vaca, quer por acidificação, fervura, modificação de sua composição mineral, tratamento enzimático ou homogeneização, bem como diluição, produz diminuição da tensão e do volume dos coalhos, aumentando sua digestibilidade pelo lactente.

Pode-se concluir, portanto, que a digestão gástrica de proteínas é de pouca importância até os 2 anos de vida, conclusão consistente com o fato de que lactentes alimentados com leite de vaca, dotado de elevado poder tampão, digerem adequadamente suas proteínas. A falência da digestão gástrica resulta no aumento do número de macromoléculas que chegam ao intestino superior.

A atividade tríptica do suco duodenal é comparativamente baixa no lactente, e a secreção de suco duodenal bem como sua taxa de tripsina, resultante de estímulo do pâncreas por meio de secretina e pancreozimina, também estão abaixo dos níveis obtidos no adulto.

Na criança com peso inferior a 12kg, a secreção e a atividade proteolítica do suco pancreático correlacionam-se positivamente com idade e peso, enquanto a secreção de quimotripsina, relacionada à unidade de peso corpóreo, é semelhante em todas as idades. A atividade tríptica do suco duodenal aumenta com a chegada do bolo alimentar ao duodeno, já no recém-nascido, e dietas com teor protéico elevado estimulam a secreção de tripsina. O pâncreas do recém-nascido tem aspecto histológico quase idêntico ao do adulto, estando presentes, em número adequado, grânulos de zimogênio.

Quando o alimento chega ao intestino delgado, um hormônio intestinal, a pancreozimina, estimula as células do pâncreas a liberar diversos precursores de enzimas, envolvidos na proteólise: tripsinogênio, quimotripsinogênio, proelastase e procarboxipeptidase. Estas são ativadas direta (tripsinogênio a tripsina) ou indiretamente (pela ação da tripsina) pela enteroquinase intestinal. Cada enzima ativada age sobre ligações peptídicas específicas da dieta, assim como sobre proteínas endógenas presentes no intestino delgado.

A proteólise ocorre na luz do intestino delgado e dá origem a pequenos peptídeos e aminoácidos. Alguns peptídeos são transportados para as células da mucosa e hidrolisados dentro das células; outros são hidrolisados pelas enzimas da borda em escova antes do transporte para as células, como aminoácidos e pequenos peptídeos. O intestino delgado do lactente de termo pode digerir e absorver os peptídeos eficientemente. Os mecanismos de absorção ativa de aminoácidos no intestino desenvolvem-se precocemente *in utero* e

estão completos antes do primeiro trimestre de gestação. Assim, tanto em lactentes quanto em crianças maiores, o nitrogênio *fecal* é inferior a 1g/dia, corrospondente a menos de 5% do total de proteínas que transitam pelo lume intestinal.

Aminoácidos e peptídeos são transportados ativamente para as células da mucosa por meio de sistemas de "transportadores" e chegam ao fígado pela veia porta. O fígado é responsável em manter a disponibilidade dos aminoácidos para os órgãos e tecidos, garantindo um equilíbrio dinâmico entre os processos de anabolismo e catabolismo.

Não têm sido demonstradas diferenças significativas entre a capacidade de digestão protéica de crianças e adultos. Nos primeiros 4 meses de vida, pode ocorrer absorção de macromoléculas protéicas não modificadas, pois o intestino não desenvolveu mecanismos de defesa que lhe permitam lidar com proteínas estranhas e está mais bem equipado para digerir adequadamente as proteínas, os hidratos de carbono e as gorduras de leite humano. Nessa fase, pode ocorrer processo de sensibilização pela absorção de macromoléculas, determinando micro-hemorragias intestinais. Entre o 5º e o 12º meses, desenvolvem-se os mecanismos imunológicos de defesa contra proteínas estranhas, e a capacidade de digestão e absorção de outras proteínas, hidratos de carbono e gorduras vai se aperfeiçoando rapidamente, de modo que, no início do segundo ano, os mecanismos fisiológicos relacionados com a alimentação estarão equiparados aos do adulto.

Em relação às imunoglobinas do leite humano, sua absorção intestinal é quantitativamente limitada nos primeiros dias de vida. A IgA secretora do colostro parece resistir à digestão pela tripsina, uma vez que é encontrada em fezes de lactentes.

GORDURAS

Aproximadamente 98% dos lipídeos da dieta são triglicerídeos, compostos de uma molécula de glicerol esterificada com três moléculas de ácidos graxos. Os outros lipídeos são o colesterol, os fosfolipídeos, os esfingolipídeos e os lipídeos complexos contendo carboidratos (glicolipídeos) e proteínas (lipoproteínas).

No período pós-natal imediato, o recém-nascido recebe 40 a 50% da oferta energética a partir das gorduras do leite humano, de mães bem nutridas. O conteúdo de ácidos linoléico e linolênico do leite humano varia com a dieta consumida pela mulher. O leite humano contém ainda cerca de 10 vezes mais colesterol do que o leite de vaca ou de soja, e as concentrações plasmáticas de colesterol estão aumentadas no lactente amamentado ao seio, em comparação com o que recebe leite artificial, enriquecido com gordura vegetal. Acredita-se que o colesterol da dieta é necessário ao desenvolvimento normal do cérebro e na programação do metabolismo subseqüente do colesterol. As fórmulas recomendadas para os lactentes de termo provêm de 35 a 45% da oferta de calorias, como gordura.

A gordura é fonte concentrada de energia, o que é útil para o recém-nascido, cuja necessidade energética, por quilo de peso corpóreo, é grande. Retarda a sensação de fome, funciona como veículo de transporte de vitaminas lipossolúveis, interfere na textura e no paladar dos alimentos, uma vez que as substâncias responsáveis pelo seu aroma e sabor estão contidas nas frações lipídicas e, além disso, fornecem ácidos graxos essenciais ao organismo.

Os ácidos graxos das gorduras, cuja composição qualitativa é variável, são responsáveis pelas diferenças no sabor, textura, ponto de fusão e absorção. Os ácidos graxos poliinsaturados apresentam melhor digestibilidade e tendem a baixar o nível sangüíneo de colesterol, enquanto os saturados tendem a elevar esse nível.

Entre os ácidos graxos essenciais, o linoléico, o linolênico e o araquidônico, considera-se atualmente que o único estritamente essencial é o linoléico, tendo o linolênico como intermediário. Os ácidos graxos essenciais são *necessários* para o *crescimento*, *manutenção das membranas celulares, regulação do metabolismo do colesterol e atividade lipotrópica, síntese de prostaglandinas e reprodução. O não-suprimento de ácidos graxos essenciais pela dieta provoca lesões cutâneas e retardo no crescimento e no desenvolvimento, cuja gravidade depende do grau e da duração do período de carência. O processo de mielinização do cérebro é importante nos primeiros 6 meses de vida pós-natal, completando-se até os 2 a 3 anos de idade.

Para crianças menores de 1 ano, pode ser considerada, como necessidade mínima, a ingestão de 1% de ácido linoléico em relação às calorias totais, pois essa quantidade é suficiente para manter boas condições clínicas e valores normais de ácidos graxos insaturados circulantes.

O NRC recomenda o mínimo de 3,3g de gordura/100kcal e 300mg de ácido linoléico/100kcal para fórmulas infantis.

A Academia Americana de Pediatria recomenda que o lactente receba 3% da oferta energética total como ácido linoléico e 0,3% como linolênico, e os pré-termos uma quantidade um pouco maior, respectivamente, 4 a 5% como linoléico e 0,5% como linolênico.

A tolerância do lactente às gorduras depende da quantidade de enzimas que secreta. Em geral, a gordura contida no leite de vaca *in natura* excede a capacidade digestiva do lactente, sendo esse um dos motivos pelos quais deve ser administrado diluído para crianças com poucos meses de vida.

Após os 2 anos de idade, recomenda-se que os lipídeos representem cerca de 30% da oferta energética da dieta, existindo desvantagens se a criança consumir mais gordura.

Na fase pré-adolescência, a gordura corpórea correlaciona-se positivamente com a ingestão de gordura e negativamente com a ingestão de carboidratos.

Para crianças e adolescentes normais, não se deve diminuir a oferta de gorduras abaixo de 30%, porque essas dietas podem associar-se com sensação de fadiga e baixa saciedade. Crianças com história familiar de hiperlipoproteinemia devem ser estudadas, inclusive com exames laboratoriais, antes de se modificar o conteúdo de gordura da dieta.

Digestão e absorção

A digestão da gordura começa no estômago, sendo catalisada pela ação da lipase gástrica e lingual. O papel da lipase lingual é especialmente importante nos recém-nascidos que têm níveis baixos de lipase pancreática e de sais biliares e nos indivíduos que apresentam insuficiência pancreática. Se a criança, nascida de termo, ingerir leite humano, a combinação da lipase lingual e da lipase presente no leite humano, estimulada pela ação dos sais biliares, pode substituir a imaturidade digestiva do recém-nascido, que consegue assim absorver de 85 a 90% da gordura presente no leite.

O suco gástrico de lactente é dotado de atividade lipolítica, estável a pH 2 e ótima entre pH 4 e 8. Essa atividade parece ser idêntica à do adulto.

Em relação ao esvaziamento gástrico, os osmorreceptores que o controlam, localizados no duodeno, parecem estar funcionantes a partir dos primeiros dias de vida. O esvaziamento gástrico depende do tamanho da abertura pilórica e da diferença entre as pressões intragástrica e intraduodenal. A velocidade de passagem do conteúdo gástrico para o duodeno depende também do tamanho das partículas alimentares e dos componentes da refeição. Os fluidos passam mais rapidamente do que os sólidos. A distensão do estômago aumenta a velocidade de esvaziamento gástrico. O processo é mais lento quando a osmolaridade no duodeno é alta, quando os alimentos são gordurosos e com alto teor ácido.

No duodeno se dá absorção de glicose e de parte dos produtos de digestão de proteínas e de gorduras, sendo que a maior taxa de absorção ocorre no nível do jejuno proximal.

O intestino aumenta em comprimento desde a vida intra-uterina até a infância precoce, quando a criança atinge 1 metro de altura.

Ocorre ao mesmo tempo um processo de diferenciação do intestino, com o aumento das vilosidades e das criptas. A chegada do bolo alimentar ao duodeno estimula a secreção de suco pancreático e da bile.

A hidrólise das gorduras completa-se pela chegada do bolo alimentar ao duodeno, no qual atua a lipase pancreática. A taxa de lipase pancreática, em relação ao peso corpóreo, independe da idade. A absorção dos produtos finais da digestão lipídica – monoglicerídeos, ácidos graxos, fosfolipídeos, colesterol e alguns triglicerídeos de cadeia média – é relacionada à presença de sais biliares no conteúdo intestinal, que atuam na formação de micelas. A concentração de sais biliares, necessária à formação das micelas, é modificada por fatores como temperatura, pH, concentração relativa dos diferentes sais biliares, concentração de lecitina, diferindo de indivíduo para indivíduo. A concentração de sais biliares em aspirados duodenais é menor na criança, em relação ao adulto. A concentração de ácidos biliares no suco duodenal é relativamente baixa; a taxa de síntese de sais biliares é menor no recém-nascido do que no adulto, sendo provável que a perda desses sais nas fezes seja relativamente maior nos primeiros meses de vida.

Parece, no entanto, que a menor capacidade do lactente em absorver gorduras seja devida mais às diferenças de composição de sais biliares do que à sua quantidade; ao nascimento, predominam conjugados de taurina, enquanto, entre a segunda semana e o sétimo mês de vida, triplica a concentração de conjugados de glicina, atingindo essa relação o nível encontrado em adultos em torno de 1 ano de vida.

Os ácidos graxos de cadeia longa e os monoglicerídeos difundem-se por meio da mucosa intestinal, principalmente do jejuno, são reesterificados em triglicerídeos nas células epiteliais e liberados na submucosa sob a forma de quilomicra, adentrando o sistema linfático. Glicerol e ácidos graxos de cadeias curta e média são transportados ao fígado através da circulação portal. Nas primeiras horas de vida, não se tem constatado a presença de quilomicra no sangue venoso, porém, ocorre aumento pós-prandial de ácidos graxos esterificados. Ácidos graxos de cadeia longa parecem ser menos bem absorvidos pelo lactente em relação ao indivíduo de mais idade.

VITAMINAS

As vitaminas são micronutrientes essenciais da dieta, necessárias em pequenas quantidades, com grande atividade biológica, participando na mobilização e no metabolismo da matéria e da energia. Diferem entre si na estrutura química, na função fisiológica e na distribuição dos alimentos. Têm sido divididas em dois grupos, lipossolúveis e hidrossolúveis, pela propriedade de se solubilizarem em gorduras ou água, respectivamente. São lipossolúveis as vitaminas A, D, E e K, e hidrossolúveis, as do complexo B e a vitamina C.

Estudos em países desenvolvidos colocam a preocupação com o uso de megadoses de vitaminas em crianças e os possíveis efeitos tóxicos dessa utilização, especialmente das vitaminas A e D, lipossolúveis, cujo excesso ingerido não é excretado.

Em nosso meio, não se observa ainda a utilização de doses excessivas de vitaminas na infância. No entanto, é necessário estar alerta para se evitar a substituição da alimentação por suplementos vitamínicos, tão valorizados pela população, indústria farmacêutica e pelos meios de comunicação de massa.

As disvitaminoses, conjunto de doenças decorrentes de carência de vitaminas no organismo (hipovitaminoses) ou do seu excesso (hipervitaminoses), são apresentadas em outro capítulo.

Vitamina A

A vitamina A é um álcool, o retinol, que após ser absorvido é armazenado no fígado, constituindo-se em fonte útil para períodos em que a dieta não supre a necessidade dessa vitamina.

A maioria das crianças nasce com boas reservas no fígado, uma vez que o retinol passa com facilidade pela placenta. Nos primeiros meses, o leite materno ou o de vaca mantêm adequadamente os níveis plasmáticos e os depósitos hepáticos de vitamina A.

O retinol é essencial para a manutenção da integridade das células epiteliais e faz parte do pigmento rodopsina, ou púrpura visual, presente na retina, sendo indispensável para manter a visão adequada e para o crescimento normal das crianças porque regula a atividade osteoblástica. Atua na maturação do pulmão e na diferenciação de vários epitélios. O sintoma mais precoce de sua deficiência é a cegueira noturna.

A carência de vitamina A é mais comum em crianças com idade inferior a 5 anos, devido à deficiência na ingestão alimentar.

A vitamina A é encontrada apenas nos alimentos de origem animal, sendo suas principais fontes: fígado, leite, manteiga, queijo e ovos. Nos alimentos de origem vegetal, são encontrados precursores da vitamina A, pigmentos carotenos, sendo o beta-caroteno o mais importante deles. A utilização do caroteno não é tão eficiente como a do retinol. Na dieta, 6mcg de caroteno equivalem a 1mcg de retinol. São fontes de caroteno as hortaliças de folhas verde-escuras, como agrião, acelga, serralha, almeirão, couve, folhas de nabo, de beterraba, de rabanete, e as coloridas, como cenoura, batata-doce, amarela e roxa, além de alimentos enriquecidos.

Tanto o retinol como o caroteno são estáveis ao calor, sendo oxidados à medida que as gorduras o são. Para lactentes de zero a 5 meses, em aleitamento materno exclusivo, a ingestão de vitamina A é suficiente para manter a saúde, permitir o desenvolvimento normal e para seu armazenamento no fígado. As recomendações para as várias idades estão expressas na tabela 2.10, sendo estabelecidas para crianças com idade inferior a 1 ano, em relação àquelas em aleitamento materno, e, a partir dessa idade, estimadas segundo as necessidades do adulto e adequadas ao peso corpóreo.

Vitamina D

A vitamina D, o colecalciferol, compreende um grupo de vitaminas que favorece a absorção de cálcio pelo intestino delgado, tendo função essencial no mecanismo de mineralização óssea e na manutenção da concentração sérica normal de cálcio e fósforo. Não é dieticamente essencial, uma vez que é sintetizada na pele, sob a ação da luz solar, a partir do seu precursor, o 17-deidrocolesterol presente na gordura e na pele; o grau de pigmentação da pele e o tempo de exposição à luz ultravioleta solar influem nessa síntese.

Teoricamente, não haveria necessidade da ingestão de vitamina D; entretanto, o inverno, a poluição ambiental e o hábito de manter as crianças demasiadamente vestidas ou dentro de casa podem provocar deficiência dessa vitamina.

Não são significativas as quantidades de vitamina D presentes em alimentos como gema, ovo e manteiga. Entretanto, deve ser considerado o teor existente em alimentos enriquecidos com essa vitamina. O uso de doses cinco vezes maiores que as recomendadas pode ser tóxico. As recomendações diárias de vitamina D constam na tabela 2.10.

Vitamina E

A vitamina E, constituída pelos tocoferóis, indispensável para a nutrição humana, parece atuar como antioxidante, protegendo os ácidos graxos insaturados da oxidação; é importante na conservação da integridade estrutural das membranas celulares, sendo uma de suas possíveis funções a de conservação da estabilidade das membranas biológicas. De modo semelhante à vitamina A, aos hormônios esteróides e à insulina, pode ter várias ações em nível molecular.

A deficiência dessa vitamina provoca anormalidade da membrana dos glóbulos vermelhos e aparecimento de grânulos ceróides na capa muscular do intestino, devido a um pigmento patológico de gorduras insaturadas oxidantes; em prematuros e em recém-nascidos de baixo peso, cujas reservas de vitamina E são insuficientes, tem-se associado sua deficiência à anemia hemolítica e ao edema. A carência de vitamina E pode também ser associada a defeitos na embriogênese, com síndromes relacionadas a alterações genéticas como a distrofia muscular.

As concentrações dessa vitamina no plasma de recém-nascidos são baixas, aumentando alguns dias após o parto e, de forma geral, os níveis normais para a infância são atingidos a partir de 1 mês de idade.

Crianças amamentadas com leite materno têm aumento desses níveis mais rápido do que as que são alimentadas com leite de vaca. O conteúdo de vitamina E no leite humano é de 2 a 5UI/litro, considerado adequado para a nutrição do lactente.

Tabela 2.10 – Recomendações diárias de vitaminas e minerais baseadas no informe de comitê misto FAO/OMS de especialistas (1973).

Idade	Vitamina A (mcg)*	Vitamina D (mcg)**	Tiamina (mg)	Riboflavina (mg)	Niacina (mg)	Ácido fólico (mcg)	Vitamina B_{12} (mcg)	Ácido ascórbico (mg)	Cálcio (g)	Ferro (mg)
Lactentes										
< 6 meses	420	10,0	0,3	0,4	5,0	50	0,3	35		10
6-12 meses	400	10,0	0,5	0,6	8,0	50	0,3	35		15
Crianças										
< 1 ano	300	10,0	0,3	0,5	5,4	60	0,3	20	0,5-0,6	5-10
1-3 anos	250	10,0	0,5	0,8	9,0	100	0,9	20	0,4-0,5	5-10
4-6 anos	300	10,0	0,7	1,1	12,1	100	1,5	20	0,4-0,5	5-10
7-9 anos	400	2,5	0,9	1,3	14,5	100	1,5	20	0,4-0,5	5-10
Adolescentes Sexo masculino										
10-12 anos	575	2,5	1,0	1,6	17,2	100	2,0	20	0,6-0,7	5-10
13-15 anos	725	2,5	1,2	1,7	19,1	200	2,0	30	0,6-0,7	9-18
16-19 anos	750	2,5	1,2	1,8	20,3	200	2,0	30	0,5-0,6	5-10
Sexo feminino										
10-12 anos	575	2,5	0,9	1,4	15,5	100	2,0	20	0,6-0,7	5-10
13-15 anos	725	2,5	1,0	1,5	16,4	200	2,0	30	0,6-0,7	12-24
16-19 anos	750	2,5	0,9	1,4	15,2	200	2,0	30	0,5-0,6	14-28

* 1UI de vitamina A equivale a 0,3mcg de retinol, ou vitamina A. 1mcg de beta-caroteno equivale a 0,167mcg de retinol, ou vitamina A.
** 1UI de vitamina D equivale a 0,025mcg de vitamina D, pura.

Estudos têm demonstrado relação direta entre ácidos graxos insaturados da dieta e necessidades de vitamina E. Tem sido sugerido que, para cada grama de ácido graxo poliinsaturado, necessita-se de 1mg de vitamina E.

Como recomendação, para crianças de até 6 meses de idade, o NRC estabelece 4UI/dia e, de 6 meses até 1 ano, 5UI/dia.

São fontes alimentares importantes dessa vitamina, germe de trigo, óleos de soja, milho e algodão.

Vitamina K

Essencial para a coagulação sangüínea, influi na produção de protrombina e de fatores de coagulação, pelo fígado. A protrombina participa do complexo processo de coagulação sangüínea e, quando sua concentração diminui, a coagulação é retardada.

A vitamina K é suprida pela dieta e por síntese bacteriana no intestino humano, ocorrendo sua absorção no intestino delgado, sendo essa síntese a explicação de não se observar deficiência de vitamina K, salvo nos casos de má absorção. Como em recém-nascidos, na primeira semana de vida, quando a flora bacteriana ainda não se desenvolveu, as concentrações de protrombina e de outros fatores de coagulação são baixas, recomenda-se que, logo após o nascimento, seja administrado 0,5 a 1mg de vitamina K.

O leite materno contém cerca de 15mcg/litro, e o de vaca, 60mcg/litro de vitamina K. Sugere-se que 5mcg/dia sejam suficientes para crianças entre 1 semana e 3 anos de idade.

São fontes alimentares ricas em vitamina K: couve, couve-flor, espinafre, fígado e feijão de soja, e menos importantes: trigo e aveia.

Vitamina C ou ácido ascórbico

A vitamina C é uma substância hidrossolúvel, facilmente destruída pelo calor, que se oxida quando em contato com o ar. É armazenada no organismo, sobretudo no fígado, nas glândulas supra-renais, na hipófise, nos rins e no pâncreas. Quando os tecidos estão saturados, isto é, com concentração máxima dessa vitamina, o excesso ingerido é eliminado pela urina.

Se a dieta não fornece vitamina C, as reservas cobrem as necessidades por algum tempo. A criança cuja mãe ingeriu quantidades satisfatórias de ácido ascórbico tem, ao nascer, reserva para alguns meses. O leite materno possui quantidade suficiente dessa vitamina, se a mãe recebe dieta equilibrada; entretanto, em crianças que recebem leite de vaca, sem suplementação de vitamina C, têm sido observados casos de deficiência após 4 meses de idade.

O ácido ascórbico no organismo afeta a agregação plaquetária e o metabolismo da tirosina; promove a manutenção da integridade do tecido conjuntivo e a cicatrização de ferimentos; facilita a absorção de ferro pela redução da forma férrica em ferrosa, cuja absorção é mais completa. Sua deficiência provoca escorbuto, que atualmente é relativamente raro.

O leite materno fornece 40 a 55mg/litro de ácido ascórbico, suprindo perfeitamente as necessidades do lactente, que são de 20mg/dia. Na tabela 2.10 estão expressas as recomendações para a vitamina C.

São fontes ricas de vitamina C as frutas cítricas e outras, como goiaba, manga, caju, tomate; as hortaliças de folha, como folha de nabo, rabanete, mostarda, couve, couve-flor, pimentão. Para minimizar a destruição da vitamina C, alguns cuidados devem ser tomados no seu preparo, como colocar o alimento para cozinhar quando a água estiver fervendo sem cortá-lo, utilizar quantidades mínimas de água, aproveitando-a depois para cocção de outros alimentos, usar de preferência panela de pressão, evitar o uso de bicarbonato de sódio e de exposição do alimento ao ar por tempo prolongado e o uso de liquidificador.

Vitamina B_1 ou tiamina

É solúvel em água, sensível ao calor, à oxidação e às condições alcalinas; é armazenada no organismo em quantidades não apreciáveis, sendo a reserva suficiente para apenas algumas semanas. Intervém no metabolismo dos hidratos de carbono e sua carência determina acúmulo de ácido pirúvico e alfa-cetoglutárico no organismo. A deficiência mais grave leva ao beribéri, que se caracteriza por sinais neurológicos e insuficiência cardíaca, ocorrendo com maior rapidez quando a dieta contém alta proporção de hidratos de carbono, uma vez que as necessidades dessa vitamina são diretamente proporcionais ao consumo desses nutrientes na dieta.

A maioria dos alimentos naturais contém tiamina, porém poucos, em quantidade concentrada. São boas fontes cereais integrais, leguminosas, carnes e hortaliças de folhas verdes; a levedura é a única fonte natural bastante rica, e todos os alimentos refinados como o arroz, o trigo, o açúcar, os óleos e as gorduras vegetais ou animais carecem de vitamina B_1. Alimentos enriquecidos como cereais e biscoitos são fontes que devem ser consideradas. Estudos sugerem que a exigência mínima diária da tiamina para recém-nascidos é de 0,27mg/1.000kcal, sendo as recomendações, até 6 meses de idade, de 0,3mg/dia, e de 6 meses a 3 anos, de 0,5mg/dia. Nas demais faixas etárias, as exigências aumentam sempre em função da elevação das necessidades calóricas e estão expressas na tabela 2.10. O excesso de vitamina B_1 é excretado pela urina. Entretanto, uma dieta deficiente pode levar ao beribéri em poucas semanas, mesmo que o indivíduo tenha recebido anteriormente oferta suficiente dessa vitamina.

Vitamina B_2 ou riboflavina

É resistente ao oxigênio, às condições de acidez, é termoestável a temperaturas normais de cocção, sensível à luz e às condições alcalinas. A quantidade ingerida em excesso é eliminada pela urina.

Intervém no metabolismo de hidratos de carbono, proteínas e gorduras, sendo indispensável para o crescimento e a normalidade da pele e mucosas. Sua deficiência provoca queilose, estomatite, glossite, dermatite seborréica e vascularização da córnea; encontra-se associada às doenças por carência de outras vitaminas hidrossolúveis, como pelegra, beribéri e escorbuto.

As recomendações de vitamina B_2 estão associadas à oferta energética e encontram-se expressas na tabela 2.10. No leite humano, seu conteúdo médio é de 0,36mg/litro, correspondendo a aproximadamente 0,5mg/1.000kcal. A proporção de 0,6mg/1.000kcal supre as necessidades das crianças em outras faixas etárias.

As fontes principais de riboflavina são produtos derivados do leite, carne bovina, de aves e peixes.

Niacina

Solúvel em água quente, é bastante estável à ação do calor, luz, ácidos e álcalis. Não é armazenada pelo organismo e o excesso ingerido é eliminado pela urina. Como a tiamina e a riboflavina, atua como coenzima no metabolismo energético; intervém na síntese protéica e lipídica, sendo, portanto, indispensável para a normalidade da pele e tecido nervoso. Sua deficiência provoca pelegra, caracterizada por dermatite, diarréia e demência.

A niacina pode ser sintetizada a partir do aminoácido essencial triptofano, necessitando-se de vitamina B_6 para essa síntese, sendo que são necessários cerca de 60mg de triptofano para a formação de 1mg de niacina. As recomendações são, por essa razão, expressas em equivalentes de niacina.

A niacina é encontrada, de forma geral, em todos os alimentos, embora em pequenas quantidades; constituem-se em fontes mais ricas: carnes, fígado em especial, leguminosas e cereais integrais. O triptofano é encontrado em grande quantidade no leite e nos ovos.

O leite humano contém cerca de 0,19mg de niacina e 22mg de triptofano por 100ml ou 70kcal. As recomendações de niacina para crianças com idade inferior a 1 ano são de 5,4mg/1.000kcal, aumentando nas idades subseqüentes (ver Tabela 2.10).

Ácido fólico

É uma vitamina essencial, termoestável em meio ácido, destruída rapidamente em meio neutro ou alcalino; é importante na transferência e na utilização de grupos monocarbonados, síntese do RNA, DNA, metionina, serina, purina, piridimina, sendo, estes dois últimos, componentes da nucleoproteína do núcleo celular, importante para a formação de glóbulos vermelhos.

A deficiência em ácido fólico leva a anemia megaloblástica, glossite e problemas gastrintestinais. A anemia megaloblástica é observada em gestantes, devido à grande demanda de nucleoproteína, necessária para o desenvolvimento do feto. As necessidades estão aumentadas na prematuridade, nas condições de metabolismo elevado e no tratamento com anticonvulsivantes.

O leite humano e o de vaca contêm 5mg de ácido fólico por 100ml e suprem as necessidades dos lactentes, provavelmente devido à reserva hepática armazenada antes do nascimento. Na tabela 2.10 encontram-se as recomendações de ácido fólico, segundo a FAO.

O leite de mães com deficiência em ácido fólico pode levar a criança à deficiência se oferecido por tempo prolongado. Outro risco de carência para lactentes é a ingestão de leite de cabra, pobre nesse nutriente.

São fontes ricas em folatos algumas carnes, como rim e fígado, hortaliças de folhas, feijões, lentilha e cereais integrais. As perdas dessa vitamina durante o armazenamento e o cozimento podem chegar a 50%.

Vitamina B_{12} ou cianocobalamina ou fator extrínseco

Essencial para as funções normais de todas as células dos mamíferos, atua como coenzima em diversas reações químicas intracelulares, tendo importância especial na medula óssea, na eritropoiese e na formação da mielina. Sua deficiência provoca anemia perniciosa, resultando em degeneração da medula espinhal e em problemas gastrintestinais. A deficiência não se deve à falta de um componente dietético, mas é decorrente da ausência, no suco gástrico, de uma substância chamada fator intrínseco, necessária para a absorção dessa vitamina.

A reserva hepática de vitamina B_{12} diminui muito lentamente, sendo suficiente para 12 meses ou mais.

Fígado e rins são alimentos ricos em cianocobalamina, sendo as quantidades presentes na carne, no leite, nos ovos e nos queijos bastante pequenas. Nos vegetais superiores, a vitamina B_{12} não está presente e a ingestão de dieta vegetariana pode provocar deficiência dessa vitamina. Na tabela 2.10 encontram-se as recomendações diárias de vitamina B_{12}.

Minerais

A maioria dos minerais essenciais para o ser humano é encontrada em quantidade abundante na dieta, podendo, entretanto, alguns deles estar presentes em pequena quantidade, em relação às necessidades do organismo, causando deficiência. São exemplos destes últimos ferro, cálcio, iodo, zinco, cobre e selênio.

Os alimentos integrais contêm minerais, e os industrializados ou refinados como gorduras, óleos, açúcar praticamente não os apresentam.

Ferro

O ferro é componente essencial da hemoglobina, da mioglobina, dos citocromos e das diversas enzimas. O organismo adulto contém cerca de 3 a 4g de ferro, do qual dois terços se encontram nos glóbulos vermelhos e o restante, como reserva, sob forma de ferritina, no fígado, e em menor quantidade nos rins, baço e outros órgãos.

O lactente normal de termo nasce com uma reserva de aproximadamente 75mg/kg de ferro, dos quais 70 a 80% na forma de hemoglobina. Assim, problemas de sangramento fetal ou neonatal podem afetar o estoque de ferro. Até o final do quarto mês, o conteúdo orgâ-

nico do estoque aumenta pouco, pois a alimentação láctea com leite humano e/ou de vaca são fontes pobres desse nutriente. Durante esse período, o ferro é redistribuído da massa de hemoglobina para a massa crescente dos tecidos. A reserva de ferro que a criança normal de termo apresenta ao nascer é suficiente para aproximadamente 4 a 6 meses de vida, devendo, a partir dessa idade, receber ferro de fontes alimentares. A partir do terceiro mês de vida, a criança necessita de 1mg/kg/dia de ferro.

Vários fatores interferem na absorção do ferro, sendo que os sais ferrosos (Fe^{++}) são mais bem absorvidos do que os sais férricos (Fe^{+++}).

Facilitam a absorção de ferro o ácido ascórbico, os grupos sulfidrilos e as substâncias redutoras análogas. Estudos mostram que a absorção do ferro reduzido da dieta de indivíduos que recebem 100ml de suco de laranja eleva-se cerca de três vezes em relação aos que não ingerem o suco. Outro fator que interfere na absorção do ferro alimentar é a presença de outros alimentos na dieta.

A absorção do ferro dos diferentes alimentos é variável, tendo sido estabelecida relação entre a porcentagem de calorias da dieta, segundo a origem animal ou vegetal do alimento, e sua absorção. O ferro de origem animal é mais bem absorvido do que o de origem vegetal e, nas carnes, além do ferro heme ser mais bem absorvido, seu aproveitamento não é muito influenciado pela presença de outros alimentos, como no caso do ovo, cereais, vegetais e frutas; ainda com relação ao ferro da gema de ovo, estudos demonstram que é pouco absorvido. Embora o conteúdo de ferro do leite humano seja baixo (0,2 a 0,73mg/ml), observa-se que é rara a anemia ferropriva nas crianças em aleitamento materno exclusivo, pois a utilização do ferro deste é de cerca de 50%, considerada elevada quando comparada à do leite de vaca, que é de aproximadamente 10%. Entretanto, a introdução de outros alimentos na dieta da criança chega a inibir até cerca de 80% a absorção do ferro do leite humano. Outro fator que afeta a absorção do ferro é sua quantidade total no organismo, sendo maior sempre que a síntese da hemoglobina estiver aumentada, como nos casos de anemia e hemorragia e também durante a fase de crescimento.

O ácido fítico e o excesso de fosfato na dieta podem formar complexos insolúveis de ferro e reduzir sua absorção, mas parece que há possibilidade de o trato gastrentérico se adaptar a essa situação.

As melhores fontes alimentares de ferro são carnes de vaca, peixes, crustáceos, aves, vísceras como coração, rim e fígado. Entre os vegetais, destacam-se as leguminosas, especialmente soja, hortaliças de folhas verdes, como mostarda, espinafre, folha de beterraba e de rabanete; bertalha, beldroega; castanha-do-pará, frutas secas e trigo integral. Alimentos fortificados (leites, iogurtes, biscoitos, cereais) também são fontes de ferro.

O uso de panelas de ferro para o cozimento dos alimentos pode aumentar o conteúdo desse mineral na preparação, mas tanto o teor quanto a absorção de ferro nessa situação são desconhecidos.

Na tabela 2.10 encontram-se as recomendações de minerais da FAO, segundo o tipo de alimentação ingerida, para diferentes grupos etários.

Cálcio e fósforo

O cálcio do organismo está intimamente relacionado ao conteúdo de fósforo e de vitamina D, pois a maior parte da estrutura óssea e dos dentes é formada por fosfato de cálcio e é a vitamina D que controla sua absorção no intestino e seu depósito nos ossos.

O conteúdo de cálcio do organismo aumenta aproximadamente 28g ao nascimento para cerca de 1.200g na maturidade. A retenção de cálcio e fósforo é proporcionalmente alta no primeiro ano de vida, diminui até os 4 anos e, em seguida, aumenta gradualmente no estirão da adolescência. O depósito de cálcio no osso, durante o período de crescimento da criança, pode ser deficiente ou inadequado, originando-se o raquitismo.

A absorção do cálcio da dieta é de cerca de 20 a 30% e, além de necessitar da presença de vitamina D e de fósforo, é favorecida pela existência de proteína e meio intestinal ácido. O cálcio do leite e derivados, devido ao seu conteúdo em lactose, que favorece a acidez do meio intestinal e a boa proporção de fósforo, apresenta melhor absorção do que o dos outros alimentos. Nos casos de diminuição de ingestão de cálcio, há aumento na absorção, pois o organismo põe em jogo mecanismos de adaptação.

Fatores que reduzem a solubilidade do cálcio dificultam sua absorção, como no caso de ácidos graxos que formam sabões de cálcio insolúveis, de fitatos, encontrados nos cereais, de oxalatos solúveis, encontrados, por exemplo, em certas frutas e hortaliças, que precipitam o cálcio, formando oxalato de cálcio; esse sal, após um período de adaptação de algumas semanas, pode ser digerido pelo organismo, sendo, então, o cálcio absorvido.

O leite materno contém cálcio na proporção de 300mg por litro, equivalendo a 60mg de cálcio/kg, e satisfaz as necessidades do lactente, que retém aproximadamente dois terços dessa quantidade. O leite de vaca contém 1.170mg/litro de cálcio e seu aproveitamento está em torno de 25 a 30%.

Para os primeiros 6 meses de vida, sugere-se que a proporção entre cálcio e fósforo da dieta seja de 1,5:1, a fim de se aproximar da proporção desses nutrientes no leite humano.

As fontes alimentares mais ricas de cálcio sob forma facilmente assimilável são leite e derivados, como queijo, coalhada e iogurte, preparações que contenham leite ou derivados; são também boas fontes algumas hortaliças como acelga, agrião, bertalha, folhas de beterraba, de nabo, de rabanete, cambuquira, couve, salsa, castanha-do-pará e, ainda, soja e grão-de-bico.

O fósforo é mais largamente distribuído na natureza do que o cálcio, ocorrendo menor probabilidade de deficiência com ingestão de alimentação equilibrada.

A tabela 2.10 especifica as recomendações de cálcio para crianças e adolescentes, segundo a FAO.

Flúor

O flúor é um dos constituintes normais dos ossos e dos dentes, sendo o esmalte dentário rico nesse mineral. A ingestão adequada de flúor é essencial para se obter máxima resistência à cárie dental, desconhecendo-se seu mecanismo de ação preciso. Aparentemente, o flúor que se incorpora ao esmalte dental, durante o período formativo, reduz a solubilidade desse esmalte aos ácidos produzidos por bactérias.

O conteúdo de flúor dos solos e da água é muito variável e influencia seu teor nos alimentos. O excesso de flúor, que provoca o aparecimento de manchas no esmalte dos dentes permanentes, pode ser ocasionado pelo elevado teor desse mineral na água, em concentrações de 1,5ppm ou mais. A concentração de fluoreto na água de consumo que leva a uma redução eficaz de cárie dental é de 1ppm. Na tabela 2.11 estão as indicações de suplementação de flúor, em mg/dia, considerando a idade da criança e a concentração de flúor na água de abastecimento público.

Tabela 2.11 – Suplementação de flúor.

Idade	Conteúdo de flúor na água (ppm)		
	< 0,3	0,3-0,6	> 0,6
Até 6 meses	0	0	0
6 meses-3 anos	0,25	0	0
3-6 anos	0,50	0,25	0
6-16 anos	1,00	0,50	0

Fonte: *Pediatrics* 95:777, 1995.

Iodo

No homem adulto, 70 a 80% do iodo concentra-se na glândula tireóide, que sintetiza os hormônios triiodotironina (T3) e tiroxina (T4); o restante é distribuído através do sangue, pele e outros tecidos.

A criança em aleitamento materno ingere 10 a 20mcg/100kcal. As recomendações variam de 40 a 50mcg para o lactente, aumentando até 150mcg/dia na infância.

A ingestão varia com a fonte alimentar e a localização geográfica, sendo as principais fontes o sal iodado, os produtos do mar e o leite materno. Sua carência em certas áreas pode determinar depressão da função tireoidiana, levando ao bócio endêmico.

Zinco

É componente de sistemas enzimáticos envolvidos na maior parte das vias metabólicas. Os estoques diminuem nos períodos de crescimento mais rápido, e a velocidade de crescimento é a *principal* determinante das necessidades de zinco na infância. O recém-nascido nasce sem estoque e depende do suprimento adequado, recebido por meio do leite ingerido. O leite humano e o de vaca contêm cerca de 3 a 5mg/litro, e a recomendação é de 5mg/dia, entre 1 e 3 anos, 5 a 7mg/dia, de 3 a 5 anos e de 13mg/dia nos adolescentes.

As principais fontes alimentares são os produtos do mar, cereais integrais, legumes, leite, aves, carnes. O processo de refinamento diminui a quantidade de zinco; fibras e fitato também diminuem sua absorção.

A carência de zinco pode apresentar manifestações que caracterizam a acrodermatite enteropática com falência no crescimento, anorexia, diarréia, lesões de pele, atraso na cicatrização de feridas, maior suscetibilidade às infecções, baixo peso de nascimento e prematuridade.

Cobre

É componente de proteínas e enzimas, alguns deles essenciais na utilização do ferro, imunidade e desenvolvimento do sistema esquelético. A deficiência de cobre é rara no ser humano e foi demonstrada na criança gravemente desnutrida. O cobre acumula-se durante a gestação no fígado do feto, protegendo-o contra a carência precoce.

A criança em aleitamento materno recebe cerca de 40 a 60mcg/kg/dia e estima-se a ingestão em 0,4 a 0,6mg/dia. As fórmulas infantis são suplementadas com cobre na proporção de 60mcg/100kcal. Sua carência leva à anemia hipocrômica, que não responde ao tratamento com ferro, neutropenia e doença óssea.

As principais fontes de cobre são sementes oleaginosas, vísceras e legumes.

ALIMENTAÇÃO DA CRIANÇA NOS PRIMEIROS ANOS DE VIDA

ALEITAMENTO MATERNO

A excelência do aleitamento materno pode ser verificada sob diversos prismas. A literatura médica tem oferecido continuamente novas evidências nesse sentido, não restando dúvidas sobre sua superioridade.

Benefícios do aleitamento materno

A proteção do aleitamento materno em relação à sobrevivência da criança é relatada nos textos mais antigos, como o Talmud, a Bíblia e o Corão. As razões dessa excelência, porém, têm sido desvendadas apenas mais recentemente. Esse esclarecimento se deveu especialmente ao desenvolvimento da bioquímica, da imunologia e aos estudos epidemiológicos.

1. Para a criança

O aleitamento materno exclusivo é o modo ideal de nutrir a criança até os 4 a 6 meses de vida, pois atende às necessidades nutricionais, metabólicas, confere proteção imunológica e proporciona ainda as melhores condições para a interação entre mãe e filho. Vem ocorrendo, porém, indesejável declínio na prática do aleitamento materno. Essa tendência, iniciada nos países desenvolvidos no pós-guerra, alastrou-se também para os países em desenvolvimento, trazendo repercussões danosas para a saúde das crianças. Nos países desenvolvidos, a prática do aleitamento artificial levou ao aumento da obesidade e das alergias e, para aqueles em desenvolvimento, contribuiu para a desnutrição, as infecções – especialmente diarréias e infecções respiratórias – e a mortalidade infantil. Nas crianças que não recebem o aleitamento natural, a relação entre a diarréia infecciosa, a desnutrição e as infecções subseqüentes é esperada. Na falta de saneamento básico e de higiene adequada, a contaminação alimentar por bactérias enteropatogênicas é a regra.

Em relação às doenças respiratórias, há também evidências de que as crianças amamentadas ao peito, no primeiro semestre de vida, recebem efeito protetor com relação às otites. Demonstrou-se que as crianças amamentadas exclusivamente ao peito, por pelo menos quatro meses, tiveram redução de 50% no número de episódios durante o primeiro ano de vida.

O aleitamento materno protege a criança também contra outras infecções. No recém-nascido, há evidências concretas em relação à sepse e à enterocolite necrosante. Comprovou-se também proteção contra a infecção urinária. Verificou-se que crianças com idade inferior a 6 meses apresentam menor incidência dessa doença quando amamentadas ao peito. Especula-se que essa proteção pode ser atribuída a um oligossacarídeo encontrado na urina que reduz a adesividade bacteriana às células uroepitelias e/ou à maior concentração de fatores imunológicos na urina de crianças que recebem leite humano.

A relação das doenças não-infecciosas contra as quais o leite humano exerce proteção vem crescendo progressivamente. Essa lista, iniciada pela desnutrição marasmástica e o kwashiorkor, continua com a doença alérgica, a anemia ferropriva, a hipocalcemia neonatal, a acrodermatite enteropática e a morte súbita. O mecanismo pelo qual a proteção em relação a esta última ocorre não é totalmente conhecido, mas conjectura-se que o sono prolongado determinado por mamadeira facilite apnéias.

Os cirurgiões-dentistas têm chamado a atenção sobre a relação entre doença dentária – má oclusão e cáries – e o desmame precoce. Quando a criança suga ao peito, a musculatura da boca tem papel ativo, e a língua, função de ordenha. Com a mamadeira, essa musculatura é pouco solicitada, pois apenas com uma leve sucção o leite já flui para a boca. A língua passa a ter apenas o papel de obstruir o orifício do bico de borracha quando a criança quer interromper o fluxo de leite. Essa situação não fisiológica atrapalha o desenvolvimento normal da boca, provocando a má oclusão dentária. Outro problema sério são as cáries. Além do açúcar adicionado ao leite, o resíduo deixado pela mamadeira noturna provoca cáries rampantes na arcada superior, não protegida pela língua.

A proteção contra os fenômenos alérgicos conferida pelo leite humano é muito importante. Pode haver alergia alimentar em crianças alimentadas exclusivamente ao peito, relacionada ao leite de vaca ingerido pela mãe. Esta última situação é rara e, se diagnosticada, de solução simples. Por outro lado, as crianças em aleitamento artificial recebem proteínas estranhas em grande quantidade e apresentam processos alérgicos muito mais freqüentes que crianças amamentadas. Esse fato é mais comum nas primeiras 6 semanas de vida, quando ocorre a absorção de moléculas protéicas inteiras pela mucosa intestinal. Assim, a dermatite atópica, as pneumopatias alérgicas e a alergia intestinal são associadas à ingestão do leite de vaca. Essa situação se agrava em crianças com potencial alérgico, que iniciam a produção de IgA mais tardiamente, e a permeabilidade da mucosa às macromoléculas pode ser mais prolongada. Por esse motivo, é recomendado que filhos de pais alérgicos sejam amamentados exclusivamente ao peito por pelo menos três meses.

O leite humano promove também proteção a longo prazo contra a obesidade, aterosclerose, hipertensão arterial e *infarto do miocárdio*. A concentração mais elevada de colesterol do leite humano favorece a indução de sistemas enzimáticos que regulam sua biossíntese e catabolismo. A proteção imunológica transmitida pelo leite humano pode refletir-se também a longo prazo. Falam, nesse sentido, o isolamento de um peptídeo de albumina bovina como possível desencadeante do diabetes melito e a observação de que crianças amamentadas por mais de 4 meses apresentam taxa menor dessa doença. Esse efeito pode ser especialmente benéfico em famílias com alto risco para essa doença. Registrou-se também que crianças amamentadas por mais de quatro meses apresentaram proteção contra o desenvolvimento de leucemias e linfomas e início mais tardio da doença de Chron.

Quanto à mortalidade, o efeito protetor do aleitamento materno é bem conhecido. Victora e cols. estudaram a mortalidade de crianças com idade inferior a 1 ano em Porto Alegre e Pelotas. Verificaram que o risco de morrer por diarréia, infecção respiratória e outras infecções, nas crianças que nunca receberam leite materno, foi respectivamente 14,2, 3,6 e 2,5 vezes mais elevado em relação às amamentadas exclusivamente ao peito.

Monteiro e cols. utilizaram esses índices para avaliar o impacto do programa de incentivo ao aleitamento materno na Grande São Paulo entre 1981 e 1987. Os resultados são bastante expressivos, podendo-se atribuir ao aleitamento materno redução de 11,8% na mortalidade infantil. Avaliando em separado o efeito na mortalidade por diarréia, infecções respiratórias e outras infecções, verificou-se redução de 32,3%, 22,3% e 17,7%, respectivamente.

Em relação ao controle da diarréia, as duas estratégias mais importantes são o aleitamento materno e o saneamento ambiental, especialmente a qualidade da água. O aleitamento materno provê proteção significativa contra a diarréia em qualquer tipo de ambiente e age não só transmitindo fatores antiinfecciosos, mas também reduzindo a exposição à água. Por esse motivo, especialmente quando não complementado, torna-se particularmente valioso nas áreas em desenvolvimento.

O aleitamento materno, além de suprir todas as necessidades nutricionais do lactente nos primeiros meses de vida, proporciona as condições ideais para a comunicação e a troca de afeto entre mãe e filho. O modo de sucção – verdadeira ordenha – é completamente diferente daquele realizado para retirar o leite da mamadeira. A atividade da sucção ao peito é muito importante para o desenvolvimento do psiquismo, sendo muito mais íntima e afetuosa. As sensações táteis, olfatórias, térmicas e auditivas fazem parte dessa experiência. Relata-se que as crianças amamentadas ao peito são mais ativas desde o período neonatal, freqüentemente aprendem a andar mais precocemente e apresentam personalidade mais estável e melhor adaptação social.

Em relação ao desenvolvimento neuropsicomotor, diversos estudos sugerem que o melhor desempenho da criança decorre apenas como conseqüência da melhor estimulação, pelo contexto mais adequado da relação entre mãe e filho. O trabalho de Lucas e cols., porém, mostra que o melhor desenvolvimento em prematuros pode ser devido à composição do leite humano.

2. Para a mãe

O aleitamento materno é o modo mais prático de alimentar a criança. Não há necessidade de comprá-lo ou de armazená-lo. Já está pronto, na temperatura adequada, não havendo possibilidade de contaminação. Dispensa bicos, mamadeiras e esterilização. Também é positivo porque a criança não necessita receber chá ou água e, à noite, a mãe pode alimentar seu filho com muito mais comodidade. Além de tudo, o aleitamento é *importante para a realização feminina*, na medida em que completa o processo da maternidade.

A mulher deve ser esclarecida dessas vantagens, porém amamentar é um direito e não uma obrigação. As vantagens iniciam-se logo após o parto, protegendo-a da anemia por sangramento uterino prolongado. A amamentação provoca liberação de ocitocina que induz menor perda sangüínea e involução uterina mais rápida. Propicia o fornecimento de nutrientes da mãe para o filho, com dispêndio de cerca de 500 calorias por dia. Assim, de um modo fisiológico e sem dieta, sua forma física volta ao normal mais rapidamente.

A valorização da mama como símbolo sexual e a falsa idéia que a amamentação provoca a queda das mamas fazem com que muitas mães, erradamente, pratiquem o desmame precoce. Na realidade, esse efeito é provocado pelo ganho excessivo de peso durante a gestação. Acredita-se até que, quando a mulher amamenta, a mama realiza a função à qual se destina, aumentando seu tono. Além disso, a mulher que amamenta tem taxas menores de câncer de mama e ovário.

A lactação provoca um efeito contraceptivo que, por meio de um maior espaçamento entre as gestações, protege a saúde da mulher e da criança. Em condições de aleitamento materno exclusivo, a inibição da ovulação pode chegar a 98% no primeiro semestre após o parto. O efeito contraceptivo diminui com a redução do ritmo de sucção e a introdução de outros alimentos, porém pode prolongar-se até o segundo semestre. Nas populações que não dispõem de assistência médica, esse efeito é mais importante e pode representar uma redução natural de metade dos nascimentos. Nos centros urbanos, onde é comum a complementação da mamada, a contracepção é menos intensa. Esse fato observado na população não exime, porém, o uso de métodos contraceptivos, individualmente. Cerca de um mês após o parto, quando as relações sexuais são reiniciadas, muitas mães, temerosas que o contraceptivo oral provoque efeitos indesejáveis na criança, iniciam o desmame. Cabe ao pediatra superar o constrangimento da mãe e dizer da necessidade da escolha de um método contraceptivo, encaminhando-a para a consulta com o obstetra e esclarecendo que amenorréia nem sempre significa anovulação. Além do condom, as opções mais comuns incluem o uso de progesterona (oral ou injetável), diafragma e dispositivo intra-uterino. O uso do estrógeno tem sido evitado pela possibilidade de hipogalactia e feminilização dos meninos.

Em relação à legislação, a mulher que trabalha fora de casa teve seus direitos ampliados pela Constituição de 1988. Seus tópicos mais relevantes são:

• *Disposições constitucionais transitórias e estabilidade: estabilidade da gestante (Art. 10).* Fica garantida a estabilidade provisória da gestante, desde a confirmação da gravidez, até cinco meses após o parto. O empregador só poderá demiti-la por motivo de justa causa.

• *Direitos assegurados em relação a salário e função (Art. 393).* Durante a licença-gestante a mulher tem direito ao salário integral, sendo-lhe facultado exercer a função que anteriormente ocupara.

• *Licença-gestante (Art. 392).* Esta licença foi ampliada para 120 dias, ou seja, 4 semanas antes e 12 semanas depois do parto. A mãe poderá tirar toda a licença após o nascimento da criança.

• *Ampliação da licença-gestante (Art. 392 – 2º parágrafo).* Em casos excepcionais, os períodos antes e depois do parto poderão ser aumentados em mais duas semanas cada um, mediante atestado médico. A lei não caracteriza o que seja "caso excepcional" e, tendo em vista a recomendação médica de ser mantido o aleitamento materno por seis meses, a ampliação da licença-gestante pode ser aplicada a toda mãe que está amamentando seu filho.

• *Descansos especiais durante o trabalho (Art. 396).* Até seis meses após o parto, a mulher terá direito a dois descansos especiais, de meia hora cada um, durante a jornada de trabalho. Estes descansos não devem ser confundidos com os intervalos habituais de repouso e alimentação. Quando a saúde da criança exigir, este prazo poderá ser aumentado até 6 meses.

• *Creche na empresa (Art. 389).* O artigo 389 determina que empresas que empregam mais de 30 mulheres com mais de 16 anos de idade tenham local apropriado onde seja permitido às empregadas deixar seus filhos nos primeiros seis meses de vida. Porém são oferecidas alternativas: caso o empregador não ofereça a creche, deverá estabelecer convênio com creche próxima, ou reembolsar à empregada as despesas necessárias para o atendimento de seu filho no período do trabalho. Porém, conforme os acordos realizados durante os dissídios, esta obrigação às vezes é relegada. Decorre daí que poucas empresas possuem creche, e a possibilidade de a mãe amamentar durante o período de trabalho é quase virtual.

3. Econômico-sociais

Quando se trata de alimentação de crianças em áreas pobres, a primeira preocupação é sem dúvida o custo do próprio alimento. O gasto com o aleitamento materno é, com certeza, mais baixo, pelo fato de que o custo da complementação da dieta materna é inferior ao da alimentação infantil artificial. Além disso, evita-se uma série de outros ônus.

A mãe que prepara a mamadeira de seu filho deve ter condições mínimas para que o alimento não se transforme em vetor de doenças. Quando não está mais lactando, a aquisição do leite torna-se uma necessidade imperiosa e o recurso deve estar disponível. Para o preparo da mamadeira, são necessários técnica higiênica, equipamentos e utensílios adequados. Sabemos que mães, em famílias pobres, têm dificuldade tanto em comprar como em preparar a mamadeira. Decorre daí a alta freqüência de situações inadequadas, com erros tanto de diluição como risco de contaminação. A substituição do leite por farináceos é freqüente, e esse hábito, se rotineiro, leva à desnutrição. A falta de informações e de recursos e a de ações simples como a fervura da água levam a conseqüências como diarréia, desidratação e desnutrição. Assim, há incremento da demanda por assistência médica, compra de medicamentos e até internação hospitalar. Os custos materiais decorrentes são, com certeza, relevantes, mas incomparáveis ao custo social representado pelos óbitos. As crianças que sobrevivem a esse processo podem apresentar seqüelas físicas e intelectuais. Estima-se que a prática do aleitamento materno como única medida possa impedir a morte de cerca de 2 milhões de crianças por ano nos países em desenvolvimento.

Características bioquímicas

O início da produção láctea gera o colostro e pode ocorrer no terceiro trimestre da gestação; este geralmente apresenta coloração amarelada e aspecto mais denso que o leite materno. Tem grande importância na proteção contra infecções pela alta concentração dos fatores de defesa, especialmente IgA. Possui maior concentração protéica e salina e menor de lactose e de lipídeos em relação ao leite maduro. O pequeno volume produzido nos primeiros dias de vida da criança é altamente adequado às necessidades do recém-nascido. Sua concentração modifica-se progressivamente, recebendo após uma semana a denominação de leite de transição e, duas semanas após o parto, já é o leite maduro. Na tabela 2.12 tem-se a composição do leite humano maduro e do leite de vaca, segundo Fomon.

Proteínas

A concentração de proteínas do leite humano maduro é a mais baixa dentre todos os mamíferos. A concentração geralmente relatada é de 1,1g%, contudo, se a determinação excluir o nitrogênio não-protéico, decrescerá para 0,8 a 0,9g%. Essa concentração é adequada para o crescimento normal da criança e provoca baixa carga de excreção renal de solutos. A relação proteínas do soro/caseína do leite humano é cerca de 80/20, e do leite de vaca de 60/40. O coalho do leite humano mais macio, que facilita a digestão, é conseqüência dessa relação.

Tabela 2.12 – Comparação da composição do leite de peito maduro com a de leite de vaca (Fomon, 1974).

Composição	Leite humano	Leite de vaca	Composição	Leite humano	Leite de vaca
Água (ml/100ml)	87,1	87,2	Minerais por litro		
Energia (kcal/100ml)	75	66	Cálcio (mg)	340	1.170
Sólidos totais (g/100ml)	12,9	12,8	Fósforo (mg)	140	920
Proteínas (g/100ml)	1,1	3,5	Sódio (mEq)	7	22
Gorduras (g/100ml)	4,5	3,7	Potássio (mEq)	13	35
Lactose (g/100ml)	6,8	4,9	Cloro (mEq)	11	29
Cinzas (g/100ml)	0,2	0,7	Magnésio (mg)	40	120
			Enxofre (mg)	140	300
Proteínas (% do total de proteínas)			Minerais-traço por litro		
Caseína	40	82	Crômio (mcg)	–	8-13
Proteínas de soro	60	18	Manganês (mcg)	7-15	20-40
Nitrogênio não-protéico (mg/100ml)			Cobre (mcg)	400	300
% do total de nitrogênio	15	6	Zinco (mg)	3-5	3-5
			Iodo (mcg)	30	47*
Aminoácidos (mg/100ml)			Selênio (mcg)	13-50	5-50
Essenciais			Ferro (mg)	0,5	0,5
Histidina	22	95	Vitaminas por litro		
Isoleucina	68	228	Vitamina A (UI)	1.898	1.025**
Leucina	100	350	Tiamina (mcg)	160	440
Lisina	73	277	Riboflavina (mcg)	360	1.750
Metionina	25	88	Niacina (mcg)	1.470	940
Fenilalanina	48	172	Piridoxina (mcg)	100	640
Treonina	50	164	Pantotenato (mg)	1,84	3,46
Triptofano	18	49	Folacina (mcg)	52	55
Valina	70	245	B_{12} (mcg)	0,3	4
Não-essenciais			Vitamina C (mg)	43	11***
Arginina	45	129	Vitamina D (UI)	22	14****
Alanina	35	75	Vitamina E (mg)	1,8	0,4
Ácido aspártico	116	166	Vitamina K (mcg)	15	60
Cistina	22	32			
Ácido glutâmico	230	680			
Glicina	–	11			
Prolina	80	250			
Serina	69	160			
Tirosina	61	179			

* Variação de 10 a 200g/litro.
** 1.025UI no inverno e 1.690UI no verão.
*** 11mg para o leite comercializado e 21mg para o leite fresco.
**** 14UI no inverno e 33UI no verão.

A proteína do soro com maior concentração é a alfa-lactoalbumina, que possui apenas função nutricional, mas compõe o sistema enzimático necessário à síntese de lactose. Seguem-se a lactoferrina, a IgA secretora e a lisozima que têm também função de defesa. A beta-lactoglobulina é a principal causa das alergias ao leite de vaca. A ausência desse componente no leite humano é interpretada como característica de espécie-especificidade, visto que provoca resposta imunológica em atópicos. Em relação aos aminoácidos sulfurados, a menor relação metionina/cistina – 1/2 – é muito importante, especialmente para o prematuro, visto que não dispõe de cistationase. Sem essa enzima o prematuro não consegue transformar metionina em cistina, que é a forma como o aminoácido sulfurado é aproveitado. A taurina é considerada um aminoácido essencial para os recém-nascidos, porque no início da vida o ser humano não consegue sintetizá-la. Exerce papel neurotransmissor e neuromodulador no desenvolvimento do sistema nervoso central, e o leite humano a apresenta em alta concentração.

A composição do nitrogênio protéico no leite humano e no leite de vaca é apresentada na tabela 2.13.

Tabela 2.13 – Composição do nitrogênio protéico no leite humano e no leite de vaca (segundo Hambraeus, 1977)*.

	Leite humano	Leite de vaca
Nitrogênio total	1,93	5,31
Nitrogênio protéico	1,43 (8,9)	5,03 (31,4)
Nitrogênio da caseína	0,40 (2,5)	4,37 (27,3)
Nitrogênio da proteína no soro	1,03 (6,4)	0,93 (5,8)
Alfa-lactoalbumina	0,42 (2,6)	0,17 (1,1)
Lactoferrina	0,27 (1,7)	traços
Beta-lactoglobulina	–	0,57 (3,6)
Lisozima	0,08 (0,5)	traços
Albumina do soro	0,08 (0,5)	0,07 (0,4)
IgA	0,16 (1,0)	0,005 (0,03)
IgG	0,005 (0,03)	0,096 (0,6)
IgM	0,003 (0,02)	0,005 (0,03)

* As cifras referem-se a gramas de nitrogênio por litro, e as entre parênteses, a gramas de proteína por litro.

No leite de vaca há quantidade exagerada de tirosina e fenilalanina, que supera a capacidade enzimática do prematuro, resultando em aminoacidemia, com letargia e dificuldade de ganho de peso. Existe a possibilidade de seqüelas quando essa situação é prolongada.

O leite humano tem maior biodisponibilidade de carnitina. Essa proteína é necessária para a metabolização dos ácidos graxos de cadeia longa.

Gorduras

O leite humano tem aproximadamente 3,5g% de lipídeos. Estes incluem os ácidos graxos essenciais e o colesterol, carreiam vitaminas lipossolúveis, geram os ácidos graxos de cadeia longa e fornecem cerca de 50% da energia do leite humano. Sua concentração é mais elevada no final da mamada, acreditando-se que essa variação tenha função reguladora do apetite. Verificam-se também flutuações circadianas conforme a dieta materna.

Reconhece-se, atualmente, a grande importância dada aos ácidos graxos de cadeia longa insaturados. As concentrações dos ácidos linoléico e alfa-linolênico são substancialmente mais elevadas no leite humano. De particular interesse são seus derivados poliinsaturados de cadeia mais longa como o ácido araquidônico (AA) e o ácido decosaexanóico (DHA). Nessa fase, são considerados ácidos graxos essenciais pelo fato de não serem sintetizados na quantidade adequada. Atribui-se a eles ação primordial no desenvolvimento neuropsicomotor e da retina de prematuros. Grande parte do aumento de massa cinzenta é devida ao desenvolvimento das arborizações complexas e à formação de sinapses que fundamentam a função neuronal e o processo de aprendizado. O processo de mielinização acelera-se após o nascimento, protegendo os axônios e aumentando a capacidade de transmissão do estímulo elétrico. Todas as membranas envolvidas nesse processo são formadas por fosfolipídeos e ácidos graxos poliinsaturados, especialmente o DHA. O recém-nascido prematuro que não recebe leite humano corre risco de ter déficit desses elementos. Durante a vida fetal, ocorre passagem do AA e do DHA via placentária, acumulação no córtex cerebral e níveis plasmáticos elevados. Após o nascimento, quando o recém-nascido prematuro não recebe leite humano, essas concentrações caem e seu desenvolvimento neuropsicomotor e o da retina podem ser prejudicados. O efeito dos ácidos graxos poliinsaturados de cadeia longa não se limita ao sistema nervoso. São precursores das prostaglandinas que têm uma série de funções biológicas ligadas aos aparelhos digestivo e circulatório e contribuem para a defesa contra infecções.

O leite humano tem maior teor de colesterol que o leite de vaca, e acredita-se que isso favoreça a indução de sistemas enzimáticos que regulam o metabolismo do colesterol na vida adulta, com efeito benéfico em relação à prevenção de doença cardiovascular. A presença de lipase no próprio leite humano é um aspecto também adequado, fazendo com que os triglicerídeos sejam mais facilmente digeridos.

Hidratos de carbono

O hidrato de carbono predominante no leite humano é a lactose, sendo sua concentração cerca de 6,8g%. A lactose é um dissacarídeo, sintetizado na própria glândula mamária, formado por glicose e galactose. Além da lactose, há outros carboidratos no leite humano: monossacarídeos, oligossacarídeos e carboidratos ligados a proteínas. Estes dois últimos grupos de substâncias favorecem a proliferação bífida. Encontra-se também fucose, que não é encontrada no leite de vaca, e pode ser importante no início da colonização intestinal pelo L. bifidus. A lactose tem ações na prevenção do raquitismo por facilitar a absorção de cálcio e no desenvolvimento do sistema nervoso central, pois é fonte de galactose, essencial para a produção de galactolipídeos, que incluem os cerebrosídeos. A lactose é encontrada apenas no leite de mamíferos e, dentre todas as espécies, o leite humano a contém em concentração mais elevada. Isso com certeza valoriza seu significado em relação ao desenvolvimento neuropsicomotor.

Minerais

A concentração de minerais no leite humano é 3,6 vezes menor que no leite de vaca. Sua concentração é mais bem adaptada às necessidades nutricionais e à capacidade metabólica do recém-nascido. A carga renal de solutos determinada pelo leite humano é significativamente mais baixa. A alimentação artificial é hiperosmolar e facilita os desequilíbrios hidroeletrolítico e acidobásico por ocasião de perdas anormais de líquidos. Experimentos em animais recebendo dieta com alta concentração de sódio mostram que se pode desenvolver hipertensão, revertida quando a relação sódio/potássio diminui.

Embora a concentração de cálcio seja bem mais baixa que a no leite de vaca, a quantidade absorvida é maior com leite humano. Neste, a relação cálcio/fósforo é a ideal – 2/1 –, e não há formação de sabões insolúveis no intestino na forma de palmitato, como no aleitamento artificial. Os níveis de cálcio no leite materno não são influenciados por sua dieta, ocasionando menor freqüência de hipocalcemia neonatal.

Tanto o leite humano como o de vaca apresentam baixas proporções de ferro, porém, o contido no primeiro é mais bem absorvido. A biodisponibilidade do ferro no leite humano é de 49%, e a do leite de vaca, apenas de 4%. Esse fato se justifica pelo menor pH no trato gastrintestinal do recém-nascido alimentado com leite humano e pela presença de facilitadores como zinco, cobre e lactoferrina em quantidades adequadas. A vitamina C pode também ser facilitadora da absorção de ferro, dependendo da dieta materna. Além disso, a criança amamentada exclusivamente ao peito não apresenta as micro-hemorragias gastrintestinais, muitas vezes descritas naquelas que recebem leite de vaca, nos primeiros 6 meses de vida. Esses fatores, em conjunto, diminuem o risco de anemia ferropriva e retardam a diminuição do estoque de ferro. Recém-nascidos de termo, de mães bem nutridas, e alimentados ao peito não necessitam de nenhuma suplementação de ferro nesse período. Adicionalmente, tem sido demonstrada que a suplementação com cereais, vegetais e frutas pode reduzir a absorção de ferro e saturar a lactoferrina, que perde seu efeito bacteriostático.

O leite humano contém zinco em quantidade adequada para as necessidades da criança. Sua alta biodisponibilidade faz com que tenha efeito terapêutico na acrodermatite enteropática, doença desencadeada pela deficiência de zinco e de maior ocorrência nas crianças em aleitamento artificial.

A presença do flúor no leite humano é cercada de muito interesse. O flúor converte a hidroxiapatita do esmalte em fluorapatita, menos solúvel em meio ácido. Sua ação depende do estoque fetal e do teor no leite humano, que é função da concentração na água de abastecimento. Essa concentração é ideal entre 0,7 e 1ppm, o que determina concentração no leite de 4 a 14mg/litro. A suplementação de flúor não é útil para crianças no primeiro semestre de vida, recebendo leite humano ou não. A recomendação de suplementação é restrita a crianças entre 6 meses e 3 anos, quando sua concentração na água for menor que 0,3ppm.

Vitaminas

O leite de mulheres bem nutridas tem concentração adequada de vitaminas para suprir as necessidades nutricionais da criança, com exceção da vitamina K, necessária para a síntese dos fatores de coagulação. O colostro a contém em concentração ligeiramente superior ao leite maduro, porém, também abaixo do necessário. O intestino do recém-nascido, inicialmente estéril, desenvolve flora que produzirá vitamina K, mais isso só ocorrerá após 2 semanas de vida. Por esse motivo, recomenda-se sua administração logo ao nascimento, geralmente por via intramuscular.

A presença das vitaminas hidrossolúveis depende exclusivamente da dieta materna atual, porém, a concentração das vitaminas lipossolúveis é determinada também pelas reservas maternas. A vitamina D no leite humano apresenta-se em baixa concentração, tanto na fração lipídica, como na hidrossolúvel. A pele é via adequada de síntese da vitamina D, em grande quantidade, sem risco de toxicidade. Nunca é demais frisar que o banho de sol não pode ser feito através do vidro de janela, pois o raio ultravioleta é filtrado por ele. A falta de exposição ao sol, especialmente em crianças de pele escura, predispõe ao raquitismo. Estudo em crianças brancas, na região oeste dos Estados Unidos, demonstrou que o tempo de exposição ao sol necessário para a produção da vitamina D foi de apenas 10 minutos, estando a criança sem roupa, ou de 30 minutos na cabeça e mãos para suprir a necessidade semanal dessa vitamina. Considerando-se, portanto, a variação das necessidades individuais e a dependência do estoque e da dieta materna; recomenda-se atenção para a suplementação medicamentosa. Quando a exposição à luz solar não está garantida, deve-se suplementar oralmente com 200 a 300UI/dia de vitamina D em condições de aleitamento materno exclusivo. Para as crianças parcial ou totalmente desmamadas, preconiza-se 400UI/dia.

Proteção imunológica

Características antiinfecciosas

Atribuía-se, há algum tempo, a maior freqüência de infecções na criança de pouca idade, em aleitamento artificial, apenas à contaminação do leite. De fato, a mamadeira pode ser vetor de patógenos, especialmente nas áreas em desenvolvimento. Porém, demonstrou-se que o próprio leite humano possui ação de proteção contra infecções. Para tanto, contém uma série de elementos, alguns já perfeitamente identificados, como os fatores de defesa solúveis e os insolúveis.

Fatores solúveis – são classificados em específicos e não-específicos. Os específicos são representados pelas imunoglobulinas (IgA, IgM, IgG e IgE). A mais importante delas é a IgA, sintetizada na própria glândula mamária e encontrada predominantemente em sua forma dimérica, a IgA secretória (IgAs), mais notável não só em concentração, mas também em atividade protetora. Apresenta peso molecular elevado (cerca de 375.000), não sendo digerida pelas secreções gástrica e intestinal e, portanto, quase não absorvida. Assim sendo, seu teor nas fezes é semelhante ao do leite humano, o que levou à falsa idéia de que, não sendo absorvida, não tivesse nenhuma ação, quando, na realidade, seu efeito se dá por meio da proteção de superfície. A concentração de IgAs é bem mais elevada no colostro, porém é compensada por maior volume tanto no leite de transição como no leite maduro. A criança em aleitamento materno exclusivo recebe uma quantidade bastante elevada dessa imunoglobulina, cerca de 0,5g/kg/dia, o que representa 50 vezes a dose preconizada para hipoglobulinemia. A IgAs reveste a mucosa intestinal, impedindo a agressão por bactérias, toxinas ou antígenos estranhos, e a proteção proporcionada é substancial. A IgAs é estável à pasteurização a 56°C por 30 minutos. Perde 30% de sua atividade a 62,5°C por 30 minutos, sendo inativada por fervura.

Os fatores solúveis não-específicos mais importantes estão descritos a seguir:

• Fator bífido – as crianças amamentadas ao peito possuem flora predominante de *Lactobacillus bifidus*, que são bacilos anaeróbios que colonizam seu intestino e dificultam a proliferação de agentes patogênicos. O fator bífido, seu substrato, é um carboidrato nitrogenado dialisável, não carreador de aminoácido. Facilita, na presença de lactose, a formação dos ácidos láctico e acético e, em menor escala, também dos ácidos fórmico e succínico que, determinando pH mais baixo, inibem a proliferação de enterobacteriácias e fungos. O fator bífido resiste à fervura e, se congelado a vácuo, conserva-se estável pelo menos por três meses.

• Fator de resistência – a proteção proporcionada pelo leite humano contra a infecção estafilocócica é bastante conhecida clinicamente. Experimentalmente, verificou-se que somente animais que haviam recebido leite humano sobreviveram à infecção causada por estafilococos. Trata-se de fator de natureza lipídica, com estrutura bioquímica ainda não totalmente esclarecida, mas com semelhanças ao ácido linoléico e característica de termoestabilidade.

• Lisozima – trata-se de uma enzima de grande importância no controle da flora gram-negativa com local de ação no trato gastrintestinal. A criança amamentada ao peito apresenta essa enzima em alta concentração nas fezes, comprovando sua baixa absorção. No leite humano, a concentração de lisozima é pelo menos 30 vezes superior à do leite de vaca. Documentou-se grande variação de sua concentração, com níveis mais baixos no início da lactação, ascendendo progressivamente até alcançar os níveis mais altos no sexto mês, mantendo taxas elevadas por pelo menos um ano. Produzida por neutrófilos e macrófagos, tem ação bacteriostática contra bactérias gram-positivas e gram-negativas, por meio de lise de parede celular. A lisozima é pouco afetada pela pasteurização, havendo perda de apenas 23% a 62,5°C por 30 minutos. A fervura provoca sua inativação.

• Lactoferrina – a ação dessa proteína provoca, por quelação, a diminuição da disponibilidade de ferro para os patógenos. Tem efeito bacteriostático, inibindo o crescimento de agentes infecciosos como *Staphylococcus*, *E. coli* e *Candida albicans*. Sua concentração é mais elevada no colostro, mas apresenta níveis úteis até o segundo ano de vida. Sua afinidade com o ferro é 300 vezes maior que a da transferrina, é muito pouco absorvida no recém-nascido de termo, e a terapia com ferro oral pode influir na função de quelação. A pasteurização a 62,5°C, por 30 minutos, provoca destruição de $^2/_3$ de seu conteúdo.

• Interferon – não foi detectado interferon livre no leite humano. Entretanto, os linfócitos do leite produzem esse fator antiviral. Demonstrou-se experimentalmente que as células do colostro secretam substância com intensa ação antiviral.

• Complemento – o leite materno possui todas as frações do complemento (C1 a C9). Dentre elas, as frações C3 e C4, reconhecidas por sua capacidade de opsonização, ainda que em concentrações baixas, quando comparadas às do soro. As imunoglobulinas podem ativar o complemento e já foi descrito um proativador C3. A fração C3 tem funções de opsonização e quimiotaxia, importantes na lise de bactérias ligadas ao seu anticorpo específico. O complemento contido no leite humano é destruído por 30 minutos de pasteurização a 56°C.

• Proteína ligada à vitamina B$_{12}$ – trata-se de proteína de alto peso molecular, presente no leite humano em concentração elevada. Atua na luz intestinal, sendo pouco absorvida, conservando concentração elevada nas fezes. Impede o crescimento de bactérias, por tornar a vitamina B$_{12}$ indisponível, como nutriente para os microrganismos. É destruída por fervura.

• Gangliosídeos – são glicolipídeos constituídos por ácidos siálicos, hexoses e hexoaminas. Têm ação contra a diarréia e impedem a ação das toxinas de *E. coli*, *Campylobacter jejuni* e *V. cholerae*. São resistentes à fervura.

• Interleucinas – esse fator de defesa é constituído por um grupo de antígenos que estimulam a diferenciação de leucócitos. Já foram identificados agentes quimiocinéticos que aumentam a motilidade de macrófagos e a ativação de linfócitos T do leite humano.

• Outros fatores solúveis não-específicos – além dos fatores citados, há uma série de outros elementos de defesa identificados em pesquisas mais recentes, tais como glicoproteínas, oligossacarídeos, ácidos graxos livres e mucinas.

Fatores celulares – o leite humano contém neutrófilos, macrófagos e linfócitos, importantes na defesa contra as infecções. No colostro, a quantidade de linfócitos pode chegar a 5.000/mm³, sendo 40 a

60% polimorfonucleares. Essas células ocorrem apenas nas primeiras 6 semanas e têm atividade fagocitária na luz intestinal e de proteção contra infecções mamárias. Os macrófagos representam cerca de 40% dos leucócitos do colostro, chegam até a 90% no leite maduro e são mais ativos que os macrófagos do sangue. Conservam a movimentação ameboide, realizam fagocitose e produzem complemento, lisozima e lactoferrina. Ativam os linfócitos T por meio do processamento antigênico e transportam imunoglobulinas. Além disso, têm outras ações como produção de lactoperoxidase e do fator de crescimento celular. Os linfócitos representam cerca de 10% dos leucócitos do leite. Cerca de 80% são linfócitos T que estimulam outros componentes do sistema imunológico, e os restantes são linfócitos B com capacidade de produção de anticorpos.

A resposta imunológica transmitida pelo leite humano é dirigida especificamente contra as agressões do ambiente materno. Quando um patógeno do organismo materno é capturado por um macrófago, a informação antigênica é passada para linfócitos T e a seguir para linfócitos B. Estes se transformam em células plasmáticas e liberam anticorpos específicos diretamente na mama. Como substrato dessa ação, demonstrou-se a existência de uma dinâmica enteromamária e broncomamária, quando a partir de antígenos ambientais é gerada uma resposta imunológica. Dessa forma, o leite materno provê anticorpos específicos à criança de pouca idade e isso é especialmente importante, porque ocorre mesmo antes de seu sistema imune produzir seus próprios anticorpos. Nesse sentido, já foram documentados, entre outros, antígenos específicos contra *E. coli, Clostridium tetani, Corynebacterium diphteriae, Klebsiella, Shigella, Salmonella, Streptococcus, Staphylococcus, Mycoplasma pneumoniae* e *H. influenzae*. Foi também detectada atividade contra diversos vírus, como enterovírus, poliovírus 1, 2 e 3, influenza, coxsackie, echovírus, rotavírus, citomegalovírus, além do herpesvírus e da rubéola.

Proteção contra fenômenos alérgicos
A criança alimentada com leite de vaca está sujeita ao desenvolvimento de quadros alérgicos. Nas primeiras semanas de vida, pode ocorrer a absorção de moléculas inteiras pela mucosa intestinal. Verificou-se que, com o uso de fórmulas lácteas, a incidência de alergia ao leite de vaca é de cerca de 1%. A criança não amamentada ao peito apresenta maior permeabilidade da barreira intestinal, até que se inicie a produção de IgA no trato intestinal. Isso habitualmente ocorre com 6 semanas de vida, mas na criança alérgica apenas aos 3 meses. Por esse motivo, a amamentação é componente importante em programas para a redução da morbidade em crianças de famílias alérgicas.

Outro aspecto importante nessa proteção são os fatores tróficos do trato digestivo. Sabe-se que uma série de nutrientes e hormônios influencia o desenvolvimento pré e pós-natal do intestino. Incluem-se, entre outros, oligoelementos, vitaminas, fator de crescimento epidérmico, insulina, IGF-I, IGF-II, GH, glicocorticóides e nucleotídeos. Essas substâncias desempenham papel decisivo nas alterações adaptativas necessárias para a alimentação do recém-nascido. Podem ser sintetizadas endogenamente, mas o leite humano as possui, garantindo e apressando essa diferenciação.

Manejo clínico da lactação
A naturalidade com que o processo de amamentação ocorre em sociedades rurais tradicionais pode fazer pensar que as mulheres nascem com esse dom. A arte da amamentação, porém, não é inata e tem sido aprendida pelas mulheres mais jovens pela observação da prática do aleitamento. Com o impacto da urbanização e a industrialização, a família estendida, formada por pais, irmãos, tios, avós e primos, desaparece. Em seu lugar, surge a família nuclear, constituída apenas por pais e filhos, que oferece pouca oportunidade para esse aprendizado. A menina, pela falta de maior convivência com outras mulheres da família, que não sua própria mãe, tem pouca oportunidade para vivenciar e aprender essa arte informalmente. Na sociedade moderna, esse conhecimento costuma ser substituído por regras rápidas extrapoladas do uso da mamadeira, que tentam impor uma regularidade e precisão incompatíveis com a amamentação ao peito. Essa quebra na corrente informal trouxe grande prejuízo à prática da amamentação. No sentido de tentar suprir essa necessidade, os profissionais de saúde a incorporaram como um dos tópicos do trabalho de educação em saúde.

Aspectos básicos de anatomia e fisiologia
A glândula mamária possui 15 a 25 segmentos denominados lóbulos. Cada um deles possui estrutura semelhante a uma árvore, com tronco, ramos e folhas. Cada segmento é formado por milhares de alvéolos envolvidos por células mioepiteliais que, aglutinados em formato de cachos, drenam para canalículos que confluem em canais e, sob a aréola, dilatam-se com a denominação de seios lactíferos. Estes se abrem através de poros no mamilo (Fig. 2.2).

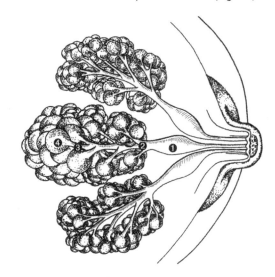

Figura 2.2 – Esquema de estrutura mamária. ❶ = seio lactífero; ❷ = canal galactóforo; ❸ = canalículo; ❹ = alvéolo.

Reflexos maternos – dois reflexos maternos estão envolvidos no controle endócrino da lactação: o da produção, também chamado de reflexo da prolactina, e o da ejeção. Ambos se iniciam com a sucção do conjunto mamilo-aréola. Essa estimulação segue para o hipotálamo e daí para a hipófise. A prolactina é produzida na hipófise anterior, e a ocitocina, liberada pela hipófise posterior. A prolactina desencadeia a produção láctea pelos alvéolos, e a ocitocina contrai as células mioepiteliais, fazendo com que o leite contido nos alvéolos passe ativamente ao sistema de drenagem. Assim, cerca de dois terços da produção dos alvéolos, chamado de "último leite", são jogados no sistema de canais. Deste, altamente calórico, com 4 a 7% de gorduras, segue o leite mais diluído, hipocalórico, chamado de "primeiro leite", que fluiu dos alvéolos, no início da produção, por mecanismo de diálise, através das paredes celulares.

O reflexo da prolactina ocorre, obrigatoriamente, desde que haja sucção. Isto baseia a técnica de lactação adotiva e de relactação. Entretanto, o reflexo de ejeção tem natureza psicossomática, só ocorrendo quando a mulher está tranquila e confiante. Muitas mães o apresentam mesmo sem sucção, ao simples toque, choro ou lembrança da criança. Por outro lado, pode ser bloqueado por fatores psíquicos. Quando a mãe está ansiosa, preocupada ou desinteressada, o reflexo de ejeção ocorre de modo insatisfatório, ou mesmo deixa de existir. Quando há liberação de adrenalina, ocorre diminuição da circulação nas células mioepiteliais. Nessa circunstância, não haverá ejeção e a criança apenas recebe o "primeiro leite", hipocalórico e insuficiente para saciá-la. Como conseqüência, as mamas não vão ser adequadamente esvaziadas, com possível ingurgitamento mamário e compressão do epitélio secretor. A par disso, o ingurgitamento mamário torna a aréola convexa, fazendo com que a sucção seja feita apenas no mamilo. A pega não adequada não retira o leite dos seios lactíferos e facilita fissuras. Isso permite a invasão bacteriana que, associada à estase láctea, pode levar à instalação de mastite e abscesso mamário. Esse quadro de fracasso da lactação, a partir da falha do reflexo da ejeção, mostra que, para assegurar o êxito do aleitamento materno, é importante não só que a criança exerça uma boa pega, incluindo mamilo e aréola, para provocar o reflexo da prolactina, mas também que a mãe esteja tranqüila e motivada, possibilitando um bom reflexo de ejeção (Fig. 2.3).

Sabe-se que o volume de leite produzido depende do esvaziamento e da solicitação da mama. Mães de gêmeos produzem mais, e as que complementam a mamada secretam menor volume. Essa regulação depende basicamente da eficiência desses procedimentos e denomina-se controle autócrino da lactação. Há evidências de que ocorre inibição da síntese de lactose e caseína quando a remoção do leite não é regular.

Reflexos infantis – o recém-nascido consegue mamar graças aos reflexos de busca, sucção e deglutição.

O reflexo de busca divide-se em duas partes. Em uma primeira fase, o contato da mama próximo à boca faz com que a criança vire a cabeça na direção desta. A seguir, a boca abre-se bem, no sentido de abocanhar mamilo e aréola. Quando a criança abre a boca, a mãe deve aproximá-la de tal modo que a pega possa ocorrer nas melhores condições. No início da amamentação, pode haver desencontros na fase de aprendizagem desse processo, porém, isso é superado rapidamente. A boa pega inclui o mamilo e grande parte da aréola.

Em relação ao reflexo de sucção, a designação "sucção" é inadequada, porque o que ocorre é uma ordenha. Após o estabelecimento de pressão negativa, a língua e a mandíbula fazem movimentos rítmicos e peristálticos sobre o mamilo e a aréola, retirando o leite dos seios lactíferos. O desencadeamento desse reflexo ocorre quando o mamilo toca o palato, o que só se dá com a pega adequada.

O reflexo de deglutição ocorre quando o leite é levado para a orofaringe. Prematuros com idade inferior a 32 semanas podem ter dificuldade em executá-lo, por incoordenação.

Manejo clínico

Podemos dividir o manejo clínico da lactação em três períodos: durante a gestação, na maternidade e no domicílio.

Durante a gestação – a probabilidade de êxito do aleitamento natural é maior quando o assunto é abordado antes do parto. A maior parte das mães e futuras mães sabem da superioridade do aleitamento natural, mas a postura do pediatra pode facilitar que uma atitude pró-aleitamento resulte efetivamente em amamentação. Esse período é o mais adequado para solucionar dúvidas, pois a família poderá ser esclarecida de possíveis impasses antes que esses ocorram. Quando se esclarece a mãe antes do parto que, na amamentação natural bem-sucedida, a criança necessita mamar muitas vezes por dia, sua aceitação será mais fácil. Se essa situação surgir sem a informação prévia, pode estar semeada a dúvida sobre sua capacidade de amamentar.

A informação e a motivação são aspectos básicos nesse período. As futuras mães costumam ter seu interesse despertado para o aleitamento a partir do segundo trimestre da gestação. Todo tipo de questão pode e deve ser discutido. Muitas não têm a percepção da importância do apoio domiciliar de que vão necessitar após o parto. Em caso de falta das avós, especialmente a materna, o profissional pode ajudar a mãe a escolher a pessoa mais adequada.

Alguns cuidados de fácil cumprimento são recomendados para prevenir problemas. O banho deve ser normal, mas o uso de sabonete sobre os mamilos pode facilitar rachaduras. Pelo mesmo motivo, na higiene dos mamilos, não se deve retirar a oleosidade natural produzida na aréola pelas glândulas de Montgomery. O atrito delicado com o mamilo é útil por torná-lo menos sensível. Pode ser feito deixando de usar o sutiã algumas horas por dia ou com a fricção delicada com toalha felpuda. Expor o seio ao sol e ao ar cumpre

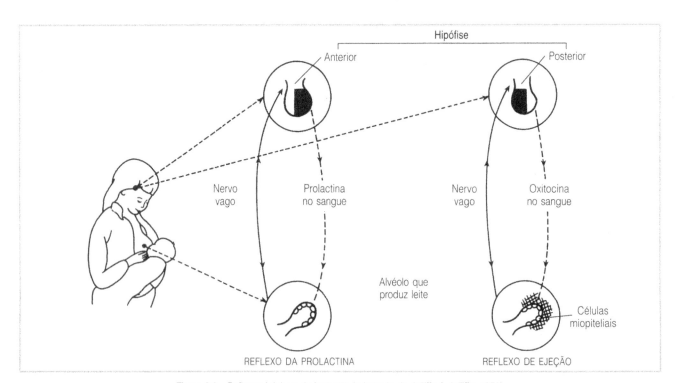

Figura 2.3 – Reflexos básicos da lactação (adaptado de Jelliffe & Jelliffe, 1979).

idêntica finalidade. No banho de sol, deve ser evitada a exposição do rosto, pela possibilidade de acentuação de manchas do cloasma gravídico. A tração delicada e repetida pode ser de algum efeito para reduzir eventual percepção dolorosa no início da amamentação, mas o exercício de rodar o mamilo, a ordenha de colostro e a aplicação de cremes não parecem facilitar a amamentação. Além do sabonete, a higiene com álcool também resseca o mamilo. Tendo em vista o aumento de volume das mamas durante a gestação, aconselha-se o uso de sutiã confortável, para mantê-las em posição adequada.

Os mamilos podem ser normais, planos e invertidos. Denomina-se de mamilo invertido aquele que se retrai quando a aréola é suavemente pressionada. Quando os mamilos são planos ou invertidos, recomenda-se que no terceiro trimestre seja feito um pequeno orifício no sutiã para auxiliar sua protrusão e adequação. Se houver disponibilidade, podem ser usados moldes de mamilo em forma de concha, próprios para essa situação, colocados sob o sutiã para forçar a protrusão do bico. São desconfortáveis e pouco tolerados pelas gestantes, porém, podem ser considerados úteis. Outras técnicas para everter os mamilos, como os exercícios de Hoffman, ordenha da mama e aplicação de pressão negativa, têm sido questionadas por ocorrência de desencadeamento de parto prematuro.

No pré-natal, além do manejo clínico, podem ser colocados outros aspectos como legislação de proteção do trabalho da mulher, contracepção e necessidade de apoio domiciliar após o parto.

Na maternidade – o recém-nascido deve ser amamentado ainda na sala de parto, tendo em vista que já está apto para esse ato. Dessa forma, o mecanismo da lactação será desencadeado mais rapidamente. Isso só não está indicado quando a mãe se apresenta sedada ou quando o teste de Apgar aos 5 minutos está abaixo de 6. Prematuros com idade gestacional de 36 semanas também podem cumprir essa rotina. Para tornar a sala cirúrgica mais adequada a essa situação, recomenda-se controlar a temperatura e o nível de ruído. Pode ser necessário o uso de um cobertor ou fonte de calor radiante para aquecer mãe e recém-nascido. Importantíssimo zelar para que haja, desde o início, pega adequada, incluindo mamilo e aréola (Fig. 2.4).

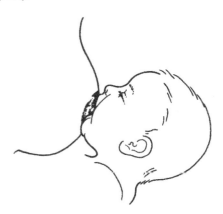

Figura 2.4 – Pega correta: bico + aréola. Boca bem aberta, lábio inferior virado para fora, quase não se vê a aréola.

O credê, que consiste no uso tópico de nitrato de prata a 1%, em ambos os olhos, obrigatório por lei federal, pode ser ministrado logo após a mamada, para facilitar o contato visual.

O alojamento conjunto facilita a relação entre mãe e filho, mas, não sendo possível, devem-se criar condições para favorecer maior período de tempo de contato. A enfermagem tem papel de realce nessa fase e suas orientações devem auxiliar a amamentação, esclarecendo possíveis dúvidas. Para a boa instalação da amamenta-

ção, recomendam-se, nos primeiros dias de vida, mamadas de curta duração, pelo menos 10 vezes por dia. Os dois ou três primeiros dias de vida constituem o período pré-lácteo, com produção apenas de colostro em pequena quantidade, e as mamadas freqüentes provocam seu esvaziamento. O tempo curto de mamada evita a sucção ineficaz, que pode ser prejudicial.

A sucção no período pré-lácteo tem a função básica de estimulação, mas o colostro, mesmo em pequeno volume, também é importante. Para que essas ações ocorram, basta que o recém-nascido sugue pouco tempo. Considerando-se que o reflexo de ejeção leva 2 a 3 minutos para ser desencadeado, devemos garantir que isso possa ocorrer. O tempo médio de mamada nessa fase é de 10 a 15 minutos, aproximadamente.

A criança suga mais vigorosamente a mama oferecida em primeiro lugar. Alternando-as, ambas têm a mesma oportunidade de esvaziamento adequado e estímulo para instalação da lactação, o que é crucial nos primeiros dias de vida. Para retirar o recém-nascido da primeira mama é necessário desfazer o vácuo estabelecido pela sucção, com a introdução do dedo mínimo da mãe na boca da criança. Após a mamada em cada seio, é indispensável dar à criança a oportunidade de eructar, colocando-a em posição adequada.

O recém-nascido deve mamar também à noite. No período pré-lácteo, o pequeno volume de colostro e a necessidade de estimulação justificam essa conduta. Após a apojadura, que significa a chegada do leite, ocorre aumento de volume e há necessidade de esvaziar a mama para impedir o ingurgitamento. Com o crescimento da criança, os intervalos de mamada aumentam e, após alguns meses, a criança abandona espontaneamente a mamada noturna.

As primeiras mamadas na maternidade podem ser cercadas de ansiedade, e a mãe deve receber todas as condições, para que tenha tranqüilidade. A posição para amamentar deve ser a mais confortável possível, com a enfermagem auxiliando para garantir a boa pega. Para tanto, as mães, habitualmente, seguram a mama com o polegar acima do conjunto mamilo/aréola e os outros dedos abaixo. Quando as mamas são grandes, consegue-se melhor posição com o polegar e o indicador colocados acima e os outros dedos abaixo. A criança é aproximada, com seu corpo voltado para o da mãe, para, delicadamente, o mamilo tocar a posição central dos lábios, o que estimula a abertura da boca. Nas primeiras mamadas isso pode ser conseguido apenas por leve tração do mento. A criança deve abocanhar não só o mamilo, mas também boa parte da aréola, especialmente de sua porção inferior, e as narinas devem ficar livres.

Após mamar em ambas as mamas, a criança deve ser colocada para eructar e, depois, deitada de lado. As posições em decúbito dorsal ou ventral não são seguras.

A higiene das mamas deve ser feita apenas com algodão e água, previamente fervida. Sabonete e outros detergentes devem ser evitados para não retirar a proteção hidrolipídica natural deixada pelo leite. Por outro lado, a higiene das mãos deve ser enfatizada.

No domicílio – quando as rotinas hospitalares são muito rígidas, só a chegada ao domicílio pode permitir o contato pleno entre a mãe e o recém-nascido. Para tanto, é necessário que tenha ajuda não só com relação aos cuidados com a criança, mas também nas tarefas da casa e apoio psicológico. Essa ajuda deve ser prestada por pessoa de grande confiança da mãe e, freqüentemente, define o êxito ou fracasso da amamentação. Geralmente, uma mulher experiente, avó materna ou paterna – denominada "doula", do grego, assistente feminino –, permite a adaptação gradual da mãe às suas novas funções. Sem essa ajuda, geralmente há sobrecarga e estresse que podem inviabilizar a lactação.

Normalmente, quando chega em casa, 2 a 4 dias após o parto, a mãe está no final do período pré-lácteo ou em plena apojadura. Em ambas as situações, a freqüência de mamadas deve permanecer elevada, tanto para estimular a lactação, como para evitar o ingurgitamento. Após a primeira semana de vida, desde que a amamentação esteja bem instalada, a freqüência adequada das mamadas pode ser menor. Basicamente, a criança deve ser amamentada sempre que sentir fome. As mães têm a expectativa de estabelecer horários de mamada, no sentido de facilitar sua rotina. Deve-se explicar que mamadas muito próximas são pouco úteis e que também a fixação de um horário rígido não é fisiológica. A criança que chorar em intervalos curtos será amamentada mais vezes e, pela maior estimulação, haverá maior produção. De modo oposto, quando a produção é grande, as mamadas são menos freqüentes. Por meio dessa dinâmica, há adequação do volume de leite produzido.

A criança deve também ser colocada para mamar quando a mãe estiver com as mamas cheias ou ingurgitadas. Deve haver entendimento mútuo entre mãe e criança, de modo que ambas contribuam para a fisiologia da amamentação, propiciando uma situação de conforto e prazer para o binômio mãe-filho.

Quando a criança está recebendo exclusivamente leite humano, não deve utilizar chá e água. Essa ingestão não só é desnecessária, porque o leite humano tem concentração baixa de sais, como também prejudicial, por diminuir a avidez nas mamadas, reduzindo o volume de leite ingerido. No caso do chá, ocorre ainda a diminuição da absorção do ferro contido no leite.

Após uma ou duas semanas, a mãe já conhece as peculiaridades do comportamento de seu filho em relação à amamentação e as resolve com tranqüilidade, estando adaptada à nova situação.

A duração da amamentação foi objeto de deliberação da Organização Mundial de Saúde, que recomenda, por meio da "Declaração de Innocenti", que todas as crianças devem ser amamentadas exclusivamente ao peito durante pelo menos 4 e, se possível, 6 meses de idade, conforme seu crescimento. A amamentação natural deve ser continuada até os 2 anos de idade ou mais, porém recebendo complemento alimentar não-lácteo após os 6 meses. Os tipos de alimentos e a cronologia de sua introdução na dieta devem respeitar não só as características fisiológicas da criança, mas também o hábito alimentar da família, desde que este não seja restritivo.

No primeiro semestre de vida, a proteção imunológica é fundamental tanto na proteção contra infecções quanto em relação às alergias. No segundo semestre, o aleitamento materno ainda oferece benefícios importantes, nos aspectos físico e psicológico, para a criança e a mãe. Em situações econômicas precárias, freqüentes nas áreas em desenvolvimento, o leite materno constitui-se, às vezes, no único alimento disponível e, nessas condições, orienta-se o prosseguimento do aleitamento e adiamento *sine die* do desmame completo.

Dificuldades práticas da amamentação

Há diversas situações que podem trazer dificuldades ao aleitamento:

Sucção em má posição

Esta tem sido uma das maiores dificuldades da amamentação. Muitas mães, despreparadas, colocam apenas o mamilo dentro da boca da criança. A não inclusão da aréola torna a sucção ineficaz, ocasionando drenagem insuficiente de leite, com um recém-nascido faminto ao lado de uma mama ingurgitada com risco do fracasso da lactação, acompanhado de fissuras e mastite. A boa pega e a posição confortável da mãe e do bebê devem ser enfatizadas logo nas primeiras orientações sobre a lactação (Fig. 2.5).

Mamilos planos e invertidos

Quando são praticados os cuidados já recomendados desde o pré-natal, essa dificuldade é mais facilmente superada. Antes de cada mamada devem ser praticadas as técnicas mais agressivas de exteriorização de mamilos, não indicadas no pré-natal, como exercícios de Hoffman, tração, torção e pressão negativa delicadas. O uso de intermediários de silicone pode ser feito, mas o resultado é precário.

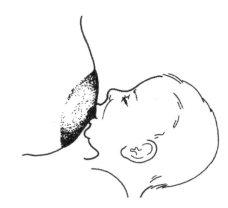

Figura 2.5 – **Pega errada**: só o bico. Boca apertada, vê-se bastante a aréola acima da boca do bebê.

Dificuldade de sucção
As situações mais comuns são:

Sucção fraca – própria de prematuros e de crianças em convalescença de doenças neonatais. Essa situação pode ser contornada mantendo-se a produção de leite materno enquanto ocorre a recuperação da criança, devendo ser sempre feita a estimulação oral para a sucção. A introdução de mamadeira deve ser evitada, alimentando-se o recém-nascido com o leite materno ordenhado, com o auxílio de colher ou xícara, quando ele conseguir deglutir. Caso contrário, o leite deve ser oferecido por meio de sonda gástrica. Para manter a lactação, as mamas devem ser esvaziadas diversas vezes ao dia, preferencialmente por meio de ordenha manual. Habitualmente, os prematuros conseguem a sucção direta com idade gestacional acima de 34 semanas e peso acima de 1.500g.

Incoordenação durante a mamada – crianças que alternam mamada ao seio com mamadeira podem apresentar confusão de bicos. O modo de sucção ao peito e na mamadeira é completamente diferente. A sucção ao peito é verdadeiramente uma ordenha, a musculatura da face com função ativa e a língua com papel de elevar o mamilo em direção ao palato. A criança pressiona os seios lactíferos que ficam sob a aréola, e o leite flui para a boca. Na sucção do bico de borracha, a criança faz uma leve sucção, o leite flui com facilidade, e a língua tem o papel específico de interromper esse fluxo quando a quantidade de leite na boca for suficiente. A solução para a confusão de bicos requer a interrupção da mamadeira e o treinamento específico para condicionamento adequado da sucção. Outras crianças apresentam engasgos durante a mamada, às vezes com apnéia, devidos à incoordenação à deglutição. Essa situação é comum nas mães que produzem muito leite. As orientações da técnica de mamada, como mamadas em intervalos mais curtos, oferecendo menor volume de leite, e a posição da criança com o tronco mais elevado podem auxiliar no controle desse problema.

Fenda palatina – a dificuldade nesse caso é a de estabelecer o vácuo durante a sucção. Se a lesão é extensa, haverá maior dificuldade. Para superá-la, a fenda deve ser obstruída com a própria mama durante a mamada. Eventualmente, podem ser utilizadas peças de acrílico para esse fim. Quando a criança tem apenas uma fissura labial, não há interferência com a amamentação.

Baixa produção láctea
Podem ocorrer dificuldades na produção láctea decorrente de um reflexo de ejeção insatisfatório. Em área urbana, por causas ligadas ao estresse, isso pode ocorrer, tendo em vista a natureza psicossomática desse reflexo. Nessa situação, a alegação de quantidade insuficiente de leite como causa de desmame precoce é freqüente. *Em comunidades rurais de cultura tradicional, a lactação insuficiente ocorre, em geral, apenas entre mães com desnutrição grave.*

Às vezes, as mães referem ter a impressão de que seu leite é "fraco", tanto pelo aspecto mais diluído como pela necessidade que a criança tem de ser amamentada a intervalos curtos, o que é próprio do recém-nascido da espécie humana. Nessa circunstância, o desmame pode ser evitado por meio da orientação do profissional, fazendo a análise e a interpretação cuidadosa da evolução do peso, que é um parâmetro útil. A perda de 10% do peso por ocasião da alta na maternidade é freqüente e não tem um significado especial. A criança comumente só recupera o peso de nascimento após 10 a 14 dias. A lactação insuficiente deve ser cogitada quando a recuperação do peso ocorrer apenas após três semanas. Outros sinais de alerta são as micções concentradas e o pequeno volume de evacuações. Sabe-se que o ganho de peso médio das crianças no primeiro semestre de vida é de 18 a 30g/dia, mas a avaliação ponderal será inconclusiva se for realizada com intervalo menor que uma semana. Além do estresse, associado à falta de segurança, outras causas de baixa produção láctea são ligadas à técnica de amamentação. As situações mais freqüentes são: pega inadequada, alternância de sucção em peito e bico de borracha, mamadas pouco freqüentes com intervalo cronometrado e de duração curta. Cabe aos profissionais de saúde reverem a técnica e transmitirem confiança para a mãe superar as dificuldades.

Quando a análise da evolução ponderal revelar inequivocamente um prejuízo, pode-se usar complemento lácteo para o aumento da oferta calórica, sem provocar descontinuidade do estímulo à lactação. A forma ideal de complementação é por meio da colocação de uma sonda plástica fina ao lado do mamilo com a outra ponta mergulhada em leite materno ordenhado ou leite de vaca. Esse mesmo sistema pode ser aplicado para a relactação quando há interrupção do aleitamento e para a lactação adotiva. Quando isso não for possível, o complemento pode ser dado em xícara ou às colheradas.

Mamilos doloridos/fissurados

A amamentação deve ser prazerosa e não-dolorosa. A dor nos mamilos é anormal e deve mobilizar o profissional para solucionar o problema que a está provocando. A causa mais freqüente da dor nos mamilos é o traumatismo mamilar por sucção em má posição, quando a criança suga apenas o mamilo. Quando a pega não inclui a aréola, o seio lactífero não é atingido, e a pressão negativa de sucção fica concentrada no mamilo. Como essa dinâmica torna a criança faminta, as mamadas serão mais vigorosas, podendo ocasionar dor em um primeiro momento e, a seguir, fissuras.

Falta de orientação é a causa mais freqüente da pega inadequada, mas o ingurgitamento mamário também pode provocá-la. Neste caso, é necessário ordenhar pequena quantidade de leite para tornar a aréola elástica e permitir a sucção. Outras causas de dor incluem moníliase mamilar e freio lingual curto. A moníliase é geralmente derivada da moníliase oral do recém-nascido e para sua cura requer terapêutica específica com nistatina durante 14 dias, não sendo necessário remover o produto antes das mamadas. A exposição solar e ao ar facilita a cura. Freio curto também pode provocar pega inadequada e suas conseqüências. Trata-se, porém, de situação menos freqüente.

Quando o traumatismo mamilar persiste, pode ocorrer a fissura. Haverá intensificação da dor, e a revisão da técnica de amamentação torna-se crucial. Medidas como uso de cremes e óleos, limitação da freqüência e/ou duração das mamadas, uso de protetores de mamilo são inoperantes ou contraproducentes.

Ingurgitamento

O ingurgitamento mamário é habitual na apojadura e quando a produção láctea não está sendo drenada normalmente. A recomendação básica é a intensificação das mamadas, mas, quando há dor difusa ou pontos dolorosos, deve ser feita a ordenha manual. Esta deve ser iniciada pela região areolar, sob a qual fica o seio lactífero, colocando-se os polegares na parte de cima e os indicadores na de baixo. A seguir, se houver pontos dolorosos, o que significa ductos

bloqueados, deve ser feita massagem delicada nas áreas afetadas e movimentos na direção da aréola para drenar os ductos e os alvéolos dessa região. A ordenha torna a aréola macia, o que facilita a boa pega. Pode ser necessário repetir a ordenha em diversos intervalos de mamada, até que se alcance o ponto de equilíbrio entre produção e demanda.

Mastite/abscesso mamário

A mastite é a infecção do tecido intersticial mamário. O agente causador é geralmente o *S. aureus*, e o quadro clínico caracterizado por febre, localização unilateral, calor, dor, eritema e ingurgitamento. Seus fatores predisponentes são bloqueio prolongado dos ductos, fissura e fadiga materna. Seu manejo inclui a manutenção do aleitamento, ordenha para eliminação do ingurgitamento e desobstrução de ductos, repouso materno, analgésicos e antibioticoterapia. O uso de compressas quentes é indicado apenas pelo seu efeito analgésico. Em caso de formação de abscesso, deve-se indicar a drenagem cirúrgica, recomendando-se a continuidade do aleitamento. Deverá ser feita ordenha quando a localização do abscesso impedir a amamentação.

Trabalho materno

Em área urbana, o trabalho da mulher tem se tornado cada vez mais freqüente. Após a licença-gestante, a manutenção da amamentação é mais fácil quando a mãe trabalha meio período. Quando fica no emprego 8 horas por dia e não há creche na empresa, a ordenha é obrigatória para a manutenção da lactação. Algumas empresas oferecem sala especial para essa finalidade. Esse leite precioso deve ser retirado em condições higiênicas, refrigerado em seguida, e o transporte para o domicílio deve ocorrer nessas condições. É prática segura manter o leite em geladeira a 4°C por 48 horas e por 3 meses em freezer a –20°C. Quando a mãe não dispuser de geladeira, a utilização deverá ocorrer em período mais restrito. Estudo realizado em nosso meio, com temperatura ambiente variando entre 17°C e 30,5°C, conclui que o leite humano cru pode ser mantido à temperatura ambiente por até 9 horas.

Contra-indicações

As contra-indicações ao aleitamento materno podem ser devidas à criança ou à mãe.

Relativas à criança

1. Galactosemia – relata-se a incidência dessa doença entre 1/20.000 e 1/200.000 nascidos vivos. Há duas formas principais, uma mais leve, caracterizada por deficiência de galactoquinase, e outra, mais grave, por deficiência de galactose-1-fosfatouridiltransferase. Em ambos os casos, há incapacidade de desdobrar a galactose, e esta deve ser eliminada da dieta. Quando isso não é feito, a criança desenvolve catarata, cirrose e retardo mental. Há contra-indicação absoluta não só do leite humano, mas também do leite de vaca, de cabra ou de qualquer outro que contenha lactose. A criança deve receber fórmula especial isenta de lactose ou leite de soja.

2. Fenilcetonúria – a incidência dessa doença varia entre 1/5.000 e 1/100.000 nascidos vivos. Deve-se à falta de fenil-hidroxilase que impede a metabolização de fenilalanina, e tem como conseqüência o retardo mental. O leite humano tem concentração bem mais baixa desse aminoácido que o leite de vaca e, por esse motivo, a amamentação ao peito é possível, desde que sua concentração sangüínea seja monitorizada. Caso isso seja inviável, deverá ser ministrada fórmula especial.

3. Síndrome do xarope de bordo – entidade rara, com incidência aproximada de 1/200.000 nascidos vivos, deve-se à deficiência enzimática em relação à metabolização de valina, leucina e isoleucina. Provoca acidose metabólica, dano neurológico e mental. Ocasiona o óbito quando não diagnosticada no primeiro mês de vida. Requer fórmula especial.

4. Icterícia – a icterícia não é mais considerada contra-indicação para o aleitamento materno. Há duas situações diferentes: a icterícia precoce e a tardia. A icterícia precoce é mais freqüente, tem pico aos 3 ou 4 dias, e decorre de baixa ingestão calórica. A icterícia tardia é menos freqüente, mais intensa na segunda semana de vida, e decorre provavelmente da menor conjugação de bilirrubina indireta por inibição da glicuroniltransferase. Possivelmente, essa dificuldade de captação da bilirrubina indireta se deve ao 5β-pregnane-3α, ao 20β-diol, que é catabólito da progesterona, e à alta concentração de ácidos graxos presentes no leite humano.

A conduta na icterícia precoce é corrigir a técnica do aleitamento materno, de modo a aumentar a oferta de leite. Quando, por erro, a amamentação natural é interrompida, o nível de icterícia cai, não porque cessa o fornecimento de leite humano, mas pelo aumento da oferta calórica. Ao invés de desmamar a criança, é necessário aumentar a oferta de leite humano por meio do aprimoramento da técnica do aleitamento materno. Recomenda-se aumentar o número de mamadas, suspender chá e água, ordenhar o excesso de leite das mamas e ministrá-lo à criança às colheradas ou com xícara.

A conduta na icterícia tardia, habitualmente, consiste apenas no acompanhamento. Quando a icterícia se acentua, a fototerapia pode ser útil e faz-se necessário excluir hemólise, obstrução biliar, hepatite, outros processos infecciosos e hipotireoidismo. Normalmente, a icterícia provocada pelo leite materno não causa nenhuma conseqüência negativa e o aleitamento materno exclusivo deve ser mantido. A criança tem boa evolução ponderal e a icterícia desaparece aos poucos, às vezes após várias semanas. A amamentação poderá ser interrompida por 24-48 horas se o diagnóstico necessita ser feito para excluir doença grave. Nessa circunstância, haverá queda do nível de icterícia, que permanece baixo mesmo após o reinício da amamentação.

Relativas à mãe

As contra-indicações relativas à mãe podem ser por doenças ou drogas.

Doença materna

1. Doenças graves – a doença materna grave contra-indica a amamentação ao peito. Insuficiência cardíaca, endocardite bacteriana, eclâmpsia e febre tifóide são exemplos de doenças que impedem a amamentação, pelo menos temporariamente. Mães com processo neoplásico ativo, dependendo do estado geral e do tipo de tratamento, podem amamentar. Mães com câncer de mama pregresso curado podem amamentar e não oferecem nenhum risco para a criança. A desnutrição moderada não contra-indica a amamentação. Na desnutrição grave, a concentração protéica mantém-se, com diminuição do teor lipídico e de vitaminas. No caso de intervenção nutricional, a conduta é manter a amamentação ao peito e suplementar a dieta materna.

As doenças mentais também podem ser obstáculo à amamentação. Após o parto, podem ocorrer quadros psicóticos e depressivos que impedem o contato seguro do recém-nascido e sua mãe. Se o ato da amamentação é possível, é necessário analisar a compatibilidade da medicação materna.

2. Doenças bacterianas

• Tuberculose bacilífera – mesmo quando a mãe é contagiante, a amamentação é possível desde que o recém-nascido receba isoniazida e a mãe tome os cuidados necessários com a expectoração. O recém-nascido deve receber essa medicação na dose de 10 a 20mg/kg/dia por três meses, e pode ser suspensa ao final desse período se o teste tuberculínico for negativo. Caso seja positivo, a terapêutica deve ser mantida durante seis meses, e será readequada se houver alterações radiológicas. Caso mãe e recém-nascido estejam recebendo hidrazida, recomenda-se monitorização da dosagem, tendo em vista a passagem da droga pelo leite. Considera-

se que a mãe é contagiante nas duas primeiras semanas de tratamento, e nesse período a criança deve permanecer em outro quarto e receber a mãe apenas por ocasião das mamadas. Lembrar que o *Mycobacterium tuberculosis* permanece viável no ambiente por 24 horas e pode haver contágio mesmo sem contato direto interpessoal.

• Hanseníase contagiante – a doença de *Hansen* não contra-indica a amamentação ao peito, mas exige cuidado com a secreção nasal materna, higiene das mãos e limitação do contato pele a pele. Considera-se a doença como contagiante quando o tratamento estiver sendo feito com sulfona há menos de três meses, ou com rifampicina há menos de três semanas. Esses medicamentos exigem supervisão, mas permitem a manutenção da amamentação.

• Gonococcia e doença pelo estreptococo do grupo A – recomenda-se a interrupção da amamentação por 24 horas para início da terapêutica materna. A antibioticoterapia é necessária também para a criança.

3. Doenças virais

• Varicela – a varicela é transmitida por via respiratória, contato com as lesões de pele e por meio da placenta. O quadro clínico da forma congênita ocorre antes de 10 dias de vida e pode ser grave. Quando a varicela materna ocorre uma semana ou mais antes do parto, o recém-nascido já possui anticorpos específicos recebidos pelo cordão umbilical. Estará sem proteção, porém, se a doença ocorrer cinco dias ou menos antes do parto. Nesse caso, e também se a doença ocorre até dois dias após o parto, deverá ser isolado da mãe. Nessa situação, o recém-nascido deve receber a imunoglobulina específica (VZIG) e o contato mãe/filho deve ocorrer apenas na fase de crostas. Os anticorpos específicos começam a aparecer no leite dois dias após o início da doença materna. Em relação à amamentação, alguns autores recomendam ordenhar o leite e dar ao recém-nascido até que o contato direto seja permitido, mas há referência de detecção do vírus varicela zoster no leite materno.

Quando a varicela materna ocorre seis dias ou mais antes, ou três dias ou mais após o parto, não é necessário separar mãe/recém-nascido e a amamentação é liberada. Recomenda-se que os recém-nascidos de mães que tiveram a doença 7 a 15 dias antes do parto também recebam a VZIG, pela possibilidade da doença.

• Herpes simples – quando há lesão na mama por herpes, a criança não deve sugar a mama afetada. As lesões herpéticas de outras localizações devem ser cobertas, e os cuidados de higiene devem ser rigorosos.

• Citomegalia – apesar de temida enquanto infecção intra-uterina, a citomegalia materna não contra-indica o aleitamento natural. O citomegalovírus é transmitido por meio do leite juntamente com seu anticorpo específico, sem produzir dano. Considera-se que essa transmissão pode ser benéfica nos recém-nascidos de termo, na medida em que é uma forma de imunização contra essa doença. Quando a transmissão do vírus for prolongada, pode ocorrer doença, especialmente em prematuros.

• Hepatites – a hepatite A só deve preocupar se a mãe está em fase aguda. A criança pode ser amamentada, mas deve receber gamaglobulina na dose de 0,02ml/kg.

O vírus da hepatite B pode ser excretado no leite se a mãe for AgHBs positiva. Nesse caso, o recém-nascido deve receber 0,5ml por via intramuscular da imunoglobulina hiperimune específica (HBIG) na sala de parto. Deverá também ser administrada vacina contra a hepatite B (metade da dose de adulto) até 48 horas de vida, ou logo que seja possível, e seu local de aplicação deve ser diferente daquele da HBIG. A segunda e terceira doses são indicadas um e seis meses após a primeira. Considera-se que, nas áreas em desenvolvimento, a amamentação ao peito não deva ser contra-indicada pela hepatite B, mesmo se os medicamentos citados anteriormente não possam ser ministrados no tempo preconizado. Desconhecem-se os efeitos a longo prazo do eventual contágio com a hepatite B, mas, nessas condições, o risco de adoecer por diarréia e desnutrição é bem conhecido para a criança desmamada.

Existem evidências de que a hepatite C seja transmitida pelo leite humano, sendo a amamentação contra-indicada. Há poucas informações confirmadas a respeito de outras hepatites.

• Síndrome da imunodeficiência adquirida (AIDS) – a AIDS pode ser transmitida verticalmente durante a gravidez e o parto. As taxas de transmissão nos países desenvolvidos têm sido referidas entre 15 e 20%, e nos países em desenvolvimento, entre 20 e 40%. Está comprovado que o leite humano também pode transmitir essa doença. São referidos índices que variam de 14 a 53%. Por outro lado, o aleitamento materno proporciona proteção significativa à saúde da criança, especialmente em áreas pobres, onde as doenças infecciosas, particularmente a diarréia e a desnutrição, constituem grave ameaça à vida da criança.

No Brasil, o Ministério da Saúde (1995) publicou recomendação no sentido de que as mulheres infectadas com o vírus não amamentem seus filhos, contra-indicando também o aleitamento cruzado indiscriminado. Frisa, porém, que os filhos de mães soropositivas, que necessitam do leite materno como fator de sobrevivência, poderão recebê-lo de suas próprias mães, desde que pasteurizado a 62,5°C, por 30 minutos, seguido de resfriamento rápido. No mesmo documento, admite que o poder público deve garantir o acesso a alimentos substitutivos às famílias carentes. A Organização Mundial de Saúde, tendo em vista a grande diversidade de situações, recomenda uma opção individual informada, com a avaliação das alternativas.

Drogas usadas pela mãe

A medicação para a nutriz exige ponderação sobre a necessidade de seu uso e opção pelo fármaco mais seguro, não só para a mulher, como também para seu filho. A passagem de drogas para o leite depende basicamente de seu peso molecular, ionização, lipossolubilidade e ligação protéica. A dosagem sangüínea está indicada quando a mãe recebe medicação contínua. Para fármacos sem contra-indicação formal, mas que ocasionam efeitos colaterais na criança, a administração no início dos períodos de maior espaçamento em relação à mamada seguinte pode ser útil.

Em relação ao aleitamento natural, podemos classificar os fármacos recebidos pela mãe em: drogas contra-indicadas, drogas que devem ser evitadas, se possível; drogas que provocam inibição da lactação e devem ser evitadas, se possível; drogas compatíveis com a amamentação, mas que exigem monitorização para efeitos colaterais; drogas compatíveis com a amamentação que podem ser recebidas sem preocupação, drogas sem dados disponíveis até o momento e alimentos/efeitos ambientais.

1. Drogas contra-indicadas

Drogas terapêuticas – ácido retinóico (via oral), amitriptilina (acima de 150mg/dia), asparaginase, azatioprina, bleomicina, bussulfano, carbonato de lítio, ciclofosfamida, ciclosporina, cimetidina (contra-indicação discutível), cisplatina, citarabina, clomifenos, clorambucil, clormetina, dacarbazina, dactinomicina, daunorrubicina, doxorrubicina, ergotamina (em doses repetidas para tratamento de enxaquecas), etoposide, fenindiona, fluorosceína, fluoruracil, hidroxiuréia, leuprolida, levamisol (usado como citotóxico), melfalano, mercaptopurina, metotrexato, misoprostol, nortriptilina, procarbazina, ranitidina (contra-indicação discutível), reserpina, tamoxifeno, teniposida, testosterona, tioguanina, vimblastina, vincristina.

Drogas de vício – álcool (ingestão materna acima de 1g/kg/dia diminui o reflexo de ejeção láctea e, em grande quantidade, provoca entorpecimento, astenia, sono profundo e baixo ganho ponderal para a criança), anfetamina (causa irritabilidade e diminuição dos perío-

dos de sono), cocaína (intoxicação), fenciclidina (alucinações), heroína (tremores, vômitos, inquietação e baixa ingestão alimentar), LSD (alucinações), maconha (não há dados consistentes dos efeitos em recém-nascidos), nicotina (os efeitos tóxicos na criança são mais evidentes acima de 10 cigarros por dia: taquicardia, agitação, vômitos, diarréia e choque).

Drogas radioativas – as drogas radioativas usadas em estudos diagnósticos requerem suspensão temporária, conforme seu tempo de excreção. Recomenda-se estocar leite previamente, para alimentar a criança. Para manter a lactação, é indicado ordenhar as mamas durante o período de suspensão do aleitamento.

Alguns compostos radioativos estão presentes no leite humano por períodos conhecidos, tais como gálio-67: duas semanas; iodo-125: 12 dias; iodo-13: 2 a 14 dias (dependendo da dose empregada); sódio radioativo: 96 horas; e tecnécio-99: 15 horas a 3 dias. A respeito de outros, como cobre-64, presente após 50 horas; índio-111, presente em pequena quantidade após 20 horas; e iodo-123, presente após 36 horas, necessita-se de mais informações. Recomenda-se, antes de reiniciar a amamentação ao peito, verificar se não resta nenhum vestígio radioativo em amostras de leite.

2. Drogas que devem ser evitadas, se possível

Caso devam ser usadas para tratamento materno e não puderem ser substituídas por outras, a criança deve ser monitorizada para efeitos colaterais: aciclovir (sua concentração no leite é maior que a plasmática até 1,5 hora após a ingestão; embora não tenham sido relatados efeitos colaterais para o lactente, ainda existem poucos relatos a respeito), ácido acetilsalicílico (evitar administração repetida em doses normais, anemia hemolítica, sangramento e acidose metabólica), ácido nalidíxico (hemólise e icterícia), amantadina (retenção urinária, vômitos e "rash cutâneo"), atenolol (bradicardia, hipotensão e cianose), carbamizol (bócio), carisoprodol (associado a outras drogas em vários analgésicos e miorrelaxantes, causa distúrbios gastrintestinais, sonolência, tonturas e confusão mental), ciprofloxacina (evitar se possível até que se tenha mais dados disponíveis), clindamicina (diarréia ou fezes sanguinolentas), clonazepam (depressão do SNC e apnéia), cloreto de metilinínio (azul-de-metileno: hemólise e icterícia), cloranfenicol (hemólise, icterícia e risco teórico de depressão medular, inapetência, sonolência, meteorismos e vômitos após mamadas), clorfeniramina (sonolência e irritabilidade), clorpromazina (sonolência e letargia), codeína (doses elevadas e uso prolongado: sonolência e depressão respiratória), colchicina (alteração na composição do leite), cortisona (em doses elevadas e uso prolongado: supressão adrenal), co-trimoxazol (sulfametoxazol + trimetoprima: hemólise e icterícia), dimercaprol (hemólise e icterícia), doxiciclina (manchas nos dentes), etossuximida (sonolência, sucção fraca e ganho insuficiente de peso), fenobarbital (sonolência, sucção fraca e ganho ponderal insuficiente), flufenazina (sonolência), haloperidol (sonolência), indometacina (convulsões), iodo (hipotireoidismo), iodopovidona (hipotireoidismo), mefloquina (evitar se possível até que mais dados estejam disponíveis), metimazol (hipotireoidismo), metoclopramida (dados insuficientes por uso prolongado, mas é bloqueadora dopaminérgica), metronizadol (estudos em animais sugerem que pode ser carcinogênico), morfina (doses elevadas: depressão respiratória), neostigmina + atropina (teoricamente, podem ocorrer efeitos colaterais quando as duas estão combinadas na mesma medicação), nitrofurantoína (hemólise e icterícia), omeprazol (supressão da secreção gástrica), propoxifeno (irritabilidade, tremores, diarréia, hipertonicidade, convulsão), quinidina (contra-indicada quando a criança tem deficiência de G-6-PD), sulfadimidina (hemólise e icterícia), sulfadoxina + pirimetamina (hemólise e icterícia), sulfametoxazol e sulfonamidas (evitar quando RN prematuro, com hiperbilirrubinemia ou deficiência de G-6-PD), sulfassalazina (diarréia sanguinolenta, hemólise e icterícia), tetraciclina (manchas nos dentes), tinidazol (semelhante ao metronidazol).

3. Drogas que provocam inibição da lactação que devem ser evitadas, se possível

Amilorida, bromocriptina, carbegonalina, ergometrina (em doses repetidas), ergonovina (em doses repetidas), ergotamina (em doses repetidas), etinilestradiol, etinilestradiol + levonorgestrel, etinilestradiol + noretisterona, furosemida, hidroclorotiazida, levodopa, lisurida.

4. Drogas compatíveis com a amamentação, mas que exigem monitorização da criança para efeitos colaterais

Ácido acetilsalicílico (anemia hemolítica, sangramento e acidose metabólica), ácido valpróico (icterícia), aminofilina (irritabilidade), atropina (ressecamento de mucosas, elevação de temperatura e distúrbios do SNC), bromofeniramina (choro, alteração no padrão de sono e irritabilidade), carbamazepina (icterícia, sonolência, sucção fraca, vômitos e ganho ponderal insuficiente), cloroquina (hemólise e icterícia), codeína (apnéia, bradicardia e cianose), dapsona (hemólise e icterícia), diazepam (sonolência), dipirona (possibilidade de efeitos colaterais), estreptomicina (monília e diarréia), etambutol (icterícia), fenilbutazona (não foram descritos efeitos colaterais maiores, mas considerar que é um inibidor da prostaglandina-sintetase), fenitoína (cianose e metemoglobinemia), fenobarbital (sonolência, sucção fraca e ganho ponderal insuficiente), gentamicina (monília e diarréia), hidrato de cloral (sonolência), isoniazida (icterícia), levopromazina (sedação), morfina (apnéia e bradicardia), periciazina (sonolência), petidina (apnéia, bradicardia e cianose), pirazinamida (icterícia), primaquina (hemólise e icterícia), prometazina (sonolência), propiltiouracil (hipotireoidismo, principalmente em doses superiores a 400mg/dia), propranolol (bradicardia, hipoglicemia e cianose), quinina (hemólise e icterícia), rifampicina (icterícia), teofilina (irritabilidade), tiocetasona (icterícia e dermatite), tolbutamida (icterícia).

5. Drogas compatíveis com amamentação que podem ser recebidas sem preocupação

Ácido acetilsalicílico (em doses ocasionais), acetato de medroxiprogesterona (a partir da sexta semana após o parto), ácido ascórbico (em doses normais), ácido cromoglicólico, ácido fólico, ácido iopanóico, albendazol, albumina humana, amidotrizoato, amoxicilina, ampicilina, beclometasona, benzilpenicilina, benzilpenicilina benzatina, benzilpenicilina procaína, brometo de vecurônio, bupivacaína, captopril, carvão ativado, clofazimina, clomipramina, cloreto de alcurônio, cloxacilina, concentrado de fator VIII, concentrado de complexo fator IX, desmopressina, dexametasona (em dose única), dextran-70, dietiltoluamida, digoxina, digitoxina, ergocalciferol (em doses usadas como suplemento nutricional), eritromicina, espironolactona, fenoximetilpenicilina, ferro dextrano, fitomenadiona, fluoreto de sódio (em doses usadas como suplementação alimentar), folinato de cálcio, gluconato de cálcio, halotano, heparina, hidrocortisona (em dose única), hidroclorotiazida, hidroxicobalamina, hidróxido de alumínio, hidróxido de magnésio, ibuprofeno, insulina, ipecacuanha, ketamina, levamisol (como anti-helmíntico), levotiroxina, lidocaína, mebendazol, meglumina, manitol, metildopa, metrifonato, niclosamida, nicotinamida, nistatina, nonoxinol, noretisterona (a partir da sexta semana após o parto), ocitocina (a curto prazo), oxamniquina, paracetamol, pentamidina, piperacilina, piperazina, pirantel, piridostigmina, piridoxina, poligelina, praziquantel, prednisolona, procainamida, quinidina, reserpina, retinol, riboflavina, rifampicina, sal ferroso, salbutamol, senna, sulfato de bário, suxametônio, tiamina, tiopental, trimetoprima, warfarina, verapamil.

Drogas dermatológicas (uso tópico) – ácido acetilsalicílico, ácido benzóico + ácido salicílico, ácido p-aminobenzóico, benzoato de benzila, benzofenonas, benzoil peróxido, betametasona, carvão em pó (coaltar), cloreto de metilrosanilínio (violeta de genciana), clorexidina, diacetato de alumínio, ditranol, escabicidas (lindano e monossulfiram), hidrocortisona, loção de calamina, miconazol, neomicina + bacitracina, nitrato de sulfadiazina, óxido de zinco, permetrina, resina de podofilina, sulfito de selênio, tiosulfato de sódio.

Drogas oftalmológicas – acetazolamida, atropina, epinefrina, gentamicina, idoxuridina, nitrato de prata, pilocarpina, prednisolona, tetracaína, tetraciclina, timolol.

6. Drogas sem dados disponíveis

Alopurinol, anfotericina B, benzonidazol, biperideno, edetato dissódico, cetoconazol, clorpropamida, deferoxamina, dietilcarbamazina, diloxanida, dinitrato de isossorbida, dopamina, droperidol, eflornitina, epinefrina, espectinomicina, estreptoquinase, flucitosina, fludrocortisona, furazolidona, griseofulvina, glibenclamida, hidralazina, idoxuridina, imipenem, isoconazol, isoprenalina, itraconazol, ivermectina, melarsoprol, metformina, metionina, naloxano, nifedipina, nitrato de sódio, nitroprussiato de sódio, penicilamina, pentamidina, potássio férrico, proguanil, soros antiveneno, sulfato de protamina, ribavirina, suramin, terconazol, tiossulfato de sódio, trinitrato de glicerina, tropicamida, zidovudina.

7. Alimentos e agentes ambientais

Determinados alimentos e substâncias químicas presentes no ambiente materno podem ocasionar efeitos que devem ser monitorizados na criança amamentada ao peito: aspartame (quando a mãe ou a criança tem fenilcetonúria), brometo (usado em laboratório fotográfico: absorção acima de 5,4g/dia provoca astenia), café e chámate e preto (cafeína em quantidade excessiva pode causar irritabilidade e padrão deficiente de sono), chocolate (a teobromina pode provocar irritabilidade e atividade intestinal exacerbada na criança se quantidades acima de 450g/dia são consumidas pela mãe), chumbo (neurotoxicidade), feijão-fava (hemólise em paciente com deficiência de G-6-PD), hexaclorobenzeno (diarréia, vômitos e neurotoxicidade), mercúrio (neurotoxicidade), polibrominato (hipotonia), policloridrato (hipotonia) e tetracloretileno (icterícia).

Apesar do potencial tóxico, ainda não foram relatados efeitos para a criança por meio do leite humano pela excreção de aflatoxina, aldrin, cádmio, clordana, DDT, dieldrin, glutamato monossódico e hexaclorofeno.

Perspectivas

Em 1981, foi lançado o Programa de Incentivo ao Aleitamento Materno (PNIAM) pelo Instituto Nacional de Alimentação e Nutrição (INAN), órgão do Ministério da Saúde. A decisão de implantar o Programa foi tomada pela preocupação com o desmame precoce e suas conseqüências. A ação do PNIAM teve o apoio da OMS e do UNICEF e, por meio de mecanismos interinstitucionais, foram desenvolvidas diversas atividades. Entre elas citam-se a disseminação de informações sobre o aleitamento materno à população em geral, inclusão ou ampliação do tema em currículos escolares de todos os níveis, treinamentos de pessoal, adequação de serviços de saúde, aprovação da Norma Brasileira para Comercialização de Alimentos para Lactentes, CNS nº 31/92, ampliação da licença-gestante para 120 dias. Adicionalmente, o incentivo para a criação de bancos de leite com a iniciativa da indicação do hospital, como Hospital Amigo da Criança, foi decisivo para a prática do aleitamento, existindo atualmente 105 bancos de leite e 103 Hospitais Amigos da Criança.

O PNIAM foi apoiado pela universidade e por diversas sociedades científicas, e o tema aleitamento materno passou a ser objeto de encontros científicos específicos regionais e nacionais. O tema passou a ser valorizado nos currículos de formação de profissionais universitários, sua pesquisa intensificada com aumento do número de publicações, tendo sido, inclusive, criados alguns cursos de pós-graduação com esse enfoque.

O ressurgimento da prática do aleitamento natural foi mundial, incluindo o Brasil. A Academia Americana de Pediatria, considerando os avanços recentes de conhecimento nessa área, publicou documento em 1997 definindo princípios e estratégias para a promoção do aleitamento materno.

O incentivo ao aleitamento materno é praticado atualmente não só por pediatras, mas também por cirurgiões-dentistas, fonoaudiólogos, nutricionistas, obstetras, psicólogos e outros profissionais da área da saúde.

Como conseqüência desse reconhecimento, vem ocorrendo o aumento de sua prática. A duração mediana do aleitamento materno no Brasil era de 2,4 meses em 1975, elevando-se para 5,5 meses em 1989 e 7 meses em 1996. Em centros urbanos, houve a mesma tendência. No município de São Paulo, foi documentada duração mediana de 84,3 dias em 1991, 139 dias em 1984/1985 e 151 dias em 1995/1996. Isso mostra que entre nós está ocorrendo uma recuperação consistente da prática da amamentação. Essa evidência leva a crer que o ressurgimento da amamentação não está ocorrendo por acaso, mas como conseqüência de algo. Com certeza, o fundamento dessa mudança é o conhecimento advindo de pesquisas que mostram, com exuberância, a adequação do aleitamento materno ao desenvolvimento do ser humano.

Com a extinção do INAN, poder-se-ia temer pela continuidade da promoção do aleitamento materno em nosso meio, porém o nível de conscientização atingido e a regionalização das ações pró-aleitamento fazem prever que a tendência observada no incremento da amamentação se mantenha.

ALIMENTAÇÃO DO LACTENTE

INTRODUÇÃO DE NOVOS ALIMENTOS PARA CRIANÇAS EM ALEITAMENTO MATERNO

A introdução de novos alimentos à dieta, no primeiro ano de vida, depende de múltiplos fatores relacionados à criança, como suas necessidades nutricionais, aumento da oferta calórica e de minerais, especialmente do ferro, desenvolvimento fisiológico e neuropsicomotor, e ao seu contexto de vida. Na prática, qualquer proposta de esquema alimentar deve ser flexível e considerar a realidade de cada criança.

De modo geral, essa introdução deve ser iniciada por volta dos 6 meses de vida para a criança em aleitamento materno. Quando ocorre mais precocemente, pode diminuir a proteção imunitária do leite por alteração da flora intestinal, interferir no aproveitamento dos seus nutrientes, conferir oferta nutricional de valor inferior ou excessivo, representar sobrecarga de solutos, além de não respeitar o desenvolvimento neuromuscular necessário à deglutição de sólidos.

O acompanhamento clínico da criança quanto à sua evolução de peso, o apetite, a voracidade e choro, a sede excessiva, o encurtamento do intervalo entre as mamadas e a diminuição do ritmo miccional dela podem ser indicativos da necessidade de se antecipar a época de introdução de outros alimentos.

A introdução dos sólidos deve ser gradual, um alimento por vez, a intervalos curtos, para testar aceitação e resposta alergênica da criança.

Em nosso meio, os alimentos mais comumente introduzidos nessa faixa etária são frutas, vegetais, gema de ovo e caldos de carne. A escolha desses alimentos deve considerar as necessidades nutricionais da criança, as características regionais e a disponibilidade de alimentos, de acordo com variações sazonais. A oferta de suco e de papa de frutas proporciona maior oferta de vitaminas, especialmente as hidrossolúveis e termolábeis; a de papa de cereais ou de hortaliças oferece maior oferta calórica; a de gema fornece proteínas de alto valor biológico, gorduras, vitaminas lipossolúveis e ferro, cuja biodisponibilidade é baixa, porém poderá ser favorecida pela ingestão concomitante de facilitadores como o ácido ascórbico; a de sopa provê oferta calórico-protéica de ferro e de vitaminas e minerais (ver Apêndice).

Adota-se no Instituto da Criança "Prof. Pedro de Alcantara" do HC-FMUSP, para crianças em aleitamento materno, o esquema de introdução de alimentos citados na tabela 2.14.

Tabela 2.14 – Esquema de introdução de alimentos não-lácteos, segundo o tipo de aleitamento.

Aleitamento exclusivo Idade (mês)	Alimento ou preparação	Aleitamento artificial/misto Idade (mês)
6	Suco de frutas	2
6	Papa de frutas	3
6½	Gema de ovo	4½
6½	Primeira sopa	4½
7	Segunda sopa	6
8	Sobremesa caseira	8
10	Clara de ovo	10

Assim, aos 6 meses de idade, o lactente pode receber *frutas ou hortaliças*, sob a forma de suco ou papas, oferecidas em colher, em um dos intervalos das mamadas, sem substituí-las e sem adição de açúcar, na quantidade que a criança aceitar, até cerca de 100ml/dia.

Se houver recusa do alimento, não se deve insistir na administração, aguardando-se alguns dias e voltando-se a oferecê-lo. Pode-se dar sob a forma de sucos ou papas: laranja, mexerica, tangerina, cenoura, beterraba, lima, tomate, goiaba, manga, caju, mamão, banana, maçã, pêra, pêssego, caqui, nêspera, nectarina, melão, figo.

A opção pela papa de frutas é bem aceita pela criança e adequada na transição da alimentação líquida para a sólida. Além disso, a fruta tem um papel regulador do hábito intestinal e sua introdução deve considerar seu efeito laxante (mamão, abacate, laranja) ou obstipante (maçã, banana-maçã). A mãe deve sempre observar a relação entre a introdução da fruta, ou outros alimentos, e o hábito intestinal da criança. A opção pela papa de cereais, além de não fazer parte do hábito alimentar de nossa população, fornece basicamente hidratos de carbono, embora alguns dos cereais industrializados sejam adicionados de vitaminas e minerais.

Após aproximadamente 10 dias da introdução dos sucos e das papas, inicia-se a administração de gema de ovo cozido ou da primeira sopa. A cocção da gema diminui seu potencial alergênico, permite melhor separação de gema e clara, evitando ingestão da última, que é de alta alergenicidade, sem reduzir seu conteúdo de ferro e de vitaminas A, D e E, e diminui o risco de contaminação por salmonela. A gema deve ser oferecida inicialmente em pequena quantidade, sob a forma de pasta, com adição de suco de frutas, água ou sopa, aumentando-se progressivamente a oferta, à medida que haja boa aceitação e tolerância, podendo-se dar uma gema diariamente. Quanto à questão da oferta da gema e risco de doenças cardíacas futuras pela ingestão de colesterol, sempre que o hábito alimentar for saudável, isto é, a dieta for equilibrada, sem excesso de gordura animal como creme de leite, manteiga e carnes gordas, e contiver oferta adequada de fibras, frutas e hortaliças, a oferta mesmo diária de gema para a criança pode ser recomendada. Esse conceito é especialmente importante para famílias que não têm disponibilidade de oferta habitual de carnes. Para as crianças com história familiar de hipercolesterolemia deve-se, preventivamente, restringir os alimentos ricos em colesterol, gorduras saturadas, desde os primeiros anos de vida.

A sopa deve ser preparada com hortaliças (legumes e verduras), leguminosas e/ou cereais, em caldo de carne de vaca, de aves, de peixes, de vísceras, utilizando-se sempre pouco tempero e pouco sal, apesar de ser denominada refeição de sal. Não se indica caldo concentrado industrializado de carnes ou legumes, pelo alto teor de sódio e presença de aditivos. Após o cozimento, os alimentos são passados por peneira de malha fina e, antes da oferta, acrescenta-se 5ml de óleo (soja, milho, girassol). A sopa substituirá uma das mamadas ao seio. A substituição da sopa por arroz, feijão e hortaliças, nessa faixa etária, deve atender ao desenvolvimento e às necessidades da criança. Assim, os alimentos que compõem essa mistura devem ser bem cozidos, preparados com pouco tempero e óleo vegetal, passados por peneira de malha fina, acrescentando-se bastante caldo de feijão. Preferencialmente, o feijão deve ser cozido juntamente com a carne, para aumentar a biodisponibilidade de ferro.

As proteínas de origem animal são as melhores fontes do ferro heme. As carnes, mesmo em pequena quantidade, favorecem a absorção do ferro não-heme dos outros alimentos. O uso de leguminosas, como feijão, lentilha, grão-de-bico, juntamente com outras hortaliças, também provê uma boa oferta de minerais, entre estes o ferro. Assim, a alimentação mista composta de alimentos de origem animal e vegetal proporciona oferta adequada desse mineral.

Outra alternativa para aumentar a oferta de ferro é o uso de folhas verdes não convencionalmente utilizadas na alimentação, como folhas de batata-doce, serralha, bertalha e beldroega, nas preparações. Havendo disponibilidade de folhas de mandioca, deve-se torrá-las ou secá-las ao sol antes de seu uso.

Se houver recusa da refeição de sal, interrompe-se temporariamente sua administração, voltando-se a oferecê-la após uma semana. Persistindo a recusa, tem-se como alternativa retirar o sal da preparação, ou substituí-lo por açúcar, ou adicionar leite materno à sopa, ou ainda aumentar o intervalo entre a última mamada e a sopa para que a criança sinta mais fome no horário da refeição de sal.

Após a introdução da refeição de sal, a gema de ovo pode ser misturada à pequena porção da preparação e oferecida no seu início. A papa de fruta pode ser dada, dependendo da aceitação da criança, após esta refeição, como sobremesa.

Após os 6 meses de idade, a criança deve receber duas refeições de sal por dia. Nessa ocasião, a sopa deve ser passada por peneira de malhas progressivamente mais grossas, até ser amassada com garfo; a homogeneização pelo uso de liquidificador não deve ser indicada, por diminuir a oferta de fibras e impedir que a criança se habitue aos alimentos mais sólidos. A mastigação favorece o desenvolvimento da arcada dentária, dos dentes e da mandíbula e facilita a transição para a dieta habitual da família.

O horário de administração das refeições de sal deve ser o mais compatível com os hábitos da família ou com o eventual trabalho materno, para favorecer a continuidade do aleitamento materno.

As refeições de sal fornecem nutrientes variados como proteínas, hidratos de carbono e gorduras, sais minerais e vitaminas. A indicação de gorduras vegetais prende-se ao fato de que, sendo ricas em ácidos graxos insaturados, são de melhor digestibilidade e contêm ácidos graxos essenciais como o linoléico e o linolênico.

As carnes, por seu alto teor protéico e de solutos, devem ser oferecidas após os 6 meses de vida, junto com a refeição de sal; os tipos a serem utilizados são bovina, de aves, pescados e vísceras; pode-se utilizar carne de preparo da sopa, desfiada ou cortada em pequenos pedaços, ou de carne ou de vísceras, moídas, raspadas, cozidas, refogadas ou fritas em pouco óleo. Não é aconselhável a utilização de carne de porco e embutidos, devido a seu alto teor em gordura, e de crustáceos, por serem alergênicos; todas as carnes deverão ser escrupulosamente frescas, especialmente as de peixes, dando-se preferência aos peixes carnosos, cujas espinhas são maiores e mais facilmente visíveis.

Em torno dessa mesma idade, a criança pode receber, como sobremesa de uma das refeições, doces caseiros, como pudins, gelatinas, geléia de mocotó, sagu, tapioca, doce de polpa de frutas, como abóbora, batata-doce, compotas de frutas, doce de leite e queijo tipo ricota, requeijão ou de minas fresco.

A introdução da clara de ovo, por ser alimento mais alergênico, deve ser recomendada aos 10 meses de idade, época em que diminui a absorção de macromoléculas antigênicas intactas. Nos casos de atopia na família, essa introdução deve ser mais tardia e em ritmo mais lento.

O hábito intestinal do lactente é regulável por intermédio de alimentos a ele oferecidos. O leite materno é relativamente laxante, como já foi dito, por favorecer a formação de meio ácido no intestino grosso, enquanto o leite de vaca, favorecedor de flora representada por coliformes, é relativamente obstipante. Favorecem o peristaltismo intestinal alimentos com alto teor de celulose como cereais integrais, hortaliças em geral e frutas, os ácidos orgânicos encontrados em frutas e hortaliças e os dissacarídeos como a sacarose. São relativamente obstipantes as proteínas como carne e queijos não-gordurosos, o arroz beneficiado e a farinha de arroz, a banana-maçã e a maçã, alguns alimentos ou preparações como os monossacarídeos (glicose). A banana-nanica e as frutas cozidas sem casca têm efeito neutro.

A variação dos ingredientes utilizados na dieta e a sua forma de preparo são também importantes para prevenir agravos nutricionais e anorexia, causados pela monotonia alimentar.

Garantida a variação de alimentos e de forma de preparo da sopa e tendo-se os cuidados higiênicos e técnicos adequados, pode-se recomendar seu congelamento. O descongelamento e/ou aquecimento pode ser realizado de modo habitual ou em forno de microondas. É importante salientar que, uma vez descongelada, a sopa deve ser utilizada ou, caso contrário, ser desprezada.

É preciso lembrar que há necessidade de se complementar a vitamina D, mesmo para as crianças em aleitamento materno, a partir do primeiro mês de vida. Essa vitamina existe em pequena quantidade no leite humano, e sua formação na pele, por irradiação de luz ultravioleta solar, não se faz em proporções adequadas nos primeiros meses de vida, principalmente em regiões de clima frio. Assim sendo, recomenda-se introdução de suplemento de vitamina D, a partir do primeiro mês de vida, nas doses profiláticas de 400 a 800UI/dia. A administração de vitamina D é feita por meio de preparados que, de preferência, devem conter as vitaminas A e D, pois a adição de vitamina A proporciona maior estabilidade à preparação, embora não seja necessária sua suplementação para o lactente em aleitamento materno. Aconselha-se que a vitamina seja administrada sob forma de gotas, colocadas diretamente na boca da criança, no sulco genolingual, fora do horário das mamadas, para garantir a ingestão da dose adequada.

Em áreas onde a água apresenta teor de flúor abaixo de 0,3ppm, recomenda-se a suplementação de flúor para as crianças em aleitamento natural na época do desmame, isto é, em torno dos 6 meses de idade. O esquema de suplementação, de acordo com a idade da criança e o teor de flúor na água, consta da tabela 2.11.

ASPECTOS EVOLUTIVOS

A alimentação, além de suprir as necessidades calóricas e de nutrientes, é uma forma de relação da criança com o mundo em que vive. Em todas as fases do crescimento, a alimentação deve estimular o desenvolvimento global da criança, desde o tipo de alimento e de preparação, a forma de administração até a socialização e a criação de hábitos saudáveis.

Se a criança sempre foi amamentada ao seio, a mamadeira não deve ser introduzida como alternativa para administrar os alimentos, evitando-se assim problemas futuros decorrentes de seu uso e dificuldades para sua retirada. Alimentos líquidos devem ser oferecidos em copos ou xícaras de bordas grossas ou com auxílio de colher.

A partir dos 6 a 7 meses de idade, pode-se dar à criança pedaços de alimentos sólidos de pouca consistência, na mão, para que os coma ou os manipule, sob supervisão de um adulto; assim, ela pode receber pedaços de pão amanhecido, batata cozida, banana, pedaços de maçã, bife, bolacha; essa prática estimula o desenvolvimento de novas *habilidades motoras* e a *erupção dentária* e deve ser feita em horário que não prejudique a alimentação básica.

Dos 6 aos 9 meses, a criança encontra-se em um período crítico para o estabelecimento de suas preferências por textura e paladar, o que facilita a introdução na dieta de novos alimentos e novas preparações com diferentes consistências.

Desde que ela se mostre capaz de manipular utensílios, deve-se permitir o uso de colher para que exercite o ato de se alimentar sozinha, o que favorece seu processo de desenvolvimento e independência.

A alimentação da criança deve manter certa disciplina de horário, cuidando-se para que a oferta excessiva não comprometa a aceitação das refeições fundamentais. Entretanto, o horário deve ser também flexível, e a oferta deve respeitar o apetite da criança para que a alimentação seja um momento de prazer, evitando-se, assim, problemas futuros de anorexia.

As condições ambientais também influenciam a aceitação da alimentação. Durante o período do aleitamento, a criança deve ser alimentada sempre no colo, tanto no aleitamento materno quanto no artificial, e confortavelmente sentada quando já disso for capaz. Não faz sentido alimentar a criança dormindo, na falsa presunção de que estará se nutrindo mais adequadamente. Essa prática, além de prejudicar a aceitação da alimentação diurna, favorece o surgimento de cáries de colo nos dentes incisivos e destruição do esmalte dentário, pois durante o sono há diminuição acentuada da salivação.

O ritmo de administração da dieta deve ser adaptado às características da criança, e o ambiente deve ser tranqüilo, sem ruídos excessivos e movimentação exagerada.

A temperatura do leite e dos demais alimentos deve ser adequada às preferências da criança evitando-se os muito quentes e os gelados.

A aceitação alimentar da criança é variável no primeiro ano de vida. No primeiro semestre, a criança normal tem um apetite voraz, que pode diminuir no segundo semestre, o que não deve causar preocupação aos familiares. A variação do apetite nessa fase ocorre em função do processo de desmame, mudanças de horário das refeições, erupção dentária, distúrbios de sono, ocorrência de infecções respiratórias e oposicionismo próprio dessa faixa etária.

A manutenção do aleitamento materno até os 6 meses de vida é suficiente para atender as necessidades nutricionais, pecularidades do aparelho gastrintestinal e renal, defesa contra infecções e aspectos afetivos. O desmame do seio materno, na realidade, é iniciado lentamente pela introdução, gradual e progressiva, de novos alimentos.

Recomenda-se a manutenção do aleitamento materno até os 2 anos de idade. Quando por opção ou necessidade ocorrer a interrupção do aleitamento materno, o leite de vaca pode ser oferecido nessa faixa etária em copo ou xícara de bordas grossas, sob forma de leite puro ou com açúcar ou mingau espesso, oferecido em colher. A oferta do leite em copo ou xícara tem como objetivo, além de prover necessidades nutricionais, estimular as novas habilidades de beber líquidos e não os sugar.

ALEITAMENTO MISTO

Como alternativa para alimentação de crianças em situações de ausência da mãe, em alguns dos horários de mamada, pode-se orientar a introdução precoce de outro alimento que, dependendo das circunstâncias e idade da criança, pode ser suco ou papa de frutas, gema de ovo, sopa ou mesmo mingau de leite de vaca. Outra alternativa pode ser a de extração do leite materno, por meio de bomba manual, previamente esterilizada, sendo que o leite, após a extração, deve ser mantido em geladeira. No momento de oferecê-lo para a criança, deve-se amorná-lo em banho-maria.

Quando a quantidade de leite materno se mostrar insuficiente, isto é, quando o ganho de peso da criança for considerado insatisfatório, introduz-se o leite de vaca, de preferência com a colher ou em copo (se o desenvolvimento da criança o permitir) ou sob forma de mingau, buscando evitar-se a mamadeira, que sempre será oferecido

após a ingestão do leite materno. Nessa situação, como para a criança em aleitamento artificial, ocorre diminuição do aproveitamento do ferro do leite materno, deve-se introduzir mais precocemente alimentos ricos em ferro (ver Aleitamento artificial, a seguir).

ALEITAMENTO ARTIFICIAL

Na impossibilidade de se proporcionar aleitamento materno exclusivo nos primeiros meses de vida, por motivos inerentes a mãe, criança ou sociais, a complementação da nutrição do lactente será realizada pela administração de leite de vaca, que é o mais habitualmente utilizado em nosso meio. Entretanto, dadas as diferenças qualitativas e quantitativas do leite de vaca em relação ao leite humano, há necessidade de modificá-lo para que possa atender às necessidades nutricionais e fisiológicas da criança, em especial no primeiro semestre de vida. Essas modificações podem ser feitas industrialmente ou no domicílio. A escolha do tipo de leite a ser oferecido deve considerar, além do atendimento às necessidades da criança, os recursos familiares disponíveis, tanto econômicos como materiais.

Na literatura, encontram-se recomendações baseadas na composição do leite materno e que devem orientar a formulação do leite de vaca. Fomon recomenda que as fórmulas devem prover de 7 a 16% de suas calorias sob a forma de proteínas; de 30 a 55% sob a forma de gorduras; de pelo menos 1% de calorias provenientes de ácido linoléico; e, o restante, de hidratos de carbono.

A seleção dos ingredientes que comporão a fórmula láctea deve considerar a capacidade digestiva do lactente e a biodisponibilidade relativa dos alimentos. O leite de vaca integral não-modificado não é recomendado para criança até os 6 meses de vida, pelos riscos de ocorrência de alergia à proteína do leite, anemia por deficiência de ferro, além do alto nível de solutos que sobrecarregam a função renal. O alto teor protéico e de minerais, nos primeiros meses de vida, pode aumentar o risco de desidratação e hipernatremia, em caso de diarréia ou outras condições que aumentam a demanda de água pelo lactente. Considera-se ainda que o alto teor de sais e de gorduras saturadas pode ser prejudicial à saúde em fases posteriores da vida. Apesar de o leite de vaca conter pequena quantidade de ácidos graxos essenciais, são raros os sinais de carência desses ácidos graxos com seu uso na alimentação.

O leite de vaca pode ser utilizado in natura para lactentes, desde que convenientemente pasteurizado ou fervido e conservado sob refrigeração, ou sob forma de pó, quer integral, quer modificado industrialmente. A pasteurização do leite fresco e os processos industriais de pulverização desnaturam parcialmente as proteínas do leite, sem afetá-las qualitativamente, diminuindo a possibilidade de ocorrência de fenômenos de sensibilização, conseqüentes à absorção de macromoléculas, pela maior permeabilidade intestinal do lactente. Essa sensibilização pode provocar, por exemplo, micro-hemorragias intestinais e conseqüente perda de sangue nas fezes. A fervura de leite fresco pasteurizado, por 3 minutos, além de diminuir o risco de sensibilização pelo leite, também resulta em reforço da pasteurização do produto, diminuindo o número de germes vivos nele contido. No caso de disponibilidade de leite de vaca cru, deve-se mantê-lo sob fervura por 20 minutos, resultando essa prática, além da diminuição do número de microrganismos patogênicos, na redução da tensão dos coágulos e do risco de sensibilização. Outro fator que contribui para a diminuição do efeito de sensibilização do leite de vaca é sua diluição.

No Instituto da Criança "Prof. Pedro de Alcantara", recomenda-se a diluição do leite de vaca in natura ou em pó até os 6 meses de vida.

Assim, no primeiro ano de vida, utiliza-se o seguinte esquema de diluição e modificação do leite de vaca:

Primeiro semestre

Leite de vaca diluído a $2/3$ ou leite em pó, cuja diluição equivalente é a 9%. Como essa diluição diminui o teor calórico do leite, a fórmula deverá ser acrescida de hidratos de carbono, na proporção de 8%, sendo 5% de sacarose e 3% de farinha, como amido de milho, aveia, farinha de arroz, fubá; a escolha do hidrato de carbono será feita considerando-se a aceitação e as características do hábito intestinal da criança. Entre as farinhas, a de arroz apresenta efeito obstipante, e a de aveia, laxante. Essa preparação, além de suprir as necessidades nutricionais e de desenvolvimento próprios da faixa etária, conforme referido anteriormente, propicia um melhor aproveitamento protéico do leite, pela adição do hidrato de carbono, e contribui para diminuir o custo da alimentação.

No primeiro mês de vida, devido à imaturidade do sistema enzimático para a digestão de amido, utiliza-se o leite a $^2/_3$ com adição de sacarose até 5%.

Segundo semestre

Leite de vaca *in natura* sem diluição ou em pó, cuja diluição equivalente é 13%, com adição de sacarose a 5%. Opcionalmente, segundo as necessidades da criança e a oferta calórica total da sua dieta, pode-se adicionar também 3% de farinha e/ou óleo a 5%. A adição de hidratos de carbono contribui para um melhor aproveitamento protéico do leite.

Salienta-se que se for mantida a diluição a $^2/_3$, com o acréscimo de 8% de hidratos de carbono, as necessidades protéicas e de cálcio da criança continuam a ser atendidas, considerando a oferta de uma dieta mista própria para a idade.

As modificações do leite de vaca, feitas no domicílio, conforme indicado, atendem às recomendações da literatura americana e européia que contra-indicam o leite integral nos primeiros meses de vida (Tabela 2.15).

Essa fórmula caseira, além de ter custo menor, fator importante nas famílias de baixa renda, é adequada para atender às recomendações nutricionais nesse período, havendo, entretanto, a necessidade de se introduzir precocemente, a partir de 3 a 4 meses de vida, outros alimentos para garantir a oferta de algumas vitaminas, como a C, e de sais minerais, como o ferro. Do segundo semestre de vida em diante, o leite poderá ser oferecido sem diluição, sendo preferível manter a adição de açúcar, uma vez que determinará melhor aproveitamento protéico. A adição de farináceos será opcional em relação a preferência, hábito intestinal e evolução ponderal da criança.

O leite submetido a pasteurização, desidratação ou fervura perde as vitaminas termolábeis, recomendando-se, por isso, o início do suco aos 2 meses e da papa de frutas aos 3 meses. Para crianças em aleitamento artificial ou misto, é necessário introduzir mais precocemente alimentos ricos em ferro, pois o ferro do leite de vaca é menos absorvido do que o ferro contido no leite humano. Por volta dos 4 meses de idade, recomenda-se a introdução da gema de ovo ou da primeira sopa (ver Tabela 2.14).

Os leites modificados para uso infantil são obtidos do leite de vaca, modificando-se sua composição quanto ao teor protéico, de gorduras, hidratos de carbono e minerais. O método consiste em mistura do leite desengordurado com o soro lácteo desmineralizado, adição de mistura de gorduras vegetais, com o objetivo de aumentar o conteúdo de ácido linoléico e de ácidos graxos insaturados de cadeia curta, de vitaminas e minerais, na tentativa de obter-se um produto adaptado às características fisiológicas da criança. Entretanto, embora o conteúdo de gorduras, hidratos de carbono e minerais possa assemelhar-se ao do leite humano, em relação às proteínas, há limitações devidas às suas características específicas para as diferentes espécies.

Os leites modificados para uso infantil, inclusive aqueles chamados "leites de seguimento", são mais caros, em função do seu processamento industrial, sendo pouco acessíveis à população de nível sócio-econômico mais baixo. Apesar de toda a manipulação do leite de vaca, para torná-lo semelhante ao materno, esses leites adaptados não se constituem em substitutos ideais do leite humano. Nesse sentido, na falta do leite materno, o uso do leite de vaca integral para alimentação infantil, com as devidas modificações, em processos caseiros, constitui-se em substituto adequado ao leite humano, apresentando custo significativamente inferior aos dos leites modificados para uso infantil.

No apêndice deste capítulo, encontram-se os produtos à base de leite e também as composições e diluições das principais fórmulas infantis industrializadas para uso na alimentação infantil.

Se o recém-nascido de termo recebe uma dieta equilibrada e com oferta adequada de ferro, mantém-se saudável, com bom ganho de peso, não é necessária a suplementação medicamentosa de ferro.

Nos casos de crianças cuja alimentação habitual não provê quantidade suficiente desse nutriente, e em situações de risco para carência de ferro como baixo peso de nascimento, prematuridade, gemelaridade, antecedente de perda sangüínea intensa intraparto, a suplementação medicamentosa está indicada. O Grupo de Atenção à Nutrição da Secretária Estadual de Sáude do Estado de São Paulo e a Sociedade Brasileira de Pediatria recomendam, para as situações de risco já referidas, a dose de 2mg/kg/dia de ferro elementar, a partir dos 2 aos 6 meses de vida, diminuindo-se a dose para 1mg/kg/dia dos 6 aos 24 meses e, para os casos de carência alimentar, 1mg/kg/dia de ferro, dos 2 aos 24 meses.

Atualmente, têm-se utilizado, na profilaxia da anemia carencial ferropriva, alimentos enriquecidos com ferro como leite e cereais, com bons resultados, uma vez que a suplementação medicamentosa tem mostrado baixa adesão pela necessidade de ingestão diária

Tabela 2.15 – Composição centesimal de fórmulas para lactentes preparadas com leite de vaca integral.

Nutrientes	Leite de vaca em pó			Leite de vaca fluido		
	Leite 9% Açúcar 5%	Leite 9% Maisena 3% Açúcar 5%	Leite 13% Maisena 3% Açúcar 5%	Leite 2/3 Açúcar 5%	Leite 2/3 Maisena 3% Açúcar 5%	Leite integral Maisena 3% Açúcar 5%
Energia (kcal)	64	75	94	60	71	91
Gordura (g)	2,4	2,4	3,4	2,2	2,2	3,3
Proteína (g)	2,4	2,4	3,4	2,2	2,2	3,3
Carboidrato (g)	8,4	11	12,6	8	10,7	12,2
Sódio (mg)	33,4	33,4	48,3	32,7	32,7	49
Potássio (mg)	119,8	119,8	173	101	101	151,6
Cálcio (mg)	82,1	82,1	118,6	79,5	79,5	119,4
Fósforo (mg)	69,8	69,8	100,8	62,2	62,2	93,4
Ferro (mg)	0,05	0,05	0,07	0,04	0,04	0,06
Vitamina A (UI)	82	82	119,8	83	83	126
Vitamina C (mg)	0,78	0,78	1,12	0,63	0,63	1

da droga e seus efeitos colaterais. No entanto, ressalta-se que a valorização e o uso rotineiro do alimento fortificado em substituição à dieta variada e equilibrada pode impedir a aquisição de um hábito alimentar natural e saudável, podendo levar a outros problemas de origem alimentar.

ALIMENTOS INDUSTRIALIZADOS

Com o crescente desenvolvimento da indústria de alimentos e a ampliação do comércio entre os vários países, há atualmente maior preocupação e vigilância das autoridades sanitárias do nosso país quanto à qualidade dos produtos, embalagens e rotulação, com o objetivo de proteger o consumidor e, incluindo legislação específica para a criança. Nesta, têm-se as Portarias da Vigilância Sanitária do Ministério da Saúde nº 34/98 sobre alimentos de transição para lactentes e crianças de primeira infância; a nº 36/98 sobre alimentos à base de cereais para a alimentação infantil; e a nº 977/98 referente às fórmulas infantis para lactentes e às fórmulas infantis de seguimento.

O profissional de saúde deve estar atento à legislação, orientando adequadamente os responsáveis pela criança na aquisição dos alimentos adequados a cada faixa etária.

Apesar da disponibilidade de alimentos industrializados para a criança, seu uso rotineiro e indiscriminado não é recomendado, pois interfere na formação do hábito alimentar saudável, conseguido por meio do consumo de produtos naturais, que permitem maior variação em nutrientes, consistência, sabor e quantidade. Além disso, os alimentos industrializados apresentam custo significativamente mais elevado em relação aos naturais, o que pode comprometer o orçamento da família. Em geral, contêm aditivos para melhorar aroma, sabor, textura e consistência, e muitos deles podem ser nocivos à saúde, com efeitos alergizantes, hepatotóxicos ou até carcinogênicos.

Embora os produtos industrializados para a alimentação infantil só contenham derivados do amido como espessante e conservante, recentemente comprovou-se que o uso de alimentos com alto teor de amido e em grande quantidade pode levar a lesões renais em animais de experimentação. Outro cuidado com os alimentos processados está relacionado à quantidade excessiva de sal, que pode predispor no futuro a doenças como hipertensão arterial. Além disso, alimentos com alto teor de gorduras saturadas e colesterol representam risco para doenças cardiovasculares e obesidade. O consumo de industrializados implica atenção quanto ao prazo de validade e condições de conservação do produto, pois, entre outros, há riscos de contaminação por bactérias e toxinas.

ALIMENTAÇÃO NA PRIMEIRA INFÂNCIA

Na primeira infância, definida como o período de 1 a 3 anos de idade, há desaceleração na velocidade de crescimento e, conseqüentemente, as necessidades nutricionais são reduzidas e menores do que as dos lactentes. A criança apresenta, fisiologicamente, menor apetite, o que resulta na ingestão de menor quantidade de alimentos. Esse fenômeno pode ser interpretado como sintoma de doença, gerando ansiedade nos familiares que passam a forçar a alimentação por meio da indução de qualquer natureza como agrados, promessas, ameaças e força. Tal fato pode levar ainda a intervenções diagnósticas e terapêuticas desnecessárias e mesmo prejudiciais.

O meio ambiente interfere cada vez mais no desenvolvimento e no comportamento da criança. Na alimentação, a relação com o responsável pelo preparo e administração dos alimentos, bem como o aspecto, a cor, o sabor e a forma de apresentação da dieta passam a ter influência nítida em sua aceitação.

A aquisição de bons hábitos alimentares inicia-se nos primeiros 2 anos de vida. No segundo ano, quando a criança manifesta o desejo de se alimentar sozinha, o que deve ser estimulado e não reprimido, começam a se manifestar as idiossincrasias, que devem ser respeitadas.

Os hábitos alimentares da família podem ser transferidos para a alimentação infantil, desde que assegurem o atendimento às necessidades nutricionais da criança; entretanto, a passagem da dieta infantil para a da família pode trazer riscos nutricionais, pois suas necessidades, embora diminuídas em relação ao primeiro ano de vida, são proporcionalmente maiores do que as do adulto.

A mãe deve ser orientada a balancear adequadamente a dieta nessa fase, para a qual, muitas vezes, não dá a mesma atenção dispensada à alimentação no primeiro ano de vida. O preparo deve preservar o valor nutritivo dos alimentos, mantendo-se a dieta de acordo com o padrão econômico e social da família, com correção de hábitos incorretos e tabus. O momento das refeições deve ocorrer em clima de relacionamento agradável.

No início do segundo ano de vida, a criança deve receber de quatro a cinco refeições diárias, sendo pelo menos duas de leite e duas de sal. A não-oferta da refeição de sal e a supervalorização do leite têm contribuído muito, na prática, para o aparecimento de agravos nutricionais, desde anorexia até doenças carenciais como anemia, hipovitaminoses, desnutrição e, mesmo, obstipação intestinal, cáries, problemas de arcada dentária e obesidade.

As refeições devem ser feitas em horários regulares, sem rigidez, mas com disciplina, evitando-se a oferta de guloseimas nos intervalos ou próximo às refeições. Para que a criança tenha suas necessidades nutricionais diárias atendidas, é preciso identificar possíveis situações que determinem uma ingestão insuficiente. Como exemplos, tem-se a falta de disciplina no horário de dormir, que faz com que a criança acorde muito tarde ou mesmo se alimente durante o período de sono. Esses comportamentos podem levar a distúrbios nutricionais, em geral, pela omissão ou oferta tardia da primeira refeição do dia, o que provoca recusa da refeição de sal.

A manutenção do aleitamento materno é recomendada até os 2 anos de idade, pois o leite, por seu conteúdo protéico e especialmente de cálcio, é imprescindível na alimentação infantil. Se a criança já recebe outro tipo de leite, este pode ser oferecido em mistura com café, chocolate, frutas, ou preparado sob forma de pudins, arroz-doce e canjica, ou substituído por queijo, ricota, iogurte ou coalhada, preparados no domicílio.

Deve-se evitar o uso de mamadeira para alimentação da criança e, quando utilizada, sua retirada deve ser orientada a partir de 1 ano de vida. Observam-se, na prática, situações de dificuldades na retirada da mamadeira. Esse fato, além de possíveis prejuízos na saúde bucal e no desenvolvimento da linguagem, leva à oferta excessiva de leite, o que interfere na aceitação da refeição de sal.

A oferta diária de 400 a 500ml de leite, ou substituto, supre adequadamente as necessidades de cálcio e de proteínas nessa faixa etária. Além do leite, são fontes importantes a ser consideradas na oferta de cálcio outros alimentos, como as hortaliças de folhas verdes, couve-manteiga, couve-tronchuda, cambuquira e ainda algumas folhas cujo uso é pouco comum em nosso meio, como as de rabanete, nabo e beterraba, e leguminosas como soja e grão-de-bico.

No segundo ano de vida, as refeições de sal devem ser apresentadas, cada vez mais, sob a forma habitualmente utilizada pela família, devendo os alimentos ser preparados com consistência pastosa e com poucos condimentos.

A oferta de variadas formas de preparo, como refogados, purês, suflês, cremes, bolinhos, omeletes, ovos mexidos, carne moída, raspada ou desfiada, atende ao desenvolvimento da criança, favorece a aquisição de hábitos adequados e evita a monotonia alimentar.

As necessidades energéticas, para esse grupo etário, são mais altas do que para o escolar, relativamente ao peso corpóreo. Quando a proporção de alimentos beneficiados na dieta for muito alta, especialmente em açúcar, ocorre ingestão insuficiente dos demais nutrientes, em prejuízo da nutrição da criança. Por outro lado, a satisfação das necessidades energéticas é essencial para que a proteína ingerida seja aproveitada na sua função mais nobre. É preciso, pois, interferir junto à mãe para que a oferta de alimentos protéicos não seja supervalorizada, como a do leite, e alertar para a necessidade de que a ingestão calórica também seja suprida.

Além disso, deve-se considerar que a mistura de alimentos de origem vegetal, como arroz e feijão, e de pequenas porções de alimentos de origem animal melhora o valor biológico da proteína vegetal e seu aproveitamento.

A ingestão de hortaliças é indispensável para atender às necessidades de minerais e vitaminas, podendo ser muitas delas oferecidas cruas, com ou sem sal, batidas no liquidificador ou sob a forma de salada, crua ou cozida, refogados, purês, suflês, sopas ou até mesmo doces ou bolos.

Em relação ao ferro, muitas vezes, a dieta não supre as recomendações, seja por ingestão excessiva de leite, seja por baixo consumo de hortaliças de folhas verdes, feijão e carnes em geral, sendo comum a ocorrência de anemia nesse grupo etário. Essa carência pode apresentar-se em crianças de diferentes níveis sócio-econômicos, decorrente da inadequação qualitativa e/ou quantitativa da dieta.

As frutas devem continuar a ser oferecidas como sobremesa, no lanche ou na merenda escolar, preferencialmente as da época e de tamanho médio, por apresentarem conteúdo nutricional superior. Tanto as frutas como as hortaliças e leguminosas são elementos importantes para a oferta de fibras e para que as funções gastrintestinais da criança sejam normais.

Para evitar monotonia alimentar, ou nos casos de inapetência ou recusa de alimentos, as habilidades culinárias constituem-se em recurso importante. Assim, alimentos como as carnes podem ser oferecidas de variadas formas, como bife, moída, bolinho, quibe, pastel, e o leite, se recusado puro, pode ser dado com chocolate, café ou sob forma de pudim, mingau, arroz-doce e ser assim bem aceito. O mesmo pode suceder com os demais alimentos, sendo inúmeras as alternativas para atender ao paladar da criança.

ALIMENTAÇÃO DO PRÉ-ESCOLAR E DO ESCOLAR

Na fase pré-escolar, dos 3 aos 6 anos de idade, a criança explora cada vez mais o meio ambiente, suas habilidades motoras e sensoriais se aperfeiçoam. Seu apetite continua diminuído, embora mantenha interesse pelo aspecto, cor, odor e textura dos alimentos, mostrando necessidade de manipulá-los, e maior capacidade para o uso de utensílios, o que deve ser incentivado.

Entre os 3 e 4 anos de idade, prefere ingerir bocados pequenos, demonstrando preferências nítidas e recusando alimentos que não aprecia. Essas tendências devem ser respeitadas e a oferta destes alimentos ser feita em outra ocasião.

A avaliação da ingestão deve ser feita a períodos mais longos e não dia a dia. Recomenda-se colocar no prato pequenas quantidades de alimentos, voltando-se a servi-los por solicitação da própria criança.

Nessa faixa etária, firmam-se os hábitos alimentares, o que é de importância para a saúde, presente e futura, e para a adequação social. A obesidade pode iniciar-se no período pré-escolar e para esse risco deve ser dispensada especial atenção. É importante que toda a família mantenha hábitos alimentares adequados, naturalmente imitados pela criança, que deve fazer, de rotina, pelo menos uma refeição à mesa dos adultos ou dos irmãos mais velhos. Assim, o ato da alimentação favorece a interação e a socialização da criança. É necessário que se estabeleçam horários de refeição, embora sem rigidez, para a manutenção de apetite, adequação social e saúde dos dentes.

Entre os 5 e 7 anos de idade, a criança pode recusar misturas, carnes gordurosas, molhos, verduras cozidas e alimentos de sabor pronunciado, preferindo os mais simples.

Nas famílias em que as crianças não tiveram a oportunidade de conhecer ou provar as diversas variedades de alimentos ou prepa-

rações, nas fases anteriores, é comum a sua recusa, mesmo sem experimentar. A merenda desde a pré-escola e as situações festivas, em companhia de colegas e amiguinhos, são úteis para estabelecer essa familiaridade. Nesse período, os professores têm papel importante na orientação e estimulação de hábitos alimentares saudáveis.

Os alimentos industrializados devem ser restritos, sendo os sucos naturais nutricionalmente superiores aos artificiais, aos refrigerantes e às bebidas gaseificadas, que distendem o estômago, levando à sensação de saciedade. A ingestão habitual de "salgadinhos" e guloseimas é prejudicial pelo excesso de sódio, calórico, proveniente de gordura e açúcar, além da presença de aditivos. É preciso detectar tal inadequação alimentar e orientar a família quanto à aquisição de alimentos de maior valor nutricional.

Quando houver necessidade de ingestão de alimentos nos intervalos das refeições principais, dá-se preferência aos de fácil digestão, como frutas, sucos e pequena quantidade de leite ou derivados.

A criança, entre os 6 e 7 anos de idade, aceita facilmente preparações alimentares novas. Aos 8 anos, come de tudo vorazmente, embora tenha preferências definidas. Aos 9, revela grande interesse por comida e pelo seu preparo, no que deve ser estimulada e auxiliada.

Na fase escolar, o hábito alimentar passa a ser cada vez menos influenciado pelo padrão familiar e mais pelos grupos de amigos, horários de escola, práticas esportivas, festas, modismos e propagandas. Nesse período, é comum surgirem problemas específicos, como a falta de apetite, determinada por fadiga ou pelo horário escolar. No período da manhã, é comum a omissão da primeira refeição e, no horário intermediário, em geral, há comprometimento na aceitação do almoço.

Outras situações também prejudicam a nutrição do escolar. Em condições sócio-econômicas desfavoráveis, observa-se que ele, muitas vezes, permanece sozinho no domicílio, sendo sobrecarregado com tarefas, assumindo a responsabilidade de sua alimentação, pela ausência dos responsáveis. Essa condição gera inapetência, ingestão de alimentos de baixo valor nutricional, podendo levar à desnutrição energético-protéica, bem como à oferta inadequada de cálcio, ferro, vitaminas A e C. Há também casos de excessos alimentares que, associados ao sedentarismo, devido à longa permanência junto à televisão, ocasionam obesidade e outros problemas. Nas famílias de melhor poder aquisitivo, o escolar, ao ter de cumprir uma agenda excessiva de atividades, como cursos, esporte, dança, competições, a alimentação fica em plano secundário, levando-o a fazer refeições rápidas, como "fast-food", que não atendem às recomendações próprias para a idade. O risco da inapetência e o de excessos alimentares, associados à não-estimulação da socialização e à vida sedentária, excesso de TV e de computador, também podem estar presentes nesse grupo.

Assim, recomenda-se que os responsáveis estejam atentos para auxiliar o escolar na organização de sua rotina diária, incluindo deveres escolares, lazer, socialização e esporte, observando a adequação dos horários do tipo de refeição, para que suas necessidades nutricionais sejam atendidas.

Nessa faixa etária, o escolar pode e deve preparar sozinho algumas de suas refeições, como a merenda da tarde, devendo ser encorajado e auxiliado a fazê-lo.

Com freqüência, o escolar tem necessidade de um lanche no meio da manhã ou à tarde, ao chegar da escola; essas refeições são permitidas, devendo ser leves, para não prejudicar o apetite para o almoço e o jantar.

O escolar, em relação à alimentação, já tem certa autonomia para a aquisição de alimentos fora de casa, devendo-se alertá-lo, em conjunto com seus familiares, para os riscos do consumo excessivo de guloseimas (balas, doces, chicletes, "gelinho"), salgadinhos e refrigerantes, por seu baixo valor nutricional, que prejudicam a saúde, o crescimento e o desenvolvimento.

APÊNDICE

LEITES

Fresco pasteurizado

O processo de pasteurização visa a reduzir a quantidade total de bactérias do leite, baseando-se na relação tempo/temperatura, ou seja, na permanência do leite por certo tempo à determinada temperatura, na qual os microrganismos produtores de doença são destruídos. Dois métodos são utilizados: a pasteurização lenta, que consiste em aquecer o leite a 63°C e mantê-lo a essa temperatura por 30 minutos; a pasteurização rápida, pelo aquecimento do leite de 72 a 75°C por 15 segundos. Após o processo de aquecimento, o leite é resfriado rapidamente. Qualquer que seja o método empregado, a pasteurização não esteriliza o leite e deve ser aliada à refrigeração, para aumentar seu tempo de conservação.

Além da pasteurização, o leite sofre um processo de homogeneização, que consiste no tratamento sob alta pressão, para dispersão da gordura em pequenos glóbulos, que permanecem emulsionados no leite. A homogeneização contribui também para diminuir a tensão do coágulo do leite de vaca.

No comércio, encontram-se atualmente, em nosso meio, três tipos de leite: A, B e C, sendo que as diferenças básicas se referem à fonte produtora, teor de gordura e conteúdo microbiológico.

Leite tipo A e tipo B – a legislação exige que a fonte produtora tenha vacas selecionadas, estábulos azulejados, com ordenhadeira mecânica e controle de saúde dos manipuladores. O leite A é integral, deve ser pasteurizado e embalado no próprio local da ordenha. O leite B também é integral e, após ordenha, deve ser imediatamente resfriado e chegar ao local de pasteurização no mesmo dia da extração. Quanto ao controle bacteriológico, após a pasteurização, são permitidas, na contagem-padrão de placas para o leite tipo A, até 500 bactérias/ml e, para o B, até 40.000. Não é permitida a presença de coliformes fecais no leite A, sendo permitida a contagem de até 2/ml para o leite B. Exige-se a ausência de *Salmonella* em 25ml desses dois tipos de leite.

Leite tipo C – sua produção não se condiciona às exigências referidas para os leites A e B; é parcialmente desengordurado, com teor de gordura padronizado a 3,2%. Após pasteurização, é permitido que contenha na contagem-padrão de placas até 150.000 bactérias/ml, sendo tolerada a presença de até 10 coliformes totais e fecais/ml. Exige-se ausência de *Salmonella* em 25ml do produto.

Esterilizado (do tipo longa vida) – outro processo industrial é a esterilização do leite, no qual é mantido à temperatura de 80°C durante 15 segundos, sendo imediatamente submetido à temperatura de 140 a 150°C durante apenas 3 segundos e, em seguida, resfriado rapidamente. Com esse processo, obtém-se a esterilização completa do leite.

Em pó integral – este leite, após pasteurização, sofre um processo de desidratação no qual ocorre a evaporação da água. Inicialmente, há pulverização, sob forma de névoa (atomização), passando através de câmara de secagem, onde uma corrente de ar quente (180° a 230°C) entra momentaneamente em contato com as partículas úmidas, transformando-as em pó. O leite submetido a esse processo é facilmente transportado, pode ser armazenado por período mais longo, ter maior controle bacteriológico e composição padronizada.

Após abertura do recipiente que o contém, sua conservação é satisfatória para o período de uso contínuo, desde que aquele permaneça bem tampado e mantido em local fresco e que o leite seja manipulado com os cuidados necessários para não o contaminar. Reconstituindo-se o leite em pó a 13%, obtém-se o leite integral. Pode ser utilizado para alimentação infantil, fazendo-se as diluições adequadas à criança.

Em pó instantâneo – o leite em pó instantâneo é adicionado de lecitina, que tem a função de emulsionar e estabilizar a mistura permitindo distribuição e consistência homogênea da composição. Essa adição parece ser inócua para a criança.

Em pó desengordurado – a gordura do leite é retirada por centrifugação, restando, no produto final, cerca de 0,1%. Quando semidesengordurado, tem-se um teor de gordura de aproximadamente 1%.

Condensado – em sua preparação, o açúcar é adicionado ao leite antes do processo de evaporação. Contém de 40 a 45% de seu peso sob forma de açúcar, que atua como conservante. Não é recomendado para a alimentação infantil, principalmente pelo elevado teor de açúcar.

Evaporado – durante o processo de evaporação, o leite tem seu volume reduzido até 45%. Seu uso não é recomendado na alimentação infantil, pois não atende aos requerimentos de algumas vitaminas e de ácidos graxos essenciais.

Leites modificados para uso infantil

Pela Portaria nº 977/98, os produtos denominados como "Fórmulas infantis para lactentes" são os disponíveis para crianças de até 1 ano de idade, e os denominados "Fórmulas de seguimento" são produtos comerciais para uso na alimentação a partir do sexto mês de vida. Esses produtos devem seguir a Norma Brasileira para a Comercialização de Alimentos para Lactentes – Resolução 31/92 do SVS/MS que atende aos padrões do Codex Alimentarius – FAO/OMS – 1982.

Por meio de processos industriais, procura-se modificar o leite de vaca para adequá-lo às características fisiológicas da criança, quanto à qualidade e à quantidade protéica, de gorduras, hidratos de carbono, vitaminas e minerais. O método consiste em mistura de leite desengordurado com soro lácteo desmineralizado, adição de mistura de gorduras vegetais, com o objetivo de aumentar o conteúdo de ácido linoléico e de ácidos graxos insaturados de cadeia curta, de vitaminas e minerais.

As fórmulas acidificadas são obtidas pela adição de ácido láctico ou cítrico ao leite de vaca, parcialmente desengordurado. Por esse método, o leite tem melhor digestibilidade e inibe o crescimento de microbactérias intestinais devido ao seu pH ácido, sendo por essas propriedades utilizado, em situações especiais, para a alimentação infantil.

Comercialmente, os leites modificados para o uso infantil são mais caros, em função do seu processamento industrial e menos acessíveis à população de nível sócio-econômico mais baixo. Apesar de toda manipulação do leite de vaca, para torná-lo semelhante ao materno, os leites modificados para uso infantil não se constituem em substituto para o leite humano. Nesse sentido, na falta do leite materno, o leite de vaca integral com as devidas modificações, feitas em processos caseiros, associado a complementos vitamínicos e de minerais, constitui-se em substituto adequado do leite humano, apresentando custo significativamente inferior ao dos leites modificados para uso Infantil. A tabela 2.16 mostra a composição dos principais produtos lácteos modificados utilizados na alimentação do lactente.

PREPARO DA ALIMENTAÇÃO INFANTIL

Na orientação da alimentação infantil, devem-se considerar todos os fatores que poderão interferir na oferta ou no aproveitamento do alimento, ou seja, recursos econômicos da família e seus hábitos alimentares, englobando aquisição, preparo, higiene, administração dos alimentos, conhecimentos sobre alimentação, além de aspectos sociais e de dinâmica familiar. A consideração desses fatores e a identificação de possíveis obstáculos ou de facilidades para o atendimento das necessidades nutricionais auxiliarão na busca de alternativas mais factíveis para aquela criança, possibilitando o seguimento das orientações por parte dos familiares.

Tabela 2.16 – Produtos lácteos modificados para lactentes.

Produtos	Empresa	Diluição (%)	Proteínas	Gorduras	Carboidratos
Nan 1®	Nestlé	13,2	60% proteínas solúveis 40% caseína	Gordura láctea e óleo de milho	Lactose
Aptamil 1®	Support	13,0	40% caseína 60% seroproteínas	Fosfolipídios de ovo, óleos vegetais, gordura láctea	Lactose
Similac 1®	Abbott	13,0	Proteína do leite desnatado condensado e proteína do soro concentrado	Óleo de açafrão ou girassol e de coco e de soja	Lactose
Bebelac 1®	Support	14,7	80% caseína 20% seroproteínas	Gordura láctea e óleo de coco	Maltodextrina, amido, lactose
Nestogeno 1®	Nestlé	13,3	77% caseína 23% proteínas solúveis	Gordura láctea e óleo de milho	Maltodextrina, lactose, sacarose
Nan 2®	Nestlé	13,9	60% caseína 20% proteínas solúveis	Gordura láctea e óleo de milho	Lactose, maltodextrina
Aptamil 2®	Support	15,0	80% caseína 20% seroproteínas	Óleo de milho e gordura láctea	Xarope de glicose solúvel, lactose
Similac 2®	Abbott	13,0	Proteína do leite desmineralizada condensada e proteína do soro concentrada	Óleo de açafrão, coco e soja	Lactose
Bebelac 2®	Support	15,0	80% caseína 20% seroproteínas	Óleo de semente de colza, de palma, coco e milho	Lactose, sacarose, amido, xarope de glicose, maltodextrina
Nestogeno 2®	Nestlé	14,1	77% caseína em relação às proteínas do soro do leite	Gordura láctea e óleo de milho	Maltodextrina, sacarose
Bio Nan®	Nestlé	13,4	50% caseína 50% proteínas	Gordura láctea, oleína de palma, óleo de coco e lecitina de soja	Lactose, sacarose, maltodextrina, ácido láctico
Pelargon®	Nestlé	14,0	77% proteína descalcificada 23% proteínas solúveis	Gordura láctea e óleo de milho	Lactose, maltodextrina, sacarose, amido

Obs.: os leites identificados com o número 1 são indicados para crianças no primeiro semestre, e os de número 2, para crianças no segundo semestre.

RECEITAS

Preparo de sucos de frutas e de cenoura

Suco de laranja
· Lavar bem a laranja
· Descascar uma tira no meio e cortar
· Espremer com espremedor ou com as mãos
· Passar por coador

Suco de cenoura
· Lavar a cenoura
· Raspar a casca com a faca
· Lavar de novo
· Ralar em ralador
· Espremer em pano fino, limpo e molhado em água filtrada e fervida

Suco de tomate
· Lavar o tomate
· Tirar a pele e as sementes
· Cortar em pedaços
· Colocar os pedaços em uma peneira fina e amassar com garfo

Suco de goiaba ou de manga
· Lavar a fruta
· Tirar a casca
· Cortar em pedaços
· Passar por peneira
· Colocar um pouco de água

Preparo de papa de frutas

Papa de banana, de mamão ou de abacate
· Lavar a fruta
· Tirar a casca
· Amassar com garfo

Papa de maçã ou de pêra
· Lavar a fruta
· Cortar ao meio
· Raspar com colher

Papa de goiaba ou de manga
· Lavar a fruta
· Tirar a casca
· Cortar em pedaços
· Passar por peneira

Preparo de sopinha

Ingredientes
· 100g de carne de vaca moída ou cortada em pedaços pequenos
· 1 colher das de sopa de arroz
· 1 cenoura
· 1 folha de couve
· Cebola, salsa, tomate

Para variar a sopa

No lugar da carne de vaca, pode-se variar colocando frango, ou fígado, ou miúdos. No lugar do arroz, pode-se variar colocando ervilha, ou lentilha, ou aveia, ou grão-de-bico, ou soja, ou fubá, ou semolina, ou sagu, ou feijão, ou macarrão. No lugar da cenoura, pode-se variar colocando abobrinha, ou beterraba, ou batata, ou cará, ou chuchu, ou mandioquinha, ou batata-doce, ou couve-flor. No lugar de couve, pode-se variar colocando espinafre, ou almeirão, ou agrião, ou escarola, ou acelga, ou cambuquira, ou folha de rabanete, ou folha de beterraba, ou bertalha, ou caruru, ou alface, ou repolho.

Modo de fazer
· Colocar em uma panela meio litro de água fria.
· Juntar a carne, o arroz, a cenoura, a couve, a cebola, a salsa e o tomate picados.
· Levar tudo ao fogo baixo.
· Quando estiver bem mole, passar por peneira fina, amassando com colher.
· Depois de passar pela peneira, colocar uma pitada de sal.

Dois a três dias depois do início, colocar uma colher das de chá de manteiga ou margarina, ou óleo.

Variar a sopa, trocando os alimentos, um por vez.

Quando a criança estiver aceitando bem a sopa, colocar pelo menos dois alimentos do grupo da cenoura (por exemplo, abobrinha e chuchu), dois do grupo de couve (por exemplo, espinafre e agrião).

Preparo do leite

Como o leite é um ótimo meio de proliferação bacteriana, uma série de informações deve ser dada à mãe para evitar sua contaminação durante e após o preparo: o local deve estar limpo, evitando-se conversar, tossir ou espirrar durante o preparo; logo após ser dada à criança, a mamadeira, o bico, a rosca e a tampa devem ser bem lavados, com detergente ou sabão, fazendo o mesmo com os utensílios utilizados para o preparo; a mamadeira deve ser esfregada, com escova ou esponja, por dentro; após serem todos os utensílios muito bem enxaguados, devem ser guardados em vasilha limpa e tampada; caso o leite seja preparado para mais de uma vez, as mamadeiras devem ser fervidas junto com bico, rosca e tampa, e, depois de o leite ser colocado nelas, devem ser conservadas na geladeira, nas prateleiras internas próximas ao congelador, não devendo ser armazenadas por mais de 24 horas.

O leite deve ser oferecido morno à criança, sendo verificada a temperatura, gotejando-o no dorso da mão. O furo do bico da mamadeira deve permitir que o leite goteje livremente; o resto da mamadeira anterior nunca deve ser oferecido à criança.

O leite in natura deve ser fervido logo após a compra e conservado em geladeira. No preparo do leite em pó, há necessidade de se ressaltar os cuidados com o produto, após a abertura da embalagem, e com a qualidade da água, especialmente se as condições de saneamento e ambiente de vida forem inadequadas.

A diluição do leite deve ser orientada de acordo com a idade da criança, conforme referido no texto.

Exemplos de preparo:

150ml de leite in natura, diluído a ²/₃

Ingredientes:
· 100ml de leite
· 50ml de água
· 5 colheres das de chá rasas de açúcar
· 7½ colheres das de chá rasas de maisena

Modo de fazer:
· Colocar o açúcar, o leite e a água numa panela e levar ao fogo para ferver.
· Acrescentar 50ml de água fria em um copo e misturar a maisena.
· Quando o leite com o açúcar começar a ferver, despejar aos poucos a água com a maisena, mexendo sempre.
· Deixar ferver em fogo baixo por 5 minutos.
· Retirar do fogo e deixar amornar.

100ml de leite em pó integral a 9%

Ingredientes:
· 100ml de água
· 2 colheres das de chá rasas de açúcar
· 5 colheres das de chá rasas de maisena
· 1½ colher das de sopa rasas de leite em pó integral

Modo de fazer:
· Colocar a água e o açúcar numa panela e levar ao fogo.
· Acrescentar 50ml de água fria em um copo e misturar com a maisena.
· Quando a água com o açúcar começar a ferver, despejar aos poucos a água com a maisena, mexendo sempre.
· Deixar ferver em fogo baixo por 5 minutos.
· Após amornar, juntar o leite em pó e bater bem.

Tabela 2.17 – Peso em gramas de alguns alimentos utilizados na alimentação do lactente.

Alimento	Colher rasa		
	Chá	Sobremesa	Sopa
Açúcar	1,5	4,0	8,5
Aveia	0,8	2,8	4,0
Creme de arroz	1,5	4,0	7,0
Dextrosol®	1,0	3,5	6,5
Farinha de aveia	1,0	2,5	5,0
Fubá	1,0	4,0	6,3
Glicose	0,9	3,0	5,7
Leite em pó integral	1,0	4,0	6,0
Leite em pó instantâneo	1,0	3,0	5,3
Maisena	1,0	2,5	4,5
Óleo	1,5	–	–

Alimento	Colher cheia		
	Chá	Sobremesa	Sopa
Açúcar	3,0	11,3	16,6
Aveia	1,3	4,6	7,0
Creme de arroz	3,3	10,3	17,3
Dextrosol®	3,0	7,3	10,6
Farinha de aveia	2,0	5,6	8,3
Fubá	2,3	8,3	15,3
Glicose	3,6	9,0	15,3
Leite em pó integral	3,0	8,0	13,3
Leite em pó instantâneo	2,3	6,0	11,6
Maisena	2,6	8,3	10,3
Óleo	–	–	–

Obs.: os alimentos foram pesados rasando-os nas colheres sem pressionar. Os volumes das colheres foram: colher das de chá = 2ml; de sobremesa = 7ml e de sopa = 13ml.

BIBLIOGRAFIA

1. AMERICAN ACADEMY OF PEDIATRICS – Committee on Drugs – The transfer of drugs and other chemicals into human breast milk. *Pediatrics* **93**:137, 1994. 2. AMERICAN ACADEMY OF PEDIATRICS – Fluoride Supplementation for Children: Interim Policy Recommendations. *Pediatrics* **95**:777, 1995. 3. AMERICAN ACADEMY OF PEDIATRICS – Work group on breastfeeding. Breastfeeding and the use of human milk. *Pediatrics* **100**:1035, 1997. 4. AKRÉ, J. – Infant feeding: the physiological basis. *WHO Bulletin* **67**(Suppl.), 1989. 5. BAILEY, B. & ITO, S. – Breast-feeding and maternal drug. *Pediatr. Clin. North Am.* 1:41, 1997. 6. BALLABRIGA, A. & REY, J. – Weaning: why, what and when? Nestlé Nutrition Workshop Series, v. 10, New York, Raven Press, 1987. 7. BRESOLIN, A.M.B. et al. – Alimentação da criança normal. In: Sucupira, A.C.S.L. et al. *Pediatria em Consultório*. São Paulo, Sarvier, 1996, p. 67. 8. BRICKS, L.F. – Reações adversas aos alimentos na infância. Intolerância e alergia alimentar. Atualização. *Pediatr. (S. Paulo)* **16**:176, 1994. 9. CARVER, J.D. & BARNESS, L.A. – Trofic factors for the gastrintestinal tract. *Neonatal Gastroenterology* **23**:265, 1996. 10. COMMITEE ON NUTRITION AMERICAN ACADEMY OF PEDIATRICS – The use of whole cow's milk in infancy. *Pediatrics* **89**(6):1105, 1992. 11. CONFERENCE ON THE ROLE OF DIETARY FIBER IN CHILDHOOD, New York, 1994. Proceedings. Valhalla, American Health Foundation; Battle Creek, Kellogg, *Pediatrics* **96**(Suppl.):985, 1994. 12. DALLMANN, P.R. – Iron deficiency in the weaning: a nutritional problem on the way to resolution. *Acta Paediatr. Scand.* **323**(Suppl.):59, 1986. 13. DALMASO, A.S.W.; ISSLER, H.; SÁ, M.B.S.R. & DOUEK, P.C. – Manual de Condutas do Programa de Incentivo ao Aleitamento Materno do CSE S. B. Pessoa, 1995, mímeo. 14. DUNCAN, B. et al. –

Exclusive breast-feeding for at least 4 months protects against otitis media. *Pediatrics* **91**:867, 1993. 15. DUNN, D.T. et al. – Risk of human imunodeficiency virus type 1 through breast-feeding. *Lancet* **340**:585, 1992. 16. FAO/OMS – Necessidades de Energia y de Proteínas. Série de Informes Técnicos nº 522, 1973. 17. FAO/OMS – Manual sobre Necessidades Nutricionales del Hombre. Série de Monografias nº 61, 1975. 18. FARQUHARSON, J. et al. – Infant cerebral cortex phospholipid fatty-acid composition and diet. *Lancet* **340**:810, 1992. 19. FOMON, S.J. – *Infant Nutrition*. Pliladelphia, Saunders, 1974. 20. FOMON, S. J. & ZLOTKIN, S. – *Nutritional Anemias*. Nestlé Nutrition Workshop Series, v. 30, New York, Raven Press, 1992. 21. GIOVANNINI, M.; RIVA, E. & AGOSTINI, C. – Fatty acids in pediatric nutrition. *Pediatr. Clin. North Am.* **42**:861, 1995. 22. JACOB, C.M.A. & PASTORINO, A.C. – Alergia alimentar. **In**: Carneiro, M.M.S. & Grumach, A.S. *Alergia Alimentar e Imunologia em Pediatria*. Sarvier, São Paulo, 1992, p. 110. 23. JELLIFFE, D.B. & JELLIFFE, E.F.P. – *Human Milk in the Modern Work*. Oxford, Oxford University Press, 1978. 24. KING, F.S. – *Como Ajudar as Mães a Amamentar*. Londrina, Departamento de Pediatria e Cirurgia Pediátrica, 1997. 25. LAWRENCE, P.B. – Breast milk. The best source of nutrition for term and preterm infants. *Pediatr. Clin. North Am.* **41**:925, 1994. 26. LAWRENCE, R.A. – *Breastfeeding. A Guide for the Medical Profession*. 4th ed., St. Louis, Mosby-Year Book, 1994. 27. LUCAS, A.; MORLEY, R.; COLE, J.J.; LISTER, G. & PAYNE-LEESON, C. – Breast milk and subsequent intelligence quotient in children born preterm. *Lancet* **339**:261, 1992. 28. MARCONDES, E. (coord.) – *Higiene Alimentar*. São Paulo, Sarvier, 1982. 29. MARCONDES, E. & LIMA, I.N. (coords.) – *Dietas em Pediatria Clínica*. 4ª ed., São Paulo, Sarvier, 1993. 30. MINISTÉRIO DA SAÚDE – *Manejo e Promoção do Aleitamento Materno*. Iniciativa Hospital Amigo da Criança, Passo 2, Brasília, PNIAM, 1993. 31. MINISTÉRIO DA SAÚDE – *Normas e Rotinas para o Incentivo ao Aleitamento Materno*. Iniciativa Hospital Amigo da Criança, Passo 1, Brasília, PNIAM, 1993. 32. MINISTÉRIO DA SAÚDE – *Aleitamento nas Mulheres Infectadas pelo HIV, Recomendações*. Brasília, P.N. DST/AIDS, 1995. 33. MINISTÉRIO DA SAÚDE – *Metas da Cúpula Mundial em Favor da Infância. Avaliação de Meia Década 1990-1995*. Brasília, Secretaria de Projetos Especiais da Saúde, 1997. 34. MONTEIRO, C.; REA, M. & VICTORA, C. – Can infant mortality be reduced by promoting breathfeeding? Evidence from São Paulo city. *Health Policy and Planning* **5**:23, 1990. 35. MONTEIRO, C.A.; REA, M.F. & VENÂNCIO, S.I. – *Projeto "A Trajetória da Saúde Infantil como Medida de Desenvolvimento Social: O Caso da Cidade de São Paulo ao Longo de Cinco Décadas"*. 2º Relatório Técnico, São Paulo, 1997. 36. MOULIN, Z.S. et al. – Contaminação bacteriana do leite humano coletado por expressão manual e estudado à temperatura ambiente. *Jornal de Pediatria* **74**:376, 1998. 37. MURAHOVSCHI, J.; TERUYA, K.M.; BUENO, L.G.S. & BALDIN, P.E.A. – *Amamentação*. Centro de Lactação Santos, Fundação Lusíada, 1998. 38. MURAHOVSHI, J. et al. – *Cartilha de Amamentação... Doando Amor*. 2ª ed., São Paulo, Almed, 1997, p. 34. 39. NEIFERT, M.R. – The optimization of breast-feeding in the perinatal period. *Clin. Perinatol.* **25**:303, 1998. 40. NÓBREGA, F.J. (ed.) – *Human Milk Composition*. São Paulo, Revinter, 1996. 41. OMS – Amamentação e medicação materna: recomendações sobre drogas da 8ª lista básica de medicamentos da OMS. Divisão de controles de diarréia e doença respiratória aguda – São Paulo. Instituto de Saúde/IBFAN, 1996. 42. OSKI, F.A. – Iron deficiency in infancy and childhood. *N. Engl. J. Med.* **329**:190, 1993. 43. PENNA, H.A.O. et al. – Higiene alimentar. **In**: Marcondes, E., coord. Pediatria Básica. 8ª ed., São Paulo, Sarvier, 1991, p. 79. 44. PIPES, P.L. & TRAHMS, C.M. – Nutrition in Infancy and Childhood. 5 ed., St. Louis, Mosby, 1993. 45. PISACANE, A. et al. – Breast-feeding and urinary tract infection. *J. Pediatr.* **120**:87, 1992. 46. PNIAM/COMITÊ NACIONAL DE PROTEÇÃO DO TRABALHO DA MULHER – *Direitos da Mulher Trabalhadora*. Ministério de Saúde, 1991. 47. POPKIN, B.M. et al. – Breast-feeding and diarrhoeal morbidity. *Pediatrics* **86**:874, 1990. 48. RAMOS, S.R.T.S. – Risk factors for E.P.E.C. infection. *Rev. Microbiol. São Paulo* **27**(Suppl. 1):34, 1996. 49. REA, M.F. – *As Políticas de Alimentação Infantil e a Prática de Amamentar: O Caso de São Paulo*. Tese de Doutoramento, FMUSP, 1989. 50. TORRES, M.A.A. et al. – Efeito do uso de leite fortificado com ferro e vitamina C sobre os níveis de hemoglobina e condição nutricional de crianças menores de 2 anos. *Rev. Saúde Pública* **29**:301, 1995. 51. TORRES, M.A.A. et al. – Fortificação do leite fluido na prevenção e tratamento da anemia carencial ferropriva em crianças menores de 4 anos. *Rev. Saúde Pública* **30**:350, 1996. 52. UNDERWOOD, B.A. & HOFVANOER, R. – Appropriate timing for complementary feeding of the breast-fed infant. *Acta Paediatr. Scand.* **294**(Suppl.):1, 1982. 53. VAN DERSLICE, J.; POPKIN, B. & BRISCOE, J. – Drinking water quality, sanitation, and breastfeeding: their interative effects on infant health. *Who Bulletin* **72**:589, 1994. 54. VICTORA, C.G. et al. – Evidence for protection by breast-feeding against deaths from infections diseases in Brazil. *Lancet* **2**:319, 1987. 55. WALKER, W.A. & WATKINS, J.B. – Nutrition in Pediatrics. 2nd ed., Hamilton, B.C. Decker Inc., 1997. 56. WEBBA, J. et al. – *Nutrição da Criança*. São Paulo, Fundo Editorial Byk, 1991. 57. WHO – *Hepatitis B and Breast-Feeding*. Geneva. Division of child health and development, 1996. 58. ZIEGLER, J.B. et al – Postnatal transmission of AIDS – associated retrovirus from mother to infant. *Lancet* **1**:896, 1985.

2 Higiene Mental

DULCE V. M. MACHADO

No conjunto das ações profiláticas, a higiene mental refere-se ao âmbito do psiquismo, isto é, aos campos intelectual, emocional e social. Entretanto, seria ingênuo pensar que seguindo um certo número de regras ou educando a criança de uma determinada maneira automaticamente seu desenvolvimento psíquico será pleno e harmonioso. Muitos fatores interagem sobre o psiquismo, desde os orgânicos e hereditários até os culturais e sociais, sem que possam ser dissociados. Isso significa que a ação da higiene mental tem grande importância como parte da puericultura global e não isolada dos cuidados de higiene física, antiinfecciosa e nutricional, bem como dos cuidados pré-natais e obstétricos recebidos pelas mães.

A higiene mental não se dirige apenas a evitar a enfermidade mental ou psicológica, mas busca promover um melhor nível de saúde. Assim, procura o desenvolvimento pleno dos indivíduos e da própria comunidade. Na sua prática, a higiene mental exerce ações que pretendem alcançar um equilíbrio entre as necessidades básicas da criança e o ambiente em que vive, nas diversas etapas de desenvolvimento que ela atravessa. Essa noção é fundamental para o pediatra, já que as necessidades diferem em cada etapa evolutiva.

Outra noção fundamental, ligada ao desenvolvimento, que necessita ser mantida sempre em foco é a que se refere à labilidade de padrões recém-adquiridos de comportamento. As habilidades que acabam de se instalar são particularmente vulneráveis aos agravos e isso indica que o pediatra precisará estar muito atento a determinados momentos evolutivos, como, por exemplo, o desmame, o início da palavra falada, o aprendizado do controle de esfíncteres.

Assim, para bem compreender os fundamentos da higiene mental, é necessário conhecer as necessidades afetivas básicas da criança. A primeira delas, sem dúvida, é a de receber amor, isto é, de se relacionar intimamente com alguém que a valoriza muito, que desejou seu nascimento, que tenta compreender seus sentimentos e satisfazer suas necessidades; na maioria das sociedades atuais, o primeiro vínculo de relacionamento afetivo é o que se faz entre mãe e filho, mas a necessidade de afeto pode também ser satisfeita por "mães substitutas" – avós, irmãs mais velhas, mães adotivas – ou por pessoas do sexo masculino, especialmente depois do primeiro ano de vida. A idéia que a criança faz de si mesma (auto-imagem) é profundamente dependente do amor que recebe na primeira infância. É interessante destacar que esse vínculo mãe-filho é intenso e caloroso na imensa maioria dos casos e talvez por isso sua necessidade só foi claramente demonstrada nas eventualidades em que ele não se fez: o estudo da "carência afetiva" iniciou-se em creches, orfanatos e hospitais, lugares onde a criança recebia todos os cuidados materiais mas onde lhe faltava o íntimo relacionamento afetivo com uma pessoa específica. A criança, nessas condições, tinha seu desenvolvimento neuropsicomotor muito prejudicado, tornava-se muito vulnerável a infecções, ficava apática e desligada do ambiente.

Outra necessidade afetiva é a de aceitação pelo grupo; inicialmente é claro que isso se refere ao grupo familiar e é por se sentir aceita que a criança tem a sensação de pertencer à comunidade. Posteriormente, essa necessidade se referirá ao grupo da vizinhança, dos colegas de escola etc.

A necessidade de aprovação também é extremamente importante e, se a aceitação é incondicional, está sempre relacionada com atos ou situações vividas pela criança. Também, o sentir-se aprovada aumenta a auto-estima, fortalecendo o núcleo da personalidade da criança. Aliás, note-se que a aprovação social é um poderoso fator de seleção das habilidades ou progressos no desenvolvimento da criança, já que fixa aquilo que a sociedade considera desejável ou adequado.

Outra necessidade afetiva básica é a de proteção, que se refere não apenas a agravos traumáticos previsíveis, como também ao respeito à fase evolutiva em que esteja a criança, não exigindo dela o que ainda não pode realizar, e criando-lhe oportunidades para que realize tudo que já consegue. A necessidade de independência contrapõe-se à de proteção e o delicado equilíbrio entre ambas altera-se com o desenvolvimento da criança: quanto mais nova, maior sua necessidade de proteção e menor a de independência, que crescerá sempre mais até atingir seu ponto máximo na adolescência.

Por viver em sociedade, a criança tem ainda necessidade de aprender os limites de seus poderes, de compreender a realidade que a rodeia, de perceber as regras dessa sociedade e, em sua evolução, formar as próprias noções dos valores éticos e morais.

Se a sociedade – e mais especificamente o grupo familiar – atende a esse conjunto de necessidades básicas, a criança desenvolverá confiança no mundo que a rodeia, sentindo-se em segurança e tendo de si mesma uma idéia (ou auto-imagem) favorável e realista. Esse é o núcleo para a estruturação de uma personalidade harmoniosa e dotada de recursos para se defender quando, como inevitavelmente ocorrerá, entrar em contato com situações de tensão, frustração ou agressão.

Desde que essas necessidades apresentadas pela criança são supridas especialmente por sua família, é preciso considerar se a estruturação e o funcionamento familiar permitem condições de atendê-las.

A família tradicionalmente tem a função biológica de reproduzir a espécie, e a preocupação dos pais com as crianças pequenas vem de uma longa herança biológica, sendo absolutamente essencial para sua sobrevivência física. A função biológica é identificada com a função social de regulação do tamanho da população, mas outras funções sociais também cabem à família, sendo a principal delas preparar os filhos para se tornarem membros adultos da sociedade. Isso se faz por meio do ensino de certos tipos específicos de comportamento, transmissão de normas e valores, provisão de modelos de papéis adultos sobre os quais a criança possa formar seu auto-conceito e a idéia de seu lugar na sociedade – tudo o que pode ser resumido no conceito de socialização.

Entretanto, no momento atual em que vivemos, várias mudanças ocorrem simultaneamente, dificultando a ação da família: a contestação dos valores tradicionais pela rápida mudança dos costumes, que se inicia nas classes mais afluentes e se propaga às outras pelos meios de comunicação de massa; a insegurança dos pais diante das distintas ideologias que orientam os processos educacionais, tornando-os confusos ou incoerentes na ação da vida diária; a progressiva indiferenciação entre os papéis masculino e feminino na vida profissional e na própria rotina familiar; a redução da família extensa, que tinha várias gerações convivendo no mesmo lar, para a família nuclear – isto é, apenas pais e filhos –, especialmente nas grandes cidades, diminuindo a oportunidade de as crianças terem contato com o desempenho de variados papéis sociais.

Ao mesmo tempo, o uso de técnicas anticoncepcionais, que são relativamente modernas, deveria facilitar a resposta às necessidades da criança, se considerarmos que o planejamento familiar (quanto ao número de filhos e à época de seu nascimento) procura o equilíbrio entre essas necessidades e a capacidade dos pais de se darem – em termos de tempo, de nível econômico, de amadurecimento afetivo. Sabemos porém que isso não é totalmente verdadeiro, não apenas porque grande parte da população não tem acesso aos anticoncepcionais, mas porque, muitas vezes, o planejamento só leva em conta as necessidades do casal e não a dos futuros filhos.

Do ponto de vista estritamente psicológico, haverá sempre influências da *dinâmica familiar* sobre o preenchimento das necessidades básicas da criança. Não apenas se supõe que o casal de pais tenha um bom entendimento sexual e emocional, como também que suas tarefas profissionais e sociais lhes tragam satisfação, ou seja, que vivam em razoável harmonia para estar disponíveis a perceber e atender as necessidades dos filhos. Talvez essa condição seja utópica ou extremamente difícil de ser alcançada na fase atual de nossa sociedade, passando então a ser considerada apenas um ideal a ser tentado; na prática, o importante é que haja um *espaço afetivo* para os filhos ocuparem.

Isso não ocorre quando o nascimento da criança não foi desejado, quando suas características não coincidem com as fantasias dos pais (por exemplo, não é do sexo esperado, não tem os traços físicos considerados por eles como beleza ou robustez), quando a criança apresenta semelhanças físicas ou psicológicas com um familiar não estimado ou mesmo com um dos genitores quando o casal já está vivendo problemas conjugais. Essas circunstâncias não provêm o espaço afetivo para a criança ou lhe oferecem apenas um espaço que ela não pode ocupar, sendo como é; com isso, não se suprem as necessidades de aceitação e de afeto.

Quando não se forma vínculo amoroso, costuma-se dizer que há uma atitude de rejeição pela criança. Não é forçoso que essa rejeição seja acompanhada de hostilidade, pois há ampla gradação entre a indiferença mais ou menos mascarada até a mais cruel rejeição: o abandono ou o infanticídio. Como já se assinalou anteriormente, a criança rejeitada, em carência afetiva, apresentará graves perturbações em seu desenvolvimento neuropsicomotor, com retardo no início da marcha e da linguagem, grandes dificuldades no relacionamento social e formação de uma auto-imagem muito desvalorizada.

Uma atitude que se encontra com prejuízo do suprimento da necessidade de aprovação é a de *perfeccionismo*: um dos pais ou ambos esperam sempre que o filho atinja o máximo do desenvolvimento em todas as áreas e que seja sem falhas em toda sua atuação, usando de um excesso de críticas na educação da criança.

Atitudes opostas entre si e que perturbam o preenchimento das necessidades de proteção são o excesso de proteção, superproteção, e a sua falta, a *negligência*. Como já se fez notar, a necessidade de independência que se contrapõe à de proteção obviamente também será afetada pela presença dessas atitudes na família. O mesmo sucede com as atitudes de *permissividade excessiva* ou de *autoritarismo*, ambas perturbando o equilíbrio necessário entre proteção e independência.

Todas essas atitudes surgem não apenas como reveladoras de traços da personalidade da mãe ou do pai, mas também como derivadas da própria interação do casal. Freqüentemente, por exemplo, a superproteção de uma criança é apenas a canalização, para o filho, dos afetos frustrados na relação conjugal, ou o perfeccionismo é a manifestação de uma agressividade disfarçada contra a situação de vida. É bastante claro que fatores culturais também aumentam a intensidade de tais atitudes, sendo, por exemplo, visível nos últimos anos o aumento da permissividade na educação infantil por efeito da mudança social que valoriza a liberdade e a criatividade. Entretanto, a permissividade excessiva, muitas vezes, é fruto da indiferença afetiva ou insegurança dos adultos. O mesmo se pode dizer quanto à incoerência da rotina diária e dos métodos disciplinares, que às vezes deriva de ignorância das necessidades da criança, mas muitas vezes representa essa indiferença ou insegurança dos pais. Ainda em outras eventualidades, é essa incoerência a corporificação da desavença profunda do casal em termos afetivos, sendo a criança repreendida, castigada ou perdoada por um genitor apenas como agressão ao outro.

A posição da criança na família – primeiro filho, caçula, filho único –, a época de seu nascimento na vida do casal – pais muito jovens, muito idosos, pais com filhos de casamentos anteriores –, características específicas do casal – como a esterilidade levando à decisão de adotar crianças ou uma reconciliação acarretando o nascimento de um filho "temporão", e as maiores ou menores dificuldades profissionais e econômicas dos pais são todos fatores que afetam o aparecimento das diversas atitudes aqui descritas.

A atitude de aceitação e carinho, a coerência nos princípios disciplinares com proteção e progressiva independência, conduzirá a criança a se sentir amada e em segurança. Com isso, seu desenvolvimento não sofrerá entraves emocionais e sua personalidade se estruturará a partir de uma visão otimista e realista de si mesma.

Entretanto, quando há graves alterações na dinâmica afetiva intrafamiliar, a insegurança crônica leva a criança ao estado de ansiedade, que prejudica seu desenvolvimento e, conforme a intensidade que atingir, desencadeará distúrbios em seu comportamento, reações psicossomáticas ou neuroses.

AÇÕES PEDIÁTRICAS DIRIGIDAS À PSICOPROFILAXIA

Conforme assinalado anteriormente, as necessidades afetivas variam nas diferentes etapas do desenvolvimento da criança e alguns momentos precisam ser especialmente vigiados. Assim, será feita uma esquematização didática das principais ações pediátricas dirigidas à psicoprofilaxia em três fases: do nascimento aos 2 anos de idade, a idade pré-escolar e a escolar.

Higiene mental nos dois primeiros anos de vida

Já durante o seguimento pré-natal, a informação adequada da mãe sobre as necessidades emocionais do recém-nascido pode ajudá-la mesmo na escolha do tipo de parto e no tipo de alojamento hospitalar. O parto natural e o alojamento conjunto (mãe e recém-nascido no mesmo quarto) constituem ótimas condições para o início de um caloroso vínculo mãe-filho. Além disso, constituem também as melhores condições para a instalação do aleitamento natural, que fortalece esse vínculo e ao mesmo tempo dele depende. A técnica de amamentação com extenso contato corpóreo entre mãe e filho é outra ação dirigida à formação dessa ligação afetiva.

Outro dado importante para o pediatra em relação aos primeiros meses de vida da criança é seu ritmo individual e particular; nem sempre suas necessidades têm um horário adequado à rotina dos adultos, especialmente as de alimentação. A flexibilidade de horário para atender à sua fome constitui o esquema de auto-regulação ("self-demanding schedule") e provavelmente dará lugar a maior número de mamadas do que um horário previamente planejado pela mãe ou pelo pediatra. Entretanto, a criança bem atendida vai, por si mesma, espaçando seus horários de mamadas, em função de sua maturação biológica e do aumento de sua capacidade gástrica, sendo habitual que em torno dos 3 meses de idade faça um horário bastante adequado às rotinas familiares. A mesma flexibilidade é desejável para as situações de sono, banho, passeios ao ar livre,

pois em cada faixa de idade suas necessidades serão diferentes. É óbvio que essa flexibilidade dependerá das condições sócio-econômicas da família, pois os dois ou três primeiros meses de vida exigirão da mãe uma disponibilidade quase total de seu tempo, o que nem sempre será possível.

A grande maioria das normas de puericultura insiste na transição lenta de um hábito para outro (sugar a mamadeira, beber em caneca), de um tipo de alimento para outro (por exemplo, de pastoso para sólido), de uma rotina de vida para outra (como duas sestas diárias aos 6 meses, uma sesta diária no fim do primeiro ano de vida). Isso não se deve apenas ao progresso da maturação biológica, mas também a considerações de higiene mental, pois juntamente com essa maturação a criança passa a apresentar novas necessidades. Já se fez menção à labilidade das funções recém-adquiridas e à importância do desmame. Raramente uma criança é amamentada ao seio por tanto tempo que o uso da caneca para o leite suceda ao abandono do seio; geralmente, a criança passou do seio materno para o uso de mamadeira e é desta que chegará à caneca. A introdução do uso de caneca ou copo aos 9, 10 ou 11 meses, para ingestão de chás, sucos, líquidos de novos sabores, ajuda a criança a encontrar prazer no ato de beber, mesmo que ainda tenha necessidade de sugar. Além disso, seu desejo de independência a partir dos 12 ou 14 meses também a leva a encontrar prazer no ato de usar copo ou xícara sem ajuda de outra pessoa. Só depois dessa fase ela poderá deixar de lado o prazer de sugar o bico da mamadeira para se alimentar. Assim, se a introdução do uso de caneca e da independência de seu uso for correta, o desmame se fará em torno dos 15 a 18 meses, por meio de tentativas de substituir uma a uma das mamadas – geralmente há três refeições de leite diárias nessa idade – por leite em copo ou xícara e eventualmente por mingau em prato. Não haverá necessidade de medidas drásticas ou agressivas, fazendo-se uma transição lenta e respeitando recusas transitórias, esperando que a criança atinja esse novo momento evolutivo.

O mesmo raciocínio pode ser aplicado ao uso da chupeta, que não necessita ser retirada mesmo que lenta e suavemente; o prazer da sucção será substituído por outros prazeres mais amadurecidos, com uso da palavra falada, com exploração lúdica do mundo, com crescente socialização. Embora seja válido habituar a criança ao uso da chupeta apenas em momentos de relaxamento e não como consolo para qualquer frustração, não é isso que a fará evoluir para uma fase em que não mais necessite do prazer da sucção, e sim da oferta de outras situações progressivamente estruturadas em sua recreação e em seus contatos sociais.

É ainda de acordo com a compreensão da evolução psicossocial da criança que se estimulam suas tentativas de independência no uso da colher para se alimentar, com 12 ou 14 meses, embora inicialmente o adulto continue a ajudá-la com outra colher. Além disso, percebendo-se que a própria alimentação constitui um prazer para a criança, torna-se claro que é desnecessária a insistência do adulto para que ela coma maior quantidade de alimento e que é prejudicial a interferência de outros prazeres no mesmo momento, tais como ouvir histórias, assistir televisão ou, de maneira geral, ser distraída no momento das refeições.

Também a rotina do sono da criança varia com suas etapas evolutivas, bem como varia de acordo com as necessidades peculiares de cada criança individualmente. O recém-nascido dorme 20 ou 22 horas, acordando apenas por fome ou desconforto; aos 2 meses, aproximadamente, as crianças começam a dormir 6 ou 8 horas consecutivas, em geral durante a noite e durante o dia dormem com intervalos, outras 10-12 horas. O período de sono diurno diminui gradativamente à medida que seu desenvolvimento lhe permite interesses cada vez maiores pelo ambiente, e entre 6 ou 8 meses estarão dormindo de 10 a 12 horas durante a noite, mas fazendo uma sesta matinal e outra vespertina. Até o fim do primeiro ano continuam dormindo duas vezes no período diurno e, quando uma dessas sestas diminui apreciavelmente, se chega ao momento evolutivo de deixá-la apenas com o sono da tarde. Entre 2 e 4 anos desaparecerá também a necessidade dessa sesta e sua necessidade de sono costuma ser de 11 a 13 horas durante a noite. Também a rotina do sono deverá contar com o prazer de satisfazer essa necessidade, não precisando ser rodeada de outros prazeres, como a exigência de companhia adulta, o embalo prolongado ao colo, o uso da cama dos pais e não de sua própria cama.

O ensino do controle esfincteriano pode ser iniciado quando várias condições estiverem presentes: quando a criança tiver horários relativamente regulares para evacuação, já que o primeiro aprendizado se refere ao controle anal; quando a criança tiver capacidade de compreender a palavra familiar que designa as fezes, sabendo também pronunciar essa palavra, inicialmente, para indicar que as fraldas estão sujas; quando a criança tiver capacidade de perceber a sensação visceral de reto cheio e associá-la à evacuação, para então pedir ou dirigir-se ao vaso ou urinol; quando a criança tiver capacidade de reter voluntariamente as fezes durante um certo período. Essas condições geralmente estão presentes em torno dos 18 meses de idade, um pouco antes para crianças muito solicitadas e precoces, mais tarde em crianças pouco estimuladas ou de desenvolvimento retardado. Como esse ensino não corresponde a uma necessidade interna da criança, mas sim a uma prescrição da sociedade em que vive, é um dos exemplos em que a aprovação social constitui o ganho afetivo da criança.

A técnica desse ensino deve evitar a rigidez ou o desejo de resultados em muito curto prazo; mais uma vez é necessário focalizar o ritmo e a individualidade de cada criança. O uso de urinol fixado em cadeirinha dá firmeza à criança, e a posição mais acocorada, com os joelhos em plano superior ao da pelve, facilita o esforço abdominal para evacuar; a criança não deve ficar sentada por tempo excessivo, nem obrigada pela força, nem distraída por brinquedos. Usando o horário mais provável de suas evacuações para sentá-la no urinol, no prazo de duas ou três semanas, se a criança compreende o que se deseja dela, começará a evacuar nesse local em um ou outro dia. É importante notar que a criança aprende a fechar voluntariamente o esfíncter antes de aprender a abri-lo voluntariamente, e pode haver uma fase em que logo após levantar-se do urinol ela evacue ainda involuntariamente, não por negativismo ou teimosia. Isso é apenas uma fase transitória e indica que a criança está quase madura para abrir voluntariamente o esfíncter anal.

Depois de aprender a evacuar no urinol, será feito o ensino do controle voluntário da micção, muitas vezes ao dia, sempre sem rigidez e sem o uso de castigos ou humilhações. As roupas usadas pela criança nessa fase devem ser simples, tais como calças curtas ou compridas com elástico na cintura, para que possam ser rapidamente baixadas ou retiradas. O uso de fraldas então será deixado apenas para o período do sono noturno. Quando algumas crianças se negam ativamente a usar o urinol, é preferível respeitar sua resistência e deixar o ensino do controle esfincteriano para duas ou três semanas depois. O controle esfincteriano noturno, na maioria das crianças, não necessita um aprendizado especial, pois ele aparece com a maturação da bexiga, que suporta um volume cada vez maior de urina e com a maturação social da criança, que deseja dormir sem fraldas como irmãos ou amigos mais velhos e receber a aprovação social por acordar seca.

As necessidades de estimulação sensório-motora e de recreação também devem ser consideradas dentro da Higiene Mental, pois são imprescindíveis ao desenvolvimento da criança. Para o primeiro semestre de vida da criança são necessários estímulos visuais: diferentes graus de iluminação e de incidência da luz em relação ao âmbito da visão da criança, pedaços de pano ou fitas coloridas penduradas em seu raio visual, objetos brilhantes ou de cores fortes que se movimentem com o vento (independentemente de ser brinquedos, podendo ser usados objetos domésticos comuns de plásti-

co para isso); estímulos auditivos: latinhas com conteúdos variados para servir de chocalho, canções ou música de rádio, a conversa habitual familiar no seu período de vigília; estímulos táteis: passar esponja pelo seu corpo no banho, enxugá-la com movimento de fricção suave; estímulos motores: troca freqüente de posição, movimentação de partes do seu corpo ao trocar de roupa ou mudar as fraldas; depois dos 4 ou 5 meses, apresentar possibilidades de manipular argolas grandes de plástico, brinquedinhos leves e fáceis de lavar.

No segundo semestre de vida, novos estímulos podem ser introduzidos: por exemplo, saquinhos de tamanhos variados, muito bem costurados, confeccionados em tecidos lisos e ásperos como seda e estopa, veludo, lã e muitos outros que possam ser conseguidos pelas mães, recheados alguns com bolinhas de isopor, flocos de espuma, outros com pequenos pedregulhos, com grãos de milho ou arroz, para serem livremente manipulados pela criança, que começará assim a discriminar texturas e pesos. Havendo espaço livre sem risco de acidentes, um simples cilindro de espuma colocado sob o tronco da criança deitada de bruços no chão será um excelente estímulo para que ela engatinhe, amadurecendo suas tentativas ao rastejar por cima dele.

No segundo ano de vida, caixas vazias de diferentes tamanhos, canecas, cuias e pratinhos de plástico, bonecas improvisadas com material caseiro (pano, palha de milho, saquinhos de papel), bolas confeccionadas com pano ou meias velhas, o hábito de conversar com a criança descrevendo as atividades realizadas, o hábito de levar a criança em pequenos percursos próximos a sua casa constituem situações simples de estimulação de variadas áreas. Ainda, a estimulação sensorial continua com a introdução dos sabores ácido e amargo, introdução da sensação do muito frio ao segurar nos dedos gelo ou sorvete; manipulação de areia e cascalho; fazer gestos e caretas para que a criança imite, reproduzir vozes de animais ou ruídos da vida urbana, tais como motores, buzinas, campainhas, relógios, para que a criança imite. Novos estímulos motores são buscados pela própria criança, de maneira espontânea, ao trepar, ajoelhar, deslizar, subir e descer poucos degraus e precisam ser facilitados pelo ambiente físico que a rodeia. Puxar e empurrar caixotinhos, segurar e observar balões de ar, rasgar e amassar papel são atividades extremamente interessantes para essa faixa etária. Nas áreas cognitivas e de linguagem, os jogos de esconder objetos para que a criança os procure, o jogo de esconde-esconde, as brincadeiras de bater palmas ritmadas ao som de músicas infantis ou mesmo melodias comerciais como "jingles" de rádio ou televisão, o uso de figuras, retratos, ilustrações de revistas para ensinar novos vocábulos à criança são algumas das atividades mais atraentes no segundo ano de vida, trazendo rápidos e evidentes progressos no desenvolvimento da criança.

Higiene mental na idade pré-escolar

À medida que as habilidades da criança aumentam, sua independência cresce e começam a aparecer conflitos disciplinares. A independência mostra-se na livre exploração do mundo que a cerca e também nas muitas situações de rotina doméstica, tanto com uma face positiva – vestir-se e despir-se sozinha, lavar-se, pedalar veículos de brinquedo, alcançar e guardar seus brinquedos, realizar jogos progressivamente mais complexos – quanto com uma face negativa: recusar-se a cumprir ordens, não aceitar ajuda mesmo que a necessite, fazer o oposto do que se deseja dela etc. O processo de socialização exige que se mostrem à criança seus limites, que ela perceba que não é todo-poderosa, que aos poucos ela se torne menos autocentrada e compreenda os direitos e as necessidades dos que a circundam. Becker mostrou que as atitudes de permissividade e restritividade conseguem diferentes resultados na educação da criança, conforme sejam acompanhadas de calor afetivo ou de hostilidade. Assim, a atitude restritiva em um clima afetuoso talvez corresponda à superproteção e crie crianças com pequeno número de traços agressivos, mas muito dependentes, pouco criativas, excessivamente obedientes. Já a atitude restritiva acompanhada de hostilidade, com muitas punições, humilhações, críticas constantes, tende a criar as crianças com maior número de comportamentos auto-agressivos (mordem-se, puxam seus próprios cabelos), às vezes associados com timidez e dificuldade em assumir papéis sociais. Quanto à atitude permissiva, se acompanhada de calor afetivo, faz com que a criança manifeste a agressividade socialmente aceita, geralmente junto com traços de criatividade, independência, facilidade em aceitar papéis sociais; se acompanhada de hostilidade, tende a criar nas crianças o maior número de comportamentos agressivos e eventualmente até delinqüenciais.

A recreação do pré-escolar tem especial importância, dadas as múltiplas funções do brinquedo da criança. Continuam nele a existir as funções de estimulação do desenvolvimento sensorial, motor e cognitivo, mas aumenta cada vez mais a função de tela de projeção para a vida de fantasia e a de experimentação de papéis sociais. Existe um jogo de imitação, mas o predomínio é sempre do jogo como conduta autônoma, não copiada, devida a motivos intrínsecos subjetivos de cada criança.

Como material para o brinquedo sensório-motor e de fantasia, vem em primeiro lugar a água, a areia ou o barro, argila ou massas de modelar, cuja extrema plasticidade é insubstituível por outros materiais; esse material indiferenciado constitui uma necessidade imprescindível da criança pré-escolar.

O brinquedo indiferenciado é o que mais preenche as necessidades da fantasia da criança e facilmente se comprova que o pré-escolar se interessa bem mais por papéis, panos coloridos, caixas vazias, gravetos, pedregulhos, tampas de panelas etc. do que por brinquedos extremamente perfeitos e detalhados, que não estimulam a criatividade do jogo. Sem dúvida, porém, há brinquedos mais adequados para cada faixa etária, porque são destinados às habilidades que se estão instalando e que a criança usa repetidamente como se estivesse fazendo um treinamento. Assim, o jogo com bolas interessa muito à criança de 3 ou 4 anos de idade, que as atira com as mãos, persegue-as correndo, tenta pegá-las quando alguém as joga em sua direção; entre 4 e 5 anos, o desenvolvimento da motricidade impele a criança a pedalar velocípedes, trepar em árvores baixas ou armações de "play-ground", saltar pequenos obstáculos; somente no fim da etapa pré-escolar conseguirá chutar bolas com boa orientação e saltar num pé só. Seu interesse em histórias contadas oralmente, ouvidas em discos ou assistidas em TV se desenvolve rapidamente dos 3 aos 5 anos, e a partir dos 4 geralmente a compreensão de figuras é suficiente para que ela aprecie livros ilustrados e revistas em quadrinhos de desenho pouco elaborado. Em toda a idade pré-escolar, a criança interessa-se por brinquedos que repliquem os objetos que a cercam – tais como móveis, utensílios domésticos, automóveis etc. – ou pelos próprios objetos, quando é permitido que os manuseiem.

Nas primeiras idades da faixa pré-escolar (2 a 4 anos) não existe distinção entre brinquedos ou jogos feminino e masculino, exceto se houver intensa pressão familiar na escolha desses brinquedos. Entre 4 e 5 anos de idade o menino que brinca com bonecas já costuma desempenhar papéis sociais masculinos no jogo – por exemplo de pai, motorista, vendeiro, médico – e acima dos 5 anos já se faz nítida divisão das atividades conforme o sexo da criança, exceto nos jogos motores de grandes grupos. Isso nos indica que a pressão ambiental se faz sentir, mesmo sem interferência direta dos familiares, na formação da identidade social, já que a identidade sexual vem-se formando principalmente por desenvolvimento emocional em plano inconsciente. É importante que o pediatra possa transmitir às famílias a noção de que qualquer atividade criativa, seja concreta (com cubos ou tábuas, material de sucata ou de costura etc.), seja simbólica (com lápis e tintas, inventar histórias ou improvisar melo-

dias, etc.), traz imenso prazer à criança enquanto está desenvolvendo essa atividade e, ao fim dela, por conseguir um produto, mesmo que tosco, de seus esforços. Num extremo oposto fica a passividade de assistir TV por longas horas, à qual se somam a inatividade física e a inadequação do conteúdo do que é transmitido.

Quanto às necessidades de relacionamento social, as crianças até $2^1/2$ ou 3 anos de idade apenas brincam ao lado uma das outras, no que se denomina "jogo paralelo", com interações sociais muito breves e geralmente motivadas por objetos ou brinquedos em poder das outras crianças. A partir dessa idade, vai evoluindo o "jogo social"; até o fim da etapa pré-escolar as crianças já compreendem e anunciam as regras que regem seus jogos, mesmo que ainda as mudem aleatoriamente. Portanto, é em torno dos 3 anos que aparece a necessidade de companhia de outras crianças, aperfeiçoando gradativamente seu relacionamento que inicialmente, por inexperiência, pode ser inábil, agressivo ou medroso.

Somando-se às necessidades de recreação essas necessidades de relacionamento social, vê-se que a criança atingiu uma etapa em que a entrada em pré-escola ("escolinha", maternal, jardins de infância, parques infantis) pode ser indicada. Os locais pequenos e não superlotados de crianças são os melhores para esse primeiro contato com a sociedade extrafamiliar. Conhecer a escola antes do primeiro dia de aula, saber o nome da professora, aprender onde fica o banheiro, conhecer alguma outra criança dessa escola são fatores que ajudam a criança a se adaptar mais rapidamente a essa experiência. Tal como para qualquer grande mudança evolutiva – por exemplo no desmame, no aprendizado de controle esfincteriano –, também a entrada em pré-escola não deve ocorrer em momentos de tensão, por doença, por ciúme de irmão recentemente nascido, por problemas conjugais dos pais.

No decorrer da idade pré-escolar aparece também a necessidade de informação sobre a sexualidade, pois é nessa época que a grande maioria das crianças faz perguntas e se interessa por esse tema. A identificação psicológica com seu papel sexual já se vem fazendo desde o início da vida, com o conhecimento de seu próprio corpo, com a percepção intuitiva dos sentimentos da família sobre a sexualidade, com a compreensão do papel de cada genitor em sua vida. Essa fase é de intensa curiosidade, aparecendo perguntas da criança sobre a diferença entre os sexos, sobre sua origem, sobre o parto e a fecundação. A informação é apenas parte de uma "educação sexual", pois a formação psicológica e emocional da criança é o que realmente importa e esta se realiza desde os primeiros meses de vida, pela influência do clima afetivo em que vive. O tipo de relacionamento entre seus pais, a atitude emocional de cada um deles em relação ao casamento e ao sexo, a demonstração em atos concretos dos sentimentos de afeto ou de desagrado estão presentes todos os dias na vida da criança.

As respostas às perguntas feitas pela criança devem ser adequadas à sua capacidade de compreensão, simples e sempre verdadeiras. É muito positiva para o pré-escolar a possibilidade de criar animaizinhos, observar seu acasalamento, gestação e parto, para compreender de maneira bastante concreta o processo de reprodução. O uso de livros adequadamente ilustrados também constitui uma ajuda, mas note-se sempre que nenhum livro supre a necessidade básica de se estabelecer uma relação de confiança entre pais e filhos, na qual todos os assuntos possam ser naturalmente abordados.

Higiene mental na idade escolar

Nessa idade, não se pode esquecer que a ação clínica do pediatra constitui importante ação psicoprofilática, pois a saúde física da criança constitui um substrato básico para a aprendizagem. Sabe-se bem quanto influem a anemia, a desnutrição, as parasitoses, os déficits visuais ou auditivos no baixo rendimento escolar.

A criança de idade escolar chegou à plena "socialização comunitária" e se afasta aos poucos da extrema intimidade da família nuclear, dando grande importância à professora e depois aos amigos, enquanto simultaneamente molda uma nova auto-imagem, cada vez mais próxima da realidade. Seu pensamento se desliga sempre mais da vida de fantasia (em que impera o pensamento de tipo "mágico") e cresce no campo da realidade, tornando-se cada vez mais um pensamento de tipo "lógico".

Suas necessidades de independência crescem muito, e os pais modificam-se de figuras de autoridade para modelos sociais e profissionais; forma-se um novo relacionamento, de verdadeiro companheirismo, realizando juntos pais e filhos tarefas domésticas ou artesanais, compartilhando interesses esportivos ou culturais.

A principal adaptação na idade escolar refere-se à disciplina de seu tempo, pois começa a ter tarefas ou lições de casa. Trata-se pois de conseguir uma rotina de vida adequada para suprir as necessidades de sono e repouso, recreação e sociabilidade, aprendizagem formal e responsabilidade pelo trabalho escolar. A criança de 6 ou 7 anos ainda não maneja bem seu tempo, pois está em processo de aquisição dessa noção abstrata e precisa ser ajudada por marcos concretos, mas mesmo nessa idade pode ser ouvida sobre as atividades que considera importantes ou agradáveis, para distribuí-las na vida diária. Uma criança de 9 ou 10 anos já tem a capacidade de distribuir seu tempo e de assumir sozinha a responsabilidade pela tarefa escolar, sem ajudas ou lembretes dos familiares. Nas famílias de nível sócio-econômico desprivilegiado, é possível que crianças de idade escolar tenham um excesso de tarefas domésticas ou mesmo o cuidado de crianças menores. Em famílias de nível sócio-econômico mais alto, encontra-se um outro tipo de sobrecarga, com o excesso de aulas extracurriculares (dança, idiomas, esportes etc.). Ambas as eventualidades prejudicam bastante a disciplina do tempo da criança escolar.

Na recreação, as crianças desta faixa etária apresentam grande necessidade de exercitar sua motricidade e, como o equilíbrio e o controle muscular já amadureceram bastante, jogos motores são bem mais evoluídos do que os do pré-escolar: jogos de bola, saltos, corridas, pular cordas etc. As regras sociais dos jogos também deixam de ser aleatórias e centradas na própria criança e mesmo que haja tentativas de mudar as regras quando ela sente que vai ser derrotada, ou mesmo que a criança não enfrente a situação de ser perdedora – saindo do jogo, discutindo veementemente etc. – nota-se em toda idade escolar um aperfeiçoamento gradativo da cooperação e do jogo em grupo. Note-se porém que, excetuando-se as crianças muito especialmente dotadas para a atividade física, o escolar não está ainda maduro para o esporte competitivo.

Na idade escolar, as crianças separam-se definitivamente em função do sexo e com isso o brinquedo se diferencia, os meninos preferindo material de construção (desde o mais simples, como tábuas e pregos, caixotes e rolimãs, varinhas e papel de seda para papagaios, até os mais complexos, como jogos comercializados para montagem de peças plásticas, metálicas, pinos) e as meninas preferindo material de expressão (lápis, tinta, recortes de papel) e de dramatização (roupas e sapatos dos adultos, cosméticos, brinquedo de escola e de casinha). O interesse pela leitura não mostra diferenças especiais entre os dois sexos, mas sim diferenças individuais. Como em qualquer idade, as atividades criativas em qualquer âmbito – atividades manuais ou artesanais, preparo de um bolo ou de um jornalzinho, invenção espontânea de shows ou cirquinhos etc. – trazem à criança o grande prazer da realização pessoal.

Nessa etapa evolutiva, a criança está formando seus valores éticos, que antes dessa fase são rudimentares e extremamente maniqueístas – atos ou atitudes são julgados pelas crianças entre 4 e 6 anos de idade como "bons" ou "maus", "certos" ou "errados", "bonitos" ou "feios", inicialmente de acordo com o prazer ou desprazer que lhes causam pessoalmente e depois conforme a aprovação ou

reprovação social que sofrem. Após os 6 anos de idade, em média, começa a haver uma visão gradativamente mais global sobre atos e atitudes, aparece a noção de "justo" e "injusto" e aos 9 ou 10 anos a criança será capaz de entender os sentimentos alheios e de perceber as principais leis sociais sob as quais vive, embora ainda não as questione, o que ocorrerá na adolescência. Sua capacidade de crítica já se exerce, porém, em relação à sua família e eventualmente à escola.

AÇÃO PSICOPROFILÁTICA DURANTE HOSPITALIZAÇÕES

Todas as ações pediátricas descritas anteriormente para as três fases evolutivas têm uma abrangência genérica, isto é, independem de acontecimentos específicos na vida da criança. Entretanto, é extremamente importante que o pediatra conheça as ações psicoprofiláticas possíveis numa situação de seu trabalho habitual, a hospitalização da criança.

Quando a criança doente é cuidada em sua própria casa, a atitude mais freqüente da família, desencadeada por preocupação e ansiedade, além de sentimentos de culpa pela doença que ela apresenta, é a superproteção. Entretanto, quando a criança doente é hospitalizada, corre-se o risco de que ela entre em carência afetiva, pela separação que sofre de sua família.

Spitz descreveu o quadro de "depressão anaclítica" em crianças privadas do vínculo com sua mãe durante alguns meses: tornam-se inicialmente choronas, perdem peso, não têm apetite, seu desenvolvimento neuropsicomotor apresenta-se retardado ou estaciona e terminam por mostrar-se muito indiferentes ao meio ambiente. Esse é o quadro que também se encontra no "hospitalismo" ou separação prolongada da criança (não só em hospitais, mas também em creches ou orfanatos) de sua família.

Crianças até 2 ou 3 anos sentem que sua hospitalização é um abandono por parte dos pais, enquanto as crianças de 4 ou 6 anos já a consideram como um castigo por algo que tenham feito. Mesmo crianças de 10 ou 12 anos podem sofrer a hospitalização como situação de grande ansiedade, embora já tenham capacidade de racionalmente compreender sua necessidade.

Para evitar a situação de carência afetiva, a medida óbvia seria a permanência da mãe com as crianças de baixa idade durante toda a hospitalização. Alguns hospitais já o permitem, com excelentes resultados, mas outros não o consideram viável e infelizmente algumas mães não podem permanecer com a criança por motivos econômicos ou de organização familiar. Assim, a providência mais prática seria conseguir para a criança hospitalizada uma "mãe substituta", na pessoa de um membro da equipe da enfermaria que sempre a atenda em todas as suas necessidades. Também essa circunstância esbarra nos horários de trabalho, nas escalas de folgas e de férias. Especialmente em hospital-escola, a criança hospitalizada entra em contato com um número excessivo de pessoas e não aprofunda um vínculo afetivo com nenhuma delas.

O atendimento à criança precisa levar em conta suas peculiaridades, seus hábitos, sua fase de desenvolvimento, seu vocabulário habitual para as necessidades de rotina. Pelo menos no primeiro dia de internação, a presença da mãe serve de "intérprete" ao explicar à criança os procedimentos da enfermaria e ao mostrar ao pessoal hospitalar as preferências da criança nas situações da vida diária.

As visitas bastante liberalizadas em horário e permitindo a entrada de outras crianças da família ajudam a criança a não se sentir abandonada, quando a mãe não permanece com ela.

Os procedimentos traumáticos, como punções, biopsias, intervenções cirúrgicas, dissecção de veias, devem ser explicados à criança da maneira mais simples possível, de acordo com sua capacidade de compreensão. Se a criança solicita a presença de alguém com quem já fez um vínculo afetivo na enfermaria, isso deverá sempre ser permitido. A reação da criança por meio de choro, ameaças ou mesmo uso de palavrões deve ser compreendida como mais "sadia" do que a reação de medo tão intenso que se deixe manipular apaticamente e assim equivocadamente seja considerada "boazinha".

As discussões clínicas ao pé do leito devem ser evitadas, pois, quando a criança não entende o que se diz, elabora fantasias extremamente ameaçadoras sobre a doença e os atos médicos. O nome (e não o número de seu leito ou o diagnóstico de sua doença) identifica a criança e deve ser conhecido por toda a equipe da enfermaria.

Na prática do trabalho no Instituto da Criança, as reuniões da equipe que trabalha na enfermaria com os pais das crianças internadas constituíram um momento privilegiado de troca de informações, diminuição da ansiedade da família e aumento da possibilidade de atender a criança globalmente, não apenas à doença de que ela é portadora. Outro tipo de reuniões muito produtivas é a que se faz com as próprias crianças, permitindo-lhes trazer suas fantasias verbalmente ou por meio de brinquedos e desenhos, colocando-as mais próximas da realidade do que está ocorrendo e ajudando-as a se situar na estrutura excessivamente complexa do hospital.

A recreação da criança hospitalizada é fundamental para que seu desenvolvimento não se estanque, podendo ainda servir de canalização de suas ansiedades e fantasias.

A duração da hospitalização deveria ser a menor possível para cada caso, a comunicação da criança com a família a mais extensa que seja possível, por meio de telefonemas ou de correspondência escrita, conforme a idade da criança e a condição sócio-cultural da sua família. Aceitando que a condição de hospitalização constitui uma crise, todos os cuidados se dirigem a enfrentá-la para uma rápida resolução e a evitar seqüelas no âmbito psíquico da criança.

3 Imunizações

LUCIA FERRO BRICKS
GABRIEL W. OSELKA

Em 1796, quando Edward Jenner inaugurou a era moderna das imunizações incoculando no braço de um menino de 8 anos de idade o vírus da varíola bovina (*cow pox*), surgiu um dos maiores avanços da Medicina de todos os tempos. As vacinas (do latim *vaccina* – da vaca) reduziram de forma significativa a incidência de diversas doenças infecciosas, poupando muitas vidas humanas e, além disso, levaram à erradicação global da varíola e à eliminação da poliomielite de todo o hemisfério ocidental. Na tabela 2.18 estão relacionados os números de casos notificados de algumas doenças infecciosas nos Estados Unidos (EUA), antes da introdução das respectivas vacinas (era pré-vacina) e após sua introdução (1997), podendo-se verificar que houve redução superior a 97% para todas as doenças.

Tabela 2.18 – Número máximo de casos de doenças infecto-contagiosas preveníveis por vacina, notificados nos Estados Unidos, na era pré-vacina e em 1997.

Doença	Número de casos (ano)	1997
Poliomielite	21.269 (1952)	0
Difteria	206.939 (1921)	5
Tétano	1.560 (1948)*	43
Sarampo	894.134 (1941)	135
Caxumba	152.209 (1968)	612
Rubéola	57.686 (1969)	161
Rubéola congênita	20.000 (1964-5)*	4
Coqueluche	265.269 (1934)	5.519
Doença invasiva Hib**	20.000 (1984)*	165

Fonte: Chen & DeStefano (1998).

* Número estimado.
** Hib = *Haemophilus influenzae* tipo b.

Quase dois séculos se passaram desde a criação de vacina antivariólica até a erradicação global da varíola, em 1977, entretanto, nas últimas décadas, com os novos conhecimentos nos campos da bacteriologia, virologia, imunologia e engenharia genética, foi possível desenvolver vacinas muito mais seguras e eficientes que permitiram controlar e até eliminar doenças de algumas regiões em curto espaço de tempo. Todavia, para que as doenças infecciosas sejam controladas, há necessidade de que as vacinas sejam utilizadas de forma adequada e que a cobertura vacinal seja ampla. Em muitas regiões, entretanto, até o início da década de 1980, a cobertura vacinal contra sarampo, tétano e difteria era inferior a 50% e, enquanto essas doenças preveníveis por vacinas, desapareceram dos países desenvolvidos, nos países em desenvolvimento, sua incidência não caiu, conforme pode ser visto na tabela 2.19.

Tabela 2.19 – Mortalidade global devido a doenças infecciosas.

Doença	Mortalidade nos países em desenvolvimento (x 1.000)	Mortalidade em países desenvolvidos (x 1.000)
Pneumonias*	3.924	328
Doenças diarréicas*	2.866	7
Tuberculose	1.978	38
Sarampo	1.006	0
Malária**	926	0
Tétano	505	0
Pestussis	321	0
HIV**	248	43
Meningite*	232	10
Doenças sexualmente transmissíveis	192	1

Fonte: Arya (1994).

* Vacinas disponíveis somente para alguns patógenos.
** Vacinas não-disponíveis.

Atualmente, além de garantir a vacinação gratuita ou a baixo custo para as populações mais carentes, surgem novos desafios no campo da imunização, dentre os quais merecem destaque o desenvolvimento de vacinas combinadas para facilitar a adesão aos calendários de imunização e a obtenção de vacinas cada vez mais seguras, imunogênicas e capazes de prevenir as doenças em indivíduos normais e naqueles que apresentam os mais diversos tipos de comprometimento da imunidade.

BASES IMUNOLÓGICAS DA IMUNIZAÇÃO

Para compreender como atuam as imunizações, é fundamental entender as relações entre *agente agressor e hospedeiro*, *visto que* não basta a presença de um agente agressor e um hospedeiro suscetível para que a doença se manifeste. Existem fatores relacionados ao agente agressor, às defesas do hospedeiro e ao meio ambiente que facilitam ou dificultam o surgimento das doenças infecciosas. Os agentes infecciosos diferem quanto às formas de invadir o organismo, causar doença e resistir às defesas do hospedeiro. Por outro lado, a resistência do hospedeiro depende das imunidades inata e adquirida, que podem estar prejudicadas devido à desnutrição (pré ou pós-natal); presença de outras doenças de etiologia infecciosa ou não; fatores ambientais (promiscuidade, falta de saneamento básico); genéticos e iatrogênicos (uso de terapias imunossupressoras). Neste capítulo não será possível discutir com profundidade cada um desses fatores, entretanto, é fundamental revermos alguns conceitos sobre a imunidade.

Didaticamente, pode-se classificar a imunidade em natural ou artificial. A **imunidade natural** ou inespecífica envolve vários sistemas de proteção e não é dirigida a determinado agente (o padrão de resposta é constante e independe do fator causal). Entre os mecanismos inespecíficos de defesa temos: fatores anatômicos (pele e mucosas íntegras); barreiras fisiológicas (batimento ciliar, secreções; flora nasal e gastrintestinal); fatores séricos e teciduais (imunoglobulinas secretoras; interferon; complemento e resposta inflamatória inespecífica – fagocitose, sistema complemento, anticorpos). A imunidade natural ou inespecífica impede algumas infecções ou faz com que o indivíduo tenha infecções leves e inaparentes, entretanto, nestas duas últimas situações, assim como após algumas doenças, existe estimulação da **imunidade específica**, com a produção de anticorpos de alta especificidade contra o agente agressor e estimulação da memória imunológica mediada por linfócitos T (T-dependente).

A imunidade específica pode ser adquirida por via natural ou artificial (Quadro 2.1). As infecções sintomáticas ou assintomáticas, a passagem transplacentária de anticorpos maternos e a ingestão de colostro e leite materno conferem imunidade de forma natural enquanto a *imunização é uma forma artificial de estimular a imunidade, por meio da administração de um imunobiológico* (substância antigênica capaz de estimular a imunidade) em um organismo suscetível a determinado agente agressor. O uso de vacinas (anticorpos de origem animal), soros (anticorpos de origem animal) e imunoglobulinas (anticorpos de origem humana) confere imunidade de forma artificial.

Quadro 2.1 – Tipos e formas de aquisição da imunidade específica.

Imunidade específica	Ativamente adquirida	Passivamente adquirida
Natural	Infecções clínicas Infecções inaparentes	Congênita Colostro Leite materno
Artificial	Vacinas	Soros Imunoglobulinas

O termo vacina aplica-se à inoculação de microrganismos vivos de baixa virulência, microrganismos mortos ou substâncias de origem microbiana, com fim preventivo, paliativo ou curativo. Imunizar signifia proteger, e o objetivo imediato das imunizações é promover o maior grau de proteção contra determinada doença, com menor taxa de efeitos adversos e melhor relação custo/benefício.

Geralmente, após a vacinação, existe um estímulo à resposta imunológica humoral e celular, e a imunidade conferida por imunização ativa é de longa duração; isso, entretanto, não é o que ocorre na imunização passiva, quando são utilizados soros e imunoglobulinas. Na imunização passiva, a proteção é de curta duração e esgota-se assim que os anticorpos são catabolizados.

TIPOS DE VACINA

Existem diferentes tipos de vacinas: algumas contêm agentes vivos atenuados; outras possuem microrganismos mortos, frações antigênicas do agente agressor ou toxóides (toxinas inativadas). Quando são utilizadas vacinas que contêm agentes vivos atenuados (vacinas "vivas"), podem ocorrer efeitos adversos relacionados à multiplicação do microrganismo atenuado no indivíduo vacinado, entretanto, apesar de sua reatogenicidade, as vacinas "vivas" são capazes de estimular de forma bastante intensa a resposta humoral e celular, conferindo imunidade duradoura e, em geral, não existe a necessidade de reforços. As vacinas que não contêm agentes vivos podem ser constituídas por: microrganismos mortos (poliomielite tipo Salk, pertussis, influenza, hepatite A), toxinas inativadas (toxóide tetânico e diftérico) ou frações do agente agressor (influenza tipo "split"; vacinas acelulares contra coqueluche, vacina contra *Haemophilus influenzae* tipo b, hepatite B). Essas vacinas são menos reatogênicas do que a maioria das "vacinas vivas", pois não causam infecção; como não há replicação do agente agressor no organismo do hospedeiro, ocorre estimulação menos intensa da memória imunológica e, geralmente, são necessárias várias doses para a obtenção de títulos de anticorpos em níveis protetores.

Para que as imunizações atuem de forma eficiente, é fundamental lembrar que existem peculiaridades relacionadas à idade de início da vacinação, ao tipo de imunobiológico utilizado, à competência imunológica do indivíduo e que os imunobiológicos necessitam de conservação adequada para manter sua imunogenicidade. A vacina contra o *Haemophilus influenzae* tipo b (Hib) não deve ser administrada no período neonatal para evitar o fenômeno da tolerância imunológica; outras vacinas (sarampo, caxumba, rubéola) podem ser inativadas pelos anticorpos maternos da classe IgG, que cruzam livremente a barreira placentária e, portanto, sua aplicação deve ser feita após o segundo semestre ou no segundo ano de vida, após terem sido catabolizados os anticorpos maternos.

As vacinas que contêm antígenos protéicos estimulam tanto a resposta humoral como a resposta celular, entretanto, aquelas que contêm apenas antígenos polissacarídicos (pneumocócica, meningocócica e vacinas não-conjugadas contra o Hib) não estimulam de forma adequada a memória imunológica mediada por linfócitos T.

Além das imunizações para a prevenção de doenças infecto-contagiosas, existem vacinas e soros para a prevenção de outros tipos de doença (incompatibilidade Rh, doenças alérgicas, picadas de animais), entretanto, neste capítulo, serão discutidas apenas as principais imunizações recomendadas para prevenção das doenças infecto-contagiosas da criança.

CALENDÁRIOS DE VACINAÇÃO

O esquema de vacinação de rotina recomendado em cada país ou região é denominado calendário básico de vacinação. Quando se estabelece um calendário de vacinação, são considerados os riscos da doença, que incluem morbidade, letalidade e custos sociais (absenteísmo à escola e ao trabalho, custos do tratamento da doença e de suas seqüelas, incluindo reabilitação) *versus* os benefícios e os custos da vacinação. Embora as vacinas atualmente disponíveis sejam muito seguras e eficazes, ainda não existem vacinas 100% efetivas e totalmente isentas de efeitos adversos. Outro fator a ser considerado é o custo elevado das novas vacinas que dificulta e, muitas vezes, impossibilita sua incorporação aos calendários vacinais dos países em desenvolvimento.

Desde a década de 1970, as vacinas contra tuberculose, paralisia infantil, difteria, tétano, coqueluche e sarampo estão incluídas no Plano Ampliado de Imunizações da Organização Mundial de Saúde (OMS) e são recomendadas na maioria dos países do mundo. Apesar de a OMS recomendar a utilização também das vacinas contra hepatite por vírus B e *Haemophilus influenzae* tipo b, diversas dificuldades (número de doses necessárias, técnica de aplicação e custos) têm impedido a incorporação dessas vacinas aos calendários de rotina dos países em desenvolvimento. Como conseqüência, existem diferentes calendários de vacinação, que são montados de acordo com a situação epidemiológica das doenças imunopreveníveis, a disponibilidade das vacinas e o orçamento de cada país ou região. No Brasil, por exemplo, faz-se necessária a vacinação contra a tuberculose, enquanto nos Estados Unidos (EUA), essa vacina não é utilizada; por outro lado, a vacina tríplice viral (contra sarampo, caxumba e rubéola) foi incorporada ao calendário básico dos EUA em 1969, décadas antes de ser incorporada ao calendário brasileiro oficial de imunizações (Quadro 2.2).

Quadro 2.2 – Esquema de vacinação do Ministério da Saúde, 1999.

Idade	Vacinas
Ao nascer	BCG intradérmico[1] + hepatite B (HB)[2]
1 mês	HB[3]
2 meses	Tríplice bacteriana (DPT) + poliomielite oral (Sabin) + *Haemophilus influenzae* tipo b (Hib)
4 meses	DPT + Sabin + Hib
6 meses	DPT + Sabin + HB + Hib
9 meses	Sarampo + febre amarela
15 meses	DPT + Sabin +tríplice viral (sarampo, caxumba, rubéola)[4]
6-10 anos	BCG
10-11 anos	Dupla adulto (dT)[5] + febre amarela[5]
Pós-parto e pós-aborto imediatos	Rubéola, dupla viral (rubéola e sarampo) ou tríplice viral[6]

[1] Caso a vacina BCG não tenha sido administrada na maternidade, aplicar na primeira visita ao serviço de saúde, juntamente com a vacina HB.

[2] A vacina da HB deve ser administrada idealmente nas primeiras 12 horas de vida ou pelo menos antes da alta.

[3] A segunda dose da vacina HB pode ser administrada aos 2 meses de idade, juntamente com a DPT e a Sabin.

[4] A dose de reforço da vacina Hib, aos 15 meses de idade, não foi adotada no esquema de vacinação do Ministério da Saúde.

[5] Reforço de 10 em 10 anos.

[6] Dispensável caso a mulher já tenha recebido a vacina contra rubéola.

Os calendários vacinais recomendados pelas Secretarias do Estado de Saúde podem apresentar algumas diferenças em relação ao proposto pelo Ministério da Saúde, de acordo com a situação epidemiológica local e a disponibilidade de recursos da região. A vacina contra hepatite B foi implantada primeiro na Amazônia (região de alta endemicidade), enquanto a tríplice viral foi implantada primeiramente no Estado de São Paulo e, gradativamente, ambas passaram a ser preconizadas nas outras regiões, até serem incluídas no calendário nacional.

As recomendações científicas das práticas de imunização devem equilibrar as evidências científicas de benefícios, custos e riscos para cada situação e, além das vacinas incluídas nos calendários oficiais, deve-se considerar que existem outras vacinas que podem beneficiar a criança e o adolescente. Cabe ao pediatra orientar as famílias sobre as melhores estratégias na prevenção de doenças, conhecendo as indicações e as contra-indicações das vacinas.

INDICAÇÕES, CONTRA-INDICAÇÕES E FALSAS CONTRA-INDICAÇÕES ÀS VACINAS

As vacinas recomendadas pelo Ministério da Saúde e Secretarias de Estado da Saúde devem ser administradas de acordo com a idade cronológica e, quando houver atraso da vacinação, não há ne-

cessidade de se reiniciar o esquema. Para controlar as doenças, é fundamental manter altas coberturas vacinais, evitando as oportunidades perdidas em imunização. Em muitas regiões do Brasil, apesar de as taxas médias de cobertura vacinal terem aumentado significativamente, as taxas de cobertura vacinal ainda são inferiores ao desejável. Isso ocorre em função de diversos fatores, dentre os quais merecem destaque as dificuldades técnico-logísticas na aplicação de vacinas e a falta de conhecimentos sobre suas indicações e contra-indicações.

CONTRA-INDICAÇÕES GERAIS ÀS IMUNIZAÇÕES POUCO FREQÜENTES

Basicamente, existem apenas duas contra-indicações gerais às imunizações:

1. Reação de hipersensibilidade após administração de um imunobiológico. Essa situação é bastante rara (< 1 em cada 100.000 doses) e caracteriza-se pelo surgimento de urticária, choque, broncoespasmo ou edema de glote imediatamente após aplicação de imunobiológico. A administração de nova dose do mesmo produto pode acarretar reações graves com risco para a vida.

2. Presença de doença moderada ou grave, acompanhada ou não de febre. Nessa situação, recomenda-se adiar a imunização para evitar que os sinais e os sintomas da doença de base sejam atribuídos com possíveis efeitos adversos associados ao uso de imunobiológicos. Entretanto, em algumas situações específicas, as vacinas que não contêm agentes vivos e as imunoglobulinas são recomendadas para a proteção de indivíduos que apresentam doença moderada ou grave, como será discutido a seguir.

Além dessas contra-indicações gerais às imunizações, existem situações específicas em que se deve adiar ou contra-indicar determinado imunobiológico, são as contra-indicações específicas ou situações de precauções, que serão enumeradas para cada uma das vacinas. Por outro lado, as falsas contra-indicações às vacinas figuram entre as principais causas de oportunidades perdidas em imunização e precisam ser conhecidas para que não se adie a vacinação devido a erros conceituais:

- doenças de pouca gravidade, mesmo quando acompanhadas de febre baixa, como resfriado, broncoespasmo, rinite, infecções de vias aéreas superiores ou diarréia leve;
- desnutrição, nessa situação existe comprometimento da imunidade celular, mas a imunidade humoral não é afetada e a resposta às vacinas é adequada;
- prematuridade, deve-se vacinar a criança de acordo com a idade cronológica;
- exposição recente a doenças infecciosas;
- convalescença de doenças agudas;
- amamentação;
- gravidez da mãe ou de outro contato domiciliar;
- antecedentes de alegria à penicilina: nenhuma das vacinas atualmente em uso contém penicilina;
- história de alergia inespecífica, pessoal ou familiar;
- antecedente pessoal de reação local à vacina;
- história familiar de convulsão;
- história familiar de morte súbita;
- história familiar de evento adverso à vacinação;
- uso de antibiótico, profilático ou terapêutico;
- uso de corticosteróide por via inalatória, tópica, em tendões ou intra-articular;
- uso sistêmico de corticosteróide por tempo inferior a duas semanas, ou uso diário ou em dias alternados em dose baixa ou fisiológica para condições não associadas a comprometimento do sistema imunológico.

Nas situações anteriormente citadas, o pediatra **não** deve retardar a aplicação das vacinas, especialmente quando a família não freqüenta regularmente os serviços de saúde.

Neste capítulo serão discutidas as vacinas recomendadas oficialmente pelo Ministério da Saúde e pela Sociedade Brasileira de Pediatria.

VACINA CONTRA TUBERCULOSE

Composição – o bacilo de Calmette e Guérin (BCG) é uma cepa atenuada do *Mycobacterium bovis*. A vacina é apresentada de forma liofilizada, em ampolas multidoses, que devem ser conservadas em geladeira à temperatura 4 a 8°C e protegidas da luz. A reconstituição deve ser feita com o diulente específico, e a vacina pode ser utilizada até 6 horas após reconstituição, desde que mantida ao abrigo da luz solar e conservada em temperatura de 4 a 8°C.

Esquema de aplicação – dose única, via intradérmica, a partir do nascimento. De acordo com a Organização Mundial de Saúde, a vacina BCG deve ser aplicada na inserção inferior do músculo deltóide direito; essa padronização facilita a verificação da presença de cicatriz vacinal. A criança deve ser vacinada, de preferência, antes dos 3 meses de idade, a fim de se diminuir o risco de infecção pelo *M. tuberculosis*. O Ministério da Saúde indica um reforço da vacina BCG por volta dos 6 anos de idade e recomenda a administração de duas doses do BCG, com intervalo de seis meses, para os comunicantes de casos de hanseníase. A dose de reforço do BCG ainda não é adotada em todos os Estados. No Estado de São Paulo, a dose de reforço só é feita em municípios selecionados, de acordo com critérios epidemiológicos e operacionais, preferencialmente, entre 12 e 14 anos de idade. O Ministério da Saúde não recomenda a realização do teste tuberculínico antes ou após a vacinação com BCG.

Evolução normal da vacina – duas semanas após a vacinação, surge, no local de aplicação, uma mácula avermelhada de 5 a 15mm de diâmetro, que evolui para pápula, vesícula, pústula, úlcera, crosta e cicatriz. A evolução dura, em média, 10 semanas e, antes da cicatrização, pode haver presença de secreção no local de aplicação da vacina. A família deve ser informada sobre essa evolução normal e orientada para lavar o local apenas com água e sabão. Não raramente, observa-se pequeno infartamento ganglionar na axila direita. Mais de 95% dos vacinados apresentam cicatriz (4 a 7mm de diâmetro). O Ministério da Saúde orienta revacinar as crianças que receberam o BCG há seis meses ou mais e que não apresentam a cicatriz vacinal (sem necessidade de realização prévia de teste tuberculínico).

Eficácia – é maior na prevenção de formas graves da doença (meningite tuberculosa, tuberculose miliar e formas disseminadas) do que na prevenção da tuberculose (70% *versus* 50%, respectivamente). A eficácia parece diminuir com o tempo e, por esse motivo, o Ministério da Saúde (1994) recomenda a revacincação aos 6 anos de idade.

Eventos adversos – podem ocorrer complicações locorregionais: úlcera maior que 1cm, abscesso subcutâneo e linfadenite regional supurada. Essas reações geralmente surgem nos primeiros seis meses após a vacinação, com freqüência menor que 0,4 por 1.000 crianças vacinadas. A disseminação do BCG, cicatriz hipertrófica e quelóide, histiocitoma, eritema nodoso e complicações oculares ocorrem com freqüência de 4 por milhão de vacinados, e a disseminação fatal, em menos de 1,5 por milhão.

Contra-indicações especiais e precauções – imunodeficiência congênita e adquirida. A vacina BCG é contra-indicada para indivíduos doentes de AIDS (infecção pelo vírus HIV com sintomas da doença), entretanto, de acordo com as recomendações da OMS, as crianças portadoras de HIV que não apresentam evidências de doença podem receber essa vacina. Nos casos de terapêutica com imunossupressores (corticosteróides, drogas antineoplásicas e radioterapia), recomenda-se adiar a vacinação até, no mínimo, três meses após a suspensão do tratamento. Também é recomendável adiar a vacinação nos seguintes casos:

- crianças com peso inferior a 2.000g;
- presença de lesões dermatológicas extensas ou no local de aplicação da vacina;
- gestação.

VACINAS CONTRA DIFTERIA, COQUELUCHE E TÉTANO (DPT)

Composição – a vacina DPT é uma vacina combinada que contém os toxóides tetânico e diftérico (toxinas inativadas pelo formol e precipitadas pelo alúmen) e bacilos mortos da coqueluche (vacina celular).

Esquema de administração – a vacinação básica requer três doses, via IM. Crianças que ainda não desenvolveram a locomoção devem ser vacinadas, de preferência, no músculo vastolateral da coxa (mais desenvolvido ao nascimento, com área mais extensa livre de vasos e nervos importantes do que o glúteo e o deltóide). O intervalo entre as três primeiras doses é de dois meses (2, 4 e 6 meses de idade); recomenda-se administrar uma dose de reforço entre 15 e 18 meses (ou 6 a 12 meses após o término da vacinação básica). No Estado de São Paulo, preconiza-se também uma segunda dose de reforço aos 5 ou 6 anos de idade. Recém-nascidos de baixo peso e prematuros podem ser vacinados ao completar 2 meses de vida, não se recomendando a utilização de doses menores do que a habitual. A vacina deve ser conservada em geladeira à temperatura de 2 a 8°C, em local distante do congelador.

Eficácia – os toxóides tetânico e diftérico apresentam excelente imunogenicidade e eficácia superior a 95% após três doses. As doses de reforço aumentam os títulos de anticorpos. A regularidade na aplicação do esquema **não** é condição essencial para o estabelecimento da memória imunológica, não sendo necessário reiniciá-lo mesmo que tenha sido interrompido por muitos anos. Tanto o tétano como a difteria não imunizam, sendo necessário vacinar indivíduos já acometidos pela doença. Os toxóides tetânico e diftérico devem ser administrados a cada 10 anos, por toda a vida. O componente pertussis apresenta menor eficácia, dependendo da vacina utilizada e da definição para os casos de coqueluche (confirmação por cultura e/ou sorologia ou clínica). Apesar das controvérsias sobre a eficácia da vacina celular, essa vacina foi capaz de reduzir a morbimortalidade associada à coqueluche em diversos países e, no final da década de 1970, a suspensão da vacina celular contra a coqueluche no Japão, Inglaterra e Suécia levou à ocorrência de epidemias do coqueluche com grande número de mortes.

Eventos adversos – podem ser locais, sistêmicos e neurológicos. Reações locais e de hipersensibilidade, assim como outros eventos adversos, podem estar associados a qualquer um dos componentes da DPT, entretanto, o componente pertussis é o mais reatogênico e o único associado às reações de caráter neurológico.

1. Reações locais:
   - Dor, eritema, edema e/ou adenopatia em 25-50% dos vacinados.

2. Eventos sistêmicos e de caráter neurológico:
   - Febre – 40 a 50% das crianças vacinadas contra a coqueluche apresentam temperatura superior a 38°C nas primeiras 24 horas após a vacina. Temperatura superior a 39,5°C é observada em 1 em cada 330 doses.

- Irritabilidade, sonolência e vômitos – 25 a 50% dos vacinados.
- Choro inconsolável (> 3 horas) – 1 em cada 100 doses.
- Convulsões – 1 em cada 1.750 doses, nas primeiras 48 horas pós-vacina. As convulsões geralmente são associadas à febre e não deixam seqüelas.
- Episódio hipotônico-hiporresponsivo ou choque – caracteriza-se por palidez, hipotonia e falta de resposta a estímulos. Geralmente, ocorre em lactentes (entre 2 e 18 meses) nas primeiras 10 horas pós-vacina, com freqüência de 1/1.750 doses. Não costuma deixar seqüelas.
- Reações alérgicas de caráter anafilático, síndrome de Guillain-Barré e neurite braquial são extremamente raras.
- Encefalopatia com seqüela até 7 dias após vacinação – não está definitivamente comprovada a relação causal entra a vacina da coqueluche e a encefalopatia com seqüelas neurológicas, caso ocorra, esse evento é raro, com incidência de 0 a 10 casos por um milhão de doses.

Contra-indicações específicas:

- Idade > 7 anos – recomenda-se utilizar a vacina dupla-adulto (dT), que não contém o componente pertussis e possui quantidade reduzida de toxóide diftérico, porque, após essa idade, a gravidade da coqueluche é menor e a vacina DPT causa maior taxa de eventos adversos.
- Reação de caráter anafilático após a vacincação – nessa situação é contra-indicada a utilização de todos os componentes das vacinas DTP.
- Quadro de encefalopatia que se inicia até sete dias após a vacinação, desde que tenham sido afastadas outras etiologias.
- Colapso circulatório ou síndrome hipotônico-hiporresponsiva até 48 horas após a aplicação da vacina, tendo sido afastadas outras etiologias.
- Convulsão (com ou sem febre) até 72 horas após vacinação, tendo sido afastadas outras etiologias.

Nos casos de episódio hipotônico-hiporresponsivo ou convulsão após vacina DPT, se houver disponibilidade, recomenda-se o uso da vacina acelular contra a coqueluche. Quando não houver disponibilidade da vacina acelular contra pertussis e nas outras situações anteriormente citadas, as crianças com idade inferior a 7 anos devem ser vacinadas com a vacina dupla-infantil (DT) que contém as mesmas quantidades de toxóide tetânico e diftérico existentes na vacina DPT.

Precauções

Nas crianças com história pessoal ou familiar de convulsão e naquelas que tenham apresentado febre superior a 39,5°C após dose anterior da vacina tríplice, recomenda-se a administração de antitérmico profilático (acetaminofeno 15mg/kg/dose no momento da vacinação e com intervalos regulares, por 24 a 48 horas após a vacinação para evitar a febre e, conseqüentemente, as convulsões pós-vacina antipertussis. Quando a criança apresentar distúrbios neurológicos em evolução, recomenda-se adiar a vacina contra coqueluche. Não há contra-indicação da vacina contra coqueluche para crianças que apresentam condições neurológicas estáveis, como paralisia cerebral, distúrbios convulsivos prévios ou mongolismo.

Conduta em casos de ferimentos – quando não houver comprovação vacinal ou a criança não tiver recebido nenhuma dose da vacina contra o tétano, deve-se iniciar o esquema; quando a imunização estiver incompleta (menos de três doses), recomenda-se aplicar uma dose de reforço da vacina antitetânica. Em crianças com idade inferior a 7 anos, com esquema básico não iniciado ou incompleto, dá-se preferência à vacina DPT. Quando a criança tiver recebido três ou mais doses da vacina, não haverá necessidade de reforços se a última dose tiver sido há menos de 10 anos, no caso de ferimentos pequenos e limpos, ou há menos de cinco anos, em caso de ferimentos maiores ou contaminados. *Quando o risco de ferimentos contaminados for grande e a criança não tiver recebido pelo menos duas doses de vacina, recomenda-se a imunização passiva.* A administração do soro ou da imunoglobulina antitetânica deve ser feita simultaneamente com a vacina. Deve-se preferir a imunização passiva com a imunoglobulina humana específica na dose de 250 a 500U, por via intramuscular. A antitoxina heteróloga (soro antitetânico) é utilizada na dose de 3.000 a 5.000UI, quando não se dispõe da imunoglobulina específica. Tanto a imunoglobulina como o soro antitetânico devem ser aplicados em local diferente daquele em que foi administrado o toxóide.

VACINAS ACELULARES CONTRA A COQUELUCHE

As vacinas acelulares contra a coqueluche, desenvolvidas na década de 1980, são menos reatogênicas do que as vacinas celulares. A incidência de febre, choro inconsolável e convulsão é 3 a 18 vezes menor do que a observada após administração das vacinas celulares. Existem diversos tipos de vacinas acelulares produzidas por diferentes laboratórios com um a cinco componentes da *B. pertussis* (toxóide pertussis, fito-hemaglutinina, pertactina e proteínas das fímbrias – aglutinógenos). A eficácia clínica das vacinas acelulares com três ou mais componentes é superior àquela observada com as vacinas de um ou dois componentes e comparável à obtida após o uso das vacinas celulares mais potentes. Por serem mais seguras do que as vacinas de célula inteira, as vacinas acelulares contra a coqueluche vêm sendo cada vez mais utilizadas em outros países, entretanto, seu custo é muito elevado. Enquanto as vacinas acelulares não estiverem disponíveis para uso rotineiro, é fundamental manter a vacinação com a vacina celular, pois a coqueluche é uma doença grave, especialmente em crianças com idade inferior a 1 ano. No Brasil, o aumento da utilização da vacina celular levou a uma importante redução nas taxas de incidência de coqueluche, que passaram de 44,4 por 100.000 habitantes, em 1982 (cobertura vacinal = 56%), para 0,35 por 100.000 habitantes, em 1996 (cobertura vacinal = 79%).

VACINAS CONTRA POLIOMIELITE

Composição – a vacina oral (Sabin) contém vírus vivos atenuados (poliovírus tipos 1, 2 e 3) e traços de neomicina, bacitracina e estreptomicina. Deve ser conservada em geladeira à temperatura de 2 a 8°C, em local distante do congelador.

Esquema de aplicação – a vacina oral é recomendada em esquema de 3 doses (2, 4 e 6 meses), com reforço após 1 ano. No Estado de São Paulo, recomendam-se duas doses de reforço (15 meses e 4 a 6 anos). Em situação de alto risco (epidemias), a vacina oral pode ser administrada no período neonatal, ainda no berçário. Recomenda-se jejum por 30 a 60 minutos antes e após a vacinação apenas para evitar vômito e cuidado para não contaminar o contagotas ao aplicar a vacina.

Eficácia – após completar o esquema básico, a eficácia é superior a 95%.

Eventos adversos – são extremamente raros. O risco de paralisia após administração da vacina oral é de 1 caso por 2,6 milhões de doses distribuídas; após a primeira dose, o risco é mais elevado (1 em cada 750.000).

Contra-indicações especiais e precauções – nos casos de imunodeficiência congênita ou adquirida (imunodeficiência combinada, hipogamaglobulinemia e agamaglobulinemia), a vacina oral é contra-indicada, e os pacientes e seus familiares devem receber a vacina de vírus mortos. Se um contato domiciliar de pessoa imunodeficiente for vacinado inadvertidamente com a vacina oral, recomenda-se evitar o contato físico com o imunodeficiente por quatro a seis semanas, pois existe excreção do vírus vacinal durante esse período. Se o contato não puder ser evitado, é necessário redobrar a vigilância com medidas de higiene (evitar contato com saliva, não dividir objetos, lavagem rigorosa das mãos, especialmente após troca de fraldas). Indivíduos infectados pelo vírus da AIDS que não apresentam sintomas da doença podem receber a vacina oral e não se exige sorologia prévia para sua imunização, dando-se preferência à vacina de vírus mortos; entretanto, nos locais onde não se dispõe da vacina inativada, a OMS e o Ministério da Saúde recomendam que se faça normalmente a imunização com a vacina oral em crianças infectadas pelo HIV. A vacina Sabin contém traços de neomicina, bacitracina e estreptomicina e seu uso é contra-indicado para indivíduos com reação de caráter anafilático a esses antibióticos. Não existem evidências de que as vacinas contra poliomielite possam ser lesivas à gestante ou ao feto; entretanto, recomenda-se não vacinar grávidas, exceto se houver situação de alto risco. O aleitamento ao seio materno não é contra-indicação à vacinação.

VACINA INATIVADA DE POTÊNCIA AUMENTADA (VIP)

A vacina oral é mais utilizada do que a inativada, por ser de fácil aplicação e conservação, ter baixo custo e induzir imunidade duradoura, não necessitando de reforços freqüentes. Além disso, a vacina Sabin pode ser empregada no controle de epidemias, por induzir tanto a imunidade humoral como a gastrintestinal, bloqueando a disseminação do vírus selvagem. Apesar de a poliomielite ter sido eliminada das Américas em 1994, ainda há necessidade de manter a vacinação contra essa doença, tendo em vista que a erradicação não é global e existe risco de reentrada do vírus selvagem em nosso meio. As vacinas que contêm vírus inativados são utilizadas em diversos países da Europa, no Canadá e nos EUA para evitar os raros casos de pólio associada à vacina Sabin. A vacina VIP foi desenvolvida a partir da cepa Salk original, cultivada em células Vero, e induz *imunidade em* mais de 99% dos vacinados, após duas doses, por via IM. A VIP pode ser utilizada de forma isolada ou em esquema seqüencial, com a vacina oral (duas doses de VIP, seguidas pela aplicação da vacina Sabin).

No Brasil, a VIP ainda não é disponível para utilização em larga escala, em função de seu alto custo, e tem sido reservada para uso em imunodeprimidos e seus contatos domiciliares. Nenhum efeito colateral grave tem sido associado a essa vacina. A VIP contém traços de neomicina e estreptomicina e é contra-indicada apenas para indivíduos com reações de caráter anafilático a esses antibióticos.

VACINA CONTRA SARAMPO

Composição – vírus vivos atenuados cultivados em tecido de embrião de galinha ou em outros meios de cultura de tecidos, com albumina e neomica.

Esquema de administração – duas doses, por via subcutânea. No Brasil, a primeira dose é recomendada aos 9 meses de idade e a segunda, junto com a tríplice viral, após um ano. Em epidemias, pode ser administrada desde 6 meses de idade. Além das crianças, devem ser vacinados todos os indivíduos não-imunes, independentemente da idade (excetuando-se apenas os nascidos antes de 1957); não precisam ser vacinadas as pessoas com sorologia positiva ou com comprovação médica de que tiveram a doença.

Eficácia – quando administrada após 1 ano de idade, a eficácia é superior a 90%, e a vacina confere proteção provavelmente vitalícia.

Eventos adversos – pouco freqüentes. Uma semana após a vacinação, podem surgir febre, exantema leve, coriza, conjuntivite e tosse. Podem ocorrer convulsões associadas à febre, com freqüência de 1/3.000 vacinados, 7 a 10 dias após a vacinação. O risco é maior para crianças com antecedentes pessoais ou familiares de convulsão, entretanto, a convulsão associada à vacina do sarampo é benigna e não deixa seqüelas. Raramente ocorrem púrpura, outras reações de caráter neurológico e reações de hipersensibilidade.

Contra-indicações especiais e precauções – imunodeficiência congênita ou adquirida, gestação, reação de caráter anafilático a ovo de galinha (quando a vacina utilizada for preparada com cepas atenuadas em embrião de galinha), uso recente de sangue ou derivados (ver "Vacina Tríplice Viral").

Indicação da imunização passiva contra sarampo – a vacina contra sarampo é capaz de prevenir a doença em não-vacinados quando administrada a indivíduos com idade superior a 9 meses, até 72 horas após o contato. Após 72 horas, os contactantes não-imunes ao sarampo devem receber imunoglobulina humana, por via intramuscular, na dose de 0,25ml/kg (máximo de 15ml), até seis dias após o contato. Pessoas imunodeprimidas devem receber o dobro da dose (0,5ml/kg, máxima de 15ml).

VACINA TRÍPLICE VIRAL

Composição – vírus vivos atenuados do sarampo, da caxumba e da rubéola contêm traços de gelatina.

Esquema de administração – dose única, via subcutânea, dose de 0,5ml. Em alguns países recomenda-se dose de reforço entre 4 e 6 anos de idade ou na adolescência. A vacina liofilizada deve ser estocada em geladeira (2 a 8°C), protegida da luz, e o diluente pode ser armazenado à temperatura ambiente. A forma reconstituída deve ser armazenada na temperatura de 2 a 8°C e utilizada até 8 horas após reconstituição.

Eventos adversos – podem ocorrer as seguintes reações:
Febre (5 a 15%), 5 a 12 dias após a vacinação.
• Artralgia e/ou artrite, 7 a 21 dias após a vacinação. Mulheres após a puberdade apresentam maior freqüência de artralgia (10%) e artrite transitória (até 25%) do que as crianças (0,5%). Raramente pode ocorrer artrite crônica.
• Exantema (5%), após 7 a 10 dias.
• Manifestações neurológicas – raras. A vacina contra sarampo causa encefalite em menos de 1 caso/milhão de doses e as reações neurológicas da vacina tríplice viral estão mais relacionadas à vacina da caxumba da cepa Urabe (1/900 a 1/64.000). A cepa Jeryl Lynn do vírus da caxumba é muito segura e raramente causa meningite (< 1/milhão).
• Parotidite (0,7 a 1,4%), após 14 a 21 dias, associada ao vírus da caxumba.
• Púrpura trombocitopênica (1/30.000 a 1/1 milhão) – pode ocorrer até dois meses após a vacinação e ser relacionada a qualquer componente da tríplice viral.
• Reações neurológicas graves e reações de caráter anafilático (< 1 caso por um milhão de doses).

Todas essas reações são muito menos intensas do que as causadas pelos vírus selvagens. A febre e o exantema associados à vacina MMR duram 1 a 2 dias.

Contra-indicações especiais e precauções:
• Nos casos de imunodepressão congênita ou adquirida, as vacinas que contêm vírus vivos são contra-indicadas; entretanto, considerando-se a segurança da vacina tríplice viral e os riscos das doenças (especialmente do sarampo), recomenda-se que as pessoas infectadas pelo HIV sejam vacinadas, de preferência, antes de de-

senvolver os sintomas da doença. Os doentes de AIDS podem ser vacinados desde que não apresentem imunodepressão grave e que não estejam recebendo imunoglobulina em doses elevadas.

- Reação de caráter anfilático (edema, urticária, choque e broncoespasmo) ao ovo, neomicina e gelatina. Os vírus do sarampo e da caxumba são cultivados em tecido embrionário de ovo de galinha pode, raramente, haver hipersensibilidade cruzada. As reações de hipersensibilidade à neomicina e à gelatina são muito raras e, no caso da neomicina, geralmente, não têm caráter anafilático (as reações tardias ou de caráter não-anafilático não contra-indicam a vacina).
- Uso recente de sangue ou derivados. Se a criança recebeu sangue total, plasma, imunoglobulina humana ou imunoglobulinas específicas, pode haver diminuição da resposta à vacina tríplice viral (também diminui a resposta aos componentes isolados, sarampo e rubéola), recomendando-se aguardar pelo menos três meses para vacinar (dependendo do produto e da dose de imunoglobulina utilizada, a vacina deve ser protelada por mais tempo). A vacinação contra a rubéola no pós-parto imediato de mulheres que receberam anti-Rho (D), imunoglobulina humana ou outros imunobiológicos, entretanto, não deve ser adiada e, nessas circunstâncias, recomenda-se fazer teste sorológico para verificar a soroconversão à rubéola após três meses. Como a replicação viral e a estimulação da imunidade, geralmente, ocorrem uma a duas semanas após a vacinação, se o indivíduo vacinado contra sarampo, caxumba ou rubéola precisar receber sangue ou derivados nas primeiras duas semanas após a vacinação, recomenda-se aplicar nova dose da vacina, após três meses, tendo em vista que as imunoglobulinas presentes nesses produtos biológicos podem inativar um ou mais componentes da vacina.
- Gestação – mulheres em idade fértil devem ser orientadas para evitar a gestação até um mês após a aplicação da vacina tríplice viral ou da vacina contra rubéola.
- Pessoas com antecedente de trombocitopenia ou púrpura trombocitopênica podem apresentar trombocitopenia após uso da vacina tríplice viral; entretanto, os benefícios da vacinação devem ser avaliados, tendo em vista que o risco da trombocitopenia após essas doenças é maior do que após a vacina. Se a trombocitopenia tiver ocorrido até seis semanas após a vacina tríplice viral, parece prudente não administrar nova dose da vacina.

VACINA CONTRA HEPATITE POR VÍRUS B

Composição – contém apenas partículas inativadas do antígeno de superfície do vírus (AgHBs). As vacinas de primeira geração, licenciadas nos EUA em 1982, eram derivadas de plasma humano; a partir de 1985, são utilizadas as vacinas de segunda geração, obtidas por técnicas de engenharia genética, inserindo-se o gene do antígeno e da superfície em um fungo, que passa a produzi-lo. As vacinas são altamente purificadas, imunogênicas e seguras, tanto para crianças quanto para adultos, e não causam infecção.

Esquema de vacinação – três doses, via IM, no músculo deltóide ou no vasto lateral da coxa (não deve ser administrada no glúteo, por apresentar menor eficácia). O intervalo entre a primeira e a segunda doses deve ser de um mês, e entre a primeira e a terceira doses de, pelo menos, 4 meses (em lactentes, a terceira dose da vacina não deve ser administrada antes dos 6 meses de idade). A dose da vacina depende da idade do indivíduo, de sua situação imunológica e do tipo de vacina utilizada (existem apresentações para uso pediátrico, adulto e para imunodeprimidos). Crianças e adolescentes devem receber metade da dose do adulto, e alguns imunodeprimidos, o dobro da dose.

Toda gestante deve fazer teste sorológico para hepatite B e, se for soropositiva para o AgHBs, é indispensável que o bebê receba a vacina logo ao nascimento, simultaneamente com a imunoglobulina específica (HBIG), em locais separados, até 12 horas após o nascimento. Quando não se conhece a sorologia materna, a aplicação da primeira dose da vacina contra hepatite B deve ser feita ao nascimento; a segunda dose, um mês após; e a terceira, entre 6 e 18 meses de idade. Quando a gestante for soronegativa para o AgHBs, pode-se utilizar um esquema alternativo, com a aplicação da primeira dose aos 2 meses de idade; a segunda, aos 4 meses; e o reforço, entre 6 e 18 meses. Em casos de ferimento ou contato sexual suspeito, recomenda-se aplicar a vacina e a imunoglobulina específica o mais precocemente possível, de preferência dentro de 15 dias do contato.

Eficácia – após três doses, a vacina confere imunidade em mais de 95% dos indivíduos previamente saudáveis; os imunodeprimidos apresentam menores taxas de soroconversão. As vacinas, quando administradas de forma isolada (sem a imunoglobulina específica) ao nascimento em recém-nascidos com exposição perinatal, conferem proteção de até 85%, e quando administradas juntamente com a imunoglobulina específica (HBIG), a proteção atinge 95%. Dessa forma, sempre que possível, os filhos de mães positivas para o AgHBs devem receber a vacina e a imunoglobulina específica, simultaneamente, em locais separados. Recentemente, foi possível comprovar que a vacinação em massa contra a hepatite B é capaz de reduzir não apenas a incidência de portadores crônicos do AgHBs, mas também uma de suas mais graves conseqüências – o câncer hepático.

Desde 1992, a OMS recomenda que todos os países incluam a vacina contra hepatite B em seus calendários vacinais. Para que se obtenha um impacto mais rápido na redução da incidência da doença e de suas seqüelas crônicas (cirrose, hepatite crônica e hepatocarcinoma), o ideal é vacinar, além dos recém-nascidos e dos indivíduos pertencentes aos grupos de risco, todas as crianças e adolescentes não-imunes. Cabe ressaltar que em aproximadamente 40% dos indivíduos portadores do AgHBs não se conseguem identificar fatores de risco para a infecção.

Os grupos de risco para hepatite B são:
- Recém-nascido de mãe AgHBs positiva.
- Indivíduos que recebem produtos derivados de sangue ou plasma com freqüência, como hemofílicos, portadores de anemia falciforme e outras anemias hemolíticas.
- Indivíduos em programa de hemodiálise.
- Indivíduos sujeitos a risco profissional: médicos, cirurgiões-dentistas, laboratoristas, trabalhadores de creches ou instituições para crianças com retardo mental.
- Usuários de drogas por via injetável.
- Parceiros heterossexuais que tenham tido mais de um parceiro nos últimos seis meses, ou que tenham tido um episódio recente de doença sexualmente transmissível.
- Contactantes familiares ou parceiros sexuais de portadores do AgHBs.
- Familiares de crianças adotadas provenientes de países onde a hepatite B é endêmica.
- Populações residentes em locais de alta endemicidade da hepatite B (no Brasil são consideradas de alta endemicidade a bacia Amazônica e algumas regiões do Espírito Santo e Santa Catarina).
- Viajantes internacionais que ficarão por mais de seis meses em regiões de alta endemicidade.

É fundamental lembrar que tão logo o indivíduo assuma comportamento de risco (drogas, promiscuidade sexual ou trabalho), o risco de adquirir hepatite já está presente. Na cidade de São Paulo, foi verificado que o risco de infecção pelo vírus da hepatite B aumenta em adolescentes, sendo fundamental imunizar as crianças antes da adolescência ou de assumirem os comportamentos de risco.

Eventos adversos – reações locais 20% e febre (< 1%).

Contra-indicações especiais e precauções – os recém-nascidos com peso inferior a 2.000g apresentam taxas menores de soroconversão, preferindo-se vaciná-los quando tiverem peso superior a 2.000g, porém, em situações de alto risco (mãe portadora do AgHBs), deve-se vacinar a criança independentemente do peso de nascimento. As crianças vacinadas antes de atingirem o peso de 2.000g devem receber mais três doses da vacina (não se considera a primeira dose). Geralmente, as vacinas são evitadas durante a gestação; entretanto, as vacinas contra hepatite B não parecem acarretar nenhum risco ao feto, à gravidez e à lactação e, se houver indicação (acidentes, grupos de risco, contato sexual), a gestante pode ser vacinada.

Duração da proteção – a proteção conferida pela vacina da hepatite B é superior a 12 anos e, provavelmente, vitalícia quando o indivíduo é imunocompetente. Não se recomenda a dosagem de anticorpos após a vacinação de indivíduos normais, exceto para os grupos de risco. Recomenda-se até mais três doses da vacina para indivíduos que não apresentaram soroconversão após as três primeiras doses. Nos grupos de risco, a revacinação está indicada quando os títulos de anticorpos anti-AgHBs caírem abaixo de 1mUI/ml. Pessoas em hemodiálise e imunodeprimidos devem fazer sorologia anual.

VACINA CONTRA *HAEMOPHILUS INFLUENZAE* TIPO b (Hib)

Composição – partes de cápsula polissacarídica da bactéria (associadas ou não a proteínas carreadoras). Atualmente, são utilizadas apenas as vacinas conjugadas de segunda geração, em que o antígeno polissacarídico da cápsula do Hib (PRP) é conjugado a diferentes tipos de proteínas. O processo de conjugação do PRP a proteínas carreadoras é capaz de tornar as vacinas polissacarídicas imunogênicas para lactentes jovens. As quatro vacinas conjugadas contra o Hib diferem quanto ao laboratório fabricante, à proteína carreadora e ao tamanho do polissacarídeo, como pode ser visto no quadro 2.3.

Esquema – o número de doses e o esquema vacinal dependem da idade do início da vacinação e da vacina utilizada; indicadas para todas as crianças com idade inferior a 5 anos, a partir dos 2 meses de idade e para os grupos de risco, independentemente de terem mais de 5 anos. Embora se recomende que a criança receba o mesmo tipo de vacina até completar o esquema básico, atualmente, aceita-se que as vacinas possam ser intercambiáveis, tanto no esquema básico como para a dose de reforço. Quando se desconhece o tipo de vacina previamente utilizado, não há necessidade de reiniciar o esquema, que deve ser completado com qualquer vacina conjugada (máximo de três doses no primeiro ano de vida) (Tabela 2.20).

Eficácia – após esquema de três doses (ou uma dose após os 15 meses), a eficácia conferida pelas vacinas conjugadas é superior a 95%. Em crianças com idade inferior a 4 meses que não receberam previamente a vacina DPT, a vacina PRP-OMP (Merck Sharp & Doh-

Tabela 2.20 – Esquema de vacinação contra o *Haemophilus influenzae* tipo b.

	Idade de início 1ª dose (meses)	Esquema básico	Reforço
PRP-T (Act-HIB®)[1]/ HBOC (HibTITER®)[2]	2-6	3 doses*	12-15 meses
	7-11	2 doses*	12-18 meses
	12-14	1 dose	2 meses após
	≥ 15	dose única♦	–
PRP-OMP (Pedvax HIB®)[3]	2-6	2 doses*	12 meses
	7-11	2 doses*	12 meses
	12-14	1 dose	15 meses
	≥15	dose única♦	
PRP-D[4] (ProHIBit®)	≥ 15	dose única♦	–

* O intervalo mínimo entre as doses deve ser de 2 meses.
♦ Alguns autores recomendam uma dose de reforço para os pacientes com infecção pelo HIV, portadores de deficiência de subclasses IgG_2 e para aqueles submetidos à quimioterapia para doenças malignas, dois meses após a primeira dose.
[1] PRP-T (nome comercial Act-HIB®) é fabricada pelo laboratório Pasteur-Mérieux e pode ser administrada de forma combinada (mesma seringa e agulha) com a vacina DPT fabricada pelo laboratório Connaught ou como TETRAActHib®.
[2] HBOC (nome comercial HibTITER®) é fabricada pelo laboratório Wyeth-Lederle e existe também a forma combinada com a vacina DPT (TETRAMUNE®).
[3] PRP-OMP (nome comercial Pedvax HIB®) é fabricada pelo laboratório Merck Sharp & Dohme.
[4] PRP-D (nome comercial ProHIBit®) é fabricada pelo laboratório Connaught.

me) é a única capaz de estimular de forma adequada a produção de títulos altos de anticorpos após a primeira dose e, por esse motivo, é recomendada em esquema de duas doses no primeiro ano de vida.

Eventos adversos – são pouco freqüentes e consistem em eritema local (5 a 15%) e febre baixa (5 a 10%) nas primeiras 24 horas após a vacinação.

Contra-indicações – somente as contra-indicações gerais.

VACINA CONTRA FEBRE AMARELA

O vetor urbano da febre amarela está presente em todos os Estados brasileiros, o que traz risco elevado de reurbanização da doença. Em 1998, o número de casos confirmados de febre amarela foi de 31, com letalidade de 58%, por esses motivos, o Ministério da Saúde incluiu a vacina no Plano Nacional de Imunizações de 1998.

Composição – vírus vivos atenuados cultivados em ovos embrionários (cepa 17-D).

Esquema de administração – dose única, via subcutânea, após 6 meses de idade. Recomenda-se uma dose de reforço a cada 10 anos. O frasco com 50 doses deve ser armazenado em geladeira de +2 a +8°C e, após reconstituição, a vacina deve ser utilizada no máximo em 4 horas.

Quadro 2.3 – Vacinas contra o *Haemophilus influenzae* tipo b (Hib).

Vacina	Nome comercial	Fabricante	Proteína carreadora	Tamanho do polissacarídeo
PRP-D	ProHIBit®	Connaught	Toxóide diftérico	Médio
HBOC	HibTITER®	Praxis Lederle Biologics	CRM-197 (toxina diftérica mutante não-tóxica)	Pequeno
PRP-OMP	Pedvax HIB®	Merck Sharp & Dohme	Complexo protéico da membrana externa de *Neisseria meningitidis* B	Grande
PRP-T	Act-HIB®	Pasteur-Mérieux	Toxóide tetânico	Grande

Eficácia – maior que 95%. Turistas devem ser vacinados pelo menos 10 dias antes de viajar para zona endêmica.

Eventos adversos – reações locais (dor, edema, eritema); febre baixa, seis dias após a vacinação (32%); cefaléia (24%) e mialgia (7%). Reações imediatas de hipersensibilidade são raras (< 1/milhão).

Contra-indicações especiais:
- Gravidez.
- Idade inferior a 6 meses.
- Pacientes com história de reação anafilática à proteína do ovo.
- Indivíduos com imunossupressão congênita ou adquirida (leucemia, linfoma, neoplasias generalizadas ou em uso de terapia imunossupressora).

VACINA CONTRA HEPATITE POR VÍRUS A

Desde que haja disponibilidade, as vacinas contra a hepatite A são recomendadas para todas as crianças com idade superior a 1 ano e pessoas sem imunidade pertencentes aos seguintes grupos de risco:
- Adolescentes e adultos.
- Militares.
- Usuários de drogas injetáveis.
- Pessoas com comportamento sexual promíscuo.
- Crianças que freqüentam creches e indivíduos que trabalham em creches.
- Indivíduos que manipulam alimentos.
- Indivíduos que trabalham em esgotos.
- Clientes e trabalhadores de instituições para deficientes mentais.
- Portadores de hepatopatias crônicas.
- Indivíduos que viajam para locais de alta endemicidade (países em desenvolvimento ou regiões com saneamento precário).
- Hemofílicos.
- Pessoas expostas à hepatite A.

Composição – vírus total morto.

Esquema de administração – duas ou três doses, por via IM (região do deltóide). A dose depende do laboratório fabricante e da idade. Crianças e adolescentes recebem metade da dose recomendada para adultos.

Eficácia – após a primeira dose, obtém-se mais de 95% de soroconversão e, após a segunda dose, quase 100% da população apresenta anticorpos em títulos protetores. Estima-se que a proteção deva durar mais de 20 anos. O uso da vacina é capaz de diminuir a duração de epidemias.

Eventos adversos – raramente os vacinados apresentam sintomas sistêmicos, como febre e mal-estar.

Contra-indicações e precauções – existem poucos estudos sobre a segurança e a eficácia das vacinas contra hepatite A em crianças com idade inferior a 2 anos, recomendando-se vacinação após essa idade.

VACINA CONTRA VARICELA

Desde 1997, a vacina contra varicela é recomendada oficialmente pela Sociedade Brasileira de Pediatria para todas as crianças com idade superior a 1 ano, entretanto, devido ao custo elevado, essa vacina ainda não foi incluída no calendário de imunizações do Ministério da Saúde.

Composição – vírus vivos atenuados da cepa Oka (contém traços de gelatina e neomicina).

Esquema de administração – dose única, por via subcutânea, para todas as crianças saudáveis com idade entre 12 meses e 13 anos. Adolescentes e adultos que não tiveram a doença devem receber duas doses da vacina, com intervalo de quatro a oito semanas, pois a vacina é menos imunogênica nesses grupos.

Eficácia – 70 a 90% de proteção contra infecção. Estima-se que, a cada ano, 2% dos indivíduos vacinados que apresentaram soroconversão adequada após vacinação irão apresentar um quadro de varicela leve, afebril e com baixo número de lesões cutâneas (média de 30 lesões), denominado síndrome da varicela modificada. A proteção contra formas graves da doença, entretanto, é superior a 95%. Alguns estudos têm demonstrado que a vacina contra varicela, quando administrada a crianças que tiveram contato com doentes há menos de 72 horas, apresenta eficácia protetora de 50 a 100%, porém, quando não protege completamente, é capaz de atenuar a doença. O uso da vacina cinco dias após contato tem eficácia baixa ou nula.

Eventos adversos – reações locais em 25 a 35% (dor, edema, ou vermelhidão). Menos de 4% das pessoas saudáveis apresentam exantema no local da vacinação (média de duas vesículas) 8 a 19 dias após a vacinação, e 4% dos vacinados apresentam exantema maculopapular não localizado (média de cinco vesículas) 5 a 26 dias após a vacinação. Outras reações são muito raras. Os eventos adversos da vacinação são mais freqüentes em crianças imunodeprimidas, especialmente, na vigência de quimioterapia.

Contra-indicações especiais e precauções:
- Imunodepressão congênita ou adquirida – nesse grupo, incluem-se os doentes de AIDS e aqueles com infecção assintomática pelo HIV; não se preconiza, todavia, a realização de testes sorológicos para a identificação dos portadores de HIV, pois a contra-indicação da vacina para esses indivíduos é de razão apenas teórica. No Japão, na Coréia e em alguns países europeus, a vacina contra varicela está licenciada para crianças com leucemia linfocítica aguda, desde que a doença esteja em remissão, que a quimioterapia esteja suspensa há mais de duas semanas, a contagem linfocítica no dia da vacinação seja superior a 700/mm^3 e as plaquetas acima de 100.000/mm^3. Aproximadamente metade das crianças leucêmicas vacinadas desenvolvem exantema em seis semanas após a vacinação e, destas, 50% necessitarão de terapêutica antiviral com aciclovir intravenoso.
- Uso de corticosteróides em dose ≥ 2mg/kg/dia ou 20mg/dia de prednisona ou equivalente por mais de um mês – nessa situação, recomenda-se a vacina somente três meses após o término do tratamento com corticóide. Acredita-se que o uso sistêmico de corticóides em doses inferiores a 2mg/kg/dia (60mg/m^2) de prednisona ou equivalente não acarrete maior risco às crianças portadoras de síndrome nefrótica de lesões mínimas ou asma, quando recebem doses baixas de corticosteróides; entretanto, o título de anticorpos obtidos é mais baixo do que aquele observado após a vacinação de pessoas que não recebem corticosteróides, e, sempre que possível, é recomendável que o uso de corticosteróides seja interrompido por uma ou duas semanas antes e duas a três semanas após a vacinação. O uso de cortocóides por via inalatória ou intra-articular não parece aumentar o risco de reações à vacina.
- Gestação – os efeitos do vírus atenuado sobre o feto ainda são desconhecidos e as gestantes não devem ser vacinadas. Recomenda-se que, após a puberdade, as mulheres evitem a gestação por, pelo menos, um mês após a vacinação.
- Indivíduos que tenham apresentado reação alérgica de caráter anafilático à gelatina ou à neomicina.
- Indivíduos que tenham contato potencial com imunodeficientes – sabe-se que a possibilidade de transmitir o vírus vacinal aos imunodeficientes é maior quando os vacinados desenvolvem exante-

ma, portanto, recomenda-se que os vacinados que desenvolvem lesões após a vacinação evitem contato com indivíduos imunocomprometidos. Se ocorrer contato inadvertido durante o exantema, os imunodeprimidos suscetíveis não necessitam receber imunoglobulina específica (VZIG), pois o risco de transmissão da doença é baixo.

- Ainda se desconhece se a administração recente de sangue, plasma ou imunoglobulina interfere na soroconversão, entretanto, por precaução, se o indivíduo recebeu algum desses produtos, recomenda-se aguardar cinco meses para administrar a vacina contra varicela. Deve-se, também, sempre que possível, evitar a administração de sangue, plasma, imunoglobulinas e VZIG por, pelo menos, três semanas após a vacinação.
- Recomenda-se evitar o uso de salicilatos até seis semanas após a vacinação contra varicela devido à associação entre síndrome de Reye e uso de salicilatos em crianças com varicela.

Indicações da imunização passiva com imunoglobulina específica contra varicela zoster (VZIG) – a imunoglobulina específica contra varicela é preparada com o soro de pacientes que se recuperaram de zoster e que têm altos títulos de anticorpos. A VZIG está indicada para indivíduos não-imunes com alto risco de complicações, até 96 horas após exposição à varicela, nas seguintes situações:

- Presença de imunossupressão associada congênita ou adquirida.
- Recém-nascidos de mães que desenvolveram varicela dentro de cinco dias antes do parto até dois dias após o parto.
- Prematuros hospitalizados cujo peso de nascimento for ≤ 1.000g ou gestação < 28 semanas, quando expostos à varicela, devem receber a VZIG, mesmo que a mãe tenha tido a doença (é muito pouco provável que o recém-nascido de muito baixo peso tenha anticorpos contra varicela em títulos protetores); se o recém-nascido prematuro hospitalizado exposto à varicela tiver mais de 28 semanas de gestação, só se recomenda a VZIG se a mãe não tiver tido varicela ou for soronegativa.
- Gestantes não-imunes – a varicela apresenta maiores taxas de complicação nas gestantes, devendo-se considerar o uso da VZIG em gestantes não-imunes até 28 dias após a exposição.

A dose recomendada de VZIG é de 125U/10kg (mínimo de 125U e máximo de 625U), sempre que indivíduos de risco não-imunes tiverem contato íntimo com varicela (contato por mais de 1 hora com pessoa doente; exposição domiciliar; contato hospitalar no mesmo quarto ou contato prolongado com profissionais de saúde que desenvolvem a doença). A VZIG deve ser administrada, de preferência, nas primeiras 72 horas após exposição e, no máximo, até 96 horas após o contato. A duração da proteção conferida pela VZIG é desconhecida e, nas situações descritas anteriormente, se houver novo contato com varicela após três semanas, preconiza-se repeti-la. A VZIG tem custo bastante elevado e nem sempre se tem acesso a essa forma de prevenir a doença. Embora o uso da VZIG mereça ser considerado para adolescentes e adultos saudáveis não-imunes, deve-se preferir a imunização ativa contra a varicela.

VACINAS CONTRA DOENÇA MENINGOCÓCICA

São recomendadas apenas para controle de surtos epidêmicos (o tipo de vacina depende do sorogrupo responsável pela epidemia) ou para os seguintes grupos de risco: portadores de asplenia anatômica ou funcional e imunodeficientes.

Composição e apresentação – existem vacinas polissacarídicas contra meningococo do tipo A; C; AC; A,C,Y e W135 e uma vacina que contém o polissacarídeo do meningococo C combinado com a proteína da membrana externa do meningococo B.

Esquema de administração – via subcutânea, na dose de 0,5ml. A vacina contra o meningococo do sorogrupo A é usada a partir de 3 meses de idade, e uma segunda dose deve ser aplicada após três meses. Nas crianças com idade superior a 2 anos, recomenda-se dose única. A vacina contra o meningococo do sorogrupo C e as vacinas combinadas (A,C; A,C,Y, W135) são usadas a partir dos 2 anos de idade, em dose única.

Eficácia – o início da proteção ocorre após 10 a 14 dias de aplicação das vacinas e atinge o máximo em três a quatro semanas. A eficácia é de 85 a 95% para o sorogrupo A e de 90% para o sorogrupo C. Existem controvérsias sobre a eficácia da vacina combinada B,C. Estudos realizados no Brasil indicam que, antes dos 2 anos de idade, a vacina não protege contra o meningococo B e em crianças com idade entre 2 e 4 anos a eficácia é baixa (47%) e, somente após os 4 anos, consegue-se proteção de aproximadamente 70% contra o meningococo B.

Apesar de existirem poucas informações sobre a duração da proteção conferida pelas vacinas contra meningococo, sabe-se que as crianças vacinadas antes dos 4 anos apresentam queda acentuada dos anticorpos nos três primeiros anos após a vacinação. Como a proteção é de curta duração, se houver indicação, doses de reforço devem ser administradas de acordo com a faixa etária: crianças vacinadas antes dos 4 anos de idade devem receber uma dose de reforço contra o meningococo C entre um e três anos após a primeira dose; crianças vacinadas após os 4 anos de idade devem ser revacinadas após cinco anos.

Eventos adversos – podem ocorrer reações locais (2,5%) e febre (1,6%) de 38,5°C nos primeiros três dias após a vacinação.

Contra-indicações especiais e precauções – o uso em gestantes não está ainda bem estabelecido.

VACINA CONTRA PNEUMOCOCO

As vacinas não-conjugadas contra pneumococo são indicadas apenas para os seguintes grupos de risco:

- Indivíduos com asplenia anatômica ou funcional – a família deve ser avisada de que a vacina não garante proteção completa contra doença pneumocócica fulminante e que, mesmo quando vacinadas, as crianças com asplenia anatômica ou funcional (especialmente as falciformes) devem receber profilaxia com antibiótico e procurar atendimento médico sempre que apresentem febre ou sinais de bacteriemia. Indivíduos submetidos à esplenectomia devem receber a vacina, de preferência, 15 dias antes da retirada do baço.
- Portadores de doenças crônicas, imunodeficiência ou condições associadas à imunodepressão e ao maior risco de doença invasiva por pneumococos, tais como pneumopatas, cardiopatas, diabéticos, nefróticos, indivíduos com fístula liquórica, indivíduos infectados ou doentes de AIDS.

Composição – cada dose da vacina contém 25mcg de polissacarídeos capsulares de 23 tipos de pneumococos.

Esquema de administração – crianças pertencentes aos grupos de risco, com idade entre 2 e 10 anos, devem receber uma dose de reforço a cada três ou cinco anos. Adolescentes (> 10 anos) e adultos devem ser revacinados a cada 6 ou 10 anos.

Eficácia – sabe-se que os antígenos polissacarídicos são pouco imunogênicos em crianças com idade inferior a 2 anos e que a proteção conferida pela vacina a indivíduos imunocomprometidos é menor do que nos imunocompetentes; além disso, quanto maior o grau de comprometimento da imunidade, menor a resposta à vacina. Apesar disso, a vacina é recomendada para os grupos de risco, pois, apesar da menor resposta à vacinação, esse procedimento pode vir a beneficiá-los. A melhor eficácia é observada em pessoas submetidas a esplenectomia eletiva, quando a vacina é administrada pelo menos 14 dias antes da retirada cirúrgica do baço. Quanto aos asmáticos e nefróticos, observa-se melhor resposta quando a vacina é administrada antes do início dos corticosteróides ou quando está recebendo doses baixas de prednisona. No caso da infecção pelo HIV, a resposta à vacina é melhor nos infectados do que nos doentes, recomendando-se vacinar os portadores do HIV antes que haja comprometimento acentuado da resposta imunológica. Embora alguns indiquem a vacina 23 valente para crianças com idade superior a 2 anos com otite recorrente, não existem dados sobre a efetividade da vacina nessa situação.

Eventos adversos – reações locais (eritema, edema, dor) geralmente são leves; febre baixa, cefaléia e mialgia ocorrem em menos de 1% dos vacinados e cedem em 24 horas. Reações sistêmicas como anafilaxia são extremamente raras.

Contra-indicações especiais e precauções – crianças com idade inferior a 2 anos; não se recomenda a vacinação de gestantes, pois o efeito da vacina sobre o feto é desconhecido.

VACINA CONTRA INFLUENZA (GRIPE)

Composição – existem vacinas de vírus mortos e aquelas que contêm apenas frações antigênicas do vírus ("split"). Em crianças, recomenda-se utilizar apenas as vacinas "split".

Esquema de administração – devem ser aplicadas em uma ou duas doses, de acordo com a idade, e existe a necessidade de reforço anual. A vacina inativada contra influenza está sendo cada vez mais utilizada, pois é bastante segura; entretanto, sua eficácia é mais baixa, quando comparada às demais vacinas, e a proteção é de curta duração. Indica-se a revacinação anual, o que dificulta e encarece sua utilização. Considerando-se os benefícios, os riscos e os custos, embora essa vacina possa ser indicada para crianças normais, acima de 6 meses de idade, a melhor relação custo/benefício é obtida quando são vacinados apenas os grupos de risco, que são os mesmos referidos na discussão sobre a vacina contra pneumococo. Cabe ressaltar que a vacina contra influenza pode ser utilizada nos grupos de risco a partir dos 6 meses de idade (enquanto a vacina contra pneumococo só é indicada após 2 anos) e que também é recomendada para crianças e adultos com quadro de asma brônquica moderada ou grave. Alguns estudos sugerem que a vacina contra influenza pode beneficiar crianças com idade entre 6 e 36 meses que freqüentam creches, por reduzir em até 30% a incidência de otite média aguda após a influenza.

CONSIDERAÇÕES ESPECIAIS

Primovacinação aos 7 anos ou mais – após os 7 anos de idade não se recomendam as vacinas contra coqueluche e contra *Haemophilus influenzae* tipo b (Hib); entretanto, é fundamental vacinar a criança com a dupla adulto (dT) e administrar as vacinas contra poliomielite, sarampo, caxumba, rubéola, hepatite B e, se possível, contra varicela e hepatite A. A vacina deve ser administrada a cada 10 anos. Todas essas vacinas podem ser administradas simultaneamente, mas em locais separados. Quanto à vacina BCG, sempre que possível, recomenda-se investigar a possibilidade de infecção prévia, com a realização do teste de Mantoux; entretanto, quando não for possível a realização do teste, a criança deve ser vacinada.

Vacinação do imunodeprimido – normalmente, as vacinas são consideradas contra-indicadas para os imunodeprimidos, visto que as doenças que causam imunodepressão também levam ao comprometimento do estado geral. Tanto na imunodeficiência congênita como nas imunodeficiências adquiridas (por doença ou terapêutica imunossupressora) existe comprometimento da resposta imunológica às vacinas. Os imunodeprimidos, entretanto, constituem uma população de alto risco para doenças infecciosas graves. Considerando-se os riscos e os benefícios da vacinação, embora a eficácia das vacinas administradas aos imunodeprimidos seja, em geral, baixa, o uso das seguintes vacinas inativadas é considerado benéfico para os imunodeficientes: DPT, dupla infantil (DT), dupla adulto (dT), antitetânica (T), vacina inativada contra poliomielite, hepatite por vírus B (deve-se usar o dobro da dose), pneumocócica, *Haemophilus influenzae* tipo b, meningocócica e influenza. Quando o indivíduo apresenta neoplasias malignas, o ideal é vaciná-lo antes do início da terapia ou três meses após sua suspensão e o mesmo é válido nos casos de síndrome nefrótica. Pessoas submetidas a esplenectomia eletiva devem ser vacinadas com as vacinas polissacarídicas duas semanas antes da retirada cirúrgica do baço. Quanto às vacinas contendo agentes vivos, além da baixa eficácia, existe o risco de disseminação do agente vacinal, e as vacinas BCG, contra sarampo, caxumba, rubéola, varicela e febre amarela são formalmente contra-indicadas nesse grupo. Faz exceção a essa regra apenas a imunodepressão associada à infecção pelo vírus da AIDS. Segundo a Organização Mundial de Saúde, indivíduos apenas infectados pelo HIV podem receber todas as vacinas do calendário básico (incluindo BCG, sarampo e Sabin); os doente de AIDS não devem receber o BCG, mas podem ser vacinados contra sarampo e poliomielite. As outras vacinas contendo agentes vivos (varicela, febre amarela, raiva) não devem ser administradas a esse grupo.

Após exposição ao sarampo, os imunodeprimidos devem receber imunoglobulina, no dobro da dose habitual, mesmo que tenham sido vacinados. As outras imunoglobulinas devem ser administradas nas mesmas doses e esquema recomendados para pessoas normais.

Vacinação de gestantes – as únicas vacinas recomendadas durante a gestação são as vacinas dT (contra tétano e difteria), após o primeiro trimestre. As outras vacinas não devem ser administradas a gestantes, exceto se houver alto risco para infecção, como, por exemplo, em casos de exposição ao vírus da hepatite B.

Vacinação combinada – as vacinas combinadas são mais confortáveis para a criança (reduzem o número de injeções); diminuem a necessidade de retornos e facilitam a adesão aos calendários de vacinação. Muitas vacinas combinadas já são utilizadas nos calendários de rotina (DPT, Sabin, tríplice viral) ou são recomendadas em situações especiais (meningocócica, influenza, penumocócica). Nos últimos anos, diversas novas vacinas combinadas foram aprovadas para uso em crianças: tríplice + pólio inativada (DPT/IPV); tríplice + pólio inativada + hepatite B (DPT/IPV/HB); hepatite A + hepatite B; contra *Haemophilus influenzae* tipo b + tríplice (Hib/DPT); contra *Haemophilus influenzae* tipo b+ hepatite B (Hib/hepatite B); tríplice acelular + pólio inativada (DtaP/IPV); tríplice acelular + pólio inativada + contra *Haemophilus influenzae* tipo b (DtaP/IPV/Hib); e vacina contra rotavírus. No futuro, essas novas vacinas deverão ser utilizadas na rotina, pois diversos estudos têm confirmado sua eficácia e segurança; entretanto, por ainda terem custo muito elevado, é pouco provável que sejam incluídas a curto prazo no calendário de rotina do Brasil. Quando a família tiver disponibilidade de recursos, o pediatra poderá indicar o uso dessas novas vacinas combinadas. É fundamental lembrar que as vacinas aprovadas para uso em separado não devem ser misturadas para aplicação em um único ponto sem que se comprove sua segurança e eficácia, pois a mistura de diferentes imunobiológicos pode comprometer a resposta às vacinas ou causar efeitos adversos inesperados.

BIBLIOGRAFIA

1. ADVISORY COMMITTEE ON IMMUNIZATION PRACTICES (ACIP) – Measles, mumps, and rubella – vaccine use and strategies for elemination of measles, rubella, and congenital rubella syndrome and control of mumps. Recommendations of the Advisory Committee on Immunization Practices (ACIP). *MMWR Morb Mortal Wkly Rep* 47(RR-8):1, 1998. 2. ADVISORY COMMITTEE ON IMMUNIZATION PRACTICES (ACIP) – Update: vaccine side effects, adverse reactions, contraindications, and precautions. Recommendations of the Advisory Committee on Immunization Practices (ACIP). *MMWR Morb Mortal Wkly Rep* 45(RR-12): 1, 1996. 3. ADVISORY COMMITTEE ON IMMUNIZATION PRACTICES (ACIP) – Prevention of hepatitis A through active or pasive immunization. Recomendations of the Advisory Committee on Immunization Practices (ACIP). *MMWR Morb Mortal Wkly Rep* 45:1, 1996. 4. AMATO NETO, V.; BALDY, J.L.S. & SILVA, L.J. – *Imunizações*. 3ª ed., São Paulo, Sarvier, 1991. 5. AMATO, J.G.P.; LOPES, M.H.; AMATO NETO, V. – *Imunizações em Infectados pelo Vírus da Imunodeficiência Humana (HIV)*. São Paulo, CLR Balieiro, 1997. 6. AMERICAN ACADEMY OF PEDIATRICS, COMMITTEE ON INFECTIOUS DISEASES – In Peter, G, ed. *Red Book. Report of the Committee on Infectious Diseases*. 24th ed., Elk Grove village IL: American Academy of Pediatrics, 1997. 7. ARYA, S.C. – Human immunization in developing countries: practical and theorical problems and prospects. *Vaccine*, 12:1423, 1994. 8. BRASIL. MINISTÉRIO DA SAÚDE – *Manual de Normas de Vacinação*. 3ª ed., Brasília, 1994. 9. BRASIL. MINISTÉRIO DA SAÚDE – PNI, 1998, 10. BRICKS, L.F. – Poliomielite: situação epidemiológica e dificuldades para a erradicação global. *Pediatr. (S. Paulo)*, 19:26, 1997. 11. BRICKS, L.F. – Vacinas contra influenza – atualização. *Pediatr. (S.Paulo)*, 19:113, 1997. 12. BRICKS, L.F. – Indicação de vacinas e imunoglobulinas em indivíduos que apresentam comprometimento da imunidade. *Rev. Saúde Pública*, 32:281, 1998. 13. BRICKS, L.F. – Principais questões relacionadas à imunização contra a varicela-zoster. Atualização. *Imunizações*, 2:86, 1998. 14. BRICKS, L.F. – Análise crítica sobre o uso das vacinas conjugadas contra o *Haemophilus influenzae* do tipo b em diferentes países. *Pediatr. (São Paulo)*, 20:211, 1998. 15. CDC. CENTERS FOR DISEASE CONTROL AND PREVENTION – Immunization of adolescents. Recommendations of the Advisory Committee on Immunization Practices, American Academy of Pediatrics, American Academy of Family Physicians, and the American Medical Association. *MMWR Morb Mortal Wkly Rep* 45(RR-13):1, 1996. 16. CDC. CENTERS FOR DISEASE CONTROL AND PREVENTION – Prevention of varicella. Recommendations of the Advisory Committee on Immunization Practices (ACIP). *MMWR Morb Mortal Wkly Rep,* 45(RR-11):1, 1996. 17. CHEN, R.T. & DeSTEFANO, F. – Vaccine adverse events: causal or coincidental? *Lancet* 351:611, 1998. 18. CHERRY, J.D. – Comparative efficacy of acellular pertussis vaccines: an analysis of recent trials. *Pediatr. Infect. Dis. J.*, 16:S90, 1997. 19. DeBONDT, P.E.V; LABADIE, J. & RÜMKE, H.C. – Rate of recurrent collapse after vaccination with whole cell pertussis vaccine; folow up study. *BMJ* 316:902, 1998. 20. DIAS, M.H.P.; BRICKS, L.F.; RESEGUE, R. & GUSHIKEN, C.T. – Imunização ativa. In Sucupira, A.C.S.L. et al. (coord). *Pediatria em Consultório*. São Paulo, Sarvier, 1996, p. 117. 21. KOFF, R.S. – The case for routine childhood vaccination against hepatitis A. *N. Engl. J. Med.* 340:644, 1999. 22. LAGOS, R. et al. – Clinical acceptabilitty and immunogenicity of a pentavalent parenteral combination vaccine containing diphtheria, tetanus, a cellular pertussis, inactivate poliomyelitis and *Haemophilus influenzae* type b conjugate antigens in two, four, and six-month-old Chilean infants. *Pediatr. Infect. Dis. J.* 17:294, 1998. 23. LEE, C.L. & KO Y.C. – Hepatitis B vaccination and hepatocellular carcinoma in Taiwan. *Pediatrics* 99:351, 1997. 24. MANDEL, G.L. BENNET, J.E. & DOLIN, R. – *Mandell, Douglas and Bennett's Principles and Practice of Infectious Disease.* 4th ed., New York, Churchill Livingstone, 1995. 25. MURRAY, C.J.L. & LOPEZ, A.D. – Mortality by cause for eight regions of the world: global burden of disease study. *Lancet* 349:1269, 1997. 26. PELTOLA, H. – Meningococcal vaccines. *Drugs* 55:347, 1998. 27. RODRIGUES, D.; BRICKS, L.F. & RESEGUE, R. – Hepatite B: imunização universal. *Pediatr. (S. Paulo)* 18:82, 1996. 28. SÃO PAULO. SECRETARIA DO ESTADO DA SAÚDE; COMISSÃO PERMANENTE DE ASSESSORAMENTO EM IMUNIZAÇÕES; CENTRO DE VIGILÂNCIA EPIDEMIOLÓGICA PROF. ALEXANDRE VRANJAC – Norma do Programa de Imunização. São Paulo, 1998. 29. SCHUCHAT, A. et al – Bacterial meningitis in the United States in 1995. *N. Engl. J. Med.* 337:970, 1997.

4	Higiene Física

JOSÉ AUGUSTO NIGRO CONCEIÇÃO
ANITA HAYASHI
GILSON QUARENTEI
PEDRO DE ALCANTARA

Sob essa denominação genérica, incluímos dois grandes conjuntos de ações voltadas para a proteção e a promoção da saúde:

1. higiene física ambiental;
2. higiene física individual.

Pelo simples fato de que para a prática de uma higiene física individual tornam-se necessárias condições ambientais adequadas, trataremos, primeiramente, da higiene física ambiental

HIGIENE FÍSICA AMBIENTAL*

Pela grandeza do tema, abordaremos os aspectos mais importantes a serem considerados pela equipe de saúde em seu relacionamento constante com o binômio pais-filhos. Sempre que possível, deve-se transmitir aos pais e aos filhos – nossos clientes –, de maneira simples e clara, os conhecimentos básicos pertinentes, pois estes são o primeiro passo para a adoção de um comportamento adequado em saúde. Nossa ação será, sempre, procurar a melhoria das condições ambientais de vida, de acordo com as potencialidades da família, tendo como objetivo a saúde da criança e do adolescente.

Na análise das medidas relacionadas com o ambiente – que têm como objetivo tornar possível uma vida saudável – despontam, como de maior importância, aquelas que dizem respeito à *habitação*.

O papel principal da habitação, e o primeiro determinante de sua existência na ordem cronológica é conseqüente da necessidade de proteção do homem contra as adversidades do clima e a agressão de elementos do meio ambiente. Assim, as *características de construção das habitações* deverão, necessariamente, variar conforme a região e o clima onde elas se localizem. O clima, resultante basicamente do comportamento de três variáveis – temperatura, umidade e regime de ventos –, deve ser levado em grande consideração no planejamento da habitação. Se a temperatura local é habitualmente elevada, é essencial a existência de meios que favoreçam a ventilação; se a temperatura é geralmente baixa, sistemas de isolamento térmico e, eventualmente, de calefação necessitam ser considerados. De modo geral, o conforto térmico é adequado a temperaturas variáveis entre 15 e 24°C e com umidade relativa do ar entre 40 e 70%.

Para efeito de análise da temperatura da habitação – conseqüência de sua *insolação* – lembramos que tudo ocorre *como se o Sol* realizasse, sobre o lugar, do nascente ao poente, trajetórias com inclinações diversas, conforme a época do ano. Nos equinócios (21 de março e 23 de setembro), a trajetória aparente do Sol é perpendi-

---

* Poluição ambiental: ver na 3ª parte deste livro.

cular à linha do Equador. Nessa ocasião, excetuando-se as calotas polares, temos uma duração igual do dia e da noite. As regiões próximas da latitude 0 terão insolação máxima. A 23 de dezembro, para os povos do Hemisfério Sul, próximos ao Trópico de Capricórnio, tem-se o solstício de verão, pois a trajetória aparente do Sol tem a máxima declinação sul. Nessa situação, essas áreas receberão insolação máxima, daí a adjetivação do solstício. Nessa mesma data, para os locais do Hemisfério Norte, próximos ao Trópico de Câncer, a trajetória do Sol, sendo mais inclinada para o sul, corresponderá à época de menor intensidade de insolação. Para essas áreas, o solstício recebe o nome de inverno. A 22 de junho, por motivos similares, porém inversos, tem-se o solstício de verão para os povos do Hemisfério Norte e o de inverno para os povos do hemisfério sul. No solstício de verão, o local recebe insolação mais prolongada – dias mais longos que as noites – e mais intensa – dias mais quentes. Por essas razões, quanto maior a latitude sul, tanto mais os dormitórios e as áreas de maior permanência das pessoas no interior da casa deverão ter janelas para o norte. Para latitudes sul maiores que 23° – áreas ao sul do Trópico de Capricórnio –, os cômodos com janelas face sul jamais receberão a luz solar. Já as áreas situadas na face oeste, que recebem toda a luz solar da tarde, deverão ter suas janelas providas de anteparos (toldos, varandas, árvores próximas) para amenizar o calor decorrente dessa situação. Além dos efeitos relativos à temperatura, a insolação, por meio dos raios ultravioletas, desde que os raios solares penetrem diretamente no cômodo sem a interposição de vidros, tem uma potente ação bactericida no ambiente doméstico.

A edificação de habitações deve ser feita preferencialmente em terrenos planos, não sujeitos a enchentes, em zona sem tráfego intenso, com materiais adequados às condições climáticas locais, com proteção contra a umidade excessiva, com boa iluminação natural, protegida contra a entrada de diferentes tipos de animais existentes na área, contra ruídos excessivos e poluentes aéreos – localização distante de zonas altamente industrializadas –, com espaços internos e externos suficientes a permitir uma vida confortável e com um mínimo de privacidade. A habitação saudável deve estar ligada a uma rede de abastecimento de água tratada, a um sistema adequado para a disposição dos dejetos e do lixo, dispor de energia elétrica e estar próxima de um sistema social adequado – escolas, comércio, instituições religiosas, recreação e outros. A ausência de sistemas públicos relativos à água, aos dejetos e ao lixo, no entanto, pode ser suprida por medidas temporárias que, quando bem executadas, oferecem condições satisfatórias para o atendimento dessas necessidades. Essas medidas são constituídas pela cloração ou fervura da água, enterramento do lixo e construção de fossas de acordo com especificações que garantam a não-contaminação do solo e do lençol freático.

Todos esses itens referentes à construção da habitação estão diretamente relacionados com sua localização – urbana ou rural – e com determinantes de ordem social, econômica e cultural: os geradores das necessidades do núcleo familiar e seu comportamento. Uma habitação de má qualidade freqüentemente está mais relacionada com más condições econômicas da família do que a outros aspectos.

Na distribuição interna das dependências da habitação fica evidente a separação de dois conjuntos de áreas por suas funções – as de piso frio (cozinha e sanitários) e as de piso quente (dormitórios e salas de estar). Para maior conforto da vida no lar, essas acomodações devem ser internas, com distribuição, quantidade e tamanho variáveis na dependência dos citados fatores econômicos, culturais e tamanho da família, evitando-se ao máximo condições que possam levar à promiscuidade ambiental.

O *dormitório* é o ambiente onde a criança de baixa idade fica a maior parte do dia. Assim, deve corresponder a uma das áreas mais salubres da habitação. Embora o tempo de permanência nesse ambiente diminua progressivamente com o aumento da idade, mesmo o adolescente, para a satisfação de suas necessidades de sono e repouso, deve, ainda, ali permanecer um terço do dia. Dessa forma, fica claro como são importantes as boas condições do dormitório para a proteção da saúde, particularmente as relativas ao conforto térmico já salientadas anteriormente. É importante que o quarto, na medida em que a criança cresce, possibilite um ambiente adequado para que se possa isolar de outras pessoas, brincar sozinha e realizar suas tarefas escolares.

A criança deve dormir em *berço* individual, podendo estar no quarto dos pais nos primeiros meses de vida e em nenhuma idade e por motivo algum na mesma cama com os pais. O berço deve possuir tamanho suficiente para que a criança nele durma até a idade pré-escolar (50cm de largura por 130-150cm de comprimento). Deve possuir, sistematicamente, proteção que impossibilite a queda da criança, mesmo quando ela já deambule. O mais comum é a utilização de grades paralelas e verticais com vãos livres que não permitam a introdução da cabeça (10-12cm) e altura de 60-80cm. O colchão deve ser firme e o uso de travesseiros espessos é contra-indicado. Na idade pré-escolar, deve-se substituir o berço por cama de solteiro, inicialmente com pequena grade móvel e posteriormente sem essa proteção.

O *quintal* é área de extrema importância para o crescimento e o desenvolvimento normais, pois permite à criança ficar ao ar livre, ter espaço para desenvolver atividades motoras diversas, tomar banhos de sol e brincar com terra e água e com outras crianças. A inexistência do quintal pode ser precariamente substituída pelo uso de terraços ou, na dependência das condições locais, da própria rua onde se localiza a habitação. As relações interpessoais com a vizinhança constituem fator importante para a socialização da criança nos diferentes grupos etários. Por esses fatos, os comportamentos relacionados com o controle de condições higiênicas da casa e do quintal apresentam considerável importância. Esses locais devem ser mantidos sempre limpos e seguros, visando principalmente à prevenção de riscos de contaminação e agravos físicos. A limpeza deve ser feita com a criança ausente do local, tendo-se o cuidado de não expô-la a inseticidas, animais e insetos.

Em toda a habitação, desde a sua edificação até o arranjo e a distribuição dos móveis e utensílios domésticos, deve ser sempre considerada a prevenção de acidentes. Quedas, queimaduras, intoxicações e envenenamentos são tipos freqüentes de *acidentes no lar*, devem estar sempre em mente da equipe de saúde para transmitir aos pais ou responsáveis um alerta geral. Desde o local apropriado para a guarda de materiais inflamáveis, cáusticos e medicamentos, até o de pequenos objetos como lâminas de barbear e agulhas, deve-se motivar a que se tornem preocupação dos pais, juntamente com a transmissão aos filhos dos cuidados que devem ter quando necessitarem manipular tais substâncias e objetos. Nesse aspecto, outros elementos importantes que existem devem ser considerados, tais como a proteção de escadas e tomadas de corrente elétrica, gradeamento de janelas e distância do fogão, mormente quando se estiver cozinhando.

A deterioração do ambiente físico – poluição ambiental – conseqüente da própria ação do homem, pela sua atualidade e importância, é tratada em separado na 3ª parte deste livro.

HIGIENE FÍSICA INDIVIDUAL

A satisfação das necessidades de ordem afetiva, quer as de amor e auto-estima, quer as mais complexas necessidades de auto-realização do homem, está intimamente ligada ao seu relacionamento interpessoal. Entretanto, para o atendimento dessas mesmas necessidades, outras mais, de ordem puramente física – que lhe são precedentes *evolutivamente e que se constituem em necessidades* fundamentais por estar relacionadas diretamente com sua sobrevivência como ser vivo –, precisam ser satisfeitas. Assim, a satisfação das necessidades físicas da criança, quer as fisiológicas de respiração, alimentação e eliminação, quer as de proteção contra agravos ambientais, é parte importante na evolução de seu crescimento e desenvolvimento.

Pela amplitude dos temas, as higienes de alimentação e antiinfecciosa são abordadas em outros capítulos nesta mesma parte. Sono e repouso, asseio corpóreo, vida ao ar livre e exercícios físicos serão tratados a seguir.

Sono e repouso

Para a manutenção da saúde deve sempre haver uma distribuição adequada entre as horas de atividade e as de repouso. As necessidades de repouso variam de acordo com a idade e com as características individuais. Entre as atividades diárias, o repouso é necessário para evitar a fadiga física e mental do indivíduo. A inatividade pura, em vigília e em local adequado, é prática recomendável para a recomposição da disposição para a atividade. O sono, forma importante de repouso, tem sua duração variável de acordo com a idade da criança. Para um sono satisfatório, é necessário que existam condições de tranqüilidade psíquica individual e condições ambientais favoráveis, tais como quarto arejado, conforto térmico e acústico e condições adequadas de leito. Os distúrbios do sono podem ter suas causas relacionadas com o indivíduo e/ou com a situação ambiental.

Asseio corporal

O banho diário, prática que visa à limpeza e à proteção do revestimento externo do corpo, estimula a circulação geral da pele, proporcionando sensação de conforto e bem-estar. A prática do banho varia em sua forma de execução segundo os recursos disponíveis e a idade da criança. No recém-nascido, deve ser de imersão, de curta duração, dado preferencialmente à mesma hora do dia, antes de uma das refeições, em local sem corrente de ar e após a cicatrização da área umbilical. Deve-se utilizar banheira e toalha individuais, água morna tratada, entre 36,5 e 37,5°C, e sabão neutro. Após a limpeza dos olhos e ouvidos, com tecido macio umedecido em água, e das narinas, com a introdução de algodão moldado com as mãos e umedecido, lava-se o rosto, sem sabão, e enxuga-se, sem friccionar a pele. A seguir, faz-se a limpeza dos genitais com algodão ou tecido macio umedecido em água, afastando-se delicadamente o prepúcio. Nas meninas, afastam-se os grandes e os pequenos lábios, lavando-se de dentro para fora e da extremidade anterior para a posterior. A seguir, retira-se o restante do vestuário e coloca-se a criança na banheira, mantendo sua cabeça fora da água e discretamente inclinada para trás. Lava-se o couro cabeludo e pescoço, evitando entrada de água nos olhos e nos ouvidos. Lava-se a parte anterior do tronco e os membros superiores e inferiores. A seguir, a criança é virada e lava-se a parte posterior do tronco. Ao retirar a criança da banheira, deve-se enxugá-la rapidamente, sem friccionar a pele, com especial atenção para as dobras do corpo. Com a evolução da idade da criança, é preferível, por ser mais higiênico, dar o banho com o uso de chuveiro e levando-a, progressivamente, a assumir a responsabilidade por essa atividade. Ainda para o asseio corpóreo, merecem destaques o vestuário e os cuidados com cabelos, unhas e órgãos dos sentidos.

O vestuário, senso lato, deve ser considerado como elemento importante de proteção do corpo e de satisfação de necessidades individuais, variáveis quanto à possibilidade de movimentação, e de conforto térmico. No seu uso, interferem intensamente conceitos estéticos individuais e padrões culturais do ambiente de vida. A roupa do lactente deve ser simples e folgada, sem cinteiro ou faixa, deixando braços e mãos livres, variando em quantidade e qualidade com as condições climáticas, e as fraldas devem ser trocadas com freqüência para que favoreça o conforto e o bem-estar da criança. Após o primeiro mês é liberado o uso de "calças plásticas". No verão, agasalhar menos a criança, podendo até ficar só de fraldas. Nas outras idades, persiste a necessidade de serem trocadas diariamente e lavadas as peças do vestuário em contato mais íntimo com a pele. Em virtude da utilização de diferentes substâncias químicas para a lavagem da roupa, recomenda-se enxágüe com água abundante e, eventualmente, com vinagre na água, na proporção de 15ml por litro. Após os 2 anos de idade, respeitar sugestões da própria criança em relação ao tipo de roupa a ser usada e permitir a adoção da moda vigente, desde que não traga prejuízos para sua saúde.

Os sapatos devem ter sola flexível mas não mole, contraforte firme e ponta não virada, observando-se sempre o tamanho adequado para os pés; nas baixas idades, devem ser do tipo bota, para maior firmeza do tornozelo. Deve-se, também, deixar a criança andar descalça em areia, terra, tapete espesso, colchão, para fortificar os músculos da panturrilha.

A manutenção da ordem e limpeza dos cabelos, além de favorecer a prevenção de certos agravos, colabora na aparência, ainda que tipos de corte e penteado variem com exigências pessoais e sociais.

Da mesma forma, as unhas deverão ser mantidas cortadas e limpas. Essa prática diminui a possibilidade de vários tipos de agravos à criança. As mãos, por meio do tato, são partícipes constantes do relacionamento homem-ambiente. Assim, entra em contato permanente com substâncias ou microrganismos que, ingeridos ou levados a determinadas partes do corpo, são causadores de distúrbios da saúde. A lavagem das mãos é, portanto, medida que determina diminuição das possibilidades de contaminação do próprio indivíduo e de outras pessoas. Desde que a criança compreenda, deve ser estimulada a aquisição desse hábito antes da alimentação e após o uso de sanitários. Para a lavagem das mãos, faz-se necessário o uso de água abundante, preferentemente corrente, e sabão. Após ensaboar as mãos, esfregá-las uma contra a outra, na palma, no dorso, fazendo-se com que o sabão penetre entre os dedos e sob as unhas, e enxaguar até a eliminação de todo sabão, enxugando com toalha limpa.

A audição, por sua essencialidade ao desenvolvimento da fala, é o sentido que torna o homem peculiarmente humano. A deficiência auditiva é limitação física que dificulta grandemente a utilização plena de suas potencialidades. Os ouvidos – instrumentos básicos da audição – devem ser protegidos de traumatismos causados por ruídos excessivos, corpos estranhos, objetos rígidos, bem como da instalação de infecções e do acúmulo de cerume. A lavagem diária do pavilhão auricular, durante o banho, com água e sabão, evitando-se a entrada de água no conduto auditivo e enxugando-o com toalha, são cuidados básicos. A limpeza do acúmulo de secreções deve ser feita por profissional habilitado, sendo a utilização de objetos rígidos ou pontiagudos, com a finalidade de limpeza, indesejável.

As narinas, além de proporcionarem a filtragem e o aquecimento do ar como mecanismo de proteção do organismo, é o ponto de partida, por meio da pituitária, da sensação do olfato. A acumulação de secreções nasais, normais ou patológicas, determina graus variáveis de obstrução, levando ao desconforto individual de intensidade variável com o grau de obstrução e a idade da criança. A limpeza das narinas, na criança pequena, deve ser feita com a umidificação das secreções e sua remoção com tecido macio. Na criança maior, a limpeza deve ser feita com lenço individual, comprimindo-se externa e alternadamente as asas do nariz e fazendo-a assoar delicadamente. Deve-se habituar a criança a evitar a introdução de dedos ou objetos nas narinas, pois podem ferir a mucosa e, no último caso, constituir-se em corpo estranho aspirável para as vias respiratórias inferiores.

Para a manutenção de uma boa visão, a proteção dos *olhos* contra acidentes e infecções deve ser considerada. O uso de lenços e/ou toalhas limpas individuais para a limpeza dos olhos, a prevenção de acidentes específicos (objetos pontiagudos, substâncias corrosivas e fogo) e o uso de iluminação natural ou artificial adequada em condições de esforço visual constituem cuidados higiênicos valiosos.

Vida ao ar livre

É um hábito que deve ser estimulado desde o período neonatal. Já no final do primeiro mês de vida, a criança deve ser submetida a *banhos de sol* direto. Estes devem ser realizados com a criança despida, com exposição de duração lentamente crescente, até 20-30 minutos, diariamente, na dependência da intensidade da insolação. A exposição deve ser feita sem a interposição de vidraças e no horário matinal, variando de acordo com a estação do ano. E, também a partir do primeiro mês de vida, a criança deve ser levada a *passeios* ao ar livre, evitando-se a incidência direta de sol sobre sua cabeça. Os passeios, inicialmente curtos, devem ser alongados e, preferentemente de carrinho, realizados em locais arborizados e de pouco trânsito ou deixá-la ao ar livre, na sombra, por 1 hora, em móvel apropriado ou adaptado e em local seguro. Após os 12 meses, deixá-la brincar fora de casa pelo menos 2 horas durante o dia, sendo que o frio jamais deverá impedir essa atividade. Na medida em que a criança cresce, a atividade física ao ar livre continua sendo uma necessidade importante a ser satisfeita, incluindo-se o brincar com crianças do mesmo grupo etário.

Exercícios físicos

A educação física por meio de seus elementos formativos – ginástica, jogos, esportes, dança, competições, excursões e acampamentos – desenvolve as seguintes qualidades: 1. puramente físicas, como força, flexibilidade, resistência, instantaneidade de movimentos, equilíbrio, velocidade etc.; 2. físico-psíquicas, como capacidade de concentração e relaxamento, coordenação; 3. psíquicas e sociais, como força de vontade, disciplina, domínio de si mesma, coragem, confiança em si mesma, solidariedade, respeito às leis.

Assim, vemos na educação física um auxiliar valioso para amparar a criança durante sua fase de crescimento e desenvolvimento, em seus aspectos morfofisiopsicológicos, podendo aperfeiçoar o capital físico determinado pela herança e adestrar o indivíduo para o aproveitamento máximo de suas possibilidades, respeitando e utilizando as capacidades evolutivas das crianças para que elas se desenvolvam o mais harmonicamente possível em seu conjunto biopsíquico.

Do ponto de vista médico-higiênico, a educação física deverá respeitar a capacidade física e intelectual da criança, em estrita função do período de seu crescimento e desenvolvimento. Assim, podemos dividir as crianças em dois grupos:

• O primeiro grupo, compreendendo crianças de zero a 2 anos, em que a educação física é individual e realizada de modo passivo ou pouco ativo.

• O segundo grupo, abrangendo as crianças de 2 anos até a idade puberal, em que a educação física deve ser coletiva e realizada de modo ativo.

A pessoa indicada para ministrar as sessões de educação física é o professor de educação física devidamente habilitado; para as crianças do primeiro grupo, mais indicada será a própria mãe ou quem a substitua, sob vigilância e após orientação.

Exercícios físicos para lactentes

Os exercícios físicos realizados com o lactente nos primeiros seis meses de vida são passivos, podendo no fim desse tempo aparecer

alguma atitude ativa, a qual vai aumentando progressivamente à medida que o lactente avança nos meses e adquire suas atitudes ativas de sentar-se, pôr-se em pé e caminhar. Os exercícios realizados na primeira fase visam a preparar a criança para essas atitudes, fortalecendo seus grupos musculares e aperfeiçoando as conexões neuromusculares. Eles podem ser:

Após os 45 dias

Massagem leve sobre a face ventral do corpo, com a criança em decúbito dorsal, e sobre a face dorsal do corpo, com ela em decúbito ventral; passando-se leve e repetidamente a ponta dos dedos sobre o corpo da criança desperta nela contrações ativas dos braços, das pernas, dos músculos dorsais e cervicais.

Após os 2 meses

Exercícios que devem ser executados cinco vezes cada um e em duas sessões ao dia:

a) *Exercícios com os membros superiores* – estando a criança em decúbito dorsal, colocar os polegares nas palmas de suas mãos e segurar seus punhos; estender os braços para a posição vertical e, com os braços ainda estendidos, levá-los para a posição lateral e horizontal, até tocar o plano de apoio; dessa posição, sem perder o contato com o plano de apoio, elevar os braços até que fiquem paralelos aos lados da cabeça e, dessa posição, os braços são levados à posição inicial, sempre estendidos.

b) *Exercícios com os membros inferiores* – coloca-se a criança em decúbito dorsal, próxima e perpendicularmente à borda do leito; contornando-se os tornozelos com o polegar por um lado e com os dedos médio e anular por outro lado, de modo que seus pés fiquem presos nas palmas das mãos do operador, que utilizará os dedos indicadores aplicados sobre a face externa das pernas para, com ligeira pressão, corrigir o ligeiro encurvamento das tíbias; faz-se a extensão das pernas com ligeiras trações, pondo-as na horizontal, e a seguir flexionam-se os membros inferiores sobre o tronco, mantendo as pernas em extensão; volta-se à posição inicial e flexionam-se por completo as pernas sobre as coxas e estas sobre o quadril, ao mesmo tempo que se exerce ligeira pressão sobre o abdome.

c) *Exercício de enovelamento* – coloca-se a criança em decúbito dorsal, próxima e perpendicularmente à borda do leito; toma-se de seus pés e flexionam-se os membros inferiores sobre o quadril, de modo que os pés cheguem até atrás da cabeça.

d) *Exercícios laterais do quadril* – ainda com a criança na posição anterior, toma-se apoio na base das coxas para imobilizar as articulações destas com a bacia; fazem-se movimentos laterais para a direita e para a esquerda no plano horizontal.

e) *Exercícios para os músculos dorsais e sacrolombares* – a criança é colocada em decúbito ventral na borda do leito, com as pernas pendentes; segura-se pelos pés conforme foi descrito para o exercício no item "b" e estendem-se os membros inferiores, os quais devem ficar no mesmo plano que o corpo; flexionam-se os membros inferiores contra o quadril, de modo que fiquem abaixo do plano de apoio; a seguir, estendem-se energicamente os membros inferiores, elevando-os acima do nível do plano de apoio a ponto de a criança ficar quase de cabeça para baixo, sem, porém, perder o contato com o apoio; por fim, volta-se para a posição inicial de pernas estendidas e executam-se movimentos laterais com o quadril.

Após os 3-4 meses

Ministram-se os exercícios do grupo anterior e mais os que se seguem, realizando cinco vezes cada um e em duas sessões ao dia:

a) *De sentar-se* – a criança é colocada em decúbito dorsal, segurando espontaneamente os polegares do executor; com seus membros superiores ligeiramente fletidos, é auxiliada a sentar-se e em seguida colocada na posição inicial.

b) *Exercício de equilíbrio para sentar-se* – a criança fica sentada na borda do leito, com as pernas pendentes e segurando os polegares do executor; elevam-se os braços estendidos e pende-se o corpo da criança para trás, sem contudo deitá-la; atrai-se a criança para a frente ao mesmo tempo que se levam os membros superiores para a posição lateral, pondo-a sentada.

Após os 5-6 meses
Ministram-se os exercícios dos grupos anteriores e mais os seguintes, realizando cinco vezes cada um e em duas sessões ao dia:

a) *Exercício de ficar em pé* – coloca-se a criança em posição sentada segurando os polegares do executor. A seguir, procura-se auxiliá-la a pôr-se em pé; esse auxílio deve ser diminuído à medida que a criança adquire tal capacidade.

b) *Exercício de equilíbrio para ficar em pé* – coloca-se a criança em pé segurando os polegares da pessoa que realiza o exercício; elevam-se os braços o mais possível sem que os pés percam o contato com a superfície de apoio; a seguir, pende-se o corpo da criança para trás, e, em continuidade, o operador atrai a criança para si, ao mesmo tempo que leva os membros inferiores para a posição lateral com ligeira inclinação posterior.

Exercícios físicos para crianças com mais de 2 anos

Na idade pré-escolar
Esse período abrange crianças de 2 a 6 anos de idade; elas têm como característica um crescimento mais lento do peso e da altura, enquanto a coordenação motora rapidamente se aperfeiçoa. Com isso, a influência benéfica dos exercícios físicos faz-se sentir claramente; o progresso psíquico da criança é, em grande parte, função da atividade física que se lhe permite – a memória, a atenção, a associação de idéias, o falar mais fluente, bem como a marcha e a atitude postural.

Nesse período, a educação física usará primordialmente os *jogos*, tendo a *ginástica* como agente complementar; tendo em vista a falta de desenvolvimento da musculatura, os exercícios de força são desaconselhados e, pela pequena resistência da criança, as sessões de atividades físicas devem ser de pequena duração.

Os exercícios visam a aumentar a independência muscular e a aperfeiçoar a coordenação motora.

Na idade escolar
O período escolar agrupa os meninos de 6 a 12 anos e as meninas de 6 a 10 anos; também nessa etapa o crescimento é lento, mas contínuo, e há maior desenvolvimento da função respiratória. O desenvolvimento muscular é pouco expressivo, enquanto o psiconeuromotor é maior. A educação física deverá satisfazer a essas peculiaridades, aumentando progressivamente em complexidade os exercícios físicos e obrigando as crianças a maior responsabilidade e disciplina.

Nesse período, a *ginástica* e os *jogos* têm igual importância. Os exercícios de força seriam usados excepcionalmente, pois os ossos ainda são maleáveis e os pontos de inserção dos músculos não estão bem sólidos; também, os exercícios físicos que levam ao desenvolvimento de massa muscular são contra-indicados, pois os músculos hipertrofiados e enrijecidos opõem-se ao crescimento ósseo.

Na idade pré-puberal
A idade pré-puberal (12 a 14 anos para meninos e 10 a 12 anos para as meninas) é a fase em que o crescimento se acelera: o desenvolvimento acentua-se mais no setor emocional. É uma fase transitória em que o indivíduo ganha peso graças ao tecido adiposo, pouco em tecido muscular, motivo pelo qual pouco aumenta sua força. Nessa fase, a ginástica é primordial e os jogos constituem um recurso complementar. Haverá maior diversificação dos exercícios físicos: para o sexo feminino, os exercícios que desenvolvem graça e ritmo, e para o sexo masculino, movimentos mais amplos, flexíveis e resistentes. Os exercícios de força, se bem que não propriamente contra-indicados, devem ser pouco utilizados pelos mesmos motivos referidos para o período etário anterior. Cabe, ainda, a iniciação desportiva.

Na idade puberal
Os adolescentes masculinos (14 a 16 anos) e femininos (12 a 14 anos) estão em fase de crescimento e desenvolvimento mais rápidos do que na idade pré-puberal, com acentuação do crescimento osteoarticular e do muscular, este tanto em volume como em força. Nesse período, a ginástica e o desporte constituem a base dos exercícios físicos, que terão atingido seu grau máximo de complexidade, visando ao treino neuropsicomotor. Os exercícios de força são largamente utilizados, bem como os de aprimoramento da formação corporal.

---

5 Ser Puericultor*

EDUARDO MARCONDES

Segundo Aurélio, Puericultura é o "conjunto de meios que visam assegurar o perfeito desenvolvimento físico, mental e moral da criança". Vejo a Puericultura como um segmento da Pedologia, "o estudo natural e integral da criança sob os aspectos biológicos, antrológico e psicológico", ainda segundo Aurélio.

Não tenho dúvidas quanto à raiz antropológica da Puericultura que se ocupa sobretudo da infância normal com ênfase no crescimento e no desenvolvimento, promoção da saúde e prevenção de agravos, considerando a criança como uma individualidade biopsicossocial e relacionando-a ao meio ambiente físico (biótico e abiótico) e psicossocial que a cerca.

A Pediatria é toda a Medicina aplicada ao indivíduo em crescimento e desenvolvimento. À Pediatria cabe estabelecer noções conceituais, descritivas e orientadoras para que o médico de crianças, por meio da observação cuidadosa da criança doente, possa aplicar os conhecimentos de patologia e de terapêutica em sua assistência.

Assim, Puericultura e Pediatria, com suas raízes principais, antropológica e médica, respectivamente, constituem à díade da assistência à criança durante todo seu período de crescimento e desenvolvimento. Nos extremos desse período localizam-se contingentes populacionais de grande importância; refiro-me à Puericultura e à Pediatria Neonatais e à Hebeatria, a Puericultura e Pediatria dos adolescentes.

Pediatria Social, por sua vez, é a via final de todas as atividades da Puericultura e da Pediatria clínica, é o compromisso de todos que assistem a criança e o adolescente com o seu universo. O Brasil é um país com 40% de sua população constituída por crianças e adolescentes, o que pode representar até 60 milhões de pessoas no início dos anos 90; o universo infanto-juvenil garante à Pediatria Social a máxima importância no contexto da saúde nacional brasileira.

---

* Este capítulo foi escrito em memória do Prof. Pedro de Alcantara, falecido em 18 de maio de 1979, aos 78 anos de idade. Foi publicado anteriormente em "Pediatria na Atenção Primária", Sarvier, São Paulo, 1999.

O esquema apresentado na figura 2.6 relaciona entre si as diferentes faces da assistência à criança e ao adolescente. Claro está que Pediatria e Puericultura unem-se na criança, "criatura em crescimento e desenvolvimento em busca da adaptação ao ambiente físico, psíquico e social, a fim de realizar o melhor padrão da espécie".

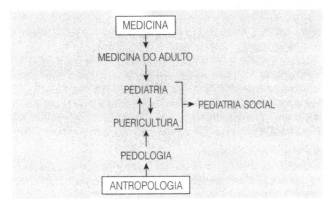

Figura 2.6 – Puericultura, Pediatria e Pediatria Social.

Não é admissível que o puericultor não tenha competência médica ou que o pediatra não atue na vigilância do crescimento, na promoção da saúde e na prevenção de agravos em relação a seus clientes; se assim fosse, não seria díade. Contudo, há certamente características de formação e de atuação que permitem, muitas vezes, identificar esses dois profissionais segundo a tônica de cada um.

Ser puericultor é muito mais do que saber Puericultura ou fazer Puericultura. O ser puericultor é possuir, introspectivamente, conhecimentos, habilidades e valores incorporados a partir de vivências que superam, de muito, o possível de ser aprendido na escola médica. Humanismo permeia e recheia todos os sentimentos e todas as ações.

Afirmo que o puericultor precisa de mais cultura geral do que o pediatra, bem como ambos – puericultores e pediatras – precisam saber mais Medicina do que os médicos de adultos.

Neste capítulo, os termos "Pediatria" e "Puericultura", bem como os termos "pediatra" e "puericultor", tendo em vista as íntimas relações entre eles (muitas vezes caracterizando uma verdadeira interpenetração), poderão ser utilizados eventualmente uns pelos outros. Contudo, afirmo que todo puericultor é um pediatra, mas nem todo pediatra é um puericultor.

Reproduzindo palavras de Luiz Fernando Pinto, "o aprendizado da Pediatria transcende à mera assimilação dos conceitos teóricos registrados nos tratados e compêndios clássicos; seus horizontes ampliam-se muito além dos conhecimentos de última geração e dos avanços tecnológicos, bem como da interpretação dos achados semiológicos expressos nas radiografias, nos exames de laboratório ou nos signos e sinais da ausculta, palpação ou percussão. Há muito mais a ser aprendido no processo de formação de um pediatra. Há que aprender a escutar não só com o estetoscópio, mas, também, com a percepção intuitiva do "terceiro ouvido"; aprender a ver não apenas aquilo que os olhos mostram, mas a enxergar através dos "pontos cegos" que tendem a embotar a percepção dos conflitos familiares do pequeno paciente; é preciso aprender a sentir, com uma percepção especial, tudo aquilo que transcende o conhecimento obtido através das mãos, dos olhos, ou dos maravilhosos instrumentos criados pela modernidade, e que representam prolongamentos tecnológicos dos órgãos dos sentidos do médico. Mas, sobretudo, é indispensável aprender a sentir com empatia e a compreender em profundidade os sentimentos e as mensagens não-verbais e simbólicas que emanam, a cada instante, a cada palavra, a cada gesto ou a cada lágrima, de cada um dos participantes da tríade pediatra-criança-família. É por isso que o melhor pediatra não é aquele que sabe mais, pois o pediatra vale mais pelo que ele é, como pessoa, e não só por aquilo que ele sabe, como profissional. O verdadeiro pediatra é aquele que está sempre disponível e aberto para aprender o que a vida tem a ensinar-lhe, sem apegar-se a modelos teóricos, estereotipados e idealizados".

HISTÓRICO DA PUERICULTURA
(segundo J. Crespin)

O interesse pelos problemas da infância data da mais remota antiguidade. O código de Hamurabi dos babilônios (2500 anos antes de Cristo) e o Papiro de Erbes dos egípcios (1500 anos antes de Cristo) continham leis destinadas à proteção da criança, bem como o tratamento humanitário das crianças. Tanto entre babilônios e egípcios, o aleitamento natural era a regra geral e prolongado por dois a três anos.

No tempo de Hipócrates (460 anos antes de Cristo), houve grande estímulo à educação higiênica da criança; o próprio Hipócrates foi o primeiro a reconhecer a maior mortalidade infantil entre as crianças alimentadas artificialmente.

A civilização greco-romana, por meio de Sorano e Galeno, desenvolveu muito a Puericultura, com ênfase no aleitamento materno. Na Idade Média, sob a influência do Cristianismo e do Direito Romano, surgiram leis de proteção à criança que se propagaram por toda a Europa.

Talvez o primeiro livro sobre Puericultura seja "Da Maneira de Alimentar e Educar as Crianças Desde o Nascimento" do francês Simon de Vallembert, publicado em 1565.

No Brasil, a Pediatria e a Puericultura tiveram seus primórdios em 1738 com a fundação por Romão de Mattos Duarte do primeiro asilo para crianças abandonadas.

Em 1790, Francisco de Mello Franco, formado em Coimbra, publicou o primeiro livro brasileiro de Puericultura: "Trabalho da Educação Física dos Meninos".

A fundação da Pediatria, em bases realmente científicas, deve-se a Carlos Artur Moncorvo de Figueredo no final do século XIX.

Termino citando o pensamento pediátrico criado por Pedro de Alcantara: "O conhecimento da vulnerabilidade da criança e do caráter unitário de seus modos de reação, o reconhecimento da necessidade de investigar e de interpretar globalmente seus problemas e de globalmente assisti-la como pessoa em função de si mesma e de seu ambiente, com os olhos no seu presente e no seu futuro".

O conteúdo fundamental da Puericultura é o seguinte:

1. Relação pediatra/criança/família/comunidade
2. Observação clínica da criança
3. Crescimento
4. Desenvolvimento e atividade
5. Higiene alimentar
6. Higiene mental
7. Higiene antiinfecciosa
8. Higiene ambiental
9. Higiene oral
10. Prescrição pediátrica:
    – alimentação
    – imunização
    – medicação
    – orientação

AS SETE PERCEPÇÕES DO PUERICULTOR

Volto a Aurélio. *Percepção* é o ato, efeito ou faculdade de perceber. Por sua vez, *perceber* é adquirir conhecimento de, por meio dos sentidos; *conhecer; formar idéia de; notar; entender, compreender,* ouvir, ver bem; ver ao longe; divisar.

São determinadas percepções que definem o pùericultor e o pediatra. Para os puericultores, as percepções que vão ser em seguida analisadas constituem sua "marca registrada"; sem elas, eu me pergunto se é possível pensar em puericultores. Para os pediatras, as percepções também são importantes, mas nem todas exigíveis conforme a área de trabalho de cada pediatra.

Primeira Percepção
A UNIDADE QUE A CRIANÇA É

Já foi dito e escrito mil vezes que a criança é um ser biopsicossocial individual; vou escrever pela milésima e uma vez que *a criança é um ser biopsicossocial indivisível!* Mas não basta dizer ou escrever, é necessário *sentir* o conteúdo dessa afirmativa.

O curso médico não contribui para o desenvolvimento dessa percepção nos alunos. Centrado enfaticamente no biológico, com pequenas cargas horárias dedicas à Psicologia e à Psiquiatria e nenhuma carga horária dedicada à Antropologia e à Sociologia, o aluno aprende a descrever o corpo humano do indivíduo e identificar seus desvios, hoje em dia, sobretudo por meio de procedimentos de alta tecnologia, e procurar afastá-los por meio de medicamentos.

Esse conceito biorgânico da Medicina é um grande desastre em Pediatria. A criança, que nove meses antes de nascer era uma única célula, tem uma tremenda capacidade de sentir as coisas como um todo. Mais do que em outras épocas da vida, o psiquismo permeia todo o funcionamento corpóreo; em período de crescimento, vale dizer, de multiplicação celular, a alimentação de criança e a conseqüente manutenção de seu estado nutricional constituem uma condição primeira e essencial para o *todo* que é a criança.

A vitalidade da criança é a energia de seu todo.

O leitor deve examinar a figura 2.7 e meditar sobre ela.

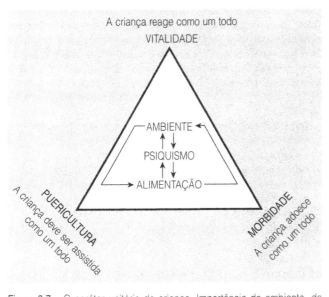

Figura 2.7 – O caráter unitário da criança. Importância do ambiente, do psiquismo e da alimentação.

A figura básica é um triângulo, a mais religiosa das figuras e que representa a própria criança; no seu interior referem-se o ambiente, o psiquismo e a alimentação que se relacionam inextricavelmente. As três pontas do triângulo referem-se à vitalidade da criança ("a criança reage como um todo"), sua morbidade ("a criança adoece como um todo") e o papel de Puericultura ("a criança deve ser assistida como um todo"). Mais esoterismo é impossível ...

A mensagem da figura 2.7 deve ser sentida pelos puericultores com a intensidade suficiente para nortear sua ação. Se não for sentida, adeus Puericultura.

Segunda Percepção
TRANSCENDÊNCIA DA PROMOÇÃO DA SAÚDE, DA PREVENÇÃO DE AGRAVOS E DA EDUCAÇÃO DA CRIANÇA E DE SUA FAMÍLIA

As ações de promoção da saúde são bem exemplificadas pela higiene alimentar e pela orientação relativa a exercícios físicos; tais ações têm a sua vez desde o recém-nascido até o adolescente. É aceitável que essas ações sejam também executadas por profissionais não-médicos (nutricionistas, fisioterapeutas e educadores físicos, entre outros), mas é inaceitável que delas o puericultor se afaste; se o fizer, poderá até ser um bom pediatra, mas certamente não será um bom puericultor. E, no que se refere à alimentação no primeiro ano de vida, o puericultor será certamente um arauto do aleitamento materno.

As ações de prevenção de agravos, por sua vez, são bem exemplificadas pelas imunizações e pela atitude permanentemente alerta da prevenção de acidentes.

No que se refere às imunizações, o puericultor também se filia à Saúde Pública por meio de programas e campanhas de vacinações. Em seu consultório, o puericultor é a "saúde pública presente".

A prevenção de acidentes é feita sem hora marcada, todos os momentos e todos os locais são propícios para essa prática. No tempo em que fazíamos visita domiciliar com certa freqüência, dezenas de vezes tive a oportunidade de identificar riscos acidentais domésticos e orientar a família como removê-los. Infelizmente, a visita domiciliar está em desuso.

O puericultor é um educador? Certamente que sim! Ele ocupa uma posição ímpar para isso; é um médico, conhece seu nobre ofício e convive com os problemas da criança/família.

Entretanto, é lícito afirmar-se que nós, médicos de crianças, nem sempre damos a merecida e devida importância à educação da criança, sobretudo se compararmos a higiene mental com a higiene alimentar; mais vezes investigamos o regime dietético de uma criança do que as condições psíquicas a que se acha submetida; algumas vezes condenamos com mais calor pequenos erros de alimentação do que grandes erros de educação; mais vezes, mas muito mais, redigimos e prescrevemos um regime alimentar do que um regime educativo.

Ora, assim procedendo, erramos três vezes: a) a saúde mental é tão importante e tão desejável quanto a saúde orgânica; b) sem a saúde mental, ou pelo menos sem a higiene mental, muitas vezes não conseguimos obter a saúde orgânica; c) a infância é por excelência a idade propícia à educação em geral e à pedagogia médica em particular e por isso é natural que concentremos nessa idade nossos melhores esforços educadores.

Em face dessa nossa nociva diferença de conduta perante erros alimentares e erros educativos, dando maior atenção aos primeiros que aos segundos, seria conveniente bem apurar suas causas a fim de bem poder afastá-las.

Dir-se-ia que a citada diferença de conduta seria pelo fato de que os efeitos dos erros alimentares são mais imediatos ou mais dramáticos do que os efeitos dos erros educativos. Ou, então, que na grande maioria das vezes somos procurados expressamente para opinar sobre o problema dietético e que os próprios pais são os menos interessados na existência e na solução dos problemas educativos. Ou, ainda, a razão seria o fato de serem as regras de uma boa alimentação melhor e mais solidamente estabelecidas do que as regras de uma boa educação e daí ser mais proveitoso nos ocuparmos, de preferência, com o problema alimentar. Todas essas razões, entretanto, constituem apenas tentativas de racionalização de nossa vida cotidiana. A razão real parece ser outra, e de ordem toda psicológica. É, em essência, uma questão de falta de hábito, pois nós, puericultores, ainda não nos acostumamos a dar ao problema educativo a mesma importância que damos ao alimentar, isto é, ainda não nos habituamos a pesquisar e corrigir com os erros de educação com a mesma argúcia e empenho com que o fazemos com os erros de alimentação. Aliás, sabemos, a eficiência do educador está em relação direta com o grau de sua própria educação e nem todos nós possuímos o conjunto de qualidades que precisamos e queremos incutir. A esta primeira dificuldade se junta outra, e é a que se refere ao grau de desenvolvimento mental dos pais e à sua capacidade de adaptação às novas atitudes que a tarefa educadora vai exigir. Realmente, o que chamamos de educação da criança é, com raras exceções, a reeducação de dois adultos, já muitas vezes habituados a uma rotina perniciosa, pelas próprias leis que regem a formação de nosso caráter, dificilmente modificáveis em seu modo de pensar e de agir.

Em síntese, alguns dos maiores obstáculos à educação das crianças e que puericultores e pais precisam conhecer para melhor os afastar são os que se seguem:

1. A inconstância ou a incapacidade de manter uma atitude de coerência em face da criança, agindo os adultos ora com muita tolerância, permitindo infrações relativamente graves, ora com muita severidade, castigando faltas insignificantes.

2. A opinião de que a criança é brinquedo do adultos.

3. A fraqueza da vontade ou incapacidade de manter um esforço a todo momento, durante anos.

4. Finalmente, a ignorância: há pais que possuem todas as virtudes necessárias, mas ignoram a direção a dar ao esforço educador: é nesses casos que a intervenção do pediatra é mais proveitosa.

Terceira Percepção
A ECODEPENDÊNCIA DA CRIANÇA*

A criança é por demais dependente do ambiente que a cerca; isso é tanto mais verdade quanto mais jovem a criança é.

O ambiente é constituído pela totalidade dos fatores físicos bióticos (animais e plantas), físicos abióticos (atmosfera, água, solo, clima) e psicossocioculturais. Com esses elementos, estrutura-se a unidade de estudo em ecologia, que é o *ecossistema*. Ao ecossistema contrapõe-se o *antropossistema*, criado pelo próprio homem, distinto e antagônico em relação ao ecossistema formado pela natureza, sendo certo que o antropossistema agride o ecossistema. Sabemos que a doença é conseqüência da *inexistência*, *insuficiência* ou *ineficiência* dos mecanismos adaptativos do homem às características ou às alterações do ecossitema.

Na prática pediátrica, contudo, a tarefa do puericultor é facilitada pela existência de *nichos ecológicos*, isto é, um espaço reduzido porém marcante para a saúde da criança. São nichos ecológicos importantes que devem merecer a atenção do puericultor:

- o berço;
- o quarto;
- o domicílio;
- o quintal ou área de lazer de edifício;
- a creche;
- o parque;
- a escola.

Claro está que essa listagem se refere às crianças cujas famílias têm determinadas condições sócio-econômicas. Mas nichos ecológicos sempre existem, qualquer que seja a condição da família; assim, o barraco é tão importante (ou mais) do que a casa ou o apartamento.

---
* Ver também a 3ª parte deste livro.

A família é o núcleo dos fatores ambientais psicossociais, também de transcendental importância para o crescimento e o desenvolvimento da criança, com ênfase no papel desempenhado *por sua* mãe. A importância da mãe na ecologia da criança é de tal magnitude que Wolanski a conceituou como *fator paragenético*. O puericultor, na verdade, não atende criança, e sim famílias; a díade mãe-filho é que constitui o motivo da atenção do puericultor.

A família é o grande instrumento do médico na assistência à criança. Sua situação econômica, as condições espirituais de seus componentes e, sobretudo da mãe, sua instrução, sua maturidade mental expressa por sua capacidade de observação, de iniciativa, de operosidade, de ordem e outras, tudo associado ao amor materno, constituem, para o médico, armas tão valiosas, ou mais, do que seu próprio saber. É imprescindível, ao puericultor, investigar e avaliar essas peculiaridades familiares e maternas, de modo a elevá-las quanto possível e fazer suas prescrições ao alcance delas.

Quarta Percepção
A ARTE DE OBTER DADOS

Refiro-me, claro está, à anamnese e ao exame físico com todas as suas características na assistência à criança.

Anamnese
O que aprendemos no curso de semiologia em nossa graduação médica ("queixa e duração", "história da moléstia atual" e "interrogatório sobre diversos aparelhos") é de todo insuficiente na prática pediátrica.

Estou convencido de que a investigação das condições habituais de vida da criança constitui importante etapa da anamnese pediátrica.

É nesse momento que o puericultor toma conhecimento de seu cliente como uma criança e não como um pulmão doente. Investigando as condições habituais de vida da criança, o pediatra não só capacita muito mais para julgar o problema agudo atual, mas também pode verificar a existência de um sem-número de problemas, alguns deles muito mais importantes do que a queixa trazida pela mãe, problemas estes que passariam despercebidos se o pediatra não se "intrometesse" na vida da criança e conseqüentemente da família.

Os principais tópicos, a meu ver, relacionados às condições habituais de vida são os seguintes:

- condições alimentares;
- condições de funcionamento intestinal;
- salubridade da casa;
- condições neuropsíquicas:
  - disciplinas
  - sono
  - linguagem
  - escolaridade
  - atividade domésticas, lúdicas e sociais
  - interesses sexuais
  - traços de temperamento e personalidade.

Outra característica peculiar da anamnese pediátrica é a preocupação com os antecedentes da criança. Aliás, é uma característica primordial da atenção à criança sua variabilidade no tempo; por meio de seu crescimento e de seu desenvolvimento, a criança é sempre um "vir a ser" ou, em outras palavras, o cliente nunca é o mesmo.

Nessa questão, os principais tópicos são os seguintes:

- antecedentes familiares:
  - constituição familiar
  - antecedentes mórbidos familiares;
- antecedentes pessoais:
  - pré-natais
  - natais

– pós-natais
    alimentares
    procedimentos imunizantes
    crescimento
    desenvolvimento
    morbidade.

Exame físico

Além da maior importância da anamnese, um outro fator caracteriza a semiologia pediátrica: a predominância do valor dos sinais gerais sobre os regionais. Primeiro, por causa exatamente do "caráter unitário" da criança determinando o aparecimento de inúmeros sinais gerais, independente da região afetada. Segundo, pela dificuldade de obtenção de sinais regionais. O *exame físico* da criança é resultado de muita doçura, paciência e carinho, obra de arte mais que ciência, freqüentemente realizada apenas em parte, tanto maior quanto mais artista for o médico e a criança o permitir. Afora os dados de anatomia e fisiologia (pequenez das cavidades esplâncnicas, taquicardia etc.), acresce-se que a criança é do contra.

Por essa razão, o método de escolha na semiologia infantil é a inspeção. É no exame da criança, isto é, na capacidade de conquistar sua simpatia e confiança, que o pediatra dá a medida de sua vocação. Para essa conquista, o pediatra precisa, primeiramente, amar as crianças, mas amá-las sinceramente, deleitar-se em sua companhia, sentir o encontro de seus gestos, atitude e palavras, gostar de se entreter com elas. Esse amor é sempre sentido pela criança e retribuído em maior ou menor grau. Em seguida, ter o cuidado de não abordar a criança como médico, e sim como amigo, festejando-a discretamente, não se vexando em fazer-lhe micagens, imitando-as em seus amuos, falando com ela e, eventualmente, tomando-a nos braços. Além disso, terá uma delicadeza especial nos gestos (o levantar brusco de uma criancinha determina o choro), chegando ao cuidado de aquecer o estetoscópio. Essa doçura e essa delicadeza não excluem uma certa nota de firmeza e energia, para que a criança sinta uma vontade diante de si e perceba que as cousas não dependem exclusivamente de sua aquiescência. Finalmente, uma grande, enorme e generosa paciência.

O puericultor sagaz saberá identificar traços de personalidade da mãe (ou dos pais) durante a consulta. Pedro de Alcantara sempre insistiu muito nesse aspecto e os principais atributos desfavoráveis são apontados em seguida; claro está que o inverso do descrito constitui atributos favoráveis.

1. Fisionomia excessivamente expressiva, inquietação e agitação no falar e no gesticular, exagero nas comparações: indício de vibratilidade imprópria à serenidade de ambiente que deve existir em torno da criança.

2. Pessimismo em relação à criança, derrotismo em relação à medicina: indício de ceticismo impróprio para a aceitação e a execução das prescrições e conselhos do médico.

3. Sua conduta em relação à atividade incessante e buliçosa da criança no consultório, com ordens sucessivas e inúteis para que a criança fique sossegada e indiferença ao não ser obedecida, é indício de ausência de autoridade sobre a criança.

4. Tolerância para a reiterada intervenção de terceiros nas respostas às perguntas do médico é indício de escassez de personalidade.

5. Fazer perguntas à pajem ou à avó da criança a respeito do que se passa com esta quanto a alimentação, sono, banho etc. é indício de alheamento a sua tarefa de mãe.

6. Enganar a criança ao despi-la para ser examinada (dizer que é para tomar banho, para por uma roupa nova etc.) é indício de falta de lealdade para com a criança, raiz de distúrbios reativos de conduta desta. Também se pode qualificar como crueldade para com a criança.

7. Procurar obter a aquiescência ou o sossego da criança com ameaças relacionadas com o médico ("o doutor fica bravo; ou bate; ou examina outra vez a garganta; ou vai fazer uma injeção") incutindo o medo na criança e, o que é pior, em relação a pessoa e coisa benéficas.

8. Procurar obter a aquiescência da criança com promessas anteriores à oposição desta é indício de falta de autoridade e treinamento da criança no regime do suborno. Acresce que, com freqüência, são promessas que não serão cumpridas, como a de que lhe dará os peixinhos do aquário da sala de espera do consultório.

9. Ser incapaz de segurar a criança com firmeza, quando necessário, para o exame pelo médico é indício de subordinação completa aos desejos da criança.

10. Falar com o médico quando este está com a atenção concentrada no exame da criança, e inclusive quando está *percutindo ou auscultando*, é indício de falta de consideração.

11. Afogar a criança em mimos, agrados e consolos quando esta chora durante o exame ou após este é indício de que está ensinando à criança que o exame médico é um sofrimento bárbaro e, portanto, contribuindo para a covardia da criança.

Quinta Percepção

A PUERICULTURA NÃO LEVANTA VÔO SEM A MONITORIZAÇÃO DO CRESCIMENTO E DO DESENVOLVIMENTO DA CRIANÇA

A Puericultura é o estudo do indivíduo em crescimento e desenvolvimento e, por outro lado, a Pediatria é a Medicina do indivíduo em crescimento e desenvolvimento.

Eu diria que crescimento e desenvolvimento constituem o logotipo da Puericultura e daí a razão de ser da quinta percepção.

Aspectos conceituais sobre o crescimento e o desenvolvimento da criança, bem como tabelas e curvas de crescimento, já foram apresentadas no capítulo Desenvolvimento Físico (Crescimento) e Funcional da Criança na 1ª parte deste livro.

Convém, simplesmente, relembrar que crescimento e desenvolvimento são fenômenos *diferentes* na sua concepção fisiológica, *paralelos* em seus cursos e *integrados* em seus significados.

Claro está ser impossível a obtenção de todos os dados referentes ao desenvolvimento da criança, sobretudo na assistência prestada na rede de assistência básica pública, tendo em vista a carência de recursos humanos e físico nessa assistência e o limitado tempo disponível para cada atendimento.

Por isso, sugerem-se três dados apenas como de obtenção obrigatória, o *peso* e a *estatura* (dimensão biológica do desenvolvimento) e a atividade (dimensão psicossociológica do desenvolvimento); peso e atividade são de lançamento obrigatório no cartão da criança. Proceda-se, assim, à monitorização do crescimento físico e do desenvolvimento neuropsicomotor da criança, ação básica de saúde da máxima importância.

Aspectos importantes da monitorização do crescimento físico (peso e estatura) e da atividade da criança, como a questão dos referenciais nacionais ou internacionais, não cabem nos objetivos e nas dimensões deste capítulo.

Sexta Percepção

A PRIMAZIA DA NUTRIÇÃO

Do livro de Pedro de Alcantara "Perturbações Nutritivas do Lactente", publicado em 1946 – portanto há 55 anos – transcrevo o trecho logo a seguir. Já fiz essa transcrição em outras oportunidades, mas estou tranqüilo em fazê-la outra vez, tendo em vista sua alta pertinência para o pediatra em geral e o puericultor em particular.

"Se encararmos o fenômeno da nutrição em seus aspectos mais gerais e em repercussões mais distantes, veremos que nada se passa no organismo humano que dele não dependa de modo direto ou indireto, remoto ou imediato, intenso ou discreto, quer na esfera somática quer na funcional. A universidade da função nutritiva no organismo faz com que todas as demais funções lhe sejam subordinadas em grau maior ou menor, o que permitiria dizer que toda a fisiologia pode ser descrita sob o prisma da nutrição, ou que a fisiologia humana é, com cores ora mais, ora menos acentuadas, a fisiologia da nutrição. Neste assunto e sob este aspecto, o que é válido para o homem em geral ainda mais o é para a criança. Nesta, a pequenez da massa corporal (com maior superfície corpórea relativa e, portanto, maior perda calórica por irradiação), o fenômeno do crescimento, a perda de calor com os excretas em quantidade relativamente maior do que no adulto, a quase incessante atividade muscular fazem com que o fenômeno da nutrição seja, no começo da vida, cerca de três vezes mais intenso do que no adulto, o que se mede pelos respectivos quocientes energéticos: cerca de 110 calorias por quilo e por dia nos primeiros meses de vida, cerca de 35 no adulto. Se toda a fisiologia da criança é, em grau maior ou menor, fisiologia da nutrição, segue-se que toda a sua patologia também o é. Realmente, não há doença que não tenha algum ou alguns de seus componentes determinados, favorecidos ou de algum modo influenciados pelas condições da nutrição anterior ou atual, aliás em relações mútuas que criam círculos viciosos de suma importância.

Sendo o alimento a matéria-prima com que se constrói e se repara o organismo é fácil de compreender os danos que resultam de seus erros quantitativos, qualitativos, de correlação e de técnica de ministração para a construção de um organismo que está, precisamente, no apogeu de sua construção, e que em períodos relativamente curtos transforma suas peculiaridades de toda a ordem, exigindo, em cada período, um reajustamento das condições de alimentação.

A função nutricional, por seu dinamismo na criança, é extremamente vulnerável, e a conseqüência são as perturbações nutricionais agudas ou crônicas, às quais a criança excepcionalmente se furta de modo completo na primeira infância. A higiene alimentar, o controle do estado nutricional, a averiguação de seus desvios, o conhecimento dos recursos idôneos para corrigi-los e a boa aplicação desses recursos constituem atividade elementar do puericultor."

Concluo afirmando que o puericultor deve ser, obrigatoriamente, um nutrólogo.

Sétima Percepção
A PRESCRIÇÃO NÃO PODE SER UM ENIGMA A SER DECIFRADO PELOS PAIS

Boa parte do tempo de uma consulta pediátrica destina-se à redação da prescrição e à orientação dos pais quanto aos seus principais itens. É claro que a parte mais importante da consulta é o trabalho mental do pediatra na elaboração dos diagnósticos e respectivos tratamentos, mas é evidente que o pleno usufruto pela criança desse trabalho depende de uma prescrição completa, esclarecedora, educativa e bem redigida. E, evidentemente, legível! A prescrição é a palavra escrita do pediatra que acompanha a mãe quando ela sai do consultório e se faz presente durante todo o tempo no domicílio da criança.

O pediatra deve utilizar dois tipos de blocos. Um pequeno, o tradicional receituário, no qual ele simplesmente escreve o nome dos remédios prescritos, a fim de serem adquiridos, neste deve constar, obrigatoriamente, seu nome, endereço, CRM, CPF e outras informações. O outro bloco, maior, tamanho ofício, destina-se à prescrição e pode ser uma simples folha de papel sulfite, sem nada impresso, mas que depois de preenchida transforma-se em um documento muito importante.

Lembro-me de muitas mães que arquivavam cuidadosamente as prescrições de todas as consultas para ulterior utilização, isto é, apresentando a criança sinais e sintomas parecidos com os observados em época passada, lá ia a mãe em busca de prescrição correspondente à consulta anterior e eventualmente eu recebia a seguinte comunicação: "Eu fiz exatamente o que o senhor recomendou no ano passado". Na realidade, um mau hábito – é forçoso reconhecer –, pois sinais e sintomas parecidos não significam obrigatoriamente a mesma doença, principalmente em lactentes que têm muitas doenças e quase sempre os mesmos sintomas (anorexia, febre, diarréia, vômitos e alterações de humor).

A prescrição completa divide-se em quatro partes: alimentação, imunização, medicação e orientação.

Alimentação
É a primeira palavra da prescrição. E o primeiro pensamento do puericultor deve ser o seguinte: devo manter a criança na dieta normal para sua idade, mas, se alguma circunstância obrigar-me a prescrever um cardápio anormal para a idade da criança (embora adequada para uma dada condição fisiopatológica), devo fazer tudo que for possível para que a criança receba novamente a dieta normal para sua idade o mais breve possível. Vezes há em que esse "o mais breve possível" significa 24 horas; outras vezes, pode ser seis meses. Mas sempre deve ser o mais breve possível.

Tudo deve ser escrito: a técnica de aleitamento ao seio, o horário das refeições, a introdução de novos alimentos, as recomendações gerais. Frases claras, períodos não muito longos, letra legível. Eis algumas frases que eu redigi centenas de vezes:

"Cada 2 a 5 horas, oferecer o seio, alternado o que é oferecido em primeiro lugar, não mais de 20 minutos cada seio, sem forçar para que a criança mame os 20 minutos."

"Com 20 dias de idade, iniciar as vitaminas em gotas: dar 1 gota, cada dia aumentar 1 gota, até dar 10 gotas por dia. Dar até a criança completar 2 anos de idade."

"Oferecer água ou chá nos intervalos, à vontade, deixando tomar até deixar o resto sem forçar."

"Nunca agradar, insistir ou forçar para que a criança aceite qualquer tipo de alimento."

E muitas outras.

Depois de algum tempo a prescrição dietética é feita automaticamente, a mão do pediatra vai escrevendo sem necessidade de comando cortical e, nessas condições, é perfeitamente possível escrever e falar ao mesmo tempo, de modo que alguns conselhos são dados oralmente enquanto se escreve.

Imunização
É o segundo item da prescrição. Nele, o puericultor prescreve as vacinas que devem ser feitas de imediato e, conforme o tempo a ser decorrido para a consulta subseqüente, já ficam anotadas todas as vacinas que a criança deve receber até a próxima consulta. Se as vacinas são prescritas, por que não aplicá-las? Eis outra questão para nossa reflexão! Pode parecer incrível que um pediatra não aplique as vacinas em seus clientes, mas é forçoso reconhecer, por outro lado, que tal conduta pode perturbar as relações pediatria/criança, pois, esta, eventualmente, passaria a ter medo do seu médico e quem sabe recusar a freqüentar o consultório com a periodicidade desejada. Estou convencido de que o pediatra não deve aplicar as vacinas em seu cliente. Mais ainda, a criança não deve ser vacinada no consultório de seu pediatra, mesmo que outra pessoa seja encarregada das aplicações. Aliás, dispõe-se hoje em dia de excelentes clínicas especializadas em imunizações, possuidoras de todo e qualquer tipo de vacina, importadas se necessário.

Medicação

Terceiro item da prescrição. Escrever com clareza o nome dos medicamentos, as doses e o horário a ser seguido. Recomendações gerais:

1. Não usar medicamento dispendioso se houver equivalente menos dispendioso.

2. Se possível, usar a via de ministração menos incômoda para a criança. Se houver vômitos, a via intramuscular deve ser preferida. Só usar a via retal na impossibilidade do uso de outra.

3. Se a doença não for muito grave, evitar horários tais como a cada 6 horas ou a cada 4 horas; pelo menos em uma das tomadas a família e/ou a criança estarão dormindo; é preferível o horário de 7, 12, 17 e 23 horas, ou então 7, 11, 15, 19 e 24 horas.

4. Não prescrever medicamentos sintomáticos com horário fixo, como, por exemplo, "aspirina, meio comprimido a cada 6 horas", pois a febre pode não saber disso e aparecer fora de hora esperada.

5. Prescrever o menor número possível de medicamentos. Por mais incrível que pareça, algumas mães acham muito estranho sair do consultório do pediatra sem a prescrição de pelo menos 1 medicamento!

Em papel à parte, o assim chamado receituário do pediatra, serão escritos os nomes dos medicamentos para simplesmente ser comprados.

Orientação

É o último item da prescrição. Parte da orientação será em função dos aspectos dietéticos e dos medicamentos prescritos.

Uma outra parte está muito relacionada à idade da criança e, portanto, independe do problema atual: é de índole primordialmente educacional e integra quase sempre a higiene mental, parte fundamental da Puericultura e muitas vezes negligenciada pelos pediatras. Entretanto, é oportuno reforçar que o pediatra é justamente *quem faz* a vigilância do crescimento e do desenvolvimento da criança e, portanto, é quem tem a possibilidade de orientar os pais a respeito de alterações da conduta de seu filho, quase sempre ligadas ao seu amadurecimento normal.

A preocupação de prevenir, uma constante na boa prática pediátrica, não pode restringir-se aos aspectos orgânicos (alimentação e imunização), dada a necessidade de assistir integralmente a criança; deve haver estreito paralelismo entre as medidas profiláticas de origem orgânica e psíquica, o que, infelizmente, não ocorre em inúmeros consultórios pediátricos. Alimentação, imunização e educação devem constituir o tripé do atendimento pediátrico: ao calendário de modificações dietéticas e ao esquema de vacinação deve ser acrescido o programa de recomendações educacionais. Em outras palavras, um calendário tríplice.

DIAGNÓSTICOS AO FINAL DO ATENDIMENTO

O puericultor jamais encerrará um atendimento com o diagnóstico de *bronquite*; se ele assim proceder, é claro que nada percebeu sobre a criança e, portanto, não é um puericultor.

Proponho seis diagnósticos referentes à criança, aos quais se seguirão tantos diagnósticos quantos necessários em relação a órgãos, aparelhos e sistemas. Ouso imaginar que o conteúdo deste capítulo é a justificativa para essa proposta.

Aliás, nos demais capítulos deste livro, o leitor encontrará os detalhamentos científico, técnico e operacional referentes a cada um dos tópicos por mim abordados, com ênfase nas sete percepções do puericultor.

Os referidos seis diagnósticos da criança são apresentados em seguida.

1. Diagnóstico do estado nutricional
☐ eutrofia
☐ distrofia
  ☐ desnutrição
  ☐ raquitismo
  ☐ anemia
  ☐ obesidade
  ☐ outro

2. Diagnóstico do desenvolvimento físico (crescimento)
☐ normal
☐ anormal
  ☐ baixa estatura
  ☐ alta estatura

3. Diagnóstico do desenvolvimento neuropsicomotor
☐ normal
☐ anormal
  ☐ setor motor
  ☐ setor adaptativo
  ☐ setor linguagem
  ☐ setor pessoal-social

4. Diagnóstico de desenvolvimento pubertário (somente para adolescentes)
☐ normal
☐ anormal
  ☐ precoce
  ☐ retardado

5. Diagnóstico da alimentação
☐ adequada
☐ inadequada
☐ sem informações

6. Diagnóstico da imunização
☐ correta
☐ incorreta
☐ sem informação

CONCLUSÃO

A conclusão deste capítulo só poderia ser "O Espírito da Pediatria" delineado por Pedro de Alcantara e publicado pela primeira vez em 1961.

•

ESPÍRITO DA PEDIATRIA

A assistência à criança deve

considerar

investigar

e

atender

1. os problemas orgânicos e psíquicos;
2. de modo preventivo e curativo;
3. em sua totalidade e em suas mútuas dependências;
4. a luz:
  a) da constituição da criança;
  b) das condições econômicas, culturais e espirituais da família; e
  c) das condições ambientais;
5. de modo evolutivo, isto é, de acordo com as peculiaridades de cada fase do desenvolvimento;
6. visando à criação de uma pessoa fisicamente sadia, psiquicamente equilibrada e socialmente útil.

BIBLIOGRAFIA

1. ALCANTARA, P. – Educação e Higiene Mental do Lactente. *Ped. Prat.* **4**:259, 1932. 2. ALCANTARA, P. – Relações entre a Pediatria e a Clínica Médica. Caracteres da Pediatria. Atributos do Pediatra. São Paulo, *Médico* **7**:81, 1934. 3. ALCANTARA, P. – *Perturbações Nutritivas do Lactente.* São Paulo, Atheneu, 1946. 4. ALCANTARA, P – *Higiene de Primeira Infância.* São Paulo, Cia. Editora Nacional, 1951. 5. ALCANTARA, P. – A Medicina Infantil. *Rev. Hosp. Clin. Fac. Med. S. Paulo* **11**:201, 1956. 6. CRESPIN, J. – *Puericultura. Ciência, Arte e Amor.* São Paulo, Fundo Editorial BYK, 1992. 7. FERREIRA, A.B.H. – *Pequeno Dicionário Brasileiro da Língua Portuguesa.* 11ª ed., Rio de Janeiro, Edit. Civilização Brasileira, 1968. 8. GARRAHAN, J.P. – *Pediatria Y Puericultura.* Buenos Aires, Edit. Med. Panamericana, 1964. 9. GARRAHAN, J.P. – *La Pediatria – Ciência Y Arte.* Buenos Aires, El Ateneo, 1958. 10. GUIA BÁSICO DE SAÚDE – São Paulo, Centro de Estudo "Prof Pedro de Alcantara", s/d. 11. *MARCONDES,* E. – *Pediatria – Doutrina e Ação.* São Paulo, Sarvier, 1973. 12. MARCONDES, E., coord. – *Ecopediatria. A Força do Ambiente Sobre a Saúde da Criança.* São Paulo, Sarvier, 1981. 13. MARCONDES, E. – *Pediatria Básica.* 8ª ed., São Paulo, Sarvier, 1990. 14. MARCONDES, E. – *Crescimento Normal e Deficiente.* 3ª ed., São Paulo, Sarvier, 1989. 15. NOVAES, M.H.D. – *A Puericultura em Questão.* Dissertação de Mestrado. São Paulo, FMUSP, 1979. 16. O PEDIATRA E SUA CLÍNICA – 4ª ed., São Paulo, Centro de Estudos "Prof. Pedro de Alcantara", 1988, p. 28. 17. PINTO, L.F. – Reflexões sobre a crise de identifade na formação pediátrica. *J. Pediatr. (Rio de Janeiro)* **69**:125, 1993. 18. WOLANSKI, N. – Basic problems in physical development in man in relation to the evaluation of development of children and youth. *Curr. Anthr.* **8**:35, 1967.

Terceira Parte

Saúde e Meio Ambiente

coordenador

Eduardo Marcondes

colaboradores

Claudio Leone
Eduardo Marcondes
João Yunes
Luiza A. Suman Mascaretti
Samuel Schvartsman

1 Os Fatores Ambientais e a Saúde da Criança:
Ecopediatria

Eduardo Marcondes
João Yunes
Luiza A. Suman Mascaretti
Claudio Leone
Samuel Schvartsman

Os fatores ambientais devem ser analisados à luz da ecologia, ramo das ciências humanas que estuda a estrutura e o desenvolvimento das comunidades humanas em relação com o meio ambiente e sua conseqüente adaptação a ele, assim como nos aspectos que os processos tecnológicos ou os sistemas de organização social possam acarretar para as condições de vida do homem (segundo Buarque de Holanda). Por outro lado, Ecopediatria é a parte da Economia Humana que estuda a influência dos fatores ambientais sobre o crescimento e o desenvolvimento da criança e do adolescente.

O ambiente é constituído pela totalidade dos fatores bióticos (os animais e as plantas), abióticos (de natureza fundamentalmente físico-químicos, como a atmosfera, a água, o solo, o clima, a geomorfologia e outros) e psicosssocioculturais; com esses elementos, estrutura-se a unidade de estudo em ecologia, que é o ecossistema, definido como a totalidade de fatores que se inter-relacionam em determinado lugar da biosfera. Bennett e Carcavallo apontam as seguintes características de um ecossistema:

1. Auto-regulação – possui mecanismos para evitar alterações numéricas de indivíduos capazes de modificar as relações entre os demais fatores. Em geral, o número de indivíduos está sob controle da disponibilidade de alimentos, pelo espaço físico disponível (território) e pelo incremento de predadores biológicos.

2. Auto-suficiência – com exceção de entrada e saída de água e ar, um ecossistema regulado recicla a quase totalidade de seus elementos químicos.

3. Variabilidade/estabilidade – quanto mais complexo for um ecossistema (isto é, quanto maior o número de espécies integrantes), tanto mais evidente a tendência para a estabilidade.

4. Ocupação – o ecossistema ocupa a totalidade dos espaços ecológicos que lhe dizem respeito.

A *ecologia humana* estuda os fenômenos ambientais em função do indivíduo e das comunidades humanas: além dos fatores bióticos e abióticos, ela enfatiza os fatores psicossocioculturais, relacionados com a organização da sociedade, surgindo, então, a valorização das abstrações, dos símbolos, das crenças e dos valores. Como escreve Carcavallo, o homem não só modificou profundamente os ecossistemas, como sobretudo criou seu próprio sistema, o antropossistema "distinto e antagônico em relação aos anteriormente formados pela natureza. Ignora as características que definem um ecossistema e os substitui por campos de mono-produção; mata todas as espécies vegetais e animais de uma área e semeia uma única espécie; queima uma selva de mil espécies do reino natural para reflorestá-la (se é que o faz!), com uma única espécie de rápido rendimento madeireiro; inunda enormes extensões da biosfera para obter quilowatts de energia elétrica para suas indústrias; nas cidades (o antropossistema máximo), os únicos vegetais existentes são ornamentais e os únicos animais são cachorros, gatos e algumas aves e os que até agora sobreviveram à matança do homem: roedores e uns poucos artrópodes". No quadro 3.1 apresentam-se as principais diferenças entre o ecossistema e o antropossistema, segundo Bennett e Carcavallo.

A ecologia humana preocupa-se tanto com o ecossistema quanto com o antropossistema, pois, para a saúde do homem, ambos *se* completam, para o bem ou para o mal: assim, a ecologia humana estuda, além dos agentes bióticos e abióticos, os fatores psicossocioculturais. A doença é conseqüência da inexistência, insuficiência ou ineficiência dos mecanismos adaptativos do indivíduo ou do grupo a que pertence, o que pode ser analisado à luz de alterações na entrada do sistema ("input"), no manejo ou na incorporação do agente e/ou da informação, na saída ("output") e no retromuniciamento ("feedback"). O esquema é válido para a doença de um indivíduo ou de populações. Alguns exemplos:

– A distrofia por carência deve-se a uma entrada insuficiente de material nutricional e/ou devido a seu mau aproveitamento ou má distribuição e/ou excesso de saída. Sabe-se que, nesse caso, o fundamental é a presença de fatores sociais e econômicos que não permitem a distribuição correta do material alimentar dentro do sistema (o antropossistema comprometendo a viabilidade do ecossistema).

– A delinqüência juvenil é uma doença social devida a um desajuste adaptativo individual em relação ao ambiente. Do ponto de vista ecológico, trata-se de anomalia de fluxo de informação, com ingresso superior à capacidade de metabolização, pelo indivíduo e pela sociedade. A publicidade e a propaganda promovem a valorização de bens de consumo que acabam por se constituir em símbolos de condição social.

– A contaminação ambiental é a incapacidade sistêmica de metabolizar um fluxo (não obrigatoriamente aumentado) de matéria, ou de energia, ou de informação (respectivamente, DDT, resíduo atômico e ruído, como exemplos).

O que dizer da variabilidade do ambiente, a soma dos agentes bióticos, abióticos e psicossocioculturais? A compreensão das combinações possíveis escapa à capacidade da mente humana! Contudo, o médico há de se esforçar, na assistência prestada, para detectar tais ou quais fatores ambientais, esses favoráveis e aqueles desfavoráveis, uns devendo ser preservados pelo que representam de proteção ao indivíduo e outros minimizados o quanto possível, pois constituem agravos à saúde.

A tarefa poderá ser facilitada à medida que prevalecer o conceito de nichos ecológicos, isto é, um conjunto de fatores ambientais (bióticos, abióticos e psicossocioculturais) referente a um espaço reduzido, porém marcante para a saúde do indivíduo. Para cada nicho ecológico urge estipular os melhores padrões de saúde para aquelas condições.

Monge afirma: "se aceitamos o conceito ecológico de saúde, devemos nos perguntar como proceder para definir um nível satisfatório de saúde para determinado nicho ecológico e o que fazer para atingir esse nível. É claro que nem o médico, nem o sanitarista ou qualquer outro profissional da saúde está preparado para, sozinho, assumir a tarefa. Assim, impõe-se uma equipe multiprofissional: so-

Quadro 3.1 – Diferenças entre o ecossistema e o antropossistema (segundo Bennett & Carvallo).

Características	Ecossistema	Antropossistema
1. Variedade de espécies	Grande	Ausente
2. Informação genética	Rica	Uniforme
3. Estabilidade temporoespacial	Sim	Não
4. Regulação e controle	Autógena	A cargo do homem
5. Suficiência material	Autógena	Necessidade de ofertas constantes
6. Fonte energética	Solar	Pluralidade de fontes
7. Dinâmica populacional	Relacionada ao ambiente	Não relacionada ao ambiente
8. Metabolização sistêmica de matéria e energia	Completa	Incompleta
9. Informação semântica	Escassa	Rica, em contínua acumulação
10. Biomassa	Ótima, de espécies inter-relacionadas	Máxima de espécies pouco ou nada inter-relacionadas
11. Alterações estruturais	Muito lentas (séculos ou milênios)	Muito rápidas (em alguns casos, segundos)
12. Retroalimentação sistêmica	Constante	Inconstante, insuficiente e variável
13. Cadeias energéticas	Fundamentalmente tróficas	Fundamentalmente não-tróficas
14. Energia utilizada	Em quantidade necessária e suficiente para a manutenção da vida	Desperdício, sem relação com as necessidades vitais
15. Emprego de elementos químicos	Relacionado com moléculas e atividades orgânicas	Não relacionado com moléculas e atividades orgânicas
16. Relação com água, solo e ar	Estreita	Escassa
17. Crescimento ilimitado	Impossível	Explosão demográfica humana
18. Autodestruição	Não	Sim
19. Símbolos abstratos	Inexistentes	Existentes, imprescindíveis e em constante criação
20. Agressão	Não agride o antropossistema	Agride, modifica e destrói o ecossistema

ciólogos, antropólogos, profissionais da saúde, autoridades políticas, líderes religiosos e outros devem especificar e regular as atividades de saúde de acordo com determinada comunidade, cujos limites são definidos em termos ecológicos".

E como fica a criança nesse contexto?

Penso que o relacionamento da criança com seu ambiente tem importância que transcende a verificada para o adulto, tendo em vista a característica ímpar dos seres vivos jovens, o crescer e o desenvolver, a partida de um ponto de vulnerabilidade máxima, decrescente ao longo do processo de crescimento, mas relevante por muitos anos. Quanto mais jovem a criança, mais dependente do ambiente: o adulto reage, briga, foge ou mata na busca de sua adaptação, e a criança é muitas vezes inerme em relação ao meio. Se Robinson Crusoé fosse uma criança, sua história seria bem curta!

Na criação e educação de uma criança, é impossível considerá-la desvinculada de sua família em geral e de sua mãe em particular. A importância da mãe na ecologia da criança é de tal magnitude que Wolanski a conceitua como fator paragenético, enfatizando a influência dos traços constitucionais da mãe sobre a formação da personalidade do filho (o autor os chama de genes não transmitidos), bem como as características metabólicas do organismo da mãe capazes de influir no crescimento fetal.

Assim, a tradicional classificação dos fatores do crescimento* em genéticos e ambientais

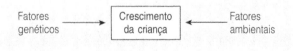

talvez devesse ser repensada à medida que se aceite a idéia de Wolanski, e assim esquematizada:

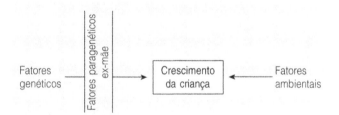

Wolanski também lembra, a propósito, da existência de uma verdadeira interface entre a herança e o ambiente: é o modo de vida, o ponto de encontro de muitos traços herdados com muitas características ambientais. Atividades motoras, tempo de sono, postura, engorda. Explicitando: há famílias de insones (herança), mas o pouco dormir é intensificado pelo assistir à TV (ambiente); há famílias de atletas (herança), mas o viver com pouca atividade física pode ser decorrência da falta de local para práticas esportivas, o que é freqüente nas grandes cidades (ambiente); há pessoas com predisposição para engordar (herança), mas só o farão se houver generosa oferta de alimentos associada a maus hábitos alimentares (ambiente). Enfatiza-se a postura que, quando incorreta, ocasiona distúrbios das vísceras, hipóxia cerebral e retardo do desenvolvimento físico: uma criança pode apresentar importantes problemas em decorrência da má postura na escola (onde ela passa várias horas por dia, um nicho ecológico de grande importância!) em virtude de mobiliário inadequado.

O esquema apresentado a seguir deve ser, então, aceito como uma visão mais abrangente da interação entre fatores genéticos e ambientais sobre a saúde da criança.

---

* Ver também o capítulo Crescimento e Desenvolvimento na 1ª parte.

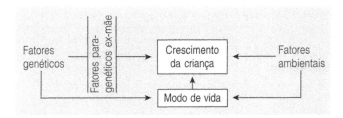

A figura 3.1, modificada de Wolanski, é uma síntese globalizadora referente aos fatores ambientais que envolvem todos e cada um de nós. O grande desafio da moderna Pediatria é justamente assumir, em todos os seus aspectos, o estudo do ambiente que cerca a criança, bem como das técnicas que permitam incrementar os fatores favorecedores do seu crescimento e minimizar ou afastar os nocivos.

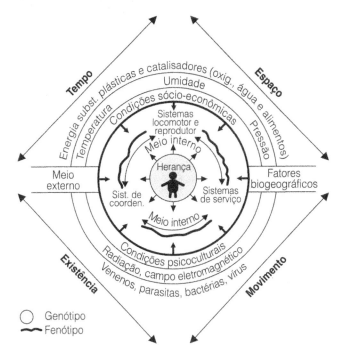

○ Genótipo
∿ Fenótipo

Figura 3.1 – Interação de fatores ambientais e o indivíduo (modificado de Wolanski, 1967).

A impossibilidade temporal e intelectual do pediatra para assumir o estudo de um grande número de variáveis ambientais na sua atividade quotidiana obriga a uma delimitação de sua competência e responsabilidade: sugere-se que ele restrinja sua preocupação aos principais fatores ambientais e a alguns espaços, de acordo, aliás, com o conteúdo deste livro.

O ESPAÇO*

As informações mais importantes sobre a casa são prestadas no capítulo Higiene Física, na 2ª parte deste livro (Puericultura). Quanto à escola, ver a 6ª parte.

Quanto à cidade, cabe lembrar que ela envolve inúmeras implicações humanas: história, economia, organização física e social, problemas de comunicação, transporte, uso da terra etc. A forma física de uma cidade tem um impacto sensorial que condiciona profundamente a vida de seus habitantes e esse impacto é um fato freqüentemente ignorado. Entre muitos aspectos importantes, o sistema viário e os espaços urbanos merecem destaque.

---

* Ver também Poluição Ambiental na página 139.

SISTEMA VIÁRIO E ESPAÇOS URBANOS**

Sistema viário

Uma fonte de mal-estar das cidades é sua ilegibilidade, a falta de identidade sensível. Para que as pessoas possam sentir-se em casa e funcionar facilmente, é preciso que sintam o meio ambiente como um sistema de sinais. É necessário que seja possível relacionar as partes entre si e consigo mesma, é necessário localizar essas partes no espaço e no tempo e compreender suas funções e as atividades que desempenham. Quando as partes da cidade não têm relação visível entre si, sua incoerência pode contribuir para o desenvolvimento de um sentimento de alienação – de se estar perdido em um meio com o qual não é possível manter nenhum tipo de diálogo, nenhum vínculo. A criança, para quem tudo é descoberta, em um primeiro momento tende a assimilar essas informações desconexas, desenvolvendo imagens da estrutura urbana que mais tarde entrarão em conflito com sua forma de se utilizar da cidade, estimulando o sentido de alienação. Nossas cidades apresentam muitas ambigüidades, confusões e descontinuidades; as atividades significativas não são possíveis de apreciação; a história e a base natural são obscurecidas. A linguagem da cidade é extremamente difícil, especialmente para a criança, incapaz ainda de analisar e hierarquizar as informações recebidas. Para sua satisfação e seu desenvolvimento, um indivíduo necessita de oportunidades para se engajar em uma relação ativa com seu meio: usá-lo, transformá-lo, organizá-lo. A atmosfera física deve ser acessível, estimulante e sensível. A ação individual é um caminho pessoal de desenvolvimento, a ação cooperativa leva à satisfação das relações interpessoais.

É preciso uma atmosfera plástica com oportunidades de reclusão e jogo e com opções claras e objetivas. O caos urbano dificulta tudo isso. Um bom ambiente é bem diversificado: suas partes têm um caráter distinto, identificável, são marcadas por diferenças visíveis que permitem escolha e exploração, dando uma sensação de lugar e de lar. Nas cidades, as diferenças objetivas das atividades, da história e da cultura estão encobertas e submersas.

Nesse aspecto, e do ponto de vista da criança, aprendiz de ser urbano, é particularmente importante o sistema de caminhos no qual as pessoas se movimentam e do qual elas percebem o meio ambiente. É ele a plataforma de observação da cidade. É dali que os habitantes da cidade vêem as relações entre as partes urbanas, reconhecem suas organizações, tornam-se familiarizados com os pontos principais de interesse e de onde desenvolvem um sentido de comunicação e segurança de acordo com a estrutura urbana. A rua é, portanto, um dos aspectos mais significativos no contexto urbano, fundamental à riqueza e à diversificação inerentes ao habitat da cidade.

Até o século XVIII, a casa era aberta à rua e esta era domínio do adulto e da criança, que ali jogava, brincava e crescia. A rua fazia parte do universo da infância, era o próprio universo, principalmente para as crianças mais pobres.

Um mundo novo começa com o automóvel. Este é uma caixa individual que permite interromper a vida da rua e prolongar indefinidamente a vida da casa. No correr do século XX, cada vez mais a rua perde suas características básicas de elemento socializador da estrutura urbana para assumir um papel de corredor de passagem de máquinas que se tornam cada vez mais perigosas para a infância, trazendo também elementos agressivos, como o ruído e a poluição. É o automóvel, principalmente, que afasta a infância da rua. Leva ao total banimento da criança desacompanhada do espaço público, reforçado pela violência crescente da estrutura urbana.

Desde que sai de sua casa, a criança que vive na cidade perde a autonomia que, pouco a pouco, conquistara em seu lar. Deve-se tê-la sempre pela mão e acompanhá-la na descoberta do mundo exte-

---

** Escrito por Osmar Antonio Mammini, Sérgio Luís de Assumpção e Erika Maria G. de Camargo e Castro.

rior, pois um grande número de perigos a ameaça. O pequeno tamanho das crianças modifica consideravelmente sua visão da circulação, não permitindo sequer uma avaliação total do sistema viário e seu fluxo – os olhos de 3 anos passeiam a 90cm do chão, e os de 6, a 110cm.

A criança, tendo dificuldades de fixar sua atenção de uma maneira contínua, dificilmente terá uma visão global de uma circulação da qual ela mal compreende a regulamentação. Além disso, ela não distingue muito bem a direita da esquerda, e o sentido da circulação lhe escapa muitas vezes. A maior parte do tempo, ela está convencida de que correr é a maneira mais segura de atravessar uma rua. Após o trabalho de Sandels, não se pode confiar em uma criança porque ela soube, uma ou duas vezes, atravessar corretamente; e não será senão por volta de 12 anos que terá maturidade suficiente para ser um pedestre.

Têm-se feito diversas tentativas para ensinar as regras de circulação às crianças em diversos países europeus, mas esses ensaios não têm tido os efeitos desejados: quando chega o momento de atravessar uma rua, tomadas pela ação ou suas fantasias, elas esquecem o perigo e não se utilizam do que aprenderam. Elas devem, portanto, poder circular livremente na cidade sem que suas vidas corram perigo. É, portanto, o sistema viário, a circulação, que se deve adaptar às crianças, uma vez que elas não podem adaptar-se ao sistema viário e à circulação.

Estudos na Suécia mostraram que os acidentes são mais numerosos nos velhos quarteirões do que nos novos: a estreiteza das ruas onde pedestres e carros circulam (às vezes, inclusive, sobre as próprias calçadas e utilizando-as como estacionamento) e a ausência de áreas livres para jogos, ao abrigo dos carros, aumentam, consideravelmente, os riscos para as crianças. Nos novos quarteirões, nos quais houve um planejamento que estabelece a separação total e clara entre carros e pedestres, os riscos diminuem.

Na estrutura das novas cidades, os urbanistas prevêem, como uma alternativa, circulações distintas. Os habitantes podem percorrer grandes espaços em caminhos que lhes são exclusivamente reservados, sem ser perturbados pelos veículos. A criança pode dirigir-se ao "play-ground", à escola, à praia, sem correr nenhum risco. A circulação de pedestre de um lugar para outro torna-se atrativa e agradável.

É lamentável que, cada vez mais, nos países muito urbanizados e motorizados, as crianças desenvolvam-se dentro de automóveis (máquinas pensadas e projetadas fundamentalmente para serem utilizadas por adultos, não levando em consideração a escala e a fragilidade das crianças). Desconhecem outras maneiras de viver, não se familiarizam com os espaços urbanos, não circulam, a pé ou de bicicleta, pela cidade. Não se pode considerar que a televisão e os jogos sofisticados compensem a aprendizagem sensível e progressiva do mundo exterior.

As chances de descoberta de uma criança são cada vez mais restritas. A reintrodução da criança na rua (adaptada a ela) é parte de uma reflexão mais geral que busca conceber uma nova forma de bairros e espaços polivalentes, nos quais se misturam diferentes idades e diferentes grupos, onde possa existir uma coexistência mais fácil, menos perigosa, entre pedestres e automóveis na estrutura urbana.

Dar certas ruas de volta às crianças significa não somente oferecer-lhes mais espaços, mas também o espaço que é mais interessante do que pequenas áreas isoladas de grama, pobres em descobertas e inseridas em um contexto agressivo da malha viária. A criança tem necessidade de movimento e repouso, segurança e risco, socialização e autonomia, imitação e recreação, ficção e realidade, sentir e atuar sobre as coisas. É a cidade, sem dúvida, um dos elementos mais importantes para lhes proporcionar vivências mais ricas.

Essa nova percepção da cidade, onde a infância passa a ser uma variável ponderada em sua concepção e soluções, faz renascer o gosto dos passeios a pé às praças; a ambientação como um todo, a

ornamentação das fachadas, o jogo dos materiais e das formas dão ao passeio o sabor de um espetáculo. Circular numa cidade deve ser um prazer. As crianças não o ignoram: quando se lhes pede para representar o caminho, em uma cidade ideal, para ir de sua casa à escola, seus desenhos se animam com cores vivas; as estradas são bem diferenciadas uma das outras por tintas variadas. Seria difícil perder-se, aborrecer-se ou assustar-se em um mundo onde os pontos de referência são claros, indicados por sua cor, por sua forma, onde a estrutura urbana é clara é harmoniosa.

Espaços urbanos

Equipamentos coletivos exteriores: áreas para jogos, espaços verdes.

Atualmente, nas cidades, as crianças não têm o lugar que lhes é necessário. São mantidas, muitas vezes, em apartamentos acanhados, conjuntos residenciais em que seu lugar é reduzido, inconfortável, ou mesmo inexistente. Os espaços exteriores são causa de conflito porque os adultos os utilizam para estacionamento, e as crianças, para jogar e correr. Elas se agrupam nas ruas, aglutinam-se em bandos, brincam em terrenos baldios, em garagens... onde se podem reencontrar e descobrir cantos secretos com a perspectiva da aventura, tão cara à sua realidade.

O automóvel e a especulação imobiliária desenfreada são, sem dúvida, fatores que vêm afastando a criança da cidade, reduzindo os espaços que lhes seriam reservados. A utilidade e a urgência dos chamados equipamentos coletivos exteriores já não são contestadas por ninguém. Esses locais ou espaços, reservados à coletividade para compensar as insuficiências do meio ambiente urbano e a falta de lugar nos apartamentos e conjuntos residenciais, constituem um problema que preocupa especialistas do mundo inteiro. Todos estão de acordo: a ausência de área para jogos e lazer nas cidades superpopulosas torna-se a cada dia mais grave.

Há relativamente pouco tempo existiam parques e jardins comuns às crianças e aos adultos. Brincar era natural. Era suficiente para as crianças um espaço livre, algumas árvores, alguns caminhos, um riacho... não havia necessidade de adultos para inventar brinquedos mais interessantes. O que foi feito às cidades para que coisas tão simples se tornem tão complicadas, a ponto de mobilizar equipes de especialistas? Antigamente, havia toda espécie de jardins: decorativos, hortas, botânicos etc. Aí brincava-se, passeava-se e cultivava-se; aí as crianças descobriam a natureza, viam os adultos trabalhando e aprendiam divertindo-se.

A criança é tão privada de espaço nas atuais estruturas urbanas que essas áreas para jogos e lazer vêm sendo concebidas como uma compensação às condições de vida deploráveis que lhe são oferecidas. É o que se denomina "terapêutica de urgência". Fabricam-se artificialmente montículos para trepar, declividades para escorregar, troncos de árvores ou vigas de concreto para se equilibrar, balanços, cordas para subir. Por outro lado, esquecem-se muitas vezes das coisas tão simples como um espaço pavimentado para brincar de amarelinha e para patinar.

Em todo o mundo, arquitetos, artistas, designers vêm usando a imaginação e a fantasia para dar aos brinquedos formas novas, inesperadas, experimentando materiais novos e cada vez mais variados. Pode-se até mesmo espantar com o luxo de algumas invenções para uma coisa tão simples como o brinquedo. Mas certas formas vêm modernizando o aspecto dessas áreas para jogos, e têm o mérito de favorecer a ação e o movimento. A crítica de alguns especialistas é que a criança deve ser considerada, fundamentalmente, como criadora e não como consumidora: é preciso dar-lhe meios para que ela mesma crie seu próprio ambiente lúdico. Essas soluções seriam paliativas até a recuperação de um aspecto mais humano da cidade, onde a criança e o ser humano em geral serão fatores condicionantes da estrutura urbana, recuperando assim o espaço coletivo a que tem direito.

A grama, as folhas, as flores, a terra que se cavouca, os animais que se observa ligam a criança à natureza e seus ritmos e lhes fazem descobrir os ciclos da vida. As cidades vêm destruindo esse contato, e é preciso prever para o futuro espaços privilegiados onde ele poderá ser restabelecido.

Em muitos países, as crianças brincam com os elementos naturais, em áreas onde podem criar jardins, fazer crescer flores ou legumes, aparecer animais. Essas são realizações das quais cada criança experimenta a necessidade. A água tem, sempre, especial importância. Os pais hesitam em deixar a criança chapinhar na água. Porém, esse elemento natural polariza toda a atenção das crianças: pequenos cursos d'água, tanques, rios, tudo que, aliás, é muitas vezes perigoso. A água trazia animação aos jardins e parques de outrora; tanques com peixes vermelhos, onde se faziam vagar barquinhos, chafarizes das mais diferentes formas. A criança deseja enlamear-se, molhar-se e utilzar-se da água como elemento lúdico; vê-la como espectadora não basta.

Na realidade, os equipamentos coletivos exteriores, seja áreas para jogos, seja espaços verdes, correspondem atualmente a soluções transitórias. Devem evoluir numa concepção de urbanismo que associará os esforços dos construtores e de todos os especialistas do meio ambiente para reelaborar a cidade no seu sentido mais amplo.

Ela não pode ser dividida em edifícios de um lado, espécie de relevo artificial erguendo-se à nossa frente, obstruindo nossa vista, interligados por vias de trânsito intenso, e de outro lado por tímidos e escassos parques e áreas para jogos, tentando reproduzir condições de vida "mais naturais", arranjados artificialmente, depois de tudo pronto, em lugares de baixo valor imobiliário.

A reconquista da cidade, a recuperação da importância dos espaços exteriores públicos e coletivos, o objetivo da composição voltando a ser o vazio e os edifícios ajustando-se em função da beleza e do conforto: eis o caminho da urbanização.

FATORES AMBIENTAIS

A maior parte dos fatores ambientais bióticos de interesse pediátrico diz respeito aos agentes causadores de doenças infecciosas e parasitárias: tais agentes são analisados em outros capítulos deste livro. Quanto aos agentes abióticos, os fatores climáticos seguramente constituem um dos mais importantes contingentes e serão apresentados no item seguinte. Em relação aos fatores psicossocioculturais, os psíquicos propriamente ditos são analisados no capítulo Higiene Mental na 2ª parte (Puericultura) e em vários capítulos da 10ª parte (Psicopatologia); os fatores socioculturais são apresentados neste mesmo capítulo.

FATORES CLIMÁTICOS*

A climatologia é uma parte da Geografia e relaciona-se com a Geomorfologia, a Biogeografia e a Geografia Humana: estuda os climas em função de seu contato com o relevo terrestre e de suas repercussões sobre a vida do homem, dos animais e das plantas. Por outro lado, a meteorologia integra a Física e responsabiliza-se pelo estudo da atmosfera. O clima envolve, na realidade, o bioestudo de caracteres meteorológicos: pressão atmosférica, temperatura, umidade, ventos e luminosidade. O clima é dito regional quando abrange uma extensão apreciável da superfície terrestre e é dito local quando reflete a influência especial de fatores geográficos, relacionando-se a áreas circunscritas da superfície terrestre. O clima local, com exceção da pressão atmosférica, pode ser modificado pelo homem, sobretudo por meio da habitação e do vestuário, o que constitui o microclima. Em aposição ao microclima (intervenção do homem), o clima em geral é conhecido como macroclima (determinação da natureza).

* Colaboração de Gil Sodero de Toledo (Departamento de Geografia da Faculdade de Filosofia, Letras e Ciências Humanas da Universidade de São Paulo).

A circulação geral da atmosfera, a proximidade de mares, oceanos e lagos, as correntes marítimas, a altitude, as montanhas e as planícies são fatores contribuintes para a caracterização do clima e, por isso mesmo, participantes diretos ou indiretos, imediatos ou mediatos, das condições de saúde do ser humano. Ao pediatra cabe a preocupação com a influência das condições climáticas, não só sobre a saúde geral da criança, mas também como fator de morbidade e mortalidade: muitas doenças podem ter sua evolução atenuada ou agravada pelo clima.

O fato geográfico denominado superfície da Terra corresponde, na realidade, a uma interface entre a superfície exposta de continentes (litosfera) e oceanos (hidrosfera) e a base da atmosfera que os envolve de modo completo e ao longo da qual se interpenetram e interagem continuamente. A biosfera e, em particular, a sociedade humana surgiram, desenvolveram-se e concentraram-se em diferentes graus de heterogeneidade e complexidade de associações nessa interface.

Pode-se considerar que conjuntos de características meteorológicas (pressão atmosférica, temperatura, umidade, ventos e luminosidade), aproximadamente homogêneas, permaneçam sobre uma área por períodos cronológicos que se estendem por grande número de dias e ter-se-á, então, um tipo de tempo meteorológico. Tomando-se o conjunto de tipos de tempo meteorológico que ocorrem sobre uma área em sua sucessão habitual, a partir das estações de um mesmo ano e por anos sucessivos, ter-se-á a definição de clima da área e, por extensão, os diferentes climas de toda a superfície da Terra. Na realidade, não ocorrem na atmosfera fenômenos meteorológicos elementares, isolados, não correlatos. Há sempre uma sólida e intrincada cadeia de trocas de massa e energia que se desenvolve tanto no interior da atmosfera quanto entre esta e a superfície da Terra e a radiação proveniente do Sol.

Uma das características mais importantes da atmosfera é o seu conteúdo de água, localizado sobretudo nas camadas inferiores da troposfera. Entre os momentos da fase atmosférica do ciclo hidrológico, é especialmente importante o vapor d'água, invisível, pois suas moléculas estão difusas entre as demais moléculas que compõem os gases da atmosfera e correspondem à umidade atmosférica, que varia entre 0,02 e 3% do peso total da mistura de gases e provém diretamente da evaporação física de superfície líquida ou do solo úmido, bem como da transpiração vegetal e animal. Umidade relativa do ar (expressa em porcentagem de 0 a 100%) é a relação entre o peso do vapor d'água existente num volume de ar e numa determinada temperatura e o peso máximo do vapor d'água que o mesmo volume de ar e a mesma temperatura poderiam conter: zero = ar absolutamente seco e 100 = ar completamente saturado.

Outra característica importante da atmosfera é a temperatura. A energia calorígera originou-se, direta ou indiretamente, em sua totalidade da radiação infravermelha (ondas longas), proveniente da superfície da Terra, a partir da radiação solar absorvida. O calor que se propaga a partir da superfície e vai sendo progressivamente conduzido para níveis altimétricos cada vez mais elevados, originando uma seqüência de temperatura cada vez mais baixa com a altitude e tornada mais baixa ainda pela diminuição gradual de pressão atmosférica. Esse perfil denomina-se gradiente térmico vertical e corresponde a uma diminuição média de 0,6°C para cada 100m de altitude. Pode-se também caracterizar um gradiente térmico horizontal, ao longo de um meridiano em que as temperaturas apresentam valores progressivamente mais baixos à medida que as latitudes aumentam, isto é, uma aproximação em direção a cada um dos pólos.

Aspectos gerais do relacionamento clima/saúde

No tempo em que a Medicina era menos dependente dessa parafernália instrumental e do não menos incrível arsenal terapêutico, prestava-se maior atenção ao homem/paciente com valorização de sua constituição, de suas diáteses e miopragias e de sua capacidade individual de reagir. Nessa época, um ramo importante da terapêutica relacionava-se ao clima, não só em algumas situações específicas, como no tratamento da tuberculose, mas também no geral. De fato, a tradução brasileira da 4ª edição do "Tratado de Pediatria" de Pfaundler e Schlossmann corresponde ao pensamento pediátrico alemão de exatamente há 70 anos, e aí se pode ler alguma coisa sobre o ar e o clima como meios curativos em Pediatria, isto é, aeroterapia e climatoterapia.

Escreve Schlossmann: "Não me parece menos digna de apreço a ação curativa que o ar exerce sobre as crianças doentes. E tanto assim é que procuro me servir dele em todas as doenças agudas, proporcionando ao doente ar puro em quantidade suficiente e levando as crianças ao ar livre sempre que possível". Refere ainda o autor a importância da aeroterapia nas doenças infecciosas agudas. E mais, escreve ele que o melhor método de enrijecimento em todas as doenças crônicas é o banho de ar diário, "excelente recurso curativo e de enrijecimento para muitas doenças crônicas, econômico e de fácil aplicação". Por outro lado, a eliminação de catarro de vias aéreas superiores é beneficiada pela umidade atmosférica elevada. Com freqüência, o fato de mudar de clima é suficiente para estimular o metabolismo e ativar os processos curativos: é o caso das temporadas à beira-mar ou a permanência em clima de altitude elevada (que influi favoravelmente sobre a amplitude dos movimentos respiratórios). Em relação à helioterapia, afirma Schlossmann que "a ação da luz solar é bastante importante... suas irradiações estimulam o corpo e o espírito de tal modo que nelas só encontramos um poderoso agente terapêutico, suscetível de prestar grandes serviços".

Tudo superado?... Claro que não, apenas esquecido, por força da cortisona, dos antibióticos, dos fortificantes e de mil coisas mais.

Adaptação: temperatura, energia e dieta

O elemento climático mais simples e compreensível é a temperatura, facilmente quantificável (no ambiente e no organismo) e sentida por todos nós; contudo, a uma mesma temperatura ambiental, podemos sentir maior ou menor conforto térmico em função da umidade relativa e eventual corrente de ar, esta responsável por maior ou menor evaporação.

A produção de calor pelo organismo depende fundamentalmente do metabolismo e da atividade muscular, ativada pela queda da temperatura ambiente e elevação da temperatura corpórea. Por outro lado, a perda de calor se deve a: 1. radiação, convicção e condução; 2. evaporação de água pelos pulmões e pele; 3. elevação da temperatura do ar inspirado à temperatura corpórea; e 4. urina e fezes. Deve-se lembrar que a evaporação à superfície do corpo se dá de maneira totalmente independente da secreção de suor, pois a pele não é inteiramente impermeável à água: os líquidos extravasados dos capilares cutâneos penetram na epiderme. Por outro lado, a velocidade de evaporação da água é inversamente proporcional ao grau de umidade da atmosfera. O mecanismo sudoríparo para a eliminação do calor altera-se intensamente quando a umidade relativa é alta.

A eliminação de água na perspiração insensível, através dos pulmões e da pele, faz-se sob a forma de vapor e é da ordem de 1ml/kg de peso/hora pelos pulmões e de 0,5ml/kg de peso/hora pela pele. O suor, solução hipotônica de sódio, cloro e potássio, com temperatura ambiente entre 15 e 20°C, é da ordem de 0,5ml/kg de peso/hora. Nos climas tropicais (a maior parte do território brasileiro) é bem maior a quantidade de água eliminada através da pele.

Magalhães Carvalho lembra que quando a temperatura ambiente ultrapassa a da pele (em torno de 27°C), o calor, em vez de se irradiar do corpo para fora, penetra no corpo. O calor específico de 0,83 do corpo humano facilita a penetração: a defesa é a sudorese copiosa, pois cada ml de suor evaporado dissipa 0,58 caloria.

Outro aspecto climático muito bem discutido por Magalhães Carvalho diz respeito ao consumo de calorias. Sendo o homem um animal homeotérmico, ele tem de equilibrar a produção e o consumo de calor: a termogênese deve ser obrigatoriamente igual à termólise. Em se vivendo na região tropical, com temperatura ambiente com grande constância ao redor de 30°C (ou mais), o orga-

nismo não cede calor ao ambiente, ao contrário, capta calor. A homeostase determina então: a) redução da produção de calor pela diminuição do exercício físico; b) aumento da sudorese; c) menor ingestão de calorias.

A primeira das citadas providências homeostáticas tem valido ao homem que vive em clima tropical o epíteto de preguiçoso. A segunda providência foi referida antes e cabe recordar que, em condições de sudorese abundante, pode resultar em falta de água para o trabalho adequado dos rins com eventual retenção de eletrólitos, o que é tanto mais verdade quanto mais jovem for o organismo, com o importante desdobramento do tipo de aleitamento no primeiro ano de vida, visto que o leite humano seguramente minimiza (ou mesmo anula) o possível risco.

A menor ingestão de calorias em função da temperatura ambiente é fato demonstrado por Lavoisier há 200 anos. Dados da FAO mostram que na faixa de clima tropical o consumo médio de calorias é de 2.100 a 2.400 por habitante por dia; nos países meridionais da Europa, o consumo eleva-se para 2.660 calorias por dia; nos países frios da Europa Central, é da ordem de 3.000; e na Finlândia atinge 3.200 calorias por dia. A média no Brasil é da ordem de 2.800 calorias por dia. Refere, então, Magalhães Carvalho: "Tendo que restringir a quantidade de calorias que ingere e, de certa forma, que proteger o seu rim, parece que o homem tropical foi sendo levado, sem o sentir, geração após geração, a optar por um tipo de alimento que fornecesse menor quota calórica e que, quando metabolizado, deixasse menos resíduos de eliminação renal. O hidrato de carbono representa esse alimento ideal, com a vantagem, para gáudio do rim, de cada grama produzir, pela combustão, 0,55ml de água. Nesse sentido, o da síntese de água, a gordura lhe seria superior, pois 1 grama de gordura origina 1,07ml de água, mas a mesma quantidade de gordura gera 9 calorias à combustão, mais do dobro das 4 calorias liberadas por igual peso de carboidratos". Magalhães Carvalho acredita que a quota aconselhável de gordura nos Estados do Sul do Brasil deve ser de 30 a 35% das calorias do regime: em toda a latitude do Trópico de Capricórnio, que passa nos subúrbios de São Paulo, até o norte de Minas Gerais, será de 20 a 30%, e na Região Norte/Nordeste, de 15 a 20%.

Variação sazonal de morbidade e mortalidade infantis

Que outra prova da importância do clima sobre a saúde das pessoas poder-se-ia exigir além da variação sazonal da morbidade e mortalidade de crianças? No capítulo Etiologia Geral da Morbidade e da Mortalidade da Criança (na 1ª parte), Pedro de Alcantara descreve os superfatores da mortalidade infantil, entre os quais se encontra o clima e a propósito do qual escreve o autor em seu livro clássico "Causas e Remédios Sociais da Mortalidade Infantil": "Sendo muito rude, ou melhor, rudemente frio, terá uma influência nociva sobre a criança, muito diversa da influência benéfica dos climas amenos e temperados, constituindo um dos fatores predisponentes diretos; mas esta mesma rudeza, em sua influência através de um longo passado, pode ter influído para criar na população hábitos de luta, de disciplina, de previdência, de apego à vida familiar, e estas qualidades são preciosas no conjunto de elementos espirituais de proteção à criança".

A sensibilidade humana é diferente da verificada para os instrumentos: é mais completa e mais complexa, pois os instrumentos registram umas poucas variáveis e o ser humano registra todas. Há pessoas sabidamente "climatossensíveis", capazes de perceber variações do potencial e do campo elétrico atmosférico. As doenças distônicas têm apreciável relação com as estações. Os indivíduos, predispostos a sentirem os efeitos dos raios (geralmente pessoas timolinfáticas), temem certas épocas do ano nas quais incidem com maior freqüência as tempestades com raios.

A figura 3.2, extraída do boletim nº 3 da Fundação Sistema Estadual de Análise de Dados (SEADE) do Estado de São Paulo, bem ilustra a variação sazonal da mortalidade infantil para esse Estado, tanto para a capital como para o interior.

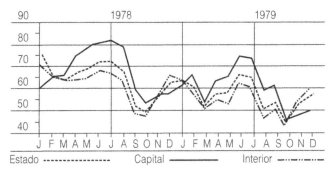

Figura 3.2 – Taxas mensais de mortalidade infantil (por 1.000) para o Estado de São Paulo, capital e interior (Fonte: SEADE).

Ação específica do clima em relação a algumas doenças da criança

Doenças do aparelho respiratório

Os determinantes primários das doenças pulmonares são enfaticamente ambientais. A mesma finura e delicadeza da interface ar-sangue que permitem as rápidas trocas de oxigênio e dióxido de carbono também permitem a inalação de uma série de agentes morbígenos, como substâncias alergênicas, partículas tóxicas, gases lesivos, agentes carcinogênicos e microrganismos. O adulto respira de 10.000 a 20.000 litros de ar diariamente, contendo gases e partículas potencialmente lesivos, e é desejável que estudos futuros permitam explorar os mecanismos fisiológicos pulmonares capazes de prevenir a acumulação e a ação deletéria de tudo que é inspirado; como a maior parte das doenças pulmonares é iniciada ou agravada pela inalação de gases e partículas, o papel do ambiente é de máxima importância.

Na realidade, é a poluição atmosférica o mais grave problema ambiental no que se refere às doenças pulmonares. Poluição não é clima, mas é por ele fortemente influenciada, de modo que cabe considerá-la neste mesmo capítulo.

Alterações climáticas são fatores predisponentes para as infecções de vias aéreas superiores? Não há nenhuma explicação convincente, mas não há como negar (todos nós o sentimos) a existência de algum tipo de relação do resfriamento, da umidade ambiente e do próprio corpo com as gripes e os resfriados. É possível que tais fatores determinem alterações vasomotoras e conseqüente redução da temperatura da membrana mucosa nasal por meio de vasoconstrição, à qual se segue eventual vasodilatação, com irritação nasal e corrimento. Discute-se se haveria baixa da resistência local.

Raquitismo carencial

A mais importante fonte natural de vitamina D é a irradiação por raios ultravioletas de comprimento de onda entre 280 e 310μm do 7-deidrocolesterol secretado pela pele. Assim, o fator climático é importante na etiologia do raquitismo; a poeira, a fumaça e o vapor d'água na atmosfera (neblina), sendo opacos às ondas mais curtas, reduzem a ação anti-raquítica da luz solar. O raquitismo é muito mais freqüente nos meses de inverno nas zonas temperadas: quando o Sol chega a menos de 35° em relação ao horizonte, sua ação anti-raquítica é insignificante. Grande parte do território brasileiro apresenta condições climáticas anti-raquíticas. Contudo, os grandes centros industriais das Regiões Sudeste e Sul podem contribuir para o aparecimento de raquitismo. São Paulo é o exemplo típico.

Gastrenterite aguda e desidratação aguda

O verão é um fator climático importante na desidratação aguda: há uma importante variação sazonal das gastrenterites, como já referido. A ocorrência de vento quente, forte e seco aumenta o agravo climático. Os seguintes mecanismos podem ser lembrados: maior número de oportunidades para contaminação dos alimentos, aumento das perdas hídricas pela pele (podendo atingir até 80ml/kg/dia), diminuição da função renal, sobretudo se a criança estiver em aleitamento artificial. Uma maior necessidade de água durante os meses quentes nem sempre é atendida pelos familiares. A fim de minimizar o agravo climático em questão, o pediatra deve atuar no microclima: habitação e vestuário.

Outras condições

A miliária rubra resulta do bloqueio dos poros das glândulas sudoríparas por queratina, resíduos cutâneos e eventualmente bacterianos, de incidência prevalente em clima quente e úmido; as lesões são mais freqüentes no pescoço e no tronco, sobretudo em áreas atritadas pelo vestuário. Insolação é o resultado da exposição prolongada aos raios solares, sobretudo se diretamente sobre a cabeça descoberta e principalmente se os raios solares incidirem diretamente sobre a nuca. A insolação não deve ser confundida com a intermação, condição não-climática, resultante do superaquecimento da temperatura ambiente associada com freqüência a excesso de agasalhos, sobretudo em crianças de tenra idade. Depleção de água e sal por exaustão térmica é um distúrbio metabólico que ocorre principalmente nas semanas mais quentes do verão e resulta da reposição inadequada de água e sal em face da sudorese abundante e continuada, precipitada por exercício físico intenso. Em crianças, ocorre mais em escolares.

FATORES ECONÔMICO E SÓCIO-CULTURAL

Fator econômico

Conhecida é a relação entre pobreza e doença ou entre saúde e produção. Uma produção precária de bens e serviços gera salários insuficientes que, por sua vez, dão lugar a instrução e educação deficientes, alimentação inadequada, habitação insalubre e baixo nível de qualidade de vida. Esses são alguns dos fatores fundamentais que predispõem à enfermidade.

Por sua vez, a recíproca condiciona um rendimento humano precário, trazendo conseqüentemente baixa produção, gerando, dessa forma, um círculo vicioso. Não há, portanto, mais dúvidas quanto à importância e ao significado da saúde para a economia e vice-versa.

Quando a política de saúde prioriza investimentos em ações curativas, destinando, portanto, menos recursos para a área de prevenção e de saúde pública, tem-se como resultado imediato uma alta freqüência de enfermidades e, como conseqüência desta, uma produção mais baixa. Portanto, em planos de desenvolvimento, quando se define como meta a melhoria dos níveis de saúde, ela deverá ser atingida não só pelo tratamento mais adequado da população enferma, mas também por meio de programas que permitam a prevenção de doenças e a promoção da saúde, assim como sua integração com outros programas de desenvolvimento social, tais como os de educação e habitação, objetivando ter-se como resultado uma comunidade mais hígida, permitindo e facilitando sua integração em um processo mais amplo de desenvolvimento econômico e social.

Para ilustrar o ciclo econômico da doença, apresenta-se a seguir o esquema do Horwitz, adaptado segundo Molina & Adriazola (Fig. 3.3).

Partindo-se de uma concepção macroeconômica, a saúde é um produto intersetorial e, portanto, depende da política de desenvolvimento global e, mais especificamente da política econômica do país. As decisões de política social não devem perder de vista que a finalidade da economia é o homem e seu bem-estar, e que o homem não é só um meio da economia, senão seu fim e sua razão de ser. Por isso há consenso em que a economia e a saúde são componentes do desenvolvimento que não se excluem mutuamente, mas que, muito pelo contrário, complementam-se.

Não pode haver produtividade e produção numa população que adoece com freqüência, nem saúde com uma economia estática e que não se distribui justamente.

O processo global de desenvolvimento econômico e social deve ter características que traduzam o princípio da justiça social. Deve estar, portanto, a serviço do homem como meio de processo social, entendido este como a justa distribuição de renda e a organização

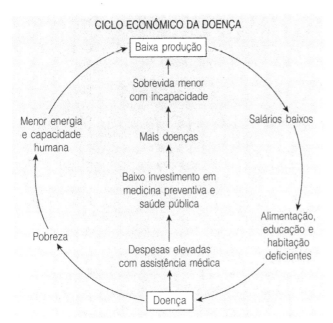

CICLO ECONÔMICO DA DOENÇA

Figura 3.3 – Ciclo econômico da doença (segundo Horwitz, adaptado segundo Molina & Adriazola).

Tabela 3.1 – Mortalidade infantil e proporcional de menores de um ano, segundo classe de renda (salário mínimo per capita – SMPC) no Município de São Paulo – 1978.

Renda (SMPC) (1)	Mortalidade infantil (coeficiente/1.000 nascidos vivos) (2)	Mortalidade proporcional (% do total de óbitos) (2)
4,17	51,09	17,09
2,26	57,00	16,89
1,54	67,36	28,65
0,89	87,35	37,99

Fonte: (1) Instituto Gallup; (2) Fundação SEADE.

de uma estrutura institucional que assegure a ausência de privilégios e garanta a igualdade de oportunidades, que se traduz em facilidade de acesso a educação, saúde, emprego etc.

O *tipo* de economia (agropecuária, industrial, pesqueira etc.) e o modelo de distribuição de renda influenciam, portanto, o poder aquisitivo e o nível de saúde da população.

Para o decênio 1960-1970, Yunes e Ronchezel demonstraram que o aumento de mortalidade infantil e proporcional de crianças menores de um ano, para o Brasil, esteve associado a uma política de concentração de renda, ou seja, a política adotada com a finalidade de diminuir a inflação gerou uma limitação dos aumentos salariais, fazendo com que o salário mínimo real declinasse em 20%. Por sua vez, em 1960, 3,1% da população economicamente ativa concentrava cerca de 27% do total de renda e, em 1970, a mesma proporção de população passou a concentrar 33,1%. O primeiro autor, anteriormente mencionado, constatou a mesma tendência de piora desses indicadores de saúde para o decênio seguinte, novamente associados à ocorrência de concentração de riquezas.

O rendimento mensal familiar também está intimamente relacionado à esperança de vida ao nascer, demonstrando, portanto, a influência da renda sobre um indicador sensível de saúde, como é a mortalidade infantil. Para o Brasil, as famílias com rendimento mensal acima de cinco salários mínimos têm uma esperança de vida estimada em 69,6 anos, enquanto naquelas com até um salário mínimo esse indicador é de apenas 54,8 anos.

Yunes, estudando a mortalidade infantil e proporcional de crianças menores de um ano, de acordo com a classe de renda no município de São Paulo, em 1978, constatou que, à medida que piorava o nível de renda, aumentava o valor desses coeficientes, conforme demonstra a tabela 3.1.

Contribui também para a determinação do nível de saúde da população o sistema agrário, ou seja, o sistema da terra. Estão associados ao baixo nível de saúde o sistema primitivo de exploração da terra ou outros recursos naturais, como sistema inadequado de irrigação, uso limitado de fertilizantes e precária tecnologia agrícola e pesqueira.

Ainda que os dados existentes sobre nutrição e relações de propriedades sejam escassos, os diversos estudos sugerem que o acesso à terra é de importância vital para o estado nutricional, tendo sido observada maior prevalência de desnutrição entre as famílias que não são proprietárias da terra.

O modo como a família se insere na estrutura social também tem importância na determinação de seu estado de saúde. No setor urbano, por exemplo, ainda que o nível de renda não seja o único fator importante, o estado de saúde, e mais especificamente o nutricional, só começa a se aproximar do normal quando a renda é suficiente para comprar uma alimentação adequada de acordo com os hábitos alimentares, conforme a tradição e a cultura de cada região.

Alves, em 1977, evidenciou outra faceta relevante da associação renda-estado nutricional, ao demonstrar que a composição da cesta básica de alimentos é muito semelhante em diferentes níveis de renda que possuem diferenças quanto à adequação das calorias ingeridas. Pão, arroz, óleos, açúcar, feijão, leite, carne de boi, margarina, batata, carne de aves, farinha de trigo, bananas e ovos são os treze produtos da cesta básica de alimentos que respondem por 78,69% das calorias ingeridas pelas famílias com ingestão calórica total adequada e por 82,54% do total calórico das famílias com ingestão inadequada. Esses dados fazem supor que *o problema renda-alimentação não é um problema de qualidade, mas de quantidade ingerida*.

Em relação ao saneamento do meio, a Investigação Interamericana de Mortalidade na Infância mostrou claramente que a falta de água guarda relação direta com a mortalidade (no período neonatal e principalmente no pós-neonatal) e constitui importante medida da qualidade das condições ambientais. Observou-se relação ainda maior quando se utilizou como medida o abastecimento de água dentro do domicílio.

Esse fato constitui uma prova de que as famílias, cujas crianças faleceram no período pós-neonatal, encontravam-se em condições menos favoráveis quanto ao abastecimento de água corrente, predispostas, portanto, a um risco de maior incidência de enfermidades diarréicas.

Quanto às instalações sanitárias, observa-se também que a eliminação adequada dos excretas e das águas servidas (importante na transmissão das enfermidades diarréicas) guarda relação com o nível de saúde da população, principalmente no grupo infantil. O mesmo se observa em relação ao destino e ao tratamento adequado do lixo.

Pelo exposto, é lógico afirmar que a situação do saneamento do meio reflete indiretamente o nível sócio-econômico da população.

A *migração rural-urbana*, quando decorrente da expulsão do homem, em geral tendo como causa a pobreza, freqüentemente se acompanha de piora na qualidade de vida, observando-se transculturização brusca que altera os costumes e a organização familiar. Este fenômeno é acompanhado, na maioria das vezes, de uma piora do nível de saúde. É comum essa população migrante se estabelecer na periferia das cidades, em favelas, cortiços e outros tipos de aglomerados, expondo-se, portanto, a um risco maior de adoecer e morrer.

No microambiente, é importante observar a relação entre a renda familiar total (e per capita) e a saúde. Assim, uma renda baixa limita, por exemplo, a aquisição de alimentos, levando à compra de menor quantidade, uma inadequação da ingestão calórico-protéica e, conseqüentemente, comprometendo o estado de saúde.

Quanto à ocupação, a Investigação Interamericana de Mortalidade na Infância mostrou, por exemplo, que em São Paulo a proporção de óbitos que ocorreu no período neonatal, pós-neonatal e de 1 a 4 anos foi maior para crianças cujos pais tinham ocupação, que foi caracterizada como semi e não-especializada.

Dessa forma, pode-se pressupor que haja uma inter-relação entre ocupação, renda e saúde.

Os dados anteriormente apresentados, mais uma vez, comprovam o que Alcantara, em 1945, já afirmava: "as causas da morbimortalidade na infância são as expressões das características econômicas e sociais da comunidade".

Fator sócio-cultural

Como visto anteriormente, a saúde ou a doença não constitui apenas um fenômeno biológico, mas também social.

O nível social permite estratificar a população e, de acordo com a posição que o indivíduo ocupar nessa escala, terá diferentes acessos às oportunidades que a sociedade lhe apresenta. Entre estas, por exemplo, a possibilidade de a criança sobreviver quando acometida por alguma enfermidade e o acesso aos serviços de saúde, que estão na dependência direta da posição que ocupa na estrutura social.

A estratificação social pode ser definida, portanto, como o processo pelo qual os elementos que formam uma comunidade se distribuem de acordo com seus níveis sociais, econômicos, de classes, ou outras variáveis que os diferenciam.

Conseqüentemente, o nível de saúde variará de acordo com o estrato social da população. Um dos indicadores utilizados para definir a estratificação social é o educacional.

A investigação Interamericana de Mortalidade na Infância demonstrou muito bem a importância do grau de instrução da mãe nos níveis de mortalidade. Para os treze projetos latino-americanos dessa Investigação, observou-se que, para as mães sem nenhuma instrução, a proporção de óbitos para qualquer idade pesquisada em crianças com idade inferior a 5 anos foi sempre maior quando comparadas àquelas que tinham algum grau de instrução; essas diferenças foram significantemente maiores para os grupos de idade pós-neonatal (28 dias a 11 meses) e de 1 a 4 anos. Segundo a mesma Investigação, aos níveis mais baixos de educação corresponderam as taxas mais elevadas de mortalidade na infância, tanto no meio urbano como no rural.

Os resultados encontrados nas três áreas pesquisadas no Brasil mostraram que há relação inversa entre o grau de instrução e o coeficiente de mortalidade, conforme se observa na tabela 3.2.

Tabela 3.2 – Nível de educação das mães de crianças falecidas com idade inferior a 5 anos para três áreas brasileiras.

Área	Algum grau de instrução		Nenhum grau de instrução		
	Nº	%	Nº	%	Coef./1.000 hab.
Recife	1.498	48,1	1.618	51,9	29,3
São Paulo	2.585	69,8	1.120	30,2	17,7
Ribeirão Preto (cidade)	321	77,0	96	23,0	10,9

Fonte: Puffe & Serrano, 1973.

Rosenwaike observou que, entre as mães com menor escolaridade, a incidência de recém-nascidos de baixo peso foi mais que o dobro da observada naquelas que tinham cursado a universidade.

O Sistema de Saúde, representado pela assistência médica, quer de ordem quantitativa, quer qualitativa, reflete também o sistema político e social do país, fazendo com que a população tenha maior ou menor acesso aos serviços de saúde.

No entanto, o profissional de saúde deverá ter consciência de que a tecnologia médica poderá chegar por si só até certos limites na busca de melhores níveis de saúde, enquanto as demais condições de vida permanecerem inalteradas.

As diferenças de classe e de nível sócio-econômico implicam também uma maneira diferente de utilizar os recursos de saúde, e é comum que sejam as famílias em melhores condições que os utilizem mais, além de terem acesso aos de melhor qualidade.

Outro fator importante a se considerar é o cultural, abrangendo costumes, tradições, valores, crenças, tabus e símbolos de um povo, que se transmitem de uma geração a outra.

É muito comum que o médico, quando colocado em contato com a mãe, ou familiares de crianças, tenha algumas dificuldades em interpretar com exatidão as preocupações relacionadas à saúde de seus filhos. Daí a importância de interpretar adequadamente os traços culturais dos pacientes, a fim de evitar problemas de comunicação. Isso facilitará a relação médico-paciente, sem a qual não se poderá aplicar com êxito as indicações terapêuticas desse profissional.

Estudos têm demonstrado que a falta de conhecimento de crenças tradicionais de saúde pode ser danosa para a implantação adequada dos programas de saúde.

Os meios de comunicação também assumem no mundo moderno importante papel, que pode contribuir para a mudança de comportamento da população com repercussões sobre a saúde.

Por exemplo, as técnicas de massificação ou de persuasão, utilizadas pelas empresas comerciais para vender seus artigos, podem induzir o consumidor a comprar produtos supérfluos, em detrimento de outros de maior necessidade.

A identificação e a análise dos fatores anteriormente descritos reforçam a necessidade de se considerar que o tratamento dos problemas de saúde não é só de ordem médica, mas sim o resultado da ação conjunta de uma equipe multiprofissional que integra os aspectos sociais, econômicos e culturais, tanto em conscientização como em ação.

Do anteriormente apresentado depreende-se a idéia de que é muito importante a ação de educador do pediatra na assistência contínua à criança e à família. Para tanto, faz-se necessário, então, que ele tenha alguns conhecimentos a respeito da influência da cultura no processo educativo.

Um exemplo ilustrativo da interação dos fatores econômicos e sócio-culturais com a saúde refere-se à desnutrição infantil (Fig. 3.4), segundo Shrimpton em sua Ecologia da Desnutrição na Infância, publicação da UNICEF.

CULTURA E PROCESSO EDUCATIVO

O termo cultura em linguagem popular tem sido utilizado com significado de "refinamento" do homem, aceitando-se como culto aquele que é versado em ciência, música ou filosofia, por exemplo.

Os antropólogos não têm considerado cultura apenas desse modo. Admitem que "cultura são todas as manifestações de vida de um povo com seu modo de pensar, sentir e agir". Essa definição é mais abrangente, pois inclui o conceito popular e também conhecimentos, moral, língua e outras capacidades adquiridas pelo ser humano numa sociedade.

É muito importante admitir que todos os povos têm cultura, por mais simples que sejam, estando excluídos apenas aqueles privados de suas capacidades mentais e sensoriais.

Este conceito impede, de certa forma, que se estabeleçam comparações entre culturas, de modo a criar idéias depreciativas entre povos ou, mais especificamente, entre pessoas.

"Deve-se admitir que cada povo tem sua cultura, que não existem culturas iguais e que cada cultura é diferente de outra quando pensada em relação a si mesma e em relação ao tempo."

O conceito de relativismo cultural sugere que não existe um critério absoluto quando nos referimos a valores ou moral. Assim sendo, vale dizer que cada sociedade tem seus próprios valores e códigos de ética, significando então que "o belo e o feio, o bom e o mau, o certo e o errado, o justo e o injusto, o honesto e o desonesto, o normal e o anormal são conceitos relativos a cada cultura e em determinado momento histórico".

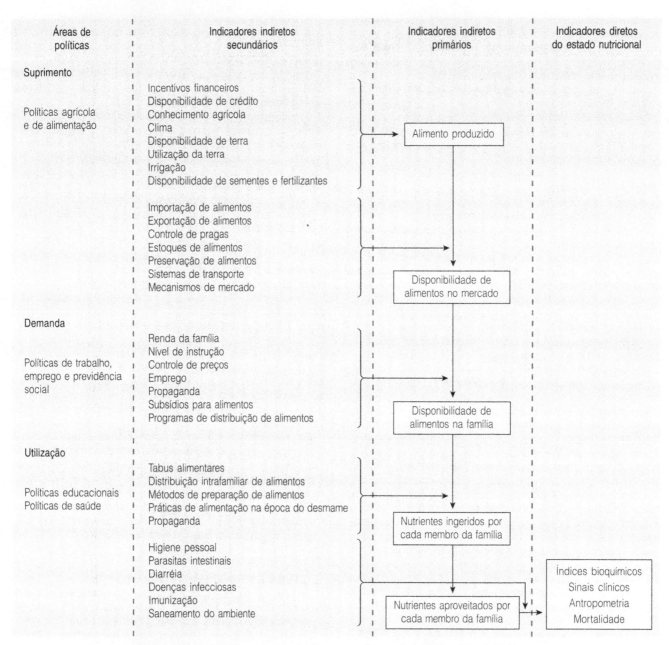

Áreas de políticas	Indicadores indiretos secundários	Indicadores indiretos primários	Indicadores diretos do estado nutricional
Suprimento			
Políticas agrícola e de alimentação	Incentivos financeiros Disponibilidade de crédito Conhecimento agrícola Clima Disponibilidade de terra Utilização da terra Irrigação Disponibilidade de sementes e fertilizantes	Alimento produzido	
	Importação de alimentos Exportação de alimentos Controle de pragas Estoques de alimentos Preservação de alimentos Sistemas de transporte Mecanismos de mercado	Disponibilidade de alimentos no mercado	
Demanda			
Políticas de trabalho, emprego e previdência social	Renda da família Nível de instrução Controle de preços Emprego Propaganda Subsídios para alimentos Programas de distribuição de alimentos	Disponibilidade de alimentos na família	
Utilização			
Políticas educacionais Políticas de saúde	Tabus alimentares Distribuição intrafamiliar de alimentos Métodos de preparação de alimentos Práticas de alimentação na época do desmame Propaganda	Nutrientes ingeridos por cada membro da família	
	Higiene pessoal Parasitas intestinais Diarréia Doenças infecciosas Imunização Saneamento do ambiente	Nutrientes aproveitados por cada membro da família	Índices bioquímicos Sinais clínicos Antropometria Mortalidade

Figura 3.4 – A cadeia alimentar humana: variáveis sócio-econômicas capazes de influenciar o estado nutricional da população.

É preciso não esquecer também que o ser humano não nasce predisposto para esta ou aquela cultura. A linguagem, que é um componente da cultura, passa de geração em geração, demonstrando que cultura pode ser aprendida e não costuma guardar relação com raças humanas. Um filho de pais brasileiros nascido no Brasil, porém criado no Japão, falará japonês e se comportará como japonês e terá costumes japoneses e, se vier para o Brasil, encontrará dificuldades para aprender a língua e os costumes brasileiros, embora exiba características físicas de brasileiro.

Importância da cultura na determinação do comportamento

Comportamento social

É possível estudar o comportamento humano de diversas maneiras. Algumas vezes, pode-se observar apenas o indivíduo, em outras, ele é observado junto à sua família, e ainda outras vezes é considerado junto à comunidade. Alguns modelos de estudo são mais estáticos, outros, no entanto, observam o ser humano de um modo dinâmico, analisando suas mudanças ao longo do tempo. Tem sido acei-

to pela maioria que para se estudar comportamento é preferível escolher modelos bem abrangentes ou então que sejam utilizados vários modelos mais específicos, tentando, no entanto, obter o maior número de informações possíveis.

A maioria dos estudiosos do comportamento humano tem aceito que o homem age por meio de uma interação contínua e recíproca entre suas forças interiores e as que existem no meio ambiente. Desse modo, parece que o modelo que estuda o "comportamento do homem em seu meio ambiente" deve receber atenção prioritária. Ele permite constatar que o comportamento do indivíduo é decorrente de causas múltiplas.

Comportamento emocional

Segundo Klimberg, a cultura interfere no comportamento emocional do indivíduo de modos diferentes:

– influenciando na determinação da situação em que a emoção pode aparecer;
– condicionando a *intensidade do comportamento emocional*;
– influenciando a maneira pela qual as emoções se manifestam.

Exemplifica referindo-se à situação que na Austrália, entre os Murnjin, a mãe de crianças gêmeas mata um dos gêmeos porque esse fato faz que ela se sinta uma "cadela por ter tido uma ninhada". Para elas, isso é uma situação de vergonha. Em outras tribos do Congo, no entanto, a mãe de gêmeos é objeto de veneração.

O próprio Klimberg continua exemplificando que, quanto à intensidade, tem-se na cultura chinesa a educação de meninos que inclui como fator importante o autocontrole. Esses são ensinados muito precocemente que é falta de educação mostrar cólera ou ser impetuoso. A afeição só deve ser mostrada na mais estrita intimidade. Para as meninas chinesas é ensinado ainda cedo a não se afastarem dos pais quando eles estiverem doentes, nessas ocasiões não devem perder tempo em se despir ou se arrumar, devendo experimentar todos os remédios a serem ministrados e, em caso de morte, deverão chorar amargamente.

Foley, referindo-se à influência da cultura no comportamento emocional, reforça a idéia de Klimberg quanto à influência da cultura no modo pelo qual se manifestam as emoções.

Por meio de observações verificou-se que uma criança gritará ao se machucar na presença de um adulto com quem simpatize, no entanto, poderá ficar quieta se não houver ninguém por perto para ouvi-la.

Percepção sensorial

É comum considerar a percepção sensorial como fenômeno estritamente biológico e pouco influenciado pela cultura. No entanto, trabalhos científicos demonstram que a cultura interfere na percepção sensorial e, conseqüentemente, no comportamento do indivíduo.

Exemplificando, lembramos estudos que demonstram que a idéia de semelhança entre pais e filhos é controlada pela cultura. Entre os Trobiard (tribo africana), é ofensa dizer que o filho se parece com a mãe e é muito mais sério ainda dizer que o menino se parece com a irmã. O fato está em acordo com o que estamos acostumados a considerar em psicologia que nós vemos "o que queremos ver".

Zillig também defende a idéia de cultura interferindo na percepção sensorial. Defrontou-se uma vez com o seguinte problema: em uma escola havia crianças "mais bem quistas ou aceitas" e outras "menos aceitas" pelos próprios colegas. Tomando igual número delas em grupos resolveu ensinar por intermédio da professora exercícios de ginástica. Orientou a professora para ensinar os exercícios de forma errada para o grupo das "bem aceitas". Ambos os grupos se apresentaram aos colegas e estes ao serem interrogados sobre qual fora a melhor apresentação disseram que as "bem aceitas" tinham executado melhor os exercícios.

Memória

A memória é outra determinante importante do comportamento. Além do substrato anatômico e fisiológico que a torna possível, sabe-se que ela é influenciada pela cultura.

Em outro estudo, Zillig relata que em certa ocasião narrou fatos relativos à mulher a um grupo de indivíduos do sexo feminino e masculino. Havia informações favoráveis e desfavoráveis. Passada uma semana solicitou ao grupo que repetisse suas informações. Notou que as mulheres haviam registrado o maior número delas e lembravam os itens que mais as favoreciam.

Maneira de agir e aprendizagem

A cultura é aprendida pelos indivíduos.

O ser humano, como dissemos anteriormente, recebe uma série de características ao nascer, determinantes de seus traços físicos e de personalidade. Interagindo com seu ambiente, irá definindo sua maneira de agir. Assim sendo, da interação com a família, com os pais, com vizinhos, com colegas na escola ou através de meios de comunicação, deverá alcançar seu pleno desenvolvimento.

A tarefa dos adultos tem sido a de fazer com que a criança adote padrões de comportamento de acordo com sua cultura, recebendo informações que a levem a ter atitudes e práticas compatíveis com as de sua família, seus amigos e seus colegas. Ou seja, a "tarefa" é tornar o indivíduo ajustado ao grupo com que convive.

Esse processo pelo qual o indivíduo passa durante sua vida é denominado processo educativo. Em qualquer fase dele deve ficar bem claro que o que se deve fazer é criar condições para que o indivíduo adquira padrões de seu grupo e assim o faça atingindo paralelamente o máximo de suas potencialidades.

Esses conceitos são fundamentais para todo ser humano e especialmente para os profissionais de saúde que se dedicam à criança.

O conhecimento da trajetória da aprendizagem tão bem esquematizada por Pfromm Neto possibilitará entender melhor ainda a influência da cultura na maneira de agir do indivíduo, reforçando a idéia de que ele, além de ser dependente de sua situação anatômica e fisiológica, o é também de seu ambiente e das condições de aprendizado que lhe oferecem (Fig. 3.5).

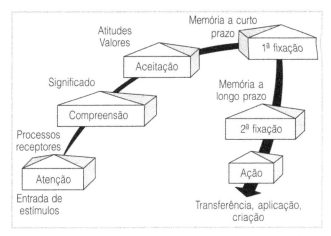

Figura 3.5 – A trajetória da aprendizagem (adaptação de Pfromm Neto, 1976).

Dessa forma, pode-se analisar:

a) Que estímulos são oferecidos pelos pais, amigos, escola, vizinhos etc.?
b) Como são transmitidos para adquirir um significado importante? São naturalmente oferecidos? São sempre oferecidos? Só foram expostos uma vez?
c) Como suas experiências anteriores individuais ou em grupo determinarão a captação ou não de tais estímulos?
d) Que valores irão adquirir diante de si e de seu grupo, implicando a aceitação ou não de estímulo?
e) Passará para a memória aquilo que mais o sensibiliza? Necessitará ou não de reforços para atingir a memória a longo prazo?
f) Sua cultura assim o permitirá?

Na dependência de forças internas e externas a ele se fará ou não uma "ação", de acordo com seus padrões culturais.

O PEDIATRA, OS FATORES SÓCIO-CULTURAIS E SEU CLIENTE

As considerações anteriormente apresentadas, associadas ao papel que o pediatra deve desempenhar na promoção de saúde da criança, contribuindo para a obtenção de um adulto sadio, definem os fatores sócio-culturais de relevo vinculados ao atendimento pediátrico.

À medida que se individualiza o atendimento, a mudança de dimensão do macro para o micro no atendimento de um determinado cliente tende-se a enfatizar o aspecto micro em detrimento do primeiro, acarretando redução na qualidade da interação médico-paciente. Entretanto, esse aspecto é fundamental para que possam ser definidas e assumidas decisões e ações destinadas a produzir a longo prazo um indivíduo sem doenças, com risco mínimo de adoecer, garantindo-lhe a possibilidade de satisfazer suas necessidades em face das oportunidades que se lhe apresentam. Dessa maneira, tornar-se-á um adulto socialmente ajustado e produtivo, conseqüentemente apto a lidar com as mudanças decorrentes de um mundo em rápida transição, que tende a acentuar as distorções e as injustiças sociais.

A infinita gama de fatores ligados à saúde somente será captada pelo pediatra à medida que ele tenha essa preocupação e seja capaz de estabelecer um processo de comunicação efetiva com seu cliente e/ou seu intermediário (mais freqüentemente a mãe ou seu substituto). Esse processo de comunicação ocorre geralmente entre dois ou mais indivíduos, freqüentemente provenientes de diferentes estratos sociais ou até de regiões distintas geograficamente, portanto, também com conceitos, valores e comportamentos diferentes, fazendo com que o pediatra, além de ter que considerar os eventos sociais, venha a efetuar sua análise à luz dos diferentes fatores culturais.

Com relação à saúde, seu conhecimento é fundamental para que se possa identificar os comportamentos a ela vinculados, de forma a poder ter um mínimo de possibilidades de atuar sobre eles.

Segundo King, os fatores culturais ligados à saúde da criança podem gerar fundamentalmente três tipos de comportamentos: a) neutros; b) negativos; c) positivos.

Os *comportamentos neutros* são aqueles que não desempenham nenhum papel de influência na saúde do indivíduo. É hábito razoavelmente difundido em nosso meio tentar curar hérnias umbilicais colocando uma moeda sobre ela; isso não fará a hérnia evoluir melhor ou pior, porém, poderá dar à mãe uma sensação maior de segurança. Nestes casos, uma vez que o pediatra tenha definido o comportamento como neutro, não precisará preocupar-se em interferir com ele. A interferência do pediatra poderá gerar uma desestabilização da segurança materna e, conseqüentemente, comprometer a eficácia de outros comportamentos importantes para a saúde.

Os *comportamentos negativos*, normalmente os facilmente evidenciáveis, são aqueles que acarretam algum risco potencial ou então prejuízo real à saúde. Obviamente, é papel do pediatra intervir para mitigar ou evitar comportamentos que poderão levar a danos ou agravar as condições de saúde do seu paciente. Em nosso meio,

é freqüente observarmos os seguintes tipos de comportamentos negativos: agasalhar excessivamente a criança febril; tratar cicatrizes umbilicais de recém-nascidos com pano queimado ou pó de café; curar queimaduras com a aplicação de folhas de fumo; desmamar precocemente uma criança por acreditar que o próprio leite é fraco; não administrar medicamentos nem dar banho na criança durante o período de incubação do sarampo com medo que ele se "recolha"; a não aceitação de transfusão de sangue de acordo com crenças religiosas etc.

Os *comportamentos positivos* são aqueles normalmente adequados em relação à saúde. Embora freqüentemente pouco utilizados pelo pediatra, sua estimulação e reforço, principalmente se presentes apenas em potencial, poderão ser de grande utilidade para a boa evolução da saúde da criança. A retirada de alimentos com a oferta somente de líquidos em crianças com diarréia, o hábito de amamentar ao seio até idade mais avançada etc. deverão obviamente receber o máximo de estímulo e incentivo por parte do pediatra.

As crenças de uma mãe, herdadas e semelhantes às da sua comunidade de origem, definirão seus hábitos e estes, por sua vez, definirão seus comportamentos em relação à saúde e/ou à doença de sua criança. Dessa maneira, será necessário conhecê-las para poder interferir em seus hábitos, de forma a induzir comportamentos positivos em relação à saúde.

Classificação dos fatores sócio-culturais aplicada à saúde

O papel desempenhado pelos fatores sócio-culturais em relação à saúde permite classificá-los de acordo com dois critérios: seu efeito e seu nível de atuação.

Quanto ao efeito

Quanto ao seu efeito sobre a saúde, os fatores sócio-culturais podem ser divididos em favoráveis e desfavoráveis.

Os *fatores favoráveis* são aqueles que, quando presentes, participam de forma positiva para a determinação do estado de saúde. Como podemos verificar no quadro 3.2 (modificado de Haggerty),

Quadro 3.2 – Fatores sócio-culturais ligados à saúde da criança.

Fatores individuais	Fatores familiares	Fatores comunitários
FATORES FAVORÁVEIS		
Desenvolvimento neuropsicomotor adequado Aptidão, robustez e vigor físico Segurança, socialização adequada Educação Compreensão de saúde (com responsabilidade) Capacidade de se comunicar Capacidade de interagir Capacidade de adaptar-se e lidar com as mudanças	Boa comunicação intrafamiliar Disponibilidade e participação dos pais Interação com a comunidade Noção correta de riscos Condições satisfatórias de nutrição Atitude positiva com relação à saúde (não somente com doença) Conhecimento e utilização de recursos (sociais, de saúde etc.) Planejamento e aceitação dos filhos	Boas condições de estudo e trabalho Serviços de saúde acessíveis e adequados Boas condições de moradia e saneamento Oportunidades de lazer Boas condições de alimentação (produção, armazenamento, suplementação: iodo, flúor) Proteção à criança e à família Inter-relações sociais Identificação de problemas e necessidades Programas de apoio social e à saúde
FATORES DESFAVORÁVEIS		
Baixo peso ao nascer (prematuridade, inclusive) Aleitamento materno insuficiente Imunização inadequada Redução da acuidade visual e/ou auditiva Retardo do desenvolvimento neuropsicomotor Estimulação ambiental insuficiente Doenças crônicas Distúrbios emocionais Desnutrição energético-protéica Reduzidas experiências de alegria e/ou de prazer	Alimentação inadequada (desnutrição materna) Origem e migrações Comportamentos de indiferença ou inadequados para a saúde Barreiras à utilização de recursos Tabus Isolamento social Distúrbios emocionais Mau relacionamento do casal Desemprego (subemprego) Rejeições Superproteção Vícios (alcoolismo) Doenças crônicas e mentais Pouco conhecimento e baixa utilização de recursos sociais e de saúde	Recursos de saúde insuficientes e inadequados Falta de organização e integração dos recursos de apoio social Desemprego Formação profissional inadequada Precárias condições de habitação Falta de saneamento básico Falta (ou inadequação) de creches, parques infantis ou escolas Falta de espaços para brincar Poluição ambiental Utilização inadequada dos meios de comunicação Pobreza, promiscuidade Violência

entre outros, desenvolvimento adequado, postura correta em relação à saúde, capacidade de interagir e comunicar-se aliados a boas oportunidades de estudo e trabalho são fundamentais para a saúde dos indivíduos, e cabe, portanto, ao pediatra sua valorização e estimulação, principalmente se presentes apenas de forma latente.

Os *fatores desfavoráveis* são aqueles que, quando presentes, tendem a diminuir diretamente as condições de saúde do indivíduo ou então a favorecer o aparecimento de agravos a ela.

Um dos fatores sócio-culturais de maior relevo são os meios de comunicação. Entre os meios de comunicação, hoje cada vez mais rápidos e universais, merece destaque a televisão, por ter sido o veículo que maior expansão atingiu ao longo das últimas décadas, ao lado de sua grande evolução tecnológica.

Nas sociedades de transição, com grande contingente de migração rural-urbana, a televisão exerce por seu "efeito demonstração" uma grande tendência a massificar os hábitos.

Com relação à criança, muito já se escreveu sobre a televisão; entretanto, parece que seu efeito mais nocivo seria a indução de um grau progressivo de tolerância para com a violência, em face da freqüência com que esta é apresentada na sua programação.

As críticas iniciais aos seus programas: que seriam apresentados de forma muito estruturada, previsíveis e já totalmente acabados, não deixando espaço à imaginação do espectador, induzindo-o à passividade, têm sido abandonadas à medida que estudos evidenciam uma participação ativa da criança diante deles.

Pelo mesmo motivo (os longos períodos durante os quais a criança passa em frente do vídeo), a sua atividade física ficará seriamente reduzida, comportamento este que, embora cômodo para alguns pais que chegam mesmo a incentivá-lo, seguramente será prejudicial para a aptidão física futura da criança e conseqüentemente para sua saúde.

Tem sido relativamente freqüente, mesmo em nosso meio, o aparecimento de crianças com queixa e quadro clínico de obesidade acentuada decorrente da falta de exercícios físicos, em parte por causa do grande número de horas que passam em frente da televisão, muitas vezes associado ao consumo simultâneo de guloseimas (refrigerantes, bolachas, salgadinhos etc.), geralmente do tipo divulgado pela própria televisão. Ao lado da eventual oferta calórica exagerada, esse consumo amplo e discriminado de tais produtos seguramente levará a criança a se expor a quantidades significativas de substâncias tóxicas ou potencialmente tóxicas, tais como corantes, estabilizantes, aromatizantes etc., cujas conseqüências para o organismo nem sempre estão bem esclarecidas.

Quanto ao nível de atuação

Quanto ao seu nível de atuação subdivide-se em individual, familiar e comunitário. Essa classificação, ao situar os fatores sócio-culturais, permite que o pediatra se defina quanto às características e às possibilidades de suas ações.

Embora os três níveis estejam extrema e intimamente interligados numa seqüência lógica, vemos que, à medida que se afastam do nível individual (que é o nível em que o pediatra atualmente está habituado a intervir), a ação do pediatra torna-se mais complexa e difícil, porém mais coerente com a possibilidade de se obter resultados mais concretos e duradouros.

Os momentos de crise (conjugal, desemprego, abandono etc.), que fazem com que as famílias a eles expostas aumentem a freqüência com que procuram o pediatra, é a porta aberta que ele deve aproveitar para sair da dimensão individual e começar a interagir com a família, nunca perdendo de vista seu objetivo, que é a saúde da criança. Como já vimos, esta freqüentemente se ressente muito dos problemas familiares e estes não podem ser tratados apenas em nível individual, sem abordar a situação familiar. Apesar de seu presente despreparo para tal, é fundamental que o pediatra se preocupe em adquirir conhecimentos e vivência que lhe permitam abordar os fatores situados nesse nível.

Nesse momento, é de particular relevância salientar novamente o papel do pediatra como educador. Para tanto, é fundamental que se conheça e respeite alguns princípios importantes do processo educativo, entre estes, merecem particular ênfase os seguintes:

1. A educação deve ser ativa. Os pais e/ou a criança devem participar do processo.
2. O trabalho de saúde deve sempre iniciar-se com problemas ou necessidades sentidas, uma vez que a aprendizagem começa com o "conhecido".
3. Quanto maior a identificação entre o pediatra e a família, maior eficiência terá o processo de aprendizagem.
4. Pais e crianças sempre devem ser considerados de acordo com a cultura em que vivem.
5. Todos os pais e/ou as crianças em qualquer idade e de qualquer raça podem aprender.
6. Somente os pais e/ou as crianças podem se modificar; ninguém pode fazê-lo por eles.
7. Toda motivação decorre de necessidade. Os pais e/ou as crianças mudam o modo de agir somente se essa mudança responder a uma necessidade.
8. Para que um aprendizado seja transferido para diferentes situações, as condições de ensino devem assemelhar-se e ser as mais representativas possíveis das situações de aplicação.
9. As percepções que os pais e/ou as crianças têm do pediatra e que este tem delas adquirem importância fundamental no processo de aprendizagem.
10. Cada indivíduo aprende num ritmo próprio e reage de acordo com as características da própria personalidade e da cultura em que vive.
11. A utilização de uma linguagem comum entre o pediatra e os pais e/ou as crianças é indispensável para o êxito do processo de aprendizagem.
12. A participação da família, dos pais e/ou da criança em todas as etapas de um programa de saúde assegura o interesse por ele.

À medida que saímos do nível individual e familiar, passando para o da comunidade, somente uma convivência consciente, íntima e prolongada entre o pediatra e a comunidade a qual ele pertence poderá fazer com que ele possa atuar de forma positiva, embora sua ação neste nível, para promover saúde, não se restrinja mais à atenção direta a seu cliente.

POLUIÇÃO AMBIENTAL

Serão apresentados neste tópico aspectos importantes sobre um dos principais agravos ambientais à saúde, qual seja, a poluição ambiental.

O estudo da higiene do ambiente físico nos seus aspectos relacionados ao crescimento e ao desenvolvimento normal da criança não pode ser considerado completo se não abordar o importante e universal problema da poluição ambiental. Apesar do grande número de fontes de produção e da complexidade dos fatores influenciadores, é preciso que o pediatra os conheça, ao menos os mais significativos, para que possa educar ou orientar seu paciente e sua família e, em última análise, a comunidade, para que não contribuam para intensificação do problema ou para que evitem suas conseqüências.

Embora usualmente se confunda poluição ambiental com atmosférica, esta não é a única, nem a mais importante. Existem outras formas, como a poluição da água e do solo, cujas repercussões sobre a saúde são significativas, além da poluição ou contaminação dos alimentos, discutida em outro capítulo.

POLUIÇÃO ATMOSFÉRICA

Poluição atmosférica é definida pela OMS como sendo a liberação de gases, vapores, gotículas e partículas estranhas no ambiente ou a liberação de quantidades excessivas dos constituintes normais.

Agentes poluidores e fontes de produção

A poluição que atinge aspectos mais expressivos nas zonas urbanas é determinada por um grande e variado número de agentes originados em locais e situações as mais diversas. Contudo, é de observação universal que alguns agentes e fontes produtoras assumem proporções muito destacadas, sendo responsáveis praticamente por toda extensão do problema.

Admite-se que cinco poluentes são responsáveis por quase 98% da poluição, em termos genéricos e universais: monóxido de carbono, óxidos de enxofre, hidrocarbonetos, material particulado e óxidos de nitrogênio, cujas proporções relativas estão expostas na tabela 3.3. Esses poluentes seriam originados também em cinco fontes de produção, que seriam responsáveis por cerca de 80% da poluição: transporte, indústria, produção de energia, aquecimento ambiental e disposição dos refugos, cuja distribuição relativa é exposta na tabela 3.4.

Tabela 3.3 – Distribuição relativa dos cinco principais poluentes atmosféricos.

Poluente	Porcentagem de toneladas emitidas
Monóxido de carbono	52
Óxidos de enxofre	18
Hidrocarbonetos	12
Material particulado	10
Óxidos de nitrogênio	6

Fonte: Ambdur, 1986.

Tabela 3.4 – Distribuição relativa das cinco principais fontes de produção de poluentes atmosféricos.

Fontes de produção	Porcentagem de toneladas emitidas
Transporte	60
Indústria	18
Produção de energia	13
Aquecimento ambiental	6
Disposição de refugos	3

Fonte: Ambdur, 1986.

Os dados divulgados pela CETESB, órgão encarregado da vigilância dos problemas ambientais no Estado de São Paulo, confirmam, de certa forma, esses aspectos. Conforme se verifica nas tabelas 3.5 e 3.6, as principais fontes geradoras de desastres ambientais e os principais produtos envolvidos são, direta ou indiretamente, ligados ao transporte e à indústria.

Desses fatos deriva, dentro da complexidade do problema, uma linha de conduta clara para o médico que quer atenuar seu alcance, por meio de uma orientação preventiva que será provavelmente eficaz: educação da comunidade quanto ao uso adequado dos meios de transporte, das medidas de aquecimento ambiental e o destino dos refugos, que tem importância muito maior do que as atividades industriais.

A poluição atmosférica nas zonas urbanas pode ser de dois tipos principais: 1. poluição redutora, também chamada tipo Londres, porque era característica dessa cidade ("smog"). A fonte de produção preponderante é a combustão incompleta do carvão que ocorre não apenas nas indústrias, mas e principalmente em atividades caseiras. Os agentes poluentes mais encontrados são o dióxido de enxofre e as fumaças; 2. poluição oxidante ou fotoquímica, também chamada tipo Los Angeles, por ter sido observada nessa cidade e em outras que, como Los Angeles, caracterizavam-se por um tráfego muito denso de veículos e intensa exposição à luz do sol. Os agen-

Tabela 3.5 – Fontes geradoras de desastres ambientais no Estado de São Paulo, janeiro de 1978 a abril de 1985 (CETESB, 1985).

Fonte	Desastres ambientais	
	Nº	%
Navios petroleiros	31	34,4
Dutos	18	20,0
Caminhões	16	17,8
Outros navios	14	15,5
Indústria	6	6,7
Outros	5	5,6
Total	90	100,0

Tabela 3.6 – Produtos envolvidos em desastres ambientais no Estado de São Paulo, janeiro de 1978 a abril de 1985 (CETESB, 1985).

Produto	Desastres ambientais	
	Nº	%
Petróleo	36	40,0
Derivados de petróleo	32	35,6
Produtos químicos	21	23,3
Fenômenos naturais	1	1,1
Total	90	100,0

tes poluidores são óxidos de nitrogênio, hidrocarbonetos e oxidantes fotoquímicos que incluem ozona, aldeídos (acroleína, formaldeídos) e nitratos peroxiacetílicos (PAN), originados de produtos da exaustão de veículos, ocorrendo em áreas em que a luz do sol ocasiona reações fotoquímicas em massas de ar poluído fixadas por uma camada de inversão meteorológica. Os hidrocarbonetos não atingem concentrações de significado toxicológico, mas são elementos importantes naquelas reações.

A necessidade de luz solar para a realização das reações produtoras de oxidantes explica suas concentrações variáveis no correr do dia e a falta de correlação precisa entre o período de maior tráfego, que emite os produtos de exaustão, e o período de maior concentração atmosférica de oxidantes, que são produzidos posteriormente.

A utilização do álcool como combustível para veículos automotores, que atingiu na década de 1980 proporções significativas, contribuiu de algum modo para alterar as características da poluição atmosférica, ao menos nos grandes centros urbanos nacionais. As médias de emissões por tipo de combustível (CETESB, 1981) em g/km rodado foram para o etanol e a gasolina, respectivamente: monóxido de carbono – 14,38-41,69; hidrocarbonetos – 1,23-3,91; óxidos de nitrogênio – 1,29-1,14 e aldeídos – 0,157-0,029.

Outros poluentes podem ser encontrados de acordo com as condições regionais específicas, tais como concentração de determinados tipos de indústrias, existência de minas ou grandes depósitos, utilização de combustíveis de composição variada etc. Entre esses poluentes podem ser citados: **chumbo**, a princípio encontrado apenas nas proximidades de áreas de mineração e fundição ou de fábricas de acumuladores, constituindo-se atualmente em poluente de atmosfera urbana de importância crescente, devido ao seu largo uso como aditivo da gasolina e, portanto, liberado na exaustão de veículos; **arsênico**, produzido principalmente nas fundições e minerações, na queima de carvão ou pelo seu emprego como pesticida; **mercúrio**, importante poluente ambiental, originado em diversas atividades industriais, particularmente na fabricação de plásticos e álcalis, na combustão do carvão e na evaporação da água e do solo, mas seus efeitos lesivos são observados principalmente quando contamina alimentos e água; **pesticidas organoclorados** não constituem propriamente um contaminante atmosférico comunitário, mas podem ser encontrados em concentrações ponderáveis nas proximidades de sítios de aplicação, na dependência das condições atmosféricas.

Outros compostos clorados, de importância crescente como poluidores ambientais, são as dioxinas e os benzofuranos, que são formados a partir de hidrocarbonetos halogenados na presença do oxigênio do ar, especialmente em altas temperaturas. As dioxinas são contaminantes comuns dos clorofenóis, grande grupo de substâncias utilizadas como herbicidas, fungicidas, preservativos de madeira e na produção de hexaclorofeno e dos inseticidas 2,4,5-T e 2,4-D, componentes do conhecido "agente laranja".

Aeroalérgenos, incluindo poeiras, fungos, fibras vegetais e pólens, são poluentes encontrados em áreas específicas e responsáveis por alguns acidentes relativamente freqüentes e graves.

Efeitos sobre a saúde

Efeitos agudos

Os efeitos agudos sobre a saúde podem ocorrer quando o organismo é exposto a ambientes exageradamente poluídos, quer do tipo genérico (poluição redutora ou fotoquímica), quer por algum tipo determinado de poluente. No primeiro caso, sua ocorrência é quase sempre conseqüente a fenômenos meteorológicos (inversão térmica) que favoreçam o aumento da concentração. No segundo caso são geralmente acidentais e devidos a defeitos na produção, transporte ou distribuição de algum agente nocivo, como o incidente de Poza Rico, no México, em que a população foi contaminada pelo sulfeto de hidrogênio liberado através de tubulação defeituosa ou o episódio ocorrido na Itália, onde um acidente em indústria permitiu a liberação na atmosfera de gases ricos em dioxina. Neste incidente, 447 pessoas sofreram queimaduras químicas nos primeiros dias, e quatro a seis semanas após observou-se cloracne em 10% de 773 indivíduos expostos mais intensamente. A maioria dos casos ocorreu em crianças e adolescentes. Pesquisa em escolares da vizinhança permitiu posteriormente a identificação de mais 70 casos.

Os episódios mais conhecidos de poluição genérica intensa, determinando efeitos adversos na população, são o do Vale do Mosa, na Bélgica, da cidade de Donora, nos Estados Unidos, e o de Londres, nos quais havia fenômenos de inversão de temperatura, isto é, as camadas baixas da atmosfera são mais frias que as altas, com resultante massa estagnante, pois o movimento e a diluição normais são prejudicados. Em todos, a combustão do carvão era a fonte poluidora principal, com produção preponderante de fumaça e óxidos de enxofre. Em Londres relatou-se que cerca de 4.000 óbitos foram conseqüentes a essa poluição. A morbidade e a mortalidade são mais elevadas em pessoas com problemas respiratórios ou cardíacos prévios.

Os efeitos agudos da poluição fotoquímica são mais discutíveis, admitindo-se, porém, haver correlação entre os níveis de oxidantes e distúrbios alérgicos, doenças oculares inflamatórias, infecções de vias aéreas superiores, gripe, bronquite e diminuição do desempenho.

Efeitos crônicos

As crianças podem ser mais sensíveis que os adultos aos efeitos da poluição sobre o aparelho respiratório e ao comprometimento da saúde, pois seus mecanismos protetores não estão completamente desenvolvidos.

Estudos epidemiológicos demonstram prevalência significativamente maior de infecções das vias aéreas superiores em crianças morando em áreas poluídas do que nas habitantes em áreas mais puras, excluídos outros possíveis fatores influenciadores, entre os quais a condição sócio-econômica. Estudos realizados na cidade de Rotterdam demonstraram que a poluição medida em termos de SO_2 e fumaça é 50% maior na zona central do que na suburbana e que escolares morando nesta área apresentavam peso e estatura maiores. Outros estudos em crianças de áreas poluídas demonstraram diminuição da taxa de hemoglobina, do número de hemácias,

idade óssea com retardo de seis meses quando comparadas com crianças da mesma altura de áreas não-poluídas, e maior incidência de pneumonias e broncopneumonias.

Asma brônquica pode estar associada com maior concentração de aeroalérgenos, como por exemplo resíduos de mamona, que constituem uma forma específica de poluição, ou mesmo com concentrações maiores de poluentes químicos como o SO_2.

Ozônio é irritante da mucosa ocular e nasal e considerado como um irritante pulmonar profundo, sendo sua ação influenciada por vários fatores que explicam em parte seus possíveis efeitos lesivos no grupo pediátrico; organismo jovem é mais suscetível, exercício físico aumenta seu efeito, o mesmo ocorrendo com o aumento da temperatura. Observou-se correlação entre a freqüência de crises de asma brônquica nas crianças de regiões poluídas e níveis de oxidantes atmosféricos superiores a 500mcg/m³.

Dióxido de enxofre é um irritante respiratório moderado, geralmente absorvido na porção superior das vias aéreas, sendo seu efeito mais nítido a broncoconstrição evidenciada pelo aumento da resistência ao fluxo. Esse efeito é aumentado várias vezes quando o SO_2 é transformado em sulfatos e ácido sulfúrico, o que costuma ocorrer em condições de alta umidade e existência de elevada concentração de particulados, evidenciando-se clinicamente por tosse, dispnéia moderada, rinite, lacrimejamento e conjuntivite.

Dióxido de nitrogênio é um irritante respiratório, mal absorvido no trato respiratório superior, o que favorece a agressão pulmonar. Relata-se maior incidência de bronquites em crianças expostas.

Monóxido de carbono é um composto cujos efeitos tóxicos decorrem de sua propriedade de se combinar reversivelmente com a hemoglobina, resultando na diminuição da capacidade de transporte de oxigênio pelo sangue e na diminuição da liberação de oxigênio pelos tecidos. A intoxicação aguda é bem conhecida e exaustivamente estudada, mas as conseqüências da exposição continuada a ambientes contaminados, em que sua concentração não atinge níveis tóxicos, somente agora estão sendo determinadas. Verificou-se, por exemplo, que níveis de carboxiemoglobina inferiores a 2% não produzem nenhum efeito, enquanto níveis acima de 2,5% podem determinar progressivamente comprometimento da discriminação de intervalos de tempo, diminuição da percepção visual, da destreza manual e da capacidade de realizar tarefas intelectuais, cefaléia, astenia e comprometimento do desempenho.

POLUIÇÃO DA ÁGUA

A poluição da água é definida pela OMS como qualquer mudança de composição ou de propriedades físicas que tornam a água menos adequada para as funções e objetivos que seriam alcançados quando em seu estado natural. As mudanças de composição são determinadas pela introdução de substâncias estranhas, poluentes e contaminantes biológicos e químicos, ou por alterações na quantidade dos constituintes normalmente existentes. Como conseqüência, as propriedades físicas, o sabor, a cor, a transparência etc. podem ser alterados, embora isso possa ocorrer independentemente, como por exemplo as modificações de temperatura. Os efeitos sobre a saúde podem ser diretos, quer por ingestão de água poluída, quer por utilização em atividades recreativas e limpeza pessoal, ou então indiretos, pela alteração dos ecossistemas aquáticos ou acúmulo em organismos aquáticos que servem para a alimentação.

Agentes poluidores e fontes de produção

As principais fontes de produção de poluentes da água estão relacionadas no quadro 3.3.

Os esgotos e os refugos domiciliares constituem importante fonte de poluição, calculando-se em muitas cidades que a produção de água servida chega a cerca de 600 litros per capita por dia, à qual se somam 10 litros diários de lixo úmido e 50 quilos de sólidos secos por ano. Grande parte dos poluentes assim produzidos é matéria

Quadro 3.3 – Principais fontes de produção de poluentes da água.

Refugos e esgotos domésticos
Refugos e esgotos industriais
Efluentes de atividades pastoris
Efluentes de atividades agrícolas
Aplicação de substâncias químicas
Depósito de poluentes atmosféricos

orgânica, incluindo ácidos graxos, sabões, ésteres, ácidos aminados, hidratos de carbono, amidas etc., que para serem degradados consomem oxigênio, comprometendo a sobrevivência de organismos vivos na água.

Os poluentes de origem industrial variam evidentemente com os tipos de atividade e podem, sob determinadas circunstâncias, assumir aspectos muito graves, como no caso da doença de Minamata ou doença do Rio Agano, no Japão, em que os habitantes dessas áreas foram contaminados e apresentaram distúrbios sérios após ingestão de alimentos aquáticos com concentrações elevadas de mercúrio oriundo de fábricas situadas na vizinhança. Os efluentes industriais eram, no primeiro caso, lançados na água do mar, e no segundo, na água do rio.

Atividades agrícolas e pastoris podem ser responsáveis por poluição química ou biológica da água em decorrência do uso de produtos, tais como adubos, fertilizantes e pesticidas, e da inobservância dos preceitos sanitários relacionados ao pessoal e à produção agropastoril.

Na dependência dessas fontes de produção e dos hábitos, costumes e condições regionais, a água pode ser poluída por um grande número de agentes químicos variados, que esquematicamente podem ser agrupados da maneira que se segue.

Poluentes biológicos

Incluindo bactérias patogênicas como as *Salmonellas*, *V. cholerae*, *Shigellas* etc.; vírus, tais como enterovírus, adenovírus e o da hepatite infecciosa, que, embora ainda não isolado, tem provavelmente na água poluída um importante meio de transmissão; protozoários, como a *E. histolytica;* e helmintos como o *A. lumbricoides* que, além do seu modo de transmissão mais freqüente solo-homem, pode ser veiculado pela água.

Poluentes químicos

Apesar do número extremamente grande de substâncias químicas que podem poluir a água, algumas podem ser destacadas pela sua freqüência e importância dos seus efeitos: **poluentes metálicos**, tais como o mercúrio, cuja concentração média na água doce é atualmente calculada em menos de 0,1mcg/l, e na água do mar, em torno de 0,03mcg/l (no episódio de Minamata encontraram-se níveis de 1 a 10mcg/l na água do mar); **chumbo** que, além de outras fontes produtoras, pode ser originado das tubulações e canos metálicos ou de plástico; **cádmio**, que também pode ser originado de tubulações ou de atividades industriais, admitindo-se como níveis normais cerca de 1mcg/l; **arsênico**, encontrado naturalmente em baixas concentrações, a não ser em determinadas regiões (por exemplo, Argentina), em que seus níveis são altos e responsáveis por distúrbios em porcentagem significativa da população regional; **nitratos**, encontrados principalmente na água de poços, onde podem atingir concentrações suficientes para determinar distúrbios sangüíneos; **fluoretos**, constituintes normais da água e considerados mesmo como indispensáveis na prevenção de cáries dentárias, que são mais freqüentes quando a concentração é inferior a 0,5mg/l, contudo, concentrações muito elevadas são prejudiciais, pois podem ocasionar distúrbios dentários a esqueléticos, característicos da chamada fluorose; **detergentes**, que são atualmente considerados importantes poluentes de água dos rios. Alguns, como o alquilbenzenossulfonato, interferem na autopurificação dos rios e outros, como

os tripolifosfatos, estão associados com os processos de eutroficação, responsáveis pelo crescimento de organismos prejudiciais.

PCB (bifenis policlorados) e PBB (bifenis polibromados), substâncias de grande uso industrial e muito estáveis, são atualmente considerados importantes poluentes ambientais, particularmente da água e, em decorrência, dos alimentos de origem aquática.

Efeitos sobre a saúde

Excluídos os poluentes biológicos responsáveis por doenças, cuja história natural é bem conhecida, os poluentes químicos podem determinar distúrbios cujas características dependem evidentemente do tipo de substância química predominante, cuja variação regional é muito grande. Por essa razão, é impossível esquematizar seu estudo, mas alguns exemplos permitem evidenciar sua importância.

Metemoglobinemia em lactente, ou então cianose de tonalidade cinza-roxeada de distribuição peculiar sem qualquer distúrbio respiratório ou cardíaco associado, obriga a inclusão no estudo das possíveis etiologias, a ingestão de água de poço ou de alimento preparado com água de poço contaminada por nitratos, encontrando-se, nesses casos, concentrações geralmente superiores a 100mg/l. Hidroarsenismo crônico regional é doença bem definida, caracterizada por lesões de pele, observada em regiões onde os habitantes consomem água ou estão em contato com o solo muito rico em arsênico.

Ingestão de produtos agrícolas, irrigados com água contaminada, ou de alimentos aquáticos retirados do rio poluído por cádmio, oriundo de mina situada nas proximidades, foi responsável pela chamada doença do "itai-itai" (ui!-ui!), caracterizada por distúrbios ósseos e metabólicos e por lesões renais. O mercúrio lançado na água do mar, concentrando-se na cadeia alimentar e, portanto, atingindo níveis elevados nos peixes e ostras que eram ingeridos pelo homem, foi responsável por grave sintomatologia neuropsíquica no adulto e por uma freqüência relativamente alta de recém-nascidos com anomalias congênitas incapacitantes.

A exposição ao PCB, como se observou na chamada doença de Yusho (Japão), produzida pela ingestão de óleo comestível contaminado por esse agente, é caracterizada por cloracne, pigmentação escura da pele e alterações das unhas. Recém-nascidos de mães doentes também apresentavam distúrbios cutâneos.

POLUIÇÃO DO SOLO

Em muitos países, inclusive em várias regiões brasileiras, a poluição biológica ainda constitui problema bem mais importante que a química. Hábitos sanitários inexistentes ou inadequados favorecem o papel do solo como contaminante do homem com bactérias patogênicas, protozoários e helmintos. Além disso, várias zoonozes (leptospirose, larva migrans) encontram no solo um importante meio transmissor e alguns organismos patogênicos como fungos (coccidioidomicose) também podem contaminar o homem.

A poluição química ocorre pelo depósito de poluentes atmosféricos, em decorrência de atividades agrícolas (certos inseticidas organoclorados podem permanecer no solo durante um tempo muito prolongado sem sofrer degradação), de resíduos industriais ou de componentes naturais em concentrações elevadas (arsênico). Suas repercussões sobre a saúde humana são menos evidentes que as de outras formas de poluição ambiental.

BIBLIOGRAFIA

1. AMBDUR, M.O., – Air pollutants. **In** Klaassen, C.D. et al. *Toxicology.* Macmillan Publ., 1986. 2. MARCONDES, E., coord. – *Ecopediatria – A força do Ambiente Sobre a Saúde da Criança.* Sarvier, São Paulo, 1982. 3. PUFFER, R.R. & SERRANO, C.V. – *Características de la Mortalidad en la Niñez.* OPS, 1973. 4. SHRIMPTON, R. – *Ecologia da Desnutrição na Infância.* Brasília, UNICEF, 1986.

Quarta Parte

Propedêutica –
Sintomas e Sinais

coordenadores

Ana Cecília Silveira Lins Sucupira
José Lauro Araujo Ramos
Maria Ignez Saito

colaboradores

Ana Cecília Silveira Lins Sucupira
Ana Maria Bara Bresolin
Ana Maria Cocozza
Anita S. Colli
Antonio Carlos Alves Cardoso
Daleth Rodrigues
Eduardo Marcondes
Hedda A. de Oliveira Penna
Joaquim Carlos Rodrigues
José Lauro Araujo Ramos
Lucia Ferro Bricks

Luiz Belizzia Neto
Luiz Eduardo Vargas da Silva
Maria Elizabeth B. A. Kobinger
Maria Ignez Saito
Maria Lúcia de Moraes Bourroul
Marta Miranda Leal
Pedro de Alcantara
Rosa Maria Resegue
Sandra Maria Callioli Zuccolotto
Ulysses Doria Filho
Vera Hermínia K. Koch
Wagner Rañna

coordenadores ANA CECÍLIA SILVEIRA LINS SUCUPIRA
JOSÉ LAURO ARAUJO RAMOS
MARIA IGNEZ SAITO

1 Semiologia do Recém-Nascido

JOSÉ LAURO ARAUJO RAMOS

O exame e a avaliação das condições do recém-nascido, assim considerada a criança do nascimento até os 28 dias de vida, apresentam características peculiares. Pode-se distinguir dois aspectos, em duas fases, dessa avaliação. A primeira diz respeito ao processo do nascimento propriamente dito e à adaptação imediata do novo ser à vida extra-uterina, podendo ser estendido até o fim da primeira semana de vida, fim do período perinatal. A segunda fase, estendendo-se até o 28º dia, mostra um recém-nascido, na maior parte das vezes, adaptado, se nascido de termo, mas conservando aspectos próprios ou exclusivos de recém-nascido, ao mesmo tempo que diversos itens do exame físico já se superpõem aos do lactente jovem.

SEMIOLOGIA INICIAL DO RECÉM-NASCIDO

Imediatamente após o nascimento, o recém-nascido (RN) é avaliado quanto às condições cardiorrespiratórias e cor, sempre recebido em berço aquecido e nas melhores condições de assepsia. Uma avaliação consagrada daquelas condições e da vitalidade da criança é a contagem de Apgar, método consagrado, embora possua várias limitações (ver capítulo Cuidados Iniciais e Diagnóstico das Condições do Recém-Nascido na 5ª parte deste livro).

A partir desse procedimento, o RN é liberado para outras avaliações, ainda na sala de parto, ou, eventualmente, submetido a cuidados de reanimação e estabilização que se tenham mostrado necessários. A detecção de problemas que representem risco iminente para a vida leva às providências imediatas, deixando o exame físico detalhado para depois. Especificações de aspectos do exame físico nessa fase estão descritas no capítulo Exame Físico do RN. Após estabilização, pode ser estimada a idade gestacional do RN (ver capítulo "Classificação do RN. Avaliação da Idade Gestacional e da Adequação do Crescimento" na 5ª parte deste livro).

ANAMNESE NO PERÍODO NEONATAL

O bom atendimento ao recém-nascido necessita do conhecimento pelo pediatra da evolução da gestação, de possíveis eventos que tragam repercussões significantes sobre o feto e da presença do médico do recém-nascido na sala de parto. Esse médico é idealmente o neonatologista, treinado em reanimação neonatal, ou o pediatra geral que possua um treinamento capaz de habilitá-lo. Se essas presenças não forem possíveis, um membro da equipe multiprofissional deverá ter o encargo de assistir o RN.

A anamnese neonatal deve contemplar a noção de que as condições do RN representam a continuação das condições maternofetais, quando se tratar de colher dados necessários ao cuidado. Assim, são fundamentais:

Dados maternos
- Idade. Estado civil. Vive com o pai?
- Número de gestações. Paridade. Número de filhos vivos (causa de morte de outros filhos, quando possível). Condições do cuidado pré-natal.
- Doenças maternas, antes ou durante a gestação, ou na família, durante a gestação.
- Exames complementares realizados durante a gestação.
- Drogas e medicamentos.

Dados paternos
- Doenças no pai ou na família.

Parto
- Tipo de parto. Indicação de cesárea. Anestesia.
- Dados do prontuário materno devem ser compulsados sempre que necessário ao cuidado, especialmente os da monitorização fetal, quando presentes.

Dados fetais
- Muitas mães, atualmente, são submetidas a diversos procedimentos de semiologia, para diagnósticos de problemas fetais. Esses dados, juntamente com eventual terapêutica dirigida ao feto, são indispensáveis ao neonatologista.

O conjunto de dados da mãe, do feto e do recém-nascido pode permitir ao neonatologista, ou ao pediatra que atende ao recém-nascido, uma previsão de risco da criança, a qual também é indispensável ao obstetra. Gestações então podem ser classificadas como de risco, de acordo com os fatores de risco presentes. Uma gestação de risco deve sempre pressupor o nascimento de um RN de risco, no entanto, algumas vezes, uma gestação aparentemente sem risco termina em parto e RN de risco. Segundo Wiswell, cerca de 40% dos RN que necessitam de ressuscitação na sala de parto não tinham sido previamente identificados como "de risco".

Algumas situações, das mais importantes, ocorridas ou detectadas, quer durante a gravidez, quer ao nascimento, devem fazer com que o médico considere o RN como de maior ou menor risco, conforme a condição, e segundo Kliegman, são expostas as seguintes:

1. Nascimento antes de 37 semanas ou após 42 semanas de gestação.
2. Peso de nascimento inferior a 2.500g ou superior a 4.000g.
3. Desvios do tamanho esperado para a idade gestacional (ver capítulo Classificação do RN na 5ª parte deste livro).
4. História de mortes fetais ou neonatais ou doença grave em filhos anteriores.
5. Más condições ao nascimento (Apgar 0-4 com 1 minuto, ou necessidade de ressuscitação ao nascimento ou depois).
6. História de doença materna ou infecção durante a gravidez, rotura prematura de membranas, problemas sociais sérios (gravidez na adolescente, abuso de drogas), ausência de cuidado prénatal ou cuidado tardio, ganho de peso gestacional anormal, in-

fertilidade prolongada, quatro ou mais gestações pregressas, idade materna de 35 anos ou mais (principalmente se primípara) ou ingestão de drogas.

7. Gravidez múltipla ou gestação iniciando-se dentro de seis meses depois de gestação prévia.
8. Nascimento por cesárea ou qualquer complicação obstétrica não-usual, incluindo hidrâmnios, descolamento prematuro de placenta, placenta prévia ou apresentações anômalas.
9. Malformação significante ou suspeita de malformação.
10. Anemia ou incompatibilidade de grupos sangüíneos.
11. Problemas emocionais maternos graves como depressão.
12. Acidentes sérios ou anestesia geral durante a gravidez.

Essa relação, como se vê, descreve situações de maneira bem genérica e bem distintas no que diz respeito à cronologia dos eventos no ciclo gravidopuerperal. No entanto, é bastante abrangente.

Do ponto de vista da semiologia do RN, ou seja, da aquisição de dados que conduzam a um diagnóstico, é desejável que se possa estabelecer uma correlação causa/efeito, na qual os efeitos mais previsíveis de determinado fator de risco sejam anotados e a previsão do risco do RN seja possível ou um diagnóstico possa ser mais precoce. Assim, algumas correlações podem ser feitas com boa margem de acerto, como nos exemplos citados no quadro 4.1.

Quadro 4.1 – Correlações entre dados maternos e riscos potenciais para o feto/recém-nascido*.

Dados maternos	Riscos potenciais para o feto e RN
Cesárea eletiva e prematuridade	Doença de membranas hialinas
Poliidrâmnio	Atresia de esôfago
Oligoâmnio	Problemas renais, hipoplasia pulmonar
Diabetes materno classes A e B de Priscilla White (geralmente com controle insatisfatório durante a gestação)	Macrossomia Incidência de malformações cerca de 3 vezes superior à da população geral
Pré-eclâmpsia	Prematuridade Déficit de crescimento intra-uterino
Tabagismo	Déficit de crescimento intra-uterino
Descolamento prematuro de placenta, placenta prévia	Asfixia
Rotura prematura de membranas	Infecção neonatal, pneumonia, sepse

* Constam somente algumas situações e alguns efeitos, como exemplo. O conhecimento dessas correlações obviamente não dispensa a avaliação detalhada e abrangente de cada recém-nascido.

AVALIAÇÃO DA VIABILIDADE DO RN

A sobrevida, cada vez maior, de recém-nascidos de pesos e idades gestacionais muito baixos tem suscitado problemas difíceis de cuidado. Essa sobrevida acarreta um esforço muito grande da equipe multidisciplinar de saúde e, freqüentemente, resulta em altas de crianças com qualidade de vida muito precária. Tem-se falado, por essa razão, em identificar o recém-nascido viável, que seria aquele para o qual se justificam todas as medidas de cuidado geral. Alguns autores, como Wiswell, referem-se separadamente a condições nas quais seria possível não efetuar ressuscitação (como anencefalia ou trissomia 13). O caso mais freqüente, porém, é o de crianças extremamente imaturas e pequenas (por exemplo, menos de 600g de peso de nascimento ou menos de 23-24 semanas de gestação). Alguns especialistas consideram que a presença de uma das seguintes condições fala contra o estabelecimento da ressuscitação: 1. idade gestacional menor que 23-24 semanas; 2. peso abaixo de determinado nível (entre 400 e 750g, em geral); 3. RN, obviamente muito imaturo, em péssimas condições (sem movimentos respirató-

rios, bradicárdico); 4. RN muito imaturo e gravemente pisado ou machucado; 5. RN não pode ser intubado com uma cânula traqueal com diâmetro interno de 2,5mm.

Ao se tentar avaliar a viabilidade, é preciso lembrar, porém, que a determinação da idade gestacional pode ser muito imprecisa e, em geral, a pesagem não é feita imediatamente. Se houver dúvidas sobre a viabilidade do RN, a ressuscitação deve ser iniciada e as condições reavaliadas com freqüência.

A viabilidade está presente enquanto há sinais de vida (batimentos cardíacos, movimentos respiratórios, movimento muscular); seria assim aceitável considerar inviável apenas o RN que já morreu. Ética e tecnicamente, o estabelecimento de limites é difícil (ver capítulo Pediatria Neonatal: Metas e Limites na 5ª parte deste livro).

SUGESTÕES DE ROTEIRO E PROCEDIMENTOS PARA O EXAME DO RN
(modificado de Wiswell)

1. A observação cuidadosa é mais importante que a manipulação.
2. Na observação (ou inspeção), valorizar o desenho corpóreo geral (cabeça, tronco, abdome, extremidades).
3. Coloração da pele e normalidade da respiração.
4. Postura e tono.
5. Estado de alerta ou de consciência.
6. Malformações anatômicas ou lesões grosseiras.
7. Presença de movimentos rítmicos ou espontâneos.

A seqüência do exame físico deve utilizar como critério perturbar o menos possível o RN. A inspeção é a técnica mais importante. Pode-se detectar anormalidades sutis pela simples observação.

No momento de examinar um RN, deve-se tirar a fralda para verificar toda a superfície corpórea. Um RN criticamente doente pode estar ligado a vários equipamentos sofisticados de monitorização (monitores cardiorrespiratórios, oxímetros de pulso), um respirador, cateter arterial e cateter venoso. Um médico mais inexperiente pode focalizar excessivamente seus dados no equipamento e nas avaliações laboratoriais, ao invés de no próprio RN.

Durante a inspeção inicial do RN, vários aspectos do exame físico devem ser avaliados:

1. Após observação do RN, auscultar coração, pulmões e abdome com a criança ainda quieta e calma. Posteriormente, palpar o abdome. A seguir, uma avaliação dos olhos. Na etapa seguinte, examiná-lo da cabeça aos pés. Na cabeça, verificar moldagem, *caput succedaneum*, cefalematoma, tamanho e contorno da cabeça (hidrocefalia ou microcefalia). As suturas e as fontanelas devem ser palpadas. Verificar se as suturas são móveis, separadas, contíguas ou fundidas. Examinar fontanelas (abertas ou tensas e abauladas). Um defeito da pele (aplasia da cutis) pode estar associado à trissomia 13. Um tecido aberrante (nem sempre cístico, nem na localização occipital) pode significar encefalocele. A resposta de sensação de uma "bola de pingue-pongue" (craniotabes) à palpação pode estar associada a um distúrbio ósseo metabólico.

2. Verificar se o pavilhão auricular está com implantação correta, se os canais auditivos externos são patentes, e visualizar as membranas timpânicas.

3. Avaliar a permeabilidade das narinas por meio da ausculta do fluxo aéreo em cada orifício ou pela passagem de um cateter. Verificar a presença de batimento das asas do nariz. Observar se os lábios e o palato estão intactos. A língua é muito grande? Mandíbula e maxila são de tamanho normal?

4. Na inspeção e palpação do pescoço, procurar fissuras, cistos ou massas. Notar possível giba nucal ou *pterigium colli*.

5. No exame do tórax, observar se o esterno é protruso ou tem configuração voltada para dentro. Constatar se o diâmetro ântero-posterior está aumentado (comum no seqüestro de ar, na síndrome de aspiração meconial). Observar presença de retrações intercostais e simetria torácica. Verificar hipertrofia de tecido mamário. A ausculta é simétrica? Existem ruídos hidroaéreos no tórax? Existem gemidos, estridores, roncos ou estertores na ausculta? Considere a transluminação do tórax na suspeita de pneumotórax, pneumomediastino ou pneumopericárdio (diminuição do murmúrio vesicular e das bulhas cardíacas). As clavículas devem ser palpadas. Tórax extremamente reduzido pode sugerir distrofia torácica asfixiante (doença de Jeune).

Exame do coração – cianose global persistente pode indicar malformações cardíacas estruturais. Os pulsos devem ser palpados nas quatro extremidades. Pulsos fracos nas quatro extremidades são indicativos de débito cardíaco reduzido, vasoconstrição periférica ou síndrome da hipoplasia do coração esquerdo. Pulsos amplos são comumente encontrados em recém-nascido pré-termo (RNPT), após vários dias, pela persistência do canal arterial. Freqüentemente, os pulsos amplos são dos membros superiores. Se os pulsos das extremidades inferiores estão reduzidos, medir a pressão arterial nos quatro membros. Variações importantes são indicativas de coartação da aorta. Para qualquer medida de pressão arterial não-invasiva, o uso do "cuff" de tamanho apropriado é de suma importância.

A palpação e a ausculta do coração podem revelar deslocamento da área cardíaca. A localização cardíaca anormal pode ocorrer por deslocamento (pneumotórax ou hérnia diafragmática) ou dextrocardia.

A freqüência cardíaca neonatal normal varia de 120 a 160 batimentos/minuto. Agitação ou medicações (teofilina, pancurônio) podem aumentar a freqüência cardíaca. Raramente, a presença de sopros está associada a anomalias cardíacas estruturais. Apenas em 5 a 10% das vezes um sopro cardíaco é auscultado, existe uma malformação. Além disso, na maioria das malformações cardíacas estruturais não se ausculta um sopro. Os sopros mais comumente auscultados são devidos a fluxo aumentado e representam transição da circulação fetal (adaptação perinatal). O sopro da regurgitação tricúspide é comum no RN asfixiado ou naqueles com hipertensão pulmonar persistente. O sopro de PCA é freqüente entre RNPT, particularmente na recuperação da síndrome do desconforto respiratório.

A avaliação de um sopro persistente consiste em palpação dos pulsos, medida da pressão arterial nos quatro membros, palpação do fígado, radiografia torácica, eletrocardiograma e ecocardiograma. Considerar uma gasometria.

Exame do abdome – o abdome do RN geralmente é globoso, flácido à palpação e move-se sincronicamente com respirações espontâneas ou mecânicas. Um aspecto escavado ao nascimento comumente está associado à hérnia diafragmática congênita. Observações seriadas do abdome e medidas periódicas da circunferência abdominal são importantes na suspeita de doença intra-abdominal. A inspeção do abdome é útil na presença de obstrução, íleo, peritonite ou enterocolite necrosante. Pode-se notar facilmente eritema da parede abdominal, alças intestinais visíveis ou distensão global. A ausculta dos ruídos intestinais deve ser realizada antes da palpação. A obstrução intestinal pode estar associada a ruídos aumentados, normais ou ausentes. A palpação deve ser realizada com as mãos aquecidas e a criança bem relaxada. Avaliar os quatro quadrantes. Tentar palpação de fígado, baço e rins, e eventual presença de massas anormais. O fígado normalmente é palpável de 0,5 a 2cm abaixo do rebordo costal direito. O baço não é palpável ou o é até 0,5-1cm abaixo do rebordo costal esquerdo. As massas palpáveis anormais mais comuns são de origem renal: hidronefrose e rins policísticos. A loja renal livre ou preenchida é dado fundamental neste aspecto.

Exame de ânus, reto e aparelho geniturinário – ânus e reto devem ser examinados. Ânus patente? Especial atenção ao exame dos genitais. Possível ambigüidade? Presença de hipospadias ou epispadias. Testículos na bolsa? Palpáveis no canal? Hidroceles são freqüentes. Secreção mucosa ou mucossanguinolenta pode ser encontrada na vagina nos primeiros dias de vida. Micropênis pode sugerir insuficiência hipofisária.

Exame das extremidades – atenção especial para a detecção de malformações estruturais, verificar normalidade da junta coxofemoral (manobra de Ortolani), mobilidade dos membros, igualdade dos membros de ambos os lados, dermatóglifos anormais, anomalias de dedos (aracnodactilia, polidactilias) e unhas.

Exame neurológico – novamente, a observação é fundamental. Tono, postura, movimentos normais, simétricos, em resposta a estímulos? O tono depende não só da idade gestacional, como também de alterações mórbidas. Os reflexos básicos precisam ser pesquisados: plantar, palmar, Moro, sucção, sucção persecutória, tônico do pescoço (Magnus-De Klejn), extensão cruzada, tendíneos profundos, marcha reflexa. Nível de consciência, alerta ou deprimido.

CONSIDERAÇÕES ESPECIAIS NA SEMIOLOGIA DO RN

O prematuro – como comentado, os limites da viabilidade continuam a decrescer em termos de peso e idade gestacional.

A abordagem do exame geral e dos vários aparelhos e sistemas precisa levar em conta as diferenças existentes entre examinar um RN de termo, sadio (que serviu de base para a maioria das descrições de características físicas de um RN), um RN de muito baixo peso, por exemplo, 1.300g, e ainda um de 700g e 24 semanas de idade gestacional.

Desse modo, não só o prematuro extremo como o doente (e as duas condições em geral coexistem) reagem mal à manipulação que seria usada para um RN normal. Reações à manipulação são várias, como alterações do ritmo cardíaco, dessaturação de oxigênio, alterações da pressão arterial, entre outras. O examinador deve interromper o exame caso algum efeito adverso apareça; pode ser melhor dispensar algum dado clínico, ao menos provisoriamente. O RN imaturo e/ou doente em geral está conectado a respirador, monitores, infusão venosa, fototerapia, entre outros aparatos. Assim, uma observação ou inspeção cuidadosa, associada às informações dos monitores, passa a ser, por espaços variáveis de tempo, a semiologia básica de muitos desses RN.

Influência de medicamentos – tem de ser sempre considerada, seja medicamentos administrados à mãe (narcóticos ou anestesia geral), seja administrados ao próprio RN (analgesia, curarização).

Semiologia armada – em particular nos RN gravemente doentes, há necessidade freqüente de dados de imagem, os mais variados, bem como de outras provas e testes. As indicações desses exames devem ser pesadas cuidadosamente contra os possíveis inconvenientes, como transporte e uso de anestesia, por exemplo.

Detecção de erros inatos do metabolismo no período neonatal – a pesquisa sistemática de alguns erros inatos do metabolismo no período neonatal é um método semiológico laboratorial. A triagem (ou "screening") é feita por lei para fenilcetonúria e hipotireoidismo congênito. Alguns centros pesquisam também hemoglobinopatias, fibrose cística, deficiência de biotinidase, deficiência de glicose-6-fosfato-desidrogenase, galactosemia e algumas aminoacidopatias, entre outros.

Do ponto de vista semiológico, é preciso incentivar essa triagem, mas ela não é realizada na maioria dos centros; assim, é dever do pediatra que examina um recém-nascido doente, com dúvidas diagnósticas, *sempre* considerar a possibilidade de se estar diante de um erro inato do metabolismo e iniciar a pesquisa procurando sempre afunilar e dirigir os exames para a suspeita mais provável, pois o diagnóstico precoce e a terapêutica, quando possíveis, são indispensáveis à sobrevida ou à integridade neurológica do paciente.

Índices de prognóstico (ou de risco) na semiologia neonatal – um instrumento semiológico importante no recém-nascido e em outros grupos etários é representado por índices de risco clínico que vêm sendo desenvolvidos. Um desses índices é o chamado Índice de Risco Clínico para Bebês (CRIB, do inglês, "Clinical Risk Index for Babies"). A aplicação do CRIB tem-se mostrado útil em cuidados de terapia intensiva neonatal para avaliar, à admissão, o risco de mortalidade e também de anormalidades cerebrais à ultra-sonografia. Nesse índice, seis variáveis são usadas: 1. peso de nascimento; 2. idade gestacional; 3. presença de malformações congênitas; 4. valor do excesso de base nas primeiras 12 horas; 5. fração de O_2 inspirado mínima apropriada nas primeiras 12 horas; 6. fração de O_2 inspirado máxima apropriada nas primeiras 12 horas. A cada variável é atribuída uma nota, a melhor condição recebendo zero, e a pior tendo uma nota que difere segundo a variável considerada (por exemplo, 7 no item "peso" para os de $\leq$ 700g; ou 5 para os que tiveram necessidade de maior FiO_2).

A influência que essa avaliação irá ter sobre o cuidado é uma virtude do índice. Por outro lado, como sua aplicação se dá à admissão na unidade, a qualidade do cuidado irá certamente influir no prognóstico, o que tira em parte seu valor preditivo. Outros índices se encontram em avaliação, tanto no sentido de se prevenir os riscos de morte ou de complicações sérias, quanto de se poder comparar o desempenho de unidades de terapia intensiva neonatais.

BIBLIOGRAFIA

1. AUCOTT, S.W. – Physical examination and care of the newborn. In Fanaroff, A.A. & Martin, R.J. *Neonatal-Perinatal Medicine*. 6th ed., St Louis, Mosby, 1997. 2. BEHRMAN, R.E. & SHONO, P.H. – Neonatal risk factors. In Fanaroff, A.A. & Martin, R.J. *Neonatal-Perinatal Medicine*. 6th ed., St Louis, Mosby, 1997. 3. KLIEGMAN, R.M. et al. – The fetus and neonatal infant. In *Nelson's Textbook of Pediatrics*. 16th ed., Philadelphia, Saunders. 4. RAMOS, J.L.A. & DINIZ, E.M.A. – O recém-nascido normal e sua adaptação à vida extra-uterina. In Fontes, J.A.S. *Perinatologia Social*. São Paulo, Byk-Procienx, 1984. 5. WISWELL, T.E. – Examination of the critically ill neonate. In Spitzer, A.R. *Intensive Care of the Fetus and Neonate*. St. Louis, Mosby, 1996.

2	Semiologia da Criança Normal*

ANA CECÍLIA SILVEIRA LINS SUCUPIRA
SANDRA MARIA CALLIOLI ZUCCOLOTTO

A semiologia em Pediatria apresenta características peculiares que a distinguem da semiologia na clínica de adultos. Não se trata, portanto, de um adulto em proporções reduzidas. A observação e os procedimentos semióticos não são exatamente os mesmos para o adulto e a criança. Além disso, a interpretação dos achados ao exame físico varia de acordo com a idade da criança, como por exemplo a avaliação da freqüência respiratória. Um outro aspecto a ser considerado é o fato de que a criança, por estar em processo de crescimento e desenvolvimento, vivencia a consulta de maneiras diferentes nas diversas faixas etárias. Assim é que a situação de atendimento da criança no primeiro mês de vida é bastante diferente da consulta de um lactente no segundo semestre de vida, de um pré-escolar e de um escolar. O comportamento da criança de acordo com seu desenvolvimento determina formas diferentes de interação com o médico que vão orientar sistemáticas e modos diferentes de proceder o exame físico.

A seguir, descreve-se o exame clínico de crianças normais, indicando as peculiaridades em cinco diferentes idades: no primeiro, no terceiro e no nono mês de vida, aos 3 anos e aos 7 anos de idade. Na escolha dessas idades, foram consideradas as características do desenvolvimento infantil, de modo a explicitar as diferenças de abordagem e de realização dos procedimentos semiológicos em algumas faixas etárias.

A primeira visita ao pediatra ocorre, geralmente, por volta da segunda semana de vida, quando é comum a presença do pai e, algumas vezes, dos avós. Nas demais idades, a consulta vai depender da rotina adotada pelo serviço ou pelo próprio pediatra.

A avaliação semiológica da criança compreende vários momentos e procedimentos. Inicia-se com a recepção da criança e continua-se com a inspeção, a palpação, a ausculta e a percussão. Em cada uma dessas situações, serão descritas, quando necessário, as particularidades em cada idade aqui selecionada.

EXAME CLÍNICO GERAL

A recepção da criança

A consulta inicia-se no momento em que a família entra no consultório, observando-se dados importantes como quem traz a criança ao colo e a maneira como é carregada, no caso dos lactentes. Muitas vezes, pelo modo de segurar a criança, podem-se perceber dados relacionados à segurança e à afetividade maternas. Aos 3 meses de idade, a criança está mais ativa e é trazida no colo da mãe geralmente de forma mais segura e sem tantos aparatos de proteção, como costuma acontecer no período neonatal. Nessa fase, a mãe já deve ter adquirido mais segurança quanto aos cuidados e às formas de interação com o bebê. No lactente no primeiro ano de vida é importante observar a atividade e o interesse da criança pelo ambiente.

Durante o segundo semestre de vida, a criança pode entrar no consultório tranqüila, sorrindo para o médico. Porém, muitas vezes, por volta dos 9 meses costuma estranhar as pessoas desconhecidas e reagir com medo e choro diante do médico. Essa é uma das reações normais no desenvolvimento da personalidade da criança. Revela que o bebê já está organizado o suficiente, em termos de memória e de estrutura psíquica, para perceber o médico ou qualquer outro, além dele e da mãe, como o estranho. Quando a criança estranha o médico e reage com choro, é necessário mudar a sistemática de exame, aproveitando as situações mais favoráveis à realização de cada procedimento.

Uma das formas de estabelecer uma melhor relação com o bebê é oferecendo-lhe um objeto. Geralmente um abaixador de língua ou espátula é o ideal, pois o bebê pode apanhá-lo e manipulá-lo facil-

---

* Este capítulo é uma adaptação dos cinco roteiros escritos para os vídeos de semiologia produzidos pelo Ambulatório Geral do Instituto da Criança Prof. Pedro de Alcantara que, além dos autores, contou com a participação de Rosa Maria Resegue, Ana Maria Cocozza, Maria Lúcia de Moraes Bourroul, Lucia Ferro Bricks, Daleth Rodrigues, Ana Maria Bara Bresolin e Wagner Rañna.

mente, bem como colocá-lo na boca. Essa situação é útil em dois aspectos. Primeiro, pode-se observar a reação de hesitação da criança em apanhar a espátula, demonstrando o fato de ela estar estranhando o médico. Segundo, o bebê pode sentir-se aliviado, vencendo a angústia, ao tomar posse da espátula oferecida pelo pediatra, o que tende a diminuir a tensão na seqüência da consulta.

Enquanto o médico faz a anamnese deve continuar observando a criança, enfocando a interação do bebê com a espátula. Geralmente, após a hesitação inicial, o bebê apanha a espátula com a mão toda, levando-a à boca. Após essa fase, habitualmente, o bebê de 8 a 9 meses começa a brincar com a espátula, jogando-a no chão ou batendo-a na mesa de exame. Esse momento pode ser muito adequado para a observação de atitudes e para avaliar o grau de consciência, atenção e estado emocional da criança. De maneira geral, o bebê estará participando das propostas de interação com o pediatra que pode, desde já, ir avaliando seu desenvolvimento neuropsicomotor.

A criança pré-escolar, entre 2 e 5 anos de idade, entra no consultório andando junto com os pais. Na observação dos momentos iniciais da consulta, a postura da criança, as atitudes e o interesse no ambiente informam sobre seu grau de consciência e atenção, assim como a relação de independência que mantém com os pais. Nessa idade, a criança ainda pode estar desconfiada, permanecendo junto aos pais ou, mais raramente, solicitando o colo do adulto.

O pediatra inicia o diálogo, dirigindo-se aos pais. Procura comunicar-se com a criança, fazendo-lhe algumas perguntas. Para conquistar sua confiança oferece-lhe algum tipo de brinquedo ou mesmo lápis e papel para que desenhe. A inibição inicial da criança, em geral, é superada pelo interesse que passa a demonstrar pelos brinquedos. Algumas crianças querem mexer em tudo que encontram no consultório como água, balança, escada, estetoscópio. Nessa situação, é importante observar os limites que a mãe estabelece, a forma como esses limites são colocados e as reações da criança. O pediatra também deve definir com clareza esses limites e o que pode ou não pode ser feito no espaço do consultório.

A partir dos 7 anos de idade, geralmente a criança entra no consultório mais confiante, encaminhando-se para sentar na cadeira ao lado da mãe. Nesse momento, já se observa a marcha, a postura, o estado de consciência e o interesse pelo ambiente. É importante que o pediatra se dirija diretamente à criança iniciando o diálogo e procurando ambientá-la, mostrando as opções de atividades disponíveis. Assim, pode oferecer lápis e papel para a criança desenhar ou escrever e observar seu comportamento enquanto é feita a anamnese com os pais.

Inspeção

Inicialmente, pede-se à mãe para que tire toda a roupa do bebê, enquanto o médico lava as mãos. Nesse momento, inicia-se a inspeção geral, observando-se o modo como a mãe lida com a criança, a forma como o bebê está vestido e como é despido, o uso e o tipo de chupeta. A partir dos 3 anos de idade, o pediatra solicita à criança que vá tirando a roupa, permanecendo somente de calcinha ou cueca. Em seguida, pede à criança que suba sozinha na mesa de exame e deite em decúbito dorsal com a cabeça à esquerda do examinador. Nesse momento, pode-se observar sua compreensão às ordens dadas pelo pediatra, o grau de independência, coordenação motora, equilíbrio e adaptação psicossocial, isto é, quanto ela já consegue ter autonomia para executar as tarefas simples do seu cotidiano.

O exame físico geral deve ser feito, preferencialmente, com a criança deitada na maca em decúbito dorsal horizontal, ficando o examinador posicionado à sua direita. É importante tranqüilizar a criança quanto aos procedimentos que serão realizados durante o exame clínico. Se mesmo assim ainda houver recusa ou choro intenso, é aconselhável examiná-la com a colaboração dos pais, permanecendo a criança no colo da mãe, até que ela se acalme.

O exame começa pela observação da postura, do fácies, da expressão do olhar, da atitude, do estado geral, da atividade, da movimentação, da proporcionalidade e simetria dos segmentos corporais e do padrão respiratório. Ainda na inspeção geral, verificam-se o choro, o tono, a presença de malformações congênitas grosseiras, a coloração e o grau de umidade da pele e mucosas, assim como a elasticidade da pele e o turgor. Avaliam-se a quantidade e a distribuição do tecido celular subcutâneo. No primeiro mês é comum a criança apresentar pele de coloração rósea, algumas vezes com discreta descamação em algumas partes do corpo. É importante que a pele seja examinada sob luz natural para investigar a presença de icterícia e cianose. No exame da pele, deve-se verificar ainda a presença de lesões, manchas e traumatismos que se tornam mais freqüentes nas crianças maiores.

Antropometria

Após calibrar a balança, coloca-se o bebê sem roupa, deitado ou sentado na balança. É preciso ter cuidado para evitar acidentes, uma vez que a criança tende a buscar o colo dos pais, muitas vezes jogando o corpo para que eles a segurem. O pediatra orienta a mãe para que fique um pouco distante e procura proteger a criança para que ela não caia. Deve-se aproveitar o momento em que o bebê esteja mais calmo para fazer a leitura. Quando a criança está muito agitada, a pesagem pode ser deixada para o final da consulta.

Seguindo a ordem habitual de procedimentos, coloca-se o bebê na mesa de exame para medir a altura. Para os lactentes, utiliza-se o antropômetro, uma régua graduada com uma extremidade fixa no ponto zero e um cursor. Posiciona-se o antropômetro junto ao bebê e solicita-se à mãe que segure a cabeça da criança encostada na borda fixa da régua, enquanto o médico, estendendo as pernas da criança, leva o cursor até as plantas dos pés.

Nos lactentes, a antropometria completa-se com as medidas dos perímetros: cefálico, torácico e abdominal. Mede-se o perímetro cefálico, passando-se a fita métrica pelo ponto mais saliente do osso occipital e pelas bordas supra-orbitárias, o perímetro torácico com a fita passando sobre os mamilos, e o abdominal, com a fita na altura do umbigo. A monitorização do crescimento dos perímetros é imprescindível, principalmente durante o primeiro ano de vida.

A partir dos 3 anos de idade, utiliza-se a balança digital ou a biométrica, como plataforma, pesando-se a criança despida ou somente com calcinha ou cueca. A balança deve estar em local plano e ser calibrada a cada medida. Durante a pesagem, é importante observar se a criança está firme no centro da balança, sem nenhum apoio.

Em seguida, o examinador pede à criança para que suba na mesa de exame. Nessa hora, pode-se também observar a coordenação motora e o equilíbrio. Muitas vezes, a criança recusa-se a fazer o que é pedido, com medo de errar. Uma pequena ajuda do examinador é suficiente para que ela adquira a confiança necessária e realize tarefas que já consegue fazer habitualmente. A medida da altura é feita com a criança deitada em decúbito dorsal, utilizando-se o antropômetro.

O antropômetro vertical mais utilizado nos consultórios encontra-se acoplado à balança biométrica. Seu uso está indicado a partir do momento em que a criança ultrapassa a altura de 1 metro, geralmente por volta dos 4 a 5 anos de idade. Com a criança em pé sobre a balança, em posição ereta, desloca-se o cursor para baixo até apoiá-lo na cabeça. Fixa-se a base do antropômetro, pede-se à criança que desça da balança e verifica-se a altura encontrada.

Aferição da temperatura

Em nosso meio, habitualmente, a temperatura é medida na região axilar. Inicia-se zerando o termômetro e colocando-o, posteriormente, na região axilar, pedindo-se à mãe que segure o braço da criança junto ao tronco. Para aferição correta, o termômetro deve ser mantido por pelo menos 3 minutos. Atualmente, estão disponíveis vários tipos de termômetros, principalmente os digitais, devendo-se verificar o grau de confiabilidade de cada instrumento. Uma opção para crianças maiores é a medida da temperatura oral. Esta é feita colocando-se o termômetro sob a língua, devendo o paciente permanecer com a boca fechada por 3 minutos.

Exame das cadeias ganglionares

Em função do desenvolvimento do tecido linfóide que atinge seu máximo por volta dos 6 anos de vida e devido às experiências com os diversos agentes infecciosos, a criança costuma apresentar as cadeias ganglionares palpáveis. Assim, estas devem ser pesquisadas, identificando número, localização, tamanho, consistência, mobilidade, coalescência e sensibilidade dolorosa. Começando pela cabeça e pescoço, palpam-se os gânglios das cadeias retroauriculares, occipital, submandibulares, cervicais posteriores e anteriores. Em seguida, os gânglios supra e infraclaviculares, axilares e inguinais. Embora seja pouco freqüente a presença de gânglios palpáveis no primeiro mês de vida, o exame das cadeias ganglionares deve ser realizado. Na criança pré-escolar é comum a palpação de gânglios submandibulares, cervicais e inguinais pequenos, com até 1cm de diâmetro, elásticos, móveis e indolores.

EXAME DA CABEÇA E PESCOÇO

Existem diferentes seqüências de procedimento para a realização do exame físico especial, que pode iniciar-se pelas extremidades inferiores, ou no sentido craniocaudal. Inicia-se o exame da cabeça pela observação do fácies da criança, que pode ser incaracterístico ou apresentar alguma alteração indicativa de malformações congênitas. Em seguida, inspeciona-se o crânio, verificando a simetria e o formato, a proporção craniofacial, a presença de abaulamentos e a implantação dos cabelos. Passa-se posteriormente à palpação dos ossos do crânio, avaliando-se a consistência óssea. No primeiro mês, devem-se verificar a junção das suturas e a presença de abaulamentos; palpam-se as fontanelas anterior ou bregmática e posterior, verificando-se suas dimensões, abaulamentos e depressões. A fontanela bregmática deve ser medida no sentido oblíquo, isto é, desde a borda do osso frontal até a borda do osso parietal. Essa distância varia de 2,5 a 4cm. A fontanela posterior costuma fechar no final do primeiro mês, e a bregmática pode persistir até os 18 meses.

No segundo semestre, um olhar mais aguçado permite identificar a presença de assimetrias ou alterações que tenham escapado em avaliações prévias e que possam ter significado clínico. Assim sendo, como nas demais faixas etárias, o exame do segmento cefálico deve ser detalhado. No couro cabeludo, observa-se a presença de lesões e descamações. Posteriormente, verificam-se a implantação, a distribuição e o brilho dos cabelos. Por meio da palpação, avaliam-se a fontanela bregmática, as suturas e a presença de saliências.

Em seguida, verificam-se o formato e a implantação das orelhas, a presença do conduto auditivo e de alterações periauriculares, tais como fossetas, apêndices pré-auriculares e outras malformações. A posição das orelhas é considerada normal quando a implantação da borda superior do pavilhão auricular se encontra na mesma altura do plano horizontal que passa pelos cantos internos dos olhos. A otoscopia deve ser realizada em um momento mais tardio da consulta.

Segue-se com a observação dos olhos, identificando a forma, a distância entre eles, a simetria e a movimentação dos globos oculares, a coloração das conjuntivas e escleróticas, o tamanho e a cor das pupilas, o brilho e a transparência das córneas; o aspecto das pálpebras e o posicionamento das fendas palpebrais; a coloração das mucosas e a presença de secreção conjuntival. Logo no primeiro mês de vida, deve-se fazer, com o oftalmoscópio, a pesquisa do reflexo vermelho bilateralmente. Focalizando a pupila, observa-se um reflexo avermelhado, que é resultante da luz incidindo sobre o sangue circulante nos vasos da retina. A presença de reflexo branco parcial ou total indica opacidade em qualquer nível nos meios oculares, apontando a necessidade da realização de exame oftalmológico completo.

Utilizando-se um foco de luz ou um objeto colorido, deve-se avaliar a capacidade de a criança acompanhá-lo com o olhar. O paralelismo dos olhos pode ser pesquisado pelo método adaptado de Hirschberg. O examinador posiciona-se em frente à criança, coloca um foco de luz convergente a uma distância de 30cm dos olhos da criança e observa o reflexo nas pupilas. Constata-se que não há desvios oculares quando o reflexo luminoso estiver no centro das pupilas. Até o sexto mês de idade, o paralelismo dos olhos pode ser inconstante devido ao estrabismo fisiológico do lactente. Nesse momento, pode-se avaliar, também, o reflexo fotomotor bilateralmente. Incidindo-se um foco de luz sobre a pupila, normalmente, observa-se a diminuição de seu diâmetro.

No nariz, inspecionam-se a forma, a permeabilidade anterior das narinas e a presença de secreções. Embora seja procedimento obrigatório, na maioria dos hospitais, a passagem de sondas nasais para o diagnóstico de coanas imperfuradas, essa avaliação também pode ser realizada na primeira consulta do bebê, fechando-se sua boca e uma das narinas de um lado e depois a do outro. Deve ser anotada ainda a presença de batimentos de asas do nariz, o que pode significar dificuldade respiratória.

Nas crianças maiores deve ser feita a rinoscopia anterior: elevando-se a ponta do nariz com o dedo indicador e utilizando-se um foco de luz, observa-se a cor e o brilho da mucosa nasal, a presença e o aspecto de secreções e a permeabilidade anterior das narinas.

Na observação externa da boca, verificam-se o aspecto e a coloração dos lábios e da região perioral. Deixa-se o exame do interior da boca para ser feito ao final do exame físico, por ser um procedimento desagradável para a criança, devido ao uso da espátula.

O exame do pescoço inclui a inspeção e a palpação, na tentativa de identificar tumorações e alterações musculares. Deve-se também verificar a mobilidade da região cervical, que pode ser pesquisada passivamente, virando o pescoço para os lados, ou ativamente, observando se a criança segue um objeto de um lado para o outro sem limitação de movimentos. O pescoço pode ser avaliado tanto com a criança sentada no colo da mãe, quanto deitada em decúbito dorsal. Procura-se palpar a tireóide, a traquéia e as estruturas correlatas. Aos 3 e aos 7 anos de idade, a palpação da tireóide é facilitada quando o examinador se posiciona atrás do paciente. A criança, na posição sentada, eleva a cabeça, colocando em destaque a face anterior do pescoço. O examinador coloca ambas as mãos na região anterior do pescoço, fazendo movimentos com os dedos ao longo da traquéia. Pede-se, então, à criança para deglutir a saliva com o objetivo de pesquisar a mobilidade da tireóide e facilitar a delimitação de suas bordas.

EXAME DO TÓRAX E APARELHO RESPIRATÓRIO

O exame físico do tórax é iniciado pela inspeção, seguido da palpação, ausculta e percussão, sendo realizado com a criança em decúbito dorsal sobre a mesa de exame. Quando a criança permite, mantendo-se tranqüila e bem posicionada, a avaliação da face anterior do tórax pode ser feita no colo da própria mãe. É conveniente sempre manter a mãe ou o acompanhante ao alcance da visão da criança. Todo o tórax deve ser examinado, fazendo-se sempre o exame comparativo entre ambos os hemitórax.

A seqüência do exame pode ser alterada, visando a facilitar a obtenção dos dados. Nas faixas etárias em que a criança estranha ou resiste ao contato com o examinador, os procedimentos de maior manipulação podem ser adiados até que o relacionamento possa estar bem estabelecido, ou quando a ocorrência do choro seja menos prejudicial.

FACE ANTERIOR DO TÓRAX

Inspeção

A inspeção fornece vários dados. Realizada inicialmente no colo da mãe, permite identificar o padrão respiratório, incluindo a freqüência, o ritmo e a amplitude dos movimentos respiratórios, além da presença de abaulamentos ou retrações, tiragem intercostal ou de fúrcula. Observam-se ainda a simetria do tórax e a distância entre os mamilos. A freqüência respiratória, normalmente, varia conforme a criança esteja dormindo ou acordada, por isso, essas situações devem ser mencionadas na ficha de registro do exame físico. Deve-se fazer a avaliação da freqüência respiratória com a criança tranqüila. Como o padrão respiratório no lactente é abdominal, a freqüência respiratória é obtida contando-se o número de incursões abdominais durante 1 minuto. Aos 3 anos de idade, a respiração é do tipo mista, isto é, torácica e abdominal; já aos 7 anos a respiração é do tipo torácica. Para determinar a freqüência respiratória nessas idades, conta-se o número de incursões respiratórias durante 1 minuto.

A Organização Mundial de Saúde tem apontado o aumento da freqüência respiratória como importante parâmetro de infecção de vias aéreas inferiores nas crianças com tosse, considerando como freqüência aumentada os seguintes valores:

- em lactentes com idade inferior a 2 meses, uma freqüência respiratória igual ou maior que 60irm;
- em lactentes de 2 a 11 meses de idade, uma freqüência respiratória igual ou maior que 50irm; e
- em crianças de 1 a 4 anos de idade, uma freqüência respiratória igual ou maior que 40irm.

Palpação

Em seqüência, faz-se a palpação do tórax, a qual, nos dias frios, deve ser precedida pelo aquecimento das mãos. Por meio da palpação avaliam-se o gradeado costal e a presença de pontos dolorosos, tumorações e nódulos. Pesquisam-se a integridade das clavículas e a região mamilar. No primeiro mês de vida, é freqüente a presença de ingurgitamento mamário, algumas vezes com pequena quantidade de secreção láctea, decorrente da passagem transplacentária de hormônios maternos. Esse ingurgitamento costuma desaparecer até o final do primeiro ano. No exame aos 3 e aos 7 anos, os mamilos devem ser planos. O frêmito toracovocal também é pesquisado pela palpação suave, colocando-se a mão espalmada sobre o tórax, aproveitando-se o choro ou gemido do bebê. Nas crianças maiores, solicita-se que repita uma palavra, por exemplo, o próprio nome. Pesquisa-se toda a extensão de ambos os hemitórax isoladamente e, em seguida, faz-se a comparação das vibrações produzidas pela voz nos dois lados. No lactente, a palpação do tórax também pode ser iniciada pela face posterior, com a criança ainda no colo da mãe.

A simetria da expansibilidade torácica é percebida colocando-se, simultaneamente, as mãos espalmadas sobre ambos os lados do gradeado costal, de tal maneira que possam acompanhar a movimentação da caixa torácica durante as incursões respiratórias.

Ausculta

O aquecimento do estetoscópio antes do início do exame diminui as reações da criança ao seu contato. A ausculta deve abranger toda a região torácica, iniciando-se pela região anterior. Cada hemitórax deve ser auscultado separadamente no sentido craniocaudal, seguido da ausculta comparativa, sem esquecer as regiões laterais do tórax e axilares. Pela ausculta pulmonar avalia-se a presença de alterações do murmúrio vesicular e ruídos adventícios. O som respiratório normal corresponde ao murmúrio vesicular que está presente na maior parte do tórax, sendo modificado nos pontos em que a traquéia e os brônquios maiores ficam perto da parede torácica.

Aos 3 e aos 7 anos de idade, para a ausculta da voz, solicita-se à criança que pronuncie repetidamente uma mesma palavra. Ausculta-se um lado, o outro e, em seguida, ambos os lados comparativamente. Pode-se contar com a colaboração da criança de 7 anos de idade, pedindo-se que respire fundo, para facilitar a ausculta. No lactente, obtém-se a avaliação da inspiração profunda, auscultando-se a criança nos intervalos do choro. Muitas vezes, dependendo do estado de vigília da criança ou da queixa materna, a ausculta torácica é realizada como um dos primeiros procedimentos do exame físico. Em alguns casos, a ausculta pode iniciar-se pela região torácica posterior, com a criança ainda no colo da mãe, pois o exame da face anterior do tórax costuma provocar maior ansiedade na criança. A posição da criança é importante, pois curvaturas e inclinações do tronco podem gerar alterações artificiais na obtenção dos sons.

Percussão

A percussão deve ser realizada em toda a extensão anterior do tórax e região axilar, com o segundo ou terceiro dedo batendo sobre o terceiro dedo da outra mão sobre o tórax. No lactente, a percussão deve ser sempre de forma suave devido às pequenas dimensões torácicas e à sua grande capacidade de vibração. Inicialmente, percutem-se um hemitórax e a região axilar correspondente, depois o outro e, a seguir, de forma comparativa ambos os lados. A percussão do pulmão normal produz um tom ressonante que é bastante característico, denominado de som claro pulmonar. Do lado esquerdo do tórax, esse som torna-se submaciço, correspondendo à percussão da área cardíaca, e, do lado direito, identifica-se a submacicez da borda superior do fígado.

FACE POSTERIOR DO TÓRAX

No exame da face posterior do tórax, após a inspeção, faz-se a palpação do gradeado costal e avalia-se a expansibilidade, colocando-se as mãos espalmadas de cada lado, com os polegares ao lado dos processos espinhais. Durante a inspiração, tem-se uma avaliação do grau e da simetria da expansão do tórax. Ainda na palpação, repetem-se as manobras para avaliação do frêmito toracovocal, em cada um dos hemitórax e depois em ambos os lados comparativamente.

A seguir, faz-se a percussão, na qual é importante observar o som claro pulmonar de forma simétrica, delimitando-se a borda inferior dos pulmões. Percute-se um hemitórax, o outro e, por fim, ambos os lados comparativamente. Quando houver dificuldade em se manter a criança com o tronco reto e existir diferença entre os sons auscultados em ambos os hemitórax, deve-se tentar mudar a posição da criança e repetir a ausculta, pois curvaturas do tronco podem gerar alterações artificiais na obtenção dos sons.

Aos 3 e aos 7 anos de idade, o exame da região posterior do tórax é feito com a criança sentada na maca ou no colo da mãe, repetindo-se sempre os mesmos procedimentos dos dois lados e depois comparativamente. Na inspeção, nessa idade já se pode avaliar o paralelismo dos ombros e procurar identificar assimetrias da coluna.

Conclui-se o exame com a ausculta pulmonar em cada lado, incluindo a região axilar, e depois comparativamente nos dois lados. Solicitando-se à criança que fale seu nome repetidas vezes, faz-se a ausculta da voz num lado, no outro e em ambos, comparativamente.

EXAME DO APARELHO CARDIOVASCULAR

A semiologia do aparelho cardiovascular inicia-se desde a inspeção geral, quando se investiga a presença de cianose perioral ou ungueal e de sinais de desconforto respiratório.

A percussão da região precordial não é um método normalmente utilizado, devido à pouca confiabilidade das informações obtidas com ela.

Palpação

A palpação precordial faz-se, inicialmente, com a polpa do dedo indicador da mão direita à procura da localização do *ictus cordis*, avaliando-se sua extensão, intensidade e ritmo dos batimentos cardíacos. Uma vez encontrado o *ictus*, coloca-se o dedo indicador e/ou médio sobre o local, deslizando-se a outra mão para o ângulo de Loui, ponto a partir do qual se contam os espaços intercostais. No lactente, o coração, normalmente, situa-se em posição mais elevada e horizontalizada, sendo comum a presença do *ictus* entre o terceiro e quarto espaços intercostais esquerdos, para fora da linha hemiclavicular. O *ictus* costuma ser encontrado no quarto, e entre o quarto e o quinto espaço intercostal esquerdo, respectivamente, aos 3 e aos 9 meses, em ambos os casos ainda um pouco para fora da linha hemiclavicular. Aos 7 anos de idade, o *ictus* é palpado no quinto espaço intercostal esquerdo, na linha hemiclavicular.

Com a mão direita espalmada sobre o precórdio, procura-se avaliar a presença de frêmitos relacionados à sensação tátil das lesões valvulares, percebidas como leves estremecimentos vibratórios.

Ausculta

Especial atenção deve ser dada à ausculta cardíaca nos primeiros meses de vida, a qual não deve abranger apenas os focos cardíacos, mas toda a área precordial, região axilar e supraclavicular. Para a ausculta dos focos, inicia-se pela região do *ictus*, que corresponde à área mitral. Em seguida, ainda no quarto espaço intercostal esquerdo e mais próximo ao esterno, avalia-se a área tricúspide. Depois, dirige-se a ausculta para o segundo espaço intercostal esquerdo e direito, junto ao esterno, onde, respectivamente, encontram-se as áreas pulmonar e aórtica. É importante a utilização de estetoscópio apropriado, com diâmetro reduzido, que permita melhor delimitação das áreas exploradas. Em climas frios, antes de iniciar a ausculta cardíaca, o examinador deve aquecer o estetoscópio. Deve-se determinar a freqüência, o ritmo e a intensidade das bulhas cardíacas e a presença de outros ruídos ou sopros, observando-se sua relação com o ciclo cardíaco, intensidade, qualidade, localização e irradiação. À ausculta, obtém-se a freqüência cardíaca contando-se os batimentos cardíacos por um período mínimo de 1 minuto, fazendo-se a comparação simultânea com o pulsos periféricos.

A palpação dos pulsos periféricos deve ser realizada com as polpas do segundo e terceiro dedos da mão direita, de forma comparativa, avaliando-se sua intensidade, ritmo e simetria. Normalmente, é suficiente a palpação dos pulsos radiais, femorais e pediosos.

A semiologia do aparelho cardiovascular completa-se com a aferição da pressão arterial, que deve ser realizada, no lactente, com a criança em decúbito dorsal, com o braço justaposto ao tórax à altura do precórdio. A partir dos 3 anos de idade, a criança deve estar em posição sentada e calma, com o braço na altura do coração. É aconselhável mostrar à criança o aparelho com o qual se faz a aferição da pressão arterial e explicar como será utilizado, pedindo-lhe inclusive sua ajuda. A medida da pressão arterial só é valorizada se realizada com a criança tranqüila. É comum a dificuldade em conseguir medir a pressão arterial no lactente devido à agitação ou choro. Quando isso acontece e não há suspeita de doenças, deve-se tentar registrá-la em outras consultas. Se houver indicação, a pressão deve ser medida nos membros inferiores e superiores.

O manguito deve ser adequado ao tamanho da criança. Tendo como referência a parte inflável do manguito e não o revestimento de tecido, o comprimento deve ser suficiente para envolver todo o diâmetro do braço e a largura corresponde a 40% da circunferência do braço, medida no ponto médio da distância entre o acrômio e o olécrano. O primeiro som auscultado, primeiro som de Korotkoff, representa a pressão sistólica. A pressão diastólica corresponde ao desaparecimento do som, quinto som de Korotkoff.

EXAME DO ABDOME

Inspeção

A inspeção do abdome é realizada em decúbito dorsal ou com a criança em pé. Inspecionam-se a forma, a simetria, a cicatriz umbilical e a presença de movimentos peristálticos, abaulamentos e circulação colateral. No lactente jovem, é comum a presença de diástase dos músculos retos abdominais, que, algumas vezes, pode ser inclusive visualizada. Na criança, a partir dos 3 anos de idade, pedindo-lhe que tente sentar-se, pode-se verificar se há diástase dos músculos retos abdominais e hérnias da parede abdominal.

Ausculta

A ausculta abdominal deve preceder a palpação e a percussão, pois esses procedimentos podem modificar os ruídos hidroaéreos. A ausculta, a percussão e a palpação do abdome podem ser feitas começando-se pela fossa ilíaca esquerda, seguindo-se o flanco esquerdo, hipocôndrio esquerdo, região epigástrica, região periumbilical, hipocôndrio direito, flanco direito, fossa ilíaca direita e hipogástrio. É possível também fazer-se a percussão seguindo o trajeto inverso. O importante é sistematizar o exame, de modo que todo o abdome seja examinado.

Percussão e palpação

Em climas frios, para a percussão e palpação, o médico deve aquecer previamente as mãos. A percussão da região abdominal deve ser realizada em todo o abdome, sendo normalmente encontrado o timpanismo das vísceras ocas, cuja intensidade dependerá da quantidade de gases presente.

Quando existirem áreas dolorosas identificadas pela percussão, deve-se examiná-las por último. Inicia-se com a palpação superficial, verificando a resistência da parede abdominal. Quando há resistência voluntária, procura-se distrair a criança para se obter o relaxamento da musculatura abdominal.

A mão do médico deve espalmar-se no abdome, de modo que a palpação ocorra pelas polpas dos dedos e não por suas pontas, inicialmente de forma superficial, deslizando-se a mão por todo o abdome. Em seguida, faz-se a palpação profunda, à procura de possíveis massas e visceromegalias. É freqüente a criança maior contrair os músculos abdominais em atitude defensiva durante a palpação profunda. Pede-se à criança que respire profunda e lentamente, o que proporciona o relaxamento da parede e facilita a palpação durante os movimentos respiratórios.

A percussão do fígado é fundamental para a determinação do seu limite superior. Inicia-se a partir do segundo espaço intercostal direito, na linha hemiclavicular e em sentido craniocaudal. Em geral, percebe-se a mudança do som claro pulmonar para o som submaciço ou maciço em torno do quinto ou sexto espaço intercostal direito. Embora a borda inferior possa ser delimitada pela percussão, esse dado geralmente é mais bem obtido pela palpação.

A palpação é realizada com o médico posicionado à direita do paciente. Uma das técnicas utilizadas para a palpação do hipocôndrio direito consiste em deslocar a mão direita apoiada obliquamente sobre o flanco direito para cima e para a esquerda. O fígado deve ser palpado em toda a sua extensão e seus limites medidos em relação à distância do rebordo costal direito e do apêndice xifóide. Pode-se manter a perna direita da criança fletida sobre o abdome, manobra que diminui a tensão da parede abdominal, facilitando a delimitação da borda hepática. No lactente, é comum encontrar fígado palpável a 2 ou 3cm abaixo do rebordo costal direito, na linha hemiclavicular, sem significado patológico. Além de auxiliar na hepatimetria, a palpação deve permitir o reconhecimento das características de suas bordas que costumam ser finas, da sua consistência, geralmente, elástica, e da sua superfície lisa.

Pode ser utilizada também a manobra bimanual, na qual o médico coloca a mão esquerda sob o flanco direito da criança, levantando-o suavemente, enquanto com as polpas dos dedos da mão direita palpa o fígado, acompanhando o padrão respiratório da criança. Assim, aprofunda a mão suavemente na expiração e superficializa na inspiração, em movimentos de baixo para cima, observando se a criança reage com dor à palpação.

No gradeado costal lateral esquerdo e no hipocôndrio esquerdo, deve ser feita a percussão, à procura da macicez correspondente à área do baço. A macicez só é evidenciada quando há aumento do tamanho do baço. Colocando-se a mão esquerda sob o flanco esquerdo do paciente, a palpação é realizada com a mão direita, do mesmo modo que se palpa o fígado. A palpação torna-se mais fácil com a manobra da perna esquerda fletida sobre o abdome. Em outra técnica, o examinador coloca-se à esquerda da criança, que está deitada em decúbito lateral direito, com a perna esquerda fletida. Com as mãos em garra, palpa a região do hipocôndrio esquerdo, aguardando a descida do baço durante a inspiração, se ele estiver aumentado.

Em cerca de 14% dos lactentes, pode-se palpar uma ponta de baço, sem que isso seja sinal de anormalidade. Entre 2 e 10 anos de idade, pode-se encontrar a ponta de baço palpável em cerca de 7% das crianças sadias.

Existem duas técnicas para a palpação da loja renal. Na primeira, utilizada apenas nos lactentes, o examinador posiciona-se em frente à criança, apoiando-a em posição inclinada com uma das mãos, enquanto, com a outra, realiza a palpação da loja renal do mesmo lado. Na segunda forma, que pode ser feita tanto nos lactentes como nas crianças maiores, o examinador apóia a mão esquerda sob o ângulo costovertebral esquerdo do paciente e com a mão direita palpa a loja renal direita, colocando a mão lateralmente à borda externa dos músculos retos abdominais, para evitar, assim, sua resistência. O examinador aprofunda a mão durante cada expiração, aguardando a descida do rim no final da inspiração. Para a palpação da loja renal esquerda faz-se a mesma manobra, invertendo-se a posição das mãos do examinador. Normalmente, os rins não são palpáveis.

EXAME DO APARELHO OSTEOARTICULAR

O exame do aparelho osteoarticular é feito inicialmente pela inspeção geral da criança, deitada na mesa de exame, em decúbito dorsal horizontal. Observam-se a posição que a criança assume, a simetria entre ambos os lados, a proporcionalidade entre os segmentos corporais, o relevo muscular e tendíneo, o aspecto das articulações e a amplitude dos movimentos dos membros. No primeiro mês de vida, a criança assume uma postura típica, assimétrica e com acentuada hipertonia dos membros. Já o bebê de 3 a 4 meses não se encontra mais em atitude hipertônica, o que facilita a avaliação geral da simetria e a amplitude dos movimentos de suas extremidades. No lactente, é importante verificar a capacidade de rotação lateral da cabeça por meio dos movimentos espontâneos ou após estímulo, para afastar a presença de torcicolo congênito.

Aos 9 meses de idade, é importante verificar a forma como ela senta, engatinha, além de observar o ritmo dos seus gestos e movimentos. É possível, assim, observar diretamente a amplitude e simetria dos movimentos, a mobilidade das diferentes articulações, o relevo muscular e dos tendões.

Palpam-se os músculos esternocleidomastóideos, as clavículas e o gradeado costal, pesquisando-se a presença de anormalidades.

O exame da coluna vertebral deve ser feito com a criança em decúbito ventral. Após a inspeção geral da coluna, segue-se a palpação das apófises espinhais, desde a região cervical, dorsal ou torácica e lombar até a região sacrococcígea, investigando-se a presença de saliências e malformações. No exame da área sacrococcígea, verifica-se a presença de fosseta, seio pilonidal e tumorações.

Avalia-se a mobilidade das articulações. É imperativa, no período neonatal, a avaliação da articulação coxofemoral por meio da manobra de Ortolani, que permite diagnosticar subluxação congênita do quadril. Com a criança em decúbito dorsal e com os membros inferiores voltados para o examinador, este flete os joelhos da criança envolvendo-os com as mãos. Colocando o dedo médio e o indicador sobre o grande trocanter e pressionando-o para a frente e para dentro, faz-se a abdução do quadril de forma lenta, primeiro em um lado e depois no outro. Quando existe subluxação ou luxação, a cabeça do fêmur entra no acetábulo, o que é percebido de forma tátil como um ressalto. Após o primeiro mês, a manobra de Ortolani já se negativou. Pode-se pesquisar o sinal de Galeazzi ou de Allis para identificar a presença de luxação congênita do quadril. Essa manobra consiste em verificar a simetria da altura dos joelhos fletidos, estando a criança deitada em decúbito dorsal. Aos 9 meses de idade, o exame funcional da articulação coxofemoral é feito pela flexão da perna sobre a coxa e da coxa sobre a pelve, seguida da abdução, rotação externa e interna da articulação do quadril, de um lado e do outro. Nessa idade, ainda se pesquisa o sinal de Galeazzi ou de Allis.

A movimentação passiva das articulações permite ainda avaliar o tono muscular, ou seja, a resistência ou tensão que o músculo opõe ao movimento. Palpa-se a massa muscular para avaliar o trofismo muscular.

No exame dos membros, verificam-se o número e a forma dos dedos das mãos e dos pés. A observação dos pés e das mãos deve ser cuidadosa na procura de malformações, das quais a mais freqüente é a polidactilia. Nos membros inferiores, observa-se a simetria do comprimento e das pregas cutâneas, preferencialmente com a criança em decúbito ventral. A seguir, mede-se o comprimento dos membros inferiores, utilizando-se uma fita métrica colocada desde a espinha ilíaca ântero-superior até o maléolo medial interno da tíbia, de ambos os lados. Considera-se normal uma diferença de comprimento dos membros inferiores de até 0,5cm.

Faz-se o exame dos pés observando a curvatura medial longitudinal, que ainda está em formação. Quando a criança começa a firmar as pernas e a ficar em pé com apoio, assumindo a posição ereta, observa-se o aspecto arqueado dos membros inferiores. Os joelhos ficam separados, os pés juntos e as pernas em arco, caracterizando o que se chama de *genu varum*, o qual é considerado fisiológico até os 2 anos de idade.

Para manter o equilíbrio, a criança inicia a marcha com a base de sustentação do corpo alargada e com as plantas dos pés totalmente apoiadas à superfície, uma vez que o arco longitudinal medial do pé ainda não se formou. Além disso, a presença de gordura nesta região evidencia ainda mais o aspecto plano do pé.

Na faixa etária do pré-escolar, cerca de 75% das crianças apresentam valgismo fisiológico dos membros inferiores, isto é, os joelhos aproximam-se, os pés ficam separados e a distância entre os maléolos mediais das tíbias atinge até 5cm. O arco longitudinal medial dos pés começa a se formar, o que pode ser observado com a criança em movimento, apoiando-se nas pontas dos pés. Aos 7 anos de idade, o arco longitudinal medial do pé está formado, mesmo com a criança em posição ortostática, e é comum o desaparecimento do valgismo fisiológico, estando os membros inferiores alinhados.

A partir dos 3 anos de idade, com a criança em posição ortostática, de frente para o examinador, este observa a postura, as proporções dos segmentos corpóreos, a simetria e o eixo dos membros. Procura identificar a presença de postura viciosa ou deformidades.

O exame da coluna vertebral deve ser feito com a criança em pé, de frente para o examinador, iniciando-se pela pesquisa da simetria dos triângulos formados em cada lado pelo braço, gradeado costal e flanco, simetria do nível dos ombros e da posição dos mamilos e do alinhamento da bacia e dos joelhos. Colocando-se atrás da criança, o examinador observa também a simetria da altura dos ombros, das escápulas, das cristas ilíacas, das pregas cutâneas e dos triângulos formados pelo braço, gradeado costal e flanco, com o objetivo de verificar o alinhamento da coluna e a simetria dos membros. Palpam-se os processos espinhais das vértebras, desde a região cervical até a lombar, e a região sacrococcígea, para se afastar anormalidades nessa área. Na visão lateral, podem ser observadas as curvaturas fisiológicas da coluna vertebral: lordose cervical, cifose torácica, lordose lombar e cifose sacrococcígea.

A flexão do tronco sobre os membros inferiores, deixando os membros superiores caírem livremente e sem apoio sobre as coxas, permite avaliar a simetria da região dorsal. Essa manobra auxilia na detecção da escoliose estrutural, na qual se observa assimetria da região dorsal.

A observação da marcha permite avaliar o ritmo e a harmonia dos movimentos, a posição que os segmentos corporais assume e a elasticidade e a contratilidade musculares. Solicita-se à criança que caminhe, tanto de frente como de costas, para o examinador, visando a avaliar, de modo dinâmico, a marcha, o equilíbrio, a regularidade e a harmonia dos movimentos e a relação entre os segmentos corporais. A criança pode caminhar com os pés em discreta rotação externa, de até 10°, o que é normal. O exame da marcha também avalia a massa muscular e compara os grupos musculares semelhantes.

EXAME DAS REGIÕES INGUINAL, GENITAL E ANAL

Com a criança em decúbito dorsal, inspeciona-se a região inguinal e, a seguir, procede-se a sua palpação na pesquisa de gânglios, hérnias e pulsos femorais. A partir dos 3 anos de idade, pede-se à criança para retirar a cueca ou a calcinha, enquanto se explica o que será feito.

No menino, o exame dos genitais externos procura avaliar, pela inspeção, o aspecto e o tamanho do pênis e da bolsa escrotal. Esse exame é feito inicialmente com as pernas estendidas e depois com a flexão e abdução dos membros inferiores. Na criança obesa, o pênis pode parecer reduzido pela presença de gordura na região suprapúbica.

No exame do pênis, procura-se fazer a exposição da glande por meio da retração do prepúcio, identificando-se a localização do orifício uretral, centralizada ou desviada, e o grau de exposição da glande. Nos lactentes é difícil visualizar a glande na maioria deles, em decorrência de aderências balanoprepuciais. É freqüente o encontro de secreção esbranquiçada na região balanoprepucial, a qual se denomina de esmegma.

Na palpação da bolsa escotral, verificam-se a presença, a dimensão e a consistência dos testículos e de líquido ou tumorações. É comum o desencadeamento do reflexo cremasteriano que desloca os testículos para cima, dificultando sua palpação na bolsa escrotal. Nesses casos, é necessário bloquear o reflexo cremasteriano, colocando-se a mão espalmada logo acima da bolsa escrotal, impedindo-se, assim, a subida dos testículos. Quando o testículo é retrátil, busca-se individualizá-lo, palpando-se desde a região inguinal e conduzindo-o delicadamente até a bolsa escrotal. A bolsa escrotal, em alguns casos, pode apresentar volume aumentado por tumefação cística, conhecida como hidrocele, que costuma desaparecer nos primeiros meses de vida. Quando existe a suspeita de hérnia ou hidrocele, pode-se completar o exame fazendo-se a transiluminação, utilizando-se um foco de luz colocado sob a bolsa escrotal.

Para o exame dos genitais nas meninas, inicialmente com a criança em decúbito dorsal e com as pernas estendidas, realiza-se a inspeção para observar a simetria dos grandes lábios, a presença de tumoração ou pilosidade. Tanto na menina como no menino impúbere não deve haver pilificação. Em seguida, após fletir e abduzir os membros inferiores, afastam-se os grandes lábios para inspecionar

a coloração da mucosa da vulva, que na menina impúbere é rósea, a presença de secreções, as características dos pequenos lábios e do clitóris, os orifícios uretral e do hímen, assim como o posicionamento dessas estruturas no períneo. Nos primeiros dias de vida é comum encontrar edema local, maior desenvolvimento do clitóris e, algumas vezes, secreção esbranquiçada ou até mesmo sanguinolenta, a qual se deve à passagem transplacentária dos hormônios maternos.

A região anal é examinada com o afastamento dos glúteos. Verificam-se o posicionamento do ânus em relação às demais estruturas do períneo, o pregueamento do esfíncter, procurando identificar a presença de malformações, fissuras e outras lesões.

AVALIAÇÃO DO DESENVOLVIMENTO NEUROPSICOMOTOR

A avaliação do desenvolvimento neuropsicomotor deve ser ampla, não se restringindo às etapas do desenvolvimento neurológico, mas valorizando, principalmente, todas as atividades que a criança já realiza. Nessa perspectiva, a avaliação ocorre durante o desenrolar da consulta. Desde o momento em que a criança entra no consultório, o pediatra já pode observar vários aspectos que informam tanto sobre o processo de desenvolvimento, como de possíveis comprometimentos neurológicos ou musculares, que podem afetar esse processo. No primeiro mês de vida, a atitude de semiflexão generalizada dos membros, com as mãos geralmente fechadas, é indicação do tono muscular do bebê. Aos 3 meses de idade, o modo como a mãe traz a criança pode informar se ela já sustenta a cabeça ou consegue ficar sentada com apoio do colo da mãe. Com 9 meses, o bebê, ao entrar no consultório, expressa a reação de *estranhamento* típica dessa idade. Na criança pré-escolar e escolar, nos primeiros contatos já se tem uma idéia do senso de orientação, reação da criança à situação da consulta, grau de independência, linguagem, compreensão do que lhe é dito, coordenação motora e a forma como se relaciona com os pais e interage com o médico.

Nos primeiros meses, é o setor motor o foco de maior atenção e, à medida que a criança vai crescendo, o setor psicossocial passa a assumir importância cada vez maior na avaliação do desenvolvimento da criança.

No primeiro mês, na avaliação do desenvolvimento neuropsicomotor (DNPM), devem constar os dados relacionados à postura, tono, força muscular e movimentação; à observação da reação da criança aos estímulos sonoros e luminosos; à pesquisa dos reflexos transitórios e à observação do choro e da amamentação.

O controle motor axial do corpo desenvolve-se em uma progressão cefalocaudal, conseqüente à mielinização dos neurônios. A avaliação do desenvolvimento motor da criança nascida de termo tem início na inspeção geral. Com o bebê colocado em decúbito dorsal, observam-se a atitude assimétrica dos membros em relação ao tronco e a cabeça lateralizada.

Constata-se a atitude de semiflexão generalizada dos membros, com as mãos geralmente fechadas. A movimentação passiva das articulações permite avaliar o tono muscular, ou seja, a resistência dos músculos ao movimento. Assim, ao tentar retificar os membros superiores e inferiores e abrir as mãos, verifica-se a resistência a essa manobra, característica dessa faixa etária.

Durante a realização da anamnese já se pode notar que a criança, aos 3 meses de idade, é bem mais ativa do que no período neonatal. Como sustenta a cabeça, pode ficar sentada no colo da mãe e mostrar-se interessada pelo ambiente, focalizando e acompanhando objetos. Em decúbito dorsal, observam-se a atitude simétrica dos membros em relação ao tronco e a cabeça em posição mediana, em contraposição à assimetria postural encontrada no primeiro mês de vida. O estabelecimento da atitude simétrica ocorre entre o segundo e o quarto meses de vida. Ainda nesse momento, deve-se verificar se existe a movimentação espontânea de todos os membros. Em relação ao tono muscular, constata-se a perda da atitude de semiflexão generalizada dos membros encontrada no primeiro mês de vida. Aos 3 meses, os membros costumam estar preferencialmente estendidos, com as mãos abrindo e fechando espontaneamente. Ao tentar retificar os membros superiores e inferiores e abrir as mãos, observa-se pouca resistência a essa manobra quando comparada àquela apresentada no período neonatal.

Espera-se que a maioria das crianças aos 3 meses de idade esteja firmando completamente a cabeça, podendo-se ainda encontrar cerca de 10% dos bebês que a sustentem de modo incompleto. No entanto, ao final do quarto mês de vida, todas as crianças nascidas de termo devem estar conseguindo firmar a cabeça de modo completo. Para pesquisar a capacidade de manter a cabeça firme, deve-se segurar a criança na posição sentada e observar se ela consegue manter a cabeça alinhada ao tronco de modo completo e estável. Com a criança em decúbito dorsal, pode-se também avaliar o controle da cabeça, levantando a criança pelos braços e trazendo-a para a posição sentada. Deve-se observar se a cabeça acompanha o movimento do tronco. Essa aquisição motora, pode ocorrer dos 3 aos 6 meses de vida.

Aos 3 meses de idade, a criança, quando colocada em decúbito ventral, já pode estar controlando o tronco e os ombros, sendo capaz de elevar o tórax, suportar seu peso com apoio dos antebraços e manter a cabeça a 90 graus da maca. Aos 3-4 meses de idade, a criança necessita de apoio na área toracolombar para permanecer sentada. Quando colocada em pé, suporta o peso nos membros inferiores, mesmo que momentaneamente. Essa aquisição motora ocorre entre os 3 e os 7 meses de idade.

A partir do primeiro mês, o bebê adquire o controle das aptidões finas em progressão ordenada na linha média para a periferia. Assim, no segundo ou terceiro mês, o bebê traz as mãos para a linha média e fica brincando com elas. Geralmente aos 3 meses de idade, o bebê é capaz de segurar um objeto colocado em uma das mãos, embora tenha habilidade limitada para pegá-lo, segurá-lo e largá-lo em poucos instantes. Nessa fase, nem a mão nem o polegar funcionam de forma independente e, conseqüentemente, a criança usa a mão como um todo para segurar objetos.

No segundo semestre de vida, a avaliação do setor motor ocorre a partir da avaliação do setor psicossocial. Por meio das habilidades que a criança já adquiriu é possível avaliar o desenvolvimento motor e o grau de interação com as pessoas que a cercam e seu meio cultural. Nessa idade, a criança já não responde mais com sorriso a qualquer adulto. Ela passa a distinguir o familiar do estranho. Assim, diante do adulto, a criança pode ter um amplo espectro de comportamentos, desde abaixar os olhos ou esconder o rosto, até chorar e gritar inconsolavelmente, passando por uma gama de atitudes que expressam o medo do estranho e a recusa em entrar em contato com ele. O medo do estranho pode ser discreto ou até estar ausente enquanto a criança permanece no colo da mãe e manifestar-se de forma variada quando a criança é colocada, por exemplo, na mesa de exame. Esse tipo de reação surge dos 6 aos 12 meses e faz parte do desenvolvimento afetivo normal do bebê.

Retornando à situação do início da consulta, na qual o pediatra oferece a espátula à criança, observa-se que, após um período de hesitação, ela pode apanhá-la com a mão toda ou com a mão em pinça, o que é significativo em relação ao desenvolvimento motor. Depois, a criança leva a espátula à boca e sua coordenação motora é observada em relação a se acerta a boca, presença ou ausência de tremores e de hipertonia ou hipotonia. Como a criança está sentada, a coordenação motora da cintura pélvica pode ser avaliada. A seguir, geralmente, começa a brincar com a espátula, batendo-a na mesa ou jogando-a no chão. Esse momento pode ser muito adequado para a observação de atitudes posturais, lateralidade, coordenação e competências motoras, além de ser importante para avaliar o grau de consciência, atenção, visão e estado emocional do bebê.

Aos 9 meses de idade, a criança nascida de termo já deve ficar sentada sem apoio, com a cabeça e o tronco eretos. A capacidade de passar da posição deitada para a sentada sozinha pode se estabelecer dos 6 aos 11 meses. Colocando-se a criança em posição de engatinhar, ela procura deslocar-se até os objetos nos quais esteja interessada ou até algum local de apoio em que possa iniciar os movimentos para se colocar em pé e tentar trocar alguns passos. Quanto ao desenvolvimento motor fino, a criança de 9 a 12 meses já pode apontar com o dedo indicador e desenvolve a preensão em pinça, pegando pequenos objetos com o indicador e o polegar. Já é capaz de usar ambas as mãos concomitantemente e passar um objeto de uma mão para a outra.

Aos 3 anos de idade, na criança sadia, o exame neurológico pode ser feito de forma indireta. Por meio das atitudes, comportamentos e atividades realizadas pela criança durante a consulta, podem-se inferir o estado de desenvolvimento e a maturação do sistema nervoso. Essas atividades, bem como o grau de compreensão das ordens recebidas, informam que as estruturas neurológicas estão conservadas. Um exame detalhado, com a pesquisa minuciosa dos reflexos e demais manobras específicas, deve ser feito quando se suspeita de comprometimento do sistema nervoso.

Assim, na idade pré-escolar, pode-se avaliar o desenvolvimento neuropsicomotor por meio de informações fornecidas pelos pais ou, melhor ainda, pela própria criança. Pergunta-se aos pais ou à criança o que ela faz habitualmente na sua rotina de vida, incluindo as atividades de lazer, ressaltando suas preferências.

Quando o pediatra pede à criança que tire a roupa, pode observar sua coordenação motora e equilíbrio, bem como sua adaptação à vida social. Nesse momento, é possível verificar a compreensão das ordens, o grau de independência, a coordenação motora e a adaptação psicossocial, isto é, o quanto ela já consegue ter autonomia para executar tarefas simples do seu cotidiano. É comum que a criança pré-escolar ainda solicite algum tipo de ajuda para uma dada tarefa. A recusa inicial não deve ser vista como incapacidade para realizar tal tarefa, pois pode ser decorrente de inibição ou timidez. Interagindo com o examinador, a criança vai fazendo o que lhe é solicitado, podendo-se, assim, observar a coordenação motora ampla e fina, o equilíbrio estático e dinâmico, a noção de esquema corpóreo em uma simples atividade como subir na mesa de exame. Retirar os sapatos e as meias requer um grau de desenvolvimento da coordenação motora que pode ser constatado na consulta, pedindo-se à criança que retire os sapatos sozinha.

A participação da criança – sua comunicação por meio do olhar e das respostas que dá ao médico –, permite avaliar o grau de consciência e vigília, entendimento e colaboração. Durante toda a consulta, observa-se o interesse pelos objetos da sala, principalmente quando diante de brinquedos.

No escolar, a avaliação do desenvolvimento neuropsicomotor segue os mesmos princípios da criança pré-escolar. Assim, essa avaliação pode ser feita pela observação das atitudes, comportamentos e atividades realizadas pela criança. Na entrada da criança no consultório, observa-se a marcha, o senso de orientação, sua reação à situação da consulta e a interação com os pais e o pediatra.

O instrumento fundamental para a avaliação do desenvolvimento neuropsicomotor é a anamnese, por meio da qual procura-se conhecer dados pregressos e atuais do desenvolvimento motor, afetivo e cognitivo da criança. Para saber o que a criança é capaz de fazer, pede-se que ela descreva detalhadamente o que fez no dia anterior. Indaga-se tanto à mãe como à criança sobre a vivência escolar, obtendo-se informações sobre o grau de alfabetização já alcançado e o relacionamento com os colegas e os professores. Por vezes, com crianças mais tímidas, a aproximação com o médico pode ser facilitada por meio da oferta de papel e lápis para a criança escrever, desenhar e conversar a respeito de seus desenhos. Estabelecendo o diálogo com o paciente, o médico procura identificar os conceitos de tamanho, tempo, espaço, distância e quantidade, por meio de perguntas relacionadas ao cotidiano da criança. Exemplificando, pode-se perguntar pelo tamanho da casa, especificando se é grande ou pequena e se é longe ou perto da escola. Pode-se tomar como referência a própria família para se fazer perguntas, tais como se o irmão ou irmã é menor ou maior, quantas pessoas têm na casa, se o pai é alto ou baixo, enfim, a criatividade do médico deve encontrar perguntas adequadas para que a criança possa expressar os conceitos já incorporados. A participação ativa da criança durante a realização da anamnese possibilita averiguar sua atenção, memória, audição, formas de comunicação e capacidade de interação social.

É importante observar a reação do bebê aos estímulos sonoros e luminosos. Os recém-nascidos demonstram nítida preferência para dirigir sua atenção para o rosto humano. Por não apresentar acomodação visual, a distância ótima dos alvos visuais é de 20 a 30cm, curiosamente a mesma distância entre o seio e a face maternos. Deve-se pesquisar o reflexo fotomotor bilateralmente, que está presente desde o nascimento. Incidindo-se um foco de luz sobre a pupila, observa-se a diminuição de seu diâmetro. Em seguida, repete-se o procedimento do outro lado.

Quanto à visão, a criança aos 3 meses de idade apresenta melhor fixação do olhar do que nos períodos anteriores, o que lhe permite seguir objetos por 180 graus. Uma das formas de se avaliar a visão durante a consulta de rotina é observar o interesse da criança pelos objetos de diferentes tamanhos disponíveis no consultório.

Aos 9 meses de idade, no exame dos olhos, o pediatra dever estar atento ao tamanho das pupilas e pesquisar o reflexo fotomotor bilateralmente.

Aos 3 anos de idade, quando houver condições, ou seja, um espaço onde a criança possa ficar a 5 metros da tabela, o pediatra poderá realizar o teste de Snellen para investigar a presença de ambliopia e avaliar a acuidade visual. Caso não seja possível, é necessário encaminhar a criança para exame oftalmológico, que deve ser feito até os 4 anos de idade.

Na consulta de crianças de 2 ou 3 anos, é interessante utilizar alguns brinquedos de encaixe, para observar o interesse despertado pelo brinquedo e verificar se já identificam cores e formas.

É importante que a criança antes dos 5 anos de idade, mesmo sem queixa específica, tenha sido avaliada por um oftalmologista ou feito teste de triagem para acuidade visual para pesquisar a presença de ambliopia. Aos 7 anos, o exame deve ser repetido para identificar vícios de refração, quando presentes.

Em relação à audição, sabe-se que, desde as primeiras horas após o nascimento os bebês são capazes de voltar-se na direção de um som. Uma das formas de avaliar a audição é pesquisando-se o reflexo cocleopalpebral. Batendo-se palmas fortes de um lado e de outro da criança, na altura do pavilhão auricular, a reação esperada é que o bebê pisque os olhos ao ouvir o som. Para o lactente, a avaliação da acuidade auditiva é feita pelo modo comportamental. Com a criança sentada no colo da mãe que a segura pelo abdome, deixando livres cabeça e membros, inicia-se a triagem da acuidade auditiva. O médico fica atrás da cadeira, fora do campo de visão da criança e apresenta os seguintes estímulos sonoros, à altura do pavilhão auricular, para ambos os ouvidos alternadamente:

– Tsi-Tsi-Tsi-Tsi-Tsi;
– Ú-û-Ú-û-Ú-û-Ú-û;
– uma colher de metal batendo suavemente em um copo de vidro;
– o balançar *suave de um molho de chaves*;
– palmas fortes, a fim de pesquisar a presença do reflexo cocleopalpebral.

Com exceção das palmas, os sons devem ser apresentados em baixa intensidade. Aos 3 meses de idade, as respostas a esse teste de triagem auditiva podem ser de vários tipos, tais como esforços rudimentares para virar a cabeça em direção ao som, franzir a testa ou piscar os olhos ao ouvir os ruídos. A partir dos 7 meses de idade, a criança já é capaz de localizar a fonte sonora, voltando a cabeça para os lados. Para esse teste de triagem auditiva ser considerado normal, a criança deve apresentar resposta para três estímulos sonoros em cada ouvido. Muitas vezes, não apresenta esse resultado por estar com a atenção voltada para outros estímulos. Assim, está indicado que o teste seja repetido em outro momento. Caso a falta de resposta adequada persista, a criança deve ser encaminhada para avaliação audiológica completa. Aos 3 meses, esse exame pode ser realizado com a criança deitada na maca, em decúbito dorsal, com o examinador a seu lado, mas fora de seu campo visual.

Quanto ao desenvolvimento da linguagem, a partir dos 2 e 3 meses, suas vocalizações apresentam aumento expressivo na freqüência e na variedade e são denominadas balbucio ou lalação. Dos 6 aos 10 meses, a criança inicia o processo de associar consoantes com vogais; diz, por exemplo, "ma-ma", sem necessariamente significar mamãe ou mamar. Já dos 9 aos 13 meses, pode pronunciar palavras como "papa" ou "mama", referindo-se ao pai ou à mãe, respectivamente. A partir dos 9 meses, pode voltar-se ao ouvir o próprio nome, responder às solicitações rotineiras como fazer "tchau" ou bater palmas e repetir sons falados pelos pais.

Na criança maior, conversando com ela, o pediatra pode verificar o estágio de aquisição da fala e a acuidade auditiva. Quando houver suspeita dos familiares ou do médico em relação à sua acuidade auditiva, pode ser feito um teste de triagem da seguinte forma:

A mãe e a criança ficam de costas para o examinador, que deverá dizer palavras com fonemas semelhantes para ela repetir, tais como:

faca-faca	faca-vaca	vaca-vaca
dedo-dado	dente-pente	
dado-pato	pato-gato	

Quando a criança não repetir as palavras corretamente, solicita-se à mãe que o faça para verificar se as palavras não foram ditas em voz muito baixa. Se houver erro sistemático nas respostas, o teste deve ser refeito em outra ocasião, pois esse resultado pode ser devido à ansiedade da criança em situação de teste ou mesmo dispersão da atenção devido a outros estímulos do ambiente. Caso a resposta inadequada persista, a criança deve ser encaminhada para avaliação audiológica completa.

Quanto à interação social da criança, o olhar e o sorriso, presentes desde o nascimento, são formas de comunicação. Entre a quarta e a sexta semanas de vida aparece o sorriso como resposta ao rosto humano. Antes dessa idade, a partir da segunda semana de vida, o sorriso já pode ser desencadeado por alguns estímulos, principalmente pela voz humana.

Faz parte da avaliação neurológica, nos primeiros meses de vida, a pesquisa dos reflexos transitórios, observando-se sua presença, intensidade e simetria. O reflexo de Moro ou do abraço, desencadeado por estímulos sonoros ou por movimentação súbita da criança, está presente em todos os recém-nascidos normais. Com a criança em decúbito dorsal, puxa-se o lençol de forma brusca, observando-se, então, o arqueamento da coluna vertebral para trás, com fácies de susto; os dedos separam-se; abrem-se os braços que, encurvados, dirigem-se para a frente num lento movimento de abraço; as pernas estendem-se e elevam-se. Esse reflexo, que desaparece até o sexto mês de vida, pode estar incompleto aos 3 meses; assim, puxando-se o lençol, observa-se a presença apenas da extensão e abdução dos membros, estando ausente a etapa subseqüente de arqueamento dos braços para a frente.

Ao se tocar os lábios da criança provocam-se vigorosos movimentos de sucção: trata-se do reflexo da sucção, presente na maioria das crianças até o quarto mês de vida, podendo persistir até o oitavo mês. O reflexo da procura ou da voracidade faz-se estimulando suavemente com o dedo os cantos da boca da criança, que responde voltando-se com a boca aberta para o lado do estímulo. Esse reflexo predomina no primeiro mês e tende a desaparecer gradativamente até o terceiro mês de vida.

Com o bebê em decúbito dorsal, vira-se bruscamente sua face para uma dos lados; nesse momento, percebe-se a extensão dos membros superiores e inferiores do lado para o qual a cabeça foi virada, havendo flexão dos membros do lado oposto, mimetizando a posição de esgrima. Esse é o reflexo tonicocervical ou de Magnus-De Kleijn. Esse reflexo pode estar presente de modo completo ou parcial no primeiro mês de vida, diminuindo ao longo do tempo até seu desaparecimento por volta do terceiro mês.

Comprimindo-se lentamente a extremidade distal das mãos, ocorre um movimento de preensão reflexa dos dedos, o mesmo acontece ao pressionarmos a região plantar na base dos artelhos da criança, correspondendo aos reflexos de preensão palmar e plantar, respectivamente. A preensão palmar reflexa desaparece entre o quarto e o sexto mês de vida; a plantar pode persistir até o final do 11º mês.

Sustentando a criança pela região axilar com os pés apoiados na mesa de exame, ela responde com a ereção do corpo, isto é, com o reflexo de apoio plantar e, logo após, inicia movimentos de marcha. O reflexo de apoio plantar pode ser encontrado até o quinto mês, enquanto a marcha reflexa desaparece até o final do quarto mês de vida.

O reflexo superficial cutaneoplantar é realizado estimulando-se a borda externa do pé. A resposta em extensão é obtida em todas as crianças até por volta dos 18 meses de vida, sem que isso seja indicativo de doença.

Essa é uma abordagem semiológica básica da avaliação do desenvolvimento neuropsicomotor durante a consulta pediátrica de rotina. Quando houver suspeita de comprometimento do sistema nervoso, há necessidade de realização de um exame neurológico detalhado, com manobras específicas.

OTOSCOPIA E EXAME DA BOCA

Na semiologia pediátrica, é fundamental que se deixem para o final do exame os procedimentos mais desagradáveis, pois é comum a criança chorar e ficar muito agitada. Assim é que, apenas nesse momento, faz-se a observação do interior da boca, da orofaringe e dos ouvidos, sempre solicitando a ajuda da mãe para a imobilização da criança. A criança maior pode colaborar com o exame, não necessitando ser contida, permanecendo sentada ou deitada na maca.

Ao realizar a otoscopia é importante que a cabeça da criança esteja fixa para evitar traumatismos. Uma das técnicas utilizadas para a imobilização da criança maior consiste em colocá-la sentada no colo da mãe. As pernas ficam imobilizadas entre as pernas da mãe, que, com um dos braços, segura os braços do filho e, com o outro, fixa sua cabeça.

Na otoscopia, visualiza-se inicialmente o conduto auditivo externo. Para observação do tímpano, o médico deve tracionar a orelha para trás e para cima com intuito de retificar o conduto auditivo externo, facilitando assim a visualização da membrana timpânica.

No exame da boca, observam-se inicialmente os lábios e depois, com o auxílio de um foco de luz e espátula ou solicitando-se à criança que abra bem a boca, observam-se o aspecto e a cor da mucosa oral e das gengivas, a presença de manchas ou lesões. No exame dos dentes, verificam-se número, coloração e estado de conservação. Aos 7 anos de idade, é importante verificar o número de dentes decíduos e permanentes. Pesquisa-se, também, a presença de mancha branca, que é a primeira manifestação da cárie.

No exame da língua, observam-se a mobilidade, o aspecto e as características das papilas e a presença de lesões. Levantando-se a língua com uma espátula, visualiza-se o freio sublingual e labial. Pressionando-se a espátula sobre o terço proximal da língua, torna-se possível a visualização do palato mole, da úvula, dos pilares, das amígdalas palatinas e da faringe posterior, verificando-se sempre o aspecto, a coloração, a presença de lesões e secreções. As amígdalas são de pequenas dimensões no lactente, apresentando-se com dimensões aumentadas nas crianças maiores. Essa manobra deve ser realizada de forma ágil, pois, além de ser desagradável, pode desencadear o reflexo do vômito. Nas crianças maiores, deve-se tentar evitar o uso da espátula, orientando-a como abrir bem a boca. Uma das formas é solicitar à criança que, mantendo a língua fora da boca, imite o rugido de leão. Se com essa manobra não for possível visualizar a orofaringe, deve-se utilizar a espátula abaixando-se rapidamente a região proximal da língua. Nos primeiros meses de vida, completa-se o exame pesquisando a presença de fenda palatina submucosa, por meio de palpação do palato.

AMAMENTAÇÃO

Faz parte da consulta pediátrica, no lactente, a avaliação do processo de amamentação. O pediatra deve avaliar a integridade dos mamilos, a posição adotada pela mãe, a forma como o bebê abocanha o mamilo, o ritmo de sucção da criança, o tempo dispensado na amamentação e o entrosamento do binômio mãe-filho.

| 3 | Semiologia do Adolescente |

MARTA MIRANDA LEAL
LUIZ EDUARDO VARGAS DA SILVA
MARIA IGNEZ SAITO
ANITA S. COLLI

INTRODUÇÃO

A adolescência é a fase de transição entre a infância e a adultícia caracterizada por grandes transformações em nível somático, psíquico e social, cujos limites etários, segundo a Organização Mundial de Saúde, abrangem o período de 10 a 19 anos de idade.

É necessário considerar o adolescente como ser integral, biopsicossocial, indivisível, em transformação e um adulto em potencial; ele possui características próprias, diferentes da criança e do adulto e apresenta grande vulnerabilidade, o que torna necessária uma atenção especial e estruturada para esse momento do ciclo vital. É preciso ressaltar as peculiaridades de sua consulta e os aspectos específicos de sua semiologia.

No cuidado da criança, os pediatras geralmente se relacionam com o responsável por ela (relação adulto-adulto), mas, ao atender adolescentes, estabelece-se um relacionamento diferente, no qual o centro da preocupação, atenção e comunicação é o jovem (relação adulto-adolescente).

Não existe modelo único para o atendimento de adolescentes. O quadro 4.2 sugere alguns tipos de abordagem na primeira consulta.

Quadro 4.2 – Tipos de abordagem na primeira consulta do adolescente.

Modelo de atendimento de primeira consulta	Vantagens	Desvantagens
1º momento: família e adolescente 2º momento: adolescente sozinho	O atendimento junto com a família pode fornecer uma visão sobre a dinâmica familiar	Pode-se propiciar situação na qual o responsável polariza a atenção do médico, impedindo que o adolescente se expresse Não existe espaço na consulta em que a família possa fornecer informações desconhecidas pelo adolescente, por exemplo adoção
1º momento: adolescente sozinho 2º momento: família e adolescente	Pode facilitar a formação do vínculo médico-adolescente, tornando-se claro que o cliente é o adolescente O atendimento junto com a família pode fornecer uma visão sobre a dinâmica familiar	Preocupações familiares podem não ser abordadas adequadamente com o adolescente Não existe espaço na consulta em que a família possa fornecer informações desconhecidas pelo adolescente, por exemplo adoção
1º momento: família sozinha 2º momento: adolescente sozinho 3º momento: família e adolescente	Permite que a família e o adolescente expressem separadamente perspectivas diferentes do problema de saúde Cria espaço na consulta em que a família possa fornecer informações desconhecidas pelo adolescente	Pode dificultar a formação do vínculo com o adolescente que poderá encarar o profissional de saúde como um aliado da família

O modelo de abordagem escolhido deve ser aquele com o qual o profissional se sente mais identificado mas, independente do tipo de abordagem, a premissa básica é considerar que o cliente é o adolescente; a ele são asseguradas privacidade e confidencialidade, para que possa falar de si e do ambiente que o cerca, sem reservas ou constrangimentos, e lhe é delegada a responsabilidade sobre a própria saúde (a prática ensina que a adesão do adolescente ao tratamento e às orientações médicas é diretamente proporcional a seu envolvimento na consulta e cuidado de sua saúde). Por outro lado, a família deve ter também espaço próprio, não só para colocar sua visão sobre a problemática do adolescente, como também para receber orientações e conhecimentos que funcionarão como elementos facilitadores das relações e das soluções de questionamentos nessa fase da vida. Aspectos do sigilo, discutidos em outro capítulo, em relação ao cliente adolescente serão estendidos à família, como no caso de adolescentes filhos adotivos que ignoram esse fato.

Na Unidade de Adolescentes do ICr-HC-FMUSP utiliza-se o modelo da primeira consulta em três tempos (3º modelo) com boa eficácia. O quadro 4.3 apresenta as etapas da consulta em cada um desses três momentos.

As consultas de retorno são, na maioria das vezes, feitas com o adolescente sozinho; o envolvimento da família será maior ou menor, dependendo de cada caso.

Quadro 4.3 – Primeira consulta do adolescente – proposta de um modelo de abordagem.

Família (1º momento)
   Queixa e história da doença atual
   Antecedentes familiares
   Antecedentes pessoais
   Condições ambientais

Adolescente (2º momento)
   Queixa e história da doença atual
   Interrogatório sobre diversos aparelhos
   Condições habituais de vida
   Exame físico
   Discussão sobre diagnósticos, exames e tratamentos
   Orientações educativas

Adolescente e família (3º momento)
   Esclarecimentos sobre as hipóteses diagnósticas, exames e tratamentos, respeitando questões de sigilo médico

ANAMNESE

Na exploração dos problemas de saúde, é necessário não somente informações sobre a doença em si, mas também a análise do contexto familiar, social e de desenvolvimento físico e intelectual em que eles ocorrem, pois aspectos psicossociais podem influenciar diretamente no controle da enfermidade, principalmente quando se lida com processos crônicos.

A anamnese também servirá como ponto de referência para a avaliação da real capacidade que o adolescente possui para perceber suas condições de saúde ou doença ou mesmo seu grau de independência para receber orientações e/ou prescrições.

Queixa e história da doença atual

Muitas vezes, a procura do atendimento médico é gerado por um problema de saúde, em outras, o profissional se encontrará em situações nas quais a expectativa é puramente preventiva ou de orientação.

Freqüentemente, há divergências entre o que motivou a família e o que motivou o adolescente a procurar o serviço de saúde. Essas diferenças não deverão merecer questionamento ou julgamento, mas deverão, sim, ser compreendidas de acordo com as próprias características do jovem, bem como com a relação adolescente-família.

Não é rara a situação em que, embora a família traga o adolescente por um problema específico, este, quando questionado, negue qualquer queixa ou diga não saber a razão da consulta. O profissional deve tentar entender o significado dessa resposta; pode-se estar, por exemplo, diante de um adolescente que pela primeira vez se encontra respondendo sobre questões relativas à sua saúde e isso o confunde e o intimida.

Queixas vagas podem ocultar uma preocupação maior da qual se teme falar. Um adolescente com queixa de dor no baixo-ventre pode, por exemplo, estar preocupado com seu desenvolvimento genital; uma mãe que traz o filho dizendo que ele está mais agressivo, pode estar preocupada com o envolvimento dele com uso de drogas ilícitas.

Antecedentes familiares

Além da investigação dos antecedentes familiares mórbidos, é importante avaliar a presença de familiares com doenças crônicas e limitantes no domicílio (irmão, por exemplo) e o quanto isso determina cuidados e prioridades não só econômicas como também afetivas que interfiram no cumprimento das necessidades básicas do adolescente.

Antecedentes pessoais

Devem ser enfatizadas as informações relacionadas ao crescimento e ao desenvolvimento desde as condições de nascimento, passando pelo desenvolvimento físico (evolução de peso e estatura) e neuropsicomotor (aquisições nas idades-chave, controle esfincteriano etc.).

Outros aspectos importantes se referem ao passado da nutrição (a história alimentar pregressa poderá evidenciar situações anteriores de risco como desnutrição, obesidade, anemia) e imunização (infelizmente há muitas histórias vacinais incompletas e perdas de atestados e comprovantes).

A questão da escolaridade deve ser investigada adequadamente desde os primeiros momentos envolvendo a pré-escola até a situação atual, verificando-se o número de repetições e motivos, a expectativa da família em relação ao adolescente e a representação da escolaridade como valor familiar.

Devem ainda ser assinaladas todas as doenças anteriores, incluindo as próprias da infância, doenças crônicas, acidentes, cirurgias, tentativas de suicídio, problemas de ordem emocional e outros.

Condições ambientais

As informações sobre o *ambiente de vida* do adolescente devem destacar as *condições sócio-econômicas* envolvendo:

- renda familiar;
- formação e organização da estrutura familiar: família nuclear ou não, migrante ou não, número de filhos, presença de agregados;
- posição do adolescente na família, seu relacionamento com esta e existência de pontos de atrito;
- presença de vícios: tabagismo, alcoolismo e outros;
- recursos disponíveis (inclusive financeiros) utilizados pela família no atendimento das necessidades físicas e psicossociais do adolescente.

Outro aspecto importante se refere à *condição da habitação* abrangendo a avaliação de:

- sua estrutura – número de cômodos, existência de quarto próprio para o adolescente, de local adequado para estudo e de dependências de uso comum com outras famílias;
- existência de saneamento básico;
- existência de benefícios, melhorias e eletrodomésticos;
- condições de salubridade (umidade, luz, ventilação, insolação) e de higiene;
- Proximidade de recursos da comunidade como escola, postos de saúde, centros esportivos, igrejas etc.

Interrogatório sobre diversos aparelhos (ISDA)

Deve ser completo, enfatizando algumas áreas:

Geral – percepções sobre seu crescimento e desenvolvimento físico, assim como as repercussões psicossociais destes:

- o que acha de seu corpo (peso, estatura);
- como vê seu processo de crescimento e desenvolvimento, incluindo mudanças corporais e caracteres sexuais secundários;
- preocupações estéticas.

Pele – presença de acne ou outros tipos de lesões, tratamentos empregados, repercussões físicas e psicossociais.

Olhos – avaliação oftalmológica recente, presença de déficit visual, adesão ao uso de lentes corretivas.

Boca – existência de controle periódico.

Geniturinário – nas adolescentes, deve-se assinalar as idades da menarca e ginecológica (número de anos decorridos desde a menarca); questionar sobre o ciclo menstrual (período de fluxo, quantidade, intervalo, tensão pré-menstrual, dismenorréia) e sobre a pre-

sença de corrimento; para os garotos, deve-se perguntar sobre a ocorrência de ejaculação e polução noturna. Em ambos os sexos, é necessário abordar comportamentos como atividade masturbatória e sexual (lembrando o emprego de métodos de prevenção de gravidez e doenças sexualmente transmissíveis).

Coluna e extremidades – presença de dores e deformidades.

Outros – presença de tiques, onicofagia etc.

Condições habituais de vida

Hábitos alimentares – investigar sobre o valor nutricional das refeições (número de refeições, quantidade de alimento por refeição, grupos de alimentos), bem como o contexto social no qual ocorrem (hábitos familiares, horários e local das refeições; alimenta-se sozinho ou em companhia de outros, teor das relações durante as refeições).

Condições de sono e repouso – avaliar horário e duração do sono e existência de períodos para repouso entre as atividades diárias.

Atividade física – caracterizar tipo, local de prática, freqüência, intensidade e relação com outras atividades.

Escola – escolaridade, desempenho, horas de estudo fora da escola, repetições (número, séries, motivos); relacionamento com colegas e professores; aspirações em relação ao futuro; percepção da importância da escola para o adolescente e para a família.

Trabalho – tipo e local de trabalho, horário, carga horária, remuneração, registro em carteira e benefícios; avaliar riscos ou possíveis agravos relacionados à atividade desempenhada; indagar sobre o número de empregos e trabalhos já vivenciados; interferência com a escola, alimentação e lazer.

Vida social

Família – ênfase à natureza das relações familiares.

Amizades e vinculação a grupos – perguntar sobre número de amigos, duração das amizades, relações de confiança, atividades em grupo, aceitação do adolescente pelo grupo e aceitação dos amigos pela família.

Namoro e outras formas de relacionamentos ("ficar", "rolo", paquera) – número, duração e grau de intimidade dos relacionamentos, experiências gratificantes ou não, conhecimento e aceitação pela família.

Vivências de risco – tentativas de suicídio, uso de drogas ilícitas, tabagismo, uso de álcool, atividade sexual sem proteção, vitimização (física, psicológica, sexual), entre outras.

Estratégias de abordagem do cliente adolescente

É difundida a idéia de que a entrevista do cliente adolescente é mais difícil do que aquela realizada com indivíduos de outras faixas etárias. Algumas características psicossociais (Quadro 4.4) fazem com

Quadro 4.4 – Aspectos psicossociais do cliente adolescente.

- Momento de intensa busca para estabelecimento de sua identidade e papel social
- Processo de separação dos pais e fortalecimento do vínculo com seu grupo
- Desenvolvimento intelectual, com aquisição das capacidades de abstração, de crítica e de questionamento
- Vivência temporal singular, ausência de preocupação com o futuro
- Desenvolvimento da sexualidade e estabelecimento da identidade sexual
- Necessidade de experimentar o novo, senso de invulnerabilidade e envolvimento em comportamentos de risco

que isso não seja uma total inverdade e exigem que o profissional de saúde tenha conhecimentos sobre estratégias que facilitam o contato com o jovem:

• Perceber o adolescente como um ser integral, biopsicossocial, indivisível, reconhecendo suas marcantes peculiaridades de crescimento e desenvolvimento e sua problemática de saúde.

• Assegurar ao adolescente confidencialidade dentro dos limites da ética médica, sempre baseada no princípio de autonomia.

• Considerar a heterogeneidade da adolescência – a abordagem, assim como o envolvimento da família, deve levar em consideração o momento do desenvolvimento no qual se encontra o cliente. Na adolescência inicial, predominam as preocupações com as mudanças corporais, mantendo laços de dependência forte com a família, embora já se comece a testar os limites. Na adolescência média, é forte a ligação com o grupo com maior distanciamento da relação com os pais, a capacidade de abstração enriquece o pensamento do adolescente e é maior o interesse pelas práticas sexuais. A fase final caracteriza-se pela consolidação da identidade pessoal, preocupação profissional, fortalecimento das relações individuais em detrimento das relações grupais.

• Lembrar que, embora o adolescente seja o cliente e esteja tentando tornar-se independente em todos os aspectos de sua vida, inclusive naqueles relacionados à sua saúde, a família não pode ser esquecida nem se sentir excluída. É necessário que, durante o atendimento do adolescente, crie-se um espaço no qual a família seja ouvida e orientada.

• Desde o primeiro contato, deixar claro que o adolescente é o sujeito do atendimento por meio de ações simples como, por exemplo, apresentar-se a ele antes de fazê-lo à família.

• Usar abordagem desprovida de julgamentos, enfatizando ouvir e orientar.

• Atentar ao que é expresso durante todos os momentos da consulta, pois não é improvável que o real motivo da procura ao serviço só apareça durante o exame físico ou nos últimos minutos (é o tempo que alguns adolescentes necessitam para se sentir à vontade com o médico, confiar nele e organizar suas questões).

• Atentar às "pistas" não-verbais – tom de voz, expressão facial, movimentos corporais... A adolescente que abaixa o olhar e diminui o tom de voz ao afirmar que "detesta piscinas" pode estar "falando" das dificuldades com sua imagem corporal, por exemplo.

• Demonstrar respeito e preocupação – lembrar que os adolescentes possuem "antenas" muito sensíveis e percebem rapidamente quando um médico não valoriza suas queixas ou não dá atenção a questões próprias da adolescência (acne, ginecomastia, por exemplo). O adolescente só se sentirá à vontade para falar de si mesmo se perceber um sentimento de genuíno interesse para com ele como pessoa e não como um "caso clínico".

• Estabelecer uma relação de empatia – somente quando o profissional "colocar-se no lugar do adolescente", procurando "sentir o que ele está sentindo", abandonando estereótipos (adolescente problemático, resistente, "aborrecente") e compreendendo-o de maneira mais global é que se desenvolverá uma relação de confiança e sinceridade.

• Cuidado com os comentários – às vezes, coisas que são ditas pelo médico numa tentativa de "relaxar" o ambiente podem soar como um descaso para o cliente.

• Não ignorar as reações emocionais do jovem – "você parece envergonhado. Tem a ver com o assunto que estamos discutindo?"

• Entender que posturas como responder com monossílabos, abrir o gibi durante a consulta, olhar no relógio a todo momento são mecanismos de defesa que devem ser compreendidos de acordo com a problemática apresentada pelo adolescente.

• Não se ater com rigidez à estrutura clássica da entrevista médica, a qual pode parecer um interrogatório impessoal. Um adolescente muito ansioso, desconfiado e com dificuldades de falar sobre o problema que o trouxe pode sentir-se mais à vontade para conversar sobre escola, amigos, lazer, alimentação etc.; e, com o desenrolar da consulta e o estabelecimento de um vínculo de confiança, falar das questões que o afligem pode tornar-se mais fácil.

• Usar linguagem simples e direta, procurando, sempre que possível, utilizar questões abertas, evitando dar alternativas de respostas.

• Abordar assuntos tais como sexualidade e drogas de maneira menos comprometedora, questionando-se inicialmente sobre conceitos gerais, opiniões do grupo e, finalmente, o posicionamento individual. Tais questões devem respeitar aspectos evolutivos do adolescente e o estabelecimento de uma relação de confiança (de nada adianta fazer uma pergunta – "Você já tem atividade sexual?", e não confiar na resposta). Às vezes, no entanto, o esclarecimento diagnóstico (amenorréia, por exemplo) impõe a necessidade de se criar um espaço no qual esses questionamentos possam ser feitos. Muitas vezes, o constrangimento apresenta-se mais no médico do que no adolescente.

• Evitar tomar notas durante as etapas mais sensíveis da entrevista, o que pode inibir o adolescente e tende a testar desnecessariamente a relação de confiança e sigilo que se tenta estabelecer.

• Responsabilizar progressivamente o adolescente quanto aos cuidados com a sua saúde.

• Lembrar que, durante o exame físico, o profissional tem uma excelente oportunidade para continuar o diálogo e fazer orientações.

EXAME FÍSICO

Trata-se de um momento crítico na consulta. Muitos médicos referem dificuldades para examinar adolescentes acreditando que estes se constrangeriam com a exposição do corpo. Na verdade, essa dificuldade pode ser mais do profissional do que do jovem.

Algumas sugestões e recomendações podem ser feitas. Em primeiro lugar, é importante garantir condições de privacidade durante a consulta evitando-se interrupções e exposição do adolescente. Deve-se lembrar que alguns jovens tiveram poucos contatos com médicos, geralmente na emergência, na qual as consultas são rápidas e o exame físico dirigido, sendo necessário explicar-lhes todas as etapas e os procedimentos a serem cumpridos.

O adolescente está, geralmente, muito consciente das mudanças que estão ocorrendo em seu corpo – exacerba-se o pudor; o profissional deve estar atento aos sentimentos gerados por essas transformações – sentimentos positivos como curiosidade e orgulho ou negativos como vergonha ou temor.

O exame físico deve ser completo, mantendo sempre uma atitude de respeito. A exposição gradual do cliente, usando lençóis, facilita o exame, mas não deve comprometê-lo; etapas mais constrangedoras para o cliente, como avaliação da genitália e exame ortopédico (quando o adolescente deverá andar pelo consultório com o mínimo de roupa), devem ser deixadas para o final. Quando se percebe que o adolescente se mostra muito ansioso, mesmo tendo sido orientado, pode ser perguntado se gostaria da presença de um familiar ou de um auxiliar na sala de exame. À medida que as consultas se sucederem, a presença dessa terceira pessoa pode ser dispensada.

É freqüente que o adolescente, no decorrer do exame, formule questões que o preocupem ou forneça informações adicionais importantes.

De modo geral, o exame físico do adolescente abrange os mesmos tópicos daquele de outras faixas etárias. A seguir, estão descritos os aspectos próprios da abordagem do cliente adolescente.

EXAME FÍSICO GERAL

O adolescente deve ser observado desde o primeiro contato, já na sala de espera, avaliando-se seu modo de sentar, falar, relacionar-se etc. Sua atitude e postura podem denotar seu estado de humor (alegre, deprimido, ansioso etc.), preocupações diante de mudanças físicas (uso de roupas largas e postura cifótica para disfarçar uma ginecomastia, por exemplo), ou ser assumida na tentativa de minorar sintomas como dor, falta de ar etc., ou ainda ser determinada por déficit motor ou distúrbio neurológico.

Na inspeção inicial é importante observar, além do aspecto de saúde geral do adolescente, suas vestes, sua higiene pessoal, os odores corporais e o hálito.

As determinações de peso e altura devem ser feitas com o adolescente usando o mínimo de roupas e com aparelhos calibrados de modo a minimizar os erros de medida. O peso e a altura auxiliam o diagnóstico do estado nutricional, bem como, por meio de medidas sucessivas, o controle da velocidade de crescimento.

A determinação da altura do adolescente deve ser realizada da maneira mais precisa possível, para permitir a avaliação correta do processo de crescimento. É necessário que o profissional de saúde esteja treinado nesse procedimento. O adolescente deve estar descalço, sem meias, com os pés juntos, posicionados de modo a formar um ângulo de 45 graus. O adolescente fica em pé, com os membros superiores pendentes ao longo do corpo, os calcanhares, as nádegas, o dorso e, se possível, a cabeça encostados no plano vertical do antropômetro. A cabeça é posicionada de tal modo que o adolescente olhe para a frente, em direção ao infinito, com a borda inferior da órbita e o meato auditivo em um plano paralelo ao solo (plano de Frankfurt). Corrige-se a postura do adolescente de modo a minimizar desvios de coluna ou mesmo a ação da força da gravidade.

A determinação do peso deve ser realizada com o mínimo de vestimenta possível, em balança tarada e calibrada antes de cada pesagem.

Dentre os sinais vitais, devem-se caracterizar a freqüência respiratória (FR), a freqüência cardíaca (FC), a pressão arterial (PA), e aferir a temperatura corpórea.

Os valores normais da FR e da FC são próximos aos dos adultos: a FR varia de 16 a 20 incursões respiratórias por minuto (irpm) no sexo masculino, e de 18 e 24irpm no feminino; a FC apresenta-se entre 60 e 100bpm. Os valores normais e patológicos de PA merecem destaque especial e são discutidos a seguir.

Pressão arterial (PA)

A hipertensão arterial é um dos maiores problemas de saúde pública, afetando cerca de 20% da população adulta. Essa alta incidência, os graves problemas decorrentes dessa doença e a certeza de que seu controle pode reduzir os efeitos mórbidos (e, até mesmo, que o processo hipertensivo pode ser interrompido em seus estágios iniciais) justificam a atenção dedicada a esse problema. É necessário, portanto, que o profissional de saúde esteja atento para a obrigatoriedade da medida da pressão arterial no exame de rotina de todo e qualquer adolescente.

A PA basal de um indivíduo sofre um aumento gradual nos primeiros anos de vida, o qual se torna mais rápido durante a adolescência. Os fatores responsáveis pelo alcance e pela manutenção dos níveis adultos não são totalmente identificados, no entanto, o ganho pôndero-estatural característico do estirão puberal parece ser o maior determinante dessa elevação fisiológica da PA.

A medida da PA deve ser realizada em ambiente calmo, silencioso, com o adolescente tranqüilo e orientado sobre o exame que está sendo feito, após 3 a 5 minutos de repouso na posição sentada, na tentativa de que essa se aproxime da PA basal. Três medidas devem ser aferidas em momentos diferentes da consulta, considerando-se aquela com os mais baixos níveis.

O adolescente deve estar confortavelmente sentado, com o braço direito totalmente exposto e apoiado sobre um suporte ou superfície à altura do coração. O manguito deve ser longo o suficiente para envolver completamente a circunferência do braço e largo o suficiente para cobrir aproximadamente 75% da distância entre o cotovelo e o acrômio; aplicado firmemente ao braço nu, deve ser rapidamente insuflado até cerca de 20mmHg além do ponto no qual se percebe o desaparecimento do pulso radial, controlado pela palpação; é então feita a descompressão gradual, porém relativamente rápida do manguito, enquanto a ausculta é realizada sobre a artéria braquial na fossa cubital, registrando-se como pressão sistólica o valor correspondente à fase I de Korotkoff e como pressão diastólica o valor correspondente à fase V.

Não existe um critério universalmente aceito para definir o que é normotensão e hipertensão em cada idade; a pressão arterial varia muito, dentro de uma faixa de normalidade, em pessoas da mesma idade, assim como em cada indivíduo ao longo do dia. Muitos estudos têm sido realizados com o objetivo de definir curvas de normalidade, utilizando como parâmetros idade, peso ou altura, estratificando as pressões arteriais de cada idade em percentis. Ainda não há curvas propostas para a população brasileira. É sugerida a utilização da curva que classifica a PA de acordo com a distribuição por percentil para idade, sexo e altura – adolescentes mais altos têm pressões arteriais mais elevadas do que adolescentes mais baixos da mesma idade (Update on the 1987 Task Force Report on High Blood Pressure, 1996). Define-se assim:

PA normal – PA sistólica e diastólica menor que o percentil 90 para idade, sexo e altura.

PA elevada – PA sistólica ou diastólica maior ou igual ao percentil 90 para idade, sexo e altura, e menor do que o percentil 95.

Hipertensão arterial – PA sistólica ou diastólica maior ou igual ao percentil 95 para idade, sexo e altura.

As tabelas 4.1 e 4.2 apresentam, para os sexos masculino e feminino, respectivamente, os níveis pressóricos para os percentis 90 e 95 segundo a idade e os percentis de altura, estes últimos estabelecidos a partir das curvas de crescimento estatural (NCHS).

Para o diagnóstico de hipertensão arterial (HA) na população de 18 anos ou mais, utiliza-se o mesmo critério da população adulta, ou seja, PA superior a 140/90mmHg.

Deve-se aferir também a PA dos membros inferiores (essa é discretamente mais elevada do que a dos membros superiores). O manguito é colocado logo acima do joelho e a campânula do estetoscópio sobre a artéria poplítea. Nos casos de coartação da aorta, observa-se HA nos membros superiores e hipotensão nos inferiores, ou HA apenas no membro superior direito e hipotensão nos demais membros, dependendo da localização da coartação. Quando houver diminuição ou ausência de pressão em apenas um membro, com a PA normal nos demais, deve-se pensar em obstrução total ou parcial da artéria correspondente.

Pele e anexos

Os problemas de pele estão entre as mais freqüentes preocupações dos adolescentes. Ao lado da acne vulgar, outras doenças, tais como seborréia, dermatite eczematosa, infecções fúngicas, verrugas e várias outras condições, também são comuns nessa fase de vida.

O exame é feito, em ambiente bem iluminado, por meio da inspeção e da palpação, procurando-se avaliar a pele em toda a sua extensão para a detecção de possíveis alterações.

Na adolescência, merece destaque a acne vulgar tanto pela sua prevalência (afeta cerca de 85% dos adolescentes), quanto pela séria repercussão psicoemocional que pode determinar. O exame físico do paciente deve buscar detectar lesões iniciais subclínicas. Deve-se observar a distribuição (isto é, face, costas, tronco, nádegas, coxas e parte superior dos braços), a morfologia e a gravidade das lesões, o que têm implicações na terapêutica a ser instituída.

Tabela 4.1 – Valores de PA para os percentis 90 e 95, sexo masculino, segundo idade e percentis de altura.

Idade (anos)	p PA*	PA sistólica segundo percentil de altura** (mmHg)							PA diastólica segundo percentil de altura** (mmHg)						
		p 5	p 10	p 25	p 50	p 75	p 90	p 95	p 5	p 10	p 25	p 50	p 75	p 90	p 95
10	p 90	110	112	113	115	117	118	119	73	74	74	75	76	77	78
	p 95	114	115	117	119	121	122	123	77	78	79	80	80	81	82
11	p 90	112	113	115	117	119	120	121	74	74	75	76	77	78	78
	p 95	116	117	119	121	123	124	125	78	79	79	80	81	82	83
12	p 90	115	116	117	119	121	123	123	75	75	76	77	78	78	79
	p 95	119	120	121	123	125	126	127	79	79	80	81	82	83	83
13	p 90	117	118	120	122	124	125	126	75	76	76	77	78	79	80
	p 95	121	122	124	126	128	129	130	79	80	81	82	83	83	84
14	p 90	120	121	123	125	126	128	128	76	76	77	78	79	80	80
	p 95	124	125	127	128	130	132	132	80	81	81	82	83	84	85
15	p 90	123	124	125	127	129	131	131	77	77	78	79	80	81	81
	p 95	127	128	129	131	133	134	135	81	82	83	83	84	85	86
16	p 90	125	126	128	130	132	133	134	79	79	80	81	82	82	83
	p 95	129	130	132	134	136	137	138	83	83	84	85	86	87	87
17	p 90	128	129	131	133	134	136	136	81	81	82	83	84	85	85
	p 95	132	133	135	136	138	140	140	85	85	86	87	88	89	89

* Percentil de PA.
** Percentil de altura segundo a curva-padrão do NCHS.

Fonte: National High Blood Pressure Education Program Working Group on Hypertension Control in Children and Adolescents – Update on the 1987 Task Force Report on high blood pressure in children and adolescents: a working group report from the national high blood pressure education program. *Pediatrics*, **98**:649,1996.

Tabela 4.2 – Valores de PA para os percentis 90 e 95, sexo feminino, segundo idade e percentis de altura.

Idade (anos)	p PA*	PA sistólica segundo percentil de altura** (mmHg)							PA diastólica segundo percentil de altura** (mmHg)						
		p 5	p 10	p 25	p 50	p 75	p 90	p 95	p 5	p 10	p 25	p 50	p 75	p 90	p 95
10	p 90	112	112	114	115	116	117	118	73	73	73	74	75	76	76
	p 95	116	116	117	119	120	121	122	77	77	77	78	79	80	80
11	p 90	114	114	116	117	118	119	120	74	74	75	75	76	77	77
	p 95	118	118	119	121	122	123	124	78	78	79	79	80	81	81
12	p 90	116	116	118	119	120	121	122	75	75	76	76	77	78	78
	p 95	120	120	121	123	124	125	126	79	79	80	80	81	82	82
13	p 90	118	118	119	121	122	123	124	76	76	77	78	78	79	80
	p 95	121	122	123	125	126	127	128	80	80	81	82	82	83	84
14	p 90	119	120	121	122	124	125	126	77	77	78	79	79	80	81
	p 95	123	124	125	126	128	129	130	81	81	82	83	83	84	85
15	p 90	121	121	122	124	125	126	127	78	78	79	79	80	81	82
	p 95	124	125	126	128	129	130	131	82	82	83	83	84	85	86
16	p 90	122	122	123	125	126	127	128	79	79	79	80	81	82	82
	p 95	125	126	127	128	130	131	132	83	83	83	84	85	86	86
17	p 90	122	123	124	125	126	128	128	79	79	79	80	81	82	82
	p 95	126	126	127	129	130	131	132	83	83	83	84	85	86	86

* Percentil de PA.
** Percentil de altura segundo a curva-padrão do NCHS.

Fonte: National High Blood Pressure Education Program Working Group on Hypertension Control in Children and Adolescents – Update on the 1987 Task Force Report on high blood pressure in children and adolescents: a working group report from the national high blood pressure education program. *Pediatrics*, **98**:649,1996.

As lesões podem ser classificadas em não-inflamatórias (comedões) e inflamatórias (pápulas, pústulas, nódulos e cistos). Os comedões podem ser de dois tipos: fechados (cabeça branca) e abertos (cabeça preta). Os comedões fechados são pequenas pápulas pálidas, firmes, de 1 a 2mm, mais bem visualizadas com leve estiramento da pele. Os comedões abertos decorrem da maior dilatação do orifício folicular, tornando seu conteúdo visível com dilatação e pigmentação dos poros. As lesões inflamatórias resultam da rotura dos comedões. As pústulas são lesões superficiais repletas de pus. Pápulas, por outro lado, representam lesões inflamatórias mais profundas na derme. Elas aparecem como lesões sólidas e eritematosas, que levam mais tempo para curar e freqüentemente o fazem com formação de cicatrizes. Nódulos (cistos) são abscessos supurativos na derme que, algumas vezes, estendem-se para o tecido gorduroso. São lesões quentes, dolorosas e firmes que, com o tempo, tornam-se flutuantes. Resolvem-se com a formação de cicatrizes. Essas podem ser de dois tipos: hipertróficas (mais comuns em negros) e hipotróficas.

Quanto à gravidade, a acne, pode ser classificada em grau I ou não-inflamatória ou comedoniana, grau II ou papulopustulosa, grau III ou nodulocística e grau IV ou acne conglobata (variedade grave mais freqüente em homens brancos).

Na avaliação dos anexos cutâneos, a distribuição, a quantidade e a coloração dos pêlos variam de acordo com sexo, grau de maturação sexual e raça. O aspecto e a distribuição dos pêlos pubianos permitem a classificação nos estágios de Tanner, que será discutida posteriormente. Os pêlos faciais no sexo masculino e os pêlos axilares em ambos os sexos surgem geralmente nos estágios mais avançados de maturação sexual.

O crescimento excessivo de pêlos no sexo feminino pode ser caracterizado como hipertricose ou como hirsutismo. A hipertricose é o crescimento excessivo de pêlos não-sexuais do tipo lanugem (*vellus*), sendo na maioria dos casos de origem familiar ou racial ou, em menor número, causada por distúrbios metabólicos (distúrbios da tireóide, anorexia nervosa) ou medicações (fenitoína, minoxidil ou ciclosporina). O hirsutismo é definido como crescimento excessivo de pêlos terminais (sexuais) com padrão masculino de distribuição com ou sem sinais de virilização. O hirsutismo requer pesquisa de possível disfunção endócrina (excesso de andrógenos), principalmente se associado à acne e à irregularidade menstrual.

O desenvolvimento de glândulas sudoríparas acompanhado do odor característico do adulto ocorre de maneira marcante durante a puberdade.

Tecido celular subcutâneo
O desenvolvimento e a distribuição variam com estado nutricional, idade e sexo. As medidas das pregas cutâneas são consideradas como indicadores sensíveis do estado nutricional. As pregas cutâneas mais utilizadas são tricipital, subescapular, supracrista ilíaca e abdominal. No sexo feminino, a dobra tricipital traduz, com maior rigor, o teor de gordura corpórea, e, no sexo masculino, a dobra subescapular. A aferição das dobras cutâneas exige instrumental e treinamento específicos.

Linfonodos
O tecido linfático sofre grande aumento no final da infância e no início da adolescência, entretanto, involui com o avanço da puberdade. Assim, os linfonodos palpados com facilidade até então deixam de o ser nos adolescentes mais velhos. O aumento dos linfonodos pode resultar de estímulos agudos ou crônicos, infecciosos ou não, sistêmicos ou localizados.

Os linfonodos superficiais são avaliados por meio da inspeção e da palpação, devendo ser pesquisados nas regiões occipital, cervical anterior e posterior, retroauricular, submandibular, supraclavicular, axilar, epitrocleana, inguinal e crural. Na inspeção, devem-se observar as características da pele adjacente. A palpação é feita deslizando-se as polpas dos dedos juntamente com a pele sobre os linfonodos. Deve-se procurar caracterizá-los quanto a localização, tamanho, confluência, aderência a planos profundos, consistência e sensibilidade. A palpação de linfonodos nas regiões supraclavicular, ilíaca e poplítea deve ser sempre considerada anormal.

Musculatura
O sistema muscular encontra-se em desenvolvimento durante a puberdade. É interessante notar que o aumento da força ocorre alguns meses após o crescimento do volume muscular. Alguns autores sugerem, no sexo masculino, a avaliação da força muscular como indicador do desenvolvimento físico. No exame, deve-se estar atento para tono e hipotrofia ou hipertrofia musculares, reflexos de doenças sistêmicas ou localizadas. As lesões decorrentes de traumatismos têm grande importância na adolescência.

EXAME FÍSICO ESPECIAL

Cabeça e pescoço
A propedêutica da cabeça engloba a avaliação do crânio e da face. Devido às estruturas que comporta, a propedêutica da cabeça, muitas vezes, é da alçada de especialista, entretanto, há um mínimo de conhecimento necessário que todos os médicos devem ter. A medida do perímetro cefálico é realizada com auxílio de fita métrica fazendo-se a medição da região frontal logo acima dos rebordos orbitários, contornando o crânio passando posteriormente ao nível do occipital. O examinador deve estar atento para a pesquisa de distúrbios auditivos e visuais presentes em apreciável parcela de adolescentes, trazendo a eles prejuízos em seu desempenho, inclusive fracasso escolar; pode-se utilizar, para tanto, o teste de Snellen para visão e procedimentos simples para avaliação de audição, como a variação de tonalidade de voz em posições alternadas.

Na propedêutica do pescoço, merece destaque a avaliação da glândula tireóide. As doenças tireoidianas podem ter sua primeira manifestação na adolescência. Mesmo nos casos de tireóide ectópica e nos defeitos leves de síntese – situações congênitas – a descompensação pode advir com a puberdade devido à maior solicitação da glândula. Na adolescência, há maior incidência de casos de tireoidite linfocitária crônica e bócio colóide simples; a doença de Basedow-Graves, rara na infância, começa a ter sua incidência aumentada, com pico na adultícia. Outros distúrbios como bócios multinodulares, nódulos tireoidianos, neoplasias e tireoidites supurativas agudas são raros nessa faixa etária.

Normalmente, a tireóide não é visível, exceção nos indivíduos muito magros, nos quais pode-se visualizar o istmo quando da extensão do pescoço.

A semiotécnica da palpação da glândula consiste em colocar-se o paciente em pé ou sentado na frente do examinador. Com os polegares direito e esquerdo, alternadamente, afastando-se os músculos esternocleidomastóideos, palpam-se, os lobos direito e esquerdo e o istmo respectivamente. Deve-se pedir ao paciente que degluta algumas vezes para provocar movimentos da glândula. Outra técnica que pode ser utilizada consiste em colocar o adolescente sentado e o examinador atrás e em pé. O adolescente flete a cabeça ântero-lateralmente, a fim de descontrair o músculo esternocleidomastóideo, e os dedos indicador e médio do examinador penetram na face interna daquele músculo e exploram o lobo da glândula. A manobra é repetida na palpação do outro lobo. Algumas vezes, o adolescente também deve deglutir. Em seguida, com os mesmos dedos justapostos, palpa-se o istmo na parte mediana do pescoço.

A palpação fornece informações a respeito do tamanho, forma, consistência, sensibilidade e mobilidade da glândula. O aumento da tireóide pode ser caracterizado se o lobo lateral da glândula for maior que a falange distal do polegar do jovem.

163

Os bócios devem ser medidos ao menos nos sentidos ântero-posterior e vertical. A medida ântero-posterior faz-se desde a projeção mais anterior da glândula até seu limite posterior determinado pela palpação. A medida vertical é realizada do limite superior ao inferior da glândula, determinados pela palpação. Completa-se a propedêutica pela ausculta, na qual, em condições de aumento de circulação, pode-se detectar sopro contínuo.

Tórax

Mamas

No sexo feminino, dois aspectos tornam a avaliação das mamas fundamental. O primeiro diz respeito à maturação sexual de acordo com os critérios de Tanner, e o segundo, à detecção de doenças mamárias, devendo o conhecimento das técnicas do exame não ficar apenas no domínio do especialista, mas dos médicos em geral.

As anormalidades mamárias durante a adolescência são, por essência, de caráter benigno, sendo de grande relevância as anomalias do desenvolvimento. A semiotécnica consiste na inspeção e na palpação. A inspeção deve ser realizada com a adolescente sentada ou em pé, com o tórax descoberto, respeitando-se o pudor feminino, e em local de boa iluminação. Durante a inspeção, comparam-se as mamas entre si, procurando observar localização, número de mamas (politelia, mamas extranumerárias) e volume. Outras alterações incluem abaulamentos e depressões, infiltração e cor da pele, fístulas e secreções, circulação venosa visível, inversão e retração mamilar ou presença de processo inflamatório.

A ausência de mamas, uni ou bilateralmente, é rara. Mamas pequenas, pouco desenvolvidas (hipomastia), podem decorrer tanto de uma característica familiar quanto de uma menor suscetibilidade do tecido mamário ao estímulo hormonal. Já o crescimento rápido e exagerado das mamas na puberdade, a chamada hipermastia ou hipertrofia virginal, decorre de uma grande sensibilidade do parênquima mamário ao estrógeno. O grande volume atingido pode causar grave desconforto à adolescente, com sintomas inclusive na coluna vertebral, além de repercussões psicossociais.

O desenvolvimento desigual das mamas, assimetria mamária, apresenta significado apenas quando acentuado. Em geral, discreta diferença de volume está presente na maioria das mulheres; diferenças maiores, no entanto, podem gerar preocupação. Desde que se observe desenvolvimento mamário em ambos os lados, dá-se suporte para a adolescente e aguarda-se até que as mamas completem seu desenvolvimento quando, em geral, a assimetria resolveu-se por si. Na necessidade de correção cirúrgica, essa não deve ser feita antes do desenvolvimento completo do crescimento físico.

Quando do desenvolvimento inicial unilateral da mama, aguarda-se por seis meses o aparecimento do botão mamário contralateral antes de ser aventada a hipótese de agenesia.

O método propedêutico de maior importância no exame das mamas é a palpação. A adolescente mantém a posição sentada ou em pé, e o examinador inicia a palpação com os dedos semifletidos da mão fazendo movimento de deslizamento de cima para baixo, com ligeira compressão, de modo a poder perceber a profundidade da glândula em toda sua extensão. Nas mamas mais volumosas, pode-se auxiliar a palpação colocando a outra mão espalmada na face inferior da mama para servir como apoio. A seguir, a adolescente assume o decúbito dorsal, eleva o membro superior do mesmo lado da mama a ser palpada, colocando a mão na nuca, e o examinador repete o movimento de deslizamento, tendo como apoio a parede torácica. Outro tempo obrigatório é realizado com a mão espalmada fazendo-se movimentos rotatórios da esquerda para a direita por todo o órgão. A mama normal mostra consistência mole, depressível uniformemente, que corresponde à gordura que envolve os ácinos glandulares, que são percebidos de modo homogêneo com aspecto granuloso ou finamente vesiculoso. É importante ressaltar que a sensação tátil deve ser a mesma em ambas as mamas. Finaliza-se com a palpação e suave compressão dos mamilos para a detecção de algum tipo de secreção mamilar. Inclui-se também a palpação das regiões axilares, supra e infraclaviculares para a detecção de gânglios.

As alterações evidenciáveis pela palpação são geralmente nódulos ou condensações e refletem, na maioria das vezes, processos benignos como fibroadenomas e, com menos freqüência, doença fibrocística da mama (displasia mamária). Os processos malignos nas mamas são raros nessa fase de vida.

Deve-se lembrar a importância de orientar as adolescentes para o auto-exame das mamas.

Cerca de 60% dos adolescentes do sexo masculino apresentam aumento uni ou bilateral do tecido mamário, doloroso ou não, e de volume variável, geralmente durante o estágio III ou IV de Tanner (veja Maturação Sexual, na pág. 167). Na maioria das vezes, reflete processo fisiológico, transitório, que tende a se resolver em alguns meses. Trata-se da chamada ginecomastia puberal que, embora sendo um processo benigno, pode trazer graves repercussões psicoemocionais e de socialização. Geralmente orientação e suporte são suficientes para a tranqüilização do adolescente. A indicação de correção cirúrgica não é comum. Obviamente, a ginecomastia puberal deve ser diferenciada de outras condições causadoras de ginecomastia, como recuperação nutricional, tumores adrenais ou gonadais, ingestão de drogas, hepatopatia, síndrome de Klinefelter e outras.

Pulmão

A propedêutica pulmonar do adolescente engloba os mesmos aspectos pertinentes de outras faixas etárias. A semiotécnica baseia-se na inspeção, na palpação, na percussão e principalmente na ausculta dos campos pulmonares. Diferente do recém-nascido e do lactente, pode-se facilitar a ausculta pedindo-se ao adolescente que respire com a boca entre-aberta, sem fazer ruído.

Coração

A ausculta é o método propedêutico de maior utilidade no exame cardiológico, entretanto, deve ser precedido pela inspeção e pela palpação. É realizada não somente com o paciente em decúbito dorsal e lateral esquerdo, como também nas posições sentada e em pé com ligeira flexão do tronco para facilitar a ausculta dos ruídos cardíacos em todos os focos precordiais. As manobras respiratórias são de grande utilidade na caracterização desses ruídos. Os sopros cardíacos são comumente encontrados em adolescentes, sendo, na sua maioria, inocentes ou funcionais, ou mais bem denominados sopros normais. Devem ser adequadamente avaliados e diferenciados dos sopros patológicos, evitando-se assim limitações indevidas à atividade normal do adolescente. Geralmente, os sopros normais são sistólicos, suaves, não associados à palpação de frêmitos e sujeitos a considerável variação com a mudança de posição do corpo.

Abdome

A semiotécnica é a mesma usada nas crianças maiores e adultos. A inspeção permite a caracterização do tipo de abdome e a presença de alterações como cicatrizes, circulação colateral etc. O abdome normal do adolescente é plano. A ausculta é o passo seguinte, no qual se procura identificar os ruídos hidroaéreos normais ou patológicos. A palpação e a percussão permitem a avaliação de alguns órgãos internos, a identificação de massas abdominais e de áreas dolorosas. No adolescente, o fígado normal apresenta-se com borda fina, mole e indolor até 1cm do rebordo costal direito na linha hemiclavicular. O baço normal não é palpável nem percutível e, de acordo com a doença que o aumente, pode ter características palpatórias diversas. A punho-percussão das lojas renais é de grande valia para o diagnóstico de pielonefrite e processos obstrutivos das vias urinárias.

Genitália

Genitália masculina

A avaliação da genitália masculina deve ser sempre realizada na adolescência, a fim de se determinar o grau de maturação sexual (veja Maturação Sexual, na pág. 167) e se detectar qualquer anormalidade do pênis e do escroto.

O adolescente deve ser orientado sobre as etapas do exame e o porquê de sua realização. Além da avaliação da maturação sexual, o exame da genitália masculina deve incluir a inspeção e a palpação das regiões inguinais, do pênis, do períneo, das bolsas testiculares, testículos e cordões espermáticos, assim como a avaliação da higiene do adolescente.

No exame do pênis, o prepúcio deve ser retraído, permitindo a exposição completa da glande e do sulco balanoprepucial. Denomina-se fimose o estreitamento fibrótico da abertura prepucial, impossibilitando sua retração. Aderências balanoprepuciais são comuns, principalmente em adolescentes mais jovens, e devem ser deixadas, pois tendem a resolver com o tempo.

O posicionamento do meato uretral deve ser avaliado descartando-se a hipospadia e, mais raramente, a epispadia.

Muitos adolescentes preocupam-se com o tamanho do pênis, principalmente os obesos, nos quais o pênis fica envolvido pelo coxim gorduroso. Afastando-se a gordura com as mãos, é possível ter a idéia da dimensão real do órgão. O tamanho do pênis normal apresenta uma grande variabilidade na população. Seu comprimento é medido desde a base, com o pênis esticado em linha reta. A denominação de micropênis refere-se ao pênis extremamente pequeno, sem hipospadia, acompanhado de prejuízo funcional. A tabela 4.3 mostra a média do tamanho peniano em centímetros aos 10-11 anos e na idade adulta.

Tabela 4.3 – Tamanho peniano (cm).

Idade	Média ± 1DP	Micropênis (média – 2,5DP)
10-11 anos	6,4 ± 1,1	3,7
Adulto	13,3 ± 1,6	9,3

Fonte: Setian, N. – *Endocrinologia Pediátrica*. São Paulo, Sarvier, 1989 (modificado).

A ausência de um ou dos dois testículos no escroto caracteriza a criptorquidia. O diagnóstico de criptorquidia na adolescência é tardio, pois deveria ter sido feito na infância, por estar associado com complicações como torção, traumatismo, infertilidade, neoplasias e até mesmo repercussões psicossociais ligadas a dúvidas quanto ao desempenho sexual.

A palpação dos testículos permite verificar seu volume, sensibilidade, superfície e consistência. O aumento do volume testicular constitui a primeira manifestação de puberdade no sexo masculino, o qual pode ser determinado pela palpação comparativa dos testículos com modelos elipsóides. Utiliza-se o orquidômetro de Prader (Fig. 4.1) composto de 12 modelos com os seguintes volumes: 1, 2, 3, 4, 5, 6, 8, 10, 12, 15, 20 e 25ml. Realiza-se a palpação de um dos testículos com uma das mãos e compara-se com o modelo que se encontra na outra, registrando-se o volume do elipsóide que mais se aproxima do testículo palpado. Novamente, se for explicado detalhadamente ao adolescente a manobra que será feita e o porquê dela, em muito será diminuído o constrangimento dessa etapa do exame. É de interesse ensinar e estimular o próprio adolescente a adquirir o hábito de palpar seus testículos com regularidade a fim de se familiarizar com seu aspecto normal, facilitar a identificação de alguma anormalidade que possa surgir no futuro e promover a responsabilidade em relação à sua saúde.

Sendo a discriminação do desenvolvimento genital masculino sujeita a um certo grau de imprecisão quando realizada pela inspeção comparativa com os estágios de Tanner, a utilização associada de

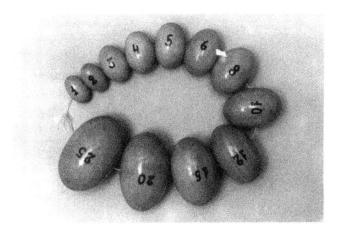

Figura 4.1 – Orquidômetro de Prader.

um método mais objetivo, como a medida do volume testicular (palpação comparativa com os modelos de Prader), torna essa avaliação mais consistente. Observa-se que há ampla variação do volume testicular em todas as idades. Segundo Tanner, o volume de 4ml, e ocasionalmente o de 3ml, é manifestação evidente de que a puberdade masculina se iniciou. Volumes testiculares a partir de 12ml já são considerados de adulto. No estudo de Santo André, classe IV, observou-se em um quarto dos adolescentes diferença nos volumes dos testículos direito e esquerdo, sendo que o volume direito foi maior do que o esquerdo na maior parte desses casos.

Quando há crescimento testicular unilateral, deve-se admitir, imediatamente, a possibilidade de um tumor, principalmente se o órgão mais desenvolvido for de consistência particularmente dura e superfície irregular (os tumores de testículos são raros, mas altamente malignos).

O cordão espermático pode ser palpado com facilidade apertando-se levemente o escroto entre o dedo indicador, colocado atrás da raiz do escroto, e o polegar.

A varicocele consiste na dilatação varicosa das veias do plexo pampiniforme. Sua localização é posterior, lateral e superior aos testículos, estendendo-se ao cordão espermático. Raramente é encontrada antes da puberdade, mas sua incidência aumenta gradualmente dos 10 aos 15 anos, acometendo cerca de 15% dos adolescentes. Ocorre predominantemente do lado esquerdo (85-90%) e é bilateral em 2% dos jovens. A varicocele geralmente é achado de exame físico, passando despercebida pelo próprio adolescente. A presença de varicocele em adolescentes tem sido associada à possível infertilidade futura. O exame é realizado com o paciente em pé, uma vez que, em geral, a varicocele desaparece quando deitado. Se a varicocele não é visível, os cordões espermáticos devem ser palpados bilateralmente. Sente-se a varicocele como um "saco de vermes", embora nos casos menos acentuados, uma simples assimetria ou espessamento do cordão possa ser notado. A manobra de Valsalva pode facilitar o diagnóstico clínico. A avaliação do volume testicular permite avaliar os efeitos da varicocele sobre o crescimento testicular: diferença de volume superior a 2ml é considerada significativa. Em raras circunstâncias de varicocele à direita, apresentando-se como massa escrotal, é importante excluir obstrução da veia cava.

A presença de corrimento uretral ou de lesões ulceradas na região genital deve sempre levantar a hipótese de doença sexualmente transmissível.

Genitália feminina

Geralmente, o exame físico da genitália feminina da adolescente feito pelo pediatra limita-se à inspeção da genitália externa. Essa inspeção, no entanto, é fundamental, uma vez que não é raro que uma menina chegue à puberdade sem que uma imperfuração himenal tenha sido diagnosticada, ou é comum que uma vulvovaginite diagnosticada no exame físico não tenha aparecido como queixa clínica por puro constrangimento da jovem.

Freqüentemente, a adolescente apresenta-se ansiosa (principalmente durante a primeira consulta), assim, a atitude do médico é importante, sendo fundamental que ele a esclareça, em termos simples, francos e adequados, sobre as etapas do exame que se processará.

A presença de uma acompanhante durante o exame físico, quando o médico é do sexo masculino, pode-se fazer necessária; é preferível, no entanto, que essa acompanhante seja uma auxiliar ou enfermeira, uma vez que, geralmente, as adolescentes rejeitam a presença de familiares (desenvolvimento da sexualidade com eventual atividade sexual e separação progressiva dos pais).

O exame deve suceder com a adolescente em decúbito dorsal, com as pernas fletidas, pés apoiados sobre as extremidades laterais da mesa do exame, mantendo os membros inferiores abduzidos e a vulva exposta.

A genitália externa sofre as modificações características da puberdade resultantes da ação estrogênica:

- os pêlos pubianos desenvolvem-se e podem ser classificados de acordo com os estágios maturacionais de Tanner (veja Maturação Sexual, na pág. 167);
- um depósito gradual de gordura aumenta o tamanho dos lábios maiores, que se tornam mais proeminentes; na superfície destes, começam a aparecer finas rugas que estão mais marcadas durante o período que precede a menarca, no momento desta, os lábios maiores costumam ser grandes o bastante para cobrir o vestíbulo;
- os lábios menores perdem sua aparência pálida e aumentam de tamanho;
- o clitóris desenvolve-se e, assim como o pênis, toma um tamanho extremamente variável, mas geralmente em torno de 2cm;
- o hímen perde seu aspecto delgado e quase transparente e tem seu orifício aumentado de tamanho, cerca de 1cm no período que precede a menarca. As variações no tamanho, número de orifícios, espessura e elasticidade do hímen são freqüentes. A presença de um grosso septo medial formando dois orifícios deve alertar para a possibilidade de uma malformação genital. Um orifício himenal muito pequeno, quase inaparente, pode interferir na drenagem normal da vagina e predispor a vaginites. O hímen imperfurado, se não corrigido, causará hematocolpo quando a adolescente começar a menstruar.

Durante a inspeção, o médico deve colocar ambos os polegares sobre o terço posterior dos grandes lábios vulvares e afastá-los para trás e para fora, para melhor visualização do hímen e avaliação do intróito vaginal em busca de sinais de vulvovaginite (hiperemia e/ou secreção) e outras lesões (úlceras, pápulas, vesículas etc.).

Deve-se lembrar que a atividade masturbatória pode provocar hiperemia vulvar e, nas adolescentes sexualmente ativas, atentar para a possibilidade da presença de doença sexualmente transmissível.

Deve-se ainda inspecionar o meato uretral, assim como avaliar a higiene da adolescente.

Região anoperineal e reto

O exame da região anoperineal e do reto é outra etapa delicada do exame físico do adolescente. A posição de exame mais confortável para o jovem é a denominada posição de Sims, na qual o indivíduo coloca-se em decúbito lateral esquerdo, perna esquerda parcialmente fletida sobre a coxa, perna direita totalmente fletida, o braço direito colocado sobre a cabeça e o esquerdo apoiando-se na beira da maca.

Inicia-se o exame com a inspeção das nádegas e da genitália buscando-se alterações como fístulas, lesões traumáticas como em casos de abuso sexual, condilomas etc.

A seguir, afastam-se as nádegas e inspeciona-se o *períneo*. A manobra de esforço (por meio da solicitação de que faça força como para evacuar) permite verificar a presença de pólipos, hemorróidas etc.

O toque anorretal não é exame rotineiro, mas deve ser realizado no adolescente com sinais ou sintomas de distúrbio gastrintestinal baixo.

Nunca é demais chamar a atenção para o constrangimento que esse procedimento pode gerar, principalmente por envolver aspectos ligados à sexualidade. Ressalta-se aqui, como em outros momentos do exame físico do adolescente, a fundamental importância da relação de confiança entre o médico e o paciente e a necessidade da explicação do procedimento a ser realizado.

Artérias e veias periféricas

O exame físico é de grande importância no diagnóstico de doenças arteriais periféricas. Os sinais de prejuízo da circulação arterial podem ser diretos, como diminuição ou ausência de pulso periférico, presença de frêmitos ou sopros arteriais, e indiretos, como alteração da coloração ou temperatura da pele, alterações dos pêlos e unhas e outros. A presença de varicosidades já pode ser observada na adolescência e sua pesquisa deve fazer parte do exame físico.

Exame ortopédico

O exame ortopédico inicia-se no momento em que o paciente entra no consultório, prolongando-se durante toda a anamnese e o exame físico pela observação da sua marcha, da sua postura (em pé, sentado, deitado), da maneira como ele efetua a transição de uma posição para outra e de como utiliza os membros superiores para despir-se e vestir-se.

A avaliação da marcha (característica do andar, velocidade, postura dos pés, presença de claudicação etc.) deve ser cuidadosa; será necessário que o paciente, além de descalço e usando o mínimo de roupas (pré-requisitos para o exame ortopédico adequado), também se movimente pelo consultório, procedimento este que pode ser bastante constrangedor, podendo, dessa forma, ser postergado para o final do exame quando o adolescente poderá estar se sentindo mais a vontade. É melhor observar somente um componente da marcha de cada vez: pés, joelhos, pelve e tronco. O adolescente deve também andar na ponta dos pés, nos calcanhares, subir escadas, se possível, e agachar-se. O som da marcha e a inspeção dos sapatos também são de ajuda. A claudicação pode ser causada por dor, dismetria, deformidades, instabilidade articular, fraqueza ou espasticidade muscular, incoordenação ou ataxia.

Primeiramente, realiza-se a inspeção para a detecção de deformidades, analisando-se todos os segmentos do aparelho musculoesquelético. A localização e o grau da deformidade encontrada devem ser assinalados.

A inspeção inicia-se com a observação estática: com o indivíduo em pé, pela frente, por trás e de perfil, pesquisam-se alterações da coluna vertebral; desnivelamento dos ombros, das escápulas, das cristas ilíacas; assimetrias, derrame ou edema.

Na pesquisa dos desvios de coluna, pode ser utilizada uma linha de prumo que, colocada ao nível da protuberância occipital, passando pela sétima vértebra cervical, deverá coincidir exatamente com a fenda interglútea.

Pedindo-se para o paciente fletir o tórax anteriormente, na tentativa de colocar as mãos no solo, com os joelhos estendidos, avalia-se a flexibilidade anterior da coluna, assim como a presença de desvios.

Observa-se o alinhamento geral dos membros inferiores englobando desvios rotacionais ou angulares.

Examinam-se os pés à procura de deformidades (calcâneo varo ou valgo, arcos altos ou aplanados).

A observação estática também é feita com o indivíduo sentado para que se retire a ação da força da gravidade.

É importante que as medidas do comprimento e da largura dos membros sejam aferidas. A medida do comprimento dos membros inferiores é realizada com o indivíduo deitado, utilizando-se uma fita métrica não-distensível e anotando-se a medida do segmento que vai desde a crista ilíaca ântero-superior até a borda inferior do maléolo interno. As diferenças na medida de até 1cm são consideradas normais e provavelmente sem significado clínico, exceto se associadas com escoliose, quando podem levar à piora desta. Os membros inferiores devem encontrar-se em posições semelhantes para que as medidas sejam comparáveis e confiáveis.

O comprimento dos membros superiores é aferido com o indivíduo em pé ou sentado, medindo-se a distância entre a ponta posterior do acrômio e a extremidade do dedo médio, com os braços estendidos também em posições comparáveis.

A medida da circunferência dos membros deve ser realizada com estes em posições semelhantes, exatamente no mesmo nível nos dois membros, uma vez que pequenas diferenças no nível ou no ângulo de posição da fita métrica podem resultar em diferenças significativas de medida.

A palpação é feita em busca de um volume localizado, pontos ou zonas dolorosos e alterações de temperatura cutânea. O tono muscular é avaliado e a presença de crepitação pesquisada, combinando-se a palpação com movimentos articulares.

Avalia-se a mobilidade passiva e ativa de cada articulação. A mobilidade é fisiologicamente limitada pela resistência resultante dos músculos, ligamentos e ossos. Nas articulações doentes, pode estar prejudicada por espasmo muscular ou dor, por inflamação ou lesão de músculos, ligamentos ou membranas sinoviais ou por deformidades ósseas. As amplitudes normais do movimento, ativo e passivo, devem ser exploradas, tendo como parâmetro comparativo a articulação contra-lateral.

A força muscular (contra a gravidade e com resistência) deve ser avaliada quando há queixa de fraqueza muscular.

Finalmente, auscultam-se as articulações e os vasos à procura de sopros que sugiram fístulas arteriovenosas periféricas.

Exame neurológico

De modo geral, faz-se a avaliação da motricidade, da sensibilidade, dos reflexos tendíneos profundos, da coordenação, do equilíbrio e da marcha. Um exame neurológico mais detalhado depende de cada caso.

MATURAÇÃO SEXUAL

A determinação da maturação sexual constitui um dos mais importantes instrumentos de avaliação do adolescente, pois:

- guarda relação com outros eventos pubertários (estirão de crescimento, por exemplo);
- é um indicador das repercussões das doenças crônicas e da desnutrição sobre o organismo;
- relaciona-se com aspectos do desenvolvimento psicossocial.

A classificação universalmente aceita é aquela estabelecida por Tanner (1962), obtida pela inspeção das mamas no sexo feminino (Quadro 4.5 e Fig. 4.2), da genitália no sexo masculino (Quadro 4.6 e Fig. 4.3) e da pilosidade pubiana em ambos os sexos (Quadro 4.7 e Figs. 4.4 e 4.5).

Deve-se explicar ao adolescente sobre a importância da determinação dos estágios de maturação sexual e como estes se relacionam com seu momento de crescimento. Apresentar uma prancha com as figuras representativas dos vários estágios de Tanner, solicitando-se que o adolescente se classifique, facilita a abordagem e geralmente gera um desejo no adolescente de ser examinado para saber se conseguiu determinar seu estágio corretamente.

Quadro 4.5 – Graus de desenvolvimento mamário.

M1	Pré-púbere: mama infantil com elevação apenas da papila
M2	Botão ou broto mamário; aumento inicial do tecido mamário com elevação da aréola e papila formando um pequeno monte; diâmetro da aréola aumentado
M3	Tecido mamário em maior quantidade e mais elevado estendendo-se além do diâmetro da aréola; aréola continua a aumentar mas mantém seu contorno com a mama
M4	Tecido mamário maior e mais elevado; aréola e papila formam uma segunda elevação projetando-se do contorno mamário (duplo contorno)
M5	Mama adulta, tamanho variável; aréola e papila retornam ao contorno da mama

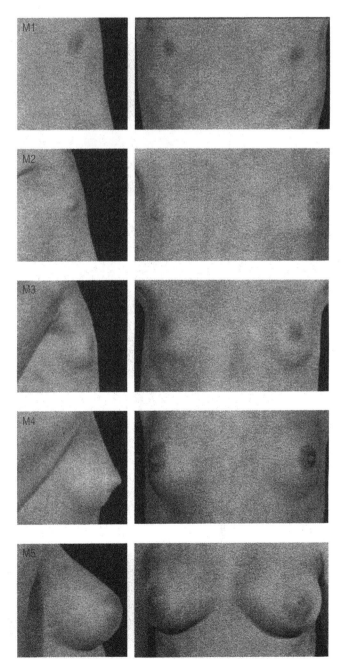

Figura 4.2 – Graus de desenvolvimento mamário – sexo feminino.

Quadro 4.6 – Graus de desenvolvimento genital.

G1	Pré-púbere: testículos, escroto e pênis de tamanho e proporções infantis
G2	Aumento de testículos e escroto; pele escrotal mais avermelhada com mudança de textura; discreto ou nenhum aumento do pênis
G3	Aumento do pênis, principalmente em comprimento; maior crescimento de testículos e escroto
G4	Aumento do pênis, principalmente em diâmetro; desenvolvimento da glande; contínuo crescimento de testículos e escroto; maior pigmentação da pele escrotal
G5	Genital adulto em tamanho e forma

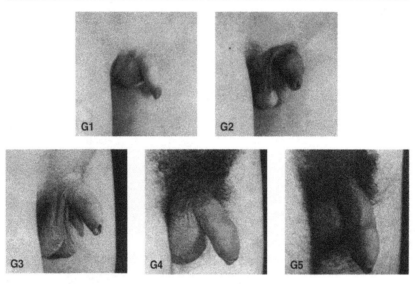

Figura 4.3 – Graus de desenvolvimento genital – sexo masculino.

Quadro 4.7 – Graus de desenvolvimento de pêlos pubianos.

P1	Pré-púbere: ausência de pêlos pubianos ou discreta pilificação (*vellus*) semelhante à da parede abdominal
P2	Crescimento de pêlos longos, finos, levemente pigmentados, lisos ou discretamente encaracolados, principalmente na base do pênis ou ao longo dos grandes lábios
P3	Pêlos mais escuros, mais espessos e mais encaracolados, distribuídos na região pubiana
P4	Pêlos do tipo adulto não se estendendo às superfícies internas das coxas
P5	Pêlos do tipo e quantidade igual ao adulto, atingindo superfícies internas das coxas
P6	Extensão da distribuição dos pêlos acima da região púbica

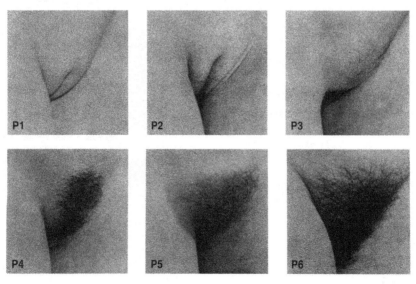

Figura 4.4 – Graus de desenvolvimento da pilosidade – sexo feminino.

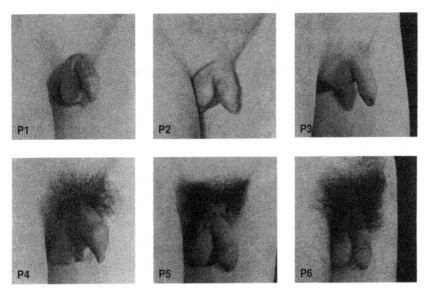

Figura 4.5 – Graus de desenvolvimento da pilosidade pubiana – sexo masculino.

DIAGNÓSTICOS

Ao final da consulta, é importante que o profissional passe para o adolescente a sua impressão, os achados de exame e os diagnósticos aventados, juntamente com a explicação das condutas a serem tomadas. O adolescente necessita ser envolvido ativamente em seu tratamento.

Os diagnósticos assinalados a seguir devem estar presentes independentemente da queixa ou da demanda trazida, o estabelecimento desses facilita uma percepção abrangente das condições de saúde e o estabelecimento de um plano terapêutico e educativo eficaz.

1. Crescimento e maturação sexual.
2. Estado nutricional.
3. Alimentação.
4. Desenvolvimento neuropsicomotor e/ou psicossocial.
5. Imunização.
6. Avaliação do perfil de risco.

O profissional deve estar familiarizado com a curva referencial ou padrão de sua escolha, devendo assinalar no mesmo gráfico a evolução da maturação sexual (estágios de Tanner) e os principais eventos puberais como ocorrência da menarca, para facilitar a avaliação do estado nutricional e o prognóstico de crescimento e desenvolvimento.

A **ESTATURA** é o indicador histórico do crescimento e traduz seu processo no tempo.

• Baixa estatura – abaixo do percentil 2,5 ou 3*.
• Alta estatura – acima do percentil 97 ou 97,5*.
• Zona de vigilância para baixa estatura – entre os percentis 2,5 (ou 3) e 10*.
• Zona de vigilância para alta estatura – entre os percentis 90 e 97 (ou 97,5)*.

A **VELOCIDADE DE CRESCIMENTO** é instrumento sensível e mantém forte correlação com o estadiamento de maturação sexual.

Para seu cálculo, é necessário o registro de pelo menos duas medidas de estatura com intervalo mínimo de 4 e máximo de 8 meses entre elas, extrapolando-se o valor obtido para o período de um ano. Veja o exemplo a seguir:

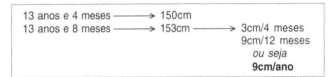

13 anos e 4 meses ⟶ 150cm
13 anos e 8 meses ⟶ 153cm ⟶ 3cm/4 meses
9cm/12 meses
ou seja
9cm/ano

Nunca é demais lembrar que são fundamentais medições precisas de estatura para a determinação correta da velocidade de crescimento.

A **MATURAÇÃO SEXUAL** deverá constar do diagnóstico de todos adolescentes, sendo necessário o estabelecimento da relação entre os indicadores antropométricos e o momento do crescimento dado, em última análise, pela maturação sexual, segundo os critérios de Tanner.

O desenvolvimento pubertário apresenta amplas variações normais – idade de início das transformações, velocidade com que acontecem, magnitude dos eventos. A caracterização da puberdade normal, atrasada ou precoce baseia-se em um critério estatístico. (Cuidado: qualquer delimitação etária deve ser utilizada ou aplicada de maneira criteriosa, de modo a não rotular de anormal e não considerar obrigatoriamente patológico o indivíduo que se encontre fora dos limites propostos.)

Os limites etários utilizados para a delimitação da puberdade normal brasileira podem ser definidos pelo estudo de Santo André, classe IV, apresentados nas tabelas 4.4 e 4.5.

Considerar como tendo puberdade atrasada o adolescente que, além dos 13 anos (sexo feminino) ou dos 14 anos (sexo masculino), não apresentar sinais de puberdade.

O **PESO** é um indicador antropométrico que se relaciona mais ao momento atual. Há, na adolescência, grande variabilidade do peso para a idade-altura.

Relação peso/estatura e diagnóstico gráfico (só utilizável quando tanto o peso quanto a altura se encontram entre os percentis 2,5 e 97,5):

• se a diferença entre os percentis de peso e estatura não ultrapassa 30 percentis – *indivíduo normal;*
• se a diferença entre os percentis de peso e estatura se localiza entre 30 e 60 percentis – *tendência a obesidade ou magreza;*
• se a diferença entre os percentis de peso e estatura ultrapassa 60 percentis, o diagnóstico será de *magreza ou obesidade* caso o percentil de peso esteja abaixo ou acima daquele de estatura.

---

* 2,5 ou 3 e 97 ou 97,5 dependendo do referencial usado: NCHS (National Center for Health Statistics) – 3-97; Santo André Classe IV: 2,5 e 97,5.

Tabela 4.4 – Idade em anos de desenvolvimento testicular, de pêlos pubianos, axilares e faciais.

Volume	Média ± desvio-padrão
Volume testicular 3ml	10,0 ± 1,4
Volume testicular 4ml	10,9 ± 1,2
Volume testicular 12ml	13,2 ± 1,6
Pêlos pubianos (estágio 2)	11,3 ± 1,4
Pêlos axilares	12,9 ± 1,5
Pêlos faciais	14,5 ± 1,5

Tabela 4.5 – Idade em anos de desenvolvimento de mamas, de pêlos pubianos, axilares e menarca.

Volume	Média ± desvio-padrão
Mamas (estágio 2)	9,7 ± 1,5
Pêlos pubianos (estágio 2)	9,6 ± 1,4
Pêlos axilares	10,4 ± 1,6
Menarca	12,2 ± 1,2

Índice de massa corpórea (IMC)

$$IMC = \frac{Peso \ (kg)}{Estatura \ (m)^2}$$

• eutrofia: $18 \leq IMC \leq 25$;
• magreza: $IMC < 18$;
• obesidade: $IMC > 25$.

Incluir a avaliação do **PERFIL DE RISCO** entre os diagnósticos básicos proporcionará um contexto adicional ao diagnóstico integral do cliente, permitindo uma intervenção mais efetiva e uma abordagem educativa mais dirigida.

Na caracterização do perfil de risco é importante:

• avaliar a presença de fatores protetores (alto nível de auto-estima, família estruturada, coesão familiar, bom envolvimento com escola e/ou comunidade, poucos eventos negativos durante a vida etc.);
• avaliar a presença de fatores de risco (baixa auto-estima, presença de doença crônica, defasagem escolar, distúrbio de dinâmica familiar, pobreza, muitos eventos negativos durante a vida etc.);
• avaliar a capacidade de entendimento do adolescente (desenvolvimento intelectual);
• avaliar o posicionamento do adolescente diante de situações hipotéticas, sua capacidade de visualizar saídas ("O que você faria se seu namorado pedisse para transar sem camisinha como prova do seu amor?", por exemplo);
• avaliar a existência de projetos de vida.

BIBLIOGRAFIA

1. BASTOS, A.C. – Ginecologia Infanto-Juvenil. 2ª ed., São Paulo, Roca, 1988. 2. BLUM, R.W.M. – Risco e resiliência. Sumário para desenvolvimento de um Programa. Adolescência Latinoamericana 1:11, 1997. 3. BROWN, M.R., CARTWRIGHT, P.C. & SNOW, B.W. – Common office problems in pediatric urology and gynecology. Pediatr. Clin. North Am. 44:1091, 1997. 4. CHIPKEVITCH, E. – Exame físico. In Puberdade & Adolescência: Aspectos Biológicos, Clínicos e Psicossociais. São Paulo, Roca, 1994. 5. COLLI, A.S. – Crescimento e Desenvolvimento Pubertário em Crianças e Adolescentes Brasileiros. VI. Maturação sexual. São Paulo, Editora Brasileira de Ciências, 1988. 6. COLLI, A.S.; BERQUO, E.S. & MARQUES, R.M. – Crescimento e Desenvolvimento Pubertário em Crianças e Adolescentes Brasileiros. IV. Volume testicular. São Paulo, Editora Brasileira de Ciências, 1984. 7. COUPEY, S.M. – Interviewing adolescents. Pediatr. Clin. North Am. 44:1349, 1997. 8. DAMIANI, D. – Abordagem diagnóstica das anomalias da diferenciação sexual. In Setian, N. Endocrinologia Pediátrica. São Paulo, Sarvier, 1989. 9. FRISANCHO, A.R. – New norms of upper limb fat and muscle areas for assessment of nutritional status. Am. J. Clin. Nutr. 34:2540, 1981. 10. GOLDBERG, T.B.L.; COLLI, A.S. & CURI, P.R. – Crescimento e Desenvolvimento Pubertário em Crianças e Adolescentes Brasileiros. V. Dobras cutâneas. São Paulo, Editora Brasileira de Ciências, 1986. 11. HAMILL, P.V.V. et al. – Physical growth: National Center of Health Statistics Percentiles. Am. J. Clin. Nutr. 32:607, 1979. 12. HUFFMAN, J.W. – Ginecologia en la Infancia y la Adolescencia. Barcelona, Salvat Editores SA, 1971. 13. KELLY, C.S. & KELLY Jr., R.E. – Lymphadenopathy in children. Pediatr. Clin. North Am. 45:875, 1998. 14. KOTZE, L.M.S. – Problemas proctológicos. In Barbieri, D. & Koda, Y.K.L. Doenças Gastrenterológicas em Pediatria. São Paulo, Atheneu, 1996, p. 356. 15. MARCONDES, E. – Distúrbios do crescimento e da nutrição: importância, conceito e classificação. In Marcondes, E. Crescimento Normal e Deficiente. 3ª ed., São Paulo, Sarvier, 1989. 16. MARCONDES, E. et al. – Crescimento e Desenvolvimento Pubertário em Crianças e Adolescentes Brasileiros. I. Metodologia. São Paulo, Editora Brasileira de Ciências, 1982. 17. MARQUES, R.M. et al. – Crescimento e Desenvolvimento Pubertário em Crianças e Adolescentes Brasileiros. II. Altura e peso. São Paulo, Editora Brasileira de Ciências, 1982. 18. MARSHALL, W.A. & TANNER, J.M. – Puberty. In Davis, J.A. & Dobbing, J. Scientific Foundations of Paediatrics. Philadelphia, Saunders, 1974. 19. NATIONAL HIGH BLOOD PRESSURE EDUCATION PROGRAM WORKING GROUP ON HYPERTENSION CONTROL IN CHILDREN AND ADOLESCENTS – Update on the 1987 Task Force Report on high blood pressure in children and adolescents: a working group report from the national high blood pressure education program. Pediatrics 98:649,1996. 20. NEINSTEIN, L.S. – General considerations in adolescent health care. In Neinstein, L.S. Adolescent Health Care. Baltimore, Urban & Schwarzenberg, 1984. 21. PELECH, A.N. – The cardiac murmur – when to refer? Pediatr. Clin. North Am. 45:107, 1998. 22. PRYOR, J.L. & HOWARDS, S.S. – Varicocele. Urol. Clin. North Am. 14:499, 1987. 23. RAMOS Jr., J. – Semiotécnica da Observação Clínica: Síndromes Clínico-Propedêuticas. 5ª ed., São Paulo, Sarvier, 1976. 24. REITER, E.O. & ROSENFELD, R.G. – Normal and aberrant growth. In Willians Textbook of Endocrinology. 9 ed., Pennsylvania, Saunders, 1998. 25. ROSENFIELD, R.L. & LUCKY, A.W. – Acne, hirsutism and alopecia in adolescent girls: clinical expressions of androgen excess. Endocrinol Metab. Clin. North Am. 22:507, 1993. 26. ROTSTEIN, S. – Mama na adolescência. In Vitiello, N. et al. Adolescência Hoje. São Paulo, Roca, 1988. 27. SKOOG, S.J. – Benign and malignant pediatric scrotal masses. Pediatr. Clin. North Am. 44:1229, 1997. 28. SUSTOVICH, D.R. – Observação clínica, exame físico geral e especial. In Marcondes, M.; Sustovich, D.R. & Ramos, O.L. Clínica Médica: Propedêutica e Fisiodoença. 3ª ed., Rio de Janeiro, Guanabara Koogan, 1984. 29. TANNER, J.M. – Growth at Adolescence. 2nd ed., Oxford, Blackwell, 1962. 30. TANNER, J.M. & DAVIES, P.S.W. – Clinical longitudinal standarts for height and height velocity for north american children. J. Pediatr. 107:317, 1985. 31. WiNSTON, M.H. & SHALITA, A.R. – Acne vulgaris – pathogenesis and treatment. Pediatr. Clin. North Am. 38:889, 1991.

1   Abdome Volumoso

ANA MARIA COCOZZA
ROSA MARIA RESEGUE
MARIA LÚCIA DE MORAES BOURROUL
MARIA ELIZABETH B. A. KOBINGER

O abdome é considerado volumoso quando, na posição supina, nota-se sua saliência em relação à caixa torácica ou à linha imaginária que vai do apêndice xifóide à sínfise púbica. O aumento do volume abdominal pode ser global ou localizado nas diferentes regiões: hipocôndrios, flancos, fossas ilíacas e regiões umbilical, epigástrica ou suprapúbica.

Apesar de o abdome volumoso não ter significado patológico na maioria das crianças pequenas, a abordagem clínica deve ser sempre completa, com avaliação cuidadosa da região abdominal, devido à possibilidade de essa região ser acometida por diferentes estados patológicos, algumas vezes graves e/ou de urgência cirúrgica.

Portanto, faz-se necessário conhecer a variação do tamanho e a forma do abdome nas diferentes faixas etárias.

Nos primeiros 2 a 4 anos de vida, o abdome é normalmente globoso, em função de vários fatores: lordose lombar fisiológica; musculatura abdominal pouco desenvolvida; diástase dos músculos retos do abdome; panículo adiposo abundante; vísceras abdominais proporcionalmente maiores; posição do intestino delgado e da bexiga predominantemente abdominais e perímetro torácico menor.

À medida que a criança cresce, torna-se progressivamente mais esguia, e, na idade pré-escolar, o abdome apresenta-se plano, especialmente em decúbito dorsal. A lordose lombar fisiológica pode persistir até a idade de 10 a 13 anos, o que justifica a aparência protrusa do abdome na posição ereta. Nas crianças pequenas, o volume abdominal pode-se alterar com a alimentação (horário, tipo de dieta, técnica de amamentação) e com as mudanças do hábito intestinal, sem que isso seja indicativo de doença.

PROPEDÊUTICA DA REGIÃO ABDOMINAL

O exame do abdome pode ser difícil, pois freqüentemente a criança chora ou se irrita ao ser examinada. Sempre que possível, deve-se iniciá-lo pela inspeção da criança em pé e deitada, seguida pela ausculta, percussão e palpação.

Inspeção

Na posição ereta, observa-se, principalmente, a relação do volume abdominal com vícios posturais, problemas de coluna vertebral, localização de tecido adiposo e flacidez muscular. Na criança deitada, pesquisam-se a presença e a localização de abaulamentos, a relação com a respiração, a tensão da parede abdominal e a rede venosa superficial.

Nos indivíduos magros e nos desnutridos, é possível visualizar a rede venosa superficial e também os movimentos peristálticos. A dilatação dessa rede, com fluxo cefálico, é sugestiva de hipertensão portal, assim como o *caput medusae* de cirrose hepática. A visualização dos movimentos peristálticos pode ser indicativa de obstrução intestinal. A diminuição das incursões da parede abdominal com a respiração pode sugerir ascite ou quadro de abdome agudo.

Ausculta

A ausculta do abdome deve preceder a palpação e a medição da circunferência abdominal, visto que a manipulação das vísceras pode modificá-la. As alterações na ausculta dos ruídos hidroaéreos podem ser de difícil interpretação; na sua ausência, suspeita-se de um quadro de íleo paralítico.

Percussão

Com a percussão, tenta-se delimitar o tamanho e a posição das vísceras (principalmente fígado e baço), massas tumorais sólidas ou císticas e a presença de líquido ascítico. O fígado normalmente é percutível a partir do quarto ou sexto espaço intercostal direito na linha hemiclavicular. A presença de timpanismo nas regiões onde normalmente se obtém a macicez hepática pode sugerir rotura de víscera oca. Para a delimitação da ascite são utilizadas manobras de pesquisa de macicez móvel, círculo de Skoda e sinal do piparote.

Palpação

Na palpação, devem ser utilizadas algumas técnicas que facilitem a avaliação, como iniciar o exame físico pela região abdominal, flexionar as pernas ou somente os joelhos, aquecer previamente as mãos, oferecer a chupeta que, além de tranqüilizar a criança, substitui a técnica de inspiração profunda e iniciar a palpação pela região não dolorosa. O estado de tensão da parede abdominal, algumas vezes, é de difícil interpretação, sendo que, *a priori*, considera-se como patológico o aumento da tensão abdominal em ambas as fases da respiração, mesmo quando a palpação é duvidosa.

Em crianças normais, o fígado pode ser palpável até 3cm do rebordo costal, na linha hemiclavicular direita, nos primeiros 6 meses de vida; até 2 ou 3cm entre 6 meses e 2 anos; até 2cm entre 2 e 10 anos e, após esta idade, pode ser palpado até 1 a 2cm do rebordo costal direito; sempre indolor, com borda anterior fina e lisa e consistência mole.

O baço pode ser palpado até 1 a 2cm do rebordo costal, na linha hemiclavicular esquerda, principalmente em recém-nascidos. O encontro de uma ponta de baço pode também ser normal em crianças maiores.

A palpação das lojas renais é obrigatória no exame do abdome, e a presença de massas nessa região é, *a priori*, indicativa de doença.

A circunferência abdominal que deve ser medida ao nível da cicatriz umbilical é um dado objetivo no seguimento do seu volume.

Finaliza-se o exame do abdome com a técnica da descompressão brusca para a pesquisa de irritação peritoneal e o exame das regiões inguinal e genital. Em alguns casos, faz-se necessária também a realização do toque retal ou mesmo de exame ginecológico.

ABORDAGEM CLÍNICO-LABORATORIAL

Diante de um quadro inespecífico, como o abdome volumoso, que pode ser manifestação de uma grande variedade de distúrbios funcionais e doenças, ressalta-se a importância da obtenção de dados na anamnese e no exame físico que direcionem o raciocínio clínico e orientem a realização de exames complementares.

Na anamnese, devem ser obtidos dados como idade, sexo, procedência de zonas endêmicas de doenças infecto-contagiosas, tempo e característica da evolução do quadro abdominal. É muito importante, na anamnese e no exame físico, a pesquisa de sintomas e sinais que, associados ao aumento do abdome, auxiliem na elaboração das hipóteses etiológicas. Os principais dados a serem pesquisados são: presença de febre, alterações no estado nutricional e metabólico (distúrbios hidroeletrolíticos e do equilíbrio acidobásico); anemia e raquitismo; alterações do trato gastrintestinal (vômitos, diarréia, constipação, eliminação de vermes, icterícia); hepatoesplenomegalia; ascite; problemas geniturinários (hematúria, disúria, alterações menstruais) e cardiorrespiratórios. Devem ser obtidas informações sobre a técnica de alimentação, tipo de dieta e relação da alimentação com aumento do volume abdominal, principalmente nos lactentes, além do uso de medicamentos.

Como o abdome volumoso pode fazer parte do quadro clínico de várias doenças sistêmicas, é importante que seja realizado também um exame físico geral detalhado.

Diante de uma criança com aumento de volume abdominal, principalmente nos casos em que se encontram, ao exame físico, tumorações, visceromegalias e presença de ascite ou distensão abdominal, a avaliação laboratorial, por meio de radiografia e/ou ultra-sonografia abdominal, pode auxiliar na elucidação diagnóstica. Essa investigação também é necessária naqueles casos em que se têm dúvidas sobre os achados no exame clínico abdominal.

A radiografia simples do abdome, realizada com a criança em pé e deitada, pode revelar calcificações, assimetrias na distribuição de ar nos intestinos, níveis de líquidos intra e extraluminares e delimitar contornos de vísceras e tumorações, mas raramente fornece maior elucidação diagnóstica. A ultra-sonografia do abdome é um método não-invasivo e de grande valia, pois permite, por meio das diferenças de ecogenicidades de sólidos, líquidos e gases, localizar e caracterizar o tipo de acometimento do órgão envolvido. Esses exames, geralmente, orientam uma seqüência propedêutica a ser seguida. Outros recursos laboratoriais serão solicitados baseados nas hipóteses diagnósticas sugeridas pela anamnese e pelo exame físico.

CAUSAS MAIS FREQÜENTES DO ABDOME VOLUMOSO

No quadro 4.8 descrevem-se as causas agudas e crônicas do abdome volumoso. Na sua elaboração, não houve intenção de se realizar uma listagem que esgotasse o assunto, tendo colocadas apenas as causas mais freqüentes, algumas das quais estão discutidas no texto que segue.

Na prática, sabe-se que algumas doenças podem evoluir insidiosamente, manifestando-se apenas quando provocam quadro de abdome agudo, como, por exemplo, nos casos de ascaridíase que evoluem para oclusão intestinal e nos de constipação que levam à impactação de fezes na ampola retal.

Na abordagem diagnóstica dos quadros de abdome volumoso, é necessário considerar sempre a relação do volume abdominal com as características normais do crescimento da criança, assim como a possibilidade de um padrão familiar constitucional. Outra consideração importante é a idade da criança no momento em que o aumento do volume abdominal é *considerado como anormal*, uma vez que certas situações são próprias de cada faixa etária, como a aerofagia e a diástase de músculos retos do abdome no lactente, a lordose fisiológica no escolar e a gravidez nas adolescentes.

Quadro 4.8 – Principais doenças que causam abdome volumoso em crianças.

Agudas	Crônicas
Associadas a distúrbios mecânicos:	Constitucional
Íleo meconial	Diástase de músculos retos
Enterocolite necrosante	do abdome
Malformações anorretais	Gestação
Hérnia inguinal encarcerada	Aerofagia
Invaginação intestinal	Obesidade
Suboclusão por bolo de áscaris	Desnutrição
Impactação fecal	Raquitismo
Apendicite	Constipação intestinal
Torção de testículo	Síndrome de má absorção
Rotura de víscera	Hepatoesplenomegalia
Aderências intestinais	Ascite
Oclusão intestinal por corpo	Tumores intra-abdominais
estranho	Malformações:
Trombose mesentérica	· de parede abdominal
Associadas a distúrbios funcionais:	· de tubo digestivo
Íleo adinâmico	· de vias urinárias
	· genitais

A aerofagia é causa freqüente de distensão abdominal dos recém-nascidos e lactentes, submetidos a técnicas inadequadas de alimentação que favorecem a deglutição excessiva de ar como hipogalactia, mamilo invertido, posição pouco inclinada da mamadeira, bicos de mamadeira com orifício muito pequeno, mamadas prolongadas, sucção de objetos ou alimentos entre as refeições etc. Quando se suspeita de aerofagia como causa de distensão abdominal no recém-nascido e no lactente, deve-se fazer o diagnóstico diferencial com uma série de doenças que cursam com o distúrbio de deglutição.

Em adolescentes pós-menarca, a gravidez deve sempre ser lembrada, mesmo que essa hipótese inicialmente pareça remota, sendo nessa faixa etária a prenhez ectópica uma causa de abdome agudo.

Um grupo importante de doenças que cursam com aumento do volume abdominal é o dos distúrbios do estado nutricional como obesidade, desnutrição e raquitismo. O abdome dos desnutridos torna-se volumoso, principalmente porque ocorre diminuição do tecido adiposo e das massas musculares (que são substituídas por tecido conjuntivo frouxo) e adelgaçamento da parede intestinal. Freqüentemente, os desnutridos evoluem para situações específicas que aumentam ainda mais a distensão abdominal, como quando se desenvolve anasarca ou quadro de raquitismo grave (comprometimento osteomuscular, sulco de Harrison).

As síndromes de má absorção são também causa de abdome volumoso, sendo a intolerância secundária aos carboidratos, especialmente à lactose, o problema mais comum em nosso meio. Tais quadros surgem geralmente após um episódio agudo de diarréia infecciosa, viral ou bacteriana, que se prolonga e se agrava pelo somatório de fatores como dietas inadequadas, uso de antibióticos, desnutrição pregressa e verminoses. Instalada a má absorção intestinal, podem ocorrer quadros diarréicos intermitentes ou perenes, distensão abdominal, cólicas, flatulência e eliminação freqüente de gases. Diante de quadros de má absorção, é importante lembrar também doenças como a celíaca e a fibrose cística do pâncreas, principalmente quando existe comprometimento pondo-estatural importante.

A constipação intestinal grave pode cursar com aumento do volume abdominal mais evidente nos quadros de impactação fecal que leva à distensão do colo a montante. O megacolo congênito é conseqüente à aganglíose em reto e/ou sigmóide que dificulta a progressão do bolo fecal. A sintomatologia, geralmente, instala-se desde o nascimento, *freqüentemente levando a comprometimento* do estado geral, é mais comum em meninos, e o toque retal é normal. O diagnóstico diferencial importante é com o megacolo idiopático, relacionado à falta de relaxamento do esfíncter anal. O quadro clínico inicia-se em idade mais tardia, o comprometimento nutricional é pequeno ou ausente, a distensão abdominal é menor, e o toque retal evidencia fezes ressecadas e impactadas.

As hepato e/ou esplenomegalias (ver tópico específico nesta seção) são também causas comuns de abdome volumoso; no entanto, são necessários alguns cuidados na interpretação do tamanho do fígado e do baço, uma vez que o volume desses órgãos também sofre variação conforme a faixa etária. Além disso, a maioria das hepato e/ou esplenomegalias na infância está associada a doenças sistêmicas benignas, de evolução geralmente autolimitada.

A palpação de massas abdominais deve ter uma abordagem ampla e cuidadosa. Nesses casos, a sintomatologia associada e os dados de exame físico geral são muito importantes para dirigir o raciocínio clínico, sendo necessária, diante da gravidade de alguns desses quadros, a realização de diagnóstico precoce. A ultra-sonografia de abdome é um exame inicial importante, principalmente para uma localização topográfica e caracterização da massa.

A incidência de doenças na infância, que se apresentam com massas abdominais, varia bastante conforme a faixa etária. No período neonatal há predomínio de lesões benignas, geralmente retroperitoneais, sendo mais da metade de origem renal, salientando-se hidronefrose, rim displástico multicístico, doença renal policística e trombose de veia renal. Ainda nessa faixa etária, encontram-se massas de origem gastrintestinal, genital, além das hepatoesplenomegalias. Após o período neonatal, há aumento significativo da incidência de tumores malignos entre as massas abdominais e, embora a localização retroperitoneal continue sendo a mais freqüente, há nítido aumento das massas não-renais, salientando-se o neuroblastoma. O tumor de Wilms aparece como a massa de origem renal mais freqüente.

A ascite decorre do acúmulo de líquido na cavidade peritoneal causado por doenças intra ou extraperitoneais, envolvendo vários mecanismos, como aumento da permeabilidade capilar e diminui-ção da pressão hidrostática dos sinusóides hepáticos. Na infância, as causas mais comuns de ascite são síndrome nefrótica, desnutrição grave (primária ou secundária) e doenças que cursam com hipertensão portal (insuficiência cardíaca congestiva, pericardite constritiva, cirrose hepática etc.).

Os quadros de abdome agudo caracterizam-se por uma história de início abrupto de dor intensa, vômitos, distensão e alterações do hábito intestinal, os quais variam desde diarréia leve até parada de eliminação de gases e fezes. Febre e sinais de toxemia estão presentes quando a etiologia é infecciosa. No exame físico, verificam-se distensão abdominal, dor localizada ou difusa à palpação e alterações dos ruídos hidroaéreos; a reavaliação periódica é fundamental, uma vez que fornece dados evolutivos e, muitas vezes, determina a necessidade de intervenção cirúrgica, como nos casos de aparecimento de sinais de irritação peritoneal.

O íleo adinâmico é um distúrbio em que a criança se apresenta clinicamente com quadro de abdome agudo obstrutivo, associado à evidência de acometimento sistêmico. As principais causas de íleo adinâmico podem ser localizadas, como pielonefrite, peritonite e diarréia aguda, ou decorrentes de alterações sistêmicas, como choque, acidose metabólica, coagulação intravascular disseminada, sepse, hipopotassemia e outros. Como não há causa mecânica para a obstrução, a abordagem terapêutica inclui medidas de alívio da distensão abdominal e tratamento da doença de base.

A freqüência dos quadros obstrutivos mecânicos varia de acordo com a faixa etária, predominando no lactente a hérnia inguinal encarcerada e a invaginação intestinal. Nesta última, quando o diagnóstico é mais tardio, há referência de eliminação de fezes sanguinolentas. Após os 2 anos de idade, em nosso meio, o "bolo" de áscaris é causa freqüente de suboclusão intestinal. Em alguns desses casos, uma massa móvel pode ser palpada na região periumbilical. A apendicite aguda torna-se comum entre pré-escolares, escolares e adolescentes, sendo característica a dor em fossa ilíaca direita. Impõe-se, no diagnóstico diferencial, a exclusão de outras doenças como gastrenterite, infecção urinária e adenite mesentérica.

---

2 Adenomegalia

MARIA ELIZABETH B. A. KOBINGER
LUCIA FERRO BRICKS
ANA MARIA COCOZZA

A adenomegalia é queixa ou achado de anamnese e exame físico muito freqüente na criança, fazendo parte do quadro clínico de várias doenças. Na maioria das vezes, as adenomegalias apresentam curso benigno associando-se a doenças comuns da infância ou decorrentes de processos reativos localizados e antigos, já resolvidos. No entanto, existem situações em que a adenomegalia pode ocorrer como sinal precoce ou como parte do quadro clínico de doenças malignas ou graves, por isso, deve ser sempre avaliada cuidadosamente.

Pouco se conhece a respeito da prevalência das adenomegalias na criança normal. Alguns trabalhos têm demonstrado que 50 a 60% das crianças atendidas em consulta de rotina sem doença atual se apresentam com adenomegalia, e essa prevalência, assim como a localização dos gânglios encontrados, sofre variações com a faixa etária. Os linfonodos começam a ser palpáveis próximo da sexta semana de vida, e aproximadamente 30% das crianças nos primeiros 6 meses de idade apresentam adenomegalia principalmente nas regiões occipital e cervical. O encontro de gânglios nas regiões cervical e inguinal é muito freqüente, estando presentes na quase totalidade das crianças com idade inferior a 12 anos, com características de serem móveis, indolores, de consistência firme e elástica, e de até 1,5cm de diâmetro; também são freqüentes os aumentos ganglionares das regiões submandibular e retroauricular. Os maiores tamanhos ganglionares são observados nas crianças entre 4 e 8 anos de idade.

No entanto, a palpação de linfonodos em certas áreas deve ser considerada, a princípio, como indicativa de doença grave; por exemplo, gânglios supraclaviculares e epitrocleares, se maiores que 0,3-0,5cm de diâmetro, raramente encontrados em indivíduos normais, devem ser avaliados cuidadosamente. Também, se os linfonodos têm características de palpação que diferem do normal, deve-se considerar a possibilidade de um processo patológico como causa da adenomegalia.

Aceita-se que a maioria dos aumentos ganglionares seja reacional a processos infecciosos locais ou sistêmicos, geralmente causados por vírus, autolimitados e benignos. Mesmo nos gânglios periféricos biopsiados para tentar-se obter um diagnóstico etiológico, obtém-se, em aproximadamente 50% dos materiais analisados, um padrão de hiperplasia reativa sem etiologia específica.

ASPECTOS FISIOPATOLÓGICOS

O aumento do volume ganglionar decorre da resposta inflamatória e pela hiperplasia do tecido linfóide diante de vários estímulos patológicos (infeccioso, alérgico, auto-imune e outros), por meio de dois mecanismos básicos, não excludentes entre si: 1. a proliferação de linfócitos, histiócitos e outras células intrínsecas do linfonodo; 2. a infiltração de células extrínsecas.

A proliferação celular intrínseca ocorre, em geral, em resposta a um estímulo antigênico, reconhecido como estranho ao organismo, que determina a multiplicação predominante de linfócitos, podendo ser transitória ou crônica, dependendo da eficiência da reação em eliminar o antígeno causal. Parasitas intracelulares, como o *Toxoplasma gondii,* capazes de sobreviver por longos períodos, determinam adenomegalias crônicas. A hiperplasia intrínseca pode ocorrer também sem estimulação antigênica como no hipertireoidismo, nas doenças de depósito, na histiocitose e nos linfomas.

Os aumentos ganglionares por invasão de células extrínsecas ocorrem nas linfadenites piogênicas, nos tumores metastáticos e nas leucemias.

Na infância, a maioria dos aumentos ganglionares deve-se a uma hiperplasia linfo-histiocitária reativa a processos infecciosos ou inflamatórios, que ocorrem na área de drenagem de cadeias ganglionares, por isso é importante conhecer as características anatômicas das principais cadeias ganglionares e de suas áreas de drenagem, que serão discutidas mais adiante.

O padrão de resposta dos linfonodos sofre modificações conforme a faixa etária. Nos primeiros anos de vida, a criança apresenta reatividade acentuada dos tecidos linfóides diante de vários estímulos, e, com o correr da idade, os mecanismos de resistência tornam-se mais específicos e elaborados, e a reatividade ganglionar tende a ser menor e, com freqüência, mais localizada.

Também a quantidade de tecido linfóide no organismo sofre variações conforme a idade e tem um padrão de crescimento peculiar. Acredita-se que existam mais de 500 linfonodos espalhados por todo o corpo, com diâmetros variáveis de 1 até 2cm, com características móveis, indolores e de consistência firme e elástica. No período neonatal, aceita-se que nenhum gânglio deva ser palpável, já que nessa fase a criança experimenta uma situação de ausência ou pouca estimulação antigênica. Após esse período, considera-se normal o encontro de gânglios de 3 a 5mm de diâmetro nas regiões occipital, auricular, submandibular, axilar e epitroclear e de até 1 a 1,5cm de diâmetro nas regiões cervical e inguinal, até os 12 anos de idade. De modo geral, o tecido linfóide no organismo cresce rapidamente, atingindo valores máximos no período pré-puberal, quando sua massa total é quase duas vezes a do adulto, e após entra em processo de involução. Pode-se observar clínica e laboratorialmente essa característica de crescimento do tecido linfóide por meio de certos achados como:

• hipertrofia de amígdalas e adenóides que atingem seu maior tamanho entre 2 e 4 anos de idade e a partir de então sofrem uma involução e como conseqüência dessa redução de volume ocorre melhora das manifestações obstrutivas das vias aéreas superiores;
• sombra do timo, que é um achado radiológico normal nos primeiros meses de vida, podendo persistir até os 3 anos de idade;
• palpação do baço: é considerada normal a palpação de uma ponta do baço *em 14% dos recém-nascidos e em 7% das crianças com* até 10 anos de idade;
• hipertrofia dos linfonodos do trato gastrintestinal, que é importante até os 2 anos de idade e praticamente desaparece aos 5 a 6 anos de idade.

CADEIAS GANGLIONARES E DRENAGEM LINFÁTICA

De uma forma sucinta, as cadeias ganglionares que, com maior freqüência, são acometidas na infância e suas respectivas áreas de drenagem são as seguintes:

Linfonodos occipitais – fazem a drenagem das porções posteriores do couro cabeludo e do pescoço.

Linfonodos retroauriculares – drenam principalmente a região do pavilhão auricular e conduto auditivo externo.

Linfonodos pré-auriculares e infra-orbitários – drenam as porções laterais das pálpebras, saco conjuntival e pele da região temporal.

Linfonodos submandibulares e submentais – infartam-se nos processos que envolvem mucosa dos lábios e boca, áreas de pele da face (bochechas), dentes, língua e gengivas e também recebem parte da drenagem das amígdalas.

Linfonodos cervicais – localizam-se nessa região grupos de linfonodos que incluem gânglios profundamente situados nas porções superiores e inferiores da região cervical e cadeias mais superficiais posteriores e anteriores ao músculo esternocleidomastóideo. Os infartamentos ganglionares dessa região decorrem de processos patológicos envolvendo uma extensa área que inclui as vias aéreas superiores (rinofaringe, ouvido médio, laringe etc.), o anel linfático de Waldeyer (principalmente amígdalas e adenóides), parótidas e várias outras estruturas do pescoço e porções inferiores da face. Essa cadeia ganglionar, nas suas porções mais profundas, recebe parte da drenagem das porções superiores do tórax, mediastino e pulmões e, também, de membros superiores. Embora os infartamentos ganglionares envolvendo essa área sejam muito freqüentes na criança, são por vezes muito difíceis de ser avaliados clinicamente devido ao grande número de doenças que podem estar afetando essa região. E, também, porque existem várias estruturas nessa área cuja doença pode confundir-se com adenopatias (como, por exemplo, tireóide).

Linfonodos supraclaviculares – drenam porções mais profundas do tórax e principalmente mediastino, daí a importância da adenopatia supraclavicular como sinal sugestivo de doença mediastinal granulomatosa ou linfomatosa, sendo que sua presença é sempre indicativa de exploração laboratorial mais profunda e biopsia.

Linfonodos epitrocleares e axilares – drenam principalmente membros superiores e parte da porção superior do tórax.

Linfonodos inguinais e poplíteos – drenam os membros inferiores e a área genital.

Linfonodos mediastinais – a cadeia de linfonodos mediastinais drenam uma área extensa que compreende pulmões, coração, paredes torácicas, diafragma e porções superiores do abdome.

Linfonodos abdominais – na realidade, são várias cadeias ganglionares intra-abdominais que drenam o sistema linfático das vísceras e parede abdominal. Da mesma forma que o anterior, qualquer infartamento ganglionar intra-abdominal em criança deve ser considerado, a princípio, como grave. O encontro de linfadenopatia mediastinal e intra-abdominal geralmente é um achado laboratorial demonstrado por alterações à radiografia do tórax ou ultra-sonografia abdominal. Esses gânglios só são observados no exame clínico quando atingem grandes dimensões.

É importante lembrar que, embora na maioria das vezes os infartamentos ganglionares na infância tendem a ser localizados e periféricos, refletindo doenças que ocorrem em suas áreas de drenagem, podem, também, indicar fases *iniciais de um* acometimento ganglionar generalizado causado por doença sistêmica.

DIAGNÓSTICO ETIOLÓGICO

Determinar a etiologia das adenomegalias na infância pode, por vezes, ser um problema de difícil solução. Isso porque as doenças que entram no diagnóstico diferencial das linfadenopatias constituem uma listagem extensa e variada, como pode ser visto no quadro 4.9. No entanto, várias considerações devem ser feitas antes de iniciar uma investigação laboratorial mais extensa, como referido a seguir.

1. As crianças, exceto no período neonatal, costumam apresentar adenomegalias no curso clínico de muitas doenças comuns na infância, como infecção de vias aéreas superiores, que geralmente são benignas, autolimitadas e que sequer necessitam de investigação laboratorial e tratamento.

2. Mesmo nas adenomegalias associadas a processos benignos, o aumento de volume do gânglio pode persistir por longos períodos após cessado a causa inicial. Assim, a palpação de um aumento ganglionar pode estar refletindo um processo reativo antigo e não um processo patológico atual.

3. A maioria das adenomegalias da infância é localizada e conseqüente a processos na área de drenagem, que geralmente são autolimitados.

4. Existe um grande contingente de adenomegalias na infância, principalmente as da região de cabeça e pescoço, que são causadas por agentes infecciosos, especialmente vírus cujo isolamento laboratorial é difícil e caro. Assim, muitas adenopatias ficarão sem diagnóstico etiológico preciso e somente serão investigadas caso não tenham evolução autolimitada e benigna.

5. Embora nenhum dado de exame físico do gânglio seja por si só indicativo de doença específica, estes podem ser muito sugestivos, principalmente quando associados a outras manifestações clínicas sistêmicas como hepatoesplenomegalia, febre, "rash" cutâneo ou perda de peso.

6. O conhecimento dos dados epidemiológicos é essencial para a elucidação diagnóstica das adenomegalias. O conhecimento de surtos epidêmicos (sarampo, hepatite, rubéola), de viagens a regiões endêmicas (zonas endêmicas de doenças de Chagas, esquistossomose) e da prevalência das doenças na população (tuberculose) facilita o desenvolvimento de um raciocínio clínico mais preciso e orienta a investigação diagnóstica.

7. É importante, por fim, considerar a possibilidade de alteração da história natural da doença por fatores como vacinação, antibioticoterapia prévia, associação com desnutrição. Assim, doenças como difteria e rubéola podem apresentar-se com adenomegalias de características menos intensas se o indivíduo recebeu vacinação ou se é desnutrido ou não.

Na abordagem das linfadenopatias da infância, a anamnese, o exame físico e os dados epidemiológicos são fundamentais para orientar a pesquisa do diagnóstico etiológico. Diante das adenomegalias cuja avaliação inicial não dê margem a suspeita de doença grave, pode-se observar sua evolução por até duas a quatro semanas, às vezes sem recorrer à investigação laboratorial. É fundamental esse seguimento das adenomegalias durante um período de tempo, diante da possibilidade de um processo inicialmente localizado ser a fase inicial de doença generalizada e em face da possibilidade do aparecimento de outras manifestações clínicas que podem modificar o raciocínio inicial.

Todos os dados da anamnese e exame físico são importantes, porém alguns devem ser valorizados: faixa etária, duração da adenopatia, características da palpação do gânglio, presença de sintomatologia associada (febre, perda de peso, astenia, palidez, fenômenos hemorrágicos, "rash" cutâneo, artralgias, artrite, hepato e/ou esplenomegalia, estado nutricional, entre outros), antecedentes de contatos com doenças infecto-contagiosas, passagem ou residência em zonas endêmicas de doenças transmissíveis, contato com animais e outros dados epidemiológicos.

Quadro 4.9 – Causas de adenomegalia na infância.

CAUSAS INFECCIOSAS		
Por vírus	**Por bactérias**	**Por parasitas**
Infecções de vias aéreas superiores*	Estreptococcias*	Toxoplasmose**
Rubéola*	Estafilococcias*	*Larva migrans* visceral
Sarampo	Tuberculose e reação ao BCG-intradérmico*	Calazar
Varicela	Micobactérias atípicas*	Malária
Reação a vírus vacinal	Listeriose	Doença de Chagas aguda
Hepatite	Febre tifóide	Esquistossomose aguda
Adenovirose**	Difteria*	
Mononucleose infecciosa**	Anaeróbios	**Por fungos**
Doença de inclusão citomegálica	Brucelose	Blastomicose sul-americana
Doença da "arranhadura do gato"**		Histoplasmose
AIDS	**Por espiroquetos**	Candidíase generalizada
Herpesvirus	Sífilis	Tularemia
		Esporotricose

CAUSAS NÃO-INFECCIOSAS		
Doenças auto-imunes	**Doenças neoplásicas**	**Hiperplasia reacional benigna**
Artrite reumatóide juvenil	Linfoma de Hodgkin	
Lúpus eritematoso sistêmico	Linfoma não-Hodgkin	**Outras**
Anemias auto-imunes	Leucemias	Doença de Kawasaki
Síndrome de Sjögren	Linfossarcomas	Hipertireoidismo
	Metástases	Doença de Addison
Doença do soro		Lipidoses
	Retículo-endothelioses	Desnutrição grave
		Doença de Kikuchi-Fujimoto
	Drogas	
	Administração crônica de hidantoínas	

* Predominantemente localizada.
** Pode ser inicialmente localizada.

É muito importante que as adenomegalias tenham um seguimento clínico, por período ao redor de quatro a seis semanas, durante o qual se espera que ou ocorra regressão do quadro clínico ou se definam melhor os dados que irão orientar a investigação diagnóstica. Durante esse seguimento, outros dados de anamnese, exames físico e epidemiológicos auxiliam na investigação a ser feita e, também, modificações das características da palpação do gânglio podem ser sugestivas de algumas doenças. Assim, por exemplo, gânglios unilaterais que apresentam crescimento lento podem sugerir linfoma Hodgkin (esse padrão ocorre em 80% dos casos dessa doença), ou gânglios que apresentam tendência à fistulização podem sugerir o diagnóstico de tuberculose ou infecção fúngica. Algumas localizações de infartamentos ganglionares são mais encontradas em certas doenças como a adenopatia axilar unilateral isolada, que geralmente está associada à reação ao BCG-intradérmico, à doença da arranhadura do gato, à esporotricose ou à tularemia.

Uma das maneiras de se abordar o diagnóstico etiológico das adenomegalias é separá-lo em adenopatias predominantemente localizadas e adenopatias generalizadas (quando linfonodos de duas regiões anatômicas não contíguas estão envolvidos).

ADENOMEGALIA REGIONALIZADA

As linfadenomegalias regionais na infância ocorrem preferencialmente na região da cabeça e pescoço. Girondias & cols. referem que em 80-90% das crianças normais são encontrados gânglios palpáveis nessa localização. Por outro lado, nessa região anatômica, os aumentos ganglionares são facilmente confundidos com "massas" palpáveis, cujo diagnóstico diferencial inclui malformações congênitas. Spinelli (1990), revendo o resultado de 154 biopsias de "massas" palpáveis na região cervical, encontrou, em aproximadamente 15% dos casos, cistos do ducto tireoglosso; em 6%, cistos branquiais; em 1,5%, higroma cístico; e em 1,3%, cistos dermóides, em lugar de gânglios. Para contornar essa dificuldade clínica, o exame ultra-sonográfico, realizado antes da biopsia, poderia distinguir as lesões císticas das sólidas, assim como a dosagem de amilase sérica auxiliaria no diagnóstico diferencial com as sialopatias, e exames específicos poderiam detectar localizações anômalas da glândula tireóide.

As adenomegalias da região cervical são as mais freqüentemente encontradas na infância e é importante diferenciar inicialmente se o acometimento ocorre nas cadeias ganglionares cervicais superiores ou nas regiões inferiores e supraclavicular (que drenam estruturas profundas como mediastino, laringe, traquéia e tireóide).

Tal diferenciação é importante, pois sabe-se que, no total, somente 2% das "massas" palpáveis na região da cabeça e pescoço são cancerosas, mas quando são encontradas nas porções cervicais inferiores e supraclavicular a probabilidade de lesões malignas se eleva para 50%.

Os aumentos ganglionares das regiões occipital e retroauricular ocorrem em infecções virais sistêmicas (como rubéola), em processos inflamatórios de pele (como dermatite seborréica, tinea capitis, pediculose e outras) e podem ser encontrados em 5% de crianças sem doenças.

A cadeia pré-auricular geralmente é acometida na síndrome oculoglandular, causada por vários agentes infecciosos, como clamídias, adenovírus e herpesvírus; mais raramente, pode fazer parte do quadro clínico de doenças como lues, esporotricose, tuberculose, tularemia, doença da arranhadura de gato ou uma forma rara de apresentação da doença de Hodgkin. O aumento dos gânglios pré-auriculares auxilia na diferenciação das conjuntivites por clamídias daquela causada pelo gonococo, já que nesta última tal achado não ocorre. Nessa localização, os aumentos ganglionares podem ser confundidos com doenças das glândulas salivares, assim como os da região submandibular.

Nas cadeias ganglionares submandibular e submentoneana, os aumentos ganglionares são muito comuns na infância, associados geralmente a faringoamigdalites, gengivoestomatites, abscessos dentários, cáries e infecções exantemáticas como escarlatina e sarampo; menos freqüentemente associam-se a difteria, coxsackioses e lues.

As adenites piogênicas agudas acometem, preferencialmente, a região submandibular (50-60% dos casos), seguida da cervical superior (30%) e da submentoneana (5-8%); são geralmente unilaterais e em dois terços dos casos evoluem para supuração nas primeiras duas semanas de evolução. A faixa etária mais acometida é a menor de 5 anos de idade e a origem do processo é, geralmente, um foco infeccioso de nasofaringe, dentes ou pele adjacente; os agentes mais freqüentemente isolados são o Staphylococcus aureus e os estreptococos β-hemolíticos, mais raramente os anaeróbios e o micoplasma. O diagnóstico etiológico pode ser obtido pela punção aspirativa.

Outra causa comum de aumentos ganglionares na região cervical na infância é a adenite reacional às infecções de vias aéreas superiores ou às doenças exantemáticas. O quadro clínico esperado é de aumento agudo dos gânglios, associado a alterações de vias aéreas superiores e/ou a quadros dermatológicos, cuja resolução ocorre espontaneamente ou após tratamento específico em duas a três semanas. Esse quadro clínico, no entanto, pode ser a etapa inicial de doenças de evolução mais prolongada como síndrome da mononucleose infecciosa, brucelose, tularemia. Na toxoplasmose, por exemplo, 82% dos pacientes têm como alteração inicial adenomegalia cervical que pode evoluir como achado único por meses, até que ocorra o quadro clínico sistêmico.

Acredita-se que 1 a 6% de todas as adenomegalias cervicais da infância sejam causadas pelas infecções por micobactérias. A diferenciação clínica entre a infecção por M. tuberculosis e pelas micobactérias atípicas é difícil, uma vez que ambas cursam com aumentos ganglionares não-dolorosos, que atingem grandes volumes e podem fistulizar. As adenomegalias por micobactérias atípicas são, geralmente, unilaterais, submandibular ou pré-auricular e evoluem, com freqüência, para coalescência, aderência à pele adjacente com alterações de coloração do local e para fistulização. Apesar do quadro clínico ganglionar, as crianças apresentam-se com o estado geral preservado e raramente há comprometimento sistêmico (exceto nos imunodeprimidos); a radiografia de tórax é normal, e o teste de Mantoux, inferior a 15mm. Do material aspirado ou biopsiado dessas infecções, recupera-se com maior freqüência o M. avium-intracellulae e o M. scrofulaceum. Diferente da infecção por micobactérias atípicas que acometem, em especial, crianças de 1 a 4 anos de idade, a adenite tuberculosa incide com maior freqüência em crianças maiores, geralmente acima dos 5 anos, que têm foco domiciliar da doença, alterações radiológicas sugestivas da doença pulmonar e PPD superior a 10mm. Essas crianças podem apresentar-se, também, com comprometimento do estado geral (46% das formas familiares de tuberculose cursam com adenomegalia periférica). A tuberculose ganglionar periférica é a forma mais freqüente de manifestação extrapulmonar da doença e a localização preferencial é na região cervical, geralmente bilateral; em 10-20% dos casos pode ocorrer adenomegalia generalizada. O diagnóstico clínico das infecções por micobactérias é muito difícil e sua confirmação depende do isolamento do agente por punção aspirativa ou por achados de biopsia.

A doença da arranhadura de gato é outra causa de adenomegalia crônica de acometimento freqüente da cadeia cervical e supraclavicular (cerca de 25% dos casos), que será discutido adiante.

Embora pouco freqüentes na infância, os tumores malignos podem apresentar-se, em aproximadamente 25% dos casos, com alterações na região da cabeça e pescoço, o que inclui os aumentos ganglionares. Zitelli cita que, de sete crianças com "massas" palpáveis nessa região, uma terá doença neoplásica, e em aproximadamente 50% dos casos o diagnóstico será de doença de Hodgkin, leucemia ou outra forma de linfoma. A etiologia das adenomegalias cervicais malignas varia conforme a faixa etária: nos primeiros 6 anos de vida, predominam leucemias, linfomas não-Hodgkin e neuroblastoma; após essa idade, são mais freqüentes a doença de Hodgkin, o linfossarcoma e o câncer de tireóide e, na adolescência, predomina a doença de Hodgkin. Nas neoplasias, os aumentos ganglionares são, geralmente, indolores, a consistência é firme, o crescimento lento e pode ocorrer supuração quando existir infecção secundária. As regiões cervical ântero-inferior e posterior e supraclavicular são as mais acometidas nas neoplasias. Na doença de Hodgkin, por exemplo, a forma de apresentação inicial é a adenomegalia unilateral cervical em 60-80% dos casos, axilar e inguinal em 6-20% e mediastinal em 20-50%. Nos linfomas não-Hodgkin, em 40% dos casos, a apresentação inicial da doença é por meio de infartamento cervical bilateral. Como nenhum dado clínico isolado é patognomônico de adenopatia neoplásica, deve-se considerar a biopsia para diagnóstico de certeza de doença maligna, diante de aumentos ganglionares que não apresentam sinais de involução em duas a três semanas de observação.

As síndromes de imunodeficiências, congênitas ou adquiridas, podem ser causas de adenomegalias recorrentes ou crônicas, geralmente em região cervical, seja por alterações linfóides induzidas pela doença ou pelas infecções recorrentes que acometem esses pacientes. Os gânglios da região supraclavicular, quando palpados com diâmetros maiores que 0,3cm, são consideradas de alto risco, pois em 50% dos casos diagnostica-se algum tipo de câncer e constituem indicação absoluta de biopsia ganglionar.

Os infartamentos ganglionares das regiões axilar e epitroclear, geralmente, associam-se a afecções de pele das mãos, antebraços, paredes do tórax e abdome. Podem, também, ocorrer por reação à vacinação (BCG-intradérmica), doença da arranhadura de gato, esporotricose, lues, tularemia, linfomas, retículo-endotelioses.

As complicações da vacinação com BCG, na região deltóide, são pouco freqüentes, variando de 0,01 a 3,8% e, dentre elas, a linfadenite supurativa é a mais comum. O aumento ganglionar é geralmente ipsilateral, mas pode ser também supraclavicular e cervical, ocorre em até dois a quatro meses após a imunização.

A doença da arranhadura de gato é causa relativamente freqüente de adenomegalia axilar-epitroclear, embora não se conheça com certeza sua incidência. O local da arranhadura ou mordedura de gato é possível de ser resgatado em 60 a 90% dos casos, juntamente com o aumento ganglionar na área de drenagem, e geralmente ocorre em mãos e braços. O aumento do gânglio é, com freqüência, unilateral, e em 45% dos casos a região acometida é a axilar; 25%, cervical, inclusive supraclavicular; 14%, intraguinal; e 5%, pré-auricular. A supuração ocorre em 20 a 50% dos casos. Embora a adenomegalia possa ocorrer também de forma generalizada, em 80% dos casos só um linfonodo é acometido e em 90% dos casos o processo é autolimitado. A sintomatologia que leva à suspeita de aumentos ganglionares na região mediastinal são tosse seca persistente, broncoespasmo, estridor, rouquidão, disfagia e edema de membros superiores, e tais aumentos também podem ser revelados por alterações à radiografia de tórax. Uma causa importante de adenomegalia mediastinal em nosso meio é a tuberculose; outras seriam paracoccioidomicose, histoplasmose, sarcoidose e linfomas. As adenomegalias mediastinais podem ser confundidas com outras "massas" que ocorrem na região como timo, cistos esofageanos ou broncogênicos ou pericárdicos, adenomas brônquicos e bócios subesternais.

Os gânglios ilíacos são detectados, quando aumentados de tamanho, pela palpação profunda da região do ligamento inguinal, porém são facilmente confundidos, na mesma área, com as adenomegalias inguinais. A causa mais comum de aumentos ganglionares na região são as afecções de pele e, menos freqüentes, as do-

enças venéreas, as retículo-endotelioses, as riquetsioses e a esclerodermia. A adenite ilíaca aguda, por S. aureus ou S. piogenes, pode ocorrer associada a traumatismos abdominais, apendicite e infecções do trato urinário, e o quadro doloroso pode ser confundido com quadros articulares do quadril. Os aumentos ganglionares na região devem ser diferenciados de herniações, lipomas, testículos ectópicos e aneurismas.

Os aumentos dos gânglios da região abdominal e pélvica causam desconforto abdominal, dores, constipação, alterações urinárias e até obstrução intestinal aguda por intussuscepção; raramente são detectados pelo exame clínico e só aparecem em exames por imagem. Várias doenças podem cursar com aumentos de gânglios abdominais: processos alérgicos, infecções (hepatite, síndrome da mononucleose infecciosa, febre tifóide, tuberculose), processos inflamatórios (colite ulcerativa, doença de Crohn) e, menos freqüentemente, as doenças neoplásicas como os linfomas. Com freqüência, na infância, ocorre uma entidade conhecida por adenite mesentérica aguda não-específica, que se manifesta por crises dolorosas abdominais, no curso de quadros respiratórios agudos, causados pelo aumento reativo dos gânglios provavelmente a agentes virais.

Em resumo, apesar de os aumentos ganglionares periféricos na infância estarem associados, na maioria das vezes, aos processos infecciosos autolimitados benignos e às características normais de crescimento do tecido linfóide, a abordagem ambulatorial desse problema deve buscar também diagnosticar, o mais precocemente possível, doenças que causam as adenopatias. Para tal, a avaliação laboratorial deve ser feita de forma racionalizada e individualizada; geralmente são utilizados os exames diagnósticos por imagem, as sorologias, teste de Mantoux, a punção aspirativa e a biopsia ganglionar. O diagnóstico etiológico de certeza é, por vezes, difícil de ser obtido, e a realização da biopsia ganglionar, além de aumentar as chances de diagnóstico, é útil também para excluir doenças mais graves.

ADENOMEGALIA GENERALIZADA

O encontro de aumentos ganglionares em duas ou mais cadeias anatômicas, não-contíguas, define a adenopatia generalizada que pode fazer parte do quadro clínico de vários grupos de doenças.

Na anamnese, o uso regular de drogas como difenil-hidantoína, pirimetamina, fenilbutazona, alopurinol, isoniazida e hidralazina pode levantar a hipótese de uma reação a essas drogas, principalmente se ocorrer involução do aumento ganglionar após duas a três semanas de suspensão do medicamento. A doença do soro é outra forma de reação às drogas que cursa com aumento ganglionar, febre, exantema e artralgia.

Porém, as causas mais freqüentes de adenomegalia generalizada são as infecções sistêmicas, causadas por vários agentes etiológicos, especialmente os vírus, e, em geral, cursam também com hepato e/ou esplenomegalia (rubéola, escarlatina, varicela, sarampo, hepatite e, mais raramente, doença de Chagas e esquistossomoses agudas). A síndrome da mononucleose infecciosa é causa freqüente de aumentos ganglionares generalizados de evolução prolongada. O quadro clínico clássico é de adenopatia associada a febre, hepatoesplenomegalia, exantema maculopapular não-descamativo, angina e petéquias em palato, mialgias e/ou artralgias; porém, as formas de apresentação podem ser variadas, conforme as características do agente causal. O vírus de Epstein-Barr é responsável por aproximadamente um terço dos casos da síndrome e outros agentes como citomegalovírus, adenovírus, Toxoplasma gondii, vírus da hepatite e herpesvírus devem ser investigados nessa possibilidade diagnóstica.

As anemias hemolíticas e a toxocaríase são causas relativamente freqüentes, em nosso meio, de adenomegalias generalizadas com hepatoesplenomegalia e anemia. Auxiliam a pensar nesses diagnósticos história familiar de anemia, geofagia, contato com cães, quadros respiratórios espásticos, febre e alterações características de hemograma. Outras doenças mais raras que podem cursar com quadro clínico e alterações hematológicas semelhantes são esquistossomose aguda, doença de Chagas aguda, estrongiloidíase sistêmica e certas formas de leucemias, porém é esperado um quadro clínico mais grave nesses casos.

A associação entre adenomegalia generalizada e aumento de fígado e/ou baço é freqüente e inespecífica, exceto em algumas situações. Esplenomegalia acentuada pode ser mais sugestiva de leishmaniose visceral e endocardite bacteriana, especialmente se associada a febre, comprometimento do estado geral, distúrbios de coagulação e alterações hematológicas. Nas doenças de depósito, como de Niemann-Pick e de Gaucher, fígado e baço vão progressivamente alcançando grandes volumes, junto com o aumento ganglionar. Na artrite reumatóide juvenil e no lúpus eritematoso sistêmico, em aproximadamente dois terços dos casos, o quadro de adenomegalia antecede às alterações articulares, às vezes, por longos períodos; quadro semelhante pode ocorrer nas retículo-endotelioses, antecedendo as lesões osteolíticas e a visceromegalia.

A associação entre adenomegalias generalizadas periféricas e acometimentos ganglionares profundos pode ocorrer no curso de doenças virais benignas como rubéola e hepatite, simulando até quadros abdominais agudos. Porém, essa associação pode ser um sinal de alerta para a investigação de doenças mais graves, como tumores ou infecções por micobactérias ou fungos. As adenopatias hilares, associadas às periféricas, podem levar à suspeita de tuberculose, paracoccidioidomicose, histoplasmose, sarcoidose e outras.

As doenças neoplásicas, primárias ou metastáticas, são causas menos freqüentes, mas importantes, de adenomegalias generalizadas. Os três grupos de neoplasias que mais acometem as crianças (leucemias, linfomas e tumores do sistema nervoso central) podem apresentar-se, inicialmente, só com acometimento ganglionar, geralmente não doloroso e, mais tarde, surgem sinais de comprometimento geral como febre, emagrecimento, anemia, sangramentos, hepatoesplenomegalia, alterações das características dos gânglios, sintomatologia de acometimento ganglionar profundo e outras. A distinção clínica entre os linfomas, os tumores primários do tecido linfóide e os tumores metastáticos, como as leucemias, é difícil; espera-se que os primeiros atinjam mais especificamente o tecido ganglionar e que as leucemias apareçam como acometimento mais uniforme do tecido linfóide e sintomatologia de falência medular. Porém, somente os achados anátomo-patológicos poderão esclarecer o diagnóstico. Os linfomas não-Hodgkin são mais freqüentes do que a doença de Hodgkin na infância e acometem, em geral, os menores de 6 anos de idade. Como constituem um grupo heterogêneo de neoplasias (linfomas de Burkitt, não-Burkitt, de grandes células linfobasofílicas), as formas de apresentação clínica são variadas e podem acometer todo o tecido linfóide do organismo, inclusive placas de Peyer, anel de Waldeyer, amígdalas e gânglios. O acometimento é multifocal; em 20% dos casos há tumores mediastinais, em 20%, linfadenopatia generalizada com ou sem hepatoesplenomegalia e em 10% ocorrem acometimento do anel de Waldeyer, simulando, às vezes, quadros de "amigdalites crônicas". A doença de Hodgkin, por outro lado, é rara antes dos 5-6 anos de idade, e o acometimento ganglionar é gradual, insidioso, não-doloroso e, embora seja generalizada entre 60 e 90% dos casos, a forma de apresentação inicial é de adenopatia cervical de evolução crônica. Por ocasião do diagnóstico da doença, 20 a 50% das crianças têm adenomegalias mediastinais; 6 a 20%, gânglios axilares; 6 a 12%, gânglios inguinais; e somente 30% dos casos, sintomatologia de acometimento sistêmico, como febre prolongada, queda do estado geral, astenia, emagrecimento e outros.

Na infância, a síndrome da imunodeficiência adquirida (AIDS) pode apresentar-se inicialmente com linfadenopatia generalizada persistente em aproximadamente 50% dos casos. A adenomegalia na AIDS pode compor o quadro clínico das várias síndromes associadas à doença (síndrome da pneumonia linfóide infiltrativa, linfoma reticular, mononucleose infecciosa e outras) e decorrer dos vários processos infecciosos recorrentes que acometem os pacientes infectados pelos vírus HIV (como otites, parotidites, infecções respiratórias oportunistas etc.). Como a transmissão vertical (mãe-feto) é a forma mais freqüente de aquisição da doença na infância, espera-se que em 83% dos casos a doença se manifeste nos primeiros 12 a 18 meses de vida com linfadenopatia generalizada persistente, hepatoesplenomegalia, atraso do ganho pondo-estatural e infecções recorrentes. Outras síndromes de imunodeficiência, especialmente as congênitas, são causas menos freqüentes de acometimento ganglionar.

A síndrome de Kawasaki é uma causa de adenomegalia generalizada freqüentemente citada na literatura, cujos critérios diagnósticos são: febre de duração maior que cinco dias; alterações mucocutâneas (faringite, língua "em framboesa", fissuras labiais, edema e/ou eritema e/ou descamação periungueal de mãos e pés); "rash" eritematoso polimorfo não-vesicular em tronco e linfadenomegalia, desde que tais achados não tenham etiologia conhecida. Em 75% dos casos da síndrome, o acometimento ganglionar é único e na região cervical, mas pode ser generalizado. Têm-se descrito surtos epidêmicos da doença, embora sua etiologia permaneça desconhecida. O interesse no diagnóstico e terapêutica precoce é evitar as complicações cardíacas graves.

INDICAÇÃO DE PUNÇÃO ASPIRATIVA E BIOPSIA GANGLIONAR

A punção aspirativa por agulha é procedimento diagnóstico indicado, principalmente, nas adenomegalias regionalizadas. É considerada segura, fácil de realizar e sem complicações, apesar de alguns autores referirem que, nas infecções por micobactérias, pode gerar fístulas permanentes. O material obtido sob condições estéreis deve ser analisado com colorações específicas e cultivado para aeróbios, anaeróbios, fungos e micobactérias, além de pesquisa de células neoplásicas.

As indicações para a punção aspirativa seriam principalmente: nas adenomegalias localizadas com sinais inflamatórios que ocorrem no recém-nascido (mesmo que a sintomatologia clínica seja escassa), nas crianças que não responderam ao tratamento com antibiótico e/ou que desenvolveram flutuação no gânglio durante o tratamento e nos aumentos ganglionares maiores ou iguais a 3cm de diâmetro. Nas adenites cervicais aguda, a punção aspirativa dá o diagnóstico etiológico em 60 a 85% dos casos, se o gânglio escolhido estiver inflamado, mas não obrigatoriamente flutuante; nessa situação, os agentes mais freqüentemente isolados são os estafilococos e os estreptococos.

Quanto à citologia, Gupta (1991) relata que a precisão diagnóstica da punção aspirativa é da ordem de 75% nos casos de hiperplasia reativa, tuberculose e linfomas não-Hodgkin; de 85% para os carcinomas metastáticos e 65% para os linfomas de Hodgkin. A punção realizada isoladamente como teste inicial é diagnóstica em 79% dos casos e combinada à biopsia em 97%. As crianças mais velhas apresentam, com maior freqüência, culturas negativas na punção aspirativa e é conhecido que são um grupo de maior risco de ter linfomas, especialmente os adolescentes, constituindo, assim, uma população na qual se deve considerar, com maior freqüência, a realização da biopsia, quando a punção não for diagnóstica.

A precisão diagnóstica da biopsia ganglionar é da ordem de 40 a 60%, variando principalmente em função da qualidade do espécime obtido e dos critérios de indicação.

Em relação à biopsia ganglionar, estudos têm mostrado que 40 a 50% do material biopsiado revelam hiperplasia reacional benigna, sem que se consiga detectar a doença que a originou, e ao redor de

15% das biopsias mostram neoplasias, com predomínio de linfoma de Hodgkin. Por esses motivos, e por se tratar de um procedimento cirúrgico não isento de riscos, a seleção dos casos a serem biopsiados deve ser criteriosa, e o material retirado deve ser submetido a várias técnicas laboratoriais de diagnóstico, tentando, dessa forma, tornar o procedimento mais eficiente para o esclarecimento etiológico.

Trabalhos mostram que três fatores podem comprometer a qualidade técnica da biopsia: 1. espécime inadequadamente preparado; 2. escolha do gânglio errado; e 3. realização do procedimento muito precocemente no curso da doença. Para melhorar as chances de diagnóstico pela biopsia, sugere-se que seja retirado o gânglio de maior tamanho, mais firme, aquele que tenha características reativas e, se possível, colher material de regiões diferentes. O gânglio deve ser removido inteiro e manipulado, tentando abranger todas as possibilidades etiológicas por meio de estudos anátomo-patológicos, análise a fresco, culturas etc.

A escolha do local da biopsia pode aumentar as chances de diagnóstico; nas regiões cervical inferior e supraclavicular, obtém-se diagnóstico etiológico em 60% dos casos; nas regiões cervical anterior, posterior e axilar, as chances caem para 25%, 8% e 5%, respectivamente. Os gânglios inguinais raramente fornecem diagnóstico quando biopsiados, pois sua estrutura é, com freqüência, distorcida por processos inflamatórios crônicos. A região axilar, por outro lado, tem características anatômicas que dificultam a retirada do gânglio de forma adequada.

A biopsia realizada muito precocemente pode ser pouco útil e retardar o diagnóstico definitivo; por exemplo, nas fases iniciais dos linfomas, os dados clínicos são escassos e os achados histopatológicos podem ser confundidos com outras doenças.

Os critérios para indicação de biopsia ganglionar são referidos a seguir:

1. Aumentos ganglionares associados a febre persistente e/ou comprometimento do estado geral e perda de peso, ou linfonodos grandes, endurecidos, fixados à pele ou a tecidos profundos e que se apresentem em crescimento.

2. Aumento de gânglio em regiões supraclavicular e do terço inferior do pescoço.

3. Em outras localizações de adenomegalia, deve-se pensar em biopsia quando o aumento ganglionar persistir por até 12 semanas e quando a investigação laboratorial mostrar-se negativa e/ou quando passa a ocorrer um aumento do volume nesse período de observação.

4. Adenopatia persistente em criança que esteja apresentando sintomatologia sistêmica de doença maligna ou grave, sendo que alguns outros exames devem ser realizados anteriormente como sorologias, mielograma, entre outros.

5. Gânglio periférico aumentado de tamanho que se associa com infartamento ganglionar profundo e/ou quando existe associação com aumento de tecido linfóide atípico em outras áreas (por exemplo, hipertrofia unilateral ou amígdalas).

6. Quando a adenopatia mostra evolução clínica insatisfatória, com ou sem tratamento específico, a biopsia pode ser repetida várias vezes, até se obter o diagnóstico. Embora o número desses casos seja pequeno, há possibilidade de que o diagnóstico de doença grave ou neoplásica só apareça em biopsias subseqüentes.

7. Sempre que o pediatra suspeitar clinicamente de neoplasia ou doença grave como causa da adenomegalia.

| 3 | **Anorexia** |

PEDRO DE ALCANTARA
EDUARDO MARCONDES

CONCEITO

Já foi referida, em várias passagens deste livro, a quantidade de alimento que a criança deve tomar normalmente: é a que lhe satisfaça a vontade de se alimentar (necessidade psíquica) e que lhe assegure bom crescimento e desenvolvimento (necessidade do organismo).

Nem sempre essas duas condições se equivalem. Há casos em que a criança deseja mais alimento do que o necessário ao bom desenvolvimento, isto é, em cada refeição ou na maioria das refeições ela satisfaz a necessidade psíquica; é o apetite excessivo que leva à obesidade, portanto, ao desenvolvimento inadequado por excesso. Há casos inversos que levam à desnutrição, portanto, também, ao desenvolvimento inadequado por insuficiência. *É a esta última situação que se dá o nome de anorexia*, etimologicamente impróprio, mas consagrado pelo uso. Aliás, *anorexia verdadeira*, pois há outros tipos.

Entenda-se por *pseudo-anorexia* a situação na qual a criança tem dificuldade de mastigação e/ou deglutição pela presença de fissuras, aftas, estomatites e outras condições que provocam dor e, por isso, recusa-se a comer. Por outro lado, entenda-se por *falsa anorexia* a situação na qual a criança come pouco (claro está que na opinião dos familiares), porém apresenta crescimento e desenvolvimento normais.

O quadro 4.10 sintetiza os tipos e as principais causas da falta de apetite. O presente capítulo diz respeito sobretudo à *anorexia crônica*. Em relação à anorexia aguda, uma lembrança: com freqüência, constitui um fator de proteção à criança, quando, por exemplo, apresentando infecção aguda, tem sua capacidade digestiva diminuída e que poderia ser ultrapassada pela quantidade de alimento habitualmente ingerida.

Não cabe nos propósitos deste capítulo a discussão dos aspectos clínicos das causas da anorexia em si mesmas: isso resultaria num compêndio de Pediatria... O objetivo do capítulo é, na realidade, discutir o sintoma falta de apetite como tal.

DIAGNÓSTICO CLÍNICO

A anorexia é uma das queixas maternas mais freqüentes e também aquela em relação à qual as noções e as convicções da mãe menos freqüentemente correspondem à realidade e sua conduta corretiva menos freqüentemente corresponde às necessidades da criança. Nem todas as mães são assim. Para evitar o uso repetido de expressões como "freqüentemente", ou "muitas vezes", ou outras, quando for dito que a mãe pensa, ou se exprime, ou age deste ou daquele modo inadequado, *refere-se apenas às que assim o fazem.*

Quadro 4.10 – Tipos e principais causas de anorexia (falta de apetite).

1. Anorexia aguda
2. Anorexia crônica
   a) Anorexia verdadeira
      Causas orgânicas
      · traumatismo obstétrico no recém-nascido
      · icterícia fisiológica do recém-nascido
      · distúrbios metabólicos congênitos
      · obstáculos ao trânsito gastrintestinal
      · infecções de diferentes etiologias e diferentes localizações
      · parasitoses intestinais
      · alterações do sistema nervoso central
      · alergia intestinal
      · desnutrição (após algum tempo)
      · anemia
      · raquitismo
      Causas sócio-psíquicas
      · distúrbios da dinâmica infrafamiliar
      · distúrbios emocionais da própria criança
      · reação à ingestão de alimento com agrado, insistência ou dado à força
      · obstinação (teimosia)
      · exigências psíquicas excessivas em escolares
      · escassez de atividade física
      · cansaço
      · anorexia nervosa
      · condições ambientais físicas desagradáveis
      · desacerto entre horário de sono e horário de alimentação
      · desacerto entre horários escolares e horário de alimentação
      Causas dietéticas
      · monotonia alimentar
      · peculiaridades desagradáveis quanto a sabor, odor e temperatura do alimento
      · técnicas inadequadas de ministração do alimento
   b) Pseudo-anorexia (estomatites, fissura palatina)
   c) Falsa anorexia

Os principais erros de concepção e de conduta das mães são:

1. Estabelecem arbitrariamente a quantidade de alimento a oferecer à criança: a mamadeira cheia, ou uma quantidade expressa em número redondo, por exemplo, 150 ou 200 gramas, ou um pratinho moderadamente cheio etc.; *na realidade*, a quantidade adequada é a que foi lembrada nas primeiras linhas deste capítulo.

2. Acham que a criança tem bom apetite quando ingere, sempre, toda a quantidade de alimento que lhe é oferecida, e que deve ficar satisfeita com essa quantidade; *na realidade*, só o fato de a criança deixar resto nos assegura que ela satisfez plenamente o desejo de se alimentar.

3. Quando a criança não ingere tudo, as mães são cegas para a averiguação da causa da recusa e sua remoção. O que fazem é induzir a criança a ingerir mais, à custa de insistência, distrações, agrados ou promessa de recompensas, ou forçá-la a isso, graças a promessas de castigo, ou ao emprego da força ou de punições corporais. *Na realidade*, essa conduta é errônea porque leva à obesidade ou a distúrbio nutricional agudo ou, o que é mais freqüente, a distúrbio reativo da conduta alimentar.

4. Quando a criança ingere tudo e manifesta desejo de mais alimento, é freqüente que a mãe não o dê, pois "já deu 200 gramas", ou "já deu a mamadeira cheia"; *na realidade*, a quantidade oferecida deve ser suficiente para que a criança deixe resto, e não deve depender do tamanho do recipiente usado. A quantidade deve ser controlada apenas nos casos de engorda excessiva.

5. Quando a criança ingere bem uma espécie de alimento e mal outra espécie, a mãe procura "compensar" a carência desta por aumento daquela, levando a cardápios inteiramente desequilibrados e carentes, geralmente com excesso ou exclusividade de leite, inclusive em crianças de mais de 1 ou 2 anos. O alimento bem aceito pode ser usado em quantidade tão grande que produza obesidade. Uma criança de 3 anos tomava exclusivamente leite, em seis refeições por dia, leite enriquecido com farinha e açúcar. Era tão gorda, que o abdome era espesso avental de gordura que recobria os órgãos genitais. Motivo da consulta: "falta de apetite"!... *Na realidade*, as aceitações muito seletivas de alimento devem ser atendidas com a restrição do alimento bem recebido, a fim de criar a sensação de fome que levará à ingestão do alimento antes mal recebido.

6. Quando a criança ingere quantidades muito pequenas, a mãe pode informar que a "criança não toma nada, nada, nada, nada".

7. Quando a mãe informa que a "criança não come nada", geralmente se refere, embora não explicitamente, às refeições de sal, omitindo a aceitação excelente, ou mesmo excessiva, das refeições de leite. É que seu desejo íntimo é que a criança continue a receber a grande ou excessiva quantidade de leite e que o médico prescreva um medicamento que a faça receber também as refeições de sal.

Por tudo isso, a queixa materna de "falta de apetite" não deve ser recebida inicialmente como verdadeira. Sua aceitação e caracterização, à vista do conceito de anorexia exposto no início deste capítulo, serão feitas à luz dos seguintes dados:

1. A quantidade, pelo menos aproximada, de cada refeição do dia (para que não se seja levado pelo "não come nada, nada, nada"...). No caso de aleitamento ao seio, o problema da quantidade não se impõe, visto que a mãe não fica sabendo quanto a criança mamou e quanto deixou de mamar. Mesmo nesses casos, os valores numéricos podem aparecer: a) há mães que se queixam de que a criança mama poucos minutos, como se esta se alimentasse de minutos e não de leite; b) há mães que pesam a criança antes e depois da mamada; ficam sabendo o quanto ela mamou, mas não se esse quanto é suficiente, o que só será informado pelo comportamento psíquico da criança e por seu desenvolvimento, sobretudo ponderal.

2. Se a criança deixa resto; se toma tudo e fica satisfeita; se toma tudo e deseja mais; se espera satisfatoriamente, ou não, a refeição seguinte.

3. A duração da conduta alimentar de que a mãe se queixa. Se é antiga ou habitual, *só há anorexia quando o estado nutricional da criança está prejudicado*; se não está, não há anorexia infantil a tratar e sim uma mãe a esclarecer, orientar e tranqüilizar. Se a recusa não é contínua, afetando apenas uma ou outra refeição ou as refeições de um ou outro dia, e isto há pouco ou muito tempo (semanas ou meses), pode tratar-se de oscilações normais do apetite por influências de temperatura ambiente, maior ou menor sensação de sono na hora de refeição, maior ou menor atividade corpórea, mais agasalho ou menos agasalho, maior ou menor excitação neuropsíquica ocasional, mais completa ou menos completa digestão da refeição anterior ou maior ou menor volume desta, ingestão de guloseima no intervalo desde a refeição anterior – tudo como acontece com os adultos, inclusive com a mãe, e de que não se apercebem. Há mães que se afligem porque a criança às vezes toma 200g, às vezes apenas 120g. Para essas mães, o apetite da criança é como uma lata vazia, na qual, cada 4 horas, despejam 200g de alimento com total aquiescência e completa satisfação da lata, ou melhor, da criança. *Nestes casos de oscilação do apetite, só há anorexia quando há prejuízo do estado de nutrição.*

4. Se a recusa atinge apenas alguma espécie de alimento e o desenvolvimento ponderal é bom (e às vezes é excessivo), *não há falta de apetite* e sim o atendimento de *todo o bom apetite* apenas por uma ou algumas espécies de alimento. Esses casos de "anorexia seletiva" devem ser corrigidos (o recurso principal, como vimos, consiste na restrição do alimento bem aceito) para se evitar ou corrigir o dano nutricional *qualitativo* por carência de substâncias contidas no alimento recusado.

5. Pode estar havendo anorexia apesar de a criança tomar tudo que lhe é oferecido. A explicação do "tomar tudo" é que este "tudo" ainda é insuficiente para satisfazer o diminuído apetite: se se aumentar a quantidade, haverá melhoria do estado de nutrição (pois a criança passa a receber "quanto quer"), mas não se atinge o estado normal de nutrição (pois a criança, por anorexia, "não quer" a quantidade necessária para essa normalização). O diagnóstico inicial será de desnutrição por hipoalimentação (a criança não deixa resto): só depois de ser atendido o desejo da criança e não ser atingido o bom estado de nutrição é que se poderá fazer o diagnóstico de anorexia (a criança não aceita a quantidade que assegure o bom desenvolvimento).

6. Se houve diminuição apreciável da quantidade aceita em todas as refeições, deve estar havendo anorexia (a ser averiguada pelo conjunto do caso), sobretudo se a diminuição foi mais ou menos brusca (no decurso de uns poucos dias). Nestes casos, se iniciados há pouco tempo, isto é, poucos dias, pode não haver prejuízo apreciável do estado de nutrição, ou melhor, este prejuízo pode *ainda não ter atingido* o limiar da investigação clínica. Se a diminuição foi lenta, pode tratar-se de anorexia, mas pode, por vezes, tratar-se de defesa da criança contra a alimentação anterior induzida que a levou ao desenvolvimento ponderal excessivo (defesa contra a obesidade...); esta última eventualmente não é rara.

Como se vê, entre a queixa materna de anorexia e o diagnóstico desta, pode haver um longo e indispensável caminho a percorrer.

Antes de prosseguir, fixemos novamente o conceito de anorexia: é a ingestão espontânea de quantidade de alimento insuficiente para o bom desenvolvimento. É óbvio que essa insuficiência há de ser *espontânea*, e por decisão da criança, isto é, a criança fica satisfeita antes de ter tomado a quantidade necessária ao seu bom desenvolvimento. Excluem-se, portanto, como é óbvio, os casos de ingestão insuficiente por escassez de alimento.

ETIOPATOGENIA

O desejo de se alimentar é fenômeno subjetivo da mais alta importância para a manutenção da vida, e de grande complexidade, pois é estritamente subordinado às condições do organismo e do psiquismo, às peculiaridades dos alimentos e de numerosas condições de vida. Tais peculiaridades geralmente agem por ação sobre o psiquismo, o que faz que este e o organismo sejam os grandes determinantes do apetite e, portanto, da anorexia. Serão examinados em itens autônomos.

Condições do organismo

O desejo de se alimentar decorre parcial e normalmente de estímulos complexos que os tecidos em carência enviam ao psiquismo, a fim de que este aja na produção dos atos necessários à obtenção das substâncias de que carecem, isto é, do alimento. A criança não é capaz de obtê-lo por si mesma, apenas o pede; quando muito nova, exprime pelo choro seu estado de carência.

As mais variadas doenças orgânicas têm, em grau maior ou menor, efeito inibidor sobre o envio daqueles estímulos ao psiquismo, destacando-se as infecções agudas e crônicas, verminoses, anemia, lesões do sistema nervoso central, hipovitaminoses, doenças consuntivas. Nas infecções agudas, a anorexia tem efeito protetor, pois a capacidade digestiva, por elas diminuída, poderia ser ultrapassada pela quantidade de alimento habitualmente ingerida, com conseqüente distúrbio nutricional agudo, aliás freqüente, apesar daquela diminuição do apetite, mas podendo ser determinado ou agravado se houver ingestão induzida ou forçada. A desnutrição por hipoalimentação, se esta é recente, determina aumento do apetite; se antiga, pode atenuá-lo, talvez pelas próprias alterações teciduais e humorais que determinam e que inabilitam o organismo àquele envio. Também afetam o apetite as doenças que provocam sofrimento físico (dor, dispnéia, prurido, mal-estar geral), mas nestas é difícil distinguir o que é efeito inibidor sobre os estímulos ao psiquismo, do que é efeito de menor receptividade do psiquismo a esses estímulos, pois o sofrimento físico o é na sede, mas é psíquico na percepção; e em estado de sofrimento o psiquismo torna-se menos sensível a tais estímulos, como se verá ulteriormente. Em qualquer estado mórbido acompanhado de anorexia, o reaparecimento do apetite é auspicioso, indício de melhora.

Condições do psiquismo

O ato de se alimentar se caracteriza, na criatura humana, por elevado grau de espiritualidade, no sentido de que recebe forte influência do psiquismo e influi fortemente sobre este.

Realizando-se pela boca, esta se torna, por assim dizer, o ponto de confluência do psiquismo e da alimentação e da mútua influência, tornando-se o "órgão" mais importante do binômio "vida vegetativa-vida de relação" no começo da vida. Por ela, a criança recebe o alimento, isto é, satisfaz a sensação de necessidade criada pelos estímulos vindos do organismo em carência, necessidade "do organismo", mas, como todas as outras, sentidas "pelo psiquismo"; por ela treina sua experiência com relação a sabor, temperatura e consistência; por ela, em suma, e mais do que pelos outros órgãos sensoriais no início da vida, começa a conhecer o mundo. E, *sobretudo*, com ela a criança usufrui o grande prazer de sucção, a qual não se limita ao objetivo de obter alimento, como o prova o fato de ter prazer de sugar a chupeta ou os dedos, que não lhe fornecem alimento.

Nos dois ou três primeiros anos, malgrado o desenvolvimento de outras vias de conhecimento do mundo, a boca e tudo que com ela se relaciona, inclusive e sobretudo a alimentação, mantêm soberanas e mútuas relações de causa e efeito com o psiquismo, no bom e no mau sentido. Tais sejam as condições em que a alimentação se realiza, o psiquismo delas se ressente ou se beneficia; tais sejam as condições do psiquismo, a alimentação se faz com maior ou menor facilidade e propriedade.

Não se conclua disso que alimentação fácil seja indício de boas condições psíquicas. Há condições psíquicas desfavoráveis como tais, isto é, de desajustamento emocional com sofrimento para a criança, e que a levam a comer o quanto a mãe lhe oferece, e até a comer em demasia. O caráter patológico desse bom apetite se traduz por outras manifestações de conduta ou psicossomáticas.

O conjunto psíquico familiar (binômio mãe-filho, influenciado pelos conviventes) determina o comportamento geral das crianças, inclusive o alimentar. A criança tem uma necessidade normal de alimento, que corresponde às necessidades do crescimento e do desenvolvimento. Na criança em condições emocionais favoráveis, ou normais, a quantidade de alimento que atende àquela necessidade normal é igual à quantidade que atende à necessidade psíquica de alimento, isto é, ao desejo e ao prazer de se alimentar. Isto significa que o psiquismo recebe integralmente os estímulos vindos do organismo, e a criança aceita prazerosamente a quantidade de alimento que promove o bom desenvolvimento, o que foi definido como apetite normal. Na criança em condições emocionais desfavoráveis, estas determinam *necessidade psíquica* de quantidade alimentar *diferente* da que é necessitada pelo organismo. É como se o organismo requeresse uma "pensão alimentar" e o psiquismo despachasse "nos termos do requerimento", ou "com redução", ou "com acréscimo". Na criança afetivamente normal, o despacho costuma ser "nos termos do requerimento"; na quase totalidade das demais, o despacho é "com redução", e garante a execução deste despacho com a anorexia de causa psíquica; nas poucas restantes, o despacho é "com acréscimo", e garante sua execução com apetite excessivo de causa psíquica.

Por isto, é terrível equívoco pensar-se em alimentação da criança *apenas* em termos de alimentos, cardápios e culinária. A criança alimenta-se com seu organismo e para ele, *do mesmo modo que com e para seu psiquismo*. Mas este não tem boca própria e serve-se da boca do organismo. Quando o psiquismo fecha a boca para o alimento, fecha a boca de que se serve, isto é, a *do organismo* e, em conseqüência, o organismo também fica sem alimento. Para agravar esse mecanismo ocorre que a alimentação da criança é o setor da Puericultura em que as mães aplicam maior carga emocional, criadora, para si e para a criança, da ansiedade que leva à recusa de alimento.

O psiquismo coloca-se, assim, entre o organismo e o alimento, servindo de ponte que os liga ou de barreira que os separa. A freqüência das condições psíquicas inibidoras do apetite, a intensidade com que agem, as dificuldades que opõem à sua remoção conferem ao psiquismo um papel relevante na etiologia, no diagnóstico e no tratamento das anorexias.

Realmente, pelo desconhecimento das necessidades afetivas da criança e pelos conseqüentes erros educacionais cometidos, a conduta habitual dos adultos é propícia à criação de estados de tensão afetiva da criança, sinônimo de sofrimento, e um de cujos traços principais é sentir-se menos amada do que se sentia anteriormente. Desde que nessa situação, e para obter maiores atenções dos adultos, lança mão de manifestações psicossomáticas, como vômitos, enurese, ou outras, ou de distúrbios reativos de conduta, como choro, agressividade, recusa de alimento, ou outras. O recurso "escolhido" pela criança é variável, conforme o conjunto de condições orgânicas e psíquicas suas e das condições psíquicas do ambiente. Entre estas últimas se destacam a natureza e o grau de reação dos adultos, isto é, das providências que tomam em face da manifestação mórbida da criança. Para o objetivo visado pela criança, a recusa de alimento é extremamente eficaz, pois os adultos em geral e a mãe em particular podem se limitar a umas palmadas para enfrentar a agressividade, mas movem céus e terras, várias vezes por dia, durante meses, e até anos, para que a criança "coma mais um pouco".

Se, nas recusas de alimento por qualquer causa, a mãe as respeita até que a causa seja apurada e removida, nada de mau acontece. Se, pelo contrário, se decide a induzir a criança a ingerir a porção que recusou, a criança faz uma descoberta, que ela considera maravilhosa, e cuja negra significação futura ela não conhece: a de que, quando recusa alimento, a mãe lhe dá mais atenção e permanece mais tempo a seu lado. E persiste nessa conduta, ou volta a usá-la se se vir em estado de tensão psíquica por se sentir menos amada.

Se a criança se alimenta melhor à custa da indução por agrados e mimos e distrações, qual o erro em praticá-la? É que, se a criança se acostuma a esses prazeres suplementares, eles se tornam indispensáveis; pelo enfaro da criança, passam a ser necessariamente crescentes; e não há adulto capaz de criá-los sempre variados e mais intensos. Quando, por cansaço dos adultos e por esgotamento de sua capacidade criadora, os prazeres suplementares são substituídos por ameaças e castigos ou o alimento passa a ser dado literalmente à força, o ato de a criança se alimentar passa a ser descrito, pela mãe, como "uma tragédia" ou "uma luta", ou "um inferno"; e em ambiente de inferno, de luta e de tragédia ninguém se alimenta – nem crianças, nem adultos.

Em resumo, a seqüência habitual dos fatos é apresentada na figura 4.6.

A anorexia *de causa psíquica* exprime geralmente uma situação de conflito afetivo entre a criança e a mãe, nos casos em que esta optou pela criação de prazeres suplementares que não podem ser mantidos indefinidamente. Exprime uma situação em que o psiquismo está mais sensível às necessidades afetivas do que às de alimento, ou seja, está menos sensível aos estímulos que o organismo lhe envia. O mesmo acontece com os adultos, que se alimentam

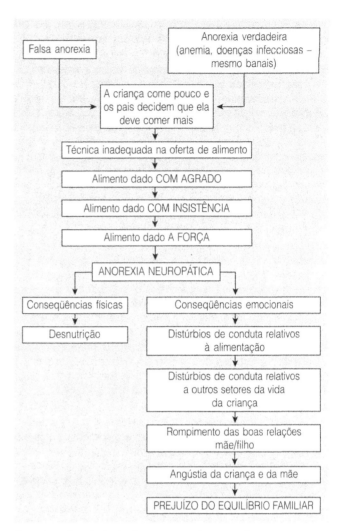

Figura 4.6 – Seqüência dos fatos na anorexia neuropática.

menos quando sob o império de uma situação com carga afetiva, por exemplo, uma grande preocupação. Os adultos entendem sua situação, mas não entendem a da criança.

Tal anorexia decorre da inadequada atmosfera afetiva em que a criança vive, e tornada ainda menos adequada pela atmosfera de hipertensão emocional durante a refeição. Na interpretação etiológica de uma anorexia, essas duas atmosferas precisam ser investigadas.

O assunto é mais amplamente estudado nos capítulos dedicados às higienes alimentar e mental e à psicopatologia, e foi aqui sucintamente mencionado para que se pudesse ter uma visão global do problema da anorexia.

Outras peculiaridades da alimentação e do ambiente da criança

Vão com o nome de "outras" porque são heterogêneas e não nos ocorre nome específico que as abranja todas. São: peculiaridades desagradáveis de sabor, temperatura e odor; monotonia do cardápio; andamento muito acelerado ou muito vagaroso na ministração do alimento; condições desagradáveis de ambiente quanto à luminosidade, temperatura, cheiro, agitação e barulho; exigência muito precoce e energética de disciplina, limpeza e "bons modos"; folguedos muito excitantes ou cansativos, imediatamente antes das refeições; influência prejudicial do horário de sono ou do horário escolar sobre o horário das refeições; *escassez de oportunidades para expansão da atividade corpórea; escassez de vida ao ar livre.*

Cada uma dessas peculiaridades pode atenuar o envio dos estímulos pelo organismo ou a receptividade do psiquismo, atenuando o apetite, o que vale dizer, criando anorexia.

Conjuntos etiológicos

Vimos as quatro raízes da anorexia:

1. Más condições do organismo da criança.
2. Más condições gerais do psiquismo da criança e dos adultos.
3. Más condições do psiquismo da criança e dos adultos no ato da refeição.
4. Más condições outras, da alimentação, do ambiente e do regime de vida da criança.

Cada uma dessas raízes tem peculiaridades de instalação e de evolução, e relações de interdependência com as demais.

A raiz 1 provoca desnutrição, mas não provoca sofrimento. A pequena quantidade de alimento que a criança toma espontaneamente é tomada com prazer, pois há apetite para essa pequena quantidade. Cessado o efeito dessa raiz, o apetite restabelece-se espontaneamente. Nas doenças crônicas, o apetite pode iniciar seu restabelecimento já durante a melhoria daquelas. Nas doenças agudas, sobretudo infecções, o restabelecimento do apetite pode ocorrer algum tempo após a cura clínica da doença, por exemplo, três a seis dias nos casos das freqüentes infecções agudas das vias aéreas superiores.

A raiz 2 está ou atuante ou pronta para atuar em toda criança inadequadamente educada e em estado de ansiedade ou caminhando para ele.

A raiz 4 pode provocar sofrimento, pois a pequena quantidade de alimento ingerido o é com sensação de desprazer. Se essa raiz age longamente, a criança repetidamente associa ao ato de se alimentar os desprazeres sofridos durante ele, e pode criar-se reflexo condicionado que a torne hostil a esse ato, ainda que cessados esses desprazeres. Se isto ocorre, cria-se a raiz 2, que passa a agir isoladamente, prolongando a anorexia. Por causa de rinite banal mas com *obstrução nasal* completa, uma criança sofreu reiteradamente ao mamar o seio materno, passando a recusá-lo, instalando-se hipoalimentação. Vista aos 11 dias de vida, a desobstrução foi prontamente obtida com uso de medicação tópica. Mas a criança continuou a recusar o seio e, durante os cinco meses que durou a lactação, foi preciso extrair o leite e dá-lo em mamadeira.

A raiz 3 insere-se com lamentável freqüência nos casos de raiz 1 ou de raiz 4, que cessariam com remoção do fator causal. Em conseqüência do empenho dos adultos em alimentar a criança "de qualquer maneira", grande percentagem de anorexia tem como componente ou como causa a raiz 3.

DIAGNÓSTICO ETIOLÓGICO

Decorre da investigação dos eventuais elementos de cada uma das raízes referidas anteriormente, o que resulta da anamnese e do exame clínico, e da adequada avaliação da influência que aqueles elementos estejam exercendo, e que está relacionada com a intensidade com que agem e da suscetibilidade da criança.

Os componentes da raiz 1 não cabe mencionar aqui.

Os da raiz 4 foram mencionados na etiopatogenia.

Os da raiz 2 são mencionados nos capítulos Higiene Mental, na 2ª parte, e Etiologia Geral da Morbidade e da Mortalidade da Criança, na 1ª parte do livro, nos quais foram sistematizados em: erros educativos, perturbações da dinâmica intrafamiliar, situações emocionais traumáticas e condições sócio-econômicas.

Os da raiz 3 são de investigação geralmente muito rápida, bastando uma pergunta feita à mãe: "A senhora insiste para que a criança aceite alimento?". Se a resposta é positiva, é certo que a criança está em uma das fases daquele processo evolutivo que se inicia com agrados que deliciam a criança (por que os recebe) e a mãe (por que os faz e por que vê a criança comer "um pouco mais") e que termina em "luta", "tragédia" ou "inferno". A continuação da anamnese informa em que fase do processo a criança se encontra. Aquela pergunta deve ser feita com voz de tom neutro, para que a mãe não suspeite que sua conduta vai ser considerada errônea. Se suspeitar, e se adota aquela insistência, dará resposta negativa (e falsa...), prejudicando a interpretação do caso.

TRATAMENTO

A anorexia é problema complexo, pela multiplicidade de causas possíveis; freqüente, pela facilidade com que essas causas ocorrem; importante, pelo muito que faz sofrerem a criança e a família; difícil, pela freqüente dificuldade de identificação e de remoção de todas as causas atuantes; e traiçoeiro, pela possibilidade de informações errôneas da mãe.

O apetite pode ser considerado como de natureza constitucional variável conforme o indivíduo; as variações em cada indivíduo se fazem conforme a ocorrência de fatores impedientes. Livre ou libertado da influência destes, manifesta-se com valor que lhe é constitucionalmente peculiar.

TRATAMENTO PREVENTIVO

A prevenção da anorexia consiste, ou consistiria, em evitar todos os fatores etiológicos apontados, o que é irrealizável. Por isso, sempre haverá, na vida de cada criança, um número variável de ocasiões para anorexias da raiz 1 e da raiz 4; na vida de muitas crianças há razões também para anorexia da raiz 2.

Mas há uma raiz que sabemos exatamente quando e como costuma se instalar, e por isso parece de fácil prevenção. É a raiz 3, que pode se instalar nas recusas de qualquer causa, quer por anorexia das raízes 1, 2 e 4, fixando-as, ou acentuando-as, ou prolongando-as, quer nas recusas sem anorexia (oscilações normais do apetite, excesso de oferta), nas quais enxerta uma anorexia real.

Daí, uma valiosa conduta preventiva, a de nunca insistir, nem agradar, sem distrair, nem enganar, nem forçar a criança a ingerir mais alimento do que lhe apetece. Essa conduta deve ser aconselhada a par de toda e qualquer prescrição para toda e qualquer criança, a propósito de toda e qualquer queixa, ou na ausência de queixas, portanto, em todas as intervenções do pediatra junto à família.

Aquela conduta preventiva é *tecnicamente* facílima, pois consiste precisamente em *não fazer nada* para que a criança ingira a porção de alimento que recusa.

Entretanto, é a prescrição mais freqüentemente desatendida, rotineiramente desatendida. Não são muitas as crianças que *jamais* foram induzidas ou forçadas a se alimentar. Todas têm apetite habitual excelente, com anorexias passageiras das raízes 1 e 4, e a hora de ir para a mesa é hora de festa para elas, pois estão aguardando o alimento.

Qual a causa de tão freqüente repulsa das mães àquela conduta tecnicamente tão fácil, preventiva de sofrimento tão grande? Podem ser advertidas, e longamente esclarecidas com antecipação, por exemplo, logo após o nascimento do primeiro filho. À primeira recusa de alimento pela criança, insistem e agradam-na para que ela o aceite. Interpeladas pelo médico por que assim procederam apesar de todos os esclarecimentos anteriores, dão uma resposta que, para elas, é fulminante mas que lança o desânimo no espírito do médico: "Se eu não insistir, ela não mama..." Isto quer dizer que, no caso dessas mães, tudo que ele lhes explicara foi semente que caiu sobre pedra e não germinou. O que não o impede de perseverar e até o obriga a isso. É preciso agir perseverantemente junto a todas as mães e junto a cada uma, para que as menos acessíveis também sejam alcançadas, e seus filhos protegidos contra o flagelo que é a anorexia da raiz 3.

TRATAMENTO CURATIVO

O tratamento curativo é o etiológico.

São pouco freqüentes as anorexias apenas das raízes 1 e 4, isto é, sem componente psíquico, pois já vimos que a raiz 3 se insinua precoçemente na alimentação da criança, geralmente na primeira ou nas primeiras anorexias da raiz 1 ou 4.

Quando devidas apenas a uma destas duas últimas raízes, ou a ambas, seu tratamento é a cura ou a correção das condições orgânicas ou alimentares que estão inibindo o apetite, conforme as peculiaridades de cada uma, e como é referido nos capítulos correspondentes. No caso de a criança ainda não saber pedir água, é preciso oferecê-la várias vezes ao dia e na quantidade que ela deseja, a fim de compensar a água não ingerida com o alimento. Como complemento obrigatório, a prescrição de não criarem prazeres suplementares que induzam a criança a receber alimento. Se a recusa se prolonga, o caso deve ser globalmente revisto, para investigar causas intercorrentes ou anteriormente não apuradas.

São pouco freqüentes também as anorexias apenas de raízes 2 e 3, não só porque os componentes das raízes 1 e 4 são muito freqüentes, como também a desnutrição que resulta das raízes 2 e 3 é raiz 1, isto é, más condições do organismo, fator impediente do apetite. Veremos, a seguir, o tratamento das anorexias de causa psíquica ou do componente psíquico das anorexias em geral; são as anorexias chamadas "neuropáticas" que constituem distúrbio reativo da conduta alimentar.

Seu tratamento depende da fase de deterioração do psiquismo da criança.

O excesso habitual de estímulos sensoriais e afetuosos não cria inicialmente anorexia neuropática; pelo contrário, em face de anorexia de raiz 1 ou 4, encontra um novo pretexto para mais estímulos, no início bem-sucedido, para que a criança aceite mais alimento do que deseja. Nesta fase, e por conta do excesso de estímulos, não há anorexia neuropática. Esta (no início, de raiz 3) se instala, ou vai instalando-se à medida que a criança vai aprendendo que a recusa de alimento determina o recebimento de mais sensações associadas agradáveis, e mais demorada permanência dos adultos junto de si.

Nessa fase, que chamaremos "primária", o tratamento consiste em:

1. Esclarecer aos adultos o mecanismo psíquico pelo qual a criança está recusando alimento, e que é o desejo de receber um acréscimo de estímulos sensoriais e afetuosos.

2. Esclarecê-los quanto ao futuro do problema: *em relação ao modo de oferecer o alimento* – insistência, agrados, distrações, brinquedos, brincadeiras, promessas de regalias, promessas de privações e de castigos, repreensões, castigos emocionais, fazer comer à força ou à custa de castigos físicos; *em relação aos adultos* – impaciência; cansaço, exasperação, desespero; paralelamente, deterioração progressiva das condições orgânicas da criança e das condições psíquicas suas e da família.

3. Averiguar e apurar o grau de participação de cada adulto convivente, a fim de que a mãe saiba quais as pessoas, *inclusive ela mesma*, cuja conduta ela deve controlar na hora da refeição da criança.

4. Suprimir os prazeres associados ao ato de a criança se alimentar, dando a refeição por terminada tão logo a criança comece a recusar o alimento, seja qual for a quantidade ingerida, inclusive nenhuma.

5. No caso, pouco freqüente, de a criança ainda não estar no regime de fornecimento "habitual" de excesso de estímulos sensoriais e afetuosos, e de estes ocorrerem apenas ou sobretudo na recusa de alimento, é preciso agora que tais estímulos vão ser suprimidos *dar mais atenção à criança fora da hora da refeição*, isto é, fora do ato de recusa de alimento; a simples supressão dos prazeres associados à refeição poderia provocar, na criança, a sensação de que é menos amada, o que faz parte da raiz 2.

6. Se a criança ainda não a sabe pedir, oferecer-lhes água várias vezes ao dia, e tanto quanto ela quiser, a fim de compensar a água não ingerida com o alimento.

Quando o excesso habitual de estímulos (exacerbado no ato da refeição que a criança recusa) começa a se atenuar por cansaço dos adultos, e vai até o esgotamento, transformando-se em repreensões, ameaças e castigos, a criança passa a se sentir menos amada e em estado de ansiedade, que é a raiz 2 da anorexia neuropática. Agora, a criança não recusa alimento para receber "mais agrados e atenções", como inicialmente, e sim para receber "algum agrado", "alguma atenção", ainda que esta atenção se constitua ou venha acompanhada de repreensões e ameaças. Isto ocorre sobretudo nos casos em que a mãe, gastando longo tempo na refeição da criança, deixa de lhe dar atenção nos intervalos, a fim de cuidar dos outros afazeres; com isto, a criança sente que "só tem a mãe" na hora da refeição, que, pela recusa, prolonga o quanto pode, para prolongar a presença e a atenção maternas.

Nesta fase, que chamaremos "secundária", a mesa é lugar de sofrimento, pois comer sem vontade é sofrimento, e ainda maior quando em ambiente de repreensões e ameaças e, eventualmente, de castigo. A criança tornou-se hostil ao ato de alimentar-se, e há as que choram apenas ao ver o prato com o alimento. Em suma, a criança perdeu a "alegria de comer".

Nessa fase, o *tratamento psicológico* deve ser o seguinte:

1. Como na fase primária, esclarecer aos adultos, geralmente apenas à mãe e aos acompanhantes, o mecanismo pelo qual a criança recusa alimento, já agora por deterioração do apetite, em conseqüência de ter perdido a alegria de comer.

2. Averiguar a existência de outros mecanismos do estado de ansiedade, revendo o modo por que estão sendo atendidas as necessidades afetivas da criança.

Quanto ao *tratamento dietético* da anorexia na fase "secundária", seu objetivo é recuperar, para a criança, o prazer de alimentar-se. Por meio de um cardápio especial, rompe-se a espiral do desajuste emocional entre a criança e o ambiente, com ênfase no relacionamento mãe-filho.

O tratamento dietético nesses casos far-se-á em duas etapas:

Primeira etapa – digamos, "tratamento de choque". A criança comerá *se quiser*, mas não *quando quiser*: desde o início prevalecerá o princípio de não comer fora de hora.

A criança poderá escolher livremente o que lhe apetecer de uma lista, que será elaborada junto com os pais, de alimentos de sua preferência. Os pais devem ser esclarecidos que qualquer alimento que agrade a criança deverá ser relacionado. A partir dessa listagem deverá ser elaborada uma série de cardápios. Nessa primeira etapa, a criança estará praticamente "brincando de lanchonete" e os pais, à medida do possível, deverão procurar ter os alimentos em casa para oferecê-los. É óbvio que algumas das preparações não poderão ser providenciadas "em cima da hora", como, por exemplo, pastel e pizza.

Para exemplificar, daremos uma relação que possivelmente será de preferência de grande parte das crianças e que dividiremos em dois conjuntos.

Conjunto desjejum/lanche

- frapês (chocolate, coco, morango etc.)
- sorvete
- iogurte ou coalhada (caseira ou industrializada)

- torrada
- bolo
- biscoito
- pudim (caramelo, chocolate, leite condensado etc.)
- gelatina
- chocolate em barra
- leite em pó (sem adição de água)
- refrigerante
- frutas
- ovo cozido (de galinha ou codorna)
- gemada
- doces (caseiros, suspiro, goiabada e similares)
- cachorro-quente ou outros sanduíches

Conjunto almoço/jantar

- carne picada (para comer com palito)
- frango desfiado com maionese
- salsicha (para comer com palito ou cachorro-quente)
- pastel
- queijo (para comer com palito)
- quibe
- azeitona
- bolinho (de carne, arroz, batata com carne etc.)
- pizza
- salame
- batata frita
- cenoura crua
- frutas
- refrigerante

Segunda etapa – haverá uma natural transição dos alimentos dos cardápios especiais da primeira etapa para os alimentos habituais das refeições da família. Essa será tanto mais eficiente quanto menos se fizer questão dela: mister se faz esperar que a criança tome a iniciativa. Poderá haver algumas seqüelas, recusa definitiva por este ou aquele alimento. Mas qual é o alimento que não tem duas ou três alternativas de substituição? Faz exceção uma seqüela importante: recusa de leite e seus derivados. Neste caso, em que pese a existência de mil maneiras de utilizar o leite no preparo de alimentos, convém prescrever um medicamento que forneça à criança 1g de cálcio por dia.

Infelizmente, no esclarecer e orientar os adultos, o pediatra exerce ação apenas informativa, ou normativa. Nos casos mais simples, ou mais superficiais, ou mais recentes (geralmente em anorexias na fase "primária"), essa intervenção pode ser eficaz. Nos casos de ineficácia, por escassez ou ausência de cooperação (geralmente em anorexias na fase "secundária"), trata-se em geral da existência de atributos psíquicos muito arraigados dos adultos, talvez desconhecidos deles mesmos, e que regem suas condutas em geral e particularmente as relativas à criança e à sua alimentação. Tais casos em geral só são acessíveis ao pedopsiquiatra que exerça ação formativa sobre a família, desde que esta queira e possa submeter-se a ela. Mas cabe ao pediatra esclarecer aos adultos sobre o fato de que a causa da doença da criança está neles e não nela, e sempre que possível encaminhá-los ao pedopsiquiatra. Por tudo isso, o prognóstico das anorexias neuropáticas graves é reservado.

O *tratamento medicamentoso* comporta:

1. Tratamento dos componentes da raiz 1.

2. Em se reconhecendo carências nutricionais decorrentes da ingestão de dietas desequilibradas (sobretudo no que se refere a vitaminas e minerais), tratá-las. A situação mais freqüente é a prescrição de medicamentos com ferro para crianças "anoréticas" que aceitam boa quantidade de leite, mas não querem saber das refeições de sal e que por isso desenvolvem anemia ferropriva. Polivitaminas somente se a dieta ingerida, não importa a quantidade, for acentuadamente desequilibrada.

3. Tranqüilizantes quando a situação criadora de anorexia é de grande tensão e também quando há necessidade de uma mudança de conduta que se sabe ser difícil para a mãe (por exemplo, restringir a quantidade de alimento bem aceito, para melhor aceitação dos alimentos mal aceitos) ou para a criança (por exemplo, supressão ou atenuação do excesso de solicitações afetuosas, em geral e na refeição). Essa medicação pode ser empregada por 20-30 dias e prescrita para a criança, para a mãe ou para ambas.

4. Estimulante do apetite, ou assim considerado. Os antialérgicos do grupo dos derivados dialquilaminoalquílicos, pelo seu efeito hipoglicemiante, têm mostrado ação não-desprezível na indução de maior apetite: poderão ser utilizados por duas a três semanas.

5. Qualquer medicamento não prejudicial (um "bom" fortificante) pode ser prescrito à criança se agir como amparo ao psiquismo materno, a fim de que a mãe seja capaz de esperar o efeito das medidas realmente curativas. Mas **nunca** com omissão destas.

Para terminar, vejamos a conduta a tomar nos casos em que há queixa materna, mas não há anorexia da criança (falsa anorexia). São os de crianças em boas condições de nutrição e que recusam alimento que lhes é oferecido em excesso, ou por oscilações fisiológicas do apetite ou porque o alimento é sempre oferecido em excesso. O tratamento, evidentemente, não é da criança e sim dos pais, a ser esclarecidos, orientados e tranqüilizados. O argumento para isso é o de que a criança está se desenvolvendo bem e, portanto, é suficiente o alimento que toma. Este argumento esbarra em outra concepção errônea da mãe, agora a respeito do "bom desenvolvimento". Ela o concebe em função da "aparência geral" da criança. Ora, esta aparência é fortemente influenciada pelo biótipo da criança – longilínea, normolínea ou brevilínea –, a primeira parecendo magra sem que o seja, a última parecendo gorda ainda que não o seja. A avaliação do crescimento e do desenvolvimento da criança é tarefa para pediatra e não para mães. Há mães de filhos longilíneos que sofrem desnecessariamente com a "aparência" de seus filhos longilíneos embora normais, pois seu ideal são as crianças normo ou brevilíneas com as quais elas os comparam. Esclarecer e tranqüilizar essas mães é tarefa nem sempre fácil, pois seus filhos continuarão fazendo "figura feia" nas reuniões em que há crianças de outro biótipo e elas continuarão, entre suas relações de amizade, a passar por mães incompetentes ou não-devotadas. Enquanto não-tranqüilizadas, continuarão forçando seus filhos a comerem e buscando um medicamento que lhes "abra o apetite". Ou acabam aceitando a "má aparência" de seus filhos como uma provação que o destino lhes impôs... São casos em que a Pedopsiquiatria se torna indicada, a fim de procurar identificar e remover do espírito materno as razões inconscientes de sua obstinação, da qual são vítimas tão dignas de pena e de assistência quanto seus filhos.

ANA MARIA COCOZZA
MARIA ELIZABETH B. A. KOBINGER

A queixa de chiado no peito como manifestação aguda ou recorrente é muito freqüente na prática pediátrica. Estudos mostram que ao redor de 20 a 30% das crianças apresentam chiado no peito pelo menos uma vez durante o primeiro ano de vida; 40%, nos três primeiros anos; e 50%, até 6 anos de idade, sem que seja possível fazer associação com alguma doença específica.

A queixa de chiado no peito muitas vezes não se correlaciona com uma alteração na ausculta pulmonar e mesmo a sibilância ou sibilo é sinal inespecífico que traduz somente a existência de estreitamento de vias aéreas intratorácicas, geralmente de pequeno e médio calibre.

Para o pediatra, a abordagem da criança com queixa de chiado no peito pode trazer dificuldades diante de algumas situações. A primeira diz respeito às crianças com problemas respiratórios que no momento da consulta se encontram assintomáticas. Habitualmente, os pais utilizam várias expressões, tais como *peito cheio, bronquite, peito cansado, peito trancado, ronqueira ou chiado no peito ou peito encatarrado*, indiscriminadamente para descrever o comprometimento das vias respiratórias, seja em nível superior ou inferior.

A outra dificuldade refere-se ao estabelecimento do diagnóstico etiológico na criança com chiado no peito identificado no exame físico, uma vez que existem várias doenças que podem apresentar-se dessa forma.

Assim, é preciso conhecer as diferentes doenças que cursam com sibilância, mas também é necessário entender os principais mecanismos responsáveis pelo estreitamento das vias aéreas. Torna-se fundamental o conhecimento das características anatômicas e funcionais das vias aéreas, especialmente no lactente, em que tais características favorecem o aparecimento de fenômenos obstrutivos e de desconforto respiratório diante de um amplo espectro de agravos, desde infecções respiratórias banais até doenças pulmonares complexas, traduzidos clinicamente como crises de sibilância ou de chiado no peito.

CARACTERÍSTICAS PULMONARES

O processo de crescimento e desenvolvimento do pulmão e da árvore traqueobrônquica ocorre desde a infância até a adolescência.

Algumas características anátomo-funcionais da árvore traqueobrônquica das crianças, e principalmente dos lactentes, facilitam o desenvolvimento de fenômenos obstrutivos. Assim, na medida em que ocorrem as modificações anatômicas durante o crescimento e o amadurecimento das funções respiratórias, também vão-se modificando as formas de apresentação clínica das doenças. Dessa forma, é possível pensar que, na maioria das crianças, as crises de sibilância podem ser fenômenos transitórios.

Nos lactentes, o menor calibre das vias aéreas, associado à maior produção de muco devido ao maior número de glândulas mucosas no epitélio são causas importantes de estreitamento da luz brônquica. Acrescenta-se o fato de que, ao nascimento, o interstício pulmonar tem menos colágeno e elastina e, portanto, menor capacidade elástica *retrátil*. Por outro lado, há maior compressibilidade dinâmica das vias aéreas, pois as cartilagens da traquéia e dos brônquios são menos rígidas. Essas características facilitam o colabamento das vias aéreas, o aparecimento de sibilância e de desconforto respiratório.

Além disso, no lactente, são muito freqüentes os quadros infecciosos que determinam edema inflamatório do epitélio respiratório que predispõe ao aparecimento de crises de sibilância.

Os principais mecanismos responsáveis pelo estreitamento das vias aéreas que resulta no aparecimento de sibilância podem estar presentes isolados, ou conjuntamente, nos diferentes quadros clínicos. São eles:

Broncoconstrição – a contração da musculatura lisa brônquica, devido aos efeitos diretos dos mediadores inflamatórios, como a histamina e os leucotrienos, ou pela estimulação colinérgica, está presente na asma e na displasia broncopulmonar.

Acúmulo de secreções – as vias aéreas respondem às agressões infecciosas ou irritativas, com exsudação de plasma e aumento da produção de muco e de restos inflamatórios que contribuem para sua própria obstrução. As secreções acumulam-se pela dificuldade na sua eliminação, secundária a hiperviscosidade do muco (fibrose cística), deficiência do aparelho ciliar (discinesia ciliar primária), ou devido à ineficácia do mecanismo da tosse (doenças neuromusculares torácicas).

Espessamento da parede da via aérea – o espessamento é resultado, nos casos agudos, de exsudação plasmática e, nos crônicos, de infiltração de células inflamatórias, especialmente eosinófilos e linfócitos T, espessamento da musculatura lisa e depósito de matriz extracelular. Esse mecanismo é responsável pelo grande estreitamento da via aérea que ocorre quando há contração da musculatura lisa do brônquio.

Distorção e colapso da via aérea – o estreitamento da via aérea pode ser conseqüente à sua compressão extrínseca, por alguma estrutura como anel vascular, adenomegalia tuberculosa, ou devido à malformação ou ausência da cartilagem brônquica como na broncomalacia.

Edema intersticial – o estreitamento brônquico pode ser conseqüente à compressão da via aérea pelo tecido intersticial edemaciado, devido ao aumento do fluido intersticial, ou diminuição da drenagem linfática pulmonar, como em casos de insuficiência cardíaca congestiva.

É importante considerar que estes mecanismos não são patognomônicos de nenhuma doença específica, podem ocorrer isoladamente ou em associação em doenças muito diferentes entre si. E que mesmo em uma doença específica, como a asma por exemplo, esses mecanismos podem ser mais ou menos importantes, dependendo da fase evolutiva da doença, o que tem implicações terapêuticas importantes.

CAUSAS DE CHIADO NO PEITO

São várias as doenças que podem cursar com crises de chiado no peito ou sibilância, bem como também são várias as formas de listagem e classificação dessas doenças. Nos quadros 4.11 e 4.12 tais doenças são apresentadas em relação à idade, em que geralmente ocorre o início da sintomatologia, e aos achados radiológicos. Embora não seja parte deste capítulo a discussão de cada doença, deve-se ressaltar que a asma é a principal doença que cursa com crises recorrentes de chiado no peito. Inicia-se, habitualmente, na infância, pois cerca de um terço das crianças asmáticas começa a ter sintomas antes dos 2 anos de vida e 80% até os 5 anos de idade.

Entretanto, a maioria das crianças que apresenta sibilância associada às infecções respiratórias virais não irá desenvolver asma, mesmo que tenha crises repetidas de chiado *nos primeiros anos de vida* durante doenças virais, tornando-se assintomática.

Quadro 4.11 – Causas de chiado no peito relacionadas à idade do início dos sintomas.

Recém-nascido prematuro	Primeiros três meses de vida	Maior de 1 ano e pré-escolar
Displasia broncopulmonar	Bronquiolite viral	Asma
	Síndromes aspirativas recorrentes	Laringites
Recém-nascido de termo	Incoordenação da deglutição	Bronquiolite viral
Anomalias congênitas das vias aéreas	Refluxo gastroesofágico	Aspiração de corpo estranho
Laringomalacia grave	Alergia a leite de vaca	Síndrome de Löffler
Paralisia de cordas vocais	Anomalias congênitas das vias aéreas	Toxocaríase
Rede traqueal	Laringomalacia	Tuberculose
Síndromes aspirativas recorrentes	Traqueomalacia	Bronquiolite obliterante
Incoordenação da deglutição	Broncomalacia	Fibrose cística
Refluxo gastroesofágico	Enfisema lobar congênito	Discinesia ciliar primária
Anéis vasculares	Anéis vasculares	Síndromes aspirativas
Duplo arco aórtico	Artéria subclávia aberrante	Tumores (neuroblastoma) – raros
Malformações	Insuficiência cardíaca	Anomalias congênitas – raras
Fístulas traqueoesofágicas		
Fenda laríngea	**Primeiro ano de vida**	**Escolar e adolescente**
	Sibilância pós-bronquiolite	Asma
	Asma	Tuberculose
	Refluxo gastroesofágico	Bronquiolite obliterante
	Tuberculose	Discinesia ciliar primária
	Síndrome de Löffler	Deficiência de alfa-1-antitripsina
	Fibrose cística	Disfunção de cordas vocais
	Insuficiência cardíaca	Tumores (linfoma, neuroblastoma, teratoma)
	Bronquiolite viral	Tumores endobrônquicos – raros
	Anomalias congênitas	

Quadro 4.12 – Causas de chiado segundo o padrão radiológico.

Normal	Hiperinsuflação generalizada associada ou não à atelectasia e/ou infiltrados	Hiperinsuflação ou infiltrado localizado
Asma		Tuberculose
Bronquiolite	Asma	Aspiração de corpo estranho
Doenças da laringe	Bronquiolite	Fibrose cística
Anomalias das vias aéreas (maioria)	Síndromes aspirativas	Asma
Anéis vasculares (maioria)	Doenças obstrutivas crônicas	
Aspiração de corpo estranho (algumas)	Bronquiolite obliterante	**Compressão da traquéia**
	Alergia a leite de vaca	Anel vascular
		Adenopatia tuberculosa
	Hiperinsuflação localizada	
	Aspiração de corpo estranho	**Pulmão pequeno e hiperlucente unilateral**
	Broncomalacia isolada	Bronquiolite obliterante
	Enfisema lobar congênito	

Crises recorrentes de chiado, acompanhadas ou não de tosse e falta de ar, são freqüentemente devido à asma, porém outros diagnósticos devem ser considerados.

A idade do início do quadro clínico de sibilância sugere algumas doenças, conforme descrevemos no quadro 4.11.

AVALIAÇÃO CLÍNICA

A abordagem do problema da criança com crises de chiado no peito geralmente é dificultada na prática pediátrica por vários fatores, em especial porque muitos dos exames laboratoriais utilizados, seja para avaliação da função pulmonar, seja para o diagnóstico específico das doenças, têm sérias limitações à sua realização e interpretação nos primeiros anos de vida, justamente quando a prevalência das crises de chiado no peito é muito elevada. Portanto, é importante a realização de anamnese cuidadosa e completa que busque dados sugestivos das várias doenças envolvidas no diagnóstico diferencial, assim como do exame físico geral e específico, atento e repetido em várias consultas, para que se possa esclarecer melhor a própria sintomatologia respiratória que deve ser investigada.

De modo geral, o que se faz na avaliação clínica é juntar os dados da anamnese e exame físico, os achados radiológicos, o padrão evolutivo do problema e principalmente a faixa etária atual e a idade do início do sintoma para iniciar uma exploração laboratorial mais objetiva, que busque a confirmação do diagnóstico etiológico.

Assim, diante de crianças com história de crises recorrentes de sibilância com história pessoal ou familiar de atopia, que apresentam fatores desencadeantes relacionados a exercício, mudança de temperatura, inalação de alérgenos ou irritantes (pólen, pó, perfumes, poluição) e que melhoram com uso de broncodilatadores ou espontaneamente, poder-se-ia pensar no diagnóstico de asma.

Quando o início do quadro de sibilância é no período neonatal, impõe que se pense nas causas congênitas, como malformações das vias aéreas (laringomalacia), fístulas traqueoesofágicas, fendas laríngeas, anéis vasculares, malacias, entre outras. Se houve necessidade de ventilação mecânica prolongada no período neonatal, pode ter-se desenvolvido displasia broncopulmonar, que cursa com sintomatologia pulmonar, inclusive sibilância perene.

O aparecimento dos episódios de chiado durante a alimentação lembra a presença de comunicação anormal entre a via aérea e a digestiva, como fístulas traqueoesofágicas, fendas laríngeas ou palatais. O fato de esses episódios serem precedidos por engasgo sugere incoordenação da deglutição, e a presença de vômitos pode estar relacionada à associação com refluxo gastroesofágico.

O início súbito de sibilância, principalmente em lactente ou pré-escolar previamente hígido, obriga a suspeitar de aspiração acidental de corpo estranho para a árvore traqueobrônquica, mesmo que na história faltem as queixas típicas de engasgo e sufocação. Corpo estranho alojado no esôfago pode resultar em sintomatologia semelhante, devido à compressão traqueal.

A história de íleo meconial, icterícia neonatal, esteatorréia, dificuldade em ganhar peso, apesar de apetite voraz, suor ou beijo salgado, desidratação não acompanhada de doença diarréica ou óbito em familiares por pneumonia fazem supor a possibilidade de fibrose cística.

A persistência de sibilância contínua por mais de seis semanas, após quadro de bronquiolite viral, faz suspeitar de bronquiolite obliterante.

A alergia a leite de vaca deve ser lembrada nas crianças com crises de sibilância que receberam leite de vaca precocemente, especialmente nas primeiras quatro semanas de vida, provenientes de famílias com antecedentes positivos para atopia e que também apresentam eczema (presente em metade dos casos) e manifestações gastrintestinais como diarréia, vômitos, cólicas, síndrome de má absorção ou sangramento.

Alguns dados de exame físico geral e específico auxiliam na abordagem diagnóstica.

A avaliação do crescimento do estado nutricional indica cronicidade e gravidade da doença.

Quanto ao desenvolvimento pondo-estatural, é esperado que as crianças portadoras de chiado no peito tenham estado nutricional e geral conservados. Naquelas com déficit pondo-estatural, palidez ou aspecto doentio, deve-se suspeitar de doença sistêmica que cursa com crises de chiado no peito antes do aparecimento do quadro clínico clássico, como tuberculose, fibrose cística, alergia a leite de vaca, cardiopatia e outras. Atenção deve ser dada aos sinais clínicos de hipóxia como cianose, taquipnéia, taquicardia, hipertensão arterial, além de alterações do comportamento, como irritabilidade e agitação. O encontro de hiperemia e calor de extremidades, confusão mental e torpor indicam hipercapnia. Baqueteamento digital faz pensar em cardiopatias congênitas e em doenças crônicas que cursam com destruição do parênquima pulmonar, como bronquiectasias, fibrose cística ou discinesia ciliar primária.

Enfoca-se, em especial, a avaliação completa das vias aéreas superiores e inferiores, ausculta cardíaca e sinais de atopia. É importante lembrar que a criança pequena, com freqüência, irrita-se ao exame, e este pode ser iniciado pela avaliação cardiorrespiratória evitando-se que o choro excessivo impeça a adequada obtenção de dados.

A determinação da freqüência respiratória durante 1 minuto, na criança calma, de preferência dormindo, é procedimento não-invasivo que informa sobre o comprometimento respiratório. Freqüências respiratórias mantidas acima de 60 movimentos respiratórios por minuto nas crianças com idade inferior a 2 meses, 50 nas menores de 12 meses e 40 nas maiores de 1 ano são indicativas de provável acometimento pulmonar. Esses dados só têm valor quando obtidos na criança afebril.

O exame cuidadoso das vias aéreas superiores permite detectar a presença de estridor, atresia de coana e obstrução nasal, doenças nas quais os ruídos são freqüentemente confundidos com chiado no peito nos lactentes.

O encontro de dados sugestivos de atopia, seja em pele, mucosa nasal ou conjuntiva ocular pode sugerir associação com asma.

A presença de estridor sugere acometimento laríngeo como laringomalacia, paralisia de cordas vocais, compressão extrínseca por vaso anômalo ou refluxo gastroesofágico. Com bastante freqüência, a mãe refere-se ao problema como chiado no peito, e às vezes é difícil também para o médico separar o estridor da sibilância, já que ambos representam estreitamentos na via aérea, sendo o estridor um som inspiratório produzido pela passagem do ar através de um estreitamento localizado nas vias aéreas extratorácicas, e a sibilância predominantemente expiratória tem sua origem nas vias aéreas intratorácicas.

Devem ser observados sinais que indicam esforço respiratório, como tiragem intercostal, subcostal ou supra-esternal, abaulamento dos espaços intercostais, utilização de musculatura acessória da respiração, batimento de asas nasais, movimentação paradoxal do tórax e da parede abdominal, grunhido e balanceio da cabeça.

À palpação, pesquisa-se a posição da traquéia e a simetria do frêmito toracovocal. O encontro de desvio de traquéia, assimetria do frêmito ou à percussão indica anormalidade unilateral intratorácica como pneumotórax ou derrame pleural.

A ausculta pulmonar deve ser feita cuidadosamente, de preferência com a criança calma e colaborativa. Na criança maior, solicita-se que faça inspiração forçada. Com freqüência, é necessário que se refaça a ausculta em ocasiões diferentes e após a utilização de droga broncodilatadora, até que se possa entender qual o processo patológico em curso.

A manutenção da alteração semiológica localizada sugere acometimento do segmento pulmonar correspondente, como na bronquiectasia e na aspiração de corpo estranho. Sibilância monofônica indica obstrução de uma única via aérea, o que é encontrado na compressão brônquica extrínseca, broncomalacia e aspiração de corpo estranho. Por outro lado, a sibilância polifônica indica obstrução de várias vias aéreas, característica da bronquiolite e da asma.

Na semiologia cardiovascular, deve-se valorizar o encontro de hiperfonese de bulhas ou sopro na ausculta cardíaca e a presença de congestão hepática. A presença de dextrocardia pode fazer parte da síndrome de Kartagener, que cursa com *situs inversus*, bronquiectasia, discinesia ciliar e sinusopatia. A hiperfonese de P2 está presente quando há hipertensão pulmonar.

Toda criança com crises recorrentes de chiado deve realizar radiografia de tórax nas posições póstero-anterior e perfil, em pé, de preferência no período intercrítico. Esse exame informa sobre a presença de massas mediastinais, área cardíaca, malformações pulmonares, além do comprometimento do parênquima pulmonar. Na suspeita de corpo estranho radiotransparente, a radiografia realizada em inspiração e expiração ou em decúbito sobre o lado supostamente acometido auxilia no diagnóstico diferencial, quando revela manutenção de aprisionamento de ar localizado.

Alguns achados na radiografia de tórax são mais compatíveis com algumas doenças, conforme quadro 4.12.

Baseado nas hipóteses diagnósticas suspeitadas na anamnese, no exame físico, na evolução clínica e nos exames laboratoriais iniciais (geralmente o único indispensável é a radiografia de tórax), os outros exames serão solicitados, individualizando-se cada caso.

As radiografias de seios da face e de cavo podem auxiliar no esclarecimento da suspeita de acometimento das vias aéreas superiores, feita pela história e pelo exame físico.

O hemograma pode mostrar anemia, eosinofilia (presente nos quadros de atopia, parasitoses de ciclo pulmonar e toxocaríase), neutropenia e/ou linfopenia, sugestivas de algumas imunodeficiências.

EVOLUÇÃO DO QUADRO DE CHIADO

Quando as crises de chiado no peito estão relacionadas a uma doença específica, existe evolução previsível em cada situação.

Os lactentes que sibilam durante infecção viral aguda das vias aéreas superiores podem-se tornar assintomáticos até a idade escolar ou desenvolver asma. São mais passíveis de se tornar asmáticas as crianças que têm antecedentes pessoais alérgicos (eczema), antecedentes familiares de asma, exposição perinatal aos aeroalérgenos e à fumaça de cigarro. De forma geral, as crianças que cursam com remissão dos sintomas são aquelas que não têm antecedentes pessoais ou familiares de atopia e que tiveram seu primeiro episódio de chiado relacionado à infecção pelo vírus sincicial respiratório. Dessa forma, é possível pensar que, com o processo de crescimento e desenvolvimento do pulmão e da árvore traqueobrônquica, algumas das funções respiratórias características e específicas da infância vão amadurecendo, e isso é, pelo menos em parte, responsável pelo caráter transitório do chiado na maioria das crianças.

5 Choro

HEDDA A. DE OLIVEIRA PENNA

O choro constitui uma das formas de comunicação da criança que se manifesta com maior freqüência nos primeiros meses de vida. A identificação de suas causas pode ser difícil, pois a criança ainda é incapaz de verbalização correta, trazendo, muitas vezes, grande ansiedade para as mães, que passam a responder por meio de atitudes inadequadas, as quais, se reiteradas, podem vir a trazer conseqüências prejudiciais ao bom desenvolvimento de seus filhos.

O recém-nascido, em condições normais, chora ao nascimento ou logo após. Entretanto, o primeiro vagido não é verdadeiro precursor da linguagem, uma vez que o choro do recém-nascido é reflexo, sendo causado pela passagem rápida de ar pelas cordas vocais. O significado desse choro inicial é, portanto, primariamente fisiológico. É útil à criança, pois por meio dele aumenta a oxigenação do sangue e faz-se a expansão inicial dos pulmões. O tipo do choro neonatal varia de criança para criança e é, até certo ponto, influenciado pelas características do parto e pelas condições de vitalidade do recém-nascido. É, em geral, agudo e forte após partos rápidos, sendo fraco, curto e intermitente nos partos prolongados, nos quais houve sofrimento fetal, enquanto pode manifestar-se apenas por leve gemido, que acompanha cada inspiração, nos prematuros e nas crianças em mau estado geral. Pode ter características tais que permitam aventar-se diagnósticos específicos, como ocorre na síndrome do miado de gato – anomalia cromossômica – na qual, devido às pequenas dimensões da epiglote e da laringe, o choro da criança é particularmente agudo.

A partir do momento do nascimento, a criança já passa a chorar devido a estímulos fisiológicos ou ambientais, contrastando agudamente esta motivação com a observada mais freqüentemente em crianças maiores e adultos, nos quais predominam os fatores emocionais. O choro, nessa fase, corresponde a uma forma de comunicação precursora da linguagem falada. Durante as duas primeiras semanas de vida, a criança chora a intervalos irregulares, freqüentemente após sair do período de sono e sem razão aparente, não havendo lacrimejamento concomitante. Essas crises podem ceder espontânea e subitamente ou em resposta a estímulos, como o de sucção, o de ser ninada ao colo ou auditivos. A partir da terceira semana de vida, a freqüência do choro diminui, reduzindo a do período noturno à altura do terceiro ou quarto mês. Além disso, o choro vai-se diferenciando com sua motivação, sendo possível perceber por meio de seus diferentes matizes seu significado provável. O tipo de choro difere, de certo modo, com as causas que o provocaram, descrevendo-se o choro de desconforto leve como sendo monótono e intermitente, enquanto o de dor é mais agudo de início, podendo, com a exaustão, transformar-se em gemidos de tonalidade mais grave. O choro de raiva é mais prolongado, podendo acompanhar-se de perda de fôlego e cianose da face. Gravações de choro de fome revelaram que, em média, ele é uma oitava mais agudo do que a voz falada da mulher. Durante os primeiros 5 meses de vida, ocorre aumento rápido e consistente da altura do choro de fome, devido ao rápido crescimento da laringe nessa época.

Nos primeiros 3 meses de vida, o choro é reação primitiva a situações de desconforto e é resposta não condicionada. Entretanto, já pela altura dos 3 meses, a criança normal aprendeu que o choro é método seguro de conseguir atenção, tornando-se esta manifestação, portanto, condicionada, passando a ser empregada pela criança quando seus outros modos de expressão, por certo limitados, não lhe trazem a satisfação desejada.

O choro, no lactente, é acompanhado de intensa atividade motora, de todo o corpo, em geral mais acentuada nos membros inferiores, com tendência a sua flexão, e com desorganização da postura assumida anteriormente.

CAUSAS MAIS COMUNS DE CHORO NO LACTENTE

Analisaremos, a seguir, algumas das causas de choro que, por sua freqüência, merecem especial atenção.

Sede – trata-se de causa importante de choro, principalmente nos primeiros meses de vida. Especialmente em climas quentes, as necessidades hídricas da criança nessa fase podem não ser satisfeitas totalmente pela ingestão de leite, principalmente quando o aleitamento é feito com leite de vaca, sendo indispensável a complementação aquosa nos intervalos entre mamadas. Condições patológicas, como febre, desidratação, diabetes melito ou insípido, agravam e muito essas necessidades.

Fome – é a causa mais comum de choro em crianças com menos de 7 semanas de idade. Pode ser devida à deficiência global de alimento ou à insuficiente duração da mamada, principalmente no recém-nascido que, muitas vezes, necessita de período prolongado de sucção, a fim de satisfazer totalmente suas necessidades alimentares.

Cólica – é causa bastante comum de choro nos 3 primeiros meses de vida e, com freqüência, representa sério problema para o pediatra. É queixa habitual das mães, principalmente em relação aos primeiros filhos. O início da sintomatologia dá-se, em geral, na idade de 2 a 3 semanas, manifestando-se muitas vezes nas mesmas horas do dia, mais comumente no fim da tarde. A criança chora violentamente, faz flexão e extensão rítmica dos membros inferiores, contrai a musculatura mímica, sua face se torna intensamente vermelha e emite gritos agudos. A crise tem duração variável, de 2 ou 3 minutos, até mesmo de várias horas. Cede em geral brusca e espontaneamente, havendo, entretanto, posições que favorecem sua interrupção, como a de bruços, com apoio no abdome. Geralmente, ouvem-se borborigmos; durante e no fim da crise são eliminados gases intestinais. As cólicas são interrompidas, na maioria dos casos, no fim do terceiro mês de vida. Incidem mais em crianças alimentadas ao seio materno, podendo vir a causar grande sofrimento e tensão à criança e a toda família. Desconhecem-se suas causas precisas. Admite-se que possam ser devidas à incoordenação do sistema nervoso autônomo ou à constituição neuropática, ou hipertônica; não devem ser devidas a verdadeira alergia alimentar, pois esta, que é rara, acompanha-se de outros sintomas como vômitos, diarréia sanguinolenta, urticária, edema ou fenômenos respiratórios como o alérgico. Para outros, seriam devidas ao acúmulo de gás no intestino, 70% do qual são representados por ar deglutido; esse acúmulo é favorecido pelo choro prolongado, sucção em seio vazio, sucção em mamadeira com orifício de dimensões excessivas. Foram também relacionadas com deficiência de progesterona no período neonatal.

Entretanto, quando se consideram as várias causas de choro excessivo nos primeiros meses de vida, sente-se que devem ser, mais freqüentemente, de origem emocional do que primariamente gastrintestinal, e que o lactente, em geral, não está sentindo tanta dor quanto aparenta e, principalmente, quanto seus pais supõem.

189

Desconforto térmico – contribui para a dificuldade de fornecimento de condições ótimas de conforto térmico à criança o fato de que as necessidades do adulto e da criança neste sentido diferem consideravelmente, principalmente devido à maior superfície corpórea relativa ao lactente. Carecendo de um método de avaliação preciso, as mães em geral erram por excesso de agasalho, facilmente reconhecível pela sudorese facial.

Fraldas molhadas ou sujas.

Prurido – mais comumente, é devido a dermatite de contato, intertrigo, estrófulo ou eczema.

Sensações de odor ou gosto desagradáveis – é o que ocorre, por exemplo, quando material de vômito permanece na pele ou nas roupas da criança.

Ruídos súbitos.

Estímulos luminosos – pode ser causa de choro o aumento ou a diminuição súbitos da luminosidade ambiente.

Mudanças bruscas da posição do corpo.

Sensação de isolamento – verificou-se que, nos primeiros dias de vida, a freqüência do choro aparentemente imotivado diminui no alojamento conjunto e nos berçários, quando neles se aumenta o número de enfermeiras dedicadas ao cuidado individual do recém-nascido. O mesmo sucede quando este deixa a maternidade e passa a receber cuidados maternos no domicílio, ou quando se permite que ouça gravações de ruídos presentes no ambiente uterino, como borborigmos e batimentos cardíacos maternos. O afastamento de um adulto do seu lado é causa comum de choro no lactente.

Banho – a maioria das crianças nos primeiros meses de vida chora durante a imersão na água do banho, embora a temperatura dessa água seja adequada.

Limitação de movimentos – a impossibilidade de movimentar os membros livremente, devido principalmente ao uso de roupas apertadas ou contensoras, provoca facilmente o choro no lactente.

Necessidade de sucção – algumas crianças apresentam, desde o nascimento, maior necessidade de sucção do que a média. Estas crianças permanecem chorando durante grandes períodos de tempo, desde que não estejam sugando ininterruptamente.

Constituição neuropática ou hipertônica – as crianças portadoras deste tipo de constituição apresentam, entre outras características, freqüência elevada de crises de choro, de duração mais prolongada do que na média das crianças da mesma idade, mesmo na ausência de outros fatores causais.

Dor – o choro devido à dor está presente desde o período neonatal. Causas freqüentes de dor no lactente são inflamações do ouvido médio, estímulos provenientes do tubo gastrintestinal e das vias urinárias. A existência de hérnia inguinal ou de grandes hérnias umbilicais pode levar à cólica, corrigível pela cirurgia. A presença de anomalias de vias excretoras urinárias pode determinar dor às micções, facilmente confundidas com as cólicas do lactente; nesse caso, é necessário observar as micções.

Fadiga, determinada por vigília prolongada ou por permanência em posições desconfortáveis.

Interrupção brusca do sono.

Perda de brinquedo ou de chupeta.

Medo de pessoas ou situações desconhecidas.

Entretanto, o recém-nascido chora muitas vezes sem que se possa determinar a causa dessa manifestação. A freqüência do choro aparentemente imotivado vai diminuindo rapidamente com a passagem do tempo. À medida que a criança cresce, diminui o número de crises diárias de choro, em condições normais, apesar de aumentar o número de estímulos capazes de provocá-las. Realmente, a criança normal de 6 meses suporta fome, sede ou fraldas molhadas por mais tempo que o recém-nascido. Nesta idade, as crianças cujas necessidades são prontamente atendidas choram pouco. Deve-se ter sempre presente que a freqüência e a intensidade do choro dependem, também, da personalidade da criança e do modo pelo qual ela é tratada pelos adultos, podendo as mesmas causas levar ou não ao choro crianças diferentes.

A partir de 4 a 6 meses de idade, o desenvolvimento da personalidade e do ego passa a se tornar causa importante de choro. No segundo semestre de vida, o medo pode levar a choro, como sucede pela visão de fisionomia desconhecida ou penetração em ambiente estranho. Dos 9 meses em diante, a criança já pode chorar por ciúmes ou quando não lhe é permitido o desenvolvimento de habilidades recém-adquiridas; por exemplo, o lactente que já consegue permanecer sentado chora se é deixado constantemente em decúbito dorsal. O choro pode surgir também quando se interrompe experiência agradável ou quando a criança tenta apanhar objeto que se encontra fora de seu alcance.

O choro excessivo no segundo ano de vida é muitas vezes devido à falha dos adultos em responder às necessidades básicas de amor, segurança, conforto, e em dar à criança oportunidades de praticar habilidades recém-adquiridas.

DIAGNÓSTICO DIFERENCIAL

Baseia-se no conhecimento de suas causas, uma vez que no lactente os meios de expressão são precários. Faz-se por meio de cuidadosa anamnese dirigida, do exame físico completo da criança e do estudo do ambiente em que vive. Muitas vezes, entretanto, só podemos realizá-lo pela terapêutica de prova, firmando-se o diagnóstico quando o tratamento adequado à causa suposta faz cessar a manifestação.

TRATAMENTO

Visa afastar ou aliviar a causa do choro. Nos casos de constituição neuropática é necessário esclarecer a família sobre essa entidade, evitando-se o agravamento das crises de choro por erros de conduta dos adultos, condicionando a criança a chorar constantemente para ser carregada e ninada.

Pode-se fazer uso moderado de sedativos. Deve-se evitar que o tratamento sedativo seja empregado indiscriminadamente, em substituição ao tratamento etiológico. É o caso, por exemplo, do uso indevido de sedativos para acalmar o choro de fome, quando o uso do complemento alimentar adequado será a conduta correta.

O uso de chupeta atenua o choro excessivo em crianças com necessidade de sucção aumentada ou nos casos de hipertonia.

Na cólica do lactente, o primeiro e importante passo a ser dado em relação à terapêutica é informar os pais sobre a natureza e a provável evolução do problema, procurando diminuir-lhes a tensão emocional e contra-indicando tentativas descontroladas para acalmar a criança. Muitas vezes, a sucção demorada faz ceder a cólica, tanto quando se faz no seio materno como em chupeta. Pode-se tentar o esvaziamento cólico por meio de supositórios de glicerina ou de pequenos enemas com solução de sorbitol a 70%. Manobras de pressão do abdome, como, por exemplo, colocando-se a criança em decúbito ventral no colo, aquecimento do abdome com compressas mornas, flexão dos membros inferiores, podem melhorar as crises, o mesmo acontecendo com a administração de pequenas quantidades de chá morno.

Havendo alergia alimentar comprovada, as dietas de eliminação vêm solucionar o problema.

É útil em todos os casos diminuir a fermentação intestinal, o que pode ser realizado com o uso de caseinatos na alimentação ou pela substituição de sacarose pela glicose, como edulcorante, na dieta. O uso de sedativos ou de antiespasmódicos deve ser evitado.

Têm-se revelado de alguma utilidade o tratamento das cólicas e a diminuição do meteorismo intestinal por meio de substâncias do tipo dos silicones, como dimetilpolissiloxona, silicone antiespumante, que, aumentando a tensão superficial dos sucos digestivos, levam à rotura as bolhas de gases intestinais, facilitando assim sua eliminação.

Entretanto, muitas vezes, a cólica do lactente resiste a toda essa terapêutica, vindo a ceder completamente apenas com o desenvolvimento da criança.

CONSEQÜÊNCIA DO CHORO EXCESSIVO

O choro prolongado e muito freqüente provoca na criança alterações orgânicas, como perturbações da função gastrintestinal, retardo da digestão, meteorismo por deglutição excessiva de ar, regurgitação de alimento e até mesmo vômito. Além disso, aumenta a tensão nervosa geral da criança e também, principalmente, a tensão do ambiente familiar.

PROFILAXIA DO CHORO EXCESSIVO

Faz-se procurando evitar as causas já relatadas e advertindo insistentemente as mães e demais familiares da possibilidade da resposta indiscriminada dos adultos a qualquer tipo de choro da criança, como pegá-la ao colo e niná-la, vir a condicionar o choro fisiológico do lactente, que passará a usar este recurso para conseguir a realização de toda e qualquer necessidade física ou afetiva.

| 6 | Cianose |

LUIZ BELIZZIA NETO
ANTONIO CARLOS ALVES CARDOSO

Cianose é uma manifestação clínica que requer um diagnóstico preciso, pois geralmente a conduta terapêutica deve ser rápida e eficaz.

INTRODUÇÃO

A cianose manifesta-se como uma coloração azulada da pele, geralmente devido a uma excessiva concentração de hemoglobina reduzida nos capilares sangüíneos, que é a média entre o valor encontrado no sangue arterial e no venoso. Valores acima de 3g/100ml no sangue arterial geralmente são acompanhados de cianose, os quais, nos capilares, estariam entre 4 a 6g/100ml de sangue ou mais. A metemoglobina, um derivado oxidado da hemoglobina, também pode produzir cianose quando sua concentração exceder a 15% da hemoglobina total.

A cianose aparece com mais freqüência onde o fluxo sangüíneo é mais lento, como na pele das mãos e dos pés, especialmente nos leitos ungueais. Manifesta-se também em locais onde a pele é fina e o tecido ricamente vascularizado, como lábio, língua, mucosa oral, ponta do nariz.

O aparecimento de cianose apresenta correlação direta entre o nível de hemoglobina e a porcentagem de saturação de oxigênio do sangue arterial, pois poderá manifestar-se em níveis variados de saturação de oxigênio, dependendo da concentração da hemoglobina no sangue (Fig. 4.7). Assim, em situações de poliglobulias, mesmo com pequena queda da saturação de oxigênio, pode haver aparecimento de cianose, porém, nesses casos, geralmente a oxigenação tecidual é adequada. Por outro lado, quando há diminuição da concentração de hemoglobina (anemia), mesmo em situações de queda acentuada da saturação arterial, a cianose pode ser difícil de ser notada, podendo, nesse caso, ser acompanhada de grande prejuízo para a oxidação tecidual.

Basicamente, há cinco mecanismos que podem causar diminuição da saturação de oxigênio arterial em indivíduos respirando em ar ambiente: hipoventilação alveolar, dificuldade de transporte de oxigênio na membrana alveolocapilar, inadequação da relação ventilação/perfusão pulmonar, "shunt" de sangue do lado direito (venoso) para o lado esquerdo (arterial) e transporte inadequado de oxigênio pela hemoglobina.

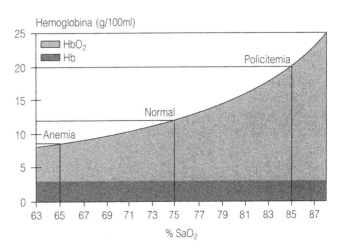

Figura 4.7 – Para o aparecimento de cianose há necessidade de pelo menos 3g de hemoglobina reduzida para cada 100ml de sangue arterial. A figura mostra a saturação mínima de oxigênio do sangue arterial necessária para o aparecimento de cianose para cada nível da concentração de hemoglobina.

CLASSIFICAÇÃO

Central (arterial) – caracteriza-se por apresentar diminuição da saturação de oxigênio arterial, débito cardíaco elevado ou normal e diferença arteriovenosa normal. Nesse tipo de cianose, as mucosas normalmente estão azuladas e a temperatura da pele normal. A intensidade da cianose pode ser de moderada a grave. Geralmente, sua origem é cardíaca ou pulmonar. A cardíaca está associada a uma PaO_2 acompanhada de $PaCO_2$ normal, e a resposta à inalação de oxigênio a 100% é parcial, pois, apesar da melhora da cianose, esta não desaparece. A cianose piora com o choro. Já a cianose de causa pulmonar também é acompanhada de PaO_2 diminuída no sangue arterial, porém a $PaCO_2$ é elevada. A inalação com oxigênio a 100% faz com que a cianose desapareça e com o choro há melhora desse sinal. A cianose causada por metemoglobulinemia ou associada à absorção de derivados da anilina e nitritos apresenta PaO$_2$ e PaCO$_2$ normais e não mostra insuficiência respiratória.

Periférica (venosa) – caracteriza-se por apresentar saturação de oxigênio arterial normal, baixo débito cardíaco e grande diferença arteriovenosa da PO$_2$. As mucosas encontram-se rosadas e a pele úmida e fria. A intensidade da cianose é usualmente leve. Como as arteríolas do plexo cutâneo contêm sangue normalmente saturado de oxigênio, ao se comprimir a área cianótica, nota-se o aparecimento de manchas avermelhadas.

O diagnóstico diferencial das cianoses é apresentado nos quadros 4.13 e 4.14.

A cianose no período neonatal pode ser de difícil reconhecimento em conseqüência da alta concentração de hemoglobina fetal que persiste após o nascimento. A curva de dissociação da hemoglobina fetal comparada com a hemoglobina normal tem maior afinidade pelo oxigênio e este é liberado em menor quantidade para os tecidos. Como conseqüência, hipoxemia grave pode estar presente na ausência de cianose detectável. Nesse caso, outros sinais de hipoxemia devem ser avaliados, tais como taquipnéia, taquicardia e irritabilidade.

TRATAMENTO

Deve visar sempre a causa determinante. Haverá sempre um procedimento específico para cada caso.

Oxigenoterapia – é indicada quando a tensão arterial do oxigênio for baixa. Deve-se oferecer oxigênio para manter a PaO$_2$ em níveis seguros (entre 65 e 85mmHg). O oxigênio pode ser oferecido usando-se cateter nasal, máscara, tenda ou respiradores nos casos mais graves. Quando a causa da cianose é periférica, devida à presença de hemoglobinas anormais, ao bloqueio alveolocapilar ou ao "shunt" venoarterial, a oxigenoterapia é ineficaz.

Quadro 4.13 – Diagnóstico diferencial das cianoses.

Aspecto	Central	Periférica
Fisiológico		
Saturação arterial de oxigênio	Reduzida	Normal
Diferença arteriovenosa	Normal	Aumentada
Débito cardíaco	Normal ou elevado	Baixo
Clínico		
Intensidade	Moderada a grave	Leve
Membranas mucosas	Azuladas	Róseas
Temperatura	Quente	Fria

Quadro 4.14 – Diagnóstico diferencial da cianose central.

Aspecto	Cardíaca	Pulmonar	Hematológica (metemoglobinemia)
Fisiológico			
PaO$_2$	Diminuída	Diminuída	Normal
PaCO$_2$	Normal	Elevada	Normal
Clínico			
Choro	Aumenta a cianose	Diminui a cianose	Não altera a cianose
100% de O$_2$	Diminui a cianose	Desaparece a cianose	Não altera a cianose

Cuidados especiais devem ser tomados quando o paciente apresenta insuficiência respiratória crônica, pois a hipoxemia pode ser o estímulo que mantém a respiração do paciente, e o oferecimento inadvertido de oxigênio pode levar à parada respiratória do paciente.

Repouso – a agitação do paciente aumenta o consumo de oxigênio, sobrecarregando o coração e aumentando o esforço respiratório, podendo piorar a cianose. Quando a agitação é intensa e o paciente não colabora, deve-se sedá-lo, usando-se drogas que não deprimam o centro respiratório.

7	**Diarréia**

LUCIA FERRO BRICKS
MARIA LÚCIA DE MORAES BOURROUL
ANA CECÍLIA SILVEIRA LINS SUCUPIRA

INTRODUÇÃO

Diarréia é uma das queixas mais freqüentes em Pediatria, especialmente nos países em desenvolvimento, onde se inclui entre as principais causas de morbidade e mortalidade infantil. Segundo a OMS/UNICEF, durante 1980, a doença diarréica foi responsável por 5 milhões de óbitos em crianças com idade inferior a 5 anos. Nos países em desenvolvimento, a Organização Mundial de Saúde (OMS) estima que as crianças com menos de 5 anos de idade apresentam, em média, dois a três episódios de diarréia por ano e que nos dois primeiros anos de vida ocorrem 20 óbitos por 1.000 casos de diarréia. Nesses países, onde as precárias condições de vida concorrem para a alta prevalência de desnutrição e um grande número de infecções, a diarréia e a desnutrição formam um ciclo vicioso em que um processo predispõe e agrava o outro e é nesses locais que se notam os maiores índices de morbidade e mortalidade por diarréia.

A maioria dos agentes etiológicos que levam à diarréia nos países em desenvolvimento é transmitida pela via fecal-oral e está relacionada à qualidade da água que a população recebe, à falta de saneamento básico e às más condições de manipulação, estoque e refrigeração de alimentos.

No Brasil, um estudo prospectivo de inquérito domiciliar realizado no Nordeste por Guerrant e cols. documentou elevada taxa de diarréia em crianças com idade inferior a 5 anos, especialmente naquelas residentes em zona rural, com precárias condições de saneamento básico. Nesse estudo, as crianças residentes em zona urbana, com boas condições de suprimento de água e tratamento sanitário, apresentavam aproximadamente dois episódios de diarréia por ano, com duração média de 4,2 dias por episódio, resultado comparável ao encontrado em países desenvolvidos. As crianças mais pobres, residentes em zona rural, em casas que não recebiam água tratada nem dispunham de esgoto, apresentaram entre 4 e 9,7 episódios de diarréia por criança por ano, e a duração média de cada episódio foi de 31,3 dias. As crianças de faixa etária entre 6 e 11 meses foram as mais acometidas por diarréia, apresentando na população mais carente mais de sete episódios de diarréia por criança por ano, com duração média de 50 dias de diarréia por criança por ano.

Monteiro e cols. citam que entre 1984 e 1985 a incidência de doenças diarréicas em crianças até 5 anos de idade, no município de São Paulo, foi de 7,6 episódios por 100 crianças/mês, e que a diarréia foi responsável por 4,3 óbitos por 1.000 nascidos vivos em crianças com idade inferior a 1 ano.

Nos países industrializados, houve grande queda nos índices de mortalidade por diarréia, fato que tem sido atribuído à melhoria nas condições de saneamento básico (água e esgoto). No entanto, mesmo nesses países, a diarréia persiste como importante causa de morbidade, notando-se acentuada redução de casos determinados por agentes transmitidos por água e alimentos contaminados e maior prevalência de diarréias causadas por vírus, especialmente o rotavírus.

Nos Estados Unidos, em 1984, o rotavírus isoladamente foi responsável por 3 milhões de casos de diarréia.

Tanto a etiologia como a evolução das doenças diarréicas na infância estão nitidamente relacionadas às condições sociais de vida da criança. Observa-se que as crianças bem nutridas, com boas condições de vida e que recebem assistência médica adequada tendem a apresentar evolução benigna e autolimitada, enquanto aquelas mais carentes, com precárias condições de vida, graus variáveis de desnutrição e com difícil acesso à assistência médica tendem a apresentar evolução mais desfavorável e maior número de complicações.

CONCEITO

A conceituação de diarréia implica uma perda de água aumentada pela evacuação que se expressa pela diminuição da consistência das fezes e/ou aumento da freqüência de evacuações.

Não existe na literatura um critério clínico uniforme para se definir *diarréia*. Alguns autores consideram apenas o número de evacuações, outros o número de evacuações e a consistência das fezes e outros levam em conta a "queixa materna", como pode ser visto no quadro 4.15.

Quadro 4.15 – Definições de diarréia utilizadas nos estudos de morbidade (segundo Snyder e Merson).

País	Definição
Bangladesh	Mais de duas evacuações aquosas ou amolecidas em 24 horas
Costa Rica	Definição da mãe
Egito	Cinco ou mais evacuações em um dia precedidas e seguidas por uma semana de fezes normais
Etiópia	Quatro evacuações amolecidas por dia ou uma evacuação aquosa ou sanguinolenta por dia
Guatemala	Menores de 1 ano: cinco ou mais evacuações líquidas ou semilíquidas em 24 horas; maiores de 1 ano: três ou mais evacuações líquidas ou semilíquidas precedidas de duas semanas de fezes normais
Índia	Três ou mais evacuações com fezes de consistência alterada ou com sangue ou muco em 24 horas
Indonésia	Mais de quatro evacuações em 24 horas
Quênia	Definição da mãe

Normalmente, o intestino atua como um regulador do fluido do extracelular por meio da absorção e secreção contínuas de água e eletrólitos. Diariamente circulam na luz intestinal 8 a 9 litros de líquidos. A dieta contribui relativamente pouco para este volume (2 litros/dia) e o restante dele é proveniente de secreções como saliva, suco gástrico, bile e secreções dos demais segmentos do apa-

relho digestivo (pâncreas e intestino delgado). Grande parte deste volume é reabsorvida pelo jejuno e íleo; o colo participa com uma absorção relativamente menor do que os segmentos proximais, mas é esta absorção distal que acaba determinando a consistência e o volume fecal.

A perda de água diária através das fezes varia entre 100 e 200ml/m^2 de superfície corpórea, o que significa a ocorrência de absorção de 98 a 99% do fluxo intestinal.

O hábito intestinal varia de indivíduo para indivíduo e pode-se alterar de acordo com o tipo de alimentação. Lactentes jovens, especialmente quando recebem aleitamento materno, costumam evacuar após cada mamada, por apresentar um reflexo gastrocólico exaltado. Essas crianças às vezes eliminam fezes líquidas e esverdeadas, após episódios de cólica, sem que essa alteração caracterize uma diarréia.

Crianças de até 3 ou 4 meses de idade podem apresentar evacuações amolecidas após a introdução de amido na dieta, devido a uma deficiência "fisiológica" da amilase.

Portanto, o diagnóstico de diarréia só deve ser estabelecido a partir da modificação do hábito intestinal anterior da criança, excluindo-se as variações normais e as decorrentes da introdução de alimentos laxantes.

A conceituação de diarréia crônica representa uma dificuldade adicional, na medida em que a maioria dos autores adota como critério o tempo de persistência do quadro, sendo para alguns quando a diarréia dura mais de 15 dias e para outros após 30 dias. Este critério exclui as crianças que apresentam episódios isolados, porém freqüentes. No entanto, nesses casos, a criança deve ser vista como tendo diarréia crônica, pois tais episódios provavelmente não são independentes.

MECANISMOS DE DEFESA DO TRATO GASTRINTESTINAL

O trato gastrintestinal está continuamente exposto a uma variedade enorme de antígenos, e sua condição primária, como um órgão digestivo, envolve a entrada de macromoléculas e de produtos da digestão intraluminar no enterócito. Assim sendo, pressupõe-se a existência de um sistema de defesa contra os agentes patogênicos amplo e bastante eficaz. Tal sistema ainda não está integralmente conhecido, mas sabe-se que é composto por fatores físicos, químicos, biológicos e imunológicos que se somam e se completam.

Entre os mecanismos de defesa não-imunológicos encontram-se as diversas secreções digestivas: o suco gástrico atua tornando o meio inadequado à sobrevida de diversas bactérias por apresentar um baixo pH; as glicoproteínas e os glicopeptídeos presentes na secreção mucosa dificultam a adesividade bacteriana à mucosa; a lisozima participa da lise intraluminar de determinadas bactérias e a lactoferrina, por se ligar ao ferro, diminui a disponibilidade de ferro livre que seria necessária para a multiplicação de muitos microrganismos.

O peristaltismo contínuo desloca o muco e com este remove bactérias e toxinas.

A flora intestinal normal multidiversificada acaba atuando como mais um fator para inibir o crescimento de patógenos, por meio de mecanismos ainda não totalmente esclarecidos.

A integridade da mucosa intestinal e a formação do fagolisossomo no enterócito dificultam a penetração de macromoléculas e antígenos na circulação sistêmica.

Os mecanismos imunológicos também são diversos e complexos. Existe uma estrutura própria de tecido linfóide da mucosa intestinal (MALT) composta por linfócitos T (distribuídos principalmente no epitélio); linfócitos B (mais localizados na lâmina própria); macrófagos; monócitos e folículos linfóides que formam os plexos de Meyer na lâmina própria.

A IgA secretora é a principal imunoglobulina envolvida na defesa da mucosa intestinal. Essa imunoglobulina é secretada sob forma dimérica ligada a uma peça secretora, chamada peça J. Essa estrutura se liga à célula epitelial e impede a penetração do complexo antígeno-anticorpo no enterócito e participa da lise bacteriana intraluminar, juntamente com a lisozima.

As imunoglobulinas, IgM e IgE, também são secretadas em menores quantidades e parecem participar da opsonização de bactérias.

Até o momento não se dispõe de dados mais precisos a respeito da imunidade celular no trato gastrintestinal.

Acredita-se que o linfócito T supressor tenha uma grande importância na interação entre o MALT e a imunidade sistêmica.

ETIOLOGIA

Um grande número de doenças pode causar diarréia na infância, podendo-se didaticamente classificar as diarréias como de etiologia infecciosa e não-infecciosa, mas freqüentemente encontramos a associação desses dois fatores etiológicos determinando diarréia em uma criança.

Entre as diarréias de origem infecciosa incluem-se aquelas causadas por vírus, bactérias, fungos, protozoários e vermes, além da chamada "diarréia parenteral" associada a quadros de infecção extra-intestinal, como broncopneumonia, otite média aguda e infecção do trato urinário.

As diarréias não-infecciosas podem ser causadas por: desnutrição, erro alimentar (oferta de alimentos que aumentam a osmolaridade do conteúdo intestinal), deficiências enzimáticas congênitas ou adquiridas, uso de laxativos e de antibióticos, alterações no trânsito intestinal (síndrome do colo irritável, hipertireoidismo, intestino curto pós-ressecção intestinal), alergia alimentar, doenças inflamatórias intestinais (doença de Crohn, retocolite ulcerativa), doença celíaca, mucoviscidose, imunodeficiência (deficiência de IgA secretora, hipogamaglobulinemia adquirida etc.), ressecção intestinal, comprometimento da vascularização intestinal (isquemia, má rotação e volvo), cloridrorréia congênita, doença de Hirschsprung e outros.

Os dados epidemiológicos com relação à incidência e à freqüência dessas etiologias são escassos. Há poucos estudos populacionais relativos às causas e à freqüência da diarréia em crianças, sendo que a maioria dos estudos publicados se refere aos casos mais graves, pois são realizados nas crianças que procuram recursos médicos por apresentar desidratação ou outras complicações da diarréia.

O que se verifica na prática é que a maioria das diarréias de causa infecciosa cursa com um quadro agudo, enquanto as demais tendem a apresentar evolução mais prolongada. No entanto, a gravidade e a evolução de um episódio de diarréia estão muito mais relacionadas às condições da criança do que à sua causa base.

As condições de nutrição e o estado imunológico da criança podem alterar significativamente a evolução de um quadro diarréico. Geralmente nas crianças bem nutridas e imunocompetentes os episódios de diarréia são leves e autolimitados, enquanto nas desnutridas ou com imunodeficiência há maiores chances de cronificação e de complicações, independente da causa base.

A presença de desnutrição é um dos principais fatores relacionados à evolução de um quadro de diarréia, seja ele de etiologia infecciosa ou não. Observa-se que nas crianças desnutridas ocorrem alterações da mucosa intestinal que levam à diminuição da capacidade absortiva, determinando piora da diarréia. Por outro lado, a própria diarréia, por interferir com a ingestão e a absorção dos nutrientes da dieta, também pode desencadear ou agravar um quadro de desnutrição.

Além disso, o acesso a uma boa assistência médica também é fundamental para que um episódio de diarréia tenha boa evolução, pois, com freqüência, os tratamentos mal conduzidos, especialmente quando se orientam restrições inadequadas na dieta e o uso abusivo de antibióticos, também concorrem para prolongar e agravar o quadro.

MECANISMOS FISIOPATOLÓGICOS

Os principais mecanismos envolvidos na patogênese da diarréia são o aumento na produção de secreções e a diminuição na absorção de água e eletrólitos.

O aumento de secreção intestinal pode ser causado por várias toxinas bacterianas, metabólitos intraluminares (como os ácidos biliares diidroxilados e os ácidos graxos), hormônios, neurotransmissores, peptídeos vasoativos (como histamina, bradicinina e prostaglandinas) e por alguns laxantes (como o dioctilsulfoccinato de sódio e os derivados da senna).

A maioria desses agentes atua por aumentar a concentração intracelular dos nucleotídeos cíclicos, como o AMP-cíclico e o GMP-cíclico, ou a concentração intracelular do cálcio ionizado.

O mecanismo exato pelo qual os nucleotídeos cíclicos (AMP e GMP) e o cálcio intracelular atuam na produção de secreção ainda não está esclarecido, mas acredita-se que essas substâncias ativem o transporte de íons por meio de um mecanismo final comum.

A diminuição da absorção no intestino pode ocorrer por diminuição da superfície mucosa, lesão celular, presença de substâncias osmoticamente ativas na luz intestinal ou por aceleração no trânsito gastrintestinal.

A diminuição da área de superfície absortiva da mucosa pode ocorrer após ressecção intestinal ou por lesões da própria mucosa, como nas gastrenterites (especialmente naquelas causadas por vírus, nas shigueloses, na amebíase e na estrongiloidíase), na desnutrição e em outras doenças que afetam a mucosa, como a doença celíaca. Nestes casos, também podem ocorrer alterações da motilidade intestinal que levam à piora da absorção de água e de eletrólitos.

Dependendo do local e da extensão do comprometimento intestinal, pode predominar a má absorção de carboidratos, de gorduras ou de sais biliares.

A diarréia osmótica, que se deve à retenção de líquidos no intestino para manter a isotonicidade intraluminal, pode ocorrer quando há comprometimento na digestão e/ou absorção de carboidratos. Essa situação ocorre mais freqüentemente quando há deficiência de dissacaridases, mas também pode ocorrer após a ingestão de dietas hipertônicas ou com o uso de laxativos como lactulose, manitol, sorbitol e sulfato de magnésio.

O mecanismo osmótico também é responsável pelas diarréias em que a presença de bactérias leva à formação de metabólicos intraluminais com ação osmótica e pela diarréia associada à cloridrorréia, em que o excesso de íons H^+ e Cl^- aumenta a osmolaridade do conteúdo intestinal.

O excesso de substâncias hidrossolúveis (como açúcares e sais biliares) na luz intestinal exerce uma pressão osmótica capaz de reter líquidos no intestino, causando uma diarréia caracterizada por grande número de evacuações líquidas ou semilíquidas.

As alterações no trânsito intestinal podem levar à diarréia, quando a passagem rápida de alimentos dificulta a digestão de nutrientes e a absorção de água. Esse tipo de alteração é freqüentemente encontrado em crianças com síndrome do colo irritável, em que há aumento do trânsito intestinal com diminuição do tempo boca-ânus. Outras situações nas quais ocorre aceleração do trânsito intestinal são presença de hipertireoidismo e "síndrome do intestino curto" pós-ressecção intestinal maciça.

Muitas vezes, os dois mecanismos (aumento de secreção e diminuição da absorção) estão envolvidos simultaneamente na gênese da diarréia. Em várias infecções intestinais, especialmente aquelas causadas por bactérias com capacidade de invadir a mucosa (E. coli enteroinvasiva, Shigella sp., Yersinia enterocolítica e

Campylobacter jejunii), por vírus causadores de gastrenterites (especialmente o rotavírus) e infecções por alguns protozoários como *Entamoeba hystolitica* e *Giardia lamblia*, além da diminuição da absorção causada pela lesão da mucosa, podemos encontrar aumento de secreções causado pela liberação de histamina e bradicinina, quando há lesão tecidual. Também pode haver um componente osmótico na gênese dessas diarréias, determinado pelo excesso de carboidratos na luz intestinal.

Além disso, a associação dos dois mecanismos pode ser identificada nos indivíduos com doença inflamatória intestinal crônica ou após ressecções de alças. Nessas situações, ocorrem alterações de flora bacteriana no intestino delgado, e as bactérias atuam sobre os sais biliares não-absorvidos, desconjugando-os e hidroxilando-os. Os metabólitos bacterianos formados na luz intestinal podem afetar o transporte de água e de eletrólitos por ação direta (aumentando o AMP-cíclico e o cálcio intracelular), ou por meio de mudanças na osmolaridade do conteúdo intestinal.

A ação de laxativos não-osmóticos (como o ácido ricinoléico, fenolftaleína e antraquinonas) também é mista. Essas substâncias atuam relaxando a musculatura circular lisa do intestino, com conseqüente diminuição da resistência ao fluxo intraluminar, o que promove a aceleração do trânsito intestinal, reduzindo o tempo de contato entre o "bolo" fecal e as alças intestinais para absorção de água e sólidos. Além disso, essas substâncias podem alterar a concentração do AMP-cíclico pela produção de prostaglandinas, ou estimular diretamente o mecanismo do cálcio intracelular.

AVALIAÇÃO CLÍNICA

Um grande número de condições clínicas pode apresentar como principal manifestação a diarréia. Nesses casos, uma anamnese completa muitas vezes é o mais importante procedimento diagnóstico, sendo que o exame físico costuma apenas revelar a gravidade do problema, não contribuindo com informações sobre sua possível etiologia.

A grande maioria dos episódios de diarréia que ocorrem na infância é de curta duração, resolvendo-se com ou sem tratamento em um período inferior a 7 dias. São as chamadas diarréias agudas. Entretanto, um número variável de crianças, estimado pela OMS entre 3 e 20% dos casos, apresenta episódios de diarréia de evolução mais prolongada e é nesses casos, especialmente nas diarréias crônicas com duração acima de um mês, que a obtenção dos dados de anamnese é mais importante para se chegar à causa do problema.

A obtenção de informações sobre a doença pode ser bastante confusa, não só pelo tempo de evolução do quadro, mas também pelo grande número de dados que devem ser obtidos sobre a cronologia do processo, os tratamentos dietéticos e medicamentosos realizados previamente.

Muitas vezes, a expectativa de uma solução rápida para o problema dificulta o contato com os pais que dão informações sobre a doença baseados em seus próprios critérios de prioridades, informando mais sobre o grande número de médicos consultados e os exames já realizados do que sobre a própria doença.

É importante que o pediatra que atende crianças com diarréia, especialmente quando de evolução prolongada, saiba conduzir a anamnese, procurando obter dados não apenas do quadro atual, mas de toda a evolução da doença e de suas repercussões sobre o estado da criança.

A anamnese deve trazer informações sobre o início do quadro, se foi agudo ou insidioso, se houve ou não relação com a introdução de alimentos na dieta (leite de vaca, açúcar, ovo ou cereais), e sobre a duração e a evolução da diarréia, procurando-se identificar se ocorrem vários surtos ao longo do tempo ou se a manifestação foi contínua.

A idade do início dos sintomas também é importante para orientar a avaliação diagnóstica. Os processos infecciosos são freqüentes em todas as faixas etárias, porém apresentam maior gravidade nas crianças pequenas.

Nos lactentes jovens, observa-se, com freqüência, diarréia associada a outros processos infecciosos, como broncopneumonias, otites e infecções do trato urinário. Essa diarréia tem sido chamada de "diarréia parenteral", entidade questionada por muitos autores.

As deficiências enzimáticas congênitas, a alergia ao leite de vaca e a mucoviscidose geralmente se manifestam nos primeiros meses de vida, ao passo que a doença celíaca tem início mais tardio e relacionado à época da introdução do glúten da dieta (aveia, trigo, cevada e centeio).

A síndrome do colo irritável costuma manifestar-se clinicamente como diarréia entre 6 e 36 meses de idade, melhorando nitidamente após a aquisição do controle esfincteriano anal; as doenças inflamatórias intestinais (retocolite ulcerativa e doença de Crohn) raramente são observadas nos primeiros meses de vida, manifestando-se mais tardiamente.

A descrição dos episódios diarréicos deve conter informações sobre as características das fezes, bem como de outros sinais e sintomas que podem acompanhar o quadro, para auxiliar a investigação diagnóstica. Como, exemplo, as diarréias de etiologia infecciosa geralmente se caracterizam por aumento abrupto no número de evacuações e costumam acompanhar-se por febre e dor abdominal. Os episódios de etiologia viral podem ser precedidos por um quadro de infecção das vias aéreas superiores, febre e vômitos; as fezes geralmente são líquidas e explosivas, não contendo sangue ou pus. Freqüentemente esses quadros ocorrem de forma epidêmica, havendo outros casos na mesma comunidade (família, creche, escola). As bactérias produtoras de citotoxinas (*E. coli* enteropatogênica clássica) e as bactérias toxigênicas (*E. coli* enterotoxigênica, *Vibrio cholerae*, *Clostridium difficile*) também podem levar a um quadro clínico semelhante, com grande número de evacuações líquidas, sem sangue ou muco.

No entanto, um quadro agudo de náuseas, vômitos, cólicas e diarréia também pode ser causado por intoxicação alimentar, devendo-se pesquisar se houve ingestão de alimentos suspeitos e se há outros casos de diarréia na família.

A presença de distensão abdominal acompanhada de eliminação de fezes aquosas e explosivas logo após as mamadas e de eliminação de gases e dermatite perineal deve levar à suspeita de intolerância aos carboidratos, situação que pode ocorrer nas infecções agudas por vírus e bactérias, na giardíase, no colo irritável e na própria desnutrição. A deficiência adquirida de lactase é a causa mais freqüente desse tipo de diarréia.

A presença de sangue, muco e pus nas fezes caracteriza os quadros disentéricos, os quais estão mais relacionados à presença de agentes invasivos, como a *E. coli* enteroinvasiva, *Shigella* sp., *Campylobacter jejunii* e *Yersinia* enterocolítica. Nas infestações maciças por *Ancylostoma duodenale*, *Strongyloides stercoralis*, *Trichuris trichiura* e na amebíase também podemos encontrar a presença de fezes com sangue.

A relação entre diarréia e alimentação também é um dado rico na avaliação da criança com diarréia. Freqüentemente, o excesso de carboidratos ou de alimentos laxantes na dieta leva a uma diminuição na consistência ou a um aumento na freqüência das evacuações. Na maior parte desses casos, a criança está em ótimo estado geral, não apresentando nenhum comprometimento de peso ou estatura, mesmo quando a história é de longa evolução.

Quando o choro de um bebê com cólica é erroneamente interpretado como fome e ele é superalimentado, recebendo grande número de refeições, pode apresentar diarréia tanto pela aceleração do reflexo gastrocólico como por sobrecarga osmótica.

Os erros no preparo da mamadeira também podem levar à diarréia, principalmente quando se acrescenta excesso de carboidratos ao leite para compensar sua diluição.

A obtenção de informações sobre o padrão de evacuações da criança e sua relação com a dieta é um procedimento simples e que pode sugerir o diagnóstico de síndrome do colo irritável. Nesses casos, o número de evacuações não é muito grande (três a seis evacuações por dia) e, caracteristicamente, a primeira evacuação do dia costuma ser de fezes formadas, havendo diminuição de sua consistência ao longo do dia. Em algumas crianças, pode-se notar aumento dos ruídos hidroaéreos logo após a ingestão de alimentos e, às vezes, ocorre dermatite perianal quando o aumento do trânsito intestinal leva à diminuição da absorção de carboidratos.

A caracterização do ambiente familiar do ponto de vista sócio-econômico, cultural e habitacional, com o levantamento de dados sobre disponibilidade de alimentos, hábitos alimentares, condições de manipulação e conservação de alimentos, presença de saneamento básico (água, esgoto e coleta de lixo), renda familiar e grau de escolaridade dos pais, têm nítida relação com a etiologia e a evolução dos quadros de diarréia.

Nas crianças com precárias condições sócio-econômicas, as infecções e as infestações intestinais muitas vezes são múltiplas e muito mais freqüentes do que naquelas de melhor nível sócio-econômico. Nessas crianças, observa-se maior freqüência de cronificação dos episódios agudos causados por agentes infecciosos.

A presença de outros sintomas associados à diarréia também pode auxiliar na investigação diagnóstica. A anorexia freqüentemente acompanha os episódios de diarréia, mas em alguns casos, quando muito acentuada, pode levar à suspeita de doença celíaca, quando presente em uma criança que, apesar de receber boa oferta de alimentos, encontra-se desnutrida.

Na avaliação dos casos de diarréia crônica, o curso da diarréia e o comprometimento ou não do estado geral podem contribuir para o raciocínio clínico, embora não permitam estabelecer diretamente a causa do problema.

Para facilitar a avaliação do tipo de curso da diarréia, temos adotado a seguinte classificação (segundo Martins Campos, modificada):

1. curso crônico persistente pós-episódio agudo;
2. curso crônico persistente desde o início;
3. curso crônico persistente com períodos de exacerbação agudos;
4. cursos agudos intercalados com períodos normais;
5. cursos crônicos intercalados com períodos normais.

Assim, quando a diarréia evolui com um curso crônico persistente pós-episódio agudo, pode-se pensar no diagnóstico de intolerância secundária aos dissacarídeos ou na manutenção da diarréia pelo uso inadequado de antibióticos ou de dietas restritivas.

Quando a diarréia evolui com curso crônico persistente e períodos de exacerbação agudos, deve-se avaliar a presença de uma superposição de causas, como, por exemplo, infecções e/ou infestações repetidas em uma criança previamente desnutrida.

Episódios agudos de diarréia intercalados com períodos normais sugerem uma condição etiológica que se manifesta de forma intermitente, como, por exemplo, a síndrome do colo irritável, ou episódios repetidos de infecção e/ou infestação em crianças normais.

Uma diarréia que evolui com curso crônico intercalado por períodos normais também pode ocorrer na síndrome do colo irritável ou em algumas parasitoses, especialmente na giardíase.

As diarréias que evoluem com curso crônico persistente desde o início têm sido mais associadas às doenças que cursam com síndrome de má absorção, como doença celíaca e mucoviscidose. No entanto, Anderson cita que, mesmo nas crianças que apresentam fezes persistentemente anormais, as três condições etiológicas mais comuns são as gastrenterites com ou sem intolerância secundária aos açúcares e/ou intolerância à proteína do leite de vaca, a síndrome do colo irritável e as infestações parasitárias.

As alterações encontradas ao exame físico de crianças com doença diarréica geralmente dão mais informação sobre a gravidade e/ou cronicidade do problema do que sobre sua possível etiologia.

Nas diarréias agudas, a febre e os sinais de desidratação são os achados mais importantes ao exame físico.

Nos quadros de evolução mais prolongada, o exame físico pode revelar a gravidade do problema por meio dos sinais de comprometimento do peso e da estatura. Observa-se que nos episódios de diarréia aguda ocorre maior comprometimento do peso, enquanto nos de diarréia crônica pode haver maior comprometimento da estatura.

O encontro de sinais como anemia, raquitismo, edema periférico e alterações de fâneros pode estar associado a doenças específicas, em que há comprometimento da absorção, como doença celíaca e mucoviscidose. No entanto, em nossa população, a presença desses sinais pode ser atribuída com maior freqüência à própria desnutrição de base das crianças, que é agravada por múltiplas infecções e infestações intestinais.

INVESTIGAÇÃO LABORATORIAL

Os dados obtidos na anamnese constituem, na maioria das vezes, o elemento mais importante na orientação diagnóstica, sendo a realização de exames complementares muitas vezes desnecessária.

As diarréias agudas geralmente apresentam evolução autolimitada, não se justificando a realização rotineira de exames laboratoriais. Esses exames geralmente são de custo elevado e não contribuem para alterar a conduta terapêutica.

Em alguns casos, no entanto, deve-se solicitar alguns exames para identificar a etiologia da diarréia, incluindo-se nessa situação os casos graves, aqueles com evolução prolongada e aqueles em que se observa comprometimento do estado geral da criança. Também estão indicados estudos para se detectar a etiologia da diarréia nos surtos epidêmicos em crianças que freqüentam creches ou estejam institucionalizadas e naquelas com comprometimento do estado imunológico.

Sempre que houver necessidade de investigação laboratorial, deve-se inicialmente solicitar hemograma, coprocultura e exames parasitológicos de fezes. O hemograma pode sugerir a presença de infecções, infestações ou má absorção por meio de leucocitose, eosinofilia e anemia.

A coprocultura é o principal exame para se identificar as infecções bacterianas, sendo que, muitas vezes, pode-se detectar mais de um patógeno nas fezes, não sendo possível definir qual deles é o agente responsável pela diarréia.

O exame parasitológico de fezes deve ser feito para a identificação de ovos, cistos e parasitas e, sempre que possível, deve ser realizado a fresco para o diagnóstico de giardíase. Na suspeita de infecção por *Giardia lamblia*, a realização de três exames consecutivos aumenta a positividade de 45% para 80 a 90% em relação ao exame de apenas uma amostra.

Outras investigações laboratoriais devem ser feitas numa segunda etapa, na qual a avaliação clínica e a evolução do paciente irão determinar quais os exames mais indicados em cada caso.

Em crianças que apresentam evolução desfavorável com sinais de má absorção antes de se indicar exames para a pesquisa de doença celíaca e mucoviscidose, deve-se verificar se a criança está recebendo dieta com boa oferta calórico-protéica, pois freqüentemente as dietas agravam o processo diarréia-desnutrição, levando a um quadro clínico semelhante ao daquelas doenças.

ESTRATÉGIAS PARA O CONTROLE DAS DIARRÉIAS

Apesar da alta prevalência das doenças diarréicas, sua etiologia é pouco conhecida e complexa na maioria dos casos, envolvendo inúmeros fatores ambientais, infecciosos e individuais. Essa complexidade vem sendo reconhecida apenas recentemente, e a OMS, por meio de seu Programa para o Controle das Doenças Diarréicas, criado em 1978, vem tentando estudar, divulgar e implantar medidas básicas para o controle das doenças diarréicas. Incluem-se entre essas medidas:

1. tratamento da diarréia aguda com a utilização precoce da terapia de reidratação oral (TRO) e manutenção de alimentação adequada durante a doença e a convalescença;
2. melhor atenção à saúde materno-infantil, destacando-se o incentivo ao aleitamento materno e as orientações sobre alimentação da mãe e da criança, sobre as práticas adequadas de desmame e sobre a higiene doméstica e pessoal;
3. disponibilidade de água potável, rede de esgoto e coleta de lixo;
4. detecção e controle das epidemias de diarréia.

A TRO visa diminuir o risco de desidratação e distúrbios metabólicos e, além disso, simplifica e reduz os custos da hidratação. A eficácia e a segurança da solução de hidratação oral da OMS para a profilaxia e o tratamento da desidratação já foram comprovadas, e a TRO tem-se mostrado uma das medidas mais eficazes na redução da morbidade e mortalidade por diarréia.

No Brasil, recomenda-se, sempre que possível, utilizar a solução preconizada pela OMS, pois as soluções caseiras apresentam grande variação na sua composição. No entanto, nos locais onde não é possível obter a solução padronizada pela OMS, deve-se estimular a oferta de outros líquidos como soro caseiro (preparado com água, sal e açúcar), chás, água de arroz, água de coco etc.

Quanto à alimentação, a indicação de jejum e as restrições dietéticas têm sido muito questionadas na literatura, pois a suspensão de vários componentes da dieta, especialmente o leite, muitas vezes contribui para agravar o estado nutricional das crianças com diarréia. A OMS recomenda que se estimule a alimentação durante e após a diarréia para interromper o ciclo diarréia-desnutrição, o qual se deve não somente ao comprometimento da absorção intestinal, mas também ao uso inadequado de dietas restritivas.

Até o momento, não há na literatura uma padronização dietética para os quadros de diarréia, mas é fundamental que a dieta contenha oferta calórico-protéica adequada.

O jejum temporário é defendido por alguns autores que valorizam a lesão da mucosa intestinal e a conseqüente má absorção; a manutenção da alimentação é defendida por outros como forma de promover uma oferta calórico-protéica adequada e como um fator de estimulação para a reparação da mucosa intestinal lesada.

Brown e McLan mostram, em um levantamento realizado em 1984, que ainda há poucos estudos clínicos sobre a dietoterapia, mas acreditam que "a absorção subótima de algum alimento é preferível à não absorção de nenhum alimento". Recomendam pausa alimentar apenas durante os quadros de desidratação, uma vez que a realimentação pode causar perdas líquidas excessivas e agravar a acidose. Uma vez restabelecido o equilíbrio hidroeletrolítico, a realimentação deve ser iniciada.

O aleitamento natural não deve ser interrompido, e sim incentivado, já que a sucção e o esvaziamento periódico das mamas garantem a produção contínua do leite materno, que, por sua vez, apresenta alta digestibilidade e fatores de proteção para a mucosa intestinal.

Como a má absorção não é absoluta, pois depende da relação entre a quantidade de nutrientes que chega ao intestino e à sua superfície absortiva e a quantidade de enzimas digestivas, a composição e a concentração da dieta parecem ter um papel importante na dietoterapia. Muitas vezes, esse ajuste é obtido espontaneamente pela diminuição da aceitação; outras vezes, pode-se tentar oferecer quantidades menores e mais freqüentes de alimentos.

Os substitutos do leite de vaca (leite sem lactose ou leite de soja) são em geral de alto custo e de baixa aceitabilidade, devendo-se restringir seu uso para os casos nos quais os sinais clínicos e a má evolução sugiram a existência de quadro grave de intolerância aos dissacarídeos.

A diluição ou suspensão do leite de vaca tem sido muito discutida como medidas terapêuticas. O leite é importante fonte calórico-protéica na dieta de lactentes, e sua restrição pode ter conseqüências importantes sobre o estado nutricional da criança.

Deve-se salientar que, muitas vezes, a restrição do leite não é acompanhada por sua substituição por nenhuma outra fonte de nutrientes.

A introdução de alimentos sólidos para os lactentes atua tanto aumentando o esvaziamento gástrico como diminuindo a quantidade de lactose ingerida.

Várias experiências em diversos países demonstram que o aleitamento materno, além de garantir uma oferta alimentar adequada para os lactentes com idade inferior a 5 meses, pode diminuir a incidência de diarréia entre 8 e 20% e influir de maneira relevante na mortalidade por diarréia, reduzindo-a em 24 a 27%.

Os programas de saúde materno-infantil visam diminuir a incidência de recém-nascidos de baixo peso, incentivar o aleitamento materno, orientar as práticas de desmame, vigiar a evolução pondo-estatural e, em algumas regiões, complementar dietas inadequadas. Também têm grande importância os programas de cobertura vacinal, especialmente contra o sarampo. Feachem e Koblinsky demonstraram que a vacinação contra o sarampo pode reduzir a mortalidade por diarréia entre 6 e 26% em crianças com idade inferior a 5 anos.

A qualidade e a quantidade de água disponíveis para a população participam como fatores determinantes na doença diarréica, e pesquisas da OMS mostram que, uma vez garantido esse suporte, a morbidade por diarréia em determinada região tende a se reduzir em torno de 35% e a mortalidade em proporções ainda maiores. No município de São Paulo observou-se redução de 81,4% nas causas de óbito por diarréia entre 1973 e 1985. Monteiro e cols. relacionam essa queda na mortalidade infantil por diarréia à melhoria das condições de saneamento básico observadas na cidade, sendo que a cobertura do abastecimento de água naquele período aumentou de 68,3% em 1973 para 95,2% em 1985.

A vigilância epidemiológica permite a identificação e, em muitos casos, o controle das epidemias, mas sua situação ainda é precária em muitos países em desenvolvimento.

O uso de drogas antidiarréicas, como anticolinérgicos, adsorventes e antagonistas de prostaglandinas, não contribui para a cura da diarréia e ainda pode mascarar e agravar o quadro, pois essas drogas tendem a alterar o aspecto das fezes, sem, no entanto, diminuir as perdas de água e eletrólitos.

A prescrição de antimicrobianos deve ter indicação precisa, restringindo-se seu uso nos seguintes casos:

• pacientes imunodeprimidos;
• desnutridos graves;
• recém-nascidos;
• suspeita de disseminação do processo intestinal;
• surto epidêmico de *Shigella* em crianças institucionalizadas com o intuito de diminuir o tempo de sua excreção nas fezes.

O uso indiscriminado de antimicrobianos não é recomendado, pois pode levar a um agravamento do quadro por seus efeitos colaterais, por aumentar o tempo de excreção de alguns patógenos (como as *Salmonellas*) e por alterar a flora intestinal e predispor ao crescimento de agentes resistentes.

Sempre que se identificar uma parasitose, esta deverá ser medicada com drogas adequadas.

Atualmente, encontram-se em fase de estudos vacinas contra alguns agentes infecciosos causadores de diarréia, mas até o momento as medidas citadas são as mais eficazes no controle das doenças diarréicas.

Dispnéia

ULYSSES DORIA FILHO
JOAQUIM CARLOS RODRIGUES

CONCEITO

Dispnéia é o conjunto de manifestações semiológicas e subjetivas de desconforto ou insuficiência respiratória. Portanto, a dispnéia é um sintoma tanto objetivo quanto subjetivo. Os sinais objetivos de dispnéia são:

1. Desvios do tipo respiratório a partir do padrão normal: taquipnéia, bradipnéia, hiperventilação, respiração ruidosa, "gasping", estridor, tiragem intercostal, retração torácica, batimento de asa de nariz.
2. Alterações da cor da pele: cianose generalizada ou de extremidades, palidez.
3. Perturbações neurovegetativas: agitação, sudorese, gemido, vômitos.

FISIOPATOLOGIA

Os três fatores que atuam isolados ou concomitantemente nos centros respiratórios são:

1. Químicos, incluindo hipoxemia, hipercapnia e acidose.
2. Reflexo, por meio do reflexo de Hering-Breuer.
3. Central ou cerebral.

Os pressorreceptores localizados na parede do arco aórtico e seio carotídeo, provavelmente, não estão relacionados com a regulação da respiração, no entanto, uma queda na pressão sangüínea pode aumentar a ventilação pulmonar. Os termorreceptores no hipotálamo e na pele podem, na presença de febre, desencadear um leve estímulo para a respiração.

Embora um desses fatores possa iniciar uma alteração na respiração, outros contribuem normalmente para seu controle. É raro um fator agir isoladamente.

MECANISMOS DA DISPNÉIA

Dois processos diferentes, mas conectados, parecem estar envolvidos no mecanismo neurofisiológico da dispnéia: 1. transmissão da informação sensitiva derivada do aparecimento respiratório para áreas integradoras do cérebro; 2. interpretação da informação e reação subjetiva a ela. Esse fenômeno envolve vias para receber e integrar áreas na consciência (Fig. 4.8).

Supõe-se que nos pulmões existam receptores que iniciam a mensagem ao cérebro. Por meio destes, o nervo vago pode transmitir informações das mudanças de volumes e pressões pulmonares, da presença de substâncias irritantes nas vias aéreas e da pressão do fluido intersticial. Um outro sítio potencial de iniciação dos "sinais de dispnéia" é a parede torácica, por meio de receptores localizados nos músculos intercostais e articulações das costelas torácicas. Uma terceira origem possível é o diafragma via nervo frênico. Por outro lado, as alterações químicas (hipoxemia, hipercapnia e acidose) parecem contribuir para a sensação de dispnéia, por seus efeitos nos quimiorreceptores ou por modificações dos sinais em uma das vias neurais que se dirigem ao cérebro.

CLASSIFICAÇÃO DAS DISPNÉIAS

Dispnéia por obstrução das vias respiratórias

Obstruções localizadas no nariz
Rinites (viral, bacteriana, da lues congênita, diftérica, alérgica), estenoses cicatriciais, corpos estranhos, hipoplasia cartilaginosa, altera-

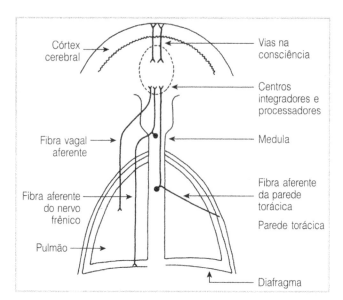

Figura 4.8 – Ilustração dos possíveis mecanismos sensoriais para a dispnéia e caminhos pelos quais os "sinais de dispnéia" podem ser transmitidos. O aparelho respiratório inicia a mensagem que é integrada nos centros cerebrais e daí enviada à consciência no córtex.

ções septais (desvio, hematoma, abscesso), tumores rinofaríngeos e da porção posterior das fossas nasais (linfangiomas, hemangiomas, teratomas, sarcomas, fibromas), atresia de coanas, meningoencefalocele e obstrução por rolha meconial.

Obstruções no nível da rinofaringe e da faringe
Vegetações e hipertrofia adenoidianas, pólipos das coanas, tumores (fibroma, sarcoma), abscesso retrofaríngeo e periamigdaliano, flegmão da parede faríngea, abscessos e cistos da base da língua e do assoalho da boca, síndrome de Pierre Robin, queimaduras por alimentos quentes, cáusticos ou ácidos, edema angioneurótico e inflamatório.

Obstruções no nível da laringe, traquéia e brônquios

Alterações da parede – laringomalacia, processos infecciosos e inflamatórios da mucosa (epiglotites, laringites, pós-aspiração mecânica intempestiva, pós-intubação, contusões externas, intoxicação pela fumaça e gases corrosivos) e alterações tumorais (papilomas, nódulos de cordas vocais, hemangiomas, infiltrados leucêmicos e tumores malignos raros).

Alterações das cordas vocais – paralisia (pode ocorrer nos processos que afetam o nervo recorrente ou os ramos laríngeos do vago), tocotraumatismo, compressão extrínseca, processos inflamatórios do pescoço, encefalite, poliomielite, botulismo. Espasmos: hipocalcemia, doença de Gaucher.

Redução da luz por corpos estranhos – mecônio, alimentos vários, vômitos, pequenos objetos.

Compressão externa da traquéia e dos grandes brônquios – aumento de gânglios mediastinais (tuberculose, inflamações inespecíficas, linfossarcoma, leucoses agudas, sarcoidose, linfogranulomatose), processos expansivos (bócio, cistos branquiais, tumores do timo, neurinomas, neuroblastoma, abscessos frios, divertículos e cistos esofagianos), malformações dos grandes vasos (arco aórtico duplo, aneurisma de artéria pulmonar), mediastinites e enfisema mediastinal.

Estreitamento dos brônquios – processos inflamatórios e infecciosos, bronquite espástica, asma brônquica, raquitismo grave, bronquiectasias, inalação de gases tóxicos e inalação de fumaça.

Dispnéia por comprometimento da superfície pulmonar de troca

Afecções do parênquima pulmonar – pneumonias (virais, bacterianas, por fungos, tuberculose), broncopneumonias, atelectasias, abscessos, síndrome do desconforto respiratório do recém-nascido, processos intersticiais, alterações decorrentes de ventilação mecânica prolongada, toxicidade pelo oxigênio e choque, pneumatoceles e malformações congênitas (enfisema lobar, hipoplasia ou agenesia de lobos, pulmão policístico).

Compressão de segmentos pulmonares – pneumotórax (rotura de bolhas de enfisema na respiração artificial, pós-punção pulmonar, nos processos enfisematosos, pneumonias intersticiais, cistos de pulmão e pneumatoceles), derrames pleurais (pleuris purulento, tuberculoso, asséptico, sarcoma e linfossarcoma, insuficiência cardíaca, síndrome nefrótica, disproteinemias, quilotórax), hérnias diafragmáticas, malformações do diafragma, alterações abdominais que repercutem na dinâmica respiratória (peritonite, ascite, hepatoesplenomegalia acentuada, obesidade, prisão de ventre, meteorismo, íleo paralítico).

Distúrbios da mecânica respiratória

Alterações do arcabouço torácico – fraqueza da caixa torácica dos prematuros, alterações do esterno, agenesia de múltiplas costelas, fratura múltipla de costelas.

Lesões neuromusculares – distrofia muscular progressiva, dermatomiosite, *miastenia gravis*, hipoplasia muscular generalizada congênita, contusões e processos inflamatórios da parede, paralisia diafragmática, paralisia da musculatura intercostal (coxsackie, pólio), polirradiculoneurite, amiotonia congênita, neurite diftérica, tétano, botulismo, alterações medulares (malformações, transecção, Werdnig-Hoffmann) e mielites.

Dispnéia por depressão do centro respiratório

Intoxicações por opiáceos, barbitúricos, anestésicos, álcool, hemorragias e processos expansivos intracranianos, meningencefalites, traumatismos craniencefálicos, narcose pelo CO_2, edema cerebral alérgico e tromboses agudas.

Dispnéia por alterações cardíacas e do pericárdio

Fibroelastose congênita, miocardite, miocardose, taquicardias paroxísticas, bloqueio atrioventricular, cardiopatias congênitas (tetralogia de Fallot, atresia tricúspide, atresia pulmonar, drenagem anômala das veias pulmonares, persistência do canal arterial, comunicações interauriculares e interventriculares com hipertensão pulmonar), pericardites constritivas ou com derrame.

Dispnéia devida à presença de formas anômalas de hemoglobina

Por metemoglobina – deficiência congênita de metemoglobina-redutase associada à presença de hemoglobina M, intoxicação por nitratos, subnitratos de bismuto, anilina, nitrobenzeno, derivados da fenacetina, gás cianídrico.

Por sulfoemoglobina – intoxicação por derivados da sulfa.

Por carboxiemoglobina – intoxicação pelo monóxido de carbono (tom avermelhado da pele).

Dispnéia psicogênica – raramente presente em crianças. Mais freqüentemente atinge meninas em situação de estresse psíquico.

TRATAMENTO DAS CIANOSES E DAS DISPNÉIAS

Deve visar fundamentalmente à causa determinante, e, por esse motivo, um diagnóstico etiológico preciso sempre deve ser feito.

Haverá sempre um procedimento específico para cada caso, por exemplo, a digitalização de um paciente com insuficiência cardíaca ou a traqueotomia em um paciente com laringite diftérica, e caberão também medidas gerais.

Oxigenoterapia – é indicada quando a tensão arterial do oxigênio é baixa. Oxigênio suficiente deve ser dado, a fim de manter a pressão arterial do oxigênio em níveis seguros (entre 65 e 85mmHg). O modo de administração variará conforme a fração inspiratória do O_2 necessária ao ar inspirado; pode ser usado cateter nasal, máscara, tenda ou respiradores nos casos mais graves.

Nos casos de insuficiência respiratória crônica, a hipoxemia é o estímulo que mantém a respiração do paciente, podendo o uso inadvertido de O_2 levar o paciente ao óbito por narcose pelo CO_2. Quando a causa da cianose é periférica ou devida à presença de hemoglobinas anormais ou ainda por bloqueio alveolocapilar ou "shunt" venoarterial, a oxigenoterapia é ineficaz.

Repouso – a agitação do paciente aumenta o consumo de oxigênio, sobrecarregando o coração e aumentando o esforço respiratório, podendo piorar a dispnéia e a cianose. Quando a agitação é intensa e o paciente não colabora, deve-se sedá-lo usando drogas que não deprimam o centro respiratório.

Fluidificantes e drenagem de decúbito – o uso de fluidificantes de secreção, associado à drenagem de decúbito, é útil nos pacientes com secreção pulmonar espessa e abundante.

Posição do paciente – o decúbito elevado contribui para melhorar a estase pulmonar e evitar a compressão pelas vísceras abdominais, por meio do diafragma. Sempre considerar que a perfusão pulmonar obedece à gravidade e que o mau posicionamento do doente poderá favorecer justamente a perfusão pelas áreas mais comprometidas dos pulmões.

Respiradores – sempre utilizá-los quando o paciente, apesar da oxigenoterapia, não consegue manter a pressão arterial do oxigênio em níveis seguros, ou ainda quando o paciente começa a entrar em exaustão muscular ou em narcose pelo CO_2. O tipo de aparelho a ser utilizado variará com o tamanho da criança e com a doença em questão.

Auxílio de especialistas – pode ser indispensável para o esclarecimento diagnóstico e/ou tratamento eficaz (cirurgião, endoscopista, por exemplo).

9

Dores em Geral e Principais Dores Recorrentes:

Abdominal, Cefaléia e em Membros

Sandra Maria Callioli Zuccolotto
Wagner Rañna
Ana Cecília Silveira Lins Sucupira

INTRODUÇÃO AO ESTUDO DA DOR

Dor é um sintoma que os indivíduos experimentam ao longo de toda a vida, tendo as etiologias mais variadas possíveis. Na criança, as dores são fenômenos freqüentes desde o nascimento, quando surgem as cólicas do recém-nascido e, posteriormente, as dores que acompanham os processos infecciosos ou inflamatórios e os traumatismos, até aquelas que constituem formas de reação diante de situações adversas na vida.

Tradicionalmente, as dores são classificadas em agudas e crônicas ou recorrentes, tomando-se como critério o tempo de evolução. Entretanto, essa diferenciação nem sempre é fácil. Excetuando-se as situações extremas nas quais é possível identificar um início recente ou quando há história de longa duração, torna-se difícil definir com precisão o momento em que a dor perde seu caráter agudo e torna-se crônica. Nade define como aguda aquela dor em que a criança ou a família consegue descrever com detalhes o momento em que se iniciou o quadro doloroso. Geralmente, se a dor é intensa e duradoura, a criança é levada mais precocemente ao médico. Nos casos em que a dor for passageira, a demanda ao pediatra só ocorre após um intervalo de tempo variável, dependente da freqüência dos episódios, sendo possível supor a presença de um processo crônico que determina a recorrência da dor.

Com o intuito de estabelecer uma uniformidade nos trabalhos de pesquisa, os autores consideram os seguintes critérios para definir dor recorrente: pelo menos três episódios, durante um período mínimo de três meses, com intensidade suficiente para interferir nas atividades habituais da criança.

Diante de uma criança com queixa aguda, é necessário identificar se a dor faz parte das manifestações de uma doença aguda, como a apendicite, ou se é um episódio agudo no decorrer de uma história crônica, como a dor abdominal recorrente.

Freqüentemente, quando se trata de queixa aguda, sem história prévia de outros episódios semelhantes, a criança apresenta sinais e sintomas associados que sugerem uma doença específica, geralmente de base orgânica. A investigação diagnóstica será dirigida a partir desses sinais e sintomas.

A abordagem da criança com queixa de dores recorrentes apresenta uma série de dificuldades para o pediatra. Essas dificuldades resultam da inter-relação entre os vários fatores, destacando-se os seguintes: 1. a presença de uma doença orgânica só é demonstrável em pequena porcentagem dos casos; 2. múltiplos aspectos podem estar envolvidos na gênese do sintoma; e 3. a pressão da família em busca de uma causa e de um tratamento que leve à resolução imediata do problema.

O aparecimento na literatura de publicações sobre pesquisas e propostas de sistematização para a abordagem clínica de crianças com queixas de dores recorrentes é recente. A diminuição da ocorrência de doenças infecciosas nos países desenvolvidos, juntamente com a expansão dos serviços ambulatoriais, determinou o surgimento de uma nova demanda de problemas de saúde para o pediatra. É nesse contexto que as dores recorrentes passam a constituir uma queixa importante no consultório pediátrico, mesmo nos países em desenvolvimento.

Entretanto, verifica-se que, freqüentemente, o pediatra encontra-se despreparado para lidar com tal queixa. Na prática, duas condutas opostas são comumente observadas. Ou o pediatra parte para investigações intermináveis na busca de uma doença orgânica ou tende a negar o problema com orientações simplistas do tipo "não há nada de errado" ou "com o tempo isto passa". Ambas as condutas tendem a gerar insatisfação e perda de confiança no médico. Nessa forma de abordagem está implícita a mensagem de que quando não há doença orgânica a queixa perde importância, ainda que esteja determinando repercussões na vida da criança e da família. É o medo de uma doença orgânica que dirige o raciocínio médico, determinando um modelo de investigação centrado apenas no sintoma, perdendo-se de vista a criança como um todo.

A questão, geralmente, é colocada em termos de uma oposição: orgânica *versus* não-orgânica. Entretanto, a necessidade de se afastar as causas orgânicas não deve significar a exclusão, ainda que momentânea, da análise dos aspectos emocionais envolvidos na gênese da dor. Por sua vez, a identificação de uma causa orgânica não afasta a presença de componentes emocionais que, inclusive, podem desempenhar papel importante no agravamento dos sintomas.

Dessa forma, verifica-se que a avaliação da criança com queixa de dor recorrente é complexa, sendo necessário que o pediatra tenha conhecimentos sobre a neurofisiologia e a psicodinâmica implicadas na gênese do sintoma, para que possa desenvolver uma abordagem diagnóstica e terapêutica adequada. A partir desses princípios gerais, o pediatra deve adotar a postura de considerar as características singulares de cada criança com queixa de dor, evitando soluções simplificadoras, como a tentativa de classificá-la em grupos, quer de doença orgânica, quer de doença não-orgânica.

FATORES QUE INTERFEREM
NA EXPERIÊNCIA DA DOR

Alguns dados extraídos da prática e da observação clínica devem ser apontados para uma melhor aproximação dos processos subjacentes a uma queixa de dor. Vários estudos baseados na observação clínica constataram que não existe relação linear entre a quantidade de tecido lesado e a intensidade da dor que o indivíduo expressa, havendo, portanto, importante componente subjetivo na experiência desse sintoma, constituído pela interação dinâmica de vários fatores, como emocionais, cognitivos, sociais e culturais. Por exemplo, Schechter cita um trabalho realizado com soldados feridos em combate durante a II Guerra Mundial, os quais apresentavam menor necessidade de sedativos do que os civis com lesões semelhantes. Para esses soldados, os ferimentos, além de significarem um sinal de valor pessoal, muitas vezes também possibilitavam seu retorno para casa, enquanto para os civis as lesões significavam um grande transtorno na sua rotina de vida. É comum, também, o encontro de atletas que permanecem no jogo, após traumatismos graves ocorridos durante competições esportivas. Os iogues são capazes de suportar lesões teciduais extensas sem apresentar queixa de dor ou fenômenos fisiológicos decorrentes da dor, tais como taquipnéia, taquicardia, hipertensão e palidez.

Na criança, além dos fatores já referidos, a idade, isto é, o estágio do desenvolvimento cognitivo e psicoafetivo no qual ela se encontra, tem papel relevante na experiência de dor.

Nesse sentido, torna-se importante comentar algumas afirmações sobre a percepção de dor pelos lactentes. Tem sido veiculado na literatura o conceito de que o bebê é pouco sensível à dor, devido à imaturidade do sistema nervoso. Por conta dessa afirmação, muitos procedimentos invasivos e dolorosos são feitos no lactente, sem anestesia ou analgesia adequada. Esse conceito foi contestado por vários estudos. Por exemplo, foi feito um trabalho de observação cuidadosa de lactentes submetidos à circuncisão sem anestesia, o qual evidenciou a presença de reações viscerais da sensação dolorosa, como taquicardia, taquipnéia e hipertensão, de longa duração, semelhantes àquelas que o adulto apresenta quando submetido a uma dor intensa e contínua. Além disso, é importante ressaltar que, no lactente, a presença de dor crônica pode levá-lo a alterações perceptivas em relação ao meio ambiente e do seu próprio corpo, gerando estados de desorganização neuropsíquica que podem manifestar-se com vômitos, cólicas, diarréia, anorexia e distúrbios do sono.

Por outro lado, experiências com trabalho de preparo psicológico de crianças para procedimentos traumáticos, principalmente intervenções cirúrgicas e biopsias, revelam maior facilidade na indução e na recuperação anestésica, além de reduzir a necessidade de analgésicos no período pós-operatório.

A dor recorrente enquadra-se entre os sintomas psicossomáticos e, portanto, apresenta etiopatogenia própria na qual fatores orgânicos, psicológicos, psicossociais e sócio-dinâmicos atuam de forma integrada na gênese e percepção da dor.

Por fatores orgânicos, entende-se a presença de lesões ou disfunções em órgãos ou sistemas, bem como os processos neurofisiológicos envolvidos na percepção da dor. Os fatores psicológicos englobam as características da personalidade do indivíduo, bem como a presença de conflitos e estados psicoafetivos. Os fatores psicossociais referem-se à parte do sujeito que se expressa para fora, que se dirige aos diferentes membros que o rodeiam, e os sócio-dinâmicos englobam as diversas tensões existentes entre todos os membros de um grupo, por exemplo, o grupo familiar.

Segue-se a caracterização dos mecanismos neurofisiológicos e da psicodinâmica implicados na experiência da dor, a qual não pretende ser completa, mas suficiente para auxiliar o pediatra na abordagem diagnóstica e terapêutica das crianças com queixa de dor.

NEUROFISIOLOGIA E PSICODINÂMICA DA DOR

Neurofisiologia da dor

Na pele e nas vísceras encontram-se numerosos receptores sensoriais, capazes de transmitir vários tipos de estímulos, inclusive os dolorosos (nociceptivos), desencadeados por dano tecidual, alterações químicas secundárias a processos inflamatórios (hiperpotassemia, liberação de histamina, serotonina e prostaglandina) ou alteração térmica, potencialmente capaz de causar lesão.

Na conexão entre os receptores periféricos e as raízes dorsais da medula, existem dois tipos de fibras aferentes: as fibras finas e pouco mielinizadas, responsáveis preferencialmente pela transmissão de estímulos nociceptivos, e as fibras grossas, mielinizadas, que estão relacionadas com a condução das sensações benignas ou prazerosas.

Na medula, os estímulos são submetidos a um sistema regulador, conhecido como sistema de comporta ("gate control"), no qual se dá a inibição ou a facilitação da passagem do estímulo doloroso. As fibras grossas, quando estimuladas, exercem ação inibidora, bloqueando ou diminuindo a transmissão dos estímulos dolorosos, conduzidos pelas fibras finas. Dessa forma, ocorre modulação equivalente a um sistema de comporta, que regula a intensidade do estímulo que será conduzido até os centros supramedulares.

Por esse mecanismo, explica-se a dor nas extremidades nos casos de neuropatia periférica, quando são lesadas predominantemente as fibras grossas, ocorrendo, conseqüentemente, a abertura do sistema de comporta, com maior aferentação dos estímulos dolorosos. Explica-se, também, o alívio da dor obtido por meio de procedimentos habitualmente utilizados, tais como massagem, calor ou resfriamento local, na medida em que estes aumentam a estimulação das fibras grossas, levando ao fechamento da comporta, impedindo a passagem dos estímulos dolorosos.

Da medula, os estímulos nociceptivos são conduzidos para o cérebro por duas vias: a neoespinotalâmica e a paleoespinotalâmica. A diferença entre essas duas vias parece estar relacionada com o tipo de dor. A via paleoespinotalâmica, mais atinga ontogeneticamente, emerge do corno dorsal e projeta-se na formação reticular, no hipotálamo e sistema límbico; parece estar relacionada com a transmissão de dores vagas, pouco localizadas. A conexão com o sistema límbico faz supor seu envolvimento na dimensão emocional da experiência de dor. A via neoespinotalâmica parte, também, do corno dorsal da medula e chega ao tálamo; parece estar relacionada com a transmissão de dores agudas, bem localizadas.

Talvez essa diferença possa estar relacionada com o fato de que as dores com substrato orgânico evidente sejam bem localizadas, enquanto as dores de caráter psicossomático ou disfuncional sejam, geralmente, vagas e difusas.

No sistema nervoso central, os estímulos dolorosos são submetidos a outros processos de regulação; a substância reticular atua ativando ou inibindo as aferências periféricas, e as vias descendentes atuam analgesicamente, inibindo a transmissão dos estímulos dolorosos.

Além disso, participam também na integração dos estímulos nociceptivos substâncias químicas que atuam como neurorreguladoras, facilitando ou inibindo a transmissão dos estímulos dolorosos, tais como dopamina, serotonina, endorfinas, entre outras.

Portanto, na neurofisiologia, pode-se entender o largo espectro da percepção dolorosa, desde a ausência de dor na presença de lesão orgânica evidente até a presença de dor na ausência de lesão, em função de processos que abaixam ou elevam os limiares para a sensação e/ou percepção dolorosa.

Psicodinâmica da dor

Estados psicoafetivos como angústia, ansiedade, medo e pânico interferem na percepção da dor. As queixas de dores recorrentes estão associadas às categorias de diagnósticos como depressão, neuroses histéricas, neuroses hipocondríacas e doenças psicossomáticas.

Nos estados depressivos, a vivência de fantasias mórbidas, determinadas pela angústia e pulsão de morte, associa-se à queda do limiar e do tamponamento dos estímulos dolorosos, permitindo o aparecimento de dores como cefaléia, dores no peito, no abdome ou em membros. Nos adultos e nos adolescentes, a queixa de dores pode anteceder um estado depressivo ou ser sua única expressão clínica. Já nas crianças, a dor pode ser o único sintoma que explicita um estado de maior tensão e de angústia.

O indivíduo queixa-se de dores no peito ou em outra região, por exemplo, ante a angústia da perda de uma figura parental, sendo esta sua forma de explicitar o estado de tensão desencadeado pelo medo inconsciente de outras perdas ou da própria morte.

No caso da criança, essas formas de explitação de conflitos inconscientes são freqüentes, em função de limitações cognitivas e lingüísticas, bem como pelo fato de que a criança tende a utilizar com maior freqüência a somatização como forma de expressão de seus conflitos inconscientes.

Esses estados podem ser denominados como situação de estresse. O conceito de estresse é muito amplo, envolvendo desde estados de tensão puramente psicológica, até estados de ordem essencialmente biológica, como choque, sepse, politraumatismo. Portanto, torna-se mais correto utilizar o conceito de angústia para os casos de dores recorrentes, evitando-se confudi-lo com o estresse utilizado pelas definições oriundas das ciências biomédicas.

A angústia pode ser conceituada como o estado biopsíquico desencadeado pela ameaça real ou imaginária da morte ou pela tensão emocional oriunda de conflitos inconscientes decorrentes de demandas reprimidas: a angústia mobiliza alterações somáticas (dores, vômitos, tonturas, taquicardia, hipertensão etc.) e alterações psíquicas (ansiedade, medo, agressividade, pânico etc.). Dependendo da intensidade dos conflitos, para a qual contribuem aspectos do ambiente e da personalidade do indivíduo, bem como suas relações afetivas e seu papel social, podem ocorrer manifestações psicossomáticas, neuróticas ou psicóticas.

Por referência aos aspectos psicossociais e sócio-dinâmicos envolvidos na gênese da dor, já definidos anteriormente, entendem-se os vínculos afetivos e as vivências grupais do indivíduo.

Portanto, a queixa de dor não deve ser vista apenas em função de um substrato orgânico, mas também a partir de um significado psicológico, psicossocial e sócio-dinâmico, por meio dos quais ocorre a integração entre o corpo, a mente e o mundo externo.

Na anamnese da criança com queixa de dor recorrente, a presença de outras queixas de caráter psicossomático, concomitante ou ao longo do tempo, auxilia o esclarecimento diagnóstico, pois constitui formas diferentes de expressão do mesmo processo de base. Nesse sentido, pode estar presente nos antecedentes pessoais cólica neonatal prolongada, anorexia, vômitos e insônia durante o primeiro ano de vida. Após essa idade, pode-se encontrar referência a rinite crônica, dermatite atópica, bronquite asmática, enurese, encoprese, entre outros.

A presença da queixa de dores em outras localizações, na história pregressa ou concomitante à queixa atual, também sugere a etiopatogenia psicossomática.

A concomitância de processos orgânicos e estados psicoafetivos pode, pela menor atuação dos sistemas tamponantes da transmissão dos estímulos nociceptivos, gerar maior excitabilidade do indivíduo, contribuindo para o aparecimento de dores nos órgãos ou estruturas que apresentam discretas alterações, que, em estados normais, não se manifestariam. Isso pode explicar a ocorrência de dores em membros em escolares hiperativos associadas ou não a pequenas alterações ortopédicas. Explica também a ocorrência de cefaléia associada a distúrbios de refração, que nem sempre desaparece após a intervenção apenas no organismo.

Esses dados contribuem para a orientação da investigação diagnóstica, lembrando que, para algumas crianças com dores recorrentes, sem sinais indicativos de doença orgânica, que não melhoram da sintomatologia durante a evolução apesar da abordagem terapêutica adequada realizada pelo pediatra, deve ser considerada a necessidade de uma avaliação psicodiagnóstica.

Constata-se, então, que a anamnese tradicionalmente utilizada pelo médico é insuficiente para a abordagem da criança com queixa de dores recorrentes, pois está centrada, primordialmente, na busca de evidências de doença orgânica. Torna-se imperativo, em tais casos, sua ampliação no sentido de incluir a busca do conhecimento da criança nos seus aspectos psicoafetivos, psicossociais e sóciodinâmicos. A seguir, em primeiro lugar, colocam-se as questões que devem estar presentes na anamnese de toda criança com queixa de dor recorrente e, em segundo lugar, acrescentam-se alguns dados específicos que auxiliam na elaboração diagnóstica dos tipos de dores recorrentes mais freqüentes na infância e na adolescência, ou seja, a dor abdominal, a cefaléia e a dor em membros.

ANAMNESE DA CRIANÇA COM QUEIXA DE DOR RECORRENTE

Em um primeiro momento, deve-se procurar perceber a importância que a dor assume para a criança e para a família e os comportamentos que ela determina. Em alguns casos, a queixa de dor aparece como motivo principal que traz a família ao médico. Em outras situações, a referência à dor só emerge no interrogatório sobre os diversos aparelhos. Neste último caso, isso pode ser uma indicação de que a família está sendo capaz de lidar com o sintoma, e o médico deve avaliar com cuidado se existe a necessidade da sua intervenção.

É importante ressaltar que o aparecimento da dor como queixa principal não necessariamente traduz maior intensidade do sintoma. Poderá estar associada a experiências prévias da família, como associação de um tipo de dor a determinadas doenças graves. Um exemplo disso é o temor de que qualquer dor em membros seja a primeira manifestação de leucemia. É importante obter-se a descrição do primeiro episódio e dos subseqüentes para identificar fatores que a família e a criança reconhecem como desencadeantes ou agravantes do sintoma.

Na caracterização da queixa de dor, devem-se obter informações sobre localização, intensidade, duração, freqüência, periodicidade e fatores associados. A identificação de um padrão de manifestação da dor é elemento importante para avaliar o comportamento evolutivo do sintoma.

Algumas vezes, não é possível se obter, em crianças pequenas, a localização precisa da dor. É comum elas apontarem a cabeça difusamente quando têm cefaléia ou o abdome inteiro quando têm dor abdominal. Por ser um fenômeno bastante subjetivo, por vezes é difícil avaliar a intensidade da dor. Um aspecto importante é verificar sua interferência nas atividades habituais da criança, o que traduz as repercussões da dor para a criança e a família. Durante o seguimento, novos dados sobre esses pontos poderão ser acrescentados.

A presença de manifestações sistêmicas como febre, anemia, perda de peso, adenomegalia, hepatoesplenomegalia, artrite, entre outras, indica que a investigação específica para doenças orgânicas deve se realizada.

Um aspecto interessante em relação ao grupo de crianças com queixa de dores é o encontro em familiares próximos (pais e irmãos) de algum tipo de dor. Apley encontrou incidência de queixa de dor abdominal nos familiares próximos das crianças portadoras de dor abdominal recorrente seis vezes maior do que no grupo das crianças sem dor. A dor nos familiares não necessariamente deve ser do mesmo tipo que a criança apresenta. Oster, estudando crianças com episódios recorrentes de dor em membros, cefaléia e dor abdominal, descreve um grupo de crianças com dor abdominal recorrente no qual 44% das mães e 23% dos pais apresentavam cefaléia, enquanto nenhuma das mães e apenas 8% dos pais apresentavam dor abdominal. Apley chamou a atenção para o fato de que nessas famílias era mais freqüente o encontro de doenças de caráter psicossomático ou de evolução crônica do que nas famílias das crianças sem dor, denominando-as de "famílias sofridas". Apesar de este autor não ter aprofundado a análise das características emocionais/comportamentais dessas famílias, relata como achado freqüente a superproteção das crianças com dores. Outros autores tentam caracterizar as famílias de crianças com queixas psicossomáticas. Minuchin, citado por Schechter, descreve essas famílias como mantendo um alto grau de interdependência entre seus membros, superproteção, rigidez e baixo limiar para conflitos, os quais são encarados como ameaça para seus membros e, portanto, devem ser evitados. Segundo este autor, nessas famílias há um impedimento para o desenvolvimento da autonomia da criança que *muitas vezes acaba reagindo com sintomas a essa situação.*

Além disso, é freqüente a referência a mais de uma localização de dor que pode ser concomitante ou ao longo do tempo, como comentado anteriormente. A história de vida dessas crianças mostra diferentes queixas ao longo do tempo, sem que haja um diagnóstico de doença definida, em evidente substituição de sintomas que constituem formas diferentes de expressão de conflitos de origem emocional.

Abordar a criança como um todo, e não apenas o sintoma, implica a necessidade de ampliar a anamnese para se obter informações sobre as reações e as relações da criança no seu contexto de vida. Habitualmente, o pediatra encontra dificuldade na obtenção e interpretação dessas informações. Isso se deve, em grande parte, por sua formação centrada no modelo biomédico que não o prepara para lidar com questões que não estejam diretamente relacionadas à doença orgânica.

O sintoma dor pode ser entendido como uma indicação de que algo não está bem na vida da criança. Compreender a dinâmica das relações da criança na família e na escola, procurando conhecer seu comportamento e reações diante das ocorrências do cotidiano, constitui uma forma de abordagem diagnóstica e terapêutica. E é muitas vezes durante esse processo que a família reconhece a criança, identificando suas necessidades. Essa atenção que é dada à criança pode ser suficiente para ajudá-la a resolver alguns conflitos envolvidos na determinação da dor.

A recuperação da história de como a criança vivenciou as várias fases do seu desenvolvimento afetivo/emocional permite a identificação de problemas como dificuldade na aceitação alimentar, distúrbio do sono, crises freqüentes de choro, inquietação, entre outros. A presença desses distúrbios ao longo da vida ou no momento atual de desenvolvimento da criança pode representar a expressão da sua dificuldade em se relacionar com seu meio e, nesse contexto, o sintoma dor pode ser uma outra forma de expressão dessa mesma dificuldade.

Além disso, a identificação de fatores desencadeantes da dor como época de realização de provas ou campeonatos desportivos pode auxiliar no diagnóstico, por serem situações que geram ansiedade para a maioria das crianças, apesar de apenas uma parte delas reagir a essas situações com queixa de dor. Outras situações como sentir dor no horário de ir para a escola indica a necessidade da pesquisa do modo como a criança está vivenciando o ambiente escolar.

Deve-se lembrar que o início da puberdade e da adolescência, em função das mudanças físicas, dos desafios psicossexuais e psicossociais, é um momento do desenvolvimento do indivíduo no qual podem aparecer várias queixas, inclusive as dores recorrentes.

É importante ressaltar que o encontro de eventos críticos no contexto familiar, como separação dos pais, nascimento de irmãos, dificuldades financeiras, morte de parentes e outros, deve ser interpretado com precaução, pois pode não ter relação direta com o sintoma, conduzindo para um caminho diverso e encobrindo, por vezes, os fatores desencadeantes reais. Por outro lado, a ausência de um evento crítico na vida familiar não afasta a possibilidade de a gênese do sintoma estar na esfera emocional. Não é infreqüente o encontro de famílias que não identificam dificuldades importantes de relacionamento. Geralmente se descrevem como sendo um núcleo familiar "normal", no qual as discussões, as brigas e os cuidados não são diferentes dos que ocorrem em outras famílias consideradas por consenso também como "normais". Nesse contexto, é importante não perder de vista a criança e seu padrão de reação diante de situações que são consideradas tranqüilas pela família, mas que para aquela criança específica pode ser geradora de angústia, determinando o aparecimento de dores recorrentes, associadas ou não a outros sintomas.

PREVALÊNCIA DAS DORES RECORRENTES NA INFÂNCIA E NA ADOLESCÊNCIA

As dores recorrentes mais freqüentes na infância e na adolescência são a abdominal, a cefaléia e a dor em membros.

Dor abdominal recorrente

Para a dor abdominal recorrente (DAR), a prevalência varia entre 10 e 18% da população em geral, em idade pediátrica. Apley e Naish, estudando 1.000 escolares, encontraram prevalência de DAR de 10,8%, discretamente maior nas meninas (12,3%) do que nos meninos (9,5%). Miller (citado por Galler), no seu estudo de seguimento de 1.142 crianças inglesas, desde o nascimento até a idade de 15 anos, encontrou uma prevalência de DAR, incluindo as cólicas menstruais, de 18%. Oster, estudando uma população de escolares na Dinamarca, na faixa etária entre 6 e 19 anos, obteve prevalência de 14,4%, sendo 16,7% para o sexo feminino e 12,1% para o sexo masculino. Este autor verificou que a prevalência máxima se encontra ao redor de 9 anos de idade para ambos os sexos, com declínio gradual posterior, mas sempre com predomínio no sexo feminino (Fig. 4.9).

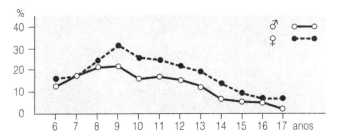

Figura 4.9 – Prevalência de dor abdominal recorrente em escolares na faixa etária de 6 a 19 anos, baseada em 18.162 observações realizadas durante um período de oito anos (segundo Oster, modificado).

Cefaléia recorrente

Bille (1962), em seus estudos com 9.000 escolares na Suécia, verificou que 4% das crianças na idade de 7 anos apresentavam cefaléia freqüente e 35% tinham cefaléia esporadicamente. O quadro correspondente aos 15 anos de idade era de 21 e 54%, respectivamente. Segundo o mesmo autor, aproximadamente 11% da população em idade pediátrica apresentava cefaléia recorrente.

Oster, em estudo com escolares na faixa etária entre 6 e 19 anos, no qual realizou 18.162 observações em um período de oito anos, encontrou prevalência de cefaléia recorrente de 20,6%, com discreto predomínio em meninas (22,7%) em relação aos meninos (18,6%). Em relação à distribuição por sexo e idade, esse autor não observou diferença significativa na freqüência entre ambos os sexos até 12 anos de idade. A partir dessa idade, constatou regressão gradual do sintoma para o sexo masculino, enquanto para o sexo feminino se manteve alta (Fig. 4.10).

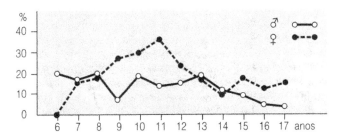

Figura 4.10 – Prevalência de cefaléia recorrente em escolares na faixa etária de 6 a 19 anos, baseada em 18.162 observações realizadas durante oito anos (segundo Oster, modificado).

Dor recorrente em membros

Oster e Nielsen, em estudo realizado na Dinamarca durante um ano (1968 a 1969), com uma população de 2.178 crianças na faixa etária entre 6 e 19 anos, encontraram a queixa de dores em membros em 15,5% das crianças, com predomínio em meninas (18,4%) em relação aos meninos (12,5%). No sexo masculino, a incidência manteve-se constante dos 6 aos 13 anos, com regressão gradual posterior, enquanto nas meninas o pico da incidência esteve ao redor de 11 anos de idade, mantendo-se contudo sempre elevada (Fig. 4.11).

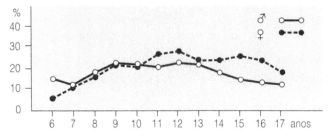

Figura 4.11 – Prevalência de dores em membros em 2.178 escolares na faixa etária de 6 a 19 anos, no período de 1968 a 1969 (segundo Oster e Nielsen, modificado).

DOR ABDOMINAL RECORRENTE

Doenças orgânicas bem definidas como causa de dor abdominal recorrente (DAR) são encontradas apenas em cerca de 5 a 10% das crianças com essa queixa. Nesses casos, não há uma doença que apresente maior prevalência, mas na maior parte das vezes encontra-se localizada no aparelho gastrintestinal ou urogenital, sendo rara a presença de processos de localização extra-intestinal.

Uma das dificuldades que se encontra na abordagem da criança com essa queixa é o fato de existirem alterações funcionais e anatômicas ou doenças, cuja relação causal com DAR é duvidosa, sendo que algumas vezes podem atuar apenas como agravantes dos sintomas. Quando presentes, essas alterações devem ser tratadas, sem, contudo, encerrar a abordagem diagnóstica. Nesse contexto, incluem-se os seguintes diagnósticos: 1. hérnias umbilicais e inguinais que, segundo alguns autores, podem provocar fenômenos musculofasciais; 2. aerofagia, levando à distensão gástrica; 3. asma que freqüentemente causa dor na musculatura abdominal; 4. vulvovaginite que pode facilitar tanto a instalação de anexite como de infecção urinária; 5. constipação intestinal rotineira; e 6. parasitoses intestinais, entre outros.

Quanto às parasitoses intestinais, uma conduta muito freqüente em nosso meio é a de limitar a abordagem da criança com DAR à prescrição de vermífugos. Essa conduta parte do pressuposto que parasitose intestinal é causa de DAR, apesar de não existirem estudos comprovando tal hipótese. A esse respeito, sabe-se que a infecção maciça por *Giardia lamblia* pode manifestar-se com dor abdominal, vômitos e/ou diarréia, de caráter autolimitado, que não pode ser extrapolado para a DAR. Na prática pediátrica, encontram-se crianças que, apesar da cura parasitológica, persistem com a queixa de dor recorrente. Além disso, mesmo quando existe melhora do sintoma após a instituição da terapêutica, não é possível avaliar o quanto essa melhora resultou do efeito terapêutico da consulta propriamente dita, ou mesmo do efeito placebo da droga para o sintoma. Dessa forma, recomenda-se que a parasitose intestinal seja investigada e tratada, mas sem interromper a abordagem diagnóstica.

Em relação à tuberculose, sabe-se que a incidência de doença abdominal é baixa e apresenta-se com quadro clínico consumptivo, com ou sem distensão abdominal, febre, e pode associar-se à queixa de DAR. Devido à alta prevalência de tuberculose em nosso meio, inclui-se, nos exames de triagem diagnóstica, a realização do teste tuberculínico em crianças sem vacinação prévia com BCG-intradérmico.

Um outro diagnóstico controverso é o de epilepsia abdominal. Os autores que admitem a possibilidade de DAR ser a única manifestação de epilepsia consideram esta causa extremamente rara. Outros autores não acreditam na existência desta entidade. Na casuística de crianças com DAR atendida no Ambulatório Geral do Instituto da Criança, não se encontrou nenhum caso de epilepsia abdominal.

A abordagem diagnóstica da criança com DAR deve incluir a anamnese, o exame físico, alguns exames laboratoriais de triagem e o seguimento ambulatorial.

A anamnese para a criança com queixa de dores recorrentes descrita anteriormente deve ser aplicada para toda criança com queixa de DAR. A análise de algumas características da dor pode auxiliar na elaboração diagnóstica. A dor de localização periférica, sem caráter migratório, apresenta maior associação com doença orgânica do que a dor periumbilical ou epigástrica. Outras características como duração, intensidade, freqüência e periodicidade permitem avaliar o grau de sofrimento que o sintoma está acarretando para a criança, mas não têm significado no sentido de indicar ou afastar a existência de doença orgânica de base. Outros sintomas associados à dor como vômitos, palidez, sonolência após as crises e cefaléia, freqüentemente, estão presentes e não fornecem indícios para a orientação diagnóstica.

O exame físico geral completo deve ser realizado em toda criança com DAR, pois, embora seja freqüentemente normal, é essencial para afastar sinais de comprometimento do estado geral ou causas extra-abdominais. O exame do abdome deve ser sempre cuidadoso.

Na investigação laboratorial, preconizam-se os seguintes exames como triagem diagnóstica: urocultura, sedimento quantitativo de urina, hemograma completo, velocidade de hemossedimentação, prova tuberculínica nas crianças sem BCG-intradérmico prévio e protoparasitológico de fezes. Os dois últimos exames estão incluídos nessa triagem devido à alta prevalência de tuberculose e parasitose em nosso meio, e a interpretação dos seus resultados já foi comentada anteriormente.

A presença de pelo menos uma das seguintes alterações justifica prosseguir com as investigações na busca de uma doença orgânica bem definida:

1. perda de peso;
2. dor abdominal de localização periférica, constante no local;
3. alterações no hemograma (anemia, leucocitose, morfologia celular alterada);
4. urocultura e/ou sedimento quantitativo alterado;
5. história familiar de doença orgânica relevante (por exemplo, anemia falciforme);
6. evidências de presença de doença orgânica na anamnese e/ou exame físico como febre recorrente, parada do crescimento, artrite, melena e outros.

Devido à alta sensibilidade da velocidade de hemossedimentação, que se altera na presença de pequenos processos inflamatórios inespecíficos, nos casos em que apenas esse exame estiver alterado e na ausência de qualquer outro indício de doença orgânica, esse exame deve ser repetido antes de prosseguir na investigação.

Vale lembrar que a ultra-sonografia de abdome é um exame adicional de valor nos casos em que a história e/ou o exame físico ou os resultados dos exames iniciais indicam a necessidade de prosseguir na investigação.

CEFALÉIA RECORRENTE

Para a queixa de cefaléia recorrente na infância, os diagnósticos etiológicos mais freqüentes são a enxaqueca e a cefaléia tensional. Entre as cefaléias de origem vascular, existe um grupo não-enxaqueca relacionado a quadros febris secundários a infecções, hipóxia e/ou hipercapnia em crianças com cardiopatia cianótica, doenças pulmonares crônicas, asma grave ou crises convulsivas como sintoma pós-ictal.

À semelhança do que ocorre na queixa de dor abdominal recorrente, acredita-se que a cefaléia como único sintoma de epilepsia, ou seja, como equivalente convulsivo, seja extremamente rara, sendo que muitos autores não acreditam na existência dessa entidade.

O encontro de hipertensão intracraniana como causa de cefaléia recorrente é extremamente baixo na população em idade pediátrica. Em um serviço de Neuropediatria, Jay e Tomasi encontraram uma freqüência de doença intracraniana inferior a 1% em crianças cuja queixa principal era cefaléia recorrente.

Cefaléia recorrente, provocada exclusivamente por sinusite, vícios de refração, distúrbios de motilidade ocular, otites e infecções dentárias, é de baixa ocorrência, mas essas alterações podem assumir importância como fatores agravantes nas crianças com cefaléia recorrente devida a outras causas. Portanto, essas doenças devem ser investigadas em todas as crianças, sendo na sua maioria sugerida ou afastada pela anamnese e pelo exame físico. Quando presentes, devem ser tratadas, mas sem encerrar a abordagem diagnóstica.

Enxaqueca

Em diferentes casuísticas, a proporção de crianças com cefaléia recorrente que se enquadra no diagnóstico de enxaqueca mantém-se entre 25 e 30%.

Para o diagnóstico de enxaqueca, as crises de cefaléia devem ser intercaladas por períodos assintomáticos e associadas a pelo menos três das seguintes situações:

1. presença de náuseas, vômitos ou dor abdominal e associada à cefaléia;
2. dor unilateral ou hemicrania;
3. dor pulsátil;
4. alívio completo após curto período de repouso ou sono;
5. presença de aura visual, motora ou sensorial;
6. história de enxaqueca em parentes próximos (pais ou irmãos).

As crises não têm um horário preferencial e persistem, geralmente, por 30 minutos a algumas horas, mas, eventualmente, podem-se prolongar por dois a três dias. Diversos fatores são reconhecidos como desencadeantes, entre os quais se destacam a tensão emocional, longos períodos sem dormir ou sem se alimentar, fadiga e, para alguns indivíduos, alimentos específicos.

A enxaqueca é uma síndrome que pode manifestar-se de várias formas clínicas, tais como enxaqueca clássica, enxaqueca comum e enxaqueca complicada.

A enxaqueca clássica é mais freqüente em adolescentes e adultos e só é encontrada em cerca de um terço das crianças. Caracteriza-se por apresentar inicialmente aura, principalmente visual, e posteriormente o aparecimento de dor pulsátil, unilateral, acompanhada por náuseas e vômitos.

A enxaqueca comum é a forma de apresentação mais freqüente na infância. Inicialmente não aparece a aura, embora possa haver queixas de náuseas, tonturas e mal-estar. A dor, habitualmente, é generalizada, frontal ou bitemporal e costuma apresentar alívio completo após um período de sono. Náuseas e vômitos estão freqüentemente associados à dor e auxiliam a realização do diagnóstico. Cerca de 70 a 80% das crianças com enxaqueca possuem familiares próximos com a mesma queixa.

A enxaqueca complicada refere-se à associação de enxaqueca com manifestações neurológicas transitórias, principalmente com alterações de consciência ou com déficits motores. Esses quadros são mais raros e requerem, principalmente no primeiro episódio, um diagnóstico diferencial com doenças intracranianas, devendo a criança ser avaliada por um neurologista.

Cefaléia e hipertensão intracraniana

Embora a ocorrência de processo expansivo do sistema nervoso central por tumor, hematoma, abscesso, entre outros, como causa de cefaléia recorrente seja extremamente baixa na população em idade pediátrica com esse sintoma (menor do que 1%), é o principal fator de intranqüilidade para o pediatra. Portanto, é importante ressaltar que a cefaléia raramente é o único sintoma de processo expansivo intracraniano. Honig e Charney, estudando crianças com tumores intracranianos nas quais a manifestação inicial era de cefaléia recorrente, encontraram os seguintes resultados: 88% dos casos apresentavam sinais neurológicos e/ou oculares nos primeiros quatro meses após o início da cefaléia, sendo que praticamente o restante dos casos apresentava dados de história que sugeriam tal diagnóstico.

A dor geralmente é de localização bifrontal ou occipital, incidindo preferencialmente no período da manhã ou durante a *noite e que* pode acompanhar-se por vômitos também preferencialmente matinais. O aspecto mais importante é seu curso progressivo, com piora tanto da intensidade e freqüência da cefaléia como dos vômitos. Além disso, aparecem alterações no exame físico e neurológico, tais como papiledema, distúrbios da marcha, comprometimento de nervos cranianos, entre outros. Na criança de até 5 anos de idade, pode-se constatar velocidade acelerada do crescimento do perímetro cefálico.

Anamnese e exame físico

A anamnese para a criança com queixa de dores recorrentes descrita no início deste capítulo deve servir de orientação para toda criança com queixa de cefaléia recorrente.

Em relação às características da dor, a intensidade e a duração não têm relação direta com a gravidade. No entanto, essas características associadas à freqüência do sintoma permitem estabelecer um padrão para cada criança, o qual terá importância para avaliar o comportamento evolutivo do quadro. Nos casos de processos expansivos intracranianos, pode ocorrer alteração no padrão da cefaléia com progressão na intensidade e na freqüência da dor. Tanto a presença como a ausência de sintomas associados à dor como náuseas, vômitos e outros auxiliam na elaboração diagnóstica. Fadiga, perda de peso e irritabilidade, quando presentes no período intercrítico, sugerem a possibilidade da presença de doença orgânica, mas esses sintomas também podem ser manifestações de quadros depressivos.

Exames físico geral e neurológico completos são essenciais para afastar a presença de doença orgânica e, portanto, devem ser realizados em toda criança com cefaléia. Alterações nos parâmetros de crescimento como peso, altura e perímetro cefálico podem indicar doença crônica, presença de tumor pituitário ou hidrocefalia. Medida de pressão arterial deve ser feita em todos os casos. Rigidez de nuca deve ser sempre pesquisada. Exame ocular completo, constituído pelo exame fundoscópico, avaliação dos campos visuais, tamanho pupilar, motilidade ocular e acuidade visual, é fundamental. Essa avaliação pode ser feita pelo pediatra, no entanto, se esse profissional não tiver experiência na realização do exame fundoscópico, deve encaminhar a criança para um oftalmologista.

Investigação laboratorial

Para a queixa de cefaléia recorrente não existem exames laboratoriais de triagem diagnóstica, ou seja, aqueles devem ser realizados em toda criança que apresente esse sintoma. Exames como hemograma, radiografia de seios da face e outros terão sua indicação orientada pela história e pelo exame físico. Quando houver suspeita de doença intracraniana, o pediatra deverá ter assessoria de um neurologista para prosseguir a investigação.

A radiografia de crânio não está indicada como exame de triagem para toda criança com cefaléia recorrente, pois em um grande número de casos esse exame pode apresentar resultado normal na presença de processo expansivo do sistema nervoso central. Honig e Charney, estudando crianças portadoras de tumor intracraniano, com queixa inicial de cefaléia recorrente, encontraram radiografia de crânio normal em 46% dos casos nos quais já havia sido feita a suspeita diagnóstica pela anamnese e/ou exame físico. Além disso, esses autores verificaram que, nos casos em que esse exame se mostrava alterado, já estavam presentes no exame físico alterações neurológicas ou oculares que sugeriam o diagnóstico. No entanto, a radiografia de crânio pode orientar o diagnóstico em situações bem precisas, por exemplo, o encontro de calcificações pode indicar a investigação de neurocisticercose, e a existência de linhas de fratura orienta a necessidade de avaliação neurocirúrgica.

A tomografia computadorizada é um exame caro mas de fácil realização, não-invasivo, sendo o exame mais preciso na avaliação da hipertensão intracraniana e na localização de processos expansivos do sistema nervoso central.

Em termos de seguimento da criança com cefaléia recorrente, é importante que nos primeiros quatro meses após o início do sintoma os retornos sejam próximos, com avaliação completa, incluindo exame geral, neurológico e ocular em todas as consultas. Esse mesmo esquema deve ser seguido para as crianças que apresentam cefaléia há mais tempo, quando ocorre uma mudança no padrão da cefaléia, com piora da intensidade e/ou da freqüência e aparecimento de outros sintomas.

DOR RECORRENTE EM MEMBROS

A ocorrência de uma causa orgânica para as dores em membros extra-articulares é baixa (cerca de 3 a 4% dos casos), da mesma forma que para as outras dores recorrentes.

Freqüentemente, a dor é de localização vaga, com predomínio em cavo poplíteo, região anterior da coxa ou da tíbia. Dores de localização definida e persistentes sugerem processos orgânicos. Às vezes, a dor tem origem em uma determinada estrutura, mas pode ser referida em outro local, proximal ou distal. Como, por exemplo, o acometimento das articulações coxofemorais ou da coluna lombar pode manifestar-se com dores na região anterior da coxa ou no joelho. A presença de manifestações sistêmicas orienta a investigação para algumas doenças específicas.

A descrição do início da dor permite afastar processos infecciosos ou evidência de traumatismos. A evolução benigna da dor de longa duração e com caráter recorrente, geralmente, não se associa a doenças orgânicas graves, enquanto dores persistentes que não melhoram com analgésicos, e, principalmente, quando há dificuldade para andar ou apoiar os membros inferiores, indicam a necessidade de avaliação mais precoce e ativa. Por exemplo, nas leucemias em que a dor em membros pode ser a manifestação inicial, rapidamente se instalam a anemia e outros sinais sistêmicos, além do caráter da dor que passa a ser persistente, não respondendo à ação dos analgésicos.

Na avaliação da criança com sintomatologia dolorosa, o pediatra deve sempre incluir, no exame físico geral, o exame postural e da marcha, a pesquisa da mobilidade de todas as articulações, a palpação dos pulsos periféricos, a avaliação da força muscular e a medida do comprimento dos membros (para os membros inferiores, diferenças de até 0,5cm da distância entre a espinha ilíaca ântero-superior e o maléolo tibial medial não são valorizadas). Ao identificar alguma alteração, e nos casos duvidosos, o pediatra deve encaminhar a criança ao ortopedista, para a realização de diagnóstico específico e conduta.

Alguns exames laboratoriais, como hemograma e uma reação de fase aguda (eletroforese de proteínas, velocidade de hemossedimentação), devem fazer parte da investigação inicial mínima, buscando-se afastar processos infecciosos ou inflamatórios. A solicitação do exame radiológico dos membros acometidos deve ser feita nas seguintes situações:

1. presença de dores localizadas e fixas;
2. presença de dores localizadas com irradiação para quadril, região lombossacra ou joelho;
3. descrição de dor "diferente", sugerindo parestesias ou câimbras;
4. presença de pontos dolorosos, dor à palpação muscular ou à movimentação passiva durante o exame físico;
5. dificuldade ou alteração à marcha;
6. presença de dor persistente e/ou que não responde a analgésicos;
7. presença de manifestações sistêmicas associadas ao quadro de dor.

A necessidade de prosseguimento na investigação diagnóstica, por meio de outros exames complementares, deverá ser orientada pelos dados obtidos na anamnese, no exame físico, pelos resultados dos exames iniciais e pela evolução do quadro clínico.

As "dores de crescimento" constituem o diagnóstico mais freqüente para o pediatra, diante das crianças com dores em membros. São de evolução crônica, caráter difuso e sem comprometimento sistêmico. Apesar da sua denominação, não têm relação com processo de crescimento; contudo, essa terminologia se consagrou pelo uso. A etiologia é desconhecida, havendo fortes indícios de que esteja associada a fatores emocionais. É comum a associação com outras dores recorrentes como cefaléia e dor abdominal. A intensidade, embora variável, compromete as atividades habituais da criança, perturbando a vida da família que traz a queixa ao pediatra em busca de uma conduta.

Trata-se de um diagnóstico que só deve ser estabelecido após ter sido possível afastar história sugestiva de outras doenças, na ausência de alterações ao exame físico e com exames laboratoriais normais. O acompanhamento evolutivo dessas crianças é fundamental para o pediatra certificar-se do diagnóstico. Em geral, essas crianças costumam melhorar após uma abordagem em que o pediatra esclareça e tranqüilize a família sobre a evolução benigna do quadro. Na persistência inalterada da evolução do sintoma, deverá ser feita radiografia dos membros acometidos. Algumas vezes, pode ser necessário o acompanhamento psicológico dessas crianças.

As alterações ortopédicas podem ser causa de dores em membros, entretanto, discute-se o papel dos problemas estruturais/posturais na gênese da dor. Alguns autores são de opinião de que escoliose, joelho valgo ou varo e pés planos podem causar dor de origem óssea, tendínea ou muscular. É importante lembrar que tais alterações são consideradas fisiológicas em determinadas fases do desenvolvimento e na maior parte dos casos tendem à correção espontânea.

É importante lembrar, também, que o pediatra não deve concentrar sua atenção apenas no sintoma, estabelecendo investigações exaustivas para alcançar um diagnóstico. A compreensão da criança como um todo é fundamental para dimensionar a natureza do sintoma. Crianças com qualquer tipo de dor que já foram submetidas a essas avaliações diagnósticas propostas e não apresentam indícios de doença orgânica, que já foram seguidas por um prazo de seis meses a um ano e mantêm o sintoma evidente, devem ser submetidas a um psicodiagnóstico, mesmo que o pediatra não tenha percebido a presença de problemas na dinâmica familiar ou dificuldades psicoafetivas. Em suma, a abordagem descrita no início do capítulo deve orientar o pediatra na maneira mais adequada de lidar com as crianças que se queixam de dores recorrentes.

ROSA MARIA RESEGUE
SANDRA MARIA CALLIOLI ZUCCOLOTTO

Define-se como edema o aumento da quantidade de líquido intersticial nos tecidos do corpo, não se enquadrando nessa definição o acúmulo de outras substâncias, como o que ocorre nos casos de mixedema ou de mucopolissacaridoses.

FISIOPATOLOGIA DO EDEMA

O controle do volume hídrico intersticial é feito por meio de forças físicas locais que determinam o movimento de líquido através da membrana capilar, que são a pressão capilar ou hidrostática, a pressão do líquido intersticial, a pressão coloidosmótica do plasma ou oncótica e a pressão coloidosmótica do interstício.

A pressão hidrostática tende a forçar o líquido para fora do capilar, apresentando variações entre a extremidade arterial e venosa. Devido ao bombeamento do sistema linfático, a pressão do líquido intersticial, na maioria dos tecidos, é negativa, o que a faz puxar o líquido para o interstício. Em condições normais, a pressão oncótica é a única força de reabsorção do líquido intersticial para os capilares. Sua ação se dá graças à presença de proteínas que não atravessam os poros capilares, sendo a albumina a principal responsável por essa pressão. Sabe-se que quantidade mínima de proteínas consegue atravessar a membrana capilar, conferindo pequena pressão coloidosmótica ao interstício, a qual tende a mover o líquido para este.

Assim, a diferença entre as pressões propulsoras do líquido para fora dos capilares e aquelas que atuam no sentido inverso propicia a filtração na extremidade arteriolar e a reabsorção na extremidade venosa. Starling demonstrou, há quase um século, o equilíbrio entre as forças de filtração e reabsorção. No entanto, mesmo em situações de normalidade, existe discreto excesso de filtração, sendo essa pequena quantidade de líquido removida pelo sistema linfático.

O desequilíbrio entre essas forças provoca a formação do edema, seja pelo maior extravasamento, seja pela diminuição da reabsorção do líquido intersticial. Embora na maioria dos edemas encontrados na prática clínica exista a predominância de um desses mecanismos, é freqüente a concomitância de vários fatores e a existência de outros, secundários, que atuam como perpetuadores do problema por provocar retenção renal de sódio e água.

No quadro 4.16 encontram-se relacionados as doenças mais freqüentes que cursam com edema e o seu mecanismo fisiopatológico predominante.

ABORDAGEM DIAGNÓSTICA

Para a abordagem diagnóstica do paciente com esse problema, torna-se necessário reconhecer as características de cada um dos diversos tipos de edema, que apresentam variações importantes de acordo com a doença envolvida em sua gênese.

Em seguida, descreve-se, de forma resumida, o quadro clínico dos principais tipos de edema encontrados na prática pediátrica, relacionando-o com as doenças que determinam seu aparecimento.

Edema de origem nutricional

O edema de origem nutricional pode ocorrer na desnutrição primária, por baixa disponibilidade de alimentos, e na desnutrição secundária a processos que acarretam maior espoliação ou menor absorção protéica, como doença celíaca e outras que provocam síndrome de má absorção.

Classicamente, o edema nutricional associado à carência de ingestão protéica é denominado kwashiorkor, nome derivado da língua Ga de Ghana e, que significa doença do primeiro filho, após o nascimento do segundo. No entanto, apesar de a baixa ingestão

---

Quadro 4.16 – Doenças que cursam com edema por mecanismo fisiopatológico predominante.

AUMENTO DA PRESSÃO HIDROSTÁTICA	DIMINUIÇÃO DA PRESSÃO ONCÓTICA
1. Aumento da pressão venosa Insuficiência cardíaca congestiva · primária: cardiopatias · congênitas ou adquiridas · secundárias: hipertensão arterial, insuficiência renal, anemia grave, iatrogenia (infusão de líquidos) Pericardite constritiva Hipertensão portal Falência das bombas venosas como em paralisias musculares, partes imobilizadas do corpo, tromboflebites, compressões venosas extrínsecas por tumores ou tromboses 2. Por retenção de sódio e aldosteronismo secundário Insuficiência cardíaca congestiva Cirrose hepática Anemia carencial ou hemolítica Glomerulonefrite aguda Síndrome nefrótica Administração de corticóide	1. Desnutrição · primária (por diminuição da ingestão): kwashiorkor ou kwashiorkor-marasmático · secundária (por diminuição da absorção): síndrome de má absorção 2. Aumento da taxa de degradação das proteínas plasmáticas por hipercatabolismo como na síndrome nefrótica 3. Diminuição da síntese, doenças hepáticas ou secundárias à pericardite constritiva crônica 4. Aumento das perdas: síndrome nefrótica, enteropatia perdedora de proteínas, através da pele como nas queimaduras ou na eritrodermia descamativa
	AUMENTO DA PERMEABILIDADE CAPILAR
	1. Reações alérgicas: angioedema 2. Auto-imunes: lúpus eritematoso sistêmico, artrite reumatóide juvenil 3. Infecciosas: celulites periorbitárias, erisipela 4. Reações inflamatórias por agentes químicos, térmicos ou traumáticos
	BLOQUEIO DO SISTEMA LINFÁTICO
	1. Congênito: linfedema congênito precoce e tardio 2. Adquirido: infecções como filariose, infecções ganglionares, linfomas ou secundário a exéreses cirúrgicas

ser considerada o mecanismo fisiopatológico inicial do edema desses pacientes, sabe-se que a desnutrição acarreta alterações importantes no tubo digestivo, provocando também má absorção protéica. Além disso, as infecções parasitárias freqüentes e o grande número de outras infecções, intestinais ou não, atuariam como fatores agravantes e perpetuadores da hipoproteinemia. As crianças portadoras desse tipo de desnutrição apresentam antecedentes pessoais importantes relacionados às precárias condições de vida, como baixo peso ao nascimento, baixa ingestão alimentar, principalmente de alimentos protéicos, e às intercorrências infecciosas freqüentes, salientando-se os quadros diarréicos. O edema, nesses casos, pode ser discreto, confinado apenas à região palpebral e aos membros inferiores, ou generalizado, com a ocorrência de anasarca. Associa-se, freqüentemente, a comprometimento da estatura, alterações cutâneas, anemia, diarréia, cabelos escassos e finos, apatia e hepatomegalia.

Os exames laboratoriais comprovam as alterações carenciais primárias desses indivíduos, sendo freqüente a presença de anemia e a diminuição das proteínas plasmáticas, com hipoalbuminemia importante. Diferentemente do edema de origem renal, não apresenta alterações do sedimento urinário, exceto discreta proteinúria, que pode estar presente em alguns casos. Os níveis de colesterol encontram-se geralmente diminuídos.

Embora nos últimos anos tenha ocorrido diminuição dos casos típicos de kwashiorkor, ainda é freqüente o encontro de formas mistas denominadas kwashiorkor-marasmáticas em pacientes com desnutrição do tipo marasmático que apresentam aumento das necessidades nutricionais, diminuição da ingestão protéica e aumento do catabolismo devido à ocorrência de processos infecciosos.

Edema de origem renal

A síndrome nefrótica é uma entidade clínica classicamente caracterizada pela presença de edema, proteinúria maciça, hipoalbuminemia, hipercolesterolemia e lipidúria, que pode ocorrer no curso de uma doença renal primária ou de doença sistêmica que comprometa o rim. A taxa de excreção de proteínas excede geralmente 3,5g/24h/1,73m^2 de superfície corpórea ou 50mg/kg de peso/dia. Na síndrome nefrótica, a instalação do edema acontece de forma insidiosa, ao longo de duas a três semanas. No início da doença, é geralmente matutino e periorbitário, migrando para os membros inferiores no decorrer do dia, devido à ação da gravidade.

A síndrome nefrítica caracteriza-se por ser um quadro de início abrupto, com intensidade variável de hematúria micro ou macroscópica, edema, congestão circulatória e hipertensão. Várias são as doenças que determinam o aparecimento da síndrome nefrítica como glomerulonefrites pós-infecciosas, glomerulonefrites não relacionadas a processos infecciosos e doenças sistêmicas como lúpus eritematoso sistêmico, púrpura de Henoch-Schönlein, outras vasculites sistêmicas, síndrome de Goodpasture e endocardite bacteriana.

A etiologia mais freqüente da glomerulonefrite aguda pós-infecciosa é o estreptococo beta-hemolítico do grupo A, embora outros agentes infecciosos como vírus, bactérias, fungos e parasitas possam ser a causa dessa doença.

O quadro clínico da glomerulonefrite aguda pós-estreptocócica inicia-se de forma abrupta, com hematúria micro ou macroscópica, que, em cerca de 75% dos casos, é acompanhada por edema ou hipertensão. Em geral, manifesta-se uma a três semanas após quadro infeccioso das vias aéreas superiores ou da pele, predominando em crianças entre 3 e 7 anos de idade. No início do quadro, o edema é geralmente matutino e periorbitário.

O diagnóstico de glomerulonefrite pós-estreptocócica deve ser suspeitado em qualquer caso de edema, oligúria, hipertensão arterial, congestão circulatória e encefalopatia hipertensiva a esclarecer.

Edema de origem cardíaca

O edema de origem cardíaca costuma ser mole, depressível, mais acentuado nos membros inferiores e no período vespertino em crianças maiores. Em recém-nascidos e lactentes, localiza-se, mais freqüentemente, na região facial, podendo iniciar-se na região sacral, devido ao longo tempo de decúbito desses pacientes. Diferentemente do adulto, apresenta-se como manifestação tardia da doença, sendo freqüente a presença de outros sinais e sintomas que sugerem seu diagnóstico, como taquicardia, que geralmente é de aparecimento precoce, ritmo de galope, taquipnéia, cianose, extremidades frias, hepatomegalia e cardiomegalia. A insuficiência cardíaca pode ser decorrente de doença cardíaca de base ou de outras doenças que levem à falência cardíaca, como a hipertensão arterial, geralmente conseqüente à glomerulonefrite aguda pós-infecciosa, a insuficiência renal e as anemias carenciais ou hemolíticas.

A pericardite crônica constritiva é pouco freqüente na infância, sendo geralmente associada à tuberculose ou à coleção sangüínea ou purulenta incompletamente drenada. O quadro clínico relaciona-se à contenção formada pelo pericárdio que, impedindo o enchimento diastólico cardíaco, provoca hipertensão venosa sistêmica. Nesses casos, o edema de membros inferiores freqüentemente se associa a ascite, hepatoesplenomegalia e circulação colateral abdominal. À radiografia de tórax, a área cardíaca encontra-se normal ou ligeiramente aumentada, podendo ocorrer a presença de calcificações. O edema origina-se principalmente da hipertensão venosa sistêmica, que acarreta, inclusive, perda protéica intestinal por extravasamento dessas substâncias pelo sistema venoso e pela compressão do sistema linfático.

Edema de origem hepática

Os portadores de doenças hepáticas apresentam-se, geralmente, com edema de membros inferiores e ascite. O edema, nesses casos, decorre da presença de hipoalbuminemia, aumento da permeabilidade capilar e por compressão venosa, quando existe ascite muito importante.

O aparecimento desses sinais indica, geralmente, a presença de disfunção hepatocelular e descompensação hepática importantes, sendo, portanto, freqüentes a presença de história pregressa sugestiva de doença hepática e a associação com outras alterações ao exame físico, como circulação colateral venosa visível em região abdominal, icterícia, hálito adocicado e fenômenos hemorrágicos. Hepatoesplenomegalia é freqüente, embora possa ocorrer retração hepática nos casos avançados. Nos exames laboratoriais, é comum a presença de alterações no coagulograma com aumento do tempo de protrombina, tromboplastina parcial ativada e trombina. As enzimas hepáticas podem estar normais ou com pequeno aumento. A eletroforese de proteínas demonstra diminuição importante dos níveis de albumina com aumento da gamaglobulina.

Edema de origem alérgica

O angioedema, edema angioneurótico ou edema de Quinke surge de modo abrupto, é intenso e localizado, sendo quente, mole, mais doloroso do que pruriginoso, acompanhado de hiperemia da região afetada. Ocorre principalmente nas pálpebras, extremidades e mucosas como lábios, língua e laringe. Quando acomete a laringe, há risco iminente de morte por asfixia secundária à obstrução mecânica, sendo necessário atendimento urgente da criança.

Estima-se que cerca de 20% da população em geral apresenta quadro de edema angioneurótico ou urticária no decorrer da vida. Com exceção da forma hereditária, a etiologia do angioedema e dos quadros urticariformes é a mesma, sendo freqüente a associação dessas duas manifestações clínicas de forma alternada ou concomitante. O edema é resultado da liberação de histamina e de outros mediadores dos mastócitos, por mecanismos imunológicos e não-imunológicos, que provocam reações inflamatórias e aumento da permeabilidade capilar na derme nos quadros de urticária e na hipoderme, subcutâneo e mucosas no angioedema.

A busca da etiologia do edema angioneurótico representa, geralmente, uma árdua tarefa para o pediatra, sendo mais fácil identificá-la nas formas agudas do que nas crônicas. O angioedema é definido como tendo curso agudo quando recorre num período de até seis semanas. Após esse prazo, é considerado como crônico. Na literatura, a identificação da causa de angioedema e urticária de curso crônico varia entre 10 e 80%. No entanto, na maioria dos estudos, esse valor não é superior a 20%.

Anamnese extensa deve ser feita no sentido de identificar os possíveis agentes etiológicos presentes na vida da criança. Como pode-se observar no quadro 4.17, várias são as etiologias conhecidas. Deve-se iniciar pela pesquisa das causas mais comuns. Assim, torna-se importante a investigação de causas alimentares, medicamentosas, infecciosas e história de picadas de insetos ou contato com produtos sensibilizantes. Em relação às causas alimentares, o quadro de angioedema associa-se freqüentemente aos seguintes alimentos: leite, ovo, cereais, trigo, peixe, frutos do mar, tomate, laranja, banana, nozes e chocolate. Os alimentos industrializados são causas freqüentes desse tipo de edema por conter corantes artificiais, principalmente a tartrazina, aromatizantes artificiais e conservantes. Quanto às causas medicamentosas, qualquer medicamento utilizado com finalidade terapêutica ou diagnóstica pode provocar angioedema, sendo freqüentemente implicados as penicilinas e seus derivados, os salicilatos e os contrastes iodados. Em relação à etiologia infecciosa, o angioedema pode ser decorrente de infecções virais, como mononucleose e hepatites virais; bacterianas, como sinusites, focos dentários, otites, entre outras; fúngicas, como dermatofitoses e leveduroses; e parasitárias, tendo como exemplos a ascaridíase e a estrongiloidíase.

Quadro 4.17 – Causas de angioedema e urticária.

· Reação a drogas
· Alimentos e aditivos alimentares
· Antígenos inalados ou por contato
· Transfusão
· Picada de insetos

· Doenças vasculares do colágeno
    vasculite cutânea
    doença do soro

· Neoplasias malignas: angioedema com depleção adquirida de C_1 e C_1-INH

· Urticária por mecanismos físicos
    urticária ao frio
    urticária colinérgica
    dermografismo
    urticária por pressão
    urticária solar
    urticária aquagênica

· Urticária pigmentosa: mastocitose sistêmica

· Doenças hereditárias
    angioedema hereditário
    urticária familiar ao frio
    amiloidose com surdez e urticária

· Urticária idiopática crônica e angioedema idiopático crônico

Embora de forma mais rara, o angioedema pode ser secundário às neoplasias malignas e às colagenoses como artrite reumatóide juvenil, lúpus eritematoso disseminado, polimiosite e esclerodermia, sendo, portanto, necessários anamnese e exame físico completos no sentido de diagnosticar essas doenças, quando presentes.

O angioedema hereditário é uma alteração autossômica dominante que determina a deficiência do inibidor da C_1-esterase (C_1-INH) e resulta em episódios transitórios de aumento da permeabilidade capilar, manifestando-se por episódios de edema envolvendo várias partes do corpo. O edema freqüentemente se inicia após traumatismo como extração dentária, exercício extenuante, entre outros. No entanto, os eventos traumáticos geralmente não são percebidos, e o edema parece ocorrer espontaneamente. No local do edema, não há mudança da cor da pele nem existe queixa de dor ou prurido. Não é associado à urticária. Pacientes com urticária e angioedema sem história familiar semelhante, invariavelmente, têm o inibidor da C_1-esterase normal. As primeiras manifestações dessa doença surgem, freqüentemente, na infância, antes dos 10 anos de idade, sendo raras após a terceira década de vida. A complicação mais grave é o edema de laringe, sendo a maior causa de morte por essa doença.

O nível sérico de C_4 é baixo mesmo quando o paciente está assintomático, sendo geralmente indetectável durante a crise. Portanto, a determinação do C_4 é um teste simples utilizado no diagnóstico de angioedema hereditário. Quando o C_4 é baixo, deve ser feita a dosagem do inibidor da C_1-esterase que, quando está baixa ou ausente, confirma o diagnóstico. Entretanto, 20 a 25% dos pacientes têm níveis normais ou elevados do inibidor da C_1-esterase, mas não-funcionante, requerendo exame funcional dessa proteína para confirmar a doença.

Edemas localizados

Os edemas localizados mais freqüentemente encontrados na prática pediátrica se situam nas extremidades, principalmente nos membros inferiores e na região palpebral.

A abordagem da criança com edema localizado em um dos membros deve conter os dados relacionados às características do edema, sendo observados sua extensão, temperatura, limites, consistência, coloração, dor à movimentação ou palpação do membro afetado e presença de lesões de pele. O processo fisiopatológico mais comumente envolvido nesses casos se relaciona à diminuição do retorno venoso, em decorrência de obstruções por trombose ou compressões, alterações funcionais ou anatômicas do sistema linfático e processos inflamatórios associados ou não a quadros infecciosos.

Nos casos de edema de um dos membros inferiores, o diagnóstico diferencial é feito com outras doenças que podem mimetizar quadro de edema, como a hemi-hipertrofia, na qual é comum a concomitância do aumento de diâmetro e comprimento do membro afetado, a neurofibromatose e as deformidades vasculares mistas como a síndrome de Klippel-Trenaunay-Weber, que se associa à presença de nevo vascular macular, varicosidades superficiais e hipertrofia óssea e dos tecidos moles.

Linfedema

Caracteriza-se pelo acúmulo do líquido intersticial devido a malformação ou disfunção do sistema linfático. É classificado de acordo com sua etiologia em secundário, geralmente devido a processos infecciosos como filariose, linfangites e celulites de repetição. Pode ocorrer, também, secundariamente a excisões cirúrgicas, neoplasias, irradiação e traumatismos. O linfedema é primário ou idiopático quando não se encontra nenhuma dessas causas citadas.

Apesar de o linfedema primário ser decorrente de anormalidades congênitas da drenagem linfática, pode não estar presente desde o nascimento e manifestar-se em idades posteriores, sendo, por esse motivo, classificado em congênito precoce ou tardio. O edema congênito precoce apresenta predominância no sexo feminino, sendo freqüentemente bilateral e, quando existe história familiar, denomina-se síndrome de Milroy.

Os linfedemas primários tardios mais comumente encontrados aparecem em meninas após os 6 anos de idade, com pico de incidência ao redor dos 10 anos, sendo freqüentemente unilaterais. São inicialmente de intensidade moderada, indolores, não depressíveis e frios, evoluindo paulatinamente para proporções extremamente acentuadas. Os quadros de linfangites e celulites de repetição são comuns, sendo raras as ulcerações de pele. Os pacientes com história familiar desse tipo de edema apresentam a síndrome de Meige.

Existe associação importante entre a presença do linfedema primário e síndromes genéticas como a de Noonan, de Turner, de Aagenae e outras.

No diagnóstico dos pacientes com linfedema, é fundamental a exclusão de possíveis causas sistêmicas ou vasculares, sendo importante a realização de exame ultra-sonográfico abdominal com Doppler, para afastar possíveis tromboses ou tumores, e estudo radiológico de ambos os membros à procura de alterações ósseas ou dos tecidos moles. Uma vez suspeitado do diagnóstico de linfedema, o exame de escolha, atualmente recomendado, é a linfocintilografia com tecnécio. Não se justifica a utilização de exames laboratoriais para a confirmação do linfedema em pacientes com síndromes genéticas sabidamente associadas com essa doença.

As tromboses venosas são raras em crianças e, habitualmente, aparecem após procedimentos cirúrgicos em pacientes com neoplasias ou como complicação naqueles com desidratação intensa, mais comumente em lactentes com cardiopatia congênita cianótica e policitemia. O edema é geralmente frio, depressível, podendo cursar com cianose da região afetada e circulação colateral. A obstrução da veia cava superior associa-se, geralmente, a processos neoplásicos, mediastinites fibrosas relacionadas à infecção tuberculosa ou outras infecções e pericardite constritiva. O edema aparece em região de face, pescoço e braço com as mesmas características descritas anteriormente.

ANAMNESE

Devido ao grande número de diagnósticos diferenciais apresentados, conclui-se que a abordagem do paciente com edema deve enfocar os dados relacionados à queixa, mas também aos diversos sistemas do organismo que podem estar envolvidos na sua gênese. Assim, na anamnese desses pacientes é importante a caracterização do edema, que deve conter as seguintes informações:

Idade de início – algumas doenças costumam apresentar-se mais em determinadas faixas etárias, como a síndrome nefrótica, que aparece mais em lactentes e pré-escolares, e a glomerulonefrite pós-infecciosa, que ocorre principalmente em crianças a partir dos 3 anos de idade.

Instalação – o angioedema e o edema da glomerulonefrite pós-infecciosa costumam ser de instalação abrupta, enquanto os edemas cardíacos, nutricionais, hepáticos e da síndrome nefrótica aparecem de forma insidiosa.

Distribuição do edema – conforme ressaltado anteriormente, é comum a ocorrência de padrões de distribuição relacionados com a causa de origem, sendo os generalizados principalmente de origem renal, cardíaca, hepática e nutricional. Os edemas localizados costumam ser por obstrução à drenagem linfática ou venosa e por processos alérgicos ou infecciosos.

Intensidade – o edema pode localizar-se apenas nas regiões mais frouxas da pele ou ser generalizado com a presença de ascite, o que configura os quadros de anasarca.

Recorrência – alguns edemas, como os de origem alérgica, apresentam um padrão cíclico de aparecimento, geralmente relacionado à exposição a determinados fatores desencadeantes.

Horário de aparecimento ou de piora – o edema de origem renal costuma ser mais intenso no período matutino, o cardíaco costuma piorar no decorrer do dia e o alérgico não tem horário de aparecimento definido.

Consistência – edemas moles, facilmente depressíveis, podem ser de origem renal, cardíaca, hepática ou nutricional. Edemas duros são mais comumente associados à obstrução da drenagem linfática ou venosa.

Temperatura – o aumento de temperatura da região afetada associa-se a quadros infecciosos ou alérgicos.

Fatores concomitantes – no local do edema como dor, hiperemia, cianose, úlceras de pele devem ser pesquisados.

Manifestações sistêmicas – nesses casos, é fundamental a pesquisa de sintomas gerais associados à queixa como febre, alterações do padrão respiratório, dispnéia aos esforços, diminuição da atividade e do apetite, presença de cianose ou icterícia, distúrbios hemorrágicos, alterações do fluxo urinário e das características da urina, hábito intestinal e características das fezes.

Fatores desencadeantes – presentes principalmente nos edemas de origem alérgica. Deve-se pesquisar o uso de drogas, infecções recentes, ingestão de alimentos e contato com produtos sensibilizantes.

Os antecedentes pessoais da criança são fundamentais na abordagem desses pacientes, devendo-se enfatizar procedência da criança, peso de nascimento, história pregressa de internações, procedimentos cirúrgicos realizados, antecedentes pessoais de atopia, história alimentar, ganho de peso e estatura até a instalação da queixa, hábitos intestinal e urinário pregressos e evolução do desenvolvimento neuropsicomotor. História familiar de doenças renais, anemia hemolítica, hepatopatias e quadro edematoso semelhante freqüentemente auxiliam na formulação diagnóstica.

EXAME FÍSICO

O exame físico deve ser realizado de forma cuidadosa à procura de sinais concomitantes que possam auxiliar no diagnóstico, como o estado geral da criança, alterações fenotípicas, pressão arterial, freqüência cardíaca e respiratória, peso, estatura, coloração da pele e das mucosas, circulação colateral visível, úlceras de pele, sinais de distrofia e baqueteamento de dedos.

O edema será caracterizado quanto a sua distribuição, consistência, temperatura e coloração. Devem também ser investigadas a textura e a presença de lesões da pele subjacente, além de dor à palpação e movimentação da área afetada.

Especial atenção deve ser dada à palpação ganglionar e à semiologia cardíaca e respiratória. A percussão e a palpação abdominais devem ser cuidadosas, buscando identificar sinais indicativos de ascite, visceromegalias e massas.

EXAMES LABORATORIAIS

Os exames laboratoriais utilizados no diagnóstico do paciente com edema baseiam-se na história e no exame físico. No entanto, em pacientes nos quais esses dados são inconclusivos, a pesquisa laboratorial deve ser feita visando às causas mais freqüentes de edema.

Concluindo, embora o paciente com edema apresente inúmeros diagnósticos diferenciais, as características do edema e a presença de outros sinais e sintomas na anamnese e no exame físico e a evolução desses pacientes apontam para a doença envolvida na gênese do edema na maioria dos casos.

BIBLIOGRAFIA

1. FONSECA, R.P. – Edemas. In Marcondes, E.; Leone, C.; Oselka, G.W. & Corradini, H.B. *Roteiros Diagnósticos em Pediatria.* São Paulo, Sarvier, 1989, p. 166. 2. KAPLAN, A.P. – Urticaria and angioedema. In Midleton Jr., E.; Reed, C.E. et al. *Allergy Principles and Practice.* 4th ed., St. Louis, Mosby, Year Book, 1993, p. 1553. 3. OLIVEIRA, Z.N.S. & RIVITTI, E.A. – Alergia cutânea. In Carneiro-Sampaio, M.M.S. & Grumach, A.S. *Alergia e Imunologia em Pediatria.* São Paulo, Sarvier, 1992, p. 98. 4. PERNETTA, C. – Edema. In Pernetta, C. *Diagnóstico Diferencial em Pediatria.* São Paulo, Sarvier, 1985, p. 303. 5. QUARENTEI, G. – Edema. In Marcondes, E. *Pediatria Básica.* São Paulo, Sarvier, 1991, p. 188. 6. SAYAG, P.J. – Urticaire et edeme de Quincke – etiologie, diagnostic, traitement. *Rev. Prat. (Paris)* **43**:121, 1993. 7. SCHRIER, R.W. – Pathogenesis of sodium and water retention in high output and low-output cardiac failure, nephrotic syndrome, cirrhosis, and pregnancy (first of two parts). *N. Eng. J. Med.* **319**:1065, 1988. 8. SCHRIER, R.W. – Pathogenesis of sodium and water retention in high output and low-output cardiac failures, nephrotic syndrome, cirrhosis, and pregnancy (second of two parts). *N. Eng. J. Med.* **319**:1127, 1988. 9. SMELTZER, D.M. et al. – Primary limphedema in children and adolescents: a follow-up study and review. *Pediatrics* **76**:206, 1985. 10. TER, S.E. et al. – Lymphoscintigraphy – a reliable test for the diagnosis of lymphedema. *Clin. Nuclear Med.* **18**:646, 1993. 11. WEISS, A.H. – The swollen and droppy eyelid – signs of systemic disease. *Pediatr. Clin. North Am.* **40**:789, 1993. 12. WRIGHT, N.B. & CARTY, H.M.L. – The swollen leg and primary lymphedema. *Arch. Dis. Childh.* **71**:44, 1994. 13. WYLLIE, R. et al. – Ascites: pathophysiology and management. *J. Pediatr.* **97**:167, 1980.

11	Enurese

MARIA LÚCIA DE MORAES BOURROUL
SANDRA MARIA CALLIOLI ZUCCOLOTTO

De modo geral, define-se enurese como a perda involuntária de urina que ocorre em indivíduos de faixa etária na qual o controle miccional já deveria estar estabelecido.

Como a aquisição do controle miccional é resultante de um processo maturativo evolutivo, determinado pela interação de fatores individuais, neurológicos, psicossociais e culturais, é difícil estipular padrões de normalidade.

A maioria dos autores baseia-se em um estudo sueco no qual foi encontrada a seguinte prevalência de enurese noturna por idade: aos 5 anos, 15 a 20% das crianças; aos 7 anos, 7% das crianças; e aos 15 anos, 1 a 2% dos adolescentes. A análise desses dados mostrou que, a cada ano, cerca de 15% das crianças deixavam de ter enurese.

Outra pesquisa que merece destaque foi feita por Fergusson e cols., os quais, a partir de 1977 e durante oito anos, observaram o desenvolvimento de 1.092 crianças neozelandesas, residentes em zona urbana, comparando a idade de aquisição do controle vesical diurno e a presença de episódios noturnos de escape urinário. Esses resultados se encontram resumidos na tabela 4.6.

Tabela 4.6 – Proporção de crianças com controle vesical diurno e com perdas urinárias noturnas, segundo a idade.

Idade (anos)	Crianças com controle vesical diurno (%)	Crianças com perda urinária noturna (%)
2	7,5	92,5
3	57,2	43,2
4	81,4	20,2
5	89,0	15,7
6	92,4	13,1
7	94,8	10,3
8	96,7	7,4

Fonte: Fergusson et al., 1986.

Não há, até o momento, dados epidemiológicos que retratem a forma como nossas crianças se comportam cronologicamente em relação à aquisição do controle vesical diurno e noturno.

Com base nos dados da literatura internacional, espera-se que, até os 3 anos de idade, a maioria das crianças tenha obtido controle esfincteriano vesical diurno; e até os 5 anos de vida, o controle esfincteriano noturno.

Assim, define-se *enurese noturna monossintomática* como a eliminação involuntária de urina no período noturno, durante o sono, com freqüência superior a duas vezes por mês, na ausência de outros sinais ou sintomas em crianças com idade igual ou superior a 6 anos. Pressupõe-se continência diurna preservada, com ausência de distúrbios estruturais e funcionais do trato urinário.

Considera-se *enurese noturna primária* quando a criança nunca conseguiu manter o controle miccional noturno e *enurese noturna secundária* quando, após ter apresentado controle esfincteriano noturno por um período mínimo de seis meses consecutivos, a criança volta a ter perda urinária noturna.

Define-se como *enurese noturna polissintomática* quando as perdas urinárias noturnas ocorrem juntamente com sintomas miccionais diurnos como polaciúria, urgência, incontinência, entre outros. Pode ser primária ou secundária.

Apesar da dificuldade de se comparar os dados epidemiológicos apresentados nas diversas publicações, devido à utilização de diferentes definições, a maioria dos autores reconhece a enurese noturna como sendo mais freqüente entre meninos de até os 11 anos de idade, primogênitos, crianças com história familiar de enurese ou com referência de treinamento do controle esfincteriano inadequado. A institucionalização, o retardo do desenvolvimento neuropsicomotor e as famílias numerosas e de baixa renda também têm sido relacionados com as maiores prevalências de enurese.

MICÇÃO, RETENÇÃO URINÁRIA E CONTROLE ESFINCTERIANO

A bexiga pode ser considerada um reservatório de músculo liso, composto pelo músculo detrusor, que forma o corpo vesical em sua porção proximal, e o trígono, pequena área triangular distal composta pelo músculo trigonal que se entrelaça ao redor da abertura interna da uretra, formando o esfíncter vesical interno.

Normalmente, o enchimento da bexiga ocorre de forma lenta e gradativa, determinando a distensão do corpo vesical e simultaneamente a contração do trígono, fechando o esfíncter vesical interno e garantindo a retenção urinária. Esse sistema é suficiente até um determinado limiar pressórico, a partir do qual, reflexamente à distensão do corpo vesical, ocorre a contração do músculo detrusor e o relaxamento do esfíncter vesical interno.

Alguns centímetros abaixo da bexiga fica o esfíncter vesical externo, formado pela musculatura esquelética do diafragma urogenital, através do qual passa a uretra. A contração desse esfíncter é outro elemento que garante a retenção urinária, e seu relaxamento voluntário permite o esvaziamento da bexiga.

A coordenação desses mecanismos é complexa, envolvendo limiares pressóricos, receptores, nervos aferentes e eferentes, centros localizados na ponte e no córtex cerebral, reflexos automáticos e ações voluntárias.

Sabe-se que os nervos parassimpáticos, cuja excitação leva à contração do músculo detrusor e ao relaxamento do esfíncter vesical interno, participam reflexamente da micção e opõem-se à ação dos nervos simpáticos, que também são responsáveis pelo relaxamento do detrusor. O nervo pudendo origina-se nos dois primeiros segmentos sacrais da medula espinhal e controla o esfíncter vesical externo. A inervação sensorial aferente sai da bexiga junto aos nervos parassimpáticos e penetra na medula espinhal pelos nervos pélvicos e plexos sacrais. Todo esse sistema encontra-se interligado com o sistema nervoso central, no qual o centro miccional pontino e o córtex cerebral atuam inibindo ou facilitando o reflexo de micção medular.

Devem existir ainda outros mecanismos desconhecidos envolvidos nesse eixo. Exemplos disso são o atraso na maturação do sistema de excreção do hormônio antidiurético e a não-inibição da contração do músculo detrusor durante o sono que vêm sendo apontados como possíveis fatores etiológicos da enurese noturna monossintomática.

Por outro lado, é fundamental ter sempre em mente que o controle esfincteriano transforma a micção, descrita anteriormente como um mecanismo automático, em um comportamento, ou seja, em um ato voluntário. Esse processo pode ser avaliado sob diversos aspectos, mas basicamente implica a aprendizagem, a aceitação de normas culturais, em geral expressas pelos pais, e um valor consciente ou inconsciente atribuído a uma função primitiva, gerando prazer ou medo. Segundo Ajuriaguerra, o controle da micção depende inicialmente de um sistema anatômico íntegro e fisilogicamente maduro e, devido ao caráter erótico dos orifícios, seu funcionamento está associado à evolução da libido.

Portanto, o domínio do conhecimento dos mecanismos de controle da micção, citados anteriormente, apesar de fundamental, não basta para a abordagem da criança enurética, tornando-se essencial conhecer especificamente cada criança, entender seu processo evolutivo e seu contexto familiar.

POSSIBILIDADES ETIOPATOGÊNICAS

Partindo-se do que foi exposto a respeito dos mecanismos fisiológicos da micção, torna-se lógico associar anormalidades anatômicas e funcionais à etiologia da enurese.

Nesse sentido, um amplo espectro de possibilidades etiológicas será apontado, sendo importante considerar que nem todas são exclusivas, podendo haver associação entre mais de uma causa em uma mesma situação clínica. Assim, podemos agrupar as disfunções da micção em causas neurológicas, geniturinárias, psicogênicas e outras que estão associadas aos quadros de enurese noturna polissintomática e enurese diurna isolada.

CAUSAS NEUROLÓGICAS

Bexiga neurogênica – é definida como toda alteração do funcionamento vesicoesfincteriano decorrente de problemas neurológicos, cuja classificação etiológica se encontra no quadro 4.18.

Mielodisplasias – são alterações congênitas da coluna vertebral que afetam a medula espinhal, sendo as causas mais freqüentes de bexiga neurogênica.

Meningomielocele – ausência do arco vertebral posterior com protrusão da meninge e do tecido neural (raízes nervosas e/ou porções da medula espinhal), é responsável por 90% das disrafias abertas

Quadro 4.18 – Classificação etiológica da bexiga neurogênica.

I – Congênitas: mielodisplasias
· Meningomielocele
· Lipomeningocele
· Disrafismos ocultos
   - lipoma intradural
   - diastematomielia
   - cisto dermóide
   - raízes nervosas anormais
   - meningocele sacral anterior
   - tumor de cauda eqüina
· Agenesia sacral
· Associação de malformações congênitas: VATER, VACTER
II – Adquiridas
· Anóxia, hipóxia e infecções perinatais: paralisia cerebral
· Traumáticas: cranianas e medulares
· Doenças: inflamatórias, infecciosas, degenerativas e tumorais

de coluna, podendo ocorrer em qualquer nível da coluna espinhal. A lesão neurológica produzida por essa condição pode determinar vários tipos de disfunção miccional, que não podem ser presumidos pelo nível e grau da alteração espinhal. Portanto, a melhor conduta na criança com mielomeningocele seria fazer o estudo urodinâmico logo ao nascimento, mas o risco de infecção espinhal e a necessidade de correção cirúrgica da coluna podem inviabilizar sua realização nesse momento. No entanto, a ultra-sonografia das vias urinárias e a medida de resíduo urinário devem ser feitas tão cedo quanto possível, pois podem indicar as condutas a serem tomadas com o intuito de evitar complicações do trato urinário decorrentes da bexiga neurogênica. O prognóstico, sem intervenção adequada, é de evolução para deterioração do trato urinário até 3 anos de idade em 71% das crianças com dissinergia, 7% das sinérgicas e 23% das denervadas. Além disso, é encontrado refluxo vesicoureteral secundário em cerca de 30 a 40% das crianças não-tratadas aos 5 anos de idade, sendo que apenas 3 a 5% apresentam essa alteração no período neonatal. Assim, impõe-se que, desde o nascimento, a criança com meningomielocele seja avaliada por vários especialistas, nefrologista e/ou urologista e neurocirurgião, junto com o pediatra. Como a maioria das mielodisplasias comporta-se como uma doença dinâmica, com mudanças nos primeiros anos de vida e na puberdade, é necessário que o seguimento com esses especialistas seja mantido a longo prazo e que o pediatra esteja atento para as possíveis complicações da criança com bexiga neurogênica, como as infecções do trato urinário.

Disrafismos ocultos – atuam na dinâmica vesical exercendo trações ou compressões medulares. Em cerca de 90% dos casos, apresentam-se com anormalidades cutâneas sobre a coluna espinhal baixa: alterações da prega glútea, fendas, orifícios, pequenas depressões (covinha – "dimple"), tufos capilares e malformação vascular cutânea. O exame neurológico é normal ao nascimento, mas o estudo urodinâmico mostra-se alterado em um terço dos lactentes com idade inferior a 18 meses. Recomenda-se que seja realizada tomografia computadorizada da coluna vertebral e da medula para todos com anormalidade questionável cutânea ou óssea. Se for confirmado o diagnóstico de disrafismo, impõe-se a realização de estudo urodinâmico. A conduta nesses casos é de laminectomia e retirada do processo intra-espinal. Cerca de 92% das crianças com mais de 3 anos de idade, sem correção cirúrgica, apresentam lesão neurológica no exame urodinâmico ou sinais neurológicos nas extremidades inferiores. Por outro lado, dos lactentes que apresentam alterações no estudo urodinâmico pré-operatório, 60% tornam-se normais, 30% melhoram e 10% pioram ao longo do tempo. Durante o crescimento, pode ocorrer tração ou compressão medular causadas por aderências e pelo crescimento ósseo mais rápido, alterando o comportamento dos segmentos comprometidos.

Agenesia sacral parcial ou completa – em geral, manifesta-se por meio de anomalias ortopédicas, anorretais e vesicoesfincterianas. As manifestações clínicas costumam ocorrer quando duas ou mais vértebras estão acometidas. A etiologia é desconhecida, mas 16% das crianças com agenesia sacral têm mãe diabética, por vezes, com diabetes gestacional insulino-dependente. O diagnóstico geralmente é feito tardiamente, quando o treinamento esfincteriano falha e a criança é conduzida ao médico; em cerca de 20% das crianças de até 3-4 anos de idade, não é diagnosticada. Deve-se suspeitar de agenesia sacral na presença de fenda glútea baixa e curta e nádegas achatadas e/ou ausência de vértebra na palpação do cóccix. Em alguns casos, podem estar associadas pequenas alterações ortopédicas dos membros inferiores como arco alto do pé e artelhos em garra ou gatilho. A confirmação do diagnóstico é feita com radiografias frontal e lateral da coluna lombossacral. Torna-se fundamental o estudo urodinâmico que em cerca de 75% das crianças encontra-se alterado. O tratamento depende do tipo da disfunção neurológica identificado no estudo urodinâmico. As lesões neurológicas costumam ser estáveis, isto é, sem sinais de desnervação progressiva. A criança deve ser acompanhada por nefrologista ou urologista e por gastroenterologista para tratamento da incontinência fecal.

Associação de VATER – acrônimo para anomalias **V**ertebrais, **A**nais, fístula **T**raqueoesofágica com estenose do **E**sôfago, displasias do **R**ádio e anomalias **R**enais. Quando existe também a presença de anomalias cardíacas, denomina-se associação de VACTER. É importante suspeitar dessa associação quando houver anomalia anal ou estenose de esôfago com fístula, de modo a investigar precocemente a presença de bexiga neurogênica que pode estar presente como decorrência das alterações vertebrais.

Neuropatia crônica – crianças neuropatas podem apresentar, entre as mais diversas formas de acometimentos específicos, tanto enurese quanto incontinência e retenção urinárias. Os distúrbios de micção dos neuropatas, quando não identificados, podem evoluir para a retenção urinária crônica e até mesmo chegar à insuficiência renal crônica, agravando ainda mais sua morbidade.

Traumatismos medulares – podem, por secção ou compressão, comprometer o funcionamento vesical e, à semelhança do que foi descrito para as malformações, especificamente na criança politraumatizada, o crescimento pode complicar ainda mais o quadro clínico inicial devido a trações de aderências.

CAUSAS GENITURINÁRIAS

Malformações do trato urogenital – podem determinar alterações do fluxo urinário. A válvula da uretra posterior, as ectopias do meato da uretra (hipospadia e epispadia), assim como a estenose da uretra ou do meato uretral atuam como fatores obstrutivos mecânicos, determinando dificuldade no esvaziamento da bexiga, alterações do jato urinário, retenção urinária residual pós-miccional, aumento da pressão intra-vesical e, conseqüentemente, distocias nos mecanismos da micção. Por outro lado, as fístulas vesicovaginais e vesicorretais, como permitem a drenagem contínua da urina, impossibilitam o aumento da pressão vesical e, de certa forma, inviabilizam o reflexo da micção, perpetuando a incontinência urinária.

Processos inflamatórios vesicais, uretrais, vaginais ou penianos – como infecções do trato urinário, vulvovaginites, balanopostites ou inflamações por oxiuríase e por corpo estranho, causando dor à micção, levam à interrupção do jato e à retenção urinária. Dessa forma, iniciam ou, como no caso dos portadores de obstrução mecânica, complicam as distocias da micção.

Alterações funcionais da micção ou bexiga neurogênica-não-neurogênica – a instabilidade vesical, a instabilidade uretral e o quadro de micção infreqüente e o esvaziamento vesical incompleto ou síndrome da bexiga preguiçosa têm sido documentados em várias crianças enuréticas, sem que se constatem as alterações anatômicas previamente descritas. Na instabilidade vesical, acredita-se que ocorra persistência tardia do padrão vesical infantil, no qual a não-inibição da contração do músculo detrusor mantém o reflexo primitivo de micção. Ao mesmo tempo, a contração voluntária do esfíncter vesical externo opõe-se ao reflexo de micção, gerando hiperpressão vesical. Essa hiperpressão é percebida como urgência miccional e seguida de esvaziamento incompleto da bexiga. O resíduo vesical pós-miccional predispõe o trato urinário às infecções. Os momentos de hiperpressão podem determinar o surgimento de refluxo vesicoureteral que, quando associado à infecção urinária, aumenta o risco de pielonefrite e conseqüentemente de seqüelas renais. Instala-se, dessa forma, um círculo vicioso no qual a criança passa a ter dificuldade de interpretação das propriocepções, perpetuando o quadro e potencialmente aumentando as chances de complicações futuras. Algumas crianças com constipação intestinal grave podem desenvolver contrações não-inibidas do detrusor, manifestando-se como incontinência urinária, que se resolve com o tratamento da constipação. Na instabilidade uretral, que pode ou não acompanhar a vesical, ocorrem contrações intermitentes do esfíncter vesical externo antes da efetivação do esvaziamento completo da bexiga. A criança passa a ter necessidade de micções freqüentes e, da mesma forma, fica exposta ao risco do resíduo vesical pósmiccional constante.

Micção infreqüente e esvaziamento vesical incompleto ou síndrome da bexiga preguiçosa – resultam no aumento da capacidade da bexiga e diminuição do estímulo para urinar, determinando a distensão crônica da bexiga. Essas alterações podem manifestar-se com quadro de infecção urinária recorrente ou incontinência urinária intermitente. A maioria das crianças pré-escolares e escolares urina três a seis vezes ao dia e evacua diariamente ou a cada dois dias. Algumas crianças urinam apenas duas vezes ao dia, pela manhã e à noite, e, entre os diversos motivos, destacam-se as restrições ao uso de banheiros fora de casa, principalmente nas meninas. Assim, é importante a obtenção de dados sobre o hábito miccional em toda criança e, em especial, naquelas com infecção urinária ou outras queixas urinárias.

Fatores psicogênicos – podem estar associados aos quadros descritos anteriormente, seja como causa inicial (os casos de instabilidade vesicouretral), seja como conseqüência das situações criadas após a instalação da enurese. Essa possibilidade é salientada pela maioria dos autores nos casos de enurese secundária. Isso não implica o encaminhamento para tratamento psicológico de toda criança com enurese, mas indica a necessidade de o pediatra ter uma abordagem abrangente que deve ser revista durante a evolução.

OUTRAS CAUSAS

Diabetes melito, diabetes insípido, insuficiência renal crônica e doença tubular renal são enfermidades que podem apresentar como queixa principal da família a enurese, nos casos em que há poliúria. No entanto, a história e o exame físico permitem identificar outros sinais e sintomas que sugerem esses diagnósticos.

ENURESE NOTURNA PRIMÁRIA
MONOSSINTOMÁTICA

Tem sido descrita como uma condição clínica específica que comporta explicações ou especulações etiológicas diversas. Destas, a mais estudada na literatura é aquela que a atribui a um possível atraso do processo maturativo dos mecanismos de retenção e eliminação urinárias.

Estudos recentes afastaram a hipótese de a enurese noturna ser considerada um distúrbio do sono, uma vez que o escape urinário ocorre em qualquer fase do sono.

Há quem a atribua a um déficit dos mecanismos de inibição do detrusor durante o sono; outros citam a possibilidade de existir diminuição na percepção da distensão vesical durante o sono.

A secreção inadequada de hormônio antidiurético (HAD) que, a partir de uma determinada faixa etária, passa a ser importante na diminuição da produção de urina no período noturno talvez possa explicar a fisiopatogenia da enurese noturna em algumas crianças. Desconhece-se o motivo pelo qual isso se aplica a apenas uma parte das crianças enuréticas, assim como o que determina o "atraso" na aquisição do ritmo circadiano da secreção do HAD.

Fatores genéticos têm sido apontados por vários autores que chegam a destacá-los inclusive como dado de valor preditivo na enurese noturna: pais enuréticos têm maior chance de ter filhos enuréticos. A determinação autossômica dominante vem sendo relacionada a determinadas posições do código genético; no entanto, cabe novamente lembrar que a aquisição do controle esfincteriano é a resultante de um processo multifatorial e complexo, no qual valores culturais, hábitos e relações humanas não devem ser subestimados.

ABORDAGEM DIAGNÓSTICA

As inúmeras possibilidades fisiopatogênicas, descritas anteriormente como importantes na determinação da enurese, podem sugerir, inicialmente, aparente complexidade para a abordagem da criança enurética. No entanto, na prática, essa abordagem pode ser extremamente simplificada se partirmos de uma diferenciação inicial básica: crianças com enurese noturna primária monossintomática e crianças com enurese diurna ou enurese noturna polissintomática, primária ou secundária. Essa diferenciação é feita a partir da anamnese e do exame físico.

Anamnese
Por meio da anamnese, caracteriza-se a queixa como primária ou secundária, diurna e/ou noturna; dimensiona-se a intensidade do quadro pela descrição das perdas quanto à freqüência (número de perdas diurnas e noturnas) e à periodicidade (diária, semanal, mensal); estima-se a relevância do problema para a criança e para a família, resgatando o relato da procura de tratamentos, suas repercussões e suas explicações sobre as causas da enurese.

A micção deve ser detalhada quanto a:
- freqüência – em geral, espera-se que os pré-escolares e os escolares urinem entre três e seis vezes por dia;
- volume de urina por micção – estima-se a capacidade vesical multiplicando-se a idade em anos por 32;
- intensidade, continuidade e duração do jato urinário;
- manobras adotadas para a efetivação da micção;
- posturas estranhas adotadas durante o esvaziamento vesical ou com o intuito de retenção urinária.

Essa caracterização é importante para detectar a possibilidade de fatores neurogênicos e funcionais estar determinando o quadro de enurese. Micções muito freqüentes e em pequena quantidade podem indicar diminuição da capacidade ou instabilidade vesical; micções raras e volumosas apontam a possibilidade de mecanismos exacerbados de retenção como nos processos obstrutivos e na síndrome da bexiga preguiçosa. Interrupções do jato urinário são observadas nos quadros obstrutivos e na instabilidade do esfíncter vesical externo. Posturas anômalas e manobras de esvaziamento ou retenção aparecem nos quadros obstrutivos e neurogênicos.

A presença de outros sintomas urinários como disúria, polaciúria, poliúria, urgência miccional e escapes urinários durante o dia é bastante significativa. Da mesma forma, sintomas gerais, como edema, polidipsia, emagrecimento, febre e outros como constipação intestinal, podem ser essenciais na caracterização de acometimento sistêmico.

A história deve ainda se ater aos detalhes do processo de desenvolvimento neuropsicomotor, incluindo o período perinatal e a época do treinamento de controle esfincteriano; a posição da criança na família entre os irmãos e diante dos pais deve ser observada.

A ausência de sinais e sintomas descritos anteriormente e de alterações no exame físico caracteriza a enurese noturna primária monossintomática.

Exame físico
Por meio do exame físico é possível obter-se dados complementares fundamentais para a confirmação das hipóteses inicialmente levantadas na história. Além do exame físico geral, merecem destaque na abordagem da criança enurética os seguintes dados:
- medida da pressão arterial;
- avaliação do estado nutricional;
- palpação abdominal, para avaliar a presença de massas, retenção urinária ou fecal;
- presença de urina ou fezes nas vestes;
- avaliação pormenorizada das regiões genital, perineal, glútea e sacral à procura de malformações e outros acometimentos externos das vias urinárias (estenose e ectopia do meato urinário, fimose obstrutiva, fístulas vesicais, balanopostites, vulvovaginites, sinéquias de pequenos lábios, traumatismos), tono do esfíncter anal e presença de fezes na ampola retal, assimetrias da região glútea, prega glútea rebaixada e alterações cutâneas na região lombossacral (pequenas cavidades ou depressões, manchas hiperpigmentadas ou pilificadas, malformações vasculares);
- avaliação neurológica tanto das aquisições como mais especificamente do tono, da força muscular, dos reflexos, da sensibilidade e da movimentação dos membros inferiores;
- avaliação do jato urinário sempre que possível.

Investigação laboratorial
Na enurese noturna monossintomática, recomenda-se a realização de exame de urina tipo I e urocultura.

Nas crianças com enurese noturna polissintomática e na enurese diurna isolada, preconiza-se inicialmente, além da realização de exame de urina tipo I e urocultura, a ultra-sonografia de vias urinárias pré e pós-miccional. Dessa forma, sem tornar a investigação básica invasiva, rastream-se minimamente as alterações do trato urinário e as complicações infecciosas.

Um melhor detalhamento das disfunções miccionais pode ser obtido pela urofluxometria, por meio da qual se monitorizam pressões, volume e fluxo urinário durante um episódio de micção.

Nos casos de suspeita de bexiga neurogênica e nas alterações funcionais da micção, o estudo urodinâmico é importante para a determinação dos mecanismos envolvidos no distúrbio miccional e, conseqüentemente, para a abordagem terapêutica. Esse exame, por meio da colocação de sensores pressóricos em vários pontos das vias urinárias, registra com detalhes todas as fases do enchimento e do esvaziamento vesical. Trata-se de uma abordagem invasiva, desconfortável e onerosa, que requer o encaminhamento da criança para unidades de saúde de referência especializada. Outros exames de imagem como tomografia computadorizada ou ressonância magnética de coluna vertebral e medula, cintilografia de vias urinárias e uretrocistografia miccional podem ser necessários tanto na investigação etiológica como no acompanhamento das criança com enurese noturna polissintomática ou com enurese noturna e diurna.

ABORDAGEM TERAPÊUTICA

Devido à grande quantidade de informações necessárias, nem sempre é possível formular uma hipótese etiológica na primeira consulta; retornos freqüentes possibilitam melhor observação da criança e quase sempre detalhamento dos casos, antes da formulação de uma proposta terapêutica.

Nas crianças com enurese polissintomática, o encontro de doenças específicas determina o tratamento a ser instituído.

Nos casos com enurese noturna primária monossintomática, recomendam-se os seguintes procedimentos gerais:

- esclarecer a família e a criança quanto à etiologia e à evolução natural dessa situação clínica, destacando que os escapes urinários não são voluntários e que existe tendência de remissão espontânea do quadro com o decorrer do tempo;
- evitar ingestão líquida excessiva à noite;
- realizar esvaziamento vesical completo antes de dormir;
- permitir que a criança se responsabilize no autocuidado após os episódios de escape urinário, isto é, quando a criança acordar molhada ela pode trocar a própria roupa e os lençóis;
- desencorajar o uso de fraldas.

Devido à possibilidade de causarem maiores complicações do que vantagens, contra-indicam-se as seguintes medidas:

- restrições hídricas;
- punições diante do insucesso;
- despertar noturno recorrente, pois pode provocar fadiga e irritabilidade.

Sistemas de alarme têm sido usados, há muito tempo, no condicionamento do controle miccional das crianças com enurese noturna. O alarme soa mediante a estimulação de um sensor de umidade colocado no pijama da criança que, quando urina dormindo, é despertada pelo som, interrompendo a micção. Busca-se interromper cada vez mais precocemente o escape, até que desapareça. A esse método é atribuído um bom êxito, mas a maioria dos autores que o estudam também reconhece uma baixa adesão a essa proposta terapêutica.

Mais recentemente, a desmopressina, análogo do HAD, passou a ser usada para os casos de enurese noturna monossintomática. Estudos a esse respeito ainda são inconclusivos e, por vezes, contraditórios.

O uso de anticolinérgicos como a oxibutinina é restrito a determinados casos de bexiga neurogênica ou de disfunções vesicais, devidamente selecionados pelos resultados do estudo urodinâmico.

O encaminhamento para avaliação e um possível acompanhamento psicoterápico devem ser determinados individualmente, de acordo com os dados de história e evolução de cada criança.

A abordagem específica de cada uma das situações clínicas encontra-se devidamente detalhada em outros capítulos deste livro.

BIBLIOGRAFIA

1. AJURIAGUERRA, J. – A organização do controle esfincteriano e seus distúrbios. In Ajuriaguerra, J. *Manual de Psiquiatria Infantil.* 2ª ed., São Paulo, Masson, 1983, p. 261. 2. ATALA, A. & BAUER, S.T. – Bladder Dysfunction. In Holliday, M.A.; Barret, T.M. & Avner, L.D. *Pediatric Nephrology.* 3rd ed., Baltimore, 1994, p. 1023. 3. BUTLER, R.J. – Establishment of working definitions in nocturnal enuresis. *Arch. Dis. Child.* **66**:267, 1991. 4. COCHAT, P.; MEUNIER, P. & DI MAIO, M. – L'enurésie et les troubles mictionnels bénins de l'énfance. Diagnostic et prise en charge. *Arch. Pediatr.* **1**:65, 1995. 5. DIJKSTRA, R.H. et al. – Going Dutch in nocturnal enuresis. *Acta Paediatr.* **85**:199, 1996. 6. DJURHUUS, J.C. et al. – Proceedings of the Third International Workshop – International Enuresis Research Center. *Scand. J. Urol. Nephrol.* 1996. 7. FERGUSSON, D.M. et al. – Factors related to the age of attainment of nocturnal bladder control: an 8-year longitudinal study. *Pediatrics.* **78**:884, 1986. 8. GANDHI, K.K. – Diagnosis and management of nocturnal enuresis. *Curr. Opin. Pediatr.* **6**:194, 1994. 9. GOUDA, H. et al. – L'enurésie et les troubles mictionnels bénins de l'enfance, coût de la prise en charge. *Arch. Pediatr.* **2**:65, 1995. 10. HELLSTRÖM, A.L. et al. – Micturation habits and incontinence in 7-year-old Swedish school entrants. *Eur. J. Pediatr.* **149**:434, 1990. 11. HJÄLMAS, K. – Pathophysiology and impact of nocturnal enuresis. *Acta Paediatr.* **86**:919, 1997. 12. KOFF, S.A. – Cure of nocturnal enuresis: why isn't desmopressin very effective? *Pediatr. Nephrol.* **10**:667, 1996. 13. NORGAARD, J.P. et al. – Review: experience and current status of research into the pathophysiology of nocturnal enuresis. *Br. J. Urol.* **79**:825, 1997. 14. RUSHTON, H.G. – Wetting and functional voiding disorders. *Urol. Clin. North Am.* **22**:75, 1995. 15. SCHULPEN, T.J. – The burden of nocturnal enuresis. *Acta Paediatr.* **86**:981, 1997. 16. WAN, J. & GREENFIELD, S. – Enuresis and common voiding abnormalities. *Pediatr. Urol.* **44**:1117, 1997.

| 12 | **Febre** |

DALETH RODRIGUES
LUCIA FERRO BRICKS

Estima-se que 10 a 15% das crianças atendidas por pediatras apresentem febre. A febre é um dos sinais mais freqüentemente associados às infecções de vias aéreas superiores, entretanto, pode ser também o primeiro sinal de infecções graves, como pneumonia, bacteriemia ou meningite. Quando comparadas a indivíduos com mais de 3 anos de idade, as crianças menores de 36 meses que apresentam febre sem foco definido têm maior incidência de doenças bacterianas graves e, infelizmente, nem sempre é fácil diferenciar os quadros benignos de etiologia viral daqueles em que existe risco de bacteriemia oculta, sendo fundamental que os pediatras saibam como abordar a criança com febre.

Febre é a elevação da temperatura do corpo, mediada pelo sistema nervoso central, em resposta a vários estímulos. Em humanos, o controle da temperatura depende de um centro termorregulador localizado no hipotálamo anterior, que modula a produção e a perda de calor para manter a temperatura interna dentro de limites constantes (37°C a 37,2°C). Embora o conceito de febre esteja bem estabelecido, ainda existem controvérsias sobre os limites normais de temperatura, visto que habitualmente se afere a temperatura axilar, retal ou oral, e não a temperatura interna.

A média da temperatura humana de 37°C foi estabelecida há mais de um século por Carl Reinhold August Wunderlich. Esse autor analisou mais de um milhão de temperaturas axilares de 25.000 indivíduos e concluiu que a temperatura axilar que excede 38°C deve ser sempre considerada "suspeita" e "provavelmente" febre, após verificar que existe uma variação diurna da temperatura, com nadir de 36,2°C entre 2 e 6 horas da manhã e pico de 37,5°C entre 16 e 21 horas. Embora a medida da temperatura axilar seja muito utilizada em nosso meio, sabe-se que a temperatura interna é mais bem aferida pela tomada da temperatura retal, que sofre menor influência de fatores externos. A maioria dos autores considera a temperatura retal de 38°C como o limite inferior para definir febre, entretanto, deve-se salientar que diversos fatores podem afetar a temperatura, incluindo o local da medida.

FATORES ASSOCIADOS À VARIAÇÃO DE TEMPERATURA CORPÓREA

Idade – a temperatura das crianças tende a ser maior que a dos adultos; a diminuição para níveis semelhantes aos do adulto começa a acontecer com 1 ano de idade e continua até a puberdade, estabilizando-se entre 13 e 14 anos na menina e entre 17 e 18 anos no menino. A idade influi não apenas na temperatura basal, mas também na resposta febril; recém-nascidos, especialmente prematuros, apresentam temperaturas menores e podem não desenvolver febre, ou mesmo apresentar hipotermia, na vigência de infecção. O mesmo pode acontecer com idosos.

Ritmo circadiano da temperatura – a diferença média entre a mínima temperatura, obtida pela manhã, e a máxima, no final da tarde, tem amplitude de 0,5°C. O ritmo circadiano de temperatura não é observado em recém-nascidos, mas entre as idades de 6 meses e 2 anos já ocorre certa flutuação de até 0,6°C; entre 2 e 6 anos o diferencial pode ser de 0,9°C; e acima de 6 anos, de até 1,1°C.

Sexo – a temperatura é mais elevada no sexo feminino, alterando-se de acordo com o ciclo menstrual.

Outros – a atividade física, a alimentação, as alterações climáticas e ambientais, bem como o local de medida (oral, axilar ou retal), também interferem com a temperatura e, considerando-se todas essas variáveis, fica evidente que não existe uma temperatura normal em todas as situações, mas sim um intervalo de normalidade.

CRITÉRIOS DE MEDIDA DA FEBRE

O instrumento mais utilizado para a obtenção da temperatura corpórea é o termômetro clínico de mercúrio. Recomenda-se que, antes de medir a temperatura, a criança esteja em repouso por 30 minutos e que não tenha ingerido alimentos na hora que precede a medida da temperatura, pois ambas as situações podem causar elevação da temperatura.

A temperatura interna é mais bem aferida pela tomada da temperatura retal, que é pouco afetada por fatores externos. Para aferir a temperatura retal, o termômetro deve ser colocado no reto, a 5cm no lactente e a 7cm no adolescente e adulto, durante 2 minutos. São consideradas normais temperaturas entre 36,1°C e 37,8°C, entretanto, deve ficar claro que temperaturas retais superiores a 37,8°C nem sempre significam que a criança apresente algum problema, pois, não raramente, a temperatura retal de crianças normais pode atingir 38,5°C.

Embora não seja tão precisa quanto a retal, a medida da temperatura axilar é mais utilizada em nosso meio devido aos seguintes fatores: facilidade de medida, causa menos incômodo, acarreta menor risco de bacteriemia e já está incorporada à nossa prática. Para a leitura axilar, recomenda-se colocar o termômetro sob a axila por, no mínimo, 3 minutos (geralmente 5 minutos). Em geral, a temperatura axilar é 0,5 a 1°C mais baixa do que a oral e a retal, devido a vasoconstrição cutânea, considerando-se como normal o intervalo de 36,7°C pela manhã a 37,2°C à tarde. Algumas pessoas, entretanto, apresentam temperaturas vespertinas de até 37,7°C, não acompanhadas pelas manifestações clínicas geralmente observadas em indivíduos com febre (sudorese, calafrios, taquicardia) ou por alterações laboratoriais. Provavelmente, essas pessoas apresentam um padrão exagerado do ritmo circadiano da temperatura corporal, denominado *hipertermia essencial* ou *habitual*, condição benigna e sem nenhuma manifestação clínica.

A temperatura oral é aferida colocando-se o termômetro sob a língua, com a boca fechada e aguardando de 3 a 5 minutos para a leitura. A temperatura oral, assim como a axilar, apresenta menor correlação com a temperatura interna e pode ser influenciada pela temperatura de alimentos previamente ingeridos e por taquipnéia.

Existem outras formas de medir a temperatura por meio de termômetros com dispositivos eletrônicos, que são bastante úteis em unidades hospitalares por aferirem a temperatura com precisão e rapidez (30 segundos).

TERMORREGULAÇÃO

A temperatura corpórea é mantida por meio de delicados mecanismos que envolvem o sistema nervoso autônomo e o sistema motor somático. O centro termorregulador está localizado na área pré-óptica do hipotálamo anterior e age como termostato, mantendo a temperatura interna do organismo entre 37 e 37,2°C, a despeito de grandes oscilações no consumo energético e alterações ambientais. A produção de calor depende do metabolismo de gorduras, proteínas, carboidratos e da atividade física. Assim, a temperatura aumenta após as refeições e com o exercício e diminui durante o sono ou repouso. O calor produzido no organismo é continuamente dissipado pela pele e pulmões por meio de convecção, condução e radiação. Geralmente, 60% das perdas de calor ocorrem por radiação, sendo a perfusão cutânea o principal mecanismo envolvido na conservação ou dissipação de calor. Na vigência de febre, o ponto de regulação da temperatura corpórea está elevado, acima de 37°C, e o centro termorregulador desencadeia uma série de respostas metabólicas, para que a temperatura corporal atinja o novo limiar térmico. Quando a temperatura supera esse novo ponto de ajuste ("set point"), são desencadeados mecanismos de dissipação de calor: vasodilatação periférica e sudorese, que tendem a reduzi-la novamente ao ponto de ajuste programado.

É muito importante que a febre seja diferenciada da hipertermia, que tem diferentes etiologias e tratamentos (Quadro 4.19). Na febre, a elevação da temperatura resulta de alterações do sistema nervoso central com modificação do ponto de regulação da temperatura para um limiar mais elevado. Na hipertermia, não há influência do centro termorregulador e a temperatura interna permanece em 37°C, embora o organismo não consiga aumentar a dissipação de calor. A hipertermia é observada nas seguintes situações: calor excessivo (excesso de roupas, ambiente superaquecido, fototerapia), desidratação, hipernatremia, hipertireoidismo, intoxicações medicamentosas (salicilatos, atropínicos, fenotiazídicos), hipertermia maligna e displasia ectodérmica.

Quadro 4.19 – Características da febre e da hipertermia.

	Febre	Hipertermia
Exemplos	Infecções Traumatismos Neoplasias	Intoxicação atropínica Hipertireoidismo Hipertermia maligna
Mecanismos de elevação da temperatura	Elevação do "set point" mediada pelo sistema nervoso central	Aumento da produção ou diminuição da perda de calor
Necessidade de reduzir a temperatura ao normal	Opcional	Obrigatória
Tratamento	Acetaminofeno Ibuprofeno Dipirona	Resfriamento externo

Fonte: adaptado de Lorin, 1998.

Clinicamente, a febre pode ser diferenciada da hipertermia da seguinte forma: na febre observa-se vasoconstrição periférica, diminuição da sudorese, sensação de frio, calafrios e tremores, enquanto na hipertermia observa-se vasodilatação cutânea, sudorese abundante e sensação de calor. Isso se deve ao fato de que, na febre, o "set point" hipotalâmico *está regulado para um patamar acima de* 37°C, sendo desencadeados, automaticamente, os mecanismos para diminuir as perdas de calor; enquanto na hipertermia, como não há mudança do "set point" hipotalâmico, a elevação da temperatura faz com que sejam desencadeados os mecanismos responsáveis pela perda de calor.

PATOGÊNESE DA FEBRE

A febre pode ser causada por estímulos de natureza tóxica, imunológica, metabólica ou farmacológica. Os agentes capazes de causar febre são chamados *pirógenos exógenos*. Eles afetam as células da resposta inflamatória e as induzem a produzir os chamados *pirógenos endógenos*, de natureza protéica, que atuam no centro termorregulador, elevando o ponto de ajuste da temperatura interna ("set point").

Entre as células fagocíticas produtoras de pirógenos endógenos, monócitos e macrófagos teciduais são capazes de resposta mais intensa que os neutrófilos. Os linfócitos agem de forma indireta, liberando citocinas, que agem sobre neutrófilos e macrófagos, estimulando-os a produzir pirógenos endógenos. Estes atuam sobre diversas células em regiões vizinhas do centro termorregulador, estimulando-as a produzir prostaglandina E_2 (PGE_2). A PGE_2 difunde-se para o centro termorregulador, estimulando a produção de AMP-cíclico e inibindo a atividade de neurônios sensíveis ao calor, elevando o limiar térmico. A produção da PGE_2 é controlada por enzimas denominadas cicloxigenases. Em doenças não-infecciosas, como anemia falciforme, doenças auto-imunes e neoplasias, a causa da febre permanece incompletamente esclarecida. Como essas doenças envolvem resposta inflamatória, é provável que a febre, nessas situações, também esteja relacionada com a liberação de pirógenos endógenos.

PRINCIPAIS CAUSAS DE ELEVAÇÃO DA TEMPERATURA NA CRIANÇA E SUA ABORDAGEM

Diversas são as causas de hipertermia ou febre propriamente dita na criança. Entre as principais estão: doenças infecciosas sistêmicas ou localizadas, administração de vacinas (pertussis, influenza, sarampo e outras) ou soros, desidratação, lesões teciduais, neoplasias, uso de fármacos (inclusive antitérmicos) ou agentes biológicos, doenças inflamatórias e hematológicas, colagenoses, doenças do sistema nervoso central, doenças granulomatosas, alterações endocrinológicas, imunodeficiências, desordens metabólicas e neutropenia cíclica. Deve-se também citar a hipertermia essencial ou habitual, a febre psicogênica e a "factícia" por manipulação de termômetros que, embora raras, podem ocorrer em crianças.

A febre de duração inferior a 7-10 dias, em paciente cujo exame físico não revela anormalidades, é chamada *febre sem sinais localizatórios*. Essa situação, algumas vezes, requer investigação imediata pois, mais freqüentemente, está associada à etiologia infecciosa. Quando a febre tem duração maior que 10 dias, sem que sua etiologia seja definida após investigação inicial, é denominada *febre de origem indeterminada*, e, embora as etiologias infecciosas sejam ainda as mais freqüentes, sua abordagem não é simples e o diagnóstico muitas vezes só poderá ser estabelecido durante a evolução.

McCarthy, estudando causas de febre aguda em crianças em unidade de emergência, encontrou 50-60% com síndrome viral (sintomas gripais, infecção de vias aéreas superiores ou gastrenterite) e 30% com otite média aguda. Entre crianças com idade inferior a 36 meses com febre de curta duração, 8,9% apresentava doenças mais graves, pela ordem de freqüência: pneumonias, meningite asséptica, bacteriemia, infecções de partes moles, meningite bacteriana, alterações metabólicas, infecção de trato urinário e diarréia bacteriana.

Na maioria das vezes, a febre é autolimitada e não associada a problemas graves, porém, em vista da multiplicidade de causas, é importante investigar, por meio de interrogatório ativo e minucioso, a presença de outros sinais associados à febre, bem como pesquisar fatores epidemiológicos e exposição a drogas.

Quando a febre é de curta duração, a anamnese e o exame físico costumam ser suficientes para se estabelecer sua etiologia e tratamento. A observação atenta da criança, nos braços da mãe, pode fornecer dados importantes sobre sua atividade, interação com o ambiente, resposta a estímulos, características do choro, toxemia. Essa observação é de grande importância no reconhecimento da doença grave na criança febril. É importante lembrar que o grau de elevação da temperatura nem sempre é proporcional à gravidade da doença e que a boa resposta aos antitérmicos não tem relação com a gravidade da doença. Além disso, os padrões clássicos de curvas febris têm pouca especificidade diagnóstica, com exceção dos padrões de febre da malária terçã e quartã, da neutropenia cíclica e da febre associada ao linfoma de Hodgkin.

Portanto, quando a criança apresenta febre, o médico não deve limitar-se à simples prescrição de antitérmicos, mas também alertar a família sobre os sinais de risco para doenças graves, que indicam necessidade de reavaliação clínica precoce e/ou procedimentos mais invasivos.

Entre 1,5 e 5,8% das crianças com febre sem foco aparente apresentam bacteriemia oculta, sendo a elevação da temperatura o primeiro sinal de doença bacteriana grave.

Existem diferenças fundamentais entre lactentes e crianças maiores no que diz respeito às causas infecciosas de doença febril. A maioria das crianças que se apresentam com febre tem menos de 3 anos de idade, quando são comuns tanto infecções benignas e autolimitadas como infecções graves como bacteriemia e meningite. Vários autores têm demonstrado que a avaliação clínica pode ser insuficiente para excluir infecções bacterianas graves nessa faixa etária e que os exames laboratoriais podem ser úteis na detecção das crianças de maior risco.

Com intuito de evitar a bacteriemia oculta, vários protocolos têm sido propostos na literatura para abordagem da criança jovem com *febre sem sinais localizatórios*. A maioria dos autores considera que a febre sem sinais localizatórios é um sinal de alto risco em crianças com idade inferior a 3 meses e existe um consenso sobre a necessidade de hospitalizar toda criança menor de 28 dias que apresente febre, para coleta de exames laboratoriais e introdução de antibioticoterapia por via intravenosa que cubra os principais agentes bacterianos dessa faixa etária (estreptococo do grupo B e gram-negativos).

Na faixa etária de 28 a 90 dias, alguns autores preconizam a investigação laboratorial e a introdução precoce de antibióticos, até que se obtenham os resultados dos seguintes exames: hemograma completo, urina tipo I, exame radiológico de tórax, quimiocitológico do líquor e culturas de sangue, urina e líquor. Entretanto, essa conduta é polêmica, tendo em vista que pode determinar a seleção e a disseminação de bactérias resistentes e, por esses motivos, *se a criança não apresenta sinais de risco* (Quadro 4.20) *e a família é bem orientada*, podem-se colher os exames laboratoriais e acompanhar-se a criança ambulatorialmente, sem introduzir antibióticos, desde que se tenha condições de reavaliá-la precocemente e os resultados dessa reavaliação e dos exames não determinem mudança na conduta.

Nas crianças que apresentam sinais de risco (Quadro 4.20), deve-se considerar cuidadosamente a possibilidade de internação, especialmente se tiverem febre e petéquias, pois 8 a 20% desses pacientes têm infecção bacteriana grave; e 7 a 10%, sepse meningocócica ou meningite. Também merecem avaliação médica e laboratoriais rigorosas os seguintes grupos: pacientes com imunodeficiência congênita ou adquirida (devido à possibilidade de evolução desfavorá-

Quadro 4.20 – Sinais e sintomas sugestivos de doença grave.

Alterações neurológicas: rebaixamento da consciência, abaulamento de fontanela, convulsão, respiração irregular

Petéquias ou sufusões hemorrágicas

Desconforto respiratório: estridor, gemência, taquipnéia, batimento de asa de nariz, respiração paradoxal ou abdominal, retrações torácicas, cianose

Sinais de choque: enchimento capilar lento, cianose

Alterações cardíacas: taquicardia, arritmia

vel, mesmo na vigência de infecções comuns); pacientes com asplenia anatômica ou funcional (pelo risco de sepse e meningite) e cardiopatas (pelo risco de endocardite e descompensação).

Embora, na faixa etária de 3 a 36 meses, o risco de infecções bacterianas graves ainda seja elevado, existem alguns indicadores de maior risco de sepse: ter idade inferior a 24 meses, febre acima de 39,5-40°C, hemograma com contagem leucocitária maior do que 15.000/mm^3 e/ou presença de granulações tóxicas e de doença de base, toxemia ou recusa alimentar. Nessas situações, alguns autores recomendam exame radiológico de tórax, culturas de sangue, urina e líquor e antibioticoterapia que cubra os agentes mais comuns nessa faixa etária (*Streptococcus pneumoniae* e *Haemophilus influenzae* tipo b). A antibioticoterapia pode ser administrada por via oral, de acordo com as condições clínicas da criança.

Crianças com idade superior a 3 meses e que apresentem bom estado geral e não tenham sinais de risco podem ser reavaliadas periodicamente sem a realização de outros exames laboratoriais, visto que nessa faixa etária muitas infecções virais podem causar febre. Naturalmente, a capacidade de cooperação e discernimento dos pais também deve ser levada em conta, no momento de decidir pelo acompanhamento clínico e ambulatorial.

Ainda que sejam sugeridas condutas variadas na literatura, os pediatras devem individualizar a abordagem de seus pacientes, conforme sua experiência clínica e as particularidades presentes em cada situação.

CONTROLE DA FEBRE

A maioria dos fármacos com ação antipirética atua bloqueando as cicloxigenases, enzimas responsáveis pela síntese de prostaglandinas. Existem, entretanto, duas formas de cicloxigenase: a cicloxigenase 1 (COX 1), que é amplamente distribuída em vários órgãos e tecidos, e a cicloxigenase 2 (COX 2), que é a enzima relacionada aos processos inflamatórios. Infelizmente, a maioria dos antitérmicos não tem ação inibidora seletiva sobre a COX 2 e atua inibindo também a COX 1 que está presente no trato digestivo, plaquetas, rins e em outros órgãos.

No Brasil, são comercializados diversos medicamentos com ação antitérmica, porém, muitos deles, especialmente os novos antiinflamatórios, conhecidos como aintiinflamatórios não-hormonais (AINH), não foram adequadamente testados em crianças. Por esse motivo, nos EUA, apenas a aspirina, o acetaminofeno e o ibuprofeno estão aprovados para uso em menores de 12 anos. A literatura mundial é unânime em considerar o acetaminofeno como o antitérmico mais seguro para uso infantil; a aspirina, apesar de bem estudada em crianças, está formalmente contra-indicada quando existe suspeita de doença de etiologia viral, especialmente influenza e varicela, visto que, mesmo em doses baixas, aumenta o risco de síndrome de Reye. Além disso, a aspirina e os outros AINH causam diversas reações tóxicas, associadas à inibição da ação enzimática das cicloxigenases. É importante lembrar que, com exceção das hemácias, todas as células são capazes de produzir prostaglandinas e tromboxano e que essas substâncias, embora parti-

cipem da resposta inflamatória, também atuam em diversas funções fisiológicas. A toxicidade específica dos *diferentes antitérmicos* varia, mas todos esses medicamentos causam eventos adversos relacionados à inibição da COX 1. As reações adversas mais comuns ocorrem no trato gastrintestinal, na pele, nas plaquetas e nos rins. Embora a maioria das reações adversas a esses medicamentos seja de pequena intensidade, todos os AINH podem causar reações sistêmicas graves, inclusive com risco de vida, como sangramento digestivo ou reações de hipersensibilidade (edema, urticária, rinite, choque). A dipirona, embora não seja recomendada nos EUA, é muito utilizada no Brasil. Quando não for possível utilizar o acetaminofeno, deve-se preferir a dipirona, pois o risco de reações graves a este medicamento é inferior ao observado com a aspirina.

Finalmente, é importante lembrar que *a febre desempenha importante papel nas defesas imunológicas e que não há necessidade de terapêutica agressiva com antitérmicos para reduzir a temperatura da criança*. Os antitérmicos devem ser administrados com cautela e guardados fora do alcance das crianças para evitar o risco de ingestão acidental, pois, em nosso meio, os antitérmicos são responsáveis por 14% das intoxicações medicamentosas em crianças com idade inferior a 10 anos.

BIBLIOGRAFIA

1. BAKER, M.D.; BELL, L.M. & AVNER, J.R. – Outpatient management without antibiotics of fever in selected infants. *N. Engl. J. Med.* **329**:1437, 1993. 2. BARAFF, L.J. et al. – Practice guideline for the management of infants and children 0 to 36 months of age with fever without source. *Pediatrics* **92**:1, 1993. 3. BASKIN, M.N.; O'ROURKE, E.J. & FLEISHER, G.R. – Outpatient treatment of febrile infants 28 to 89 days of age with intramuscular administration of ceftriaxone. *J. Pediatr.* **120**:22, 1992. 4. CHINNOCK, R.; BUTTO, J. & FERNANDO, N. – Hot tots: current approach to the young febrile infant. *Pediatrics* **21**:3, 1995. 5. DAALEMAN, T.P. – Fever without source in infants and young children. *American Family Physician* **54**:8, 1996. 6. FOOD AND DRUG ADMINISTRATION – Naproxen sodium approved for non-prescription use. *JAMA* **271**:494, 1994. 7. GRANETO, J.W. & SOGLIN, D.F. – Maternal screening of childhood fever by palpation. *Pediatr. Emerg. Care* **12**:3, 1996. 8. JASKIEWICZ, J.A. et al. – Febrile infants at low risk for serious bacterial infection – an appraisal of the Rochester criteria and implications for management. *Pediatrics* **94**:3, 1994. 9. KAUFMAN, D.W. et al. – *The Drug Etiology of Agranulocytosis and Aplastic Anemia.* New York, Oxford, Oxford University Press, 1991. [Monographs in Epidemiology and Biostatistics, v. 18]. 10. LANGMAN, M.J.S. et al. – Risks of bleeding peptic ulcer associated with individual non-steroidal anti-inflammatory drugs. *Lancet* **343**:1075, 1994. 11. LORIN, M.I. – Fever: pathogenesis and treatment. In Feigin, R.D. & Cherry, J.C. eds. *Textbook of Pediatric Infectious Diseases.* 4th ed., Philadelphia, Saunders, 1998, p. 89. 12. McCARTHY, P.L. – Fever in infants and children. In Mackowiak, P.A. *Fever: Basic Mechanisms and Management.* 2nd ed., Lippincott-Raven Publishers, 1997, p. 351. 13. McCARTHY, P.L. – Infants with fever. *N. Engl. J. Med.* **329**:1493, 1993. 14. McCARTHY, P.L. – The febrile infant. *Pediatrics* **94**:3, 1994. 15. McCARTHY, P.L.; KLIG, J.E.; SHAPIRO, E.D. & BARON, M.A. – Fever without apparent source on clinical examination, lower respiratory infection in children, other infection diseases, and acute gastroenteritis and diarrhea of infancy and early childhood. *Curr. Opin. Pediatr.* **8**:1, 1996. 16. MACKOWIAK, P.A.; WASSERMAN, S.S. & LEVINE, M.M. – A critical appraisal of 98,6°F, the upper limit of the normal body temperature, and other legacies of Carl Reinhold August Wunderlich. *JAMA* **268**:1578, 1992. 17. MILLER, M.L. et al. – Fever of unknown origin. *Pediatr. Clin. North Am.* **42**:5, 1995. 18. STAMOS, J.K. & SHULMAN, S.T. – Abandoning empirical antibiotics for febrile children. *Lancet* 350:84, 1997. 19. UNITED STATES Pharmacopeia – *Drug Information for the Health Professional.* 14th ed., Rockville, M.D., United States Pharmacopeial Convention, 1994, 1v. 20. VOLTARELI, J.C. – Febre e inflamação. *Medicina, Ribeirão Preto* **27**:7, 1994. 21. WITTLER, R.R.; CAIN, K.K. & BASS, J.W. – A survey about management of febrile children without source by primary care physicians. *Pediatr. Infect. Dis. J.* **17**:271, 1998. 22. WORLD HEALTH ORGANIZATION – *The Use of Essential Drugs.* Geneve, 1992 (WHO Technical Report Series, n. 825).

13   Hematúria

Lucia Ferro Bricks
Maria Lúcia de Moraes Bourroul
Vera Hermínia K. Koch

Define-se hematúria como a presença de no mínimo cinco eritrócitos por campo na análise microscópica do sedimento urinário em duas ou mais amostras de urina. O exame microscópico da urina é necessário para confirmar a presença de hemácias, pois muitas drogas causam pigmentúria, que pode ser confundida com hematúria (Quadro 4.21), e ainda fornece outros subsídios para direcionar a investigação, como será discutido a seguir. É muito comum a realização de testes com fita reagente para "screening" de hematúria, pois esses testes são capazes de detectar pequenas quantidades de hemoglobina livre (150µg/l), equivalentes a 5 a 20 hemácias por mm^3; entretanto, esses testes podem apresentar resultados falsamente positivos na presença de hemoglobina, mioglobina ou drogas oxidantes, como os hipocloritos. Resultados falso-negativos ocorrem na presença de agentes redutores, como a vitamina C.

Quadro 4.21 – Medicamentos que causam pigmentúria mimetizando hematúria.

· Agentes anticancerígenos	· Nitrofurantoína
· Antimaláricos	· Fenacetina
· Clorzoxazona	· Fenazopiridina
· Deferoxamina	· Fenotiazinas
· Anticoagulantes do grupo indandiona	· Hidantoína
· Laxantes contendo cáscara, danthron, fenolftaleína ou senna	· Quinina
	· Rifampicina
· Levodopa	· Sulfametoxazol
· Metildopa	· Sulfassalazina

A hematúria microscópica é um achado comum no exame de urina, com prevalência de 1 a 2% em indivíduos da faixa etária de 6 a 15 anos. A queixa de hematúria macroscópica é menos freqüente, 1,3/1.000 consultas em serviços pediátricos de urgência. A hematúria pode surgir por alterações em qualquer local do trato urinário, desde a cápsula de Bowman, até a porção terminal da uretra; dessa forma, o número de possíveis etiologias para as hematúrias, micro e macroscópicas, é bastante grande (Quadro 4.22), o que dificulta a investigação laboratorial.

O objetivo dos autores é trazer ao pediatra geral subsídios que o auxiliem no raciocínio clínico e na investigação de crianças com hematúria, evitando procedimentos diagnósticos invasivos, caros e freqüentemente desnecessários, visto que a maioria das hematúrias na infância é de etiologia benigna e tem evolução autolimitada, desaparecendo em menos de seis meses.

A literatura não é uniforme a respeito das principais causas de hematúria na infância, havendo variações de acordo com o tipo de serviço procurado (de urgência ou ambulatorial; pediatria geral ou nefrologia pediátrica), com o tempo de seguimento das crianças e com a extensão da investigação laboratorial.

Existem poucos relatos no nosso meio sobre as principais causas de hematúria na criança e, ao analisar a literatura sobre as principais doenças que podem causar esse problema, deve-se levar em conta que as causas podem estar relacionadas ao ambiente (tuberculose e esquistossomose) ou à herança genética (glomerulopatias e alterações metabólicas) e que, portanto, os resultados de casuísticas de outros países podem não refletir as causas mais freqüentes do problema em nosso meio.

Quadro 4.22 – Causas de hematúria.

DOENÇAS DE ETIOLOGIA GLOMERULAR

1. GN aguda pós-infecciosa
2. GN primárias não-sistêmicas:
   · nefropatia mesangial por depósito de IgA (doença de Berger)
   · hematúria idiopática
   · doença da membrana basal fina
   · síndrome de Alport
3. GN focais proliferativas associadas a doenças sistêmicas:
   · lúpus eritematoso sistêmico
   · púrpura de Henoch-Schönlein
   · vasculites
4. GN associada a infecções crônicas
5. Outras lesões glomerulares

DOENÇAS DE ETIOLOGIA NÃO-GLOMERULAR

1. Doenças metabólicas e nefrolitíase
   · hipercalciúria   · hiperoxalúria
   · cistinose   · outras

2. Doenças infecciosas
   · pielonefrite   · sepse
   · epididimite   · malária
   · fimose   · toxoplasmose
   · hepatite   · uretrite
   · esquistossomose   · úlcera de meato
   · cistite aguda   · endocardite bacteriana
   · prostatite   · tuberculose

3. Doenças hematológicas
   · hemoglobinopatias
   · distúrbios da coagulação herdados ou adquiridos:
      coagulopatias
      trombocitopenias
      uso de anticoagulantes
      doença hemorrágica do recém-nascido

4. Causas anatômicas e vasculares
   · hidronefrose   · refluxo vesicoureteral
   · válvula de uretra posterior   · necrose tubular aguda
   · cateterização de bexiga   · punção suprapúbica
   · trombose de veia renal   · trombose da artéria renal
   · hemangiomas   · aneurismas
   · doença renal policística   · rim multicístico
   · rim esponjoso medular   · hemorragia adrenal
   · microembolismo   · síndrome hemolítico-urêmica

5. Tumores
   · tumor de Wilms
   · nefroma mesoblástico
   · rabdomiossarcoma

6. Outras causas
   · exercício
   · nefrite intersticial associada ao uso de medicamentos/ contrastes radiológicos
   · traumatismo
   · corpo estranho

As hematúrias podem ser divididas em dois grandes grupos: hematúrias de origem glomerular e hematúrias de origem não-glomerular.

HEMATÚRIA DE ORIGEM GLOMERULAR

Numerosas doenças podem afetar os glomérulos, destacando-se aquelas que por meio de mecanismos imunológicos acarretam alterações histopatológicas denominadas genericamente de glomerulonefrites (GN). As glomerulonefrites podem ser causadas por diversos agentes infecciosos (estreptococos do grupo A, *Streptococos pneumoniae,* estafilococos coagulase-positivo e coagulase-negativo, bactérias gram-negativas, vírus e riquétsias), por depósitos de imunocomplexos contendo diversas imunoglobulinas ou frações do complemento ou por alterações da membrana basal (GN hereditárias).

A glomerulonefrite aguda (GNA) pós-infecciosa é a glomerulopatia mais freqüente na criança. Wyat e cols. identificaram a GNA como a causa mais freqüente de hematúria em 164 crianças com idade entre 1 e 16 anos (21,3% dos diagnósticos). Em São Paulo, Fujimura e cols. verificaram que 32 de 128 crianças (25%) com queixa predominante de hematúria macroscópica ou microscópica persistentes ou hematúria macroscópica recorrente, atendidas no Serviço de Nefrologia Pediátrica do Instituto da Criança, apresentavam glomerulopatias; destas, 11 crianças (34,5%) apresentavam glomerulonefrite aguda. Classicamente, a GNA manifesta-se 7 a 10 dias após uma infecção da garganta ou da pele por cepas nefritogênicas do estreptococo beta-hemolítico do grupo A. Em geral, a hematúria, micro ou macroscópica, que em 75% dos casos é acomapnhada por algum grau de edema ou hipertensão, surge de forma aguda. A criança com GNA apresenta hematúria acompanhada por cilindrúria e proteinúria. Na maioria das vezes, o diagnóstico é sugerido pelo quadro clínico e a demonstração de hemácias e cilindros hemáticos no sedimento urinário. Em 75% dos casos pode ocorrer proteinúria leve (menor que 500mg/dia) e não-seletiva. Auxilia no diagnóstico a queda do complemento, que pode persistir por até 8 semanas, e a elevação dos títulos de antiestreptolisina O (ASLO), que têm positividade de 80%.

As glomerulopatias que causam, com maior freqüência, hematúria isolada recorrente (macro ou microscópica) são: doença de Berger (nefropatia por depósito de IgA), doença de membrana basal fina, hematúria idiopática (familiar benigna) e síndrome de Alport, entretanto, é importante lembrar que a GNA também pode manifestar-se apenas com um quadro de hematúria isolada. Outras glomerulonefrites, como GN membranoproliferativa, GN lúpica e GN associada a infecções crônicas, geralmente não se manifestam como hematúria isolada, e o quadro clínico geralmente requer avaliação especializada.

O diagnóstico de hematúria idiopática é de exclusão, sendo necessária a realização da biopsia renal para afastar nefropatia por IgA, doença de membrana basal fina e síndrome de Alport. A doença de Berger acomete, com maior freqüência, o sexo masculino (2:1) e, geralmente, evolui com surtos de hematúria isolada (micro ou macroscópica) recorrente; o diagnóstico requer exame histológico com imunofluorescência. Para diagnosticar a doença da membrana basal fina e a doença de Alport, é necessária a realização do exame histológico com microscopia eletrônica. A doença de Alport é uma causa rara de hematúria (incidência de 1/53.000); entretanto, deve ser investigada devido a sua gravidade e forma de transmissão – em 85% dos casos a herança é ligada ao cromossomo X, mas podem ocorrer mutações (forma autossômica recessiva). Essa doença pode manifestar-se inicialmente apenas com hematúria, porém evolui com comprometimento da função renal e déficit auditivo. A evolução é mais grave no sexo masculino, que também apresenta, com maior freqüência, perda da audição (74% no sexo masculino *versus* 5% no sexo feminino). Nas hematúrias idiopáticas (familiares ou não), o prognóstico é excelente, apesar de a criança apresentar surtos recorrentes de hematúria macroscópica. A hematúria é isolada e os exames laboratoriais (função renal, *imagem* e *histologia renal*) são anormais.

HEMATÚRIAS DE ORIGEM NÃO-GLOMERULAR

As hematúrias de etiologia extraglomerular podem estar associadas a:

Causas metabólicas – as causas metabólicas de hematúria na infância variam muito nas diversas regiões do mundo e apresentam correlação com dieta, clima e etnia. Em São Paulo, Perrone e cols. encontraram 31% de 250 crianças e adolescentes (8 meses a 14 anos) com hematúria devido a causas metabólicas (27% com hipercalciúria; 4% com hiperuricosúria e 11% com nefrolitíase) e Fujimura e cols., em estudo de 128 crianças e adolescentes (1 mês a 15 anos), verificaram que os distúrbios metabólicos e a litíase de vias urinárias, isolados ou associados, foram os diagnósticos mais freqüentes (65%) e que a hipercalciúria foi o distúrbio metabólico mais importante (90%), podendo apresentar-se como causa isolada da hematúria (73,2%) ou associada com hiperuricosúria (16,9%). A hipercalciúria é uma importante causa metabólica de hematúria na infância. Define-se hipercalciúria como uma excreção renal de cálcio acima de 4mg/kg na urina de 24 horas ou por uma relação cálcio/creatinina na urina acima de 0,21. Geralmente, a hipercalciúria manifesta-se como hematúria micro ou macroscópica não acompanhada de proteinúria ou cilindrúria, o que sugere sua etiologia não-glomerular. Crianças com hematúria por hipercalciúria idiopática geralmente apresentam surtos recorrentes de hematúria macroscópica, não acompanhada por outros sintomas, até o aparecimento de cálculos. Algumas crianças apresentam queixa de dor nos flancos antes de desenvolver calculose. A hipercalciúria é rara em indivíduos de raça negra e existe alta incidência de familiares dessas crianças com antecedentes positivos para calculose (77 a 98%), o que sugere uma possível relação genética.

Causas infecciosas – a infecção bacteriana do trato urinário (ITU) é a causa infecciosa mais freqüente de hematúria e deve ser sempre investigada por meio da realização da urocultura. Geralmente, nas crianças maiores, a ITU apresenta-se acompanhada de sinais de localização (dor lombar, disúria, polaciúria); entretanto, em lactentes, os sinais e os sintomas de ITU são inespecíficos. A ITU freqüentemente é acompanhada de hematúria microscópica e só raramente se observa hematúria macroscópica. Além da ITU de etiologia bacteriana, a hematúria pode estar associada a infecções virais, por micoplasma, esquistossomo, *Ureaplasma* e *Chlamydia*. A localização do processo infeccioso pode ser tanto alta (pielonefrite) como baixa (cistite e uretrite). A cistite hemorrágica aguda é uma doença autolimitada que se caracteriza por hematúria macroscópica, de início súbito, com duração média de três dias e que na maioria dos casos é acompanhada de disúria e polaciúria. Freqüentemente, a disúria e o aumento do número de micções iniciam-se 12 a 24 horas antes da hematúria e desaparecem 48 horas após seu término, tendo o quadro todo uma duração média de cinco dias. Dor suprapúbica, febre e enurese são sintomas menos freqüentes. Em apenas 40% dos casos pode-se identificar um agente causal (o adenovírus tipo 11 em 20% e a *E. coli* em 20%). Em adultos com cistite hemorrágica, freqüentemente o agente causal é o micoplasma, porém na infância raramente se consegue isolar esse agente. A confirmação diagnóstica da cistite hemorrágica aguda pode ser feita pela urografia excretora, uretrocistografia miccional ou cistoscopia, no entanto, por ser um quadro benigno e autolimitado, raramente têm-se indicado esses exames em crianças, sendo mais importante a realização de uroculturas para afastar a possibilidade de infecção urinária. O isolamento de vírus e a pesquisa de anticorpos raramente são realizados em nosso meio por seu alto custo e por não contribuírem na instituição de terapêutica específica.

Causas hematológicas – a anemia falciforme (doença ou traço) é a principal causa hematológica de hematúria. Os rins dos indivíduos com anemia falciforme apresentam várias alterações funcionais e morfológicas, e a hematúria é mais freqüente em indivíduos com traço falciforme do que entre os doentes. Geralmente, a hematúria é macroscópica, indolor, unilateral e afeta cinco vezes mais freqüentemente o rim esquerdo do que o direito. Além da hematúria, podem-se encontrar as seguintes alterações em indivíduos com anemia falciforme: déficit de concentração da urina, acidose tubular renal e, raramente, síndrome nefrótica.

Causas anatômicas e vasculares – quase todos os tipos de malformação do trato urinário podem estar associados à hematúria, sendo que nesses casos é relativamente freqüente a ocorrência de hematúria macroscópica de início súbito após pequenos traumatismos na região dos flancos. O diagnóstico de malformações geralmente é feito pela realização da ultra-sonografia de abdome ou da urografia excretora. As alterações vasculares (como os hemangiomas e as fístulas arteriovenosas) são causas raras de hematúria na criança. Geralmente, manifestam-se como hematúria macroscópica com eliminação de coágulos e seu diagnóstico é confirmado pela arteriografia. A trombose de veia renal pode estar associada a: lesões endoteliais (hipóxia, endotoxinas, contrastes radiológicos), estados de hipercoagulação (síndrome nefrótica), hipovolemia (choque, sepse, desidratação, síndrome nefrótica) ou fluxo sangüíneo lento (policitemia). Geralmente, a trombose de veia renal é unilateral, e o diagnóstico é sugerido pelo surgimento súbito de hematúria macroscópica em crianças com os fatores predisponentes já citados associados a anemia hemolítica e trombocitopenia. A ultra-sonografia de abdome auxilia no diagnóstico diferencial com outras doenças, especialmente malformações renais.

Tumores – entre os tumores do trato urogenital, o de Wilms é o mais freqüente na criança. Esse tumor geralmente se manifesta pelo aparecimento de uma massa palpável no abdome (83%), facilmente identificável pelo exame ultra-sonográfico do abdome, urografia excretora ou tomografia computadorizada. Apenas um terço das crianças com tumor de Wilms irá apresentar hematúria durante a evolução. Aproximadamente 20% das crianças com tumores do trato urinário alto apresentam anomalias associadas (cifose, hipospadia, hérnia inguinal, intersexo, doença cardíaca congênita e criptorquidia). Os tumores de trato urinário baixo (bexiga) são muito raros na criança e geralmente se manifestam pelo surgimento de hematúria indolor, distensão vesical e dificuldade para urinar. Na suspeita de tumor de bexiga, deve-se indicar a cistoscopia, cistografia e tomografia computadorizada.

Outras causas – a hematúria após exercício intenso é muito comum na criança, especialmente no sexo masculino. Geralmente, é benigna e tem resolução espontânea em menos de 48 horas após interrupção do exercício. Hematúria macroscópica que surge após pequenos traumatismos do abdome pode estar associada a malformações congênitas ou tumores. Hematúria associada ao uso de medicamentos é mais comum após o uso de antibióticos, especialmente penicilinas, entretanto, também pode estar associada ao uso de outras drogas (Quadro 4.23).

AVALIAÇÃO CLÍNICA

Freqüentemente, uma história detalhada e um exame físico completo são os mais importantes auxiliares do médico na identificação da etiologia da hematúria.

A descrição do episódio de hematúria deve ser bastante detalhada, incluindo:

Tipo de sangramento – dificilmente se obtém essa informação em crianças. Quando o sangramento é limitado ao início ou ao final

Quadro 4.23 – Medicamentos que causam hematúria e tipo de lesão.

Medicamento	Tipo de lesão
Penicilinas e cefalosporinas	Nefrite intersticial
Fenindiona e fenitoína	Nefrite alérgica
Fenacetina e outros agentes antiinflamatórios não-hormonais	Necrose papilar
Cliclofosfamida e mitotana	Cistite química
Ciclofosfamida e fenacetina	Tumores malignos do epitélio urogenital
Anticoagulantes	Sangramentos espontâneos sem lesão evidenciável

da micção, sugere lesões vesicais, uretrais ou prostáticas. A história de mancha sanguinolenta nas vestes íntimas sugere sangramento uretral.

Cor da urina – uma coloração rósea ou vermelho-vivo geralmente indica sangramento baixo, ao passo que a coloração mais escura (marrom) indica em geral sangramento glomerular.

Presença de coágulos – está mais associada a sangramento de origem extraglomerular.

Periodicidade – quando os episódios de hematúria estão associados à menstruação, deve-se pensar na possibilidade de endometriose em bexiga ou ureter.

Associação com exercícios – a presença de hematúria imediatamente após exercício ou esforço físico intenso, não acompanhada por outras manifestações e que desaparece em 48 horas, tem sido denominada de hematúria de esforço. Esse quadro pode ser recorrente ou não.

Antecedente recente de infecção de vias aéreas superiores – pode sugerir glomerulonefrite aguda (quando o período de latência até o surgimento da hematúria for de 7 a 10 dias) ou presença de outras glomerulopatias (Berger, Alport, doença da membrana basal fina, nefropatias crônicas) quando a latência for de 1 a 2 dias.

Sintomas associados – a presença de febre, disúria, urgência miccional, dor abdominal ou em flancos sugere hematúria não-glomerular (infecção urinária, calculose); edema, oligúria e hipertensão sugerem doenças glomerulares; púrpura, dor abdominal e artralgia fazem parte do diagnóstico de púrpura de Henoch-Schönlein; presença de outros sangramentos lembra a possibilidade de coagulopatias como hemofilia e doença de von Willebrand; e a presença de febre, artralgia e exantema leva à investigação de doenças sistêmicas como lúpus eritematoso sistêmico. Um quadro agudo de oligúria associada a hematúria e anemia, precedido por diarréia ou infecção de vias aéreas superiores, acompanhado ou não de hipertensão, desidratação, sinais de insuficiência cardíaca congestiva, petéquias, equimoses e hepatoesplenomegalia, é muito sugestivo da síndrome hemolítico-urêmica.

Uso de drogas e produtos químicos – diversos medicamentos e produtos químicos são capazes de produzir alteração da cor da urina ou hematúria. Nesses casos, o não desaparecimento da alteração urinária com sua suspensão implica a pesquisa de outra etiologia para o problema.

Antecedente de traumatismo – qualquer traumatismo renal ou abdominal pode causar hematúria. Quando o sangramento de meato for vivo e intenso, deve-se investigar se existe fratura de bacia e rotura de uretra.

Dados epidemiológicos – deve-se pesquisar o contato com tuberculose, hepatite, malária esquistossomose e outras doenças em todos os casos de hematúria.

Antecedentes familiares – é fundamental inquirir a família sobre antecedente de calculose ou doença renal, que podem sugerir hipercalciúria, calculose, cistinúria, doença policística ou nefrites hereditárias.

Finalmente, não deve ser esquecido que, mesmo na infância, já foram relatados casos de hematúria fictícia, em que os pais simulavam a história e adicionavam sangue às amostras de urina.

O exame físico deve ser completo, incluindo a medida da pressão arterial. A presença de febre, exantema, sopros, linfadenopatia ou hepatoesplenomegalia pode sugerir problemas sistêmicos, assim como a presença de púrpura sugere o diagnóstico de púrpura de Henoch-Schönlein. A presença de massa palpável nos flancos pode indicar hidronefrose, doença renal policística, trombose de veia renal ou tumor. A inspeção do orifício uretral e a palpação da uretra terminal podem revelar a presença de corpo estranho, irritação perineal, úlcera ou estenose de meato como causas da hematúria.

INVESTIGAÇÃO LABORATORIAL

A investigação laboratorial de crianças com hematúria deve ser sempre baseada em dados de anamnese e exame físico. Como a prevalência de hematúria microscópica isolada é relativamente alta, mas em um grande número de crianças esse problema é transitório, não se recomenda fazer logo de início investigação muito extensa; entretanto, quando a hematúria é persistente ou recorrente, deve-se investigar a causa, que, geralmente, está associada a distúrbios metabólicos. No Serviço de Nefrologia do Instituto da Criança, apenas 6 de 128 crianças (4,7%) que completaram a investigação para hematúria ficaram sem diagnóstico etiológico e a maioria apresentava distúrbios metabólicos e/ou litíase (65,5%).

Os exames iniciais indicados para crianças com hematúria são: urina tipo I, hemograma completo e urocultura. Sempre que possível, recomenda-se fazer também a dosagem de complemento total e frações, para afastar a hipótese de glomerulonefrite aguda pós-estreptocócica, e a ultra-sonografia de rins e vias urinárias para verificar se existem alterações morfológicas ou presença de cálculos.

A *urina tipo I* é um exame simples e bastante rico em informações, por revelar não apenas a presença de hemácias, mas também de outros elementos como leucócitos, cilindros, proteínas, glicose etc. O sedimento urinário é fundamental para a confirmação da hematúria. Crianças com queixa de urina rósea, avermelhada ou escura nas quais não se confirme a presença de hemácias ao exame microscópico do sedimento urinário podem estar apresentando pigmentúria por hemoglobinúria, mioglobinúria, porfiria, ou pela presença na urina de ácido homogentísico ou de pigmentos ingeridos (drogas e alimentos). As drogas que causam pigmentúria mimetizando hematúria estão relacionadas no quadro 4.21.

Se for detectada a presença de proteínas na urina tipo I, deve-se quantificar a proteinúria no período de 24 horas. Crianças saudáveis podem excretar até 150mg de proteína na urina de 24 horas. Crianças com quadros relativamente benignos, como os processos infecciosos febris, desidratação, exercício, podem apresentar proteinúria mas, geralmente, nesses casos a excreção protéica na urina é discreta e transitória, não ultrapassando 500mg/dia.

A presença de leucocitúria pode estar associada a infecção do trato urinário, vulvovaginites, desidratação, glomerulonefrites, infecções não-bacterianas do trato gastrintestinal e respiratório, calculose ou instrumentação anterior do trato urinário, sendo, portanto, um sinal muito inespecífico. Em crianças com leucocitúria persistente e uroculturas negativas, deve-se investigar a possibilidade de tuberculose renal.

A presença de cilindros hemáticos na urina é virtualmente diagnóstico de doença glomerular. Cilindros leucocitários podem estar associados a várias doenças, como necrose tubular aguda, nefro-

calcinose maligna, nefrite tubulointersticial e nefropatia diabética, não caracterizando, portanto, alteração glomerular. A *identificação de cilindros deve ser feita em urina fresca ou acidificada*, já que a presença de bactérias desdobradoras de uréia pode destruí-los. Para diferenciar as hematúrias glomerulares das extraglomerulares, além dos dados de anamnese e do exame físico, da presença de cilindros hemáticos e da proteinúria, deve-se pesquisar a presença de dismorfismo eritrocitário (Quadro 4.24). O estudo da morfologia das hemácias é feito pela análise da urina por microscopia de fase e as hemácias dismórficas apresentam grande variação no volume e teor de hemoglobina, além de terem forma anômala. Sabe-se que as hemácias provenientes de glomérulos costumam apesentar-se dismórficas e hipocrômicas, ao contrário daquelas provenientes do restante do trato urinário. A presença de dismorfismo eritrocitário e hipocromia em pelo menos 10% das hemácias da urina é muito sugestiva de origem glomerular do sangramento, especialmente quando associada à presença de cilindros hemáticos ou proteinúria. Recomenda-se fazer a pesquisa de dismorfismo eritrocitário apenas em urina fresca e com densidade acima de 1.010, pois as hemácias se deformam em urina hipotônica ou conservada por algumas horas. Embora a presença de dismorfismo eritrocitário evidente sugira hematúria de origem glomerular, sua ausência não exclui a etiologia glomerular para a hematúria.

Quadro 4.24 – Dados de anamnese, exame físico e de laboratório que auxiliam a distinguir as hematúrias quanto ao local de origem (glomerular e não-glomerular).

Dados	Hematúria glomerular	Hematúria não-glomerular
Anamnese		
História familiar de insuficiência renal	+	–
Doença sistêmica	+	–
Nefrolitíase	–	+
Traumatismo	–	+
Disúria, dor abdominal, urgência miccional	–	+
Exame físico		
Sinais de doença sistêmica	+	–
Hipertensão/edema	+	–
Massa abdominal	–	+
Laboratório		
Dismorfismo eritrocitário	+	–
Cilindrúria	+	–
Proteinúria	+	–

Fonte: modificado de Feld et al., 1997.

Hemograma – é um exame muito útil na investigação de crianças com hematúria micro ou macroscópica, pois quando revela a presença de anemia, reticulocitose, leucocitose ou plaquetopenia pode levar à suspeita de etiologias como anemia falciforme, processos infecciosos e doenças sistêmicas. A anemia falciforme (doença e traço falciforme) deve ser pesquisada pela eletroforese de hemoglobina, lembrando-se que, devido à miscigenação de raças, mesmo em indivíduos da cor branca, pode-se encontrar portadores do traço falciforme.

Urocultura – deve ser solicitada para todas as crianças com hematúria, pois a infecção urinária na infância pode revelar-se somente por esse sinal.

Dosagem de complemento sérico – vários autores têm demonstrado que as glomerulopatias são as principais responsáveis pela presença de hematúria persistente na infância. Como a GNA pode manifestar-se apenas com hematúria (micro ou macroscópica), não acompanhada por outros sinais, recomenda-se, sempre que possível, a realização da dosagem de complemento sérico, logo na avaliação inicial, pois na maioria dos casos o complemento retorna aos níveis normais entre 4 e 8 semanas, independentemente do desaparecimento da hematúria microscópica.

Com os dados de anamnese e exame físico e os exames iniciais (urina tipo I, urocultura, hemograma e complemento), o pediatra terá subsídios para aprofundar a investigação ou para tranqüilizar a família, orientando para que aguarde uma ou duas semanas antes de repeti-los. Convém lembrar que muitas causas de hematúria são benignas e transitórias, desaparecendo espontaneamente, como é o caso da hematúria postural e da hematúria associada ao exercício físico, que desaparecem após o repouso e não requerem avaliação posterior.

Entre as doenças mais freqüentemente associadas à hematúria persistente ou recorrente estão as glomerulopatias e os distúrbios metabólicos. Além da GNA, deve-se investigar a presença de hematúrias hereditárias, não apenas com um interrogatório, mas com a análise da urina do sedimento urinário dos familiares de primeiro grau (pais e irmãos) e, quando houver história de antecedentes familiares positivos para insuficiência renal crônica ou surdez, recomenda-se fazer audiometria na criança para a detecção de perdas auditivas neurossensoriais que costumam ocorrer na síndrome de Alport.

Em crianças com hematúria monossintomática, recorrente ou persistente, recomenda-se avaliar a função renal e pesquisar problemas metabólicos, especialmente a hipercalciúria (Fig. 4.12). Como a hipercalciúria pode ser transitória, recomenda-se realizar pelo menos três dosagens de cálcio na urina. A excreção urinária de sódio freqüentemente está associada à hipercalciúria, recomendando-se quantificá-la simultaneamente à de cálcio. As dosagens de ácido úrico em sangue e urina e a pesquisa de cristais de cistina e oxalatos na urina devem ser feitas para afastar outros distúrbios metabólicos nas crianças em que a hematúria persistir.

Indicação de exames por imagem – nas crianças com hematúria pós-traumatismo, hematúria macroscópica isolada ou recorrente e naquelas com hematúria microscópica persistente, recomenda-se fazer precocemente a avaliação do trato urinário por meio de exames por imagem. Indica-se a ultra-sonografia de abdome para avaliar o tamanho e a forma dos rins, a presença de cicatrizes causadas por pielonefrite crônica, cálculos, tumores, rins policísticos, corpo estranho ou sinais de uropatia obstrutiva. A uretrocistografia miccional deve ser feita nas crianças com ITU, para investigar a presença de refluxo vesicoureteral. Quando a ultra-sonografia de abdome ou a uretrocistografia miccional estiverem alteradas, deve-se avaliar a função renal pela urografia excretora e/ou exames com radioisótopos (DTPA e DMSA). Se a criança apresentar sinais ou sintomas sugestivos de cálculo (hematúria + dor abdominal), deve-se fazer exame radiológico do abdome, além do exame ultra-sonográfico. Nos casos de hematúria pós-traumatismo, se a criança estiver em condições clínicas instáveis, recomenda-se realizar a tomografia computadorizada de abdome para identificar com maior precisão e rapidez o tipo de lesão; se a criança apresentar exame físico normal e a hematúria for apenas microscópica, pode-se fazer a ultra-sonografia, a urografia excretora ou a tomografia.

Encaminhamento ao nefrologista pediátrico – crianças que apresentam hematúria macro ou microscópica associada a proteinúria, sinais de doença sistêmica ou de glomerulonefrite atípica (persistência de hematúria macroscópica por mais de 3 semanas, persistência de hipertensão arterial ou falta de normalização do complemento após 8 semanas) devem ser encaminhadas ao especialista para biopsia renal. O encaminhamento para o nefrologista pediátrico também deve ser feito nos casos em que se evidenciar deteriora-

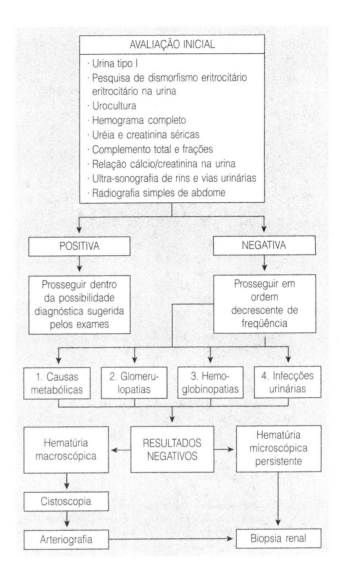

Figura 4.12 – Roteiro diagnóstico proposto na hematúria monossintomática (segundo Fujimura & cols.).

ção progressiva da função renal e quando a criança apresentar um segundo episódio de hematúria macroscópica sem etiologia definida. Nesta última situação, o nefrologista deverá ser consultado mesmo que não se evidencie proteinúria e que a função renal esteja normal. A literatura é muito controversa quanto aos critérios para indicar a biopsia renal em crianças com hematúria microscópica isolada persistente (mais de cinco hemácias por campo em três amostras de urina, colhidas em intervalos mensais). Como nessa situação não é possível excluir a nefropatia por IgA e a síndrome de Alport, recomenda-se que o pediatra reavalie a criança a cada 6 ou 12 meses, monitorizando sua pressão arterial e repetindo a urina tipo I, o "clearance" de creatinina e a proteinúria de 24 horas. Se a hematúria microscópica persistir por mais de 2 anos, a indicação de biopsia renal deverá ser discutida com o especialista.

BIBLIOGRAFIA

1. BERGSTEIN, J.M. – Condition particularly associated with hematuria. In Behrman, R.E.; Ckligman, R.M. & Arvin, A.M. *Nelson Textbook of Pediatrics.* 15th ed., Philadelphia, Saunders, 1997, p. 1483. 2. BRICKS, L.F. – Hipercalciúria como causa de hematúria e fator de risco para calculose na infância – atualização. *Pediatr. (S. Paulo)* **15**:21, 1993. 3. BRICKS, L.F.; BOURROUL, M.L.M. & KOCH, V.H.K. – Hematúria. In Sucupira, A.C.S.L. et al. (coord.). *Pediatria em Consultório.* São Paulo, Sarvier, 1996. 4. FELD, L.G. et al. –

Hematuria. *Pediatr. Clin. North Am.* **44**:1191, 1997. 5. FUJIMURA, M.D. et al. – Hematúria na criança: estudo retrospectivo de 128 casos. *J. Pediatr.* **74**:119, 1998. 6. GAUTHIER, B.; TRATCHMAN, H. & FRANK, R. – Familial thin basement membrane nephopathy in children with asymptomatic microhematuria. *Nephron* **51**:502, 1989. 7. INGELFINGER, J.R.; DAVIS, A.E. & GRUPE, W.E. – Frequency and etiology of gross hematuria in a general pediatric setting. *Pediatrics* **59**:557, 1977. 8. LANG, S.; STEVENSON, B. & RISDON, R.A. – Thin basement membrane nephropathy as a cause of recurrent haematuria in childhood. *Histopathology* **16**:331, 1990. 9. LIEU, T.A.; GRASMEDER, H.M. & KAPLAN, B.S. – An approach to the evaluation and treatment of microscopic hematuria. *Pediatr. Clin. North Am.* **38**:579, 1991. 10. MURAKAMI, M. – Screening for proteinuria and hematuria in school children. *Acta Paediatr. Jpn* **32**:682, 1990. 11. MURAKAMI, M. et al. – Urinary screening of elementary and junior high-school children over a 13-year period in Tokyo. *Pediatr. Nephrol.* **5**:50, 1991. 12. PAJARI, H. et al. – Alport's syndrome in 78 patients: epidemiological and clinical study. *Acta Paediatr.* **85**:1300, 1996. 13. PER-RONE, H.C. et al. – Recurrent hematuria in children: study of 250 cases. *AMB – Rev. Assoc. Med. Bras.* **35**:67, 1989. 14. SCHRODER, C.H. et al. – Renal biopsy and family studies in 65 children with isolated hematuria. *Acta Pediat. Scand.* **79**:630, 1990. 15. SMEETS, H.J. et al. – Hereditary disorders of the glomerular basement membrane. *Pediatr. Nephrol.* **10**:779, 1996. 16. STAPLETON, F.B. – Morphology of urinary red blood cells: a simple guide in localizing the site of hematuria. *Pediatr. Clin. North Am.* **34**:561, 1987. 17. STAPLETON, F.B. – Idiopathic hypercalciuria: association with isolated hematuria and risk for urolithiasis in children. The Southwest Pediatric Nephrology Study Group. *Kidney Int.* **37**:807, 1990. 18. VEHASKARI, V.M. – Asymptomatic haematuria – a cause for concern? *Pediat. Nephrol.* **3**:240, 1989. 19. WYATT, R.J.; McROBERTS, J.W. & HOLLAND, N.H. – Hematuria in childhood: significance and management. *J. Urol.* **117**:366, 1977. 20. YOSHIZAWA, N. et al. – Asymptomatic acute poststreptococcal glomerulonephritis following upper respiratory tract infections caused by group A streptococci. *Clin. Nephrol.* **46**:296, 1996.

---

14 Hepatoesplenomegalia

LUCIA FERRO BRICKS
MARIA ELIZABETH B. A. KOBINGER

O fígado e o baço são freqüentemente palpáveis em crianças normais; entretanto, a palpação desses órgãos pode estar associada a diversas condições/doenças com maior ou menor gravidade (Quadro 4.25). Os principais mecanismos responsáveis pelas hepatoesplenomegalias são o aumento do tamanho ou do número de células e do espaço vascular. Tanto o fígado quanto o baço possuem numerosas células do sistema retículo-endotelial e são órgãos ricamente vascularizados, aumentando, simultaneamente, em resposta aos processos inflamatórios agudos e crônicos quando existe hemólise ou alterações circulatórias. Menos freqüentemente, esses órgãos podem estar hiperplasiados pelo aumento do número ou tamanho de células, que ocorre nas doenças de depósito e nas infiltrações de células tumorais. Em função do grande número de situações capazes de levar ao aumento no tamanho do fígado e/ou baço, é importante que o pediatra possa identificar precocemente doenças potencialmente tratáveis, tais como a atresia de vias biliares e as doenças infecciosas, e diferenciar as doenças benignas e autolimitadas daquelas com pior prognóstico, como as neoplasias. Para tanto, é necessário que o pediatra saiba reconhecer as variações de tamanho desses órgãos relacionadas à idade, bem como as diversas condições que podem estar determinando seu aumento.

PROPEDÊUTICA DO FÍGADO E DO BAÇO

Fígado ou baço palpáveis não significam, necessariamente, aumento desses órgãos. Variações anatômicas (peito escavado, ptose hepática, presença de lobos acessórios), rebaixamento do diafragma e alterações em órgãos adjacentes (pneumotórax, abscesso perihepático, massas retroperitoneais, cistos ou tumores renais) podem deslocar esses órgãos, levando a um falso diagnóstico de hepatoesplenomegalia.

Para avaliar clinicamente o tamanho hepático, é importante que se faça a percussão de suas bordas superior e inferior antes da palpação. A borda superior do fígado, normalmente, é percutível entre o quarto e o sexto espaços intercostais direitos, mais comumente no quinto espaço. Quando a borda superior do fígado está percutível nesse nível, aceita-se como normal um fígado palpável até 3,5cm do rebordo costal direito na linha hemiclavicular até o sexto mês de vida; até 2 ou 3cm entre 6 meses e 2 anos de idade; e até 2cm entre 2 e 10 anos de idade. O tamanho do fígado, avaliado clinicamente pela percussão de sua borda superior e palpação da borda inferior, varia com o sexo e a idade, atingindo aos 10 anos uma média de 6,1cm nos meninos e 5,4cm nas meninas. A palpação do baço também é freqüente em crianças, podendo-se encontrar uma ponta de baço palpável em 14% das crianças saudáveis no primeiro mês de vida e em 7% das crianças até 10 anos de idade. Na palpação normal, o fígado e o baço devem apresentar superfície lisa, com bordas regulares, consistência não endurecida e ausência de dor às manobras propedêuticas de palpação.

CONDIÇÕES CLÍNICAS ASSOCIADAS À HEPATOESPLENOMEGALIA

Existem poucos trabalhos na literatura relatando a experiência do pediatra geral na avaliação de crianças com hepatoesplenomegalia. Em estudo de 89 crianças matriculadas no Ambulatório Geral do Instituto da Criança do HCFMUSP para investigação de hepatoesplenomegalia foi revelado que 70 (89%) apresentavam anemia, 35 (39%) tinham doenças infecciosas, 7 (8%) apresentavam doenças metabólicas, e 5 (6%), doenças neoplásicas. Na maioria das crianças com hepatoesplenomegalia, o aumento do fígado e do baço só é detectado por meio do exame físico e o diagnóstico de hepatomegalia muitas vezes é feito em crianças que procuram o médico por outras queixas. O quadro mais comum na infância é o de uma hepatoesplenomegalia discreta ou moderada, de curta duração, geralmente acompanhada de febre e sem comprometimento do estado geral. A maioria desses casos está relacionada aos processos infecciosos e ocorre por infiltração de células inflamatórias no fígado e/ou baço e hiperplasia das células de Kupffer. A evolução geralmente é benigna, ocorrendo resolução espontânea do quadro em menos de dois meses, muitas vezes antes que se estabeleça um diagnóstico etiológico.

As principais condições clínicas associadas à hepatoesplenomegalia variam de acordo com a faixa etária da criança, seu estado nutricional e a exposição a agentes infecciosos. A anamnese e o exame físico são fundamentais para direcionar a investigação diagnóstica da criança com hepatoesplenomegalia. A anamnese deve ser ampla, já que várias doenças podem estar associadas à hepatoesplenomegalia. *Merecem ser comentados os dados da história clínica referidos a seguir.*

Quadro 4.25 – Principais etiologias associadas à hepatoesplenomegalia.

INFECCIOSAS	NEOPLÁSICAS	METABÓLICAS
Por vírus · hepatite (A, B, C, D, E) · mononucleose · citomegalovírus · rubéola · varicela · febre amarela · HIV **Por rickettsias** · febre maculosa brasileira · tifo murino **Por espiroquetas** · leptospirose · sífilis **Por bactérias** · febre tifóide · febre paratifóide · sepse · brucelose · tuberculose miliar · listeriose · salmonelose septicêmica prolongada · hanseníase, forma lepromatosa · abscesso bacteriano · hepatoesplenomegalia reacional **Por fungos** · blastomicose sul-americana generalizada · histoplasmose generalizada · candidíase sistêmica **Por protozoários** · doença de Chagas aguda · toxoplasmose · leishmaniose visceral · malária · abscesso amebiano **Por helmintos** · helmintíases intestinais · forma aguda de esquistossomose · fase aguda da *larva migrans* visceral	· Tumores hepáticos primários · Tumores secundários ou metástases: leucemias; linfomas; neuroblastoma; tumor de Wilms · Hemangioma e hemangioendotelioma **REACIONAL** · Infecções · Drogas **HIPERTENSÃO PORTAL** **Pré-sinusoidal** · trombose de veia porta ou esplênica · transformação cavernosa de veia porta e outras **Pós-sinusoidal** · pericardite constritiva · insuficiência cardíaca congestiva · síndrome de Budd-Chiari · doença venoclusiva **HEPATOPATIAS** · Doença de Wilson · Cirrose · Hepatite crônica **HEMATOLÓGICAS** · Anemias hemolíticas · Anemia ferropriva	**Depósito de gordura** · desnutrição · obesidade · infusão de lipídios (NPP) · diabetes melito · síndrome de Reye **Depósito de lipídios** · doença de Gaucher · doença de Niemann-Pick · síndrome de Wolman · deficiência de acildesidrogenase **Depósito de glicogênio** · glicogenoses · RN de mãe diabética · síndrome de Beckwith **Outras** · doença de Letterer-Siwe · xantocromatose · hemossiderose · deficiência de alfa-1-antitripsina · amiloidose · cistinose · galactosemia · mucopolissacaridoses · intoxicação por vitamina A · hiperlipidemia idiopática familiar **MISCELÂNEA** · Cistos · Colagenoses · Sarcoidose · Fibrose hepática congênita · Doença de Caroli · Obstrução extra-hepática

IDADE

Primeiros meses de vida – o aumento do fígado e do baço está mais relacionado aos processos hemolíticos e às infecções congênitas (sífilis, toxoplasmose, rubéola, hepatite B, HIV, herpes e citomegalovírus). É importante lembrar que a hepatoesplenomegalia é uma das manifestações iniciais mais comuns em crianças com AIDS, surgindo mais precocemente do que os outros sinais e sintomas da doença. A atresia biliar, algumas doenças metabólicas e as síndromes colestáticas idiopáticas podem manifestar-se desde o primeiro mês de vida, com quadro de hepatoesplenomegalia, icterícia e colúria. Das doenças metabólicas que se manifestam precocemente, merece ser comentada a deficiência de alfa-1-antitripsina que, embora seja uma condição rara (1 em cada 2.500 nascidos vivos da raça branca), é a doença genética que mais freqüentemente causa doença hepática crônica na criança. Estima-se que 5 a 10% dos casos de hepatite neonatal "idiopática", na realidade, tenham deficiência de alfa-1-antitripsina.

Crianças com idade inferior a 2 anos – freqüentemente reagem com aumento do fígado e do baço na vigência de processos infecciosos de etiologia viral ou bacteriana. A infecção do trato urinário (ITU) é a causa infecciosa mais comumente associada à hepatoesplenomegalia febril em crianças com idade inferior a 2 anos; geralmente, o fígado está pouco aumentado (menos de 4cm) e palpa-se uma ponta de baço. A hepatoesplenomegalia pode acompanhar-se de icterícia, à custa de bilirrubina direta ("hepatite transinfecciosa"), e regride o tratamento da ITU. A desnutrição e a anemia carencial também podem estar associadas a pequenos aumentos do tamanho do fígado e/ou baço. Embora os tumores hepáticos sejam causas raras de hepatomegalia na infância, a maioria deles é diagnosticada em crianças com idade inferior a 2 anos.

Crianças com idade superior a 2 anos – as etiologias mais freqüentemente associadas à hepatoesplenomegalia são: anemia, desnutrição e infecção. Em nosso meio, a anemia ferropriva associada à hepatoesplenomegalia é muito comum após o sexto mês de vida, porém as anemias hemolíticas também costumam manifestar-se com hepatoesplenomegalia somente após o segundo semestre de vida. Dentre as etiologias infecciosas, merecem destaque a hepatite pelos vírus A. É importante lembrar que a maioria das crianças com hepatite viral não tem icterícia e que as hepatites causadas pelos vírus das hepatites A e B são indistinguíveis clinicamente daquelas causas por outros agentes. Em São Paulo, a toxocaríase (*larva migrans* visceral) é a helmintíase que está mais freqüentemente associada à hepatoesplenomegalia, entretanto, outras doenças devem ser consideradas, especialmente a esquistossomose, quando a criança é procedente de outros estados.

Em qualquer idade, é importante que o pediatra saiba suspeitar de doenças metabólicas para orientar as medidas terapêuticas que evitem o acúmulo de substâncias tóxicas no organismo e indicar o aconselhamento genético quando necessário. Nas doenças metabólicas, geralmente, a hepatoesplenomegalia associa-se a outros sinais e sintomas, entretanto, algumas doenças metabólicas podem apresentar-se apenas com hepatomegalia e/ou esplenomegalia no início do quadro, como é o caso da deficiência de alfa-1-antitripsina, doença de Gaucher e da doença de Wilson.

As neoplasias, as intoxicações medicamentosas, as doenças congestivas e as colagenoses são causas raras de hepatoesplenomegalia na criança; entretanto, não se pode esquecer que as leucemias e as doenças do colágeno podem apresentar-se, inicialmente, apenas com um quadro de hepatoesplenomegalia febril, antes que surjam outros sintomas característicos dessas doenças.

FORMA DE APRESENTAÇÃO

Doenças de início agudo são mais provavelmente de caráter infeccioso, tóxico ou congestivo, enquanto as doenças auto-imunes, as doenças metabólicas e os processos infiltrativos geralmente se apresentam de forma mais insidiosa.

As doenças metabólicas geralmente evoluem de forma constante e progressiva; algumas já podem ser suspeitadas ao nascimento ou nos primeiros meses de vida, como a galactosemia e a glicogenose tipo I, pois se manifestam com hepatomegalia precoce e manifestações de hipoglicemia e acidose láctica. Outras, como a cistinose, a doença de Gaucher e a doença de Niemann-Pick, só serão suspeitadas mais tarde, por ter poucos sinais clínicos e causar aumento progressivo do fígado e/ou baço. Na fase inicial das doenças que causam hepatopatia crônica, geralmente só o fígado está aumentado; o baço aumenta posteriormente, em conseqüência da cirrose ou da fibrose intra-hepática.

MANIFESTAÇÕES CLÍNICAS ASSOCIADAS

Febre – a presença ou ausência de febre pode auxiliar no diagnóstico diferencial das hepatoesplenomegalias, sendo geralmente febris as hepatoesplenomegalias associadas a processos infecciosos, inflamatórios, colagenoses e neoplasias. No entanto, nos processos infecciosos, após a fase aguda, a febre costuma desaparecer antes da hepatoesplenomegalia. Esse fato pode ser freqüentemente observado na síndrome da mononucleose infecciosa (mononucleose, citomegalovírus, herpes, toxoplasmose e rubéola), nas hepatites virais, toxocaríase e esquistossomose, em que a hepatoesplenomegalia pode persistir por vários meses. Nos processos inflamatórios crônicos de etiologia não-infecciosa, geralmente ocorre um quadro de hepatoesplenomegalia febril, que não se resolve espontaneamente. Muitas vezes, não se observam as manifestações da doença de base por períodos prolongados e a hepatoesplenomegalia febril pode ser a única manifestação inicial de doenças, como a artrite reumatóide juvenil. Também merece ser lembrado que a febre de origem indeterminada associada à esplenomegalia, muitas vezes, é a forma de apresentação inicial de endocardite bacteriana, que deve ser pesquisada por meio de hemoculturas e ecocardiograma.

As hepatoesplenomegalias afebris associadas à desnutrição e à anemia também são muito freqüentes na infância. A maioria das anemias hemolíticas é afebril, mas pode surgir febre durante as crises de hemólise que, muitas vezes, são desencadeadas por processos infecciosos, como na anemia falciforme. Também são afebris as hepatoesplenomegalias associadas a hepatopatias crônicas (exceto nos surtos de atividade), processos congestivos, mucoviscidose, erros inatos do metabolismo e outras doenças metabólicas.

Anemia – as hepatoesplenomegalias são freqüentes nas anemias, seja de etiologia carencial, seja infecciosa, metabólica ou neoplásica. Quando a anemia se associa à icterícia, é fundamental pesquisar a presença de hemólise e, sempre que houver alterações nas séries branca e plaquetária, devem-se investigar doenças de depósito, neoplasias e calazar.

Icterícia – é fundamental investigar se a criança apresenta ou teve episódio de icterícia. A icterícia por aumento de bilirrubina direta está associada aos processos infecciosos ou obstrutivos de vias biliares, enquanto a icterícia por aumento de bilirrubina indireta está mais associada aos processos hemolíticos.

Adenomegalia – a associação de adenomegalia e hepatoesplenomegalia pode ser encontrada em diversos quadros infecciosos (tuberculose, toxoplasmose, infecções virais), reações a drogas, leucemia, linfoma e doenças de depósito.

Manifestações hemorrágicas – podem estar associadas aos processos neoplásicos, à hipertensão portal ou à insuficiência hepática. Muitas doenças hepáticas podem evoluir para cirrose e, quando ocorre esplenomegalia com hiperesplenismo, pode-se observar trombocitopenia e neutropenia.

Acometimento articular – artrite e/ou artralgia são freqüentemente encontradas nas doenças auto-imunes, na fase prodrômica da hepatite por vírus B e na doença do soro associada ao uso de medicamentos e vacinas. É importante lembrar que até $1/3$ das crianças com leucemia linfocítica aguda se queixa de artralgia ou dor óssea e que o quadro clínico inicial das leucemias é indistinguível daquele encontrado nas doenças reumatológicas.

Problemas respiratórios – crises de sibilância são freqüentes em crianças com toxocaríase, enquanto as pneumonias de repetição são mais observadas em crianças com mucoviscidose ou com quadros neurológicos associados a doenças metabólicas.

Ascite – ocorre nos processos que causam hipertensão portal do tipo sinusoidal ou pós-sinusoidal (cirrose e processos congestivos – doença venoclusiva, síndrome de Budd-Chiari e pericardite) e não está presente nas hipertensões pré-sinusoidais. Nas hipertensões sinusoidais e pós-sinusoidais, existe ascite, pois ocorre um comprometimento da circulação linfática dos territórios mesentérico e intestinal.

Prurido – o prurido é um importante sinal de colestase. Nas obstruções de vias biliares extra-hepáticas, geralmente o prurido se manifesta antes da icterícia, enquanto nas doenças obstrutivas intra-hepáticas, a icterícia costuma preceder o aparecimento do prurido.

Outras alterações – fácies característico, baixa estatura, deformidades ósseas, convulsões, catarata e ratardo mental fazem suspeitar de doenças metabólicas e infecções congênitas.

EXPOSIÇÃO A MEDICAMENTOS OU AGENTES HEPATOTÓXICOS

Diversos medicamentos podem ser hepatotóxicos, porém, a maioria das lesões hepáticas induzidas por medicamentos é completamente reversível com a suspensão do agente agressor. Alguns medicamentos como acetaminofeno, salicilatos, vitamina A e ferro são tóxicos apenas em doses elevadas, enquanto a isoniazida (mesmo em doses terapêuticas) causa hepatotoxicidade em até 10% dos pacientes. O sulfametoxazol-trimetoprima e outras sulfas e difenil-hidantoína podem causar reações sistêmicas de hipersensibilidade, com quadro de febre, artralgia, exantema, linfadenomegalia e eosinofilia, enquanto a eritromicina, os esteróides anabolizantes e as fenotiazinas determinam quadros de colestase. Outros medicamentos e substâncias químicas também podem causar hepatotoxicidade, como metotrexato, azatioprina, ciclosporina, ácido valpróico, tetracloreto de carbono, fósforo e arsênico, sendo importante pesquisar a exposição prévia da criança a eles.

DADOS EPIDEMIOLÓGICOS

A obtenção de dados epidemiológicos auxilia a investigação de doenças como hepatite por vírus A ou B, síndrome da imunodeficiência adquirida, tuberculose, fase aguda da esquistossomose ou da doença de Chagas, leishmaniose visceral, malária, leptospirose etc. Embora o estado de São Paulo não seja considerado como zona endêmica de esquistossomose ou calazar, estas doenças não são causas raras de hepatoesplenomegalia, devido às migrações internas. O contato com cães em crianças com hepatoesplenomegalia e eosinofilia sugere toxocaríase, e o contato com gatos em crianças com febre, adenopatia regional e hepatoesplenomegalia leva à suspeita da doença da arranhadura do gato.

ANTECEDENTES FAMILIARES

Antecedentes familiares para anemias hemolíticas, doenças de depósito ou erros inatos de metabolismo e síndromes colestáticas familiares podem levar à suspeita dessas doenças na criança com hepatoesplenomegalia. As talassemias, a fibrose cística e a deficiência de alfa-1-antitripsina são encontradas com maior freqüência em indivíduos da raça branca, enquanto a anemia falciforme é mais comum na raça negra; todavia, é importante ressaltar que, em função da grande miscigenação de raças, não é raro encontrar crianças brancas com anemia falciforme. Algumas doenças, como de Niemann-Pick e mucopolissacaridose tipo IV, são mais comuns em judeus do leste europeu.

O exame físico da criança com hepatomegalia e/ou esplenomegalia deve ser completo, procurando-se sempre pesquisar outras alterações associadas, como fácies típico, baixa estatura, deformidades e outras alterações associadas.

O estado geral e o nutricional da criança podem estar comprometidos, levando à suspeita de quadros infecciosos, hemolíticos ou neoplásicos. Também podem ser encontradas sufusões hemorrágicas, eritema palmar, teleangiectasias, circulação colateral em *abdome*, ascite e presença de adenomegalia associada à hepatoesplenomegalia; cada uma dessas alterações juntamente com os dados de anamnese pode direcionar a investigação laboratorial. Indivíduos com hipercolesterolemia (> 500mg/dl) e colestase podem apresentar depósito de lipídeos na derme e no tecido subcutâneo (xantomas).

No exame abdominal, é importante lembrar que a avaliação clínica do fígado e do baço pode ser bastante falha por problemas de variações em sua posição anatômica. O eixo hepático pode estar desviado por alterações como ângulo costal estreito, ptose hepática, peito escavado, presença de lobos acessórios ou rebaixamento do diafragma. O baço pode estar localizado muito superficialmente, não sendo notado à palpação profunda do abdome, ou no epigástrio ou no flanco esquerdo, podendo ser confundido com outros órgãos.

A hepatoesplenomegalia da criança com anemia ferropriva e/ou desnutrição, geralmente, é pequena (menor de 4cm), mas nas crianças em fase de recuperação nutricional o fígado pode ser volumoso. Nas anemias hemolíticas, geralmente ocorre aumento mais acentuado do baço do que do fígado; na talassemia, é comum a presença de esplenomegalia volumosa (> 6cm); na esferocitose o baço está moderadamente aumentado e, na anemia falciforme, após aumento inicial, costuma haver regressão da esplenomegalia por infartos repetidos (auto-esplenectomia).

Além de avaliar o tamanho do fígado e do baço, devem-se pesquisar alterações em sua forma (simetria ou assimetria), consistência (firme ou endurecida), superfície (lisa, irregular, com nódulos), bem como a presença de dor à palpação. Nas hepatites, hepatomegalias congestivas, colangite ascendente, tuberculose, infiltração gordurosa, doenças por acúmulo de lipídeos ou glicogênio, erros inatos do metabolismo, histiocitose e fase pré-cirrótica, costuma ocorrer aumento variável do fígado e/ou do baço. Nestas situações, o contorno dos órgãos é normal, não sendo notadas nodulações. A consistên-

cia do fígado costuma estar aumentada na fibrose hepática congênita, nas glicogenoses e na hepatite crônica. Geralmente, nas cirroses o fígado também apresenta consistência aumentada com alterações em sua superfície, que tanto pode ser lisa como irregular (micro ou macronodular). Aumentos assimétricos ou focais dos órgãos são mais freqüentemente encontrados na presença de abscessos amebianos ou piogênicos, cistos e neoplasias primárias ou secundárias. A ausculta de sopro sobre a área hepática leva à suspeita de hemangioendotelioma ou teleangiectasia hemorrágica hereditária. Pode ocorrer dor à palpação do fígado nas hepatites infecciosas, leptospirose, abscesso hepático e na congestão passiva secundária à insuficiência cardíaca.

Na maioria das crianças com processos sistêmicos, o fígado e o baço apresentam-se simultaneamente aumentados, mas também pode-se encontrar predomínio ou aumento isolado de um ou outro órgão. As **hepatomegalias isoladas** sugerem doenças tumorais, císticas, depósito de glicogênio (glicogenoses) e doenças venoclusivas. Nas doenças venoclusivas, geralmente, a hepatomegalia acompanha-se de ascite. As **esplenomegalias isoladas** são mais freqüentemente encontradas na trombose de veia porta, doenças de depósito de gordura (lipidoses), leucemia mielocítica crônica e nas anemias hemolíticas.

Os **aumentos mais acentuados do tamanho do fígado** são encontrados nas glicogenoses, nos processos congestivos causados por doença venoclusiva ou síndrome de Budd-Chiari e nos tumores (neuroblastoma, hepatoma, hemangioma e hemangioendotelioma). As **esplenomegalias mais volumosas** estão presentes nas lipidoses (doença de Gaucher e Niemann-Pick), talassemia major, salmonelose septicêmica prolongada, calazar, esquistossomose crônica, leucemia mielóide crônica e histiocitose.

AVALIAÇÃO LABORATORIAL

Toda investigação laboratorial será sempre baseada nos dados de anamnese e exame físico. Crianças que apresentem comprometimento importante do estado geral e sinais de insuficiência hepática como sangramentos, alterações de consciência, icterícia grave ou ascite devem ser internadas para investigação. No entanto, na maioria das crianças com hepatoesplenomegalia, essa condição é benigna e autolimitada, podendo ser feita investigação ambulatorial.

Algumas exames são importantes na avaliação ambulatorial inicial.

HEMOGRAMA COMPLETO

Inclui a contagem de reticulócitos que, juntamente com a taxa de hemoglobina e os índices hematimétricos, permite a diferenciação entre as anemias carenciais (hipocromia, microcitose e reticulócitos diminuídos) e hemolíticos (geralmente, normocíticas e normocrômicas e com reticulocitose). A análise da contagem diferencial de leucócitos pode ser útil quando ocorrer:

- leucopenia com linfocitose relativa que é comum, por exemplo, nas hepatites virais;
- leucocitose na vigência de um quadro clínico compatível com hepatite deve fazer suspeitar de hepatite reacional a drogas ou de hepatite fulminante;
- linfocitose com atipia (> 10%) sugere a "síndrome da mononucleose infecciosa" ou infecção pelos vírus da hepatite A ou B, indicando a necessidade da solicitação de reações sorológicas específicas para se estabelecer o diagnóstico;
- eosinofilia acentuada (> 1.500/mm^3) é encontrada nas infecções por helmintos, especialmente na *larva migrans visceral* e na fase aguda da esquistossomose, mas pode, também, estar presente na síndrome hipereosinofílica, periarterite nodosa e reações de hipersensibilidade e, mais raramente, na leucemia eosinofílica;
- pancitopenia costuma estar presente no calazar, nas leucemias e nas doenças com hiperesplenismo, mas pode ser encontrada em processos invasivos da medula óssea.

Embora a presença de células leucêmicas possa ser encontrada precocemente no sangue periférico de crianças com leucemia linfocítica aguda, o hemograma inicial pode ser normal e vir a se alterar após poucas semanas, recomendando-se repetir este exame quando existir suspeita clínica e quando a hepatoesplenomegalia for persistente. Sempre que houver plaquetopenia, leucopenia ou suspeita de doença neoplásica, está indicada a realização do mielograma.

UROCULTURA E ANÁLISE DO SEDIMENTO URINÁRIO

A infecção urinária nas crianças, especialmente nos lactentes, costuma apresentar-se com sintomatologia inespecífica. Em lactentes jovens, não é raro encontrar os quadros de hepatite transinfecciosa por infecção urinária, portanto, recomenda-se investigar infecção do trato urinário nas crianças com hepatoesplenomegalia febril que não apresentem sinais indicativos de outras doenças.

DOSAGEM DE AMINOTRANSFERASES

A atividade das aminotransferases está aumentada na maioria das doenças que acometem o fígado, e a elevação dessas enzimas é um indicador sensível de lesão hepatocelular, embora ofereça pouca informação quanto à possível etiologia do problema. Os aumentos mais acentuados ocorrem nas lesões hepatocelulares agudas (hepatites virais e tóxicas). Nas doenças hepáticas crônicas e nas obstruções de vias biliares intra e extra-hepáticas, o aumento das aminotransferases é menos importante. A transaminase glutâmico-pirúvica encontra-se em maior quantidade no fígado do que em outros órgãos, sendo, portanto, mais específica para avaliar lesões hepáticas do que a transaminase glutâmico-oxaloacética. Sempre que houver elevação de aminotransferases, recomenda-se pesquisar hepatite por vírus A e B, mesmo na ausência de icterícia, pois muitas vezes a hepatite viral na infância ocorre na forma anictérica. O nível de elevação das aminotransferases não se correlaciona com a gravidade da lesão hepatocelular. Está indicado um acompanhamento clínico e laboratorial da criança que apresenta transaminases aumentadas, com repetição do exame após 2 a 4 semanas para verificar a evolução do quadro.

Na maioria das vezes, mesmo que com estes exames não se chegue a um diagnóstico definitivo para o quadro de hepatoesplenomegalia, o bom estado da criança, o desaparecimento da febre e sua normalidade são tranquilizadores para que se possa acompanhar a criança ambulatorialmente, sem necessidade de internação ou de exames mais invasivos, como o mielograma ou a biopsia hepática. Porém, nas crianças com evolução clínica insatisfatória, com indícios de acometimento de outros órgãos ou sistemas ou que apresentem hepatoesplenomegalia persistente (> 2 meses) ou volumosa, recomenda-se aprofundar a investigação, repetindo o hemograma e realizando as provas de função hepática e outros exames, como:

Eletroforese de proteínas – para avaliar as diversas frações.

a) A albumina é uma proteína sintetizada pelo fígado que geralmente está diminuída (< 3,5mg/dl) nos processos em que há lesões hepáticas graves, como hepatite crônica ativa e cirrose. A diminuição da albumina associada à elevação do tempo de protrombina é considerada um fator de mau prognóstico.

b) A alfa-globulina costuma estar elevada em doenças inflamatórias agudas e crônicas. Na deficiência de alfa-1-antitripsina, a alfa-globulina está muito diminuída, pois a alfa-1-antitripsina corresponde a aproximadamente 90% dessa fração protéica.

c) A gama-globulina pode estar elevada nas seguintes situações: desnutrição crônica, hepatite crônica, calazar, infecções fúngicas sistêmicas, esquistossomose, toxocaríase, linfomas, endocardite bacteriana, colagenoses e síndrome da imunodeficiência adquirida (AIDS).

Fosfatase alcalina – aumenta nos processos de colestase intra ou extra-hepáticos; geralmente os níveis mais elevados dessa enzima se correlacionam com doença obstrutiva biliar, mas podem estar associados também a doenças intestinais, ósseas e renais. Em crianças, os níveis de fosfatase alcalina são duas a três vezes maiores do que em adultos. Aumentos acentuados de fosfatase alcalina, não acompanhados por elevação correspondente de transaminases, devem levar à suspeita de processos hepáticos de caráter obstrutivo ou infiltrativos. Nos quadros obstrutivos, freqüentemente ocorre aumento de bilirrubinas, e clinicamente pode-se encontrar icterícia e queixa de prurido.

Gamaglutamiltransferase (GGT) – elevações acentuadas de GGT geralmente estão associadas a doença colestática, mas também podem ocorrer em outras situações como pancreatites, artrite reumatóide ou uso de álcool etílico. Esta enzima aumenta de forma paralela à fosfatase alcalina nas doenças obstrutivas hepáticas.

Desidrogenase láctica (DHL) – esta enzima pode estar elevada em diversos processos, como doenças hepáticas, cardíacas (infarto e insuficiência cardíaca congestiva), hematológicas (anemias hemolíticas, megaloblástica, leucemias e linfomas) e durante o uso de algumas drogas (esteróides anabolizantes, anestésicos, aspirina e sulfametoxazol). Na hepatite viral aguda, na icterícia obstrutiva, na cirrose hepática e em anemias hemolíticas por esferocitose ou eliptocitose geralmente essa enzima está duas a três vezes aumentada em relação ao padrão de normalidade. Na anemia falciforme e *talassemia major*, observam-se aumentos entre três e cinco vezes, enquanto valores mais elevados (entre 5 e 10 vezes em relação ao padrão) estão mais associados a processos neoplásicos e a alguns erros inatos do metabolismo como doença de Gaucher, Dubin-Johnson e hemocromatoses.

5'-nucleotidase – acompanha a evolução da fosfatase alcalina, geralmente apresentando-se elevada nas doenças hepatobiliares primárias. Apresenta maior especificidade para diagnóstico de lesão hepática que a fosfatase alcalina, pois não é encontrada no tecido ósseo.

Colesterol – concentrações muito elevadas de colesterol costumam estar associadas aos processos colestáticos tanto de causa intra como extra-hepática, enquanto nas doenças hepáticas agudas, como hepatite, normalmente se observa queda na concentração de colesterol. Na síndrome de Alagille, o colesterol é muito elevado, mas na doença de Byler está normal, apesar da colestase.

Dosagem de fatores de coagulação – a diminuição de fatores de coagulação dependentes de vitamina K (II, VII e X) pode ocorrer em doenças hepáticas agudas ou crônicas, bem como na deficiência de alfa-1-antitripsina, mas o coagulograma só costuma se alterar nas doenças mais graves. Quando houver alteração do coagulograma, recomenda-se repetir o exame após administração intramuscular de vitamina K e considera-se que a não-normalização do tempo de protrombina após esse procedimento indica lesão hepática de mau prognóstico.

Bilirrubinas – o aumento de bilirrubina não-conjugada (indireta) é sugestivo de doença hemolítica, e o de bilirrubina conjugada (direta), de doença hepática. As maiores elevações de bilirrubina direta costumam estar associadas a processos com obstrução ao fluxo biliar.

Reações sorológicas – devem ser solicitadas sempre que houver suspeita de infecções congênitas ou da "síndrome da mononucleose infecciosa" (hepatoesplenomegalia febril acompanhada por adenomegalia e precedida por quadro gripal). Quando o hemograma revelar linfocitose com atipia superior a 10%, recomendam-se realizar as reações sorológicas para mononucleose, citomegalovírus e toxoplasmose, pois na maioria das vezes é impossível fazer a distinção clínica entre essas doenças. O quadro de hepatoesplenomegalia febril associado à "síndrome da mononucleose" geralmente se resolve espontaneamente em três ou quatro semanas, mas às vezes é mais prolongado, especialmente na toxoplasmose. A indicação das reações sorológicas dependerá naturalmente da evolução clínica e dos recursos disponíveis. Havendo regressão espontânea dos sintomas após o resultado dos exames iniciais, é discutível a indicação das reações sorológicas, pois seu custo é elevado e geralmente o diagnóstico sorológico não leva a alterações na conduta. Quando no hemograma houver eosinofilia acima de 20%, recomenda-se fazer a reação sorológica específica para toxocaríase.

Nas crianças com hepatoesplenomegalia febril ou afebril, que não apresentem boa evolução clínica, especialmente os lactentes, recomenda-se também a realização da sorologia para HIV, mesmo na ausência de dados epidemiológicos sugestivos, pois a síndrome da imunodeficiência adquirida vem sendo diagnosticada cada vez com maior freqüência em nosso meio. Uma das principais formas de apresentação clínica dessa doença é a hepatoesplenomegalia, acompanhada ou não por outros sinais e sintomas.

Tipagem sangüínea e dosagem de iso-hemaglutininas anti-A e anti-B – devem ser solicitadas se houver suspeita de toxocaríase, pois costuma ocorrer reação cruzada entre os antígenos do toxocara e os antígenos do grupo sangüíneo ABO, com elevação dos títulos de iso-hemaglutininas anti-A e anti-B.

Exame de fundo de olho – deve ser solicitado sempre que houver suspeita de infecções congênitas ou de doenças de depósito. A presença de mácula em cereja é encontrada em, aproximadamente, 50% das crianças com doença de Niemann-Pick.

Exame radiológico do tórax – deve ser solicitado quando houver suspeita de tuberculose, mucoviscidose ou infecções fúngicas. A presença de comprometimento do parênquima pulmonar associada à adenomegalia hilar reforça a hipótese de tuberculose; entretanto, o aumento de linfonodos pode estar presente também nos linfomas, nas infecções fúngicas disseminadas e na AIDS. Hussey e cols. referem que 82% das crianças com tuberculose miliar apresentam *hepatomegalia*; 54%, esplenomegalia; e 46%, linfadenopatia. A grande maioria dessas crianças é desnutrida (91%) e a radiografia de tórax apresenta o padrão miliar característico.

Reação de Mantoux – deve ser solicitada sempre que houver suspeita de tuberculose. Esta reação é positiva em aproximadamente 80% das crianças vacinadas; nas crianças com tuberculose miliar ou doenças com comprometimento da imunidade celular (linfoma, leucemia, tumores), geralmente, a reação de Mantoux é negativa.

Ultra-sonografia do abdome – é o exame de imagem mais solicitado pelo pediatra por ser um não-invasivo e ter menor custo em relação à tomografia e à ressonância magnética. A ultra-sonografia de abdome permite a identificação de lesões tão pequenas quanto 1 a 2cm; possibilita diferenciar aumentos generalizados de processos expansivos localizados, císticos (abscessos) ou parenquimatosos (tumores); permite ainda a análise do calibre e permeabilidade dos vasos sangüíneos e das vias biliares, identificando a presença e o nível de obstruções e, mesmo no recém-nascido, é possível a visualização da vesícula biliar. Também é útil para a detecção de pequenos volumes de líquido ascítico e na visualização de cálculos. A tomografia computadorizada e a ressonância magnética têm maior utilidade na identificação de lesões focais, como tumores, cistos e abscessos.

Mielograma – deve ser indicado para toda criança com pancitopenia. Este exame é útil no diagnóstico de neoplasias, leishmaniose, doenças fúngicas e doenças de depósito. Na suspeita dessas doenças, recomenda-se realizar o mielograma mesmo que no hemograma não se constate pancitopenia.

Testes para pesquisa de metabólitos urinários – são indicados na suspeita de doenças metabólicas.

Dosagem sérica de alfa-1-antitripsina (e, se possível, a fenotipagem) – está indicada quando houver diminuição de alfa-globulinas na eletroforese de proteínas.

Dosagem de ceruloplasmina, de cobre no soro e urina e exame de lâmpada de fenda (para pesquisa do anel de Kaiser-Fleicher) – estão indicados na suspeita de doença de Wilson e naquelas com hepatopatias crônicas.

Pesquisa de auto-anticorpos (antimúsculo liso, antimicrossomal fígado-rim, antimitocôndria, antinucleares) – deve ser feita em toda criança com suspeita de hepatite crônica de etiologia a esclarecer.

Crianças com doenças metabólicas ou hepatopatias crônicas geralmente apresentam hepatoesplenomegalia persistente associada a outros sinais/sintomas e alterações laboratoriais e devem ser referidas ao especialista para investigação, que, geralmente, requer a realização de biopsia hepática. São sugestivos de hepatite crônica os seguintes achados ao exame físico: hepatomegalia de consistência firme ou endurecida, acompanhada ou não de sinais de insuficiência hepática e/ou hipertensão portal; fígado contraído ou quadro clínico de hepatite associado a emagrecimento, perda muscular e baixa estatura. Os achados laboratoriais que sugerem doença hepática crônica são: redução dos níveis de albumina (< 3,5g/dl), tempo de protrombina prolongado e níveis elevados de gama-globulina. É importante lembrar **que o diagnóstico definitivo de hepatite crônica é sempre anátomo-clínico** e que, portanto, a biopsia hepática é essencial para o diagnóstico. Por meio da análise histológica do material de biopsia hepática pode-se, ainda, diagnosticar com maior precisão os casos de colestase neonatal, colestase intra-hepática, fibrose hepática congênita, síndrome de Reye e doenças de depósito.

BIBLIOGRAFIA

1. ALBUQUERQUE, V.E.P.; COSTA, M.T.Z. & OKAY, Y. – Transmissão vertical do vírus da imunodeficiência humana. *Pediatr. (São Paulo)* **19**:57, 1997. 2. ALTSCHULER, S. – Large spleen. In Schwarz, M.W. *Pediatric Primare Care: A Problem-oriented Approach*. 2nd ed., Chicago, Year Book Medical Publishers, 1990, p. 281. 3. ASHKENAZI, S. et al. – Size of liver edge in fullterm, healthy infants. *Am. J. Dis. Child.* **138**:377, 1984. 4. AZEVEDO, R.A. et al. – Deficiência de alfa-1-antitripsina na infância. *Rev. Paul. Pediatr.* **15**:37, 1997. 5. BEHRMAN, R.E. et al. – *Nelson Textbook of Pediatrics*. 15th ed., Philadelphia, Saunders, 1996. 6. BRICKS, L.F. & KOBINGER, M.E.B.A. – Hepatoesplenomegalia. In Sucupira, A.C.S.L. et al. (coord.). *Pediatria em Consultório*. São Paulo, Sarvier, 1996, p. 149. 7. BRICKS, L.F. et al. – Experience in the evaluation of children with hepatosplenomegaly at a teaching ambulatory, São Paulo, Brazil. *Rev. Inst. Med. Trop. S. Paulo* **40**:269, 1998. 8. CARVALHO, A.P. et al. – Estudo de 176 crianças soropositivas para o HIV em Santa Catarina. *J. Pediatr. (Rio de Janeiro)* **73**:80, 1997. 9. ESTRADA, B. et al. – Unsuspected hepatosplenic involvement in patients hospitalized with cat-scratch disease. *Pediatr. Infect. Dis. J.* **15**:710, 1996. 10. FARHAT, C.K. ed. – *Infectologia Pediátrica*. São Paulo, Atheneu, 1994. 11. FILLIPONI, F. et al. – Liver transplantation for end-stage liver disease associated with alpha-1-antitrypsyn deficiency in children: pretransplant natural history, timing and results of transplantation. *J. Hepatolol* **20**:72, 1994. 12. FORSYTH, B.W.C.; ANDIMAN, W.A. & O'CONNOR, T. – Development of a prognosis-based clinical staging system for infants infected with human immunodeficiency virus. *J. Pediatr.* **129**:648, 1996. 13. GENTIL-KOSHER, S. et al. – Budd-Chiari syndrome: report of 22 cases. *J. Pediatr.* **113**:30, 1988. 14. GROSSMAN, M. SHIRAMIZU, B. – Evaluation of lymphadenopathy in children. *Curr. Opin. Pediatr.* **6**:68, 1994. 15. HOOGERBRUGGE, P.M. et al. – Allogenic bone marrow transplantation for lysosomal storage diseases. *Lancet* **345**:1398, 1995. 16. KELLY, D.A. et al. – Niemann-Pick disease type C: diagnosis and outcome in children, with particular reference to liver disease. *J. Pediatr.* **123**:242, 1993. 17. KILPATRICK, S.E. et al. – Langerhans'cell histiocytosis (histiocytosis X) of the bone. *Cancer* **76**:2471, 1995. 18. LAKER, M.F. – Liver function tests. *BMJ* **301**:250, 1990. 19. LOREDO, A.A. et al. – Hepatoesplenomegalia de etiologia desconocida: abordaje clínico para su diagnóstico en 57 casos. *Bol. Med. Hosp. Infant. Mex.* **46**:41, 1989. 20. MANDELL, G.L. BENNET, J.E. & DOLIN, R. – *Mandell, Douglas and Bennett's Principles and*

Practice of Infectious Diseases. 4 th ed., New York, Churchill Livingstone, 1995. 21. MIURA, I.K. – "Screening" para doenças metabólicas do fígado. *Pediatr. Mod.* **31**:339, 1995. 22. MOWAT, A.P. – *Liver Disorders in Childhood*. 3rd ed., Oxford, Butterworth-Heinemann Ltd., 1994. 23. PORTA, G. – Hepatites crônicas na infância. *Pediatr. Mod.* **31**:356, 1995. 24. RODRIGUES, D.; BRICKS, L.F. & RESEGUE, R. – Hepatite B: imunização universal. *Pediatr. (São Paulo)* **18**:82, 1996. 25. SCULLY, R.E. et al. – Case Records of the Massachusetts General Hospital Case 24-1994. *N. Engl. J. Med.* **330**:1739, 1994. 26. SOTELO-CRUZ, N. – Hepatoesplenomegalia de origen desconocido. Estudio de 63 casos. *Gac. Méd. Méx.* **127**:321, 1991. 27. STEUBER, C.P. & NESBIT Jr., M.E. – Clinical assessment and differential diagnosis of the child with suspected cancer. In Pizzo, P.A. & Poplack, D.G. *Principles and Practice of Pediatric Oncology*. 3rd ed., Philadelphia, Lippincott-Raven, 1997. 28. SUCKY, F.J. ed. – *Liver Diseases in Children*. St. Louis, Mosby, 1994, p. 349. 29. TANNURI, U. – Atresia de vias biliares – evolução das duas últimas décadas. *J. Pediatr.* **72**:1, 1996. 30. TREEM, W.R. – Large liver. In Schwarz, M.W. *Pediatric Primare Care: A Problem-Oriented Approach*. 2nd ed., Chicago, Year Book Medical Publishers, 1990, p. 271. 31. TREJO Y PÉREZ, J.A. et al. – Construcción y validación de una guía clínica para el diagnóstico etiológico de hepatoesplenomegalia en niños. *Bol. Méd. Hosp. Infant. Méx.* **52**:160, 1995. 32. WALKER, W.A. & MATHIS, R.K. – Hepatomegaly. *Pediatr. Clin. North Am.* **22**:929, 1975. 33. ZUCKERMAN, A.J. & THOMAS, H.C. ed. – *Viral Hepatitis. Scientific Basis and Clinical Management*. New York, Churchill Livingstone, 1993.

---

15 Obstipação Intestinal Crônica

EDUARDO MARCONDES

A obstipação intestinal crônica conceitua-se em função de três elementos: 1. número diminuído de evacuações, geralmente com intervalo de pelo menos 36 a 48 horas entre uma evacuação e outra; 2. consistência aumentada das fezes, que pode chegar a um extremo endurecimento, em geral diretamente proporcional ao intervalo de tempo decorrido entre uma evacuação e outra; 3. esforço, com algum grau de sofrimento, para eliminação das fezes nem sempre proporcional ao seu endurecimento.

O elemento principal é o esforço para a eliminação de fezes, com algum grau de sofrimento, inclusive com grande sofrimento, nem sempre proporcional ao endurecimento das fezes e mesmo com fezes líquidas.

A evacuação depende de um reflexo condicionado e para que se realize normalmente são necessárias as seguintes condições: 1. dieta em quantidade e qualidade adequadas, a fim de fornecer resíduos para a formação do bolo fecal e estimulação da motilidade; 2. trânsito livre no trato digestivo; 3. funcionamento perfeito do sistema nervoso autônomo, representado pelos centros medulares, vias eferentes (o simpático inibe e o parassimpático estimula o reflexo), plexos intramurais e vias aferentes; 4. tono adequado da musculatura lisa da parede intestinal e estriada dos músculos da parede abdominal, diafragma e músculos do períneo; 5. ausência de fenômenos corticais inibitórios.

CLASSIFICAÇÃO

I – Obstipação intestinal crônica com fezes não-endurecidas. As fezes podem ser normais ou mesmo amolecidas.

II – Obstipação intestinal crônica com fezes endurecidas:
1. Causas dietéticas:
   a) aspecto quantitativo: hipoalimentação;
   b) aspecto qualitativo: dieta com exagerada tendência obstipante.
2. Causas psíquicas.
3. Causas orgânicas:
   a) de natureza médica;
   b) de natureza cirúrgica.
4. Causas associadas.

Do ponto de vista prático, destacam-se dessa classificação quatro grupos principais de obstipação intestinal crônica.

1. Obstipação intestinal crônica com fezes não-endurecidas – as principais características clínicas desse tipo são as seguintes: a) salienta-se o fator constitucional, pois eventualmente outros irmãos ou o pai ou a mãe apresentam problema semelhante; b) em se tratando de problema de arritmia do peristaltismo, associa-se com freqüência a outras manifestações da distonia do aparelho digestivo: vômito, regurgitação, cólicas, dificuldade para mamar por causa de espasmos dolorosos etc., bem como soluços; c) não raro, faz parte do quadro clínico da diátese neuropática; tipo morfológico longilíneo, natureza vibrátil, precocidade do amadurecimento neuromuscular, resposta fácil aos estímulos sensoriais etc.; d) não cede à dietoterapia, pois o papel da dieta na obstipação intestinal é estimular o peristaltismo e amolecer as fezes, condições já presentes no tipo em questão.

2. Obstipação intestinal crônica de causas dietéticas e com fezes endurecidas – a obstipação intestinal crônica é um dos sinais de hipoalimentação do lactente jovem, já que o alimento é o estimulante fisiológico do peristaltismo. A obstipação pode aparecer precocemente, antes mesmo do prejuízo do desenvolvimento ponderal. Além da hipoalimentação, a dieta pode influir por sua composição. A tendência laxante-obstipante da dieta já foi discutida no capítulo Higiene Alimentar, na parte Puericultura.

3. Obstipação intestinal crônica de causas psíquicas e com fezes endurecidas – um treinamento adequado para o ato de evacuar é fundamental para o funcionamento normal do peristaltismo intestinal. Treinamento precoce, tardio ou com técnica inadequada pode ser prejudicial para a solução do problema em questão e o pediatra precisa orientar convenientemente a mãe nesse assunto (ver capítulo Higiene Mental, na parte Puericultura).

Determinadas atitudes maternas constituem fatores psicológicos importantes de obstipação intestinal crônica. A mãe pode preocupar-se excessivamente com o ritmo de evacuação do filho, eventualmente julgado insuficiente. Quando a criança não evacuou durante o dia, algumas mães enfatizam excessivamente o ato de evacuar, na esperança de que o filho não vá para a cama sem evacuar. Nessa eventualidade, pode ocorrer que se usem com algum excesso supositórios, enemas, laxativos, e pode acontecer que depois de algum tempo a criança só evacue à custa de tais recursos. Há famílias nas quais a evacuação é um assunto tratado na presença da criança. Logo a criança percebe que o fato de ela evacuar dá à mãe grande tranqüilidade e uma obstipação pode instalar-se como reação negativista. Uma atitude dos pais que classicamente leva à obstipação é a da superproteção; o mesmo se diga das mães excessivamente rígidas e autoritárias, que exigem excessivamente limpeza dos filhos. Crianças excessivamente pudicas não conseguem evacuar fora de sua própria casa e esse fato contribui para que se instale o problema.

Qualquer que seja a etiologia emocional da obstipação intestinal crônica, se medidas terapêuticas não são tomadas em tempo, a criança pode vir a apresentar o quadro clínico conhecido como megacolo psicogênico (ver capítulo Distúrbios Psicossomáticos na 10ª parte deste livro).

Do ponto de vista funcional, a obstipação intestinal crônica devida predominantemente a causas psíquicas é do tipo espástico, sendo que o espasmo se instala principalmente no sigmóide. Neste caso, as fezes costumam ser endurecidas, pequenas e finas, de forma cilíndrica.

4. Obstipação intestinal crônica de causas orgânicas com fezes endurecidas – entre as causas orgânicas de natureza médica predominam as doenças capazes de determinar hipotonia da musculatura lisa do próprio intestino e/ou da musculatura estriada da parede abdominal, períneo ou diafragma: desnutrição, raquitismo, anemia, hipotireoidismo, doenças consuntivas etc. Fazem parte do grupo as doenças que obrigam a um repouso prolongado, pois a atividade física é um dos elementos importantes para o funcionamento normal do intestino.

A encefalopatia crônica, nas diferentes modalidades clínicas, também é causa da obstipação. Nesses casos, as causas são várias, podendo ser lembradas a inatividade habitual desses pacientes, a anorexia que eventualmente apresentam, a dieta freqüentemente pobre em resíduos e, finalmente, a possível disfunção do sistema nervoso autônomo, que pode acompanhar o comprometimento do sistema nervoso central.

A doença de Chagas é outra causa de obstipação intestinal crônica, pois há relação entre aquela e o estabelecimento de megas, comprovados anátomo-patologicamente, tendo-se verificado destruição dos plexos intramurais.

Espasmos anais pela presença de fissuras, passíveis de tratamento clínico, bem como amebíase e esquistossomíase podem constituir, também, causas de obstipação.

Entre as causas orgânicas de natureza cirúrgica, a entidade mais representativa do grupo é o megacolo aganglionar ou doença de Hirschsprung. Outras causas cirúrgicas são: sigmóide tortuoso, enteroptoses, variadas formas de obstrução intestinal, estenose anal e espasmo anal pela presença de hemorróidas, este muito raro na infância. Encaradas globalmente, essas entidades apresentam manifestações clínicas mais precocemente do que todos os outros grupos de obstipação intestinal crônica com fezes endurecidas.

DIAGNÓSTICO DIFERENCIAL

O diagnóstico diferencial dos diferentes tipos de obstipação intestinal crônica pode ser encaminhado em função da idade da criança.

No período neonatal incidem com maior freqüência:

1. Obstipação intestinal com fezes normais ou mesmo amolecidas. Esse tipo é *sui generis*, ocorrendo quase que exclusivamente até o terceiro mês de vida, não se prestando à confusão com nenhum outro tipo.

2. Obstipação intestinal de causa dietética. Por oferta insuficiente ou pelo uso de determinados leites. Procurar outros sinais de fome: inquietude constante, sede acentuada, ganho insuficiente de peso, aceitação de todo o leite que é oferecido (sem deixar resto). Há leites especialmente capazes de determinar obstipação intestinal, como é o caso dos leites industrializados enriquecidos com hidratos de carbono. Característica fundamental desse tipo, que o diferencia

do tipo seguinte, é ceder com facilidade ao tratamento dietético, seja pelo aumento da quantidade de alimento oferecido, seja pela mudança do leite e de hidratos de carbono.

3. Obstipação intestinal de causa orgânica. No campo da patologia cirúrgica, podem ocorrer várias anomalias e malformações capazes de determinar obstipação crônica. O megacolo aganglionar é uma das principais doenças do grupo, mas pode passar despercebido no período neonatal. As estenoses parciais são, também, causas de obstipação, e os sintomas podem aparecer desde os primeiros dias de vida. As atresias estão fora do grupo, porque não determinam obstipação crônica, e sim obstrução aguda, produzindo os três sintomas clássicos da obstrução intestinal aguda: vômitos, distensão abdominal e prisão de ventre. No campo da patologia médica há uma única entidade capaz de ocorrer no período neonatal: trata-se do hipotireoidismo, cujo primeiro sinal pode ser obstipação intestinal crônica, já no período neonatal. Procurar, então, os outros sinais e sintomas do hipotireoidismo que aliás podem ainda não estar presentes nessa idade, retardando o diagnóstico etiológico correto da obstipação. O tratamento dietético não é eficaz nos pacientes desse tipo.

No lactente, a partir, em geral, do terceiro mês de vida, já não costuma ocorrer obstipação com fezes normais ou amolecidas. Os tipos mais freqüentes nessa idade são:

1. Obstipação intestinal de causa dietética, também pela oferta insuficiente e pelo uso dos leites industrializados enriquecidos com hidratos de carbono, mas agora há duas causas novas para serem procuradas: retardo na introdução do caldo de fruta e o da sopa de legumes e verduras.

2. Obstipação intestinal de causa psíquica, quase sempre ligada ao problema de treinamento de controle esfincteriano. A anamnese revelará certamente uma técnica inadequada no treinamento.

3. Obstipação intestinal de causa orgânica. No campo da patologia cirúrgica encontra-se quase exclusivamente o megacolo aganglionar, que, nessa idade, costuma apresentar-se com o quadro clínico completo. No campo da patologia médica, já podem estar presentes as seguintes entidades: anemia, desnutrição, raquitismo e encefalopatia crônica, cada uma com seu quadro clínico característico que dispensa comentários. O hipotireoidismo que porventura não tenha dado sinais no período neonatal agora certamente o fará.

Na criança maior, pré-escolares e escolares, perdem importância as causas dietéticas e cirúrgicas para explicar uma obstipação crônica que se iniciou nas referidas idades. Ainda são causas importantes a desnutrição, a anemia e o raquitismo. Repouso prolongado e obrigatório em doenças que incidem com maior freqüência nessas idades (febre reumática, glomerulonefrite difusa aguda) é causa que não deve ser esquecida. Por outro lado, as causas psíquicas tornam-se cada vez mais importantes à medida que a criança se aproxima da idade escolar, aumentando, portanto, o número de casos de megacolo psicogênico, com os seguintes comemorativos principais: início mais tardio da obstipação, estranhos hábitos de defecação, possibilidade de curtos períodos de evacuação normal (em geral em ambiente diverso do habitual), incontinência fecal relativa, bom estado geral, distensão abdominal mínima, presença de fezes na ampola retal ao toque; radiologicamente, presença de segmento moderadamente distendido, mas sem que se note o segmento estreitado, característico da doença de Hirschsprung. O diagnóstico diferencial mais importante do megacolo psicogênico é com o megacolo aganglionar do tipo megarreto, às vezes só possível por meio de biopsia retal.

No caso de obstipação intestinal sem causa aparente, lembrar a amebíase e a esquistossomíase, que podem eventualmente evoluir com prisão de ventre. Finalmente, em qualquer idade podem ocorrer causas anorretais locais capazes de determinar prisão de ventre: fissuras, tumores, pólipos etc. Do exposto, resulta que, além dos dados de anamnese e exame físico (nesse caso incluir o toque retal), podem ser necessários os seguintes exames para a elucidação do tipo de obstrução intestinal crônica: exame parasitológico de fezes, radiografia contrastadas de colo e retossigmoidoscopia, eventualmente com biopsia.

TRATAMENTO

Pode ser encarado sob os aspectos etiológico, dietético, geral e sintomático. Para o tratamento etiológico das doenças aqui referidas, o leitor deverá procurar os capítulos correspondentes.

O tratamento dietético confunde-se com o tratamento etiológico quando a obstipação se deve primordialmente a um erro na alimentação, quantitativo ou qualitativo.

O planejamento do tratamento dietético da obstipação intestinal deve levar em conta três alternativas.

1. Oferecer maior quantidade – essa alternativa diz respeito sobretudo a lactentes jovens hipoalimentados: de fato, obstipação intestinal pode ser sinal de fome. No período neonatal, complementação do leite materno ou aumento da quantidade de leite oferecido em aleitamento artificial são recursos suficientes para afastar obstipação intestinal (eventualmente intensa) nesse período da vida. Contudo, atenção para o tipo de leite de vaca utilizado no aleitamento da criança, pois pode ser leite obstipante (ver a seguir) e o aumento de sua quantidade certamente agravará o quadro: nessa eventualidade, urge substituir o leite além de aumentar sua quantidade.

2. Oferecer antecipadamente determinados alimentos no primeiro ano de vida – essa alternativa relaciona-se principalmente a lactentes jovens que apresentam obstipação intestinal sem causa orgânica ou psíquica. O tratamento dietético pode corrigir a obstipação e consiste essencialmente em:
- antecipar o início do suco de frutas;
- antecipar o início da papa de frutas (mamão, abacate);
- antecipar o início da primeira refeição de sal;
- antecipar o início da segunda refeição de sal.

3. Oferecer dieta diferente – essa alternativa consiste em modificar a dieta em uso pela criança, pois o equilíbrio laxante/obstipante (que deve ser neutro) está desviado para a obstipação. Há se levar em conta, então, a qualidade e as quantidades proporcionais dos hidratos de carbono, das gorduras e das proteínas da dieta.

Os vários alimentos não têm, todos eles, ação efetivamente laxante ou obstipante, o que vale é o efeito comparativo entre eles. Acresce que o fator constitucional também influi, fazendo com que alimentos laxantes ou obstipantes para uma criança não o sejam para outra ou o sejam em grau diferente.

Os leites, colocados em ordem de efeito laxante decrescente, assim se apresentam:
- colostro;
- leite de peito;
- leite de vaca;
- leitelho;
- leites industrializados semidesnatados e enriquecidos com hidratos de carbono.

Os hidrocarbonados, *colocados na mesma ordem*, assim se apresentam:
- farinha de aveia;
- lactose;
- mel;
- açúcar comum (sacarose);
- glicose;
- dextrinomaltose;
- farinha de arroz.

As proteínas são de efeito obstipante. Citam-se: caseinatos de sódio ou de cálcio, queijos em geral (particularmente a ricota), carnes, ovos e gelatinas.

Sucos de frutas em geral são laxantes e polpa de frutas podem ser obstipantes (maçã e banana) ou laxantes (abacate e mamão). Celulose, presente nas hortaliças em geral, é de efeito laxante. Ameixas pretas são laxantes pelo alto teor de ácidos orgânicos (heidroxifenilisatina).

O quadro 4.26 apresenta uma listagem de alimentos de acordo com a ação estimuladora sobre o peristaltismo intestinal.

O tratamento geral consiste no estabelecimento de uma vida o mais normal possível dentro das regras da puericultura. Dois aspectos são importantes, especialmente nos pré-escolares: o exercício físico que deverá ser um hábito na vida da criança e um treinamento do controle esfincteriano de modo certo e oportuno (ver capítulo Higiene Mental na 2ª parte deste livro: Puericultura).

O tratamento sintomático visa aliviar o sintoma enquanto se espera o efeito de outras medidas. É importante lembrar que no tipo espástico de obstipação, no qual predominam as causas psíquicas e menos freqüentemente também as causas locais, contra-indica-se o uso de supositórios, laxantes, enemas, bem como de excessiva quantidade de resíduos na dieta. Nesses casos, o uso de antiespasmódicos associados a sedativos pode ser benéfico.

Os principais recursos para o tratamento sintomático da obstipação intestinal crônica são os seguintes:

1. Recursos mecânicos de estímulo à evacuação – supositórios de glicerina, que constituem recurso valioso para o tratamento de emergência da obstipação crônica, principalmente de causa dietética. Devem ser usados sempre que a criança, geralmente sem evacuar há 36 ou 48 horas, está inquieta e com sinais evidentes de sofrimento por não conseguir evacuar.

2. Laxativos – sais inorgânicos de absorção lenta no intestino e que pelo estabelecimento de um gradiente de osmolaridade entre a luz intestinal e o meio interno retêm água e, portanto, amolecem as fezes: hidróxido de magnésio, sulfato de magnésio, sulfato de sódio. Não se devem usar habitualmente os componentes desse grupo e muito menos em crianças de tenra idade.

3. Emolientes e lubrificantes – óleos minerais ou vegetais insaponificáveis que, além de atuar diretamente sobre o bolo fecal, amolecendo-o, permitem também melhor deslizamento pelo tubo intestinal. O uso prolongado dos componentes desse grupo pode comprometer a absorção de vitamina A.

4. Umectantes – medicamentos que atuam sobre a tensão superficial do bolo fecal, permitindo maior penetração de água, amolecendo-o e facilitando a progressão à custa do peristaltismo normal. Não há aumento da água na luz intestinal, como ocorre nos laxativos. Os medicamentos desse grupo têm como base o dioctilsulfossuccinato de sódio.

5. Estimulantes específicos do peristaltismo intestinal – medicamentos à base de 1,8-diidroxiantraquinona, na dose de 25 a 100mg, uma vez ao dia, de preferência à noite.

6. Reguladores do peristaltismo desarmônico – trata-se especificamente da vitamina B_1 que, se utilizada em doses elevadas (50 a 100mg por dia), *tem ação benéfica nos casos de obstipação intestinal com fezes normais.*

Quadro 4.26 – Lista de alimentos de acordo com sua ação estimuladora sobre o peristaltismo intestinal.

Intensa		Moderada		Quase nula	
Abóbora-moranga	Ervilha	Alcachofra (polpa)		Aspargo (ponta)	
Acelga	Feijões	Alho		Abóbora (peneirada)	
Alcachofra (folha)	Jiló	Beterraba		Abobrinha (sem casca)	
Almeirão	Lentilha	Berinjela		Batata	
Alface	Pimentão	Brócolis		Cenoura cozida	
Aipo	Pepino	Cenoura crua		Chuchu	
Agrião	Quiabo	Couve-flor		Cará	
Alcaparra	Rúcula	Grão-de-bico (sem casca)		Inhame	
Aspargo inteiro	Repolho	Nabo		Mandioquinha	
Caruru	Rabanete	Tomate (sem pele, sem semente)			
Chicória	Salsão	Verduras de folha (caldo)			
Cebola	Salsinha				
Couve	Tomate				
Erva-doce	Vagem				
Espinafre					
Abacaxi	Jabuticaba	Amora	Graviola	Banana	
Ameixa	Laranja	Abio	Jabuticaba	Caju	
Abacate	Mamão	Abricô	(sem casca, sem semente)	Goiaba (sem semente e sem casca)	
Avelã	Melancia	Caqui	Maracujá (polpa)	Limão (suco diluído)	
Amendoim	Melão	Cereja	Lima	Maçã (sem casca)	
Amêndoa	Manga	Carambola	Mexerica – tangerina	Pêra (sem casca)	
Azeitona	Nêspera	Damasco	Morango	Maracujá (suco)	
Coco	Nozes	Fruta-do-conde	Uva (polpa)		
Castanha	Romã	Framboesa	Frutas em geral		
Cidra	Tâmara	Goiaba	(suco coado)		
Figo	Uva				
Jaca					
Milho (espiga, farelo, grão)	Cevada	Milho (fubá)		Arroz	Gelatina (natural)
Aveia	Germe de trigo	Açúcar		Fécula de batata	Baunilha
Centeio	Levedo de cerveja	Mel		Milho (maisena)	Canela
		Arroz		Tapioca	Fermento em pó
Leite		Queijo branco		—	
Iogurte		Requeijão			
Creme de leite		Ricota			
Manteiga		Margarina	Vísceras	—	
Carnes (vermelhas)		Carnes (brancas)	Ovo		
Álcool		Café		Chá	
Refrigerantes					
Bebidas carbonatadas					
Chocolate	Alimentos industrializados	—		—	
Sorvetes	Condimentos				
Doces concentrados					

16 Obstrução de Vias Aéreas Superiores

MARIA ELIZABETH B. A. KOBINGER
ANA MARIA BARA BRESOLIN

INTRODUÇÃO

Os quadros clínicos que resultam de processo obstrutivo das vias aéreas superiores (OVAS), objeto deste capítulo, apresentam uma gama diversificada de manifestações e adquirem importância especial nos primeiros anos de vida. Dessa forma, o profissional necessita conhecer os aspectos anatômicos e funcionais da árvore respiratória e sua relação com o processo de crescimento da criança para definir o diagnóstico e a conduta diante das doenças obstrutivas que acometem essa região.

A árvore respiratória é uma estrutura contínua das fossas nasais aos alvéolos pulmonares que, no entanto, é dividida em superior e inferior, tendo como limite a região laríngea, considerada neste texto como parte das vias aéreas superiores. Embora esse sistema seja único e reaja como um todo às agressões, especialmente na criança, existem problemas/doenças que adquirem características específicas em certas regiões anatômicas, de tal forma que, para melhor avaliação clínica, a via aérea superior é subdividida em segmentos:

Fossas nasais – área entre as narinas e as coanas, tendo como limite posterior a rinofaringe, formada por duas cavidades divididas pelo septo nasal contendo os cornetos (superior, médio e inferior) e os orifícios de drenagem dos seios da face.

Faringe – conduto musculomembranoso que vai das coanas à laringe e que se subdivide em: *rinofaringe ou cavo* – área que contém as adenóides e os orifícios de drenagem das tubas auditivas; *orofaringe* – área na qual se encontram as amígdalas palatinas e linguais; e *hipofaringe ou laringe* – na qual se situam a glote e, abaixo dela, a comunicação com a traquéia e as vias aéreas inferiores.

As amígdalas e as adenóides fazem parte de um sistema de drenagem linfática que recobre toda a faringe, conhecido como anel linfático de Waldeyer, exercendo importante função de defesa local e sistêmica. Além disso, as vias aéreas superiores participam da fisiologia respiratória filtrando, aquecendo e umidificando o ar inspirado, na mecânica ventilatória e digestiva e na fonação e na olfação.

Nas fases iniciais da vida, as vias aéreas têm tamanho e calibre reduzidos, o que, associado às particularidades de funcionamento do palato e da glote, determina maior resistência ao fluxo aéreo que vai até os pulmões e chega a ser quatro vezes maior na criança do que no adulto. Como conseqüência, o que se observa na prática clínica é que quanto menor for a idade da criança mais fácil e rapidamente instalam-se quadros obstrutivos nos diferentes segmentos da via aérea superior, acompanhados de sinais de insuficiência respiratória mesmo diante de problemas/doenças banais como resfriado comum (ou rinofaringite aguda viral).

Ocorre também que, especialmente nos primeiros 6 meses de vida, a maioria das crianças tem respiração nasal exclusiva, isto é, quando ocorre obstrução ao fluxo aéreo nasal, mesmo com a abertura da boca, não se estabelece um fluxo de ar pela orofaringe, desenvolvendo-se desconforto respiratório e, às vezes, dispnéia e cianose. Nas primeiras 4-6 semanas de vida, por motivos ainda não esclarecidos, algumas crianças têm dificuldade de iniciar a respiração oral, ou seja, afastar o palato mole da língua para permitir um fluxo de ar substitutivo diante de fenômenos obstrutivos e, quando estabelecido, esse padrão respiratório é inadequado para manter uma ventilação alveolar adequada por longos períodos. Isso configura uma certa gravidade aos agravos respiratórios que ocorrem precocemente na infância, aumentando o risco de vida e de seqüelas por hipóxia, principalmente diante de doenças obstrutivas não-inflamatórias como atresias parciais e/ou unilaterais de coanas, malformações nasais e laríngeas, hipertrofia de adenóides, entre outras.

Além disso, variados graus de imaturidade funcional ocorrem nessa região nas fases iniciais de vida. Por exemplo, a incoordenação na abertura e no fechamento do palato mole, especialmente durante a deglutição, predispõe ao refluxo nasofaríngeo e à irritação crônica da rinofaringe. A imaturidade das respostas vasomotoras da mucosa nasal pode comprometer e aumentar a resistência ao fluxo aéreo nasal por não ocorrer a esperada alternância de tamanho dos cornetos nasais em cada narina durante a respiração normal.

Diante dessas características próprias da infância, condições benignas como a obstrução nasal fisiológica da infância, ou "stuffy nose" (determinado pelo embebimento da mucosa nasal e dos seios da face pelo líquido amniótico, cuja drenagem ocorre nas primeiras semanas de vida), ou quadros leves de resfriado comum podem cursar com grande desconforto respiratório e uma sintomatologia mais complexa do que a esperada. A região laríngea adquire, também, nos primeiros meses de vida, características peculiares: o sistema cartilaginoso de suporte da via aérea é menos rígido e torna-se mais suscetível ao colabamento, mesmo na respiração normal. Assim, crianças com quadros leves de laringomalacia podem evoluir com estridor e sintomatologia respiratória desproporcionalmente importante, quando acometidas pelos agravos comuns da infância.

ABORDAGEM CLÍNICO-LABORATORIAL

A obstrução das vias aéreas superiores pode ocorrer no curso clínico de várias doenças e agravos muito diferentes entre si, de tal forma que a abordagem clínica, tanto nos quadros agudos como nos recorrentes ou crônicos, deve ser feita por meio de anamnese abrangente, o mais completa possível, e de exame físico cuidadoso, geral e específico para as vias respiratórias (Quadro 4.27).

Quadro 4.27 – Avaliação clínico-laboratorial da obstrução de vias aéreas superiores na infância.

ANAMNESE
Sinais e sintomas · Específicos – rinorréia, prurido e congestão nasal, espirros, pigarro, tosse, respiração bucal, batimentos de asas do nariz, diferença na lateralidade da sintomatologia nasal · Gerais – fadiga, irritabilidade, distúrbio do sono, apnéia noturna, febre, lesões cutâneas, emagrecimento, cianose, interferência nas atividades normais durante exercícios e alimentação
CARACTERÍSTICAS CLÍNICAS
· Idade de início do quadro · Freqüência, duração e gravidade da sintomatologia · Evolução em crises, curso contínuo ou intermitente · Fatores de melhora/piora e fatores desencadeantes · Uso de medicação e resposta terapêutica · Traumatismos locais/cirurgia · Antecedentes pessoais – condições de nascimento, anoxia neonatal, uso de sondas nasais ou intubação endotraqueal · Eczema atópico e/ou bronquite/asma · Desenvolvimento neuropsicomotor · Esquema vacinal
HISTÓRIA FAMILIAR
· Antecedente de atopia (pais, irmãos) · Fibrose cística
EXAME FÍSICO
· Geral – morfologia craniofacial, cianose · Especial – padrão respiratório, uso de musculatura acessória, tiragem intercostal e de fúrcula, batimento de asas de nariz, respiração bucal, fáscies adenoideana alérgica. Exame do nariz (vestíbulo, cornetos, septo nasal, lateralidade da obstrução/secreções) Otoscopia, exame da orofaringe e amígdalas, ausculta pulmonar Observação da respiração em repouso, durante o choro e mamadas
EXAMES LABORATORIAIS
· Radiografia de cavo e seios da face · Tomografia computadorizada · Ressonância magnética · Nasofaringolaringoscopia
AMBIENTE FÍSICO
· Número de pessoas/cômoco, presença de fumantes, condições de ventilação/isolamento/umidade, higiene pessoal e ambiental. Permanência em creche

Essa avaliação deve ser ampliada para a observação mais específica do padrão respiratório durante algumas situações como atividades físicas, sono, amamentação. Assim, torna-se importante fazer a observação em consultas subseqüentes que permitam obter dados que não foram possíveis de se avaliar na primeira consulta, ao mesmo tempo que se observa a evolução, as modificações da gravidade, o aparecimento de dados sugestivos de acometimento sistêmico e outros.

Como as vias aéreas superiores são a principal porta de entrada para os múltiplos agentes agressores ao organismo, esse aspecto da avaliação *evolutiva se torna importante, seja nos episódios agudos, seja nos recorrentes ou crônicos.* O que inicialmente foi considerado como rinite aguda viral pode evoluir para quadros sistêmicos como sarampo, mononucleose infecciosa, ou para quadros mais localizados como amigdalite purulenta, traqueobronquite. Da mesma forma, uma queixa inicial de que o "nariz vive entupido" só poderá configurar-se mais claramente como rinite alérgica, a partir de um processo evolutivo de seguimento clínico que permita essa elaboração diagnóstica.

Sabe-se que, especialmente na infância e diante de processos agressivos, a via respiratória reage como um todo, com acometimento tanto das vias aéreas superiores quanto das inferiores e com a ocorrência simultânea de sinais e sintomas muito diferentes.

Assim, deve-se tentar detectar por meio da avaliação clínica qual a região anatômica em que predomina o acometimento, seja nas fossas nasais e rinofaringe, seja na orofaringe ou laringe.

Mesmo definida a área predominantemente acometida, é preciso ressaltar que a sintomatologia tende a ser superponível e raramente é patognomônica de uma doença específica. Quando há acometimento de fossas nasais-rinofaringe, a apresentação clínica costuma ser com rinorréia, prurido, congestão e/ou obstrução nasal, espirros, tosse e pigarro. No acometimento da orofaringe, pode-se ter dor de garganta, hiperemia, exsudação e ulceração de palato, amígdalas e mucosa orofaríngea; disfagia; tosse e hipertrofia das estruturas do anel linfático de Waldeyer. A obstrução ao fluxo aéreo, nesses casos, depende do grau de hipertrofia desses tecidos. E os processos que acometem a laringe cursam com estridor, tosse, rouquidão, dificuldade na emissão da voz e insuficiência respiratória, sendo muito difícil diferenciar clinicamente o local acometido, ou seja, se a região é a supraglótica, glótica ou subglótica.

A avaliação do acometimento laríngeo pode ser dificultada pelo fato de o estridor ser confundido ou tornar-se menos evidente diante de obstrução nasal importante, amigdalite grave ou mesmo quadros bronquíticos (ver capítulo Chiado no Peito).

Alguns dados de anamnese e exame físico, quando presentes, facilitam a investigação diagnóstica. Por exemplo, o uso de sondas nasais por tempo prolongado, intubação endotraqueal, uso contínuo de gotas nasais vasoconstritoras e outras configuram alto risco para o estabelecimento de lesões obstrutivas na nasofaringe e na laringe.

Crianças com retardo do desenvolvimento neuropsicomotor com fendas palatinas e/ou refluxo nasal durante a deglutição são muito suscetíveis aos processos inflamatórios crônicos das fossas nasais/rinofaringe e suas seqüelas (otites de repetição, hipertrofia adenoidiana).

Os fatores ambientais como a poluição atmosférica, a permanência em creche, a convivência com grande número de familiares em ambiente com presença de fumantes e em casas pequenas, úmidas e mal ventiladas são por si só condições que causam fenômenos obstrutivos em vias aéreas, mesmo que não se detecte alguma doença de base como, por exemplo, rinite alérgica. Ou seja, a simples mudança ambiental pode ser resolutiva para algumas crianças com obstrução respiratória, especialmente nos casos recorrentes ou crônicos.

Se por um lado a anamnese detalhada dos casos com queixa de obstrução de vias aéreas superiores possibilita abranger várias hipóteses diagnósticas diferentes, por outro lado, o exame físico feito pelo pediatra tende a ser pouco elucidativo. O exame da cavidade nasal e rinofaringe, por exemplo, restringe-se à avaliação dos vestíbulos, porções anteriores do septo, fossas nasais e cornetos inferiores, observação do aspecto das secreções e da lateralidade da obstrução, quando existir. O exame das amígdalas é parcial e a palpação do palato mole não é um procedimento muito utilizado, sendo praticamente inexistente a avaliação da região laríngea. Assim, é prudente considerar a necessidade de um exame clínico otorrinolaringológico diante de certas manifestações de acometimento das vias aéreas superiores, já que poucos pediatras dominam essa técnica.

Da mesma forma, os exames laboratoriais têm suas limitações; a radiografia simples de cavo, seios da face e lateral do pescoço (para avaliação da região da glote) é útil em poucas situações e para um diagnóstico mais preciso utilizam-se exames endoscópicos (endonasal, laringotraqueal), tomografia computadorizada ou ressonância magnética.

ABORDAGEM DIAGNÓSTICA

As doenças ou problemas que podem cursar com obstrução das vias aéreas superiores estão listados nos quadros 4.28, 4.29 e 4.30. Essas listagens surgem da proposta de se tentar definir, por meio da anamnese e do exame físico, qual a região anatômica em que predomina o acometimento. Assim a obstrução pode predominar na região das fossas nasais e rinofaringe (Quadro 4.28), na área das tonsilas e mucosa da região da orofaringe (Quadro 4.29) ou na região laríngea e da glote (Quadro 4.30).

Quadro 4.28 – Diagnóstico diferencial das rinites na infância.

AGUDA
· Obstrução nasal fisiológica do lactente
· Infecções de vias aéreas superiores
· Adenoidite
· Corpo estranho nasal
· Rinites das infecções sistêmicas (sarampo, rubéola, varicela, difteria)

SUBAGUDA E CRÔNICA
· Rinite alérgica
· Infecções recorrentes/crônicas de vias aéreas superiores – sinusites, adenoidite, IVAS de repetição
· Anormalidades anatômicas – desvio septal, fratura nasal, fenda palatina (aparente/oculta), atresia incompleta e/ou unilateral de coanas
· Hipertrofia de amígdalas/adenóides
· Corpo estranho nasal
· Rinite vasomotora
· Rinite medicamentosa
· Rinite eosinofílica não-alérgica
· Rinite associada ao refluxo nasofaríngeo
· Rinite associada à disfunção ciliar, fibrose cística, hipotireoidismo, imunodeficiência
· Polipose nasal
· Tumores nasais

Quadro 4.29 – Diagnóstico diferencial das adenoamigdalites.

PROCESSOS INFLAMATÓRIOS INFECCIOSOS AGUDOS
· Amigdalites virais
· Anginas* das infecções sistêmicas (sarampo, escarlatina, mononucleose infecciosa e outras)
· Amigdalite** bacteriana (estreptococo, estafilococo, pneumococo, hemófilos)
· Anginas diftérica e pseudomembranosa (estreptococo, pneumococo)
· Herpangina
· Candidíase oral
· Angina fusoespiralar de Plaut-Vincent
· Adenoidite aguda (viral, bacterianas, outras)
· Flegmão/abscesso amigdaliano
· Abscesso retrofaríngeo

PROCESSOS INFLAMATÓRIOS CRÔNICOS
· Adenoidite crônica (hipertrófica)
· Amigdalite crônica

ASSOCIAÇÃO COM OUTRAS DOENÇAS
· Leucemia aguda
· Agranulomatose

* Angina = processos inflamatórios infecciosos que acometem a mucosa da orofaringe.
** Amigdalite, tonsilite ou tonsilofaringite.

Quadro 4.30 – Causas de estridor na infância.

- · Laringotraqueíte infecciosa bacteriana, viral, tuberculosa (síndrome do crupe)
- · Laringite espasmódica (alérgica)
- · Corpo estranho
- · Epiglotite
- · Paralisia de cordas vocais
- · Hemangiomas
- · Cistos laríngeos
- · Estenose laringotraqueal
- · Fendas e fístulas laringotraqueoesofágicas
- · Refluxo gastroesofágico
- · Laringotraqueomalacia
- · Traqueomalacia
- · Doença papilomatosa
- · Tumores
- · Compressão laringotraqueal (anéis vasculares, cistos, tumores, gânglios)

A abordagem de uma listagem diagnóstica extensa, como esta, merece algumas considerações. Primeiro, considerando que o processo de crescimento e amadurecimento funcional é contínuo durante a infância, alguns problemas não chegam a se constituir em doenças definidas, por exemplo, a hipertrofia fisiológica do anel linfático de Waldeyer que inclui amígdalas e adenóides e ocorre nos primeiros 6 anos de vida, com posterior involução do tecido.

É esperado que durante o processo de desenvolvimento normal ocorra obstrução nasal que, geralmente, se acentua durante o período do sono e na vigência das infecções respiratórias. Esses fatos só virão a se constituir em doenças quando a sintomatologia mais grave e/ou constante causar repercussões como apnéia noturna, distúrbios de sono e/ou da fala, respiração bucal preferencial e outros. Também, a obstrução nasal fisiológica do lactente tem como característica a evolução benigna com o crescimento; caso isso não ocorra, é importante considerar a possibilidade de existirem doenças como atresias parciais e/ou unilaterais de coanas e outras malformações congênitas. Da mesma forma, o estridor associado a quadros leves de laringomalacia é um problema que deve resolver-se. Caso contrário, com o crescimento, é necessário, encaminhar a criança para uma avaliação laringoscópica, ampliando a investigação diagnóstica e a terapêutica.

Outra consideração importante nessa abordagem que auxilia o profissional na caracterização do problema de OVAS é a idade da criança. No quadro 4.31 estão colocadas as síndromes clínicas que acometem as vias aéreas superiores, mais comumente observadas no lactente, no pré-escolar e no escolar e adolescente. Essas doenças respiratórias são muito freqüentes na criança e as infecciosas são particularmente importantes nos primeiros anos de vida. Nos lactentes normais, a freqüência esperada é de seis a oito episódios por ano, entre os 6 meses e os 5 anos de vida, predominando o acometimento das vias aéreas superiores e as infecções virais. Em relação à faixa etária, algumas doenças como a amigdalite estreptocócica e a rinite alérgica só excepcionalmente ocorrem nos lactentes, enquanto outras são encontradas somente em algumas fases da vida, como nos primeiros meses, por exemplo, rinite, difteria nasal e síndrome de Pierre-Robin. Por outro lado, um mesmo agente infeccioso pode determinar quadros clínicos diferentes, dependendo da idade do paciente. Assim, é mais provável que o vírus respiratório sincicial cause bronquiolite ou traqueobronquite nos primeiros meses de vida e posteriormente a síndrome do resfriado comum. Por isso, é importante que nas listagens de diagnósticos diferenciais se considerem a idade em que se inicia e/ou na qual está ocorrendo a queixa respiratória e se o quadro se instala agudamente ou cursa com recorrências/recidivas ou mesmo com sintomatologia perene. As síndromes clínicas que comprometem as vias aéreas inferiores serão abordados em outro capítulo.

O aparecimento súbito de obstrução respiratória em criança previamente hígida pode sugerir corpo estranho nasal ou laríngeo. Já a obstrução nasal aguda associada a sintomatologia local (rinorréia, espirros) e/ou sistêmica (febre, anorexia, irritabilidade, lesões cutâneas) leva a considerar principalmente a possibilidade da síndrome do resfriado comum, causada por diferentes vírus, das rinites associadas às infecções sistêmicas (sarampo, rubéola, varicela, hepatite A) e das rinites bacterianas (estreptococose, adenoidite, sinusite).

No caso das obstruções respiratórias altas recorrentes e/ou crônicas, as causas mais freqüentes são os processos alérgicos (rinite alérgica, laringite espasmódica), infecciosos (sinusite, amigdalite crônica) e inflamatórios inespecíficos (rinite vasomotora e eosinofílica não-alérgica), anormalidades anatômicas (desvio septal, fendas palatinas ocultas, hipertrofia de adenóide e de amígdalas) ou obstrução mecânica secundária a tumores, pólipo, hemangiomas.

Algumas doenças associadas à obstrução de vias aéreas superiores, de curso clínico agudo ou crônico, têm quadros clínicos bem definidos, seja pela sintomatologia local, seja pelo acometimento associado, como, por exemplo, abscesso peri e retroamigdaliano, epiglotite, rinopatia associada ao hipotireoidismo, obstrução nasal das doenças de depósito (doença de Gaucher, por exemplo), rinopatia secundária às fendas palatinas e rinite medicamentosa.

Nessas situações, a presença de outros achados clínicos auxiliam nas definições da doença específica.

BIBLIOGRAFIA

1. DEUSTSCH, E.S. – Tonsillectomy and adenoidectomy. *Pediatr. Otol. North Am.* **43**:1319, 1996. 2. KNIGHT, A. – The differential diagnosis of rhinorrea. *J. Allergy Clin. Imunnol.* **95**:1080, 1995. 3. KOBINGER, M.E.B.A.; BRESOLIN, A.M.B. & NOVAES, H.M.D. – Afecções de vias aéreas superiores. In Sucupira, A.C.L. (ed.). *Pediatria em Consultório.* São Paulo, Sarvier, 1996. 4. NARCISO, R.F. – Skitn in neonates. *Pediatr. Otol. North Am.* **43**:1339, 1996. 5. NORMAN, P.S. – Allergic rhinitis. In Frank, M.M. (ed.) *Samter's Inmunologic Diseases.* Boston, Litle Bronw, 1995, p. 1273. 6. PRESCOTT, C.A.J. – Nasal obstruction in infancy. *Arch. Dis. Child.* **72**:287, 1995. 7. RODENSTAIN, D.O. – The soft palate and breathiny. *Am. Rev. Resp. Dis.* **134**:311, 1986. 8. SPECTOR, S.L. – The common cold: current therapy and natural history. *J. Allergy Clin. Immunol.* **95**:1133, 1995.

Quadro 4.31 – Doenças respiratórias de vias aéreas superiores: síndromes clínicas predominantes por faixa etária.

	Lactente	Pré-escolar	Escolar/adolescente
	Freqüência		
	5 a 8 episódios/criança/ano	Tendência a diminuir	
Síndromes clínicas	Obstrução nasal fisiológica* Rinofaringite aguda viral Otite média aguda Laringomalacia*	Rinofaringite aguda viral Laringotraqueítes agudas (crupe) Faringoamigdalites virais Sinusite Hipertrofia de adenóides/amígdalas*	Rinofaringite aguda viral Faringites virais Amigdalite bacteriana Otite serosa Rinite alérgica Sinusite

* Dados de incidência desconhecidos pois constituem-se em variações da normalidade.

17 Regurgitações e Vômitos

SANDRA MARIA CALLIOLI ZUCCOLOTTO
ANA MARIA COCOZZA

Regurgitações e vômitos são queixas freqüentes na infância.

Regurgitação é definida como expulsão não-forçada de alimentos e secreções do esôfago ou do estômago pela boca. Não se observa a presença de náuseas ou esforço abdominal na eliminação dos alimentos.

Vômito é a expulsão forçada de alimentos e secreções do trato gastrintestinal alto pela boca, geralmente acompanhada por contração intensa dos músculos abdominais.

REGURGITAÇÕES

Nas primeiras semanas de vida, muitos bebês normais regurgitam uma ou mais vezes por dia, pouco tempo após a alimentação. Denomina-se regurgitação fisiológica a situação na qual a criança não apresenta outros sintomas, a evolução ponderal é normal e a diminuição gradativa das regurgitações ocorre ao longo do tempo, cessando habitualmente por volta dos 7 a 8 meses de idade. Provavelmente, a regurgitação fisiológica deve-se às características do esfíncter inferior do esôfago nos primeiros meses de vida, cujos tono, comprimento e segmento intra-abdominal aumentam progressivamente após o nascimento.

Regurgitação nasal associada a vômitos pode acontecer esporadicamente no lactente normal. Entretanto, se a freqüência desses episódios for importante ou se a regurgitação nasal ocorrer isoladamente, caracteriza-se um quadro de distúrbio da deglutição, cuja etiologia deve ser investigada.

Erros de técnica alimentar são as causas mais comuns de regurgitação freqüente e vômitos no lactente. Outra etiologia freqüente de regurgitação, geralmente associada a vômitos, é o refluxo gastroesofágico fisiológico do lactente. Mais raramente, a regurgitação pode ser secundária à obstrução congênita ou às lesões adquiridas do esôfago de etiologias variadas (Quadro 4.32).

Na abordagem clínica da criança com queixa de regurgitações freqüentes, deve-se inicialmente verificar a experiência materna com a alimentação de lactentes, pois não é infreqüente o encontro de mães inexperientes que consideram anormal o padrão de regurgitação esperado para a idade. Em seguida, deve-se identificar, pela anamnese e pela observação da amamentação da criança durante a consulta, se as seguintes situações, que podem causar regurgitação e vômitos, estão presentes: 1. aquelas que favorecem a ingestão excessiva de ar antes ou durante as mamadas como choro intenso, sucção das mãos, dedos ou chupeta, aleitamento prolongado em seio sem leite, mamilos retraídos que dificultam a adaptação da boca da criança e orifício do bico da mamadeira muito grande ou muito pequeno; 2. se o lactente em aleitamento artificial, especialmente no primeiro mês de vida, recebe excesso de leite em cada mamada; 3. se a criança é muito manipulada após as mamadas; e 4. se o bebê não é colocado para eructar após as mamadas. Durante os primeiros 6 meses de vida, a criança respira durante a sucção e, conseqüentemente, ocorre preenchimento da orofaringe com ar, o qual é impelido junto com o bolo alimentar para o esôfago e estômago a cada deglutição. Esse fato explica a necessidade de a criança eructar, sendo necessário mantê-la alguns minutos na posição vertical após as mamadas. Se a criança é colocada em decúbito horizontal imediatamente após ter mamado, a eructação do ar pode causar regurgitação do leite. Esse padrão geralmente cessa a partir dos 6 meses de idade, quando a respiração e a sucção passam a ocorrer de forma alternada.

Quadro 4.32 – Classificação etiológica de regurgitação.

I – Regurgitação fisiológica
II – Técnica alimentar inadequada
III – Refluxo gastroesofágico
IV – Obstrução congênita de esôfago:
atresia de esôfago
estenose de esôfago
esôfago curto
hérnia de hiato
estenose membranosa do esôfago
anel vascular
duplicação de esôfago
V – Lesões adquiridas de esôfago
a) Esofagite
doenças infecciosas
ingestão de agentes corrosivos
doença cardíaca
infecção pulmonar crônica
refluxo gastroesofágico
b) Estenoses
doenças infecciosas
esclerodermia
agentes corrosivos
esofagite e refluxo gastroesofágico
corpo estranho
c) Divertículo de esôfago
d) Corpo estranho
e) Abscesso retroesofágico
extensão de abscesso retrofaríngeo
perfuração de esôfago
corpo estranho
tuberculose vertebral
ulceração pelo tubo de traqueostomia
supuração de linfonodos mediastinais
VI – Ruminação

Nos casos de obstrução congênita ou de lesões adquiridas do esôfago, as regurgitações podem estar associadas à presença de vômitos e, geralmente, encontra-se comprometimento do estado nutricional da criança ou disfagia. Assim, os dados obtidos na anamnese e no exame físico permitem levantar essas hipóteses diagnósticas e direcionam a investigação laboratorial necessária para o esclarecimento da doença.

Ruminação ou mericismo é o fenômeno no qual o alimento previamente deglutido é regurgitado, mastigado e deglutido novamente. Geralmente, inicia-se entre o terceiro e o sexto meses de vida. A regurgitação é voluntária, podendo interferir no desenvolvimento ponderal da criança. A principal dificuldade na identificação da ruminação deve-se ao fato de que, tipicamente, ela acontece quando a criança está quieta e sozinha e não ocorre durante o sono. Dessa forma, a queixa principal pode ser de vômitos e/ou má evolução ponderal e a ruminação pode não ser referida na história. Nesses casos, só é possível presenciar a ruminação se a criança for observada a distância, quando estiver sozinha. Alguns autores associam a ruminação com hérnia de hiato, porém parece tratar-se, na maioria das vezes, de um distúrbio emocional grave. Ruminação persistente pode também ser encontrada em lactentes com idade superior a 6 meses e em crianças com retardo mental grave ou psicóticas.

VÔMITOS

FISIOPATOLOGIA

O vômito é uma das formas de o organismo responder a vários estímulos prejudiciais ao indivíduo. Existem nocirreceptores, quimiorreceptores e mecanorreceptores no intestino associados a nervos aferentes que, via nervo vago e sistema simpático da raiz dorsal da medula espinhal, chegam a uma série de centros coordenadores do vômito. O primeiro a ser descrito foi denominado centro do vômito e está localizado na formação reticular parvicelular na região medular lateral do cérebro. Acredita-se que seja o maior coordenador dos vários impulsos aferentes. Outro centro importante denominado zona quimiorreceptora, localizado na área postrema, adjacente ao centro do vômito, contém quimiorreceptores que podem monitorizar tanto o sangue como o fluido cerebroespinhal. A zona quimiorreceptora é, provavelmente, a principal responsável pela resposta emética a várias substâncias como uréia, digitálicos, apomorfinas, drogas anestésicas, medicamentos utilizados na terapia citotóxica e outras. Esses dois centros apresentam integração com os centros vasomotor e respiratório.

Os estímulos periféricos do vômito podem ser físicos, químicos e psíquicos. Além do trato gastrintestinal, existem mecanorreceptores e nocirreceptores em vários outros órgãos do corpo que, quando estimulados, podem provocar vômitos, como na distensão, na obstrução ou na inflamação dos rins, vias urinárias, útero, peritônio, vesícula biliar, no aumento da pressão intracraniana e em outros. O modo pelo qual as emoções desencadeiam a ativação do centro do vômito ainda não está bem esclarecido, mas acredita-se que a ansiedade possa diminuir o limiar do centro do vômito a certos estímulos.

Quando o centro do vômito é ativado, podem ser desencadeadas as seguintes respostas de intensidade variável: náuseas, espasmo e peristalse reversa do duodeno, ânsia de vomitar e, por fim, vômito propriamente dito. Simultaneamente são ativados o núcleo vasomotor e o centro respiratório, determinando as seguintes manifestações que precedem ou acompanham os vômitos: palidez, sudorese, salivação, alteração do ritmo cardíaco e taquipnéia. Nem sempre as náuseas ou a ânsia precedem o vômito.

Os espasmos e a peristalse reversa do intestino delgado quando chegam no duodeno desencadeiam a ânsia de vomitar por meio da seguinte seqüência de eventos: inspiração profunda e fechamento da glote, com conseqüente diminuição da pressão intratorácica; aumento da pressão intra-abdominal por contração dos músculos abdominais, determinando gradiente de pressão do abdome para o tórax acima de 20mmHg; contração do antro e flacidez do corpo do estômago que conduzem o conteúdo gástrico para as porções superiores desse órgão; relaxamento do esôfago com a passagem do conteúdo gástrico para o esôfago; se o esfíncter esofágico superior se mantém fechado, não há passagem do conteúdo esofágico para a faringe e a boca; em seguida, a diminuição da pressão intra-abdominal e o relaxamento do diafragma permitem o retorno do conteúdo do esôfago para o estômago. Esse ciclo pode repetir-se várias vezes. Durante o período de ânsia para vomitar há diminuição da secreção gástrica ácida e aumento da produção de muco.

O vômito ocorre quando, devido ao aumento da contração dos músculos abdominais, o diafragma é pressionado contra o tórax, determinando o aumento da pressão intratorácica, de modo que ela se torne suficientemente alta para abrir o esfíncter esofágico superior, com conseqüente expulsão de parte ou a totalidade do conteúdo gástrico do esôfago para a boca. Concomitante à abertura do esfíncter, ocorre a elevação do véu palatino que impede a passagem do material eliminado para as coanas.

ABORDAGEM DIAGNÓSTICA

Vômito pode ser a queixa principal que leva a criança ao pediatra ou aparece como parte do quadro clínico de diversas doenças, com importância variável no conjunto da sintomatologia. Assim, como são muitas as situações e doenças que determinam esse sintoma, o conhecimento de em quais faixas etárias elas predominam facilita a abordagem diagnóstica da criança com vômitos. As causas de vômitos por faixa etária estão relacionadas no quadro 4.33. Além disso, as características do material eliminado pelo vômito permitem inferir de onde retorna esse conteúdo.

Vômito bilioso – de cor verde, sugere obstrução intestinal abaixo da ampola de Vater. Ocasionalmente, pode ocorrer em crianças com íleo paralítico, sugerindo o diagnóstico de sepse.

Vômito fecal – quando apresenta odor de fezes, sugere obstrução da parte média do intestino ou peritonite.

Vômito de alimentos não digeridos – sugere estenose ou obstrução no cárdia ou no esôfago.

Hematêmese – é o vômito com sangue vivo liquefeito e/ou com coágulos ou com sangue digerido, semelhante à borra do café, que pode ou não estar misturado a alimentos. A hematêmese geralmente decorre de sangramento digestivo alto, mas pode ser apenas a eliminação de sangue deglutido proveniente da rinofaringe ou de fissuras do seio materno. A abordagem diagnóstica da hematêmese encontra-se referida no capítulo Sangramento Digestivo.

Vômitos em jato – caracterizam-se por ser inesperados, súbitos, às vezes violentos e não ser precedidos de náuseas. Associam-se a quadros obstrutivos intestinais e de hipertensão intracraniana.

Quando o vômito é a principal ou única manifestação, inicialmente é preciso caracterizar se o quadro é agudo ou recorrente. Essa caracterização, que tem por critério o tempo de evolução, nem sempre é fácil. Excetuando-se as situações extremas, nas quais é possível identificar um início recente ou uma história de longa duração, é difícil o momento em que os quadros de vômitos perdem seu caráter agudo e tornam-se crônicos. Alguns autores, com o intuito de estabelecer uniformidade nos trabalhos de pesquisa, consideram os seguintes critérios para definir vômito recorrente: pelo menos três episódios, num período mínimo de três meses.

CRIANÇA COM QUADRO AGUDO DE VÔMITOS

Diante de uma criança com quadro agudo de vômitos, é preciso identificar se esse sintoma faz parte das manifestações clínicas de uma doença aguda ou se é um episódio agudo no decorrer de uma história crônica de vômito recorrente. No primeiro caso, o vômito pode ser a manifestação clínica inicial, mas logo aparecem outros sintomas que permitem definir o diagnóstico. São vários os exemplos. O vômito pode preceder o quadro típico da gastroenterite aguda viral, bacteriana ou por enteroparasitose, da intoxicação alimentar e da hepatite viral. A presença de diarréia direciona a suspeita diagnóstica para o quadro de infecção intestinal. Na giardíase, além dos vômitos, aparecem diarréia aquosa, anorexia e dor abdominal. Entre as helmintíases, na estrongiloidíase a dor abdominal é difusa, acompanhada de vômitos, diarréia ou disenteria, podendo haver distensão abdominal e até manifestações de íleo paralítico. O vômito faz parte do quadro clínico de outras doenças agudas do aparelho gastrintestinal como colecistite, pancreatite, entre outras.

O comprometimento de outros sistemas pode apresentar o vômito como um dos sintomas do quadro agudo. Assim, inflamações das vias respiratórias podem acompanhar-se de vômitos causados pelo estímulo vagal desencadeado na amigdalite, faringite e na presença de tosse. Na otite média aguda, os vômitos estão presentes devido ao quadro associado de labirintite. O comprometimento do sistema nervoso central, por inflamação meníngea ou por hipertensão intracraniana, costuma cursar com vômitos em jato, geralmente associados a outros sintomas, como na meningite, na encefalite, na he-

Quadro 4.33 – Causas de vômitos por faixa etária.

NO PRIMEIRO MÊS DE VIDA

1. Técnica alimentar inadequada
2. Refluxo gastroesofágico fisiológico
3. Doença do refluxo gastroesofágico associada ou não à hérnia de hiato
4. Quadros obstrutivo
   · atresias intestinais
   · aganglionose (doença de Hirschsprung)
   · volvo de intestino médio
   · íleo meconial
   · peritonite meconial
   · obstrução por rolha de mecônio
   · anomalias anorretais
5. Quadros inflamatórios
   · enterocolite necrotizante
6. Doença metabólica
   · erros inatos do metabolismo: galactosemia e várias aminoacidopatias
7. Doenças endocrinológicas
   · hiperplasia congênita de supra-renal

LACTENTE

1. Erro de técnica alimentar
2. Refluxo gastroesofágico fisiológico
3. Doença do refluxo gastroesofágico associada ou não à hérnia de hiato
4. Quadros obstrutivos
   · estenose hipertrófica de piloro
   · invaginação intestinal
   · aganglionose (doença de Hirschsprung)
   · bridas congênitas
   · estenose congênita de esôfago
5. Doenças inflamatórias
   · diverticulite de Meckel
   · íleo paralítico
6. *Enteroparasitoses*: giardíase
7. Distúrbios metabólicos
8. Alergia gastrintestinal

PRÉ-ESCOLAR

1. Cinetose
2. Síndrome do vômito cíclico
3. Vômitos psicogênicos
4. Suboclusão ou oclusão intestinal por áscaris
5. Hepatite viral
6. Gastrite erosiva secundária
7. Úlcera péptica secundária

ESCOLAR

1. Vômitos psicogênicos
2. Enxaqueca
3. Síndrome do vômito cíclico
4. Gastrite erosiva secundária
5. Úlcera péptica secundária

ADOLESCÊNCIA

1. Anorexia nervosa/bulimia
2. Gravidez
3. Enxaqueca
4. Úlcera péptica

EM QUALQUER IDADE

1. Aparelho respiratório
   · infecções respiratórias
   · tosse
   · gotejamento retronasal
   · secreção faríngea
2. Aparelho gastrintestinal
   · gastroenterite aguda
   · hérnia inguinal encarcerada
   · intoxicação alimentar
   · esofagite
   · pancreatite
   · colecistite
3. Aparelho geniturinário
   · litíase
   · pielonefrite aguda
   · uremia – insuficiência renal crônica
   · tubulopatias
4. Sistema nervoso central
   · meningite, encefalite
5. Sistema endocrinológico
   · cetoacidose diabética
6. Miscelânea
   · intoxicação exógena
   · quimioterapia citotóxica
   · radioterapia

morragia intracraniana e no hematoma subdural. O acometimento agudo do trato urinário pode desencadear vômitos como a pielonefrite aguda e a litíase renal.

Vômitos podem ser decorrentes de intoxicação crônica ou acidental por drogas como teofilina, digitálicos, ácido acetilsalicílico e outras ou do efeito adverso de emese da quimioterapia citotóxica e da radioterapia.

Na queixa aguda de vômitos, o maior desafio do pediatra é o diagnóstico e a intervenção precoces nos quadros de abdome agudo, os quais, devido à sua gravidade, podem determinar complicações e até o óbito.

Abdome agudo

A maioria dos casos de abdome agudo é de resolução cirúrgica, entretanto, em alguns, o tratamento é eminentemente clínico. O pediatra deve saber quando suspeitar de um quadro de abdome agudo para, então, solicitar a avaliação do cirurgião que auxiliará a estabelecer o diagnóstico e o tratamento.

O abdome agudo é caracterizado pela presença de dor de aparecimento súbito, com vômitos e parada de eliminação de gases e fezes, sendo que essas manifestações podem não ser necessariamente concomitantes. Na maioria dos casos, a história, o exame físico e a radiografia simples do abdome permitem diagnosticar o abdome agudo e classificar o quadro em obstrutivo, perfurativo ou inflamatório. As causas mais freqüentes de abdome agudo, por faixa etária, encontram-se discriminadas no quadro 4.34.

A partir da história e do exame físico, é possível identificar os sinais de alerta que auxiliam a suspeitar de abdome agudo. Tannuri relaciona os seguintes sinais de alarme:

Vômito – repetitivo ou bilioso, fecalóide ou em jato, é o primeiro e mais importante sintoma de obstrução intestinal.

Tumoração abdominal – a palpação de tumorações abdominais, associada a outras manifestações clínicas de abdome agudo, pode orientar inclusive o diagnóstico etiológico, como é o caso da palpação do tumor pilórico na estenose hipertrófica de piloro, da presença de um ou mais tumores na obstrução intestinal por "bolo de áscaris" e do tumor em forma de salsicha na invaginação intestinal.

Distensão abdominal – pode ser decorrente da distensão das alças intestinais nas obstruções baixas do trato digestivo, do acúmulo de líquido na cavidade peritoneal, do íleo paralítico na peritonite por perfuração de víscera oca e de íleo infeccioso.

Enterorragia – sangramento intestinal associado a outros sinais de abdome agudo indica o comprometimento da mucosa das porções baixas do trato gastrintestinal. A enterorragia está freqüentemente presente na enterite necrotizante e na invaginação intestinal.

Peristaltismo visível – quase sempre constitui um indicador da presença de obstrução em alguma parte do tubo digestivo. Nos desnutridos e nos prematuros sem afecção do trato digestivo, o peristaltismo intestinal pode ser visível devido à parede abdominal ser muito delgada.

Quadro 4.34 – Causas mais freqüentes de abdome agudo por faixa etária.

RECÉM-NASCIDO	
Obstrutivo	Inflamatório
· atresias intestinais	· enterocolite necrotizante
· aganglionose	· outros
(doença de Hirschsprung)	Perfurativo
· volvo de intestino médio	Hemorrágico
· íleo meconial	(traumatismo obstétrico)
· peritonite meconial	· rotura hepática e esplênica
· obstrução por rolha de mecônio	· hemorragia de supra-renal
· anomalias anorretais	
LACTENTE	
Obstrutivo	Inflamatório
· estenose hipertrófica de piloro	· diverticulite de Meckel
· hérnia inguinal encarcerada	· enterocolite necrotizante
· invaginação intestinal	· íleo paralítico
· ascaridíase	Perfurativo
· bridas congênitas	Hemorrágico
PRÉ-ESCOLAR	
Obstrutivo	Perfurativo
· ascaridíase	· úlcera péptica gastroduodenal
· outros	
Inflamatório	
· apendicite aguda	
· pancreatite aguda	
· gastroenterocolite aguda	
· colecistite aguda	

Fonte: Tannuri, 1996.

CRIANÇA COM QUADRO RECORRENTE DE VÔMITOS

Para a abordagem da criança com essa queixa é importante, em um primeiro momento, identificar se há comprometimento do estado nutricional e/ou presença de manifestações sistêmicas e se as características dos vômitos sugerem obstrução ou lesão do trato gastrintestinal ou de alteração no sistema nervoso central.

Embora cerca de 50% dos lactentes apresentem regurgitação ou vômitos recorrentes como queixa isolada, apenas 5% apresentam alguma doença significante. A maioria desses casos é decorrente da combinação de vários fatores, como imaturidade da junção gastroesofágica (refluxo gastroesofágico fisiológico), esvaziamento gástrico lento, técnica alimentar inadequada ou distúrbios na relação do binômio mãe e filho. Para aqueles com baixo ganho ponderal ou emagrecimento, as causas mais freqüentes são a doença do refluxo gastroesofágico e a estenose hipertrófica do piloro (EHP). A obstrução da EHP é progressiva, fato que explica a evolução com aumento da intensidade e freqüência dos vômitos ao longo do tempo. A idade de início e o padrão dos vômitos são variáveis. Nos casos típicos, os vômitos pós-alimentares, não-biliosos, iniciam entre a segunda e a quarta semanas de vida e aumentam progressivamente de freqüência e intensidade e mudam a característica, passando a serem em jato. A obstrução completa costuma ocorrer quatro a seis semanas após o início da sintomatologia. A criança não ganha peso, é irrequieta e mama avidamente. Cerca de 10 a 20% dos portadores de EHP podem apresentar vômitos desde o nascimento.

Estenose congênita de esôfago é anomalia rara e, dependendo do seu grau, a regurgitação ou os vômitos com alimentos não-digeridos só se manifestam quando é introduzida a dieta sólida. A estenose membranosa de esôfago pode manifestar-se com vômitos desde os primeiros dias de vida ou só ser descoberta se houver impactação de corpo estranho.

Das causas de vômitos recorrentes extratrato digestivo, têm-se as anomalias obstrutivas do trato urinário com dilatação da pelve renal ou hidronefrose, a insuficiência renal crônica (uremia), a hipertensão intracraniana, a enxaqueca sem aura que acomete mais freqüentemente crianças a partir dos 6 anos de idade e outras. Para o diagnótico da enxaqueca, a cefaléia deve estar associada ao episódio de vômitos.

Os vômitos podem ser desencadeados por situações que geram medo ou ansiedade. Uma situação comum nos pré-escolares são os vômitos imediatamente após as refeições, quando são forçados a comer.

Síndrome do vômito cíclico

Caracteriza-se por crises de vômitos precedidos por náuseas e ânsia, sendo a duração do episódio uniforme em 85% dos casos, com período intercrítico assintomático. O início da crise ocorre preferencialmente à noite ou no início da manhã. A média de hospitalização nas populações estudadas é de 12 vezes por ano. As faixas etárias mais acometidas são a pré-escolar e a escolar, diminuindo a prevalência durante a adolescência e sendo rara em adultos.

Em cerca de 77% dos casos é possível identificar os fatores desencadeantes das crises de vômitos como situações que geram ansiedade ou euforia, infecções de vias aéreas superiores, exaustão física, exposição a temperatura elevada, cinetose, menstruação, entre outros.

A dificuldade na abordagem diagnóstica da criança com a síndrome dos vômitos cíclicos (SVC) é que várias doenças podem manifestar-se dessa forma e até o momento não foi possível identificar critérios ou sinais de alerta ou algoritmo que orientem como proceder a investigação diagnóstica. Nesse sentido, Plau e cols. (1996) estudaram 106 crianças de 2 a 18 anos de idade com SVC, que foram divididas em dois grupos a partir de critérios com base na intensidade e na freqüência das crises de vômitos, visando identificar os diagnósticos etiológicos em cada grupo. Os autores definiram como *padrão cíclico* quando a intensidade era de quatro ou mais emeses por hora e a freqüência de até nove episódios por mês, e como *padrão crônico* quando, apesar da intensidade ser menor, a freqüência era mais de nove episódios por mês. Nas crianças com o *padrão crônico*, as causas gastrintestinais foram seis vezes mais freqüentes do que naquelas com *padrão cíclico* (gastrite, esofagite, duodenite, refluxo gastroesofágico, infecção por *H. pilory* e *G. lamblia*). Encontram ocorrência igual de sinusite em ambos os grupos e, a partir desse dado, consideraram duvidosa a relação causal entre sinusite e vômitos cíclicos. Os autores descreveram o quadro de enxaqueca abdominal como diagnóstico estatisticamente significante nas crianças com *padrão cíclico*. Entretanto, a existência dessa entidade, enxaqueca abdominal, é discutível na literatura. Mortimer e cols. citam que, apesar de alguns autores definirem enxaqueca abdominal como um equivalente da enxaqueca, no qual a cefaléia não está presente, essa entidade não foi incluída na classificação de enxaqueca de 1988 da Sociedade Internacional de Cefaléia, que a considerou improvável, até que maiores indícios da sua existência sejam demonstrados.

Com base nesses dados, a abordagem diagnóstica da criança com SVC deve ser abrangente, no sentido de incluir o conhecimento dos aspectos psicoafetivos e psicossociais da criança, isto é, conhecer a rotina de vida e as reações e as relações da criança na família e na escola, ao mesmo tempo que é feita a investigação laboratorial na busca de causas orgânicas. Alguns autores sugerem que a investigação comece pela avaliação do trato gastrintestinal, com solicitação de protoparasitológico de fezes (giardíase), seguida pela realização de endoscopia digestiva alta. O passo seguinte é a pesquisa de *distúrbios metabólicos ou endocrinológicos* e, por último, dos processos intracranianos. Muitas vezes, esses exames são realizados durante os períodos de hospitalização. Desse modo, constata-se que a investigação diagnóstica pode requerer a participação de vários especialistas.

O tratamento dos vômitos geralmente é refratário ao uso de metoclopramida, mas já existem relatos de boa resposta ao ordansetron (antiemético que bloqueia os receptores da serotonina tipo 5-HT3). O lorazepan, benzodiazepínico com propriedades antieméticas, ansiolíticas e sedativas, também tem sido eficaz no controle dos vômitos.

COMPLICAÇÕES DO VÔMITO

- Desidratação, hipocalemia e alcalose metabólica hipoclorêmica, pela perda de ácido clorídrico.
- Comprometimento do estado nutricional, com emagrecimento ou baixo ganho de peso, especialmente nos quadros de evolução crônica.
- Aspiração do material gástrico causando pneumonia aspirativa ou obstrução aguda das vias aéreas.
- Esofagite péptica e hematêmese secundárias a vômito intenso, repetitivo e contínuo por mais de 24 horas.
- Síndrome de Mallory-Weiss – caracteriza-se pela presença de hematêmese com sangue vivo ou melena que tipicamente ocorre após crises violentas de vômitos ou de tosse. O sangramento é proveniente de uma ou mais lacerações da mucosa do esôfago distal, da junção esofagogástrica ou do fundo gástrico. O diagnóstico é confirmado pela endoscopia digestiva alta, e o tratamento clínico, com o uso de antiácidos, protetores da mucosa gástrica como o sucralfato e dieta leve, geralmente é eficaz.
- Rotura do esôfago secundária a vômitos violentos é rara na infância.

ANAMNESE

Na anamnese, os seguintes dados podem orientar a elaboração do diagnóstico:
- Características dos vômitos:
  - o aspecto do material eliminado pelo vômito, como referido, permite inferir de onde retorna esse conteúdo, sendo possível delinear as possibilidades diagnósticas;
  - freqüência e duração: com o objetivo de avaliar a intensidade do quadro de vômitos para verificar a possibilidade da instalação da desidratação;
  - relação com a alimentação: no primeiro ano de vida, quando o vômito ocorre durante ou imediatamente após a refeição, a primeira hipótese é técnica alimentar inadequada, com deglutição excessiva de ar. Disfagia durante a refeição associada à regurgitação de alimentos não digeridos sugere obstrução esofágica.
- Sintomas associados – febre, diarréia, icterícia, tosse, dor abdominal, dor nos flancos, disúria, cefaléia, pirose, azia, emagrecimento, disfagia, odinofagia, enterorragia, melena e parada de eliminação de gases e fezes.
- Ingestão acidental ou habitual de medicações.
- Ingestão de corpo estranho ou de produtos químicos.
- Fatores desencadeantes – tosse, infecções de vias aéreas superiores, ansiedade, situações de euforia como, por exemplo, aniversários e férias, exaustão física, exposição a temperatura elevada, cinetose, entre outros.
- Dados epidemiológicos – verificar se há suspeita de intoxicação alimentar, perguntando se junto com a criança uma ou mais pessoas que ingeriram o mesmo alimento apresentam quadro de náuseas, vômitos, diarréia e cólicas abdominais. Deve-se pesquisar se houve contato com crianças com hepatite viral e se na creche que a criança freqüenta existem outras com quadro semelhante, sugerindo gas-

troenterite por rotavírus ou por agentes bacterianos. Investigar nas crianças com precárias condições de vida, se elas têm contato com esgoto a céu aberto ou córregos poluídos.
- Antecedentes pessoais – nos antecedentes perinatais, a presença de poliidrâmnio faz levantar a suspeita de obstrução do trato digestivo alto (esôfago, piloro, duodeno, jejuno proximal), sendo bem menos freqüente na obstrução do jejuno distal e geralmente ausente nas obstruções mais distais. Retardo na eliminação de mecônio pode estar presente na doença de Hirschsprung e nas obstruções intestinais, entretanto, pode estar ausente em 30% das atresias jejunais e em 20% das atresias ileojejunais.

Nas crianças com vômitos cíclicos, deve-se dar ênfase à busca de outras manifestações de origem provavelmente emocional ou de reação ao ambiente psicossocial que a criança teve ao longo da vida. Assim, é importante verificar desde o primeiro ano de vida se a criança apresentou cólicas muito intensas, longos períodos de recusa alimentar, distúrbios do sono, diarréia crônica compatível com diagnóstico de colo irritável, dores recorrentes na história pregressa ou concomitante à queixa atual, como dores abdominais e em membros, cefaléia, entre outras. Deve-se ampliar a anamnese com o objetivo de conhecer as reações e as relações da criança na família e na escola ou na creche e a rotina de sua vida.

EXAME FÍSICO

O exame físico deve ser completo com medidas de peso e altura e da pressão arterial. Nos quadros graves, deve-se enfocar primeiramente os sinais vitais como padrão respiratório, avaliação cardíaca, estado de hidratação, nível de consciência da criança e pesquisar os sinais meníngeos.

O exame completo do aparelho respiratório visa verificar a presença de inflamações e infecções de vias aéreas superiores e inferiores que por si só podem provocar vômitos, como amigdalite e otite, ou que cursam com crises de tosse que desencadeiam os vômitos como sinusite, faringite, bronquite, coqueluche e pneumonia.

Na avaliação do aparelho cardiovascular, deve-se atentar para a presença de sinais de insuficiência cardíaca congestiva.

O exame específico do abdome deve ser feito procurando identificar a presença de distensão abdominal, peristaltismo visível, tumorações (oliva pilórica, na estenose hipertrófica de piloro; tumor em forma de salsicha, na invaginação intestinal; um ou mais tumores na obstrução intestinal por "bolo de áscaris"), visceromegalias e regiões dolorosas à palpação. O toque retal deve ser feito principalmente nos casos com enterorragia associada aos vômitos e na suspeita de doença de Hirschsprung, na qual ocorre liberação explosiva de fezes e gases após a realização do toque.

Realizar exame cuidadoso das regiões inguinal e genital para avaliar a presença de hérnia inguinal encarcerada, de comprometimento dos testículos como orquite ou torção do pedículo ou de genitália ambígua e sinais de virilização na menina, que podem estar relacionados à hiperplasia congênita de supra-renais.

O exame neurológico deve ser feito para afastar comprometimento agudo ou crônico do sistema nervoso central e para avaliar o desenvolvimento neuropsicomotor que pode estar atrasado nos casos com erros inatos do metabolismo.

Nos casos com hematêmese e/ou melena, as especificidades do exame físico encontram-se referidas no capítulo Sangramento Digestivo.

INVESTIGAÇÃO COMPLEMENTAR

Os exames laboratoriais utilizados no diagnóstico do paciente com quadro agudo de vômitos baseiam-se na história e no exame físico.

Na presença de sinais de alerta para suspeita de abdome agudo, o pediatra deve solicitar radiografia simples de abdome e avaliação do cirurgião, o qual auxiliará a estabelecer o diagnóstico e o tratamento. A radiografia simples de abdome é de grande valor para o diagnóstico diferencial da fisiopatologia e, algumas vezes, da causa do abdome agudo. Os principais achados radiológicos são: 1. pneumoperitônio – visualizado habitualmente sobre a cúpula hepática, indica a presença de processo perfurativo; 2. presença de gás entre as alças intestinais – permite a definição nítida da parede da alça intestinal, sendo um sinal característico de processo perfurativo; 3. distribuição irregular das alças intestinais pelos quadrantes abdominais; e 4. diferença de calibre entre as alças – indica a presença de processo obstrutivo, edema de alças intestinais e presença de líquido na cavidade peritoneal, os quais são sinais radiológicos de peritonite.

No caso de desidratação grave, devem ser feitas as seguintes avaliações: eletrolítica, solicitando-se a dosagem sérica de sódio, potássio e cloro; acidobásica, pela gasometria venosa e do nível glicêmico.

O roteiro de investigação da hematêmese está referido no capítulo Sangramento Digestivo.

Nos quadros de vômitos recorrentes, a investigação laboratorial também depende das hipóteses diagnósticas feitas pela anamnese e pelo exame físico.

Quando o diagnóstico provável é de refluxo gastroesofágico fisiológico, não há necessidade de confirmação laboratorial.

A investigação específica de cada uma das situações clínicas citadas encontra-se detalhada em outros capítulos deste livro.

TRATAMENTO

O tratamento do quadro agudo de vômitos, quando associado à desidratação, visa restabelecer o equilíbrio hidroeletrolítico e acidobásico do organismo. Como a desidratação é um fator importante na manutenção do quadro agudo de vômitos, seu tratamento, na maioria das vezes, faz cessar o sintoma. A identificação da causa dos vômitos vai orientar se o tratamento específico deve ser clínico, cirúrgico ou psiquiátrico.

Para o tratamento inicial do quadro agudo de vômitos, sem etiologia definida, recomenda-se pausa alimentar de curta duração, 1 a 2 horas, mantendo-se a oferta de líquidos, água e chás, em pequena quantidade. Os líquidos são mais bem tolerados quando gelados ou à temperatura ambiente. Em seguida, inicia-se a reintrodução da dieta adequada para idade, em pequena quantidade e a intervalos menores do que o habitual, sem restrição ao uso de leite materno ou leite de vaca ou de outros alimentos naturais (não-industrializados). Quando o vômito se associa à desidratação,

mantém-se a pausa alimentar durante a fase de reidratação. Na suspeita de abdome agudo cirúrgico ou de íleo paralítico, jejum absoluto deve ser mantido durante o período de investigação.

As drogas antieméticas, dimenidrato e metoclopramida, devem ser utilizadas com cautela, pois podem mascarar os sintomas, de modo a dificultar o diagnóstico precoce da deterioração do quadro clínico e da sua etiologia e, conseqüentemente, retardar a instituição do tratamento específico. Os antieméticos podem ser utilizados nos casos em que se conhece a etiologia do vômito, como, por exemplo, quando existe quadro semelhante na família.

Drogas antieméticas mais potentes, como o ordansetron e a ganisetrona, são antagonistas seletivos dos receptores 5-HT3 e estão indicadas para o controle de náuseas e vômitos induzidos por quimioterapia citotóxica e radioterapia. Como referido, o ordansetron tem mostrado boa eficácia no controle dos vômitos na síndrome dos vômitos cíclicos.

Para lactentes com refluxo gastroesofágico fisiológico, geralmente as medidas posturais são suficientes para diminuir a sintomatologia, pois a elevação do decúbito aumenta, pela força da gravidade, o gradiente pressórico entre o esôfago e o estômago, facilitando o esvaziamento esofágico e, portanto, diminuindo a duração do refluxo. As condutas terapêuticas para a doença do refluxo gastroesofágico e para as doenças descritas anteriormente encontram-se em outros capítulos deste livro.

BIBLIOGRAFIA

1. FLEISCHER, D.R. – The cyclic vomiting syndrome described. *J. Pediatr. Gastroent. Nutrit.* **21**(Suppl. 1):S1, 1995. 2. FLEISCHER, D.R. – Management of cyclic vomiting syndrome. *J. Pediatr. Gastroent. Nutrit.* **21**(Suppl.1):S52, 1995. 3. FORBES, D. – Differential diagnosis of cyclic vomiting syndrome. *J. Pediatr. Gastroent. Nutrit.* **21**(Suppl. 1):S11, 1995. 4. GALE, J.D. – Serotonergic mediation of vomiting. *J. Pediatr. Gastroent. Nutrit.* **21**(Suppl. 1):S22, 1995. 5. GREEN, M. – Regurgitation and vomiting. **In** Green, M. *Pediatric Diagnosis. Interpretation of Symptoms & Signs in Infants, Children and Adolescents.* 5th ed., Philadelphia, Saunders, 1992, p. 204. 6. KOBINGER, M.E.; ZUCCOLOTTO, S.M.C. & COCOZZA, A.M. – Distúrbio da deglutição. **In** Sucupira, A.C.S.L. et al. *Pediatria em Consultório.* 3ª ed., São Paulo, Sarvier, 1996. 7. MEADOWS, N. – The central control of vomiting. *J. Pediatr. Gastroent. Nutrit.* **21**(Suppl. 1):S20, 1995. 8. PFAU, B.T. et al. – Differentiating cyclic from chronic vomiting patterns in children: quantitative criteria and diagnostic implications. *Pediatrics* **97**:364, 1996. 9. ROY, C.C.; SILVERMAN, A. & ALAGILLE, D. – *Pediatric Clinical Gastroenterology.* 4th ed., St. Louis, Mosby, 1995. 10. TANNURI, U. – Afecções cirúrgicas – noções básicas para o pediatra: **In** Sucupira, A.C.S.L. et al. *Pediatria em Consultório.* 3ª ed., São Paulo, Sarvier, p. 532.

| 18 | Sangramento Digestivo |

ANA CECÍLIA SILVEIRA LINS SUCUPIRA
ANA MARIA COCOZZA

O sangramento digestivo não é ocorrência freqüente em pediatria, mas seu aparecimento é motivo de grande preocupação para os pais, sendo um fator indicativo da presença de alguma doença que deve ser esclarecida. As hemorragias intestinais são assustadoras e necessitam de intervenções imediatas, pois podem levar o paciente ao estado de choque hipovolêmico. Já os sangramentos leves podem, pela sua persistência, ser causa de anemias importantes resistentes ao tratamento com ferro. Muitas dessas formas de sangramento pouco intensas podem não ser visíveis, só sendo detectáveis por meio de exames subsidiários. São as chamadas hemorragias ocultas, que podem ter sua localização em qualquer ponto do trato digestivo.

As hemorragias digestivas são, para efeito didático, classificadas em altas e baixas, de acordo com sua origem, estipulando-se um ponto arbitrário que define o limite anatômico entre ambas. Esse ponto é o ligamento de Treitz, no duodeno. Assim, os sangramentos que ocorrem anteriormente ao ligamento de Treitz são denominados hemorragias digestivas altas (HDA), enquanto as que acometem os segmentos intestinais posteriores a essa delimitação constituem as hemorragias digestivas baixas (HDB). As formas de apresentação do sangramento ajudam a esclarecer seu local de origem.

Hematêmese – refere-se ao vômito de sangue vermelho vivo ou digerido (semelhante a borra de café), geralmente proveniente de sangramento digestivo alto ou da eliminação de sangue deglutido oriundo da rinofaringe ou de fissura do seio materno.

Melena – é a evacuação de fezes negras, contendo sangue digerido, proveniente do tubo digestivo alto ou do colo ascendente. A melena costuma aparecer alguns dias após episódios de hematêmese.

Enterorragia – é a defecação de grande volume de sangue vivo, líquido, mesclado ou não com coágulos. Eventualmente, pode haver sangue digerido. É indicativo de sangramento intestinal baixo. Entretanto, sangue oriundo de varizes esofágicas, úlcera duodenal e divertículo de Meckel podem resultar na passagem de sangue vermelho.

Hematoquesia – é a eliminação de fezes formadas, misturadas com sangue vivo, líquido ou em coágulos conseqüente à hemorragia digestiva baixa.

O pediatra deve estar atento para algumas situações que podem simular um quadro de hemorragia digestiva pelo aparecimento de vômitos ou fezes avermelhados ou enegrecidos. A ingestão de beterraba, amora, amoxicilina, rifampicina, pamoato de privínio, corantes alimentícios, entre outros, pode ter esse efeito. É muito comum a eliminação de fezes escuras durante a terapia com ferro ou bismuto. Vômitos de sangue deglutido originados da rinofaringe ou de fissura no seio materno podem induzir ao diagnóstico errôneo de hemorragia digestiva.

AVALIAÇÃO INICIAL DO PACIENTE COM SANGRAMENTO DIGESTIVO

ANAMNESE

Além da realização da anamnese geral, destacam-se alguns aspectos mais específicos que podem orientar o diagnóstico:

- idade do paciente;
- caracterização do sangramento: quantidade, tipo, relação com evacuações (concomitante, posterior ou independente), relação com as fezes (misturadas ou encobrindo as fezes);
- presença de sintomas associados (diarréia, febre, vômitos, obstipação intestinal, dor abdominal, dor ou dificuldade às evacuações);
- dados epidemiológicos;
- utilização de drogas (ácido acetilsalicílico, corticosteróides e antiinflamatórios não-hormonais);
- indícios de abuso sexual;
- presença de doença de base ou outras doenças associadas;
- intercorrências neonatais (onfalite, cateterização umbilical);
- antecedentes pessoais de sangramento e história familiar de hemorragias.

As principais causas de hemorragias digestivas em pediatria variam de acordo com as faixas etárias (Quadro 4.35).

Como se pode notar, na criança, a grande maioria dos sangramentos digestivos são hemorragias digestivas baixas que, ao contrário do adulto, são freqüentemente transitórias, quase sempre benignas e de fácil tratamento. Ocasionalmente, a presença de sangramento retal pode indicar doença mais grave.

A caracterização do sangramento auxilia o raciocínio clínico, diferenciando as possibilidades diagnósticas. Assim, a quantidade fornece informações sobre a gravidade. O tipo de sangramento, como visto, sugere sua localização. Deve ser lembrado que grandes quantidades de sangue provenientes do esôfago, estômago e duodeno estimulam o peristaltismo, podendo resultar no aparecimento de sangue não-digerido nas fezes. A relação temporal com as evacuações indica algumas hipóteses:

- sangramento concomitante pode ser indicativo de fissura anal, parasitose, alergia ao leite de vaca e soja;
- o gotejamento de sangue após a evacuação está presente nos casos de pólipo colônico;

Quadro 4.35 – Causas de sangramento digestivo.

1 mês a 2 anos	Pré-escolar e escolar
Mais freqüentes	
Fissura anal	Diarréia infecciosa
Diarréia infecciosa	Parasitose intestinal
Alergia a leite de vaca e soja	Fissura anal
Invaginação intestinal	Polipose
Hiperplasia nodular linfóide	Úlcera péptica
Hipertensão portal	Gastrite erosiva
	Esofagite
	Prolapso retal
Menos freqüentes	
Divertículo de Meckel	Varizes esofágicas
Volvo	Esofagite por refluxo gastroesofágico
Enterocolite necrotizante	Púrpura de Henoch-Schönlein
Úlcera de estresse	Corpo estranho
Distúrbios da coagulação	Divertículo de Meckel
Anomalias vasculares	Hiperplasia nodular linfóide
	Abuso sexual
	Doença inflamatória intestinal

- no sangramento de origem alta, o sangue vem mesclado com as fezes;
- na hemorragia intestinal baixa, o sangue cobre as fezes.

A associação com outros sintomas sugere quais doenças podem estar, provavelmente, envolvidas. Quando existe a queixa de diarréia crônica, pode-se pensar em intolerância ao leite de vaca e soja. Se a diarréia crônica ocorre juntamente com evidência de prolapso retal, a suspeita recai sobre a existência de parasitoses intestinais. Entre as parasitoses destaca-se a infecção por *Trichocephalus trichiuris* e *Entamoeba histolytica*. Já a diarréia aguda sanguinolenta é sugestiva de colite infecciosa por *Shigella, E. coli* enteroinvasiva ou êntero-hemorrágica, *Yersinia* e *Campylobacter*, entre outras. Entretanto, no lactente, se há também vômitos e dor abdominal, deve-se pensar na possibilidade de estar ocorrendo um quadro de invaginação intestinal. Dor e dificuldade para evacuar associados à retenção fecal indicam o diagnóstico de fissura anal.

Nas regiões em que a equistossomose é endêmica, a primeira hipótese a ser feita na investigação de hematêmese ou melena deve ser a presença de varizes esofágicas, principalmente nos escolares e nos adolescentes. A manipulação e a infecção do coto umbilical no período neonatal podem levar à trombose de veia porta e à hipertensão portal. O ácido acetilsalicílico e os antiinflamatórios são as causas medicamentosas mais comuns que devem ser sempre lembradas. Na história de sangramento vivo com queixa de dor anal e incontinência fecal, é importante que o pediatra esteja atento para investigar evidências de abuso sexual. Embora a hemorragia digestiva não constitua uma forma habitual de manifestação das coagulopatias, estas devem ser afastadas quando houver história anterior de outra forma de sangramento e quando não for possível estabelecer um diagnóstico definitivo. Outras doenças sistêmicas a serem pensadas são: doenças do tecido conjuntivo, síndrome hemolítico-urêmica e púrpura de Henoch-Schönlein.

EXAME FÍSICO

O exame físico geral ajuda a diferenciar os casos em que a hemorragia intestinal é um fenômeno isolado ou faz parte do quadro de uma doença sistêmica. Como exemplo da primeira situação está a fissura anal, e no segundo caso, a esquistossomose mansônica. O estado geral, inidica a gravidade do sangramento e as condições em que devem ser feitas a investigação diagnóstica e as intervenções terapêuticas. Quando o paciente apresenta bom estado geral, é possível programar os passos da elucidação diagnóstica. Entretanto, se o paciente apresenta palidez acentuada ou sinais de descompensação circulatória (hipotensão, pulso fraco, taquicardia), está indicada a hospitalização. O início do tratamento, visando restabelecer a volemia e o equilíbrio hemodinâmico, deve ser feito antes mesmo de confirmado o diagnóstico. Ainda no exame físico geral, a presença de equimoses e petéquias aponta a necessidade de se investigar as coagulopatias. Hemangiomas cutâneos sugerem a presença de hemangiomas gastrintestinais. Pigmentação da boca e lábios é clássica da polipose de Peutz-Jegher.

No exame físico especial, é fundamental o exame do abdome, principalmente para afastar as doenças cirúrgicas quando há história de hemorragia intestinal aguda. O achado de esplenomegalia sugere a presença de hipertensão portal, leucoses, entre outros diagnósticos. Massas palpáveis indicam invaginação. Distensão abdominal faz pensar em colite ulcerativa e doença de Crohn. Sinais de irritação peritoneal podem estar presentes nas causas infecciosas (diarréia infecciosa) e na inflamação do divertículo de Meckel. À inspeção da região anal, podem-se detectar fissuras responsáveis por sangramentos crônicos de pequena intensidade. Fissuras agudas são vermelhas e doloridas, enquanto as brancas e endurecidas são crônicas e não-dolorosas. É importante uma atenção especial ao impacto psicológico provocado pela realização do toque retal. Embora este seja um procedimento necessário em muitos casos, sua realização vai depender das condições do paciente e dos indícios que levem a suspeitar de doenças anorretais. Dessa forma, em algumas situações, esse exame poderá ser adiado para uma próxima consulta. No toque retal, deve-se procurar avaliar o tono esfincteriano, a presença de fecaloma e os pólipos. A grande maioria dos pólipos são palpáveis ao toque retal. A presença de pus, sangue ou muco ao toque retal é indicativa de doença inflamatória intestinal.

Invaginação intestinal é o quadro mais freqüente no lactente do sexo masculino, entre 6 e 9 meses de vida, sendo que apenas 10 a 20% ocorre em crianças com idade superior a 2 anos. Caracteriza-se por vômitos intermitentes e crises de choro devido à dor abdominal em cólica, eliminação anal de muco sanguinolento, abdome flácido e presença de tumoração, geralmente palpável no hipocôndrio direito ou no epigástrio. A criança, inicialmente irrequieta e irritável, torna-se apática, prostrada, desidratada e com quadro de abdome agudo obstrutivo.

O diagnóstico de *divertículo de Meckel* é basicamente clínico, pela presença de sangramento baixo, vermelho-escuro ou brilhante quando intenso, não associado à eliminação de fezes e, geralmente, não acompanhado de dor. Ocorre principalmente em meninos com idade inferior a 2 anos. Quando o sangramento é leve e recorrente, sob a forma de hemorragia oculta, manifesta-se como anemia ferropriva refratária a tratamento com ferro.

Pólipos juvenis são encontrados em 15% das colonoscopias realizadas para esclarecimento de sangramento retal, sendo que em 58% dos casos são visualizados mais de um pólipo. Os pólipos juvenis são hamartomas benignos também chamados de pólipos inflamatórios, hiperplásticos ou pólipos de retenção, com incidência maior entre 4 e 5 anos de idade. O quadro clínico é de sangramento retal indolor (95% dos casos), com estrias de sangue recobrindo as fezes e/ou gotejamento de sangue no fim da evacuação. A resolução espontânea pela auto-amputação ocorre na maioria dos casos, principalmente quando se localizam no reto.

Doenças hepáticas neonatais ainda são a principal causa de sangramento intestinal na *infância precoce*. A hemorragia digestiva constitui um sinal importante de doença péptica na faixa etária pediátrica. Tomamasa e cols., estudando a sensibilidade e a especificidade dos sinais e dos sintomas abdominais, constataram que o sangramento intestinal (hematêmese ou melena) foi altamente específico (mais de 90%) para a doença péptica. O sangramento da úlcera péptica primária é freqüentemente de tipo oculto, enquanto a hemorragia gastrintestinal é a forma mais comum de apresentação da doença péptica secundária (80% dos casos).

Vale lembrar que mais de 50% das crianças com púrpura de Henoch-Schönlein apresentam melena, embora em 25% desses casos o sangramento apareça como sangue oculto nas fezes. Outros diagnósticos que cursam com sangramento digestivo encontram-se detalhados nos demais capítulos desse livro.

INVESTIGAÇÃO LABORATORIAL

A investigação inicial visa avaliar as condições gerais do paciente pelo estudo hematológico. Deve-se solicitar hemograma completo com plaquetas e reticulócitos. Nas hemorragias agudas, é importante a monitorização clínica e laboratorial do paciente para identificar a intensidade das perdas sangüíneas. A avaliação do sangramento pode ser feita por meio de dosagens repetidas da hemoglobina e do hematócrito. Quedas progressivas nos valores desses exames indicam a persistência do sangramento, fato que pode determinar a necessidade de terapêutica transfusional.

O estudo da coagulação deve ser realizado quando a história for indicativa de coagulopatia ou nos casos em que não for identificada uma causa local para o sangramento.

A partir das suspeitas clínicas, fundamentadas na anamnese e no exame físico, alguns exames iniciais devem ser realizados para que se possa estabelecer o diagnóstico e as intervenções terapêuticas. A diferenciação entre hemorragia digestiva alta e baixa direciona para linhas de investigação específicas. O pediatra geral deve ter clareza de quais procedimentos diagnósticos são de sua competência e, também, identificar o momento em que será necessária a participação do especialista.

Quando houver história recente de enterorragia/melena, a passagem de uma sonda nasogástrica tem finalidade diagnóstica e terapêutica. Com esse procedimento é possível ter-se uma noção da localização do sangramento. Quando o material aspirado for vermelho-vivo, pode-se pensar em sangramento ativo proveniente do trato digestivo alto, se for bilioso o sangramento deve ser oriundo do trato digestivo baixo, e nos casos de aspirado claro e sem sangue pode ter havido sangramento duodenal. Utiliza-se a sonda para proceder à aspiração do sangue e para a lavagem do estômago com soro fisiológico à temperatura ambiente. Esse procedimento tem a finalidade de ajudar a controlar a hemorragia, além de facilitar·o preparo do paciente para o caso de ser necessário o exame endoscópico.

Investigação nas hemorragias digestivas altas – a endoscopia digestiva alta está indicada no achado de sangue na aspiração gástrica e na presença de hematêmese. Esse exame permite visualizar as lesões responsáveis pelo sangramento, tendo, também, função terapêutica, pois permite, por exemplo, a esclerose de varizes esofagianas.

Investigação nas hemorragias digestivas baixas – em nosso meio, onde as infecções intestinais bacterianas e parasitárias ainda são freqüentes, a eliminação de fezes mucossanguinolentas aponta para a necessidade da realização de exames parasitológicos de fezes, visando identificar principalmente *Entamoeba histolytica*, *Schistosoma mansoni*, *Tricochephalus trichiruris*, e da coprocultura para pesquisa de *Shiguella*, *Campylobacter*, *Yersinia*, *Salmonella*, *Escherichia coli* enteroinvasiva e êntero-hemorrágica, *Clostridium dificile* e *Aeromonas*. Nas infecções maciças por tricocéfalos, é comum o aparecimento de prolapso retal associado ao sangramento.

O passo seguinte, a investigação por radiologia ou ultra-sonografia ou endoscopia, vai depender da suspeita diagnóstica. A radiografia é de grande ajuda nos casos de abdome agudo para fazer o diagnóstico de perfuração de víscera oca (imagem de pneumoperitônio) ou de quadro obstrutivo (presença de distensão de alças intestinais no abdome superior associada à ausência de ar nas alças da região abdominal inferior). A ultra-sonografia pode ser de grande ajuda nos casos de abdome agudo obstrutivo, permitindo a visualização da invaginação intestinal. O enema opaco também é útil para estabelecer esse diagnóstico, possibilitando, inclusive, em alguns casos, sua redução. Este exame pode revelar, também, imagem das lesões que fazem o diagnóstico de hiperplasia linfonodular.

Os exames endoscópicos realizados por via baixa estão indicados para identificar a localização do sangramento. A anoscopia, que pode ser realizada com o otoscópio tradicional ao qual se adapta um espéculo especial, permite a visualização de grande número de lesões sangrantes. A retossigmoidoscopia é o exame que possibilita identificar a lesão hemorrágica e a coleta de material para biopsia. A colonoscopia é indicada quando a retossigmoidoscopia resultou normal nos casos de sangramento grave, nos casos moderados porém persistentes, com enema contrastado normal, ou, ainda, para esclarecer lesões não identificadas e visualizadas no enema baritado. À colonoscopia, obtém-se uma visão do íleo, sendo possível fazer o diagnóstico de doença de Crohn, o qual é confirmado com a biopsia. Raine chama a atenção para o fato de que o valor das informações obtidas a partir dos exames endoscópicos depende da experiência do examinador, do grau de cooperação da criança e do sucesso obtido no preparo do intestino.

Quando não for possível esclarecer o diagnóstico com os exames citados anteriormente e diante de sangramentos importantes, os exames cintilográficos, quando disponíveis, devem ser solicitados. A cintilografia com tecnécio-99^m pertecnetato serve para identificar mucosa gástrica funcionante em localização ectópica, sendo então solicitada, principalmente, para confirmação do diagnóstico de divertículo de Meckel e duplicação cística do trato gastrintestinal. A cintilografia realizada com hemácias marcadas com tecnécio-99^m é utilizada para localizar sangramento intermitente ou então para orientar a realização da endoscopia ou da angiografia.

Esses exames podem ser solicitados pelo pediatra clínico, entretanto, quando mostrarem alterações, a interpretação deve contar com a participação dos profissionais que tenham maior experiência com a doença apresentada. Uma vez firmado o diagnóstico, o acompanhamento do paciente portador de doença crônica, como retocolite ulcerativa ou doença de Crohn, deve ser feito pelo especialista, o gastroenterologista.

Em alguns pacientes com quadro de sangramento e abdome agudo, nos quais não se conseguiu estabelecer um diagnóstico, pode ser necessária a realização de laparotomia exploradora. Apesar da história e do exame físico detalhados, da utilização de exames laboratoriais, radiológicos, endoscópicos e da laparotomia exploradora, em 25% das hemorragias digestivas o diagnóstico etiológico não é estabelecido. Entretanto, 80 a 90% das hemorragias digestivas baixas cessam espontaneamente.

É importante que o leitor, após definir suas hipóteses diagnósticas, reporte-se ao capítulo específico para detalhamento das doenças suspeitas.

BIBLIOGRAFIA

1. KONG, M.S. et al. – Repeteat Tc 99m pertechne take scanning for children with obscure gastrointestinal bleeding. *J. Pediatr. Gastroenterol. Nutr.* **18**:284, 1994. 2. O'HARA, S.M. – Acute gastrointestinal bleeding. *Radiol. Clin. North Am.* **35**:879, 1997. 3. RAINE, P.A.M. – Investigation of rectal bleeding. *Arch. Dis. Child.* **66**:279, 1991. 4. THOMPSON, E.C. et al. – Causes of gastrointestinal hemorrhage in neonates and children. *Southern Med. J.* **89**:370, 1996. 5. UNO, T. et al. – Investigation of melena and hematochezia as the chief complaint of gastrointestinal bleeding in pediatric surgical patients. *Acta Paediatr. Jpn.* **36**:268, 1994. 6. VINTON, N.E. – Gastrointestinal bleending in infancy and childhood. *Gastroenterol. Clin. North Am.* **23**:93, 1994.

| 19 | **Tosse Crônica** |

ANA MARIA COCOZZA
DALETH RODRIGUES

A tosse é um mecanismo de defesa da via respiratória que impede a entrada de substâncias nocivas e de corpos estranhos e facilita a remoção de secreções e detritos nela acumulados.

Os receptores que desencadeiam o arco reflexo da tosse estão situados principalmente na entrada das vias aéreas, concentrados na laringe, na traquéia, na carina e na divisão de brônquios de médio calibre, nos quais a possibilidade de impactação de algum material veiculado pelo fluxo de ar inspirado é maior. Há também receptores localizados no nariz, seios paranasais, faringe, conduto auditivo externo, membrana timpânica, pleura, pericárdio, diafragma, estômago e esôfago.

Esses receptores respondem a estímulos de diferentes naturezas: térmicos (ar frio), químicos (SO_2), irritativos (fumaça, pó), mecânicos (secreção, corpo estranho), deformação de via aérea por compressão extrínseca (gânglio) e outros.

Os estímulos aferentes do reflexo da tosse são transmitidos principalmente por meio dos nervos vago e glossofaríngeo ao centro da tosse localizado na medula. Acredita-se que haja um outro centro da tosse localizado no córtex, uma vez que a tosse pode ser voluntariamente desencadeada, suprimida e alterada.

Os impulsos eferentes do reflexo da tosse são transmitidos via nervos vago, frênico e outros nervos motores aos órgãos efetores da tosse: laringe, árvore traqueobrônquica, diafragma, músculos intercostais, abdominais e perineais.

O mecanismo da tosse ocorre em três fases. Inicia-se por inspiração profunda e rápida. Em seguida, a glote fecha-se e contraem-se os músculos intercostais, abdominais e perineais, gerando-se elevadas pressões nas regiões subglótica, pleural e abdominal. Com a abertura da glote, inicia-se a fase expiratória. A pressão abdominal torna-se mais elevada que a torácica, e o diafragma é empurrado no sentido cranial, gerando um fluxo de ar que se dirige em grande velocidade da via aérea inferior para a superior, carregando consigo as secreções retidas até a cavidade oral. Essas secreções podem então ser expelidas ou deglutidas.

Estudos realizados com monitorização contínua da tosse por dispositivo auditivo colocado sobre a traquéia, eletrocardiograma e eletromiografia dos músculos abdominais mostraram que crianças normais, quando saudáveis, apresentavam uma média de 11 episódios de tosse por dia, variando entre 1 e 34 episódios. Um aspecto interessante é que esses episódios não ocorriam durante a noite, após as 23 horas.

Sabemos que na cidade de São Paulo, as crianças normais têm de 8 a 12 episódios de infecções de vias aéreas superiores (IVAS) durante o ano e que cada um desses episódios tem duração média de 7 a 10 dias. Isso representa cerca de 56 a 120 dias intercalados no ano de tosse mais intensa nas crianças normais.

Sabemos também que a evolução dos episódios de IVAS é mais longa em crianças que freqüentam creches e que mais de 13% deles têm duração superior a 15 dias.

Define-se tosse crônica como aquela que se manifesta por um período igual ou superior a três semanas. Esse conceito visa a excluir as infecções que freqüentemente cursam com esse sintoma e apresentam caráter benigno e autolimitado.

A queixa de tosse crônica é muito comum nas consultas pediátricas e, em aproximadamente 7 a 10% delas, a persistência da tosse é o principal motivo de procura do médico.

A tosse, enquanto mecanismo de defesa da via aérea, raramente pode tornar-se tão intensa de modo a produzir vômitos, hemorragias conjuntivais, síncope, bradicardia, epistaxes, pneumotórax, pneumomediastino, rotura de músculos retoabdominais e exaustão. A própria tosse pode irritar a mucosa das vias aéreas superiores, induzindo à piora do sintoma e criando um círculo vicioso que a perpetua. Nessas situações, a tosse passa a ser considerada patológica, pois, além de perder sua função protetora, torna-se incômoda para a criança.

CARACTERÍSTICAS DA TOSSE

Com freqüência, as características da tosse informadas pelos pais não são fidedignas, outras vezes podem auxiliar no processo diagnóstico.

A presença de laivos de sangue no escarro significa apenas a rotura de vaso das vias aéreas superiores, porém o escarro hemoptóico pode indicar lesão com destruição do parênquima pulmonar freqüente, por exemplo, nos casos de bronquiectasia ou corpo estranho.

A presença de vômica é característica de abscesso pulmonar.

A tosse seca é comum no comprometimento das vias aéreas superiores e a presença de pigarro sugere a necessidade de limpeza da via respiratória.

Relacionando-se a cronologia da tosse com sua etiologia, têm-se que a matutina é freqüente nas bronquiectasias, a noturna, na asma, sinusite com gotejamento retronasal e refluxo gastroesofágico, enquanto aquela que desaparece durante o sono é comumente de origem psicogênica.

A tosse rouca, acompanhada de estridor, está presente nos acometimentos da laringe (infecção, compressão, malacia) e apresenta-se abafada nos casos de epiglotite.

Os paroxismos da tosse são classicamente encontrados na coqueluche, causada pela *Bordetella pertussis*, mas também nas infecções pela *Bordetella parapertussis*, adenovírus, aspiração de corpo estranho e fibrose cística.

A intensificação da tosse com exercício, classicamente encontrada na asma, é comum também na fibrose cística e bronquiectasia, e mais raramente pode sugerir doença cardíaca ou compressão extrínseca da via aérea.

A concomitância da tosse com a ingestão de alimentos ocorre quando há incoordenação da deglutição, freqüente em prematuros e neuropatas, e quando há comunicação anômala entre a árvore brônquica e a via digestiva (fenda palatina, fístula traqueoesofágica, fissura laringoesofágica).

A intensificação da tosse no período pós-prandial pode estar relacionada a excesso de ingestão e refluxo gastroesofágico.

O aparecimento de sintomas na criança que começa a freqüentar creche ou escolinha provavelmente se deve a reinfecções relacionadas ao aumento repentino da exposição a agentes infecciosos.

O prolongamento da tosse em crianças que tiveram pneumonia sugere agentes como o *Mycoplasma pneumoniae*, *Chlamydia pneumoniae* e adenovírus por suas características próprias ou pela hiper-reatividade brônquica transitória por eles desencadeada.

A tosse persistente devido à dificuldade de drenagem de secreções pode ser secundária a características do muco (fibrose cística), anomalias do aparelho ciliar (discinesia ciliar primária), ineficácia da tosse (doenças neuromusculares) e deformidade da árvore brônquica (bronquiectasias).

CAUSAS DE TOSSE CRÔNICA

As principais causas de tosse crônica encontram-se listadas no quadro 4.36.

Quadro 4.36 – Causas de tosse crônica.

Mais comuns
Doenças infecciosas
Hiper-reatividade das vias aéreas (asma, rinite alérgica)
Rinossinusopatias
Comuns
Tosse irritativa
Tosse aspirativa
Tosse psicogênica
Menos comuns
Aspiração de corpo estranho
Anomalias congênitas
Alteração de drenagem de secreções
(fibrose cística, discinesia ciliar, bronquiectasias)
Imunodeficiência
Drogas

Fonte: Kamei, 1991 (modificado).

Em estudo retrospectivo realizado em crianças encaminhadas ao otorrinolaringologista para avaliação de tosse crônica, encontrou-se como principais etiologias: asma (39%) seguida por sinusite (23%), doença do refluxo gastroesofágico (15%), vaso anômalo (12%), psicogênica (10%) e estenose subglótica (7%).

Em pacientes não-fumantes de qualquer faixa etária, as causas mais comuns de tosse crônica são: gotejamento pós-nasal secundário a acometimento do trato respiratório superior, de origem principalmente infecciosa ou alérgica, asma e doença do refluxo gastroesofágico.

Quando correlacionamos a faixa etária do paciente com as possíveis etiologias da tosse (Quadro 4.37), notamos que, independente da idade, os processos infecciosos e alérgicos das vias aéreas superiores, a asma e os efeitos deletérios do fumo ativo ou passivo são as causas mais freqüentes de tosse. Por outro lado, algumas doenças têm maior incidência em certas faixas etárias, por exemplo, malformações nos lactentes, bem como a tosse psicogênica nos escolares e nos adolescentes.

Quadro 4.37 – Causas de tosse crônica em relação aos grupos etários.

Causas de tosse	Lactente	Pré-escolar	Escolar e adolescente
Infecção	++++	++++	++++
Alergia	+++	++++	++++
Asma	+++	++++	++++
Refluxo gastroesofágico	+++	++	++
Incoordenação da deglutição	++	+	+
Fumo	+++	+++	+++
Tuberculose	++	++	++
Psicogênica	+	++	+++
Corpo estranho	++	+++	+
Malformações	++	+	+

AVALIAÇÃO DO PACIENTE

A avaliação inicial visa a identificar as hipóteses mais prováveis e excluir a possibilidade de doenças cujo diagnóstico precoce e cuja instituição da terapêutica adequada específica possam alterar o prognóstico, como nos casos de aspiração de corpo estranho e tuberculose. Atenção especial deve ser dada aos lactentes, pois nessa faixa etária se manifestam, de forma semelhante, diferentes doenças graves, como fibrose cística, aspirações e malformações.

A anamnese deve ser completa, enfatizando a pesquisa dos sintomas presentes nas doenças que têm esse tipo de manifestação. O tempo de duração da tosse é crítico na diferenciação entre tosse persistente e episódios recorrentes de tosse. Pesquisam-se idade de início, características da tosse, sintomas associados, história alimentar, exposição a alérgenos, irritantes, agentes infecciosos (principalmente tuberculose), resposta à medicação já utilizada, alergia, imunizações, hospitalizações anteriores. São muito valiosas as referências a doenças respiratórias familiares de caráter alérgico, hereditário e infeccioso. Deve-se inquerir sobre a utilização de drogas como beta-bloqueadores e agentes inibidores da enzima conversora da angiotensina.

Não podem faltar dados a respeito de sinais de hipoxemia ou de hipercapnia crônica, de atopia, deformidade torácica, freqüência respiratória e semiologia das vias respiratórias superiores e inferiores.

Caso o paciente não apresente tosse durante a consulta, deve-se solicitar que tussa ou então deve-se comprimir sua traquéia para desencadear a tosse. Também é importante a visualização da secreção, quando possível.

Existem alguns dados que podem alertar para a possibilidade de diagnósticos específicos. Na anamnese, o início da tosse no período neonatal sugere malformações e displasia broncopulmonar; a associação com alimentação está presente na incoordenação da deglutição, fendas laríngeas, fístulas traqueobrônquicas e os vômitos na doença do refluxo gastroesofágico. Início súbito com sufocação ou engasgo impõe pensar na aspiração de corpo estranho, enquanto a presença de secreção purulenta persistente pode sugerir seqüestro ou fibrose cística. Descrição de hemoptise é comum nas bronquiectasias, e tuberculose e íleo meconial ou esteatorréia são observados na fibrose cística. Febre persistente sugere processo infeccioso ativo, e a descrição de vômica é patognomônica de abscesso pulmonar.

No exame físico, valoriza-se o encontro de estridor comum no comprometimento de laringe, laringomalacia, compressão extrínseca por vaso anômalo; de sopro cardíaco nas cardiopatias com estase pulmonar ou compressão brônquica; baqueteamento digital (sinal de hipoxemia crônica e destruição pulmonar da fibrose cística, bronquiectasia, cardiopatia); e ausculta pulmonar localizada persistente que sugere corpo estranho, tuberculose, seqüestro. A presença de comprometimento pondo-estatural sugere os quadros de fibrose cística, tuberculose, pneumopatia linfóide da AIDS, entre outras doenças crônicas.

No processo de investigação, a não-reversibilidade do quadro com o uso de broncodilatadores e o exame radiológico persistentemente alterado tornam o diagnóstico de asma menos provável.

AVALIAÇÃO LABORATORIAL

Diante das hipóteses diagnósticas realizadas por anamnese e exame clínico, alguns exames laboratoriais podem auxiliar no esclarecimento da etiologia da tosse crônica.

A radiografia de tórax realizada em incidência póstero-anterior e perfil informa sobre o acometimento do parênquima pulmonar e das pleuras, a presença de adenopatia mediastinal e as alterações da área cardíaca. Realizada em inspiração e expiração, sugere a presença de corpo estranho radiotransparente quando há manutenção de área hiperinsuflada. Nas crianças menores que não colaboram na realização de exame em inspiração e expiração, pode-

se realizar a radiografia de tórax em decúbito lateral sobre o lado supostamente acometido, com a mesma interpretação.

O encontro de radiografia simples de tórax alterada pressupõe continuidade na investigação. Na dependência da anormalidade encontrada, devem ser solicitados os exames comprobatórios: endoscopia (corpo estranho), tomografia computadorizada, ressonância magnética (tumores, bronquiectasia, malformação), angiografia (fístulas arteriovenosas).

Na radiografia dos seios da face, o encontro de espessamento de mucosa sugere processo de natureza alérgica, e o velamento total de seio e/ou nível hidroaéreo, processo de natureza infecciosa.

O teste de Mantoux deve ser valorizado levando-se em conta a história vacinal e de exposição ao bacilo de Kock.

No hemograma, devem ser valorizados a presença de eosinofilia (alergia, parasitoses intestinais de ciclo pulmonar, toxocaríase, uso de medicamentos, *Chlamydia*), linfocitose (coqueluche) e leucopenia, neutropenia, linfopenia (imunodeficiências).

Na suspeita de doenças aspirativas (fístulas, incoordenação), de compressão de esôfago ou traquéia por vaso anômalo, o cinedeglutograma e o exame contrastado de esôfago, estômago e duodeno (EED) são auxiliares.

Na suspeita de refluxo gastroesofágico, a pHmetria prolongada de esôfago é o padrão ouro do diagnóstico, e a correlação com quadro respiratório pode ser documentada pela cintilografia esofagogástrica seguida de rastreamento com radioisótopos sobre o campo pulmonar, ou pelo EED mostrando aspiração de bário.

O diagnóstico de asma pode ser confirmado nas crianças com idade superior a 6 anos pela realização da espirometria. Quando essa prova revelar caráter obstrutivo, deve ser repetida após o uso de broncodilatador para testar sua reversibilidade. Quando a prova for normal, deve ser repetida sensibilizada por exercício ou droga como a metacolina. Nas crianças com idade inferior a 6 anos que não conseguem colaborar na realização da espirometria e quando não se dispõe desse recurso, alternativa válida é o teste terapêutico com a utilização de droga broncodilatadora por via inalatória ou oral, por 7 a 10 dias, podendo-se associar esteróide inalatório. A melhora sugere a presença de broncoespasmo por asma ou hiperreatividade de vias aéreas de caráter transitório por infecção.

A dosagem de eletrólitos no suor após estimulação com pilocarpina (método de Gibson e Cooke) é o método diagnóstico na suspeita de fibrose cística, enquanto a biopsia de mucosa da árvore respiratória pode sugerir a discinesia ciliar.

A realização de exames específicos é sempre indicada baseada na suspeita diagnóstica.

BIBLIOGRAFIA

1. Anônimo – Cough and wheeze in asthma: are they interdependent? *Lancet* 1:447, 1988. 2. BLACK, P. – Chronic cough. In Hilman, B.B. *Pediatric Respiratory Disease. Diagnosis and Treatment*. Philadelphia, Saunders, 1993, p. 143. 3. EIGE, H. – Evaluation and treatment of chronic cough in children. *Pediatr. Clin. North Am.* 29:75, 1982. 4. HOLINGER, L.D. – Chronic cough in infants and children: an update. *Laryngoscope* 101:595, 1991. 5. IRWIN, R.S. et al. – A Consensus Panel Report of the American College of Chest Physicians. *Chest* 114(Suppl.):133S, 1998. 6. IRWIN, R.S. – Chronic cough. *Am. Rev. Respir. Dis.* 141:640, 1990. 7. KAMEI, R.K. – Chronic cough in children. *Pediatr. Clin. North Am.* 38:593, 1991. 8. LEVENSON, T. & PATTERSON, R. – Chronic cough in a child. *Ann. Allergy, Asthma & Immunol.* 76:311, 1996. 9. McKEZIE, S. – Cough-but is it asthma? *Arch. Dis. Child.* 70:1, 1994. 10. MUNYARD, P. & BLUSH, A – How much coughing is normal? *Arch. Dis. Child.* 74:531, 1996. 11. PARKS, D.P. – Chronic cough in childhood: aproach to diagnosis and treatment. *Pediatrics* 115:856, 1989. 12. SHANN, F. – How often do children cough? *Lancet* 348:699, 1996. 13. Sociedade Brasileira de Pneumologia e Tisiologia.I Consenso Brasileiro sobre Tosse. *J. Pneumol.* 24(Supl. 1), 1998.

Quinta Parte

Pediatria Neonatal

coordenadores

José Lauro Araujo Ramos
Flávio Adolfo Costa Vaz
Helcio Bahia Corradini

colaboradores

Albert Bousso
Alda Valéria Neves Soares
Alice D'Agostini Deutsch
Ana Carolina C. Ferreira Novo
Ana Cristina Pinheiro Mancini
Ana Maria Gaudêncio
Ana Lúcia Santoro Galvani
Bussâmara Neme
Carlos Alberto Rodrigues Alves
Celso Moura Rebello
Chang Yin Chia
Cléa Rodrigues Leone
Débora de Campos Bannwart
Edna Maria de Albuquerque Diniz
Felipe de Souza Rossi
Filomena Maria Buosi de Haro
Flávio Adolfo Costa Vaz
Gilberto Eitiro Nakagawa
Gracia G. Boscov Olivi
Helcio Bahia Corradini
João César Lyra
João Coriolano Rego Barros
João Gilberto Maksoud
Jorge David Aivazoglou Carneiro
José Lauro Araujo Ramos
José Luiz Dias Gherpelli
José Pindaro Pereira Plese
Josiane Carrignani
Laura Emília M. B. Cardoso
Lílian dos Santos Rodrigues Sadeck
Lucilia Santana Faria
Marcelo Zugaib
Marco Antonio Borges Lopes
Maria Cristina Korbage de Araujo
Maria Esther Jurfest Rivero Ceccon
Maria Okumura
Maria Tereza Zulini da Costa
Mário Cícero Falcão

Mario Macoto Kondo
Marta M. Galli B. Mataloun
Meire Nagaiassu
Monique Catache Mancini
Naila de Oliveira Elias Barbosa
Orlando Cesar de Oliveira Barretto
Oscar Tadashi Matsuoka
Patrícia Freitas Góes
Paulo Basto de Albuquerque
Pedro Paulo Pereira
Raquel Diaz Degenszajn
Renata de Arruda Pinto D'Andrea
Renato Takeshi Yamada
Roberta Berardi
Roberto Eduardo Bittar
Rosa Maria Neme
Roseli Mieko Yamamoto Nomura
Rossana Pulcinelli Vieira Francisco
Rubens Feferbaum
Samuel Schvartsman
Seizo Miyadahira
Silvana Darcie
Silvia Maria Ibidi
Sonia Regina T. Silva Ramos
Soubhi Kahhale
Valdenise Martins L. Tuma Calil
Vera Lúcia Jornada Krebs
Victor Bunduki
Virgínia Spinola Quintal
Yassuiko Okay

1 Pediatria Neonatal: Metas e Limites

JOSÉ LAURO ARAUJO RAMOS

A Pediatria Neonatal ou Neonatologia é uma divisão da Pediatria que tem por meta a assistência ao recém-nascido, bem como a pesquisa clínica e experimental e o ensino dos problemas peculiares a esse grupo etário.

No aspecto assistencial, suas metas incluem primordialmente: a) a assistência imediata ao recém-nascido na sala de parto, em estreita colaboração com o obstetra, o anestesista e a enfermeira ou obstetriz; b) a assistência ao recém-nascido, do nascimento até o fim do período neonatal, ou seja, quatro semanas de vida.

Ligados de maneira inseparável aos problemas do recém-nascido estão os do feto e, de modo mais geral, os do produto conceptual a partir do momento da fecundação. Portanto, o neonatologista deve conhecer o novo ser desde a concepção, estar apto a interpretar muitos dados relativos ao feto e conhecer sua fisiologia, o que é fundamental para a compreensão de eventos adaptativos ao nascimento e mesmo da clínica e das doenças neonatais. O conhecimento de aspectos da fisiologia fetal é também o primeiro passo a embasar a pesquisa clínica e experimental que visa esclarecer problemas da saúde perinatal e neonatal. Este seria o enfoque da participação do neonatologista, embora ele não participe da propedêutica fetal, pois esta é atribuição do obstetra.

Embora seja óbvio que a consideração da influência sobre a criança de fatores pré-concepcionais, ou seja, da herança, deva ser feita em qualquer idade, é no recém-nascido que essa influência deve ser pesquisada com mais cuidado. É fácil verificar que nos primeiros dias ou semanas de vida a presença de erro inato do metabolismo ou de cromossomopatia pode passar despercebida, mas é nessa fase que é necessário fazer-se o diagnóstico (quando tecnicamente possível) para se tentar uma conduta terapêutica, muitas vezes tendo sua utilidade restrita ao fato de ser instituída no período neonatal.

No entanto, se o pediatra neonatologista deve munir-se de dados pré-natais, deve, ao mesmo tempo, atender a problemas neonatais que se prolongam pelas quatro semanas de vida. Nesse período, pode incidir a maior parte das doenças comuns às demais idades atendidas pelos pediatras. Por esse motivo, o pediatra neonatal deve, necessariamente, ter também uma formação de Pediatria Geral.

Examinando-se o papel de vários especialistas (obstetra, neonatologista, geneticista, anestesista, imuno-hematologista, nutrólogo, sanitarista, especialista em imagem e outros) na atenção integrada do produto conceptual durante toda a gestação ou antes do seu início, no momento do nascimento e nos primeiros períodos de vida extra-uterina, percebemos que essas funções não podem ser exercidas por um único especialista, que seria idealmente o perinatologista. Na verdade, pode-se concluir que cada um, dentro das características de sua especialidade, está exercendo a perinatologia. Sabe-se que os cuidados à mãe, ao feto e ao recém-nascido são um *continuum*. Neste contexto, o papel do pediatra neonatal ou neonatologista parece bem estabelecido: ele é o perinatologista de base pediátrica, o médico do recém-nascido, enquanto o médico do feto é o obstetra, muito embora haja justificado interesse e informação indispensável do pediatra sobre as condições fetais. Enfatizam-se sempre as imbricações com outras áreas do conhecimento implicadas nos cuidados perinatal e neonatal; este é caracteristicamente multidisciplinar e multiprofissional. Como a perinatologia não tem como âmbito somente o cuidado de mãe e concepto, mas todas as áreas de conhecimento relacionadas à Biologia da Reprodução, o papel e a atuação do perinatologista de base pediátrica poderão variar muito, dependendo, fundamentalmente, da integração existente no Serviço entre esse especialista e os de base obstétrica.

Muitas são as preocupações e os problemas, do ponto de vista prático, da especialidade em nosso meio, e alguns, com as considerações julgadas importantes, são: a) o treinamento dos neonatologistas para o atendimento na sala de parto merece especial atenção; o atendimento pelo neonatologista deve atingir o maior número possível de nascimentos e necessariamente os de risco; porém, o número de neonatologistas no País é, em geral, insuficiente para atender a todos os nascimentos. Assim, mais pediatras têm sido e devem ser treinados de modo a poder atender com eficiência aos nascimentos. Deve haver sempre alguém que esteja diretamente encarregado dessa assistência na equipe da sala de partos; b) o levantamento periódico e regular da mortalidade e da morbidade neonatais em um Serviço é indispensável; a discussão das causas de morte deve ser feita de preferência em conjunto com obstetras, neonatologistas e patologistas; c) o desenvolvimento de micrométodos para as dosagens laboratoriais mais freqüentes deve ser procurado; d) a revisão e a atualização periódica das rotinas de assistência, inclusive para medidas contra a infecção, manutenção das condições nutricionais e manejo judicioso de aparelhos diversos como respiradores; e) zelar permanentemente pela adequação das condições de ambiente físico, de pessoal e de equipamento; a escassez de enfermagem, em geral em número insuficiente para atender especialmente as unidades de risco e de cuidados intensivos neonatais, é hoje uma das maiores limitações a esse cuidado; f) o esforço para humanizar, na medida do possível, o relacionamento mãe/filho nas maternidades (com a participação das equipes obstétricas, incluindo as de pré-natal e as profissionais de saúde não-médicos); o contato precoce mãe/filho na própria sala de parto, sempre que possível, o alojamento conjunto mãe/recém-nascido, a visita livre dos pais nas unidades de risco e a existência de reuniões em grupo de pais de recém-nascidos de alto risco, com participação de médicos, enfermeiras e outros profissionais são partes básicas desse esforço; e g) o incentivo ao aleitamento natural é fundamental entre as atribuições do neonatologista (com o apoio dos demais profissionais mencionados no item anterior, principalmente os que atuam durante o pré-natal).

A incidência de infecções durante o primeiro mês de vida e, em nosso meio, as infecções enterais por agentes gram-negativos são muito elevadas, bem como a mortalidade conseqüente. Esse é um dos maiores desafios aos neonatologistas em nosso país. A assepsia individual rigorosa dos que cuidam é uma providência simples e indispensável e que precisa ser cumprida prioritariamente.

A Neonatologia apresenta hoje um vasto campo de trabalho e de pesquisa, cuja meta é a redução da mortalidade e da morbidade perinatais, bem como a procura de sobrevivência do recém-nascido nas melhores condições funcionais possíveis. Grande parte, senão a maior, dessa mortalidade e das seqüelas neuropsicomotoras depende diretamente do nascimento de fetos de baixo peso, quer prematuros, quer portadores de crescimento intra-uterino retardado. Esse simples fato serve para mostrar que o trabalho e as pesquisas dos neonatologistas e dos obstetras são inseparáveis e devem completar-se mutuamente. A sobrevida, cada vez maior, de recém-nascidos de peso inferior a 1.000g e com idades gestacionais muito baixas tem criado problemas de atenção médica difíceis de se resolver. Essa sobrevida se dá quase sempre à custa de um esforço enorme da equipe de saúde, de inquietação para as famílias e, principalmente, com considerável taxa de seqüelas de vários tipos, além de gastos materiais importantes. Uma Neonatologia com novos aspectos clínicos e operacionais vem sendo descoberta e construída a cada dia à custa desses recém-nascidos que não sobreviviam há cerca de uma década. Fica pendente a pergunta: qual o limite de maturidade e de peso que torna possível a viabilidade do feto?

Talvez estejamos nos aproximando de um limite biologicamente traçado, mas que sofre, ao menos por enquanto, a influência dos recursos investidos no pré-natal, no parto, na reanimação e no cuidado neonatal. A gama de intervenções diagnósticas e terapêuticas que se faz sobre os recém-nascidos imaturos e doentes torna cada vez maior o risco de iatrogenia. Parece claro que o neonatologista deve atentar prioritariamente para estes problemas.

Um aspecto a merecer atenção cada vez maior do neonatologista é a influência cada vez mais estudada de eventos fetais e perinatais sobre problemas de saúde na vida adulta, como problemas coronarianos e cardiovasculares. Certamente esta é uma preocupação que deverá estar presente sempre, na tentativa de otimização dos cuidados perinatais.

A criação de Centros de Perinatologia, em um sistema de hierarquização e regionalização do atendimento a gestantes e recém-nascidos, é um passo importante para se atingir essas metas. A necessidade de se investir na qualidade do cuidado pré-natal é reconhecidamente fundamental, pois a prevenção da prematuridade é seguramente mais efetiva para a saúde do recém-nascido do que os difíceis e trabalhosos cuidados pós-natais.

2 Mortalidade Perinatal e Neonatal

CLÉA RODRIGUES LEONE
MARIA TEREZA ZULINI DA COSTA
SOUBHI KAHHALE

A análise dos indicadores de saúde de determinada região constitui ferramenta fundamental para que se avalie as condições de saúde e de vida da população local, a evolução ao longo do tempo, e para que se identifique os fatores mais determinantes dessa tendência.

Dentre esses indicadores, sem dúvida alguma, a mortalidade infantil é um dos mais sensíveis a mudanças sociais e econômicas, ocorridas em determinado período, que irão se refletir sobre a saúde dessa população, considerada esta no seu sentido mais amplo.

A identificação das causas evitáveis tem levado as organizações de saúde, governamentais ou não, a traçar programas visando reduzir a ação dessas causas, tais como as doenças infecciosas, preveníveis por meio de programas de vacinação; as deficiências nutricionais, atenuadas a partir de programas de reeducação e suplementação alimentar. Como conseqüência, tem-se observado redução significativa, mesmo nos países em desenvolvimento, da mortalidade relativa ao período pós-neonatal.

No entanto, a mortalidade perinatal ainda constitui um desafio, especialmente se considerarmos que é o resultado da ação de múltiplos fatores sobre as famílias em geral e da mulher em particular, com influência também da qualidade da assistência à gestante, ao parto e ao recém-nascido em particular.

DEFINIÇÕES

Essas definições estão de acordo com a 10ª Revisão da Classificação Estatística Internacional de Doenças e Problemas Relacionados à Saúde, 1996, e foram adotados pela Assembléia Mundial da Saúde (resoluções WHA20.19 e WHA43.24) de acordo com o Artigo 23 da Constituição da Organização Mundial de Saúde e pelo Ministério da Saúde no Brasil (Fig. 5.1).

Para fins de comparação de resultados, deve ser frisada a necessidade de ater-se às mesmas definições, intervalos e coeficientes, por ser a única maneira de garantir a igualdade dos dados obtidos.

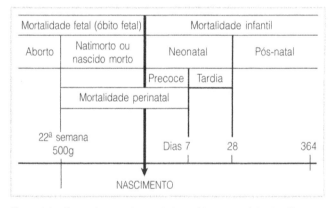

Figura 5.1 – Determinação dos períodos etários para efeito de diferentes índices de mortalidade.

Nascimento vivo – é a expulsão ou extração completa do corpo da mãe, independentemente da duração da gravidez, de um produto de concepção que, depois da separação, respire ou apresente qualquer outro sinal de vida, como batimentos do coração, pulsações do cordão umbilical ou movimentos efetivos dos músculos de contração voluntária, estando ou não cortado o cordão umbilical e estando ou não desprendida a placenta. Cada produto de um nascimento que reúna essas condições se considera como uma criança viva.

Óbito fetal – é a morte de um produto da concepção antes da expulsão ou da extração completa do corpo da mãe, independentemente da duração da gravidez; indica o óbito o fato de o feto, depois da separação, não respirar nem apresentar nenhum outro sinal de vida, como batimentos do coração, pulsações do cordão umbilical ou movimentos efetivos dos músculos de contração voluntária.

Peso ao nascer – é a primeira medida de peso do feto ou recém-nascido obtida após o nascimento.

Baixo peso ao nascer – menos de 2.500g (até 2.499g, inclusive).

Muito baixo peso ao nascer – menos de 1.500g (até 1.499g, inclusive).

Peso extremamente baixo ao nascer – menos de 1.000g (até 999g, inclusive).

Idade gestacional – a duração da gestação é medida a partir do primeiro dia do último período menstrual normal. A idade gestacional é expressa em dias ou semanas completas (por exemplo, eventos que ocorrem de 280 a 286 dias após o início do último período menstrual normal são considerados como ocorridos na marca de 40 semanas de gestação).

Pré-termo – menos de 37 semanas completas (menos de 259 dias) de gestação.

Termo – de 37 semanas a menos de 42 semanas completas (259 a 293 dias) de gestação.

Pós-termo – quarenta e duas semanas completas ou mais (294 dias ou mais) de gestação.

Período perinatal – começa em 22 semanas completas (154 dias) de gestação (época em que o peso de nascimento é normalmente de 500g) e termina com 7 dias completos após o nascimento.

Período neonatal – começa no nascimento e termina após 28 dias completos depois do nascimento. As mortes neonatais (mortes entre nascidos vivos durante os primeiros 28 dias completos de vida) podem ser subdivididas em mortes neonatais precoces, que ocorrem durante os primeiros 7 dias de vida, e mortes neonatais tardias, que ocorrem após o sétimo dia mas antes de 28 dias completos de vida.

Notas sobre as definições

1. Para nascidos vivos, o peso ao nascer deve preferivelmente ser medido durante a primeira hora de vida antes que ocorra perda de peso pós-natal significativa. Embora as tabulações estatísticas incluam agrupamentos de 500g para o peso ao nascer, os pesos não devem ser registrados nesses agrupamentos. O peso real deve ser registrado segundo o grau de exatidão com o qual é medido.

2. As definições de peso ao nascer "baixo", "muito baixo" e "extremamente baixo" não constituem categorias mutuamente exclusivas. Abaixo dos limites estabelecidos, elas são totalmente inclusivas e, portanto, superpõem-se (isto é, "baixo" inclui "muito baixo" e "extremamente baixo", enquanto "muito baixo" inclui "extremamente baixo").

3. A idade gestacional é freqüentemente uma fonte de confusão quando os cálculos são baseados em datas menstruais. Para os propósitos de cálculos da idade gestacional entre a data do primeiro dia do último período menstrual normal e a data do parto, deve-se ter em mente que o primeiro dia é dia 0 e não o dia 1; os dias 0 a 6 correspondem então à "semana 0 completa", os dias 7 a 13 à "semana completa 1" e a 40ª semana da gravidez atual é sinônimo de "semana completa 39". Quando a data do último período menstrual normal não é disponível, a idade gestacional deve ser baseada na melhor estimativa clínica. Para evitar confusão, as tabulações devem indicar tanto semanas quanto dias.

4. A idade à morte durante o primeiro dia de vida (dia 0) deve ser registrada em unidades de minutos completos ou de horas completas de vida. Para o segundo (dia 1), terceiro (dia 2) e até 27 dias completos de vida, a idade à morte deve ser registrada em dias.

A 10ª Revisão da Classificação Internacional de Doenças estabeleceu definitivamente a 22ª semana de gestação, e não mais a 28ª semana, como o início do período perinatal.

Com essa nova conceituação, fica bem estabelecido que o critério para fins de cálculos padronizados dos coeficientes de Mortalidade Perinatal, o que se convencionou chamar de * "nascido morto" ou "natimorto", mudou, passando a ser as perdas fetais (mortes fetais ou natimortos) a partir do término da 22ª semana de gestação (154 dias), época em que o peso de nascimento é normalmente de 500g. As perdas fetais antes da 22ª semana seriam os abortos. Assim, é dessa maneira que se calculam os coeficientes ou taxas de natimortalidade e a mortalidade perinatal.

$$\text{Taxa de mortalidade perinatal} = \frac{\text{*n^{o} de nascidos mortos + n^{o} de mortes de crianças com menos de 7 dias}}{\text{*n^{o} de nascidos mortos + n^{o} de nascidos vivos}} \times 1.000$$

$$\text{Taxa de natimortalidade} = \frac{\text{*n^{o} de nascidos mortos}}{\text{*n^{o} de nascidos mortos + n^{o} de nascidos vivos}} \times 1.000$$

$$\text{Taxa de mortalidade neonatal precoce} = \frac{\text{n^{o} de mortes de crianças com menos de 7 dias}}{\text{n^{o} de nascidos vivos}} \times 1.000$$

Outro indicador importante utilizado na área materno-infantil é a taxa de mortalidade neonatal hospitalar que seria o número de mortes de crianças antes da alta hospitalar em relação ao número de nascidos vivos e multiplicado por 1.000.

MORTALIDADES PERINATAL E NEONATAL NO BRASIL

A análise dos indicadores demográficos brasileiros permite observar que há algumas décadas vem ocorrendo um processo de redução da mortalidade infantil, em decorrência de um conjunto de medidas na área de saúde pública. Nesse sentido, houve redução de 44,1% entre 1980 e 1990 e de 21,5% entre 1990 e 1996. A taxa de mortalidade infantil no Brasil evoluiu de 85 óbitos de menores de 1 ano por mil nascidos vivos em 1980 para 37,5 por mil nascidos vivos em 1996. Quando se analisa a mortalidade infantil segundo seus componentes, as mortalidades perinatal e neonatal também estão muito elevadas em nosso meio, comparadas às de países mais desenvolvidos (Tabela 5.1).

Tabela 5.1 – Mortalidade perinatal e taxa de mortalidade perinatal por 1.000 nascidos vivos em 1990 e 1995.

Países	N^{o} de óbitos		Taxa de mortalidade perinatal	
	1990	1995	1990	1995
Brasil	66.332	66.238	27,4	25,6
Chile	3.867	2.566	12,6	9,2
México	35.512	40.203	16,6	14,6
EUA	39.753	35.521	9,3	8,9
França	6.363	5.349	8,3	7,5
Reino Unido	6.522	5.501	8,2	7,5
Holanda	1.915	1.692	9,7	8,9
Japão	7.030	5.543	4,7	5,8

Fonte: Demographic Yearbook – United Nations Publication NY, 1998.

Segundo dados oficiais do Sistema Estadual de Análise de Dados (SEADE), no Estado de São Paulo, a mortalidade neonatal diminuiu pouco mais de 30%, ao passar de uma taxa de 25 por mil nascidos vivos, em 1980, para 17 por mil nascidos vivos, em 1992. Em outros Estados brasileiros, a situação é semelhante ou pior.

Tabela 5.2 – Distribuição percentual e coeficiente da mortalidade por idade dos óbitos de menores de 1 ano (Brasil, 1990-1996).

Anos	< 1 dia-6 dias			7-27 dias			28 dias-< 1 ano			Total
	Nº	%	CMI	Nº	%	CMI	Nº	%	CMI	*
1990	35.876	37,5	17,9	11.017	11,5	5,5	48.583	50,8	24,3	95.476
1991	34.904	40,5	18,3	10.108	11,8	5,3	40.431	47,3	21,3	85.443
1992	33.474	39,7	17,0	9.213	10,9	4,7	41.639	49,3	21,2	84.326
1993	34.040	38,8	15,9	9.781	11,1	4,5	43.772	49,9	20,5	87.593
1994	35.683	41,1	16,2	9.728	11,2	4,4	41.286	47,6	18,8	86.697
1995	36.403	44,7	17,2	9.594	11,8	4,5	35.300	43,2	16,5	81.297
1996	35.046	46,9	17,6	8.984	12,0	4,5	30.678	41,1	15,4	74.711

* Menos as mortes com idade ignorada.
Fonte: Sistema de Informação de Mortalidade (SIM)/CNEPI/FNS/MS.

Um dos fatores que tem contribuído pouco para a diminuição da mortalidade dos recém-nascidos é a mortalidade neonatal precoce, que ainda é elevada em nosso meio, refletindo problemas na atenção à saúde da gestante e do seu filho (Tabela 5.2).

O coeficiente de mortalidade neonatal pode ser utilizado como indicador da eficiência dos serviços de saúde envolvidos com os cuidados perinatais. Todavia, distinguir os fatores determinantes desse coeficiente não é fácil e depende sobretudo do interesse das pessoas que trabalham na área da saúde.

No Brasil, dentre as principais causas de mortalidade perinatal, sobressaem as afecções perinatais, que correspondem a 73,2% da mortalidade neonatal (1995) e a mais de 50% dos óbitos ocorridos durante o primeiro ano de vida em todas as regiões brasileiras (Tabela 5.3). Nesse contexto, as afecções respiratórias e a doença de membranas hialinas ocupam lugar de destaque. Já a prematuridade e o baixo peso ao nascer corresponderam a aproximadamente 13% das mortes neonatais em 1995, de forma semelhante às infecções (congênitas e adquiridas), sem terem se alterado ao longo dos anos, apesar de constituírem causas que poderiam ser mais bem controladas se houvesse melhor qualidade da assistência pré-natal e ao parto.

Tabela 5.3 – Principais causas de mortalidade neonatal (Brasil, 1990, 1992 e 1995).

Causas	1990		1992		1995	
	N	%	N	%	N	%
Afecções perinatais	33.851	72,2	30.934	72,5	34.383	73,2
Anomalias congênitas	4.068	8,7	4.173	9,7	4.699	9,9
Outras causas	3.208	6,8	3.047	7,1	3.137	6,6
Causas mal definidas	2.852	6,1	2.335	5,5	1.765	4,0
Pneumonia	1.774	3,7	1.544	3,6	1.419	3,1
Diarréia	1.140	2,4	654	1,6	594	1,3
Total	46.893	100	42.687	100	46.997	100

Fonte: Sistema de Informação de Mortalidade (SIM)/CNEPI/FNS/MS.

Em estudo colaborativo sobre fatores perinatais relacionados com a morbidade e a mortalidade neonatais, realizado na década de 90 em nove maternidades do Município de São Paulo (oito hospitais públicos, sendo três universitários), foram analisados 10.235 nascimentos vivos em um período de seis meses. Desse total, 1.975 eram recém-nascidos patológicos que necessitaram de alguma intervenção médica desde o nascimento. O coeficiente de mortalidade geral foi de 12,8 por mil nascidos vivos, e o coeficiente de mortalidade neonatal precoce, tardia e pós-neonatal foi de 7,3, 1,8 e 0,8 por mil nascidos vivos, respectivamente. A letalidade foi de 6,6% (131/1975), sendo predominante entre os recém-nascidos pré-termo extremos e de muito baixo peso. As principais causas de óbito foram: hemorragia peri e intraventricular, infecções adquiridas (sepse e meningite), doença de membranas hialinas e malformações incompatíveis com a vida.

Esses hospitais são considerados de referência no Município de São Paulo, diferente da realidade brasileira, em que a asfixia perinatal é uma das principais causas de mortalidade neonatal, segundo dados do World Health Statistics Annual (WHO, 1998).

Nas unidades neonatais que recebem os RN nascidos nas maternidades do Hospital das Clínicas da Faculdade de Medicina de São Paulo (HC-FMUSP), que constitui centro de referência para gestantes e recém-nascidos de risco, e do Hospital Universitário da Universidade de São Paulo (HU-USP), tem-se alcançado maior sobrevida entre os recém-nascidos pré-termo e de muito baixo peso. A implementação das UTI neonatais e do atendimento durante a reanimação na sala de parto, associada a melhores técnicas de avaliação da vitalidade fetal e momento adequado para a interrupção da gestação, quando indicado, tem, de forma dinâmica, mudado o perfil de mortalidade entre os recém-nascidos graves: a mortalidade neonatal precoce está diminuindo, e a tardia e pós-neonatal ocorrem devido às complicações inerentes às seqüelas e às intervenções necessárias diante da gravidade dos casos. Na tabela 5.4 e figuras 5.2 e 5.3 constam dados recentes sobre a mortalidade neonatal no HC-FMUSP, serviço de atendimento a recém-nascidos de alto risco, HU-USP, hospital regionalizado de atendimento secundário.

Tabela 5.4 – Coeficientes de mortalidade dos recém-nascidos dos berçários anexos às maternidades do HC-FMUSP e HU, por 1.000 nascidos vivos em 1996, 1997 e 1998.

	HC -FMUSP*			HU-USP**		
	1996	1997	1998	1996	1997	1998
Coeficientes de mortalidade geral	22,8	18,0	12,9	14,2	13,8	6,8
Coeficientes de mortalidade neonatal	16,2	14,0	10,3	11,8	11,5	4,4
Coeficientes de mortalidade neonatal precoce	13,5	11,1	7,6	9,4	8,0	2,8
Coeficientes de mortalidade neonatal tardia	2,7	2,9	2,7	2,4	3,1	2,4

* Excluindo as malformações letais e a imaturidade pulmonar.
  Unidade Neonatal de RN de Alto Risco do Hospital das Clínicas da Faculdade de Medicina da Universidade de São Paulo.
** Hospital Universitário da Universidade de São Paulo.

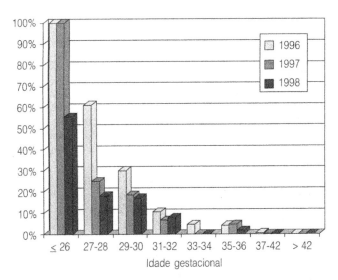

Figura 5.2 – Mortalidade neonatal segundo a idade gestacional em 1996, 1997 e 1998; excluindo malformações letais e imaturidade (Berçário Anexo à Maternidade do Hospital das Clínicas da FMUSP).

Figura 5.3 – Mortalidade neonatal segundo o peso de nascimento em 1996, 1997 e 1998; excluindo malformações letais e imaturidade (Berçário Anexo à Maternidade do Hospital das Clínicas da FMUSP).

BIBLIOGRAFIA

1. A Infância Brasileira nos anos 90 – Fundo das Nações Unidas para a Infância – Unicef, Brasília, 1998. 2. Demographic Yearbook – United Nations Publication – NY, 1998. 3. Grupo Colaborativo de Estudos Perinatais: fatores perinatais de morbidade e de mortalidade e de recém-nascidos pertencentes a nove unidades neonatais do Município de S. Paulo. *J. Pediatr.* **72**:379, 1996. 4. MARANHÃO, A.G.K. et al. – *Mortalidade Perinatal e Neonatal no Brasil*, Ministério da Saúde do Brasil – Unicef, Tema: 6-17, fevereiro, 1999. 5. ORTIZ, P. & CAMARGO, A.B.M. – Mortalidade infantil em São Paulo. *Informe Demográfico*, nº 26 SEADE, 1994. 6. Situação Mundial da Infância. Fundo das Nações Unidas para a Infância – Unicef, Brasília, 1998.7. ZULLINI, M.T. et al. – Survival at nine neonatal intensive care units in São Paulo, Brazil. *Rev. Panam. Salud Publica* (Pan-AM) Public-Health **2**:303, 1997.

SEÇÃO II   **O Feto**

coordenadores   MARCELO ZUGAIB
JOSÉ LAURO ARAUJO RAMOS
FLÁVIO ADOLFO COSTA VAZ

1   Crescimento Fetal

ROBERTO EDUARDO BITTAR
JOSÉ LAURO ARAUJO RAMOS
CLÉA RODRIGUES LEONE

INTRODUÇÃO

O mecanismo exato do crescimento fetal ainda não está totalmente esclarecido. Sabe-se, contudo, que é dependente de uma série de fatores: genéticos, placentários, nutricionais, hormonais e outros ainda pouco conhecidos. A gravidez pode ser acometida por diversas condições que prejudicam ou exacerbam o crescimento fetal, elevando a incidência de complicações perinatais. O crescimento intra-uterino retardado (CIUR) é a segunda principal causa de morbidade e mortalidade perinatais, sendo superado apenas pela prematuridade. Por outro lado, os fetos com crescimento exagerado apresentam maior risco para hipoxia, óbito intra-uterino, traumatismo no parto, maior freqüência de cesáreas e complicações neonatais.

CRESCIMENTO FETAL NORMAL

Após a embriogênese, que se estende até a oitava semana após a fecundação, inicia-se a fase de crescimento fetal. Trata-se de um período de crescimento importante do concepto cujas dimensões corporais passam dos valores iniciais de 3,5cm e 2g para 50cm e 3.000g, respectivamente, no termo da gestação.

O aumento das medidas corpóreas depende dos processos do crescimento celular. Winick descreveu três estágios de crescimento celular: primeiro, um período no qual o crescimento se deve à multiplicação celular (hiperplasia); o segundo, em que há hiperplasia e aumento de tamanho das células (hipertrofia), e o *terceiro, em que* só ocorre a hipertrofia. A duração de tais estágios pode variar em

255

relação ao tipo de tecido. Assim, durante o período antenatal, o tecido cerebral mostra duas fases de crescimento hiperplástico importantes, ou seja, a primeira por volta de 15 semanas em que ocorre a multiplicação de neurônios, e a segunda, em torno de 30 semanas em que há predomínio da multiplicação das células da glia. Entretanto, sabe-se que a hiperplasia celular no tecido cerebral ocorre até o segundo ano de vida. Por outro lado, o tecido muscular pode apresentar hiperplasia até a adolescência.

A seqüência de eventos que culminam com o crescimento dos tecidos e órgãos depende das informações genéticas contidas nas células, de fatores de crescimento, da oferta de substratos essenciais para o metabolismo energético e de influências hormonais. Do equilíbrio desses fatores resulta o crescimento adequado.

Controle genético do crescimento fetal

A genética do crescimento humano é um assunto ainda pouco compreendido. A maior parte dos nossos conhecimentos provém de estudos em animais em virtude dos problemas éticos associados ao uso de embriões e fetos humanos em pesquisas de laboratório. Sabe-se que os fatores genéticos têm uma cota de participação de aproximadamente 37% sobre o peso do recém-nascido, distribuídos da seguinte maneira: 20% depende do genótipo materno, 15% é atribuído ao genótipo fetal, e 2%, ao sexo fetal. Portanto, a influência materna é mais importante que a paterna na determinação do peso. A contribuição paterna sobre o peso caracteriza-se pela transmissão do cromossomo Y, tornando o feto masculino 150 a 200g mais pesado do que o feminino. O motivo pelo qual o cromossomo Y acelera o crescimento não é conhecido, mas supõe-se que se deva à participação de hormônios masculinos. Percebe-se a influência genética sobre o crescimento por meio do estudo de certas populações ou de determinados grupos étnicos em que existe semelhança evidente entre os pesos ao nascer.

Fatores de crescimento

Sabe-se que determinados fatores de crescimento insulina-símile – "insulin-like growth factors" (IGF-I e IGF-II) – e suas proteínas carregadoras – "insulin-like growth factor binding proteins" (IGFBP-1 a 8) – têm um papel importante mas ainda não totalmente esclarecido no crescimento fetal. Tais fatores estão amplamente expressos em tecidos em desenvolvimento e, portanto, promovem a diferenciação celular e a síntese protéica. Entretanto, até o momento, só há evidência direta do papel dos IGF no crescimento fetal em camundongos, em que na sua ausência ocorre importante CIUR.

Outros fatores de crescimento já foram isolados da placenta humana e incluem o epidérmico, o nervoso, o dos fibroblastos e um derivado das plaquetas. Apesar de os estudos iniciais sugerirem que tais fatores também estão relacionados com a multiplicação de diversos tipos celulares, ainda são necessários estudos complementares para que essas evidências se confirmem.

Nutrição fetal

A transferência materna de nutrientes é fundamental para o crescimento fetal. Daí a influência do estado nutricional materno sobre ele. Dos nutrientes, a glicose é o principal para a obtenção de energia necessária ao crescimento. O transporte de glicose é efetuado por difusão facilitada e, portanto, depende da concentração materna e da perfusão uteroplacentária. Em relação às proteínas, pode-se dizer que a oferta inadequada pode causar danos irreversíveis ao crescimento, principalmente nas fases de hiperplasia. Os ácidos graxos essenciais são importantes não só como elementos fundamentais para o arcabouço celular cerebral e vascular, como também para a formação placentária adequada e síntese de prostaglandinas vasodilatadoras. A desnutrição intra-útero leva à carência não só de nutrientes essenciais, mas também de alguns específicos, entre os quais se encontra o ácido fólico, cuja falta está associada a malformações fetais acompanhadas por CIUR.

Influências hormonais

Dos hormônios, a insulina é a que parece influenciar mais o crescimento fetal, podendo ser detectada no plasma fetal ao redor de 12 semanas. Uma passagem transplacentária maior de glicose que produza uma hiperglicemia fetal mantida leva ao aumento da secreção de insulina. A insulina promove o crescimento estimulando a captação celular de aminoácidos e, subseqüentemente, a síntese de proteínas. Aumenta, também, o depósito de glicogênio e de lipídeos nos tecidos de armazenagem, como fígado, músculo e tecido adiposo. Por outro lado, a ausência congênita de pâncreas está associada a CIUR.

As somatomedinas, ou IGF, constituem um grupo de peptídeos produzidos pela placenta e pelo feto, as quais estimulam mitoses celulares e têm propriedades semelhantes à insulina, estimulando a entrada de glicose e aminoácidos nas células. Alguns estudos demonstraram que as concentrações de somatomedinas no sangue do cordão umbilical são menores em fetos com CIUR.

O hormônio de crescimento (GH), apesar de ter algumas ações sobre o metabolismo fetal de hidratos de carbono, não afeta o crescimento somático.

O hormônio lactogênio-placentário (HPL), de estrutura semelhante ao hormônio de crescimento e secretado pelo sinciciotrofoblasto, parece influenciar o crescimento fetal. Estudos *in vitro* indicam que o HPL, embora em concentrações pequenas no feto, influencia o metabolismo fetal, apresentando sinergismo à insulina, especialmente na síntese de glicogênio hepático. O fato de o CIUR não ser um acontecimento marcante no feto anencéfalo (ausência de GH) sugere que o HPL desempenhe a função de um hormônio de crescimento fetal.

Outras influências propostas

Influência do rim no crescimento intra-uterino – doença renal grave pós-natal é em geral acompanhada de retardo de crescimento. Nefrectomia em fetos de carneiro provoca diminuição do peso de nascimento, além de parto prematuro e oligoâmnio. Na espécie humana, o CIUR existe em grande parte dos casos de agenesia renal (síndrome de Potter). Uma hipótese para explicar essa influência é a de que, na ausência de rins, algum fator de crescimento não exerceria seu efeito.

Fatores imunológicos do crescimento fetal – na espécie humana, maiores diferenças antigênicas entre mãe e feto acompanham-se de pesos de nascimento maiores, bem como de placentas mais pesadas. Em animais, como o rato, há evidência de que, quando o feto difere antigenicamente de sua mãe, o trofoblasto é mais "invasivo" e a deciduação mais pronunciada, resultando em placenta maior. Rote sugere que a resposta celular imune no útero pode promover a vascularização do local de implantação e melhorar o desenvolvimento da placenta e da nutrição fetal, melhorando assim o peso de nascimento. As correlações entre crescimento fetal e resposta imune mãe/feto ainda são mal conhecidas, mas deverão trazer grandes ensinamentos em futuro próximo.

Crescimento secular e o feto – o fenômeno denominado "crescimento secular" é descrito como a aceleração do crescimento não só da estatura definitiva dos indivíduos, mas também de peso e de outros parâmetros de crescimento e maturidade em crianças e adolescentes, detectado por meio de longos períodos e devido, quase inteiramente, aos fatores ambientais.

O crescimento secular do recém-nascido (RN) em relação ao peso e às demais variáveis antropométricas tem sido muito pouco estudado. Como existe relação direta entre o peso ao nascer e as condições sócio-econômicas nutricionais da mãe, seria provavelmente muito útil analisar-se, em determinada maternidade ou cidade ou mesmo em regiões maiores, a evolução, no tempo, das características antropométricas do RN. Um dos locais em que o peso ao nascer foi modificado foi o Japão, onde, em 1945-1946, 1957-1958 e 1963-1964, houve acentuado crescimento secular do peso de nascimento, tanto para os filhos de primíparas como de multíparas, de ambos os sexos. Essas alterações têm sido atribuídas à melhora das condições econômicas daquele país, embora possam ser também devidas a um aumento na exogamia ocorrido após a guerra de 1939-1945. Em alguns outros países e regiões, tem sido demonstrado aumento secular do peso (Inglaterra, 1956-1965, Itália, 1967), ao passo que em outros esse aumento não tem sido verificado nas últimas décadas, embora tenha ocorrido em períodos anteriores. Por exemplo, na Suécia, houve aumento de centenas de gramas, no período de 85 anos, entre 1850-1860 e 1935-1945. Entretanto, examinando-se em separado o período de 1918 a 1945, nesse mesmo país, não houve aumento nem do peso nem da estatura. Nos Estados Unidos, o aumento do peso ao nascer tem sido mínimo (0,05kg em brancos e 0,12kg em negros, entre 1800 e 1959). Na cidade de Nova Iorque, entre 1911 e 1934, não houve aumento, como também não houve em Paris entre 1910 e 1970. Na Alemanha, entre 1955 e 1965, Oster não encontrou variação de peso, mas sim um aumento de estatura de 51,5 para 53,5cm. Há alguns países, como a Suécia, em que o crescimento secular da estatura definitiva dos indivíduos parece ter cessado (provavelmente por ter sido atingido o limite permitido pelo potencial genético). É interessante especular se o crescimento secular do peso ao nascer tenha cessado em alguns países pela mesma razão. Sabendo-se que a participação genética no peso ao nascer é menor do que aquela dada pelo ambiente materno, é uma possibilidade atraente a de que também as condições maternas geralmente ofertadas ao feto teriam atingido, nesses países, uma situação bem próxima da ideal. Em São Paulo, na Maternidade do Hospital das Clínicas, comparando-se os pesos de RN de 40 semanas de gestação em 1945, 1975 e 1985, o grupo de recém-nascidos catalogados como de cor branca mostrou aumento do peso médio no período. É possível que essas diferenças não reflitam um real *crescimento* secular, mas sim mudanças no tipo de população ocorridas nos 40 anos que decorreram entre os períodos de estudo, embora, nas últimas etapas do período de estudo, as mudanças na população aparentemente não tenham sido importantes. Estudos de crescimento secular de RN em nosso meio seriam provavelmente úteis para se avaliar a evolução das condições do CIU através do tempo.

CURVAS DE CRESCIMENTO FETAL

O aumento de peso no decorrer da gestação faz-se segundo uma curva sigmóide (Fig. 5.4). Alguns dados da literatura sugerem que em populações gozando de condições de higidez ótimas, em geral, acompanhando condições sócio-econômicas similares, a desaceleração do peso fetal no fim da gravidez é menor e/ou mais tardia.

Curvas de crescimento intra-uterino

O estudo do crescimento fetal tem tido como importante instrumento o uso de "curvas de crescimento intra-uterino", ou seja, curvas traçadas após se obterem as médias e os desvios-padrões ou de percentis de um parâmetro antropométrico – em geral o peso – para cada idade gestacional no grupo de RN estudados (Fig. 5.5). O conhecimento da média e do desvio-padrão (ou dos vários percentis) do peso para determinada idade gestacional permite, portanto, que o RN seja classificado como de peso "adequado", "pequeno" ou "grande" para aquela idade (ver capítulo especial na seção II).

É compreensível que o peso, isoladamente, mesmo considerado em relação à idade gestacional, possa não ser suficiente para a avaliação da qualidade do CIU e por essa razão tem-se tentado introduzir novos itens na avaliação. Miller, em 1971, enfatizou a relação

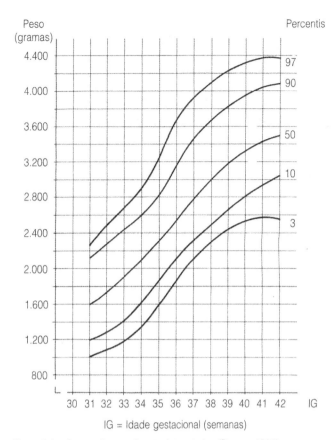

IG = Idade gestacional (semanas)

Figura 5.4 – Curvas de crescimento intra-uterino (Ramos, 1983).

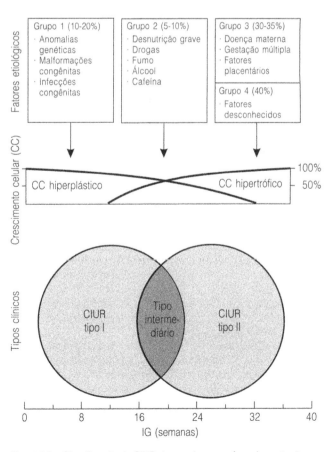

Figura 5.5 – Classificação do CIUR de acordo com a fase da gestação em que atuam os fatores etiológicos (Lin & Evans, 1984).

entre comprimento e quantidade de partes moles corpóreas, sugerindo que desnutrição ou peso excessivo do feto possam ser inferidos em seu índice ponderal (índice de Rohrer):

$$\text{Índice de Rohrer} = \frac{\text{Peso em g} \times 100}{(\text{Comprimento em cm})^3}$$

O índice ponderal normal varia de acordo com a idade fetal. No RN de termo, índices inferiores a 2,2 indicam CIUR e superiores a 3 indicam ganho excessivo de peso.

Outros critérios de avaliação da qualidade de crescimento fetal incluem mensurações especiais, como comprimento do fêmur e do pé, ou avaliação do desenvolvimento epifisário. A riqueza em partes moles, em geral considerada como diretamente proporcional à qualidade do crescimento, pode ser avaliada, além de por meio do índice ponderal, também por medida da prega cutânea (por exemplo, tricipital) e pela circunferência da coxa ou do braço.

Em muitos estudos, procurou-se correlacionar os valores da prega cutânea e do perímetro do membro (geralmente o braço) para obter índices como a área muscular do braço. Esses índices ainda são pouco valorizados no RN, embora pareçam importantes em idades posteriores.

Considera-se crescimento adequado quando o peso, para determinada idade gestacional, situa-se entre o percentil 10 e 90. Dessa maneira, a velocidade de ganho de peso apresenta quatro períodos:

1. **Período de crescimento lento** – abrange a fase inicial, até 15ª-16ª semanas de gestação. A velocidade de ganho de peso nessa fase é lenta e equivale a aproximadamente 10g por semana.
2. **Período de crescimento acelerado** – da 17ª até a 26ª-27ª semanas. O ganho ponderal é de até 85g por semana.
3. **Período de crescimento máximo** – da 28ª a 36ª-37ª semanas. O ganho ponderal é de 200g por semana.
4. **Período de crescimento em desaceleração** – a partir da 37ª semana, quando o ganho ponderal diminui para 70g por semana.

DEFINIÇÃO DE CIUR

Até meados da década de 1940, todo recém-nascido com peso inferior a 2.500g era considerado prematuro. McBurney, em 1947, observou que alguns recém-nascidos com peso inferior a 2.500g apresentavam características de maturidade, ou seja, eram pequenos em virtude de um crescimento inadequado. Em 1961, a Organização Mundial de Saúde definitivamente mudou o conceito de prematuridade, estando esta presente diante de menos de 37 semanas completas de gestação (< 259 dias) a partir do primeiro dia do último período menstrual. O recém-nascido com menos de 2.500g passou a ser denominado de baixo peso, podendo ou não ser prematuro, na dependência da idade gestacional.

Warkany e cols., em 1961, e posteriormente Gruenwald, em 1963, demonstraram a existência do CIUR, estabelecendo-se, a partir de então, curvas de peso, comprimento e circunferência cefálica em função da idade gestacional. Entretanto, as curvas de crescimento fetal passaram a ter importância com os estudos de Lubchenco e cols., em que se utilizou o peso dos recém-nascidos vivos em Denver, nos Estados Unidos.

Battaglia e Lubchenco, em 1967, definiram o pequeno para a idade gestacional (PIG) quando o peso do RN era inferior ao percentil 10, sendo adequados para a idade gestacional (AIG) aqueles com peso entre o percentil 10 e 90 e grandes para a idade gestacional (GIG) quando acima do percentil 90. Apesar de tais curvas serem utilizadas nos dias atuais, constituem motivo de críticas, pois foram construídas sob condições que influenciam o peso fetal. Assim, a população utilizada vivia a uma altitude de 5.000 pés, situação em que sabidamente há prejuízo do crescimento fetal; não foram considerados fatores epidemiológicos, tais como idade materna, paridade, raça, estatura materna e condições sócio-econômicas; a idade gestacional foi baseada exclusivamente na informação materna. Usher e McLean, em 1969, adotaram critérios mais rígidos para definir o PIG e propuseram o uso de dois desvios-padrão da média para caracterizá-lo, passando do percentil 10 para o percentil 3. Mais recentemente, Manning e Hohler sugeriram a utilização do percentil 5. Portanto, embora atualmente a maioria dos autores ainda utilize o percentil 10 como limite, existem dúvidas em relação ao percentil ideal para identificar aqueles fetos com maior morbidade e mortalidade perinatais.

Em virtude dos inúmeros fatores epidemiológicos que podem influenciar no peso fetal, a Organização Mundial de Saúde recomenda que cada população tenha sua própria curva de crescimento fetal. Na Clínica Obstétrica da Faculdade de Medicina da Universidade de São Paulo (FMUSP), utilizamos as curvas idealizadas por Ramos, que considera a presença de PIG diante de recém-nascidos cujo peso se coloca abaixo do percentil 10 para determinada idade gestacional. Quando o peso se situa abaixo do percentil 3, considera-se a presença de PIG grave (ver Fig. 5.4). É fundamental conhecer com exatidão a idade gestacional, sem a qual é impossível o diagnóstico correto. Além disso, deve-se ter em mente que, ao se empregar curvas para avaliar o crescimento fetal, estas podem incidir em erros, os quais citaremos a seguir.

Os termos CIUR e PIG são geralmente empregados como sinônimos, uma vez que, até o momento, não se dispõe de métodos propedêuticos de rotina que permitam a diferenciação. Entretanto, sabe-se que o PIG indica apenas que o feto ou recém-nascido está abaixo de uma medida de referência de peso para determinada idade gestacional, enquanto o CIUR traduz a existência de um processo patológico capaz de modificar o potencial de crescimento fetal e promover alterações importantes no RN, tais como hipoglicemia, hipotermia e policitemia. Essa distinção é importante, pois nem todos os RN com percentil abaixo de 10 têm características patológicas. Alguns são constitucionalmente pequenos. Gardosi e cols. demonstraram que 25% dos RN classificados como tendo CIUR, na verdade, apresentavam crescimento normal quando eram considerados parâmetros relacionados a grupo étnico, paridade, peso e altura materna. Considerando o percentil 10 e as complicações neonatais, Ott observou que 70% dos RN com diagnóstico de CIUR eram apenas constitucionalmente pequenos. Por outro lado, alguns portadores de CIUR podem revelar peso acima do percentil 10. Assim, um concepto com potencial de crescimento que resultaria em peso de 4.000g pode, por não ter sido adequadamente suprido, alcançar somente 3.000g. Esse peso o inclui entre os AIG, embora possa apresentar riscos perinatais. Outro aspecto que pode interferir na interpretação das curvas de crescimento fetal são os nascidos com menos de 37 semanas. Admite-se que a prematuridade, por constituir ocorrência anormal, está associada a uma incidência maior de CIUR, podendo este ser a causa da prematuridade. Com isso, muitos prematuros podem ser considerados como tendo peso normal mas, na verdade, apresentam CIUR (ver capítulos Classificação do RN e RN Pequeno para a Idade Gestacional).

INCIDÊNCIA

A incidência de CIUR varia de acordo com a população estudada, com os fatores de risco envolvidos, os critérios utilizados para o cálculo da idade gestacional e a curva-padrão utilizada. Com tantas dificuldades, é de se supor que a incidência exata de CIUR permaneça desconhecida. Lin e Evans citam freqüências que variam de 3 a 10%; Hobbins cita de 3 a 7%; e, em nosso meio, Mauad Filho e cols. referem 8,3%; Ragonesi, 6,8%; e na Clínica Obstétrica da FMUSP, considerando-se o período de 1994 a 1997, o CIUR foi diagnosticado em 15% dos nascimentos.

MORBIDADE E MORTALIDADE

A morbidade perinatal é cerca de cinco vezes maior nos RN com CIUR que nos AIG em conseqüência da maior freqüência de hipóxia, aspiração de mecônio, hipoglicemia, hipocalcemia, policitemia, hipotermia, hemorragia pulmonar e prejuízo no desenvolvimento neuropsicomotor. Ragonesi observou índice de Apgar < 7 (5º minuto) em 16% dos casos de CIUR. Mauad Filho e cols. evidenciaram tal achado em 5,7%. A hipoglicemia neonatal presente nesses casos relaciona-se à redução dos estoques de glicogênio hepático e miocárdico, decréscimo da gliconeogênese hepática e redução do tecido adiposo. A hipocalcemia decorre em função da prematuridade e da ocorrência de hipóxia. A hipotermia, quando presente, ocorre em decorrência da perda excessiva de calor por escassez de tecido subcutâneo. A policitemia é conseqüente à elevação da eritropoetina fetal decorrente da hipóxia crônica intra-útero. Com a hiperviscosidade *sangüínea* surgem outras complicações, tais como insuficiência cardíaca, trombose cerebral e insuficiência respiratória. Em relação ao prejuízo no desenvolvimento neuropsicomotor, os estudos mostram que, quando o tecido cerebral é agredido antes de 34 semanas, surgem problemas de adaptação, irritação e concentração. Entretanto, quando a agressão é muito precoce, ou seja, antes de 26 semanas, os distúrbios são mais graves, com comprometimento do aprendizado, fala e escrita. Por outro lado, a evolução desses casos ao longo da infância sofre forte influência da classe social a que pertencem os pais.

A mortalidade perinatal é cerca de oito vezes maior que nos AIG. Segundo Gonzalez e cols., 14,6%. Ragonesi cita 13,6%, e na Clínica Obstétrica da FMUSP a média obtida de 1994 a 1997 foi de 12%.

Além das repercussões no período perinatal, o crescimento fetal diminuído pode repercutir na vida adulta. Estudos epidemiológicos recentes demonstram associação de crescimento fetal reduzido e presença de fatores de riscos cardiovasculares na vida adulta, tais como hipertensão arterial, níveis séricos elevados de triglicerídeos e baixas concentrações séricas de HDL, além de insulino-resistência.

CLASSIFICAÇÃO

A classificação do CIUR está relacionada à etiopatogenia. Os estudos iniciais de Winick, em 1970, demonstraram que as fases de crescimento celular dos órgãos fetais (hiperplasia, hiperplasia associada à hipertrofia e hipertrofia) são comprometidas em função do agente agressor e do período da gestação que tal agressão ocorre. Assim, Winick e Brasel, em 1973, dividiram o CIUR em dois grandes grupos:

Tipo I (intrínseco simétrico, harmônico ou proporcionado) – quando o fator está intimamente relacionado ao feto e atua precocemente no seu desenvolvimento. Todas as medidas corpóreas mostram tamanho proporcionalmente reduzido para a idade gestacional. A placenta é de tamanho normal e os autores encontraram presença de malformações em todos os casos.

Tipo II (extrínseco) – quando o agente agressor independe do feto. Os fetos são fisicamente normais, exceto pelos tamanhos diminuídos. A placenta apresenta-se de tamanho diminuído. Esse tipo foi subdividido em dois grupos:

• **Simétrico** – quando o agente etiológico começa a agir precocemente na gravidez e persiste durante toda a sua duração. Apresenta as mesmas características quando da restrição protéico-calórica provocada em animais de experimentação. O recém-nascido mostra-se proporcionalmente menor.

• **Assimétrico** – surge diante de intercorrências maternas que ocorrem no último trimestre da gestação, revelando as mesmas características reproduzidas em modelos animais em que se reduz o fluxo uteroplacentário. Na espécie humana, é fielmente reproduzido na doença hipertensiva específica da gestação, quando o feto apresenta comprometimento maior do abdome em relação à cabeça.

Lin e Evans, em 1984, propuseram uma nova classificação, a qual passamos a adotar na Clínica Obstétrica da FMUSP. Essa classificação tem o mérito de relacionar o agente etiológico com a fase de crescimento celular prejudicada e o tipo clínico observado. O comprometimento fetal e, portanto, seu prognóstico dependem do agente agressor, da fase comprometida da gestação e da duração do estímulo nocivo. Segundo essa classificação, o CIUR pode ser dividido em três tipos clínicos (ver Fig. 5.5):

Tipo I (simétrico) – quando o agente agressor atua precocemente na gravidez, ou seja, durante a embriogênese. Ocorre prejuízo do processo de multiplicação celular (hiperplasia), dando origem a recém-nascidos com redução proporcionada das medidas corpóreas (peso, estatura e perímetro cefálico abaixo do percentil 10). Os fatores mais freqüentemente envolvidos são os genéticos, as infecções congênitas, as drogas e as radiações ionizantes. Correspondem a cerca de 10 a 20% dos casos de CIUR e apresentam prognóstico geralmente ruim, já que mostram incidência elevada de malformações fetais.

Tipo II (assimétrico) – quando a atuação sobre o feto acontece no terceiro trimestre da gestação, isto é, na fase correspondente ao aumento do tamanho das células (hipertrofia). Dá origem a recém-nascidos com redução desproporcionada das medidas corpóreas. O pólo cefálico e os ossos longos são pouco atingidos, permanecendo acima do percentil 10, sendo o abdome a estrutura mais comprometida. É típico das insuficiências placentárias, mas pode ser decorrente de fatores fetais. É o tipo mais freqüente, estando presente em cerca de 75% dos casos. Geralmente, apresenta bom prognóstico, desde que seja diagnosticado precocemente.

Tipo intermediário – quando o agente agressor atua no segundo trimestre da gestação, comprometendo tanto a fase de hiperplasia quanto a de hipertrofia das células. Geralmente, nesses casos, o feto apresenta-se com comprometimento cefálico e de ossos longos, mas em grau menor do que no tipo I, tornando o diagnóstico nem sempre fácil. Os fatores mais freqüentemente envolvidos são desnutrição, uso de determinados fármacos, fumo e álcool. Corresponde a cerca de 10% dos casos de CIUR.

A classificação do CIUR durante a gestação, por meio da ultra-sonografia, pode não só sugerir um fator causal, como também determinar o prognóstico. Entretanto, a identificação precisa do tipo de CIUR nem sempre é fácil, principalmente nos casos mais graves do tipo II, situação em que é difícil de ser documentada a preservação do pólo cefálico.

ETIOLOGIA

Diversos são os fatores que podem estar envolvidos na gênese do CIUR (Quadro 5.1). Tais agentes podem ser de origem exclusivamente fetal, materna ou placentária. Outras vezes, ocorre associação entre diversos fatores. Por outro lado, em cerca de 40% dos casos de CIUR, a etiologia é desconhecida.

Causas fetais

Inúmeras são as alterações genéticas acompanhadas por CIUR. Estima-se que cerca de 10% dos casos de CIUR estejam associados a cromossomopatias e outros distúrbios genéticos. Entretanto, 38% dos fetos com cromossomopatias têm CIUR. Entre as principais alterações genéticas, destacam-se as cromossomopatias, principalmente as trissomias autossômicas (21, 18 e 13). Entre as demais alterações cromossômicas destacam-se as triploidias, a síndrome de Turner (45,X) e os mosaicismos. Outras alterações genéticas, tais como defeitos do tubo neural, acondroplasia, condodistrofias e osteogênese imperfeita, também podem estar associadas ao CIUR. Embora as alterações genéticas estejam mais fre-

Quadro 5.1 – Etiologia do crescimento intra-uterino retardado.

CAUSAS FETAIS	CAUSAS MATERNAS		CAUSAS PLACENTÁRIAS

Cromossomopatias
  Trissomia do 21 (síndrome de Down)
  Trissomia do 18 (síndrome de Edwards)
  Trissomia do 13 (síndrome de Patau)
  Monossomia X (síndrome de Turner)
  Mosaicismos
 	
Outras anomalias genéticas
  Defeitos do tubo neural
  Acondroplasia
  Condrodistrofias
  Osteogênese imperfeita
 	
Malformações congênitas
  Sistema cardiovascular
  Sistema nervoso
  Sistema geniturinário
  Sistema digestivo
  Sistema musculoesquelético
	Infecções
	  Virais
	    citomegalovírus
	    rubéola
	    herpes
	    varicela-zoster
	    HIV
	  Bacterianas
	    tuberculose
	  Protozoários
	    toxoplasmose
	    malária
	    doença de Chagas
		Drogas e substâncias tóxicas
		  Metotrexato
		  Difenil-hidantoína
		  Heroína/cocaína
		  Metadona
		  Trimetadiona
		  Dicumarínicos
		  Tetraciclinas
		  Propranolol
		  Álcool
		  Fumo
		
		Radiações ionizantes
		
		Intercorrências clínicas
		  Desnutrição
		  Anemias
		  Síndromes hipertensivas
		  Cardiopatias
		  Diabete melito
		  Doenças auto-imunes
			Doenças placentárias
			  Placenta prévia
			  Placenta circunvalada
			  Corioangiomas
			  Inserção velamentosa de cordão
			  Artéria umbilical única
			
			Transferência placentária deficiente
			  Tromboses e infartos placentários
			  Gestação gemelar .

qüentemente associadas ao tipo I de CIUR, Bilardo e Nicolaides, ao realizarem cordocenteses em 239 casos de CIUR para determinação de cariótipo fetal, observaram alterações cromossômicas que estavam associadas a CIUR do tipo II. Tais achados decorrem de comprometimento placentário simultâneo. Portanto, a presença de CIUR assimétrico precoce também merece investigação do ponto de vista genético.

Muitas malformações congênitas associam-se ao CIUR. Khoury e cols. investigaram 13.074 crianças portadoras de anomalias congênitas importantes, diagnosticadas no primeiro ano de vida, e verificaram que em 22,3% dos casos havia antecedente de CIUR. Em geral, quanto mais grave a malformação, maior o comprometimento fetal. O espectro de malformações relacionadas ao CIUR é amplo e inclui as malformações dos sistemas cardiovascular, nervoso, geniturinário, digestivo e musculoesquelético.

Causas maternas

Infecções – as infecções congênitas são responsáveis por aproximadamente 5 a 10% dos casos de CIUR. Podem ser causadas por vírus, bactérias ou protozoários. Entre as infecções virais, encontram-se bem estabelecidas aquelas pelo vírus da rubéola e o citomegalovírus, embora outros como HIV, varicela-zoster e herpes também possam comprometer o crescimento fetal. Segundo Silverstein, o vírus da rubéola diminui a velocidade de multiplicação celular durante a organogênese por comprometimento do endotélio capilar. O citomegalovírus leva à citólise e às necroses localizadas. Com relação às infecções bacterianas, a tuberculose é causa comprovada de CIUR. Já a sífilis, causada pelo *T. pallidum*, tem suscitado controvérsias entre os autores. Alguns citam a sífilis como causa de CIUR por determinar um processo inflamatório vascular e perivascular da placenta, prejudicando, assim, a função placentária. Outros autores não acreditam que a sífilis seja causa de CIUR, salientando que tanto a placenta como os órgãos, tais como baço, fígado e rins, encontram-se aumentados de tamanho nessa infecção. Das infecções por protozoários, sabe-se que a toxoplasmose aguda pode causar CIUR. Na malária, embora os parasitas raramente atravessem a placenta, têm grande afinidade pelos vasos deciduais e podem comprometer a função placentária.

Drogas e substâncias tóxicas – qualquer droga que cause efeito teratogênico também é capaz de comprometer o crescimento fetal.

Assim, alguns anticonvulsivantes, tais como a difenil-hidantoína e a trimetadiona, podem ser responsáveis por alterações morfológicas que incluem o CIUR. Os narcóticos e as drogas correlatas, além de diminuírem a ingestão materna de nutrientes, prejudicam a multiplicação celular fetal.

O álcool é um importante agente teratogênico e, portanto, compromete o crescimento fetal. O consumo de álcool diário, capaz de comprometer o feto, não é conhecido, mas alguns autores citam que acima de duas doses diárias é suficiente para prejudicar o desenvolvimento fetal. O álcool e o seu principal metabólito, o acetaldeído, comprometem a circulação uteroplacentária.

Em países desenvolvidos, o fumo é uma das causas mais importante de CIUR. Sabe-se que a redução do peso está relacionada ao número de cigarros consumidos por dia, havendo, em média, diminuição de cerca de 250g em recém-nascidos de mães que fumam cerca de 20 cigarros por dia. A agressão ao crescimento fetal dá-se mais comumente no final do segundo e durante o terceiro trimestre. Portanto, a gestante que pára de fumar até o início do segundo trimestre não corre risco de haver comprometimento fetal. Ainda permanece controverso o mecanismo pelo qual o fumo leva ao CIUR. Diversas são as possibilidades: a nicotina pode aumentar a resistência vascular placentária, diminuindo o fluxo uteroplacentário, ou, ainda, o monóxido de carbono, promovendo a formação da carboxiemoglobina, diminui a oxigenação fetal.

Radiações ionizantes – entre os efeitos prejudiciais da radiação sobre o produto conceptual destacam-se as malformações e o CIUR. Nos estágios iniciais de diferenciação dos diversos órgãos, causam destruição celular. Após a organogênese, os efeitos da radiação tendem a se restringir na redução do crescimento fetal.

Desnutrição – a desnutrição materna grave, quando presente no primeiro e segundo trimestres, acomete a fase de hiperplasia, resultando em lesões irreversíveis, principalmente na esfera neurológica. Sabe-se que existem duas fases de crescimento rápido das células do sistema nervoso: a primeira, neuronal, ocorre entre a 15ª e 20ª semanas, e a segunda, das células da glia, entre a 30ª semana de gestação até os dois primeiros anos de vida. Portanto, a oferta inadequada de nutrientes nesses períodos prejudica definitivamente o desenvolvimento neurológico. Já no terceiro trimestre, quando as células crescem principalmente em tamanho, a desnutrição compromete predominantemente o peso fetal.

Embora já esteja bem estabelecido que a deficiência de nutrientes é causa de CIUR, ainda se discute qual o grau de desnutrição e quais os nutrientes que comprometem o crescimento fetal. Assim, estudos feitos com gestantes mal nutridas, durante a Segunda Guerra Mundial, mostram dados conflitantes. Antonov, em 1947, demonstrou que o peso dos recém-nascidos diminuiu significativamente. Entretanto, Stein e cols., em 1975, demonstraram que, diante de uma restrição calórica forçada de 600kcal/dia, mantidas até 28 semanas, houve diminuição média de peso da ordem de 250g. Apesar de o peso não ter sido muito comprometido, a mortalidade perinatal foi elevada. Da mesma maneira, embora a maioria dos autores tenha concluído que a restrição calórica desempenhe papel primário na deficiência do crescimento fetal, ainda não está bem estabelecido se a restrição calórica por si só, ou igualmente a deficiência protéica, têm importância no determinismo do CIUR. Tais estudos são dificultados, mesmo em animais, porque a privação protéica impede a ingestão adequada de carboidratos. Além desses nutrientes, nos últimos anos, os ácidos graxos essenciais têm sido destacados não só como elementos estruturais para o sistema nervoso e vascular, como também para a síntese de prostaciclinas, que possuem ação vasodilatadora e antitrombótica. Sua ausência leva à diminuição do fluxo uteroplacentário e ao CIUR.

Por se tratar geralmente de desnutrição crônica, na maioria das vezes tais recém-nascidos revelam padrão simétrico de CIUR. Isso explica o observado em estudos realizados em populações com más condições nutricionais, em que a incidência de CIUR simétrico se aproxima de 60%, e é muito superior ao verificado em países industrializados onde as cifras se situam em torno de 20%.

O estado nutricional materno deve ser avaliado durante o pré-natal por meio de informações sobre o peso pré-gestacional e o ganho de peso ao longo da gestação em função da altura materna. Embora ainda discutível, admite-se que o ganho médio de peso ideal durante a gravidez é de 11.000g. No primeiro trimestre, a média de ganho de peso é pequena, de 1.000 a 2.000g, ou até mesmo ausente. No segundo e terceiro trimestres, a média de ganho é de 400g por semana. Na verdade, o ganho ponderal no terceiro trimestre parece ter mais influência no peso final do recém-nascido. Assim, o ganho de peso materno inadequado, principalmente no terceiro trimestre, constitui-se em sinal de alerta para possível CIUR, mas deve ser avaliado em conjunto com outros elementos clínicos.

Anemias – embora todos os tipos de anemias possam comprometer o crescimento fetal, as hemoglobinopatias e principalmente a anemia falciforme são as mais importantes. Esta última, além de diminuir acentuadamente a oxigenação fetal, eleva a viscosidade do sangue e permite a formação de trombos na placenta.

Síndromes hipertensivas – na Clínica Obstétrica da FMUSP, em função da elevada prevalência das síndromes hipertensivas na gestação, essas constituem a principal causa de comprometimento do crescimento fetal. Nos últimos quatro anos, o CIUR esteve presente em cerca de 25% dos casos de hipertensão arterial. Por outro lado, de todos os casos de CIUR, no mesmo período, a hipertensão arterial teve participação em 38% dos casos. Essas incidências elevadas estão relacionadas ao comprometimento vascular placentário com conseqüente queda do fluxo uteroplacentário. Diante da presença da doença hipertensiva específica da gestação, tais aspectos são agravados em decorrência de placentação deficiente. Nesses casos, o segundo surto de invasão do trofoblasto, que ocorre entre 16 e 20 semanas, não se dá de maneira adequada, ou seja, as artérias espiraladas da porção miometrial não se transformam em artérias uteroplacentárias, permanecendo em regime de alta resistência, sensível a substâncias vasoativas, além de, nesses casos, também ocorrer aumento relativo de tromboxano A_2 em relação à prostaciclina, resultando em vasoconstrição e aumento da agregação plaquetária. A freqüência de CIUR nas síndromes hipertensivas está diretamente relacionada à gravidade do caso. Em 1.600 gestantes hipertensas analisadas por nós, em níveis pressóricos diastólicos entre 91 e 100mmHg, o CIUR esteve presente em 12,9% dos casos, ao passo que quando superior a 120mmHg ocorreu em 32,2% dos casos. Ainda no mesmo estudo, a proteinúria revelou-se em importante fator agravante. Na sua ausência, o CIUR ocorreu em 15% dos casos. Na presença de 4+ de proteinúria, foi feito o diagnóstico de CIUR em 33,8% dos nascimentos. Em outro estudo, também realizado por nós, pudemos constatar que o CIUR ocorreu mais freqüentemente em gestantes hipertensas com níveis mais elevados de ácido úrico no sangue (> 6mg%).

Cardiopatias – a presença de cardiopatia na gestação constitui uma das principais causas de CIUR. O risco fetal está intimamente relacionado ao tipo de cardiopatia e às condições clínicas. Em nosso meio, a cardiopatia reumática é a mais freqüente, em especial a estenose mitral, que corresponde a 90% dos casos. Na Clínica Obstétrica da FMUSP, o acompanhamento prospectivo de 52 gestantes portadoras de estenose de valva mitral revelou incidência de CIUR de 31,03%. Tal freqüência elevada pode ser explicada pela presença de baixo débito cardíaco fixo, com diminuição da oxigenação materna e fetal.

Diabete melito – o diabete de longa evolução (classes D, E, F e R) pode causar CIUR. Nesses casos, há comprometimento vascular avançado no sítio de implantação placentário com diminuição do fluxo uteroplacentário.

Doenças auto-imunes – o lúpus eritematoso sistêmico constitui-se em uma das principais entidades do grupo das doenças auto-imunes responsáveis pelo CIUR. Swaak demonstrou a presença de imunocomplexos na membrana basal do trofoblasto, além de vasculite placentária, o que explica a insuficiência placentária encontrada nesses casos. A presença de hipertensão arterial e de comprometimento renal torna o prognóstico ainda mais sombrio. Berrett, em estudo acompanhando gestantes lúpicas, revelou incidência de CIUR de 30%. O período de menor risco fetal para a paciente lúpica engravidar é após dois anos do diagnóstico da doença e, no mínimo, após seis meses sem sua atividade.

Causas placentárias

Doenças placentárias – a placenta prévia associa-se ao CIUR em cerca de 16% dos casos. Essa associação parece ser devida a um prejuízo na função placentária decorrente de um sítio de implantação deficiente, além da perda constante de sangue. Outras alterações placentárias e de cordão umbilical habitualmente estão relacionadas ao CIUR, tais como a placenta circunvalada, os corioangiomas, a inserção velamentosa de cordão e a artéria umbilical única. A presença de alfa-fetoproteína elevada no sangue materno durante o segundo trimestre está associada a CIUR, provavelmente em decorrência de placentação anormal.

Transferência placentária deficiente – alterações placentárias como a presença de trombos e infartos são freqüentes diante de doenças maternas que levam ao comprometimento vascular. Como exemplo, pode-se citar a doença hipertensiva específica da gestação que, em virtude de uma placentação inadequada, as artérias espiraladas no miométrio não se transformam em artérias uteroplacentárias, favorecendo o vasoespasmo local, a lesão endotelial e a agregação plaquetária. Tal fenômeno também ocorre em alguns casos de CIUR de etiologia desconhecida.

Na gestação gemelar, ocorre diminuição relativa na transferência placentária de nutrientes, havendo menor quantidade de tecido placentário em relação à quantidade de tecido fetal. Essa insuficiência relativa torna-se evidente após 32 semanas de gestação, quando ocorre diminuição progressiva do crescimento fetal. Por outro lado, quanto maior o número de fetos, mais precocemente ocorre o desvio da curva normal de crescimento. Assim, na gestação tripla, esse desvio se inicia entre 27 e 28 semanas. Portanto, o CIUR é uma intercorrência freqüente da gestação gemelar e está presente em cerca de 20 a 40% dos casos. Embora, quando implicado apenas o fator nutricional, a redução do crescimento dos fetos seja na maioria das vezes discreta, a gestação múltipla apresenta alguns agravantes que podem dar origem a CIUR grave. As anomalias genéticas são mais freqüentes na gemelaridade, principalmente nos monozigóticos. As placentas monocoriônicas dão origem a fetos menores do que as dicoriônicas. Em placentas associadas, o peso dos fetos tende a ser menor do que nas separadas. A síndrome da transfusão, quando presente, compromete ambos os fetos. O transfusor torna-se menor, apresenta massa placentária menor e líquido amniótico diminuído. O transfundido, embora maior, apresenta-se hipervolêmico, policitêmico e com líquido amniótico aumentado.

DIAGNÓSTICO

O acompanhamento obstétrico adequado durante o pré-natal é de suma importância na detecção das alterações do crescimento fetal. A anamnese cuidadosa na primeira consulta de pré-natal, revelando a presença de fatores de risco, como também história de CIUR, morte fetal ou neonatal anterior, deve nos alertar quanto à possibilidade de CIUR na gestação atual.

Ganho de peso materno
O exame físico materno, pelo ganho de peso, pode nos informar indiretamente sobre o crescimento fetal, principalmente no terceiro trimestre da gestação. Entretanto, tal parâmetro não deve ser analisado em separado, mas juntamente com a medida da altura uterina e ultra-sonografia. Na prática, acompanhamos a evolução ponderal materna por meio de gráficos que levam em conta o peso e a altura. Sabe-se que não só o ganho de peso durante a gravidez é importante, mas também o peso pré-gestacional. Assim, a grávida com peso pré-gestacional abaixo de 90% do ideal tem risco maior de ter um recém-nascido pequeno para a idade gestacional.

Medida da altura uterina
A medida da altura uterina com a fita métrica constitui-se em importante método de "screening" para a detecção do CIUR. Belizán e cols. (Fig. 5.6) demonstraram que essa metodologia, quando aplicada adequadamente, revela apenas 14% de resultados falso-negativos e 10% de falso-positivos.

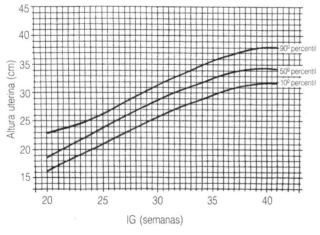

Figura 5.6 – Curvas da altura uterina em função da idade gestacional.

Outros autores, estudando populações de baixo risco para CIUR, encontraram valores preditivos positivos significativamente inferiores, identificando corretamente apenas 40 a 50% dos casos. Entre as principais causas de erros, destaca-se o desconhecimento da idade gestacional e imprecisão na medida da altura uterina. Seu emprego tem pouco valor em situação transversa, gestação gemelar, poliidrâmnio e obesidade extrema.

Ultra-sonografia
O fato de aproximadamente 50% dos casos de CIUR não serem detectados clinicamente estimulou o aperfeiçoamento das medidas de diversos parâmetros ultra-sonográficos do crescimento fetal visando ao diagnóstico mais preciso e mais precoce. Na avaliação do crescimento fetal, diversos parâmetros permitem a detecção e a classificação do CIUR. São importantes as medidas do diâmetro biparietal (DBP), a circunferência cefálica (CC), a circunferência abdominal (CA), a relação CC/CA, o comprimento do fêmur (F), a relação F/CA e a estimativa de peso fetal.

É importante destacar que, para um acompanhamento clínico e ultra-sonográfico adequado, é fundamental o conhecimento exato da idade gestacional. Nesse aspecto, o exame ultra-sonográfico assume papel de destaque. A idade gestacional pode ser conhecida com segurança se o exame for realizado no primeiro trimestre, preferencialmente entre a 7ª e a 12ª semanas, período em que a margem de erro é menor – aproximadamente três a quatro dias. Datando-se a gestação, podem-se valorizar as medidas da altura uterina e os futuros exames ultra-sonográficos, os quais, em nosso ambulatório, têm sido realizados em pelo menos mais duas oportunidades – na 20ª e 34ª semanas de gestação. Em relação à medida do DBP, sabe-se que é mais acurada entre a 20ª e a 30ª semanas, com erro de no máximo 1,5 semana. O aumento do DBP não é constante, sendo maior no início e menor no termo, aumentando em média 1,5mm por semana. Suspeita-se de CIUR quando seu incremento for menor que 2mm, em duas semanas, em idade gestacional menor que 36 semanas, época em que a insinuação da cabeça e o assinclitismo prejudicam a medida desse diâmetro. No CIUR do tipo I, o crescimento do DBP mantém-se abaixo do percentil 10 antes do início do terceiro trimestre. Já no CIUR do tipo II, a curva de crescimento do DBP declina no terceiro trimestre. De maneira geral, a medida isolada do DBP é um método impreciso para o diagnóstico precoce da maioria dos casos de CIUR, já que a cabeça fetal é a última estrutura a ser comprometida na insuficiência placentária. Nos casos de dolicocefalia e braquicefalia, a medida da CC corrige uma série de alterações do DBP. A relação CC/CA pode sugerir o tipo de CIUR. Em fetos com crescimento normal, a relação CC/CA é superior a 1 antes de 32 semanas; é de aproximadamente 1 entre 32 e 34 semanas, e torna-se inferior a 1 após 34 semanas. No CIUR do tipo I, a relação CC/CA mantém-se normal, já que tanto a CC como a CA estão diminuídas. No CIUR do tipo II, tal relação se mantém elevada. Igualmente ao DBP, em alguns casos, a medida da CC pode ser dificultada pela posição fetal e, nessas situações, recomenda-se a medida do fêmur. No CIUR do tipo II, o fêmur é preservado e uma relação F/CA superior a 23,5 sugere CIUR assimétrico.

A medida do volume de líquido amniótico tem grande valor no diagnóstico do CIUR, acompanhado ou não de malformações congênitas. Segundo Manning e cols., há oligoidrâmnio quando a maior bolsa de líquido visualizada for inferior a 1cm. Segundo os autores, nessa situação, em 96% dos casos o CIUR está presente. Atualmente, tem-se preferido avaliar a quantidade de líquido por meio do índice de líquido amniótico (ILA), sendo considerado oligoidrâmnio quando inferior a 5cm.

O valor da aceleração da maturidade placentária no diagnóstico do CIUR é discutível. Embora alguns autores tenham relacionado placenta grau III ao CIUR, os resultados mostram valores discutíveis (sensibilidade de 62%, especificidade de 73% e valor preditivo de 59%). Portanto, deve ser valorizado apenas diante de outros parâmetros alterados.

Apesar da ajuda incontestável da ultra-sonografia no diagnóstico do CIUR, sua confirmação só se dá após o nascimento. Entretanto, quando a idade gestacional não é conhecida durante o pré-natal, tal dificuldade persiste após o nascimento, quando, por meio do método de Capurro, pode-se incidir em um erro de até duas semanas. Nesses casos, é impossível a confirmação diagnóstica de CIUR até mesmo no período neonatal.

ASPECTOS LABORATORIAIS DO CRESCIMENTO FETAL

Hormonais
A diminuição da função placentária com conseqüente queda da produção de alguns hormônios pela unidade fetoplacentária fez com que diversos autores avaliassem o perfil hormonal com o intuito de estudar a vitalidade fetal e fazer o diagnóstico precoce do CIUR. Assim, foram estudados o estriol materno, o hormônio lactogênio-placentário (HPL) e o sulfato de deidroepiandrosterona (S-DHEA). Atualmente, não se justifica a utilização dessas dosagens para avaliar a vitalidade fetal em virtude de métodos mais fidedignos, como o perfil biofísico fetal e a dopplervelocimetria. Além disso, esses hormônios apresentam baixa sensibilidade e valores preditivos para o diagnóstico precoce do CIUR.

Imunológicos
A associação de anticorpos antifosfolipídeos e CIUR tem sido citada na literatura nos últimos anos. O anticoagulante lúpico e os anticorpos anticardiolipina são imunoglobulinas da classe IgG ou IgM, e excepcionalmente IgA, dirigidos contra os fosfolipídeos. O anticoagulante lúpico interfere nos testes de coagulação fosfolipídeo-dependentes, causando prolongamento do tempo de tromboplastina parcial ativado (TTPA), sendo este último teste utilizado para o "screening" da presença do anticorpo. Quando o TTPA estiver prolongado, o anticoagulante lúpico deve ser investigado. Deve ser salientado que, embora seja chamado de anticoagulante, na decídua tem efeito trombótico. Entretanto, esses anticorpos podem estar presentes em diversas situações clínicas, tais como nas doenças auto-imunes – lúpus eritematoso sistêmico, artrite reumatóide, anemia hemolítica auto-imune, doenças tromboembólicas, doenças infecciosas, neoplasias – e na terapia com certas drogas – hidralazina, fenotiazínicos, procainamida, quinidina e vários antibióticos. Além disso, podem estar presentes em pessoas normais. Novos estudos são necessários para comprovar a utilidade na prática clínica.

Avaliação do metabolismo fetal
Com o emprego da cordocentese para a obtenção de sangue fetal, algumas alterações metabólicas têm sido demonstradas:

Carboidratos – a concentração média de glicose no sangue venoso umbilical é maior do que a da artéria umbilical em virtude da captação da glicose pelo feto a partir da placenta. Da mesma forma, a concentração materna de glicose é maior do que a concentração fetal. Alguns autores constataram que, em alguns casos, a hipoglicemia materna avaliada por teste de tolerância à glicose (GTT), entre a 28ª e a 32ª semanas de gestação, estava associada à presença de CIUR.

Sabe-se que o recém-nascido com CIUR tem risco elevado para hipoglicemia neonatal. Vários são os motivos: reservas deficientes de glicogênio, diminuição da neoglicogênese hepática e menor reserva de gordura corpórea. Pela cordocentese, observou-se que a hipoglicemia não é apenas neonatal, pois, na hipóxia, já está presente no feto. Economides e cols. observaram, igualmente, a presença de hipoinsulinemia e a atribuíram à disfunção pancreática e à hipoglicemia. Entretanto, o grau de comprometimento do crescimento fetal não se relacionou com a insulina, sugerindo que esta não é o determinante primário do CIUR.

Triglicerídeos – no feto com crescimento adequado há diminuição exponencial da concentração plasmática de triglicerídeos com o avanço da gestação, refletindo a utilização progressiva para o depósito no tecido adiposo. Por meio de estudos de cordocentese em fetos com CIUR e hipóxia, constatou-se hipertrigliceridemia. Presume-se que seja decorrente da mobilização de gorduras com a finalidade de suprir a falta de glicose. Outro mecanismo possível para explicar a elevação plasmática dos triglicerídeos seria sua menor utilização pelo tecido adiposo decorrente da hipoinsulinemia.

Aminoácidos – os estudos do sangue fetal têm demonstrado que nos AIG os aminoácidos se encontram em níveis mais elevados no feto do que na mãe, indicando transporte ativo através da placenta. No CIUR, a relação feto-materna encontra-se diminuída e, no feto, a proporção entre aminoácidos não-essenciais e essenciais (relação glicina/valina) é maior, como acontece em crianças com deprivação protéica do tipo kwashiorkor. Tal achado se relaciona diretamente ao grau de hipóxia que promove a menor utilização de glicina na gliconeogênese e diminui o transporte ativo da valina por meio da placenta.

CONDUTA ASSISTENCIAL
Diante do comprometimento do crescimento fetal, em virtude da complexidade do quadro e pelos múltiplos fatores etiológicos envolvidos, não se dispõe até o momento de nenhum tratamento efetivo que interrompa esse processo. Do ponto de vista assistencial, cabe ao obstetra a realização de propedêutica complementar na tentativa de esclarecer a etiologia, a qual pode ser encontrada em aproximadamente 60% dos casos, avaliar a vitalidade e a maturidade fetais e definir o momento ideal para o parto.

Na presença de CIUR, deve-se realizar uma avaliação ultra-sonográfica minuciosa, visando ao estudo morfológico fetal, uma vez que o risco de malformações fetais é maior.

Segundo trimestre da gestação
Na presença de malformações fetais e no CIUR que se instala antes da 28ª semana, indica-se a ecocardiografia fetal com o intuito de diagnosticar com precisão possíveis malformações cardiovasculares.

A cordocentese constitui-se em outro procedimento que pode ser utilizado em casos de CIUR de instalação precoce cuja causa é desconhecida. Trata-se da obtenção de amostras de sangue fetal, por meio da punção da veia umbilical sob visão ultra-sonográfica. Esse procedimento permite a detecção de anomalia cromossômica ou de infecção congênita.

Os exames complementares citados anteriormente diagnosticam situações incompatíveis com a vida e não só esclarecem os pais, mas também tornam desnecessária a realização de outros exames.

A cordocentese também possibilita a caracterização metabólica e gasométrica dos fetos sob regime de hipóxia decorrente da insuficiência placentária. Nicolaides e cols., ao analisarem o CIUR grave, no segundo trimestre, observaram hipóxia por meio de dados gasométricos e concluiram que a hiperoxigenação materna poderia beneficiar o concepto, elevando sua PO_2, evitando o óbito fetal e permitindo o adiamento do parto até atingir a viabilidade. Observaram, igualmente, que ocorre reversão da hipoglicemia e alterações do metabolismo de aminoácidos e lipídeos, detectadas no feto hipoxêmico. Dessa maneira, orientam para a administração contínua de O_2 umidificado (9 litros/min) em concentração de 55%.

Em situações nas quais existe uma etiologia definida, o tratamento deve ser específico. A gestante deverá ser desencorajada quanto ao fumo, se for tabagista, e receber dieta adequada (> 2.500cal), se for desnutrida. A alimentação parenteral deve ser utilizada apenas diante de complicações gastrintestinais durante a gestação, tais como na hiperêmese gravídica, na pancreatite aguda, na retocolite ulcerativa, na doença de Crohn, na esofagite aguda, na gastrite hemorrágica e nas neoplasias gastrintestinais.

Nos casos de CIUR secundários à desnutrição, alguns autores utilizaram infusão de aminoácidos na cavidade amniótica. Entretanto, tal procedimento não mostrou bons resultados. Eram necessárias amniocenteses repetidas, além de os nutrientes não atingirem concentrações adequadas no feto, quer por distúrbios de deglutição ou de absorção. Até o presente, a cateterização dos vasos umbilicais com esse fim é empregada apenas no campo experimental, com risco de 1 a 3% de mortes fetais.

São polêmicos alguns tipos de tratamento, como a expansão do volume plasmático e o uso de drogas vasoativas e anticoagulantes.

A expansão inadequada do volume plasmático seria o fator desencadeante de CIUR em alguns casos. Entretanto, até o momento, não há consenso geral e tal fato é apenas especulativo. A administração prolongada de beta-adrenérgicos, heparina e alilestrenol, um gestágeno sintético, revelam resultados discutíveis.

Ainda em relação aos agentes farmacológicos, profilaticamente, tem-se empregado a aspirina em baixa dosagem (1mg/kg de peso materno/dia) entre a 16ª e 36ª semanas nos casos de CIUR de repetição sem causa aparente, nas gestações com antecedentes de doença hipertensiva específica da gestação (DHEG) e nas hipertensas crônicas com mau passado obstétrico. Os defensores do uso da aspirina afirmam que, pelo fato de ela diminuir a síntese de tromboxano A$_2$, possuir ação vasoconstritora e agregadora plaquetária, evitaria a ocorrência de trombose placentária, permitindo o crescimento fetal adequado. Apesar dos resultados pouco animadores em relação à prevenção da DHEG, ainda não há conclusão definitiva em relação ao CIUR.

Pelo que foi exposto, são evidentes as dificuldades de abordagem clínica diante do CIUR. Consideramos mais importante o acompanhamento até a viabilidade (28 semanas) e programar o parto com a maturidade ou diante de comprometimento da vitalidade fetal.

Terceiro trimestre da gestação

No terceiro trimestre, ou seja, com idade gestacional igual ou superior a 28 semanas, deve-se estar sempre atento à vitalidade fetal. Entretanto, apesar de as causas mais comumente relacionadas ao CIUR (que surge no último trimestre) estarem associadas à insuficiência placentária, não devemos deixar de avaliar cuidadosamente as estruturas fetais pela ultra-sonografia morfológica.

A cardiotocografia anteparto de repouso e estimulada constitui-se em indicador importante da avaliação do bem-estar fetal. Quando presente, a hipóxia leva à depressão do sistema nervoso central (SNC), alterando as características do traçado em relação à freqüência cardíaca fetal, variabilidade e acelerações transitórias. As desacelerações em relação às contrações de Braxton-Hicks traduzem um comprometimento da reserva fetal de oxigênio. As desacelerações variáveis repetitivas são altamente sugestivas de oligoidramnia que, em última análise, está presente nos casos mais graves de CIUR. A ausência de resposta ao estímulo sonoro caracteriza a diminuição da atividade fetal decorrente da hipóxia. A cardiotocografia deve ser realizada a cada três dias e, nos casos mais graves, diariamente.

Complementamos a propedêutica da vitalidade fetal com o perfil biofísico fetal (PBF). Esse exame avalia os movimentos respiratórios, os movimentos corpóreos, o tono, a variabilidade dos batimentos cardíacos fetais e a quantidade de líquido amniótico. Consideramos a presença de sofrimento fetal quando mais de dois desses parâmetros estão alterados. Na presença de sofrimento fetal, interrompemos a gestação, independente da presença ou não de maturidade fetal.

A dopplervelocimetria constitui-se na mais moderna aquisição da propedêutica obstétrica para o acompanhamento da vitalidade fetal e como método de rastreamento do CIUR. Trata-se de um método não-invasivo e qualitativo, em que se avalia a velocidade de fluxo útero e fetoplacentária. Os compartimentos da unidade fetoplacentária, tais como artéria umbilical, artéria uterina, artéria cerebral média, aorta e carótida comum, artéria renal e sistema venoso fetal, podem ser avaliados isoladamente, com o objetivo de se relacionar as características do fluxo nesses territórios com o fenômeno da redistribuição do débito fetal, motivado pela hipoxemia que ocorre no quadro de sofrimento fetal.

Os achados mais freqüentes no CIUR são:

Artéria umbilical – diminuição do fluxo diastólico, elevando a relação sístole/diástole (S/D), que traduz um aumento da resistência vascular. Em casos de grave comprometimento placentário, o fluxo diastólico pode tornar-se nulo, condição denominada diástole zero. Essa condição implica mau prognóstico fetal, com obituário elevado. A situação pode ser ainda mais grave quando há fluxo reverso, em que a resistência vascular é máxima.

Artéria uterina – o principal dado patológico é a presença da incisura protodiastólica, provavelmente devida à placentação inadequada com aumento da resistência vascular.

Artéria cerebral média – na centralização da circulação fetal, o fluxo diastólico aumenta, diminuindo a relação S/D.

Aorta descendente – a presença de diástole zero está relacionada à presença de acidose fetal com resultados perinatais insatisfatórios.

Artéria renal – o aumento do índice de pulsatilidade está associado à presença de sofrimento fetal.

Em nosso meio, Miyadahira e cols. avaliaram 108 gestantes hipertensas e observaram que, em relação à morbidade neonatal, a avaliação do fluxo na artéria umbilical é superior em relação à artéria uterina. Além disso, constataram que a ausência de velocidade de fluxo diastólico final na artéria umbilical revela alta incidência de CIUR e de obituário perinatal. Entretanto, apesar de a especificidade desse exame em diagnosticar o CIUR ter sido elevada (90,1%), a sensibilidade do método foi baixa (50%). Essa constatação enfraquece o exame como método de triagem para o diagnóstico precoce de CIUR.

Apesar de nos dias atuais a dopplervelocimetria estar sendo amplamente empregada, ainda existem dúvidas a respeito de sua acurácia. O momento ideal para a interrupção da gestação em fetos que mostram alterações nesse exame ainda é muito controverso. Achamos que a conduta final não deva basear-se unicamente nos resultados da dopplervelocimetria.

A avaliação da maturidade fetal constitui-se em etapa importante da propedêutica obstétrica. Diante de condições que prejudicam o crescimento fetal, a interrupção da gravidez na presença de maturidade fetal constitui-se na melhor maneira de favorecer o prognóstico perinatal. Cabe ao obstetra selecionar o momento ideal para o término da gravidez e, para tanto, torna-se imprescindível a presença de maturidade fetal. Auxilia-nos na intervenção precoce o fato de que, na maioria dos fetos com CIUR decorrente de insuficiência placentária, ocorre a aceleração da maturidade pulmonar, sendo esse fenômeno secundário ao estresse da hipóxia crônica. Quando o estudo do líquido amniótico, por meio de seus componentes, revela maturidade, dá-nos segurança para a interrupção da gravidez, uma vez que o risco de resultados falso-positivos é muito pequeno, não ultrapassa 1%. Assim, como norma, realizamos a amniocentese para o estudo do líquido amniótico na 34ª semana de gestação, diante de volume de líquido amniótico normal. Caso haja oligoidramnia, antecipamos as provas de maturidade a partir da 28ª semana. Tal conduta baseia-se em um estudo realizado por nós no qual observamos que, nos casos de CIUR entre a 28ª e 32ª semanas, a maturidade pulmonar está presente em 28,57% das vezes. Constatada a maturidade, interrompemos a gestação.

A interrupção da gestação na ausência de maturidade comprovada só está indicada na presença de sofrimento fetal ou por indicação materna decorrente de doença com agravamento clínico.

Na presença de vitalidade preservada e ausência de maturidade fetal, a gestante deve permanecer internada a fim de que seja submetida à cuidadosa vigilância da vitalidade fetal, enquanto se aguarda o aparecimento da maturidade.

FETO GRANDE PARA A IDADE GESTACIONAL

Como na restrição do crescimento fetal, o excesso de peso também está associado a um aumento da morbidade e mortalidade perinatais. Além disso, conforme apontam alguns estudos, na fase adulta, esses indivíduos tornam-se propensos à obesidade com risco aumentado para diabetes e doenças cardiovasculares.

O diabetes (classes A a C de Priscilla White) e a obesidade materna (acima de 25% do normal) são os fatores de risco mais importantes para o crescimento fetal exacerbado. Nas diabéticas mal controladas, o feto recebe maior oferta de glicose, levando a maior estímulo das células beta-pancreáticas que se hipertrofiam e se hiperplasiam com conseqüente aumento e liberação de insulina. A insulina aumenta a síntese de proteínas e estimula a gliconeogênese e a lipogênese fetais. A hiperglicemia, além disso, determina maior liberação de hormônio de crescimento. A placenta da diabética também produz maior quantidade de HPL que, por sua vez, juntamente com a insulina são capazes de promover a produção fetal de fatores de crescimento insulina-símile.

Outros fatores podem estar associados a fetos com tamanho excessivo: multiparidade, história pregressa de recém-nascidos grandes, pais grandes, principalmente a mãe, e incompatibilidade materno-fetal ao fator Rh.

É importante que medidas preventivas sejam empregadas durante o pré-natal para se impedir o crescimento fetal excessivo, tais como controlar o ganho de peso materno, rastrear todas as gestantes em relação ao diabetes melito e, na presença de diabetes, controlar a glicemia materna. Para se evitar as complicações perinatais e maternas por ocasião do parto, deve-se identificar os fetos macrossômicos pelo exame clínico (altura uterina) e pela ultra-sonografia.

Ao contrário do que ocorre no CIUR, em que há aceleração da maturidade pulmonar fetal, o aumento exagerado de peso não se acompanha de aceleração da maturidade.

BIBLIOGRAFIA

1. ANTONOV, A.N. – Children born during seige of Leningrad in 1942. *Pediatrics* **30**:250, 1947. 2. BERNSTEIN, I. & GABBE, S.G. – Intrauterine growth restriction. In Gabbe, S.G.; Niebyl, J.R. & Simpson, J.L. (eds.). *Obstetrics – Normal & Problem Pregnancies*. 3rd ed., New York, Churchill Livingstone, 1996. 3. BERRETT, C.T. – Systemic lupus erythematosus in pregnancy. In UCLA Conference. *Ann. Intern. Med.* **94**:667, 1981. 4. BITTAR, R.E. et al. – Hypertensive disorders in pregnancy and intrauterine growth retardation (IUGR). *Clin. Exper. Hypert.* **B8**:201, 1989. 5. BITTAR, R.E. & ZUGAIB, M. – Prenhez múltipla e crescimento intra-uterino retardado. *Rev. Ginec. Obst.* **1**:231, 1990. 6. BITTAR, R.E. – Crescimento intra-uterino retardado. In Zugaib, M. & Bittar, R.E. (eds.). *Protocolos Assistenciais da Clínica Obstétrica da FMUSP*. São Paulo, Atheneu, 1997. 7. BITTAR, R.E. – Crescimento intra-uterino retardado. In Zugaib, M. & Bittar, R.E. (eds.). *Medicina Fetal*. 2ª ed., São Paulo, Atheneu. 8. CUNNINGHAM, F.G. et al. – Fetal growth restriction. In *Williams Obstetrics*. 20th ed., New Jersey, Prentice-Hall International, Inc., 1997. 9. ECONOMIDES, D.L.; PROUDLER, A. & NICOLAIDES, K.H. – Plasma insulin in appropriate and small for gestational age fetus. *Am. Obstet. Gynecol.* **160**:1091, 1989b. 10. EVANS M.L. & LIN, C.C. – Retarded fetal growth. In Lin, C.C. & Evans, M.L. (eds.). *Intrauterine Growth Retardation*. New York, McGraw-Hill Book Co., 1984. 11. GARDOSI, J. et al. – Customized antenatal growth charts. *Lancet* **339**:283, 1992. 12. GRUENWALD, P. – Chronic fetal distress and placental insufficiency. *Biol. Neonate* **5**:215, 1963. 13. HOBBINS, J.C. – Intrauterine growth restriction. In Queenan, J.T. & Hobbins, J.C. (eds.). *Protocols for High-Risk Pregnancies*. 3rd ed., Cambridge, Blackwell Science, 1996. 14. KHOURY, M.J. et al. – Congenital malformations and intrauterine growth retardation: a population study. *Pediatrics* **82**:83, 1988. 15. KLIEGMAN, R.M. – Intrauterine growth retardation. In Farraroff, A. & Martins, R.J. *Neonatal – Perinatal Medicine*. St. Louis, Mosby, 1997. 16. LIMA, A.L.R. & TADDEI, J.A.C. – Tendência secular do peso ao nascer na Maternidade de São Paulo – 1894/1994. *Rev. Paul. Pediat.* **16**:127, 1998. 17. LIN, C.C. & EVANS, M.L. – Intrauterine growth retardation: pathophysiology and clinical management. In Lin, C.C. & Evans, M. (eds.). *Intrauterine Growth Retardation*. New York, McGraw-Hill Book, 1984. 18. LUBCHENCO, L.O. et al. – Intrauterine growth as estimated from liveborn birth-weight data at 24 to 42 weeks of gestation. *Pediatrics* **32**:793, 1963. 19. MANNING, F.A. & HOHLER, C. – Intrauterine growth retardation: diagnosis, prognostication and management based on ultrasound methods. In Fleischer, A.C.; Romero, R. & Manning, F.A. (eds.). *The Principles and Practice of Ultrasonography in Obstetrics and Gynecology*. Norwalk, Appleton and Lange, 1991. 20. MAUAD FILHO, F. et al. – Aspectos relacionados ao crescimento intra-uterino retardado no Hospital das Clínicas de Ribeirão Preto. *Rev. Bras. Ginecol. Obstet.* **14**:147, 1992. 21. MIYADAHIRA, S. et al. – Dopplerfluxometria umbilical e uterina nas gestações complicadas pelas síndromes hipertensivas. *Rev. Ginecol. Obstet.* **4**:128, 1993. 22. NICOLAIDES, K.H. et al. – Maternal oxygen therapy for intrauterine growth retardation. *Lancet* **1**:942, 1987. 23. OTT, W.J. – Intrauterine growth retardation and preterm delivery. *Am. J. Obstet. Gynecol.* **168**:1710, 1993. 24. RAGONESI, S.M.A. – *Contribuição ao Estudo do Crescimento Intra-uterino Retardado*. Dissertação de Mestrado, Universidade Federal de São Paulo, 1993. 25. RAMOS, J.L.A. – *Avaliação do Crescimento Intra-uterino por Medidas Antropométricas do Recém-nascido*. Tese de Doutorado, Faculdade de Medicina da USP, 1983. 26. RAMOS, J.L.A.; RAMOS, S.R.T.S. & MARTINS, J.A.P. – Variação secular das dimensões do recém-nascido. *Rev. Paul. Pediat.* **5**:24, 1983. 27. SADECK, L.S.R.; BARROS, J.C.R. & RAMOS, J.L.A. – Crescimento secular do peso de recém-nascidos no Hospital das Clínicas de São Paulo em três períodos. *Pediatr. (S. Paulo)* **9**:32, 1987. 28. SASAKI, S. et al. – Valor preditivo da dopplervelocimetria no crescimento intra-uterino retardado. *Rev. Ginec. Obstet.* **7**:174, 1996. 29. SILVERSTEIN, A.M. – The immunologic modulation of infectious disease pathogenesis. *Invest. Ophthalmol.* **13**:560, 1974. 30. STEIN, Z. et al. – *Famine and Human Development: The Dutch Hunger Winter of 1944-1945*. New York, Oxford University Press, 1975. 31. WARKANY, J.B.; MONROE, B. & SUTHERLAND, B.S. – Intrauterine growth retardation. *Am. J. Dis. Child.* **102**:249, 1961. 32. WINICK, M. – Celular growth in intrauterine malnutrition. *Pediatr. Clin. North Am.* **17**:69, 1970. 33. WINICK, M. & BRASEL, J.A. – Effects of prenatal nutrition upon pregnancy risk. *Clin. Obstet. Gynecol.* **16**:1, 1973.

2 Fisiologia do Feto e do Recém-Nascido:
Adaptação Perinatal

JOSÉ LAURO ARAUJO RAMOS
HELCIO BAHIA CORRADINI
FLÁVIO ADOLFO COSTA VAZ
CELSO MOURA REBELLO

Ao nascimento, o pequeno ser começa a enfrentar um tipo de existência completamente novo. Seu *habitat* líquido foi trocado por um *habitat* aéreo e sua energia deverá ser obtida de maneira totalmente nova. O oxigênio que lhe era cedido aos tecidos pelo sangue materno, através da placenta, passa a ser-lhe apresentado em mistura no ar, tornando obrigatório o processo de respiração pulmonar. Os elementos orgânicos e minerais indispensáveis não lhe serão trazidos pela circulação materna, mas deverão ser obtidos a partir dos alimentos, por meio dos complexos processos de digestão, absorção e assimilação. Do mesmo modo, a excreção passa a representar parte importante de seus processos vitais.

A nova existência, em um ambiente físico totalmente diverso daquele em que o feto se encontrava, exige a colocação em jogo de mecanismos de regulação de temperatura, que possivelmente não funcionam antes do nascimento e que, freqüentemente, são pouco eficientes.

Associadas às modificações de ambiente e de tipo de respiração e circulação, encontram-se, nos primeiros dias, modificações anatômicas importantes, bem como variações do estado funcional de praticamente todos os órgãos e sistemas. Durante essa mesma fase, o recém-nascido pode ainda ter várias desvantagens: traumatismo obstétrico, malformações congênitas e uma defesa antiinfecciosa provavelmente deficiente. Desse estado de transição peculiar e árduo é que trataremos a seguir.

RESPIRAÇÃO

Desenvolvimento anatômico e líquido pulmonar fetal – os pulmões iniciam seu crescimento e diferenciação em uma fase bem precoce do desenvolvimento do embrião (Quadro 5.2). Ao contrário do que ocorre com o sistema surfactante, cuja maturação depende basicamente do controle hormonal, o crescimento pulmonar é em grande parte dependente de fatores físicos, incluindo espaço intratorácico adequado, volume suficiente de líquido amniótico, presença de movimentos respiratórios fetais e volume e pressão adequados de fluido no interior das vias aéreas em potencial. Na espécie humana, os movimentos respiratórios fetais já podem ser detectados a partir de 11 semanas de gestação. A freqüência respiratória fetal varia de 40 a 70 movimentos/minuto, sendo que movimentos respiratórios parecem ocupar cerca de 70% de tempo, embora haja dados diversos em várias etapas da gestação e sob condições diversas, sendo mais freqüentes nas primeiras horas da manhã ou após a ingestão de alimentos pela mãe.

No final do período canalicular, entre 24 e 27 semanas de gestação, apesar de o pulmão ainda ser bastante imaturo, ele possui uma área de superfície de troca gasosa em potencial, e os pneumócitos do tipo II estão começando a sintetizar surfactante. A exata idade gestacional em que a sobrevida se torna possível é bastante variável, podendo ser aumentadas as chances de sobrevivência pela aceleração da maturação estrutural do pulmão e da produção de surfactante com a exposição do feto a corticosteróides. Dessa forma, um recém-nascido de 24 semanas de gestação pode ser viável, enquanto outro de 28 semanas pode apresentar acentuada imaturidade pulmonar, incompatível com sua sobrevivência.

Quadro 5.2 – Principais eventos associados aos diferentes estágios do desenvolvimento pulmonar.

Estágio	Idade gestacional	Eventos
Embriônico	0-7 semanas	Formação do broto pulmonar, interação do epitélio com o mesoderma pulmonar, ramificação das vias aéreas
Pseudoglandular	7-17 semanas	Término da divisão das vias aéreas, formação de cartilagem, musculatura lisa
Canalicular	17-26 semanas	Aparecimento de superfície de troca gasosa potencial com bronquíolo respiratório, ducto alveolar e alvéolo. Diferenciação dos pneumócitos tipos I e II
Sacular	26-35 semanas	Achatamento das células epiteliais, formação do saco terminal do ácino e aumento da vascularização
Alveolar	$\geq$ 35 semanas	Aparecimento dos alvéolos verdadeiros, aumento da superfície alveolar

Desde a fase canalicular, o pulmão fetal é preenchido por um fluido, de origem pulmonar, rico em potássio e cloro, e pobre em bicarbonato e proteínas. Esse fluido, produzido pelo epitélio, é responsável pela manutenção de um volume, no interior das vias aéreas potenciais, de aproximadamente 30ml/kg. A presença desse volume é fundamental para o adequado desenvolvimento pulmonar. Periodicamente, esse fluido é eliminado para fora das vias aéreas, contribuindo para a composição e volume do líquido amniótico. No período do periparto, sob a ação de catecolaminas, ocorre a interrupção da produção de líquido pulmonar, por bloqueio da secreção de cloro pelo epitélio respiratório para o interior das vias aéreas. Após o nascimento, o epitélio passa a absorver, devido ao gradiente de pressão osmótica entre o líquido presente no espaço aéreo e o interstício pulmonar, parte do líquido ainda presente nas vias aéreas. Esse volume de líquido residual presente nas vias aéreas após o nascimento é maior no parto cesariano em comparação ao parto vaginal, o que predispõe à ocorrência de distúrbios respiratórios associados a essa via de parto.

Início da respiração ao nascimento – na maioria dos nascimentos, a primeira respiração realiza-se logo que o recém-nascido deixa o canal do parto. Não se conhece o mecanismo responsável pela mudança do padrão intermitente da respiração presente durante a vida intra-uterina para o padrão contínuo, presente imediatamente após o nascimento. Admite-se que o estímulo sensorial, representado pela *simples exposição ao ar mais frio que o meio interno*, somado a outros estímulos como a diferença entre a pressão intra-uterina e a pressão atmosférica participem do desencadeamento da resposta respiratória. Estímulos adicionais, como fricção dos calcanhares com a palma das mãos, parecem ajudar o processo.

O estímulo sensorial parece ser o primeiro que desencadeia a resposta respiratória. Se os centros não estão em condições normais de oxigenação, essa resposta não é adequada, sendo necessária a estimulação química para o início da respiração. Essa estimulação é representada pelo baixo pH conseqüente ao acúmulo de metabólitos ácidos nos centros respiratórios medulares, o qual, por sua vez, deve-se à hipóxia determinada por interrupção da circulação umbilical. Para que os centros respondam a essa diminuição do pH, é necessário que a oxigenação esteja em um nível mínimo, abaixo do qual eles possam estar deprimidos a ponto de não responder.

O controle da respiração após o nascimento é, em grande parte, influenciado pela idade gestacional e pelo sono. Quanto menor a idade gestacional, mais irregular é o ritmo respiratório. O prematuro normalmente apresenta períodos de ausência de movimentos respiratórios os quais podem durar alguns segundos ou ter duração igual ou maior do que 20 segundos, acompanhados de cianose generalizada e bradicardia, sendo então definida a clássica apnéia do prematuro. A presença do primeiro padrão é definida como respiração periódica, presente na maioria dos prematuros. Esta é observada em qualquer estado de consciência do recém-nascido, porém é mais intensa na fase REM do sono.

Os mecanismos que determinam essa falta de controle preciso sobre o ritmo respiratório dos prematuros não são conhecidos, embora se admita que sejam em conseqüência de fatores relacionados à imaturidade anatômica e fisiológica das vias e centros controladores da respiração.

Fatores mecânicos – a primeira respiração deve ser suficientemente forte para vencer a adesão existente entre as paredes alveolares, umedecidas com conteúdo amniótico. Pressão de 15 a 25cmH₂O é necessária para esse fim, o que confere segurança ao recém-nascido, cuja musculatura respiratória pode exercer a pressão de 40cmH₂O. Para as respirações subseqüentes, uma pressão de um terço a um quarto daquela é suficiente. A expansão dos pulmões é rápida, e a saturação de oxigênio pode ir desde 50% ao nascimento até 90% após alguns minutos de vida.

Entre os fatores que influenciam na adaptação respiratória do recém-nascido, merece especial atenção a mecânica respiratória. A complacência torácica é pelo menos cinco vezes maior do que a complacência pulmonar, e essa diferença se acentua ainda mais entre os prematuros, de modo que a complacência do sistema respiratório passa a ser dependente quase exclusivamente da complacência pulmonar. Como conseqüência, nas doenças respiratórias com redução da complacência pulmonar há necessidade de o recém-nascido gerar elevada pressão negativa para que ocorra ventilação alveolar adequada. Em virtude da alta complacência torácica, a pressão negativa gerada leva ao colabamento da caixa torácica em graus variáveis, resultando em prejuízo da ventilação alveolar e em aumento do trabalho respiratório, o que predispõe o recém-nascido à fadiga muscular e à falência respiratória.

Resistência à hipóxia – o feto e o recém-nascido resistem aos efeitos imediatos da hipóxia melhor do que os adultos, possivelmente devido a: a) baixo metabolismo cerebral; b) metabolismo energético e temperatura corpórea baixos e bastante variáveis; e c) uma fonte anaeróbia de energia relativamente importante, graças à grande participação da glicólise anaeróbia na geração de energia. Essa peculiaridade parece ser favorecida, ao menos em parte, pela estrutura "imatura" especial da desidrogenase láctica do recém-nascido.

CIRCULAÇÃO

Caracteriza-se, no feto, pela presença da placenta produzindo redução na resistência da circulação periférica e pela exclusão parcial da circulação pulmonar, que recebe apenas 8 a 10% do débito cardíaco.

O sangue oxigenado proveniente da placenta atinge a veia cava inferior através do ducto venoso, dirigindo-se ao átrio direito. Parte do sangue segue diretamente para o átrio esquerdo através do forame oval, no qual é misturado com sangue proveniente das veias pulmonares, sendo enviado para o ventrículo esquerdo e daí para a aorta. Devido a um regime de hipertensão pulmonar causado por uma intensa vasoconstrição nesse território vascular, a maior parte do sangue que atinge a artéria pulmonar vindo do ventrículo direito é desviada para a aorta através do ducto arterioso, que comunica ambas as artérias durante a vida fetal.

Dessa forma, durante a vida fetal, a circulação pulmonar é reduzida, e a maior parte do organismo, exceto cabeça, coração e fígado, recebe sangue de baixo teor do oxigênio. Metade do débito cardíaco vai à placenta; um quinto, aos membros inferiores; e só um décimo, aos pulmões.

Com o nascimento elimina-se a circulação placentária com conseqüente aumento da resistência vascular periférica e aumento da pressão arterial sistêmica. O ducto arterioso contrai-se em conseqüência do aumento da oxigenação do sangue nos pulmões, sendo essa constrição provavelmente mediada pela liberação de cininas. O fechamento anatômico do ducto arterioso se dá aos 2 ou 3 meses de vida. Da mesma forma, com o aumento da oxigenação associado ao início da respiração, observa-se acentuada redução na resistência vascular pulmonar, o que determina aumento acentuado do fluxo sangüíneo para esse órgão. Ocorre aumento do fluxo de sangue para o átrio esquerdo proveniente dos pulmões, levando ao fechamento do forame oval (Fig. 5.7).

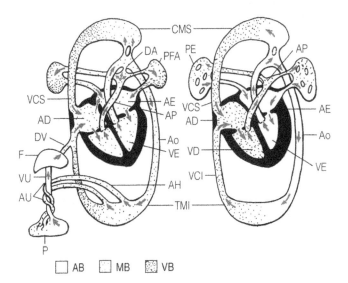

Figura 5.7 – Circulação antes e depois do nascimento. À esquerda, circulação fetal, e à direita, circulação normal pós-natal.

AD = aurícula direita; AE = aurícula esquerda; AH = artéria hipogástrica; Ao = aorta; AP = artéria pulmonar; AU = artérias umbilicais; CMS = cabeça e membros superiores; DA = ducto arterioso; DV = ducto venoso; F = fígado; P = placenta; PE = pulmão expandido; PFA = pulmão fetal atelectásico; TMI = tronco e membros inferiores; VCI = veia cava inferior; VCS = veia cava superior; VD = ventrículo direito; VE = ventrículo esquerdo; VU = veia umbilical.

O forame oval entre as aurículas, na circulação fetal, não tem legendas. As setas indicam a direção do fluxo sangüíneo. O grau de saturação do sangue em oxigênio é indicado: AB = arterial; MB = misturado; VB = venoso (segundo Watson e Lowrey).

A circulação do recém-nascido ajusta-se gradualmente nos primeiros dias de vida, sendo que pequenas variações de pressão podem determinar "shunts" em ambos os sentidos, pela reabertura do ducto arterioso ou do forame oval. Do nascimento ao segundo dia de vida, há redução do volume cardíaco por diminuição do volume circulatório (cessação da circulação placentária, fechamento do ducto). Nos recém-nascidos em que é feita transfusão de sangue placentário, observa-se aumento da área cardíaca, volemia e hematócrito nos primeiros dias.

A circulação periférica é lenta e o plasma passa para os interstícios causando hemoconcentração e explicando as diferenças de 10 a 20% do sangue capilar sobre o venoso nas contagens de eritrócitos nos primeiros dias.

O recém-nascido de termo apresenta boa resistência capilar, ao passo que o prematuro tem fragilidade. Esta pode aparecer ou ser agravada, em qualquer recém-nascido, pela ação da hipóxia prolongada. Acidose, hipóxia e hipercapnia causam vasoconstrição da pequena circulação, prejudicando a normal adaptação circulatória.

São comuns os sopros cardíacos, freqüentemente passageiros e sem significação patológica.

SISTEMA HEMATOPOÉTICO

HEMATOPOESE INTRA-UTERINA

A hematopoese no embrião e no feto pode ser dividida em três períodos, segundo Wintrobe:

Período mesoblástico – no 10º dia de gestação, a partir do tecido mesenquimal, aglomerados hemáticos do saco embrionário diferenciam-se em duas partes: as células periféricas que formam as paredes dos primeiros vasos sangüíneos e as células centrais que produzem os hemocitoblastos (células hemáticas primitivas). Essa atividade declina a partir da sexta semana de gestação, desaparecendo no fim do terceiro mês.

Período hepático – na quinta semana de gestação, inicia-se a hematopoese hepática que se transforma na fonte mais importante de produção sangüínea do terceiro ao sexto meses de vida fetal. Essa produção diminui mais lentamente, atingindo os primeiros dias de vida extra-uteriana. Ainda nesse período podemos observar atividade hematopoética no baço e no timo a partir do terceiro mês de vida fetal, e no quarto mês, a participação da medula óssea e dos gânglios linfáticos.

Período mielóide – no quarto mês de vida fetal, inicia-se o período mielóide e, a partir do sexto mês, a medula óssea torna-se o órgão básico da hematopoiese.

Eritropoese

À medida que o feto se desenvolve, aumenta o número de eritrócitos (provenientes da série normoblástica, uma vez que os oriundos da eritropoiese primitiva declinam na segunda semana), a concentração de hemoglobina e hematócrito, e diminui o diâmetro dos eritrócitos, a hemoglobina corpuscular média e a porcentagem dos eritrócitos imaturos circulantes; apesar de tais alterações, a concentração média de hemoglobina globular permanece inalterada.

Mielopoese

Torna-se evidente no período mielóide, se bem que o parênquima hepático e o tecido conjuntivo (meníngeas, mesentério e estroma dos plexos linfáticos) já produzem leucócitos na sétima semana de vida fetal. O número de granulócitos aumenta consideravelmente no último trimestre de gestação.

Linfopoese

Inicia-se na oitava semana de gestação nos plexos linfáticos, na nona semana, no timo, e na 12ª semana já existe a proliferação nos gânglios linfáticos. Sua evolução numérica é positiva na primeira metade da gestação, decaindo a seguir. Os monócitos já podem ser distinguidos a partir da quarta semana de vida intra-uterina.

Plaquetogênese

O encontro de plaquetas no saco vitelino e no fígado ocorre na sexta semana de gestação, e na 12ª semana, na medula óssea.

VALORES HEMATOLÓGICOS NORMAIS

Vários fatores podem modificar os valores normais:

Local de colheita da amostra

Sangue capilar é mais concentrado do que em vaso de maior calibre, em decorrência da estase nos vasos periféricos por aumento do tempo circulatório e transudação de plasma; os valores hematológicos costumam ser mais elevados na artéria do que na veia umbilical.

Momento da colheita da amostra

Nas horas que se seguem ao nascimento, especialmente nos recém-nascidos prematuros, o volume sangüíneo total ajusta-se rapidamente em face das grandes modificações sofridas pelo recém-nascido, provocadas pela sua passagem à vida extra-uterina, diminuindo o volume plasmático e induzindo à hemoconcentração.

Tratamento dos vasos umbilicais

O volume de sangue placentário é da ordem de 75ml, dos quais normalmente 20ml chegam ao feto, segundos após o nascimento, em decorrência da expansão pulmonar. Vários fatores podem modificar a drenagem sangüínea normal placentofetal: tempo do "clampeamento" do cordão umbilical, posição da criança em relação à mãe antes do pinçamento, tipo de parto etc.

Transfusões fetomaternas, maternofetais e fetofetais.

OUTROS DADOS HEMATOPOÉTICOS

A *eritropoetina* encontra-se presente no plasma do recém-nascido no primeiro ano de vida, desaparecendo já no segundo dia, provavelmente em decorrência do surgimento dos fatores inibidores.

Ao nascimento, os valores da volemia situam-se em torno de 80ml/kg para recém-nascidos de termo e 90ml/kg para prematuros. Em nosso meio, Vaz e cols. obtiveram, para volemia de recém-nascidos de termo no primeiro dia de vida, valores de 78,72 ± 14,33ml/kg. Essas crianças, independentemente da idade gestacional, após o primeiro mês de vida, apresentam valores compreendidos entre 73 e 77ml/kg.

A vida média eritrocitária é seguramente inferior à observada em crianças de mais idade; o recém-nascido prematuro a possui ainda mais diminuída.

A hemoglobina fetal, cerca de 65% no recém-nascido de termo e 90% no prematuro, possui uma curva de dissociação do oxigênio que possibilita a fixação mais fácil dessa substância nas condições hipóxicas da vida fetal.

Os valores hematológicos normais de recém-nascido de termo e prematuros (tomados de vários autores) são apresentados nas tabelas 5.5 a 5.8.

O ertitrócito no recém-nascido apresenta algumas peculiaridades em suas atividades enzimáticas. Assim, algumas enzimas têm características próprias da eritropoese neonatal, independentemente de nessa fase da vida existir um maior número de eritrócitos jovens. As enzimas que, por essas características, têm atividade aumentada em relação ao adulto são: glicose-6-fosfato-desidrogenase, gliceraldeído-3-fosfato-desidrogenase, fosfogliceratoquinase e enolase, e a que possui atividade diminuída, em geral, é a fosfofrutoquinase. A reconhecida maior tendência à hemólise, no período neonatal, em face dos *vários tipos de agravo, não é, porém, claramente* relacionada com as peculiaridades mencionadas.

Tabela 5.5 – Valores hematológicos médios de recém-nascidos normais de termo e prematuros no período neonatal.

| | Sangue do cordão | Quinze dias de vida | | Trinta dias de vida | |
	RN de termo	Prematuros*	RN de termo (diversos autores)	RN de termo**	Prematuros*
Hemoglobina (g/100ml)	16,8 (13,7-20,1)	15,9 (12,6-21,9)	16,8	13,1 (10,8-15,5)	10,9 (8,7-13,6)
Hematócrito (%)	53,0 (51,3-56,0)	50,2 (940,0-68,0)	52,0	40,5 (31,0-49,0)	32,3 (24,0-38,0)
Nº de eritrócitos (milhões/mm³)	5,2 (4,6-5,4)	4,8 (3,4-6,1)	5,1	4,3 (3,4-4,7)	3,3 (2,9-4,2)
Volume corpuscular médio (μ^3)	107 (104-118)	104,7 (80,0-127,0)	96,0	93,5 (89,0-100,0)	95,0 (80,0-116,0)
Hemoglobina corpuscular média (γγg/eritr.)	34,0 (33,5-41,4)	33,1 (27,0-39,0)	31,5	30,6 (27,0-34,0)	32,5 (29,0-39,0)
Concentração de hemoglobina corpuscular média (%)	31,7 (30,0-35,0)	31,7 (27,0-38,0)	33,0	32,4 (29,0-36,0)	34,1 (29,0-37,0)
Nº de reticulócitos	4,7 (2,7-6,7)	2,7 (0,3-6,8)	0,5	1,4 (0,7-1,5)	0,7 (0,2-2,0)
Nº de eritroblastos (%)	500	1.500	0	0	0
Nº de plaquetas (1.000/mm³)	200 (85-450)	195,8 (110,0-370,0)	250	250	325,8 (67,0-660,0)
Ferro sérico (γ/100ml)	145,2 (73,0-292,0)**	162,0 (47,0-318,0)	—	124,8 (90,0-168,0)	166,0 (97,0-298,0)
Siderofilina total (g/100ml)	346,8 (238,0-576,9)**	328,4 (154,0-716,0)	—	286,2 (165,0-400,0)	348,1 (218,0-736,0)
Saturação de siderofilina (%)	43,0 (26,0-79,0)	64,7 (20,0-94,0)	—	44,3 (38,0-61,0)	48,4 (23,0-84,0)

RN = recém-nascido.
* Vaz, 1972.
** Carelli, 1972.

Tabela 5.6 – Valores leucocitários médios de recém-nascidos normais de termo e prematuros no período neonatal.

| | | Nascimento | | Quinze dias de vida | Trinta dias de vida |
| | | Sangue do cordão | Primeiro dia de vida | RN de termo** | Prematuros* |
		Prematuros*	RN de termo**		
Leucócitos	mm³ amplitude	8.600 2.500-18.500	16.042 8.300-23.000	10.878 4.400-20.000	10.700 6.000-22.000
Neutrófilos	mm³ %	4.100 44,7	10.938 67,4	3.957 36,2	3.500 31,2
Promielócitos	mm³ %	25 0,1	74 0,3	0 0	45 0,4
Metamielócitos	mm³ %	49 0,4	99 0,6	23 0,2	53 0,4
Bastonetes	mm³ %	950 10,2	2.332 14,6	752 6,9	1.015 8,8
Segmentados	mm³ %	3.076 34,0	8.433 51,9	3.182 29,1	2.360 21,6
Eosinófilos	mm³ %	152 1,6	201 1,3	432 3,7	34,1 3,2
Basófilos	mm³ %	16 0,2	231 0,2	28 0,2	37 0,3
Linfócitos	mm³ %	3.830 48,0	3.934 25,7	5.730 53,0	6.312 60,7
Monócitos	mm³ %	46,6 5,5	7,54 4,6	704 6,4	467 4,6
Plasmócitos	mm³ %	11 0,1	4 0,1	27 0,2	31 0,2

RN = recém-nascido.
* Vaz, 1971.
** Gonzalez, 1972.

Tabela 5.7 – Valores médios dos elementos medulares de prematuros sadios no período neonatal (segundo Vaz, 1971).

Idade (dias)	PE = Proeritroblastos	EB = Eritroblastos basófilos	EPC = Eritroblastos policromatófilos	EOC = Eritroblastos ortocromáticos	Celularidade (%)	Maturação (%)	Eritropoese (%)	CR = Células reticulares	HI = Hemo-histioblastos	HC = Hemocitoblastos	LI = Linfócitos	MO = Monócitos	PZ = Plasmócitos	MEG = Megacariócitos	Macrófagos	Linfoblastos	Osteoblastos	Células monocitóides	MB = Mieloblastos	PMCN = Promielócitos neutrófilos	MCN = Mielócitos neutrófilos	MMN = Metamielócitos neutrófilos	BN = Bastonetes neutrófilos	SN = Segmentados neutrófilos	PMCE = Promielócitos eosinófilos	MCE = Mielócitos eosinófilos	MME = Metamielócitos eosinófilos	BE = Bastonetes eosinófilos	SE = Segmentados eosinófilos	M = Mielócitos	S = Segmentados	Índice de maturação	Eritroblastos/1.000	Relação G/E
0	1,0	4,3	27,0		N = 51 Hi = 47 Ho = 2	N = 100	N = 82 Mi = 18	0,5	0,2	0,4	17,4	0,5	0,2	0,1	0,1	0,1	0,0	0,0	1,3	3,1	8,7	12,7	6,5	6,0	0,1	0,1	0,5	0,5	0,9	0,0	0,1	5,73	348,4	2,89
30	1,2	3,1	10,5	1,0	N = 50 Hi = 20 Ho = 30	N = 98	N = 55 Mi = 45	0,4	0,3	0,3	32,0	0,6	0,3	0,1	0,0	0,8	0,1	0,2	1,9	6,5	8,7	14,4	8,1	4,8	0,6	0,5	1,3	0,7	0,7	0,1	0,0	4,98	156,5	3,68

Hi = hipercelular; Ho = hipocelular; Mi = microeritroblástica; N = normal.

Tabela 5.8 – Valores dos elementos medulares de recém-nascidos de termo (segundo Oski & Naiman, 1968).

	Primeiro dia de vida (%)	Quinze dias de vida (%)
Mieloblastos	0-2	0-3
Promielócitos	0,5-6,0	0,5-7,0
Mielócitos	1,0-9,0	1,0-11,0
Metamielócitos	4,5-25,0	7,0-35,0
Bastonetes	10,0-40,0	11,0-45,0
Eritroblastos	0-1,0	0-0,5
Proeritroblastos	0,5-9,0	0-0,5
Normoblastos	18,0-41,0	0-15,0
Relação G/E	1,5/1,0	6,5/1,0

HEMOSTASIA

Muitas diferenças no mecanismo de hemostasia foram descritas entre o recém-nascido e a criança maior ou o adulto; essas diferenças, em geral, não resultam em hemorragia ou trombose, sendo assim consideradas fisiológicas.

O número de plaquetas é de cerca de 200.000/mm^3 e seu funcionamento é normal. Considera-se em geral, como para outras idades, o intervalo de 150.000 a 400.000 plaquetas/mm^3 como normal.

Os fatores da coagulação no plasma estão diminuídos, em sua maioria, em relação aos valores dos adultos. Assim sendo, os fatores II, VII, IX e X (dependentes da vitamina K) estão muito diminuídos, bem como as proteínas C e S, os fatores XI, XII, pré-calicreína e cininogênio de alto peso molecular. Os níveis desses fatores atingem gradualmente os valores do adulto em cerca de 6 meses de idade, sendo mais tardia a normalização da proteína C. O fator I (fibrinogênio) é encontrado em valores iguais ou levemente inferiores aos do adulto, admitindo-se a existência de um fibrinogênio "fetal", com propriedades físico-químicas diferentes das do adulto. Os fatores V, VIII e XIII estão nos níveis dos adultos.

Em conseqüência dessas peculiaridades, o tempo de protrombinas e o de tromboplastina parcial estão prolongados, sendo o prolongamento mais acentuado nos prematuros (Tabela 5.9). Os baixos níveis dos fatores envolvidos na prova de protrombina parcial ativada, fisiologicamente encontrados no recém-nascido, fazem com que essa prova tenha pouca utilidade nessa fase da vida. A baixa dos fatores II, VII, IX e X pode levar, se acentuada ou se coexistindo com situações tais como anoxia, jejum ou infecção, à "doença hemorrágica do recém-nascido".

O tempo de coagulação do recém-nascido nos primeiros 5 dias é pouco mais curto que o dos adultos (Tabela 5.10). Essa condição é dificilmente explicável, tendo-se em vista os baixos níveis das proteínas pró-coagulantes (ou fatores da coagulação). Aventa-se, para explicar esse dado, uma relativa pobreza de anticoagulantes naturais (antitrombina III, cujos níveis são ainda mais baixos nos prematuros) (Tabela 5.11).

NUTRIÇÃO FETAL E NEONATAL

Proteínas – o feto sintetiza suas próprias proteínas, embora a passagem de proteínas através da placenta também ocorra em quantidade diminuta.

Os níveis de proteinemia ao nascimento não dependem, em geral, do estado de nutrição materno. A albuminemia é inferior, em cerca de 10% do valor absoluto, à do adulto, embora levemente superior à da mãe no fim da gestação.

O recém-nascido digere e assimila bem proteínas desde os primeiros dias, instalando-se balanço nitrogenado positivo nos três a quatro primeiros dias, quer em aleitamento natural ou artificial. A absorção de proteínas é de cerca de 90% do total ingerido e a quantidade ótima de proteínas para a alimentação do prematuro parece ser a que fornece de 16 a 20% do total calórico diário, ou seja, 3 a 4g/kg/dia.

Hidratos de carbono – a glicose parece ser a fonte não-exclusiva, mas muito predominante, de energia para o feto. A passagem placentária de glicose do sangue materno para o feto dá-se aparentemente não por simples difusão, mas por um mecanismo de transporte ativo de natureza não bem determinada. Embora a gli-

Tabela 5.9 – Alguns valores de provas de hemostasia em gestantes e em recém-nascidos normais (segundo Hathaway, 1970).

Categoria	Plaquetas	TLE (min)	TTPC (s)	TP (s)	TT (s)
Adulto ou criança normal	200.000 450.000	90-300	37-50	12-14	8-10
Gestação de termo	290.000	278	44	13	8-10
Prematuro (1.500-2.500g)/cordão	220.000	214	90	17 (12-21)	12 (10-16)
RN de termo/cordão	190.000	84	71	16 (13-20)	14 (11-17)
RN de termo 48h	200.000	105	65	17,5 (12-21)	13 (10-16)

TLE = tempo de lise da euglobulina; TTPC = tempo da tromboplastina parcial de caolim; TP = tempo de protrombina; TT = tempo de trombina.

Tabela 5.10 – Tempo de coagulação espontânea no recém-nascido (Bürker, citado por Künzer, 1973).

Idade	Nº de casos	TC (min, s)
1 a 5 dias	25	2,51 ± 2,10
5 a 10 dias	25	3,10 ± 1,55
Adultos	25	3,20 ± 2,45

Tabela 5.11 – Atividade antitrombínica progressiva no recém-nascido (%).

Cordão umbilical	82,65 ± 11,32	(controles: 99,80 ± 14,35)
Mães (pré-parto)	82,95 ± 9,73	
3 a 96h de vida	90,48	(controles: 116,0)

Fonte: Ramos & cols., 1979.

cemia fetal seja geralmente inferior à materna, a relação entre seus níveis é muito constante. Dissacarídeos, em geral, não atravessam a barreira placentária.

A glicemia fetal é mantida pela glicose derivada do sangue materno. A glicogenólise hepática durante a vida intra-uterina parece ser restrita a situações excepcionais de baixa oferta através da placenta. A neoglicogênese parece ser colocada em jogo com mais freqüência, aparentemente, também em resposta às necessidade aumentadas de energia. Após o nascimento, as reservas hepáticas de glicogênio esgotam-se rapidamente e essa exaustão é seguida pela utilização intensa de gorduras para a produção de energia. A glicemia, ao nascimento, é em geral 70% da glicemia materna (em geral, de 50 a 100mg/100ml de sangue, para 80 a 120mg no adulto). Porém, é mais baixa nos prematuros e ainda mais nos pequenos para a idade gestacional, o que parece ser devido, em parte, ao grande consumo de glicose pelo tecido nervoso, o qual só é capaz de utilizar glicose, sendo nessas crianças maior, em relação à massa corpórea, do que em outros recém-nascidos (ver capítulo Hipoglicemia).

A galactose, substância muito abundante na alimentação láctea, é removida rapidamente do sangue em recém-nascidos normais, elevando, após, a glicemia. Galactosúria e lactosúria podem ser encontradas em recém-nascidos normais nos primeiros dias de vida. As necessidades de hidrato de carbono nos primeiros dias são de 10 a 15g/kg/dia.

Gorduras – no sangue do cordão umbilical, os lipídeos placentários estão em nível mais baixo que os do sangue materno. Em algumas horas de vida, a lipemia eleva-se e atinge os valores do adulto, entre o quarto e o sexto dia no recém-nascido de termo e em três a quatro semanas no prematuro. O acúmulo fetal de gordura faz-se principalmente nos últimos três meses de gestação, o que explica em parte a pobreza em gordura de tecido subcutâneo notada nos prematuros e nos portadores de desnutrição intra-uterina. Após o nascimento, o depósito hepático de gordura pode substituir o de glicogênio na geração de energia, o que ocorre com mais intensidade no jejum prolongado.

Existem discrepâncias acerca da porcentagem de retenção de gorduras da dieta dos recém-nascidos. O aumento da porcentagem das gorduras na mamadeira faz aumentar a eliminação de gorduras pelas fezes. O aproveitamento é de cerca de 80% das gorduras ingeridas; nas fezes, encontram-se de 10 a 20% do ingerido, conforme o tipo de gorduras administrado. As gorduras em geral retardam o esvaziamento gástrico nos recém-nascidos. O recém-nascido aleitado ao seio recebe 3-5g de gordura/kg/dia.

A composição de ácidos graxos do leite materno reflete a composição em ácidos graxos da dieta materna. De especial importância na dieta dos recém-nascidos pré-termo são os ácidos graxos de cadeia muito longa (ácidos araquidônico e eicosaexaenóico), que se encontram no leite materno e precisam fazer parte da alimentação por não ser satisfatoriamente sintetizados no pré-termo a partir de seus ácidos graxos precursores, ácido linoléico e linolênico, estes, ácidos graxos essenciais mesmo no recém-nascido de termo.

Metabolismo energético – a produção de energia pelo feto processa-se em um nível pouco mais baixo que no organismo do recém-nascido. Este produz um pouco menos de energia que o adulto, em termos de superfície corpórea (na primeira semana, 25cal/m^2/h, sendo que o adulto produz 38, e a criança de 2 anos, 48). Em relação ao peso corpóreo, a produção do recém-nascido é aproximadamente o dobro da do adulto. Os prematuros produzem menos calor que os de termo, acentuando-se a diferença quanto menor o peso de nascimento.

O quociente respiratório do recém-nascido indica o consumo praticamente exclusivo de hidratos de carbono ao nascimento e o consumo de pequena porção de gordura já após 1 a 2 horas de vida. Em jejum prolongado, toda a energia aos dois a três dias é fornecida em um terço por hidratos de carbono e em dois terços por gorduras.

As necessidades calóricas do recém-nascido são apresentadas na tabela 5.12. Após a primeira semana, os valores aumentam discretamente e, por volta de 10 dias, as necessidades atingem cerca de 110 a 120cal/kg/dia.

Tabela 5.12 – Necessidades calóricas do recém-nascido.

Tipo de consumo	cal/kg/dia
Necessidade metabólica basal	48
+ 30% para atividade corpórea	15
+ 10% para perda fecal	5
+ 12% para ação dinâmica específica	6
+ 36% para crescimento	18
Total	92

Regulação da temperatura – o recém-nascido, principalmente se prematuro, é homeotérmico imperfeito, superaquecendo-se (febre) e esfriando-se com facilidade. Sabe-se que o resfriamento de prematuros se acompanha de aumento de mortalidade. Ao nascimento, a temperatura da criança é idêntica à materna, havendo a seguir queda de 1°C a 3°C. Logo a seguir, volta a subir, atingindo cerca de 37°C em 6 a 8 horas, se os cuidados forem adequados.

As perdas de calor são maiores no recém-nascido (mais ainda no prematuro) por ele ter área corpórea proporcionalmente maior em relação ao peso e, portanto, menor isolamento térmico (menos tecido subcutâneo). A perda calórica faz-se principalmente por irradiação ao ambiente exterior e, em menor parte, por evaporação através dos pulmões, da pele e por meio da eliminação de fezes e urina. A pequena atividade muscular, a ausência de tremores e a escassa ingestão de alimentos compensam mal as perdas de calor. A atividade vasoconstritora é, entretanto, satisfatória.

Os centros encarregados do controle de temperatura são imperfeitos na primeira fase da vida, predominando o mecanismo humoral. Por esse mecanismo, o resfriamento liberta noradrenalina, que promove queima de tipo especial de gordura ("gordura marrom"), libertando-se calor. Tal gordura localiza-se principalmente na nuca. Esse gasto de energia a que é submetido o recém-nascido exposto ao frio pode causar diminuição de vitalidade ou resistência e piora da acidose, tendo sido causa de morte em prematuros. Existe uma temperatura ambiente chamada de neutralidade térmica, na qual é mínimo o gasto de energia para manter a temperatura corpórea, e que para os prematuros se situa entre 32°C e 35°C, com 50% de umidade, a qual permite manter a temperutra corpórea do prematuro entre 36°C e 36,5°C. Todos os esforços devem ser feitos, para um bom cuidado, no sentido de se manter no ambiente a temperatura de neutralidade térmica.

APARELHO DIGESTIVO

Logo após o nascimento, o tubo digestivo está em condições de funcionar. As enzimas digestivas estão presentes e em boas condições de função. Parece fazer exceção a amilase pancreática. A atividade das dissacaridases intestinais é boa para maltase e invertase. A freqüência elevada do encontro de lactosúria em recém-nascidos normais e prematuros, nas primeiras semanas de vida, talvez seja devida a um amadurecimento mais tardio da atividade da lactase, que ocorre no fim do período normal da gestação, sendo no termo, em geral, elevada. A administração de hormônios adrenocorticais melhora a função absortiva do intestino, levando-a em curto prazo a níveis iguais aos dos adultos. O pH do estômago ao nascimento é aproximadamente neutro. Algumas horas após, torna-se muito ácido (pH 1,5 em média). O conteúdo gástrico é, em geral, maior nos cesariados que nos nascidos de parto normal.

O ar preenche rapidamente o tubo intestinal, podendo chegar até o colo descendente em cerca de 3 horas. Embora porções de uma refeição possam permanecer no estômago por até 8 horas, a motilidade, em geral, é boa, e o alimento é capaz de percorrer todo o tubo digestivo em cerca de 4 horas. De modo geral, o aumento da osmolalidade do alimento provoca esvaziamento gástrico mais lento.

Crianças aleitadas ao seio mostram, em geral, um número de evacuações maior, e fezes mais fluidas que as aleitadas artificialmente. A distensão abdominal é freqüente no recém-nascido, facilitada pela frouxidão e delgadez de túnica muscular.

Ao nascimento, o intestino contém de 60 a 200g de mecônio, material viscoso verde-escuro, quase negro, em cuja composição entram principalmente mucopolissacarídeos, poucos lipídeos e pouca substância nitrogenada, não-protéica. Corado intensamente por bile, o mecônio parece ser formado por resíduos de secreção mucosa do tubo digestivo fetal após digestão por enzimas proteolíticas. Pode ser hipocorado em casos de atresia de vias biliares. Em geral, nas primeiras horas de vida, certa quantidade de mecônio é eliminada. Falta de eliminação de mecônio após 24 horas deve fazer pensar em obstrução, que precisa ser pesquisada. Aos 4-5 dias de vida, as eliminações vão perdendo o aspecto meconial, tornam-se um tanto liquefeitas e heterogêneas ("fezes de transição"), para em seguida assumir o aspecto de fezes normais de lactente, dependendo largamente do tipo de dieta.

Após a ingestão, na criança nascida de termo, são deflagradas algumas adaptações fisiológicas: secreção ácida no estômago, modificações da motilidade intestinal que deverão acomodar o volume de leite ingerido, alterações do pâncreas endócrino e da função hepática e alterações na secreção de enzimas e de hormônios intestinais. A primeira mamada no RN de termo desencadeia um aumento de glicemia, insulina, hormônio de crescimento, gastrina e enteroglucagon. Essa resposta pós-prandial não ocorre no pré-termo, embora, se alimentado precocemente, ele possa desenvolver níveis pré-prandiais desses hormônios a partir de $2^1/2$ dias de vida. Essas respostas dos hormônios intestinais, bem como de polipeptídeo pancreático, não ocorrem, porém, em crianças que não receberam alimentação oral, sendo nutridas parenteralmente.

RIM

A função renal estabelece-se lenta e progressivamente *in utero*, sendo que em feto de 2.100 a 2.500g todos os glomérulos estão formados. A produção de urina inicia-se no quarto mês de gestação, fazendo esta parte do líquido amniótico, o qual se apresentará escasso nos casos de malformações renais. A função de regularização do meio interno do feto é, entretanto, desempenhada pela placenta.

Ao nascimento, a bexiga contém de 30 a 50ml de urina de baixa osmolaridade. Algumas crianças já urinaram na sala de parto; nas primeiras 12 horas, 75% já urinaram; nas primeiras 24 horas, 90%; e no fim de 48 horas todas já urinaram, sendo, a seguir, muito variável a freqüência de micções. No primeiro dia, o volume urinado é de cerca de 15ml, 40ml no segundo, 60ml no terceiro, 100ml no quarto, 150ml no quinto, 200ml no sexto-sétimo dias de vida. Nos primeiros dias, a urina pode apresentar sedimento em cor vermelho-tijolo, representado por uratos, que mancham as fraldas e podem ser tomados por sangue. A urina contém pequena quantidade de proteínas nos três primeiros dias; após esse período, proteinúria significante pode ser patológica. Leucocitúria e hematúria em geral são ausentes. Raros cilindros e cristais de ácido úrico e abundante quantidade de células de descamação podem ser encontrados.

A função renal, em seus diversos aspectos, é ainda imperfeita, devido à imaturidade do órgão.

A filtração glomerular é de cerca de 30-50% da do adulto; a excreção tubular, 20-40%; e a reabsorção tubular, 15 a 30%; o mecanismo de poupança de bases é pobre por produção deficiente de amônia. A capacidade de concentração é diminuída, necessitando o recém-nascido de maior quantidade de água para excretar dada quantidade de soluto. O máximo de osmolaridade que se consegue é 600-700mOsm/l. A osmolaridade média da urina do recém-nascido é 400mOsm/l. Essa deficiência de concentração é atenuada pelo tipo de alimentação, exclusivamente líquida.

Dados importantes sugerem que a osmolaridade mais baixa da urina dos recém-nascidos deve-se principalmente a um menor componente de uréia e que o componente eletrolítico é muito pouco menor que o dos adultos. Essa menor excreção de uréia dependeria fundamentalmente do menor catabolismo protéico peculiar a essa idade. A capacidade de diluição da urina é boa, podendo o recém-nascido eliminar urina tão diluída como o adulto (até 50mOsm/l).

A depuração uréica está diminuída, porém a taxa de uréia sangüínea mantém-se baixa devido à compensação fornecida pelo rápido crescimento e grande aproveitamento das proteínas, com baixa produção de metabólitos protéicos.

Vê-se, pois, que, apesar das aparentes deficiências, o rim do recém-nascido "é bom para ele", bastando que não seja sobrecarregado, principalmente iatrogenicamente, de água ou eletrólitos, o que resultaria em intoxicações hídricas, edemas, parada cardíaca etc. As funções renais vão amadurecendo aos poucos, a glomerular mais cedo do que a tubular. No primeiro mês de vida, o amadurecimento é lento, progredindo a seguir mais rapidamente, atingindo a equiparação com o adulto entre a 10ª e a 30ª semanas, segundo alguns autores, e no segundo ano de vida, segundo outros. O amadurecimento da função renal está mais intimamente relacionado com a idade pós-natal do que com o tamanho ao nascer. Isso se explica porque células, mesmo imaturas, já contêm as organelas que costumam estar associadas à atividade enzimática. Assim, por exemplo, prematuros que recebem dieta com alto teor de solutos e proteínas apresentam depuração de insulina e paramino-hipurato maiores que os que recebem dietas pobres daqueles elementos. Essa mesma sobrecarga com soluto e proteínas não é capaz de induzir essas modificações em recém-nascidos de termo.

EQUILÍBRIO HIDROSSALINO

O recém-nascido apresenta conteúdo de água total elevado, cerca de 76 a 79%; esse caráter é mais acentuado no prematuro. A água extracelular predomina (43%) sobre a intracelular (33 a 39%). A troca hídrica diária é de cerca da metade do total (é de $^1/_7$ no adulto), sendo pois três a quatro vezes mais intensa na criança recém-nascida do que no adulto. As taxas de eletrólitos no sangue são variáveis, revelando aumento de sódio, potássio, cloretos, fosfatos e ácidos orgânicos e diminuição de bicarbonatos e proteínas. Tais características se acentuam nos prematuros. Os valores médios em mEq/l dos diferentes elementos são apresentados na tabela 5.13.

Tabela 5.13 – Valores médios em mEq/l de eletrólitos em recém-nascidos normais e prematuros (segundo Martinez-Garza).

	Adulto	Recém-nascido de termo	Recém-nascido prematuro
pH	7,35-7,45	7,3-7,4	7,25-7,3
Na	140mEq	147mEq	140-160mEq
Cl	105mEq	112mEq	110-120mEq
K	4,5mEq	5,8mEq	5,0-7,4mEq
Ca	5,0mEq	5,0mEq	4,5mEq
Mg	2,5mEq	2,5mEq	4,5mEq
HCO$_3$	22-25mEq	20,0mEq	15-19mEq
Ácidos orgânicos	6,0mEq	6,5mEq	18,0mEq
Proteínas	16/100	14/10	12/100
Fosfatos	3,5/100	5,5/100	6,5/100
Osmolaridade	300mOsm	320mOsm	320-330mOsm

Ao nascimento, existem acidose respiratória rapidamente compensada pela eliminação do CO_2 com a respiração e também acidose metabólica, consecutivas ao aumento de cloretos, fosfatos e ácidos orgânicos, e escassa formação de amônia no túbulo. O aumento dos ácidos orgânicos (especialmente pirúvico e láctico) é conseqüente ao metabolismo anaeróbio de hidratos de carbono, que pode persistir nos primeiros dias de vida. A acidose metabólica compensa-se em poucos dias (até quatro) nos nascidos de termo, podendo persistir até 10 semanas em prematuros. As necessidades hídricas são, no primeiro dia, 60ml/kg; do terceiro ao quarto dia, 90ml/kg; do quinto ao sexto dia, 120ml/kg; e do sétimo ao oitavo dia, 150ml/kg. A perda de peso fisiológica ocorrida a partir do nascimento consiste principalmente em perda de água e é acentuada pelo prolongamento do jejum. Consta em geral de 6 a 10% nos recém-nascidos de termo, e de 10 a 15% nos pré-termo. A instituição de terapia venosa, incluindo nutrição parenteral, e a ventilação mecânica modificam claramente esses índices, sendo necessário notar que o excesso de água aparentemente favorece a persistência do canal arterial, a displasia broncopulmonar e a enterocolite necrosante.

SISTEMA ENDÓCRINO

Hipófise – o hormônio hipofisário anterior provavelmente não atravessa a placenta em quantidade importante. Fetos em que se provoca experimentalmente hipoplasia da hipófise mostram, em conseqüência, hipoplasia das supra-renais, gônadas e tireóide. A placenta, possivelmente, contribui com gonadotrofinas coriônicas para a estimulação dos órgãos-alvo fetais. O hormônio de crescimento hipofisário não parece ser essencial para o crescimento intra-uterino. No entanto, sua ausência acarreta, segundo Setian, perda importante na qualidade do crescimento, já detectável nos primeiros meses de vida extra-uterina. A eventual participação do hormônio de crescimento intra-uterino está em constante pesquisa e avaliação.

Tireóide – a função da tireóide fetal começa por volta da 14ª semana, quando já pode concentrar iodo radioativo, existindo síntese de hormônio a partir de 15 a 19 semanas. Ao nascimento, a captação de I^{131} é alta ou igual à do adulto. O iodo ligado a proteínas (PBI) é, ao nascimento, praticamente igual ao do adulto, e logo no primeiro dia apresenta valores bastante altos, que se matêm durante as primeiras semanas. O TSH é detectado a partir da 13ª semana, atingindo o máximo de atividade na 16ª, e assim permanecendo até o termo. O hormônio tireóideo materno pode cruzar a placenta, no fim da gestação, mas em quantidade insuficiente para proteger o feto de hipotireoidismo, embora, às vezes, suficiente para mascarar certas manifestações precoces dessa doença.

Função tireoidiana nos recém-nascidos prematuros – o eixo hipotálamo-hipofisotireoidiano é tanto mais imaturo quanto menor for a idade gestacional. Os prematuros, com exceção daqueles com maior idade gestacional, são relativamente hipotireoidianos, apresentando também teores baixos de TGB, T_4 e T_4 livre, pela imaturidade do eixo hipotálamo–hipófise–tireóide e conseqüente redução de TSH e elaboração de hormônios tireoidianos. O pico súbito de TSH observado após o nascimento fica comprometido e a resposta tireoidiana será menor, sendo logo seguida por diminuição progressiva de seus hormônios, com nadir no fim de uma a duas semanas. A volta gradual aos níveis preexistentes no cordão se dá por volta da 38ª a 42ª semanas pós-concepcional.

Paratireóide – as glândulas paratireóides já se encontram funcionantes com cerca de 12 semanas de gestação. O hormônio paratireóideo (PTH) é um polipeptídeo de 9.500 daltons, que aparentemente não cruza a barreira placentária.

O PTH é secretado em resposta a variações nas concentrações de cálcio ionizado no meio extracelular. Baixas muito leves dessa concentração já são capazes de estimular o PTH, enquanto aumentos dessa concentração deprimem a secreção, embora não completamente, segundo Demarini e cols.

Ao nascimento, a cessação da passagem placentária de cálcio para o feto leva a uma baixa da concentração desse íon, que pode ser observada em recém-nascidos de termo e pré-termo. Embora não haja passagem placentária do hormônio, alterações de paratireóide materna podem conduzir a alterações da paratireóide fetal e neonatal por meio de alterações da calcemia.

Assim, hiperparatireoidismo materno leva a aumento de calcemia materna, conseqüentemente da fetal e, portanto, depressão da atividade da paratireóide fetal e neonatal. Mecanismo oposto ocorre no hipoparatireoidismo materno, levando em termo final a um hiperparatireoidismo fetal e neonatal.

Supra-renais – é no período de recém-nascido que as supra-renais possuem o maior peso em relação ao peso corpóreo (0,2% do peso corpóreo total contra 0,01% no adulto). Começam a involuir após o nascimento à custa de involução da "zona fetal", responsável pelo grande peso. Juntamente com essa involução, há expansão da cortical verdadeira. A zona fetal parece ser semelhante à reticular do adulto e ter alguma participação na síntese de andrógenos. Estes, medidos ao nascimento, estão muito elevados, e após alguns dias caem até atingir valores muito baixos (0,5 a 2,5mg/dla de 0 a 14 dias). Em geral, prematuros mantêm valores mensuráveis até cerca de um mês. Os glicocorticóides, como cortisol, são produzidos desde o primeiro dia de vida, em quantidades que, feitas as correções para superfície corpórea, são comparáveis às dos adultos. No entanto, sua meia-vida é o dobro da do cortisol do adulto. O nível de aldosterona na urina de recém-nascidos é baixo, mas eleva-se nitidamente em resposta à restrição de sal por três a cinco dias.

O eixo hipófise–supra-renal parece funcionar bem no recém-nascido, como se conclui do aumento plasmático de corticóides após intervenção cirúrgica ou injeção de ACTH, e pela eosinopenia conseqüente à injeção de epinefrina. A medular supra-renal só se torna individualizada aos 4-5 anos. No período de recém-nascido, predomina a norepinefrina como produto do tecido cromatínico, parecendo ter papel na regulação da temperatura corpórea.

FUNÇÃO HEPÁTICA

Algumas das peculiaridades da função hepática no recém-nascido são também mencionadas em outros locais (por exemplo, hipoprotrombinemia, deficiência de glicuroniltransferase). A capacidade diminuída do fígado do recém-nascido em relação à do adulto, em muitos aspectos, é atribuída, de modo genérico, à imaturidade. Entre esses aspectos, podem ser citados:

1. Funções de detoxicação (acetilação, oxidação e glicuronoconjugação) deficientes. Exemplos dessa deficiência são dados pela icterícia própria do recém-nascido (ou pela dificuldade de conjugação hepática de cloranfenicol nos primeiros dias de vida).
2. A bile é excretada em baixa concentração em relação à do adulto.
3. O nível de protrombina é baixo nos primeiros dias (em especial do segundo ao quarto dias), chegando a 20-40% ao do adulto.
4. As proteínas plasmáticas estão diminuídas ao nascimento (exceto as gamaglobulinas), especialmente nos prematuros.

SISTEMA NERVOSO

A estrutura e a função do sistema nervoso são imaturas no momento do nascimento. A mielinização inicia-se por volta do quarto mês de vida intra-uterina, começando pelas raízes espinhais, ventrais e dorsais (as porções filogeneticamente mais antigas). A seqüência na qual a função das várias estruturas se instala corresponde à de sua mielinização.

O estado do sistema nervoso central já é sugerido ao primeiro contato com o paciente, pela observação da maneira de repousar sobre o leito, da postura, da movimentação ativa, da cor da pele, da respiração e do fácies. É em geral difícil saber se o prematuro pequeno está desperto ou dormindo, e parece não haver diferença nítida de atividade nos períodos diurno e noturno. Os reflexos do prematuro pequeno, com freqüência, estão deprimidos ou ausentes. Com a maturação extra-uterina, o prematuro atinge o padrão usual de desenvolvimento neuromuscular do recém-nascido de termo na data que corresponderia aproximadamente ao fim da gestação.

Examinando logo após o nascimento, o recém-nascido pode apresentar o chamado "choque obstétrico", que se acredita ser devido à inibição temporária do sistema nervoso central por anoxia ou traumatismo. Nesse período, a característica marcante é a pobreza do tono manifestada por resistência mínima à movimentação passiva e consistência diminuída à palpação das massas musculares. A postura, nessa fase, mostra tendência à semi-extensão e à abdução dos membros, ficando, em decúbito dorsal, o tronco como que moldado à superfície do berço. Após esse período, o exame neurológico, em determinados aspectos, pode dar uma boa idéia da maturidade do recém-nascido.

Os reflexos próprios do recém-nascido comportam-se de modo variável nessa fase de "choque". Alguns, como a preensão plantar e o reflexo dos "olhos de boneca", aparecem, nessa fase, com praticamente a mesma intensidade que nos dias posteriores. Os reflexos orais (de sucção e dos pontos cardeais) variam, manifestando-se com maior ou menor intensidade. Os outros reflexos, em geral, sofrem o efeito da fase de "choque" no sentido de que estão geralmente enfraquecidos em sua resposta ou mesmo ausentes, dependendo a resposta, aparentemente, da duração ou do grau de traumatismo do parto. De algumas horas a um dia após o parto, o recém-nascido passa a manifestar uma postura cuja característica parece ser uma luta contra a gravidade, com predomínio dos adutores dos membros e dos extensores paravertebrais. Nos prematuros, o tono é em geral bem menor, sendo pouco encontrada a flexão extrema de membros superiores tão característica dos nascidos de termo. Nestes últimos, em geral, o tono dos membros não permite que, ao se sacudir os superiores ou os inferiores, exista nenhum movimento de balanço, respectivamente, de mãos ou pés. Os reflexos após o primeiro ou o segundo dia apresentam respostas mais fortes. Os reflexos dos pontos cardeais, em que a criança segue com movimento de sucção (lábios e língua) a direção de estímulos táteis aplicados na região perioral em direção dos quatro pontos cardeais, estão bem estabelecidos, em geral, nas primeiras 24 horas, mas atingem sua maior intensidade em cerca de 48 horas. Em muitos prematuros pequenos pode faltar completamente. O reflexo de sucção comporta-se paralelamente ao dos pontos cardeais e freqüentemente, não existe nos prematuros pequenos. A preensão palmar e plantar é constantemente presente. O reflexo de Moro deve estar presente em todos os recém-nascidos. Em sua resposta completa, consta de extensão brusca dos quatro membros, seguida de flexão dos membros superiores (ou volta à semiflexão ou flexão em que permaneciam em repouso) e adução dos inferiores. Esses movimentos são acompanhados ou seguidos de choro. Esse complexo pode estar, e freqüentemente está, incompleto ou modificado. A ausência do reflexo de Moro em recém-nascido é, em geral, sinal de lesão grave. Sua unilateralidade pode sugerir problema de paralisia do plexo braquial, por exemplo. Na encefalopatia bilirrubínica, Greem e Richmond descreveram um tipo de resposta peculiar, com adução dos membros superiores.

Líquido cefalorraquidiano – o líquido cefalorraquidiano (LCR) do recém-nascido normal, de termo ou pré-termo tem características próprias que o diferenciam daquele obtido em outras idades. Poucos trabalhos existiam sobre o LCR normal nessa fase da vida; recentemente, Luz, Livramento e cols., Spina França e cols. e Vaz, em nosso meio, estabeleceram os valores físicos, bioquímicos e citomorfológicos considerados normais para esse grupo etário (ver Tabelas 5.14 e 5.19). Os valores liquóricos dos recém-nascidos de termo e pré-termo foram analisados comparativamente por Vaz: concluiu pela maior concentração de bilirrubinas, de proteínas e presença de hemoglobina sugerindo para os pré-termo maior permeabilidade e maior imaturidade da barreira hematoliquórica.

ÓRGÃOS DOS SENTIDOS

Tato – a resposta à estimulação tátil dos lábios e da face inicia-se no começo da vida fetal, desenvolvendo-se, com o tempo, no sentido cefalocaudal. No recém-nascido, uma picada de alfinete, por exemplo, provoca uma resposta fraca, traduzida por movimento do membro tocado, parecendo haver certa hipoestasia. Em cerca de uma semana, a resposta torna-se mais intensa, com choro, movimentos generalizados e retirada do membro estimulado. No prematuro, essas reações são quantitativamente mais fracas. O sentido proprioceptivo é desenvolvido na vida fetal, havendo respostas e alterações do líquido amniótico. Na vida extra-uterina, essas respostas entram gradualmente sob a influência de centros mais altos.

Tabela 5.14 – Proteinograma do líquido cefalorraquidiano de recém-nascidos de termo normais (segundo Spina França e cols.).

Proteínas mg/100ml	Pré-albumina %	Albumina %	Globulinas			
			α1 %	α2 %	β + τ %	γ %
X̄	74,3	0,97	38,20	6,18	6,07	13,92	13,87
–|	31,0	0,60	58,93	1,40	1,80	7,90	7,20
|–	116,0	5,90	71,20	9,30	10,90	21,70	22,80

Tabela 5.15 – Proteinograma do líquido cefalorraquidiano de recém-nascidos pré-termo normais (segundo Vaz).

Proteínas mg/100ml	Pré-albumina %	Albumina %	Globulinas			
			α1 %	α2 %	β + τ %	γ %
X̄	145,50	5,18	56,50	4,62	5,80	13,79	13,90
–|	52,00	2,20	35,00	2,00	3,10	6,70	4,70
|–	300,00	12,50	76,00	8,70	10,00	26,40	23,60

Tabela 5.16 – Citomorfologia do líquido cefalorraquidiano de recém-nascidos de termo normais (segundo Livramento e cols.).

	Nº de eritrócitos/mm3	Nº de leucócitos/mm3	Linfócitos (%)	Retículo-monócitos (%)	Neutrófilos (%)	Macrófagos (%)	Eosinófilos (%)
X̄	155,76	4,44	34,62	60,38	2,90	1,90	0,19
–|	0,30	0,30	11,00	41,00	0	0	0
|–	875,00	22,00	59,00	78,00	17,00	10,00	2,00

Tabela 5.17 – Citomorfologia do líquido cefalorraquidiano de recém-nascidos pré-termo normais (segundo Vaz).

	Nº de eritrócitos/mm3	Nº de leucócitos/mm3	Linfócitos (%)	Retículo-monócitos (%)	Neutrófilos (%)	Macrófagos (%)	Eosinófilos (%)
X̄	164,00	3,93	37,71	51,95	5,02	2,89	0
–|	0	0,30	15,00	35,00	0	0	0
|–	1.280,00	16,30	62,00	69,00	34,00	16,00	0

Tabela 5.18 – Características físicas e bioquímicas de líquido cefalorraquidiano de recém-nascidos pré-termo normais (segundo Vaz).

	Proteínas (mg/100ml)	Hemoglobina (µM/l)	Bilirrubinas (µM/l)	Glicose (mg/100ml)	Índice de cor
X̄	145,50	1,14	27,69	51,46	14,69
–|	52,00	0	10,00	17,00	5,00
|–	300,00	8,00	80,00	102,00	39,00
Aspecto: límpido			Cor: xantocrômico		

Tabela 5.19 – Características físicas e bioquímicas do líquido cefalorraquidiano de recém-nascidos de termo normais (segundo Luz).

	Proteínas (mg/100ml)	Hemoglobina (µM/l)	Bilirrubinas (µM/l) (responsáveis pela xantocromia)
X̄	74,30	0	1,96
–|	31,00	0	1,80
|–	116,00	0	2,70
Aspecto: límpido		Cor:	15% incolores 85% xantocrômicos

Audição – está presente no recém-nascido e no prematuro, com fraca resposta a som forte, logo após esvaziamento do ouvido médio de líquidos e detritos amnióticos.

Visão – é relativamente imperfeita ao nascimento, sendo que só nessa época começa a diferenciação do córtex visual do lobo occipital. No entanto, o sentido da luz, diferentemente do que ocorre com a percepção de cores, já está bem desenvolvido ao nascimento, mesmo em prematuros pequenos, a ponto de dever-se pensar em amaurose quando não esboçam proteção contra uma luz. A percepção de cores desenvolve-se mais lentamente, acreditando-se que esteja presente mais ou menos aos 3 a 5 meses para vermelho, verde, amarelo e azul. Os reflexos pupilares estão presentes ao nascimento.

Olfato – existe evidência de um olfato rudimentar, ao nascimento, e que se desenvolve gradualmente com o tempo.

Paladar – presente ao nascimento, embora seja duvidosa a diferenciação dos sabores. No entanto, o recém-nascido de alguns dias reage diferentemente quanto à mímica, ao provar açúcar e sal. O paladar torna-se bem desenvolvido por volta dos 2 aos 3 meses.

BIBLIOGRAFIA

1. AUCOTT, S.W. – Physical examination and care of the newborn. In Farraroff, A.A. & Martin, R. *Neonatal – Perinatal Medicine*, 6th ed., St. Louis, Mosby, 1997. 2. POLIN, R.A. & FOX, W.W. – *Fetal and Neonatal Physiology*. Philadelphia, Saunders, 1992. 3. RAMOS, S.L.A. & DINIZ, E.M.A. – O recém-nascido normal e sua adaptação à vida extra-uterina. In Fontes, J.A.S. *Perinatologia Social*. São Paulo, Byk-Procien, 1984. 4. SETIAN, N. – *Endocrinologia Pediátrica*. São Paulo, Sarvier, 1989. 5. Vaz, F.A.C. – *Contribuição para o Estudo do Líquido Cefalorraquiano de Recém-Nascidos Pré-termo Sadios*. Tese. FMUSP, 1975.

---

3   Farmacologia no Desenvolvimento

SAMUEL SCHVARTSMAN

Farmacologia no desenvolvimento é denominação proposta por Done para destacar o capítulo da farmacologia que se preocupa com o estudo da influência da imaturidade e dos processos de desenvolvimento na resposta farmacológica e com os efeitos de drogas sobre a maturação e o desenvolvimento. Entende-se e justifica-se esse conceito como uma tentativa de enfatizar as relações entre as propriedades das drogas e as respostas do organismo em suas várias fases de desenvolvimento e também como um meio de evitar a noção estática de farmacologia relacionada apenas ao indivíduo que não cresce mais.

A sensibilidade do organismo em desenvolvimento para determinado medicamento pode, além de diferir da do adulto, sofrer grandes variações nas suas diversas etapas. Aminopterina em doses abortivas não é muito tóxica para o adulto, mas determina a morte do embrião; em doses menores, continua não sendo tóxica para o adulto, mas pode ocasionar graves malformações no recém-nascido. Cloranfenicol é muito mais tóxico no lactente pequeno e prematuro do que na criança maior e no adulto. Bacitracina em crianças é menos nefrotóxica do que em adultos.

A divisão arbitrária da farmacologia do desenvolvimento em apenas um componente pré-natal (farmacologia fetal) e um pós-natal (farmacologia neonatal) é inadequada, pois exclui alguns estágios de desenvolvimento importantes, quer sob ponto de vista farmacológico, quer sob ponto de vista toxicológico, tais como fase de gametogênese ou pré-fecundação, período pré-implantação, período embrionário, período perinatal, período pré-escolar e período da adolescência.

Fase de gametogênese – inclui os processos de produção do gameta masculino e do feminino em que a ação das drogas e dos agentes químicos se pode fazer sentir nas várias etapas, traduzindo-se pela infertilidade ou produzindo mutações no cromossomo. No primeiro caso, ou seja, infertilidade por ação de drogas, vários exemplos podem ser citados, como referidos a seguir.

Esteróides anticoncepcionais interferem no processo normal de reprodução, podendo, pois, ser considerados tóxicos para esse sistema. Consistem geralmente de um estrógeno e/ou uma progesterona, que inibem a ovulação, acreditando-se que seu sítio de ação seja hipotalâmico, deprimindo a liberação de FSH-R ou LH-R. No homem, esses esteróides inibem a espermiogênese.

Medicamentos que agem sobre o sistema nervoso central, tanto depressores (reserpina, clorpromazina, perfenazina) quanto estimulantes (epinefrina, anfetaminas), demonstram experimentalmente ação bloqueadora sobre a ovulação, possivelmente por interferência na liberação de FSH-R ou LH-R, embora até o momento sem confirmação na espécie humana.

Ésteres sulfônicos, tais como bussulfano e dimetilbussulfano, que agem primariamente sobre a espermatogônia, ou metilsulfonato, sobre a espermátide, bloqueiam sua maturação.

Mutação é o mecanismo de origem de novos genes e representa a base a partir da qual a seleção natural molda os novos genótipos e conduz à evolução e resulta essencialmente de um erro de pareamento de bases na molécula do DNA, geralmente conseqüente aos rearranjos tautoméricos na distribuição dos elétrons e prótons.

Período pré-implantação – o óvulo fertilizado na porção cefálica da trompa forma o zigoto, que inicia sua migração para o útero sofrendo uma série de divisões até originar o blastocisto, que em torno do quarto ao quinto dias chega ao útero. A implantação inicia-se no sexto dia, com a invasão do endométrio pelo trofoblasto, e completa-se em torno do nono dia.

Decorrem, assim, vários dias antes do desenvolvimento da placenta, em que o zigoto, nos seus vários estágios, está em contato com o fluido luminal da trompa e do útero e, por meio dele, sujeito a possíveis ações agressoras de várias substâncias químicas, cujo comportamento depende das condições do meio e de sua estrutura.

Verificou-se em animais de laboratório que o fluido luminal tem um pH mais elevado que o do plasma, o que, juntamente com a secreção ativa de certos elementos, permite aventar a possibilidade de que substâncias alcalinas estejam em menor concentração e substâncias ácidas em maior concentração. Compostos tais como nicotina, tiopental, isoniazida, DDT e cafeína são encontrados no fluido luminal em concentrações que excedem as plasmáticas em 50%, quando dosados 6 horas após administração (Sieber e Fabre). Derivados isotópicos dessas drogas podem ser identificados no blastocisto 1 a 6 horas após administração.

As propriedades físico-químicas das moléculas são fatores importantes na distribuição e na penetração no fluido luminal e no blastocisto. Enquanto a ouabaína, cujo coeficiente de partição é 2,9, apresenta relação entre concentração uterina e plasmática de 0,21, o barbital, com coeficiente de partição 45, apresenta relação de 0,95, e a antipirina, cujo coeficiente de partição é 400, apresenta relação de 1,06.

Período embrionário – implantado o blastocisto, começa seu desenvolvimento e ao mesmo tempo a formação da placenta, que é talvez a única parte do organismo formada por dois indivíduos diferentes: córion fetal e decídua materna. Através da placenta, uma substância química pode atingir o ser, produzindo alterações degenerativas em qualquer sistema em desenvolvimento ou lesões degenerativas no sistema já formado. O primeiro caso conceitua a teratogênese, implicando fundamentalmente o término da ação com o final da formação, enquanto o segundo define a toxicidade (embriotoxicidade, fetotoxicidade).

A passagem de drogas através da placenta, para atingir o embrião, pode ocorrer por difusão simples e facilitada, transporte ativo, pinocitose ou através de poros. Difusão simples, que é o processo mais comum, segue os princípios gerais da equação de Fick: $Vd = (K \times A \times C)/d$, em que Vd é a velocidade de transferência; K, a constante de difusão; A, a área da membrana; C, o gradiente de concentração; e d, a espessura da membrana.

Portanto, o processo depende esquematicamente de: 1. características da placenta, admitindo-se que sua área permeável, que atinge cerca de $12m^2$, pode ser alterada por acidentes (infarto, toxemia) e variar sua espessura; 2. características da molécula: substâncias com peso molecular inferior a 500 geralmente atravessam a placenta com facilidade, o mesmo ocorrendo com as mais lipossolúveis. Assim, por exemplo, a transmissão placentária do barbital é bem mais lenta que a do tiopental, pois este, além de mais lipossolúvel, é pouco ionizado, o que favorece a permeabilidade. Também, a ligação protéica pode ter alguma influência. Observou-se que em certos animais de laboratório a difenil-hidantoína tem maior tendência à ligação protéica no sangue materno que, por sua vez, é mais rico em proteínas. Esse fato explica os níveis muito baixos do medicamento no organismo fetal; 3. fluxo sangüíneo fetal e materno, que tem um comportamento misto, concorrente e contracorrente, de interpretação complexa e de grande eficácia para certos solutos. Condições que determinam seqüestração do sangue materno na placenta podem favorecer a passagem de drogas para o feto e aquelas que determinam vasoconstrição obviamente dificultam; 4. capacidade metabolizadora da placenta: apesar da existência de sistema enzimático metabolizador microssomal e mitocondrial, a placenta humana, segundo Juchau, parece estar mal equipada para efetuar as reações importantes de biotransformação e parece não agir como um fígado para o feto, como já foi sugerido, ao menos quando se considera a capacidade de biotransformação.

Apesar disso, todas as funções de biotransformação são encontradas na placenta. A maioria das reações de oxidação aí descritas são de oxidação de função mista. Apesar de alguns resultados conflitantes, parece que os chamados substratos tipo I, isto é, que dão espectro tipo I quando adicionados a suspensões de microssomos hepáticos, como o hexabarbital, pentobarbital e estriquinina, são mal metabolizados na placenta humana.

O papel desempenhado pela placenta no mecanismo de ação de drogas sobre o organismo fetal pode ser profundamente alterado por compostos químicos que agem quer sobre o fluxo sangüíneo, quer sobre as propriedades da placenta. Sabe-se, por exemplo, que a anoxia intra-uterina é uma das causas mais comuns de mortalidade fetal e teoricamente poderia ser determinada por drogas que afetam a vasculatura placentária. LSD atravessa a placenta, entra na circulação fetal e tem um nítido efeito constritor. Esse efeito, que também é observado com outros alucinógenos, como bufotenina, psilocina, psilocibina, mescalina ou analgésicos narcóticos, pode reduzir a oxigenação ou a nutrição fetal em períodos críticos do seu desenvolvimento.

A teratologia, conhecida há longo tempo, passou a ser objeto de intensa preocupação, não apenas médica, como também social, após o problema da talidomida. A princípio, relacionada com as grandes alterações anatômicas, ampliou seu interesse também para os distúrbios fisiológicos e bioquímicos, inclusive os mais sutis, que de modo geral são tão ou mais importantes que aquelas.

A maior dificuldade no estudo da teratogênese, até hoje ainda não resolvida, é a falta de um modelo experimental adequado, que idealmente deveria ter em relação à espécie humana o mesmo tipo de metabolismo, placenta anatomicamente semelhante, com o mesmo número de camadas, mesma espessura e mesma capacidade metabólica. Além disso, deveria produzir uma descendência numerosa, ter um período de gestação curto e uniforme, tamanho pequeno, baixo custo e manuseio fácil. Por essa razão, grande número de trabalhos a respeito são de resultados criticáveis e até certo ponto contraproducentes, pois, de um lado, não evidenciam os efeitos lesivos de uma droga e, de outro, sugerem riscos inexistentes, impedindo uma terapêutica que poderia ser benéfica.

Período perinatal – importante sob ponto de vista farmacológico, principalmente por causa das características de metabolização dos xenobióticos próprias desse estágio de desenvolvimento, salientando-se uma certa insuficiência quando em comparação com adultos, embora adequadas para as condições normais da idade.

O fígado é o principal órgão para a metabolização. As enzimas estão situadas no retículo-endoplasmático que, após homogeneização, é recuperado como microssomo. As vias mais importantes de metabolismo são as reações oxidativas, e as diferentes enzimas oxidantes de drogas constituem um sistema que está localizado na fração microssomal. O sistema, que é capaz de oxidar não apenas drogas mas também esteróides, ácidos graxos e hidrocarbonetos policíclicos, possui diferentes componentes que constituem a cadeia de transporte de elétrons, particularmente citocromo C redutase, citocromo P450, citocromo P450 redutase.

Greengard, usando como modelo experimental o rato, demonstrou que as principais enzimas hepáticas se desenvolviam de quatro modos diferentes. Enzimas do grupo I, importantes no crescimento, estão presentes nos tecidos fetais precoces e diminuem em quantidade no final da gestação; do grupo II ou fetal tardio, incluindo enzimas do ciclo da uréia e da síntese de glicogênio, como a glicogênio-sintetase, emergem no final da gestação; do grupo III, neonatal, incluindo o equipamento para gliconeogênese e processos de detoxicação, como a fosfopiruvato-carboxilase; do grupo IV ou tardio, que aparecem na terceira semana após o nascimento, incluindo as enzimas responsáveis pela síntese de ácidos graxos e a regulação dos níveis de ácidos aminados e glicose sangüínea.

A atividade enzimática é influenciada por vários fatores ambientais, entre os quais os agentes químicos. Parece que a competência do fígado em responder se desenvolve muito antes do tempo de ação dos estimulantes naturais; assim sendo, pode-se determinar artificialmente a formação precoce de várias enzimas. Tiroxina e cortisol aumentam o desenvolvimento das enzimas do grupo fetal tardio; glucagon estimula a produção prematura da fosfopiruvato-carboxilase, catalisador-chave da gliconeogênese etc.

Profilaxia da hiperbilirrubinemia neonatal com fenobarbital é um exemplo da indução prematura das enzimas detoxicadoras. Existem também estudos (Motoyama e cols.) sobre a influência do cortisol na maturação do pulmão em ratos e coelhos, que podem servir de base na prevenção do desconforto respiratório da membrana hialina do recém-nascido.

Aranda e cols., procurando objetivar a incapacidade metabolizadora relativa do fígado fetal humano, compararam os níveis e a atividade de certas enzimas no feto de 28 a 45 semanas de gestação pós-concepcionais com os do adulto de 20 a 60 anos de idade. Níveis de citocromo C redutase fetal situam-se entre 9,65 e 87,10nMol/min/mg de proteína e os do adulto entre 45,4 e 207,6; e os de citocromo P450 fetal entre 0 e 0,095nMol/mg de proteína e os do adulto entre 0,138 e 0,231.

A eliminação de uma droga, entendida como seu desaparecimento do sangue ou do compartimento examinado, assume no período perinatal características especiais. O índice de eliminação pode expressar-se pela vida média, que é o tempo que a concentração gasta para reduzir-se à metade. O valor, como depuração temporal, não guarda relação com peso, tamanho e superfície corpórea. É o resultado final de vários processos que, além da metabolização estudada anteriormente, compreendem a distribuição e a excreção.

Sabe-se que, para uma dose fixa, a concentração diminui à medida que aumenta o volume de distribuição, ou seja, o espaço em que a droga se distribui. O compartimento extracelular, que no recém-nascido representa cerca de 40% do peso corpóreo, diminui na criança maior para 20%. Pode-se, então, admitir que, para uma dose determinada, a concentração de fenazona, fenilbutazona, glicosídeos cardioativos, anti-histamínicos, cafeína, sulfamídicos, que normalmente se distribuem nesse espaço, é maior na criança mais velha. Água corpórea total sofre menores alterações, passando de 75% no recém-nascido para 60% no adulto. Conseqüentemente, a variação na concentração de drogas, tais como morfina e citotóxicos que se distribuem nesse espaço, também é menor.

A distribuição também é influenciada pela ligação protéica, sabendo-se existir no sangue vários tipos de proteínas que se ligam a compostos exógenos ou endógenos. Em geral, há um equilíbrio entre as partes da droga fixada e não-fixada com proteínas, fazendo-se a difusão por meio da parte não ligada, que usualmente é responsável pelos efeitos lesivos. Bilirrubina no recém-nascido liga-se à albumina, ligação que tem uma limitação estoiquiométrica. Suplantada a capacidade fixadora, a forma livre penetra nas células nervosas, nas quais produz graves efeitos lesivos. Existindo no sangue substâncias com maior afinidade pelas proteínas que competem com a bilirrubina, sua potencialidade tóxica aumenta. Por isso, admite-se que recém-nascidos tratados com sulfamidas apresentam kernicterus, mesmo com níveis mais baixos de bilirrubina.

Embora existam diversas vias de excreção das drogas e seus metabólitos, a via renal, que é a mais importante, comporta-se de modo peculiar de acordo com o desenvolvimento da criança. Sob o ponto de vista evolutivo, a estrutura anatômica e fisiológica do rim humano é a mais vantajosa para a espécie humana, continuamente sujeita à instabilidade química ambiental. Operacionalmente, o rim glomerular comporta-se na sua função excretora como uma extensão do sistema cardiovascular, o que, de certa maneira, alivia grande teor de energia, que é suprido pelo coração, e torna desnecessário o desenvolvimento de numerosos sistemas especializados pela excreção de moléculas indesejáveis.

No recém-nascido, a filtração glomerular é 30% da do adulto (por unidade de superfície), atingindo seus níveis em torno de 1 ano de idade. Ao nascimento já estão formados quase todos os glomérulos, mas na sua maioria são afuncionais. Além disso, a membrana basal é mais espessa e parece constar de três camadas.

As limitações da filtração glomerular incidem sobre numerosas substâncias que a ela estão sujeitas, como estreptomicina, isoniazida, tetraciclinas, cefaloridina etc. Reabsorção tubular também é diminuída no recém-nascido, e drogas que experimentam grande reabsorção, como a sulfametoxipiridazina, eliminam-se lentamente. A secreção tubular ativa é limitada no recém-nascido; drogas que são principalmente excretadas por esse mecanismo, tais como penicilina, cefalotina, nitrofurantoína etc., têm um tempo de eliminação diminuído.

Na criança maior, particularmente no período pré-escolar, com sistema enzimático praticamente nos padrões do adulto, observa-se influência de alguns fatores que neste não atingem a mesma expressão.

Fatores nutritivos, de importância considerável em regiões onde a má nutrição é prevalente, podem interferir na resposta da criança aos xenobióticos. Yaffe e Catz observaram em animais submetidos a uma dieta carente em ferro diminuição do tempo de sono induzido pelo fenobarbital, correlacionado com aumento das reações de oxidação de função mista. Schvartsman e cols. notaram profundas alterações nos níveis de proteínas microssomais e citocromo P450 em ratos mal nutridos e nas suas respostas a indutores enzimáticos, como o DDT.

As possíveis repercussões de um xenobiótico sobre o crescimento e desenvolvimento têm sido demonstradas, apesar do número relativamente pequeno de estudos a respeito. Alterações do crescimento são freqüentes na hormonoterapia prolongada, particularmente com adrenocorticóides e andrógenos. Doses excessivas e continuadas de vitamina A podem determinar retardo no crescimento ósseo e alterações epifisárias.

Distúrbios no desenvolvimento são mais difíceis de ser evidenciados por exigir investigação cuidadosa e prolongada. No entanto, alguns fatos já são bem conhecidos, tais como os defeitos de dentição produzidos pela tetraciclina, que, depositando-se no esmalte e dentina, impede a calcificação adequada nas áreas onde se localiza. Organismos imaturos expostos ao oxigênio podem desenvolver fibroplasia retrolental devido à sua ação sobre os vasos sangüíneos.

MEDICAMENTOS UTILIZADOS DURANTE A GRAVIDEZ E PERÍODO NEONATAL: REPERCUSSÕES SOBRE O ORGANISMO EM DESENVOLVIMENTO

A indicação e o uso de medicamentos durante a gravidez e o período neonatal apresentam aspectos contraditórios e às vezes incompreensíveis. De um lado, verifica-se que numerosos produtos eficazes nas suas indicações específicas deixam de ser utilizados pela gestante ou recém-nascido, não porque podem determinar efeitos indesejáveis ou reações adversas, mas simplesmente porque seu comportamento nesses pacientes é ignorado por falta de estudos ou pesquisas adequadas. Por outro lado, grande e variado número de medicamentos é ministrado a esses grupos sem nenhuma preocupação sobre suas conseqüências no organismo em desenvolvimento.

Na gestante e no recém-nascido, como em qualquer outro paciente, a prescrição medicamentosa deve ser baseada em alguns princípios, muitos dos quais parecem óbvios, exigindo apenas raciocínio clínico adequado:

1. O medicamento deve ser utilizado somente quando houver real indicação. Na rinofaringite apresentada pela gestante não há justificativa para utilização de antibiótico, da mesma forma que não há razão para o seu uso no tratamento de rinofaringite em qualquer outra pessoa.

2. A farmacocinética do medicamento deve ser suficientemente conhecida, incluindo as inter-relações feto-maternas e as peculiaridades do organismo imaturo. Fenitoína, por exemplo, distribui-se no feto em maiores proporções em órgãos farmacologicamente inertes do que no sistema nervoso central, em virtude das diferenças de conteúdo lipídico.

3. A administração de qualquer tipo de medicamento deve ser precedida por uma cuidadosa avaliação dos riscos e dos benefícios, levando em consideração a gravidade da doença materna e suas possíveis conseqüências, não apenas sobre a mãe, como também sobre o feto. O medicamento ministrado à grávida não tem atividade limitada apenas a seu organismo. A imaturidade confere uma suscetibilidade especial à ação dos agentes químicos e favorece repercussões significativas que se evidenciam inclusive no crescimento e no desenvolvimento.

Medicamentos usados durante a gravidez*

Antibióticos e quimioterápicos são geralmente usados com temor, ou então não são usados no tratamento de gestantes que poderiam ser beneficiadas, pelo desconhecimento da farmacologia ou pela existência de informações esparsas usualmente mal documentadas. Os medicamentos desse grupo, com potencial de danos fetais, são relativamente pouco numerosos, destacando-se:

• Sulfonamidas e associação sulfametoxazol + trimetoprima devem ser usadas com cautela, especialmente durante o período de organogênese. As conseqüências da ação antifólica das sulfas e associações são bem descritas. Além disso, a trimetoprima é droga relacionada com a pirimetamina, de efeitos teratogênicos reconhecidos. Alterações esqueléticas e fissuras palatinas relatadas em estudos experimentais não foram, até o momento, confirmadas na espécie humana.

• Tetraciclinas são atualmente de indicações muito limitadas em obstetrícia. A rigor, não devem ser utilizadas, pois as informações dos efeitos sobre os desenvolvimentos dentário e esquelético são significativas.

• Aminoglicosídeos, em virtude do seu potencial de oto e nefrotoxicidade, devem ser usados com cautela, apesar de se saber que os níveis fetais são geralmente bem inferiores aos maternos. Como os efeitos tóxicos parecem ser dose-dependentes, a probabilidade de sua ocorrência deve ser pequena. É sugerida a possibilidade de lesões mínimas do nervo acústico de difícil detecção, as quais poderiam ser responsáveis por futuros distúrbios auditivos.

• Metronidazol demonstrou em estudos experimentais relativamente recentes efeitos mutagênicos e carcinogênicos, que até o momento não foram confirmados na espécie humana. Seu uso deve ser cauteloso, bem como o das drogas relacionadas como tinidazol, ornidazol e nimorazol.

• Anticonvulsivantes continuam a representar um problema terapêutico na grávida. Os distúrbios convulsivos, particularmente a epilepsia, exigem administração continuada e prolongada de doses relativamente grandes desses medicamentos que, se interrompidas por causa da gravidez, podem favorecer o reaparecimento das convulsões com todos os seus riscos. Há vários anos descrevem-se anormalidades na descendência de mães epilépticas sob tratamento específico, mas até o momento não há segurança se são causadas pela terapêutica, pela doença ou por outros fatores.

• Difenil-hidantoína e outros derivados da hidantoína foram considerados como responsáveis por um tipo particular de malformações conhecido como síndrome fetal da hidantoína, que é caracterizada por deficiência mental, retardo do crescimento, lesões dismórficas de face e ocasionalmente por lábio leporino, fissura palatina, ptose palpebral e anomalias cardíacas. O risco de aparecimento de anormalidades importantes foi estimado, por Hanson e cols., em 10% e de pequenas anomalias em cerca de 30%.

• Barbitúricos freqüentemente associados com a fenitoína e a primidona, a qual é metabolizada no organismo formando barbitúricos, também parecem estar associados com um fenótipo semelhante. Acresce ainda a possibilidade de o recém-nascido apresentar a síndrome de abstinência de barbitúricos.

---

* Ver também o capítulo Drogas Mais Usadas no Período Neonatal na seção XIV desta parte do livro.

• Descreve-se também uma síndrome fetal da trimetadiona, incluindo lesões dismórficas de face, deficiência mental e, às vezes, lábio leporino, fissura palatina e anomalias cardíacas.

• Medicamentos cardiovasculares – o sulfato de magnésio quando utilizado em doses continuadas para prevenção das convulsões em gestantes com eclâmpsia pode atingir níveis fetais suficientes para produzir depressão respiratória e hipotonia neonatal. Os relatos de repercussões fetais dos beta-bloqueadores ministrados à mãe são controversos. Propranolol parece estar associado com crescimento intra-uterino retardado. Trombocitopenia neonatal associada com o uso materno de tiazídicos é discutível. Doses grandes e continuadas podem determinar distúrbios eletrolíticos importantes no recém-nascido. Diazóxido foi relacionado com distúrbios de pêlos e cabelos no recém-nascido. Reserpina, atualmente pouco usada, pode ser responsável pelo aparecimento de congestão e obstrução nasal no recém-nascido.

• Outros medicamentos, como andrógenos e progestinas, podem estar associados com masculinização do recém-nascido do sexo feminino. Dietilestilbestrol, além de poder determinar hipertrofia de clitóris e hipoplasia testicular no recém-nascido, é bem conhecido como agente indutor de adenocarcinoma vaginal, geralmente observado na adolescência.

• Insulina dificilmente atravessa a barreira placentária e os antidiabéticos orais não são recomendados durante a gravidez. Pode ocorrer bócio e inclusive hipotireoidismo na descendência de mães tratadas com iodo ou tiouracil.

Medicamentos usados durante o parto

Anestesia e analgesia – os medicamentos usuais nos bloqueios anestésicos obstétricos são incluídos em dois grupos mais importantes: ésteres e amidas. Os ésteres, geralmente do ácido paraminobenzóico, incluem atualmente drogas pouco usadas: procaína, metocaína (tetracaína), benzocaína etc. Sua ação é de início lento e de curta duração. As amidas, tais como bupivacaína (marcaína), etidocaína, lidocaína, mepivacaína e cinchocaína (nupercaína), são de ação de início mais rápido e duração mais prolongada.

O feto e o recém-nascido são deficientes nas enzimas mais importantes que intervêm no metabolismo de ambos os grupos, respectivamente, esterases e amidases. Como tanto os ésteres como as amidas podem atingir a circulação fetal rapidamente e em concentrações variáveis conforme a dose, o tipo de anestésico e o procedimento utilizado, seu potencial de risco não deve ser desprezado.

Os principais efeitos indesejáveis observados são bradicardia (principalmente devido à ação do tipo quinidina das amidas), acidose e depressão do sistema nervoso central. A bradicardia tóxica deve ser diferenciada da encontrada na asfixia fetal, pois a conduta é oposta. Intervenção obstétrica imediata no caso de asfixia e retardo do parto até a concentração sangüínea diminuir para níveis seguros em caso de intoxicação. A depressão neonatal após anestesia espinhal pode ser conseqüente à hipotensão materna, e não à ação direta da droga.

Gases anestésicos apresentam, de modo geral, alta solubilidade lipídica com rápida transferência para o feto. Como o organismo imaturo tem uma atividade deficiente da halogênio-transferase, o emprego de anestésicos clorados alifáticos pode representar algum risco. Óxido nitroso, quando usado em concentrações anestésicas, que são superiores às analgésicas, pode atingir níveis fetais suficientes para causar depressão.

Entre os barbitúricos, o tiopental continua sendo usado em algumas situações, tais como fases finais do trabalho de parto e na cesárea. Sua passagem placentária é rápida e a depressão neonatal pode ocorrer, mas depende dos procedimentos, das doses e dos intervalos de administração.

Os analgésicos narcóticos comumente usados em obstetrícia são a morfina, a meperidina, a petidina e o fentanil. Apesar das pequenas diferenças da atividade farmacológica, os efeitos tóxicos sobre o feto e o recém-nascido são semelhantes e dependem da dose, da via e do momento da administração durante o parto. Caracterizam-se por depressão neurológica, depressão respiratória e miose puntiforme. A eficácia dos antagonistas puros (naloxona) e dos parciais (nalorfina) já está bem estabelecida.

Benzodiazepínicos são utilizados com alguma freqüência em tocoanalgesia. Descrevem-se depressão e hipotermia neonatal, que não parecem ser muito significativas. Os efeitos do benzoato de sódio, aditivo encontrado nas apresentações parenterais sobre a ligação bilirrubina-albumina, são controversos, havendo relatos discordantes sobre os resultados de experiências in vitro e observações in vivo.

Os efeitos dos neurolépticos, particularmente dos fenotiazínicos, ainda não estão bem esclarecidos. Sabe-se que, por bloquearem o centro termorregulador e produzirem vasodilatação periférica, podem interferir na termorregulação neonatal, tornando necessário um cuidado mais rigoroso da temperatura do recém-nascido.

O controle farmacológico do trabalho de parto, ou seja, o uso de drogas que o induzem ou retardam, é complexo e de resultados inseguros, pois até o momento não foram encontrados medicamentos realmente eficazes sem efeitos indesejáveis sobre a mãe e, em particular, sobre o feto.

Oxitocina, indutor clássico do trabalho de parto, parece estar associada com maior incidência de icterícia neonatal. Prostaglandinas para indução e seus inibidores para retardar o trabalho de parto são de emprego relativamente recente e os possíveis efeitos sobre o feto e o recém-nascido ainda não estão bem esclarecidos. Sua influência sobre o fechamento do ducto arterioso deve ser levada em consideração.

Beta-adrenérgicos, indicados para retardar o parto prematuro, somente devem ser usados por pessoal experiente, em virtude de sua possível interferência nas condições cardiocirculatórias maternas e no fluxo sangüíneo placentário.

Etanol, umas das primeiras drogas usadas para esse fim, apresenta um volume de distribuição maior no feto, que por sua vez possui uma atividade baixa da desidrogenase alcoólica. Pode ocorrer intoxicação alcoólica fetal caracterizada por letargia, hipotonia muscular e apnéia. Apesar de a alcoolemia materna após tratamento com doses corretas de etanol atingir níveis compatíveis com embriaguez, os relatos de intoxicação fetal são relativamente pouco freqüentes.

Terapêutica fetal e neonatal

Alguns medicamentos de introdução relativamente recente são utilizados para prevenir ou corrigir distúrbios apresentados pelo recém-nascido, por meio da administração direta ou à mãe.

Betametasona favorece a maturação pulmonar fetal e é indicada para prevenção da doença da membrana hialina. Recomenda-se a administração materna de uma dose de 24mg, dividida em duas vezes, que pode ser repetida semanalmente se não ocorrer o parto até a idade gestacional de 32 semanas.

Fenobarbital é um indutor do sistema metabolizador microssomal hepático, incluindo a glicuroconjugação. Por esse motivo, é utilizado na prevenção e no tratamento da hiperbilirrubinemia do recém-nascido. Verificou-se que em prematuros era necessária uma dose de no mínimo 12mg/kg de fenobarbital por via intramuscular para produzir um aumento significativo do desaparecimento da bilirrubina e que essa dose prolongava o tempo de sono. Administração diária de 100mg de fenobarbital nas últimas semanas de gestação pode determinar significativa redução na incidência de hiperbilirrubinemia do recém-nascido e necessidade de exangüineotransfusão.

Indometacina é indicada para acelerar o fechamento do ducto arterioso em recém-nascidos de baixo peso. Em virtude de grande variação da absorção por via oral, é recomendável, desde que possível, a via intravenosa. O objetivo é manter uma concentração sangüínea superior a 0,25-0,6mcg/ml. O medicamento apresenta um potencial de risco não desprezível, devendo ser usado apenas em serviços experientes.

Talazolina parece ter algum resultado no tratamento da síndrome da hipertensão pulmonar do recém-nascido. Apresenta, porém, numerosos e graves efeitos colaterais. Seu uso deve ser muito cauteloso ou então não deve ser usada.

Teofilina e cafeína mostraram bons resultados e são indicadas no tratamento da apnéia recorrente do prematuro. A posologia média da teofilina é: dose de ataque de 5-6mg/kg, por via oral, e dose de manutenção de 2mg/kg, a cada 12 horas, por via oral. Para a cafeína: dose de ataque de 10mg/kg, seguida após um a dois dias por uma dose de manutenção diária de 2,5mg/kg. O objetivo é atingir níveis sangüíneos de 6-13mcg/ml e 8-20mcg/ml, respectivamente.

---

4 Anomalias Congênitas: Malformações

HELCIO BAHIA CORRADINI
LÍLIAN DOS SANTOS RODRIGUES SADECK
DÉBORA DE CAMPOS BANNWART
VICTOR BUNDUKI

DEFINIÇÃO

Anomalias congênitas são defeitos na forma, na estrutura e na função, presentes antes do nascimento em órgãos ou células ou componentes celulares, surgidos em qualquer fase do desenvolvimento, identificáveis logo ao nascer ou mesmo muito tempo depois e que levam a dano persistente e irreversível de funcionamento ou da aceitação social. Esse conceito, embora complexo, não pode servir de base a nenhum programa de investigação de incidência de "malformações". Em geral, os programas de detecção de malformações em berçários, com ou sem seguimento, prospectivo ou não, são limitados a defeitos estruturais mais ou menos grosseiros, podendo incluir anomalias como a síndrome de Down ou as disgenesias gonadais.

TERMINOLOGIA

Malformações – essa denominação, em senso estrito, só deveria ser aplicada a defeitos parciais ou totais na forma de um ou mais órgãos, vindo desde a embriogênese. Em sentido mais amplo, o termo tem se estendido também aos defeitos funcionais (por exemplo, megacolo congênito).

Desagregações (involuções, "disruptions") – são quebras ou perdas de tecido, originalmente normais, por problemas vasculares, infecciosos etc.

Deformações – são o resultado de compressões do feto (útero pequeno, feto volumoso, presença de miomas ou DIU, oligoâmnio, fetos múltiplos, prenhez tubária) ou de bridas amnióticas.

Displasias ou disistogêneses – são defeitos na formação de tecidos (por exemplo, hemangiomas, osteogênese imperfeita).

Associações – são a ocorrência não-aleatória de múltiplas malformações para as quais não se estabeleceu etiologia comum (por exemplo, a malformação denominada VATER – caracterizada por anomalias vertebrais, atresia anal, fístula traqueoesofágica, atresia de esôfago e displasia radial e renal).

Seqüências – é padrão de múltiplas malformações derivadas de causa única conhecida ou desconhecida (por exemplo, regressão caudal – alteração dos órgãos que derivam do mesoderma axial posterior, isto é, malformações de extremidades inferiores, trato geniturinário, intestino distal e coluna lombossacra).

Síndrome – é padrão reconhecido de malformação com etiologia única, específica (por exemplo, síndrome de Down causada por trissomia do cromossomo 21, síndrome de Cornelia de Lange, sinofre, nariz pequeno, filtro labial longo, inserção baixa de orelhas etc.).

IMPORTÂNCIA

A grande incidência, que tem-se elevado nos últimos anos pelo avanço dos métodos diagnósticos, pré-natal e pós-natal, a alta taxa de mortalidade fetal ou após o nascimento, a incapacitação física e mental associadas ao grande custo de reabilitação e manutenção dos incapacitados e o grande sofrimento para o paciente e a família ditam a importância do tema.

CLASSIFICAÇÃO

Existem várias classificações, a maioria baseando-se na morfologia dos órgãos comprometidos:

I – Morfodisplasias
   1. Agenesias ou ausência de um órgão
   2. Desenvolvimento incompleto ou hipoplasia
   3. Falta de fusão, por exemplo, lábio leporino
   4. Falta de divisão, por exemplo, sindactilia
   5. Distúrbio de migração, por exemplo, má rotação intestinal, tireóide ectópica
   6. Desenvolvimento anárquico, por exemplo, polidactilia, hemi-hipertrofia, teratomas
   7. Persistência de estruturas transitórias, por exemplo, canal arterial, divertículo de Meckel, vestígios de arcos branquiais, mamilos extranumerários

II – Quimiodisplasias
   1. Doenças do metabolismo
   2. Deficiências imunitárias
   3. Distúrbios de coagulação
   4. Hemoglobinopatias

III – Histodisplasias
   1. Malformações teciduais de ossos
   2. Malformações teciduais de músculos
   3. Malformações teciduais de cartilagens

Segundo outra classificação, podem-se ter malformações maiores (*major*) e menores (*minor*). As maiores são as que resultam em graves defeitos anatômicos, funcionais ou cosméticos, podendo levar à morte. Como exemplo de malformações maiores citaremos as duvidosas: sinal de Ortolani positivo, sopros cardíacos, piloroespasmo e divertículo de Meckel. As consideradas graves são: anencefalia, microcefalia, hidrocefalia, meningomielocele, espinha bífida, atresia de esôfago com ou sem fístula traqueoesofágica, hérnia diafragmática, onfalocele, megaesôfago, atresia intestinal, ânus imperfurado, atresia de coanas, atresia de laringe, glossoptose, síndrome de Pierre Robin, macroglossia, glaucoma congênito, anoftalmia, catarata congênita, *nevus* gigantes, epidermólise bolhosa, cistos dermóides, higroma cístico, agenesia renal, estenose de junção ureteropi-

élica, válvula de uretra posterior, síndrome de "prune belly", rim policístico, hipospadias, genitália ambígua, hiperplasia de supra-renal, acondroplasia, osteogênese imperfeita, pé torto congênito, hipotireoidismo, bócio, enfermidades metabólicas (fenilcetonúria, galactosemia), anomalias cromossômicas (síndromes de Down, Turner, Klinefelter, Edwards, Patau etc.). As malformações maiores podem, em cerca de 25% dos casos, estar associadas, algumas vezes constituindo síndromes como de Treacher Collins caracterizada por coloboma da íris, surdez, anomalias de orelhas; de Cornelia de Lange, por sinofre, nariz pequeno, filtro longo, baixa implantação de cabelos; de Down, retardo mental, prega simiesca, fenda palpebral mongólica, cardiopatia; de Moebius, fácies em máscara, estrabismo; de Ellis von Creveld, filtro curto, polidactilia, ossos grossos; de Hurler, fácies grosseiro, surdez, opacificação de córnea; de Pierre Robin, micrognatia, fissura palatina, palato em ogiva; de Smith Lemli Optiz, retardo mental, fenda palatina, sindactilia, anomalias genitais; de Patau (*trissomia D, 13-15*), orelhas baixas, microcefalia, lábio leporino, criptorquidia, anomalias renais, polidactilia, cardiopatia; de Edwards (trissomia E, 18), orelhas anormais, retardo mental, dedos fletidos, anomalias renais, cardiopatia.

As malformações menores não têm importância cirúrgica, médica ou cosmética, sobrepondo-se aos fenótipos normais, podendo ser únicas ou múltiplas e associar-se a malformações maiores. Como exemplo pode-se citar: micrognatia, occipital chato ou proeminente, epicanto, fenda palpebral mongólica ou antimongólica, hipertelorismo, ptose palpebral, estrabismo, úvula bífida, palato em ogiva, macroglossia, anomalias dentárias, apêndices pré-auriculares, fístulas pré-auriculares, baixa implantação de orelhas, orelhas displásticas ou retrovertidas, prega simiesca, clinodactilia, sindactilia, calcanhar proeminente, hálux longo, grande separação de um e dois artelhos, esterno curto, hipertelorismo mamário, mamilos extra, fístula sacral, hérnia umbilical, hérnia inguinal, hidrocele, dobra cervical posterior extraordinária, alopecia, hemangioma, *nevus*, cistos, testículo ectópico, estridor laríngeo, prepúcio fendido, pênis curto e curvo, manchas café-com-leite, artéria umbilical única, heterocromia de íris etc. As malformações menores têm maior importância quando estão presentes em recém-nascidos pequenos para a idade gestacional.

INCIDÊNCIA

É difícil de se avaliar, pois, em geral, as várias séries publicadas de malformações não são suscetíveis de comparação. Kennedy, em 1967, relata 238 investigações, cobrindo desde 1.000 até 2,5 milhões de nascimentos. Parece estar havendo um aumento real da incidência de malformações em vários locais do mundo, embora pelo menos parte desse aumento esteja relacionada com melhora de diagnóstico. As metodologias são extremamente variadas, havendo relatos de 0,15 até 8% de malformados. A incidência também varia segundo a época e a técnica de reconhecimento da malformação (só ao nascimento, dias após, com seguimento ou não, exame por um ou vários médicos, ou por enfermeira, inclusão ou não de natimortos nas estatísticas).

Um importante estudo de Stevenson e cols., realizado em 24 países sob os auspícios da Organização Mundial de Saúde, mostrou achados em relação à América Latina apresentados na tabela 5.20.

Tabela 5.20 – Incidência de malformações em vários países (Stevenson, 1966).

Local	Total	Não-malformados		Malformados		
		Nº		Nº	por	1.000
São Paulo	14.421	14.190		231		16,01
Santiago	23.720	23.496		224		9,44
Bogotá	18.812	14.497		315		16,74
Medelin	20.459	20.230		229		11,19
México	38.783	38.264		519		13,73
Panamá	15.852	15.523		329		20,75

A tabela 5.21 mostra a incidência por mil nascimentos das malformações do tipo *major* mais comuns na Inglaterra (Birminghan), Brasil (São Paulo), Japão (Hiroshima e Nagadaki) e na África (Kampala). Na tabela 5.22 encontra-se a incidência por mil nascimentos das malformações do tipo *major* em crianças acompanhadas clinicamente por um período variável de nove meses a cinco anos. Verifica-se que a incidência aumenta, pois a observação mais prolongada pode surpreender malformações que passaram despercebidas no período neonatal.

Tabela 5.21 – Incidência em porcentagem das malformações do tipo *major* no período neonatal.

	Birminghan	São Paulo	Japão	Kampala
	Nº total de nascidos			
	56.760	14.424	64.750	2.068
Anencefalia	2,0	0,3	0,3	0
Espinha bífida	2,8	0,6	0,3	0
Hidrocefalia	1,8	0,3	0,6	1,5
Malformações cardíacas	2,1	0,7	4,2	0,5
Lábio leporino	1,8	1,3	2,8	1,5
Luxação coxofemoral	0	0,2	0,3	0
Pé torto	4,0	1,3	1,1	1,0
Síndrome de Down	1,1	1,0	0,1	0,5
Total de malformações maiores	17,3	—	12,2	8,5

Tabela 5.22 – Incidência em porcentagem das malformações do tipo *major* em crianças acompanhadas durante período variável de nove meses a cinco anos.

	Birminghan	Nova Iorque	Japão
	Período de observação		
	5 anos	1 ano	9 meses
	Nº total de nascidos		
	56.760	5.749	16.144
Anencefalia	2,0	1,6	0,6
Espinha bífida	3,0	1,6	0,3
Hidrocefalia	2,6	0,9	0,5
Malformações cardíacas	4,2	8,5	7,0
Lábio leporino	1,9	1,6	3,0
Luxação coxofemoral	0,7	1,2	7,1
Pé torto	4,4	5,2	1,4
Síndrome de Down	1,7	1,9	0,9
Total de malformações maiores	23,1	—	24,5

Saldanha e cols. estudaram os prontuários de 22.781 crianças nascidas em São Paulo de 1944 a 1960, encontrando 3,24% de malformações *major* e *minor* com diferenças não-significativas entre os grupos étnicos examinados. As malformações nesse estudo referem-se às maiores externas e internas, em recém-nascidos vivos e mortos, diagnosticados durante a permanência no berçário.

Em natimortos, tem sido descrita incidência cinco vezes maior que entre os nativivos.

Em dois anos consecutivos (de julho de 1969 a julho de 1971) foi realizado um estudo prospectivo de malformações em três berçários de São Paulo (Hospital das Clínicas, Maternidade N. S. Nazaré e Santa Casa de Misericórdia). As malformações evidentes ao nascimento ou durante a permanência no berçário eram anotadas e descritas em ficha especial, havendo, em 14.424 nascimentos, 235 recém-nascidos (1,63%) com malformações de qualquer tipo (*major* ou *minor*), muitas vezes associadas (Ramos e cols., 1981).

A tabela 5.23 resume algumas das malformações encontradas. As malformações complexas (com três ou mais defeitos) são consideradas como "entidades", não tendo sido os seus defeitos, os mais variados, separados para efeito de classificação.

Tabela 5.23 – Malformações encontradas em estudo de 14.424 nascimentos em três maternidades de São Paulo (Ramos e cols., 1981).

Malformações	Número	%
Malformações de dedos	49	20,85
Anomalias complexas*	30	12,76
Malformações urogenitais	16	6,80
Síndrome de Down	15	6,38
Pé torto congênito	15	6,38
Malformações gastrintestinais	14	5,95
Lábio leporino/fissura palatina	13	5,53
Malformações de orelhas	12	5,10
Malformações mamárias	10	4,25
Anencefalia, micro ou hidrocefalia	9	3,82
Papilomas (pré-auriculares, cervicais, sacrais)	9	3,82
Cardiopatias congênitas	9	3,82
Meningocele, espinha bífida	6	2,55
Malformações oculares	5	2,12
Hemangiomas, *nevus*	4	1,70
Presença precoce de dentes	4	1,70
Micrognatia	2	0,85
Rânula	2	0,85
Fístula do tireoglosso, sacrococcígeo	2	0,85
Xifópagos	2	0,85
Luxação congênita de quadril	2	0,85
Hérnias	1	0,42
Síndrome de Turner	1	0,42
Atresia de vias biliares extra-hepáticas	1	0,42
Atresia de esôfago	1	0,42
Síndrome de Pierre Robin	1	0,42
Total	235	100,0

* Três ou mais malformações associadas sem diagnóstico sindrômico.

O estudo colaborativo de recém-nascidos brasileiros, coordenado por Nobrega (1985), revela um total de malformações congênitas de 11,01%, uma freqüência relativa muito alta, sendo que as deformidades osteomusculares representavam a grande maioria (5,26%). A síndrome de Down, nessa casuística, representou 0,78% dos nascimentos.

Souza e cols., estudando 12.782 recém-nascidos vivos em São Paulo (sete maternidades), Rio de Janeiro (uma) e Florianópolis (uma), encontraram 286 (2,24%) com algum tipo de anomalia congênita, tendo havido 0,20% com duas anomalias, 0,07% com três e 0,02% com quatro tipos de malformações congênitas. Ainda nessa casuística, as osteomusculares foram as mais freqüentes (19% do total de malformações), seguindo as cardiovasculares (14,1%).

Dados do Estudo Colaborativo Latino-Americano de Malformações Congênitas (ECLAMC) mostram as taxas de dez diagnósticos de malformações. Esses dados referem-se a 740.139 recém-nascidos vivos estudados em 64 hospitais da Argentina, Brasil, Chile, Equador, Peru, Uruguai e Venezuela (16.790 malformados – 2,3%) entre 1967 e 1979, e em outro período, 1980-1981, computaram-se também natimortos, incluindo também a Bolívia. Neste último período, houve 2,7% de malformados entre os nascidos vivos e 4,5% entre os natimortos (Tabela 5.24).

Tabela 5.24 – Número de nascimentos vivos (NV), mortos (NM) e totais (NT) examinados e taxas (por 10.000) de freqüência para dez diagnósticos de malformação em dois períodos: 1976-1979 e 1980-1981 (segundo Castilla e Orioli).

CIE*		1967-1979	1980-1981		
		NV	NV	NM	NT
	Nascimentos	740.139	109.242	1.946	111.188
7.400	Anencefalia	2,6	2,9	169,6	5,9
7.410	Espinha bífida	5,1	7,0	56,5	7,8
7.420	Hidrocefalia	2,6	3,7	56,5	4,6
7.490	Fissura palatina	3,0	3,1	5,1	3,1
a	Fissura labiopalatina	10,9	11,0	30,8	11,3
7.502	Atresia de esôfago	1,8	2,1	0	2,1
7.512	Atresia anal	2,9	3,4	10,3	3,5
7.522	Hipospadias	7,1	7,2	0	7,1
b	Malformação de membros	5,9	6,4	25,7	6,7
7.593	Síndrome de Down	14,9	14,9	15,4	14,9
	Total de malformados	226,8	269,9	452,2	273,2

* Classificação Internacional de Doenças – 8ª Revisão.

a = 7.491 + 7.492

b = 7.552 e/ou 7.553

ETIOLOGIA

A determinação das causas de anomalias congênitas não é fácil. Em cerca de 50 a 60% dos casos ela não é possível. Estudos prospectivos, multicêntricos, nos quais serão anotados a evolução da gestação, as condições sócio-econômicas da mãe, seus abortos, natimortos, prematuros, suas doenças anteriores e no decorrer da gestação, a hereditariedade, o uso de drogas e medicamentos, com a época da gestação em que foram usados, e o estudo do efeito desses produtos em várias espécies animais, as condições do meio ambiente, a profissão etc. são dados necessários para o melhor esclarecimento sobre a etiologia das malformações congênitas.

Dentre as causas conhecidas temos as ligadas a fatores hereditários (genéticos) e as devidas a condições ambientais. As causas genéticas, de diagnóstico mais fácil, dividem-se em alterações cromossômicas, alterações genéticas (mono ou poligênicas) e associações de tendências hereditárias com fatores não-gênicos indefinidos. As alterações cromossômicas, cerca de 5 a 10% do total, são as anomalias numéricas, as modificações estruturais e o mosaicismo.

As numéricas abrangem:

• monossomias (45X0 – síndrome de Turner);
• trissomias (47XXG + 21 – síndrome de Down; 47XXE + 18 – síndrome de Edwards; 47XXD + 15 – síndrome de Patau; 47XXY – síndrome de Klinefelter; 47XYY – síndrome do extra Y; 47XXX – síndrome do triplo X; tetra X; penta X).

As modificações estruturais incluem:

• translocações;
• deleções (por exemplo, B5 [5p–] – síndrome do "cri du chat");
• anéis cromossômicos;
• mosaicismo, isto é, presença concomitante de células normais e anormais.

As alterações gênicas, com freqüência de 15 a 20% do total, podem ser:

• genes mutantes únicos ou poligênicos;
• fatores hereditários gênicos com fatores não-gênicos, geralmente indefinidos.

O gene mutante único pode ter caráter dominante (acondroplasia, polidactilia) ou recessivo (microcefalia) e ser de natureza autossômica ou gonossômica (ligado ao cromossomo X ou ao Y).

As causas ambientais, das quais se desconhecem geralmente os mecanismos de ação, incluem:

Infecções do feto – especialmente as virais: rubéola, parotidite, herpes, varicela, encefalite eqüina, citomegalia, AIDS, influenza (e as protozooses, toxoplasmose, lues, malária, doença de Chagas?).

Doenças maternas – a mais importante é o diabetes (70%) seguido pelo hipotireoidismo, miastenia grave, fenilcetonúria, tumor virilizante materno, alcoolismo, abuso de drogas e sangramento vaginal.

Irradiações – como, por exemplo, os raios X de uso terapêutico, diagnóstico ou profissional (operadores de raios X, de computadores, de ultra-som), os raios gama, liberados pelos acidentes ou bombardeios atômicos e pelas areias monazíticas de Kerala ou do Espírito Santo e os raios cósmicos. Os principais efeitos de doses elevadas de irradiações em humanos são incidências de microcefalia, catarata, amaurose, colobomas espinha bífida, leucemia. A dose "aceitável" seria de 5rad por ano, mas há casos de forte irradiação sem resultar em malformação, ou casos em que a conseqüência só será observada em futuro distante (tumores). Recomenda-se não utilizar raios X para diagnóstico ou terapia, ou isótopos radioativos no primeiro trimestre da gestação ou nos primeiros dias após o fim da menstruação.

Produtos químicos – os principais causadores de anomalias (1 a 2% dos casos) são os fármacos, as drogas de abuso (cocaína, heroína, canabis etc.), o alcoolismo (síndrome fetal alcoólica), o tabagismo, o cafeísmo, os poluentes de ar, água, alimentos com pesticidas, dioxina, chumbo, mercúrio (Minamata), vanádio, hexaclorofeno, aditivos etc.

Medicamentos – alguns medicamentos utilizados pela mãe, seja sob prescrição médica, seja automedicação, no início da gestação podem estar associados a malformações (ver capítulo Drogas Usadas na Seção XIV).

Causas físicas ou mecânicas – representadas pela compressão: útero pequeno ou bicorno, gemelaridade, feto macrossômico de mãe pequena, fibroma uterino, presença de DIU, oligoâmnio ou poliidrâmnio, ou por constrição devida a bridas amnióticas ou anéis de constrição. Lembrar ainda a hipertermia produzida por febre ou calor exógeno de saunas, banhos muitos quentes ou exposição excessiva ao sol, que podem resultar em anencefalia, espinha bífida, microftalmia, segundo autores filandeses.

São causas pouco conhecidas, totalizando mais da metade dos casos, o estresse emocional de tempos de guerra ou de mães solteiras, a idade materna inferior a 15 anos ou superior a 35 anos, que resultando em aumento na taxa de cromossomopatias, a idade paterna avançada (acondroplasia em filhos de homens com mais de 60 anos), a paridade (o primeiro filho e os posteriores ao terceiro têm mais anomalias), a gemelaridade, principalmente do sexo masculino e os idênticos, os pequenos para a idade gestacional, os recém-nascidos cujas mães pertencem as classes sociais mais desfavorecidas e que têm cuidados pré-natais e alimentação deficientes, os erros alimentares com deficiências nutricionais, com deficiência de ácido fólico, de vitaminas, A, B, C e com excesso de cálcio, magnésio, fosfato, vitaminas A e D e metais pesados. Temos ainda de considerar as influências sazonais (maior número de trissomias, defeitos de membranas, anencefalias em nascidos no inverno (?), influências raciais) e as espinhas bífidas e anencefalias em raças célticas e pouco freqüentes em negros, mesmo quando migram, influências geográficas (anencefalias na Irlanda e norte de Inglaterra, síndrome nefrótica congênita na Finlândia, lábio leporino no Japão, luxação congênita do quadril na Bretanha), as influências do sexo (persistência de ducto arterioso, fissura palatina e deslocamento de quadril predominam no sexo feminino, e hidrocefalia, doença de Fallot, transposição dos vasos da base, coartação da aorta, fístula traqueoesofágica e estenose do piloro no masculino), a influência da anoxia, da altitude, da fome e outras.

É possível que combinações desses fatores possam agir muitas vezes na determinação das anomalias congênitas.

Condicionam à teratogênese três parâmetros: o genótipo, o estágio do desenvolvimento quando da agressão pelo agente e certas relações entre o embrião e o organismo materno. É conhecida a diferente suscetibilidade das espécies animais de experiência aos agentes teratogênicos, como por exemplo a talidomida que só causa anomalias em algumas cepas de coelhos, ratos e camundongos, e ainda assim em doses superiores às que se revelaram teratogênicas no homem. O estágio de desenvolvimento embrionário é fundamental na manifestação da ação nociva. Pode haver gametopatia produzida por irradiações, drogas mutagênicas (hormônios, LSD, talidomida, abortivos), vírus e envelhecimento de espermatozóides e óvulos. Até o estágio de blastocisto (em geral, antes da implantação) não se desenvolvem deformidades e o embrião freqüentemente morre quando sofrem agressões químicas ou então sobrevivem sem anomalias, é o "tudo ou nada". A ausência de deformidades é atribuída, ao menos em parte, à grande indiferenciação das células nessa fase. Para que os embriões desenvolvam defeitos específicos, é preciso que algumas células sejam afetadas seletivamente, enquanto outras serão pouco ou nada afetadas, senão o embrião morrerá. Na maior parte dos mamíferos, a suscetibilidade à teratogênese começa com a formação das camadas germinativas. Na espécie humana, o período teratogênico começaria próximo do 15º dia após a fecundação. Para as grandes deformidades do sistema nervoso central, o período perigoso se limitaria aos dois primeiros meses, e, de modo geral, para os outros sistemas, aos três primeiros. Algumas relações embrião-organismo materno devem ser consideradas. O organismo materno é capaz de proteger o feto da ação nociva de drogas, seja por excreção rápida destas, seja pelo perfeito funcionamento do mecanismo de detoxificação. Este último parece ser intensificado e melhorado por administração crônica ou repetida de agentes nocivos (experimentalmente). É assim que ratas pré-tratadas apresentam teratogenicidade menor em sua prole do que as que receberam a droga após a prenhez. Os mecanismos íntimos da ação teratogênica estão longe de ser explicados. Apenas hoje em dia se começa a estudar experimentalmente possíveis alterações imunológicas (por exemplo, a agressão do feto por anticorpos antitecido de origem materna) e alterações enzimáticas nas células dos tecidos em vias de desenvolvimento.

ABORDAGEM PRÉ-NATAL

Uma anamnese sucinta e direcionada à pesquisa de risco aumentado para malformações fetais deve ser efetuada para cada gestante no decorrer das consultas pré-natais. Essa anamnese busca identificar fatores que levam a um aumento da prevalência de alterações estruturais fetais.

Os principais fatores de risco para a malformação fetal são:

Doença materna – como o diabetes ou as crises convulsivas tratadas com anticonvulsivantes.

Idade materna – quanto mais idosa a mãe, mais prevalentes são as aneuploidias fetais, estas por sua vez apresentam, na maioria das vezes, alterações fenotípicas passíveis de diagnóstico.

Antecedentes maternos – tanto pessoais (como malformações cardíacas operadas) como obstétricos (como filho anterior portador de malformação que pode repetir-se), além dos antecedentes familiares de malformações.

Alterações da gestação atual – inclui-se aqui infecções, crescimento intra-uterino retardado sem causa aparente, oligoâmnio ou poliidrâmnio, sangramentos, apresentação anômala, além de alterações placentárias e de cordão (degeneração hidrópica, placenta espessa, artéria umbilical única).

Casamento consangüíneo – representa um risco para doenças autossômicas recessivas e estas, muitas vezes, têm como apresentação alterações malformativas.

Uso de drogas – sabidamente teratogênicas, tanto as lícitas (fármacos) quanto as ilícitas (como a cocaína), ou ainda a exposição a agentes teratogênicos (agentes químicos, radiações).

Para efeito de classificação de risco relataram-se, nos parágrafos anteriores, por meio da anamnese materna e do histórico da paciente para o rastreamento das anomalias fetais os principais fatores que devem ser conhecidos. Salienta-se, porém, que somente 10 a 15% das malformações fetais seriam identificadas levando-se em conta os fatores de risco relatados anteriormente. A imensa maioria das malformações ocorre, então, em população sem risco identificável. Assim, em um programa de identificação das malformações fetais, para que se aumente sua taxa de detecção e para que haja melhora do atendimento ao recém-nascido malformado e dos resultados perinatais, deve-se propor um rastreamento de rotina pela ultra-sonografia morfológica.

Ultra-sonografia morfológica ou estrutural fetal – com a melhoria dos aparelhos ultra-sonográficos e da experiência adquirida pelos especialistas em ultra-sonografia morfológica, a imensa maioria das malformações fetais já são passíveis de ser diagnosticadas no período pré-natal. Em centros especializados, a sensibilidade diagnóstica da ultra-sonografia varia de acordo com a doença fetal pesquisada e a idade gestacional em que é realizada.

A ultra-sonografia morfológica compreende estudo sistemático e ordenado de cada segmento do feto e das estruturas e órgãos acessíveis à visualização, além do estudo dos anexos fetais (quantidade de líquido amniótico, placenta e cordão), com o intuito de confirmar a normalidade estrutural do feto, na imensa maioria dos casos, ou de diagnosticar uma malformação fetal.

Para doenças maiores, como anencefalia, a taxa de detecção é de 100%. O mesmo já não ocorre com doenças menores, como fendas labiais ou polidactilias, que podem passar despercebidas em até 40% dos casos, mesmo quando a ultra-sonografia é realizada por profissional treinado. Em geral, a sensibilidade da ultra-sonografia é muito alta para os casos de malformações nos quais ocorre acúmulo de líquido (hidrocefalias, uropatias obstrutivas, cistos pulmonares). Outras doenças só são passíveis de diagnóstico no terceiro trimestre da gestação, tais como as obstruções digestivas altas, as cardiopatias, a hérnia diafragmática e alguns casos de hidrocefalia e alterações esqueléticas.

Apesar das limitações relacionadas com a sensibilidade do método, idade gestacional, posição fetal, quantidade de líquido amniótico e compleição materna, houve progresso considerável no conhecimento da anatomia fetal evidenciada pela ultra-sonografia, e a detecção das malformações passou a interessar um número cada vez maior de profissionais ultra-sonografistas.

De utilização mais recente, a ultra-sonografia para a medida da translucência nucal entre a 11ª e a 13ª semanas de gestação, com o intuito de rastrear anomalias cromossômicas fetais (basicamente a síndrome de Down, a síndrome de Turner e a trissomia do cromossomo 18), permite uma sensibilidade de 77% para essas doenças, para uma taxa de resultados falso-positivos de 5%. Esses dados significam que três de cada quatro dessas aneuploidias são detectadas, oferecendo-se procedimentos invasivos diagnósticos (biopsia de vilo corial ou amniocentese genética) a uma parcela de 50 gestantes para cada 1.000 pacientes testadas.

A detecção de malformações fetais à ultra-sonografia é normalmente complementada com pesquisa de cariótipo fetal e análise estrutural cardíaca do feto (ecocardiografia), o que permite estabelecer conduta em relação ao prosseguimento ou não da gestação (nos países em que é permitida a interrupção da gestação), local, época e via de parto, tratamento intra-útero (se disponível), tratamento pós-natal, além de possibilitar a orientação dos pais em relação ao prognóstico e risco de recorrência.

A distribuição das malformações fetais diagnosticadas na Clínica Obstétrica da Faculdade de Medicina da Universidade de São Paulo – FMUSP, no período de 1993 a 1997, foi a seguinte, levando-se em conta os sistemas fetais acometidos: sistema nervoso central 41% (sendo 39% desses defeitos de fechamento do tubo neural); malformações nefrourológicas 19%, polimalformados 15%; malformações cardíacas 7%; aparelho digestivo 5%, parede abdominal 4%, malformações torácicas 1% e outras (esqueléticas, membros, banda amniótica etc.).

Rastreamento bioquímico – paralelamente ao aperfeiçoamento da ultra-sonografia, desenvolveram-se testes laboratoriais bioquímicos para o soro materno que são utilizados também no rastreamento de malformações e/ou alterações cromossômicas fetais. Os testes bioquímicos de rastreamento utilizados rotineiramente incluem a dosagem sérica materna da alfa-fetoproteína, para os defeitos de fechamento do tubo neural fetal e cromossomopatias, do β-HCG e do estriol (para a síndrome de Down).

A alfa-fetoproteína encontra-se, em média, mais elevada no soro materno de fetos com defeitos de tubo neural aberto (anencefalia e espinha bífida aberta) e defeitos de parede do que em controles com a mesma idade gestacional. A utilização de níveis de corte de dois múltiplos da mediana permite o diagnóstico de 80% das anencefalias e 65% das espinhas bífidas, com taxas de resultados falso-positivos da ordem de 8 e 6%, respectivamente. Salienta-se que a ultra-sonografia detecta 100% das anencefalias e por volta de 60% da espinha bífida na mesma época da gestação em que são realizados os testes bioquímicos (16 semanas de idade gestacional). A desvantagem desses métodos é que as taxas dos metabólitos estudados variam em função de vários fatores, tais como peso materno, raça, idade gestacional, e, ainda, existem relatos de variações populacionais.

Para a síndrome de Down, as dosagens maternas combinadas de alfa-fetoproteína diminuída e β-HCG aumentada, com 16 semanas de idade gestacional, identificam por volta de 70% dos fetos acometidos, com taxas de resultados falso-positivos da ordem de 6%.

ABORDAGEM PÓS-NATAL

Os recém-nascidos com anomalias congênitas devem ser cuidadosamente examinados após os primeiros cuidados. Algumas anomalias, com diagnóstico pré-natal ou logo após o parto, exigem programação e cuidados imediatos de vários profissionais. As leis da deontologia médica e do direito civil obrigam-nos a tratar adequadamente todas as malformações, mas, nos últimos anos, tem-se discutido muito a respeito das terapêuticas a serem utilizadas nos casos de malformações incompatíveis com a vida. Não se deve esquecer que a família deve ser informada e consentir sobre os diversos tipos de tratamento, salvo nas emergências.

O neonatologista, diante de um recém-nascido com malformações, deve descrever de modo mais completo e específico todas as anomalias, tanto maiores como menores (ver Tabela 5.23); fotografar o paciente de corpo inteiro e com detalhes da face e partes alteradas; obter dados de imagem (radiografias, ecocardiografia, ultra-sonografia, tomografia etc.) de todo esqueleto e das regiões suspeitas; determinar o cariótipo e o bandeamento. No caso de óbito, deve ser realizada necropsia detalhada. Cuidadosa revisão deverá ser feita dos dados da gestação: dados pessoais e familiares (consangüinidade), existência de casos semelhantes na família, condições de nutrição, de trabalho, de ambiente físico, de habitação, ocorrência de infecções maternas, doenças maternas, uso de álcool, fumo, drogas de abuso, fármacos com ou sem prescrição médica, especialmente no primeiro trimestre de gestação. Com posse desses dados, torna-se possível determinar o diagnóstico e a causa das malformações; entretanto, algumas vezes, apesar de todos os esforços, não se descobre a etiologia.

CONDUTA PÓS-NATAL

Com o desenvolvimento da propedêutica fetal, por meio de técnicas ultra-sonográficas, ecocardiográficas, avaliação do líquido amniótico e de sangue fetal, vem sendo possível diagnosticar doenças no feto e até instituir medidas terapêuticas intra-útero. Essa abordagem está sendo realizada por meio de um trabalho multidisciplinar que envolve obstetras, ultra-sonografistas, ecocardiografistas, neonatologistas, neurocirurgiões, urologistas, cirurgiões pediátricos, cardiologistas, psicólogos e assistentes sociais.

Dessa maneira, o neonatologista pode estar participando na discussão, desde o pré-natal, tanto do diagnóstico como da terapêutica fetal e, assim, exercer seu papel, após o nascimento, de uma forma mais adequada. As reuniões em grupo, com as discussões prévias dos casos, propiciam ao neonatologista preparar-se para a recepção de um recém-nascido (RN) malformado, programando sua reanimação, a propedêutica para confirmação do diagnóstico e a necessidade de contatar outros especialistas. Além disso, facilita a ampliação de sua atuação junto aos pais de RN malformados, proporcionando um contato mais precoce com eles, ainda antes do nascimento, com o objetivo de estabelecer um vínculo dos pais com o neonatologista e com o berçário.

De acordo com o sistema afetado, os cuidados neonatais poderão variar, conforme exposto a seguir, em relação aos problemas mais importantes.

SISTEMA RESPIRATÓRIO

Obstrução de vias aéreas superiores

Atresia de coanas – o diagnóstico pré-natal é muito difícil, mas logo após o nascimento, durante a reanimação do RN, pode ser feito quando existir dificuldade em se introduzir a sonda de aspiração até a faringe posterior e houver presença de cianose importante, já que nos primeiros dias de vida a respiração é feita, quase exclusivamente, pelas narinas. A confirmação é feita pela colocação de contraste radiopaco (lipossolúvel) em cada narina e realizada a radiografia de cavo. Inicialmente, coloca-se uma chupeta de Gessel, a fim de permitir que a criança respire pela boca. Posteriormente, poderá ser feita a correção cirúrgica pelo otorrinolaringologista.

Macroglossia – a macroglossia presente na síndrome de Down e no hipotireoidismo e a glossoptose, na síndrome de Pierre Robin, podem levar à obstrução das vias aéreas superiores (VAS), sendo indicada a colocação do RN em decúbito ventral, com a boca para baixo, de tal forma que a língua caia para a frente, desobstruindo as VAS.

Presença de líquido intratorácico

O diagnóstico poderá ser feito no pré-natal por meio da ultra-sonografia. Caso se opte pela resolução do parto, é necessário que o neonatologista esteja preparado para a realização de uma drenagem de tórax. Logo após o nascimento, o RN pode necessitar de intubação e ventilação mecânica. Após esse procedimento, se não ocorrer boa recuperação, deverá ser realizada punção torácica esvaziadora.

Hérnia diafragmática

Essa doença é decorrente da falha de desenvolvimento da porção póstero-lateral do diafragma, resultando na persistência do canal pleuroperitoneal ou forame de Bochdalek. A formação incompleta do diafragma posterior permite que as vísceras ocupem a cavidade torácica e interfiram no desenvolvimento do parênquima pulmonar, geralmente ocasionando hipoplasia pulmonar bilateral, mais acentuada no lado da hérnia.

O diagnóstico pré-natal pode ser feito pela ultra-sonografia fetal a partir de 15 semanas de gestação. A freqüência dessa doença é de 1:3.000 nascidos vivos e ocorre igualmente em ambos os sexos. Mais de 40% dos RN com hérnia diafragmática apresentam associação com malformações cardíacas, de sistema nervoso central, sistema geniturinário, alterações de membros e craniofacial, assim como com trissomias do 18 e 21.

A mortalidade associada à essa malformação é muito elevada e quanto mais precoce o aparecimento da sintomatologia, pior o prognóstico (93% dos óbitos ocorrem quando os sintomas aparecem nos primeiros minutos de vida, reduzindo-se para 38% quando surgem entre 1 e 5 horas). Essa elevada taxa de mortalidade é decorrente de sua associação com a síndrome de hipertensão pulmonar persistente (SHPP), conseqüente aos graus variados de hipoplasia do parênquima pulmonar, ocasionados pela compressão pulmonar precoce. Portanto, é de extrema importância uma reanimação eficiente nos casos de suspeita de hérnia diafragmática, com o objetivo de evitar ou minimizar a asfixia perinatal, que iria agravar ainda mais o quadro de SHPP. Os cuidados neonatais são:

1. Logo após o nascimento, iniciar ventilação eficiente, se necessário por meio de intubação endotraqueal.
2. Não utilizar máscara com pressão positiva nesses casos, pois pode levar à distensão do trato gastrintestinal, prejudicando ainda mais a expansibilidade pulmonar.
3. A ventilação mecânica deve ser feita com freqüência respiratória mais elevada, isto é, ao redor 60mpm, e com pressão inspiratória mais baixa, no máximo de 20-22cmH$_2$O, com o objetivo de diminuir o risco de barotrauma, ao qual essas crianças são mais suscetíveis.
4. Terapêutica de reposição de surfactante exógeno nos primeiros minutos de vida.
5. Manutenção de sonda nasogástrica (SNG) aberta para evitar a distensão abdominal.
6. Manutenção da temperatura corpórea, controle dos gases sangüíneos, correção da acidose metabólica e correção da hipovolemia, quando presentes.
7. Estabilização do RN e tratamento da SHPP.
8. Indicação cirúrgica após a terapêutica da SHPP, a fim de recolocar as vísceras dentro do abdome e corrigir o defeito do diafragma. Algumas vezes, o RN já apresenta pneumotórax ao nascimento, necessitando de drenagem imediata.
9. Posteriormente, deve-se investigar a associação com outras malformações.

SISTEMA GASTRINTESTINAL

As anomalias congênitas do trato gastrintestinal (TGI) que podem ser detectadas no período pré-natal pela ultra-sonografia morfológica são: atresia de esôfago, atresia duodenal, atresia ileojejunal, má rotação intestinal, onfalocele e gastrosquise. Em um levantamento realizado no Berçário Anexo à Maternidade do Hospital das Clínicas da FMUSP, em janeiro de 1993 a dezembro de 1995, foram diagnosticados 11 RN portadores de malformações do sistema gastrintestinal em 4.979 nascidos vivos. A doença mais freqüente foi a gastrosquise, em 5 dos 11 casos, seguida por 2 casos de atresia de esôfago, 1 caso de atresia duodenal, 1 de onfalocele, 1 de megacólon e 1 de ânus imperfurado.

Atresia duodenal

Essa doença se origina de uma falha na vacuolização da luz duodenal, processo que normalmente ocorre ao redor da quinta semana de vida intra-uterina. Na ultra-sonografia fetal pode-se observar uma dupla bolha com a primeira porção muito dilatada. Ao nasci-

mento, o único sinal clínico que pode ser encontrado é o abdome escavado, enfatizando a vantagem do diagnóstico pré-natal. Quando se suspeita de atresia duodenal, a conduta durante a reanimação deverá ser:

1. Evitar a oxigenação com máscara e pressão positiva, sem antes descomprimir o estômago com sonda nasogástrica.
2. A seguir, manter o RN em jejum, com hidratação parenteral e sonda nasogástrica aberta.
3. O diagnóstico deverá ser confirmado, após o nascimento, por exame radiológico, que se caracteriza pela presença de dupla bolha, a primeira maior (estômago) e uma segunda menor em região paravertebral direita, que corresponde à primeira porção do duodeno dilatado.
4. Investigar a associação com outras malformações, do próprio TGI, assim como síndromes genéticas, especialmente síndrome de Down.
5. O tratamento é cirúrgico.

Atresia ileojejunal e má rotação intestinal

Nesses casos, o diagnóstico pré-natal é tecnicamente mais difícil, mas a suspeita ocorre com o achado ultra-sonográfico fetal de níveis hidroaéreos no intestino. Após o nascimento, pode-se suspeitar quando existe dilatação abdominal importante e ausência de eliminação de mecônio por mais de 48 horas. Posteriormente, a criança começa a apresentar vômitos biliosos. O diagnóstico pode ser feito pelo exame radiológico, no qual se visibilizam níveis hidroaéreos por todo o abdome. A conduta inicial é:

1. Manter o RN em jejum, com nutrição parenteral exclusiva.
2. O tratamento cirúrgico deverá ser realizado assim que as condições clínicas o permitirem.

Defeito de parede abdominal

A morbidade e a mortalidade dos RN portadores de defeitos de parede abdominal podem ser minimizadas com o diagnóstico pré-natal, já que dependem de uma série de outros fatores, tais como malformações associadas (volvo, lesão de diafragma, cardiopatias, atresia duodenal etc.); sepse, pela exposição das vísceras e da cavidade peritoneal; lesões do intestino, isquemia ou necrose de alças, decorrente da exposição do intestino ao líquido amniótico durante a vida fetal ou iatrogênica, ocorridas durante as manobras de parto. O conhecimento prévio da doença permitirá uma série de procedimentos durante o parto e na reanimação que podem melhorar o prognóstico desses RN.

A conduta inicial de um RN com defeito de parede abdominal pode ser sistematizado da seguinte forma:

1. Na sala de reanimação, passar sonda nasogástrica, a fim de evitar a distensão das alças intestinais.
2. Se a onfalocele estiver íntegra, deve-se envolvê-la com compressas estéreis e evitar manobras intempestivas que possam romper as membranas amnióticas.
3. Se a onfalocele estiver rota ou tratar-se de gastrosquise, convém envolver as alças com compressas estéreis e umidificadas com soro fisiológico aquecido.
4. Instalação de hidratação parenteral por veia periférica o mais precoce possível, pois estas crianças têm grande perda de líquido no local da lesão.
5. Deve-se manter a esterilidade do conteúdo abdominal eviscerado e evitar seu ressecamento até que possa ser realizada a correção cirúrgica.
6. A cirurgia deverá ser efetuada o mais precocemente possível, as vísceras não deverão ser introduzidas sob pressão no abdome, porque essa manobra pode provocar insuficiência respiratória e diminuição do retorno venoso por compressão visceral sobre o diafragma e os vasos abdominais.

SISTEMA URINÁRIO

Pelo exame ultra-sonográfico fetal e pela avaliação bioquímica do líquido amniótico e da urina fetal, os conhecimentos fisiopatológicos das malformações urinárias vêm desenvolvendo-se rapidamente nas últimas décadas, permitindo maior compreensão das enfermidades das vias urinárias, assim como do desenvolvimento de técnicas diagnósticas e de tratamento precoces, com grandes benefícios para os pacientes. O conhecimento das anomalias já no período fetal possibilita avaliar o comprometimento da função e inclusive realizar cirurgia intra-útero na tentativa de prevenir a displasia renal, preservar a função renal e evitar a hipoplasia pulmonar, freqüentemente associada com oligoâmnio.

O neonatologista deve ser informado da suspeita de malformação urinária ao nascimento. É muito importante avaliar a primeira micção e procurar massas palpáveis no abdome. Nos casos de oligoâmnio grave, o RN pode apresentar problemas respiratórios por hipoplasia pulmonar, necessitando de assistência ventilatória. Após estabilização da parte clínica, é feita avaliação urológica que consiste em:

1. Realização de ultra-sonografia de abdome o mais precocemente possível para confirmar o achado intra-útero. Deve ser feita uma avaliação morfológica completa com medida da espessura do parênquima renal, quantifição da dilatação pielocalicial e avaliação dos ureteres, bexiga e uretra.

2. Com 48 horas de vida deverá ser realizada dosagem sérica de uréia, creatinina e eletrólitos (sódio, potássio e fósforo).

3. Com 1 semana de vida serão realizados "clearance" de creatinina, urocultura e cintilografia renal, por meio desses exames pode-se avaliar o grau de comprometimento da função de cada rim, além de indicar se existe processo obstrutivo.

4. Com 14 dias de vida será realizada urografia excretora para avaliar a morfologia renal, especialmente nos casos de válvula de uretra posterior, duplicação do sistema pielocalicinal, assim como ureterocele. Esse exame, apesar de oferecer grande número de informações, não pode ser realizado antes da segunda semana de vida, por utilizar um contraste hiperosmolar que predispõe a trombose de veia renal ou necrose tubular aguda.

5. Em casos de dilatação ureteral ou com alterações de bexiga é imprescindível a realização da uretrocistografia miccional para melhor exploração do caso e para afastar um componente de refluxo vesicoureteral.

Todos esses exames apresentam vantagens e desvantagens; sendo complementares, mas analisados conjuntamente, fornecem dados anatômicos e funcionais que auxiliam a obtenção de um diagnóstico mais preciso da malformação urológica e, portanto, propiciam a seleção do procedimento mais adequado em cada caso. Quando existe comprometimento renal bilateral por processos obstrutivos, tem sido indicada a cirurgia ainda no período neonatal, seja ela paliativa (nefrostomia ou pielostomia) ou definitiva (ureteropieloplastia). Nos casos em que o comprometimento e unilateral ou a dilatação não é decorrente de processo obstrutivo, a conduta tem sido conservadora, com acompanhamento ambulatorial, por meio de uroculturas mensais, avaliação periódica da função renal, repetição da ultra-sonografia de abdome e urografia excretora.

No Berçário Anexo à Maternidade do HC-FMUSP, no período de janeiro de 1990 a junho de 1996, foram admitidos 69 RN (0,7% dos nascidos vivos) portadores de malformações renais. Destes, 56 (81%) apresentavam diagnóstico pré-natal, sendo confirmados no período neonatal, e, destes, em 26 (37,6%) o diagnóstico pós-natal precoce não teria sido feito, pois não apresentavam nenhum sintoma ou sinal clínico sugestivo de comprometimento renal (Tabela 5.25). A malformação urológica mais freqüente foi a hidronefrose (Tabela 5.26). A realização de cirurgia ainda no período neonatal variou de acordo com o tipo de malformação (Tabela 5.27).

Tabela 5.25 – Distribuição dos RN com malformações urológicas do BAM-HC-FMUSP, de janeiro de 1990 a junho de 1996, de acordo com o diagnóstico pré-natal e a presença de sinal clínico.

Diagnóstico pré-natal	Sinal clínico		Total
	Presente	Ausente	
Presente	30 (53,5%)	26 (46,4%)	56
Ausente	9 (100%)	0 (0%)	9
Total	39	26	65

Tabela 5.26 – Freqüência das malformações urológicas nos RN admitidos no BAM-HC-FMUSP, de janeiro de 1990 a junho de 1996, de acordo com o comprometimento uni e bilateral.

Tipo	Unilateral	Bilateral	Total	%
Hidronefrose	19	18	37	53,6
Uretero-hidronefrose	2	7	9	13
Rim multicístico	5	4	9	13
Válvula de uretra posterior	—	—	4	5,3
Agenesia renal	0	3	3	4,3
Refluxo vesicoureteral	0	2	2	2,9
Síndrome de "prune belly"	—	—	2	2,9
Duplicação ureteral	0	2	2	2,9
Rim pélvico	1	0	1	1,4

Tabela 5.27 – Freqüência das malformações urológicas nos RN admitidos no BAM-HC-FMUSP, que foram submetidos à cirurgia.

Tipo	Número	Cirurgia	%
Hidronefrose	37	10	27,0
Uretero-hidronefrose	9	3	33,3
Rim multicístico	9	0	0
Válvula de uretra posterior	4	1	25,0
Agenesia renal	3	0	0
Refluxo vesicoureteral	2	1	50,0
Síndrome de "prune belly"	2	1	50,0
Duplicação ureteral	2	1	50,0
Rim pélvico	1	0	0

SISTEMA CARDIOVASCULAR

Com o avanço da propedêutica fetal e o desenvolvimento de equipamentos de ultra-sonografia de alta resolução, tornou-se possível a avaliação ecocardiográfica do coração fetal. Esse exame possibilita importantes informações fisiológicas acerca dos fetos com sinais de insuficiência cardíaca, cardiopatia ou arritmias. O diagnóstico precoce pode proporcionar uma assistência ideal desses fetos com problemas pelo obstetra e, posteriormente, pelo neonatologista em conjunto com o cardiologista.

Cardiopatias

A assistência ao feto e ao RN portador de cardiopatia congênita requer o trabalho colaborativo entre obstetras, neonatologistas e cardiologistas pediátricos. A prevalência de cardiopatia congênita, segundo a literatura, varia de 0,8 a 1,2% dos nascidos vivos. Quando analisamos RN pertencentes a grupos de risco, esses números podem ser bem mais elevados. Em estudo realizado no Berçário Anexo à Maternidade do HC-FMUSP, por meio da ecocardiografia pós-natal, em RN pertencentes a grupos de risco (filhos de mães com diabetes melito classes B, C e demais classes de Priscilla-White, filhos de mães com cardiopatia congênita, com peso de nascimento menor do que 1.500g, portadores de malformações extracardíacas e de sinais de comprometimento cardíaco), encontrou-se prevalência de cardiopatia congênita de 21,8% (Tabela 5.28). Esses dados salientam a necessidade de realização de ecocardiografia nesses RN mesmo que não apresentem nenhum sinal de comprometimento cardíaco.

Tabela 5.28 – Prevalência de cardiopatia congênita nos RN admitidos no BAM-HC-FMUSP, no período de novembro de 1991 a abril de 1993, de acordo com o grupo de risco para cardiopatia congênita.

| Grupo de risco | Cardiopatia congênita | | Total |
	Presente	Ausente	
Grupo I	5 (20,8%)	19	24
Grupo II	3 (10,7%)	25	28
Grupo III	4 (11,1%)	32	36
Grupo IV	11 (40,7%)	16	28
Grupo V	11 (26,8%)	30	41

Grupo I = RN filho de mãe com cardiopatia congênita.
Grupo II = RN filho de mãe com diabetes melito.
Grupo III = RN com peso de nascimento menor que 1.500g.
Grupo IV = RN com malformações extracardíacas.
Grupo V = RN com sinais clínicos de comprometimento cardíaco (sopro, cianose e arritmia cardíaca).

Com os avanços da ecocardiografia fetal tornou-se possível o diagnóstico ainda intra-útero de várias cardiopatias. As cardiopatias mais comumente diagnosticadas intra-útero são as complexas que, muitas vezes, levam à hidropisia fetal não-imune. Com o conhecimento prévio do problema, o neonatologista juntamente com o cardiologista estarão preparados para recepcionar esse RN na sala de parto. Se a cardiopatia é do tipo canal dependente (hipoplasia de coração esquerdo, estenose aórtica crítica, atresia aórtica, atresia pulmonar, anomalia de Ebstein etc.), procura-se não oferecer concentrações elevadas de oxigênio ao RN durante a reanimação e instituir o mais cedo possível o tratamento com prostaglandinas, com o objetivo de manter o canal arterial pérvio. Devem-se evitar hipotermia e distúrbios metabólicos que agravariam as condições do paciente. Com esses procedimentos pode-se manter o RN mais estável, permitindo que este possa ser submetido a uma cirurgia, em melhores condições, favorecendo o prognóstico, antes muito reservado.

Arritmias cardíacas

A incidência de arritmias no feto tem sido estimada em 0,4 a 1,2% de todas as gestações, mas com a melhoria da propedêutica pré-natal é provável que essa incidência aumente. As arritmias mais freqüentes são as taquiarritmias e as bradicardias em decorrência de bloqueios atrioventriculares.

Taquiarritmias – as mais freqüentes são as taquicardias supraventriculares (TSV), que podem manifestar-se desde o período intra-uterino com hidropisia fetal. As TSV podem ocorrer por dois mecanismos básicos: reentrada ou automatismo. Esses fenômenos podem ocorrer em diferentes locais, tais como nó sinusal, tecido perissinusal, átrios, nó atrioventricular (AV) (intranodal), ou utilizando vias acessórias. Atualmente, essas alterações já podem ser detectadas e tratadas intra-útero por meio de drogas dadas à mãe ou diretamente ao feto por cordocentese, às vezes revertendo o quadro de hidropisia ainda na fase fetal. Nos casos em que não é possível esse tratamento ou o feto foi refratário a ele, é importante a atuação do neonatologista e do cardiologista pediátrico a partir da sala de reanimação. A conduta nesses casos tem sido:

1. Logo após o nascimento, a criança deve ser monitorizada para a determinação da freqüência cardíaca.
2. Se a TSV se mantém, é feita a estimulação vagal, com o objetivo de diminuir a condução pelo nó AV, acarretando a interrupção da

taquicardia ou a diminuição da resposta ventricular. Pode ser obtida pelo massageamento digital de cada um dos seios carotídeos, logo abaixo do ângulo da mandíbula, por 10 segundos, começando pelo lado direito. Outro método é a utilização de bolsa de gelo na face do RN, cobrindo a boca e as narinas por 10 a 15 segundos, ou a indução do reflexo de vômito pela aspiração gástrica com sonda.

3. Se persiste a taquicardia, está indicado o uso intravenoso de digoxina: 10mcg/kg/dose.
4. Outra droga preconizada para a interrupção da crise de taquicardia é a adenosina: 200mcg/kg por via intravenosa.
5. Outra opção é o uso de eletrodo transesofágico, posicionado atrás do átrio esquerdo (a posição deve ser confirmada pelo ECG). Esse eletrodo deve gerar uma estimulação com freqüência cerca de 20% maior do que a freqüência da taquicardia. Depois é desligado e o nó sinusal pode assumir o ritmo cardíaco, chamado de mecanismo de "overdrive suppression".
6. Se nenhuma das condutas anteriores foram eficazes, pode-se utilizar a eletrocardioversão com 1 ou 2 joules/kg.
7. Se a mãe recebeu digoxina por via oral ou foi feita cordocentese para infusão de digitálico com o objetivo de tratar a arritmia, está indicada a dosagem do nível sérico de digoxina no cordão.
8. Após a estabilização da freqüência cardíaca, o RN deve ser encaminhado para UTI, onde será monitorizado na região cardíaca e introduzido digital de manutenção, se possível por via oral (digoxina: 10mcg/kg/dia em 2 vezes). O digital é a droga de primeira escolha no tratamento da TSV no período neonatal e em crianças com idade inferior a 1 ano, por apresentar efeito direto sobre o período refratário da musculatura atrial. Outras drogas disponíveis para o tratamento da TSV são: o propranolol na dose de 1-4mg/kg/dia em 2 vezes ou amiodarona na dose de 5-15mg/kg/dia em dose única. Quando se utiliza esta última droga, é importante monitorizar os níveis de T_3, T_4 e TSH, por causa do iodo contido na droga.
9. Com cinco dias de tratamento realizar a dosagem do nível sérico de digoxina para adequar a dose e evitar níveis tóxicos.
10. Realizar avaliação cardíaca incluindo ECG com D_2 longo, radiografia de tórax e Holter de 24h. O ECG é o método mais sensível e mais específico para diagnosticar as arritmias cardíacas, especialmente quando são freqüentes, e o Holter, como analisa períodos maiores, serve mais para avaliar a eficácia da terapêutica antiarrítmica e os possíveis efeitos colaterais das drogas utilizadas.
11. Realizar ecocardiografia para afastar cardiopatias associadas como anomalia de Ebstein, transposição dos grandes vasos de base corrigida, comunicação interatrial grande.
12. Depois dessas condutas iniciais, esses casos passam a ser conduzidos pelos cardiologistas.

Bradicardias – são caracterizadas no período neonatal por freqüências cardíacas mantidas abaixo de 80bpm. A causa mais freqüente são os bloqueios atrioventriculares (AV) que podem ser:

Bloqueio AV de primeiro grau – todos os impulsos atriais alcançam os ventrículos, mas existe um atraso na condução, representado no ECG pelo intervalo P-R longo (> 0,12s). Por si só não causa alteração hemodinâmica, porém pode vir associado a cardiopatias complexas ou ser um processo intermediário de graus mais avançados de bloqueios.

Bloqueio de segundo grau – alguns impulsos atriais não alcançam os ventrículos, geralmente não apresentam repercussão hemodinâmica quando são isolados.

Bloqueio de terceiro grau ou bloqueio AV total (BAVT) – é caracterizado pela dissociação total entre a estimulação atrial e a estimulação ventricular, sendo o ritmo ventricular determinado por escape juncional ou ventricular, com freqüência ventricular mais baixa que a atrial. No ECG, as ondas P e os complexos QRS apresentam intervalos regulares entre si, porém independentes. O BAVT pode estar associado a cardiopatias complexas ou, então, presentes em filhos de mães com doença de tecido conjuntivo (especialmente LES) ou em presença de anticorpos anti-SSa/Ro. Observa-se que os casos de BAVT associados com cardiopatias complexas têm pior prognóstico, geralmente apresentando sinais de ICC intra-útero ou logo após o nascimento, necessitando de correção cirúrgica ou implante de marca-passo precocemente. Os casos sem cardiopatias associadas geralmente apresentam sorologia positiva para o anticorpo anti-SSa/Ro e o prognóstico é melhor, dependendo de alguns parâmetros que deverão ser avaliados após o nascimento:

1. Logo após o nascimento, a criança deve ser encaminhada para UTI, monitorizada a freqüência cardíaca e avaliada a parte hemodinâmica.
2. Realizam-se ECG, radiografia de tórax e ecocardiografia para afastar possíveis cardiopatias associadas e repercussões hemodinâmicas.
3. Colhe-se sorologia para anticorpos anti-SSa/Ro da mãe e do sangue de cordão.
4. Realiza-se Holter para verificar a freqüência cardíaca mínima e máxima, presença de extra-sístoles, analisando-se os complexos QRS.

Alguns achados predizem um melhor prognóstico, a saber:
1. Ausência de sinais de ICC intra-útero ou logo após o parto.
2. Freqüência cardíaca basal superior a 50bpm.
3. Ausência de extra-sístoles ventriculares.
4. Complexos QRS de duração normal.
5. Boa resposta da freqüência cardíaca após estimulação adrenérgica.
6. Ausência de malformação cardíaca associada.

Após a avaliação desses parâmetros, verifica-se que os casos que se enquadram nos achados descritos não necessitam de nenhuma intervenção, pois as crianças mantêm-se estáveis clinicamente. Os casos com freqüências cardíacas abaixo de 40bpm ou associados a cardiopatias complexas geralmente descompensam-se hemodinamicamente intra-útero ou logo após o parto, necessitando de implante de marca-passo, seja provisório seja definitivo.

Em nove casos acompanhados no Berçário Anexo à Maternidade do HC-FMUSP com diagnóstico intra-útero de BAVT, confirmados após o parto, três apresentavam bloqueio associado com cardiopatia complexa, dois do tipo atrioventricular comum (AVC) e um do tipo transposição corrigida de grandes vasos da base (TGVB), três apresentavam sorologia positiva para anti-SSa/Ro e em três casos não foi encontrada nenhuma associação. Dos nove casos, os que tiveram pior evolução foram dois portadores de AVC.

SISTEMA NERVOSO

A ultra-sonografia tem demonstrado grande capacidade de detectar malformações do sistema nervoso central (SNC) a partir do segundo trimestre de gestação. As três principais malformações encontradas são: hidrocefalia, microcefalia e espinha bífida. Os cuidados neonatais dependem do tipo de malformação e da presença ou não de outras malformações associadas.

Hidrocefalia – o acúmulo do líquido cefalorraquidiano, levando à dilatação dos ventrículos cerebrais, pode ser decorrente de: aumento da produção de líquor; obstrução do fluxo no sistema ventricular (hidrocefalia não-comunicante); diminuição da absorção do líquor nas granulações aracnóideas (hidrocefalia comunicante).

Nas hidrocefalias congênitas, as mais freqüentes são as do tipo hidrocefalia não-comunicante, associadas a síndromes genéticas, defeitos de fechamento do tubo neural, malformações do tipo Arnold-Chiari, síndrome de Dandy-Walker, síndrome de Meckel e infecções congênitas, ou ser um achado isolado. A conduta neonatal nesses casos tem sido:

1. Logo após o nascimento, é realizada a ultra-sonografia de crânio para confirmação do diagnóstico e a pesquisa de outras malformações associadas.
2. Realiza-se tomografia cerebral computadorizada para melhor avaliação do SNC, com o objetivo de verificar a presença de outras malformações, tais como hidranencefalia, holoprosencefalia, ausência de corpo caloso, ausência de septo pelúcido que, se presentes, agravam muito o prognóstico do RN.
3. Devem ser realizados, se não foram durante o pré-natal, cariótipo e pesquisa sorológica para infecções congênitas (toxoplasmose, rubéola, citomegalovírus, herpes, coxsackie B, Epstein-Barr etc.).
4. Em todos os casos em que a hidrocefalia estiver descompensada, isto é, o perímetro cefálico aumenta rapidamente, está indicado o tratamento cirúrgico com colocação de válvula ventriculoperitoneal. Essa indicação ocorre mesmo nos casos em que o comprometimento do parênquima cerebral é grande, por motivos estéticos.
5. Os RN com melhor prognóstico são os que apresentam hidrocefalia leve ou moderada, com parênquima cerebral conservado, sem outras malformações associadas, ausência de infecção congênita ou alterações cromossômicas.

Microcefalia – é uma alteração do desenvolvimento cerebral, podendo ser primária, por herança autossômica recessiva (consangüinidade dos pais, síndrome de Meckel-Gruber), ou secundária, em decorrência de destruição e redução da população de neurônios causadas principalmente por infecções congênitas, especialmente as virais, ou por ação de teratogênicos (radiação, álcool, alterações metabólicas).

O diagnóstico pré-natal não é preciso, encontrando-se muitos resultados falso-positivos, devendo ser confirmado logo após o nascimento, com base na medida do perímetro cefálico abaixo do percentil 10, enquanto os outros parâmetros antropométricos estão acima desse percentil. A investigação desses casos deve ser feita com o objetivo de diagnosticar possível infecção congênita ou associação com outras malformações:

1. Colheita de sangue para exame sorológico das principais infecções congênitas.
2. Realização de radiografia de crânio e ultra-sonografia de crânio para pesquisar a presença de calcificações ou outras alterações associadas.
3. Exame oftalmológico completo para afastar alterações oculares causadas por infecções congênitas.
4. Colheita de LCR para quimiocitológico e reações sorológicas.
5. O tratamento somente será instituído nos casos de infecção congênita por toxoplasmose ou herpes, para evitar a progressão da doença.
6. Nos casos de microcefalia primária não existe tratamento, a maioria apresenta retardo mental, alterações da coordenação motora, defeitos visuais, e cerca de 33% apresentam convulsões.

Espinha bífida – é decorrente da ausência de fusão dos corpos vertebrais. Pode vir associado com herniação do tecido neural, causando meningocele (herniação das meninges) ou mielomeningocele (meninges, medula e raízes espinhais). A localização mais freqüente é a lombossacral. Pode ocorrer ainda espinha bífida oculta, que se associa muitas vezes com seio pilonidal, lipomas ou *nevus* dérmico. O prognóstico depende da extensão da herniação, da localização e das malformações associadas, como malformação de Arnold-Chiari. A conduta nesses casos é:

1. Ao nascimento, proteger a meninge ou a meningomielocele com compressas esterilizadas e umidificadas com soro fisiológico para evitar contaminação.

2. Se estiver íntegra, deve-se manipular com muito cuidado para não rompê-la e indica-se cirurgia para fechamento do defeito o mais precocemente possível.

3. Nos casos com meninge rota, aumenta muito o risco de infecção, necessitando, além dos cuidados já citados, de administração precoce de antibioticoterapia sistêmica (aminoglicosídeo e penicilina cristalina) e cirurgia de urgência.

4. Após a correção cirúrgica, deve-se investigar a associação com outras malformações do SNC pela ultra-sonografia de crânio.

5. Controle por ultra-sonografia seriada para detectar possível evolução para hidrocefalia, pela maior freqüência, após correção cirúrgica, de esses RN desenvolverem distúrbios de reabsorção do LCR.

6. Deve-se investigar se existe alteração motora e sensitiva por comprometimento dos nervos que passam próximos da malformação do tubo neural.

7. Pesquisar a presença de bexiga neurogênica, que é freqüente; quando presente, pode favorecer a ocorrência de infecção urinária de repetição.

8. Acompanhamento fisioterápico para todos os casos com comprometimento motor.

9. Correção dos defeitos de membros inferiores, presentes na maioria dos casos.

10. O prognóstico depende do tamanho, da localização e do comprometimento neurológico associado.

No Berçário Anexo à Maternidade do HC-FMUSP, no período de janeiro de 1993 a dezembro de 1995, foram admitidos 100 RN (2% dos nascidos vivos) portadores de malformações do sistema nervoso. Destes, em 25 (25%) o diagnóstico foi de hidrocefalia isolada; em 17, meningomielocele; e em 9, associação de meningomielocele com hidrocefalia.

ACONSELHAMENTO GENÉTICO

Os pais querem saber a causa da anomalia congênita, se a criança será retardada, se existem outras malformações, se podem ser tratadas e se futuros filhos serão acometidos. Para responder a esta última pergunta, lança-se mão do aconselhamento genético, que irá informar:

1. Muitas malformações hereditárias ocorrem sem que os pais estejam afetados.

2. Existe a possibilidade de diagnóstico pré-natal nas próximas gestações.

3. Informações verbais e com auxílio de material visual poderão ser fornecidas aos pais, obstetras e pediatras.

4. Sentimentos de culpa devem ser trabalhados e afastados.

5. Quando se tiver certeza da causa genética, o conselho será referido às leis de Mendel (50% de reincidência para as doenças autossômicas, 25% para as recessivas).

PROFILAXIA

É meta de obtenção ainda difícil, pois na maioria dos casos a etiologia não é bem conhecida, mas que vai sendo gradativamente obtida com a melhoria dos diagnósticos devido a:

1. Maior divulgação dos casos em publicações médicas ou leigas, informes periódicos dos centros internacionais especializados e com experiências em animais.

2. Aperfeiçoamento das técnicas de diagnóstico (ecografia, tomografia, coleta de vilosidade coriônica, de sangue de cordão, de pele, de líquido amniótico) que permitirá tratamento precoce intra-útero ou pós-natal ou, quando possível, interrupção da gestação.

3. Verificação do estado imunitário da gestante, procedendo-se à vacinação somente com vacinas que não sejam de vírus vivo.

4. Utilizar imunoglobulina específica nas exposições da gestante a doenças infecciosas.

5. Evitar contato da gestante com pessoas doentes ou animais.

6. Evitar hipertermia.

7. Evitar o uso de isótopos radioativos e de radiações ionizantes.

8. Evitar o uso de medicamentos sem prescrição médica, especialmente aqueles sabidamente teratogênicos e no período de organogênese.

9. Após o reconhecimento da anomalia congênita, fazer o aconselhamento genético e até indicar a esterilização e o abortamento.

10. Proceder à pesquisa (papel da autoridade sanitária) de elemento tóxico ambiental ou de medicamento suspeito no caso de aumento exagerado de algum tipo de malformação.

BIBLIOGRAFIA

1. BAILEY, L.L. & GUNDRY, S.R. – Síndrome do coração esquerdo hipoplásico. *Clin. Pediatr. Am. Norte* 1:139, 1994. 2. BRANN, A.W. & SCHWARTZ, J.F. – Developmental anomalies and neuromuscular disorders. In Fanaroff, A.A. & Martin, R.J. (eds.). *Neonatal-Perinatal Medicine Diseases of the Fetus and Infants.* 5th ed., St. Louis Mosby Year Book, 1992, p. 734. 3. CASTILLA, E. & VILLA-LOBOS, H. – Malformaciones Congenitas. Vol 1. Estudo de Malformaciones Associadas I Epidemiologia. ECLAMC Maracaibo. Universidad Del Zulia, 1977. 4. CASTILLA, E. & ORIOLLI, L.M. – El Estudio Colaborativo Latino-Americano de Malformaciones Congenitas: ECLAMC. Monitor. Interciencia, 8:271, 1983. 5. CASTILLA, E. – Documento Final: XXI Reunion Anual do Estudo Colaborativo Latino Americano de Malformações Congênitas. UFRJ, Rio de Janeiro, Brasil, 1990. 6. CLEWELL, W.H. – Congenital hydrocephlus: treatement in utero. *Fetal Diag. Ther.* 3:89, 1988. 7. COLODNY, A.H. – Antenatal diagnosis and management of urinary abnormalities. *Pediatr. Clin. North Am.* 34:1365, 1987. 8. FYFE, D.A. & KLINE, C.H. – Diagnóstico das cardiopatias congênitas pela ecocardiografia no feto. *Clin. Pediatr. Am. Norte* 1:45, 1990. 9. GORDON, I. – Imaging the urinary tract. In Holliday, M.A.; Barratt, T.M. & Vernier, R.L. (eds.). *Pediatric Nephrology.* 2nd ed., Baltimore, Williams & Wilkins Co., 1987, p. 300. 10. GUZZETTA, P.C. et al. – General surgery. In Avery, G.B.; Flecher, M.A. & MacDonald, M.G. *Neonatology: Pathophysiology and Management of the Newborn.* 4th ed., Philadelphia, J.B. Lippincott Company, 1994. 11. HOLN, A.R. & STANTON, R.E. – The cardiovascular system. In Fanaroff, A.A. & Martin, R.J. (eds.). *Neonatal-Perinatal Medicine Diseases of the Fetus and Infant.* 5th ed., St. Louis, Mosby Year Book, 1992, p. 883. 12. KENNEDY, N.P. – Epidemiologic aspects of the problem of congenital malformations. *Birth Defects Original Articles Series* 3:1, 1967. 13. LOPES, L.M. et al. – Bloqueio atrioventricular fetal. *Arq. Bras. Cardiol.* 59:261, 1992. 14. MANDELL, J. et al. – Structural genitourinary defects detected in utero. *Radiology* 178:193, 1991. 15. McVICAR, M.; MARGOULEFF, D. & CHANDRA, M. – Diagnosis and imaging of the fetal and neonatal abdominal mass: an integrated approach. *Adv. Pediatr.* 135-149, 1991. 16. NÓBREGA, F.J. – Antropometria, doenças e malformações congênitas do RN brasileiro e estudos de associação com algumas variáveis maternas. *J. Pediat.* 59(Supl. 1):agosto, 1985. 17. PERRY, J.C. & GARSON Jr., A. – Diagnosis and treatment of arrhythmias. *Adv. Pediatr.* 36:177, 1989. 18. RAMOS, J.L.A. et al. – Malformações congênitas: estudo prospectivo de dois anos em três maternidades de São Paulo. *Pediatr. (São Paulo)* 3:20, 1981. 19. ROSS, B.A. – Bloqueio atrioventricular congênito completo. *Clin. Pediatr. Am. Norte* 1:69, 1990. 20. SADECK, L.S.R. et al. – Bloqueio atrioventricular congênito características neonatais e evolução. *Rev. Paul. Ped.* 9:130, 1991. 21. SADECK, L.S.R. – *Indicações Clínico-Epidemiológicas para Investigação Ecocardiográfica no Período Neonatal: Valor dos Grupos de Risco.* Dissertação apresentada à Faculdade de Medicina da Universidade de São Paulo para Obtenção do Título de Mestre em Medicina, 1994. 22. SHACKELFORD, G.D.; KEES-FOLDS, D. & COLE, B.R. – Imaging the urinary tract. *Clin. Perinatol.* 19:85, 1992. 23. STEVENSON, A.C. et al. – Congenital malformations: a report of a study of series of consecutive births in 24 centers. *Bull. World Health Organ.* 34(Suppl.):1, 1966. 24. WILSON, R.D.; HITCHMAN, D. & WITTMAN, B.W. – Clinical follow-up of prenatally diagnosed isolated ventriculomegaly, microcephaly and encephalocele. *Fetal Diagn. Ther.* 4:49, 1989.

5 Diagnóstico da Condição Fetal: Avaliação da Vitalidade*

Seizo Miyadahira
Rossana Pulcinelli Vieira Francisco

A perinatologia tem vivido avanços importantes nos últimos anos. A moderna tecnologia tem oferecido a oportunidade de a Obstetrícia acompanhar os passos deste progresso com a aquisição de métodos propedêuticos sofisticados e cada vez mais precisos. De outro lado, o neonatologista vem acumulando a cada dia maior experiência nos cuidados aos recém-nascidos muito prematuros, com melhora na assistência respiratória, na correção dos distúrbios metabólicos e hidroeletrolíticos e com a instituição da nutrição parenteral prolongada. A ação conjunta destes especialistas determinou melhoria significativa no prognóstico dos conceptos, sobretudo daqueles oriundos de gestações patológicas, com alto risco para insuficiência placentária.

Assim, no campo da vigilância do bem-estar fetal, a moderna Obstetrícia coloca à disposição do obstetra várias técnicas propedêuticas que possibilitam a avaliação das condições de vitalidade fetal, proporcionado-lhe um seguimento mais seguro da gestação. Cumpre a ele agir oportunamente elegendo o melhor momento para antecipar os efeitos deletérios da hipóxia sobre o feto ou ainda evitar o risco de óbito intra-uterino, não se alienando dos riscos neonatais da prematuridade.

Quanto à fisiopatologia, é necessário lembrar que a falência placentária compromete inicialmente a função nutritiva promovendo o quadro de crescimento intra-uterino retardado (CIUR). O comprometimento da função respiratória ocorre posteriormente.

Diante de uma hipóxia crônica, o feto procura adaptar-se a essa condição protegendo os órgãos nobres com sacrifício de outros menos nobres. Para isso, recorre à redistribuição do seu débito cardíaco, enviando maior fluxo sangüíneo nas artérias coronárias e carótidas. Paralelamente, no território pulmonar e renal há hipofluxo sangüíneo fruto de vasoconstrição nessas áreas, culminando com a oligoidramnia conseqüente à diminuição da diurese e da produção de fluido pulmonar, duas fontes principais de líquido amniótico em gestações avançadas.

O conhecimento da fisiopatologia do sofrimento fetal crônico possibilita a compreensão do comportamento do feto diante da hipóxia, utilizando-se das diferentes modalidades de avaliação da vitalidade fetal. Esses exames estudam as atividades biofísicas fetais diagnosticando eventual estresse a que este feto pode ser submetido em situações de falência respiratória placentária. Seus resultados espelham a integridade do sistema nervoso central (que é relativamente protegido da hipóxia).

Didaticamente, a propedêutica da vitalidade fetal pode ser desenvolvida nos seguintes tópicos:

- Propedêutica clínica
- Propedêutica âmnica
- Propedêutica hormonal e enzimológica
- Cardiotocografia
- Perfil biofísico fetal
- Dopplervelocimetria

---

* Ver também o capítulo Fisiologia do Feto e do Recém-Nascido – Adaptação Perinatal.

PROPEDÊUTICA CLÍNICA

Clinicamente, o obstetra não pode furtar-se de efetuar os controles clássicos do seguimento pré-natal, ou seja, deve avaliar clinicamente a gestante, aferir a altura uterina, auscultar os batimentos cardíacos fetais e verificar a presença dos movimentos fetais. A observação judiciosa desses parâmetros e a correta interpretação dos seus desvios são primordiais para o êxito nos encaminhamentos para exames complementares.

PROPEDÊUTICA ÂMNICA

A presença de líquido amniótico meconial durante o trabalho de parto nas apresentações cefálicas é interpretada por muitos como sinal de sofrimento fetal. Todavia, vários autores têm relacionado o líquido meconial ao sofrimento fetal apenas quando há simultaneamente alterações na freqüência cardíaca fetal (cardiotocografia).

Durante a gravidez, a associação do mecônio eliminado no líquido amniótico à morbidade neonatal está amplamente demonstrada.

A vasoconstrição hipóxica que ocorre no intestino (órgão não-nobre) provoca hiperperistaltismo pelo aumento do tono parassimpático. Simultaneamente, pode haver relaxamento do esfíncter anal, culminando então com a eliminação de mecônio.

A síndrome de aspiração de mecônio apresenta elevada taxa de morbidade pela pneumonite grave que pode causar. Esta aspiração de líquido amniótico meconial ocorre com freqüência maior durante o desprendimento do pólo cefálico em partos vaginais ou abdominais. Pode ocorrer também em fetos com hipóxia grave que, nessas condições, podem apresentar inspirações profundas denominadas "gasping".

Duas são as técnicas de visualização do líquido amniótico: a amnioscopia e a amniocentese.

Amnioscopia – para sua realização, utilizam-se de amnioscópios que são de dois tipos: o de acrílico, que é um tubo rígido transparente com iluminação indireta, e o de Saling, que é um tubo metálico, oco, que apresenta fonte de iluminação própria e direta. Para a realização da amnioscopia é necessária a permeabilidade cervical suficiente para a introdução do amnioscópio até que as membranas sejam atingidas, e pela sua relativa transparência permitam a visibilização e a caracterização do líquido amniótico.

Amniocentese – consiste na invasão da câmara âmnica para a colheita de líquido amniótico. O procedimento deve ser executado com técnica asséptica e com auxílio da ultra-sonografia que possibilita a localização da melhor região para se proceder a punção. Por ser um método invasivo, a amniocentese é relegada a um plano secundário na propedêutica do bem-estar fetal.

PROPEDÊUTICA HORMONAL E ENZIMOLÓGICA

A placenta produz várias substâncias em quantidades crescentes no decorrer da gravidez, refletindo o crescimento da massa funcional placentária. Individualmente, cada gestante exibe seus níveis de determinada substância que pode variar amplamente, pois a massa placentária é distinta entre as diferentes gestações.

Vários hormônios e enzimas foram objetos de pesquisa na tentativa de colocá-los como instrumentos de vigilância da vitalidade fetal. O estriol e o hormônio lactogênio-placentário foram as duas substâncias sobre as quais repousaram maiores atenções. O primeiro é ainda utilizado em alguns centros rotineiramente para o acompanhamento principalmente de gestantes diabéticas.

Dentre as enzimas, a diaminoxidase, a fosfatase alcalina termoestável e a oxitocinase mereceram estudos, porém nenhuma delas chegou a ter uso rotineiro. Para a dosagem destas substâncias descritas, a metodologia é muito trabalhosa, demanda tempo demasiadamente elevado e, principalmente, apresenta pouca confiabilidade. Por esses motivos, a Obstetrícia Nacional não adotou esta metodologia para o seguimento de gestações de alto risco.

CARDIOTOCOGRAFIA

A cardiotocografia anteparto é a metodologia mundialmente utilizada na vigilância do bem-estar fetal. Para tal fim, monitoriza a freqüência cardíaca fetal (FCF), relacionando-a com o comportamento do feto (movimentos corpóreos) e aos eventos uterinos (contrações uterinas, aumento do tono).

Isoladamente, a FCF é o parâmetro biofísico fetal que fornece os maiores subsídios para análise da reserva fetal de oxigênio.

Os modernos monitores fetais (cardiotocógrafos) são constituídos de três sistemas: sensor, processador e apresentador.

O sistema sensor (transdutores) tem por objetivo transformar os eventos elétricos, acústicos ou mecânicos em sinais elétricos; é o sistema que capta os sinais que vão ser registrados. Para a captação dos sinais cardíacos, a maioria dos monitores fetais utiliza-se do transdutor de ultra-som, e para captar contrações ou movimentos fetais (MF), transdutor de pressão tipo sonda.

O sistema processador submete o sinal elétrico fornecido pelo sistema sensor a um tratamento especial para torná-lo aproveitável (amplificação, filtragem, modulação e demodulação).

O sistema apresentador do evento traduz-se em registro gráfico de dois canais: o superior, que corresponde à FCF, e o inferior, que corresponde ao registro da atividade uterina e aos MF. As características do papel deste sistema foram internacionalmente padronizadas. A velocidade de registro pode ser de 1, 2 ou 4cm/min.

MODALIDADES DE CARDIOTOCOGRAFIA ANTEPARTO

Cardiotocografia anteparto basal (de repouso)

Para sua execução, alguns preceitos técnicos devem ser obedecidos:

Posição da paciente – tem por objetivo evitar alterações hemodinâmicas e proporcionar conforto à posição. Para tal, a posição de semi-Fowler é a mais adequada (decúbito elevado de 45 graus).

Ajuste adequado dos transdutores – permite a obtenção de traçados de boa qualidade, facilitando sua interpretação.

Tempo de registro – é bastante variável, mas a média preconizada é de 20 a 40 minutos.

Velocidade do papel – usualmente é de 1cm/min.

Interpretação dos traçados

Para a avaliação dos traçados basais, são encontradas na literatura pertinente numerosas classificações. Porém, a maioria denomina de reativo o traçado normal e não-reativo o traçado anormal.

Na Clínica Obstétrica do Hospital das Clínicas da FMUSP, utiliza-se do índice cardiotocométrico de Zugaib e Behle (1981) para a interpretação dos traçados. Este índice leva em conta cinco parâmetros, hoje modificados para quatro, atribuindo-se valor 1 para cada parâmetro normal, exceto a variabilidade que, quando normal, recebe 2 pontos, e 0 para os anormais. Estes parâmetros são:

FCF basal – deve situar-se entre 120 e 155 batimentos por minuto (BPM).

Variabilidade – também denominada de oscilação da linha de base, ela reflete a interação dos dois componentes do sistema nervoso autônomo (SNA): o simpático e o parassimpático. Normalmente, a variabilidade deve estar entre 10 e 25bpm. Quando ela se situar abaixo de 10bpm, denominamos padrão comprimido, e acima de 25bpm, de padrão saltatório. Merece destaque o padrão sinusóide que consiste em um padrão monótono, semelhante a um sino, e que denota comprometimento fetal grave, freqüentemente associado à hidropisia fetal na doença hemolítica.

Acelerações transitórias – definidas como ascenso da FCF em 15bpm, com duração de pelo menos 15 segundos. É o sinal mais importante da higidez ou integridade do sistema nervoso central (SCN). Ocorre simultaneamente aos MF. Sua presença em um traçado tranqüiliza o examinador.

Desacelerações – espontâneas ou relacionadas às contrações uterinas, são sinais ominosos em um traçado.

• DIP I ou desaceleração precoce: traduz compressão do pólo cefálico. Fisiológico quando as membranas estão rotas, deve ser considerado como patológico com membranas íntegras.

• DIP II ou desaceleração tardia: é o evento que melhor se correlaciona à baixa reserva fetal em PO_2. Conforme observações de Posé e cols. (1966) em animais, a desaceleração tardia ocorre quando a PO_2 cai abaixo do nível crítico, que é de 18mmHg. Morfologicamente, ela se diferencia do DIP I porque apresenta um período de latência maior que 18 segundos entre a contração e a queda da FCF (decalagem).

• DIP umbilical ou desaceleração variável: caracteriza-se por quedas abruptas e profundas da FCF, devido à compressão total do funículo. A compressão das artérias umbilicais provoca aumento súbito da pressão arterial fetal, pois a circulação placentária de baixa resistência é excluída momentaneamente da circulação fetal. Diante disso, os barorreceptores são estimulados e via nervo vago há bradicardia fetal.

Classificação dos fetos segundo os traçados

Feto ativo – corresponde ao índice 4 e 5.

Feto hipoativo – corresponde ao índice 2 e 3.

Feto inativo – corresponde ao índice 0 ou 1.

Apenas o feto ativo é considerado normal. Os demais são traçados anormais que podem representar hipóxia.

Além da hipóxia, alguns fatores podem alterar um traçado basal: uso de drogas sedativas, analgésicos como morfina e meperidina, sono fetal fisiológico, malformações.

Os fetos que exibem traçados anormais devem ser submetidos a exames complementares.

As figuras 5.8 e 5.9 apresentam traçados cardiotocométricos ilustrativos.

TESTE DA ESTIMULAÇÃO SÔNICA

Padronizado por Zugaib e Behle, em 1981, este teste é o que melhor discrimina o feto hipóxico daquele que está deprimido pela ação de drogas ou está em repouso fisiológico. Segundo esta padronização, as características físicas do som empregado devem ser: intensidade de 110 a 120 decibéis e freqüência sonora de 500 a 1.000 Hertz.

A fonte sonora rotineiramente utilizada é uma buzina elétrica de bicicleta de marca Kobo (Kobo Ind. e Com. Ltda. São Paulo – Brasil) que emite sons com características que satisfazem àquelas padronizadas.

O estímulo sonoro deve ser aplicado na região abdominal materna correspondente ao pólo cefálico do feto, aplicando-se uma leve pressão. A buzina deve ser acionada por 3 segundos.

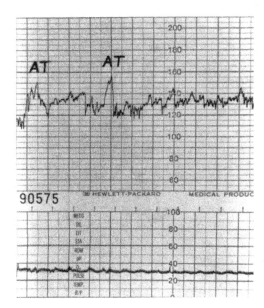

Figura 5.8 – Traçado cardiotocométrico de um feto ativo.
Observar: a) linha de base entre 125 e 130bpm; b) variabilidade de 15bpm;
c) acelerações transitórias (AT); d) ausência de desacelerações. Índice
cardiotocométrico = 5.

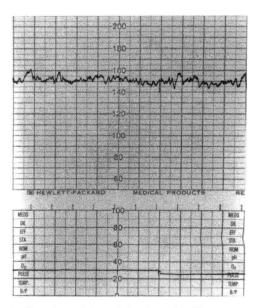

Figura 5.9 – Traçado cardiotocométrico de um feto hipoativo.
Observar: a) linha de base entre 150 e 155bpm; b) variabilidade de 10bpm;
c) ausência de acelerações transitórias; d) ausência de desacelerações.
Índice cardiotocométrico = 3.

Imediatamente após a aplicação do estímulo sonoro, o feto exibe dois tipos de resposta: a motora, que de regra é muito ampla e brusca em fetos hígidos, e a cardíaca.

Classificação dos fetos segundo a resposta cardíaca

Feto reativo – é aquele que exibe em qualquer fase da resposta ascenso da FCF de 20bpm durante pelo menos 3 minutos.

Feto hiporreativo – resposta com ascenso na FCF menos que 20bpm e/ou menos que 3 minutos.

Feto não-reativo – não há ascenso na FCF.

É ainda classificada como resposta *bifásica* ou *monofásica*, conforme apresente ou não acelerações transitórias após o término da resposta fetal ao estímulo sônico, ou seja, após o retorno à linha de base.

De maneira semelhante à cardiotocografia basal, o teste da estimulação sônica testa a integridade do SNC fetal. Em vista disso, deve-se lembrar dos fatores que podem interferir com a resposta cardíaca fetal após a estimulação sônica: drogas sedativas e betabloqueadoras, malformações, principalmente do SNC (hidrocefalia, anencefalia), estimulação inadequada, surdez congênita (diagnóstico pós-natal).

As figuras 5.10, 5.11 e 5.12 apresentam traçados referentes à estimulação sonora.

PERFIL BIOFÍSICO FETAL

O advento da ultra-sonografia bidimensional modo-B estabeleceu, dentro da propedêutica obstétrica, o marco mais importante da era contemporânea. Ela permitiu a invasão do ambiente intra-uterino, sua exploração detalhada, trazendo conhecimentos fundamentais acerca do comportamento fetal, de sua morfologia por meio das medidas biométricas. Além disso, é método imprescindível para qualquer procedimento invasivo.

Na propedêutica do bem-estar fetal, ela se vale da observação das atividades biofísicas cujas características estão estreitamente relacionadas à atividade do SNC.

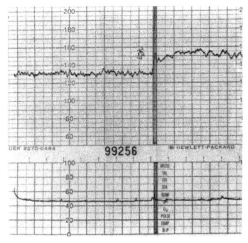

Figura 5.10 – Traçado de feto reativo à estimulação sônica. Observar resposta superior a 20bpm com duração maior que 3 minutos após o estímulo sônico.

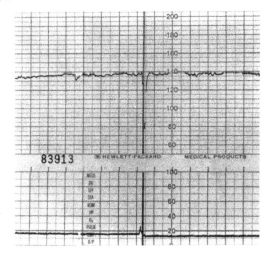

Figura 5.11 – Traçado de um feto inativo (cardiotocografia basal) e não-reativo após o estímulo sônico.

293

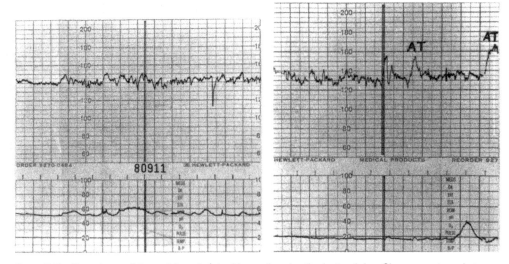

Figura 5.12 – Traçados cardiotocométricos de fetos hiporreativos à estimulação sônica. Observar no traçado esquerdo (resposta monofásica) ausência de acelerações transitórias após o término da resposta ao estímulo sônico e à direita a presença deste parâmetro (AT), configurando a resposta bifásica.

A primeira atividade biofísica estudada e correlacionada à vitalidade do concepto foi a presença ou a ausência de movimentos respiratórios. Foram observados em conceptos normais dois tipos predominantes de movimentos respiratórios. O primeiro, que ocorre com maior freqüência, consiste de movimentos rápidos, irregulares, variando na freqüência de incursões respiratórias e em sua amplitude. O segundo, padrão menos freqüente, caracteriza-se por ser lento, amplo e isolado.

Os movimentos respiratórios fetais (MRF) são episódicos, isto é, séries de incursões respiratórias são entremeadas por períodos de apnéia de 60 minutos.

Em 1979, Manning e cols. elaboraram um estudo associando a cardiotocografia basal com a observação dos MRF, com a finalidade de aferir a eficácia de ambos os métodos. Isoladamente, os métodos apresentaram valores preditivos positivos baixos. Os resultados neonatais desfavoráveis estavam mais bem associados a ambas as provas alteradas.

Esses resultados inspiraram esse grupo de pesquisadores à confecção de uma metodologia abrangendo o estudo simultâneo de várias atividades biofísicas fetais, incluindo estas duas já citadas, para a qual se denominou *perfil biofísico fetal* (PBF).

Realiza-se esta prova por meio da observação de quatro variáveis biofísicas, as quais são determinadas e controladas por áreas específicas do SNC. Dependem, portanto, de sua função, alterando-se de acordo com os fatores que o deprimem. O quinto parâmetro, que é a avaliação da quantidade de líquido amniótico, reflete a alteração crônica da função placentária no seu componente respiratório, conforme exposto anteriormente.

A técnica de execução do exame, que foi publicada em 1980 por Manning e cols., sofreu algumas modificações na Clínica Obstétrica do Hospital das Clínicas da FMUSP, em função da maneira diferente de se avaliar a cardiotocografia e a quantidade de líquido amniótico. Para cada parâmetro que se apresentar normal é atribuído valor 2 e, quando este for anormal, valor 0. Dessa maneira, o índice do PBF pode variar de 0 a 10.

Os parâmetros que compõem o PBF com a definição da normalidade de cada um estão descritos a seguir.

Cardiotocografia – considerado normal o traçado basal em que se observa pelo menos uma aceleração transitória, ou se o teste da estimulação sônica for reativa.

Movimentos respiratórios fetais – em 30 minutos de observação, o feto deve apresentar pelo menos um episódio de 30 segundos.

Movimentos corpóreos – um movimento amplo de um dos membros ou três movimentos discretos de qualquer segmento corpóreo fetal.

Tono – em geral, é considerado normal quando o parâmetro anterior se apresentar satisfatório. Caso contrário, deve-se observar abertura e fechamento das mãos ou extensão e flexão de um dos membros.

Quantidade de líquido amniótico – considera-se normal quando o índice de líquido amniótico (ILA), verificado pela técnica dos quatro quadrantes, é maior que 5cm.

A sensibilidade à hipóxia das áreas específicas do SNC que controlam as atividades biofísicas é desconhecida. No entanto, os centros que se desenvolvem mais precocemente na seqüência da embriogênese são os últimos a se ressentir da queda da PO_2. Assim, em hipóxia que se instala gradativamente, as acelerações transitórias da FCF são as primeiras a desaparecer, pois os centros que o determinam são os últimos a se desenvolver. A seguir, os movimentos respiratórios são abolidos, desaparecem os MF e finalmente o feto torna-se hipotônico.

Drogas depressoras do SNC tais como sedativos (barbitúricos, diazepam), analgésicos (morfina, meperidina), anestésicos (halotano) podem abolir as atividades biofísicas. Por outro lado, os estimulantes do SNC como anfetaminas e hiperglicemia estimulam freqüentemente essas atividades.

Interpretação do PBF

Escores 8 e 10 – feto normal com baixo risco para asfixia crônica.

Escore 6 – suspeito. O exame deve ser repetido em 4 a 6 horas.

Escore 4 – suspeito. Interrupção da gestação quando houver maturidade fetal, caso contrário o teste deverá ser repetido. Se o escore permanecer inalterado, deve-se interromper a gestação.

Escore 0 e 2 – fortemente suspeito. Estende-se o teste por 120 minutos. Se o escore for menor ou igual a 4, indica-se a interrupção da gestação, independente da idade gestacional.

Nos escores abaixo de 10, a presença de oligoidramnia (ILA < 5cm) configura indicação de interrupção da gestação.

DOPPLERVELOCIMETRIA

É uma técnica utilizada em estudos de hemodinâmica, principalmente em Angiologia. Ela se baseia no efeito Doppler, que é aplicável às ondas ultra-sônicas, e objetiva dimensionar o fluxo sangüíneo em determinado vaso.

A dopplervelocimetria teve sua aplicabilidade testada em Obstetrícia a partir de 1977, possibilitando a comprovação de que as alterações hemodinâmicas nos diferentes territórios (arterial e venoso) do feto, conhecidas há décadas por estudos em animais, fossem demonstradas em seres humanos. Conseqüentemente, esta técnica passou a ser reconhecida como essencial para o estudo de gestações com alto risco para desenvolver insuficiência placentária.

Bases físicas da dopplervelocimetria

As alterações na freqüência do ultra-som emitido, produzidas pela corrente sangüínea, são proporcionais à sua velocidade (V) e ao ângulo (∅) entre o feixe de onda do ultra-som e o vaso insonado. A freqüência Doppler (fD) é calculada utilizando-se da seguinte fórmula:

$$f \cdot D = \frac{2 \cdot fu \cdot V \cdot cos\varnothing}{C}$$

onde: fu = freqüência do ultra-som emitido (4mHz); C = velocidade do ultra-som no sangue (1.540m/s); ∅ = ângulo de insonação.

Tipos de insonação

Dois são os métodos de dopplervelocimetria:

Doppler pulsado – acoplado ao ultra-som dinâmico bidimensional, permite a localização do vaso que se pretende insonar e também medir o ângulo de insonação. A sonda do Doppler contém cristais que emitem pulsos de ultra-som. Estes mesmos cristais recebem o feixe de ondas refletido nos intervalos desses pulsos. Nessa modalidade, os dispositivos ultra-sonográficos permitem o *mapeamento em cores do fluxo sangüíneo*, facilitando sobremaneira a visibilização da estrutura vascular que se deseja estudar.

Doppler contínuo ("Doppler cego") – é uma metodologia mais simples, dispensa o ultra-som dinâmico bidimensional, mas, por outro lado, o vaso insonado só é reconhecido pelas características do sonograma e pelo sinal de áudio. A sonda do Doppler contém cristais que emitem continuamente sinais, e os cristais receptores são diferentes dos emissores.

Em ambos os métodos, os feixes de ondas são avaliados por analisador espectral que calcula a diferença entre a freqüência emitida e a refletida. A seguir, o resultado é apresentado em um monitor de vídeo, podendo o sonograma apresentar características pulsáteis (característico de artérias), em linha reta, ou seja, fluxo contínuo (característico de veias) ou até mesmo bifásico (característico de territórios venosos que sofrem influência do ciclo cardíaco pela proximidade com o coração).

O sonograma arterial caracteriza-se por apresentar um pico máximo de fD que corresponde à sístole e uma freqüência mínima que representa a diástole. Dessa forma, quanto menor a resistência vascular, maior é a amplitude da velocidade do fluxo durante a diástole.

Características do território placentário

A circulação uteroplacentária e a fetoplacentária caracterizam-se por apresentar baixa resistência, exibindo, ao exame dopplervelocimétrico, fluxo diastólico alto, sobretudo no último trimestre da gestação. Alterações na placentação, ocorrência comum em várias doenças maternas (hipertensão arterial, doenças renais, doenças do colágeno, crescimento intra-uterino retardado idiopático etc.), determinam resistência elevada na perfusão placentária, facilmente diagnosticável com a utilização da dopplervelocimetria.

Índices dopplervelocimétricos estudados

Devido à dificuldade de se aferir o calibre dos vasos e o ângulo de insonação, procurou-se estabelecer índices que não dependessem dessas variáveis, avaliando-se o fluxo sangüíneo qualitativamente.

As relações mais estudadas são:

1. Relação sístole/diástole: S/D (Stuart e cols., 1980).
2. Índice de resistência: S-D/S0 (Pourcelot, 1974).
3. Índice de pulsatilidade: S-D/média da velocidade (Gosling e King, 1975).

Devido às facilidades técnicas e em razão da disponibilidade inicial apenas de aparelhos simples munidos apenas do sistema contínuo sem a imagem dinâmica ("Doppler cego"), o fluxo da artéria umbilical foi mais freqüentemente estudado. Assim, Schulman e cols. (1987) encontraram relação S/D de 2,8 na 25ª semana de gestação e 2,2 na 41ª semana. Gestações que evoluíram com crescimento intra-uterino retardado tiveram essa relação de 3,8 na 29ª semana e 3 na 40ª semana. Estudos posteriores a este, utilizando-se de aparelhos com melhor resolução, relacionaram resultados anormais da dopplervelocimetria umbilical com os resultados perinatais comprometidos, demonstrando cabalmente a utilidade do método no seguimento pré-natal de gestantes de alto risco.

Diástole zero e reversa

Na falência placentária grave pode ocorrer diminuição do fluxo diastólico na artéria umbilical, chegando a extremos como a diástole zero ou reversa (ausência ou reversão de fluxo na diástole). Nessa situação, a mortalidade perinatal é muito elevada.

Lopes e cols. (1990), no primeiro estudo realizado sobre o assunto na Clínica Obstétrica do Hospital das Clínicas da FMUSP, observaram altos índices de mortalidade (80%) em gestações com diástole zero, o que demonstra a gravidade desses casos, porém 23% dos fetos estudados exibiam malformações.

No período de 1992 a 1997, estudando gestações com diagnóstico de diástole zero no sonograma da artéria umbilical e excluídos os casos de malformações fetais, Miyadahira e cols. observaram que o óbito perinatal aconteceu em 49 dos 143 casos (34,26%), sendo que o óbito neonatal ocorreu em 30 dos 143 casos (20,98%).

As diástoles zero e reversa associam-se a crescimento intra-uterino retardado, maior incidência de oligoidrâmnio, alterações na CTR, maiores índices de sofrimento fetal e, conseqüentemente, de cesarianas (Arabin e cols., 1988; Rochelson e cols., 1987).

Ao avaliar os resultados neonatais, podem-se encontrar menores índices de Apgar, incidência maior de recém-nascidos pequenos para a idade gestacional, maior tempo de internação do recém-nascido em UTI neonatais e com isso maior morbidade e mortalidade (Rochelson e cols., 1987; Divon e cols., 1989).

Centralização da circulação fetal

As alterações hemodinâmicas, como o mecanismo de centralização da circulação fetal, podem ser estudadas com a dopplervelocimetria da *artéria cerebral média*, na qual, nessa situação, observa-se aumento do fluxo diastólico indicando a existência de vasodilatação do território arterial cerebral, como conseqüência de hipóxia tecidual local. Tal fato propicia maior afluxo sangüíneo, privilegiando este território (nobre) que recebe quantidade maior de oxigênio.

O estudo do sistema venoso da circulação fetal modifica-se tal qual o sistema arterial em função do aumento da pressão no átrio direito, fruto da vasoconstrição sistêmica. O enfoque tornou-se atraente e possível com a obtenção do sonograma do ducto venoso que, quando alterado, relaciona-se com maior incidência de acidose (pH < 7,20) ao nascimento (Francisco e cols., 1997).

As figuras 5.13 a 5.16 ilustram o sonograma da artéria umbilical com diástole zero, artéria umbilical com fluxo reverso, artéria cerebral média indicando centralização e ducto venoso alterado, respectivamente.

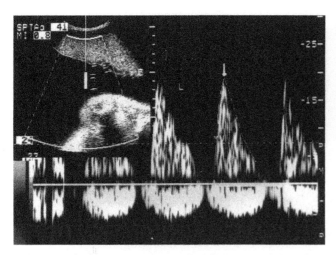

Figura 5.13 – Sonograma da artéria umbilical. Observar ausência de fluxo diastólico. Abaixo da linha zero (linha branca) visualizam-se pulsações da veia umbilical.

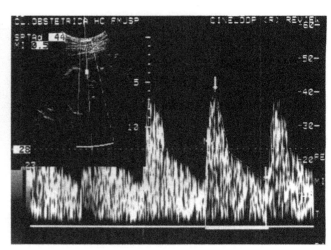

Figura 5.15 – Sonograma da artéria cerebral média (gestação de 32 semanas). Observar o fluxo diástolico elevado que indica centralização da circulação fetal.

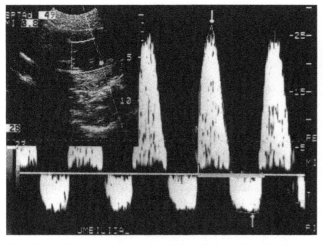

Figura 5.14 – Sonograma da artéria umbilical. Observar fluxo diastólico reverso.

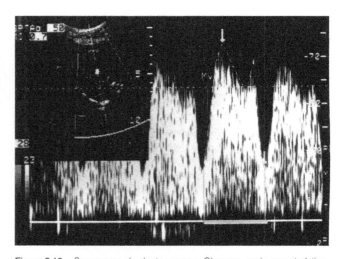

Figura 5.16 – Sonograma do ducto venoso. Observar onda característica, porém com diminuição do fluxo final, que corresponde à contração atrial.

A introdução de pacientes em protocolos de avaliação da vitalidade fetal deve seguir modelos propedêuticos variáveis, a depender dos parâmetros maternos e das repercussões que a doença materna exerce sobre o produto conceptual. Dessa forma, genericamente, poderão ser utilizados métodos simples, ambulatoriais, sem o recurso de aparelhagem sofisticada nos casos em que a avaliação clínica da gestante e do feto demonstrar risco mínimo, ou, em outro extremo, nos casos de muita gravidade cercar-se de todos os métodos disponíveis para a plena garantia de se proporcionar assistência obstétrica com qualidade. Assim, os objetivos atrelados ao dever do profissional de Obstetrícia poderão ser alcançados com a obtenção de menores taxas de prematuridade iatrogênica, recém-nascidos hígidos e, mesmo naqueles com prognóstico reservado, propiciar o melhor desenlace possível.

BIBLIOGRAFIA

1. ARABIN, B. et al. – Obstetrical characteristics of a loss end-diastolic velocites in the fetal aorta and/or umbilical artery using Doppler. *Ultrasound Gynecol. Obstet. Invest.* **25**:173, 1988. 2. DIVON, M.Y. et al. – Clinical manage- ment of the fetus with markedly diminished umbilical artery end-diastolic flow. *Am. J. Obstet. Gynecol.* **161**:6, 1989. 3. FITZGERALD, D.E. & DRUMM, J.E. – Non-invasive measurement of human fetal circulation using ultrasound: a new method. *Br. Med J.* **2**:1450, 1977. 4. FRANCISCO, R.P.V.; MIYADAHIRA, S.; YAMAMOTO, R. & ZUGAI, M. – Preliminary analyses of arterial and venous circulation in fetuses with absent or reversed end diastolic flow in umbilical artery and peinatal results. 7th World Congress on Ultrasound in Obstetrics and Gynecology, Washington, 1997. 5. LOPES, L.M.; KAHHALE, S. & ZUGAIB, M. – Diástole-zero da artéria umbilical: correlação da sua duração com o prognóstico fetal. *Rev. Ginec. Obstet.* 1, 1990. 6. MANNIG, F.A.; HILL, L.M. & PLATT, L.D. – Qualitative amniotic fluid volume determination by ultrasound: detection of intrauterine growth retardation. *Am. J. Obstet. Gynecol.* **139**:3, 1981. 7. MIYADHIRA, S. – Avaliação da vitalidade fetal. In Zugaib, M. *Medicina Fetal.* 1997, p. 130. 8. MIYADAHIRA, S. et al. – Avaliação da vitalidade fetal em 143 casos de diástole zero ou diástole reversa na dopplervelocimetria da artéria umbilical. *Rev. Bras. Ginec. Obstet.* **19**:10, 1997. 9. ROCHELSON, B. et al. – The significance of absent end diastolic velocity in umbilical artery velocity wave forms. *Am J. Obstet. Gynecol.* **156**:1213, 1987. 10. SCHULMAN, H. – The clinical implications of Doppler ultrasound analysis of the uterine and umbilical arteries. *Am. J. Obstet. Gynecol.* **156**:889, 1987. 11. ZUGAIB, M. & BEHLE, I. – *Monitorização Fetal Eletrônica – Cardiotocografia Anteparto de Repouso.* São Paulo, Roca, 1981, p. 55.

ROSELI MIEKO YAMAMOTO NOMURA
SEIZO MIYADAHIRA

INTRODUÇÃO

A maturidade fetal consiste no pleno desenvolvimento dos diversos órgãos e sistemas fetais que, no seu processo fisiológico normal, completa-se entre 37 e 40 semanas de gestação. A maturidade do sistema respiratório fetal ocorre ao redor da 35ª semana de gestação, quando as adaptações anatômicas e funcionais permitem ao recém-nascido (RN) prematuro sobreviver ao ambiente extra-uterino.

Pelo conceito da Organização Mundial de Saúde, é considerado prematuro todo RN com menos de 37 semanas completas, contadas a partir do primeiro dia do último período menstrual, não importando seu peso. A prematuridade consiste em problema grave, cabendo ao obstetra tomar todas as medidas necessárias para sua prevenção, buscando assim a redução da mortalidade e morbidade entre os prematuros.

Sabe-se que algumas condições clínicas aceleram a maturidade fetal (por exemplo, hipóxia fetal crônica), enquanto outras, como o diabetes melito, estão associadas a atraso na maturação pulmonar. A avaliação da maturidade pulmonar fetal pela análise do líquido amniótico (LA) pode ser realizada antes da resolução da gestação, principalmente naquelas pré-termo, evitando-se assim, em muitas situações, o parto prematuro iatrogênico. Para se eleger o momento mais oportuno para a realização do parto prematuro terapêutico, é fundamental a investigação da maturidade pulmonar, permitindo a resolução da gestação quando o prognóstico neonatal for mais favorável. Entre as múltiplas complicações da prematuridade, a imaturidade pulmonar, relacionada à produção inadequada de surfactante, representa a maior gravidade, comprometendo muitas vezes a sobrevida do concepto.

DESENVOLVIMENTO PULMONAR FETAL

É fundamental o conhecimento do desenvolvimento pulmonar na vida intra-uterina, pois, na iminência de parto prematuro, pode-se utilizar de drogas que promovem a aceleração da maturidade pulmonar fetal.

O desenvolvimento pulmonar normal pode ser dividido em cinco períodos (Zugaib e Cha, 1986): 1. período embrionário, 2. período pseudoglandular, 3. período canalicular, 4. período sacular, 5. período alveolar.

Período embrionário – inicia-se com o aparecimento do botão pulmonar ao redor do 26º ao 28º dia após a fecundação. Este botão se divide em dois brotos que posteriormente se ramificam para a formação dos brônquios principais. Ao redor da sexta semana após a fecundação, todos os segmentos broncopulmonares tornam-se identificáveis.

Período pseudoglandular – caracteriza-se pela formação de todos os condutos aéreos e pelo aparecimento do esboço acinar. Neste período, as vias aéreas são recobertas proximalmente por um

epitélio colunar alto e distalmente por um epitélio cubóide. Essas células que revestem a árvore brônquica são ricas em glicogênio, sendo que esta reserva tem sido relacionada posteriormente com a síntese das substâncias surfactantes. Os ramos axiais dos segmentos broncopulmonares continuam a dividir-se e, na 16ª semana de gestação, assumem um aspecto morfológico semelhante ao pulmão adulto. Ao final desse período, a maioria das estruturas pulmonares estão formadas, exceto as unidades para as trocas gasosas.

Período canalicular – nesse período aparecem as primeiras estruturas relacionadas ao bronquíolo terminal, tais como várias gerações de bronquíolos respiratórios e estruturas saculares. Com 24 semanas, algumas células que revestem o ácino diferenciam-se em pneumócitos tipos I e II. O pneumócito do tipo I é uma célula com funções principalmente relacionadas ao revestimento alveolar. Já o pneumócito do tipo II é uma célula rica em corpúsculos lamelares, que são estruturas intracelulares ricas em lipídeos e que armazenam as substâncias surfactantes. As substâncias surfactantes aparecem ao redor da 24ª à 26ª semanas. Ao final desse período, o pulmão fetal já apresenta certa capacidade de realizar trocas gasosas, embora ainda esteja imaturo.

Período sacular – estende-se desde a 28ª semana até o nascimento. No começo desse período, as vias aéreas terminam em um grupo de sacos terminais que vão diferenciar-se no termo da gestação em ductos alveolares e alvéolos. Ocorre expansão importante do espaço respiratório, resultando em rápido aumento da superfície destinada às trocas gasosas. As vias aéreas tornam-se mais vascularizadas, o epitélio de revestimento torna-se mais fino e observa-se um adelgaçamento do interstício.

Período alveolar – inicia-se ao redor da 36ª semana de gestação e não se completa antes dos 8 anos de vida. O maior aumento no número de alvéolos ocorre nos primeiros 2 anos de vida.

Outro fator importante no desenvolvimento normal da arquitetura pulmonar fetal é o sistema de fibras colágenas dos pulmões (Haidar e cols., 1991). No início do segundo trimestre, as fibras elásticas estão bem desenvolvidas nas grandes vias aéreas, nos vasos e na pleura. Entretanto, nos ácinos, elas ainda são escassas. No pulmão maduro, essas fibras elásticas e o colágeno tecidual têm um importante papel na expansão e na retração pulmonar. Em pulmões imaturos com 23 a 24 semanas de gestação, essas propriedades ainda não estão desenvolvidas.

SISTEMA SURFACTANTE PULMONAR

O sistema surfactante é essencial para que ocorra ventilação pulmonar efetiva, que é fundamental para a manutenção de um dos mais importantes processos fisiológicos: a troca gasosa nos alvéolos pulmonares. As substâncias surfactantes permitem que a expansão alveolar ocorra adequadamente durante a inspiração e evitam o colapso alveolar durante a expiração. Seu mecanismo de ação se baseia na diminuição da tensão superficial da parede dos alvéolos, principalmente nos de menores dimensões, que tenderiam ao colapso ou ao colabamento no final da expiração. Desde a publicação dos estudos de Von Neegard, em 1929, sabemos que a

---

* Ver também o capítulo Fisiologia do Feto e do Recém-nascido – Adaptação Perinatal.

existência de substâncias tensoativas alveolares são essenciais na manutenção de uma ventilação efetiva. Avery e Mead (1959) foram os primeiros autores a correlacionar a síndrome das membranas hialinas com a ausência das substâncias surfactantes.

O sistema surfactante é uma mistura de 80 a 90% de lipídeos e 10 a 20% de proteínas. São produzidos nos alvéolos pelos pneumócitos do tipo II. Estas células apresentam, em seu citoplasma, grande quantidade de mitocôndrias, retículos endoplasmáticos, lisossomos, corpos multivesiculares e um bem desenvolvido complexo de Golgi. Uma característica própria dos pneumócitos do tipo II consiste na presença de grandes corpos lamelares que constituem 18 a 24% do citoplasma dessas células. Esses corpos lamelares são organelas ricas em lipídeos e constituem sítio de estocagem das substâncias surfactantes. Os corpos lamelares são expelidos dos pneumócitos tipo II por meio de exocitose e convertidos em mielina tubular no lúmen alveolar. Os corpos lamelares e a mielina tubular são considerados formas morfológicas diferentes de surfactantes. Acredita-se que os fosfolipídeos sejam transportados dos sítios de síntese para os corpos lamelares por meio de proteínas transportadoras, que foram demonstradas em tecido pulmonar e em culturas de pneumócitos do tipo II (Morgenroth, 1988).

Dentre os fosfolipídeos que compõem o sistema surfactante, o componente mais abundante é a dipalmitoilfosfatidilcolina (lecitina), responsável por aproximadamente 85% dos fosfolipídeos, seguida pelo fosfatidilglicerol (10%). Outros componentes de menor participação incluem: fosfatidiletanolamina, fosfatidilinositol, fosfatidilserina, licolecitina e esfingomielina. A lecitina é o principal componente tensoativo do sistema surfactante. Gluck e cols. (1974) demonstraram que ocorre aumento da concentração de lecitina em relação à esfingomielina, constituindo importante indicador da maturidade pulmonar fetal (relação L/E). A maturidade do pulmão fetal ocorre em torno da 34ª à 35ª semanas de gestação, quando a lecitina perfaz, pelo menos, 50% do total de lipídeos. A síntese de fosfatidilglicerol aumenta ao redor da 35ª semana de gestação, enquanto o fosfatidilinositol, por volta da 30ª semana.

MÉTODOS DE AVALIAÇÃO DA MATURIDADE FETAL

MÉTODOS CLÍNICOS

Os métodos clínicos nos fornecem subsídios para estimar a idade gestacional. A maturidade fetal está presente em gestantes normais a partir da 36ª semana de gestação. Esses métodos, porém, são muitas vezes imprecisos, tendo utilidade limitada na avaliação da maturidade fetal.

Data da última menstruação – para o estabelecimento da data provável do parto, utilizamos, nas pacientes com ciclos menstruais regulares, a regra de Naegele a partir do primeiro dia do último período menstrual. Essa fórmula consiste em acrescentar 7 dias e 9 meses na data da última menstruação. Esse método pode sofrer variações em pacientes usuárias de anticoncepcional oral ou que apresentem sangramento uterino intermenstrual.

Altura uterina – durante a evolução da gestação, podemos acompanhar o crescimento uterino por meio da mensuração da altura uterina, que consiste na distância em centímetros entre a borda superior da sínfise púbica e o fundo do útero. O útero cresce em média 4cm por mês, porém existem vários fatores que influenciam nesse ritmo de crescimento, por exemplo, a macrossomia fetal, a gemelidade e o poliidrâmnio.

Percepção dos movimentos corpóreos fetais – as gestantes percebem os movimentos fetais a partir da 16ª ou 18ª semana, conforme seja multípara ou nulípara, respectivamente.

MÉTODOS BIOFÍSICOS

Amnioscopia

A amnioscopia consiste na visualização do líquido amniótico (LA) através das membranas amnióticas, utilizando-se amnioscópio introduzido no colo uterino dilatado. É necessária uma cervicodilatação de no mínimo 1cm. O objetivo consiste em visualizar as características do LA, principalmente sua cor, e a presença ou não de grumos. Na presença de grumos grossos, o aspecto opalescente do LA caracteriza a presença de maturidade fetal. A não-observação de grumos exige investigação mais apurada por meio de outras técnicas de avaliação da maturidade fetal.

Exames radiológicos

Por meio de radiografias, podemos avaliar os ossos longos fetais, procurando-se identificar a epífise distal do fêmur ou a epífise proximal da tíbia. A epífise do fêmur surge a partir da 32ª semana de gestação, estando quase sempre presente no termo. A epífise da tíbia é encontrada em 50 a 70% das gestações de termo, sendo que raramente é observada antes da 36ª semana. Atualmente, este método foi abandonado devido aos efeitos adversos que podem ocorrer quando expomos o feto à radiação.

Ultra-sonografia

Consiste em um método muito eficaz na avaliação da idade gestacional, principalmente quando realizada precocemente. Vários parâmetros podem ser avaliados, sendo que os principais são:

Comprimento cabeça-nádegas (CCN) – corresponde à distância entre a porção superior do pólo cefálico e a nádega fetal. É um método que apresenta uma variação de 3 a 5 dias na estimativa da idade gestacional, podendo ser realizada até a 12ª semana de gestação.

Diâmetro biparietal (DBP) – a medida do DBP é realizada nos tálamos, sendo usada principalmente entre a 12ª e a 28ª semanas, com margem de erro de 7 a 11 dias na estimativa da idade gestacional. Muitos estudos demonstram maior acurácia desse método antes da 20ª semana, sendo que no terceiro trimestre a margem de erro é significativamente maior com essa técnica.

Comprimento do fêmur – é possível avaliar a idade gestacional a partir da medida do fêmur fetal, podendo ser realizada a partir da 12ª semana de gestação, com maior acurácia no início do segundo trimestre da gravidez.

Núcleos de ossificação – a mensuração do centro de ossificação distal do fêmur, maior ou igual a 3mm, e a presença do núcleo de ossificação proximal da tíbia foram correlacionadas com a relação lecitina/esfingomielina maior ou igual a 2, demonstrando a presença de maturidade pulmonar fetal.

Maturidade placentária – a partir dos estudos de Grannum e cols. (1979), foram elaborados os critérios ultra-sonográficos para a classificação do aspecto da placenta, representando a evolução da maturação placentária e da maturidade fetal. A maturação placentária pode ser classificada em graus 0, I, II e III, sendo que o grau I está associado com 65% de maturidade pulmonar fetal; o grau II, com 87%; e o grau III, com 100%.

MÉTODOS LABORATORIAIS

Os métodos laboratoriais consistem principalmente na análise do LA obtido, durante a gestação, pela amniocentese. Vários estudos podem ser realizados, porém, todos os testes de avaliação da maturidade sofrem influência da coleta e do armazenamento, do volume obtido, da contaminação com sangue ou mecônio e da técnica escolhida para sua análise.

Aspectos macroscópicos

As características físicas do LA podem ser avaliadas macroscopicamente. O líquido apresenta aspecto amarelado até a 28ª semana de gestação, tornando-se claro e límpido a partir de então, principalmente até a 32ª semana. A partir dessa época, passa a apresentar grumos em quantidade progressivamente maior, tornando-se opalescente, com aspecto leitoso, no termo da gestação.

Aspectos microscópicos

Citologia com lugol – essa técnica se baseia no fato de o lugol corar em castanho forte as células do LA que contêm glicogênio no citoplasma, ou seja, as células da imaturidade caracterizadas por apresentarem quantidade pequena de amilase. A maturidade fetal está presente em 89% quando apresentar valor inferior a 4% na contagem de células lugol-positivas.

Citologia com azul-de-nilo (índice citolipídico) – essa técnica consiste na mistura de 1 gota de LA com 1 gota de sulfato azul-de-nilo a 0,1%, homogeneização e leitura em microscópio óptico comum. As células ricas em gorduras irão se corar de laranja, sendo denominadas células orangiófilas (células da maturidade). Até a 34ª semana há menos de 1% de células orangiófilas, entre 34 e 38 semanas encontramos 1 a 10% dessas células, entre 38 e 40 semanas observamos entre 10 e 50% e após 40 semanas acima de 50%. Essas células são de origem descamativa, provenientes da epiderme fetal, sendo células de descamação da superfície queratinizada do epitélio, revestido de gordura das glândulas sebáceas. Portanto, esse teste avalia a maturidade da pele fetal. Morrison e cols. (1978) sugerem que a maturidade da pele ocorra ao mesmo tempo que a maturidade pulmonar fetal.

Aspectos biofísicos

Espectrofotometria a 450nm – a bilirrubina está presente no LA a partir da 12ª semana, permanecendo em níveis elevados até a 30ª semana, sendo que a partir daí apresenta redução significativa até o termo. Para correlacionar os níveis de bilirrubina do LA com a maturidade fetal, medimos, por meio da espectrofotometria, a diferença de densidade óptica (DDO) do LA a 450nm. O feto é considerado maduro quando não encontramos bilirrubina no LA, com DDO menor que 0,01, excluindo-se os casos de aloimunização fetal, poliidrâmnio e contaminação do LA por mecônio, que podem falsear o resultado desse exame. Esse método é pouco utilizado atualmente, devido ao aparecimento de métodos mais precisos na avaliação da maturidade fetal.

Espectrofotometria a 650nm – outra técnica utilizando-se da espectrofotometria consiste na medida da densidade óptica do LA a 650nm (DO650), que reflete a composição total das substâncias surfactantes do LA. A metodologia consiste em centrifugar 10ml do LA a 2.000rpm, durante 8 minutos, à temperatura ambiente, e realizar a absorbância do sobrenadante utilizando água destilada como controle. Sbarra e cols. (1978) observaram correlação de 98% entre a DO650 de no mínimo 0,15 e a relação entre a lecitina/esfingomielina de no mínimo 2, indicando maturidade pulmonar fetal. Os fatores que podem levar a erro nesse exame estão relacionados à realização da técnica de modo não adequado às normas preconizadas, ou quando o LA se apresenta contaminado de mecônio ou sangue.

Aspectos bioquímicos

Dosagem de creatinina – a creatinina materna passa através da placenta para a circulação fetal e depois é excretada para o LA através da diurese fetal. A concentração de creatinina no LA varia de acordo com a idade gestacional. Na primeira metade da gestação, a concentração de creatinina é semelhante ao soro materno, sendo que o seu transporte se dá principalmente por difusão simples. Com a queratinização da pele, ao redor da 20ª semana, o rim fetal passa a apresentar um papel mais importante na excreção de creatinina. Pitkin e Zwirek (1967) correlacionaram a concentração de creatinina com a maturidade fetal, sugerindo que níveis superiores a 2mg% no LA correspondem a 37 semanas ou mais de gestação. Para se evitar a influência de algumas doenças maternas no nível sérico de creatinina, realiza-se a avaliação da maturidade fetal pela análise da relação entre a creatinina no LA e a do plasma materno. É considerado maduro o feto que apresentar essa relação superior a 2.

Teste de Clements – este método proposto por Clements e cols. (1972) se baseia na capacidade do sistema surfactante de formar bolhas estáveis na interface ar-líquido, na presença de etanol. As bolhas serão mais estáveis quanto maior a quantidade de substâncias surfactantes no LA. São utilizados cinco tubos limpos de 8 a 14mm de diâmetro por 100mm de altura, colocando-se em cada tubo as seguintes quantidades de LA: 1,0, 0,75, 0,50, 0,25 e 0,20ml. Completa-se o volume para 1ml com soro fisiológico e adiciona-se 1ml de etanol em todos os tubos, fechar e agitar vigorosamente cada um desses tubos por 15 segundos e realizar a leitura após 15 minutos. O teste é considerado positivo quando se verifica a presença de anel completo de bolhas estáveis até o terceiro tubo; negativo quando não se verifica a presença de bolhas; e intermediário quando as bolhas não se completam até o terceiro tubo. Esse teste pode provocar resultados falso-positivos quando o LA se apresentar contaminado de sangue ou mecônio.

Teste da batida leve ("tap test") – esse exame foi descrito por Socol, em 1990, e baseia-se na presença ou ausência de número pequeno de bolhas (menor ou igual a 5) e grande número de bolhas (200-300), observadas, respectivamente, em desprendimento no éter ou na divisão entre o éter e o LA. Fatores como contaminação do LA com sangue, mecônio ou bactérias podem interferir nos resultados desse exame.

Relação lecitina/esfingomielina – Gluck e cols. (1974) determinaram a relação normal entre a lecitina e a esfingomielina (relação L/E) no LA. Esse exame é realizado pela técnica de cromatografia em camada delgada no LA. A produção de lecitina aumenta linearmente com o progredir da gestação, enquanto a de esfingomielina permanece relativamente constante. Até a 35ª semana, a concentração desses dois surfactantes permanece aproximadamente igual, e, a partir de então, a lecitina aumenta em quatro vezes a de esfingomielina. Quando a relação L/E é maior do que 2, a maturidade pulmonar fetal está presente em 95 a 100% das vezes. Os resultados inferiores a 1,5 estão relacionados a 40-100% de imaturidade pulmonar fetal. A determinação da relação L/E apresenta metodologia complexa, com variabilidade nas técnicas padronizadas, cujo tempo de realização do teste varia de 4 a 24 horas, tornando o exame pouco viável para o uso rotineiro.

Dosagem do fosfatidilglicerol – o fosfatidilglicerol passa a ser detectado no LA a partir da 37ª semana de gestação, e sua presença é capaz de predizer a maturidade pulmonar fetal. Esse fosfolipídeo pode ser identificado pela cromatografia em camada delgada ou por método enzimático colorimétrico. Kulovich e cols. (1979) elaboraram o perfil pulmonar, que inclui a relação L/E, a porcentagem de fosfatidilcolina saturada e a presença de fosfatidilglicerol e fosfatidilinositol, conseguindo um melhor valor preditivo da ocorrência da síndrome da membrana hialina.

CONCLUSÕES

Os testes de avaliação da maturidade fetal sofrem influências de diversos fatores, entre eles a contaminação com sangue ou mecônio, da coleta e armazenamento, e da técnica utilizada na sua avaliação.

Os resultados falso-positivos são muito raros e a taxa de falso-negativos oscila entre 8 e 40%. Atualmente, com os avanços da perinatologia e da terapia intensiva neonatal, a pesquisa da maturidade fetal por meio de diferentes técnicas no LA tornou-se importante, principalmente nas gestações de alto risco longe do termo, quando devemos ponderar os riscos da hipóxia fetal e os benefícios do parto prematuro diante da condição de maturidade pulmonar fetal.

BIBLIOGRAFIA

1. AVERY, M.E. & MEAD, J. – Surface properties in relation to atelectasis and hyaline membrane disease. *Am. J. Dis. Child.* **97**:517, 1959. 2. CLEMENTS, J.F. et al. – Assessment of the risk respiratory distress syndrome by a rapid test for surfactant in amniotic fluid. *N. Engl. J. Med.* **286**:1077, 1972. 3. GLUCK, L. et al. – The interpretation and significance of the lecithin/sphingomyelin ratio in amniotic fluid. *Am. J. Obstet. Gynecol.* **120**:142, 1974. 4. GRANNUM, P.A.J.; BERKOWITZ, R.L. & HOBBINS, J.C. – The ultrasonic changes in the maturing placenta and their relationship to fetal pulmonic maturity. *Am. J. Obstet. Gynecol.* **133**:915, 1979. 5. HAIDAR, A.; RYDER, T.A. & WIGGLESWORTH, J.S. – Failure of elastin development in hypoplastic lungs associated with oligohydramnios: an electronmicroscopic study. *Histopathology* **18**:471, 1991. 6. LAZAR, M.C.S. – *Análise da Maturidade Fetal no Líquido Amniótico e sua Correlação com as Complicações Perinatais nas Formas Graves das Síndromes Hipertensivas na Gravidez.* São Paulo, 1995. Tese (mestrado) – Faculdade de Medicina da Universidade de São Paulo. 7. KULOVICH, M.V. & GLUCK, L. – The lung profile, II. Complicated pregnancy. *Am. J. Obstet. Gynecol.* **169**:573, 1993. 8. MORGENROTH, K. – *The Surfactant System of the Lungs: Morphology and Clinical Significance.* De Gruyter, Berlin New York, 1988. 9. MORRISON, J.; WHYBREW, W. & BUCOVAZ, E. – The L/S ratio and shake test in normal and abnormal pregnancies. *Obstet. Gynecol.* **52**:410, 1978. 10. PETRUCHA, R.A.; GOLDE, S.H. & PLATT, L. – Realtime ultrasound of the placenta in assessment of fetal pulmonic maturity. *Am. J. Obstet. Gynecol.* **98**:1135, 1967. 11. PITKIN, R.M. & ZWIREK, S.J. – Amniotic fluid creatinine. *Am. J. Obstet. Gynecol.* **98**:1135, 1967. 12. SBARRA, A.J.; SELVARAJ, R.J. & CETRULLO, C.I. – Positive correlation of optical density at 650nm with L/S ratio in amniotic fluid. *Am. J. Obstet. Gynecol.* **130**:788, 1978. 13. SOCOL, L. – The tap test: confirmation of a simple rapid, inexpensive, and reliable indicator of fetal pulmonary maturity. *Am. J. Obstet. Gynecol.* **162**:218, 1990. 14. Von NEEGARD, K. – Neue auffassungen uber einen Gundbegriff der Atemmechanik die Retrakionskrafft der Lunge abhangig von der Oberflach enspannung in den Alveolen. *Z. Ges. Exp. Med.* **66**:373, 1929. 15. ZUGAIB, M. & CHA, S.C. – Pulmão fetal. *In* Zugaib, M. & Kanas, M. *Fisiologia Fetal Aplicada.* São Paulo, Livraria Roca, 1986, p. 33.

---

7   Período do Parto

ROSA MARIA NEME
BUSSÂMARA NEME

O parto nas suas duas primeiras fases clínicas, a cervicodilatação e a expulsão e particularmente esta última, representa, no transcorrer do ciclo gravidicopuerperal, período significativo para a vitalidade fetal e para as repercussões mediatas e imediatas do recém-nascido.

No sentido de apreciar sua real influência sobre o feto e algumas das conseqüências de sua assistência sobre o recém-nascido, consideraremos os seguintes itens:

1. características fetais fisiológicas intraparto;
2. alterações do concepto dependentes de condições particulares e de intervenções obstétricas;
3. influência do sangue de reserva placentário sobre o concepto.

CARACTERÍSTICAS FETAIS FISIOLÓGICAS INTRAPARTO

FREQÜÊNCIA CARDÍACA FETAL

Girando em torno de 120 a 160 batimentos por minuto, a freqüência cardíaca fetal, no decurso da cervicodilatação e, principalmente, durante a fase expulsiva do parto, sofre alterações fisiológicas representadas pela bradicardia coincidente com as contrações uterinas (DIP I) e pela bradicardia transitória conseqüente à rotura das membranas.

Nas duas eventualidades, seu aparecimento se relaciona com o reflexo vagal, conseqüente à compressão da cabeça fetal.

Destituída de significação patológica, essa alteração da freqüência cardíaca deve, entretanto, ser cuidadosamente controlada, porquanto estudos de Caldeyro Barcia e cols. têm comprovado discreta queda dos índices de Apgar quando, durante a cervicodilatação, sua ocorrência é constante. Essa situação, que é mais freqüente na vigência de membranas rotas, justifica a conduta que há muito preconizamos de postergar a rotura artificial da bolsa das águas até se obter cervicodilatação de pelo menos 6-8cm.

FENÔMENOS PLÁSTICOS FETAIS

O feto é submetido a compressões à medida que transita pelo canal de parto. Sob a ação dessas compressões, as estruturas fetais sofrem modificações morfológicas e transitórias em suas partes moles e rígidas, no sentido de se adaptarem à forma e às dimensões da bacia materna.

São representados pela moldagem cefálica e pela presença de bossa serossangüínea.

Moldagem cefálica – os diversos ossos que constituem o crânio fetal são apenas justapostos entre si, por suturas e fontanelas. Essa condição estrutural assegura alterações evidentes da calota craniana, no sentido de permitir não só a redução dos diâmetros do pólo cefálico, como também de favorecer sua adaptação à forma do canal de parto. Esse fato se deve, em particular, à superposição e ao acavalgamento dos ossos do crânio.

Nesse sentido, superpõem-se os parietais e sob eles locam-se as bordas dos frontais e do occipital. Esse acavalgamento ósseo, que é condicionado à presença de contração uterina, característica do trabalho de parto, e à rotura da bolsa das águas, tem sua intensidade limitada pelos septos durais (sistema contensor do cérebro), cuja integridade é fundamental para a segurança e a vitalidade do nascituro.

Nas desproporções cefalopélvicas flagrantes, o cavalgamento ósseo exagerado, denunciado pela superposição evidente das diversas peças ósseas do crânio fetal, impõe prudência ao tocólogo que na resolução desses partos deve abster-se de manobras vaginais, preferindo o parto cesáreo. O desrespeito a esse conselho condiciona, com freqüência, roturas do sistema contensor do cérebro (foice do cérebro e tenda do cerebelo), provocando a inundação hemorrágica do encéfalo.

Essa complicação é *a principal causa de morte de conceptos no parto traumático*, cuja incidência é particularmente evidente entre os recém-nascidos prematuros (estojo craniano e sistema contensor mais vulneráveis) e hipermegálicos (maior volume do segmento cefálico).

Bossa serossangüínea – a parte fetal que se apresenta no estreito superior e que após a rotura das membranas se adapta intimamente ao canal de parto sofre processo de infiltração serossangüínea, cuja localização se presta, no pós-parto, para o diagnóstico retrospectivo da apresentação e da variedade de posição que o concepto manteve no decurso do parto.

A coleção serossangüínea formada em processo dinâmico e progressivo não respeita os limites das suturas do crânio fetal. É processo fisiológico que desaparece, espontaneamente, por reabsorção nas primeiras 24 a 36 horas de vida. A simetria completa da cabeça do recém-nascido restabelece-se ao final da primeira semana.

A formação da bossa serossangüínea relaciona-se ao fenômeno de hemorragia ex-vácuo. Por isso se forma, de regra, após a rotura das membranas. Em virtude da ausência da bolsa das águas, a redução da pressão na superfície corpórea do feto, que se apresenta no canal de parto, condiciona fuga de plasma e glóbulos para o tecido celular subcutâneo local.

Apresentando-se como tumefação róseo-violácea, a bossa serossangüínea desenvolve-se, mais intensamente, quando é longo o intervalo entre a rotura das membranas e a expulsão do concepto. Esse fato ocorre, em geral, nos partos laboriosos, peculiares à distocia funcional e, principalmente, nos casos de desproporção cefalopélvica.

MOVIMENTOS FETAIS RESPIRATÓRIOS

Admite-se que, à semelhança do que ocorre em fetos de determinados animais, o feto humano executa, intra-útero, movimentos respiratórios, observando-se ampliação e redução dos diâmetros torácicos. Durante esses movimentos, o líquido amniótico penetraria nas vias aéreas, alcançando, na sua dinâmica, em condições normais, a primeira bifurcação da traquéia.

Essa função respiratória, segundo várias observações, sofre influência de diversos fatores, principalmente de analgésicos e da hipóxia.

ALTERAÇÕES DO CONCEPTO DEPENDENTES DE CONDIÇÕES PARTICULARES E DE INTERVENÇÕES OBSTÉTRICAS

No decurso do parto, a vitalidade e a integridade do concepto estão sujeitas a alterações anormais da contratilidade uterina, do fluxo sangüíneo uteroplacentário e da contaminação do canal de parto. Tais manifestações, podendo ser espontâneas com alguma freqüência, são provocadas pela interferência iatrogênica do tocólogo.

Além dessas alterações, a assistência ao parto, quando indevida, pode provocar o traumatismo fetal com repercussões mais ou menos graves do recém-nascido e o comprometimento dos centros vasomotores e respiratórios do feto pela administração abusiva de drogas depressoras com finalidades analgotócicas.

Em essência, duas condições agravantes da vitalidade e da integridade fetal devem ser avaliadas, quando se consideram as repercussões do parto sobre os recém-nascidos: a hipóxia e o traumatismo.

Manifestando-se, com alguma freqüência, de modo isolado, essas duas condições comprovam-se, de regra, associadas e, nesse caso, constituem-se nas principais causas do obituário neonatal. Daí o interesse do neonatologista no conhecimento de sua patogênese.

ALTERAÇÕES HIPÓXICAS DO CONCEPTO

Em função da redução do fluxo de oxigênio, o concepto apresenta diversas manifestações, cuja detecção precoce é indispensável para assegurar a integridade do nascituro. Entre elas importa salientar as que seguem:

Alterações da freqüência e do ritmo circulatório – em face da redução do fluxo sangüíneo uteroplacentário e da conseqüente queda da oxigenação de seus tecidos, o feto manifesta taquicardia e, finalmente, bradicardia, com evidente alteração do ritmo cardíaco.

Pesquisas de Reynolds e cols. demonstraram que, em resposta à redução do fluxo sangüíneo e do oxigênio, o concepto, à custa da elaboração de noradrenalina pelas suas supra-renais, responde com taquicardia. Posteriormente, esgotada a capacidade funcional das supra-renais, surgem a bradicardia e as alterações do ritmo como manifestações graves e finais da hipóxia.

Alterações do peristaltismo intestinal e do tono muscular – em decorrência da hipóxia intensificam-se, de início, os movimentos peristálticos intestinais e do tono muscular. Essas alterações provocam o exagero da motilidade fetal intra-útero e contribuem para a eliminação de mecônio, cuja comprovação, apesar de discutida por alguns, deve ser considerada, até que se prove o contrário, e a manifestação de sofrimento fetal, cuja gravidade guarda relação direta com a densidade do material meconial eliminado.

Posteriormente, com o agravamento da hipóxia e com o esgotamento dos meios de defesa, o feto se apresentará flácido e o relaxamento dos esfíncteres, particularmente do anal, favorecerá a eliminação franca de mecônio.

Alterações dos movimentos respiratórios – estudos de Windle demonstraram que, em resposta a graves condições de hipóxia, particularmente quando a bradicardia e a perda de mecônio espesso se manifestam em conjunto, o feto executa movimentos respiratórios do tipo "gasping", ou seja, movimentos violentos e repetidos de inspiração forçada.

Essa manifestação sugere risco potencial do mecônio, pois sua inspiração forçada condicionará, no berçário, o quadro de atelectasia e infecção pulmonar, com grave insuficiência respiratória do recém-nascido.

Em sentido oposto, sob o efeito depressivo de drogas analgésicas, particularmente de opiáceos e barbitúricos, os movimentos respiratórios do feto reduzem-se progressivamente, até se anular.

Quando a expulsão fetal ocorre sob tais condições, a capacidade respiratória insuficiente do recém-nascido responderá pela hipóxia neonatal que se manifesta. Além da capacidade de ventilação pulmonar reduzida, tais recém-nascidos apresentarão alterações evidentes do ritmo respiratório.

Alterações da distribuição do fluxo sangüíneo nas diversas regiões corpóreas – devem-se a Assali interessantes pesquisas que permitiram compreender por que os centros cerebrais do feto resistem, íntegros, a graves quadros de hipóxia intra-útero.

Sob diversas condições, seguidas de grande redução do fluxo sangüíneo, foi possível comprovarem-se alterações evidentes da distribuição sangüínea às diversas regiões corpóreas do feto. Verificou-se que, à medida que a oxigenação sangüínea se reduz, amplia-se o fluxo sangüíneo cerebral, miocárdico e hepático, com detrimento da oferta de sangue às regiões corpóreas de menor importância para a sobrevida fetal.

Tais achados justificam a extrema resistência fetal a graves quadros de hipóxia que se manifestam espontânea ou iatrogenicamente no decurso do parto.

Alterações bioquímicas do sangue – as primeiras determinações, intraparto, da PO_2, da PCO_2 e do pH no sangue fetal devem-se a

Saling que, por meio da punção capilar do couro cabeludo fetal, obteve as amostras de sangue necessárias para as respectivas dosagens.

Desde então, com o auxílio dos métodos de microanálises e aparelhos como o Radiometer Astrup, que possibilitam várias dosagens com leitura imediata e direta dos resultados, foi possível verificar que a hipóxia fetal intra-útero se caracteriza pela elevação da PCO_2 e queda da PO_2 e do pH sangüíneos.

O controle desses parâmetros tem permitido o aperfeiçoamento da monitorização do parto, cuja indicação é de grande importância para melhorar os resultados perinatais nos casos de gestações de alto risco.

INFLUÊNCIA DO SANGUE DE RESERVA PLACENTÁRIO SOBRE O CONCEPTO

Em 1942, De Marsh e cols. chamaram a atenção dos obstetras e neonatologistas para as possíveis variações da volemia do recém-nascido, em função da laqueadura precoce e tardia do cordão umbilical.

Ficou assentado dos seus estudos e daqueles que o confirmaram que o volume do sangue retido nos lagos placentários e no cordão (sangue de reserva placentário), quando se pratica a laqueadura imediata do funículo, gira em torno de 90 a 100ml.

Tais observações prestaram-se para alertar os tocólogos quanto à conveniência de se transferir para o feto essa massa de sangue que, na verdade, lhe pertence.

Daí surgiram discussões doutrinárias muito sérias em relação ao momento oportuno em que se deverá proceder a laqueadura do cordão. Dessas discussões, chegou-se a algumas conclusões e dúvidas que passaremos a considerar.

Dos estudos relativos às alterações de hemodinâmica do nascituro, em função do estabelecimento da primeira respiração extra-uterina, concluiu-se que o ideal seria laquear o cordão quando cessassem os batimentos arteriais do funículo, colocando-se o recém-nascido abaixo do nível em que se situa a placenta.

Ficou, também, assentado que nos casos de dessangramento fetoplacentário, como ocorre na placenta prévia, no descolamento prematuro de placenta, rotura uterina e parto pélvico, estaria indicada, antes da sua ligadura, a "ordenha" do cordão. E, tal fosse a intensidade do dessangramento, estaria indicada a transfusão de sangue imediata aproveitando-se, para esse fim, a veia do coto umbilical do recém-nascido.

Diversas publicações posteriores demonstraram a saciedade, as variações flagrantes do volume circulante, do número de glóbulos vermelhos, da taxa de hemoglobina, do volume plasmático e do hematócrito dos recém-nascidos em função do momento em que se procedia a laqueadura do cordão.

Esses estudos demonstraram, ainda, que a equiparação daqueles valores nos recém-nascidos, cujos cordões foram laqueados imediatamente após expulsão, apenas se estabelecia em 7 a 15 dias.

Tais observações foram seguidas de outras, nas quais os autores se propuseram a verificar se o aproveitamento excessivo do sangue de reserva placentário não traria inconvenientes aos recém-nascidos. Enquanto Moss e cols. informaram não ser válido esse receio, Taylor e cols. salientaram o risco da medida nos partos prematuros, cujos nascituros poderiam apresentar inconvenientes pulmonares e vasculares em função da hipervolemia criada pela "ordenha" de cordão.

Da revisão da literatura que fizemos e, segundo observações realizadas em nosso Serviço, na UNICAMP (1967), por Pinotti, concluímos que a ligadura do cordão, após cessação dos batimentos das artérias funiculares, favorece o aproveitamento de pelo menos 50ml do sangue de reserva placentário. Concluímos, ainda, que, conquanto a "ordenha" do cordão é inócua para os conceptos de termo e normais, seu emprego, em nascituros prematuros e nos portadores de anomalias cardiovasculares, hemorragia cerebral e isoimunizados, deve ser contra-indicado.

| 8 | **Cuidados durante o Parto** |

MARIA OKUMURA

As gestantes devem ser orientadas nas consultas pré-natais para se dirigir ao hospital tão logo se manifestem os sintomas e os sinais de início de trabalho de parto. Descartada a possibilidade de falso trabalho de parto, a gestante é admitida na maternidade, e condições maternas e fetais devem ser cuidadosamente avaliadas mediante anamnese (antecedentes pessoais e familiares, interrogatório sobre diversos aparelhos, idade, paridade, intervalo interpartal, evolução das gestações anteriores, tipos de parto, tipo sangüíneo etc.), exame clínico, exame obstétrico (avaliação do volume fetal, da dinâmica uterina, diagnóstico de apresentação, características da bacia, colo uterino e membranas, presença de distocias e sinais de sofrimento fetal). A análise crítica desses dados e se possível do prontuário com exames complementares e informações sobre consultas pré-natais fornecerá elementos para avaliar os riscos maternos e fetais, prognóstico da evolução do parto e orientação das medidas assistenciais necessárias para o caso.

Havendo condições para parto vaginal, o período de dilatação exige observação expectante, porém armada. As condições vitais do feto devem ser rigorosamente vigiadas sem se descuidar das condições gerais maternas. A progressão da dilatação deve ser acompanhada mediante toque vaginal em intervalos apropriados, evitando-se exames desnecessariamente freqüentes pelo risco de infecção intraparto.

O comportamento da progressão da dilatação em relação ao tempo foi descrito inicialmente por Friedman para nulíparas e multíparas, tendo surgido curvas-padrão de evolução da dilatação (partogramas) baseadas em seus estudos. Um desvio da curva indicando retardamento da dilatação em 2 horas ou mais indica distocia e deve-se pesquisar então sua causa, que pode ser de natureza mecânica ou funcional. Entre as causas mecânicas, distinguem-se as de origem materna (bacia ou eventualmente miomas, neoplasias ovarianas e septos vaginais funcionando como tumores prévios) e as de origem fetal (volume excessivo, malformações, apresentações anômalas), e como causa de natureza funcional temos as discinesias uterinas.

Se se constata obstáculo mecânico evidente, indica-se o parto cesáreo. Entretanto, às vezes, o obstáculo mecânico é fator relativo que, em condições favoráveis, principalmente com boa dinâmica uterina, pode ser vencido. Nesses casos, a decisão sobre a conduta dependerá da evolução do parto, após correção da atividade contrátil do útero e rotura das membranas, o que se constitui a chamada "prova de trabalho de parto".

A contração uterina do trabalho de parto deve ser periódica para permitir oxigenação adequada ao feto entre as contrações e sua intensidade crescente para promover a dilatação do colo e descida do feto. A contração uterina pode ser ineficaz por hipoatividade, hiperatividade ou por incoordenação. Na hipoatividade uterina primária, o parto tem progresso muito lento ou se detém totalmente. O quadro clínico descrito também como inércia verdadeira, primária ou hipotônica não oferece perigo imediato para o feto, salvo o decorrente do parto excessivamente prolongado. O tratamento consiste na perfusão contínua de ocitocina, sob rigoroso controle, pois a superdosagem pode levar à hiperestimulação com aumento excessivo da freqüência das contrações e desenvolvimento de hipertonia, o que compromete a perfusão uterina e placentária, levando ao sofrimento fetal. Além do mais, a administração intempestiva de ocitocina pode ocasionar rotura uterina com conseqüências danosas, por vezes catastróficas, tanto para a mãe como para o feto.

A hiperatividade uterina pode produzir parto precipitado, com possibilidade de roturas no canal de parto e sobretudo de hipóxia fetal, por reduzir consideravelmente a circulação sangüínea uteroplacentária. Para sua correção, utilizam-se drogas uterolíticas como isoxsuprina e excitantes beta-adrenérgicos.

As parturientes devem permanecer em decúbito lateral, pois, ao anular a compressão da veia cava inferior e da aorta pelo útero grávido, aumenta-se o débito cardíaco e também proporciona melhor coordenação das contrações uterinas. Freqüentemente, a tríade tensão-medo-dor é responsável por alterações psicossomáticas, tornando as metrossístoles incoordenadas, retardando o trabalho de parto. A psicoprofilaxia diminui a percepção das contrações uterinas dolorosas mediante relaxamento e incursões respiratórias coordenadas. Informações ao casal sobre a fisiologia da gravidez e períodos do parto, assim como a visita à maternidade, diminuem o temor do desconhecido, contribuindo favoravelmente para a evolução do parto.

Comprovou-se que o estresse do trabalho de parto eleva os níveis de cortisol plasmático e do ACTH, assim como da epinefrina, da norepinefrina e das beta-endorfinas. Estudos em animais indicam que tanto a epinefrina como a norepinefrina diminuem a perfusão uterina e causam hipóxia fetal. A anestesia peridural impede a elevação do cortisol durante o trabalho de parto atenuando também as elevações de epinefrina, norepinefrina e beta-endorfinas e, portanto, diminui ou previne os efeitos do estresse dele decorrente, o que não ocorre com uso de narcóticos. Provavelmente, a anestesia regional bloqueia os estímulos aferentes ao hipotálamo e a resposta do organismo ao estresse. Assim, uma anestesia obstétrica bem conduzida, além de corrigir eventual incoordenação motora, melhora também o ambiente fetal, prevenindo a hipóxia neonatal. As técnicas inalatórias ou parenterais levam à depressão acentuada do feto, além do risco de pneumonia aspirativa na mãe. Os bloqueios regionais não apresentam esses inconvenientes, abolindo a dor das contrações uterinas e permitindo a participação da mãe no parto. Na anestesia peridural lombar, o anestésico local é injetado no espaço peridural e há vantagem de se poder inserir um cateter nesse espaço para injeções subseqüentes enquanto durar o trabalho de parto (anestesia peridural contínua). Dose única sem inserção de cateter é empregada para parto vaginal ou cesáreo, quando se requer período reduzido de analgesia. Outra vantagem da anestesia peridural reside no fato de tanto a função sensitiva como a motora do períneo e membros inferiores não serem abolidas e a gestante colaborar na expulsão do feto. A complicação mais freqüente da anestesia de condução é a hipotensão materna devido a bloqueio de fibras simpáticas que mantém o tono vascular, associado à compressão da veia cava inferior pelo útero. A vasodilatação represa o sangue dos membros inferiores, diminuindo o débito cardíaco e levando à hipotensão. A hipotensão é prejudicial ao feto, porque diminui a perfusão do leito placentário, e é prejudicial à mãe por reduzir o fluxo cerebral. Em fetos comprometidos crônica ou agudamente, a hipotensão pode ter conseqüências nefastas, se não tratada imediatamente. A profila-

xia da hipotensão é efetuada com administração de 500 a 1.000ml de Ringer-lactato ou soro fisiológico. A gestante deve permanecer em decúbito lateral, porém, quando em decúbito supino, deve-se manter seu útero deslocado para a esquerda, pois a compressão da veia cava inferior irá agravar ainda mais a diminuição do débito cardíaco. A analgesia peridural deve ser instalada somente em franco trabalho de parto, na presença de contrações uterinas efetivas. Alguns a indicam com 3 a 4cm de dilatação, enquanto outros, com 4 a 6cm.

O emprego de analgésicos e tranqüilizantes no trabalho de parto deve ser criterioso, uma vez que essas drogas atravessam a placenta e podem ter ação prejudicial sobre o sistema nervoso central do feto, sobretudo no prematuro, levando-o à depressão respiratória e ao colapso vascular. A meperidina é o narcótico mais utilizado. Habitualmente, 25mg são ministrados por via intravenosa e 50 a 75mg por via intramuscular. Por via intramuscular, a ação analgésica começa após 10 a 20 minutos e persiste por 2 a 3 horas. O efeito no recém-nascido depende da dose e do tempo decorrido até o parto. Com injeção intramuscular de 50mg, a depressão mais acentuada ocorre durante a segunda hora; com administração de 75 a 100mg, a depressão persiste até a terceira hora.

O diazepam compromete os mecanismos de regulação da temperatura do recém-nascido, o que o torna incapaz de manter a temperatura corpórea, e a droga pode persistir na circulação por até uma semana. A variabilidade da freqüência cardíaca fetal diminui acentuadamente mesmo com doses pequenas (5 a 10mg). No entanto, essas doses têm pouco efeito no equilíbrio acidobásico e no estado clínico do recém-nascido. O benzoato de sódio, encontrado na forma injetável do diazepam, compete com a bilirrubina na sua ligação com albumina e assim aumenta a bilirrubina livre, o que pode ser danoso em recém-nascidos suscetíveis ao kernicterus.

A amniotomia vem sendo rotineiramente indicada após confirmação de trabalho de parto franco e nas apresentações cefálicas fixas, em que não há risco de prolapso de cordão. Para reduzir a possibilidade de infecção intraparto, tem sido preconizada após dilatação de 6cm. Essa prática se fundamenta em trabalhos que demonstram redução de 30 a 40% de trabalho uterino necessário para promover dilatação total do colo uterino, encurtando assim a duração do trabalho de parto.

Vários fatores de observação clínica e laboratorial evidenciam o efeito agravante do período expulsivo sobre o organismo fetal, por serem mais freqüentes e intensas as contrações uterinas. Entre eles, merecem citação alterações de ausculta fetal, redução de PO_2 fetal e acidose fetal. Os batimentos cardíacos fetais devem ser auscultados, amiúde, no período expulsivo. Bradicardia induzida por compressão da cabeça fetal é comum durante a contração e o esforço expulsivo materno. Se há recuperação imediata da freqüência cardíaca fetal, aguarda-se a evolução do parto. No entanto, o aumento acentuado da pressão intramiometrial e intra-uterina, pela contração e pelo esforço expulsivo, pode reduzir a perfusão placentária significantemente, e a descida da apresentação pode tracionar uma circular cervical do cordão e interromper o fluxo sangüíneo. Nesses casos, o período expulsivo pode significar risco importante para o feto. Essa é a razão por que alguns tocólogos recomendam em primíparas a prática sistemática do fórcipe de alívio. A manobra de Kristeller ou compressão do fundo uterino é totalmente contra-indicada, pelo perigo de traumatismo da cabeça fetal e do assoalho pélvico materno. Estudos de Reynolds e de Neme e cols. demonstram sua grave ação hipertensora sobre o sistema arterial do feto, agravando o traumatismo vascular peculiar ao parto. O tempo médio da duração do período expulsivo é de 50 minutos em nulíparas e de 20 minutos em multíparas, sendo o período expulsivo prolongado indicativo de falha na assistência obstétrica. A não-progressão da descida da apresentação no período expulsivo requer reavaliação imediata do bem-estar fetal, da contratilidade uterina, da eficácia do esforço expulsivo materno e sobretudo da relação cefalopélvica. A presença de bossa serossanguínea, cavalgamento de ossos cranianos e ressalto suprapúbico são indicadores de desproporção cefalopélvica, sendo permitida a via transvaginal somente se for possível a realização de fórcipe baixo.

Para propiciar desprendimento fácil do feto, deve-se fazer episiotomia oportuna e suficiente. As tentativas muito enérgicas de se evitar a rotura de partes moles maternas podem trazer lesões cranioencefálicas graves no recém-nascido, sobretudo no prematuro. Deve-se evitar o desprendimento abrupto da cabeça, exercendo-se contrapressão com a mão. Durante o desprendimento do diâmetro biacromial, procede-se à aspiração das secreções presentes na orofaringe fetal. A execução desta última manobra deve ser lenta, pois, ao aumentar a pressão torácica, favorece a eliminação das secreções presentes nas vias traqueobrônquicas do feto.

A indagação do momento mais favorável da ligadura do cordão não está ainda resolvida de maneira clara. As vantagens da secção do cordão após cessação da pulsação são representadas pelo aumento do volume sangüíneo fetal em 30% aproximadamente, cifras de hemoglobina mais altas e maiores reservas de ferro. É possível que com maior volume sangüíneo seja menor o perigo de choque hemorrágico e melhor repleção do leito vascular pulmonar. Entretanto, o afluxo de maior quantidade de sangue de reserva da placenta eleva a pressão venosa que seria prejudicial em recém-nascidos com doença hemolítica (nos quais haveria também agravamento da hiperbilirrubinemia), recém-nascidos hipóxicos e nos partos prematuros nos quais o volume de sangue de reserva é relativamente maior. As opiniões da literatura são divergentes, parecendo o procedimento mais sensato a ligadura do cordão após a limpeza das vias aéreas, com o recém-nascido em posição inferior ao intróito vaginal no parto vaginal e no nível da parede abdominal no parto cesáreo.

O limite máximo de 18 a 24 horas, aceito classicamente para rotular como normal a duração do parto, merece ser reduzido para 12 horas. Com os avanços adquiridos na assistência obstétrica, não se pode admitir a ocorrência de trabalhos de parto prolongados, cujos inconvenientes (acidose materna, infecção intraparto, sofrimento fetal, pneumonia aspirativa do feto etc.) elevam muito a morbiletalidade tanto materna como fetal.

Deve-se lembrar que existe sempre certo risco para o feto durante o trabalho de parto. As contrações uterinas, sobretudo na fase final da dilatação e no período expulsivo, reduzem o fluxo sangüíneo no espaço interviloso por compressão dos vasos miometriais e por compressão da aorta e da artéria ilíaca, e esse risco aumenta quando há associação com certas condições clínicas como hipertensão, idade avançada, diabetes etc. Por esse motivo, é particularmente importante a vigilância cuidadosa dos sinais vitais do feto durante o trabalho de parto. Clinicamente, isso é feito mediante controle da freqüência cardíaca, observação dos movimentos fetais e caracteres do líquido amniótico. A ausculta dos batimentos fetais deve ser efetuada a cada 15 minutos com estetoscópio de Pinard ou aparelho de Doppler. A freqüência normal oscila entre 120 e 160 batimentos por minuto. Freqüências abaixo de 120 ou acima de 160 batimentos por minuto ou evidente arritmia no intervalo entre as contrações são sinais de perigo para o feto. Existem também alterações na ausculta fetal indicativas de hipóxia, que surgem quando o feto é submetido ao estresse da contração uterina. Recomenda-se, por isso, conjugar a ausculta com a palpação uterina para se poder observar as alterações de ausculta durante a contração, no decurso de seu relaxamento e finalmente no seu intervalo. As alterações da freqüência cardíaca fetal associadas às contrações uterinas foram denominadas "dips" por Caldeyro-Barcia e cols., e suas bases fisiopatológicas são discutidas em outro capítulo deste livro.

O aumento dos movimentos fetais, seguido de sua evidente redução, é uma sensação subjetiva referida pela mãe, de difícil valorização como indício de sofrimento fetal.

A eliminação do mecônio em apresentação cefálica é sinal desfavorável, sobretudo quando associada à alteração da ausculta fetal. Quando há sofrimento fetal, ocorrem alterações hemodinâmicas diante da queda da PO_2, visando redistribuir o sangue para garantir a oxigenação de órgãos nobres, como o cérebro e o coração, e há vasoconstrição compensatória no território esplâncnico. O hiperperistaltismo intestinal e o relaxamento do esfíncter anal, conseqüentes à isquemia tecidual, levam à eliminação do mecônio. No decurso da hipóxia, o feto pode apresentar movimentos de "gasping" (inspirações profundas) e a presença do mecônio no líquido amniótico leva à sua aspiração, condicionando quadros graves de pneumonia aspirativa, que agravam o obituário neonatal. A presença do mecônio no líquido amniótico pode ser constatada diretamente após a rotura da bolsa das águas. Quando as membranas estão íntegras e não há indicação para rompê-las, podemos recorrer à amniocentese ou à amnioscopia, que é um procedimento endoscópico que permite a visibilização do líquido amniótico através do canal cervical. Introduz-se o amnioscópio no colo uterino e com auxílio de uma fonte luminosa observa-se o aspecto e a quantidade de líquido amniótico. Existe também o amnioscópio de acrílico que prescinde do sistema de iluminação pelas propriedades ópticas do material. Líquido amniótico tinto de verde, amarelo ou ausente é sinal de perigo para o feto. Entretanto, ocorrem erros de interpretação, e o método não é totalmente isento de riscos como infecção, hemorragia e rotura acidental de membranas.

Monitorização do parto

No final da década de 1960, foram introduzidos na prática obstétrica aparelhos eletrônicos que promovem registro simultâneo e contínuo das contrações uterinas e da atividade cardíaca fetal, permitindo uma avaliação mais objetiva da dinâmica uterina e da vitalidade fetal. É essa associação de registros que se constitui a monitorização do parto, que supre as deficiências da ausculta intermitente e a dificuldade da percepção dos batimentos cardíacos fetais durante as contrações, com o estetoscópio de Pinard. Recomenda-se monitorização contínua no trabalho de parto em gestações de alto risco e de 15 minutos a cada hora em gestações de baixo risco. Em nosso meio, os principais centros universitários e algumas maternidades dotadas de recursos estão aparelhados com esses monitores, mas a grande maioria da população não tem acesso a essa tecnologia.

Estudo bioquímico do sangue fetal

Esse procedimento, introduzido por Saling em 1961, consiste em se extrair microamostras de sangue da apresentação fetal mediante exposição da apresentação com amnioscópio. Nessas amostras, estudam-se diversos parâmetros que definem a situação acidobásica do meio interno fetal, em dado momento. O método baseia-se no fato de que qualquer forma de hipóxia fetal se traduz por acidose, constituindo a determinação do pH o procedimento mais fidedigno para se conhecer o estado de oxigenação fetal. Até o advento da monitorização cardíaca fetal, era o único meio de se monitorizar o bem-estar fetal, com necessidade de se proceder a muitas microincisões para a obtenção de sangue fetal. Atualmente, é utilizada em situações de alto risco em que se suspeita haver sofrimento fetal crônico ou quando o padrão do registro dos batimentos cardíacos fetais é duvidoso.

A monitorização do parto e o estudo bioquímico do sangue fetal são objetos de exposição ampla em outro capítulo deste livro.

9	# Traumatismo Fetal:
	## Aspectos Obstétricos

PEDRO PAULO PEREIRA
BUSSÂMARA NEME

O traumatismo obstétrico, também denominado traumatismo fetal, foi conceituado por Mostard (1953) como injúrias ou lesões dependentes de fatores externos ou internos, que condicionam falha na correlação entre a força que atua e a capacidade de adaptação fetal, tendo como conseqüência distúrbios funcionais temporários ou permanentes do recém-nascido.

A grande importância do estudo do traumatismo obstétrico, para tocólogos e perinatologistas, resulta do elevado obituário perinatal e, particularmente, das seqüelas nervosas e motoras que colocam seus portadores à margem da sociedade, constituindo-se em pesado encargo para o meio em que vivem.

Na sua assistência, de resultados geralmente precários, estão envolvidos pediatras, neurologistas, ortopedistas, cirurgiões, psiquiatras, fisioterapeutas e assistentes sociais. Do exposto, tem-se noção do significado familiar, social e econômico do traumatismo obstétrico.

Atualmente, o antigo conceito de traumatismo fetal deve ser ampliado. Com a mudança dos hábitos da mulher moderna que possibilitam maior atividade social e econômica, inclusive durante a gravidez, tornam-na mais suscetível à ocorrência de acidentes, em especial os de trânsito, podendo acarretar traumatismos fetais. Há de se considerar, ainda, os traumatismos decorrentes de acidentes relacionados à propedêutica e à terapêutica fetais, ocasionando eventuais lesões do produto conceptual. Entretanto, restringiremos nosso estudo apenas às lesões ocorridas durante a assistência ao parto, considerando, em particular, sua classificação, seus fatores etiológicos, predisponentes e determinantes, e sua profilaxia.

CLASSIFICAÇÃO

Traumatismos fetais podem atingir: o cérebro, a medula, os nervos, os ossos, as articulações, a face, o pescoço, os olhos, a pele, os órgãos genitais e as vísceras. Daí sua classificação em:

- Traumatismos cerebrais.
- Traumatismos medulares.
- Paralisias.
- Fraturas e arrancamentos epifisários.
- Traumatismos cranianos.
- Outras lesões: face, boca, pescoço, olhos, ouvidos, órgãos genitais e vísceras.

O traumatismo do sistema nervoso central (cérebro, cerebelo e bulbo) é o que mais freqüentemente ocasiona seqüelas que comprometem definitivamente a vida dos indivíduos atingidos.

ETIOLOGIA

Embora se saiba que muitos traumatismos de recém-nascidos são relacionados com alterações congênitas e, portanto, não têm vinculação com a assistência durante o parto, devem-se alertar os tocólogos para sua responsabilidade na ocorrência e possível prevenção. Compete ao obstetra, no decurso da gestação, evitar os fatores que condicionam ao parto prematuro e, durante o parto, proscrever as intervenções que levam ao parto forçado.

Nesse particular, deve-se ressaltar que a maior liberalidade na prática da cesárea e a drástica redução na indicação de intervenções extrativas transvaginais corroboraram para declinar o traumatismo obstétrico de grande vulto. Entretanto, a prática da assistência ao parto, extensiva a maior número de médicos, muitas vezes carentes dos fundamentos básicos da arte obstétrica, ampliou a freqüência das pequenas lesões estruturais, cujas repercussões remotas explicam a importância da chamada disfunção cerebral mínima.

Dentre as causas etiopatogênicas do traumatismo do recém-nascido, devem ser considerados os aspectos predisponentes e determinantes.

FATORES PREDISPONENTES

Vício pélvico – durante o parto, a cabeça fetal, ao atravessar a bacia óssea, deve moldar-se a sua forma. Durante a moldagem cefálica, a redução de determinado diâmetro faz-se à custa do que lhe é perpendicular. Nos casos de vício pélvico, o tocólogo subestima o risco de moldagem craniana excessiva. Nessa eventualidade, o limiar de distensão pode ser ultrapassado e seguido de roturas que se estendem aos vasos, em especial a veia de Galeno, com conseqüente hemorragia cerebral. As hemorragias intracranianas podem ser subdurais, subaracnóideas, intraventriculares, da massa cerebral e extradurais. A hemorragia extradural, geralmente, associa-se a fraturas de ossos cranianos, com menor repercussão prognóstica.

Anomalias pélvicas – a presença de calos ósseos e exostoses, principalmente no estreito superior da bacia, pode ocasionar compressão e afundamento dos ossos parietais. Trata-se de traumatismo freqüente nas bacias achatadas, em decorrência de exagerado assinclitismo posterior.

Prematuridade – no parto prematuro, alguns fatores interferem para a maior incidência de lesões traumáticas, tais como delgadez do crânio, consistência gelatinosa do cérebro, mielinização nervosa deficiente, imaturidade dos centros nervosos, maior resistência das partes moles maternas (embebição gravídica insuficiente).

Acrescenta-se a esses fatores a maior incidência de apresentação pélvica e o volume relativamente maior do pólo cefálico. Ter-se-á, então, explicação por que em 90% dos recém-nascidos prematuros, que sucumbem no período perinatal, está presente, como causa etiológica principal, a hemorragia cerebral.

Hipóxia – as lesões nervosas oriundas de hipóxia intra-útero relacionam-se, geralmente, com seqüelas tardias comportamentais. Nos casos graves, a privação tecidual de oxigênio provoca congestão e lesão necroticoisquêmica das paredes vasculares, com aparecimento de petéquias distribuídas de forma irregular na massa encefálica. A hipóxia é mais freqüente nos partos prolongados e nos fetos prematuros.

Hipertonia uterina – o aumento do tono uterino, independente do fator causal, provoca dificuldades nas trocas circulatórias transplacentárias, em função da compressão dos ramos das artérias e veias uterinas. Ocorre, então, estase e aumento de pressão no sistema venoso fetal. Em virtude da vulnerabilidade anatômica dos capilares fetais, essa sobrecarga sangüínea pode acarretar sua rotura com conseqüente hemorragia.

Analgotocia – na atualidade, a analgotocia, excepcionalmente, poderá provocar ou contribuir para a etiologia do traumatismo fetal. Entretanto, seu emprego, nas fases iniciais do trabalho de parto e de forma abusiva, ocasiona redução da contratilidade uterina. A oligo-hipossistolia, em especial no período expulsivo, responde pela maior incidência de manobras e intervenções obstétricas extrativas, contribuindo para a ocorrência de traumatismos fetais.

Macrossomia fetal – classicamente, considera-se macrossomia fetal a ocorrência de recém-nascidos com peso igual ou superior a 4.500g. Entretanto, do ponto de vista prático, com o intuito de prevenir lesões do produto conceptual, adota-se como macrossômico todo feto com peso igual ou superior a 4.000g.

Nos fetos hipermegálicos, ocorre, com maior freqüência, a desproporção cefalopélvica e a distocia biacromial. Em conseqüência, as manobras necessárias para sua solução podem resultar em distensão dos plexos cervical e braquial e fratura de clavícula.

FATORES DETERMINANTES

Os fatores determinantes estão diretamente relacionados com a assistência e eventuais manobras aplicadas durante o parto. Referiremos, ainda, as manobras realizadas para a reanimação do recém-nascido.

Parto de resolução espontânea – também denominado "normal", esse tipo de parto pode favorecer o traumatismo fetal em quatro situações:

1. Resistência perineal anormal – ocorre em algumas primíparas, em especial as com idade avançada. Nesses casos, o prolongamento do período expulsivo, em face da maior contrapressão do assoalho pélvico, condiciona aumento da pressão venosa fetal e favorece roturas de capilares venosos.

2. Contrapressão manual violenta e longa – ocorre quando médicos ou obstetrizes, por orientação errônea, protelam manualmente a expulsão do pólo cefálico. Como a zona de compressão situa-se na fronte fetal, podem ocorrer lesões de centros nervosos aí localizados. Esta é a razão por que, atualmente, a chamada proteção manual do períneo não se justifica, devendo ser substituída pela episiotomia. Sua prática é obrigatória nos partos de prematuros, sempre que o canal vaginal opõe obstáculo ao trânsito cefálico.

3. Encravamento do ombro – ocorre nos fetos macrossômicos. Nessa situação, são freqüentes as fraturas espontâneas de clavícula e, também, as lesões nervosas conseqüentes do estiramento dos nervos dos plexos cervical e braquial.

4. Desprendimento anormal do biacromial – ao fazer o hipomóclio no meio do úmero anterior, ao se levantar o pólo cefálico para desprender o ombro posterior, pode ocorrer fratura do úmero anterior prensado de encontro à sínfise púbica.

Manobra de Kristeller – representada pela compressão bimanual do fundo uterino, coincidente com o acme da contração uterina e do esforço expulsivo, a manobra de Kristeller eleva, abusivamente, a pressão uterina. Nessa eventualidade, a pressão vascular fetal ultrapassa os limites de segurança e ocorrem roturas vasculares que podem ser identificadas, no recém-nascido, por fundoscopia. Por isso, preferimos a aplicação do fórcipe de alívio à manobra de Kristeller.

Aplicação de fórcipe – tem sido denunciada, mormente, pelos neuropediatras, como altamente lesiva. Torna-se necessário, a nosso ver, que se faça distinção entre os tipos de aplicação do fórcipe. Quando realizado para ultimação do período expulsivo, denominado fórcipe de alívio, representa método de eleição e salvaguarda os interesses fetais. Entretanto, o mesmo não pode ser afirmado quando da aplicação do fórcipe nos planos médio e alto da bacia óssea. Nessas eventualidades, pode ser altamente lesivo, ocasionando:

• Protrusão ou luxação do globo ocular (pega frontomastóide).

• Afundamentos e fraturas dos ossos frontais e parietais (pega frontoccipital e locação inadequada das colheres).

• Lesão do nervo facial (pega frontomastóide e locação reduzida das colheres).

• Lesão dos vasos e nervos da região cervical (locação exagerada das colheres).

• Lesões incisionais provocadas pelo transvio ou deslizamento das colheres (pegas atípicas, não perpendiculares, e locação reduzida das colheres).

• Roturas do sistema contensor do cérebro e da veia de Galeno (compressões excessivas das colheres em virtude da pressão exagerada, permanente e longa dos cabos).

• Cefalematoma em virtude da rotura de vasos situados entre a tábua óssea e o periósteo (compressão óssea pelas colheres em pegas atípicas).

Cesárea – apesar de cirurgia indicada para salvaguardar a integridade fetal, a cesárea pode, em algumas situações, ocasionar lesões ao produto conceptual, tais como:

• Incisão de partes fetais que se encontram no estreito superior – nesses casos, a lesão ocorre quando o obstetra se utiliza apenas do bisturi para proceder à abertura do miométrio.

• Fratura de fêmur – ocorre quando da necessidade de extração fetal por versão interna.

• Lesões peculiares à extração pélvica – apesar de muitas escolas, diante de um caso de apresentação pélvica, indicarem sempre a operação cesariana, não é incomum a ocorrência de traumatismos fetais como fratura de fêmur, fratura de úmero, luxação coxofemoral, traumatismos espinhais e hematomas.

Vácuo-extração fetal – apesar de ainda ser muito utilizada, a vácuo-extração fetal, a nosso ver e de outros autores, é mais lesiva para o sistema vascular fetal que a aplicação do fórcipe. Pode ocasionar lacerações do couro cabeludo, cefalematoma e hemorragia intracraniana.

Parto pélvico transvaginal – em virtude da alta incidência de mortalidade perinatal conseqüente ao parto pélvico transvaginal, algumas escolas proscrevem a via baixa, optando rotineiramente pela cesárea. O obituário perinatal no parto pélvico transvaginal varia de 2 a 35%, dependendo da necessidade de manobras extrativas realizadas com o intuito de ultimar o parto.

As diversas manobras que se executam, isolada ou associadamente, na assistência ao parto pélvico, em que há necessidade de extração fetal, são responsáveis pela ocorrência de traumatismos fetais como rotura da tenda do cerebelo e veia de Galeno (hemorragia cerebral maciça); compressão e secção medular (paraplegia flácida total e alterações motoras e reflexas diversas); estiramentos; arrancamentos e compressões de filetes nervosos do plexo braquial e cervical (paralisia dos membros superiores do tipo Duchenne-Erb e Klumpke); rotura e hemorragia hepáticas; fraturas do fêmur, úmero e clavícula; luxações das articulações occipitoatlantóide, coxofemoral e temporomandibular; rotura e hematoma dos vasos subclaviculares; hematomas da língua e da tábua óssea externa (cefalematoma); afundamento dos ossos da abóbada craniana.

Do exposto, torna-se evidente que o parto pélvico conduzido por via baixa deve ser permitido, somente, em casos selecionados e conduzidos por obstetras experientes.

PROFILAXIA

Em que pese as lesões cerebrais decorrentes de hipóxia, muitas vezes, não serem relacionadas com a assistência ao parto, não se pode eximir o tocólogo da responsabilidade dos traumatismos fetais provenientes de manobras intempestivas, violentas e inadequadas durante o parto. Em virtude de seus aspectos multifatoriais, a profilaxia do traumatismo obstétrico não é tarefa de fácil execução. Entretanto, cabe ao obstetra o reconhecimento dos fatores predisponentes e determinantes do traumatismo obstétrico, a fim de que se possa diminuir o obituário perinatal e, também, oferecer à família e à sociedade um recém-nascido livre das mazelas provenientes das seqüelas nervosas e motoras.

Traumatismo Fetal:
Aspectos Pediátricos

HELCIO BAHIA CORRADINI
JOSÉ LAURO ARAUJO RAMOS

DEFINIÇÃO

Traumatismos fetais são lesões inflingidas ao feto durante o parto espontâneo, dirigido ou operatório, dependentes de fatores externos (mecânicos) ou internos (anoxia), e que levam a distúrbios funcionais, temporários ou definitivos no recém-nascido e cuja prevenção é difícil por seu aspecto multifatorial.

IMPORTÂNCIA

A incidência relativamente elevada, a mortalidade perinatal e a grande freqüência de seqüelas nos setores motores, sensitivos e psíquicos, sendo a mais grave a paralisia cerebral, explicam sua importância.

INCIDÊNCIA

É de avaliação difícil, pois varia de acordo com as características dos serviços, sendo maior se houver mais partos de risco e mais prematuros, com as técnicas usadas, a experiência do pessoal, a obtenção cuidadosa dos dados anamnésticos maternos, a adequada realização de exames clínicos, neurológicos, radiológicos e laboratoriais, a obtenção de necropsias detalhadas e com a possibilidade de seguimento posterior. As taxas têm diminuído progressivamente devido às melhoras técnicas, aos melhores equipamentos e ao aumento de experiência. Essas taxas variam entre 1 e 5%.

ETIOLOGIA

Ver Aspectos Obstétricos no capítulo anterior.

CLASSIFICAÇÃO

Podem ser superficiais ou profundos. Os traumatismos superficiais são lesões de pele, das mucosas, do tecido subcutâneo, dos músculos, dos nervos periféricos e seus plexos, dos olhos, da boca, língua, palato, nariz, orelhas, cordão umbilical, genitália externa, cordas vocais.

Os profundos acometem as vísceras, tais como fígado, baço, rins, supra-renais, pulmão, traquéia, esôfago, estômago; o esqueleto, como crânio, face, ossos longos como clavículas, úmero, fêmur, coluna vertebral; e o sistema nervoso central.

QUADRO CLÍNICO

Lesões da pele e mucosas – são as abrasões, os hematomas, os edemas, as incisões, as equimoses, as queimaduras. São geralmente de caráter benigno e, por vezes, complicam-se com infecções ou hemorragias.

As principais causas são as compressões e as trações intensas de fórcipes mal aplicadas, resultando na marca de Baudelocque, ou os toques excessivos praticados com a finalidade de apendizado, ou quando há dificuldade diagnóstica ou de incisões do segmento inferior, ou a ação do amniótomo, ou em raros casos a agulha da amniocentese, o eletrodo da monitorização fetal, além das manobras de extração fetal de membros e cabeça, ou a própria apresentação obstétrica, como também manobras de retirada do muco da boca (aftas da mucosa do palato – aftas de Bednar).

A evolução das lesões cutâneas é favorável, porém existe a possibilidade da penetração de germes ou de perda sangüínea exagerada, merecendo, portanto, cuidados de assepsia e de hemostasia. No caso dos hematomas, a maior precaução é a hiperbilirrubinemia que deles pode resultar. As petéquias que acompanham as sufusões e os hematomas podem ser motivo de diagnóstico diferencial com púrpuras e infecções congênitas, como a citomegalia.

Lesões do tecido celular subcutâneo

• **Bossa serossangüínea** – é o aumento difuso da espessura do subcutâneo relacionado à êxtase circulatória regional por compressões contínuas sobre o feto no canal de parto e útero, resultando em edema local, pequenas exsudações sangüíneas, petéquias e equimoses.

A localização é variada, podendo instalar-se na cabeça, na face, nos braços, nas pernas, nos genitais ou, mais freqüentemente, no couro cabeludo. No crânio, a característica é a depressibilidade e o fato de não respeitar os limites das suturas. Quando muito volumosa, denomina-se *caput suadaneum*.

A evolução para a normalidade se dá em poucos dias, não exigindo tratamento, exceto nos raros casos em que a exagerada perda sangüínea leve ao choque.

• **Cefalematoma** – é o derrame sangüíneo subperiostal, respeitando, portanto, as suturas. É de característica mais elástica, mais mole no centro e endurecido nas bordas, dando a impressão de falta de osso no local. Pode ser único ou múltiplo, geralmente de localização parietal, e seu aparecimento se dá após as primeiras horas de vida, crescendo lentamente e podendo ser mascarado por bossa serossangüínea suprajacente. Os cefalematomas podem estar acompanhados de pequenas fraturas lineares dos parietais subjacentes, reveláveis por radiografia. Há casos mais raros de concomitância de cefalematoma externo e interno por haver também fratura da tábua interna do osso, o que provoca sinais de compressão encefálica como alterações neurológicas, convulsões etc. Os cefalematomas são causa freqüente de hiperbilirrubinemia.

A etiologia são as fricções da cabeça fetal contra as proeminências da pelve materna, geralmente em primíparas, nos partos prolongados ou nas colheres do fórcipe.

O prognóstico é bom, havendo reabsorção espontânea em 3 a 12 semanas, por vezes com depósito de cálcio no interior, assumindo consistência mais dura.

Não há necessidade de tratamento para o cefalematoma externo, que não deve ser drenado ou puncionado pelo perigo de infecção e abscedação. A cirurgia estará indicada no caso dos cefalematomas internos.

• **Necrose da gordura subcutânea (adiponecrose)** – é uma lesão bem demarcada, em moeda, vista geralmente em crianças grandes após partos difíceis. São nódulos subcutâneos firmes, móveis, com 2 a 10cm de diâmetro, geralmente sem cor, indolores, de surgimento tardio na primeira semana pós-parto ou no início da segunda. Situam-se nos pontos de pressão, como os locais da pega do fórcipe ou das mãos do parteiro, tais como bochechas, ombros, costas, coxas e nádegas.

A etiologia é atribuída à isquemia resultante da compressão, com congelamento das gorduras locais.

As lesões desaparecem lentamente, levando meses para a resolução completa, podendo deixar cicatriz ou atrofia residual.

Lesões de músculos

• **Hematoma do esternocleidomastóideo** – resulta da tração exagerada por hiper-rotação do pescoço, geralmente em partos pélvicos. É massa perceptível geralmente no terço médio do músculo, evidenciável só na segunda semana de vida, quando se nota, às vezes, menor mobilidade e posição anômala do pescoço (torcicolo congênito).

O tratamento inicial baseia-se em movimentação passiva e posicionamento correto da cabeça no leito. A permanência do torcicolo pode exigir cirurgia.

Deve ser feito o diagnóstico diferencial com forma mais rara de torcicolo congênito, não associado à massa anormal do músculo, possivelmente secundária à posição intra-uterina e que se associa freqüentemente com escoliose, enrijecimento e contratura da musculatura das coxas.

• **Hematoma do masseter** – aparece logo após o parto, sendo ocasionado por compressão pelo fórcipe, evoluindo rapidamente, com reabsorção completa em poucos dias.

Lesões oculares – podem ocorrer hemorragias subconjuntivais e retinianas nos casos em que a cabeça já está exteriorizada e o corpo custa a nascer, ou nas circulares de cordão apertadas. Não se observam complicações ou seqüelas em tais casos. Outras vezes, surgem protrusões ou luxações do globo ocular conseqüentes a aplicações errôneas do fórcipe, de prognóstico relativamente bom, ocorrendo apenas queratite, que regride em um mês. Em raras eventualidades há rotura da córnea, com luxação do cristalino ou mesmo enucleação do globo ocular, com péssimo prognóstico, e, em raras ocasiões, fraturas na região de canal óptico que podem lesar o nervo.

Lesões dos ouvidos – há citações de traumatismo obstétrico na região temporal levando à surdez. Verificam-se também lesões dos pavilhões auditivos (abrasões, lacerações).

Lesões do nariz – a aplicação errônea do fórcipe pode resultar em luxações de cartilagens e, mais raramente, em fraturas dos ossos nasais. São raras.

Lesões de língua e palato – as manobras de Mauriceau para a extração da cabeça derradeira e a limpeza de secreções orais com gaze podem provocar escoriações na mucosa do palato, as denominadas *aftas de Bednar*, de bom prognóstico, mas que podem ser causa de recusa de alimentação pelo recém-nascido.

Lesões de cordas vocais – a paralisia unilateral de corda vocal é rara e deve-se a estiramento da região cervical e da cabeça, em partos pélvicos. Ocorre lesão do nervo recorrente laríngeo, principalmente à esquerda. Ao choro, observa-se estridor laríngeo inspiratório que pode confundir-se com laringomalacia e também dificuldade respiratória, cianose ou afonia. Recupera-se em quatro a seis semanas. Paralisias bilaterais podem decorrer de traumatismo aos dois nervos recorrentes, porém, com maior freqüência, resultam de lesão do sistema nervoso central, com hipóxia ou hemorragia do tronco cerebral.

Lesão do cordão umbilical – lacerações do cordão, hematomas e mesmo roturas resultam de trações exageradas, causando, por vezes, anemia aguda no recém-nascido.

Lesão da genitália externa – podem ocorrer lesões dos tecidos moles da genitália externa, especialmente em partos pélvicos de fetos macrossômicos. Escroto e grandes lábios apresentam-se com edema, equimoses, hematomas, quando são eles a parte apresentada e que envoluem bem em poucos dias. Em casos mais raros, pode haver hematoceles e também comprometimento de testículo e epidídimo, com aumento de volume destes. Exame urológico e eventual evacuação do sangue estarão indicados. Atrofia testicular e falha no crescimento do testículo são possibilidades raras.

TRAUMATISMOS VISCERAIS

São de ocorrência relativamente rara, tendo como etiologia o manuseio agressivo do tronco fetal em versões e extrações podálicas, manobras intempestivas de reanimação, ou pancadas sobre o abdome materno.

Fetos prematuros ou macrossômicos, ou ambos os casos, como ocorre com os filhos de mães diabéticas, ou em condições que tornem fígado, baço ou rins aumentados e frágeis, como infecções, eritroblastose, lues e malformações, favorecem os traumatismos. Transfusões intra-uterinas e amniocenteses têm atualmente contribuído para aumentar a casuística da entidade.

Lesões do fígado – causadas geralmente por traumatismo direto ou por estiramento do cordão umbilical, com desgarramento da face inferior do fígado (raríssimo). Forma-se inicialmente hematoma subcapsular, na maioria das vezes na superfície anterior do lobo direito, de evolução inicial lenta, que subitamente se rompe no primeiro, segundo ou até mesmo no sétimo dia de vida, após manipulação da criança. Mais raramente, a rotura se dá logo após o nascimento. Instala-se então quadro de choque hipovolêmico, com intensa palidez, hipotermia, taquicardias. O abdome se mostrará distendido, pastoso e com macicez nos flancos.

A punção abdominal revelará sangue, e o hematócrito e a hemoglobina se mostrarão baixos. O óbito poderá ocorrer caso não sejam tomadas providências para se corrigir com transfusões de sangue o estado de choque e não se recorra à cirurgia para reparar a ferida hepática.

Lesões do baço – a etiologia é semelhante à da rotura do fígado, bem como os sinais clínicos e a terapêutica. Nos casos de eritroblastose fetal, quando a víscera está aumentada e a probabilidade de rotura é maior, recomendam-se palpações cuidadosas e parcimoniosas.

Lesão das supra-renais – os traumatismos das supra-renais, e possivelmente infecções ou alterações da hemostasia e anoxia, produzem hemorragias e aumento de volume na(s) glândula(s), notados como tumoração no flanco, bilaterais em 10% dos casos, acompanhados, por vezes, de equimose no trajeto inguinal e do escroto. Poderá também haver hemorragia intraperitoneal maciça e morte ou instalação de quadro de insuficiência supra-renal, com febre, taquipnéia, palidez, cianose de lábios, pálpebras e leito ungueal, púrpuras, anorexia, vômitos, diarréia ou obstipação, desidratação, irritabilidade, hipoglicemia, convulsões e óbito. O tratamento consiste na correção do estado de choque com sangue e soluções hidrossalinas, uso de minerale e glicocorticóides, cloreto de sódio e cirurgia. Há casos de hemorragias que decorrem assintomáticas no período neonatal, vindo a ser diagnosticados posteriormente por calcificações aparentes à radiografia de abdome.

Lesões renais – ocorrem geralmente em casos de rins policísticos.

Lesões da bexiga – já foram descritas roturas da bexiga fetal em caso de traumatismo do abdome materno.

Lesões cardíacas – possíveis em manobras exageradas de re-animação.

Trombose de veias renais – já foi descrita tendo como causa traumatismos abdominais, revela-se por hematúria, presença de tumoração no flanco e exclusão renal à radiografia. Seu tratamento é conservador.

Lesões de vísceras ocas – lesões de esôfago, estômago e duodeno, resultando em perfuração, poderão ocorrer na passagem inábil de cateteres ou por uso de material muito rígido. Pneumomediastino, pneumoperitônio e peritonite instalam-se, exigindo punções, cirurgia e antibióticos.

Lesões pulmonares – roturas alveolares e conseqüentemente pneumotórax e/ou pneumomediastinos seguem-se a insuflações com pressões muito elevadas. Já foram observados pneumotórax após amniocenteses.

OUTRAS LESÕES

Lesões do esqueleto – incluem as lesões do crânio, dos ossos da face, da clavícula, do úmero, do fêmur, da coluna, as luxações e os descolamentos epifisários.

Lesões do crânio – são devidas à aplicação de fórceps ou à compressão contra o promontório, espinhas ciáticas ou cóccix maternos. As espontâneas localizam-se principalmente no parietal, porção posterior, em crianças de baixo peso. O tratamento consiste em sucção local, que poderá ser feita com aspirador elétrico de leite ou por meio de massagens digitais circulares nas bordas da depressão. Em casos de insucesso, realizar trepanação e levantamento ósseo com alavanca. A evolução é boa, não costumando deixar seqüelas. Muito raramente há hemorragia intracraniana e coleções subdurais. A radiografia de crânio é obrigatória.

Fissuras – são soluções de continuidade nos parietais ou no frontal.

Fraturas – quando pequenas, a cura é espontânea. Caso surjam sinais de irritação do sistema nervoso como dispnéia, convulsões etc., deve-se intervir cirurgicamente.

Fratura da base do crânio – é a separação da base e da porção escamosa do occipício produzindo hemorragia grave por lesão vascular, com choque, distúrbios neurológicos e saída de líquor pelos ouvidos e olhos. O tratamento consiste em transfusão de sangue, antibióticos e manutenção. O prognóstico é péssimo, com óbito ou seqüelas graves.

Fraturas de ossos da face – são graves. Exigem precocidade no tratamento por equipe multiprofissional constituída de neonatologista, ortopedista, oftalmologista e cirurgião plástico, a fim de se evitar deformidades permanentes.

Lesões de mandíbula e de mastóide – podem ocorrer geralmente por aplicação defeituosa de fórcipe em manobras de extração.

Fratura de clavículas – é a mais freqüente (90%) das fraturas em recém-nascidos, localizando-se na junção do terço externo com o médio do osso, sendo geralmente unilateral. Na maioria dos casos é em "galho verde". É provocada por pressão manual direta ou por tração excessiva no desprendimento de ombros ou de cabeça derradeira, ou ainda por contrações uterinas muito fortes ou manobra de Kristeller. Trata-se geralmente de fetos muito grandes. O diagnóstico é feito por crepitação e edema locais, assimetria no reflexo de Moro, impotência funcional do membro superior, choro à manipulação, ou pode passar despercebida, principalmente em prematuros, nos quais ela é em "galho verde", sem crepitação e edema. O exame radiológico confirma o diagnóstico, observando-se o fragmento interno em posição superior. O tratamento visa a reduzir a dor, recomendando-se enfaixamento toracobraquial como de Velpeau, acolchoando-se bem as axilas, e que deve permanecer por 10 a 15 dias. A ossificação se dá em 8 a 10 dias, deixando no local nódulo duro que desaparece gradativamente. Casos não-tratados evoluem igualmente bem.

Fatura do úmero – é a segunda em freqüência e origina-se nas manobras de abaixamento de braços, nas extrações pélvicas ou quando se faz o hipomóclio no úmero ou, raramente, pode ser espontânea. É sempre unilateral no terço médio. O braço apresenta-se anomalamente angulado e encurtado e pouco móvel; há edema e crepitação local; a criança chora de dor e o úmero é assimétrico. O exame radiológico revela a fratura geralmente transversa e completa, na união do terço superior com o médio, com o fragmento superior abduzido e o inferior muito deslocado para cima. A terapêutica consiste na imobilização em posição de abdução, ou na de Velpeau, com a mão mantida em dorsiflexão, após redução simples. A evolução é boa, mesmo quando há cavalgamento. O calo ósseo forma-se em três semanas. Há casos pouco comuns com complicações vasculares; em outros, associa-se paralisia radial.

Fratura do fêmur – é rara, acontece em casos de torções e estiramentos violentos, em versões ou extrações podálicas ou, ainda, em cesáreas com incisão reduzida. Observa-se concavidade ântero-posterior na coxa encurtada, edema e crepitação localizada, e choro da criança. O exame radiológico revela fratura transversa ou oblíqua no meio da diáfise, ou na união do terço médio com o superior, com o fragmento superior abduzido, fletido e rodado externamente, e o inferior puxado para cima. O tratamento consiste em imobilização com tração esquelética e cutânea de ambos os membros ao zênite, a coxa fletida sobre o tronco em ângulo reto, com peso suficiente para elevar ligeiramente as nádegas do plano do leito. Nessa posição, deve-se ter o cuidado com a alimentação da criança, que poderá regurgitar e aspirar o leite, ou ter infecção pulmonar por estase. A consolidação verifica-se ao término de 10 a 12 dias, e a cura, em três semanas. O resultado funcional e estético é bom, nunca atrapalhando a futura deambulação no seu início e na sua forma.

Fratura de costelas – é devida a compressões exageradas durante o desprendimento do tronco e mesmo em manobras de reanimação. Há edema e crepitação locais e redução na expansão respiratória. Recomenda-se enfaixamento torácico que, no entanto, oferece riscos, por diminuir as incursões respiratórias e, conseqüentemente, o arejamento pulmonar.

Descolamentos epifisários – são pouco comuns, podendo localizar-se nas epífises umerais e femorais, coincidindo quase sempre com outras lesões. No descolamento da epífise superior umeral, o ombro permanece imóvel e há crepitação e derrame articular. Inicialmente, não se observa à radiografia. O calo forma-se em 5 a 10 dias, e a consolidação, em 20. No descolamento epifisário femoral, o joelho fica em flexão, e o quadril, em rotação externa. Há dor à movimentação causando choro e intranqüilidade. A radiografia simula luxação congênita.

Luxações – podem ocorrer no ombro e na mandíbula. No primeiro caso, o aspecto é o da paralisia braquial, enquanto, no segundo, provocadas por manobra de Mauriceau, a redução é fácil e existirá certa recusa do recém-nascido em aceitar a alimentação.

Fratura de coluna vertebral – tem-se separação forçada das vértebras com rotura de ligamentos e mais raramente fraturas entre C3 e T1, luxações e subluxações e esquírolas ósseas. É rara e grave por acometimento da medula óssea.

TRAUMATISMOS DO SISTEMA NERVOSO CENTRAL

São os mais importantes, pelo risco para a vida e seqüelas graves; há, entretanto, casos leves que passam despercebidos ou são confundidos com outras doenças, como infecções, hipoglicemia, hemorragia das supra-renais etc.; pode também haver danos neurológicos sem história de traumatismo, sendo de origem pré-natal.

As lesões do sistema nervoso central incluem: a) hemorragias intracranianas – epidurais, subdurais, subaracnóideas, intraventriculares e intraparenquimatosas; b) edema cerebral, anoxia, isquemia, depressão por drogas; esses diferentes tipos se apresentam entrelaçados, raramente isolados; c) traumatismos medulares – hematomas, secção medular por deslocamento do corpo vertebral, compressões, edema; d) estiramento do pedúnculo – é errôneo manter o recém-nascido pendurado pelos pés logo após o nascimento.

FATORES PREDISPONENTES – prematuridade, macrossomia fetal, deficiência do pré-natal e de meios de diagnóstico da condição fetal, capacidade e experiência de quem conduz o parto, partos distócicos com desproporção cefalopélvica, apresentações transversas ou pélvicas, distocia de ombros, anéis de contrição, fórcipes de difícil aplicação, trabalho de parto prolongado ou muito rápido com descompressão brusca do pólo cefálico, oligoidrâmnio, eclâmpsia, placenta prévia, descolamento prematuro da placenta, sedação materna exagerada, prolapso do cordão, doenças cardiorrespiratórias maternas descompensadas, mães de baixa estatura são os vários fatores predisponentes aos traumatismos do sistema nervoso central.

FATORES DESENCADEANTES – são de origem *mecânica*, como compressões, distorções, trações, manobras de versão, aplicação de fórcipes ou vácuo-extrator. As ações mecânicas submetem o aparelho de contenção do cérebro, especialmente a foice e a tenda do cerebelo, a esforços e deformações exageradas, com aumento de um diâmetro e diminuição de outros, levando à rotura dessas estruturas e, nos casos mais acentuados, à lesão dos seios venosos aí alojados, como os sagitários, os retos e os transversos. Podem também ser lesados por traumatismos os vasos em ponte dos hemisférios e a veia de Galeno ou cerebral interna. À rotura dos vasos, seguem-se hemorragias, geralmente de localização subdural.

Nos casos de *anoxia*, ocorridas em prematuros, há contribuição de outros fatores, como fragilidade capilar por diminuição na espessura vascular e pobreza de tecido elástico, como também distúrbios na coagulação. Em conseqüência, têm-se estase venosa, trombose venosa profunda, lesão endotelial, infartos locais e hemorragias. Os pontos preferenciais estão na matriz germinativa da região subependimária dos ventrículos laterais, a qual é ricamente vascularizada e com seus vasos quase sem suporte conjuntivo. O hematoma formado esvazia-se no ventrículo, podendo atingir o espaço subaracnóideo, ultrapassando os forames de *Luscka* e de *Magendie*. Menos freqüentemente, essas hemorragias de causa anóxica se instalam sobre os hemisférios, produzindo hemorragias subaracnóideas. Mais raramente, a localização é intraparenquimatosa.

As lesões podem também ser devidas ao *edema* resultante da anoxia e das hemorragias, com conseqüente compressão e isquemia do tecido nervoso.

QUADRO CLÍNICO – é muito variável, em conformidade com a intensidade e a localização do traumatismo. Poderá ser de instalação muito precoce e de grande intensidade e evolução rápida para o óbito, ou ser mais leve e de instalação mais tardia, ou mesmo passar despercebido. Para aumentar as dificuldades diagnósticas, outras entidades de origem infecciosa, malformativa, endócrina etc. podem ter sintomatologias semelhantes.

Os sintomas e os sinais costumam ser mais evidentes nas crianças de maior peso e é difícil distinguir-se os causados pelos traumatismos de origem anóxica, havendo entrelaçamento dos dois.

A sintomatologia deve-se principalmente a compressão do pedúnculo cerebral ou irritação cortical, ou mesmo estado de choque, edema cerebral e hipertensão endocraniana, sonolência, letargia, coma ou irritabilidade, estados alternados de consciência, choque, choro incessante, irregular, agudo (grito de pavão), grosseiro ou ausente, fácies sofrido, com excesso de rugas na fronte, palidez, icterícia, petéquias, crises de cianose, respiração irregular com períodos de apnéia e de hiperventilação, hipotonia generalizada com postura anômala (braços em flexão e pernas em extensão), hipo ou arreflexia com Moro ausente ou muito débil, hiperreflexia profunda (Babinski positivo), opistótono, tremores musculares irregulares ou convulsões localizadas ou generalizadas, tônicas ou clônicas, hemiparesias, trismo, nistagmo, estrabismo, paralisias oculares, assimetria de pupilas, "sinal do sol poente", papiledema, hemorragias retinianas, tensão de fontanelas, afastamento de suturas, veias epicrânicas distendidas, perímetro craniano aumentado, hipo ou hipertermia (anarquia térmica), vômitos, perda de peso, sucção débil, dificuldade na deglutição são os principais sintomas.

Líquido cefalorraquidiano (LCR) – sempre hemorrágico, hiperprotéico e hipercelular nas hemorragias subaracnóideas, intraventriculares e nas grandes hemorragias subdurais, nas quais a lesão se propaga à aracnóide, mas podendo ser límpido nas coleções subdurais e nas hemorragias intraparenquimatosas e epidurais. As hemácias, presentes no líquido, mostram-se parcialmente degeneradas, crenadas, e observam-se xantocromias liquóricas. Nos casos de acidente de punção, as hemácias serão íntegras. Colhido em tubos seriados, vê-se o clareamento do LCR nos casos de acidentes de punção.

Pesquisa de coleção subdural – feita através dos ângulos da fontanela bregmática, revelando líquido vermelho-escuro, incoagulável, na quantidade de 2ml ou mais, e com proteínas superiores a 40mg%. Realizar: a) punção ventricular nos casos suspeitos de hemorragia intraventricular; b) determinação da taxa de hemoglobina e do hematócrito, que revelam queda progressiva com agravamento da hemorragia; c) fundoscopia ocular, revelando hemorragias retinianas e, raramente, papiledema; d) transiluminação, ecoencefalografia, radiografia simples do crânio, tomografia seriada computadorizada, encefalogramas com isótopos radioativos, ressonância magnética, os quais são técnicas utilizadas na localização de coleções subdurais, na avaliação de espessura cortical, do volume dos ventrículos, da localização das lesões, de fraturas ósseas etc.

TRATAMENTO – estão indicados os seguintes procedimentos: reduzir ao mínimo o manuseio do recém-nascido; colocação da criança em incubadoras com temperatura mantida na faixa de conforto térmico, em posição semi-sentada; aspiração freqüente de mucosidades; reconhecimento e tratamento das hipóxias; retardo na alimentação por via oral, fornecendo-se líquidos e calorias por via parenteral e, quando possível, passando-se sonda gástrica; correção da anemia com sangue; profilaxia e tratamento das convulsões com diazepínicos, *hidantoinatos, barbitúricos*; sedação, manutenção de vias aéreas permeáveis, respiração assistida quando necessário, tratamento do edema cerebral com diuréticos, plasma, dexametasona; diagnosticar e tratar meningites que podem estar associadas; esvaziar as coleções subdurais e extradurais e ligação dos vasos sangrantes; e tratamento da hidrocefalia quando instalada e progressiva.

PROGNÓSTICO – será tanto pior quanto mais precoce e intensos forem os sinais e os sintomas, casos em que a taxa de mortalidade nas primeiras 24 a 48 horas pode atingir 50%. Nas hemorragias intraventriculares e nas grandes hemorragias subdurais, a mortalidade é muito alta. Nos sobreviventes, podem-se instalar seqüelas neurológicas precoces ou tardias, tais como epilepsias, retardo no desenvolvimento psíquico e somático, paralisias, movimentos involuntários, espasticidade e hidrocefalia. Nos casos da hemorragia supratentorial, o comprometimento cortical costuma ser maior. Casos que, no entanto, parecem muito graves no berçário poderão ter evolução satisfatória em cerca de um terço das vezes.

PROFILAXIA – evitar os fatores predisponentes e desencadeantes já citados.

TIPOS DE TRAUMATISMOS

Hemorragia epi (extra) dural – geralmente devida à fratura do crânio parietal, com rotura da artéria meníngea média, ou por formação de cefalematoma interno. Evolui para óbito quando não se intervém: esvaziando-se o hematoma e ligando-se os vasos sangrantes. Acontece em partos prolongados, nos pélvicos, nas manobras de versão, nos fórcipes altos. Os sintomas são os de hipertensão endocraniana (vômitos, alterações dos sinais vitais, inconsciência), sinais de lateralização (reações pupilares assimétricas, sinais focais, hemiparesias) e, raramente, choque.

Hemorragia subdural – é devida à moldagem excessiva da cabeça ou ao fórcipe alto, com rotura de vasos que vão da dura-máter à aracnóide, rotura de tendas do cerebelo, da foice do cérebro e da veia Galeno. A hemorragia forma-se sobre os hemisférios cerebrais ou na fossa posterior. O sangue é incoagulável e forma-se película que coleta água e faz aumentar a coleção com maior compressão sobre o cérebro e o cerebelo. Geralmente assintomática nos casos leves, podendo até ser apenas achado de necropsia. Quanto mais intensa for a hemorragia, mais aparecerão sintomas de compressão e irritação cortical na localização supratentorial ou de compressão do tronco cerebral na localização infratentorial. Têm-se então choque, irritação cerebral, aumento das fontanelas, vômitos, falta de ganho de peso, cianose, diminuição de reflexos, convulsões etc. A punção lombar revela LCR normal. Deve-se fazer pesquisa de sangue no espaço subdural por punção no ângulo externo da fontanela anterior.

Hemorragia subaracnóidea – é a forma mais freqüente, devida à anoxia ou à rotura de aneurisma, podendo associar-se à hemorragia subdural ou à epidural, quando então o prognóstico é mais grave. Acomete mais os prematuros, sendo o diagnóstico feito pelo achado de LCR hemorrágico. Em geral, a sintomatologia é limitada ou ausente. Poucas vezes, principalmente em recém-nascidos de termo, podem surgir convulsões no segundo e terceiro dias de vida, com recuperação sem seqüelas; mais raramente ainda, sinais de hipertensão endocraniana (convulsões refratárias) e evolução para hidrocefalias por bloqueio da reabsorção do LCR no espaço subaracnóideo. Pode também evoluir para retardo neuromotor. A conduta é expectante quando não houver hipertensão endocraniana. O tratamento será de manutenção. O prognóstico

nos casos graves é de óbito na metade dos casos, morbidade neurológica e dilatações motoras, distúrbios visuais e auditivos e alterações cognitivas. A profilaxia é a prevenção do parto prematuro.

À ultra-sonografia (possível até o sexto mês de vida) e à ressonância magnética (possível desde que a criança não esteja em ventilação assistida), observam-se lesões ósseas quando presentes (separação dos discos, fraturas dos corpos vertebrais, roturas de ligamentos, luxações e subluxações, esquirolas ósseas), secções e transecções medulares, hematomielias, mielomalacias, edemas, avulsões, adelgaçamentos e seringomielia.

A mielografia é de pouco uso por ser processo invasivo, podendo mostrar-se útil no diagnóstico de compressões extra-axiais, expansão da medula e adelgaçamentos.

O prognóstico é quase sempre ruim, podendo haver óbito em poucas horas nas lesões altas, ou a lesão mostra-se irrecuperável com instalação de distúrbios tróficos, contratura de membros, atrofia cutânea, anidrose, retenção fecal e urinária, infecção urinária e diminuição de crescimento dos membros. Os casos de melhor prognóstico são aqueles em que só houve edema ou pequenas hemorragias ou ainda discreta compressão por vértebra luxada ou por esquírola óssea. Nestes últimos casos, a cirurgia pode ser útil. A lesão medular pode levar à seringomielia e à infecção urinária ou à morte no primeiro ano de vida. O tratamento inclui fisioterapia, prevenção de escaras, ventilação assistida, se necessário, e até aplicação de "pace-maker" em distúrbios cardíacos.

Traumatismos do pedúnculo cerebral – podem resultar do estiramento conseqüente à prática antiga de se manter o recém-nascido pendurado pelos pés após o nascimento.

O infundíbulo hipofisário poderá ser comprimido por tração, mesmo em parto vaginal normal e mais facilmente nos pélvicos, e ser causa de hipopituitarismo.

Traumatismos de vasos cerebrais maiores – podem resultar em aneurismas que se manifestarão na idade adulta.

TRAUMATISMOS DO SISTEMA NERVOSO PERIFÉRICO

Paralisia facial – sua freqüência se situa em 0,1 a 1,8%, sendo 90% em partos a fórcipe. Resulta da compressão da colher do fórcipe sobre o nervo em seus ramos superior e inferior ou da compressão da cabeça fetal junto ao promontório materno, ou na posição fetal, em que o ombro comprime demasiadamente a mandíbula traumatizando o nervo. A paralisia facial pode, por vezes, depender da hemorragia na região pontina ou de anoxia ou, ainda, da agenesia nuclear do facial. A paralisia facial, quase sempre unilateral, caracteriza-se por repuxamento da comissura labial do lado sadio e dificuldade de oclusão das pálpebras do lado comprometido, observável durante o choro, apresentando sulcos da pele ausentes no lado acometido. Na modalidade central, está comprometido apenas o ramo inferior do facial, sendo respeitadas as pálpebras, havendo, entretanto, sinais de comprometimento de outros nervos cranianos e ela é freqüentemente bilateral. O prognóstico é bom, com recuperação total em 90% dos casos. Casos persistentes serão tratados com enxertos ou transferência de nervos, e fisioterapia com estimulação farádica da musculatura comprometida.

Paralisia braquial – é de freqüência relativamente alta (2 a 4%) e está associada às manobras de desprendimento de ombros, ao abaixamento de braços ou à retirada da cabeça derradeira nos partos pélvicos. É concomitante com fratura de clavícula e macrossomia. Edemas e hematomas locais comprimindo os cabos nervosos e, menos freqüentemente, o arrancamento de raízes são as lesões observadas. O quadro clínico depende do local do plexo que foi lesado. A lesão acontece em cerca de 50% dos casos nas raízes C5 e C6 do plexo braquial superior, de tipo Erb-Duchenne, com resposta unilateral ao reflexo de Moro, mas com permanência da preensão bilateralmente; braço inerte ao lado do corpo em adução, rotação interna ao nível do ombro, que fica caído, pronação dorsal, tendendo a palma da mão a ficar voltada para cima, seu dorso em contato com o corpo e os dedos fletidos, às vezes, com leve desvio cubital. Pode haver palidez no membro e aumento de volume da fossa supraclavicular.

Às vezes, a paralisia braquial pode associar-se a comprometimento concomitante do nervo frênico, com crises de cianose provocadas por paralisia do diafragma.

As lesões de C8-T1, mais raras (2 a 4%), evidenciam-se por mão pronada, com dedos fletidos e ausência de preensão reflexa. O comprometimento de fibras do simpático da raiz T1, quando presente, resulta na síndrome de Horner, com ptose palpebral, miose e falta de pigmentação na íris do lado lesado, enoftalmia e até mesmo discreta paralisia facial.

Quando o comprometimento é de todo o plexo (cerca de 40%), indo de C5 a T1, todos os músculos do braço estarão paralisados, havendo uma diminuição acentuada ou ausência dos reflexos profundos.

O diagnóstico completa-se com radiografia que afasta fraturas de úmero, de clavículas, descolamentos epifisários, osteocondrite, especialmente as luéticas (pseudoparalisia de Parrot).

O prognóstico é geralmente bom nas paralisias superiores, a maioria regredindo em três a seis meses, em apenas 19% dos casos a paralisia se mantém por mais de dois anos. Na paralisia de Klumpke, o prognóstico é reservado, e nos casos de paralisia total ele é ruim. Os casos mais graves de paralisia total podem ter como seqüelas parada de crescimento ósseo do braço e alterações sensoriais permanentes.

Como auxiliares no diagnóstico e no prognóstico, pode-se utilizar, em raros casos, o estudo da condução nervosa, a eletromiografia e a ressonância magnética, esta última podendo revelar sinais de pseudomeningocele, indicativos de avulsão completa. A mielografia com tomografia computadorizada revela desagregação pré-ganglionar, pseudomeningoceles e avulsão de raízes, porém é método invasivo.

A conduta consiste em repouso postural alternado com exercícios diários dos músculos paralisados, para se evitar as contraturas. Recomenda-se o enfaixamento toracobraquial, como o de Velpeau, com a mão colocada sobre o ombro oposto, assim permanecendo por duas a três semanas e sendo trocado com freqüência. Devem ser evitados os aparelhos gessados na posição de esgrimista, pois acentuam a atrofia das partes moles e apresentam o perigo das escaras e de luxação escapuloumeral. Pode-se também, por meio de três alfinetes, propiciar a posição de esgrimista e evitar os perigos supramencionados. Na paralisia de Klumpke, a mão será mantida em posição neutra de função, iniciando-se a fisioterapia.

O tratamento cirúrgico, incluindo neurorrafias e transferências de nervos, só se efetua com 3 a 6 meses ou até o primeiro ano de vida, mais precocemente quando o exame elétrico revelar inexcitabilidade contínua da musculatura afetada. Nesses procedimentos cirúrgicos, há perigo de infecções e queimaduras provocadas pelos instrumentos cirúrgicos, e o sucesso nem sempre é obtido. Como procedimentos paliativos, têm-se ainda transferências de tendões (grande dorsal para rotadores), para beneficiar a rotação externa.

Paralisia radial – representa cerca de 10% das paralisias obstétricas, estando associada ao traumatismo do úmero nos casos de preensão exagerada do braço pela mão do parteiro ou por instrumentos. Clinicamente, observa-se, na maioria dos casos, mão pendente, pulso caído, palma da mão escavada, dedos semifletidos e polegar em flexão. Por vezes, tem-se comprometimento dos músculos do antebraço, que se mantém em semiflexão sobre o braço, e perda do tono dos extertores e supinadores. Mais raramente, haverá comprometimento tricipital. Pode-se observar, na pele do braço, equimoses, hematomas, edema e adiponecrose. O diagnóstico diferencial deve ser feito com outras paralisias obstétricas e lesões osteoarticulares. A paralisia pode durar de quatro a oito semanas e sofrer regressão que dura até 24 meses, podendo, então, deixar seqüelas. O tratamento consiste na imobilização de Velpeau ou em posição de esgrimista, evitando-se aparelhos gessados que, quando usados, devem ser retirados com freqüência para permitir fisioterapia logo que a dor o permita, com movimentação passiva e massagens cuidadosas e delicadas nos cotovelos, antebraços, punhos e dedos. Procedimentos cirúrgicos só na fase de seqüelas, após 2 anos de vida.

Paralisia do nervo frênico – resulta da compressão do pescoço na região do trígono dos escalenos ou da hiperextensão cervical lateral. Pode aparecer isolada ou acompanhada de paralisia braquial superior e manifesta-se por dificuldade respiratória, crises de cianose, assimetria no tórax à expansão, sendo esta de tipo torácico. Haverá dificuldade à alimentação, com episódios de aspiração de leite e conseqüente broncoscopia. À radiografia, especialmente à radioscopia, verifica-se diafragma paralisado ou assimetria, com elevação paradoxal durante a inspiração. O lado lesado coloca-se em posição mais elevada. O diagnóstico diferencial será feito com a eventração diafragmática congênita. Poderá haver regressão, que se completará em duas a seis semanas, ou ser necessário o tratamento cirúrgico que consiste no pregueamento da hemicúpula paralisada. Antibióticos serão usados na eventualidade de broncopneumonia aspirativa.

Paralisia do nervo recorrente – as lesões do nervo recorrente levam à paralisia das cordas vocais. Quando unilaterais, geralmente no lado esquerdo, têm como causa a tração excessiva do pescoço na extração da cabeça derradeira ou na aplicação do fórcipe. O choro do recém-nascido será rouco e poderá haver estridor laríngeo. Cuidados devem ser tomados com a alimentação do recém-nascido, a fim de ser evitada a broncopneumonia aspirativa. As lesões bilaterais são geralmente motivadas por lesões do sistema nervoso central em casos de hemorragias intracranianas e produzem sintomas respiratórios graves.

Lesão do plexo lombossacro – é rara, devendo ser suspeitada em recém-nascidos com paralisia de um dos membros inferiores. Ocorre em partos pélvicos e requer diagnóstico diferencial com mielomeningocele, hemiplegia flácida e traumatismo ciático por injeção intramuscular na região glútea.

BIBLIOGRAFIA

1. COSTA, H.P.F. – Tocotraumatismos. In Alves Filho, N. & Correa, M.D., eds. *Manual de Perinatologia*. 2ª ed., Rio de Janeiro, Medsi, 1995. 2. RAMOS, J.L.A. & TROSTER, E.J. – Trauma do recém-nascido: aspectos neonatais. In Neme, B. *Obstetrícia Básica*. São Paulo, Sarvier, 1994. 3. RAMOS, J.L.A. & ARAUJO, J. – Trauma obstétrico. Aspectos neonatais. In Marcondes, E., ed. *Pediatria Básica*. 8ª ed., São Paulo, Sarvier, 1991.

Poluição Ambiental e sua Repercussão sobre o Feto

SAMUEL SCHVARTSMAN

O crescimento e o desenvolvimento do grupo pediátrico realizam-se caracteristicamente em ambientes variados, sucessivos ou simultâneos, inter-relacionados e interdependentes, que esquematicamente incluem o matroambiente (organismo materno), o microambiente (moradia da criança), o medioambiente (região onde se situa a casa, incluindo rua, bairro etc.) e o macroambiente, que compreende os grandes fatores geoclimáticos.

Cada um deles, apesar de sua interdependência, desempenha evidentemente um papel mais importante, de acordo com o estágio de desenvolvimento infantil. Assim, para o organismo embrionário ou fetal, é o matroambiente que se destaca; para o lactente, o microambiente; enquanto para o escolar, o medioambiente. Por meio deles, a criança está sujeita a agressões as mais variadas, incluindo agentes físicos e principalmente agentes químicos e, além desses, quando no organismo materno, a medicamentos ministrados à mãe e seus metabólitos. Sabemos que a placenta constitui uma membrana relativamente fácil de atravessar, pois o principal mecanismo de passagem transplacentária é o da difusão simples, em que grande número de drogas e substâncias químicas satisfaz as condições adequadas.

O organismo materno é exposto aos diversos ambientes descritos anteriormente, os quais, estando contaminados ou poluídos em suas diversas situações, incluindo atmosfera, solo, água e alimentos, poluem também o organismo materno, com conseqüente repercussão sobre o ser em desenvolvimento, evidenciada desde os mais graves efeitos lesivos – morte embrionária ou fetal – até sutis alterações do comportamento.

Apesar da grande variedade dos efeitos da poluição ambiental, são mais bem documentados e têm grande importância atual os problemas conseqüentes a mutagênese, carcinogênese e teratogênese química.

Mutagênese química é o mecanismo de produção de novos genes, geralmente por erros de pareamento de bases da molécula de DNA, por ação de substâncias químicas.

A ação mutagênica de agentes químicos na espécie humana poderia ser confirmada por dados obtidos do homem, o que, sob o ponto de vista profilático, é inadequado, pela impossibilidade de constatação prévia. Assim sendo, os dados de laboratório são importantes, sendo atualmente valorizados alguns, como o teste citogenético, o teste do hospedeiro intermediário e o teste da dominância letal. Esses testes, embora de confiança, não permitem medidas profiláticas adequadas, sendo, nesse sentido, conveniente considerar, até prova em contrário, qualquer substância enquadrada no quadro 5.3, como potencialmente mutagênica na espécie humana.

Esses critérios, juntamente com os dados clínicos e experimentais, permitiram evidenciar novas substâncias suspeitas ou reconhecidas como mutagênicas, algumas das quais estão relacionadas no quadro 5.4, no qual, além das classicamente reconhecidas como tais, várias merecem a devida atenção do médico, particularmente do pediatra. As nitrosaminas, que até há pouco tempo eram largamente utilizadas como aditivos alimentares, as aflatoxinas que são micotoxinas encontradas com freqüência em cereais estocados, particularmente no amendoim, e responsáveis por vários efeitos lesivos, especialmente hepático, além dos mutagênicos, o benzopireno, importante poluente atmosférico e encontrado em concentrações

Quadro 5.3 – Agentes potencialmente mutagênicos na espécie humana.

- Compostos relacionados a mutágenos conhecidos ou suspeitos
- Depressores medulares
- Inibidores da espermatogênese ou oogênese
- Inibidores da mitose
- Agentes teratogênicos
- Mutágenos em espécies animais
- Agentes carcinogênicos
- Compostos que estimulam a atividade ou o crescimento celular ou orgânico
- Imunossupressores
- Compostos absorvidos continuamente e retidos prolongadamente

Quadro 5.4 – Substâncias químicas reconhecidas ou suspeitas como mutagênicas.

Tipo	Exemplos
Quimioterápicos antineoplásicos	Mostarda nitrogenada
Aminas aromáticas	2-naftilamina
Nitrosaminas	Benzidina, dimetilnitrosamina
Hidrocarbonetos clorados	Cloreto de vinila, aldrin, dieldrin
Hidrocarbonetos aromáticos polinucleares	Antraceno, 3-4-benzopireno
Metais	Arsênico, berílio, cromatos
Hormônios esteróides	Dietilestilbestrol
Psicodislépticos	LSD, maconha (?)
Toxinas vegetais	Cicasina, aflatoxinas

relativamente elevadas na fumaça de cigarro, e o LSD, alucinógeno, cujos efeitos mutagênicos foram suficientemente confirmados em animais de laboratório e na espécie humana.

A substância lesiva pode agir sobre o gene (mutação gênica) ou sobre o cromossomo (mutação cromossômica) da célula germinativa, ou então da célula somática. Nesse caso, seus efeitos não são transmitidos ao novo indivíduo e dependem da célula atingida. Assim, por exemplo, uma substância que age sobre o equipamento genético das células da medula óssea pode torná-las capazes de crescimento e multiplicação mais rápidos. Atingida a linhagem leucocitária, a leucemia seria a conseqüência. Haveria, portanto, uma certa relação entre mutagênese e carcinogênese.

Admite-se atualmente que larga proporção de neoplasias humanas está diretamente associada com substâncias existentes no meio ambiente. A indução neoplásica descrita na espécie humana, no indivíduo adulto, quase sempre em conseqüência de exposição ocupacional, passou também a ser objeto de preocupação dos pediatras, após os trabalhos iniciais de Larsen, demonstrando indução neoplásica na descendência de indivíduos expostos ao agente químico e também pela verificação de certas características próprias dos tumores no grupo pediátrico, muitos dos quais são acompanhados de malformações congênitas e incidem precocemente (Quadro 5.5).

Quadro 5.5 – Características das neoplasias pediátricas.

Neoplasias	Características
Leucemia	Mortalidade maior aos 4 anos de idade Aberrações cromossômicas
Tumor de Wilms	Mortalidade maior aos 4 anos de idade Aniridia Hemi-hipertrofia
Neuroblastoma	Mortalidade maior aos 4 anos de idade
Linfomas	Disgenesia gonadal
Retinoblastomas	Mortalidade maior em idades inferiores a 5 anos
Ependimoma	Mortalidade maior em idades inferiores a 5 anos
Rabdomiossarcoma	Mortalidade maior em idades inferiores a 5 anos
Meduloblastoma	Mortalidade maior em idades inferiores a 5 anos Esclerose tuberosa

Atualmente, descrevem-se cerca de 30 substâncias químicas de efeitos carcinogênicos na descendência quando administradas ao organismo materno em animais de laboratório. Algumas dessas substâncias estão relacionadas no quadro 5.6.

Quadro 5.6 – Agentes carcinogênicos pré-natais.

Agente	Animal	Tumor
Dibenzantraceno	Camundongo	Pulmonar primário
Uretana	Camundongo	Pulmonar
Cicasina	Ratos	De cérebro e de jejuno
Etiniltrosouréia	Ratos	De cérebro e de medula
Dietilidrazina	Ratos	De cérebro e de nervos periféricos

Na espécie humana, além dos possíveis efeitos carcinogênicos pré-natais da fumaça de cigarro (por estímulo da benzopireno-hidroxilase placentária) e do estilbestrol (adenocarcinoma vaginal), merecem ser considerados os antagonistas do ácido fólico, drogas imunossupressoras, cloranfenicol, alquimercúrio, bifenis policlorados etc.

Quanto mais jovem o animal, tanto maior sua sensibilidade à maioria dos carcionógenos químicos. Uma das hipóteses para explicar esse fato seria a falta ou a deficiência de competência imunológica no feto, que então não teria condições de reconhecer a célula tumoral como anormal.

Recentemente, verificou-se a presença de uma proteína característica no soro de animais com câncer hepático, inclusive no homem. Essa proteína tem o mesmo comportamento imunoeletroforético da alfa-fetoproteína encontrada no soro fetal, de gestantes, e também no líquido amniótico. Observou-se também que ratos tratados com diversos hepatocarcinógenos desenvolvem títulos positivos de feto-proteínas após poucas semanas.

Por definição, agente teratogênico é uma substância que produz alterações degenerativas em qualquer sistema em desenvolvimento e, portanto, não atua sobre um sistema já formado. Isso implica a existência de um período crítico, em que sua ação sobre o ser em desenvolvimento é mais evidente, correspondendo, na espécie humana, ao período de embriogênese (quinta a oitava semanas de gestação), e a existência de um período de determinação específico para cada órgão e sistema. Esse período de determinação seria para o cérebro de 2 a 12 semanas de gestação, para os olhos e coração, de 3 a 8 semanas de gestação, para os lábios entre a quinta e a sétima semanas, etc.

Admite-se também a existência de uma dose crítica com a qual o agente produziria o máximo de efeitos teratogênicos. No entanto, Karnofsky acentua que qualquer droga, ministrada em dose apropriada, no momento adequado do desenvolvimento embrionário da espécie conveniente, poderá causar alterações no desenvolvimento.

Entre as substâncias químicas suspeitas de serem teratogênicas em animais de laboratório e na espécie humana, convém citar os anfetamínicos que, em camundongos, determinam anomalias cardíacas, lábio leporino e anomalias oculares, mas ainda não evidenciaram nenhum efeito na espécie humana. O LSD determinou, em camundongos, elevada porcentagem de malformações congênitas, principalmente cerebrais. Na espécie humana, os resultados são conflitantes, confirmando-se numerosos casos de anomalias congênitas, discutindo-se, no entanto, se conseqüentes a mutações ou efeitos teratogênicos.

Em relação à maconha, existe grande número de trabalhos experimentais ou clínicos, também em conclusões conflitantes. Parece provável que o tetraidrocanabinol seja mais embriotóxico do que teratogênico. Quanto aos efeitos do álcool, descreve-se atualmente uma síndrome de alcoolização fetal em recém-nascidos de alcoólatras crônicas, com alterações anatômicas e fisiológicas bem definidas.

Os metais estão sendo objeto de exaustivos estudos e de preocupação universal, uma vez que, em decorrência do progresso tecnológico, sua concentração ambiental aumentou significativamente. Mercuriais orgânicos demonstraram nítidos efeitos teratogênicos, quer em animais de laboratório, quer nos vários incidentes conseqüentes à contaminação ambiental: Minamata, Rio Agano, Guatemala, Iraque etc. Chumbo, manganês, zinco, molibdênio produziram efeitos teratogênicos variáveis em diversas espécies animais, mas ainda não relatados na espécie humana.

Entre os pesticidas, DDT e 2,4,5-T, utilizados em conjunto em uma formulação química na guerra do Vietnã sob o nome de "agente laranja", foram considerados teratogênicos para a espécie humana. No entanto, estudos mais aprofundados demonstraram que, ao menos na espécie humana, o DDT não é teratogênico, e que essa propriedade no 2,4,5-T era devida a um contaminante, a dioxina.

Convém ressaltar que, além das sustâncias anteriormente descritas, já são bem conhecidos como agentes teratogênicos confirmados na espécie humana a talidomida, os andrógenos, os estrógenos, a vitamina D, os antimetabólitos como a aminopterina e os compostos alquilantes como bussulfan e mostarda nitrogenada, e como possíveis agentes teratogênicos na espécie humana a meclizina, a fenmetrazina, os hidantoinatos, a quinina, as tetraciclinas e a ciclofosfamida.

O Recém-Nascido:
Conceitos e Cuidados Básicos

coordenadores JOSÉ LAURO ARAUJO RAMOS
FLÁVIO ADOLFO COSTA VAZ

1 O Recém-Nascido Normal

JOSÉ LAURO ARAUJO RAMOS

O recém-nascido normal é sempre ansiosamente esperado, antes mesmo da concepção, e é grande a felicidade dos pais que vêem essa "normalidade" manter-se por meio da gestação e confirmar-se após o nascimento.

Pouco se ocupam os textos da Pediatria e Neonatologia a abordar ou mesmo conceituar "recém-nascido normal". Talvez isso se deva a que o recém-nascido normal seja "evidente" por si mesmo, e que a "normalidade" se manifeste pela ausência da necessidade de medidas ou cuidados especiais.

Na concepção de Pedro de Alcantara *não se conhece a criança normal*, dada a variedade de valores normais que cada atributo da criança pode apresentar, sem que se exprimam anormalidades de outros atributos. Assim, "criança normal" é um conceito subjetivo, variando segundo o grau de percepção ou de conhecimento do médico que a avalia.

A transição de "anormal" para "normal" pode ser gradual, e não uma questão de "ser ou não ser". Se os atributos diversos de uma criança forem examinados em separado, com vistas ao diagnóstico de normalidade destes, a criança que tenha um atributo considerado anormal foge ao diagnóstico de "criança normal"? Ou se esse atributo for relativamente pouco importante em termos de saúde geral naquele momento (por exemplo, uma mama supranumerária, uma hérnia umbilical, uma fratura perinatal de clavícula) "consente-se" no diagnóstico de normalidade?

Essas dificuldades em conceituar "criança normal" provavelmente se mostram mais agudas quando se lida com o recém-nascido, talvez porque ele seja conhecido "há menos tempo" ou porque sua curta mas freqüentemente complexa história neonatal soma-se a uma história pré-natal recente, em que grande número de eventos pode estar repercutindo nos atributos do recém-nascido.

Assim, sendo difícil diagnosticar a "normalidade" ao nascimento, talvez a real importância dessa conceituação seja de se permitir evitar intervenções desnecessárias do médico, com considerável risco de iatrogenia.

Procurando-se uma conceituação prática, mesmo levando em conta as dificuldades já citadas, aceitaríamos em princípio como "normal" um recém-nascido de termo (com 37 a 42 semanas de idade gestacional) nascido com boa vitalidade (com contagem de Apgar de 7 ou mais com 1 e 5 minutos de vida), sem sinais de desvios do crescimento intra-uterino (com peso situado entre os percentis 10 e 90, preferentemente na curva de crescimento do próprio Serviço ou de um que se lhe assemelhe), que esteja apresentando ou tenha exibido sinais de boa adaptação à vida extra-uterina e sem sinais de doença aguda ou crônica ou de malformações.

Não se está cogitando, nessa conceituação, da condição materna ou da fetal, apenas da neonatal. Porém, haverá casos, certamente, em que o recém-nascido preencherá as condições de "normalidade" anteriormente citadas, ao ser examinado, mas em que algum exame praticado durante a vida fetal (por exemplo, exames de imagem ou de líquido amniótico) já terá selado uma anormalidade. Anormalidade, diante de um exame físico "normal", também poderá ser detectada pelo exame de triagem neonatal de erros inatos do metabolismo.

Em relação à doença materna, são exemplos as alterações neonatais esperadas no filho de mãe hipertensa, mas que nem sempre se concretizam; assim, um filho de mãe hipertensa poderá ser um recém-nascido normal. O mesmo se aplica, por exemplo, à mãe cardiopata ou à lúpica.

A exigência de perfeita higidez da mãe para o conceito de "normalidade" do recém-nascido diminuiria em muito o número de recém-nascidos "normais", além de ser meta de difícil alcance.

Por outro lado, há pontos discutíveis nesses conceitos: o recém-nascido "normal" pode ter malformações detectáveis somente a longo prazo; uma criança poliglobúlica, por efeito de transfusão excessiva de sangue de reserva placentário, estará bem dentro de pouco tempo. Assim, tanto o conceito de normalidade como o de anormalidade dizem respeito a um instante no tempo.

Caberia aqui uma colocação: O recém-nascido "normal" é necessariamente um recém-nascido de termo? Ou, é possível falar-se em "prematuro normal?" Seria este recém-nascido o que apresenta as características de sua maturidade insuficiente, sem nenhum problema clínico que seja considerado "doença"? Neste caso, o prematuro de 35 semanas, por exemplo, que deixou de apresentar sinais de desconforto respiratório, ou outra alteração ligada à maturidade, entraria nesse grupo? Por outro lado, um prematuro de 30 semanas pode, sob alguma ótica, ser considerado "normal" se nenhum diagnóstico adicional é feito?

São questões bastante acadêmicas, cujas respostas dependem muito de se convencionar definições ou conceitos que, nesse contexto, provavelmente nao seriam de utilidade para o cuidado e para o melhor conhecimento desses recém-nascidos.

Cabe ao neonatologista e à enfermeira, em face de um recém-nascido "normal", ter sempre uma dúvida razoável e procurar excluir alguns problemas mais usuais e preocupantes, sem nenhum método invasivo, salvo o indispensável. O conceito de "normalidade", nesse instante, poderá ser preenchido por exclusão.

BIBLIOGRAFIA

1. ALCANTARA, P. – Introdução ao estudo da Pediatria. In Marcondes, E., coord. *Pediatria Básica*. 8ª ed., São Paulo, Sarvier, 1991. 2. RAMOS, J.LA. & BORRELL, J.G. – Assistência. In Leone, C.R. & Tronchini, D.M.R. *Assistência Integrada ao Recém-Nascido*. São Paulo, Atheneu, 1996.

Cuidados Iniciais e Diagnóstico
das Condições do Recém-Nascido

FLÁVIO ADOLFO COSTA VAZ
JOSÉ LAURO ARAUJO RAMOS
SILVANA DARCIE
JOSIANE CARRIGNANI

Abordaremos neste capítulo os aspectos dos cuidados neonatais aplicáveis a todos os recém-nascidos (RN), imediatamente após o nascimento. Detalhes da reanimação neonatal podem ser encontrados em outro capítulo.

CUIDADOS IMEDIATOS

As ações do neonatologista nos primeiros minutos de vida do RN visam a ajudá-lo a realizar a transição da vida fetal dependente para a vida neonatal independente, assegurando a instalação dos movimentos respiratórios normais. Essas ações são precedidas pelo atendimento realizado pelo obstetra ainda na sala de parto, o qual deve:

* aspirar as vias aéreas do RN logo após o desprendimento do pólo cefálico, iniciando pela orofaringe e a seguir passando às narinas, com sucção delicada;
* manter o RN ao nível do intróito vaginal ou do abdome, para prevenir mudança significativa na volemia, antes do clampeamento do cordão.

Clampeamento do cordão umbilical

O momento ideal para o clampeamento do cordão umbilical, após o início da respiração ou parada da pulsação dos vasos umbilicais, ou ainda após um intervalo-padrão após o nascimento, tem sido motivo de controvérsia. Muitos estudos questionam se o momento do clampeamento influencia o Apgar ou a incidência ou gravidade da síndrome do desconforto respiratório, porém pouco se discute na literatura médica sobre as outras condições que podem ser influenciadas, como policitemia, persistência do canal arterial, hemorragia intracraniana, infarto da substância branca e enterocolite necrosante.

Estudos mostram que RN de termo (RNT) mantidos abaixo do nível do intróito vaginal por 5 minutos antes do clampeamento do cordão umbilical tinham elevação do hematócrito, volume de células vermelhas e pressão arterial. A demora de 1 minuto no clampeamento já acarreta aumento do hematócrito e do volume de células vermelhas.

Sobre o nível sérico de bilirrubina, o tempo de clampeamento do cordão tem pequeno efeito. O retardo do clampeamento do cordão em 5 minutos também pode causar desconforto respiratório por policitemia ou hipervolemia sintomática, ou por persistência do canal arterial. Em algumas situações, pode estar indicada a manutenção do RN a 40cm abaixo do nível da placenta ou a realização de ordenha de cordão (no máximo três expressões), tais como descolamento prematuro da placenta, placenta de inserção baixa com sangramento intenso, prolapso do cordão, RN anêmicos por hemorragia aguda ao nascimento (por exemplo, rotura de vísceras). Porém, a ordenha está contra-indicada em situações como isoimunização Rh, anestesia geral, doença auto-imune (devendo o clampeamento ser imediato nessas duas últimas situações) e primeiro gemelar.

Prevenção da perda de calor
(regulação térmica)

O RN deve ser recebido em campos aquecidos e estéreis para minimizar a perda de calor e em decúbito lateral para facilitar a drenagem de secreções de vias aéreas superiores. É colocado, então, sob fonte de calor radiante e enxugado, delicadamente, no sentido craniocaudal, retirando em seguida os campos úmidos, prevenindo o resfriamento do RN, o qual acarreta um consumo de oxigênio de três vezes o nível normal.

Embora a mudança do RN do ambiente *in utero* para o ambiente externo ajude-o a iniciar a respiração, o frio prolongado é prejudicial, retardando a recuperação da acidose, aumentando o consumo de oxigênio.

Os RN pré-termo (RNPT) devem receber uma touca colocada sobre sua cabeça para minimizar a perda de calor.

Deve-se atentar para situações nas quais pode haver perda de calor: uso de oxigênio não aquecido na reanimação, incubadoras de transporte não aquecidas, pesagem inicial, banho e exame físico.

Material para sala de reanimação

* Berço de reanimação com fonte de calor radiante.
* Fonte de O_2 aquecido e umidificado.
* Campos estéreis e aquecidos.
* Estetoscópio.
* Balão auto-inflável (AMBU) ou balão anestésico (baraca) acoplado a um manômetro.
* Máscaras para RN de diferentes tamanhos.
* Laringoscópio com lâminas retas n°s 0 e 1, pilhas.
* Cânulas endotraqueais n°s 2,0 / 2,5 / 3,0 / 3,5 / 4,0.
* Aspirador e sondas para aspiração n°s 6, 8 e 10.
* Adaptador para aspiração de mecônio ou em "Y" metálico.
* Cateteres umbilicais.
* Material para cateterismo (pinças, bisturi, tesoura).
* "Clamps", gazes estéreis.
* Material para drenagem torácica.
* Sondas gástricas, agulhas, seringas (1, 3, 5, 10 e 20ml).
* Medicações (ver capítulo Reanimação).
* Solução de nitrato de prata a 1%, de preparo diário.
* Soluções antissépticas.
* Relógio com marcação de segundos.
* Luvas estéreis.
* Tubos para coleta de exames.
* Incubadora de transporte com torpedo de O_2.
* Oxímetro de pulso.

Estabilização inicial

Posicionamento – deve-se manter o RN em posição supina, com o pescoço em posição neutra, podendo-se lateralizar a cabeça quando houver grande quantidade de secreção em vias aéreas.

Aspiração – deve-se aspirar primeiramente a boca e posteriormente as narinas, com pressão negativa máxima de 100mmHg, com intervalos inferiores a 5 segundos de duração, monitorizando-se a freqüência cardíaca, pela possibilidade de reflexo vagal pela estimulação faríngea, com possibilidade de arritmias, especialmente bradicardia, bem como laringoespasmo e vasoespasmo da artéria pulmonar. Recomenda-se proceder à aspiração gástrica para testar a permeabilidade esofágica e esvaziar parcialmente o conteúdo gástrico após 5 minutos de vida, quando é menor a incidência de reflexo vagal. Na presença de líquido meconial está indicada, antes mesmo da secagem do RN, a intubação orotraqueal e a utilização de intermediário para aspiração de mecônio, quando o RN estiver deprimido ou o líquido for muito espesso. Nesses casos, após a reanimação e a estabilização do RN, deve-se proceder à lavagem gástrica com soro fisiológico para evitar que ele vomite e aspire o conteúdo gástrico com presença de mecônio.

Estimulação tátil – é facultativa e consiste na fricção suave do dorso ou administração de "tapas" leves ou "piparotes" nas plantas dos pés, para estimular o início dos movimentos respiratórios, e deve ser rápida para não postergar o início da ventilação quando esta estiver indicada (ver capítulo Reanimação).

Oxigenação – se após enxugar o RN, desobstruir suas vias aéreas superiores e realizar estimulação tátil, ele persistir com cianose central, deve-se administrar oxigênio por meio de máscara aberta, máscara com pressão positiva ou por meio de intubação traqueal, dependendo das suas condições clínicas (ver capítulo Reanimação).

Condições circulatórias – em algumas situações clínicas, o RN pode necessitar de procedimentos como massagem cardíaca, administração de drogas vasoativas, soluções expansoras, alcalinizantes, antiarrítmicos, anticolinérgicos e antídotos de opiáceos administrados à mãe (ver capítulo Reanimação).

Durante a realização das etapas citadas, deve-se proceder simultaneamente à avaliação da freqüência cardíaca (especialmente bradicardia), da freqüência e ritmos respiratórios, do tono muscular, da cor da pele (palidez, cianose) e dos reflexos por meio do sistema de pontos descrito por Virginia Apgar, no 1º, 5º e 10º minutos de vida, e continuar avaliando a cada 5 minutos até que o RN atinja nota superior a 7 (Quadro 5.7).

Todos os procedimentos citados anteriormente que auxiliam o RN na mudança da vida fetal para a vida neonatal independente visam a:

• manter a temperatura corpórea por meio da redução da perda de calor que ocorre no pós-parto, minimizando o consumo de oxigênio e a redução das reservas de energia;
• desobstruir as vias aéreas superiores para que ocorra expansão pulmonar adequada;
• oxigenar adequadamente para que ocorra o aumento da PaO_2;
• restabelecer as condições circulatórias.

OUTROS PROCEDIMENTOS

Ligadura definitiva do cordão umbilical – após a estabilização completa do RN, procede-se à ligadura definitiva do cordão umbilical, utilizando-se preferencialmente "clamps" plásticos ou elásticos que devem ser colocados a 2 ou 3cm do abdome, e seu excesso cortado. Se a base de inserção do cordão for maior que o normal, sugerindo defeito de parede (por exemplo, onfalocele) ou se for provável a necessidade de cateterização de vasos umbilicais, é aconselhável clampear o cordão mais distalmente. Deve-se observar a presença de duas artérias e uma veia, pois a presença de artéria umbilical única pode estar associada à presença de malformações, como de vias urinárias. A superfície cruenta do coto deve ser tratada com solução antisséptica (álcool a 70%) e mantida exposta.

Coleta de sangue placentário – após a saída da placenta, deve-se proceder à coleta de sangue para determinações *laboratoriais* (tipagem sangüínea, Coombs, sorologias etc.) através da aspiração direta com agulha, dos vasos fetais no cordão ou na face fetal da placenta. Permitir que o sangue escoe diretamente para o tubo antes da dequitação pode contaminar a amostra caso não haja fluxo adequado. A placenta deve ser examinada macroscopicamente e, se houver suspeita de infecção, submetida a exame anátomo-patológico.

Profilaxia ocular – o impulso inicial para a profilaxia ocular no RN foi a prevenção da oftalmia gonocócica, por meio do uso da solução de nitrato de prata, introduzido em 1881.

A *Chlamydia*, embora cause oftalmia menos grave, é o agente ocular mais prevalente adquirido no canal de parto. Os gonococos produtores de penicilinase estão tornando-se prevalentes. Os agentes tópicos recomendados pela Academia Americana de Pediatria são: nitrato de prata a 1% de preparo recente, eritromicina a 0,5% e tetraciclina a 1%. Os dois últimos têm efeito antibiótico direto, enquanto o nitrato de prata causa uma conjuntivite química, levando a uma resposta inflamatória com efeito antibiótico secundário. Todos são efetivos contra gonococos sensíveis, o nitrato é o mais efetivo contra gonococos produtores de penicilinase. Nenhum agente é particularmente efetivo contra *Chlamydia*.

Todos os agentes são instilados no saco conjuntival inferior. O excesso de medicação deve ser removido com gaze. Os olhos não devem ser lavados a seguir.

A aplicação do nitrato de prata diminui a abertura ocular e inibe a resposta visual. Para evitar a rotura do contato visual precoce entre mãe e filho na sala de parto, o uso da profilaxia ocular pode ser retardado até a admissão no berçário, não mais que 1 hora.

Para RN de mães com infecção gonocócica ativa, não é suficiente o uso de agentes tópicos ao nascimento para profilaxia; esses RN devem receber também terapia parenteral.

A Academia Americana de Pediatria recomenda a profilaxia para todos os RN, independente da via de nascimento, seja a via baixa, seja a alta.

Quadro 5.7 – Boletim de Apgar.

Sinal	Nota		
	0	1	2
Freqüência cardíaca	Ausente	Inferior a 100/min	Superior a 100/min
Esforço respiratório	Ausente	Lento, irregular, choro fraco	Choro forte
Tono muscular	Flácido	Alguma flexão de extremidades	Bem fletido, movimentação ativa
Irritabilidade reflexa	Nenhuma resposta	Algum movimento ou careta	Choro ou tosse
Cor	Cianose, palidez	Róseo, extremidades cianóticas	Completamente róseo

Identificação e segurança – após o nascimento e a estabilização, o RN deve ser identificado por meio de pulseiras com o nome da mãe, o registro hospitalar, a data de nascimento. A mãe deve usar pulseira com as mesmas informações. O pai também pode usar pulseira de identificação.

Toda vez que o RN for entregue aos pais, deve-se verificar a combinação das pulseiras. Todo o pessoal que compõe a equipe do berçário e maternidade deve estar devidamente identificado.

Devido ao grande número de pessoas que circulam pelas maternidades, funcionários e visitantes, os hospitais devem seguir normas de segurança estritas para garantir a segurança do RN.

Contato precoce mãe-filho – sempre que possível, deve-se proporcionar o contato mãe-filho imediato, preferencialmente pele a pele, que resulta em melhor vínculo mãe-filho, e contribui para o êxito do aleitamento materno. Alguns autores recomendam a colocação do RN no seio materno já na sala de parto.

Exame físico do RN na sala de reanimação – o exame físico nesse momento tem o objetivo de detectar malformações, tocotraumatismos e alterações cardiorrespiratórias que possam comprometer a adaptação à vida extra-uterina.

Admissão no berçário – o RN deve ser registrado em livro próprio, conferida sua identificação, pesado e, em seguida, colocado em berço aquecido por 6 horas para ser observado.

CUIDADOS MEDIATOS

Período de transição*

Classicamente, refere-se às primeiras 6 a 12 horas de vida, durante as quais o RN passa por padrões conhecidos de alerta, sinais vitais e atividade gastrintestinal.

A transição ou adaptação à vida extra-uterina ocorre durante as primeiras 24 horas e é considerada completa quando os sinais vitais, a alimentação e as funções renal e gastrintestinal são normais.

Os RN com transição prolongada podem apresentar taquipnéia persistente, dificuldade em manter a temperatura, "apetite" retardado.

Os eventos intraparto e neonatais imediatos levam a uma descarga simpática que se reflete em mudanças na freqüência cardíaca, cor, respiração, atividade motora, função gastrintestinal e temperatura.

A freqüência cardíaca que nos estágios tardios do trabalho de parto varia entre 120 e 140bpm aumenta rapidamente após o nascimento para 160 a 180bpm por aproximadamente 10 a 15 minutos, com queda gradual, em 30 minutos, até 100 a 120bpm.

A respiração é irregular nos primeiros 15 minutos, variando entre 60 e 80 movimentos respiratórios por minuto, podendo-se notar estertores à ausculta, gemência, batimento de asa nasal e retrações, com breves períodos de apnéia.

Pode-se, ainda, observar nesse período movimentos gustatórios, tremores, choro e movimentos de lateralização da cabeça, acompanhados de queda na temperatura corpórea e aumento da atividade motora.

Ocorre ainda o surgimento de ruídos hidroaéreos, eliminação de mecônio e produção de saliva, resultantes de descargas parassimpáticas que ocorrem nesse período.

Essas manifestações iniciais duram de 15 a 30 minutos em crianças saudáveis, sendo mais prolongadas em RNT que foram submetidos a trabalho de parto ou parto com complicações, e também em RN doente ou RNPT sem doença.

Após esse período inicial, o RN geralmente dorme ou tem redução marcante da atividade motora, tornando-se menos responsivo por 60 a 100 minutos, seguindo-se novo período de reatividade, que dura de 10 minutos a várias horas. Neste período, podem-se notar períodos de taquicardia e taquipnéia, acompanhadas de mudanças de tono e cor. Freqüentemente, há eliminação de mecônio nessa fase. Uma observação minuciosa do RN durante o período de adaptação é de crucial importância para detectar RN enfermos ou aqueles com dificuldades na adaptação à vida extra-uterina que necessitam de cuidados especiais.

Administração de vitamina K

Devido à pequena passagem de vitamina K pela placenta e à ausência de flora intestinal para produzi-la, além do fato de o leite humano conter baixas quantidades de vitamina K (0,29mcg/100kcal), é recomendada a administração de vitamina K após o nascimento: nos RNT, 2mg por via oral ou 1mg por via intramuscular; nos RNPT > 1.000g, 0,5 a 1mg por via intramuscular; e nos RNPT < 1.000g, 0,3mg por via intramuscular. Deve-se repetir 2mg por via oral nos RNT em aleitamento materno que tenham recebido a primeira dose também por via oral com 7 e 15 dias, e nos RNPT que estejam em nutrição parenteral ou em uso de antibioticoterapia, uma vez por semana, por via intramuscular.

Durante esse período inicial em que o RN está em observação e passa pelas adaptações anteriormente citadas, deve-se manter especial vigilância nas seguintes condições:

1. RN prematuro e RN de baixo peso.
2. RN que tenha sofrido algum traumatismo durante o parto.
3. RN com risco para doença hemolítica.
4. RN anoxiado que tenha sido submetido a manobras de ressuscitação.
5. RN com risco para hipoglicemia (filho de mãe diabética, RN cuja mãe esteja recebendo drogas hipoglicemiantes, por exemplo, beta-bloqueadores etc.).
6. RN de mãe infectada, ou com bolsa rota há mais de 24 horas, ou com suspeita de infecção viral durante a gestação.
7. RN cuja mãe seja usuária de tóxico.
8. RN portador ou com suspeita de malformação congênita.

Exame físico detalhado*

Após o período de observação, o RN normal deve ser submetido a um exame físico completo dentro de 12 a 18 horas após o nascimento, conforme preconizado pela Academia Americana de Pediatria, quando são medidos perímetros cefálico, torácico, abdominal e comprimento.

Banho e vestimenta

Após atingir estabilidade térmica, o RN com transição normal pode ser banhado com água morna e sabão neutro. Após o banho, deve retornar ao calor radiante até nova estabilização da temperatura e, em seguida, receber fralda e roupas confortáveis para ser encaminhado aos pais.

Cuidados com o coto umbilical

Após o banho com sabonete neutro, deve-se aplicar um antisséptico tópico no coto para reduzir a colonização por bactérias invasivas. Utiliza-se habitualmente o álcool 70° para a realização da as-

---

* Ver também o capítulo Exame Físico do Recém-Nascido.

sepsia, e mantém-se o coto exposto para facilitar sua secagem e mumificação. O "clamp" pode ser removido com segurança após 24 a 48 horas.

Rotina alimentar

Nos RN normais, a alimentação deve ser iniciada após as primeiras 6 horas de vida, prevenindo o aparecimento de hipoglicemia. A partir da terceira hora de vida, pode ser oferecido soro glicosado a 5%, entretanto, alguns autores recomendam que seja oferecido somente água estéril no início para testar a sucção e deglutição do RN, pois se houver aspiração do líquido oferecido não haverá risco de pneumonite química, o que pode ocorrer quando se administra água com glicose ou fórmula.

O intervalo médio das mamadas é de 3 horas, respeitando-se as condições clínicas da mãe e do RN. A duração de cada mamada não deve ser superior a 20 minutos de sucção útil, oferecendo-se os dois seios em cada mamada, e tendo o cuidado de oferecer primeiro o seio que foi o último na mamada anterior. Recomenda-se antes de cada mamada a lavagem das mãos da nutriz com água e sabão.

Não é recomendada a suplementação rotineira do aleitamento materno com água, água com glicose ou fórmulas, pois esta atitude pode desencorajar o aleitamento materno.

O aleitamento artificial só deve ser introduzido em condições especiais, quando: a mãe não está clinicamente estável, está recebendo medicações que passam por meio do leite materno e são contra-indicadas para o RN, ou quando houver perda de peso significativa na análise da curva ponderal (> 10% do peso de nascimento).

A administração de complemento (fórmula) para o RN normal é de 10 a 20ml nas primeiras mamadas, aumentando-se conforme a aceitação e a capacidade gástrica. As necessidades calóricas do RN são de 30cal/kg no primeiro dia, 80cal/kg ao final da primeira semana de vida e 120 a 150cal/kg ao final da segunda semana. Após a primeira semana de vida, recomendamos a administração de polivitamínicos a todos os RN em aleitamento.

Eliminações

Dos RN normais, 91% apresenta diurese nas primeiras 16 horas de vida; ausência de diurese até 24 horas merece preocupação, porém, não pânico. Um RN que esteja aparentemente bem pode ser apenas observado um pouco mais.

Da mesma forma, 99% dos RNT eliminam mecônio nas primeiras 24 horas, contra 76% dos RNPT, sendo que 99% destes o fazem nas primeiras 48 horas.

Manutenção da temperatura corpórea e administração de oxigênio no berçário

O RNPT não consegue controlar sua temperatura corpórea, necessitando ser mantido em incubadora. A tabela 5.29 pode orientar a temperatura a ser usada na incubadora, conforme o peso e a idade do RN (modificado de Scopes e cols.).

O RN com desconforto respiratório pode receber oxigênio controlado clinicamente pela presença de cianose e de taquipnéia ou dispnéia por curtos períodos; se necessitar de oxigênio por períodos mais prolongados, deve ter controle por oximetria de pulso e/ou gasometria arterial. O oxigênio deve ser sempre umidificado e aquecido.

Tabela 5.29 – Temperatura da incubadora em função do peso e idade do recém-nascido (modificado de Scopes e cols.).

Idade e peso	Temperatura inicial (C°)	Variação de temperatura (C°)	Idade e peso	Temperatura inicial (C°)	Variação de temperatura (C°)
0-6 horas			**72-96 horas**		
< 1.200g	35,0	34,0-35,4	< 1.200g	34,0	34,0-35,0
1.200-1.500g	34,1	33,9-34,4	1.200-1.500g	33,5	33,0-34,0
1.501-2.500g	33,4	32,8-33,8	1.501-2.500g	32,2	31,2-33,2
> 2.500g (e > 36 semanas)	32,9	32,0-33,8	> 2.500g (e > 36 semanas)	31,3	29,8-32,8
6-12 horas			**4-12 dias**		
< 1.200g	35,0	34,0-35,4	< 1.500g	33,5	33,0-34,0
1.200-1.500g	34,0	33,5-34,4	1.501-2.500g	32,1	31,0-33,2
1.501-2.500g	33,1	32,2-33,8	> 2.500g (e > 36 semanas)	31,0	30,5-32,6
> 2.500g (e > 36 semanas)	32,8	31,4-33,8	**12-14 dias**		
12-24 horas			< 1.500g	33,5	32,6-34,0
< 1.200g	34,0	34,0-35,4	1.501-2.500g	32,1	31,0-33,2
1.200-1.500g	33,8	33,3-34,3	> 2.500g (e > 36 semanas)	29,9	29,0-30,8
1.501-2.500g	32,8	31,8-33,8	**2-3 semanas**		
> 2.500g (e > 36 semanas)	32,4	31,0-33,7	< 1.500g	33,1	32,2-34,0
24-36 horas			1.501-2.500g	31,7	30,5-33,0
< 1.200g	34,0	34,0-35,0	**3-4 semanas**		
1.200-1.500g	33,6	33,1-34,2	< 1.500g	32,6	31,6-33,6
1.501-2.500g	32,6	31,6-33,6	1.501-2.500g	31,4	30,0-32,7
> 2.500g (e > 36 semanas)	32,1	30,7-33,5	**4-5 semanas**		
36-48 horas			< 1.500g	32,0	31,2-33,0
< 1.200g	34,0	34,0-35,0	1.501-2.500g	30,9	29,5-32,2
1.200-1.500g	33,5	33,0-34,1	**5-6 semanas**		
1.501-2.500g	32,5	31,4-33,5	< 1.500g	31,4	30,6-32,3
> 2.500g (e > 36 semanas)	31,9	30,5-33,3	1.501-2.500g	30,4	29,0-31,8
48-72 horas					
< 1.200g	34,0	34,0-35,0			
1.200-1.500g	33,5	33,0-34,0			
1.501-2.500g	32,3	31,2-33,4			
> 2.500g (e > 36 semanas)	31,7	30,1-33,2			

Proteção contra a infecção e cuidados com o ambiente

A iluminação do berçário deve permitir fácil detecção de cianose e icterícia. Deve-se evitar o uso excessivo e desnecessário da luz, especialmente para os RNPT < 1.500g, devido ao risco de retinopatia da prematuridade.

As paredes devem ser, preferencialmente, de cor bege ou branca. Tons mais fortes de azul ou amarelo podem interferir com a avaliação da icterícia e da cianose.

Se não houver ar condicionado, as janelas devem ser vedadas com tela fina.

A temperatura ambiente deve ser de 24 a 26°C, com umidade relativa entre 30 e 60%. Se não se dispuser desse controle, devem-se utilizar radiadores elétricos no inverno.

As paredes e o assoalho devem ser de material facilmente lavável e ser limpos com freqüência.

Cuidados com o pessoal

Todos os indivíduos que tiverem acesso ao berçário devem seguir técnica de assepsia individual:

• retirar relógios, anéis e pulseiras;
• arregaçar as mangas até acima dos cotovelos;
• prender cabelos que ultrapassem a linha dos ombros;
• lavar as mãos e os antebraços cuidadosamente com água e sabão, com especial atenção para as unhas;
• enxugar as mãos com toalha de papel, aproveitando-a para fechar a torneira, caso esta seja manual;
• colocar avental limpo, exclusivo para uso no berçário.

Antes e após a manipulação de cada RN, deve-se lavar bem as mãos.

Agentes antissépticos devem ser usados para lavar as mãos antes de entrar na enfermaria, antes de um procedimento, antes e após manipular um RN infectado e antes de examinar um RN particularmente suscetível a infecções. Em outras ocasiões, sabonete comercial e água são suficientes. Os agentes antissépticos mais usados são: gluconato de clorexidina e iodados, ambos efetivos contra germes gram-positivos e negativos.

A manipulação de RN contaminado deve ser realizada com material individual, incluindo avental.

Deve-se evitar o acesso ao berçário de portadores de infecções de vias aéreas. Porém, em se tratando de membro da equipe na presença de impossibilidade de substituição de pessoal, deverá usar máscara e trocá-la com freqüência.

Infecções de pele e anexos, de vias aéreas superiores, como já referido, gastrintestinais ou qualquer outra doença contagiosa em membro da equipe devem levar a seu afastamento temporário até a resolução do problema.

Manutenção de controle ambiental e prevenção de interferência com os cuidados do paciente não são mais razões aceitáveis para impedir o acesso dos pais ao berçário. Recomenda-se, atualmente, que se permita o livre acesso dos pais a todas as unidades, com restrição óbvia à entrada durante procedimentos ou emergências médicas. Ênfase no cuidado centrado na família permite um aumento da participação dos pais nos cuidados do RN, particularmente nos casos em que serão necessários cuidados médicos após a alta, além de, é óbvio, aumentar o vínculo dos pais com o filho. Atualmente, tem-se, inclusive, encorajado a entrada de irmãos, desde que se faça triagem apropriada quanto a risco de contágio, especialmente durante longas hospitalizações.

Triagem neonatal*

Consiste na detecção precoce, em fase preferencialmente assintomática, de doenças raras, porém graves, de difícil detecção clínica, que se beneficiam de tratamento precoce, tais como fenilcetonúria e hipotireoidismo congênito (a triagem para essas duas enfermidades é lei federal no país desde 1990). É possível, ainda, a realização de triagem para outras doenças como hemoglobinopatias, galactosemia e outras. Como alguns métodos dosam metabólitos de substratos ingeridos, é aconselhável realizá-los após, no mínimo, 48 horas de aleitamento.

Avaliação dos traumatismos obstétricos

Muitos dos traumatismos podem ter sua repercussão atenuada graças a um tratamento precoce. O diagnóstico desses traumatismos é em geral fácil, desde que o exame físico e a anamnese obstétrica sejam cuidadosos.

Reconhecimento de efeitos de drogas administradas à mãe durante o período gestacional

Lembrar sempre que o recém-nascido tem dificuldade para eliminar grande número de drogas devido às deficiências de seus mecanismos de detoxicação. Respeitar as dosagens estabelecidas para as drogas novas e pouco conhecidas.

BIBLIOGRAFIA

1. American Academy of Pediatrics, American College of Obstetricians and Gynecologysts – *Guidelines for Perinatal Care.* 4th ed., Elk Grove Village, AAP/ACOG, 1992. 2. American Heart Association, American Academy of Pediatrics – *Textbook of Neonatal Resuscitation.* Dallas, AHA, 1994. 3. APGAR, V. – A proposal for new method of evaluation of the newborn infant. *Anesth. Analg.* **32**:260, 1953. 4. AUCOTT, S.W. – Physical examination and care of the newborn. In Fanaroff, A.A. & Martin, R.J. (eds.). *Neonatal-Perinatal Medicine.* 6th ed., St. Louis, Mosby Year Book, 1998, p. 403. 5. AUCOTT, S.W. & WALSH-SUKYS, M.C. – Recommendations for newborn care. In Fanaroff, A.A. & Martin, R.J. (eds.). *Neonatal-Perinatal Medicine.* 6th ed., St. Louis, Mosby Year Book, 1998, p. 408. 6. BARROS, J.C.R. & TASE, T.H. – Reanimação ao nascimento. In Assistência Integrada ao Recém-Nascido. Leone, C.R. & Tronchin, D.M.R. coords. Atheneu, 1996, p. 23. 7. DARCIE, S. et al. – Vitaminas lipossolúveis no suporte nutricional do recém-nascido prétermo de muito baixo peso. *Pediatr. (São Paulo)* **19**:195, 1997. 8. HANISON, H. – The principles for family-centered neonatal care. *Pediatrics* **92**:643, 1993. 9. KELLY, J.M. – General care. In Avery, G.B. et al. (eds.). *Neonatology: Pathophysiology and Management of the Newborn.* 4th ed., Philadelphia, J.B. Lipincott Company, 1994, p. 301. 10. KLAUS, M.H. et al – Maternal attachment: importance of the first postpartum days. *N. Engl. J. Med.* **286**:460, 1972. 11. KLAUS, M.H. et al. – Mothers separated from their newborn infants. *Pediatr. Clin. North Am.* **17**:1015, 1970. 12. MORELLI, J.G. et al. – Soaps and shampoos in pediatric practice. *Pediatrics* **80**:634, 1987. 13. PERLSTEIN, P.H. et al. – Adaptation to cold in the first three days of life. *Pediatrics* **54**:411, 1974. 14. RAMOS, J.L.A. & BORREL, J.G. – Assistência. In Leone, C.R. & Tronchin, D.M.R. coords. *Assistência Integrada ao Recém-Nascido.* Atheneu, 1996, p. 33. 15. SCOPES J.W. – Minimal rates of oxigen consumption in sick and premature infants. *Arch. Dis. Child.* **41**:407, 1966. 16. SCOPES, J.W. et al. – Range of critical temperatures in sick and premature newborn babies. *Arch. Dis. Child.* **41**:417, 1966. 17. TYSON, J.E. – Imediate care of the newborn infant. In Sinclair, J.C. & Bracken, M.B. (eds.). *Effective Care of the Newborn Infant.* Oxford, University Press, 1992, p. 21.

---

* Ver também o capítulo Exame Físico do Recém-Nascido.

Avaliação da Idade Gestacional
e da Adequação do Crescimento Intra-Uterino

José Lauro Araujo Ramos
Helcio Bahia Corradini
Flávio Adolfo Costa Vaz
João Coriolano Rego Barros
Ana Carolina C. Ferreira Novo

Para que se possa ter uma boa avaliação das condições de vitalidade de um recém-nascido (RN) e até certo ponto para se ter uma idéia de seu prognóstico imediato ou tardio, é necessário o conhecimento de duas variáveis: peso de nascimento e idade de gestação.

Antes que passemos a classificar os RN de acordo com essas duas variáveis, é preciso que recordemos algumas noções tradicionais dentro da Pediatria:

1. Prematuro (< 37 semanas)
2. De termo (37 a 41 $^6/_7$ semanas)
3. Pós-termo (> 42 semanas)
4. Recém-nascido de baixo peso (< 2.500g)
5. Recém-nascido de muito baixo peso (< 1.500g)

O nome prematuro é aplicado, segundo orientação da Organização Mundial de Saúde, ao RN de menos de 37 semanas de gestação. Nos últimos anos, a designação "recém-nascido pré-termo" tem sido mais usada para essas crianças. Consideramos ambas as denominações igualmente adequadas. O nome "recém-nascido de baixo peso", por sua vez, é aplicado aos que nasceram com menos de 2.500g, mas nada informa sobre a duração da gestação.

A experiência clínica mostra que, embora o peso de nascimento seja um índice razoavelmente bom do risco a que se encontra exposto um RN, muitas crianças de peso baixo apresentam evolução favorável durante o período neonatal, enquanto outras, de maior tamanho, podem apresentar problemas importantes de adaptação à vida extra-uterina.

Nos dias atuais, é fundamental conhecer a diferença entre um prematuro que cresceu de forma adequada dentro do útero materno e um RN que sofreu as conseqüências de crescimento intra-uterino retardado, uma vez que os problemas que apresentarão serão diferentes, tornando-os também diferentes, não só no manejo, como também no prognóstico.

É sabido que, na maioria dos casos, o recém-nascido de baixo peso (RNBP) é também prematuro, sendo que em cerca de 30% dos casos o RNBP é nascido de termo.

Não só a determinação da idade gestacional, como também a precisão desta já é importante para o obstetra, pois, além de permitir uma noção exata do real crescimento do feto intra-útero, orienta para procedimentos como amniocentese para estudos bioquímicos ou cromossômicos, ou ainda para o parto cesáreo eletivo, que deve ser pensado com bastante critério (ver capítulo Diagnóstico na Condição Fetal – Avaliação da Maturidade Fetal na seção I).

Ainda com relação à avaliação precisa da idade da gestação, na vigência de parto prematuro, os riscos decorrentes desse parto antecipado para o concepto, no que diz respeito ao nascimento propriamente dito e ao prognóstico dessa criança, devem ser passados de forma clara e detalhada para os pais. Até mesmo a interpretação certa dos parâmetros da avaliação fetal fica facilitada pelo conhecimento do tempo correto de gestação, além de auxiliar na conduta obstétrica, quando acontecer rotura prematura de membranas, placenta prévia, doença hipertensiva específica da gestação etc.

Durante o período pré-natal, a estimativa da idade gestacional pode ser baseada na história clínica, ultra-sonográfica e *radiológica*. Na história clínica, a data da última menstruação é o dado principal para o cálculo da idade gestacional, além da medida da altura uterina e dos dados de sensibilidade (atividade fetal), ou seja, época do aparecimento dos movimentos fetais (16ª-18ª semanas nas multíparas e 20ª semana nas primigestas) e primeira ausculta cardíaca fetal (10ª semana quando se utiliza o sonar-Doppler e 18ª quando se usa o estetoscópio de Pinard). Em relação à data da última menstruação, esta será de bastante utilidade se a gestante tiver um ciclo ovulatório regular, não estando em uso de contraceptivo hormonal e for confiável do ponto de vista de informação. Quanto à altura uterina, esta deixa de ser valorizada quando se tratar de gestação múltipla e estiver presente oligo ou poliidrâmnio.

Quando a gestante não é capaz de lembrar a data do seu último período menstrual ou os critérios anteriormente referidos não puderem ser avaliados, parte-se para a avaliação da idade da gestação. Aqui, o recurso mais utilizado é a ultra-sonografia, desde que não estejamos diante de uma gestação múltipla, de gestação molar ou alterações morfológicas fetais. Os dados ultra-sonográficos que servirão para a avaliação da idade gestacional, como medida do saco gestacional e comprimento craniocaudal, se obtidos até a 12ª semana, são considerados bastante precisos, enquanto o diâmetro biparietal, o comprimento do fêmur, o perímetro cefálico e/ou a circunferência abdominal são valorizados se tomados até a 20ª semana.

Em relação ao diagnóstico radiológico da idade gestacional, a literatura especializada é unânime ao afirmar que seu valor hoje tem apenas sentido histórico, pois é pouco preciso em relação à irradiação a que o feto é submetido. O aparecimento e o tamanho dos núcleos de ossificação das epífises distal do fêmur após 35 semanas e da proximal da tíbia e do cubóide após 37 semanas são os sinais radiológicos mais utilizados e que, pelas grandes variações biológicas, podem induzir a um erro de mais ou menos duas semanas.

A boa caracterização de um recém-nascido requer, portanto, pelo menos a menção do peso e da idade gestacional. A maneira de se empregar essas duas variáveis de modo a classificar (ou caracterizar) um RN é exposta a seguir.

CATEGORIAS DE RECÉM-NASCIDOS

Classificação pela curva de crescimento intra-uterino

Se se dispõe do peso e da idade gestacional, o recém-nascido poderá ser classificado lançando esses dados em uma curva de crescimento intra-uterino. Desse modo, ele irá se situar em uma entre nove categorias, pois poderá ser pré-termo (ou prematuro), de termo ou pós-termo e, em cada uma dessas categorias de idade gestacional, ser adequado, pequeno ou grande para a idade, conforme seu peso se situe dentro, abaixo ou acima das faixas de normalidade estabelecidas. Esse tipo de classificação foi sugerido por Battaglia e Lubchenco, em 1967, e na ocasião a curva de crescimento intra-uterino inicialmente usada foi a de Lubchenco e cols., de 1963 (Fig. 5.17).

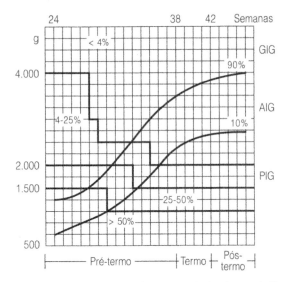

Figura 5.17 – Crescimento ponderal e idade gestacional segundo Battaglia e Lubchenco (1967). GIG = grande para a idade gestacional; AIG = adequado para a idade gestacional; PIG = pequeno para a idade gestacional. As porcentagens referem-se à mortalidade dos recém-nascidos situados na respectiva área.

Obviamente, para se classificar os RN de um determinado Serviço, podem-se empregar diversas curvas. Parece indicado ter-se uma curva do próprio Serviço ou, como outra opção, do mesmo país, ou região e preferentemente em local de altitude semelhante. As curvas mais freqüentemente usadas têm sido a de Lubchenco e cols., realizada em 1963, em Denver, a 1.600m de altitude (Fig. 5.18), e a de Usher e McLean, realizada em 1969, ao nível do mar. Diversas curvas têm sido realizadas em nosso meio.

Apresentamos, a seguir, curvas que vêm sendo utilizadas no Berçário do Hospital das Clínicas da FMUSP e produzidas nesse mesmo Serviço (Figs. 5.19, 5.20 e 5.21). Vale lembrar que uma curva geral já foi apresentada no capítulo Crescimento Fetal na seção I.

Classificação baseada em dados de mortalidade neonatal

Uma classificação de recém-nascidos diversa da que se utiliza a partir de curvas de crescimento intra-uterino foi proposta por Yerushalmy, baseada em dados de mortalidade neonatal da cidade de Nova Iorque. Segundo esse autor, essa classificação, que alerta mais quanto ao risco perinatal, divide os recém-nascidos em cinco grupos:

I – de 1.500g ou menos, com qualquer tempo de gestação;
II – 1.501-2.500g, com menos de 37 semanas de gestação;
III – 1.501-2.500g, com 37 semanas ou mais;
IV – 2.501g ou mais, com menos de 37 semanas; e
V – 2.501g ou mais, com mais de 37 semanas.

O grupo I apresenta risco muitíssimo maior que os demais, enquanto a mortalidade diminui gradualmente do grupo I ao grupo V.

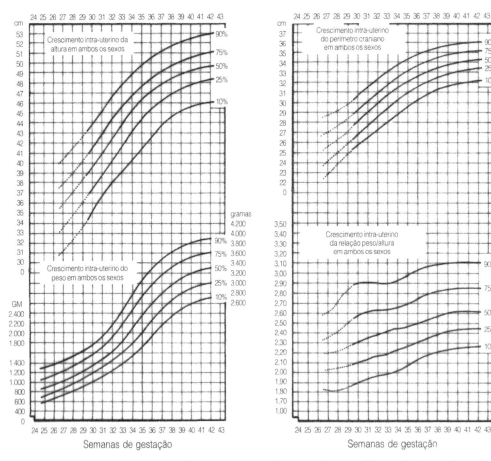

Figura 5.18 – Percentis de crescimento intra-uterino para peso, comprimento, perímetro cefálico e relação peso/comprimento (Lubchenco, Hansman e Boyd, *Pediatrics* 37:403, 1966).

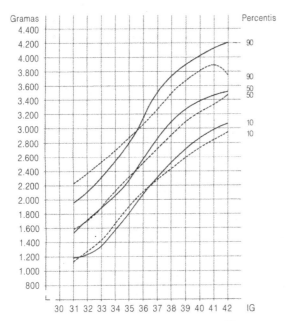

Figura 5.19 – Peso segundo a idade gestacional (IG) e o sexo.
_____ masculino ------------ feminino.

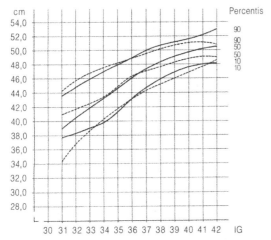

Figura 5.20 – Estatura segundo a idade gestacional (IG) e o sexo.
_____ masculino ------------ feminino.

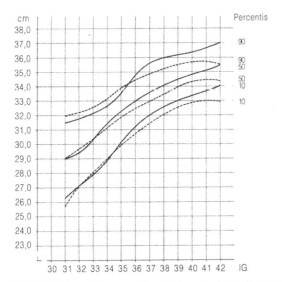

Figura 5.21 – Perímetro cefálico segundo a idade gestacional (IG) e o sexo.
_____ masculino ------------ feminino.

Os dados de mortalidade do Berçário Anexo à Maternidade, excluindo as malformações letais e a imaturidade pulmonar, em 1997, mostram valores de 66% para os nascidos com peso menor do que 1.000g; 11,1%, para os nascidos entre 1.000 e 1.499g; 1,8%, para os nascidos entre 1.500 e 2.499g; e 0,28%, para os nascidos com mais de 2.500g.

No momento em que a experiência já é grande em todo o mundo com as curvas de crescimento intra-uterino, as classificações que se baseiam nas curvas são as preferíveis.

Em geral, para classificar o RN usando-se as curvas, considera-se como adequado para idade gestacional (AIG) aquele cujo peso se encontra entre os percentis 10 e 90; como pequeno para idade gestacional (PIG) os que se encontram abaixo do percentil 10; e grandes para idade gestacional (GIG) os que estão acima do percentil 90. Existem aqueles que consideram o percentil 5 de peso como o que delimita o AIG do PIG, havendo ainda alguns autores que consideram dois desvios-padrão acima e abaixo da média como os limites a serem usados para identificar RN de risco.

Consideramos indicado usar os percentis 10 e 90 como limites e, ainda, dividir os recém-nascidos PIG em duas categorias: entre os percentis 10 e 3 e abaixo do 3 (ver Fig. 5.19).

Recomenda-se também avaliar em todo recém-nascido em que percentis da curva se situam estatura e perímetro cefálico (ver Figs. 5.20 e 5.21). O índice ponderal de Rohrer (ver capítulo Crescimento Fetal na seção I) também deve ser calculado para cada recém-nascido, ou pelo menos para os de baixo peso (ver capítulo Recém-Nascido Pequeno para a Idade Gestacional na seção III).

CARACTERÍSTICAS BIOLÓGICAS

Os principais problemas apresentados pelas diferentes categorias de recém-nascidos variam: o prematuro está predisposto à doença de membranas hialinas, à hemorragia periventricular, à fibroplasia retrolental, entre outras condições, enquanto o recém-nascido de peso baixo para sua idade é, por exemplo, mais suscetível à hipoglicemia, à síndrome de aspiração meconial e, até segunda ordem, é suspeito de estar infectado ou ser malformado. Essas características biológicas são abordadas nos capítulos O Recém-nascido Pré-termo e Recém-nascido Pequeno para a Idade Gestacional ou nos capítulos específicos de cada condição clínica.

É preciso lembrar que, em geral, a mortalidade perinatal é maior nos pré-termo do que nos recém-nascidos de peso comparável mas de termo – pequeno para a idade gestacional (Fig. 5.22).

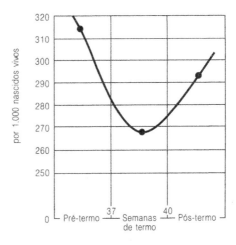

Figura 5.22 – Índices de mortalidade perinatal em relação à idade gestacional (segundo Pierog e Ferrara, 1971).

Além disso, sua permanência no berçário é mais prolongada, o que resulta em maiores despesas para a família ou para a comunidade. Fazem exceção os portadores de infecções congênitas e alguns malformados, quase sempre pequenos para a idade gestacional e que têm elevada mortalidade perinatal. O prognóstico a longo prazo, do ponto de vista de seqüelas neurológicas, é difícil de ser examinado em separado nesses dois tipos de recém-nascidos, parecendo que deve ser levado em conta, nesses casos, o meio em que a criança irá viver, como também a qualidade dos cuidados dispensados na sala de parto e no berçário.

Todas as considerações até agora supõem o conhecimento da idade gestacional. Nem sempre, porém, pode conseguir-se da mãe as informações quanto à data do último período menstrual necessária às avaliações da duração da prenhez (ver item seguinte). Por essa razão, e sabendo-se da importância desse dado para um prognóstico de um recém-nascido de alto risco, muitos métodos de avaliação da idade do produto conceptual têm sido propostos e serão examinados mais adiante.

DIAGNÓSTICO DA MATURIDADE DO RECÉM-NASCIDO

A determinação da idade gestacional tem por fim a avaliação do grau de maturidade do recém-nascido. Na verdade, como bem frisam Mitchell e Farr, o tempo durante o qual o feto permaneceu no útero não mede de maneira absoluta a maturidade, pois esta varia para os diferentes sistemas ao nascimento e, mais do que isso, é uma característica individual. Desse modo, a idade gestacional calculada, embora em termos de *tempo* seja mais precisa, não o é em termos de maturação dos vários sistemas, a qual é mais bem apreciada pela avaliação neurológica e, possivelmente, com menor precisão pelos dados de exame físico. Contudo, do ponto de vista prático, aceita-se que *idade gestacional* e *maturidade* sejam fenômenos superponíveis.

A avaliação da idade gestacional pelo neonatologista baseia-se em dados selecionados de exame físico e neurológico, ou seja, de um conjunto de tonos e reflexos neurológicos que, usados criteriosamente, permitem avaliar a idade do RN independentemente do crescimento fetal, com aproximação de até uma a duas semanas. Se uma diferença superior a essa é encontrada em relação à história materna, é provavelmente correto seguir os dados fornecidos pelo exame pediátrico ou ultra-sonográfico se forem obtidos nas idades gestacionais adequadas.

Os métodos empregados são:

1. Avaliação clínica pediátrica
   a) exame físico geral
      – dados antropométricos
      – exame físico de aspectos selecionados
   b) exame neurológico
2. Avaliação laboratorial

AVALIAÇÃO CLÍNICA PEDIÁTRICA

Valor dos diferentes métodos

A avaliação dos parâmetros antropométricos não deve ser usada como guia para a idade gestacional, isto porque os retardos ou acelerações tanto do peso como de altura podem estar presentes, embora a altura sofra menos que o peso com agravos nutricionais prénatais. O perímetro cefálico informa um pouco melhor sobre o tempo de gestação, embora o retardo de crescimento proporcionado possa decorrer com perímetros pequenos para a idade.

Quanto aos exames físico e neurológico, são várias as características importantes para a avaliação da idade gestacional.

A partir dos trabalhos da escola francesa com Amiel-Tison e cols., e de Usher, Mitchell, Farr e cols., Lubchenco e cols. publicaram uma tabela em que as idades gestacionais podem ser avaliadas à medida que certas características vão aparecendo no desenvolvimento fetal (Quadro 5.8).

Dubowitz e cols. desenvolveram, a partir de estudo com 167 recém-nascidos, um método no qual se atribuem pontos a 10 características neurológicas e 11 características neurológicas avaliadas (Quadro 5.9, Tabela 5.30 e Fig. 5.23). Após o exame físico é feita a contagem dos pontos, o que confere maior precisão ao diagnóstico. O total de pontos obtidos correlaciona-se diretamente com a idade gestacional pela equação:

$$Y = (0,2642 \cdot X) + 24,595$$

onde: Y = idade gestacional em semanas
X = o número de pontos

O método de Dubowitz para a avaliação da idade gestacional pode ser realizado até o quinto dia de vida, é facilmente reprodutível e tem boa acurácia. Contudo, é um pouco extenso, dificultando seu uso diário, exige grande manipulação dos recém-nascidos, além de perder precisão quando há depressão neurológica ou prematuridade extrema.

Com o objetivo de simplificar essa avaliação, Capurro e cols. propuseram um método no qual somente seis das características propostas por Dubowitz são avaliadas (Quadro 5.11) nas primeiras 48 horas de vida do recém-nascido. À pontuação obtida é acrescentado um valor constante e o número resultante corresponde à idade gestacional em semanas. Apesar de não ser um método tão preciso, é de aplicação simples, satisfazendo as necessidades gerais da avaliação.

Também no intuito de desenvolver uma forma simplificada para a determinação da idade gestacional, Ballard e cols. escolheram seis características neurológicas e seis somáticas das inicialmente propostas por Dubowitz para serem analisadas, o que deveria ocorrer até a 72ª hora de vida. O método resultante tem precisão razoável e é de execução mais simples que o de Dubowitz, mas principalmente não necessita de grande manipulação do recém-nascido e não sofre grande alteração quando há depressão neurológica. Contudo, nenhum desses métodos foi pensado com o objetivo de avaliar os recém-nascidos prematuros extremos, até que em 1991 Ballard e cols. propuseram uma modificação no método de Ballard – método *de New Ballard* (Fig. 5.24 e Quadro 5.10) –, no qual os critérios avaliados eram os mesmos 12, porém expandidos de forma a pontuar características de prematuros extremos com valores −1 ou −2. Além de ser bastante preciso quando realizado até a 12ª hora de vida, em especial para recém-nascidos até 34 semanas, não é alterado por depressão neurológica e não exige grande manipulação, podendo ser aplicado em pacientes gravemente enfermos.

Valor dos diferentes critérios

O método de Dubowitz, sendo um dos mais acurados, tem, contudo, a desvantagem de necessitar de 11 características externas e 10 neurológicas e de não mostrar a idade gestacional em que determinada característica "aparece". De modo geral, todos os métodos com exame neurológico são de uso problemático em prematuros (especialmente com 28 semanas ou menos) bem como em anoxiados, infectados graves ou sob ação de drogas sedativas e anestésicas administradas à mãe. A avaliação da idade gestacional é feita em geral com 24 horas de vida, em ambiente tranqüilo. Nos últimos anos, temos empregado o método de Capurro, de aplicação mais simples e que satisfaz as necessidades do Serviço. O quadro 5.11 apresenta a maneira de se aplicar esse método em sua forma completa ou com a avaliação *apenas dos itens somáticos*, mais factível em situações clínicas graves.

Quadro 5.8 – Guia para estimativa da idade gestacional no exame físico geral e neurológico (segundo Lubchenco, 1970).

Achados físicos	IG EST.	24	25	26	27	28	29	30	31	32	33	34	35	36	37	38	39	40	41	42	43	44
Exames nas primeiras horas																						
Vérnix			Surge		Cobre o corpo												Diminui de quantidade		Sem vérnix			
Tecido mamário		Nenhum										1-2mm		4mm	7mm ou mais							
Mamilos		Pouco visível							Aréola achatada, bem definida					Bem definida, aréola elevada								
Sulcos plantares		Nenhum							1. transverso anterior		2. transverso anterior		$2/3$ anteriores da planta		Sulcos envolvendo o calcanhar							
Cartilagem da orelha		Pavilhão mole, permanece dobrado									Desdobramento lento		Cartilagem fina, salta para trás		Firme, permanece afastada da cabeça							
Forma da orelha		Achatada, sem forma									Iniciando a curvatura da periferia		Curvamento parcial do pavilhão superior		Bem definida curvando todo o pavilhão superior							
Genitália – Testículos e bolsa escrotal		Não descidos						Testículos altos no canal inguinal, poucas pregas				Testículos mais baixos, mais pregas			Testículos tópicos, bolsa escrotal pendicular, pregas completas						
– Grandes lábios e clitóris		Grandes lábios amplamente separados, clitóris saliente									Grandes lábios quase cobrem os pequenos				Pequenos lábios e clitóris cobertos						
Cabelo (surge na cabeça na 20ª semana)		Sobrancelhas e pestanas					Cabelo fino lanoso									Cabelo sedoso, faixas isoladas						
Lanugem (surge na 20ª semana)		Lanugem por todo o corpo				Desaparece da face			Discreta lanugem sobre os ombros					Sem lanugem							
Textura da pele		Fina									Macia, espessura média							Descamação			
Cor da pele e opacidade		Transparente, pletórica, numerosas vênulas (abdome)									Rosada, poucos vasos grandes esp.							Rosa-pálido, sem vasos visíveis			
Firmeza do crânio		Macio até 2,5cm da fontanela anterior									Elástico nas bordas das fontanelas, centro firme			Osso duros, suturas facilmente deslocáveis			Ossos duros, não podem ser deslocados				
Postura Repouso		Decúbito lateral					Hipotonia		Ligeiro aumento do tono, membro inferior			Semelhante à rã	Flexão total								
Retração		Ausente							Ligeira, membros inferiores			Nenhuma nos membros superiores, boa nos membros inferiores	Lenta, membros superiores			Boa nos membros superiores						
Exame ulterior																						
Tono – Tornozelo a orelha		Nenhuma resistência							Pouca resistência			Difícil	Quase impossível	Impossível								
Manobra do xale		Sem resistência									Resistência mínima	Resistência satisfatória	Difícil								
Extensores do pescoço								Pouca			Razoável		Boa								
Flexores do pescoço		Ausente									Mínima			Razoável							
Reflexo moro		Pouco aparente			Completo, exaurível			Bom, completo				Sem adução			Completo com adução						
Pupilar											Reagem										
Preensão		Fraca			Razoável			Sólido, envolve os braços						Pode elevar a criança							
Radiculares		Mínimo, com reforço		Bom com reforço			Bom														
Extensão cruzada		Leve retirada						Retirada			Retirada e extensão			Retirada, extensão, adução							
Marcha automática		Ausente									Mínima			Razoável, pododáctilo		Boa, calcanhares					
Elevação do tronco		Ausente									Discreta		Boa								
Percussão da glabela		Ausente							Surge				Presente								
A cabeça vira-se para a luz		Ausente								Surge				Presente							
Avaliação clínica, IG																						
IG calculada		24	25	26	27	28	29	30	31	32	33	34	35	36	37	38	39	40	41	42	43	44

Semanas de gestação

AVALIAÇÃO LABORATORIAL

Na vida pós-natal, os dados laboratoriais não são de valor significante para o diagnóstico da idade, preferencialmente feita pelos métodos obstétricos e pelos pediátricos anteriormente descritos.

Alguns dados de interesse são os que se seguem:

• Os dados hematológicos são os glóbulos vermelhos nucleados (mais de 10 por 100 leucócitos até 37 semanas e em geral menos após essa idade) e a concentração de hemoglobina fetal (90-95% do total antes e 50-85% após as 37 semanas), determinações estas feitas no sangue do cordão umbilical.

• O eletroencefalograma, a partir da 28ª semana, é característico de cada idade fetal e os padrões de atividade bioelétrica acompanham de tal forma a maturação que um prematuro nascido com 28 semanas, ao completar 3 meses de vida, tem o mesmo padrão eletroencefalográfico de um recém-nascido de termo de 40 semanas.

• A maturação óssea mostra, em geral, calcificação de epífise distal do fêmur após 35 semanas e da proximal da tíbia e do cubóide após 37 semanas. Esses dados, porém, não podem ser seguramente usados, desde que o crescimento intra-uterino retardado pode prejudicar a manutenção do esqueleto.

• O número e o tamanho dos vasos da membrana pupilar guardam relação com a maturidade; quanto menor esta, tanto mais ricamente vascularizada é a membrana.

Recomenda-se a leitura do capítulo Diagnóstico da Condição Fetal: Avaliação da Maturidade Fetal na seção I.

Quadro 5.9 – Diagnóstico da maturidade do recém-nascido por meio de características morfológicas selecionadas (segundo Farr e cols., 1966, adaptado por Dubowitz, 1970).

Critérios externos	Graus				
	0	1	2	3	4
Edema	Edema acentuado de mãos e pés Sinal de "Godet" sobre a tíbia	Edema discreto de mãos e pés Depressão sobre a tíbia	Sem edema detectável	—	—
Textura da pele	Muito fina, gelatinosa	Fina e lisa	Lisa, estrias medianas "Rash" ou descamação superficial	Leves estriações Fenda superficial e descamação especialmente de mãos e pés	Pele apergaminhada Fenda superficial ou profunda
Coloração da pele	Intensamente rosada	Uniformemente rosada	Rosa-pálida, variando nas diversas partes do corpo	Pálida; rósea somente nas orelhas, lábios, palmas e plantas	—
Opacidade da pele (no tronco)	Numerosas veias e vênulas, vistas por transparência, especialmente no abdome	Circulação colateral visível	Raros vasos visíveis no abdome	Vasos grandes quase imperceptíveis no abdome	Não se vêem vasos
Lanugo (no dorso)	Não existe	Lanugo abundante; longo e espesso sobre o dorso	Cabelos delgados, especialmente na parte inferior das costas	Pequena quantidade de lanugo com áreas sem pêlo	No mínimo a metade do dorso é isento de lanugo
Sulcos plantares	Sem pregueamento	Discreto pregueamento, na metade anterior da planta	Traços nítidos em mais da metade anterior, sulcos definidos em menos da metade anterior	Sulco, além do terço anterior	Sulcos profundos bem nítidos além do terço anterior
Formação dos mamilos	Mamilo escassamente visível, sem aréola	Mamilo bem nítido; aréola lisa com diâmetro menor que 0,75cm	Aréola puntiforme, borda elevada, diâmetro menor que 0,75cm	Aréola puntiforme, borda elevada, diâmetro maior que 0,75cm	—
Dimensão das mamas	Tecido mamário não palpável	Tecido mamário sobre um ou ambos os lados menor que 0,5cm de diâmetro	Tecido mamário em ambos os lados; um ou ambos entre 0,5-1,0cm	Tecido mamário em ambos os lados; um ou ambos maiores que 1cm	—
Forma da orelha	Pavilhão liso e desproporcinal; pequeno ou sem curvatura da borda	Curvatura de parte da borda do pavilhão	Curvatura parcial de todo o pavilhão superior	Toda a curvatura bem definida	—
Consistência da orelha	Pavilhão flexível precocemente dobrado não-rechaçado	Pavilhão flexível, precocemente dobrado, lentamente rechaçado	Pavilhão com borda cartilaginosa, com áreas flexíveis rapidamente rechaçadas	Pavilhão firme, borda cartilaginosa rechaçada instantaneamente	—
Genitália masculina	Nenhum testículo na bolsa escrotal	Pelo menos um testículo na porção superior da bolsa	Pelo menos um testículo na bolsa	—	—
Genitália feminina	Grandes lábios amplamente separados, pequenos lábios salientes	Grandes lábios quase cobrindo os pequenos lábios	Grandes lábios cobrindo completamente os pequenos lábios	—	—

Tabela 5.30 – Conversão do índice de maturidade em idade de gestação (segundo Farr e cols., 1966).

Índice de maturidade	Idade de gestação (semanas)	Índice de maturidade	Idade de gestação (semanas)	Índice de maturidade	Idade de gestação (semanas)
5	28,1	15	35,9	25	40,3
6	29,0	16	36,5	26	40,6
7	29,9	17	37,1	27	40,8
8	30,8	18	37,6	28	41,0
9	31,6	19	38,1	29	41,1
10	32,4	20	38,5	30	41,2
11	33,2	21	39,0	31	41,3
12	33,9	22	39,4	32	41,4
13	34,6	23	39,7	33	41,4
14	35,3	24	40,0	34	41,4

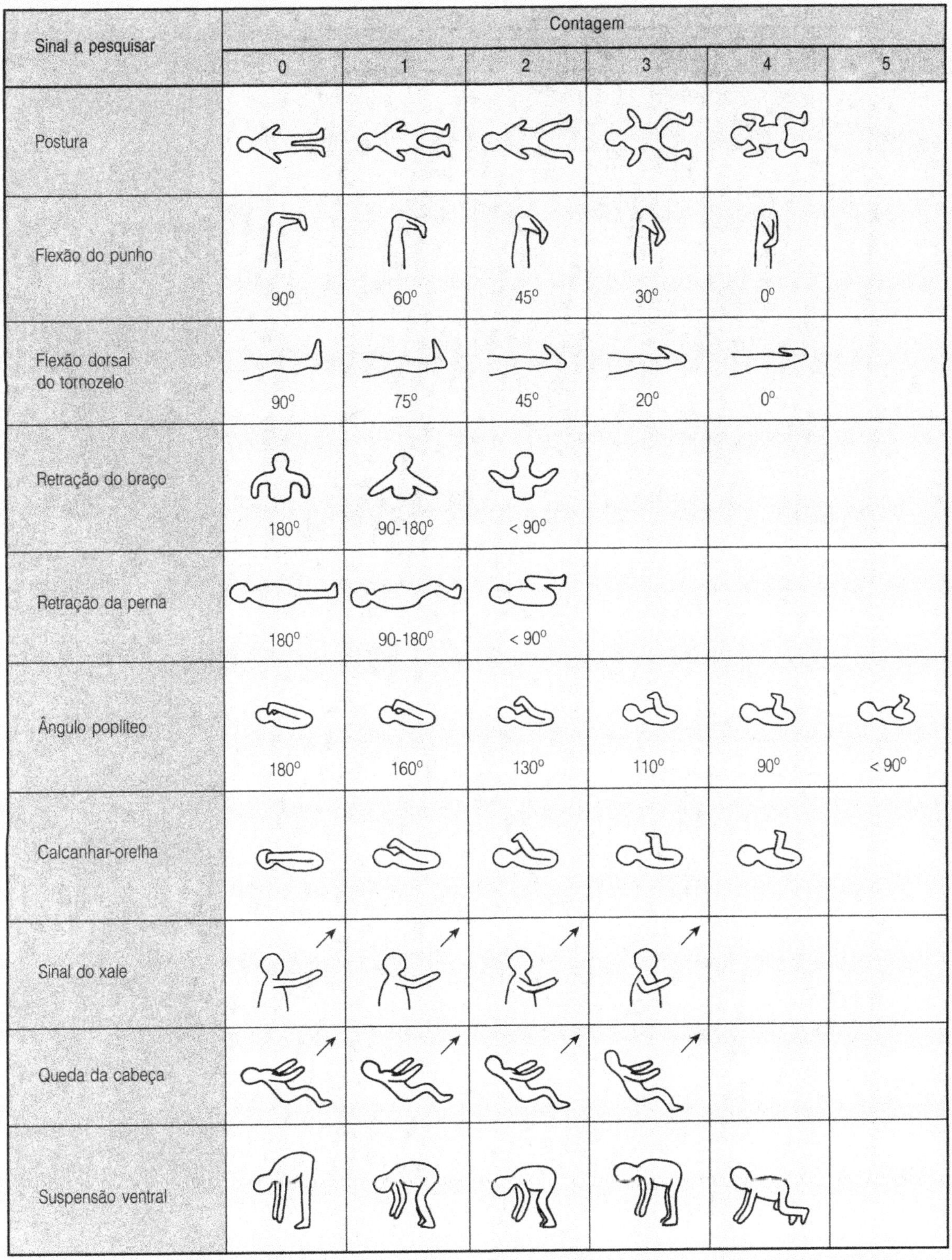

Sinal a pesquisar	Contagem					
	0	1	2	3	4	5
Postura						
Flexão do punho	90°	60°	45°	30°	0°	
Flexão dorsal do tornozelo	90°	75°	45°	20°	0°	
Retração do braço	180°	90-180°	< 90°			
Retração da perna	180°	90-180°	< 90°			
Ângulo poplíteo	180°	160°	130°	110°	90°	< 90°
Calcanhar-orelha						
Sinal do xale						
Queda da cabeça						
Suspensão ventral						

Figura 5.23 – Diagnóstico da maturidade do recém-nascido por meio do exame neurológico (segundo Dubowitz & cols., 1970).

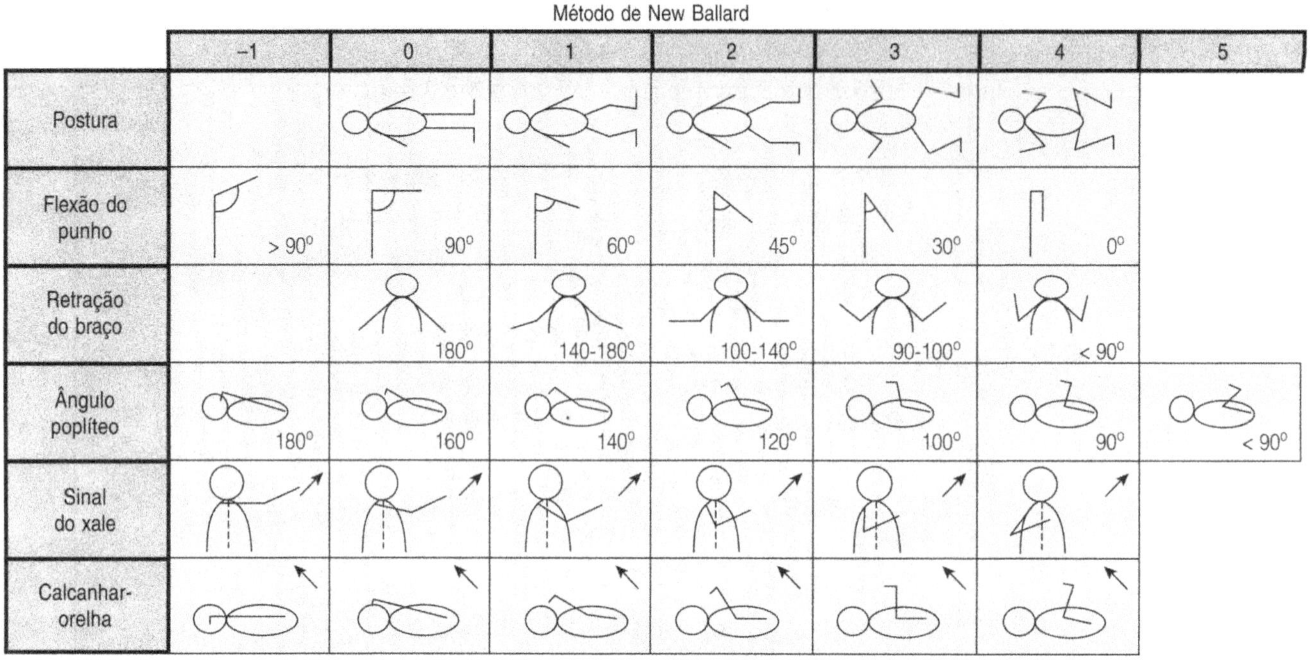

Método de New Ballard

	-1	0	1	2	3	4	5
Postura							
Flexão do punho	> 90°	90°	60°	45°	30°	0°	
Retração do braço		180°	140-180°	100-140°	90-100°	< 90°	
Ângulo poplíteo	180°	160°	140°	120°	100°	90°	< 90°
Sinal do xale							
Calcanhar-orelha							

Pele	Pegajosa Friável Transparente	Gelatinosa Vermelha Transparente	Lisa Rosada Veias visíveis	"Rash" ou descamação superficial Poucas veias	Áreas pálidas e com rachaduras Raras veias	Apergaminhada Rachaduras profunda Sem veias	Pele coriácea rachada e enrugada
Lanugo	Não existe	Esparso	Abundante	Rarefeito	Áreas sem lanugo	Maior parte sem lanugo	
Sulcos plantares	Calcanhar-hálux (-1) 40-50mm (-2) < 40mm	Sem sulcos > 50mm	Marcas vermelhas, tênues	Apenas sulco transverso anterior	Sulcos nos 2/3 anteriores	Sulcos cobrindo toda a planta do pé	
Mamas	Imperceptível	Pouco perceptível	Aréola chata Broto mamário ausente	Aréola pontilhada Broto = 1-2mm	Aréola elevada Broto = 3-4mm	Aréola completa Broto = 5-10mm	
Olhos/ orelhas	Pálpebras fundidas (-1) levemente (-2) firmemente	Pálpebras abertas, pavilhão permanece dobrado	Pavilhão pouco curvado, macio, rechaço lento	Pavilhão bem curvado, macio, rechaço rápido	Pavilhão firme formado, rechaço, instantâneo	Cartilagem espessa, orelha rígida	
Genital ♂	Bolsa escrotal achatada e lisa	Bolsa escrotal vazia, rugas tênues	Testículos no canal superior, raras rugas	Testículos descendo, poucas rugas	Testículos na bolsa Bolsa escrotal com rugas	Testículos pendentes Bolsa com rugas profundas	
Genital ♀	Clitóris proeminente Lábios achatados	Clitóris proeminente Pequenos lábios pequenos	Clitóris proeminente Pequenos lábios evidentes	Pequenos e grandes lábios igualmente proeminentes	Grandes lábios maiores que os pequenos lábios	Clitóris e pequenos lábios totalmente encobertos	

Figura 5.24 – Avaliação da idade gestacional (método de New Ballard).

Quadro 5.10 – Pontuação obtida e idade em dias (método New Ballard).

-10	20 semanas	0	24 semanas	10	28 semanas	20	32 semanas	30	36 semanas	40	40 semanas
-9	20 e 3 dias	1	24 e 3 dias	11	28 e 3 dias	21	32 e 3 dias	31	36 e 3 dias	41	40 e 3 dias
-8	20 e 6 dias	2	24 e 6 dias	12	28 e 6 dias	22	32 e 6 dias	32	36 e 6 dias	42	40 e 6 dias
-7	21 e 1 dia	3	25 e 1 dia	13	29 e 1 dia	23	33 e 2 dia	33	37 e 1 dia	43	41 e 1 dia
-6	21 e 4 dias	4	25 e 4 dias	14	29 e 4 dias	24	33 e 4 dias	34	37 e 4 dias	44	41 e 4 dias
-5	22 semanas	5	26 semanas	15	30 semanas	25	34 semanas	35	38 semanas	45	42 semanas
-4	22 e 3 dias	6	26 e 3 dias	16	30 e 3 dias	26	34 e 3 dias	36	38 e 3 dias	46	42 e 3 dias
-3	22 e 6 dias	7	26 e 6 dias	17	30 e 6 dias	27	34 e 6 dias	37	38 e 6 dias	47	42 e 6 dias
-2	23 e 1 dia	8	27 e 1 dia	18	31 e 1 dia	28	35 e 1 dia	38	39 e 1 dia	48	43 e 1 dia
-1	23 e 4 dias	9	27 e 4 dias	19	31 e 4 dias	29	35 e 4 dias	39	39 e 4 dias	49	43 e 4 dias
										50	44 semanas

Quadro 5.11 – Avaliação da idade gestacional.

Método de Capurro (somático e neurológico)					
Forma da orelha	0	8	16	24	
Textura da pele	0	5	10	15	20
Glândula mamária	0	5	10	15	
Pregas plantares	0	5	10	15	20
Sinal do xale	0	6	12	18	
Posição da cabeça ao levantar o RN	0	4	8	12	

K = 200
K + soma de pontos = idade gestacional em dias (desvio-padrão ± 8,4 dias)

Textura da pele

0 = muito fina, gelatinosa
5 = fina e lisa
10 = algo mais grossa, discreta descamação superficial
15 = grossa, rugas superficiais, descamação nas mãos e pés
20 = grossa apergaminhada, com grutas profundas

Forma da orelha

0 = chata, disforme, pavilhão não encurvado
8 = pavilhão parcialmente encurvado na borda
16 = pavilhão parcialmente encurvado em toda parte superior
24 = pavilhão totalmente encurvado

Glândula mamária

0 = não palpável
5 = palpável, menos de 5mm
10 = entre 5 e 10mm
15 = maior que 10mm

Pregas plantares

0 = sem pregas
5 = marcas mal definidas sobre a parte anterior da planta
10 = marcas bem definidas sobre a metade anterior e sulcos no terço anterior
15 = sulcos na metade anterior da planta
20 = sulcos em mais da metade anterior da planta

Sinal do xale

0 = o cotovelo alcança a linha axilar anterior do lado oposto
6 = o cotovelo situado entre a linha anterior do lado oposto e a linha média
12 = o cotovelo situado ao nível da linha média
18 = o cotovelo situado entre a linha média e a linha axilar anterior do mesmo lado

Posição da cabeça ao levantar o RN

0 = cabeça totalmente deflexionada, ângulo torácico de 270°
4 = ângulo cervicotorácico entre 180° e 270°
8 = ângulo cervicotorácico igual a 180°
12 = ângulo cervicotorácico menor que 180°

Formação do mamilo

0 = apenas visível
5 = aréola pigmentada – diâmetro menor que 75mm
10 = aréola pigmentada, pontiaguda – diâmetro menor que 75mm, borda não levantada
15 = borda levantada – diâmetro maior que 75mm

Método de Capurro (somático)					
Textura da pele	0	5	10	15	20
Forma da orelha	0	8	16	24	
Glândula mamária	0	5	10	15	
Formação do mamilo	0	5	10	15	
Pregas plantares	0	5	10	15	20

K = 207
K + soma de pontos = idade gestacional em dias
Desvio-padrão ± 8,4 dias

BIBLIOGRAFIA

1. ALMEIDA, P.A.M. – Avaliação da maturidade fetal. In Neme, B. *Obstetrícia Básica*. São Paulo, Sarvier, 1994. 2. BAUER, A. & NEME, B. – Diagnóstico obstétrico. In Neme, B. *Obstetrícia Básica*. São Paulo, Sarvier, 1994. 3. BALLARD, L. – Score for assessment of fetal maturation of newly born infants. *J. Pediatr.* 95:769, 1979. 4. BALLARD, J.L. – New Ballard score, expanded to include extremely premature infants. *J. Pediatric.* 119:417, 1991. 5. CALIL, V.M.L.T. – Caracterização do recém-nascido pré-termo. In Leone, C.R. & Tronchin, D.M.R. *Assistência Integrada ao Recém-Nascido*. São Paulo, Atheneu, 1996. 6. CAPURRO, M.D. – A simplified method for diagnosis of gestational age in the newborn infant. *J. Pediatr.* 93:120, 1978. 7. DeWAYNE, M.P. & CLOHERTY, J.P. – Identificação do recém-nascido de alto risco e avalia-ção da idade gestacional, prematuridade, pós-maturidade de crianças grandes e pequenas para a idade gestacional. In Cloherty, J.P. & Stark, A.R. *Manual de Neonatologia*. 3ª ed., 1993. 8. DUBOWITZ, L.M.S. et al. – Clinical assessment of gestational age in the newborn infant. *J. Pediatr.* 77:1, 1970. 9. GREENE, M.F. – Fetal assessment. In Cloherty, J.P. & Stark, A.R. *Manual of Neonatal Care*. 3rd ed., 1993. 10. LEONE, C.R. – Avaliação da idade gestacional no período neonatal. In Ramos, J.L.A. & Leone, C.R. (eds.). *O Recém-Nascido de Baixo Peso*. São Paulo, Sarvier, 1986. 11. RAMOS, J.L.A. – *Avaliação do Crescimento Intra-Uterino por Medidas Antropométricas do Recém-Nascido*. Tese. FMUSP, São Paulo, 1983. 12. RAMOS, J.L.A. – Fatores do crescimento fetal. In Ramos, J.L.A. & Leone, C.R. (eds.). *O Recém-Nascido de Baixo Peso*. São Paulo, Sarvier, 1986.

JOSÉ LAURO ARAUJO RAMOS
HELCIO BAHIA CORRADINI
FLÁVIO ADOLFO COSTA VAZ

As características anatômicas e funcionais próprias do recém-nascido fazem dele um ente completamente individualizado dentro dos limites da idade pediátrica. Isso é ainda mais verdade durante as duas primeiras semanas de vida e quanto mais imaturo o recém-nascido. Algumas características anatômicas serão examinadas em seguida, em conjunto com as peculiaridades do exame físico.

EXAME FÍSICO

Deve ser feito pela primeira vez na própria sala de parto e é sumário, constando praticamente de avaliação de coloração da pele (cianose, palidez, presença de mecônio), condições respiratórias, circulatórias e sensoriais e da pesquisa de malformações mais grosseiras. A avaliação da vitalidade é o dado mais importante do exame nessa fase e feita geralmente pelo método da contagem de Apgar, ainda muito útil, embora suas conhecidas limitações. Em seguida, se o recém-nascido estiver em condições satisfatórias, deverá ser levado para o berçário de observação e, posteriormente, para o alojamento conjunto ou, se for indicado, para uma unidade de risco.

O exame minucioso inicial deve ser feito, se a criança estiver bem, dentro das primeiras 10 a 12 horas de vida. Usar-se-á de toda a delicadeza na manipulação, que deverá ser a mínima possível, sem comprometer a eficiência do exame e evitando sempre resfriar o RN.

Adaptação perinatal – aspectos do exame físico

Uma sucessão de manifestações clínicas no recém-nascido de termo "normal" inicia-se logo após o nascimento, podendo ser até certo ponto padronizadas, a partir das observações da Dra. Murdina Desmond e cols. O examinador deve estar alerta para essas manifestações, cujas alterações podem indicar problemas na adaptação à vida extra-uterina.

Os estímulos sobre o feto, iniciados durante o trabalho de parto e capazes de desencadear resposta significante do sistema nervoso simpático, somam-se a outros estímulos recebidos ao nascimento: luz, resfriamento, estímulos sensoriais outros.

Logo após o nascimento, em crianças com boa vitalidade, há rápido aumento da freqüência cardíaca (em relação à freqüência fetal) que apresenta, em geral, variações amplas ao redor de uma linha basal (Fig. 5.25). Essa freqüência se mantém alta por poucos minu-

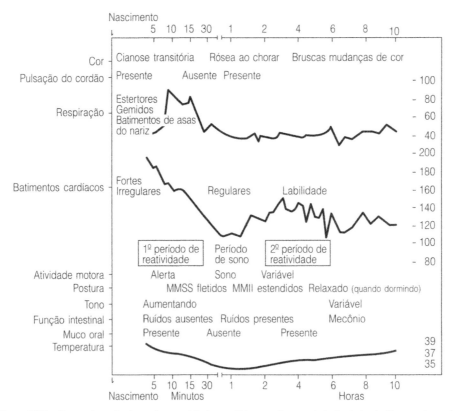

Figura 5.25 – Comportamento do recém-nascido "normal" logo após o parto (adaptado de Desmond e cols., 1963, e de Rudolph e Kenny, 1979).

* Ver também Semiologia do Recém-Nascido e Cuidados ao Recém-Nascido Normal e de Baixo Peso – Diagnóstico das Condições do Recém-Nascido.

tos, decrescendo, depois, irregularmente, até a faixa de 120 batimentos por minuto, em cerca de 1 hora. Em crianças com hipóxia perinatal e baixos índices de Apgar, esse "retorno" à normalidade não se faz dentro do esperado.

As reações, ou manifestações, do recém-nascido vigoroso e sadio, logo após o parto, foram enquadradas, por Desmond e cols., em dois "períodos de reatividade", separados por uma fase de sono (intervalo em que as respostas são pobres ou *menos perceptíveis*).

O "primeiro período de reatividade" ocupa os primeiros 15-30 minutos de vida. Nesse espaço de tempo, a criança com Apgar 7, ou mais, é alerta e vigorosa. Essas características podem inclusive ocupar 40 minutos da primeira hora de vida, o que, de acordo com Rudolph e Kenny, representa "o mais longo período de alerta durante os primeiros 4 dias". Nesse período, é reabsorvido o fluido remanescente nas vias respiratórias, e o choro forte acompanha a expansão dos pulmões. A freqüência respiratória, nesse período, é elevada (60 a 90/min); batimentos de asa de nariz, gemidos e estertores transitórios acompanham essas modificações. Desmond e cols. chamam a atenção para um comportamento "exploratório" nessa fase, representado por movimentos laterais da cabeça, caretas, movimentos de asa de nariz (sem esforço respiratório), de "mastigação", de sucção e deglutição, tremores de extremidades, pálpebras e mandíbula, movimentos do globo ocular e fechar e abrir de olhos. Nesse período, a temperatura corpórea cai.

A atividade parassimpática que se estabelece nessa fase é responsável por produção de saliva e muco (que pode tornar-se aparente pela boca) e também pela atividade peristáltica do intestino, levando a que se tornem audíveis ruídos intestinais (geralmente não audíveis na primeira hora). Pequenos períodos de apnéia e de retração esternal podem ocorrer.

A partir dos primeiros minutos, começa a diminuir a freqüência cardíaca, para atingir um mínimo por volta de 1 hora, em média; a freqüência respiratória é variável, mas, em termos gerais, cai, também, por volta do mesmo período, coincidindo essas mudanças com a passagem da criança para o período "de sono" ou "de repouso". Nesse período, o tono muscular, que era aumentado no primeiro período de reatividade, normaliza-se. Pode haver freqüência respiratória elevada, e, sem outros sinais de sofrimento respiratório, não deve preocupar-se; pode haver, também, aumento do diâmetro ântero-posterior do tórax que, com a instalação do choro ou com a manipulação da criança, reduz-se facilmente. Nessa fase, a freqüência cardíaca é relativamente estável (120-140/min) e o sono é freqüentemente acompanhado de tremores ou estiramentos dos membros.

Entre 2 e 6 horas de vida, começa o segundo período de reatividade, em que as respostas sensoriais podem inclusive ser exageradas. Em geral, as freqüências cardíaca e respiratória aumentam em relação à fase de sono; há mudanças no tono muscular e na cor – em geral, há eliminação de mecônio. Em algumas crianças ocorrem mudanças bruscas da freqüência cardíaca, períodos de apnéia e evidência de instabilidade vasomotora. O segundo período de reatividade pode ser muito curto, ou durar algumas horas; após, o comportamento da criança estabiliza-se, criando boas condições para a alimentação.

O comportamento que descrevemos em linhas gerais não parece ser modificado pelo tipo de parto. Entretanto, a seqüência de eventos pode estar alterada nos bebês muito imaturos ou nos que tiveram depressão neonatal (Apgar baixo).

Rudolph e Kenny acentuam que a duração dos períodos de adaptação é influenciada pela duração e dificuldade do parto, sofrimento fetal intraparto, medicação materna e outros fatores, de tal maneira que separar os efeitos produzidos ou influenciados por esta e aquela variável é extremamente difícil.

EXAME FÍSICO GERAL

O recém-nascido apresenta ao termo uma estatura média de 50cm (sexo masculino) ou 49cm (sexo feminino). O peso de nascimento é muito variado, relacionado com o tempo de gestação e com uma série de condições pré-natais de difícil apreciação, como nutrição e doenças maternas, alterações placentárias e outras (ver capítulo Crescimento Fetal). No Hospital das Clínicas, na Curva de Crescimento realizada (Ramos e cols.) em 1983, a mediana de peso com 40 semanas foi de 3.325g (meninas: 3.245g, meninos: 3.401g).

Para uma mesma idade concepcional, os recém-nascidos de cor negra ou amarela são de menor peso.

As proporções entre os segmentos corpóreos do recém-nascido são peculiares: a cabeça equivale a $1/4$ e os membros inferiores a $1/3$ do comprimento total.

Aspecto geral

O aspecto geral oferecido pelo recém-nascido à primeira aproximação é fundamental e, freqüentemente, os dados fornecidos por outros métodos de exame físico pouco conseguem modificar a impressão assim obtida. Esse aspecto é um somatório de cor da pele, postura, atividade espontânea, tono muscular, tipo respiratório e fácies, que impressiona o médico como um todo e o orienta para as etapas posteriores do exame. Embora esse "aspecto geral" seja informativo, o prognóstico em relação a um recém-nascido que "não vai bem" é particularmente difícil de se estabelecer, e a evolução dos quadros clínicos é freqüentemente inesperada.

No aspecto geral, necessitam ser mencionados o estado de hidratação e o estado de consciência, que apresentam características próprias do recém-nascido. O estado de hidratação é avaliado principalmente pela perda de peso, presença de febre e sequidão das mucosas. O turgor dos tecidos não é bom índice, dada a relativa pobreza de tecido subcutâneo, em especial no recém-nascido de baixo peso. O mesmo seja dito do exame da fontanela nos primeiros dias, em que pode haver cavalgamento de ossos do crânio.

O estado de consciência é de difícil avaliação, desde que o recém-nascido de primeiros dias durma a maior parte do tempo e que suas respostas sensoriais sejam pobres. As conclusões que se tiram do exame do estado de consciência devem ser procuradas no conjunto dos achados do fácies, postura e principalmente atividade.

Fácies

Dos inúmeros fácies característicos que têm sido descritos em Pediatria, alguns podem ser identificados no recém-nascido e é útil tê-los na lembrança. A síndrome de Down, as síndromes do primeiro arco braquial (hipoplasia de mandíbula, síndrome de Pierre Robin, síndrome de Treacher Collins), a agenesia renal bilateral, o filho de mãe diabética, as trissomias do 18 e 13-15, por exemplo, podem ser diagnosticados ou cogitados no primeiro exame. Assimetria de face deve ser pesquisada por possível lesão traumática do nervo facial.

Choro

O recém-nascido em repouso raramente chora. O choro normal é sonoro e de timbre variável. O recém-nascido com lesão cerebral grave pode apresentar um grito monótono, agudo, intermitente (*grito cerebral*), de valor diagnóstico. Alterações específicas e mensuráveis do choro têm sido descritas em recém-nascidos intensamente ictéricos, tendo-se mostrado úteis na detecção de efeitos da hiperbilirrubinemia sobre os nervos cranianos envolvidos.

Pele, anexos e cor

Os recém-nascidos de cor branca são levemente rosados e os de cor preta tendem ao avermelhado, com as bordas justaungueais e a pele do escroto ou dos pequenos lábios pigmentada. A palidez acentuada é dado importante, pois pode significar a existência de hemorragias sérias (rotura de vísceras parenquimatosas, hemorragia supra-renal ou hemorragia fetomaterna) ou de doença hemolítica por incompatibilidade materno-fetal. Doença hemorrágica do recém-nascido também pode causar anemia grave. Cianose de extremidades é comum em recém-nascidos, principalmente prematuros, é do tipo estagnante, devido à má circulação periférica, e responde bem ao aquecimento. Na criança normal, levemente cianótica, a cianose é menos pronunciada nas mãos que nos pés. Se for igual nas quatro extremidades, trata-se provavelmente de cianose patológica. Cianose generalizada necessita de diagnóstico e tratamento. Icterícia é um sinal a ser pesquisado. Dificilmente aparece antes de 24 horas de vida, salvo em doenças hemolíticas do recém-nascido. Sua presença pode ser falseada pela pigmentação ou pela hiperemia da pele. Cerca de 50% dos recém-nascidos normais a apresentam: nos prematuros, é mais difícil de distinguir, devido à pobreza de gordura subcutânea. Equimoses são freqüentes, sua localização depende da apresentação quando do parto.

A textura da pele do recém-nascido é delicada e muito lisa. No prematuro e principalmente no pequeno para a idade, o tecido celular subcutâneo é escasso, e no recém-nascido em geral ele permite facilmente a extensão de processos subcutâneos, hemorrágicos ou purulentos, o que constitui grande perigo para essas crianças. A pele adquire facilmente aspecto marmóreo quando exposta ao frio. Alterações congênitas graves, como epidermólise bolhosa e ictiose, são reconhecíveis ao nascimento.

Vérnix – o vérnix caseoso é um material cremoso esbranquiçado, composto de descamação de secreção sebácea, que recobre o recém-nascido em quantidades variáveis, podendo ser quase nulo no pós-maturo. Acumula-se nas dobras da pele e em geral sua remoção se segue de descamação da epiderme. O vérnix corado por mecônio pode aparecer em partos pélvicos, ou em casos de sofrimento fetal e em pós-maturos. Em doença hemolítica do recém-nascido, o vérnix pode aparecer amarelo ou esverdeado.

Edema – geralmente localizado, pode ser notado em mãos ou pés, ou em outra parte do corpo, e corresponde à apresentação obstétrica (especialmente genitais em parto pélvico). Em prematuros, é comum edema duro, não depressível, localizado em membros inferiores, genitais e porção inferior do abdome, que regride em alguns dias (linfedema).

Milium – pode ser encontrado particularmente na fronte, nas asas do nariz e nas regiões genianas. Consiste de pequenos pontos brancos de cerca de 1mm, geralmente agrupados e em grande número. Histologicamente, consistem de cistos queratogênicos, não se devendo confundir com os pontos de hiperplasia de glândulas sebáceas, menores e mais amarelos, que se encontram também na face.

Hemangiomas capilares – são freqüentes, principalmente na nuca, fronte e pálpebra superior. Costumam desaparecer em alguns meses, podendo os nucais permanecer por muito mais tempo.

Eritema tóxico do recém-nascido – com freqüência, nos primeiros dias, mas pode aparecer até os 15-20 dias, observam-se na pele do recém-nascido pequenas lesões eritematopapulosas, esparsas, em geral em pequeno número, que recebem o nome pouco adequado de "eritema tóxico". Sua patogenia é pouco conhecida, acreditando alguns em uma reação tegumentar ao novo ambiente extra-uterino. Regridem em poucos dias.

Anexos – lanugo, uma penugem fina e longa, está presente em geral nos prematuros pequenos e aparece com freqüência em crianças maiores na face, orelhas e dorso. Esta penugem cai em cerca de uma semana, podendo, às vezes, permanecer mais tempo. Os cabelos são finos, geralmente esparsos. As unhas em geral ultrapassam a ponta dos dedos, o mesmo sucedendo em prematuros (embora nos muito pequenos possa haver hipodesenvolvimento ungueal). Nos pós-maturos, podem ser bem mais longas.

Postura

Depende muito da postura intra-uterina, que é parcialmente reproduzida (ou continuada) pelo recém-nascido. As condições do tono muscular também influem na postura. No decúbito dorsal, os recém-nascidos de termo mantêm-se, em geral, com a cabeça voltada para um dos lados, os membros superiores freqüentemente fletidos, os inferiores semifletidos e as mãos cerradas. Geralmente mantêm a cabeça na linha mediana durante o choro. Modificações acentuadas desse padrão sugerem lesão neurológica central ou periférica, como edema ou hemorragia cerebrais, anoxia, efeito de narcose materna etc. Síndrome de Down, *miastenia gravis* e doença de Werdnig-Hoffmann podem provocar hipotonia muscular intensa no recém-nascido, com posturas dependentes desse estado.

A postura considerada normal geralmente se instala de 24 a 60 horas após o nascimento. Nessa ocasião, ela é um dado útil para o diagnóstico da maturidade do recém-nascido. Antes disso, na fase "pretônica" ou de "choque obstétrico", predominam hipotonia muscular e ausência de luta contra a gravidade (na expressão de Escardó), condição essa manifestada por tendência à abdução e à semi-extensão e, no decúbito dorsal, contato completo de todos os segmentos do corpo com o leito.

Atividade espontânea

Varia muito no recém-nascido. Os nascidos de termo têm atividade maior. Os movimentos dos membros inferiores são mais irregulares e os dos superiores tendem a ser mais simétricos. É difícil estabelecer qual o estímulo que desencadeia os movimentos. Muitos prematuros pequenos permanecem quase imóveis por dias, a não ser por movimentos discretos, atetóticos, de tempos em tempos. Os recém-nascidos dormem cerca de 20 horas por dia na primeira semana.

EXAME FÍSICO ESPECIAL

Cabeça

Ao nascimento, o perímetro cefálico é 1 a 2cm maior que o torácico. Essa diferença tende a ser mais acentuada quanto mais imatura é a criança. Não raro, esses perímetros podem ser iguais, principalmente em crianças de peso elevado. Os nascidos de termo apresentam perímetro cefálico de cerca de 34cm, medido em uma linha que passa pela protuberância occipital e pela região mais proeminente da fronte. No prematuro, encontram-se perímetros de 33cm ou menos. Em prematuro pequeno, o encontro de perímetro cefálico igual ou quase igual ao torácico deve fazer pensar na possibilidade de microcefalia, que deve ser afastada ou confirmada pela medida sistemática do perímetro, por exemplo, a cada dois dias, e pela pesquisa de causas de microcefalia secundária. Ter presente, no entanto, que o cavalgamento ósseo encontrado nos primeiros dias contribui para que se observem perímetros cefálicos falsamente pequenos. A cabeça mostra freqüentemente deformações transitórias, dependentes da apresentação cefálica. Nos nascimentos de parto pélvico, a cabeça é caracteristicamente lisa e bem formada.

Cranioestenose, ou seja, soldadura precoce de sutura entre ossos do crânio, pode, excepcionalmente, estar presente desde o período de recém-nascido e explicar certos perímetros cefálicos anormalmente pequenos.

Macrocefalia – pode ser causada por hidrocefalia, ou hidranencefalia, ou ser idiopática.

Fontanela anterior – de dimensões muito variáveis, é importante na pesquisa de coleção sangüínea intracraniana ou de meningite, casos em que pode estar abaulada. A fontanela lambdóide é freqüentemente representada pelas linhas de sutura. No prematuro, pode estar presente após o período de cavalgamento ósseo.

Craniotabes – é uma zona de tábua óssea depressível, com consistência classicamente comparada à de uma bola de pingue-pongue, encontrada com freqüência em recém-nascidos normais. Situa-se em geral nos parietais, nos limites com o occipital. Em criança de mais de três meses é, em geral, patológica e significa, na maior parte dos casos, presença de raquitismo.

Couro cabeludo – os cabelos são algumas vezes escassos, outras abundantes. Nos prematuros, freqüentemente são escassos e semelhantes à lã, enquanto tendem a ser sedosos nos de termo.

Bossa serossangüínea ou *caput succedaneum* – é um aumento de espessura do couro cabeludo, geralmente difuso, constituído de líquido plasmático extravasado que se coleciona no subcutâneo, na região correspondente à apresentação obstétrica. Pela palpação da bossa serossangüínea obtém-se o sinal "godet" e os limites são imprecisos, cobrindo a extensão de um ou vários ossos do crânio. O *cefalematoma* é uma massa geralmente mais bem delimitada ao tato e anatomicamente relacionada à superfície de um determinado osso craniano, já que é formada por sangue represado entre o osso e o periósteo, que é fortemente aderente na linha de sutura. O cefalematoma distingue-se da bossa serossangüínea pela sua delimitação (embora nem sempre clara) e sobretudo pelo tato, elástico, característico de uma bolsa cheia de líquido. É mais freqüente nos parietais.

A bossa e o cafalematoma são acidentes obstétricos comuns e que desaparecem em pouco tempo, sem problemas. O cefalematoma pode demorar semanas ou meses para ser reabsorvido totalmente.

Olhos

Permanecem fechados a maior parte do tempo nos primeiros dias. Abrem-se mais facilmente em resposta a um movimento "de balanço" do que pela força.

A pálpebra superior pode apresentar uma prega interna um pouco menor que o clássico epicanto daqueles com síndrome de Down. Essa prega desaparece em um a três meses.

As pálpebras são freqüentemente edemaciadas, devido à "conjuntivite argêntica" que se segue muitas vezes à instilação de nitrato de prata nos olhos com fins profiláticos. Os supercílios e os cílios são pouco nítidos, de fios curtos e delgados.

Microftalmia pode ser encontrada em casos de toxoplasmose congênita, citomegalia e embriopatias como a rubeólica e a actínica. Ocorre também em eventualidades mais raras, como persistência da *tunica vasculosa lentis* e displasia encefaloftálmica de Krause.

As escleróticas são azuladas devido à sua delgadez, podendo ser mais intensamente azuis na osteogênese imperfeita. No glaucoma congênito, as escleróticas são azuladas, e os globos oculares, maiores e mais tensos que o normal.

As conjuntivas são freqüentemente sede de pequenas hemorragias, sem significado clínico. A presença de conjuntivite deve fazer pensar na possibilidade de infecção gonocócica, em especial se se tratar de paciente nascido em condições precárias, sem assistência. Conjuntivites purulentas inespecíficas não são raras no recém-nascido.

O "sinal do sol poente" pode ser visto em prematuros normais e mesmo em nascidos de termo, mas é mais freqüente em hidrocéfalos, em encefalopatia bilirrubínica e em lesões do tronco cerebral.

Estrabismo é comum em recém-nascidos normais e pode persistir até cerca de três a seis meses, quando se desenvolve coordenação dos movimentos oculares.

Catarata pode sugerir síndrome de rubéola congênita, menos freqüentemente toxoplasmose e, como eventualidade rara, galactosemia.

As pupilas reagem normalmente à luz, podendo haver anisocoria em lesões obstétricas extensas do plexo braquial.

Orelhas

Os pavilhões, nos recém-nascidos, são muito moles e moldáveis. No prematuro, freqüentemente permanece dobrado o pavilhão sobre o qual repousa a criança em decúbito lateral. Pequenas variações na forma do pavilhão são comuns. Algumas vezes, podem encontrar-se orelhas exageradamente protrusas, que podem requerer cirurgia plástica. As orelhas podem informar sobre a maturidade do recém-nascido.

A inserção das orelhas pode ser anormal. É baixa, em geral, na agenesia renal bilateral, na síndrome de Down e em anomalias do primeiro arco branquial. Neste último caso, podem coexistir papilomas pré-auriculares e outras anomalias da orelha externa. Em outras doenças, podem ser encontradas alterações da forma das orelhas, como na síndrome de Marfan, em que elas são proeminentes e com as pontas afiladas. O conduto auditivo externo é tortuoso, e o tímpano, dificilmente visível.

Nariz

É geralmente achatado na sua base e situado mais alto na face. Sua ponta é arredondada, podendo ser exageradamente largo e dirigida para cima na condrodistrofia e no gargulismo.

Obstrução intensa e constante das vias aéreas superiores no recém-nascido deve fazer pensar na possibilidade de oclusão congênita das coanas, que deve ser pesquisada pela oclusão da boca e de cada narina, separadamente, de preferência à passagem de cateter pelas narinas.

Coriza intensa pode ser encontrada em recém-nascidos de mães tratadas com reserpina. Coriza mucossanguinolenta sugere sífilis congênita.

Boca, faringe e mandíbula

O exame da boca no recém-nascido é mais fácil que na criança maior, por falta de oposição do paciente. A visualização da orofaringe, porém, é difícil, mas muito importante, pela necessidade de se surpreender eventual malformação.

A salivação do recém-nascido é normalmente pobre. Um excesso de saliva ou muco na boca impõe a pesquisa de atresia do esôfago.

Os lábios mostram tubérculo labial, no meio do lábio superior, geralmente bem desenvolvido.

Devido à sua delgadez, a mucosa gengival no recém-nascido apresenta-se clara em certas áreas, quase branca principalmente nas regiões correspondentes aos molares. A borda livre da gengiva pode ser serrilhada.

Na parte anterior do palato duro dos recém-nascidos pode encontrar-se, nos primeiros dias, uma ou duas lesões, em geral erosivas, com halo avermelhado, chamadas aftas de Bednar, geralmente devidas a atrito exagerado quando dos procedimentos de limpeza da boca do recém-nascido após o parto.

Também são classicamente descritas formações no palato duro, junto à rafe mediana, com o nome de "pérolas de Epstein". São pequenas formações esbranquiçadas do tamanho da cabeça de alfinete, devidas a acúmulos localizados de células epiteliais, que desaparecem em dias ou semanas.

Orofaringe – nos primeiros dias de vida, pode apresentar-se normalmente avermelhada. As amígdalas palatinas não são visíveis e irão hipertrofiar-se somente após contato com microrganismos. A úvula deve ser sempre visualizada, pois pode ser sede de malformações.

Língua – apresenta-se relativamente lisa, sendo as papilas filiformes pouco desenvolvidas. Em relação ao tamanho da boca e da face, a língua é relativamente maior nos recém-nascidos que em outras idades. Macroglossia pode sugerir hipotireoidismo ou síndrome de Beckwith. O frênulo lingual varia em tamanho, dentro de limites extensos. Anquiloglossia congênita ou "língua presa" verdadeira é muito rara.

O maxilar inferior é geralmente pouco desenvolvido no recém-nascido. Um grau pronunciado de hipoplasia de mandíbula recebe o nome de *micrognatia*. Esse achado se acompanha freqüentemente de glossoptose. A associação desses dois sinais e fissura palatina recebe o nome de síndrome de Pierre Robin.

Micrognatia – pode, às vezes, integrar outras síndromes de anomalia do desenvolvimento do primeiro arco branquial. A glossoptose pode constituir risco de vida sério, devido à obstrução de vias aéreas, podendo requerer sutura da ponta da língua ao lábio inferior como medida paliativa, até correção do vício maxilar inferior.

A criança pode nascer com dentes, em geral, malformados. Estes caem em pouco tempo, deixando uma excrescência carnosa, que jazia sob um esmalte delgado. Se os dentes são bem formados, podem criar problemas para o aleitamento ao seio, requerendo a extração. O perigo de aspiração de dentes prestes a cair faz com que a extração seja urgente.

Pescoço

O recém-nascido apresenta pescoço curto, sendo difícil nessa fase da vida reconhecer anomalias em que esse segmento é anormalmente curto, como gargulismo, cretinismo, doença de Morquio, síndrome de Klippel-Feil, anomalias congênitas do desenvolvimento da omoplata (deformidade de Sprengel) e *pterigium colli*.

Não é raro se encontrar no recém-nascido fibroma do esternocleidomastóideo, massa dura encontrada no corpo do músculo e que algumas vezes pode perturbar a movimentação do pescoço. Essa formação não depende de hemorragia no corpo do músculo (embora possa coexistir hemorragia), mas de uma fibrose secundária a traumatismo. O pescoço é uma das sedes mais comuns de cistos linfáticos (*hygroma colli*).

Bócio congênito – pode ser encontrado em áreas geográficas nas quais o cretinismo é endêmico, podendo ocorrer também em crianças cujas mães receberam, durante a gestação, iodo e drogas antitireoidianas. Pode ser causa de compressão traqueal.

Tórax

O tórax do recém-nascido é de forma aproximadamente cilíndrica e o ângulo costal é de quase 90°. Uma assimetria pode ser determinada por malformação de coração, pulmões, coluna ou arcabouço costal. O tipo respiratório é caracteristicamente abdominal. O componente torácico, quando presente, deve fazer pensar em problema pulmonar. Distensão abdominal e peritonite tendem a favorecer o tipo respiratório intercostal.

A freqüência respiratória é elevada se comparada com a da criança maior. Encontra-se em geral freqüência de 50 por minuto no recém-nascido desperto e calmo e um pouco menos quando dormindo. Mas os limites da normalidade são muito extensos. Manipulação moderada ou estímulo pode aumentar muito a freqüência.

Variações de freqüência e profundidade dos movimentos respiratórios são comuns e sem significação clínica. Respiração de Cheyne-Stokes pode ser vista freqüentemente. Retração da porção inferior do esterno pode ser vista em alguns recém-nascidos prematuros devido à delicadeza da caixa torácica e não significa necessariamente problema respiratório. Na maioria das vezes, porém, indica ventilação pulmonar deficiente.

No recém-nascido, pode encontrar-se ingurgitamento das mamas, tanto em meninos quanto em meninas. Esse aumento de volume pode persistir por várias semanas e mesmo meses, e pode haver passagem de um fluxo de secreção semelhante ao colostro. Nas crianças nascidas de termo, esse fato é comum e, em prematuro, geralmente não ocorre.

O tamanho e o aspecto de aréola mamária podem informar quanto à maturidade.

Coração e vasos

O choque da ponta, em geral, não é visível quando o coração e a distribuição de gordura no tórax são normais. Geralmente, sua localização é mais lateral que na criança maior.

A freqüência do pulso é muito variável no recém-nascido desperto. Algumas vezes, a determinação do pulso radial é difícil, impondo a ausculta do coração.

Segundo Nélson, a freqüência média do pulso é de 120 por minuto, com limites normais de 70 a 170 por minuto. A hipóxia neonatal moderada produz freqüência maior e as hipóxias graves podem levar à bradicardia.

A palpação do pulso femoral é obrigatória em todo recém-nascido, pois sua ausência é sugestiva de coartação aórtica (embora a presença de pulso não exclua essa malformação). Os pulsos radial e femoral palpados dão ao examinador a sensação de ser simultâneos. Um retardo no batimento femoral também pode sugerir coartação aórtica.

Haggerty, Maroney e Nadas consideram como pressão arterial normal para o recém-nascido 80 ± 16 para a sistólica e 46 ± 16 para a diastólica.

O encontro de pressão arterial elevada no recém-nascido é uma eventualidade rara. Quando confirmada, deve fazer pensar primeiramente em coartação aórtica e possivelmente em problema de malformação renal com isquemia renal. Nefropatias clínicas, embora muito raramente, podem incidir no recém-nascido.

O encontro de sopro sistólico nos recém-nascidos é comum nos primeiros dias, especialmente no terceiro e quarto espaços intercostais, à esquerda do esterno. É freqüentemente destituído de significação clínica. Se o sopro persistir por algumas semanas, é provável que seja manifestação de malformação congênita cardíaca.

Abdome

O abdome do recém-nascido em decúbito dorsal está aproximadamente no mesmo nível do tórax. Abdome abaulado nas primeiras horas pode sugerir obstrução intestinal, enquanto abdome escavado sugere hérnia diafragmática. No prematuro, é algo abaulado e freqüentemente mostra circulação venosa. Muitas vezes, percebe-se em prematuros desenho das alças delgadas, mesmo na ausência de perturbação intestinal orgânica.

O cordão umbilical é normalmente branco-gelatinoso, podendo ser amarelo-esverdeado em criança com eritroblastose ou com síndrome de disfunção placentária.

A presença de artéria umbilical única sugere a presença de malformações congênitas associadas.

Chama-se umbigo amniótico aquele em que a membrana amniótica transparente que cobre o cordão se estende e se insere diretamente sobre a parede abdominal. Ao contrário, o umbigo cutâneo apresenta uma borda ou uma secção cilíndrica de pele abdominal que se eleva alguns milímetros e só a partir daí começa o tecido gelatinoso. Essas diferenças, se marcadas, podem resultar em aspectos diversos no umbigo cicatrizado. Após a transformação dos vasos umbilicais em cordões fibrosos, as artérias convergem-se nos ligamentos umbilicais laterais e a veia no ligamento redondo.

O umbigo mumifica-se durante a primeira semana e destaca-se, em geral, entre 8 e 10 dias, podendo, às vezes, permanecer mais tempo, sem nenhum problema, além da necessidade de assepsia da base de implantação.

Hérnia umbilical ou inguinal, onfalocele, diástase de reto, hemorragia do cordão, cisto do cordão, agenesia de músculos da parede podem estar presentes ao exame do recém-nascido.

O púbis é elevado e, em prematuros, freqüentemente edemaciado.

Fígado – geralmente palpável, se as condições do exame são satisfatórias, com superfície ou borda mole a 1 ou 2cm abaixo da arcada costal, é mais facilmente palpado no epigástrio.

Baço – em recém-nascido de termo, é freqüentemente palpável o pólo inferior, se a parede abdominal é flácida. Em prematuros, sem distensão abdominal, é geralmente palpável. Deve ser manuseado com cuidado em casos de doença hemolítica do recém-nascido, em que pode ocorrer rotura.

O rim é proporcionalmente maior e, às vezes, palpado principalmente à esquerda.

Ânus e reto

O orifício anal é obrigatoriamente examinado no primeiro exame do recém-nascido. A eliminação de mecônio e a ausência de sinais de obstrução intestinal afastam problemas de atresia do reto.

Região sacrococcígea

Geralmente se vê uma depressão na extremidade do cóccix: seio ou fosseta sacrococcígea, provavelmente resultante do mau desenvolvimento do ligamento caudal. Nessa região, pode haver comunicação da pele com o canal raquidiano, através de um *sinus* dérmico, o que pode ser causa de infecção meníngea.

Presença de massas tumorais sugere a possibilidade de malignidade (teratoma sacrococcígeo). Nessa região, podem encontrar-se, ainda, meningoceles.

Genitais

No recém-nascido do sexo masculino, os testículos podem encontrar-se na bolsa ou nos canais inguinais. Geralmente, o pênis apresenta um prepúcio com orifício muito estreito e, com freqüência, existem aderências entre a pele do prepúcio e a glande, que irão desaparecendo gradualmente em alguns meses. A bolsa escrotal é contraída, e as hidroceles são freqüentes.

Nas meninas, comumente, há congestão e ingurgitamento vulvar e os pequenos lábios são proeminentes, bem como o clitóris. Pode aparecer nos primeiros dias uma secreção vaginal esbranquiçada, translúcida e no fim da primeira semana pode aparecer sangue vaginal. Pesquisar imperfuração himenal e aderência de pequenos lábios. O aspecto dos genitais contribui para o diagnóstico da maturidade.

A presença de ambigüidade genital deve levar à pesquisa de síndrome adrenogenital, potencialmente perigosa para a vida. Além disso, havendo dúvida, o diagnóstico do sexo da criança deve sempre aguardar confirmação.

Membros

As malformações grosseiras são apreendidas já na sala de parto. Os dedos devem ser examinados (polidactilias, sindactilias, malformações ungueais). O bom estado das articulações coxofemorais deve ser pesquisado sistematicamente pela abdução das coxas, tendo as pernas fletidas (manobra de Ortolani), e pela pesquisa de assimetria das pregas da face posterior das coxas e subglúteas.

Nos membros, é mais perceptível eventual hemi-hipertrofia congênita, assim como edemas linfáticos localizados (doença de Milroy). Paralisias obstétricas de vários tipos incidem nos membros, especialmente nos superiores.

---

5 | Cuidados ao Recém-Nascido em Alojamento Conjunto

MARIA TEREZA ZULINI DA COSTA
PAULO BASTO DE ALBUQUERQUE
ALDA VALÉRIA NEVES SOARES
JOSÉ LAURO ARAUJO RAMOS

O alojamento conjunto (AC) hospitalar pode ser definido como a permanência contínua do recém-nascido (RN) sadio junto à mãe, permitindo cuidados a ambos no mesmo local e instruções a ela que, sob vigilância, participará ativamente do atendimento a seu filho.

OBJETIVOS

1. Permitir aprendizado materno sobre como cuidar do RN.
2. Estabelecer bom relacionamento psicoemocional mãe-filho (ou mãe-pai-filho).
3. Incentivar o aleitamento materno.
4. Reduzir a incidência de infecções hospitalares cruzadas.
5. Permitir à equipe de saúde melhor integração e observação sobre o comportamento normal do binômio mãe-filho.

NORMAS DE INSTALAÇÃO

Recursos físicos

Localização – será dentro da maternidade, de preferência junto à área do puerpério. Poderá ser feito em enfermarias ou em quartos individuais. Para cada conjunto leito materno-berço reserva-se 6m². O espaço mínimo entre cada berço será de 2 metros. O número máximo de duplas mãe-filho por enfermaria será de quatro.

As instalações sanitárias devem estar de acordo com as normas do Ministério da Saúde: uma para cada quarto ou enfermaria.

O mobiliário constará de cama hospitalar, mesinha de cabeceira, cadeira, berço, armário-bancada, hamper e lavatório.

O material de uso é constituído de roupas (guardadas no armário-bancada), solução umbilical, cotonetes, gaze, esparadrapo, sabão neutro, fita crepe, algodão, fita métrica (colocados em bandeja sobre a bancada), antropômetro, balança, termômetros, estetoscópio, bacia para banho. Aparelho de fototerapia deve também fazer parte dos equipamentos.

Deve haver local para posto de enfermagem, sala para colher exames e sala para visitas.

Recursos humanos

A equipe que prestará assistência ao binômio mãe-filho será formada por pessoas identificadas para esse tipo de atendimento e constará de: médicos (obstetras e pediatras – um de cada para cada 20 binômios) e enfermeiras (uma diretora, uma encarregada para cada 12 binômios, uma auxiliar para cada 8 binômios). Assistente social, psicóloga e nutricionista completam a equipe.

Seleção das mães – sob o ponto de vista obstétrico, o AC é extremamente vantajoso para o binômio mãe-filho, uma vez que favorece a involução natural do útero, protegendo contra infecção puerperal bem como quadros hemorrágicos, favorecendo também à mãe inexperiente em se habituar nos cuidados ao RN. Ainda em nosso meio é quase que praticado exclusivamente em hospitais públicos, por haver a preocupação institucional de orientar e ensinar as mães de nível sócio-econômico realmente precário nos cuidados necessários ao RN, evitando assim quadros de desnutrição e diarréias do RN. Em hospitais particulares, com elevadas incidências de operação cesariana, o nascimento ocorre com hora marcada, existindo dificuldades próprias porque o nascimento não é visto, na maioria das vezes, como um acontecimento da família, mas sim um acontecimento social e se, eventualmente, essa mãe não conseguir aleitar naturalmente, poderá comprar o leite artificial, não se ponderando os benefícios imunológicos e dietéticos do leite natural. Existem instituições com "tele-alojamento conjunto", ou seja, o recém-nascido fica no berçário e pode ser visto por circuito fechado de televisão e nas eventuais necessidades é levado ao quarto junto à mãe.

Na maternidade do Hospital Universitário da Universidade de São Paulo (HU-USP) são selecionadas para o sistema de AC as mães com capacidade física e mental de cuidar e amamentar seu filho, isto é, todas as que apresentaram gestação de baixo risco, sem doenças, ou com doença crônica compensada.

Seleção dos recém-nascidos – será realizada pelo neonatologista, logo após a reanimação do RN na sala de parto. A proposta é encaminhar o RN para o AC junto com sua mãe, para, imediatamente após o nascimento, sugar o seio materno e receber os cuidados necessários de higienização e aconchego. O único impedimento a esses procedimentos será se a mãe e/ou o RN apresentarem alguma intercorrência clínica que necessite de intervenções não realizáveis no sistema AC.

No AC há pouca ocorrência de infecções hospitalares graves: isso porque os cuidados ao RN são prestados pelas próprias mães que são colonizadas por germes da comunidade, com menor capacidade patogênica.

A colonização do RN no AC é feita principalmente por germes gram-positivos, diferente do que ocorre nos berçários, onde predomina a flora gram-negativa (Segre, 1981).

NORMAS DE ENFERMAGEM

No sistema AC, a assistência prestada ao binômio mãe-filho deve ocorrer de maneira sistematizada e individualizada, voltada para o autocuidado. Para tanto, a equipe de enfermagem deve envolver os pais no planejamento, na execução e na avaliação do cuidado a ser prestado.

Ao ser admitida no AC, é de fundamental importância que a puérpera seja incentivada a participar do programa de orientações preconizado por esse sistema, o qual deve ser desenvolvido tanto individualmente quanto em grupos, respeitando as crenças e os valores de cada puérpera.

Segundo Barbieri (1993), o papel de educador da enfermeira no AC ocupa uma posição de destaque, propiciando aos profissionais da área uma conduta uniforme de ação e de orientações, oferecidas aos pais e familiares.

As orientações individuais visam ensinar e estimular a puérpera a cuidar de si e de seu filho. Por ocasião da admissão do RN no AC, a puérpera deve receber orientações referentes aos cuidados de higiene, vestuário e aleitamento materno. Nos dias subseqüentes, serão realizadas as orientações em grupos, que englobam aspectos referentes a fisiologia e técnica de amamentação, alimentação, atividade física e sexual da puérpera, modificações fisiológicas do RN, registro civil e matrícula do RN na Unidade Básica de Saúde (UBS).

A execução dos cuidados inicia-se com a participação ativa da equipe de enfermagem, passando progressivamente aos pais a condição de executantes, a fim de torná-los aptos a prestar os cuidados no domicílio (Vaz, 1996).

A alta hospitalar deverá ocorrer por volta do terceiro dia de vida do RN, após a realização de exames para a detecção da fenilcetonúria e do hipotireoidismo congênito. Nesse momento será agendado, pela enfermeira do AC, uma consulta de enfermagem que ocorrerá em torno do 10º dia após a alta.

Os objetivos dessa consulta nesse período, segundo Melleiro (1998), são:

1. Detectar e solucionar precocemente as alterações que possam ocorrer no domicílio e interferir no desenvolvimento do RN.
2. Verificar a manutenção ou não do aleitamento materno.
3. Detectar possíveis casos de infecção hospitalar ou comunitária.
4. Avaliar o grau de compreensão das orientações ministradas no AC, reforçando-as quando necessário ou negociando sua incorporação ao cotidiano da mãe.
5. Verificar o resultado dos exames colhidos para detecção de fenilcetonúria e de hipotireoidismo congênito.
6. Enfatizar a necessidade de matrícula do RN na UBS para o início da puericultura.

NORMAS MÉDICAS

As visitas médicas, no AC, serão realizadas diariamente, até o dia da alta, no período diurno e na presença da mãe.

Nessa oportunidade, serão esclarecidas dúvidas maternas sobre o RN e reforçadas as orientações dadas pela enfermagem sobre cuidados ao RN, amamentação etc.

Se houver necessidade de exame complementar, como lavagem gástrica ou intestinal, colheita de sangue, fezes, líquor, cauterização do umbigo, retirada de apêndices digitiformes ou outros, deve ser informado e esclarecido à mãe e o procedimento será efetuado em sala separada, sem a presença da mãe.

A fototerapia, nos casos de hiperbilirrubinemia, poderá ser feita no próprio AC, de preferência em quartos individuais, sendo a mãe orientada da maneira como deve manipular o RN nesse período.

Nas primeiras 24 horas de vida, será avaliada a idade gestacional pelo método de Capurro (ou Dubowitz).

Detectando-se doença que necessite de cuidados especiais (soroterapia, oxigenoterapia, antibioticoterapia etc.), o RN deverá ser encaminhado ao berçário, e a mãe esclarecida a respeito dos motivos que determinaram a transferência.

Serão prestadas à mãe, pelo médico, informações diárias sobre as condições do RN no berçário.

A alta médica será dada após não menos de 60 horas, período mínimo para detectar doenças inerentes a essa faixa etária. Cabe ao médico o preenchimento dos formulários hospitalares de alta.

As visitas ocorrerão nos horários estabelecidos pelo hospital, devendo entrar na enfermaria apenas duas pessoas para cada binômio mãe-filho. Os visitantes serão orientados sobre a lavagem de mãos. As mães em sistemas de AC ocupadas com o cuidado de seus filhos sentirão menos a falta de visitas.

VANTAGENS E DESVANTAGENS DO SISTEMA DE ALOJAMENTO CONJUNTO

O AC é vantajoso, pois desde o início capacita a mãe a atender e a cuidar de seu filho, evitando apreensões dela quanto às condições do RN. Laços afetivos mais fortes e duradouros estabelecem-se entre mãe e filho, resultando em considerável diminuição na taxa de abandono. A alimentação natural é estimulada e permanece por mais tempo.

O RN estabelece ritmo próprio de amamentação mais precocemente, perde menos peso, satisfaz melhor suas necessidades físicas e psíquicas, chora menos, é submetido a maior vigilância por parte da mãe, de enfermeiras e médicos, que se entrosam melhor, e tem menos possibilidade de adquirir infecções cruzadas.

O sistema permite ao pai e aos parentes aprendizado sobre cuidados ao binômio mãe-filho e reforça a unidade familiar.

O berçário transforma-se em ambiente mais calmo, totalmente dedicado à atenção das crianças doentes ou de risco.

Dentre algumas possíveis desvantagens, devem ser lembradas as que se seguem. A necessidade de mudanças na estrutura física do hospital, a necessidade de número maior de pessoal de enfermagem que terá a seu encargo também as orientações às mães, uma vez que as enfermeiras atuam como educadores de saúde. Há menos oportunidade para o repouso das mães, por terem de cuidar de seus filhos e, à noite, suportar o choro deles. O gasto de materiais (roupa e material de higiene) pode aumentar com a utilização pelas mães.

O conjunto das ações realizadas no AC pela equipe multiprofissional favorece o aumento do vínculo mãe-filho e promove o aleitamento materno, porém nem sempre por um período prolongado. A Unidade Neonatal do HU-USP em conjunto com a divisão médica obstétrica e a de enfermagem atendem, pelo sistema de AC, aproximadamente 200 RN e suas respectivas mães. Em 1996, foi realizado um estudo por Costa, Melleiro e Sá, no AC do HU em conjunto com três Unidades Básicas de Saúde da região do Butantã para avaliar se o sistema de AC favorecia a prática da amamentação e qual era sua duração no primeiro ano de vida. Constataram que o AC promoveu e favoreceu o aleitamento materno, porém sua duração foi verificada principalmente durante o primeiro trimestre.

Vários fatores sociais e culturais podem influenciar na manutenção da amamentação. A implantação dos serviços de saúde e o acesso da gestante ao pré-natal precocemente, com orientações educacionais, certamente favorecerão o aleitamento materno e conseqüentemente contribuirão para a diminuição da morbidade e mortalidade infantil em nosso meio.

BIBLIOGRAFIA

1. BARBIERI, D.L. – *Estudo das Intercorrências Apresentadas pelo Binômio Mãe-Filho, nas Primeiras Seis Horas Após o Parto Normal, Como Indicadores Negativos ou Positivos para o Sistema Alojamento Conjunto.* São Paulo, 1993. 194 p. Tese (Doutorado) – Escola de Enfermagem da Universidade de São Paulo. 2. CORRADINI, H.B. et al. – Cuidados ao recém-nascido em alojamento conjunto. In Marcondes, E., coord. *Pediatria Básica.* 8ª ed., São Paulo, Sarvier, 1991. 3. MELLEIRO, M.M.; SÁ, M.B.S.R. & COSTA, M.T.Z. – Seguimento de um grupo de mães que utilizaram o sistema alojamento conjunto (SAC): manutenção do aleitamento materno. *Pediat. (São Paulo),* 19:81, 1997. 4. MELLEIRO, M.M. – *Consulta de Enfermagem Pós-Alta Hospitalar: Um Instrumento na Detecção Precoce de Agravos à Saúde do Recém-Nascido.* São Paulo, 1998. 87p. Dissertação (Mestrado) – Escola de Enfermagem, Universidade de São Paulo. 5. SEGRE, C. – Estudo da colonização bacteriana do recém-nascido em alojamento conjunto. *J Pediat. (Rio)* 50:118, 1981. 6. VAZ, F.A.C. & GUALDA, D.M.R. – Alojamento conjunto. In Leone, C.R. et al. *Assistência Integrada ao Recém-Nascido.* São Paulo, Atheneu, 1996, p. 43.

6	Parto Prematuro:
	Fatores Predisponentes e Prevenção

ROBERTO EDUARDO BITTAR
MARCELO ZUGAIB

No passado, considerava-se prematuro o recém-nascido com peso inferior a 2.500g. Com o surgimento de novos estudos, observou-se que cerca de 30% destes recém-nascidos não apresentavam as características neonatais da prematuridade, mas sim de recém-nascidos de termo. Em 1961, a Organização Mundial de Saúde definitivamente mudou o conceito de prematuridade, estando esta presente diante de menos de 37 semanas completas de gestação (< 259 dias) a partir do primeiro dia do último período menstrual. O recém-nascido com menos de 2.500g passou a ser denominado de baixo peso, podendo ou não ser prematuro, na dependência da idade gestacional. Tal definição omite o limite inferior e considera apenas recém-nascidos vivos. Temos adotado como limite inferior 22 semanas completas. Entretanto, há autores que consideram 20, 26 ou 28 semanas. Em virtude das dificuldades de se estabelecer com segurança a idade gestacional, muitos autores ainda abordam o tema considerando apenas o peso do recém-nascido, dificultando sobremaneira a análise dos resultados.

A prematuridade é a principal causa de morbidade e mortalidade neonatais. Sua incidência varia de acordo com as características da população analisada. Na Clínica Obstétrica do Hospital das Clínicas da FMUSP, em virtude da elevada prevalência de gestações de alto risco, ocorrem cerca de 22% de nascimentos prematuros. Destes, 50% dos casos são conseqüentes a partos prematuros espontâneos caracterizados, em sua maioria, por uma assistência pré-natal inadequada.

A prevenção da prematuridade é um dos grandes desafios obstétricos neste início de século. Trata-se de uma missão difícil em virtude não só da falta de conhecimento exato da fisiopatologia do trabalho de parto prematuro (TPP), mas também por não se tratar apenas de um problema de ordem médica, mas educativo e social, o que o torna mais complexo.

FATORES DE RISCO
ASSOCIADOS À PREMATURIDADE

A etiologia do parto prematuro é desconhecida em aproximadamente 50% dos casos. No restante, freqüentemente ocorre associação de possíveis fatores de risco. De maneira geral, estes fatores podem ser classificados em seis categorias (Quadro 5.12): epidemiológicos, obstétricos, ginecológicos, clínico-cirúrgicos, iatrogênicos e desconhecidos.

FATORES EPIDEMIOLÓGICOS

Sócio-econômico – o baixo nível sócio-econômico está diretamente relacionado à elevada incidência de partos prematuros. Más condições de higiene, nutrição inadequada, gravidez na adolescência, gravidez indesejada, conflitos familiares, fumo, consumo de drogas, estresse constante e falta de uma assistência pré-natal adequada constituem fatores agravantes.

As más condições de higiene predispõem a infecções tanto sistêmicas quanto urinárias e vaginais.

Quadro 5.12 – Fatores de risco associados à prematuridade.

Epidemiológicos
   Baixo nível sócio-econômico
   Desnutrição
   Gravidez indesejada
   Estresse
   Assistência pré-natal inadequada
   Fumo
   Drogas

Obstétricos
   Infecção amniótica
   Rotura prematura de membranas
   Alterações hormonais
   Sangramentos vaginais de primeiro e segundo trimestres
   Placenta prévia
   Descolamento prematuro de placenta
   Incompetência istmocervical
   Gemelaridade/poliidrâmnio
   Malformações fetais e placentárias
   Partos prematuros anteriores

Ginecológicos
   Amputação de colo uterino
   Malformações uterinas
   Miomas

Clínico-cirúrgicos
   Doenças maternas
   Procedimentos cirúrgicos na gravidez

Iatrogênicos

Desconhecidos

Desnutrição – apesar de estar bem estabelecida na literatura a relação entre ingestão calórica e crescimento fetal, o mesmo não pode ser dito em relação à prematuridade. Por outro lado, em animais de laboratório ficou demonstrado que a desnutrição crônica é causadora de estresse, liberação de catecolaminas e parto prematuro. A maior atividade do sistema simpático, por meio da maior produção de catecolaminas, estimula os receptores alfa presentes no miométrio, com conseqüente aumento da atividade uterina. Outro aspecto relacionado à nutrição diz respeito à altura e ao peso maternos. Quando estes parâmetros são analisados simultaneamente, verifica-se que a adequação do peso pré-gestacional, e não a altura materna, relaciona-se ao parto prematuro.

Gravidez indesejada e assistência pré-natal inadequada – a maior incidência de prematuridade entre as adolescentes relaciona-se mais a baixo nível sócio-econômico, gravidez indesejada, conflitos familiares e falta de assistência pré-natal adequada do que à faixa etária propriamente dita. Estudos realizados em populações economicamente equilibradas mostram que, quando aqueles fatores agravantes não estão presentes, os resultados perinatais são semelhantes aos de mulheres não-adolescentes. Os dados obtidos por nós, no acompanhamento pré-natal de gestantes adolescentes na Clínica Obstétrica da Faculdade de Medicina da USP, confirmam tais achados.

Estresse – sabe-se que há liberação de catecolaminas diante de situações de estresse constante e em crises emocionais sérias. Nestas situações, o estímulo de receptores alfa no útero provoca hipercontratilidade uterina. Em estudo prospectivo envolvendo 8.719 gestantes em que se avaliou o estresse psicológico, constatou-se maior incidência de parto prematuro quando ocorria no terceiro trimestre da gravidez. Não houve influência na incidência de partos prematuros quando o estresse ocorria nos estágios iniciais da gestação.

Fumo – as gestantes fumantes apresentam níveis mais elevados de catecolaminas circulantes e maior concentração do fator ativador de plaquetas no líquido amniótico. Sabe-se que o fumo é um potente inibidor da enzima que degrada o fator ativador de plaquetas. Além disso, o tabagismo está associado à maior incidência de rotura prematura de membranas e sangramentos vaginais. Tais efeitos estão diretamente relacionados ao número de cigarros consumidos diariamente.

Drogas – a literatura cita uma relação importante entre o consumo de drogas ilícitas e o parto prematuro. O risco é particularmente importante com o uso de cocaína e derivados, situações em que a incidência do parto prematuro pode aumentar em até três vezes quando comparado a grupo controle. Tais drogas influenciam a produção de prostaglandinas na placenta.

FATORES OBSTÉTRICOS

Infecções – existem evidências de associação entre infecção vaginal, corioamnionite e parto prematuro espontâneo, principalmente na presença de rotura prematura de membranas. Por outro lado, é de conhecimento que diversas bactérias, por infecção ascendente, atravessam até mesmo as membranas íntegras. Estudos anátomo-patológicos de placentas mostram que 20,9% dos partos prematuros com membranas intactas apresentam alterações histológicas de corioamnionite. Em outro estudo, os autores conseguiram cultivar bactérias do ambiente intra-uterino em 72% dos partos prematuros. Estudos mais recentes demonstram a relação existente entre a vaginose bacteriana e o parto prematuro. Embora no passado denominada de vaginite inespecífica, a denominação de vaginose bacteriana reflete a substituição dos lactobacilos da flora vaginal normal por outras bactérias. A *Gardnerella vaginalis* (também denominada de *Haemophilus vaginalis*) e o *Mycoplasma hominis* podem ser isolados nestas vaginites. Entretanto, certos anaeróbios, particularmente *Bacteroides* sp., cocos anaeróbios e possivelmente *Mobiluncus* sp., agem juntamente com a *Gardnerella vaginalis* inibindo o crescimento de lactobacilos e outras bactérias da flora normal, promovendo a elevação do pH vaginal (pH > 4,5). Embora não seja necessário tratar mulheres assintomáticas portadoras de vaginose bacteriana, o tratamento é recomendado durante a gestação em vista de sua associação com trabalho de parto prematuro (TPP). Outros agentes também relacionados ao TPP incluem estreptococos do grupo B, *Neisseria gonorrhoeae*, *Chlamydia trachomatis*, *Ureaplasma urealyticum*, *Treponema pallidum* e *Trichomonas vaginalis*. Muitos destes microrganismos produzem fosfolipase A_2, enzima que a partir do ácido araquidônico promove a síntese de prostaglandinas E_2 e F_2-alfa, desencadeando o trabalho de parto.

Na verdade, este é apenas um dos mecanismos propostos para explicar a produção de prostaglandinas. Outras substâncias também têm participação. Sabe-se que o CRH ("corticotropin-releasing hormone"), além de ser produzido pelos neurônios hipotalâmicos, é sintetizado e liberado pelas células deciduais do âmnio e do citotrofoblasto. Sua produção depende da presença da interleucina-1 (IL-1), norepinefrina, ocitocina e vasopressina. Por sua vez, o CRH estimula as células deciduais a produzirem prostaglandinas. As células deciduais ativadas também produzem IL-6 que igualmente estimula as mesmas células a produzirem prostaglandinas (Fig. 5.26).

As infecções ascendentes também podem ser responsáveis por um dos mecanismos pelos quais as células deciduais são ativadas e estimuladas a produzir substâncias capazes de interferir nas alterações cervicais que ocorrem no trabalho de parto. Assim, diante de processo inflamatório do córion, da decídua ou da cérvix, há liberação de IL-1, IL-6, IL-8 e TNF (fator de necrose tumoral) que, por sua vez, atraem leucócitos e macrófagos, ativando-os a produzirem elastases e outras proteases que participam da degradação da matriz extracelular cervical. Isto leva ao preparo do segmento inferior e ao esvaecimento do colo uterino.

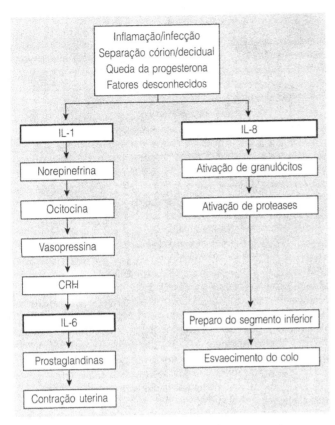

Figura 5.26 – Eventos bioquímicos do trabalho de parto prematuro.

Apesar de muitas evidências que responsabilizam as infecções e processos inflamatórios como os principais envolvidos no trabalho de parto prematuro, ainda existem muitas controvérsias. Deve-se admitir que estes achados foram obtidos por meio de amostras de líquido amniótico ou de tecidos após ter iniciado o trabalho de parto, ou seja, após já ter ocorrido certa dilatação cervical, o que expõe os tecidos à infecção e à resposta inflamatória. Tal aspecto faz com que alguns autores considerem estas respostas inflamatórias apenas circunstanciais, já que também estão presentes em vários casos de trabalho de parto no termo da gestação. Neste caso, o processo inflamatório/infeccioso poderia não ser a causa do trabalho de parto, mas sim sua conseqüência.

Rotura prematura de membranas – é fator de risco importante para o parto prematuro, estando presente em cerca de 30 a 40% dos casos. Por sua vez, os fatores predisponentes mais importantes são as infecções, a placenta prévia, a gestação gemelar e o poliidrâmnio.

Alterações hormonais – desde a década de 60, têm-se conhecimento de que a queda da produção de progesterona desencadeia o trabalho de parto em algumas espécies de animais, tais como a ovelha e a coelha. A progesterona, ao contrário do estrógeno, diminui a formação de "gap junctions" impedindo a propagação do estímulo. Além disso, Gustavii já havia demonstrado que na espécie humana a progesterona estabiliza os lisossomos deciduais e impede a liberação de fosfolipase A_2. Entretanto, sua participação no TPP ainda é discutível e, embora alguns autores tenham observado queda da progesterona plasmática materna antes do início do trabalho de parto, estes resultados não foram confirmados posteriormente. Na verdade, a queda da progesterona plasmática na espécie humana ocorre somente após a dequitação. Por outro lado, outros autores demonstraram que a produção de progesterona diminui nas membranas fetais semanas antes do parto. Assim, parece ocorrer queda

local do hormônio nas membranas, independente dos níveis plasmáticos maternos. Ao que tudo indica, a deficiência de progesterona constitui-se em fator facilitador da seqüência de eventos bioquímicos do TPP (Fig. 5.26).

Incompetência cervical – a dilatação cervical indolor que ocorre no segundo ou início do terceiro trimestre, com a exteriorização das membranas, seguida por infecção e sua rotura e conseqüente expulsão fetal, constitui a seqüência de eventos que ocorre nessa entidade, a menos que o diagnóstico seja precoce e instituído o tratamento cirúrgico por meio de circlagem.

Sangramentos vaginais de primeiro e segundo trimestres – a hemorragia decidual que se manifesta como sangramento vaginal é um antecedente comum do parto prematuro. Papiernik e cols. observaram que o sangramento vaginal ao longo da gestação está associado a um risco relativo para o parto prematuro de 1,4 a 5,8 quando comparado a alterações cervicais, contrações uterinas ou antecedentes de TPP. Williams e cols. observaram que o sangramento vaginal no primeiro trimestre eleva o risco relativo para o parto prematuro em duas vezes. Quando o sangramento ocorre também no segundo trimestre, o risco relativo eleva-se em três vezes. Igualmente, Batzofin e cols. concluíram que a prematuridade é uma das principais conseqüências em mulheres que apresentam sangramento vaginal no primeiro e segundo trimestres da gestação.

Na verdade, a associação entre hemorragia decidual e parto prematuro parece ser subestimada. Harris e cols. estudaram 90 placentas de pacientes que tiveram parto prematuro espontâneo sem história clínica de sangramento vaginal e observaram sinais de descolamento placentário e de sangramento decidual em 52 casos.

Apesar dessas evidências, não se conhece o mecanismo exato pelo qual se desencadeia o sangramento decidual e como evolui para o TPP. Alterações endócrinas parecem contribuir para o TPP. Berkowitz e cols. verificaram que os sangramentos vaginais de pequena quantidade durante o primeiro trimestre se associavam ao parto prematuro naquelas gestantes que não faziam uso da progesterona. O sangramento na interface coriodecidual, levando a uma separação mecânica das estruturas, poderia permitir a ascensão de agentes infecciosos do trato genital.

Placenta prévia e descolamento prematuro de placenta – pelas complicações maternas e fetais que habitualmente representam, resultam em nascimentos prematuros.

Gemelaridade e poliidrâmnio – presume-se que nestes casos o TPP é desencadeado em decorrência da superdistensão uterina. Na gestação gemelar com dois fetos, o parto prematuro ocorre em cerca de 50% dos casos, e na gestação tripla, em aproximadamente 90% das vezes.

Malformações fetais e placentárias – entre as que predispõem ao TPP destacam-se a anencefalia e a agenesia renal com hipoplasia pulmonar (síndrome de Potter). Por outro lado, a anencefalia associada à hipoplasia de adrenal está mais relacionada à prenhez prolongada.

Partos prematuros anteriores – gestantes com história de parto prematuro espontâneo anterior têm probabilidade de 37% de ter um segundo prematuro e aquelas com dois ou mais partos prematuros anteriores apresentam um risco de repetição de 70%. Os casos seguidos por nós na Clínica Obstétrica da Faculdade de Medicina da USP mostram riscos de 30% e de 46%, respectivamente.

FATORES GINECOLÓGICOS

Amputação de colo uterino – pela incompetência istmocervical que provoca, a cervicodilatação precoce expõe as membranas e favorece a infecção. Com isso, surgem as contrações uterinas.

Malformações uterinas – em três estudos em que várias malformações uterinas foram avaliadas, a incidência de parto prematuro foi de 22%. Em relação aos tipos de malformações, 31% dos partos prematuros estiveram relacionados ao útero didelfo; 24%, ao útero bicorno; e 12%, ao útero septado.

Miomas – a presença de mioma é responsável por sangramentos e rotura prematura de membranas. Os miomas de piores prognósticos são os submucosos e os subplacentários.

FATORES CLÍNICO-CIRÚRGICOS

Doenças maternas – doenças sistêmicas crônicas tais como o diabetes melito, a hipertensão arterial, as nefropatias, as cardiopatias e o hiper ou hipotireoidismo não tratados, e as que surgem com a gravidez, como a doença hipertensiva específica da gestação, podem resultar em parto prematuro espontâneo ou induzido em função das complicações maternas ou fetais. Especula-se que, nos partos espontâneos, em decorrência do estresse da hipóxia crônica intra-uterina, o feto seria responsável pela produção aumentada de catecolaminas, resultando no desencadeamento das contrações uterinas.

A pielonefrite, assim como outras infecções maternas, tais como a pneumonia, mostram maior incidência de parto prematuro. Diversos estudos demonstram que as pacientes portadoras de bacteriúria assintomática têm incidência duas vezes maior de parto prematuro do que aquelas sem bacteriúria, uma vez que em cerca de 50% daqueles casos ocorre a evolução para pielonefrite.

Procedimentos cirúrgicos na gravidez – estes estão associados ao parto prematuro, principalmente quando realizados na esfera genital. Quando praticados em região extragenital, a ocorrência de parto prematuro depende do quanto o ato cirúrgico influi sobre o metabolismo e o estado geral da gestante.

FATORES IATROGÊNICOS

Embora o emprego da ultra-sonografia no início da gravidez determine com precisão a idade gestacional, esse exame nem sempre é realizado ou muitas vezes é solicitado em uma fase avançada da gravidez, quando o erro do método é maior. Com isso, não raramente se observam erros relacionados à determinação da idade gestacional e interrupções prematuras da gestação geralmente por cesáreas eletivas.

PREVENÇÃO DO PARTO PREMATURO

Diante da complexidade da etiopatogenia do parto prematuro, nem sempre é fácil evitá-lo. Assim, um dos maiores objetivos da Obstetrícia moderna é identificar aqueles casos de maior risco e diagnosticar com precisão os estágios iniciais do TPP. Com isso, pode-se não só impedir ou postergar o nascimento prematuro, por meio de medidas tais como repouso materno, tocólise e antibioticoterapia, mas também propiciar o nascimento em melhores condições com o uso de corticóides.

Indicadores preditivos clínicos e laboratoriais do parto pré-termo

O objetivo destes é identificar os estágios iniciais de ativação das células deciduais e coriônicas e a proteólise cervical ainda em estágio reversível. Os métodos utilizados para estes fins incluem os marcadores clínicos e bioquímicos. Entre os primeiros podem ser citadas as alterações cervicais detectadas pelo toque vaginal seriado ou pela ultra-sonografia, as alterações de contratilidade uterina, a presença de sangramento vaginal ao longo da gestação, a concomitância de vários fatores de risco e as alterações nos movimentos respiratórios fetais que surgem com o trabalho de parto. Entre os marcadores laboratoriais, podem ser citadas a colagenase sérica, a elastase cervicovaginal e a fibronectina fetal cervicovaginal.

Indicadores clínicos

Alterações cervicais – embora se admita que as alterações cervicais assintomáticas e em idades gestacionais precoces apresentem um risco maior para o parto prematuro, o reconhecimento dessas mudanças e sua importância na prática para se evitar o parto prematuro são discutíveis.

Em 1965, Wood e cols. observaram que o encurtamento da cérvix apresentava valor preditivo para o parto prematuro. Papiernik e cols. testaram essa hipótese pela avaliação de 8.303 gestantes e definiram a cérvix anormal como tendo um comprimento menor ou igual a 1cm e dilatação maior ou igual a 1cm. Quando estes achados estavam presentes, entre 18 e 36 semanas, o risco relativo do parto prétermo era quatro vezes maior. Entretanto, após terem corrigido os cálculos para outros fatores de risco, obtiveram riscos relativos que variaram de 2,4 a 3,4 para a dilatação e 1,6 a 1,9 para o encurtamento do colo, que foram menores do que 3,5 a 5,8 para o sangramento vaginal quando analisado entre 25 e 37 semanas. Stubbs e cols. avaliaram 191 gestantes e obtiveram aumento do risco relativo de parto prematuro naquelas com dilatação cervical maior que 1cm e esvaecimento maior que 30% em idades gestacionais inferiores a 34 semanas. Entretanto, esses achados ocorreram em apenas 46% das gestantes que tiveram partos prematuros espontâneos. O valor preditivo positivo foi de apenas 18%. Leveno e cols. estudaram 185 gestantes. Observaram que a incidência de parto prematuro naquelas com dilatação superior ou igual a 2cm foi de 27%, comparada a 2% nas gestantes que tinham dilatação inferior a 1cm. Apesar de essa diferença ser altamente significante e ter obtido sensibilidade de 57%, os achados são criticáveis, já que o diagnóstico da prematuridade foi baseado no peso do recém-nascido e não na idade gestacional, o que permitiu a inclusão de casos de crescimento intrauterino retardado de termo. Não menos controversos são os resultados na gestação gemelar.

Em suma, as alterações cervicais detectadas pelo toque vaginal têm baixa sensibilidade (50-60%) com um grande número de resultados falso-positivos. Além disso, esse método revela pequena margem de segurança, uma vez que, quando a dilatação é inferior a 2cm, geralmente não ocorre o parto prematuro enquanto este se dá invariavelmente com dilatação superior a 3cm.

A ultra-sonografia transvaginal constitui-se em outro método para a avaliação do colo uterino. Andersen e cols. verificaram que quando o comprimento do colo era inferior a 39mm na 30ª semana apresentava sensibilidade de 76%, especificidade de 59%, valor preditivo positivo de 75%, valor preditivo negativo de 93,3% e risco relativo para o parto prematuro de 3,7%.

Em estudo realizado na Clínica Obstétrica da FMUSP, avaliou-se o colo uterino pela ultra-sonografia transvaginal de 38 gestantes com risco elevado para o parto prematuro espontâneo entre a 20ª e 36ª semanas de gestação. Pode-se constatar que o comprimento cervical foi o parâmetro de melhor acurácia e o melhor ponto de corte, isto é, o valor de maior sensibilidade e especificidade ocorreu quando a medida do comprimento cervical era inferior a 2cm.

Apesar dos melhores resultados em relação ao toque vaginal, seu emprego isolado é discutível como um marcador, principalmente em gestantes de baixo risco para o parto prematuro. Além disso, trata-se de um método dispendioso e desconfortável para a paciente.

Contrações uterinas – a importância da avaliação das contrações uterinas como método preditivo do parto pré-termo baseia-se no conhecimento de estudos realizados na década de 50, segundo os quais o útero exibe contrações rítmicas e arrítmicas ao longo da gestação que aumentam em freqüência e duração pelo menos duas a três semanas antes do parto. Entretanto, há estudos mais recentes que mostram maior atividade uterina apenas 48 horas antes do diagnóstico do trabalho de parto, independente de ser gestação única ou gemelar.

Percepção materna das contrações uterinas

Papiernik e cols. verificaram que 26% de todas as gestantes referem contrações anormais antes de 37 semanas. O risco relativo corrigido para o parto pré-termo variou de 1,2 a 2,9 entre 18 e 36 semanas. Em outro estudo em que os autores avaliaram uma população de alto risco para a prematuridade, a percepção materna das contrações uterinas mostrou valores mínimos de predição para o parto prematuro. Newman e cols. demonstraram que as gestantes identificam somente 15% das contrações demonstráveis pela monitorização externa.

Monitorização das contrações uterinas

Discute-se a validade da monitorização das contrações uterinas em virtude das grandes variações da freqüência das contrações que sofrem influência de diversos fatores, entre os quais, idade gestacional, atividade física, fatores emocionais e período do dia em que é feita a avaliação. Entretanto, na maioria dos estudos em que é feita a monitorização contínua das contrações é considerada a freqüência média normal máxima de até 4 contrações/hora em gestantes normais. Main e cols. consideram significativas contrações de 35 segundos ou mais e amplitude maior ou igual a 5mm. Apesar de estes estudos terem revelado alta sensibilidade (57 a 85,7%), os resultados são controversos, já que foi avaliada a eficácia do método em diagnosticar precocemente o TPP e não o parto prematuro, que deveria ser o padrão-ouro. Além disso, a interpretação dos resultados ficou prejudicada, pois várias pacientes desses estudos foram submetidas à inibição das contrações uterinas. Martin e cols. avaliaram 102 gestantes de risco para a prematuridade e observaram que não houve diminuição do número de partos prematuros nem maior sucesso na tocólise nas pacientes em que se observaram alterações da monitorização das contrações em comparação com aquelas que não foram monitorizadas mas que procuraram o serviço com sintomas e sinais de TPP. Em estudo preliminar realizado por nós no ambulatório, por meio da análise da monitorização seriada das contrações uterinas de 38 gestantes assintomáticas de alto risco para o parto prematuro, encontramos baixa sensibilidade (50%) e valor preditivo positivo baixo (26,66%) do método quando se considerou como padrão-ouro o nascimento prematuro. Assim, somos da opinião de que este método não deve ser utilizado isoladamente, mas sim associado a outros recursos diagnósticos.

Sangramento vaginal – Williams e cols. verificaram que o aparecimento de sangramento vaginal no primeiro trimestre eleva o risco do parto pré-termo em duas vezes e, quando ocorre também no segundo trimestre, este risco é três vezes maior.

Fatores de riscos – Papiernik e cols. sugeriram que a presença de vários fatores de risco antes ou durante a gestação teriam valor preditivo para o parto pré-termo. Entre estes se destacavam: parto prematuro anterior, baixo nível sócio-econômico, estatura materna < 1,52m, sangramento vaginal, evidências de alteração cervical e de atividade uterina antes de 29 semanas. Entretanto, como foi citado anteriormente, a etiologia do parto pré-termo é desconhecida em cerca de 50% dos casos. Além disso, tais fatores de risco mostram sensibilidade ainda menor em populações de baixo nível sócio-econômico e com maiores coeficientes de prematuridade.

Movimentos respiratórios fetais – é sabido que as prostaglandinas diminuem os movimentos respiratórios fetais (MRF) em ovelhas. Uma vez que a elevação dos níveis de prostaglandinas no líquido amniótico está associada ao parto pré-termo e que o trabalho de parto é acompanhado pela interrupção dos MRF, procurou-se uma relação entre sua redução e o diagnóstico preditivo do parto prematuro. Besinger e cols. avaliaram 50 gestantes entre 26 e 34 sema-

nas. A ausência de MRF teve valor preditivo para o parto prematuro dentro de 48 horas com sensibilidade de 96,7%, especificidade de 80% e valores preditivos positivo e negativo de 87,9% e 94,1%, respectivamente. Embora estes resultados mostrem valor preditivo, o intervalo curto entre um resultado positivo e o parto sugere que o método tem mais valor confirmatório do trabalho de parto do que de diagnóstico precoce.

Indicadores laboratoriais

Entre estes se destacam a colagenase e a elastase, interleucinas-6 e 8 (IL-6 e 8) e a fibronectina fetal (fFN).

Colagenase sérica – a IL-1 estimula a produção de procolagenase e de colagenase em células coriônicas e em fibroblastos cervicais humanos, respectivamente. Portanto, o processo inflamatório da cérvix, da decídua ou do córion é acompanhado pela liberação de proteases que, por sua vez, atuam na matriz extracelular coriodecidual, promovendo a separação das membranas com ou sem sua rotura, além de causarem o esvaecimento cervical. Rajabi e cols. dosaram os níveis de colagenase sérica em 96 mulheres ao longo da gestação. Em gestações normais, encontraram baixos níveis até o início do trabalho de parto, quando ocorria elevação de 66% em relação ao grupo controle. Pacientes que tiveram partos prematuros demonstraram aumento de até oito vezes da atividade de colagenase. Apesar dos resultados interessantes, a aplicação prática destas dosagens requer mais estudos para que seja desenvolvido um imunoensaio sensível.

Elastase cervicovaginal – as infecções amnióticas associam-se a níveis elevados de IL-6 e IL-8 no líquido amniótico. As interleucinas, por sua vez, atraem células inflamatórias em direção à interface coriodecidual, ativando-as. Podem, por isso, ser consideradas marcadoras de processo inflamatório/infeccioso. Estas liberam uma série de proteases capazes de degradar componentes da matriz extracelular. Enquanto as colagenases atuam na produção de colágenos I, II e III, e a catepsina G libera a fFN e relaciona-se à produção de colágenos I e II, a elastase libera elastina, colágeno IV e fFN, todos componentes da matriz coriodecidual. Kanayama e Terao verificaram aumento de elastina cervical em casos de parto pré-termo espontâneo com membranas íntegras. Embora seja um marcador em potencial da inflamação coriodecidual cervical, ainda há necessidade da realização de estudos longitudinais.

Fibronectina fetal cervicovaginal – a fFN cervicovaginal foi considerada pela primeira vez como marcador do parto prematuro espontâneo em 1991. As fibronectinas constituem um grupo de glicoproteínas largamente distribuídas em substância extracelular de diversos tecidos e no plasma, tendo sido identificadas até o momento 20 tipos diferentes. Um tipo especial de fibronectina, a fetal, foi identificada no líquido amniótico e nos tecidos placentários por meio de anticorpos específicos. Estudos histoquímicos sugerem que a fFN está presente na matriz extracelular da decídua basal adjacente ao espaço interviloso. Normalmente, a fFN está presente no conteúdo cervicovaginal até 22 semanas de gestação, quando então ocorre a fusão do córion e da decídua capsular com a decídua parietal da parede uterina, o que impede, a partir de então, seu aparecimento na vagina. Seu reaparecimento antes de 37 semanas talvez traduza a separação do córion em relação à decídua. Além disso, desde que a corioamnionite possa estar associada ao TPP, a fFN poderia ser liberada como conseqüência do processo inflamatório infeccioso e proteólise da matriz extracelular coriodecidual.

Ao contrário de outros fatores de riscos, tais como história clínica, alterações cervicais e aumento da freqüência das contrações uterinas, a presença da fFN no conteúdo cervicovaginal acima de 22 semanas revela alterações patológicas presentes na interface materno-fetal, o que o torna o melhor teste disponível até o momento para a detecção de um processo agudo associado ao parto prematuro.

Na Clínica Obstétrica da Faculdade de Medicina da USP acompanhamos gestantes de alto risco para o parto prematuro espontâneo com intuito de verificar o valor preditivo da fFN cervicovaginal para o parto prematuro. Foram colhidas duas amostras da ectocérvix, a cada duas semanas, da 24ª a 34ª semanas de gestação. Uma das amostras era utilizada para o teste de membrana – leitura imediata – e a outra para o teste de ELISA. Em 102 casos, o teste de membrana para a fFN revelou sensibilidade de 73,68, especificidade de 92,18%, valor preditivo positivo de 84,84% e valor preditivo negativo de 85,5%. Em relação ao teste de ELISA para a fFN, os resultados foram 78,94%, 85,93%, 76,92% e 87,30%, respectivamente. Os testes revelaram-se concordantes (p < 0,05) e o tempo médio entre os testes positivos e o nascimento prematuro foi de 2,9 ± 1,8 semanas. A análise de estudos anteriores e posteriores ao nosso, em que foram avaliadas gestantes de risco, mostra resultados semelhantes.

Os excelentes valores preditivos negativos do teste o tornam de grande utilidade clínica para se evitar os diagnósticos falso-positivos do TPP habitualmente observados na prática e o uso desnecessário de uterolíticos.

A presença da fFN no conteúdo cervicovaginal foi avaliada, em estudos multicêntricos, em gestantes com contrações irregulares e/ou pequena alteração cervical (dilatação < 2cm; pequeno esvaecimento) em que o diagnóstico de TPP era questionável. Com base nos resultados desses estudos em que foram investigadas 763 pacientes, o teste da fFN foi aprovado pela FDA.

Apesar dos resultados animadores da fFN em gestantes de risco para o parto prematuro, ainda é discutível seu emprego de maneira generalizada, já que, em gestantes de baixo risco, os valores preditivos são inferiores aos obtidos no grupo de alto risco.

Diagnóstico do trabalho de parto prematuro

O diagnóstico precoce do TPP é fundamental para que haja algum benefício na utilização de inibidores da contratilidade uterina. Entretanto, muitas vezes é difícil distinguir entre o verdadeiro e o falso trabalho de parto. Apenas 20% das pacientes com contrações uterinas regulares e dolorosas, em idade gestacional inferior a 37 semanas, evoluem para o parto. Utilizamos os critérios de Herron e cols. para definir o verdadeiro trabalho de parto prematuro: 1. contrações uterinas regulares a cada 5 minutos ou menos; 2. dilatação cervical de pelo menos 2cm; e 3. esvaecimento cervical de 80% ou mais. No falso trabalho de parto prematuro não existe mudança progressiva do colo, e as contrações cessam espontaneamente. Para o diagnóstico diferencial em casos duvidosos, é importante que a gestante permaneça em repouso e em decúbito lateral esquerdo por determinado período (2 a 3 horas) para observação clínica. Ainda, nesses casos, pode ser empregado o teste da fFN.

ESTÁGIOS EVOLUTIVOS DO TRABALHO DE PARTO PREMATURO

Na condução do TPP adotamos a classificação de Hobel, que considera quatro estágios evolutivos.

ESTÁGIO I

No primeiro estágio situam-se as gestantes com fatores de risco para o parto prematuro, já apresentados anteriormente. Diante daqueles fatores, o aspecto mais importante é o bom acompanhamento pré-natal. A assistência pré-natal deve ser a mais completa possível, com a participação de vários profissionais da área de saúde relacionados aos problemas mais comuns. Assim, o obstetra deve atuar como membro de uma equipe em que participam profissionais de enfermagem, assistência social, nutrição e psicologia. Dessa maneira, a gestante poderá receber orientações quanto aos hábitos de higiene, evitando assim as vulvovaginites e as corioamnionites; orientações nutricionais diante da desnutrição calórico-protéica e assistência psicológica, com o intuito de minimizar possíveis conflitos emocionais.

O exame ultra-sonográfico deve ser realizado o mais precocemente possível, a fim de se estabelecer com precisão a idade gestacional e diagnosticar situações de risco, como presença de malformações uterinas, miomas e gestação gemelar.

As intercorrências clínicas mais comuns pertencentes a este estágio, tais como as doenças que levam à insuficiência placentária, as infecções e o desequilíbrio da flora cervicovaginal, devem ser diagnosticadas e tratadas corretamente.

Nas anomalias uterinas congênitas (útero didelfo, bicorno e septado), nas portadoras de miomas, na gestação gemelar e nos partos prematuros de repetição utilizamos a progesterona da 16ª a 36ª semanas. A maioria dos autores preconiza doses de 50 a 100mg/dia pela via vaginal, outros advogam a via oral com o uso de 100mg, três vezes ao dia, ambas sob a forma micronizada, e há quem ministre a progesterona injetável na dose de 100mg/IM/semana. A progesterona micronizada é bem absorvida pela via vaginal e oral, porém mostra maiores níveis de concentração endometrial quando se utiliza a via vaginal.

Nos casos confirmados de incompetência cervical faz-se a circlagem do colo uterino entre a 12ª e 16ª semanas de gestação.

Diante de situações mais específicas, como na gestação gemelar, a gestante é orientada para o repouso físico a partir da 25ª semana.

Com vistas ao diagnóstico precoce do TPP, as consultas médicas devem ser mais freqüentes. Orientamos para retornos quinzenais até a 28ª semana e semanais a partir de então. Os retornos ambulatoriais mais freqüentes têm como objetivos importantes verificar as eventuais queixas das pacientes, avaliar as contrações uterinas e as condições cervicais.

É importante que as gestantes de risco tenham conhecimento dos sintomas e dos sinais do trabalho de parto, ou seja, aparecimento de contrações uterinas regulares, durante pelo menos 1 hora, mesmo que indolores, sensação de peso no baixo-ventre e alteração no fluxo vaginal.

ESTÁGIO II

Por se tratar de um estágio em que ocorrem os eventos bioquímicos do TPP, a contratilidade uterina é anormal, mas as alterações cervicais podem ser pequenas ou mesmo estar ausentes (Quadro 5.13). O aparecimento de contrações uterinas sem repercussão cervical constitui-se no que se denomina *útero irritável*, situação em que a gestante deverá ser mantida em repouso e submetida à sedação.

Quadro 5.13 – Parâmetros cervicais a serem avaliados.

	Sem alteração	Pequena alteração
Comprimento	> 1cm	0,5-1cm
Dilatação	Impérvio	OE pérvio/OI impérvio
Posição	Posterior	Média

As intercorrências clínicas, quando presentes, devem ser tratadas especificamente e, pela freqüência elevada, as infecções urinárias e vaginais devem ser sempre investigadas por meio de culturas.

Em gestantes sem ultra-sonografia prévia é imprescindível a realização desse exame com a finalidade de analisar a idade gestacional, as estruturas fetais e o crescimento fetal. Desde que haja viabilidade fetal, ou seja, idade gestacional igual ou superior a 28 semanas, deve-se analisar a vitalidade fetal pela cardiotocografia ou do perfil biofísico fetal.

Entre os uterolíticos beta-adrenérgicos, por via oral, empregados nesse estágio destacam-se: a terbutalina 5mg, o fenoterol 2,5mg, o salbutamol 2 e 4mg e o metaproterenol 20mg, utilizados a cada 6 ou 8 horas. Entretanto, o uso destas drogas por via oral é questionado por muitos autores, já que, por serem mal absorvidas no trato gastrintestinal, com recuperação de 50% nas fezes, nestas dosagens têm mais efeito *placebo* do que terapêutico. Para se obter os efeitos desejados, as doses devem ser elevadas a ponto em que os efeitos colaterais se tornam insuportáveis. Consideramos mais importante manter a paciente em repouso e sob vigilância contínua e, diante do aumento das contrações uterinas e mudança progressiva do colo (Quadro 5.14), atuar como no estágio III.

Quadro 5.14 – Condições para o uso de tocolíticos.

Período de latência do trabalho de parto
Dilatação cervical < 3cm
Esvaecimento não pronunciado
Idade gestacional entre 22 e 36 semanas
Contrações uterinas rítmicas

ESTÁGIO III

No presente estágio existem contrações rítmicas e eficazes para que ocorra a cervicodilatação. Antes de inibir as contrações uterinas, devem-se analisar com cuidado as condições materno-fetais. Diante de doença materna que torne hostil o ambiente intra-uterino, ou que se agrave com a continuidade da gestação, não inibimos o trabalho de parto. Quanto ao feto, devemos estar atentos em relação às condições que exijam resolução imediata da gestação (Quadros 5.14 e 5.15).

Quadro 5.15 – Contra-indicações para a tocólise.

Morte fetal
Sofrimento fetal
Malformações fetais incompatíveis com a vida
Crescimento intra-uterino retardado
Rotura da bolsa das águas
Infecção amniótica
Descolamento prematuro de placenta
Placenta prévia sangrante
Síndrome hipertensiva grave
Diabetes insulino-dependente instável
Cardiopatias
Hipertireoidismo
Anemia falciforme

Caso se decida pela inibição das contrações uterinas, a paciente deve ser mantida em repouso absoluto no leito e iniciar-se com a hidratação parenteral por meio do emprego de soro fisiológico e glicosado a 5%, em partes iguais, em um total de 1.000ml. Tal medida se justifica, já que cerca de 50% das pacientes com contrações regulares respondem bem apenas com o repouso e a hidratação. Se após 1 hora persistirem as contrações uterinas, introduz-se a terapêutica tocolítica.

Uterolíticos

Os uterolíticos mais utilizados para a inibição das contrações uterinas são os beta-agonistas, cuja eficiência e margem de segurança estão fundamentados em ampla experiência clínica. Outras drogas

vêm sendo estudadas atualmente, algumas com resultados promissores, mas ainda pouco utilizadas na prática, tais como o sulfato de magnésio, os inibidores de prostaglandinas, o etanol, os bloqueadores de canais de cálcio e os antagonistas da ocitocina. Existem muitas dúvidas quando se comparam os resultados de trabalhos científicos sobre os diferentes tipos de uterolíticos, uma vez que a maioria desses estudos não são randômicos e não têm controles, além de serem adotados diferentes critérios para o diagnóstico do trabalho de parto prematuro.

Beta-agonistas – entre as drogas beta-adrenérgicas se destacam: a terbutalina, o salbutamol, a isoxsuprina, o fenoterol e a ritodrina, embora somente esta última tenha sido aprovada pela Food and Drug Administration dos EUA para inibir o trabalho de parto. Estas drogas atuam em receptores beta-1 (coração e intestinos) e predominantemente beta-2 (miométrio, vasos sangüíneos e bronquíolos), estimulando-os e determinando o relaxamento da fibra muscular uterina, por diminuição do cálcio livre no interior das células. O mecanismo envolvido neste efeito consiste na ativação da enzima adenilciclase que catalisa a conversão do ATP em AMPc. Este último, por sua vez, ativa a enzima proteinoquinase responsável direta pela diminuição do cálcio intracelular. Portanto, estes fármacos agem em diversos órgãos, e no sistema cardiovascular são potencialmente perigosos. Além disso, atravessam a placenta, tendo sido descritos diversos efeitos colaterais no feto, entre os quais taquicardia, hiperinsulinismo, hipoglicemia, hipocalemia e hipotensão arterial.

A ritodrina e a terbutalina são as que têm demonstrado maior eficácia em inibir as contrações por determinado período com menores efeitos colaterais. Assim, apesar de estes uterolíticos, quando utilizados por via intravenosa, praticamente não alterarem o coeficiente de prematuridade, são úteis por adiarem o parto em dois a sete dias, tempo suficiente para o emprego dos corticosteróides, importantes por reduzirem as complicações pulmonares e neurológicas do recém-nascido.

O esquema terapêutico com a terbutalina por nós utilizado é o seguinte: diluímos 5 ampolas (1 ampola = 0,5mg) em soro glicosado a 5%, 500ml, e infundimos por via intravenosa, iniciando com 2,5mcg/min (10 gotas/min). Aumentamos 10 gotas/min a cada 20 minutos, até um máximo de 80 gotas/min. Obtida a dose mínima capaz de cessar as contrações, mantemos o gotejamento por 24 horas. Caso as contrações não diminuam em 6 horas ou se a tocólise for necessária por mais de 24 horas, deve-se questionar a presença de corioamnionite ou insuficiência placentária. Após as 24 horas de administração da droga, diminuímos 10 gotas a cada 20 minutos, até sua suspensão total. Mantemos a paciente em repouso absoluto e sob vigilância por mais 24 horas e, caso ocorra o retorno das contrações, utilizamos novamente o esquema intravenoso. Não empregamos os beta-agonistas por via oral após a infusão intravenosa, pois os estudos disponíveis não demonstraram ser eficazes em postergar o parto.

Alguns cuidados devem ser tomados por ocasião do uso dessas drogas: realizar eletrocardiograma materno prévio, controlar cuidadosamente o pulso e a pressão arterial, mantendo o pulso materno abaixo de 120 batimentos por minuto, auscultar periodicamente os pulmões e o coração e monitorizar os batimentos cardíacos fetais. Deve-se salientar que os efeitos colaterais cardiovasculares, como o edema agudo de pulmões, são mais freqüentes em situações de hipervolemia materna, tais como no poliidrâmnio, gestação gemelar e em pacientes submetidas à infusão de grande quantidade de líquidos. É importante destacar que, diante da tocólise com beta-agonistas, a administração de líquidos não deve ultrapassar 2 litros em 24 horas.

Sulfato de magnésio – age como um antagonista do cálcio na fibra muscular. Trata-se de uma alternativa para determinadas situações clínicas em que o beta-agonista não possa ser utilizado. Pode ser empregado na dose de 4g diluído em soro glicosado a 10%, infundido por via intravenosa em 20 minutos, como dose de ataque, seguido de 2 a 3g/h, até cessarem as contrações uterinas. A paciente deve ser cuidadosamente monitorizada em relação a diurese, freqüência respiratória e reflexos patelares. Além disso, deve-se avaliar a magnesemia materna a cada 6 horas. Apesar dos riscos potenciais, poucos efeitos colaterais maternos são observados quando a concentração sérica de magnésio é mantida em níveis terapêuticos (4 a 6mEq/l – mg/dl). A hipermagnesemia fetal está relacionada à hiporreatividade e à hipotonia.

Inibidores de prostaglandinas – atuam inibindo a enzima cicloxigenase necessária à conversão de ácido araquidônico em prostaglandinas e, aparentemente, são eficazes como uterolíticos, além de ser bem tolerados e de fácil administração.

O esquema mais comumente empregado é o de uma dose inicial de 100mg por via retal, seguidos de 25mg por via oral a cada 6 horas, por dois a três dias, para idades gestacionais inferiores a 34 semanas. Por atravessar facilmente a placenta, inibem a síntese de prostaglandinas nos tecidos fetais. Como conseqüências, podem ocorrer enterocolite necrotizante, fechamento precoce do ducto arterioso, hipertensão pulmonar primária, oligoâmnio e hemorragia intracraniana. Em virtude dessas intercorrências, a ecocardiografia fetal e a ultra-sonografia devem ser realizadas com freqüência, a fim de se detectar precocemente sinais de constrição do ducto arterioso e oligoâmnio.

Etanol – inibe a secreção de ocitocina e o hormônio antidiurético pela neuro-hipófise, reduz o número de receptores para ocitocina e age como inibidor da ocitocina no miométrio. Atualmente, não é mais utilizado, já que é menos eficaz que os beta-miméticos e apresenta muitos efeitos colaterais, tais como vômitos, agitação, coma e acidose láctica.

Bloqueadores de canais de cálcio – inibem a entrada do cálcio extracelular através da membrana citoplasmática. As informações disponíveis ainda são escassas, mas relatam bons resultados na inibição do TPP. Dos bloqueadores de canais de cálcio, a nifedipina é a mais utilizada. É empregada na dose inicial de 30mg por via oral, seguidos de 20mg por via oral, a cada 8 horas. O efeito colateral materno mais comum é o enrubescimento facial, mas náuseas e cefaléia também ocorrem. Alguns estudos em animais sugerem que essas drogas reduzem o fluxo sangüíneo uterino e a oxigenação fetal. Portanto, ainda há necessidade de estudos clínicos controlados para determinar com maior precisão a aplicabilidade dessas drogas no TPP.

Antagonistas da ocitocina – estão sendo estudados para ser utilizados na tocólise. Atuam inibindo a ação da ocitocina na célula. Nos poucos estudos em que se avaliou o antagonista *Atosiban*, observou-se diminuição significativa das contrações uterinas quando utilizado pela via intravenosa, apresentando efeitos colaterais mínimos.

Em suma, qualquer que seja a droga utilizada, os índices de sucesso permanecem insatisfatórios, porque, embora consigamos muitas vezes diminuir a atividade miometrial, não neutralizamos os fatores relacionados ao desencadeamento do trabalho de parto.

Corticoterapia

O uso de corticosteróides para o amadurecimento pulmonar fetal foi aventado pela *primeira vez* por Liggins em estudo experimental com dexametasona em fetos de ovelhas. Em 1972, Liggins e Howie empregaram a betametasona em grávidas. Tal estudo demonstrou a redução das complicações pulmonares em recém-nascidos prematuros. A partir de então, diversas investigações têm demonstrado os benefícios da terapêutica antenatal com corticosteróides que, de maneira geral, incluem: redução de 40 a 60% de membrana hialina entre recém-nascidos de 28 a 34 semanas, menor gravidade da síndrome da angústia respiratória (SAR) quando presente, menor incidência de hemorragia intracraniana, maior sobrevida dos recém-nascidos prematuros com melhora na estabilidade circulatória e com necessidades reduzidas de oxigenação e de suporte ventilatório. Além disso, observam-se melhores respostas terapêuticas ao uso do surfactante neonatal quando a paciente faz uso do corticosteróide no período antenatal. Embora os corticosteróides antenatais não diminuam claramente a incidência de SAR em recém-nascidos entre 24 e 28 semanas, parecem reduzir a gravidade do quadro e diminuir em mais de 50% o risco de hemorragias intraventriculares. Em metanálise realizada por Crowley, os mesmos resultados foram observados. Em vista destes achados, em alguns serviços os fetos sujeitos ao parto prematuro são submetidos rotineiramente à corticoterapia antenatal a partir de 24 semanas.

O mecanismo de ação dos corticosteróides permanece ainda pouco conhecido. A principal teoria admite que atuem em receptores pulmonares fetais levando à produção de fosfatidilcolina, o principal componente do surfactante. A elevação de sua concentração pode estar na dependência tanto do incremento da produção local quanto da redução do ritmo de biodegradação.

A betametasona e a dexametasona são os corticosteróides preferidos para a terapia antenatal. Estes dois compostos são idênticos em atividade biológica e rapidamente cruzam a placenta nas suas formas ativas. Apresentam elevada atividade glicocorticóide e mínima atividade mineralocorticóide, além de pequena atividade imunossupressora. Na Clínica Obstétrica da Faculdade de Medicina da USP, preconizamos o uso de corticosteróides entre a 28ª e 34ª semanas de gestação. Utilizamos a betametasona na dose de 12mg por via IM, uma vez ao dia, num total de duas aplicações. Outra opção é o uso da dexametasona na dose de 6mg por via IM de 12 em 12 horas, num total de quatro aplicações. Em ambos os esquemas, o efeito máximo inicia-se em 24 horas e persiste por sete dias. Portanto, deve-se repetir a mesma dose quando o parto não ocorrer dentro de sete dias, respeitando o limite de 34 semanas. Não fazemos a corticoterapia na vigência de tocólise com beta-agonista pelo maior risco de edema agudo pulmonar. Embora alguns autores já tenham utilizado a hidrocortisona, não a empregamos em virtude de sua elevada atividade mineralocorticóide.

Apesar de, em 1994, o National Institute of Health (NIH) dos Estados Unidos ter chegado a um consenso favorável à administração de corticosteróides no período antenatal, dúvidas ainda persistem em relação aos efeitos adversos, tais como infecções maternas e neonatais, supressão da adrenal fetal, alterações cardiotocográficas (diminuição da variabilidade dos batimentos cardíacos fetais) e má adaptação fetal à hipóxia. Assim, os efeitos dos corticosteróides não são específicos para o tecido pulmonar, mas também têm influências sobre outros tecidos com divisão celular rápida, promovendo a diferenciação celular, como demonstrado no tecido cerebral, intestinos, pâncreas e pele. Esta falta de especificidade constitui o temor de prováveis efeitos deletérios para o concepto a curto ou a longo prazo.

Outras substâncias têm sido investigadas objetivando-se o amadurecimento pulmonar fetal. Em 1973, estudos com células pulmonares cultivadas de fetos de coelhos demonstraram que tanto a triiodotironina (T_3) quanto a tiroxina (T_4) aceleravam a produção de surfactantes. Os mesmos resultados foram obtidos com células pulmonares fetais humanas. Entretanto, como a administração materna de T_3 e T_4 não atinge a circulação fetal, por serem estes hormônios rapidamente metabolizados pela placenta, optou-se pelo uso do TRH ("thyrotropin releasing hormone") para atingir os mesmos efeitos. Empregou-se o TRH em protocolos de estudo na dose de 400mcg diluido em 50ml de soro fisiológico para infusão intravenosa durante 20 minutos e, em decorrência do aspecto ético, utilizou-se concomitantemente o corticosteróide. Infelizmente, os resultados de estudos mais recentes demonstram que a administração antenatal de TRH e corticosteróide não diminui a incidência e a gravidade da SAR neonatal quando comparado ao emprego exclusivo do corticosteróide.

ESTÁGIO IV

Trata-se do último estágio do TPP, em que o parto é irreversível, e só nos resta darmos uma assistência adequada. Todos os cuidados devem ser tomados para impedir provável hipóxia ou traumatismo fetal.

A partir de 28 semanas de gestação, a vitalidade fetal deve ser atentamente pesquisada pela amnioscopia, cardiotocografia e, em determinadas situações, pela medida do pH fetal. Diante de comprometimento da oxigenação fetal, interrompe-se a gestação por meio da via mais rápida.

Deve-se evitar o uso de analgésicos, tranqüilizantes ou sedativos durante a assistência ao parto. A analgesia de parto deve ser feita, preferencialmente, com o bloqueio peridural.

A amniotomia deve ser tardia, ou seja, acima de 8cm de dilatação cervical. Recomenda-se tal atitude pelo efeito protetor da bolsa das águas sobre a cabeça fetal.

A episiotomia deve ser ampla o suficiente para permitir o nascimento sem resistência perineal.

O melhor tipo de parto ainda é muito discutível na literatura. Indicamos a via vaginal nas apresentações cefálicas fletidas e nas pélvicas com peso fetal estimado pela ultra-sonografia em menos de 1.000g (inviável) ou igual ou superior a 2.500g. Apesar de o fórcipe baixo encurtar o período expulsivo e diminuir a incidência de hemorragia no sistema nervoso central, não o utilizamos quando o peso fetal estimado é inferior a 1.500g, situação em que seu emprego pode ser danoso ao feto. É importante salientar que o desprendimento do pólo cefálico e do biacromial deve ser lento. Tais medidas evitam os traumatismos sobre o sistema nervoso central e o plexo braquial, além de favorecer a expressão torácica durante a passagem pelo canal de parto, permitindo uma expansão pulmonar adequada. Indicamos a via abdominal nas apresentações cefálicas defletidas e nas pélvicas com peso fetal estimado entre 1.000 e 2.499g, situações em que os traumatismos fetais prejudicam o prognóstico perinatal. Entretanto, é importante salientar que a operação cesariana nem sempre se traduz em extração fetal fácil. Na realização da histerotomia, preferimos a incisão transversa sempre que possível, mas, se o segmento estiver mal preparado, a extração fetal é mais difícil e, neste caso, utilizamos a incisão segmento-corporal longitudinal.

A laqueadura do cordão umbilical deve ser realizada após 45 a 60s, mantendo-se o recém-nascido em nível inferior ao da placenta, sem praticar a ordenha. Este intervalo de tempo é necessário, pois sabe-se que 50% do sangue do prematuro se encontra na placenta, contra 33% no recém-nascido de termo. Por outro lado, a passagem exagerada de sangue para o recém-nascido pode levar à hiperbilirrubinemia e à hiperviscosidade sangüínea.

BIBLIOGRAFIA

1. ANDERSEN, H.F. et al. – Prediction of risk for preterm delivery by ultrasonographic measurement of cervical length. Am. J. Obstet. Gynecol. 163:859, 1990. 2. ANDRADE, J.Q.; BITTAR, R.E. & ZUGAIB, M. – Controvérsias no uso de tocolíticos. Rev. Ginec. Obst. 7:169, 1996. 3. BATZOFIN, J.H.; FIELDING, W.L. & FRIEDMAN, E.A. – Effect of vaginal bleeding in early pregnancy on outcome. Obstet. Gynecol. 63:515, 1984. 4. BERKOWITZ, G.S. et al. – Early gestational bleeding and pregnancy outcome: a multivariable analysis. Int. J. Epidemiol. 12:165, 1983. 5. BESINGER, R.E.; COMPTON, A.A. & HAYASHI, R.H. – The presence or absence of fetal breathing movements as a predictor of outcome in preterm labor. Am. J. Obstet. Gynecol. 157:753, 1987. 6. BITTAR, R.E. & ZUGAIB, M. – Prematuridade. In Costa Vaz, F.A.; Manissadjian, A. & Zugaib, M. (eds.). Assistência à Gestante de Alto Risco e ao Recém-Nascido nas Primeiras Horas. São Paulo, Atheneu, 1993. 7. BITTAR, R.E. et al. – Determinação do risco para o parto prematuro por meio da detecção da fibronectina fetal na secreção cervicovaginal e da monitorização das contrações uterinas. Rev. Bras. Ginec. Obstet. 18:165, 1996. 8. BITTAR, R.E. et al. – Cervical fetal fibronectin in patients at increased risk for preterm delivery. Am. J. Obstet. Gynecol. 175:178, 1996. 9. BITTAR, R.E. – Prematuridade: aspectos preventivos. In Zugaib, M. & Bittar, R.E. Protocolos Assistenciais da Clínica Obstétrica da FMUSP. São Paulo, Atheneu, 1997, p. 211. 10. BITTAR, R.E. – Trabalho de parto prematuro. In Zugaib, M. & Bittar, R.E. Protocolos Assistenciais da Clínica Obstétrica da FMUSP. São Paulo, Atheneu, 1997. p. 214. 11. CROWLEY, P. – Update on the antenatal steroid meta-analysis. Am. J. Obstet. Gynecol. 173:322, 1995. 12. CUNNINGHAM, F.G. et al. – Preterm birth. In Williams Obstetrics. 20th ed., New Jersey, Prentice-Hall International, 1997, p. 797. 13. GUIMARÃES, A. et al. – Prematuridade Eletiva: Aspectos Obstétricos e Perinatais. Anais da IV Jornada Paulista de Obstetrícia e Ginecologia – SOGESP, 1997. 14. GUSTAVII, B. – Release of lysosomal acid phosphatase into the cytoplasm of decidual cells before the onset of labour in humans. Br. J. Obstet. Gynecol. 82:177, 1975. 15. HERRON, M.A.; KATZ, M. & CREASY, R.K. – Evaluation of a preterm birth prevention program: preliminary report. Obstet. Gynecol. 59:452, 1982. 16. HOBEL, C.J. – Prevention of preterm delivery. In Beard, R.W. & Nathanielsz, P.W. (eds.). Fetal phisiology and Medicine – The Basis of Perinatology. New York, Marcel Dekker, Inc., 1984. 17. LEVENO, K.J.; COX, K. & ROARK M.L. – Cervical dilatation and prematurity revisited. Obstet. Gynecol. 68:434, 1986. 18. LIGGINS, G.C. – Premature delivery of fetal lambs infused with glucocorticoids. J. Endocrinol. 45:515, 1969. 19. LIGGINS, G.C. & HOWIE, R.N. – A controlled trial of antepartum glucocorticoid treatment for the prevention of the respiratory distress syndrome in premature infants. Pediatrics 50:515, 1972. 20. LOCKWOOD, C.J. et al. – Fetal fibronectin in cervical and vaginal secretions as a predictor of preterm delivery. N. Engl. J. Med. 325:669, 1991. 21. MAIN, D.M. et al. – Can preterm deliveries be prevented? Am. J. Obstet. Gynecol. 151:892, 1985. 22. MAIN, D.M.; KATZ, M. & CHIN, G. – Intermitent weekly contraction monitoring to predict preterm labor in low risk women: a blinded study (abstract). Orlando, Florida, Society of Perinatal Obstetricians, 1987. 23. MARTIN, R.W.; GOOKIN, K.S. & HILL, W.C. – Uterine activity compared with symptomatology in the detection of preterm labor. Obstet. Gynecol. 76:19s, 1990. 24. NADAL, M.A. et al. – Corticoterapia na prevenção da síndrome da angústia respiratória do recém-nascido. Rev. Ginec. Obst. 7:236, 1996. 25. National Institute of Health Consensus Statement. Effect of corticosteroids for fetal maturation on perinatal outcomes. National Institute of Health 12:1, 1994. 26. NEWMAN, R.B. et al. – Maternal perception of prelabor uterine activity. Obstet. Gynecol. 68:765, 1986. 27. NEWMAN, R.B.; CAMPBELL, B.A. & STRAM, S.L. – Objective tocodynamometry identifies labor onset earlier than subjective maternal perception. Obstet. Gynecol. 76:1089, 1990. 28. PAPIERNIK, E. et al. – Precocious cervical ripening and preterm labor. Obstet. Gynecol. 67:238, 1986. 29. PAPIERNIK, E. et al. – Effective prevention of preterm birth: the french experience measured at haguenare. Birth Defects: Original Article Series 25:13, 1989. 30. RAJABI, M.; DEAN, D.D. & WOESSNER Jr., J.F. – High levels of serum collagenase in premature labor – a potential biochemical marker. Am. J. Obstet. Gynecol. 69:179, 1987. 31. STUBBS, T.M. et al. – The preterm cervix and preterm labor: relative risks, predictive values and changes over time. Am. J. Obstet. Gynecol. 155:829, 1986. 32. The Canadian Preterm Labor Investigators Group. Treatment of preterm labor with the beta-adrenergic agonist ritodrine. N. Engl. J. Med. 327:308, 1992. 33. WILLIAMS, M.A. et al. – Adverse infant outcomes associated with first trimester vaginal bleeding. Obstet. Gynecol. 78:14, 1991. 34. WOOD, C.; BANNERMAN, R.H. & BOOTH, R.J. – The prediction of premature labor by observation of the cervix and external tocography. Am. J. Obstet. Gynecol. 91:396, 1965. 35. YAMASAKI, A.A.; BITTAR, R.E. & ZUGAIB, M. – Valor preditivo da monitorização das contrações uterinas e da ultra-sonografia transvaginal no parto prematuro. Rev. Ginec. Obst. 7:105, 1996. 36. YAMASAKI, A.A. – Estudo do colo uterino por meio do toque vaginal e da ultra-sonografia transvaginal em gestantes de risco para o parto prematuro espontâneo. Dissertação de Mestrado apresentada à FMUSP, 1997.

MARCO ANTONIO BORGES LOPES
SEIZO MIYADAHIRA

CONCEITO

Na Clínica Obstétrica do Hospital das Clínicas da FMUSP é proposta a definição de pós-datismo à gestação que ultrapassar 40 semanas, e gestação prolongada a que ultrapassar 42 semanas da data da última menstruação (Braga, 1993).

Entretanto, na literatura, a definição de gestação prolongada ou pós-datismo sofre grande variação, sendo considerados os períodos de 40 a 42 semanas (Árias, 1987). Vários termos são utilizados como sinônimos: pós-datismo, gestação prolongada, gestação protraída, gestação serotina, gestação pós-data.

Pela definição clássica, considera-se gestação prolongada a partir de 42 semanas de amenorréia ou 294 dias a partir da data da última menstruação (Beischer e cols., 1969; Vorherr, 1975; Mauad e cols., 1986; Resnik, 1988; Sulik, 1994; Ohel e cols., 1995).

A Organização Mundial de Saúde (OMS, 1977), a Federação Internacional de Ginecologia e Obstetrícia (FIGO, 1986) e The National Institute of Child Health and Human Development (1993) consideram também como gestação prolongada aquela que ultrapasse 14 dias ou duas semanas da data estimada, cálculo baseado na regra de Näegele, que consiste em computar ao primeiro dia da última menstruação mais nove meses e sete dias.

Dessa maneira, a prenhez normal teria duração de 10 meses lunares de 28 dias cada, totalizando 280 dias ou 40 semanas, com prazo de tolerância de 14 dias. A duração final é, portanto, de 294 dias ou 42 semanas, após o que se firma o diagnóstico de gestação prolongada.

Cunningham e cols. (1993) classificaram as gestações que atingem 42 semanas em duas categorias: primeira, as que verdadeiramente ultrapassaram 40 semanas após a concepção, e segunda, aquelas não tão avançadas devido a variações no período da ovulação. Segundo estes autores, a maioria das gestações que se estenderam além de 42 semanas provavelmente não são biologicamente prolongadas. Entretanto, como não há métodos disponíveis atualmente para identificá-las com precisão, o obstetra deve considerar anormais todas as gestações que ultrapassarem 42 semanas.

INCIDÊNCIA

A incidência da gestação prolongada mostra-se variável na literatura, podendo ir de 3 a 14% (Beicher e cols., 1969; Sachs; Friedman, 1986; Rosen; Dickinson, 1992; e Ahmed e Versi, 1993).

Na Clínica Obstétrica do Hospital das Clínicas da FMUSP, a incidência foi de 5,8%, segundo Lopes, em 1996.

ETIOLOGIA

A etiologia da gestação pós-data continua desconhecida; fatores maternos como idade, paridade, raça e condição sócio-econômica são discutíveis.

Ahn e Phelan (1989) estimam ser de 50% a probabilidade de uma mulher que já teve uma gestação prolongada vir a repeti-la, sugerindo base *genética* à *pós-maturidade*. Estes mesmos autores destacam ser aparentemente mais freqüente o diagnóstico de gestações prolongadas em mulheres de menor condição sócio-econômica, devido à ausência de dados cronológicos confiáveis e ao comparecimento tardio aos serviços de pré-natal, mais comuns nessa população.

Na Clínica Obstétrica do Hospital das Clínicas da FMUSP, Lopes (1996) observou 50% de nulíparas em gestantes entre 40 e 42 semanas em sua casuística.

Outras condições mais raras são descritas como passíveis de acarretar o pós-datismo, sendo as mais freqüentemente citadas a anencefalia, a deficiência da sulfatase placentária, a gravidez extra-uterina.

Fatores relacionados ao desencadeamento do trabalho de parto podem também estar relacionados à etiologia do prolongamento das gestações (Machado e Belfort, 1991), destacando-se:

• Redução no processo de distensão progressiva do útero, explicado pela teoria do bloqueio miometrial progesterônico.

• Atividade endócrina placentária excessiva que, pela produção demasiada de estrógeno e progesterona, poderiam prolongar a gestação, anulando a distensão miometrial.

• Causas intrínsecas do miométrio que levariam à inércia ou à inexcitabilidade da fibra miometrial (por exemplo, adenomiose).

• Fatores iatrogênicos, como a administração excessiva de inibidores miometriais que, principalmente usados sob a forma de "depósito", influiriam no desencadeamento do trabalho de parto.

• Deficiência de substâncias endógenas, estimuladoras da contratilidade uterina como as prostaglandinas.

• Fator cervical, pela possibilidade de persistência anormal de potencial contrátil do colo do uterino.

Segundo Resnik (1988), há evidências sugestivas de um envolvimento do compartimento endócrino fetoplacentário e a cavidade amniótica, interferindo na produção das prostaglandinas e na gênese de contrações uterinas.

DIAGNÓSTICO

Não existe método propedêutico preciso para o diagnóstico das gestações pós-data, o critério clínico habitual na determinação da data provável do parto (DEP) pela data da última menstruação (DUM), utilizando-se a regra de Näegele, esbarra em fatores como a incerteza da DUM, na utilização de contraceptivos orais e na lactação.

Na determinação correta da idade gestacional, destaca-se a utilização da ultra-sonografia no primeiro trimestre; segundo Sulik e cols. (1994), a incidência da gestação pós-data cai de 7,5% para 2,6% quando corrigido o diagnóstico pela ultra-sonografia. Estes mesmos autores propõem critérios mais rigorosos para o diagnóstico correto do pós-datismo, incluindo na propedêutica clínica, além do cálculo da idade gestacional baseada na história, vários outros parâmetros, tais como ausculta fetal pelo sonar-Doppler da 10ª à 12ª semanas, ultra-sonografia entre a 6ª e 12ª semanas de gestação, história do início da percepção dos movimentos fetais, detectados entre a 16ª e 19ª semanas nas primigestas, e a medida do fundo uterino entre a 16ª e 34ª semanas.

CONDUTA

A gestação que se prolonga além da data provável do parto é considerada de alto risco, em conseqüência da insuficiência placentária, elevando a morbidade e a mortalidade perinatais.

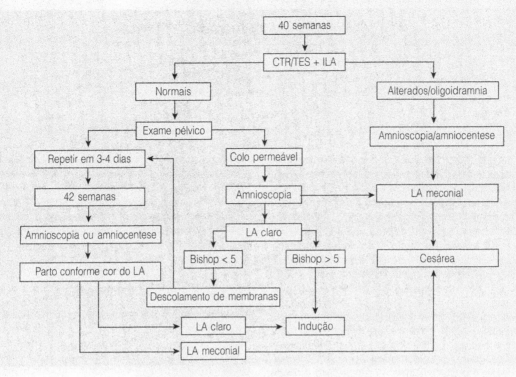

Figura 5.27 – Protocolo de assistência ao pós-datismo.

A insuficiência placentária pode manifestar-se com oligoidramnia e líquido amniótico meconial, predispondo ao aparecimento de desacelerações tipo DIP umbilical e II e aspiração meconial ao nascimento.

Diante da possibilidade do comprometimento da vitalidade fetal, a utilização da cardiotocografia anteparto associada à avaliação do volume do líquido amniótico pelo índice de líquido amniótico (ILA), realizadas duas vezes por semana, são os principais métodos na propedêutica da vitalidade fetal no acompanhamento dessas gestantes, adicionados à pesquisa de líquido meconial pela amnioscopia ou amnniocentese (Clement e cols., 1987; Benedetti; Easterling, 1987; Damarawy e cols., 1993; Lopes, 1996). Outros métodos, como a dopplervelocimetria das artérias umbilicais e uterinas, mostraram-se pouco úteis na avaliação dessas gestantes (Farmakides e cols., 1988; Harbinder e cols., 1989; Lopes, 1996).

Ainda persiste a discussão entre os defensores da conduta expectante e os da conduta intervencionista no manejo clínico das gestações pós-data. Evitar danos ao produto conceptual sem elevar os níveis de morbidade materna pelo aumento de cesáreas é o principal objetivo. Na escolha da conduta intervencionista, a avaliação das condições cervicais é fundamental, bem como o acompanhamento periódico do volume do líquido amniótico na conduta expectante (Herabutya e cols., 1992; Eden, 1989).

Estudo americano, realizado em 1994 pelo The National Institute of Child Health and Human Development, sugere o acompanhamento das gestantes com idade gestacional > 41 semanas. Não encontrou diferença no índice de cesariana entre as condutas expectante e indução do parto. Concluiu que do ponto de vista de morbidade e mortalidade perinatais as duas condutas são aceitas.

Na Clínica Obstétrica do Hospital das Clínicas da FMUSP, a gestante é acompanhada a partir do início da 40ª semana, mantidos os parâmetros de vitalidade fetal dentro da normalidade e a ausência de condições cervicais favoráveis para possível indução do parto, permite-se o prolongamento da gestação até no máximo 42 semanas, quando sua interrupção é indicada (Miyadahira, 1996) (Fig. 5.27).

BIBLIOGRAFIA

1. AHMED, A.I. & VERSI, E. – Prolonged pregnancy. *Curr. Opin. Obstet. Gynecol.* **5**:669, 1993. 2. AHN, M.O. & PHELAN, J.P. – Epidemiologic aspects of the post date pregnancy. *Clin. Obstet. Gynecol.* **32**:228, 1989. 3. ARIAS, F. – Predictability of complications associated with prolongation of pregnancy. *Obstet. Gynecol.* **70**:101, 1987. 4. BEISCHER, M.A.; BROWN, J.B. & TOWNSEND, L. – Studies in prolonged pregnancy. *Am. J. Obst. Gynecol.* **103**:476, 1969. 5. BENEDETTI, T.J. & EASTERLING, T. – Antepartum testing in postterm pregnancy. *J. Reprod. Med.* **33**:252, 1988. 6. BRAGA, J.M.F. – Pós-datismo. In Vaz, F.A.C.; Manissadjian, A. & Zugaib, M. (eds.). *Assistência a Gestante de Alto Risco e ao Recém-Nascido nas Primeiras Horas.* São Paulo, Atheneu, 1993, p. 46. 7. CLEMENT, D.; SCHIFRIN, S.B. & KATOS, R.B. – Acute oligohydramnios in post date pregnancy. *Am. J. Obstet. Gynecol.* **157**:884, 1987. 8. CUNNINGHAM, F.G. et al. – *Williams Obstetrics.* 19th ed., New York, Prentice-Hall, 1993, p. 853. 9. DAMARAWY, E.H.; SIBAIE, E.F. & TAWFIK, T.A.S. – Antepartum fetal surveillance in post-date pregnancy. *Int. J. Gynecol. Obstet.* **43**:145, 1993. 10. EDEN, R.D. – Postdate pregnancy: antenatal assessment of fetal well-being. *Clin. Obstet. Gynecol.* **32**:235, 1989. 11. FARMAKIDES, G. et al. – Uterine and umbilical artery doppler velocimetry in postterm pregnancy. *J. Reprod. Med.* **33**:259, 1988. 12. HARBINDER, S.B. et al. – Cerebral, umbilical, and uterine resistance using doppler velocimetry in postterm pregnancy. *J. Ultrasound Med.* **8**:187, 1989. 13. HERABUTYA, Y. et al. – Prolonged pregnancy: the management dilemma. *Int. J. Gynecol. Obstet.* **37**:253, 1992. 14. LOPES, M.A.B. – Estudo da Gestação no Período de 40 a 42 Semanas: Avaliação da Vitalidade Fetal e Resultados Perinatais. São Paulo, 1996, 122p. Dissertação de (Mestrado). Faculdade de Medicina, Universidade de São Paulo. 15. MACHADO, F.D. & BELFORT, P. – Gravidez prolongada. In Rezende, J. (ed.). *Obstetrícia.* Rio de Janeiro, Guanabara Koogan, 1991, p. 717. 16. MAUAD, F.F. et al. – Gestação prolongada: aspectos obstétricos. *Rev. Bras. Ginecol. Obstet.* **8**:257, 1986. 17. MIYADAHIRA, S. – Pós-datismo. In Zugaib, M. & Bittar, R.E. (eds.). *Protocolos Assistenciais Clínica Obstétrica FMUSP.* São Paulo, Atheneu, 1996, p. 257. 18. OHEL, G. et al. – Posdate antenatal testing. *Int. J. Gynecol. Obstet.* **49**:145, 1995. 19. RESNIK, R. – Postterm gestation (a symposium). *J. Reprod. Med.* **33**:249, 1988. 20. ROSEN, M.G. & DICKINSON, J.G. – Management of post-term pregnancy. *N. Engl. J. Med.* **326**:1628, 1992. 21. SACHS, B.J. & FRIEDMAN, E.A. – Results of an epidemiologic study of posdate pregnancy. *J. Reprod. Med.* **31**:162, 1986. 22. SULIK, S.M. & GREENWALD, J.L. – Evaluation and management of posdate pregnancy. *Am. Fam. Physician.* **49**:1177, 1994. 23. THE NATIONAL INSTITUTE OF CHILD HEALTH AND HUMAN DEVELOPMENT – A clinical trial of induction of labor versus expectant management in postterm pregnancy. *Am. J. Obstet. Gynecol.* **170**:716, 1994. 24. VORHERR, H. – Placental insufficiency in relation to postterm pregnancy and fetal post maturity. *Am. J. Obstet. Gynecol.* **123**:67, 1975.

8 O Recém-Nascido Pré-Termo

CLÉA RODRIGUES LEONE
JOSÉ LAURO ARAUJO RAMOS
FLÁVIO ADOLFO COSTA VAZ

No âmbito da Perinatologia moderna, é necessária a abordagem mais ampla possível do recém-nascido (RN), compreendendo desde os aspectos físicos até os psicológicos e sociais. Sem dúvida, o recém-nascido pré-termo (RNPT) é o grupo mais vulnerável à ocorrência de problemas e deficiências em todos aqueles aspectos.

O RNPT, dependendo de sua maturidade ao nascimento e do tipo e da intensidade dos fatores que atuaram durante sua vida intrauterina, poderá apresentar um maior risco de distúrbios durante o período neonatal, eventualmente responsáveis por maiores índices de mortalidade, além de ocasionar seqüelas que poderão comprometer sua evolução.

No que se refere aos fatores psicológicos e sociais que envolvem o nascimento desses RN, reconhece-se a importância de uma atuação da equipe perinatal também nessas áreas, reforçando a formação do vínculo mãe-filho, especialmente por meio da permissão para a circulação dos pais em unidades de alto risco, além do incentivo para o estabelecimento de um contato físico precoce entre os pais e o RN.

Independentemente da evolução do RN, a formação de grupos de pais, coordenados por equipes multiprofissionais, constituirá um apoio fundamental nessa fase, constituindo também excelente oportunidade para o preparo da família à recepção e aos cuidados a esse RN.

A complexidade de todos esses problemas caracteriza o RNPT como um RN de alto risco e, para tal, a Perinatologia tem procurado atuar na prevenção de sua ocorrência por meio de um melhor conhecimento e controle mais efetivo dos fatores predisponentes a essa entidade.

CONCEITO DE PREMATURIDADE

De acordo com a Organização Mundial de Saúde (1961), é considerada prematura, ou pré-termo, a criança com menos de 37 semanas de gestação. Battaglia e Lubchenco, classificando os recém-nascidos segundo o peso e a idade gestacional (1967), colocaram esse limite em 38 semanas, considerando, portanto, prematuros os nascidos com até 37 [6/7] semanas. Embora haja razões de ordem prática que valorizam esta última conduta, pois desse modo se dará aos nascidos com menos de 38 semanas os cuidados dispensados geralmente a prematuros, e este critério já tenha sido usado por alguns autores, para fins de classificação, manteremos o limite fixado pela Organização Mundial de Saúde, de 37 semanas (ver capítulo referente à Classificação do RN nesta mesma seção).

VIABILIDADE

Existe, cada vez mais, uma preocupação dos neonatologistas com relação aos cuidados iniciais que devem ser dispensados na sala de parto a recém-nascidos extremamente imaturos. Isso decorre do fato de que, graças ao aperfeiçoamento dos cuidados perinatais, muitos recém-nascidos, há poucos anos rotulados como "inviáveis", recebem hoje alta das unidades de cuidados intensivos neonatais em condições aparentemente satisfatórias. Os limites da viabilidade, portanto, vão atingindo idades gestacionais cada vez menores, conforme novos recursos de suporte à vida vão sendo desenvolvidos.

Admitindo-se ser extremamente difícil uma norma de conduta nessa situação, acreditamos úteis as sugestões de Goldsmith e Karotkin, segundo os quais, excluindo-se anomalias congênitas incompatíveis com a vida, os fatores que levariam o médico a não empreender a ressuscitação seriam: peso inferior a 500g, comprimento inferior a 30cm e/ou idade gestacional inferior a 24 semanas (sugerida pelas características físicas, dentre os quais é marcante a existência de fusão palpebral).

INCIDÊNCIA

Em alguns países desenvolvidos, a incidência de prematuros é da ordem de 6%, como na França, na Inglaterra e nos Estados Unidos. Em geral, a incidência da prematuridade é tanto maior quanto menos desenvolvido é o meio, sendo que o número total de RN de baixo peso é submetido a igual influência (ver capítulos sobre Classificação do RN e Recém-Nascido Pequeno para a Idade Gestacional).

Em relação ao grupo total de prematuros, é importante conhecermos a distribuição dos subgrupos de peso (ou de idade gestacional, sempre que possível), o que tem grande importância em relação aos cuidados e à colocação dos RN dentro da unidade neonatal.

Rossier (1974) encontrou na França a seguinte distribuição: menos de 1.000g – 5%; de 1.001 a 1500g – 7%; de 1.501 a 2.000g – 18% e de 2.001 a 2.500g – 70%. Cerca de 30% dessas crianças, ou seja, as de menos de 2.000g, precisam ser cuidadas em unidades com recursos especiais humanos e de equipamento.

As incidências de prematuridade variam muito com o tipo de serviço considerado, o que acontece inclusive em nosso país e dentro de nossa cidade. No Berçário Anexo à Maternidade do Hospital da Clínicas de São Paulo (BAM-HC), a taxa de prematuridade em 1998 foi de 18,7% (425 RN), sendo 15,2% destes com menos de 30 semanas de gestação. Esses dados refletem uma população materna de elevado risco.

CARACTERÍSTICAS ANTROPOMÉTRICAS DOS RECÉM-NASCIDOS PREMATUROS

Variam muito de acordo com as idades gestacionais e também quanto ao padrão de crescimento, como é verificado ao se colocar os dados antropométricos diante da curva de crescimento intra-uterino. Desse modo, alguns dados clássicos da literatura para os prematuros, como, por exemplo, perímetro cefálico menor do que 33cm, perímetro torácico menor do que 30cm, estatura menor do que 47cm e comprimento do pé menor do que 7cm, perdem em utilidade. Por exemplo, um recém-nascido de 38 ou 39 semanas pode ter perímetro cefálico e estatura inferiores àquelas, se se tratar de um retardo proporcionado de crescimento intra-uterino.

No Hospital das Clínicas da FMUSP, a mediana suavizada para o peso a 31 semanas foi de 1.590g e, a 36 semanas, de 2.530g. Os valores para a estatura foram de 39 a 46,2cm para as mesmas idades e os perímetros cefálicos foram 29 e 32,8cm, respectivamente.

CARACTERÍSTICAS CLÍNICAS E SOFRIMENTOS MAIS FREQÜENTES DOS RN PRÉ-TERMO

A prematuridade acompanha-se de grande número de problemas clínicos, muitos deles comuns a todos, outros mais característicos de determinados grupos de idade gestacional. Por esse motivo, vamos examiná-los em separado, dentro de cada grupo, de acordo com a orientação de Usher, embora usando intervalos diferentes de idade gestacional.

PREMATURIDADE LIMÍTROFE
(gestação de 35 a 36 semanas)

Esse grupo compreende crianças que pesam geralmente entre 2.200 e 2.800g, medem entre 45 e 46cm de comprimento e aproximadamente 32,5cm de perímetro cefálico. Respondem por 7% de todos os nascimentos vivos, por 65% dos RNPT nascidos vivos, e a mortalidade neonatal é muito baixa, cerca de 0,9%.

No Berçário do Hospital Universitário da USP, em 1988, a 35 semanas, no percentil suavizado 50, o peso foi de 2.342g; a 36 semanas de 2.531g; a estatura média de 45,7cm; e o perímetro cefálico de 32,8cm.

Os principais problemas que essas crianças apresentam são: controle irregular da temperatura corpórea, da sucção e da deglutição, hiperbilirrubinemia e, menos freqüentemente, síndrome do desconforto respiratório idiopático e infecções neonatais. O risco da doença de membranas hialinas aumenta consideravelmente quando o nascimento ocorre por cesárea, atingindo cerca de 8%, segundo Avery, contra 1% em partos normais, por via vaginal.

A distinção do RNPT limítrofe torna-se importante à vista do exposto e já o próprio exame clínico o permite. Instabilidade térmica, alterações na mecânica alimentar, insuficiência respiratória representada por retrações intercostais, taquipnéia e cianose e icterícia importante podem representar imaturidade funcional no RNPT ou então graves sinais de doença no RN de termo.

PREMATURIDADE MODERADA
(gestação de 31 a 34 semanas)

Muitas dessas crianças têm mais de 2.000g de peso; no Hospital das Clínicas da FMUSP a mediana suavizada de 31 a 34 semanas foi, para o peso, de 1.590, 1.708, 1.905 e 2.110g; para a estatura, 39, 40,8, 42 e 43,1cm; e para o perímetro cefálico, 29, 29,4, 30,4 e 31,3cm, respectivamente. No BAM-HC, evoluíram para óbito, em 1998, 10% dos RN dessa faixa de idade gestacional.

Em geral, nos centros mais adiantados, esses prematuros apresentam baixa mortalidade, sendo os casos de membrana hialina grave o maior responsável pelos óbitos. Em centros menos desenvolvidos, a infecção também é muito importante nesse grupo.

Os sofrimentos clínicos habituais nesse grupo são em geral partilhados com os dos pré-termo extremos, que são listados adiante. Algumas situações mais características da prematuridade moderada são descritas a seguir:

1. Problemas respiratórios – a doença de membranas hialinas já foi mencionada; portanto, é uma medida bastante precisa do risco de vida nesses recém-nascidos a instalação logo nas primeiras horas de desconforto respiratório grave. As crises de apnéia são menos freqüentes nesse grupo do que no prematuro extremo, sendo rara a dismaturidade pulmonar.

2. Asfixia perinatal – a asfixia grave ocorre 10 vezes mais em recém-nascidos de 1.001 a 2.500g do que nos de mais de 2.500g (1:20 x 1:200), ao passo que 50% dos de menos de 1.000g a apresentam (ver item Recém-Nascido Pré-Termo Extremo). De qualquer modo, a asfixia é um agravo importante, principalmente nos prematuros "moderados" mais próximos da faixa inferior de idade.

Problemas ligados à transfusão de sangue de reserva placentário

Em RNPT, o destino desse sangue é muito mais importante do que no de termo, em suas repercussões sobre a adaptação perinatal. Assim, é importante poder programar a maior ou menor transfusão desse sangue de reserva, ou seja, ligar precoce ou tardiamente o cordão umbilical. Essencialmente, transfusão maciça e rápida de sangue placentário acarreta risco de distensão vascular aguda, aumento de área cardíaca e possíveis problemas respiratórios. Por outro lado, ligadura imediata pode resultar em hipoglicemia, hipotensão e anemia; em especial no prematuro, o sofrimento respiratório pode estar associado a baixo volume sangüíneo. A fim de se prevenir a anemia, proporcionar uma pletora neonatal sintomática e icterícia por excesso de oferta de eritrócitos, parece aconselhável uma transfusão moderada e, como indica Usher, permitir 30 a 60 segundos de demora para o pinçamento do cordão umbilical. De qualquer modo, o conhecimento do melhor tempo, a posição ótima e a conveniência ou não de ordenha do cordão em algumas situações, em prematuros, só serão possíveis com estudos controlados mais completos.

Hiperbilirrubinemia

É uma situação muito freqüente no pré-termo e inquietante muitas vezes no pré-termo extremo, por várias razões, como a dificuldade de avaliação clínica da icterícia, a presença freqüente de fatores que aumentam o risco de encefalopatia bilirrubínica, como anoxia, infecção, acidose ou hipoalbuminemia, e o receio de se submeter recém-nascidos muito imaturos às manipulações da exsangüineotransfusão, cujas indicações, nesse grupo, estão longe de ser bem estabelecidas.

A bilirrubinemia deve ser seguida cuidadosamente, e a exsangüineotransfusão e a fototerapia devem ser aplicadas de acordo com os níveis de bilirrubinas não-conjugadas (grosseiramente, para a exsangüineotransfusão, quando esse nível atingir um valor igual a 1% do peso de nascimento) pelo menos até que novos critérios, atualmente em avaliação, mostrem-se mais úteis. Os fatores de risco que fazem com que se diminua (em princípio, em 2mg/dl) o nível de indicação da exsangüineotransfusão são: hipóxia perinatal, acidose, hipoalbuminemia, sepse, meningite, hemorragia intracraniana, hipoglicemia, hipotermia e sinais sugestivos de deterioração do sistema nervoso central. Esses aspectos são discutidos em minúcia no capítulo Icterícia do Recém-Nascido na seção III.

PREMATURIDADE EXTREMA
(gravidez inferior a 30 semanas)

Os RN pré-termo extremo (RNPTE), definidos como aqueles cuja idade gestacional é menor do que 30 semanas, apresentam, em decorrência dessa maior imaturidade, intercorrências mais freqüentes e mais graves, favorecendo o desenvolvimento de deficiências a curto e/ou longo prazo.

Esses RN costumam pesar menos do que 1.500g, medir menos do que 38cm de estatura e menos do que 29cm de perímetro cefálico ao nascimento. Os problemas mais freqüentes que esse grupo costuma apresentar estão citados no quadro 5.16.

Abordaremos aqui apenas alguns aspectos das alterações mais características em RNPTE, já que serão desenvolvidas em capítulos específicos neste livro.

Asfixia perinatal

A asfixia perinatal costuma ser muito freqüente nesse grupo de RN, provavelmente refletindo a ação de fatores ligados a essa prematuridade extrema.

No Berçário Anexo à Maternidade do Hospital das Clínicas (BAM-HC), em 1981, verificou-se que 50,2% dos RN com 35 a 36 semanas de gestação eram anoxiados ao nascimento, enquanto no grupo de menos de 33 semanas essa freqüência se elevou para 80,9%.

Quadro 5.16 – Problemas mais freqüentes nos RNPTE.

```
Asfixia perinatal
Dificuldade na manutenção de temperatura corpórea
Insuficiência respiratória – doença de membranas hialinas,
    displasia broncopulmonar
Crises de apnéia
Hiperbilirrubinemia
Infecções adquiridas
Hipo e hiperglicemia
Hipocalcemia precoce
Enterocolite necrosante
Hemorragia intracraniana
Persistência de canal arterial (PCA)
Retinopatia da prematuridade
Doença metabólica óssea
Anemia
Malformações congênitas
Iatrogenias – infusão de líquidos e eletrólitos
Efeitos adversos de drogas
```

A gravidade dessa entidade torna-se evidente, não somente a partir das elevadas taxas de mortalidade que a acompanham, mas também pela contribuição a esses índices das repercussões sistemáticas que podem traduzir-se clinicamente por: doença de membranas hialinas, hipo ou hiperglicemia, hipocalcemia, depressão respiratória acompanhada de maior necessidade de suporte ventilatório. Enterocolite necrosante, distúrbios de coagulação e hemorragia intracraniana, representando alguns dos eventos terminais da síndrome hipóxico-isquêmica cerebral.

Nesse sentido, dentre os RNPTE admitidos no BAM-HC em 1985, obtiveram nota de Apgar entre 0 e 3 no primeiro minuto de vida 46,15% dos RN, tendo evoluído para óbito 73,3% destes e 100% daqueles que mantiveram esta nota até o quinto minuto.

Essa maior freqüência de RNPTE gravemente deprimidos ao nascimento e a importância de suas repercussões implicam a indicação de manobras de reanimação mais agressivas, chegando inclusive à intubação endotraqueal, na tentativa de reverter essas alterações até o quinto minuto de vida, contribuindo, assim, para elevar a possibilidade de uma melhor evolução neonatal.

Manutenção da temperatura corpórea

A manutenção da temperatura corpórea constitui um dos aspectos básicos da assistência ao RNPTE, já que seu controle irá favorecer uma recuperação mais rápida e acompanhar-se à de menor incidência de distúrbios metabólicos nos RN anoxiados, além de proporcionar maior economia de energia, que poderá ser utilizada no crescimento.

Esse grupo em particular requer a utilização de fontes alternativas de calor, além de acessórios, como gorro, luvas e envoltórios de plástico, com a finalidade de diminuir as perdas de calor para o meio ambiente.

Insuficiência respiratória (doença de membranas hialinas, displasia broncopulmonar)

A doença de membranas hialinas (DMH), embora não corresponda ao distúrbio mais freqüente nos RNPTE, quando ocorre reveste-se de maior gravidade, já que aos riscos dessa doença se associam os da asfixia perinatal, que costuma estar presente, e os da prematuridade, como o demonstra a presença de persistência do canal arterial em proporção considerável dos casos.

Esses fatores complicadores, além de contribuírem para elevar a mortalidade, também favorecem o desenvolvimento de doença pulmonar crônica, como a displasia broncopulmonar (DBP).

Segundo relatos de Usher, no Royal Victoria Hospital, em Montreal, 8% dos RNPTE que sobreviveram desenvolveram DBP, sendo o peso médio destes de 969g e a IG média de 27,3 semanas. Dentre os RN com DBP, 39% tinham apresentado DMH e 55% apresentavam persistência do canal arterial.

Crises de apnéia

As crises de apnéia constituem um risco constante ao RNPTE, devido ao seu caráter recorrente e pelas lesões hipóxicas que pode causar, sendo atualmente recomendada monitorização das condições cardiorrespiratórias desses RN desde o nascimento e mantida em alguns, mesmo após a alta do berçário, devido à sua possível relação com a síndrome de morte súbita na infância.

Além da prematuridade, responsável pelas apnéias ditas primárias, também podem ser causa de apnéia no período neonatal: doença de membranas hialinas, hipóxia, infecções, hemorragia intracraniana, anemia, persistência de canal arterial ou distúrbios metabólicos. Quando esses fatores são afastados, os cuidados ao RN devem ser dirigidos à manutenção das condições térmicas e de equilíbrio metabólico, além da estimulação da respiração normal, farmacológica e/ou mecânica.

Infecções adquiridas

A suscetibilidade a infecções, mais evidente nos RN mais imaturos, é decorrente de suas características imunológicas ao nascimento, tais como atividade bactericida e quimiotaxia de polimorfonucleares neutrófilos reduzida, diminuição do nível sérico de elementos do complemento e atividade opsonizante e redução de imunoglobulinas plasmáticas.

Essas deficiências são responsáveis pela gravidade dos processos infecciosos nesses RN, que costumam apresentar evolução rápida para o óbito em até 24 horas em grande número de casos. Nesse sentido, o caráter preventivo deve predominar nas unidades de RNPTE por meio da adoção de normas e técnicas de assepsia rígidas, que visem diminuir o risco de infecção nesses locais.

Hipo e hiperglicemia

A freqüência elevada dos distúrbios de glicemia nesses RN torna importante um especial cuidado na infusão de soluções, sempre levando em consideração que o risco de hiperglicemia é mais importante do que de hipoglicemia, especialmente nos mais imaturos.

Nesse sentido, a administração de fluidos em velocidade constante deve ser sempre uma premissa e atenção especial deve ser dispensada ao cálculo das taxas de infusão de glicose, bem como do controle periódico da glicemia. Também valorizar a ação dos fatores de risco para hiperglicemia, tais como uso de soluções parenterais de aminoácidos e de lipídeos, presença de infecções, realização de procedimentos cirúrgicos e utilização de drogas, como a teofilina.

Enterocolite necrosante

A possibilidade de desenvolvimento de enterocolite necrosante, sendo um grande temor para o neonatologista, tem servido de justificativa para um início mais tardio e mais gradual da alimentação em RN mais imaturos.

Embora não tenha sido estabelecida uma relação direta desta com a alimentação, reconhece-se que o alimento, em contato com uma alça já lesada por esse processo, costuma precipitar uma evolução trágica e inevitável.

Também são valorizados, como fatores predisponentes, anoxia, cateterização de vasos umbilicais, exsangüineotransfusão e policitemia.

Na abordagem deste distúrbio, dois aspectos parecem fundamentais para o sucesso da terapêutica: um diagnóstico precoce e a instituição de medidas terapêuticas imediatas, além de um controle rigoroso de sua evolução para possível indicação cirúrgica no momento mais adequado.

Hemorragia intracraniana

Com o avanço dos cuidados intensivos neonatais e a conseqüente melhora na sobrevida dos RNPTE, além do aperfeiçoamento dos meios diagnósticos, pela utilização mais freqüente do ultra-som, tem-se observado maior incidência de hemorragia intraventricular, estimada em 50% dos RN de muito baixo peso, embora, nos casos leves, a sobrevida aproxime-se dos 100% e a ocorrência de seqüelas seja muito rara.

No BAM-HC, essa incidência se sinuou em 29,8% entre os RNMBP, em 1995, embora 70% fosse correspondente a grau I.

Persistência de canal arterial

A incidência de persistência de canal arterial (PCA) está relacionada à idade gestacional, tendo-se relatado freqüência de 70 a 80% em RN de 28 a 30 semanas e de 40 a 45% em RN de 31 a 32 semanas. Vohr e Hack relatam incidência de 44% em RN com peso igual ou inferior a 1.000g em Rhode Island, no período de 1975 e 1979.

Além do fator anatômico de hipodesenvolvimento das camadas musculares das arteríolas pulmonares nos RN mais imaturos, que causa maior diferença entre as pressões sistêmica e pulmonar, a hipóxia também retarda o fechamento do canal.

Furzan (1985), estudando a incidência de PCA sintomática em RNMBP pela ecocardiografia, observou incidência de 16% e identificou como fatores de risco: menor idade gestacional, volume de fluidos mais elevado nas primeiras 24 horas de vida e tratamento com expansores de volume logo após o nascimento.

Nos casos diagnosticados, sem sinais de insuficiência cardíaca, tem-se indicado a restrição hídrica (volumes iguais ou inferiores a 100ml/kg/dia) e o uso de diuréticos como tiazídicos (1mg/kg/dia), com resolução de grande parte dos casos, guardando-se a utilização de indometacina (0,2mg/kg a cada 12 horas, três vezes) para os casos que venham a apresentar sinais de descompensação hemodinâmica ou nos RN dependentes de ventilação mecânica, sendo a correção cirúrgica indicada nos casos de falha da indometacina.

Doença metabólica óssea

Essa entidade, também denominada "osteopenia da prematuridade" ou "síndrome de deficiência de fósforo" ou "raquitismo da prematuridade", foi observada em 1943 por Benjamin, mas só mereceu atenção dos intensivistas neonatais a partir de 1970. Esse período decorreu com maior incentivo ao aleitamento materno e maior sobrevivência de RNPTE, o que possibilitou que essa síndrome, que é tardia, pudesse ser detectada.

Reconheceu-se, então, que os RNPTE, quando alimentados exclusivamente ao leite materno, desenvolvem muito freqüentemente alterações esqueléticas, detectáveis em torno de seis meses de vida, caracterizadas bioquimicamente por: hipofosfatemia (fósforo sérico inferior a 4mg/dl), hipofosfatúria, normo ou hipercalcemia, hipercalciúria, fosfatase alcalina elevada, aumento de 1,25-diidrocolecalciferol e paratormônio normal.

Essas alterações são ocasionadas por retenção insuficiente de cálcio e fósforo, decorrente das quantidades inadequadas desses elementos no leite materno em relação às necessidades desses RN para o crescimento, sendo agravada naqueles em uso prolongado de soluções parenterais e de diuréticos, como a furosemida.

As necessidades diárias de cálcio e de fósforo são estimadas a partir da retenção fetal desses elementos no último trimestre de gestação, baseadas em estudos bastante criticáveis do ponto de vista metodológico, especialmente no que se refere às formas de determinação das idades gestacionais dos fetos estudados.

Além disso, as determinações dessas necessidades, a partir de estudos realizados no período neonatal, têm mostrado resultados bastante variáveis, de acordo com o tipo de fórmula láctea estudada e a metodologia utilizada.

Segundo Koo e Tsang (1988), deve-se recomendar ingestão de cálcio e fósforo que seja de no máximo 200mg de cálcio e 100 a 200mg/kg/dia de fósforo, considerando-se retenção média de 64 e 71% para cálcio e fósforo, respectivamente, durante 8 a 10 semanas ou até que seja atingido um peso de 2 a 2,5kg. Essa suplementação seria indicada pela utilização de fórmulas lácteas para RNPT ou "aditivos" para o leite materno, que começam a ser disponíveis em nosso meio.

ASPECTOS PECULIARES DA ALIMENTAÇÃO DO RNPT

O melhor controle dos agravos iniciais e o aumento da sobrevida dos RNPT têm levado a uma maior preocupação com sua nutrição, indispensável a um crescimento e desenvolvimento adequados.

Hoje, embora o leite materno seja universalmente aceito como o melhor alimento para o RN de termo, devido a suas vantagens nutricionais, imunológicas, endocrinológicas e emocionais, o mesmo não ocorre, para alguns autores, em relação ao RNPT.

Apesar disso, a fase de utilização de leites de elevado teor protéico e calórico já foi superada, uma vez reconhecidos os riscos decorrentes de seu uso.

Um melhor conhecimento da capacidade de metabolização dos aminoácidos do leite humano e de vaca pelos RNPT sugere ser arriscado usar dietas de elevado teor de proteínas e de alguns aminoácidos, como o sulfurado metionina e os fenólicos, fenilalanina e tirosina. Observações clínicas e experimentais sugerem influência nociva de altos níveis desses aminoácidos sobre o desenvolvimento cerebral. Igual efeito teria a deficiência de taurina, aminoácido em que o leite materno é particularmente rico.

Do ponto de vista metabólico, o leite materno constitui a dieta mais adequada ao RNPT, devido à menor sobrecarga de solutos que impõe ao rim, maior digestibilidade da gordura, composição protéica mais adequada e maior concentração de aminoácidos essenciais (cisteína e taurina) e ácido linoléico.

Esse posicionamento se tornou mais consistente após o estudo pioneiro de Atkinson (1978), que mostrou ser maior a concentração de nitrogênio em leite de mães de RNPT em relação aos de termo. Seguiram-se inúmeras contribuições ao estudo de composição deste, principalmente quanto ao seu conteúdo de proteínas e de gorduras, em relação ao de mães de RNPT.

Também em relação às características imunológicas, o achado de maiores concentrações de IgA e IgM, principalmente em colostro de mães de RNPT, apóia maior adequação dessa dieta a esses RN.

Apesar de todas essas vantagens, as limitações à administração de maiores volumes de leite, o que poderia compensar o menor conteúdo energético e protéico, além das quantidades insuficientes de cálcio e fósforo, presentes no leite materno, têm modificado a indicação de suplementação destes, especialmente em RNPTE.

Alguns autores recomendam a utilização de complementação do leite materno com as "fórmulas para prematuros" que foram desenvolvidas nos últimos anos, com o objetivo de fornecer uma composição láctea mais adequada às necessidades do RNPT, especialmente o RNPTE, utilizado para tal um menor volume. Essas fórmulas têm predomínio de lactoalbumina, maior conteúdo energético (72 a 90kcal/dl) e de sódio, cálcio e fósforo e outros minerais, além de lipídeos predominantemente do tipo triglicerídeos de cadeia média.

Estudos realizados por Brooke no início da década de 1980 já evidenciavam que as fórmulas com elevado conteúdo energético não causavam aumento significativo das taxas de crescimento de RNPT em relação às observadas com as fórmulas habituais. Também, aparentemente, provocam aumento dos depósitos de tecido adiposo, além de elevação das taxas metabólicas de jejum e pós-prandial. Esses efeitos são considerados indesejáveis, já que o aumento das taxas metabólicas ocorreu à custa do crescimento.

Reichman (1891), utilizando a técnica de balanço nutricional e calorimetria indireta, analisou o uso dessas "fórmulas especiais para prematuros" em RNPTE, tendo verificado retenção protéica semelhante à intra-uterina, enquanto a de gorduras foi três vezes superior à fetal. Também, comparando seus resultados aos de RN alimentados com leite de sua própria mãe, observou taxas de crescimento semelhantes entre os dois grupos, embora os que receberam leite materno (LM) acumulassem menos gordura.

Esses efeitos indesejáveis da utilização de "fórmulas especiais para prematuros" vêm sendo cada vez mais valorizados, e a utilização de LM associada ao uso de seus aditivos tem sido incentivada, tanto para adequar a oferta protéica, quanto a de outros elementos, como cálcio e fósforo.

Especialmente em países do Terceiro Mundo, o LM ainda constitui a forma mais eficaz, barata e útil de alimentação do RNPT.

EVOLUÇÃO DO RNPT

A evolução a longo prazo de RNPT diferencia-se da apresentada pela população normal em dois aspectos fundamentais: seu padrão de crescimento e seu desenvolvimento pós-natais.

O crescimento pós-natal do RNPT, por apresentar velocidades variáveis no decorrer do tempo, determina a necessidade de se distinguir entre crescimento aceitável e patológico.

Por outro lado, as curvas de referência para crescimento pós-natal utilizadas são baseadas em dados provenientes de RN de termo. Para que essas curvas possam ser aplicadas ao RNPT, é necessário que se faça uma "correção para a prematuridade". Isso significa considerar a idade pós-natal de cada RN a partir do momento em que atingiu o termo, corrigindo-se, dessa forma, o peso até 24 meses após o termo, a estatura até 3,5 anos e o perímetro cefálico até 18 meses.

Vários fatores influenciam o padrão de crescimento pós-natal desses RN, tais como idade gestacional (IG), intensidade e duração das intercorrências, estado nutricional ao nascimento e oferta nutricional, entre outros.

Inicialmente, costuma ocorrer perda de peso, que será tanto maior quanto menor for a IG e o peso de nascimento, maior a restrição nutricional e a duração das complicações nessa fase. A seguir, após controle das intercorrências iniciais, começa um crescimento lento, especialmente do perímetro cefálico e da estatura, que irá se acelerar posteriormente, atingindo velocidades de crescimento superiores às da população em geral. Essa fase poderá se prolongar até os 3 anos de idade em RNPTE. Ultrapassadas essas etapas, o padrão de crescimento acompanhará a curva normal.

De acordo com Fitzhardinge, RNPT, com IG entre 27 e 33 semanas, sem doença neonatal grave ou complicada, alcançaram parâmetros de crescimento normal com 1 ano de idade. Já aqueles com doenças mais graves atingiram menores percentis para a estatura aos 3 anos de idade.

Segundo observações de Hack em RNPT adequados para a idade gestacional (RNPT + AIG), após uma fase de crescimento acelerado máximo entre 36 e 50 semanas após a concepção, que poderá

ser mantida até 33 meses após o termo, se não forem atingidos percentis mais elevados na curva de crescimento, é improvável que isso venha a ocorrer posteriormente.

Já Vohr e Oh (1983) seguiram por cinco anos RNPTAIG e PIG (pequeno para idade gestacional) com peso de nascimento menor ou igual a 1.500g, tendo verificado que o peso e a estatura não diferiram entre os grupos com 1 ano de idade, mas aos 2 e 5 anos os AIG eram maiores do que os PIG.

Esses estudos evidenciam provável influência dos fatores ambientais nessa evolução, além da importância do estado nutricional ao nascimento como fator modificador do crescimento a longo prazo.

Em relação ao desenvolvimento de RNPT a longo prazo, tem-se observado diminuição da incidência de seqüelas neurológicas e intelectuais nestes, proporcionando-lhes melhor qualidade de vida pós-natal.

Assim sendo, antes da década de 1960, a incidência de seqüelas maiores em RN menores de 1.500g era de 50 a 70%, enquanto após a introdução dos cuidados intensivos neonatais esta se reduziu a aproximadamente 15%.

A idade gestacional e o peso de nascimento, da mesma forma que constituem os principais fatores determinantes da incidência de complicações neonatais, também se ligam à ocorrência de deficiência na evolução pós-natal desses RN.

Algumas complicações neonatais têm sido mais freqüentemente apontadas como possíveis fatores de risco para um desenvolvimento neurológico e intelectual anormais. Dentre estas, são importantes: hemorragia intracraniana, anoxia, apnéia ou doença de membranas hialinas que necessitam de ventilação assistida, hiperbilirrubinemia e infecções.

Inúmeros relatos de vários centros, referentes à evolução a longo prazo de RNPT, especialmente os de muito baixo peso, vêm sucedendo-se ao longo do tempo. Embora a tendência seja haver aumento do número de crianças normais, os resultados têm variado muito, em decorrência da heterogeneidade da população atendida, do tipo de cuidados prestados aos RN nesses locais, do tempo de seguimento e dos critérios utilizados para definir normalidade e/ou seqüelas menores, além de se basear em diferentes métodos de avaliação.

Os dados relativos à incidência de seqüelas maiores em RNMBP nos Estados Unidos, Suíça, Austrália e Inglaterra têm evidenciado valores de 10 a 30%.

Para o RN com peso inferior a 1.000g, embora atualmente vistos com maior otimismo, os estudos de seguimento mais prolongado mostram maior freqüência de deficiência intelectual e dificuldades de aprendizado. Nesse sentido, o seguimento de Nickel, que corresponde aos RN de 1960 a 1972, durante 10,6 anos, mostrou que 64% das crianças freqüentavam programas especiais de educação, além de 44% apresentar deficiências auditivas.

Já Sell (1986) considera que, para RN menores de 1.000g, espera-se que até a fase pré-escolar 50 a 81% sejam normais, cifra que se reduz para 32 a 36% nos anos escolares.

Os resultados relativos ao seguimento de RN com menos de 800g no Women and Infants Hospital of Rhode – Island, para 1975 a 1980, mostraram incidência de desenvolvimento neurológico anormal em 55% dos casos, paralisia cerebral em 22% e fibroplasia retrolental em 22%.

Os achados acima mencionados abrem perspectivas para esses RN, servindo de estímulo para um aprimoramento cada vez maior das equipes multiprofissionais no cuidado dedicado a esses RN, mesmo os mais imaturos.

9 O Recém-Nascido Pequeno para a Idade Gestacional

JOSÉ LAURO ARAUJO RAMOS
FLÁVIO ADOLFO COSTA VAZ
VALDENISE MARTINS L. TUMA CALIL

Recém-nascido pequeno para a idade gestacional (RNPIG) é definido, segundo o critério de Battaglia e Lubchenco, como sendo aquele cujo peso de nascimento se situa abaixo do percentil 10 para sua idade gestacional, baseado em uma curva de crescimento intra-uterino (CIU).

Existem outros critérios que têm sido empregados para o diagnóstico da condição de PIG, tais como o de Gruenwald, que considerou como PIG aqueles RN com peso de nascimento inferior a dois desvios-padrão da média (correspondente aproximadamente ao percentil 3), ou de Miller e Hassaneim, que recomendam como limite o percentil 5. Essas definições, embora arbitrárias, podem ser consideradas; em nosso meio, utiliza-se com maior freqüência o critério de Battaglia e Lubchenco.

Na literatura, o RNPIG tem sido designado por termos tais como "dismaturo", "recém-nascido portador de crescimento intra-uterino retardado", "desnutrido fetal", entre outros.

É importante frisar que o RNPIG não pode ser livremente designado como portador de crescimento intra-uterino retardado (CIUR) (pois para isso precisaria haver pelo menos duas mensurações ao longo do período de crescimento fetal) nem a princípio como desnutrido, desde que o PIG poderá ser apenas geneticamente pequeno, mas normal. Por outro lado, RN com pesos que os colocam na curva ao nascer, como de crescimento adequado, poderão na verdade ter sofrido um retardo de crescimento, se seu peso acabou sofrendo restrição, de difícil diagnóstico, ao longo da gestação (ver capítulos Crescimento Fetal e Classificação do Recém-Nascido).

A definição precisa de CIUR ou de desnutrição fetal é, por sua vez, difícil. Faltam ainda meios clínicos e laboratoriais efetivos para o diagnóstico neonatal, embora o estudo morfométrico fetal à ultra-sonografia e o estudo da circulação materna e fetal pelo Doppler forneçam importantes dados nesse sentido.

Na literatura, os dados apresentados como características físicas e biológicas desses RN geralmente derivam do estudo de PIG, cujo diagnóstico é imediato pela consulta à curva de CIU. Muitas das categorias de PIG já são, porém, bem estudadas na fase fetal, com obtenção dos dados que ilustram o prejuízo ou a restrição ao CIU e suas causas (ver capítulo Crescimento Fetal), podendo, portanto, ser descritos como portadores de CIUR. Muito provavelmente, um RNPIG que esteja abaixo de percentil 3 pode ser considerado como portador de retardo significante, ou mesmo intenso, do crescimento. Presentemente, tem sido considerado, embora ainda não utilizado o termo "restrição" em substituição a "retardo" do crescimento.

INCIDÊNCIA

Segundo dados de literatura obtidos em países desenvolvidos, cerca de um terço dos recém-nascidos de baixo peso (RNBP) são, na verdade, de termo, pequenos para a idade gestacional; já nos países em desenvolvimento, essa proporção é bem maior, podendo atingir 75% do total de RNBP. Sabe-se que, quando menos desenvolvido o meio, tanto maior a porcentagem de RNPB em relação ao total de nascidos vivos. Dentro desse grupo, o número de não-prematuros é diretamente proporcional ao subdesenvolvimento econômico.

Falkner, compilando dados da Organização Mundial de Saúde, encontrou 5,5% de RNBP nos países desenvolvidos, contra 18% nos países em desenvolvimento. Destes, 33% eram PIG nos países desenvolvidos, contra 75% nos países em desenvolvimento; já os pré-termo adequados para a idade gestacional (PTIG) representaram cerca de 66% dos RNPB nos países desenvolvidos, contra 25% nos países em desenvolvimento.

Nesse contexto, em análise feita no Berçário Anexo à Maternidade do Hospital das Clínicas da FMUSP, em 1.250 nascidos vivos, em um total de 12,3% de RNPIG, 3,4% era pré-termo, e os restantes, 8,9%, de termo (e alguns raros pós-termo).

A análise desses resultados revela diferenças entre os números citados e aqueles obtidos nos países em desenvolvimento; esse fato se deve, provavelmente, às peculiaridades do nosso serviço, para o qual é triada uma população de altíssimo risco, com incidência elevada de interrupção precoce das gestações.

O diagnóstico de CIUR foi feito na Clínica Obstétrica da FMUSP, em 1994 e 1997, em 15% dos nascimentos, segundo Bittar. Mauad Filho e cols., em Ribeirão Preto, referem 8,3%, e Ragonesi, em São Paulo, 6,8% dos nascimentos.

ETIOPATOGENIA

As diferentes condições que decorrem com CIUR estão descritas no capítulo Crescimento Fetal, na seção I. É necessário acentuar, porém, que na maior parte das vezes os mecanismos fisiopatológicos que levam ao retardo de crescimento, nas condições mencionadas, não são bem compreendidos. Mesmo tendo em mente essas restrições, algumas considerações sobre a etiopatogenia do CIUR merecem comentários, como se fará a seguir.

Fatores genéticos, étnicos ou populacionais

Quando se tenta classificar um RN ou comparar seu padrão de CIU com outros conhecidos, é importante valorizar os fatores clínicos ou populacionais. Ainda que se saiba que a influência dos fatores sócio-econômicos é decisiva, e que ela provavelmente responde por muitas diferenças populacionais, a influência dos fatores étnicos, no momento, não deve ser descartada.

Se um RNRP de país em desenvolvimento for analisado por meio de uma curva de CIU de país desenvolvido e de população privilegiada, maiores serão, em geral, as chances de ser considerado pequeno para a idade gestacional.

Nos Estados Unidos, por exemplo, recém-nascidos afro-americanos são menores do que os hispânicos e asiáticos vivendo em condições sócio-econômicas semelhantes.

Fatores fetais

Fatores inerentes ao feto podem influir no seu crescimento. Exemplos incluem casos de baixa estatura genética, infecções congênitas diversas e alguns erros inatos do metabolismo. A maioria dos problemas fetais que resulta em alterações do crescimento produz retardos precoces e, portanto, "proporcionados" de crescimento, ou seja, com diminuição de peso, estatura e, em algumas situações, de perímetro cefálico.

É interessante notar que, nas infecções fetais, os fetos pequenos podem não se acompanhar de placentas pequenas. Em rubéola congênita, a redução do número de células em muitos órgãos é conhecida. A relação entre tamanho do feto e infecção congênita é também discutida no capítulo Infecções Congênitas.

As anomalias congênitas freqüentemente decorrem com diminuição do peso. Na revisão do British Perinatal Mortality Survey, a média para o peso de nascimento de malformados foi de 1.001 a 1.500g, enquanto a média do tempo de gestação foi de 38-39 semanas. As seguintes prevalências de anomalias no grupo total de PIG podem ser citadas: Rumbolz e cols.: 10,5%; Scot e Usher: 11%; e Van den Berg e Yerushalmy: 16,5%. Lembramos que, para a população geral de RN, a proporção de malformados varia, sendo em geral cerca de 2%; em São Paulo, um estudo prospectivo mostrou 1,63% (Ramos e cols., 1981).

O feto masculino cresce mais que o feminino, especialmente após 32-34 semanas; de termo é em geral 0,9cm mais longo, 150g mais pesado e possui perímetro cefálico maior.

Alterações do apoio (ou suporte) do crescimento fetal
Ver capítulo Crescimento Fetal.

Fatores maternos
A influência das condições maternas sobre o CIU pode ser ilustrada de várias maneiras, como os estudos de cruzamento de animais, planejados para mostrar o impacto do tamanho da mãe sobre o CIU de fetos com o mesmo patrimônio genético. Dessas experiências, conclui-se que o organismo materno exerce uma regulação importante do tamanho atingido pelo feto, independente do genótipo. A esse respeito, vale citar um estudo clínico que mostra um coeficiente de correlação de pesos de nascimento de meio-irmãos maternos de 0,581, para apenas 0,102 para meio-irmãos paternos (como termo de comparação, irmãos sucessivos tinham coeficiente de correlação igual a 0,523). Polani, trabalhando com os dados de Karn e Penrose e outros, acha que o peso do feto recebe as seguintes influências relativas: 38% genéticas e 62% do ambiente (incluindo o organismo materno). Este último seria responsável por metade das influências ambientais, sendo a outra metade geralmente desconhecida.

Influência da estatura materna
A pequena estatura materna tem sido, tradicionalmente, relacionada com o nascimento de fetos de menor peso ao nascimento. Entretanto, o Projeto Perinatal da Universidade de Colúmbia, publicado em 1973, mostrou que quando a estatura é analisada dentro de determinado grupo de peso pré-concepcional não guarda relação constante com o peso do RN.

Importante estudo de Mamelle e cols., na França, valoriza muito a influência da estatura materna dentro de cada idade gestacional. Tal fato sugere a importância de se usar um fator de correção para a estatura materna na aferição de curvas de CIU, como já foi feito em pequeno número de estudos.

Paridade e intervalo entre as gestações
O filho de primípara é menor que os subseqüentes (0,34cm em altura, 180g em peso e 0,14cm no perímetro cefálico), segundo Smith. O paralelismo entre paridade e idade materna tende a dificultar a avaliação da influência de cada uma dessas variáveis. Na Maternidade do Hospital das Clínicas de São Paulo, de 1979 a 1982, os filhos de primíparas foram significativamente mais leves que os de multíparas a 40 e 41 semanas de idade gestacional, sendo as diferenças, respectivamente, de 262 e 214g. Intervalos interpartais de menos de dois anos tendem a se acompanhar de fetos de peso menor que a média.

Idade materna
A relação desta variável com a paridade é por vezes um fator de confusão, como já comentado.

Nesse contexto, porém, é importante destacar-se o que ocorre com filhos de adolescentes. O número de RNBP dessas mães é maior que o da população em geral e parece que as crianças subseqüentes de mães que iniciam sua vida reprodutiva antes dos 20 anos também têm maior incidência de baixo peso.

Parece certo, porém, que mães na segunda parte da adolescência, ou seja, com mais de 16 anos, se adequadamente cuidadas, terão filhos de peso adequado.

Condição de fumante
Sua influência é abordada no capítulo Crescimento Fetal, na seção I.

Uso de drogas (narcóticos e álcool)
O uso de narcóticos pela mãe acompanha-se de nascimento de crianças de peso deficiente, ao mesmo tempo que parece protegê-las da incidência de doenças de membranas hialinas e de hiperbilirrubinemia. A ingestão de álcool, possivelmente, mesmo em quantidades socialmente usuais pode acompanhar-se de problemas sérios de crescimento em peso, estatura e perímetro cefálico, bem como com elevadas quantidades de retardamento mental e malformações, como, por exemplo, membros desproporcionalmente curtos em relação ao tronco. Acredita-se que essas deficiências reflitam o agravo à proliferação celular dependente dos níveis de álcool. Hormônio de crescimento, cortisol e gonadotrofinas têm-se revelado normais nesses pacientes. A suscetibilidade ao álcool varia segundo indivíduos e população, sendo possível que isso explique diferenças de incidência de efeitos do álcool no feto. Não está bem estabelecido se é o próprio etanol o agente nocivo ou se algum metabólito, por exemplo, o acetaldeído. Não se conhece também a quantia mínima diária "perigosa", havendo evidências de que a ingestão de 89ml de álcool (cerca de 6 "drinks") ou mais por dia constitui risco muito importante e que o alcoolismo crônico, em geral, pode resultar em 50% de sérios problemas fetais.

No momento, não é possível indicar nível de consumo absolutamente seguro de ingestão.

O CIUR conseqüente ao "alcoolismo fetal" geralmente não responde aos bons cuidados pós-natais, não havendo retomada de crescimento.

Nutrição materna
Muito se tem escrito sobre as relações entre o estado nutricional da mãe e a qualidade do crescimento fetal. Essa influência, apesar de muito estudada, principalmente em relação ao peso de nascimento, em estudos clínicos, em experimentação animal e em trabalhos de campo, ainda não é perfeitamente compreendida em seus diversos aspectos no que se refere à espécie humana.

Algumas relações entre condição nutricional materna e qualidade do CIU expresso pelo peso ao nascer, que aparentemente podem ser aceitas, são comentadas a seguir.

a) A condição nutricional materna pré-concepcional (incluindo a história nutricional de toda a vida da mãe) aparentemente se reflete no CIU. Segundo Pitkin, mães que iniciam a gravidez com peso 10% ou mais abaixo do padrão para sua altura e idade têm risco aumentado de gerar um RNBP.

b) As condições de nutrição durante a gestação, especialmente durante o terceiro trimestre, também se refletem diretamente no CIU. Em geral, um ganho de peso insuficiente desde o início do segundo trimestre da gestação (já em cerca de 16 semanas) pode anunciar baixo peso fetal. Durante o primeiro trimestre, a influência da nutrição materna sobre o crescimento fetal aparentemente é mínima, dadas as necessidades pequenas do embrião/feto.

O ganho de peso durante a gestação em mães não-obesas correlaciona-se bem com o peso ao nascimento. O efeito do peso pré-gestacional das mães obesas independe do ganho de peso durante a gestação.

O conhecimento do índice de massa corpórea pré-gravídico pode orientar o obstetra em relação ao ganho de peso desejável, durante a gravidez. Por exemplo, mãe com índice de massa corpórea baixo pode necessitar de ganho de peso gestacional de 12,5 a 18kg, enquanto uma gestante obesa pode necessitar de ganho de peso bem menor, de cerca de 6kg, para evitar uma restrição de crescimento fetal.

c) As duas condições mencionadas (pré e intragestação) são geralmente aditivas em sua influência sobre o CIU.

d) É possível que os tipos de agravo nutricional ocorrendo na gestação, ou seja, esporádico ou permanente, reflitam-se de modo diverso no CIU. Se esporádico, novamente vem à tona a importância do trimestre em que ocorre sua duração.

e) O emprego de suplementação da dieta materna durante a gravidez tem resultado em incrementos de peso no RN (Guatemala, 1975; Colômbia, 1979; Formosa, 1980 e 1984) ou ausência de incremento (Nova Iorque, 1980). Os incrementos médios encontrados são em geral pequenos e, ao que parece, pouco representativos do ponto de vista prático, embora no estudo da Guatemala se tenha diminuído significativamente o número de RNBP. Considera-se a oferta de 20.000 calorias a mais, por gestação, capaz de reduzir o número de RNBP e, segundo Kliegman, que cada 10.000 calorias suplementadas, acima da dieta habitual, podem aumentar 29g no peso fetal. A suplementação calórica correlaciona-se melhor com ganho de peso, ao passo que suplementação protéica pode inclusive ter efeitos nocivos sobre o desenvolvimento fetal. Aparentemente, a suplementação só se aplica quando há risco nutricional bem definido na população-alvo. Por exemplo, gestantes de Gâmbia, em períodos de baixa produção de alimentos, receberam suplementação calórica, com aumento de 224g no peso ao nascer e redução da incidência de baixo peso de 28% para 5%.

Parece existir um limiar de ingestão materna de calorias e/ou proteínas abaixo do qual o feto não cresceria de acordo com todo seu potencial.

Estes limiares seriam 1.800cal/dia, segundo Naismith, e 50g de proteína/dia, segundo Widdowson. Acima de determinado limiar de ingestão protéico-calórica, que poderia ser o acima indicado, provavelmente não se devem esperar efeitos identificáveis da condição nutricional materna sobre o CIU. Assim, como acentuam Rush e cols., acima de certo limiar, grande parte da associação da dieta materna com o peso do RN provavelmente não é causal.

Parece haver íntima correlação entre as condições nutricionais e a pressão diastólica máxima. Naeye e cols. demonstraram que a pressão diastólica máxima obtida durante a gravidez se eleva quando o peso pré-gravídico e o ganho líquido de peso na gravidez aumentam (ou seja, o peso total ganho pela mãe menos o do feto e o da placenta). Em mães de raça branca, esses autores mostraram que o retardo do CIU associado com baixo peso pré-gravídico e baixo ganho líquido de peso na gravidez desaparece progressivamente, conforme a pressão diastólica máxima materna aumenta para o nível de 90 a 99mmHg. Os pesos de nascimento passam a decrescer quando aquela pressão excede 99mmHg.

Esses dados sugerem a possibilidade de que algumas modificações do CIU atribuídas à condição nutricional materna sejam, na realidade, mediadas pela pressão arterial materna e perfusão uteroplacentária.

f) A época de ocorrência de um agravo nutricional na gestação pode refletir-se em tipos de CIUR. Se o agravo ocorre no fim da gestação, o perímetro cefálico e a estatura são respeitados; se o agravo é precoce, antes do pico de crescimento em comprimento e da cabeça, este estará prejudicado. No primeiro caso haverá retardo de crescimento dito assimétrico ou desproporcionado; no segundo caso, será o simétrico ou proporcionado, havendo formas de transição. No tipo assimétrico, o índice ponderal de Rohrer é baixo, sendo geralmente normal no simétrico (ver Classificação a seguir).

Algumas investigações têm mostrado que as mães de RN com CIU com índice ponderal adequado (proporcionados ou simétricos) têm estatura e perímetro cefálico menores que as mães de RN com índice ponderal baixo (assimétricos). Esse dado sugere um agravo nutricional de longa duração mais freqüente nas mães de RN com retardo proporcionado.

É importante distinguir-se entre esses tipos de retardo de CIU, devido ao pior prognóstico somático e neuromotor do grupo simétrico.

CLASSIFICAÇÃO

O RNPIG pode ser pré-termo, de termo ou pós-termo, segundo sua idade gestacional seja menor que 37, entre 37 e 42, ou maior que 42 semanas, respectivamente; suas características físicas e seu prognóstico poderão diferir de acordo com essas categorias.

Quanto ao grau de retardo de crescimento e, portanto, quanto à localização do RN nas curvas de CIU, podemos considerar dois grupos de RNPIG: aqueles que estão situados entre os percentis 10 e 3 da curva e aqueles portadores de desvio maior que a mediana, situados abaixo do percentil 3. Essa classificação nos auxilia a prever, com razoável margem de segurança, qual será o ritmo de crescimento imediato e remoto de determinado RN, bem como o provável tempo de permanência na Unidade Neonatal.

Rosso e Winick propuseram, em 1974, uma classificação do CIUR, dividindo-o de acordo com os fatores etiológicos envolvidos. Tais fatores foram considerados intrínsecos, quando dependentes primariamente do feto ou da placenta, e extrínsecos, quando apesar de independentes do feto ou da placenta exerciam sua ação sobre eles. O RN portador de CIUR foi classificado dessa forma em duas categorias:

Tipo I ou proporcionado – quando as dimensões são proporcionalmente diminuídas. Geralmente, é filho de mãe desnutrida (fator extrínseco), embora os autores tenham admitido na patogenia a presença de outros agravos ambientais.

Tipo II ou desproporcionado – quando o peso e o índice ponderal são baixos, mas estão preservados a estatura e o perímetro cefálico. Tal RN é, na maioria das vezes, produto de um ambiente prejudicado por insuficiência vascular uteroplacentária (fator intrínseco).

Aventou-se mais tarde, por meio de estudos experimentais, que as características físicas do RNPIG podem ser determinadas principalmente pela época da instalação do agravo durante a gestação e não somente pelo tipo de estímulo causador do CIUR. Baseados nestes estudos, Villar e Belizan desenvolveram uma nova classificação do CIUR, levando em consideração o peso, a estatura e o índice ponderal. Chegaram, assim, ao reconhecimento de três tipos de CIUR. Atualmente, pode-se empregar a classificação de Lin e Evans de 1984 que reconhece também três tipos clínicos. Essa classificação é detalhada no capítulo Crescimento Fetal.

CARACTERÍSTICAS FÍSICAS E ANTROPOMÉTRICAS

As características clínicas e fisiológicas do RNPIG não podem ser facilmente resumidas: como o universo dos PIG não é homogêneo, sendo muitas as causas de deficiência ponderal ao nascimento, é compreensível que essas causas impliquem modificações das características do RN. É também lógico que um RNPIG cujo peso se situe muito próximo do percentil 10 apresente características próximas de um RN adequado e, por sua vez, diferentes das de um situado abaixo do percentil 3. As diferenças mencionadas muito provavelmente também poderão influir no prognóstico a longo prazo desses RN.

Ainda assim, pode-se tentar esquematizar algumas características gerais do PIG, como se fará a seguir.

Mesmo se se excluir casos especiais, como os RN com cromossomopatia ou portadores de infecção congênita, a heterogeneidade no grupo dos RNPIG permanece. Ainda assim, é possível reconhecer características físicas freqüentemente encontradas nesse grupo, a saber:

- cabeça relativamente grande em relação ao resto do corpo;
- fontanela bregmática grande;
- abdome escavado;
- extremidades com pobreza de tecido celular subcutâneo;
- mãos e pés aparentando ser grandes em relação ao corpo;
- rosto com sugestão de "envelhecimento" (em oposição ao PT adequado);
- retardo de desenvolvimento epifisário;
- pele às vezes "sobrando", com fácil descamação;
- cordão umbilical pode aparecer mais delgado que o habitual;
- diminuição do tecido mamário;
- diminuição da espessura da prega cutânea;
- diminuição da circunferência da coxa.

O índice ponderal, bem como os vários perímetros e a espessura da prega cutânea são provavelmente testemunhas das alterações preferenciais do crescimento das partes moles, massa muscular e tecido adiposo durante a vida fetal e, assim, comportam-se diferentemente nas várias categorias de CIUR ou de PIG. O mesmo pode ser esperado de muitas das características físicas anteriormente mencionadas.

Restrição ao crescimento intra-uterino conseqüente à insuficiência placentária geralmente reduz o peso de crescimento mais do que o comprimento. Quanto maior a gravidade do processo de restrição ao crescimento, maiores os desvios da normalidade de peso, comprimento e, em parte menor, do perímetro cefálico.

Como foi acentuado, o retardo ou a restrição do CIU é o resultado de um desvio do potencial genético de crescimento, que poderá resultar ou não em um RNPIG. O peso considerado ideal, que poderá ser modificado por fatores extrínsecos ou intrínsecos que atuam no feto, pode ser predito pelo estudo ultra-sonográfico antropométrico e biométrico do feto no segundo trimestre. Comparando-se esses índices (peso, perímetro cefálico, abdominal e coxa) com os obtidos ao nascimento, obter-se-á um escore que informa o grau de retardo eventualmente ocorrido. Esse procedimento procura detectar CIUR, sendo que o RN assim nomeado poderá ou não ser PIG.

CARACTERÍSTICAS FISIOLÓGICAS

As características fisiológicas do RNPIG possivelmente podem variar de acordo com o tipo de retardo de crescimento presente (nos quais variam as quantidades relativas de gordura, músculo e esqueleto) ou ainda segundo a deficiência ponderal apresentada pelo recém-nascido: se sua posição na curva é apenas ligeiramente inferior ao percentil 10, muito provavelmente certos problemas (por exemplo, hipoglicemia neonatal) serão diversos dos de um PIG que se situa abaixo do percentil 3. A idade gestacional do RN considerado também deve ser levada em conta: um PIG de termo pode diferir muito de um PIG pré-termo, principalmente se a prematuridade for extrema, caso em que as características da imaturidade serão mais marcantes que as dependentes do crescimento intra-uterino retardado. O RNBP pós-termo (eventualmente pouco freqüente) em geral é PIG e suas características poderão ser diversas das anteriores.

Embora todas as noções citadas sejam teoricamente corretas, na prática em geral não se consegue identificar ou quantificar as características fisiológicas próprias de cada um dos RNPIG; em geral, referem-se aos de "termo pequenos para a idade gestacional" (TPIG).

Mortalidade
Na presença de CIUR a mortalidade perinatal é de 5 a 20 vezes a dos de crescimento adequado. As mortes intra-uterinas ocorrem principalmente entre 38 e 42 semanas de gestação, período em que um cuidado perinatal efetivo pode evitar muitas mortes fetais.

Asfixia
A asfixia perinatal é o problema mais sério dos RNPIG ao nascimento. Asfixia fetal aguda bem como hipóxia crônica em muitos casos participam do quadro. É possível encontrar múltiplas manifestações da asfixia perinatal, não sendo raras, nos casos mais graves, a perfuração intestinal e a necrose tubular aguda. Aspiração meconial é comum, acompanhada freqüentemente de síndrome de ar extrapulmonar.

Perda de peso fisiológica
Geralmente, o PIG perde menos de 5% de seu peso, ao passo que o PTAIG perde mais de 5 a 10%. O ganho de peso do TPIG é geralmente mais rápido que o do PTAIG.

A esse respeito, lembremos que a "perda de peso fisiológica" deve ser respeitada, pois é provavelmente um marco da passagem do estado de equilíbrio hidroeletrolítico fetal para o neonatal. A água intracelular e o volume plasmático são especialmente aumentados ao nascimento, particularmente nos fetos de crescimento mais retardado, com adaptações rápidas nas primeiras 4 a 6 horas de vida. A água total e a extracelular corrigem-se de maneira mais lenta.

Defesa contra o resfriamento
Na vigência de insuficiência placentária, a capacidade de dispersão de calor do feto é insuficiente, o que pode fazer com que esses RN nasçam com temperatura elevada.

O RNPIG tem, porém, menor envoltório de gordura, portanto menos isolamento térmico. Sua faixa de termoneutralidade é mais estreita que a de RN de termo com peso adequado. Comparados com RN de menor idade gestacional e de mesmo peso, tem resistência maior devido ao maior tono muscular em flexão e à maior produção de calor quando em repouso. Isso mostra que a gordura marrom, envolvida na produção de calor, não está sempre diminuída no RNPIG ou em razão de CIUR.

Metabolismo dos carboidratos
A adaptação perinatal desse metabolismo está, freqüentemente, prejudicada, tornando a hipoglicemia um achado freqüente e importante. Alguns fatores sabidamente contribuem para essa hipoglicemia no RNPIG:

a) Existe gliconeogênese protéica diminuída, com aumento dos níveis plasmáticos de alanina; essa diminuição da gliconeogênese poderia depender da diminuição da enzima fosfoenolpiruvatocarboxiquinase ou de bloqueio de hexose-1-6-difosfato. No RNPIG hipoglicêmico, existem elevados níveis de lactato, além da alanina, sugerindo que há disponibilidade de substrato, sendo a gliconeogênese deficiente devida realmente a problema de enzimas ou cofatores. Os RNPIG não-hipoglicêmicos mostram índices de gliconeogênese a partir de alanina semelhante a RN de peso adequado para a idade, também não-hipoglicêmicos.

b) Diminuição das reservas de glicogênio hepático.

c) Existe desproporção entre o tamanho do cérebro (consumidor de glicose) e o do fígado (produtor de glicose) nos RNPIG, presumivelmente mais acentuada nos RNPIG do tipo desproporcionado.

d) Em muitos RNPIG, a hipoglicemia não provoca uma resposta adequada de produção de catecolaminas.

e) A hipoglicemia do RNPIG usualmente não responde à ministração de glucagon. Tem sido demonstrada correlação da glicemia com índice ponderal nestes RN; hipoglicemia é mais freqüente com índices ponderais mais baixos (ou seja, com retardo de crescimento assimétrico).

Além dessas características, vale lembrar que influi no comportamento da glicemia neonatal a lenta resposta insulínica à administração de glicose, possivelmente participando na hiperglicemia iatrogênica não rara nessas crianças. Em alguns PIG estudados, porém, observou-se hiperinsulinismo.

Metabolismo das proteínas

A existência de estado catabólico protéico e de baixa reserva calórica ao nascimento nos PIG é sugerida pelos níveis plasmáticos altos de amônia, uréia e ácido úrico. Um CIUR seguido por rápida melhora de ritmo de crescimento é sugerido pelo aumento da relação hidroxiprolina-creatinina na urina, nos primeiros dias, e da excreção urinária de glicosaminoglicano.

Sabe-se que no sangue fetal, em condições normais, há níveis de nitrogênio alfa-amínico superiores aos maternos e que a captação placentária de aminoácidos não depende dos níveis maternos, estando provavelmente na dependência direta do fluxo sangüíneo uteroplacentário. As maiores concentrações de aminoácidos no lado fetal indicam mecanismo ativo de transporte; esse mecanismo se comporta de tal modo que os aminoácidos neutros sejam transportados em quantidade que excede em muito a necessária ao CIU: os aminoácidos básicos o são em quantidade exatamente as necessárias para esse crescimento, enquanto os aminoácidos (ácidos aspárticos e glutâmico) não são transportados pela placenta, sendo porém excretados pelo feto.

Alguns estudos referem: diminuição na concentração total de aminoácidos no sangue do cordão, diminuição de treonina, alanina, valina, metionina e arginina, aumento da relação aminoácidos não-essenciais/essenciais. Importantes, neste contexto, são os estudos do grupo de Moghissi, que mostraram correlação específica do peso ao *nascer* com os níveis plasmáticos maternos de lisina, valina, glicina e treonina.

Alterações hematológicas

As mais características são o hematócrito elevado, o aumento da massa eritrocitária e, como conseqüência, a elevação da viscosidade sangüínea. A principal causa desse fenômeno parece ser a elevação de eritropoetina fetal conseqüente à hipóxia crônica, podendo haver também participação de transfusão de sangue placentário para o feto em condições de hipóxia. As principais conseqüências da hiperviscosidade são alterações pulmonares (que geralmente são correlacionadas com policitemia) e as intestinais, com prejuízo da circulação mesentérica e conseqüente íleo. Nesses casos, alterações da coagulação podem seguir-se ao prejuízo da microcirculação.

Alterações do consumo de oxigênio

Acredita-se que o metabolismo elevado nessas crianças dependa de um desequilíbrio entre órgãos com alto consumo de oxigênio (cérebro, por exemplo), que são pouco diminuídos em peso no PIG e aqueles com menor consumo, cuja massa é mais diminuída no processo de retardo de crescimento (timo, fígado, baço).

Outras características fisiológicas

a) Diminuição do glicogênio cardíaco e da largura das fibras miocárdicas.

b) Em relação à maturação pulmonar, há dados sugerindo sua aceleração e, outros, retardo. Dados importantes mostram aumento da lecitina do líquido amniótico em casos de hipertensão de instalação aguda na gravidez e níveis menores na vigência de hipertensão crônica renovascular. A pré-eclâmpsia materna, classicamente tida como fator maturador pulmonar, tem sido reavaliada nesse aspecto, com dados ainda discrepantes, mas que não apóiam, em vários estudos, um efeito maturador.

CUIDADOS

Principiam com o diagnóstico pré-natal precoce e as medidas de cuidado ao bem-estar fetal (ver capítulo Crescimento Fetal, na seção I, e Cuidados ao Recém-Nascido Normal e de Baixo Peso).

O parto do RNPIG decorre, com alta freqüência, de complicações anóxicas com aumento do índice de mortalidade intraparto. A reanimação desses recém-nascidos necessita de cuidados extremos, portanto, com atenção para os sofrimentos mais comuns: anoxia, síndrome de aspiração meconial, hipotermia, policitemia e hipoglicemia. A anoxia e/ou a aspiração de mecônio com freqüência induzem à hipertensão pulmonar persistente; hipocalcemia pós-hipóxica ou conseqüente à administração de bicarbonato não é rara. O cuidado com essas condições clínicas é descrito nos capítulos respectivos. Na ausência de problema hipóxico ou metabólico grave, o RNPIG em geral tem um curso neonatal melhor que o RNPT de peso comparável, tolerando melhor a alimentação e ganhando peso mais rapidamente.

PROGNÓSTICO E EVOLUÇÃO DO RECÉM-NASCIDO PEQUENO PARA A IDADE GESTACIONAL

O crescimento e desenvolvimento do RNPIG dependerão, a longo prazo, dos determinantes pré-concepcionais, dos problemas ocorridos durante a gestação, da qualidade da assistência perinatal e, talvez o mais importante fator, das condições intrafamiliares.

Analisando-se inicialmente a evolução neonatal de RNPIG, estudos realizados no Berçário Anexo à Maternidade do Hospital das Clínicas da FMUSP durante 1989, 1990 e 1991, englobando 673 RN de baixo peso, fornecem várias informações a respeito da morbimortalidade de tais RN. A avaliação da morbidade incluiu vários distúrbios comuns nessa população, tais como asfixia perinatal, hipoglicemia, desconforto respiratório, apnéia, hemorragia intracraniana, policitemia e infecção; destes, os mais freqüentes nos RNPIG foram o desconforto respiratório e as infecções. Os RNPIG desproporcionados, bem como aqueles com peso de nascimento inferior a 1.500g, foram os mais afetados por tais distúrbios. Do total de RNPIG estudados, os proporcionados apresentaram maior incidência de crises de apnéia em relação aos desproporcionados. A asfixia perinatal, conforme o esperado, predominou nos RNPTAIG, principalmente naqueles de muito baixo peso. Dentre os RNPIG, afetou em especial os proporcionados e aqueles com peso de nascimento situado abaixo do percentil 3 da curva de Ramos, portadores de CIUR grave. Em relação ao risco de hemorragia intracraniana, não foram encontradas diferenças significativas entre RNPTAIG e PIG; a avaliação isolada dos RNPIG destacou maior prevalência de tal anomalia nos desproporcionados e naqueles portadores de CIUR mais grave. Analisando-se, a seguir, a mortalidade neonatal, verificou-se ser ela inferior nos RNPIG (3,7%) quando comparada à de RNPTAIG (9,8%); este parâmetro se mostrou superior nos RNPIG apenas na faixa de idade gestacional entre 35 e 36 semanas. Os RNPIG desproporcionados, por sua vez, apresentaram maior porcentagem de óbitos em relação aos proporcionados; já os RNPIG portadores de CIUR mais grave evoluíram com maior mortalidade, quando comparados àqueles com CIUR menos grave, apenas na faixa de idade gestacional entre 31 e 34 semanas.

As malformações congênitas incidem mais freqüentemente entre os RNPIG. Em idades mais avançadas, as crianças que apresentam malformações, sejam elas ou não prejudiciais em si mesmas, estão mais propensas a déficits mentais e neurológicos do que outras de igual peso ao nascer e sem anomalias. A explicação desse fato seria a de que o mesmo fator adverso que no período embrionário causou a anomalia teria também determinado alteração do sistema nervoso central na célula.

A análise dessa associação em humanos, entretanto, é bastante complexa, em virtude da existência, em países subdesenvolvidos, de uma associação de fatores que podem dificultar o pleno desenvolvimento das funções cerebrais: condições sócio-econômicas baixas, escolaridade deficiente dos pais, infecções recorrentes e menor solicitação do meio ambiente. Essas variáveis, associadas à desnutrição intra-uterina, levam ao menor rendimento intelectual da criança e do adulto.

Estudos em populações indigentes da América Latina levaram à conclusão de que tanto a insuficiência vascular quanto a má nutrição maternas reduzem a divisão celular da placenta humana. Os efeitos desses estímulos no crescimento fetal são mais difíceis de ser determinados, mas em ambas as situações o crescimento fetal é retardado e o peso de nascimento reduzido.

Exemplo comparável é o caso de gêmeos monozigóticos e discordantes. Aquele que nasce pesando 25% menos que o irmão tem mais tarde menor perímetro cefálico e menor QI, além de número reduzido de células em vários órgãos.

A desnutrição pós-natal também exerce influência muito grande no prolongamento dos efeitos danosos da desnutrição intra-uterina. Trabalhos prospectivos de autores ingleses e americanos sobre crianças de baixo peso nascidas no fim dos anos 40 e início dos anos 50, quando era rotina a restrição alimentar nas primeiras semanas de vida, mostram freqüência elevada de déficits neurológicos. Verificaram ainda que os RN pesando 1.500g ou menos apresentavam estatura, peso e perímetro cefálico menores que controles com iguais condições obstétricas, sociais e econômicas. Todos os trabalhos falam de proporção considerável de crianças ineducáveis, enquanto aquelas de inteligência normal evoluíam freqüentemente com dificuldades no aprendizado e insucessos escolares; a maior proporção de prejuízos tardios ocorreu nos anos em que o jejum pós-natal era completo durante 48 a 72 horas.

Estudos realizados na década de 1940 e 1950, englobando RN de peso menor que 1.360g, revelaram que 50% dessas crianças estavam em classe especial em razão de déficits físicos e mentais, 25% possuíam problemas de aprendizagem e apenas 25% evoluíram com nível intelectual dentro da normalidade. Os autores relataram ter havido maior incidência de seqüelas em crianças de classes sociais mais baixas.

Estudos mais recentes sobre o exame neurológico neonatal de RNPIG revelam anormalidades em proporção variável dos casos, sendo importante ressaltar o valor prognóstico desse exame segundo a maioria dos autores.

Os RN estudados nas décadas de 1940 e 1950 mostraram melhora gradativa das anormalidades neurológicas no primeiro ano de vida. A maioria das crianças (60%) com distonia grave ou moderada nos primeiros meses de vida foi considerada normal no final do primeiro ano. O exame neurológico de outra parte das crianças (20%), normal com 1 ano de vida, voltou à anormalidade após os 2 anos. Os restantes 20%, por fim, permaneceram anormais. Um terço das crianças apresentou sinais de hiperatividade e déficits de atenção no exame com 3 anos de idade.

Essa tendência à normalização do exame neurológico no decorrer do primeiro ano de vida também foi constatada por outros autores. Contudo, o acompanhamento dessas crianças até a idade es-

colar mostra que a normalização talvez seja aparente, já que uma parte delas apresenta anormalidades neurológicas menores e dificuldades no aprendizado escolar.

Em estudos com RN de termo PIG seguidos até a idade escolar na década de 1980 foi encontrado 7,3% de crianças com seqüelas neurológicas graves (paralisia cerebral, convulsões) e 16,6% com anormalidades neurológicas menores. Os distúrbios de linguagem foram os mais freqüentes, tendo ocorrido em 33% dos meninos e 26% das meninas. Alterações eletroencefalográficas foram detectadas em 59% dos meninos e 69% das meninas. Houve ainda rendimento escolar insatisfatório em relação ao grupo controle, com predomínio no sexo masculino.

Dunn e cols. (1986) confirmaram tais achados em estudo de 501 RNPIG seguidos até pelo menos os 6 anos de idade. Os autores chamaram a atenção para o fato de que, com 1 ano, apenas 8% apresentava problemas neurológicos, com 2 anos, a taxa aumentou para 12% e com 6 ½ anos atingiu a cifra de 41,8%. No grupo controle, na mesma faixa etária, essa cifra foi de apenas 10,8%. As doenças encontradas foram: disfunção cerebral mínima (18,2%), epilepsia (4,2%), déficit visual (4,8%) e deficiência auditiva (3,6%).

Em resumo, pode-se dizer que existem evidências sugerindo maior probabilidade de paralisia cerebral e deficiência mental em RN de termo PIG quando comparados com os RNAIG. A maioria dos PIG, entretanto, não apresenta seqüelas neurológicas graves e tem um nível intelectual normal na idade pré-escolar ou escolar. Deve-se ressaltar apenas que o QI médio da população PIG é, em várias casuísticas, significativamente menor do que o dos grupos controles.

A asfixia perinatal é um fator muito importante na determinação do prognóstico neurológico dessas crianças, não só pelas lesões do sistema nervoso central decorrentes da encefalopatia hipóxico-isquêmica, como também, e principalmente, pela sua maior freqüência nos RNPIG.

Westwood e cols. (1983) criticaram os resultados obtidos na maioria dos estudos citados, pois consideraram que o tempo de seguimento não foi suficientemente longo e que os fatores ambientais, tais como o nível sócio-econômico e a anoxia perinatal, não foram considerados fatores de risco na interpretação dos dados obtidos. Comparando os resultados das avaliações neurológicas entre 13 e 19 anos de um grupo controle e de um grupo de adolescentes PIG, foram observadas diferenças significativas; porém, uma vez excluídos os fatores ambientais supracitados, as diferenças desapareceram.

Referindo-nos agora especificamente aos RN pré-termo PIG, podemos antecipar maior freqüência de complicações, pois a prematuridade acarreta por si só aumento da mortalidade neonatal e pior prognóstico a longo prazo.

O seguimento até os 2 anos de idade, na década de 1980, de um grupo de RN pré-termo PIG demonstrou 21% de seqüelas neurológicas graves e 42% das crianças com escores inferiores a 80 na escala de Bayley. Tais observações permitiram relacionar a asfixia perinatal com o prognóstico neurológico.

A incidência de seqüelas neurológicas graves nos RN pré-termo parece predominar nos AIG, uma vez que os PIG têm menor incidência de complicações respiratórias e hemorragias intracranianas. Alguns autores, entretanto, não confirmaram tais achados.

Em resumo, os RN pré-termo PIG parecem apresentar maior incidência de seqüelas neurológicas do que a população em geral e do que os RN de termo PIG, mas provavelmente menor que a dos RN pré-termo AIG. Não existem, entretanto, dados consistentes a respeito do seu desempenho escolar.

Analisando agora o desenvolvimento somático dos RNPIG, verificamos existir tendência à manutenção de um desenvolvimento físico inadequado. No início, entretanto, durante os primeiros seis meses, costuma ocorrer um período de recuperação ("catch-up") do peso, da estatura e do perímetro cefálico; essa recuperação, ao contrário do RN pré-termo AIG, inicia-se logo após o nascimento, desde que haja oferta adequada de nutrientes e ausência de influências negativas sobre o metabolismo.

Estudos sobre o crescimento de RN de termo PIG até a idade escolar demonstraram que o peso aumentou rapidamente até a idade de 6 meses e, a partir daí, não houve mudanças, tendo 35% das crianças permanecido abaixo do percentil 3. A estatura e o perímetro cefálico tiveram comportamentos semelhantes.

Vários autores têm observado que os RN desnutridos (TPIG) apresentam curvas de crescimento paralelas às do RNAIG, porém, em nível inferior às dos PTAIG. Mesmo em RN com CIUR desproporcionado, os efeitos adversos têm sido persistentes durante o acompanhamento até 3 anos de idade.

O potencial para apresentar o "catch-up growth" pode ser influenciado pela causa do retardo de crescimento e também pelos eventos perinatais, principalmente nutrição. Os RNPIG com índices ponderais baixos (desproporcionados) parecem ser capazes de atingir peso e índice ponderal normais por volta dos 6 a 12 meses. Já os PIG proporcionados, nascidos com índices ponderais normais, permanecem freqüentemente com peso, estatura e perímetro cefálico mais baixos.

Leone e cols. (1988), em estudo realizado no Berçário Anexo à Maternidade do Hospital das Clínicas da FMUSP com 72 RN pré-termo de peso de nascimento entre 1.001 e 1.500g, analisaram a influência do estado nutricional ao nascimento sobre o crescimento neonatal. Observaram que os recém-nascidos PTAIG e os PTPIG com peso situado entre os percentis 10 e 3 da curva de Ramos mostraram evolução ponderal semelhante, enquanto os recém-nascidos PTPIG com peso de nascimento situado abaixo do percentil 3 apresentaram ganho ponderal superior ao dos grupos anteriores. As evoluções de estatura e de perímetro cefálico não foram diferentes entre os três grupos. A curva ponderal dos recém-nascidos PTPIG (inferior ao percentil 3) foi relacionada, talvez, à presença de maior proporção, neste grupo, de RN com maiores idades gestacionais.

Vohr e Oh (1983) estudaram o crescimento e o desenvolvimento de 21 recém-nascidos PTPIG, comparando-os com 20 recém-nascidos PTAIG. Todos os RN apresentavam peso de nascimento inferior a 1.500g e foram avaliados até os 5 anos de idade. Quanto aos valores de peso e estatura, foram semelhantes para ambos os grupos com 1 ano; de 2 a 5 anos, entretanto, mostraram-se maiores nos PTAIG. Eram portadores de perímetro cefálico abaixo do percentil 10 ao nascimento 52% dos recém-nascidos PTPIG, mas apresentaram um "catch-up growth" por volta de 1 ano e igualaram seus valores aos do PTAIG; as avaliações feitas de 1 a 5 anos não revelaram diferenças entre os dois grupos. Como os recém-nascidos PTAIG e PTPIG costumam apresentar "catch-up" de perímetro cefálico antes de 1 ano de idade, seu valor com 1 ano parece ser melhor indício do futuro QI do que seu valor ao nascimento. Os RN que se mantêm com perímetro cefálico abaixo do percentil 3 após 1 ano de idade evoluem freqüentemente com diminuição de suas funções cognitivas.

Quanto à presença de anomalias neurológicas maiores, a avaliação realizada aos 5 anos mostrou freqüência de 15% para os PTPIG contra 12% para os PTAIG (diferença não-significante). Também não houve significância quanto à presença, aos 5 anos, de anormalidades neurológicas menores (26% para os PTPIG contra 12% para os PTAIG); a literatura relata, entretanto, uma proporção dessas anomalias 50% maior para os RNPIG.

A correlação positiva entre nível sócio-econômico e QI foi observada, igualmente em ambos os grupos, apenas na avaliação feita aos 5 anos de idade.

A análise do desempenho intelectual desses RN mostrou um QI menor para os PTPIG dos 9 meses aos 3 anos; aos 4 e 5 anos, entretanto, parece ter ocorrido um "catch-up", pois não foram observadas diferenças significativas de QI entre os dois grupos.

Gherpelli (1988) realizou a avaliação neurológica prospectiva de 37 RNPIG nascidos no Berçário Anexo à Maternidade do Hospital das Clínicas da FMUSP, desde o nascimento até a idade de 1 ano. Os resultados mostraram um exame neurológico neonatal alterado em 51,3% das crianças, com persistência de anormalidades com 1 ano em 32,5% dos casos. Os quadros neurológicos foram considerados graves em 8,1% dos casos. Houve apenas um caso com perímetro cefálico situado abaixo do percentil 2,5 com 1 ano de idade. A recuperação do crescimento cefálico ocorreu nos primeiros 6 meses de vida na maioria das crianças, tendo o perímetro permanecido, em grande parte delas, entre os percentis 10 e 25. Os demais resultados do estudo permitiram chegar às seguintes conclusões:

1. o mau prognóstico neurológico na idade de 1 ano relaciona-se com o peso abaixo do percentil 2,5 nessa idade;
2. o peso abaixo do percentil 2,5 com 1 ano de idade relaciona-se tanto com a prematuridade quanto com a estatura abaixo do percentil 2,5;
3. a asfixia perinatal apresentou tendência para relacionar-se com o mau prognóstico neurológico com 1 ano, apesar de os níveis de significância não terem sido atingidos; e
4. houve tendência para a normalização, em torno do sexto mês, das anormalidades neurológicas observadas no período neonatal e nos primeiros 3 meses de vida. No entanto, não se atingiu o nível de significância.

Estudos recentes têm sugerido possíveis repercussões metabólicas, a longo prazo, do CIUR. Na vida intra-uterina, os vários tecidos orgânicos atravessam, durante seu crescimento, períodos de divisão celular rápida, os chamados "períodos críticos". O principal mecanismo de adaptação do feto à privação de nutrientes e oxigênio é a redução da velocidade de divisão celular, especialmente nos tecidos que ultrapassam, naquele momento, um dos períodos críticos de crescimento. Foi demonstrado em animais de experimentação que a ocorrência de fases de desnutrição durante tais períodos críticos, mesmo que bastante curtas, reduz de forma permanente o número de células em determinados órgãos; esse é apenas um dos mecanismos pelos quais a privação nutricional pode "programar" o organismo do ser em desenvolvimento. Outras conseqüências dessa desnutrição precoce incluem modificações na distribuição dos vários tipos celulares, nos padrões de secreção hormonal, na atividade metabólica e na estatura dos órgãos. Dessa forma, poderia haver, por exemplo, desenvolvimento vascular anormal, gerando futuramente hipertensão arterial; redução do número de células beta-pancreáticas e resistência à insulina na vida adulta, responsáveis pela ocorrência de diabetes melito não-insulino-dependente; disfunção hepática, que contribuiria para posterior hiperlipidemia por alterações no metabolismo do colesterol; e assim por diante. Relatos recentes sugerem, pois, que a hipertensão arterial, a hiperlipidemia e o diabetes melito não-insulino-dependente podem coexistir sob a denominação de "síndrome X", sendo "programados" pela desnutrição intra-uterina. Os componentes dessa síndrome são os precursores de doença coronariana, bem como de colapso cardiocirculatório futuro.

Em resumo, parece claro que a diversidade de etiologias do CIUR parece ser responsável por resultados diversos na avaliação do prognóstico dessas crianças; que, dos eventos perinatais, a asfixia e a nutrição devem pesar muito na evolução e que o prognóstico de CIUR de termo tende a ser mais benigno, na ausência de agravos adicionais, do que se acreditou até recentemente. Quanto ao papel da desnutrição intra-uterina na gênese de doenças do adulto, muitos estudos ainda são necessários para tentar elucidar com maior clareza os possíveis mecanismos envolvidos.

BIBLIOGRAFIA

1. BARKER, D.J.P. – Intrauterine programming of coronary heart disease and stroke. *Acta Paediatr. Scand.* **423**(Suppl.):178, 1997. 2. BITTAR, R.E. – Crescimento intra-uterino retardado. In Zugaib, M. (ed.). *Medicina Fetal.* 2ª ed., São Paulo, Atheneu, 1998. 3. CARDOSO, L.E.M.B. et al. – Desconforto respiratório em recém-nascidos de baixo peso: influência do peso de nascimento, do tipo e da gravidade do retardo de crescimento intra-uterino. *Rev. Hosp. Clín.* **6**:1998 (aceito para publicação). 4. DUNN, H.G.; ROBERTSON, A.M. & CRICHTON, J.V. – Clinical outcome: neurological sequelae and their evolution. In Dunn, H.G. (ed.). *Sequelae of Low-birth Weight: The Vancouver Study. Clinics in Developmental Medicine.* 95/6. Oxford, Mackeith Press, Blackwell, 1986. 5. GHERPELLI, J.L.D. – Evolução neurológica do recém-nascido pequeno para a idade gestacional. Estudo dos fatores de risco relacionados com o prognóstico neurológico durante o primeiro ano de vida. Tese de Doutoramento. São Paulo, FMUSP, 1988, 134 p. 6. KLIEGMAN, R.M. – Intrauterine growth retardation. In Fanaroff, A.A. & Martins, R.J. *Neo-natal – Perinatal Medicine.* 6th ed., St. Louis, Mosby, 1997. 7. LEONE, C.R. et al. – Estado nutricional ao nascimento e crescimento neonatal de recém-nascidos de muito baixo peso (1001-1500g). *J. Pediatr.* **64**:419, 1988. 8. MATALOUN, M.M.G.B. et al. – Retardo do crescimento intra-uterino. Mortalidade neonatal do RNBP. Anais do XII Congresso Brasileiro de Perinatologia. Recife, 1992. 9. MAUAD FILHO, F. et al. – Aspectos relacionados ao crescimento intra-uterino retardado no Hospital das Clínicas de Ribeirão Preto. *Rev. Bras. Ginecol. Obstet.* **14**:147, 1992. 10. RAGONESI, S.M.A. – Contribuição ao estudo do crescimento intra-uterino retardado. Dissertação de Mestrado, Universidade Federal de São Paulo, 1993. 11. RAMOS, J.L.A. – Avaliação do crescimento intra-uterino por medidas antropométricas do recém-nascido. Tese de Doutorado, Faculdade de Medicina da USP, 1983. 12. RAMOS, J.L.A. – Fatores do crescimento fetal. In Ramos, J.L.A. & Leone, C.R. *O Recém-Nascido de Baixo Peso.* São Paulo, Sarvier, 1986. 13. REBELLO, C.M. et al. – Morbidity of low-birth-weight infants: influence of Intra-uterine growth retardation. Annals of 2nd International Congress of Nutrition in Pediatrics. Lisboa, 1994.

10 O Recém-Nascido Pós-Termo

VIRGÍNIA SPÍNOLA QUINTAL

O nascimento pós-termo é aquele que ocorre com 42 semanas (294 dias) de gestação ou mais. Os fatores que poderiam estar relacionados como causa de nascimento pós-termo ainda não estão totalmente esclarecidos. São considerados como de importância a hereditariedade, a raça, a primiparidade, as influências hormonais e as anormalidades genéticas.

Apesar de todo o entendimento alcançado até o momento sobre o mecanismo do parto, ainda não está totalmente esclarecido o porquê de algumas gestações serem anormalmente prolongadas. A anencefalia é uma doença pouco freqüente associada à gestação prolongada. Os fetos anencéfalos, nos quais a glândula pituitária está ausente, freqüentemente nascem de parto pós-termo. Existem evidências de que o feto desempenha um papel importante no desencadeamento do trabalho de parto, e, assim, é muito provável que a gestação prolongada seja de causa fetal.

Na literatura, a incidência da gestação prolongada apresenta uma variação de 4 a 14%. Em estudo multicêntrico, realizado por Hilder e cols. em Londres, no período de 1989 a 1991, obteve-se incidência geral de nascimentos pós-termo de 6,2%. Entretanto, a verdadeira incidência é desconhecida devido à prática da indução do parto quando a gestação se aproxima das 42 semanas.

Em 1963, Browne já enfatizava o significado dessa condição que leva a um aumento na mortalidade perinatal. Hilder mostrou em seu recente estudo que a mortalidade perinatal, após as 40 semanas, aumentou com a progressão da gestação, passando de 2,3 por 1.000 nascimentos de termo para 3 e 4 por 1.000 nascimentos com 42 e 43 semanas, respectivamente.

Pouco se conhece sobre os fatores de risco associados com a mortalidade nos fetos pós-termo. Alguns fatores de risco maternos identificados incluem a hipertensão, o diabetes, a idade avançada e a primiparidade. Análises multivariadas dos fatores fetais associados com a mortalidade perinatal revelam que o crescimento intra-uterino retardado foi o maior fator de risco para a morte fetal (risco relativo de 5,68; IC 95%), segundo Campbell e cols., nos fetos pós-termo, devido ao maior risco para sofrimento fetal, em relação aos fetos de termo.

As anomalias congênitas representavam 30% das causas de óbito em recém-nascidos pós-termo na década de 1970, principalmente pelos defeitos do tubo neural, os quais atualmente têm sido detectados precocemente pelo "screening" bioquímico e pelo diagnóstico ultra-sonográfico, podendo receber intervenção em fases precoces da gestação.

Se a associação entre gestação prolongada e mortalidade está confirmada, a escolha entre a conduta expectante e a intervenção dependerá do balanço entre os efeitos de uma indução do parto e os riscos da perda fetal ou neonatal. O manejo de uma gestação prolongada não-complicada é motivo de muita controvérsia e de muitos estudos nos últimos anos. Vários pesquisadores têm proposto diversos protocolos de abordagem dessas pacientes, mas seus resultados são difíceis de ser comparados pelas várias divergências apresentadas, como na definição da pós-maturidade, na imprecisão dos métodos de avaliação da idade gestacional e nos protocolos de intervenção tanto nos grupos conservadores como naqueles intervencionistas. Devido à ansiedade inerente a esses casos, pelo risco de morte fetal, em geral o parto é induzido por volta de 42 semanas gestacionais. Diversos estudos randomizados mostram redução na mortalidade perinatal quando são realizados a monitorização seriada da gestação e o parto induzido.

A placenta alcança sua superfície máxima por volta de 37 semanas de gestação. Como o feto costuma crescer após essa idade, existe redução gradativa da relação fetoplacentária em tamanho. Se essa redução começa a comprometer o suprimento fetal em substratos, e dentre eles o principal é o oxigênio, o feto pode entrar em sofrimento.

Na gestação prolongada, podemos encontrar comprometimento da oxigenação fetal. O feto tenta compensar com a elevação da massa eritrocitária para aumentar a capacidade de extração e transporte do oxigênio. A eritropoetina, produzida no rim e no fígado fetais, é um mediador para a estimulação das células precursoras da medula óssea na produção de eritrócitos. A diminuição da pressão parcial de oxigênio é o único estimulador da eritropoetina conhecido. Por esse motivo, como a gestação prolongada pode estar associada com má oxigenação fetal, níveis elevados de eritropoetina plasmática podem ser encontrados no sangue de cordão. Mesmo na ausência de intercorrências como crescimento intra-uterino retardado, *sofrimento fetal e eliminação de mecônio*, foram encontrados níveis elevados de eritropoetina em gestações de 42 e 43 semanas, mostrando que há necessidade de monitorização rigorosa da oxigenação fetal nessas gestações de risco, que ultrapassam a data esperada.

A monitorização fetal tem sido uma rotina nas unidades de cuidados perinatais e inclui desde a avaliação dos movimentos fetais pela gestante, a cardiotocografia seriada, o perfil biofísico fetal, até à avaliação do líquido amniótico. Mais recentemente, a utilização do Doppler dos vasos cerebrais, em fetos de gestação prolongada, associado ao Doppler de artéria umbilical apresentam bom valor preditivo de evolução desfavorável. De maneira geral, gestações com pós-data e desacelerações variáveis da freqüência cardíaca fetal (FCF) ou índice de líquido amniótico (ILA) inferior ou igual a 5cm apresentam boa correlação com alterações na relação sístole/diástole em artérias cerebral média e umbilical. Quando existem alterações no Doppler arterial, mesmo sem os outros achados, podemos predizer evolução não-satisfatória, sendo este exame o de melhor valor preditivo.

O oligoâmnio tem sido considerado como um dos sinais mais fidedignos de pós-maturidade. Contudo, o mecanismo fisiopatológico responsável pelo seu desenvolvimento não está bem esclarecido. Alguns autores acreditam que o oligoâmnio estaria associado a uma função cardíaca fetal comprometida, entretanto, a seqüência dos eventos que levariam ao oligoâmnio e às alterações na FCF ainda precisa ser mais bem estudada. Estudos realizados por Weiner e cols., sobre a função cardíaca fetal, mostram que ocorre débito cardíaco esquerdo diminuído em fetos pós-termo com oligoâmnio.

Estudos recentes mostram que a diminuição da variabilidade na freqüência cardíaca fetal tem sido o melhor fator preditivo do sofrimento fetal intraparto e da acidose em gestação pós-termo. A redução da variação da FCF em fetos com retardo de crescimento está associada com débito cardíaco esquerdo reduzido, seguido por alterações no fluxo da artéria cerebral média ao Doppler e com o aparecimento de desaceleração da FCF. É possível que essa mesma seqüência ocorra em fetos pós-termo, demonstrando que a pós-maturidade pode estar associada a uma função cardíaca comprometida.

A evolução de um parto pós-termo pode ser influenciada pelo tamanho fetal. Na gestação prolongada, o feto pode tanto continuar crescendo in utero e se tornar grande ao nascer, como pode também ter seu desenvolvimento desfavorável com retardo e perda de peso ao nascimento, à custa de perda de tecido subcutâneo e massa muscular. O recém-nascido (RN) grande apresenta complicações associadas à sua macrossomia, incluindo desproporção cefalopélvica, distocia de ombro, trabalho de parto prolongado, com risco para tocotraumatismo e asfixia perinatal. Todavia, 20 a 40% dos fetos pós-termo são pós-maduros, uma condição decorrente do comprometimento da função placentária. Crianças pós-maduras tendem a ser menores.

As complicações compreendem um risco aumentado de óbito, oligoâmnio, compressão do cordão umbilical, sofrimento fetal e eliminação de mecônio no líquido amniótico. Além disso, podem apresentar complicações neonatais como a síndrome da aspiração meconial, a hipoglicemia, a hipotermia e a síndrome hipóxica-isquêmica, com desenvolvimento de sinais clínicos neurológicos, como convulsões. São os RN que apresentam um maior risco de sofrimento fetal durante o trabalho de parto e de maior morbidade neonatal.

As características do RN pós-termo foram descritas inicialmente por Clifford (1945), como uma síndrome na qual havia como característica a coloração da pele, unhas e cordão umbilical. Trata-se de um RN de menor peso e maior estatura, pro-porcionalmente à sua idade gestacional, inversão esta que chama a atenção no exame clínico. Além disso, o pós-termo apresenta a pele seca, descamativa, inelástica, pergaminhosa, com acentuado dermografismo, desprovida de lanugem, de coloração amarelo-esverdeada ou castanha quando há impregnação de mecônio, que cora também o coto umbilical e as unhas. O vérnix está ausente, o turgor é frouxo, o panículo adiposo é escasso e as unhas ultrapassam a borda digital. O coto umbilical mostra sinais de mumificação precoce.

Alguns autores consideram de real valor as características da ossificação no diagnóstico da maturidade fetal, especialmente quanto à presença e ao maior desenvolvimento de núcleos de ossificação normalmente presentes no feto de termo, como o distal do fêmur e o proximal da tíbia, astrágalo e calcâneo, que são maiores e mais densos. Por outro lado, os núcleos do carpo já estão presentes, embora normalmente surgem somente no primeiro trimestre de vida extra-uterina.

Estes RN são altamente vulneráveis no momento do parto. Se ocorrer eliminação de mecônio, e este for aspirado, podemos ter a ocorrência da síndrome da aspiração meconial, com elevada morbidade perinatal. A aspiração meconial pode ser minimizada pela aspiração do conteúdo presente nas vias aéreas logo após o desprendimento da cabeça e antes do desprendimento do tórax. Na presença de hipoxemia e pós-maturidade, o RN pode apresentar os efeitos da asfixia. E, por último, a hipoglicemia pode ocorrer devido à depleção dos estoques de nutrientes causados pela pós-maturidade.

PROGNÓSTICO

O prognóstico do pós-termo em geral é bom. Entretanto, modifica-se quando alguma complicação está presente, como asfixia, malformações ou infecções, sendo a primeira a mais freqüente, com sinais de comprometimento neurológico já nos primeiros dias de vida. Entretanto, os resultados dos estudos de seguimento a médio e longo prazo são controversos quando se avalia o desenvolvimento intelectual dessas crianças. Alguns autores relatam também a ocorrência de distúrbios do sono, porém outros estudos são necessários para melhor avaliação dos efeitos da gestação prolongada no desempenho dessas crianças.

BIBLIOGRAFIA

1. ARAÚJO, J. – Recém-nascido pós-termo. In Marcondes, E. (ed.). *Pediatria Básica*. 8ª ed., São Paulo, Sarvier, 1991, p. 345. 2. CAMPBELL, M.K.; OSTBYE, T. & IRGENS, L.M. – Post-term birth: risk factors and outcomes in a 10-year cohort of Norwegian births. *Obstet. Gynecol.* 89:543, 1997. 3. DEVINE, P.A. et al. – Middle cerebral to umbilical artery doppler ratio in post-date pregnancies. *Obstet. Gynecol.* 84:856, 1994. 4. HILDER, L.; COSTELOE, K. & THILAGANATHAN, B. – Prolonged pregnancy: evaluating gestation – specific risks of fetal and infant mortality. *Br. J. Obstet. Gynaecol.* 105:106, 1998. 5. INGEMARSSON, I. & KALLEN, K. – Stillbirths and rate of neonatal deaths in 76,761 postterm pregnancies in Sweden, 1982-1991: a register study. *Acta Obstet. Gynecol. Scand.* 76:658, 1997. 6. JAZAYERI, A.; TSIBRIS, J.C.M. & SPELLACY, W.N. – Elevated umbilical cord plasma erythropoietin levels in prolonged pregnancies. *Obstet. Gynecol.* 92:61, 1998. 7. KOCHENOUR, N.K. – Postterm pregnancy. In Fanaroff, A.A. & Martin, R.J. (eds.). *Neonatal-Perinatal Medicine: Diseases of the Fetus and Infant.* 6th ed., St. Louis, Mosby, 1997, p. 295. 8. MANDRUZZATO, G. et al. – Computerised evaluation of fetal heart rate in post-term fetuses: long term variation. *Br. J. Obstet. Gynaecol.* 105:356, 1998. 9. WEINER, Z. et al. – Doppler study of the fetal cardiac function in prolonged pregnancies. *Obstet. Gynecol.* 88:200, 1996. 10. WEINER, Z. et al. – Central and peripheral haemodynamic changes in post-term fetuses: correlation with oligohydramnios and abnormal fetal heart rate pattern. *Br. J. Obstet. Gynaecol.* 103:541, 1996.

11 Nutrição do Recém-Nascido

JOSÉ LAURO ARAUJO RAMOS
MÁRIO CÍCERO FALCÃO

A nutrição do recém-nascido apóia-se basicamente no aleitamento materno. Em recém-nascidos de termo sadios, e mesmo em muitas crianças menores, é oferecido segundo a demanda do recém-nascido e deve ter início precoce, se possível ainda na sala de partos.

Aspectos das características do leite humano e da técnica e condução da amamentação, bem como uma abordagem geral dos nutrientes infantis, são descritos no capítulo Alimentação da Criança.

A nutrição do recém-nascido de baixo peso (RNBP) obedece também à escolha prioritária do aleitamento ao seio, quando factível, e ao emprego do leite materno por sonda gástrica, quando a mamada ao seio não é possível.

Entretanto, para os recém-nascidos de muito baixo peso (RNMBP) e/ou os de muito pouca idade gestacional (por exemplo 30 semanas ou menos), uma série de modificações na nutrição enteral (como também na parenteral) freqüentemente se torna necessária.

Passaremos em revista, neste capítulo, alguns fundamentos dessa nutrição e as necessidades de nutrientes, enfatizando em separado a nutrição enteral e a parenteral.

NUTRIÇÃO DO RECÉM-NASCIDO DE BAIXO PESO

Neste período da vida e especialmente nos recém-nascidos desse grupo, há características especiais que devem reger a escolha da nutrição. Essas características incluem o crescimento rápido do recém-nascido, a imaturidade de órgãos e sistemas e a presença freqüente de condições mórbidas (problemas respiratórios, de função renal, infecções, entre outros).

Parece claro que os RN pré-termo (principalmente os extremos) e os RN de termo ou próximos ao termo de baixo peso pequenos para sua idade gestacional (muitas vezes, embora nem sempre, portadores de restrição de crescimento intra-uterino) mereceriam atenção diferenciada no que concerne à nutrição, desde que as condições nutricionais, ao nascimento, podem ser bem diferentes. Além disso, o potencial de crescimento no início da vida também parece não ser igual para as duas categorias. Entretanto, na literatura, os dois grupos são em geral englobados, no aspecto nutricional, na grande categoria de recém-nascidos de baixo peso. Alguns textos são dirigidos a "recém-nascidos de risco", em sua maioria RNBP ou RNMBP ou de "muitíssimo baixo peso" (menos de 1.000g). O que se dirá neste capítulo refere-se principalmente ao RNMBP, ou seja, nascidos com menos de 1.500g, aplicando-se em muitos aspectos também aos de peso de até 2.500g.

Os objetivos de uma boa nutrição são:

- Suprir as necessidades nutricionais geralmente aceitas e recomendadas.
- Promover crescimento adequado. Nos primeiros dias de vida, porém, a ênfase está em evitar o catabolismo, mais do que tentar obter crescimento.
- Não produzir efeitos metabólicos indesejáveis.
- Otimizar a evolução do recém-nascido a médio e longo prazo (tendo em vista, sempre que possível, as prováveis repercussões sobre a saúde na vida adulta).

A sobrevida de recém-nascidos cada vez mais imaturos e de menor peso (por exemplo, com menos de 1.000g) coloca imensos problemas para que se possa cumprir os objetivos citados, e os esforços para atingi-los muitas vezes esbarram no risco de agressões iatrogênicas. Evitar estas, portanto, deve sempre fazer parte das preocupações e dos objetivos da nutrição.

NECESSIDADES NUTRICIONAIS DO RNBP

A maioria das necessidades de nutrientes ainda não está bem estabelecida. O referencial usado, geralmente, para essas necessidades são as taxas de retenção de nutrientes, em especial no terceiro trimestre de vida fetal. Para alguns nutrientes, como aminoácidos, costuma-se também empregar como referência as taxas encontradas no leite materno de termo. Um ganho de peso satisfatório, que seria razoável medida da adequação nutricional, é geralmente considerado aquele que reproduz o ganho intra-uterino na mesma idade pós-concepcional. Esta comparação, porém, é questionada pelas diferenças entre as vidas intra-uterina e pós-natal, seja pelo tipo de oferta nutricional, seja pelas influências ambientais e de várias naturezas. No entanto, é esse o referencial disponível no momento. Provavelmente, essa meta de ganho de peso não deve ser perseguida prioritariamente, pois em alguns casos pode levar a risco, devendo a ingestão de nutrientes, como também a de volume hídrico, ser regida pelo acompanhamento rigoroso das condições da criança.

Vamos examinar em seguida as necessidades e alguns pontos importantes relacionados aos vários nutrientes do RNBP.

ÁGUA

As necessidades hídricas variam muito e dependem das condições clínicas ou de certos procedimentos, como, por exemplo, a fototerapia ou a exposição a calor radiante. Pelo terceiro ou quarto dia, em crianças estáveis, são supridas em geral pela ministração de leite humano, ou de fórmulas contendo densidade calórica de 20cal/30ml.

Com essa densidade calórica, que poderá ser ministrada pelo terceiro ou quarto dia, as necessidades diárias de água serão de aproximadamente 110 a 150ml/kg. Alguns RN muito imaturos podem necessitar de quantidades maiores, pela sua grande tendência a perdas grandes de líquidos (grande permeabilidade de pele, epiderme mais fina, maior conteúdo de água cutâneo).

Provavelmente, não se devem permitir perdas excessivas (mais de 10%) de peso corpóreo, sendo, porém, desejável permitir uma perda, que no caso é de água extracelular, possivelmente de 5 a 12%, para não sobrecarregar as condições cardiopulmonares da criança (ver capítulos Características do RNPT e do PIG) e possivelmente submetê-la a riscos como a displasia broncopulmonar.

Perdas desse tipo, após a primeira semana, não são consideradas normais.

ENERGIA

Como as necessidades calóricas dependem basicamente da massa celular e do número de células, é possível que as crianças com o mesmo peso necessitem de quantidade diferente de calorias para um mesmo ganho de peso. Em geral, aceita-se que 110 a 150cal/kg/dia sejam suficientes para a manutenção e o crescimento do RN normal, a partir de uma semana de vida, podendo o pequeno para a idade gestacional (PIG), com seu maior metabolismo, necessitar mais.

A repartição do gasto calórico diário de um RNBP em crescimento é apresentada na tabela 5.31.

Tabela 5.31 – Repartição do gasto calórico diário do RNBP em crescimento.

Condições	cal/kg/24 horas
Perda calórica de repouso	50
Atividade intermitente	15
Estresse ocasional pelo frio	10
Ação dinâmica específica	8
Perdas fecais de calorias	12
Calorias armazenadas	25
Total	120

Existe balanço energético positivo quando a oferta calórica metabolizável é maior do que o gasto calórico; só assim pode haver crescimento e as calorias em excesso são depositadas, geralmente, sob forma de gordura. Os RNMBP têm muito pouca energia armazenada; considera-se que, sem nenhum suporte nutricional, poderiam viver somente quatro dias. Em comparação, um recém-nascido de termo hipoteticamente viveria cerca de 40 dias sem aquele suporte.

Devido às mudanças rápidas da composição corpórea no período perinatal e ao fato de que as necessidades nutricionais, para crescimento, variam bastante com a idade gestacional, sendo maiores no feto de 24 semanas do que no recém-nascido de termo, o ganho de peso neonatal do RNMBP pode não exprimir corretamente a adequação de nutrientes.

As necessidades calóricas são muito modificadas por fatores ambientais. Assim, problemas respiratórios, taquicardia, infecção, atividade muscular aumentada e, principalmente, resfriamento aumentam consideravelmente essas necessidades.

Seguindo-se o padrão de crescimento intra-uterino do terceiro trimestre fetal, as necessidades energéticas de um RN pré-termo são estimadas em 120 a 130kcal/kg/dia, segundo a Academia Americana de Pediatria e a Sociedade Canadense de Pediatria, e entre 110 e 165kcal/kg/dia, segundo a Sociedade Européia de Nutrição e Gastroenterologia Pediátrica. Esses valores são geralmente aplicáveis após a primeira semana de vida, sabendo-se que os RNMBP podem ter balanço nitrogenado positivo, embora sem ganho de peso, com energia não-protéica de 53kcal/dia aos 2 a 5 dias de idade. Assumindo o crescimento em peso, após os primeiros dias, e com um ganho de 18-20g/dia, recomenda-se a média mencionada, de 120kcal/kg/dia.

PROTEÍNAS

Não se conhecem precisamente as necessidades protéicas do RNBP. A maioria dos autores concorda que cerca de 3g/kg/dia seria uma oferta razoável de proteínas. A oferta protéica tem que ser proporcional à de energia (por via enteral, cerca de 1g de proteína para cada 33kcal). É comum recomendar-se a relação 3,0 a 3,6g proteína/115-120kcal/kg/dia. No entanto, com leite humano no RN de termo estas necessidades não são atingidas, pois esse leite tem cerca de 1g/100ml (ou 1,6g/100kcal) de proteína. Além disso, é interessante lembrar que, no leite humano, considerável porção de proteína (por exemplo, imunoglobulinas, ferritina, lisozima) não tem função nutritiva, exercendo outras funções especializadas e sendo eliminada por via intestinal. Essa constatação mostra que o contingente nutritivo de proteína é, portanto, ainda mais baixo que o referido. Entretanto, a adequação protéica do leite materno aproxima-se da ideal, devido a sua alta proporção de proteínas do soro do leite, em comparação com as de caseína. Assim, no leite materno, as caseínas correspondem apenas a 30% do total de proteínas, sendo o restante proteínas do soro do leite, enquanto no leite de vaca representam cerca de 80% das proteínas.

A quantidade relativamente pequena, embora a excelente qualidade, das proteínas do leite humano de termo levou a que se procurasse ministrar para RNBP leite de sua própria mãe e, inclusive, para RN de MBP, complementação protéica. As propriedades desses leites são discutidas mais adiante neste capítulo.

Juntamente com as proteínas, cabe serem examinados alguns aminoácidos em especial e alguns peptídeos com papel importante na nutrição. Assim, o aminoácido taurina é importante no crescimento, na função cerebral e retiniana e na absorção de gorduras, embora não faça parte das proteínas estruturais.

A glutamina parece ser muito importante para a estimulação do sistema imunitário imaturo e melhorar a tolerância alimentar. Taurina já é habitualmente adicionada a "leites especiais para prematuros". Diversos outros componentes protéicos, peptídeos ou substâncias afins estão presentes no leite humano e parecem desempenhar funções importantes, nutricionais ou de outra natureza, embora nem sempre perfeitamente esclarecidas. Entre eles citam-se nucleotídeos, poliaminas, oligossacarídeos, IgA secretória, lactoferrina, uréia e mucina. Esse conjunto de substâncias com toda probabilidade responde, juntamente com outros fatores, pela qualidade incomparável do leite materno.

A mucina, uma glicoproteína de alto peso molecular presente no leite humano, aparentemente, pode ser útil, quando resistente à cisão no tubo digestivo, na proteção contra a colonização e a infecção por microrganismos.

O papel dos nucleotídeos no leite humano não é ainda perfeitamente conhecido; vêm sendo adicionados a algumas fórmulas infantis. Em estudos experimentais, os nucleotídeos da dieta mostraram-se importantes no crescimento e na maturação do intestino em desenvolvimento. Os nucleotídeos da dieta parecem ter um efeito importante no metabolismo das lipoproteínas do recém-nascido, aumentando a síntese dos de alta densidade (HDL).

Poliaminas (putrescina, espermidina, espermina) são aminas policatiônicas que têm papel essencial nos processos da divisão celular e síntese protéica. Tecidos em rápida divisão como o epitélio intestinal, segundo Buts e cols., dependem de oferta exógena de poliaminas originadas da alimentação, secreções e flora microbiana. Doses elevadas de poliaminas podem influenciar a renovação do epitélio intestinal, a maturação dos enterócitos e a expressão de enzimas intestinais. A concentração de poliaminas no leite humano é cerca de 10 vezes a encontrada em fórmulas lácteas, sendo potencialmente um fator modulador da maturação intestinal. A importância prática desses achados ainda depende de maiores estudos, inclusive porque autores como Forget e cols. encontraram níveis de poliaminas em suco gástrico de prematuros superiores aos encontrados no próprio leite materno.

HIDRATOS DE CARBONO

Tanto no leite humano quanto no de vaca são representados por lactose; em geral, 40 a 50% das calorias são supridas como hidratos de carbono. O desenvolvimento das enzimas que cindem a lactose e os demais hidratos de carbono merece referência. A maturação dessas enzimas ocorre em uma seqüência definida no feto: lactase, invertase, maltase, isomaltase e glicoamilase estão maduros no intestino do feto de termo. A lactase, porém, pode estar em nível baixo em prematuros. É importante recordar que a lactose aumenta a absorção de cálcio, reduz a constipação intestinal e promove a instalação de uma flora fermentativa, com um pH intestinal baixo que protege contra infecções.

O RN é geralmente capaz de digerir sacarose e dextrino-maltose, o que é útil em situações especiais que indicam exclusão de lactose da dieta.

LIPÍDEOS

Os lipídeos são importantes como veículo de vitaminas lipossolúveis, como integrantes da membrana celular e da mielina, como depósito de energia, como veículo de hormônios lipossolúveis do leite e como isolante térmico.

Ao nascimento, o RN de termo tem cerca de 12% de seu peso corpóreo sob forma de gordura. Nos RNPT, quanto mais imaturos menor será a gordura depositada, ao passo que nos portadores de CIUR parte dessa gordura pode ter sido consumida antes do nascimento.

Os RNBP devem receber de 40 a 50% de suas calorias como lipídeos (no leite humano há cerca de 50% em média); 3 a 5% das calorias devem estar sob forma de ácido linoléico, e cerca de $^1/_{10}$ deste valor, como ácido linolênico.

As gorduras do leite humano e as vegetais são mais bem toleradas do que as animais. Os triglicerídeos de cadeia média, por serem mais bem tolerados pelos RN de termo e prematuros do que os de cadeia longa, podem, se acrescentados às fórmulas lácteas, melhorar a absorção de gordura, o ganho de peso e a absorção de cálcio em RNBP (ver Restrições, adiante).

Os níveis de síntese de ácidos biliares nas primeiras semanas de vida são baixos em RN de termo e ainda mais em RN prematuros.

Os triglicerídeos do leite humano têm algumas características especiais:

- quanto à posição dos ácidos graxos saturados e de cadeia curta;
- a presença de uma membrana de fosfolipídeo contendo ácidos graxos poliinsaturados de cadeia longa; e
- uma relação triglicerídeo/fosfolipídeo que evolui gradualmente desde o nascimento até 1 ano de idade. No RN de termo, a absorção dos lipídeos na criança aleitada ao seio é muito eficiente. Na criança de baixo peso, com deficientes concentrações de lipase pancreática, é muito importante o leite humano como fonte de lipase suplementar, além da participação das lipases gástrica e lingual na digestão lipídica.

Os ácidos graxos insaturados de cadeia muito longa (AGICML) – a partir de 20 carbonos –, basicamente o ácido araquidônico (C20:4n-6) e o ácido docosaexaenóico (C22:6n-3), são de importância fundamental no desenvolvimento do sistema nervoso central e da retina, bem como na síntese de prostaglandinas. Assim sendo, seus precursores, respectivamente ácidos linoléico e alfa-linolênico, são considerados essenciais para o recém-nascido. A transformação dos precursores nos produtos finais, araquidônico e docosaexaenóico, dá-se por dessaturação e alongamento das moléculas originais. Recentemente, descreveram-se as dificuldades dessa transformação em RNMBP ou muito imaturos, fazendo com que, nesses RN, estes AGICML passassem a ser considerados "condicionalmente essenciais", na ausência de leite materno, o que levou muitos autores a propor sua adição a algumas "fórmulas especiais para prematuros". O leite materno contém, embora em quantidades pequenas e aparentemente satisfatórias, esses ácidos graxos.

Os triglicerídeos de cadeia média (TCM) têm sido muito utilizados, como fonte preferencial de lipídeos, na nutrição do RNMBP. Presentemente, há algumas restrições ao seu emprego em doses elevadas, apesar da sua fácil absorção intestinal. Os TCM, se fornecidos em elevadas quantidades, não melhoram a retenção de nitrogênio ou o crescimento de RNPT, fazendo, ainda, com que diminua a taxa de oxidação da glicose e haja direcionamento desse carboidrato para a lipogênese (inversamente ao que ocorre se a fonte lipídica são triglicerídeos de cadeia longa).

Recentemente, descreveram-se propriedades protetoras contra a infecção existentes nos glóbulos de gordura do leite materno, tanto por componentes do núcleo do glóbulo, constituído por triglicerídeos, como de sua membrana, que contém fosfolipídeos, colesterol, proteínas e glicoproteínas. Substâncias da membrana (*resistentes tanto à ação da pepsina quanto de baixo pH*) e do núcleo do glóbulo (após hidrólise por lipases) têm capacidade de englobar vírus, bactérias e protozoários.

MINERAIS

Deficiências específicas de alguns minerais têm sido responsabilizadas por algumas síndromes clínicas. Muitos minerais são depositados, preferencialmente, nos últimos dois meses de gestação, fazendo com que os prematuros sejam mais suscetíveis a estas deficiências. O uso freqüente de alimentação parenteral prolongada acentua esse risco pela ausência, nas fórmulas, de alguns desses minerais.

CÁLCIO E FÓSFORO

Ambos são indispensáveis a uma adequada mineralização óssea; a deficiência de qualquer desses minerais, ou de ambos, leva à desmineralização do esqueleto (osteopenia), com ou sem raquitismo, dependendo de estar havendo ou não crescimento importante do esqueleto.

Tanto cálcio quanto fósforo são eficientemente absorvidos no intestino do RNPT; assim, as deficiências desses minerais freqüentemente observadas nessas crianças não dependem de problemas de absorção. O leite materno fornece, a uma ingestão diária média de 200ml, cerca de 68mg/kg/dia de cálcio e 28mg de fósforo. Sabendo-se que o feto humano de 1.000 gramas retém 116mg de cálcio e 74mg de fósforo por dia (e quantidades semelhantes a partir dessa fase de gestação), pode-se concluir que as quantidades de cálcio e fósforo no leite humano são provavelmente insuficientes para os pequenos prematuros.

As necessidades diárias de cálcio para o RNPT foram estimadas por Fomon e cols. em 132mg/kcal, sendo porém provável que sejam diferentes conforme se trate de pré-termo extremos ou próximos do termo.

Presentemente, tem-se optado por ofertas que visam reproduzir as do transporte materno-fetal. As quantidades recomendadas pelas entidades européias são em geral menores que as das norte-americanas. Expressas em mg/100kcal/dia, e não por kg de peso, a ESPGAN (européia) sugere 70-140mg de cálcio e 50-90mg de fósforo; a Academia Americana de Pediatria sugere, respectivamente, 140-160mg e 95-108mg.

MAGNÉSIO

Em geral, não se descreve hipomagnesemia nos RN alimentados com leite materno e, assim, a quantidade de magnésio recomendada é a do leite humano: cerca de 6mg/kcal, tanto para crianças de termo como para os de baixo peso.

ZINCO

O RNPT parece ser muito predisposto à deficiência deste elemento, provavelmente devido às excessivas perdas fecais, juntamente com necessidades relativamente grandes para o crescimento. É importante lembrar que os sinais clínicos mais conhecidos de deficiência de zinco, como a alopecia e a acrodermatite, podem aparecer após semanas ou meses de deficiência, período no qual apenas manifestações atípicas e de difícil interpretação começam a ocorrer (anorexia, falta de ganho ponderal, irritabilidade). Verifica-se, pela literatura, que as crianças que já apresentaram deficiências bem conhecidas de zinco eram aleitadas ao seio. Entretanto, a vasta maioria dos RN assim alimentados escapa às manifestações de deficiência desse elemento. A explicação desse fato poderá ser encontrada em diferenças de perda fecal de zinco ou (hipótese mais provável) *na produção, por algumas mães, de leite muito pobre nesse elemento*. O mínimo diário recomendado de ingestão deste elemento é 0,5mg/100kcal, que é a mesma quantidade encontrada no leite, devendo-se levar em conta as diferenças de nível láctea de zinco antes citadas.

A absorção de zinco do leite humano é alta, relacionada com a absorção de proteínas e de gordura.

COBRE

Aceita-se que 60mcg/kcal, nível aproximado do leite materno, sejam indicados para RN normais; para RNBP, sugere-se 90mcg/kcal. A deficiência deste elemento tem sido descrita em RNBP e acompanha-se de anemia, neutropenia e osteoporose acompanhada de alterações metafisárias, periostite e fraturas patológicas, muito semelhantes às da osteopenia da prematuridade, impondo fazer-se este diagnóstico diferencial. Despigmentação de pele e cabelos, exantema e descamação da pele também têm sido descritos. Da mesma maneira que ocorre com o zinco, as deficiências de cobre podem tardar dois meses e meio a seis meses para se tornar manifestos e permitir o diagnóstico. Retardo mental e hipotonia muscular podem ser encontrados em casos graves.

Os casos descritos de deficiência manifesta de cobre ocorrem em crianças que recebiam leite de vaca; o aleitamento natural parece não se acompanhar de deficiência de cobre.

IODO

A concentração mínima aceita como adequada é de 5mcg/kcal, proporção encontrada no leite materno.

SELÊNIO

Encontra-se no leite humano na proporção de 13-50mcg/ml, sendo desconhecidas as necessidades diárias. A deficiência de selênio pode causar fragilidade aumentada dos eritrócitos, devido à baixa, nesses casos, dos níveis de glutation-peroxidase, enzima intra-eritrocitária em cuja molécula entram quatro átomos de selênio.

FERRO

Indicam-se em geral 2mg/kg/dia ou cerca de 1,5mg/100kcal deste mineral a partir de 2 meses de vida para RN que recebem fórmula. Em aleitamento natural, a suplementação parece não ser necessária, pois, embora níveis de ferro no leite materno sejam baixos, sua biodisponibilidade é excelente, além de que o aleitamento natural minimiza perdas intestinais de sangue. Níveis altos de ferro na dieta predispõem à deficiência em vitamina E e anemia hemolítica e, talvez, à diminuição da absorção de cobre.

Recentemente, tem-se sugerido, para RN extremamente prematuros, ou com menos de 1.000g, iniciar a ministração de ferro com cerca de duas semanas em doses de até 4mg/kg/dia. Em RN recebendo eritropoetina recombinante humana, doses de mais de 2mg/kg/dia parecem ser necessárias.

VITAMINAS

A partir de cerca de 7 dias de idade, o RNBP necessita de suplementação vitamínica, pois suas necessidades, devido ao rápido crescimento, são superiores às quantidades que a alimentação por si só pode fornecer.

As necessidades diárias recomendadas variam. Sugestões são apresentadas na tabela 5.32.

LEITE MATERNO *VERSUS* LEITE DE VACA
ASPECTOS NEONATAIS*

Os leites maternos (LM) e de vaca (LV) diferem entre si em vários aspectos: na qualidade e quantidade das proteínas, no conteúdo de gorduras e hidratos de carbono, além das vitaminas e dos sais

_____
* Ver também capítulo Alimentação.

Tabela 5.32 – Necessidades diárias de vitaminas para o RNBP.

Vitamina	Quantidade diária
A	1.500-2.500UI
Tiamina (mcg)	150-200
Riboflavina (mcg)	200-300
Piridoxina (mcg)	125-175
B_{12} (mcg)	0,25
C (mg)	15-20
D	400UI
E	5-25UI
Niacina (mg)	3-4
Ácido fólico (mcg)	35
K (mcg)	6-8

minerais. Essas diferenças de composição química permitem *que* se considere cada um desses componentes isoladamente, ao se analisar a adequação desses tipos de leite à alimentação dos recém-nascidos pré-termo (RNPT).

A quantidade total de proteínas presente no LM, menor do que a do LV, poderia ser insuficiente para preencher as necessidades do RNPT, especialmente os de muito baixo peso. No entanto, a utilização de LV com maior conteúdo de proteínas (3g%) em RNPT evidenciou a presença de efeitos metabólicos indesejáveis, como azotemia, acidose metabólica prolongada e hiperamonemia, além de aumento da osmolaridade urinária, que não se acompanharam de melhores evoluções ponderais, quando comparados aos RN que receberam leite com predomínio de proteínas do soro e menores concentrações protéicas. Esse estudo evidenciou que a qualidade da proteína envolvida tem importância igual ou maior do que o total de proteínas no que se refere à sua utilização.

Outro aspecto a ser considerado diz respeito à presença de moduladores do crescimento no LM, entre os quais a taurina. O significado clínico desses moduladores pode não estar bem definido, mas as evidências levaram a propor que estes elementos poderiam melhorar a eficiência de utilização das proteínas presentes no LM.

Os RNPT, devido às dificuldades que apresentam para a metabolização e a síntese de alguns aminoácidos, particularmente os sulfurados (metionina, cisteína e taurina) e os aromáticos (fenilalanina e tirosina), fazem com que estes aminoácidos sejam essenciais. A ausência ou menor conteúdo destes no leite pode ocasionar o aparecimento de menores curvas ponderais e balanços nitrogenados insatisfatórios, além de aminogramas alterados, com concentrações em nível inferior ao normal.

Nesse sentido, o LM contém maior quantidade de aminoácidos sulfurados e menor dos aromáticos em relação ao LV.

Entretanto, uma oferta excessiva de proteínas e de aminoácidos que esses RN não sejam capazes de metabolizar para a incorporação em proteína ou catabolizar pode ser danosa. Já se observou deficiência intelectual ou neurológica em RNPT recebendo dietas com elevada concentração de proteínas de leite de vaca que podem ter sido mediadas pela hipertirosinemia e hiperfenilalaninemia verificadas.

As gorduras constituem a maior fonte de energia para o RN, sendo os triglicerídeos a principal forma de gordura do LM, cujos níveis se mantêm estáveis durante a lactação.

Sabe-se que o LM possui menores glóbulos de gordura do que o LV, mas a importância disso para a digestão não está estabelecida. Quanto à absorção, já é bem aceito o fato de que a absorção de gorduras a partir do LM ocorre de maneira mais eficaz do que a partir do LV.

A digestão das gorduras é eficaz tanto nos RN que recebem LV (85-90%) quanto nos com LM (90-95%), embora a presença de uma lipase no LM sugira que esta enzima suplemente os níveis baixos da lipase pancreática do RN.

NUTRIÇÃO ENTERAL DO RNBP
LEITE MATERNO E MODIFICAÇÕES EVENTUAIS*

LEITE MATERNO

O leite materno constitui o alimento ideal para o RN de termo, assim como para o lactente. Para o RNBP, principalmente o MBP, embora suas conhecidas características nutricionais e imunológicas sejam fundamentais, há quantidades de energia, proteína, sódio, cálcio e fósforo que se consideram insuficientes para a boa nutrição desse grupo de crianças. O leite da própria mãe do prematuro apresenta mais energia, proteínas e sódio do que o leite das mães de termo, mas essa taxa só é maior geralmente nas duas primeiras semanas de vida. Ainda assim, para poder-se atingir ofertas razoáveis de proteína e energia, seria necessário atingir um volume de leite dificilmente tolerável por esses RN nessa fase da vida.

FÓRMULAS PARA O RNPT

Essas "fórmulas especiais" para o RNPT visam otimizar os níveis de energia e proteína, usando polímeros da glicose como carboidratos, reproduzindo as proporções de proteína "de soro do leite" e de caseína próprias do leite materno (proporção 60:40) e adicionando preferencialmente triglicerídeos de cadeia média (TCM). São adicionados vários minerais, como ferro, cálcio, fósforo, sódio e cobre, e nenhuma dessas "fórmulas" é hiperosmolar. Essas "fórmulas" são empregadas a concentrações de 20kcal/30ml e 24kcal/30ml, a primeira dessas concentrações destinada geralmente ao início da alimentação.

Benefícios importantes decorreram da adoção dessas "fórmulas especiais", como a incorporação de cálcio e fósforo semelhante à intra-uterina, minimizando o aparecimento da osteopenia da prematuridade. A velocidade de crescimento ponderal e estatural é maior com esses leites em relação ao leite materno de PT não suplementado e pode utilizar menores volumes para preencher as necessidades nutricionais de RN com menos de 1.500g.

Algumas constatações, porém, colocam certos questionamentos a essas fórmulas, embora se consiga retenção protéica semelhante à intra-uterina. Assim, tem sido encontrado acúmulo de gordura muito superior à taxa fetal.

SUPLEMENTAÇÃO DO LEITE MATERNO

Uma reavaliação das quantidades de nutrientes e de outros fatores primariamente não-nutricionais presentes no leite materno (principalmente o de mães de PT) a par das "insuficiências" nutricionais apontadas desse leite, no que concerne a RN muito imaturos, poderá conduzir a uma conduta nutricional aparentemente adequada. Enquanto não se pode desprezar a importância daquelas "insuficiências" apontadas (que em um contexto teleológico poderiam sugerir que a Natureza não se preparou para o nascimento e a sobrevida de RN tão imaturos), é fundamental que se possa contar na alimentação com todas as virtudes do leite humano. Desse modo, a suplementação do leite surge como escolha lógica.

Essa suplementação pode ser feita:

a) Com "fortificadores" comerciais, líquidos ou em pó. Contribuem com cálcio e fósforo, proteínas, gorduras e carboidratos, adicionados ao leite materno em quantidades determinadas.

A utilização de leite materno com "fortificantes" tem sido muito estudada em relação aos aspectos metabólicos e nutricionais.

Persiste a grande diferença da base do aleitamento: os fatores diversos, alguns dos quais já mencionados anteriormente, além das células e das enzimas que o leite possui, são únicos. A indústria acompanha a descoberta de muitos componentes desse leite, con-

seguindo adicionar alguns deles (exemplos recentes são os ácidos graxos poliinsaturados de cadeia muito longa e os nucleotídeos). É mais que provável que se continue a descrever outras propriedades do leite humano, ainda não individualizadas. Vale acrescentar que alguns estudos sugerem que a "fortificação" do leite materno não prejudica sua ação antiinfecciosa.

b) Adição de componentes desnatados de leite materno doado. Visa aumentar a concentração de proteínas e minerais do leite; é de difícil colocação na prática e não se tem mostrado efetivo na melhora do crescimento e da mineralização óssea.

NUTRIÇÃO ENTERAL "MÍNIMA" DO RNMBP

As crianças muito imaturas, ao nascer, recebem quase na sua totalidade nutrição parenteral, devido à sua capacidade deficiente de sucção e deglutição e às condições gerais, quase sempre instáveis, que não autorizam mesmo o emprego de alimentação por sonda gástrica. No entanto, é necessário que se procure iniciar alimentação enteral precoce, que é fundamental para a estimulação da motilidade e do equipamento hormonal digestivo e a preservação da integridade da mucosa digestiva.

O mais cedo que as condições do RN o permitirem, deve-se introduzir o que se chama "nutrição enteral mínima", quando ainda praticamente a totalidade (mais de 80%) da energia está sendo dada por via parenteral. Volumes de cerca de 10ml/kg/dia (variando de 2,5 a 20ml) têm resultado em menor intolerância alimentar e um tempo menor para que se consiga a nutrição enteral exclusiva.

A sonda nasogástrica é geralmente a via de escolha, e parece atualmente ser preferível a administração intermitente de leite (materno ou, de preferência, da própria mãe) em contraposição à administração contínua.

ALGUNS ASPECTOS PRÁTICOS DA NUTRIÇÃO ENTERAL

Recém-nascidos pré-termo, vigorosos, podem, em geral, receber 5 a 10ml de leite a cada 2 horas, e os muito pequenos podem necessitar de 1ml a cada hora.

Uma estratégia para alimentação por sonda de RNMBP deve contemplar, para os de 1.000g ou menos, 1-2ml nas primeiras 12 horas, com aumentos graduais de volume e de intervalos; nos de 1.500-2.000g, iniciar com 3-4ml a cada 2 ou 3 horas. Os aumentos devem ser cuidadosos, levando em conta a clínica e a presença de resíduo e a boa motilidade intestinal. Provavelmente, não se deve aumentar mais de 20ml/kg/dia. Nos RN menores e nos doentes, deve ser muito detalhado o balanço entre a oferta enteral e a parenteral (ver adiante).

O estômago deve ser aspirado antes de cada refeição; os resíduos não devem ser superiores a 10% do volume administrado, pois esse achado sugere que os volumes estão sendo muito rapidamente aumentados, ou a existência de doença infecciosa metabólica ou instalação de enterocolite necrosante.

NUTRIÇÃO PARENTERAL

INTRODUÇÃO

A oferta nutricional adequada, de fundamental importância, especialmente para os RNMBP, encontra dificuldades diversas no que concerne à nutrição enteral inicial. A menor tolerância presente nesses recém-nascidos, mesmo sem doenças relevantes, deve-se, em parte, a menor comprimento do intestino, menor motilidade intestinal, funções diminuídas de enzimas intestinais, imaturidade da regulação do fluxo sangüíneo intestinal e da imaturidade (com risco de enterocolite necrosante).

---

* Ver também capítulo Alimentação.

Assim, tem importância fundamental o recurso à nutrição parenteral (NP), que pode coexistir, por período variado, com a nutrição enteral *mínima*.

Como norma prática, o objetivo inicial da NP não é o ganho de peso, mas o fornecimento de calorias e nitrogênio suficientes para prevenir catabolismo e promover balanço nitrogenado positivo. Os recém-nascidos submetidos à NP por períodos mais prolongados necessitam de calorias adicionais para ganho ponderal. O padrão de crescimento adequado mais aceito é, como mencionado, o correspondente ao feto normal, no útero, em uma idade pós-conceptual similar ao recém-nascido pré-termo fora do útero.

INDICAÇÕES

A NP é indicada quando a alimentação enteral não for possível ou quando as necessidades calóricas e nutricionais, fornecidas por via enteral, não forem suficientes. Normalmente, indica-se a NP em recém-nascidos com peso de nascimento inferior a 1.500g, submetidos à ventilação mecânica, na presença de sepse, asfixia perinatal (alto risco para desenvolver enterocolite necrosante), doenças cirúrgicas e em pós-operatório, ou ante qualquer doença que impeça a alimentação enteral.

A recomendação atual é a introdução precoce, ou seja, até 48 horas de vida, desde que não haja contra-indicação da NP.

VIAS DE ADMINISTRAÇÃO

A NP pode ser administrada para recém-nascidos através de veias periféricas ou cateter central. A NP periférica está indicada para os recém-nascidos que vão utilizá-la por período relativamente curto (10-14 dias).

A concentração de glicose nas soluções de NP periférica deve limitar-se a 12,5% pelo risco de esclerose venosa e lesões cutâneas. A NP periférica, em combinação com as soluções de lipídeos, pode ofertar 60-80kcal/kg/dia, permitindo retenção e balanço nitrogenado positivo.

A NP, através de cateter central, está mais indicada para os recém-nascidos com falta de acesso venoso, aumento das necessidades calóricas ou que necessitem de restrição hídrica e, especialmente, quando utilizada por período superior a duas semanas. Dá-se preferência aos cateteres de silicone introduzido por via percutânea; na falta desses, as dissecções venosas, com técnica de tunelização estão indicadas. A ponta do cateter deve localizar-se na junção da veia cava com o átrio direito. Os cateteres umbilicais têm maior risco de infecção, devendo ser evitados. A via central também é a preferencial nos recém-nascidos que recebem alta hospitalar necessitando de suporte de NP domiciliar.

COMPONENTES DA NUTRIÇÃO PARENTERAL

Fluidos – os determinantes práticos que estabelecem as necessidades hídricas do recém-nascido são o peso, a diurese e a densidade urinária. Débitos urinários entre 20 e 24ml/kg/dia e densidades urinárias entre 1.004 e 1.010 geralmente indicam oferta adequada de volume. A recomendação atual é bem ampla, situando as necessidades entre 60 e 180ml/kg/dia, ressaltando-se que quanto menor e mais imaturo o recém-nascido, maiores serão suas perdas insensíveis e, conseqüentemente, suas necessidades hídricas (Tabela 5.33).

Energia – as necessidades calóricas de um recém-nascido em crescimento, alimentado por via parenteral, variam de 80 a 90kcal/kg/dia. Esses valores são basais, devendo ser ajustados de acordo com a atividade, a temperatura corpórea, o estresse e os estados hipercatabólicos. Em algumas situações, atualmente bastante comuns, como na displasia broncopulmonar, as necessidades calóricas podem chegar a 150kcal/kg/dia, o que não se obtém exclusivamente com a NP.

Tabela 5.33 – Necessidades hídricas diárias, segundo o peso de nascimento (PN) e a idade do recém-nascido.

PN (g)	Volume (ml/kg)		
	1º e 2º dias	3º dia	15º-30º dias
750-1.000	105	140	150
1.001-1.250	100	130	140
1.251-1.500	90	120	130
1.501-2.000	80	110	130
≥ 2.001	70	80	130

Fototerapia: aumentar 20-30ml/kg/dia.
Calor radiante: aumentar 20-30ml/kg/dia.
Suporte ventilatório mecânico: diminuir 30%.

Carboidratos – o carboidrato universalmente utilizado em NP é a glicose, embora o recém-nascido pré-termo apresente capacidade limitada em metabolizá-la. Nesses recém-nascidos, recomenda-se velocidade inicial de infusão de 4mg/kg/min, pelo risco de apresentarem hiperglicemia e glicosúria, podendo ser elevada até 6mg/kg/min. Incrementos acima deste valor devem ser feitos lentamente e com monitorização laboratorial. Nos recém-nascidos de termo, a velocidade inicial de infusão é de 6mg/kg/min, podendo ser elevada até 10mg/kg/min. A taxa de infusão de glicose depende fundamentalmente da tolerância particular de cada recém-nascido e o objetivo maior é promover oferta calórica adequada, sem provocar hiperglicemia em níveis potencialmente deletérios, com hiperosmolaridade e desidratação.

Proteínas – são indispensáveis para o crescimento, embora sejam de pouca valia como fonte energética. O nitrogênio deve ser fornecido em quantidade adequada à síntese protéica requerida para um crescimento normal e para a renovação e o reparo tecidual. Os recém-nascidos em NP recebem nitrogênio por meio das soluções de aminoácidos (essenciais e não-essenciais), com objetivo de promover um aminograma plasmático semelhante ao perfil de um recém-nascido alimentado com leite humano.

A tendência atual é de se introduzir a solução de aminoácidos já no primeiro dia da administração da NP, iniciando-se com 1g/kg/dia, aumentando-se 0,5 a 1g/kg/dia, até se atingir 3 a 3,5g/kg/dia. Para a máxima utilização do nitrogênio, deve haver uma relação de 1/160 a 1/200 entre gramas de nitrogênio e calorias não-protéicas, lembrando que 6,25g de aminoácidos fornecem 1 grama de nitrogênio.

As soluções habitualmente prescritas são: Aminoped a 10%, Aminoplasmal a 10% e Pediamino PLM a 10% (Quadro 5.17).

Quadro 5.17 – Composição da solução de aminoácidos (Aminoped® a 10%).

Aminoácidos essenciais		Aminoácidos semi-essenciais	
L-isoleucina	6,4g/l	L-arginina	6,40g/l
L-leucina	10,75g/l	L-histidina	4,14g/l
L-lisina	7,09g/l		
L-metiona	4,62g/l	Aminoácidos não-essenciais	
L-fenilalanina	4,57g/l	Glicina	4,14g/l
L-treonina	5,15g/l	L-alanina	7,16g/l
L-triptofano	1,83g/l	L-serina	9,03g/l
L-valina	7,09g/l	L-prolina	16,19g/l
L-cisteína	0,38g/l	L-tironina	5,49g/l

Gorduras – os lipídeos são as fontes calóricas de maior densidade, fornecendo 9 calorias por grama. A grande vantagem da adição de gorduras na NP, principalmente no período neonatal, reside no alto valor calórico associado à isotonicidade, facilitando sua administração inclusive através de veias periféricas, além de, já em pequenas quantidades (0,5g/kg/dia), prevenirem a deficiência de ácidos graxos. As soluções contendo óleo de soja são as mais recomendadas por apresentar quantidades maiores de ácido linolênico.

Atualmente recomendam-se as soluções a 20%, pela melhor relação entre as gorduras e os fosfolipídeos e maior densidade calórica. Inicia-se com 0,5g/kg/dia, em torno do quarto ou quinto dia de vida, com incrementos de 0,5g/kg/dia, até o máximo de 3,5g/kg/dia. Nos recém-nascidos pré-termo, os níveis de triglicerídeos e colesterol devem ser verificados mais amiúde, pois esses recém-nascidos são menos tolerantes às gorduras. Níveis de triglicerídeos acima de 200mg/dl justificam a diminuição ou a suspensão da gordura ofertada intravenosamente.

Os riscos potenciais do excesso de lipídeos incluem depósito de gordura no sistema retículo-endotelial, com conseqüente comprometimento da sua função, além de plaquetopenia e diminuição da capacidade de difusão do oxigênio em território pulmonar.

A solução de gordura é habitualmente infundida em 24 horas, não excedendo a velocidade de 0,15g/kg/hora. Em vigência da fase aguda da sepse, plaquetopenia ou hiperbilirrubinemia, deve-se diminuir (ou suspender) a quantidade infundida de lipídeos.

As soluções habitualmente prescritas são: Intralipid a 20%, Lipofundim MTC a 20% e Lipovenus a 20% (Quadro 5.18).

Quadro 5.18 – Composição da solução de gorduras (Intralipid® a 20%).

Óleo de soja	200g
Fosfolipídeo da gema de ovo	12g
Glicerol	22,5g
Água destilada q.s.p.	1.000ml

Eletrólitos – as necessidades eletrolíticas variam com a condição clínica do recém-nascido, sendo dependentes de vários fatores, como a função renal, o estado de hidratação e o uso de diuréticos.

• **Sódio** – as necessidades básicas de sódio giram em torno de 3mEq/kg/dia, porém os RNMBP podem necessitar até de 8mEq/kg/dia; nessa condição, é imprescindível controle laboratorial freqüente. Habitualmente, o sódio é introduzido a partir de 48 horas de vida, sendo que 2 a 4mEq/kg/dia, normalmente, são suficientes para manter níveis séricos em torno de 130 a 150mEq/l.

• **Potássio** – as necessidades habituais de potássio estão em torno de 2 a 3mEq/kg/dia, devendo a oferta ser iniciada a partir de 48 horas de vida, logo após a estabilização da diurese. Nos RNMBP, em virtude de menor taxa de filtração glomerular, aliada à presença de acidose metabólica e balanço calórico negativo, os níveis de potássio, nos primeiros dias de vida, podem ser mais elevados, devendo-se, assim, evitar a reposição sem determinação sérica prévia.

• **Cloro** – as necessidades diárias variam de 2 a 3mEq/kg/dia, sendo fornecido em forma de NaCl e KCl.

• **Acetato** – in vivo, é rapidamente metabolizado em bicarbonato e, portanto, pode ser utilizado para a prevenção da acidose metabólica. O íon acetato é compatível com todos os componentes da NP, não provocando precipitações. Ainda não foram estabelecidas as necessidades diárias de acetato.

Minerais

• **Cálcio** – as necessidades básicas de cálcio variam de 10 a 50mg/kg/dia de cálcio elementar. Essas quantidades devem ser fornecidas sob a forma de gluconato e glicerofosfato de cálcio, porém os sais de cálcio e os fosfatos formam complexos insolúveis nas soluções, quando em concentrações elevadas, e nem sempre é possível fornecer as quantidades ideais de cálcio e fósforo para se evitar a osteopenia da prematuridade.

• **Fósforo** – além da função estrutural, o fósforo exerce ação no transporte de energia e liberação de oxigênio, influenciando ainda a fagocitose leucocitária. As recomendações habituais de fósforo variam de 0,5 a 2mMol/kg/dia (20 a 60mg/kg/dia).

• **Relação cálcio/fósforo** – no leite humano, esta relação é de 2:1, permitindo assim uma mineralização óssea adequada. A relação das soluções utilizadas na NP situam-se em torno de 1,7:1, relativamente próxima da situação ideal. Relações inversas podem causar hipocalcemia, aumento da secreção do paratormônio e osteopenia.

• **Magnésio** – as doses habituais de manutenção situam-se entre 0,6 e 1mEq/kg/dia (7 e 10mg/kg/dia). Recomenda-se a monitorização sérica antes da reposição de doses mais elevadas de magnésio (Quadro 5.19).

Quadro 5.19 – Soluções utilizadas na NP e seus equivalentes por ml.

Sódio	NaCl a 20%	1ml = 3,4mEq
	Acetato de sódio a 10%	1ml = 2,0mEq
	Acetato de sódio a 27,2%	1ml = 0,74mEq
Potássio	KCl a 19,1%	1ml = 2,5mEq
	KCl a 2mEq/ml	1ml = 2,0mEq
Cálcio	Gluconato de cálcio a 10%	1ml = 1,5mEq
Fósforo	Fosfato diácido de K a 25%	1ml = 1,8mEq
	Fosfato monoácido de K a 25%	1ml = 2,9mEq
Magnésio	MgSO$_4$ a 10%	1ml = 0,8mEq
	MgSO$_4$ a 12,3%	1ml = 1,0mEq
	MgSO$_4$ a 50%	1ml = 4,0mEq

Vitaminas – são fornecidas em soluções multivitamínicas, que são adicionadas à solução parenteral. As doses enterais recomendadas servem apenas como base, já que as soluções intravenosas podem sofrer influências em relação ao recipiente utilizado e à fotodegradação.

As vitaminas hidrossolúveis compreendem a vitamina C e as do complexo B. As quantidades dessas vitaminas, por via intravenosa, devem ser maiores do que as ofertadas por via enteral, pois grande parte é excretada pelos rins. Elas são habitualmente adicionadas à NP em quantidades três vezes maiores do que as doses orais.

As vitaminas lipossolúveis compreendem as vitaminas A, D, E e K. Essas vitaminas, quando ofertadas em excesso, podem acumular-se no organismo, com risco de provocar intoxicações.

As soluções vitamínicas não contêm a vitamina K. Esta deve ser ofertada, semanalmente, na dose de 1mg, por via intramuscular (Quadro 5.20).

Quadro 5.20 – Composição das soluções multivitamínicas (Polivit A® e Polivit B®).

Polivit A® (10ml)	Polivit B® (5ml)
Vitamina A 2.300UI	Vitamina B$_7$ 20mcg
Vitamina D 400UI	Vitamina B$_9$ 140mcg
Vitamina E 7mg	Vitamina B$_{12}$ 1mcg
Vitamina B$_1$ 1,2mg	Vitamina B$_2$ 1,4mg
Vitamina B$_3$ 17mg	
Vitamina B$_5$ 5mg	
Vitamina B$_6$ 1mg	
Vitamina C 80mg	
Polivit A 4ml/dia (RNMBP) e 6,5ml/dia (RNT e RNPT > 1.500g)	
Polivit B 2ml/dia (RN de termo e RNPT)	

Oligoelementos – apesar de as soluções básicas de NP não conterem oligoelementos, estes podem estar presentes como contaminantes, além da sua presença no sangue e em outros hemoderivados que essas crianças possam receber.

Os sinais clínicos da deficiência de oligoelementos dificilmente aparecem antes da quarta semana de vida, e a possibilidade de se ofertar dieta enteral, mesmo em pequenas quantidades, já são suficientes para prevenir a deficiência (Quadro 5.21).

Quadro 5.21 – Necessidades de oligoelementos e composição de Oliped® e Neo-zinc®.

Oligoelemento (mcg)	Necessidade diária (mcg/kg/dia)		Neo-zinc® (mcg/ml)	Oliped® (mcg/ml)
	De termo	Pré-termo		
Zinco	250	400	200	100
Cobre	20	20		20
Manganês	1	1		6
Cromo	0,2	0,2		0,17

RN de termo = Oliped® (1ml/kg/dia) + Neo-zinc® (0,75ml/kg/dia).
RN pré-termo = Oliped® (1ml/kg/dia) + Neo-zinc® (1,5ml/kg/dia).

Controles clínicos e laboratoriais dos recém-nascidos submetidos à nutrição parenteral:

- peso: diário;
- perímetro cefálico: semanal;
- comprimento: semanal;
- glicemia: no mínimo uma vez por dia;
- eletrólitos: uma vez por semana;
- uréia e creatinina: uma vez por semana;
- transaminases: uma vez a cada duas semanas;
- proteínas (total e frações): uma vez a cada duas semanas;
- hematócrito e hemoglobina: uma vez por semana; e
- triglicerídeos: uma vez por semana.

Em recém-nascidos pré-termo, principalmente menores do que 32 semanas ou 1.500g, deve-se determinar cálcio, fósforo e fosfatase alcalina na segunda semana de vida, e depois, a cada 15 dias.

O ideal é que todos essas determinações laboratoriais sejam realizadas por meio de micrométodos, para se evitar a espoliação de sangue e, conseqüentemente, a necessidade de transfusões.

COMPLICAÇÕES DA NUTRIÇÃO PARENTERAL

1. Relativas à técnica de infusão:
   - mau posicionamento do cateter;
   - tromboses;
   - tromboflebites;
   - infiltrações;
   - infecções.

2. Relativas à capacidade metabólica limitada do recém-nascido:
   - hiperglicemia pela oferta excessiva ou por alterações em seu estado basal (infecções), ou por irregularidades no fluxo de infusão;
   - hipoglicemia por interrupção da infusão por uso inadequado de insulina ou na presença de infecções;
   - hiperazotemia pela oferta excessiva de nitrogênio;

- alterações eletrolíticas, de minerais e de vitaminas, por oferta inadequada;
- hipertrigliceridemia e aumento de ácidos graxos por oferta lipídica aquém da capacidade do recém-nascido;

3. Relativas à própria infusão:
   - aminograma alterado;
   - hipercolesterolemia;
   - hiperfosfolipidemia;

4. Relativas ao método:
   - hipotrofia da mucosa digestiva;
   - alterações hepáticas.

BIBLIOGRAFIA

1. AMERICAN ACADEMY OF PEDIATRICS, WORKGROUP ON BREAST FEEDING – Breast feeding and the use of human milk. Pediatrics 100:1035, 1997. 2. BUTS, J.P. et al. – Polyamina profiles in human milk. Infant artificial formulas, and semi-elemental diets. J. Pediatr. Gastroenter. Nutr. 21:44, 1995. 3. COSTARINO Jr., A.T. & BAUMGART, S. – Water as nutrition. In Tsang, R.C.; Lucas, A.; Uauy, R. & Zlotkin, S. (eds.). Nutritional Needs of the Preterm Infant. Baltimore, Williams and Wilkins, 1993, p. 1. 4. DENNE, S.C. et al. – Nutrition and metabolism in the high-risk neonate. In Fanaroff, A.A. & Martin, R.J. (eds.). Neonatal – Perinatal Medicine. 6th ed., St. Louis, Mosby, 1997. 5. ESCOBAR, A.M.U. et al. – Neonatologia. In Telles Jr., M. & Tannuris, U. (eds.). Suporte Nutricional em Pediatria. São Paulo, Atheneu, 1994, p. 181. 6. FORGET, P. et al. – Fasting gastric fluid and fecal polyamine concentrations in premature infants. J. Pediatr. Gastroenter. Nutr. 24:389, 1997. 7. HAMOSH, M. et al. – Protective function of human milk: the milk fat globule. Semin. Perinat. 23:242, 1999. 8. HEIRD, W.C. & GOMEZ, M.R. – Parenteral nutrition. In Tsang, R.C.; Lucas, A.; Uauy, R. & Zlotkin, S. (eds.). Nutritional Needs of the Preterm Infant. Baltimore, Williams and Wilkins, 1993, p. 225. 9. KASHYAP, S. et al. – Growth, nutrient retention, and metabolic response of low-birth weight infants fed supplemented and unsupplemented preterm human milk. Am. J. Clin. Nutr. 52:254, 1990. 10. LEONE, C.R. – Controvérsias na nutrição do recém-nascido de muito baixo peso. In Alves Filho, N. & Correa, M.D. Manual de Perinatologia. 2ª ed., Rio de Janeiro, Medsi, 1995. 11. LUCAS, A. et al. – Randomized outcome trial of human milk fortification and developmental outcome in preterm infants. Am. J. Clin. Nutr. 64:142, 1996. 12. JOGSON, M.A.L.; MASON, E.O. & SCHANLER, R.J. – The effects of nutrient fortification and varying storage conditions on host defense properties of human milk. Pediatrics 100:240, 1997. 13. PATTON, S. – Detection of large fragments of the human milk mucin MUC-1 in feces of breast-fed infants. J. Pediatr. Gastroenterol. Nutr. 18:225, 1994. 14. PEREIRA, G.R. – Nutritional care of the extremely premature infant. Clin. Perinat. 22:61, 1995. 15. RÄIHÄ, N.C.R. & AXELSSON, I.E. – Protein nutrition during infancy. An update. Pediatr. Clin. North Am. 42:745, 1995. 16. RAMOS, J.L.A. & LEONE, C.R. – Nutrição do recém-nascido de baixo peso. In Ramos, J.L.A. & Leone, C.R. O Recém-Nascido de Baixo Peso. São Paulo, Sarvier, 1986. 17. RUDLOFF, S. & KUNZ, C. – Protein and non protein nitrogen components in human milk, bovine milk and infant formula: quantitative and qualitative. Aspects in Infant Nutrition. J. Pediatr. Gastroenterol. Nutr. 24:328, 1997. 18. SCHANLER, R.J. et al. – Feeding strategres for premature infants: randomized trial of gastrointestinal priming and tube-feeding method. Pediatrics 102:434, 1999. 19. SCHANLER, R.J.; SHULMAN, R.J. & LAU, C. – Feeding strategies for premature infants: beneficial outcomes of feeding fortified human milk versus preterm formula. Pediatrics 103:1150, 1999. 20. SUN, Y. et al. – Nutrition. In Cloherty, J.P. & Stark, A.R. (eds.). Manual of Neonatal Care. Philadelphia, Lippincott-Raven, 1998, p. 101. 21. TROCHE, B. et al. – Early minimal feedings promote growth in critically ill premature infants. Biol. Neonate 67:172, 1995. 22. Van BEEK, R.H.T.; CARNÍELLI, V.P. & SAUER, P.J.J. – Nutrition in the neonate. Curr. Opin. Pediatr. 7:146, 1995.

1	**Conceito, Fisiopatologia e Fatores de Risco**
	da Asfixia Perinatal

MARIA CRISTINA KORBAGE DE ARAUJO
EDNA MARIA DE ALBUQUERQUE DINIZ

CONCEITO

Asfixia perinatal é caracterizada pela deficiência no suprimento de oxigênio tecidual. Ocorre geralmente no período que antecede ao parto ou mesmo durante o trabalho de parto.

A diminuição da oferta de oxigênio (O_2) para os tecidos pode ocorrer por meio de dois mecanismos patogênicos: *hipoxemia* (diminuição da quantidade de oxigênio circulante) e *isquemia* (diminuição da quantidade de sangue que perfunde determinado tecido). Uma característica adicional da asfixia é a hipercapnia, que resulta de efeitos metabólicos e fisiopatológicos decorrentes da hipoxemia e da isquemia.

Clinicamente, a **asfixia** é caracterizada por uma seqüência de eventos que dependem da intensidade e da duração dos fatores desencadeantes. Estes eventos são:

• Índice de Apgar baixo no primeiro minuto de vida (à custa de freqüência cardíaca menor do que 100 batimentos por minuto, freqüência respiratória irregular ou ausente com cianose), não responsivo às manobras de reanimação, mantendo-se persistentemente baixo – menor ou igual a 5 – no 5º, 10º ou 20º minuto de vida. Embora, isoladamente, o índice de Apgar não seja mais aceito para definir asfixia, é considerado, ainda, um de seus indicadores, por ser de aplicação fácil. Deve-se, entretanto, lembrar que os prematuros são mais hipoativos e apresentam respostas reflexas mais imaturas do que os recém-nascidos de termo, interferindo nesse índice.

• Exame neurológico alterado nos primeiros dias de vida.

• Acidemia com aumento de lactato sérico.

• Disfunção de múltiplos órgãos.

Clinicamente, a **depressão neonatal** é caracterizada por índice de Apgar baixo no primeiro minuto de vida; porém, o recém-nascido responde bem às manobras de reanimação e não apresenta a seqüência dos eventos supracitados.

FISIOPATOLOGIA

O feto depende da placenta para suas trocas gasosas e, embora seus tecidos apresentem baixo conteúdo de oxigênio, seu metabolismo normalmente não chega a ser hipóxico, mantendo-se aeróbio por causa da hemoglobina fetal [que tem afinidade elevada por oxigênio, pelo mecanismo adaptativo de velocidade de perfusão nos tecidos fetais (maior do que no adulto) e pelo baixo consumo tecidual de oxigênio (por necessidade de termorregulação e esforço respiratório baixos)].

Durante o trabalho de parto, em geral, ocorre algum grau de asfixia, ocasionada pela redução da perfusão sangüínea placentária a cada contração, com conseqüente queda das trocas gasosas, oca-

sionando hipoxemia e hipercapnia transitórias. Esses efeitos são recuperáveis a cada intervalo entre as contrações, porém são cumulativos: quanto maior a duração do trabalho de parto, maiores serão a hipoxemia, a hipercapnia e a acidemia resultantes.

Ao nascimento, a circulação fetal assume o padrão de adulto (ver capítulo Reanimação Neonatal), a menos que ocorra asfixia importante.

Quando existe queda no suprimento de oxigênio tecidual (asfixia perinatal), mesmo que transitória e leve (depressão neonatal), ocorre resposta imediata e fisiológica para evitar o dano permanente. Essa resposta consiste basicamente de uma alteração circulatória e hemodinâmica. O feto e o recém-nascido respondem com aumento do fluxo direito-esquerdo através do forame oval e redistribuição do fluxo sangüíneo, havendo desvio preferencial para a cabeça e o coração, com redução do fluxo para os órgãos não-vitais. O conseqüente aumento da resistência vascular periférica eleva a pressão sangüínea na fase precoce do período da asfixia, e esta se manterá elevada enquanto o miocárdio puder suportar o débito cardíaco. Com a continuidade desse processo, ocorre aumento da hipóxia e da acidose, e o miocárdio entra em falência, causando queda tanto no débito cardíaco quanto na pressão sangüínea; verifica-se também alteração no padrão respiratório, que se inicia com movimentos respiratórios irregulares (de aparecimento ainda intra-uterino), seguidos de apnéia de curta duração (30 segundos a 1 minuto), conhecida como *apnéia primária*. Se o processo de asfixia não for corrigido, a respiração continuará irregular e cessará após 3 a 4 minutos, caracterizando a *apnéia secundária*. Nesse momento, o óbito ocorrerá, a menos que sejam instituídas as manobras de reanimação.

Os estudos realizados em macacos Rhesus mostraram que a história natural de asfixia perinatal é semelhante para todas as espécies; demonstrou-se em macacos anestesiados, com asfixia provocada pela ligadura do cordão umbilical, que depois de 12 a 15 minutos de asfixia os níveis pressóricos aproximavam-se de zero e que os animais reanimados após 10 a 15 minutos de asfixia sobreviveram, enquanto aqueles que o foram após 20 a 35 minutos faleceram por choque cardiogênico, apesar dos cuidados intensivos de reanimação.

Na asfixia provocada por diversos processos, observar-se a seguinte seqüência de fatos:

1. Hipoxemia inicial.

2. Alterações circulatória e hemodinâmica adaptativas: redistribuição do fluxo sangüíneo para manter as circulações cerebral e miocárdica, por redução na resistência vascular desses órgãos e aumento na resistência vascular periférica.

3. Alteração no ritmo respiratório: *apnéia primária seguida de apnéia secundária.*

4. Piora da hipoxemia, acidose láctica e hipercapnia: a hipóxia persistente impossibilita o metabolismo celular aeróbio, com formação de ácido láctico e conseqüente redução do pH; a hipercapnia é favorecida por um somatório de efeitos metabólicos e fisiológicos tais como a presença de acidose, o aumento no fluxo sangüíneo cerebral (reperfusão) e a vasoconstrição periférica.

5. Esgotamento dos mecanismos adaptativos: redução da oferta de oxigênio para órgãos vitais.

6. Disfunção de múltiplos órgãos e sistemas:

• *Miocárdio* – a hipóxia conduz inicialmente à diminuição da atividade metabólica do miocárdio (por redução do metabolismo aeróbio e início do anaeróbio), com queda na freqüência cardíaca (observada somente em recém-nascidos de termo) por ativação vagal e estímulo de barorreceptores arteriais periféricos, sendo seguida de ativação transitória do sistema nervoso autônomo simpático, com taquicardia de curta duração; após o esgotamento dessa fase, ocorre redução progressiva do glicogênio cardíaco (para a produção de energia por meio da glicólise), com queda progressiva da freqüência cardíaca, liberação de enzimas do músculo cardíaco e repercussões na repolarização; finalmente, o choque cardiogênico sobrevém por esgotamento energético, associado às alterações hemodinâmicas que se repercutem no retorno venoso.

• *Pulmão* – a hipóxia favorece a persistência do padrão fetal circulatório, mantendo o "shunt" direito-esquerdo através do forame oval e do canal arterial, caracterizando o quadro de hipertensão pulmonar persistente. Além disso, a vasoconstrição pulmonar, decorrente da hipóxia e da hipercapnia, pode resultar em isquemia pulmonar, lesão celular e redução do surfactante alveolar.

• *Rim* – a vasoconstrição persistente ocasiona isquemia no túbulo proximal que, associada à presença de mioglobina, liberada das fibras musculares, pode causar necrose tubular aguda.

• *Trato gastrintestinal* – vasoconstrição persistente gera a isquemia mesentérica favorecendo a enterocolite necrosante.

• *Alterações hematológicas* – coagulação intravascular disseminada ocorre principalmente pela presença de hipotensão, associada à acidose e à hipóxia por estímulo direto do fator antiplaquetário.

• *Alterações metabólicas* – hipoglicemia ocorre por aumento na glicólise anaeróbia inerente à hipóxia; hipocalcemia ocorre por aumento da calcitonina que é estimulada pelo estresse, o qual libera cortisol, catecolaminas e glucagon, substâncias que atuam no estímulo da calcitonina.

• *Sistema nervoso central* – os mecanismos de lesão cerebral, embora ainda não muito claros na seqüência dos eventos, envolvem múltiplos aspectos, sendo a encefalopatia hipóxico-isquêmica caracterizada por aspectos neuropatológicos e clínicos, que estão descritos separadamente pela importância que apresentam.

ENCEFALOPATIA HIPÓXICO-ISQUÊMICA
(Ver capítulo específico nesta mesma seção)

O funcionamento adequado dos neurônios depende da oferta de oxigênio e de glicose, que são substratos para a produção de moléculas ricas em energia, ATP e fosfocreatina. Essas moléculas fornecem energia para a manutenção do funcionamento da bomba de sódio, essencial para a estabilização do potencial elétrico da membrana citoplasmática da célula nervosa. Os mecanismos de despolarização e repolarização da membrana neuronal são a base da condução do impulso nervoso que, em última análise, é a essência do funcionamento do sistema nervoso central (SNC). Como as reservas de ATP e fosfocreatina do SNC são limitadas, existe necessidade de reposição contínua dessas moléculas. A produção desses compostos é feita por meio da glicólise, cuja reação possui uma fase

anaeróbia e outra aeróbia. Uma molécula de glicose fornece duas moléculas de ATP na fase anaeróbia e 36 na fase aeróbia. Assim, é fácil entender a limitação do rendimento da reação glicolítica determinada pela hipóxia, pois, de um total de 38, a reação produzirá apenas duas moléculas de ATP.

Durante a asfixia, hipoxemia e isquemia muitas vezes ocorrem concomitantemente ou em seqüência a ela, sendo que, em geral, a hipercapnia está presente. O mecanismo de isquemia para a lesão cerebral no período perinatal parece ser mais importante do que o de hipoxemia, dentre as duas formas de diminuição da oferta de oxigênio. Além disso, o período de reperfusão que se segue provavelmente é mais deletério para o tecido cerebral do que a isquemia.

Os possíveis mecanismos bioquímicos para a alteração inicial da função cerebral durante a asfixia são:

• *Alterações regionais da formação de ATP* – com hipoxemia, apesar da oferta aumentada inicial de glicose para o cérebro (por aumento do fluxo sangüíneo cerebral inicial), ocorre aumento da glicólise anaeróbia, com redução de ATP; a redução de fosfocreatina e a de fosforilação oxidativa são mais tardias, após a instalação de isquemia, que termina por reduzir o fornecimento de glicose cerebral, aumentando a glicólise anaeróbia e a acidose intracelular (por formação de lactato e de íons hidrogênio).

• *Acúmulo de potássio extracelular* – ocorre por alteração na bomba de sódio.

• *Acidose intracelular* – durante a glicólise anaeróbia ocorre acidose por formação de lactato e de íons hidrogênio.

• *Peroxidação lipídica* – ocorre na primeira hora de hipoxemia, sendo o mais tardio dos efeitos deletérios, com conseqüente alteração na atividade da Na^+, K^+-ATPase, enzima crucial na regulação do fluxo de íons através das membranas e dependente do fosfolipídeo da membrana celular. Acredita-se que a peroxidação lipídica ocorra por formação de radicais livres formados durante a hipóxia. Esses radicais livres são responsáveis pela peroxidação de ácidos graxos poliinsaturados (PUFA) da membrana citoplasmática e também pelo dano ao DNA e às proteínas que contêm grupos insaturados ou do tipo sulfidril.

• *Fluxo alterado de íons* – o aumento do cálcio intracelular desencadeia diversos efeitos deletérios para a célula cerebral, entre eles: hidrólise fosfolipídica, com lesão de membrana celular; ativação do ácido araquidônico, com formação de radicais livres; proteólise dos neurofilamentos, com rotura microtubular; dano nuclear; diminuição da produção de ATP; auto-oxidação das catecolaminas; oxidação das hipoxantinas até ácido úrico, com mais formação de radicais livres; formação de óxido nítrico, com efeito tóxico para os neurônios e ativação de glutamato, que atualmente é reconhecido como o principal fator deletério para o cérebro, causador da morte cerebral.

• *Fluxo alterado de neurotransmissores* – mesmo a hipoxemia moderada pode reduzir a síntese de acetilcolina, dopamina, norepinefrina e serotonina. Outros compostos que interferem na neurotransmissão também podem ser afetados, tais como AMP-cíclico, GMP e ácido gama-aminobutírico.

Os efeitos bioquímicos são quantitativamente semelhantes na hipoxemia e na isquemia ou em ambos. Inicialmente, o conteúdo da glicose cai rapidamente (mesmo estando a glicemia normal), ocorre acúmulo de lactato e queda da fosfocreatina (em níveis inferiores a 20%). Após um breve período de tempo ocorre maior queda de fosfocreatina e finalmente de ATP. Se for iniciado o suporte ventilatório rapidamente, o metabolismo cerebral pode retornar ao normal em 20 a 30 minutos. A hipercapnia que acompanha a hipóxia pode ser inicialmente benéfica, por manter ou aumentar o fluxo cerebral e também por reduzir o metabolismo cerebral; entretanto, com a maior elevação da hipercapnia, ocorre queda abrupta do pH intracelular.

Quadro 5.22 – Fatores de risco associados à depressão neonatal e à asfixia perinatal.

Antenatais	Intraparto
Diabetes materno	Parto cesariano emergencial
Doença hipertensiva da gestação	Trabalho de parto prolongado
Hipertensão crônica	Trabalho de parto prematuro
Sangramento do segundo ou terceiro trimestre	Rotura prolongada de membranas
Infecção materna	Fisometria
Poliidrâmnio	Apresentação pélvica
Oligoidrâmnio	Segunda fase do trabalho de parto > 2 horas
Gestação prolongada	Anestesia geral
Gestação múltipla	Narcóticos antes de 4 horas do parto
Uso de drogas	Mecônio
Terapia materna (magnésio, beta-adrenérgicos)	Descolamento prematuro de placenta
Anemia ou isoimunização	Placenta prévia
Malformação fetal	Prolapso de cordão umbilical

O resultado final da falta de energia é a cascata de eventos que inclui, principalmente, o acúmulo de cálcio intracelular (cálcio citosólico), ativação de fosfolipases, formação de radicais livres e alterações metabólicas, os quais podem levar à morte cerebral. O crucial distúrbio mitocondrial, que precipita essa cascata de efeitos deletérios, persiste no período que se segue ao da lesão, sendo ainda mais intensos nesse período pós-asfíxico. A morte cerebral pode ocorrer rapidamente, em minutos, iniciada pela ativação dos receptores de glutamato, com entrada de sódio na célula através de todos os receptores, e conseqüentemente edema e lise celular. Outra forma de morte cerebral, provavelmente a mais freqüente, pode acontecer após muitas horas e é iniciada também pela ativação de receptores de glutamato, com aumento do cálcio citosólico, além do sódio intracelular.

RESISTÊNCIA CEREBRAL À ASFIXIA

Alguns fatores são relevantes para a resistência do cérebro do feto e do recém-nascido aos efeitos deletérios causados pela asfixia. São eles:

1. Boa reserva de glicose endógena cerebral: mais proeminente no recém-nascido do que no adulto.

2. Baixa utilização de energia: o feto de termo apresenta menor necessidade de utilização de energia do que o recém-nascido e, portanto, maior resistência.

3. Baixo fluxo sangüíneo cerebral: o prematuro apresenta esse fluxo duas vezes menor do que o recém-nascido de termo e cinco vezes menor do que o adulto e, portanto, maior resistência.

4. Baixa fração de extração de oxigênio pelas células cerebrais: mais proeminente no prematuro do que no recém-nascido de termo.

5. Menor capacidade de acumular lactato: mais proeminente no prematuro.

6. Maior capacidade de utilização de lactato e cetonas para a produção de energia: mais proeminente no recém-nascido do que no adulto.

7. Capacidade de redistribuição do fluxo sangüíneo para o cérebro: mecanismo adaptativo, mais proeminente no feto e no recém-nascido do que no adulto.

FATORES DE RISCO

O recém-nascido pode ser acometido por problemas intra-uterinos, maternos, placentários ou do próprio feto, bem como decorrentes do tipo, intercorrências ou duração do parto. Problemas de origem neonatal são mais raros, mas incluem pneumotórax espontâneo, pneumonia ou obstrução mecânica das vias aéreas, entre outros. Os fatores de risco mais freqüentes estão apresentados no quadro 5.22.

Outros fatores podem influenciar o dano causado pela asfixia:

• Hiperglicemia: a glicose é tóxica para o feto asfixiado, aumentando a acidose.

• Acidose láctica: leve ou moderada, aparentemente é protetora para o dano cerebral, enquanto a grave piora o desenvolvimento cerebral.

• Pós-maturidade: pode aumentar o risco de lesão cerebral já existente no recém-nascido asfixiado.

• Prematuridade: aumenta o risco de necrose periventricular.

• Crescimento intra-uterino retardado: aumenta o risco de lesão pós-asfíxica, por menor habilidade, nesse tipo de recém-nascido, para realizar a fase adaptativa da asfixia.

• Danos repetidos: episódios repetidos de asfixia atingem também a região do tálamo e do estriado, aumentando o dano cerebral, que é caracterizado como paralisia cerebral coreatetóide.

• Compressão prolongada do cordão umbilical: a compressão por mais de 10 minutos pode fazer com que o dano cerebral possa atingir a região do hipocampo.

BIBLIOGRAFIA

1. DINIZ, E.M.A. & ARAUJO, M.C.K. – Respiração e circulação. In Vaz, F.A.C.; Manissadjian, A. & Zugaib, M. *Assistência à Gestante de Alto Risco e ao Recém-Nascido nas Primeiras Horas*. 1ª ed., São Paulo, Atheneu, 1993. 2. Du PLESSIS, A.J. & JOHNSTON M.V. – Hypoxic-isquemic brain injury in the newborn: cellular mechanisms and potential strategies for neuroprotection. *Clin. Perinatol.* **24**:627, 1997. 3. RIVKIN, M.J. – Hypoxic-isquemic brain injury in the term newborn: neuropathology, clinical aspects, and neuroimaging. *Clin. Perinatol.* **24**:607, 1997. 4. Vannucci, R. & Palmer C. – Hypoxic-isquemic: pathogenesis and neuropathology. In Fanaroff A.A. & Martin R.J. *Neonatal-Perinatal Medicine. Diseases of the Fetus and Infant.* 6th ed., Baltimore, Mosby, 1997. 5. VOLPE J.J. – Hypoxic-isquemic encephalopathy: biochemical and physiological aspects. In Volpe, J.J. *Neurology of the Newborn*. 4th ed., Philadelphia, Saunders, 1995.

VALDENISE MARTINS L. TUMA CALIL
CHANG YIN CHIA

A avaliação da presença e da gravidade da asfixia perinatal depende de alguns índices já estabelecidos e das repercussões sistêmicas que ocorrem. Os índices a seguir são citados como os que comumente se relacionam à presença e à intensidade do quadro clínico:

Avaliação pelo índice de Apgar durante a reanimação – reflete não apenas as funções vitais do recém-nascido (cor, esforço respiratório e freqüência cardíaca), como também o grau de oxigenação do sistema nervoso central (tono e irritabilidade reflexa). Vale lembrar que o índice de Apgar é falho em relação à interpretação de asfixia para recém-nascido pré-termo e, principalmente, para aqueles de muito baixo peso; isso se deve ao baixo tono muscular inerente à prematuridade, à irritabilidade reflexa inadequada e ao deficiente esforço respiratório. O Apgar de 1º minuto correlaciona-se melhor com as alterações bioquímicas e com o grau de redução do pH em sangue de cordão, enquanto o Apgar de 5º minuto reflete um possível comprometimento do sistema nervoso central, bem como seu prognóstico. Além disso, estudos recentes consideram o Apgar de 5º minuto como o melhor índice independente para se avaliar o comprometimento sistêmico, correlacionando-o ao número de órgãos e sistemas afetados e à gravidade das repercussões.

Gasometria arterial obtida a partir de vasos de couro cabeludo fetal ou das artérias de cordão umbilical – o valor do pH igual ou inferior a 7,2, na ausência de acidose materna, é indicativo de asfixia perinatal. Podem ser observadas, a seguir, outras alterações gasométricas, tais como hipercapnia, hipoxemia e redução do bicarbonato sérico. A acidose metabólica deve-se ainda à elevação dos níveis séricos de lactato, conseqüente à glicólise anaeróbia em resposta à hipóxia; ocorre, a seguir, aumento das concentrações de glicerol e ácidos graxos livres, como decorrência de lipólise.

Estudos recentes tentam correlacionar a dosagem de *eritropoetina* do sangue de cordão com as repercussões da asfixia perinatal. Sabe-se que uma das respostas orgânicas à diminuição de oxigenação tecidual é a elevação dos níveis de eritropoetina, estimulando a produção de eritrócitos na tentativa de aumentar o transporte de oxigênio para as células. A eritropoetina tem sido demonstrada em concentrações elevadas nos recém-nascidos com quadros de asfixia aguda e crônica, sendo citada como um índice independente na avaliação da asfixia perinatal; sabe-se, entretanto, que ela se correlaciona melhor com a presença e a gravidade das repercussões sistêmicas, especialmente quando utilizada em associação com outros parâmetros.

Não existe um órgão preferencialmente acometido pela asfixia perinatal. A presença de alterações bioquímicas sangüíneas mostra melhor correlação do que o índice de Apgar com a existência de manifestações sistêmicas, salientando-se que o Apgar de 5º minuto reflete, em especial, as repercussões sobre o sistema nervoso central. Vários estudos demonstram comprometimento de um ou mais órgãos em mais de 80% dos casos nos quais o pH de artéria umbilical apresenta valores iguais ou inferiores a 7,1, sendo que o sistema nervoso central é afetado em cerca de 72% deles.

Os principais órgãos e sistemas envolvidos são descritos a seguir.

REPERCUSSÕES RESPIRATÓRIAS

Apnéia – ao nascimento, a apnéia costuma acompanhar o quadro de asfixia perinatal, devendo-se à depressão do centro respiratório secundária à hipoxemia no sistema nervoso central. Essa situação reflete uma depressão grave, uma vez que a elevação da PCO_2 arterial e a acidemia não exercem efeito estimulante sobre a respiração, conforme seria esperado. A persistência dessa condição leva ao aparecimento de "gasping", com posterior evolução para apnéia secundária e colapso do sistema cardiovascular.

Doença das membranas hialinas – o desenvolvimento da doença das membranas hialinas em recém-nascidos pré-termo pode ser facilitado pela presença de asfixia perinatal. A asfixia prejudica a síntese de surfactante pulmonar, pois a redução do pH dificulta, por alteração de atividade enzimática, a via bioquímica de incorporação da colina, cujo resultado final é a produção de lecitina. A vasoconstrição pulmonar decorrente da acidose e da hipercapnia pode ainda resultar em isquemia, com lesão das células produtoras de surfactante.

Síndrome de aspiração meconial – a presença de líquido amniótico meconial durante o parto nem sempre leva ao desenvolvimento dessa síndrome. Tal condição pode ser prevenida ao nascimento pela aspiração traqueal eficiente, antes do primeiro movimento respiratório do recém-nascido.

A evidência de mecônio antenatal já indica uma situação de sofrimento fetal, possível desencadeante do quadro de asfixia perinatal, com aparecimento de "gasping" intra-útero e conseqüente aspiração do líquido amniótico.

Síndrome da hipertensão pulmonar persistente – a asfixia perinatal gera fatores que aumentam a resistência vascular pulmonar, tais como hipoxemia, hipercapnia, acidose, policitemia, hipocalcemia, hipoglicemia e hipotensão. Essa situação resulta em um "shunt" direito-esquerdo, por meio da persistência do canal arterial e do forame oval, agravando ainda mais a hipoxemia. Essa condição é a que mais se correlaciona com óbito precoce em recém-nascidos portadores de asfixia perinatal grave.

REPERCUSSÕES CARDIOCIRCULATÓRIAS

O coração e o sistema nervoso central são órgãos de perfusão preferencial em casos de asfixia perinatal. Assim, a tolerância à asfixia grave é determinada pela capacidade de se manter uma perfusão adequada nos citados órgãos; dessa forma, a presença de sinais de comprometimento cardíaco, tais como a hipotensão e a bradicardia, tem relação com possíveis seqüelas neurológicas.

Inicialmente, ocorre depressão direta do centro regulador cardíaco pela hipoxia, resultando em bradicardia. A estimulação vagal, bem como dos barorreceptores arteriais periféricos, é seguida por ativação do sistema nervoso autônomo simpático, gerando taquicardia transitória fugaz. A hipóxia persistente sobre o miocárdio diminui sua reserva de glicogênio, levando à redução de sua atividade e à queda do débito cardíaco; ocorre, a seguir, lesão tecidual, com liberação de enzimas do músculo cardíaco e repercussões na repolarização (isquemia miocárdica neonatal transitória). O choque cardiogênico depende da reserva de glicogênio presente no miocárdio.

O colapso cardiovascular, juntamente com o efeito direto da hipoxemia sobre o sistema nervoso central, resulta em hipotensão. Essa situação compromete o retorno venoso e, associada a um aumento da permeabilidade vascular capilar, leva à hipovolemia, gerando conseqüências sobre os demais órgãos e sistemas.

REPERCUSSÕES RENAIS

Estudos ultra-sonográficos com Doppler realizados em recém-nascidos asfixiados logo após o nascimento mostram redução no pico de velocidade de fluxo sangüíneo, bem como aumento na resistência das artérias dos leitos renal e mesentérico; tais efeitos podem perdurar até pelo menos o terceiro dia de vida.

Dessa forma, a isquemia, associada à hipoxemia, desencadeia com certa freqüência uma lesão renal direta, resultando no desenvolvimento da *necrose tubular aguda*; além disso, a hipotensão e a coagulopatia (coagulação intravascular disseminada) podem provocar *trombose de veia renal* e do leito capilar glomerular.

As alterações fisiológicas comumente observadas são a redução da velocidade de filtração glomerular e da fração de excreção de sódio. Com relação às repercussões clínicas, observa-se inicialmente oligúria, em geral no segundo ou terceiro dia de vida, com fluxo urinário inferior a 1ml/kg/hora; a seguir ocorre aumento da concentração plasmática de uréia e creatinina. A presença de proteinúria e cilindrúria indica lesão tubular, enquanto a detecção de hematúria macroscópica sugere trombose de veia renal. A retenção hídrica e a hiponatremia levam a alterações variáveis da densidade urinária.

Assim, a avaliação periódica do balanço hídrico, com cálculo do fluxo urinário, pesquisa do sedimento urinário e controle dos níveis séricos de sódio, potássio, albumina, uréia e creatinina são necessários no seguimento de recém-nascidos com asfixia perinatal.

REPERCUSSÕES GASTRINTESTINAIS

A redução no pico de velocidade do fluxo sangüíneo e o aumento na resistência das artérias do leito mesentérico, ambos decorrentes da asfixia perinatal, levam a maior risco de desenvolvimento da *enterocolite necrosante*; a hipoxemia direta da vascularização mesentérica também contribui para deflagrar tal condição. Essas alterações, com duração mínima de três dias, devem ser lembradas por ocasião do início da alimentação nos recém-nascidos com asfixia perinatal.

A tradução clínica costuma ser variada, dependendo da intensidade da agressão e do estágio evolutivo. A manifestação inicial pode ser apenas uma intolerância alimentar, com presença de resíduos gástricos e distensão abdominal; segue-se, habitualmente, a enterorragia, que já desperta a atenção para o provável diagnóstico. A detecção de ar intramural à radiografia simples de abdome caracteriza a pneumatose intestinal, conseqüente à fermentação bacteriana; pode ainda haver sinais radiológicos de edema em alças, enquanto a presença de pneumoperitônio determina o diagnóstico de perfuração intestinal.

Uma outra condição descrita como sendo correlacionada à asfixia perinatal é a *colestase idiopática intra-hepática benigna*, que se caracteriza por elevação dos níveis séricos de bilirrubina conjugada e das enzimas hepáticas canaliculares. Não há dano ao tecido hepático. O quadro clínico pode estar presente até 1 ano de idade; a evolução laboratorial mostra normalização dos níveis séricos de bilirrubinas nos primeiros 6 meses, enquanto os de enzimas hepáticas têm uma regressão mais lenta, podendo persistir com certa elevação até o final do primeiro ano de vida. A anatomia patológica demonstra a presença de hepatócitos gigantes.

REPERCUSSÕES HEMATOLÓGICAS

A *coagulação intravascular disseminada* conseqüente à asfixia perinatal deve-se à hipoxemia que, associada à acidose e à hipotensão, resulta em lesão vascular, com aumento da permeabilidade e exposição de fatores ativadores da cascata de coagulação. A tradução clínica desse distúrbio é a dificuldade de hemostasia, com sangramento fácil a pequenas manipulações. Laboratorialmente, verifica-se alteração do coagulograma, plaquetopenia e elevação dos produtos de degradação da fibrina circulantes.

REPERCUSSÕES ENDÓCRINAS

A *síndrome da secreção inapropriada do hormônio antidiurético* manifesta-se clinicamente por retenção urinária e oligúria. A avaliação laboratorial demonstra hiposmolaridade sérica e hiponatremia dilucional, bem como hiperosmolaridade urinária. Essa condição pode ou não estar associada à lesão do sistema nervoso central.

A *hipotiroxinemia transitória*, detectada em recém-nascidos asfixiados e retirados do útero por meio de cesárea de emergência, caracteriza-se por redução dos níveis sangüíneos de T_4 e T_4 livre, mas com manutenção de T_3, T_3 livre e TSH dentro de valores normais. Essa condição regride em até cinco dias, não havendo descrição de manifestação clínica conseqüente a ela.

Estudos ultra-sonográficos demonstram pequena prevalência de *hemorragia adrenal*, geralmente associada ao choque persistente nos recém-nascidos portadores de asfixia perinatal grave.

Outras alterações endócrinas descritas são:
- *elevação transitória dos níveis de aldosterona*, que se normalizam em cerca de 18 a 24 horas após o nascimento;
- *hiperinsulinismo transitório*, que provoca hipoglicemia.

Descreve-se ainda uma condição mais tardia, a *deficiência do hormônio de crescimento na infância*, detectada por vezes em crianças com paralisia cerebral decorrente de asfixia ao nascimento; pode manifestar-se também por meio de crises de hipoglicemia, levando a quadros epilépticos.

REPERCUSSÕES METABÓLICAS

A **hipoglicemia**, distúrbio freqüente nos recém-nascidos asfixiados, resulta da redução dos estoques de glicogênio decorrente do metabolismo anaeróbio que se instala nesses pacientes; tais reservas são ainda menores naqueles que sofreram asfixia crônica intra-uterina. Outros fatores que contribuem para tal condição são o hiperinsulinismo transitório e a deficiência de hormônio de crescimento, descritos anteriormente; esta última anomalia ainda tem participação indeterminada no período neonatal, mas já é aceita como causa de hipoglicemia em crianças maiores portadoras de lesão cerebral por asfixia perinatal. Vale observar que, mesmo com dosagens glicêmicas normais, a oferta de glicose para a célula nervosa pode estar deficiente.

Outra alteração, anteriormente citada, é a *acidose metabólica*, com redução do pH sangüíneo e dos níveis séricos de bicarbonato, bem como com elevação das concentrações séricas de lactato.

A lesão celular conseqüente à hipoxemia resulta em aumento da circulação sangüínea de fosfato endógeno, induzindo à *hipocalcemia*. Essa situação metabólica pode ser agravada na vigência de correção da acidose por meio de infusão de bicarbonato, o que reduz os níveis séricos de cálcio ionizável.

Outra alteração metabólica é a *hiponatremia* com hiposmolaridade sérica, decorrente da citada *síndrome da secreção inapropriada do hormônio antidiurético*.

REPERCUSSÕES NEUROLÓGICAS

As alterações no sistema nervoso central descritas como conseqüentes à asfixia perinatal são:

- encefalopatia hipóxico-isquêmica;
- hemorragia intracraniana peri e intraventricular;
- encefalomalacia multicística e leucomalacia subcortical, conseqüentes a áreas de necrose cerebral que evoluem para lesões císticas: descritas em recém-nascidos com asfixia ou naqueles com hipotensão moderada a grave.

Tendo em vista a importância desses distúrbios neurológicos na evolução dos recém-nascidos asfixiados, tanto em relação ao prognóstico imediato quanto ao futuro, optou-se por realizar sua descrição detalhada em capítulo à parte.

BIBLIOGRAFIA

1. AKINBI, H. et al. – Gastrointestinal and renal blood flow velocity profile in neonates with birth asphyxia. *J. Pediatr.* **125**:625, 1994. 2. GIROUX, J.D. et al. – Transitory hyperinsulinism with hypoglycemia in asphyxia neonatorum. *Arch. Pediatr.* **4**:1213, 1997. 3. KOCUKODUK, S. et al. – Adrenal hemorrhage in asphyxiated neonates and the importance of ultrassonography. *Indian J. Pediatr.* **61**:432, 1994. 4. MARTIN-ANCEL, A. et al. – Multiple organ involvement in perinatal asphyxia. *J. Pediatr.* **127**:786, 1995. 5. PEREIRA, D.N. & PROCIANOY, R.S. – Transient elevation of aldosterone levels in perinatal asphyxia. *Acta Paediatr.* **86**:851, 1997. 6. PERLMAN, J.M. et al. – Acute systemic organ injury in term infants after asphyxia. *Am. J. Dis. Child.* **143**:617, 1989. 7. TAHIROVIC, H.F. – Transient hypothyroxinemia in neonates with birth asphyxia delivered by emergency cesarean section. *J. Pediatr. Endocrinol.* **7**:39, 1994. 8. VAJRO, P. et al. – Cholestasis in newborn infants with perinatal asphyxia. *Acta Paediatr.* **86**:895, 1997.

3 Encefalopatia Hipóxico-Isquêmica Neonatal

JOSÉ LUIZ DIAS GHERPELLI

INTRODUÇÃO

A encefalopatia hipóxico-isquêmica neonatal (EHIN) é a afecção neurológica mais comum no período neonatal. Modelos experimentais demonstram claramente os efeitos deletérios da hipóxia e isquemia sobre o sistema nervoso central (SNC) do recém-nascido (RN); entretanto, na prática clínica, os fatores etiológicos e a época em que eles ocorrem nem sempre são de fácil determinação.

A diminuição da oferta de oxigênio (O_2) para os tecidos pode ocorrer por meio de dois mecanismos patogênicos: a hipoxemia, que é a diminuição da quantidade de O_2 circulante, e a isquemia, que é a diminuição da quantidade de sangue que perfunde determinado tecido.

O fenômeno asfíxico é aquele resultante do somatório destes fatores: hipoxemia e isquemia, associado à hipercapnia numa proporção que varia de acordo com a etiologia, a intensidade e sua duração.

Como o SNC depende de uma oferta adequada de O_2 e nutrientes para seu funcionamento normal, a asfixia perinatal é um dos fatores etiológicos responsáveis pela EHIN. Além disso, outros sistemas do organismo podem também ser comprometidos, o que aumenta a morbidade e a mortalidade dos RN asfixiados.

FISIOPATOLOGIA

Existe relação inversamente proporcional entre a idade gestacional e o tempo até a irreversibilidade do fenômeno hipóxico-isquêmico. Assim, quanto menor a idade gestacional, maior a resistência do SNC à hipóxia e à isquemia. Uma menor taxa de utilização de compostos ricos em energia, uma menor taxa de acúmulo de lactato, a possibilidade da utilização do lactato e dos corpos cetônicos na produção de energia e uma maior resistência do sistema cardiovascular são alguns dos fatores apontados na literatura como sendo responsáveis pela maior resistência à hipóxia/isquemia observada no SNC imaturo.

É fato conhecido que as alterações de natureza clínica e eletrofisiológica, que ocorrem em decorrência do comprometimento do SNC por fenômenos de natureza hipóxico-isquêmica, precedem as alterações observadas na concentração dos compostos ricos em energia. Enquanto o traçado eletroencefalográfico mostra diminuição na voltagem e freqüência das ondas, 1-2 minutos após o início da asfixia, tornando-se isoelétrico, após 2½ minutos, não se observam alterações significativas nos níveis de ATP no SNC, experimentalmente, no período neonatal. Não há uma explicação definitiva para tal fato.

O funcionamento adequado dos neurônios depende da oferta adequada de O_2 e de glicose, substratos necessários para a produção de moléculas ricas em energia utilizadas para a manutenção do funcionamento da bomba de sódio, essencial para a estabilização do potencial elétrico da membrana citoplasmática da célula nervosa. Os mecanismos de despolarização e repolarização da membrana neuronal constituem a base do funcionamento do SNC.

Como as reservas de ATP e fosfocreatina do SNC são limitadas, existe necessidade de reposição contínua dessas moléculas. A produção desses compostos é realizada pela glicólise. A reação glicolítica possui uma fase aeróbia e uma anaeróbia. Uma molécula de glicose fornece duas moléculas de ATP na fase anaeróbia, e 36, na fase aeróbia. Assim, é fácil entender a limitação do rendimento da reação glicolítica determinada pela hipóxia/isquemia, pois, de um total de 38, a reação produzirá apenas duas moléculas de ATP.

O fornecimento de glicose para o SNC é feito pela circulação sangüínea, já que as reservas de glicose do SNC são praticamente inexistentes. Assim, fenômenos de natureza isquêmica limitam drasticamente essa oferta, levando a uma rápida falência do sistema energético.

Com a exaustão das reservas energéticas, ocorre falência nos mecanismos de manutenção dos potenciais de membrana, responsáveis pelo equilíbrio do gradiente iônico normal. Essa despolarização leva à liberação de neurotransmissores excitatórios.

Atualmente, a teoria excitotóxica da morte neuronal assume papel central na compreensão das lesões hipóxico-isquêmicas do SNC. Durante a hipóxia/isquemia ocorre aumento da liberação de glutamato e outros neurotransmissores excitatórios, bem como diminuição do "re-uptake" deles. Essa presença aumentada de glutamato na fenda sináptica leva à ativação de receptores de membrana que medeiam o influxo de cálcio para o meio intracelular do neurônio pós-sináptico. O acúmulo de cálcio intracelular desencadeia uma série de reações químicas que apresentam efeito "cascata", levando à morte celular. Dentre elas estão a ativação de proteases, endonucleases e fosfolipases, as quais, atuando sobre lipídeos da membrana plasmática, levam à formação excessiva de ácidos graxos livres e de ácido araquidônico. Além disso, a ativação enzimática leva à formação excessiva de radicais livres, superando a capacidade endógena dos sistemas antioxidantes, o que determina a irreversibilidade da lesão pela peroxidação dos lipídeos das membranas plasmáticas.

Outro efeito decorrente de fenômenos hipóxico-isquêmicos é a ativação da sintetase do óxido nítrico, que converte a L-arginina em óxido nítrico. Esse composto possui múltiplas funções, algumas delas potencialmente benéficas (vasodilatação e inibição da ativação plaquetária e leucocitária), enquanto outras são potencialmente deletérias (geração de radicais livres e inibição da fosforilação oxidativa mitocondrial).

A microcirculação é sítio de vários eventos decorrentes dos fenômenos hipóxico-isquêmicos, que levam ao acúmulo de ácidos graxos livres (pela peroxidação de membranas), ADP e hipoxantina (quebra do ATP) no endotélio. Isso faz com que o endotélio fique "marcado" para potenciais lesões, quando a oxigenação é restabelecida. As lesões conseqüentes à *reperfusão* freqüentemente são tardias, ocorrendo até dias após o evento agudo, e os mecanismos fisiopatológicos ainda não são bem conhecidos.

O papel do edema cerebral na EHIN é motivo de controvérsia na literatura. Parece haver consenso que o edema citotóxico está presente na EHIN, porém, por si só, não é responsável por aumentos significativos da pressão intracraniana. Estudos em animais mostram que a hipertensão intracraniana não é encontrada com freqüência na EHIN, a não ser quando há extensas áreas de necrose cerebral, o que levou Volpe a concluir que o "inchaço cerebral" ("brain swelling") é apenas um epifenômeno na determinação da lesão neuronal. Sua contribuição para o aumento da área primariamente lesada poderia, em teoria, dar-se por meio da hipertensão intracraniana. Entretanto, são raros os casos de necropsia de RN asfixiados nos quais foram observadas herniações cerebrais internas ou achatamento acentuado das circunvoluções cerebrais, achados estes característicos da hipertensão intracraniana descompensada. O edema vasogênico desempenha um papel de pequena importância na EHIN, como demonstram estudos experimentais. A figura 5.28 mostra o mecanismo patogênico mais provável da necrose e do "inchaço cerebral" na EHIN. Nela, podemos observar que a perda da auto-regulação vascular cerebral, que ocorre nos fenômenos hipóxico-isquêmicos neonatais, desempenha um papel de importância, pois a vasodilatação cerebral faz com que os efeitos da hipotensão arterial sistêmica sejam muito mais acentuados, determinando episódios de isquemia cerebral mais grave. Por outro lado, a administração excessiva de líquidos e a hipertensão arterial podem levar a um aumento abrupto do fluxo sangüíneo cerebral, o que levaria à rotura do endotélio vascular, com fenômenos hemorrágicos, ou predispor ao "inchaço cerebral".

ETIOLOGIA

Fenômenos de natureza asfíxica são os mais freqüentemente relacionados a quadros de EHIN. Esses fenômenos podem ocorrer tanto no período antenatal, quanto no perinatal ou pós-natal. Na prática clínica, nem sempre é fácil determinar o momento preciso no qual a asfixia ocorre e sua duração, apesar da utilização dos vários indicadores do bem-estar fetal e do RN.

No caso de RN de termo, estudos populacionais revelam que apenas 17 a 24% dos casos de paralisia cerebral apresentavam como etiologia eventos hipóxico-isquêmicos perinatais. Eventos antenatais, tais como hemorragias placentárias e hipotensão materna, são responsáveis por 20% dos casos de EHIN. Eventos relacionados ao parto, tais como *abruptio placenta*, rotura uterina e tocotraumatismos, responderiam por 35% dos casos de EHIN. Fatores de risco para sofrimento fetal, como diabetes materno, crescimento intra-uterino retardado e infecção materna, são observados em 35% dos casos de EHIN. Nesses casos, não é possível determinar a época da ocorrência do evento hipóxico-isquêmico com exatidão. Finalmente, eventos pós-natais, como complicações hemodinâmicas, persistência da circulação fetal e crises de apnéia recorrentes, são responsáveis por aproximadamente 10% dos casos. Existe, portanto, um grupo considerável de crianças no qual não é possível estabelecer uma etiologia definida para a EHIN.

No caso dos RN pré-termo, o diagnóstico clínico da EHIN é muito mais difícil devido à ausência de sinais clínicos mais evidentes, como aqueles observados em crianças de termo. A ocorrência freqüente de hemorragias periintraventriculares, distúrbios respiratórios, hemodinâmicos, de coagulação e de natureza infecciosa são apenas alguns dos fatores predisponentes à lesão cerebral hipóxico-isquêmica nessas crianças.

QUADRO CLÍNICO

O quadro neurológico da EHIN varia de acordo com a magnitude do comprometimento cerebral e com o período transcorrido entre o fenômeno asfíxico e o momento da avaliação. A avaliação do RN nas primeiras horas que se seguem à asfixia não é fácil, já que essas crianças se encontram freqüentemente intubadas, com restrições à movimentação, com sonda nasogástrica, cateteres venosos, conexões a aparelhos de monitorização e oclusões oculares, quando em fototerapia. Entretanto, a avaliação clínico-neurológica é fundamental, pois tem importantes implicações diagnósticas e prognósticas.

O quadro neurológico da EIHN é variado e não se pode dizer que haja um padrão fixo válido para todos os casos, pois a própria caracterização da asfixia perinatal tem aspectos qualitativos que tornam difícil a homogeneização da casuística. Além disso, o exame neurológico do RN tem particularidades que variam de acordo com a idade gestacional da criança, e o neonatologista deve estar familiarizado com essas diferenças.

A descrição clássica de Volpe do quadro neurológico da EHIN grave é dividida de acordo com o tempo decorrido da asfixia, mostrada no quadro 5.23, e é válida particularmente para as crianças nascidas de termo.

Entre o nascimento e 12 horas de vida – nas primeiras horas após o fenômeno asfíxico, os sinais neurológicos são de um comprometimento difuso do sistema nervoso. O RN apresenta alteração do nível de consciência, respiração irregular, hipotonia (eventualmente hipertonia) e com motilidade espontânea bastante diminuída ou ausente. Os reflexos arcaicos estão abolidos ou hipoativos, e a reação

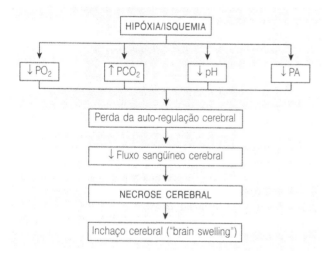

Figura 5.28 – Mecanismos patogênicos da lesão cerebral na EHIN (*apud* Volpe).

Quadro 5.23 – Evolução neurológica da EHIN (*apud* Volpe).

Período	Quadro neurológico
Nascimento-12h	Estupor/coma Respiração periódica Respostas pupilares normais Respostas vestibuloculares presentes Hipotonia Crises convulsivas
12-24 horas	"Aparente" melhora da consciência Crises convulsivas freqüentes Crises de apnéia Tremores Paresias de membros
24-72 horas	Estupor/coma Paradas respiratórias Disfunção do tronco cerebral Deterioração catastrófica
Após 72 horas	Estupor persistente em regressão Hipoatividade dos reflexos arcaicos Hipotonia/hipertonia Paresia de membros

Quadro 5.24 – Estágios clínicos da EHIN (*apud* Sarnat & Sarnat).

	Estágio		
	1 (leve)	2 (moderado)	3 (grave)
Nível consciência	Hiperalerta	Letargia	Coma
Motricidade			
Tono	Normal	Flexão	Descerebração
Reflexos	Hiperativos	Hiperativos	Hipoativos
Tremores	Presentes	Presentes	Ausentes
Reflexos primitivos			
Sucção	Débil	±	Ausente
Moro	Baixo limiar	Débil	Ausente
Oculovestibular	Normal	Hiperativo	±
Tonicocervical	±	Evidente	Ausente
Sistema autonômico	Simpático	Parassimpático	Deprimido
Pupilas	Midriáticas	Mióticas	Variável
Freqüência cardíaca	Taquicardia	Bradicardia	Variável
Secreção brônquica	Pobre	Profusa	Variável
Motilidade intestinal	Normal	Aumentada	Variável
Crises epilépticas	Ausentes	Freqüentes	Incomuns

à estimulação dolorosa pode desencadear respostas em decorticação, descerebração, ou estar ausente. Ocorrem movimentos desconjugados ou desvios conjugados do olhar. No entanto, as pupilas são isocóricas, em geral mióticas, e fotorreagentes. As crises convulsivas podem ocorrer já nas primeiras horas de vida.

Entre 12 e 24 horas de vida – nesse período há melhora aparente do estado comatoso e a criança dá a impressão de estar mais alerta. Entretanto, é nessa fase que as crises convulsivas são mais freqüentes, podendo ocorrer o "status epilepticus". As crises de apnéia são freqüentes e muitas vezes associadas às crises convulsivas. Os tremores, característicos da síndrome da hiperexcitabilidade, são comuns e podem ser confundidos com movimentos convulsivos do tipo clônico. Alguns RN apresentam um quadro deficitário motor que predomina nas extremidades, sendo que os RN de termo tendem a movimentar menos os membros superiores, enquanto os RN pré-termo apresentam um déficit de predomínio nos membros inferiores.

Entre 24 e 72 horas de vida – nessa fase, os RN com quadros graves apresentam aprofundamento do coma e aparecem sinais de comprometimento do tronco cerebral, com anormalidades pupilares, da motricidade ocular extrínseca, freqüência respiratória (crises de apnéia) e pressão arterial sistêmica. Pode ocorrer, raramente, abaulamento da fontanela bregmática, que é um sinal de hipertensão intracraniana. A evolução para o óbito é a regra.

Depois de 72 horas de vida – os RN que sobrevivem até esse período geralmente mostram um padrão de regressão do quadro neurológico, cuja rapidez varia de acordo com a gravidade do quadro inicial. Apesar de a criança permanecer de olhos abertos, sua motilidade espontânea está reduzida, havendo, com freqüência, hipotonia muscular global (a hipertonia tende a ocorrer posteriormente) e depressão dos reflexos arcaicos. Essas crianças necessitam, freqüentemente, de alimentação por sonda nasogástrica e são predispostas a infecções do trato respiratório por apresentar dificuldades na deglutição.

Sarnat definiu três estágios na evolução da EHIN em RN de termo (Quadro 5.24):

• No *estágio 1*, os RN estão "hiperalertas", com tremores grosseiros de extremidades, hiperatividade dos reflexos miotáticos, baixo limiar para o reflexo de Moro e o tono muscular está preservado.

• O *estágio 2* caracteriza-se por letargia, acompanhada de hipotonia discreta, hipoatividade ou abolição dos reflexos arcaicos e ocorrência de crises convulsivas.

• No *estágio 3*, o RN está em coma, com hipotonia global ou posturas anormais (descerebração ou decorticação), ausência de reflexos arcaicos e miotáticos e alterações da motricidade ocular extrínseca e intrínseca (anisocoria, abolição do reflexo fotomotor, anormalidades na manobra dos olhos de boneca).

Como o diagnóstico da EHIN é basicamente clínico, é importante a definição do quadro neurológico inicial e a evolução deste nos dias subseqüentes, pois, como veremos a seguir, ele é importante para o estabelecimento de um critério prognóstico dessas crianças.

EXAMES COMPLEMENTARES

O diagnóstico da EHIN depende, principalmente, de informações obtidas por meio de uma história minuciosa e do exame neurológico. A determinação do local e da extensão da lesão é realizada baseada nesses dados e de alguns exames complementares que podem fornecer informações adicionais.

O eletroencefalograma (EEG) é um exame importante no diagnóstico da magnitude da EHIN, bem como para o prognóstico. Os traçados realizados nos primeiros dias após o fenômeno hipóxico-isquêmico podem revelar, em ordem de gravidade crescente, desde uma depressão da voltagem e freqüência das ondas elétricas cerebrais, com ou sem atividade epiléptica, até traçados com os chamados "surtos de supressão" (períodos com atividade elétrica, entremeados com períodos de traçado isoelétrico) ou mesmo traçados isoelétricos (ausência de atividade elétrica). Os exames devem ser avaliados levando-se em consideração a idade gestacional da criança. A normalização da atividade elétrica ainda na primeira semana de vida é um sinal de bom prognóstico.

A ultra-sonografia de crânio transfontanela é um método de neuroimagem que atingiu popularidade muito grande na última década, pois é um procedimento de fácil realização e inócuo para o RN. Ele é de grande utilidade para o diagnóstico da leucomalacia periventricular, secundária a fenômenos hipóxico-isquêmicos, que ocorre principalmente em RN pré-termo. É também um bom método para o diagnóstico de lesões focais, decorrentes de processos isquêmicos de natureza oclusiva. Entretanto, o número de resultados falso-positivos é considerável, devido a artefatos de técnica. Medidas da velocidade de fluxo sangüíneo cerebral, por meio de estudos sonográficos com Doppler, estão sendo utilizadas em RN com o objetivo de medir, de forma indireta, o fluxo sangüíneo cerebral. Eles permitem o diagnóstico de obstruções arteriais e venosas de vasos de grande calibre.

A tomografia computadorizada de crânio é um exame que pode auxiliar no diagnóstico, apesar de implicar a remoção da criança para a sala de exames, o que pode ser um risco para aquelas em estado grave. Imagens hipoatenuantes do encéfalo, com perda da diferenciação entre substância branca e cinzenta, refletem áreas de isquemia possivelmente associadas com edema. A intensidade e a extensão dessas áreas variam proporcionalmente com a intensidade do fenômeno hipóxico-isquêmico.

A imagem por ressonância magnética de crânio é uma técnica de neuroimagem que vem sendo cada vez mais estudada. Seus inconvenientes no período neonatal estão no fato de tratar-se de exame demorado (em torno de 30 minutos ou mais), durante o qual a criança precisa permanecer imóvel, e implica a remoção da criança para a sala de exames. Isso faz com que a maioria dos estudos utilizando essa técnica sejam realizados nas fases subagudas ou crônicas da EHIN, apresentando um valor mais prognóstico do que diagnóstico. Os poucos casos descritos no período neonatal mostram que ela é uma técnica sensível e útil; portanto, com o desenvolvimento de tecnologias mais modernas, é possível que esse seja um exame mais utilizado no futuro. A espectroscopia por ressonância magnética é uma técnica desenvolvida recentemente que permite estudar a concentração de determinadas substâncias *in vivo* no SNC, tais como lactato, glutamato, creatina, glicose, entre outras. Sua utilização no estudo da EHIN ainda está em fase inicial.

TRATAMENTO

Não existe até o momento nenhum tratamento que possa ser considerado específico e eficaz para a EHIN. Os esforços devem ser dirigidos para sua prevenção, o que significa um diagnóstico precoce da asfixia perinatal, a fim de que medidas eficazes sejam tomadas antes de haver dano irreversível para o SNC.

As medidas terapêuticas em relação à EHIN podem ser consideradas em duas etapas: medidas de suporte e tratamento das complicações neurológicas (Quadro 5.25).

Quadro 5.25 – Tratamento da EHIN.

MEDIDAS DE SUPORTE
· Manter oxigenação adequada (PaO$_2$ entre 50 e 70mmHg)   · Evitar a hipercapnia e se possível manter a PaCO$_2$ entre 35 e 40mmHg   · Evitar a hipo ou hipertensão arterial ou oscilações muito freqüentes da pressão arterial   · Evitar a hipoglicemia e manter a glicemia em torno de 70mg/ml, se possível   · Tratar distúrbios hidroeletrolíticos (hipocalcemia, hipomagnesemia etc.)   · Evitar a hiper-hidratação
TRATAMENTO DAS COMPLICAÇÕES NEUROLÓGICAS
· Crises convulsivas: drogas antiepilépticas   · Secreção inadequada do hormônio antidiurético   · Tratamento do inchaço cerebral ("brain swelling"), hiperventilação, elevação cefálica a 30 graus, diuréticos osmóticos, monitorização da pressão intracraniana

As medidas de suporte visam dar condições ideais de recuperação ao SNC já agredido pelos mecanismos asfíxicos. Freqüentemente, a asfixia leva a situações clínicas que instabilizam a homeostase como um todo, tornando mais difícil sua manutenção (boa oxigenação, manutenção da PA, estabilidade hidroeletrolítica). A manutenção dessas condições ideais torna o prognóstico neurológico dessas crianças mais favorável, pois não se pode esquecer que no RN com EHIN existem áreas do SNC em que o processo de lesão celular está por um fio. Isso faz com que a hipoventilação ou a hipotensão arterial, mesmo que transitórias, possam contribuir para a morte celular.

As complicações neurológicas mais freqüentes são as crises convulsivas. Ocorrem predominantemente nas primeiras 24 horas e devem ser tratadas com drogas antiepilépticas, desde que não sejam secundárias a distúrbio metabólico.

O fenobarbital sódico por via intravenosa é a droga de escolha, administrado na dose de ataque de 20mg/kg, seguido de manutenção de 4mg/kg/dia, iniciada 24 horas após a dose de ataque por via intravenosa, ou 5-7mg/kg/dia por via oral. A fenitoína é utilizada na dose de ataque de 20mg/kg, por via intravenosa, não ultrapassando a velocidade de infusão de 1mg/kg/min, seguida após 12 horas de dose de manutenção entre 5 e 7mg/kg/dia, por via intravenosa. O midazolam é um derivado diazepínico que vem sendo cada vez mais utilizado devido à sua eficácia, comparável à do diazepam, e possui vida média curta (1 a 2 horas). A dose de ataque é de 0,2-0,4mg/kg, por via intravenosa, seguido de infusão contínua com doses que variam de 0,05 a 0,4mg/kg/h. Quando administrado juntamente com barbitúricos, a sedação e a depressão respiratória são efeitos colaterais freqüentes.

A secreção inadequada de hormônio antidiurético é uma complicação freqüente na EHIN grave, devendo-se evitar a hiperhidratação.

O tratamento do inchaço cerebral ("brain swelling") deve ser feito quando houver sinais clínicos sugestivos de hipertensão intracraniana (abaulamento da fontanela bregmática). Diuréticos osmóticos, como o manitol, podem ser utilizados para o controle da hipertensão intracraniana. Não há evidências clínicas de que os corticosteróides devam ser utilizados.

PROGNÓSTICO

O prognóstico neurológico da asfixia perinatal é difícil de ser avaliado no período neonatal imediato, já que o diagnóstico da magnitude do processo asfíxico é impreciso (não se sabe ao certo o grau e a duração da hipoxemia e da isquemia a que o feto ou o RN foi submetido).

Como uma asfixia de certa magnitude está geralmente associada a notas baixas na escala de Apgar, ela foi utilizada por vários autores como fator prognóstico. Entretanto, um Apgar baixo não está necessariamente relacionado com comprometimento neurológico, pois estudos em RN de termo com notas iguais ou inferiores a 5, no 5º minuto, mostram que somente 25% deles apresentavam sintomas neurológicos. Apenas 20% dos RN com notas inferiores a 7, no 5º minuto, têm pH < 7,10 no sangue da artéria umbilical.

Os resultados do estudo cooperativo norte-americano mostraram maior incidência de paralisia cerebral em RN com notas iguais ou inferiores a 3, no 5º minuto, quando comparados com os demais RN.

A ocorrência de uma síndrome neurológica neonatal, relacionada à asfixia perinatal, talvez seja o fator prognóstico mais importante. É improvável que um RN que apresentou exame neurológico normal, durante todo período neonatal, venha a desenvolver seqüelas neurológicas graves decorrentes do processo asfíxico no seguimento a longo prazo.

Tabela 5.34 – Incidência de seqüelas neurológicas moderadas ou graves*
Tabela 5.34 – Incidência de seqüelas neurológicas moderadas ou graves* em RN de termo que sobreviveram à asfixia perinatal (apud Brann).

Referência	Definição de asfixia	Seqüelas (%)*	Mortalidade (%)
Drage, 1966	Apgar 0-3 com 1'	3,6	23
	Apgar 0-3 com 5'	7,4	50
Dweck, 1974	Apgar 0-3 com 1'	33,0	61
Brown, 1974	Apgar 0-2 com 1' ou 0-4 com 5' ou VPP	26,0	22
Steiner, 1975	Apgar 0-1 com 15'	28,0	44
Sarnat, 1976	Apgar 0-4 com 1 ou 5'	31,0	10
Scott, 1976	Apgar 0 com 1' ou 1-2 com 20' ou VPP	25,0	52
Thomson, 1977	Apgar 0 com 1' ou 0-3 com 5'	10,3	50
DeSouza, 1978	Apgar 0 com 1' ou início respiração > 5'	8,0	4
Nelson, 1977	Apgar 0-3 com 5'	4,7	15,5
Nelson, 1979	Apgar 0-3 com 10'	16,7	34,4
Nelson, 1981	Apgar 0-3 com 15'	36,0	52,5
	Apgar 0-3 com 20'	57,1	59
Mulligan, 1980	VPP > 1'	27,0	19
Fitzhardinge, 1981	Apgar 0-5 com 5' ou VPP > 2'	47,0	
Finer, 1981	Apgar 0-3 com 5'	28,0	7
Storz, 1982	Apgar 0-5 com 5' ou VPP	22,0	
Finer, 1983	Apgar 0-5 com 5' ou VPP	16,3	0
Ergander, 1983	Apgar 0-3 com 5'	22,0	21
Robertson, 1986	Apgar 0-5 com 1' ou 5' de VPP	14,7	3,5
Média geral		23,4	29

VPP = ventilação com pressão positiva.

* Paralisia cerebral ou deficiência mental.

Por outro lado, a presença de anormalidades neurológicas neonatais não significa que a criança tenha mau prognóstico. A intensidade e a duração dos sintomas estão relacionadas ao prognóstico. Sarnat e Sarnat encontraram maior mortalidade e morbidade nos RN que apresentavam anormalidades evidentes ao exame neurológico por mais de duas semanas, enquanto aqueles que apresentavam anormalidades discretas por menos de duas semanas não apresentaram seqüelas neurológicas no seguimento.

O aparecimento de crises convulsivas, particularmente o estado de mal epiléptico neonatal, está associado a mau prognóstico.

Mais recentemente, técnicas de avaliação laboratorial da EHIN têm colaborado na avaliação do prognóstico neurológico. Assim, o EEG, a ultra-sonografia e a tomografia computadorizada de crânio e o estudo dos potenciais evocados têm mostrado relação com o prognóstico neurológico a longo prazo.

De forma geral, pode-se dizer que aproximadamente 25% dos RN de termo asfixiados irão apresentar seqüelas neurológicas a longo prazo, enquanto a mortalidade neonatal se situa ao redor de 30% (Tabela 5.34).

BIBLIOGRAFIA

1. BRANÑ Jr., A.W. – Hypoxic ischemic encephalopathy (asphyxia). *Pediatr. Clin. North Am.* **33**:451, 1986. 2. CHEMTOB, S.; LAUDIGNON, N. & ARANDA, J.V. – Drug therapy in hypoxic-ischemic cerebral insults and intraventricular hemorrhage of the newborn. *Clin. Perinatol.* **14**:817, 1987. 3. GHERPELLI, J.L.D. et al. – Phenobarbital in newborns with neonatal seizures. A study of plasma levels after intravenous administration. *Brain Dev.* **15**:258, 1993. 4. GHERPELLI, J.L.D. et al. – Midazolam for treatment of refractory neonatal seizures. *Arq. Neuropsiquiatr.* **52**:260, 1994. 5. Du PLESSIS, A.J. & JOHNSTON, M.V. – Hypoxic-ischemic brain injury in the newborn. *Clin. Perinatol.* **24**:627, 1997. 6. RIVKIN, M.J. – Hypoxic-ischemic brain injury in the term newborn. *Clin. Perinatol.* **24**:607, 1997. 7. SARNAT, H.B. & SARNAT, M.S. – Neonatal encephalopathy following fetal distress. *Arch. Neurol.* **33**:696, 1976. 8. VOLPE, J.J. – *Neurology of the newborn.* 3rd ed., Philadelphia, Saunders, 1995.

4	**Reanimação do Recém-Nascido com Asfixia Perinatal**

LÍLIAN DOS SANTOS RODRIGUES SADECK
MONIQUE CATACHE MANCINI

INTRODUÇÃO

A reanimação em sala de parto tem como objetivo principal promover melhor adaptação do período fetal para o neonatal. Para se alcançar esse objetivo, é importante prover-se de condições ideais na sala de parto, tanto em relação ao ambiente físico, como aos equipamentos básicos para a reanimação, e, principalmente, contar com uma equipe preparada para o procedimento, na qual exista pelo menos um membro capaz de realizar todos os passos da reanimação do recém-nascido (RN) deprimido.

No período neonatal, 6% dos RN de termo (RNT) necessitam de manobras de reanimação por asfixia, sendo que essas porcentagens se elevam para 80% quando se trata de RN de muito baixo peso (peso de nascimento menor do que 1.500g).

A reanimação bem-sucedida reverte o processo de hipoxemia intra-útero, diminuindo as seqüelas a longo prazo, tanto do sistema nervoso central, como das repercussões nos demais órgãos.

AVALIAÇÃO DOS FATORES DE RISCO

Em toda reanimação, o pediatra deve proceder à avaliação dos fatores de risco pré-natais e intraparto. A presença de um ou mais destes fatores deve alertar o pediatra para um maior risco de o RN nascer deprimido e necessitar de reanimação mais vigorosa (Quadro 5.26).

RESPOSTA DO RN À ASFIXIA

Diante de uma agressão hipóxico-isquêmica, a resposta observada é uma série de movimentos respiratórios, acompanhados de aumento da freqüência cardíaca e pressão arterial, com diminuição da pressão arterial de oxigênio (PaO_2) e aumento da pressão arterial de gás carbônico ($PaCO_2$). Segue-se um episódio de apnéia primária, com diminuição da freqüência cardíaca, aumento mais acentuado da pressão arterial e diminuição do pH. Nessa fase, o RN mantém certo tono muscular, apresenta-se cianótico, mas com boa perfusão, e responde rapidamente às manobras de reanimação.

Quadro 5.26 – Fatores de risco para asfixia perinatal.

Antecedentes maternos	Condições do pré-natal	Condições intraparto
Baixas condições sócio-econômicas	Doença hipertensiva específica da gestação	Cesárea de emergência ou eletiva
Primigesta idosa (> 35 anos)	Isoimunização Rh	Parto taquitócico
Primigesta jovem (< 16 anos)	Anemia	Parto prematuro
Desnutrição materna	Natimorto ou neomorto pregresso	Pós-maturidade
Hipertensão arterial	Rotura prematura de membranas (> 24 horas)	Parto prolongado
Doença renal crônica	Hemorragia no 2º ou 3º trimestre	Período expulsivo prolongado (> 2 horas)
Diabetes melito	Infecção materna (viral ou bacteriana)	Apresentação anormal
Cardiopatia	Gestação múltipla	Cabeça derradeira
Pneumopatias	Uso de medicações (carbonato de lítio, bloqueador	Uso de drogas que causam depressão respiratória
Endocrinopatias	adrenérgico, álcool, narcóticos, tocolíticos)	(anestesia geral, opiáceos, sulfato de magnésio)
Epilepsia	Poli ou oligoidrâmnio	Prolapso de cordão ou rotura de cordão
Colagenoses	Malformação fetal	Circular de cordão
Doenças neoplásicas	Ausência de pré-natal	Nó verdadeiro de cordão
Púrpura trombocitopênica idiopática	Crescimento intra-uterino retardado	Descolamento prematuro de placenta
	Infecção congênita	Placenta prévia

Fonte: modificado de Sadeck e Leone, 1994.

A manutenção intra-útero de agressão hipóxico-isquêmica leva o feto a apresentar um padrão respiratório irregular ("gasping"), com diminuição da freqüência e amplitude respiratória, acompanhado de queda da pressão arterial e da freqüência cardíaca, evoluindo para apnéia secundária e colapso circulatório. Se o parto ocorre nessa fase, o RN apresenta-se sem movimentos respiratórios espontâneos, pálido, bradicárdico, hipotônico e irá necessitar de manobras de reanimação eficientes (Fig. 5.29).

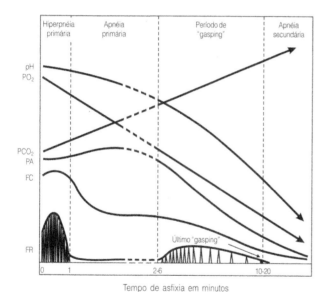

Figura 5.29 – Resposta neonatal à asfixia (modificado de Roy e cols., 1990).

Ao nascimento, é difícil diferenciar a apnéia primária da secundária, devendo-se considerar todo RN deprimido como apresentando apnéia secundária, e deve-se iniciar imediatamente a reanimação.

A lesão cerebral decorrente de agressão hipóxico-isquêmica, no período fetal e neonatal, deve-se à elevada taxa metabólica observada nesses períodos. Com o desenvolvimento fetal, as áreas suscetíveis variam, correspondendo à parede ventricular e à substância branca adjacente nos RN com idade gestacional de 30 semanas, enquanto nos RNT os locais mais suscetíveis são os gânglios da base (putâmen e tálamo).

AVALIAÇÃO DO RN

O boletim de Apgar* tem sido utilizado como um meio de avaliação das condições do RN nos primeiros minutos de vida. Os dados do boletim de Apgar estão apresentados no quadro 5.27.

Quadro 5.27 – Dados do boletim de Apgar.

Sinal	0	1	2
Freqüência cardíaca	Ausente	< 100	> 100
Esforço respiratório	Ausente	Irregular	Choro forte
Tono muscular	Flacidez	Alguma flexão	Bom tono
Reflexos	Ausente	Alguns movimentos	Espirros e choro forte
Cor	Azul-pálida	Cianose de extremidades	Rósea

Fonte: modificado de Apgar, 1953.

Inicialmente, esse boletim foi utilizado como indicativo da necessidade de reanimação. Cabe aqui ressaltar que a reanimação deve ser iniciada antes do primeiro minuto de vida para se obter boa resposta com menor número de seqüelas, enquanto o boletim de Apgar é realizado no final do primeiro minuto de vida, no quinto e no décimo. Ele é, portanto, mais útil para avaliar a resposta do RN às manobras de reanimação do que para indicá-las.

O boletim de Apgar sofre influência de diversos fatores, como prematuridade, anomalias congênitas, infecções e agentes anestésicos. Nessas condições, a definição de asfixia perinatal baseada apenas no boletim de Apgar pode ser inadequada. Vários estudos vêm mostrando que este não é bom indicativo de sobrevida ou mortalidade, exceto quando se mantém, persistentemente, abaixo de 3 até o 10º minuto de vida. Em contraste, estudos de mortalidade, encefalopatia e alterações de desenvolvimento neuropsicomotor identificam grandes proporções de crianças com notas de Apgar baixas.

Tem-se utilizado o pH arterial e venoso como marcadores de asfixia, mas não se comprovou correlação entre Apgar e pH, exceto em RN gravemente deprimidos com pH < 7 e Apgar < 3.

---

* Ver também o capítulo Fisiologia do Feto e do Recém-Nascido. Adaptação Perinatal na seção II.

Segundo o American College of Obstetric and Gynecology e a American Academy of Pediatrics Committees, para se fazer o diagnóstico de asfixia perinatal deve-se avaliar os seguintes fatores: presença de acidose metabólica grave ou mista em artéria umbilical, Apgar de 0 a 3 persistente por mais de 5 minutos, presença de sinais neurológicos no período neonatal imediato, incluindo convulsões, hipertonia, hiperexcitabilidade, hipotonia, coma e encefalopatia hipóxico-isquêmica e disfunção de múltiplos órgãos no período neonatal.

PREPARO DA SALA DE REANIMAÇÃO

Deve-se procurar proporcionar um ambiente físico ideal para a recepção do RN. Assim, a temperatura da sala deve permanecer entre 24 e 27°C, para evitar a perda de calor do RN para o ambiente. A hipotermia do RN aumenta a taxa metabólica, elevando a necessidade de oxigênio de duas a três vezes a basal, causando ou agravando a acidose metabólica. Além disso, um berço com fonte de calor radiante deve estar permanentemente ligado e preparado para receber o RN. A sala de reanimação deve conter uma rede central de oxigênio, ar comprimido e vácuo. O material necessário deve ser sistematicamente checado e disponível em todos os partos, independente da gravidade do caso (Quadro 5.28).

PASSOS DA REANIMAÇÃO

A reanimação de um RN, quando realizada de maneira efetiva, consiste de uma série de procedimentos bem sincronizados e sistematizados em resposta ao esforço respiratório, à freqüência cardíaca e à coloração da pele e mucosas. Os passos a serem realizados dependem das respostas de cada RN. O processo de reanimação envolve uma avaliação, uma decisão baseada nessa avaliação e uma ação baseada nessa decisão. O processo continua com nova avaliação.

Os passos iniciais no manejo de qualquer RN consistem na prevenção da perda de calor e no estabelecimento da permeabilidade das vias aéreas. Esses primeiros passos devem ser realizados rapidamente e em 20 a 30 segundos. Após, deve-se realizar a avaliação, seguida da decisão e da atuação.

1. Prevenir a perda de calor – para prevenir a perda de calor, o parto deve transcorrer em ambiente com temperatura adequada, o RN deve ser recepcionado em campos estéreis e previamente aquecidos e imediatamente colocado em um berço com fonte de calor radiante. O RN deve ser enxugado, utilizando-se compressas, com movimentos suaves, mas efetivos, iniciando da cabeça em direção aos membros e, posteriormente, devem ser retirados os campos úmidos.

Quadro 5.28 – Preparação dos equipamentos da sala de parto.

Procedimentos	Equipamentos	Preparação
Prevenção da perda de calor	Berço aquecido com fonte de calor radiante; campos estéreis	Pré-aquecer o berço e os campos
Limpeza de vias aéreas	Pêra de aspiração, succção mecânica Sondas de aspiração (n°s 6, 8 e 10) **Nos casos de mecônio** Laringoscópio com lâmina reta n°s 0 e 1 com pilhas novas, cânulas de intubação (n°s 2,0; 2,5; 3,0; 3,5; 4,0) Adaptador transparente para aspirar mecônio Estetoscópio	Regular a pressão em 100mmHg

Ventilação com pressão positiva	Fonte de oxigênio com fluxômetro
	Balão auto-inflável ou anestésico
	Máscaras de ventilação para RNT e RNPT
	Sonda nasogástrica n° 8
	Laringoscópio com cânulas de intubação
	  (ver Limpeza de vias aéreas, acima)
	Material para fixar a cânula
	  (tesoura, benjoim, micropore, esparadrapo)
		Adaptar a fonte de oxigênio ao balão
		Verificar funcionamento do balão
		Verificar funcionamento do laringoscópio
		Selecionar as cânulas adequadas

Medicações	Adrenalina (1:1.000) Soro fisiológico Bicarbonato de sódio Naloxona Água destilada Seringas (3, 10 e 20ml) Agulhas Equipos de infusão Cateter umbilical Bisturi, pinça de Kocher, campo fenestrado Álcool etílico 70°	Preparar as medicações: Adrenalina diluída em água destilada 1:10.000 em seringa de 1ml Bicarbonato de sódio com 0,5mEq/ml Soro fisiológico em duas seringas com 20ml cada
Precauções universais	Luvas, óculos protetores	—
Outros procedimentos	"Cord clamp" Solução de nitrato de prata a 1% para credê Álcool etílico 70° Drenos de tórax Incubadora de transporte	A solução de nitrato deve ser feita diariamente A incubadora deve estar sempre ligada e com torpedo de oxigênio
Identificação do RN	Pulseira de identificação	—

Fonte: modificado de Bloom e cols., 1996.

Essas medidas simples minimizam, consideravelmente, a queda da temperatura (Fig. 5.30).

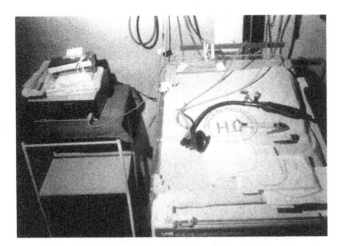

Figura 5.30 – Berço aquecido e material necessário para a reanimação.

2. Assegurar a permeabilidade das vias aéreas – a permeabilidade das vias aéreas é essencial para o início da ventilação e obtida por meio do posicionamento adequado da cabeça do RN e a aspiração das vias aéreas. O posicionamento adequado ajuda a abrir a via aérea e facilita os primeiros esforços respiratórios. Com a criança em posição supina, o pescoço deve estar levemente estendido, evitando-se sua hiperextensão e flexão exagerada. Se houver muita secreção, é aconselhável manter a cabeça virada para o lado, para que a secreção se acumule no canto da boca, facilitando a aspiração. As vias aéreas devem ser aspiradas utilizando-se uma pêra de aspiração ou uma sonda conectada a um aparelho de sucção. A aspiração deve ser feita primeiro na cavidade oral e depois nas narinas, evitando-se o uso de pressões negativas excessivas, no máximo de 100mmHg, e, também, a introdução brusca da sonda que pode desencadear um reflexo vagal, com apnéia e bradicardia.

3. Avaliar a resposta do RN – após esses primeiros passos, as condições do RN devem ser avaliadas em seqüência, por meio de três parâmetros: respiração, freqüência cardíaca (FC) e cor. Se nessa avaliação o RN apresenta respiração regular, freqüência cardíaca acima de 100bpm e cor rósea ou apenas cianose de extremidades, as manobras de reanimação são encerradas e devem-se iniciar os procedimentos de rotina do atendimento a esse RN, que serão discutidos no final deste capítulo. Mas, se na avaliação, se verifica que o paciente apresenta respiração regular, FC > 100bpm, porém com cianose central, deve-se oferecer oxigênio inalatório. O oxigênio inalatório deve ser ministrado através de máscara com orifícios laterais conectada a uma fonte de oxigênio com fluxômetro, oferecendo um fluxo de 5 litros/min. Nessas condições, a concentração de O_2 será próxima de 100%. Se a máscara adequada não estiver disponível, pode-se utilizar o cateter de O_2 próximo à face do RN, posicionando-se uma das mãos em forma de concha, em volta do cateter, com o objetivo de aumentar a fração de oxigênio oferecida.

4. Ventilação com pressão positiva – se na avaliação o RN apresentar apnéia ou respiração do tipo "gasping" ou com respiração espontânea, porém com FC menor do que 100bpm, deve-se iniciar imediatamente a ventilação com pressão positiva (VPP) e oxigênio a 100%. Na maioria das circunstâncias, a VPP pode ser adequadamente realizada com balão e máscara. Caso o RN seja prétermo extremo, recomenda-se a intubação para realizar a VPP. No entanto, é necessária a presença de uma pessoa capacitada para realizar a intubação rapidamente, pois as múltiplas tentativas de intubar um RN são mais danosas do que a ventilação adequada com balão e máscara. Para a VPP, podem-se utilizar vários tipos de balão. Os dois tipos básicos de AMBU são o balão anestésico e o balão auto-inflável. O balão anestésico requer um fluxo constante de gás para manter-se inflado, enquanto o balão auto-inflável se reinsufla espontaneamente, mesmo que não esteja conectado em uma fonte de gás. Recomenda-se a utilização do balão auto-inflável pela facilidade técnica. O balão auto-inflável deve ter capacidade máxima de 750ml e possuir reservatório de oxigênio para poder fornecer concentrações de oxigênio entre 90 e 100%. O balão deve, também, estar conectado a um manômetro ou uma válvula de escape, regulado para permitir no máximo pressões de 30 a 40cmH2O. Esse cuidado evita o uso de pressões mais elevadas, diminuindo o risco de barotrauma. As máscaras podem ser de silicone ou de formato anatômico com coxins que permitem sua melhor adaptação na face do RN. Devem-se ter sempre à disposição máscaras de tamanhos variados, adequados para RN de 500 a 4.500g. O posicionamento da cabeça do RN é muito importante para abrir as vias aéreas e permitir uma ventilação efetiva. O RN deve estar em leve extensão do pescoço, deve-se conectar o balão à fonte de oxigênio (fluxo de 5 litros/min) e, a seguir, aplicar a máscara sobre sua face, cobrindo-se a ponta do queixo, a boca e o nariz. Evitar pressão excessiva, especialmente sobre os olhos e o pescoço. A freqüência respiratória estabelecida deve ser de 40 a 60mpm, com uma pressão mínima para gerar movimento fácil de subida e descida do tórax. A primeira ventilação pode requerer pressão de até 30 a 40cmH2O e, em seguida, de 15 a 20cmH2O nos casos de pulmões normais ou 20 a 40cmH2O nos casos com diminuição da complacência pulmonar. Deve-se prestar atenção especial em determinar se a técnica de VPP está adequada. É fundamental observar a movimentação de subida e descida do tórax, com amplitude de 0,5 a 1cm. Se o tórax não se expande adequadamente, uma das seguintes condições deve ser pesquisada: má adaptação da máscara na face do RN, obstrução das vias aéreas ou pressão de insuflação insuficiente. Detectado o problema, deverá ser imediatamente corrigido, para evitar a progressão da asfixia. O problema mais comum é a vedação inadequada e, para corrigi-la, é necessário reposicionar a máscara na face do RN e, talvez, reajustar a maneira com que está sendo segurada. Em relação à obstrução das vias aéreas, vários fatores podem estar contribuindo, como posição da cabeça, presença de secreções na orofaringe ou necessidade de ventilar com a boca discretamente aberta. Caso não seja detectado nenhum desses problemas anteriores, pode-se aumentar a pressão que está sendo oferecida, mas com muito cuidado, para evitar o barotrauma. Se for necessário manter a VPP por mais de 2 minutos, deve-se inserir uma sonda orogástrica nº 8 ou 10, aspirar o conteúdo gástrico e mantê-la aberta para descomprimir o estômago, diminuindo o risco de aspiração ou comprometimento da excursão do diafragma.

5. Ventilação com balão e cânula de intubação – na maioria dos casos, a VPP pode ser realizada, rápida e eficientemente, com AMBU e máscara. No entanto, muitos médicos, com inegável habilidade, preferem fazê-la pela intubação orotraqueal, porque esta possibilita melhor controle da ventilação, elimina o problema da entrada de ar no estômago e permite a administração de drogas nos casos em que estas se tornem indispensáveis. Porém, existem algumas indicações de intubação muito precisas e que são indiscutíveis, isto é, quando a VPP com balão e máscara se prolonga além de 5 minutos, quando esta é ineficiente, quando é necessário aspirar a traquéia sob visualização direta, como no caso de RN com presença de mecônio espesso, e diante da suspeita de hérnia diafragmática que necessita de ventilação. Para a realização do procedimento, recomenda-se a presença de duas pessoas na sala de reanimação. Uma, com grande experiência, que irá inserir o tubo endotraqueal e realizar a VPP e, outra, para auxiliá-la na realização do procedimento e, após a intubação, verificar a posição da cânula por meio da ausculta do tórax. Antes de se iniciar o procedimento, é importante conferir e checar todo o material necessário: fonte de oxigênio com fluxômetro, aspirador a vácuo, laringoscópio com lâminas retas n°s 0 e 1, pilhas novas, sonda de aspiração, cânulas de intubação (n°s 2,5; 3,0; 3,5; 4,0), balão auto-inflável, estetoscópio, máscaras para RN e material para fixação da cânula. No período neonatal, recomenda-se a cânula traqueal de diâmetro uniforme, estéril, com linha radiopaca e graduada em centímetros. O tamanho da cânula deve ser escolhido de acordo com o peso ou a idade gestacional do RN (Tabela 5.35). É importante ter sempre à mão cânulas um número acima e outro abaixo em relação à cânula escolhida.

Tabela 5.35 – Tamanho de cânula endotraqueal.

Diâmetro interno da cânula (mm)	Peso do RN (g)	Idade gestacional (semanas)
2,0	500-750	< 28
2,5	751-1.000	< 28
3,0	1.001-2.000	28-34
3,5	2.001-3.000	34-38
3,5-4,0	> 3.000	> 38

6. Técnica de intubação – posicionar a cabeça do RN levemente estendida, centrada na porção média. Evitar a hiperextensão e a flexão do pescoço, pois essas posições deslocam a traquéia, dificultando a visualização da glote e dos marcos anatômicos. Após posicionar o RN, inserir a lâmina do laringoscópio na porção média da boca do RN e avançar por 2-3cm. É importante reconhecer as estruturas nesse momento para determinar em que posição está a lâmina em relação à glote e corrigi-la se necessário. A posição adequada da lâmina é entre a base da língua e a epiglote (valécula), se não se estiver tendo boa visualização da glote, deve-se elevar delicadamente a lâmina, evitando-se o movimento de alavanca. Após a visualização da glote, deve-se aspirar a traquéia e inserir a cânula pelo lado direito da boca, sem nunca perder a visão da glote. A distância do tubo até o lábio superior pode ser estimada de acordo com o peso do RN (Tabela 5.36).

Tabela 5.36 – Distância da cânula até o lábio superior do RN de acordo com o peso.

Peso (kg)	Distância (cm)
1	7
2	8
3	9
4	10

Checar o posicionamento adequado da cânula por meio da ausculta pulmonar, colocando o estetoscópio nas duas axilas e verificando se a ausculta é simétrica. No caso de os ruídos serem audíveis apenas em um hemitórax, suspeita-se de intubação seletiva, devendo-se tracionar o tubo cerca de 0,5cm. Se não houver nenhum ruído respiratório audível, o tubo não deve estar na traquéia e, portanto, ser removido e reinserido. Se o RN permanecer intubado, quando chegar à UTI deverá ter confirmada a posição da cânula por meio de exame radiológico. Lembrar que o procedimento de intubação deve ser feito rapidamente e não demorar mais de 20 segundos. Se a intubação não for bem-sucedida nesse período, é importante interromper a tentativa e iniciar a VPP com balão e máscara, se não houver contra-indicação, até a estabilização do paciente e, depois, tentar novamente. Durante todo o procedimento, deve-se estar oferecendo oxigênio inalatório para o RN, com o objetivo de minimizar a hipoxemia.

7. Reavaliação – após 30 segundos de VPP efetiva (seja com AMBU e máscara, seja com AMBU e cânula), deve-se avaliar a freqüência cardíaca, se esta estiver acima de 100bpm, e a respiração for efetiva, pode-se suspender a VPP e oferecer oxigênio inalatório, reduzindo-se progressivamente, de acordo com a cor do RN. Se a FC for maior do que 100bpm ou entre 60 e 100bpm com tendência a aumentar, mas o RN ainda não apresentar movimentos respiratórios efetivos, deve-se manter a VPP. Se a FC estiver abaixo de 60bpm ou entre 60 e 80bpm, sem tendência a aumentar, deve-se associar à VPP, com oxigênio a 100%, a massagem cardíaca.

8. Massagem cardíaca – com a progressão da hipóxia, o coração não só diminui o ritmo, mas também a função. Existe diminuição do débito cardíaco e hipotensão arterial com conseqüente má perfusão periférica. A massagem cardíaca deve ser instituída para auxiliar o coração a manter a circulação. Se a reanimação atingiu esse ponto, deve-se contar com dois profissionais: um responsável pela VPP, e o outro, pela massagem cardíaca, ambos atuando coordenadamente, mantendo-se uma relação de três movimentos de massagem cardíaca para um de ventilação, isto é, 90 movimentos de massagem e 30 ventilações a cada minuto. A massagem cardíaca é realizada aplicando-se uma força em direção perpendicular, deprimindo-se 1 a 2cm o terço inferior do esterno do RN. Esse procedimento comprime o coração contra a coluna e força o sangue para dentro da circulação sistêmica. São descritas duas técnicas de massagem cardíaca: as dos polegares e as dos dois dedos (Fig. 5.31).

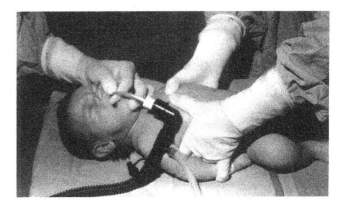

Figura 5.31 – Técnica de massagem cardíaca com os polegares sincronizada com a ventilação com pressão positiva.

Para a técnica dos polegares, devem-se utilizar ambas as mãos para abraçar o tórax, enquanto os polegares ficam na posição perpendicular ao esterno para comprimi-lo, os demais dedos apoiam a coluna. Essa técnica é menos cansativa, mas difícil de ser utilizada se o RN for grande e as mãos do reanimador pequenas. Na técnica dos dois dedos, utilizam-se o indicador e o dedo médio de uma das mãos para comprimir o esterno, enquanto a outra mão apóia a coluna, proporcionando uma superfície firme. Em ambas as técnicas é importante que a massagem seja suave, com o tempo de compressão (sístole) igual ao de relaxamento (diástole), sem nunca retirar os dedos do local da massagem. Verifica-se a eficácia da massagem cardíaca por meio da palpação do pulso braquial ou femoral.

9. Reavaliação – após 30 segundos de VPP com oxigênio a 100% associado à massagem cardíaca, deve-se avaliar a FC. Se a FC estiver acima de 80bpm, deve-se interromper a massagem e manter a VPP; se a FC continuar abaixo de 80bpm, deve-se manter a VPP com oxigênio a 100% associado à massagem cardíaca e iniciar a administração de medicações.

10. Medicações (Quadro 5.29) – a maioria dos RN responde bem à oxigenação e à massagem cardíaca e apenas 0,12% irá necessitar de drogas durante a reanimação. Deve-se manter sempre à dis-

Quadro 5.29 – Drogas de uso em sala de parto.

Medicação	Apresentação	Concentração	Preparo	Dose/via	Velocidade
Adrenalina	1:1.000	1:10.000 (1ml adrenalina + 9ml de água destilada)	Seringa com 1ml	0,1-0,3ml/kg/dose – IV, ET	Rápida
Expansor de volume	Soro fisiológico Sangue total Albumina Ringer-lactato	—	Duas seringas de 20ml Volume total = 40ml	10ml/kg – IV	Em 5-10min
Bicarbonato de sódio	8,4% – 1mEq/ml	4,2% (10ml de bicarbonato de sódio + 10ml de água destilada) – 0,5mEq/ml	Seringa com 20ml	2mEq/kg – IV	Em 2 minutos
Naloxona	0,4mg/ml	—	Seringa com 1ml	0,1mg/kg ou 0,25ml/kg – IV, ET, IM, SC	Rápida

Fonte: modificado de Bloom e cols., 1996.

posição as seguintes medicações: adrenalina, bicarbonato de sódio, expansor de volume, naloxona e dopamina. O acesso venoso deve ser, preferencialmente, central. Na sala de reanimação, pode-se utilizar a cateterização umbilical. Um cateter umbilical nº 3,5 ou 5 deve ser inserido na veia umbilical, com a extremidade distal localizada o mais próximo possível do nível da pele, com bom refluxo sangüíneo. As veias periféricas podem ser utilizadas, no entanto, são de difícil acesso durante a reanimação. A via endotraqueal pode ser utilizada para a administração de drogas lipossolúveis, como a adrenalina e a naloxona. A absorção das drogas é variável, não havendo padronização das doses. A instilação das drogas deve ser o mais distal na árvore brônquica, podendo utilizar-se diluição em 1 a 2ml de solução salina para favorecer a administração para regiões mais distais. Lembrar que a presença de líquido nos pulmões torna o período neonatal único com relação à absorção de medicações ministradas por via endotraqueal.

• **Adrenalina** – é uma catecolamina utilizada durante a reanimação por seus efeitos alfa e beta-adrenérgicos. Seu efeito alfa leva ao aumento do tono vascular sistêmico, com aumento da pressão diastólica na fase de relaxamento torácico da massagem cardíaca, melhorando a perfusão coronariana e cerebral. Seu efeito beta-adrenérgico leva ao aumento do inotropismo e do cronotropismo, com melhora do débito cardíaco. No RN, a resposta à ação das catecolaminas pode diferir daquela esperada por variação da densidade de receptores pela imaturidade do sistema simpático. É importante lembrar que diante de situações de estresse já existe a liberação de catecolaminas endógenas (hipóxia, hipotermia, hemorragia e acidose). As doses preconizadas de adrenalina são: 0,01-0,03mg/kg, o que corresponde a 0,1-0,3ml/kg da solução 1:10.000. Essa dose pode ser repetida a cada 3-5 minutos, na ausência de resposta. Estudos em adultos mostram que são necessárias doses mais elevadas para melhorar a perfusão coronariana. No entanto, não existem estudos controlados no período neonatal. Além disso, estudos revelam que altas doses de adrenalina podem levar ao aumento da pressão arterial no período pós-parada. Essa situação expõe o RN, principalmente pré-termo, a um maior risco de hemorragia intracraniana. Apesar das controvérsias a respeito das doses, sabe-se que o RN responde bem às doses preconizadas. No RN que não apresenta resposta após todas as manobras da reanimação, podem-se utilizar doses mais elevadas, chegando a 0,2mg/kg. A droga pode ser ministrada por via intravenosa ou endotraqueal. Vários estudos têm sido desenvolvidos para avaliar a dose ideal e a eficácia dessa via de administração. Alguns autores sugerem que a ação pode ser retardada, enquanto outros mostram que são necessárias doses mais elevadas para se alcançar o mesmo efeito sobre a pressão arterial. No entanto, o uso de doses mais elevadas prolonga o efeito hipertensivo da adrenalina, aumentando o risco de hemorragia intra-

craniana. Por esses motivos, recomenda-se o uso das mesmas doses em ambas as vias de administração. A ação da adrenalina pode ser prejudicada pela acidose e pela hipovolemia, e a droga pode ser inativada pelo bicarbonato de sódio.

• **Expansores de volume** – a restauração do volume circulante é importante para evitar a progressão do choque e a falta de resposta às manobras de reanimação. As indicações do uso de expansores de volume são: sinais de sangramento da unidade fetoplacentária, palidez cutânea, que persiste mesmo após oxigenação adequada, pulsos finos após restabelecimento da freqüência cardíaca e resposta inadequada às manobras de reanimação. Utiliza-se o expansor de volume na dose de 10ml/kg de solução, infundido em 5 a 10 minutos. Os expansores que podem ser utilizados são o soro fisiológico, Ringer-lactato®, albumina a 5% e sangue total. Pela facilidade e disponibilidade, a solução mais preconizada é o soro fisiológico.

• **Bicarbonato de sódio** – seu uso durante a reanimação tem sido preconizado baseado no fato de que a acidose leva à diminuição da contratilidade miocárdica, da pressão arterial e da resposta miocárdica à ação de catecolaminas. É preciso, no entanto, compreender o mecanismo-tampão do bicarbonato para estabelecer os critérios para sua recomendação.

Relembrando a equação de Henderson-Hasselbach:

$$H^+ + HCO_3^- \rightleftharpoons H_2CO_3 \rightleftharpoons H_2O + CO_2$$

O bicarbonato é utlizado para tamponar a acidose, gerando CO_2. Esse sistema é eficaz para a manutenção do pH sangüíneo, porque a forma ácida do sistema se dissocia em H_2O e CO_2. Este último, por ser um gás volátil, é eliminado pelo pulmão. Assim, o correção da acidose só é possível se houver eliminação adequada de CO_2, que é dependente do fluxo e da ventilação pulmonar. O uso do bicarbonato, na ausência de ventilação adequada, substitui a acidose metabólica por acidose respiratória, tornando-se contraprodutivo. A manutenção da acidemia tem efeito deletério sobre a função miocárdica, uma vez que mantém a acidose intracelular com piora da perfusão tecidual e da hipóxia, levando a um ciclo vicioso. O bicarbonato tem sido utilizado na presença de acidose metabólica comprovada ou presumida, com ventilação adequada, ou quando todas as medidas da reanimação não obtiveram boa resposta. A dose preconizada é de 1 a 2mEq/kg, ministrada por via intravenosa, em 1 a 2 minutos. A solução deve apresentar concentração máxima de 4,2%. Podem ser observados vários efeitos colaterais na sua administração: hipernatremia e hemorragia intracraniana decorrentes da hiperosmolaridade da solução, principalmente em RNPT-MBP, assim como leva à dissociação da curva de hemoglobina com prejuízo da oferta tecidual de O_2 e à diminuição do cálcio ionizável.

• **Naloxona** – é um antagonista opióide que reverte a depressão respiratória causada por esses agentes. Deve ser ministrada ao RN com depressão respiratória e com história materna de uso de opióides até 4 horas antes do parto. Não deve ser utilizada em RN cuja mãe é dependente de opióides (morfina, heroína), pois pode levar à síndrome de abstinência, com crises convulsivas graves. A dose preconizada é de 0,1mg/kg, sendo a apresentação comercial de 1ml = 0,4mg. A droga pode ser ministrada pelas vias intravenosa, endotraqueal, subcutânea e intramuscular. Procura-se não utilizar as últimas duas vias, pois a absorção é lenta e irregular. Pode ser necessária a repetição de novas doses, uma vez que o tempo de ação do opióide é mais longo que o efeito da naloxona.

• Dopamina – trata-se de uma catecolamina endógena. Sua ação ocorre pela liberação de noradrenalina das terminações nervosas. Seu uso está indicado na hipotensão pós-parada e/ou má perfusão periférica na presença de ritmo cardíaco regular. Nas doses de 1 a 2mcg/kg/min, estimula receptores dopaminérgicos, levando ao aumento do fluxo sangüíneo renal, com elevação do débito urinário e excreção renal de sódio. Entre 5 e 10mcg/kg/min, causa aumento do débito cardíaco, com diminuição da resistência vascular sistêmica e da pressão capilar pulmonar, sem alterar a pressão arterial média e a freqüência cardíaca. Trata-se de um potente venoconstritor, levando a um aumento do volume circulante. Além dessas ações, causa aumento da pressão e da resistência pulmonar e acentua a resposta de vasoconstrição pulmonar diante da hipóxia. As doses acima de 10mcg/kg/min causam taquicardia, arritmias e vasoconstrição com aumento progressivo da pressão arterial. Durante sua infusão, pode ser observada taquicardia, ectopia ventricular, ulceração de pele por extravasamento.

PREVENÇÃO DA ASPIRAÇÃO DE MECÔNIO

A eliminação de mecônio intra-útero ocorre em 10 a 15% de todos os RN e é causa importante de morbimortalidade, especialmente nos RN de termo e pós-termo. A presença de mecônio no líquido amniótico propicia a aspiração, para evitá-la, são necessários uma série de procedimentos. Logo que o obstetra abre o útero, durante a cesárea, ou no período expulsivo de parto vaginal, é importante aspirar a maior quantidade possível do líquido antes de manipular o pólo cefálico. Assim que sai a cabeça, o obstetra deve fazer uma sucção completa da boca, nariz e faringe antes da expulsão dos ombros. Isso se aplica a qualquer tipo de mecônio. A sucção deve ser feita com sonda de aspiração nº 10 ou maior, com orifício terminal, ligada a um aspirador a vácuo com pressão máxima de 100mmHg. Após esse procedimento, completa-se o parto e o RN deve ser entregue ao neonatologista sem ser estimulado. O RN deve ser colocado em berço sob calor radiante e, se estiver deprimido, antes mesmo de secá-lo, deverá ser feita aspiração imediata da hipofaringe e da traquéia pelo pediatra, sob visualização direta, por meio da cânula endotraqueal conectada a um adaptador e ao aspirador a vácuo, com pressão máxima de 100mmHg. A ventilação com pressão positiva, se necessário, deve ser iniciada somente após a aspiração da maior quantidade possível de mecônio das vias aéreas. Nos casos de RN com mecônio fluido e que nascem com choro vigoroso e respiração regular, não está indicada a aspiração sob visualização direta.

OUTROS PROCEDIMENTOS

Após os procedimentos necessários para uma reanimação adequada e com a estabilização do RN, deve-se iniciar os demais cuidados:

Ligadura definitiva do cordão – pode ser feita utilizando-se um anel duplo de borracha ou clampe comercial de plástico, a 3cm do anel umbilical. Deve-se verificar o número de vasos do cordão e depois seccionar o cordão a 1cm do clampe, com tesoura ou bisturi estéril. A superfície do coto deve ser tratada com álcool etílico a 70%, evitando-se cobri-lo.

Profilaxia da infecção gonocócica ocular – efetua-se a profilaxia com instilação em ambos os olhos de uma gota de solução de nitrato de prata a 1%, de preparo recente, conservada em frasco escuro ao abrigo da luz. Remover o excesso com gaze ou algodão embebido em água destilada ou seco.

Verificar a permeabilidade e o tipo de secreção do trato gastrintestinal – após a estabilização do RN, é importante introduzir delicadamente uma sonda gástrica até o estômago, determinando-se a distância que a sonda deverá ser introduzida, medindo a distância entre a base do nariz, o lóbulo da orelha e o apêndice xifóide. Se não for possível progredir a sonda além de 3 a 4cm da narina, deve-se suspeitar de atresia de coanas e nos casos em que a sonda não progredir até a distância predeterminada suspeita-se de atresia de esôfago. No caso de o RN ter deglutido sangue ou mecônio, a aspiração do conteúdo gástrico terá especial importância na profilaxia da irritação da mucosa gástrica causada por esses materiais, principalmente se associada à lavagem com soro fisiológico.

Identificação do RN – deve ser colocada uma pulseira, tanto na mãe como no RN, na qual consta o nome completo da mãe, o registro hospitalar e o número do leito. Além disso, deve-se fazer a impressão digital da mãe e a plantar do RN em papel oficial do hospital.

Exame físico – realizado pelo neonatologista, visando a detecção de malformações maiores, padrão respiratório e vitalidade do RN.

Apresentação do RN à mãe – sempre que possível, o RN deverá ser apresentado à mãe logo após sua estabilização. Essa apresentação deverá transcorrer em clima agradável e deve-se promover o contato pele a pele, com a finalidade de aumentar o vínculo entre os dois.

BIBLIOGRAFIA

1. APGAR, V. – A proposal for a new method of evaluation of the newborn infant. Curr. Res. Anaesth. Analg. 32:260, 1953. 2. ANSLOW, P. – Birth asphyxia. Eur. J. Rad. 26:148, 1998. 3. BARROS, J.C.R. & TASE, T.H. – Reanimação ao nascimento. In Leone, C.R. & Tronchin, D.M.R. eds. Assistência Integrada ao Recém-Nascido. São Paulo, Atheneu, 1996, p. 23. 4. BERG, R.A. et al. – A randomized, blinded trial of high-dose epinephrine versus standard-dose epinephrine in a swine model of pediatric asphyxial cardiac arrest. Crit. Care Med. 24:1695,1996. 5. BISHOP, R.L. & WEISFELDT, M.L. – Sodium bicarbonate administration during cardiac arrest. JAMA 235:506,1976. 6. BLOOM, R.S.; CROPLEY, C. & PECKHAM, G.J. – Princípios da reanimação In Polin, R.A.; Yoder, M.C. & Burg, F.D. eds. Neonatologia Prática. 2ª ed., Porto Alegre, Artes Médicas, 1996, p. 3. 7. BLOOM, R.S. & CROPLEY, C. – American Heart Association – American Academy of Pediatrics: Manual de Reanimação Neonatal. Escola Paulista de Medicina, São Paulo, 1996. 8. Committee on Drugs – Naloxone dosage and route of administration for infants and children: addendum to emergency drug doses for infants and children. Pediatrics 86:484, 1990. 9. GINSBERG, H.G. & GOLDSMITH, J.P. – Controversies in neonatal resuscitation. Clin. Perinat. 25:1, 1998. 10. GOETTING, M.G. & PARADIS, N.A. – High-dose epinephrine improves outcome from pediatric cardiac arrest. Ann. Emerg. Med. 20:22, 1991. 11. GOETTING, M.G. & PARADIS, N.A. – High-dose epinephrine in refratory pediatric cardiac arrest. Crit. Care Med. 17:1258, 1989. 12. Guidelines for Cardiopulmonary Resuscitation and Emergency Cardiac Care – Pediatric advanced life support and Neonatal resuscitation. JAMA 268:2262, 1992. 13. JAIN, L. & VIDYASAGAR, D. – Controversies in neonatal resuscitation. Pediatr. Ann. 25:540, 1995. 14. LEUTHNER, S.R.; JANSEN, R.D. & HAGEMAN, J.R. – Cardiopulmonary resuscitation of the newborn. Pediatr. Clin. North Am. 41:893, 1994. 15. MARLOW, N. – Do we need an Apgar score? Arch. Dis. Child. 67:765, 1992. 16. MIYOSHI, M.H. et al. – O pediatra na sala de parto. Temas de Pediatria Nestlé, nº 65, 1997. 17. PEARLMAN, J.M. & RISSER, R. – Cardiopulmonary resuscitation in the delivery room: associated clinical events. Arch. Pediatr. Adolesc. Med. 149:20, 1995. 18. ROY, R.N. – The melbourne chart – a logical guide to neonatal resuscitation. Anaesth. Intens. Care 18:348, 1990. 19. SADECK, L.S.R. & LEONE, C.R. – Asfixia perinatal: repercussões sistêmicas. In Diniz, E.M.A., coord. Manual de Neonatologia – Sociedade de Pediatria de São Paulo. Rio de Janeiro, Revinter, 1994, p. 25. 20. VAZ, F.A.C.; RODRIGUES, S.H.P. & RAMOS, J.L.A. – O recém-nascido – cuidados ao recém-nascido normal e de baixo peso – diagnóstico das condições do recém-nascido. In Marcondes, E. ed. Pediatria Básica. 8ª ed., São Paulo, Sarvier, 1991, p. 308. 21. ZARITSKY, A. & CHERNW, B. – Use of catecolamines in pediatrics. Pediatrics 105:341, 1984. 22. ZARITSKY, A. – Drug therapy of cardiopulmonary resuscitation in children. Drugs 37:356, 1989.

1	**Diagnóstico Diferencial da Insuficiência Respiratória**
	no Período Neonatal

LÍLIAN DOS SANTOS RODRIGUES SADECK
CLÉA RODRIGUES LEONE

A insuficiência respiratória no período neonatal pode ser uma manifestação clínica decorrente de diferentes causas, não necessariamente pulmonar. As situações encontradas mais freqüentemente estão enumeradas no quadro 5.30.

Os sinais clínicos caracterizam-se por: taquipnéia (freqüência respiratória > 60 movimentos por minuto), hiperpnéia, bradipnéia, tiragens intercostal e subcostal, retração esternal, gemência, batimento de asa de nariz, hipo ou atonia, cianose ou palidez. Esses sinais podem aparecer isolados ou em várias combinações.

Nos casos de insuficiência respiratória por problemas primariamente cardíacos, os sinais de desconforto respiratório são, geralmente, caracterizados por taquipnéia sem outros sinais de esforço respiratório e estão associados a outras manifestações, como hepatomegalia, taquicardia, ritmo de galope, má perfusão periférica, ausência de pulsos femorais, alterações de pressão arterial, sopros cardíacos, alterações das bulhas e cianose central. Dentre as cardiopatias congênitas que apresentam manifestações precocemente e podem entrar como diagnóstico diferencial de desconforto respiratório, destacam-se: transposição dos grandes vasos da base, síndrome da hipoplasia do coração esquerdo, coartação da aorta complexa, persistência do canal arterial e defeitos septais. Além da suspeita clínica, o diagnóstico da cardiopatia pode ser feito por radiografia, eletrocardiograma, ecocardiograma e ecodopplerfluxometria.

A síndrome de hipertensão pulmonar persistente (SHPP) é uma síndrome clínica caracterizada por pressão elevada em artéria pulmonar, "shunt" direito-esquerdo pelo forame oval e/ou canal arterial e presença de cianose central grave, com labilidade de oxigenação. O quadro clínico mais característico é de uma insuficiência respiratória progressiva nas primeiras horas de vida em crianças de termo ou pós-termo, acompanhada de cianose mantida ou de aparecimento durante os esforços (choro, manipulação) e a presença de antecedentes perinatais de asfixia grave por sofrimento fetal agudo ou crônico, sepse, hérnia diafragmática, hipoplasia pulmonar ou lesões torácicas congênitas. Geralmente, os sinais clínicos de desconforto respiratório são desproporcionais à intensidade da cianose. O paciente pode apresentar sinais de insuficiência cardíaca, choque ou asfixia grave. O diagnóstico pode ser feito pelo

Quadro 5.30 – Principais causas de desconforto respiratório agudo no período neonatal.

Problemas pulmonares	Problemas não-cardiorrespiratórios
· Doença de membranas hialinas (DMH) · Taquipnéia transitória do recém-nascido (TTRN) · Síndrome de pulmão úmido · Síndrome de aspiração meconial (SAM) · Outras síndromes aspirativas · Pneumonias · Pneumotórax, enfisema intersticial, pneumomediastino · Atelectasia · Seqüestro pulmonar · Hipoplasia pulmonar, hérnia diafragmática · Síndromes malformativas (enfisema lobar congênito, doença adenomatosa cística) · Derrames, quilotórax · Hemorragia pulmonar	· Metabólicos (hipoglicemia, hipocalcemia, acidose metabólica) · Hipotermia, hipertermia · Sepse · Leucinoses · Hiponatremia, hipernatremia · Condrodistrofias
	Problemas neurológicos
	· Asfixia perinatal · Apnéia do pré-termo · Depressão por drogas · Hemorragia intracraniana · Meningite · Doença de Werdnig-Hoffmann · Encefalocele
Problemas cardíacos	**Problemas do trato respiratório alto**
· Cardiopatia congênita · Hipertensão pulmonar persistente · Isquemia miocárdica pós-asfixia · Hidropisia fetal secundária à isoimunização · Hidropisia não-imune · Malformações arteriovenosas · Transfusão feto-fetal	· Atresia de coanas, edema nasal · Macroglossia, micrognatia, síndrome de Pierre Robin · Bócio congênito, higroma cístico · Membrana laríngea, estenose subglótica, hemangioma, laringomalacia · Paralisia de cordas vocais · Traqueomalacia, fístula traqueoesofágica · Estenose traqueal, estenose brônquica

achado de um diferencial de pressão arterial de oxigênio (PaO_2) superior a 10 a 15mmHg, entre uma amostra gasométrica colhida de artéria pré-ductal (artéria radial direita ou temporal) e outra de artéria pós-ductal (artéria umbilical, femoral ou tibial), simultaneamente. Quando não se constata essa diferença entre os dois exames, a SHPP não pode ser afastada, pois o "shunt" poderá estar ocorrendo preferencialmente pelo forame oval. Nesses casos, o diagnóstico apenas poderá ser feito por ecocardiografia bidimensional e Doppler, nos quais se observam um "shunt" direito-esquerdo pelo forame oval ou canal arterial e uma pressão de artéria pulmonar mais elevada do que a da aorta. Quando esta não for disponível, pode-se realizar uma prova terapêutica, que consiste em hiperoxia-hiperventilação (FiO_2 de 100% com FR acima de 80mpm). O objetivo desse teste é diminuir a pressão arterial de CO_2 ($PaCO_2$) até atingir um nível crítico (15 a 20mmHg), produzindo uma alcalose respiratória que, por sua vez, leva à vasodilatação pulmonar e à melhora da oxigenação.

Nos casos de insuficiência respiratória, deve-se sempre investigar a presença de distúrbios metabólicos, pois estes podem ser causados tanto por distúrbio como por um fator associado que agrava o quadro de base.

Em problemas neurológicos, geralmente os sinais respiratórios estão associados aos decorrentes de comprometimento do sistema nervoso, tais como diminuição da atividade espontânea, apnéia, hipotonia, hiporreflexia, irritabilidade, convulsões, nistagmo, queda de hematócrito (nos casos de hemorragia intracraniana), abaulamento de fontanela. O diagnóstico poderá ser feito por exame do LCR, ultra-sonografia de crânio e tomografia computadorizada de crânio.

Afastadas as outras causas de desconforto respiratório por problemas extrapulmonares, ainda resta a dificuldade clínica de diferenciar a doença pulmonar responsável pela sintomatologia.

Cada caso clínico deverá ser avaliado globalmente, iniciando-se pelos antecedentes maternos, condições e tipo de parto, características do RN, época do aparecimento do desconforto, evolução, exames clínico e laboratorial. Passaremos a expor cada um desses itens:

Antecedentes maternos – os dados maternos podem, muitas vezes, sugerir a causa do desconforto. A prematuridade em gestação anterior ou na atual (idade gestacional < 34 semanas de gestação) e a presença de diabetes melito estão associadas a uma maior incidência de doença de membranas hialinas (DMH). A presença de bolsa rota há mais de 18 horas antes do parto, associada a sinais de infecção materna, tais como corioamnionite, febre, fisometria, ou com evidência de bactérias no líquido amniótico, pode estar relacionada a pneumonia por estreptococo do grupo B ou por bactérias gram-negativas no RN. Antecedentes de infecção materna do trato urinário também devem ser valorizados quando se suspeita de um quadro de infecção como responsável pela insuficiência respiratória. O uso de medicamentos pela mãe durante a gestação, tais como os iodados, os antiinflamatórios (AAS, indometacina) e a reserpina, pode causar bócio congênito, SHPP e obstrução nasal, respectivamente. A informação referente à quantidade de líquido amniótico também é importante. O poliidrâmnio pode estar associado a malformações do trato gastrintestinal, como atresia de esôfago ou fístulas traqueoesofágicas; e o oligoâmnio, à hipoplasia pulmonar.

Condições e tipo de parto – esses dados podem sugerir ou afastar as possíveis hipóteses diagnósticas. O desencadeamento do trabalho de parto acelera a reabsorção do líquido intra-alveolar pela liberação de fatores humorais, portanto, nos casos em que ele não ocorre, a chance de surgir doenças pulmonares decorrentes da demora de reabsorção desse líquido aumenta, ou seja, podem ocorrer ta-

quipnéia transitória do RN e síndrome de pulmão úmido. O parto cesariano geralmente está associado à maioria dos desconfortos respiratórios, exceto nos casos de pneumonias. A asfixia perinatal grave está associada a DMH, síndrome de pulmão úmido, SHPP ou síndrome de aspiração meconial (SAM), dependendo da idade gestacional do RN. O uso de analgésicos durante o final do trabalho de parto parece aumentar a incidência de taquipnéia transitória do RN. A anestesia geral ou derivados de morfina na hora do parto podem causar depressão respiratória e asfixia perinatal. A reanimação mal conduzida pode causar asfixia perinatal, pneumotórax, enfisema intersticial, pneumomediastino.

Características do RN – a idade gestacional e a adequação de peso para essa idade são muito importantes para colaborar na formulação de uma hipótese diagnóstica. A prematuridade, especialmente nos casos de RN com idade gestacional menor que 34 semanas, sugere DMH ou síndrome de pulmão úmido. Os RN com idade gestacional limítrofe ao termo, entre 35 a 36 semanas, têm maior risco de desenvolver um quadro de taquipnéia transitória do RN, enquanto o grupo de RN pós-termo tem maior risco de desenvolver síndromes aspirativas, especialmente síndrome de aspiração meconial, ou síndrome de hipertensão pulmonar persistente. O RN prétermo (RNPT) adequado para a idade gestacional tem maior risco de desenvolver doença de membranas hialinas do que o RNPT pequeno para a idade gestacional. Quando a insuficiência respiratória se apresenta neste último, é decorrente, mais freqüentemente, de pletora neonatal, problemas infecciosos, pneumonias aspirativas ou malformações congênitas. A presença de outros sinais clínicos de alterações cromossômicas, displasias esqueléticas, obstrução de vias aéreas superiores também pode nos ajudar a fazer o diagnóstico da causa da insuficiência respiratória.

Época de aparecimento dos sinais de insuficiência respiratória, sinais clínicos e sua evolução – a maioria dos pacientes com insuficiência respiratória apresenta os sinais clínicos logo após o nascimento, não sendo de muita ajuda para diferenciá-los (Quadro 5.31). Devemos ressaltar apenas que, na DMH, apesar de a maioria dos casos desenvolver sinais clínicos logo após o nascimento, alguns podem vir a apresentá-los em até 2 horas. Os casos de pneumonia precoce podem vir a evidenciar manifestações clínicas até o terceiro dia de vida. Muitas vezes, o que mais nos ajuda para concluirmos o diagnóstico da insuficiência respiratória é a evolução clínica nos primeiros dias. Nos casos de taquipnéia transitória do RN, os sinais clínicos já estão presentes desde o nascimento, pois são decorrentes de uma demora na reabsorção do líquido intra-alveolar. Inicialmente, os recém-nascidos apresentam taquipnéia, com freqüência respiratória de 80 a 100mpm, tiragem intercostal, retração esternal, cianose e necessidade de oxigenoterapia. Nas primeiras 24 horas de vida, evoluem com melhora do quadro clínico, mantendo apenas a taquipnéia por até 48 horas. Nos casos de síndrome de pulmão úmido, os sinais de insuficiência respiratória também aparecem logo após o nascimento, e também são decorrentes de demora da reabsorção do líquido intra-alveolar, nesses casos mais intensa, pois ocorre em RNPT. O sinal sempre presente nesses casos é a taquipnéia associado a gemência, tiragem intercostal e batimento de asa de nariz. Muitas vezes, o quadro clínico e radiológico dessa doença se confunde com o da doença de membranas hialinas, e o que nos ajuda a diferenciá-las é a evolução clínica, pois os casos com líquido intra-alveolar evoluem com melhora da sintomatologia em 24 horas, ao contrário da DMH, que se intensifica nesse período. Na DMH, a criança também pode apresentar sinais de comprometimento respiratório desde o nascimento, caracterizado por gemência, batimento de asa de nariz, tiragem intercostal, retração esternal, balanço toracoabdominal. Es-

Quadro 5.31 – Idade de aparecimento da insuficiência respiratória relacionada com o diagnóstico.

	Aparecimento agudo	Aparecimento insidioso
Aparecimento desde a sala de parto	Apnéia Obstrução de vias aéreas Malformação congênita Hipoplasia pulmonar Derrame pleural, hidropisia Massa intratorácica	**Resolve em 12 horas** Hipotermia Desconforto respiratório leve **Melhora em 24-48 horas** Síndrome de pulmão úmido Taquipnéia transitória **Piora em 12 horas** DMH Pneumonia SAM Cardiopatia congênita SHPP
Aparecimento na primeira semana	Ar fora do pulmão Apnéia da prematuridade Apnéia secundária Hemorragia pulmonar Síndrome aspirativa	Pneumonia nosocomial Cardiopatia congênita PCA Malformação intrapulmonar Distensão abdominal

Adaptado de Bhutani, 1996.

Quadro 5.32 – Boletim de Silvermann-Anderson.

Parâmetros	0	1	2
Gemência	Ausente	Audível com esteto	Audível sem esteto
Batimento de asas de nariz	Ausente	Discreto	Acentuado
Tiragem intercostal	Ausente	Três últimos intercostais	Mais de três intercostais
Retração esternal	Ausente	Discreta	Acentuada
Balanço	Ausente	Discreto	Acentuado

ses parâmetros são utilizados para avaliar a evolução clínica do desconforto respiratório por meio do boletim de Silvermann-Anderson (Quadro 5.32). Essa doença é causada pelo aparecimento progressivo de microatelectasias decorrentes da falta de produção de surfactante pelos pneumatócitos tipo II imaturos. Sua evolução natural é caracterizada por piora clínica e radiológica nas primeiras 24 a 48 horas após o parto, seguida de estabilização do quadro até 72 horas, para então começar a melhorar. É uma doença do pré-termo com menos de 34 semanas, associada a asfixia perinatal grave, raça branca, sexo masculino e filho de mãe com diabetes gestacional ou insulino-dependente. Outros fatores, como a imaturidade morfológica do pulmão, pneumotórax, persistência do canal arterial, infecção, síndrome de hipertensão pulmonar persistente e apnéia, podem prolongar a insuficiência respiratória.

Exames complementares – os exames mais esclarecedores são os radiológicos, que estão descritos no capítulo específico a cada doença pulmonar (Quadro 5.33).

Parece clara, do exposto até aqui, a dificuldade que pode existir no diagnóstico diferencial do desconforto respiratório neonatal, inclusive entre as diversas doenças de origem pulmonar.

É preciso, nesse contexto, lembrar da possibilidade de estar-se, muitas vezes, diante da presença de um processo patológico de origem multifatorial, o que é, porém, difícil de demonstrar. Na verdade, um recém-nascido que tem os fatores de risco para a síndrome de pulmão úmido pode também possuir os de doença de membranas hialinas, como uma produção insuficiente de surfactante. É provável que a concomitância de fatores leve a quadros clínicos em que o diagnóstico preciso necessariamente se torna problemático.

Essa dificuldade não deverá, porém, prejudicar o cuidado, que será ministrado segundo as necessidades de oxigenação e ventilação, sendo o diagnóstico final uma preocupação muito importante, mas não limitadora da atuação do médico.

Os principais distúrbios respiratórios agudos no período neonatal serão discutidos nos próximos capítulos.

Quadro 5.33 – Diagnóstico diferencial baseado nos achados radiológicos.

Achados	Diagnósticos mais prováveis
Aspecto de vidro moído	DMH, síndrome de pulmão úmido, pneumonia por estreptococo B, edema pulmonar
Bolhas	Enfisema intersticial, DBP, pneumonia por estafilococos, cistos pulmonares
Opacificação bilateral	DMH, hipoplasia pulmonar, hemorragia pulmonar, derrame pleural
Congestão vascular + acúmulo de líquido na cissura	TTRN, síndrome de pulmão úmido, hiperfluxo pulmonar
Infiltrado grosseiro + atelectasia + hiperinsuflação	Aspiração meconial ou outros líquidos (sangue, leite)
Área de hiperinsuflação localizada	Enfisema lobar
Ar fora do pulmão	Pneumotórax, pneumomediastino, pneumopericárdio
Hiperinsuflação pulmonar	Obstrução traqueal parcial, massa mediastinal

Adaptado de Bhutani, 1996.

BIBLIOGRAFIA

1. BHUTANI, V.K. – Differential diagnosis of neonatal respiratory disorders. **In** Spitzer, A.R. (ed.). *Intensive Care of the Fetus and Neonate.* 1st ed., St. Louis, Mosby, 1996, p. 494. 2. BRITO, A.S.J. & CARVALHO, A.B.R. – Incidência e mortalidade dos distúrbios respiratórios agudos do recém-nascido. *J. Pediatr.* **64**:9, 1988. 3. DINIZ, E.M.A. & SADECK, L.S.R. – Diagnóstico diferencial dos distúrbios respiratórios no período neonatal. **In** Marcondes, E. (ed.). *Pediatria Básica.* São Paulo, Sarvier, 1991, p. 355. 4. HALLIDAY, H.L.; McCLURE, G. & McCREID, R. – Transient tachypnea of the newborn: two distinct clinical entities? *Arch. Dis. Child.* **56**:322, 1981. 5. HJALMARSON, O. – Epidemiology and classification of acute, neonatal respiratory disorders. A prospective study. *Acta Paediatr. Scand.* **70**:773, 1981. 6. MARTIN, R.J. & FANAROFF, A.A. – The respiratory distress syndrome and its management. **In** Fanaroff, A.A. & Martin, R.J. (eds.). *Neonatology.* St. Louis, Mosby Year Book, 1992, p. 810. 7. SADECK, L.S.R. et al. – Insuficiência respiratória aguda no período neonatal. *J. Pediatr.* **66**:121, 1990. 8. STAHLMAN, N.T. – Acute respiratory disorders in the newborn. **In** Avery, G.B. (ed.). *Neonatology: Pathophysiology and Management of the Newborn.* 3rd ed., Philadelphia, Lippincott, 1987, p. 418. 9. WHITSETT, J.A. et al. – Acute respiratory disorders. **In** Avery, G.B.; Fletcher, M.A. & MacDonald, M.G. (eds.). *Neonatology: Pathophysiology and Management of the Newborn.* 4th ed., Philadelphia, Lippincott, 1994, p. 429.

2 Doença de Membranas Hialinas

CLÉA RODRIGUES LEONE
LAURA EMÍLIA M. B. CARDOSO

A doença de membranas hialinas (DMH) constitui um distúrbio do desenvolvimento, caracterizado por quadro de insuficiência respiratória, de graus variáveis, relacionado ao nascimento prematuro e aos agravos a ele relacionados, e responsável por grande parcela da mortalidade e morbidade de recém-nascidos (RN).

A evolução das crianças que desenvolvem DMH tem-se modificado particularmente na última década, com os grandes avanços atingidos pelos cuidados perinatais e em unidades de tratamento intensivo neonatal, dos quais se destacam a indução da maturação pulmonar pelo uso de corticosteróides pré-natais e a terapia de reposição de surfactante pulmonar.

A DMH atinge cerca de 50% dos RN entre 26 e 28 semanas de gestação e 20 a 30% dos RN entre 30 e 31 semanas. A incidência e a gravidade da doença relacionam-se inversamente à idade gestacional e são mais freqüentes e mais graves em meninos.

ETIOPATOGENIA

A etiologia da DMH está diretamente relacionada à presença de imaturidade pulmonar, com conseqüente incapacidade de produção de surfactante em quantidade adequada para o revestimento dos alvéolos, impossibilitando a estabilização alveolar.

A existência de surfactante foi demonstrada pela primeira vez por Pattle e Clements em meados de 1950 e, em 1959, Avery e Mead relacionaram a deficiência de surfactante com a insuficiência respiratória de recém-nascidos pré-termo (RNPT). A recente observação de que a utilização de surfactante exógeno em RNPT com DMH melhora sua evolução vem confirmar a teoria de que a principal causa dessa doença é a deficiência de surfactante.

Produção de surfactante – entre a 20ª e 24ª semanas de gestação, o desenvolvimento pulmonar atinge a fase de formação de sacos alveolares, com início de diferenciação das células epiteliais em pneumócitos tipo I (células finas que recobrem 96% da superfície alveolar e formam a barreira hematogasosa) e tipo II, que participam apenas de 4% da superfície alveolar. Os pneumócitos tipo II são os responsáveis pela produção de surfactante. A secreção deste é detectável entre a 25ª e 30ª semanas, mas somente a partir da 33ª semana de gestação é capaz de garantir a estabilidade alveolar.

O mecanismo de produção de surfactante está relacionado ao aumento do nível de cortisol endógeno que ocorre no final da gestação. O cortisol atua sobre os fibroblastos do pulmão fetal, estimulando a síntese de um polipeptídeo termoestável, denominado fator fibroblasto do pneumócito (FPP). O FPP age sobre os pneumócitos tipo II, aumentando a atividade da via de incorporação da colina e produzindo maiores quantidades de surfactante.

O surfactante pulmonar é uma mistura de seis fosfolipídeos e quatro apoproteínas, que reveste internamente os alvéolos, diminuindo a tensão superficial na interface ar-líquido e mantendo a estabilidade alveolar. Dessa maneira, impede o colapso alveolar no final da expiração. A maioria dos componentes do surfactante pulmonar é produzida nas células alveolares tipo II, no retículo endoplasmático, sendo transportados para o aparelho de Golgi pelos chamados corpos lamelares, que são o estoque intracelular de surfactante. A seguir, este é secretado para o alvéolo, formando a mielina tubular e uma monocamada superficial, reduzindo a tensão superficial. Existe intenso processo de reciclagem do surfactante, sendo que este pode ser reabsorvido e ressecretado até 13 vezes antes de ser sintetizado de novo. Dessa maneira, a deficiência deles não é tão intensa ao nascimento e a progressão da insuficiência respiratória que se observa a seguir pode ser decorrente, em parte, de sua lenta reposição.

FISIOPATOLOGIA

A característica básica da DMH é a deficiência do surfactante pulmonar. O quadro clínico decorre das conseqüências fisiológicas dessa deficiência, além de vários eventos que podem modificá-lo. A síntese e/ou função do surfactante é um processo dinâmico, alterado por fatores como estresse pelo frio, hipovolemia, hipoxemia, acidose, frações inspiradas de oxigênio e presença de barotrauma.

Na impossibilidade de manter a estabilidade alveolar, devido ao aumento da tensão superficial alveolar, desenvolvem-se áreas de microatelectasias difusas, com redução da complacência pulmonar, determinando dificuldades de oxigenação e ventilação progressivas. Isso caracteriza o desenvolvimento de "shunt" intrapulmonar, ou seja, áreas pulmonares perfundidas mas não-ventiladas. Ocorre a hipoventilação pulmonar e o desequilíbrio da relação ventilação/perfusão, com resultante hipoxemia intensa e conseqüente acidose láctica secundária à hipoperfusão sistêmica e ao metabolismo anaeróbio. Também ocorre hipoperfusão pulmonar secundária à vasoconstrição pulmonar, com piora da hipoxemia, devido ao "shunt" direito-esquerdo no canal arterial, forame oval e intrapulmonar. Esses eventos provocam isquemia do epitélio alveolar, com extravasamento de plasma ou sangue que junto com debris celulares vão formar a típica membrana hialina nos espaços aéreos (Fig. 5.32).

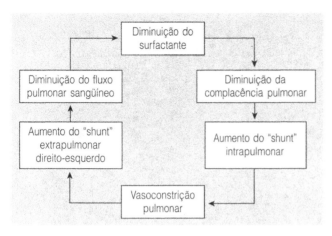

Figura 5.32 – Eventos fisiopatológicos na doença de membranas hialinas.

Toda essa história natural da doença pode ser alterada pela terapia de reposição do surfactante e pela ventilação mecânica. A fase de recuperação da doença caracteriza-se pela regeneração das células alveolares, inclusive as células tipo II, e a volta da produção do surfactante.

ANATOMIA PATOLÓGICA

Os achados anátomo-patológicos dos casos que evoluíram para óbito podem ser modificados por três fatores: estágio de desenvolvimento pulmonar, tempo de vida pós-natal e recursos terapêuticos e de manutenção utilizados. Após a instalação do processo, são descritas as seguintes alterações:

- macroscopicamente, o pulmão apresenta-se colapsado, firme, de coloração avermelhada e semelhante ao fígado.
- à microscopia, verifica-se colapso alveolar, com ductos alveolares dilatados. Os alvéolos são revestidos por uma membrana rosada, que é composta por restos de células alveolares e componentes do sangue que exsudaram. As arteríolas pulmonares mostram-se com a luz bem diminuída e com a camada muscular espessada. Os vasos linfáticos estão dilatados;
- à microspia eletrônica, encontra-se perda e destruição das células epiteliais que revestem os alvéolos, descamação das células endoteliais dos capilares e desaparecimento dos corpúsculos de inclusão lamelar.

QUADRO CLÍNICO

A DMH caracteriza-se por insuficiência respiratória de instalação precoce, imediatamente após o nascimento ou nas primeiras horas de vida, com intensificação progressiva. Dentre os casos de DMH ocorridos no Berçário Anexo à Maternidade do Hospital das Clínicas, 91% iniciaram sua sintomatologia nas primeiras 2 horas de vida. Os sinais de insuficiência respiratória mais freqüentes são:

Taquipnéia – é o sinal mais freqüente e evidencia-se por meio de FR superior a 60 movimentos/minuto, podendo ocorrer apnéia.

Retrações intercostais e diafragmáticas – são o resultado da alta complacência da caixa torácica do RNPT em contraposição ao grande esforço do RN em gerar grandes pressões intratorácicas, a fim de expandir os pulmões, pouco complacentes.

Gemido expiratório – é resultado do fechamento parcial da glote durante a expiração, na tentativa de impedir o colapso alveolar, por meio da elevação da pressão intra-alveolar ao final da expiração, aumentando a capacidade residual funcional.

Batimentos de asas de nariz – constituem em tentativa de diminuir a resistência de vias aéreas superiores em situações de hipoxemia.

Cianose – a presença desta costuma associar-se à PaO$_2$ inferior a 40mmHg.

Outros achados – palidez, resultado de anemia ou vasoconstrição periférica, hipotensão e edema periférico.

Em geral, ocorre piora progressiva dos sintomas, com pico em dois a três dias, e posterior melhora após 72 horas de vida. A terapia com surfactante encurta o curso clínico. O desenvolvimento de complicações, como barotrauma, infecção, persistência de canal arterial ou displasia broncopulmonar, pode retardar a recuperação.

ASPECTOS RADIOLÓGICOS

Os achados típicos da DMH consistem na presença de um padrão retículo-granular difuso, bilateral, com broncogramas aéreos superpostos. Esse padrão representa atelectasias alveolares, podendo haver componente de edema pulmonar associado. Os broncogramas aéreos resultam da superposição dos bronquíolos aerados ao pulmão não-aerado. A presença de broncogramas aéreos na região paracardíaca esquerda é normal. Na DMH, estes são disseminados e particularmente presentes nos lobos superiores. A área cardíaca é normal ou pouco aumentada devido a asfixia, diabetes materno ou insuficiência cardíaca congestiva, pela persistência do canal arterial (PCA). Os achados radiológicos da DMH são indistinguíveis da pneumonia neonatal causada pelo estreptococo do grupo B. Quanto mais intenso o processo, mais evidente é a diminuição da transparência pulmonar, podendo inclusive borrar a silhueta cardíaca (Fig. 5.33).

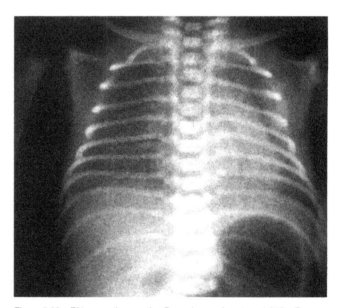

Figura 5.33 – RN segundo gemelar. Peso de nascimento = 1.640g. Doença de membranas hialinas. Observam-se aspecto retículo-granular fino e difuso e broncograma aéreo.

O ecocardiograma é importante na detecção precoce da PCA, para quantificar graus variáveis de hipertensão pulmonar e excluir cardiopatias congênitas.

DIAGNÓSTICO

Pré-natal – o diagnóstico pré-natal da doença baseia-se em testes bioquímicos realizados no líquido amniótico. O mais divulgado é o teste da relação lecitina/esfingomielina superior a 2, que corresponderia a situações de maior maturidade pulmonar e, conseqüentemente, menor risco de desenvolvimento do distúrbio. Uma variante desse é o teste de estabilidade das bolhas, que tem sido amplamente adotado nos diferentes serviços, devido à sua grande facilidade para realização. Este se baseia na habilidade de a lecitina, presente no líquido amniótico, estabilizar a espuma formada. No entanto, a verificação de que esses resultados podem ser inespecíficos em situações de doença materna, como diabetes melito, levou à pesquisa de outros recursos mais precisos.

Recentemente, a presença de fosfatidilglicerol tem sido mais bem correlacionada à maturidade pulmonar.

Verificou-se, também, elevação de alfa-1-antitripsina no fluido amniótico de RN que desenvolveram a doença, o que poderia indicar presença de lesão parenquimatosa pulmonar antes do nascimento. Também tem sido valorizado o achado de níveis de cortisol total superior a 60ng/ml como indicador mais seguro de maturidade pulmonar.

Período neonatal – para o diagnóstico de DMH, é importante, inicialmente, a valorização dos fatores de risco para a doença na presença de sinais de insuficiência respiratória precoce, que se intensificam progressivamente.

A DMH é observada mais freqüentemente em RN:

• pré-termo adequados para a idade gestacional;
• nascidos de parto cesariano;
• submetidos à hipoxemia neonatal;
• nascidos de parto gemelar, em geral o segundo gemelar;
• acompanhados de descolamento prematuro de placenta;
• de mães diabéticas, classes A, B ou C (Priscilla-White);
• de partos traumáticos.

Têm sido descritos vários sistemas de escore, baseados nesses fatores e no quadro clínico, os quais são úteis no diagnóstico inicial dessa entidade.

O mais conhecido em nosso meio é o de Silvermann-Anderson, que considera apenas os sinais clínicos de insuficiência respiratória, a saber: movimentos de tórax e abdome, retração costal inferior, retração xifóide, batimentos de asas do nariz e gemido expiratório. Cada sinal recebe pontuação 0, 1 ou 2, conforme a crescente intensidade. Ele pode constituir um parâmetro de avaliação da evolução da insuficiência respiratória em situações nas quais não se dispõe de recursos terapêuticos mais agressivos. Quando maior o escore, são descritos menores valores de PaO_2 e de pH, com maiores valores de PCO_2.

Vários outros sistemas utilizam maior número de variáveis, incluindo outros fatores como sinais radiológicos, temperatura corpórea e achados gasométricos. A radiografia de tórax, embora característica, somente evidencia os sinais típicos após 6 a 8 horas de instalação do quadro clínico.

Do ponto de vista gasométrico, a necessidade crescente de maiores concentrações de oxigênio para a manutenção de PaO_2 adequada, acrescida de acidose mista e hipercarbia, pode auxiliar na confirmação do diagnóstico.

TRATAMENTO

Os objetivos da terapêutica consistem em:

1. Manutenção da temperatura corpórea na zona térmica neutra.
2. Fornecimento de oferta hídrica suficiente para a manutenção e a reposição de perdas extras, tais como fototerapia e taquipnéia, mantendo a densidade urinária inferior ou igual a 1.010.
3. Prevenção e tratamento do canal arterial.
4. Controle da glicemia, mantendo níveis entre 50 e 80mg/dl.
5. Obtenção de parâmetros gasométricos em PaO_2 entre 50 e 70mmHg, $PaCO_2$ entre 35 e 45mmHg e pH entre 7,35 e 7,45.
6. Fornecimento de calorias sob a forma de infusões intravenosas, com uso de soluções de aminoácidos e lipídeos.
7. Manutenção do hematócrito acima de 40%.

Oxigenoterapia – essa medida tem-se mostrado eficaz na maioria dos casos de DMH leves. Consiste na administração de oxigênio através de fluxo de gases na incubadora ou capuz de acrílico (oxigênio e ar comprimido) previamente aquecidos e umidificados. O controle gasométrico e/ou por oximetria de pulso, além da piora das condições respiratórias, poderá indicar o uso de pressão positiva contínua de vias aéreas.

Pressão positiva contínua de vias aéreas (CPAP) – consiste no fornecimento de oxigênio através de capacete cefálico, máscara facial, duplo tubo nasal, tubo nasofaríngeo e sonda endotraqueal, com pressão positiva contínua, o que mantém uma pressão positiva ao final da expiração. Exerce seu efeito pelo aumento do volume pulmonar e pela capacidade residual funcional, recrutamento alveolar e aumento do volume alveolar. Dessa maneira, ocorre melhora da relação ventilação/perfusão e redução do "shunt" direito-esquerdo intrapulmonar. Contudo, o efeito na complacência é variável, podendo ser reduzida em função da pressão de distensão utilizada. Existe uma pressão considerada ideal que é atingida em cada RN em determinado momento. Quando esse valor é ultrapassado, ocorre aumento da incidência de barotrauma, além de maior transmissão de pressão às veias torácicas, dificultando a perfusão pulmonar.

Os parâmetros iniciais são: fluxo do circuito = 5 litros/minuto, pressão positiva de +5mmHg e FiO_2 de acordo com as necessidades. A pressão máxima deverá ser de 8 a 10mmHg.

Ventilação mecânica – as indicações decorrem dos seguintes critérios:

1. Clínicos

• presença de crises de apnéia repetidas;
• insuficiência respiratória grave, com freqüência respiratória superior a 70mov/min e/ou cianose;
• piora clínica evidente: hipotensão, palidez cutânea e diminuição da perfusão periférica;
• índice de Silvermann-Anderson superior ou igual a 7.

2. Gasométricos

• $PaCO_2$ superior a 50mmHg (RN com peso de nascimento inferior a 1.500g);
• $PaCO_2$ superior a 60mmHg (RN com peso de nascimento superior ou igual a 1.500g);
• $PaCO_2$ inferior a 50mmHg em RN submetidos a CPAP com FiO_2 superior a 60% (RN com peso de nascimento superior a 1.500g);
• PaO_2 inferior a 50mmHg em FiO_2 superior a 40% (RN com peso de nascimento inferior ou igual a 1.500g).

Os parâmetros iniciais a serem colocados no ventilador são: fluxo do circuito = 5 litros/minuto; FiO_2 de acordo com as necessidades; pressão inspiratória = 20-22mmHg; pressão positiva final expiratória = 4 a 5mmHg; freqüência respiratória = 40mov/min; relação tempo inspiratório = 1:1.

Esses parâmetros poderão ser modificados em função das evoluções clínica e gasométrica do RN, sempre procurando manter os parâmetros gasométricos nos valores considerados desejáveis para uma boa ventilação, conforme exposto anteriormente.

As determinações gasométricas deverão ser realizadas após modificações dos parâmetros do ventilador. Também, para um sucesso terapêutico, é necessária a realização freqüente de cuidados fisioterápicos básicos.

Uso de surfactante exógeno – a determinação da função do surfactante na etiologia da DMH incentivou as pesquisas relativas à utilização de surfactante exógeno para a prevenção e/ou tratamento da doença.

A reposição do "pool" de surfactante pulmonar, por meio da administração de surfactante exógeno, imediatamente após a estabilização do RN (ver detalhes em capítulo específico) modificou a evolução da DMH, observando-se desmame rápido da ventilação mecânica imediatamente após sua administração, o que, além de reduzir a mortalidade decorrente dessa doença, também diminuiu o risco de complicações.

PREVENÇÃO

A evolução, nem sempre favorável dos RN com DMH, associada às complicações decorrentes dos métodos terapêuticos instituídos, tem estimulado as investigações que visam à prevenção dessa doença.

A utilização de glicocorticóides como agentes estimulantes da maturação pulmonar tem apoio nos estudos de Liggins e Howie desde o final da década de 1960. Esses autores, além de demonstrarem experimentalmente a eficácia dessa conduta, também observaram redução significativa da incidência de DMH em RN com idade gestacional menor que 32 semanas cujas mães haviam recebido betametasona pelo menos 24 horas antes do parto.

Desde então, essa prática vem sendo utilizada rotineiramente em vários centros de cuidados perinatais, utilizando-se para tal, inclusive, dexametasona, hidrocortisona e metilprednisolona. Várias evidências apóiam a utilização de glicocorticóides nessa prevenção:

• presença de receptores citoplasmáticos específicos para glicocorticóides no pulmão fetal;
• níveis aumentados de cortisol em líquido amniótico próximo ao final da gestação, correlacionados com elevação da relação lecitina/esfingomielina;
• maior maturidade pulmonar em casos de rotura prolongada de membranas, acompanhada de aumento do cortisol plasmático;
• menor incidência de DMH em situações de estresse fetal;
• placenta humana permeável à passagem de esteróides.

Os esteróides, por sua vez, atuam inibindo as mitoses celulares, intensificando a diferenciação celular, promovendo ação enzimática selecionada e participando na estocagem e na secreção de surfactante. Dessa maneira, atuam intensificando a maturação pulmonar, reduzindo a espessura das alças capilares duplas e de paredes alveolares, ocasionando menor formação septal secundária e número final de alvéolos.

A diminuição aparente da DMH a partir da introdução de corticosteróides profilaticamente pode-se acompanhar de complicações decorrentes dos efeitos da ação dessas substâncias sobre a multiplicação celular. Além disso, tem sido enfatizada por diferentes autores que a maneira mais eficaz de prevenir a DMH consiste na melhoria das condições de nascimento e na prevenção da prematuridade.

COMPLICAÇÕES

Durante a fase aguda, as complicações pulmonares mais freqüentes são o barotrauma (enfisema intersticial, pneumotórax e pneumomediastino) e as infecções pulmonares secundárias, sendo estas as mais freqüentes em nosso meio.

Dentre as complicações cardiovasculares (que incluem hipotensão, hipovolemia, hipoxemia e falência miocárdica), a mais importante é a persistência de canal arterial, que repercute muito desfavoravelmente sobre a evolução da DMH, quando não corrigida precocemente.

No sistema nervoso central, o edema cerebral e a hemorragia intracraniana são os mais significativos.

As complicações decorrentes da terapêutica, da retinopatia da prematuridade e da displasia broncopulmonar ainda representam problemas importantes na evolução desses RN.

BIBLIOGRAFIA

1. LEONE, C.R. & SADECK, L.S. – Doença de membranas hialinas. In Marcondes, E., coord. Pediatria Básica. 8ª ed. São Paulo, Sarvier, 1991, p. 359.
2. MARTIN, R.J. & FANAROFF, A.A. – The respiratory distress syndrome and its management. In Fanaroff, A.A. & Martin, R.J. Neonatal-Perinatal Medicine. Diseases of the Fetus and Infant. 6th ed., St. Louis, Mosby-Year Book, Inc. 1997. 3. VYAS, J. & KOTECHA, S. – Effects of antenatal and postnatal corticosteroids on the preterm lung. Arch. Dis. Child. 77:F147, 1997.

---

3 | Taquipnéia Transitória do Recém-Nascido

ANA LÚCIA SANTORO GALVANI

INTRODUÇÃO

A taquipnéia transitória do recém-nascido (TTRN), também conhecida como "pulmão úmido" e síndrome do desconforto respiratório tipo II, é um distúrbio comum, autolimitado, de evolução benigna, sendo mais freqüente no recém-nascido de termo ou próximo ao termo. Caracteriza-se clinicamente por presença de taquipnéia, retração subcostal e cianose discreta com necessidade de suplementação de O_2, geralmente não superior a 40%.

FISIOPATOLOGIA

A TTRN resulta de edema pulmonar transitório decorrente de retardo na reabsorção do líquido pulmonar fetal pelo sistema linfático. Além disso, pode resultar também de qualquer alteração que eleve a pressão venosa central, com conseqüente retardo na absorção do líquido pulmonar através do ducto torácico. O acúmulo de líquido nos linfáticos peribronquiolares e nos espaços broncovasculares leva a colapso bronquiolar com subseqüente aprisionamento de ar ou hiperinsuflação. A hipoxemia é conseqüente à perfusão de alvéolos mal ventilados, e a hipercapnia é resultante da alteração mecânica na ventilação alveolar. O principal efeito do excesso de líquido é a diminuição da complacência pulmonar, que é compensada pelo recém-nascido com o aumento da freqüência respiratória.

FATORES DE RISCO

O nascimento prematuro, antecipado ou por via operatória na ausência de trabalho de parto impede a reabsorção eficaz do líquido pulmonar, levando ao acúmulo deste. Tanto o retardo no clampeamento como a ordenha de cordão promovem uma transfusão de sangue da placenta para o recém-nascido, determinando aumento transitório da pressão venosa central. Outros fatores de risco associados à TTRN incluem: macrossomia, sexo masculino, sedação materna excessiva, trabalho de parto prolongado e administração excessiva de líquidos à mãe durante o período intraparto.

QUADRO CLÍNICO

O recém-nascido geralmente é de termo ou próximo do termo e desenvolve taquipnéia (> 80rpm) nas primeiras 6 horas de vida. Em recém-nascidos prematuros, o acúmulo de líquido pulmonar pode complicar a deficiência de surfactante e aumentar a necessidade de oxigênio e suporte ventilatório. O recém-nascido apresenta sinais de doença pulmonar leve a moderada como taquipnéia, cianose, retração subcostal e intercostal leve, aumento do diâmetro ântero-posterior do tórax, batimento de asa de nariz e gemido expiratório. A ausculta respiratória é normal. Os sintomas persistem em média por 12 a 24 horas nos quadros leves, porém nos casos mais graves pode prolongar-se por mais de 72 horas.

DIAGNÓSTICO

A análise dos gases sangüíneos em ar ambiente pode revelar acidose respiratória leve, que geralmente resolve após 24 horas de evolução, e hipoxemia discreta. O exame radiológico do tórax revela aumento do volume pulmonar e sinais de edema pulmonar, com infiltrado linear a partir dos hilos pulmonares. Esse infiltrado representa a presença de líquido no interstício ao redor das vias aéreas e artérias pulmonares. Algumas vezes, observa-se a presença de cissurite e aumento discreto da silhueta cardíaca.

DIAGNÓSTICO DIFERENCIAL

Outras causas de desconforto respiratório devem ser excluídas, como pneumonia bacteriana, síndromes aspirativas, cardiopatia congênita e doença das membranas hialinas.

TRATAMENTO

A TTRN é um distúrbio autolimitado com resolução clínica geralmente entre 48 e 72 horas de vida.

O tratamento inicial consiste na suplementação de O_2 para manter uma saturação arterial de oxigênio maior que 90%. Uma FiO_2 menor que 0,40 na maioria das vezes é suficiente para manter uma saturação maior que 90%, até que haja absorção do líquido pulmonar através dos vasos linfáticos.

Naqueles recém-nascidos em que é necessária a suplementação de O_2 maior que 0,60 ou a ventilação mecânica com pressão positiva para obter oxigenação adequada, o diagnóstico de TTRN é improvável.

Nos estágios iniciais da doença, está indicada restrição da oferta hídrica de 60ml/kg/dia por via parenteral.

Os estudos mostram que o uso de diuréticos não altera a evolução da doença.

PROGNÓSTICO

A síndrome é autolimitada, não havendo, em geral, complicações relatadas.

BIBLIOGRAFIA

1. CLOHERTY, J.P. & STARK, A.R. – *Manual of Neonatal Care*. 4th ed., Philadelphia, Lippincott-Raven Publishers, 1998. 2. HANSEN, T.N.; COOPER, T.R. & WEISMAN, L.E. – *Comtemporary diagnosis and management of neonatal respiratory diseases*. 1st ed., Pennsylvania, Handbooks in Health Care Co., 1995.

---

4 Síndrome de Hipertensão Pulmonar Persistente do Recém-Nascido

CELSO MOURA REBELLO
ANA CRISTINA PINHEIRO MANCINI

INTRODUÇÃO

Desde a primeira descrição por Gersony e cols. de persistência de circulação fetal em 1969, milhares de recém-nascidos têm apresentado os componentes clínicos dessa síndrome. A síndrome de hipertensão pulmonar persistente do recém-nascido (SHPP) é caracterizada por aumento da resistência vascular pulmonar, levando a uma pressão arterial pulmonar elevada, "shunt" direito-esquerdo pelo canal arterial e/ou forame oval e hipoxemia grave. A incidência de HPP varia de 1:522 a 1:1.454 nascidos vivos, com mortalidade em torno de 40%.

FISIOPATOLOGIA

Os vasos pulmonares do recém-nascido exibem respostas vasoconstritoras muito mais intensas do que as artérias pulmonares de adultos e possuem a habilidade de apresentar mudanças rápidas na arquitetura, gerando paredes musculares espessadas. Essas características os tornam "hiper-reativos" a estímulos constritores. Enquanto este pode ser um mecanismo adaptativo importante *in utero*, a vasoconstrição pulmonar pós-natal pode acentuar o distúrbio que a causou.

Durante a vida intra-uterina, a resistência vascular pulmonar é elevada, graças à compressão mecânica dos pulmões, aos regimes de hipóxia e acidose vigentes e à produção de leucotrienos e tromboxanos no pulmão fetal. Com isso, há desvio do fluxo sangüíneo das câmaras cardíacas direitas para a circulação sistêmica pelo forame oval e pelo canal arterial.

Após o nascimento, vários fatores interagem regulando a remodelação fisiológica da circulação pulmonar para permitir uma queda significativa na resistência vascular pulmonar e perfusão adequada dos pulmões. Tal processo é chamado circulação de transição, que compreende quatro fases: intra-útero, fase imediata, fase rápida e fase final (Fig. 5.34).

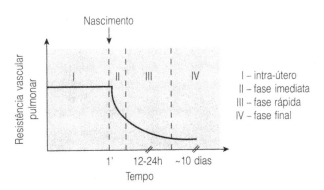

Figura 5.34 – Circulação de transição.

Antes da primeira respiração, os pulmões estão colabados e recebendo apenas uma pequena parte (cerca de 8%) de débito cardíaco. Com a primeira respiração, dois eventos ocorrem. Primeiro, a vasculatura do leito pulmonar é "aberta" pela distensão mecânica dos alvéolos, reduzindo a resistência vascular. Essa é a *fase imediata* da circulação de transição (primeiro minuto de vida). Essa redução permite não apenas que mais sangue atinja os pulmões, mas um sangue mais oxigenado, já que o sangue oxigenado que retorna da placenta tende a entrar no ventrículo direito e chegar aos pulmões pela menor resistência vascular pulmonar. Além disso, a entrada de ar nos pulmões aumenta abruptamente a PO_2 alveolar. A combinação desses dois eventos leva a uma diminuição dramática do estímulo para hiper-reatividade vascular.

A *fase rápida* da circulação de transição (12 a 24 horas de vida) é aquela na qual ocorre maior redução da resistência vascular pulmonar. Os principais agentes que contribuem para essa redução são a prostaciclina e o óxido nítrico. A prostaciclina é um potente vasodilatador (na fase imediata da circulação de transição). Recém-nascidos de mães que fizeram uso de antiinflamatórios não-esteróides, que inibem a ação da ciclioxigenase e a produção de prostaciclina, têm risco aumentado de desenvolver HPP.

Outro fator importante é a produção de óxido nítrico (NO). O NO, produzido na célula endotelial, difunde-se pela musculatura lisa subjacente, ativa a enzima guanilato-ciclase e aumenta GMPc, causando relaxamento muscular. Vários processos relacionados ao nascimento podem estimular a produção endógena de NO, incluindo o aumento da tensão de oxigênio e do fluxo sangüíneo pulmonar, além de estiramento mecânico dos pulmões.

Em 12 a 24 horas após o nascimento, a resistência vascular pulmonar diminui cerca de 80%.

Durante a *fase final* da circulação de transição (primeiras duas semanas de vida), a resistência continua a diminuir, provavelmente associada à remodelação vascular.

Portanto, uma vez que se inicie o processo de diminuição da resistência vascular pulmonar, cada redução sucessiva diminui o estímulo de hiper-reatividade vascular, e o ciclo continua, até que a resistência vascular seja reduzida substancialmente. Por outro lado, se por alguma razão a PO_2 do alvéolo ou do sangue venoso diminui, levando a "shunt" direito-esquerdo e hipoxemia, ocorrerá um círculo vicioso, com aumento progressivo da resistência vascular pulmonar, mesmo após interrupção do estímulo inicial. Além disso, foi demonstrado que há diminuição da produção de NO endotelial pulmonar *in vitro* em associação com hipóxia aguda e crônica.

CLASSIFICAÇÃO

Pela grande diversidade de condições sob a denominação de SHPP, é útil adotar um esquema de classificação em subgrupos, como o sugerido por Geggel e Reid (1984).

Má adaptação – é a forma mais comum de HPP. Caracteriza-se por vasoconstrição pulmonar funcional com desenvolvimento estrutural normal dos pulmões. É causada por mediadores que alteram a reatividade vascular pulmonar, observada em condições de estresse perinatal agudo (como hipóxia, aspiração de mecônio, sepse ou pneumonia, síndrome do desconforto respiratório e acidose). Os mesmos fatores, isto é, acidose, hipercarbia e hipóxia, são, então, exacerbados pela própria hipertensão pulmonar, agravando ainda mais a vasoconstrição pulmonar.

Essa forma é reversível e, portanto, potencialmente tratável. Entretanto, se não revertida rapidamente, a vasoconstrição pulmonar pode resultar em depósito de tecido conjuntivo ao redor das células musculares lisas da vasculatura pulmonar, diminuindo a capacidade subseqüente de vasodilatação.

Muscularização excessiva – caracteriza-se por hipertrofia estrutural arterial pulmonar que parece ocorrer *in utero*, tornando esses recém-nascidos incapazes de se adaptar à vida pós-natal. Há aumento da espessura da parede média das artérias intra-acinares normalmente muscularizadas e extensão da muscularização até as arteríolas periféricas, geralmente não-muscularizadas, com aumento da resistência vascular pulmonar. A muscularização excessiva pode ser notada nas seguintes situações: estresse e hipóxia intra-uterina crônica; fechamento intra-uterino do ducto arterial (por exemplo, após uso de salicilatos pela mãe); cardiopatias congênitas com hiperfluxo pulmonar ou aumento da pressão venosa pulmonar; idiopática. O prognóstico é reservado, dependendo da gravidade do quadro.

Alteração no desenvolvimento pulmonar – há diminuição da área de secção do leito vascular pulmonar, secundária a síndromes de hipoplasia pulmonar. É vista associada à hérnia diafragmática congênita e em situações de oligoâmnio grave. O prognóstico é ruim.

Obstrução ao fluxo – pode ser causada por policitemia e hiperfibrinogenemia, levando a aumento da viscosidade sangüínea, ou por cardiopatias congênitas associadas a hipertensão pulmonar venosa. Muitos desses fatores são reversíveis, exceto quando crônicos.

QUADRO CLÍNICO

A característica clínica mais importante da SHPP consiste em grandes variações na PaO_2 e na saturação de O_2, sem mudanças na ventilação. A labilidade de oxigenação é desproporcional à extensão da doença parenquimatosa pulmonar.

Os recém-nascidos com SHPP geralmente são adequados para a idade gestacional e próximos do termo. A história perinatal freqüentemente inclui fatores associados à asfixia.

Os sintomas clínicos incluem taquipnéia, desconforto respiratório e muitas vezes cianose rapidamente progressiva, principalmente após manipulação do recém-nascido.

O exame cardiovascular pode ser normal ou mostrar desdobramento ou hiperfonese de B_2 e regurgitação tricuspídea, sugerindo que a pressão arterial pulmonar é igual ou maior que a pressão arterial sistêmica.

DIAGNÓSTICO

O diagnóstico diferencial da SHPP inclui doenças parenquimatosas pulmonares graves (como síndrome de aspiração de mecônio, síndrome do desconforto respiratório, pneumonia ou hemorragia pulmonar graves) e cardiopatias congênitas (como transposição de grandes artérias, estenose pulmonar grave, hipoplasia de ventrículo esquerdo e coartação da aorta grave). Algumas avaliações podem ser utilizadas para o diagnóstico da SHPP:

Teste da hiperoxia/hiperventilação – o RN é ventilado até atingir uma $PaCO_2$ crítica (geralmente < 25mmHg). Se a PaO_2 aumenta à medida que a $PaCO_2$ diminui, é sugestivo de SHPP. Entretanto, há um risco aumentado de lesão pulmonar por ventilação agressiva para atingir esse objetivo.

Diferença de PaO_2 pré e pós-ductal – quando o "shunt" ocorrer apenas pelo canal arterial (após o tronco braquiocefálico), a PaO_2 dos vasos pré-ductais, como a artéria radial direita, deve ser maior que a dos vasos pós-ductais (artéria umbilical e de membros inferiores). Uma diferença $\geq$ 15mmHg é considerada sugestiva de SHPP. Entretanto, a ausência dessa diferença não exclui SHPP, já que em cerca de 50% dos casos o "shunt" é intracardíaco (pelo forame oval) ou intrapulmonar.

Ecocardiograma – pode-se observar prolongamento do período pré-ejetivo e encurtamento do tempo de ejeção do ventrículo direito pelo aumento da resistência vascular pulmonar. Outros sinais podem ser sugestivos de aumento da pressão arterial pulmonar, como desvio do septo interatrial para a esquerda e "shunt" direito-esquerdo pelo forame oval ou pelo canal arterial. O exame também é útil para estimar a magnitude das pressões pulmonares, além de afastar cardiopatias congênitas.

Medida da pressão pulmonar por cateterização – reservada para protocolos de pesquisa, pelos riscos envolvidos e dificuldade técnica.

TRATAMENTO

Até o momento, a abordagem da SHPP permanece como de suporte e não-curativa. Na verdade, como grande variedade de situações estão relacionadas à SHPP, é pouco provável que uma terapêutica seja universalmente efetiva. A maior parte das modalidades terapêuticas baseia-se em dados de estudos com animais e estudos com pequeno número de pacientes. Assim, o tratamento consiste em:

1. Corrigir as anormalidades clínicas ou cirúrgicas de base (como distúrbios metabólicos, policitemia, hérnia diafragmática).

2. Normalizar a volemia, com expansores de volume ou transfusões de glóbulos, conforme o hematócrito.

3. Agentes inotrópicos – como a magnitude do "shunt" direito-esquerdo é secundária ao gradiente de resistência vascular pulmonar e sistêmica, deve-se tentar diminuir a pressão pulmonar, ao mesmo tempo que se otimiza o débito cardíaco e a pressão sistêmica. A contratilidade miocárdica e o débito cardíaco muitas vezes estão prejudicados nos RN com SHPP, pela asfixia que pode estar presente, com hipoxemia e acidose, infecções e a própria ventilação mecânica.

4. Minimizar estímulos do ambiente – os RN com SHPP são muito sensíveis a estímulos irritativos (como a manipulação para acesso venoso, aspiração de cânula etc.), apresentando diminuição da saturação de O_2 após tais estímulos. Deve-se ter atenção para a monitorização não-invasiva, manipulação mínima desses RN e sedação criteriosa. Devem-se escolher sedativos com menores efeitos cardiovasculares. O uso de relaxantes musculares, como pancurônio, é discutível, já que eles podem comprometer a relação ventilação/perfusão e mascarar sinais clínicos de desconforto respiratório.

5. Alcalinização – era preconizada a diminuição da $PaCO_2$ até um nível crítico (< 25mmHg) para a reversão da hipertensão pulmonar. Notou-se, entretanto, que o principal estímulo para a diminuição da hiper-reatividade vascular pulmonar e, conseqüentemente, do "shunt" não eram os níveis de $PaCO_2$, mas sim o pH sangüíneo. O objetivo da alcalinização é atingir pH $\geq$ 7,55 que pode ser obtido de duas maneiras: a hiperventilação ou a utilização de bicarbonato de sódio (infusão de 1mEq/kg/h por 6 horas, com reavaliação após cada curso). A hiperventilação é associada a alguns riscos, como barotrauma e doença pulmonar crônica, pelo uso de ventilação mecânica agressiva; superdistensão alveolar, com piora do "shunt"; diminuição do fluxo sangüíneo cerebral, se a $PaCO_2$ atingir níveis muito baixos (principalmente < 20mmHg). Já com o uso do bicarbonato de sódio, há risco de hipervolemia e hipernatremia, podendo levar à hemorragia intracraniana. Tais métodos, portanto, podem ser utilizados para a abordagem da SHPP, mas de maneira criteriosa. O grau de doença parenquimatosa pulmonar e o risco de barotrauma podem influenciar a escolha de induzir alcalose respiratória ou metabólica. O desmame da ventilação e a alcalinização devem ser feitos com cautela, pela labilidade de oxigenação desses pacientes.

6. Suporte ventilatório – não há consenso sobre qual a melhor estratégia de ventilação para os RN com HPP. Alguns grupos preconizam a hiperventilação (ver item anterior); outros obtêm bons resultados com a ventilação convencional, reservando a hiperventilação apenas para os casos mais graves, que não respondem à ventilação convencional. Ainda não foi demonstrado também benefício com o uso de ventilação de alta freqüência em relação à ventilação convencional.

7. ECMO (oxigenação por membrana extracorpórea) – pode ser indicada nos pacientes sem resposta às outras modalidades terapêuticas, com risco de mortalidade $\geq$ 80%. As complicações incluem dificuldades técnicas, tromboembolismo e hemorragias (pela heparinização), não sendo utilizada em nosso meio.

8. O tratamento mais específico incluiria o uso de vasodilatadores pulmonares, que podem ser seletivos ou não-seletivos. A tolazolina é um dos vasodilatadores não-seletivos. Tem ação alfa-antagonista, histaminérgica, colinérgica e até alfa-agonista. Seu uso é freqüentemente associado à vasodilatação e à hipotensão sistêmica, com possível isquemia de ventrículo direito e falência cardíaca, além de hemorragia, trombocitopenia e insuficiência renal. Infusão de volume e vasopressores devem estar prontamente disponíveis, se não usados profilaticamente. Não foi demonstrado que seu uso influencie a sobrevida de RN com SHPP.

Há outros estudos buscando alternativas para melhorar a hiper-reatividade vascular pulmonar, como o uso de prostaciclinas vasodilatadoras, antagonistas do tromboxano, bloqueadores dos receptores de leucotrienos e bloqueadores dos canais de cálcio, mas ainda sem resultados animadores.

O vasodilatador pulmonar específico é o óxido nítrico (NO). O NO parece ter atividade idêntica ao fator relaxante derivado do endotélio, produzido pelas células endoteliais. Estudos em animais sugeriram que o óxido nítrico inalatório poderia ser benéfico no tratamento da hipoxemia sistêmica em pacientes adultos e pediátricos. O NO inalado produz vasodilatação pulmonar sem levar à hipotensão sistêmica, porque, quando se difunde para o espaço intravascular, liga-se rapidamente à hemoglobina, formando metemoglobina e inativando-se. Assim, o NO torna-se um vasodilatador de curta duração e de ação local. Além disso, o NO, por ser utilizado por via inalatória, induz vasodilatação nos segmentos pulmonares bem ventilados e não nas regiões colapsadas ou repletas de líquido. Portanto, há desvio do fluxo sangüíneo das artérias pulmonares para áreas bem ventiladas, melhorando a relação ventilação/perfusão e o "shunt". A dose recomendável é de 20 a 80ppm. Na presença de oxigênio, NO pode produzir NO_2 e N_2O_4. Essa conversão depende do tempo de exposição e da concentração de O_2 e NO. A inalação de NO_2 em concentrações elevadas pode levar à lesão pulmonar. Deve-se lembrar que, mesmo com monitorização dos outros óxidos de nitrogênio na mistura gasosa, sua formação dentro do alvéolo persiste como risco potencial. Há trabalhos com modelos bacterianos que sugerem que o NO possa ser mutagênico, mas não há evidência de tais efeitos em células de mamíferos.

Há alguns cuidados essenciais que devem ser tomados para evitar os efeitos tóxicos de altas concentrações de NO, contaminação com NO_2 e metemoglobina, visando à segurança do paciente e da equipe na UTI:

1. Os gases exalados pelo aparelho devem ser eliminados para o meio externo, geralmente sendo adaptados ao sistema de vácuo da UTI, para evitar contaminação do meio ambiente e riscos à equipe.

2. Armanezamento do NO com NO_2 puro, usando altos fluxos (para diminuir o tempo de exposição ao O_2 e formação de CO_2) e uma camada de soda na câmara de mistura do gás para absorver quimicamente o NO_2 (semelhante à usada em aparelhos de anestesia para absorver CO_2).

3. É necessário dispor de equipamento capaz de analisar a concentração desse gás na mistura fornecida ao paciente.

4. Deve ser possível analisar, com rapidez e a qualquer momento, o nível de metemoglobina sérica, além de dispor de azul-de-metileno, que é seu "antídoto" para uso intravenoso.

BIBLIOGRAFIA

1. HARMMERMAN, C. et al. – Persistent pullmonary hipertension of the newborn – managing the unmanageable? *Clin. Perinatol.* **16**:137, 1989. 2. ROBERTS, J. et al. – Inhaled nitric oxide in persistent pulmonary hypertension of the newborn. *Lancet* **340**:818, 1992. 3. ROBERTS, Jr. J. & SHAUL, P. – Advances in the treatment of persistent pulmonary hypertension of the newborn. *Pediatr. Clin. North Am.* **40**:983, 1993. 4. SPITZER, A. et al. – Pulmonary hipertension and persistent fetal circulation in the newborn. *Clin. Perinatol.* **15**:389, 1988. 5. WALSH-SUKYS, M. – Persistent pulmonary hipertension of the newborn – the black box revisited. *Clin. Perinatol.* **20**:127, 1993.

---

5 | Síndrome de Aspiração Meconial

EDNA MARIA DE ALBUQUERQUE DINIZ
MARIA ESTHER JURFEST RIVERO CECCON

A síndrome de aspiração meconial (SAM) é uma doença caracterizada por graus variáveis de insuficiência respiratória e que tem como principais grupos de risco: recém-nascidos (RN) pós-termo, RN com crescimento intra-uterino retardado, RN em apresentação pélvica e RN macrossômicos. A apresentação clínica é geralmente grave e a taxa de mortalidade pode alcançar 60% dos RN acometidos.

INCIDÊNCIA

A presença de mecônio no líquido amniótico ocorre em 5 a 15% dos RN, enquanto a incidência global de SAM é de 1 a 3% dos RN vivos, dos quais 55% têm mecônio na traquéia; destes, 10 a 30% tornam-se sintomáticos. No grupo dos RN pós-termo, a incidência pode alcançar 44%.

Com o objetivo de verificar a ocorrência de mecônio no líquido amniótico, a presença ou não de mecônio na traquéia, a incidência de alterações radiológicas pulmonares e a evolução para insuficiência respiratória em RN, Gregory estudou 1.000 RN durante seis meses. A presença de mecônio no líquido amniótico foi detectada em 8,8% dos RN e, em 56% destes, detectou-se a presença de mecônio na traquéia.

A síndrome de aspiração meconial foi constatada em 16 RN, dos quais oito apresentavam mecônio abaixo das cordas vocais, porém, sem que se observasse a presença de mecônio na boca ou na laringe.

ETIOPATOGENIA

A passagem de mecônio intra-útero é considerada como sinal de sofrimento fetal, resultado de hipóxia fetal e acidose. Assim sendo, quaisquer fatores intra-uterinos, perinatais ou neonatais que possam predispor o RN à asfixia podem ser responsáveis pela SAM. Dentre os mais importantes podem ser destacados: hipertensão arterial materna, tabagismo, doença cardiovascular ou pulmonar crônica, hipotensão aguda, descolamento prematuro da placenta, placenta prévia sangrante, partos laboriosos, presença de nós, circulares e prolapsos de cordão, asfixia intra-uterina crônica, crescimento intra-uterino retardado, cesárea eletiva, apresentação pélvica. Acredita-se que a presença de mecônio espesso e em quantidade igual ou maior que 1ml na traquéia ou igual ou superior a 2ml na boca constitua fator de risco.

Gregory comprovou em seus estudos a importância da asfixia na SAM, constatando que 46% dos RN afetados tinham Apgar de primeiro minuto igual ou inferior a 6 e 19% tinham Apgar de quinto minuto igual ou inferior a 6.

FISIOPATOLOGIA

A capacidade de eliminação de mecônio no líquido amniótico aumenta conforme a maturidade fetal, sendo raramente encontrada nos RN pré-termo, mesmo naqueles sujeitos a grave asfixia. Sua presença deve ser considerada sempre anormal e alertar o obstetra e o pediatra para a possibilidade de estar ocorrendo asfixia intra-uterina ou intraparto.

Nos RN em que ocorre crescimento intra-uterino retardado ou insuficiência placentária grave, o quadro de SAM pode ser mais grave quando o líquido amniótico contiver também partículas de vérnix, pêlos e células queratinizadas de descamação.

A coloração do líquido amniótico deve ser analisada no momento do parto. O líquido amarelado sugere sempre a presença de mecônio antigo, proveniente de asfixia intra-uterina crônica, enquanto o mecônio verde espesso, com aspecto de sopa de ervilha, sugere eliminação recente.

Quanto à espessura do mecônio, observa-se que quanto mais espesso o mecônio, mais grave o grau de obstrução e maior o calibre das vias aéreas obstruídas e, portanto, maior o grau de hipóxia a que o RN fica submetido. A obstrução mecânica nas vias aéreas distais produz, por meio de mecanismo valvular, aprisionamento de ar no alvéolo com conseqüente hipercapnia e risco de rotura alveolar que pode evoluir para pneumotórax e pneumomediastino. Já o mecônio fluido, composto de partículas finas, embora cause obstrução apenas de pequenos bronquíolos, pode produzir o mesmo mecanismo valvular de obstrução, além de poder levar a uma pneumonite química com infecção bacteriana secundária. A atelectasia conseqüente à obstrução pode levar à ocorrência de "shunt" extrapulmonar direito-esquerdo pelo forame oval e pelo canal arterial, hipoxemia grave, hipercapnia e acidose (Fig. 5.35).

Clark sugere que os lipídeos ativos encontrados no mecônio podem deslocar o surfactante da superfície alveolar, resultando em instabilidade e colapso alveolar, que aumentariam a gravidade da atelectasia.

Uma outra complicação é a hipertensão pulmonar persistente (HPP) no RN com SAM. O achado de muscularização anormal grave em artérias intra-acinares de RN que faleceram com SAM complicada com HPP sugere que essas alterações devem ter ocorrido antes do nascimento, presumivelmente como resultado de hipóxia subaguda ou crônica, de balanço hormonal ou outros fatores. Assim, a ocorrência de HPP seria o resultado de alteração estrutural da microcirculação pulmonar, e o mecônio poderia exacerbar a gravidade do quadro mas não ser o fator etiológico primário.

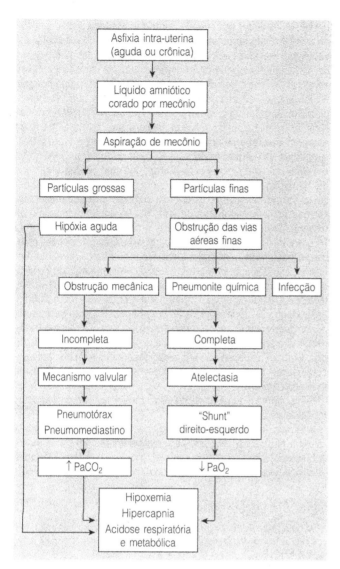

```
┌─────────────────────────┐
│ Asfixia intra-uterina   │
│ (aguda ou crônica)      │
└─────────────────────────┘
            │
            ▼
┌─────────────────────────┐
│ Líquido amniótico       │
│ corado por mecônio      │
└─────────────────────────┘
            │
            ▼
┌─────────────────────────┐
│ Aspiração de mecônio    │
└─────────────────────────┘
       │            │
       ▼            ▼
┌──────────────┐ ┌──────────────┐
│ Partículas   │ │ Partículas   │
│ grossas      │ │ finas        │
└──────────────┘ └──────────────┘
       │            │
       ▼            ▼
┌──────────────┐ ┌──────────────┐
│ Hipóxia      │ │ Obstrução    │
│ aguda        │ │ das vias     │
│              │ │ aéreas finas │
└──────────────┘ └──────────────┘
       │
  ┌────┴─────────┬──────────────┐
  ▼              ▼              ▼
┌──────────┐ ┌────────────┐ ┌─────────┐
│Obstrução │ │Pneumonite  │ │Infecção │
│mecânica  │ │química     │ │         │
└──────────┘ └────────────┘ └─────────┘
   │              │
   ▼              ▼
┌──────────┐ ┌────────────┐
│Incompleta│ │Completa    │
└──────────┘ └────────────┘
   │              │
   ▼              ▼
┌──────────┐ ┌────────────┐
│Mecanismo │ │Atelectasia │
│valvular  │ │            │
└──────────┘ └────────────┘
   │              │
   ▼              ▼
┌──────────┐ ┌────────────┐
│Pneumotórax│ │"Shunt"    │
│Pneumomedi-│ │direito-   │
│astino     │ │esquerdo   │
└──────────┘ └────────────┘
   │              │
   ▼              ▼
┌──────────┐ ┌────────────┐
│↑ PaCO₂   │ │↓ PaO₂      │
└──────────┘ └────────────┘
        │         │
        ▼         ▼
   ┌──────────────────────┐
   │ Hipoxemia            │
   │ Hipercapnia          │
   │ Acidose respiratória │
   │ e metabólica         │
   └──────────────────────┘
```

Figura 5.35 – Esquema modificado da fisiopatologia da síndrome de aspiração meconial (segundo Vidyasagar).

Murphy e cols., estudando a vasculatura pulmonar de 11 RN que faleceram com SAM grave, encontraram HPP em 10 deles. Em três dos RN encontraram "shunt" direito-esquerdo pelo forame oval; "shunt" pelo canal arterial; em cinco, "shunt" por ambos. A evolução foi para óbito em nove dos RN nos primeiros quatro dias, sendo que três faleceram nas primeiras 24 horas de vida. Nos 10 RN com HPP, técnicas morfométricas demonstraram muscularização excessiva das artérias da parede alveolar, com diminuição significativa do diâmetro interno transversal e aumento do colágeno perivascular, tal como encontrado em RN com HPP idiopática.

Essas alterações seriam resultantes da hipertrofia e da diferenciação de células musculares precursoras normalmente presentes na parte não-muscular da parede arterial pré-capilar. Assim, a vasoconstrição por hipóxia, que ocorreria na SAM grave, não seria o principal fator determinante de HPP nesses casos.

QUADRO CLÍNICO

Ao exame clínico, logo após o nascimento, o RN pode apresentar fácies de sofrimento, olhar alerta, sinais de crescimento intra-uterino retardado, pele seca, enrugada e sem vérnix. A impregnação por mecônio é observada na pele, nas unhas e no cordão umbilical, e pode estar ausente quando o mecônio for recente.

À inspeção, observa-se hiperinsuflação do tórax, com abaulamento no diâmetro transversal, cianose de extremidades, taquidispnéia com retração subcostal e intercostal, gemidos e agitação.

A ausculta pulmonar pode revelar estertores de médias e grossas bolhas em todo o tórax e expiração prolongada indicando comprometimento de vias aéreas de pequeno calibre. Nos casos leves não se observa o caráter progressivo característico da SAM grave, e a criança pode evoluir apenas com taquipnéia leve.

Nos casos de anoxia neonatal grave, podem-se observar também tremores e crises convulsivas, além de incidência maior de distúrbios metabólicos como hipoglicemia, hipocalcemia e hipomagnesemia.

A análise gasométrica revela precocemente a presença de graus acentuados de acidose metabólica, hipoxemia e hipercapnia que se agravam na presença de HPP, levando, na maioria dos casos, à necessidade de ventilação mecânica.

DIAGNÓSTICO RADIOLÓGICO

Quanto aos aspectos radiológicos, encontram-se infiltrados em placas, não-uniformes, irradiando-se do hilo para os campos pulmonares periféricos. Esses infiltrados irregulares e espessos representam zonas de atelectasia e consolidação. Nos casos graves, o tórax está superexpandido, com achatamento do diafragma, sendo que 23% dos casos se acompanham de derrame pleural, e 26%, de pneumotórax e pneumomediastino. A melhora radiológica relaciona-se com a melhora clínica.

CONDUTA TERAPÊUTICA

Medidas profiláticas

1. Monitorização cuidadosa durante o pré-natal de gestantes com fatores de risco para crescimento intra-uterino retardado ou outros que possam evoluir para asfixia intra-uterina.

2. Cuidado na analgesia e na anestesia aplicadas a essas gestantes.

3. Sala de reanimação devidamente equipada para atender à reanimação do RN.

4. Presença imprescindível do pediatra em sala de parto.

5. Bom entrosamento entre os membros da equipe que presta atendimento à gestante e ao RN.

6. Aspiração pelo obstetra das narinas e orofaringe de todos os RN nos quais for constatada a presença de mecônio. Essa medida deve ser realizada com uma sonda de calibre 6 ou bulbo acoplados a aspirador próximo à mesa de parto, imediatamente após a saída do pólo cefálico e, preferencialmente, antes da retirada do tórax. Essa manobra é de extrema importância porque pode evitar a entrada de mecônio nas vias aéreas distais por ocasião da primeira respiração, quando se estabelece pressão intrapleural negativa.

Medidas terapêuticas

Na sala de parto – após receber o RN em campo aquecido e colocá-lo em posição de drenagem, proceder à aspiração inicialmente da boca e após das narinas e da traquéia. A visualização da traquéia sob laringoscopia direita deve ser feita com cuidado e utilizando-se uma sonda de polietileno de maior diâmetro possível (8 ou 10) e evitando-se pressões negativas maiores que 15cmH₂O. Pode-se repetir a manobra várias vezes, sempre monitorizando a freqüência cardíaca, para detectar a presença de bradicardia reflexa.

Nos casos de mecônio muito espesso, realizar intubação endotraqueal e aspirar em seguida.

Se o RN continuar com Apgar baixo após essas manobras, instituir ventilação com pressão positiva intermitente, que deve ser aplicada após remover as secreções o máximo possível.

Deve-se também ter o cuidado de aspirar o conteúdo gástrico, esvaziando-o, para evitar aspiração na ocorrência de vômitos.

Os RN com depressão grave (Apgar 0 a 4) ou respiração ofegante, taquidispnéia acentuada e que não respondem à VPPI com 100% de oxigênio devem ser intubados e ventilados imediatamente. É importante reconhecer a presença de choque asfíxico e hipotensão. O tratamento, nesses casos, é feito com infusão de expansores de volume (soro fisiológico, plasma, sangue total ou albumina humana diluída com soro glicosado). A administração de líquidos na sala de parto pode ser feita pela veia umbilical, de acesso mais fácil e rápido.

Na presença de choque e/ou de hipotensão devido à asfixia, podem ser usados expansores de volume como soro fisiológico, plasma, sangue total ou albumina, ministrados pelo cateter. A via preferencial é a umbilical, que por seu acesso fácil e rápido pode ser instalado mesmo na sala de parto.

Na presença de acidose metabólica grave, após ventilação mecânica, pode ser utilizada solução de bicarbonato de sódio a 1,5% na dose de 2 a 4mEq/kg (preparada diluindo-se uma ampola de 10ml de bicarbonato de sódio a 3% em 10ml de água destilada).

No berçário

Cuidados mediatos – se o RN apresentar quadro de insuficiência respiratória, deve-se realizar a prova de hiperoxia com a finalidade de avaliar a presença de "shunt" direito-esquerdo e o grau de hipoxemia. O RN é colocado em capuz com concentração de 100% de oxigênio e, após 20 a 30 minutos, determina-se a gasometria arterial, preferencialmente colhida de artéria radial direita. A obtenção de PaO_2 acima de 60mmHg indica caso grave com hipoventilação importante, podendo estar presente hipertensão pulmonar persistente (ver capítulo correspondente).

Deve-se procurar manter a PaO_2 entre 60 e 90mmHg e acima de 90mmHg quando se constatar HPP concomitante, evitando-se a hipoxemia que conduz à vasoconstrição pulmonar.

Quando o RN permanece hipoxêmico em concentrações elevadas de oxigênio ($\geq$ 60%) e a $PaCO_2$ se mantém elevada ($\geq$ 65mmHg), é necessário intubar e iniciar ventilação mecânica assistida com PEEP de 2 a 5cmH$_2$O. Devido à baixa complacência pulmonar e à resistência vascular pulmonar aumentada nas vias aéreas, picos altos de pressão inspiratória (30 a 35cmH$_2$O) podem ser indicados. Por outro lado, alguns RN parecem beneficiar-se com a ventilação de alta freqüência (100 a 150rpm) com tempo inspiratório curto (0,20 a 0,50 segundo).

Se o RN permanecer hipoxêmico, se a PaO_2 na artéria radial direita for mais alta que a da aorta (diferença de 15 a 20mmHg) e se for constatada a presença de "shunt" direito-esquerdo pelo forame oval e pelo canal arterial, deve-se suspeitar de HPP e tratá-la como tal (ver Tratamento de HPPN). Para a sedação, usa-se midazolam e fentanil.

Antibioticoterapia – tem sido indicada nos RN com SAM pela possibilidade de pneumonia bacteriana. Utilizamos a penicilina e um aminoglicosídeo (amicacina) nas doses habituais.

Corticosteróides – não têm indicação.

Surfactante exógeno – terapêutica com surfactante exógeno na SAM tem sido utilizada em vários centros neonatais com bons resultados. Findlay e cols. (1996) realizaram um estudo randomizado controlado *para determinar* se o uso de surfactante exógeno

em doses elevadas poderia melhorar a morbidade pulmonar devida à SAM. Os autores estudaram 20 RN de termo com SAM em ventilação mecânica aos quais foram ministrados até quatro doses de surfactante exógeno de origem bovina, por infusão contínua, sendo que essas crianças foram comparadas a um grupo controle de 20 RN nas mesmas condições de ventilação que receberam placebo. Os autores constataram aumento da relação PO_2 arterial/alveolar e diminuição do índice de oxigenação no grupo de estudo nas primeiras 6 horas após. Em nosso meio, Diniz e Fiore (1994) realizaram um estudo piloto em recém-nascidos com SAM grave em ventilação mecânica e constataram que com apenas uma dose de 100mg/kg de surfactante de origem porcina naqueles que necessitaram de ventilação mecânica, como terapêutica suplementar, nas primeiras 24 horas de vida, houve aumento imediato na oxigenação com elevação da PaO_2 e melhora da relação PaO_2/FiO_2 durante as primeiras 12 horas de vida. Em vista desses estudos, o tratamento com surfactante exógeno parece bastante promissor, constituindo-se em terapêutica complementar da insuficiência respiratória do RN devido à aspiração de mecônio. O surfactante é ministrado por via intratraqueal na dose de 100 a 200mg/kg, podendo ser repetido 12 a 24 horas após. Durante esse período, os gases sangüíneos, o índice de oxigenação, a relação PaO_2/FiO_2 e o gradiente de PO_2 arterial/alveolar devem ser monitorizados. Embora as pesquisas até então descritas sejam bastante encorajadoras, mais estudos clínicos devem ser realizados para sua indicação rotineira.

É importante ainda a correção de distúrbios concomitantes como hipoglicemia, hipovolemia e anemia.

A terapia de suporte inclui também controle adequado da temperatura e hidratação, evitando-se a hipervolemia com conseqüente sobrecarga cardíaca. Em casos mais graves, que necessitam de ventilação prolongada, está indicado o uso de nutrição parenteral.

BIBLIOGRAFIA

1. AUTEN, R.L. et al. – Surfactant treatment of full-term newborns with respiratory failure. *Pediatrics.* **87**:101, 1991. 2. CHEN, C.T.; POUNG, T.J.K. & ROGERS, M.C. – Effect of intra-alveolar meconium on pulmorary surface tension properties. *Crit. Care Med.* **13**:233, 1985. 3. CLARK, D.A. et al. – Surfactant displacement by meconium free fatty acids: an alternative explanation for atelectasis in meconium aspiration syndrome. *J. Pediatr.* **110**:765, 1987. 4. DINIZ, E.M.A. – Novas indicações do surfactante exógeno. A. Uso do surfactante exógeno na síndrome de aspiração meconial. *Ped. Mod.* **33**:423, 1997. 5. DINIZ, E.M.A. & FIORI, R.M. – Curosurf therapy in severe meconium aspiration syndrome. *Biol. Neonate* **67(SI)**:86, 1995. 6. DINIZ, E.M.A. & OLIVI, G.G.B. – Síndrome de aspiração meconial. In Marcondes, E., coord. *Pediatria Básica.* 8ª ed., São Paulo, Sarvier, 1991, p. 363. 7. FINDLAY, R.D.; TAEUSH, W. & WALTHER, F.J. – Surfactant replacement therapy for meconium aspiration syndrome. *Pediatrics* **97**:48, 1996. 8. HOLTZMAN, R.B. et al. – Perinatal management of meconium staining of the amniotic fluid. *Clin. Perinatol.* **16**:825, 1989. 9. MOSES, D. et al. – Inhibition of pulmonary surfactant function by meconium. *Am. J. Obstet. Gynecol.* **164**:477, 1991. 10. OHAMA, Y. et al. – Effect of surfactant lavage in a rabbit model of meconium syndrome. *Acta Paediatr. Jpn.* **36**:236, 1992. 11. PARANKA, M.S.; WALSH, W.F. & STAMCOMBE, B.B. – Surfactant lavage in a piglet model of meconium aspiration syndrome. *Pediatr. Res.* **31**:625, 1992. 12. SUN, B. et al. – Surfactant inhibition in experimental meconium aspiration. *Acta Paediatr.* **82**:182, 1993. 13. WISWELL, T.E. et al. – Surfactant therapy and high-frequency jet ventilation in the management of a Piglet model of the meconium aspiration syndrome. *Pediatr. Res.* **36**:494, 1994. 14. WISWELL, T.E. et al. – Surfactant therapy and high-frequency jet ventilation in the management of a Piglet model of the meconium aspiration syndrome. *Pediatr. Res.* **36**:494, 1994.

EDNA MARIA DE ALBUQUERQUE DINIZ

A pneumonia é um processo inflamatório dos pulmões, difusa ou localizada, que pode ocorrer no feto ou no recém-nascido (RN), resultante da infecção bacteriana, viral ou de origem química. Constitui, na maioria dos casos, um dos primeiros sinais de infecção sistêmica, fazendo parte de quadros clínicos mais graves como sepse e meningite neonatal.

As pneumonias têm sido classicamente descritas de acordo com seu modo de aquisição, a saber:

Pneumonias adquiridas antes do nascimento – constituem processos pneumônicos que podem ocorrer na vida intra-uterina, quer por via transplacentária, quer por meio de líquido amniótico infectado, ora como parte de uma infecção congênita (pneumonia congênita), ora como uma doença inflamatória inespecífica dos pulmões encontrada na necropsia de RN natimortos que faleceram dentro das primeiras 48 horas de vida (pneumonia intra-uterina).

Pneumonias adquiridas durante o nascimento – são os processos inflamatórios que ocorrem devido à contaminação do feto ou do RN por microrganismos que colonizam o canal de parto.

Pneumonias adquiridas após o nascimento – em geral, deve-se à infecção pulmonar por microrganismos do ambiente hospitalar ou de origem domiciliar. Nesses casos, as fontes de infecção incluem contato humano com pessoas doentes, uso de equipamentos contaminados, água contaminada utilizada em nebulizações etc.

INCIDÊNCIA

Dentre as doenças respiratórias que acometem o RN, as pneumonias constituem uma das causas mais comuns de admissões hospitalares, especialmente nos meses de inverno. Estima-se que cerca de 0,4% de todas as crianças com idade inferior a 1 ano são hospitalizadas devido a pneumonias, alcançando mortalidade de 1 a 10% (Glezen e Denny, 1973).

A grande maioria dos dados sobre a incidência da pneumonia congênita ou neonatal procede de estudos anátomo-patológicos de natimortos e de óbitos neonatais. Schaffer e cols. (1955), em revisão sobre pneumonia, referiram que em cerca de 35% das 76 necropsias estudadas a pneumonia foi a causa de morte em 8% das crianças.

Alguns estudos têm mostrado incidência também bastante elevada, de 15 a 35% para a forma de pneumonia congênita (natimortos) e de 20 a 43% para os nativivos.

A incidência de pneumonia parece guardar ainda uma relação importante com as condições sócio-esconômicas, raça e idade. O paciente mais suscetível a desenvolver infecções pulmonares é aquele procedente de nível sócio-econômico baixo, filhos de mães que não fizeram pré-natal, em más condições de higiene e portadoras de doenças sexualmente transmissíveis.

Alguns autores têm demonstrado incidência de pneumonia maior em RN de raça negra que em brancos.

Em estudo colaborativo realizado pelo NIH (National Institute of Health), constatou-se incidência em RN vivos de 27,7% para aqueles de raça negra e 11,3% para os brancos, dentre aqueles que faleceram nas primeiras 48 horas de vida.

Atualmente, apesar do avanço tecnológico e da antibioticoterapia, a pneumonia ainda constitui causa importante de óbito no período neonatal, constatando-se que cerca de 10 a 20% dos RN internados em unidades de terapia intensiva apresentam alguma forma de pneumonia. Na UCINE (Unidade de Cuidados Intensivos para RN

Externos) do Instituto da Criança do Hospital das Clínicas da FMUSP, durante 1994 e 1995, cerca de 65% dos RN admitidos apresentavam pneumonia, quer como causa principal de internação, quer fazendo parte de uma doença sistêmica.

ETIOPATOGENIA

Vários fatores de risco contribuem para a elevada incidência de pneumonia neonatal, os quais são próprios do hospedeiro, dos agravos perinatais e da exposição a microrganismos durante a vida intra-uterina, o parto, no hospital ou na comunidade.

Fatores próprios do hospedeiro – destacam-se:

a) Imaturidade dos mecanismos de defesa sistêmicos do RN (imaturidade de macrófagos, respostas inflamatória e imune diminuídas) e do seu próprio sistema respiratório (sistema ciliar imaturo, macrófagos alveolares, neutrófilos e outras células de defesa pouco desenvolvidas, IgA secretória diminuída).

b) Prematuridade e baixo peso de nascimento, os quais contribuem para a acentuação da imaturidade imunológica e do estado nutricional. O baixo peso de nascimento constitui um dos fatores mais significativamente associado com processos infecciosos neonatais, particularmente pneumonias, sepse e meningite. Em pesquisa realizada em Cincinnati, foi constatado 17 vezes mais casos de meningite em RN de baixo peso do que naqueles de termo.

Fatores perinatais – rotura prematura de membranas (RPM) acima de 24 horas, corioamnionite com ou sem RPM, asfixia perinatal, trabalho de parto prolongado e traumático e reanimação em sala de parto mal conduzida.

Entre os agentes bacterianos mais freqüentes que podem contaminar o RN por ocasião do parto destacam-se as bactérias grampositivas e gram-negativas. Entre os gram-positivos, o *Streptococcus agalactiae* (estreptococo hemolítico do grupo B) é o microrganismo mais freqüentemente descrito na literatura mundial. Trata-se de um gram-positivo com ultra-estrutura similar àquela dos outros cocos gram-positivos. Tem sido bem documentado que a presença desse microrganismo no trato genital materno, por ocasião do parto, constitui risco significativo de infecção no RN, quer assintomática, quer sintomática, manifestando-se sob a forma de sepse de início precoce, pneumonia ou meningite. Vários estudos têm indicado taxas de transmissão vertical de 29 a 85%, com média de 51% entre os RN de mães portadoras de infecção vaginal ou anorretal. O risco de um RN adquirir infecção vertical tem sido diretamente correlacionado com a intensidade da infecção genital materna (tamanho de inóculo), de acordo com Pass e cols., 1979. Por outro lado, o risco para penetração da barreira da membrana mucosa com resultante bacteriemia correlaciona-se diretamente com o inóculo procedente do trato genital materno. De acordo com vários autores, somente 1 a 2% dos RN de mães com cultura positiva para estreptococo do grupo B desenvolvem sepse de início precoce. Essa taxa, no entanto, pode elevar-se na presença de prematuridade (15,2%), corioamnionite e PRM maior que 18 horas (10,7%), fetos gemelares (35,2%) ou bacteriemia materna pós-parto.

Outros microrganismos importantes para a infecção neonatal precoce são as bactérias gram-negativas, particularmente *E. coli*, *Klebsiella*, além dos microrganismos de transmissão venérea, como *Chlamydia trachomatis*, citomegalovírus, *Ureaplasma urealyticum*, *M. hominis*, *T. pallidum*.

É importante lembrar que a colonização inicial do RN, em geral, ocorre após rotura das membranas maternas. Comumente, o RN é colonizado com microrganismos do canal de parto durante o nascimento. Se o parto é demorado, as bactérias da flora intestinal podem ascender e, em alguns casos, produzir inflamação das membranas fetais, do cordão umbilical e da placenta. Infecção fetal, portanto, pode resultar de aspiração de líquido amniótico infectado, levando a natimorto, parto prematuro ou sepse neonatal. Os microrganismos mais freqüentemente isolados do líquido amniótico infectado são bactérias anaeróbias, estreptococo do grupo B, E. coli e micoplasmas genitais.

Microrganismos adquiridos pelo RN durante o nascimento colonizam a pele e a mucosa, incluindo nasofaringe, orofaringe, conjuntiva e cordão umbilical. A flora normal da pele do RN inclui S. epidermis, difteróides e E. coli. Na maioria dos casos, os microrganismos proliferam no sítio inicial sem resultar em doença. Bacteriemia transitória, no entanto, pode acompanhar procedimentos que traumatizam as membranas mucosas. Invasão da corrente sangüínea pode seguir-se, também, da multiplicação de microrganismos no trato respiratório superior ou outros focos.

Exposição a microrganismos no ambiente hospitalar e domiciliar – a pneumonia adquirida após o nascimento deve-se, em geral, a infecções virais ou bacteriana de origem hospitalar ou domiciliar, destacando-se o vírus sincicial respiratório, adenovírus, bactérias gram-positivas (S. aureus, S. pneumoniae, Pneumocystis carinii). Alguns microrganismos gam-negativos adquiridos pós-natalmente, como P. aeruginosa, Flavobacteria, Serratia marcescens, S. pneumoniae, H. influenzae e B. catarrhalis, constituem causas infreqüentes de pneumonia no RN e quando presentes se acompanham sempre de sepse com ou sem meningite.

Fatores metabólicos – hipóxia e acidose fetal podem alterar os mecanismos de defesa do hospedeiro ou permitir localização de organismos em tecidos necróticos; hiperbilirrubinemia também pode diminuir a função imune, incluindo atividade neutrofílica bactericida, resposta dos anticorpos, proliferação linfocitária e funções do complemento; hipotermia é associada com aumento significativo na incidência de pneumonia, sepse e meningite; doenças hereditárias como galactosemia é associada com sepse e outras infecções, particularmente devidas a E. coli.

Fatores sócio-econômicos – particularmente aqueles relacionados à nutrição materna e à ausência de pré-natal adequado.

PATOGENIA

Em relação à pneumonia congênita ou intra-uterina, esta tem sido denominada assim para descrever um processo inflamatório dos pulmões encontrado na necropsia em uma proporção relativamente grande de RN natimortos ou que faleceram nos primeiros dias de vida (em geral até 72 horas de vida), sendo a asfixia intra-uterina relatada como fator patogenético importante. Em estudo realizado por Davie e Aherne (1962) em 72 RN natimortos e nativivos que faleceram até o quarto dia de vida, os autores constataram como achados maternos mais comuns infecção em 36%, toxemia em 26% e prolapso ou compressão do cordão em 15%. Fisometria e rotura prematura de membranas, quando presentes, constituíram um fator de risco importante. Entre outros fatores próprios dos fetos, destacou-se o sofrimento fetal em 40% dos casos (constatado pelo líquido amniótico meconial e/ou freqüência cardíaca fetal > 160 ou < 120). Entre os RN nativivos, 45% foram asfixiados ao nascimento. No entanto, não encontraram alterações inflamatórias, do ponto de vista histológico, nos pulmões, concluindo que a pneumonia congênita é uma condição passiva devido à aspiração de células maternas inflamatórias (placentite e corioamnionite) por um processo asfíxico intra-uterino.

Bernstein e Wang (1961) descreveram a pneumonia neonatal numa série de 55 RN que faleceram na primeira semana de vida. Verificaram que a maioria dos RN, 51 (93%), tinham adquirido a infecção na vida intra-uterina ou por ocasião do parto. Estudos bacteriológicos foram positivos em cerca de 46 casos, sendo que em 34 os microrganismos foram identificados. As bactérias mais freqüentes foram coliformes seguidos por Staphylococcus coagulase negativa (três pacientes), tendo alguns RN apresentado concomitantemente bacilos gram-positivos e negativos.

Vários microrganismos responsáveis pelo grupo de infecções congênitas (TORCHS) podem levar a um processo pneumônico, quer isoladamente, quer como parte de uma doença sistêmica. Esses agentes produzem um processo inflamatório difuso pulmonar, por vezes extenso e grave, algumas vezes incompatível com a vida, como é o caso da pneumonia alba na sífilis congênita.

Os microrganismos de transmissão intra-uterina que mais freqüentemente acometem os pulmões são: vírus da rubéola, citomegalovírus, vírus herpes simples, enteroviroses e adenovírus. Entre as bactérias destacam-se: Chlamydia trachomatis, Listeria monocytogenes, M. tuberculosis e Treponema pallidum. O Toxoplasma gondii, o Tripanosoma cruzi e os micoplasmas (M. hominis e Ureaplasma urealiticum) também podem produzir processo inflamatório pulmonar.

A rubéola é uma doença infecciosa de evolução benigna quando adquirida pela criança e pelo adulto. Porém, a rubéola congênita é geralmente grave, disseminada, de caráter crônico, podendo produzir lesões intensas no feto e no RN, particularmente no sistema nervoso central (SNC), sendo também denominada síndrome da rubéola congênita (SRC) (Preblud e Alford, 1990). A pneumonite está presente em cerca de 20 a 30% dos RN afetados, sendo caracterizada por um processo intersticial difuso, semelhante ao de outras infecções congênitas. Além do diagnóstico clínico laboratorial, é importante o exame radiológico que evidencia as alterações de pneumonite.

Na doença de inclusão citomegálica, a pneumonite constitui uma manifestação clínica comum, particularmente quando adquirida após transplante de medula óssea e renal em adultos. Na infecção congênita, não é freqüente, sendo um achado mais comum entre as crianças que adquiriram a doença perinatalmente. Nesses casos, é clínica e radiologicamente indistinguível de outros tipos de pneumonia afebril causados por microrganismos como C. trachomatis e vírus sincicial respiratório. O quadro clínico nas crianças com pneumonite associada a citomegalovírus caracteriza-se por evolução afebril com taquipnéia, apnéia, tosse e coriza, congestão nasal, retrações intercostais e evidência radiológica de obstrução aérea do trato inferior.

A doença produzida pelo vírus herpes simples (VHS) é sempre grave, com elevada morbimortalidade e, ao contrário das demais infecções congênitas, a grande maioria dos RN infectados é sintomática (Whitley, 1990).

A criança pode adquirir a doença no canal de parto, na vida pós-natal ou, mais raramente, na vida intra-uterina. A aquisição por estes dois últimos mecanismos responde pela maioria das infecções neonatais.

A infecção intra-uterina ocorre em torno de 5 a 8% dos casos de herpes neonatal como conseqüência de disseminação hematogênica fetal resultante de viremia materna ou por infecção ascendente associada a rotura prematura das membranas. Considera-se infecção herpética congênita quando as manifestações clínicas ocorrem nas primeiras 72 horas de vida após o nascimento, devendo o diagnóstico ser suspeitado nessa ocasião.

A maioria dos RN com infecção intra-uterina pelo VHS pode apresentar lesões de pele e/ou microcefalia, porencefalia, hidranencefalia, calcificações intracranianas e microftalmia, mesmo na ausência de história materna de infecção (Tabela 5.37).

Tabela 5.37 – Principais sinais e sintomas clínicos em ordem decrescente de freqüência observados na infecção intra-uterina pelo vírus do herpes simples.

Sinais e sintomas	%
Vesículas agrupadas em tronco, face e membros	89,0
Retardo psicomotor	89,0
Microcefalia	66,6
Crescimento intra-uterino retardado	66,6
Calcificações intracranianas	44,4
Convulsões	37,5
Microftalmia	37,5
Calcificação do cristalino	37,5
Quadriplegia espástica	22,2
Malformações cardíacas (PCA)	22,2
Anormalidade dos membros	11,0
Hepatoesplenomegalia	11,0
Pneumonite	11,0
Instabilidade térmica	11,0

Modificada de Hutto e cols., 1987.

Os critérios clínicos indicativos de infecção intra-uterina pelo VHS entre 13 RN estudados por Hutto e cols. (1987) foram dois ou mais dos seguintes achado:

1. Lesões de pele (vesículas, bolhas e/ou lesões hipopigmentadas presentes ao nascimento ou dentro de 72 horas de vida). As lesões bolhosas assemelham-se à epidermólise bolhosa, podendo haver também cicatrizes em couro cabeludo, face, tronco ou extremidades.
2. Retinocoroidite identificada durante a primeira semana de vida.
3. Microftalmia.
4. Microcefalia.
5. Achados anormais na tomografia computadorizada encefálica.

Nessa pesquisa, a infecção disseminada foi definida como doença confirmada virologicamente envolvendo múltiplos órgãos, especialmente fígado, pulmão, supra-renais, SNC e pele. Os achados clínicos mais freqüentes foram lesões de pele e anormalidades do SNC, observados em 92% dos casos. Das alterações do SNC, a microcefalia com marcada destruição cerebral foi observada em três; hidranencefalia ou atrofia cerebral, em cinco; retinocoroidite, em oito; e microftalmia, em dois. Além dessas anormalidades, três RN tiveram hepatoesplenomegalia e calcificações nas supra-renais e pulmões. Os RN com infecção herpética disseminada constituíram o grupo de pior prognóstico, tendo-se constatado pneumonite em 11% dos casos.

Os casos resultantes de infecção perinatal têm sido agrupados em três categorias principais (Nahmias e cols., 1990; Whitley, 1990; Tolzis, 1991):

1. doença disseminada com envolvimento de múltiplos órgãos: cérebro, pulmão, supra-renais e rins;
2. doença localizada em olhos, pele e mucosa;
3. doença localizada no SNC e caracterizada por meningoencefalite isolada ou associada à doença disseminada.

Os RN com doença disseminada apresentam-se sempre em estado grave, sendo a mortalidade alta. Quando sobrevivem, observa-se alta porcentagem de seqüelas caracterizada por retardo do desenvolvimento neuropsicomotor com ou sem hidrocefalia concomitante. Nessa categoria clínica, em geral o acometimento é multissistêmico, de forma semelhante à sepse. Observam-se anorexia, vômitos, irritabilidade, crise de cianose e de apnéia, insuficiência respiratória e convulsões. Podem ainda estar presentes icterícia, hepatoesplenomegalia e exantema acompanhado de vesículas.

Radiografia do tórax é importante entre os exames para se constatar as alterações do parênquima pulmonar.

As enteroviroses (coxsackieviroses, echoviroses e poioviroses) são agrupadas juntas devido a similaridades nas suas propriedades físicas e bioquímicas, bem como em relação a sua epidemiologia, patogênese e doenças que produzem, sendo responsáveis por várias doenças no ser humano, parecendo ser o aparelho digestivo humano o habitat natural desses agentes.

Infecção neonatal devida a enteroviroses é relativamente comum, sendo a transmissão similar àquela de outras pessoas. O principal fator na disseminação do vírus é o contato entre humanos. Venista e cols. (1984), que estudaram cerca de 666 RN, realizaram, em sua pesquisa, a cultura para enterovírus no primeiro dia de vida e ao final da primeira semana. Os autores verificaram que cerca de 12,8% dos RN adquiriram infecções enterovirais não-pólio, sendo o baixo nível sócio-econômico e a ausência de aleitamento materno os dois principais fatores de risco.

Por outro lado, a pneumonia como manifestação principal de infecção enteroviral neonatal é relativamente rara. Entre 338 RN com infecção por enterovírus, pneumonia isoladamente foi constatada em sete ocasiões. Os enterovírus mais associados com doença respiratória são os echovírus 9, 11, 17 e 31, coxsackievírus A9 e B4. Coriza, tosse e dispnéia têm sido os sintomas predominantes.

As manifestações clínicas da sífilis congênita precoce (≤ 2 anos) são resultantes de um processo infeccioso e inflamatório do *Treponema pallidum* nos diversos órgãos e tecidos do recém-nascido.

Os sinais e os sintomas estão presentes ao nascimento ou durante os primeiros 2 anos de vida e podem ser divididos em três grupos: manifestações cutaneomucosas, ósseas e viscerais.

Do ponto de vista do aparelho respiratório, a coriza sifílica é um sintoma atualmente pouco freqüente, ocorre mais tardiamente, em geral na segunda ou terceira semana de vida. Inicialmente é aquosa, contendo concentração elevada de espiroquetas, posteriormente se torna espessa, purulenta e mesmo hemorrágica. Quando não tratada, a infecção pode levar ao envolvimento da cartilagem nasal, resultando em perfuração do septo e deformidade dos ossos do nariz (nariz em sela, observado na sífilis congênita tardia). O envolvimento do cavo e das vias aéreas superiores pode levar à laringite acompanhada por choro rouco.

Além da coriza, as alterações respiratórias podem constar de lesões laríngeas (choro rouco) e brônquicas. Porém, a mais característica é a pneumonia intersticial ("pneumonia alba"), geralmente achado de necropsia, sendo considerada, por alguns, incompatível com a vida.

Na toxoplasmose congênita, as manifestações cardiopulmonares constituem também achado relativamente freqüente. Caracterizam-se principalmente por pneumonite intersticial, miocardite, endocardite e pericardite. As crianças que sobrevivem ao período neonatal geralmente não têm manifestações cardíacas, embora possam persistir parasitas encistadas no miocárdio e nos pulmões.

A radiografia de tórax é importante, podendo-se inclusive detectar focos de calcificação pulmonar, além da pneumonite.

Na doença de Chagas, a pneumonite tem sido descrita em material de necropsia (Bittencourt, 1992). Recentemente, Munhoz e cols. (1990) encontraram evidência radiológica de pneumonite na doença de Chagas congênita.

A pneumonia adquirida durante o nascimento e no primeiro mês de vida é geralmente devida a um grande número de microrganismos, tanto bacterianos quanto virais, sendo os achados patológicos similares àqueles de crianças maiores e adultos, conforme já salientado.

Entre os microrganismos, destacam-se as bactérias, particularmente o *S. aureus*, a *Klebsiella pneumoniae* e a *Listeria monocitogenes*. Ambos os patógenos podem produzir dano tecidual extenso com formação de microabscessos e empiema, além de pneumatoceles, as quais podem ocorrer não somente em infecções por *K. pneumoniae*, mas também por *E. coli*. Membranas hialinas têm sido observadas nos pulmões de RN que faleceram com pneumonia causada pelo estreptococo do grupo B. Grande quantidade de *loci* tem sido vista dentro das membranas e adjacências. Essas membranas também podem ser vistas nas pneumonias devidas a *H. influenzae* e bacilos gram-negativos.

A patogênese da pneumonia adquirida ao nascimento ou imediatamente após é semelhante àquela que ocorre na sepse. Em geral, deve-se a aspiração de líquido amniótico meconial ou secreções infectadas durante o parto. Após o nascimento, a criança pode tornar-se infectada pelo contato humano ou equipamento contaminado, uso de cateteres centrais, intubação oro e nasotraqueal, aspirações de naso e orofaringe e traqueal, e uso de aerossóis contaminados. RN portadores de malformações, como atresia de coanas, fístula traqueoesofágica e hérnia diafragmática, têm tido risco elevado de desenvolver pneumonia.

Abscessos e empiemas pulmonares são mais raros nos RN do que em adultos. O abscesso pulmonar é uma infecção supurativa, localizada, que afeta uma ou várias áreas do parênquima pulmonar. O empiema é a presença de pus na cavidade pleural e representa uma coleção líquida contendo número elevado de leucócitos polimorfonucleares e fibrina. Empiema agudo é geralmente secundário à infecção pulmonar.

Os principais microrganismos responsáveis por empiema na criança são *S. aureus, Streptococcus pneumoniae, H. influenzae, Streptococcus pyogenes, K. pneumoniae, Mycoplasmas pneumoniae* e bactérias anaeróbias. *E. coli* e *K. pneumoniae* têm sido referidas como causa de abscesso pulmonar no RN.

Em relação à listeriose, suas manifestações clínicas são variáveis e assemelham-se a de outras infecções congênitas que comumente afetam o RN. A listeriose neonatal é uma doença de alta morbimortalidade (Krause e cols., 1982). São descritas duas formas de apresentação: infecção de início precoce (primeiros 7 dias de vida) e infecção de início tardio (após o 7º dia de vida) (Evans e cols., 1985; Bartolussi e Seeliger, 1990).

1. De início precoce – nessa forma, os sintomas e os sinais clínicos muitas vezes já ocorrem ao nascimento. O RN pode apresentar sinais de sofrimento intra-uterino representado por líquido amniótico meconial e desenvolve precocemente sinais de insuficiência respiratória com cianose, dispnéia ou crises de apnéia e pneumonia. Os achados radiológicos são geralmente inespecíficos e caracterizados por processos infiltrativos difusos peribronquiais, podendo evoluir para o aspecto moteado miliar (Lennon e cols., 1984; Evans e cols., 1985). A doença pode ocorrer em qualquer idade gestacional, mesmo em RN com idade intra-uterina inferior a 32 semanas. Nos casos mais graves, uma erupção cutânea de aspecto miliar pode desenvolver-se, caracterizada por micropápulas com base eritematosa.

Quadro laboratorial – pode-se constatar leucocitose com desvio à esquerda ou neutropenia vista freqüentemente nos pacientes mais graves. Trombocitopenia e anemia podem estar presentes, esta última sendo provavelmente devida à hemolisina produzida pela listeria.

2. De início tardio – nessa forma de manifestação, os principais sinais e sintomas ocorrem a partir do final da primeira à oitava semanas de vida. Febre, irritabilidade, diarréia são freqüentes, sendo a principal complicação a meningoencefalite, que ocorre em cerca de 96% das crianças (Bortolussi e Seelinger, 1990). A listeria constitui o segundo microrganismo mais freqüente como causa de meningite neonatal, sendo apenas superada pelo estreptococo do grupo B em pesquisa publicada por Visintino e cols., 1977. O diagnóstico diferencial com outras infecções bacterianas é muito difícil e por vezes impossível. Além dessa forma neurológica, outras apresentações clínicas podem ocorrer, embora mais raramente, como a colite associada à diarréia e a sepse sem meningite. A mortalidade é geralmente baixa, a não ser naqueles pacientes com evolução mais grave ou que tiveram o diagnóstico retardado em mais de quatro dias. As seqüelas a longo prazo e a morbidade são infreqüentes (Lennon e cols., 1984).

QUADRO CLÍNICO

As manifestações clínicas são variáveis, podendo estar presentes logo após o nascimento nos casos de pneumonia intra-uterina ou congênita, podendo inclusive a criança ser natimorta ou muito grave, vindo a falecer nas primeiras 24 ou 48 horas de vida.

Os RN que adquirem pneumonia durante ou após o nascimento podem apresentar, concomitantemente, sinais de infecção sistêmica, como gemência, letargia, anorexia e febre. Sinais de insuficiência respiratória como taquipnéia, dispnéia, gemido, tosse seca, batimentos de asas de nariz, respirações irregulares, cianose, retração costal e esternal, além de estertores crepitantes e subcrepitantes e murmúrio vesicular diminuído, podem fazer parte de uma infecção sistêmica (Figs. 5.36, 5.37 e 5.38).

Nos casos mais graves, a insuficiência respiratória é progressiva, acompanhada por sinais e sintomas clínicos intensos, apnéia, choque e falência respiratória. Derrame pleural pode ocorrer em geral associado a pneumonia por estafilococo do grupo A, estreptococo e *E. coli*.

DIAGNÓSTICO

CLÍNICO

Vários fatores de risco pré-natais e natais podem predispor às infecções sistêmica e pulmonar. Entre eles se destacam: prematuridade, rotura prematura de membranas, fisometria, história de febre materna, parto prolongado associado à manipulação obstétrica excessiva. Esses fatores devem ser sempre investigados para orientar melhor o diagnóstico.

RADIOLÓGICO

A radiografia de tórax póstero-anterior e perfil constitui o melhor exame para o diagnóstico radiológico da pneumonia.

Em geral, a radiografia de tórax de RN com pneumonia intra-uterina ou adquirida por ocasião do nascimento pode mostrar áreas esparsas opalescentes, difusas em ambos os campos pulmonares (ACP), associadas ou não a espessamento peribronqueal. Alguns microrganismos podem estar associados à presença de derrame pleural, pneumatoceles e abscessos pulmonares, como, por exemplo, estreptococo dos grupos B e A, *E. coli, K. pneumoniae,* conforme já descritos.

A pneumonia pelo estreptococo do grupo B, em geral, caracteriza-se radiologicamente por infiltrado pulmonar difuso, com broncogramas aéreos bilaterais semelhantes ao quadro radiológico da doença das membranas hialinas (DMH), sendo na maioria das vezes de difícil diferenciação.

Outro exame radiológico que pode ser feito, particularmente para o diagnóstico de lesões localizadas, como abscesso pulmonar, empiema, fístulas, servindo inclusive para distingui-las, é a tomografia computadorizada com contraste. A demonstração de uma cavidade com nível ar-líquido estabelece o diagnóstico de abscesso pulmonar, podendo-se pela tomografia computadorizada realizar a aspiração do material e estabelecer o diagnóstico etiológico da infecção.

A ultra-sonografia também tem sido utilizada para o diagnóstico de doenças pulmonares, principalmente dos derrames pleurais, como empiemas, hidrotórax, quilotórax.

LABORATORIAL

Os exames laboratoriais que podem auxiliar no diagnóstico das pneumonias são os mesmos realizados para sepse.

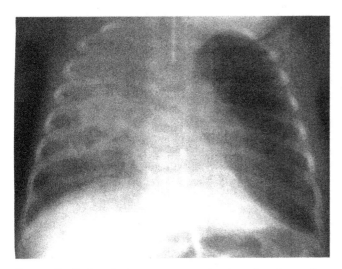

Figura 5.36 – Radiografia de tórax apresentando extensa área de opacificação no hemitórax direito em RN com sepse neonatal devido à infecção por bactéria gram-negativa.

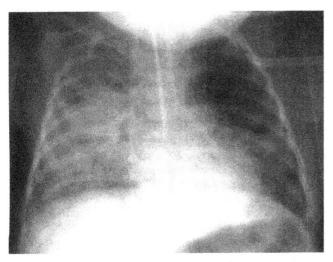

Figura 5.37 – Radiografia de tórax: focos de opacificação em ambos os hemitórax em RN com quadro infeccioso grave por bactéria gram-negativa.

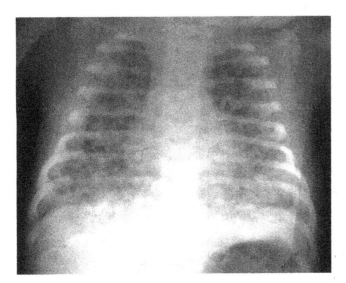

Figura 5.38 – Radiografia de tórax em RN com infecção pulmonar por *C. trachomatis*. Observam-se microgranulações difusas, extensas, bilaterais, além de áreas de enfisema intersticial.

Entre os exames hematológicos se destaca o hemograma que, embora seja um exame inespecífico, pode demonstrar a presença de anemia, leucocitose ou leucopenia, plaquetopenia e índice neutrofílico (IN) maior ou igual a 0,2, sugerindo processo infeccioso. A hemocultura deve ser feita, sendo importante rastrear uma infecção sistêmica, que poderá estar presente.

Culturas de secreção do cavo, da nasofaringe e da traquéia para bactérias são de interpretação duvidosa, uma vez que várias bactérias saprófitas e de colonização hospitalar podem estar presentes e não significar ser o agente responsável da pneumonia. De modo geral, o diagnóstico etiológico da pneumonia é difícil no RN, sendo necessária a presença de um foco supurativo para cultura do material. Aspiração de secreção traqueal por meio de laringoscopia direta constitui uma boa técnica para o diagnóstico etiológico, porém, a passagem do cateter pela boca ou pelo nariz torna-o freqüentemente contaminado. Sherman e cols. realizaram aspiração traqueal em 320 RN com insuficiência respiratória e um ou mais fatores de risco para infecção. As amostras foram obtidas nas primeiras 8 horas de vida por meio de aspiração direta ou logo após a intubação. Os autores constataram que 25 RN tinham bactérias presentes no esfregaço corado pelo método de Gram, sendo os mesmos microrganismos isolados nas culturas de 14 (56%) dos 25 RN com suspeita de pneumonia. Entre as bactérias mais freqüentemente isoladas, predominaram o estreptococo do grupo B e, em menor número de casos, por outras bactérias. Os autores compararam os achados bacteriológicos concomitantes no sangue e no líquor entre os grupos de RN suspeitos de infecção e o grupo controle. Concluíram que o exame do aspirado traqueal obtido dentro das primeiras 8 horas de idade é útil para o diagnóstico precoce de pneumonia congênita. Outros autores como Lau e Hay (1985) comentam que as culturas do aspirado traqueal pode fornecer boa informação sobre patógenos potenciais em pneumonia ou bacteriemia, porém, raramente indicam o risco do período de complicações. Thureen e cols. constataram que os resultados das culturas de aspirado traqueal não foram de auxílio para definir uma causa infecciosa para a piora dos RN em ventilação mecânica. Os resultados das culturas de aspirado traqueal foram semelhantes entre os RN com suspeita de infecção e o grupo controle.

Por outro lado, quando ocorre derrame pleural, a realização de toracocentese com aspiração do líquido pleural constitui procedimento de grande auxílio para o diagnóstico da infecção pulmonar. A pesquisa de microrganismos por meio de cultura e esfregaço corado pelo método de Gram define na grande maioria dos casos, a etiologia da pneumonia.

Broncoscopia tem sido também outro método de auxílio para evidenciar a presença de pneumonia bacteriana, pela possibilidade de exame visual direto, pesquisas etiológicas e microbiológica.

Punção pulmonar tem sido indicada para crianças gravemente doentes que necessitam de um diagnóstico específico etiológico, no sentido de orientar a terapêutica antimicrobiana, ou para aquelas que não respondem adequadamente à terapêutica inicial, na qual o agente etiológico é desconhecido.

Biopsia a céu aberto tem sido utilizada mais comumente para o diagnóstico etiológico em crianças muito doentes.

Cheu e cols. (1990) realizaram 17 biopsias pulmonares a céu aberto em RN prematuros muito graves. Em três casos, um agente infeccioso foi identificado: vírus respiratório sincicial em um RN e *Ureaplasma urealyticum* em duas crianças. Embora a indicação de biopsia pulmonar constitua um método controvertido, tem sido de grande auxílio em crianças gravemente enfermas com quadros pneumônicos prolongados e crônicos.

Com relação ao diagnóstico imunológico, tem sido constatado que a resposta imunológica a vários microrganismos responsáveis por pneumonia pode auxiliar no diagnóstico etiológico das pneumonias. A pesquisa de antígenos procedentes de microrganismos isolados do aspirado bronquial tem sido realizada por Giacoia e cols. Os autores correlacionaram a presença de anticorpos específicos e não-específicos com os achados clínicos e radiológicos de pneumonia. Uma resposta imune foi constatada em 25% dos pacientes, no entanto, esse achado é por vezes de difícil interpretação devido à resposta imunológica a outros microrganismos que colonizam o trato respiratório.

O diagnóstico das viroses respiratórias também não é fácil, porém, deve ser tentado, uma vez que dispomos de drogas para o tratamento de algumas dessas viroses como o vírus respiratório e o vírus herpes simples (VHS).

Como as viroses respiratórias acometem o epitélio do trato respiratório, as amostras devem ser feitas nesses locais. Os espécimes podem ser coletados do trato respiratório superior por meio de "swab" nasal e de nasofaringe para culturas ou testes de diagnóstico rápido. Espécimes obtidos de lavado bronquial ou broncoalveolar podem também ser submetidos aos testes de diagnóstico rápido. Os métodos mais freqüentemente utilizados são cultura de células, teste de imunofluorescência de células epiteliais da nasofaringe e teste ELISA. O isolamento viral, no entanto, constitui o método mais fidedigno para a detecção do vírus respiratório, sendo esse teste de referência contra o qual métodos são comparados. Porém, a cultura do vírus pode demorar de quatro a seis dias para o aparecimento do vírus, desse modo técnicas mais rápidas e sensíveis têm sido utilizadas com a imunofluorescência realizada em células epiteliais da nasofaringe. A sensibilidade dessa técnica é boa, detectando o vírus em cerca de 72 a 97%, e sua especificidade é de 69 a 99%. Os resultados com essa técnica podem ser obtidos em 2 a 5 horas. Dennery (1993) chama a atenção de que a sensibilidade da imunofluorescência é muito dependente do material obtido, do anti-soro e da experiência do laboratório.

Outro teste rápido de grande utilidade é o ELISA ("enzymelinked and immunosorbent assay"), o qual utiliza múltiplas reações antígeno-anticorpo para detectar concentrações baixas de antígenos microbianos (pode medir quantidades tão pequenas quanto nanogramas e tem sensibilidade comparável à da cultura viral ou imunofluorescência). O teste ELISA é disponível agora para o diagnóstico de vírus respiratório, rotavírus, adenovírus, *Chlamydia* e estreptococo beta-hemolítico do grupo A.

DIAGNÓSTICO DIFERENCIAL

Várias doenças não-infecciosas podem simular um quadro clínico de pneumonia no período neonatal. Entre elas, doença das membranas hialinas (Fig. 5.39), pneumonias aspirativas, atelectasia,

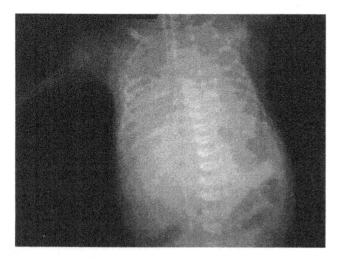

Figura 5.39 – Radiografia de tórax de RN com doença das membranas hialinas grau IV. Observa-se opacificação difusa, não sendo visualizada a silhueta cardíaca.

pneumotórax ou pneumomediastino, edema pulmonar e hemorragia, derrame pleural (por exemplo, quilotórax), doença cística pulmonar, hipoplasia ou agenesia pulmonar, mucoviscidose.

A síndrome de aspiração meconial pode levar a um quadro grave de insuficiência respiratória com desenvolvimento de pneumonite química ou atelectasia segmentar.

Infiltrados pulmonares multifocais têm sido associados com suplemento alimentar contendo triglicerídeos de cadeia média.

Na síndrome da imobilidade ciliar, a criança pode apresentar um quadro de insuficiência respiratória nas primeiras 24 horas de vida caracterizada por taquipnéia, tiragem e estertores subcrepitantes difusos em ambos os pulmões, de difícil diferenciação com a pneumonia neonatal.

No quadro 5.33 podemos observar as principais características clínicas, laboratoriais e radiológicas em RN portadores de infecções congênitas do grupo TORCHS, comparativamente com enteroviroses e estreptococo do grupo B.

TERAPÊUTICA

A terapêutica do RN com pneumonia deve ser iniciada imediatamente ao diagnóstico. É importante lembrar a possibilidade de sepse concomitante e para isso devem ser realizados todos os exames laboratoriais pertinentes, tais como hemograma completo, culturas de sangue, urina, líquor, neste último caso se há suspeita de meningite.

Conforme descrevemos anteriormente, em geral, os microrganismos responsáveis pela pneumonia neonatal são os mesmos da sepse de início precoce ou tardia. Desse modo, a cobertura terapêutica deve ser realizada visando a bactérias gram-positivas e gram-negativas.

A escolha de agentes antimicrobianos para o tratamento da pneumonia neonatal é baseada na idade, nas histórias materna e neonatal, nos achados físicos e radiológicos e pela recuperação de um microrganismo do sangue ou do espaço pleural. Culturas de secreção nasofaríngea não são de confiança em vista da contaminação por bactérias presentes na orofaringe. Punção pulmonar, broncoscopia, lavado broncoalveolar ou cultura de secreção gástrica não são de grande auxílio, com exceção da punção pulmonar direta que, embora seja uma técnica traumática, poderá ser utilizada principalmente naqueles RN com quadros muito graves de pneumonia.

O esquema inicial de antibióticos pode incluir uma penicilina ou derivados (ampicilina) associada a um aminoglicosídeo ou cefalosporina de terceira geração (Tabela 5.38).

Na suspeita de sepse concomitante, particularmente naquela de início tardio, o esquema inicial pode ser substituído por uma penicilina resistente à penicilinase e uma cefalosporina de terceira geração.

A duração da terapêutica deve levar em conta o agente causal e a evolução da criança. Em geral, as pneumonias causadas por bacilos entéricos gram-negativos ou por estreptococo do grupo B devem ser tratadas por pelo menos 14 dias. Naqueles casos nos quais a etiologia provável é estafilocócica ou por anaeróbios, a terapêutica deve prolongar-se por três a quatro semanas, dependendo da gravidade e da evolução do RN.

Quando há suspeita de bactérias anaeróbias, as drogas de escolha são clindamicina, cefoxitina, metronidazol, imipinem ou a combinação de uma penicilina (ticarcilina) com um inibidor da beta-lactamase (ácido clavulônico). O cloranfenicol também poderá ser utilizado, porém, com as devidas precauções por causa de sua toxicidade para o RN.

Alguns autores chamam a atenção para os quadros respiratórios iniciais, particularmente em RN prematuros, de difícil diferenciação entre a DMH e as pneumonias congênitas e de início precoce, principalmente aquelas causadas por estreptococo do grupo B ou bactérias gram-negativas, incluindo o *H. influenzae*, até se definir me-

Quadro 5.33 – Características diagnósticas de algumas infecções congênitas.

Achado	Sífilis	Toxoplasmose (forma generalizada)	Doença de Chagas	Rubéola	CMV	VHS	Enteroviroses	Estreptococo do grupo B ou E. coli
Baixo peso	++	++	++++	+++	++	+++	0	0
Anemia	+++	+++	+++	+	++	0	+	0
Icterícia	+++	+++	+++	+	+++	+	+	+
Trombocitopenia	++	+	++	+++	+++		+	+
Hepatomegalia	++++	+++	++++	++	+++	+	++	+
Esplenomegalia	++++	++++	++++	++	+++	+	++	+
Púrpura	++	+	++	+++	+++	0	+	+
Pneumonite	+	+	+	+	+	+	+	+++
Erupção cutânea	+	+	0	+	+	0	–	–
Calcificação intracraniana	0	++	+	0	+++	++	–	–
Edema generalizado	++	+	+++	0	+	0	–	–
Sintomatologia especial	Lesões mucocutâneas e palmoplantares Periostite, osteocondrite, coriza sanguinolenta	Microcefalia Convulsões Hidrocefalia	Prematuridade Edema	Catarata Glaucoma Cardiopatia Surdez Microcefalia Hidrocefalia Lesões ósseas	Pneumonite	Vesículas agrupadas em tronco, face e membros Microcefalia	Paralisias Miocardite Encefalite	Sepse precoce Insuficiência respiratória
Diagnóstico	Sorologia positiva	Sorologia positiva	Pesquisa direta do T. cruzi positiva	Cultura positiva	Células de inclusão na urina	Cultura do líquido das vesículas para o VHS	Cultura de sangue + Sorologia +	Cultura de sangue +

Modificada de Oski e Naiman, 1982.

CMV = citomegalovírus; VHS = vírus herpes simples.

  0 = não descrito
  + = presente em 1-25% pacientes
 ++ = presente em 26-50% dos pacientes
+++ = presente em 51-75% pacientes
++++ = presente em 100% pacientes

Tabela 5.38 – Principais antibióticos utilizados no tratamento das pneumonias no RN.

Antibióticos	Vias	Doses (mg/kg/dose) e intervalo de administração*				
		Peso < 1.200g	Peso de 1.200-2.000g		Peso > 2.000g	
		0-4 semanas de vida	0-7 dias de vida	> 7 dias de vida	0-7 dias de vida	> 7 dias de vida
Amicacina	IV, IM	7,5 (12h)*	7,5 (12h)	7 (8h)	10 (12h)	10 (8h)
Ampicilina	IV, IM	25 (12h)	25 (12h)	25 (8h)	25 (8h)	25 (6h)
Aztreonam	IV, IM	30 (12h)	30 (12h)	30 (8h)	30 (8h)	30 (6h)
Cefotaxima	IV, IM	50 (12h)	50 (12h)	50 (8h)	50 (12h)	50 (8h)
Ceftazidima	IV, IM	50 (12h)	50 (12h)	50 (8h)	30 (8h)	50 (8h)
Ceftriaxona	IV, IM	50 (24h)	50 (24h)	50 (24h)	50 (24h)	75 (24h)
Cefalotina	IV	20 (12h)	20 (12h)	20 (8h)	20 (8h)	20 (6h)
Cloranfenicol	IV, VO	25 (24h)	25 (24h)	25 (24h)	25 (24h)	25 (12h)
Clindamicina	IV, IM, VO	5 (12h)	5 (12h)	5 (8h)	5 (8h)	5 (6h)
Eritromicina	VO	10 (12h)	10 (12h)	10 (8h)	10 (8h)	10 (8h)
Gentamicina	IV, IM	2,5 (12h)	2,5 (12h)	2,5 (8h)	2,5 (12h)	2,5 (8h)
Metronidazol	IV, VO	7,5 (12h)	7,5 (12h)	7,5 (12h)	7,5 (12h)	7,5 (12h)
Oxacilina	IV, IM	25 (12h)	25 (12h)	30 (8h)	25 (8h)	37,5 (6h)
Penicilina G	IV	25.000 (12h)	25.000 (12h)	25.000 (8h)	25.000 (8h)	25.000 (6h)
Vancomicina	IV	15 (24h)	10 (12h)	10 (8h)	15 (12h)	10 (8h)

Fonte: Nelson, N.D. Baltimore, Williams & Wilkins, 1991.

* Entre parênteses, o intervalo de administração em horas.

lhor o diagnóstico, ou seja, culturas negativas e evolução própria da DMH. Na síndrome de aspiração meconial, em vista da maior possibilidade de infecção pulmonar, recomenda-se, também nesses casos, o uso de antibioticoterapia para bactérias gram-positivas e gram-negativas. Além da cobertura com antibióticos, é também muito importante as medidas de suporte respiratório, metabólico e nutricional que incluem:

1. Manutenção do equilíbrio hidroeletrolítico.

2. Assistência respiratória, quer na forma de oxigenação direta por meio de "halo" ou ventilação mecânica naqueles casos mais graves.

3. Drenagem pleural nos casos em que houver derrame importante. O dreno deve ser retirado o mais rápido possível, de acordo com avaliação radiológica e ultra-sonográfica.

4. Instilação intrapleural de antibiótico pode ser considerada quando há empiema, principalmente nos casos abscedados ou na presença de bridas. Marks e Klein recomendam, de acordo com a suscetibilidade do microrganismo, a injeção de 10.000U de penicilina G aquosa, ou 10mg de ampicilina, ou ainda 10mg de uma penicilina resistente à penicilinase em 5 a 10ml de diluente (água estéril ou soro fisiológico), no espaço pleural. Logo após a instalação, o dreno deve ser clampeado, sendo liberado após 1 hora para drenagem. Essa instilação pode ser repetida 3 a 4 vezes ao dia durante o período no qual o RN permanecer drenado.

5. Suporte nutricional – nos casos mais graves prolongados, deverá ser instituída a nutrição parenteral prolongada, com aminoácidos e lipídeos, além de nutrição enteral mínima, de preferência com leite materno em pequenos volumes e intervalos regulares, a fim de manter a função enzimática e nutricional mínima do trato gastrintestinal.

PROGNÓSTICO

Em geral, se a pneumonia é diagnosticada precocemente e tratada adequadamente, o prognóstico é bom. No entanto, tem sido constatado que a maioria dos casos de diagnóstico de pneumonia neonatal é realizada por estudos de necropsia nos quais o processo inflamatório pulmonar vem associado com outras doenças de base, sendo aquela uma complicação relativamente freqüente.

PREVENÇÃO

Cuidado materno adequado, pré-natal bem feito e prevenção dos fatores de risco materno que podem conduzir à infecção precoce neonatal são de grande importância. Além disso, uma orientação materna adequada em relação aos cuidados higiênicos e dietéticos do RN são fundamentais. Sabe-se que as crianças alimentadas ao seio, recebendo exclusivamente leite materno, são de risco baixo para adquirir infecções durante os primeiros meses de vida.

BIBLIOGRAFIA

1. ANDERSON, S. et al. – Fatal congenital pneumonia caused by cat-derived *Pasteurella nultocida. Pediatr. Infect. Dis. J.* **13**:74, 1994. 2. BANG, A.T. et al. – Pneumonia in neonates: can it be managed in the community? *Arch. Dis. Child.* **68**:550, 1993. 3. BERNSTEIN, J. & WANG, J. – The pathology of neonatal pneumonia. *Am. J. Dis. Child.* **101**:350, 1961. 4. BONFORTE, R.J. – Pneumonia of infancy. In Hilman, B.C., ed. *Pediatric Respiratory Disease: Diagnosis and Treatment.* Philadelphia, Saunders Co., 1993, p. 263. 5. BROOK, I. – Lung abscesses and pleural empyema in children. *Adv. Pediatr. Infect. Dis.* **8**:159, 1993. 6. CATHOMAS, G. et al. – Rapid diagnosis of cytomegalovirus pneumonia in marrow transplant recipients by bronchoalveolar lavage using the plymerase chain reaction, virus culture, and the direct immunostaining of alveolar cells. *Blood* **81**:1909, 1993. 7. CHEU, H.W. et al.

– Open lung biopsy in the critically III newborn. *Pediatrics* **86**:561, 1990. 8. De MELLO, D.E. & REID, L.M. – Respiratory tract and lungs. In Reed, G.B.; Claireaux, A.E. & Cockburn, F. *Diseases of the Fetus and Newborn.* 2nd ed., London, Chapman & Hall, 1995, p. 549. 9. DENNERY, P.H. – New tests for the rapid diagnosis of infection in children. *Adv. Pediatr. Infect. Dis.* **8**:91, 1993. 10. DINIZ, E.M.A. – Pneumonias. In Kopelman, B.; Miyoshi, M. & Guinsburg, R., eds. *Distúrbios Respiratórios no Período Neonatal.* São Paulo, Atheneu, 1998, p. 97. 11. EINSELE, H. et al. – Polymerase chain reaction to evaluate antiviral therapy for cytomegalovirus disease. *Lancet* **338**:1170, 1991. 12. EJZENBERG, B. – Considerações sobre a etiologia da pneumonia infantil. *Rev. Paul. Ped.* **12**:20, 1995. 13. EJZENBERG, B. – *Contribuição ao Estudo Etiológico das Pneumonias Agudas da Criança.* São Paulo, 1995. (Tese de Mestrado – Faculdade de Medicina da Universidade de São Paulo). 14. ERIKSSON, B.M. et al. – Diagnosis of cytomegalovirus in bronchoalveolar lavage by polymerase chain reaction, in comparison with virus isolation and detection of viral antigen. *Scand. J. Infect. Dis.* **25**:421, 1993. 15. FOOTE, G.A. & STEWART, J.H. – The coexistence of pneumonia and the idiopathic respiratory distress syndrome in neonates. *Br. J. Radiol.* **46**:504, 1973. 16. GIACOIA, G.P.; NETER, E. & OGRA, P. – Respiratory infections in infants on mechanical ventilation: the immune response as a diagnostic aid. *J. Pediatr.* **98**:691, 1981. 17. GLEZEN, W.P. & DENNY, F.W. – Epidemiology of acute lower respiratory disease in children. *N. Engl. J. Med.* **288**:498, 1973. 18. GROOTHUIS, J.R.; SIMÕES, E.A.F. & HEMMING, V.G. – Respiratory syncytial virus (RSV) infection in preterm infants and the protective effects of RSV immune globulin (RSVIG). *Pediatrics* **95**:463, 1995. 19. GUSTAVSON, E.E. – *Escherichia coli* empyema in the newborn. *Am. J. Dis. Child.* **140**:408, 1996. 20. HJALMARSON, O. – Epidemiology and classification of acute neonatal respiratory disorders. A prospective study. *Acta Paediatr. Scand.* **70**:773, 1984. 21. HO, M. – Advances in understanding cytomegalovirus infection after transplantation. *Transplant. Proc.* **26**(Suppl. 1):7, 1994. 22. HOSTOFFER, R.W. et al. – *Pneumocystis carinii* pneumonia in a term newborn infant with a transiently depressed T lymphocyte count, primarily of cells carryng the CD_4 antigen. *J. Pediatr.* **122**:792, 1993. 23. ISADA, N.B. & GROSSMAN, J.H. – Detection of TORCH and TORCH-like infectious syndromes. In Reed, G.B.; Claireaux, A.E. & Cockburn, F., eds. *Diseases of the Fetus and Newborn.* 2nd ed., London, Chapman & Hall, 1995, p. 261. 24. KLEIN, J.O. – Diagnostic lung puncture in the pneumonias of infants and children. *Pediatrics* **44**:486, 1969. 25. KUHN, J.P. & LEE, S.B. – Pneumatoceles associated with *Escherichia coli* pneumonias in the newborn. *Pediatrics* **51**:1008, 1973. 26. LOSEK, J.D. et al. – Indications for chest roentgenogram in the febrile young infant. *Pediatr. Emerg. Care* **5**:149, 1989. 27. MacLEAN, A.B. – Viral infection during pregnancy. In Reed, G.B.; Claireaux, A.E. & Cockburn, F., eds. *Diseases of the Fetus and Newborn.* 28. MARKS, M.I. & LAW, B. – Respiratory infections vs colonization. *J. Pediatr.* 508, 1982. 29. MAROLDA, J. et al. – Pulmonary manifestations of HIV infection in children. *Pediatr. Pulmonol.* **10**:231, 1991. 30. MAYER, T. et al. – Computed tomographic findings of neonatal lung abscess. *Am. J. Dis. Child.* **136**:39, 1982. 31. MORIARTEY, R.R. & FINER, N.N. – Pneumococcal sepsis and pneumonia in the neonate. *Am. J. Dis. Child.* **133**:601, 1979. 32. MOUNLA, N.A. – Neonatal respiratory disorders. A prospective epidemiological study from a developing country. *Acta Paediatr. Scand.* **76**:159, 1987. 33. PASS, M.A. et al. – Prospective studies of group B streptococcal infections in infants. *J. Pediatr.* **95**:437, 1979. 34. PENNER, D.W.; McINNIS, A.C. & MANITOBA, W. – Intrauterine and neonatal pneumonia. *Am. J. Obstet. Gynecol.* **69**:147, 1955. 35. PETERSEN, S. & ASTVAD, K. – Pleural empyema in a newborn infant. An unusual cause of respiratory distress. *Acta Paediatr. Scand.* **65**:527, 1976. 36. REED, E.C. et al. – Treatment of cytomegalovirus pneumonia with ganciclovir and intravenous Cytomegalovirus immunoglobulin in patients with bone marrow transplants. *Ann. Int. Med.* 783, 1988. 37. SCHLUGER, N.W. & ROM, W.N. – The polymerase chain reaction in the diagnosis and evaluation of pulmonary infections. *Am. J. Respir. Crit. Care Med.* **152**:11, 1995. 38. SHERMAN, M.P. et al. – Tracheal aspiration and its clinical correlates in the diagnosis of congenital pneumonia. *Pediatrics* **65**:258, 1980. 39. SIEGEL, J.D. & McCRACKEN, G.H. – Neonatal lung abscess. A report of six cases. *Am. J. Dis. Child.* **133**:947, 1979. 40. SINGHI, S. & SINGHI, P.D. – Clinical signs in neonatal pneumonia. *Lancet* **336**:1072, 1990. 41. SMITH, R.M.; BRUMLEY, G.W. & STANNARD, M.W. – Neonatal pneumonia associated with medium-chain triglyceride feeding supplement. *J. Pediatr.* **92**:801, 1978. 42. SUSTER, B. et al. – Pulmonary manifestations of AIDS: review of 106 episodes. *Radiology* **161**:87, 1986. 43. THALER, M.M. – Klebsiella-aerobacter pneumonia in infants. A review of the literature and report of a case. *Pediatrics* 206, 1962.

7 Hemorragia Pulmonar

ANA LÚCIA SANTORO GALVANI

INTRODUÇÃO

A hemorragia pulmonar é definida patologicamente pela presença de eritrócitos nos espaços aéreos, espaço intersticial, ou em ambos. A hemorragia intra-alveolar predomina nos recém-nascidos que sobrevivem mais do que 24 horas de vida. A presença de hemorragia em pelo menos dois lobos pulmonares tem sido denominada hemorragia pulmonar maciça.

No período neonatal, a hemorragia pulmonar freqüentemente ocorre de forma associada com outras doenças próprias do período neonatal como hemorragia intracraniana, asfixia perinatal, síndromes aspirativas, cardiopatia congênita, sepse, hipotermia, persistência do canal arterial (PCA) e, mais recentemente, com a terapêutica de reposição de surfactante exógeno utilizada na doença das membranas hialinas e em outras doenças.

EPIDEMIOLOGIA

Em estudos de necropsia de recém-nascidos, observou-se hemorragia pulmonar de graus variados em até 68% dos casos, sendo que a maioria desses recém-nascidos faleceram entre o segundo e o quarto dias de vida. A hemorragia pulmonar maciça tem sido observada em 1,7 a 28% dos recém-nascidos em estudos de necropsia, e em apenas pequena porcentagem a suspeita ocorreu antes do óbito. A incidência estimada varia de 0,9 a 12 para cada 1.000 nascidos vivos, porém é maior nos recém-nascidos de alto risco como os prematuros e naqueles com crescimento intra-uterino retardado grave.

FISIOPATOLOGIA

A falência aguda do ventrículo esquerdo, geralmente causada por hipóxia e acidose, pode leva ao aumento da pressão capilar pulmonar, ocorrendo rotura de alguns vasos sangüíneos e transudação de outros. Esta pode ser a via final de várias condições clínicas encontradas no recém-nascido associadas à hemorragia pulmonar. Fatores que alteram a integridade da barreira epitélio-endotélio no alvéolo ou alterações da pressão de filtração através dessas membranas podem predispor o recém-nascido à hemorragia pulmonar.

A detecção de hematócrito baixo e a presença de proteína de baixo peso molecular na secreção pulmonar em pacientes com hemorragia pulmonar sugerem que a secreção pulmonar na maioria dos casos seja decorrente de edema pulmonar hemorrágico, mais do que perda de sangue total; portanto, a perda aguda de sangue geralmente não é grave.

HEMORRAGIA PULMONAR E USO DE SURFACTANTE EXÓGENO

O aumento da incidência de hemorragia pulmonar após o uso de surfactante exógeno é assunto controverso. Em 1993, em metanálise, foram analisados 11 estudos, por meio dos quais foi verificada a ocorrência clínica de hemorragia pulmonar após o uso de surfactante exógeno. A análise demonstrou que o uso de surfactante aumenta o risco de hemorragia pulmonar em até 50%. Esse aumento significativo da incidência de hemorragia pulmonar foi observado principalmente nos estudos que utilizaram surfactante exógeno sintético. Em outra análise, os resultados dos dados de necropsia de cinco estudos que utilizaram também surfactante sintético não mostraram diferença na incidência de hemorragia pulmonar entre os recém-nascidos tratados com surfactante ou placebo (administração de ar). Acredita-se que o risco de hemorragia pulmonar após a terapia com surfactante exógeno esteja mais relacionado a complicações clínicas como persistência do canal arterial e uso abusivo de líquidos.

QUADRO CLÍNICO E DIAGNÓSTICO

A apresentação inicial da hemorragia pulmonar é expressa pela detecção de líquido hemorrágico na traquéia, geralmente entre o segundo e o quarto dias de vida. Estudos de necropsia constatam que apenas 19 a 42% dos casos de hemorragia pulmonar foram diagnosticados clinicamente, provavelmente porque não houve a detecção de sangue na aspiração das vias aéreas superiores, estando o sangue ainda limitado ao espaço intersticial. Nesses casos, a deterioração respiratória é atribuída a outras causas. Observa-se na evolução do quadro redução abrupta da complacência pulmonar e o paciente geralmente se torna cianótico, freqüentemente com sinais de colapso cardiovascular. A hemorragia pulmonar geralmente é acompanhada de alterações agudas no exame radiológico do tórax com opacificação difusa de um ou ambos os pulmões e aparecimento de broncograma aéreo. A avaliação laboratorial geralmente revela acidose metabólica ou mista, uma queda no hematócrito e, algumas vezes, evidência de coagulopatia.

TRATAMENTO

Inicialmente, o tratamento consiste na aspiração das vias aéreas, permitindo sua desobstrução. Outra medida terapêutica é o aumento do pressão expiratória final positiva (PEEP) com o objetivo de diminuir a perda de sangue para o espaço intra-alveolar e melhorar a oxigenação até que ocorra melhora do edema pulmonar. As medidas de suporte consistem em melhorar a função cardiovascular, tratar a acidose metabólica, corrigir os distúrbios de coagulação e tratar a persistência do canal arterial com repercussão hemodinâmica.

PROGNÓSTICO

O prognóstico está basicamente relacionado à doença de base que desencadeou a hemorragia pulmonar.

BIBLIOGRAFIA

1. CLOHERTY, J.P. & STARK, A.R. – *Manual of Neonatal Care*. 4th ed., Philadelphia, Lippincott-Raven Publishers, 1998. 2. GARLAND, T.N.K.; BUCK, R. & WEINBERG, M. – Pulmonay hemorraghe risk in infants with a clinically diagnosed patent ductus arteriosus: a retrospective cohort study. *Pediatrics* 94:719, 1994. 3. HANSEN, T.N.; COOPER, T.R. & WEISMAN, L.E. – *Comtemporary Diagnosis and Management of Neonatal Respiratory Diseases*. 1st ed., Pennsylvania, Handbooks in Health Care Co., 1995. 4. RAJU, T.N.K. & LANGENBERG, P. – Pulmonary hemorraghe and exogenous surfactant therapy: a metaanalysis. *J. Pediatr.* 123:603, 1993.

8 Displasia Broncopulmonar

CLÉA RODRIGUES LEONE

Em decorrência da complexidade crescente da assistência a recém-nascidos (RN) de risco em unidades neonatais, cada vez mais a sobrevida de RN mais imaturos vem ocorrendo. Estes, por sua vez, apresentam distúrbios em sua evolução pós-natal, os quais estão muito relacionados à agressividade da terapêutica neonatal. Dentre estes, a displasia broncopulmonar (DBP) e/ou doença pulmonar crônica (DPC) merecem destaque.

Existe grande variabilidade das taxas de incidência dessa doença que decorrem, em parte, da não-existência de uma definição universalmente aceita para esse distúrbio. Assim, alguns centros ainda seguem a definição de Bancalari e Gerhardt (1986) de que se trata de uma insuficiência respiratória crônica em RN submetidos à ventilação mecânica durante a primeira semana de vida, dependentes de oxigênio (O_2) por mais de 28 dias, com imagens radiológicas características. Para a doença pulmonar crônica, o conceito que se baseia no estudo de Shennan e cols. (1988) é o mais aceito. Estes, após extenso estudo no Canadá, verificaram que a necessidade de O_2 com 36 semanas de idade gestacional pós-concepção constituiu o melhor previsor de evolução anormal, com valor preditivo positivo de 63% contra 37% pelo critério de 28 dias. Além disso, a previsão de normalidade para aqueles fora de O_2 nessa idade permaneceu em 90%.

A incidência é estimada em 4 a 40%, podendo atingir valores de até 70% em RN com peso de nascimento inferior a 1.000g e que necessitaram de ventilação mecânica por um tempo superior a duas semanas. No Berçário Anexo à Maternidade do Hospital das Clínicas – FMUSP, num período de 5 anos (1989-1994), 11,7% dos RN que necessitaram de ventilação mecânica desenvolveram DBP.

ETIOPATOGENIA

A DBP é a resultante da ação de múltipos fatores sobre um sistema pulmonar ainda imaturo, considerando-se de importância os fatores descritos a seguir.

Toxicidade pulmonar pelo O_2 – basicamente, ocorre desequilíbrio entre um agente agressor oxidante sobre um tecido com capacidade antioxidante limitada, sendo esse desequilíbrio maior quanto menores forem a idade gestacional e o peso de nascimento.

Os agentes oxidantes produzem radicais livres, tais como íon superóxido (O_2^-), radicais peróxidos (hidrogênio e lipídico) e radical hidroxila. Já os sistemas antioxidantes de origem enzimática são: superóxido-dismutase (SDO), enzima de conversão do ânion superóxido em peróxido de hidrogênio, catalase e glutation-peroxidase, cujas deficiências predispõem à toxicidade de O_2. Os demais sistemas não-enzimáticos são: beta-carotenos, vitaminas A, E e C, compostos tióis (glutation, cisteína), ceruloplasmina e ácido úrico, além dos metais que são co-fatores desse sistema (selênio, cobre, zinco, ferro) e aminoácidos contendo enxofre.

A vitamina A interfere na diferenciação e na integridade de células epiteliais. Sua deficiência está associada à perda de células ciliares e a uma metaplasia em células descamativas de tecido pulmonar.

Os metabólitos do O_2 podem causar efeitos tóxicos por meio de dois mecanismos de ação: 1. ação direta sobre a célula endotelial; 2. produção de fatores que favorecem a liberação de fatores quimiotáticos pelos macrófagos alveolares, que irão estimular a migração de polimorfonucleares neutrófilos (PMN) e aumentar sua aderência ao endotélio. Também, a produção de fibronectina e o fator de crescimento do fibroblasto vão estimular o recrutamento desse tipo de célula.

Tem importância também a inibição intensa sobre o desenvolvimento estrutural do pulmão normal e de vasos e capilares, que ocorre em conseqüência da hiperoxia e que provavelmente irá resultar em lesões irreversíveis, com redução permanente do número de alvéolos, superfície interna pulmonar e desenvolvimento vascular.

Portanto, a incapacidade do RN pré-termo (RNPT) de incrementar sua atividade antioxidante em situações de hiperoxia torna-o mais suscetível aos agravos decorrentes de fatores oxidantes.

Ventilação mecânica, barotrauma e volutrauma – a ventilação mecânica, em especial a com pressão positiva, atuando sobre um pulmão imaturo e já lesado, irá associar-se mais freqüentemente a barotrauma. Este poderá ser intensificado em função da deficiência de surfactante que se estabelece devido à hipoxemia e irá contribuir para o aparecimento de áreas de atelectasia não-homogêneas. A fim de tentar expandir essas áreas colapsadas, eleva-se o gradiente de pressão transpulmonar, ocasionando rotura da membrana alveolocapilar, com formação de dilatações císticas dos canais alveolares, que podem evoluir para enfisema intersticial, pneumotórax ou pneumomediastino. Também, são lesadas células epiteliais dos bronquíolos, que rapidamente evoluem para necrose e descamação. Ensaios científicos mais atuais em modelos experimentais evidenciaram que a superdistensão (volutrauma) pulmonar, e não o uso de pressão elevada, seria o mecanismo mais importante de lesão pulmonar, inclusive, por modificar a produção de citoquinas a partir das células pulmonares.

Edema pulmonar – é o resultado do incremento de três mecanismos: gradiente de pressão transvascular, débito de perfusão por unidade de superfície alveolar e permeabilidade de membrana alveolocapilar. A intensificação desses mecanismos decorre de deficiência de surfactante, com elevação da tensão superficial pulmonar, hipoproteinemia, além do excesso de polimorfonucleares neutrófilos em exsudato pulmonar, com secreção de proteínas e atividade reduzida de antiproteases.

O edema pulmonar causa aprisionamento de gases, o que eleva a resistência de vias aéreas.

Os níveis elevados de vasopressina e fator natriurético em RNPT com DBP nas primeiras quatro semanas de vida, que diminuem a depuração de água livre, sugerem um balanço de fluidos alterado, contribuindo para a retenção hídrica que se estabelece.

Infecções pulmonares – em RN com DMH e que evoluem para DBP, foi verificada a presença de alveolite persistente constituída, principalmente, por PMN e macrófagos, que são ativados nos pulmões e liberam produtos que ocasionam alterações de função ou lesam células pulmonares e tecido conjuntivo. Dentre esses produtos, destaca-se a elastase, que está elevada nessas situações, concomitantemente a uma diminuição de seu inibidor (alfa-1-proteinase). Essa situação tem sido associada à destruição do tecido conjuntivo e às resultantes alterações fibróticas características da DBP.

Vários estudos têm relacionado colonização traqueal de RN com *Ureaplasma urealyticum* e desenvolvimento de DBP. Esse micoplasma causaria infecção pulmonar crônica, que necessitaria de suporte respiratório prolongado e levaria a uma maior possibilidade de lesão pelo O_2. Outros agentes etiológicos têm sido associados ao desenvolvimento de DBP, como estreptococo do grupo B, fungos e outros.

FISIOPATOLOGIA

Durante a fase aguda, em que os mecanismos desencadeantes dessa doença começam a atuar sobre um pulmão imaturo, principalmente a agressão pulmonar pela hipoxemia presente, os elevados parâmetros de ventilação e o barotrauma/volutrauma conseqüentes, ocorrem lesões celular e de interstício, que vão liberar mediadores. Estes irão alterar a permeabilidade alveolocapilar e promover o afluxo de células inflamatórias (PMN e macrófagos). Como conseqüência, ocorre perda de água e proteínas para a luz alveolar, alteram-se os tonos de vasos e vias aéreas e, em função das lesões proteolíticas oxidativas presentes, desenvolve-se enfisema alveolar.

As células que se descamam e as secreções alveolares, com a evolução desse processo, ocasionam obstrução não-homogênea de vias aéreas periféricas. Como resultado final, criam-se áreas de colapso e hiperdistensão.

Durante a fase de cronificação do processo, a ação local de fatores de crescimento e mediadores levam a uma fibrose e hiperplasia celular. As alterações de depuração do fluido intersticial ocasionam retenção de fluido pulmonar, aumento da musculatura e hiper-reatividade de vias aéreas.

Do ponto de vista fisiológico, ocorre hipoxemia, diminuição da complacência pulmonar e aumento da resistência das vias aéreas, que levam a uma diminuição das trocas gasosas. Os distúrbios de ventilação/perfusão causam aprisionamento de gases.

O esforço respiratório torna-se muito maior, bem como o consumo de O_2, e, com o aumento de freqüência respiratória e da pressão parcial de CO_2 associados à hipoxemia, ocorre aumento dos ventrículos direito e esquerdo, podendo-se desenvolver hipertensão pulmonar, bem como hipertensão arterial sistêmica.

ANATOMIA PATOLÓGICA

Basicamente, ocorrem dois tipos de lesão:

Bronquioalveolite de trato respiratório – caracteriza-se por destruição ciliar e de células epiteliais. Ocorre necrose de revestimento pulmonar (bronquite e bronquiolite necrosante), conjuntamente com edema em alvéolos e interstício. As luzes alveolares tornam-se obstruídas em conseqüência a esse edema e à presença de células inflamatórias, partes de células necrosadas e secreções mucosas. Essa obstrução, dependendo da intensidade, poderá levar a um colapso ou superdistensão alveolar e bronquiolar. Os vasos capilares estão congestos, com tromboses luminais e alteração de células endoteliais, contribuindo para o edema intersticial e o exsudato alveolar. Posteriormente, as lesões de metaplasia instalam-se, o epitélio alveolar torna-se cúbico e o revestimento dos bronquíolos hiperplasia-se, a musculatura hipertrofia-se e os septos interalveolares espessam-se pela fibrose intersticial difusa, causando distúrbio de trocas gasosas através da membrana alveolocapilar.

Fibrose – intensifica-se nas formas mais graves, com formação de cicatrizes pelo parênquima pulmonar, brônquios e bronquíolos. Aparecem dilatações císticas de vias aéreas, com formação de áreas de atelectasia e enfisema intersticial e lobular.

As tromboses na luz capilar, com degeneração das lâminas elásticas, causam hipertensão arterial pulmonar com sobrecarga cardíaca direita.

DIAGNÓSTICO

O diagnóstico de DBP baseia-se nos seguintes critérios:

Presença de fatores de risco – caracterizada por RN de baixo peso ao nascimento, principalmente inferiores a 1.000g, com prematuridade extrema (< 30 semanas de gestação), agredidos no período neonatal precoce por doenças pulmonares (DMH, síndrome de hipertensão pulmonar persistente, pneumonia por estreptococo do grupo B, sepse por fungos etc.) e necessitando de ventilação mecânica agressiva, permanecendo dependentes de oxigênio até 28 dias de vida e com imagens radiológicas típicas. Reforçam o diagnóstico a presença de barotrauma, a persistência de canal arterial, as sobrecargas hídricas.

Aspectos clínicos – os sinais clínicos mais freqüentes são taquipnéia (FR > 60mov/min), retrações, cianose na ausência de O_2, presença de ruídos adventícios, hipercarbia e hipoxemia em ar ambiente. São freqüentes as crises de broncoespasmo, com sibilos e ruídos adventícios.

Características radiológicas – os aspectos radiológicos modificam-se à medida que essa doença se instala e evolui, podendo apresentar-se de forma semelhante à da DMH no início, até evoluir para a presença de opacificações e cistos, com aparecimento de traves de fibrose em fase mais tardia (Fig. 5.40). Para descrever essas alterações existem várias classificações, sendo as de Toce (1984) e de Northway (1990) as mais usadas.

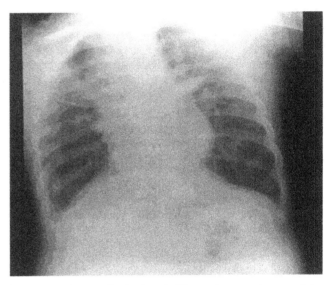

Figura 5.40 – Radiografia de tórax de RN com doença pulmonar crônica evidenciando áreas císticas bilateralmente e áreas mais densas de fibrose.

Aspirado traqueal – a citologia do aspirado traqueal poderá auxiliar na detecção precoce dessa doença, pois suas alterações podem preceder às radiológicas. Sua interpretação, no entanto, poderá ser prejudicada pela obtenção de uma amostra não-representativa das células esfoliadas.

Ecocardiografia – poderá evidenciar sinais de sobrecarga ventricular direita e de hipertensão pulmonar, bem como de ventrículo esquerdo associado a hipertensão arterial sistêmica.

TERAPÊUTICA

As medidas terapêuticas deverão visar a:

Redução dos efeitos tóxicos da assistência respiratória – do ponto de vista respiratório, consiste na monitorização dos parâmetros de ventilação (avaliação clínica, oximetria de pulso, PO_2 transcutânea, gasometria) e uso de níveis de pressão menores (picos de pressão inspiratória e expiratória, pressão média de vias aéreas), bem como das menores concentrações de oxigênio necessárias para manter a PO_2 superior a 50mmHg.

Quanto às condições hemodinâmicas, é importante o controle de freqüência cardíaca, pressão arterial e perfusão tecidual, fornecendo oferta hídrica adequada às necessidades.

Atenção especial ao aparecimento de sinais de persistência do canal arterial, quando medidas terapêuticas deverão ser instituídas imediatamente, tais como restrição hídrica, uso de diuréticos e indometacina.

Nutrição mais adequada às necessidades – tem sido indicado um fornecimento de maiores quantidades de energia e proteínas mais precoce em RN de muito baixo peso com insuficiência respiratória grave, desde que estes tenham reservas energéticas não-protéicas muito limitadas, correspondendo a menos de 2% da gordura corpórea, e estoques mínimos de glicogênio.

O papel da vitamina A tem sido bastante enfatizado na promoção da regeneração do epitélio pulmonar, tendo-se seu uso em maiores doses associado a menores incidências de DBP. Recomenda-se a utilização de doses entre 1.500 e 2.800UI de vitamina A durante as primeiras duas semanas em RN com DBP.

O uso precoce de lipídeos, especialmente ácidos graxos poliinsaturados, poderia reduzir a suscetibilidade do pulmão imaturo à agressão oxidante, pois reduziria a produção endógena de CO_2 e o consumo de O_2 associados à lipogênese, tornaria a retenção de nitrogênio mais eficiente, aumentaria a biodisponibilidade de vitaminas lipossolúveis e forneceria um meio alternativo para intensificar a defesa antioxidante. Embora vários estudos experimentais apontem esses efeitos, em estudo controlado realizado com uso precoce de infusão lipídica em RN de muitíssimo baixo peso, Sosenko (1993) não observou esse efeito protetor contra a DBP e inclusive foi associado a maiores taxas de mortalidade.

Uso de drogas – dentre as drogas utilizadas, o uso de diuréticos é fundamental, pois, além de reduzir o edema pulmonar, foram demonstrados efeitos direto destes sobre a complacência e a resistência pulmonares.

A furosemida é o diurético de escolha na fase aguda, e as doses habituais variam de 1 a 5mg/kg/dia a cada 12 horas. Age na porção ascendente da alça de Henle, inibindo o co-transporte de sódio, potássio e cloro. Estimula a síntese de prostaglandinas vasodilatadoras, causando vasodilatação sistêmica e pulmonar, além de facilitar a secreção de surfactante pelas células tipo II e inibir o transporte de cloretos no epitélio traqueobrônquico, o que constitui efeito importante na DBP devido à hiper-reatividade brônquica presente.

Podem ocorrer efeitos colaterais quando utilizada em doses maiores, como desidratação, hipovolemia, distúrbios eletrolíticos (hiponatremia, hipopotassemia, hipocloremia, hipercalciúria), calculose renal, ototoxicidade e colelitíase. Nesses casos, podem-se utilizar doses menores e associar outros diuréticos, como clorotiazida ou espironolactona. Para uso crônico, recomenda-se a associação clorotiazida/espironolactona.

O uso de broncodilatadores está indicado devido a seus efeitos sobre a função pulmonar, como aumento da contratilidade do diafragma, diminuição da resistência de vias aéreas, ação diurética e broncodilatadora.

As xantinas podem ser usadas (cafeína, aminofilina), recomendando-se monitorização dos níveis séricos para maior segurança, considerando-se níveis adequados 12mg/ml. Podem apresentar efeitos colaterais, como taquicardia, irritabilidade, intolerância alimentar e tremores.

O uso de beta-agonistas (terbutalina, proterenol, sabutamol, fenoterol) poderá ser associado em inalações, com efeitos benéficos sobre a complacência e a resistência pulmonares a partir da broncodilatação e do relaxamento de musculatura lisa que provocam. Também podem ser indicados anticolinérgicos, como atropina ou brometo de ipratrópio.

Deve ser enfatizado que a utilização de diuréticos (solução clorotiazida/espironolactona) e broncodilatadores deverá ser mantida por longo tempo e sua redução deverá ser progressiva, com o diurético sendo suspenso em último lugar.

Uso de corticosteróides – o amplo uso de diferentes esquemas de corticosteróides sistêmicos, visando à prevenção, mais do que à terapêutica da DBP em RN de risco para essa doença, apoiou-se nas evidências de vários efeitos destes sobre a função pulmonar e componentes de reações inflamatórias. Dentre estas, têm maior importância: intensificação da síntese de surfactante, inibição da produção de prostaglandinas e leucotrienos, estimulação de atividade beta-adrenérgica e redução do edema pulmonar. Em relação ao crescimento pulmonar, acelera a maturação pulmonar, diminuindo a espessura das alças capilares e das paredes alveolares. Também são bem conhecidos seus efeitos de aceleração do desmame em RN submetidos a ventilação mecânica e redução da necessidade de suporte respiratório.

Em revisões sistemáticas e metanálises, reconhece-se associação entre o uso precoce (36 horas até 14 dias de vida) de dexametasona e a prevenção da DBP. Além disso, quando o início desta ocorreu entre 7 e 14 dias, ocasionou também redução significativa da mortalidade, o que contribuiu para reforçar seu uso nessa idade.

Os efeitos colaterais detectados têm restringido uma indicação mais ampla destes e atualmente a opção preferencial é pelos esquemas curtos (7 a 10 dias). Dentre os efeitos colaterais, citam-se hipertensão arterial, hiperglicemia, menor número final de alvéolos pulmonares (diminuição da septação alveolar), menores taxas de crescimento, além da supressão do eixo hipotalâmico-hipofisário.

A fim de reduzir essas repercussões indesejáveis do uso sistêmico, tem-se estudado a via inalatória de administração (beclometasona, budesonida, flunisolida). Algumas experiências apontam menor necessidade da via sistêmica, aumento da complacência dinâmica pulmonar, diminuição da resistência pulmonar, elevação das taxas de crescimento, além de não terem sido detectados efeitos sobre o eixo hipotalâmico-hipofisário dentre os efeitos benéficos.

PREVENÇÃO

A prevenção da DBP tem sido investigada intensivamente ao longo do tempo, embora ainda não tenha sido definido um esquema capaz de reduzir significativamente esse distúrbio. Provavelmente, esta seja uma decorrência da multifatoriedade dessa doença, sendo pouco provável sua prevenção a partir de uma única abordagem, conforme tem demonstrado a maioria dos estudos.

As medidas preventivas poderiam ser divididas em:

GERAIS – são as que poderão contribuir para uma menor incidência de DBP, como as medidas pertinentes a redução da taxa de prematuridade, administração controlada de fluidos, especialmente na primeira semana de vida, utilização dos menores parâmetros possíveis de pressão na ventilação mecânica e uso de maiores freqüências, detecção precoce e tomada de medidas para o fechamento do canal arterial. Evidentemente, todas essas condutas repousam sobre o fornecimento de uma nutrição adequada às reais necessidades desses RN.

ESPECÍFICAS – constituídas pelas medidas que irão atuar diretamente sobre o tecido pulmonar e contra a ação de fatores lesivos a este.

Terapia antioxidante – a fim de intensificar o poder antioxidante de RNPT em ventilação mecânica, foi indicado o uso de vitamina E profilaticamente durante alguns anos. No entanto, após a verificação de possíveis efeitos indesejáveis (aumento de hemorragia intracraniana e sepse) e a não comprovação de sua eficiência em diminuir a incidência de DBP, seu uso para esse fim não tem sido valorizado.

Com esse mesmo objetivo, foi utilizado SOD bovina por via intramuscular em RN de muito baixo peso com DMH em estudo controlado e duplo-cego, que evidenciou redução significativa na incidência de DBP entre os sobreviventes.

Vários experimentos têm sido realizados no sentido de ultrapassar essa limitante, inclusive tentativas de encapsulação de proteínas antioxidantes (SOD, catalase) em lipossomos, que são capazes de liberar seus conteúdos enzimáticos intracelularmente. No Japão, uma nova preparação de SOD aderido de forma covalente a moléculas semelhantes à heparina vem sendo testada. Após administração parenteral, esta poderia ligar-se seletivamente aos receptores de heparina presentes na superfície das células endoteliais vasculares.

Nessa mesma linha, também vem sendo investigado o uso de preparados de α_1-antitripsina humana recombinante e provavelmente outros surgirão nos próximos anos.

Vitamina A – a associação entre as repercussões pulmonares verificadas na deficiência de vitamina A e a semelhança com as encontradas na DBP, bem como a regressão destas após a normalização dos níveis plasmáticos de vitamina A, levaram à pesquisa da utilização profilática de maiores doses de vitamina A em RN de risco para a DBP. Nesse sentido, têm sido indicadas doses de 1.500 a 2.800UI/ kg/dia até o termo em RN de muito baixo peso com necessidade de suporte respiratório.

Terapia hormonal materna – o uso de esteróides à mãe antes do parto vem sendo indicado há algumas décadas com o objetivo de acelerar a maturidade pulmonar. Estudos mais recentes têm associado o uso de corticosteróides, pelo menos de um a quatorze dias antes do parto, a menores incidências de DBP e hemorragia ventricular. No entanto, a possibilidade de efeitos sobre o crescimento celular, com repercussões sobre o número final de células de tecido nervoso, tem restringido essa utilização a um número máximo de dois ciclos antes do parto.

A combinação de esteróides pré-natais e surfactante pós-natal tem reduzido muito a morbidade e a mortalidade associadas à DMH.

Surfactante exógeno – embora tenham sido comprovados vários efeitos benéficos do uso de surfactante exógeno em RN com insuficiência respiratória no período neonatal, ainda não foi comprovado um efeito significativo de nenhum tipo de surfactante sobre a incidência de DBP. Seu uso combinado aos esteróides maternos parece ser um esquema promissor, bem como à ventilação de alta freqüência.

EVOLUÇÃO A LONGO PRAZO

Os RN com DBP costumam apresentar complicações respiratórias de repetição e mais graves, especialmente, durante o primeiro ano de vida, caracterizadas por infecções broncopulmonares e quadros de broncoespasmo. Por esse motivo, são reinternados freqüentemente nos primeiros anos de vida.

Estudos realizados em sobreviventes com DBP sugerem intolerância a exercícios leves, devido à apresentação de broncoespasmo induzido pelo exercício em 50% dos casos.

O crescimento pondo-estatural costuma ser comprometido, em decorrência das complicações respiratórias e também da necessidade de uma nutrição mais rica, a fim de facilitar os processos de regeneração pulmonares. Alguns autores consideram que o padrão de crescimento extra-uterino sofra mais a influência do peso de nascimento do que da presença ou não de DBP, pelo menos para os casos menos graves.

Foi apontada em estudos retrospectivos maior incidência de morte súbita entre os RN com DBP, provavelmente decorrentes de apnéias e hipóxias noturnas mais freqüentes. A mortalidade nos primeiros anos de vida, com base em 11 estudos, foi estimada em 23%.

Os relatos sobre o desenvolvimento desses RN são inconclusivos devido às grandes variações das populações estudadas, instrumentos de avaliação, duração do seguimento e definição das deficiênci-

as, ausência de grupos controle para comparação e utilização de outros fatores de risco além da DBP (hemorragia intracraniana, encefalopatia hipóxico-isquêmica etc.).

Deficiências neurocomportamentais foram relatadas como sendo mais freqüentes em RN com DBP, indicando-se alterações neurológicas em 0 a 38%, e de desenvolvimento, medidas pela escala de Bayley para o índice de desenvolvimento mental, em 14 a 80% nos RN com a doença.

Dessa maneira, alguns estudos têm apontado relação entre a presença de retardo de desenvolvimento e a duração da ventilação mecânica (> ou < 21 dias), enquanto outros não encontram essa relação.

A análise de 112 sobreviventes de DBP, nascidos entre 1987 e 1990, feita por Bregman e Farrell, mostrou a concomitância de múltiplos fatores com presença de deficiências graves: retinopatia da prematuridade grave, prematuridade extrema, hemorragia intracraniana moderada a grave e persistência da circulação fetal. No entanto, são descritos vários casos de RN pré-termo extremos, com hemorragias intracranianas graves e DBP que são normais aos 24 meses de vida.

Outro aspecto a ser considerado refere-se ao tempo de seguimento para a detecção dessas disfunções. Considerando-se que possa haver resolução do processo pulmonar, com melhora dos parâmetros de crescimento, esta poderia ter repercussões sobre o desenvolvimento, reduzindo ou atenuando essas disfunções. A esse respeito, os autores citados obtiveram escores de desenvolvimento pela escala de Bayley com diferenças significativas entre os grupos com e os sem DBP aos 12 meses de vida, que desapareceram aos 24 meses, verificando-se essas mudanças mais especificamente nas categorias moderadas e leves.

BIBLIOGRAFIA

1. BANCALARI, E. & GERHARDT, T. – Displasia broncopulmonar. *Clin. Pediatr. North Am.* 33:1, 1986. 2. BHUTA, T. & OHLSSON, A. – Systematic review and meta-analysis of early postnatal dexamethasone for prevention of chronic lung disease. *Arch. Dis. Child. Fetal Neonatal* 79:F26, 1998. 3. BOZYNSKI, M.E.A. et al. – Bronchopulmonary dysplasia and postnatal growth in extremely premature black infants. *Early Hum. Dev.* 21:83, 1990. 4. BREGMAN, J. & FARRELL, E.E. – Neurodevelopmental outcome in infants with bronchopulmonary dysplasia. *Clin. Perinatol.* 19:673, 1992. 5. Collaborative Dexamethasone Trial Group – Dexamethasone therapy in neonatal chronic lung disease: an international placebo-controlled trial. *Pediatrics* 88:421, 1991. 6. CUMMINGS, J.J.; D'EUGENIO, D.B. & GROSS, S.J. – A controlled trial of dexamethasone in preterm infants at high risk for bronchopulmonary dysplasia. *N. Engl. J. Med.* 320:1505, 1989. 7. DAVIDSON, S. et al. – Energy intake, growth, and development in ventilated very-low-birth-weight infants with and without bronchopulmonary dysplasia. *AJDC* 144:553, 1990. 8. EHRENKRANZ, R.A. & MERCÚRIO, M.R. – Bronchopulmonary dysplasia. **In** Sinclair, J.C. & Bracken, M.B. *Effective Care of the Newborn Infant.* Oxford, Oxford University Press, 1992. 9. FRANK, L. – Antioxidants, nutrition, and bronchopulmonary dysplasia. *Clin. Perinatol.* 19:541, 1992. 10. GRAY, P.H. & ROGERS, Y. – Are infants with bronchopulmonary dysplasia at risk for sudden infant death syndrome? *Pediatrics* 93:774, 1994. 11. GREENOUGH, A. – Bronchopulmonary dysplasia: early diagnosis, prophylaxis, and treatment. *Arch. Dis. Child.* 65:1082, 1990. 12. HOLTZMAN, R.B.; HAGEMAN, J.R. & YOGEV, R. – Role of *Ureaplasma urealyticum* in bronchopulmonary dysplasia. *J. Pediatr.* 114:1061, 1989. 13. HIDAK, B.B. & EGAN, E.A. – Impact of lung surfactant therapy on chronic lung diseases in premature infants. *Clin. Perinatol.* 19:591, 1992. 14. KALHAN, S.C. et al. – Energy consumption in infants with bronchopulmonary dysplasia. *J. Pediatr.* 116:662, 1990. 15. KARI, M.A. et al. – Prenatal dexamethasone treatment in conjuction with rescue therapy of human surfactant: a randomized placebo-controlled multicenter study. *Pediatrics* 93:730, 1994. 16. GRONECK, P. et al. – Association of pulmonary inflammation and increased microvascular permeability during the development of bronchopulmonary dysplasia: a sequential analysis of inflammatory mediators in respiratory fluids of high risk preterm neonates. *Pediatrics* 93:712, 1994. 17. MIRRO, R.; ARMSTEAD, W. & LEFFLER, C. – Increased airway leukotriene levels in infants with severe bronchopulmonary dysplasia. *AJDC* 144:160, 1990. 18. MOYA, F.R. & GROSS, I. – Com-

bined hormonal therapy for the prevention of repiratory distress syndrome and its consequences. *Sem. Perinatol.* **17**:267, 1990. 19. MURCIANO, D. et al. – A randomized, controlled trial of theophyline in patiens with severe chronic obstrutivo pulmonary disease. *N. Engl. J. Med.* **320**:1521, 1989. 20. NG, P.C. – The effectiveness and side effects of dexamethasone in preterm infants with bronchopulmonary dysplasia. *Arch. Dis. Child.* **68**:330, 1993. 21. NORTH-WAY, W.H. – Bronchopulmonary dysplasia: then and now. *Arch. Dis. Child.* **65**:1076, 1990. 22. NORTHWAY, W.H. – An introduction to bronchopulmonary dysplasia. *Clin. Perinatol.* **19**:489, 1992. 23. PARAD, R.B. – Ontogeny of nonimmune defense mechanisms. *Sem. Perinatol.* **16**:97, 1992. 24. POUGHEON, A. & SCHMITT, F. – La dysplasie broncopulmonaire. *Med. Inf.* **5**:353, 1990. 25. RUSH, M.G. & HAZINSKI, T.A. – Current therapy of bronchopulmonary dysplasia. *Clin. Perinatol.* **19**:563, 1992. 26. SHENAI, J.P. – Vitamin A. In Tsang, R.C et al. *Nutritional Needs of the Preterm Infant.* Baltimore, Williams & Wilkins, 1993. 27. SHENNAN, A.T. et al. – Abnormal pulmonary outcomes in premature infants: prediction from oxygen requirement in the neonatal period. *Pediatrics* **82**:527, 1988. 28. SOSENKO, I.R.S. et al. – Effect of early initiation of intravenous lipid administration on the incidence and severity of chronic lung disease in premature infants. *J. Pediatr.* **123**:975, 1993. 29. SOUTHALL, D.P. & SAMUELS, M.P. – Bronchopulmonary dysplasia a new look at management. *Arch. Dis. Child.* **65**:1089, 1990. 30. SULLIVAN, J.I. – Iron, plasma antioxidants, and the oxygen radical disease of prematurity. *AJDC* **142**:1341, 1988. 31. THURLBECK, W.M. – Prematurity and the developing lung. *Clin. Perinatol.* **19**:497, 1992. 32. TOCE, S.S. et al. – Clinical and roentgenographic scoring systems for assessing bronchopulmonary dysplasia. *AJDC* **138**:581, 1984. 33. TORDET, W.C. et al. – Persistent elastase/proteinase inhibitor imbalance during prolonged ventilation of infants with bronchopulmonary dysplasia: evidence for the role of nosocomial infections. *Pediatr. Res.* **26**:351, 1989. 34. Van MARTER, L. et al. – Maternal glucocorticoid therapy and reduced risk of brochopulmonary dysplasia. *Pediatrics* **86**:331, 1990. 35. VARSILA, E. et al. – Immaturity-dependent free radical activity in premature infants. *Pediatr. Res.* **36**:55, 1994. 36. VYAS, J. & KOTECHA, S. – Effects of antenatal and postnatal corticosteroids on the preterm lung. *Arch. Dis. Child. Fetal Neonatal* **79**:F26, 1998. 37. WALSH, W.F. & HAZINSKI, T.A – Bronchopulmonary dysplasia. In Spitzer, A.R. *Intensive Care of the Fetus and Neonate.* St. Louis, Mosby-Year Book Inc., 1996.

9	Pneumotórax, Pneumomediastino e
	Enfisema Intersticial

JOÃO GILBERTO MAKSOUD

Pneumotórax, pneumomediastino e enfisema intersticial são geralmente estudados em conjunto por possuírem em comum uma mesma causa: a rotura de alvéolos pulmonares.

O recém-nascido (RN), na sua primeira respiração, gera um gradiente entre a pressão no alvéolo (ar atmosférico) e o espaço pleural, que resulta na expansão dos alvéolos. Se a respiração for suave e rápida, o tempo desse gradiente máximo de pressão é também rápido e adequado, e a expansão dos alvéolos faz-se sem acidentes. Se houver, por qualquer causa, aumento brusco da pressão intra-alveolar, como por exemplo provocado por manobras de ressuscitação ou prolongamento do tempo desse gradiente pressório máximo (aspiração de mecônio, atelectasias), haverá condições para ocorrer a rotura de alvéolos. Em outras palavras, o pulmão normal do RN responde aos primeiros movimentos respiratórios insuflando os alvéolos. Caso parte do pulmão não se expandir, os alvéolos já expandidos recebem uma carga pressórica excedente durante a inspiração, com maiores chances de ocorrer rotura alveolar. Adicionalmente, a obstrução parcial ou total de bronquíolos ou de pequenos brônquios (aspiração de mecônio) pode criar mecanismo valvular com distensão progressiva de alvéolos aerados até sua rotura. Se a rotura se acompanha de rotura concomitante da pleura visceral, ocorre *pneumotórax*. Se a pleura visceral permanecer íntegra, o ar extravasado do alvéolo hiperaerado rompido irá se coletar no espaço subpleural, ocorrendo a coleção de inúmeras pequenas bolhas de ar, dando um aspecto muito característico de *enfisema subpleural*. A rotura e o extravasamento de ar pelos tecidos intersticiais do pulmão, caminhando geralmente pelas bainhas vasculares, originam o *enfisema intersticial*. O ar sob pressão pode, ainda, promover a dissecção da bainha dos vasos sangüíneos, quer em direção ao mediastino, ocasionando o *pneumomediastino*, quer em direção ao pericárdio, levando ao aparecimento do *pneumopericárdio*, ou, ainda, em direção aos tecidos moles do pescoço, levando ao *enfisema subcutâneo*. Em resumo, a rotura de alvéolos pode gerar diversos quadros clínicos, isolados ou concomitantes. O pneumotórax pode estar associado ao pneumomediastino em 25% dos casos, e este ao enfisema intersticial.

PNEUMOTÓRAX

O pneumotórax do RN ocorre em igual freqüência em ambos os lados, sendo que em 10% das vezes é bilateral. Aqueles de pequena extensão são assintomáticos e passam, na maioria das vezes, despercebidos. A freqüência é muito maior nas crianças que necessitam de intubação endotraqueal e naquelas sob pressão positiva alveolar contínua (CPAP), principalmente quando se associa pressão expiratória positiva final (PEEP). Quanto maior a CPAP e a PEEP, maior o risco do aparecimento de pneumotorax no RN, notadamente nos casos de insuflação irregular dos alvéolos, como exposto. Ao contrário do que ocorre quase invariavelmente no lactente, não há infecção participando na patogenia do pneumotórax do RN.

As causas traumáticas são raras no período neonatal e incluem perfuração de brônquio pelo cateter de aspiração, acidente de punção de veia subclávia, rotura traumática de esôfago e outras. Na realidade, as causas traumáticas provocam mais freqüentemente o piopneumotórax e/ou hemopneumotórax, e não o pneumotórax puro.

Diagnóstico – deve ser suspeitado quando o RN apresentar subitamente taquicardia ou taquidispnéia com retração costal. Pode não haver cianose associada, mas sempre há piora do estado geral e alteração nítida dos sinais vitais. O pneumotórax de grande extensão é facilmente diagnosticado por radiografia simples de tórax (Fig. 5.41). Pode ou não ocorrer desvio do mediastino para o lado contralateral. O desvio do mediastino não é indispensável para o diagnóstico, principalmente nos casos de pneumotórax de menor intensidade. O diagnóstico pode passar despercebido quando o pneumotórax for de pequena extensão e principalmente se a radiografia for tirada com o RN deitado e com raios verticais perpendiculares ao corpo (procedimento mais freqüente no RN). Em caso de dúvida, deve-se solicitar radiografia com raios horizontais e/ou com o RN em decúbito lateral, apoiando o chassis na face contralateral ao lado suspeito. A radiografia com a criança em posição vertical é a mais adequada.

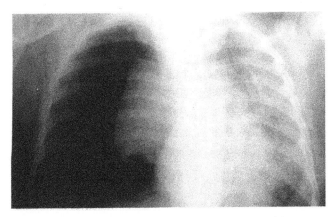

Figura 5.41 – Pneumotórax hipertensivo à direita. Recém-nascido com aspiração maciça de mecônio sob ventilação mecânica.

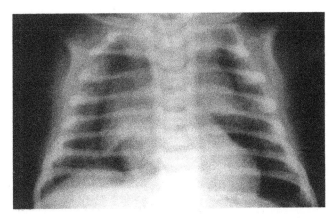

Figura 5.42 – Pneumomediastino. Notar a delimitação da área cardíaca e do timo, com aparecimento do sinal radiográfico característico de sino.

Tratamento – todo pneumotórax sintomático deve ser tratado por drenagem pleural fechada. O pneumotórax assintomático pode ser acompanhado, tomando-se a atenção para excluir a causa desencadeante, como por exemplo pressões elevadas do ventilador.

Um dos erros mais freqüentes no tratamento do pneumotórax do RN e do lactente é a clássica drenagem pleural na face anterior do tórax, no segundo espaço intercostal. A inserção do dreno torácico a esse nível é um procedimento clássico para adultos que assumem posição elevada ou permanecem sentados. Não deve ser realizada em RN, pois, em crianças que permanecem deitadas, a drenagem a esse nível não funciona adequadamente e, com freqüência, é necessário proceder-se a nova drenagem na linha axilar média. Sempre realizamos drenagem no quarto ou quinto espaço intercostal, com dreno de Pezzer ou Malecot nos 12 a 14F, na linha axilar média. A utilização de drenos tubulares é uma alternativa, mas não é a mais adequada para o RN, particularmente em casos de pneumotórax puro, sem infecção associada. Após drenagem, a expansão pulmonar é imediata, levando à rápida melhora da ventilação e à evidente recuperação da vitalidade e do estado geral. A permanência do dreno é geralmente curta (um a três dias) e depende da presença e do débito de fístula pulmonar eventualmente associada. Não é necessário controle radiográfico periódico. A clínica e o exame físico permitem bom controle evolutivo. Não é necessário o controle radiográfico diário, mas apenas após a retirada do dreno, permitindo observar eventuais lesões parenquimatosas residuais e aspecto da pleura já sem o dreno torácico. No período neonatal raramene é necessário instalar aspiração contínua.

PNEUMOMEDIASTINO

O pneumomediastino pode ocorrer de modo isolado ou associado ao pneumotórax, quando pode ou não ser simultâneo. Freqüentemente, está associado ao enfisema subcutâneo do pescoço e regiões subclaviculares. A constatação de enfisema de subcutâneo exige a investigação de pneumomediastino associado, cujo objetivo será apenas a avaliação da extensão das lesões alveolares. Da mesma forma que pode haver rotura de alvéolos e extravasamento de ar para o pescoço, a direção do ar pode ocorrer para baixo em direção ao abdome, com aparecimento de pneumoperitônio, o que é ocorrência não rara em RN submetido à intubação endotraqueal e à ventilação mecânica. A existência de pneumoperitônio sempre gera dúvidas no diagnóstico, pois é habitual a interpretação de que decorre de perfuração intestinal.

O diagnóstico radiográfico do pneumodiastino não é fácil, como no pneumotórax. A imagem do pneumomediastino aparece como um halo de hipertransparência envolvendo o contorno cardíaco e o timo (Fig. 5.42). Raramente é necessário fazer qualquer tratamento para o pneumomediastino e/ou o enfisema de subcutâneo, pois habitualmente são moléstias autolimitadas e tendem ao desaparecimento espontâneo, com cicatrização das lesões alveolares.

ENFISEMA INTERSTICIAL

O enfisema intersticial pode ser localizado ou difuso. Quanto mais difuso e extenso, pior o prognóstico, pois indica lesões alveolares difusas. Como vimos anteriormente, pode vir associado ao pneumomediastino e ao pneumotórax.

A grande maioria dos casos é observada em RN prematuros portadores de síndrome do desconforto respiratório idiopático. O aspecto radiológico é típico (Fig. 5.43). Surgem pequenos cistos pulmonares difusamente dispostos em um ou ambos os pulmões. Na maioria das vezes, uma área pulmonar é mais atingida do que as demais. As imagens são distinguíveis daquelas observadas na síndrome de Mikity-Wilson e na displasia broncopulmonar avançada, pois os cistos são menores, homogêneos e de aparecimento súbito. O enfisema intersticial pode ser assintomático se localizado em um único lobo. Quando difuso, impede a troca gasosa eficiente e há piora progressiva ou não da ventilação pulmonar. Praticamente não há enfisema intersticial em RN que não esteja sob ventilação mecânica. Cerca de 10% dos RN com síndrome do desconforto respiratório idiopático apresentam algum grau de enfisema intersticial. Da mesma forma que ocorre no pneumotórax e no pneumomediastino, a presença de PEEP ou CPAP acrescenta riscos adicionais ao aparecimento do enfisema intersticial.

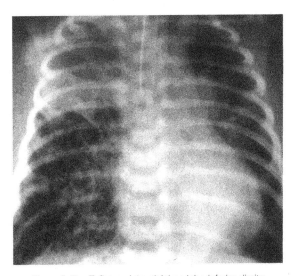

Figura 5.43 – Enfisema intersticial no lobo inferior direito.

413

Tratamento – o prognóstico do enfisema intersticial depende da idade gestacional e do peso ao nascimento. É manifestação muito grave e geralmente prematuros com enfisema intersticial extenso e difuso morrem nas primeiras 24 horas. Deve-se ter em mente que o óbito decorre não propriamente do enfisema intersticial, mas porque a afecção é o espelho de um quadro geral e ventilatório muito grave. Durante muitos anos, não havia nenhuma terapêutica específica para o enfisema intersticial. O aparecimento da ventilação de alta freqüência (até 800/min) permite que se obtenham trocas gasosas, sem hiperpressão alveolar, até que o ar extravasado se reabsorva. Com isso, os mecanismos que mantêm o enfisema são minimizados. O ECMO é o método terapêutico de escolha para os casos mais graves.

O enfisema intersticial tende à cura espontânea; a imagem radiológica característica, porém, pode persistir por semanas ou meses. Quando o processo se cronifica, são criadas condições para o aparecimento de "cistos" hipertensivos que podem comprimir o parênquima adjacente e provocar desvio do mediastino para o lado oposto, à semelhança do que ocorre com o enfisema lobar congênito. A indicação de drenagem desses cistos residuais deve ser muito criteriosa. Da mesma forma como pode ocorrer nas pneumatoceles múltiplas, a drenagem de um dos cistos pode desencadear desequilíbrio das pressões que mantêm os cistos relativamente estáveis, tornando a evolução tormentosa e prolongada.

Quando o enfisema intersticial ou "cisto" hipertensivo for restrito a um dos pulmões, há quem recomende a intubação seletiva do pulmão contralateral, ocluindo o brônquio do lado comprometido, até reabsorção do enfisema intersticial.

Quando o enfisema for de longa duração, o lobo ou o segmento pulmonar se cronifica com a persistência de imagem aerada com efeito de massa que não se altera com o tempo, exigindo correção cirúrgica.

Em RN de termo portadores de enfisema intersticial, a taxa de mortalidade é em torno de 25%. Os RN costumam ter enfisema intersticial localizado, quando o prognóstico é satisfatório. RN com enfisema intersticial difuso têm pior prognóstico a curto e longo prazo, pois há propensão ao desenvolvimento de outra moléstia grave e de lenta evolução: a displasia broncopulmonar.

BIBLIOGRAFIA

1. AVERY, M.E. – The alveolar lining layer. *Pediatrics* **30**:324, 1962. 2. BERG, T.J. et al. – Bronchopulmonary dysplasia and lung rupture in hyaline membrane disease: Influence of continuous distending pressure. *Pediatrics* **55**:51, 1975. 3. BOMSEL, F. & LARROCHE, J.C. – L'emphysème interstitiel pulmonaire du nouveau-né. Confrontation anatomo-radiologique. *J. Radiol. Electrol.* **53**:505, 1972. 4. BROOKS, J.G. et al. – Seletive bronchial intubation for the treatment of severe localized pulmonary intestinal emphysema in newborn infants. *J. Pediatr.* **91**:648, 1977. 5. CHERNICK, V. & REED, M.H. – Pneumothorax and chylotorax in the neonatal period. *J. Pediatr.* **76**:624, 1970. 6. DICKMAN, G.L. – Seletive bronchial intubation for treatment of localized pulmonary emphysema. *J. Pediatr.* **92**:860,1968. 7. SCHREINER, R.L.; WYNN, R.J. & GOWDAR, K. – Pneumothorax and other disorders of air dissection. In Schreiner, R.L. & Kiesling, J.A. (eds.). *Practical Neonatal Respiratory Care.* New York, Raven Press, 1988, p. 735. 8. THIBEAULT, D.W. et al. – Pulmonary interstitial emphysema, pneumomediastinum, and pneumothorax. *Am. J. Dis. Child.* **126**:611, 1973.

SEÇÃO VI Assistência Respiratória ao Recém-Nascido

coordenadoras CLÉA RODRIGUES LEONE
EDNA MARIA DE ALBUQUERQUE DINIZ

1 Pressão Positiva Contínua de Vias Aéreas

LÍLIAN DOS SANTOS RODRIGUES SADECK

INTRODUÇÃO

A pressão positiva contínua em vias aéreas (CPAP) é definida como a manutenção de uma pressão constante, maior do que a pressão atmosférica, nas vias aéreas durante a respiração espontânea.

Harrison e cols., em 1968, descreveram a gemência no final da expiração em recém-nascidos (RN) com insuficiência respiratória e a associaram com a necessidade de produzir uma pressão positiva ao final da expiração e, em 1971, Gregory e cols. introduziram o uso de CPAP para o tratamento de RN com doença de membranas hialinas. O uso precoce de CPAP parece reduzir a necessidade de ventilação mecânica subseqüente.

O CPAP poderá ser aplicado de diferentes maneiras em RN com respiração espontânea, tais como câmara facial, caixa cefálica, máscara facial, tubo endotraqueal, duplo tubo nasal e tubo nasofaríngeo. O uso do duplo tubo nasal parece ser o mais vantajoso por ser o método mais atraumático, com menor risco de barotrauma, que permite um constante acesso ao RN, por ser simples de manipular e por requerer fluxo baixo de gases, quando comparado à câmara facial ou cefálica. O inconveniente desse método é aumentar o trabalho respiratório pela resistência do fluxo gasoso no equipamento. Os métodos mais usados atualmente são: tubo endotraqueal, duplo tubo nasal e tubo nasofaríngeo, descritos no quadro 5.34.

FISIOLOGIA

Nos RN que recebem CPAP, a pressão da via aérea proximal é geralmente mantida em 4 a 12cmH$_2$O acima da pressão atmosférica. O nível ideal de CPAP pode ser definido como a pressão de vias aéreas na qual a saturação e a pressão parcial de oxigênio (PaO$_2$) estejam otimizadas e nas quais não ocorram efeitos adversos sobre o débito cardíaco. Se a pressão estiver acima desse nível ótimo, o débito cardíaco poderá diminuir, com prejuízo do transporte de oxigênio, e a pressão parcial de gás carbônico (PaCO$_2$) elevar-se, provavelmente pela hiperdistensão alveolar e conseqüente diminuição da complacência pulmonar.

Quadro 5.34 – Modos de aplicação de pressão positiva contínua.

Aplicação	Vantagens	Desvantagens
CPAP endotraqueal	Mais fixo Pressão ótima Acesso à aspiração Pronta para ventilar	Resistência de VAS alta Estenose traqueal/subglótica Lesão de faringe
CPAP nasofaríngeo	Melhor estabilidade Maior mobilidade Pressão mais constante	Resistência de VAS alta Obstrução por rolha de secreção Lesão nasofaríngea
Duplo tubo nasal	Não-invasivo Leve	Fácil de desconectar Necessita fixar a cabeça Lesão do septo nasal Obstrução por rolha de secreção Elevação da resistência de VAS

Fonte: modificado de Weis e cols., 1996.

Essa pressão constante pode afetar vários parâmetros fisiológicos: mecanismos pulmonares, cardiovasculares, sistema nervoso central, renal e digestivo.

Mecanismo pulmonar

Complacência pulmonar – o CPAP é capaz de modificar o volume pulmonar, aumentando a complacência pulmonar, por meio do aumento do tamanho dos alvéolos, da prevenção de atelectasias e pelo recrutamento de alvéolos colapsados. Esse aumento do volume pulmonar eleva a oxigenação, em decorrência da melhora da relação ventilação-perfusão e diminuição do "shunt" direito-esquerdo intrapulmonar.

Na figura 5.44 pode-se demonstrar a relação entre pressão e volume pulmonar, facilitando a compreensão de que o uso do CPAP modifica o volume residual funcional e, conseqüentemente, aumenta a complacência pulmonar.

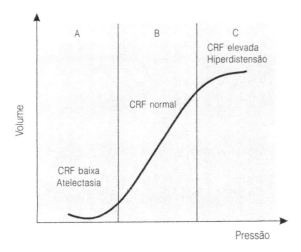

Figura 5.44 – Relação pressão-volume do pulmão. A curva representa a complacência pulmonar dinâmica. Região A: baixo volume, baixa complacência. Região B: volume pulmonar ótimo, complacência pulmonar ótima. Região C: volume elevado, baixa complacência.

Na região A desta figura, o volume pulmonar está diminuído em decorrência de atelectasias, como o encontrado na doença de membranas hialinas, e a complacência pulmonar também está diminuída. Na região B, ocorre aumento do volume residual pulmonar, atingindo um volume ótimo, que aumenta a complacência pulmonar para

a situação ideal. Se o volume aumentar mais – região C –, pode provocar hiperdistensão alveolar, como visto na síndrome de aspiração meconial, e a complacência pulmonar voltará a diminuir. Tanto na região A como na região C, pequenas variações de volume levam a grandes aumentos de pressão, em decorrência da queda da complacência.

Resistência de vias aéreas – o volume varia inversamente com a resistência das vias aéreas, isto é, quando o volume pulmonar está diminuído, a resistência é elevada. Com o uso de pressões adequadas de CPAP ocorre, além do aumento do volume pulmonar descrito anteriormente, estabilização da caixa torácica, por meio de estabilização dos arcos costais, diminuição da distorção do tórax durante a inspiração e aumento da eficiência do diafragma. Todos esses efeitos atuam na diminuição da resistência das vias aéreas.

Resistência vascular pulmonar – o uso de CPAP, em níveis elevados ou baixos, interfere com a resistência vascular pulmonar e a relação ventilação/perfusão. A hiperdistensão alveolar pode causar aumento de pressão nos capilares ou nas arteríolas pulmonares, aumentando a resistência vascular pulmonar e a pressão de artéria pulmonar. Os alvéolos serão ventilados, mas não perfundidos. Por outro lado, o nível baixo de CPAP, inadequado para resolver as atelectasias, permite a manutenção do "shunt" direito-esquerdo intrapulmonar nos alvéolos colapsados. Os alvéolos serão perfundidos, mas não ventilados. Tanto numa situação como na outra perpetua-se uma relação ventilação/perfusão inadequada.

Outros sistemas

Cardiovascular – pressões muito elevadas de CPAP serão transmitidas para o espaço pleural e intrapleural, atingindo níveis acima dos normais, que irão comprimir as estruturas cardíacas, como a veia cava superior e o átrio direito, dificultando o retorno venoso. Esse comprometimento do retorno venoso diminui o débito cardíaco. As manifestações clínicas dessa diminuição do débito cardíaco incluem: acidose metabólica, taquicardia e hipotensão. O nível de CPAP que pode causar essas alterações depende da complacência pulmonar e, portanto, varia durante o curso da doença. Quando a complacência pulmonar começa a melhorar, é importante ir "desmamando" o RN do CPAP, para que não ocorram efeitos adversos sobre o débito cardíaco. Durante o uso de CPAP, é importante manter o paciente com volemia adequada e monitorizar a pressão venosa central.

Renal – o efeito sobre a função renal parece estar diretamente relacionado com o débito cardíaco. O uso adequado de CPAP, com melhora da oxigenação e sem comprometer o débito cardíaco, leva a uma melhora da função renal. Vários estudos sugerem que a secreção de aldosterona, hormônio antidiurético e o fator antinatriurético são afetados durante a utilização de CPAP.

Cerebral – o CPAP aumenta a pressão intracraniana, que varia diretamente com a quantidade de pressão aplicada. A pressão intrapulmonar repercute sobre o espaço pleural e intrapleural, dificultando o retorno venoso da veia cava superior, elevando a pressão intracraniana. O aumento desta parece estar relacionado à patogenia da hemorragia intracraniana, especialmente nos recém-nascidos prétermo. O uso de CPAP por meio de câmara cefálica parece aumentar a incidência de hemorragia intraventricular grau II ou III, isto é, hemorragia grave com dilatação ventricular.

Digestivo – a distensão abdominal, podendo chegar até a rotura de alça, é um problema associado ao uso de CPAP, administrado pelos métodos não-invasivos. Essa complicação pode ser evitada ou minimizada pelo uso rotineiro de sonda orogástrica.

INDICAÇÕES CLÍNICAS

As indicações de CPAP estão descritas no quadro 5.36. A principal indicação de CPAP é na doença de membranas hialinas (DMH), que é causada por deficiência de surfactante, resultando em colapso alveolar progressivo. Sua aplicação previne esse colapso no final da expiração, aumenta a capacidade residual funcional e melhora a complacência pulmonar. O uso precoce de CPAP, quando ainda não houve grande comprometimento alveolar, vem mostrando melhores resultados. Gittermann e cols. demonstraram que o uso de CPAP, com duplo tubo nasal, em RN com peso de nascimento inferior a 1.500g, assim que o paciente apresente sinais de desconforto respiratório, reduz significantemente a necessidade de intubação e ventilação mecânica, sem piora dos outros parâmetros. No entanto, esses autores não encontraram diminuição da incidência de displasia broncopulmonar.

Quadro 5.35 – Indicações do uso de pressão contínua positiva de vias aéreas.

- Doença de membranas hialinas e outras doenças atelectásicas
- Síndrome de aspiração meconial
- Apnéia primária ou secundária
- Pós-operatório de toracotomia
- Persistência de canal arterial
- Outras cardiopatias congênitas com hiperfluxo pulmonar
- Pós-operatório de cirurgia abdominal com aumento da pressão abdominal e compressão do volume pulmonar
- Desmame de ventilação mecânica
- Pós-extubação
- Traqueobronquiomalacia
- Apnéia do sono

A freqüência de episódios de apnéia do pré-termo diminui significativamente com a aplicação de baixas pressões de CPAP. O mecanismo que determina isso é pouco conhecido. Parece ser conseqüência de melhora da oxigenação, estimulação ou inibição do reflexo pulmonar e estabilização alveolar.

O uso de CPAP nos casos de persistência de canal arterial ou outras cardiopatias com hiperfluxo pulmonar diminui o edema pulmonar.

Após a correção cirúrgica de malformações do trato gastrintestinal, como onfalocele e gastroquise, pode ocorrer aumento da pressão intra-abdominal, com elevação do diafragma e diminuição da expansibilidade pulmonar. O uso do CPAP melhora a oxigenação, por aumentar o volume pulmonar.

Nos casos de síndrome de aspiração meconial ou outras pneumonites aspirativas ocorrem áreas de atelectasias, intercaladas com áreas de hiperinsuflação, levando a alterações na relação ventilação/perfusão. A aplicação de CPAP com pressões baixas ou moderadas parece ser benéfica, pois diminui as áreas de atelectasia e estabiliza o colapso das vias aéreas terminais.

O uso de CPAP tem sido recomendado durante o período de desmame da ventilação mecânica nos casos de RN que permaneceram intubados por tempo prolongado, com o objetivo de evitar atelectasias, especialmente em lobo superior direito.

O CPAP tem sido utilizado no tratamento de apnéia do sono, doença que afeta mais de 1% da população, e nos casos de insuficiência respiratória decorrente de traqueobronquiomalacia.

COMPLICAÇÕES

O uso de CPAP não está isento de complicações. Os efeitos sobre o débito cardíaco, o fluxo renal e o cerebral já foram anteriormente descritos. Outra complicação que pode estar presente é o enfisema intersticial e/ou pneumotórax. Essa complicação é secundária à hiperdistensão dos alvéolos que não estão colapsados. A incidência de pneumotórax está relacionada com o tipo, o nível e o método de aplicação de CPAP. O CPAP com duplo tubo nasal é o menos perigoso, pois o escape de ar pela boca funciona como válvula de segurança.

A influência do CPAP no desenvolvimento da displasia broncopulmonar é controvertida na literatura. Seu uso com câmara cefálica aumenta o risco de hemorragia intracraniana. O CPAP com duplo tubo nasal tem causado lesão de asa de nariz, inclusive com necrose, podendo evoluir com deformidade nasal.

O RN em CPAP deve ser mantido em jejum, com sonda orogástrica aberta, especialmente nos casos de CPAP com método não-invasivo, pelo risco de distensão abdominal, vômitos e aspiração. Esses pacientes devem receber nutrição parenteral com glicose, aminoácidos e intralipídeos.

CONCLUSÃO

O uso mais difundido do CPAP no tratamento da insuficiência respiratória com hipoxemia parece ser um dos maiores avanços em neonatologia. Esse método é relativamente fácil, efetivo e barato. Os hospitais de atendimento primário e secundário têm condições de aplicá-lo precocemente nos RN com desconforto respiratório, até que sejam encaminhados para atendimento mais especializado. Entretanto, o uso de CPAP está associado a complicações que devem ser conhecidas e que a equipe tenha condições de detectá-las e tratá-las.

BIBLIOGRAFIA

1. AHUMADA, C.A. & GOLDSMITH, J.P. – Continuous distending pressure. In Goldsmith, J.P. & Karotkin, E.H. (eds.). Assisted Ventilation of the Neonate. 3rd ed., Philadelphia, Saunders, 1996, p. 151. 2. CARLO, W.A.; MARTIN, R.J. & FANAROFF, A.A. – Development and disorders of organ sistems. In Fanaroff, A.A. & Martin, R.J. (eds.). Neonatal – Perinatal Medicine Diseases of the Fetus and Infants. 6th ed., St. Louis, Mosby, 1997, p. 1028. 3. GITTERMANN, M.K. et al. – Early nasal continuous positive airway pressure treatment reduces the need for intubation in very low birth weight infants. Eur. J. Pediatr. 156:384, 1997. 4. GREENOUGH, A. – Respiratory support. In Greenough, A.; Milner, A.D. & Roberton, N.R.C. (eds.). Neonatal Respiratory Disorders. 1st ed., London, Arnold, 1996, p. 151. 5. GREGORY, G.A.; KITTERMAN, J.A. & PHIBBS, R.H. – Treatment of the idiopathic respiratory distress syndrome with continuous positive airway pressure. N. Engl. J. Med. 284:1333, 1971. 6. HARRISON, V.C.; HEESE, H.V. & KLEIN, M. – The significance of grunting in hyaline membrane disease. Pediatrics 41:549, 1968. 7. TROSTER, E.J. & RIBEIRO, R. – Assistência respiratória no período neonatal. In Marcondes, E. (ed.). Pediatria Básica. 8ª ed., São Paulo, Sarvier, 1991, p. 380. 8. WEIS, C.M.; COX, C.A. & FOX, W.W. – Continuous positive airway pressure. In Spitzer, A.R. (ed.). Intensive Care of the Fetus and Neonate. 1st ed., St. Louis, Mosby, 1996, p. 546.

CELSO MOURA REBELLO
RENATA SUMAN MASCARETTI PROENÇA

INTRODUÇÃO

A doença das membranas hialinas (DMH) é causada primariamente por uma deficiência de surfactante ao nascimento. As crianças com essa síndrome são tipicamente prematuras, com sistemas de produção e/ou reciclagem de surfactante ainda em desenvolvimento, com maior permeabilidade endotelial e alveolar a proteínas, facilitando a ocorrência de edema pulmonar, com conseqüente inativação tanto do surfactante presente na luz alveolar como do surfactante exógeno utilizado para o tratamento dessa doença. Dessa forma, o conhecimento dos componentes do surfactante pulmonar, de suas funções e de seu metabolismo permite melhor utilização dessa nova classe de medicamentos, desenvolvidos especificamente para o campo da neonatologia.

COMPOSIÇÃO DO SURFACTANTE

Surfactante endógeno

A composição do surfactante pulmonar é bastante semelhante entre as várias espécies de mamíferos estudadas até hoje. A maioria dos estudos de composição foi realizada analisando-se o conteúdo lipídico do surfactante obtido por lavado broncoalveolar (representando o surfactante presente no interior do alvéolo), associado ou não à homogeneização dos pulmões em soro fisiológico gelado, utilizando-se trituradores de tecidos (representando o surfactante intracelular, presente no interior dos pneumócitos tipo II).

Dessa forma, o surfactante possui dois componentes principais, *com funções* diferentes: a porção lipídica e a porção protéica.

A porção lipídica representa cerca de 90% do surfactante em massa (Fig. 5.45). Seu principal componente, representando 76,6% do total de lipídeos, é a fosfatidilcolina, que está presente em 40,4% na forma saturada, possuindo duas cadeias de ácidos graxos saturados (geralmente o ácido palmítico), e em 36,2% na forma insaturada, possuindo pelo menos uma cadeia de ácido graxo monoinsaturado. Assim sendo, a fosfatidilcolina saturada representa 36,3% do surfactante, em massa. Dos outros componentes lipídicos, o mais abundante é o fosfatidilglicerol, seguido da fosfadiletanolamina (Fig. 5.46).

A quantidade relativa dos principais fosfolipídeos presentes no surfactante pulmonar natural nas diferentes espécies de mamíferos estudadas é mostrada na tabela 5.39. A composição dos fosfolipídeos no surfactante varia com a idade gestacional. No feto imaturo, há uma quantidade relativamente grande de fosfatidilinositol, no pulmão maduro esse fosfolipídeo é progressivamente substituído pelo fosfatidilglicerol.

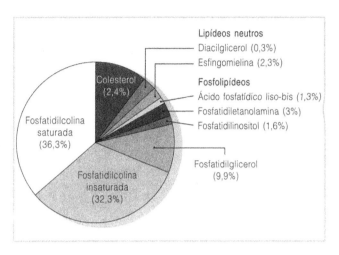

Figura 5.45 – Composição do surfactante pulmonar bovino obtido por lavagem pulmonar.

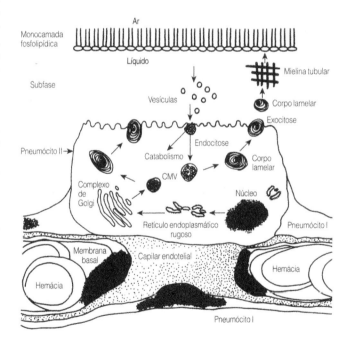

Figura 5.46 – Esquema do metabolismo intracelular do surfactante.

Tabela 5.39 – Quantidade relativa dos principais fosfolipídeos presentes no surfactante pulmonar em diferentes espécies de mamíferos (média ± DP).

	Humano	Gato	Cachorro	Coelho	Rato
Fosfatidilcolina	80,5 ± 1,4	86,3 ± 1,7	81,3 ± 1,4	83,6 ± 0,8	87,0 ± 0,8
Fosfatidilglicerol	9,1 ± 0,4	2,1 ± 0,7	11,1 ± 1,1	8,0 ± 0,5	8,3 ± 0,4
Fosfatidiletanolamina	2,3 ± 0,8	3,2 ± 0,87	2,0 ± 0,6	3,5 ± 0,4	0,7 ± 0,2
Todos os outros fosfolipídeos	8,1 ± 0,6	8,4 ± 1,0	5,6 ± 0,3	4,9 ± 0,6	4,0 ± 0,9

Fonte: Shelley e cols., 1984.

A função básica da porção fosfolipídica é a de atuar como componente redutor da tensão superficial do surfactante, enquanto a função dos lipídeos neutros ainda não é bem determinada.

Os cerca de 10% restantes da massa do surfactante natural é constituída por quatro proteínas, denominadas proteína A (SP-A), proteína B (SP-B), proteína C (SP-C) e proteína D (SP-D).

A SP-A é a maior e a mais abundante proteína do surfactante. É uma complexa proteína com um grande número de isoformas em decorrência de sua glicosilação, sendo constituída por 6 a 8 monômeros de 4,7kD, possuindo uma variedade de funções biológicas. Entre essas funções, inclui-se um papel regulador no fluxo de surfactante para dentro e para fora do pneumócito tipo II, atuando como um mediador do metabolismo do surfactante; a formação, juntamente com a SP-B, da estrutura da mielina tubular (monocamada de surfactante que reveste o interior dos alvéolos); uma função facilitadora da fagocitose pelos macrófagos alveolares; e, finalmente, um papel importante na inibição da inativação do surfactante pulmonar pelas proteínas presentes no interior do alvéolo. Apesar dessa variedade de importantes funções biológicas, a deficiência congênita de SP-A, induzida em camundongos "knock-out" para SP-A, não levou a alterações importantes na função pulmonar nesses animais. Da mesma forma que para os fosfolipídeos, a quantidade de SP-A normalizada pela fosfatidilcolina varia com a idade gestacional. Assim, estudos em modelo animal mostram que o prematuro extremo está em desvantagem, por possuir menor quantidade total de surfactante endógeno associado à menor quantidade de SP-A por unidade de massa surfactante.

A SP-B é uma proteína hidrofóbica de 40kD, presente no surfactante na forma de dímeros, trímeros ou tetrâmeros, tendo como funções principais a estimulação da formação da monocamada fosfolipídica na superfície alveolar, na presença de SP-A, a de fosfolipídeos e cálcio. Além disso, a SP-B intensifica as propriedades de redução da tensão superficial típicas dos fosfolipídeos, possuindo também um papel regulador na captação das vesículas de surfactante da luz alveolar pelo pneumócito tipo II. A combinação de SP-B com os fosfolipídeos do surfactante mimetiza a maioria das propriedades biofísicas do surfactante natural in vivo, e sua ausência congênita ou inativação por auto-anticorpos é incompatível com a vida.

Da mesma forma que a SP-B, a SP-C também é uma proteína hidrofóbica de 3,8kD, contribuindo tanto para a intensificação das propriedades de redução da tensão superficial, características dos fosfolipídeos, como para o papel regulador da captação das vesículas de fosfolipídeos pelo pneumócito tipo II. Não há relatos de deficiência congênita de SP-C, nem foram desenvolvidas linhagens de animais "knock-out" para essa proteína até o momento.

A SP-D é a proteína do surfactante mais recentemente descrita e, como a SP-A, possui uma característica hidrofílica, sendo que suas funções ainda estão para ser bem definidas.

A quantidade de surfactante pulmonar em humanos diminui com a idade, porém sem uma diferença estatisticamente significante em relação ao lactente. Essa variação ainda não foi quantificada durante a gestação ou durante o primeiro ano de vida.

Surfactante exógeno

A principal diferença entre a composição dos surfactantes exógenos para uso comercial, utilizados para o tratamento da DMH, e o surfactante natural, presente nas vias aéreas, está no conteúdo protéico. Os surfactantes de origem animal, obtidos por extração com solventes orgânicos, utilizando pulmões bovinos ou suínos, não contêm SP-A nem SP-D em sua composição. Essas proteínas são perdidas no processo de isolamento lipídico, por serem hidrossolúveis. Por outro lado, ambas as proteínas lipossolúveis (SP-B e SP-C) estão presentes no composto final. Já os surfactantes sintéticos não possuem nenhuma proteína, tendo uma composição lipídica própria, diferente do surfactante natural. Assim, o ALEC® possui uma relação

7:3 em massa de dipalmitoilfosfatidilcolina e fosfatidilglicerol insaturado; já o Exosurf® é constituído por uma combinação de dipalmitoilfosfatidilcolina, hexadecanol e tiloxapol, estes últimos adicionados com função de facilitar a adsorção e como agente emulsificador, respectivamente. Essas características na composição conferem aos surfactantes exógenos, particularmente aos surfactantes sintéticos, uma função biológica menor do que a observada no surfactante natural, determinando também menor resistência à inativação por proteínas presentes no interior dos alvéolos.

METABOLISMO

Todo processo metabólico do surfactante ocorre no pneumócito tipo II, incluindo sua síntese, reciclagem e catabolismo. Esses processos estão esquematizados na figura 5.46.

Síntese – a síntese dos componentes lipídicos e protéicos do surfactante ocorre de maneira independente. Em ambos os casos, este é um processo lento, sendo ainda mais demorado no pulmão prematuro. Assim, a síntese da fosfatidilcolina, a partir de seus precursores plasmáticos até a sua liberação no espaço aéreo, demora 12 e 25 horas, em coelhos e ovelhas adultos, respectivamente. Utilizando-se os modelos prematuros desses mesmos animais, o tempo necessário para a síntese e a liberação da fosfatidilcolina nos espaços aéreos se eleva para 35 e 40 horas, respectivamente. O complexo de fosfolipídeos acumula-se no citoplasma do pneumócito tipo II na forma de corpos lamelares, provavelmente em conjunto com as proteínas hidrofóbicas SP-B e SP-C. As proteínas hidrofílicas (SP-A e SP-D) são sintetizadas no retículo endoplasmático rugoso, com uma cinética secretória diferente daquela observada nos fosfolipídeos, sendo provavelmente adicionadas aos corpos lamelares depois de sua formação.

Uma vez sintetizado, o surfactante é secretado para as vias aéreas por um processo de exocitose dos corpos lamelares, formando rapidamente, no interior do alvéolo, uma complexa monocamada de proteínas e fosfolipídeos, conhecida como mielina tubular, com alta capacidade de deformação e adaptação às variações do tamanho do alvéolo. As proteínas do surfactante têm um papel crítico na organização e na estabilidade da mielina tubular.

Reciclagem – com sucessivas compressões e descompressões do filme de surfactante, em decorrência do ciclo respiratório normal, partes da mielina tubular desprendem-se, sendo substituídas por surfactante novo, liberado para as vias aéreas a partir dos pneumócitos tipo II, em processo dinâmico e contínuo. As moléculas de fosfolipídeo e proteínas que se desprendem do filme de surfactante são recapturadas pelo pneumócito tipo II, na forma de microvesículas, por meio de um processo de endocitose, sendo então reutilizadas para a síntese de nova mielina tubular (Fig. 5.46). O resultado prático desse processo de reciclagem é uma velocidade de catabolismo do surfactante muito baixa, permitindo uma meia-vida da fosfatidilcolina bastante longa, da ordem de seis dias em cordeiros prematuros. O mesmo ocorre com o surfactante exógeno ministrado após o nascimento para o tratamento da DMH. Uma vez feita a administração, o surfactante é rapidamente incorporado ao tecido pulmonar, não sendo mais recuperado nas vias aéreas. No interior do pneumócito tipo II, o surfactante comercial sofre uma adição de componentes endógenos, que estão ausentes de sua formulação original (SP-A e SP-D) num processo conhecido por "ativação", resultando em um composto com características de função melhores do que o original. Esse processo de ativação depende de maturidade enzimática pulmonar, sendo, portanto, dependente da idade gestacional, podendo ser estimulado com o uso pré-natal de corticosteróides. Por meio do processo de reciclagem, o surfactante exógeno ministrado por via endotraqueal permanece nas vias aéreas por um período prolongado, sofrendo catabolismo mínimo.

BIBLIOGRAFIA

1. AVERY, M.E. & MEAD, J. – Surface properties in relation to atelectasis and hialine membrane disease. *Am. J. Dis. Child* **97**:517, 1959. 2. COCKSHUTT, A.M. et al. – Pulmonary surfactant-associated protein A enhances the surface activity of lipid extract surfactant and reverses inhibition by blood proteins *in vitro. Biochemistry* **29**:8424, 1990. 3. DOBBS, L.G. et al. – Pulmonary surfactant and its components inhibit secretion of phosphatidylcholine from cultured rat alveolar type II cells. *Proc. Natl. Acad. Sci.* **65**:1010, 1987. 4. HALL, S.B. et al. – Importance of hydrophobic apoproteins as constituents of clinical exogenous surfactants. *Am. Rev. Respir. Dis.* **145**:24, 1992. 5. HARWOOD, J.L. – Lung surfactant. *Prog. Lipid. Res.* **26**:211, 1987. 6. IKEGAMI, M.J.F. et al. – Surfactant protein – A metabolism in preterm ventilated lambs. *Am. J. Physiol.* **262**:L765, 1992. 7. IKEGAMI, M. & JOBE, A.H. – Surfactant metabolism. *Sem. Perinatol.* **17**:233, 1993. 8. IKEGAMI, M. – Surfactant inactivation. **In** Boyton, B.R.; Carlo, W.A. & Jobe, A.H. (eds.). *New Therapies for Neonatal Respiratory Failure.* New York, Cambridge Univ. Press, 1994, p. 36. 9. IKEGAMI, M.T.R. et al. – Characteristics of surfactant from SP – A deficient mice. *Am. J. Physiol.* **275**:L247, 1998. 10. JOBE, A. – Metabolism of endogenous surfactant and exogenous surfactants for replacement therapy. *Sem. Perinatol.* **12**:231, 1988. 11. JOBE, A. et al. – Surfactant phosphatidylcholine metabolism and surfactant function in preterm, ventilated lambs. *Am. Rev. Respir. Dis.* **139**:352, 1989. 12. JOBE, A.H. & IKEGAMI, M. – Protein permeability abnormalities in the preterm. **In** Efros, R.M. & Chang, H.K. (eds.). *Lung Biology in Health & Disease. Fluid and solute transport in the airspaces of the lung.* New York, Mascel Dekker Inc., 1994, p. 335. 13. NOGEE, L.M. et al. – Brief report deficiency of pulmonary surfactant protein B in congenital alveolar proteinosis. *N. Engl. J. Med.* **328**:406, 1993. 14. NOGEE, L.M. et al. – A mutation in the surfactant protein B gene responsible for fatal respiratory disease in multiple kindreds. *J. Clin. Invest.* **93**:1860, 1994. 15. POSSMAYER, F. – The role of surfactant associated proteins. *Am. Rev. Resp. Dis.* **142**:749, 1990. 16. REBELLO, C.M. et al. – Alveolar and tissue surfactant pool sizes in humans. *Am. J. Resp. Crit. Care Med.* **154**:625, 1996. 17. REBELLO, C.M. et al. – Postnatal lung responses and surfactant function after fetal or maternal corticosteroid treatment of preterm lambs. *J. Appl. Physiol.* **80**:1674, 1996. 18. RICE, W.R. et al. – Surfactant petpides stimulate uptake of phosphatidylcholine by isolated cells. *Biochim. Biophys. Acta* **1006**:237, 1989. 19. RIDER, E.D. et al. – Treatment responses to surfactant containing natural surfactant proteins in preterm rabbits. *Am. Rev. Respir. Dis.* **147**:669, 1993. 20. SHELLEY, S.A. et al. – Lung surfactant phospholipids in different animal species. *Lipids* **19**:857, 1984. 21. Suzuky, Y.Y. et al. – Reconstitution of tubular myelin from synthetic lipids and proteins associated with pig pulmonary surfactant. *Am. Rev. Respir. Dis.* **140**:75, 1989. 22. TENNER, A.J. et al. – Human pulmonary surfactant protein (SP-A), a protein structurally homologous to C1Q, can enhance Fcr-mediated and Cr1-mediated phagocytosis. *J. Biol. Chem.* **264**:13923, 1989. 23. UEDA, T. et al. – Developmental changes of sheep surfactant: *in vivo* function and *in vitro* subtype conversion. *J. Appl. Physiol.* **76**:2701, 1994. 24. WRIGHT, J.R. & CLEMENTS, J.A. – Metabolism and turnover of lung surfactant. *Am. Rev. Respir. Dis.* **135**:426, 1987. 25. YUKITAKE, K. et al. – Surfactant apoprotein A modifies the inhibitory effect of plasma proteins on surfactant activity *in vivo. Pediatr. Res.* **37**:21, 1995.

3 Uso de Surfactante na Doença de Membranas Hialinas

CLÉA RODRIGUES LEONE
RENATA DE ARRUDA PINTO D'ANDREA

A evolução do conhecimento a respeito da fisiopatologia da doença de membranas hialinas (DMH) fortaleceu o conceito de que uma deficiência de surfactante seria um dos principais fatores nessa doença.

A experiência pioneira de Fujiwara no Japão, em 1980, associada às de Los Angeles e Canadá evidenciaram os efeitos benéficos do uso de surfactante na DMH, como a melhora do padrão respiratório, com redução da necessidade de ventilação mecânica. No entanto, por não terem sido estudos controlados e randomizados, não foram aceitos na ocasião.

A partir da metade da década de 1980, vários pesquisadores realizaram estudos controlados e randomizados, com a utilização de diferentes composições de surfactante. Todos foram unânimes em obter melhora na oxigenação, acompanhada de redução significativa da mortalidade e da incidência do barotrauma.

Os efeitos benéficos do surfactante foram ampliados após a associação ao uso de corticosteróides pela mãe antes do parto. A esse respeito, Jobe, analisando os resultados do estudo multicêntrico realizado nos Estados Unidos com surfactante preparado a partir de extrato de pulmão bovino (Survanta), em recém-nascidos (RN) com DMH, observou que a associação surfactante e corticosteróide pré-natal resultou em menores necessidades de oxigênio, menores pressões médias de vias aéreas, menor incidência de barotrauma e mortalidade e elevação do gradiente de oxigenação arterioloalveolar, em relação ao uso isolado de surfactante ou corticosteróide. Não houve diferença significativa em relação à incidência de displasia broncopulmonar (DBP), embora houvesse tendência à sua redução com o uso de corticosteróides associado.

Outros estudos verificaram diminuição significativa de DBP em RN com peso de nascimento maior do que 1.250g, que desenvolveram DMH e sobreviveram, após terem recebido Survanta (surfactante natural) ou Exosurf (surfactante artificial).

A incidência de hemorragia intraventricular, sepse e persistência de canal arterial não se modificou com o uso de surfactante, segundo os diferentes relatos de literatura.

O surfactante vem sendo testado para uso profilático e terapêutico, sendo os resultados relativos ao uso profilático ainda bastante controversos.

USO PROFILÁTICO

O uso profilático de surfactante constitui a administração deste, realizada na sala de parto, logo após o nascimento, quando o RN é submetido à intubação endotraqueal para esse fim, independentemente das necessidades de reanimação.

Foi testado em RN pré-termo extremos, com o objetivo de repor surfactante pulmonar, cuja produção considerava-se insuficiente, em decorrência da extrema prematuridade destes. A favor dessa técnica está o fato de que nesse momento ocorre o processo de reabsorção do líquido pulmonar fetal, o que promoveria uma melhor distribuição pulmonar deste, a partir de diluição no líquido ainda presente.

Segundo Enhorning e cols., o uso em sala de parto seria o momento preferencial, pois antecederia o início da respiração do RN ou do uso de ventilação com pressão positiva. Também Robertson, em 1984, demonstrou, em trabalho experimental realizado em em animais prematuros, a existência de lesões do epitélio pulmonar por deficiência de surfactante após um tempo mínimo de ventilação pulmonar.

Os efeitos benéficos esperados com essa utilização não foram alcançados e vários aspectos negativos fizeram com que o uso profilático não fosse indicado como rotina nesse grupo de RN mais imaturos. Dentre estes, o fato de se submeterem esses RN a uma intubação endotraqueal desnecessária, acrescentando os riscos inerentes a esse procedimento. Além disso, também deve ser considerado que nem todos os RN pré-termo extremos irão desenvolver DMH, sendo o uso profilático um excesso, além de acrescentar riscos. Outro aspecto a ser ponderado é o elevado custo dessa terapêutica.

Estudos mais atuais têm demonstrado vantagens em se aguardar até que haja estabilização hemodinâmica dos RN após o nascimento, para aumentar a eficácia desse procedimento.

USO TERAPÊUTICO

O uso terapêutico de surfactante é indicado nos RN com diagnóstico de DMH e que estejam recebendo ventilação mecânica por meio de intubação traqueal. Esse procedimento já constitui-se rotina nos casos de DMH em RN internados em unidades de terapia intensiva, sendo seus efeitos benéficos amplamente comprovados.

A experiência com esse procedimento levou ao estabelecimento de algumas orientações em relação à sua administração:

1. Administração precoce, preferentemente nas primeiras 2 horas após o nascimento, podendo ser utilizado até 24 horas de vida.
2. Antes da administração:
   - estabilizar o RN hemodinamicamente, com correção dos distúrbios hidroeletrolíticos presentes;
   - realizar fisioterapia respiratória, com aspiração de secreções da cânula endotraqueal;
   - verificar a posição da cânula endotraqueal e reposicioná-la se estiver indicado;
   - manter o RN monitorizado quanto à função respiratória (oxímetro de pulso) e cardíaca;
   - regular o ventilador, aumentando a freqüência respiratória para 60mov/min, e elevar a fração inspirada de oxigênio em pelo menos 20%.
3. A dose de surfactante preconizada é de 100 a 200mg/kg/dia, dependendo do tipo de surfactante a ser utilizado.
4. A administração poderá ser feita diretamente na cânula endotraqueal, por meio de sonda, desconectando o RN do ventilador durante o procedimento, ou pela utilização de um intermediário, com uma abertura lateral, permitindo manter a conexão com o ventilador.
5. A instilação deste poderá ser feita em bolo ou em 2 a 4 alíquotas, sendo norma no Berçário Anexo à Maternidade do Hospital das Clínicas (FMUSP) o uso de 2 alíquotas, acompanhado de mudança de decúbito. O RN é colocado a 30° em decúbito lateral direito inicialmente, e a seguir, em lateral esquerdo.
6. Aguardar pelo menos 1 hora para realizar nova fisioterapia respiratória.
7. Após a administração, havendo melhora evidente do padrão respiratório, inicia-se o desmame do ventilador, reduzindo-se inicialmente a concentração de oxigênio e o pico de pressão inspiratória.
8. Realiza-se gasometria arterial antes do procedimento e cerca de 1 hora após.
9. Repete-se a gasometria arterial após 8 horas, além da radiografia de tórax com 12 horas.
10. Uma nova dose poderá ser ministrada após 6 a 8 horas.

USO PROFILÁTICO *VERSUS* TERAPÊUTICO

Nos RN muito imaturos, com idade gestacional inferior a 26 semanas, o uso profilático do surfactante tem sido mais aceito, devido à melhor distribuição pulmonar do surfactante, que pode reduzir os riscos de lesão pulmonar e a chance de ocorrer barotrauma, o que contribui para melhorar a sua sobrevida. Por outro lado, a piora da nota de Apgar de 1º minuto não se acompanha de alterações na de 5º minuto, não havendo prejuízo do prognóstico decorrente de asfixia perinatal.

O uso terapêutico tem a vantagem de selecionar somente os RN que terão necessidade real de receber essa terapêutica, evitando-se expor todos os RN aos riscos da intubação endotraqueal e do surfactante.

A administração terapêutica precoce, nas primeiras 2 horas de vida, associa-se a menores taxas de mortalidade decorrente de DMH, além de menor dependência de oxigênio a longo prazo, em comparação aos RN que a recebem após essa idade.

Com base nessas observações, indica-se o uso terapêutico de surfactante, porém precocemente, após estabilização do RN nas primeiras 2 horas de vida e naqueles que tiverem indicação de intubação endotraqueal, a fim de obter-se melhores resultados. Já o uso profilático, segundo Martin, deverá ficar reservado para os RN com 26 semanas de gestação ou menos, por sua extrema prematuridade.

COMPLICAÇÕES

Durante a administração de surfactante podem ocorrer cianose, bradicardia por reflexo vagal, refluxo do composto pela cânula endotraqueal, hipoxemia, dependendo da técnica utilizada e da velocidade de infusão.

Alguns autores associavam o uso de surfactante a uma maior incidência de hemorragia intracraniana, pelo fato de alterar a pressão arterial sistêmica e a velocidade de fluxo sangüíneo cerebral, além de poder promover uma depressão transitória eletrocortical. No entanto, estudos mais recentes não confirmam essa relação.

A complicação mais consistente em relação ao uso de surfactante é a hemorragia pulmonar, que ocorre em cerca de 7% dos RN com DMH, e costuma manifestar-se em 72 horas de vida. Essa freqüência poderá elevar-se até 50% com o uso de surfactante. O mecanismo responsável é desconhecido, mas pode ser decorrente do aumento da complacência pulmonar e da redução da resistência vascular pulmonar, com estabelecimento de um "shunt" venoso direito-esquerdo, que pode elevar a pressão vascular pulmonar, causando repercussões não confirmadas nos capilares alveolares e nas estruturas epiteliais. Alguns estudos não obtiveram diferenças significativas entre os tipos de surfactante e as doses utilizadas em relação a essa freqüência.

O surfactante parece não afetar a freqüência de retinopatia da prematuridade, enterocolite necrosante e infecções adquiridas.

BIBLIOGRAFIA

1. CROWLEY, P.; CHALMERS, I. & KEIRSE, M. – The effects of corticosteroid administration before preterm delivery: an overview of the evidence from controlled trials. *Br. J. Obstet. Gynaecol.* **97**:11, 1990. 2. JOBE, A.; MITCHELL, B.R. & GUNKEL, J H. – Beneficial effects of the combined use of prenatal corticosteroids and postnatal surfactant on preterm infants. *Am. J. Obstet. Gynecol.* **168**:508, 1993. 3. LIECHTY, E.A. et al. – Reduction of neonatalmortality after multiple dosis of bovinesurfactant in low birth weight neonate with RDS. *Pediatrics* **88**:19, 1991. 4. LONG, W. et al. – A controlled trial of synthetic surfactant in infants weighting 1250 g or more with RDS. *N. Engl. J. Med.* **330**:1173, 1994. 5. MARTIN, R. & FANAROFF, A.A. – The respiratory distress syndrome and its management. In Fanaroff, A.A. & Martin, R. (eds.). *Neonatal-Perinatal Medicine. Diseases of the Fetus and Infant.* 6th ed., St. Louis, Mosby-Year Book Inc.,1997. 6. SOLL, R.F. & McQUEEN, M.C. – Respiratory distress syndrome. In Sinclair, J.C. & Bracken, M.B. (eds.). *Effective Care of the Newborn Infant.* Oxford, Oxford University Press, 1992.

EDNA MARIA DE ALBUQUERQUE DINIZ

Inúmeros estudos têm demonstrado a eficácia do surfactante exógeno no tratamento e na profilaxia da doença das membranas hialinas (DMH). A melhora significativa da função pulmonar reflete-se no encurtamento da evolução da DMH e na diminuição da necessidade de concentrações elevadas de oxigênio e de suporte ventilatório. Além disso, constata-se benefício significativo com relação à diminuição da incidência de pneumotórax e displasia broncopulmonar e no índice de mortalidade.

Além da DMH, outras doenças pulmonares têm também se beneficiado com a terapêutica com surfactante exógeno. James e cols. (1984) relataram que a deficiência de surfactante não era específica para DMH, desde que anormalidades similares do surfactante foram observadas nas pneumonias congênitas e na taquipnéia transitória do recém-nascido (RN). Outros estudos têm demonstrado que a instilação intratraqueal de surfactante porcino ou bovino tem o potencial para melhorar a oxigenação sangüínea e a eficiência ventilatória em RN de termo com insuficiência respiratória (IR) grave, síndrome de aspiração meconial (SAM), em pneumonias, hemorragia pulmonar e hipoplasia pulmonar. De acordo com Sun (1996), esses achados são sugestivos de deficiência secundária ou disfunção do surfactante na patogênese da IR do RN de termo.

Levine e cols. (1996) determinaram os perfis de surfactante das secreções traqueais de RN em ventilação mecânica com IR devido a pneumonia bacteriana, pneumonite viral, SARA e "bypass" cardiopulmonar. Constataram diminuição de fosfolipídeos e proteínas do surfactante em todas as crianças afetadas, com exceção daquelas portadoras de "bypass" cardiopulmonar.

Entre as doenças que têm mais se beneficiado com a terapêutica de surfactante exógeno destacam-se as descritas a seguir.

SÍNDROME DE ASPIRAÇÃO MECONIAL (SAM)

Constitui uma das causas principais de insuficiência respiratória no recém-nascido. Cerca de 20.000 a 30.000 RN são afetados anualmente nos EUA. É uma doença grave e potencialmente prevenível, ocorrendo principalmente em RN de termo ou pós-termo. Cerca de 2% dos partos podem ser complicados por aspiração meconial, com mortalidade em torno de 40% dos casos.

Embora os efeitos obstrutivos do mecônio com atelectasia, hiperexpansibilidade das vias aéreas e pneumonite química constituam parte da fisiopatologia da síndrome, vários autores têm sugerido uma disfunção potencial do surfactante na patogênese da atelectasia vista na SAM. Moses e cols. demonstraram que o extrato de surfactante de pulmão bovino (CLSE), em concentrações baixas (1,5mg/ml), era completamente inibido pelo mecônio em concentração de 65mg/ml e que essa inibição poderia ser evitada quando usadas concentrações elevadas de surfactante exógeno.

A inibição do surfactante causada por mecônio em animais foi demonstrada também por outros autores. Foi sugerido que a presença de sais biliares no mecônio poderia inativar o surfactante. Clark e cols., após instilação de mecônio nos pulmões de cachorros ventilados, constataram aumento de quatro vezes na tensão superficial (TS) do líquido alveolar e na pressão média das vias aéreas. Os autores atribuíram essas alterações à presença de ácidos graxos livres existentes no mecônio aspirado.

Vários outros experimentos também demonstraram aumento acentuado da TS do líquido alveolar associado à presença de neutrófilos e proteínas séricas nos pulmões, à disfunção do surfactante endógeno e às alterações de gases sangüíneos, quando da instilação de mecônio nas vias aéreas.

Sun e cols. puderam demonstrar as ações do mecônio sobre a inibição do surfactante pulmonar in vitro e in vivo e investigaram se essa inibição era causada por lipídeos e/ou pelos componentes do mecônio solúveis em água, proteínas e bilirrubinas, além de verificar as alterações nas funções pulmonares. Observaram que os efeitos nocivos dos fatores inibidores do surfactante presentes no mecônio podiam ser compensados pela instilação concomitante de quantidades elevadas de surfactante exógeno nas vias aéreas.

Por outro lado, Wiswell e cols., examinando o uso de surfactante em um modelo animal para SAM, utilizando dois tipos diferentes de surfactantes exógenos (Survanta® e Exosurf®) nas doses usuais e com o dobro da dose, não encontraram melhora na oxigenação nem nas alterações histológicas dos animais tratados em relação ao grupo controle.

Os estudos em humanos sobre o uso de surfactante exógeno em RN com SAM parecem demonstrar também benefício como terapêutica suplementar, embora ainda se disponha de poucas pesquisas.

Findlay e cols. realizaram um estudo randomizado controlado para determinar se o uso de surfactante exógeno em doses elevadas poderia melhorar a morbidade pulmonar devido à SAM. Para isso, os autores estudaram 20 recém-nascidos de termo com SAM em ventilação mecânica, aos quais foram ministradas até quatro doses de surfactante exógeno de origem bovina por infusão contínua. Essas crianças foram comparadas a um grupo controle de 20 recém-nascidos nas mesmas condições de ventilação que receberam placebo. Os autores constataram aumento da relação PO_2 arterial/alveolar e diminuição do índice de oxigenação no grupo em estudo nas primeiras 6 horas. Após três doses de surfactante, a hipertensão pulmonar persistente tinha se resolvido em todos eles, com exceção de um recém-nascido do grupo em estudo, contra nenhum do grupo controle. A duração da ventilação mecânica da terapêutica com oxigênio e do tempo de hospitalização foi significativamente menor no grupo surfactante que no grupo controle.

Em nosso meio, Diniz e Fiori realizaram um estudo-piloto em recém-nascidos com SAM grave em ventilação mecânica e constataram, com apenas uma dose de 100mg/kg de origem porcina (Curosurf®), aumento imediato na oxigenação, com elevação da PaO_2 e melhora da relação PaO_2/FiO_2 durante as primeiras 12 horas de vida.

Tendo em vista esses estudos, a terapêutica com surfactante exógeno na SAM parece ser bastante promissora, constituindo-se em terapêutica suplementar da IR no RN, devido à aspiração de mecônio. Em nossa experiência, temos utilizado o surfactante exógeno de origem porcina em RN com SAM que necessitam de ventilação mecânica como terapêutica suplementar, nas primeiras 24 horas de vida. Administramos o surfactante por via intratraqueal na dose de 100 a 200mg/kg, podendo-se repetir 12 a 24 horas após. Durante esse período, os gases sangüíneos, o índice de oxigenação, a relação PaO_2/FiO_2 e o gradiente de PO_2 arterial/alveolar devem ser monitorizados.

Embora as pesquisas até agora descritas sejam bastante encorajadoras, mais estudos clínicos devem ser realizados para uma indicação rotineira do surfactante exógeno na terapêutica da SAM.

PNEUMONIA

Tem sido constatado que os processos inflamatórios pulmonares podem ser associados com alterações na composição do surfactante e, por conseguinte, na mecânica pulmonar de forma semelhante à doença das membranas hialinas. Vários microrganismos podem interferir direta ou indiretamente com a função do surfactante.

A pneumonia por *Pneumocystis carinii* (PC) constitui causa importante de insuficiência respiratória aguda em crianças infectadas pelo HIV, podendo apresentar quadro semelhante à SARA, afetando, desse modo, a função do surfactante. Alguns autores têm referido melhora da função pulmonar após administração de surfactante em crianças com infecção pulmonar pelo PC.

Além das bactérias, têm sido demonstradas alterações da produção de surfactante em algumas viroses, nas quais tem sido observada lesão das células alveolares tipo 2. Vos, Rijtema e Blanco (1996) trataram duas crianças portadoras de pneumonia grave causada pelo vírus respiratório sincicial com surfactante exógeno natural, observando melhora da complacência pulmonar e diminuição da necessidade de oxigênio.

Pneumonia por *Chlamydia* tem sido também tratada com surfactante exógeno, particularmente em RN prematuros com IR grave. Harms e Herting (1994) observaram melhora da oxigenação e dos requerimentos ventilatórios. Relataram que dentro de 2 horas após a instilação intratraqueal de surfactante a relação PaO_2/FiO_2 aumentou de 52 para 84 e de 35 para 94 em dois RN respectivamente (casos 1 e 2), com redução do pico inspiratório de 47 para $40cmH_2O$ e de 35 para $28cmH_2O$, respectivamente. Ambas as crianças receberam uma segunda dose de surfactante e sobreviveram sem desenvolver doença pulmonar crônica.

HÉRNIA DIAFRAGMÁTICA CONGÊNITA

Na hérnia diafragmática congênita (HDC) tem sido demonstrado, tanto em animais como em humanos, a ocorrência de deficiência de surfactante; a hipoplasia pulmonar presente na HDC sempre se acompanha de deficiência de surfactante. Vários estudos em animais têm verificado que a instilação intratraqueal de surfactante pode reverter em parte essa deficiência.

Evidências sugerem que a deficiência de surfactante pode também ocorrer em RN humanos com HDC. Embora haja poucos estudos ainda a esse respeito, alguns autores têm demonstrado melhora da função pulmonar em RN com HDC submetidos à terapêutica com surfactante exógeno.

A hemorragia pulmonar constitui complicação potencial da terapêutica com surfactante, porém alguns estudos têm mostrado melhora da função pulmonar.

BIBLIOGRAFIA

1. CHILDRENS HOSPITAL RESEARCH INSTITUTE, Shanghai Medical University, P.R. China – Use of surfactant disorders in full-terms. *Curr. Opin. Pediatr.* **8**:113, 1996. 2. DINIZ, E.M.A. – Doença de membrana hialina. **In** Rozov, T. & Carvalho, C.R.R. *Doenças Pulmonares em Pediatria.* São Paulo, Haper & Row, 1987, p. 35. 3. DINIZ, E.M.A.; VAZ, F.A.C. & RAMOS, J.L.A. – Surfactante pulmonar. *Pediatria Mod.* **30**:675, 1994. 4. FIORI, R.M. et al. – Surfactant replacement therapy: a multicentric trial comparing two dosage approaches. *Acta Bio-Medica* **68**:55, 1997. 5. HARMS, K. & HERTING, E. – Successful surfactant replacement therapy in two infants with ARD due to chlamydial pneumonia. *Respiration* **62**:348, 1994. 6. JAMES, D.K. et al. – Nonspecificity of surfactant deficiency in neonatal respiratory disorders. *Br. Med. J.* **288**:1635, 1984. 7. LEVINE, A.M. et al. – Surfactant content in children with inflammatory lung disease. *Crit. Care Med.* **24**:1062, 1996. 8. MERCIER, C.E. & SOLL, R.F. – Clinical trials of natural surfactant extract in respiratory distress syndrome. *Clin. Perinatol.* **20**:711, 1993. 9. SILBERG, I.E. & GRONN, M. – Surfactant treatment of acute pulmonary failure. Other indications than neonatal distress syndrome. *Tidsskr. Nor. Laegeforen.* **117**:1456, 1997. 10. VOS, G.D.; RIJTEMA, M.N. & BLANCO, C.E. – Treatment of respiratory failure due to respiratory syncytial virus pneumonia with natural surfactant. *Pediatr. Pulmonol.* **22**:412, 1996.

5	Ventilação Mecânica Convencional:
	Princípios Fisiológicos e Aplicação

MARTA M. GALLI B. MATALOUN
FELIPE DE SOUZA ROSSI

INTRODUÇÃO

Nas últimas três décadas, ocorreu um grande avanço na terapêutica ventilatória utilizada para auxiliar o paciente grave. O que foi conseqüência do grande desenvolvimento tecnológico de microprocessadores e do maior conhecimento fisiopatológico das doenças que causam insuficiência respiratória.

Sempre que se considera a indicação de suporte respiratório a um paciente, devemos ter em mente as bases fisiológicas do funcionamento pulmonar, conhecer a doença de base e possuir conceitos sobre as diferentes formas de ventilação mecânica e suas repercussões hemodinâmicas. O objetivo a ser atingido é a troca gasosa adequada (O_2/CO_2), com um mínimo de lesão pulmonar e repercussões hemodinâmicas negativas, diminuindo o trabalho respiratório do paciente e permitindo a reexpansão de segmentos pulmonares atelectasiados. Ressalta-se que o primordial é a manutenção das condições de oxigenação celular na mitocôndria (aerobiose), e não apenas atingir os valores gasométricos satisfatórios. Para tal, devemos proporcionar ao paciente, além da ventilação propriamente dita, boas condições de trabalho para o miocárdio, volemia e taxas adequadas de hemoglobina, a principal transportadora de oxigênio aos tecidos.

Atualmente, além dos modos de ventilação mecânica convencionais, como a pressão positiva contínua de vias aéreas (CPAP), a ventilação mecânica assistida, controlada ou mandatória intermitente (IMV), existem modos alternativos, como a ventilação mecânica mandatória intermitente sincronizada (SAVI), a ventilação de alta freqüência (por "jato" ou oscilatória), a pressão de suporte, a circulação extracorpórea com uso de membrana (ECMO), a ventilação líquida, o BIPAP, podendo-se associar, ainda, o uso do surfactante exógeno e do óxido nítrico.

BASES FISIOLÓGICAS DA RESPIRAÇÃO

A condição básica que permite as trocas gasosas é a passagem de ar e sangue pelas unidades alveoloarteriais. Assim, a permeabilidade das vias aéreas, até os alvéolos, associada a uma situação hemodinâmica equilibrada são fundamentais para que se obtenha troca gasosa adequada.

O centro respiratório possui mecanismos que respondem a variações de O_2 e CO_2, aumentando ou diminuindo o número de movimentos respiratórios de um indivíduo. Esse controle involuntário pode ser modificado pela vontade do indivíduo, de acordo com estados emocionais, e por ação de drogas. O recém-nascido (RN) possui um centro respiratório imaturo, menos ativo quanto menor a idade gestacional, tornando-se mais sujeito à ação de drogas e às variações de padrão respiratório em diferentes fases do sono. O RN possui um sistema de reflexos os quais estimulam ou inibem a respiração, e deixam de existir com o avançar da idade cronológica, sendo que os mais importantes são: reflexo de Hering-Breuer, no qual "sensores" (receptores) de estiramento, localizados na vias aéreas, são sensibilizados quando o pulmão chega a um determinado volume de inflação, deflagrando a expiração, portanto, limitando o tempo inspiratório; reflexo de Head – ocorre um aumento do esforço inspiratório após um rápido aumento no volume pulmonar (durante a inflação), aumentando o tempo inspiratório. Esses pacientes também têm uma resposta deprimida à hipóxia, ocorrendo breve aumento da freqüência respiratória, seguido de apnéia.

Uma vez deflagrado o estímulo respiratório pelo sistema nervoso central (SNC), fibras dos nervos frênicos estimularão a contração do diafragma. Com a atuação do diafragma e dos músculos intercostais, estabiliza-se a caixa torácica, produzindo pressão negativa interpleural e aumento na pressão abdominal, gerando um diferencial de pressão entre a atmosfera e os alvéolos: fator determinante para o deslocamento do ar das vias aéreas superiores até os alvéolos (convecção). A difusão dos diferentes gases nas vias aéreas soma-se a esse mecanismo, permitindo as trocas gasosas que ocorrem por diferença de concentração. A expiração passiva ocorre secundária ao relaxamento da musculatura respiratória e ao domínio das forças elásticas do parênquima pulmonar.

O RN possui características que o tornam mais vulnerável ao desenvolvimento de insuficiência respiratória (Quadro 5.36)

Quadro 5.36 – Características respiratórias do recém-nascido.

1. Complacência torácica tendendo ao infinito devido à caixa torácica cartilaginosa mais instável
2. Tórax cilíndrico, com as costelas deslizando-se mais horizontalmente, fazendo com que durante sua contração necessitem percorrer uma menor área de deslizamento, gerando menor força de contração
3. Inserção diafragmática mais horizontalizada, possibilitando o movimento das costelas mais inferiores para baixo, durante a inspiração
4. Menor massa muscular, maior quantidade de fibras musculares, com menor resistência à fadiga, no diafragma (menos oxidativas)
5. Freqüência respiratória aumentada, facilitando o aparecimento de fadiga muscular
6. Complacência pulmonar diminuída: deficiência de surfactante, presença de edema intersticial, líquidos nos alvéolos, principalmente nas primeiras horas de vida
7. O volume de fechamento alveolar no RN é muito próximo ao seu volume corrente, às vezes, até menor, predispondo-o a situações de atelectasia

MECÂNICA PULMONAR

As propriedades do sistema respiratório responsáveis pelo gradiente pressórico são a *complacência*, a *resistência* e a *inércia* dos pulmões. As forças de inércia são desprezíveis em relação às demais, em situação de ventilação convencional. No entanto, durante a respiração espontânea, elas tendem a fazer com que o pulmão retorne ao seu menor volume. A força de tensão superficial diminui a superfície alveolar, e o surfactante reduz essa força de tensão superficial, evitando o colabamento pulmonar.

A complacência (pulmonar, caixa torácica, do sistema respiratório) exprime a resposta em termos de volume pulmonar (variação de volume pulmonar) obtido com a administração de diferentes valores de pressões positivas, podendo ser representada pela fórmula:

$$C_L = \frac{\Delta V}{\Delta P}$$

onde: C_L = complacência
ΔV = diferença de pressão
ΔP = diferença de volume

Assim, maior será a complacência quanto menores forem as pressões necessárias para se atingir uma mesma alteração de volume. Ela também é uma medida da elasticidade do sistema. No RN, a complacência da caixa torácica é alta, tendendo ao infinito, já a complacência do parênquima pulmonar se apresenta diminuída em relação às crianças maiores e aos adultos, e principalmente a do RN pré-termo. Situações que cursem com colabamento (atelectasias) ou com hiperdistensão alveolar (enfisema) possuem complacência diminuída (a complacência tem íntima relação com o volume pulmonar) (Fig. 5.47). Conhecendo-se esta curva da figura 5.47, podemos entender as variáveis a serem utilizadas durante a ventilação convencional para permitir o funcionamento do sistema respiratório em uma faixa ótima, isto é, permitindo oxigenação e remoção de CO_2 adequadamente, produzindo efeitos colaterais mínimos.

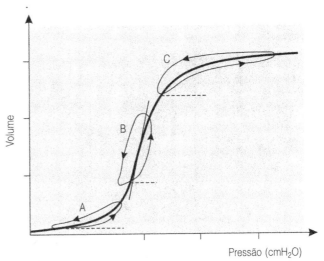

Figura 5.47 – Curva de expansão pulmonar. A) Representa doenças que levam a atelectasias. B) Representa pulmão normal. C) Representa situações de hiperinsuflação pulmonar. (Fonte: Harris e Wood, 1996.)

A resistência é uma capacidade inerte ao sistema respiratório (e, eventualmente, do tubo endotraqueal) em opor-se ou resistir à passagem de fluxo de gás. Ela ocorre devido ao atrito entre os gases e os tecidos da parede brônquica. Pode ser expressa como:

$$R = \frac{\Delta P}{\Delta f}$$

onde: R = resistência
ΔP = gradiente de pressão
Δf = diferença de fluxo

Assim, quanto maior a resistência, maior a pressão a ser gerada para se obter fluxo de gás. São determinantes da resistência: diretamente proporcionais ao comprimento das vias aéreas (some-se o tubo endotraqueal, se presente), viscosidade do gás utilizado (por exemplo, o Heliox, mistura de oxigênio com hélio é menos viscoso que o ar); inversamente proporcional ao raio da via aérea e, se presente, ao do tubo endotraqueal; como também a velocidade do fluxo. No RN, apesar do brônquio ter seu raio diminuído em relação ao do adulto, conforme se estende para a periferia, o sistema compreende vários tubos, sendo que nessa situação a resistência é dependente da área total do corte transversal de todos os tubos. Sendo assim, o RN tem resistência menor do que a esperada, se considerarmos apenas o raio das vias aéreas. Devemos nos lembrar que apenas pequenos graus de estreitamento nas vias aéreas – edema intersticial, enfisema – colapsando-as, ou muco, causam importante aumento na resistência.

Deriva-se dessas propriedades o conceito de *constante de tempo* – que representa o tempo (em segundos) para que ocorra o equilíbrio entre as pressões das vias aéreas proximais e a alveolar. Por definição, uma constante de tempo é o tempo para que o alvéolo atinja 63% da pressão gerada pela boca ou pelo ventilador. Para que ocorra o equilíbrio de 95% entre as pressões, são necessárias três constantes de tempo. Note que a partir de 3-5 constantes de tempo não se consegue atingir diferenças importantes em termos de equilíbrios de pressões (Fig. 5.48).

$$K_T = C_L \times R$$

onde: K_T = constante de tempo
C_L = complacência
R = resistência.

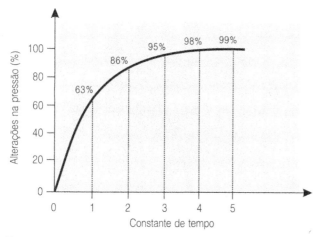

Figura 5.48 – Alterações na pressão em relação ao tempo. Tempo que demora para ocorrer o equilíbrio entre a pressão alveolar e a pressão das vias aéreas. (Fonte: Carlo; Greenough e Chatburn, 1994.)

Considerando-se que os valores normais de complacência e resistência, no RN, são respectivamente 0,003-0,006 litro/cmH$_2$O e 20-40cmH$_2$O/litro/s, o valor de uma constante de tempo estaria em torno de 0,15s.

A constante de tempo é a representação do tempo necessário para se obter o equilíbrio entre as forças elásticas e as de resistência à passagem do ar. Uma constante de tempo inspiratória insuficiente não permite renovação adequada do gás alveolar, e uma constante de tempo expiratória insuficiente não permite que o ar que entrou nos alvéolos tenha tempo suficiente para sair, causando aprisionamento de gás nos alvéolos, com hiperinsuflação alveolar. Uma compreensão da constante de tempo auxilia o clínico a manipular melhor os parâmetros do respirador, considerando a fisiopatologia da doença de seu paciente.

TROCAS GASOSAS
DURANTE A VENTILAÇÃO

Os parâmetros que podem ser manipulados durante o uso da ventilação mecânica convencional são: pressão inspiratória (PIP), pressão expiratória (PEEP), fração de inspiração de oxigênio (FiO$_2$), tempos inspiratório (Ti) e expiratório (Te) e, conseqüentemente, freqüência respiratória (FR) e fluxo do respirador. Esses parâmetros são responsáveis pela determinação do volume corrente (VC), volume minuto (VM) e pela pressão média de vias aéreas (MAP).

Define-se como *volume corrente* (VC) a quantidade de gás que passa através do nariz durante um ciclo respiratório, e como *ventilação minuto*, o VC (ml) × número de respirações/minuto (FR).

Conforme mencionado anteriormente, é necessário um gradiente de pressão para ocorrer um fluxo nas vias aéreas, portanto, *volume minuto* é um parâmetro crítico para a ventilação mecânica convencional. Durante a ventilação mecânica, o *volume corrente* é determinado pelo gradiente entre PIP e PEEP (PIP-PEEP).

Existe uma certa quantidade de volume corrente que preenche as vias aéreas de condução mas nunca chega aos alvéolos, denominada *espaço morto anatômico*. Existe uma outra parte que chega aos alvéolos, mas os alvéolos não são perfundidos, não participando das trocas gasosas, o que é denominado *espaço morto alveolar*. O somatório do espaço morto anatômico e do espaço morto alveolar é conhecido como *espaço morto fisiológico*.

A eliminação do CO$_2$ está diretamente relacionada à quantidade de ar que passa pelos alvéolos, devido ao seu alto poder de difusão. Assim, relaciona-se inversamente com o VM e com o VC, podendo-se aumentar sua eliminação por meio da elevação na PIP, diminuição na PEEP, com conseqüente aumento no VC e no VM, e também na FR, que leva a um aumento no VM.

A oxigenação pulmonar está diretamente relacionada à *pressão média de vias aéreas* (PMVA), que é a média das pressões transmitidas para as vias aéreas em todos os ciclos respiratórios.

$$PMVA = K (PIP - PEEP) \times [Ti/(Ti + Te)] + PEEP$$

Na figura 5.49 a oxigenação pulmonar é representada por toda a área abaixo da curva respiratória (porção inspiratória + porção expiratória). Aumentos na PMVA (em todos os parâmetros ventilatórios que alterem a curva – PIP, PEEP, Ti, Te, fluxo, FR) produzem elevações diretamente proporcionais na oxigenação, ressaltando-se, no entanto, que aumentos na PMVA podem levar a barotraumas (pneumotórax, enfisema intersticial), volutraumas, colabamento de capilares alveolares e retenção de CO$_2$, todos efeitos deletérios ao recém-nascido.

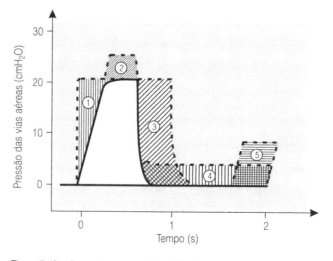

Figura 5.49 – Aumentam a pressão média das vias aéreas: 1. fluxo; 2. aumentos na pressão inspiratória; 3. aumentos no tempo inspiratório; 4. aumentos na pressão expiratória final; 5. aumentos na freqüência respiratória. (Fonte: Harris e Wood, 1996.)

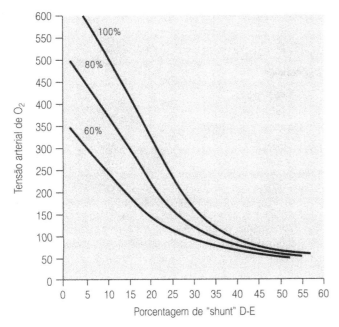

Figura 5.50 – Aumentos na fração inspirada de O_2 acima de 60% têm pouco efeito sobre a tensão arterial de O_2 na presença de um "shunt" maior do que 30%. (Fonte: Goldsmith e Karotkin, 1996.)

Outro fator diretamente relacionado à oxigenação é, logicamente, a *fração inspirada de O_2 utilizada*, embora valores acima de 70% passem a ser insuficientes caso não se reverta a situação primária de "shunt" (Fig. 5.50).

Concluindo, apresentamos a fórmula utilizada para o *cálculo do conteúdo arterial de oxigênio*:

$$CaO_2 = (1,34 \times Hb \times SaO_2) + (0,0032 \times PaO_2)$$

onde: Hb = valor de Hb em g/dl; SaO_2 = saturação arterial de oxigênio.

Esta fórmula mostra que mesmo valores adequados gasométricos não correspondem, necessariamente, a transporte adequado de oxigênio pelo sangue.

BIBLIOGRAFIA

1. CARLO, W.A.; GREENOUGH, A. & CHATBURN, R.L. – Advances in conventional mechanical ventilation. In Boynton, B.; Carlo, W.A. & Jobe, A .H. *New Therapies for Neonatal Respiratory Failure.* 1st ed., New York, Cambridge University Press, 1994. 2. COLICE, G.L. – Historical perspective on the development of mechanical ventilation. In Tobin, M.J. *Principles and Practice of Mechanical Ventilation.* New York, McGraw-Hill, 1994. 3. GOLDSMITH, J.P. & KAROTKIN, E.H. – Introduction to assisted ventilation. In Goldsmith, J.P. & Karotkin, E.H. *Assisted Ventilation of the Neonate.* 3rd ed., Philadelphia, Saunders, 1996. 4. HARRIS, T.R. & WOOD, B.R. – Physiologic principles. In Goldsmith, J.P. & Karotkin, E.H. *Assisted Ventilation of the Neonate.* 3rd ed., Philadelphia, Saunders Company, 1996.

---

6 Monitorização da Função Respiratória

OSCAR TADASHI MATSUOKA
CELSO MOURA REBELLO

INTRODUÇÃO

A insuficiência respiratória constitui a causa mais freqüente de internação em UTI neonatal, apresentando etiologias variadas, cada uma delas com fisiopatologia pulmonar diferente. Entretanto, muitas vezes, as manifestações clínicas são semelhantes, o que dificulta o diagnóstico e a escolha da melhor abordagem terapêutica.

Ao manipular um paciente com doença pulmonar, o pediatra deve procurar a melhor forma de abordar as vias aéreas e assegurar uma troca gasosa adequada. Para auxiliar nas decisões sobre os cuidados respiratórios, uma variedade de técnicas de monitorização podem ser utilizadas.

O objetivo da monitorização é promover informações clínicas importantes sobre a doença pulmonar, avaliar a resposta à terapêutica ventilatória e melhorar a segurança do paciente diante do tratamento instituído.

EXAME FÍSICO

O exame físico constitui o monitor mais importante do sistema respiratório. Muitas informações sobre anormalidades das vias aéreas, função da mecânica pulmonar e troca gasosa podem ser obtidas por meio de um exame minucioso.

No processo inicial da doença pulmonar, a oxigenação pode ser mantida dentro de níveis satisfatórios, porém, à custa de um trabalho excessivo da musculatura respiratória. Essas crianças devem ser acompanhadas com atenção, pois existe risco de evolução para fadiga muscular, episódios de apnéia e parada respiratória.

Os sinais básicos da insuficiência respiratória estão apresentados no quadro 5.37. Eles podem ser facilmente reconhecidos e devem sempre ser valorizados.

Quadro 5.37 – Sinais clínicos da insuficiência respiratória.

Observação	Ausculta
Padrão respiratório	Gemência
Freqüência respiratória	Estridor respiratório
Cor	Estertorações
Batimento de asa do nariz	
Retrações intercostais	

Cada sinal de desconforto respiratório representa uma resposta fisiológica do recém-nascido (RN) ao processo patológico que altera sua mecânica pulmonar.

O padrão respiratório compreende a regularidade e a qualidade de expansão da caixa torácica durante os movimentos respiratórios. Segundo a National Institutes of Health Conference, a apnéia foi definida como ausência de respiração por um período maior do que 20 segundos ou qualquer pausa respiratória associada com bradicardia, palidez ou cianose.

A taquipnéia é definida como freqüência respiratória acima de 60 movimentos respiratórios por minuto (mrm) e desenvolve-se no RN como compensação pela ventilação inadequada, acúmulo de CO_2 ou acidose metabólica. Doenças que limitam o volume corrente ou a ventilação alveolar conduzem à limitação da ventilação minuto.

425

A taquipnéia é uma forma de aumentá-la, como pode ser visto a seguir:

Ventilação minuto = freqüência respiratória (mrm) x volume corrente (ml/kg)

Entretanto, freqüências respiratórias muito elevadas (> 100mrm) levam à redução do volume corrente e, conseqüentemente, da ventilação minuto.

As retrações refletem o esforço da musculatura acessória para manter a ventilação. O grau da contração muscular e a distribuição também indicam aumento do trabalho respiratório associado ao desconforto respiratório. Funcionalmente, representam a baixa complacência da caixa torácica do RN, que se colaba diante do esforço inspiratório, conduzindo a uma ventilação desigual dos lobos pulmonares.

O batimento de asa do nariz representa um reflexo primitivo para maximizar a entrada de ar e minimizar a resistência das vias aéreas superiores.

O gemido expiratório é produzido pela expiração forçada contra a glote fechada. Representa a tentativa de promover uma expiração prolongada, manter o volume residual funcional e a oxigenação.

A cianose está presente quando 3-5g de hemoglobina por 100ml de sangue se encontram na forma não saturada. Representa um sinal de gravidade difícil de ser avaliado, exceto nas situações extremas, devendo ser confirmado por meio de exames.

Pela ausculta pulmonar pode-se avaliar o progresso e a evolução da doença. Deve-se observar a presença e a simetria do murmúrio vesicular. Sua ausência pode revelar atelectasia ou pneumotórax; a crepitação fina está presente na síndrome do desconforto respiratório e na broncopneumonia; a subcrepitação pode estar associada à síndrome aspirativa.

EXAME RADIOLÓGICO

A radiografia de tórax constitui um exame obrigatório para confirmar o diagnóstico da doença pulmonar e sempre deve ser realizada para se confirmar a posição da cânula traqueal ou cateter venoso central. Indiretamente, o exame permite avaliar a resposta ventilatória do paciente à terapêutica instituída. Devem-se observar o grau de expansibilidade da caixa torácica, a aeração do parênquima pulmonar e a possibilidade de complicações, como o extravasamento de ar.

OXIMETRIA DE PULSO

A oximetria de pulso representa o avanço mais importante da tecnologia da década de 1980 e seu uso respeita praticamente todos os requisitos da monitorização moderna: constitui um método não-invasivo, de monitorização contínua, não-doloroso, de baixo custo e altamente seguro para o paciente.

Seu funcionamento se baseia no princípio de absorção da luz pela hemoglobina. No caso, são utilizadas a luz vermelha e a infravermelha, que constituem comprimentos de onda nos quais a absorção da hemoglobina oxigenada e a reduzida são completamente diferentes, o que permite a diferenciação de cada uma delas. O sensor utilizado detecta apenas estímulo pulsátil, medindo, portanto, a absorção de luz do sangue arterial. Fluidos e tecidos circundantes não interferem na captação do sinal, pois não têm capacidade pulsátil.

Pela oximetria de pulso, avalia-se a saturação do sangue arterial pelo oxigênio, além de monitorizar a freqüência cardíaca. Permite a titulação da fração inspiratória de oxigênio (FiO_2) utilizada no paciente, principalmente sob ventilação mecânica, evitando coletas exageradas de gasometrias.

A oximetria de pulso apresenta algumas limitações, que podem ser facilmente compreendidas em face dos seus princípios físicos de funcionamento (Quadro 5.38) a saber:

Quadro 5.38 – Fatores que comprometem a acurácia da oximetria de pulso.

Disemoglobinemias: carboxiemoglobina
metemoglobina
Pigmentos: azul-de-metileno
verde-de-indocianina
Baixa perfusão periférica
Iluminação externa
Artefato de movimento

Disemoglobinemias – existem formas anormais de hemoglobina que apresentam redução na capacidade de transportar oxigênio. A carboxiemoglobina apresenta uma molécula de monóxido de carbono ligada à hemoglobina, impedindo sua ligação ao oxigênio. Entretanto, sua absorção de luz é muito semelhante à da oxiemoglobina, sendo confundida, como esta, pelo fotossensor. Na metemoglobina, alterações moleculares não permitem a ligação do oxigênio de forma eficiente. Nesse caso, a absorção de luz ocorre na faixa de 660 e 990nm. Quando a metemoglobina atinge 35%, a saturação do oxigênio medida pelo oxímetro de pulso atinge um platô de 85%. Aparentemente, a hemoglobina fetal não compromete a acurácia do oxímetro de pulso.

Pigmentos – substâncias como azul-de-metileno causam falsamente uma leitura de baixa saturação. A icterícia ou a pigmentação da pele apresentam mínimo efeito sobre a leitura do sensor. Por outro lado, a anemia grave, principalmente com nível de hemoglobina menor do que 5mg/dl, afeta a acurácia do oxímetro de pulso.

Baixa perfusão – situações nas quais a perfusão periférica é ruim, o sensor do oxímetro é incapaz de detectar o estímulo determinado pela baixa amplitude do pulso arterial. Mudanças de posição do sensor (nariz, lobo da orelha) têm sido tentadas com sucesso duvidoso. Nesse caso, seus resultados devem ser interpretados com reserva.

Luz fluorescente ambiente (fototerapia) – pode interferir com a função do oxímetro de pulso, causando falsamente baixos valores de saturação. O problema pode ser corrigido pelo uso de bandagem não-transparente sobre o sensor.

Movimentos do paciente – podem interferir na leitura do sinal de pulso pelo sensor.

CAPNOGRAFIA

A capnografia é a representação gráfica produzida pela variação da concentração de CO_2, ao longo do ciclo respiratório, em função do tempo. Constitui um método não-invasivo, de monitorização contínua, que, a partir da medida da pressão parcial de CO_2 (PCO_2) do gás exalado, avalia a PCO_2 presente no sangue arterial (Quadro 5.39).

Quadro 5.39 – Uso da capnografia.

Avaliação da PCO_2 alveolar
Avaliação do padrão respiratório (freqüência e ritmo)
Determinação do espaço morto
Avaliação e prognóstico da reanimação cardiopulmonar
Posição do tubo endotraqueal
Falha na ventilação mecânica
Sincronia paciente-ventilador

O CO_2 representa o produto final do metabolismo aeróbio, que ocorre nas mitocôndrias e atinge facilmente a circulação sangüínea sistêmica por ser um gás altamente difusível. No pulmão, não havendo desequilíbrio entre a ventilação e a perfusão, acredita-se que o CO_2 atinja o espaço alveolar sem restrições. Nesse contexto, postula-se que a PCO_2 no espaço alveolar se equilibra com a PCO_2 presente no sangue sistêmico, podendo ser utilizada para referência da concentração do gás na artéria.

Na capnografia, a concentração de CO_2 é progressivamente quantificada à medida que o gás exalado vai atingindo o sensor. O ponto mais elevado representa o final da expiração, e a PCO_2 medida nesse nível ($PTCO_2$) é utilizada para referir a PCO_2 no sangue arterial.

O método fornece informações úteis sobre o estado ventilatório do paciente. Pode-se confirmar a posição de uma cânula orotraqueal, detectar a presença de obstrução, avaliar a eficiência de uma reanimação cardiopulmonar, o espaço morto e a sincronia entre a ventilação mecânica e o paciente. Sua maior limitação consiste na correlação entre a PCO_2 arterial e $PTCO_2$, que varia em pacientes com baixo débito cardíaco e distúrbio no relacionamento entre a ventilação e a perfusão pulmonar.

GASOMETRIA ARTERIAL

A avaliação dos gases arteriais ainda constitui um exame obrigatório, sendo considerado padrão de referência na insuficiência respiratória. Por meio do exame são medidos diretamente a PaO_2, a $PaCO_2$ e o pH. Indiretamente, a partir desses parâmetros, são calculados o bicarbonato, a saturação de oxigênio e o excesso de bases. O exame, que avalia a troca gasosa e o equilíbrio acidobásico, apresenta limitações: representa medidas intermitentes, espolia sangue, é doloroso e considerado invasivo ao paciente.

A gasometria obtida por sangue venoso ou punção capilar periférica tem valor apenas para avaliação do CO_2 e equilíbrio acidobásico. A monitorização do oxigênio arterial é importante, principalmente porque no recém-nascido existe risco de toxicidade, levando ao desenvolvimento de retinopatia da prematuridade.

A monitorização contínua da saturação de oxigênio tem permitido uma redução nas coletas de amostras sangüíneas para avaliação da PaO_2 e constitui um marcador mais acurado para avaliar o conteúdo arterial de sangue.

Os valores gasométricos esperados para recém-nascidos prematuros e de termo estão apresentados na tabela 5.40.

Tabela 5.40 – Valores gasométricos arteriais para RN prematuro e de termo, em ar ambiente, com níveis normais de hemoglobina e temperatura corpórea.

Parâmetro	Prematuro (1ª hora de vida)	Termo (1ª hora de vida)
PaO_2	50-80mmHg	80-95mmHg
$PaCO_2$	35-45mmHg	35-45mmHg
pH	7,28-7,32	7,30-7,35

Fonte: Cunningham, 1994.

A PaO_2, como fator isolado, constitui um marcador pobre para avaliar a condição clínica do paciente. Isso porque não avalia a qualidade da transferência de oxigênio, não quantificando a gravidade da doença pulmonar.

Outro aspecto interessante a saber é que o sangue arterial constitui uma mistura que se origina de duas fontes principais: a grande maioria (95%) é proveniente de unidades alveolocapilares, que promovem a oxigenação do sangue; e a minoria, de "shunts" anatômicos, que constituem o lançamento de sangue venoso diretamente para a circulação arterial. Existem situações patológicas nas quais o "shunt" pode estar aumentado, repercutindo diretamente sobre a PaO_2. É o que ocorre, por exemplo, nas atelectasias extensas ou colabamento alveolar causado pela deficiência de surfactante pulmonar. Este fato demonstra que a abordagem ventilatória deve promover a redução do "shunt" e não somente fundamentar a terapêutica na oferta de níveis elevados de oxigênio.

Serão apresentados a seguir marcadores que podem ser calculados a partir da gasometria arterial e que são tentativas de se avaliar a qualidade da troca gasosa. Esses índices se caracterizam por associar a PaO_2 aos recursos ventilatórios fornecidos ao paciente.

Gradiente de tensão de oxigênio alveoloarterial – consiste na diferença entre o oxigênio administrado ao paciente e a quantidade que efetivamente atingiu os capilares pulmonares. Se a troca gasosa entre o alvéolo e o capilar pulmonar fosse absoluta, o conteúdo de oxigênio alveolar passaria totalmente para os capilares e o gradiente deveria ser ou muito baixo ou nulo.

$P(A-a)O_2 = PAO_2 - PaO_2$

PAO_2 = pressão alveolar de oxigênio
PaO_2 = pressão arterial de oxigênio

$PAO_2 = PiO_2 - PaCO_2$

PiO_2 = pressão inspiratória de O_2
$PaCO_2$ = pressão arterial de CO_2

PiO_2 = (pressão atmosférica – pressão de vapor d'água) $\times$ FiO_2
$PiO_2 = (760mmHg - 47mmHg) \times FiO_2$
$PiO_2 = 713 \times FiO_2$

portanto:

$PAO_2 = (713 \times FiO_2) - PaCO_2$
$P(A-a)O_2 = (713 \times FiO_2) - PaCO_2 - PaO_2$

Esta equação apresenta limitação porque sofre grande variação conforme a FiO_2 utilizada.

PaO_2/PAO_2 – esta relação associa a pressão parcial de oxigênio à pressão alveolar de O_2 e avalia a porcentagem do gás alveolar que atinge efetivamente os capilares pulmonares. Teoricamente, assumindo que a função pulmonar seja constante, a porcentagem de PAO_2 que alcança os capilares sangüíneos também permanece constante, apesar de mudanças na FiO_2. É um bom indicador da função pulmonar e serve como guia para a terapia de oxigênio. Os valores normais variam em torno de 75%. A estabilidade desse marcador é maior quando a FiO_2 empregada é maior do que 30% e quando a PaO_2 é menor do que 100mmHg.

PaO_2/FiO_2 – por ser facilmente obtido, constitui um marcador muito utilizado para caracterizar a gravidade da insuficiência respiratória em trabalhos científicos. Porém, esse índice não reflete mudanças no "shunt" e o resultado obtido deve ser comparado aos valores normais esperados. Para adultos, variam de 400 a 500; quando abaixo de 200 indica "shunt" maior do que 20%.

Índice de oxigenação (IO) – é considerado o marcador mais fisiológico da função respiratória, provavelmente por associar a PaO_2 não somente à FiO_2, mas também ao recurso ventilatório representado pela pressão média de vias aéreas. É utilizado como marcador universal para indicação de terapêuticas mais agressivas, como óxido nítrico ou oxigenação de membrana extracorpórea.

$$IO = \frac{MAP \times FIO_2 \times 100}{PaO_2 \text{ pós-ductal}}$$

MONITORIZAÇÃO DA FISIOLOGIA DA MECÂNICA PULMONAR

O desenvolvimento da tecnologia permitiu a abordagem das características da fisiologia da mecânica pulmonar. Isso é muito importante porque, no período neonatal, a complacência pulmonar pode variar de forma muito ampla, em curto espaço de tempo. É o que ocorre, por exemplo, na terapêutica com surfactante exógeno, que aumenta a complacência de forma abrupta, em questão de minutos. O importante é que a pressão média de vias aéreas também acompanhe essas mudanças, evitando o barotrauma.

A redução da morbidade também é uma preocupação constante em UTI neonatal. Nesse contexto, a doença pulmonar crônica merece atenção especial, principalmente porque está associada diretamente aos parâmetros ventilatórios utilizados durante a fase aguda da doença.

Instrumentos para a monitorização da mecânica pulmonar envolvem um sistema computadorizado (pneumotacógrafo) para registro do fluxo, pressão média de vias aéreas e volume corrente. As medidas podem ser obtidas por meio de um sensor localizado entre o tubo endotraqueal e o circuito do ventilador mecânico. Essas medidas promovem dados para o cálculo da complacência dinâmica pulmonar e da resistência total do sistema respiratório.

Pela interpretação dessas informações, é possível identificar a fisiopatologia da doença pulmonar e, assim, melhor adaptar o suporte ventilatório para as necessidades fisiológicas do paciente, reduzindo seu trabalho respiratório.

As formas de curva mais freqüentemente registradas são o fluxo, a pressão média de vias aéreas e o volume corrente (eixo vertical), os quais são analisados em relação ao tempo (eixo horizontal). Convencionalmente, valores positivos correspondem ao evento inspiratório, enquanto os negativos, ao expiratório.

O gráfico das vias aéreas durante a ventilação limitada à pressão está apresentado na figura 5.51. Na parte superior, o fluxo está representado no eixo vertical, enquanto o tempo está disposto no eixo horizontal. Na parte inferior, está representada a curva de pressão em relação ao tempo.

Nesse modo ventilatório, a pressão é limitada e o volume corrente varia de acordo com a complacência pulmonar, a resistência das vias aéreas e o fluxo. O padrão de desaceleração do fluxo resulta em uma curva ascendente da pressão média, até que a pressão inspiratória positiva (PIP) seja atingida. Devido à extensão do tempo inspiratório, uma pausa inspiratória está presente na qual o fluxo inspiratório retorna ao zero, antes do início da expiração.

CONCLUSÃO

A monitorização ventilatória envolve acompanhamento clínico, controles laboratoriais e avaliações contínuas da fisiologia respiratória. Nesse sentido, a tecnologia caminha no desenvolvimento de

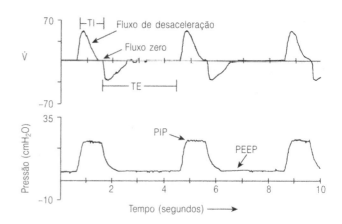

Figura 5.51 – Apresentação gráfica da variação do fluxo em relação ao tempo (parte superior) e da pressão média de vias aéreas em relação ao tempo (parte inferior), na ventilação limitada à pressão. PIP = pressão inspiratória positiva; PEEP = pressão expiratória positiva final; TI = tempo inspiratório; TE = tempo expiratório. (Fonte: Bird Products Corporation, Palm Springs, Califórnia.)

recursos cada vez mais sensíveis e menos invasivos. Entretanto, por mais sofisticado que seja, o equipamento tecnológico sempre estará limitado a seu papel coadjuvante, deixando claro a importância do conhecimento de fisiologia e as repercussões que cada doença pode determinar sobre a mecânica ventilatória no recém-nascido.

BIBLIOGRAFIA

1. BREEN, P.H. – Capnography: the science between the lines. In Annual Refresher Course Lectures. San Francisco, **126**:1, 1994. 2. CUNNINGHAM, M.D. – Physiological monitoring. In Boynton, B.R.; Carlo, W. & Jobe, A.H. New Therapies for Neonatal Respiratory Failure. A Physiological Approach. New York, Cambridge University Press, 1994. 3. MALLEY, W.J. – Assessment of hypoxemia and shunting. In Clinical Blood Gases: Invasive and Non-Invasive Alternatives. Philadelphia, Saunders, 1990. 4. MELIONES, J.N. et al. – Respiratory monitoring. In Rogers, M.C. & Nichols, D.G. Textbook of Pediatric Intensive Care. 3rd ed., Baltimore, Williams & Wilkins, 1996.

| 7 | Manejo da Ventilação Mecânica Convencional |

MARTA M. GALLI B. MATALOUN
RENATO TAKESHI YAMADA

INTRODUÇÃO

Para uma terapia ventilatória adequada das doenças respiratórias mais freqüentes no período neonatal que causam insuficiência respiratória, necessita-se que o clínico compreenda a fisiologia pulmonar neonatal, a fisiopatologia da doença e os princípios mecânicos do ventilador a ser utilizado.

Desde o Velho Testamento florescem idéias de como é fascinante a possibilidade de manter a respiração pelos meios artificiais. Em 1971, foi descrito o primeiro ensaio clínico com o uso de pressão expiratória final positiva contínua de vias aéreas, por Gregori e cols., no tratamento da síndrome de desconforto respiratório. A partir dessa época, ventiladores para uso específico na área neonatal foram desenvolvidos. Técnicas ventilatórias e novos aparelhos têm sido introduzidos e testados no decorrer do período, concomitantemente

com o uso de surfactante exógeno, modo controlado/assistido, ventilação mandatória intermitente (IMV), ventilação mandatória intermitente sincronizada (IMVS), ventilação com pressão de suporte, ventilação de alta freqüência (por jato ou oscilatória), ventilação assistida, oxigenação por membrana extracorpórea (ECMO), bem como monitorização de pressão média de vias aéreas (MAP), curvas de volume/pressão, complacência e resistência e índices de oxigenação, permitindo melhor assistência ventilatória.

OBJETIVOS DA VENTILAÇÃO MECÂNICA

A ventilação mecânica é um artifício utilizado para oferecer suporte ventilatório ao paciente com insuficiência respiratória até que se restabeleça sua função pulmonar adequada.

O objetivo primário é o recrutamento de alvéolos e uma ventilação alveolar satisfatórios para promover a troca gasosa adequada (oxigenação e remoção de CO_2).

INDICAÇÕES DA VENTILAÇÃO MECÂNICA

1. Indicações clínicas:
   - Aumento da freqüência respiratória.
   - Diminuição da freqüência respiratória com aumento dos esforços respiratórios.
   - Apnéia prolongada com cianose e/ou bradicardia.
   - Cianose que não reverte com a administração de O_2.
   - Hipotensão, palidez, perfusão periférica ruim.
   - Respiração periódica com pausas prolongadas.
   - Crises de apnéia com cianose e/ou bradicardia.
   - "Gasping".

2. Indicações gasométricas:
   - pH < 7,25.
   - PaO_2 < 50mmHg.
   - $PaCO_2$ > 50mmHg, com $FiO_2 \geq 0,6$ (60%) indicam necessidade de terapia ventilatória.

3. Falência da terapia com pressão de distensão contínua de vias aéreas (CPAP), sendo indicada por uma PaO_2 < 50mmHg com $FiO_2 \geq 0,6$ (60%) e CPAP = 6 a 8cmHg.

4. Apnéia.

5. Hérnia diafragmática.

Deve-se ter em mente que a intubação e a assistência ventilatória precoces podem ser benéficas ao paciente, por diminuir a formação de atelectasias e as conseqüências da hipoxemia sobre o pulmão e as alterações hemodinâmicas.

CLASSIFICAÇÃO DOS VENTILADORES MECÂNICOS

A classificação dos ventiladores pode ser baseada:

1. No *modo de pressão* administrada ao paciente:

a) Ventiladores com pressão negativa – somente de interesse histórico. Não necessitam de intubação endotraqueal. O paciente fica envolto pelo ventilador, dificultando o acesso para manipulações de rotina (monitorização, radiografia de tórax, cuidados de higiene e de fisioterapia, controles de temperatura).

b) Ventiladores com pressão positiva – os aparelhos que administram pressão positiva são classificados em relação ao *modo de ciclar* (forma como se produz o término da inspiração):
   - ciclado a volume: a inspiração termina quando determinado volume preestabelecido chega ao paciente;
   - ciclado a pressão: a inspiração termina quando uma pressão preestabelecida é atingida;
   - ciclado a tempo: termina-se a inspiração quando se atinge um tempo predeterminado;
   - ciclado a fluxo: termina-se a inspiração quando se atinge um fluxo determinado;
   - mistas: duas ou mais formas de ciclar estão presentes no mesmo ventilador;
   - ventiladores de alta freqüência: permitem atingir freqüências > 150 respirações/minuto.

2. Os ventiladores podem ser classificados também de acordo com a forma que comandam a ventilação – *modo ventilatório*. Para iniciar a inspiração, o ventilador pode ser deflagrado pelo paciente (assistida), ou somente o ventilador comanda a respiração (controlada) ou pelo paciente e pelo ventilador (assistida/controlada – IMV).

No período neonatal, a ventilação mandatória intermitente permite que o recém-nascido respire espontaneamente, mesmo com o aparelho ciclando a uma freqüência predeterminada, sendo útil no desmame da ventilação. Novos ventiladores neonatais têm incorporado o uso da ventilação mandatória intermitente sincronizada (IMVS), que permite ao paciente e ao ventilador iniciarem a respiração de forma sincronizada, mantendo uma freqüência respiratória predeterminada, evitando assim períodos de apnéia.

Em relação à *fonte* do ventilador, esta pode ser elétrica ou pneumática. A maioria dos ventiladores neonatais são com pressão positiva, ciclados a tempo com pressão limitada devido a:
   - desenho mais simples, facilitando sua manipulação e reduzindo seu custo;
   - ser fáceis de operar e à leitura fácil dos parâmetros do ventilador;
   - características das doenças pulmonares. Os ventiladores com pressão limitada oferecem mais vantagens, pois o volume de gás enviado aos alvéolos pelos ventiladores com volume limitado pode não ser suficiente para recrutar alvéolos atelectasiados. Já nos ventiladores com pressão limitada, o volume de gás enviado aos alvéolos depende da complacência pulmonar, e, com a diminuição da complacência, uma pressão preestabelecida é atingida mais rapidamente, levando à diminuição do volume corrente.

PARÂMETROS VENTILATÓRIOS

Os parâmetros dos ventiladores – ciclados a tempo e limitados a pressão – são relativamente de fácil manejo e comum em todos os ventiladores. Cada um desses parâmetros serão apresentados separadamente. Porém, deve-se lembrar que eles funcionam inter-relacionados, de forma que a alteração em um deles pode levar a resultados indesejáveis se não forem analisados conjuntamente com os outros.

Pico de pressão inspiratória (PIP) – é a pressão fornecida ao paciente para que ocorra a expansão pulmonar. Vários fatores devem ser levados em consideração para se estabelecer o PIP de um paciente: peso do recém-nascido (RN), idade gestacional e pós-natal, doença que o RN apresenta, resistência/complacência pulmonar e constante de tempo.

Nos ventiladores ciclados a tempo, limitados a pressão, a pressão inspiratória é um dos parâmetros que determinará o volume corrente (juntamente com o PEEP e com a freqüência respiratória).

A pressão adequada para se ventilar um paciente é aquela que promove expansão pulmonar com o menor PIP possível. O PIP fisiológico em RN sem doença pulmonar é em torno de 12-15cmH$_2$O.

Elevando-se o PIP, aumenta-se o volume corrente, a eliminação de CO_2, a pressão média de vias aéreas (MAP) e a oxigenação.

Como efeitos indesejáveis de um PIP elevado observamos: diminuição do débito cardíaco, pela pressão inspiratória transmitida ao miocárdio, dificultando o retorno venoso; barotraumas e volutraumas (por aumentar o volume corrente) como pneumotórax, enfisema intersticial, displasia broncopulmonar (DBP).

Pressão expiratória positiva final (PEEP) – é a pressão expiratória residual que mantém os alvéolos distendidos. Conseqüentemente, tem-se um maior recrutamento alveolar (mais alvéolos são utilizados na troca gasosa, já que existem menos alvéolos atelectasiados), com melhora da complacência pulmonar e da relação ventilação-perfusão.

O PEEP fisiológico é de 3-4cmH$_2$O. Indica-se a utilização de PEEP maior do que o fisiológico em doenças com diminuição da capacidade residual funcional, com o objetivo de evitar colabamento alveolar.

Quando se utiliza freqüência respiratória alta com tempo inspiratório mais prolongado que o expiratório e/ou com tempo expiratório curto, não há tempo suficiente para que ocorra uma saída adequada do ar alveolar, ocorrendo aprisionamento progressivo do ar intra-alveolar. Conseqüentemente, há aumento da pressão intra-alveolar que funciona como PEEP. Esse aumento do PEEP, além do determinado, é chamado de PEEP inadvertido e leva a diminuição da complacência alveolar, colabamento capilar, com piora da troca gasosa, retenção de CO_2, enfisema intersticial e pneumotórax.

Fração inspirada de O_2 (FiO_2) – é a concentração de oxigênio fornecida ao paciente em que o "blender" faz a mistura do oxigênio e do ar comprimido em determinada concentração. Ele atua somente na PaO_2. Quanto maior a concentração de O_2 fornecida, maior a PaO_2, obedecendo a curva de dissociação de O_2. No entanto, devemos lembrar que, em situações com "shunt" maior do que 30%, elevação na fração inspirada de O_2 acima de 60% não produz aumento na PaO_2. O uso de O_2 em excesso leva à retinopatia da prematuridade, por hiperoxia, e à displasia broncopulmonar.

Tempo inspiratório (TI)/tempo expiratório (TE)/freqüência respiratória (FR) – os tempos inspiratório e expiratório e a freqüência respiratória estão intimamente relacionados. Normalmente, utilizamos TI próximo ao fisiológico, em torno de 0,5 segundo, e procuramos manter uma relação I/E entre 1:1 e 1:3, com FR entre 60 e 30rpm, respectivamente.

A freqüência respiratória é um dos principais determinantes da ventilação minuto (ventilação minuto = freqüência respiratória × volume corrente).

Tempos inspiratórios prolongados aumentam a pressão intratorácica que é transmitida ao coração, podendo dificultar o retorno venoso e comprometer o débito cardíaco.

Fluxo – é a vazão da mistura dos gases que se utilizará para ciclar o ventilador de maneira a se atingir o PIP adequado, com TI e FR determinados. O fluxo varia de 4 a 12 litros/min, dependendo do tamanho do RN e dos parâmetros ventilatórios.

O fluxo é um importante determinante da forma da curva respiratória e dos níveis de pressão inspiratória. Com a utilização de fluxos próximos ao fisiológico (duas vezes a ventilação minuto do RN), obtém-se uma forma de curva respiratória em "sino", que se assemelha à forma da curva de um RN com respiração espontânea. Fluxos menores não permitem uma ventilação minuto adequada, podendo aumentar o espaço morto, por não conseguir uma pressão de abertura alveolar suficiente, causando hipercarbia.

Ressaltamos que alterações em todos os parâmetros citados anteriormente, com exceção da FiO_2, alteram a pressão média de vias aéreas.

Ventilação mecânica – para iniciar a ventilação mecânica verificar se: 1. o ventilador está ligado às fontes de O_2 e ar comprimido com manômetros próprios e se essas fontes estão ligadas enviando os gases com as pressões adequadas; 2. o fio-terra e o aparelho estão ligados corretamente; 3. o circuito está montado corretamente.

Antes de adaptar o ventilador ao paciente, verificar se seus parâmetros estão de acordo com as necessidades do RN. Checar a pressão transmitida ao paciente, ocluindo a tubulação do ventilador que se conectará ao paciente. Verificar a posição da cânula orotraqueal (COT), por meio da ausculta pulmonar, cuja ventilação deve ser simétrica, e por radiografia de tórax (COT na altura do 2º espaço intercostal).

Intubação orotraqueal (regra prática):	Posição da COT	Peso do RN
	7cm	1kg
	8cm	2kg
	9cm	3kg
Adicionar 1cm para intubação nasotraqueal		

Parâmetros para ventilação – para o estabelecimento dos parâmetros iniciais de ventilação, deve-se levar em consideração a complacência pulmonar, a resistência das vias aéreas, a fase da doença em que se encontra o paciente, seu peso e idade gestacional e pós-natal.

Após a estabilização do paciente à ventilação mecânica, alteram-se os parâmetros ventilatórios de acordo com suas necessidades, baseando-se em gasometrias, oximetria e monitorização por meio de índices de oxigenação (IO), relação arterioalveolar de O_2 (PaO_2/PAO_2). De acordo com a doença pulmonar e com a gravidade da insuficiência respiratória, os parâmetros ventilatórios deverão ser alterados.

Sugere-se que a diminuição dos parâmetros ventilatórios seja feita lentamente, alterando um parâmetro por vez e observando a resposta clínica e/ou laboratorial. Gasometrias periódicas são recomendadas para melhor avaliação da mecânica cardiorrespiratória com as alterações realizadas.

SÍNDROME DO DESCONFORTO RESPIRATÓRIO

Na síndrome do desconforto respiratório (SDR) tem-se uma deficiência de surfactante, cuja grande função é a manutenção da tensão alveolar, evitando seu colabamento. Com a deficiência de surfactante, os alvéolos tendem a atelectasiar. Para suprir essa deficiência, o RN necessita de um PEEP maior na tentativa de manter a distensão alveolar. A diminuição da complacência pulmonar, pela própria deficiência de surfactante e associada à falta de musculatura para manter a caixa torácica armada, faz com que o RN necessite de PIP, PEEP e FR maiores. Assim, pode-se iniciar a ventilação com os seguintes parâmetros:

Fluxo = 6-8 litros/min (dependendo do peso do RN e do diâmetro da COT)
PIP = mínima pressão possível em que se observa expansibilidade torácica
PEEP = 5-6cmH_2O
TI = 0,50s
FR = 40-60rpm
FiO_2 = 60%

SÍNDROME DA HIPERTENSÃO PULMONAR PERSISTENTE DO RN (HPPRN)

Na HPPRN há um padrão de hipertensão variável de acordo com a doença de base e de sua gravidade. Algumas doenças podem levar a HPPRN, como persistência do canal arterial, síndrome de aspiração meconial, asfixia perinatal, hérnia diafragmática, hipoplasia pulmonar, entre outras. Nestes casos, faz-se a hiperventilação, na tentativa de alcalinizar o sangue e promover uma vasodilatação pulmonar.

Os parâmetros iniciais podem ser os seguintes:

Fluxo = 8-12 litros/min, dependendo do PIP e da FR utilizados
PIP = mínima pressão possível em que se observa expansibilidade torácica
PEEP = 2-5cmH_2O (dependendo da FR utilizada)
TI = 0,5 segundo, lembrando de diminuir quando FR > 60rpm. Não utilizar TI < 0,3 segundo por não permitir ventilação adequada
FiO_2 = 60 a 80%

Atualmente, questiona-se a utilização da hiperventilação, que já foi bastante empregada, devido aos seus efeitos colaterais.

APNÉIA

Na apnéia, utilizar os parâmetros fisiológicos se não houver causa pulmonar e com FiO_2 10% maior do que recebia antes da intubação, até estabilização do paciente para diminuição dos parâmetros ventilatórios:

```
Fluxo = 6-8 litros/min
 PIP  = mínima pressão possível em que se observa
         a expansibilidade torácica
 FR   = 40rpm
 TI   = 0,5s
 I/E  = 1:2
 FiO2 = 40% (0,4)
```

Lembrar sempre de tratar a causa de base, para melhor resposta do paciente e eficácia do tratamento da insuficiência respiratória.

EFEITOS COLATERAIS DA VENTILAÇÃO MECÂNICA

1. Lesão traqueal (traumatismo mecânico da COT e do fluxo de ar).
2. Traqueobronquiomalacia.
3. Estenose subglótica.
4. Displasia broncopulmonar.
5. Enfisema intersticial.
6. Atelectasia obstrutiva.
7. Sangramento pulmonar.
8. Pneumotórax/pneumomediastino/pneumopericárdio/pneumoperitônio.
9. Hiperinsulflação.
10. Diminuição do débito cardíaco.
11. Persistência do canal arterial.
12. Retinopatia da prematuridade.
13. Apnéia.
14. Infecção.
15. Intolerância alimentar.
16. Hemorragia intracraniana.
17. Retardo do desenvolvimento.

DESMAME DA VENTILAÇÃO

O desmame da ventilação dependerá da doença de base que levou o paciente à ventilação mecânica e de sua resposta ao tratamento. A princípio, o desmame inicia-se após a estabilização do paciente. Quanto maior a gravidade do paciente, maior deve ser o tempo de estabilização para o início do desmame. Este deve ser gradual, diminuir um parâmetro por vez e observar a resposta ao desmame. Avaliações clínicas e controle de oximetria devem ser feitos constantemente, e gasométricos, periodicamente. O objetivo é fazer a criança reassumir o papel de ventilação que fora substituído temporariamente pelo ventilador. É um treinamento, por isso deve ser feito lentamente.

A diminuição dos parâmetros ventilatórios inicia-se normalmente por aqueles considerados mais lesivos e de maior risco ao RN. Se um dos parâmetros estiver muito aumentado (além do fisiológico) e outro muito próximo ao fisiológico, algo na ventilação está errado.

Quando o desmame da ventilação chega próximo aos níveis fisiológicos com a oferta de FiO_2 abaixo de 40%, com as pressões fisiológicas e a FR aproximadamente de 6rpm, a extubação já pode ser planejada.

Um fator muito importante durante a VM é o estado hemodinâmico, hidroeletrolítico e nutricional. Evitar o excesso de volume que leva à abertura do canal arterial (CA) e à conseqüente descompensação cardiorrespiratória. O controle eletrolítico, glicêmico e nitrogenado é fundamental para a homeostase do paciente e para o desmame da VM. A contagem da série vermelha do sangue e do estado nutricional também são decisivos ao paciente. Sob VM, *devem apresentar hematócrito > 40%* para manter a homeostase metabólica e para melhor transporte e troca CO_2/O_2. A oferta nutricional pode ser feita com nutrição parenteral alanceada. Para pacientes mais crônicos, estáveis, com parâmetros ventilatórios mais baixos e sem risco para enterocolite necrosante, pode-se introduzir a alimentação enteral por meio de sonda orogástrica. Isso propicia a nutrição do paciente, criando melhores condições para extubação.

EXTUBAÇÃO

Após chegar aos mínimos parâmetros ventilatórios, segue-se à extubação. Ainda antes da extubação, verificar o funcionamento da fonte de O_2 e o material para eventual reintubação. Aspirar COT previamente e aguardar estabilização após aspiração. Durante o procedimento, produzir pressão positiva com AMBU para evitar atelectasias. Pós-extubação, colocamos os RN com peso menor do que 1.500g em CPAP, por meio de um "prong" nasal (usualmente com CPAP = 3-4cmH_2O e $FiO_2 \geq 5$ a 10% da FiO_2 anterior à extubação). Após estabilização por 24 horas, retira-se o CPAP nasal. Esse procedimento diminui a incidência de atelectasias pós-extubação.

Deve ser realizada radiografia de controle pós-extubação para avaliar a presença de atelectasias ou barotraumas.

Para os pré-termo menores que 34 semanas de idade gestacional corrigida, com risco de apnéia da prematuridade, introduzimos aminofilina profilaticamente, quando FR do ventilador = 20rpm.

BIBLIOGRAFIA

1. CARLO, W.A.; GREENOUGH, A. & CHATBURN, R.L. – Advances in conventional mechanical ventilation. In Boynton, B.; Carlo, W.A. & Jobe, A.H. *New Therapies for Neonatal Respiratory Failure.* Cambridge University Press, 1994. 2. COLICE, G.L. – Historical perspective on the development of mechanical ventilation. In Tobin, M.J. *Principles and Practice of Mechanical Ventilation.* New York, McGraw-Hill, 1994. 3. GOLDSMITH, J.P. & KAROTKIN, E.H. – Introduction to assisted ventilation. In Goldsmith, J.P. & Karotkin, E.H. *Assisted Ventilation of the Neonate.* 3rd ed., Philadelphia, Saunders, 1996. 4. HARRIS, T.R. & WOOD, B.R. – Physiologic principles. In Goldsmith, J.P. & Karotkin, E.H. *Assisted Ventilation of the Neonate.* 3rd ed., Philadelphia, Saunders, 1996. 5. SPITZER, A.R. & FOX, W. – Positive-pressure ventilation: pressure-limited and time-cycled ventilators. In Goldsmith, J.P. & Karotkin, E.H. *Assisted Ventilation of the Neonate.* 3rd ed., Philadelphia, Saunders, 1996.

VERA LÚCIA JORNADA KREBS

A ventilação mecânica está associada a vários tipos de complicações que podem agravar a doença do paciente, prolongar o tempo de permanência no respirador ou causar seqüelas permanentes. O uso de pressão positiva intratorácica pode prejudicar a ventilação alveolar e a perfusão arterial pulmonar. No recém-nascido pré-termo, devido à imaturidade do sistema respiratório, os efeitos indesejáveis são mais freqüentes e de maior gravidade. Quando os picos de pressão e/ou a pressão média nas vias aéreas são muito elevados, ocorrerá hiperinsuflação alveolar, aumento do espaço morto, diminuição da complacência pulmonar, acúmulo de líquidos no pulmão e diminuição do fluxo arterial pulmonar nos capilares dos alvéolos hiperdistendidos. Essas alterações resultam no aparecimento de "shunt" intrapulmonar. As complicações podem ser de vários tipos: barotrauma, volutrauma, comprometimento da função de outros órgãos e sistemas, problemas relacionados à intubação traqueal e infecção.

BAROTRAUMA

Termo utilizado para descrever as alterações patológicas que ocorrem quando o fator agressor primário é a hiperdistensão alveolar. Inclui várias entidades: pneumotórax, enfisema pulmonar intersticial, pneumomediastino, pneumopericárdio e pneumoperitônio. O período neonatal é a faixa etária de maior risco para a ocorrência de barotrauma, devido à necessidade freqüente do uso de ventilação mecânica em recém-nascidos pré-termo gravemente anoxiados ou que apresentam doenças como síndrome de aspiração meconial, hipertensão pulmonar persistente ou pneumonia. Freqüentemente, são observados picos de pressão elevados nesses pacientes. A área de rotura alveolar ocorre tipicamente na borda basal do alvéolo e na bainha broncovascular. Após alcançar o interstício pulmonar, o ar disseca as estruturas até o hilo, podendo atingir o mediastino, o espaço pleural, o pericárdio e o espaço peritoneal.

Pneumotórax – é a manifestação mais comum de barotrauma. Em 0,5 a 2% dos casos, pode ocorrer de forma espontânea em recém-nascidos de termo sem doenças, com poucos sintomas ou assintomáticos. Em recém-nascidos submetidos à ventilação mecânica, o pneumotórax é causa freqüente de piora súbita e colapso cardiovascular. Em 1976, Ogata e cols. relataram incidência de pneumotórax em 11 a 33% dos recém-nascidos submetidos à ventilação mecânica. Devido aos avanços na assistência ventilatória neonatal e ao uso de parâmetros ventilatórios mais conservadores, observa-se diminuição de sua freqüência para 6-9% nos últimos anos. Os principais fatores de risco são prematuridade, doença das membranas hialinas e uso de pressões elevadas na assistência ventilatória. Clinicamente, o recém-nascido pode apresentar-se assintomático ou mostrar graus variáveis de desconforto respiratório, com gemido, taquipnéia e retrações. Freqüentemente, o pneumotórax apresenta-se com piora súbita da insuficiência respiratória, agitação, cianose e queda da saturação da hemoglobina. À inspeção do tórax, o lado comprometido pode apresentar-se abaulado; à ausculta, o murmúrio vesicular está diminuído. As bulhas cardíacas podem estar abafadas, podendo ocorrer tampo-

namento cardíaco, hipotensão e choque. O fígado e o baço podem ser palpáveis devido ao rebaixamento do diafragma. Se o diagnóstico precoce não for realizado, poderá ocorrer óbito, agravamento da doença já existente ou hemorragia intraventricular. Radiologicamente, observa-se uma área de hiperlucência no pulmão acometido, podendo ocorrer desvio das estruturas do mediastino. O tratamento do pneumotórax que ocorre em conseqüência da ventilação mecânica requer a drenagem cirúrgica. A manutenção de níveis mais elevados de pressão parcial de CO_2 sangüíneo, o uso precoce de tempos inspiratórios mais curtos, a umidificação adequada e o surfactante pulmonar são fatores importantes para prevenir sua ocorrência.

Enfisema pulmonar intersticial – ocorre devido à rotura das vias aéreas distais. Os recém-nascidos de maior risco são aqueles com pulmões cuja complacência está muito diminuída, que necessitam de altos picos de pressão inspiratória ou tempo inspiratório muito prolongado. Caracteriza-se por pequenos cistos radiolucentes, que podem causar compressão de vias aéreas e vasos sangüíneos, resultando em diminuição da complacência e congestão pulmonar. Como o PEEP inadvertido e a pressão média nas vias aéreas muito elevada são os principais responsáveis por essa complicação, o tratamento inicial consiste em encurtar o tempo inspiratório do respirador e diminuir a pressão média nas vias aéreas baixando a pressão expiratória final ou pico de pressão inspiratória. A ventilação de alta freqüência, que possibilita o uso de pico inspiratório mais baixo e menor pressão média nas vias aéreas, tem mostrado bons resultados no tratamento de recém-nascidos com enfisema pulmonar intersticial.

Pneumomediastino – freqüentemente é assintomático, sendo observado em recém-nascidos que já apresentam pneumotórax. Poderá ocorrer taquipnéia ou outros sinais de insuficiência respiratória, às vezes com aumento do diâmetro ântero-posterior do tórax. Na maioria dos casos, o tratamento é conservador, e o uso de fração inspirada de O_2 de 100% pode facilitar a absorção de nitrogênio em recém-nascidos de termo, com pouco risco para retinopatia da prematuridade. Se esse tratamento falhar e houver piora clínica, a drenagem cirúrgica está indicada, com colocação do dreno preferencialmente na região subxifóidea.

Pneumopericárdio – ocorre geralmente em associação com outros tipos de barotrauma em recém-nascidos submetidos à ventilação mecânica com pressões muito elevadas. Pode ser assintomático ou evoluir com aparecimento súbito de cianose, abafamento das bulhas cardíacas e diminuição da atividade elétrica do coração ao eletrocardiograma. Nos casos graves, observam-se tamponamento cardíaco, hipotensão, diminuição da perfusão periférica, hipoxemia, acidose metabólica e óbito. Radiologicamente, o coração apresenta-se completamente envolvido por um halo radiolucente. A gravidade do pneumopericárdio pode variar bastante, sendo o tratamento conservador indicado nos casos sem comprometimento importante da função cardíaca e a pericardiocentese ou drenagem pericárdica nos casos mais graves.

Pneumoperitônio – ocorre quando há migração do ar através do diafragma para o espaço retroperitoneal, alcançando a cavidade peritoneal. A principal dificuldade no diagnóstico é excluir a possibilidade de um problema cirúrgico. A presença simultânea de ar no

---

* Ver também o capítulo Pneumotórax Pneumomediastino e Enfisema Intersticial na seção V.

432

tórax, o aspecto normal das alças intestinais e a ausência de nível líquido indicam que o pneumoperitônio foi causado por barotrauma. Os sintomas podem estar ausentes ou ocorrer distensão abdominal súbita e descompensação cardíaca secundária à diminuição do retorno venoso. Em casos graves, está indicada a drenagem cirúrgica.

VOLUTRAUMA

Estudos experimentais demonstraram que a distensão pulmonar provocada por altas pressões nas vias aéreas produzem alterações insidiosas na fisiologia e na morfologia do pulmão. A utilização de pico inspiratório e volume tidal elevados produz edema pulmonar, alterações importantes na permeabilidade, aumento da filtração e lesão alveolar difusa. Esses achados parecem mais relacionados ao uso de volumes elevados, principalmente o volume final expiratório. A lesão pulmonar pode ocorrer devido à distensão alveolar e também por abertura e fechamento cíclicos dos alvéolos. Além disso, a tração exercida por áreas de atelectasia sobre o parênquima normal pode contribuir para alterações. Entre os fatores predisponentes para o volutrauma destacam-se a baixa idade e a presença de doença pulmonar preexistente. No recém-nascido com doença pulmonar, o uso de volume tidal baixo (5ml/kg), picos de pressão inspiratória e expiratória baixos, hipercapnia permissiva e ventilação sincronizada pode minimizar os riscos de volutrauma durante a ventilação mecânica.

ALTERAÇÕES EM ÓRGÃOS E SISTEMAS

O aumento da pressão intrapleural decorrente do uso de pressão positiva nas vias aéreas pode causar diminuição do débito cardíaco, devido à redução do retorno venoso sistêmico e da pré-carga ventricular. O aumento da resistência vascular pulmonar e da pós-carga no ventrículo direito também tem sido relacionado à diminuição do débito cardíaco. Esses efeitos hemodinâmicos do aumento da pressão intratorácica representam o resultado final da interação de diversos fatores, como volume intravascular, função cardiovascular, pressão capilar pulmonar e uso de drogas inotrópicas.

A diminuição do débito urinário, do "clearance" da creatinina e da excreção renal de Na tem sido observada com o uso de pressão positiva contínua nas vias aéreas. Esses efeitos se devem a diminuição do fluxo sangüíneo renal, alterações na perfusão renal e aumento dos níveis de hormônio antidiurético.

Estudos experimentais têm demonstrado diminuição do fluxo sangüíneo, durante ventilação mecânica, nas veias hepáticas, no sistema porta e nas veias mesentéricas.

A pressão positiva contínua nas vias aéreas está relacionada à diminuição da perfusão cerebral, devido ao aumento na pressão arterial média e intracraniana.

COMPLICAÇÕES DA INTUBAÇÃO TRAQUEAL

Complicações durante o procedimento – durante a intubação traqueal poderá ocorrer traumatismo das gengivas com anormalidades futuras nos dentes, lesões na língua e orofaringe, perfuração de esôfago e laceração das cordas vocais. O contato com as estruturas ricamente enervadas da faringe posterior e laringe pode desencadear os reflexos nervosos protetores das vias aéreas, levando a espasmo da laringe, broncoespasmo, apnéia, bradicardia, arritmias cardíacas, hipotensão e parada cardiorrespiratória. A impossibilida-

de de tossir ou deglutir poderá causar aspiração de conteúdo gástrico ou sangue para os pulmões. Se a intubação for necessária por tempo prolongado, a via nasotraqueal apresenta as vantagens de maior estabilidade e permitir o fechamento da boca.

Complicações após a extubação – após a retirada do tubo endotraqueal, a criança poderá apresentar dor de garganta, choro rouco, edema de glote e lesões na laringe ou nas cordas vocais. O edema de glote pode ocorrer na região supraglótica, retroaritenóide ou subglótica. É uma complicação freqüente, às vezes associada a outras lesões, como úlcera, granuloma e estenose. A causa mais comum de reintubação em recém-nascidos é o edema subglótico, que leva à obstrução das vias aéreas. Em lactentes com idade inferior a 4 meses, 1mm de edema uniforme na mucosa da cartilagem cricóide pode reduzir o diâmetro interno em 64%. Clinicamente, observar-se estridor e dificuldade inspiratória que geralmente se manifestam nas primeiras horas após a extubação.

A intubação está sempre associada à lesão da mucosa, independentemente da experiência de quem realiza o procedimento. Nas primeiras horas, observa-se irritação e congestão da mucosa da laringe, seguida de erosão após 6 horas. Em alguns casos, a degeneração epitelial pode evoluir para úlcera pseudomembranosa, ou lesões mais graves após a extubação, como granuloma, sinéquias e estenose. O granuloma laríngeo é mais freqüente nos casos de intubação prolongada, e seu diagnóstico deve ser considerado na criança com grande dificuldade de permanecer extubada, freqüentemente com várias tentativas de extubação sem sucesso.

A seqüela mais grave pós-extubação é a estenose laríngea secundária à fibrose. Observa-se estreitamento do lúmen na região subglótica ou anquilose da articulação cricoaritenóide, com imobilização das cordas vocais. Em recém-nascidos que permaneceram em ventilação mecânica, a lesão pode passar despercebida, sendo diagnosticada somente várias semanas ou meses após a extubação. Essas crianças apresentam desconforto respiratório leve, podendo apresentar complicações obstrutivas. O exame da laringe mostrará uma cicatriz em toda a circunferência da região subglótica. Em alguns casos, a obstrução pode ser grave, com necessidade de traqueostomia permanente.

INFECÇÃO

A via artificial permite o acesso de patógenos à traquéia e às vias respiratórias inferiores, com maior risco de pneumonia. Além disso, as bactérias gram-negativas que colonizam o trato gastrintestinal podem alcançar o trato respiratório por refluxo e aspiração do conteúdo gástrico.

BIBLIOGRAFIA

1. GOLDBERG, R.N. & ABDENOUR, G.E. – Air leak syndrome. In Spitzer, A.R. Intensive Care of the Fetus and Neonate. St. Louis, Mosby-Year Book, 1996, p. 629. 2. KORONES, S.B. – Complications: bronchopulmonary dysplasia, air leak syndromes, and retinopathy of prematurity. In Goldsmith, J.P. & Karotkin, E.H. Assisted Ventilation of the Neonate. 3rd ed., Philadelphia, Saunders, 1996, p. 327. 3. MARTIN, L.D.; BRATTON, S.L. & WALKER, L.K. – Principles and practice of respiratory support and mechanical ventilation. In Rogers, M.C. Textbook of Pediatric Intensive Care. 3rd ed., Baltimore, Williams & Wilkins, 1996, p. 265. 4. MORRIS, F.C. – Postintubation sequelae. In Levin, M.M. A Pratical Guide to Pediatric Intensive Care. 2nd ed., St. Louis, Mosby, 1984, p. 191. 5. OGATA, E.S.; GREGORY, G.A. & KITTERMAN, J.A. – Pnemotorax in the respiratory distress syndrome: incidence and effect on vital signs, blood gases and pH. Pediatrics, **58**:177, 1976. 6. WATERMAN, P.M. & SMITH, R.B. – Traqueal intubation and pediatric outpatient anesthesia. Eye Ear Nose Throat Mon, **52**:173, 1973.

9 Outras Modalidades de Assistência Respiratória no Recém-Nascido: Ventilação de Alta Freqüência

ROBERTA BERARDI
CELSO MOURA REBELLO

INTRODUÇÃO

A ventilação mecânica convencional ainda é a primeira escolha para o suporte ventilatório dos recém-nascidos (RN) com insuficiência respiratória grave; porém, trata-se de um método agressivo e não-fisiológico de manter as trocas gasosas pulmonares, podendo levar a conseqüências adversas, que resultam em grave lesão pulmonar ou interferência com a circulação. Nesse sentido, a ventilação de alta freqüência (VAF) foi desenvolvida com o objetivo de se obter trocas gasosas ótimas, minimizando-se a possibilidade de ocorrência de lesão pulmonar. Essa modalidade ventilatória caracteriza-se pelo emprego de pequenos volumes correntes (comumente menores do que o volume do espaço morto anatômico) e de freqüências respiratórias extremamente altas. Sua vantagem em relação à ventilação mecânica convencional consiste in se obter volumes minutos adequados, com baixas pressões médias de vias aéreas.

CARACTERÍSTICAS FISIOLÓGICAS DA VAF

O uso de freqüências respiratórias (FR) elevadas, baixos volumes correntes e tempos respiratórios curtos durante a VAF leva a uma redução na pressão máxima de insuflação dos pulmões e, a partir daí, a uma menor pressão média de vias aéreas, reduzindo a pressão intrapleural e diminuindo os efeitos hemodinâmicos deletérios, assim como a ocorrência de barotrauma. Um aspecto interessante desse tipo de ventilação é que, apesar de o volume corrente estar abaixo do volume do espaço morto, consegue-se manter adequadas a eliminação de CO_2 e a oxigenação. Como o tempo para a expiração é breve, ocorre retenção de ar nas vias aéreas, aumentando a capacidade residual funcional (CRF).

O mecanismo pelo qual ocorrem as trocas gasosas na VAF é a difusão do oxigênio e do dióxido de carbono ao longo de toda a via respiratória, dependente de movimento browniano. Ao contrário, na ventilação mecânica convencional as trocas gasosas ocorrem por um mecanismo misto de convecção (dependentes de fluxo, predominante na traquéia e nas grandes vias de condução) e difusão (predominante nas pequenas vias aéreas).

TIPOS DE VAF

Didaticamente, temos dois tipos de VAF:

VAF em jatos – utilizam-se ventiladores que possuem uma fonte de gás de alta pressão, com um regulador que controla a força usada nas insuflações do pulmão a altas freqüências e baixos volumes. A freqüência e o tempo inspiratório são controlados pelo ventilador, enquanto a expiração ocorre de maneira passiva. Opera em freqüentes de 4 a 11Hz (240-660rpm) com tempo inspiratório de 0,020 a 0,035s. Na VAF em jatos utilizam-se as correntes conectivas como meio de manter a ventilação alveolar e as trocas gasosas. Os volumes minutos são atingidos com alta freqüência (150 a 600rpm) e volumes correntes muito pequenos.

A variação de FR mais eficiente situa-se entre 100 e 200 jatos por minuto, o que possibilita manter as trocas gasosas com pequenas repercussões hemodinâmicas, gerando baixos picos de pressão nas vias aéreas, embora com pressões médias não muito menores do que na ventilação convencional. Quando as freqüências excedem 200 jatos por minuto, passa a ocorrer uma certa dificuldade de trocas gasosas e criam-se níveis mais elevados de pressão média de vias aéreas.

Um dos problemas que limita sua aplicação clínica, por ser um sistema aberto, é ser muito difícil medir o volume corrente, sendo a ventilação controlada pela medida da PaO_2 e $PaCO_2$ na gasometria arterial. Além disso, nesse sistema de VAF, há perdas importantes de calor e líquidos pelas vias aéreas, necessitando-se de sistemas de umidificação aquecida nas proximidades do ponto de geração dos jatos.

VAF oscilatória – baseada em equipamentos que produzem oscilação da coluna de ar em altas freqüências, criando um movimento vibratório capaz de deslocar a mistura gasosa através das vias aéreas. Diferentemente do sistema de VAF em jatos, no qual a expiração é passiva (dependendo exclusivamente do recolhimento elástico dos pulmões), nessa ventilação a técnica consiste da geração de oscilações nas vias aéreas, portanto, tanto a inspiração quanto a expiração ocorrem de forma ativa. A mistura gasosa é adicionada ao sistema pela entrada anexa de gás, situada perpendicularmente à via oscilatória.

Embora esse sistema de oscilação permita o uso de freqüências de até 80Hz (4.800rpm), níveis arteriais adequados de O_2 e de CO_2 são obtidos com freqüências respiratórias entre 10 e 20Hz (600 a 1.200rpm). Com esse sistema, tanto o pico de pressão inspiratória quanto a pressão média de vias aéreas são menores do que em outros sistemas de ventilação artificial, tendo ainda a vantagem de permitir a monitorização das pressões que normalmente são medidas na parte proximal do tubo traqueal ou no próprio ventilador. Entre os ventiladores comerciais que utilizam esse sistema de VAF, estão o SensorMedics 3100A, o Humming 2 e o HFV Infant Star.

APLICAÇÕES CLÍNICAS

Embora a VAF em jatos determine melhora da troca gasosa com pressões de vias aéreas mais baixas e tenha sido aplicada com algum sucesso em recém-nascidos com doença das membranas hialinas, síndrome da hipertensão pulmonar persistente e em doenças acompanhadas de hipoplasia pulmonar (por exemplo, hérnia diafragmática), esse tipo de ventilação não demonstrou ser capaz de reduzir a incidência de barotrauma nem apresentou vantagens em relação à evolução para doença pulmonar crônica. Embora ainda seja uma modalidade terapêutica em estudo, não há, no momento, evidência suficiente de superioridade em relação à ventilação convencional, que permita sua indicação na fase inicial da assistência ventilatória.

A única situação clínica em que há clara vantagem no uso de ventiladores de alta freqüência, comparados aos ventiladores convencionais, ocorre na vigência de ar extrapulmonar (pneumotórax, pneumomediastino, enfisema intersticial), devido à possibilidade de uso de menor pressão média de vias aéreas para a obtenção de adequada oxigenação.

BIBLIOGRAFIA

1. CARLO, W.A.; MARTIN, R.J. & FANAROFF, A.A. – Assisted ventilation and complications of respiratory distress. In Fanaroff, A.A. & Martin, R.A. *Neonatal-Perinatal Medicine – Diseases of the Fetus and Infant*. 6th ed., St. Louis, Mosby Year Book, 1997, p. 1.028. 2. COGHILL, C.H.; CARLO, W.A. & MARTIN, R.J. – High-frequency jet ventilation. In Boynton, B.R.; Carlo, W.A. & Jobe, A.H. *New Therapies for Neonatal Respiratory Failure*. Cambridge University Press, 1994, p. 245. 3. HANSEN, T. & CORBET, A. – Principles of respiratory monitoring and therapy. In Avery, M.E.; Taeusch, H.W. & Ballard, R.A. *Diseases of the Newborn*. 6th ed., Philadelphia, Saunders, 1991, p. 488. 4. MAMMEL, M.C. & BOROS, S.J. – High frequency ventilation. In Goldsmith, J.P. & Karotkin, E.H. *Assisted Ventilation of the Neonate*. 3rd ed., Philadelphia, Saunders, 1996, p. 199.

---

10 Ventilação com Óxido Nítrico em Recém-Nascidos Portadores de Insuficiência Respiratória

EDNA MARIA DE ALBUQUERQUE DINIZ

Inalação de óxido nítrico (NO) produz vasodilatação pulmonar seletiva, rápida, diminui a resistência vascular pulmonar, aumenta o fluxo sangüíneo pulmonar (dose-dependente), melhorando a oxigenação, sem afetar a pressão arterial sistêmica. A ventilação com NO não produz vasodilatação sistêmica porque ele é rapidamente ligado à hemoglobina (1.500 vezes a afinidade do CO). Desse modo, quando ministrado por via aérea, é rapidamente ligado à hemoglobina antes de circular para a circulação sistêmica.

ASPECTO FISIOPATOLÓGICOS

NO e dióxido de nitrogênio (NO_2) são radicais livres oxidantes. O NO_2 parece ser o mais tóxico dos gases e, quando inalado em alta concentração, pode causar lesão traqueobrônquica seguida por lesão vascular endotelial. É aceita exposição de 25ppm para NO e de 5ppm para NO_2. Na presença de oxigênio, o NO é oxidado a NO_2.

NO é um vasodilatador produzido endogenamente. As células endoteliais vasculares contêm uma enzima que pode ser estimulada a produzir EDRF ("endothelium-derived relaxing factor") a partir do terminal nitrogenado guanidino da L-arginina. O EDRF parece ser o próprio NO, o qual se difunde para as células da musculatura lisa dos vasos, em que estimula a ciclase guanilato solúvel para produzir a guanosina monofosfato clínica, a qual causa relaxamento da musculatura lisa. A hipertensão pulmonar persistente neonatal (HPPN) ocorre quando a resistência vascular pulmonar (RVP) não diminui normalmente ao nascimento. A vasculatura pulmonar fetal pode ser dilatada pela estimulação da produção endógena de EDRF.

Há evidência recente de que a diminuição da RVP ao nascimento, particularmente causada pelo aumento da PaO_2, é mediada pela produção endógena de EDRF procedente da L-arginina. A produção de EDRF pela vasculatura pulmonar apresenta-se diminuída em alguns estágios de hipertensão pulmonar. Parece que a pressão arterial e o fluxo sangüíneo pulmonar elevados causados pelo fechamento do canal arterial e pela exposição de fetos humanos a indometacina alterariam a capacidade de produzir EDRF, sugerindo que a HPPN (hipertensão pulmonar persistente neonatal) pode ser devida, em parte, à ausência da produção endógena de NO.

A administração terapêutica de NO exige monitorização específica e conhecimento apropriado das reações adversas a essa droga como formação de metemoglobina, diátese hemorrágica, dependência durante a terapêutica prolongada, mutação genética potencial e toxicidade do NO_2 (apesar da dosagem correta do NO).

O NO tem alta afinidade pelo ferro das proteínas heme que inclui hemoglobina reduzida, com a qual ele reage para formar a nitrosilhemoglobina (NOHb), sendo esta oxidada para metemoglobina com a produção de nitrato. Desse modo, com a inalação o NO é inativado antes de atuar no leito vascular sistêmico enquanto relaxa a musculatura lisa dos vasos pulmonares.

Metemoglobina de grau significante (isto é, suficiente para causar comprometimento significante da capacidade de transportar O_2) tem sido referida em casos de superdosagem de NO. Lembramos que recém-nascidos com deficiência congênita da metemoglobina redutase não devem utilizar NO porque as conseqüências podem ser fatais.

A função plaquetária pode ser afetada durante inalação com NO porque grande parte das plaquetas entrará em contato com NO durante sua passagem através dos capilares pulmonares.

O NO é um potente inibidor de agregação e adesão plaquetárias, tendo sido referido tempo de sangramento aumentado em coelhos e adultos. Ainda não é recomendada a inalação de NO no recém-nascido pré-termo (particularmente < 34 semanas) devido à possibilidade de hemorragia intracraniana.

O NO_2 é rapidamente formado quando o NO entra em contato com O_2, sendo muito mais lesivo e tóxico que o NO.

A taxa de oxidação do NO é lenta, porém aumenta em concentrações elevadas de oxigênio. Em FiO_2 a 100%, o nível tóxico de NO_2 é formado em 23 segundos. Cerca de 70 a 80% da inalação de NO forma nitratos e o restante é excretado como uréia a partir de uma via metabólica desconhecida.

Nitritos também são formados a partir do NO, quando se dissolvem em solução aquosa e estão presentes no plasma em concentrações de 1,3 a 13μmol/l. Por atuarem sistemicamente, podem contribuir para a toxicidade neural e a carcinogenicidade potencial da inalação de NO.

Quando o NO reage com superóxido, forma-se rapidamente peroxinitrato, podendo levar à peroxidação das membranas celulares lipídicas.

Atualmente, não há dados em humanos com relação à formação de tais peroxinitritos em pacientes recebendo NO, porém permanece como uma ação potencial, resultando em lesão tecidual, especialmente no pulmão, com dano ao sistema surfactante e a suas proteínas.

A dose mais baixa efetiva da inalação de NO necessita ser definida para cada indicação. Não se tem certeza sobre a ação do NO sobre as trocas gasosas porque a diferença do que ocorre na SARA (síndrome de angústia respiratória do adulto), quando dado para pacientes com doença pulmonar obstrutiva crônica, causa queda na PaO_2.

Uma explicação também é necessária para o "rebound" da hipertensão pulmonar que ocorre quando a dose da inalação de NO é reduzida.

As normas de Saúde Ocupacional fixam em 25ppm como limite para 8 horas por dia de exposição ao NO e de 3ppm para o NO_2 no local de trabalho.

INDICAÇÕES EM NEONATOLOGIA

Vários estudos têm demonstrado que a inalação de NO melhora a oxigenação em recém-nascidos de termo portadores de HPPN. Roberts e cols. demonstraram que a ventilação com NO inalado produziu melhora aguda na oxigenação após 30 minutos de tratamento. Do mesmo modo, o Neonatal Inhaled Nitric Oxide Study Group mostrou que a inalação de NO reduzia a necessidade para ECMO ("extracorporeal membrane oxygenation"). Embora esses estudos tenham demonstrado os efeitos benéficos da inalação de NO, a dose eficaz, no entanto, ainda não tem sido adequadamente determinada.

De acordo com vários estudos, temos utilizado a ventilação com NO nas seguintes situações:

1. Na hipertensão pulmonar persistente neonatal (confirmada por meio do ecocardiograma).
2. Recém-nascido com mais de 34 semanas de idade gestacional, com peso superior a 1.500g.
3. PO_2 pós-ductal menor que 55mmHg em duas medidas consecutivas em ventilação mecânica com FiO_2 = 1,0.
4. Índice de oxigenação (IO) ≥ 25.
5. Hipoxemia grave com IO > 25 e exclusão de disfunção cardíaca por meio de ecocardiograma.
6. Outros casos graves de insuficiência respiratória aguda, quando existe a perspectiva de resposta salvadora com o tratamento com NO:
   • hérnia diafragmática congênita;
   • cardiopatia congênita com hipertensão pulmonar;
   • doença das membranas hialinas;
   • SARA;
   • pneumonia/sepse graves;
   • síndrome de aspiração meconial.

Lembramos que o IO pode ser calculado da seguinte forma:

$$IO = \frac{MAP \times FIO_2 \times 100}{PaO_2 \text{ pós-ductal}}$$

MAP = "mean airway pressure" (pressão média das vias aéreas)

De modo geral, iniciamos a ventilação com NO na dose de 20ppm. Após 30 minutos, realizamos avaliação clínica e laboratorial e se não houver resposta (PaO_2 < 10mmHg) paramos por 15 minutos e reiniciamos com doses progressivas até 40ppm no máximo, caso não haja resposta, suspendemos. A cada 12 horas é importante tentar o desmame e avaliar com gasometria ou, sempre que a PaO_2 for maior que 55mmHg, reduzir para 10ppm.

Durante a utilização da inalação de NO, deve-se realizar:

• Dosagem de metemoglobina a cada 24 horas. E até 24 horas após a suspensão do NO. Se os níveis subirem 5 a 10%, reduza a concentração de NO à metade, até que o nível caia 5%. Suspender o NO caso suba acima de 10%.

• Ultra-sonografia de crânio antes e 24 horas após o término do tratamento.
• Radiografia de tórax.
• ECO – com estimativa da pressão arterial pulmonar e "shunt".
• Gasometria – 30 minutos antes e após o início do NO:
   se: PaO_2 > 20mmHg, manter.
   PaO_2 entre 10 e 20, resposta parcial.
   PaO_2 < 10, ausência de resposta.

No caso de ausência de resposta, suspender a inalação de NO por 15 minutos e retornar com 40ppm, repetindo a gasometria após 30 minutos; caso haja melhora, tentar reduzir a dose e, caso não responda, suspender o tratamento.

• Monitorizar sangramentos.
• Saturação = pré e pós-ductal, freqüência cardíaca contínua.
• Pressão arterial contínua.

De modo geral, suspendemos a ventilação com NO quando ocorre:
   • diminuição da pressão arterial para menos de 40mmHg;
   • aumento de metemoglobina > 10%;
   • presença de sangramentos;
   • NO_2 acima de 2ppm.

Embora as várias pesquisas tenham demonstrado a eficácia do tratamento com inalação de NO, incluindo a redução de indicação de ECMO, ainda existem, no entanto, algumas dúvidas, particularmente no que se refere à dose inicial ótima a ser utilizada, os efeitos colaterais em potencial que podem ocorrer e o grau de risco a ser determinado no recém-nascido prematuro.

BIBLIOGRAFIA

1. FINER, N.N. & BARRINGTOW, K.J. – Nitric oxide in respiratory failure in the newborn infant. *Semin. Perinatol.* **21**:426, 1997. 2. GEORGE, T.N. et al. – The effect of inhaled nitric oxide therapy on pleeding time and plateled aggregation in neonates. *J. Pediatr.* **132**:731, 1998. 3. HALLMAN, M. BRY, K.B.; TURBAO, R. & WAFFARN, F. – Pulmonary toxicity associated with severe respiratory failure. *J. Pediatr.* **132**:827, 1998. 4. KINSELLA, J.P. & ABMAN, S.H. – Recent developments in the patho physiology and pertension of the newborn. *J. Pediatr.* **126**:853, 1995. 5. KINSELLA, J.P. et al. – Randomized, multicenter trial of inhaled nitric oxide and high-frequency oscillatory. Ventilation in severe, persistent pulmonary hypertension of the newborn. *J. Pediatr.* **131**:55, 1997. 6. KINSELLA, J.P. & ABMAN, S.H. – Recent developments in inhaled nitric oxide therapy of the newborn. *Curr. Opin. Pediatr.* **11**:121, 1999. 7. MEURS, K.P. et al. – Response of premature infants with severe respiratory failure to inhaled nitric oxide. *Pediatr. Pulmonol.* **24**:319, 1997. 8. NAKAGAWA, T.A. et al. – Dose response to inhaled nitric oxide in pediatric patients with pulmonary hypertension and acute respiratory distress syndrome. *J. Pediatr.* **131**:63, 1997. 9. NEONATAL INHALED NITRIC OXIDE STUDY GROUP – Inhaled nitric oxide in full term and nearly full-term infants with hypoxic respiratory failure. *N. Engl. J. Med.* **336**:597, 1997. 10. ROBERTS, J.D. et al. – Inhaled nitric oxide and persistent pulmonary hypertension of the newborn. *N. Engl. J. Med.* **336**:605, 1997. 11. ROSENBERG, A.A. et al. – Longitudinal follow-up of a cohort of newborn infants treat et with inhaled nitric oxide for persistent pulmonary hypertension. *J. Pediatr.* **131**:70, 1997. 12. SKIMMING, V.N. et al. – Nitric oxide inhalation in infants with respiratory distress syndrome. *J. Pediatr.* **130**:225, 1997. 13. WARREN, J.B. & HIGENBOTTAM, T. – Caution with use of inhaled nitric oxide. *Lancet* **348**:629, 1996.

ANA MARIA GAUDÊNCIO

INTRODUÇÃO

Nos últimos anos, novas tecnologias têm sido desenvolvidas, visando facilitar o uso da ventilação mecânica em crianças e recém-nascidos, evitar o barotrauma e o desenvolvimento de displasia broncopulmonar.

O modo de ventilação que mais tem sido utilizado nesse grupo de pacientes é a *ventilação mandatória intermitente* (IMV), na freqüência escolhida pelo médico. Desde a década de 1970, os ventiladores pediátricos incorporaram o fluxo contínuo no circuito para permitir ao paciente respirar espontaneamente entre as respirações mecânicas, o que possibilitou o uso da ventilação mecânica em recém-nascidos e prematuros, uma vez que os ventiladores da época não possibilitavam nenhum tipo de ventilação sincronizada, nem mesmo em crianças maiores. Se por um lado a IMV nos ventiladores com fluxo contínuo permitiu a ventilação de crianças bem pequenas, por outro, tornou muito freqüente a ocorrência de assincronia (não-interação) entre o paciente e o ventilador, resultando em variações importantes no volume corrente e nas pressões intratorácicas.

A assincronia entre as respirações mecânicas, também chamadas de mandatórias, e as espontâneas nos recém-nascidos sob ventilação mecânica, mas respirando espontaneamente, pode levar à piora da ventilação, das trocas gasosas, e desencadear ou perpetuar a lesão pulmonar do ventilador. Estudos com avaliação de fluxo sangüíneo cerebral também demonstraram que ocorrem variações na velocidade do fluxo sangüíneo cerebral em prematuros ventilados de forma assincrônica, e essas variações têm sido correlacionadas à maior ocorrência de hemorragia intraventricular.

Diferentes abordagens já foram utilizadas para se evitar a assincronia, entre elas o aumento de freqüência do ventilador para superar a freqüência própria do recém-nascido, a alteração nos tempos inspiratórios e expiratórios tentando reproduzir o que seriam os tempos espontâneos, e o uso de sedativos e relaxantes musculares para eliminar os esforços respiratórios. Essas medidas, além de pouco eficazes, correlacionaram-se com atraso na retirada do suporte ventilatório e alterações hemodinâmicas.

Nas últimas décadas, os avanços tecnológicos nos ventiladores permitiram a ventilação sincronizada em recém-nascidos. Para isso, incorporam microprocessadores com transdutores sofisticados que realizam a monitorização do paciente em tempo real, tornando possível ao paciente controlar os parâmetros da ventilação que previamente só podiam ser escolhidos pelo médico.

SINCRONIZAÇÃO

A *ventilação sincronizada* é uma forma de ventilação na qual a *fase inspiratória* é iniciada em resposta ao esforço muscular próprio do paciente. Cabe ao ventilador perceber o início do esforço e imediatamente responder com fluxo de ar na via aérea do paciente. Tanto melhor será o ventilador quanto mais sensível for em perceber o início do esforço (menor o limiar de disparo) e quanto mais rapidamente o fluxo se iniciar na via aérea.

A ventilação sincronizada pode ser utilizada nos diferentes modos de ventilação. De acordo com Chatburn (1992), o modo pode ser classificado a fim de definir controle, fase e limite.

Variáveis de controle – são as variáveis (pressão, fluxo, volume) que o ventilador manipula para gerar a inspiração. São identificadas por apresentar comportamento constante, mesmo com as modificações do sistema respiratório (o ventilador sacrifica outras variáveis para manter a variável de controle constante).

Variáveis de fase – são as variáveis (pressão, fluxo, volume) medidas e usadas para iniciar alguma fase do ciclo respiratório. Essas incluem início ("trigger"), limite e ciclagem:

"Trigger" – a variável que inicia a inspiração. Pode ser iniciada a tempo, então chamada de "trigger" pela máquina (ventilação mandatória), ou por variação gerada pelo paciente na pressão, fluxo ou até mesmo no volume na via aérea, neste caso é chamada de "trigger" pelo paciente (ventilação espontânea).

Limite – é a variável (pressão, fluxo, volume) programada em um valor limite durante a inspiração assistida. Quando esse valor é atingido, não é finalizada a inspiração, mas sim mantida dentro daquele limite.

Ciclagem – quando atingida, leva à finalização da inspiração.

De acordo com essa classificação, obtemos os modos e as modalidades mais usados.

Modos limitados a pressão – a) fluxo controlado e contínuo, ciclado a tempo (mais utilizado em Pediatria); b) fluxo livre e decrescente, ciclado a tempo: pressão controlada (PC); c) fluxo livre e decrescente, ciclado a fluxo: pressão de suporte (PSV).

Modo fluxo controlado, ciclado a volume: volume controlado (VC) – em Pediatria o modo mais utilizado é o fluxo contínuo, limitado a pressão e ciclado a tempo. Nos adultos, o modo mais difundido ainda é o fluxo controlado, ciclado a volume. O modo pressão controlada diferencia-se da ventilação mecânica convencional em Pediatria, por utilizar-se de um fluxo decrescente e livre determinado pela pressão escolhida, pela resistência e complacência do sistema respiratório do paciente, sendo preestabelecido pelo médico. A pressão na via aérea é mantida durante todo o ciclo inspiratório na pressão controlada, enquanto na outra vai depender do ajuste do fluxo.

Nos diferentes modos citados existem modalidades a serem escolhidas para a ventilação sincronizada: assistida/controlada (A/C) e ventilação mandatória intermitente sincronizada (SIMV).

Modalidade assistida/controlada – cada respiração espontânea, cujo esforço do paciente exceder o limiar de disparo, resulta na liberação de uma respiração mecânica completa (assistida) no modo programado. Se o paciente não apresentar esforço respiratório ou apresentar um esforço menor que o necessário, uma respiração mecânica (controlada) é iniciada na freqüência programada, para assegurar ventilação adequada. Essa modalidade é mais utilizada quando o paciente se encontra na fase mais aguda da doença, na qual é necessário maior controle da ventilação, sendo então apenas permitido ao paciente a escolha de sua freqüência respiratória.

Modalidade ventilação mandatória intermitente sincronizada – o paciente realiza respirações espontâneas sincronizadas com as respirações mandatórias (controladas), e a freqüência destas é programada. Ou seja, o ventilador aguarda o início do esforço muscular para iniciar uma respiração mandatória e permite respirações espontâneas no intervalo.

Nessa modalidade, as respirações espontâneas entre as mandatórias podem ser totalmente espontâneas ou associadas à pressão de suporte (PSV), a qual é um modo puramente espontâneo, iniciado e ciclado pelo paciente. Utiliza fluxo livre e decrescente com limite da pressão. É um modo de ventilação ainda novo e pouco estudado nos pacientes pediátricos. A SIMV tem sua maior indicação quando é iniciada a retirada do suporte ventilatório.

Existem ainda outros recursos para aumentar a sincronia mas que não foram avaliados nos pacientes recém-nascidos.

A explosão de novas tecnologias nos anos 1990 levou a uma rápida proliferação de novos equipamentos nas unidades de terapia intensiva e neonatal. Os conceitos mais antigos de ventilação controlada pelo médico vêm sendo modificados para um conceito novo, no qual o paciente pode controlar sua ventilação. O grande número de novos equipamentos também oferece uma grande variedade de mecanismos de funcionamento. Torna-se claro, então, que devam existir controvérsias quanto aos mecanismos aos quais os recém-nascidos melhor se adaptam para a ventilação sincronizada.

As principais controvérsias são qual o melhor mecanismo de detecção do esforço inspiratório, seu tempo de resposta para início do fluxo e qual o modo ventilatório a ser utilizado. É muito importante para o médico estar familiarizado com os diferentes recursos de cada ventilador e de seus limites para que melhor os aproveite em favor do paciente.

Qual o melhor mecanismo de detecção do esforço inspiratório no recém-nascido?
O melhor mecanismo será sempre aquele mais sensível, mais rápido, mas que sofra pouca interferência de artefatos. A importância de ser sensível é diminuir o trabalho respiratório para iniciar a inspiração, evitando gasto energético desnecessário, estafa, lesão muscular ou a própria assincronia. Ou seja, tanto mais sensível será o sensor quanto menor o esforço que pode ser detectado para iniciar a inspiração.

Já a importância do menor tempo de resposta vem do fato de que o tempo inspiratório no recém-nascido varia entre 0,2 e 0,3s (200 a 300ms), ou seja, se a resposta ao esforço ultrapassar esse tempo quando o fluxo for iniciado, o recém-nascido já poderá estar expirando, o que vai gerar assincronia e aumento do trabalho respiratório, pois ele estará realizando um esforço muscular perdido até o início do fluxo inspiratório.

Existem três tipos de sinais a serem detectados para deflagrar o início da inspiração: impedância, pressão ou fluxo. Todos apresentam vantagens e desvantagens que devem ser conhecidas para sua melhor utilização.

Impedância abdominal – método geralmente simples de se usar, pois utiliza uma cápsula no abdome que detecta o movimento relativo à respiração. Tem um valor fixo de sensibilidade e o posicionamento do transdutor é crítico para o funcionamento adequado. O sensor pode sofrer influências variadas (soluços ou movimentos não-respiratórios) e não é capaz de mensurar o volume corrente ou a ventilação minuto. O tempo de resposta entre o início do esforço inspiratório e o início do fluxo varia em torno de 40 a 60ms.

Impedância torácica – o sinal é detectado por meio de eletrodos semelhantes aos utilizados para a realização do eletrocardiograma. É também um método de fácil utilização, mas, igualmente, o posicionamento e o adequado contato dos eletrodos são essenciais. O sensor também não mede o volume, e o tempo de resposta é semelhante, entre 40 e 80ms.

Pressão nas vias aéreas – as mudanças de pressão nas vias aéreas podem ser usadas para a detecção do esforço inspiratório. Com o início da inspiração, o diafragma contrai-se, gerando queda na pressão pleural que se transmite às vias aéreas e é detectada por um sensor de pressão na via aérea proximal. Esse tipo de sensor pode exigir um grande esforço, antes que a pressão na via aérea diminua o suficiente para que seja detectada. Também, pode levar a uma resposta muito demorada. Os tempos de resposta desses sensores são variáveis, em média estão em torno de 100ms (variando de 20 a 200ms, conforme o equipamento). Geralmente, os equipamentos têm também um sensor de fluxo (pneumotacógrafo), o que lhes permite a avaliação não só das pressões em vias aéreas, mas também dos fluxos, volumes inspirados e expirados e também da ventilação minuto. É o sensor mais difundido nos ventiladores convencionais utilizados em adultos e que nunca permitiriam a sincronia em crianças. Alguns aparelhos apresentam sensores a pressão que são mais sensíveis e mais rápidos, mas ainda são necessários mais estudos para avaliar seu uso em recém-nascidos.

Fluxo nas vias aéreas – as mudanças de fluxo nas vias aéreas podem ser medidas de duas formas.

A primeira metodologia utiliza um fio de anemômetro aquecido. Esse transdutor consiste de um elemento aquecido que mantém a temperatura continuamente. Quando ocorre passagem de ar mais frio, é gerado aumento de corrente elétrica para manter a temperatura. A mudança na corrente elétrica é convertida em sinais para o início do fluxo de gás. O transdutor fica na via aérea proximal, é fácil de ser usado e pode medir volume corrente. O tempo de resposta é variável, entre 5 e 100ms, e depende do equipamento. Nesses tipos de transdutores não é infreqüente a ocorrência de autociclagem, ou seja, o aparelho inicia novos ciclos em resposta à presença de artefatos no sistema (por exemplo, presença de água nos circuitos, escapes na cânula etc.) e não ao esforço do doente.

A segunda metodologia utiliza um transdutor com orifícios de tamanho variável para leitura do diferencial de pressão. Esse sistema utiliza elementos móveis, capazes de perceber mudanças no fluxo em resposta ao esforço inspiratório do paciente e iniciar o fluxo na via aérea. Esse tipo de sensor é capaz de perceber mudanças extremamente pequenas geradas por pacientes prematuros de muito baixo peso. O tempo de resposta deste sistema fica entre 25 e 50ms e a ocorrência de autociclagem é menos freqüente do que na primeira metodologia. É também possível mensurar os volumes inspirados e expirados, permitindo a avaliação de escapes e do aprisionamento de ar (AUTO-PEEP).

Quais os fatores que poderiam interferir na não-interação paciente/ventilador?
Um dos fatores mais importantes, como já citado, é o tempo de resposta do ventilador ao início do esforço do paciente, também chamado de "trigger delay". Pode haver um retardo de 25ms entre o fluxo que detecta o esforço e a resposta do ventilador. Durante esse período, o paciente continua fazendo esforço sem que haja fluxo nas vias aéreas. Para evitar que o trabalho respiratório realizado pelo paciente não seja excessivo e que ele inicie a expiração durante o ciclo mecânico, o tempo de resposta não deve ser maior do que um terço do tempo inspiratório.

Em 1996, Nikisschin e cols. estudaram, de forma comparativa, os sinais de impedância torácica, impedância abdominal e fluxo (sistema do anemômetro aquecido) em prematuros com idade média de 28 semanas e peso médio de nascimento de 943g, utilizando a monitorização das pressões esofágicas para avaliação do início da contração muscular. Esse estudo demonstrou que os sinais de impedância no tórax apresentavam um longo tempo de resposta ("trigger delay") e eram muito suscetíveis a falsos sinais, e foram considerados inadequados para uso em prematuros.

Em contraste, os sinais de fluxo e de impedância abdominal tiveram aceitável tempo de resposta, com baixa taxa de autociclagem, e foram considerados passíveis de uso em prematuros. A vantagem do sistema de fluxo foi maior quando a criança se movimentava, pois, nessa situação, eram freqüentes os falsos sinais na impedância abdominal. Por outro lado, os sinais abdominais não foram suscetíveis a escapes da cânula de intubação, o que ocorreu com freqüência com os sinais de fluxo.

Para avaliar a ocorrência da autociclagem, associada aos escapes na cânula endotraqueal em diferentes sistemas de sensores a fluxo, Bernstein (1996) mostrou que, nos sistemas testados, a ocorrência de autociclagem foi bastante freqüente e dependeu mais do fluxo programado para o disparo do que do tipo do sistema (anemômetro e transdutor de pressão), porém com pequena vantagem para o sistema com diferencial de pressão. Em fluxos muito baixos, em torno de 1ml/s, que seriam mais adequados aos prematuros de menor peso, houve autociclagem com escapes da cânula de até 10%, o que ocorre em cerca de 70% das crianças. Para que se pudesse usar esse valor, seria necessária a troca da cânula de intubação.

A partir desses dados, podemos concluir que, para cada uma das variáveis, conforme o tipo de transdutor utilizado, a resposta poderá ser diferente.

Qual o melhor modo ventilatório a ser usado? É importante salientar que cabe ao neonatologista conhecer cada um dos modos e modalidades de ventilação e também os recursos de cada equipamento de sua unidade antes de se aventurar no uso da ventilação sincronizada. Diferentemente dos ventiladores tradicionalmente usados em Pediatria e Neonatologia, os novos ventiladores apresentam diferentes modos e modalidades e um mesmo modo pode associar-se a diferentes modalidades em um mesmo ventilador (por exemplo, o modo pressão limitada e ciclado a tempo pode ser usado nas modalidades A/C ou SIMV e esta associada ou não à pressão de suporte PSV).

Existem alguns estudos comparando as diferentes abordagens ventilatórias. Até o momento, são pouco significativos, pois o número de pacientes é pequeno, e o tempo de avaliação, curto, sendo os resultados muito conflitantes, sugerindo que as características dos sensores são os fatores que mais influem na resposta do paciente. Em alguns ventiladores, o modo A/C reduz mais o trabalho respiratório, porém, em outros, o SIMV mostrou-se superior, principalmente se associado à PSV.

Em relação ao modo para a retirada progressiva do paciente da ventilação mecânica (desmame), também não existem dados definitivos quanto à melhor estratégia a ser usada, até mesmo em adultos que já se utilizam de sincronização desde a década de 1970.

As definições de como escolher a forma de ventilação sincronizada a ser utilizada, o melhor método de disparo ou ainda o melhor equipamento não estão resolvidas; porém, o que é claro na literatura é o flagrante benefício que a sincronização trouxe ao recém-nascido, diminuindo o trabalho muscular, o uso de sedativos e principalmente evitando as variações de pressão transpulmonar e intratorácica que têm mostrado como resultado final mais importante a menor incidência de lesão pulmonar e de hemorragia intracraniana.

BIBLIOGRAFIA

1. AMITAY, M. et al. – Synchronous mechanical ventilation of the neonate with respiratory disease. *Crit. Care Med.,* **21**:118, 1993. 2. BERNSTEIN, G. et al. – Response time and reliability of three neonatal patient-triggered ventilators. *Am. Rev. Respir. Dis.,* **148**:358, 1993. 3. BERNSTEIN, G.; KNODEL, E. & HELDT, G. – Airwayleak size in neonates and autocycling of *three* flow-triggered ventilators. *Crit. Care Med.,* **23**:1739, 1995. 4. BRANSON, D.R. & CHATBURN, R.L. – Technical description and classification of modes of ventilator operation. *Respir. Care,* **37**:1026, 1992. 5. GOVINDASWANI, B. et al. – Reduction in cerebral blood flow velocity (CBFV) variability in infants < 1500g during synchronized ventilation (SIMV). *Pediatr. Res.,* **33**:213A, 1993. 6. GREENOUGH, A. et al. – Pancuroniun prevents pneumothoraces in ventilated premature infants who actively expire against positive pressure ventilation. *Lancet,* 1:1, 1984. 7. GREENOUGH, A.; MORLEY, C. & DAVIS, J. – Interaction of spontaneous respiration with artificial ventilation in preterm babies. *J. Pediatr.,* **103**:769, 1983. 8. GREENOUGH, A.; MORLEY, C. & POOL, J. – Fighting the ventilator – are fast rates an effective alternative to paralysis? *Early Hum. Dev.,* **13**:189, 1986. 9. HIRD, M.F. & GREENOUGH, A. – Comparison of triggering systems for neonatal patient triggered ventilation. *Arch. Dis. Child.,* **55**:426, 1991. 10. NIKISCHIN, W. et al. – Patient-triggered ventilation: a comparison of tidal volume and chest-wall and abdominal motion as trigger signals. *Pediatr. Pulmonol,* **22**:28, 1996. 11. PERLMAN, J.M. et al. – Reduction in intraventricular hemorrhage by elimination of fluctuating cerebral blood-flow velocity in preterm infants with respiratory distress syndrome. *N. Engl. J. Med.,* **312**:1353, 1985. 12. PERLMAN, J.M.; McMENAMIN, J.M. & VOLPE, J.J. – Fluctuating cerebral blood-flow velocity in preterm infants with respiratory distress syndrome. *N. Engl. J. Med.,* **309**:204, 1983. 13. RENNIE, J.M.; SOUTH, M. & MORLEY C.J. – Cerebral blood flow velocity variability in infants receiving assisted ventilation. *Arch. Dis. Child.,* **62**:1247, 1987. 14. RUNKLE, B. & BANCALARI, E. – Acute cardiopulmonary effects of pancuroniun bromide in mechanically ventilated newborn infants. *J. Pediatr.,* **104**:614, 1984.

---

12 Ventilação Líquida

PATRÍCIA FREITAS GÓES
ALBERT BOUSSO

Apesar dos avanços das técnicas de ventilação mecânica, a morbimortalidade de pacientes com insuficiência respiratória continua elevada. As pesquisas para tentar resolver esse problema baseiam-se nos fundamentos fisiológicos da função pulmonar, tentando aprimorar técnicas que visam melhorar o desempenho pulmonar. Nesse sentido, tem ganhado evidência a ventilação líquida. Desde 1920, pesquisadores já utilitilizavam pulmões cheios com solução salina para facilitar o suporte respiratório. No início da década de 1960, foi descoberto o perfluorcarbono (PFC), uma substância derivada de compostos orgânicos, que apresentava excelente capacidade para o transporte de oxigênio. A partir de 1966, Clarck e Gollan mostraram que camundongos poderiam não apenas suportar a respiração durante total imersão nessa substância, como também sobreviver indefinidamente. Em 1989, Greenspan realizou o primeiro ensaio clínico em recém-nascidos prematuros com falência respiratória grave

e, a partir de então, outras pesquisas em crianças maiores e adultos foram iniciadas para tentar demonstar a capacidade da ventilação líquida em melhorar a troca gasosa e a função pulmonar em outros modelos de insuficiência respiratória.

BASES FISIOLÓGICAS

O fundamento dessa técnica de ventilação baseia-se no preenchimento da capacidade residual funcional por um líquido, possibilitando a diminuição da força de tensão superficial dentro dos alvéolos. Dessa forma, necessita-se de baixas pressões alveolares para a insuflação pulmonar, prevenindo lesão da estrutura pulmonar. Esse líquido recruta unidades alveolares, mantendo o volume pulmonar constante de forma mais homogênea em todo o parênquima, permitindo trocas gasosas na inspiração e na expiração. Isso permite melhora da complacência pulmonar com diminuição do trabalho respiratório, além de possibilitar melhora nas trocas gasosas e na relação ventilação-perfusão. Com a utilização dessa técnica, objetiva-se a reconstituição da função pulmonar, a redução de barotrauma, a proteção contra toxicidade do oxigênio, além de prevenir a lesão pulmonar secundária à ventilação mecânica.

MEIO LÍQUIDO

No início da década de 1920, vários pesquisadores, em experimentos animais, utilizaram a solução salina como meio líquido para diminuir efetivamente a tensão superficial alveolar. A limitação, entretanto, desse tipo de ventilação líquida consistia na baixa solubilidade dos gases respiratórios no meio da solução salina, dificultando as trocas gasosas, além da alta viscosidade e densidade desse meio quando comparados com o ar. A partir de 1960, novos fluidos com melhores solubilidades dos gases respiratórios passaram a ser utilizados, chegando-se então aos compostos de PFC. Estes são derivados de compostos orgânicos, sem cor ou odor, não-inflamáveis e insolúveis em água. Apresentam baixa tensão superficial e baixa viscosidade, além de excepcional afinidade com gases, dissolvendo 20 vezes mais oxigênio e três vezes mais dióxido de carbono quando comparados com a água, sendo biocompatíveis e não-tóxicos. Nos últimos anos, os compostos de PFC têm provido a base para as aplicações biológicas da ventilação líquida.

TÉCNICA

Ventilação líquida com PFC pode ser realizada por meio de duas técnicas: ventilação líquida total ou ventilação líquida corrente e ventilação líquida parcial ou troca gasosa associada ao PFC (PAGE – "perfluorcarbon associated gas exchange").

Na ventilação líquida total, os pulmões são completamente preenchidos com PFC e ventilados utilizando-se um ventilador especial, com o volume corrente consistindo inteiramente por líquido. Anteriormente, utilizava-se também a forma gravitacional assistida, que consistia na introdução e na retirada do líquido dos pulmões de acordo com a gravidade, como descritos nos trabalhos originais de Greenspan (Fig. 5.52). A alta viscosidade e a densidade do líquido, provocando aumento do trabalho respiratório, associado ao custo elevado do respirador, limitaram as pesquisas dessa técnica.

Na ventilação líquida parcial, os pulmões são preenchidos por PFC apenas o equivalente à sua capacidade residual funcional, cerca de 30ml/kg, e ventilados com um "volume corrente de gás" utilizando-se um ventilador convencional. Os trabalhos clínicos iniciais com ventilação líquida têm-se concentrado na aplicação dessa técnica (Fig. 5.53).

ESTUDOS CLÍNICOS

Trabalhos experimentais utilizando ventilação líquida, realizados em diversos modelos de insuficiência respiratória, evidenciaram aumento na pressão arterial de oxigênio (PaO_2) e na diferença alveolocapilar de oxigênio [$D(A-a)O_2$], além de incremento na complacência pulmonar, permanecendo com valores melhorados quando se retornava à ventilação convencional.

Estudos morfológicos em pulmões de animais que utilizaram ventilação líquida sugerem que há diminuição dos danos celulares provocados pela ventilação convencional, com diminuição da formação de membranas hialinas, mantendo a integridade da membrana alveolocapilar com preservação da estrutura pulmonar. Não foram observados efeitos adversos, bioquímicos e histológicos, decorrentes desse método de ventilação.

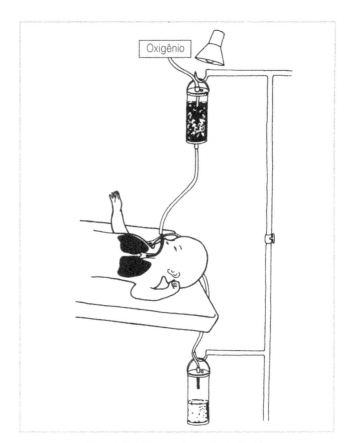

Figura 5.52 – Sistema de ventilação líquida.

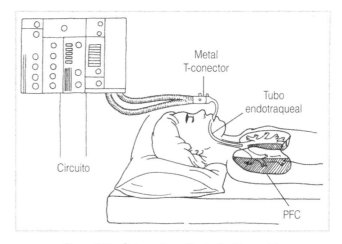

Figura 5.53 – Sistema de ventilação líquida parcial.

A eliminação do PFC é quase inteiramente feita por meio dos pulmões, com pequena quantidade sendo eliminada pela pele. Pouca quantidade do líquido é absorvida pela circulação pulmonar, mantendo-se estocadas em adipócitos até por anos após a ventilação líquida. Contudo, a substância é biologicamente inerte, sem efeitos tóxicos.

Modelos experimentais de ventilação líquida possibilitam o entendimento da fisiologia pulmonar e sua utilização em várias condições clínicas. O processo que mais se beneficia com a ventilação líquida é a síndrome da angústia respiratória do recém-nascido e a síndrome de desconforto respiratório agudo. Com a ausência ou diminuição do surfactante e a presença de uma membrana hialina no interior dos alvéolos, ocorre tendência ao colabamento alveolar, com necessidade de pressões de insuflação maiores e prejuízo nas trocas gasosas. O líquido minimiza a tensão superficial uniformemente através do pulmão, bem como recruta regiões atelectásicas, melhorando a relação ventilação-perfusão. A ventilação líquida pode ser utilizada também em síndromes de aspiração de líquido amniótico e mecônio removendo os "debris" e abrindo regiões atelectásicas. Como nas síndromes aspirativas, pode ser utilizada em casos de pneumonias, limpando "debris" inflamatórios e carreando antibióticos através do líquido diretamente para regiões comprometidas no pulmão. Seu uso também é descrito no tratamento da hipertensão pulmonar persistente do recém-nascido e na hérnia diafragmática.

Além dessas possibilidades de utilização, o PFC pode ser usado como meio de contraste em exames de imagem, apresenta possibilidade de carrear surfactante exógeno para todas as regiões pulmonares, além de outras drogas biologicamente ativas, pela grande superfície de distribuição pulmonar e está sendo utilizado em pesquisas no tratamento do câncer de pulmão, isoladamente ou associado a outras terapias. O PFC está envolvido, também, como substituto do sangue em casos de perda aguda, pela sua alta afinidade com os gases sangüíneos.

Protocolos para uso clínico foram iniciados a partir de 1989 por Greenspan e cols. Recém-nascidos com síndrome da angústia respiratória foram considerados candidatos para ventilação líquida quando não era possível outra terapia convencional ou se os tratamentos anteriores haviam falhado. Nos recém-nascidos submetidos a essa técnica, confirmou-se a melhora da PaO$_2$ e da complacência pulmonar, como observado nos experimentos em animais. Em 1995, Hirschl e cols. utilizaram PAGE em 19 pacientes com síndrome de desconforto respiratório agudo (SDRA), obtendo melhora na complacência e na sobrevida de 58%. No ano seguinte, Gauger e cols., por meio de um ensaio clínico não-randomizado, submeteram cinco crianças com síndrome de desconforto respiratório agudo, em uso de oxigenação de membrana extracorpórea, a PAGE, com sobrevida de 100%. Em 1996, um grupo de estudo multicêntrico, coordenado por Fuhrman e cols., publicou resultado de 13 pacientes submetidos a PAGE, com sobrevida de oito deles. Novos trabalhos multicêntricos estão sendo realizados, entretanto, ainda sem resultados definitivos.

Alguns problemas estão relacionados ao uso da ventilação líquida, como a ocorrência de pneumotórax e a perda da avaliação radiológica. Em modelos animais adultos, existe maior ocorrência de pneumotórax, provavelmente associado ao peso da coluna de líquido. Em crianças, esse achado não foi relevante. Em relação à perda da avaliação radiológica, como o PFC é um material radiopaco, após sua instilação, todo o pulmão permanece "branco", impossibilitando a visualização de anormalidades à radiografia.

Embora os resultados dos estudos iniciais do PFC associado à ventilação convencional pareçam encorajadores, permanecem ainda muitos questionamentos. Ventilação líquida parece ser uma importante terapia em recém-nascidos e crianças com quadros de insuficiência respiratória, tornando inquestionável o valor de trabalhos futuros.

BIBLIOGRAFIA

1. FUHRMAN, B.P.; PACZAN, P.R. & DeFRANCISIS, M. – Perfluorcarbon associated gas exchange. *Crit. Care Med.* **19**:712, 1991. 2. GAUGER, P.G. et al. – Initial experience with partial liquid ventilation in pediatric patients with the acute respiratory distress syndrome. *Crit. Care Med.* **24**:16, 1996. 3. GREENSPAN, J.S. et al. – Liquid ventilationin preterm babies. *Lancet* **2**:1095, 1989. 4. HIRSCHL, R.B. et al. – Liquid ventilation in adults, children, and full-term neonates. *Lancet* **346**:1201, 1995. 5. LEACH, C.L. et al. Perfluorcarbon-associated gas exchange (partial liquid ventilation) in respiratory distress syndrome: a prospective, randomized, controlled study. *Crit. Care Med.* **21**:1270, 1993. 6. LEACH, C.L. et al. Partial liquid ventilation with perflubron in premature infants with severe respiratory distress syndrome. *N. Engl. J. Med.* **335**:761, 1996. 7. SHAFFER, T.H.; WOLFSON, M.R. & CLARK, L.C. – Liquid ventilation-state of the art review. *Pediatr. Pulmonol.* **14**:102, 1992. 8. WOLFSON, M.R. et al. – Comparison of gas and liquid ventilation: clinical, physiology, and histological correlates. *J. Appl. Physiol.* **65**:1436, 1988.

---

13 Oxigenação de Membrana Extracorpórea

LUCILIA SANTANA FARIA

A oxigenação de membrana extracorpórea (ECMO) é o desvio de uma parte do débito cardíaco, impulsionado por uma bomba, para um oxigenador, onde são realizadas as trocas gasosas, e então o sangue é devolvido para a circulação. É uma maneira de se manter as trocas gasosas e a circulação, de forma adequada, corrigindo a hipoxemia e a hipercarbia, ao mesmo tempo em que se evita o dano pulmonar da ventilação mecânica e se ganha tempo para uma possível recuperação do pulmão. A figura 5.54 mostra esquematicamente o circuito da oxigenação extracorpórea.

No período neonatal, a ECMO tem sido indicada para recém-nascidos próximos do termo ou de termo, com falência respiratória grave, isto é, hipoxemia não-responsiva à ventilação mecânica convencional ou em falência cardiovascular não-responsiva ao máximo em termos de manuseio farmacológico e ventilatório. Em ambas as situações, opta-se por essa terapêutica quando a doença é reversível, e se espera a recuperação em até 14 dias. Muitos centros têm utilizado a ventilação de alta freqüência e a inalação com óxido nítrico antes da realização da ECMO.

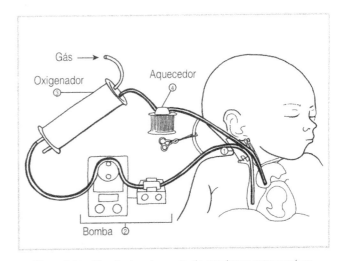

Figura 5.54 – Circuito de oxigenação de membrana extracorpórea.

As principais doenças em que se tem indicado o suporte extra-corpóreo em recém-nascidos são: aspiração de mecônio, hérnia diafragmática, doença de membrana hialina, hipertensão pulmonar primária, sepse e outras. Apesar da utilização crescente de novas modalidades terapêuticas, como o surfactante e a ventilação de alta freqüência para a doença de membrana hialina, o óxido nítrico inalatório e a ventilação de alta freqüência para a aspiração de mecônio, hérnia diafragmática e para hipertensão pulmonar primária, as indicações para ECMO mudaram pouco nos últimos anos. Na tabela 5.41 são listados os principais diagnósticos dos recém-nascidos submetidos à ECMO entre 1980 e 1989 e entre 1990 e 1994. Pode-se observar redução na realização de ECMO associada à doença de membrana hialina, provavelmente decorrente do uso do surfactante, e aumento no número relacionado à hérnia diafragmática e à sepse.

Tabela 5.41 – Diagnóstico primário em ECMO neonatal (Stolar e cols., 1991 e Chiba e Bartlett, 1996).

Diagnóstico	1980-1989 n (%)	1990-1994 n (%)
Síndrome de aspiração de mecônio	1.356 (38,0)	2.039 (35,5)
Hérnia diafragmática	585 (17,0)	1.223 (21,0)
Doença de membrana hialina	532 (15,0)	519 (9,0)
Hipertensão pulmonar primária	480 (14,0)	729 (13,0)
Pneumonia/sepse	416 (12,0)	1.015 (18,0)
Outras	159 (4,0)	205 (3,5)
Total	3.528 (100,0)	5.730 (100,0)

Os critérios até então utilizados para a indicação do suporte extra-corpóreo em recém-nascidos buscam identificar aqueles com risco de evoluir a óbito superior a 80%. Os critérios mais freqüentemente utilizados têm sido a diferença alveoloarterial de oxigênio superior a 600 por 4 a 6 horas (independente da FiO_2 utilizada, embora com esse gradiente, em geral, os recém-nascidos necessitam de FiO_2 = 100%), índice de oxigenação superior a 40, deterioração aguda, barotrauma grave, parada cardíaca e falha em responder à terapêutica médica máxima.

O índice de oxigenação (IO) e a diferença alveoloarterial de oxigênio $[D(A – a)O_2]$ são calculados pelas seguintes fórmulas:

$$IO = \frac{MAP \times FIO_2 \times 100}{PaO_2 \text{ pós-ductal}}$$

onde:
MAP = pressão média da via aérea
FiO_2 = fração inspirada de oxigênio
PaO_2 = pressão parcial de oxigênio no sangue arterial

$$[D(A – a)O_2] = [(P \text{ barométrica} – P \text{ vapor d'água}) \times FiO_2 – PaCO_2/0,8] – PaO_2$$

onde:
P barométrica = pressão barométrica (760mmHg ao nível do mar)
P vapor d'água = pressão de vapor d'água (47mmHg)
$PaCO_2$ = pressão parcial de gás carbônico no sangue arterial e
0,8 corresponde ao coeficiente respiratório

Para a maioria dos autores, constitui contra-indicação para a realização da oxigenação extracorpórea:

• peso inferior a 2.000g e idade gestacional menor do que 34 semanas;
• presença de hemorragia intracraniana; alguns recém-nascidos com hemorragia intracraniana grau I têm sido tratados com ECMO, com bons resultados e sem piora da hemorragia;
• ventilação mecânica prolongada, por um período superior a 7 dias, por poder provocar lesão pulmonar irreversível; porém, recente-mente, muitas crianças ventiladas por 10 a 14 dias têm sido submetidas à ECMO com sucesso; ocasionalmente, biópsia pulmonar pode fornecer informações sobre a reversibilidade da lesão pulmonar nessa situação;
• anomalias congênitas ou anormalidades cromossômicas graves.

A oxigenação de membrana arterial pode ser realizada por meio de um "bypass" venoarterial (como mostra a figura 5.54) ou venovenoso, com uma cânula de duplo lúmen, dois cateteres venosos ou um único cateter, utilizando-se uma bomba especial que alterna o fluxo entre drenagem do sangue venoso e infusão do sangue oxigenado.

Existem muitas complicações associadas à realização da ECMO. Essas complicações podem ser divididas em mecânicas e médicas.

As complicações mecânicas, em ordem decrescente de freqüência, incluem: coágulos no circuito, deslocamento das cânulas, ar no circuito, falha na oxigenação, rachaduras nos conectores, mau funcionamento da bomba e do aquecedor, rotura do circuito e outras.

De todos os recém-nascidos submetidos à ECMO até 1993, 32% não tiveram nenhum tipo de complicação médica, e nestes a sobrevida em geral foi de 94%. A sobrevida caiu para 75% dentre os que apresentaram uma ou mais complicações. No grupo dos sobreviventes, para cada caso observou-se 1,4 ± 1,68 complicações, enquanto entre os não-sobreviventes, 3,53 ± 2,84 complicações por caso. O sistema nervoso central foi o sistema mais acometido por complicações (35% dos casos). Convulsões (14%) e infarto cerebral (13%) documentado por ultra-sonografia ou tomografia computadorizada foram as principais complicações neurológicas. Outras complicações foram cardiopulmonares (43%), hemorrágicas (35%), metabólicas (32%), renais (25%), infecciosas (9%), as quais podem ser analisadas na tabela 5.42.

Comparando-se ECMO venoarterial (entre 1990 e 1992, n = 3.146) com venovenosa (entre 1990 e 1992, n = 576), observou-se prevalência maior de complicações mecânicas na venovenosa, particularmente dobra na cânula (9% na venovenosa e 1% na venoarterial). Entretanto, a prevalência de complicações neurológicas foi maior na venoarterial, com 6% convulsões na venovenosa e 13% na venoarterial, e infartos, 9% na venovenosa e 14% na venoarterial.

Dos 9.258 recém-nascidos submetidos à ECMO, até julho de 1994, a sobrevida geral foi de 81%. Na tabela 5.43 observa-se a sobrevida baseada nos diagnósticos primários que levaram à indicação da ECMO.

As crianças que sobrevivem à ECMO representam um grupo muito especial, do qual a maioria provavelmente morreria. A situação em que se encontram antes da ECMO e os procedimentos relacionados a ela colocam essas crianças em risco para desenvolver alterações do sistema nervoso central. De fato, 35% dos recém-nascidos submetidos a ECMO desenvolvem complicações neurológicas. O seguimento dessas crianças mostra um desenvolvimento neuropsicomotor alterado em cerca de 20%. Quando se compara as crianças submetidas à ECMO às tratadas de forma convencional, o desenvolvimento neuropsicomotor é semelhante, porém a freqüência de doença pulmonar crônica é maior no grupo tratado de forma convencional do que no grupo submetido à ECMO, 35% versus 18%.

A ECMO é, na verdade, uma forma de suporte de vida e não um tratamento para uma doença específica. É capaz de sustentar a vida quando outras alternativas falharam e, no caso da insuficiência respiratória aguda, dá tempo para que ocorra a recuperação do pulmão sem dano adicional provocado pela ventilação mecânica. Seu sucesso é baseado na seleção adequada dos casos, prevenindo a ocorrência de um prolongamento da morte, e não da vida.

Tabela 5.42 – Complicações médicas mais freqüentes associadas a 7.667 ECMO (Zwischenberger, 1994).

Complicações	n	%	Sobrevida (%)	Complicações	n	%	Sobrevida (%)
Neurológicas				**Renais**			
Convulsões	1.037	14	66	Diálise/hemofiltração	994	13	60
Infarto por US	1.002	13	49	Creatinina > 1,5mg/dl	794	10	59
Infarto por TC	264	3	84	Outras	162	2	60
Morte encefálica	100	1	0				
Outras	317	4	73				
Hemorrágicas				**Metabólicas**			
Hemólise	705	9	71	K > 6mEq/l	224	3	49
Local da cânula	523	7	73	K < 2,5mEq/l	272	4	79
Ferida cirúrgica	478	6	54	Na > 150mEq/l	221	3	57
Gastrintestinal	205	3	54	Na < 125mEq/l	64	1	52
Outras	571	7	66	Ca > 12mg/dl	78	1	55
Cardiopulmonares				Ca < 6mg/dl	133	2	63
Hipertensão	816	11	76	Glicose > 240mg/dl	171	2	53
Falência miocárdica	445	6	64	Glicose < 40mg/dl	151	2	64
Pneumotórax	420	5	66	pH > 7,6	372	5	80
Arritmia	297	4	61	pH < 7,2	157	2	41
PCA sintomática	249	3	74	Outras	143	2	69
Hemorragia pulmonar	212	3	50				
PCR	184	2	50				
Outras cardiovasculares	551	7	65				
Outras pulmonares	341	4	64				

USG = ultra-sonografia; TC = tomografia computadorizada; PCA = persistência do canal arterial; PCR = parada cardiorrespiratória com reanimação; K = potássio sérico; Na = sódio sérico; Ca = cálcio sérico.

Tabela 5.43 – Sobrevida baseada no diagnóstico primário para ECMO neonatal (Ichiba e Bartlett, 1996).

Diagnóstico primário	Número total	Número de sobreviventes (%)
Aspiração de mecônio	3.395	3.173 (93,0)
Membrana hialina	1.051	879 (84,0)
Hipertensão pulmonar primária	1.209	1.008 (83,0)
Sepse/pneumonia	1.431	1.091 (76,0)
Fístula broncopleural	43	31 (72,0)
Hérnia diafragmática congênita	1.808	1.057 (58,0)
Outros	321	250 (78,0)
Total	9.258	7.489 (81,0)

Para alguns autores, como Arensman e cols., em 1996, "ECMO é uma terapêutica que deveria ser considerada para todos os recém-nascidos e crianças com falência respiratória grave quando o suporte convencional falha". Embora essa terapêutica venha sendo utilizada nos últimos 20 anos, nos Estados Unidos, no tratamento de recém-nascidos com insuficiência respiratória, apenas em 1996 foi publicado um estudo multicêntrico prospectivo randomizado que mostrou redução significativa na mortalidade nos recém-nascidos submetidos à ECMO.

Até o momento, em nosso meio, a ECMO tem sido realizada esporadicamente em alguns serviços com recursos para manutenção de suporte cardiopulmonar por bomba (centros que realizam cirurgia cardíaca). Não há, até o momento, um centro de referência para sua realização no Brasil.

BIBLIOGRAFIA

1. ARENSMAN, R.M. et al. – Modern treatment modalities for neonatal and pediatric respiratory failure. Am. J. Surg. **172**:41, 1996. 2. ARNOLD, J.H. – Unconventional approaches to respiratory failure. In Green, T. & Weigle, C.G.M., eds. Current Concepts in Pediatric Critical Care. Anaheim, CA, Society of Critical Care Medicine, 1995, p. 201. 3. BECK, R.; ANDERSON, K.D. & PEARSON, G.D. – Criteria for extracorporeal membrane oxygenation in a population of infants with persistent pulmonary hypertension of the newborn. J. Pediatr. Surg. **21**:297, 1986. 4. BERNBAUN, J. et al. – Survivors of extracorporeal membrane oxygenation at 1 year of age: the realtionship of primary diagnosis with health and neurodevelopmental sequelae. Pediatrics **96**:907, 1995. 5. DELIUS, R. et al. – Venovenous compares favorably with venoarterial access for extracorporeal membrane oxygenation in neonatal respiratory failure. J. Thorac. Cardiovasc. Surg. **106**:329, 1993. 6. DONN, S.M. – Alternatives to ECMO. Arch. Dis. Child. **70**:F81, 1994. 7. GEVEN, W.B. et al. – Follow-up in neonatal extracorporeal membrane oxygenation (ECMO). Int. J. Artif. Organs **18**:584, 1995. 8. ICHIBA, I. & BARTLETT, R.H. – Current status of extracorporeal membrane oxygenation for severe respiratory failure. Artif. Organs **20**:120, 1996. 9. SHANLEY, C.J. et al. – Extracorporeal life support for neonatal respiratory failure. A 20-year experience. Ann. Surg **220**:269, 1994. 10. SCHUMACHER, R.E. et al. – Follow-up of infants treated with extracorporeal membrane oxygenation for newborn respiratory failure. Pediatrics **87**:451, 1991. 11. STOLAR, C.J.H.; SNEDECOR, S.M. & BARTLETT, R.H. – Extracorporeal membrane oxygenation and neonatal respiratory failure: experience from the extracorporeal life support organization. J. Pediatr. Surg. **26**:563, 1991. 12. UK COLIABORATIVE ECMO TRIAL GROUP – UK collaborative randomised trial of neonatal extracorporeal membrane oxygenation. Lancet **348**:75, 1996. 13. WALSH-SUCKYS, M.C. et al. – Severe respiratory failure in neonates: mortality and morbidity rates and neurodevelopmental outcomes. J. Pediatr. **125**:104, 1994. 14. ZWISCHENBERGER, J.B. et al. – Complications of neonatal extracorporeal membrane oxygenation. Collective experience from the extracorporeal life support organization. J. Thorac. Cardiovasc. Surg. **107**:838, 1994.

Distúrbios Metabólicos e Hidroeletrolíticos

coordenadores MÁRIO CÍCERO FALCÃO
VERA LÚCIA JORNADA KREBS
MARIA TEREZA ZULINI DA COSTA

---

1 Distúrbios do Metabolismo da Água e Eletrólitos

VERA LÚCIA JORNADA KREBS
MÁRIO CÍCERO FALCÃO
YASSUHIKO OKAY

O melhor conhecimento das modificações que ocorrem na transição da vida fetal para a pós-natal contribuiu para uma abordagem mais criteriosa das necessidades hídricas dos recém-nascidos. A diminuição da mortalidade neonatal, particularmente dos de muito baixo peso ao nascer, deverá, ainda, fornecer subsídios para um conhecimento mais detalhado a respeito da homeostase hídrica dos recém-nascidos.

ALTERAÇÕES NA DISTRIBUIÇÃO DA ÁGUA CORPÓREA

No início da vida fetal, a água constitui grande parte do peso corpóreo, sendo estimada em 90% do peso no feto de 3 meses. Com o aumento da idade gestacional, a água corpórea total diminui progressivamente, para atingir 78% do peso de nascimento no recém-nascido de termo. Esse fenômeno ocorre devido à redução do compartimento extracelular, que corresponde a 60% do peso no feto de 5 meses e 45% ao nascimento. Dessa forma, o recém-nascido pré-termo, quando comparado ao de termo, apresenta expansão relativa do compartimento extracelular e excesso de água corpórea total. Durante o nascimento, há desvio de água do compartimento intracelular para o extracelular, que é agudamente expandido. Esse volume é perdido com a diurese pós-nascimento que se traduz por perda de peso. No recém-nascido de termo, a perda ponderal é cerca de 10% do peso de nascimento até o terceiro ou quarto dia de vida, enquanto no recém-nascido pré-termo o peso pode diminuir até 20% na primeira semana de vida. A oferta hídrica nos primeiros dias de vida deve levar em conta essa redução de volume do compartimento extracelular. Essas crianças apresentam também aumento da perda insensível de água, devido à maior superfície corpórea em relação ao peso, à maior quantidade de água corpórea total, à pele fina, com maior fluxo sangüíneo, e à maior freqüência respiratória. Conhecer a natureza da perda de peso nos primeiros dias de vida é importante para se ajustar a oferta hídrica e calórica, principalmente nos recém-nascidos com poucas reservas nutricionais, como os pré-termo e os de baixo peso.

ALTERAÇÕES RENAIS DURANTE A MATURAÇÃO

A maturação renal passa por três estágios diferentes em sua morfogênese: a) pró-néfrons, órgãos não-funcionais, que aparecem na terceira semana de gestação; b) mesonéfrons, formam-se após a 15ª semana e são capazes de produzir urina; c) metanéfrons, formam-se a partir da 10ª semana de gestação e apresentam função renal rudimentar.

A função tubular inicia-se entre a 9ª e 12ª semanas e já na 14ª a alça de Henle é funcionante, ocorrendo reabsorção de fluidos. A maturação do sistema renal passa por três estágios diferentes em sua morfogênese: os néfrons são formados até a 34ª semana, porém, no período pós-natal, há crescimento destes, com alongamento das alças e aumento das circunvoluções do túbulo proximal; os néfrons da zona justaglomerular são os primeiros a se desenvolver, sendo mais maduros que os néfrons superficiais. Ao nascimento, os glomérulos têm um diâmetro de 100μ, cerca de um terço do diâmetro dos glomérulos do adulto. Os túbulos renais, especialmente os proximais, são curtos e de diferenciação incompleta; o glomérulo é desproporcionalmente grande em relação ao túbulo proximal, configurando, em termos morfológicos, um desbalanço glomerulotubular.

A filtração glomerular fetal, determinada basicamente pelo número de néfrons funcionantes, e portanto diretamente proporcional à idade gestacional, não se mostra capaz de assumir o completo equilíbrio hidroeletrolítico e acidobásico na vida intra-uterina. Assim sendo, a homeostase fetal mantém-se também à custa da função placentária. O aumento progressivo da filtração glomerular que ocorre após o nascimento se deve a vários fatores: a) aumento da pressão hidrostática glomerular em decorrência da elevação da pressão arterial sistêmica; b) diminuição da resistência vascular renal na arteríola aferente; c) aumento da permeabilidade hidráulica da membrana basal glomerular; d) aumento da área de superfície capilar glomerular disponível para filtração.

Ao nascimento, o ritmo de filtração glomerular é baixo e aumenta cerca de 20 vezes até a idade adulta. No recém-nascido pré-termo com idade gestacional inferior a 34 semanas, o "clearance" médio de creatinina é de 15,9ml/min/1,73m^2 de superfície corpórea nos primeiros 2 dias de vida e aos 6 dias aumenta para 24,1ml/min/1,73m^2 de superfície corpórea. Nas crianças com idade gestacional entre 34 e 36 semanas, o ritmo de filtração glomerular atinge 25ml/min/1,73m^2 de superfície corpórea nos primeiros 2 dias de vida. O aumento pós-natal do ritmo de filtração glomerular ocorre inicialmente de maneira abrupta, e a seguir, de modo menos acentuado porém progressivo, podendo aumentar três a cinco vezes em uma semana. No recém-nascido pré-termo, a velocidade de aumento é menor. Esse comportamento provavelmente resulta da maturação estrutural do rim e também dos ajustes hemodinâmicos.

O fluxo sangüíneo renal no feto é de aproximadamente 2 a 4% do débito cardíaco, 6 a 18% no recém-nascido e 20 a 25% no adulto. O hipofluxo da vida fetal associa-se a uma alta resistência vascular renal e a uma baixa filtração glomerular. O rim maduro é capaz de manter constante seu fluxo, apesar de alterações em sua perfusão, fato que não ocorre no feto, pois este não consegue suportar variações de fluxo e de pressão arterial. Seguindo o desenvolvimento centrífugo dos néfrons, há aumento da irrigação sangüínea na porção cortical renal após 34 semanas de idade gestacional.

A urina fetal é normalmente hiposmolar, e o rim, nesse estágio da vida, pode produzir urina mais ou menos concentrada, dependendo do seu estado de hidratação. Em sua vida extra-uterina, o rim já está apto a alcançar diluição máxima, porém sua capacidade de concentração ainda é reduzida. A capacidade do rim em diluir urina depende da distribuição adequada do filtrado no túbulo renal, no qual a reabsorção dos solutos excede a de água. Apesar de o mecanismo de diluição estar estabelecido já em idades precoces, a resposta eficiente a uma sobrecarga hídrica pode demorar a surgir no período pós-natal, pois, mesmo tendo capacidade para diluir a urina, o rim do recém-nascido, principalmente do pré-termo, pode não responder com redução de volume, provocando retenção hídrica.

Ao longo dos túbulos, substâncias são seletivamente reabsorvidas ou secretadas pelo epitélio, e o fluido resultante, após esses complexos processos, é chamado de urina. Os mecanismos reabsortivos são em maior número que os secretórios, portanto, mais de 99% da água filtrada é reabsorvida nesse processo tubular.

Equilíbrio hidrossalino

Em condições normais, o recém-nascido mantém a tonicidade do fluido extracelular, apesar de apresentar limites estreitos para a variação da osmolaridade urinária (50-700mOsm/l) em relação ao adulto. Em situações de estresse, essas crianças apresentam capacidade de adaptação limitada. Nos primeiros dias de vida, a resposta diurética é precária diante de uma sobrecarga hídrica. Ao final da primeira semana, essa resposta é imediata, porém o ritmo acelerado de excreção de água diminui antes que toda a sobrecarga tenha sido eliminada. Além disso, o ritmo absoluto de excreção de água é mais baixo. Estes dois fatores tornam o recém-nascido mais vulnerável do que a criança maior à administração excessiva de água. Em situações de restrição hídrica, observa-se que a capacidade para concentrar a urina amadurece mais lentamente do que a capacidade para diluí-la. Em resposta à desidratação, a osmolaridade urinária do recém-nascido não ultrapassa 700mOsm/l, enquanto no adulto alcança 1.200mOsm/l.

Necessidades hídricas

As necessidades hídricas reais são mais bem avaliadas pelo balanço hídrico, que inclui as ofertas (positivas) por via digestiva e/ou parenteral e as perdas (negativas) urinárias, fecais, insensíveis e, eventualmente, por drenagens cirúrgicas. A quantidade de água a ser ministrada para cada 100 calorias a ser metabolizada é de 100ml. A tabela 5.44 indica as necessidades hídricas de acordo com a idade e o peso de nascimento do recém-nascido.

Tabela 5.44 – Necessidade hídrica diária no recém-nascido de acordo com a idade e o peso de nascimento.

Peso de nascimento (g)	Necessidade hídrica (ml/kg/dia)			
	1º e 2º dias	3º dia	15º -30º dias
750-1.000	105	140	150
1.001-1.250	100	130	140
1.251-1.500	90	120	130
1.501-2.000	80	110	130
≥ 2.001	70	80	130

Vários fatores podem influenciar as necessidades hídricas:

Perdas urinárias – os recém-nascidos pré-termo têm menor capacidade de concentração da urina do que os de termo. Para 100kcal ofertadas, a carga de solutos renal gerada é de 10 a 20mOsm. Um recém-nascido deve excretar, portanto, de 50 a 80ml de urina para cada 100kcal, resultando em uma osmolaridade urinária de 125 a 400mOsm/l.

Perdas fecais – o recém-nascido de termo normal perde cerca de 10ml de água/kg/dia pelas fezes, e o pré-termo, cerca de 7ml/kg/dia. Essa perda pode variar de acordo com a consistência das fezes, aumentando na presença de diarréia ou durante a fototerapia.

Perdas por sondagem e/ou drenagem – a drenagem prolongada ou as aspirações freqüentes do conteúdo gástrico por sondagem podem resultar em perdas hídricas e de cloro, provocando alcalose metabólica hipoclorêmica. Tais perdas, assim como as por sondagem duodenal, por gastro ou enterostomias ou por drenos cirúrgicos intracavitários, devem ser avaliadas, e, se necessário, as repostas em seu volume e o conteúdo iônico.

Perdas insensíveis – a perda de água transcutânea e pelas vias aéreas é passiva e de difícil ponderação. A perda através da pele depende da idade gestacional, de sua espessura e do fluxo sangüíneo cutâneo. Os recém-nascidos pré-termo possuem uma superfície corpórea relativamente maior em relação ao peso, pele muito fina e mais vascularizada, propiciando uma perda hídrica maior. Já as perdas respiratórias dependem do ritmo respiratório, da temperatura e da umidade relativa do ar inspirado. Tais perdas são influenciadas, portanto, por doenças do aparelho respiratório, pelas aspirações das vias aéreas e pelo uso de ventilação pulmonar mecânica.

Os fatores que aumentam ou diminuem a perda insensível de água em relação às perdas basais, de acordo com a porcentagem de aumento e diminuição, respectivamente, estão apresentados na tabela 5.45.

Tabela 5.45 – Fatores que aumentam ou diminuem a perda insensível de água em relação às perdas basais no recém-nascido.

Perdas aumentadas	%	Perdas diminuídas	%
Prematuridade extrema	50-100	Incubadora umidificada	50-100
Calor radiante	50-100	Uso de envoltório plástico	30-50
Fototerapia	30-50	Ventilação mecânica	20-30
Taquipnéia	20-30		
Convecção forçada	20-30		
Hipertermia	30-50		

DISTÚRBIOS DO METABOLISMO DA ÁGUA

DESIDRATAÇÃO

Para o tratamento da desidratação no recém-nascido, deve-se levar em conta a perda fisiológica de água que ocorre nos primeiros dias de vida. A produção calórica do recém-nascido de termo até o quarto dia é de 75cal/kg. A quantidade de água a ser ministrada é de 100ml/100cal. No pré-termo não é possível fixar o volume a ser ministrado, devido aos fatores já citados, que podem aumentar as perdas hídricas.

O esquema de hidratação parenteral segue aquele preconizado para lactentes. Na fase de expansão, administra-se uma solução composta por soro fisiológico a 0,9% e soro glicosado a 5% em partes iguais. A velocidade de administração deve ser rápida, isto é, 50ml/kg/h na primeira hora e, a seguir, 10-20ml/kg/h. Essa fase estará terminada quando houver restabelecimento da perfusão periférica, desaparecimento dos sinais clínicos de desidratação e eliminação de pelo menos duas micções claras, ou urina com densidade inferior a 1.010 ou osmolaridade inferior a 300mOsm/kg.

A solução de manutenção deve ser fornecida conforme as necessidades basais de água e eletrólitos, em torno de 100ml/kg/dia de água, 3mEq/kg/dia de Na e 2,5mEq/kg/dia de K. Deve-se acrescentar a essa solução o volume necessário para a reposição das perdas que ainda estejam ocorrendo, sob a forma de solução fisiológica e solução glicosada a 5%, na proporção de 1:1. O volume será variável de acordo com a intensidade das perdas (por exemplo, perdas leves, 20ml/kg/dia; perdas moderadas, 40ml/kg/dia; perdas graves, 60ml/kg/dia ou mais). O déficit de K também deve ser reposto, se houver perdas (por exemplo, diarréia). Recomenda-se administrar mais 2,5mEq/kg/dia de K na solução de reposição.

SÍNDROME HIPEROSMOLAR

No recém-nascido pré-termo com peso de nascimento inferior a 1.000g, devido à imaturidade da camada córnea da pele, à superfície corpórea relativamente grande em relação ao peso e à incapacidade funcional de se ajustar às perdas ambientais de calor, há quebra na relação entre a atividade metabólica e as perdas insensíveis de água. Nos recém-nascidos com idade gestacional inferior a 27 semanas e peso de nascimento abaixo de 800g, a evaporação cutânea é acentuada. Essas crianças apresentam risco de desidratação com hipertermia, hiperglicemia e hipernatremia. A função renal limitada e a administração excessiva de glicose contribuem para o aparecimento da síndrome. Para preveni-la, deve-se administrar Na em quantidades menores (1,5mEq/kg/dia após as primeiras 72 horas de vida) e manter a infusão de glicose até 5mg/kg/min, com controle do Na sérico e da glicemia. O peso deve ser determinado com freqüência (duas a três vezes por dia), e a evaporação cutânea de água pode ser diminuída, colocando-se o recém-nascido em saco protetor.

BIBLIOGRAFIA

1. APERIA, A. et al. – Postnatal development of renal function in pre-term and full-term infants. *Acta Paediatr. Scand.* **70**:183, 1981. 2. AVILES, D.H.; FILDES, R.D. & JOSE P.A. – Evaluation of renal function. *Clin. Perinatol.* **19**:69, 1992. 3. CARVALHO, M.F. & FALCÃO, M.C. – Necessidades e distúrbios do metabolismo hídrico no recém-nascido. In Matsumoto, T.; Carvalho, W.B. & Hirscheimer, M.R. (eds.). *Terapia Intensiva Pediátrica.* São Paulo, Atheneu, 1997, p. 549. 4. COSTARINO Jr., A.T. & BAUMGART, S. – Modern fluid and electrolyte management of the critically ill premature infant. *Pediatr. Clin. North Am.* **33**:153, 1986. 5. OKAY, Y. & KREBS, V.L.J. – Função renal. Equilíbrio hidrossalino. In Vaz, F.A.C.; Manissadjan, A. & Zugaib, M. (eds.). *Assistência à Gestante de Alto Risco e ao Recém-Nascido nas Primeiras Horas.* São Paulo, Atheneu, 1993, p. 166. 6. SCHAFFER, S.E. & NORMAN, M.E. – Renal function and renal failure in the newborn. *Clin. Perinatol.* **16**:199, 1989. 7. WILKINS, B.H. – Renal function in sick very low birth weight infants. 3. Sodium, potassium and water excretion. *Arch. Dis. Child.* **67**:1154, 1992.

| 2 | Distúrbios do Sódio |

VERA LÚCIA JORNADA KREBS
YASSUHIKO OKAY

HIPONATREMIA

Considera-se hiponatremia a concentração sérica de Na inferior a 130mEq/l. O distúrbio pode ocorrer na vigência de água corpórea normal, diminuída ou aumentada.

Hiponatremia com água corpórea total normal – os recém-nascidos pré-termo com idade gestacional inferior a 34 semanas e idade pós-natal inferior a 14 dias apresentam excreção urinária elevada de Na, devido à imaturidade renal. Se a oferta de Na for insuficiente, poderá haver balanço negativo do íon, com aparecimento de hiponatremia. Os recém-nascidos de mães com hiponatremia no período intraparto poderão apresentar hiponatremia nas primeiras horas de vida, pois as alterações na osmolaridade plasmática e Na sérico estão intimamente relacionadas aos níveis maternos.

Hiponatremia com água corpórea total diminuída – nesta situação, ocorre diminuição do volume extracelular, incluindo a volemia. Em crianças com diarréia aguda, quando a perda resultante de Na é maior que a de água, ocorrerá desidratação hiponatrêmica: o volume urinário está diminuído, com Na urinário baixo e osmolaridade urinária alta. Observa-se a presença de sinais clínicos de contração do compartimento extracelular: fontanela deprimida, mucosas secas, turgor pastoso. A administração de soluções hipotônicas por via oral ou intravenosa freqüentemente contribui para o agravamento da hiponatremia. A manutenção do distúrbio deve-se tanta à menor filtração de fluido hiponatrêmico, devido à queda na filtração glomerular, como à reabsorção tubular isosmótica do filtrado hipotônico ao nível do túbulo proximal. Além disso, devido à primazia da manutenção da volemia em detrimento da osmolaridade, em decorrência da hipovolemia, há liberação de hormônio antidiurético que, atuando no ducto coletor, promove aumento da reabsorção de água, tendendo a perpetuar a hiponatremia. Na presença de defeitos tubulares no transporte de Na, uso de drogas que prejudicam a reabsorção tubular do íon ou diurese osmótica contínua, poderá ocorrer hiponatremia hipovolêmica, devido ao aumento das perdas renais de Na e água, associada à reposição inadequada. Em aproximadamente um terço dos casos de hiperplasia congênita da supra-renal, há hipoaldosteronismo e menor reabsorção de Na no néfron distal, com perda renal exagerada do íon.

Hiponatremia com água corpórea total aumentada – a hiponatremia com água corpórea total aumentada pode ocorrer com volemia normal ou aumentada. Em recém-nascidos com secreção inapropriada de hormônio antidiurético, observa-se hiponatremia, com água corpórea total ou aumentada, em maior ou menor grau, e aumento da volemia.

Em recém-nascidos, o ritmo de filtração glomerular por 1,73m² é menor em relação às crianças maiores, com menor formação de filtrado glomerular e diminuição da excreção de água por unidade de tempo. A sobrecarga hídrica, com administração excessiva de água, especialmente por via intravenosa, acarreta risco significativo de aparecimento de hiponatremia, com expansão do compartimento extracelular. Nas síndromes edematosas (insuficiência cardíaca congestiva, síndrome nefrótica e cirrose hepática), observa-se aumento da água corpórea total e do Na corpóreo total, com Na sérico normal ou diminuído. Essas situações são pouco freqüentes no recém-nascido, com exceção da insuficiência cardíaca congestiva. Nessa situação, há diminuição da volemia efetiva, com queda do fluxo plasmático renal, proporcionalmente maior do que a da filtração glomerular. Em conseqüência a fração de filtração, isto é, a relação entre a filtração glomerular e o fluxo plasmático renal, eleva-se, levando ao aumento da reabsorção de Na e água no túbulo proximal. A redução da volemia efetiva leva à diminuição da perfusão renal, com estímulo da produção de renina pelo aparelho justaglomerular e conseqüente aumento da produção de angiotensina II e aldosterona. Esta, atuando no néfron distal, particularmente no ducto coletor, promove retenção adicional de Na em troca de K. Paralelamente ao aumento da reabsorção de Na, ocorrem alterações no metabolismo da água, pois não há resposta ao arco reflexo que controla a secreção de hormônio antidiurético em resposta à dilatação do átrio esquerdo. Haverá secreção contínua de hormônio antidiurético e aumento da reabsorção de água no ducto coletor. A restrição de Na e o uso de diuréticos de alça poderão concorrer, junto com os eventos já citados, para o aparecimento de hiponatremia.

Em recém-nascidos com nefropatias congênitas pode-se observar insuficiência renal com hiponatremia dilucional. Nessas situações, há aumento da água e Na corpóreo total, bem como da volemia.

QUADRO CLÍNICO

Os sinais e os sintomas clínicos de hiponatremia dependem do seu tempo de aparecimento e dos níveis de Na sérico. Nos casos crônicos ou quando o Na sérico é superior a 120mEq/l geralmente não há sintomas; nos casos agudos, ou com níveis inferiores a 120mEq/l, o recém-nascido poderá apresentar apatia, anorexia, náuseas, vômitos, câimbras, poliúria, agitação, alterações da consciência e coma.

TRATAMENTO

Depende do tipo de mecanismo fisiopatológico envolvido e está indicado quando a concentração sérica de Na é inferior a 120mEq/l ou na presença de sintomas. Inicialmente, o Na sérico poderá ser aumentado para 125mEq/l em infusão contínua num período de 30 a 240 minutos. A quantidade de Na a ser administrada pode ser calculada pela seguinte fórmula:

$$mEq\ Na = P \times 0,6\ (Na\ desejado - Na\ paciente)$$

onde: $P \times 0,6$ = água corpórea total em litros

Na desidratação hiponatrêmica, quando os níveis séricos de Na estão acima de 120mEq/l, o tratamento segue o esquema clássico, isto é, a fase de expansão é realizada com soro fisiológico e soro glicosado a 5% em partes iguais, no volume correspondente ao déficit avaliado. Quando o Na sérico for inferior a 120mEq/l, deve-se administrar NaCl a 3%, na velocidade de 10ml/kg/h. Para calcular a quantidade de Na, utiliza-se a fórmula já citada. Se após a administração de NaCl a 3% o paciente ainda apresentar sinais de desidratação, continuar a infusão com soro glicosado e soro fisiológico 1:1, na velocidade de 10ml/kg/h.

Nas crianças com nefropatias perdedoras de sal ou hiperplasia adrenal congênita, o tratamento da hiponatremia consiste em repor as perdas por meio de suplementação dietética de Na por via oral ou, nas casos mais graves, reposição por via intravenosa.

HIPERNATREMIA

Considera-se hipernatremia a concentração sérica de Na igual ou superior a 150mEq/l. A volemia poderá estar normal, diminuída ou aumentada.

Hipernatremia com volemia normal – geralmente resulta da administração excessiva de Na, como o uso de soluções por via intravenosa contendo grandes quantidades de Na, uso de bicarbonato de Na para a correção de acidose, exsangüineotransfusão com sangue citratado (devido à presença de citrato de Na e fosfato de Na no anticoagulante) e uso de reidratação oral com soluções contendo alto teor de Na.

Hipernatremia com volemia diminuída – a causa mais freqüente é a diarréia aguda, quando a perda resultante de água é proporcionalmente maior do que a de Na, ou quando são administradas soluções reidratantes orais com alto teor de Na. Outras situações que podem levar à desidratação hipernatrêmica no recém-nascido são as doenças respiratórias (perda excessiva de água pelos pulmões) e o superaquecimento em recém-nascidos submetidos à fototerapia ou alta temperatura ambiente.

Hipernatremia com volemia aumentada – geralmente é de causa iatrogênica e resulta da administração excessiva de soluções contendo Na por via intravenosa.

QUADRO CLÍNICO

Os sinais e os sintomas clínicos de hipernatremia dependem do tempo de instalação do distúrbio e dos níveis de Na sérico. Fisiopatologicamente, devido à hiperosmolaridade do compartimento extracelular, ocorre saída de água das células para o espaço extracelular. Em conseqüência, o compartimento intracelular contrai-se e o extracelular aumenta. Por essa razão, na desidratação hipernatrêmica, os sinais de contração do compartimento extracelular (fontanela deprimida, turgor pastoso, olhos encovados) não são achados freqüentes.

No sistema nervoso central, o aumento da osmolaridade intracelular leva ao aparecimento de osmóis idiogênicos, que são aminoácidos (glutamina, alanina, aspartato, glutamato) originados pela quebra de proteínas de alto peso molecular. Esses solutos aparecem nas primeiras horas de hipernatremia e têm a finalidade de evitar a saída de água das células cerebrais, mantendo o volume cerebral intacto. Por essa razão, no tratamento da hipernatremia é necessário reduzir lentamente a osmolaridade do fluido extracelular, para evitar a intoxicação hídrica por mecanismo de rebote. Na hipernatremia aguda, o aumento rápido da osmolaridade sérica pode provocar tração dos delicados vasos sangüíneos cerebrais, levando à hemorragia intraventricular ou intraparenquimatosa. Os sintomas e os sinais neurológicos são freqüentes na criança hipernatrêmica. Podem-se observar irritabilidade, choro estridente, reflexos tendíneos profundos exacerbados, hipertonia, tremores e convulsões.

TRATAMENTO

O tratamento da hipernatremia consiste em fornecer ao paciente água livre para fazer a osmolaridade retornar aos níveis normais. O déficit de água pode ser avaliado pela seguinte fórmula:

$$Déficit\ de\ água\ (em\ litros) = 0,6 \times P \times \left(1 - \frac{Na\ medido}{140}\right)$$

onde: $0,6 \times P$ = água corpórea total em litros

Esta fórmula estabelece que a adição de 4ml água/kg peso corpóreo diminuirá a concentração sérica de Na em 1mEq/l, admitindo-se que não haja perda nem ganho contínuo de Na. O volume de água a ser administrado deve ser visto como a quantidade de água necessária para baixar a concentração sérica de Na, independentemente do volume necessário para corrigir qualquer déficit concomitante de água corpórea total. Portanto, o cálculo será impreciso se não levar em conta que a água corpórea total e sua distribuição foram alteradas pela doença. Pode ser utilizado nos casos de hipernatremia muito aguda. A velocidade com que o Na plasmático deve ser diminuído depende da duração e do grau de hipernatremia. Se o distúrbio se instalou há algumas horas, existe a possibilidade da formação de osmóis idiogênicos, e o Na deve ser reduzido lentamente para evitar o aparecimento de edema cerebral. Nesses casos, a correção deve ser realizada em 48 a 72 horas. Se o Na sérico for superior a 170mEq/l, é aconselhável diminuir mais rapidamente a natremia no início do tratamento, devido ao risco de lesão neurológica permanente. Deve-se administrar diurético de alça (furosemida), acompanhado da infusão de solução salina hipotônica, isto é, contendo 25 a 30mEq/l de Na. Essa conduta também está indicada nos casos de hipernatremia hipervolêmica. Esses pacientes apresentam risco de hipertensão arterial e edema pulmonar.

No tratamento da hipernatremia hipovolêmica devemos considerar duas situações:

a) Choque hipovolêmico (que não é freqüente em crianças com hipernatremia) – infundir soro fisiológico, albumina a 5% ou plasma, 10 a 20ml/kg em 15 a 45 minutos. Após o restabelecimento da perfusão, infundir soro fisiológico e soro glicosado 1:1 na velocidade de 15 a 20ml/kg/h, até ocorrer diurese.

b) Desidratação hipernatrêmica sem sinais de choque – soro fisiológico e soro glicosado 1:1 na velocidade de 15 a 20ml/kg/h, até ocorrer diurese.

A seguir, deve-se calcular o volume para a fase de manutenção a ser administrada a cada 24 horas, acrescentando-se o volume necessário para corrigir o déficit remanescente e o volume de reposição (para suprir os déficits que ainda ocorram). Essa solução deverá conter em torno de 20 a 35mEq/l de Na e concentração de glicose de 2,5 a 5%. Acrescentar K na quantidade de 30 a 40mEq/l. Os ânions podem ser administrados como cloro.

Se a concentração sérica de Na for inferior a 170mEq/l, recomenda-se a correção em 48 horas; se superior, em 72 horas. A velocidade de redução da natremia deve ser em torno de 10 a 15mEq de Na/litro/dia. O Na sérico deve ser dosado com freqüência, a cada 6 horas.

Na hipernatremia hipervolêmica, o excesso de Na deve ser removido pela administração de diuréticos de alça (furosemida). O volume urinário excretado deve ser reposto com infusão intravenosa de solução salina hipotônica contendo 20 a 35mEq/l. Os recém-nascidos que apresentam déficit da função renal requerem diálise peritoneal.

BIBLIOGRAFIA

1. CONLEY, S.B. – Hypernatremia. *Pediatr. Clin. North Am.* **37**:365, 1990. 2. GRUSKIN, A.B. et al. – Serum sodium anormalities in children. *Pediatr. Clin. North Am.* **28**:907, 1982. 3. KREBS, V.L.J. & OKAY, Y. – Distúrbios do metabolismo da água, do sódio e do potássio. In Vaz, F.A.C.; Manissadjan, A. & Zugaib, M. (eds.). *Assistência à Gestante de Alto Risco e ao Recém-Nascido nas Primeiras Horas*. São Paulo, Atheneu, 1993, p. 250. 4. KREBS, V.L.J. & OKAY, Y. – Hipernatremia e hiponatremia. In Vaz, F.A.C. *Problemas Neurológicos do Recém-Nascido*. São Paulo, Sarvier, 1985, p. 120.

3 Distúrbios do Potássio

VERA LÚCIA JORNADA KREBS
YASSUHIKO OKAY

MECANISMOS REGULADORES DO K CORPÓREO

A concentração de K no fluido extracelular é controlada por mecanismos renais e extra-renais. Aproximadamente 65% do K filtrado nos glomérulos é reabsorvido no túbulo proximal; 25 a 30%; no ramo ascendente da alça de Henle; e uma quantidade mínima adicional, nos ductos coletores. Dessa forma, o ultrafiltrado que atinge os túbulos contorneados distais e os ductos coletores proximais é relativamente livre de K. Nesses sítios, ocorrerá secreção do escasso de K para o fluido tubular. Entre os fatores renais que influenciam a secreção de K, temos: a) ritmo de filtração glomerular: pode aumentar o gradiente de K entre a célula tubular e o ultrafiltrado; b) concentração de Na no ultrafiltrado do néfron distal: na presença de concentrações elevadas de Na no ultrafiltrado que atinge o néfron distal, ocorrerá reabsorção desse íon, criando-se um potencial elétrico negativo no lúmen tubular, que favorecerá a secreção de K; c) ação da aldosterona: também participa deste último mecanismo e pode aumentar a secreção de K no túbulo distal.

Entre os fatores extra-renais que desempenham um papel importante na manutenção da homeostase do K, destacam-se os descritos a seguir. Insulina: este hormônio exerce efeitos diretos na distribuição interna do íon, estimulando sua captação, principalmente pelas células da musculatura esquelética e fígado. As catecolaminas, como a epinefrina, determinam efeito bifásico na regulação do K. Inicialmente, levam a aumento da calemia devido ao estímulo alfa-adrenérgico e, a seguir, a uma prolongada diminuição dos níveis séricos de K, decorrente da maior captação celular do íon por ação dos receptores beta-adrenérgicos. A aldosterona age não somente nos distúrbios renais, mas também no intestino, no qual aumenta a secreção de K pelas células epiteliais do cólon.

HIPOPOTASSEMIA

No recém-nascido, a hipopotassemia ocorre quando os níveis séricos de K estão abaixo de 3,9mEq/l. Fisiopatologicamente, esse distúrbio poderá ocorrer em conseqüência do excesso de perdas renais ou extra-renais, do desvio de K do compartimento extracelular para o intracelular e da ingestão deficiente do íon. A perda excessiva pode ser causada pelo uso de diuréticos, administração de ânions não-reabsorvíveis, como o bicarbonato e as penicilinas, que aumentam o potencial negativo no lúmen dos túbulos distais, favorecendo a reabsorção de Na e secreção de K; pelo excesso de esteróides ou na presença de doenças tubulares como a cistinose. A perda excessiva extra-renal em crianças freqüentemente ocorre associada a diarréia ou vômitos. O desvio de K do compartimento extracelular para o intracelular está vinculado à ação de hormônios como a insulina e as β_2-catecolaminas. A alcalose metabólica freqüentemente se acompanha de hipopotassemia devido ao aumento da caliurese.

Os sinais e os sintomas clínicos de hipopotassemia são variáveis, na dependência dos níveis séricos de K e se o distúrbio se instalou de forma aguda ou crônica. Pacientes com depleção leve de K são freqüentemente assintomáticos. Quando os níveis séricos são inferiores a 3mEq/l, ou se a hipopotassemia se instalou agudamente, poderá ocorrer fraqueza muscular, íleo paralítico e arritmias cardíacas. As alterações no eletrocardiograma incluem achatamento da onda T e aparecimento de onda U após complexo QRS. Essas alterações poderão agravar-se na vigência de tratamento com digitálicos. A hipopotassemia pode prejudicar a liberação de insulina, alterando a homeostase de glicose. As crianças com hipopotassemia crônica apresentarão atraso no crescimento se a oferta protéica não for adequada para manter o balanço nitrogenado. Nesse caso, a deficiência de K altera a composição celular, e os íons K são parcialmente substituídos por H^+ no compartimento intracelular. Nos túbulos renais, a acidose resultante do acúmulo de H^+ leva a uma maior produção de amônia, com aumento considerável da sua excreção urinária. Se houver baixa ingestão protéica, haverá menor demanda de nitrogênio para a produção de amônia, e os aminoácidos devem ser mobilizados a partir do músculo.

O tratamento da hipopotassemia está indicado nos casos de depleção acentuada de K (níveis séricos inferiores a 3mEq/l) ou na presença de sintomas. A administração intravenosa em concentrações de até 40mEq/l é bem tolerada em veia periférica. Quando se tornarem necessárias concentrações acima de 40mEq/l, deve ser utilizada a veia calibrosa. Como a resposta a uma sobrecarga de K é significativamente menor no recém-nascido do que no adulto, a infusão deve ser cuidadosa, acompanhada de dosagens séricas freqüentes. Na vigência de alcalose hipoclorêmica também é necessário corrigir o déficit de cloro.

HIPERPOTASSEMIA

Considera-se hiperpotassemia no recém-nascido a concentração sérica de K superior a 5,9mEq/l. Sendo o rim a principal via de excreção do K corpóreo, os defeitos na excreção renal do íon freqüentemente resultam em elevação de seus níveis séricos. A insuficiência renal aguda representa causa importante de hiperpotassemia em recém-nascidos. Na insuficiência renal crônica, o distúrbio geralmente é de instalação tardia, exceto se houver oligúria ou doenças que afetem primariamente a medula renal. Crianças com nefropatias de refluxo, síndrome de "prune-belly" ou obstruções vesicais associadas à hidronefrose bilateral podem ter disfunção no epitélio tubular renal e, conseqüentemente, comprometimento da secreção de K. O uso de diuréticos poupadores de K (espironolactona, triantereno, amilorida), que inibem a secreção do íon no néfron distal, pode resultar em hiperpotassemia. O distúrbio poderá também ocorrer devido ao comprometimento dos mecanismos extra-renais que participam na homeostase do K. Em recém-nascidos com hiperplasia congênita de supra-renais, na sua forma perdedora de sal, a hiperpotassemia é conseqüência do prejuízo da secreção de K pelo rim e cólon, devido à deficiência de aldosterona. Algumas drogas podem provocar hipoaldosteronismo. Os agentes anti-hipertensivos como o captopril e o enalapril limitam a conversão de angiotensina I para angiotensina II, limitando, em conseqüência, o estímulo à produção de aldosterona pelas supra-renais. Em pacientes com função renal comprometida, esses medicamentos podem favorecer o aparecimento de hiperpotassemia. O desvio de K do compartimento intracelular para o extracelular constitui causa relativamente freqüente de hiperpotassemia em recém-nascidos. A acidose metabólica leva ao desvio de K para fora das células e saída do íon para o compartimento extracelular. Em adultos, verfica-se que, para a diminuição de 0,1 unidade de pH no fluido extracelular, é liberado 1,5mEq de K do compartimento intracelular. Crianças com necrose tecidual aguda (hemólise, queimadura, quimioterapia para leucemia) podem apresentar liberação acentuada de K na circulação. Nessas situações, particularmente se a excreção renal de K estiver prejudicada ou na presença de choque, poderá ocorrer hiperpotassemia. O aumento da permeabilidade iônica da célula muscular, decorrente do uso de agentes curarizantes como a succinilcolina, pode levar à saída de K para o compartimento extracelular. Finalmente, a hiperosmolaridade plasmática conseqüente à administração de manitol resulta em movimento de K para fora das células, acompanhando a saída osmótica de água. Em situações em que ocorre administração excessiva de K, o recém-nascido facilmente apresenta hiperpotassemia. Nessas crianças, a resposta renal a uma sobrecarga de K é significativamente menor do que em crianças maiores e adultos. O excesso poderá advir de erro na prescrição de soluções intravenosas, do uso excessivo de drogas contendo sais de K (penicilina) ou da administração de sangue contendo níveis elevados do íon.

O sangue estocado com os anticoagulantes citrato-fosfato-dextrose ou ácido-citrato-dextrose pode apresentar K sérico bastante alto, resultante da hemólise das hemácias. A exsangüineotransfusão com sangue citratado contendo níveis séricos de K superiores a 7mEq/l expõe o recém-nascido ao risco de hiperpotassemia após o procedimento.

Em alguns casos, poderá ocorrer falsa hiperpotassemia. A obtenção de amostras de sangue por punção do calcanhar em recém-nascidos freqüentemente resulta em hemólise e níveis falsamente elevados de K sérico.

Os sintomas e os sinais de hiperpotassemia resutam das alterações na excitabilidade neuromuscular e na condução cardíaca. Quando o distúrbio ocorre de forma aguda, o aumento da concentração extracelular de K não é acompanhado por elevação proporcional do íon no compartimento intracelular. Dessa forma, a relação entre o K intracelular e extracelular diminui, e o potencial de repouso da membrana também se torna mais baixo, aproximando-se do limiar de excitabilidade celular. Clinicamente, poderão ocorrer fasciculações, mialgia, hiper-reflexia ou arreflexia no sistema neuromuscular. As alterações cardíacas traduzem-se por graves arritmias ou mesmo parada cardíaca. No eletrocardiograma, com níveis séricos de K de 6,5mEq/l podem aparecer ondas T apiculadas e estreitas, com encurtamento do intervalo QT. Com o aumento das concentrações de K, observa-se achatamento do complexo QRS, prolongamento do intervalo PR, ausência de ondas P e bloqueio cardíaco completo, com padrão de ondas em sino, fibrilação ventricular e parada cardíaca (níveis $\geq$ 9mEq/l).

O tratamento tem como objetivo principal a redução na excitabilidade da membrana celular. Para tanto, é necessário aumentar o potencial de repouso da membrana, promovendo a entrada de K para dentro da célula, ou diminuindo o nível de K extracelular. Na vigência de níveis séricos de K entre 6 e 6,5mEq/l e ECG normal, o tratamento consiste em restrição rigorosa de K e uso de resina trocadora de íons, como o sulfonato de poliestireno sódico (Kayexalate) na dose de 1g/kg, por via oral ou retal a cada 6 horas. Com níveis de K sérico entre 6,5 e 7,5mEq/l e/ou ECG mostrando aumento de onda T, deve-se administrar glicose hipertônica a 25%, na velocidade de 1 a 3ml/kg/h, ou solução polarizante composta por 1 a 3U de insulina para cada 5g de glicose. Além dessas medidas, administrar também bicarbonato de sódio a 3% na dose de 2mEq/l. Se os níveis séricos de K forem superiores a 7,5mEq/l ou existirem alterações graves no ECG (ausência de onda P, alargamento de complexo QRS, arritmias), acrescentar gluconato de cálcio a 10% na dose de 0,5 a 1mEq/kg. Na presença de hiperpotassemia não-controlável com tratamento clínico, está indicada a diálise peritoneal.

BIBLIOGRAFIA

1. ACHARYA, P.T. & PAYNE, W.W. – Blood chemistry of normal fullterm infants in the first 48 hours of life. *Arch. Dis. Child.* **40**:430, 1965. 2. BREM, A.S. – Disorders of potassium homeostasis. *Pediatr. Clin. North Am.* **37**:419, 1990. 3. COX M. – Potassium homeostasis. *Med. Clin. North Am.* **37**:363, 1981. 4. KREBS, V.L.J. & OKAY, Y. – Distúrbios do metabolismo da água, do sódio e do potássio. In Vaz, F.A.C.; Manissadjan, A. & Zugaib, M. (eds.). *Assistência à Gestante de Alto Risco e ao Recém-Nascido nas Primeiras Horas.* São Paulo, Atheneu, 1993, p. 250.

4 Hipoglicemia Neonatal

FILOMENA MARIA BUOSI DE HARO
JOÃO CÉSAR LYRA

DESENVOLVIMENTO DA CAPACIDADE DE PRODUÇÃO GLICOGÊNICA E REGULAÇÃO FETAL

O feto está em estado de intenso anabolismo e é continuamente provido de glicose e outros nutrientes através da circulação materna. Glicose, aminoácidos e ácidos graxos livres são transferidos através da placenta por difusão facilitada. Em gestações normais, a glicemia plasmática fetal corresponde a aproximadamente 70-80% da materna.

O feto possui as principais enzimas relacionadas com a gliconeogênese, embora com níveis de atividade mais baixos do que em outra faixa etária, com exceção da enzima fosfoenol-piruvato carboxiquinase, que permanece sem atividade até após o nascimento. Acredita-se que, sob circunstâncias normais, o feto não produza glicose, sendo totalmente dependente da fonte materna. Normalmente, em períodos curtos de jejum materno, não há alteração dos níveis glicêmicos fetais, porém, sob situação de jejum mais prolongado, há rápida modificação na concentração de glicose sangüínea fetal e aumento progressivo da cetogênese materna, acreditando-se que durante esses períodos o feto pode apresentar alguma produção de glicose. O cérebro fetal tem capacidade de utilização de corpos cetônicos como fonte energética alternativa desde fases precoces da gestação, embora se correlacione cetogênese prolongada com pior evolução neurológica na vida pós-natal.

Como a glicose corresponde a 80% do consumo energético fetal, a atividade de enzimas glicolíticas nos seus vários tecidos é elevada e a glicogenólise hepática é bem funcionante antes do termo. Os restantes 20% das necessidades energéticas fetais são supridas por lactato, aminoácidos e outros substratos. O glicogênio hepático fetal surge precocemente na gestação, com aumento lento entre a 15ª e 20ª semanas e rápido depósito durante o terceiro trimestre. No termo, o conteúdo de glicogênio hepático corresponde a cerca de 5% do peso do fígado e músculo esquelético e acima de 4% no músculo cardíaco.

Ao contrário da dependência dos nutrientes maternos para a produção energética e formação dos estoques dos vários substratos, a regulação hormonal é completamente autônoma. Os hormônios reguladores como insulina, glucagon e hormônio do crescimento (GH) não ultrapassam a barreira placentária. A produção de insulina, que tem importante papel no crescimento e formação de estoques de glicogênio e gordura, já está presente no pâncreas fetal no início do primeiro trimestre. Em estudos animais, as células beta-fetais não têm a resposta bifásica característica e demonstram maior sensibilidade às alterações prolongadas do que às flutuações agudas da glicemia.

O fator de crescimento insulina-símile (IGF-I), também denominado somatomedina C, é um regulador primário do GH e produzido pelo feto. O próprio GH é demonstrado precocemente no início da gestação, aumentando rapidamente entre a 11ª e 16ª semanas. No termo, os níveis plasmáticos de GH são maiores do que no plasma materno e, ao contrário de outras faixas etárias, não é suprimido diante de episódios de hiperglicemia.

O glucagon, outro hormônio importante juntamente com a insulina na regulação da indução de enzimas gliconeogênicas, mostra elevação progressiva durante a vida fetal, coincidentemente com o aumento da atividade dessas enzimas. O aumento dos níveis de glucagon, hormônio tireoidiano e cortisol é importante sinal de maturação dos sistemas glicogenolíticos e gliconeogênicos.

Os mecanismos adrenérgicos podem estimular a glicogenólise hepática durante a vida fetal. Ao final da gestação e durante a evolução do trabalho de parto, a atividade simpatoadrenal aumenta, resultando em elevação considerável dos níveis das catecolaminas circulantes.

ADAPTAÇÃO NEONATAL

Coincidentemente com o clampeamento do cordão, há rápido aumento dos níveis de adrenalina, noradrenalina e glucagon e queda nos níveis de insulina, levando à glicogenólise e à gliconeogênese no recém-nascido. Logo após o nascimento, há aumento abrupto em três a cinco vezes da concentração de glucagon. Há também queda inicial dos níveis de insulina, permanecendo em níveis basais por vários dias, sem sua resposta típica a estímulos. A insulina modula o efeito do glucagon, pois ela inibe a indução das enzimas gliconeogênicas e, portanto, um equilíbrio entre esses dois hormônios controla a indução do sistema gliconeogênico durante a vida perinatal.

A glicemia plasmática é interpretada como a média da quantidade de glicose suficiente para suprir as necessidades do cérebro e outros tecidos. A taxa de renovação da glicose representa a média entre a taxa de produção da glicose e sua utilização e é expressa em mg/kg/min. Essa taxa de produção de glicose é maior nos RN, independente da idade gestacional, do que em outras faixas etárias, e comparativamente entre os dois grupos tende a ser maior nos RN prematuros (RNPT). A média de produção varia entre 4 e 6mg/kg/min, a qual reflete maior relação cérebro-massa corpórea. Com o crescimento, essa taxa de produção tende a diminuir progressivamente.

A produção de glicose depende de estoques de glicogênio adequados, suprimento suficiente de precursores gliconeogênicos, funcionamento adequado do sistema gliconeogênico e glicogenolítico e por fim do sistema endócrino normal para modular esses processos. Ao nascimento, a criança tem estoques de glicogênio maiores do que os de adultos, mas, pela alta taxa de utilização de glicose, são rapidamente utilizados. Os depósitos muscular e cardíaco são utilizados mais lentamente.

O papel fisiológico do GH não é bem definido, com valores mais elevados nas primeiras 48-72 horas, com declínio gradual até a oitava semana de vida. O RN apresenta ainda aumento paradoxal de GH após infusão de glicose. Os valores plasmáticos do glucagon são semelhantes ou levemente aumentados em relação ao materno. Tanto o glucagon como o GH não são suprimidos durante episódios de hiperglicemia. A resposta da insulina no RN normal, após administração de glicose oral, é semelhante à de adultos diabéticos, ou seja, há um atraso no início da resposta e no pico da insulina.

Ocorre ainda aumento da mobilização lipídica, refletido pela elevação plasmática dos ácidos graxos livres e glicerol e por rápido declínio no quociente respiratório. Estudos mostram que a lipólise no RN é cerca de três vezes maior do que em adultos. A adaptação a períodos mais prolongados de jejum é facilitada pela capacidade de utilização de corpos cetônicos. As enzimas necessárias estão presentes no cérebro de fetos e nos RN.

Em todos os RN há queda nos níveis da glicose plasmática, atingindo o nadir entre 30 e 90 minutos após o nascimento. Após esse período, nos RN de termo (RNT) saudáveis há elevação da concentração de glicose, atingindo valores entre 40 e 80mg/dl, por volta da quarta-sexta hora de vida. Os valores para crianças pequenas para a idade gestacional (RNPIG) e RNPT podem ser mais baixos. Os RN de muito baixo peso (RNMBP) têm os valores médios pouco estudados, principalmente pelo uso intravenoso precoce de soro glicosado. Os valores atingidos nos primeiros 30 minutos de vida parecem ser menores do que os de outros RN.

DEFINIÇÃO

Embora não haja definição clara, a maioria dos autores considera anormal glicemia plasmática inferior a 40mg/dl nas primeiras horas de vida, independente da idade gestacional. Essa definição é baseada em valores estatísticos e risco de desenvolvimento de lesões neurológicas. A ausência de sintomas não exclui sua presença, podendo encontrar-se em níveis muito abaixo do que o adequado para o metabolismo cerebral. O valor limite relacionado com risco para lesão neurológica é desconhecido e o risco associado com hipoglicemia assintomática não é bem definido.

Alguns autores demonstram que os RNT saudáveis alimentados precocemente dentro das primeiras horas de vida atingem valores de glicemia plasmática superiores a 40mg/dl nas primeiras 24 horas de vida e superiores a 45mg/dl a seguir. Temos considerado esses valores durante a primeira semana de vida; após esse período o RN deve ser mantido com níveis glicêmicos semelhantes aos de outras faixas etárias.

A incidência geral de hipoglicemia sintomática nos RN varia entre 1,3 e 3/1.000 nascidos vivos, encontrando-se bastante aumentada em certos grupos de risco. A incidência da hipoglicemia assintomática é quase impossível de se estabelecer, salvo em pesquisas sistemáticas.

CLASSIFICAÇÃO

A hipoglicemia é classificada como transitória ou persistente. Em ambos os casos, pode ser sintomática ou assintomática. Há várias classificações existentes, baseadas em mecanismos patogênicos, aspectos clínicos ou ambos. Apresentamos a seguir os principais grupos de RN com risco para desenvolvimento da hipoglicemia e seus prováveis mecanismos envolvidos (Quadro 5.41).

HIPOGLICEMIA TRANSITÓRIA

Ocorre logo após o nascimento, é autolimitada e está restrita ao período neonatal. É o principal grupo de ocorrência no período neonatal. Os grupos de RN relacionados com maior incidência são:

Prematuridade – o terceiro trimestre é um período importante para o depósito de glicogênio no fígado. Com o parto prematuro, esses estoques serão limitados, e quanto menor a idade gestacional, menor será o estoque. O conteúdo de gordura e proteína também é reduzido. Além disso, eles têm seus sistemas enzimáticos gliconeogênicos imaturos com capacidade limitada para gliconeogênese e cetogênese. A maior relação cérebro/massa corpórea também contribui para maior consumo e aumenta o risco para hipoglicemia.

Crescimento intra-uterino retardado (CIUR) – os RNPIG apresentam estoques inadequados de glicogênio hepático. Alguns RN desse grupo mostram evolução com hipoglicemia mais prolongada e isso pode ser devido a um atraso na indução da capacidade gliconeogênica. São vistas nessas crianças concentrações elevadas de precursores gliconeogênicos sugerindo dificuldade na conversão destes para glicose. Estudos experimentais demonstraram indução mais lenta da fosfoenol-carboxi-piruvatoquinase. Durante as primeiras 24 horas de vida, as concentrações de acetoacetato e beta-hidroxibutirato são mais baixas do que nos RNT, demonstrando estoques lipídicos reduzidos, diminuição da mobilização lipídica e/ou cetogênese diminuída. Em geral, crianças com retardo assimétrico do crescimento têm maior suscetibilidade à hipoglicemia, provavelmente pela maior massa cerebral. Alguns estudos descrevem níveis elevados de insulina, assim como taxas elevadas de utilização de glicose. O mecanismo relacionado ao hiperinsulinismo não é certo, mas provavelmente ocorra devido à maturação pancreática incompleta, com manutenção de níveis mais elevados de insulina após o nascimento. O papel do glucagon permanece incerto; a resposta à administração exógena é variável. A resposta do GH à hipoglicemia e à infusão de glicose é descrita como normal.

RN com asfixia perinatal – a asfixia intra-útero aumenta o risco de hipoglicemia neonatal. Hipóxia, acidose e alterações no fluxo e pressão sangüínea fetais estimulam a secreção de catecolaminas que mobilizam estoques de glicogênio hepático. A hipóxia também au-

Quadro 5.41 – Classificação da hipoglicemia neonatal.

Hipoglicemia transitória	Hipoglicemia persistente
Prematuridade	Hiperinsulinismo
CIUR	Síndrome de Beckwith-Weidmann
Asfixia perinatal	Doença adenomatosa/nesidioblastose
Jejum prolongado	Doenças endócrinas
Uso materno de glicose intravenosa	Hipopituitarismo
Hipoglicemiantes orais	Deficiência de cortisol
Drogas beta-simpatomiméticas	Deficiência congênita de glucagon
Drogas beta-bloqueadoras	Deficiência de epinefrina
Incompatibilidade Rh	Erros inatos do metabolismo
Exsangüineotransfusão	Carboidratos
Policitemia	Galactosemia
Filhos de mãe diabética	Doença de depósito de glicogênio
Mau posicionamento de cateter arterial umbilical	Intolerância a frutose
RNGIG	Aminoácidos
Sepse	Tirosinemia
Hipotermia	Acidemia glutárica
Indometacina	Acidemia propiônica
Malformação cardíaca congênita	Glutaricidemia
	Doença do "xarope de bordo"
	Ácidos graxos
	Metabolismo da carnitina
	Acetil CoA desidrogenase
	Neuro-hipoglicemia

menta a taxa de glicólise anaeróbia acelerando seu consumo e depletando rapidamente seus estoques. Pode ainda estar associado quadro de hiperinsulinismo. Essa relação não é muito clara, podendo haver dificuldade na regulação da secreção de insulina no período imediatamente após o nascimento.

Jejum pós-natal prolongado – mesmo os RNTAIG apresentam risco para desenvolvimento de hipoglicemia diante de períodos prolongados de jejum, principalmente durante o primeiro dia de vida, pois alguns dos seus sistemas enzimáticos podem não estar completamente ativados ao nascimento, principalmente os relacionados com gliconeogênese e cetogênese. Essa situação é agravada pela prematuridade e pelo retardo de crescimento. A oferta precoce de dieta dentro das primeiras horas de vida pode evitar essa ocorrência.

Uso materno de glicose intravenosa – seu uso próximo ao nascimento pode estar associado a aumento dos níveis de insulina no feto e RN, principalmente em situações nas quais o feto pode apresentar hiperplasia de células β, como no diabetes materno e doença hemolítica por incompatibilidade Rh. Se a infusão for bem controlada, esse risco se torna menor.

Eritroblastose fetal – a causa da hipoglicemia é controversa. É aceito que o RN pode apresentar hiperplasia das ilhotas, aumento da insulinemia no sangue de cordão e hipoglicemia logo após o nascimento, muitas vezes com níveis semelhantes ao filho de mãe diabética (FMD). Os mecanismos responsáveis por essa hiperplasia são desconhecidos, tendo sido proposto que a concentração aumentada de glutation plasmática poderia estimular a célula β fetal, aumentando a secreção de insulina. A gravidade da situação parece estar relacionada inversamente com os valores de hemoglobina do cordão. Crianças gravemente comprometidas que receberam transfusão intra-útero, apesar de apresentarem concentrações plasmáticas elevadas de glutation, não desenvolveram hipoglicemia. Alguns autores não encontraram nenhuma relação entre níveis de insulina, hipoxemia e concentração de hemoglobina, não conseguindo evidenciar hiperinsulinismo nas crianças isoimunizadas estudadas.

Hipoglicemiantes orais – o uso de clorpropamida e outros hipoglicemiantes orais causa hipoglicemia que pode prolongar-se por dias.

Policitemia – há aumento do consumo periférico de glicose sem hiperinsulinismo. Ocorre também redução do volume plasmático que pode limitar a produção e a liberação de glicose. Ainda há necessidade de estudos mais detalhados.

Exsangüineotransfusão – a utilização de sangue citratado pode levar à ocorrência de hipoglicemia devido ao hiperinsulismo causado secundariamente à infusão de dextrose presente no anticoagulante.

Agentes beta-simpatomiméticos – utilizados para inibição do trabalho de parto. Estimulam a glicogenólise e gliconeogênese na mãe e no feto. Tanto o aumento dos níveis glicêmicos maternos como a própria ação do fármaco diretamente no feto estimulam a secreção de insulina.

Agentes beta-bloqueadores – estas medicações levam à redução da estimulação simpática da glicogenólise com inibição do aumento "epinefrina-induzido" dos ácidos graxos e lactato pós-exercício.

FMD – são crianças de alto risco como resultado de um estado de hiperinsulinismo fetal que se estende ao início da vida neonatal. Os problemas relacionados serão abordados em capítulo próprio.

Mau posicionamento do cateter arterial umbilical – a posição do cateter entre a 10ª vértebra torácica e a 2ª lombar pode resultar em hipoglicemia por hiperinsulinismo secundário à estimulação da infusão de glicose na circulação pancreática, já tendo sido comprovado experimentalmente.

Recém-nascido grande para a idade gestacional (RNGIG) – mesmo os que não são FMD também apresentam risco para hipoglicemia. Isso é bem descrito em filhos de mães obesas. O hiperinsulinismo é demonstrado em alguns RN, mas não parece ser o maior fator envolvido. Os mecanismos ainda permanecem desconhecidos.

Sepse – pode estar associada com quadro de hipoglicemia. Os mecanismos não são claros. A depleção de estoques de glicogênio, a redução da gliconeogênese e o aumento da utilização periférica de glicose devem ser fatores importantes. Geralmente, é observada em fases finais de quadros sépticos, e sua ocorrência pode ser relacionada como fator de pior prognóstico.

Hipotermia – RN que sofreram hipotermia têm risco aumentado de hipoglicemia por elevação da secreção de catecolaminas que depletam reservas de glicogênio. A hipotermia também pode ser interpretada como sinal de hipoglicemia, uma vez que o centro termorregulador hipotalâmico é sensível às oscilações dos níveis glicêmicos.

Indometacina – seu uso em prematuros para fechamento do canal arterial pode levar à queda significativa da glicemia. Esse efeito é precoce, iniciando-se aproximadamente 1 hora após a infusão, e pode durar até 6 a 12 horas. Seu mecanismo exato é incerto.

Malformação congênita cardíaca – os níveis glicêmicos em RN portadores de cardiopatias congênitas cianóticas ou quadro de insuficiência cardíaca congestiva são mais baixos do que os de RN saudáveis. Embora o mecanismo seja desconhecido, a hipóxia crônica, levando à redução de estoques de glicogênio, pode ser um fator precipitante. É descrita a ocorrência de hiperinsulinismo em algumas das crianças com cardiopatia cianótica.

HIPOGLICEMIA PERSISTENTE

Corresponde a 1-2% das hipoglicemias do período neonatal, sendo geralmente recorrentes, de difícil controle, geralmente sintomática e com incidência elevada de seqüelas.

DIAGNÓSTICO

Quadro clínico – freqüentemente, os RN são assintomáticos. As manifestações clínicas podem ser leves e não são específicas, sendo semelhantes a várias doenças neonatais. Por isso, a hipoglicemia neonatal deve ser sempre investigada nos RN de risco (ver Quadro 5.41) ou diante de qualquer suspeita da presença do distúrbio. Os sinais e sintomas mais freqüentes encontram-se listados no quadro 5.42.

Quadro 5.42 – Hipoglicemia neonatal: sinais e sintomas.

Assintomático	Choro débil
Dificuldade de alimentação	Taquipnéia
Apnéia/irregularidade respiratória	Hipotermia
Cianose	Hipotonia
Irritabilidade	Tremores
Letargia	Taquicardia
Convulsão	Sudorese

Diagnóstico diferencial – é feito com várias condições neonatais que, algumas vezes, acompanham a hipoglicemia. As mais importantes são: hemorragia intracraniana e asfixia, sepse, meningite, encefalopatia bilirrubínica, hemorragia da supra-renal, cardiopatias, hipocalcemia, hipomagnesemia, hipo e hipernatremia.

Profilaxia – deve ser realizada em todos os RN com fatores de risco para *hipoglicemia e também naqueles sem risco aparente mas que não se encontram bem*. O método de escolha para a dosagem da glicemia no período neonatal é o enzimático, uma vez que o sangue do RN é rico em substâncias redutoras. A glicemia plasmática é, em média, superior a 15% dos valores do sangue total, podendo existir maior diferença quando comparada com sangue capilar. A monitorização pode ser realizada com fitas reagentes e, sempre que houver qualquer dúvida ou resultados repetidamente baixos, deverá ser feita a dosagem da glicemia plasmática.

Alguns cuidados básicos devem ser sempre tomados na utilização das fitas reagentes, lembrando-se sempre dos fatores limitantes do método que podem ser minimizados com o uso de fitas mais adequadas para situações de hematócritos elevados, gota espessa de sangue, calibragem adequada a cada troca do lote e fitas dentro da validade. Evitar também o uso de soluções para assepsia que contenham álcool isopropílico. Temos utilizado as fitas e aparelho ADVANTAGE®, que parece mostrar valores mais confiáveis, mas a glicemia plasmática deve ser sempre realizada diante de qualquer sintomatologia ou nos valores limítrofes ou baixos. Consideramos como adequado valor superior a 35mg% na avaliação pela fita, devido à utilização de sangue total e capilar.

Na realização da glicemia, é importante ainda lembrarmos que a glicose se reduz em 18mg% a cada hora em temperatura ambiente, e, portanto, o exame deve ser realizado imediatamente após a coleta e ser transportado preferencialmente em gelo.

O horário estabelecido para os controles varia de acordo com a instituição. Independente do horário e da freqüência, eles devem ser realizados antes da alimentação. O horário seguido em nosso serviço está descrito no quadro 5.43.

Quadro 5.43 – Controles dos RN de risco.

Controles com 3-6-12-24 horas	Controles com 1-2-3-6-12-24 horas
Asfixia perinatal grave com Apgar 5º min ≥ 7	FMD
RNPIG	RNGIG
Menor de gêmeos discordantes	Asfixia grave prolongada
RN com fatores de risco	Uso de fármacos maternos
Prematuros	

Sempre que possível, todos os RN, independente do risco, devem ser amamentados precocemente. A queda dos níveis glicêmicos que ocorre em todos os RN atinge o nadir entre 30 e 60 minutos após o parto, estabilizando-se entre 90 e 180 minutos. Nos RN alimentados precocemente, essa queda é menos intensa. Deve-se evitar o uso oral de soluções com dextrose na profilaxia dos RN, pois, como já referido anteriormente, a resposta da secreção da insulina nos RN é mais tardia e há aumento do risco de hipoglicemia.

TRATAMENTO

Sempre que o RN, com peso de nascimento próximo a 2.500g e sem risco para hiperinsulinismo, apresentar hipoglicemia assintomática após a terceira hora de vida, com níveis de glicemia plasmática não inferiores a 35mg% e com condições clínicas adequadas, iniciar o tratamento com dieta enteral, de preferência leite materno. O controle da glicemia é realizado após um período máximo de 60 minutos e deve apresentar valores superiores a 40mg% para o RN manter-se no esquema de controle preestabelecido.

Quando o RN apresentar valores de glicemia persistentemente baixos, mesmo com início da dieta enteral ou em qualquer outra situação que não se aplica na descrita anteriormente, ele é imediatamente submetido a tratamento parenteral e alimentado tão logo seja possível.

A infusão intravenosa de glicose deve ser suficiente para suprir as necessidades metabólicas. O tratamento é iniciado com infusão de 2ml/kg de SG a 10% em 1 minuto seguido imediatamente da istalação de soro com velocidade de infusão de glicose (VIG) de 5-5,5mg/kg/min em RNT e de 4-4,5mg/kg/min em RNPT. O controle de glicemia é realizado após 60 minutos da instalação do soro e, ocorrendo a normalização, a mesma VIG deverá ser mantida durante período mínimo de 12 horas, com controles por fita a cada 6 horas. Após esse período, com manutenção dos níveis glicêmicos superiores a 60mg% e assegurada alimentação adequada, iniciar a redução gradual da VIG, até uma infusão de 2-3mg/kg/min, para ser suspensa.

Quando não houver normalização da glicemia, a VIG deverá ser aumentada progressivamente, mantendo-se os controles a cada 60 minutos, até normalização. Ao atingir-se VIG ≥ 12mg/kg/min sem controle da glicemia, iniciar uso intravenoso de hidrocortisona na dose de 5mg/kg a cada 12 horas ou, alternativamente, prednisona por via oral na dose de 2mg/kg/dia durante dois a três dias. O corticóide age estimulando a indução de enzimas gliconeogênicas. *Essa situação sugere a presença de hiperinsulinismo e, conforme a evolução, deverá ser considerada a presença de hipoglicemia persistente.* É importante lembrar que a infusão da glicose deverá ser contínua, para assegurar tratamento adequado. Sempre que o acesso venoso for dificultoso ou quando houver necessidade de VIG elevada, será necessária a colocação de um cateter central, por via percutânea ou umbilical. O critério para a alta hospitalar é a estabilização da glicemia por um período de pelo menos 24 horas após a suspensão do tratamento.

É sempre importante para o diagnóstico e o tratamento considerar a causa provável para a ocorrência. Se não for possível a detecção da causa desencadeante ou se o tratamento descrito anteriormente falhar, iniciar a investigação de prováveis doenças de base, que, mais freqüentemente, são estados hiperinsulinêmicos e alterações hormonais. Se ainda assim o diagnóstico não for elucidado, iniciar a pesquisa de erros inatos do metabolismo.

PROGNÓSTICO

A relação entre hipoglicemia sintomática e lesão no sistema nervoso central (SNC) é descrita por vários autores. Ocorre elevação da morbidade e mortalidade no grupo de RN que desenvolveu hipoglicemia sintomática. Por outro lado, o risco associado com a forma assintomática não é bem definido.

A grande discussão sobre os riscos e o prognóstico neurológico do RN com hipoglicemia permanece pois, em parte, acredita-se que o cérebro do RN pode tolerar níveis glicêmicos significativamente mais baixos, comparativamente a outras faixas etárias. Isso é reforçado pela baixa média da glicemia observada em RN sadios e assintomáticos e também nos RNPT. Apesar de o cérebro ser um consumidor obrigatório de glicose, existe a possibilidade da utilização de fontes energéticas alternativas, com capacidade de utilização de corpos cetônicos que poderiam explicar maior tolerância do RN a níveis baixos, porém, acredita-se que essa não seja uma fonte segura de metabolismo. Estudos experimentais em animais demonstram os efeitos lesivos da hipoglicemia tanto em RN quanto nos adultos, e a hipoglicemia insulino-induzida leva à diminuição global do peso do cérebro com redução da celularidade e do conteúdo protéico. Estudos em humanos mostram degeneração aguda de neurônios e de células gliais em RN que foram a óbito após períodos prolongados de hipoglicemia, mas esses achados também podem ser encontrados em outras situações clínicas. A grande dificuldade da avaliação do prognóstico dessas crianças é que existem muitas variáveis relacionadas e não há uma padronização no que se refere à definição da hipoglicemia.

Koinvisto e cols. seguiram 151 crianças tratadas de hipoglicemia neonatal por período de um a quatro anos e compararam com a evolução do grupo controle (56 crianças). Encontraram seqüelas neurológicas graves em 50% das crianças que apresentaram quadro convulsivo, na vigência de hipoglicemia, e 11,7% das crianças com hipoglicemia sintomática sem quadro convulsivo apresentaram alterações neurológicas. No grupo de crianças com hipoglicemia assintomática, 6,1% foram consideradas como patológicas, mas apresentavam somente alterações oftalmológicas. Na avaliação do grupo controle, 5,4% apresentou alguma anormalidade neurológica. Foi demonstrado, nessa avaliação, um impacto estatisticamente significativo de hipoglicemia sintomática nas avaliações neurológicas a longo prazo comparada com o grupo controle.

Lucas e cols. avaliaram as conseqüências da hipoglicemia no prematuro em um trabalho multicêntrico randomizado, acompanhando 661 RNPT com peso de nascimento ≤ 1.850g, conseguindo correlacionar tempo de hipoglicemia com incidência de seqüelas neurológicas. Demonstraram que a ocorrência de hipoglicemia moderada e assintomática mas recorrentes poderiam correlacionar-se com desenvolvimento anormal.

Em todos os trabalhos analisados, as conseqüências neurológicas da hipoglicemia permanecem ainda inconclusivas pelo grande número de variáveis de confusão e não é conhecido o mecanismo exato da lesão celular.

BIBLIOGRAFIA

1. A Ciba Foundation Discussion Meeting. Hypoglycemia in Infancy: The need for a rational definition. *Pediatrics* **85**:834, 1990. 2. AKINBI, H.T. et al. – Macrossomic infants of nondiabetic mother and elevated C-peptide levels in cord blood. *J. Pediatr.* **127**: 481, 1995. 3. American Academy of Pediatrics Committee on Fetus and Newborn: Routine evolution of blood pressure, hematocrit, and glucose in newborn. *Pediatrics* **92**:474, 1993. 4. ASHMEAD, G.G. et al. – Maternal-fetal substrate relationships in the third trimester in human pregnancy. *Gynecol. Obstet. Invest.* **35**:18, 1993. 5. AVER, R.N. – Progress review: hypoglycemic brain damage. *Stroke* **17**:699, 1986. 6. BARRET, C.T. et al. – Hypoglycemia and hyperinsulinism in infants with erythroblastosis fetalis. *N. Engl. J. Med.* **278**:1260, 1968. 7. BOZZETTI, P. et al. – The relationship of maternal and fetal glucose concentrations in human from midgestation until term. *Metabolism* **37**:358, 1988. 8. BRAZY, J.E. et al. – Effects of maternal isoxsuprine administration on preterm infants. *J. Pediatr.* **94**:444, 1979. 9. BUSSEY, M.E. et al. – Hypoglycemia in the newborn growth-retarded rat: delayed phosphoenol pyruvate carboxykinase induction despite increased glucagon availability. *Pediatr. Res.* **19**:363, 1985. 10. CHASE, H.P. et al. – Hypoglycemia and brain development. *Pediatrics* **52**:513, 1973. 11. COLLINS, J.E. et al. – Hyperinsulinaemic hypoglycaemia in small for dates babies. *Arch. Dis. Child.* **65**:1118, 1990. 12. CONRAD, P.D. et al. – Clinical application of a new glucose analyzer in the neonatal intensive car unit: comparison with other methods. *J. Pediatr.* **114**:281, 1989. 13. ECONOMIDES, D.L. et al. – Blood glucose and oxygen tension levels in small-for-gestational-age fetuses. *Am. J. Obstet. Gynecol.* **160**:385, 1989. 14. FALORNI, A. et al. – Glucose metabolism, plasma insulin, and growth hormone secretion in newborn infants with erythroblastosis fetalis compared with normal newborns and those born to diabetic mothers. *Pediatrics* **49**:682, 1972. 15. FLUGE, G. – Clinical aspects of neonatla hypoglycemia. *Acta Paediatr.* **63**:826, 1971. 16. GIRARD, J. – Gluconeogenesis in late fetal and early neonatal life. *Biol. Neonate* **50**:237, 1986. 17. GREENGARG, O. – Enzymic differentiation of human liver: comparasion with the rat model. *Pediatr. Res.* **11**:669, 1977. 18. HAWDON, J.M. et al. – The role of pancreatic insulin secretion in neonatal glucoregulation. I. Healthy term and preterms infants. *Arch. Dis. Child.* **68**:274, 1993. 19. HAWDON, J.M. et al. – Hormonal and metabolic response to hypoglycaemia in small for gestational age infants. *Arch. Dis. Child.* **68**:269, 1993. 20. HAWDON, J.M. et al. – Metabolic adaptation in small for gestational age infants. *Arch. Dis. Child.* **68**:262, 1993. 21. HAWDON, J.M. et al. – The role of pancreatic insulin secretion in neonatal glucoregulation. II. Infants with disordered blood glucose homeostasis. *Arch. Dis. Child.* **68**:280, 1993. 22. HAYMOND, M.W. et al. – Increased gluconeogenic substrates in the small-for-gestational-age infants. *N. Engl. J. Med.* **291**:322, 1974. 23. HECK, L.J. et al. – Serum glucose levels in term neonates during the first 48 hours of life. *J. Pediatr.* **110**:119, 1987. 24. HUMBERT, J.R. et al. – Growth hormone levels in normoglycemic and hypoglycemic infants born small for gestational age. *Pediatrics* **48**:190, 1971. 25. KALHA, S.C. & SAKER, F. – Metabolic and endocrine disorders. In Fanaroff, A.A. & Martin, R.J. (eds.). *Neonatal-Perinatal Medicine. Diseases of the Fetus and Infant.* 6th ed., St. Louis, Mosby-Year Book, 1997, p. 1439. 26. KALHAN, S.C. et al. – Glucose production in pregnant women at term gestation: sources of glucose for human fetus. *J. Clin. Invest.* **63**:388, 1979. 27. KAPLAN, S.L. et al. – The ontogenesis of human fetal hormones. I. Growth hormone and insulin. *J. Clin. Invest.* **51**:3080, 1972. 28. KIRKHAM, P. et al. – Comparison of two reflectance photometers in the assessment of neonatal hypoglycaemia. *Arch. Dis. Child.* **73**:170, 1995. 29. KITORZA, A. et al. – Insulin and glucagon during the perinatal period: secretion and metabolic effects on the liver. *Biol. Neonate* **48**:204, 1985. 30. KLIEGMAN, R.M. – Problems in metabolic adaptation on: glucose, calcium and magnesium. In Klauss, M.H. & Fanaroff, A.A. (eds.). *Care of the High-Risk Neonatal.* 4th ed., Philadelphia, Saunders, 1993, p. 282. 31. KLIEGMAN, R.M. – The fetus and the neonatal infant. In Nelson, W.E.; Behrman, R.E.; Kliegman, R.M. & Arvin, A.M. (eds.). *Nelson Textbook of Pediatrics.* 15th ed., Philadelphia, Saunders, 1996, p. 510. 32. KOH, T.H.H.G. et al. – Neonatal hypoglycaemia – the controversy regarding definition. *Arch. Dis. Child.* **63**:1386, 1988. 33. KOH, T.H.H.G. et al. – Neural dysfuntion during hypoglycaemia. *Arch. Dis. Child.* **63**:1353, 1988. 34. LEVITT-KATZ, L.E. & STANLEY, C. – Disorders of glucose and others sugars. In Spitzer, A.R. & Craven, L. (eds.). *Intensive Care of the Fetus and Neonate.* St. Louis, Mosby-Year Book, 1996, p. 982. 35. Lilien, L.D. et al. – Treatment of neonatal hypoglycemia with continous intravenous glucose infusion. *J. Pediatr.* **91**:779, 1977. 36. LIN, H.C. et al. – Accuracy and reliability of glucose reflectance meters in the high-risk neonate. *J. Pediatr.* **115**:998, 1989. 37. LUBCHENCO, L.O. et al. – Incidence of hypoglycemia in newborn infants classified by Birth weight and gestational age. *Pediatrics* **47**: p. 831. 38. LUCAS, A. et al. – Adverse neurodevelopmental outcome of moderate neonatal hypoglycaemia. *BMJ* **297**:1304, 1988. 39. MAYOR, F. et al. – Hormonal and metabolic changes in the perinatal period. *Biol. Neonate* **48**:185, 1985. 40. MEHANDRU, P.L. et al. – Catecholamine response at birth in premature newborns. *Biol Neonate* **64**:82, 1993. 41. NAGEL, J.W. et al. – Refractory hypoglycemia associated with a malpositioned umbilical artery catheter. *Pediatrics* **64**:315, 1979. 42. NICOLAIDES, K.H. et al. – Blood gases, pH and lactate in appropriate-and-small-for-gestational-age fetuses. *Am. J. Obstet. Gynecol.* **161**:996, 1989. 43. NICOLINI, U. et al. – Maternal-fetal glucose gradient in normal pregnancies and in pregnancies complicated by alloimunization and fetal growth retardation. *Am. J. Obstet. Gynecol.* **161**:924, 1989. 44. OGATA, E.S. – Carbohydrate homeostasis. In Avery, G.B.; Fletcher, M.A. & MacDonald, M.G. (eds.). *Recém-Nascidology. Pathophysiology and Management of the Newborn.* 4th ed., Philadelphia, J.B. Lippincott Company, 1994, p. 568. 45. PHILIPSON, E.H. et al. – Effects of maternal glucose infusion on fetal acid-base status in human pregnancy. *Am. J. Obstet. Gynecol.* **157**:866, 1987. 46. PILDES, R.S. et al. – A prospective controlled study of neonatal hypoglycemia. *Pediatrics* **54**:5, 1974. 47. RAMOS, J.L.A. & RODRIGUES, S.H.P. – Distúrbios metabólicos – hipoglicemia e hiperglicemia neonatais. In Marcondes, E. (ed.). *Pediatria Básica.* 8ª ed., São Paulo, Sarvier, 1992, p. 388. 48. REISNER, S.H. et al. – The effect of intravenous glucagon on plasma amino acids in the newborn. *Pediatr. Res.* **7**:184, 1973. 49. RIZZO, T. et al. – Correlation between antepartum maternal metabolism and newborn behavior. *Am. J. Obstet. Gynecol.* **163**:1458, 1990. 50. SEXSON, W.R. et al. – Incidence of neonatal hypoglycemia: a matter of definition. *J. Pediatr.* **105**:149, 1984. 51. SHARIEF, N. et al. – Comparison of two methods of measurement of whole blood glucose in the neonatal period. *Acta Paediatr.* **86**:1246, 1997. 52. SOCOL, M.L. et al. – Absence of hyperinsulinemia in isoimmunized fetuses treated with intravascular transfusion. *Am. J. Obstet. Gynecol.* **165**:1737, 1991. 53. SPERLING, M.A. – Hypoglycemia. In Nelson, W.E.; Behrman, R.E.; Kliegman, R.M. & Arvin, A.M. (eds.). *Nelson Textbook of Pediatrics.* 15th ed., Philadelphia, Saunders, 1996, p. 420. 54. SRINIVASAN, G. et al. – Plasma glucose values in normal neonates: a new look. *J. Pediatr.* **109**:114, 1986. 55. STANGENBERG, M. et al. – Is fetal insulin secretion affected by fetal hypoxia? *Early Hum. Dev.* **24**:201, 1990. 56. STANLEY, C.A. et al. – Metabolic fuel and hormone responses to fasting in newborn infants. *Pediatrics* **64**:613, 1979. 57. SWENNE, I. et al. – Inter-relationship between serum concentrations of glucose, glucagon, and insulin during the first two days of life in healthy newborn. *Acta Paediatr.* **83**:915, 1994. 58. WERNER, E.J. – Neonatal polycythemia and hyperviscosity. *Clin. Perinatol.* **22**:693, 1995. 59. WILKER, R.E. – Metabolic problems. In Cloherty, J.P. & Stark, A.R. (eds.). *Manual of Neonatal Care.* 4th ed., Philadelphia, Lippincott-Raven Publishers, 1996, p. 431. 60. WINDELL, K.H. et al. – Glucose metabolism and insulin secretion in children with cyanotic congenital heart disease. *Acta Paediatr.* **86**:1082, 1997. 61. WISWELL, T.E. et al. – Neonatal polycythemia: frequency of manifestatioons and other associeted findings. *Pediatrics* **78**:26, 1986. 62. ZINN, A.B. – Inborn errors of metabolism. In Fanaroff, A.A. & Martin, R.J. (eds.). *Neonatal-Perinatal Medicine. Diseases of the Fetus and Infant.* 6th ed., St. Louis, Mosby-Year Book, 1997, p. 1390.

INTRODUÇÃO

Atualmente existe grande preocupação em se nutrir corretamente os recém-nascidos, assegurando suprimento adequado de glicose aos tecidos, principalmente quando há fatores que impeçam sua alimentação enteral, sem provocar hiperglicemia, glicosúria e suas conseqüentes complicações.

A hiperglicemia neonatal, fenômeno bem menos freqüente que a hipoglicemia, ocorre particularmente em recém-nascidos submetidos à infusão parenteral de glicose devido a:

- persistência da produção endógena de glicose;
- diminuição de sua utilização periférica;
- secreção inadequada de insulina;
- dificuldade em suprimir a secreção de hormônio de crescimento por meio da secreção de insulina;
- reação de estresse.

O risco de hiperglicemia é, no mínimo, 18 vezes maior em recém-nascidos com 1.000g, quando comparados com aqueles com 2.000g de peso de nascimento. Além disso, na dependência da definição, da idade gestacional e do tipo de solução infundida, sua incidência tem sido descrita variando de 20 a 86%.

A hiperglicemia é definida, no período neonatal, como concentração sangüínea de glicose superior a 125mg/dl, que corresponde a 145mg/dl de glicemia plasmática, pois a concentração plasmática é 10 a 15% superior à sangüínea.

ETIOPATOGENIA

A hiperglicemia pode ocorrer em duas situações: "espontânea" ou acompanhando a infusão parenteral de glicose. Exemplos da primeira seriam o diabetes melito transitório neonatal e a agenesia de pâncreas, entidades bastante raras. Na segunda situação, reconhecem-se vários fatores predisponentes: prematuridade, asfixia, estresse, dor, infecções, cirurgias e uso de drogas hiperglicemiantes e de nutrição parenteral.

Diabetes melito transitório neonatal – o diabetes melito neonatal, tanto o transitório quanto o permanente, parece não ocorrer em recém-nascidos com peso inferior a 1.000g. Os fatores que poderiam causar o tipo transitório seriam: infecções graves, choque, hemorragia intracraniana e crescimento intra-uterino retardado. O tratamento consiste em hidratação adequada e reposição de insulina exógena (0,5 a 3U/kg/dia, por via subcutânea). É necessária também a monitorização sérica de eletrólitos e pH.

Diabetes por lesões pancreáticas – são situações bastante raras, ocasionadas por agenesia ou hipoplasia pancreática ou ausência de células beta. Normalmente, são acompanhadas por outras malformações e os recém-nascidos raramente sobrevivem.

Prematuridade – em geral, os recém-nascidos pequenos e muito imaturos não toleram taxas de infusão de glicose superiores a 6mg/kg/min. Vários mecanismos são apontados como responsáveis pela inabilidade dos prematuros em manipular a glicose ofertada, a saber:

- secreção inadequada dos hormônios reguladores da glicemia;
- resposta periférica alterada a esses hormônios;
- aumento da resistência periférica à insulina;
- produção contínua de glicose, apesar da suplementação;
- maior liberação de catecolaminas, alterando a resposta dos hormônios reguladores da glicemia.

Drogas – em relação às alterações no metabolismo dos hidratos de carbono, destacam-se, pela ampla utilização no período neonatal, a teofilina, de uso mais precoce nas apnéias, e os glicocorticóides, um pouco mais tardiamente, na displasia broncopulmonar.

As metilxantinas, especialmente a teofilina, são potentes inibidores das formas finais da ciclofosfodiesterase, bloqueando a conversão do AMP-cíclico em 5'-AMP, aumentando a concentração tecidual de AMP-cíclico. Este, por sua vez, induz a glicogenólise em tecidos muscular e hepático. Essa ação, juntamente com o aumento de catecolaminas, principalmente sob efeito de estresse, aumenta as possibilidades da ocorrência de hiperglicemia.

Os glicocorticóides exercem seus efeitos metabólicos nos hidratos de carbono, proteínas e lipídeos. Em relação aos carboidratos, os corticosteróides aumentam a neoglicogênese e inibem a utilização periférica da glicose, causando acúmulo de glicogênio hepático, com possibilidade de ocorrência de hiperglicemia e glicosúria, por promover um efeito diabetogênico.

Infecções – infecções neonatais graves, como por exemplo a sepse, são conhecidas por alterar o metabolismo de carboidratos, ocasionando hipo ou hiperglicemia. Essas ocorrências podem ser atribuídas a várias causas, como a liberação de citocinas ou endotoxinas, com conseqüente diminuição da utilização da glicose e, principalmente, alteração da liberação de catecolaminas, resultando em hiperglicemia.

Asfixia – a hipoxemia pode levar a um aumento da produção de glicose, apesar de, concomitantemente, ocorrer diminuição ou mesmo ausência de sua utilização periférica.

Nutrição parenteral – as infusões lipídicas podem acarretar anormalidades no metabolismo dos hidratos de carbono. Pelo menos três alterações resultam do aumento de ácidos graxos, secundariamente à oxidação lipídica: diminuição da atividade insulínica em tecidos periféricos, redução da taxa de glicólise, pela inibição da fosfofrutoquinase, da hexoquinase e da oxidação de piruvatos e também pelo aumento da neoglicogênese, podendo, portanto, provocar hiperglicemia.

Dor e estresse – o recém-nascido responde ao estímulo doloroso por meio de uma reação global de estresse, com cisão de substratos, promovendo glicogenólise e neoglicogênese, aumentando a glicemia. A resposta endocrinometabólica caracteriza-se por aumento da liberação de adrenalina, noradrenalina, cortisol e glucagon e diminuição de insulina. Como evento resultante, tem-se a hiperglicemia, exacerbada em recém-nascidos pré-termo, e um estado de catabolismo indesejável nessas crianças com reservas nutricionais limitadas. A dificuldade na aferição dos estímulos dolorosos e na avaliação das respostas individuais à dor impede a inclusão rotineira desse parâmetro como causa de hiperglicemia.

PREVENÇÃO E TRATAMENTO

O primeiro fato a se salientar é sobre a prevenção da hiperglicemia, que basicamente é realizada por meio de prescrição e manutenção de uma velocidade de infusão de glicose adequada para a idade gestacional e, caso haja incremento, fazê-lo passo a passo, ou seja, sem aumentos exagerados.

Normalmente, a solução de glicose é iniciada com uma taxa de infusão de 2,6mg/kg/min em recém-nascidos prematuros e de 4mg/kg/min no de termo. Após monitorização da glicemia, a concentração de glicose pode ser aumentada, respeitando-se o limite de 6,6mg/kg/min em recém-nascidos de muito baixo peso ou gravemente enfermos.

Outro fato importante refere-se à detecção precoce desse distúrbio metabólico, por meio da monitorização freqüente da glicemia em recém-nascidos com risco de desenvolver hiperglicemia, sendo preconizado, no mínimo, três controles diários. Essa rotina impede que níveis muito elevados de glicemia sejam instalados, propiciando o tratamento precoce, evitando-se ou minimizando-se as complicações da hiperglicemia

A glicosúria não deve ser usada como parâmetro de adequação da velocidade de infusão de glicose, pois, principalmente em recém-nascidos muito imaturos ou doentes, o limiar renal de excreção de glicose é um pouco menor, portanto, essas crianças poderão apresentar glicosúria mesmo em vigência de glicemia normal.

O tratamento da hiperglicemia basicamente se restringe à diminuição da taxa de infusão de glicose, com determinação glicêmica subseqüente, até se conseguir uma glicemia nos limites da normalidade. Essa diminuição é realizada gradativamente, 1mg/kg/min por vez, para se alcançar o objetivo supracitado.

Nas situações em que a diminuição da taxa de infusão não culmina com a queda glicêmica, pode-se utilizar a insulina exógena. No entanto, vale a pena lembrar que os recém-nascidos podem apresentar resposta alterada à insulina, com exacerbação de seu efeito ou com bloqueio da resposta periférica, principalmente em se tratando de recém-nascidos pré-termo.

Normalmente, em vigência de níveis glicêmicos bastante levados (acima de 300mg/dl), o uso da insulina subcutânea está indicado na dose de 0,1 a 0,2U/kg, podendo ser repetida 6 horas após, sempre com monitorização glicêmica 1, 2 e 4 horas após sua administração. É aconselhável a determinação dos níveis séricos de potássio devido ao risco de hipopotassemia.

Em condições especiais, nas quais o objetivo é o incremento da nutrição do recém-nascido pré-termo, pode-se utilizar a infusão contínua de insulina na dose de 0,01 a 0,1U/kg/h, com o intuito de não se diminuir a velocidade de infusão, conseguindo-se, assim, maior oferta de nutrientes. Também, nesse caso, é imprescindível uma monitorização freqüente da glicemia e dos níveis séricos de potássio.

Essa rotina merece alguns comentários, pois, após determinado período, o recém-nascido pode apresentar resistência à insulina, ocorrendo novamente hiperglicemia. Também existem dúvidas a respeito da incorporação de proteínas e do crescimento tecidual nessas crianças submetidas à infusão hormonal, pois a eficiência na oxidação da glicose ainda não está totalmente esclarecida e, também, pelo risco de a glicose ser transformada em gordura em território hepático. O algoritmo da hiperglicemia é apresentado na figura 5.55.

COMPLICAÇÕES

A hiperglicemia mantida e persistente acompanha-se de riscos. A seqüência natural dessa condição caracteriza-se por glicosúria, diurese osmótica, hipovolemia, desidratação intracelular, hiperosmolalidade sangüínea (osmolalidade > 300mOsm/l) e hemorragia intracraniana. Entretanto, esses eventos são, na prática, mais teóricos do que reais, pois os achados decorrentes da hiperglicemia não são muito freqüentes, havendo correlação importante entre hemorragia intracraniana e hiperglicemia somente com níveis glicêmicos superiores a 400mg/dl.

A patogênese dessa hemorragia inclui fatores intravasculares, vasculares e extravasculares. O somatório desses três, bastante comum em prematuros, piora seu prognóstico. Dentre as causas intravasculares, ressalta-se a expansão rápida, decorrente da administração de soluções concentradas de glicose.

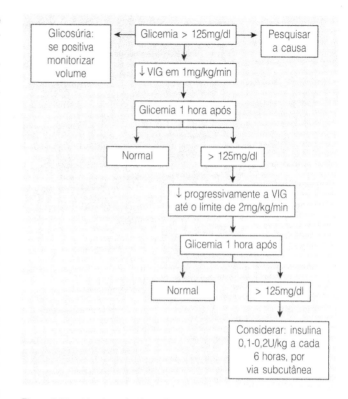

Figura 5.55 – Algoritmo da hiperglicemia.

Também existe correlação linear entre a elevação da osmolalidade sangüínea e a incidência de hemorragias intracranianas.

Segundo a fórmula da osmolalidade sangüínea:

$$Osm \ (mOsm/l) = 2Na \ (mEq/l) + \frac{Umg/dl}{2,8} + \frac{glicemia \ (mg/dl)}{18}$$

U = uréia

a cada 18mg/dl que a glicemia aumenta, ocorre acréscimo de 1mOsm/l na osmolalidade sangüínea. A hiperosmolalidade pode causar diurese osmótica e conseqüente desidratação. Com isso, há passsagem de água do intra para o extracelular que, particularmente no tecido cerebral do recém-nascido pré-termo, pode ocasionar hemorragias, além de alterar o transporte de glicose e dificultar o metabolismo da célula nervosa.

Como a glicose não é permeável livremente às células, necessitando da presença de insulina para penetrá-las, um aumento agudo na osmolalidade, provocado por glicemias muito altas, induziria à saída da água intracelular para restaurar o equilíbrio osmótico, causando, assim, desidratação intracelular também das células cerebrais, com conseqüentes manifestações do sistema nervoso central.

Apesar de a concentração de glicose influir na osmolalidade sangüínea, analisando-se a fórmula apresentada, observa-se que sua interferência é pequena, pois, considerando-se uma glicemia de 90mg/dl, esta só corresponderá a 5mOsm/l, ou seja, aproximadamente 1,7% do total.

Acredita-se, no entanto, que hiperglicemias agudas e muito altas devam elevar a osmolalidade sangüínea a tal ponto que possam causar alterações nas células nervosas, provocando sangramentos.

Geralmente, em estados normoglicêmicos, a glicose é praticamente reabsorvida nos túbulos renais, resultando em concentração urinária praticamente igual a zero. Em vigência de hiperglicemia, ocorre carga tubular maior de glicose, que poderá exceder o limiar de excreção renal, acarretando a não-reabsorção completa em seu trajeto tubular, provocando, assim, a glicosúria.

Essa quantidade de glicose que permanece no interior dos túbulos tem um componente osmoticamente ativo que impede a reabsorção de água. Como conseqüência direta, têm-se as desidratações por perdas excessivas de fluidos, podendo propiciar diferentes tipos de distúrbios acidobásicos e eletrolíticos. Essa presença de substâncias osmoticamente ativas, como a glicose, pode causar diurese osmótica e, conseqüentemente, desidratação, mesmo na presença de função renal adequada. É de se supor que esse tipo de desidratação deva incidir mais freqüentemente em idades gestacionais menores, em recém-nascidos patológicos e na vigência de hiperglicemias muito acentuadas e que não estejam adequadamente monitorizados em relação à reposição de volume.

BIBLIOGRAFIA

1. COLLINS, J.W. & HOPPE, M. – A controlled trial of insulin infusion and parenteral nutrition in extremely low birthweights infants with glucose intolerance. J. Pediatr. 118:921, 1991. 2. FALCÃO, M.C. & RAMOS, J.L.A. – Complicações da hiperglicemia em recém-nascidos pré-termo submeti-dos à infusão parenteral de glicose. Pediatr. (São Paulo) 19:128, 1997. 3. FALCÃO, M.C. & RAMOS, J.L.A. – Frequência de hiperglicemia em recém-nascidos pré-termo recebendo teofilina na primeira semana de vida. Rev. Paul. Pediatr. 15:73, 1997. 4. FALCÃO, M.C. – Efeitos da Infusão Parenteral de Glicose sobre Glicemia e Glicosúria em Recém-Nascidos Pré-Termo Saudáveis e Doentes. São Paulo, 1996. Tese de Doutorado pela Faculdade de Medicina – USP. 5. JONES, M.O. et al. – The metabolic response to operative stress in infants. J. Pediatr. Surg. 28:1258, 1993. 6. PEREIRA, G.R. – Nutritional care of the extremely premature infant. Clin. Perinatol. 22:61, 1995. 7. PILDES, R.S. & PYATI, S.P. – Hypoglycemia and hyperglycemia in tiny infants. Clin. Perinatol. 13:351, 1986. 8. PILDES, R.S. – Neonatal hyperglycemia. J. Pediatr. 5:905, 1986. 9. STANLEY, C. & LEVITT-KATZ, L.E. – Disorders of glucose and others sugars. In Spitzer, A.R. (ed.). Intensive Care of the Fetus and Neonate. St. Louis, Mosby, 1996, p. 982. 10. STONESTREET, B.S. et al. – Renal function of low birth weight infants with hyperglycemia and glucosuria produced by glucose infusions. Pediatrics 66:561, 1980. 11. WILKER, R.E. – Hypoglycemia and hyperglycemia. In Cloherty, J.P. & Stark, A.N. (eds.). Manual of Neonatal Care. 4th ed., Philadelphia, Lippincott-Raven, 1998, p. 545. 12. WILKINS, B.H. – Renal function in sick very low birth weight infants. 4. Glucose excretion. Arch. Dis. Child. 67:1162, 1992.

6 Recém-Nascido de Mãe Diabética

João César Lyra
Filomena Maria Buosi de Haro

INTRODUÇÃO

As gestações complicadas por diabetes, principalmente insulino-dependente, permanecem como área de grande interesse devido às repercussões para o feto e o recém-nascido (RN). Nos Estados Unidos, estima-se que 0,2 a 0,3% das gestantes têm diabetes pre-existente e outras, 1 a 5%, desenvolvem diabetes gestacional, o que resulta no nascimento de 50.000 a 150.000 filhos de mãe diabética por ano.

A mortalidade perinatal, considerada cinco vezes maior que na população em geral, está diretamente relacionada à falta de controle metabólico das mães diabéticas. Nas últimas décadas, com a melhor identificação dos casos e a instituição de programas específicos para acompanhamento e tratamento das gestantes de risco, assim como o melhor conhecimento da fisiopatologia das doenças e o avanço tecnológico nos cuidados neonatais, houve redução da taxa de mortalidade de 197 por 1.000 nascidos vivos na década de 1960 para 20 por 1.000 nascidos vivos nos anos 1980. Em estudo realizado entre 1986 e 1988 no Hospital das Clínicas da Faculdade de Medicina da Universidade de São Paulo (HC-FMUSP), a mortalidade foi de 3,9% entre 51 RN estudados.

A morbidade neonatal permanece alta e constitui ainda um desafio para obstetras e pediatras. Está diretamente relacionada com a gravidade do diabetes materno, e os principais fatores envolvidos são: precariedade do atendimento pré-natal, controle glicêmico inadequado da mãe, vasculopatia, infecções e hipertensão induzida pela gestação.

FISIOPATOLOGIA

Em condições normais, o feto não produz glicose, sendo totalmente dependente do fornecimento materno por meio do transporte ativo placentário. Flutuações dos níveis glicêmicos maternos refletem na concentração de glicose sangüínea fetal e, portanto, como previamente demonstrado por Pederson, hiperglicemia materna leva à hiperglicemia fetal, que responde com hipertrofia e hiperplasia das ilhotas pancreáticas e células beta, aumentando a produção fetal de insulina. Freinkel descreveu que, além do transporte aumentado de glicose da mãe diabética para o feto, ocorre também um excessivo transporte de outros nutrientes, como aminoácidos e lipídeos, que estimulam a secreção de insulina pelo pâncreas fetal.

Estudos experimentais demonstraram que o hiperinsulinismo fetal, que pode ser comprovado pela dosagem sérica de peptídeo C no cordão umbilical, resulta em macrossomia, cardiomegalia e aumento de tecido adiposo, além de aumentar a taxa metabólica e o consumo de oxigênio. A relativa hipoxemia leva a aumento da eritropoetina, estimulando a produção de células vermelhas, e, conseqüentemente, à policitemia.

QUADRO CLÍNICO

O típico RN filho de mãe diabética (FMD) é macrossômico, grande para a idade gestacional (GIG), devido ao crescimento exagerado do tecido adiposo e vísceras, e pletórico, muito embora possa também nascer com baixo peso, quando houver comprometimento do fluxo placentário (Fig. 5.56). Outras características irão depender da expressão das diferentes doenças às quais estão sujeitos. Seguindo a classificação de Priscilla White para as gestantes diabéticas, observou-se que o risco de complicações para o RN é diretamente proporcional à gravidade e ao tempo de doença materna. Assim, o RN de mãe com diabetes gestacional tem menor chance de apresentar complicações sérias, e o contrário ocorre quando a mãe diabética apresenta comprometimento renal, cardíaco ou de vasos retinianos. Abordaremos a seguir a fisiopatologia das principais alterações encontradas nos FMD, sendo que a sintomatologia e o tratamento destas podem ser vistos nos capítulos específicos.

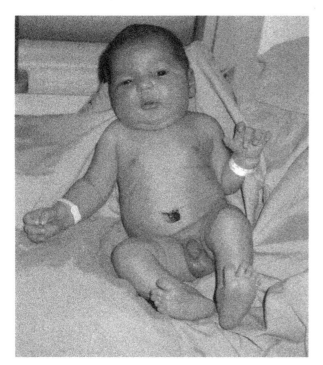

Figura 5.56 – RN filho de mãe diabética. Diagnóstico de policitemia. Notar o aumento de tecido celular subcutâneo e o fácies pletórico.

Hipoglicemia

A incidência de hipoglicemia no FMD varia de 30 a 50% nos diversos estudos. No HC-FMUSP, a incidência foi de 43% entre 1986 e 1988. Ocorre mais freqüentemente nos macrossômicos e pode aparecer já nas primeiras 2 horas de vida. A presença de hipoglicemia no RN reflete não só o descontrole metabólico da gestante no último trimestre, como também a presença de hiperglicemia no momento do parto. Logo após o nascimento, o RN que recebia grande oferta de glicose materna tem essa oferta abruptamente interrompida, mantendo porém os níveis de insulina aumentados. Além disso, o FMD parece ter menor capacidade de produzir glicose por vias alternativas como, por exemplo, pela mobilização de ácidos graxos. A ação persistente da insulina, associada à falta de resposta hormonal contra-reguladora (principalmente a produção deficiente de catecolaminas e glucagon), parece ser a causa da hipoglicemia nos FMD. Cabe ressaltar que, nos RN com crescimento intra-uterino retardado conseqüente à insuficiência placentária (filhos de diabéticas com vasculopatias), a hipoglicemia pode ser causada por baixo depósito de glicogênio hepático e tende a ocorrer mais tardiamente, em geral, com 12 a 24 horas após o nascimento.

Hipocalcemia e hipomagnesemia

A hipocalcemia ocorre em 20 a 50% dos RN de mães insulino-dependentes, com pico de aparecimento entre 12 e 48 horas de vida. Está relacionada com a gravidade e a duração do diabetes materno, podendo ser potencializada pela prematuridade e asfixia. Ocorre como conseqüência da produção inadequada de paratormônio (PTH) após o nascimento, dos níveis persistentemente aumentados de calcitonina e das alterações no metabolismo da vitamina D.

Gestantes diabéticas com glicosúria e poliúria apresentam perdas urinárias de magnésio, levando à hipomagnesemia materna, fetal e neonatal. O íon magnésio tem importante papel na produção do PTH e também na resposta dos órgãos-alvo a esse hormônio. Participa dos eventos transmembrana como catalisador para reações enzimáticas intracelulares por meio da ativação das enzimas ATPases.

Policitemia

Definida como hematócrito venoso acima de 65%, ocorre em 20 a 30% dos FMD, existindo forte associação com macrossomia e hipoglicemia. A hiperglicemia, o hiperinsulinismo e a hipercetonemia fetais, além da microangiopatia diabética da placenta, têm sido considerados como causa do aumento de células vermelhas circulantes por causar hipoxemia crônica intra-útero, com conseqüente estímulo para a produção de eritropoetina pelo feto. A insulina promove expansão das colônias de eritróides progenitores com conseqüente aumento de células vermelhas, como demonstrado por Perrine em estudos experimentais. A policitemia é a responsável pelo aspecto pletórico dos FMD, sendo estes sujeitos à síndrome de hiperviscosidade sangüínea, que pode causar trombose venosa renal manifestada pela presença de massa palpável no flanco, hematúria e trombocitopenia.

Hiperbilirrubinemia

A maior incidência de icterícia em FMD é devida à presença de hemácias glicosiladas que têm menor deformidade das membranas, sendo mais suscetíveis à hemólise. Outros fatores associados são prematuridade, policitemia, deficiente conjugação hepática em vigência de hipoglicemia e aumento da circulação êntero-hepática da bilirrubina quando há jejum prolongado.

Alterações do crescimento fetal

Macrossomia – o nascimento de bebês grandes para a idade gestacional ou macrossômicos (peso de nascimento igual ou superior a 4.000g) constitui problema ainda freqüente, a despeito do melhor controle metabólico das gestantes diabéticas, mesmo naquelas com doença leve ou com diabetes gestacional, levando à maior chance de complicações como traumatismo de parto (fratura de clavícula, paralisia de Erb, paralisia do nervo frênico), aspiração de mecônio, asfixia perinatal, hipertensão pulmonar persistente, aumento do número de cesarianas e risco aumentado de obesidade e diabetes durante a infância. O hiperinsulinismo fetal estimula o crescimento dos tecidos adiposo, muscular e conjuntivo; ocorre hipertrofia e hiperplasia dos adipócitos, hepatoesplenomegalia e cardiomegalia. O cérebro e os rins não são aumentados, pois seu crescimento não sofre interferência da insulina. A incidência de RNGIG filhos de mães não-diabéticas é aproximadamente 8%, e entre os FMD, 20 a 30%. Ballard e cols. obtiveram freqüência de 45% de macrossomia entre os 170 RN de mães diabéticas insulino-dependentes estudados e observaram maior morbidade neonatal entre os macrossômicos com peso desproporcionalmente alto em relação à estatura. Cordero, estudando 530 FMD, obteve 36% de RNGIG e apenas 14% de macrossômicos, atribuindo a isso o rigoroso controle das gestantes diabéticas em programas específicos de pré-natal. No berçário anexo à maternidade do HC-FMUSP, a incidência de macrossomia foi de 18% entre os 51 RN estudados.

Crescimento intra-uterino retardado – ocorre em aproximadamente 20% das gestantes diabéticas, sendo sua fisiopatologia atribuída principalmente à insuficiência uteroplacentária decorrente do comprometimento vascular da doença. Nas gestantes com controle inadequado do diabetes, a hipoglicemia também pode causar prejuízo do crescimento fetal, como demonstrado por estudos experimentais em animais.

Malformações congênitas

Permanecem como a maior causa de mortalidade perinatal. Ocorrem em aproximadamente 10% dos FMD (7,8% no HC-FMUSP), sendo o risco de anomalias congênitas do tipo *major* duas a oito vezes maior quando comparado à *população em geral*. Ocorrem em geral antes da sétima semana de gestação (período da organogênese) e podem acometer o coração (defeito do septo ventricular, transposição das grandes artérias), sistema musculoesquelético (agenesia sacral ou síndrome da regressão caudal, hemivértebra), sistema geniturinário, sistema digestivo (atresias, microcólon) e sistema nervoso central (anencefalia, meningomielocele, holoprosencefalia). A síndrome do cólon esquerdo pequeno ou microcólon parece ser uma entidade exclusiva do FMD. Sua patogenia não é totalmente esclarecida, parecendo haver alteração do peristaltismo em resposta à hipoglicemia e à imaturidade ou alteração da resposta dos plexos mioentéricos aos estímulos normais. Radiologicamente, o cólon aparece com calibre reduzido. Clinicamente, manifesta-se nos primeiros 3 dias de vida, com retardo na eliminação de mecônio e distensão abdominal, tendo evolução benigna e autolimitada.

A origem da embriopatia diabética é multifatorial, parecendo haver ação de fatores como hipoglicemia, hiperglicemia, hipercetonemia e inibição da somatomedina, que podem induzir defeitos congênitos por alterações no metabolismo do ácido araquidônico, glicólise, síntese de DNA e nutrição do embrião (estudos in vitro). Dados sugerem que esses fatores podem estar agindo muito precocemente, até mesmo antes da percepção da mulher sobre a gestação, reforçando a importância do controle metabólico ainda no período pré-conceptual e logo no início da gestação.

Cardiomiopatia hipertrófica

Decorrente da ação da insulina sobre as fibras miocárdicas, essa alteração tem sido descrita numa freqüência de 25 a 35% entre os FMD. Alguns estudos mostraram relação entre hipertrofia septal assimétrica e hiperglicemia materna no terceiro trimestre de gestação por meio da dosagem de hemoglobina glicosilada materna e do nível de peptídeo C no cordão umbilical. A maioria dos RN são assintomáticos, mas, quando presentes, os sintomas relacionam-se à falência cardíaca decorrente da obstrução da via de saída do ventrículo esquerdo (estenose subaórtica), causada pelo espessamento muscular do septo interventricular e paredes posterior esquerda e anterior direita do ventrículo esquerdo. O diagnóstico é feito por ecocardiograma, e o tratamento envolve o controle de distúrbios metabólicos associados (hipoglicemia, hipocalcemia) e, muitas vezes, suporte ventilatório. Agentes inotrópicos são contra-indicados e, em geral, ocorre boa resposta a beta-bloqueadores, com desaparecimento dos sintomas por volta de 2 semanas de vida. Essa doença tem caráter transitório, resolvendo-se espontaneamente entre 2 e 4 meses de vida.

Distúrbios respiratórios

A ocorrência de distúrbios respiratórios no FMD está diretamente relacionada com prematuridade, asfixia perinatal e número maior de cesarianas. Diferentes graus de insuficiência respiratória podem aparecer como decorrência de anomalias cardíacas, policitemia, pneumonia, pneumotórax, hérnia diafragmática, taquipnéia transitória do RN e síndrome de aspiração meconial. Particularmente a síndrome do desconforto respiratório (SDR) tem sua freqüência aumentada nos FMD devido à interferência da insulina na síntese do surfactante pelos pneumócitos tipo II. Experimentos demonstraram a ação da insulina sobre o metabolismo de ácidos graxos, principalmente pela inibição de enzimas necessárias para produção de fosfolipídeos.

Estudos americanos mais antigos reportam uma freqüência seis vezes maior de SDR entre os FMD comparados com os RN de mães normais, porém, com rigoroso controle da gestante diabética e medidas específicas de avaliação da vitalidade e maturidade fetais, essa freqüência tem diminuído sensivelmente nas últimas décadas. Entre os 51 FMD estudados no HC-FMUSP de 1986 a 1988, nenhum desenvolveu SDR.

CONDUTA CLÍNICA PARA A GESTANTE DIABÉTICA E SEU RECÉM-NASCIDO

A rigorosa monitorização durante o pré-natal é de fundamental importância para o controle metabólico da gestante diabética, sendo que diversos estudos demonstraram que esse controle deve ser iniciado já no período pré-conceptual e pós-conceptual imediato, o que parece diminuir a incidência de malformações congênitas. A prevenção e o tratamento precoce de complicações como a cetoacidose diabética, hipertensão induzida pela gestação e pielonefrite são também importantes. Mimouni e cols. estudaram prospectivamente 162 FMD e mostraram forte correlação de asfixia perinatal com hiperglicemia materna e com gestantes com nefropatia diabética. O tratamento depende da gravidade da doença, sendo feito apenas com dietas específicas ou uso de insulina. Em geral, considera-se adequada a manutenção das gestantes com valores glicêmicos abaixo de 100mg/dl no período de jejum e abaixo de 120mg/dl no período pós-prandial. Medidas seqüenciais de hemoglobina glicosilada são feitas para averiguar o sucesso da terapêutica e, até mesmo, a aderência da paciente ao tratamento.

O feto deve ser cuidadosamente avaliado por meio de ultra-sonografia obstétrica, para a detecção de malformações e diagnóstico da vitalidade. A maturidade pulmonar deve ser testada por medidas da relação lecitina/esfingomielina (maior ou igual a 2), concentração de fosfatidilglicerol (2,5%) e densidade óptica a 650mm do líquido amniótico (maior ou igual a 0,150) sempre que houver iminência de interrupção da gestação, a fim de que sejam evitados partos prematuros.

O parto da gestante diabética deve ser realizado em hospital capaz de oferecer os cuidados necessários à mãe e onde o RN possa ser adequadamente monitorizado para as complicações mais freqüentes, com disponibilidade de unidade de terapia intensiva neonatal quando esta for indicada. Rotineiramente, esses RN devem ser avaliados quanto aos níveis glicêmicos por meio de fitas reagentes (Dextrostix®, Advantage®, ou similar) já com 1 hora de vida, sendo repetidos com 3, 6, 9, 12 e 24 horas. A alimentação deve ser iniciada o mais precocemente possível e a intervalos freqüentes. O RN não deve ser privado do aleitamento materno, uma vez que o leite materno e o próprio colostro possuem grande quantidade de glicose, além dos outros benefícios já conhecidos do aleitamento natural. Mesmo nos RN assintomáticos, devem ser aferidos os valores de hemoglobina e hematócrito no primeiro dia, assim como os níveis séricos de cálcio e magnésio com 12 horas de vida.

O seguimento ambulatorial desses RN é importante, principalmente no primeiro ano de vida, acompanhando-se o crescimento pondoestatural e o desenvolvimento neuropsicomotor. Atenção especial deve ser dada para os lactentes que tiveram algum tipo de complicação neonatal.

BIBLIOGRAFIA

1. American Academy of Pediatrics Committee on Fetus and Newborn – Routine evaluation of blood pressure, hematocrit, and glucose in newborns. *Pediatrics* 92:474, 1993. 2. BALLARD, J.L. et al. – Diabetic fetal macrossomia: significance of disproportionate growth. *J. Pediatr.* 122:116, 1993. 3. BERK, M.A. et al. – Macrossomia in infants of insulin-dependent diabetic mothers. *Pediatrics* 83:1.029, 1989. 4. BOTTA, R.M. – Congenital malformations in infants of 517 pregestational diabetic mothers. *Ann. Ist. Super. Sanita.* 33:307, 1997. 5. CLOHERTY, J.P. – Maternal conditions that affect the fetus-Diabetes Mellitus. In Cloherty, J.P. & Stark, A.R., eds. *Manual of Neonatal Care* 4th ed., Philadelphia, Lippincott-Raven Publishers, 1996, p. 11. 6. COOPER, M.J. et al. – Asymmetric septal hypertrophy in infants of diabetic mothers. Fetal echocardiography and the impact of maternal diabetic control. *Am. J. Dis. Child.* 146:226, 1992. 7. CORRADINI, H.B. et al. – Recémnascido de mãe diabética. In Marcondes, E., coord. *Pediatria Básica*. 8ª ed., São Paulo, Sarvier, 1994, p. 392. 8. CORDERO, L. & LANDON, M.B. – Infant of the diabetic mother. *Clin. Perinatol.* 20:635, 1993. 9. CORDERO, L. et al. – Management of infants of diabetic mothers. *Arch. Pediatr. Adolesc. Med.*

152:249, 1998. 10. DEORARI, A.K. et al. – Echocardiografic assessment of infants born to diabetic mothers. *Arch. Dis. Child.* **64**:721, 1989. 11. DUDLEY, K.L.K. & BLACK, D.M. – Reliability of lecithin/sphingomyelin ratios in diabetic pregnancy. *Obstet. Gynecol.* **66**:521, 1985. 12. GABBE, S.G. et al. – Lecithin/sphingomyelin ratio in pregnancies complicated by diabetes mellitus. *Am. J. Obstet. Gynecol.* **128**:757, 1977. 13. HOD, M. et al. – Perinatal complications following gestational diabetes mellitus how "sweet" is ill? *Acta. Obstet. Gynecol. Scand.* **75**:809, 1996. 14. KALHAN, S.C. & SAKER, F. – Metabolic and endocrine disorders – Disorders of carbohydrate metabolism. In Fanaroff, A.A. & Martin, R.J., eds. *Neonatal-Perinatal Medicine: Diseases of the Fetus and Infant.* 6th ed., St. Louis, Mosby-Year, 1997, p. 1.439. 15. KITZMILLER, J.L. et al. – Preconception care of diabetes. Glycemic control prevents congenital anomalies. *JAMA* **265**:731, 1991. 16. KLIEGMAN, R.M. – Infant of diabetic mothers. In Behrman, R.E.; Kliegman, R.M.; Arvin, A.M. & Nelson, W.E., eds. *Nelson Textbook of Pediatrics.* 15th ed., Philadelphia, Saunders Company, 1996, p. 510. 17. MILLS, J.L. et al. – Lack of relation of increased malformation rates in infants of diabetic mothers to glycemic control during organogenesis. *N. Engl. J. Med.* **318**:671, 1998. 18. MIMOUNI, F. et al. – Neonatal polycythemia in infants of insulin-dependent diabetic mothers. *Obstet. Gynecol.* **68**:370, 1986. 19. MIMOUNI, F. et al. – Perinatal asphyxia in infants of insulin-dependent diabetics mothers. *J. Pediatr.* **113**:345, 1988. 20. OBERHOFFER, R. et al. – Cardiac and extracardiac complications in infants of diabetic mother and their relation to parameters of carbohydrate metabolism. *Eur. J. Pediatr.* **156**:262, 1997. 21. OGATA, E.S. – Carbohydrate homeostasis. In Avery, G.B.; Fletcher, M.A. & MacDonald, M.G., eds. *Neonatology – Pathophysiology and Management of the Newborn.* 4th ed., Philadelphia, J.B. Lippincott Company, 1994, p. 568. 22. PEDERSEN, J.F. – Weight and length at birth of infants of diabetic mothers. *Acta Endocrinol.* **16**:330, 1954. 23. REBELLO, C.M. et al. – O recém-nascido de mãe diabética. Caracterização bioquímica e clínica. *Rev. Paul. Pediatr.* **7**:11, 1989. 24. REBELLO, C.M. et al. – O recém-nascido de mãe diabética. Aspectos nutricionais. *Rev. Paul. Pediatr.* **8**:59, 1990. 25. ROBERT, M.F. et al. – Association between maternal diabetes and the respiratory distress syndrome in the newborn. *N. Engl. J. Med.* **294**:357, 1976. 26. SADLER, T.W. et al. – Effects of maternal diabetes on embryogenesis. *Am. J. Perinatol.* **5**:319, 1988. 27. SEPPANEN, M.P. et al. – Delayed postnatal adaptation of pulmonary hemodynamics in infants of diabetic mothers. *J. Pediatr.* **131**:545, 1997. 28. STENNINGER, E. et al. – Early postnatal hypoglycaemia in newborn infants of diabetic mothers. *Acta Pediatr.* **86**:1374, 1997. 29. WEINTROB, N. et al. – Short and long-range complications in offspring of diabetic mothers. *J. Diabet. Complications* **10**:294, 1996. 30. WERNER, E.J. – Neonatal polycythemia and hyperviscosity. *Clin. Perinatol.* **22**:693, 1995. 31. WISWELL, T.E. et al. – Neonatal polycytemia: Frequency of manifestations and other associated findings. *Pediatrics* **78**:26, 1986.

7   Distúrbios do Metabolismo de Cálcio e Fósforo

MARTA M. GALLI B. MATALOUN

HOMEOSTASE MINERAL

No organismo, 99% do cálcio localiza-se no esqueleto sob a forma de hidroxiapatita e 1% nos líquidos extracelulares e tecidos moles. No esqueleto, 1% do seu conteúdo de cálcio é intercambiável com os líquidos extracelulares, funcionando como importante reservatório desse mineral. Existe no soro em três frações: ionizada (50%), a mais importante, fisiologicamente; ligada à proteína (40%); e sob a forma de complexos (10%).

As concentrações de cálcio total e ionizável podem ser concordantes, mas isso pode não ocorrer. Em algumas situações, o cálcio total pode estar inalterado, enquanto o ionizável pode estar diminuído: presença de quelantes no sangue utilizado em transfusões e exsangüineotransfusões; durante a correção de acidose com bicarbonato, na alcalose respiratória resultante, por exemplo, da hiperventilação para o tratamento de hipertensão pulmonar do recém-nascido. Presença de heparina e alterações do pH na amostra de sangue coletado podem interferir nos resultados.

O fósforo existe no esqueleto sob a forma cristalina (85%), e o restante está presente no líquido extracelular sob a forma de íons fosfatos orgânicos, e nos tecidos moles, sob a forma de ésteres de fosfato.

A homeostase mineral envolve o controle das concentrações intra e extracelulares de Ca, P e Mg e suas inter-relações com o hormônio da paratireóide (PTH), a vitamina D e a calcitonina (CT), atuando nos tecidos-alvo: osso, rins e intestino.

A vitamina D é o principal regulador do metabolismo do Ca e P. Intensifica a absorção intestinal de Ca e P, no osso, por meio de efeito sinérgico com o PTH, mobiliza Ca e P, estimulando a reabsorção óssea, e reduz a excreção renal de Ca e P. Atualmente, sugere-se que seja classificada como um esteróide, devido a seu mecanismo de ação ser semelhante ao desse hormônio. O leite materno contém 20-60UI/litro de vitamina D, e a oferta diária recomendada é 400UI/litro (AAP).

Outro hormônio envolvido na homeostase mineral é o PTH. É responsável pela regulação dos níveis de Ca e P do líquido extracelular. Diminui a reabsorção renal do fosfato, levando à fosfatúria,

como efeito para proteger o organismo contra possível hiperfosfatemia, intensifica a reabsorção renal de Ca, aumenta a mobilização óssea de Ca e P, com subseqüente liberação desses minerais para o líquido extracelular, e, no intestino, eleva a reabsorção de Ca e P, indiretamente.

A importância fisiológica da calcitonina não é clara. Inibe a reabsorção óssea e aumenta a excreção renal de Na, P e Ca.

O feto deposita Ca e P durante a gestação, compondo seus estoques, sendo que ocorre principalmente no terceiro trimestre da gestação, depositando 140mg/kg/dia de Ca e 74mg/kg/dia de P, entre 28 e 36 semanas de gestação. Isso ocorre graças a um transporte placentário ativo, contra um gradiente de concentração desses minerais, tornando o feto hipercalcêmico e hiperfosfatêmico em relação à sua mãe. Acredita-se que essa hipercalcemia seja responsável por alterações hormonais durante a vida fetal, suprimindo o PTH fetal, e que estimule a secreção de calcitonina, fazendo com que os níveis de PTH no sangue de cordão umbilical, no último trimestre da gestação, sejam relativamente baixos, e as concentrações de calcitonina, elevadas.

Com a remoção da placenta, cessa a oferta de grandes quantidades de Ca e P para o recém-nascido (RN), ocorrendo redução progressiva nas concentrações de Ca total e iônico, atingindo seu nadir entre 24 e 48 horas de vida e, após 48 horas de vida, ocorre aumento nos níveis séricos de Ca total e fração ionizável, bem como diminuição nos níveis de P, nesse período, embora permaneçam relativamente altos.

As concentrações de Ca sérico neonatal são relacionadas com a idade gestacional e a pós-natal, bem como com a estação do ano e com o tipo de leite ministrado, sendo observado que a diminuição no Ca plasmático no período neonatal é mais intensa nos RN que não foram alimentados, ou que receberam leite de vaca, em relação aos alimentados ao seio materno, reforçando a importância da dieta como fonte desse mineral para o RN. A concentração sérica neonatal de P também é dependente da dieta ministrada nesse período. O leite materno contém aproximadamente 340mg de Ca/litro, e 140mg de P/litro.

Os fatores endócrinos têm papel importante na homeostase do Ca no RN. O conceito tradicional baseia-se em uma possível supressão da paratireóide, ainda residual da vida fetal, que se reduz gradualmente, permitindo o aumento progressivo no PTH, com estabilização, e, após um período, levando a aumento nos níveis de Ca. Isso ocorre enquanto a oferta enteral de minerais está sendo gradativamente aumentada durante os primeiros dias de vida.

Concomitantemente à diminuição do Ca sérico, ocorre aumento nos níveis de PTH e de $1,25(OH)_2D$ séricos.

HIPOCALCEMIA

Considera-se hipocalcemia neonatal valores de cálcio ionizável menores que 1,1mmol/dl (4,4mg/dl). Quando as dosagens de cálcio ionizável não são possíveis, define-se como hipocalcemia neonatal valores de cálcio total séricos menores que 8mg/dl (4,4mg/dl) em *recém-nascidos de termo* (RNT). Considera-se como valores de cálcio ionizável sérico normais médios: 1,25mmol/l, com uma variação de 1,1-1,4mmol/l, ou de 4,4-5,6mg/dl. Para recém-nascidos pré-termo (RNPT) < 34 semanas de idade gestacional, considera-se hipocalcemia quando o valor é inferior a 1,07mmol/l (4,28g/dl) ou Ca total < 7mg/dl (1,75mol/l).

Classificação – fisiopatologia

Classifica-se a hipocalcemia neonatal como:

a) **Precoce** – ocorre nos primeiros três dias de vida. É mais freqüentemente encontrada nas situações:

RNPT – a incidência da hipocalcemia nos RNPT é diretamente relacionada com a idade gestacional. Após o nascimento, os RN tornam-se dependentes da oferta enteral para manter suas concentrações séricas de cálcio. Mesmo sabendo que ocorre absorção intestinal de cálcio de 60%, a retenção desse mineral por meio da oferta láctea varia de 15-45mg/kg/dia do primeiro ao terceiro dias de vida. Nos RNPT doentes, a oferta limitada de leite e cálcio é provavelmente o principal predisponente para o desenvolvimento da hipocalcemia neonatal. Outros fatores que contribuem para seu aparecimento são: hipoparatireoidismo transitório que pode estar presente, ao nascimento, em RNPT; níveis séricos de calcitonina aumentados; e uma resistência relativa à ação da $1,25(OH)_2D$.

RN com asfixia perinatal – os fatores predisponentes para a hipocalcemia nessa situação são: sobrecarga de P devido à lesão celular, aumento nos níveis séricos de calcitonina, além de atraso na introdução de leite, e agravo quando ocorre intervenção terapêutica com álcalis para a correção da acidose (diminui o fluxo de cálcio para o líquido extracelular).

Filhos de mães diabéticas – nas gestantes diabéticas, concomitantemente com a glicosúria, ocorre perda urinária de magnésio, levando à hipomagnesemia materna e, posteriormente, à hipomagnesemia fetal, que pode inibir a glândula paratireóidea, diminuindo a produção de PTH.

Anticonvulsivantes maternos e fototerapia podem ser associados com hipocalcemia neonatal.

b) **Tardia** – ocorre principalmente no final da primeira semana de vida, e sua incidência é bem menor que a precoce.

Uma quantidade excessiva de P presente em fórmulas derivadas do leite de vaca ou introdução precoce de cereais é tipicamente associada com a instalação da hipocalcemia tardia. Atualmente, com a introdução de fórmulas adaptadas para o RN, essa forma de hipocalcemia é rara.

Outras causas:

• Má absorção intestinal de cálcio (associada com diarréia crônica).
• Hipomagnesemia (má absorção específica de Mg, levando à hipomagnesemia e, posteriormente, à hipocalcemia).

• Hipoparatireoidismo neonatal:
– transitório: níveis séricos diminuídos de PTH, hipocalcemia e hiperfosfatemia. Ocorre melhora espontânea;
– secundário: ao hiperparatireoidismo e à hipercalcemia maternos. Também é transitório no RN.
• Hipoparatireoidismo congênito primário:
– agenesia ou aplasia de glândula paratireóide;
– autossômica dominante;
– ligada ao cromossomo X;
– síndrome de DiGeorge associada com aplasia tímica e deficiência imune de células T e com malformações cardiovasculares.

Existem situações em que ocorrem diminuições de cálcio ionizável, sem que o cálcio total se altere:

• Exsangüineotransfusão – o citrato, utilizado como anticoagulante para o sangue estocado, forma complexos com o cálcio, diminuindo os níveis séricos de cálcio ionizável.
• Alcalose (metabólica ou respiratória) – causa um desvio da fração de cálcio ionizável para a fração ligada à proteína.

Quadro clínico

A hipocalcemia pode ser assintomática ou associada com sinais inespecíficos: tremores (aumento da atividade e da irritabilidade neuromuscular), convulsões generalizadas, apnéia, cianose. Sinais clássicos de hiperexcitabilidade periférica de nervos motores, espasmo carpopedal e laringoespasmo, são raros no período neonatal. O grau de irritabilidade não parece correlacionar-se com os valores séricos de cálcio.

Diagnóstico

• História:
– antecedentes familiares;
– história materna: diabetes melito, hiperparatireoidismo, uso de anticonvulsivantes;
– nascimento: Apgar, sinais de sofrimento fetal, idade gestacional;
– uso de álcalis, hiperventilação, sangue estocado.
• Exame físico.
• Laboratório – medida de cálcio ionizado ou total.

O valor do intervalo QT no ECG, corrigido para a freqüência cardíaca, é de pouco significado para a predição de hipocalcemia neonatal. Um QTC maior que 0,4 segundo pode sugerir, mas não predizer, valores de cálcio ionizado.

A medida de PTH, 25(OH)D, calcitonina não é recomendada como rotina, mas somente quando a hipocalcemia é prolongada, refratária ou recorrente.

Terapêutica

Sintomática – administração de sais de cálcio. Prefere-se o gluconato de cálcio a 10% (1ml = 9,4g de Ca elementar/ml). Na presença de convulsões, recomenda-se 2ml/kg gluconato de cálcio (18g de Ca elementar/kg), por via intravenosa em 10 minutos, com monitorização da freqüência cardíaca. Na presença de bradicardia, durante a infusão, interrompê-la.

Uma suplementação de cálcio intravenosa (IV) contínua de 75mg/kg/dia (8ml/kg/dia) geralmente é suficiente para restaurar a normocalcemia. Após obter-se a normocalcemia, preconiza-se redução gradual do Ca (IV) para prevenir hipocalcemia "rebote". Essa administração é reduzida 50% (4ml/kg/dia) da dose inicial após 24 horas e, depois, para 25% (2ml/kg/dia) por 24 horas, para ser suspensa após.

Complicações da infusão IV de cálcio – extravasamento para tecidos moles com necrose tecidual e calcificação, bradicardia. Não infundir juntamente com bicarbonato ou fosfato porque precipita.

O uso de gluconato de cálcio a 10% na mesma dose (75mg/kg/dia dividido em 4-6 vezes/dia), por via oral, pode ser uma opção *para RNT sadios que toleram bem alimentação enteral*. No entanto, todas as preparações com cálcio, inclusive para uso por via oral, são hipertônicas, aumentando o peristaltismo intestinal e o risco para o desenvolvimento de enterocolite necrosante em RN de risco. A duração da suplementação varia conforme a causa, com duração média de 2 a 3 dias. Controle – primeiro dia (24 horas) após o início da terapia e 24 horas após a suspensão.

Assintomática – alguns autores não acham necessária a terapêutica, desde que a maioria dos casos se resolve espontaneamente. Mas, hipocalcemia tem efeitos importantes sobre o SNC e cardiovascular. Para RN assintomático, preconiza-se o uso de cálcio quando Ca < 1,10mmol/l (4,4mg/dl). Para o RNPT totalmente assintomático, preconiza-se a suplementação com Ca sérico total < 1,5mmol/l (6mg/dl), pois o Ca ionizado geralmente é muito baixo nesses RN.

HIPERCALCEMIA

Considera-se hipercalcemia concentrações de cálcio maiores que 10,8mg/dl (2,7mmol/l) ou concentrações de Ca ionizável maiores que 1,4mmol/l. A hipercalcemia é o resultado do desequilíbrio entre o fluxo de cálcio que entra e o que sai do líquido extracelular. Estão envolvidos na homeostase do cálcio: osso, rins e intestino. Portanto, hipercalcemia pode ocorrer por:

Aumento na mobilização de cálcio do osso – deficiência relativa da oferta de fósforo, gerando hipofosfatemia, durante nutrição parenteral prolongada com oferta inadequada de fósforo, ou em RNPT em aleitamento materno exclusivo, causando também oferta inadequada de fósforo.

Aumento na reabsorção renal de cálcio – hiperparatireoidismo neonatal na presença de acidose tubular renal materna e neonatal, com hipercalcemia hipocalciúrica familiar.

Aumento na absorção intestinal de cálcio – iatrogênica, por hipervitaminose D.

Hiperplasia da paratireóide – hiperparatireoidismo congênito primário, raro, devido à hiperplasia da paratireóide; hiperparatireoidismo secundário: hipoparatireoidismo materno não controlado durante a gestação, levando à hipocalcemia materna crônica, produz hipocalcemia fetal e estímulo crônico das glândulas paratireóideas fetais. Transitório, bom prognóstico.

Outras causas

• Iatrogênica – devido à administração excessiva de cálcio ou vitamina D.

• Hipercalcemia idiopática infantil – primeiro ano de vida (5-8 meses), autolimitada, mas em raras situações pode ser fatal. Isolada ou associada com síndrome de Williams (fácies de elfo, estenose aórtica supravalvar, estenose pulmonar periférica, retardo mental e anormalidades dentárias).

• Hipofosfatasia infantil grave – rara, autossômica recessiva.

• Erro inato do triptofano.

• Síndrome do aumento da secreção de prostaglandina E.

• Necrose gordurosa do subcutâneo – pequenas áreas de necrose gordurosa podem ser observadas em RN, em áreas de pressão aumentada, têm pouco significado. No entanto, grandes áreas de necrose (RN em parto com extração difícil, hipóxicos, hipotérmicos, ou RN grande para a idade gestacional filhos de mães diabéticas), localizadas na maioria das vezes em dorso e membros, podem ocorrer concomitantemente com hipercalcemia. A causa da hipercalcemia não é clara, mas o aumento da liberação de cálcio pelos tecidos gordurosos e a produção descontrolada de 1,25(OH)$_2$D pelos macrófagos que infiltram as lesões gordurosas podem ser a causa da hipercalcemia nessa situação. Os RN evoluem com dificuldade para mamar, sendo este um sinal importante.

Quadro clínico

Hipercalcemia pode ser assintomática ou associada com sintomáticos inespecíficos: letargia, irritabilidade, poliúria, vômitos, constipação, desidratação, dificuldade para mamar; hipertensão, nefrocalcinose e ceratopatia do "limbus" do olho.

Diagnóstico

• História familiar/materna.

• Exame físico.

• Laboratório:
– dosagem de cálcio sérico total e ionizado, fósforo, fosfatase alcalina;
– dosagem de PTH;
– 25(OH)D e 1,25(OH)$_2$D (suspeita de excesso de vitamina D);
– cálcio e fósforo urinários;
– níveis de AMP-cíclico urinário;
– radiografia de mãos (suspeita de hiperparatireoidismo);
– avaliar efeitos da hipercalcemia por meio de testes de função renal, ultra-sonografia de abdome e nefrocalcinose, exame oftalmológico.

Para diferenciar hipercalcemia associada devido a causas paratireóideas de causas não-paratireóideas:

• concentração sérica de fósforo (está diminuída no hiperparatireoidismo);

• reabsorção tubular renal de P (no hiperparatireoidismo, está diminuída < 85%);

• PTH (aumentado no hiperparatireoidismo).

Terapêutica

• Remoção da causa básica.

• Fase aguda – promover excreção de cálcio urinário por administração de líquidos IV-solução fisiológica e, após, furosemida (aumenta a excreção de Ca devido à excreção de Na). Balanço hídrico a cada 4 horas, para evitar desequilíbrio hidroeletrolítico.

• Às vezes é necessário suplementação de P (0,5-1mmol/kg de P elementar por dia, em doses divididas) em pacientes com níveis séricos de P diminuídos, podendo normalizar a concentração sérica de P e diminuir as concentrações séricas de Ca.

• Calcitonina – 4-8UI/kg por via SC ou IM a cada 12 horas, e/ou

• Prednisona – 0,5-1mg/kg/dia, a curto prazo; ação lenta, horas para a calcitonina e dias para os glicocorticóides.

OSTEOPENIA DA PREMATURIDADE

Doença metabólica óssea

Conforme já discutido anteriormente, o terceiro trimestre da gestação é o mais importante para a velocidade de incorporação fetal. Com o nascimento nesse período, o RNPT perde um período importante de incorporação de minerais, fazendo com que seus estoques sejam reduzidos.

A partir do nascimento, provavelmente a dieta torna-se a principal fonte do Ca e P para os RN. Em um período longo após o nascimento, em RNPT a oferta de minerais – Ca e P – ocorre ou por meio de nutrição parenteral ou pelo leite materno, que contém quantidade inadequada de minerais para promover mineralização óssea semelhante à intra-útero. Sabe-se que, a partir de estudos de balanço de Ca e P, em RNPT a absorção desses minerais é adequada. Desde que o principal determinante da retenção de Ca é o grau de absorção intestinal, e nos RN muito baixo peso (RNMBP) a taxa de absorção intestinal desses minerais é alta, parece que a osteopenia da prematuridade é causada por ingestão insuficiente, mais do que absorção inadequada de *minerais. Desde que as taxas de incorporação intra-uterina no terceiro trimestre sejam de 130mg/kg/dia de Ca* e 74mg/kg/dia de P e uma oferta de 200ml/kg/dia de leite materno oferece 52-58mg/kg/dia de Ca e 30-34mg/kg/dia de P, eles recebem quantidades muito abaixo das que são necessárias para uma mineralização óssea adequada no RNPT.

A partir da descrição de vários casos de doença metabólica óssea, tem-se apontado alguns fatores de risco:

• Peso de nascimento < 1.500g (a incidência da osteopenia é inversamente relacionada com peso de nascimento). A prevalência em RNMBP é de 30%.

• RNPT pequenos para a idade gestacional (RNPIG) – descreve-se diminuição do conteúdo mineral ósseo em RNPIG ao nascimento, sendo que em PTPIG ocorre potencialização do risco de osteopenia.

• Necessidade de nutrição parenteral total (dificuldade em oferecer quantidades adequadas de Ca e P para que ocorra mineralização adequada).

• Alimentação enteral com leite materno não-suplementado (devido à quantidade insuficiente de Ca e P).

• Oferta protéica – estudos mostram elevação da hipercalciúria com aumento da oferta protéica, talvez pelo fato de que o metabolismo protéico produza sulfato que compete com o Ca para a reabsorção pelo néfron.

• Acidose metabólica – parece ter efeito negativo sobre a mineralização óssea.

• Furosemida – aumenta a calciúria, mas não a hipofosfatemia.

• Dexametasona – em estudos animais, leva a uma diminuição na captação e na liberação intestinal, com aumento da calciúria e diminuição do conteúdo mineral ósseo.

• RN com displasia broncopulmonar – apesar da terapia com furosemida e dexametasona (aumento da perda de Ca) e restrição hídrica (diminui a oferta mineral), não se demonstrou diminuição do conteúdo mineral ósseo em relação aos RNPT sem displasia broncopulmonar pareados para a mesma idade gestacional – com 40 semanas e 1 ano de idade.

Fisiopatologia

As conseqüências fisiopatológicas da deficiência de P são os efeitos diretos e indiretos da hipofosfatemia:

• no osso – diminui a formação óssea e a mineralização, intensifica a reabsorção óssea;

• nos rins – aumenta a atividade da 1_α-hidroxilase, elevando a concentração de $1,25(OH)_2D$.

• no intestino – aumenta a absorção intestinal de Ca e P.

Nos RNMBP, o aumento no nível sérico de Ca pode não ser utilizado pela mineralização óssea e leva a um excesso de Ca filtrado, elevando a calciúria.

Todos esses dados sugerem que, nesses RN com deficiência de P, o aumento da reabsorção óssea ocorra como um mecanismo compensatório para manter concentrações séricas de P necessárias para as funções essenciais.

Diagnóstico

• Exame físico – normalmente sem alterações. As fraturas ocorrem tardiamente.

• Laboratório

	Valores normais
↓ P sérico	5-8,5mg/dl
Ca sérico – normal ou ↑	9-11mg/dl
Fosfatase alcalina ↑ (cinco vezes maior do que o limite superior dos valores de adultos)	< 300UI

	Valores normais
↓ P urinário (quase nulo)	
↑ calciúria	< 4-6mg/kg/dia
↑ $1,25(OH)_2D$	
25(OH)D normal	Variam com o
PTH normal	método utilizado

• Radiológico – alterações radiológicas são tardias: rarefação óssea, alargamento metafisário.

• Densitometria por fóton-absorção: radial/ulnar; DEXA: em validação técnica para RNMBP.

Terapêutica

Apesar das dúvidas sobre a velocidade de crescimento pós-natal, acredita-se que esta seria próxima àquela que ocorre intra-útero. Recomendação para necessidades diárias:

• 60-75mg/kg/dia de P e 100-120mg/kg/dia de Ca.

• Suplementação com fósforo – devido à hipofosfatemia ser uma característica importante de síndrome da deficiência de fósforo, antigamente se suplementava os RN hipofosfatêmicos com fósforo; mas, após a suplementação apenas com P, observa-se hipocalcemia. Em estudos com suplementação apenas de P, tem-se observado aumento da retenção de Ca devido à diminuição importante da calciúria, com aumento da retenção de P, mas com perda de 66% de P suplementado na urina.

• Terapia em RN com deficiência de fósforo utilizando Ca e P simultaneamente ocorre a formação de sais insolúveis. Administração alternativa provoca grande perda urinária do mineral suplementado.

• Fórmulas especiais para RNPT com as quantidades adequadas de Ca e P.

• Enriquecedores de leite materno – além das fórmulas apropriadas para o RNPT, existem preparações industrializadas para ser adicionadas ao leite materno, assegurando, por meio deste, oferta de nutrientes adequada às necessidades do RNPT. Alguns estudos demonstraram que, a partir de uma oferta total de Ca próxima a 148-232mg/kg/dia e de P entre 76 e 128mg/kg/dia, obteve-se retenção desses minerais semelhante à intra-uterina. Os benefícios a longo prazo da suplementação do leite materno com enriquecedores contendo Ca e P não estão bem definidos. Em alguns estudos, demonstrou-se resolução na deficiência de mineralização óssea no final do primeiro ano de vida e, em outros, observou-se mineralização óssea deficiente nesse período.

Na Europa, preconiza-se uma oferta de 100-140mg/kg/dia para obter retenção de 70-80mg/kg e que é diferentemente da AAP, a qual recomenda doses maiores para uma retenção maior, pois não se acredita que um aumento na oferta de Ca melhore essa retenção, pois elevaria, na realidade, as perdas fecais de Ca.

BIBLIOGRAFIA

1. BROADUS, A.E. – Physiological functions of calcium, magnesium, and phosphorus and mineral íon balance. In *Primer on the Metabolic Bone Mineral Diseases and Disorders of Mineral Metabolism*. 2nd ed., Favus, M.J., 1993, p. 41. 2. HALBERT, K.E. & TSANG, R.C. – Neonatal calcium, phosphorus and magnesium homeostasis. In Polin, R.A. & Fox, W.W. (eds.). *Fetal and Neonatal Physiology*. Philadelphia, Saunders, 1992, p. 1745. 3. ITAMI, O. & TSANG, R.C. – Calcium, phosphorus, and magnesium in the newborn: pathophysiology and management. In Hay Jr., W.W. *Neonatal Nutrition and Metabolism*. St. Louis, Mosby Year Book, 1991, p. 171. 4. MIMOUNI, F. & TSANG, R.C. – Pathophysiology of neonatal hypocalcemia. In Polin, R.A. & Fox, W.W. (eds.). *Fetal and Neonatal Physiology*. Philadelphia, Saunders, 1992, p. 1761. 5. SALLE, B.L.; SENTERRE, J. & PUTET, G. – Calcium, phosphorus, magnesium, and vitamin D requirements in premature infants. In Salle, B.L. & Swyer, P.R. (eds.). *Nutrition of the Low Birthweight Infant*. V. 32, Nestlé Nutrition Workshop Series, 1993, p. 125.

8 Distúrbios do Magnésio

NAILA DE OLIVEIRA ELIAS BARBOSA
MÁRIO CÍCERO FALCÃO

FISIOLOGIA

O magnésio (Mg) é o quarto mineral mais abundante e o segundo cátion intracelular mais comum no organismo. Aproximadamente 60% do Mg corpóreo se encontra no osso, e 40%, nos tecidos moles, principalmente músculo e fígado (15 a 20mEq/kg). Nos eritrócitos, as concentrações variam entre 4,4 e 6mEq/l.

Somente 1% do Mg corpóreo total se encontra no tecido extracelular, havendo, assim, dificuldade de acesso aos estoques, uma vez que a depleção tecidual pode não estar associada à diminuição das concentrações séricas desse íon. Aproximadamente 30 a 35% do Mg sérico se liga a proteínas plasmáticas, e o restante compreende a fração ultrafiltrável, 80% da qual está na forma iônica ativa e 20% ligada a complexos com vários ânions, como citrato, oxalato e fosfato.

A concentração sérica normal no recém-nascido varia de 1,6 a 2,8mg/dl (0,66 a 1,15mmol/l).

O Mg participa de várias reações bioquímicas, principalmente nos processos envolvendo a formação e a utilização do ATP, com importante papel na utilização de glicose, gordura e proteína, síntese de coenzimas e ácidos nucléicos, contração muscular, transferência de grupo metil e ativação de acetato. Além disso, é co-fator para fosforilação oxidativa, estabilizador de macromoléculas como DNA, RNA e ribossomos, e necessário para a síntese protéica.

Aproximadamente 80% do acréscimo de Mg no feto ocorre entre a 25ª semana de gestação e o termo. A quantidade média diária transferida ao final da gestação é de 4,5mg. A passagem de Mg da mãe para o feto ocorre contra um gradiente de concentração e possivelmente envolve um mecanismo de transporte ativo. Tanto a hipo como a hipermagnesemia maternas podem causar os mesmos distúrbios no feto.

Absorção – a absorção intestinal ocorre principalmente no jejuno e no íleo, sendo relacionada à oferta, e, em adultos, 34 a 62% do Mg dietético é absorvido. Em recém-nascidos, a absorção é maior, variando entre 50 e 80%. A vitamina D aumenta sua absorção intestinal, enquanto grandes quantidades de cálcio, fosfato e fitato na dieta a diminuem.

O leite humano contém, aproximadamente, 3,5mg/dl de Mg; o leite de vaca, 13mg/dl; e as fórmulas, de 4,5 a 8,5mg/dl. A ingestão dietética média é de 300 a 360mg/dia (24 a 30mEq), derivada principalmente de vegetais, cereais e carne.

Regulação do nível plasmático – a concentração sérica é mantida nos limites relativamente estreitos, mas os fatores responsáveis por essa regulação não são totalmente conhecidos.

Alterações agudas do Mg sérico mimetizam o efeito de alterações agudas do cálcio sérico, regulando a secreção de paratormônio (PTH) por "feedback" negativo. O aumento em sua concentração sérica leva à diminuição da secreção de PTH, enquanto a concentração muito baixa aumenta a secreção do referido hormônio. Paradoxalmente, a deficiência crônica resulta em supressão da atividade do PTH, provavelmente por alteração da adenilatociclase Mg-dependente e cálcio-sensível, envolvida na secreção do PTH. Esse hormônio pode elevar a concentração plasmática de Mg pelo aumento da mobilização óssea, da absorção intestinal e da reabsorção tubular renal. Apesar disso, o papel do PTH na homeostasia desse cátion ainda não está totalmente definido.

A vitamina D pode aumentar a absorção intestinal do Mg. A ação da calcitonina parece ser importante. Em situações normais, o Mg funciona primariamente como um co-fator na produção desses hormônios, mas, com exceção da interação Mg-PTH, a interação entre os outros hormônios, em circunstâncias patológicas, ainda não está definida.

A relação entre a secreção de aldosterona e a homeostasia do Mg já é conhecida, pois o hiperaldosteronismo causa hipomagnesemia por aumento da excreção urinária. Na insuficiência da supra-renal, a concentração plasmática de Mg está aumentada. Embora essas variações na secreção de aldosterona possam influenciar a magnesemia, a relação inversa ainda não foi demonstrada.

Excreção – a regulação da concentração sérica é feita principalmente pelos rins. Em circunstâncias normais, somente 3 a 5% do Mg filtrado é excretado, sendo a maior parte reabsorvida nos túbulos proximais e alça de Henle. A excreção urinária ajusta-se rapidamente às variações da concentração plasmática, e sua deficiência leva à redução da excreção urinária, enquanto o aumento na concentração sérica leva à diminuição da reabsorção renal. A hipermagnesemia sustentada é rara na presença de função renal normal, já que a excreção aumenta em proporção à carga apresentada ao rim.

A excreção urinária em recém-nascidos é menor, associada à menor taxa de filtração glomerular, sendo de aproximadamente 0,34mg/kg/dia no primeiro dia de vida, aumentando para 0,61 ± 0,42mg/kg/dia no sétimo dia, alcançando 2,8 ± 1,1mg/kg/dia no final do primeiro ano de vida. Isso ocorre pelo aumento da taxa de filtração glomerular com o aumento da idade pós-natal, além do aumento da ingestão.

Pequenas quantidades de Mg são excretadas nas fezes, estando aumentadas na presença de síndromes de má absorção e diarréias importantes.

HIPOMAGNESEMIA

A hipomagnesemia está presente quando a concentração sérica de Mg é menor que 1,6mg/dl (0,66mmol/l), embora os sinais clínicos não se desenvolvam até que o nível sérico esteja abaixo de 1,2mg/dl (0,49mmol/l). A deficiência tecidual pode estar presente, apesar de concentrações séricas normais.

Experimentalmente, a deficiência de Mg em ratas grávidas resulta em aumento da mortalidade fetal, malformações, diminuição do conteúdo ósseo, anemia hemolítica, hipoproteinemia e edema. Em adultos, uma dieta deficiente de Mg por tempo prolongado leva a alterações da personalidade, tremores, fasciculação muscular e espasticidade.

No período neonatal, a hipomagnesemia é mais freqüente em recém-nascidos com crescimento intra-uterino retardado (CIUR), geralmente filhos de mães jovens, primíparas e com toxemia gravídica, provavelmente refletindo a diminuição da transferência placentária de Mg, como parte do processo de desnutrição intra-uterina. A severidade e a prevalência da hipomagnesemia em filhos de mães diabéticas insulino-dependentes são diretamente relacionadas à gravidade do diabetes materno, refletindo, assim, a deficiência materna de Mg. Essa deficiência parece levar a um hipoparatireoidismo funcional e subseqüente hipocalcemia.

A realização de exsangüineotransfusão, usando-se citrato como anticoagulante, resulta em formação de complexos de Mg e, conseqüentemente, hipomagnesemia.

Má absorção intestinal específica de Mg é entidade rara e predomina no sexo masculino, sendo relatada hipocalcemia em todos os casos. Convulsões ocorrem entre a primeira e a segunda semanas de vida, precedidas por manifestações neuromusculares. Essas crianças requerem suplementação constante. A ressecção intestinal, principalmente de jejuno e íleo, leva a um aumento das perdas intestinais por diminuição do território de absorção. A presença de fístulas, ileostomia e de trânsito intestinal rápido também podem levar à deficiência de Mg.

O conteúdo de Mg na bile, no suco gástrico e pancreático varia de 0,5 a 12mg/dl (0,2 a 5mmol/l) e, em casos de diarréia, pode ser de até 17mg/dl (7,1mmol/l), podendo, assim, uma diarréia ou fístula intestinal crônica estar associada à perda importante de Mg.

Atresia congênita de vias biliares e hepatite neonatal podem estar associadas à hipomagnesemia devido ao aumento das perdas urinárias de Mg, relacionadas ao hiperaldosteronismo secundário.

Defeitos tubulares renais congênitos e adquiridos podem estar associados a perdas renais. Perda urinária seletiva de Mg pode ser causada pelo rim perdedor congênito de Mg. A perda renal adquirida pode estar associada a defeitos tubulares secundários à hipóxia-isquemia ou toxicidade pelo uso de aminoglicosídeos.

Dietas com alto teor de fosfato podem levar à diminuição da absorção. O aumento do fósforo sérico leva à transferência do Mg extracelular para o intracelular e subseqüente hipomagnesemia.

O hiperparatireoidismo materno pode levar à hipomagnesemia neonatal, pois há supressão da paratireóide fetal secundária à hipercalcemia materna e fetal. No hipoparatireoidismo neonatal, a hipomagnesemia está associada à diminuição do PTH. Contudo, como a hipomagnesemia crônica pode causar hipoparatireoidismo, ainda não está definido se a diminuição do Mg é sua causa ou conseqüência.

A hipomagnesemia no período neonatal é geralmente transitória (exceto nas síndromes de má absorção) e assintomática, podendo, entretanto, levar à hiperexcitabilidade e, ocasionalmente, às convulsões não-responsivas à infusão de cálcio ou anticonvulsivantes. Os sintomas e os sinais da hipomagnesemia, que freqüentemente coexistem com a hipocalcemia, são indistinguíveis. O mecanismo dessa hipocalcemia é pelo hipoparatireoidismo causado pela depleção de Mg. Deve-se monitorizar o Mg sérico em todo recém-nascido de risco para hipomagnesemia e naqueles com hipocalcemia resistente ao tratamento usual.

O tratamento de escolha para convulsões hipomagnesêmicas agudas é MgSO4 a 50%, 0,05-0,1ml/kg [2,5-5mg (0,1-0,2mmol) de Mg elementar/kg] por via IM ou IV em 15 a 20 minutos. Durante a infusão intravenosa, é necessária a monitorização cardíaca para a detecção de possíveis complicações, como prolongamento ou bloqueio da condução sinoatrial ou atrioventricular e hipotensão sistêmica. Essa dose pode ser repetida, com monitorização da concentração sérica, a cada 8 ou 12 horas, até que se tenha a normomagnesemia. Doses diárias subseqüentes podem ser dadas por via oral, com MgSO4 a 50%, 0,2ml/kg/dia.

No caso de síndrome de má absorção, pode ser necessária uma dose de até 1ml/kg/dia de MgSO4 a 50%. Os sais orais não são bem absorvidos e doses maiores podem causar diarréia, devendo-se fracionar e diluir a solução, para diminuir os efeitos colaterais e aumentar a absorção.

HIPERMAGNESEMIA

É definida como uma concentração sérica maior do que 2,8mg/dl (1,15mmol/l), sendo, invariavelmente, resultado de uma sobrecarga de Mg, associada à dificuldade relativa de excreção.

No período neonatal, ocorre principalmente após tratamento materno com MgSO4. Esse sal é usado para prevenir convulsões na pré-eclâmpsia e como agente tocolítico. A hipermagnesemia materna leva a um aumento das concentrações séricas de Mg no feto e no recém-nascido. Em mães que receberam MgSO4, as concentrações séricas variam de 2,6 a 14mg/dl (1,1 a 5,8mmol/l) e concentrações em sangue de cordão de 2 a 11,5mg/dl (0,83 a 4,8mmol/l), respectivamente.

O excesso de administração de Mg na nutrição parenteral também é causa potencial de hipermagnesemia. A prematuridade e a asfixia podem agravar a hipermagnesemia por diminuição da excreção renal. Na maioria dos casos, a hipermagnesemia não leva à hipocalcemia neonatal. Apesar da supressão do PTH, o cálcio sérico está levemente aumentado, provavelmente pelo efeito direto do Mg, facilitando a liberação do cálcio ósseo.

A hipotonia é a manifestação mais comum da hipermagnesemia, mas, em casos extremos, pode ocorrer depressão neuromuscular grave, efeito "curare like" (diminuição da liberação de acetilcolina na placa motora com paralisia muscular) e falência respiratória (depressão do sistema nervoso central). Em adultos, os sinais podem incluir depressão neuromuscular e hipotonia quando a concentração sérica de Mg é superior a 4 a 6mg/dl (1,64 a 2,46mmol/l), retenção urinária, quando superior a 2,05mmol/l (5mg/dl), depressão do sistema nervoso central, 6 a 8mg/dl (2,46 a 3,28mmol/l), e depressão respiratória e coma, 12 a 17mg/dl (4,92 a 8,33mmol/l).

Na maioria dos casos de hipermagnesemia neonatal, o tratamento de suporte é suficiente, uma vez que o excesso de Mg é gradualmente removido pela excreção urinária. Uma hidratação adequada é importante para assegurar fluxo urinário e o uso de diuréticos aumenta a excreção renal. Nos casos de depressão grave, a realização de exsangüineotransfusão com sangue citratado pode ser usada para a diminuição do Mg sérico, além de hemodiálise ou diálise peritoneal nos pacientes refratários. Também pode ser ministrado gluconato de cálcio a 10% (1 a 2ml/kg), que é um antagonista dos efeitos depressores centrais e periféricos do Mg.

BIBLIOGRAFIA

1. CARRAZZA, F.R. – Tetania e distúrbios do metabolismo do cálcio e do magnésio. In Marcondes, E. (ed.). *Pediatria Básica*, 7ª ed., São Paulo, Sarvier, 1985, p. 586. 2. DEMARINI, S. et al. – Impact of metabolic control of diabetes during pregnancy on neonatal hypocalcemia: a randomized study. *Obstet. Gynecol.* 83:918, 1994. 3. DEMARINI, S.; MIMOUNI, F.B. & TSANG, R.C. – Metabolic and endocrine disorders – Disorders of calcium, phosphorus and magnesium metabolism. In Avroy, A.; Fanaroff, A.A. & Martin, R.J. (eds.). *Neonatal Perinatal Medicine: Diseases of the Fetus and Infant*. 6th ed., St. Louis, Mosby, 1997, p. 1463. 4. DONOVAN, E.F. et al. – Neonatal hypermagnesemia: effect on parathyroid hormone and calcium homeostasis. *J. Pediatr.* 96:305, 1980. 5. ELIN, R.J. – Assessment of magnesium status. *Clin. Chem.* 33:1965, 1987. 6. GUYTON, A.C. – Regulação do volume sanguíneo, do volume do líquido extracelular e da composição líquida extracelular pelos rins e pelo mecanismo da sede. *Tratado de Fisiologia Médica*. 6ª ed., Rio de Janeiro, Interamericana, 1984, p. 378. 7. KOO, W.W. & TSANG, R.C. – Calcium and magnesium homeostasis. In Avery, G.B.; Fletcher, M.A. & MacDonald, M.G. (eds.). *Neonatology: Pathophysiology and Management of the Newborn*. 4th ed., Philadelphia, J.B. Lippincott, 1994, p. 585. 8. LEVINE, B.S. & COBURN, J.W. – Magnesium, the mimic/antagonist of calcium. *N. Engl. J. Med.* 310:1253, 1984. 9. MASSRY, S.G. & SEELIG, M.S. – Hypomagnesemia and hypermagnesemia. *Clin. Nephrol.* 7:147, 1977. 10. PAUNIER, L.; RADDE, I.C. & KOOH, S.W. – Primary hypomagnesemia with secondary hypocalcemia in an infant. *Pediatrics* 41:385, 1968. 11. REINHART, R.A. – Magnesium metabolism. *Arch. Intern. Med.* 148:2415, 1998. 12. TSANG, R.C. – Neonatal magnesium disturbances: a review. *Am. J. Dis. Child.* 124:282, 1972. 13. TSANG, R.C. & OH, W. – Serum magnesium levels in low birthweight infants. *Am. J. Dis. Child.* 120:44, 1970. 14. WACKER, W.E.C. & PARISI, A.F. – Magnesium metabolism. *N. Engl. J. Med.* 278:658, 1968.

Icterícia do Recém-Nascido

coordenadores JOSÉ LAURO ARAUJO RAMOS
FLÁVIO ADOLFO COSTA VAZ
MARIA CRISTINA KORBAGE DE ARAUJO
ALICE D'AGOSTINI DEUTSCH

---

1 Icterícia do Recém-Nascido

JOSÉ LAURO ARAUJO RAMOS
FLÁVIO ADOLFO COSTA VAZ
MARIA CRISTINA KORBAGE DE ARAUJO
ALICE D'AGOSTINI DEUTSCH

Aproximadamente metade a dois terços do total dos recém-nascidos têm icterícia visível durante os primeiros dias de vida. Entretanto, todas as crianças nessa fase têm bilirrubina plasmática mais alta que a do adulto normal, fato este já observado no sangue do cordão.

A bilirrubinemia aumenta durante alguns dias, atinge um ápice e começa a decrescer até que no fim da primeira semana, em recém-nascidos de termo e, um pouco mais tarde, em prematuros, a icterícia clínica desaparece. As variações desse padrão, no entanto, são grandes e devidas à intervenção de inúmeros fatores, como se verá adiante.

O estudo dos problemas que pode apresentar um recém-nascido ictérico requer o reconhecimento das principais etapas do metabolismo da bilirrubina, que serão examinadas sucintamente.

DEFINIÇÃO E ORIGEM DA BILIRRUBINA

A bilirrubina é um pigmento amarelo-alaranjado de fórmula $C_{33}-H_{36}-N_4-O_6$, possuindo quatro núcleos pirrólicos e cuja molécula é apresentada em forma linear na figura 5.57; no soro humano, a bilirrubina assume formas diferentes, com muita flexibilidade, e mudanças em sua estabilidade. A conformação preferencial da bilirrubina no soro é apresentada na figura 5.58, pois parece que é a mais consistente com suas propriedades biológicas (estabilidade, lipossolubilidade, pontes intramoleculares de hidrogênio e pólos hidrofílicos incapazes de serem atacados pela água).

McDonagh e Lightner (1985) usam como exemplo dessa conformação espacial da molécula de bilirrubina o aspecto de um clipe de papel aberto (Fig. 5.58).

É encontrada no soro normal dos mamíferos, como produto de degradação principalmente da hemoglobina liberada dos eritrócitos que atingem o termo de sua vida. Esses eritrócitos são apreendidos pelas células do sistema retículo-endotelial, principalmente do fígado, baço, medula óssea e macrófagos, e sua hemoglobina vai sofrer transformação dentro dessas células (até o estágio de bilirrubina). A transformação é rápida, podendo aparecer bilirrubina uma hora após a destruição do glóbulo.

Os estágios intermediários principais dessa transformação parecem ser: a) oxidação da estrutura do grupo heme com abertura da ligação do carbono do grupo meteno na posição alfa (alfa-meteno) e saída da molécula de ferro; essa reação é realizada na presença da enzima hemoxigenase, resultando em formação de biliverdina e liberação de monóxido de carbono que será excretado através do pulmão, podendo então ser usado para medir a velocidade dessa reação; b) redução da biliverdina até bilirrubina na presença da enzima biliverdina redutase e de NADPH.

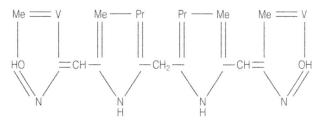

Figura 5.57 – Estrutura linear da bilirrubina. Me = metil; Pr = ácido propiônico; V = vinil.

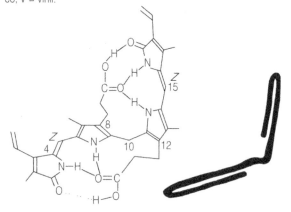

Figura 5.58 – Conformação preferencial de molécula de bilirrubina e, à direita, o "modelo" representado por um clipe de papel aberto (segundo McDonagh e Lightner).

Até o estágio de bilirrubina, todas as transformações, a partir da hemoglobina, ocorrem nas células do sistema retículo-endotelial, sendo que a hemoxigenase é encontrada principalmente em fígado, baço, medula óssea e macrófagos, enquanto a biliverdina redutase encontra-se em praticamente todas as células do organismo.

O ferro resultante do processo é armazenado provisoriamente, sobretudo no fígado e no baço, e depois reutilizado. Os produtos da cisão da globina são integrados no "pool" orgânico de aminoácidos.

Sabe-se que 1g de hemoglobina fornece cerca de 35mg de bilirrubina. No adulto, 1% da hemoglobina existente no corpo é degradada diariamente. No RN, a produção é duas vezes superior à do adulto.

A destruição da hemoglobina é percentualmente semelhante em recém-nascidos de termo e em prematuros. No entanto, pode variar bastante em valor absoluto, segundo a quantidade de hemoglobina presente, o que determina variações na quantidade de bilirrubina ofertada ao plasma.

Uma parte da bilirrubina formada (20% no recém-nascido de termo, 30% no prematuro e 10% no adulto) provém de outras fontes que não os eritrócitos em degradação, acreditando-se na participação dos seguintes locais: a) destruição no próprio local de origem ou logo após a chegada à circulação de eritrócitos imaturos recém-formados; b) degradação intracorpuscular da hemoglobina durante a maturação de eritrócitos jovens, na medula óssea; c) heme livre presente no fígado; e d) a partir de outras proteínas também possuidoras do grupo prostético heme, como mioglobina, catalase, citocromos e peroxidases.

TRANSPORTE DA BILIRRUBINA NO PLASMA

A bilirrubina liberada para a corrente sangüínea é lipossolúvel, desconjugada, denominada "bilirrubina indireta" pela reação de van den Bergh, ou também bilirrubina IX-α. Para ser transportada na corrente sangüínea, liga-se principalmente à albumina formando complexos bilirrubina-albumina na razão de 1:1, 2:1 ou até 3:1 (albumina).

A albumina humana, considerada o carregador universal do plasma, tem estrutura bem conhecida, com seqüência de aminoácidos bem estabelecida, mas a conformação ainda está em estudos.

Albumina tem alta afinidade por bilirrubina, fato este bem estabelecido, principalmente na presença de complexos 1:1 e em pH igual a 7,4 verificou-se in vitro que 1g de albumina tem capacidade de ligação de 8,5mg de bilirrubina. Essa ligação, entretanto, pode sofrer a interferência de alguns fatores, tais como:

• pH – em meio ácido a capacidade de ligação da bilirrubina à albumina apresenta-se diminuída;
• idade gestacional – o recém-nascido tem capacidade duas a três vezes menor do que o adulto de ligação da bilirrubina à albumina. Essa anormalidade é transitória e parece que chega aos níveis de adulto após o segundo mês de idade;
• substâncias presentes no soro – sulfas, salicilatos, cefalosporinas, ceftriaxona, moxalactam, furosemida, ácidos graxos livres e hematina podem competir com ou de alguma outra forma alterar a ligação da bilirrubina à albumina.

A bilirrubina desconjugada, quando ligada à albumina, pode ser considerada de maneira geral não-tóxica aos tecidos e ser dosada por meio de vários métodos, sendo o mais utilizado, em nosso meio, o espectrofotométrico após a diazorreação (reação de van den Bergh) modificada.

A bilirrubina quando desligada da albumina é denominada fração livre que, em situações normais, não ultrapassa a 1% da bilirrubina indireta. Em outras situações, essa fração pode estar mais elevada e é considerada tóxica, capaz de invadir e danificar os tecidos, principalmente o sistema nervoso central.

A bilirrubina indireta é eliminada da corrente sangüínea por meio da captação e conjugação hepática e excretada por meio da bile.

CAPTAÇÃO E CONJUGAÇÃO DA BILIRRUBINA

Ligada às proteínas, a bilirrubina é levada ao fígado e aí captada através da membrana do hepatócito, por um mecanismo considerado passivo por muitos pesquisadores; recentemente, foi encontrado, em experiências com animais, carregador específico de estrutura protéica na membrana do hepatócito.

Provavelmente, o complexo bilirrubina-albumina dissocia-se ao nível da membrana do hepatócito, na qual a bilirrubina entra, e no citoplasma hepático liga-se às proteínas Y e Z, também chamadas ligandinas, que transportarão a bilirrubina até o retículo endoplasmático, no qual então será conjugada. O gradiente de concentração entre a bilirrubina plasmática e a intracelular, provavelmente, comanda o processo da captação e depende da existência de proteínas intracelulares que são representadas pelas ligandinas Y e Z.

No retículo endoplasmático, a bilirrubina combina-se enzimaticamente com o açúcar, o ácido uridinodifosfoglicurônico (UDPG), produzindo um novo pigmento, que é hidrossolúvel e suficientemente polar para ser excretado pela bile ou filtrado pelos rins. A esterificação com ácido glicurônico resulta em uma das duas formas de bilirrubina: monoglicuronide, se houver conjugação com apenas um ácido glicurônico (na posição C8 ou C12), ou diglicuronide, se houver conjugação com dois ácidos glicurônicos.

A reação de conjugação é realizada na presença da enzima glicuroniltransferase e parece que o fígado contém quatro tipos de glicuroniltransferase que catalisam não só bilirrubina, mas também outros compostos tais como cloranfenicol e esteróides, entre outros. Uma enzima UDPG-T específica para bilirrubina tem sido identificada.

A bilirrubina mono ou diglicuronide é hidrossolúvel, denominada bilirrubina direta, pela reação de van den Bergh; é facilmente eliminada por meio da bile e quando em circulação sangüínea caminha livremente, sendo excretada pelos rins.

Recentemente, um novo tipo de bilirrubina tem sido identificado, conjugada com ácido glicurônico reagindo diretamente com o diazorreagente de van den Bergh, mas que, em circulação sangüínea, liga-se forte e covalentemente à albumina, não sendo excretada pelos rins. É conhecida por bile-pigmento ou delta-bilirrubina, existindo em recém-nascido ictéricos em porcentagem de mais ou menos 2%, podendo aumentar até 50% em pacientes colestáticos.

EXCREÇÃO DA BILIRRUBINA

Após conjugação, a bilirrubina vai rapidamente para os canalículos biliares atravessando a membrana hepatocítica por mecanismo ativo, contra o gradiente de concentração. Com a bile, a bilirrubina direta chega ao intestino delgado onde, no adulto e na criança maior, será reduzida à estercobilina pela presença de bactérias da flora local e uma pequena quantidade será hidrolisada para bilirrubina indireta e reabsorvida pela circulação enteropática. A fração reduzida a estercobilina também pode ser reabsorvida, mas será eliminada como urobilina pelos rins.

No RN, a flora intestinal está ausente até mais ou menos no final da primeira semana de vida, e a estercobilina e a urobilina não são detectáveis. Além disso, nessa fase da vida, a enzima denominada beta-glicuronidase está presente ativamente e hidrolisa a bilirrubina conjugada até bilirrubina indireta, que será reabsorvida, aumentando assim a importância dessa via no período neonatal. A importância da circulação enteropática pode ser avaliada se lembrarmos que, ao nascimento, o intestino tem de 100 a 200g de mecônio, no qual existe cerca de 1mg de bilirrubina por grama (sendo cerca de 50% em forma não-conjugada).

Os principais dados do metabolismo da bilirrubina estão expostos na figura 5.59.

METABOLISMO FETAL DA BILIRRUBINA

Na vida fetal precoce, a bilirrubina formada é transportada ligada à alfa-fetoproteína, pois a concentração de albumina é muito baixa. O fígado fetal tem capacidade de conjugação muito limitada, aumentando com a idade gestacional; após 40 semanas, a quantidade de UDPG-T é aproximadamente 10 vezes maior em relação a idades mais precoces (30 semanas), mas mesmo assim parece totalizar apenas 1% dos valores de adultos. Valores semelhantes aos do adulto só são atingidos ao redor do terceiro mês de vida. Dessa forma, a bilirrubina indireta é excretada pela placenta, entrando na circulação materna.

O líquido amniótico pode conter bilirrubina indireta em casos de hiperbilirrubinemia fetal, e isso é usado no seguimento de doença hemolítica grave por Rh.

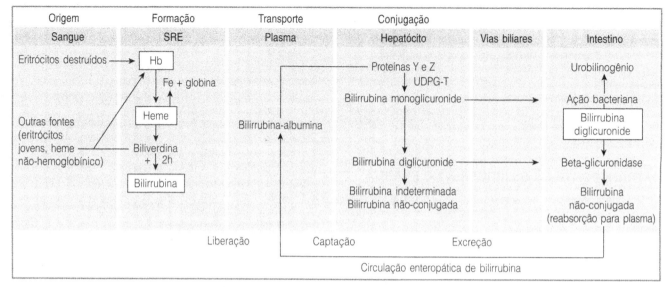

Figura 5.59 – Metabolismo da bilirrubina.

Como a bilirrubina vai do feto para o líquido amniótico é fato ainda desconhecido e sugerem-se vias como secreção traqueal e de trato digestivo superior, difusão através de cordão umbilical e pele fetal.

ICTERÍCIA PRÓPRIA DO RECÉM-NASCIDO

A icterícia própria do recém-nascido (ou icterícia "fisiológica") é uma condição clínica em geral benigna e reversível, mas sua acentuação exagerada pode ser danosa ao organismo.

Vários mecanismos foram propostos para a instalação da icterícia fisiológica neonatal, e os mais importantes são os seguintes:

Aumento na produção de bilirrubina – por meio de dosagens de monóxido de carbono (que é produzido em razão equimolar à bilirrubina), pode-se demonstrar que o RN produz em média 8,5mg de bilirrubina/kg/dia, quantidade esta duas vezes superior à do adulto. Isso pode ser conseqüência de maior concentração de hemoglobina e menor sobrevida do eritrócito fetal.

Circulação enteropática – a ausência da flora bacteriana e o aumento da beta-glicuronidase no intestino criam condições para o aumento da reabsorção de bilirrubina desconjugada para a corrente sangüínea. Recentes estudos sugerem que a circulação enteropática da bilirrubina é um significante contribuinte para a icterícia fisiológica e processo que retardam a eliminação de mecônio intensificam e prolongam essa icterícia.

Diminuição da função hepática – no RN, as ligandinas, principalmente a Y, estão deficientes transitoriamente, chegando a níveis de adulto por volta do quinto dia de vida no RN de termo. A atividade da glicuroniltransferase está muito reduzida no período neonatal, chegando a níveis de 0,1% nos primeiros 10 dias de vida, subindo para 1% em relação ao adulto após essa idade, tanto em RN de termo como em pré-termo. A atividade de UDPG-T atinge níveis de adulto entre a 6ª e 14ª semanas de vida. Pode ser que na fase inicial de hiperbilirrubinemia, fase 1, nos primeiros dias a deficiência de glicuroniltransferase seja fator principal e que posteriormente a deficiência de ligandinas passe a atuar (fase 2). Além disso, a excreção hepática é muito limitada no período neonatal.

Circulação hepática – após o nascimento, o hepatócito deixa de receber sangue bem oxigenado através de veia umbilical, passando a receber sangue pouco oxigenado dos vasos portais, o que pode provocar diminuição da capacidade hepática.

Assim, parece que a icterícia fisiológica do recém-nascido é o resultado da capacidade diminuída de conjugação da bilirrubina (fase 1) e da captação hepática (fase 2) na presença de persistente aumento na carga de bilirrubina, em que a circulação enteropática tem importância fundamental.

A icterícia fisiológica inicia-se após as primeiras 24 horas de vida, aumenta em distribuição corpórea e em intensidade, faz pico nos RN de termo entre o terceiro e o quinto dias e desaparece até o 10º dia de vida; nos RN pré-termo, o pico é entre o quinto e o sétimo dias de vida, o desaparecimento da icterícia ocorre até o 14º dia de vida.

A icterícia fisiológica é mais visível quanto maior for o tecido celular subcutâneo, e isso se deve à maior difusão de bilirrubina em tecidos gordurosos.

Na avaliação clínica do RN ictérico, é mais importante a observação constante e detalhada. Os níveis séricos de bilirrubina relacionam-se com a intensidade da coloração amarelada da pele. A icterícia torna-se visível a partir de níveis séricos de bilirrubina ao redor de 5 a 6mg/dl. No RN, a intensidade da icterícia deve ser verificada e é subdividida em leve, moderada e acentuada. Além da intensidade, os níveis séricos de bilirrubina relacionam-se com a progressão craniocaudal da icterícia, isto é, ela se inicia na face (zona I), quando os níveis séricos de bilirrubina se encontram pouco elevados, progride para o tórax até o umbigo (zona II), para o abdome (zona III), depois para os membros, excetuando os pés e as mãos (zona IV) e, finalmente, até a palma das mãos e planta dos pés (zona V), quando os níveis séricos de bilirrubina já se encontram bastante elevados, segundo classificação proposta por Kramer (Fig. 5.60).

Dessa maneira, a icterícia mais branda é aquela que se encontra apenas na face de maneira leve, enquanto a mais intensa se encontraria na zona V, acentuada.

Deve-se ressaltar que esse zoneamento da icterícia é um parâmetro subjetivo e não é tão preciso nos RN que não sejam da raça branca ou naqueles que se encontram em fototerapia.

Uma série de outros fatores (mais considerados como condições patológicas) está associada a aumento ou diminuição dos níveis séricos da bilirrubina da icterícia fisiológica.

Os fatores associados a aumento nos níveis da bilirrubina neonatal são:

Inferência genética – orientais, indígenas norte-americanos e gregos têm níveis mais elevados de bilirrubina que o restante da população.

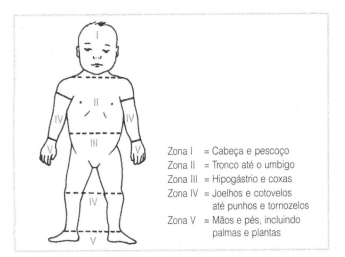

Zona I = Cabeça e pescoço
Zona II = Tronco até o umbigo
Zona III = Hipogástrio e coxas
Zona IV = Joelhos e cotovelos
         até punhos e tornozelos
Zona V = Mãos e pés, incluindo
         palmas e plantas

Figura 5.60 – Zoneamento clínico da icterícia neonatal (baseado em Kramer, I.L.: *Amer. J. Dis. Child.* 118:458-8, 1969).

Fatores maternos – diabetes materno, deficiência de zinco e magnésio, uso provável de ocitocina, de diazepam, de bupivacaína e de betametasona podem elevar os níveis de bilirrubina.

Fatores perinatais – hipóxia, clampeamento tardio do cordão, coleções sangüíneas, jejum e deprivação calórica, presença de estase meconial e uso de detergentes fenólicos relacionam-se com maiores níveis de bilirrubinemia.

Entre os fatores que podem associar-se a menores níveis de bilirrubinemia, destacam-se a alimentação precoce e freqüente (por aumentar o tempo de trânsito intestinal, fornecer calorias, evitar perda de peso) e a rápida eliminação de mecônio (por agir na circulação enteropática).

No manuseio da icterícia "fisiológica" do RN, sempre que possível devemos evitar os fatores associados aos maiores níveis de bilirrubinemia e também utilizar aqueles que comprovadamente a reduzem.

CLASSIFICAÇÃO DA SÍNDROME ICTÉRICA DO RECÉM-NASCIDO

As classificações tradicionais de icterícia não se aplicam quando se trata especificamente do período neonatal; por esse motivo, adotaremos um critério etiopatogênico para a classificação. É preciso ter em mente que no período neonatal os fatores "deficiência de conjugação" e "reabsorção intestinal de bilirrubina" estão sempre presentes como fundo, qualquer que seja a doença em questão. Mais de um fator etiopatogênico pode ser responsabilizado por uma mesma entidade patológica e aqui a classificação foi realizada segundo o fator principalmente responsável.

I – Por aumento da produção de bilirrubina

1. Doença hemolítica do RN por incompatibilidade materno-fetal.
2. Defeitos metabólicos genéticos dos eritrócitos:
   a) Esferocitose hereditária.
   b) Defeitos metabólicos interessando primariamente enzimas da glicose e metabolismo do glutation:
   • Deficiência da glicose-6-fosfato desidrogenase (G-6-PD).
   • Deficiência de piruvatoquinase.
   Outras deficiências enzimáticas:
   • Hemoglobinopatias.
   • Alfa-talassemias.
   • Beta-gama-talassemias.
   Anemia falciforme não determina icterícia no período neonatal, embora esse diagnóstico possa ser realizado nos casos suspeitos tanto no período pré-natal como no neonatal imediato.

3. Hemólise tóxica não dependendo necessariamente de defeito genético ou conseqüente à deficiência enzimática transitória: hiperdosagem de vitamina K sintética.
4. Hemólise dependente de alterações eritrocitárias desconhecidas, de etiologia possivelmente múltipla: picnocitose eritrocitária neonatal.
5. Coleções sangüíneas confinadas:
   a) Cefalematoma.
   b) Outras hemorragias, sufusões e púrpuras.
6. Policitemia.
7. Excesso de transfusão de sangue de reserva placentário (clampeamento tardio de cordão).
8. Transfusão materno-fetal ou feto-fetal.
9. Pequenos para a idade gestacional.

II – Por deficiência de captação da bilirrubina ao nível do hepatócito

1. Síndrome de Gilbert (geralmente não há icterícia no período neonatal).

III – Por deficiência de conjugação da bilirrubina – neste item, incluem-se entidades com deficiência presuntiva, mas não provada nos itens 3, 4, 5, 7, a seguir.

1. Icterícia própria ou fisiológica do RN.
2. Icterícia familiar não-hemolítica (de Crigler-Najjar).
3. Hipotireoidismo congênito.
4. Síndrome de Down e trissomia do 13.
5. Hipopituitarismo congênito.
6. Hiperbilirrubinemia neonatal familiar transitória (síndrome de Lucey-Driscol).
7. Icterícia iatrogênica por inibição da conjugação (por exemplo, novobiocina).

IV – Por deficiência da excreção hepática de bilirrubina conjugada

1. Deformidades congênitas das vias biliares:
   a) Atresia de vias biliares extra-hepáticas.
   b) Atresia de vias biliares intra-hepáticas (interlobular ou hipoplasia ductular):
   • Hipoplasia ductular "sindrômica".
   • Hipoplasia ductular simples ou "não-sindrômica".
   c) Cisto de colédoco e outras anomalias.
   d) Obstrução biliar extrínseca.
   e) Por tumores em geral.
   f) Por pâncreas anular.
2. Por bridas fibróticas.
3. Perfuração espontânea das vias biliares.
4. Colestase intra-hepática ("síndrome de bile espessa"):
   • Após hemólise nos primeiros dias de vida.
   • Por causas diversas comuns no período neonatal (hipóxia, desidratação, prematuridade, traumatismo cirúrgico).
   • Doença fibrocística do pâncreas.
   • Deficiência congênita de alfa-1-antitripsina.
   • Por drogas (esteróides, sulfadiazina, cloropromazina).
   • Síndrome de rolha biliar ("bile plug syndrome").
5. Hepatite neonatal ("hepatite de células gigantes") por vírus de hepatite B, ou acompanhando outras infecções congênitas, como toxoplasmose, citomegalia, coxsackioses e herpes simples.
6. Icterícia que acompanha infecções extra-hepáticas, principalmente do sistema urinário ("fígado reacional"). Essa entidade vem sendo descrita com freqüência cada vez maior; sua real importância no período neonatal aguarda melhores estudos.
7. Erros inatos do metabolismo:
   a) Galactosemia.
   b) Tirosinemia.
   c) Hipermetioninemia.

8. Defeitos genéticos de excreção da bilirrubina conjugada:
   a) Doença de Byler.
   b) Doença de Rotor e doença de Dubin-Johnson.
   c) Colestase recorrente familiar com linfedema.
9. Colestase que acompanha a nutrição parenteral prolongada.
10. Colestase associada à malformação do coração esquerdo.
11. Doença de Niemann-Pick.
12. Hemangiomatose múltipla.
13. Síndrome de Zellweger.

V – Por aumento da circulação enteropática

1. Aleitamento materno.
2. Retardo no início da alimentação enteral ou jejum prolongado.
3. Estenose hipertrófica de piloro.
4. Obstrução intestinal.
5. Sangue materno deglutido.

VI – Por mecanismo misto ou pouco conhecido

1. Filho de mãe diabética.
2. Sepses.
3. Icterícias acompanhando as infecções congênitas ou adquiridas no período pós-natal precoce (estas geralmente bacterianas). São geralmente de mecanismo misto, ou seja, a par de uma colestase de grau variável existe também hiperbilirrubinemia não-conjugada conseqüente à hiper-hemólise:
   a) Sífilis.
   b) Citomegalia.
   c) Toxoplasmose.
   d) Doença de Chagas.
   e) Rubéola.
   f) Outras infecções congênitas.
   g) Sepse bacteriana.

DIAGNÓSTICO DIFERENCIAL E ROTEIRO DIAGNÓSTICO DA SÍNDROME ICTÉRICA NO RECÉM-NASCIDO

A divisão das icterícias neonatais em precoces e tardias é passo para o diagnóstico diferencial. Também devem ser abordadas de acordo com sua duração. É certo que algumas entidades podem ser responsabilizadas tanto por icterícia precoce quanto tardia, mas isso não diminui a validade dessa divisão, cuja utilidade é acentuar a gravidade maior e a necessidade de cuidados especiais em relação à hiperbilirrubinemia de aparecimento precoce.

Icterícia precoce pode ser considerada como aquela que se torna visível nas primeiras 24 horas de vida; após esse período, pode-se considerar icterícia tardia. A icterícia prolongada é aquela que persiste após o período aceito como "fisiológico", isto é, 7 a 10 dias no RN de termo e cerca de duas semanas no pré-termo.

ICTERÍCIA PRECOCE

O diagnóstico de icterícia incidindo nas primeiras 24 horas de vida é o de doença hemolítica do RN até prova em contrário, cuja investigação deve incluir prova de Coombs direta, hemograma com contagem de reticulócitos, com especial referência à alteração da forma das hemácias, além de tipagem sangüínea da mãe e do RN, e bilirrubinemia.

Se a prova de Coombs direta for positiva, o diagnóstico de doença hemolítica por Rh ou um dos antígenos raros será provável. Caso a prova seja negativa, não estará excluída a doença ou a isoimunização por grupo ABO naqueles RN A ou B, filhos de mães O. A prova de Coombs direta é geralmente negativa na incompatibilidade ABO, mas pode ser positiva com técnicas especiais. Titulagem de imuno-anticorpos anti-A ou anti-B feita por meio da técnica de eluição dos eritrócitos no RN pode ajudar no diagnóstico de doença hemolítica por incompatibilidade ABO. Microesferócitos no sangue periférico do

RN são comuns na incompatibilidade ABO, enquanto o título de hemolisinas anti-A ou anti-B no sangue materno não parece correlacionar-se significativamente com a intensidade da doença por incompatibilidade ABO.

Quanto à bilirrubinemia, é sempre aumentada à custa da fração indireta, sendo que a fração conjugada (direta) geralmente não ultrapassa 15 a 20% da total. A presença de bilirrubina conjugada, já no sangue do cordão umbilical, é diretamente proporcional à gravidade do quadro hemolítico.

Se não houver dados de isoimunização, considerar a existência de:

1. Anemia clinicamente aparente, sem outros achados

Os diagnósticos possíveis nesse caso são:

Doença hemolítica por defeito genético dos eritrócitos – incluindo a esferocitose e outros defeitos da forma dos eritrócitos. Aqui, geralmente, existe a presença de história familiar de icterícia ou de anemia. Esferocitose é geralmente autossômica dominante.

Deficiência de glicose-6-fosfato desidrogenase – doença de transmissão genética ligada ao cromossomo X, sendo mais freqüente no sexo masculino, na raça negra, entre os gregos, os sardos, os judeus sefaradins. No período neonatal, a icterícia hemolítica manifesta-se em geral sem que se demonstre nenhuma ação de droga do tipo oxidante administrada à mãe ou ao RN e pode aparecer também após o terceiro dia de vida.

Hemoglobinopatias – as que podem apresentar expressão clínica no período neonatal são as alfa-talassemias, de forma H e hidrópica. Na forma H, o RN apresenta anemia e hemólise e existe aproximadamente 20 a 40% de hemoglobina de Bart ao nascimento. Na forma hidrópica, a mais grave das alfa-talassemias, há total ausência da cadeia alfa e é praticamente incompatível com a vida; as beta-gama-talassemias podem apresentar anemia grave no período neonatal e representam uma síntese reduzida de ambas as cadeias (beta e gama) de hemoglobina.

Comentários – os exames a serem realizados na suspeita dos diagnósticos citados incluem:

• Hemograma com reticulócitos e pesquisa de esferócitos.
• Determinação da atividade enzimática de G-6-PD. Na ausência de deficiência de G-6-PD, com quadro hemolítico não-imune confirmado, poderá ser necessária a pesquisa de outras eritroenzimopatias. As deficiências mais freqüentes pela ordem são de piruvatoquinase e triosefosfatoisomerase.
• Eletroforese de hemoglobina com pesquisa especial de hemoglobina de Bart.
• Pesquisa da resistência osmótica dos esferócitos, a qual se apresenta diminuída no paciente com esferocitose e, em geral, em um dos pais.

2. Com outra sintomatologia associada

Cefalematoma extenso, sufusões hemorrágicas, sangue deglutido durante o parto – geralmente, nesses casos, a icterícia aparece após o primeiro dia de vida, porém não necessariamente.

Pletora neonatal – procurar história de transfusão materno-fetal ou feto-fetal, clampeamento tardio de cordão e/ou ordenha, sofrimento fetal crônico. A icterícia pode aparecer também após o primeiro dia de vida.

Estado geral grave, fenômenos hemorrágicos (geralmente petéquias), hepatosplenomegalia, anemia, peso pequeno para a idade gestacional – orientam para o diagnóstico de infecções congênitas ou sepse bacteriana. A icterícia que acompanha a sepse bacteriana aparece com grande freqüência mais tardiamente, sendo aquelas que decorrem nas primeiras 48 horas, em geral, provenientes de infecção amniótica. Dentre as infecções congênitas, o diagnóstico diferencial é, às vezes, impossível do ponto de vista clínico e deve repousar nos exames laboratoriais especializados. A sífilis, algumas vezes, pode não apresentar manifestações gerais e ser representada praticamente por icterícia com esplenomegalia ou hepatoesplenomegalia moderada, o que pode dificultar seu reconhecimento. A toxoplasmose, por sua vez, pode tornar seu diagnóstico mais fácil se existirem sinais de comprometimento do sistema nervoso central.

A doença hemolítica por isoimunização muito grave pode ser clinicamente indiferenciável das infecções congênitas. Em geral, nestas últimas, a percentagem de bilirrubina de reação "direta" é maior do que na isoimunização (cerca de 30 a 50% do total nas infecções e até 15-20% nas isoimunizações graves).

Nesses casos, a história obstétrica tem importância relevante e devem-se procurar: dados epidemiológicos de lues ou de doença de Chagas, existência de quadro febril durante a gestação com ou sem adenopatia (citomegalia, toxoplasmose, rubéola), processo febril durante o parto e/ou rotura precoce das membranas amnióticas (infecção ovular bacteriana).

No exame físico do RN, além de icterícia e hepatoesplenomegalia, procurar lesões cutâneas, de mucosas ou ósseas, alterações no sistema nervoso central e ocular, sopro cardíaco e alterações do crescimento intra-uterino, por serem todas essas alterações mais freqüentemente encontradas nas infecções congênitas (ver capítulo específico).

A incompatibilidade Rh grave também pode assumir esse aspecto, não existindo, porém, peso baixo para a idade gestacional, podendo haver edema (hidropisia). Esta pode aparecer também nas lues, configurando uma hidropisia não-imunológica.

3. Não há sintomatologia associada

• Icterícia própria do RN e prematuro (algumas vezes precoce).
• Doença hemolítica por defeito genético do eritrócito, em que eventualmente pode não haver anemia ainda nessa fase. Essa causa determina porém, com maior freqüência, icterícias mais tardias, na primeira semana de vida.
• Hemólise tóxica (especialmente por doses elevadas de vitamina K sintética – em desuso) administrada à mãe ou ao RN.

ICTERÍCIA TARDIA

A icterícia tardia, ou seja, aquela que se torna visível após as primeiras 24 horas de vida, pode depender de um grande número de etiologias. No entanto, na maioria dos casos em que não há outra sintomatologia associada, o diagnóstico é o de icterícia própria do RN. Nesses casos, se a icterícia for discreta, em geral não há necessidade de se dosar a bilirrubina, do ponto de vista assistencial. Se a icterícia parecer relevante, o primeiro passo para o diagnóstico diferencial é a dosagem de bilirrubinemia total e frações.

Predomínio de bilirrubina indireta

1. Sem sintomatologia associada

Icterícia própria ou fisiológica do RN (descrita anteriormente).

Insuficiência parcial e benigna da conjugação ou **doença de Gilbert** (geralmente uma síndrome heterogênea, com outras características que contribuem para a icterícia e não reconhecida no período neonatal).

Icterícia prolongada que tem evolução mais arrastada do que aquela dita própria ou fisiológica do RN. As causas mais prováveis são:

a) icterícia pelo leite materno (descrita a seguir);
b) hipotireoidismo congênito, que apresenta algumas formas que podem ser inaparentes no período neonatal. Verificar o resultado da função tireoidiana colhido ao nascimento;

c) insuficiência permanente, geneticamente determinada da conjugação da bilirrubina, ou icterícia familiar não-hemolítica, de Crigler-Najjar tipos I e II, que são, respectivamente, a ausência total e parcial da enzima glicuroniltransferase e apresentam também respectivamente resposta negativa e resposta favorável ao fenobarbital. Na icterícia familiar de Crigler-Najjar tipo II, a conjugação hepática costuma ser da ordem de 5 a 10%, diferentemente da tipo I, cuja conjugação costuma ser da ordem de 1%.

Icterícia associada ao aleitamento materno – acredita-se que a etapa do metabolismo da bilirrubina afetada, em associação ao aleitamento natural, seja aquela da reabsorção intestinal do pigmento, muito provavelmente significando uma vantagem biológica para o recém-nascido, como que procurando aumentar a reabsorção do principal antioxidante desse período da vida. Existem duas formas de apresentação clínica descritas de icterícia associada ao aleitamento materno:

• Forma precoce – sabe-se que os RN amamentados exclusivamente ao seio são fisiologicamente mais ictéricos do que os alimentados com fórmula láctea nos primeiros dias de vida. A reabsorção intestinal de bilirrubina estaria aumentada pela deficiência calórica, geralmente relacionada às dificuldades do início da amamentação, e conseqüentemente pela menor quantidade de eliminação de mecônio.

• Forma tardia e prolongada – mais conhecida como icterícia do leite materno. É reconhecida geralmente após o final da primeira semana de vida, em RN saudáveis, em aleitamento materno exclusivo, podendo-se observar níveis elevados de bilirrubinemia até o final do primeiro mês, que podem perdurar até o segundo ou terceiro mês de vida. A causa é ainda atualmente controversa, mas parece estar associada a algum componente de determinados leites maternos: inicialmente, foi atribuída à presença de hormônios esteróides no leite humano que agiriam como inibidores da conjugação; a seguir, foi atribuída à presença de ácidos graxos insaturados com poderes também inibidores da conjugação e que estariam presentes em decorrência da atividade da lipase lipoprotéica no leite humano; a maior concentração da enzima beta-glicuronidase também foi encontrada no leite das mães de RN com esse tipo de icterícia. A participação da reabsorção da bilirrubina através da circulação enteropática na fisiopatologia desse tipo de icterícia é comprovada, mas ainda o fator etiológico não é conhecido. Não há conhecimento, até os dias atuais, de encefalopatia bilirrubínica causada por esse tipo de icterícia. Quando ocorrem níveis excessivamente elevados, após terem sido consideradas outras causas de diagnóstico diferencial, pode-se realizar uma prova diagnóstica para a icterícia prolongada do leite materno. Essa prova é realizada pela suspensão do leite materno, transitoriamente, por até 48 horas, naqueles casos em que foram devidamente afastadas as outras causas. A bilirrubinemia cai rapidamente, em algumas horas, podendo ocorrer discreto aumento à reintrodução do aleitamento, porém, não atingindo os valores anteriormente encontrados. É importante que se apóie e restabeleça o aleitamento materno logo a seguir, assegurando à mãe a importância do retorno ao aleitamento.

2. Com sintomatologia associada

Anemia – incompatibilidade sangüínea, principalmente pelo sistema ABO, deficiências enzimáticas e alterações da forma dos eritrócitos devem ser pesquisadas.

Fácies "anômalo", peso grande para a idade gestacional, presença de diabetes materno e fácies cushingóide (mais raramente encontrado, nos dias atuais) levam ao diagnóstico mais provável de filho de mãe diabética, em que a icterícia parece estar associada à pletora e acentuar os aspectos da icterícia "própria" do RN. Síndrome de Down ou de Patau, hipotireoidismo, hipopituitarismo geralmente se associam à icterícia prolongada.

Fenômenos gastrintestinais, vômitos e obstipação intestinal – estão associados à estenose hipertrófica de piloro, cujo diagnóstico é geralmente realizado após as duas primeiras semanas de vida, ou a malformações do aparelho gastrintestinal (por exemplo, pâncreas anular).

Predomínio de bilirrubina direta – colestase neonatal

Colestase neonatal é definida como a redução do fluxo biliar e manifesta-se pela presença de bilirrubina direta acima de 1,5mg/dl ou quando sua dosagem representar 20% ou mais da bilirrubina total. A bile é constituída principalmente por ácidos biliares, bilirrubina direta e colesterol, entretanto, só a bilirrubina pode ser dosada na rotina laboratorial.

A colestase neonatal, com freqüência, representa sério problema para o pediatra, que deve definir em curto espaço de tempo se a icterícia é decorrente de causa clínica ou cirúrgica, conforme um número muito grande de doenças, com o objetivo de reduzir a morbidade e a mortalidade desses pacientes. A observação clínica de fezes esbranquiçadas (acolia fecal) persistente por mais de duas semanas induz ao diagnóstico de doenças cirúrgicas, independente do grau de colestase.

O mecanismo de colestase é multifatorial, podendo envolver desde síntese, metabolismo e excreção dos sais biliares, ou mesmo alterações na membrana basolateral do hepatócito envolvendo a bomba de sódio, ou até alterações do movimento microciliar das vias biliares.

A causa mais freqüente de colestase neonatal é a hepatite neonatal (1 a cada 5.000 nascimentos), sendo seguida por atresia de vias biliares (1 a cada 10.000 nascimentos) e deficiência de alfa-1-antitripsina (1 a cada 20.000 nascimentos).

As *infecções adquiridas e as congênitas* são as causas mais freqüentes de hepatite neonatal e, dentre elas, sabe-se que a colestase é mais encontrada nas infecções por patógenos gram-negativos, na infecção por citomegalovírus, na toxoplasmose congênita, na rubéola congênita e na sífilis, podendo ocorrer também algum grau de hipocolia fecal. Outras infecções congênitas podem produzir colestase além das já citadas (sífilis-toxoplasmose-rubéola-citomegalia-herpes – STORCH), tais como doença de Chagas e todas as formas das hepatites virais. Colestase neonatal tem sido encontrada em 20 a 35% das sepses, em 66% dos pacientes com citomegalia congênita, em 40% daqueles com toxoplasmose congênita e em aproximadamente 15% daqueles com rubéola congênita, geralmente associada aos sintomas mais específicos da doença. Em outros tipos de infecção, pode incidir variavelmente.

Algum grau de colestase transitória pode ser presenciada em prematuros, em RN de termo que apresentaram crise hemolítica grave (intra-uterina ou pós-natal) e naqueles que recebem medicamentos tais como ceftriaxona, furosemida, oligoelementos, riboflavina, hidrato de cloral, clorpromazina ou estrógenos.

Prematuros recebendo nutrição parenteral prolongada por mais de duas semanas podem apresentar aumento de transaminases, discreta hepatomegalia e grau moderado de colestase, atualmente atribuído a uma situação fisiológica de imaturidade hepática na qual se superpõe o jejum prolongado (que reduz o fluxo biliar) e talvez a algum componente da nutrição parenteral prolongada.

A *galactosemia*, um dos erros inatos do metabolismo acompanhado de colestase mais freqüente em nosso meio, com incidência de 1:100.000 nascimentos, manifesta-se geralmente ainda no período neonatal, caracterizando-se por RN com ganho de peso insuficiente, presença de vômitos, diarréia, algum grau de hepatomegalia, acidose metabólica, hipoglicemia e colestase. O tipo mais freqüente é devido à deficiência da enzima galactose-1-fosfato-uridiltransferase (ver capítulo específico). O diagnóstico pode ser realizado por dosagem enzimática nos eritrócitos, que não varia com o tipo de dieta ofertada. É erro inato do metabolismo com tratamento plenamente factível, dependente exclusivamente da suspensão completa e imediata de leite e de seus derivados.

A *tirosinemia* é o outro erro inato do metabolismo acompanhado de colestase neonatal, devendo ser lembrada no diagnóstico diferencial (ver capítulo específico).

A *hemocromatose neonatal* é um erro do metabolismo do ferro, raro, de início na vida intra-uterina, caracterizado por ausência de ligação do ferro à hemoglobina e conseqüente depósito dele em órgãos e sistemas. Pode ser suspeitado na presença de RN em grave estado geral, com anemia profunda, hepatoesplenomegalia rapidamente progressiva, colestase neonatal e plaquetopenia. Apresenta evolução progressiva e geralmente fatal.

A *deficiência de alfa-1-antitripsina* é uma doença genética (ver capítulo específico), cuja apresentação clínica mais comum é a hepatite aguda no período neonatal, geralmente nos primeiros 2 meses de vida, sem outros sintomas, podendo estar acompanhada de acolia fecal. A presença de transaminases persistentemente elevadas, geralmente até 1 ano de idade ou mais, pode ser notada em 50% dos indivíduos PiZZ mesmo assintomáticos. A maioria dos RN é de termo, pequenos para a idade gestacional, apresentando baixo ganho de peso, hepatoesplenomegalia. É a causa genética mais comum de doença hepática na infância que leva ao transplante hepático. A evolução é variável.

A *síndrome de Allagille* é uma displasia artério-hepática de herança genética, sendo a mais comum das síndromes com poucos ductos biliares. Pode ser suspeitada em RN pequeno para a idade gestacional, com fácies delicado e característico (nariz afilado, olhos ligeiramente encovados, micrognatia, fronte proeminente), com colestase, em bom estado geral, com algum grau de acolia fecal e presença de sopro cardíaco. O diagnóstico é sempre clínico no período neonatal e caracterizado pelos sinais e sintomas descritos, associados à presença de alterações das vértebras (em forma de borboleta) e ecocardiograma evidenciando geralmente estenose da pulmonar. A biópsia hepática, nesse período da vida, pode apresentar-se normal. A evolução é bastante variável, porém pode ser benigna.

As *atresias das vias biliares*, extra ou intra-hepáticas, bem como as malformações das vias biliares, tais como doença de Caroli e cisto de colédoco, representam a segunda causa mais freqüente de colestase no período neonatal. Sabe-se que pacientes com atresia das vias biliares submetidos à cirurgia de Kasai (tipo de portoentero-anastomose) até 30 dias de vida pós-natal apresentam chances de sucesso cirúrgico com drenagem biliar e de sobrevida em 10 anos, duas a três vezes maiores do que aqueles operados após o terceiro mês de vida.

O papel do pediatra, no que se refere ao tempo decorrido para o diagnóstico da colestase neonatal, é de fundamental importância para o diagnóstico mais precoce possível das atresias de vias biliares (que devem ser submetidas a tratamento cirúrgico no primeiro mês de vida) e para o início mais breve do tratamento clínico das doenças clinicamente tratáveis (STORCH, infecções adquiridas e galactosemia). Sugerimos a seguir um roteiro para o diagnóstico mais precoce da colestase neonatal.

ROTEIRO DIAGNÓSTICO DA COLESTASE NEONATAL

Recém-nascido sem acolia fecal e em bom estado geral – considerar em bom estado geral a ausência aparente de outros sintomas além da colestase. Entre as causas mais freqüentes, afastar hepatite neonatal, infecções adquiridas, colestase pós-hemólise, por medicamentos, da prematuridade, síndrome de Allagile, doença de Caroli em fase inicial e deficiência de alfa-1-antitripsina, principalmente.

Exames subsidiários:
1. Sorologia para infecções congênitas (STORCH).
2. Dosagem de alfa-1-antitripsina ou eletroforese de proteínas.
3. Ultra-sonografia de vias biliares.
4. Radiografia de coluna vertebral, ecocardiograma (se fácies de Allagile).

Recém-nascido sem acolia fecal e regular ou mau estado geral – considerar sepse, infecções congênitas, erros inatos do metabolismo. Exames subsidiários:
1. Sorologia para infecções congênitas (STORCH).
2. Culturas para infecções adquiridas (hemocultura, urocultura, líquor).
3. Pesquisa inicial de erros inatos do metabolismo (glicemia, gasometria, exame ocular e pesquisa de substâncias redutoras na urina).

Recém-nascido com fezes acólicas – considerar atresia de vias biliares, outras alterações das vias biliares ou mesmo síndrome de Allagile. Exames subsidiários:
1. Ultra-sonografia de vias biliares.
2. Sorologias para infecções congênitas (STORCH).
3. Dosagem de alfa-1-antitripsina.
4. Biópsia hepática.

TRATAMENTO CLÍNICO DA COLESTASE NEONATAL

O tratamento da colestase no período neonatal tem por objetivo a melhoria das manifestações clínicas e das conseqüências decorrentes dessa alteração, sempre acompanhado do tratamento da doença de base, quer seja de origem clínica ou cirúrgica.

Dieta
1. Hipogordurosa, com uso de triglicerídeos de cadeia média indicada para todos os casos.
2. Isenta de leite ou derivados para os portadores de galactosemia.
   • Suprimento vitamínico – administrar vitaminas lipossolúveis (A, D, E, K) por via oral, 25% além das doses habituais, enquanto persistir a colestase.

Fenobarbital – age no aumento da formação, hidroxilação e secreção de sais biliares, no aumento da glicuroniltransferase e na formação de ligandinas. Pode ser indicado quando a bilirrubina direta se encontra elevada (por exemplo, de 8 a 10mg/dl), sendo empregado na dose de 5mg/kg/dia, por 10 dias, tendo um tempo para o início de ação de dois a três dias. Pelos efeitos colaterais que apresenta, tais como sedação e interação com múltiplas drogas, deve ser indicado com critério, como prova terapêutica, enquanto se aguarda os exames.

Ácido ursodeoxicólico (Ursacol®) – é um ácido biliar sintético, competidor do ácido biliar endógeno, utilizado para reduzir os efeitos colaterais do acúmulo de ácidos biliares no hepatócito, no pós-operatório das atresias de vias biliares.

EFEITOS NOCIVOS DA HIPERBILIRRUBINEMIA

A bilirrubina não-conjugada pode ser tóxica em algumas situações, dependendo de fatores clínicos, genéticos, do tempo de exposição à hiperbilirrubinemia e aos fatores clínicos, como também dos níveis séricos de bilirrubina.

A primeira descrição da toxicidade desse pigmento foi feita por Orth em 1875, que encontrou coloração amarelada no cérebro de RN com hiperbilirrubinemia, sendo que o termo "kernicterus" foi introduzido por Schmorl em 1903; porém, somente na década de 1950, é que houve o reconhecimento da associação de grave hiperbilirrubinemia com kernicterus.

O conceito clássico de kernicterus tem sido empregado desde 1982, após os estudos de Turkel, na presença de hiperbilirrubinemia associada à presença de sintomas neurológicos, ao depósito de bilirrubina na macroscopia cerebral e à evidência histológica da toxicidade da bilirrubina. É, portanto, um diagnóstico clínico, bioquímico e comprovado pela histologia.

A incidência de encefalopatia bilirrubínica tem sido variável ao longo dessas últimas quatro décadas, provavelmente devido à grande variação do critério diagnóstico e das diferentes técnicas de atenção aos cuidados desses RN.

A toxicidade desse pigmento no cérebro tem sido exaustivamente estudada, procurando-se associar o nível de bilirrubina ao risco de impregnação cerebral, sendo Hsia o responsável pela "vigintofobia" (medo de bilirrubinemia maior ou igual a 20mg/dl), que praticamente norteou a conduta dos RN ictéricos desde a década de 1950 até os dias atuais. Embora não se possa definitivamente concluir a esse respeito por meio dos diversos estudos realizados, detecta-se atualmente uma desvinculação da toxicidade a um nível determinado de bilirrubina isoladamente, ao mesmo tempo que a experiência demonstra que a maioria dos casos com kernicterus apresentou níveis mais elevados do que 20mg/dl de bilirrubinemia. Sabe-se atualmente que, em condições favoráveis, a bilirrubina pode apresentar um "clearance" normal cerebral, sem impregnar o cérebro, o mesmo não acontecendo em situações patológicas.

ETIOPATOGENIA

Doença hemolítica por isoimunização, prematuridade, esferocitose hereditária, sepse, hepatite, doença por vírus de inclusão citomegálica, anemia congênita não-esferocítica, icterícia familiar não-hemolítica (de Crigler-Najjar) e anomalia congênita por deficiência da glicose-6-fosfato desidrogenase (G-6-PD) são situações em que já se descreveu a instalação da encefalopatia bilirrubínica, mas doença hemolítica e deficiência de G-6-PD são atualmente as doenças de maior importância prática.

A encefalopatia é caracterizada pela coloração amarelada, principalmente dos núcleos da base (particularmente o subtalâmico e o pálido), hipocampo, corpos geniculados, núcleos vestibular, coclear e oculomotor, cerebelo e cordão espinhal. Praticamente não há diferenças no local de impregnação, segundo a idade gestacional.

A demonstração de toxicidade in vitro da bilirrubina não-conjugada leva a que se atribua ao pigmento o papel primordial na gênese da encefalopatia, especialmente na sua forma livre, não ligada à albumina. Outro fator fundamental é a imaturidade, sendo a encefalopatia privativa dos organismos dos RN, com raríssimas exceções, provavelmente restrita a casos de doenças de Crigler-Najjar, em que já foi descrita em idade maior. Essa imaturidade condicionaria, segundo alguns, uma permeabilidade aumentada da barreira hematoencefálica e, portanto, passagem mais fácil de bilirrubina para dentro da célula nervosa. Muitos estudos sugerem que a "imaturidade de barreira hematoencefálica" não é fundamental na instalação de kernicterus; entretanto, em certas condições (anoxia grave, administração de soluções hipertônicas) em que há rotura dessa barreira, torna-se possível a entrada de bilirrubina na célula nervosa, mesmo ligada à albumina, levando à impregnação do encéfalo pelo pigmento.

Outros fatores coadjuvantes na instalação da síndrome parecem ser: a) hiper-hemólise de qualquer etiologia; b) hipóxia neonatal; c) acidose; d) hipoalbuminemia; e) infecções graves; f) presença no plasma de drogas ou substâncias capazes de deslocar ou interferir na ligação com a albumina (salicilatos, sulfas, cefalosporinas, ceftriaxona, moxalactam, furosemida, ácidos graxos livres e hematina).

A suscetibilidade das células cerebrais ao dano provocado pela bilirrubina também parece participar na gênese do kernicterus. Infelizmente, pouco se sabe além do que já foi dito, e parece que o pH e a asfixia, além de atuarem na fração livre, ou mesmo na barreira hematoencefálica, podem exercer influências diretas sobre a suscetibilidade das células cerebrais, por alterar a integridade da membrana celular.

473

Estudos mais recentes sugerem que a neurotoxicidade da bilirrubina possa, em algumas situações, ser transitória e que talvez quantidades significativas do pigmento possam passar para o SNC, sem dano aparente, mesmo em níveis relativamente baixos.

Muitas dúvidas persistem a respeito da toxicidade da bilirrubina. Comprovações recentes de toxicidade entre RN de termo com doenças graves que apresentaram níveis baixos de bilirrubina, contrapondo-se a casos de RN de termo, com hiperbilirrubinemia elevada sem doença associada e sem indícios de impregnação neurológica, induzem o pediatra à busca mais rápida e com maior uso da tecnologia para o mais preciso reconhecimento e tratamento das situações patológicas que possam contribuir ou favorecer a impregnação de bilirrubina no cérebro, concomitantemente aos cuidados com a hiperbilirrubinemia.

QUADRO CLÍNICO

Encefalopatia bilirrubínica é entendida como o quadro clínico neurológico relativo à impregnação cerebral pela bilirrubina. Esse quadro clínico, descrito por Van Praagh, desde 1961, para RN de termo, com doença hemolítica, é caracterizado por:

Fase 1 – caracterizada por hipotonia, letargia, má sucção, choro agudo durante algumas horas.

Fase 2 – em que se instala hipertonia, com tendência a espasticidade e opistótono e febre.

Fase 3 – de aparente melhora, em que a espasticidade diminui ou cede e que se instala ao fim da primeira semana.

Fase 4 – que incide em geral depois do período neonatal, aos 2 ou 3 meses, e consta dos sinais de paralisia cerebral por encefalopatia bilirrubínica, observando-se predomínio de perda da audição neurossensorial, distúrbios extrapiramidais e, mais raramente, rebaixamento do QI.

Esses achados têm o grande mérito de chamar a atenção para a cronologia das manifestações neurológicas e de mostrar que todos os casos que tiverem encefalopatia bilirrubínica apresentaram ao menos uma anomalia neurológica ao exame físico. Dos casos de Van Praagh, apenas uma pequena minoria era constituída de prematuros, nos quais, como é sabido, as manifestações neurológicas em geral diferem das dos RN de termo, sendo de difícil reconhecimento na fase aguda, e com raro comprometimento de sintomas extrapiramidais na fase crônica. Esses fatos limitam um pouco o valor do quadro clínico no diagnóstico da encefalopatia em prematuros e exaltam o valor dos outros critérios de tratamento que veremos adiante.

AVALIAÇÃO DO RISCO DE ENCEFALOPATIA BILIRRUBÍNICA

Tem-se tentado avaliar esse risco e, conseqüentemente, a necessidade de intervenção médica de várias maneiras. O método tradicional é a medida do nível de bilirrubina não-conjugada que, *grosso modo*, guarda relação com a incidência de encefalopatia bilirrubínica (principalmente em portadores da doença hemolítica perinatal). Passou-se posteriormente a confiar nas determinações de bilirrubina livre, não ligada à albumina, por se acreditar que só essa forma tinha acesso ao sistema nervoso central. Vários métodos foram ensaiados para essa determinação (sefadex, peroxidase, fluorescência, fluorometria) ou métodos de medida de capacidade de ligação albumina-bilirrubina (monoacetildiaminodifenilsulfona – MADDS, HBABA, índice de saturação, entre outros). Nenhum método desse grupo provou fornecer dados suficientemente confiáveis para indicar exsangüineotransfusão (independentemente do nível contemporâneo de bilirrubina não-conjugada). O que se tem recomendado, portanto, nos últimos anos, é valorizar ainda os níveis de bilirrubina não-conjugada, considerando-se concomitantemente a presença de doença hemolítica (incompatibilidade Rh, ABO, deficiência de G-6-PD e outras), acidose, hipercapnia, hiperosmolaridade sangüínea,

hipoalbuminemia, infecção, fatores que condicionariam maior suscetibilidade à encefalopatia e, portanto, tornariam indicada uma intervenção (no caso, exsangüineotransfusão) em níveis de bilirrubina indireta mais baixos do que ocorreria na ausência dos citados fatores. Não tem sido possível, porém, provar a eficácia desse tipo de conduta nem mesmo a justeza dessas indicações em RN prétermo de muito baixo peso ou doentes.

Assim, atualmente, procura-se associar métodos que possam detectar as fases iniciais da ação da bilirrubina indireta sobre o sistema nervoso central. Nesse contexto, o exame que parece mais indicado é a determinação da resposta auditiva evocada do tronco cerebral ("brain stem auditory evoked response" – BAER). Essa resposta mostra-se deprimida na vigência de hiperbilirrubinemia, devido à ação da bilirrubina sobre o trato auditivo, um dos locais preferentemente atingidos pela ação do pigmento. Os traçados alterados na vigência de hiperbilirrubinemia podem voltar ao normal após exsangüineotransfusão, ao menos em alguns casos, testemunhando assim a reversibilidade potencial dos efeitos da bilirrubina sobre o sistema nervoso central em fases iniciais da impregnação bilirrubínica. Até que ponto, ou até que duração do efeito, essa reversibilidade pode ocorrer ainda é obscuro. Do mesmo modo, permanece a dúvida de que, sendo essa reversibilidade de efeitos agudos conseguida, se esta implica prevenção dos efeitos neurológicos a longo prazo da bilirrubina.

Outras possíveis maneiras de se avaliar a ação da bilirrubina indireta sobre o SNC, em estudo e com aplicação prática ainda em potencial, são por tomografia cerebral com emissão de pósitrons e por ressonância magnética.

É possível que algum ou alguns desses métodos possam vir a substituir (ou colaborar) com as taxas de bilirrubina indireta não-conjugada, método bastante insatisfatório para a indicação de tratamento da hiperbilirrubinemia, em especial a exsangüineotransfusão.

TRATAMENTO DA HIPERBILIRRUBINEMIA E PROFILAXIA DA ENCEFALOPATIA BILIRRUBÍNICA

Atualmente, existem inúmeras publicações experimentais sugerindo que a bilirrubina possa ter efeito protetor, em níveis fisiológicos, sobre as células, principalmente em relação à ação oxidante dos radicais livres, porém a hiperbilirrubinemia indireta ainda é temida pelo seu efeito lesivo sobre o sistema nervoso central.

Os recursos terapêuticos específicos para se combater a hiperbilirrubinemia podem ser divididos de acordo com a etapa do metabolismo da bilirrubina sobre a qual atuam. Dessa forma, dispõe-se de substâncias, ainda em caráter experimental no RN, que atuam inibindo a formação da bilirrubina, isto é, que ela seja formada, como as porfirinas sintéticas. Podem ser utilizadas também substâncias que diminuam sua reabsorção intestinal, como o uso de ágar ou colestiramina. Ainda, albumina ou plasma fresco foram utilizados para diminuir a fração livre de bilirrubina. Entretanto, todas essas substâncias têm papel marginal na diminuição dos níveis séricos de bilirrubina. Duas abordagens terapêuticas são amplamente reconhecidas e eficazes: a *fototerapia*, que atua levando a um metabolismo alternativo da bilirrubina, e a *exsangüineotransfusão*, que remove mecanicamente a bilirrubina intravascular. A associação de dois ou mais desses recursos terapêuticos pode, eventualmente, resultar em maior benefício para o paciente. Outras medidas coadjuvantes como alimentação precoce e administração de glicose (se necessário, intravenosa) parecem ser importantes, particularmente em prematuros, possivelmente pelo fornecimento de radicais glicurônicos. Além disso, o jejum aumenta a atividade de homeoxigenase hepática, por ação dos hormônios secretados em resposta à hipoglicemia (glucagon e epinefrina), como também aumenta a reabsorção intestinal de bilirrubina. Estimular o peristaltismo intestinal e evitar o uso de drogas que possam interferir no metabolismo da bilirrubina devem ser medidas profiláticas também tomadas.

O tratamento da icterícia neonatal, por aumento da fração indireta, tem por objetivo principal evitar a encefalopatia bilirrubínica. O pediatra deve certificar-se do diagnóstico etiológico ou pelo menos identificar a possibilidade de doença hemolítica e de fatores agravantes para a instalação da encefalopatia bilirrubínica, protegendo globalmente o RN, sendo a vigilância da bilirrubina plasmática fundamental, porém apenas um dos fatores a se considerar.

Dos recursos disponíveis para o tratamento da hiperbilirrubinemia indireta existentes em nosso meio, cada vez mais tem sido empregada a fototerapia intensiva, enquanto a exsangüineotransfusão tem sido indicada cada vez mais nos casos de doença hemolítica neonatal. A associação de recursos terapêuticos pode ser necessária para a proteção do RN.

FOTOTERAPIA

É o mecanismo pelo qual a bilirrubina, que é uma molécula lipossolúvel, sofre transformações, tornando-se mais hidrossolúvel e sendo eliminada do organismo sem necessidade de conjugação hepática. Basicamente, são dois os mecanismos de transformação da bilirrubina ao absorver um fóton luminoso: a *isomerização*, processo inicial, em que a molécula de bilirrubina altera uma de suas ligações, por meio de rotação de 180 graus de uma de suas ligações (isomerização configuracional), ou forma novas ligações na sua estrutura original (isomerização estrutural) expondo o lado mais polar para o lado exterior da molécula, ambos de eliminação hepática sem necessidade de conjugação; a *oxidação*, processo mais tardio, na qual a molécula de bilirrubina se quebra em cinco fragmentos de eliminação renal. A eficácia do tratamento pela fototerapia depende da intensidade de luz emitida pelo aparelhos, de ter espectro de emissão próximo ao da absorção da bilirrubina, da idade pós-natal do RN, da idade gestacional, do peso de nascimento, da causa de icterícia e do valor de bilirrubinemia no início do tratamento. Acredita-se que quanto maior for a intensidade da quantidade de luz emitida maior será a eficácia da fototerapia com maior aumento do isômero estrutural. Entretanto, existe um ponto de saturação a partir do qual não se encontra mais essa correlação, que, para muitos autores, é por volta de $23\mu Watts/cm^2/nanômetro$. Alguns tipos de aparelhos, embora ainda possam emitir altas intensidades, não têm sido correlacionados com maior queda nos níveis de bilirrubinemia.

Atualmente, existem diversos tipos de aparelhos de fototerapia no mercado nacional: os de baixa intensidade de luz (menor que $6\mu Watts/cm^2/nanômetro$), como o aparelho convencional de seis lâmpadas brancas fluorescentes; os de média intensidade (entre 6 e $12\mu Watts/cm^2/nanômetro$), como o aparelho de lâmpadas fluorescentes brancas e azuis; os que permitem altas intensidades de luz (entre 12 e $40\mu Watts/cm^2/nanômetro$), como o de lâmpada halógena do tipo spot ou do tipo manta halógena. Os aparelhos de baixa intensidade parecem reduzir a bilirrubinemia de 1 a 2mg/dl por 24 horas de uso. Os aparelhos de alta intensidade, como os de lâmpada de halogênio do tipo spot, podem reduzir a bilirrubinemia de RN de termo de 5 a 7mg/dl por 24 horas de uso, ou apresentar redução semelhante aos de baixa intensidade, como os do tipo manta com lâmpada halógena que se usa encostada à pele do RN.

As indicações de fototerapia devem levar em consideração a causa de hiperbilirrubinemia, a idade pós-natal e a concentração de bilirrubina sérica. Assim sendo, sugerem-se os esquemas apresentados nos quadros 5.44 e 5.45.

Quadro 5.44 – Fototerapia – sugestões de indicação, tipo de fototerapia e intervalos de tempo para controle da bilirrubina sérica para RN de termo.

Idade (horas)	Risco de encefalopatia bilirrubínica	Níveis de bilirrubina indireta (mg/dl)	Tipo de fototerapia	Controle de bilirrubina sérica
• RN de termo com doença hemolítica (considerar sempre a possibilidade de exsangüineotransfusão)				
Qualquer	Alto	Imediata (independentemente do nível)	Alta intensidade	Seriada – 6/6h
• RN de termo sem doença hemolítica				
< 24	—	—	Alta intensidade Até o diagnóstico	Seriada – 6/6h
25-48	Baixo	12-14	Média intensidade*	Seriada – 12/12h
48-72	Baixo	14-16	Média intensidade*	Seriada – 24/24h
> 72	Baixo	> 16	Média intensidade*	Após 24 e 72h

Alta intensidade = $23\mu Watts$. Média intensidade = $9-12\mu Watts$.

* Considerar necessidade de alta intensidade se o nível de bilirrubina indireta estiver próximo aos níveis de indicação de exsangüineotransfusão.

Observação: antes de 24 horas de vida, o diagnóstico de doença hemolítica permanece como uma possibilidade até provas contrárias.

Quadro 5.45 Fototerapia sugestões de indicação, tipo de fototerapia e intervalos de tempo para controle da bilirrubina sérica para RN prematuro.

Peso (gramas)	Risco de encefalopatia bilirrubínica	Níveis de bilirrubina indireta (mg/dl)	Tipo de fototerapia	Controle de bilirrubina sérica
• RN prematuro com doença hemolítica (considerar sempre a possibilidade de exsangüineotransfusão)				
Qualquer	Alto	Imediata (independentemente do nível)	Alta intensidade	Seriada – 6/6h
• RN prematuro sem doença hemolítica				
> 2.500	Não há consenso	14-16	Média intensidade*	Após 24h
2.000-2.500	Não há consenso	10-14	Média intensidade*	Após 24h
1.500-2.000	Não há consenso	6-8	Média intensidade*	Após 24h
< 1.500	Não há consenso	> 6	Média intensidade*	Após 24h

Alta intensidade = $23\mu Watts$. Média intensidade = $9-12\mu Watts$.

* Considerar necessidade de alta intensidade se o nível de bilirrubina indireta estiver próximo aos níveis de indicação de exsangüineotransfusão.

Efeitos colaterais da fototerapia

Tipo convencional – uma vez em fototerapia, a avaliação clínica da icterícia torna-se insatisfatória, sendo necessário controle laboratorial. A criança submetida à fototerapia convencional pode apresentar fezes amolecidas e esverdeadas, exantema e bronzeamento. Cianose e palidez são mascaradas em RN colocados sob a luz azul, bem como um recrudescimento da icterícia (crise hemolítica, por exemplo). O superaquecimento (ou, às vezes, o resfriamento) pode complicar o tratamento.

Teoricamente, poder-se-ia (por analogia com a observação *in vitro*) supor a existência de várias complicações, como diminuição da capacidade de ligação da albumina, aumento da síntese de melanina e de vitaminas, hemólise, estímulo retiniano anormal, levando à ovulação e ao início de puberdade, efeitos negativos sobre o crescimento e desenvolvimento e lesão ocular. No RN humano, não se observam, porém, esses efeitos nocivos. É, no entanto, imprescindível uma perfeita proteção dos olhos com bandagens.

Alguns outros efeitos têm sido aventados, em parte por observações *in vitro* e em parte por experimentos em animais ou observação clínica: hipocalcemia, diminuição da sobrevida dos eritrócitos, diminuição dos níveis de riboflavina, diminuição da síntese de prostaglandinas, alterações do DNA de células em cultura e trombocitopenia. Em geral, não é bem clara a repercussão clínica desses achados, que, no entanto, devem ser valorizados e fazer com que não se abuse da indicação da fototerapia. Um efeito importante (embora de repercussões clínicas não bem determinadas) é o aparecimento de uma coloração brônzea-escura em alguns RN tratados pela fototerapia. Esse efeito decorre da ação da luz sobre a bilirrubina direta elevada produzindo o aparecimento de um pigmento diferente da bilirrubina, não bem identificado. Torna-se mais prudente não indicar fototerapia ou considerar a possibilidade iminente desse efeito em crianças com níveis de bilirrubina direta maiores que 3mg/100ml.

Tipo halogênio – RN submetidos a esse tipo de fototerapia podem apresentar aumento do fluxo sangüíneo abdominal em nível de pele e músculos, uma vez que o calor emitido é concentrado em pequena área (geralmente 18cm²). Não se tem observado alteração na coloração nem na consistência das fezes. Até que mais estudos sejam realizados, sugerem-se os mesmos cuidados empregados com a fototerapia convencional.

EXSANGÜINEOTRANSFUSÃO

É o mecanismo de troca de sangue no qual se remove parcialmente as hemácias hemolisadas, os anticorpos ligados ou não às hemácias e a bilirrubina plasmática. Estima-se que 80% dos anticorpos e 50% da bilirrubina plasmática são removidos durante um procedimento, sendo que a bilirrubina do espaço extravascular, que é praticamente de mesmo valor que a do intravascular, rapidamente se move para o intravascular e se equilibra pela ligação com a albumina plasmática.

A exsangüineotransfusão continua sendo o único tratamento capaz de reduzir rapidamente os níveis séricos de bilirrubina. Nos casos em que ocorre aumento da hemólise, sua indicação deve ser precoce, antes mesmo que se desenvolvam níveis elevados de bilirrubinemia, enquanto naqueles casos de icterícia acentuada, mas sem hiper-hemólise, em geral se aguardam determinados níveis plasmáticos e respectiva velocidade de elevação para eventual indicação de exsangüineotransfusão.

O volume a ser trocado deve ser de duas volemias (uma volemia em RN de termo, 80ml/kg, e em prematuro, 100ml/kg). O sangue selecionado deve ser o mais fresco possível, de preferência de 48 horas, preservado com anticoagulante CPD (ácido-fosfato-dextrose).

A veia umbilical ou veias profundas devem ser usadas preferencialmente para o procedimento.

O sangue selecionado é geralmente do tipo "sangue total reconstruído", obedecendo as seguintes orientações quanto à tipagem: a) Rh negativo para os casos de incompatibilidade Rh, de preferência o tipo O (doador universal); b) hemácias O suspensas em plasma compatível com o do RN ou em plasma AB, para os casos de incompatibilidade ABO, respeitando-se o tipo Rh do RN.

Indicações de exsangüineotransfusão

Na indicação de uma exsangüineotransfusão, cada caso deve ser considerado em especial e, além dos níveis de bilirrubinas, devem ser considerados:

1. a velocidade de aumento da bilirrubina pode ser tal que indique a intervenção. Em geral, intervém-se quando o aumento é superior a 0,5mg/100ml/h nas primeiras 24 horas de vida nos casos de isoimunização Rh;
2. a falta de queda da bilirrubinemia após o uso de fototerapia de alta intensidade pode sugerir doença hemolítica ainda não diagnosticada;
3. a idade pós-natal do RN é importante. Um nível relativamente alto após a primeira semana, por exemplo, é menos grave, do ponto de vista do risco de encefalopatia bilirrubínica, que no terceiro dia de vida, pois a possibilidade é de que ocorra melhora na barreira hematoencefálica e de que os níveis de bilirrubina estejam em diminuição;
4. a encefalopatia bilirrubínica é muito rara após o oitavo dia de vida, possivelmente por diminuição da permeabilidade da barreira hematoencefálica, ou menor suscetibilidade da célula do SNC e/ou pela própria atividade enzimática de conjugação que passa a ser suficiente;
5. a presença de sinais clínicos de hipoxemia é importante, pois esta provavelmente condiciona maior tendência à encefalopatia, não só por dificultar a conjugação hepática, mas também, para uma mesma bilirrubinemia, poder causar a precipitação da bilirrubina no cérebro;
6. os níveis de bilirrubinemia devem ser avaliados juntamente com as observações sugeridas acima; no entanto, se sobrevier qualquer alteração neurológica (hipotonia, má sucção, letargia, opistótono), impõe-se realizar a exsangüineotransfusão de imediato.

O Serviço de Pediatria Neonatal do Instituto da Criança do Hospital das Clínicas da Faculdade de Medicina da Universidade de São Paulo, tendo em vista todos os fatores que devem ser considerados, bem como a controvérsia existente sobre o assunto, tem seguido a orientação apresentada a seguir para indicar e controlar a exsangüineotransfusão.

1. Logo ao nascimento – RN hidrópico (pálido e/ou ictérico, com hepatoesplenomegalia, edema, ICC, hemorragias, petéquias) com dados maternos de sensibilização.
2. Após resultados de exames nas primeiras 24 horas de vida e com comprovação de sensibilização Rh:
    a) No sangue de cordão umbilical
        • Coombs direto positivo e bilirrubina indireta superior ou igual 4mg/dl;
            ou
        • Hemoglobina inferior ou igual 13g/100ml.
    b) Velocidade de elevação de bilirrubina indireta – acima de 0,5mg/dl/hora.
    c) Níveis elevados de bilirrubina indireta (Tabelas 5.46 e 5.47).
3. Após as 24 horas de vida:
    a) Velocidade de elevação de bilirrubina indireta – acima de 0,5mg/dl/hora.
    b) Níveis elevados de bilirrubina indireta (Tabelas 5.46 e 5.47).
    c) Falha na queda de bilirrubina após o uso de 12 horas de fototerapia de alta intensidade.

Tabela 5.46 – Exsangüineotransfusão – sugestão de indicação para RN de termo.

Categoria	Níveis de bilirrubina indireta (mg/dl)
RN de termo com doença hemolítica	18-20
RN de termo sem doença hemolítica	> 22

Tabela 5.47 – Exsangüineotransfusão – sugestão de indicação para RN prematuros.

Categoria	Níveis de bilirrubina indireta (mg/dl)
< 1.500g	15
1.500-1.999g	18
2.000-2.499g	20
> 2.500g	20

Observação: na presença de doença hemolítica, considerar níveis inferiores.

4. Nos RN cuja indicação de exsangüineotransfusão é duvidosa, são fatores favoráveis à indicação:
   a) Reticulócitos e/ou eritroblastos elevados.
   b) Falha de queda de bilirrubinemia após uso de 12 horas de fototerapia de alta intensidade.
5. Repetição de exsangüineotransfusões – níveis elevados de bilirrubina indireta.
6. Controles laboratoriais:
   a) Frasco – Na, K, pH, Hb, Ht
      Contra-indicam: Na superior a 160mEq/l
                      K superior a 7mEq/l
                      pH inferior a 6,8
                      Hb inferior a 13g/100ml.
   b) RN
      Horário: pré-exsangüineotransfusão
               pós-exsangüineotransfusão: 0, 6, 12, 24 horas.
      Exames: Hb, Ht, bilirrubinas totais e frações (pré e pós-imediato)
              glicemia, gasometria: Na, K e Ca no pós-imediato (reavaliar caso a caso).

• Considerar que a duração da crise hemolítica e da hiperbilirrubinemia são fatores agravantes importantes para kernicterus, devendo-se considerar indicações precoces, principalmente nos casos de eritroblastose ou deficiência de G-6-PD. Casos de incompatibilidade ABO podem ter o curso da doença modificado pelo uso de fototerapia de alta intensidade.

• Suspeitar de doença hemolítica quando a hemoglobina for menor do que 13mg/dl na primeira dosagem, com queda persistente de hemoglobina na evolução clínica e de reticulócitos maior do que 5%.

Técnica da exsangüineotransfusão

Em casos de incompatibilidade sangüínea materno-fetal Rh, o sangue mais indicado para uso na exsangüineotransfusão é Rh negativo homólogo ao do RN no grupo ABO. Na falta deste, poderá ser usado sangue O de doador com testes negativos para imunoanticorpos anti-A ou anti-B ou sangue preparado pela suspensão de eritrócitos O-Rh negativo em plasma homólogo ao do RN.

Em casos de incompatibilidade sangüínea materno-fetal ABO, o sangue mais indicado é preparado com eritrócitos do grupo O suspensos em plasma homólogo ao do RN.

Em ambos os casos, deverão ser realizadas as provas de compatibilidade entre os glóbulos a serem empregados no RN e o soro materno por meio do teste de Coombs indireto. Utilizamos sempre sangue total, pela vantagem de conter albumina no plasma, o que aumenta a ligação albumina-bilirrubina.

Nos casos de forma anêmica da eritroblastose fetal em que há palidez, edema e hepatoesplenomegalia, utilizamos concentrado de glóbulos, por meio de técnica especial que consiste em reduzir a volemia e corrigir a anemia, melhorando, conseqüentemente, a eventual insuficiência cardíaca. Em tais casos, a exsangüineotransfusão é iniciada por sangria lenta condicionada à pressão venosa medida no cateter logo após sua introdução na veia umbilical. Por vezes, há necessidade de sangria prévia de 30 a 50ml ou de retirada de volume maior e introdução de volume menor, procurando reduzir a volemia, compensando-a com a introdução de volume mais rico de eritrócitos. Nesses casos, torna-se difícil manter níveis de digitálicos, uma vez que eles são retirados no processo.

Tanto o sangue total quanto o concentrado de glóbulos devem ser os mais recentes possíveis (no máximo, até dois dias de estocagem), para impedir os seguintes inconvenientes: favorecimento de acidose, níveis elevados de potássio, teor diminuído de hemoglobina e eritrócitos, os quais são minimizados quando o sangue é colhido em bolsa plástica. A solução conservadora utilizada na colheita do sangue também apresenta alguns inconvenientes. O sangue recolhido em heparina não poderá ser conservado por mais de 24 horas, e essa substância, quando transfundida, causa aumento da concentração plasmática de ácidos graxos não-esterificados (NEFA) que têm atividade competitiva com a bilirrubina na fixação com albumina (1mol de NEFA reduz a capacidade de fixação da albumina pela metade).

No caso de solução citratada, o sangue pode ser conservado por mais de 24 a 48 horas. No entanto, podem ocorrer alterações do equilíbrio acidobásico (pH baixo devido ao ácido cítrico) e eletrolíticas (hiperpotassemia e hipocalcemia) durante a exsangüineotransfusão. Lembramos que o citrato de sódio se combina com o cálcio iônico.

Não recomendamos a administração de bicarbonato de sódio, pois poderá agravar a alcalose pós-transfusão, resultante do metabolismo do citrato. Essa alcalinização deve ser restrita a cada caso, principalmente em prematuros.

Podemos utilizar, com a finalidade de aumentar a efetividade da transfusão, albumina livre de sódio, solução a 25%, 1g/kg, 1 a 2 horas antes da exsangüinação.

Com a mesma finalidade, podemos executar a exsangüineotransfusão em dois tempos, intervalados, ou realizá-la vagarosamente. Visamos, com isso, ao mesmo objetivo do uso da albumina, isto é, passagem de bilirrubina do compartimento extravascular para o vascular. O volume de sangue a ser administrado corresponde a duas volemias do RN, o que assegura uma troca efetiva da ordem de 85 a 90% dos eritrócitos circulantes (volume = 170 a 280ml/kg).

Para se evitar embolização ou mesmo sobrecarga cardíaca, é de boa norma iniciar o processo retirando-se sangue (10 a 20ml), deixando o RN em déficit durante a execução, e concluir transfundindo volume igual. O volume a ser trocado de cada vez é de 5 a 10ml, lentamente (maior velocidade aumenta a hemólise e diminui o fluxo de bilirrubina para o compartimento vascular), permitindo um tempo total de 90 a 120 minutos para toda a operação.

Raramente são necessárias as transfusões de manutenção para corrigir a anemia pós-exsangüinação. Quando no período que se segue à exsangüineotransfusão a concentração de hemoglobina cair abaixo de 10g/100ml, deve ser feita transfusão de glóbulos Rh negativos suficientes para elevar a concentração de hemoglobina para 12 ou 13g/100ml.

As dosagens de bilirrubina pós-exsangüineotransfusão devem ser feitas periodicamente, acompanhando-se sua estabilização ou não, o que poderia acarretar a nova indicação. Essa terapia normalmente reduz os níveis de bilirrubinemia à metade dos níveis pré-exsangüineotransfusão.

Cuidados gerais

1. Aquecimento do RN utilizando-se incubadora ou cobertor elétrico.
2. Aquecimento natural do frasco de sangue a ser infundido à temperatura ambiente.
3. Verificação do material (torneiras de três vias, seringas heparinizadas, material de dissecção, cateter de polietileno ou sylastic).
4. Cateterização umbilical: deve ser feita utilizando-se técnica asséptica, diminuindo assim o risco de contaminação. O cateter deverá ser de material flexível, pouco trombogênico, com orifício na ponta (romba). Pelo menor risco de complicações, devemos, preferencialmente, cateterizar a veia umbilical, introduzindo suficientemente o cateter, para se obter um refluxo sangüíneo com facilidade. O posicionamento ideal pode ser controlado por meio de radiografia, evitando-se atingir a aurícula, pelo maior risco de arritmias.
5. Controlar a freqüência cardíaca por meio de monitor para o possível reconhecimento de arritmias, hiperpotassemia e hipocalcemia.
6. Correção da hipocalcemia somente se o RN apresentar sintomas, utilizando-se gluconato de cálcio a 10%.

Complicações da exsangüineotransfusão

Vasculares – tromboses, embolias, perfurações de vasos, espasmos vasculares (se utilizando artérias).

Metabólicas – hipoglicemia, hipernatremia e hiperpotassemia após a exsangüineotransfusão, hipocalcemia durante o procedimento.

Equilíbrio acidobásico – acidose metabólica durante a transfusão seguida de alcalose.

Circulatórias – arritmias, parada cardíaca, sobrecarga de volume.

Infecciosas – hepatites A e B, AIDS, doença de Chagas, CMV e ainda bacterianas.

Outras – fibroplasia retrolenticular.

CUIDADOS ADICIONAIS AO ICTÉRICO

1. Proteção contra o resfriamento.
2. Prevenção e tratamento da acidose.
3. Tratamento da hipoalbuminemia.
4. Prevenção e tratamento da hipoglicemia (evitar jejum, controlar a glicemia).

5. Profilaxia da infusão de substâncias hiperosmolares; na prática, principalmente, glicose hipertônica e bicarbonato de sódio deverão ser dados com cuidados em ictéricos.
6. Rastreamento e tratamento da infecção.
7. Avaliação de substâncias ou condições ambientais nocivas (álcool benzílico, ocitocina, detergentes fenólicos).

CONDUTA NA ICTERÍCIA PELO LEITE MATERNO

Na forma associada à amamentação (precoce), é indicado o início precoce da primeira alimentação e a estimulação do aleitamento, com mamadas mais freqüentes, para eliminação mais rápida do conteúdo intestinal e diminuição da intensidade do ciclo enteropático de bilirrubina. Em casos específicos, na possibilidade de "icterícia prolongada pelo leite materno", com níveis excessivamente elevados, naqueles casos em que foram devidamente afastadas as outras causas, indicamos a suspensão temporária do aleitamento. Ainda assim, a suspensão do aleitamento deverá ser curta (máximo, dois dias), sendo importante assegurar à mãe que seu leite não apresenta nenhum problema e tomar medidas para que a lactação se mantenha.

BIBLIOGRAFIA

1. COCKINGTON, R.A. – A guide to use of phototherapy in the management of neonatal hyperbilirubinemia. *J. Pediatr.* **95**:281, 1985. 2. CONNOLLY, A.M. & VOLPE, J.J. – Clinical features of bilirubin encephalopathy. *Clin. Perinatol.* **17**:371, 1990. 3. HARBER, B.A. & LAKE, A.M. – Cholestatic Jaundice in the newborn. *Clin. Perinatol.* **17**:483, 1990. 4. HSIA, D.Y.; ALLEN, F.H.; GELLIS, S.S. & DIAMOND, L.K. – Erythroblastosis fetalis. *N. Engl. J. Med.* **30**:668, 1952. 5. MAISELS, M.J. – Jaundice. **In**: Avery, G.B. (coord.). *Neonatology, Pathophysiology and Management of the Newborn.* 4th ed., Philadelphia, J.B. Lippincott, 1994, p. 630. 6. PEARLMAN, J.M. & ROGERS, B.B. – Kernicterus findings at autopsy in two sick near term infants. *Pediatrics* **99**:612, 1997. 7. RAMOS, J.L.A. – Encefalopatia bilirrubínica. *Pediat. (S. Paulo)* **1**:14, 1979. 8. RAMOS, J.L.A.; VAZ, F.A.C. & ARAUJO, M.C.K. – Icterícia no recém-nascido. **In**: Marcondes, E. (coord.). *Pediatria Básica.* 8ª ed., São Paulo, Sarvier, 1991, p. 345. 9. SCHEIDT, P.; BRYLY, D.A.; NELSON, K.B. & HUTZ, G.G. – Photherapy for neonatal hyperbilirubinemia of child health and human development clinical trial. *Pediatrics* **85**:455, 1990. 10. SEIDMAN, D.S.; PAY, I. & STEVENSON, D.K. – Neonatal hyperbilirubinemia and physical and cognitive performance at seventeen years of age. *Pediatrics* **88**:828, 1991. 11. SHAH, H.A. & SPIVAK, W. – Neonatal cholestasis. *Pediatr. Clin. North Am.* **41**:943, 1994. 12. TURKEL, S.B. – Autopsy findings associated neonatal hiperbilirubinemia. *Clin. Perinatol.* **17**:381, 1990. 13. VOLPE, J.J. – *Neurology of the Newborn.* 2nd ed., Philadelphia, W.B. Saunders, 1987, p. 45. 14. VOLPE, J.J. – Brain injury in the premature infant. *Clin. Perinatol.* **24**:567, 1997.

Distúrbios Hematológicos Neonatais

coordenador FLÁVIO ADOLFO COSTA VAZ

---

1 | Hematopoiese Intra-Uterina e Pós-Natal

FLÁVIO ADOLFO COSTA VAZ
JORGE DAVID AIVAZOGLOU CARNEIRO

INTRODUÇÃO

Este capítulo objetiva a abordagem dos aspectos associados com a hematopoiese normal durante a vida intra-uterina e o início da vida pós-natal. A hematopoiese caracteriza-se como um processo de renovação celular contínuo que envolve proliferação e diferenciação celular, resultando na manutenção de níveis estáveis de leucócitos, plaquetas e eritrócitos. Assim, em resposta a um determinado estímulo, como, por exemplo, hipóxia, sangramento ou infecção, a produção individual de cada tipo celular poderá ser significativamente aumentada. A resposta hematopoiética é atributo de uma população de células denominadas progenitoras pluripotentes ou "stem cells", as quais possuem a capacidade de auto-renovação (proliferação), bem como a capacidade de diferenciação em populações celulares com funções especializadas ("stem cell committed"), de acordo com a ação de moduladores solúveis específicos denominados fatores reguladores do crescimento hematopoiético ou citoquinas (Fig. 5.61).

A célula progenitora pluripotente replica-se e, desse modo, constitui um compartimento que sustenta toda a hematopoiese, *enquanto* a célula progenitora comprometida ("stem cell committed") não se replica indefinidamente e tem vida média limitada, à medida que se torna mais diferenciada. No compartimento de células progenitoras comprometidas, encontram-se as unidades formadoras de colônias (CFU, BFU), as quais, sob a ação de citoquinas específicas (fatores reguladores do crescimento hematopoiético – FRCH) irão se diferenciar em células específicas do sangue. Os FRCH são glicoproteínas essenciais para a replicação e diferenciação das células hematopoiéticas e possuem ação sobre a função periférica das células diferenciadas. Vários FRCH já foram identificados clonados e encontram-se disponíveis para uso clínico como a eritropoetina e o fator estimulante de colônias granulocíticas (G-CSF).

Existem diferenças hematológicas importantes entre o recém-nascido, a criança mais velha e o adulto. Estas são relacionadas ao desenvolvimento do feto, às interações entre o feto e a mãe e às mudanças necessárias para a adaptação à vida extra-uterina.

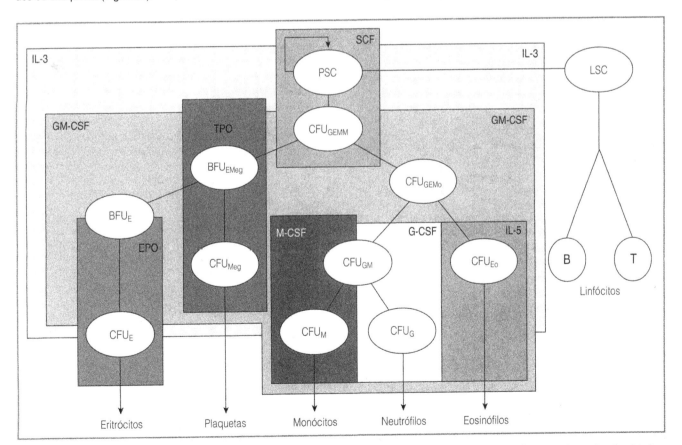

Figura 5.61 – Diagrama simplificado do papel dos fatores de crescimento na hematopoiese normal. EPO = eritropoetina; TPO = trombopoetina; IL = interleucina; SCF = "stem cell factor"; PSC = célula progenitora pluripotente; CFU = unidade formadora de colônia.

HEMATOPOIESE FETAL

Produção das células hematopoiéticas embriônicas e fetais

Os três principais sítios de hematopoiese fetal são o saco vitelino (período mesoblástico), o fígado (período hepático) e a medula óssea (período mielóide). A eritropoiese tem início no 19º dia de vida do embrião, e as células hematopoiéticas mais primitivas, chamadas hemocitoblastos ou "stem cells", são derivadas das células mesenquimais dos vasos embrionários do saco vitelino. Nesse período, a eritropoiese é intravascular (extra-embrionária) com produção de eritoblastos e eritrócitos nucleados grandes (megaloblastos), os quais parecem insensíveis à eritropoetina. O período mesoblástico termina por volta da 11ª semana de gestação, verificando-se que o microambiente do saco vitelino embrionário é adequado somente à eritropoiese, uma vez que o desenvolvimento de outras linhagens celulares não é observado.

A célula hematopoiética pluripotente ("stem cell") migra dos sítios extra-embrionários para as vísceras do embrião e para a medula óssea fetal, atraída pelas melhores condições do microambiente desses tecidos. A atividade eritropoiética está presente no fígado a partir da 6ª semana de gestação, e este é o principal sítio hematopoiético da 9ª à 24ª semanas de gestação. Ao mesmo tempo, outros órgãos como timo, baço e gânglios linfáticos desenvolvem-se e apresentam função hematopoiética.

A eritropoiese hepática é extravascular, porém as células eritróides nucleadas maduras têm acesso ao espaço vascular. Os precursores eritróides (BFU$_E$ e CFU$_E$) estão presentes no fígado fetal por volta da 7ª semana de gestação e são responsivos a eritropoetina, fator de crescimento de colônias de granulócitos e monócitos (GM-CSF) e "stem cell factor". A hematopoiese visceral atinge seu pico por volta do terceiro e quarto mês de gestação, declinando progressivamente durante o sexto e sétimo meses. Durante esse período, o fígado constitui um sítio de pura eritropoiese e, no intervalo entre a 12ª e a 20ª semanas de vida intra-uterina, 50% das células do fígado são precursores eritróides. Verifica-se ainda que as células progenitoras eritropoiéticas hepáticas são mais sensíveis aos estímulos humorais, citoquinas e eritropoetina, em relação aos progenitores eritropoiéticos medulares do adulto, e esse fato se deve provavelmente às características intrínsecas dos progenitores fetais. A fase final da hematopoiese tem lugar na medula óssea, a qual passa a apresentar função hematopoiética a partir da 12ª semana de gestação, tornando-se o principal sítio de hematopoiese após a 24ª semana. A celularidade medular é máxima na 30ª semana de vida intra-uterina e o volume de medula ocupado pelo tecido hematopoiético continua crescendo até o nascimento.

A granulopoiese está presente no parênquima hepático em pequena quantidade na 7ª semana e, a partir da 12ª semana, com início do período mielóide, a produção granulocítica aumenta rapidamente e os leucócitos circulantes passam a ser observados. Várias colônias celulares comprometidas com a diferenciação em linhagens específicas como unidade formadora de colônias granulocítica-eritróide-monocítica-macrofágica (CFU$_{GEMM}$) e unidade formadora de colônias granulocítica-monocítica (CFU$_{GM}$) estão presentes no fígado e na medula óssea do feto, no segundo trimestre de gestação.

O crescimento e a diferenciação das unidades formadoras de colônias dependem de várias citoquinas, incluindo o fator estimulante de colônias granulocíticas (G-CSF), GM-CSF e várias interleucinas, os quais são produzidos por uma linhagem celular fibroblastóide derivada do fígado fetal.

A linfopoiese não é observada no saco vitelino, mas está presente nos linfonodos e nos plexos linfóides entre a 9ª e a 11ª semanas de gestação. Os antígenos que identificam os linfócitos em subgrupos T ou B são detectados com 7 a 8 semanas e, por volta da 16ª semana, a maioria dos linfócitos circulantes já terá receptores que permitirão a diferenciação entre as linhagens T ou B.

Os megacariócitos estão presentes no saco vitelino e no fígado por volta da 6ª semana de gestação; no baço, na 10ª; e na medula óssea, na 13ª semana. As plaquetas são vistas por volta da 11ª semana e aumentam em número rapidamente, até atingirem concentração semelhante à dos adultos. A figura 5.62 mostra os diferentes períodos da hematopoiese intra-uterina.

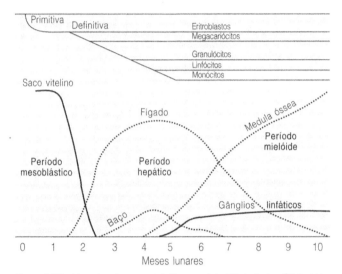

Figura 5.62 – Hematopoiese no embrião e no feto (Wintrobe's – Clinical Hematology, 9th ed., Philadelphia, Lea & Febiger, 1993, p. 80).

A composição do sangue fetal varia muito durante o segundo e terceiro trimestres. A concentração de hemoglobina e o hematócrito durante o segundo trimestre são $10,9 \pm 0,7$g/dl e $35 \pm 3,6$%, respectivamente, por volta da 15ª semana, e aumentam para $13,4 \pm 1,2$g/dl e $42 \pm 3,3$% por volta da 26ª à 30ª semanas. O volume corpuscular médio dos eritrócitos fetais decresce de $134\mu^3$/célula na 18ª semana para $118\mu^3$/célula na 30ª semana. A contagem total de leucócitos durante o segundo trimestre varia entre 4 e $4,5 \times 10^9$/litro, com 80-85% de predomínio de linfócitos e 5-10% de neutrófilos.

Além das células maduras do sangue fetal, existe um número significativo de células progenitoras no sangue de cordão, as quais têm sido usadas para transplante alogênico, sugerindo a presença de células progenitoras pluripotentes ("stem cells"). A tabela 5.48 informa os valores hematológicos médios durante a gestação.

Tabela 5.48 – Valores hematológicos médios durante a gestação.

	Idade (semanas)						
	12	16	20	24	28	32	34
Hemoglobina (g/100ml)	9,0	10,0	11,0	14,0	14,5	15,9	15,0
Hematócrito (%)	33	35	37	40	45	50	47
Eritrócitos (10^6/mm³)	1,5	2,0	2,5	3,5	4,0	4,8	4,0
VCM (μ^3)	180	140	135	123	120	105	118
HCM (pg)	60	45	44	38	40	33	38
CHCM (%)	34	33	33	31	31	31,7	32
Eritroblastos (% eritrócitos)	6,0	3,0	1,0	1,0	0,5	0,3	0,2
Reticulócitos (%)	40	17	15	8	8	3	8
Diâmetro (μm)	10,5	9,5	9,0	8,8	8,7	—	8,5

VCM = volume corpuscular médio; HCM = hemoglobina corpuscular média; CHCM = concentração de hemoglobina corpuscular média. (Modificado de Oski e Naiman.)

Síntese das hemoglobinas fetais

A hemoglobina humana é um tetrâmero que, na hemoglobina A do adulto (HbA), é composto por duas cadeias α e duas cadeias β ($\alpha_2\beta_2$) (Tabela 5.49). Durante a evolução da hematopoiese através dos períodos mesoblástico, hepático e mielóide, vários tipos de hemoglobina são sintetizados e substituídos. As primeiras cadeias de globina produzidas no embrião possuem seqüências polipeptídicas próprias e constituem as cadeias zeta (ζ), semelhantes à alfa (α), e as cadeias épsilon (ε), similares à cadeia gama (γ).

Tabela 5.49 – Hemoglobinas embriônicas.

Hemoglobina	Composição	Sítio de produção	Período de surgimento
Gower 1	$\zeta_2\varepsilon_2$	Saco vitelino	< 5-6 semanas
Gower 2	$\alpha_2\varepsilon_2$	Saco vitelino	4-13 semanas
Portland	$\zeta_2\gamma_2$	Saco vitelino	4-13 semanas
Fetal, HbF	$\alpha_2\gamma_2$	Fígado	6 semanas
Adulto, HbA	$\alpha_2\beta_2$	Medula óssea	9 semanas

Fonte: Segel, 1995.

A hemoglobina Gower 1 ($\zeta_2\varepsilon_2$) é a principal hemoglobina do embrião com menos de 5 a 6 semanas de gestação. Quando a síntese de cadeias alfa se inicia, a hemoglobina Gower 2 ($\alpha_2\varepsilon_2$) pode ser detectada em embriões com idade gestacional de 4 semanas, estando ausente a partir da 13ª semana de gestação.

A hemoglobina Portland ($\zeta_2\gamma_2$) é encontrada em embriões jovens, porém persiste em recém-nascidos com alfa-talassemia homozigótica. A síntese das cadeias ζ e ε diminui à medida que aumenta a síntese das cadeias α e γ (Fig. 5.63), e essa progressão ocorre na época em que o fígado substitui o saco vitelino como o principal sítio de eritropoiese. Desse modo, tem início a produção de hemoglobina fetal HbF ($\alpha_2\gamma_2$), a qual é a principal hemoglobina da vida intra-uterina, constituindo 90 a 95% da hemoglobina total do feto até a 34ª a 35ª semanas de gestação.

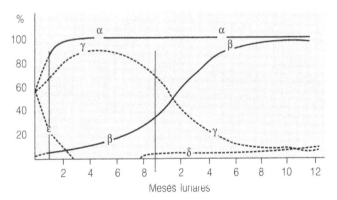

Figura 5.63 – Proporções entre as várias cadeias de globina na hemoglobina durante a vida intra-uterina e pós-natal. (Fonte: Pearson, 1966.)

A síntese de hemoglobina do adulto HbA ($\alpha_2\beta_2$) pode ser demonstrada em fetos de 9 semanas de gestação, e, no período de 9 a 21 semanas, a quantidade de hemoglobina A está ao redor de 4 a 13% do total de hemoglobina. Após 34 a 36 semanas de gestação, a porcentagem de HbA aumenta, enquanto a HbF diminui. A quantidade de HbF em recém-nascidos de termo varia de 53 a 95% do total de hemoglobina e sua concentração diminui após o nascimento em aproximadamente 3% por semana, constituindo menos de 3% da hemoglobina total aos 6 meses de idade. A taxa de diminuição da produção da HbF está diretamente relacionada à idade gestacional da criança e não parece ser afetada pelas mudanças de ambiente e de tensão de oxigênio ocorridas durante o nascimento.

Proporções aumentadas de HbF ao nascer têm sido verificadas nos recém-nascidos pequenos para a idade gestacional, naqueles que sofreram hipóxia intra-uterina crônica ou naqueles com trissomia do cromossomo 13. Níveis diminuídos de HbF ao nascer foram encontrados na trissomia do cromossomo 21. A persistência das hemoglobinas embriônicas Gower 1, Gower 2 e Portland tem sido descrita em recém-nascidos com anomalias do desenvolvimento, enquanto níveis persistentemente elevados de HbF foram observados em crianças que morreram com a síndrome da morte súbita da infância.

Os mecanismos moleculares responsáveis pela substituição das hemoglobinas ainda não são bem estabelecidos e envolvem controles complexos como a participação de sítios repressores dos genes responsáveis pela síntese de globinas, bem como alterações conformacionais e na metilação do DNA.

HEMATOPOIESE NEONATAL

Ao nascimento, vários eventos como expansão pulmonar, pinçamento do cordão umbilical, aumento do leito vascular e do volume sangüíneo serão fundamentais na adaptação pós-natal (Fig. 5.64). Assim, pode-se constatar que os recém-nascidos se apresentam eritroblastêmicos, hipervolêmicos e hipersiderêmicos como conseqüência dos eventos pós-natais.

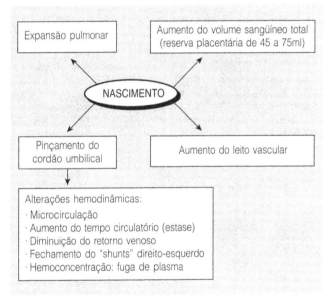

Figura 5.64 – Eritropoiese – adaptação pós-natal.

ERITRÓCITOS

Produção e características

A produção de eritropoetina tem início na 10ª semana de gestação e está envolvida particularmente na produção de hemácias na fase medular da eritropoiese fetal durante o terceiro trimestre. O sítio inicial de produção de eritropoetina é o fígado fetal, o qual é substituído gradualmente pelos rins no final da gestação. Os níveis de eritropoetina elevam-se com a idade gestacional e atingem valores significativos após a 34ª semana de gestação. A eritropoetina está presente no sangue do cordão, e, em crianças saudáveis, ela cai para níveis indetectáveis logo após o nascimento. Essa queda pós-natal constitui um dos principais fatores envolvidos na anemia fisiológica do recém-nascido.

O volume sangüíneo ao nascer é influenciado diretamente pelo tempo decorrido entre o nascimento e o clampeamento do cordão umbilical e pode variar de 78ml/kg (clampeamento precoce) a 98,6ml/kg (clampeamento tardio). O valor médio para o volume sangüíneo total nos primeiros três dias de vida é de 86,3ml/kg no recém-nascido de termo e 89,4ml/kg no prematuro. Por volta do terceiro dia de vida, o efeito do clampeamento precoce ou tardio desaparece devido ao ajuste do volume plasmático, embora os efeitos sobre a concentração de hemoglobina e o hematócrito permaneçam.

O nível médio de hemoglobina no sangue do cordão é de 16,8g/dl, com 95% dos valores situados entre 13,7 e 20,1g/dl. Essa variação reflete eventos perinatais, particularmente asfixia, e também a quantidade de sangue transferido da placenta para o recém-nascido após o nascimento (Tabela 5.50). Uma demora no clampeamento do cordão pode aumentar o volume sangüíneo e a massa eritrocitária do lactente em até 55%. Normalmente, os valores de hemoglobina e hematócrito elevam-se nas primeiras horas de vida como conseqüência do movimento de plasma do espaço intravascular para o extravascular. Outro fator que tem influência sobre os valores do hematócrito do recém-nascido é o tipo e o local de coleta da amostra de sangue. Os valores de hematócrito colhidos de capilar são mais altos em relação às amostras venosas colhidas simultaneamente (relação 1,1:1). A tabela 5.51 mostra os valores normais dos índices hematimétricos em crianças de termo nas primeiras 12 semanas de vida.

Os prematuros, de modo geral, apresentam, ao nascer, níveis de hemoglobina menores em relação à criança de termo, com número maior de células jovens (reticulócitos). Por outro lado, as crianças pequenas para a idade gestacional possuem níveis de hemoglobina e hematócrito mais elevados.

Tabela 5.50 – Valores hematológicos médios no período neonatal (segundo Vaz e Carelli).

Valores hematológicos	Sangue de cordão		Sangue no 15º dia de vida	
	RN de termo[1]	RN pré-termo[2]	RN de termo[3]	RN pré-termo[2]
Hemoglobina (g/100ml)	16,8 (13,7-20,1)	15,9 (12,6-21,9)	13,1 (10,8-15,5)	10,9 (8,7-13,6)
Hematócrito (%)	53 (51-56)	50,2 (40-68)	40,5 (31-49)	32,2 (24-38)
Eritrócitos (10⁶/mm³)	5,2 (4,6-5,4)	4,8 (3,4-6,1)	4,3 (3,4-4,7)	3,3 (2,9-4,2)
VCM (µ³)	107 (104-118)	104,7 (80-127)	93,5 (89-1.000)	95 (80-116)
HCM (pg)	34 (33,5-41,4)	33,1 (27-39)	30,6 (27-34)	32,5 (29-39)
CHCM (%)	31,7 (30-35)	31,7 (27-38)	32,4 (29-36)	34,1 (29-37)
Reticulócitos (%)	4,7 (2,7-6,7)	2,7 (0,3-6,8)	1,4 (0,7-1,5)	0,7 (0,2-2,0)
Plaquetas (10³/mm³)	200 (85-450)	195,9 (110-370)	250	325,8 (67-660)
Ferro sérico (g/100ml)	145,2 (73-292)	162,5 (47-318)	124,8 (90-168)	166 (97-298)
Transferrina (g/100ml)	346,8 (238-576,9)	328,4 (154-716)	286,2 (165-400)	348,1 (218-736)
Saturação de transferrina (%)	43,9 (26-79)	64,7 (20-94)	44,3 (38-61)	48,4 (23-84)

VCM = volume corpuscular médio; HCM = hemoglobina corpuscular média; CHCM = concentração de hemoglobina corpuscular média.

[1] Diversos autores.
[2] Vaz, 1971.
[3] Carelli, 1972.

Tabela 5.51 – Índices hematimétricos para recém-nascidos de termo durante as primeiras semanas de vida*.

Idade	Hb (g/dl ± DP)	Hematócrito (% ± DP)	VCM (µ³ ± DP)	Reticulócitos (% ± DP)
Dias				
1	19,3 ± 2,2	61 ± 7,4	119 ± 9,4	3,2 ± 1,4
2	19,0 ± 1,9	60 ± 6,4	115 ± 7,0	3,2 ± 1,3
3	18,8 ± 2,0	62 ± 9,3	116 ± 5,3	2,8 ± 1,7
4	18,6 ± 2,1	57 ± 8,1	114 ± 7,5	1,8 ± 1,1
5	17,6 ± 1,1	57 ± 7,3	114 ± 8,9	1,2 ± 0,2
6	17,4 ± 2,2	54 ± 7,2	113 ± 10,0	0,6 ± 0,2
7	17,9 ± 2,5	56 ± 9,4	118 ± 11,2	0,5 ± 0,4
Semanas				
1-2	17,3 ± 2,3	54 ± 8,3	112 ± 19,0	0,5 ± 0,3
2-3	15,6 ± 2,6	46 ± 7,3	111 ± 8,2	0,8 ± 0,6
3-4	14,2 ± 2,1	43 ± 5,7	105 ± 7,5	0,6 ± 0,3
4-5	12,7 ± 1,6	36 ± 4,8	101 ± 8,1	0,9 ± 0,8
5-6	11,9 ± 1,5	36 ± 6,2	102 ± 10,2	1,0 ± 0,7
6-7	12,0 ± 1,5	36 ± 4,8	105 ± 12,0	1,2 ± 0,7
7-8	11,1 ± 1,1	33 ± 3,7	100 ± 13,0	1,5 ± 0,7
8-9	10,7 ± 0,9	31 ± 2,5	93 ± 12,0	1,8 ± 1,0
9-10	11,2 ± 0,9	32 ± 2,7	91 ± 9,3	1,2 ± 0,6
10-11	11,4 ± 0,9	34 ± 2,1	91 ± 7,7	1,2 ± 0,7
11-12	11,3 ± 0,9	33 ± 3,3	88 ± 7,9	0,7 ± 0,3

* Sangue capilar.
Fonte: Segel, 1995.

A anemia fisiológica do recém-nascido desenvolve-se após 6 a 8 semanas, época em que os níveis de hemoglobina caem para aproximadamente 11g/dl e a atividade eritropoiética volta a aumentar. No prematuro, a queda nos níveis de hemoglobina é mais precoce (nadir na 5ª semana) e mais acentuada. Em estudo com crianças prematuras, o nível médio de hemoglobina aos 2 meses de idade foi de 9,4g/dl, com 95% dos valores situados na faixa de 7,2 a 11,7g/dl.

Os eritrócitos do recém-nascido são macrocíticos, com volume corpuscular médio (VCM) que excede $100\mu^3$/célula; contudo, o VCM começa a decrescer já na 2ª semana, atingindo valores do adulto por volta da 9ª semana. O esfregaço do sangue periférico do recém-nascido mostra células normocrômicas e macrocíticas, policromasia e alguns precursores eritróides nucleados, os quais desaparecem após três a cinco dias, exceto se houver hemólise ou hipóxia.

Os antígenos dos grupos sangüíneos dos eritrócitos dos recém-nascidos diferem daqueles da criança mais velha e dos adultos. O antígeno i é expresso fortemente, enquanto o antígeno I e os antígenos A e B têm expressão mais fraca. Por volta de 1 ano de idade, o antígeno i torna-se indetectável e os antígenos A, B e H aumentam para níveis encontrados no adulto por volta do terceiro ano de vida. As iso-hemaglutininas anti-A e anti-B desenvolvem-se durante os primeiros 6 meses de vida, atingindo níveis adultos antes dos 2 anos de idade.

A vida média das hemácias do recém-nascido é menor do que a dos adultos, sendo estimada em 60 a 80 dias no recém-nascido de termo. As razões para essa sobrevida curta envolvem características peculiares do eritrócito como membrana celular, enzimas eritrocitárias e alta taxa de oxidação sofrida pelo eritrócito devido à grande afinidade da HbF pelo oxigênio.

Quanto ao metabolismo do ferro, verifica-se que, ao nascer, em conseqüência da diminuição dos níveis de eritropoetina, ocorre predomínio da destruição sobre a produção de hemácias. O ferro resultante desse processo é armazenado para uso posterior, o que demonstra não haver, nesse período, carência de ferro, mas um menor aproveitamento deste. O feto protege-se bem da deficiência de ferro extraindo-o da circulação materna mesmo quando o ferro sérico materno é baixo. O recém-nascido de termo tem altos níveis de ferro sérico (150mcg/dl), bem como de ferritina (160mcg/dl) no sangue do cordão. Nos prematuros, o estoque de ferro pode estar prejudicado devido ao nascimento precoce, uma vez que a maior velocidade de depósito de ferro nos sítios de reserva ocorre no terceiro trimestre de gestação.

Funções

O transporte de oxigênio aos tecidos, função principal do eritrócito, é conseqüência das propriedades físico-químicas da molécula de hemoglobina. Assim, a afinidade da hemoglobina pelo oxigênio pode ser avaliada por meio da curva de saturação da hemoglobina pelo oxigênio, na qual a P50 representa a pressão parcial de oxigênio em que 50% da hemoglobina está saturada. A curva do feto e do recém-nascido é desviada para a esquerda em relação à do adulto, com P50 de 18 a 22mmHg, traduzindo a maior afinidade da hemoglobina fetal pelo oxigênio. Esse fato favorece a extração de oxigênio da circulação materna nas condições ambientais intra-uterinas. O fator mais importante na regulação da afinidade hemoglobina-oxigênio é a diferença existente entre a afinidade da hemoglobina fetal (HbF) e da hemoglobina do adulto (HbA) pelo 2,3-difosfoglicerato (2,3-DPG). Sabe-se que o 2,3-DPG compete com o oxigênio nos sítios de ligação com a hemoglobina e como a HbF tem afinidade bem menor por essa substância que a HbA, sua afinidade pelo oxigênio será maior. Após o nascimento, a curva de saturação da hemoglobina pelo oxigênio desvia-se gradualmente para a direita, atingindo a posição da curva do adulto aos 6 meses de idade (Fig. 5.65).

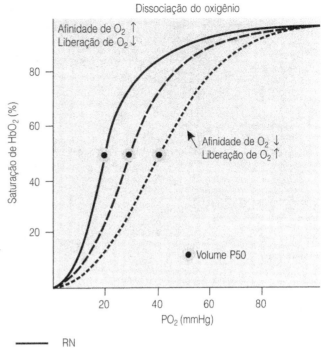

Dissociação do oxigênio

Figura 5.65 – Curva de dissociação hemoglobina/oxigênio (Avery, 1994).

A membrana dos eritrócitos do recém-nascido possui diferenças em relação à do adulto que a tornam menos estável. A quantidade e a distribuição dos lipídeos se diferem em vários aspectos. Assim, em relação aos fosfolipídeos, ocorre aumento dos níveis de esfingomielina e diminuição da fosfatidilcolina, contribuindo para a redução da vida média do eritrócito.

Muitas diferenças têm sido encontradas entre o metabolismo da hemácia do recém-nascido e o do adulto. Enquanto algumas dessas diferenças estão relacionadas à idade mais jovem da hemácia do recém-nascido, outras parecem ser propriedades da célula fetal. O consumo de glicose, embora elevado em consequência de uma alta atividade glicolítica, é menor em relação ao da célula do adulto. Os baixos níveis de fosfofrutoquinase podem produzir bloqueio relativo na glicólise, resultando no acúmulo de glicose-6-fosfato e frutose-6-fosfato e na redução de 2,3-DPG e fosfoenolpiruvato, com diminuição da produção de ATP. A resposta da via das pentoses-fosfato é normal, porém há instabilidade do glutation, levando a aumento da suscetibilidade às lesões oxidantes.

LEUCÓCITOS

Granulócitos

O número absoluto de neutrófilos ao nascer é, usualmente, maior do que aquele encontrado em crianças mais velhas e eleva-se durante as primeiras horas de vida (Tabela 5.52). Essa neutrofilia fisiológica é relacionada, em parte, a um aumento das formas jovens imaturas, que inclui raros mielócitos e pró-mielócitos, bem como bastonetes e metamielócitos. No recém-nascido de termo, os valores médios aumentam de 8×10^9/litro (8.000/mm³) até um máximo de 13×10^9/litro (13.000/mm³) e então caem para 4×10^9/litro (4.000/mm³) por volta de 72 horas de vida. À medida que o número de neutrófilos decresce, os linfócitos passam a ser as células mais numerosas e permanecem como tal durante os primeiros 4 anos

Tabela 5.52 – Contagem absoluta e diferencial de leucócitos durante as duas primeiras semanas de vida.

Idade	Leucócitos	Neutrófilos			Eosinófilos	Basófilos	Linfócitos	Monócitos
		Total	Segmentados	Bastonetes				
Nascimento								
Média	18,0	11,0	9,4	1,6	0,40	0,10	5,5	1,05
Variação	9,0-30,0	6,0-26,0	—	—	0,20-0,85	0-0,64	2,0-11,0	0,4-3,1
%	—	61	52	9	2,2	0,6	31	5,8
7 dias								
Média	12,2	5,5	4,7	0,83	0,50	0,05	5,0	1,1
Variação	5,0-21,0	5,0-21,0	—	—	0,07-1,1	0-0,25	2,0-17,0	0,3-2,7
%	—	45	39	6	4,1	0,4	41	9,1
14 dias								
Média	11,4	4,5	3,9	0,63	0,35	0,05	5,5	1,0
Variação	5,0-20,0	1,0-9,5	—	—	0,07-1,0	0-0,23	2,0-17,0	0,2-2,4
%	—	40	34	5,5	3,1	0,4	48	8,8

Observação: todas as contagens leucocitárias estão expressas como células $\times\ 10^9$/litro.
Fonte: Segel, 1995.

de vida (2.500 a 9.000/mm³). Contagens de neutrófilos abaixo do normal são notadas em recém-nascidos com hemorragia intraventricular e em associação com hipertensão materna; contagens acima do normal estão associadas com doença hemolítica e febre materna antes do parto. A sepse neonatal é associada, com maior freqüência, com neutropenia, e o uso do índice neutrofílico (formas jovens/neutrófilos totais) também pode auxiliar no diagnóstico do recém-nascido com infecção bacteriana.

Uma variedade de alterações na função do neutrófilo tem sido descrita em recém-nascidos de termo, entre as quais destacam-se as deficiências de opsonização, quimiotaxia, fagocitose e de atividade bactericida intracelular. Além disso, existe uma produção diminuída de GM-CSF, G-CSF e interleucina-3 (IL-3) nas células mononucleares do recém-nascido. Esse fato limita o crescimento de colônias granulocíticas (resposta quantitativa) e prejudica as funções do neutrófilo (resposta qualitativa), contribuindo para a suscetibilidade às infecções bacterianas observada no período neonatal.

A contagem absoluta de eosinófilos ao nascer é um tanto maior que a dos adultos (700/mm³), e a eosinofilia pós-natal, observada em alguns estudos, foi relacionada ao uso de transfusões sangüíneas e de medidas de suporte terapêutico, como nutrição parenteral total e intubação orotraqueal. A sepse neonatal geralmente é associada com diminuição do número de eosinófilos.

Linfócitos e monócitos
O número absoluto de linfócitos no recém-nascido é equivalente àquele da criança mais velha (Tabela 5.52) e existem evidências de que a função supressora dos linfócitos T encontra-se aumentada. As respostas imunes celulares, como reconhecimento e ligação de antígenos, a citotoxicidade dependente de anticorpos e a reatividade enxerto *versus* hospedeiro estão presentes no recém-nascido, embora diminuídas em comparação com às dos adultos. A imunidade humoral também se desenvolve cedo na gestação, mas não é totalmente ativa, mesmo após o nascimento. Os linfócitos fetais sintetizam pouca imunoglobulina devido ao papel protetor do ambiente uterino. Os níveis de IgG de recém-nascidos de termo são semelhantes aos de suas mães, em virtude da transferência transplacentária. As imunoglobulinas IgM, IgD e IgE não cruzam a placenta, *e seus níveis, bem como os de IgA, são baixos ou indetectáveis ao nascer*. Os recém-nascidos apresentam hipofunção esplênica relativa, a qual é sugerida pelo grande número de inclusões eritrocitárias residuais observadas no esfregaço de sangue periférico. O número de monócitos é baixo (0 a 1.900/mm³) durante o primeiro mês de vida e um aumento é verificado na fase de recuperação da sepse (Tabela 5.52).

PLAQUETAS
As contagens plaquetárias dos recém-nascidos de termo e pré-termo são comparáveis às dos adultos e variam entre 150 e 400 $\times\ 10^9$/litro (150.000 a 400.000/mm³). Trombocitopenia com contagens abaixo de 100 $\times\ 10^9$/litro (100.000/mm³) pode ocorrer em crianças de alto risco com complicações respiratórias ou sepse, em crianças pequenas para a idade gestacional e nos recém-nascidos com síndromes apresentando trissomia. O tempo de sangramento, realizado com pressão de oclusão venosa de 30mmHg e incisão de 5mm de extensão por 0,5mm de profundidade, apresenta valor médio de 3,4 ± 0,9 minutos nos recém-nascidos de termo. A função plaquetária dos recém-nascidos quando avaliada *in vitro* mostra alterações como diminuição na liberação de ADP, na atividade do fator 3 plaquetário, na agregação plaquetária e na adesão plaquetária. No entanto, essas alterações possuem pouco efeito sobre o tempo de sangramento dos recém-nascidos.

Em relação aos antígenos plaquetários, sabe-se que o complexo glicoprotéico GPIIb-IIIa representa aproximadamente 15% das proteínas da superfície plaquetária e exibe duas formas alélicas PI^{A1} e PI^{A2}. O antígeno PI^{A1} é observado nas plaquetas fetais na 16ª semana de gestação e aproximadamente 2% da população caucasiana é homozigota para PI^{A2}, isto é, PI^{A1} negativa. A expressão completa do antígeno PI^{A1} durante fases precoces da gestação permite a sensibilização em mulheres que são PI^{A1} negativas, mesmo na primeira gestação, com risco potencial de trombocitopenia neonatal aloimune. Raramente, outros antígenos plaquetários fetais como PI^{EZ}, DUZO, Ko^a e Bak^a podem causar sensibilização materna e trombocitopenia aloimune no recém-nascido.

COAGULAÇÃO E FIBRINÓLISE
Quando o recém-nascido é comparado com os adultos, várias diferenças são observadas na hemostasia. O recém-nascido apresenta níveis plasmáticos reduzidos de fator XII, pré-calicreína, cininogênio de alto peso molecular, fatores XI, X, VII, e II, plasminogênio, antitrombina III, proteína C e proteína S (Tabela 5.53). Em contraste, as concentrações plasmáticas de fator XIII, fator VIII, fator von Willebrand, fator V, ativadores do plasminogênio e os níveis séricos dos produtos de degradação de fibrina são semelhantes àqueles dos adultos. Embora os vários fatores de coagulação tenham padrões de maturação pós-natal diferentes, valores semelhantes aos dos adultos são atingidos para a maioria dos componentes ao redor dos 6 meses de idade. *Os valores para testes de triagem de coagulação são descritos na tabela 5.54.*

Tabela 5.53 – Relações entre as concentrações dos fatores de coagulação dos recém-nascidos (de termo e prematuros) e do adulto.

Proteínas do sistema de coagulação e fibrinólise	Relação entre as concentrações em recém-nascido de termo/adulto	Relação entre as concentrações em prematuro/adulto
Fibrinogênio	0,90	0,80
Protrombina	0,50	0,30
Fator V	0,90	0,80
Fator VII	0,55	0,35
Fator VIII	1,00	0,75
Fator von Willebrand	1,50	—
Fator IX	0,40	0,25
Fator X	0,40	0,35
Fator XI	0,35	0,20
Fator XII	0,50	0,20
Fator XIII	0,70	—
Plasminogênio	0,50	0,25
Antitrombina III	0,60	0,25
Proteína C	0,35	—
Proteína S	0,35	—

Fonte: Segel, 1995.

Tabela 5.54 – Valores normais dos testes de triagem de coagulação.

Teste	Criança e adulto	Recém-nascido de termo que recebeu vitamina K	Recém-nascido prematuro que recebeu vitamina K
Plaquetas (x 10⁹/litro)	150-400	150-400	150-400
Tempo de protrombina (s)	10-13	11-15	11-16
Tempo de tromboplastina parcial ativada (s)	25-35	30-40	35-80
Fibrinogênio (mg/dl)	175-400	175-350	150-325
Produtos de degradação da fibrina (mcg/ml)	< 10	< 10	< 10

Fonte: Segel, 1995.

Os fatores de coagulação vitamina K dependentes (II, VII, IX e X) diminuem durante os primeiros dias de vida e a doença hemorrágica do recém-nascido poderá manifestar-se caso não haja reposição profilática de vitamina K. Crianças com baixo peso ao nascer apresentam sangramento com maior freqüência, causado em geral por aumento na fragilidade capilar, e não por trombocitopenia. A hipóxia associada ao colapso cardiovascular pode causar coagulação intravascular disseminada e sangramento generalizado. Em muitos prematuros, a combinação de choque, sepse, imaturidade hepática e hipóxia torna a análise cuidadosa da patogênese das alterações de coagulação muito difícil.

Tromboses arteriais e venosas são relativamente freqüentes nos recém-nascidos quando comparados com crianças em outras idades. Em geral, a trombose está associada ao uso de cateteres, infecções e traumatismos. Um estado de hipercoagulabilidade relativa no recém-nascido poderia resultar de diferenças no endotélio vascular, na atividade reduzida dos inibidores da coagulação ou de um defeito na fibrinólise. Os inibidores da coagulação como a antitrombina III, a proteína C e a proteína S estão diminuídos no recém-nascido em níveis tão baixos quanto aqueles associados com episódios trombóticos em adultos com deficiência congênita dessas proteínas. Contudo, o papel preciso dessas alterações na hipercoagulabilidade do recém-nascido é incerto, uma vez que a diminuição proporcional nos níveis dos fatores pró-coagulantes dependentes de vitamina K também está presente.

BIBLIOGRAFIA

1. AVERY, G. – Neonatology. Pathophysiology and Management of the Newborn. 4th ed., Philadelphia, J.B. Lippincott Company, 1994, p. 972. 2. LUKENS, J.N. – Blood formation in embryo, fetus and newborn. In Wintrobe's Clinical Hematology. 9th ed., Pennsylvania, Lea & Fabiger, 1993, p. 79. 3. OSKI, F.A. & NAIMAN, J.L. – Hematologic Problems in the Newborn. 2nd ed., Philadelphia, Saunders, 1972. 4. PEARSON, H.A. – Recent advances in hematology. J. Pediatr. 69:473, 1966. 5. ROTHSTEIN, G. – Origin and development of the blood and blood-forming tissues. In Wintrobe's Clinical Hematology. 9th ed., Pennsylvania, Lea & Fabiger, 1993, p. 41. 6. SEGEL, G.B. – Hematology of the newborn. In Beutler, E.; Lichtman, M.A.; Coller, B.S. & Kipps, T.S. (eds.). Williams Hematology. 5th ed., New York, McGraw-Hill, 1995, p. 57. 7. ZANICHELLI, M.A. et al. – Hematopoesis, growth factors and clinical application of erythropoietin in anemia of prematurity. Pediatr. (S. Paulo) 17:123, 1995.

---

2 | Anemia no Período Neonatal

FLÁVIO ADOLFO COSTA VAZ

CONCEITO

Anemia é uma afecção caracterizada por deficiência de oxigenação tecidual decorrente de alteração dos transportadores de oxigênio, da capacidade de o liberar às células e, destas, de o aproveitar.

ETIOPATOGENIA

As alterações hematológicas sofridas pelos recém-nascidos pré-termo (RNPT) sadios nos primeiros meses de vida têm sido objeto de inúmeras pesquisas; no entanto, dúvidas ainda persistem concernentes a vários aspectos da "anemia fisiológica" dessas crianças.

Em razão do seu nascimento antecipado, essas crianças não se encontram perfeitamente preparadas para a vida extra-uterina, necessitando de rápida adaptação ao meio exterior. Essa adaptação se traduz por uma série de modificações que tornam os RNPT possuidores de índices hematológicos, em sua maioria, diferentes daqueles encontrados nos adultos e mesmo nos recém-nascidos de termo. O importante é distinguir quando essas modificações se afastam da normalidade, caracterizando uma verdadeira anemia, uma vez que os valores hematimétricos baixos são normalmente encontrados em prematuros.

Ao nascimento, o recém-nascido de termo (RNT) e o RNPT são policitêmicos, eritroblastêmicos, hipervolêmicos, hipersiderêmicos, apresentando ainda altos níveis de hemoglobina, hematócrito e saturação da transferrina, tendo seus eritrócitos elevado volume corpuscular médio. Esses valores caem progressivamente no decurso das primeiras 8 a 12 semanas de vida, mais acentuadamente ainda nos RNPT, voltando a se elevar em seguida: é a chamada "anemia" fisiológica ou precoce do recém-nascido. No capítulo Fisiologia do Feto e do Recém-nascido – Adaptação Perinatal, seção I, constam tabelas referentes aos valores hematimétricos no período neonatal.

Aceita-se que a eritropoiese seja uma função dependente das necessidades teciduais do oxigênio e mediada pelos fatores eritropoiéticos renais, responsáveis pelo estímulo das células primitivas nas células da linhagem vermelha.

Na vida fetal, em razão do regime de hipóxia, no qual normalmente vive o feto, níveis elevados dos fatores eritropoiéticos e, conseqüentemente, elevada eritropoiese devem constituir a regra. No sangue do cordão de recém-nascidos normais, de termo e prétermo e em situações de intensa hipóxia intra-uterina, essa assertiva já foi demonstrada. Depois da primeira semana de vida, os níveis de eritropoetina caem acentuadamente, não sendo mais detectáveis, o que está de acordo com a elevação súbita do teor de oxiemoglobina decorrente da expansão pulmonar ao nascimento. É provável que, posteriormente, quando a queda do nível de hemoglobina atingir um valor muito baixo, insuficiente para satisfazer as necessidades metabólicas teciduais de oxigênio, a atividade eritropoiética retorne de modo significante, e, com isso, a eritropoiese.

À semelhança do que acontece com os cardiopatas congênitos cianóticos que apresentam níveis elevados de hemoglobina e eritropoetina no período em que deveriam ser baixos em razão do baixo teor de oxiemoglobina, as crianças que nascem em países localizados em grandes altitudes geralmente não apresentam a "anemia fisiológica" das primeiras semanas, uma vez que necessitam produzir mais transportadores de oxigênio para compensar a rarefação ambiental a que são submetidas.

Viteri e cols., em recentes trabalhos, mostram claramente que o nível de hemoglobina total circulante depende, fundamentalmente, das necessidades de transporte de oxigênio requeridas pela massa protéica tecidual ativa existente por quilograma de peso corpóreo, a qual é menor no recém-nascido de termo e no prematuro do que no adulto. Os desnutridos têm valores hematimétricos baixos por ter a massa tecidual ativa por quilograma de peso corpóreo menor que o normal; esses índices aumentam com a terapêutica protéica, porque a caseína faz aumentar a relação massa tecidual ativa/kg. Por outro lado, essas crianças respondem à hipóxia com um aumento de concentração de hemoglobina, demonstrando que a produção dessa substância se encontra limitada por menor demanda de oxigênio, e não por incapacidade de síntese ou carência de elementos necessários para consegui-la.

A diminuição da eritropoiese e, portanto, da produção de eritrócitos leva a um predomínio da hemocaterese, deslocando o equilíbrio dinâmico: destruição $\rightleftharpoons$ produção para a esquerda. O ferro resultante da destruição dos eritrócitos será armazenado para ulterior utilização, demonstrando não ocorrer, nesse período, carência do metal, e sim falta de seu aproveitamento.

Cerca de 75% do ferro do organismo encontra-se nos eritrócitos, constituindo seu patrimônio marcial. Publicações recentes sugerem que o feto se resguarda bem da deficiência de ferro, retirando-o da circulação materna, inclusive quando a ferremia for baixa. Esse fato explica o alto e constante nível siderêmico do recém-nascido, particularmente do pré-termo, no sangue do cordão.

A redução da vida média do eritrócito do RNT e do RNPT em relação à da criança de mais idade provocada por mecanismos ainda não perfeitamente conhecidos, porém, seguramente fisiológicos, mostra que essas crianças requerem níveis menores de hemoglobina para ótimas condições de vida.

O RNPT comporta-se de modo semelhante ao RNT, diferindo apenas no grau da "anemia", que é mais acentuada, continuando a ser um processo autolimitado. Porque a "anemia" fisiológica do RNPT é uma variante quantitativamente mais acentuada que a do recémnascido de termo, ainda é uma questão não resolvida.

A anemia no período neonatal pode ser decorrente de três causas:

1. Anemia por hemorragia

Acidentes obstétricos:
- Rotura do cordão umbilical.
- Rotura de vasos anômalos do cordão umbilical na placenta.
- Rotura das inserções filamentosas do cordão.
- Rotura de vasos em placenta multilobulada.
- Placenta prévia.
- Descolamento prematuro da placenta.
- Incisão da placenta (cesárea).
- Varizes e aneurismas.
- Hemorragia feto-materna.
- Hemorragia feto-feto.
- Hemorragia interna: intracraniana, cefalematoma, retroperitoneal, rotura hepática, rotura esplênica, supra-renal.
- Coagulação intravascular disseminada.
- Trombocitopenia.
- Deficiência de coagulação.
- Doença hemorrágica do recém-nascido.

2. Anemia por hemólise

Anomalias de membranas das hemácias:
- Esferocitose.
- Eliptocitose.
- Estomatocitose.
- Picnocitose.

Isoimunização:
- Por Rh.
- Por ABO.
- Outros grupos.

Deficiências enzimáticas:
- Deficiência de G-6-PD.
- Deficiências de piruvatoquinase.

Outras:
- Hemoglobinopatias: Hb Zurich.
- Intoxicações.

3. Anemia por hematopoiese deficiente.

CLASSIFICAÇÃO

A anemia neonatal poderá ser classificada em cinco tipos:
1. Anemia por produção sangüínea inadequada.
2. Anemia por perda sangüínea.
3. Anemia por destruição sangüínea.
4. Anemia paradoxal.
5. Anemia da prematuridade.

DIAGNÓSTICO

A anemia que ocorre no período neonatal é devida a uma de três causas: hemorragia, hemólise e hematopoiese deficiente.

Sempre que a causa da anemia não for evidente à primeira vista, sua pesquisa começará na anamnese, em que se destacam as histórias familiar, materna e obstétrica; aí, freqüentemente, encontramos elementos importantes para auxiliar a conduta diagnóstica, tais como anemias em outros familiares, episódios inexplicáveis de icterícia ou colelitíase, de esferocitose e até mesmo de eritroenzimopatias. Ingestão de drogas durante o final da gestação, existência de hemorragias vaginais durante a gravidez, ocorrência de placenta prévia, descolamento prematuro de placenta, tipo de parto, parto normal ou traumático, único ou múltiplo, e condições de assistência ao parto são situações que devem ser pesquisadas obrigatoriamente.

Evidentemente, o momento em que se configura a anemia tem valor diagnóstico, uma vez que a hemorragia aguda neonatal, ou a crônica intra-útero ou mesmo a hemolítica grave, por isoimunização, é notada já às primeiras horas de vida. A anemia de manifestação tardia, geralmente depois dos primeiros dois a três dias, deve-se a processos hemolíticos e quase sempre é associada à icterícia.

DIAGNÓSTICO DIFERENCIAL

O diagnóstico diferencial das anemias no período neonatal poderá ser evidenciado, de modo objetivo e prático, seguindo o *Roteiro Diagnóstico* apresentado na figura 5.66.

ANEMIAS POR HEMORRAGIA

Por hemorragia aguda – encontra-se história de sangramento ou acidente obstétrico. O RN apresenta palidez na sala de parto ou poucas horas depois. Se a hemorragia foi muito intensa, o RN nasce deprimido, com Apgar baixo e com sinais de choque hipovolêmico.

Nas hemorragias internas encontram-se palidez e hipovolemia sem história de sangramento. Dependendo do local de sangramento, observam-se abaulamento de fontanela (hemorragia intracraniana) e distensão abdominal (rotura de vísceras parenquimatosas). O laboratório informa apenas uma anemia normocrômica e normocítica.

Coagulação intravascular disseminada (CIVD) – é uma condição clínica que ocorre na presença de uma grande variedade de doenças, em que existe geração de trombina *in vivo*, com aceleração da conversão de fibrinogênio em fibrina. No processo de formação de fibrina ocorre consumo e diminuição dos níveis de vários fatores da coagulação (fibrinogênio, fatores II, V, VIII, XIII) e de plaquetas. É a causa mais comum de sagramento nos RN gravemente doentes, sendo mais freqüentes no período neonatal do que em qualquer outra fase da idade pediátrica.

Deve ser suspeitada quando ocorrerem sangramentos espontâneos ou por punções de vasos ou ainda na vigência de tromboses em RN com algumas das condições predisponentes: hipotensão mantida, sepse, vírus (herpes, citomegalovírus, rubéola), fungos (*Candida*), protozoários (toxoplasmose), acidose grave, hipoxemia, hipotermia, policitemia, crescimento intra-uterino retardado, parto pélvico com asfixia neonatal grave, sofrimento fetal intraparto, uso de cateteres vasculares, hemangioma cavernoso, complicações obstétricas (descolamento prematuro de placenta, pré-eclampsia, feto morto gemelar, embolia amniótica), lesão cerebral, enterocolite necrosante, hemólise intravascular, reações antígeno-anticorpo.

Dados laboratoriais:
- Anemia.
- Plaquetopenia (inferior a 100.000).
- Aumento dos produtos de degradação da fibrina.
- Tempo de protrombina elevado.
- Eritrócitos fragmentados ou distorcidos.
- Tempo de tromboplastina parcial ativado elevado.
- Fibrinogênio diminuído e também fatores II, V e VIII.
- Tempo de trombina elevado.

Trombocitopenias – as causas de plaquetopenia do recém-nascido são numerosas e podem apresentar, no quadro clínico, anemia importante, acompanhada de sangramento gastrintestinal, umbilical e púrpura.

Doença hemorrágica do RN – resulta na deficiência transitória e grave de fatores dependentes da vitamina K, caracteriza-se por sangramento, que tende a ser gastrintestinal, nasal, subgaleal ou intracraniano. Os TP, TC e TR do plasma estão prolongados, os níveis dos fatores II, VII, IX e X estão significantemente diminuídos.

ANEMIAS POR HEMÓLISE

Anemias hemolíticas por alteração de membrana

Esferocitose – pode manifestar-se no período neonatal com anemia, icterícia por conta da bilirrubina indireta (que pode ser suficientemente intensa para causar kernicterus) e raramente esplenomegalia.

Dados laboratoriais:
- Anemia moderada.
- Reticulocitose (5 a 15%).
- Bilirrubina indireta de normal até níveis elevados.
- Esfregaço de sangue com esferócitos.
- Prova de fragilidade osmótica: os esferócitos são hemolisados em soluções menos hipotônicas do que as hemácias normais.
- Teste de auto-hemólise: verifica-se rotura espontânea após incubação a 37°C por 48 horas (o normal é que ocorra hemólise em menos de 4% das hemácias, sendo que, no caso de esferocitose, ocorre em 10 a 50% das hemácias). Recomendam-se fazer os testes nos pais e nos irmãos.

Eliptocitose – assintomáticas na maioria dos casos. Raramente pode haver anemia no período neonatal que freqüentemente desaparece até o primeiro ano de vida.

Dados laboratoriais:
- Hemoglobina normal ou pouco diminuída.
- Reticulocitose inferior a 4%.
- Esfregaço de sangue com mais de 15% eliptócitos.
- As provas de fragilidade osmótica e auto-hemólise estão alteradas apenas nos casos muito graves.

Estomatocitose – assintomática na maioria dos casos. Nos casos graves pode haver anemia, icterícia e reticulocitose.

Dados laboratoriais:
- Hemoglobina normal ou baixa.
- Reticulocitose inferior a 4%.
- Esfregaço de sangue periférico com 10 a 50% de estomatócitos (a área central da hemácia se parece com uma fenda alongada).

Picnocitose – doença rara. Pode haver anemia, icterícia, reticulocitose e raramente esplenomegalia. Geralmente, manifesta-se na primeira semana de vida e a hemólise tende a progredir até atingir um máximo por volta da terceira semana.

Dados laboratoriais:
- Esfregaço de sangue periférico com mais de 5% de picnócitos (hemácias deformadas, de contornos irregulares, intensamente coradas, com múltiplas projeções em forma de espinho).

Anemias hemolíticas do RN por incompatibilidade sangüínea materno-fetal

Incompatibilidade Rh – pode apresentar-se sob três formas:

1. Hidropisia fetal: palidez profunda, anasarca, petéquias, taquicardia, hepatoesplenomegalia acentuada. Placenta geralmente aumentada e cordão umbilical edemaciado.
2. Anêmica: predomínio da palidez (que já pode estar presente ao nascimento), sendo necessário fazer diagnóstico diferencial com hemorragia feto-materna, ou de aparecimento mais insidioso, atingindo anemia importante em torno da segunda ou terceira semana de vida. Pode ser acompanhada de hepatoesplenomegalia discreta ou acentuada.
3. Ictérica: é a forma mais comum. O RN apresenta icterícia já nas primeiras 24 horas de vida, atingindo seu máximo no terceiro ou quarto dia de vida. Associada com palidez progressiva e hepatoesplenomegalia.

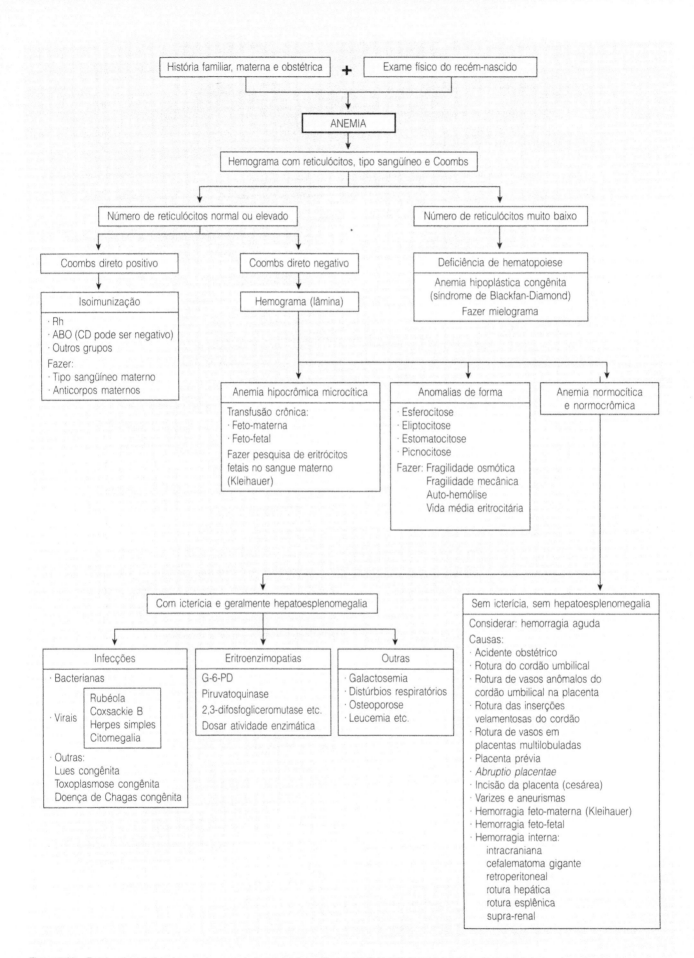

Figura 5.66 – Roteiro diagnóstico da anemia no período neonatal, modificado de Oski e Naiman.

Dados laboratoriais:

- Anemia (hemoglobina inferior a 13g% no cordão).
- Aumento de reticulócitos e eritroblastos.
- Plaquetopenia.
- Aumento de bilirrubinas por conta da bilirrubina indireta.
- Tipagem sangüínea materna Rh negativo.
- Tipagem sangüínea do RN Rh positivo.
- Coombs direto do RN Rh positivo.
- Coombs indireto da mãe Rh positivo.

Incompatibilidade ABO – icterícia de aparecimento precoce nas primeiras 24 horas de vida, geralmente menos intensa do que a verificada na incompatibilidade do sistema Rh. A anemia é moderada, raramente determinando palidez clinicamente detectável. Pode ocorrer hepatoesplenomegalia. Hidropisia fetal praticamente não existe.

Dados laboratoriais:

- Anemia moderada.
- Aumento de reticulócitos e eritroblastos.
- Aumento de bilirrubinas por conta da bilirrubina indireta.
- Tipagem sangüínea materna O.
- Tipagem sangüínea do RN (A, B ou AB).
- Coombs direto freqüentemente negativo.
- Pesquisa de anticorpos anti-A ou anti-B no RN de grupo A ou grupo B (prova de eluato).
- Pesquisa de anticorpos IgG anti-A e/ou anti-B no sangue materno (pesquisa de hemolisinas).

Deficiências enzimáticas

Deficiências de G-6-PD – doença hereditária, de caráter ligado ao sexo, de dominância incompleta. Algumas drogas e estados mórbidos são responsáveis pela hemólise nos indivíduos com deficiência dessa enzima: primaquina, cloroquina, quinidina, ácido acetilsalicílico, nitrofurantoína, furazolidona, sulfas, probenecid, vitamina K, cloranfenicol, acidose, viroses, pneumonias bacterianas. Esses agentes podem desencadear a hemólise e o RN apresentará um quadro de anemia discreta associada com icterícia por hiperbilirrubinemia indireta. Pode aparecer já na primeira semana de vida.

Dados laboratoriais:

- Hemoglobina normal ou discreta diminuição.
- Reticulose aumentada.
- Bilirrubinas aumentadas por conta da bilirrubina indireta.
- Dosagem de G-6-PD menor que 12 ± 1,17/U var. dens. ot./min/gHb.

Deficiência de piruvatoquinase – entidade rara, com quadro clínico de anemia acompanhado de icterícia por hiperbilirrubinemia indireta, com esplenomegalia. É de herança autossômica recessiva.

Dados laboratoriais:

- Anemia.
- Bilirrubina indireta elevada.
- Dosagem de enzima baixa.

Hemoglobinopatias

A única importante que pode dar sintomatologia no período neonatal é a hemoglobina de Zurich. Foi descrita em uma família suíça, inicialmente em uma criança e depois no pai.

A crise hemolítica ocorre poucos dias após o uso de sulfamídicos. Os eritrócitos apresentam corpúsculos de inclusão ou corpos de Heinz que podem ser demonstrados logo após o nascimento e não necessariamente associados com administração de drogas ou outros fatores. A esplenectomia melhora sensivelmente a hemólise da hemoglobina instável, dando ao paciente melhores condições de vida.

Dados laboratoriais:

- Anemia.
- Reticulocitose.
- Icterícia por conta da bilirrubina indireta.
- Eletroforese de hemoglobina: mostra uma fração migrando na mesma posição da hemoglobina. No estudo estrutural, a hemoglobina de Zurich tem arginina na posição 63, enquanto a hemoglobina A tem, nessa mesma posição, a histidina.

Intoxicação

Uso de doses elevadas de vitamina K sintética no recém-nascido ou em sua mãe antes do trabalho de parto pode levar a uma hemólise tóxica e icterícia por hiperbilirrubinemia indireta.

TRATAMENTO DAS ANEMIAS

O uso de transfusões de sangue, a partir das primeiras semanas de vida, em RNPT sadios foi proposto principalmente pelos autores franco-italianos. Eles indicavam transfusões de sangue total ou de concentrado de glóbulos em doses únicas ou múltiplas, visando ao rápido aumento da massa eritrocitária, das reservas de sais e hormônios, da curva ponderal e da concentração de hemoglobina. Isso, no entanto, postergava o reinício da eritropoiese, além de submeter o RNPT ao risco transfusional: preferiu-se, portanto, reservar tal medida a situações em que ocorressem sinais clínicos característicos de anemia não acompanhados de reticulocitose adequada.

Com relação ao uso profilático ou terapêutico de ferro nesse período, numerosos autores não obtiveram melhora da anemia precoce do RNPT pela sua administração em diferentes formas (oral, parenteral ou dieta enriquecida pelo metal), parecendo, entretanto, reduzir o número dos casos de anemia tardia ferropênica. Outros autores defendem a administração de ferro nas primeiras semanas de vida do RNPT sadio, argumentando que o metal contido na dieta normal é insuficiente e que tal conduta elevaria o nível de hemoglobina e até mesmo beneficiaria o desenvolvimento pondo-estatural.

O comitê de Nutrição da Academia Americana de Pediatria, em 1969, recomendou a administração profilática de ferro, na dose de 2mg/kg/dia, desde o segundo mês de vida a RNPT sadios e recém-nascidos de baixo peso (RNBP) ao nascer. Evidentemente, o ferro ministrado nessa ocasião não irá alterar a queda do nível de hemoglobina dessas crianças nem antecipar o reinício da eritropoiese. Uma vez que não há carência do metal, mesmo havendo nível plasmático elevado, todo ferro ministrado será absorvido e estocado em tecidos parenquimatosos, providenciando recurso para ulterior síntese de hemoglobina.

Fornecer ferro além do que lhes é ofertado pela dieta láctea rotineira ou transfundir sangue a RNPT que nasceram bem e evoluem normalmente antes dos 60 dias de vida parece ser desnecessário. Se não houver distúrbios nutricionais ou doenças capazes de alterar a crase sangüínea e o nível sérico de ferro mantiver-se, a redução dos valores hematimétricos não significará carência de elementos necessários à eritropoiese, sendo, portanto, absolutamente fisiológica.

Acreditamos que, nesse período, a criança não necessita de maior quantidade de hemoglobina e, portanto, de ferro, pois, sendo capaz de metabolizar intensamente, não o faz, apesar de lhe sobrar matéria-prima. Isso provavelmente ocorre por ela ter, nesse período, menor atividade, massa protéica ativa por quilograma de peso corpóreo relativamente pequena (Viteri e cols.) e, por conseguinte, sua oxigenação poder se satisfazer com baixa concentração de hemoglobina e baixo número de eritrócitos.

Na anemia verdadeira do RNPT, a quantidade de hemoglobina presente não é suficiente para transportar a quantidade de oxigênio necessária ao seu metabolismo. Na "anemia" precoce do RNPT, existem apenas valores hematológicos abaixo daqueles aceitos como normais para crianças de mais idade. Assim, anemia é igual à deficiência de transportadores de oxigênio; os RNPT, por nós estudados, num local de altitude igual a 750 metros em relação ao nível do mar, não apresentavam uma verdadeira anemia, e sim valores hematológicos baixos.

Todo RNPT que, em nosso meio, tenha como único fator desfavorável o nascimento antecipado, que evolua normalmente sem intercorrência, deverá ser apenas controlado periodicamente quanto a seus valores hematimétricos, particularmente na concentração de hemoglobina, hematócrito, contagem de reticulócitos no sangue periférico, ferritina e ferro séricos. Até o 60º dia, ele poderá apresentar valores hematimétricos baixos, sem que na realidade apresente deficiência de oxigenação tecidual por falta de transportador desse elemento, tendo capacidade e substrato para a síntese de hemoglobina, executando-a, apenas, à medida de suas necessidades.

Sugerimos utilizar, a fim de agirmos com o máximo de segurança, os valores de 7g/100ml para a concentração de hemoglobina, 50g/100ml para o ferro sérico e 1% para o número de reticulócitos, no 60º dia de vida do RNPT, como limites normais mínimos, abaixo dos quais uma investigação minuciosa deverá ser realizada.

Uma situação caracterizada por comprometimento da produção de hemoglobina, levando o RNPT a uma real anemia, é sugestiva quando encontramos índices normais referentes à morfologia corpuscular, concentração de hemoglobina e número de reticulócitos baixos e ferro sérico elevado.

Quando o distúrbio for caracterizado pelo aumento da destruição dos eritrócitos, comparados aos valores propostos, encontramos concentração de hemoglobina baixa, índices referentes à morfologia corpuscular normais, número de reticulócitos aumentado e ferro sérico igual ao valor proposto ou aumentado.

A deficiência de produção de hemoglobina por carência de ferro é sugestiva quando, em relação aos valores propostos, encontramos concentração de hemoglobina, índices referentes à morfologia corpuscular e ferro séricos baixos e número de reticulócitos igual ao valor proposto ou discretamente aumentado. A ferroterapia, nesse caso, é obrigatória. Prescrever ferro elementar na dose de 5mg/kg/dia, dividido em duas ou três doses e ministrado entre as refeições. A administração deve ser mantida até um mês após a correção dos níveis de hemoglobina. Com isso, há reposição também dos estoques de ferro no organismo.

O ferro elementar pode ser encontrado nas formas:

• Sulfato ferroso – 25mg equivale a 5mg de ferro.
• Gluconato ferroso – 40mg equivale a 5mg de ferro.
• Fumarato ferroso – 15mg equivale a 5mg de ferro.

Alguns RNPT extremos podem desenvolver anemia sintomática, apresentando dificuldade para alimentar-se, taquicardia, letargia, dispnéia após alimentação e taquipnéia.

Para se avaliar o grau de anemia do RNPT que não tenha recebido transfusões, nem apresente outras doenças no momento, utiliza-se não apenas o nível de hemoglobina, mas também o "índice de oxigênio disponível" que é calculado pela seguinte fórmula:

$$OD = [0,54 + (0,005 \times \text{idade gestacional em semanas})] \times Hb$$

OD: oxigênio disponível em ml/dl de sangue
Idade gestacional em semanas: pré-natal + pós-natal

RN com valores de "oxigênio disponível" menores do que 7ml/dl podem tornar-se sintomáticos e, portanto, devem receber transfusão de sangue.

Nos casos de anemia por perda de sangue (hemorragias agudas ou crônicas), pode surgir a necessidade de transfusão de sangue e/ou derivados. Descrevemos, a seguir, algumas normas usadas para regulamentar a transfusão de sangue, de plasma e de albumina.

NORMAS PARA TRANSFUSÕES NA ANEMIA

Com o objetivo de racionalizar a utilização de sangue e/ou hemoderivados temos como normas atuais:

1. Transfundir papa de eritrócitos (10ml/kg) nas seguintes situações:

Hematócrito inferior a 40%
• RN com doença cardiopulmonar grave.

Hematócrito ≤ 35%
• RN em ventilação mecânica ou em CPAP necessitando de $FiO_2 > 35\%$.

Hematócrito ≤ 30%
• RN em ventilação mecânica ou em CPAP, necessitando de $FiO_2 \leq 35\%$.
• RN que apresente mais de dois episódios de apnéia ou bradicardia em 24 horas e que já esteja sendo medicado com aminofilina.
• RN com freqüência cardíaca > 180 batimentos por minuto ou freqüência respiratória > 80 respirações por minuto que persista por 24 horas.
• RN com ganho de peso inferior a 10g/dia por quatro dias consecutivos recebendo oferta calórica ≥ 100 kcal/kg/dia.
• RN que vai ser submetido a procedimento cirúrgico.

Hematócrito ≤ 20%
• RN assintomático com número de reticulócitos inferior a 1%.

2. Transfundir sangue total, fresco de preferência (15ml/kg) nas seguintes situações:
• Anemia por hemorragias.
• Anemia grave por intensa hemólise.
• Anemia grave que acompanha processos infecciosos graves e persistentes.

3. Transfundir albumina humana (1 a 2g/kg), solução a 25%, nas seguintes situações:
• Hipoalbuminêmicos: repetir até 3 vezes/semana.
• Hipoalbuminêmicos com distúrbios hidroeletrolíticos, edemaciados.
• Ictéricos graves, precedendo a exsangüineotransfusão.
Observações:
a) Contra-indicado na presença de anemia com hipervolemia.
b) Na falta de albumina, tem-se usado plasma, cerca de 15ml/kg, com o objetivo de elevar a albumina plasmática e a conseqüente capacidade de ligação com a bilirrubina, diminuindo a porcentagem da bilirrubina livre, difusível, potencialmente tóxica. A diminuição dessa fração difusível no plasma ainda determina um gradiente, do extra para o intravascular.

Nas síndromes hemorrágicas, a abordagem terapêutica é a seguinte:

Doença hemorrágica do RN
• Administre Kanakion®, 1 a 2mg, VO ou IM, sendo esta última a via de preferência. Em RNPT extremos, pode ser necessária a utilização de 2 a 3mg.
• Prescreva plasma (15ml/kg) ou sangue fresco (20ml/kg) se a perda tiver sido de intensidade tal que comprometa o volume plasmático.

Coagulação intravascular disseminada
• Realize sempre que possível exsangüineotransfusão com sangue fresco estocado no máximo há 48 horas. Repetir o procedimento sempre que os valores laboratoriais (coagulograma e plaquetas) se mostrarem alterados e os sinais clínicos retornarem.
• Não sendo possível a realização da exsangüineotransfusão, utilize heparina na dosagem inicial de 100UI/kg/dose, IV. Dose de manutenção: 100UI/kg/dose a cada 4 horas. TC = 20 a 30 minutos; TTP = 60 a 70 segundos, se o normal for de 40 segundos.

Deficiência congênita de fatores VIII e IX

- Administre o concentrado de fatores na dose de 15-20UI/kg/dia durante 2 a 4 dias por via IV, considerando que 1UI/kg de peso de fator VIII ou IX eleva em 1% o nível sangüíneo desses fatores.
- O crioprecipitado pode ser usado na dose de 20UI/kg/dia por via IV na deficiência de fator VIII e nas afibrinogenemias congênitas, mas não na hemofilia por deficiência do fator IX, já que não contém esse fator.
- Não dispondo desses tratamentos, utilize plasma fresco, obedecendo à correlação de que 1ml de plasma tem atividade de coagulação semelhante a 1UI do fator.

Trombocitopenias (exceto CIVD)

- Administre concentrado de plaquetas na dose de 1UI/5kg de peso se os níveis estiverem abaixo de 25.000/mm^3 e/ou o RN estiver apresentando sangramento.

RN com púrpura trombocitopênica

- Isoimune: a infusão de 1UI de plaquetas maternas eleva rapidamente (1 hora) as plaquetas do RN a níveis normais, com sobrevida de até 7 dias. A plaquetoforese deve ser repetida se os sinais clínicos (sangramento ou comprometimento neurológico) e laboratoriais (plaquetas abaixo de 25.000) persistirem.
- O uso de corticosteróides é muito controverso: quando utilizado, só o é em crianças com grandes hemorragias (prednisona na dose de 2mg/kg/dia ou sua dose equivalente de dexametasona durante 1 a 2 semanas).

RN submetido a anoxia

- Administre Kanakion®, 1 a 2mg por via IM, uma vez.
- Infunda plasma fresco 15ml/kg ou sangue fresco 20ml/kg se o sangramento tiver sido muito intenso ou persistir.

Ingestão materna de drogas – barbitúricos, fenotiazídicos e aspirinas durante a gestação e meperidina durante o trabalho de parto: procedimento semelhante ao da doença hemorrágica do RN. Outras drogas associadas a trombocitopenias em crianças são as seguintes:

- Anitibióticos: cloranfenicol, cefalosporinas, sulfissoxazol, rifampicina.
- Sedativos anticonvulsivantes: difenil-hidantoína, carbamazepina, clonazepam, valproato de sódio, primidona.

Quando a plaquetopenia se desenvolve enquanto a criança está tomando a medicação, a terapêutica deve ser modificada quando possível.

Afibrinogenemia congênita

- Concentrado de fibrinogênio na dose de 50-100mg/kg, IV lento, fornece nível plasmático hemostático.
- Atualmente, o tratamento dessa doença está sendo realizado com o crioprecipitado na dose anteriormente referida.

MEDIDAS PROFILÁTICAS A SEREM TOMADAS

No caso da doença hemorrágica do RN, administrar sempre, após o nascimento, vitamina K na dose de 1mg, IM.

Nos casos de anemias hemolíticas, raramente há necessidade de indicar transfusão sangüínea. Ocasionalmente, é necessário indicar exsangüineotransfusão para prevenir kernicterus. A esplenectomia nos casos de anemia por alteração de membrana de hemácia deve ser protelada até a idade mínima de 4 anos, devido ao risco de infecções.

BIBLIOGRAFIA

1. ATTIAS, D. – Pathophysiology and treatment of the anemia of prematurity. *J. Pediatr. Hematol. Oncol.* **17**:13, 1995. 2. BIFANO, M.E. & CURRAN, T.R. – Minimizing donor blood exposure in the neonatal intensive care unit. *Clin. Perinatol.* **22**:657, 1995. 3. BROWN, M.S. & SHAPIRO, H. – Effect of protein intake on erythropoiesis during erythropoietin treatment of anemia of prematurity. *J. Pediatr.* **128**:512, 1996. 4. FANAROFF, A.A. & MARTIN, R.J. – *Neonatal-Perinatal Medicine: Diseases of the Fetus and Infant.* 6th ed., Mosby Yearbook, Inc., 1997. 5. HUME, H. – Red blood cell transfusions for preterm infants: the role of evidence-based medicine. *Semin. Perinatol.* **21**:8, 1997. 6. LIMA-ROGEL, V. et al. – Efficacy of early erythropoietin use in critically ill, very-birthweight premature newborn infants: controlled clinical trial. *Sangre* **43**:191, 1998. (Abstract). 7. MAIER, R.F. et al. – High-versus low-dose erythropoietin in extremely low birth weight infants. *J. Pediatr.* **132**:966, 1998. 8. NATHAN, D.G. & ORKIN, S.H. – *Nathan and Oski's Hematology of Infancy and Childhood.* 5th ed., Philadelphia, W.B. Saunders, 1998. 9. OHLS, R.K. – Erythropoietin to prevent and treat the anemia of prematurity. *Curr. Opin. Pediatr.* **11**:108, 1999. 10. OHLS, R.K.; VEEMAN, M.W. & CHRISTENSEN, R.D. – Pharmacokinetics and effectiveness of recombinant erythropoietin administered to preterm infants by continuous infusion in total parenteral nutrition solution. *J. Pediatr.* **128**:518, 1996. 11. SHANNON, K.M.D. – Eritopoetina humana recombinante na anemia neonatal. *Clin. Perinatol.* **22**:627, 1995. 12. STRAUSS, R.G. – Erythropoietin and neonatal anemia. *N. Engl. J. Med.* **330**:1227, 1994.

---

3 — Doença Hemolítica do Recém-Nascido por Incompatibilidade Sangüínea Materno-Fetal

CLÉA RODRIGUES LEONE
MARIO MACOTO KONDO
VIRGÍNIA SPÍNOLA QUINTAL

O avanço da imuno-hematologia levou à descoberta de inúmeros antígenos eritrocitários, porém somente alguns causam aloimunização materna que possa levar à hemólise fetal e neonatal. Cerca de 98% dos casos de doença hemolítica do recém-nascido (DHPN), são causados por incompatibilidade ABO e Rh, os 2% restantes o são por antígenos atípicos, dos quais os principais são Kell, C e E.

O risco de ocorrer aloimunização Rh é de 16%, se existir compatibilidade ABO entre a mãe e o feto, e de 2%, se existir incompatibilidade. Com os avanços ocorridos na prevenção e na terapêutica intra-útero da doença hemolítica pelo sistema Rh (DH-Rh), tem ocorrido redução significativa na incidência de DH-Rh forma grave nos países desenvolvidos, em especial a hidropisia fetal, embora em nosso meio essa entidade ainda constitua um problema, principalmente devido à cobertura insuficiente do pré-natal.

Na incompatibilidade sangüínea pelo sistema ABO, apesar de levar à doença hemolítica em 10 a 20% das gestações incompatíveis, os casos graves representam 1 a 4% dessas crianças, os quais, devido a isso, têm recebido menor atenção do que a dirigida ao sistema Rh.

DOENÇA HEMOLÍTICA PELO SISTEMA Rh

A DH-Rh no recém-nascido (RN) caracteriza-se pela presença de anemia hemolítica conseqüente à ação de anticorpos (AC) maternos anti-Rh (D), do tipo IgG, e dirigidos aos eritrócitos Rh positivos do feto, com manifestações clínicas variáveis, de acordo com a intensidade do processo.

ETIOPATOGENIA

A condição básica para que ocorra essa doença consiste na presença de fetos cujos eritrócitos contenham o antígeno D (Rh), na sua ausência nos eritrócitos maternos. O grupo Rh representa apenas um dos vários sistemas antigênicos da superfície dos eritrócitos humanos. Existem três subtipos de pares antigênicos (C, D e E). Consideramos em especial o D (Rh) e, na sua ausência, nos referimos como Rh negativo. Outros antígenos têm sido descritos, como o D^u no lugar de D, causando sensibilização materna. O antígeno D^u é um antígeno D fraco e não costuma ser detectado por meio dos métodos habituais de detecção da tipagem sangüínea. Se o sangue de um doador D^u for ministrado a um receptor Rh negativo, poderá ocorrer o estímulo à formação de anticorpos anti-D.

Aloimunização materna

A exposição a antígenos eritrocitários não-compatíveis causa aloimunização. Na gestante, isso pode resultar de transfusão de sangue incompatível ou hemorragia fetomaterna.

Transfusão de sangue incompatível – antes da descoberta do fator Rh, a transfusão de sangue Rh incompatível era a causa mais freqüente da aloimunização Rh, porém, atualmente, as transfusões são responsáveis pelas aloimunizações atípicas, devido ao cuidado com as provas cruzadas ABO e Rh realizadas antes desse procedimento.

Os usuários de drogas injetáveis também podem ser incluídos nesse grupo, assim como as mulheres que tenham recebido hetero-emoterapia.

O uso de drogas por via intravenosa constitui um grande desafio aos órgãos de Saúde Pública, podendo levar também à aloimunização, pela exposição contínua de sangue incompatível. Bowman e cols. (1991) relatam o acompanhamento de quatro gestantes toxicômanas (uma gravidez gemelar) com aloimunização Rh por uso de droga intravenosa e seringa compartilhada com múltiplas pessoas; dos cinco fetos, quatro desenvolveram hidropsia e somente um destes sobreviveu. A gravidade da doença poderia ser explicada pela exposição contínua ao antígeno Rh devido à seringa de uso comum.

A heteroemoterapia foi utilizada no passado para tratar certas afecções de natureza alérgica da infância, como eczema e bronquite, por meio de injeção intramuscular de sangue de um familiar com saúde perfeita.

Hemorragia fetomaterna (HFM) – a gestação de feto Rh positivo em gestante Rh negativo é a principal causa de aloimunização Rh. A introdução do teste desenvolvido por Kleihauser e cols. (1957), que, por meio da utilização de solução ácida (pH 3-3,5) e da denaturação da hemoglobina A, permite diferenciar hemácias fetais e adultas, foi essencial para demonstrar a presença de HFM durante a gestação, o parto e nos diferentes procedimentos propedêuticos.

Estudos prospectivos de Bowman e cols. (1986) demonstraram que 75% das gestantes apresentam HFM em algum momento da gestação ou após o parto, sendo que 60% apresentam um volume menor do que 0,1ml, assim como 1,6% das gestantes tornam-se aloimunizadas após a 28ª semana de gestação, ou até o terceiro dia pós-parto.

A circulação fetal está estabelecida a partir da 4ª semana de gestação e podem-se detectar eritrócitos fetais na circulação materna a partir da 10ª semana, portanto, a gestante que aborta corre o risco de aloimunização devido à HFM presente. O risco é baixo até a 6ª-8ª semanas, tornando-se significativo ao redor da 10ª-12ª semanas. O risco de aloimunização após abortamento é de 2%, se espontâneo, e de 4 a 5%, se induzido (Bowman, 1989).

O risco de aloimunização após uma prenhez ectópica não é bem conhecido, porém, a HFM está presente, devendo-se realizar a profilaxia com imunoglobulina Rh após sua resolução.

A amniocentese, cordocentese e biópsia de vilo corial podem provocar HFM de grau variável, sendo importante a profilaxia com imunoglobulina Rh em toda gestante Rh negativo que for submetida a procedimento invasivo.

O contato de sangue incompatível por meio de transfusão ou HFM leva a uma resposta imune primária contra o antígeno D, causando formação de IgM anti-D em oito semanas a seis meses. A resposta imune secundária segue-se a uma nova exposição de sangue incompatível, com rápida produção de IgG anti-D, que cruza a placenta e vai aderir à membrana eritrocitária do feto Rh positivo, levando à hemólise extravascular no baço fetal.

Mecanismo de hemólise fetal

O mecanismo básico é a hemólise extravascular, que ocorre principalmente no baço, em decorrência da ação de anticorpos (AC) maternos tipo IgG (anti-D) sobre as células vermelhas fetais Rh positivas. Esses AC se fixam aos antígenos presentes na membrana celular das células fetais, aumentando a quimiotaxia de macrófagos, que se aderem a esses complexos Ag-AC no baço. A circulação mais lenta e o maior hematócrito nesse local irão favorecer a rotura da membrana celular, que irá liberar fragmentos e modificar sua forma (esferócitos), que têm maior fragilidade osmótica. Quando a hemólise for muito intensa, poderá ocorrer hemólise intravascular no período pré-natal.

Como conseqüência, o feto desenvolve anemia, causando hipoxemia tecidual e estimulando a eritropoiese medular, que poderá estender-se a locais extramedulares, como baço e fígado. O controle da maturação eritróide torna-se comprometido e aparecem células vermelhas nucleadas na circulação.

À medida que o processo se intensifica, a eritropoiese hepática causa alterações em sua arquitetura, modificando a circulação local e podendo levar à hipertensão portal e ao comprometimento da função celular, com redução da produção de albumina. Em conseqüência, diminui a pressão coloidosmótica e desenvolve-se edema generalizado. A placenta também edemacia, agravando ainda mais a hipoxemia tecidual já existente. Outras alterações sucedem, como efusões pleurais, com hidrotórax e edema pulmonar, podendo chegar até à hipoplasia pulmonar, pela compressão dos órgãos edemaciados.

A hidropsia fetal decorre de uma somação de fatores associados à doença hemolítica grave, como redução da pressão coloidosmótica, em parte devido à diminuição das proteínas séricas, mas também devido a outros fatores, ainda, não bem conhecidos. Nesse processo também está envolvida a descompensação cardíaca secundária à hemólise e a elevação da pressão venosa devido à diminuição no retorno venoso.

Os casos mais graves também se acompanham de trombocitopenia e neutropenia, por provável diminuição de produção, desde que a atividade medular esteja desviada para a produção de células da linhagem vermelha. Além disso, outros órgãos como o fígado e o pâncreas apresentam alterações patológicas. Hiperplasia das células das ilhotas de Langerhans pode ser observada no pâncreas, e necrose celular focal, com colestase, pode ser vista no fígado.

PREVISÃO DO GRAU DE COMPORTAMENTO FETAL E DA DOENÇA HEMOLÍTICA

História pregressa – a história pregressa é muito importante, uma vez que a doença tende a ser da mesma forma ou mais grave, desde que seja mantido o mesmo pai. É importante conhecer as três formas de comportamento fetal e do RN.

Título de anticorpo – o teste de Coombs indireto é inespecífico para detectar a presença de IgG antieritrocitário. Uma vez positivo, deve-se identificar e titular o anticorpo. O título de anti-D maior ou igual a $^1/_{16}$ é adotado na Clínica Obstétrica do Hospital das Clínicas da FMUSP como o "nível crítico", a partir do qual pode ocorrer a forma grave da doença. Atualmente, realiza-se a pesquisa de anticorpos irregulares (PAI), na qual são realizados o teste de Coombs, a identificação e a titulagem dos anticorpos.

O título tem grande importância na primeira gestação sensibilizada ou quando se eleva durante a gestação. É importante lembrar da necessidade do controle de qualidade na realização desse teste, para evitar resultados que subestimem a gravidade da doença.

A acurácia em prever o grau de comportamento fetal com a história pregressa e o título de anticorpos é de 65%.

Espectrofotometria do líquido amniótico – a bilirrubina é o produto final da hemólise do eritrócito fetal, sendo clareada pela placenta para a metabolização pelo fígado materno, porém, pequenas quantidades entram na circulação enteroepática fetal. Uma parte dessa bilirrubina é redistribuída para os pulmões e, então, via fluido pulmonar, para o líquido amniótico (LA). A bilirrubina na urina fetal é de concentração mínima, não tendo participação na concentração de bilirrubina no LA. A passagem através das membranas do cordão ou vasos placentários é puramente especulativa, não tendo sido quantificada (Harman, 1989).

Bevis (1956) foi o primeiro a estudar o LA e a desenvolver a espectrofotometria. Em 1961, Liley estabeleceu uma metodologia de fácil reprodução para determinar a concentração de bilirrubina no LA, de maneira indireta, por meio da determinação da diferença de densidade óptica a 450nm (DDO 450nm), elaborando um gráfico de prognóstico fetal. A zona 1 indica doença leve ou eventualmente feto Rh negativo, com seguimento feito a cada três a quatro semanas. A zona 2 indica maior comprometimento fetal e, à medida que se aproxima da zona 3, deve-se fazer um estudo a cada uma a duas semanas para estabelecer-se uma tendência. A zona 3 indica feto hidrópico ou possibilidade de hidropisia em sete a dez dias, indicando terapêutica fetal imediata.

Os estudos de Nicolaides e cols. (1986) levantaram dúvidas quanto à validade da DDO 450nm antes da 25ª semana, porém, Harman (1989), Anath e Queenan (1989) discutem e comprovam sua utilidade antes da 26ª semana de gestação.

A metodologia na realização da espectrofotometria é importante para diminuir os fatores de erro. A contaminação do LA com sangue materno ou fetal produz um pico de 415nm, 540nm e 580nm, devido à presença de oxiemoglobina, distorcendo a DDO 450nm, tornando-se sem valor. Uma pequena quantidade de sangue pode não alterar a DDO 450nm, mas uma pequena quantidade de plasma, principalmente fetal, pode aumentá-la, dando uma falsa idéia de gravidade do caso.

O heme produz um pico de 405nm, que pode alterar o pico a 450nm, porém, isso é indicativo de grave comprometimento fetal. O mecônio distorce e aumenta o pico a 450nm. A exposição da amostra à luz (principalmente fluorescente) descolore a bilirrubina, reduzindo a DDO 450nm. O líquido ascítico produz valores de DDO extremamente elevados.

Anomalias congênitas, como anencefalia, meningomielocele, obstrução do trato gastrintestinal superior, onfalocele, fístula traqueo-esofágia e outras causas de hemólise fetal (talassemia, deficiência de G-6-PD, esferocitose congênita), podem alterar a espectrofotometria e a DDO 450nm, devendo-se afastar essas doenças nas gestantes aloimunizadas e no feto com DHPN.

Na Clínica Obstétrica do Hospital das Clínicas da FMUSP utilizamos o gráfico de Liley modificado (curva de Bowman), que permite a avaliação fetal a partir da 15ª semana.

A acurácia em prever a forma de comprometimento fetal por meio da DDO 450nm é de 95%.

Ultra-sonografia e dopplerfluxometria – na ausência de asciste volumosa ou feto hidrópico, vários sinais podem fazer suspeitar de anemia fetal. Como os parâmetros podem ser subjetivos, é importante o seguimento seriado pelo mesmo ultra-sonografista.

O espessamento da placenta, com aumento da sua ecogenicidade, pode ser um dos primeiros sinais de comprometimento fetal. A presença de duplo contorno da bexiga fetal, e, às vezes, do estômago e da vesícula, pode indicar ascite incipiente, assim como o aumento da hidrocele pode indicar o agravamento da anemia fetal (Harman, 1989).

O aumento da circunferência abdominal fetal em relação aos demais parâmetros ou a presença de hepatoesplenomegalia pode ser indicativo de eritropoiese extramedular intensa e indicar agravamento da condição fetal.

O hidrâmnio é um sinal importante, porém, a dificuldade na sua avaliação inicial deve ser considerada, assim como a presença de derrame pericárdio deve ser um fator de alerta no seguimento fetal. A presença de derrame pleural não é tão freqüente nos fetos com eritroblastose, devendo-se suspeitar de outra etiologia quando não ocorrer sua regressão após o início do tratamento fetal.

O estudo do sangue fetal tem demonstrado fetos com anemia importante sem sinais de hidropisia, lembrando a necessidade do seguimento seriado e da cuidadosa avaliação da história pregressa para indicar uma propedêutica no momento adequado para o tratamento intra-útero.

A aplicação da dopplerfluxometria na aloimunização permanece em aberto, existindo inúmeras controvérsias quanto aos resultados, à reprodutibilidade e à aplicação clínica.

Existe relação razoável entre o aumento da velocidade sistólica e o aumento da relação A/B com grau de anemia fetal. Copel e cols. (1988) elaboraram uma fórmula para tentar calcular o grau de anemia fetal por meio do estudo da velocidade do sangue na aorta fetal, porém, seus resultados mostraram a necessidade de mais estudos, uma vez que o cálculo não permitiu reconhecer vários fetos anêmicos nem o planejamento de novos procedimentos.

A baixa correlação entre a viscosidade do sangue com a relação A/B ou com o índice de pulsatilidade não permite prever os níveis de hemoglobina pós-transfusão nem durante o seguimento posterior (Harman, 1989).

Mari e cols. (1990, 1991) realizaram a dopplerfluxometria de várias artérias fetais (cerebral média, carótida interna, aorta abdominal e torácica renal, femoral e artéria umbilical), antes e 24 horas após o tratamento, indicando que esse índice não serve para identificar o feto anêmico, porém, o índice sofre redução acentuada logo após uma transfusão, voltando aos valores pré-transfusão 24 horas após o procedimento.

Esses trabalhos confirmaram os resultados de Weiner e cols. (1989) que encontraram queda da relação A/B na artéria umbilical logo após transfusão intravascular.

A dopplervelocimetria do ducto venoso parece fornecer uma correlação com a anemia fetal (Oepkes e cols., 1993), surgindo como um campo promissor no auxílio do seguimento das gestantes aloimunizadas.

A análise desses trabalhos demonstra que o papel da dopplervelocimetria ainda não está estabelecido, não devendo-se tomar condutas diante dos casos de DHPN somente por seus resultados.

QUADRO CLÍNICO

As manifestações clínicas ao nascimento irão depender da intensidade da hemólise ocorrida intra-útero e da capacidade de o feto reagir a esse agravo por meio de hematopoiese efetiva. Segundo Bowman, podem ser identificados três níveis de gravidade:

Leve – no qual a anemia pode estar ausente ou ser muito leve, com níveis de hemoglobina maiores do que 12 a 13g/dl em cordão umbilical e concentrações de bilirrubinas menores do que 3 a 3,5mg/dl.

493

Durante o período neonatal não são atingidos níveis de indicação de exsangüíneotransfusão (EXT) e não se verificam níveis de hemoglobina inferiores a 7 a 8g/dl após o período neonatal. Ocorre em cerca de 50% dos casos.

Moderada – corresponde a aproximadamente 25% dos casos e caracteriza-se por hiperbilirrubinemia mais intensa. Os RN podem apresentar palidez discreta, hepatoesplenomegalia e níveis de bilirrubina indireta em cordão umbilical, indicativos de EXT imediata e/ou icterícia precoce, com progressão rápida nas primeiras horas de vida.

Grave – com anemia progressiva e possibilidade de evolução para edema generalizado, caracterizando hidropisia fetal. A hipoglicemia constitui um achado freqüente e está associada à hipertrofia e à hiperplasia das ilhotas de Langerhans no pâncreas. Manifestações hemorrágicas também costumam ocorrer, provavelmente como manifestação de trombocitopenia.

Na evolução dos processos mais intensos, tem-se verificado colestase associada e, entre a 2ª e a 4ª semanas de vida, anemia, que se acompanha de menor sobrevida das células vermelhas e menores níveis de eritropoetina e reticulócitos. Observa-se, na maioria dos casos, regressão espontânea dessa anemia por volta de 6 a 8 semanas de vida.

DIAGNÓSTICO

O diagnóstico de isoimunização Rh costuma ser feito durante o período pré-natal, com verificação da tipagem sangüínea materna e detecção dos casos Rh negativos. A sensibilização materna é indicada pela presença de AC anti-D e sua evolução durante a gestação.

Ao nascimento, a confirmação do tipo sangüíneo Rh positivo do RN e negativo da mãe, acompanhada de positividade do teste de Coombs direto, constituem elementos para o diagnóstico de isoimunização Rh ou DH-Rh. Deve ser ressaltado que a negatividade do teste de Coombs não afasta o diagnóstico nos RN submetidos à transfusão intra-uterina.

A intensidade do processo poderá ser avaliada pelo grau de anemia e hiperbilirrubinemia no período neonatal imediato, além da presença de hepatoesplenomegalia, extensão do edema, petéquias e sufusões hemorrágicas.

No hemograma, observam-se anemia e número aumentado de eritroblastos e reticulócitos. Valores de hemoglobina inferiores a 13g/dl no sangue de cordão umbilical são considerados anormais. A contagem de reticulócitos geralmente é superior a 6% e pode alcançar 30 a 40%.

TRATAMENTO

Terapêutica fetal na DHPN

Transfusão intra-útero (TIU) – antes de 1963, a indução do parto entre a 31ª e a 32ª semanas era realizada nos casos graves, com taxa de mortalidade de 25%, uma vez que não havia outro meio disponível.

A introdução da transfusão intraperitoneal (TIP) por Liley (1963) alterou de forma significativa o prognóstico desses fetos, sendo um marco decisivo na terapêutica fetal intra-útero.

A tentativa de puncionar o vaso fetal foi feita também na década de 1960, via histerotomia, com punção da artéria femoral, veia safena e vasos da placa corial. No Brasil, Melone e Savaya (1965) tentaram a exsangüíneotransfusão através do cordão umbilical exteriorizado por histerotomia, porém, todas essas tentativas não obtiveram sucesso.

A dificuldade no tratamento dos fetos hidrópicos, devido à menor absorção do sangue pelos linfáticos subdiafragmáticos e aos riscos elevados nessas situações, levou à busca do acesso vascular, inicialmente por fetoscopia e, depois, por punção do vaso fetal com auxílio da ultra-sonografia (veia hepática, cordão fetal, cordocentese). A utilização da ultra-sonografia e o aprimoramento das equipes têm resultado em sobrevida de 24 a 92% nos fetos tratados com TIU (Stangenberg e cols., 1991).

A TIU está indicada na presença de:

a) hemoglobina fetal abaixo de 10g/dl;

b) DDO 450nm em zona 3 ou 2 superior;

c) hidropisia fetal imune.

O objetivo da TIU é corrigir a anemia e inibir a eritropoiese extramedular, permitindo a reversão dos casos de hidropisia e a realização do parto com maturidade pulmonar presente (35ª-36ª semana de gestação).

Existem várias formas de acesso vascular e muitas formas de se calcular o volume de sangue a ser injetado, assim como pode realizar-se a transfusão ou a exsangüíneotransfusão (Stangerberg e cols., 1991).

Na Clínica Obstétrica do Hospital das Clínicas da FMUSP, realizamos a TIU, na sua impossibilidade, utilizamos a TIP. A transfusão é iniciada a partir da 20ª semana de gestação com a seguinte padronização:

1. Sedação materna com prometazina 25mg e meperidina 100mg, por via intramuscular, 30 minutos antes procedimento.

2. Equipe paramentada cirurgicamente, com três obstetras (um para guiar o procedimento, outro para fazer a punção e o terceiro para injetar o sangue).

3. Assepsia com iodopovidona, colocação de campos, botão anestésico com lidocaína a 1% e punção com agulha calibre 20G na inserção placentária do cordão umbilical (veia umbilical).

4. Coleta de amostra de sangue fetal, determinação imediata da hemoglobina (hemoglobinômetro portátil) e injeção de 1ml de soro fisiológico para se confirmar a punção da veia umbilical, no caso de punção arterial, realizamos nova punção.

5. Curarização com pancurônio 0,3mg/kg.

6. Injeção de papa de hemácias O Rh negativo, com seringa a uma velocidade de 10ml por minuto (hematócrito de 85-90%, irradiado com 2.500rad), com o volume calculado de 30-50ml/kg.

7. Visibilização intermitente da freqüência cardíaca fetal.

8. A TIP é realizada quando não se consegue o acesso vascular; o volume de sangue a ser injetado é calculado de acordo com a seguinte fórmula: volume = (idade gestacional – 20) × 10ml.

9. Antibioticoterapia profilática com 2g de cefalotina por via intravenosa logo após o procedimento e, se necessário, terbutalina 0,25mg por via subcutânea.

Buscamos atingir a hemoglobina final acima de 15g/dl em uma a três transfusões e, a partir de então, o intervalo para a próxima transfusão é calculado de acordo com a taxa de hemoglobina e a expectativa de queda de 0,4g/dl por dia, e no acompanhamento pela ultra-sonografia e dopplervelocimetria, que podem antecipar a TIU na presença de comprometimento do estado fetal.

Em um estudo, a sobrevida constatada no período de janeiro de 1991 a junho de 1994 foi de 77,6%. Foram realizadas 248 TIU em 87 fetos, sendo 38 hidrópicos e 49 não-hidrópicos. A transfusão inicial foi entre a 20ª e a 34ª semanas, repetida até seis vezes, com intervalos de 1 a 35 dias, e a última transfusão entre a 32ª e a 35ª semanas. A hemoglobina inicial oscilou entre 1,7 e 9,8g/dl. Os partos ocorreram entre a 34ª e a 37ª semanas, com maturidade presente (Kondo e cols., 1994).

No Berçário Anexo à Maternidade do Hospital das Clínicas da FMUSP, o impacto dessa modalidade terapêutica pode ser verificado pela variação ocorrida na mortalidade de RN com DH-Rh grave: de 42,8% antes da introdução dessa modalidade, passou a ser 6,6% após.

Plasmaférese – a plasmaférese intensiva tem sido utilizada na Clínica Obstétrica do Hospital das Clínicas da FMUSP nos casos com história de hidropisia fetal antes da 20ª semana de gestação. Nessa condição, iniciamos a plasmaférese três vezes por semana, a partir da 12ª semana, até atingirmos a 20ª semana, quando iniciamos a transfusão intra-útero. É importante o controle da anemia materna, do título de anti-D e a vigilância de sinais de possível infecção.

Imunosseroglobina – o uso da imunosseroglobina por via intravenosa em altas doses (400mg/kg/dia durante 5 dias) seria benéfico no tratamento da DHPN por reduzir a produção de anti-D materno por meio de um "feedback" negativo, ou por saturação dos receptores Fc no trofoblasto, impedindo a passagem do anti-D para a circulação fetal, ou por saturação dos receptores Fc do sistema retículo-endotelial do feto, impedindo a destruição dos eritrócitos recobertos de anticorpos. Seu uso na prática clínica ainda está para ser determinado devido ao alto custo e às divergências nos resultados obtidos (Bowman, 1989).

Prometazina – a prometazina reduz a ligação antígeno-anticorpo e interfere na formação das rosetas pelos eritrócitos ao redor dos fagócitos e sua fagocitose. Pode também aumentar a conjugação da bilirrubina e sua excreção no RN. A dose recomendada é de 25 a 50mg, três a quatro vezes ao dia, começando a partir da 14ª semana de gestação (Gusdon e cols., 1976).

Protocolo de atendimento da clínica obstétrica

1. Tipagem ABO e Rh do casal e fenotipagem Rh do marido. Em caso de marido desconhecido, consideramos sempre como Rh positivo.

2. Estudo fetal a partir da 18ª-22ª semanas de gestação na presença de: a) antecedentes de forma moderada ou grave; b) título de anti-D igual ou maior do que $^1/_{16}$; c) sinais de comprometimento fetal à ultra-sonografia.

Na ausência de sinais de comprometimento fetal à ultra-sonografia, realizamos a amniocentese, com determinação da DDO 450nm e leitura na curva de Bowman. A DDO em zona 3 indica cordocentese e/ou TIU, assim como a zona 2 superior. A DDO em zona 1 indica repetição a cada três a quatro semanas e a DDO em zona 2 necessita de nova avaliação a cada uma a duas semanas. O seguimento com a ultra-sonografia é realizado a cada 3 a 20 dias, de acordo com a história pregressa e, se houver alteração, está indicada a cordocentese e/ou TIU.

Na presença de sinais de comprometimento fetal à ultra-sonografia (espessamento e alteração da ecogenicidade da placenta, hepatoesplenomegalia, aumento da circunferência abdominal, duplo contorno na bexiga, estômago ou vesícula biliar, derrame pericárdico, aumento de hidrocele, aumento de volume de LA), realizamos a cordocentese e TIU quando a hemoglobina fetal está abaixo de 10g/dl.

3. Na presença de antecedentes de forma leve e/ou título de anti-D menor do que $^1/_{16}$, realizamos o seguimento mensal com titulagem de anticorpo e ultra-sonografia, no parto de termo, se não houver alterações durante o seguimento. A presença de aumento do título ou alteração à ultra-sonografia indicará a DDO 450nm e/ou a cordocentese.

4. Nas gestantes não-sensibilizadas, realizamos a pesquisa de anticorpos irregulares mensal, profilaxia na 28ª semana e pós-parto. Com a aplicação da imunoglobina Rh durante a gestação, os controles podem detectar a imunoglobina aplicada, com presença de títulos baixos de anti-D ($^1/_1$ a $^1/_4$).

5. O parto é realizado entre a 35ª e a 36ª semanas nos fetos tratados com TIU, entre a 37ª e a 38ª semanas nos casos de DDO 450nm em zona 2 e até a 40ª semana nos casos de DDO 450nm em zona 1 e zona 2 inferior.

Neonatal

Tem por objetivo obter diminuição da hemólise e dos níveis de bilirrubinas, além de correção da anemia e das alterações hemodinâmicas presentes. Ao nascimento, consideram-se importantes:

• Conhecimento prévio das condições materno-fetais.

• Preparo de sangue fresco tipo O Rh negativo e papa de hemácias para possível utilização imediata. É necessário que a tipagem do sangue esteja confirmada e que suas características bioquímicas obedeçam aos seguintes critérios: pH > 6,8; K < 7mEq/l; Na < 170mEq/l e 12g% < Hb < 16g%.

• A reanimação do RN deverá ser realizada por equipe experiente procurando estabilizar as condições cardiorrespiratórias e hemodinâmicas o mais rapidamente possível.

• Amostras de sangue de cordão umbilical deverão ser enviadas para a realização de concentração de hemoglobina, contagem de reticulócitos, tipagem sangüínea, teste de Coombs direto e concentração de bilirrubinas totais e frações.

• A indicação de EXT logo após o nascimento pode ocorrer nas seguintes situações: RN com sinais de hidropisia fetal; aqueles cujas mães têm antecedentes de perdas fetais ou neonatais por DH-Rh ou que nessa gestação já tenham indícios de DH-Rh grave e sinais clínicos ou laboratoriais da doença; antecedentes maternos de sensibilização pelo antígeno Rh (Coombs indireto positivo) e Coombs direto do RN positivo e bilirrubina indireta maior ou igual a 4mg/dl e/ou hemoglobina menor ou igual a 13g% em cordão umbilical.

• As indicações mais tardias de EXT baseiam-se em:

1. aumento da concentração de bilirrubina indireta superior a 0,5mg/dl/h nas primeiras 24 horas de vida;
2. níveis de bilirrubina indireta correspondentes a 1% do peso de nascimento para RN com até 1.800g ao nascimento;
3. níveis de bilirrubina indireta > 18mg/dl em RN com peso superior a 1.800g;
4. imediatamente após a EXT devemos iniciar a fototerapia e a monitorização das concentrações de bilirrubinas, hemoglobinas, plaquetas, glicemia e eletrólitos (Na, K, Ca, Mg);
5. a EXT deverá ser repetida quando forem atingidas as indicações acima citadas;
6. devemos administrar 1U de plaquetas imediatamente após a EXT;
7. concomitantemente, deverá ser instalado suporte nutricional e medidas necessárias à manutenção do equilíbrio térmico e hidroeletrolítico.

Particularmente nos RN com hidropisia fetal, outros recursos terapêuticos deverão ser utilizados, além de cuidados intensivos:

• Estabilização das condições respiratórias o mais rapidamente possível após o nascimento, realizando, quando necessário, para obter expansão pulmonar, punção de ascite e/ou hidrotórax.

• Monitorização das pressões arterial sistêmica e venosa central, que deverão orientar quanto à infusão de fluidos.

• Realização de EXT com papa de hemácias o mais precocemente possível, após normalização das condições cardiocirculatórias.

• Correção da acidose, se estiver presente.

• Utilização de albumina para correção da hipoalbuminemia, na dose de 1g/kg, sempre com controle rigoroso das condições hemodinâmicas associadas ao uso de diuréticos como furosemida (1mg/kg).

• Infusão de líquidos de forma criteriosa, restringindo o volume de infusão a 60ml/kg/dia.

• Se o RN evoluir para colestase (bilirrubina direta superior a 30% do total), iniciar fenobarbital, na dose de 5mg/kg/dia, com intervalos de 12 horas.

Novas modalidades terapêuticas – com a introdução da terapêutica fetal para tratamento da DH-Rh, houve melhora considerável na evolução dos fetos. Entretanto, ainda persiste um problema fundamental: a hemólise neonatal durante as primeiras horas de vida, levando a uma evolução desfavorável desses pacientes. O mecanismo de destruição dos eritrócitos nos quais estão ligados os AC é dependente de efeitos citotóxicos mediados por receptores Fc de células do sistema retículo-endotelial. Esse mecanismo é semelhante ao encontrado na púrpura trombocitopênica isoimune neonatal. Nesta última entidade, os benefícios da terapêutica com altas doses de imunoglobulina intravenosa são bem conhecidos. Com base nessas observações, os autores têm desenvolvido estudos multicêntricos controlados utilizando a imunoglobulina logo após o nascimento, com redução efetiva da hemólise medida por meio dos níveis séricos de bilirrubina e da diminuição da necessidade de EXT, sugerindo que sua freqüência possa ser reduzida com a combinação de fototerapia convencional e imunoglobulina intravenosa. Não foram observados, em nenhum dos estudos, efeitos colaterais decorrentes dessa terapêutica. Entretanto, os autores não são concordantes acerca da necessidade de sua utilização em todos os RN com incompatibilidade Rh, pois envolve custo elevado e muitos dos RN poderiam necessitar apenas de fototerapia.

Prevenção – a prevenção da doença baseia-se na administração de imunoglobulina anti-D (Ig Rh) à mãe. Essa prevenção se baseou na observação de que a incompatibilidade ABO oferece proteção contra o desenvolvimento da sensibilização Rh, provavelmente por permitir a destruição dos eritrócitos fetais na mãe antes que possam estimular a formação dos AC contra o D. A utilização da gamaglobulina humana anti-D (RhoGam) no momento do parto é considerada eficaz em mais de 90% dos casos. A falha deve acontecer devido a hemorragias ocorridas antes do termo ou por hemorragias maciças superiores aos 30ml de sangue total, as quais não são neutralizadas pelas doses habituais do produto (300mcg). Estima-se que em 1 entre 250 gestações esse volume é superado, necessitando de doses suplementares de imunoglobulina anti-D. O uso da profilaxia está indicado em toda gestante Rh negativo não sensibilizada, com 28 semanas de gestação, repetindo o procedimento após 12 semanas, caso não tenha ocorrido o parto nesse período e dentro das primeiras 72 horas após o parto, quando a criança for Rh positivo. Segundo Bowman e cols., a profilaxia na 28ª semana de gestação reduz a sensibilização de 1,8% a menos de 0,11%. Outras indicações da profilaxia incluem: aborto espontâneo, prenhez ectópica, biópsia de vilo coriônico, amniocentese, punção percutânea de cordão umbilical, descolamento de placenta, placenta prévia e traumatismo abdominal em mães Rh negativo.

DOENÇA HEMOLÍTICA PELO SISTEMA ABO

A incompatibilidade sangüínea materno-fetal pelo sistema ABO (IH-ABO) pode ocorrer em todas as gestações heteroespecíficas, que correspondem àquelas nas quais a mãe tem AC contra o antígeno que determina o grupo sangüíneo fetal, tais como mãe A, B ou O e filho B, A ou A ou B, respectivamente.

Essa IH-ABO pode ocorrer em 20 a 25% de todas as gestações e em 15% das de raça branca, dependendo da incidência desses genes na população.

Entretanto, a doença hemolítica (DH-ABO) é observada em um número muito menor de casos, correspondendo a menos de 10% dos RN com teste de Coombs direto positivo em cordão umbilical.

Em 1988, no Berçário Anexo à Maternidade do Hospital das Clínicas, em São Paulo, a IH-ABO ocorreu em 3,6% dos RN vivos e, destes, 22,2% desenvolveram DH-ABO.

A DH-ABO manifesta-se por meio de uma icterícia neonatal precoce, que é dependente da passagem de AC, tipo IgG, anti-A ou anti-B, da mãe para o feto. Tem sido definida de várias formas, mas considera-se sua presença na vigência de IH-ABO em RN Rh compatível que apresente icterícia precoce (< 24 horas) com intensificação rápida e/ou cujos níveis de bilirrubina indireta sejam superiores a 15mg/dl durante as primeiras 72 horas de vida.

Quanto às formas mais graves da DH-ABO, observa-se que, na sua grande maioria, há necessidade de fototerapia (10% das IH-ABO), e a indicação de EXT é excepcional, sendo necessário em menos de 1% dos casos, principalmente na atualidade, pois os novos métodos de fototerapia são mais eficientes.

ETIOPATOGENIA

A DH-ABO ocorre, quase exclusivamente, nas gestações cujas mães são do tipo O, e os RN, A ou B. Determinações dos níveis de AC maternos do tipo IgG anti-A e anti-B mostraram valores muito mais elevados nos filhos de mães do grupo O do que de grupos A ou B, nas quais predominam AC do tipo IgM.

A produção de AC maternos provavelmente se inicia anteriormente à gestação e é estimulada pela presença de antígenos presentes em alimentos, vacinas, bactérias, protozoários e vírus.

O mecanismo de hemólise na DH-ABO baseia-se na destruição de hemácias do RN mediada por IgG, não havendo evidências de participação do complemento.

O órgão responsável pelo preparo do eritrócito para sua destruição é o baço, no qual as células vermelhas recobertas por AC se adeririam aos receptores Fc de macrófagos, deformando suas membranas celulares e liberando esferócitos à circulação, para posterior destruição.

A ausência de hemólise, na maioria dos casos de IH-ABO, poderia ser conseqüência de:
• Permeabilidade placentária: há evidências de que ocorra uma barreira parcial à passagem de imunoglobulinas na placenta, sendo que menor quantidade de isoaglutininas alcance a circulação fetal.
• Presença de antígenos A e B em outros tecidos corpóreos, o que diluiria a ação dos AC, enfraquecendo seu poder de hemólise sobre a célula vermelha.
• Pequena densidade de antígenos A e B na superfície do eritrócito do RN.
• Subclasse de IgG mais freqüentemente envolvida nesse processo ser do tipo IgG_2, que não tem poder hemolítico, enquanto a doença é mais dependente da ação de subclasses IgG_1 e IgG_3.

QUADRO CLÍNICO

O quadro clínico é variável e não apresenta característica definida e exclusiva. A IH-ABO apresenta um espectro de doença hemolítica muito amplo, desde uma pequena evidência de sensibilização eritrocitária, com hemólise leve, até doença hemolítica grave, com icterícia nas primeiras 24 horas de vida, anemia, microesferocitose e reticulocitose.

A evolução clínica vai depender do equilíbrio entre a intensidade da hemólise, por um lado, e da capacidade de produção de hemácias e metabolização da bilirrubina, por outro.

Na maioria dos casos, os RN apresentam-se bem e desenvolvem icterícia de pequena intensidade, não acompanhada de anemia, que poderá ser mais tardia nos casos mais intensos. A icterícia é a principal manifestação clínica, tendo um estudo realizado no Berçário Anexo à Maternidade do Hospital das Clínicas evidenciado início da icterícia nas primeiras 24 horas de vida em 75% dos RN com DH-ABO, com bilirrubina indireta superior a 12mg/dl nesses casos, e em um estudo realizado no Hospital Universitário da Universidade de São Paulo a icterícia foi precoce em 67% dos RN com DH-ABO.

A precocidade da icterícia não se associa com uma maior gravidade do quadro, não tendo valor prognóstico sobre a extensão e a gravidade do processo e, por outro lado, uma elevação lenta poderá levar à indicação de EXT.

A anemia tardia, nas primeiras semanas de vida, atribuída à persistência de hemólise produzida pelos AC pode ocorrer. Em estudo realizado no Hospital Universitário da Universidade de São Paulo observou-se que *ela ocorre no final do primeiro mês de vida, mas sua reversão é espontânea com aproximadamente 3 meses de ida-*

de, tanto nos RN que necessitam da EXT como nos demais. Estudos também mostram que, quanto à gravidade da DH do tipo BO em relação à DH do tipo AO, não existem diferenças.

DIAGNÓSTICO

Vários testes laboratoriais têm sido descritos na tentativa de detectar os casos de DH o mais depressa possível, pois é muito difícil uma diferenciação clínica inicialmente.

Tipagem sangüínea da mãe e do RN – apenas indica se existe IH-ABO, mas não identifica os casos de DH.

Testes de Coombs direto – tem sido pouco útil para o diagnóstico da DH-ABO, sendo negativo na maioria dos casos ou fracamente positivo em alguns. Isso poderia ser decorrente do fato de que, em alguns casos de DH-ABO, o número de moléculas de AC na superfície da hemácia seja inferior ao limite detectado pelo teste de Coombs, e a fraqueza da reação de CD deva-se a uma menor sensibilidade do teste, além de não diferenciar a fração de IgG envolvida no processo. O diferente poder hemolítico dessas frações poderia explicar os resultados falso-positivos e falso-negativos obtidos nesse teste.

Teste de eluato – é capaz de demonstrar a sensibilização de eritrócitos por um número menor de AC, mas, na prática, sua capacidade de prever a doença não tem sido muito útil, devido à sua elevada sensibilidade e valor preditivo negativo próximos a 90%. Pode ser considerado como teste de rastreamento em amostras de cordão; quando for negativo, praticamente afasta a doença e, ao ser positivo, indica a presença de AC na criança, estando indicada uma observação clínica mais cuidadosa.

Concentração de bilirrubinas em cordão umbilical – pode auxiliar no diagnóstico da DH. Pesquisa realizada no Berçário Anexo à Maternidade do Hospital das Clínicas apontou valores de bilirrubina indireta > 2mg/dl e total > 4mg/dl em cordão umbilical como valores limites para a seleção de RN de alto risco para DH, dentre os RN com DH-ABO.

Hemograma – o achado mais característico no hemograma é a esferocitose; a concentração de hemoglobina costuma estar normal, podendo reduzir-se à medida que o processo hemolítico evolui. O nível de reticulócitos, quando elevado, pode auxiliar o diagnóstico, mas a grande variabilidade de seus resultados o torna pouco confiável. Em geral, consideramos o valor de reticulócitos acima de 6% como indicativo de hemólise.

Creatina – tem sido utilizada como indicador de processo hemolítico para valores superiores a 10,5mg/dl. No entanto, a presença de resultados falso-positivos na população evidencia a baixa sensibilidade desse método.

Lactato desidrogenase e isoenzimas – utilizados como marcadores do tempo de vida da hemácia. Na DH-ABO, valores elevados das isoenzimas mais rápidas à eletroforese H4 (LD1) e H3M (LD2), especialmente proporção de H4 maior do que 20,5%, são indicadores de processo hemolítico. A relação H4/H3M > 1 teve um valor preditivo positivo de 100% e negativo de 95,5% na DH-ABO em estudo realizado no Berçário Anexo à Maternidade do Hospital das Clínicas.

DIAGNÓSTICO DIFERENCIAL

Nas formas leves, a DH pode ser confundida com icterícia fisiológica, sendo muito difícil essa distinção com base apenas em dados clínicos, sem a realização de exames laboratoriais específicos.

Os casos mais graves têm evolução que se assemelha muito à da DH-Rh, sendo possível um diagnóstico definitivo somente após afastar a presença de DH-Rh.

As demais causas de anemia hemolítica no período neonatal devem ser lembradas, como as eritroenzimopatias e as alterações de forma da hemácia, que podem ser diferenciadas a partir da realização dos exames específicos para estas.

TERAPÊUTICA

A maioria dos casos de DH-ABO é tratada apenas com fototerapia, não existindo indicações específicas desse procedimento para essa doença.

Quando o processo hemolítico for mais intenso, as indicações de EXT deverão apoiar-se nos níveis de concentração de bilirrubina indireta, indicativos desse procedimento, considerando o peso de nascimento e a maturidade do RN. As indicações precoces de EXT na DH-Rh não se aplicam à DH-ABO, desde que existam diferenças importantes entre a fisiopatologia e a evolução da icterícia nesses dois processos.

BIBLIOGRAFIA

1. ANANTH, U. & QUEENAN, J.T. – Does midtrimester delta OD 450 of amniotic fluid reflect severity of Rh disease? *Am. J. Obstet. Gynecol.* **161**:47, 1989. 2. BLANCHETTE, V. & ZIPURSKY, A. – Neonatal hematology. In Avery, G.B. *Neonatology, Pathophysiology and Management of the Newborn.* 4th ed., Philadelphia, J.B. Lippincott, 1994, p. 960. 3. BOWMAN, J.M. – Hemolytic disease (erythroblastosis fetalis). In Creasy, R.K. & Resnik, R. *Maternal-fetal Medicine: Principles and Practice.* 2nd ed., Philadelphia, Saunders, 1989. 4. BOWMAN, J.M. – Historical overview hemolytic disease of the fetus and newborn. In Kennedy, M.; Wilson, S.M. & Kelton, J.G. (eds). *Perinatal Transfusion Medicine.* Arliington, Virginia, American Association of Blood Banks, 1990, p. 1. 5. BOWMAN, J.M. et al. – Intravenous drug abuse causes Rh immunization. *Vox Sang* **61**:96, 1991. 6. COPEL, J.A. et al. – Pulsed doppler flow-velocity waveforms before and after intrauterine intravascular transfusion for severe erythroblastosis fetalis. *Am. J. Obstet. Gynecol.* **158**:768, 1988. 7. DERYCKE, M. et al. – Intravenous immunoglobulin for neonatal isoimmune thrombocytopenia. *Arch. Dis. Child.* **60**:667, 1985. 8. GRUSLIN-GIROUX, A. & MOORE, T.R. – Erythroblastosis fetalis. In Fanaroff, A.A. & Martin, R.J. *Neonatal-Perinatal Medicine. Diseases of the Fetus and Infant.* 6th ed., St. Louis, 1997, p. 300. 9. GUSDON, J.P. et al. – Phagocytosis and erythroblastosis. I. Modification of the neonatal response by promethazine hydrochloride. *Am. J. Obstet.* **125**:224, 1976. 10. HALAMEK, L.P. & STEVENSON, D.K. – Neonatal jaundice and liver disease. In Fanaroff, A.A. & Martin, R.J. *Neonatal-Perinatal Medicine. Diseases of the Fetus and Infant.* 6th ed., St. Louis, 1997, p. 1345. 11. HARMAN, C.R. – Ultrasound in the management of the alloimunized pregnancy. In Fleischer, A.C. et al. *The Principles and Practice of Ultrasonography in Obstetrics and Gynecology.* 4th ed., Prentice Hall Internacional Inc., 1991. 12. KOENIG, J.M. & CHRISTENSEN, R.D. – Neutropenia and thrombocytopenia in infants with Rh hemolytic disease. *J. Pediatr.* **114**:6625, 1989. 13. KOENIG, J.M. et al. – Late hyporegenerative anemia in Rh hemolytic disease. *J. Pediatr.* **115**:315, 1989. 14. KONDO, M.M. et al. – Transfusão intravascular na terapêutica da doença hemolítica perinatal pelo fator Rh (D). Anais, II Encontro Nacional de Medicina Fetal. Belo Horizonte, MG, 1994. 15. LEONE, C.R. – *Perfil Hemolítico da Incompatibilidade Sangüínea Materno-Fetal Tipo ABO.* Tese de Livre Docência (FMUSP, 1989). 16. NICOLAIDES, K.H. et al. – Failure of ultrasonographic parameters to predict the severity of fetal anemia in rhesus isoimmunization. *Am. J. Obstet. Gynecol.* **158**:920, 1988. 17. PROCIANOY, R.S. et al. – Early diagnosis of ABO haemolytic disease of the newborn. *Eur. J. Pediatr.* **146**:390, 1987. 18. OEPKES, D. et al. – Fetal ductus venous blood flow velocities before and after transfusion in red-cell alloimunized pregnancies. *Obstet. Gynecol.* **82**:237, 1993. 19. QUINTAL, V.S.; LAZAR, A. & VAZ, F.A.C. – Enfermedad hemolítica neonatal ABO: diagnóstico y evaluación de la gravedad por medio de pruebas de laboratorio. *Bol. Med. Hosp. Infant. Mex.* **49**:165, 1992. 20. QUINTAL, V.S. – *Incompatibilidade Materno-Fetal do Tipo ABO: Evolução Hematológica Durante os Primeiros Três Meses de Vida.* Dissertação de mestrado (FMUSP, 1994). 21. RAMOS, J.L.A. – Hiperbilirrubinemia neonatal. In Ramos, J.L.A. & Leone, C.R. (coords.). *O Recém-Nascido de Baixo Peso.* São Paulo, Sarvier, 1986. 22. ROSTI, L. – High-dose intravenous immunoglobulins. *J. Perinat. Med.* **24**:539, 1996. 23. RUBO, J. et al. – High-dose intravenous immunoglobulin therapy for hyperbilirubinemia caused by Rh hemolytic disease. *J. Pediatr.* **121**:93, 1992. 24. SERRANO, J. – Cambios en las incompatibilidades feto-maternas y en las indicaciones de la exsanguinotransfusion. *Sangre* **36**:471, 1991. 25. STANGENBERG, M. et al. – Rhesus immunization new perspectives in maternal-fetal medicine. *Obstet. Gynecol.* **46**:4, 1991. 26. VOTO, L.S. et al. – Neonatal administration of high-dose intravenous immunoglobulin in rhesus hemolytic disease. *J. Perinat. Med.* **23**:443, 1995. 27. ZIPURSKY, A. & BOWMAN, J.M. – Isoimmune hemolytic diseases. In Nathan, D.G. & Oski, F.A. *Hematology of Infancy and Childhood.* 4th ed., Philadelphia, Saunders, 1993, p. 44.

Orlando Cesar de Oliveira Barretto

Desde a Antiguidade, os sábios gregos já recomendavam aos seus conterrâneos que se abstivessem de se alimentar com favas (Vicea fava), pois era assaz conhecido, e freqüente, que após a ingestão desses feijões alguns indivíduos exibissem pele de cor amarelada (icterícia). Esse anátema tem perseguido parte da população dos países banhados pelo Mar Mediterrâneo, sem que se pudesse atinar com a razão de tal ocorrência, não obstante os esforços de gerações de hematologistas, em particular os daquela área. No entanto, foi longe, na América, que a natureza perdeu esse segredo por obra de um grupo de pesquisadores de Chicago (Carson, Alvin, Beutler) que se debatia com a misteriosa icterícia hemolítica que a ingestão de certos antimaláricos provocava em parte da população negra.

Esses investigadores verificaram que as hemácias dos pacientes que desenvolviam hemólise após a ingestão de primaquina apresentavam, em presença de acetilfenilidrazina, formação de corpúsculos de Heinz, mais rapidamente e em maior número que os glóbulos normais; em seguida, notaram que os eritrócitos primaquino-sensíveis tinham um nível de glutation reduzido (GSH), muito menor que o normal; observaram ainda que o GSH desaparecia mais rapidamente que o normal em presença de acetilfenilidrazina (teste da instabilidade do glutation). Coroando todos esses estudos, verificaram a diminuição sensível do teor da glicose-6-fosfato-desidrogenase (G-6-PD) dos eritrócitos.

Era uma nova era que se abria ao hematologista moderno, em que os recursos da enzimologia entreviam, se não a cura, ao menos o entendimento da patogenia dessas anemias hemolíticas.

ATIVIDADE METABÓLICA DO GLÓBULO VERMELHO

No conjunto de células que constitui o corpo humano, o glóbulo vermelho comporta-se como elemento vital ao funcionamento de todos os tecidos do metabolismo aeróbio, uma vez que ele é o transportador de hemoglobina, responsável, esta, pela condução do oxigênio aos tecidos. Sendo o transporte de hemoglobina a principal função dos eritrócitos, todos os seus recursos metabólicos são dirigidos no sentido de propiciar à hemoglobina as melhores condições para o desempenho do seu papel fisiológico, protegendo-a de agentes externos e fazendo-a voltar ao normal quando alterada.

Arvorando-se, portanto, no papel de protetor da hemoglobina, o glóbulo vermelho necessita ter, ao seu dispor, um mecanismo metabólico ativo para bem poder realizar sua função, e, realmente, ele possui um metabolismo energético extremamente ativo, não sendo somente um "saco de hemoglobina", como foi considerado durante longo tempo.

O eritrócito adulto é uma célula anucleada, na qual existem somente dois ciclos metabólicos funcionantes, a glicólise e o ciclo das pentoses. O glóbulo vermelho maduro não dispõe do núcleo nem das organelas representadas pelas mitocôndrias, retículo-endoplasmático e ribossomos, mitocôndrias, de tal modo que não conta com os ciclos aeróbios de Krebs e citocromos, bem como não apresenta o ciclo de Lynnen e a síntese de proteínas. Na escala filogenética, somente os mamíferos apresentam eritrócitos anucleados e desprovidos das organelas que abrigam os ciclos aeróbios, os quais consomem o oxigênio. Percebe-se, assim, que a natureza aperfeiçoou-se ao longo do processo evolutivo das espécies ao conferir aos mamíferos o privilégio de contar com um transportador ideal de oxigênio, pois não o consomem.

A glicose (Fig. 5.67), na sua degradação até ácido pirúvico e ácido láctico, permite a formação de duas moléculas de adenosina trifosfato (ATP) para cada molécula de glicose utilizada. Na geração destas moléculas de ATP, existe um armazenamento de energia nas ligações de fosfato ricas em energia calórica, de modo que a célula, ao necessitar de energia, cinde a molécula de ATP pela ação de ATPases, com formação de adenosina difosfato (ADP), fosfato e energia livre, a qual será utilizada no trabalho de manter o eritrócito em sua forma bicôncava e em assegurar o funcionamento da bomba de equilíbrio entre os íons Na^+ e K^+. Ainda, na glicólise, o nucleotídeo nicotinamida-adenosina-dinucleotídeo reduzido ($NADH_2$), formado na ação da gliceraldeído-3-fosfato-desidrogenase (G-3-PD), será importante em processos redutores da célula, como a redução da metemoglobina, substância inofensiva, porém indesejável, pois não se combina com o oxigênio. A hemoglobina normalmente se oxida a metemoglobina (Fe^{3+}), perfazendo cerca de 1% do total de hemoglobina. Estas taxas baixas são mantidas por meio da ação constante da metemoglobina NADH-dependente que reduz a metemoglobina que se vai formando normalmente.

Além do ciclo de Embden-Meyerhoff, inicia-se, a partir da glicose-6-fosfato (G-6-P), o ciclo das pentoses (ciclo de Warburg-Dickens), responsável pela metabolização de aproximadamente 10% do total de glicose que, pela ação da hexoquinase, passa a G-6-P. Esse ciclo tem como grande função a produção de nicotinamida-adenosina-dinucleotídeo-fosfato reduzido (NADPH) nas desidrogenases seqüenciais: glicose-6-fosfato desidrogenase (G-6-PD) e 6-fosfoglicônico desidrogenase (6-PGD).

A NADPH será necessária à redução do glutation oxidado (GSSG) à sua forma reduzida (GSH) por meio da ação do sistema glutation redutase-glutation peroxidase. A GSH é importante na redução de peróxidos e de outros processos redutores da célula, como manter os radicais sulfidrila (SH) da hemoglobina, de proteínas da membrana e de enzimas, em sua forma reduzida.

Percebe-se, portanto, que os mecanismos metabólicos existentes no glóbulo vermelho se destinam à manutenção de duas grandes funções:

1. produção de energia calórica representada pela geração de ATP pela glicólise, o que mantém a célula hígida, em sua forma bicôncava, e garante o funcionamento da "bomba" Na-K;
2. produção de nucleotídeos redutores, como a NADH pelo ciclo da glicólise, e a NADPH pelo ciclo das pentoses.

O eritrócito, de modo geral, apresenta diminuição gradativa da atividade das enzimas, em virtude de desnaturações variáveis, à medida que envelhece, de modo que o metabolismo vai decrescendo a níveis críticos ao redor dos 120 dias, quando então é seqüestrado pelo sistema retículo-endotelial. Esse é o ciclo vital normal do eritrócito. Mas, se o ciclo da glicólise ou das pentoses for comprometido por um bloqueio em qualquer nível, o rendimento energético ou a produção de nucleotídeos caem sensivelmente, determinando o envelhecimento precoce da célula e o encurtamento de sua vida média, causando aparecimento de uma anemia hemolítica aguda ou crônica.

Entre as anemias hemolíticas que agridem o recém-nascido, aquelas devidas a uma alteração enzimática ocupam posição da mais alta importância, igualando ou superando a freqüência das anemias de causas imunológicas, ou por hemoglobinopatias, ou por infecções. Realmente, muitas das icterícias hemolíticas que há alguns anos desnorteavam o pediatra, hoje em dia, têm sua patogenia devi-

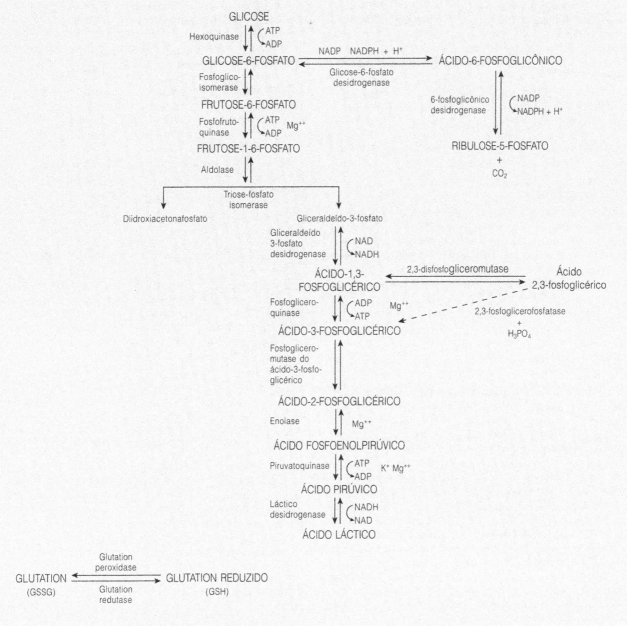

Figura 5.67 – Ciclos da glicose e das pentoses.

damente deslindada pelo encontro de uma eritroenzimopatia. Assim, têm sido descritas várias anemias hemolíticas ligadas a deficiências hereditárias das enzimas descritas a seguir.

Glicose-6-fosfato desidrogenase (G-6-PD)

A G-6-PD foi a primeira enzima descrita cuja deficiência determinava alterações eritrocitárias de tal monta que condicionavam um encurtamento de sua vida média, dando origem a uma anemia hemolítica. Descobriu-se que sua deficiência provocava a anemia hemolítica dos negros americanos que ingeriam primaquina, bem como o favismo, que é uma icterícia hemolítica que as populações bordejantes do Mar Mediterrâneo apresentavam ao se alimentar com os feijões da espécie *Vicea fava*.

A observação de que essas icterícias apareciam com maior freqüência em determinados grupos étnicos e que nestes elas acometiam vários elementos de uma mesma família levou à suposição de que se tratava de uma alteração hereditária transmissível. O estudo genético sistemático de populações e de famílias permitiu que se estabelecesse o padrão de herança da moléstia que apresentava como agente patogênico a deficiência da G-6-PD. Conseguiu-se, assim, determinar que o caráter era ligado ao sexo (cromossomo X).

A deficiência da G-6-PD é encontrada nas populações de todo o mundo, sofrendo variações étnicas quanto à incidência; assim, entre os caucasianos, os povos do Mediterrâneo (gregos, italianos) apresentam alta freqüência; entre os asiáticos, os judeus sefárdicos, iranianos, malásios e indonésios exibem maior incidência.

A síntese de uma enzima está diretamente ligada à atividade gênica; assim, um gene de um cromossomo leva à produção de uma quantidade c de enzima, e o seu gene alelo, localizado no outro cromossomo homólogo, produz mais outro c, de modo que a produção total da proteína é 2c. Isso é o que se chama dosagem simples, e ocorre em linhas gerais com os cromossomos autossômicos. Mas isso não ocorre com os cromossomos sexuais, uma vez que um gene localizado no cromossomo X do homem produz a mesma quantidade de enzima produzida por dois cromossomos XX da mulher. Isso mostra que um dos cromossomos X da mulher deixa de exercer sua atividade. Foi então que Lyon lançou a teoria da "dosagem de compensação", na qual um dos cromossomos X da mulher, seja de origem materna ou paterna, seria inativado a partir do 12º dia de formação do ovo, de modo que somente um cromossomo X agiria; o cromossomo X inativado corresponderia à cromatina de Barr observável no núcleo das células da mucosa bucal ou nos neutrófilos. No caso de G-6-PD, o indivíduo normal masculino produz mais ou menos 12 unidades internacionais de enzima por grama de hemoglobina, e a mulher normal também produz mais ou menos 12 unidades. Em nosso laboratório, obtivemos os seguintes dados nas dosagens quantitativas efetuadas em indivíduos normais, em homens e mulheres (n = 45):

Média aritmética = 12,22UI/gHb^{-1} · min^{-1} a 37ºC
Desvio-padrão = 1,17

Pode-se perceber que, estando alterado esse gene, o portador do sexo masculino terá a produção de G-6-PD altamente comprometida, e nele se diz que se observa a expressão completa da deficiência. Já a portadora heterozigota apresentará níveis variáveis de atividade enzimática, exibindo teores que vão desde o normal até aquele apresentado pelo hemozigoto masculino afetado, a saber:

XY – normal   ± 12UI/gHb/min/37ºC
XX – normal   ± 12UI
XY – afetado   1-2UI
XX – heterozigota afetada: de 2 até ± 10UI, mais freqüente, de 4 a 7UI
XX – homozigota afetada ± 1-2UI

Para explicar essa variação da portadora heterozigota em várias situações, Lyon aplicou sua teoria. De acordo com ela, até o 12º dia de formação do ovo, os dois cromossomos X estariam em plena atividade, mas, a partir de então, na população de cromossomos existentes, um dos cromossomos X sofreria processo de inativação.

Assim sendo, ao se tratar de portadora heterozigota da deficiência da G-6-PD, em população de 100 pares de cromossomos X, em que cada par se constitui de um X afetado (**X**) que abrigaria o gene deficiente, e de um X não-afetado (X) com o gene normal, a inativação se faria ao acaso, de modo a ter como maior probabilidade 50 **X** inativos e 50 X inativos, o que causaria uma atividade enzimática de aproximadamente a metade, de 5 a 6UI. Mas, poderíamos ter também 20 X inativos e 80 **X** inativados, o que determinaria, usando o esquema acima, aproximadamente 2 unidades, portanto, quase igual à do homozigoto afetado. Entretanto, também poderíamos ter 80 X inativos e 20 **X** inativados, o que daria aproximadamente 10 unidades, quase igual ao normal. E realmente essa brilhante concepção teórica vai ao encontro dos achados de laboratório, de modo que as atividades de G-6-PD encontradas em uma população de heterozigotas se distribuem de acordo com uma curva normal, gaussiana.

O comprometimento do gene responsável pela síntese de G-6-PD pode ser de ordem a alterá-la qualitativa ou quantitativamente. Assim, a deficiência de G-6-PD tanto pode ser imputada à própria enzima normal, produzida em quantidade menor, quanto a uma enzima estruturalmente diferente da normal, por mutação ou deleção.

Um fato que desperta a atenção do médico é que um grupo de deficientes seja sensível a uma droga, e outro não o seja a esta, mas a outra. Acredita-se que cada um desses grupos reúna grupos de mutantes da enzima. Assim, uma determinada família deficiente, que desenvolva crise hemolítica com a ingestão da primaquina, passa indene pela ingestão de ácido paraminossalicílico, por exemplo. Existem, na literatura, dezenas de mutantes bem caracterizados bioquimicamente, duas descritas por nós (Barretto e Nonoyama, 1987; Barretto e Nonoyama, 1991), que devem corresponder, acredita-se, a cada um desses tipos de resposta diferente a vários agentes, sejam eles ingestantes, inalantes ou infecciosos.

A explicação para o processo hemolítico, que se desenvolve com a administração dessas drogas, baseia-se no fato de elas serem substâncias oxidantes. Assim, oxidariam as enzimas, a hemoglobina, o glutation, grupos sulfidrila (SH) da membrana, que necessitam de um suprimento normal do nucleotídeo redutor NADPH para voltar ao normal. Ora, se a produção de NADPH está comprometida pela baixa atividade da G-6-PD, o indivíduo deficiente terá eritrócitos suscetíveis à ação maléfica de substâncias oxidantes, sem meios de delas se defenderem, ocorrendo então sua morte prematura, ou seja, acarretando sua hemólise prematura, bem inferior aos 120 dias de uma hemácia normal.

Algumas drogas e estados mórbidos responsáveis pela hemólise em indivíduos com deficiência de G-6-PD estão apresentados no quadro 5.46.

Quadro 5.46 – Drogas e estados mórbidos responsáveis pela hemólise em indivíduos com deficiência de G-6-PD.

Drogas		Estados mórbidos
Primaquina	Sulfanilamida	*Vicea fava*
Pamaquina	Sulfacetamida	Infecções bacterianas
Pentaquina	Sulfametoxipiridazina	Viroses
Quinidina	Azul-de-metileno	Acidose
Ácido acetilssalicílico	Naftaleno	
Acetanilida	Fenil-hidrazina	
Acetofenotidina	Acetilfenil-hidrazina	
Antipirina	Probenecida	
Aminopirina	Vitamina K	
Ácido	Cloranfenicol	
paraminossalicílico	Nitrofurazona	
Nitrofurantoína	Furazolidona	
Furaltadona		

Ao lado das anemias hemolíticas por carência de G-6-PD que somente apresentam a crise hemolítica por ocasião de determinadas situações (administração de drogas, infecções etc.), existe um pequeno grupo em que os deficientes de G-6-PD apresentam icterícia constante, sem que se possa determinar qualquer agente nocivo; são as anemias hemolíticas não-esferocíticas constitucionais, muito raras, conhecendo-se 80 a 100 casos na literatura mundial, entre as quais se encontra a G-6-PD Carapicuíba descrita por nosso grupo (Barretto e Nonoyama, 1991).

Alterações de outras enzimas

Piruvatoquinase – Tanaka e Valentine descreveram, em 1961, sete casos de anemia hemolítica não-esferocítica constitucional, nos quais se surpreendeu uma deficiência da piruvatoquinase (PK). O quadro clínico é mais sério do que na anemia hemolítica não-esferocítica constitucional por deficiência de G-6-PD, exibindo esplenomegalia e maior anemia, e sua herança foi imputada a um gene autossômico recessivo. A gravidade clínica da nova entidade foi relacionada ao bloqueio da glicólise na ação da PK, a partir da qual existe o ganho energético da glicólise representado pela formação de duas moléculas de ATP. Sendo a glicólise o único meio de fornecimento de energia à célula (ver Metabolismo), compreende-se que o eritrócito sofra as conseqüências advindas da diminuição sensível de ATP, entrando em hemólise prematuramente. A deficiência de PK nos eritrócitos não é acompanhada pela deficiência nos leucócitos e nas plaquetas.

Hexoquinase – pouco mais de 10 casos de anemia hemolítica não-esferocítica crônica foram atribuídos à deficiência de hexoquinase eritrocitária, desde que Valentine e cols., em 1967, descreveram os primeiros casos de deficiência da hexoquinase. Os pacientes acometidos da deficiência podem exibir hiperbilirrubinemia neonatal grave e, portanto, requerer exsangüineotransfusão ou transfusões de sangue regulares. Em casos menos graves, a hemólise é inteiramente compensada pela eritropoiese aumentada, e a anemia pode estar ausente. A herança do gene é do tipo autossômico recessivo e existem dois alelos normais, HK-1 e HK-3.

Glicose fosfato isomerase – trata-se de deficiência rara e o primeiro caso foi descrito por Baughan e cols. em 1968. Esses pacientes apresentam anemia hemolítica crônica não-esferocítica, e o tipo de herança é autossômico recessivo; o quadro clínico apresenta gravidade variável de anemia hemolítica, exibindo, eventualmente, retardamento mental associado, depósito excessivo de glicogênio hepático e, por vezes, crises aplásticas. A anemia pode ser grave de tal modo a exigir transfusões de sangue.

Fosfofrutoquinase – o primeiro caso dessa deficiência acompanhada de anemia hemolítica foi descrito por Tarui e cols. em 1965, no qual se encontrou uma deficiência de fosfofrutoquinase muscular associada à deficiência da enzima eritrocitária com vida média encurtada. Waterbury e Frankel, no entanto, descreveram um indivíduo com deficiência de fosfofrutoquinase eritrocitária sem miopatia. São, portanto, duas as possibilidades de deficiência de fosfofrutoquinase, com miopatia associada ou não. O tipo de herança é autossômico recessivo, e o achado dessa anemia hemolítica é bem raro, e o quadro clínico do indivíduo que exibe a deficiência da fosfofrutoquinase corresponde a uma hemólise moderada.

Aldolase – é uma deficiência enzimática eritrocitária rara, e foram Beutler e cols., em 1974, quem primeiro descreveram um caso de anemia hemolítica crônica não-esferocítica com essa deficiência. O tipo de herança foi determinado como sendo autossômico recessivo, e o quadro clínico compõe-se de anemia de grau variável, retardamento mental associado e depósito excessivo de glicogênio hepático.

Triose fosfatoisomerase – é deficiência também rara a da triose fosfatoisomerase eritrocitária, e foram Schneider e cols. quem descreveram o primeiro caso dessa deficiência. O paciente exibe anemia hemolítica crônica não-esferocítica, e o tipo de herança é autossômico recessivo. O quadro clínico dessa deficiência exibe hemólise acentuada com icterícia evidente, disfunção neuromuscular, suscetibilidade a infecções e morte prematura em alguns casos, em que a insuficiência cardíaca geralmente está associada.

Difosfogliceratomutase – a atividade da difosfogliceratomutase determina os níveis de 2,3-difosfoglicerato (2,3-DPG), e este é um importante sal de fosfato que regula a afinidade da hemoglobina ao oxigênio. Seus níveis são estáveis desde a infância, mas existe aumento considerável nas primeiras horas após o nascimento, o que foi verificado por Barretto, Nonoyama, Deutsche e Araujo Ramos. São anemias hemolíticas raras, e o primeiro caso foi descrito por Schroter em 1965. Os indivíduos deficientes de 2,3-difosfogliceratomutase podem exibir anemia hemolítica com policitemia e diminuição de 2,3-difosfoglicerato (2,3-DPG). Podem exibir diminuição de 2,3-difosfogliceratomutase, mas sem anemia hemolítica, embora apresentando policitemia e também ausência de 2,3-difosfoglicerato. O tipo de herança é autossômico recessivo e a gravidade clínica é variável, de acordo com a variante da enzima.

Fosfogliceratoquinase – o primeiro caso de deficiência dessa enzima foi descrito por Kraus e cols. em 1968, em cujo caso se encontrou uma anemia hemolítica crônica não-esferocítica. A herança dessa enzimopatia, curiosamente, é ligada ao cromossomo X, de tal modo, que os indivíduos do sexo masculino exibirão a expressão completa da deficiência, e as mulheres portadoras, níveis intermediários da enzima. O quadro clínico do paciente portador do gene mutante, do sexo masculino, é o de uma anemia hemolítica, muitas vezes acompanhada de alterações neuromusculares.

Glutation redutase – já foi visto anteriormente o papel do glutation no metabolismo eritrocitário; prova disso é o fato de em algumas anemias hemolíticas ser encontrado algum defeito no seu metabolismo. Assim, Prince e cols. relataram leve anemia hemolítica em que não havia glutation eritrocitário, provavelmente por ausência de síntese do tripeptídeo. Nesses pacientes, as drogas oxidantes desencadeiam hemólise abrupta análoga àquela provocada nos deficientes de G-6-PD. A deficiência do glutation redutase pode ocorrer em duas situações bem diferentes, as quais são citadas a seguir.

Deficiência adquirida de ordem nutricional – sabe-se que a riboflavina participa da constituição do nucleotídeo flavina-adenina-dinucleotídeo, o qual é parte integrante do núcleo prostético do glutation redutase. No caso de deficiência nutricional por falta de ingestão ou absorção de riboflavina, o glóbulo vermelho irá sentir as conseqüências da falta dessa vitamina e a atividade final da enzima estará diminuída. Esse paciente não exibirá anemia hemolítica, e após a ingestão de quantidades suficientes de riboflavina a atividade do glutation redutase aumentará, até atingir níveis normais.

Deficiência hereditária – essa rara anemia hemolítica, descrita por Loos e cols., em 1976, é transmitida por herança autossômica recessiva.

Metemoglobinemia hereditária – com o melhor conhecimento dos erros metabólicos responsáveis por muitas das alterações da biologia do glóbulo vermelho, o hematologista viu-se atraído pela doença de caráter familiar, conhecida pelo nome de metemoglobinemia hereditária. Essa doença, que ofende elementos de uma mesma família, exibe um padrão de herança do tipo autossômico recessivo. O estudo dos mecanismos possíveis de redução da metemoglobina fez com que se pudesse imputar a patogenia do distúrbio à deficiência da enzima diaforase, uma flavoproteína que necessita da coenzima NADH. Assim, por obra de um defeito genético, essa enzima está alterada, de modo a prejudicar grandemente a redução da metemoglobina. Existe, no entanto, um outro sistema redutor da metemoglobina representado pela metemoglobina redutase dependente da coenzima NADPH para exercer sua ação. Seria um caminho metabólico alternativo, mas que nos portadores da metemoglobina hereditária não evita a formação de metemoglobina em excesso. Esse sistema redutor é estimulado pelo azul-de-metileno, de modo que se pode ministrar pequenas quantidades aos doentes, com bons resultados. Nas várias formas de metemoglobinemia, o tratamento pode ser feito por meio de agentes redutores, como o ácido ascórbico, 500mg três vezes ao dia, ou riboflavina, 5mg ao dia, até os níveis da metemoglobina diminuírem. Pode-se também tentar a administração intravenosa de azul-de-metileno na dosagem de 1mg/kg, em caso de emergência.

DIAGNÓSTICO

O diagnóstico de eritroenzimopatia faz-se pela dosagem específica da enzima responsável. Para se suspeitar de deficiência enzimática como causa de anemia hemolítica, é necessário antes afastar todas as outras condições teoricamente responsáveis por hemólise. O exame hematológico cuidadoso, a curva de resistência osmótica, os testes imunológicos adequados, a eletroforese de hemoglobina para detectar hemoglobinopatia impõem-se como medidas preliminares. Em seguida, devem-se efetuar as dosagens quantitativas. As dosagens qualitativas são muito falhas e não devem ser empregadas, pois podem dar falsa impressão de normalidade ou de deficiência. Seu uso somente se justifica em inquéritos populacionais que visam a estimar a prevalência aproximada de portadores naquela determinada população.

501

EVOLUÇÃO

Todas essas eritroenzimopatias são condições clínicas imutáveis, pois sua cura implicaria a necessidade de se mudar o código genético, de se alterar o gene "doente". Em nosso atual nível de progresso científico, isso já é factível, como acontece com a deficiência da adenosina desaminase, na qual se conseguiu inserir o gene normal no genoma do paciente deficiente daquela enzima. Como profilaxia da doença, o recurso disponível é o aconselhamento genético.

Cabe, portanto, ao hematologista evitar as crises e promover o tratamento quando elas ocorrem. Assim, em casos de anemia, as transfusões de sangue podem ser lembradas, além de cuidados gerais, visando a proteger o paciente de infecções que sempre agravam o quadro anêmico. No caso específico da deficiência de G-6-PD, deve evitar-se o contato do paciente com as drogas já citadas, prevenindo-se a ocorrência do surto hemolítico.

BIBLIOGRAFIA

1. BARRETTO, O.C.O. & NONOYAMA, K. – Gd(+) Cuiaba, a new rare glucose-6-phosphate dehydrogenase presenting normal activity. *Hum. Genet.* **77**:201, 1987. 2. BARRETTO, O.C.O. & NONOYAMA, K. – Gd(–) Carapicuiba, a rare glucose-6-phosphate dehydrogenase variant associated with moderate enzyme deficiency and chronic hemolysis. *Braz. J. Med. Biol. Res.* **24**:133, 1991. 3. BARRETTO, O.C.O.; NONOYAMA, K.; DEUTSCH, A.D.A. & RAMOS, J.A.L. – Physiological red cell 2,3-diphosphoglycerate increase by the the sixth hour after birth. *J. Perinat. Med.* **23**:365, 1995. 4. BAUGHAN, M.A. et al. – Hereditary hemolytic anemia associated with glucosephosphate isomerase (GPI) deficiency. A new enzyme defect of human arythrocytes. *Blood* **32**:236, 1968. 5. BEUTLER, E. et al. – Red cell aldolase deficiency and hemolytic anemia: a new syndrome. *Trans. Assoc. Am. Physician.* **86**:154, 1974. 6. LOOS, H. et al. – Familial deficiency of glutathione reductase in human blood cels. *Blood* **48**:53, 1976. 7. VALENTINE, W.N. et al. – Hereditary hemolytic anemia with hexokinase deficiency. Role of hexokinase in erythrocyte aging. *N. Engl. J. Med.* **276**:1, 1967.

---

5 Doença Hemorrágica do Recém-Nascido

FLÁVIO ADOLFO COSTA VAZ
SILVIA MARIA IBIDI

INTRODUÇÃO

A primeira descrição da doença hemorrágica do recém-nascido (DHRN), realizada em Boston, por Charles Towsend, ocorreu ainda no século XIX, mais precisamente em 1894. Foi, no entanto, apenas cerca de 50 anos mais tarde que se identificou o papel desempenhado pela vitamina K na coagulação sangüínea e sua correlação com as alterações hemorrágicas observadas nos RN. Em 1952, Henrick Dam e cols. demonstraram que a administração de vitamina K às mães ou aos RN prevenia a hipoprotrombinemia no RN, o que motivou sua utilização na prevenção da DHRN, atitude que tem sido alvo de inúmeras controvérsias.

Na década de 1950, a menadiona, vitamina K$_3$, sintética, era a forma utilizada para tal fim, freqüentemente em doses de 30mg ou mais, quando foram observados casos de hemólise em prematuros e de kernicterus. Em 1961, a Academia Americana de Pediatria regulamenta o uso de vitamina K a todos os RN. Entretanto, na década de 1970, a profilaxia foi bastante questionada e mesmo abandonada, especialmente em RN de termo e saudáveis, o que contribuiu para o ressurgimento da doença no início da década de 1980. A maioria dos casos, entretanto, ocorreu não na primeira semana de vida, mas entre a 2ª e a 26ª semanas, mais freqüentemente entre 4 e 6 semanas. Na década de 1980, registrou-se a ocorrência de administração errônea de ergotamina a alguns RN, o que novamente motivou o questionamento do uso de vitamina K e também se a via oral (VO) ofereceria a mesma proteção que a via de administração intramuscular (IM), uma vez que aquela forma de administração já estava sendo utilizada na Europa, ainda que a preparação não fosse a destinada para essa via. Na década de 1990, foram descritos casos de sangramento tardio em RN que haviam recebido a vitamina K pela via oral. A questão mais polêmica, no entanto, surgiu quando Golding e cols. publicaram, em 1992, os resultados das análises estatísticas acerca das suspeitas do envolvimento da administração de vitamina K por via IM na elevação da incidência de câncer na infância. Nesse estudo, os autores encontraram associação significativa entre o uso da vitamina K, mais precisamente, da fitomenadiona por via IM na apresentação Konakion®, Roche (Kanakion em nosso meio), e o aparecimento de câncer na infância, quando comparado ao seu uso pela via oral ou à não-utilização. A incidência de câncer com o uso por via IM foi duas vezes maior do que em cada um dos outros dois grupos. Sugeriram que um ou mais dos veículos dessa preparação (óleo de castor, fenóis e propilenoglicol), isoladamente ou em associação à vitamina K, poderiam ser carcinogênicos, quando ministrados pela via IM. Os autores questionam não só o uso de vitamina K por via IM, mas também consideram o provável efeito protetor da deficiência de vitamina K nos RN de termo normais, uma vez que experimentos em roedores demonstraram redução significativa de desenvolvimento de tumores quando, artificialmente, induziu-se a deficiência da vitamina K nesses animais. Além do efeito protetor da deficiência, sugerem que, como demonstrado *in vitro* em linfócitos de placenta humana e *in vivo* em linfócitos de fetos de ovelhas, seu excesso poderia levar a alterações no material genético dessas células. Estudos americanos, italianos, suecos e australianos não encontraram nenhuma evidência de aumento na incidência de câncer pelo uso da vitamina K. Avaliando os resultados obtidos pelo Projeto Colaborativo Perinatal ("Collaborative Perinatal Project"), estudo multicêntrico e prospectivo da gravidez, do parto e da infância, realizado nos Estados Unidos entre 1959 e 1966, Klebanoff e cols. não encontraram nenhuma associação entre o uso da vitamina K e o desenvolvimento de câncer, nas 54.795 crianças nascidas naquele período. Entretanto, deve-se considerar que a vitamina utilizada foi o Aquamephyton® (Merck & Co.), que, apesar de ser a fitomenadiona, continha em sua preparação veículos diferentes (derivados de ácidos graxos, dextrose e álcool benzílico) daqueles do Kanakion®.

Essas questões reascenderam o interesse no papel fisiológico desempenhado pela vitamina K no RN.

O PAPEL DA VITAMINA K

Vitamina K é o termo utilizado para designar várias formas moleculares que têm em comum o anel 2-metil-1,4-naftoquinona, mas que diferem pela estrutura de sua cadeia lateral. É necessária para a gama-carboxilação dos resíduos de ácido glutâmico existentes nas proteínas dependentes de vitamina K, incluindo não só os fatores de coagulação II, VII, IX e X, mas também as proteínas C e S, que são importantes inibidores da coagulação, e sua carência resulta na biossíntese de formas anormais, não gama-carboxiladas, que são funcionalmente deficientes. A disfunção desses fatores leva a manifestações clínicas conhecidas no RN, quais sejam as várias formas de doença hemorrágica, mas, menos freqüentemente, também a fenômenos tromboembólicos, incluindo a *purpura fulminans*.

A vitamina K está amplamente distribuída na natureza. Nos vegetais, a única forma importante é a filoquinona, também denominada fitomenadiona ou fitonadiona, anteriormente denominada vitamina K_1, enquanto as bactérias sintetizam um espectro de formas moleculares que se baseiam na repetição das unidades de carbono na posição 5. São designadas menaquinonas ou vitamina K_2, ou menaquinona-*n* (abrevia-se MK-*n*), de acordo com o número (*n*) dessas unidades.

Apenas recentemente foram desenvolvidas técnicas sensíveis de laboratório (cromatografia líquida de alto desempenho) que permitiram quantificar a filoquinona nos diversos alimentos. Os vegetais de folhas verdes, alguns legumes e óleos vegetais, como o de soja, são as melhores fontes. Peixes, carnes bovinas e cereais contêm pequena mas mensurável quantidade da vitamina. O leite humano contém aproximadamente 3mcg/l; o leite de vaca, 6 a 9mcg/l; as fórmulas para o RN de termo, 54 a 105mcg/l; e as para prematuros, 9 a 13mcg/l de vitamina K. Os efeitos da luz e do cozimento desses alimentos sobre a disponibilidade da vitamina K não estão bem esclarecidos.

Acredita-se que a maioria das dietas equilibradas oferece quantidades de vitamina K em excesso ao que é recomendado, de 1mcg/kg/dia, exceção feita à dieta pelo leite humano.

As menaquinonas têm distribuição nos alimentos mais restrita, provavelmente ocorrendo em quantidades significativas apenas em carne de fígado animal e alguns alimentos fermentados, como os queijos. A maior questão relativa às fontes da vitamina K seria o quanto o ser humano é capaz de utilizar a menaquinona produzida no intestino pela ação das bactérias da microflora. As formas intestinais mais encontradas são a MK-10 e a MK-11, produzidas pelos bacteróides; a MK-8, por enterobactérias; a MK-7, pelas espécies de veilonela; e a MK-6, pelo *Eubacterium lentum*. Estudos animais não conseguiram demonstrar a absorção dessas vitaminas. A maior evidência de que essa absorção ocorre está no achado de que 90% do conteúdo de vitamina K do fígado humano se compõe de menaquinonas (MK7-13), em proporções relativas, comparadas às que se observam na luz intestinal. As bifidobactérias não sintetizam vitamina K, o que particulariza o metabolismo no RN, especialmente naquele que recebe leite materno. O uso de antibióticos pode aumentar o risco de deficiência de vitamina K após o primeiro mês de vida, ao interferir com a produção endógena de menaquinonas.

A absorção da vitamina K, por ser uma substância lipossolúvel, é dependente da presença de sais biliares e de produtos da lipólise pancreática. O sítio de absorção é o intestino delgado proximal. Nos adultos, a absorção é rápida e atinge 60 a 80% do que é ministrado por via oral. Nos RN, a absorção é de aproximadamente 29%, como conseqüência da deficiência de sais biliares observada nessa fase e que é mais acentuada nos prematuros. A meia-vida é calculada em 2 horas e, paradoxalmente, o pico é atingido mais rapidamente após a administração pela via oral do que pela intramuscular.

Nos RN, o estoque de menaquinonas é praticamente ausente no fígado, sendo composto basicamente pela filoquinona. Ao nascimento, as concentrações plasmáticas de vitamina K são muito reduzidas e começam a ser detectadas entre 12 e 24 horas de vida. Nos RN que recebem aleitamento materno, os níveis plasmáticos aproximam-se dos observados nos adultos por volta do terceiro ou quarto dias de vida, enquanto os RN alimentados com fórmulas apresentam níveis mais elevados. A vitamina K_2 só é detectada após a segunda semana, atingindo níveis de adultos após a quarta semana de vida.

A vitamina K não é adequadamente transportada através da placenta. Shearer e cols. dosaram os níveis de filoquinona e obtiveram valores de 0,26ng/ml em adultos, 0,20ng/ml em gestantes e níveis não-detectáveis em sangue de cordão. Após a administração de 1mg de vitamina à mãe no pré-parto, observaram a elevação no nível plasmático materno que atingiu valores de 45 a 93ng/ml, enquanto o nível máximo obtido em sangue de cordão foi de 0,14ng/ml. Especulam que esse elevado gradiente poderia estar associado a níveis baixos de lipoproteínas carreadoras.

Acredita-se que o fígado, por ser o sítio de formação dos fatores de coagulação dependentes de vitamina K, seja o órgão de maior depósito. Entretanto, estudos em ratos revelam que outros órgãos como o cérebro, o pâncreas e as glândulas salivares podem desempenhar papel no depósito de menaquinonas.

O transporte plasmático de vitamina K parece ser inteiramente mediado por lipoproteínas ricas em triglicerídeos, dada a sua característica de lipossolubilidade, daí a elevada correlação entre concentração plasmática de filoquinona e triglicerídeos plasmáticos.

Mais recentemente, identificou-se um grupo diverso de proteínas dependentes da vitamina K que não tem correlação com a coagulação sangüínea, depende da gama-carboxilação de seus radicais de ácido glutâmico e está presente em vários tecidos, como o osso, os rins, a placenta, o pâncreas, o baço e os pulmões. O tecido ósseo contém uma série de proteínas não-colágenas que está implicada no metabolismo e no controle da sua formação e reabsorção, sendo que pelo menos três são dependentes da vitamina K, entre as quais se encontra a osteocalcina. Essa proteína tem elevada afinidade pela hidroxiapatita. As evidências acerca dos efeitos negativos que o uso de antagonistas da vitamina K, ou mesmo a hipovitaminose, podem exercer no osso adulto são inconclusivas. Entretanto, o uso de warfarina em ratos jovens causa o fechamento precoce das placas de crescimento, sendo que o paralelo em relação aos seres humanos é observado na síndrome fetal pela warfarina, reconhecida desde a década de 1970 e caracterizada pela calcificação excessiva das epífises e pelo crescimento irregular dos ossos da face e dos ossos longos.

DOENÇA HEMORRÁGICA DO RN

Manifestações clínicas

O reconhecimento do papel da deficiência da vitamina K nas alterações de coagulação observadas nos RN motiva alguns autores a denominá-la "hemorragia por deficiência da vitamina K".

As manifestações clínicas permitem identificar, de fato, três formas de doença hemorrágica do RN.

1. Doença hemorrágica precoce – é aquela que ocorre nas primeiras 24 horas de vida e que se manifesta clinicamente pela presença de cefaloematoma, sangramento cutâneo e gastrintestinal, podendo ocorrer hemorragias graves como intracranianas, intratorácicas e intra-abdominais, freqüentemente fatais. Relaciona-se ao uso de drogas pela mãe, sendo as principais os anticonvulsivantes, os antituberculosos e os anticoagulantes inibidores da vitamina K, como a warfarina. Estudos prospectivos demonstram que as alterações na coagulação são relativamente freqüentes após a exposição intra-uterina aos anticonvulsivantes. Estudos dos testes de coagulação em RN, cujas mães recebem terapêutica anticonvulsivante, revelam alterações em 27 a 50% deles, sendo que cerca de 7% apresenta sangramentos graves. Muitos casos ocorrem a despeito da profilaxia neonatal, sendo que as hemorragias intraparto e as que ocorrem logo após o nascimento não são preveníveis pela administração da vitamina K na primeira hora de vida. O teste considerado mais específico para avaliar os efeitos da deficiência da vitamina K tem sido a dosagem da proteína precursora da protrombina (fator II) ou protrombina descarboxilada, denominada PIVKA-II ("protein induced by vitamin K absence of factor II"). Essa proteína é funcionalmente ineficaz e não é detectada no plasma, a menos que haja defeito na carboxilação, o que ocorre na deficiência da enzima carboxilase, ou na deficiência ou antagonismo da vitamina K. Uma das formas de dosagem da PIVKA-II é a utilização de anticorpos monoclonais, sendo um método sensível para detectar a deficiência assintomática de vitamina K. Cornelissen e cols. detectaram essa proteína em 57% das amostras de sangue de cordão de RN cujas mães recebiam terapêutica anticonvulsivante e em 20% dos controles, diferença estatisticamente significativa.

O exato mecanismo por meio do qual os anticonvulsivantes induzem à deficiência de vitamina K não está totalmente elucidado. Essas drogas atravessam facilmente a placenta. O fenobarbital, a difenil-hidantoína e a carbamazepina são indutores enzimáticos do sistema oxidase no fígado fetal, podendo haver degradação da vitamina K, que já existe em níveis muito baixos no plasma fetal. O ácido valpróico não é um indutor enzimático e não se detecta elevação nos níveis de PIVKA-II no sangue de cordão dos RN a ele expostos, o que reforça a teoria acima. Outras hipóteses incluem a inibição do sistema carboxilase e a interferência no transporte transplacentário de vitamina K da mãe ao feto.

2. Doença hemorrágica clássica – tem sido considerada sinônimo da doença hemorrágica do RN, até por ter sido, durante anos, a forma conhecida de hemorragia por deficiência de vitamina K. Com o registro da existência de outras formas de apresentação, houve a reformulação da nomenclatura. A forma clássica da doença habitualmente se manifesta entre o segundo e o sétimo dias de vida, por meio de sangramentos cutâneos ou gastrintestinais, mas também nasais ou em incisões cirúrgicas, sendo que a hemorragia intracraniana é incomum. Sua incidência nos RN de termo, normais, sem profilaxia, é de 0,25 a 1,7%, o que tem motivado a utilização de profilaxia desde a década de 1950, tema a ser abordado a seguir.

3. Doença hemorrágica tardia – descrita desde o final da década de 1960, foi valorizada apenas na década de 80. Doença bastante grave, manifesta-se entre 2 e 12 semanas de vida, com pico entre 4 e 6 semanas, sendo a hemorragia intracraniana aguda uma forma comum de apresentação, ocorrendo em cerca de metade dos casos, com evolução freqüentemente fatal ou com desenvolvimento de seqüelas neurológicas. O sangramento cutâneo é o segundo mais freqüente, seguido pelo gastrintestinal, de membranas mucosas, em incisões cirúrgicas ou após injeções intramusculares. Associa-se, freqüentemente, a doenças como diarréia, fibrose cística, atresia biliar, hepatite, deficiência de β-lipoproteína e de α₁-antitripsina. Algum grau de colestase está presente em grande número de pacientes. Os casos idiopáticos são comuns e ocorrem quase que exclusivamente em crianças em aleitamento materno, especialmente nas que não receberam profilaxia com vitamina K ao nascimento ou nas que receberam a profilaxia pela via oral. Os casos em crianças que receberam a profilaxia com injeção intramuscular são raros e habitualmente associados a síndromes de má absorção, tendo sido descritos casos em crianças normais. Loughman e cols. descreveram dois casos de doença hemorrágica tardia em prematuros, que tinham 74 e 84 dias de vida, e que haviam recebido vitamina K por via intravenosa. A doença é rara em prematuros, especialmente porque recebem a vitamina por via intramuscular. Acredita-se que a administração por via IM leve à formação de um depósito viscoso no tecido muscular, o qual é lentamente liberado durante algumas semanas. Daí não ser recomendado o uso intravenoso da vitamina na prevenção da doença hemorrágica. A incidência da doença hemorrágica tardia é de 4,4 a 7,2 por 100.000 nascidos vivos, sem profilaxia, variando regionalmente com os maiores índices em países asiáticos. Essa incidência diminui para 1,0 a 6,4 por 100.000 nascidos vivos após a administração de uma dose de vitamina K por via oral e para 0,25 para 100.000 nascidos vivos com o uso da vitamina por via intramuscular.

Alterações laboratoriais

As alterações observadas incluem o prolongamento do tempo de protrombina (TP) e de tromboplastina parcial ativada (TTPa). As medidas da atividade dos fatores envolvidos, tais como II, VII, IX e X, além da dosagem dos níveis plasmáticos de vitamina K e da proteína induzida pela deficiência de vitamina K (PIVKA-II), não estão disponíveis na rotina da prática clínica. Não existe correlação entre o tempo de protrombina e os níveis plasmáticos de filoquinona. As alterações no TP ocorrem nas deficiências graves da vitamina, habitualmente quando já ocorrem manifestações clínicas. A contagem de plaquetas contribui para o diagnóstico diferencial. As dosagens de hemoglobina e hematócrito permitem avaliar as conseqüências e a extensão das perdas. A investigação de doença hepática é imperativa nos casos de doença hemorrágica tardia.

Profilaxia

Doença hemorrágica precoce – a profilaxia antenatal da DHRN precoce tem sido preconizada por vários autores. A transferência transplacentária de vitamina K é dificultada, existindo relação entre a concentração materna e a do sangue de cordão de cerca de 30:1. Preconiza-se o uso diário de 10mg de vitamina K (filoquinona), por via oral, às mães que recebam drogas que interfiram no metabolismo dessa vitamina, especialmente os anticonvulsivantes. O tempo prolongado de terapêutica não parece importante para os níveis de vitamina K séricos atingidos, recomendando-se o uso durante os últimos 10 a 20 dias da gestação e pelo menos 4 horas antes do parto. Os níveis plasmáticos declinam rapidamente, daí a necessidade de doses diárias até o dia do nascimento.

Doença hemorrágica clássica – as recomendações para a prevenção da DHRN sofreram várias modificações desde seu início, na década de 1950. Muitos fatores, anteriormente citados, contribuíram para estas indefinições, presentes até os dias de hoje. Há consenso entre a maioria dos autores acerca da necessidade da profilaxia. No entanto, discute-se a via de administração mais adequada. A administração por via IM foi a forma recomendada inicialmente, mas, na década de 1980, muitos países, especialmente os europeus, como a Alemanha, a Suíça, a Holanda e a Inglaterra, e o Japão, optaram pela utilização por via oral. Estudos demonstram que existem variações nas recomendações não só entre os diferentes países, como também em um mesmo país.

A eficiência na prevenção da doença hemorrágica clássica é a mesma, independentemente da via de administração. Vários trabalhos avaliando a evolução clínica e dosando os fatores de coagulação e a PIVKA-II demonstraram que os níveis de fatores são semelhantes e que em ambos os casos não se detecta a presença da PIVKA-II. Essa forma de prevenção já foi avaliada em prematuros (idade gestacional mínima de 30 semanas) e com baixo peso (peso inferior a 1.460g) e demonstrou-se eficiente, mesmo nessas crianças. Alguns autores recomendam o uso de doses maiores pela via oral, mas as doses habituais de 1mg têm-se mostrado eficazes.

A administração da vitamina pela via oral tem vantagens filosóficas e pragmáticas. Os questionamentos acerca do potencial carcinogênico da vitamina K ou de seus componentes, quando utilizada a via IM, ainda que não confirmados, tornam mais confortável o uso por via oral. Entretanto, as preparações para uso por via oral não estão licenciadas em vários países, sendo utilizadas as preparações para uso por via IM, e a absorção desses preparados microemulsificados não é a ideal. O maior problema reside, porém, no fato de que os níveis plasmáticos não se mantêm, basicamente, nas crianças em aleitamento materno, havendo, nessas situações, risco pequeno, mas importante pela gravidade do quadro, de doença hemorrágica tardia. Daí a necessidade de doses repetidas até o terceiro mês, o que implica dificuldade de adesão, mesmo em países com estrutura organizada de atenção à saúde. Desde 1992, a Associação Inglesa de Pediatria recomenda o esquema por via oral de doses repetidas. Trabalhos ingleses avaliam a adesão a essa forma de profilaxia e observam que 99% dos RN estudados receberam a primeira dose; 88%, a segunda, com 1 semana de vida; e apenas a 39% foi ministrada a terceira dose, com 6 semanas de vida. Muitas mães referiam que não davam a terceira dose, pois o medicamento não era recomendado para uso por via oral.

As preparações de filoquinona disponíveis (Kanakion®, Roche, por exemplo) contêm emulsificantes não-iônicos, como o "cremophor EL", que estão relacionados a reações raras de choque anafilático grave, freqüentemente fatais, quando ministradas por via intravenosa, sendo, portanto, contra-indicadas. Essas reações se associam ao fato de que essas substâncias são capazes de ativar a via alternada do complemento levando à liberação generalizada de histamina. Na tentativa de substituir o veículo dessas formulações, desenvolveu-se uma nova preparação de filoquinona (Konakion, MM®, Roche), baseada na solubilização micelar em componentes naturais, o ácido glicocólico e a lecitina, que não só permite a administração pela via intravenosa, como também uma adequada absorção por via oral, mesmo em pacientes com colestase crônica, absorção esta que está gravemente comprometida nas formulações habituais. O uso dessa nova formulação em RN mostrou-se eficaz na elevação dos níveis plasmáticos da vitamina K, tanto após a administração por via oral quanto por via intramuscular. Após a administração por via oral, os níveis foram maiores do que os atingidos com a formulação tradicional e apresentaram intervalo de variação menor, o que sugere absorção mais irregular dos preparados microemulsificados. Estudos em 30 RN em aleitamento materno demonstraram que a administração por via oral de 2mg de Konakion, MM®, elevou a concentração plasmática de vitamina K a níveis superiores aos obtidos com a mesma dose da preparação convencional (Kanakion®), medidos com 24 horas, 4 dias e 24 dias de vida. Um estudo conduzido na Suíça avaliou a eficácia e a tolerabilidade do Konakion, MM®, em 28 prematuros com pesos inferiores a 1.500g. A primeira dose foi de 1mg por via intravenosa, ao nascimento, com doses de 2mg por via oral a cada 4 semanas. Com 4 semanas de vida, os níveis de vitamina K séricos estavam nos limites normais e a PIVKA-II não era detectável.

A profilaxia oral é a recomendada em vários países. No Japão, utiliza-se a menaquinona-4 (MK-4), 2mg, em 3 doses, a primeira após o nascimento, geralmente após a primeira mamada; a segunda, entre 3 e 10 dias; e a terceira, entre 4 e 6 semanas de vida. Na Inglaterra recomendam-se 3 doses de 0,5mg de filoquinona; a primeira, após o nascimento; a segunda, com 1 semana; e a terceira, na sexta semana de vida. Na Alemanha, inicia-se com 2mg de filoquinona, que são repetidos entre 3 e 10 dias e entre 4 e 6 semanas de vida. Na Holanda, utiliza-se 1mg de filoquinona ao nascimento, por via oral ou intramuscular, e repete-se 1mg uma vez por semana, ou 0,025mg ao dia, por via oral, por 3 meses. Os esquemas de doses repetidas são indicados nas crianças em aleitamento materno, uma vez que, nas alimentadas com leite artificial, a ingestão média diária de vitamina K é de aproximadamente 50mcg/dia, quantidade bastante superior à observada com aleitamento materno, que é de 1mcg/dia, sendo que as recomendações diárias são de 5mcg/dia.

A profilaxia intramuscular é a adotada nos Estados Unidos, desde a década de 1960, a qual foi recentemente confirmada. Recomenda-se a vitamina K na dose de 0,5 a 1mg, 1 hora após o nascimento. Admitem a utilização de fórmula licenciada para uso por via oral na dose de 2mg ao nascimento e novamente com 1 a 2 semanas e com 4 semanas de vida nas crianças em aleitamento materno.

Recomendamos a utilização de 1mg por via intramuscular ou de 2mg por via oral de vitamina K (Kanakion®), 1 hora após o nascimento ou após a primeira mamada, respectivamente. Nos RN com peso inferior a 2.000g ou com distúrbios respiratórios ou que estejam com doença que os submetam a risco, recomendamos a utilização da via intramuscular. Quando em aleitamento materno, os RN que receberam a primeira dose por via oral deverão receber doses repetidas de 2mg por via oral com 1 semana e com 4 semanas de vida.

Não está disponível em nosso meio a formulação micelar (Konakion, MM®). Quando disponível, deverá ser a formulação de escolha. Até que estudos mais extensos sejam realizados para avaliar essa nova preparação, recomendam-se doses repetidas após a administração por via oral em crianças com aleitamento materno. Devemos considerar a repetição de doses se a criança apresentar doença diarréica nesse período.

Doença hemorrágica tardia – essa forma da doença está relacionada, mais freqüentemente, à não-administração de vitamina K ao nascimento, seguida pelo uso por via oral de apenas uma dose da vitamina. Sua ocorrência após a administração por via intramuscular é bastante rara e, habitualmente, relacionada à presença de doença hepática, com colestase. A incidência de doença hemorrágica tardia é maior nos países asiáticos. Na Tailândia, 488 casos foram registrados entre 1967 e 1987. Desde 1984, promoveu-se uma orientação maciça para o uso de 2mg por via oral em RN normais, de termo, e de 0,5 a 1mg por via intramuscular em RN de alto risco. Houve redução significativa da doença entre 1988 e 1993. Dos 127 casos analisados, 90% ocorreu entre 2 semanas e 2 meses e 74% não havia recebido nenhum tipo de profilaxia ao nascimento, apesar de formalmente recomendada.

A queda na incidência dessa doença relaciona-se não só à utilização adequada da profilaxia, como também ao diagnóstico precoce das doenças hepáticas.

Recentemente, têm sido propostos esquemas de suplementação por via oral de vitamina K (filoquinona) às mães de crianças em aleitamento materno, na dose de 5mg/dia, o que parece eficiente em elevar os níveis da vitamina no leite humano e no plasma de suas crianças.

Os regimes de administração de dose única da vitamina por via intramuscular, ao nascimento, ou de doses repetidas de administração por via oral, conforme recomendados anteriormente, têm sido eficientes na prevenção da doença hemorrágica tardia, devendo ser os recomendados.

Vitamina K e hemorragia intracraniana do prematuro – o uso de vitamina K às gestantes em trabalho de parto prematuro, associado ou não ao uso de fenobarbital, tem sido estudado com a finalidade de se prevenir a hemorragia intracraniana em seus recém-nascidos. Entretanto, a maioria dos trabalhos não demonstrou a validade dessa conduta, não sendo recomendada.

TRATAMENTO

A profilaxia previne a doença. Nas situações eventuais, o tratamento deverá ser instituído imediatamente após a investigação laboratorial, antes mesmo de se conhecer esses resultados. A vitamina K é ministrada na dose de 2mg por via intramuscular, ou, nos casos de intenso sangramento, devem-se ponderar os riscos e os benefícios da administração de 1mg por via intravenosa. Quando disponível, a preparação micelar permitirá o uso intravenoso, sem os riscos da preparação convencional.

O sangramento ativo deverá cessar em até 4 horas após o tratamento, bem como haverá normalização dos testes de coagulação. A falha terapêutica deverá levar à suspeita e à investigação de doenças hepáticas ou de deficiência isolada de fatores de coagulação.

O sangramento raramente é grave na forma clássica da doença, ao contrário do que se observa nas outras formas. Se assim o for, indica-se a utilização de plasma fresco congelado, 15ml/kg, e, se houver anemia, papa de hemácias, 10ml/kg.

BIBLIOGRAFIA

1. ALLISON, A.C. – Danger of vitamin K to newborn. *Lancet* i:699, 1955. 2. American Academy of Pediatrics, Committe on Nutrition – Vitamin K compounds and their water soluble analogues: use in therapy and profilaxis in pediatrics. *Pediatrics* **28**:501, 1961. 3. American Academy of Pediatrics – Standards and Recommendations for Hospital Care of the newborn *Infants* 1954, p. 92. 4. CHOONARA, I.A. & PARK, B.K. – Plasma concentrations after oral or intramuscular vitamin K in neonates. *Arch. Dis. Child.* **60**:1203, 1985. 5. CORNELISSEN, M. & HIRASING, R. – Vitamin K for neonates. *BMJ* **309**:1441, 1994. 6. CORNELISSEN, M. et al. – Effects of oral and intramuscular vitamin K prophylaxis on vitamin K$_1$, PIVKA-II, and clotting factors in breastfed infants. *Arch. Dis. Child.* **67**:1250, 1992. 7. CORNELISSEN, M. et al. – Increased incidence of neonatal vitamin K deficiency resulting from maternal anticonvulsivant therapy. *Am. J. Obstet. Gynecol.* **168**:923, 1993. 8. CORNELISSEN, M. et al. – Prevention of vitamin K deficiency in infancy by weekly administration of vitamin K. *Acta Paediatr.* **82**:656, 1993. 9. CORNELISSEN, M. et al. – Supplementation of vitamin K in pregnant women receiving anticonvulsivant therapy prevents neonatal vitamin K deficiency. *Am. J. Obstet. Gynecol.* **168**:884, 1993. 10. CROUCHER, C. & AZZOPARDI, D. – Compliance with recommendations for giving vitamin K to newborn infants. *BMJ* **308**:894, 1994. 11. DAM, H. et al. – The relation of vitamin K deficiency to hemorrhagic disease of the newborn. *Adv. Pediatr.* **5**:129, 1952. 12. DEBLAY M.F. et al. – Transplacental vitamin K prevents haemorragic disease of infant of epileptic mother. *Lancet* **1**:1247, 1982. 13. DRAPER, G. & McNINCH, A. – Vitamin K for neonates: the controversy. *BMJ* **308**:867, 1994. 14. DUNN, P.M. – Vitamin K$_1$ for all newborn babies. *Lancet* ii:770, 1982. 15. EKELUND, H. – Late haemorrhagic disease in Sweden. *Acta Paediatr. Scand* **80**:966, 1991. 16. GOLDING, J. et al. – Childhood cancer, intramuscular vitamin K, and phethidine given during labor. *BMJ* **305**:341, 1992. 17. GOLDING, J. et al. – Factors associated with childhood cancer in a national cohort study. *Br. J. Cancer* **62**:304, 1990. 18. GREER, F.R. et al. – Improving the vitamin K status of breastfeeding infants with maternal vitamin K supplements. *Pediatrics* **99**:88, 1997. 19. GREER, F.R. – Vitamin K deficiency and hemorrhage in infancy. *Clin. Perinatol.* **22**:759, 1995. 20. GUILLAUMONT, M.J. et al. – Vitamin K1 diffusion across the placental barrier in the gravid female rat. *Dev. Pharmacol. Ther.* **11**:57, 1988. 21. GUPTA, J.M. & NAIDOO, D. – Oral versus intramuscular vitamin K in newborn infants. *BMJ* **306**:1272, 1993. 22. HANAWA Y. – Vitamin K deficiency in infancy: the Japanese experience. *Acta Paediatr. Jpn.* **34**:107, 1992. 23. HATHAWAY, W.E. – New insights on vitamin K. *Hematol. Oncol. Clin. North Am.* **1**:367, 1987. 24. ICHIHASHI, T. et al. – Colonic absorption of menaquinone-4 and menaquinone-9 in rats. *J. Nutr.* **122**:506, 1992. 25. ISRAELS, L.G. – Controversies concerning vitamin K end the newborn. *Pediatrics* **93**:156, 1994. 26. JORGENSEN et al. – Vitamin K to neonates. Peroral versus IM administration. *Acta Paediatr. Scand.* **80**:304, 1991. 27. JOUBERT, P.H. & STOECKEL, K. – Oral vitamin K in breast-fed infants to prevent late haemorrhagic disease of the newborn. *Lancet* **344**:484, 1994. 28. KAZZI, N.J. et al. – Placental transfer of vitamin K1 in preterm pregnancy. *Obstet. Gynecol.* **75**:334, 1990. 29. KLEBANOFF, M.A. et al. – The risk of childhood cancer after neonatal exposure to vitamin K. *N. Engl. J. Med.* **329**:905, 1993. 30. LANE, P.A. & HATHAWAY, W.E. – Vitamin K in infancy. *J. Pediatr.* **106**:351, 1985. 31. LAURANCE, B. – Danger of vitamin K analogues to newborn. *Lancet* i:819, 1955. 32. LOUGHMAN, P.M. et al. – Late onset haemorrhagic disease in premature infants who received intravenous vitamin K$_1$. *J. Paediatr. Child. Health* **32**:268, 1996. 33. LOUGHNAM, P.M. & McDOUGALL, P.N. – Does intramuscular vitamin K$_1$ acts as an unintended depot preparation? *J. Paediatr. Child. Health* **32**:251, 1996. 34. MATSUZAKA, T. et al. – Relationship between vitamin K dependent coagulation factors and anticoagulants (protein C and protein S) in neonatal vitamin K deficiency. *Arch. Dis. Child.* **68**:297, 1993. 35. McMILLAN, D.D. – Administration of vitamin K to newborns: implications and recommendations. *Can. Med. Assoc. J.* **154**:347, 1996. 36. McNINCH, A.W. & TRIPP, J.H. – Haemorrhagic disease of the newborn in the British Isles: two year prospective study. *BMJ* **303**:1105, 1991. 37. McNINCH, A.W. et al. – Haemorrhagic disease of the newborn returns. *Lancet* i:1089, 1983. 38. MERENTEIN, G.B. et al. – American Academy of Pediatrics. Controversies concerning vitamin K and the newborn. *Pediatrics* **91**:1001, 1993. 39. MOTOHARA, K. et al. – Oral supplementation of vitamin K for pregnant women and effects on levels of plasma vitamin K and PIVKA-II in the neonate. *J. Pediatr. Gastroenterol. Nutr.* **11**:32, 1990. 40. MOTOHARA, K. et al. – Relationship of milk intake and vitamin K supplementation to vitamin K status in newborns. *Pediatrics* **84**:90, 1989. 41. MOUNTAIN, K.R. et al. – Neonatal coagulation defect due to anticonvulsivant drug treatment in pregnancy. *Lancet* **1**:265, 1970. 42. OLSEN, J.H. et al. – Vitamin K regimens and incidence of childhood cancer in Denmark. *BMJ* **308**:895, 1994. 43. RENNIE, J.M. & KELSALL, A.W.R. – Vitamin K prophylaxis in the newborn-again. *Arch. Dis. Child.* **70**:248, 1994. 44. SANN, L. et al. – Serum vitamin K$_1$ concentrations after oral administration of vitamin K$_1$ in low birth weight infants. *J. Pediatr.* **107**:608, 1985. 45. SCHUBIGER G. et al. – Vitamin K$_1$ concentration in breast-fed neonates after oral or intramuscular administration of a single dose of a new mixed-micelar preparation of phylloquinone. *J. Pediatr. Gastroenterol. Nutr.* **16**:435, 1993. 46. SHEARER, M.J. et al. – Plasma vitamin K$_1$ in mothers and their newborn babies. *Lancet* i:460, 1982. 47. SHEARER, M.J. et al. – Vitamin K$_1$ in plasma: relationship to vitamin K status, age, pregnancy, diet and disease. *Haemostasis* **16**(Suppl. 5):83, 1986. 48. SHEARER, M.J. – Vitamin K. *Lancet* **345**:229, 1995. 49. SOLVES, P. et al. – Late hemorrhagic disease of the newborn as a cause of intracerebral bleeding. *Ann. Hematol.* **75**:65, 1997. 50. SUTOR, A.H. et al. – International symposium. Vitamin K in infancy. Basel, Switzerland, 7-8 October, 1994. 51. THIJSSEN, H.H.W. & DRITTIJ-REINDERS, M.J. – Vitamin K distribution in rat tissues: dietary phylloquinone is a source of tissue menaquinone-4. *Br. J. Nutr.* **72**:415, 1994. 52. Von KRIES, R. & GOBEL, U. – Oral vitamin K prophilaxis and late haemorrhagic disease of the newborn. *Lancet* **343**:352, 1994. 53. Von KRIES, R. & HANAWA, Y. – Neonatal vitamin K prophylaxis. Report of Scientific na Stardardization Subcommittee on Perinatal Haemostasis. *Thromb. Haemost.* **69**:293, 1993. 54. Von KRIES, R. et al. – Assessment of vitamin K status of the newborn infant. *J. Pediatr. Gastroenterol. Nutr.* **16**:231, 1993. 55. Von KRIES, R. et al. – PIVKA-II levels after prophylatic vitamin K. *Arch. Dis. Child.* **62**:938, 1987. 56. WHITFIELD, M.F. & SALFIELD, S.A.W. – Accidental administration of syntometrine in adult dosage to the newborn. *Arch. Dis. Child.* **55**:68, 1980. 57. WIDDERSHOVEN, J. et al. – Four methods compared for measuring des-carboxy-prothrombin (PIVKA-II). *Clin. Chem.* **33**:2074, 1987.

6 Coagulação Intravascular Disseminada

FLÁVIO ADOLFO COSTA VAZ
SILVIA MARIA IBIDI

Coagulação intravascular disseminada (CIVD) é o termo utilizado para definir o processo resultante da ativação imprópria do sistema hemostático e caracteriza-se pela geração de proteases ativadas e fibrina, ao mesmo tempo que a fibrinólise se apresenta acelerada.

Inicialmente descrita em 1962 por Aballi e De Lamerens como "Doença Hemorrágica Secundária do Recém-Nascido", foi, posteriormente, reconhecida como a própria CIVD.

A CIVD não é uma doença primária, mas sim uma resposta a variados estímulos, devendo, portanto, ser compreendida como um mecanismo de resposta intermediário a uma série de doenças. Freqüentemente, entretanto, as conseqüências da CIVD são mais sérias do que aquelas resultantes da doença de base.

A CIVD é um fenômeno freqüente no recém-nascido (RN), não só devido às várias doenças a que ele pode estar submetido, como, também por sua limitada capacidade em controlar o processo hemostático, uma vez que este seja desencadeado. Devemos considerá-la como *a principal causa de sangramento no RN doente*.

ETIOPATOGENIA

Numerosas causas têm sido identificadas no desencadeamento da CIVD, sendo que, usualmente, o fator comum envolvido é a exposição do sangue a fatores teciduais. O fator tecidual é encontrado no subendotélio da vasculatura, no cérebro, na placenta, e pode ser expresso em células vasculares endoteliais e monócitos ativados. O processo de coagulação intravascular pode ser iniciado por lesão vascular, trombose, doença hepática, complicações obstétricas, hipóxia, acidose, liberação de endotoxina, necrose tecidual e sepse (Quadro 5.47). Infecções virais, incluindo rubéola, herpes, citomegalovirose e enteroviroses, toxoplasmose, candidíase sistêmica e infecções bacterianas, são causas comuns. Malformações vasculares, inclusive placentárias, podem ser associadas ao desenvolvimento da CIVD. A hemólise maciça pode desencadear a CIVD.

Quadro 5.47 – Fatores etiológicos na CIVD (segundo Gross e Stuart).

1. Agressão à célula endotelial: leva à ativação do sistema intrínseco por meio do fator XII
   a) Infecções:
      · Sepse por gram-negativo: *E. coli, P. aeruginosa, Serratia* sp., *Klebsiella* sp., *Salmonella* sp.
      · Sepse por gram-positivo: *Staphylococcus aureus, Staphylococcus epidermidis, Streptococcus* sp.
      · Viroses: herpes simples disseminado, CMV, rubéola, ECHO II
      · Fungos: *Candida albicans*
      · Protozoários: toxoplasmose
   b) Hipotensão prolongada
   c) Acidose grave
   d) Hipoxemia
   e) Hipotermia
   f) Crescimento intra-uterino retardado
   g) Policitemia
   h) Cateteres vasculares
   i) Hemangiomas cavernosos
2. Agressão tecidual: leva à ativação da via extrínseca por liberação do fator tecidual
   a) Complicações obstétricas: descolamento prematuro da placenta, pré-eclâmpsia e eclâmpsia, feto morto gemelar, embolia de líquido amniótico
   b) Lesão cerebral
   c) Procedimentos cirúrgicos
   d) Neoplasias fetais
   e) Enterocolite necrosante
3. Agressão aos eritrócitos e às plaquetas: liberação de fosfolipídeos
   a) Hemólise intravascular: eritroblastose fetal grave
   b) Reações antígeno-anticorpo
4. Agressão ao SRE: "clearance" diminuído dos fatores de coagulação ativados
   a) Hipofunção do SRE
   b) Doença hepática

Durante o processo de CIVD, estão ocorrendo, simultaneamente, em intensidades muito variadas, tanto fenômenos de coagulação acelerada quanto fenômenos fibrinolíticos. A depender da capacidade compensatória do indivíduo em inativar e clarear os produtos da hemostasia e da fibrinólise e em regenerar os componentes do sistema hemostático, o paciente poderá apresentar sangramento, trombose ou ambos, ou poderá apenas mostrar evidência laboratorial de CIVD.

O processo de CIVD ocorre com maior freqüência e intensidade no período neonatal, especialmente em prematuros, e deve-se a particularidades observadas, tais como capacidade diminuída do sistema retículo-endotelial (SRE) em clarear os fatores de coagulação ativados, tendência ao desenvolvimento de acidose, hipotermia, hipoxemia, choque etc. e dificuldade em compensar, pela síntese, a diminuição dos fatores consumidos.

MANIFESTAÇÕES CLÍNICAS

Extremamente variáveis, as manifestações clínicas são, em parte, determinadas pela doença de base e, em parte, pela intensidade do distúrbio de coagulação.

Nos casos típicos, estará presente a diátese hemorrágica, que se manifesta principalmente por sangramento prolongado e hematomas nos locais de punção. Petéquias também são geralmente observadas. Entretanto, podem ocorrer hemorragias pulmonar, cerebral e intraventricular, sangramento do coto umbilical, gastrintestinal, equimoses e até trombose de vasos centrais ou periféricos com necrose tecidual e gangrena.

A incidência de cada uma dessas manifestações é variável, sendo que os hematomas pós-punção e as petéquias estão presentes em aproximadamente 70% dos casos de CIVD.

A gravidade da CIVD relaciona-se à duração do estímulo de ativação. Quando agudo e autolimitado, como na hipotermia transitória ou no descolamento prematuro de placenta, as anormalidades de coagulação são menos graves do que as observadas na sepse ou na síndrome do desconforto respiratório.

Ocasionalmente, há RN que se manifestam com necrose gangrenosa de pele (*Purpura fulminans*). Raramente, a CIVD produzirá necrose renal por lesão de grandes vasos renais. Essas condições são, provavelmente, devidas ao predomínio relativo dos fenômenos trombóticos sobre os fibrinolíticos.

O fenômeno da CIVD pode, no entanto, ocorrer de forma "sube-morrágica". Alguns RN poderão não apresentar sangramento clinicamente visível, a despeito de estarem em franca CIVD, com alterações laboratoriais nítidas. Apesar de ocorrer em uma minoria dos casos, essa forma de apresentação deverá ser sempre lembrada para que o diagnóstico se antecipe às manifestações clínicas evidentes, as quais, não raramente, especialmente nos prematuros com doenças graves e submetidos a diferentes tipos de intervenção terapêutica, são graves e potencialmente fatais, como se observa na hemorragia intracraniana.

DADOS LABORATORIAIS

As principais alterações laboratoriais incluem:

- Anemia hemolítica, com fragmentação celular, visível no esfregaço de sangue periférico.
- Trombocitopenia de graus variáveis.
- Prolongamento de tempo de protrombina (TP), tempo de tromboplastina parcial (TTP) e tempo de trombina (TT).
- Nível de fator V diminuído.
- Nível de fator VIII diminuído.
- Nível de fibrinogênio diminuído.
- Nível elevado de produtos de degradação de fibrina/fibrinogênio.

O sistema de coagulação do RN possui algumas particularidades (Tabela 5.55). Os fatores dependentes de ativação pela vitamina K (II, VII, IX e X) têm 30 a 70% da atividade observada em adultos, o que é minimizado pela administração de vitamina K.

Tabela 5.55 – Valores normais para alguns testes de coagulação.

	RN pré-termo	RN de termo	Adultos e crianças
Plaquetas (x 10^3/mm^3)	150-400	150-400	150-400
Tempo de sangramento (min)	< 3,5	< 3,5	< 3,5
Tempo de protrombina (s)	12-16	11-15	10-14
Tempo de tromboplastina parcial (s)	30-80	30-40	25-35
Fibrinogênio (mg/dl)	150-325	175-350	175-400
PDF (mcg/ml)	< 10	< 10	< 10
Fator V	100	84 ± 9	100 ± 5

O tempo de protrombina (TP) está, habitualmente, nos limites da normalidade. O tempo de tromboplastina parcial, no entanto, pode ser bastante variável, especialmente nos prematuros.

Felizmente, os fatores V e VIII, o fibrinogênio e os produtos de degradação da fibrina (PDF) estão em níveis iguais aos observados nos adultos, o mesmo ocorrendo com os valores numéricos das plaquetas, o que contribui para o diagnóstico da CIVD.

A presença de níveis elevados de PDF ocorre invariavelmente em crianças maiores e adultos com CIVD, mas pode não estar presente no período neonatal.

As alterações nos testes laboratoriais citados não aparecem sempre nos casos de CIVD. Portanto, diante de um caso suspeito, uma contagem de plaquetas em níveis próximos aos normais não excluirá o diagnóstico. Alguns estudos demonstram que em 95% dos casos de CIVD as plaquetas estão abaixo de 150.000/mm^3, mas que em cerca de 60 a 70% dos casos se observam plaquetas abaixo de 120.000/mm^3. Diante de um caso suspeito, mais de um exame poderá ser necessário.

DIAGNÓSTICO

O diagnóstico da CIVD no período neonatal oferece algumas dificuldades. Alguns testes laboratoriais estão elevados nos RN normais, especialmente prematuros, como é o caso do TTP. As alterações laboratoriais que ocorrem na CIVD nem sempre serão todas observadas, podendo ser necessária a realização de mais de um exame para a confirmação da suspeita diagnóstica. Além disso, os exames mais fiéis ao diagnóstico da CIVD exigem grandes volumes de sangue e um período para os ensaios, além de não estarem disponíveis em todos os centros, como é o caso da dosagem quantitativa dos fatores V e VIII, do fibrinogênio e dos PDF.

O diagnóstico da CIVD deverá, por outro lado, ser definido precocemente, antes mesmo que as manifestações clínicas estejam evidentes, uma vez que a instituição precoce do tratamento é a única maneira de melhorar a sobrevida dos RN comprometidos.

A melhor abordagem, portanto, é, uma vez identificado um fator de risco ao desenvolvimento de CIVD, iniciar a triagem laboratorial com contagem seriada de plaquetas e, se alteradas ou com quadro sugestivo, ampliar a realização de exames que possam melhor definir o diagnóstico.

O quadro 5.48 resume a avaliação inicial de um RN com sangramento e apresenta os principais diagnósticos diferenciais.

Quadro 5.48 – Diagnóstico diferencial do RN com sangramento (segundo Glader e Buchanan).

Quadro clínico	Plaquetas	TP	TTP	Diagnóstico provável
Alterado	↓	↑	↑	CIVD
	↓	nl	nl	Consumo de plaquetas
	nl	↑	↑	Doença hepática
	nl	nl	nl	Comprometimento da integridade vascular
Inalterado	↓	nl	nl	Púrpura trombocitopênica idiopática, infecção oculta ou trombose
	nl	↑	↑	Doença hemorrágica do RN
	nl	nl	↑	Deficiência hereditária de fatores da coagulação
	nl	nl	nl	Fatores locais, anormalidades qualitativas de plaquetas, fator XIII

TRATAMENTO

O tratamento da CIVD tem evoluído muito desde a década de 1960, quando a CIVD ainda se associava à elevada mortalidade. A maioria dos RN com CIVD sobrevive e, na maioria das vezes, o diagnóstico baseia-se em anormalidades laboratoriais, e não em manifestações clínicas.

O tratamento deverá ser instituído de forma precoce, uma vez que a demora aumenta drasticamente a mortalidade.

A intervenção terapêutica não tem sua base na correção dos distúrbios da coagulação em si, mas deverá estar pautada no tratamento da doença de base. Vários trabalhos têm demonstrado que o tratamento dirigido às alterações do sistema de coagulação deverá ser parte de um todo, que apresentaremos a seguir.

Tratamento da doença de base – o tratamento da infecção, da acidose, da correção da hipoxemia, da hipotermia, enfim, de todos os possíveis fatores envolvidos naquela situação ou em cada caso em particular.

Tratamento do choque – presente em 85% dos casos de CIVD. A restauração da pressão arterial tem sido considerada uma medida essencial na queda da mortalidade.

Tratamento dos distúrbios associados – a correção dos distúrbios hidroeletrolíticos e acidobásicos e a manutenção de oxigenação adequada deverão ser consideradas ainda que não sejam o problema de base.

Tratamento dos distúrbios de coagulação

Plasma fresco congelado – retirado do doador e congelado imediatamente, conserva os fatores de coagulação. Ministrado a RN com hemorragia e/ou com alterações no coagulograma.
Dose: 10 a 15ml/kg a cada 12 horas, até que as alterações se revertam.

Plaquetas – ministradas juntamente com o plasma, se a contagem de plaquetas for menor do que 50.000/mm^3.
Dose: 1 unidade a cada 12 horas, até que a contagem esteja acima desse valor.

Exsangüineotransfusão – tem sido a terapêutica de escolha. Sua função é a reposição dos fatores de coagulação consumidos, da antitrombina III, do plasminogênio, bem como o clareamento dos produtos de degradação da fibrina (PDF) e dos complexos monoméricos de fibrina solúveis, além do fornecimento de hemoglobina A (melhor oxigenação tecidulal). Poderá ter seu papel, também, na retirada de endotoxinas bacterianas, eventualmente presentes nos casos de infecção, e na correção ou minimização dos distúrbios hidroeletrolíticos.

Para ser efetiva e não acrescentar riscos ao RN, deverá ser utilizado sangue fresco, que não tenha mais do que 48 horas. O anticoagulante habitualmente utilizado é o CPD; preconizamos a troca de duas volemias.

Para o cálculo do volume a ser trocado, consideramos 80ml/kg a volemia do RN de termo e 100ml/kg a volemia do RN prematuro.

Heparinização – atualmente utilizada nos casos em que existe predomínio dos fenômenos trombóticos (*Purpura fulminans*, trombose de grandes vasos), já teve seu uso indicado nos casos com manifestações hemorrágicas predominantes. Pelos riscos da anticoagulação, principalmente relativos ao aumento do sangramento, pela dificuldade em se manipular essa substância e pelas dúvidas acerca de sua eficácia, optamos por reservar seu uso aos casos citados.
Dose: 100U/kg a cada 4 horas ou 30U/kg em bolo e 15U/kg/h, a seguir, em infusão contínua.

Durante a heparinização, devemos manter o tempo de coagulação (TC) em 20 a 30 minutos, o TTPA em duas vezes o máximo normal e as plaquetas acima de 50.000/mm^3.

PROGNÓSTICO

Muito variável, sendo melhor nos RN com maior peso de nascimento, maior idade gestacional, melhores escores de Apgar e naqueles cuja doença de base seja menos grave e duradoura. A identificação e o tratamento precoces da CIVD têm grande importância na melhora dos índices de sobrevida e de complicações.

O conceito de que a doença é grave e a mortalidade elevada e o de que o tratamento precoce eleva a sobrevida a níveis acima de 70% são importantes fatores de incentivo à investigação, ao diagnóstico e ao tratamento da CIVD, mesmo no RN assintomático.

BIBLIOGRAFIA

1. ABILDGAARD, C.F. – Recognition and treatment of intravascular coagulation. *J. Pediatr.* **74**:163, 1969. 2. FEUSNER, J.H.; SLICHTER, S.J. & HARKER, L.A. – Acquired haemostatic defects in the ill newborn. *Br. J. Haematol.* **53**:73, 1983. 3. GILABERT, J. et al. – Abruptio placentae and disseminated intravascular coagulation. *Acta Obstet. Gynecol. Scand.* **64**:35, 1985. 4. GLADER, B.E. & BUCHANAN, G.R. – The bleeding neonate. *Pediatrics* **58**:548, 1976. 5. GROSS, M.A. & MELHORN, D.K. – Exchange transfusion with citrated whole blood for disseminated intravascular coagulation. *J. Pediatr.* **78**:415, 1971. 6. GROSS, M.A.; FILSTON, H.C. & ANDERSON, J.C. – Controlled study of treatment for disseminated intravascular coagulation in the neonate. *J. Pediatr.* **100**:445, 1982. 7. HATHAWAY, W.E.; MULL, M.M. & PECHET, G.S. – Disseminated intravascular coagulation in the newborn. *Pediatrics* **43**:233, 1969. 8. LEISSRING, M.D. & VORLICKY, L.N. – Disseminated intravascular coagulation in a neonate. *Am. J. Dis. Child.* **115**:100, 1968. 9. MARKARIAN, M.; COHEN, R.J. & MILBAUER, B. – Disseminated intravascular coagulation in a neonate treated with heparin. *J. Pediatr.* **78**:74, 1971. 10. OSKI, F.A. & NAIMAN, J.L. – *Hematologic Problems in the Newborn.* 3rd ed., Philadelphia, Saunders, 1983. 11. SHIRAHATA, A.; NAKAMURA, T. & YAMADA, K. – Diagnosis of DIC in newborn infants. *Bibl. Haemat.* **49**:277, 1983. 12. WHITAKER, A.N.; McKAY, D.G. & CSAVOSSY, I. – Studies of catecholamine shock. *Am. J. Pathol.* **56**:153, 1969. 13. WOODS, W.G. et al. – Disseminated intravascular coagulation in the newborn. *Am. J. Dis. Child.* **133**:44, 1979. 14. YAMADA, K. et al. – Therapy for DIC in newborn infants. *Bibl. Haemat.* **49**:329, 1983.

---

7 Púrpura Trombocitopênica Isoimune Neonatal

FLÁVIO ADOLFO COSTA VAZ
SILVIA MARIA IBIDI
MÁRIO CÍCERO FALCÃO

INTRODUÇÃO

A trombocitopenia por isoimunização, denominada púrpura trombocitopênica isoimune (ou aloimune) neonatal (PTIN), é a causa mais freqüente de trombocitopenia grave observada nos recém-nascidos (RN) de termo que se apresentem normais sob outros aspectos.

A identificação da existência de trombocitopenia por mecanismo isoimune no RN foi inicialmente descrita por Harrington e cols. em 1954. Os principais antígenos envolvidos, à época denominados Zw^a e Zw^b e hoje identificados como PL^{A1} (PLA1 ou Pla1) e PL^{A2} (PLA2 ou Pla2), foram demonstrados 10 anos mais tarde, em 1964.

A plaquetopenia, que pode ser observada no feto e precocemente no RN, é conseqüência, à semelhança do que ocorre com a doença por incompatibilidade Rh, da formação de anticorpos, pela gestante, dirigidos contra antígenos que estão ausentes em suas plaquetas mas presentes na criança e que foram herdados do pai. O principal evento responsável pela imunização é a própria gestação. Transfusões sangüíneas prévias têm sido implicadas, mas são raras.

A prevalência da PTIN situa-se entre 1 para 1.000 e 1 para 3.000 nascimentos. O sistema PL^{A1} está envolvido em cerca de 80% dos casos e, dependendo das variações regionais, outros antígenos como Ko, Bak, Yuk, Pen e Br (Zav) poderão ser observados.

A positividade do antígeno PL^{A1} na população é de 98%. Considerando-se que cerca de 2% das gentantes são negativas e que haveria uma chance de 85% de seu filho ser positivo, a incidência de PTIN é bastante menor do que seria esperado. Isso ocorre, entre outros motivos, porque a resposta ao estímulo depende da associação com o sistema HLA. Apenas alguns tipos de HLA, por exemplo da classe DR3, responderiam ao estímulo antigênico.

Os antígenos estão presentes nas plaquetas fetais a partir da 16ª semana de gestação e, considerando-se a possibilidade não rara de contato entre o sangue fetal e o materno, a sensibilização poderá ocorrer. A ocorrência da PTIN na primeira gestação é de 33 a 50% dos casos identificados, o que difere da incompatibilidade Rh. A recorrência da doença, após uma criança afetada, é superior a 75% (até 90%), e a plaquetopenia e os sinais clínicos são mais intensos, com risco de sangramentos graves no período de vida intra-uterina tão precoce quanto com 16 semanas de gestação.

O antígeno PL^{A1} é responsável não só pela maioria dos casos, como também pelos mais graves. Esse antígeno se localiza no complexo GPIIb/IIIa, que é a mais abundante glicoproteína plaquetária, o que favorece a exposição do complexo antígeno-anticorpo e o clareamento plaquetário pelo sistema retículo-endotelial. A GPIIb/IIIa é o sítio de ligação para o fibrinogênio, o que sugere que as plaquetas remanescentes na circulação podem ter sua função comprometida, com dificuldade para agregarem-se. Identificou-se a presença de uma glicoproteína semelhante à IIIa no endotélio, o que poderia levar à agressão endotelial pelas anticorpos. O RN afetado teria, portanto, comprometimento do número e da função das plaquetas e da integridade endotelial.

QUADRO CLÍNICO

O RN com PTIN apresenta-se tipicamente como uma criança saudável e de termo, com níveis variáveis de plaquetopenia.

A plaquetopenia costuma estar presente na primeira gestação e pode ocorrer desde a vida fetal, a partir do final do primeiro trimestre, mas mais freqüentemente no segundo trimestre de gestação.

Nos casos mais leves, as manifestações clínicas limitam-se a sinais de sangramento em pele (petéquias). Entretanto, o sangramento poderá ser importante, com púrpura, hematomas generalizados, em cordão umbilical, e hemorragias para vários órgãos e até para o sistema nervoso central.

A hemorragia intracraniana é a complicação mais temida. Estima-se que 10 a 30% dos casos de PTIN venham acompanhados de hemorragia intracraniana e que, destes, 25 a 50% tenham ocorrido antes do nascimento. A mortalidade decorrente dessa complicação é de aproximadamente 10 a 12%, sendo de 25% o risco de grave comprometimento do desenvolvimento neurológico.

Os primeiros filhos não estão protegidos dessa complicação, porém, a gravidade da plaquetopenia e do sangramento costuma ser maior nas gestações subseqüentes. Portanto, o diagnóstico de PTIN em RN plaquetopênico é fundamental não apenas para a instituição precoce e adequada do tratamento, como também na prevenção de complicações graves nas gestações posteriores.

As alterações laboratoriais restringem-se, habitualmente, à plaquetopenia. A contagem de plaquetas costuma estar tipicamente entre 5.000 e 30.000/mm^3, e os leucócitos estão normais. A concentração de hemoglobina poderá estar diminuída, como conseqüência de sangramentos importantes.

O exame de medula óssea mostrará número normal ou elevado de megacariócitos.

A confirmação diagnóstica será dada pela tipagem plaquetária, que se revelará negativa na mãe e positiva no pai e no RN. A pesquisa de anticorpos antiplaquetários na mãe poderá auxiliar no diagnóstico. No entanto, os títulos não se correlacionam com a gravidade do quadro clínico e as variações do título não são úteis no seguimento. A não-detecção de anticorpos, por outro lado, não exclui a possibilidade da plaquetopenia.

Os exames para a triagem e a identificação de possíveis casos não estão disponíveis na prática clínica, sendo a maioria dos casos identificada após o nascimento de uma criança afetada.

DIAGNÓSTICO DIFERENCIAL

Púrpura neonatal auto-imune – evento raro, clinicamente muito semelhante à PTIN. A mãe apresenta anticorpos dirigidos contra suas próprias plaquetas. Esses anticorpos poderão atravessar a placenta, atingindo as plaquetas fetais. O exame materno revelará plaquetopenia, com megatrombócitos (plaquetas com tamanho aumentado). A plaquetopenia no RN poderá estar presente ao nascimento, mas o que mais se observa é o menor número entre o terceiro e o quinto dias de vida. A mãe poderá estar em uma fase compensada. A história é sempre muito importante. Aceita-se que os títulos de anticorpos antiplaquetários maternos não se correlacionam com a gravidade da trombocitopenia neonatal. Isso dependerá da ligação antígeno-anticorpo, da competência do sistema retículo-endotelial do RN, bem como de sua capacidade de produção de plaquetas.

Púrpura medicamentosa – a história de ingestão de drogas pela mãe deverá ser exaustivamente investigada nos casos de trombocitopenia. A rigor, várias drogas podem causar trombocitopenia por mecanismos imunológicos. Entre as principais encontramos: quininas, quinidina, metildopa, sulfonamidas, penicilinas e cefalosporinas, tiazídicos, além de drogas de abuso como a cocaína.

Amegacariocitose congênita – por depressão medular específica da série plaquetária. O exame de medula óssea está recomendado.

Trombocitopenia e ausência do rádio (TAR) – a plaquetopenia é decorrente da diminuição na produção, e alterações em membro superior podem ser observadas, especialmente a ausência do rádio.

Hemangioma gigante – pode levar à plaquetopenia por consumo (síndrome de Kasabach-Merritt). Geralmente visível.

Trombose de grandes vasos – a criança apresenta, geralmente, sinais da doença de base que levou ao desenvolvimento da trombose.

Infecções congênitas ou adquiridas – a trombocitopenia não costuma ser um sinal isolado.

CIVD – as manifestações da doença desencadeante costumam ser evidentes.

TRATAMENTO DO RECÉM-NASCIDO

É prática comum o tratamento dos RN gravemente plaquetopênicos (número de plaquetas abaixo de 30.000/mm^3) por meio da administração de concentrado de plaquetas. Esse procedimento poderá sugerir o diagnóstico de PTIN, uma vez que a grande maioria dos doa-

dores possui o antígeno de superfície plaquetário e a infusão não elevará o número de plaquetas do RN da forma esperada. A permanência das plaquetas em circulação, nessas circunstâncias, é extremamente fugaz.

Há, basicamente, três tipos de abordagem terapêutica para o RN, uma vez que o uso de corticóides não se mostra eficaz:

1. Administração de plaquetas – a infusão de plaquetas que não contenham o antígeno incompatível é o tratamento de eleição para esses casos. A dificuldade está em obtê-las, uma vez que não existem plaquetas tipadas disponíveis em bancos de sangue e que a maioria será positiva para os antígenos. Portanto, se estivermos diante de uma mãe com história de filho afetado anteriormente por PTIN, o ideal será obter plaquetas da mãe no final da gestação, tomando o cuidado de refazer a suspensão em plasma de doador AB, que não conterá anticorpos, como no caso do plasma materno. Isso permitirá a disponibilidade imediata de plaquetas após o nascimento. Outros doadores poderão ser obtidos entre os membros da família, como os irmãos maternos, por exemplo.

Entretanto, caso não estejam disponíveis plaquetas negativas, deverá ser tentada a administração de plaquetas de doadores ao acaso. Nessas situações, a realização de exsangüineotransfusão para retirar anticorpos da circulação do RN poderá ser um recurso para prolongar a vida das plaquetas.

2. Administração de imunoglobulina humana intravenosa – o uso de gamaglobulina tem-se mostrado eficaz, tendo sido utilizada desde o início da década de 1980, havendo, entretanto, poucos relatos sobre a sua utilização. Preconiza-se a administração da imunoglobulina intravenosa na dose de 400mg/kg/dia, a ser infundida em 3 a 4 horas, durante 5 dias consecutivos. O papel exato da imunoglobulina ainda é controverso. Dois mecanismos de ação são os mais aceitos: o primeiro considera a possibilidade de competição com os anticorpos patológicos, diminuindo a ligação destes às plaquetas, e o segundo, a possibilidade de haver ocupação dos receptores à fração Fc existentes no sistema retículo-endotelial, pela imunoglobulina exógena, o que comprometeria a ligação dos anticorpos ligados aos antígenos plaquetários.

3. Exsangüineotransfusão – a troca de duas volemias poderá retirar até 80% dos anticorpos maternos presentes na circulação fetal. Esse procedimento será útil para prolongar a vida das plaquetas de doadores ao acaso.

ABORDAGEM ANTENATAL

A abordagem ideal à gestante com história de PTIN está, ainda, por ser determinada. Os riscos de sangramento fetal em fases precoces da gestação justificam a adoção de medidas preventivas nos casos de risco. Métodos não-invasivos de se investigar a intensidade da trombocitopenia fetal e de se conhecer os fetos de alto risco para hemorragia intracraniana estão por ser descobertos. A utilização de recursos de imagem, no caso da ultra-sonografia fetal, não tem se mostrado eficaz em diagnosticar todos os casos de hemorragia intracraniana, bem como não é útil à sua prevenção. A indicação de parto cesáreo, da mesma maneira, não se mostra suficiente em prevenir a hemorragia dos fetos plaquetopênicos, que, como já citado, ocorre intra-útero em pelo menos 25% dos casos.

A avaliação por meio da cordocentese com retirada de amostra do sangue fetal é a conduta central na abordagem antenatal de gestantes com história de comprometimento anterior. O procedimento é utilizado não só para avaliar a plaquetopenia, mas também para a transfusão de plaquetas. Recomenda-se o início da intervenção em torno de 20 semanas de gestação e sua repetição uma vez por semana, devido à curta vida média das plaquetas na circulação. Entretanto, cada transfusão intra-uterina carrega um risco de 1 a 2% de perda fetal. O risco cumulativo de perda, considerando-se cerca de 15 punções (entre 20 e 34 semanas) e a interrupção precoce da gestação, seria de 13 a 23%, e isso deverá ser considerado em relação aos riscos de perda fetal pela doença. Recentemente, Paidas e cols. identificaram que os fetos com níveis muito baixos de plaquetas apresentam risco aumentado de morte durante ou imediatamente após os procedimentos de obtenção de amostra de sangue fetal, por intensa perda de sangue a partir do local de punção. Recomendam, portanto, que plaquetas negativas estejam disponíveis para transfusão imediata, antes da retirada da agulha, se as plaquetas estiverem abaixo de 50.000/mm^3. Isso requer que o resultado da contagem de plaquetas do feto esteja disponível em 1 a 2 minutos. Os autores consideraram positivos os resultados com essa medida, não tendo mais havido mortes adicionais relacionadas a essa complicação.

A cordocentese com transfusões seriadas requer pessoal habilitado em centros de excelência, além de criar um estresse à mãe e à família, sem considerar seu alto custo financeiro. A hemorragia intracraniana pode ocorrer em fases precoces da gestação, como no final do primeiro trimestre, o que torna o tratamento necessário em fases nas quais a cordocentese não pode ser realizada. O uso da cordocentese estaria justificado nos casos de alto risco. Porém, identificar essas situações ainda é o objeto de vários estudos.

A administração de imunoglobulina às gestantes, isolada ou em associação a corticosteróides, tem sido a grande promessa no tratamento da plaquetopenia e, especialmente, na prevenção da hemorragia intracraniana. Recomenda-se a realização de cordocentese com a retirada de amostra de sangue fetal para contagem de plaquetas entre 20 e 24 semanas de gestação. Como anteriormente citado, antes da retirada da agulha ministrar plaquetas negativas (maternas, por exemplo) se as fetais estiverem abaixo de 50.000/mm^3. Preconiza-se a administração semanal de imunoglobulina humana intravenosa na dose de 1g/kg, iniciando-se até uma semana após a realização da primeira cordocentese. Amostra de sangue fetal deverá ser obtida 4 a 6 semanas após o início da terapêutica, que permanecerá até o parto. A administração diária concomitante de 1,5mg de dexametasona não demonstrou efeitos adicionais ao uso isolado da imunoglobulina. Há resultados controversos em relação aos benefícios do uso da imunoglobulina. Entretanto, os trabalhos controlados e com maior número de pacientes revelaram-se promissores. O aumento no número de plaquetas eleva-se de modo significativo na maioria dos pacientes e, em duas grandes séries, não se observou hemorragia intracraniana. Bussel e cols. observaram elevação no número de plaquetas de cerca de 30.000/mm^3 entre a primeira e a segunda amostra (4 a 6 semanas após) e de aproximadamente 50.000/mm^3 entre a primeira amostra e o parto. Os resultados positivos foram observados em 62 a 85% dos casos.

O elevado risco da cordocentese nos pacientes plaquetopênicos leva ao questionamento acerca de sua validade. Se a imunoglobulina é efetiva, poderia ser utilizada nos casos de fetos comprovadamente positivos, o que poderia ser identificado por meio do diagnóstico da homozigosidade paterna ou da confirmação por técnicas de DNA em tecido fetal obtidos pela amostra de vilosidade coriônica ou por amniocentese. Entretanto, os autores consideram importante a primeira amostra de sangue fetal para que se identifiquem as crianças que responderam ao tratamento, uma vez que em 15 a 38% dos fetos não se observa aumento na contagem de plaquetas. Nessas situações, haveria indicação de interrupção da gestação se confirmada a maturidade fetal ou mesmo de transfusão seriada de plaquetas.

Recomenda-se o parto cesáreo a menos que a contagem de plaquetas fetais, obtidas imediatamente antes da data esperada para o parto, revele-se superior a 50.000/mm^3.

O médico deverá avaliar cada caso, o antígeno envolvido e a história de hemorragia intracraniana em feto anterior (o que confere elevado risco) e, a partir dessas informações, adotar intervenções que não acrescentem riscos adicionais.

Após a identificação de um caso, os pais deverão ser tipados para determinarmos se é homo ou heterozigoto. Entre os positivos, há 28% de heterozigotos. Os filhos terão 50% de chance de ser negativos e, portanto, sem risco. Entre 16 e 20 semanas de gestação, a pesquisa de células obtidas por amniocentese revelará o genótipo fetal. Essas técnicas são especiais, devendo-se excluir a contaminação por células maternas por meio da análise do DNA, o que torna essa abordagem restrita a apenas alguns centros.

TRIAGEM

Discute-se a determinação do antígeno plaquetário PL^{A1} no pré-natal de todas as gestantes. Entretanto, apesar de os estudos sobre o custo terem demonstrado ser viável, não se justifica a triagem de todas as gestantes, até que um tratamento antenatal efetivo e de baixo risco esteja definido.

BIBLIOGRAFIA

1. BLANCHETTE, U.S. et al. – Alloimmune thrombocytopenia. *Curr. Stud. Hematol. Blood Transf.* **52**:87, 1986. 2. BLANCHETTE, U.S. et al. – Very early thrombocytopenia in neonatal alloimmune thrombocytopenia. *Am. J. Obstet. Gynecol.* **168**:414, 1992. 3. BLANCHETTE, V. et al. – Alloimmunization to the PLA1 platelet antigen: results of a prospective study. *Br. J. Haematol.* **74**:209, 1990. 4. BURROWS, R.F. & KELTON, J.G. – Perinatal thrombocytopenia. *Clin. Perinatol.* **22**:779, 1995. 5. BUSSEL, J.B. et al. – Antenatal management of alloimmune thrombocytopenia with intravenous γ-globulin: a randomized trial of the addition of low-dose steroid to intravenous γ-globulin. *Am. J. Obstet. Gynecol.* **174**:1414, 1996. 6. BUSSEL, J.B. et al. – Antenatal treatment of neonatal alloimmune thrombocytopenia. *N. Engl. J. Med.* **319**:1374, 1988. 7. BUSSEL, J.B. – Neonatal Immune Thrombocytopenia Study Group. Neonatal alloimmune thrombocytopenia: a prospective case accumulation study. *Pediatr. Res.* **23**:337A, 1988. 8. CLARK, A.L. & GALL, S.A. – Clinical uses of intravenous immunoglobulin in pregnancy. *Am. J. Obstet. Gynecol.* **176**:241, 1997. 9. DAFFOS F. et al. – Prenatal treatment of alloimmune thrombocytopenia. *Lancet* **2**:632, 1984. 10. DERYCKE, M. et al. – Intravenous immunoglobulin for neonatal isoimmune thrombocytopenia. *Arch. Dis. Child.* **60**:667, 1985. 11. GILTAY, J.C. et al. – Expression of the alloantigen Zwa or (PIA1) on human vascular smooth muscle cells and foreskin fibroblasts: a study on normal individuals and a patient with Glanzmann's thrombasthenia. *Blood* **74**:965, 1989. 12. GIOVANGRANDI, Y. et al. – Very early intracranial haemorrhage in alloimmune fetal thrombocytopenia. *Lancet* **ii**:310, 1990. 13. HARRINGTON, W.J. et al. – Immunologic mechanisms in idiopathic and neonatal thrombocytopenic purpura. *Ann. Intern. Med.* **38**:433, 1954. 14. HERMAN, J.H. et al. – In utero cerebral hemorrhage in alloimmune thrombocytopenia. *Am. J. Pediatr. Hematol. Oncol.* **8**:312, 1986. 15. McINTOSH, S. et al. – Neonatal isoimmune purpura: response to platelet infusions. *J. Pediatr.* **82**:1020, 1973. 16. MARZUSCH, K. et al. – High-dose immunoglobulin in the antenatal treatment of neonatal alloimmune thrombocytopenia: case report and review. *Br. J. Obstet. Gynecol.* **99**:260, 1992. 17. MUELLER-ECKHARDT, C. et al. – Immunogenicity of and immune response to the human platelet antigen Zwa is strongly associated with HLA-B8 and DR3. *Tissue Antigens* **26**:71, 1985. 18. NICOLINI, U. et al. – Continuing controversy in alloimmune thrombocytopenia: fetal hyperimmunoglobulinemia fails to prevent thrombocytopenia. *Am. J. Obstet. Gynecol.* **163**:1144, 1990. 19. NICOLINI, U. et al. – In-utero platelet transfusions for alloimmune thrombocytopenia. *Lancet* **2**:506, 1988. 20. PAIDAS, M.J. et al. – Alloimmune thrombocytopenia: fetal and neonatal losses related to cordocentesis. *Am. J. Obstet. Gynecol.* **172**:475, 1995. 21. PEARSON, H.A. et al. – Isoimmune neonatal thrombocytopenic purpura. Clinical and therapeutic considerations. *Blood* **23**:154, 1964. 22. REZNIKOFF-ETIEVANT, M.F. et al. – HLA-B8 antigen and anti-Pla1 alloimmunization. *Tissue Antigens* **18**:66, 1981. 23. REZNIKOFF-ETIEVANT, M.F. – Management of alloimmune neonatal and antenatal thrombocytopenia. *Vox Sang.* **55**:193, 1988. 24. SHULMAN, N.R. et al. – Platelet and leukocyte isoantigens and their antibodies: Serologic, physiologic, and clinical studies. *Progress in Hematology* **8**:222, 1964. 25. SIDIROPOULUS, D. et al. – Transplacental passage of intravenous immunoglobulin in the last trimester of pregnancy. *J. Pediatr.* **109**:505, 1986. 26. VAZ, F.A.C. & IBIDI, S.M. – Púrpura trombocitopênica isoimune neonatal. **In** Vaz, F.A.C.; Manissadjian, A. & Zugaib, M. (eds.). *Assistência à Gestante de Risco e ao Recém-nascido nas Primeiras Horas.* São Paulo, Atheneu, 1993, p. 376.

8 Púrpura Trombocitopênica de Outras Causas

MARIA ESTHER JURFEST RIVERO CECCON
SILVIA MARIA IBIDI
FLÁVIO ADOLFO COSTA VAZ

CONCEITO

Trombocitopenia é definida como uma contagem plaquetária inferior a 150.000/mm^3 em recém-nascidos de termo e inferior a 100.000/mm^3 em recém-nascidos de baixo peso.

O ritmo de produção de plaquetas e sua renovação nos recém-nascidos (RN) é semelhante aos das crianças maiores e adultos. A vida média da plaqueta é de aproximadamente oito dias, e a contagem média está entre 200.000 e 300.000mm^3. Apesar de nos RN de baixo peso a contagem plaquetária ser mais baixa, valores entre 100.000 e 150.000mm^3, mesmo nestes, devem sempre ser investigados.

ETIOLOGIA

Para diagnosticar a causa da trombocitopenia no RN, é muito importante a obtenção da história materna, na qual devem ser investigados: ingestão de drogas durante a gestação, presença ou não de infecção, hemorragias anteriores, especificamente a púrpura trombocitopênica idiopática (PTI), doenças tais como lúpus eritematoso sistêmico (LES), hipertireoidismo e trombocitopenia hereditária. O exame físico do RN deve ser completo e incluir observação de petéquias, sangramentos, possíveis hemangiomas, anormalidades ósseas, visceromegalias, sinais de infecção congênita ou adquirida.

A trombocitopenia no RN pode ocorrer por:

Aumento do consumo – a) imunomediadas: por anticorpos maternos (PTI e LES), isoimune; b) não específicas: uso de diuréticos tiazídicos e outras drogas, eritroblastose fetal, fototerapia, exsanguíneotransfusão, sepse, coagulação intravascular disseminada (CIVD), hemangioma gigante.

Diminuição da produção – a) púrpura hereditária, leucemia congênita, hipoplasia megacariocítica.

Mecanismo misto: aumento do consumo e diminuição da produção – a) infecções intra-uterinas: citomegalia, lues congênita, toxoplasmose, rubéola, herpes simples; b) síndrome de Wiskott-Aldrich.

TROMBOCITOPENIAS POR AUMENTO DO CONSUMO

IMUNOMEDIADAS

Trombocitopenia secundária à púrpura trombocitopênica idiopática materna (PTI) – os RN de mães com púrpura trombocitopênica idiopática crônica podem apresentar trombocitopenia transitória. Os anticorpos antiplaquetários que atuam sobre as plaquetas maternas podem atravessar a placenta, atingindo também as plaquetas do feto e do RN.

A gravidade da trombocitopenia no RN está geralmente correlacionada com a doença materna. Se a mãe estiver em remissão total, provavelmente o RN será assintomático, embora 5 a 10% dos RN possam apresentar trombocitopenia. Se a mãe tiver sintomas durante a gestação, o RN tem probabilidade de 50 a 80% de desenvolver trombocitopenia.

O RN pode apresentar sinais de sangramento logo após o nascimento: epistaxes, melena, sangramento em coto umbilical, em locais de punção, podendo chegar à hemorragia intracraniana (HIC).

A contagem de plaquetas está freqüentemente menor do que 10.000/mm^3 nos RN com sintomatologia. A concentração de hemoglobina, em geral, é normal, alterando-se apenas nos casos de ocorrência de sangramento importante, e o mielograma apresenta aumento do número de megacariócitos plaquetogênicos. A pesquisa de anticorpos antiplaquetários no RN é de pouca utilidade devido às dificuldades técnicas para sua realização, além do grande número de resultados falso-negativos.

Tratamento – pode ser iniciado durante o pré-natal pela administração de esteróides para a mãe. Foi observado que a administração de corticóides à mãe com PTI e presença de anticorpos antiplaquetários positivos aumenta em 3,6 vezes o número de plaquetas do RN. São recomendadas doses maiores que as prescritas habitualmente para atingir o efeito desejado, as quais devem ser ministradas 10 a 14 dias antes do parto. O uso de gamaglobulina humana intravenosa no pré-natal parece não influenciar no número de plaquetas do RN. A via do parto depende do número de plaquetas fetais, cujo exame é colhido do "scalp" fetal. Se o número de plaquetas for superior a 50.000/mm^3 e o parto estiver evoluindo sem complicações, a via escolhida será a vaginal. Se esse critério não ocorrer, o parto será cesárea e deve sempre ser verificado o número de plaquetas da mãe antes da cirurgia, sendo o ideal que esta tenha um número de plaquetas superior a 100.000/mm^3.

O tratamento pós-natal consiste de transfusão de concentrado de plaquetas, com no máximo 48 horas de estoque. Utilizamos esse tratamento quando o número de plaquetas é inferior a 25.000mm^3 e/ou o RN apresenta sangramentos. A dose é de 1 unidade para cada 3 a 5 quilos de peso, que deverá ser repetida caso as plaquetas tornem a atingir os níveis anteriormente citados. A gamaglobulina intravenosa pode ser utilizada na dose de 400mg/kg/dose por 2 a 5 dias.

O corticóide é utilizado em casos graves, em RN com número de plaquetas continuamente baixo ou com sangramento importante, na dose de 2mg/kg de peso por dia de prednisona por 1 a 2 semanas. A exsanguíneotransfusão com sangue fresco está indicada apenas nos casos graves, com sangramentos importantes ou sinais de HIC. O objetivo é elevar mais rapidamente os níveis de plaquetas e retirar os anticorpos circulantes, embora, após alguns dias, os níveis de plaquetas tornem a cair.

A normalização no número de plaquetas ocorre em um período de uma semana a quatro meses.

Trombocitopenia associada ao lúpus eritematoso sistêmico – a contagem de plaquetas em filhos de mãe com LES pode evidenciar plaquetopenia já ao nascimento associada à presença de aglutininas antiplaquetárias.

NÃO ESPECÍFICAS

Trombocitopenia associada com uso de tiazídicos – esse tipo de trombocitopenia é observado em RN de mães que fizeram uso de tiazídicos por *tempo prolongado: de até três meses. Parece que a gravidade da trombocitopenia não está relacionada com a dose* utilizada pela mãe. Provavelmente, determinados RN apresentam maior suscetibilidade a essas drogas, e a trombocitopenia pode ocorrer já ao nascimento e persistir por períodos de 2 a 12 semanas. Ao exame físico, podem ser encontrados petéquias e sangramentos gastrintestinal e intraperitoneal. Foi descrita trombocitopenia nos RN de gestações sucessivas de uma única mãe, indicando que possa existir um mecanismo genético responsável por essa maior suscetibilidade. Outras drogas, tais como a tolbutamida e a hidralazina, quando utilizadas no último trimestre de gestação, podem levar à trombocitopenia no RN.

Trombocitopenia associada com eritroblastose fetal – ocorre mais freqüentemente nos RN que nascem com sinais de hidropisia fetal, como anemia, anasarca e hepatoesplenomegalia, causada por incompatibilidade Rh. Existem hipóteses de que a trombocitopenia seja devida à toxicidade da bilirrubina, seqüestro e destruição das plaquetas no fígado e baço, CIVD associada à anoxia ou ainda anticorpos antiplaquetas.

Trombocitopenia associada com fototerapia – observa-se plaquetopenia em alguns RN submetidos a fototerapia por um período maior do que quatro dias.

Trombocitopenia pós-exsangüineotransfusão – a causa da plaquetopenia pós-exsangüineotransfusão deve-se a existir poucas plaquetas viavéis no sangue do doador, mesmo que este seja fresco e com um tempo de estoque de apenas 24 horas. Dois a três dias após o procedimento, o número de plaquetas torna a se elevar, normalizando-se ao redor de sete dias.

Trombocitopenia associada à sepse – a trombocitopenia ocorre em cerca de 55 a 77% dos casos de sepse, e a contagem de plaquetas diminui rapidamente com o aparecimento da infecção. Em cerca de 50% dos casos, essa alteração é a primeira manifestação do quadro infeccioso. A trombocitopenia é decorrente da ação das bactérias ou de seus produtos, diretamente sobre as plaquetas ou sobre o endotélio vascular, levando secundariamente à adesão plaquetária.

Trombocitopenia associada à coagulação intravascular disseminada – ver capítulo correspondente nesta mesma parte.

Trombocitopenia associada à hemangioma gigante – a trombocitopenia, nesses casos, é causada pelo aumento de destruição ou seqüestro de plaquetas dentro do hemangioma. O hemangioma geralmente é único e grande, sendo, na maioria das vezes, evidente já ao nascimento. Raramente podem ser pequenos, múltiplos e estar localizados em vísceras. A gravidade da trombocitopenia está relacionada com o tamanho do hemangioma. O risco dessa doença é de que ocorra sangramento dentro do tumor, levando a um aumento muito grande de seu volume, podendo comprimir órgãos vizinhos.

O tratamento consiste, além da transfusão de plaquetas, na exérese do tumor quando possível, o uso de corticóides (prednisona) pode ser eficaz, a irradiação do tumor e, mais recentemente, em casos de síndrome de Kasabach-Merritt, a utilização do alfa-interferon têm tido bons resultados.

Trombocitopenia associada com enterocolite necrosante – a plaquetopenia pode ser a alteração hematológica inicial na presença dessa doença, e a formação de microtrombos na vascularização intestinal leva à diminuição do número de plaquetas.

TROMBOCITOPENIAS POR DIMINUIÇÃO DA PRODUÇÃO DE PLAQUETAS

Trombocitopenias hereditárias – existem várias formas de trombocitopenia hereditária, cujo mecanismo é a diminuição da produção de plaquetas. No mielograma, nota-se ausência ou diminuição do número de megacariócitos. Já foram descritos casos de herança autossômica dominante e, alguns, recessiva.

Leucemia congênita – a confirmação do diagnóstico é feita pela presença de blastos no hemograma, e no mielograma nota-se infiltrado medular; devido ao aumento do número de células da série branca, existe diminuição da séries vermelha e plaquetária, levando à anemia e à plaquetopenia.

Hipoplasia megacariocitária – a maioria dos casos de trombocitopenia devido à hipoplasia megacariocitária está associada a outras malformações congênitas, determinando síndromes específicas, tais como ausência de rádios, microcefalia, trissomias do 13 e 18 e com anemia de Fanconi. Existe deficiência da produção de plaquetas, e o número de megacariócitos na medula apresenta-se diminuído.

TROMBOCITOPENIA CAUSADA POR AUMENTO DO CONSUMO E DIMINUIÇÃO DA PRODUÇÃO

Infecção intra-uterina – as infecções congênitas cursam com trombocitopenia, dentre elas principalmente a citomegalia e o lues. A trombocitopenia, nesses casos, está associada às manifestações da própria doença. O mecanismo é devido tanto ao aumento do consumo como à diminuição da produção de plaquetas.

Síndrome de Wiskott-Aldrich – doença genética de herança recessiva ligada ao sexo e que apresenta, além da trombocitopenia, eczema e infecções recorrentes associadas com alteração imunológica. O mecanismo da trombocitopenia parece ser misto, apresentando plaquetas pequenas e com sobrevida menor, associado com trombocitopoiese ineficiente.

BIBLIOGRAFIA

1. AMATO, M.; RUCKSTUHL, C. & Von MURALT, G. – Treatment of neonatal thrombocytopenia. *J. Pediatr.* **107**:650, 1985. 2. ANDREW, M. et al. – Randomized, controlled trial of platelet transfusion in thrombocytopenic premature infants. *J. Pediatr.* **123**:285, 1993. 3. BEARDSLEY, D.S. – Platelet abnormalities in infancy and childhood. In Nathan, D.G. & Oski, F.A. (eds.). *Hematology of Infancy and Chidhood.* 4th ed., Philadelphia, Saunders, 1992. 4. BURROWS, R.F. & KELTON, J.G. – Perinatal thrombocytopenia. *Clin. Perinatol.* **22**:779, 1995. 5. GORLIM, J.B. & GOORIN, A.M. – Trombocitopenias. In Cloherty, J.P. & Stark, A.R. (eds.). *Manual of Neonatal Care.* 4th ed., Philadelphia, Little Brown, 1998. 6. MENELL, J.S. & BUSSELS, J.B. – Antenatal management of the thrombocytopenias. *Clin. Perinatol.* **21**:591, 1994.

MARIA ESTHER JURFEST RIVERO CECCON
MÁRIO CÍCERO FALCÃO
FLÁVIO ADOLFO COSTA VAZ

CONCEITO

As síndromes hemorrágicas no recém-nascido constituem um conjunto de doenças que podem ocasionar sangramento no período neonatal e que são decorrentes de várias etiologias.

Sendo a hemostasia um processo complexo que depende da interação dos vasos sangüíneos com as plaquetas e com os fatores de coagulação, é muito importante a manutenção da integridade desse sistema para controle adequado de sangramentos.

ROTEIRO DIAGNÓSTICO NO RECÉM-NASCIDO QUE SANGRA

Anamnese

Deve-se dirigir o interrogatório para os seguintes dados:

* idade e sexo de recém-nascido;
* existência de familiares portadores de deficiência de fatores de coagulação;
* presença de trombocitopenia materna, rubéola no primeiro trimestre da gestação, lues, pré-eclâmpsia, incompatibilidade Rh;
* história de administração anterior de vitamina K ao recém-nascido;
* antecedente de parto traumático, anoxia perinatal.

Exame físico

Os seguintes aspectos são importantes para o diagnóstico diferencial:

* estado geral do recém-nascido;
* localização e tipo de sangramento;
* intensidade do sangramento: visível ou presença de sinais que sugiram sangramento oculto importante;
* presença de icterícia, hepatoesplenomegalia e/ou outros sinais de sepse ou infecção congênita.

Diagnóstico laboratorial

Testes de triagem (Tabela 5.56) – roteiros diagnósticos referentes a doenças hemorrágicas do recém-nascido são apresentados nas figuras 5.68 e 5.69 (modificado de Gross e Stuart).

DEFICIÊNCIA CONGÊNITA DOS FATORES DA COAGULAÇÃO

Fator VIII (anti-hemofílico): hemofilia A – visto que esse fator não atravessa a placenta, quando o recém-nascido é deficiente existe tendência a sangramento já no período neonatal.

Fator IX (Christmas): hemofilia B – clinicamente, é indistinguível da deficiência do fator VIII.

A herança em ambos tipos de hemofilia é recessiva ligada ao sexo. Costumam aparecer logo após o nascimento, havendo tendência hemorrágica quando ocorre queda dos fatores em níveis de 20 a 30% abaixo dos valores normais. O sangramento pode ocorrer em coto umbilical, após circuncisão, ou chegar até atingir o sistema nervoso central, dependendo do nível sérico dos fatores.

Diagnóstico laboratorial – as plaquetas e os tempos de sangramento e protrombina estão normais, havendo aumento do tempo de tromboplastina parcial. A dosagem dos fatores VIII e IX mostra valores diminuídos de um ou de outro, dependendo do tipo de hemofilia.

Tratamento – consiste na administração do fator VIII ou IX, de acordo com a deficiência existente. Sabe-se que uma unidade de deste fator corresponde à quantidade de fator VIII ou IX contida em 1ml de plasma normal; sabe-se ainda que 1U/kg de fator VIII eleva em 2% seu nível sangüíneo, com meia-vida de 12 horas, enquanto 1U/kg de fator IX eleva em 1% seu nível sangüíneo, com meia-vida de 24 horas. A hemostasia é conseguida, no caso de sangramentos leves, quando se elevam os níveis dos fatores, no mínimo, 20%; já em sangramentos mais graves, pode ser necessária a elevação dos níveis de 40 a 100%.

Assim sendo, na deficiência de fator VIII deve-se ministrar 20U/kg de tal fator, contidas em um concentrado, em crioprecipitado ou em plasma fresco, por outro lado, na deficiência de fator IX, a dose a ser ministrada é de 40U/kg, contida em um concentrado ou em plasma fresco.

Outra maneira de se calcular a quantidade necessária de fator VIII é pela gravidade do sangramento; sempre considerar na criança com sangramento o nível desse fator como zero (Tabela 5.57).

Tabela 5.56 – Valores normais de provas de hemostasia em recém-nascidos de termo e prematuros normais e condições patológicas em que se encontram alterados.

Prova de hemostasia	RN prematuro	RN de termo	Está anormal em
Plaquetas (mm³)	150.000-400.000	150.000-400.000	Trombocitopenia de consumo com ou sem CIVD
TP (s)	16-18	11-15	CIVD, deficiência de vitamina K, insuficiência hepática
TTP (s)	30-80	30-40	CIVD, efeito heparina, hemofilia, RN pré-termo doente
Fibrinogênio (mg/dl)	150-325	175-350	CIVD
PDF (mcg/ml)	10	10	CIVD
TT (s)	17-25	15-20	CIVD (é pouco específico)

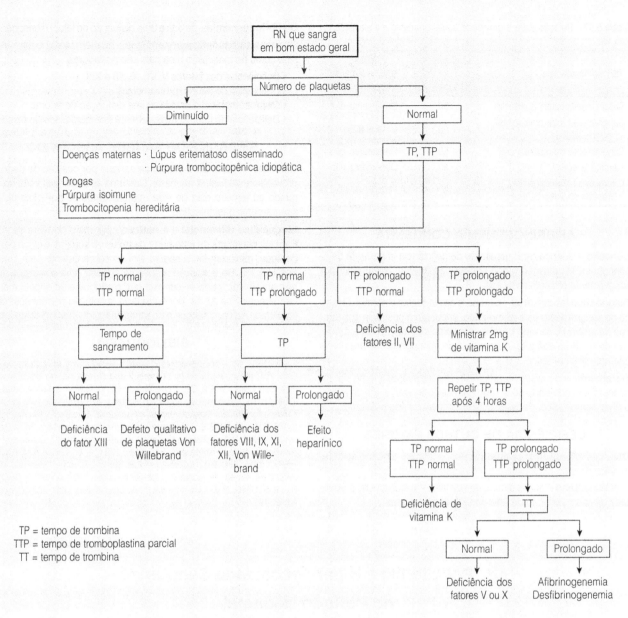

TP = tempo de trombina
TTP = tempo de tromboplastina parcial
TT = tempo de trombina

Figura 5.68 – Roteiro diagnóstico no RN que sangra em bom estado geral.

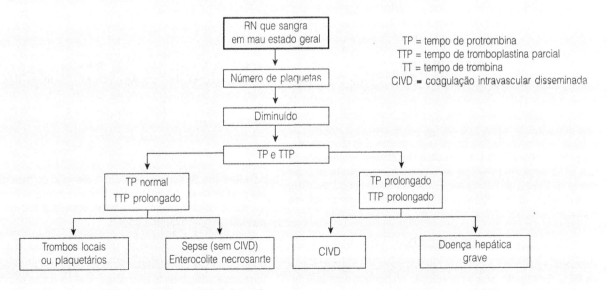

TP = tempo de protrombina
TTP = tempo de tromboplastina parcial
TT = tempo de trombina
CIVD = coagulação intravascular disseminada

Figura 5.69 – Roteiro diagnóstico no RN que sangra em mau estado geral.

O sistema de *fagócitos mononucleares* compreende os precursores dos monócitos na medula óssea, os monócitos circulantes e os macrófagos teciduais maduros.

Os fagócitos monucleares são imprescindíveis para a defesa do hospedeiro nos locais de inflamação, mas também realizam o desbridamento tecidual e iniciam a cicatrização das feridas.

O influxo dos monócitos aos locais de inflamação está diminuído no RN, embora sua capacidade de fagocitose e atividade microbicida sejam comparáveis àquelas do adulto. Há poucos estudos *in vivo* sobre as funções dos macrófagos no RN, mas os alveolares parecem comportar-se de modo semelhante aos dos adultos.

As *células NK* são capazes de produzir citotoxicidade espontânea para várias células-alvo, em particular as células tumorais e as infectadas por vírus. Elas participam da morte de células infectadas pelo citomegalovírus, vírus do herpes simples e *Toxoplasma gondii*. Também atuam produzindo citocinas, como o interferon-γ, que ativam os macrófagos para destruir as células-alvo.

No período neonatal, as células NK, embora em número semelhante ao do adulto, não expressam determinados antígenos de superfície e têm atividade basal 30 a 80% daquela das células derivadas de indivíduos adultos normais.

Componente humoral – uma das funções dos componentes humorais da imunidade, também chamados de opsoninas, é aumentar a atividade fagocítica dos leucócitos. Eles incluem os anticorpos séricos (imunidade específica), os componentes do sistema complemento, a fibronectina e outras proteínas como a lactoferrina e a proteína C reativa.

O *sistema complemento* é um dos principais efetores da imunidade humoral, atuando como facilitador da neutralização de substâncias estranhas na circulação ou nas membranas mucosas.

A via clássica do complemento requer a presença de anticorpos específicos para sua ativação, os quais não são necessários para a via alternativa.

Os componentes da via clássica do complemento têm níveis próximos aos normais de adulto no RN de termo. Alguns estudos mostram níveis de complemento hemolítico total (CH50) no soro de RN cerca de 50% do verificado em suas mães; eles não levaram em conta que vários componentes do complemento são proteínas da fase aguda do soro e estão elevados na gravidez. Há correlação direta significante entre a idade gestacional e o peso de nascimento e o nível sérico de alguns componentes do complemento que estão diminuídos no prematuro – C1q, C4, C3 e CH50 – quando comparado ao do RN de termo.

A atividade da via alternativa e alguns de seus componentes estão mais baixos no RN de termo e no pré-termo, sem relação com a idade gestacional.

O RN de termo tem deficiência de IgM, e o prematuro, de IgM e IgG; desse modo, a via clássica é pouco atuante nos primeiros dias de vida. A ativação da via alternativa, que seria mais importante na ausência de anticorpos específicos, está prejudicada pela carência de componentes. Pode-se, portanto, melhorar o nível sérico desses fatores por meio da administração de plasma fresco.

A *fibronectina* é uma glicoproteína que facilita a adesão entre as células e tem um papel importante em direcionar a migração das células e a interação entre elas e das células com bactérias, partículas e proteínas solúveis. Ela melhora a função dos fagócitos *in vitro*. As concentrações da fibronectina estão diminuídas no sangue do RN e apresenta correlação com a idade gestacional.

Imunidade adquirida

Imunidade celular: linfócitos T – os linfócitos T matam diretamente as células-alvo infectadas por vírus ou outros patógenos intracelulares (citotoxicidade mediada pela célula T), aumentam ou suprimem a resposta imunológica (células "helper" ou "supressor") e,

quando ativados, produzem as linfocinas que têm inúmeras funções para ampliar e modular os mecanismos de defesa.

Estudos com anticorpos monoclonais mostram que, no sangue do cordão umbilical, a porcentagem de células T é menor do que no adulto, mas, em decorrência da linfocitose relativa, o número absoluto de linfócitos é igual ou maior.

Há várias evidências clínicas de disfunção das células T no RN: infecções virais mais graves, em particular pelos vírus da rubéola e do herpes simples; as reações de hipersensibilidade tardia e de rejeição de enxertos estão muito diminuídas; há retardo na produção de anticorpos específicos.

As principais deficiências qualitativas e quantitativas detectadas na imunidade celular do RN são: menor número e função das células T citotóxicas; menos diferenciação das células circulantes, expressa por menos marcadores de superfície; limitação da produção de linfocinas-chave como a interleucina-4 e o interferon-γ. O defeito mais significante parece ser a deficiência das células T de memória.

Linfócitos B e produção de anticorpos – a principal função das células B é a produção de anticorpos séricos e secretores.

O nível sérico de todas as imunoglobulinas está baixo ao nascimento, com exceção da IgG, que é transferida ao feto pela mãe através da placenta. Dentre as imunoglobulinas que não cruzam a placenta, os níveis de IgM no sangue do cordão umbilical habitualmente não ultrapassam 20mg/dl (cerca de 10 a 15% dos níveis do adulto), mas podem estar aumentados nas infecções congênitas e perinatais; as IgD, IgE e IgA séricas apresentam níveis muito baixos, e a IgA secretora está ausente nos primeiros dias de vida.

O transporte placentário de todas as subclasses de IgG (IgG_1, IgG_2, IgG_3 e IgG_4) aumenta no decorrer da gestação e parece ser equivalente e bem maior no terceiro trimestre. Desse modo, no prematuro, especialmente naquele com menos de 32 semanas de idade gestacional, os níveis séricos de IgG estão reduzidos. Como a meia-vida da IgG_2 é bem menor, o RN pode ter um desbalanço entre as diferentes subclasses de IgG.

Uma das principais funções das imunoglobulinas é servir como anticorpos que atuam na neutralização viral e opsonização dos patógenos bacterianos para que sejam englobados e mortos pelas células fagocíticas. A síntese de imunoglobulinas e de anticorpos está quase ausente no RN normal devido à imaturidade dos tecidos linfóides e plasmócitos, falta de estimulação do sistema imunológico no ambiente estéril intra-uterino, presença de quantidades supressoras de anticorpos maternos que, inclusive, interferem com a imunização ativa do RN e do lactente jovem e falha intrínseca da célula B.

Enquanto a IgG específica de origem materna parece proteger o RN contra a infecção por vários microrganismos, como a *Neisseria meningitidis* e o *Haemophilus influenzae* tipo b, outras bactérias que possuem determinados polissacarídeos capsulares, como o estreptococo do grupo B e a *Escherichia coli* com o antígeno K1, responsáveis por grande número de casos de sepse e meningite bacterianas no período neonatal, necessitam de níveis adequados de anticorpos anticapsulares e complemento para ser fagocitados. A prevalência de anticorpos séricos contra o antígeno K1 da *Escherichia coli* na população em geral é baixa e, quando presente, é da classe IgM, que não cruza a placenta. As infecções invasivas pelo estreptococo do grupo B são mais freqüentes em RN de mães que não possuem anticorpos específicos contra o polissacarídeo capsular dessa bactéria. Essas crianças, como também aquelas com processos infecciosos graves de outra etiologia, poderiam ser beneficiadas com a administração de imunoglobulinas por via intravenosa. Estudos de metanálise dos dados publicados, entretanto, mostram que as imunoglobulinas intravenosas têm pouca ação sobre a gravidade e a letalidade das infecções graves. Podem ser indicadas quando houver deficiência evidente de imunoglobulinas séricas, na vigência de processo infeccioso grave.

Quadro 5.51 – Resposta do RN às infecções bacterianas e significado clínico das principais deficiências encontradas.

Componente	Função	Estado no RN	Significado clínico
Complemento	Opsonização, quimioatração	Diminuição dos componentes, principalmente no prematuro	Diminuição da produção de fatores quimiotáxicos, diminuição da opsonização das bactérias
Anticorpos	Opsonização, ativação do complemento	Diminuição da concentração de IgG no prematuro; IgA ausente nas secreções	Falta de anticorpos específicos para determinados patógenos, aumento do risco de infecção. Aumento do risco de colonização mucosa por patógenos potenciais
Neutrófilos	Quimiotaxia	Comprometimento da migração e ligação a fatores quimiotáxicos	Diminuição da resposta inflamatória, inabilidade de localizar as infecções
	Fagocitose	Normal se houver quantidades suficientes de opsoninas	
	Morte bacteriana	Normal no RN sadio, diminuída em RN em estresse	
Monócitos	Quimiotaxia	Normal	Resposta inflamatória diminuída
	Fagocitose	Controvertido	Incerto
	Morte bacteriana	Controvertido	Incerto

Fonte: Polin, R.A. e cols. *Adv. Pediatr. Infect. Dis.* 7:25, 1992.

As principais deficiências do sistema imunológico do RN estão resumidas no quadro 5.51.

MECANISMOS DE DEFESA DO LÍQUOR

Vimos que é possível suplementar o RN infectado com um grande número de fatores deficientes em seus mecanismos de defesa. Entretanto, na meningite bacteriana, a terapia de apoio imunológico é mais problemática. O organismo defende-se das bactérias invasoras por meio das barreiras hematoliquórica e hematocerebral, mas as defesas dentro do sistema nervoso central são inadequadas: os neutrófilos não atuam bem no líquor, a fagocitose é ineficaz, a opsonização e a atividade bactericida são falhas e o nível de anticorpos e de complemento é baixo no início da doença. Assim, é comum que as bactérias se multipliquem e alcancem um número elevado no líquor. A abordagem terapêutica inclui a administração precoce de antibióticos que atinjam concentrações bactericidas no líquor. Hoje, acredita-se que, após a proliferação bacteriana inicial no líquor, ocorram bacteriemias secundárias e invasões repetidas do sistema nervoso central, com piora do quadro infeccioso e aumento do inóculo bacteriano. Desse modo, a melhora dos mecanismos séricos poderia ser importante para evitar ou para minimizar as bacteriemias secundárias.

FATORES AMBIENTAIS

A maioria dos agentes infecciosos chega ao organismo do RN pelas mãos de seus médicos, enfermeiras, outros RN do berçário, aparelhos de umidificação, leite e outras vias menos comuns. Nos berçários de alto risco, a aparelhagem para o suporte vital, como respiradores, cateteres e outros dispositivos intravasculares, soluções de nutrição parenteral, adquire importância não vista nos RN de termo e sadios. A estrita obediência às normas de anti-sepsia individual e de limpeza do ambiente é um item prioritário nas técnicas de assistência. Fora dos berçários, os RN que vão para suas casas, ou que aí nasceram, são as maiores vítimas das más condições gerais de vida vigentes em muitas áreas.

A pobreza, o analfabetismo, o estado social baixo das mulheres, a discriminação, as tradições culturais perigosas, a higiene precária, a falta de água potável e de saneamento básico, o acesso inadequado aos serviços médicos, a falta de transporte para cuidados de emergência são fatores que contribuem para o aumento das infecções neonatais e indiretamente estão associados aos óbitos decorrentes de agravos infecciosos.

MECANISMOS DE INFECÇÃO NO RECÉM-NASCIDO

As vias gerais de infecção do RN são apresentadas na figura 5.70. É preciso lembrar, porém, que, além dos mecanismos mencionados, existe também a chamada *paranatal*, em que a infecção se dá durante a passagem pelo canal de parto, por aspiração ou deglutição de secreções infectadas da região genital materna.

Abordaremos neste capítulo a infecção amniótica, em seus aspectos mais intimamente ligados a problemas fetais, e a infecção pós-natal.

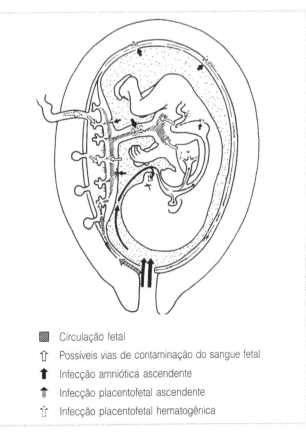

▨ Circulação fetal

⇧ Possíveis vias de contaminação do sangue fetal

⬆ Infecção amniótica ascendente

⬆ Infecção placentofetal ascendente

⇈ Infecção placentofetal hematogênica

Figura 5.70 – Vias de infecção do recém-nascido (segundo Blanc).

Em geral, as infecções sistêmicas que se manifestam nos primeiros dias de vida, denominadas infecções precoces, são adquiridas por transmissão vertical, os microrganismos envolvidos estão presentes no trato genital materno, as complicações intraparto são freqüentes, o quadro clínico é multissistêmico, a pneumonia é comum, e a letalidade situa-se entre 15 e 50%. Já nas infecções tardias, a transmissão pode ser vertical ou via ambiente pós-natal, as complicações intraparto habitualmente estão ausentes, o quadro clínico é mais insidioso, pode haver infecção focal e a letalidade encontra-se entre 10 e 15%.

INFECÇÃO AMNIÓTICA

Ocorre pela penetração de germes provenientes do períneo ou da própria cavidade vaginal para dentro da cavidade amniótica, quer através de membranas previamente rotas, quer com as membranas intactas.

Os principais fatores obstétricos que predispõem à infecção fetal e neonatal são: a rotura prematura das membranas amnióticas, o trabalho de parto prematuro e prolongado, a manipulação excessiva do canal de parto e a infecção materna periparto.

Quanto maior for o tempo decorrido entre a rotura das membranas e o nascimento, tanto maior será a incidência das infecções neonatais. A taxa de ataque para a doença perinatal causada pelo estreptococo do grupo B é de 0,8 para 1.000 nascidos vivos quando o tempo de bolsa rota for menor do que 6 horas; 1,5 por 1.000 nascidos vivos com rotura entre 13 e 18 horas; mas eleva-se para 5,7 para 1.000 nascidos vivos com rotura entre 19 e 24 horas antes do parto.

Além da prematuridade e do baixo peso de nascimento, um dos fatores fetais predisponentes é a anoxia, levando, presumivelmente, à ampliação dos movimentos respiratórios fetais e à introdução de líquido amniótico infectado nos pulmões fetais.

A via placentofetal ascendente é quase somente encontrada em casos de abortamento ou de prematuros muito pequenos. Deve-se à invasão da decídua e espaços intervilosos por bactérias vaginais, podendo ser atingida a corrente sangüínea fetal. Essa infecção, habitualmente, acompanha-se da forma amniótica, podendo ser causada pelos mesmos tipos de microrganismos.

O diagnóstico da infecção amniótica antes do nascimento é difícil. A corioamnionite e a sepse materna são relativamente raras e a febre intraparto pode ser o único sinal da infecção da gestante. A suspeita é levantada por sinais maternos, como febre, associada à história obstétrica sugestiva, e sinais fetais, como taquicardia mantida com mais de 160 batimentos por minuto.

Os quatro fatores de risco maiores para infecção neonatal disseminada são: rotura prematura das membranas por mais de 24 horas, febre materna durante o parto (temperatura > 38°C), corioamnionite e taquicardia fetal mantida (> 160 batimentos por minuto). Os fatores de risco menores incluem bolsa rota > 12 horas, febre materna (> 37,5°C), leucocitose materna (> 15.000 leucócitos/mm^3), boletim de Apgar baixo (< 5 no primeiro minuto de vida e < 7 no quinto minuto), baixo peso de nascimento (< 1.500g), trabalho de parto prematuro (< 37 semanas de idade gestacional), gestações múltiplas, loqueação fétida e colonização materna pelo estreptococo do grupo B.

Após o nascimento, a suspeita de infecção amniótica é levantada pela presença dos problemas obstétricos citados e pelo estado do RN. Este último aspecto pode ser de pouco valor diagnóstico, desde que a falta de sinais clínicos ao exame físico não exclua necessariamente a infecção. Quando esses sinais estão presentes nos primeiros dias de vida, é difícil distingui-los dos sinais decorrentes da anoxia perinatal, do traumatismo obstétrico e dos distúrbios metabólicos. Em geral, encontra-se prostração, que pode ser extrema, hipotonia, cor acinzentada, turgor frouxo do subcutâneo, icterícia, fácies de sofrimento, recusa alimentar ou simplesmente informação ou impressão de que o RN "não vai bem". O diagnóstico anátomo-patoló-gico consiste no exame de cordão umbilical que, em casos de infecção amniótica, costuma revelar infiltração de polimorfonucleares. O exame microscópico de preparações das membranas corioamnióticas é provavelmente um índice de infecção melhor do que o exame do cordão. Deve ser lembrado, no entanto, que grande número de casos de corioamnionite e/ou funiculite decorre sem que haja doença demonstrável no RN. O achado de neutrófilos no suco gástrico aspirado logo ao nascimento pode reforçar o diagnóstico. A cultura do material do cérvix e da vagina materna pode identificar a colonização por patógenos.

A profilaxia da infecção no RN pela administração antenatal ou intraparto de antimicrobianos à gestante deve sempre ser considerada quando houver risco para processo infeccioso fetal. Boyer e cols. mostraram que a ampicilina intraparto, seguida pelo tratamento do RN, preveniu efetivamente a doença precoce causada pelo estreptococo do grupo B (EGB), quando a gestante colonizada apresentava trabalho de parto prematuro ou rotura prematura de membranas por mais de 12 horas.

O American College of Obstetrics and Gynecologists e o Centers for Disease Control recomendam a profilaxia com penicilina G cristalina (5 milhões de unidades de início e depois 2,5 milhões a cada 4 horas até o parto) para a profilaxia da doença causada pelo EGB. Os fatores de risco a serem considerados são: história de um RN anterior com doença invasiva pelo EGB, bacteriúria pelo EGB na gestação atual, trabalho de parto prematuro (< 37 semanas de idade gestacional), febre materna intraparto (temperatura > 38°C) ou rotura prematura das membranas amnióticas. No caso de outras bactérias, ainda não se têm estudos definitivos.

Em regiões onde não se fazem culturas de rotina na gravidez, ou quando o diagnóstico é realizado com bases clínicas, deve-se valorizar a febre materna, o odor fétido do líquido amniótico, a leucocitose materna e a taquicardia materna e fetal mantida. Devem-se ministrar antibióticos de amplo espectro para a gestante durante o trabalho de parto, em geral ampicilina e um aminoglicosídeo.

No RN assintomático com um fator de risco maior ou dois menores, deve-se solicitar e avaliar o hemograma. Se o número de leucócitos for < 5.000/mm^3 e a relação entre os neutrófilos imaturos e os neutrófilos totais for > 0,2, o RN deve receber antibióticos enquanto aguarda o resultado das culturas.

Se houver vários fatores de risco concomitantemente, deve-se colher o hemograma e culturas e iniciar os antimicrobianos. O mesmo é recomendado para o RN sintomático. Nesse caso, deve-se colher também um líquor para quimiocitológico, bacterioscópico e cultura.

A dificuldade de uma conduta uniforme, visando à prevenção das infecções no RN, resulta da falta de maior número de estudos controlados e, também, da existência de alguns resultados controversos. A prevalência atual de determinados agentes infecciosos no berçário ou na própria comunidade e a disponibilidade de pessoal médico e auxiliar e de recursos de laboratório determinam de modo importante as normas a serem adotadas. Estas devem estar abertas a qualquer modificação ditada pela reavaliação da experiência do grupo que trabalha no berçário.

INFECÇÃO PÓS-NATAL

Os microrganismos podem chegar ao RN por meio de *contato direto ou indireto* (contato com utensílios, instrumentos e mãos contaminadas); *perdigotos* (gotículas respiratórias produzidas durante a tosse, espirro, fala e procedimentos como aspiração e broncoscopia e propelidas a curta distância); *transmissão aérea* ou por *aerossóis* (núcleo de perdigotos ≤ 5μm ou partículas de poeira contaminadas, que ficam em suspensão e podem ser disseminadas a longa distância). Nas unidades neonatais que albergam RN de alto risco, a transmissão por meio de mãos do pessoal da equipe de assistência lavadas de modo inadequado é a mais importante. Aparelhos que utilizam água, como os nebulizadores e os respiradores, podem ser veículos de contaminação, em particular de espécies de *Pseudomonas*. A transmissão aérea ocorre na varicela, no sarampo e na tuberculose.

Os sinais clínicos mais freqüentes da infecção pós-natal, que veremos a seguir, podem ocorrer igualmente nos pacientes cuja infecção se deu *in utero*. Eles podem ser divididos em gerais e de localização.

Sinais gerais

Anomalias da curva ponderal – embora não se deva esquecer que dependem muito do tempo de jejum pós-natal e do regime de fornecimento de água e de alimento nos primeiros dias, a perda de peso prolongada ou exagerada, além dos limites da perda fisiológica, chama a atenção para um possível processo infeccioso.

Anomalias térmicas – a febre é pouco encontrada nos RN infectados. Entretanto, a elevação de temperatura mantida por mais de 1 hora em RN de termo associa-se freqüentemente a um processo infeccioso. Mais ainda, é raro o encontro de febre sem outros sinais de infecção. Em prematuros, a hipotermia é mais freqüente. No entanto, a verificação diária e cuidadosa da curva térmica poderá surpreender pequenas elevações de temperatura que podem sugerir o início de uma infecção.

Sinais gastrintestinais – a recusa do alimento é, talvez, a alteração mais encontrada na infecção. Vômitos e diarréia são freqüentes. O aumento do resíduo gástrico nos RN alimentados por sonda gástrica também deve ser considerado.

Modificações do aspecto geral – são a prostração, a hipotonia e as demais alterações apontadas anteriormente como manifestações de infecção amniótica. A icterícia é encontrada com freqüência, sendo geralmente precoce e de tipo misto (por hemólise e por colestase).

Sinais de localização

Dependem da porta de entrada, do sistema acometido e da etiologia. Os principais são: umbilicais, cutâneos, neurológicos, respiratórios, hepatoesplênicos e gastrintestinais. Os problemas respiratórios, como a apnéia, a taquipnéia e o aumento da necessidade de oxigênio no ar inspirado, podem fazer parte do quadro da sepse, mesmo sem haver comprometimento infeccioso do parênquima pulmonar.

Quando os dados clínicos não forem suficientes para o diagnóstico da infecção, deve-se lançar mão do laboratório.

As culturas de locais habitualmente estéreis, em particular a hemocultura, indicam o diagnóstico etiológico. O hemograma e as reações de fase aguda do soro, em especial a proteína C reativa, são exames que orientam o diagnóstico quando analisados em conjunto. Todos eles estão sujeitos às dificuldades de interpretação próprias do período etário. Outras considerações a respeito do diagnóstico de infecção neonatal podem ser encontradas no item Sepse Neonatal.

BIBLIOGRAFIA

1. GUERINA, N.G. – Bacterial and fungal infections. In Cloherty, J.P. & Stark, A.R. *Manual of Neonatal Care*. Philadelphia, Lippincott-Raven, 1998, p. 271. 2. HICKEY, S.H. & McCRACKEN Jr., G. – Postnatal bacterial infections. In Fanaroff, A.A. & Martin, R.J. (eds.). *Neonatal-Perinatal Medicine. Diseases of the Fetus and Infant*. St. Louis, Mosby, 1997, p. 717. 3. RAMOS, S.R.T.S.; VAZ, F.A.C. & MANISSADJIAN, A. – Mecanismos de defesa do trato gastrintestinal: peculiaridades no recém-nascido. *Pediatr. (S.Paulo)* **7**:175, 1985. 4. SCHELONKA, R.L. & INFANTE, A.J. – Neonatal immunology. *Sem. Perinat.* **22**:2, 1998. 5. STOLL, B.J. – The global impact of neonatal infection. *Clin. Perinat.* **24**:1, 1997. 6. YODER, M.C. & POLIN, R.A. – Developemental immunology. In Fanaroff, A.A. & Martin, R.J. (eds.). *Neonatal-Perinatal Medicine. Diseases of the Fetus and Infant*. St. Louis, Mosby, 1997, p. 685.

SEÇÃO XI Infecções Congênitas e Perinatais

coordenadores EDNA MARIA DE ALBUQUERQUE DINIZ
FLÁVIO ADOLFO COSTA VAZ

---

1 Sífilis Congênita

EDNA MARIA DE ALBUQUERQUE DINIZ
JOSÉ LAURO ARAUJO RAMOS
FLÁVIO ADOLFO COSTA VAZ

A sífilis, doença infecciosa crônica devida à infecção pelo *Treponema pallidum*, foi uma das doenças mais bem controladas após o início da terapêutica com penicilina. No entanto, relegada a um plano secundário, vem ressurgindo em vários países do mundo.

Relatório da Organização Mundial de Saúde mostra que, de 105 países, em 76 houve recrudescência dessa doença, após diminuição no período de 1952 a 1955. Nos Estados Unidos, de 1958 a 1968 houve um aumento de 200%. No Estado de São Paulo, foram notificados em 1996 cerca de 474 casos de sífilis congênita, de acordo com a Secretaria de Saúde (1998).

As razões desse ressurgimento são variadas, sendo considerada a principal a indiferença pelo risco de infecção e suas conseqüências, por sensação de segurança, muitas vezes falsa, sentida pelo leigo em relação aos modernos métodos de tratamento.

Também parece participar o estabelecimento gradual de determinados padrões sociais, de delinqüência juvenil, alcoolismo e uso de drogas injetáveis pela mãe ou parceiros, além da automedicação por antibióticos de largo espectro, por medo das reações à penicilina.

Dos casos notificados pela Secretaria de Saúde do Estado de São Paulo, verificou-se que a idade média materna foi de 27 anos, sendo 11,6% das gestantes menores de 18 anos, multiparidade com quatro ou mais gestações em 33,1% dos casos. Em 18,8% (89/474) das mães dos casos de sífilis congênita, a pesquisa de HIV ("human immunodeficiency virus") foi positiva em 18% das gestantes.

Tendo em vista o crescente aumento do número de casos de sífilis, o Ministério da Saúde propôs uma nova definição de caso de sífilis congênita com o objetivo de diminuir a ocorrência de novos casos nas mulheres em idade fértil, particularmente em gestantes, e de evitar a transmissão da sífilis adquirida materna para seu filho, além da possibilidade de realizar um tratamento mais precoce.

Essa nova definição de caso (proposta pela Coordenação Nacional de DST/AIDS-MS em 1992, de acordo com as recomendações do Centers for Disease Control – CDC – EUA, 1998) considera o seguinte:

A) **Caso confirmado**

Toda criança com evidência laboratorial do *T. pallidum* em material colhido de lesões, placenta, cordão umbilical ou necropsia, em exame realizado por meio de técnicas de campo escuro, imunofluorescência ou outra específica.

B) **Caso presumível**

1. Toda criança cuja mãe teve sífilis não tratada ou inadequadamente tratada, independente da presença de sinais, sintomas e resultados laboratoriais; *ou*
2. Toda criança que apresentar teste não-treponêmico (VDRL, RPR) positivo para sífilis e uma das seguintes condições:
• evidência de sintomatologia sugestiva de sífilis congênita ao exame físico;
• evidência de sífilis congênita à radiografia;
• evidência de alterações do líquido cefalorraquidiano: teste para anticorpos;
• contagem de linfócitos e dosagem de proteínas;
• título de anticorpos não-treponêmicos do RN maior ou igual a 4 vezes o título materno, na ocasião do parto;
• evidência de elevação de títulos de anticorpos não-treponêmicos em relação a títulos anteriores;
• positividade para anticorpo da classe IgM contra *T. pallidum*; *ou*
3. Toda criança com teste não-treponêmico positivo após 6 meses de idade, exceto em situação de seguimento pós-terapêutico e de sífilis adquirida; *ou*
4. Todo caso de morte fetal ocorrido após 20 semanas de gestação ou com peso maior do que 500 gramas, cuja mãe portadora de sífilis não tratada ou tratada inadequadamente, que será definido como NATIMORTO COM SÍFILIS.

Um outro aspecto importante é a ausência de assistência pré-natal ou pré-natal inadequado. Dentre os 474 casos notificados pela Secretaria de Saúde (1996), 327 (69%) realizaram o pré-natal e em apenas 138 (42,2%) foi feito o diagnóstico de sífilis. Em 659 casos de sífilis congênita estudados por Moscola e Sayne nos EUA, os autores mostraram que a ausência ou pré-natal inadequado ocorreu em 73% dos casos de sífilis congênita, de modo que representam risco elevado por sífilis alguns grupos de mães: solteiras, adolescentes, viciadas em drogas. A falta de parceiro sexual fixo permite maior possibilidade de adquirir não apenas sífilis, mas também outras doenças sexualmente transmissíveis. Pacientes portadoras de lesões de pele não bem esclarecidas, com história de fetos hidrópicos, natimortos, placentas grandes também são de risco.

PATOGENIA

A sífilis congênita é conseqüente à infecção do feto pelo *Treponema pallidum*, por via placentária.

A transmissão faz-se no período fetal a partir de quatro a cinco meses de gestação. Antes dessa fase, a membrana celular das vilosidades coriais parece constituir obstáculo intransponível para o treponema. Ao que se acredita, nunca foram encontrados treponemas ou lesões sifilíticas em produtos de gestação terminados por abortamentos antes de quatro meses.

A transmissão do *T. pallidum* para o feto pode ocorrer, por via transplacentária, em qualquer fase da gestação, embora seja mais facilmente transmissível após o quarto mês de gestação. Alguns estudos demonstraram a presença de treponemas em tecidos procedentes de abortos terapêuticos de 9 a 10 semanas de idade gestacional (Gutman, 1998).

Após sua passagem transplacentária, o treponema ganha os vasos umbilicais e multiplica-se rapidamente em todo o organismo fetal. Os órgãos e os tecidos em que as lesões são mais freqüentes e abundantes são o fígado, os ossos, a pele, as mucosas, o sistema nervoso, o pâncreas e os pulmões.

Esse tipo de inoculação transplacentária torna a sífilis congênita em tudo igual à sífilis secundária do adulto. No entanto, raramente é possível encontrar já ao nascimento lesões terciárias.

A probabilidade de ocorrer infecção fetal depende do estágio em que se acha a doença materna e do tratamento prévio. Se não houve tratamento, quanto mais recente for a infecção, maior é a probabilidade de contaminação fetal, se bem que já se descreveram casos de infecção fetal procedentes de mulheres na fase de latência tardia ou de sífilis terciária, quando os títulos VDRL ou RPR são negativos ou baixos.

Quando a mãe tem lesões de secundarismo na segunda metade da gestação, o feto infecta-se em cerca de 90% dos casos, podendo ocorrer abortamento, natimortalidade ou sífilis congênita de gravidade variada. A sífilis é também causa de prematuridade e de insuficiência ponderal do recém-nascido.

Com o decorrer do tempo, as gestações sucessivas das mães não tratadas tendem a produzir formas menos graves da doença e, posteriormente, recém-nascidos sadios.

Nelson e Struve, estudando 199 crianças filhas de mães sifilíticas não tratadas, encontraram 13,4% de infecções congênitas, número aparentemente baixo que talvez possa ser explicado pelo fato de, nessa série, as infecções maternas, de data não conhecida, poderem ser em muitos casos antigas.

Os mesmos autores encontraram 5,8% de infecção em mães inadequadamente tratadas e zero em filhos de mães adequadamente tratadas. Este último dado não concorda com o de Landy, que admite cerca de 1,5% de infecção fetal em mães tratadas durante a gestação.

A "sífilis de terceira geração", ou seja, a transmitida ao feto por mãe portadora de sífilis congênita, se existe, deve ser excepcionalmente rara. Alguns autores aceitam, em tese, essa possibilidade, o que é defensável, desde que o treponema possa viver muitos anos no organismo do indivíduo. No entanto, na prática, podemos considerar essa possibilidade como insignificante.

Os treponemas invadem diretamente a circulação fetal, acometendo inicialmente o fígado e a seguir vários órgãos, sendo especialmente importantes as lesões instaladas na pele e mucosas, esqueleto e sistema nervoso central, além do próprio fígado. Os pulmões, especialmente em doença precoce no período fetal, podem mostrar a chamada "pneumonia alba", lesão incompatível com a vida. As lesões consistem de fibrose intersticial com infiltrado mononuclear discreto ou ausente, eritropoiese extramedular importante, especialmente em fígado, baço e rins, e necrose restrita praticamente só ao tecido ósseo.

QUADRO CLÍNICO

SÍFILIS CONGÊNITA PRECOCE

É aquela em que as manifestações clínicas se apresentam logo após o nascimento ou pelo menos durante os primeiros dois anos. Na maioria dos casos, estão presentes já nos primeiros dois ou três meses de vida.

Pode assumir diversos graus de gravidade, ou sífilis congênita *major*, em que as manifestações clássicas estão presentes, em sua maioria, desde as primeiras horas ou dias de vida (anemia intensa, hemorragia, edema, icterícia). Sua forma mais grave é a *septicêmi-*

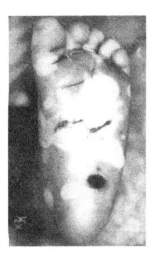

Figura 5.71 – Pênfigo plantar.

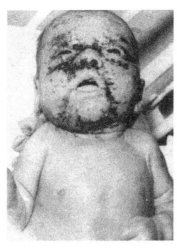

Figura 5.72 – Fácies comumente encontrado na sífilis congênita (notar coriza, rágades e maceração da pele).

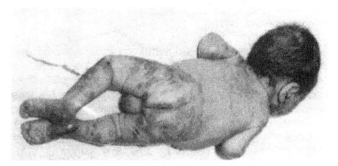

Figura 5.73 – Sifílides maculosas e papulosas.

ca maciça, com predominância de manifestações viscerais. Nesses casos, a mortalidade é alta, mesmo com tratamento precoce adequado.

Atualmente, são muito mais freqüentes os casos atípicos sem sintomatologia exuberante. Não existe sinal específico; é o conjunto de dados clínicos e laboratoriais que importa para o diagnóstico.

Os sinais clínicos principais podem ser divididos em três grupos:

1. Lesões cutaneomucosas.
2. Lesões ósseas.
3. Lesões viscerais.

Lesões cutaneomucosas

O *pênfigo palmoplantar* (Fig. 5.71) é uma lesão muito precoce e talvez a mais facilmente identificável da sífilis congênita, embora pouco freqüente. Consta de bolhas cercadas de halo eritematoso, contendo líquido seroso ou hemorrágico.

Seu diagnóstico diferencial principal se faz com o impetigo estafilocócico bolhoso do recém-nascido, do qual se distingue por: a) presença de outras manifestações de sífilis; b) sua localização palmoplantar que não é encontrada na estafilococcia; e c) evolução em um único surto, enquanto a estafilococcia evolui por surtos sucessivos.

As *sifílides maculosas* consistem em máculas róseas arredondadas, tomando todo o corpo, principalmente tronco, palma das mãos e planta dos pés.

As *sifílides papulosas*, papuloescamosas, papuloerosivas ou papulocrostosas são lesões encontradas ao nível das pregas anogenitais e diferenciam-se do eritema amoniacal de forma papuloerosiva por predominarem no fundo das pregas, enquanto o eritema amoniacal predomina nas convexidades.

Na face, as lesões erosivas em torno da boca (rágades ou fissuras peribucais), na região nasogeniana e mentoneira, são bastante características da sífilis e curam-se com cicatrizes que persistem pelo resto da vida. Fissuras perianais, condilomas perianais ou perivulvares também podem ser encontrados (Figs. 5.72 e 5.73).

A *coriza sifilítica* é um sintoma freqüente, geralmente mais tardio que os cutâneos já descritos, aparecendo na segunda ou terceira semana. Freqüentemente é intensa, com fluxo contínuo de secreção espessa serossanguinolenta ou purulenta e com obstrução nasal que prejudica seriamente a respiração e a mamada. A pele do lábio superior é, em geral, irritada cronicamente por essa secreção e pode infectar-se secundariamente.

Lesões ungueais (perioniquia) e alopecia também podem ser encontradas. As lesões de pele podem ser encontradas em cerca de 50% dos casos.

Lesões ósseas

São muito importantes e freqüentes, podendo suas manifestações ser o primeiro sinal de alerta para o diagnóstico, como acontece com os casos de "pseudoparalisia".

Os ossos cartilaginosos são comprometidos, instalando-se os treponemas nas metáfises e diáfises, provocando lesões destrutivas e proliferativas, em que os tecidos ósseos e medular são substituídos por tecidos de granulação sifílica. Além dessas lesões, alterações tróficas não-específicas desenvolvem-se nas metáfises, devidas ao efeito da doença sobre a formação do osso endocondral, que à radiografia aparecem como faixas transversais nas metáfises.

As lesões ósseas da sífilis (Figs. 5.74, 5.75 e 5.76) são difusas e em geral simétricas. Três tipos de lesões são encontradas: osteocondrite metaepifisária, periostite e alterações tróficas.

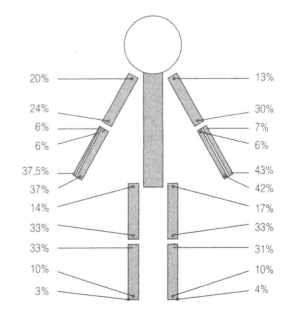

Figura 5.74 – Localização das lesões ósseas na sífilis congênita precoce (segundo Fazzi e cols., 1971).

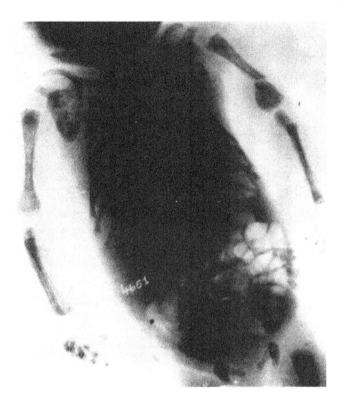

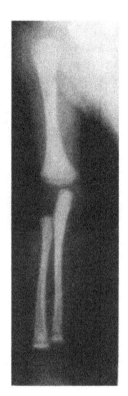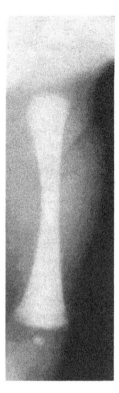

Figura 5.75 – Lesões de periostite e osteocondrite com fratura patológica do úmero.

Figura 5.76 – Metafisite e alterações tróficas.

A *osteocondrite metaepifisária* é a lesão mais precoce e descrita em cerca de 80% dos casos de sífilis congênita do esqueleto. Acompanha-se da irregularidade, serrilhamento e, às vezes, formação "em taça" da extremidade metafisária. Em 30 casos necropsiados na Clínica Pediátrica do Hospital das Clínicas, 27 tinham osteocondrite.

A *periostite* é mais ou menos concomitante à osteocondrite e diagnosticável radiologicamente por volta do terceiro mês, com espessamento cortical da diáfise com aspecto estratificado. Acomete principalmente tíbia, fêmur e úmero. Aparece em alguns casos tratados com o nome de diafisite produtiva, nome aparentemente mais correto.

Imagens de *rarefação óssea* são encontradas em geral nas metáfises. Imagem muito característica é a que se instala na borda interna da extremidade superior da tíbia e que recebe o nome de "sinal de Wimberger", expressão de uma metafisite. As rarefações podem encontrar-se também espalhadas pela diáfise e correspondem a uma diáfise destrutiva. Clinicamente, a sífilis óssea precoce pode acompanhar-se de impotência funcional dos membros acometidos, mais freqüentemente os superiores, devido às lesões do úmero. Essa impotência funcional recebe o nome de "pseudoparalisia de Parrot" e é observada especialmente no período de recém-nascido ou nos lactentes de até 3 meses de idade, podendo eventualmente ser confundida com lesão obstétrica do plexo braquial. Muitas vezes, o diagnóstico é feito devido ao choro intenso que acompanha qualquer manipulação do paciente. Corresponde à presença de osteocondrite metaepifisária com deslocamento de osteóide localizado nessa região e pode acompanhar-se de sinais inflamatórios das partes moles suprajacentes. Já a vimos acompanhar-se de fratura de úmero, descoberta logo após o parto.

Clinicamente, observa-se pseudoparalisia em 5 a 10% dos casos. O diagnóstico diferencial das periostites deve ser feito com raquitismo em fase de cura, hiperostose cortical infantil, síndrome da criança espancada e osteomielite.

Lesões viscerais

São aquelas que, em sua manifestação mais intensa, conferem ao quadro de sífilis congênita seu prognóstico mais reservado. As mais importantes são relatadas a seguir.

Hepatite – pode ser parte de um complexo sintomático grave, como na forma septicêmica maciça, ou ser aparentemente isolada ou com esplenomegalia. Traduz-se por icterícia, com deficiência pronunciada de excreção de bilirrubina conjugada, hepatomegalia eventualmente acompanhada de esplenomegalia e de diátese hemorrágica. Em metade dos casos há hepatoesplenomegalia.

Comprometimento esplênico – a esplenomegalia é um dos dados mais freqüentes na sífilis congênita (22 vezes em 30 casos de necropsia na Clínica Pediátrica do Hospital das Clínicas) e a mais freqüente das manifestações viscerais.

Anemia – é um dado constante e nas formas mais precoces costuma ser muito grave. Em geral, é acompanhada de manifestações hemorrágicas (pele, umbigo, nariz) e por plaquetopenia e leucocitose e é predominantemente do tipo hemolítico. Em 18 casos de sífilis congênita no primeiro mês de vida, no Instituto da Criança, oito tiveram 10g de hemoglobina ou menos, tendo oito casos de eritroblastemia importante. Destes, dois casos apresentaram, respectivamente, 76 e 56 eritroblastos por 100 leucócitos.

Lesões do sistema nervoso central – constam praticamente só de meningite que, em geral, não participa muito da sintomatologia. O exame liquórico mostra pleocitose linfocitária, hiperproteinorraquia e reações sorológicas positivas. Excepcionalmente, pode haver convulsões e abaulamento de fontanela. É importante lembrar que 10% dos casos não tratados desenvolvem posteriormente neurossífilis.

Lesões do aparelho respiratório – além da coriza, as alterações respiratórias podem constar de lesões laríngeas (choro rouco) e brônquicas, mas a mais característica é a pneumonite intersticial ("pneumonia alba"), geralmente achado de necropsia, e que é considerada, por alguns, incompatível com a vida. Em 30 casos de sífilis congênita necropsiados, do Hospital das Clínicas, em oito encontrou-se "pneumonia alba".

O comprometimento renal não parece ser freqüente no total de casos, mas sim nas formas septicêmicas maciças. Traduz-se por proteinúria, cilindrúria, eventualmente hematúria e edema que pode assumir o caráter de anasarca, o que parece selar o prognóstico infausto. Já vimos essa síndrome se instalar, quer nos primeiros dias, quer no segundo mês de vida.

A *icterícia neonatal* não é incluída por muitos autores na sintomatologia da sífilis congênita precoce. No entanto, cremos ser indiscutível sua importância, bem como ser preciso chamar a atenção para sua patogenia mista: por deficiência de excreção e por hiper-hemólise. Não é rara a existência de colestase intra-hepática intensa, levando a períodos de acolia ou hipocolia fecal.

Outras manifestações

A sífilis congênita é causa de desnutrição fetal e de falta de ganho de peso do recém-nascido. Pode haver febre, hiperplasia de gânglios linfáticos, irites e coriorretinites.

É preciso notar que, em alguns casos, seja por atipia das lesões superficiais, seja por ser frusta a maioria das manifestações ou por estar a sífilis em forma completamente latente, o diagnóstico só será feito em fase muito posterior ao período de recém-nascido, na ocasião de um exame laboratorial ou por ocasião de uma manifestação clínica tardia.

SÍFILIS CONGÊNITA TARDIA

Essa denominação é, em geral, reservada para a sífilis que se declara após o segundo ano de vida. É conhecida também como sífilis da segunda infância. Corresponde, em linhas gerais, à sífilis terciária do adulto, por se caracterizar por lesões gomosa ou de esclerose delimitada a um órgão ou a pequeno número de órgãos.

As manifestações mais importantes são:

Goma do véu do paladar – seguida de ulcerações e perfurações.

Lesões osteoarticulares – em particular osteoperiostite da tíbia (responsável pela clássica "tíbia em sabre"), destruição do esqueleto do nariz (nariz em sela), dactilite sifilítica e sífilis dos ossos do crânio.

Lesões viscerais e dos órgãos dos sentidos – as mais importantes e características são: comprometimento hepático com cirrose difusa ou lesões gomosas (o que é raro), queratite intersticial, alterações pupilares, geralmente bilaterais, e que na ausência de tratamento pode levar à perda de visão e lesões do oitavo par craniano, acompanhadas de surdez.

Lesões do sistema nervoso – consistem principalmente em seqüelas da meningite sifilítica: hidrocefalia, lesões de nervos cranianos, alterações vasculares, mielite e forma encefalítica ou encefalomeningítica difusa da sífilis. Atualmente, a sífilis é causa praticamente insignificante de hidrocefalia e de retardo mental.

Deformidade dentária – ocorre na segunda dentição e resulta de alterações instaladas nos últimos meses de vida intra-uterina e primeiros da vida extra-uterina. Os dentes da primeira dentição não apresentam alterações de forma, embora sua queda precoce seja comum. As alterações dentárias mais características consistem em hipoplasia de porções dos dentes permanentes. Localizam-se nos incisivos centrais superiores (dentes de Hutchinson) e nos primeiros molares (dentes de bolsa, de Mozer).

DIAGNÓSTICO

A suspeita clínica é levantada, em primeiro lugar, pela história materna: mãe luética, abortamentos com mais de quatro meses, partos prematuros e história de outros filhos com sinais clínicos de sífilis.

O diagnóstico definitivo só é feito pelo encontro do *Treponema pallidum* em campo escuro ou em exame histológico. O diagnóstico de suposição será feito diante de um dos seguintes quadros: a) reação sorológica para sífilis, mantendo-se positiva ou em elevação; b) as mesmas reações positivas, mais a presença de lesões mucosas, cutâneas e ósseas; c) reações sorológicas negativas, mais a presença de lesões cutâneas, mucosas e ósseas e, ainda, hepatoesplenomegalia, alterações hematológicas (anemia hemolítica, trombocitopenia), pseudoparalisia de Parrot, alterações renais, anomalias neurológicas ou liquóricas, linfadenopatia generalizada; e d) reações sorológicas positivas, na presença de duas ou mais das alterações já mencionadas. Diagnóstico de possibilidade é feito quando há reações positivas sem sinais clínicos. Esta e algumas das possibilidades citadas podem, em geral, ser esclarecidas com o uso criterioso das provas laboratoriais, principalmente as que visam a demonstrar anticorpos antitreponema na fração IgM.

Demonstração do microrganismo

A pesquisa de treponemas em campo escuro deve ser feita em lesões úmidas, inclusive coriza. Deve ser feita por elemento experimentado e repetida várias vezes, se negativa. O operador deve usar luvas, e o material aspirado ou raspado das lesões deve ser colocado entre lâmina e lamínula com uma a duas gotas de soro fisiológico e levado ao microscópio de campo escuro. A pesquisa negativa-se facilmente após o primeiro dia de tratamento ou após injeção de 100.000U de penicilina.

Reações sorológicas para sífilis (RSS)

No soro – usualmente, esses testes constituem o principal meio de diagnóstico laboratorial e baseiam-se na demonstração de anticorpos específicos. São considerados em dois grandes grupos: a) testes não-treponêmicos e b) testes treponêmicos.

Nos *testes não-treponêmicos* são utilizados antígenos lipídicos não-específicos, isolados sob forma quimicamente pura do coração de boi (cardiolipina). Esses testes, embora não-específicos, são práticos, eficientes e têm boa reprodutividade. As reações mais utilizadas são:

- VDRL (Veneral Disease Research Laboratories Test), que é um teste de floculação.
- RPR (Rapid Plasma Reagin).

Nessas reações são utilizadas técnicas qualitativas e também quantitativas.

O valor normal dos testes é o resultado negativo. A reatividade de testes é observada com ambas as imunoglobulinas: IgG e IgM. Um teste não-treponêmico positivo no recém-nascido não necessariamente indica infecção congênita, uma vez que a IgG ultrapassa a placenta.

Os títulos no sangue do recém-nascido devem ser comparados aos maternos; sempre que são iguais ou menores que os maternos, podem ser anticorpos de transferência passiva, tendendo a diminuir nos primeiros meses de vida.

Quando os títulos sorológicos no recém-nascido são duas a três diluições maiores que os maternos, podem indicar doença. Nesse caso, podem aumentar ou manter-se estáveis durante os primeiros meses de vida. Esses testes são usados também para seguir a resposta terapêutica à doença.

É importante lembrar, para a correta interpretação dessas reações sorológicas, o tempo de aquisição da doença na gestante, pois, se esta foi adquirida no final da gravidez, é possível obter-se resultados negativos, necessitando assim de repetição quinzenal.

Reações falso-positivas ocorrem em outras treponematoses, na mononucleose, na hepatite por vírus, na febre reumática, na doença de Chagas, na periarterite nodosa, no lúpus eritematoso. Por isso é necessário sempre associar a essas reações sorológicas os *testes treponêmicos*, que são mais sensíveis, mais específicos, apesar de tecnicamente mais difíceis e custosos. Esses testes utilizam como antígeno o próprio treponema. Os mais utilizados são:

- FTA-ABS (Fluorescent Treponemal Antibody absorption).
- FTA-ABS-IgM.
- TPHA e MHA-TP.

O FTA-ABS tem sua positividade observada tanto na presença de IgG quanto na de IgM. Esse teste poderá, portanto, ser positivo no recém-nascido e não indicar doença, podendo significar transferência passiva de anticorpos IgG de uma mãe tratada ou não tratada. Normalmente, nesses casos, a reação tende a negativar-se no primeiro ano de vida.

O teste FTA-ABS-IgM é baseado no princípio de que a IgM materna anti-*T. pallidum* não passa a placenta intacta, portanto, se esse anticorpo para sífilis é encontrado no sangue do recém-nascido, deve ter sido produzido por ele, indicando infecção ativa. Vários estudos têm mostrado sua positividade em crianças portadoras de sífilis congênita, porém, devem ser interpretados com cautela. É claro que em um recém-nascido com manifestações clínicas sugestivas de sífilis, de mãe que teve a doença durante a gestação, cujos testes sorológicos são positivos, a interpretação desse teste é fácil. Sabe-se, atualmente, que o fato de o recém-nascido ter um FTA-ABS-IgM positivo pode não significar doença, e sim uma reação *falso-positiva*. Trabalhos têm mostrado que o anticorpo IgM que cobre o *T. pallidum* nesse teste pode não ser específico, e sim uma IgM anti-IgG (fator reumatóide). Resultados semelhantes são descritos na toxoplasmose congênita.

O FTA-ABS 19S-IgM é um teste promissor, embora não seja realizado rotineiramente. O teste ELISA IgM apresenta sensibilidade de cerca de 70% e especificidade de 90%.

Ultimamente, surgiram os testes imunoenzimáticos (ELISA – enzyme linked immunosorbent assay) que parecem ser mais específicos e mais sensíveis que a imunofluorescência, evitando assim essas reações falso-positivas, devidas à presença do fator reumatóide (anticorpo IgM anti-IgG) no sangue do recém-nascido.

O TPHA (Treponema pallidum Hemaglutination Assay) e o MHA-TP (Microhemaglutination Antibody Treponema pallidum) detectam anticorpos hemaglutinantes contra o *T. pallidum*. São de realização mais fácil que o FTA-ABS, tendo resultados semelhantes, sendo mais freqüentemente utilizados.

Outros testes que têm sido realizados, porém ainda em fase de estudos são: imunoblot IgM/IgA e reação de amplificação gênica em cadeia catalisada pela polimerase (PCR) específicos para o *T. pallidum*. A sensibilidade desses testes são de 67 a 83 e de 74%, respectivamente.

No líquido cefalorraquidiano (LCR) – sempre que um recém-nascido tem os testes sorológicos positivos para sífilis, deve realizar o exame do LCR.

O teste mais simples e importante realizado no LCR é o VDRL. Como para o soro, o antígeno utilizado não é treponêmico, similarmente, reações falso-positivas podem ocorrer. Entretanto, é geralmente aceito que reações falso-positivas com esse teste não ocorram no LCR, sendo então considerada sua positividade como neurolues, quer seja sintomática, quer assintomática. O teste FTA tem sido realizado no LCR, porém, ainda há algumas dificuldades de ordem técnica, com grandes limitações na sua interpretação. Assim, um recém-nascido com VDRL negativo e FTA-ABS positivo no LCR pode significar transferência passiva de anticorpos do soro para o sistema nervoso central. Porém, é possível que os treponemas ou seus *antígenos possam invadir* o sistema nervoso e estimular a produção local de anticorpos.

Acreditamos que, num futuro próximo, estudos a esse respeito possam ajudar na interpretação correta de um FTA-ABS positivo isoladamente no LCR.

Exames complementares

Radiografia do esqueleto – algumas vezes, é decisiva para o diagnóstico. As alterações generalizadas já descritas são bem visualizadas, no recém-nascido, em apenas uma radiografia de ossos longos ou de corpo inteiro.

Hemograma – revela anemia que pode ser intensa, com número de leucócitos extremamente variável, mas com tendência à leucocitose, algumas vezes com reação leucemóide. Pode haver trombocitopenia. Nos casos mais graves, a eritroblastemia é elevada, como foi dito.

Bilirrubinemia – é importante nas formas septicêmicas maciças, em que a icterícia pode ser intensa. Em 15 casos da Clínica Pediátrica do Hospital das Clínicas, até os 20 dias de idade, oito tiveram mais de 20mg e quatro mais de 30mg de bilirrubina por 100ml, com predomínio discreto da bilirrubina direta imediata.

Exame do líquido cefalorraquidiano – tendo em vista a grande freqüência de neurolues congênita assintomática (em torno de 60% dos pacientes), esse exame deverá fazer parte da rotina no diagnóstico da sífilis congênita. Observa-se aumento do número de leucócitos com predominância de células linfomononucleares, além de aumento das proteínas liquóricas.

DIAGNÓSTICO DIFERENCIAL

As formas plurissintomáticas precoces são de fácil diagnóstico. A forma maciça precoce, quando é grande o predomínio das manifestações viscerais e gerais, pode ser confundida com toxoplasmose congênita (forma visceral), doença de inclusões citomegálicas ou sepse bacteriana, das quais se distingue principalmente pelo achado das lesões cutaneomucosas e alterações esqueléticas. Herpes simples disseminado, epidermólise bolhosa, sepse por *Pseudomonas* e por *Listeria* apresentam quadros cutâneos semelhantes ao da lues.

A pseudoparalisia de Parrot pode ser confundida inicialmente com lesão do plexo braquial por traumatismo de parto.

As fissuras puberais determinam um fácies característico que muito ajuda no diagnóstico clínico da doença.

A sífilis congênita tardia é, por si, de diagnóstico difícil, pois suas manifestações clássicas são atualmente muito raras. Se essas manifestações estão presentes, praticamente são difíceis de ser confundidas com outras entidades.

TRATAMENTO

O tratamento da sífilis congênita precoce deve ser instituído tão logo o diagnóstico seja feito ou suspeitas fundamentadas surjam. O fármaco de eleição é a penicilina, antibiótico bactericida quando usado em doses e em intervalos adequados. São destaques a importância da dose total a ser utilizada, o tipo de penicilina quando ocorrer o acometimento do SNC e o tratamento da gestante. O agente etiológico do *Treponema pallidum* é bastante sensível à penicilina, pouco ou nada havendo acerca de uma possível resistência, sua toxicidade e suas reações de hipersensibilidade são praticamente nulas no recém-nascido e a reação febril atribuída à ação de produtos tóxicos liberados pelos treponemas destruídos, especialmente depois da primeira dose da penicilina, chamada de reação de Jarichi-Herxheimer, raramente ocorre.

Outro aspecto que merece atenção é a instituição do tratamento materno, particularmente na presença de sífilis congênita confirmada, além da *pesquisa da doença nos irmãos* do recém-nascido e no pai.

A melhora clínica, radiológica e laboratorial constitui evidência de cura. A negativação das reações sorológicas não deve ser esperada logo após o fim do tratamento; elas negativam geralmente depois de 12 meses de tratamento, podendo inclusive permanecer indefinidamente soropositivas o que constitui a cicatriz sorológica. Lembramos que já foi possível obter treponemas e inoculações positivas de material de biopsia de gânglios vários anos após o tratamento adequado com penicilina e na vigência de cura clínica. O tratamento adicional de penicilina, em alguns casos, negativa os achados bacteriológicos desses indivíduos. Esses fatos, possivelmente, vêm indicar a adoção de doses maiores de penicilina ou de tratamentos sucessivos ou a de novo tratamento penicilínico quando ocorrem recidivas sorológicas (aumento de título ou positivação da reação).

Essas considerações apontam para a necessidade de seguimento de todos os casos de sífilis congênita e também daqueles fortemente suspeitos.

Os exames laboratoriais e sorológicos devem ser realizados trimestralmente após o tratamento no primeiro ano, ou mais, se não negativarem; o LCR, nos casos de neurolues, com 6, 12 e 24 meses pós-tratamento.

O esquema terapêutico recomendado pelo Ministério da Saúde e Secretaria de Saúde do Estado de São Paulo para sífilis adquirida, na gestante e na sífilis congênita, pode ser visto nas tabelas 5.58 e 5.59.

Medidas de isolamento – são indicadas na sífilis congênita precoce, antes de iniciado o tratamento, pois as lesões cutaneomucosas são ricas em treponemas.

Deve-se evitar o contato com essas lesões, que podem ser fonte de contaminação para os circunstantes. Geralmente, os RN não são mais infectantes 24 horas depois de iniciada a terapêutica com penicilina.

PROGNÓSTICO

As crianças que têm sintomas ao nascimento respondem menos bem ao tratamento do que as que tiverem sintomas mais tardiamente. Se o tratamento for protelado para além de três meses, poderá haver queratite intersticial e alterações dentárias que não respondem ao tratamento com penicilina. As lesões ósseas curam-se independentemente de tratamento específico. Punção liquórica para critério de cura de neurolues deve ser feita seis meses após o tratamento.

Falhas da terapêutica materna – algumas gestantes tratadas no final do segundo ou no terceiro trimestre podem apresentar partos prematuros e óbito fetal logo após a terapêutica, além de recém-nascidos com sífilis congênita. A penicilina benzatina pode impedir a sífilis congênita no período de incubação da infecção fetal e nos casos leves e moderados da terapêutica, mas pode não ser capaz de erradicar ou tratar a doença fetal grave.

Tabela 5.58 – Esquema terapêutico para sífilis adquirida e na gestante*.

Estágio	Droga e dose	Terapia alternativa**
Sífilis primária (cancro duro)	Penicilina G benzatina 2.400.000UI por via IM	Doxiciclina, 100mg 2x/dia ou tetraciclina, 500mg 4x/dia, ambas por 14 dias
Sífilis secundária (lesões cutâneas não-ulceradas) ou sífilis com menos de um ano de evolução	Penicilina G benzatina 2.400.000UI por via IM, repetindo a mesma dose uma semana depois. Dose total: 4.800.000UI	Doxiciclina, 100mg 2x/dia, ou tetraciclina, 500mg 4x/dia, ambas por 14 dias
Sífilis terciária ou sífilis com mais de um ano de evolução ou duração ignorada	Penicilina G benzatina 2.400.000UI por via IM, em três aplicações, com intervalo de uma semana entre as aplicações. Dose total: 7.200.000UI	Doxiciclina, 100mg 2x/dia ou tetraciclina, 500mg 4x/dia, ambas por 28 dias
Neurossífilis	Penicilina G cristalina 2 a 4 milhões de unidades por via IV a cada 4h por 10-14 dias	Penicilina procaína, 2,4 milhões UI/IM/dia, *mais* Probenecid, 500mg/VO/4x/dia, ambos por 10 a 14 dias
Sífilis na gestante	Penicilina G benzatina (dose de acordo com o estágio da doença)	Tetraciclina e doxiciclina são contra-indicados. Eritromicina não garante o tratamento do feto

* De acordo com as recomendações do Ministério da Saúde e da Secretaria da Saúde.
** Terapia alternativa: deve ser ministrada somente no caso de alergia à penicilina, e os dados disponíveis sobre essas drogas são insuficientes para garantir a eficácia no tratamento de qualquer estágio da sífilis.

Tabela 5.59 – Esquema terapêutico para sífilis congênita.

Estágio	Droga e dose	Terapia alternativa*
Sífilis congênita*	Penicilina G cristalina, 100.000 a 150.000UI/kg/IV/dia, dividido em 2 ou 3 vezes em RN com menos de 1 semana de vida ou em 3 vezes para RN com 7 a 10 dias de vida ou Penicilina G procaína 50.000UI/kg/IM, uma vez por dia por 10 dias Penicilina G benzatina 50.000UI/kg/IM, dose única, está indicada para RN com exame físico e exames laboratoriais normais e mães tratadas inadequadamente na gravidez (tempo e/ou dose e/ou droga e/ou sem seguimento sorológico)	Não há terapia alternativa
Neurossífilis congênita	Penicilina G cristalina 150.000UI/kg/IV/dia, em 2 ou 3 vezes, dependendo da idade, por 14 dias	Não há terapia alternativa

* Realizar controle trimestral do VDRL.
Tratar novamente, em caso de quadruplicação dos títulos (por exemplo: 1/2 para 1/8).
Fonte: Coordenação Nacional de Doenças Sexualmente Transmissíveis/AIDS – Ministério da Saúde.

Em fetos gravemente afetados intra-útero, que apresentam ao exame ultra-sonográfico alterações placentárias, hidropisia, ascite, a incidência de falha terapêutica é grande, e o tratamento materno e suas possíveis conseqüências, particularmente a reação de Jarisch-Herxheimer, podem resultar em estresse fetal e conseqüente parto prematuro ou até mesmo morte fetal.

Observa-se que, em gestantes, a reação de Jarisch-Herxheimer pode incluir contrações uterinas regulares, taquicardia e desacelerações da freqüência cardíaca fetal, diminuição da atividade fetal, além dos sinais maternos – febre, vasodilatação, taquicardia e hipotensão moderada.

BIBLIOGRAFIA

1. BARSANTI, C. – Diagnóstico de sífilis congênita: comparação entre testes sorológicos na mãe e no recém-nascido. Tese de Mestrado – UFESP/EPM – São Paulo, 1997. 2. BENAKAPPA, D.G. et al. – A clinical study of congenital syphilis. *Ind. Ped.* **15**:943, 1978. 3. BETEND, B. et al. – Coagulation intra-vasculaire disséminée et syphilis congénitale. *Pediatrie* **35**:435, 1980. 4. CDC – Centers for Disease Control and Prevention. Guidelines for prevention and control of syphilis. *MMWR 47* (RR-1) **29**:49, 1998. 5. CHABRA, R.S. et al. – Comparison of maternal sera, cord blood, and neonatal sera for presumptive congenital syphilis: relationship with maternal treatment. *Pediatrics* **91**:88, 1993. 6. CVE – Centro de Vigilância Epidemiológica. Prof. Alexandre Vranjac – Manual de Vigilância Epidemiológica: Sífilis Congênita, 1998. 7. DINIZ, E.M.A. – Quadro clínico, laboratorial e radiológico das infecções hematogênicas no recém-nascido e suas manifestações tardias. In Bittencourt, A.L. *Infecções Congênitas Transplacentárias.* 1ª ed., Rio de Janeiro, Revinter, 1995, p. 151. 8. EVANS, H.E. & FRENKEL, L.D. – Congenital syphilis. *Clin. Perinatol.* **21**:149, 1994. 9. FIUMARA, N.J. & LESSELL, S. – Manifestations of late congenital syphilis. Analysis of 271 patients. *Arch. Dermatol.* **102**:78, 1970. 10. HARTER, C.A. & BENIRSCHKE, K. – Fetal syphilis in the first trimester. *Am. J. Obstet. Gynecol.* **124**:705, 1976. 11. HOLDER, W.R. & KNOX, S.M. – Syphilis in pregnancy. *Med. Clin. North Am.* **56**:1151, 1972. 12. INGALL, D.; SANCHEZ, P.J. & MUSHER, D.M. – Syphilis. In *Infectious Diseases of the Fetus and Newborn Infant.* 4th ed., Philadelphia, Saunders, 1995, p. 529. 13. LASCARI, A.D.; DIAMOND, J. & NOLAN, B.E. – Anemia as the only presenting manifestation of congenital syphilis. *Clin. Pediatr.* **15**:90, 1976. 14. MASCOLA, L. et al. Congenital syphilis revised. *Am. J. Dis. Child.* **139**:575, 1995. 15. RAMOS, J.L.A.; DINIZ, E.M.A. & VAZ, F.A.C. – Sífilis congênita. In Marcondes, E. *Pediatria Básica.* 8ª ed., São Paulo, Sarvier, 1991, p. 436. 16. ROSEN, E.U. & SALOMON, A. – Bone lesions in early congenital syphilis. *Med. J.* **50**:135, 1976. 17. WHITAKER, J.A.; SARTAIN, P. & SCHAHEEDY, M.D. – Hematological aspects of congenital syphilis. *J. Pediatr.* **66**:629, 1965.

---

2 Infecção pelo Citomegalovírus

EDNA MARIA DE ALBUQUERQUE DINIZ
MEIRE NAGAIASSU

INTRODUÇÃO

O citomegalovírus (CMV) é um membro do grupo herpesvírus, tendo sido descrito inicialmente por Ribbert em 1881 e posteriormente por outros patologistas. Mas somente em 1952 foi confirmado o primeiro caso de células de inclusão na urina de um prematuro. Um dos fatos mais importantes foi o isolamento do agente etiológico por Smith (1956), Rowe (1956) e Weller (1957), sendo então possível a pesquisa de anticorpos específicos na circulação. Em 1960, foi proposto o termo citomegalovírus para denominar essas viroses que estão amplamente distribuídas na natureza.

A doença de inclusão citomegálica começou a ser mais bem definida, por vários autores, a partir de 1966, no período neonatal. Estes observaram que a citomegalovirose humana poderia representar uma infecção subclínica ou latente. Os primeiros estudos com a utilização da biologia molecular foram iniciados nas décadas de 1970 e 1980. Durante esse período, o CMV aparece como causa principal de morbidade e mortalidade em indivíduos imunodeprimidos, principalmente em pacientes aidéticos e naqueles submetidos a transplante de medula óssea e órgãos.

CARACTERÍSTICAS DO VÍRUS

O CMV pertence a família Herpesviridae dos vírus que contêm DNA e da subfamília Betaherpesvirinae. Essa virose também foi classificada como herpesvírus 5.

Morfologicamente, o CMV é muitas vezes indistinguível à microscopia eletrônica dos outros membros do grupo herpesvírus.

O vírus tem propriedades físico-químicas de um herpesvírus, é espécie-específico, termolábil, sendo o homem seu único reservatório até agora conhecido. Embora *in vivo* o CMV infecte células epiteliais, *in vitro* a replicação ocorre exclusivamente em fibroblastos. Sua característica morfológica mais importante é a presença de uma grande inclusão intranuclear dentro da célula hospedeira.

A replicação do CMV é lenta quando comparada com a do vírus herpes simples, ocorrendo em 18 a 24 horas, enquanto a do herpes leva 4 a 8 horas para produzir um infecção.

TRANSMISSÃO

A transmissão do CMV ocorre geralmente por contato íntimo com secreções ou excreções de pessoas infectadas ou acidentalmente por meio de transfusões de sangue. O vírus pode ser isolado em urina, sangue, LCR, sêmen, secreções da cérvix uterina, saliva e leite materno, constituindo essas fontes de contágio (Diniz e Pannuti, 1991). A transmissão intra-uterina tem sido bem documentada pela ocorrência de crianças cuja infecção está presente ao nascimento.

EPIDEMIOLOGIA

O isolamento do CMV possibilitou vários inquéritos soro-epidemiológicos em diferentes regiões do mundo. Esses estudos mostraram grande variação da prevalência de anticorpos nas populações adultas, havendo nítida relação com o nível sócio-econômico da população estudada. Assim, enquanto nos países desenvolvidos a prevalência de anticorpos em adultos varia de 40 a 60%, nas populações de baixo nível sócio-econômico, como na África e alguns países asiáticos, aproximadamente 100% dos adultos já foram infectados.

A maior incidência entre pessoas de nível sócio-econômico mais baixo, crianças institucionalizadas, populações migrantes e orientais parece ser devido a condições precárias de vida, hábitos culturais ou fatores raciais hereditários.

A incidência da infecção congênita pelo CMV é variável entre as diferentes populações do mundo, ocorre em torno de 0,2 a 2,2% de todos os nascimentos (Tabela 5.60).

Em um estudo prospectivo realizado por Stagno e cols., a incidência de infecção congênita pelo CMV foi de 2,2% (31 casos entre 1.412 analisados), evidenciado pela presença de virúria durante a

Tabela 5.60 – Incidência de infecção congênita por CMV de acordo com a taxa de imunidade materna.

Localização	Nº de crianças estudado	Infecção congênita por CMV (%)	Taxa de imunidade materna (%)
Manchester, Inglaterra, 1978	6.051	0,24	25
São Paulo, Brasil, 1983	518	0,39	66,5
Aarthus-Viborg, Dinamarca, 1979	3.06	0,40	52
Hamilton, Canadá, 1980	15.212	0,42	44
Halifax, Canadá, 1975	542	0,55	37
Birmingham, Ala. (classe sócio-econômica alta), 1981	2.698	0,60	60
Houston, Tex. (classe sócio-econômica alta), 1980	461	0,60	50
Londres, Inglaterra,1973	720	0,69	58
São Paulo, Brasil, 1983	508	0,98	84,4
Houston, Tex. (classe sócio-econômica baixa), 1980	493	1,20	83
Abidjam, Ivory Coast, 1978	2.032	1,38	100
Sendai, Japão, 1970	132	1,40	83
Santiago, Chile, 1978	118	1,70	98
Helsinki, Finlândia, 1977	200	2,00	85
Birmingham, Ala. (classe sócio-econômica baixa), 1980	1.412	2,20	85

Modificado de Stagno, 1995.

primeira semana de vida. Em outro estudo, realizado por Nakao e cols. em 2.070 recém-nascidos (RN), foram observadas 11 (0,5%) crianças infectadas congenitamente. Nenhuma dessas crianças infectadas teve manifestações clínicas e laboratoriais durante todo o período de observação (2 a 24 meses), exceto em um caso que apresentava cisto de septo pelúcido.

Em São Paulo, Pannuti verificou a incidência de infecção congênita pelo CMV em 1.026 RN, em dois grupos populacionais de classes sócio-econômicas diferentes. A prevalência de anticorpos de fixação de complemento para o CMV nas gestantes de classe média alta foi de 66,5%, e a de infecção congênita, mediante isolamento do vírus na urina do RN, foi de 0,39%. Na classe sócio-econômica mais baixa, a prevalência na gestante foi de 84,4%, e a de infecção congênita de 0,98%. Mais recentemente, Nagaiassu e cols. (1998) realizaram uma pesquisa com 115 RN com suspeita de infecção congênita pelo CMV nas três primeiras semanas de vida, procedentes de oito maternidades de São Paulo, e observaram que 39 (34%) dessas crianças eram portadoras de citomegalia congênita.

A infecção perinatal também é relativamente freqüente, sendo que em vários países as taxas variam de 5 a 38%. Machado e cols., em 1991, demonstraram um risco de aquisição de infecção perinatal pelo CMV em nosso meio de 30,9%.

Pávia e cols. isolaram CMV no leite materno em 16,6% de 78 mães durante a primeira semana de amamentação. Virúria e anticorpos IgM específicos não foram detectados nos RN após o nascimento, porém 60% de 10 RN das mães com CMV no leite apresentaram virúria e anticorpos IgM específicos seis meses após o nascimento. Stagno e cols. isolaram o CMV em 38 (13%) RN dentre 378 mães que estavam amamentando, logo após o nascimento, sendo o período de excreção viral observado de dois a seis meses. Os autores chamam a atenção para a presença de CMV no leite materno como fonte importante de transmissão vertical do vírus para a criança. Em nosso meio, Vilas Boas e cols. observaram a presença de CMV em 17 (29,8%) amostras de leite de 57 puérperas do Hospital das Clínicas da FMUSP.

PATOGÊNESE

Essas viroses são capazes de produzir infecções latentes no homem. Devido a essa característica do vírus, têm sido descritos dois tipos de infecção: a primária e a recorrente ou reativação.

A infecção uterina pelo CMV constitui um dos poucos exemplos de transmissão vertical do vírus no homem. A transmissão materno-fetal pode ocorrer em presença da viremia materna, quer por infecção primária, quer por reativação de infecção latente. A criança pode adquirir o vírus por via transplacentária, intracervical, durante o parto e pelo leite materno. De acordo com Panjvani e Hanshaw, o feto que adquire a infecção durante o parto não apresenta virúria ao nascimento, porém a excreção viral pode ser detectada durante os três primeiros meses de vida. As crianças infectadas verticalmente (mãe para filho) excretam o vírus na urina, saliva e nasofaringe por vários meses, constituindo uma fonte importante de disseminação horizontal da infecção. A excreção prolongada do vírus no RN infectado congênita ou perinatalmente poderá ocorrer mesmo na presença de títulos altos de anticorpos circulantes.

O CMV pode ser transmitido para o concepto em qualquer época da gestação, e infecção letal tem sido constatada nos RN cujas mães tiveram infecção primária no primeiro, segundo ou terceiro trimestres da gestação, no entanto, os efeitos da infecção sobre a criança em diferentes estágios gestacionais são inadequados para determinar se a evolução é significativamente afetada pela idade gestacional.

QUADRO CLÍNICO E LABORATORIAL

Cerca de 95% das crianças, quando infectadas, apresentam-se com a forma subclínica ou assintomática da doença, enquanto apenas 5% ou menos delas apresentam doença sintomática.

A síndrome completa com manifestações clínicas evidentes ocorre em menos de 1:3.000 nascimentos, sendo acompanhada por envolvimento de múltiplos órgãos, particularmente o sistema retículo-endotelial e o sistema nervoso central. No quadro clínico, podemos constatar: hepatoesplenomegalia, icterícia, anemia, petéquias, microcefalia com ou sem calcificações intracranianas, retinocoroidite, estrabismo, crescimento intra-uterino retardado e prematuridade.

Nos exames laboratoriais, são freqüentes os achados de plaquetopenia, linfocitose atípica, aumento das transaminases e da bilirrubina conjugada. O LCR mostra pleocitose à custa de células linforreticulomonocitárias e hiperproteinorraquia. Pass e cols. constataram ainda aumento de IgM no sangue do cordão em 84% das crianças por eles estudadas.

DIAGNÓSTICO

O diagnóstico da infecção congênita pelo CMV deve ser feito até as três primeiras semanas de vida, pois a excreção viral após esse período pode representar uma infecção adquirida ao nascimento (canal de parto, leite materno e/ou transfusão sangüínea).

Vários testes laboratoriais têm sido utilizados para o diagnóstico da infecção congênita pelo CMV, os quais descreveremos a seguir.

Microscopia eletrônica – esse método, embora não necessite de cultura em tecido, exige, porém, um microscópio eletrônico, sendo de difícil uso rotineiro.

Exame histopatológico e citológico – é a pesquisa de células de inclusão semelhantes a "olhos de coruja", grandes e basófilas, cuja presença de corpúsculos intranucleares é característica da doença. A presença dessas células estabelece o diagnóstico da infecção, porém, sua ausência não a exclui. A desvantagem desse exame é a freqüência elevada de resultados falso-negativos. Além da urina, pode ser realizado em lavado broncoalveolar, células de tecido obtido de biópsias ou qualquer outro fluido orgânico.

Imuno-histoquímica e imunocitologia – a utilização de anticorpos monoclonais para diversas proteínas do CMV trouxe grande progresso para o diagnóstico laboratorial das citomegaloviroses, permitindo a detecção de antígenos específicos em materiais obtidos de biópsia, necropsia, urina, lavado broncoalveolar e leucócitos. É um exame mais sensível que o histopatológico comum, e sua sensibilidade aumenta mais quando se usam misturas de monoclonias dirigidos a diferentes tipos do CMV. O teste é baseado na detecção imunoquímica de antígenos imediatamente precoces. A revelação pode ser feita por imunofluorescência ou por técnicas imunoenzimáticas.

A técnica da antigenemia consiste basicamente de três etapas: 1. isolamento dos leucócitos pela sedimentação com dextram mais citocentrifugação e formação da lâmina; 2. imunoperoxidase indireta utilizada com uma combinação de anticorpos monoclonais C10 e C11, seguida da coloração com hematoxilina-eosina; 3. exame microscópico das lâminas para a contagem do número de células positivas. A identificação de cada célula positiva indica a presença da infecção ativa pelo CMV. Os antígenos virais podem também ser diretamente detectados em outros materiais patológicos, tais como lavado broncoalveolar, saliva, urina e amostras de biópsias. Entretanto, ainda é um teste laboratorial não padronizado e, portanto, não utilizado rotineiramente. Nagaiassu e cols., em 1998, detectaram positividade por meio da antigenemia em 18/39 (46,1%) das crianças com citomegalia congênita por eles estudadas.

Reação em cadeia da polimerase – Saiki e cols., em 1985, introduziram a técnica de reação em cadeia da polimerase (PCR) a partir da seleção e da ampliação de determinada seqüência do ácido nucléico. Por meio de uma seleção cuidadosa de um par de oligonucleotídeos ("primers"), o segmento de DNA é multiplicado exponencialmente durante 30 a 40 ciclos de replicação, e subseqüentemente visualizado por meio de eletroforese em gel.

Essa técnica tem encontrado cada vez mais aplicação clínica, incluindo o diagnóstico do CMV.

A detecção do ácido nucléico viral pela PCR, amplificando-se o DNA, tem sido mais recentemente aplicada com sucesso para detectar CMV na urina de RN. Também pode ser realizada em outros materiais, incluindo líquor, saliva e sangue. As maiores desvantagens, no entanto, são o custo elevado, a complexidade da técnica e a refinada sensibilidade da PCR que talvez constitua sua maior desvantagem. Porém mais estudos são necessários para avaliação completa do significado clínico da detecção do DNA do CMV por meio desse método.

Isolamento viral

• Clássico – *in vivo*, os vírus produzem células citomegálicas com corpúsculo de inclusões intranucleares em células epiteliais. Na cultura *in vitro*, por razões desconhecidas, o efeito citopatológico característico ocorre exclusivamente em células humanas originadas de tecidos miometriais e fibroblásticos. O efeito citopático-padrão do CMV na monocamada da cultura em fibroblasto humano é característico. No entanto, a grande desvantagem desse exame laboratorial é a necessidade de manutenção da cultura por um período mínimo de quatro semanas até o resultado final. Um dos exames mais sensíveis e específicos para o diagnóstico da citomegalia congênita é ainda o isolamento do vírus em cultura de tecido utilizando-se linhagens de células diplóides, de fibroblastos, procedentes de prepúcio ou de pulmão embrionário humano. O CMV pode ser isolado de uma variedade de fluídos e tecidos, incluindo urina, saliva, conjuntiva, lágrimas, leite materno, sêmen, secreções cervicovaginais, células sangüíneas brancas, biópsia de tecido ou amostra de necropsias. A viabilidade do CMV na amostra é boa se estocada apropriadamente. Por outro lado, pode ocorrer redução rápida da infectividade se o material a ser examinado for transportado em temperatura ambiente ou congelado.

• "Shell-vial" – Gleaves e cols. demonstraram uma nova técnica para auxiliar no diagnóstico rápido da infecção pelo CMV denominada "shell-vial". A partir de então, vários autores demonstraram novos anticorpos monoclonais, os quais provaram ser úteis para a detecção de antígenos imediatamente precoces do CMV em isolamentos virais.

Sorológico – a pesquisa de anticorpos específicos para o CMV constitui uma outra forma de diagnóstico da infecção e deverá ser realizada no sangue materno e do RN. No entanto, baixos títulos têm sido encontrados no período neonatal, dificultando bastante o diagnóstico. A repetição periódica dos testes sorológicos poderá mostrar aumentos nesses títulos, além da detecção de anticorpos IgM específicos. As reações sorológicas que temos utilizado rotineiramente são: imunofluorescência para anticorpos IgG e IgM e o teste ELISA IgM ("enzyme-linked immunosorbent assay").

TRATAMENTO

Em 1989, o ganciclovir (Citovene®), o primeiro agente específico para infecção pelo CMV grave, foi licenciado para uso em pacientes adultos com HIV. No momento, alguns estudos, como o Colaborativo Multicêntrico Americano, estão sendo realizados com o uso do ganciclovir em RN com infecção congênita sintomática pelo CMV.

Em nosso estudo, temos utilizado uma dose de ataque de 7,5mg/kg/dose duas vezes ao dia durante 14 dias e de manutenção de 10mg/kg/dia três vezes por semana durante três meses, com controles hematológicos, hepáticos e renais rigorosos.

PROGNÓSTICO

A mortalidade dos RN com a forma sintomática da doença é alta, em torno de 30%, podendo ocorrer no período neonatal ou meses mais tarde. Naquelas crianças sobreviventes, a incidência de seqüelas neurológicas é maior do que 90%. Stagno e cols. verificaram que, entre 23 RN doentes, apenas dois apresentaram-se normais. Microcefalia acompanhada por retardo mental estava presente em 80%, e cerca de 30% tinha alterações oculares e surdez sensorioneural. No grupo de crianças com a doença subclínica ou assintomática, o prognóstico parece melhor, porém têm sido relatadas seqüelas neurológicas, oftalmológicas e auditivas, além de defeitos na dentição, em cerca de 10 a 15% dos pacientes durante os primeiros anos de vida. A excreção viral nessas crianças é prolongada, caracterizando a cronicidade da doença. Stagno e cols. referem que a alteração de aparecimento tardio mais significativa e importante em crianças com a infecção subclínica é a surdez sensorioneural.

PREVENÇÃO

Medidas preventivas devem ser tomadas no sentido de diminuir a exposição materna ao CMV, principalmente naquelas mães soronegativas. Desde que o CMV seja provavelmente transmitido por contato sexual, a aquisição do vírus pelo homem ou mulher deve contaminar o parceiro e a identificação dessas pessoas é de importância no sentido de se tomar precaução, particularmente com saliva e urina.

As adolescentes devem ser informadas de que o CMV é ubiquoso e que a transmissão da infecção por crianças e adultos infectados é mais bem prevenida por meio de cuidados de higiene adequados. Além disso, devem ser informadas de que esse vírus, ao contrário da rubéola e do sarampo, transmite-se apenas após contato íntimo.

Exames sorológicos rotineiros para pesquisa de anticorpos anti-CMV não têm sido recomendados. A vacina para prevenção do CMV não está ainda disponível para uso geral. Mulheres gestantes que trabalham em locais de alto risco (hospitais) devem evitar cuidar de pacientes comprovadamente excretores do vírus. No entanto, se isso não for possível, *cuidados de higiene adequados*, particularmente lavagem das mãos, tornarão improvável a infecção pelo CMV.

BIBLIOGRAFIA

1. DINIZ, E.M.A. – Infecção pelo citomegalovírus. **In** Marcondes, E. (ed.). *Pediatria Básica*. São Paulo, Sarvier, 1991, p. 451. 2. DINIZ, E.M.A. & PANNUTI, C.S. – Doença de inclusão citomegálica. **In** Diniz, E.M.A. & Vaz, F.A.C. (eds.). *Infecções Congênitas e Perinatais*. Rio de Janeiro, Atheneu, 1991. 3. DINIZ, E.M.A. — Quadro clínico, laboratorial e radiológico das infecções hematogênicas no recém-nascido e suas manifestações tardias. **In** Bittencourt, A.L. (ed.). *Infecções Congênitas Transplacentárias*. Rio de Janeiro, Revinter, 1995, p. 151. 4. MACHADO, C.M. et al. – Infecção perinatal pelo citomegalovírus em hospital público do município de São Paulo: estudo prospectivo. *Rev. Inst. Med. Trop. São Paulo* **33**:159, 1991. 5. NAGAIASSU, M. – Análise crítica de diversos métodos laboratoriais específicos para o diagnóstico de citomegalia congênita. São Paulo, 1998. 143p., Dissertação de Mestrado – FMUSP. 6. PANNUTI, C.S. et al. – Congenital cytomegalovirus infection. Ocorrence in two socioeconomically distinct populations of a developing country. *Rev. Inst. Med. Trop. São Paulo* **27**:105, 1985. 7. ROWE, W.P.; HARTLEY, J.W. & WATERMAN, S. – Cytopathogenic agent resembling salivary gland virus recovered from tissue cultures of human adenoids. *Proc. Soc. Exp. Med.* **92**:418, 1956. 8. SMITH, M.G. – Propagation of a cytopathogenic virus from salivary gland virus disease of infants in tissue cultures. *Am. J. Pathol.* **32**:641, 1956. 9. VILAS BOAS, L.S. – Isolamento de citomegalovírus em leite materno e pesquisa de anticorpos séricos pela reação de imunofluorescência indireta e método imunoenzimático (ELISA). São Paulo, 1990, 62p., Dissertação de Mestrado – Instituto de Ciências Biomédicas, Universidade de São Paulo. 10. WELLER, T.H. et al. – Isolation of intranuclear inclusion producing agents from infants with illnesses resembling cytomegalic inclusion disease. *Proc. Soc. Exper. Biol. Med.* **94**:4, 1957.

3	## Toxoplasmose Congênita

EDNA MARIA DE ALBUQUERQUE DINIZ

É uma infecção produzida no homem e em numerosas espécies animais pelo *Toxoplasma gondii*, parasita intracelular obrigatório, com afinidade para todos os tipos de células.

INCIDÊNCIA E TRANSMISSÃO

A toxoplasmose é uma zoonose cujo hospedeiro definitivo é o gato e todos os outros hospedeiros são incidentais. O toxoplasma ocorre naturalmente em animais herbívoros, onívoros e carnívoros, incluindo todos os mamíferos, alguns pássaros e provavelmente alguns répteis (Fig. 5.77). O *Toxoplasma gondii* é o agente etiológico da toxoplasmose.

A toxoplasmose constitui uma das infecções mais comuns no mundo. Em humanos, a prevalência de testes sorológicos positivos aumenta com a idade, indicando exposição passada, não parecendo haver diferença entre os sexos.

A incidência de toxoplasmose varia largamente nas comunidades humanas, dependendo dos hábitos alimentares, contado com animais portadores da doença e condições climáticas (o oocisto sobrevive melhor no calor). Em Paris, onde o consumo de carne crua é muito grande (carne de carneiro, por exemplo), 50 a 90% dos adultos jovens são infectados. Nos EUA, a incidência nessa época de vida é em torno de 15 a 40%. A transmissão de humano para humano não ocorre, exceto no caso de mãe para o feto.

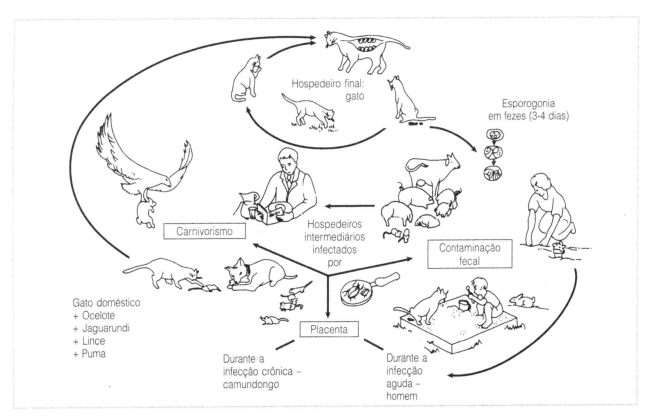

Figura 5.77 – Hipótese sobre a transmissão da toxoplasmose. Oocistos eliminados nas fezes de gatos e outros felídeos. Após esporulação, tornam-se infectantes para uma grande variedade de hospedeiros (segundo Frenkel).

A infecção congênita parece ocorrer somente como conseqüência de infecção materna primária adquirida durante a gestação. A mãe teria a parasitemia com infecção placentária (placentite) e disseminação hematogênica para o feto. Alguns autores, no entanto, têm referido infecção congênita devido à reinfecção de gestantes imunes por contato contínuo com gatos, isto é, ingestão acidental de oocistos. A reinfecção de mulheres imunocompetentes durante a gestação é incomum, porém parece que a taxa residual de anticorpos específicos nem sempre protege contra a toxoplasmose congênita.

A prevalência de infecção fetal, portanto, varia de local para local, dependendo da freqüência da exposição inicial ao protozoário entre as gestantes. A infecção materna primária não obrigatoriamente dissemina para o feto. Pesquisas realizadas em Paris, na França, evidenciaram que a taxa de transmissão se aproxima de 40% e é inversamente relacionada ao tempo de gestação no qual a infecção materna ocorreu.

PATOGÊNESE E DOENÇA

Após a replicação na placenta, o parasita penetra na circulação sangüínea fetal e vai atingir todos os sistemas orgânicos, principalmente o sistema nervoso central (SNC) e as túnicas oculares. A extensão das lesões parece depender do grau de maturidade imunológica fetal, bem como de passagem transplacentária de anticorpos maternos.

Do ponto de vista patológico, o SNC e as túnicas oculares são os tecidos mais acometidos. No cérebro, encontram-se áreas de necrose que podem sofrer calcificações precoces.

Áreas similares podem ser encontradas no fígado, pulmões, miocárdio, músculos esqueléticos, baço e outros órgãos.

A forma ativa do parasita pode atingir todos os tecidos, com exceção do eritrócito não-nucleado, e aí proliferar.

QUADRO CLÍNICO

As manifestações clínicas da toxoplasmose congênita sintomática podem ser generalizadas, predominantemente viscerais ou neurológicas e oftalmológicas (Tabelas 5.61 e 5.62).

Nas formas predominantemente neurológicas e oftalmológicas, as manifestações clínicas principais são: hidrocefalia, microcefalia, microftalmia, retinocoroidite, perturbações da motricidade, convulsões, hipotemia e retardo do desenvolvimento neuropsicomotor.

Na forma visceral, as manifestações são mais generalizadas e constam de hepatoesplenomegalia, anemia e icterícia. O terceiro tipo clínico é uma superposição dos dois primeiros tipos (neuroftalmológico e visceral). A toxoplasmose é causa importante também de prematuridade e baixo peso.

DIAGNÓSTICO

Clínico

Além do conhecimento dos antecedentes epidemiológicos e obstétricos, são importantes para o diagnóstico da toxoplasmose congênita os sinais e os sintomas clínicos apresentados pelo recém-nascido (RN) (Tabelas 5.61 e 5.62).

Radiológico

Radiografia simples de crânio – calcificações intracranianas constituem um dos achados radiológicos mais freqüentes na toxoplasmose, estando presentes em mais de 60% dos RN (Diniz e cols., 1991). As lesões cerebrais devido à meningoencefalite necrosante calcificam-se com rapidez, e os depósitos de cálcio descritos radiologicamente como nodulares, múltiplos e em listas curvilíneas são disseminados no parênquima cerebral e não têm distribuição característica.

Tabela 5.61 – Principais sinais e sintomas clínicos observados em 19 RN portadores de toxoplasmose congênita (segundo Diniz, 1995).

Sinais e sintomas	Nº de casos	%
Esplenomegalia	17	89,4
Hepatomegalia	16	84,2
Icterícia	12	63,2
Baixo peso	11	61,1
Petéquias	9	47,3
Anemia	8	42,0
Pneumopatia	8	42,0
Prematuridade	7	37,0
Cardiopatia	6	31,0
Acolia fecal	5	26,3
Alterações radiológicas	5	26,3
Em casos longos	—	—
Diarréia	5	26,3
Vômitos	5	26,3

Tabela 5.62 – Principais sinais e sintomas neurológicos e oftalmológicos, em ordem decrescente, observados em 19 RN portadores de toxoplasmose congênita (segundo Diniz, 1995).

Sinais e sintomas	Nº de casos	%
Líquido cefalorraquidiano anormal	18	95,0
Retinocoroidite	11*	73,3
Calcificações intracranianas	11	58,0
Microcefalia	11	58,0
Microftalmia	7	38,0
Hipotemia	7	37,0
Convulsões	4	21,0
Hipertermia	4	21,0
Macrocefalia	3	16,0
Catarata	2	10,5

* Exames de fundo de olho realizados em 15 crianças.

Há dois tipos de calcificação: em flocos múltiplos e densos, com 1mm de diâmetro aproximadamente, disseminados na substância branca, mais freqüentemente nas áreas periventriculares das regiões occipitoparietal e temporal e em listas curvilíneas, nas regiões dos núcleos basais, principalmente na cabeça do núcleo caudado. Em cerca de 32 crianças, Mahbouki, 1985, constatou que aos 2 anos de idade elas apresentavam calcificações intracranianas na região parietal em 30, na occipital em sete e na temporal em seis. Fato também verificado por Diniz em 11 das 19 crianças estudadas por ocasião do primeiro exame radiológico (Tabela 5.63) e em uma criança por meio de tomografia computadorizada encefálica (TCE).

As calcificações intracranianas são detectáveis nos primeiros três meses de vida em 30% das crianças com toxoplasmose congênita e, em 80%, até os 2 anos de idade. O aumento no número e no tamanho das calcificações durante períodos de meses ou anos é sugestivo de evolução do processo.

Tomografia computadorizada encefálica e ultra-sonografia de crânio – esses exames são de grande auxílio no acompanhamento das crianças com toxoplasmose congênita, sendo possível detectar mesmo as calcificações não evidenciadas na radiografia simples de crânio, além de dilatação ventricular e atrofia cortical. Essas mesmas alterações podem também ser observadas por meio de exames ultra-sonográficos (Kairam e De Vivo, 1981).

Outros achados radiológicos – focos de calcificação podem ser observados nas vísceras, particularmente no fígado e no baço, por meio de radiografia de abdome, na posição lateral.

Tabela 5.63 – Perfis sorológicos e evolução da infecção toxoplasmática*.

Perfil	Reações sorológicas				Período da infecção	Duração
	IF-IgG	IF-IgM	HA	FC		
I	≥ 1:4.096*	Positiva	≤ 1:1.024	≥ 1:80	Inicial (toxoplasmose aguda)	Poucas semanas
II	≥ 1:4.096	Negativa	≤ 1:1.024	≥ 1:80	Intermediária	Semanas ou meses
III	Até 1:4.096	Negativa	Até 1:1.024	≥ 1:80	Pregressa	Permanente após a infecção

* Títulos inferiores ou mesmo negativos podem ocorrer nos primeiros dias de infecção. Modificado de Camargo, 1989.

As anormalidades radiológicas em ossos longos observadas nessa doença são inespecíficas. Caracterizam-se por zonas transversais de menor densidade, radiolucentes e estrias longitudinais radio-transparentes nas epífises e metáfises, respectivamente.

Laboratorial

Anemia e trombocitopenia são achados freqüentes em crianças com a forma sintomática da toxoplasmose congênita, podendo ser observadas também nos pacientes com a forma subclínica. Petéquias e/ou equimoses constituem, na maioria dos pacientes, os primeiros sinais clínicos que chamam a atenção para a doença (ver Tabela 5.61).

Linfocitose e eosinofilia, embora não sejam específicas para toxoplasmose, constituem as manifestações hematológicas mais freqüentemente encontradas, não só no período neonatal, como também durante os primeiros anos de vida. A eosinofilia geralmente apresenta valores altos, atingindo 15 a 20% do número total de leucócitos.

A icterícia é um sinal freqüente, particularmente à custa da bilirrubina direta.

Valores de proteína total e de albumina baixos, ou nos limites inferiores de normalidade, podem estar presentes e ser relacionados à desnutrição e ao comprometimento hepático que ocorrem nas crianças com doença grave.

O exame do LCR é de fundamental importância tanto na infecção sintomática como na assintomática. Achados anormais nesse exame são sempre indicativos de doença do SNC. Em geral, o LCR apresenta-se xantocrômico, fato atribuído não só à imaturidade dos sistemas das barreiras hematocerebral e hematoliquórica, como também à presença de elementos sangüíneos e de bilirrubina.

A baixa concentração de glicose e os valores elevados de proteinorraquia, alcançando gramas por cento, são observados não só no LCR obtido por punção lombar, como também nas punções suboccipital e ventricular. A presença de valores elevados de proteína no LCR ventricular em crianças com toxoplasmose congênita durante o período neonatal constitui um achado único e característico da doença.

A taxa de proteína liquórica constitui também um indicador de prognóstico do desenvolvimento neurológico no primeiro ano de vida.

A citometria e a citomorfologia do LCR caracterizam-se por pleocitose à custa de células linforreticulomonocitárias e porcentagem elevada de eosinófilos, sendo este último um dos sinais que chamam a atenção para a doença.

Exames ocular e de fundo de olho devem ser realizados rotineiramente, em vista da freqüência elevada de lesões oculares na toxoplasmose congênita.

DIAGNÓSTICO LABORATORIAL ESPECÍFICO

Pesquisa do agente etiológico

O toxoplasma pode ser identificado a partir do sangue do recém-nascido, com elevada positividade do teste durante todo o primeiro mês de vida, bem como de sangue de cordão, de líquido amniótico e de placenta. O parasita é isolado pela inoculação do material na cavidade peritoneal do camundongo branco, com resultados em até 30 dias. O toxoplasma também pode ser isolado por semeadura em culturas de células (fibroblastos embriônicos humanos), sendo o microrganismo identificado por imunofluorescência 36 horas a uma semana depois.

Antígenos do toxoplasma têm sido detectados por meio da técnica ELISA no soro e em vários fluidos corporais.

Exames sorológicos

A pesquisa de anticorpos específicos para o toxoplasma constitui o método laboratorial mais utilizado. De acordo com vários autores, os testes sorológicos mais comumente empregados são:

1. Testes para anticorpos anti-toxoplasma:
• Teste de Sabin e Feldman (teste do corante).
• Teste de imunofluorescência.
• ELISA ("enzime linked immunosorbent assay").
• Teste de hemaglutinação direta.
• Teste de hemaglutinação passiva.
• Teste de fixação de complemento.

2. Testes para anticorpos IgM antitoxoplasma:
• Teste de imunofluorescência – IgM:
 – após bloqueio de fator reumatóide;
 – após remoção de IgG.
• ELISA – IgM.
• Teste de captura de IgM:
 – imunoenzimáticos;
 – ISAGA ("immunosorbent agglutination assay").
• Teste de aglutinação direta.
• Teste de hemaglutinação passiva:
 – após o tratamento do soro por 2-mercaptoetanol;
 – após remoção de IgG do soro.

O teste do corante, descrito por Sabin e Feldman em 1948, é o teste-padrão de referência para todos os demais testes devido a sua sensibilidade e especificidade elevadas. As diluições nesse teste são quádruplas, a partir de 1:16 até 1:4.096 e, daí em diante, em diluições duplas.

O teste de imunofluorescência (IF) tem a vantagem de ser realizado com toxoplasma preservado, fixados em lâminas de microscopia, tornando-o mais prático. Para a titulação dos soros são empregadas as mesmas diluições do de Sabin e Feldman, tendo ambos estreita concordância.

O teste de IF permite ainda a identificação de anticorpos IgM. É preciso lembrar que o IF-IgM pode apresentar reações falso-positivas devido à interferência de fatores reumatóides (anticorpos IgM contra IgG) que estão presentes em níveis elevados na artrite reumatóide, mas também em outras doenças e no recém-nascido. Resultados falso-negativos também podem ocorrer e devem-se à competição dos anticorpos IgG para os IgM, impedindo que estes se fixem aos antígenos parasitários. Em geral, o laboratório remove previamente do soro os fatores reumatóides e o excesso de IgG que possam interferir nesses resultados.

Os testes imunoenzimáticos ELISA são realizados com antígenos protéicos solúveis do toxoplasma, fixados a superfícies de plástico. Os anticorpos reagentes com esses antígenos são revelados por conjugado enzimático anti-IgG ou anti-IgM. Resultados falso-positivos ou negativos podem também ocorrer de forma semelhante ao teste de IF, exigindo as mesmas técnicas laboratoriais para retirá-los.

Os testes de "captura de IgM" parecem não sofrer essas interferências, sendo, freqüentemente, mais sensíveis para a identificação de anticorpos IgM antitoxoplasma.

Os testes de aglutinação direta (AD) e o de hemaglutinação passiva (HA) são mais simples e de menor custo que os anteriores e apresentam sensibilidade semelhante ao do teste de Sabin e Feldman. Ambos esses testes permitem detectar anticorpos IgM por meio da queda de títulos observada após tratamento do soro com 2-mercaptoetanol por substância equivalente capaz de inativar as IgM.

De acordo com Camargo (1989), a presença no soro de anticorpos IgG de grande avidez ou de títulos altos pode mascarar essa queda de títulos nos testes de AD ou HA. Em sua experiência, uma reação de HA com reagente sensível a anticorpos, tanto IgG como IgM, constitui um dos testes mais práticos para o diagnóstico sorológico da toxoplasmose.

Alguns laboratórios realizam ainda o teste de fixação do complemento (FC), no qual se utilizam antígenos pouco solúveis representados por suspensões de partículas obtidas das paredes celulares do toxoplasma. Os resultados desse teste são semelhantes aos do de IF-IgG, porém, com títulos mais baixos.

O diagnóstico sorológico da toxoplasmose em sua fase aguda pode ser feito pela determinação dos perfis sorológicos com a pesquisa e a quantificação de anticorpos das classes IgG e IgM. Camargo (1989) tem utilizado uma bateria de testes IF-IgG, IF-IgM, de FC e de HA para caracterizar o estágio de doença que o indivíduo possa ser portador. De acordo com o autor, o perfil I corresponderia ao período inicial da infecção (fase aguda), caracterizado pela presença de anticorpos IgM (IF-IgM positiva). Esse teste é sempre negativo nos perfis II (de transição) e III (de infecção pregressa). A reação de IF-IgG mostra títulos elevados maiores que 1:4.096 nos perfis I e II, sendo menores que 1:4.096 no perfil III. A determinação do período exato no qual a gestante adquiriu a infecção nem sempre é fácil, uma vez que títulos elevados de anticorpos IgG e mesmo de IgM podem permanecer por meses e anos, de tal forma a confundir o momento de infecção materna. Recentemente, grande ênfase tem sido dada aos testes que demonstram avidez da IgG (ligação específica da IgG a antígenos toxoplasmáticos multivantes). Jenum e cols. verificaram, por meio do teste ELISA, que quanto mais recente a infecção toxoplasmática, mais baixa a avidez dos anticorpos IgG. A tabela 5.63 ilustra o comportamento das diversas reações sorológicas, conforme o perfil que se encontra o paciente.

No RN, a presença de anticorpos IgG antitoxoplasma pode significar apenas transferência passiva de anticorpos maternos. No entanto, o encontro de anticorpos IgM específicos, em geral, confirma o diagnóstico, sendo próprios do RN, desde que aqueles de origem materna não ultrapassem a barreira placentária. Alguns estudos têm demonstrado que apenas 50 a 60% dos testes IgM são positivos. Porém, após a remoção dos anticorpos IgG do soro, essa positividade pode alcançar 70 a 80%, valores estes observados também para os testes de captura de IgM. Um outro aspecto importante é comparar os títulos sorológicos do RN com os maternos. Em geral, na presença de doença neonatal, os títulos sorológicos da criança são mais elevados que os maternos, porém, podem ser iguais ou até mais baixos. Lembramos que, na ausência de anticorpos IgM específicos, é necessário o acompanhamento da criança a fim de determinar a queda ou manutenção dos títulos. Na presença de infecção neonatal, os títulos sorológicos, em geral, mantêm-se elevados, significando produção pela própria criança.

DIAGNÓSTICO LABORATORIAL

Além dos exames laboratoriais específicos que discutiremos a seguir, é importante realizar: 1. estudo hematológico que consiste em hemograma completo, incluindo contagem de plaquetas e reticulócitos; 2. coagulograma (verificar nível de fibrinogênio, tempo de protrombina, tempo de tromboplastina parcial); 3. líquido cefalorraquidiano; e 4. determinação de bilirrubinas.

Anemia, plaquetopenia e reticulocitose são achados comuns no recém-nascido portador de toxoplasmose congênita, geralmente resultante de sangramento e/ou hemólise; leucocitose ou leucopenia pode estar presente, bem como eosinofilia, que pode exercer 30% da contagem diferencial. O líquido cefalorraquidiano mostra pleocitose com predominância de linfócitos e reticulomonócitos, além de hiperproteinorraquia que pode variar desde poucos miligramas acima do normal até gramas. Hiperbilirrubinemia à custa de bilirrubina direta é achado comum: a bilirrubinemia indireta pode também estar elevada. A hiperbilirrubinemia é mais freqüente nas formas mistas ou viscerais da doença. As enzimas hepáticas podem também estar alteradas, principalmente nos casos em que há acometimento hepático importante.

Os exames específicos são aqueles realizados no sentido de assegurar o diagnóstico da doença.

O encontro de toxoplasma em sedimento do líquor, sangue de cordão ou periférico, urina ou a recuperação do organismo após inocular em cérebro ou peritônio de camundongo confirma o diagnóstico. No entanto, nem sempre é possível obter com facilidade, pois as técnicas são operosas e demoradas. Seu emprego é, com freqüência, limitado ao estudo de pacientes gravemente acometidos. Tendo em vista esses aspectos é que se lança mão do estudo sorológico que, muito embora de interpretação por vezes difícil, é mais rápido e de maior utilidade diagnóstica.

Lembramos que o comportamento sorológico nestas infecções quando adquiridas na vida pós-natal (criança maior e adulto) é, na maioria das vezes, diferente daquele observado na infecção intrauterina, devido não só à interferência dos anticorpos maternos de transferência passiva, mas também por influência no próprio sistema imunológico fetal.

Os testes sorológicos mais comumente empregados são:

1. Reação de Sabin-Feldman.
2. Imunofluorescência para IgG (IF-IgG).
3. Imunofluorescência para IgM (IF-IgM):
   • IF-IgM ABS;
   • IF-IgM Proteína A;
   • HA-2 ME.
4. Reação de fixação do complemento (FC).
5. Reação de hemaglutinação (HA).
6. DS-IgM-ELISA.
7. IgM-ISAGA.

É importante frisar que, diante de um recém-nascido com suspeita de toxoplasmose congênita (e isso é válido para outras infecções congênitas), sejam realizados ao mesmo tempo os testes sorológicos no sangue materno. Admite-se que títulos sorológicos do recém-nascido duas a três vezes mais alto que o materno sugerem fortemente doença. No entanto, se o título sorológico do recém-nascido for igual ou menor que o materno, pode tratar-se apenas de transferência passiva de anticorpos maternos e, nesse caso, é necessário o acompanhamento clínico-sorológico da criança. No caso de ser devido à transferência passiva de anticorpos maternos, os títulos tendem a cair, e a queda progressiva de tais anticorpos leva à negativação dos testes que normalmente estariam reduzidos à metade ao final do segundo mês de vida, correspondendo à duração dos anticorpos. A persistência sorológica de um teste positivo além do período esperado, com títulos elevados, caracteriza o diagnóstico de toxoplasmose congênita. A reação de

Sabin-Feldman (prova do corante) tem sido cada vez menos utilizada. Costuma ser positiva na toxoplasmose congênita em alta diluição logo nas primeiras semanas de vida. Desde que títulos altos, por exemplo 1:1.000 a 1:4.000, estejam presentes na população em geral, não se pode com uma simples dosagem diagnosticar a doença.

As reações de imunofluorescência para IgG e IgM são de grande valor diagnóstico. Porém, a presença freqüente de anticorpos maternos de transferência passiva no recém-nascido dificulta o diagnóstico sorológico, principalmente na forma subclínica.

A reação de IF-IgM é de grande importância no diagnóstico de infecção aguda, quer na forma congênita, quer na adquirida. Apesar de sua importância, a interpretação dos resultados no recém-nascido, segundo Desmonts e cols., é complicada devido a vários fatores: a) o feto infectado pode não formar IgM no útero; b) títulos altos de anticorpo IgG de transferência passiva podem, por competição dos locais antigênicos, inibir a demonstração do anticorpo IgM formado pelo feto e recém-nascido; c) apenas um terço dos recém-nascidos infectados com *T. gondii* é detectado por esse método. Além disso, resultados falso-positivos podem ocorrer devido à presença de fator reumatóide (anticorpo IgM anti-IgG) ou de anticorpos antinucleares, que podem estar presentes em um terço das crianças infectadas. Para afastar essa possibilidade de erro, é necessário absorver os soros com gamaglobulina agregada (teste de IF-IgM-ABS). Resultados falso-negativos podem também ocorrer e resultam da exclusão dos anticorpos IgM da reação por forte competição dos anticorpos IgG. Nesse caso, removem-se os anticorpos IgG pelo tratamento do soro com "proteína A" (principal componente da parede celular de muitas cepas de *S. aureus*, que caracteristicamente precipita IgG de subclasses 1, 2 e 4, por ligar-se ao fragmento FC da molécula da imunoglobulina). Outro procedimento útil para revelar anticorpo IgM é o tratamento do soro com 2-mercaptoetanol (2-ME), que destrói a IgM. Uma queda significativa de títulos (mais de 50%) de HA depois do tratamento indica anticorpos IgM (teste HA-2-ME). Devido a essas possibilidades de IF-IgM falso-positiva ou negativa, Remington e cols. desenvolveram um método mais simples, rápido e acurado para demonstração de anticorpo IgM. É um método imunoenzimático e denominado ELISA ("enzyme linked immunosorbent assay"). Ultimamente, foi aprimorado recebendo a denominação de DS-IgM-ELISA, isto é, ELISA-IgM "duplo sanduíche", que parece mais específica, não sofrendo interferência de fator reumatóide nem anticorpo antinuclear. Recentemente, Desmonts e cols. descreveram o método IgM-ISAGA ("IgM immunosorbent agglutination assay") parecendo ser mais específico e mais sensível que o IF-IgM, bem como não requer o uso de um conjugado enzimático, como é usado no DS-IgM-ELISA.

A reação de FC, em geral, é negativa nas primeiras semanas de vida, positivando-se a seguir. A positividade pode desaparecer após um a dois anos.

A reação de hemaglutinação é prática e tem a vantagem de ajudar a detectar IgM após tratamento com 2-ME.

A reação intradérmica costuma ser negativa no recém-nascido; deve ser utilizada somente nos inquéritos epidemiológicos e, no início da gestação, para se saber quais as mães que já foram infectadas pelo toxoplasma antes da gravidez.

Além dos exames laboratoriais que devem ser realizados na toxoplasmose congênita, é importante o estudo radiológico:

1. Radiografia de crânio que mostra freqüentemente, já ao nascimento ou aparecendo semanas depois, calcificações intracranianas, em forma de manchas esparsas na base ou nos hemisférios. Calcificações hepáticas podem também ser vistas.

2. Radiografia de ossos longos pode mostrar aumento da transparência metafisária e irregularidade da linha de calcificação epifisária. A tomografia computadorizada de crânio e a ultra-sonografia

são exames de grande auxílio, não só para o diagnóstico, como também para acompanhamento evolutivo, desde que a hidrocefalia seja uma das principais complicações da toxoplasmose congênita. O exame de fundo de olho pode revelar coriorretinite que freqüentemente é bilateral.

DIAGNÓSTICO DIFERENCIAL

Deve ser feito com doença de inclusão citomegálica, rubéola, doença de Chagas, sífilis e infecção pelo vírus herpes simples (ver capítulos correspondentes nesta mesma seção).

Várias doenças podem apresentar quadro clínico semelhante à toxoplasmose, particularmente aquelas relacionadas ao grupo TORCHS, além da doença de Chagas congênita, sepse etc. (Tabela 5.64).

TRATAMENTO

As recomendações e os esquemas a seguir para a terapêutica da toxoplasmose congênita são baseados naqueles casos descritos por J. Couvreur (Remington, McLeod e Desmonts, 1995).

Drogas de escolha

1. Pirimetamina (Daraprim® comprimido = 25mg)
   • Dose: 1mg/kg/dia ou 15mg/m²/dia.
   • Dose máxima diária: 25mg.
   • Via oral: uma vez ao dia.
   • RN pré-termo: utilizar doses menores que 3mg/dia, podendo ser ministrada a cada 48 horas, em vista da sua meia-vida prolongada.

2. Sulfadiazina ou trissulfapirimidinas
   • Dose: 85mg/kg/dia.
   • Via oral: duas vezes ao dia.

3. Espiramicina (Rovamicina® cápsulas = 250mg)
   • Dose: 100mg/kg/dia.
   • Via oral: duas vezes ao dia.

4. Corticosteróide (prednisolona ou metilprednisolona)
   • Dose: 1,5mg/kg/dia.
   • Via oral: duas vezes ao dia.
   • O corticóide poderá ser utilizado até o processo inflamatório diminuir.

5. Ácido folínico sempre deve ser utilizado durante o tratamento com pirimetamina
   • Dose: 5mg de três/três dias.
   • Via IM ou VO.
   • Se houver depressão da medula óssea, a dose pode ser aumentada para 10mg.
   • No caso de depressão grave da medula óssea, interromper a terapêutica com pirimetamina até melhora laboratorial.
   • Reiniciar, usando a dose de 10mg de três em três dias do ácido folínico.

Indicações

1. Toxoplasmose congênita sintomática
   • Duração: um ano (12 meses).
   • Primeiro semestre de vida: pirimetamina + sulfadiazina.
   • Segundo semestre de vida: pirimetamina + sulfadiazina, alternando com espiramicina de 30 em 30 dias.
   • Esse esquema deve ser repetido se houver evidência de evolução da infecção (coriorretinite em atividade ou recidiva).
   • Lembramos que, durante o uso da pirimetamina, deve-se iniciar o mais precocemente possível o uso de ácido folínico.

2. Toxoplasmose congênita com evidência de processo inflamatório (coriorretinite, hiperproteinorraquia, icterícia) – utilizar o mesmo esquema anterior, acrescido de corticosteróide.

Tabela 5.64 – Características clínicas de algumas infecções congênitas.

Achado	Sífilis	Toxoplasmose (forma generalizada)	Doença de Chagas	Rubéola	CMV	VHS
Baixo peso	++	++	++++	+++	++	+++
Anemia	+++	+++	+++	+	++	0
Icterícia	+++	+++	+++	+	+++	+
Trombocitopenia	++	+	++	+++	+++	
Hepatomegalia	++++	+++	++++	++	+++	+
Esplenomegalia	++++	++++	++++	++	+++	+
Púrpura	++	+	++	+++	+++	0
Erupção cutânea	+	+	0	+	+	0
Calcificação intracraniana	0	++	+	0	+++	++
Edema generalizado	++	+	+++	0	+	0
Sintomatologia especial	Lesões mucocutâneas e vesiculobolhosas palmoplantares Periostite, osteocondrite coriza sanguinolenta	Microcefalia Convulsões Hidrocefalia	Prematuridade Edema	Catarata Glaucoma Cardiopatia Surdez Microcefalia Hidrocefalia Lesões ósseas	Pneumonite	Vesículas agrupadas em tronco, face e membros Microcefalia
Diagnóstico	Sorologia positiva	Sorologia positiva	Pesquisa direta do T. cruzi positiva	Cultura positiva	Urina Isolamento viral PCR Antigenúria	Cultura do líquido das vesículas para o VHS PCR-LCR/Sg

Modificada de Oski e Naiman, 1982.
CMV = citomegalovírus; VHS = vírus do herpes simples.
0 não descrito   ++ presente em 26-50% dos pacientes   ++++ presente em 100% dos pacientes
+ presente em 1-25% dos pacientes   +++ presente em 51-75% dos pacientes

3. Toxoplasmose congênita na forma subclínica, tratar durante um ano com pirimetamina + sulfadiazina, alternando com espiramicina, de seis em seis semanas.

4. Recém-nascido sadio com testes sorológicos inconclusivos, cuja infecção materna foi adquirida durante a gestação, recomenda-se um esquema de pirimetamina + sulfadiazina durante 30 dias. A manutenção do tratamento depende da evolução clínica e laboratorial da criança (manutenção ou não dos títulos sorológicos).

5. Recém-nascido sadio e mães com título elevado na reação de Sabin-Feldman, porém, dados de infecção materna indeterminada – tratar com espiramicina durante 30 dias. A duração também dependerá da definição do diagnóstico e da evolução clínica da criança.

Efeitos tóxicos da pirimetamina

A pirimetamina é antagonista do ácido fólico e seu efeito tóxico principal é uma depressão gradual e reversível da medula óssea, com plaquetopenia.

Outros efeitos tóxicos – leucopenia, anemia, mal-estar gástrico, gosto amargo na boca.

Superdosagem acidental – vômitos, tremores, convulsões e depressão da medula óssea.

Em vista da toxicidade da pirimetamina, recomenda-se a realização de hemograma com contagem de plaquetas duas vezes por semana, pelo menos, ou de acordo com a evolução clínica.

PROGNÓSTICO

Os casos do tipo encefalítico em geral têm sobrevida mais ou menos longa, evoluindo quase sempre com retardo neuropsicomotor grave. Nas formas predominantemente viscerais, o prognóstico é melhor.

PROFILAXIA

A ausência de sinais clínicos de infecção materna na gestação torna problemática a possibilidade de prevenção de toxoplasmose congênita. Alguns autores, como Talhammer, recomendam a pesquisa sistemática da infecção entre as gestantes, e o eventual tratamento com sulfa e pirimetamina. Outros, como Couvreur, chamam a atenção para a importância de se tentar o diagnóstico a partir de dados clínicos da gestante. Todos esses trabalhos, no entanto, baseiam-se na crença de que o feto só adquire a doença quando a toxoplasmose materna é adquirida durante a gestação.

Recomenda-se em mães que tiveram gestações repetidas terminadas por abortos, prematuridade, ou por natimortalidade, de causas desconhecidas, a investigação de toxoplasmose por meio dos testes sorológicos e/ou pesquisa direta do parasita em fragmentos de mucosa uterina.

Quando se têm elementos para supor que a infecção ocorreu durante a gestação, há indicação formal para o tratamento da gestante. Provavelmente, qualquer afecção febril de diagnóstico menos claro deve impor a realização da reação de Sabin-Feldman durante a gravidez. A positividade dessa prova, feita como rotina, na ausência de manifestação clínica, pode ter significados diferentes: se em título de 1/1.024 ou menos no início da gravidez, pode significar infecção antiga e, portanto, risco praticamente impossível de avaliar, mas provavelmente pequeno em relação ao feto; se, no fim da gravidez, pode ter o mesmo significado, a não ser que tenha sido precedida, no segundo mês gestacional, de uma reação intradérmica negativa (como no esquema de Talhammer). Neste último caso, ter-se-á praticamente certeza de que a infecção foi adquirida na gravidez, e há indicação formal de tratamento da mãe (e, indiretamente, do feto, por passagem placentária de sulfa e pirimetamina). Positividade em título relativamente alto (acima de 1/1.024), constatada durante a gravidez, é indicação de tratamento da mãe, embora essa conduta possa ainda ser discutida à luz de diversos fatores obstétricos e pediátricos. Pirimetamina, pelos seus efeitos teratogênicos potenciais, não deve ser dada no primeiro trimestre, devendo ceder lugar à espiramicina (usada em geral isoladamente). Em países onde a ingestão de carne mal cozida é habitual, esta deve ser proibida durante a gestação. Isso é importante especialmente com carne de carneiro, comum como veículo da doença na França e, provavelmente, pouco freqüente entre nós. A gestante deve evitar contato com gatos ou material que possa estar contaminado com fezes desse animal.

BIBLIOGRAFIA

1. CAMARGO, M.E.; LESER, P.G. & RODDA, A. – Rheumatoid factors as a cause for false positive IgM anti-toxoplasma fluorescente tests. A technique for specific results. *Rev. Ins. Med. Trop. São Paulo* **14**:310, 1972. 2. CAMARGO, M.E. et al. – Immunoglobulin G and Immunoglobulin M enzyme-linked immunosorbent assays and defined toxoplasmosis serological patterns. *Infect. Immun.* **21**:55, 1978. 3. CAMARGO, M.E.; LESER, P.G. & LESER, W.S.P. – Definição de perfis sorológicos na toxoplasmose. Importância diagnóstica e epidemiologia. *Rev. Bras. Patol. Clin.* **13**:13, 1977. 4. CAMARGO, M.E. et al. – Serology in early diagnosis of congenital toxoplasmosis. *Rev. Inst. Med. Trop. São Paulo* **20**:152, 1978. 5. CAMARGO, M.E. – Diagnóstico de laboratório da toxoplasmose humana. *Rev. Bras. Anal. Clin.* **21**:31, 1989. 6. CAMARGO, M.E. – Diagnóstico sorológico e métodos de detecção dos agentes etiológicos das infecções congênitas hematogênicas. In Bittencourt, A.L. (ed.). *Infecções Congênitas Transplacentárias*. Rio de Janeiro, Revinter, 1995, p. 125. 7. COUVREUR, J. & DESMONTS, G. – Congenital and maternal toxoplasmosis. A review of 300 congenital cases. *Dev. Med. Child. Neurol.* **4**:519, 196. 8. DINIZ, E.M.A. – Quadro clínico, laboratorial e radiológico das infecções hematogênicas no recém-nascido e suas manifestações tardias. In Bittencourt, A.L. (ed.). *Infecções Congênitas Transplacentárias*. Rio de Janeiro, Revinter, 1995, p. 151. 9. DINIZ, E.M.A. – Toxoplasmose congênita In Marcondes, E. (ed.). *Pediatria Básica.* 8ª ed., São Paulo, Sarvier, 1991, p. 442. 10. DINIZ, E.M.A.; CAMARGO, M.E. & VAZ, F.A.C. – Toxoplasmose congênita. In Diniz, E.M.A. & Vaz, F.A.C. (eds.). *Infecções Congênitas e Perinatais*. São Paulo, Atheneu, 1991, p. 31. 11. DINIZ, E.M.A. – Infecções congênitas. Parte 2: Aspectos neonatais. In Isfer, E.V.; Sanchez, R.C. & Saito, M. (eds.). *Medicina Fetal: Diagnóstico Pré-natal e Conduta*. Rio de Janeiro, Revinter, 1996, p. 545. 12. FRANCESCHETTI, A. & BAMATTER, F. – Toxoplasmosis ocular. Diagnóstico clínico, anatómico y histopatológico de las afecciones toxoplásmicas. *Acta I Congr. Lat. Amer. Ophtalm.* **1**:315, 1953. 13. KAIRAM, R. & De VIVO, D.C. – Neurologic manifestations of congenital infection. *Clin. Perinatol.* **8**:455, 1981. 14. MARTINOVIC, J. et al. – Frequency of toxoplasmosis in the appearance of congenital hydrocephalus. *J. Neurosurg.* **56**:830, 1982. 15. OSKI, F.A. & NAIMAN, J. – *Hematologic Problems in the Newborn*. Philadelphia, Saunders, 1982. 16. PONS, J.C.L. et al. – Toxoplasmose congenitale: transmission na foetus d'une infection maternelle anteconceptionnelle. *La Presse Medicale* **24**:179, 1995. 17. REMINGTON, J.S. et al. – Toxoplasmosis. In Remington, J.S. & Klein, I.O. (eds.). *Infectious Diseases of the Fetus and Newborn Infant*. Philadelphia, Saunders, 1995, p. 14.

| 4 | Infecção pelo Vírus Epstein-Barr |

ANA LÚCIA SANTORO GALVANI
EDNA MARIA DE ALBUQUERQUE DINIZ

O vírus Epstein-Barr (VEB) é indistinguível morfologicamente do vírus herpes simples é e o agente etiológico da mononucleose infecciosa. Indivíduos infectados pelo VEB produzem anticorpos tanto IgG como IgM contra o capsídeo viral logo após a infecção. Cerca de 80% dos anticorpos formados são contra antígenos precoces.

A infecção primária pelo VEB é pouco freqüente durante a gestação, já que apenas 3 a 3,4% das mulheres gestantes são suscetíveis. O diagnóstico de infecção recente é feito pela detecção de anticorpos IgM contra o capsídeo viral na ausência de anticorpo contra o núcleo do VEB.

Além da transmissão intra-útero, o VEB pode ser transmitido no período neonatal pela transfusão de hemoderivados. Existem poucos dados com relação à transmissão perinatal do VEB. Há descrição de um caso no qual o vírus foi detectado na cérvix vaginal de uma gestante com mononucleose infecciosa.

Os efeitos da infecção recente pelo VEB sobre o feto foram estudados prospectivamente em 719 mulheres. Nas gestantes que apresentavam sorologia positiva no primeiro trimestre da gestação, observou-se incidência maior de perda fetal precoce, anomalias congênitas, prematuridade ou crescimento intra-uterino retardado e óbito ou doença na primeira semana de vida que naquelas com sorologia negativa. Os autores não puderam concluir se essas mulheres apresentavam infecção primária recente ou reativação de infecção passada pelo VEB.

Fleisher e Bolognese encontraram freqüência de anticorpos contra o antígeno precoce em gestantes de 55% comparado com 22 a 32% em mulheres adultas não-gestantes, porém não encontraram diferença quanto à incidência de recém-nascidos de baixo peso, icterícia neonatal e anomalias congênitas.

Alguns relatos de casos apontam o VEB como importante agente causador de anomalias congênitas, em especial cardiopatias congênitas no feto.

5 | Infecção pelo Vírus da Caxumba

ANA LÚCIA SANTORO GALVANI
EDNA MARIA DE ALBUQUERQUE DINIZ

A caxumba é doença rara na gravidez, sendo sua incidência na era pré-vacinação estimada em 1 a 10 casos por 10.000 gestações. O vírus da caxumba atravessa a barreira placentária e pode atingir o feto em qualquer fase da gestação. A doença na gestante geralmente é benigna, e não é mais grave do que em mulheres adultas não-gestantes. O vírus da caxumba já foi isolado no leite materno no terceiro dia pós-parto de uma mulher que desenvolveu parotidite dois dias antes do parto.

A infecção pelo vírus da caxumba durante o primeiro trimestre da gestação aumenta o risco de aborto espontâneo (27% comparado com 13% num grupo controle), mas não no segundo ou terceiro trimestre. Apesar de o vírus da caxumba ter sido isolado em tecido fetal e placentário, não se observa maior risco para o desenvolvimento de malformações congênitas. Não existe também maior risco de parto prematuro. A infecção transplacentária ou pós-natal é rara e geralmente benigna; portanto, não existe necessidade de isolar a mãe com caxumba de seu recém-nascido. Não existem recomendações para o uso de vacina ou imunoglobulinas para a gestante exposta ao vírus.

Existe uma associação controversa quanto à infecção pelo vírus da caxumba durante a gestação com desenvolvimento de fibroelastose endocárdica no recém-nascido, sendo o risco estimado de 2%.

6 | Infecção pelo Vírus do Sarampo

ANA LÚCIA SANTORO GALVANI
EDNA MARIA DE ALBUQUERQUE DINIZ

O sarampo é doença rara durante a gestação. Sua incidência na fase pré-vacinação era de 0,4 a 0,6 por 10.000 gestações. Em estudo prospectivo envolvendo 3.000 gestantes, encontraram-se apenas 11 casos de sarampo. Em duas gestantes que adquiriram sarampo poucos dias antes do parto e cujos recém-nascidos eram assintomáticos, o exame microscópico das placentas demonstrou lesões vasculares e vilosas compatíveis com processo viral. A evolução clínica do sarampo é a mesma em gestantes e não-gestantes.

Os efeitos da infecção pelo vírus do sarampo sobre o feto são pouco esclarecidos. Parece existir um risco maior de parto prematuro. Estudos prospectivos não conseguiram demonstrar um risco maior de abortos ou malformações congênitas.

Consideram-se como congênitos os casos de sarampo nos quais o exantema está presente ao nascimento ou nos primeiros 10 dias de vida. O tempo entre o início do exantema materno e o do recém-nascido varia de 2 a 10 dias. O início quase simultâneo entre as infecções da mãe e do feto parece indicar que o vírus pode atingir o feto sem necessidade de se replicar na placenta.

A placenta parece atuar como uma barreira para a passagem do vírus, portanto, menos de um terço dos recém-nascidos de mães portadoras de sarampo no momento do parto desenvolverão exantema. Os outros dois terços dos casos que não adquiriram a infecção permanecem suscetíveis.

A infecção congênita pode variar de um simples e fugaz exantema a doença generalizada e fatal. Em recém-nascidos prematuros, a mortalidade é maior, podendo chegar a 50%.

Recomenda-se o uso de imunoglobulina (0,25ml/kg) nas primeiras 72 horas após exposição ao vírus para todas as mulheres e recém-nascidos suscetíveis.

A mãe é potencialmente infectante se a exposição ao vírus do sarampo ocorrer entre 6 e 15 dias antes do parto e se ela não tiver história prévia de sarampo ou vacinação. Tanto a mãe como o recém-nascido devem ser tratados com imunoglobulina e liberados para casa o mais breve possível. Todo o pessoal exposto (mães, recém-nascidos, equipe hospitalar) deve receber profilaxia.

Quando a exposição materna ocorre menos de seis dias antes do parto, deve-se dar alta hospitalar dentro das primeiras 72 horas, antes que inicie o período de contágio. Tanto a mãe como o recém-nascido devem receber imunoglobulina. Quando a mãe desenvolve o exantema no período pré ou pós-parto imediato e o recém-nascido tem sarampo ao nascimento, ambos devem ser isolados e observados quanto à evolução da doença. Caso o recém-nascido não desenvolva o exantema, deverá ser isolado separadamente da mãe e receber imunoglobulina.

BIBLIOGRAFIA

1. ARVIN, A.M. & YEAGER, A.S. – Other viral infections of the fetus and newborn. In Remington, J.S. & Klein, J.O., eds. *Infections Diseases of the Fetus and Newborn Infant*. Philadelphia, Saunders, 1990, p. 517. 2. BALEY, J.E. & GOLDFARB, J. – Viral infections. In Fanaroff, A.A. & Martin, R.J. eds. *Neonatal-perinatal Medicine: Diseases of the Fetus and Infant*. St. Louis, Mosby-Year Book, 1992, p. 669. 3. BITTENCOURT, A.L. – Freqüência de transmissão congênita. In Bittencourt, A.L. *Infecções Congênitas Transplacentárias*. Rio de Janeiro, Revinter, 1995, p. 6. 4. DINIZ, E.M.A. – Quadro clínico, laboratorial e radiológico das infecções hematogênicas no recém-nascido e suas manifestações tardias. In Bittencourt, A.L. *Infecções Congênitas Transplacentárias*. Rio de Janeiro, Revinter, 1995, p. 170. 5. ICART, J. & DIDIER, J. – Infectious due Epstein-Barr virus during pregnancy. *J. Infect. Dis.* **143**:499, 1981. 6. SISON, A.V. & SEVER, J.L. – Infecções virais. In Charles, D. *Infecções Obstétricas e Perinatais*. St. Louis, Mosby-Year Book, 1993, p. 215.

7 Infecção pelo Parvovírus B19

ANA LÚCIA SANTORO GALVANI
EDNA MARIA DE ALBUQUERQUE DINIZ

O parvovírus humano B19 foi identificado pela primeira vez no soro de doadores de sangue em 1975. Em 1981, esse novo vírus foi associado à doença em humanos, tendo sido encontrado em portadores de anemia hemolítica crônica durante os episódios agudos de crises aplásticas. Desde 1983, o parvovírus B19 tem sido reconhecido como agente etiológico de diversas doenças, como o eritema infeccioso (quinta doença), que é comum na infância, a hidropisia fetal não-imune e responsável pelo óbito fetal em gestantes que adquirem a doença durante a gestação.

EPIDEMIOLOGIA

O parvovírus B19 é o único parvovírus patogênico para o homem. É um vírus DNA de cadeia única, não-encapsulado, pertencente à família Parvoviridae, e altamente resistente à desinfecção química. Sua distribuição é universal e os casos podem ocorrer de forma esporádica ou epidêmica. A transmissão pode ocorrer durante todo o ano, com picos maiores durante a primavera e o inverno. Além do contágio direto, a infecção pode ocorrer por transfusão de hemoderivados e por via placentária.

Os estudos sorológicos demonstram variação na prevalência da infecção pelo parvovírus nas populações estudadas. A prevalência de anticorpos IgG específico em crianças menores de 5 anos é inferior a 5%. Entre 5 e 20 anos de idade, observa-se aumento da prevalência (cerca de 40%). Nos adultos com idade superior a 50 anos, a soroprevalência pode chegar aos 75%. Em pacientes sadios, a infecção geralmente é assintomática. O eritema infeccioso é a apresentação clínica mais comum da doença. Em pacientes com doença hematológica preexistente, o parvovírus B19 pode induzir o desenvolvimento de crise aplástica aguda, decorrente da destruição ou diminuição da produção de hemácias.

Alguns estudos relatam soropositividade maior em mulheres na idade reprodutiva, quando comparado com homens da mesma idade. Estima-se que a soroconversão entre mulheres em idade reprodutiva seja de aproximadamente 1,5% ao ano na ausência de epidemias. A soroprevalência para anticorpos IgG anti-B19 em mulheres em idade reprodutiva é de 33 a 55%.

Com relação à freqüência de transmissão congênita, acredita-se que a transmissão transplacentária da parvovirose ocorra em 30% dos casos e o risco de óbito fetal seja de 9%. Estudando 168 gestantes com parvovirose, Hozel, em 1993, constatou que 84% destas deram à luz a crianças normais e em 16% dos casos ocorreu perda fetal, principalmente no segundo trimestre da gestação. Em outro estudo, realizado na Inglaterra em 1990, a perda fetal foi de 7% em mulheres infectadas antes da 20ª semana de gestação e 6% após a 26ª semana de idade gestacional. Em 1995, Gratacós e cols. demonstraram que a perda fetal entre gestantes infectadas pelo B19 foi de 8,3%, contudo, após estudo de necropsia fetal, evidenciaram que somente 1,6% da *causa mortis* foi atribuída à parvovirose.

O acompanhamento de 427 gestantes com infecção pelo B19 e de 367 recém-nascidos, sendo que 129 destes foram acompanhados até a idade entre 7 e 10 anos, mostrou que a perda fetal ocorreu em 9% dos casos, sempre nas primeiras 20 semanas de gestação, e a hidropisia fetal, em 7 casos com soroconversão entre 9ª e 20ª semanas de gestação. Dentre os recém-nascidos sobreviventes, não foram observadas ao nascimento nem a longo prazo anormalidades atribuíveis à parvovirose congênita. Conclui-se então que, de 10 mulheres infectadas pelo B19 antes da 20ª semana de gestação, uma irá sofrer perda fatal.

PATOGÊNESE

O parvovírus B19 replica-se no núcleo das células precursoras das hemácias causando sua lise e conseqüente aplasia da série eritróide. Também pode replicar-se em outras células, como nas miofibras cardíacas e nos leucócitos do sangue periférico. A infecção é mais grave quando incide mais precocemente na vida fetal, podendo ocorrer intensa anemia que causa insuficiência cardíaca e hidropisia.

PATOLOGIA

O exame macroscópico de fetos infectados pelo parvovírus B19 geralmente revela um natimorto acentuadamente hidrópico com envolvimento de múltiplos órgãos. Hepatomegalia, cardiomegalia, hipoplasia pulmonar secundária a derrames pleurais e ascite são achados comuns. A placenta geralmente está distendida. Podem ser vistas inclusões intranucleares eosinofílicas sugestivas dessa infecção em vários órgãos ou em blastos da medula óssea. A detecção de partículas virais pela microscopia eletrônica sugere infecção pelo B19, sendo a confirmação feita por meio de técnicas de imunofluorescência para antígenos virais, de hibridização *in situ* e reação em cadeia da polimerase (PCR – "polimerase chain reaction") para o DNA do vírus B19.

Microscopicamente, observa-se eritropoiese em vários órgãos, principalmente no fígado. Os núcleos podem mostrar inclusões e também balonização. Os hepatócitos exibem necrose com formação de corpos acidófilos e depósitos excessivos de ferro, os quais podem ser observados também em macrófagos. Observa-se também infiltrado perivascular em vários órgãos, miocardite, fibroelastose e miosite generalizada. Em 1989, Metzman descreveu um caso de parvovirose congênita com insuficiência hepática que, ao exame necroscópico, evidenciou extensa fibrose periportal, proliferação de ductos biliares e colestase canalicular. Em outra descrição de caso, detectaram-se alterações oculares em um feto de 11 semanas (microftalmia, ausência da câmara anterior e do cristalino, espessamento da córnea e hipoplasia da retina).

DIAGNÓSTICO LABORATORIAL

A infecção pelo B19 pode variar desde assintomática até o aparecimento de erupção cutânea acompanhada de sintomas gerais (febre, coriza, linfadenopatia e poliartralgias simétricas). Geralmente, a evolução é benigna e as complicações, como crise aplástica transitória, são infreqüentes. O início dos sintomas coincide com a resposta imunológica e o aparecimento de anticorpos específicos. A pesquisa sorológica para a parvovirose pode ser realizada com a dosagem de IgM, IgG e detecção de antígeno viral. A presença de IgM anti-B19 indica infecção recente, e o anticorpo IgG, infecção passada e imunidade.

Os métodos laboratoriais disponíveis para a pesquisa de infecção pelo parvovírus B19 estão sumarizados no quadro 5.52.

Quadro 5.52 – Métodos diagnósticos da infecção pelo parvovírus B19.

Sorológicos
    IgG materna específica do B19
        (indica infecção passada/imunidade)
    IgM materna específica do B19
        (indica infecção recente)
    Cordocentese para IgM específica do B19

Presença do vírus
    DNA em líquido amniótico ou tecido fetal
        Hibridização "southern blot"
        Hibridização *in situ*
        Reação em cadeia da polimerase (PCR)
    Partículas virais
        Microscopia eletrônica

Efeitos citopáticos
    Exame macroscópico de tecidos (feto, placenta)
    Histologia de células eritróides

Marcadores de infecção
    Alfa-fetoproteína sérica materna
    Ultra-sonografia (hidropisia fetal)

Cerca de 50% dos adultos possuem anticorpos IgG positivos para o B19, comparados com apenas 5 a 10% em crianças pré-escolares. A IgM sérica específica do parvovírus B19 é um indicador relativamente sensível e específico de infecção recente (aguda). A especificidade e a sensibilidade são de 100% e 89%, respectivamente. Infelizmente, esses ensaios estão disponíveis em apenas alguns laboratórios, por causa da falta de antígeno B19 requerida.

Os anticorpos IgM usualmente aparecem dentro de dias após a infecção e podem persistir por três a quatro meses. O anticorpo IgG, em contraste, persiste por anos. Como a viremia ocorre antes das manifestações clínicas da infecção aguda, a probabilidade de detecção de antígenos virais é pequena nos primeiros dias da doença. Pela técnica de PCR, referem-se positividades para o DNA viral, nesse período, de 0 a 28%.

Em gestantes com sinais clínicos sugestivos de exantema ou artropatia, ou possibilidade de contágio, a infecção pode ser confirmada pela presença de anticorpos específicos IgM. Nesse caso, exames ultra-sonográficos periódicos do feto são necessários para a detecção de edemas, assim como a pesquisa de anemia em amostras de sangue fetal, eventualmente de anticorpos IgM antiparvovírus, antígenos ou DNA viral. Na infecção fetal, refere-se também a presença de inclusões intranucleares em células eritróides ou de pronormoblastos gigantes, sugerindo-se correlação entre altos níveis séricos maternos de alfa-fetoproteína com crises aplásticas fetais com índice de mau prognóstico.

As técnicas de hibridização de DNA têm sido as mais promissoras, até o momento, no diagnóstico preciso das infecções pelo parvovírus B19. A técnica PCR tem recentemente mostrado ser um método que promete avanços significativos no diagnóstico da parvovirose.

QUADRO CLÍNICO

A afinidade do parvovírus pelas células eritrocitárias progenitoras da medula óssea é bem estabelecida, produzindo uma crise aplástica profunda e irreversível, sendo a anemia resultante responsável pelas alterações cardíacas e edema. Embora a anemia hemolítica possa ser fatal, há casos descritos de sobrevivência sem seqüelas. A hidropisia constitui achado clínico importante nessa infecção, devendo ser feito diagnóstico diferencial com várias outras infecções e com a eritroblastose fetal grave que também apresentam esse aspecto. Vários autores, no entanto, não têm observado acometimento fetal em recém-nascidos de mães com infecção pelo parvovírus.

Recentemente, Metzmann e cols. descreveram os achados clínicos e sorológicos de um RN prematuro hidrópico com crescimento intra-uterino retardado que faleceu com 4 dias de vida, cuja mãe tinha tido infecção recente pelo parvovírus B19.

PREVENÇÃO E TRATAMENTO

Todas as gestantes com suspeita de infecção aguda pelo parvovírus B19 ou aquelas que tiveram contato com pacientes com infecção pelo parvovírus devem realizar pesquisa sorológica, a qual está indicada em gestantes que apresentam abortamento ou morte fetal não esclarecidos, feto com hidropisia não-imune, grávidas de alto risco (exposição a surto de eritema infeccioso em escola, creche ou contato domiciliar) e na presença de exantema rubeoliforme inexplicável ou artralgia não-específica na gravidez.

As grávidas IgG-positivas são imunes e podem ser tranqüilizadas. As que mostram evidência de infecção recente (IgM-positivas) devem realizar exame ultra-sonográfico para descartar a presença de hidropisia fetal. Se a ultra-sonografia for normal, deverá ser repetida a cada uma ou duas semanas, por seis a oito semanas, uma vez que a hidropisia ocorre geralmente três a cinco semanas após a infecção materna. Além disso, a dosagem sérica materna de alfa-fetoproteína pode predizer a presença de infecção fetal.

Em casos de hidropisia fetal, deve ser realizado o acompanhamento por meio de cordocentese, que permite a pesquisa da infecção pelo parvovírus no sangue fetal e também o acompanhamento de índices hematológicos e contagem de reticulócitos do feto. O uso de transfusão sangüínea intra-útero nos fetos gravemente anêmicos tem sido relatado, assim como o uso de imunoglobulinas, porém o uso dessas medidas terapêuticas ainda não está bem estabelecido.

O tratamento do recém-nascido com parvovirose congênita é de suporte. Na presença de hidropisia, deve-se fazer a exsangüíneo-transfusão. O recém-nascido pode receber gamaglobulina por via intravenosa e devem ser tratadas as complicações da própria infecção, principalmente as relacionadas ao aparelho cardiocirculatório.

MÁRIO CÍCERO FALCÃO

INTRODUÇÃO

Enterovírus pertencem ao gênero *Picornavirus*, medindo entre 24 e 30nm, e apresentam uma cadeia simples de RNA. São divididos em três grandes grupos: poliovírus, Coxsackie (A e B) e echovírus. Apresentam como características físico-químicas a estabilidade em pH ácido e resistência ao éter e ao álcool, sendo facilmente destruídos pelo formaldeído e fenol.

Esses três grandes grupos são divididos conforme o respectivo sorotipo, existindo 3 sorotipos de poliovírus, 24 de Coxsackie A, 6 de Coxsackie B e 34 de echovírus. Os novos sorotipos, reconhecidos atualmente, são simplesmente designados como enterovírus e numerados a partir de 68.

EPIDEMIOLOGIA E TRANSMISSÃO

As enteroviroses têm distribuição universal, com picos sazonais durante o verão, transmissão fecal-oral e respiratória, período de incubação de dois a seis dias, ocorrendo inicialmente a replicação em orofaringe e trato intestinal, entre 3 e 10 dias, com viremia posterior.

O agente pode estar presente em oro e nasofaringe, conjuntivas, sangue, líquido cefalorraquidiano, fezes, urina, coração (principalmente no miocárdio), fígado, baço, cérebro e adrenais.

Ainda não está totalmente caracterizada a infecção congênita transplacentária. A doença precoce, nos primeiros dias de vida, dá-se por via hematogênica, ingestão ou aspiração de sangue, material vaginal ou fecal materno durante a passagem pelo canal de parto.

Essas viroses provocam desde quadros oligossintomáticos (normalmente febris), doenças incaracterísticas (infecção de vias aéreas superiores, conjuntivite, faringite, parotidite, hepatite, pancreatite, *miocardite, pneumonia* e meningoencefalite) até formas bastante características (síndrome pé-mão-boca).

DOENÇA NEONATAL POR ENTEROVÍRUS

No período neonatal, por características próprias, as enteroviroses tendem a se apresentar sob a forma de doença disseminada e grave ("sepse like"), provavelmente por:

- menor habilidade na produção de interferon;
- maior concentração de hormônios adrenocorticais;
- maior número de locais receptores para os enterovírus; e
- menor habilidade à resposta febril.

Fatores de risco para enteroviroses neonatais:

- Prematuridade – 2:1.
- Sexo masculino – 1,5:1.
- Doença materna – enterovirose recente.
- Parto cesariano – maior chance de contaminação com sangue e tecidos maternos.

Os recém-nascidos, além de apresentarem formas graves da doença, ainda tendem a excretar o vírus pelas fezes e urina por períodos superiores a seis meses.

Incidência das enteroviroses no período neonatal:

- Echovírus – 51%.
- Coxsackie B – 45%.
- Coxsackie A – 4%.

Mais de 30 sorotipos já foram descritos como responsáveis por doença neonatal, sete causando doença grave ou fatal. O sorotipo predominante dessa forma é o echovírus 11.

Etiologia das enteroviroses neonatais e sorotipo:

- Coxsackie A – 9.
- Coxsackie B – 1, 2, 3, 4 e 5.
- Echovírus – 2, 3, 4, 5, 6, 11, 16, 19, 20, 21 e 22.

QUADRO CLÍNICO E LABORATORIAL

Sinais e sintomas mais freqüentes das enteroviroses neonatais:

- Febre – 93%.
    duração média: 3 a 4 dias;
    duração máxima: 8 dias.
- Recusa alimentar – 55 a 89%.
- Diarréia – 81%.
- Distensão alimentar – 70%.
- Irritabilidade – 67%.
- Letargia – 55%.
- "Rash" – 41 a 69%.
- Hepatomegalia – 21 a 37%.
- Vômitos – 33%.
- Icterícia – 19 a 55%.
- Convulsões – 15%.
- Apnéias – 7%.

Os sinais e os sintomas geralmente aparecem até o final da segunda semana de vida e a mortalidade está relacionada à precocidade da sintomatologia. A presença de hepatite e meningoencefalite também piora o prognóstico.

Cerca de 74% dos recém-nascidos infectados apresentam a forma grave e disseminada da doença, com meningoencefalite, hepatite e miocardite. As formas fulminantes mostram insuficiência hepática grave que pode evoluir para necrose hepática maciça, miocardite com necrose do tecido cardíaco e coagulação intravascular disseminada.

Aproximadamente 59% das mães cujas crianças desenvolvem enterovirose neonatal relatam doença febril aguda até 10 dias antes do parto e 14% dos familiares apresentam quadro semelhante. A contaminação também pode ser posterior ao nascimento, por meio da própria mãe, de outros familiares ou intra-hospitalar. As enteroviroses podem disseminar-se em unidades neonatais por meio da contaminação e transmissão subseqüentes do pessoal que manipula diretamente o recém-nascido.

Diagnóstico laboratorial das enteroviroses neonatais:

- Geral:
    - Radiografia de tórax com infiltrado – 38%.
    - Aumento de transaminases – 21%.
    - Trombocitopenia – 14%.
    - Leucocitose > 20.000/mm^3 – 10%.
    - Líquido cefalorraquidiano com aumento da celularidade – 48 a 53%
- Específico:
    - Cultura com isolamento e identificação do vírus em fezes, sangue, secreção nasofaríngea, líquido cefalorraquidiano.
    - Reação em cadeia da polimerase.

A cultura para enterovírus é realizada em fibroblastos, e a identificação do vírus é feita por imunofluorescência com anticorpos monoclonais, tendo como desvantagens a demora no resultado, de 7 a 10 dias, e por apresentar sensibilidade em torno de 75%.

A determinação da reação em cadeia da polimerase (PCR) quantitativa parece ser um parâmetro laboratorial bastante útil e promissor no diagnóstico e controle de cura das enteroviroses.

A sorologia não apresenta grande valor diagnóstico, pois os anticorpos maternos podem ultrapassar a barreira placentária, e a prevalência de positividade sorológica para enterovírus é alta na população em geral, superior a 50%, inclusive sendo diretamente proporcional à idade do indivíduo.

DIAGNÓSTICO DIFERENCIAL

As formas graves e, muitas vezes, fulminantes são bastante semelhantes à sepse bacteriana. O aparecimento do quadro febril normalmente é mais precoce, e a insuficiência hepática e a coagulação intravascular disseminada são mais exuberantes do que na doença bacteriana. O quadro laboratorial inespecífico também costuma ser bastante semelhante. Portanto, recomenda-se a investigação de possível etiologia viral em todo recém-nascido com sepse presumível, sem melhora, após tratamento antimicrobiano adequado.

TRATAMENTO

Ainda não existe um tratamento viral específico contra os enterovírus, portanto, o mais importante é o tratamento geral e de suporte. Algumas formas não tão graves são autolimitadas e podem evoluir sem seqüelas neuromotoras.

Como as preparações de gamaglobulina apresentam algum título de anticorpos contra os enterovírus que comumente infectam a população, esta pode ser utilizada, mesmo empiricamente, antes da confirmação definitiva da enterovirose, pois as culturas são demoradas (em média sete dias), e o uso da gamaglobulina, na dose de 250 a 750mg, deve ser baseado em diagnóstico clínico presuntivo, pois parece que existe algum benefício terapêutico na sua administração precoce, antes de o recém-nascido evoluir para insuficiência hepática, coagulação intravascular disseminada e choque, além de encurtar o período de excreção viral, evitando assim a disseminação.

BIBLIOGRAFIA

1. ABZUG, M.J. et al. – Neonatal enterovirus infection: virology, serology and effects of intravenous immune globulin. *Clin. Infect. Dis.* **20**:1201, 1995. 2. CHERRY, J.D. – Enteroviruses. **In** Remington, J.S. & Klein, J.O. (eds.). *Infections Diseases of the Fetus and Newborn Infant.* 4th ed., Philadelphia, 1995. 3. DAGAN, R. – Nonpolio enteroviruses and the febril young infant: epidemiologic, clinics and diagnostic aspects. *Pediatr. Infect. Dis. J.* **15**:67, 1996. 4. DAGAN, R.; HALL, C.B. & POWELL, K.R. – Epidemiology and laboratory diagnosis of infection with viral and bacterial pathogens in infants hospitalized for suspected sepsis. *J. Pediatr.* **115**:351, 1989. 5. DRUYTS-VOETS, E.; Van RENTERGHEM, L. & GERNIERS, S. – Coxsackie B virus epidemiology and neonatal infection in Belgium. *J. Infect.* **27**:311, 1993. 6. JENISTA, J.A.; POWELL, K.R. & MENEGUS, M.A. – Epidemiology of neonatal enteroviruses infection. *J. Pediatr.* **8**:638, 1984. 7. KEYSERLING, H.L. – Other viral agents of perinatal importance: varicella, parvovirus, respiratory syncytial virus, and enterovirus. *Clin. Perinatol.* **24**:193, 1997. 8. MODLIN, J.F. – Echovirus infections of newborn infants. *Pediatr. Infect. Dis. J.* **7**:311, 1988. 9. ROTBART, H.A. et al. – Diagnosis of enterovirus infection by polymerase chain reaction of multiple specimen types. *Pediatr. Infect. Dis. J.* **16**:409, 1997. 10. VALDUSS, D. et al. – Use of intravenous immunoglobulin in twin neonates with disseminated Coxsackie B1 infection. *Clin. Pediatr. (Philad.)* **32**:561, 1993. 11. VERBOON-MACIOLEK, M. et al. – Severe neonatal Echovirus 20 infection characterized by hepatic failure. *Pediatr. Infect. Dis. J.* **16**:524, 1997. 12. WONG, S.N.; TAM, A.Y.C. & NG, T.H.K. – Fatal Coxsackie B1 virus infection in neonates. *Pediatr. Infect. Dis. J.* **8**:638, 1989.

| 9 | **Rubéola Congênita** |

EDNA MARIA DE ALBUQUERQUE DINIZ
JOSÉ LAURO ARAUJO RAMOS
FLÁVIO ADOLFO COSTA VAZ

A publicação de Gregg em 1941, chamando a atenção para a relação de deformidades congênitas (especialmente catarata) e rubéola materna durante a gravidez, foi a primeira menção que se fez a uma embriopatia de origem infecciosa. Somente 23 anos depois, uma grande epidemia de rubéola nos Estados Unidos da América conseguiu motivar um grande número de grupos de pesquisa, que esclareceu muitos aspectos de patogenia na síndrome, lançou novos meios de diagnóstico, culminando por lançar uma vacina que a médio ou longo prazo poderá ser a solução definitiva do problema.

CONCEITO

A gestante que adquire rubéola nas primeiras 12 semanas de gestação pode ter seu produto conceptual infectado em conseqüência da viremia. Essa infecção pode resultar em malformação de vários tipos, dependente da fase da gestação em que a viremia se instalou. O vírus tem sido isolado dos tecidos fetais em cerca de 90% dos abortos terapêuticos, e a evidência sorológica da infecção tem sido encontrada em 81% das crianças nascidas de termo.

A infecção fetal é crônica, e a presença de vírus no cavo por várias semanas após o nascimento pode causar rubéola nos contactantes suscetíveis. A duração da persistência viral na placenta não é conhecida.

Rubéola materna entre a 12ª e 16ª semanas tem sido causa de infecção em 54% dos fetos, 35% dos quais apresentam algum tipo de lesão (Miller e cols., 1982).

A freqüência de infecção fetal após a rubéola nos estágios mais tardios da gestação diminui para 25% às 23-26 semanas e, então, aumenta novamente durante os últimos dois meses. Infecção fetal após a 16ª semana é raramente associada com defeitos congênitos.

Cradock-Watson e cols. (1989) analisaram 120 órgãos fetais, 12 amostras de produtos mistos e 15 placentas, procedentes de 35 abortos terapêuticos realizados porque a rubéola materna ocorreu entre 2 e 19 semanas de gestação, os quais foram testados para o vírus da rubéola.

O vírus foi isolado de 10 dentre 11 fetos (91%) de mulheres infectadas entre 2 e 8 semanas, de 5 em 8 (63%) infectadas entre 9 e 10 semanas e de 2 de 16 (13%) infectadas entre 11 e 19 semanas. Testes de hibridização para o RNA viral em 39 órgãos de 8 casos revelaram infecção em mais 4 fetos. O vírus foi isolado de apenas 3 das 15 placentas, porém os testes de hibridização em 6 placentas revelaram infecção e 3 adicionais espécimes.

A hibridização foi superior ao isolamento viral para detectar infecção pela rubéola em produtos de concepção e de acordo com os autores constitui *um dos melhores métodos para examinar biopsias* procedentes das vilosidades coriônicas.

Em relação aos RN, o vírus da rubéola foi isolado do cavo de 4 das 29 crianças (44%) infectadas durante as primeiras 12 semanas de gestação, porém em nenhum dos 13 infectados após 17 semanas, sugerindo que não ocorre perigo de transmissão para contatos suscetíveis (Tabela 5.65).

Tabela 5.65 – Detecção do vírus da rubéola por isolamento e hibridização em 39 órgãos fetais obtidos de aborto de 8 mulheres com rubéola aguda em diferentes estágios da gestação*.

Estágio de gestação (semanas)	Nº de tecidos vírus + Nº testado	
	Isolamento	Hibridização
4	2/5	3/5
5	4/6	3/6
10-19	0/28	8/28
Total	6/39	14/39

* Modificado de Cradock-Watson e cols., 1989.

O vírus da rubéola permanece geralmente nos tecidos fetais até o nascimento e continua sendo encontrado na urina, na orofaringe e em diversos órgãos, por vários meses, pelo menos, após o nascimento. Assim sendo, o feto portador da doença, ao nascer, pode apresentar, ao lado de malformações completamente constituídas, manifestações de doença ativa, como plaquetopenia, hepatite e pleocitose do líquido cefalorraquidiano.

ETIOPATOGENIA

A viremia materna pode ser seguida por infecção da placenta e conseqüente viremia fetal, com instalação da infecção em vários órgãos. A infecção adquirida após o quarto mês de gestação não leva à infecção crônica e persistência do vírus e nem, em geral, à instalação de malformações, o que ocorre caracteristicamente dentro das primeiras 8 a 12 semanas. Parece que 20% dos casos de infecção pelo vírus da rubéola no primeiro trimestre determinam embriopatia. Da 13ª à 16ª, há leve risco de embriopatias (especialmente de aparelho auditivo). A possibilidade de embriopatia no primeiro mês é de 30 a 50%, de 25% no segundo mês e de 8% no terceiro.

O vírus da rubéola parece determinar inibição da mitose e aumentar o número de fragmentações cromossômicas, em culturas de tecido embrionário. Provavelmente, em conseqüência disso, é que os órgãos dos recém-nascidos com esta síndrome são hipoplásticos, com um número de células menor que o normal. As malformações devem depender, portanto, da inibição da multiplicação celular, da infecção viral crônica ou da associação de ambos os fatores, segundo Krugman.

QUADRO CLÍNICO

A infecção do produto conceptual pode levar a abortamento ou a natimortalidade. O feto nascido vivo pode ser normal ou doente e, neste último caso, apresentar malformações de vários tipos, juntamente com manifestações clínicas transitórias.

As principais manifestações da rubéola congênita são as seguintes:

1. Crescimento intra-uterino retardado.

2. Malformações oculares – catarata, glaucoma, retinopatia e microftalmia: a catarata pode ser muito pequena e passar despercebida ao nascimento, requerendo exame oftalmológico acurado. O glaucoma pode ser neonatal ou mais tardio; a retinopatia é a manifestação ocular mais comum, afetando a acuidade visual que compromete a área macular.

3. Malformações cardíacas – as mais comuns são persistência de canal arterial com ou sem estenose pulmonar e defeitos de septo. Pode haver também comprometimento miocárdico, consistindo de necrose extensa, segundo achados eletrocardiográficos e de necropsia.

4. Surdez – é causada provavelmente por alterações degenerativas da cóclea e no órgão de Corti. Costuma ser a alteração encontrada em conseqüência às rubéolas mais tardias (ainda dentro do terceiro ou quarto mês); eventualmente, pode ser manifestação isolada. Pode ser de graus os mais variados e é em geral bilateral.

5. Defeitos cerebrais – pode haver retardo do desenvolvimento psicomotor, microcefalia, encefalite, tetraparesia espástica e pleocitose do líquido cefalorraquidiano.

6. Outras manifestações (viscerais) – têm sido encontradas hepatite, com hepatomegalia e icterícia, esplenomegalia, púrpura trombocitopênica, pneunonite intersticial e lesões ósseas.

A tabela 5.66 apresenta as manifestações clínicas da síndrome da rubéola congênita (SRC) e sua freqüência.

Tabela 5.66 – Manifestações clínicas da rubéola congênita e sua freqüência.

Manifestações clínicas	Freqüência (%)
Crescimento intra-uterino retardado	50-75
Crescimento extra-uterino retardado	20-50
Prematuridade	20
Sistema retículo-endotelial	
Hepatite	Rara
Hepatoesplenomegalia	50-75
Icterícia	20
Trombocitopenia com ou sem púrpura	20
Leucopenia	20-50
Anemia	20
Adenopatia	20
Sistema nervoso central	
Meningoencefalite aguda	20-50
Microcefalia	Rara
Calcificação intracraniana	Rara
Abaulamento de fontanela	20
Convulsões	20-50
Retardo mental	20-50
Sistema cardiovascular	
Hipoplasia da artéria pulmonar	50-75
Persistência do ducto arterial	20-50
Coartação do istmo da aorta	20
Outras (defeitos septais, tetralogia de Fallot)	Raras
Olhos	
Retinopatia	20-50
Catarata	20-50
Microftalmia	20
Glaucoma	Rara
Opacificação da córnea	Rara
Sistema auditivo	
Surdez sensorial	20-50
Sistema geniturinário	
Malformações do sistema pielocalicinal	Raras
Rim policístico	Raro
Estenose de artéria renal	Rara
Criptorquidia	Rara
Sistema ósseo	
Micrognatia	20
Radioluscência óssea	20-50

* Modificado de Alford & Griffiths, 1983.

DIAGNÓSTICO

Deve ser suspeitado se houve rubéola materna durante os primeiros três meses de gestação ou que o contato com o vírus foi íntimo ou prolongado, para que haja contágio. Deve ser lembrado também que a maior parte das gestantes já tem imunidade à rubéola (por doença ou infecção clinicamente inaparente no passado) e, portanto, não se encontra em risco nessa fase. Por outro lado, a possibilidade de a gestante desenvolver rubéola clinicamente inaparente (mas capaz de lesar gravemente o embrião) torna complexo o problema de diagnóstico.

Diagnóstico laboratorial da infecção materna

É fundamental, pois pode ajudar em muito os pais no período de justificada angústia que acompanha a suspeita de rubéola ou contato durante o primeiro trimestre.

Repousa na pesquisa de anticorpos anti-rubéola no soro materno que pode atualmente ser feita por meio da reação de neutralização, ou de fixação do complemento, ou de fluorescência, ou de reação de inibição da hemaglutinação.

A reação de inibição de hemaglutinação é a mais prática e mais largamente usada na maioria dos laboratórios. Embora haja considerável variação no nível de anticorpos entre as pessoas, o paciente, uma vez infectado, normalmente mantém anticorpos inibidores da hemaglutinação ou neutralização de vírus indefinidamente.

O anticorpo de fixação do complemento não persiste longo tempo como inibição da hemaglutinação, caindo a níveis indetectáveis quatro a cinco anos após a infecção primária.

Anticorpos também podem ser detectados em secreção nasal após a infecção primária e estão presentes na fração IgA.

É importante lembrar que a infecção primária da rubéola é acompanhada por uma resposta inicial em anticorpo IgM seguido por um aumento de IgG, enquanto na reinfecção a resposta é um aumento do anticorpo IgG com a característica resposta do tipo "booster". Nesse caso, testa-se a presença de IgM com 2-mercaptoetanol.

O tempo de persistência dos anticorpos IgM tem importantes conseqüências diagnósticas em distinguir infecção primária de reinfecção. Na primária há grande risco para o feto, enquanto na reinfecção parece não haver problemas para o feto desde que aparentemente não há viremia. Em caso de dúvida, os autores sugerem a realização do teste de neutralização, além do teste de inibição de hemaglutinação.

A existência de exposição à rubéola requer uma série de medidas que poderão ser resumidas da seguinte maneira:

a) Averiguação do grau de exposição (exposição doméstica, por exemplo, por um filho, é altamente sugestiva de contágio, ao passo que contatos ocasionais são bem menos perigosos).

b) Realizar a reação de inibição da hemaglutinação. Para isso, colher uma amostra de sangue tão cedo quanto possível, após a exposição. Esta reação pode ser completada em 24 horas. Se positiva, significa infecção antiga e, portanto, não há risco da infecção atual com rubéola.

Algumas raras exceções a esta regra existem, a saber: se o título encontrado é muito baixo, pode ser que a mãe e seu contato (por exemplo, outro filho) tenham sido infectados ao mesmo tempo, a mãe tendo desenvolvido infecção inaparente. Neste caso, uma segunda colheita de sangue materno, uma a duas semanas depois, mostrará aumento nítido do título.

Evidência de que o anticorpo dectetado na primeira amostra reflete uma infecção recente pode ser obtida tratando-se o soro com 2-mercaptoetanol. Esta substância destrói as macroglobulinas (IgM), cujo pico é precoce e não reduz a IgG, e é mais tardio, como parte da resposta à infecção rubéolica. Assim, uma queda nítida do título após o tratamento do soro com aquela substância sugere infecção rubéolica recente, embora a ausência de queda não seja suficiente para afastá-la.

c) Se a primeira reação de inibição de hemaglutinação for negativa, a gestante examinada é suscetível à infecção. É neste caso que se coloca a questão de ministrar ou não gamaglobulina. Um grande número de trabalhos sugere que, embora no cômputo geral dos casos se possa esperar que a gamaglobulina modifique e torne mais leve a doença da gestante, seu efeito protetor sobre o feto é, em termos práticos, insignificante. A atenuação da doença materna pode determinar, paralelamente, menor duração de viremia, mais baixo título de vírus no sangue fetal e teoricamente menor risco para o feto, mas estes possíveis benefícios são absolutamente imprevisíveis em cada caso. Acresce ainda que uma rubéola materna tomada clinicamente inaparente por gamaglobulina pode levar à falsa sensação de que não houve doença.

A repetição da reação cerca de duas semanas depois mostrará ou reação positiva ou negativa. No primeiro caso, houve infecção materna, no segundo, a gestante não foi infectada, sendo, portanto, suscetível.

TRATAMENTO

O recém-nascido portador da síndrome não tem se beneficiado com nenhum tratamento específico.

PROGNÓSTICO

Os defeitos mais comuns observados ao longo dos anos referem-se à visão, à audição e às alterações psicomotoras. Algumas lesões ou situações têm mau prognóstico em termos de sobrevivência, tais como prematuridade extrema, malformação cardíaca, hepatite progressiva, meningoencefalite, pneumonite intersticial e outros defeitos anatômicos de difícil correção. Em uma pesquisa realizada por Peckham e cols. entre 568 crianças menores de 4 anos entre 1972 e 1975, os anticorpos para rubéola foram encontrados em 24% das 349 crianças com surdez sensorioneural comparadas com 9% das 219 crianças com outros problemas.

Têm sido três as estratégias para eliminiar a rubéola congênita:

1. Imunização ativa.
2. Notificação dos casos de rubéola e da SRC.
3. Medidas de controle imediatas em casos de surtos da doença.

Cooper e cols. relacionaram a freqüência de defeitos constatados em crianças com a SRC. Observaram que a surdez e a doença cardíaca congênita ao lado do retardo psicomotor foram os defeitos que ocorreram mais freqüentemente.

Em 1986, o CDC publicou os critérios para a classificação dos casos de SRC, os quais seguem abaixo:

I. SRC confirmada – defeitos presentes ao nascimento e uma ou mais dos seguintes:

A) Isolamento do vírus da rubéola.
B) Presença de IgM específica para a rubéola.
C) Títulos de IH persistentes (além do esperado pela transferência passiva).

II. SRC compatível – dados laboratoriais insuficientes, mas duas complicações presentes em A, ou uma em A e uma em B:

A) Catarata/glaucoma congênito, cardiopatia congênita, perda de audição, retinopatia pigmentar.
B) Púrpura, esplenomegalia, icterícia, microcefalia, retardo mental, meningoencefalite, radioluscências ósseas.

III. SRC possível – alguns achados clínicos compatíveis, mas não preenchem os critérios em II.

IV. Somente infecção congênita – evidências laboratoriais de infecção, mas sem defeitos.

V. Natimortos – *secundários à infecção materna pelo vírus da rubéola.*

VI. Não é SRC – um ou mais dos achados laboratoriais inconsistentes em uma criança sem deficiência imunológica:

A) Títulos de IH ausentes em uma criança com menos de 24 meses.

B) Títulos de IH ausentes na mãe.

C) Diminuição dos títulos de IH de acordo com transferência passiva de anticorpos (duas diluições/mês).

Desde que os portadores de rubéola congênita possam eliminar o vírus por meses ou anos após o nascimento, deve-se afastar as gestantes suscetíveis desses pacientes.

PREVENÇÃO

A profilaxia da rubéola por vacina de vírus vivo atenuado parece ser a solução final para o problema.

A vacina é administrada por via subcutânea em uma única injeção. Os resultados nos países em que a vacina já foi empregada sugerem que a vacinação de escolares e adolescentes é a orientação mais correta. A Associação Americana de Pediatria recomenda vacinar, entre 1 ano de idade e a puberdade, tanto meninos quanto meninas. A vacinação de mulheres adultas só deverá ser feita se a prova de inibição de hemaglutinação para rubéola for negativa e, ainda assim, ser aplicada somente se a possibilidade de gravidez for afastada com segurança, no momento da vacinação e nos seis meses seguintes. A vacinação de gestantes está formalmente contra-indicada. Se se proceder à vacinação de mulher adulta, esta deverá ser prevenida quanto aos possíveis efeitos colaterais da vacina: artralgia, artrite transitória, iniciando-se duas a quatro semanas após a vacinação, e linfadenopatia.

Duração da imunidade – as primeiras crianças que receberam a vacina completamente atenuada foram observadas por três anos, tendo-se notado pequeno declínio na taxa de anticorpos. A imunidade parece ser de duração relativamente longa, embora seguimento maior seja necessário. É possível que a revacinação de meninas que atingem a idade adulta seja indicada. Por outro lado, é possível também que a evolução dessa pesquisa leve à adoção de uma vacina menos modificada e mais imunogênica.

BIBLIOGRAFIA

1. ALFORD, C.A. & KANICH, L.S. – Congenital rubella: a review of the virologic and serologic phenomena occurring after maternal rubella in the first trimester. *Sout. Med. J.* **59**:745, 1966. 2. ALFORD, C.A. & GRIFFITHS, P.D. – Rubella. In Remington, J.S. & Klein, J.O. (eds.). *Infectious Diseases of the Fetus and Newborn Infant.* Philadelphia, Saunders, 1983, p. 89. 3. CRADOCK-WATSON, J.E. et al. – Detection of rubella virus in fetal and placental tissues and in the throats of neonates after serologically confirmed rubella in pregnancy. *Prenatal Diagnosis* **9**:91, 1989. 4. DINIZ, E.M.A. – Quadro clínico laboratorial e radiológico das infecções hematogênicas no recém-nascido e suas manifestações tardias. In Bittencourt, A.L. (ed.). *Infecções Congênitas Transplacentárias.* Rio de Janeiro, Revinter, 1995, p. 151. 5. DINIZ, E.M.A. – Infecções congênitas. Parte 2: Aspectos neonatais. In Isfer, E.V.; Sanchez, R.C. & Saito, M. (eds.). *Medicina Fetal: Diagnóstico Pré-natal e Conduta.* Rio de Janeiro,Revinter, 1996, p. 545. 6. DUDGEON, J.A. – Congenital rubella. Pathogenesis and immunology. *Am. J. Dis. Child.* **118**:35, 1969. 7. HOTERRY, L.; TERRY, G.M. & LONDESBOROUGH, P. – Diagnosis of fetal rubella virus infection by polymerase chain reaction. *J. Gen. Virol.* **71**:1607, 1990. 8. MILLER, E. – Rubella in the United Kingdom. *Epidemiol. Infect.* **107**:31, 1991. 9. PECKHAM, G.S. – Clinical and laboratory study of children exposed in utero to maternal rubella. *Arch. Dis. Child.* **47**:571, 1972. 10. RAMOS, J.L.A.; DINIZ, E.M.A. & VAZ, F.A.C. – Rubéola congênita. In Marcondes, E. (ed.). *Pediatria Básica.* [8a] ed., São Paulo, Sarvier, 1991, p. 447.

---

10 Doença de Chagas Congênita

EDNA MARIA DE ALBUQUERQUE DINIZ

A doença de Chagas ou tripanosomíase americana é uma infecção generalizada, geralmente grave, causada pelo protozoário *Trypanosoma cruzi*, transmitida ao homem através de hemípteros hematófagos da subfamília Triatominae.

A doença de Chagas encontra-se disseminada por todo o território das Américas, desde o sul dos Estados Unidos até o sul da Argentina e do Chile, calculando-se em 12 milhões o número de pessoas infectadas pelo *T. cruzi.* A domiciliação do triatomíneo constitui importante fator quanto à prevalência, enquanto a precariedade das habitações e o baixo nível sócio-econômico contribuem para a manutenção da parasitose.

ETIOPATOGENIA

O *T. cruzi* é o agente etiológico da doença de Chagas. É um protozoário da classe *Mastigophora*, cujo ciclo biológico tem duas fases: no hospedeiro vertebrado e no inseto transmissor. O vetor natural da doença de Chagas é um hemíptero reduvídeo, vulgarmente conhecido por "barbeiro" ou "chupança", no Brasil.

A prevalência da infecção chagásica entre gestantes na América do Sul é variável, estima-se em 2 a 51% em áreas urbanas da América Latina e em 23 a 81% em áreas rurais.

A transmissão congênita do *T. cruzi* para o feto pode ocorrer em qualquer fase da doença materna, porém na fase aguda a parasitemia é mais intensa e persistente e o risco de contaminação fetal é maior. Aquelas mães infectadas com *T. cruzi* correm o risco de transmitir o parasita para o feto em gestações sucessivas. Desse modo, na fase crônica da doença materna e mesmo em mães assintomáticas, o feto pode também se infectar, uma vez que surtos de parasitemia podem ocorrer e assim haver contaminação placentária e fetal. Porém, a transmissão durante a parasitemia materna não é 100%, não se sabendo até o momento que fatores facilitariam a maior ou menor passagem transplacentária do *T. cruzi.*

A doença é causa importante de abortamento e prematuridade. Contaminação fetal em gestações subseqüentes tem sido observada. Uma vez que o *T. cruzi* ganha acesso à circulação fetal, dissemina-se em todos os órgãos, causando lesões em vísceras e no SNC.

QUADRO CLÍNICO

Como nas outras infecções congênitas, a maioria dos recém-nascidos (RN) é de baixo peso ou prematuros, a doença manifesta-se ao nascimento ou após alguns meses. A hepatoesplenomegalia e a icterícia constituem os sintomas principais dessa enfermidade. Sintomas neurológicos têm-se observado em cerca de 50% dos casos caracterizados por meningoencefalite, convulsões e hidrocefalia. O acometimento cardíaco caracterizado por miocardite chagásica não é freqüente, e as complicações cardíacas comuns nos casos de doença de Chagas adquirida são raras na forma congênita. Do ponto de vista hematológico, observam-se anemia, petéquias, púrpura. Lesões necróticas em pele e mucosas são observadas correspondendo à disseminação hematogênica de chagomas. Para o sistema gastrintestinal, têm sido observados disfagia, distúrbios do peristaltismo e megaesôfago. Queratite parenquimatosa é descrita dentre os sinais oculares.

Exames laboratoriais

Identificação do agente – no período neonatal, o melhor método para o diagnóstico laboratorial da doença de Chagas é a demonstração direta do parasita que poderá ser feita:

Sangue e líquor – a fresco; em esfregaço corado; em gota espessa; em creme leucocitário.

Outros métodos – hemocultivo, pouco prático; inoculação em animais; xenodiagnóstico.

Na experiência de alguns autores (Freilij e Altcheh, 1995), o micro-hematócrito é muito útil para o diagnóstico, detectando infecção congênita em 97,4% das crianças com menos de 6 meses de idade. Em sua pesquisa, o micro-hematócrito foi tão sensível quanto o xenodiagnóstico, considerada a técnica ouro para o diagnóstico parasitológico da doença de Chagas.

Sorologia no sangue e LCR – (realizar também no sangue materno).

- Imunofluorescência para anticorpos IgG.
- Imunofluorescência para anticorpos IgM.
- Reação de hemaglutinação.
- Fixação do complemento (Machado-Guerreiro).
- Floculação.

Reações com títulos baixos ou negativos não afastam o diagnóstico, necessitando de pesquisa sorológica a longo prazo.

Outros exames

- Estudo hematológico completo.
- Dosagens das bilirrubinas e das enzimas hepáticas.
- Radiografia de tórax e de crânio.
- Ultra-sonografia do crânio (possibilidade de hidrocefalia).
- Estudo liquórico (meningoencefalite pode ser assintomática).
- Eletrocardiograma.
- Eletroencefalograma.

DIAGNÓSTICO DIFERENCIAL

O diagnóstico diferencial deverá ser feito com toxoplasmose, sífilis, citomegalia, rubéola, herpes simples, sepse e doença hemolítica do recém-nascido.

TRATAMENTO

Até o momento não se dispõe de nenhum recurso quimioterápico que tenha uma ação curativa contra o *T. cruzi.*

Atualmente, dois medicamentos têm sido utilizados na terapêutica da doença de Chagas: o nifurtimox, derivado nitrofurânico, e o benzonidazol, um derivado nitroimidazólico. Essas drogas são eficazes na fase aguda da doença, enquanto na fase crônica os resultados são ainda controversos.

O nifurtimox pode ser usado na dose de 15mg/kg/dia em três tomadas, durante 60 a 120 dias. Seus efeitos colaterais mais freqüentes são: náuseas, vômitos, dermatite alérgica, anorexia e polineuropatia.

O benzonidazol (Rochagan®, comprimidos de 100mg) é usado mais freqüentemente no recém-nascido na dose de 10mg/kg/dia uma a duas vezes ao dia. Seus efeitos colaterais são: náuseas, vômitos, erupção cutânea devido a hipersensibilidade, febre, agitação, polineuropatia periférica. Temos utilizado nos casos da doença de Chagas congênita com boa resposta clínica e laboratorial, além de ótima tolerabilidade. Durante o tratamento com essa droga, o acompanhamento laboratorial tem mostrado negativação do teste de pesquisa direta do *T. cruzi* em torno de 8 a 10 dias do início do tratamento.

PROGNÓSTICO

Na ausência de acometimento grave no SNC (neurochagas), a evolução é boa e a recuperação ocorre já nos primeiros meses de vida.

O acompanhamento, a longo prazo, de algumas dessas crianças tem sido muito bom e não temos constatado alterações neurológicas e cardíacas durante os primeiros anos de vida.

Todo recém-nascido de mãe chagásica, ainda que aparentemente sadio, deverá ter seguimento clínico e laboratorial pelo menos durante o primeiro ano de vida, a fim de se detectar manifestações tardias da doença.

Acompanhamento da evolução neurológica no sentido de diagnosticar seqüelas é fundamental, principalmente no primeiro ano de vida. Sorologias seriadas nos primeiros meses de vida são importantes, principalmente nos casos duvidosos, a fim de se detectar elevação ou não dos títulos. Controles ultra-sonográficos devem ser freqüentemente realizados, principalmente na suspeita de hidrocefalia.

Visitas domiciliares devem ser realizadas, além de pesquisa do *T. cruzi* nos outros membros da família.

PREVENÇÃO

Melhoria das condições higiênicas nas habitações, desinsetização e educação sanitária. A amamentação por mulheres com doença de Chagas não é aconselhável, devido à possibilidade do encontro do *T. cruzi* no leite materno, particularmente na fase aguda, porém, pode relactar ao término do tratamento. A mãe chagásica crônica não deve ser doadora de leite, e a amamentação do seu filho deve ser considerada individualmente, principalmente levando em conta as condições sócio-econômicas.

BIBLIOGRAFIA

1. AMATO NETO, V. et al. – Incidência da doença de Chagas entre mães de prematuros do Hospital das Clínicas de São Paulo. *Rev. Inst. Med. Trop. São Paulo* **10**:192, 1968. 2. BITTENCOURT, A.L.; SADIGURSKY, M. & BARBOSA, H.S. – Doença de Chagas congênita. Estudo de 29 casos. *Rev. Inst. Med. Trop. São Paulo* **17**:146, 1975. 3. DINIZ, E.M.A.; CAMARGO, M.E. & VAZ, F.A.C. – Doença de Chagas congênita – relato de um caso com sobrevida de 4 meses. *Pediat. (S. Paulo)* **3**:251, 1981. 4. DINIZ, E.M.A. – Doença de Chagas congênita. In Marcondes, E. (ed.). *Pediatria Básica.* 8ª ed., São Paulo, Sarvier, 1991, p. 446. 5. DINIZ, E.M.A. – Quadro clínico, laboratorial e radiológico das infecções hematogênicas no recém-nascido e suas manifestações tardias. In Bittencourt, A.L. (ed.). *Infecções Congênitas Transplacentárias.* Rio de Janeiro, Revinter, 1995, p. 151. 6. DINIZ, E.M.A. – Infecções congênitas. Parte 2: Aspectos neonatais. In Isfer, E.V.; Sanchez, R.C. & SAITO, M. (eds.). *Medicina Fetal: Diagnóstico Pré-natal e Conduta.* Rio de janeiro, Revinter, 1996, p. 545. 7. FREILIJ, H. & ALTCHEH, J. – Congenital Chagas disease: diagnostic and clinical aspects. *Clin. Infect. Dis.* **21**:551, 1995. 8. HOWARD, J. & RUBIO. M. – Congenital Chagas disease. I. Clinical and epidemiological study of trirty cases. *Bol. Chil. Parasit.* **23**:107, 1968. 9. STAGNO, S. & HURTADO, R. – Enfermedad de Chagas congênita. Estudo imonológico e diagnóstico mediante imuno-fluorescência com anti-IgM. *Bol. Chil. Parasit.* **26**:20, 1971.

11 Infecção pelo Vírus Herpes Simples (VHS)

EDNA MARIA DE ALBUQUERQUE DINIZ

A infecção pelo VHS encontra-se disseminada mundialmente e a grande maioria das infecções é assintomática. No entanto, doença grave e fulminante pode ocorrer no recém-nascido (especialmente no prematuro), na criança desnutrida e em pacientes imunocomprometidos. Em 1935, Haas descreveu o primeiro caso clínico da infecção. Tratava-se de uma criança prematura que no 11º dia de vida apresentou anorexia, febre e vômitos, falecendo três dias após. Na necropsia foi constatado como achado principal uma necrose acentuada do fígado e de glândulas adrenais, além da presença de corpúsculos de inclusão intranuclear nesses órgãos.

Mais tarde, em 1952, Zuelzer e Stulberg referiram cinco recém-nascidos (RN) com uma forma disseminada fulminante da infecção, acompanhada por necrose hepatoadrenal, tendo sido isolado e identificado o VHS no fígado de uma das crianças. Nessa época, outros casos foram descritos de infecção herpética grave em RN, chamando-se a atenção para o caráter de disseminação da infecção, da necrose hepatoadrenal e da idade de início dos sintomas, sempre ocorrendo no final e durante a segunda semana de vida.

Em 1963, Mitchell e cols. publicaram um caso de infecção herpética neonatal chamando a atenção para a transmissão transplacentária do VHS. A criança apresentou lesões vesiculares 1 hora após o nascimento, que aumentaram em número com 15 horas de vida e nos dias seguintes, tendo recebido alta no sétimo dia de vida. A evolução nos primeiros 2 anos de vida mostrou não só recorrência das lesões de pele, como também retardo do desenvolvimento neuropsicomotor (DNPM) e extensas áreas de coriorretinite cicatrizadas.

O caráter de transmissão intra-uterina e intraparto ficou assim estabelecido, definindo-se a infecção congênita pelo VHS como aquela que ocorre logo após o nascimento e dentro das primeiras 72 horas de vida, particularmente após rotura prematura das membranas.

Características do vírus – os vírus herpes simples 1 e 2 (VHS-1 e VHS-2) apresentam características morfológicas idênticas aos outros vírus do grupo herpes que infectam o homem (varicela zoster, citomegalovírus, Epstein-barr e herpesvírus tipo 6), possuindo estruturas icosaédricas e medindo cerca de 150 a 200nm de diâmetro. Os VHS são constituídos por uma molécula de DNA que codifica 60 a 70 produtos gênicos, empacotada no interior de um capsídeo protéico isosaédrico e recoberta por um envelope lipoprotéico. As glicoproteínas do envelope são as mediadoras da adesão e da penetração do vírus nas células do hospedeiro, ao mesmo tempo que contêm a maioria dos determinantes antigênicos reconhecidos pelos anticorpos neutralizantes.

PATOGÊNESE

Vários estudos apontam que a transmissão do vírus pode realizar-se por meio de contato direto ou de secreções corporais.

O VHS-1 dissemina-se mais facilmente por contato íntimo, infectando primariamente a orolaringe, sendo mais freqüentemente adquirido na infância após o segundo ano de vida sob a forma de gengivoestomatite herpética.

Em média, 75% das pessoas de nível sócio-econômico mais baixo são infectadas na infância, ao contrário dos indivíduos de nível sócio-econômico mais alto, que a adquirem mais tardiamente na vida. Naqueles pacientes com infecção oral pelo VHS-1, cerca de 20 a 45% podem apresentar recorrência e, por ocasião da puberdade, aproximadamente 50 a 70% terão anticorpos circulantes para esse vírus.

O VHS-2 infecta primariamente a região genital, sendo considerada doença sexualmente transmissível. Sua prevalência é maior após o início da vida sexual e, de forma semelhante ao vírus tipo 1, ocorre mais freqüentemente em populações de baixo poder aquisitivo (20 a 60% dos casos), em oposição à taxa de 10% no nível sócio-econômico mais alto. Hanshaw referiu que, em vista de sua alta incidência e dificuldade de controlar ou erradicar a infecção genital, essa doença tem sido considerada igual ou mais importante que doenças como gonorréia e sífilis.

A maioria das infecções do trato genital é assintomática e na mulher está presente na cérvix uterina, a qual, por ter pouca inervação sensorial, produz pouca ou nenhuma sintomatologia. Tem sido constatado que a gestante, quando infectada pelo VHS-2, apresenta recidivas mais freqüentes e sintomatologia mais prolongada que a mulher não-gestante. Infecção materna disseminada e fetal, embora rara, tem também sido referida.

Apesar da alta incidência da infecção herpética na população, os indivíduos com sistema imunológico intacto conseguem limitar a doença a áreas localizadas do corpo, tendo evolução limitada. Porém, o mesmo não ocorre em pacientes imunodeprimidos e em recém-nascidos, nos quais a doença pode facilmente se disseminar e ter uma evolução fatal.

Alguns fatores de risco são associados com infecção natal por ocasião do parto: infecção genital ativa na gestante, infecção primária em contraste com a infecção genital recorrente, prematuridade, rotura precoce das membranas e possivelmente título de anticorpos anti-VHS na mãe.

A freqüência relativa de doença herpética neonatal é 1:3.000 a 7.500 nascimentos.

A infecção pelo VHS no RN é sempre grave, com mortalidade alta, em torno de 60%, e cerca de 50% das crianças sobreviventes têm seqüelas neurológicas e/ou oculares graves. Aproximadamente 75% das culturas para VHS no RN infectado são do VHS tipo 2, e 25%, do tipo 1, sendo a mãe a principal fonte de infecção em cerca de 90% dos casos. O risco de infecção do RN parece ser mais alto quando a gestante tem a infecção primária. É recomendado que as mulheres com história de infecção herpética recidivante, com doença ativa durante a gestação, e aquelas cujos parceiros tenham infecção genital pelo VHS realizem estudos virológicos e/ou citológicos pelo menos durante as últimas seis semanas de gestação e evitem o contato sexual durante os últimos meses de gravidez. A mulher será considerada livre de infecção se os testes virológicos e/ou citológicos forem negativos em dois exames sucessivos, sendo o último obtido dentro de uma semana antes do parto, além de não serem constatadas lesões clinicamente visíveis por ocasião do parto.

No RN quando afetado, o período de incubação é em torno de 2 a 20 dias, com um tempo médio de 16 dias.

QUADRO CLÍNICO

RN sintomático ao nascimento é raro, significando transmissão viral transplacentária. Nesse caso, a criança pode apresentar manifestações clínicas viscerais e neurológicas caracterizadas por hepatoesplenomegalia, icterícia, vesículas na pele localizadas em tronco e face ou disseminadas, microcefalias, retinocoroidite e meningoencefalite.

Clinicamente, a infecção pelo VHS comporta-se de forma distinta da maioria das infecções congênitas, pela ocorrência de doença sintomática em 95% dos casos. O quadro clínico pode manifestar-se sob a forma disseminada em 50 a 70% dos casos, geralmente no final da primeira semana de vida, ou sob a forma localizada em cerca de 30 a 50% dos casos (Tabela 5.67).

Tabela 5.67 – Manifestações clínicas da infecção produzida pelo vírus herpes simples.

Manifestações clínicas	Freqüência aproximada (%)
Sistema nervoso central	
Meningoencefalite	51-75
Convulsões	21-50
Coma	21-50
Abaulamento de fontanela	0-20
Pele	
Cavidade oral:	
Exantema vesicular	21-50
Enantema vesicular	0-20
Olhos	
Conjuntivite	0-20
Ceratite	0-20
Retinocoroidite	0-20
Sistema retículo-endotelial	
Hepatomegalia	21-50
Hiperbilirrubinemia	21-50
Sangramento	21-50
Anemia hemolítica	0-20
Outras	
Febre	21-50
Pneumonia	0-20
Evolução grave rápida	70-100

Os sintomas iniciais na forma disseminada são, em geral, inespecíficos, consistindo de vômitos, anorexia, irritabilidade, desconforto respiratório, convulsões, icterícia, hepatoesplenomegalia, petéquias, ou ainda, concomitantemente, apresentando exantema ou vesículas na pele que se localizam freqüentemente próximas ao olho. No entanto, a presença de lesões de pele que constitui um dos mais importantes sinais para o diagnóstico da infecção é pouco freqüente. Arvin e cols. descreveram seis crianças com infecção disseminada pelo VHS que não apresentavam lesões de pele em nenhum momento da evolução da doença. O diagnóstico foi feito por cultura do vírus em orofaringe e sangue das crianças e na cérvix materna.

Na ausência das lesões de pele, o diagnóstico torna-se difícil pela similaridade do quadro clínico com outras doenças. Envolvimento do SNC na forma disseminada tem sido descrito em cerca de 50% dos casos. O acometimento neurológico traduz-se clinicamente, por um quadro de meningoencefalite grave com alterações liquóricas evidenciadas por pleocitose à custa de células linfomonocitárias e por hiperproteinorraquia. Fato importante é que nesses casos, de forma semelhante à toxoplasmose grave, observa-se um aumento progressivo da proteína liquórica à medida que prossegue o processo meningoencefálico, atingindo a proteína liquórica, nos casos graves, valores muito altos devido à destruição do parênquima cerebral.

Em três crianças com infecção disseminada estudadas por nós, a doença apresentou-se na forma predominantemente neurológica, tendo um dos casos evoluído para completa liquefação do cérebro.

Na forma localizada que acomete cerca de 30 a 50% dos RN, os locais preferenciais são: SNC, olho, pele ou mucosas, sem evidência de envolvimento visceral.

As manifestações clínicas da forma localizada neurológica são semelhantes àquelas observadas na forma disseminada e geralmente ocorrem na segunda semana de vida. Os primeiros sinais e sintomas clínicos são letargia, irritabilidade, anorexia, convulsões, crises de apnéia e febre alta. As convulsões podem ocorrer precocemente, são persistentes e de difícil controle. Metade dos pacientes tem também lesões de pele presentes. Outros pacientes não mostram lesões de pele, sendo o diagnóstico clínico muito difícil. O exame do LCR mostra pleocitose com predominância de células linforreticulomonocitárias, valores de glicose próximos do normal e hiperproteinorraquia. Culturas de líquido das vesículas, se presentes na pele, são positivas para o VHS, porém de outros locais como sangue, cavo, urina e LCR são raramente positivas. Eletroencefalograma geralmente é anormal e exames ultra-sonográficos de crânio seriados podem evidenciar dilatação dos ventrículos cerebrais. A tomografia computadorizada encefálica pode inicialmente ser normal, porém, com o decorrer do tempo, evidenciará lesões do parênquima cerebral. A evolução é sempre ruim, com piora progressiva do quadro neurológico dentro de semanas ou meses. Observa-se aumento progressivo da proteinorraquia e da celularidade. As crises convulsivas tornam-se mais freqüentes e são de difícil controle, e crises de apnéia, choro de timbre alto e perda dos reflexos de sucção e deglutição constituem os principais achados nesses pacientes.

A doença localizada em olho pode ser isolada ou em conjunto com alguma das outras formas da doença neonatal. As lesões mais freqüentemente descritas são: conjuntivite, ceratoconjuntivite, retinocoroidite, úlcera de córnea, catarata e atrofia óptica.

As lesões vesiculares de pele constituem as manifestações cutâneas mais comuns da doença herpética com ou sem envolvimento de outros órgãos. Essas lesões podem recidivar no mesmo ou em diferentes locais por vários anos.

É descrito que 30 a 50% dos pacientes com a forma localizada de olho e/ou de pele podem disseminar com comprometimento do SNC. Na tabela 5.68, de acordo com estudos de Nahmias e Visintine, constatamos o comportamento evolutivo das lesões localiza-

Tabela 5.68 – Evolução da infecção pelo VHS em recém-nascidos com lesões de pele sem outra manifestação clínica*.

Evolução da infecção	Nº de pacientes (%)	Óbito	Evolução das crianças sobreviventes	
			Com seqüela	Sem seqüela
Vesículas da pele que progrediram para:				
Doença disseminada	21 (34,4)	12	5	4
Doença localizada no SNC	10 (16,4)	3	6	1
Doença ocular localizada	2 (3,3)	0	1	1
Vesículas de pele que permaneceram localizadas	28 (46,0)	0	8	20
Total	61 (100%)	15 (24%)	20 (33%)	26 (43%)

* Modificado de Nahmias e Visintine, 1976.

das pelo VHS em 61 pacientes. Chama a atenção a alta porcentagem de disseminação das lesões de pele e mesmo naqueles casos em que estas permaneceram localizadas; a incidência de seqüelas foi alta, em torno de 40%. Em outro estudo realizado por Nahmias e cols., os autores reuniram cerca de 505 casos, incluindo os seus próprios e aqueles da literatura. Puderam constatar que 50% das crianças de um total de 211 com a doença disseminada tiveram envolvimento do SNC, sendo a mortalidade muito alta nesse grupo. Nesse estudo, a relação de crianças assintomáticas para sintomáticas foi de 1:250, contrastando com o que ocorre na infecção pelo CMV.

DIAGNÓSTICO

O diagnóstico da infecção neonatal pelo VHS é geralmente muito difícil de diagnosticar, baseado apenas no quadro clínico. A maioria dos sinais e sintomas clínicos é semelhante à de outras infecções congênitas, particularmente a infecção pelo CMV e doenças neurológicas de origem bacteriana ou não-bacteriana. A história clínica dos pais, particularmente a materna, é muito útil no diagnóstico da criança.

EXAMES LABORATORIAIS

Cultura e exame citológico das lesões – a cultura viral é o melhor exame para o diagnóstico da infecção herpética, particularmente no RN, sendo considerada padrão ouro. O VHS pode ser cultivado facilmente, porém a cultura é um pouco limitada em vista da duração limitada da excreção viral. A excreção, em geral, cessa alguns dias antes de as lesões cicatrizarem e muitas lesões de herpes fornecem resultados falso-negativos. O isolamento viral, em geral, requer um a três dias após inoculação em cultura de células teciduais.

Quando o RN tem lesões de pele sugestivas de herpes, não se deve fazer assepsia local até ser retirado material para cultivo. As culturas positivas obtidas dos olhos, da nasofaringe ou da boca do RN 24 a 48 horas após o nascimento são indicativas de replicação ou infecção viral. Para o diagnóstico de infecção herpética neonatal, as *culturas* devem ser realizadas das vesículas da pele, secreção oral e/ou nasofaringe, olhos, urina, sangue e LCR.

Sorologia – a pesquisa de anticorpos específicos anti-VHS pode ser feita por meio de teste de fixação do complemento; teste de imunofluorescência para anticorpos IgG e IgM; e ELISA (técnica imunoenzimática). A interpretação dos títulos sorológicos é importante porque podem apresentar-se baixos e até negativos no início da doença.

A presença de IF-IgM negativa não afasta a doença, pois, como na maioria das vezes, a evolução é grave e rápida, pode não haver tempo suficiente para a produção de anticorpos.

Por outro lado, é difícil a separação de anticorpos para o VHS tipos 1 e 2, o que só é feito por meio de testes de neutralização e hemaglutinação indireta em laboratórios especializados. Recomenda-se a repetição dos exames em duas amostras com intervalos de duas semanas. A elevação dos títulos de duas diluições caracteriza infecção aguda. Lembramos que cerca de 80 a 90% da população é soropositiva para pelo menos um dos tipos de vírus. A importância desses testes está relacionada ao seu resultado, sendo útil quando for negativo. Quando a cultura é positiva na ausência de anticorpos, pode indicar infecção primária.

A reação em cadeia da polimerase (PCR) tem sido realizada em alguns laboratórios, parecendo ser mais sensível que a própria cultura viral, podendo ser a reação padrão ouro em um futuro próximo. Tem sido mais freqüentemente indicada em situações em que há forte suspeita clínica para herpes, principalmente quando as culturas são negativas.

Microscopia eletrônica – tem sido também utilizada, uma vez que as secreções obtidas nas lesões são ricas no VHS.

Líquor – deve ser realizado em todas as formas da infecção. É importante observar que as alterações citomorfológicas e bioquímicas mostram: aumento no número de leucócitos (em geral menos de 100 células) com predominância absoluta de células linforreticulo-monocitárias, além de hiperproteinorraquia (pode ser muito elevada, cerca de 500 a 1.000mg/dl).

Outros exames
- Ultra-sonografia de crânio.
- Tomografia computadorizada (TC) de crânio pode ser normal no início da doença, podendo a ressonância magnética ser mais útil nessa fase inicial.
- Eletroencefalograma (EEG) é típica e difusamente anormal.
- Eletrocardiograma (ECG) e radiografia de tórax sempre que necessário.

DIAGNÓSTICO DIFERENCIAL

Na forma disseminada, o diagnóstico diferencial deve ser feito com infecção pelo citomegalovírus, toxoplasmose, rubéola, sífilis, doença de Chagas e varicela zoster. Na forma localizada, com varicela zoster, lesões por *Pseudomonas aeruginosa* e lesões traumáticas.

TRATAMENTO

Devido ao risco de transmissão nosocomial, os RN com infecção perinatal pelo VHS provada ou suspeita devem ser isolados com precauções totais.

Tratamento medicamentoso – a droga de escolha para o tratamento da infecção pelo VHS é o aciclovir ou acicloguanosina, medicamento antiviral de segunda geração. É um nucleosídeo artificial anti-herpético que atua inibindo especificamente a replicação do DNA viral. Ministrado por via IV, o aciclovir difunde-se largamente nos tecidos, particularmente nas secreções vaginais, fígado, rins, músculos, pulmão, líquido das vesículas herpéticas e no LCR, sendo eliminado essencialmente por via renal. Em pacientes com função renal anormal, o aciclovir acumula-se no plasma e é excretado na urina na forma de um derivado denominado 9-carboximetilguamina. Tem sido documentada ainda passagem transplacentária e através do leite materno. O aciclovir concentra-se no líquido amniótico, sendo as concentrações no sangue do cordão um pouco mais baixas que no sangue materno. Utley e cols. referem uma paciente que, na 25ª semana de gestação, recebeu aciclovir em vista de infecção herpética primária e rotura prematura das membranas com melhora clínica rápida; o RN era pré-termo extremo e recebeu logo após o nascimento aciclovir por 10 dias. A criança não apresentou anormalidade e nenhuma excreção viral até 1 ano de idade. A vida média da droga no RN é de 3 a 4 horas.

O aciclovir tem-se mostrado superior a outras drogas, particularmente a vidarabina, no tratamento da encefalite neonatal. Skoldenberg e cols. compararam os efeitos da vidarabina e do aciclovir em 51 pacientes com idades entre 1 mês e 76 anos portadores de encefalite pelo vírus herpes simples confirmada por biópsia cerebral e sorologia. Destes, 27 receberam aciclovir na dose de 10mg/kg/dia, e 24, vidarabina na dose de 15mg/kg/dia durante 10 dias. Os autores verificaram que a mortalidade foi de 19% no grupo tratado com aciclovir e 50% naquele tratado com vidarabina. O acompanhamento evolutivo mostrou, após seis meses de observação, que 15 (56%) dos pacientes tratados com aciclovir tinham retornado à vida normal, comparando-se com apenas 3 (13%) dos 24 tratados com vidarabina. Seqüelas graves foram vistas em 9 (33%) e 19 (76%), respectivamente.

Os autores concluíram que o aciclovir foi superior à vidarabina naquelas doses empregadas. O aciclovir constitui a droga de escolha em todas as formas clínicas de herpes, particularmente na encefalite herpética. Embora o aciclovir seja bem tolerado, reações adversas têm sido referidas: nefrotoxicidade causada por cristalização da droga dentro dos túbulos renais, elevação transitória da creatinina sérica e manifestações neurológicas como letargia e tremores, alucinações, convulsões ou coma. McDonald e cols. referiram dois RN que, inadvertidamente, receberam uma superdosagem de aciclovir: o primeiro, 100mg/kg/dose, IV (três doses), e o segundo, 13 doses de aciclovir na dose de 65mg/kg a cada 8 horas. As crianças toleraram bem a superdosagem, sem apresentar efeitos colaterais. A exsangüineotransfusão realizada no primeiro paciente não alterou o "clearance" do aciclovir, não sendo, desse modo, recomendada pelos autores nesses casos. O segundo RN recebeu carvão ativado, embora menos de 2% do aciclovir sérico seja eliminado nas fezes, além de hidratação parenteral para prevenir a cristalúria ocasionada pela droga.

A dose de aciclovir recomendada é de 30mg/kg/dia por via IV a cada 8 horas durante 14 dias. Recorrências das lesões de pele ou doença neurológica podem ocorrer, embora raramente, após o primeiro esquema de terapêutica com aciclovir. Resistência viral é rara, parecendo relacionar-se à deficiência imunitária ou do próprio paciente. É recomendado retratar a criança se há evidências de disseminação visceral e/ou neurológica. Lembramos que o uso indiscriminado do aciclovir poderá potencializar o aumento do número de cepas mutantes do VHS e, portanto, resistência à droga.

Uso profilático parenteral – situações de alto risco e após resultado de cultura:

• RN de mães com infecção primária ativa ou primeiro episódio de herpes genital e talvez alto risco de doença recorrente.

• Os RN expostos não tratados com drogas antivirais sistêmicas profilaticamente serão acompanhados com cautela para evidência de doença pelo VHS. Quando ocorrem sinais ou sintomas de infecção herpética, deve-se imediatamente obter culturas e iniciar a terapêutica específica.

PROGNÓSTICO

O prognóstico das formas disseminadas é muito grave, particularmente na ausência de tratamento específico, quando a mortalidade alcança 80%, ocorrendo seqüelas em mais de 50% dos casos. As seqüelas mais importantes são: hidrocefalia ou microcefalia, coriorretinite e quadriplegia espástica.

Em 235 casos de infecção herpética descritos por Nahmias, a mortalidade foi de 49%, tendo 25% dos sobreviventes apresentado seqüelas graves. Outros estudos mostram resultados semelhantes e a maioria dos autores concorda que a mortalidade pode diminuir para 25% ou menos naqueles pacientes que tiveram o diagnóstico e a terapêutica precoces.

Na tabela 5.69, podemos verificar a evolução dos RN com infecção herpética de acordo com alguns estudos.

Tabela 5.69 – Evolução da infecção neonatal pelo vírus herpes simples.

	Nº de casos	Óbitos (%)	Sobreviventes	
			Com seqüela (%)	Sem seqüela (%)
Nahmias, 1983	235	49	25	26
Jeffries, 1983	84	21	—	—
Whitley, 1983	28	54	21	25

PREVENÇÃO

Mães com história de herpes genital ou que têm parceiros infectados são consideradas de grupo de risco para transmissão da doença para o feto e/ou RN, sendo importante o reconhecimento prévio da história clínica e antecedentes maternos. Quando o RN é exposto a lesões herpéticas maternas durante o nascimento, o risco de doença é em torno de 30 a 40%, enquanto na infecção recorrente esse risco é menor que 8%.

Na primoinfecção herpética, as mães parecem mais suscetíveis a infecção cervical, excretam grandes quantidades do vírus por tempo prolongado, além de apresentarem maior possibilidade de complicações neurológicas e/ou sistêmicas que aquelas pacientes com infecção recorrente. De acordo com alguns estudos, há algumas razões para a menor incidência de infecção herpética neonatal após o parto de mães com infecções recorrentes: 1. a cérvix não é freqüentemente envolvida; 2. a viremia é menos freqüente; 3. o período de doença é mais curto durante a infecção recorrente, além da transferência passiva de anticorpos maternos para o RN, protegendo-o contra a infecção.

Outro aspecto a salientar nos RN de mães com infecção primária é a taxa mais alta de transmissão viral intra-uterina e maior morbidade neonatal que naquelas pacientes infectadas antes da gestação.

Brow e cols. estudaram 29 mães com herpes genital durante a gestação, das quais 15 tinham infecção herpética primária, no sentido de verificar os efeitos perinatais da infecção do RN. VHS-2 foi isolado das lesões genitais durante os episódios agudos e subagudos em 23 (79%) das 29 mulheres. O primeiro episódio de VHS genital ocorreu em oito mulheres no primeiro trimestre, em 15 no segundo trimestre e em seis durante o terceiro trimestre. Os autores constataram maior morbidade neonatal naquelas crianças cujas mães adquiriram infecção primária durante a gestação: aborto, prematuridade, crescimento intra-uterino retardado e herpes neonatal, fato não observado nos RN das 14 mães com infecção recorrente. Observaram ainda alto risco de infecção herpética neonatal naquelas mulheres que adquiriram herpes genital durante o terceiro trimestre de gestação.

Em outro estudo realizado por Prober e cols. foi observado também baixa incidência de infecção neonatal nos RN de mães com infecção herpética recorrente e que nasceram inadvertidamente de parto vaginal. Nenhum dos 34 RN expostos à infecção materna recorrente pelo VHS-2, quer a mãe fosse sintomática ou assintomática, tiveram infecção clinicamente aparente. Os autores comentam ainda que o risco de infecção neonatal é menor que 8% quando as mulheres são assintomáticas, por ocasião do parto.

Portanto, infecção materna pelo VHS é sempre acompanhada por altos riscos durante todas as fases da gestação, particularmente na infecção primária e no último trimestre de gravidez.

É importante lembrar que a infecção herpética genital sintomática na gestante ocorre em menos de 10% das mães. Whitley e cols. puderam verificar que, entre as mães dos RN infectados pelo VHS, 39 (70%) eram assintomáticas e metade (50%) teve parto prematuro, reforçando a infecção herpética como causa de prematuridade.

Finalmente, salientamos a prevenção da infecção neonatal na presença de lesões orais na mãe ou em outros contactantes íntimos. Em caso de contato (pessoal, familiar ou outro) com infecção herpética, culturas virais devem ser colhidas na criança. Dunkle e cols. referiram um RN que adquiriu VHS-1, possivelmente por meio do leite materno, cuja mãe não tinha história de infecção herpética antes do parto. As culturas da cérvix, vagina e cavo, duas semanas após o parto, foram negativas para o VHS. No entanto, a cultura do VHS no leite materno foi positiva para o tipo 1. As culturas do pai e de todos os *membros da família foram negativas*. Apesar de os autores não poderem afastar a possibilidade de o RN ter adquirido VHS tipo 1 do trato genital materno e subseqüentemente colonizar o leite, chamaram a atenção para a excreção viral no leite materno. No quadro 5.53 podemos observar as principais condutas no RN de mãe com infecção herpética.

Quadro 5.53 – Condutas recomendadas para o recém-nascido de mãe com infecção genital pelo VHS*.

Infecção materna primária de primeiro episódio
1. Parto cesáreo dentro de 24 horas (de preferência dentro de 4 horas de rotura das membranas) · Cultura de olhos, nariz, boca, urina e fezes (primeiras 48 horas de vida) · Tratar com aciclovir se cultura positiva ou sinais de herpes neonatal (neste último caso, realizar análise do líquor, cultura e se possível PCR para VHS) 2. Parto vaginal inevitável · Cultura de olhos, nariz, boca, urina, fezes, líquor · Tratar com aciclovir

Infecção recorrente em atividade por ocasião do parto
1. Parto cesáreo dentro de 24 horas (preferivelmente antes de 4 horas) de rotura das membranas · Cultura de olhos, nariz, boca, urina e fezes (primeiras 48 horas de vida) 2. Parto vaginal inevitável · Cultura de olhos, nariz, boca, urina, fezes, líquor · Tratar com aciclovir

* Modificado de Kohl, S., 1997.

BIBLIOGRAFIA

1. ALTSHULER, G. – Pathogenesis of congenital herpes virus infection. Case report including a description of the placenta. *Am. J. Dis. Child.* **127**:427, 1974. 2. AMORTEGUI, A.J.; Mac PHERSO, T.A. & HARGER, J.H. – A cluster of neonatal herpes simplex infections without mucocutaneous manifestations. *Pediatrics* **73**:194, 1984. 3. ARVIN, A.M. et al. – Neonatal herpes simplex infectation in the absence of mucocutaneous lesions. *J. Pediatr.* **100**:715, 1982. 4. BAKER, D.A. & AMSTEY, M.S. – Herpes simplex virus: biology, epidemiology and clinical infection. In Amstey, M.S. (ed.). *Virus Infection in Pregnancy.* Orlando & Stratton, 1984, p. 55. 6. BIRD, T. et al. – Disseminated Herpes simplex in newborn infants. *J. Clin. Pathol.* **16**:423, 1963. 5. BLANCHIER, H. et al. – L'herpes chez la femme enceinte et le nouveauné. *J. Gynecol. Biol. Reprod.* **16**(Suppl. 1):1, 1987. 7. BRETT, E.M. – Herpes simplex virus encephalitis in children, *Br. Med. J.* **293**:1388, 1986. 8. BROWN, Z.A. et al. – Effects on infants of a first episode of genital herpes during pregnancy. *N. Engl. J. Med.* **317**:1246, 1987. 9. BRUNELL, P.A. – Prevention and treatment of neonatal herpes. *Pediatrics* **66**:806, 1980. 10. BUJKO, M.; SOLOVIÉ, V. & DOTLIÉ, R. – Herpesvirus hominis (HVH) infectation in women with preterm labor. *J. Perinat. Med.* **14**:319, 1986. 11. CHRISTIE, J.D. et al. – Hydranecephaly caused by congenital infection with herpes virus. *Pediatr. Infect. Dis.* **5**:473, 1986. 12. CHUANG, YSU-YI – Neonatal herpes: incidence, prevention, and consequences. *Am. J. Prev. Med.* **4**:47, 1988. 13. COREY, L. & HOLMES, K.K. – Genital Herpes simplex virus infections: current concepts in diagnosis, therapy and prevention. *Ann. Inter. Med.* **98**:973, 1983. 14. COREY, L. et al. – Genital herpes simplex virus infections: clinical manifestations, course and complications. *Ann. Inter. Med.* 98:958, 1983. 15. COREY, L. & SPEAR, P. – Infections with Herpes simplex virus. *N. Engl. Med.* **314**:149, 1986. 16. COREY, L. et al. – Difference between Herpes simplex virus type 1 and type 2 neonatal encephalitis in neurological outcome. *Lancet* **1**:1, 1988. 17. DANKER, W.M. & SPECTOR, S.A. – Recurrent herpes simplex in a neonate. *Pediatr. Infect. Dis.* **5**:582, 1986. 18. DINIZ, E.M.A. & VAZ, F.A.C. – Repercussões neurológicas das infecções congênitas. In Vaz, F.A.C. (coord.). *Problemas Neurológicos do Recém-Nascido.* São Paulo, Sarvier, 1985. p. 191. 19. DINIZ, E.M.A. – Infecção pelo vírus herpes simples. In Marcondes, E. (ed.). *Pediatria Básica.* 8ª ed., São Paulo, Sarvier, 1991, p. 452. 20. DINIZ, E.M.A. – Quadro clínico, laboratorial e radiológico das infecções hematogênicas no recém-nascido e suas manifestações tardias. In Bittencourt, A.L. (ed.). *Infecções Congênitas Transplacentárias.* Rio de Janeiro, Revinter, 1995, p. 151. 21. DINIZ, E.M.A. – Infecção pelo vírus herpes simplex (VHS). In Marcondes, E. (ed.). *Pediatria Básica.* 8ª ed., São Paulo, Sarvier, 1991, p. 452. 22. NAHMIAS, A.J. & VISINTINE, A.M. – Herpes simplex. In Remington, J.S. & Klein, J.O. (eds.). *Infectious Diseases of the Fetus and Newborn Infant.* Philadelphia, Saunders, 1976, p. 156. 23. NAHMIAS, A.J. et al. – Herpes simplex virus encephalitis: laboratory evaluations and diagnostic significance. *J. Infect. Dis.* **145**: 829, 1982. 24. PROBER, C.G. & ARVIN, A.M. – Commentary: perinatal herpes – current status and obstetric management strategies: the pediatric perspective. *Pediatr. Inf. Dis. J.* **14**:832, 1995. 25. SCOTT, L.L. – Perinatal herpes: current status and obstetric management strategies. *Pediatr. Infect. Dis. J.* **14**:827, 1995. 26. WHITLEY, R.J. – Herpes simplex virus infections. In Remington, J.S. & Klein, J.O. (eds.). *Infectious Diseases of the Fetus and Newborn Infant.* Philadelphia, Saunders, 1990, p. 228.

12 Infecção por *Chlamydia*

MARIA ESTHER JURFEST RIVERO CECCON
EDNA MARIA DE ALBUQUERQUE DINIZ
FLÁVIO ADOLFO COSTA VAZ

Os conhecimentos epidemiológicos da infecção perinatal por *Chlamydia trachomatis* foram descritos décadas antes do isolamento efetivo do microrganismo. Halberstaedter e Prowazek visualizaram pela primeira vez as inclusões intracitoplasmáticas em 1907. Linder e cols., em 1909-1911, descreveram o mesmo padrão citológico em infecções oculares não-gonocócicas e em secreções do trato genital de mães que deram à luz a crianças infectadas.

A *Chlamydia trachomatis* que causa o linfogranuloma venéreo foi isolada em 1930 e só em 1950 que clamídias outras que não as causadoras do linfogranuloma venéreo (LGV) foram isoladas do trato genital.

As clamídias atualmente são classificadas como bactérias gramnegativas altamente especializadas, possuem parede celular trilaminar de maneira semelhante aos bacilos gram-negativos e são obrigatoriamente intracelulares.

O ciclo de crescimento das clamídias inicia-se com a infecção da célula hospedeira suscetível; a invasão celular ocorre por meio de um processo específico de fagocitose (endocitose) e parecem existir receptores específicos na célula hospedeira para os diferentes tipos de *Chlamydia*.

Após a invasão celular, a *Chlamydia* permanece no fagossomo durante todo o seu ciclo de crescimento, e antígenos de superfície da *Chlamydia* parecem inibir a fusão fagolisossomal. Estes dois fatores de virulência, o processo de fagocitose específico (endocitose) e a inibição da fusão lisossomal, explicam o parasitismo dessa bactéria.

Uma vez dentro da célula, os *corpos elementares*, que são as formas infectantes da *Chlamydia*, rígidos, de parede grossa, medindo 350nm e metabolicamente inativos, aumentam em tamanho e transformam-se em *corpos reticulares*, que são menos rígidos, medem 700 a 1.000nm e metabolicamente ativos, dividem-se binariamente diferenciando-se em novas formas infectantes e para tanto usam o ATP e certos aminoácidos da célula hospedeira. Esse ciclo se completa em aproximadamente 48 horas quando essas novas formas infectantes são liberadas por lise celular para iniciar novos ciclos.

No gênero *Chlamydia* existem duas espécies. A *Chlamydia psittaci*, que é um patógeno comum em espécies de aves e mamíferos inferiores, e a *Chlamydia trachomatis*, que parece ser um patógeno específico do ser humano.

Existem 15 sorotipos reconhecidos da *Chlamydia trachomatis*. Três desses sorotipos (L1, L2, L3) representam os agentes causadores do linfogranuloma venéreo: os sorotipos A, B, Ba, C representam os agentes causadores do tracoma e os sorotipos D, E, F, G, H, I, J, K são os agentes causadores da conjuntivite de inclusão (adulto e RN), uretrite, cervicite, salpingite, epididimite e pneumonia no recém-nascido.

EPIDEMIOLOGIA E TRANSMISSÃO

A via de transmissão mais freqüente da *Chlamydia trachomatis* é sexual. A transmissão de criança para criança ou intrafamiliar, que é uma forma de contaminação do tracoma endêmico, não tem sido provada ser causadora de doença no recém-nascido.

A *Chlamydia trachomatis* é provavelmente o patógeno sexualmente transmissível mais comum em centros industrializados, causando um terço da metade das uretrites não-gonocócicas no homem, e a infecção concomitante com gonococo é comum em homens e mulheres que têm gonorréia e são tratados com penicilina e que posteriormente desenvolveram uretrite pós-gonocócica por *Chlamydia*.

Na mulher, pode ocorrer cervicite, salpingite e uretrite, mas na maior parte das vezes a infecção é inaparente.

A gestação por si só parece aumentar o risco de colonização por essa bactéria. Os fatores de risco, além da própria gravidez, são: vida sexual ativa iniciada precocemente, principalmente na adolescência, baixas condições sócio-econômicas, vários parceiros e antecedentes de outras doenças sexualmente transmissíveis.

A transmissão intra-útero não é reconhecida, e recém-nascido de parto cesáreo não tem risco de adquirir a infecção, a menos que tenha ocorrido rotura prematura de membranas.

Nos Estados Unidos, a infecção por *Chlamydia* localizada na cérvix uterina incide em 4 a 5% das mulheres sexualmente ativas; se os fatores de risco anteriormente citados estiverem presentes, a incidência é de 25 a 30%.

O risco definido da infecção por *Chlamydia* durante a gestação é incerto, mas estudos indicam maior incidência de prematuridade e morte perinatal, mas outros não confirmam essa associação.

O recém-nascido de mãe com infecção por *Chlamydia trachomatis* na cérvix uterina tem 60 a 70% de risco de adquirir a infecção durante sua passagem pelo canal do parto. Aproximadamente 25 a 50% dos recém-nascidos expostos deverão desenvolver conjuntivite, e 10 a 20%, pneumonia.

PATOGÊNESE

Conjuntivite de inclusão – a conjuntivite de inclusão adquirida pelo recém-nascido durante sua passagem pelo canal do parto parece acometer preferencialmente recém-nascidos prematuros, podendo isso ser atribuído ao maior tempo de hospitalização com conseqüente reconhecimento da doença ou a um aumento de suscetibilidade à infecção.

Desde que o microrganismo tenha um ciclo de aproximadamente 48 horas, é muito pouco provável que qualquer conjuntivite no primeiro dia de vida seja atribuída à *Chlamydia trachomatis* (exceto quando houve rotura prematura de membranas).

Os microrganismos replicam-se extensivamente nas células epiteliais superficiais da conjuntiva causando lesão celular importante com reação inflamatória à custa de leucócitos polimorfonucleares, podendo haver até formação de pseudomembranas.

Reação linfocitária só aparece quando o recém-nascido já tem a doença várias semanas, refletindo a imaturidade do seu sistema linfóide. A conjuntivite na maior parte dos recém-nascidos não tratados resolve espontaneamente durante os primeiros meses de vida, mas alguns permanecem sintomáticos com formação de *panos* (neovascularização da córnea) com má evolução.

Pneumonia – a nasofaringe posterior do recém-nascido é o local de replicação da *Chlamydia trachomatis*, e culturas dessa região costumam ser positivas quando outros locais como conjuntiva, nasofaringe antèrior e faringe oral são negativas.

A história de conjuntivite não é um pré-requisito para o aparecimento de pneumonia e parece que o trato respiratório pode ser diretamente infectado durante o nascimento.

Existem hipóteses na literatura médica de que a pneumonia no recém-nascido esteja relacionada a uma resposta de hipersensibilidade, já que é notada relativa eosinofilia e esses recém-nascidos apresentam níveis elevados de anticorpos IgG para *Chlamydia trachomatis*. As mães infectadas por *Chlamydia* têm também altos níveis de anticorpos IgG, porém não parece ter efeito protetor, já que os recém-nascidos expostos, mesmo assim, adquirem a doença.

MANIFESTAÇÕES CLÍNICAS

Conjuntivite de inclusão – a conjuntivite por *Chlamydia* é uma das mais freqüentes no primeiro mês de vida, e os achados clínicos aparecem usualmente entre o 5º e o 12º dias pós-natal. No entanto, Freedman e cols. mostram casos em que as manifestações se iniciaram desde o primeiro dia de vida; inícios mais tardios, isto é, na segunda semana de vida, já foram observados, sendo que a instalação de nitrato de prata ao nascimento pode adiar o reconhecimento dessa conjuntivite. A média de aparecimento dos sintomas costuma ser de 7 a 8 dias de vida. Se a conjuntivite não for tratada, pode persistir por 3 a 12 meses e não usualmente a infecção tem sido demonstrada após 2 anos de idade.

O estado geral do recém-nascido é bom e geralmente não existe comprometimento sistêmico; a conjuntivite pode apresentar-se desde assintomática até grave, com secreção purulenta abundante; o envolvimento pode ser unilateral e a conjuntiva costuma estar vermelha e com proeminência de pequenos vasos sangüíneos.

Pneumonia – pneumonia por *Chlamydia trachomatis* foi descrita por Schachter e cols. em 1975 em uma criança que desenvolveu pneumonia após ter-se recuperado de uma conjuntivite de inclusão, e os achados clínicos foram descritos por Beem e Saxon em 1977.

Os sinais clínicos iniciam-se entre 3 e 16 semanas de idade, as crianças geralmente não apresentam febre, ou esta é baixa, e existe obstrução nasal; tosse persistente, roncos e estertores crepitantes são ouvidos à ausculta pulmonar.

No hemograma verifica-se leucocitose e eosinofilia que também pode ser vista na secreção traqueal. Na radiografia de tórax é visto infiltrado intersticial difuso e enfisema bilateral.

A taquipnéia é característica e é o primeiro sinal físico anormal, com freqüências respiratórias que variam de 50 a 70/min. Hiperglobulinemia com elevação de IgG e IgM pode ser observada. O curso prolongado dessa pneumonia afebril é característico, com persistência dos sintomas por mais de uma semana; em 50% dos casos está precedida de conjuntivite e na mesma porcentagem há associação de otite média.

Em alguns casos, a insuficiência respiratória é grave o suficiente para requerer suporte ventilatório, mas a morbidade é usualmente baixa.

A história natural da pneumonia por *Chlamydia trachomatis* não tratada é a melhora progressiva em cerca de 4 a 8 semanas, a mortalidade é baixa.

As seqüelas a longo prazo da infecção pulmonar em crianças de 7 a 8 anos de idade, que tenham tido pneumonia por *Chlamydia* no período neonatal, foram alterações de provas de função pulmonar, demonstrando assim a possibilidade de complicações a longo prazo.

DIAGNÓSTICO

O diagnóstico da infecção por *Chlamydia trachomatis* pode ser feito por meio do exame direto do material, obtido pelo raspado de conjuntiva corado pelo Giemsa, no qual podem ser observadas as inclusões características no citoplasma das células conjuntivais.

O teste de imunofluorescência direta com anticorpos monoclonais fornece o diagnóstico da infecção por *Chlamydia* do trato genital, conjuntiva e nasofaringe; no material são visualizados os corpos elementares, que são as formas infectantes. A sensibilidade desse teste é de 90%, e sua especificidade, de 98%. O teste imunoenzimático também detecta, de forma direta, o antígeno, porém é menos específico e sensível que a imunofluorescência.

O isolamento do microrganismo em cultura de tecidos utilizando o meio de células de McCoy ou Hela 229 tem 90% de sensibilidade e 100% de efetividade. O organismo pode ser recuperado em 48 a 72 horas.

O diagnóstico sorológico em crianças é útil quando demonstra soroconversão, mas em adultos, devido à prevalência de títulos elevados de anticorpos, a rotina sorológica não é efetiva. Se a sorologia for negativa, afasta a infecção.

Infecções sistêmicas respondem com títulos elevados de anticorpos e, portanto, recém-nascidos com pneumonia apresentam títulos de anticorpos mais elevados que aqueles com conjuntivite.

DIAGNÓSTICO DIFERENCIAL

Em relação à conjuntivite, os principais diagnósticos diferenciais são as conjuntivites bacterianas (gonococo, *Staphylococcus aureus*, pneumococo e *Pseudomonas aeruginosa*), as virais (herpes simples) e as químicas devido à instilação de nitrato de prata ao nascimento.

Em relação à pneumonia, os principais diagnósticos diferenciais são doenças respiratórias que cursam de maneira afebril, por exemplo, as causadas por vírus sincicial respiratório, citomegalovírus, adenovírus, enterovírus, parainfluenza tipo 3 e *P. carinii*.

Os diagnósticos diferenciais aumentam se a pneumonia por *Chlamydia* evolui com febre e sinais de comprometimento sistêmico.

TRATAMENTO

Conjuntivite de inclusão

A profilaxia ocular para prevenção de infecção por *N. gonorrhoeae* é realizada com nitrato de prata a 1%; algumas instituições atualmente têm elegido a realização da profilaxia com eritromicina a 0,5% para prevenir a infecção gonocócica e a infecção por *Chlamydia trachomatis*. Mas esse procedimento não previne a colonização nasofaríngea nem a doença respiratória.

O tratamento da conjuntivite de inclusão deve ser realizado com eritromicina por VO na dose de 40mg/kg/dia dividida em quatro doses durante duas semanas; a terapêutica sistêmica erradica também os microrganismos da nasofaringe e só com a terapêutica tópica tem-se observado recorrência e falha de tratamento em 50% dos casos.

Sulfissoxazol é uma droga alternativa em crianças com função hepática normal, na dose de 150mg/kg/dia dividida em quatro doses.

Pneumonia

Existe evidência de que a administração de eritromicina na dose de 40mg/kg/dia dividida em quatro doses (etilsuccinato) ou sulfissoxazol na dose de 150mg/kg/dia durante 14 dias diminui significativamente o curso clínico da doença.

A maioria das crianças melhora ao redor do sétimo dia de tratamento, e o estado de portador em nasofaringe também diminui após uma semana de tratamento, além de não se observar recaídas.

Como essa infecção é sexualmente transmissível, o reconhecimento do recém-nascido infectado sugere que seus pais também estejam infectados devendo também ser tratados.

---

13 | Infecção pelo Vírus Varicela Zoster

EDNA MARIA DE ALBUQUERQUE DINIZ
HELCIO BAHIA CORRADINI

INTRODUÇÃO

A varicela é uma doença resultante da infecção primária pelo vírus varicela zoster (VZ), sendo freqüente e relativamente benigna na criança. É altamente contagiosa e caracteriza-se por um período prodrômico que dura em média 10 a 20 dias após exposição ao vírus de indivíduos suscetíveis. Caracteriza-se por febre, mal-estar e exantema maculopapular, que evolui para vesículas e crostas. Inicia-se em geral na face e no tronco e tem distribuição centrípeta. Após o início do exantema, novas lesões continuam a surgir durante quatro a cinco dias, observando-se vários estágios de desenvolvimento. As complicações mais freqüentes são: pneumonia, encefalite, celulite bacteriana e diátese hemorrágica.

O risco de complicações pela varicela no adulto é cerca de 25 vezes maior que em crianças.

O herpes zoster ocorre sempre em pessoas que já tiveram varicela e acompanha-se por exantema vesicular doloroso, em geral restrito a um ou mais dermátomos segmentados.

Estudos epidemiológicos, imunológicos e virológicos indicam que a varicela e o herpes zoster são causados pelo mesmo agente etiológico designado de vírus VZ.

O vírus VZ, também denominado *Herpesvirus varicellae*, pertence à família Herpesviridae, da subfamília Alfa-herpesvirinae, também chamada de herpesvírus humano tipo 3, sendo indistinguível morfologicamente de outros membros desse grupo. É um vírus do tipo DNA, com forma icosaédrica, dotado de envelope e medindo 150 a 200nm de diâmetro.

O vírus VZ causa duas doenças: a varicela e o herpes zoster.

O homem é o único hospedeiro natural do vírus, havendo um único sorotipo viral. Após a infecção primária, o vírus VZ permanece latente no organismo, alojando-se nos gânglios sensitivos da medula espinhal ou gânglios dos nervos cranianos, podendo reativar-se após alguns anos e dar origem ao herpes zoster. Os vírus provenientes das lesões cutâneas do herpes zoster podem causar varicela em pessoas suscetíveis.

EPIDEMIOLOGIA E TRANSMISSÃO

A infecção pelo vírus VZ dissemina-se facilmente, ocorrendo mais freqüentemente no final do inverno e começo da primavera. A varicela é mais contagiosa que a cachumba e menos que o sarampo. Após exposição à varicela, 61% das pessoas suscetíveis de todos os grupos etários desenvolvem varicela, comparados com 76% para o sarampo e 31% para a cachumba. Em geral, em 96% dos indivíduos suscetíveis ocorre varicela dentro de 15 a 20 dias após a exposição.

A incidência de varicela na gestação é de 1 a 5:10.000 gestações, e do herpes zoster, de 0,5:10.000 gestações. A infecção pelo herpes zoster resulta da reativação do vírus VZ, em geral latente, sendo mais freqüente em indivíduos idosos, imunodeficientes e portadores de doenças malignas. A doença é limitada e caracteriza-se por dor localizada em uma ou mais vias nervosas sensoriais. As lesões de pele são unilaterais e seguem a mesma evolução das lesões da varicela. Em geral, menos de 5% das infecções pelo herpes zoster são assintomáticas.

O herpes zoster é uma infecção rara na gestante, havendo poucos casos descritos sobre a infecção congênita fetal.

O primeiro relato de herpes zoster na gestante foi feito por Treimann, em 1876, em uma mãe que teve a infecção durante o terceiro mês de gestação, sendo o recém-nascido (RN) normal. A gravidade ou história natural do herpes zoster na gestante não parece ser maior em relação à população em geral.

A transmissão do vírus da gestante para o feto ocorre sempre por via transplacentária e raramente por contato direto, durante ou após o parto.

A transmissão horizontal da varicela na maternidade e no berçário não é conhecida. Acredita-se que seja baixa, desde que cerca de 70% das pessoas que trabalham em hospitais tenham história pregressa de varicela. Desse modo, grande parte dos RN de mães imunes é parcialmente protegida devido à transferência passiva de anticorpos maternos durante a gestação.

PATOGÊNESE

A varicela é considerada congênita quando ocorre nos primeiros 10 dias de vida da criança, tendo em vista seu período de incubação de 10 a 21 dias.

Os riscos de infecção materna grave e fetal parecem maiores na varicela (infecção primária pelo vírus VZ) que no herpes zoster (reativação do vírus VZ).

A viremia materna pelo vírus VZ precede sempre o exantema da pele e cessa rapidamente com a produção de anticorpos.

Em geral, o vírus passa para o feto desprotegido imunologicamente antes da passagem dos anticorpos produzidos pela mãe; uma vez acometendo o feto, este desenvolve uma síndrome congênita grave.

O vírus VZ, à semelhança de outras viroses do grupo herpes (citomegalovírus, herpes simples), pode produzir defeitos congênitos no feto na grande maioria dos casos afetados. Brunell analisou a resposta imunológica materna e fetal ao vírus VZ em oito mulheres portadoras de varicela ou herpes zoster, até o nascimento da criança. O autor observou que nenhum dos RN das mães com infecção pelo vírus durante a gestação apresentou exantema variceliforme ou evidência de que tais lesões ocorreram no útero. Crianças nascidas seis ou mais dias após o início da infecção materna tinham títulos de anticorpos anti-VZ no sangue do cordão semelhantes ao da mãe

por ocasião do parto. Porém, quando o intervalo entre o início da varicela materna e o parto foi cinco dias ou menos, os títulos de anticorpos maternos ao nascimento excederam àqueles do sangue do cordão (Tabela 5.70). Outro achado importante foi verificado em cinco mães que tiveram varicela dentro de uma semana antes do parto; três RN dessas mães não tinham anticorpos anti-VZ detectáveis no sangue do cordão e todos desenvolveram varicela, tendo apenas um RN anticorpo detectável durante a fase de convalescência da varicela.

Tabela 5.70 – Títulos de anticorpos séricos anti-VZ por ocasião do parto em mães com infecção pelo vírus VZ durante a gestação e títulos de anticorpos anti-VZ nos RN*.

Mãe com doença clínica	Dias entre início da infecção e o parto	Títulos de anticorpos anti-VZ	
		Mãe	Criança
Herpes zoster	158	64	64
Varicela	76	32	16
Varicela	17	16	16
Varicela	6	1.024	512
Varicela	5	128	16
Varicela	4	256	8
Varicela	3	128	8
Varicela	3	8	8

* Modificada de Brunell, 1966.

No sentido de investigar as conseqüências da infecção primária (varicela) e recorrente (herpes zoster) pelo vírus VZ em gestantes e seus RN, Paryani e Arvin estudaram prospectivamente 43 gestações complicadas por varicela e 14 por herpes zoster. A infecção intra-uterina pelo vírus da varicela foi identificada baseando-se em achados clínicos (anomalias características da síndrome da varicela congênita, varicela aguda ao nascimento ou herpes zoster na infância) e imunológicos (anticorpo IgM anti-VZ no período neonatal, persistência dos títulos séricos de IgG anti-VZ com um a dois anos de idade ou proliferação linfocitária in vitro em resposta ao antígeno VZ).

Entre as 41 crianças de mães com varicela durante a gestação, 11 foram expostas durante o primeiro trimestre de gestação; 11 durante o segundo trimestre; e 19 no terceiro trimestre. Três mães que tiveram varicela antes de 10 dias do parto foram consideradas separadamente, pela possibilidade de transmissão de vírus VZ durante o nascimento. Na tabela 5.71 podem ser vistos achados clínicos de 38 crianças restantes segundo os autores.

Tabela 5.71 – Número de crianças com evidência clínica de infecção intra-uterina por varicela materna durante a gestação.

Achados clínicos	Trimestre de varicela materna			Total
	1º	2º	3º*	
	N = 11	N = 11	N = 16	N = 38
Defeitos de nascimento	1 (9)	0	0	1 (2,6)
Herpes zoster	0	1	0	1
Varicela ao nascimento	0	0	2	2
Total	1 (9)**	1 (9)	2 (12,5)	4 (10,5)

* Excluídos aqueles casos cuja varicela materna teve início 10 dias antes do parto.
** Nº de crianças em porcentagem.

Dentre os RN cujas mães tiveram varicela no primeiro trimestre de gravidez, apenas um (9%) apresentou síndrome clássica da varicela congênita caracterizada por: atrofia, defeitos cutâneos e ósseos da perna direita, coriorretinite bilateral, atrofia cortical, além de hidronefrose, hidroureter do rim esquerdo e refluxo gastroesofágico grave. A criança faleceu aos 6 meses de idade devido à pneumonia aspirativa recorrente. Nenhuma das crianças cujas mães tiveram varicela durante o segundo e terceiro trimestres apresentou defeitos de nascimento. Portanto, três crianças apresentaram evidência clínica de infecção intra-uterina. Uma dessas crianças, cuja mãe teve varicela no segundo trimestre de gestação, desenvolveu herpes zoster aos 7 meses de idade, e duas, cujas mães tiveram varicela no terceiro trimestre, apresentaram lesões de pele de varicela aguda ao nascimento.

Desse modo, evidência clínica de infecção intra-uterina pelo vírus VZ esteve presente em quatro crianças (10,5%). Do ponto de vista imunológico, 7 das 33 crianças examinadas apresentaram comportamento imunológico de infecção intra-uterina por varicela (Tabela 5.72).

Tabela 5.72 – Evidência imunológica de infecção intra-uterina após varicela materna durante a gestação.

| Achados imunológicos | Trimestre de varicela materna | | | Total |
| | 1º | 2º | 3º | |
	N = 7	N = 11	N = 15	N = 33
IgM (< 6 semanas)	0/2	0/4	3/10	3/16
IgG (≥ 12 meses)	0/6	1/9	2/6	3/21
Transformação linfocitária	0/6	1/9	5/11	—
Total	0/7	2/11	5/15	7/33

Os autores constataram que 8 (24%) das 33 crianças mostraram evidência de infecção intra-uterina pela varicela e nenhuma das 14 crianças, cujas mães tiveram herpes zoster na gestação, apresentou anomalias físicas, bem como, em nove dessas crianças com seguimento evolutivo durante um ano, nenhuma desenvolveu herpes zoster.

Há indicação de que o risco de infecção sintomática intra-uterina pelo vírus VZ, após o primeiro trimestre de gestação, é baixo (em média 5%) e raramente associado a defeitos congênitos, quando a varicela materna ocorre no segundo e terceiro trimestres de gestação.

Outro aspecto a salientar diz respeito ao comportamento da varicela materna em relação à época do parto. Quando a varicela materna ocorre quatro dias antes e dois dias após o parto, as lesões de varicela no RN geralmente aparecem entre 5 e 10 dias de vida. A doença, nesses casos, é mais grave que naqueles RN com exantema logo após o nascimento. Meyers verificou que a relação paciente/mortalidade para RN com exantema desenvolvido entre 5 e 10 dias de vida foi de 21%, significativamente mais alta que nos RN com exantema nos primeiros 4 dias de vida (0%).

Relação semelhante o autor verificou entre as mães. Houve quatro óbitos (31%) nos RN de 13 mães que apresentaram exantema nos últimos quatro dias que precederam o parto, enquanto nenhuma criança faleceu no grupo de mães que apresentaram varicela mais de cinco dias antes do parto (Tabela 5.73).

Tabela 5.73 – Casos e óbitos de varicela congênita em RN de termo, de acordo com o dia de início do exantema.

| Dia de início do exantema* | Casos | |
	Óbito Nº (%)	Sobrevivente Nº (%)
Recém-nascido		
0-4	0 (0)	22 (100)
Mãe		
5	0 (0)	23 (100)
0-4	4 (31)	9 (69)

* Dias após o nascimento (recém-nascido); dias antes do parto (mães).
Tabela modificada de Meyers, 1974.

QUADRO CLÍNICO

Vários autores já documentaram associação entre varicela materna adquirida precocemente na gestação e ocorrência de anomalias no feto (Higa e cols., 1987 e Alkalay e cols., 1987) (Tabelas 5.74 e 5.75).

Higa e cols. (1987) descreveram 52 crianças cujas mães tiveram varicela nas primeiras semanas de gestação, das quais 27 apresentaram anomalias congênitas (síndrome de varicela congênita), enquanto outras 25 desenvolveram herpes zoster no período pós-natal imediato. A maioria das mães cujos filhos tinham anomalias congênitas havia adquirido varicela dentro das primeiras 20 semanas de gestação, enquanto as outras, cujos filhos desenvolveram herpes zoster, tiveram varicela após a 21ª semana. Todas essas crianças apresentaram lesões cutâneas unilaterais com distribuição metamérica, desnudamento cutâneo, escaras ou ulcerações, cicatrizes deprimidas e pigmentadas em ziguezague, lesões geralmente presentes em membros hipoplásticos. Acredita-se que as lesões da pele constituam os sinais mais patognomônicos das anomalias congênitas causadas pelo vírus VZ. Na tabela 5.74 constam os principais achados clínicos das crianças com alterações cutâneas.

Há critérios específicos para documentar a associação entre varicela materna adquirida nas primeiras semanas de gestação e anomalias fetais (Tabela 5.75) segundo Alkalay e cols., 1987. Quando a gestante adquire varicela na fase final da gestação, 24% dos RN apresentam quadro de infecção neonatal, constituindo doença congênita tardia.

Quando o exantema vesiculoso surge até o quarto dia de vida (varicela materna ocorrendo 5 a 21 dias antes do parto, com tempo suficiente para elaborar e passar anticorpos para o feto), o quadro clínico é discreto, com raras vesículas, e a evolução é favorável. Se, pelo contrário, a varicela neonatal surge entre o 5º e o 10º dias (varicela materna ocorrendo nos últimos quatro dias pré-parto até 48 horas após o parto), o quadro clínico é importante, com febre, surtos de vesículas cutâneas por vezes hemorrágicas, por período prolongado, havendo disseminação viral e comprometimento de fígado, pulmões, cérebro, além de infecção bacteriana secundária. A taxa de óbito é alta, geralmente por pneumonia. Manifestações após o 10º dia de vida não correspondem à infecção congênita.

Tabela 5.74 – Principais achados clínicos em 27 recém-nascidos portadores da síndrome da varicela congênita*.

Achados clínicos	Nº de casos
Hipoplasia dos membros superiores e inferiores	16
Pequeno para a idade gestacional	14
Paralisia motora sensorial	11
Retinocoroidite	10
Lesão cerebral	9
Dedos rudimentares	9
Pé torto	9
Microftalmia	8
Infecções de repetição	7
Microcefalia	7
Nistagmo	6
Disfunção do esfíncter anovesical	6
Convulsão	5
Síndrome de Horner	5
Catarata	5
Hipoplasia da escápula, clavícula ou costelas	5
Atrofia óptica	5
Escoliose	3
Disfagia	3
Atresia ou estenose intestinal	3
Disfunção esofágica	2
Alterações na termorregulação	2
Paralisia facial ou diafragmática	2
Hipoplasia de asas nasais	1
Disfunção laríngea	1
Hipoplasia de cólon esquerdo	1
Fusão vesicouretral	1

* Segundo Higa e cols., 1987.

Tabela 5.75 – Características clínicas da síndrome da varicela congênita em 22 crianças.

Características clínicas	%	Características clínicas	%
Prematuridade (< 38 semanas de gestação)	38	Anomalias oculares	
Crescimento intra-uterino retardado	39	Retinocoroidite	60
Mortalidade	39	Anisocoria	40
Lesões cutâneas do tipo cicatricial com distribuição dermatomérica	100	Nistagmo	33
		Microftalmia	33
		Catarata	27
Anomalias neurológicas		Opacidade corneana, heterocronia	68
Paresia de um membro	77	Anomalias esqueléticas	
Hidrocefalia/atrofia cortical	65	Hipoplasia de extremidades superiores e inferiores	80
Convulsões	35	Hipoplasia de dedos e artelhos	33
Síndrome de Horner	24	Pé torto (eqüinovaro e calcâneo valgo)	33
Disfagia bulbar	24	Hipoplasia de omoplata, clavícula, costelas e maxilar inferior, escoliose, lacunas cranianas	33
Retardo mental	24		
Atrofia do nervo óptico	18	Anomalias gastrintestinais	
Disfunção do esfíncter anal	18	Refluxo gastroesofágico, estenose duodenal, dilatação jejunal, colo esquerdo atrofiado, atresia do colo sigmóide	23
Microcefalia, paralisia periférica, hipoplasia cerebelar, paralisia de VIII e do VII pares cranianos	18	Anomalias geniturinárias	
		Agenesia renal, hidronefrose, hidroureter, ectopia testicular, falta de fusão vesicoureteral	23

* Modificada de Alkalay e cols., 1987.

DIAGNÓSTICO

Clínico – a ocorrência da varicela durante as primeiras semanas da gestação, associada ao quadro clínico de hipoplasia de membros, cicatrizes cutâneas, microcefalia, retinocoroidite, catarata e outras anomalias, sugere a síndrome da varicela congênita.

Radiológico – a radiografia de ossos longos deve ser solicitada para os RN que apresentam defeitos dos membros. A radiografia e a tomografia de crânio são úteis naquelas crianças que apresentam microcefalia ou outras alterações neurológicas.

Laboratorial – a pesquisa de anticorpos IgG e IgM específicos para o vírus VZ pode ser realizada na mãe e no RN por meio dos testes de imunofluorescência, radioimunoensaio, fixação do complemento e ELISA.

Uma outra reação bastante específica para o diagnóstico da infecção pelo vírus VZ é o teste denominado FAMA ("fluorescent antibody to membrane antigen"), que detecta anticorpos contra antígenos da membrana viral por meio da imunofluorescência indireta. Essa técnica, no entanto, não é disponível rotineiramente em nosso meio.

A imunidade celular para o vírus VZ pode ser avaliada com a técnica de transformação linfocitária in vitro em resposta aos antígenos virais.

Durante o acompanhamento evolutivo dos RN expostos à varicela materna, é importante observar o comportamento dos títulos de anticorpos específicos antivírus VZ pelo menos durante o primeiro ano de vida. A manutenção dos títulos elevados, além dos 6 meses de idade, sugere o diagnóstico de infecção intra-uterina congênita.

Mais recentemente tem sido referido o diagnóstico pré-natal da infecção pelo vírus VZ de forma semelhante ao que é realizado para outras infecções (toxoplasmose, rubéola, citomegalia, AIDS).

A técnica mais utilizada com essa finalidade é a cordocentese, que consiste em retirar sangue fetal por meio de punção da veia umbilical, com auxílio da ultra-sonografia. Cuthbertson e cols. realizaram essa técnica em uma gestante que desenvolveu varicela durante a 20ª semana de gravidez. Na 32ª semana de gestação, foi observado hidrâmnio e ventriculomegalia fetal por meio da ultra-sonografia. Com 32 semanas e meia foi retirada uma amostra de san-

gue fetal que foi positiva para anticorpos IgM específicos pelo método FAMA. O acompanhamento da criança mostrou concentração elevada de IgM total no sangue do cordão e ausência de anticorpos IgM específicos duas semanas após o nascimento.

Finalmente, a técnica de hibridização para detectar DNA do vírus VZ em leucócitos fetais constituirá, em futuro próximo, um dos exames mais eficientes para o diagnóstico intra-uterino da infecção fetal pelo vírus VZ.

DIAGNÓSTICO DIFERENCIAL

O diagnóstico diferencial da varicela no RN deve ser feito com as seguintes doenças: herpes simples disseminado, varicela, vacina disseminada, dermatite de contato, síndrome de mãos-pés-boca e impetigo.

TRATAMENTO

É sabido que a gamaglobulina humana pode atenuar, embora não previna, a varicela quando ministrada a contactantes familiares dentro de 48 horas, e não mais que 96 horas, após exposição.

Desde sua liberação em 1971, a VZIG ("varicella zoster immunoglobulin") tem sido utilizada em pacientes suscetíveis expostos à varicela, particularmente imunodeprimidos, cuja mortalidade pela doença é em torno de 7%, e em RN de alto risco para varicela grave, no qual a mãe iniciou a varicela cinco dias antes e dois dias após o parto. Sabe-se que a mortalidade nessas crianças pode alcançar 31%. Também é indicada em RN prematuros (menores que 28 semanas de gestação), nos quais a passagem de anticorpos maternos não é tão eficiente quanto no RN de termo, expostos à varicela materna ou nosocomial, e em mulheres gestantes suscetíveis, com exposição íntima ao vírus.

A VZIG é ministrada por via intramuscular (nunca por via intravenosa) logo após o nascimento, na dose total de 1,25ml. Lembramos que a VZIG não é eficaz para o tratamento de herpes zoster ou varicela.

A gamaglobulina humana comum é inespecífica e, embora de mais fácil obtenção, contém menos de um décimo das quantidades de anticorpos anti-VZ, devendo ser usada na impossibilidade de se conseguir a VZIG. A dose mais eficaz no RN é de 5ml por via intramuscular.

Quadro 5.54 – Decisões terapêuticas e preventivas após exposição à varicela no berçário, na maternidade e no domicílio*.

Tipo de exposição ou doença	Varicela (mãe)	Clínica (RN)	Decisões
a) Pessoas em casa com varicela quando a mãe e o RN têm alta hospitalar	Não	Não	1. RN: medidas de isolamento até contactantes não serem transmissores 2. Mãe com história prévia: permanece com o RN ou vai para casa 3. Mãe sem história prévia: permanece com o RN até os contactantes não serem mais transmissores
b) Mãe sem história de varicela prévia porém exposta durante 6-20 dias antes do parto**	Não	Não	1. Mãe e RN expostos: enviar para casa o mais precocemente possível, a menos que haja varicela domiciliar em fase de contágio 2. Outras mães e RN: nenhum cuidado especial 3. Médicos, enfermeiras de sala de parto e berçário: nenhum cuidado se houver história prévia de varicela ou zoster. Na ausência de história, verificar estado imunitário por meio de sorologia. Pessoal não-imune evitará contato com o paciente até 20 dias após exposição*** 4. Se a mãe desenvolve varicela um a dois dias após o parto, o RN deverá receber VZIG****
c) Início da varicela materna antes ou após o parto	Sim	Não	1. Mãe infectada: isolar enquanto for transmissora 2. RN: administrar VZIG para os RN de mães com início de varicela cinco dias antes do parto e isolá-los da mãe. Enviar para casa junto com a mãe se não tiver apresentado lesões até a época em que a mãe não é contagiosa 3. Outras mães e RN: dar alta o mais precoce possível. VZIG ou gamaglobulina comum pode ser dada para os RN expostos 4. Pessoal do hospital: idem item b3
d) Início da varicela materna antes do parto (considerar não-infectante quando nenhuma vesícula aparecer por 72 horas e todas as lesões estejam evoluindo para crostas)	Não	Não	1. Mãe: não é necessário isolamento 2. RN: isolar de outras crianças e não da mãe 3. Outras mães e RN: idem item c3 (se expostas) 4. Pessoal do hospital: idem item b3 (se exposto)
e) Varicela congênita	Não	Sim	1. RN e mãe infectados: idem itens d1 e d2 2. Outras mães e RN: idem item c3 3. Pessoal do hospital: idem item b3

* De acordo com Young e Gershon, 1983.
** *Exposição materna menos de seis dias antes do parto, a mãe não é infectante pelo menos até 72 horas após o parto.*
*** A pesquisa de anticorpos anti-VZ deve ser realizada por meio da reação FAMA ou de outra disponível. Presença de títulos > 1:4 indica imunidade.
**** A dose recomendada de VZIG para o RN é de 1,25ml.

O uso de gamaglobulina na gestante não é recomendado como proteção para o RN porque os anticorpos maternos passam normalmente através da placenta para o feto.

O quadro 5.54 resume as principais decisões terapêuticas e preventivas após exposição à varicela no berçário, na maternidade e no domicílio, de acordo com Young e Gershon.

PROGNÓSTICO

A evolução da criança exposta à varicela materna na vida intra-uterina é, em parte, dependente da época em que a mãe adquiriu a doença. Quando o RN apresenta manifestações clínicas de varicela entre o 5º e o 10º dias de vida, geralmente a evolução é ruim, com mortalidade alta (cerca de 31%). Várias complicações podem ocorrer, destacando-se pneumonia e meningoencefalite graves.

BIBLIOGRAFIA

1. ABLER, C. – Neonatal varicela. Ocurrence in babies born of infected mothers. *Am. J. D. Child.* **107**:492, 1964. 2. ADKINSSON, M.A. – Herpes zoster in a newborn premature infant. *J. Pediatr.* **66**:956, 1965. 3. ALEXANDER, I. – Congenital varicella. *Br. Med. J.* 1074, 1979. 4. ALKALAY, A.L.; POMERANCE, J.J. & RIMOIN, D.L. – Fetal varicella syndrome. *J. Pediatr.* **111**:320, 1987. 5. BOSE, B.; KERR, M. & BROOKES, E. – Varicella-zoster immunoglobulin to prevent neonatal chickenpox. *Lancet* **1**:449, 1986. 6. BOYD, K. & WALKER, E. – Use of acyclovir to treat chickenpox in pregnancy. *Br. Med. J.* **296**:393, 1988. 7. BRAZIN, S.A.; SIMKOVICH, J.W. & JOHSON, W.T. – Herpes zoster during pregnancy. *Obstet. Gynecol.* **53**:175, 1979. 8. BRUNELL, P.A. – Placental transfer of varicella-zoster antibody. *Pediatrics* **38**:1034, 1966. 9. CUTHBERTSON, G. et al. – Prenatal diagnosis of second-trimester congenital varicella syndome by virus – specific immunoglobuline. *M. J. Pediatr.* **111**:592, 1987. 10. DINIZ, E.M.A. – Quadro clínico, laboratorial e radiológico das infecções hematogênicas no recém-nascido e suas manifestações tardias. In Bittencourt, A.L. (ed.). *Infecções Congênitas Transplacentárias*. Rio de Janeiro, Revinter, 1995, p. 151. 11. DINIZ, E.M.A. & CORRADINI, H.B. – Varicela zoster. In Diniz, E.M.A. & Vaz, F.A.C. (eds.). *Infecções Congênitas e Perinatais*. Rio de Janeiro, Atheneu, 1991, p. 15. 12. DWORSKY, M.; WHITLEY, R. & ALFORD, C. – Herpes zoster in infancy. *Am. J. Dis. Child.* **134**:618, 1980. 13. FREIJ, B.J. & SEVER, J.L. – Herpes vírus infections in pregnancy: risk to embryo, fetus, and neonate. *Clin. Perinatal.* **15**:203, 1988. 14. GERSHON, A.A. et al. – Antibody to varicella-zoster vírus in parturient women and their offspring during the first year of life. *Pediatrics* **58**:692, 1976. 15. GERSHON, A.A. et al. – IgM to varicella-zoster virus. Demonstration in patients with and without clinical zoster. *Pediatr. Inf. Dis.* 164, 1982. 16. GUILLOIS, B. et al. – Varicelle pendant la grossese et la période neonatale. *Med. Infantile* **4**:257, 1989. 17. HADDAD, J. et al. – Perinatal varicella. *Lancet* **1**: 1986. 18. HADDAD, J. et al. – Acyclovir in prophylaxis and perinatal varicella. *Lancet* **1**:161, 1987. 19. HIGA, K.; DAN, K. & MANABE, H. – Varicella-zoster vírus infections during pregnancy: Hipothesis concerning the mechanism of congenital malformations. *Obstet. Gynecol.* **69**:214, 1987. 20. LA FORET, E.G. & LYNCH, C.L. – Multiple congenital defects following maternal varicella. Re-

port of a case. *N. Engl. J. Med.* **236**:534, 1947. 21. MEYERS, J.D. – Congenital varicella in term infants: risk reconsidered. *J. Infect. Dis.* **129**:215, 1974. 22. MODLIN, J.F. – Perinatal viral infections and toxoplasmoses. In Cloherty, J.P. & Stark, A.R. (eds.). *Manual of Neonatal Care.* 2nd ed., Boston, Little Brown, 1985, p. 47. 23. O'NEIL, R.R. – Congenital varicella. *Am. J. Dis. Child.* **104**:391, 1962. 24. PARYANI, S.G. & ARVIN, A.M. – Intrauterine infection with varicella-zoster virus after maternal varicela. *N. Engl. J. Med.* **314**:1542, 1986. 25. RUBIN, L. et al. – Disseminated varicella in a neonate: implications for immunoprophylaxis os neonates postnatally explosed to varicella. *Pediatr. Infect. Dis.* **5**:100, 1986. 26. SAVAGE, M.O.; MOOSA, A. & GORDON, R.R. – Maternal varicella infection as a cause of fetal malformations. *Lancet* **1**:352, 1973. 27. SIEGEL, M. – Congenital malformations following chickenpox, measles, mumps, and hepatitis. Result of a cohort sudy. *JAMA* **26**:1521, 1973. 28. SRABSTEIN, J.C. et al. – Is there a congenital varicela syndrome? *J. Pediatr.* **84**:239, 1974. 29. STAGNO, S. & WHITLEY, R.J. – Herpes virus infections of pregnancy. Part II: Herpes simplex virus and varicella-zoster virus infections. *N. Engl. J. Med.* **313**:1327, 1985. 30. YOUNG, N.A. & GERSHON, A.A. – Chickenpox, measles and mumps. In Remington, J.S. & Klein, J.O. (eds.). – *Infectious Diseases of the Fetus and Newborn.* Philadelphia, Saunders, 1983, p. 375. 31. WEBSTER, M.H. & SMITH, C.S. – Congenital abnormalities and maternal herpes zoster. *Br. Med. J.* 1193, 1997. 32. WILLIAMSON, A.P. – The varicella-zoster in the etiology of severe congenital defects. A survey of eleven reported instances. *Clin. Pediatr.* **14**:553, 1975.

SEÇÃO XII **Infecções Adquiridas Neonatais**

coordenadores VERA LÚCIA JORNADA KREBS
FLÁVIO ADOLFO COSTA VAZ

1 Sepse no Período Neonatal

VERA LÚCIA JORNADA KREBS
MARIA ESTHER JURFEST RIVERO CECCON
RUBENS FEFERBAUM

INTRODUÇÃO

Apesar dos avanços na terapêutica e cuidados de terapia intensiva, a incidência de sepse neonatal permanece elevada, de 1 a 8 casos/1.000 nascidos vivos, associada a uma letalidade variável de 10 a 50%. Na América do Sul, América Central e Caribe, a doença ocorre em 2 casos/1.000 nascidos vivos, com letalidade de 31%. Entre 2.696 recém-nascidos admitidos no período de 1988 a 1998 na Unidade de Cuidados Intensivos Neonatais do Instituto da Criança, 3,2% deles apresentaram sepse, com letalidade de 24,2%.

DEFINIÇÃO E ETIOPATOGENIA

Nos últimos anos, ampliou-se significativamente o conhecimento dos fatores envolvidos na resposta sistêmica à infecção, com aparecimento de novos conceitos baseados em mecanismos fisiopatológicos. Dessa forma, o termo *septicemia,* classicamente utilizado para definir a presença de infecção com isolamento do microrganismo na hemocultura, tem sido abandonado. Sepse é definida como a resposta sistêmica à infecção, caracterizada pela evidência clínica de processo infeccioso e presença dos seguintes achados: hipertermia ou hipotermia, taquicardia, taquipnéia e anormalidades na contagem de leucócitos. Choque séptico é definido pela presença de sepse associada à hipotensão ou diminuição na perfusão periférica (enchimento capilar lento).

Na vida intra-uterina e durante o nascimento, o feto e o recém-nascido podem ser colonizados por microrganismos por meio da contaminação no trajeto do canal de parto com a flora do trato genital materno (*Lactobacillus* sp., *Corynebacterium* sp., *Staphylococcus* sp., estreptococo A, B e D, *Neisseria gonorrheae, Chlamydia trachomatis,* bacilos entéricos gram-negativos, anaeróbios, vírus e fungos) ou pela via transplacentária (*Listeria monocytogenes, Haemophilus influenzae* tipo B, *Haemophilus parainfluenzae* e *Streptococcus pneumoniae*).

Entre os fatores de risco para a infecção, destacam-se:

Rotura prolongada de membranas – a freqüência de sepse em recém-nascidos de mães com rotura de membranas por tempo superior a 24 horas é de aproximadamente 1%. Na presença de sinais e sintomas de corioamnionite (febre materna, hipotonia uterina, fisometria, taquicardia fetal), o risco aumenta para 3 a 5%.

Infecção urinária materna – os recém-nascidos de mães com infecção do trato urinário apresentam maior risco de prematuridade, infecção urinária e sepse.

Colonização materna por estreptococo do grupo B – o risco de sepse neonatal na presença de colonização vaginal materna por estreptococo do grupo B, sem sinais clínicos, é cerca de 0,5 a 1%, aumentando quando houver associação com rotura prolongada de membranas, febre materna ou prematuridade.

Sexo masculino – o recém-nascido do sexo masculino tem risco 2 a 6 vezes maior de apresentar sepse em relação ao sexo feminino. Alguns estudos sugerem a possibilidade da existência de um fator genético ligado ao sexo, relacionado à suscetibilidade do hospedeiro à infecção.

Prematuridade – os recém-nascidos pré-termo, principalmente aqueles com idade gestacional inferior a 34 semanas, apresentam imaturidade do sistema imunológico, com deficiência de imunoglobulinas, complemento, opsonização e capacidade fagocitária. Quando a prematuridade ocorrer associada à rotura prolongada de membranas, essas crianças apresentam risco de infecção oito a dez vezes maior em relação aos recém-nascidos de termo.

Asfixia perinatal – a presença de asfixia grave, com necessidade de ressuscitação, aumenta o risco de sepse.

Após o nascimento, adquire grande importância o contato com o meio ambiente (hospital, ambiente domiciliar etc.), que poderá levar à colonização com cepas bacterianas potencialmente causadoras de sepse. É de grande importância o conhecimento do tipo de bactérias encontradas nas diferentes unidades neonatais, que possa definir o perfil etiológico das infecções isoladas ou epidêmicas que acometem os recém-nascidos que ali permanecem. No caso das unidades de prematuros ou terapia intensiva neonatal, podem ocorrer surtos epidêmicos de sepse causados por contaminação com bactérias como a *Serratia marcescens, Citrobacter* sp. e *Flavobac-*

terium meningosepticum, que dificilmente causam doença em recém-nascidos de termo sadios. Nos últimos anos, bactérias consideradas pouco patogênicas, como o *Staphylococcus coagulase-negativo*, assim como fungos, especialmente do gênero *Candida*, têm sido isolados como agentes etiológicos importantes de sepse neonatal em recém-nascidos pré-termo submetidos a tratamento com antibióticos de amplo espectro e procedimentos invasivos como cateterismo vascular, nutrição parenteral e ventilação mecânica.

FISIOPATOLOGIA

As alterações fisiopatológicas na sepse não dependem exclusivamente da presença de bactérias na corrente sangüínea, mas também da resposta do hospedeiro às toxinas liberadas pelos microrganismos na circulação. Nas infecções por bactérias gram-negativas, a *endoxina* constituída pela cápsula bacteriana (lipopolissacarídeo) estimula o hospedeiro a produzir mediadores humorais (citocinas), como o fator de necrose tumoral (TNF – "tumor necrosis factor") e a interleucina-1 (IL-1), produzidos pelos màcrófagos e monócitos ativados e também por outras células, como os astrócitos e as células gliais. A liberação de TNF desencadeia a ativação dos mecanismos de coagulação. No endotélio, há bloqueio da ação da trombomodulina, que é essencial para a ativação da proteína C. Na ausência de proteína C, os fatores de coagulação ativados Va e VIIIa não são neutralizados; além disso, a produção do fator tecidual ativador do plasminogênio é inibida, ficando prejudicados os mecanismos anticoagulantes. O TNF age também estimulando a produção de fatores pró-coagulantes, como o fator inibidor do plasminogênio ativado, fator tecidual e fator de ativação plaquetário. Paralelamente, há ativação dos polimorfonucleares, com aumento da quimiotaxia e aderência às células endoteliais, levando a lesão tecidual, exposição ao fator tecidual e liberação do fator inibidor do plasminogênio ativado. Em conseqüência, deflagra-se o processo de coagulação intravascular disseminada.

Simultaneamente às alterações da coagulação sangüínea, instala-se o quadro clínico de choque séptico. A endotoxemia induz à atividade da fosfolipase A_2, enzima que age sobre os fosfolipídeos da membrana celular, com formação do fator de ativação plaquetário e ácido araquidônico. O metabolismo do ácido araquidônico produz três tipos de substâncias: prostaglandinas, tromboxano e leucotrienos. As prostaglandinas E_2 e I_2 (prostacilina) são mediadores importantes na resposta inflamatória. A prostacilina I_2 provoca vasodilatação e desagregação plaquetária, enquanto o tromboxano, além de aumentar a agregação plaquetária, é um potente vasoconstritor e desestabilizador da membrana lisossômica. Os leucotrienos produzem aumento da agregação dos leucócitos ao endotélio vascular e da permeabilidade vascular e broncoconstrição.

A IL-1, também denominada pirogênio endógeno, é responsável pela indução da febre, alterações na contagem dos leucócitos e síntese de reagentes da fase aguda que acompanham a infecção.

Por meio da ação da endotoxina é ativada a cascata do complemento, tanto pela via clássica como pela via alternada. Os produtos resultantes podem causar citoxicidade e aumento da permeabilidade vascular, além de induzir a quimiotaxia, agregação e ativação de leucócitos.

Na vigência de endotoxemia, tem sido registrado aumento da produção de bradicinina, que provoca vasodilatação e aumento da permeabilidade vascular, e de serotonina, que causa hipertensão pulmonar em animais. Há estímulo hipofisário para a liberação de endorfinas, as quais contribuem para a vasodilatação e hipotensão.

DIAGNÓSTICO

Quadro clínico

A sepse neonatal pode apresentar sinais e sintomas clínicos bastante escassos e de difícil avaliação, especialmente no recém-nascido pré-termo. Assim, tanto na criança que "não vai bem" no berçá-

rio, como naquelas que apresentam icterícia, hepatoesplenomegalia, rápida deterioração do estado geral, sangramentos e óbito, o diagnóstico de sepse deve ser considerado.

A avaliação da história perinatal é importante, destacando-se a presença de processos infecciosos maternos (infecção urinária, por exemplo) e a manipulação excessiva do recém-nascido (intubação, vaporização, respiradores etc.). Os sinais clínicos mais importantes incluem: instabilidade de temperatura (hipotermia ou febre), desconforto respiratório, taquipnéia, crises de apnéia, respiração acidótica, taquicardia, sintomas gastrintestinais, como distensão abdominal, resíduo gástrico à alimentação, vômitos, diarréia e choque. Os sinais neurológicos (convulsões, nistagmo, coma) podem indicar disseminação da infecção para o sistema nervoso central. As sufusões hemorrágicas (púrpura ou petéquias) sugerem a presença de coagulação intravascular disseminada.

De acordo com a época de aparecimento, a sepse neonatal pode ser dividida em precoce e tardia.

Sepse precoce – surge nos primeiros sete dias de vida, caracterizando-se por sinais de comprometimento sistêmico e letalidade elevada, variável entre 15 e 50%. Os antecedentes perinatais, como rotura prolongada de membranas, trabalho de parto prematuro, corioamnionite e febre materna intraparto geralmente estão presentes. Muitas vezes, esses recém-nascidos são pré-termo ou pequenos para a idade gestacional. Os agentes etiológicos mais freqüentes são as bactérias que colonizam o trato geniturinário materno, como o estreptococo do grupo B e a *Escherichia coli*, podendo ocorrer também infecção por *Listeria monocytogenes*. A presença de pneumonia é freqüente; nos casos de infecção por estreptococo do grupo B, o padrão radiológico pulmonar pode ser indistiguível daquele observado na doença das membranas hialinas.

Sepse tardia – aparece após a primeira semana de vida e está mais relacionada à contaminação no ambiente hospitalar ou por meio do contato com familiares. Entre os principais agentes etiológicos destacam-se o *Staphylococcus aureus*, o *Staphylococcus coagulase-negativo* e as bactérias gram-negativas, como *Escherichia coli*, *Klebsiella* sp., *Enterobacter* sp., *Pseudomonas* sp. e *Salmonella* sp. O início da doença geralmente é insidioso, com manifestações clínicas inespecíficas. A meningite é mais freqüente, e a letalidade é cerca de 20%, podendo ser maior nos casos com meningite.

No diagnóstico diferencial, é importante frisar que os distúrbios metabólicos (hipocalcemia, hipoglicemia, acidose) e a síndrome do resfriamento podem mimetizar quadros iniciais de sepse. Deve-se ter em mente a possibilidade de sepse em qualquer recém-nascido que apresente deterioração clínica de causa não explicável.

Diagnóstico laboratorial

Culturas – a pesquisa sistemática de foco bacteriano, ou seja, o isolamonto da bactéria por meio da hemocultura, coprocultura, urocultura, cultura de abscesso ou lesões de impetigo, cultura de líquido cefalorraquidiano ou de outros locais e secreções em que se suspeita de infecção é de grande importância para o diagnóstico e o tratamento da sepse.

Hemograma – a presença de leucopenia (< 5.000 leucócitos/mm³) ou leucocitose (> 20.000 leucócitos/mm³) sugere o diagnóstico de sepse. O número total de neutrófilos < 1.000/mm³ ou a relação neutrófilos imaturos/número total de neutrófilos (índice de neutrófilos) > 0,2 correlaciona-se com um alto risco de infecção bacteriana. É importante lembrar que várias situações não-infecciosas, como febre materna, trabalho de parto prolongado, administração de ocitocina intraparto, asfixia, aspiração de mecônio, pneumotórax, convulsões, hemorragia intraventricular e doença hemolítica, estão associadas à presença de neutrofilia e a aumento do índice de neutrófilos.

Velocidade de hemossedimentação (VHS), haptoglobulina e proteína C reativa (PCR) – a maioria dos autores recomenda que esses exames sejam utilizados em conjunto com as alterações no número total de leucócitos e contagem diferencial. Philip e cols. sugerem a avaliação de cinco parâmetros para identificar os recém-nascidos sépticos: número total de leucócitos < 5.000/mm³, índice de neutrófilos ≥ 0,2, PCR positiva, níveis elevados de haptoglobulina e VHS ≥ 15mm na primeira hora. Se os resultados desses cinco exames forem normais, a probabilidade de infecção é 99%; se três desses testes estiverem anormais, a probabilidade de infecção é 90%.

Vários estudos têm enfatizado o valor da PCR como marcador de infecção. Sabe-se que a PCR é uma betaglobulina, sintetizada pelo fígado após cerca de 8 horas do início de um estímulo inflamatório. No primeiro e segundo dias de vida, seus valores séricos normais são inferiores a 10mg/l e inferiores a 5mg/l após essa idade. Essa proteína possui várias atividades biológicas e apresenta praticamente as mesmas propriedades de uma imunoglobulina entre os mecanismos de defesa do hospedeiro. Foi demonstrada a presença de receptores específicos para a PCR na membrana dos polimorfonucleares, destacando-se que esses locais seriam diferentes dos receptores da fração Fc das imunoglobulinas. Esse fato mostra a importância dessa proteína na resposta inflamatória, aumentando a quimiotaxia e a fagocitose das bactérias pelos polimorfonucleares. Além disso, da mesma forma que as imunoglobulinas, a PCR é capaz de ativar a via clássica do complemento. Estudos que utilizaram essa proteína como marcador de infecção neonatal demonstraram que a negatividade da PCR tem valor preditivo negativo para infecção próximo a 100%. No entanto, seu valor preditivo positivo pode ser baixo na presença de algumas condições clínicas, como asfixia perinatal, hemorragia intracraniana, hiperbilirrubinemia, desconforto respiratório, traumatismo de parto, necrose do tecido umbilical, intubação traqueal, aspiração de mecônio e a própria rotura prematura de membranas, podendo aumentar significativamente seus níveis séricos. Pesquisas de Shouten e cols. com 151 recém-nascidos com idade gestacional entre 25 e 42 semanas, separados em grupos que apresentavam as condições clínicas anteriormente citadas, não mostraram diferenças entre os grupos estudados, cujos níveis de PCR não ultrapassaram, na maioria das vezes, 10mg/l. Assim, esses autores consideram a PCR um teste discriminativo de infecção neonatal. Pesquisas realizadas por Ceccon (1995) e Vaz e cols. (1998) em recém-nascidos com fatores de risco para infecção classificados em três grupos de idade gestacional (< 34 semanas, entre 34-36 semanas e 37 semanas) mostraram que a dosagem dessa proteína ao nascimento e no quinto dia de vida foi de grande utilidade no diagnóstico de sepse, tanto precoce como tardia. Constatou-se forte associação estatística entre níveis de PCR > 10mg/l e presença de infecção nos três grupos estudados. Esses autores sugerem sua dosagem seriada tanto para o diagnóstico como para o acompanhamento da evolução da infecção.

Exames radiológicos – os recém-nascidos com desconforto respiratório devem ser submetidos à radiografia de tórax, para analisar o parênquima pulmonar e também a área cardíaca. Na pneumonia por estreptococo do grupo B, os achados radiológicos podem ser idênticos àqueles observados na doença de membranas hialinas.

Exame do líquido cefalorraquidiano – os exames quimiocitológico, bacterioscópico e a cultura do líquido cefalorraquidiano devem ser realizados em todos os recém-nascidos com suspeita clínica de sepse, isto é, naqueles que apresentam qualquer sinal ou sintoma sugestivo da doença. Nos recém-nascidos que apresentam fatores de risco para infecção, porém estão completamente assintomáticos e com hemocultura negativa, o exame do líquido cefalorraquidiano não é obrigatório e deve ser indicado de acordo com a evolução clínica do paciente.

Exame histopatológico e de Gram – o exame histopatológico da placenta e das membranas amnióticas, bem como o do coto umbilical (funisite), auxiliam no diagnóstico da sepse precoce. O esfregaço corado pelo método de Gram, especialmente das secreções purulentas da pele, dos abscessos, do líquido cefalorraquidiano, dos aspirados dos derrames pulmonares, pode conter as bactérias e sugerir a etiologia da infecção bacteriana.

Testes de detecção de antígenos – podem auxiliar no diagnóstico etiológico, especialmente em recém-nascidos de mães que estão recebendo antibióticos, porém não dispensam a realização de culturas. Os exames mais freqüentemente utilizados são a prova de aglutinação do látex e a contra-imunoeletroforese. A prova de aglutinação do látex pode auxiliar nas infecções por estreptococo do grupo B e *Escherichia coli* portadora do antígeno K_1. A contra-imunoeletroforese é mais específica, porém menos sensível do que a prova de aglutinação do látex.

TRATAMENTO

Medidas gerais

O sucesso do tratamento da sepse neonatal depende tanto do uso de antibióticos adequados como do suporte oferecido a essas crianças. O tratamento deve ser efetuado em condições que permitam o controle da temperatura, das perdas renais e extra-renais (diarréia, vômitos, secreções), da ingestão calórico-protéica adequada e de outros parâmetros clínicos que podem ser monitorizados eletronicamente, como freqüência cardíaca e respiratória.

A manutenção do estado de termoneutralidade pode ser conseguida por meio de incubadoras ou berços de calor irradiante. Os desvios do equilíbrio hidroeletrolítico devem ser monitorizados e prontamente restabelecidos por meio da dosagem de eletrólitos, controle das perdas renais e extra-renais, densidade e/ou osmolaridade urinária e plasmática e variação do peso. Da mesma forma, devem ser corrigidos os distúrbios do equilíbrio acidobásico e da glicemia (hipo ou hiperglicemia) que esses recém-nascidos tendem a apresentar.

O suporte nutricional é de grande importância; no caso de a criança tolerar alimentação por via digestiva, o leite materno é aquele que deve ser utilizado. A nutrição parenteral, especialmente por veias periféricas, deve ser realizada para evitar o autocatabolismo e manter o estado nutricional.

A oxigenação adequada, para manter a saturação de hemoglobina entre 95 e 97% ou a PaO_2 entre 50 e 70mm/Hg deve ser realizada por meio da oxigenoterapia ou, se indicada, ventilação mecânica.

Tratamento do choque séptico

Deve ser iniciado o mais precocemente possível, evitando-se a instalação do choque irreversível e/ou síndrome de disfunção dos múltiplos órgãos. Inicialmente, é fundamental assegurar uma ventilação adequada, instalando ventilação mecânica se necessário. O acesso venoso central deve ser obtido para infusão de fluidos e controle da pressão venosa central (PVC). As medidas terapêuticas devem ser tomadas rapidamente e incluem:

1. Expansão da volemia – administração rápida de solução cristalóide, isto é, soro fisiológico, no volume de 20ml/kg em 30 a 60 minutos, ou solução colóide (plasma fresco ou albumina), para corrigir os sinais hemodinâmicos de choque e elevar a PVC até 5 a 8mmHg. A solução cristalóide apresenta vantagens do menor custo e ausência de risco de doenças transmitidas por transfusão de plasma, embora provoque expansão da volemia duas vezes menor do que as soluções colóides. O uso de albumina a 5%, na dose de 1g/kg, pode levar a uma sobrecarga de volume nos recém-nascidos pré-termo ou naqueles com função cardíaca muito comprometida. Na criança em fase avançada de choque, a infusão de soluções colóides pode levar ao *extravasamento de fluido para o compartimento* extravascular, agravando o quadro.

2. Correção da acidose – a acidose metabólica, que acompanha com freqüência o choque séptico, exerce ação inotrópica negativa, tornando ineficaz o uso de drogas para melhorar o débito cardíaco. Na vigência de pH menor ou igual a 7,10 e/ou HCO_3^- menor ou igual a 10mEq/l, deve ser ministrado bicarbonato de sódio, de acordo com a fórmula:

$$mEq\ HCO_3^- = (HCO_3^-\ desejado - HCO_3^-\ do\ paciente) \times 0,3\ peso\ (kg)$$

O uso de grandes volumes de bicarbonato pode provocar hipernatremia e hemorragia intracraniana, especialmente em recém-nascidos pré-termo, alcalose metabólica, com desvio da curva de dissociação oxigênio-hemoglobina para a esquerda e diminuição da liberação de O_2 aos tecidos. Nas crianças com acidose respiratória, a administração de bicarbonato de sódio pode elevar ainda mais a PCO_2.

3. Drogas inotrópicas – o uso de agentes inotrópicos está indicado se houver necessidade de incrementar o débito cardíaco e melhorar a perfusão tecidual. Devem ser ministrados sempre após a correção da volemia, de preferência por meio de cateter venoso central, em infusão contínua rigorosamente controlada. As aminas simpatomiméticas são os agentes inotrópicos mais conhecidos, produzindo também efeitos sobre o cronotropismo e ações complexas sobre o tono vascular.

A dopamina estimula os receptores alfa, beta e dopaminérgicos. Em baixas doses (1-3mcg/kg/min) age primariamente produzindo vasodilatação esplâncnica e renal (efeito dopaminérgico), com ação diurética e protetora da perfusão renal. Com doses médias (4-15mcg/kg/min) tem ação inotrópica positiva moderada (efeito beta-1) e algum efeito sobre a vasculatura sistêmica (efeito beta-2). Em doses altas (> 15mcg/kg/min) provoca vasoconstrição importante (efeito alfa).

A dobutamina tem ação predominantemente inotrópica, com pouco efeito na freqüência cardíaca e resistência vascular sistêmica. A dose recomendada para recém-nascidos é de 5-20mcg/kg/min, podendo a resposta às drogas simpatomiméticas ser diminuída nessas crianças, devido, provavelmente, à imaturidade e ao menor número de receptores.

Antibioticoterapia

Deve ser iniciada o mais precocemente possível, logo após a colheita de material para culturas. Na sepse precoce, o tratamento inicial deve incluir uma penicilina e um aminoglicosídeo (penicilina ou ampicilina + amicacina); na sepse tardia, oxacilina e aminoglicosídeo. Se houver meningite, o tratamento inicial consiste em ampicilina ou penicilina associada a cefalosporina de terceira geração (ceftaxima ou ceftriaxona). O tratamento deve ser revisto após a obtenção do resultado das culturas. Nas infecções intra-hospitalares, é importante conhecer os agentes mais freqüentes responsáveis pelas infecções nosocomiais em cada hospital.

Para o tratamento da sepse por estafilococo de origem intra-hospitalar, a vancomicina é a droga de escolha. Nas infecções por bactérias gram-negativas multirresistentes, é de grande importância a análise do antibiograma, para evitar a utilização incorreta ou o uso indiscriminado de antimicrobianos. Nas infecções por anaeróbios, está indicado o uso de cefoxitina ou de metronidazol. A duração do tratamento é de 10 a 14 dias, ou 21 dias nas infecções estafilocócicas e na meningite.

Imunoterapia

Em decorrência da resposta imunológica inadequada que os recém-nascidos apresentam em função das suas deficiências imunológicas, principalmente humorais, vários esquemas de reposição de fatores imunológicos têm sido propostos como auxiliar no tratamento da sepse, dos quais os de maior importância destacamos:

1. Transfusão de gamaglobulina – é predominantemente da classe IgG e não-específica. A gamaglobulina hiperimune contra o estreptococo do grupo B contendo anticorpos contra os tipos I, II e III tem sido empregada em alguns estudos. A gamaglobulina intravenosa tem sido utilizada como coadjuvante terapêutico da sepse neonatal, não tendo efeito profilático. Tem sido recomendada em RN com peso inferior a 1.500g, com quadro infeccioso instalado, na dose de 500mg/kg com tempo de infusão de 6 horas, com o objetivo de atingir níveis séricos de IgG de 700mg/dl. Ela pode ser ministrada uma vez por semana, durante quatro semanas, de preferência com dosagem prévia.

2. Transfusão plasma fresco – pode ser utilizada com o objetivo de fornecer fatores humorais (imunoglobulinas, frações de complemento etc.) ao recém-nascido. Dose: 15ml/kg. Considerar sempre o risco da transmissão de infecções por meio do uso de hemoderivados.

3. Fatores de crescimento hematopoiéticos – constituem uma família de glicoproteínas com especificidade biológica definida e com capacidade de estimular a proliferação e a diferenciação de células hematopoiéticas de várias linhagens. Esses fatores estão sendo cada vez mais utilizados na prática clínica, em todas as faixas etárias, com o objetivo de restituir uma produção inadequada do fator ou para aumentar sua concentração acima das condições fisiológicas; no RN que tem infecção bacteriana que cursa com neutropenia ambas as funções seriam desejáveis como terapêutica. Os fatores estimuladores da série branca são conhecidos como G-CSF (fator estimulador de granulócitos neutrófilos) e o GM-CSF (fator estimulador de granulócitos neutrófilos, eosinófilos e macrófagos). Trabalho duplo cego realizado na Unidade de Cuidados Intensivos Neonatal do Instituto da Criança do Hospital das Clínicas, utilizando GM-CSF e placebo em RN sépticos com número de neutrófilos inferior a 1.750/mm³, mostrou um aumento estatisticamente significante no número de neutrófilos após a utilização do fator. Esse medicamento poderá ser mais um coadjuvante no tratamento do RN com sepse e neutropenia, porém mais estudos ainda são necessários para sua utilização rotineira.

4. Exsangüineotransfusão – foi recomendada nos anos 1980 para o tratamento da sepse, sendo hoje um procedimento em desuso.

BIBLIOGRAFIA

1. CECCON, M.E.J. – Marcadores imunológicos (imunoglobulinas: IgG, IgM, IgA, complemento total, proteínas reguladoras do complemento, proteína C reativa) em recém-nascidos com fatores de risco para infecção precoce. São Paulo, 1995. Tese de doutorado. Faculdade de Medicina da Universidade de São Paulo. 2. CECCON, M.E.J. et al. – Sepse neonatal – análise comparativa entre duas décadas (1977-1987 e 1988-1998). Anais do XVI Congresso Brasileiro de Perinatologia e XIII Reunião de Enfermagem Perinatal, Salvador, novembro, 1998. 3. GERDES, G.S. – Clinicopathologic approach to the diagnosis of neonatal sepsis. *Clin. Perinatol.* **18**:361, 1991. 4. GHERINA, N.C. Bacterial and fungal infections. In Cloherty, J. & Stark, A.R. (eds.). *Manual of Neonatal Care.* 4th ed., Philadelphia, Lippincot-Raven Publishers, 1998, p. 271. 5. KLEIN, J.O. & MARCY, S.M. – Bacterial sepsis and meningitis. In Remington, J.S. & Klein, J.O. (eds.). *Infectious Diseases of the Fetus and Newborn Infant.* 3rd ed., Philadelphia, Saunders, 1990, p. 601. 6. PHILIP, A.G.S. & HEWITT, J.R. – Early diagnosis of neonatal sepsis. *Pediatrics* **65**:1036, 1980. 7. SÁENSZ-LLORENS, X. & Mc CRACKEN, G.H. – Sepsis syndrome and septic shock in pediatrics: current concepts of pathophysiology and management. *J. Pediatr.* **123**:497, 1993. 8. SCHULTZ, D.R. & ARNOLD, P.I. – Properties of four acut phasse proteins: an early marker for neonatal bacterial infection due to prolonged rupture of amniotic membranes and/or amnionitis. *Acta Obstet. Gynecol. Scand.* **66**:365, 1987. 9. SHOUTEN, N.Y.N.; RIETVELD, A. & MOOLENAAR, A.J. – Clinical and laboratory observations. Influence of perinatal conditions on C- reactive production. *J. Pediatr.* **120**:61, 1992. 10. VAZ, F.A.C. et al. – Indicadores imunológicos (IGM e proteína C reativa) nas infecções neonatais. *Rev. Ass. Med. Brasil* **44**:185, 1998. 11. ZAHEDI, K. et al. – Binding of human C reactive protein to mouse macrophages is mediates by distinct receptor. *J. Immunol.* **142**:2392, 1989.

Meningite Bacteriana no Período Neonatal

RUBENS FEFERBAUM

VERA LÚCIA JORNADA KREBS

FLÁVIO ADOLFO COSTA VAZ

A meningite bacteriana no período neonatal é uma doença grave associada à mortalidade elevada e ao aparecimento de complicações tardias nos sobreviventes. Nos Estados Unidos, a incidência aproximada da doença é de 0,3/1.000 nascidos vivos. Apesar dos avanços médicos na área de terapia intensiva neonatal, a mortalidade mantém-se elevada, entre 17 e 22%. Na Unidade de Cuidados Intensivos para Recém-Nascidos Externos do Instituto da Criança, em São Paulo, a letalidade no período de 1988 a 1998 foi de 26%.

ETIOPATOGENIA

Nos Estados Unidos, as principais bactérias causadoras de meningite neonatal são o estreptococo beta-hemolítico do grupo B, a *Escherichia coli* e a *Listeria monocytogenes*. Outros gram-negativos entéricos (*Pseudomonas aeruginosa, Klebsiella* spp., *Enterobacter* spp., *Proteus* spp., *Citrobacter* spp., *Serratia marcescens*), estreptococo beta-hemolítico dos grupos D e E, estreptococo alfa-hemolítico, *Streptococcus pneumoniae* e *Staphylococcus* sp. correspondem a 7% dos casos. Nos países em desenvolvimento, a principal etiologia está representada pelos germes gram-negativos entéricos. O *Staphylococcus* sp. é um agente etiológico importante nas crianças com derivação ventriculoperitoneal ou submetidas a procedimentos neurocirúrgicos. Na Unidade de Cuidados Intensivos para Recém-Nascidos Externos do Instituto da Criança, em São Paulo, no período de 1988 a 1998, os agentes etiológicos mais importantes foram *Klebsiella pneumoniae, Salmonella* sp., *Escherichia coli, Streptococcus* sp., *Streptococcus pneumoniae, Proteus mirabilis, Pseudomonas aeruginosa, Acinetobacter calcoaceticus, Serratia marcescens* e *Staphylococcus aureus* (Tabela 5.76).

Tabela 5.76 – Agentes etiológicos em 73 crianças com meningite bacteriana neonatal.

Bactéria	nº	%
Gram-negativas		
Escherichia coli	11	15
Klebsiella pneumoniae	7	9,6
Proteus mirabilis	3	4,1
Serratia marcescens	3	4,1
Acinetobacter calcoaceticus	2	2,7
Citrobacter diversus	1	1,4
Pseudomonas aeruginosa	1	1,4
Morganella morgani	1	1,4
H. influenzae	1	1,4
Gram-positivas		
Staphylococcus aureus	8	11
S. epidermidis	8	11
Streptococcus agalactiae	3	4,1
Streptococcus pneumoniae	2	2,7
Streptococcus pyogenes	2	2,7
Streptococcus viridans	1	1,4
Sem isolamento de bactéria	19	26

Feferbaum e cols., 1998.

A doença de aparecimento precoce inicia nos primeiros dias de vida, e a infecção está relacionada à contaminação do recém-nascido por meio do canal do parto. As complicações obstétricas são freqüentes, com sinais e sintomas inespecíficos, mais relacionados à sepse. Na doença tardia, de aparecimento após os 7 dias de vida, a infecção pode ser adquirida da mãe ou, mais freqüentemente, por meio do contato com pessoas contaminadas no ambiente hospitalar ou material infectado. Meningite é a manifestação dominante, e a mortalidade é menor do que na doença precoce.

Na maioria dos casos, o comprometimento do sistema nervoso central ocorre por via hematogênica, isto é, a meningite ocorre em conseqüência da bacteriemia. A incidência de sepse é de aproximadamente 1,5/1.000 nascidos vivos, e a de meningite, de 0,3/1.000 nascidos vivos. Na Unidade de Cuidados Intensivos para Recém-Nascidos Externos do Instituto da Criança, em São Paulo, 20% dos recém-nascidos com sepse apresentaram meningite bacteriana.

A endotoxina bacteriana, constituída por um lipopolisssacarídeo presente na membrana celular das bactérias gram-negativas, estimula os monócitos e os macrófagos a produzirem fator de necrose tumoral (TNF), interleucina-1 e outros mediadores, desencadeando a cascata inflamatória que resultará em alteração da permeabilidade da barreira hematoliquórica e edema vasogênico e citotóxico. Os principais efeitos fisiopatológicos são o aumento da pressão intracraniana e do edema cerebral, que, associado à hipotensão sistêmica, resulta na diminuição do fluxo sangüíneo cerebral, podendo haver isquemia.

A ventriculite é a maior complicação da doença. A freqüência dessa complicação em recém-nascidos varia de 40 a 90%, sendo bastante superior àquela observada em crianças maiores, nas quais ocorre em 10 a 15% dos casos. Observa-se intenso processo inflamatório no epêndima e presença de bactérias no líquido cefalorraquidiano (LCR) ventricular, com formação de bridas e tufos de tecido glial que se projetam no lúmen ventricular, levando à obstrução do sistema de drenagem do LCR. A terapêutica da condição é difícil, pois o LCR torna-se um "reservatório bacteriano", inacessível aos antibióticos sistêmicos, semelhante a um abscesso intraparenquimatoso, de difícil resolução. A hidrocefalia é uma seqüela que ocorre freqüentemente nessas crianças.

DIAGNÓSTICO

No recém-nascido, os achados clínicos podem ser inespecíficos, especialmente no início da doença. Na Unidade de Cuidados Intensivos para Recém-Nascidos Externos do Instituto da Criança, em São Paulo, os principais sinais e sintomas observados em 108 crianças foram letargia (64%), recusa alimentar (64%), convulsões (53%), febre (50,5%), fontanela abaulada (37%), irritabilidade (37%) e crises de apnéia (20%). O diagnóstico de meningite bacteriana é estabelecido pela presença de bactéria no exame bacterioscópico ou na cultura do LCR ou exame quimiocitológico do LCR anormal: células > 20 leucócitos/mm^3; número de neutrófilos > 20% do total de células; proteína > 100mg/dl; glicose < 50-75% da glicemia concomitante. A bacterioscopia do LCR poderá orientar o diagnóstico e a terapêutica inicial; a cultura estabelece a etiologia definitiva da doença, devendo ser sempre acompanhada de antibiograma. A hemocultura e as culturas colhidas de locais fechados são úteis para sugerir a etiologia quando a cultura de LCR é negativa. Os testes de detecção de antígenos bacterianos, como a contra-imunoeletroforese, podem identificar *Streptococcus pneumoniae, Neisseria menin-*

gitidis, Haemophilus influenzae e estreptococo do grupo B. O anti-soro contra o antígeno capsular do meningococo do grupo B pode levar à reação cruzada com o antígeno K_1 da *Escherichia coli* e a resultados falso-positivos para o meningococo, pouco freqüente no período neonatal.

Os recém-nascidos que não evoluem clinicamente bem e apresentam LCR evolutivo com piora quimiocitológica e persistência de bactérias, com exame ultra-sonográfico apresentando sinais de ventriculite, têm indicação de punção ventricular. O LCR ventricular compatível com ventriculite caracteriza-se por celularidade superior a 100 células/mm³, elevação importante da proteinorraquia e baixos valores de glicose.

O hemograma, o VHS e a proteína C reativa quantitativa devem ser realizados no seguimento da doença. O sódio sérico deve ser monitorizado, pois pode ocorrer hiponatremia na presença de síndrome de secreção do hormônio antidiurético e também nas crianças que necessitam de derivação ventricular externa (perda excessiva de Na por meio da drenagem contínua de LCR).

A ultra-sonografia de crânio é de grande utilidade no diagnóstico e na evolução clínica da doença. As alterações ultra-sonográficas que indicam ventriculite consistem na dilatação ventricular, reforço ecográfico do epêndima, presença de grumos (material purulento) e traves intraventriculares. O exame também é útil na detecção de outras complicações como abscesso cerebral e hidrocefalia.

TRATAMENTO

O tratamento da meningite bacteriana neonatal e suas complicações freqüentemente exige equipe multidisciplinar, na qual estão envolvidos o neonatologista, o neuropediatra e o neurocirurgião.

As medidas de tratamento geral consistem na manutenção da termoneutralidade e do equilíbrio acidobásico, no suporte nutricional adequado (nutrição parenteral, se necessário) e na terapia de apoio imunológico, semelhantes aos cuidados dispensados ao recém-nascido com sepse.

Atenção especial deverá ser dada à manutenção do equilíbrio hidroeletrolítico em função da síndrome de secreção inapropriada de hormônio antidiurético. O volume de infusão hídrica deverá ser reduzido *inicialmente* em 20%, considerada a necessidade normal de hidratação da criança, devendo ser monitorizados o peso, o volume e a densidade e/ou osmolalidade urinária e o sódio plasmático; restrição hídrica mais acentuada poderá ser necessária, dependendo da gravidade da síndrome.

O uso de anticonvulsivantes é freqüente durante a evolução da doença. Utiliza-se o fenobarbital na dose de ataque de 20-40mg/kg por via intravenosa e na dose de manutenção de 5mg/kg/dia, por via intravenosa ou oral. As crises convulsivas devem ser controladas preferencialmente por meio do eletroencefalograma, realizado desde o primeiro dia de tratamento, à beira do leito. Na presença de estado de mal convulsivo, outras drogas devem ser utilizadas, como difenil-hidantoína, midazolam ou tionembutal. No caso da administração de diazepínicos ou tionembutal por via intravenosa contínua, a criança deve ser intubada e instalada a ventilação mecânica. É importante realizar controle da dose dos medicamentos por meio da dosagem do nível sérico; recomenda-se manter o nível sérico de fenobarbital em torno de 20mcg/ml.

A terapêutica específica das meningites bacterianas neonatais consiste na utilização de antibióticos, que devem obedecer a alguns critérios de uso. O antibiótico de eleição deverá ter boa permeabilidade à barreira hemoliquórica e atingir níveis de concentração bactericida no LCR. Mc Cracken considera satisfatórias as concentrações antibióticas no LCR que atinjam oito vezes a concentração bactericida mínima (MBC) do agente responsável pela etiologia da doença. No caso de bactérias gram-positivas, como o estreptococo beta-hemolítico do grupo B e *Streptococcus pneumoniae,* a penicili-

na cristalina é terapêutica antimicrobiana adequada, atingindo concentrações liquóricas da ordem de 20 a 50 vezes a MBC dessas bactérias. Na terapêutica das meningites por bactérias gram-negativas, as cefalosporinas de terceira geração constituem o tratamento de escolha. A cefotaxima e o moxalactam podem atingir concentrações liquóricas 50 a 500 vezes superiores à MBC de bactérias gram-negativas como a *Escherichia coli* e a *Klebsiella* sp. No caso da ceftriaxona, sua concentração liquórica é 100 vezes superior à MBC dessas bactérias. Na meningite neonatal por *Listeria monocytogenes,* o antibiótico de escolha é a ampicilina. Portanto, a terapêutica empírica inicial da meningite bacteriana neonatal consiste na associação de penicilina cristalina ou ampicilina e cefalosporina de terceira geração (ceftriaxona ou cefotaxima).

O seguimento deverá ser realizado por meio de exame do LCR, 48 a 72 horas após o início da terapêutica, cujo objetivo maior é a constatação da esterilização do LCR. Em caso de persistência de bactérias no LCR ou piora clínica acentuada, deve-se considerar a modificação do esquema antibiótico utilizado. No caso de bacterioscopia negativa, deve-se repetir o LCR com 21 dias de tratamento. O exame ultra-sonográfico de crânio deverá ser realizado nas mesmas ocasiões do LCR ou conforme indicação. A duração mínima do tratamento é 21 dias. Devido à elevada freqüência de complicações infecciosas nessa faixa etária em relação às outras idades, como ventriculite e abscesso cerebral, é importante manter o tratamento durante três semanas.

Na presença de ventriculite, freqüentemente não há resposta satisfatória aos antibióticos. Nessa condição, a alternativa terapêutica é a instalação do sistema de derivação ventricular externa, com o objetivo de drenagem do material purulento por meio da ventriculostomia e controle da hipertensão intracraniana. As derivações ventriculares externas são realizadas por meio de sistema constituído por cateter intraventricular ligado a uma câmara acoplada à válvula de pressão que drena para uma bolsa coletora. A colocação do sistema deve ser efetuada por neurocirurgião segundo técnica padronizada. Sua retirada é feita após obter pelo menos duas culturas negativas de LCR ventricular, com melhora dos parâmetros quimiocitológicos e normalização da glicose.

COMPLICAÇÕES E PROGNÓSTICO

Embora, nos últimos anos, os autores tenham mostrado diminuição da mortalidade por meningite bacteriana neonatal, a freqüência de seqüelas é alta, mantendo-se entre 15 e 68%. Em nosso meio, a doença é freqüente, muitas vezes complicada com ventriculite e hidrocefalia, o que agrava seu prognóstico. Um fator importante que contribui para o aparecimento de seqüelas é o diagnóstico tardio da doença na faixa etária neonatal, pois os sinais e os sintomas podem ser pouco evidentes no início do processo infeccioso. As seqüelas clínicas têm como substrato as alterações neuropatológicas descritas e incluem, além da hidrocefalia, deficiências motoras, surdez, síndrome convulsiva e retardo em grau variável do desenvolvimento neuropsicomotor.

Em recém-nascidos com meningite por enterobactérias, Mc Cracken e cols. observaram correlação positiva entre a má evolução clínica e a presença, persistência e concentração liquórica de interleucina-1 beta. Nos sobreviventes com seqüelas, esses autores demonstraram que o número de dias com cultura positiva foi significativamente maior do que o nas crianças sem seqüelas. Outro fator relacionado ao mau prognóstico é a presença de crises convulsivas. Volpe refere que somente 50% das crianças que apresentam convulsões durante a doença evoluem com desenvolvimento neuropsicomotor normal. Na Unidade de Cuidados Intensivos para Recém-Nascidos Externos do Instituto da Criança, em São Paulo, observou-se que a presença de bactéria no LCR e o aparecimento de crises convulsivas durante a doença contribuíram de forma significativa para o aparecimento de seqüelas tardias.

As alterações neurológicas após a doença podem ser observadas já no momento da alta hospitalar, no caso dos pacientes com hidrocefalia, ou mais tarde, no início da idade escolar, quando podem aparecer deficiências no desempenho intelectual. Sabe-se que a meningite bacteriana é uma das principais causas de surdez adquirida após o nascimento. A perda auditiva provavelmente ocorre no início da doença, durante a fase de bacteriemia, antes que se evidenciem os sinais e os sintomas clínicos. A lesão parece ser determinada pela disseminação de bactérias ou toxinas bacterianas através do aqueduto coclear ou conduto auditivo interno, levando à labirintite supurativa e/ou neurite do oitavo par craniano. Também podem estar envolvidas no processo a tromboflebite séptica ou a embolia dos pequenos vasos que suprem o ouvido interno e a lesão hipóxica do oitavo nervo ou das vias auditivas centrais devido à infecção e ao aumento da pressão intracraniana.

Na Unidade de Cuidados Intensivos para Recém-Nascidos Externos do Instituto da Criança, em São Paulo, as principais complicações observadas à alta hospitalar (Tabela 5.77) foram hidrocefalia

Tabela 5.77 – Mortalidade global e complicações verificadas à alta hospitalar em 73 crianças com meningite bacteriana neonatal.

Mortalidade e complicações	nº	%
Óbitos	19	26
Complicações	38	47
Hidrocefalia	25	53,7
Exame neurológico alterado	5	11,1
Atrofia cortical	4	7,4
Porencefalia	3	5,5
Microcefalia	1	1,8

Feferbaum e cols., 1998.

(54,7%), exame neurológico anormal (11,1%) e alterações no eletroencefalograma (9%). As seqüelas tardias observadas em 55 recém-nascidos de termo, acompanhados durante um tempo médio de 5 anos após a alta hospitalar, foram: atraso do desenvolvimento neuropsicomotor (58%), hidrocefalia (45%), convulsões (34%), alterações visuais (31%) e deficiência auditiva (28%). As alterações motoras ocorreram em 24% das crianças, sob a forma de tetraplegia, hemiparesia, diplegia ou ataxia.

Devido à gravidade das seqüelas, é importante acompanhar todos os recém-nascidos que apresentaram meningite bacteriana neonatal até a idade escolar. A detecção precoce das alterações permite o tratamento adequado, prevenindo, em alguns casos, a instalação de deficiências e incapacidades permanentes.

BIBLIOGRAFIA

1. FEFERBAUM, R. – Contribuição ao estudo das meningites bacterianas no período neonatal. Tese de Doutoramento, Faculdade de Medicina, Universidade de São Paulo, 1987. 2. FEFERBAUM, R. et al. – Meningite bacteriana neonatal. Análise comparativa entre duas décadas (1977-1987 e 1988-1998) em relação à morbimortalidade. Anais do XVI Congresso Brasileiro de Perinatologia e XIII Reunião de Enfermagem Perinatal. Salvador, novembro de 1998. 3. GILLES, F.H.; JAMES, J.L. & BEKENBERG, W. – Neonatal meningitis: the ventricle as bacterial reservior. *Arch. Neurol.* **34**:560, 1977. 4. KLEIN, J.O. & MARCY, S.M. – Bacterial sepsis and meningitis. In Remington, J.S. & Klein, J.O. (eds.). *Infectious Diseases of the Fetus and Newborn Infant.* 3rd ed., Philadelphia, Saunders, 1990, p. 601. 5. KREBS, V.L.J. et al. – Meningite bacteriana neonatal: estudo prospectivo da evolução a longo prazo de 55 crianças. *Arq. Neuropsiquiatr.* **54**:75, 1996. 6. Mc CRACKEN Jr., G.H. & SARFF, L.D. – Endotoxin in cerebrospinal fluid: detection in neonates with bacterial meningitis. *JAMA* **235**:617, 1976. 7. VOLPE, J.J. – Bacterial and fungal intracranial infections. In Volpe, J.J. (ed.). Neurology of the Newborn. Philadelphia, Saunders, 1995, p. 730. 8. UNHANAND, M. Et al. – Gram-negative enteric bacillary meningitis: a twenty-one-year experience. *J. Pediatr.* **122**:15,1993. 9. ZAKI, M. et al. – Bacterial meningitis in the newborn: a Kuwaiti experience. *J. Trop. Pediatr.* **36**:63, 1990.

---

3 Osteomielite e Pioartrite no Período Neonatal

MARIA ESTHER JURFEST RIVERO CECCON
FLÁVIO ADOLFO COSTA VAZ

Osteomielite – infecção localizada em tecido ósseo, atingindo com maior freqüência ossos longos, de origem hematogênica ou de foco contíguo.

Pioartrite – ou artrite séptica, é a extensão do processo osteomielítico, atravessando a cartilagem epifisária de crescimento e estendendo-se até a epífise.

ETIOLOGIA

Agente – o agente etiológico mais freqüentemente isolado é o *S. aureus*, em 75 a 80% dos casos, embora também outras bactérias tenham sido encontradas, a saber: estreptococo beta-hemolítico do grupo A, *Haemophylus influenzae*, *Pseudomonas aeruginosa*, *Salmonella* sp., *E. coli*. A artrite tuberculosa é menos comum.

Fatores individuais – a infecção é mais comum em crianças de pouca idade, quase sempre se acompanhando de artrite piogênica.

Fatores ambientais – na maioria das vezes, a infecção é adquirida em ambiente hospitalar; pode acontecer também após punções femorais com infecção da articulação coxofemoral.

DADOS CLÍNICOS ESSENCIAIS E EXAMES SUBSIDIÁRIOS BÁSICOS

Os sinais e os sintomas mais freqüentes são hipomotilidade e/ou dor à movimentação de um membro ou articulação afetada, edema, eritema, calor local e flutuação acompanhadas ou não de febre. Ocasionalmente, no entanto, a dor é difusa e não pode ser localizada facilmente.

O diagnóstico baseia-se no encontro de uma cultura positiva a partir do material de punção do local afetado. O achado de uma ou mais hemoculturas positivas reforça o diagnóstico.

O hemograma revela *leucocitose polimorfonuclear* e a VHS apresenta-se elevada.

Do ponto de vista radiológico, o primeiro sinal é a presença de uma ou de várias zonas de hipotransparência, o que é indicativo dos lugares onde está havendo necrose óssea. Há aumento das partes moles e lesões líticas em osso. Também, pode-se encontrar aumento do espaço interarticular e levantamento do periósteo.

A cintilografia óssea com tecnésio-99 é útil nos casos suspeitos; pode mostrar captação aumentada de 24 a 48 horas no início do processo e permanecer positivo por várias semanas após a cura.

Punção do local afetado com saída do material purulento confirma o diagnóstico. O diagnóstico diferencial deverá ser feito com abscesso em região articular, celulite, fraturas, sífilis congênita.

TRATAMENTO

O tratamento deverá ser iniciado o mais precocemente possível.

Tratamento cirúrgico – realização de punção e drenagem cirúrgica do local afetado.

Tratamento clínico – utilização de antibiótico de acordo com a etiologia presuntiva, ou de certeza, e o antibiograma (Tabela 5.78). Como o agente etiológico mais freqüente é o *Staphylococcus aureus* e os germes gram-negativos, antes que se tenha isolado o agente, inicia-se o tratamento com oxacilina e amicacina ou colistina, sempre por via parenteral. Caso a cultura revele um germe resistente à oxacilina e clinicamente não se tenha verificado melhora, inicia-se lincomicina e suspende-se a oxacilina. Mesmo se o antibiograma mostrar resistência, se a melhora clínica for evidente, apenas se associa a lincomicina. A utilização da via parenteral para administração dos antibióticos deverá ser mantida durante três semanas, e a suspensão destes está indicada após três semanas do desaparecimento dos picos febris.

Tabela 5.78 – Antibióticos no tratamento da osteomielite e pioartrite.

Antibióticos	RNPT ou RN com idade < 7 dias	RN de termo idade > 7 dias
Oxacilina, IV	100mg/kg/dia 12/12h	200mg/kg/dia 6/6h
Amicacina, IM	15mg/kg/dia 12/12h	15mg/kg/dia 12/12h
Colistina, IM	50.000U/kg/dia 12/12h	100.000U/kg/dia 8/8h
Lincomicina, IM	20mg/kg/dia 12/12h	20mg/kg/dia 12/12h

O tempo previsto de permanência no hospital é de pelo menos três a quatro semanas. Os critérios para a alta hospitalar são: melhora das condições locais, do edema e de outros sinais flogísticos, movimentação indolor do membro afetado e criança afebril pelo menos por uma semana. Também é necessário que já se tenha completado o esquema antibiótico por via parenteral.

No hospital, a criança deverá permanecer em local isolado e seu manuseio deverá seguir todas as normas de isolamento pelo menos enquanto estiver com dreno.

PROGNÓSTICO E SEGUIMENTO

O advento da terapêutica antimicrobiana teve profunda influência na morbidade e mortalidade da osteomielite: se a criança for tratada precocemente, poderá haver recuperação completa.

Verificação de seqüelas com ajuda do médico ortopedista e, se presentes, encaminhar à fisioterapia.

---

4 Infecções de Pele e Tecidos Moles

FLÁVIO ADOLFO COSTA VAZ
MARIA ESTHER JURFEST RIVERO CECCON

São lesões infecciosas na pele, que podem ser primárias ou fazer parte de um processo sistêmico.

Os agentes etiológicos mais freqüentemente envolvidos nas infecções cutâneas são: gram-positivos – *Staphylococcus aureus*, estreptococo beta-hemolítico dos grupos A e B; gram-negativos – *Escherichia coli, Klebsiella pneumoniae, Pseudomonas aeruginosa* e outras bactérias, incluindo germes anaeróbios. Entre os fungos, o mais freqüente é a *Candida albicans*.

Existem várias maneiras de apresentação da doença; quando está localizada apenas na pele raramente haverá qualquer sintoma ou sinal sistêmico, porém quando fizerem parte de um quadro sistêmico poderão cursar com febre, vômitos, estado geral comprometido.

IMPETIGO

Conceito – infecção bacteriana, freqüente em recém-nascidos, primariamente dermatológica ou fazendo parte de uma infecção sistêmica, cuja etiologia, na maioria das vezes, é causada por *Staphylococcus aureus* e *epidermidis*, estreptococo dos grupos A e B e *Escherichia coli*.

Etiopatogenia – o recém-nascido coloniza-se com bactérias logo após o nascimento, principalmente devido à barreira física constituída pela pele, nessa faixa etária, ter um pH menos ácido, apresentar lesões precoces como marcas de fórceps, necessidade de monitorização, cateterização de vasos umbilicais ou periféricos, fatos que podem contribuir para a instalação de processo infeccioso e para sua disseminação.

Quadro clínico – o aparecimento das lesões de impetigo ocorre nos primeiros dias de vida até na segunda semana, inicia-se nas regiões inferiores do abdome ou superiores da coxa, sob a forma de uma ou mais vesículas, contendo líquido seroso que evolui para purulento; rompe-se rapidamente, e essa pele desvitalizada é perdida, deixando áreas sem pele, que são reepitalizadas posteriormente.

Uma forma mais grave de comprometimento é a síndrome da pele escaldada, descrita por Melish e Glasgow em 1970-1971, e inclui um espectro de doenças cutâneas causadas por *Staphylococcus* fagotipos I e II coagulase-positivos que produzem toxina esfoliativa. Caracteriza-se por aparecimento abrupto de eritema generalizado, e a toxina atua na camada granulosa da pele provocando edema, dor, rubor, formação de bolhas e descamação foliácea posteriormente. Quando localizada, sem adenopatia, chama-se impetigo bolhoso, quando difusa, doença sistêmica. Quadros graves com eritema generalizado, erupções bolhosas, sinal de Nikolsky positivo, evolução de até 12 dias com recuperação total, chama-se necrólise epidérmica tóxica ou doença de Ritter.

Tratamento – quando as pústulas são localizadas e não existe comprometimento sistêmico, procede-se ao tratamento local das pústulas com álcool iodado ou iodopovidino, seguindo-se colocação de pomada de antibiótico que se estenderá por cinco dias após o aparecimento da última lesão. Banhos de permanganato de potássio a 1/40.000 podem ser usados. No caso de comprometimento sistêmico ou lesões esparsas pelo corpo inteiro, prescrever antibioticoterapia sistêmica orientando-se sempre que possível pelo agente etiológico e antibiograma; os antibióticos utilizados inicialmente até resultado de culturas são a oxacilina associada à amicacina.

OUTRAS APRESENTAÇÕES

Ectima gangrenosa – são lesões de pele causadas pela *Pseudomonas aeruginosa*, iniciam-se como vesículas com uma aréola avermelhada que evoluem para úlceras de centro necrótico e elevado, com margens enduradas e violáceas.

Petéquias e equimoses – são lesões de pele geralmente associadas a quadro infeccioso sistêmico.

Abscessos – causados também por bactérias semelhantes às que provocam o impetigo, sendo que as causas mais freqüentes são: cefalematomas puncionados, mastite, locais de punção e ainda associados a osteomielite e sepse. As bactérias dentro de um abscesso entram rapidamente em fase de crescimento, devido à alta concentração local de microrganismos e outros fatores metabólicos. Nessa doença, os antibióticos como oxacilina, que exerce seu efeito antibacteriano pela interferência com a síntese da parede celular,

são pouco efetivos. Dessa maneira, o tratamento, além da antibioticoterapia intravenosa, que é semelhante à utilizada no impetigo, é a drenagem do abscesso. Observar rigorosamente se não há comprometimento sistêmico ou de alguma articulação e, na suspeita, esclarecer rapidamente o diagnóstico.

CANDIDÍASE CUTÂNEA

Congênita – relacionada com a infecção intra-uterina e está presente ao nascimento ou dentro das primeiras 24 horas. A erupção começa sob a forma de máculas, pápulas e vesículas difusas. Não são observadas lesões orais ou perineais. Em geral, o RN mantém-se afebril e sem manifestações sistêmicas. Mais raramente, pode haver morte intra-uterina ou no período neonatal imediato.

Neonatal – adquirida na passagem através do canal do parto, infectado pela *Candida albicans*. Começa a manifestar-se na segunda semana de vida (moniliase oral e/ou perineal). Lesão de cor avermelhada, brilhante, com bordas pustulovesiculosas e lesões satélites. Predominam na região das fraldas e não existem sinais gerais.

BIBLIOGRAFIA

1. KRUGMAN, S. et al. – Infecções estafilocócicas. In Krugman, S.; Katz, S.L. & Gershon, A.A. *Doenças Infecciosas em Pediatria*. 8ª ed., São Paulo, Atheneu, 1991, p. 410. 2. VAZ, F.A.C. – Impetigo neonatal. In Marcondes, E. *Pediatria Básica*. 8ª ed., São Paulo, Sarvier, 1991, p. 466. 3. MARCY, S.M. & OVERTURF, G.S. – Focal bacterial infections. In Remington, J.S. & Klein, J.O. *Infectious Diseases of the Fetus and Newborn Infant*. 4th ed., Philadelphia, Saunders, 1995, p. 935.

---

5 Infecções Fúngicas

VERA LÚCIA JORNADA KREBS
RUBENS FEFERBAUM
FLÁVIO ADOLFO COSTA VAZ

As infecções fúngicas vêm sendo observadas com freqüência crescente nas unidades de terapia intensiva neonatal, devido ao aumento da sobrevida de recém-nascidos criticamente doentes e de muito baixo peso ao nascimento. As espécies de *Candida* são responsáveis pela maioria dos casos de infecção fúngica, e a candidíase disseminada representa uma causa importante de morbimortalidade nessas crianças.

A prevalência de infecções causadas por outros fungos em recém-nascidos e lactentes jovens não é significativa, com exceção da *Malassezia furfur*, que pode ocorrer em surtos epidêmicos. Para seu crescimento, o fungo requer altas concentrações de ácidos graxos de cadeia média, presentes nas soluções lipídicas utilizadas na nutrição parenteral.

CANDIDÍASE

Características do fungo *Candida*

A *Candida* faz parte do grande grupo de fungos imperfeitos ou deuteromicetos, sendo assim classificados por não se identificar seu desenvolvimento sexual. Pode ser demonstrada em três formas: a) blastosporos, medindo 1,5 a 5μm de diâmetro, são a forma normal de reprodução; b) clamidosporos, que medem de 7 a 17μm de diâmetro e são ocasionalmente encontrados em tecidos humanos em infecções sistêmicas; c) pseudomicélios ou hifas, que são fila-

mentos alongados considerados como a fase tecidual da *Candida*. Tanto os blastosporos como as hifas podem invadir os tecidos e causar infecção, porém os blastosporos parecem ser necessários para o início da lesão.

Há mais de 80 espécies de *Candida*, das quais somente 10 estão implicadas como causa de doença em humanos. A *Candida albicans* é a espécie mais freqüentemente isolada, sendo observada em 75% dos recém-nascidos com candidíase sistêmica. *Candida tropicalis*, *Candida stellatoidea*, *Candida cruzei*, *Candida pseudotropicalis*, *Candida parapsilosis*, *Candida guilliermondii* e *Candida lusitaniae* também têm sido descritas como causadoras de doenças.

Epidemiologia e transmissão

Em humanos, a *Candida* pode existir como comensal ou patógeno. O fungo foi identificado em diversos mamíferos e pássaros, porém não há transmissão direta de animais para o homem. Raramente é isolado no solo e não tem sido isolado do ar.

A candidíase congênita é rara e pode ser adquirida pelo feto durante a gestação ou no período do parto. A infecção manifesta-se mais freqüentemente como lesões cutâneas e placas amareladas no cordão umbilical (funisite). Raramente a infecção intra-uterina poderá causar aborto. A colonização pós-natal é adquirida por contato direto com pessoas infectadas. Pode haver contaminação cutânea, deglutição ou aspiração de secreção vaginal infetada. Nos primeiros

5 dias de vida, cerca de 10% dos recém-nascidos de termo apresentam colonização gastrintestinal por *Candida*. Em recém-nascidos com peso de nascimento inferior a 1.500g, a freqüência de colonização pode atingir 27%. A colonização tardia, após a segunda semana de vida, ocorre geralmente na pele.

Patogênese

O recém-nascido, devido à imaturidade orgânica própria dessa faixa etária, apresenta menor defesa imunológica às infecções. Por outro lado, freqüentemente acha-se exposto a fatores de risco que facilitam a colonização e invasão sistêmica por microrganismos patogênicos. A ocorrência de invasão tecidual e disseminação dependerá da inter-relação entre os fatores que inibem o crescimento do fungo e aqueles que inibem a resistência do hospedeiro.

Sabe-se que os neutrófilos desempenham papel de grande importância na defesa das infecções por *Candida*; os neutrófilos neonatais são menos capazes de realizar quimiotaxia, fagocitose e morte intracelular do fungo. O papel das imunoglobulinas específicas anti-*Candida* ainda não está bem estabelecido. Como a transferência placentária de IgG ocorre predominantemente no terceiro trimestre, o recém-nascido pré-termo apresenta ausência de anticorpos quando comparado ao de termo e suas mães. O recém-nascido apresenta ainda deficiências no sistema complemento.

Um dos principais fatores de risco associados à infecção por *Candida* é o uso de antibióticos de amplo espectro, que se correlaciona fortemente com a candidíase sistêmica ou disseminada. Sendo a *Candida* componente da flora normal do trato gastrintestinal, seu crescimento pode ser favorecido com a supressão da flora bacteriana após o uso de antibióticos. A duração da antibioticoterapia pode influenciar de forma significativa o aparecimento de fungemia.

Outro fator importante é o uso de cateteres vasculares centrais, que proporcionam uma porta de entrada através da barreira cutânea intacta. A administração de nutrição parenteral através desses cateteres aumenta ainda mais o risco de infecção, pois nutrientes como as soluções hipertônicas de glicose e os ácidos graxos favorecem o crescimento do fungo.

A intubação prolongada e a traqueostomia podem levar à contaminação da mucosa do aparelho respiratório. Da mesma forma, os problemas cirúrgicos do sistema digestivo e a enterocolite necrosante poderiam facilitar a invasão da mucosa pelo fungo.

Algumas drogas, como a teofilina e os corticosteróides, estão relacionadas ao aumento das infecções fúngicas em recém-nascidos. A teofilina, usada para o tratamento da apnéia em prematuros, parece inibir a atividade candidicida em neutrófilos adultos, e os corticosteróides causam inibição da resposta imunológica.

Formas clínicas

Candidíase mucocutânea – nos recém-nascidos de termo, sem doenças prévias, a infecção fúngica geralmente permanece limitada ao comprometimento mucocutâneo. A *Candida albicans* pode ser identificada nas lesões. Embora a candidíase mucocutânea na maioria dos casos ocorra após o nascimento, raramente pode ser adquirida na vida intra-uterina.

A candidíase oral ocorre em aproximadamente 4% dos recém-nascidos. Observam-se placas esbranquiçadas localizadas na mucosa oral, língua, gengiva, palato e bochechas. As placas são fortemente aderidas e revelam uma base eritematosa quando removidas. O tratamento é realizado com suspensão oral de nistatina (100.000U/ml), 1ml em cada lado da boca a cada 6 horas até vários dias após o desaparecimento das lesões.

A dermatite por *Candida* manifesta-se como lesões eritematosas e vesiculopapulares, que progridem para placas com lesões satélites. O eritema tem predileção pelas áreas mais irrigadas, como as zonas intertriginosas. A região perineal é a mais freqüentemente acometida, podendo haver infecção nas axilas ou ao redor do umbigo. A candidíase perineal geralmente aparece concomitantemente com a candidíase oral, mas pode ocorrer secundariamente à colonização fecal.

Candidíase disseminada – na última década, a freqüência de sepse por *Candida* em recém-nascidos que necessitam de cuidados de terapia intensiva está aumentando, principalmente entre os de baixo peso ao nascimento e naqueles que apresentam problemas cirúrgicos ou infecções graves. Entre recém-nascidos com peso inferior a 1.500g, estudos mostram que 3 a 4,5% apresenta candidíase sistêmica. Nas crianças com peso de nascimento superior a 2.500g, portadoras de doenças graves ou malformações do aparelho digestivo, com necessidade de tratamento cirúrgico e hospitalização prolongada, Rabalais e cols. relataram a doença em 0,6%. Na Unidade de Cuidados Intensivos para Recém-Nascidos Externos do Instituto da Criança, em São Paulo, observou-se que a taxa de infecção hospitalar por *Candida* spp. foi de 1,35% em 1991, aumentando para 3,21% em 1994.

Quadro clínico

A candidíase disseminada acomete tipicamente os recém-nascidos pré-termo que necessitam de cuidados de terapia intensiva e permanecem no hospital por tempo prolongado. O início da infecção costuma ser insidioso, e os sinais e os sintomas podem ser confundidos com aqueles observados na sepse bacteriana ou na enterocolite necrosante. A ausência de bactéria nas culturas e a persistência dos sintomas em recém-nascidos com fatores de risco sugerem fortemente o diagnóstico de infecção fúngica.

Os achados clínicos são variáveis e incluem instabilidade da temperatura, hipoatividade, distensão abdominal, fezes guaiaco-positivas, hiperglicemia, crises de apnéia e bradicardia, piora do quadro respiratório, icterícia e hepatoesplenomegalia. Na Unidade de Cuidados Intensivos para Recém-Nascidos Externos do Instituto da Criança, em São Paulo, os sinais e os sintomas mais freqüentes observados em recém-nascidos com candidíase sistêmica foram febre, hepatoesplenomegalia, sangramento digestivo e distensão abdominal. Outros achados menos freqüentes foram letargia, piora radiológica pulmonar, queda da saturação da hemoglobina, crises de hipóxia, bradicardia, hipotermia, ascite, icterícia e hematúria.

Os sinais e os sintomas podem ser encontrados em crianças com fungemia sem comprometimento multissistêmico, especialmente na presença de cateter central. Entretanto, freqüentemente há comprometimento de vários órgãos ou sistemas, podendo ocorrer quadros sindrômicos relacionados ao predomínio do envolvimento de determinado órgão.

O comprometimento renal é freqüente, podendo ser observado em 37 a 57% dos casos. O diagnóstico é difícil porque a *Candida* é um contaminante comum presente na urina. Por outro lado, candidúria poderá ocorrer na ausência das alterações histológicas observadas na doença. O comprometimento renal pode manifestar-se como infecção da bexiga, do parênquima renal ou pelo aparecimento de quadro obstrutivo secundário à formação de micetoma fúngico. O acometimento renal deve ser considerado quando ocorrem anormalidades nos valores da uréia e creatinina séricas ou anormalidades ultra-sonográficas. O exame ultra-sonográfico é um método não-invasivo de grande valor para o diagnóstico de candidíase do sistema urinário e deve ser realizado em todas os recém-nascidos com candidíase sistêmica, mesmo na ausência de alterações na função renal.

A colonização do sistema digestivo representa um reservatório de *Candida* e ponto de partida para a candidíase gastrintestinal, especialmente em recém-nascidos de muito baixo peso. Os sinais e os sintomas mais comuns são intolerância alimentar, distensão abdominal e fezes guaiaco-positivas. O quadro pode evoluir para peritonite e enterocolite necrosante, com perfuração intestinal. Em crianças submetidas à diálise peritoneal, a peritonite por *Candida* é uma complicação freqüente.

Embora a infecção pulmonar primária tenha sido relatada em alguns pacientes, o comprometimento respiratório geralmente ocorre associado à infecção sistêmica. Clinicamente, torna-se difícil distinguir candidíase pulmonar de outras formas de infecção pulmonar aguda e crônica. O exame de aspirado traqueal pode auxiliar no isolamento do microrganismo.

A meningite é uma complicação freqüente na candidíase sistêmica neonatal, ocorrendo em cerca da metade dos casos. Seu diagnóstico pode passar despercebido, devido à dificuldade de isolamento da Candida no líquido cefalorraquidiano. O exame quimiocitológico mostra contagem de células variável, bem como a porcentagem de neutrófilos e células mononucleares. A proteinorraquia pode estar normal ou aumentada, e o achado mais consistente são os baixos valores de glicose. Dessa forma, na presença de qualquer anormalidade no exame do líquido cefalorraquidiano, o diagnóstico de meningite por Candida deve ser considerado, mesmo que as culturas sejam negativas. O comprometimento do sistema nervoso central pode ser extenso, levando a seqüelas como hidrocefalia e atraso do desenvolvimento neuropsicomotor.

A endoftalmite parece ocorrer com freqüência relativamente alta, sendo aconselhável realizar oftalmoscopia indireta em todas as crianças com candidíase sistêmica. Entre oito recém-nascidos com a doença analisados por Baley, quatro apresentavam endoftalmite. A lesão inicialmente é coriorretiniana, aumentando gradualmente, até se soltar e atingir o vítreo, onde se apresenta caracteristicamente como flocos brancos que flutuam livremente. A presença de endoftalmite em crianças com culturas negativas orienta para o diagnóstico de candidíase invasiva.

A endocardite por Candida deve ser pesquisada em todos os recém-nascidos com candidíase sistêmica por meio do exame ecocardiográfico. Ultimamente, com o advento da ultra-sonografia, a freqüência dessa complicação tornou-se maior. Até então, na maioria dos casos, o diagnóstico era realizado à necropsia. O exame pode mostrar lesões vegetativas, localizadas mais freqüentemente no lado direito do coração, ou presença de trombo. Na Unidade de Cuidados Intensivos para Recém-Nascidos Externos do Instituto da Criança, em São Paulo, entre 21 recém-nascidos com candidíase sistêmica, 20% apresentava endocardite.

A osteoartrite e a osteomielite ocorrem raramente, apresentando os mesmos sinais e sintomas daqueles verificados nas infecções bacterianas.

A disseminação hematogênica do fungo pode resultar na formação de abscessos no tecido subcutâneo. As lesões cutâneas também podem apresentar-se sob a forma de eritema generalizado.

Diagnóstico

O aspecto mais importante no diagnóstico da candidíase disseminada é manter um alto índice de suspeita da doença, principalmente nos recém-nascidos pré-termo com fatores de risco para infecção fúngica. A pesquisa direta do fungo na urina e o exame microscópico direto do raspado de lesões cutâneas, de fluidos aspirados ou biopsias são exames de resultado mais rápido, que podem auxiliar na indicação do tratamento, enquanto se aguarda o resultado das culturas. O diagnóstico definitivo baseia-se no isolamento do fungo em culturas de sangue, urina, líquido cefalorraquidiano e outros materiais normalmente estéreis, como líquidos articular e peritoneal. Como as culturas de sangue e líquido cefalorraquidiano podem ser positivas de forma intermitente, recomenda-se realizar mais de uma hemocultura para identificar o fungo. O sangue deve ser colhido sempre em veia periférica. Culturas positivas obtidas por meio de cateter central tornam difícil diferenciar fungemia sistêmica de contaminação do cateter. Em crianças com cateter central, hemocultura positiva de sangue periférico pode estar relacionada ao cateter, que deve ser retirado, iniciando-se o tratamento antifúngico.

O isolamento de Candida no líquido cefalorraquidiano pode ser difícil, e as anormalidades na contagem de células, proteínas ou glicose podem ser pouco evidentes ou estar ausentes. As culturas de urina devem ser obtidas de forma totalmente estéril, de preferência por meio de punção suprapúbica. A Candida pode também ser isolada em material de abscessos ou biopsia tecidual.

Alguns estudos têm demonstrado que a detecção de antígenos no sangue de pacientes com candidíase sistêmica pode auxiliar no diagnóstico precoce, porém esses exames sorológicos ainda não estão disponíveis para uso rotineiro.

Tratamento

Durante o tratamento da candidíase sistêmica, as culturas devem ser realizadas periodicamente para verificar a eficácia da terapêutica utilizada e orientar o término do tratamento. Para detectar a presença de complicações cardíacas e oftalmológicas, ou verificar a evolução de lesões já diagnosticadas, devem ser realizados exames periódicos de ecocardiograma e fundo de olho, respectivamente. Os cateteres devem ser retirados. Nas crianças com infecção do sistema nervoso central, o seguimento é o mesmo daquele recomendado para a meningite bacteriana.

A terapia antimicrobiana usual para as infecções sistêmicas por fungos é a anfotericina B, cuja farmacocinética ainda não está totalmente conhecida. Trata-se de um macrolídeo polieno, que age ligando o ergosterol à membrana celular fúngica, provocando sua lise. É pouco absorvido por via oral, sendo usado por via intravenosa. Sua distribuição e mecanismos de excreção não são bem conhecidos e o trato biliar parece ser uma via de excreção importante. Os efeitos colaterais da anfotericina B são freqüentes e potencialmente graves. Febre, broncoespasmo, nefrotoxicidade, hipopotassemia, necrose hepática e supressão da medula óssea podem ocorrer.

A dose de anfotericina B é de 1mg/kg/dia. Recomenda-se iniciar o tratamento com 0,5mg/kg/dia, aumentando-se 0,25mg/kg/dia, até atingir 1mg/kg/dia. A medicação deve ser diluída em soro glicosado a 5% (não utilizar soro fisiológico) e infundida em 6 horas. Sua concentração não deve exceder 0,2mg/ml, e o frasco e o equipo de soro devem ser protegidos da luz. O tratamento deve ser mantido até ser atingida a dose total cumulativa de 25 a 30mg/kg.

Os novos preparados da droga, que são as formulações lipídicas de anfotericina B, apresentam menos efeitos tóxicos, possibilitando o uso de doses mais altas, melhorando assim sua eficácia clínica. No Brasil, encontram-se disponíveis dois tipos de formulações lipídicas: anfotericina B lipossomal (Ambisome®) e anfotericina B em suspensão coloidal (Amphocil®). Os estudos utilizando esse tipo de tratamento em recém-nascidos ainda são escassos e as doses diárias recomendadas variam de 3 a 5mg/kg/dia. O tratamento pode ser iniciado com dose de 1mg/kg/dia, aumentando-se 0,5mg/kg/dia até atingir a dose preconizada. Deve-se administrar por infusão intravenosa, na velocidade de 1 a 2mg/kg/hora. A duração média do tratamento varia de 18 a 22 dias, podendo ser mais prolongada em recém-nascidos com complicações graves.

Para verificar a ocorrência de toxicidade, durante o tratamento com anfotericina B, devem ser realizados controles hematológicos semanais: hemograma, sódio, potássio, uréia, creatinina e transaminases séricas.

A fluorocitosina é um antimetabólito que inibe a síntese de ácidos nucléicos nos fungos que apresentam sensibilidade à droga. Apresenta sinergismo quando associada à anfotericina B, sendo bem absorvida por via oral e excretada pelos rins. A difusão liquórica é boa, atingindo 60 a 75% das concentrações verificadas no plasma. Por essa razão, alguns autores recomendam sua associação com anfotericina B nos casos de infecção fúngica do sistema nervoso central. A dose recomendada é de 100 a 150mg/kg/dia, por via oral, divididas em três ou quatro doses diárias. Os efeitos colaterais incluem distúrbios gastrintestinais, nefrotoxicidade, hepatoxicidade e depressão medular.

Dentre os derivados imidazólicos utilizados no tratamento das infecções fúngicas, destaca-se o fluconazol. As vantagens potenciais dessa medicação são sua baixa toxicidade e a facilidade de administração. A dose recomendada é 6mg/kg/dia, por via oral ou intravenosa, divididas em duas doses diárias. No entanto, há poucos estudos farmacocinéticos em recém-nascidos, além da resistência que diversos fungos, principalmente do gênero *Candida*, têm apresentado à medicação nos últimos anos. Outros derivados imidazólicos, como miconazol, clotrimazol, ketoconazol e itraconazol, apresentam atividade antifúngica, porém a experiência em recém-nascidos é escassa, limitando seu uso.

INFECÇÕES POR *MALASSEZIA FURFUR*

A infecção por *Malassezia furfur* tem sido observada em recém-nascidos internados em unidade de terapia intensiva que recebem nutrição parenteral com lipídeos através de cateter venoso central por tempo prolongado.

A criança pode apresentar-se assintomática ou desenvolver sinais de sepse. Os sinais e os sintomas mais comuns são crises de apnéia e bradicardia. Mais raramente poderá ocorrer febre, infiltrado pulmonar intersticial, leucocitose e plaquetopenia.

A colonização da pele por *Malassezia furfur* nessas crianças varia de 35 a 91%. O número de recém-nascidos colonizados aumenta com a prematuridade, baixo peso de nascimento, tempo de internação prolongado, uso de ventilação mecânica e episódios prévios de infecção, necessitando de tratamento com antibióticos. Entre recém-nascidos pré-termo, com peso de nascimento inferior a 1.250g, Shattuck e cols. observaram culturas de pele positivas em 65% das crianças após o 14º dia de hospitalização. Entretanto, a colonização da pele não é uma condição obrigatória para a infecção por *Malassezia furfur*. A presença do cateter venoso central e a infusão de lipídeos em recém-nascidos pré-termo são os fatores de risco mais importantes. O cateter pode aderir à parede da veia, tornando difícil sua remoção. Quando há formação de trombo organizado, o exame microscópico pode mostrar a presença de hifas. O fungo exige técnicas especiais para a realização de culturas e pode ser identificado por meio de exame direto. O diagnóstico deve ser considerado em recém-nascidos que estão recebendo nutrição parenteral com lipídeos e apresentam sinais de sepse sem identificação de outros microrganismos em culturas.

Na maioria dos casos, os sinais e os sintomas desaparecem após a retirada do cateter. Se os sintomas persistirem, o uso de anfotericina B é recomendado.

BIBLIOGRAFIA

1. BALEY, J.E. – Neonatal candidiasis: the current challenge. *Clin. Perinatol.* **18**:263, 1991. 2. Da SILVA, L.P.; AMARAL, J.M.V. & FERREIRA, M.C. – Wich is the most appropriate dosage of liposomal Amphotericin-B (AmBisome) for the treatment of fungal infections in infants of very low birth weight? *Pediatrics* **91**:1217, 1993. 3. FAIX, R.G. et al. – Mucocutaneous and invasive candidiasis among very low birth weight (< 1500 g) infants in intensive care nurseries: a prospective study. *Pediatrics* **83**:101, 1989. 4. GHERINA, N.G. – Bacterial and fungal infections. In Cloherty, J. & Stark, A.R., eds. Manual of *Neonatal Care*. 4th ed., Philadelphia, Lippincot-Raven Publishers, 1998, p. 271. 5. GLICK, C.; GRAVES, G.R. & FELDMAN, S. – Neonatal fungemia and Amphotericin B. *South Med. J.*, **86**:1368, 1993. 6. HOUMEAU, L. et al. – Méningite à *Candida*, chez un prémature, traité par amphotéricine B liposomale et flucytosine. *Arch. Fr. Pediatr.* **50**:227, 1993. 7. JANKNEGT, R. et al. – Liposomal and lipid formulations of Amphotericin B. Clinical pharmacokinetics. *Clin. Pharmacokinet.* **23**:279, 1992. 8. JOHNSON, D. et al. – Systemic candidiasis in very low birth weight infants (< 1500 grams). *Pediatrics* **73**:138, 1984. 9. KIM, E.H. et al. – Adhesion of percutaneously inserted silastic central venous lines to the vein associated with *Malassezia furfur* infection. *JPEN* **17**:458, 1993. 10. KREBS, V.L.J. et al. – Hospitalar infection by *Candida* species in neonatal intensive care: study of four years. *Pediatr. Res.* **39**:297A, 1996. 11. KREBS, V.L.J. et al. – Treatment of sistemic neonatal candidiasis with lipid formulations of Amphotericin B. Proceedings of the 4th World Congress of Perinatal Medicine, 1999. 12. MILLER, J.M. – Fungal infections. In Remington, J.S. & Klein, J.O., eds. *Infectious Diseases of the Fetus and Newborn Infant*. 4th ed., Philadelphia, Saunders, 1995, p. 703. 13. RABALAIS, G.P. et al. – Invasive candidiasis in infants weighing more than 2500 grams at birth admitted to a neonatal intensive care unit. *Pediatr. Infect. Dis. J.* **15**:348, 1996. 14. SCARCELLA, A. et al. – Liposomal amphotericin B treatment for neonatal fungal infections. *Pediatr. Infect. Dis. J.* **17**:146, 1998. 15. SHATTUCK, K.E. et al. – Colonization and infection associated with *Malassezia* and *Candida* species in a neonatal unit. *J. Hosp. Infect.* **34**:123, 1996.

SEÇÃO XIII **Patologias Diversas no Período Neonatal**

coordenadores MARIA ESTHER JURFEST RIVERO CECCON
RUBENS FEFERBAUM

1 Problemas Oftalmológicos mais comuns
no Período Neonatal

CARLOS ALBERTO RODRIGUES ALVES

No período neonatal encontram-se, além de doenças hereditárias, aquelas adquiridas em vida intra-uterina, durante o trânsito pelo canal do parto ou no pós-parto. Há inúmeras condições que se manifestam ou são diagnosticadas nessa fase. A seguir, descreveremos as principais.

CONJUNTIVITES

No primeiro mês de vida, a criança apresenta os seguintes tipos mais comuns de conjuntivite: química ao nitrato de prata, neonatal, catarrais agudas, crônicas ou recidivantes.

Conjuntivite química – é uma exsudação conjuntival do tipo neutrofílico em resposta ao traumatismo causado pela instilação da solução de nitrato de prata. Surge a partir do segundo dia e desenvolve-se durante três a quatro dias. O pus é escasso e de cor branco-acinzentada. Tende a regredir espontaneamente e não se acompanha de edema palpebral importante. Recomenda-se limpeza com soro fisiológico ou água boricada várias vezes ao dia.

Conjuntivite neonatal – também conhecida por oftalmia neonatal, é habitualmente bilateral, purulenta, adquirida durante ou imediatamente após o parto. O saco conjuntival contamina-se com microrganismos presentes no canal do parto e, como tal, é condição bastante acessível à profilaxia. Esta é feita com o método de Credé. Instilam-se uma ou duas gotas de solução de nitrato de prata a 1% em ambos os olhos do recém-nascido.

Apesar de o gonococo, tradicionalmente, ser responsabilizado como causador da conjuntivite neonatal, há outros agentes possíveis além da *Neisseria gonorrheae*. São comuns os quadros de conjuntivite neonatal causados por estafilococos, *Klebsiella* sp., pneumococos, estreptococos, *Chlamydia* sp.

Clinicamente, há supuração bilateral com edema óbvio de pálpebras. O período de incubação é curto (um a três dias), como na conjuntivite gonocócica, moderado (pneumo, estafilo, clamídia) ou mais longo (estrepto). É importante destacar que, na vigência de agentes muito virulentos (gonococos, *Klebsiella* sp.), pode desenvolver-se, em poucos dias, úlcera de córnea ou mesmo sua perfuração como complicação do processo. O uso habitual de agentes antimicrobianos em instilação ocular, logo após o parto, aumenta muitas vezes o período de incubação das conjuntivites aqui consideradas.

A rigor, diante de um paciente que apresenta quadro de conjuntivite neonatal, deverão ser feitos bacterioscopia, citologia, cultura e antibiograma de material de saco conjuntival, antes de se empregarem antibióticos local ou sistematicamente.

A visualização microscópica da bactéria poderá indicar o agente da infecção. A resposta celular à neutrofilina sugere infecção bacteriana. Respostas celulares, em que os componentes de leucócitos polimorfonucleares e mononucleares se apresentam em proporções aproximadamente iguais, sugerem infecção por *Chlamydia* sp. Se forem encontradas também inclusões citoplasmáticas em células epiteliais da conjuntiva, a suspeita passa a ser suficiente para o diagnóstico clínico de conjuntivite neonatal por *Chlamydia* sp. A criança, por vezes, desenvolve outras manifestações da infecção (otite, rinite, pneumonite etc.) por *Chlamydia* sp.

Enquanto se esperam os resultados dos exames laboratoriais, utiliza-se, entre outros, o esquema a seguir para os casos mais graves. Colírio de penicilina cristalina a 10.000U/ml em solução fisiológica: uma gota em cada olho, por minuto, durante algumas horas; a seguir, a cada 5 minutos, até completar 24 horas. Nos dias subseqüentes, a freqüência de instilação dependerá da resposta. Se o agente for sensível à penicilina, já há resposta evidente em 24 horas. Não havendo resposta satisfatória a esse esquema, a cultura e o antibiograma apontarão nova opção terapêutica.

Para a conjuntivite neonatal por gonococos, tem sido proposto o uso sistêmico de ceftriaxona 28-50mg/kg/dia.

Nos casos em que se firmou o diagnóstico de infecção por *Chlamydia* sp., o tratamento proposto para o recém-nascido é o uso tópico ocular de pomada de sulfa, tetraciclina ou eritromicina, quatro vezes ao dia, por duas a três semanas. Havendo pouca resposta à terapêutica tópica, indica-se a administração sistêmica de eritromicina: 40-50mg/kg/dia, divididas em três doses, durante duas a três semanas.

Nos casos mais leves de conjuntivite neonatal, o tratamento poderá ser o citado no item a *seguir*.

Conjuntivites catarrais agudas – ocorrem em qualquer época da vida e são causadas principalmente por estafilococos, pseudomonas, estreptococos. É habitual haver purgação moderada uni e, em um ou dois dias, bilateral e edema palpebral discreto ou moderado. No recém-nascido, pode-se utilizar apenas pomada oftálmica de antibiótico (cloranfenicol, tetraciclinas, bacitracina, gentamicina etc.). Evitar os corticóides puros ou em associação. Aplica-se nos sacos conjuntivais de ambos os olhos, mesmo que o processo ainda seja

unilateral. A pomada será usada a cada 4 a 5 horas durante uma semana. Não havendo boa resposta em três dias de tratamento, pensar em resistência bacteriana.

Conjuntivites crônicas ou recidivantes – é bastante comum encontrarmos recém-nascidos apresentando quadros uni e bilaterais de lacrimejamento e purgação crônica conjuntival. Outros desenvolvem surtos recidivantes de conjuntivite purulenta, assim que se interrompe o uso tópico de antibióticos. Essas manifestações clínicas obrigam a hipótese diagnóstica de obstrução congênita de via lacrimal.

Em virtude da imperfuração de septo(s) situado(s) no canal nasolacrimal, não há trânsito eficiente de fluxo lacrimal. Surge estase e a infecção superajunta-se. O quadro "melhora" com o uso de antibióticos e corticóides.

Na maioria dos casos há resolução espontânea do processo. Em outros, será necessária a sondagem do sistema canalicular. Desde que não haja processo inflamatório muito intenso, faz-se tratamento tópico descontínuo com antibióticos e contínuo com limpeza e massagem até seis a oito meses de idade, aguardando-se a desobstrução natural. Se, depois desse período de espera, continuam as manifestações de estase, indicamos a sondagem.

Convém ressaltar a possibilidade de existirem certos casos, menos freqüentes, que exigem sondagem muito precoce ou outras condutas cirúrgicas mais complexas. No geral, os resultados terapêuticos são bons.

As complicações descritas nos casos não tratados de obstrução congênita de via lacrimal são: dacriocistite aguda ou crônica, abscesso de saco lacrimal, fístula crônica, erisipela facial, úlcera de córnea, necrose de pele.

GLAUCOMA CONGÊNITO

Apesar de não se constatarem, em geral, outros casos de glaucoma congênito na família de um paciente com essa afecção, há uma característica hereditária do tipo autossômico recessivo nessa doença. A lesão anátomo-patológica fundamental é a persistência do ligamento pectíneo no ângulo da câmara anterior. Esse tecido persistente, que habitualmente não existe além do período embrionário, bloqueia o trânsito de humor aquoso para fora do olho. Em conseqüência, a pressão intra-ocular sobe. O globo ocular na criança de tenra idade aumenta de tamanho se a pressão intra-ocular é alta. Haverá, portanto, buftalmo ("olho de boi"). Se não tratado, o glaucoma congênito determinará cegueira por atrofia glaucomatosa do nervo óptico.

A condição é bilateral em aproximadamente 65% dos pacientes. Em torno de 50% dos casos de glaucoma congênito há sinais clínicos evidentes ao nascimento. Os outros 50% têm seus sinais evidenciados, na imensa maioria das vezes, até o segundo ano de vida.

Fotofobia, blefarospasmo e lacrimejamento excessivo são comuns. Ao exame desarmado, nota-se globo ocular grande, córnea de diâmetros aumentados, transparência reduzida, indo desde aspecto levemente turvo até francamente leitoso. Ao exame oftalmológico armado constatam-se várias anomalias oculares, além da hipertensão intra-ocular.

O tratamento é cirúrgico. Visa-se à rotura do ligamento pectíneo persistente o mais precocemente possível.

O diagnóstico diferencial deverá ser feito com obstrução congênita de via lacrimal e conjuntivites (que dão sintomatologia semelhante, porém exame físico diverso), assim como com glaucomas também congênitos, mas que têm causas diferentes (inflamação, tumores). Há condições raras que entram no diagnóstico diferencial do glaucoma congênito, como certas mucopolissacaridoses, megalocórnea, cistinose etc.

LEUCOCORIA

É aquela condição em que a pupila se apresenta de cor branca. As condições que mais comumente causam leucocoria em recém-nascidos são a catarata congênita, o retinoblastoma, a retinopatia da prematuridade, malformações etc.

Catarata congênita – toda opacificação de cristalino, pequena como um ponto, ou grande envolvendo toda sua estrutura, é chamada catarata. Nessas condições, há muitas cataratas congênitas que são absolutamente assintomáticas e diagnosticadas casualmente. Há, entretanto, opacificações extensas do cristalino com grande potencial lesivo para a acuidade visual e que exigem tratamento cirúrgico bastante precoce.

Na etiologia da catarata congênita participam inúmeros fatores hereditários, metabólicos, tóxicos, infecciosos etc. Na maioria dos casos, não se consegue chegar ao diagnóstico etiológico da condição. É comum o achado de lesões oculares múltiplas nos portadores de catarata congênita.

Nos casos em que, pelo exame oftalmológico, chega-se à conclusão de que a opacificação do cristalino é suficiente para prejudicar de modo significativo a acuidade visual, indica-se o tratamento cirúrgico. Os resultados visuais da cirurgia de catarata congênita são regulares ou maus, esporadicamente bons, mesmo quando se parte de indicações corretas e técnicas adequadas.

Retinoblastoma – apesar de as manifestações clínicas dessa neoplasia ocorrerem com maior freqüência entre o segundo e o quarto anos de vida, não é raro verificarmos os sinais presentes no recém-nascido. A doença, uni ou bilateral, apresenta um traço hereditário importante, sobretudo nos casos bilaterais, que são também os de aparecimento mais precoce.

O tumor cresce a partir da retina, quase sempre em direção ao vítreo. A massa tumoral é branca e, pelo crescimento, acaba aparecendo na área pupilar como reflexo branco – daí a leucocoria. Este é o sinal mais freqüente do retinoblastoma. O diagnóstico é feito pelo oftalmologista, que deverá também examinar o outro olho. Em aproximadamente um terço dos casos há bilateralidade (tumor multicêntrico). Em virtude da alta malignidade desse tumor, há disseminação por continuidade metastática, por via linfática e hematogênica. Desde que diagnosticado um caso de retinoblastoma, todas as crianças de tenra idade da família devem ser examinadas, assim como outras que venham a nascer. Será importante o aconselhamento genético.

Quando se diagnostica o tumor precocemente, os tratamentos locais com fotocoagulação, braquiterapia e radioterapia a distância oferecem boas chances de cura. Tumores maiores exigem enucleação. Havendo invasão orbitária ou extra-orbitária, recomenda-se a combinação quimio/radioterapia.

Retinopatia da prematuridade (fibroplasia retrocristaliniana) – também causa leucocoria, porém, não no período neonatal. Quase sempre é doença iatrogênica, rara. É bilateral, assimétrica. Ocorre tipicamente em prematuros de 26 a 31 semanas de gestação e peso entre 800 a 1.500g que permaneceram em incubadora, cuja atmosfera apresentava altas concentrações de oxigênio (acima de 30%). As manifestações oculares surgem um mês após a retirada do paciente da atmosfera perigosa.

A doença inicia-se com crescimento neovascular no fundo de olho (visível à oftalmoscopia). Em 75% dos casos, essa condição regride sem deixar seqüelas importantes. Nos 25% dos casos restantes, a proliferação vascular continua, acompanhando-se de tecido cicatricial. Em fases avançadas (meses, anos), podem surgir membranas retrocristalinianas, traves retinianas, aderência iridocristalinianas, glaucoma, atrofia ocular.

A crioterapia demonstrou alguma eficácia nos pacientes em que a evolução do fundo de olho recomenda tratamento.

Profilaticamente, recomenda-se regular a atmosfera de oxigênio na incubadora para valor não maior que 30%. A concentração de oxigênio arterial do recém-nascido mantido em incubadora deve permanecer entre 60 e 80mmHg, não excedendo 100mmHg. Naqueles casos em que for indispensável a manutenção da atmosfera da incubadora em níveis perigosos, a família deve ser avisada dos riscos que a criança corre.

RUBÉOLA CONGÊNITA

A manifestação ocular mais importante é a catarata. É bilateral e compromete extensivamente os cristalinos. Tem indicação cirúrgica precoce. Outras manifestações oculares são retinite, glaucoma, microftalmo etc. Pode ocorrer mais de uma manifestação ocular em um mesmo paciente. Do ponto de vista visual, a catarata é muito lesiva, enquanto a retinite é benigna. Ao nascer, o feto já traz consigo as lesões que adquiriu em vida intra-uterina; o quadro não costuma ser progressivo.

TOXOPLASMOSE CONGÊNITA

A apresentação ocular mais comum da toxoplasmose congênita é a presença de um ou mais foco de retinocoroidite macular bilateral. Na maioria das vezes, o processo já está em fase cicatricial, quando do nascimento da criança. Em virtude desse fato, não há indicação de tratamento sistêmico da doença visando à cura da lesão retiniana.

Como citado anteriormente, a toxoplasmose congênita lesa classicamente ambas as máculas, acarretando, portanto, grande e permanente déficit visual. A perda da integridade estrutural e funcional dessa porção das retinas (máculas) implicará o aparecimento secundário de nistagmo pendular e, muitas vezes, estrabismo. Quando a lesão macular é unilateral, esse olho ficará estrábico e não haverá nistagmo.

BIBLIOGRAFIA

1. TAYLOR, D. – *Pediatric Ophthalmology*. Boston, Blackwell Scient. Publ., 1990.

Hemorragia Intracraniana Peri e Intraventricular

JOSÉ PINDARO PEREIRA PLESE
GILBERTO EITIRO NAKAGAWA
GRACIA G. BOSCOV OLIVI
FLÁVIO ADOLFO COSTA VAZ

INTRODUÇÃO

A hemorragia peri e/ou intraventricular (HPV/IV) é a mais comum das hemorragias intracranianas que ocorrem no recém-nascido, sendo considerada por alguns autores como a mais comum das doenças que acometem o cérebro deste.

Em estudos mais antigos, a incidência dessa doença em recém-nascidos com peso inferior a 1.500g variava de 35 a 45%, mas estudos recentes demonstram queda progressiva nesses índices, chegando a até 20%. Sua incidência é inversamente proporcional ao peso do recém-nascido e também inversamente proporcional à idade gestacional, sendo assim, em crianças com peso inferior a 1.000g, ela pode atingir 50 a 60%, mantendo a porcentagem de 10 a 20% quando o peso está entre 1.000g e 1.500g. Em relação à idade gestacional, sua incidência é de 40 a 45% de todos os recém-nascidos com menos de 35 semanas, atingindo valor máximo no período de 28 a 32 semanas. É dado importante, já que a sobrevida dos recém-nascidos com menos de 1.000g é cada vez maior e o número de prematuros aumentou substancialmente nos últimos anos, tornando a HPV/IV doença de prevalência significativa entre crianças de baixo peso e/ou prematuras.

CLASSIFICAÇÃO

Papile propôs em 1978 a classificação das hemorragias periventriculares baseado na localização topográfica da hemorragia e na presença ou não de dilatação ventricular em leve, moderada e grave. Esses dados eram obtidos pela análise da tomografia computadorizada encefálica. Atualmente, a ultra-sonografia de crânio pode substituir a tomografia.

As leves foram subdivididas em grau I, quando a hemorragia era de matriz germinativa ou periventricular isolada, e grau II, quando a hemorragia era de matriz germinativa e intraventricular sem dilatação ventricular. As moderadas ou grau III, quando havia hemorragia de matriz germinativa com inundação ventricular e dilatação ventricular. As graves ou grau IV, quando qualquer das três situações citadas ocorresse associada à hemorragia intraparenquimatosa (Figs. 5.78 e 5.79).

Baseado nessa classificação, a incidência dessas hemorragias em recém-nascidos de baixo peso seria 70% de hemorragias leves, 40% grau I e 30% grau II; 20% de hemorragias moderadas e 10% de hemorragias graves.

NEUROPATOLOGIA

A lesão básica na HPV/IV é o sangramento da matriz germinativa subependimária. Trata-se de uma região de células primitivas localizada ventrolateralmente aos ventrículos laterais no forame de Monro e ricamente vascularizada (Fig. 5.80). Essa região contém células pluripotenciais que originarão neurônios corticais, astrócitos e oligodendrócitos. Essas células começam a migrar para seus sítios definitivos com 24 semanas de gestação, sendo precursoras dos neurônios. Até o período de 26 a 32 semanas de gestação aproximadamente, quando inicia a migração dos precursores das células gliais e que pode persistir até a época de nascimento, a matriz é muito bem desenvolvida, involuindo rapidamente nesse mesmo pe-

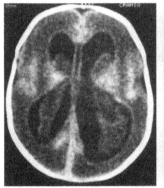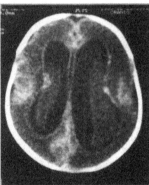

Figura 5.78 – Aspecto tomográfico de HPV/IV grau IV em recém-nascido prematuro de 28 semanas de gestação.

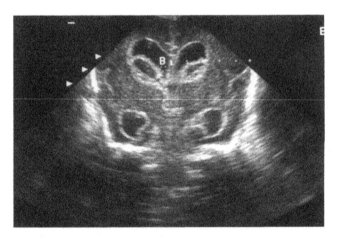

Figura 5.79 – Aspecto ultra-sonográfico de HPV/IV grau IV em recém-nascido prematuro de 28 semanas de gestação.

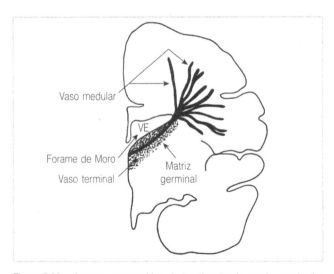

Vaso medular

VE

Forame de Moro

Vaso terminal

Matriz germinal

Figura 5.80 – Aspecto esquemático da localização da matriz germinativa no encéfalo. VE = ventrículo esquerdo. (Fonte: Volpe, 1977).

ríodo à medida que os precursores migram para se situar nos hemisférios cerebrais. A hemorragia periventricular ocorre durante essa involução, com pico de ocorrência no período descrito, originando-se nos vasos da matriz germinativa sobre as cabeças dos núcleos caudados. Esses vasos possuem algumas características que os tornam suscetíveis a sangramentos, como o diâmetro grande para paredes muito finas, a ausência de camada muscular, a imaturidade das junções endoteliais e da lâmina basal e a ausência de contato direto com estruturas gliais perivasculares, fato este que sugere um estroma de baixa resistência extra-vascular.

Em porcentagem significativa de recém-nascidos com HPV/IV existe hemorragia associada dos plexos coróides.

PATOGENIA

A patogênese desse quadro é multifatorial, dependendo basicamente de fatores intravasculares, vasculares e extravasculares.

Os fatores intravasculares são os que controlam o fluxo sangüíneo e a pressão nos vasos da matriz germinativa, os relacionados à interação entre plaquetas e capilares e aos distúrbios de coagulação.

• As flutuações excessivas no fluxo sangüíneo cerebral, principalmente nas artérias cerebrais anteriores, têm sido associadas a HPV/IV em vários estudos. Essas flutuações podem ser devidas a vários fatores, como hipovolemia, hipoatividade, persistência de ducto arterioso, FiO$_2$ elevada e principalmente mecânica ventilatória do recém-nascido pré-termo portador da síndrome do estresse respiratório (RDS). No último caso, as flutuações do fluxo podem ser quase sempre observadas quando a criança respira fora de sincronia com o ventilador, fato este em franco desaparecimento pelo uso de novos ventiladores sincronizados e melhorias no uso de drogas sedativas em UTI neonatais.

• O aumento do fluxo sangüíneo cerebral também pode levar a HPV/IV pelo fato de a circulação cerebral no prematuro não ser dotada de auto-regulação e, portanto, a mercê do regime pressórico sistêmico. Assim, eventos que levem à elevação abrupta da pressão arterial podem aumentar também o fluxo cerebral. Entre esses eventos estão a estimulação dolorosa, o uso de midriáticos, a sucção traqueal, o pneumotórax, as exangüineotransfusões, as infusões rápidas de colóides, as crises convulsivas e a ligadura de ducto arterioso persistente. A hipercarbia e a infusão rápida de soluções hiperosmolares como bicarbonato de sódio, quedas de hematócrito ou glicemia baixa também têm maior relação com a incidência de HPV/IV, segundo alguns autores.

• Aumento da pressão venosa cerebral pode predispor à rotura de vasos da matriz germinativa a qual já é suscetível a sangramentos pela própria conformação anatômica das veias da região. Esses aumentos podem ser ocasionados pelo trabalho de parto, principalmente quando com duração maior que 10 a 12 horas, pelo próprio parto vaginal em si, que leva a deformação craniana e consequente obstrução venosa, por asfixia neonatal, distúrbios respiratórios associados a picos de pressão no ventilador, pneumotórax, sucção traqueal e ventilação assíncrona.

• Quedas no fluxo sangüíneo cerebral, ocorrendo antes ou após o nascimento, podem acometer a matriz germinativa, que pode romper-se a reperfusão, e ocorrer em quadros de asfixia neonatal, bradicardia ou apnéia.

• Distúrbios de coagulação ou de adesividade plaquetária estão associados à patogênese da HPV/IV. Estudo feito por McDonald e cols. (1984) demonstrou que crianças apresentando início precoce de um estado de hipercoagulabilidade apresentavam, posteriormente, incidência aumentada de HPV/IV. Contagem plaquetária abaixo de 100.000 em prematuros com peso menor que 1.500g parece ser fator importante na gênese da HPV/IV.

Os fatores vasculares são aqueles inerentes aos vasos da matriz germinativa. Esses vasos são imaturos, mais largos que os capilares e carecendo de uma camada muscular e de colágeno, sendo, portanto, mais suscetíveis a rompimento. São vasos muito suscetíveis a lesões hipóxico-isquêmicas, já que a matriz germinativa é local de uma zona de fronteira vascular. Os vasos possuem células endoteliais com mais mitocôndrias que as do sistema capilar e, portanto, requerem mais oxigênio, o que explica a suscetibilidade a agressões isquêmicas. Mães com pré-eclâmpsia têm prematuros com menor incidência de HPV/IV (2,5%) que aquelas sem a pré-eclâmpsia com prematuros com a mesma faixa de idade (17%), devendo-se isso, talvez, à maturação ampliada de todos os tecidos do prematuro na pré-eclâmpsia.

Os fatores extravasculares acometem o espaço de sustentação da matriz germinativa. Não há tecido (estroma) que sustente esses vasos e, portanto, pouco suporte para eles. Além disso, existe atividade fibrinolítica aumentada na matriz, que é um tecido não permanente que sofre remodelação. Essa proteólise pode permitir que pequenos focos de hemorragia da matriz possam evoluir para lesões maiores, estendendo o tamanho das lesões.

Alguns trabalhos demonstram que, em crianças prematuras, com menos de 1.500g, o parto vaginal apresentaria maior incidência de HPV/IV associado a alguns outros fatores de risco como gemelaridade, apresentações anômalas, traumatismo obstétrico e infecções do trato urinário. Advogam, com isso, a cesariana nesses casos.

QUADRO CLÍNICO

Detecção do quadro clínico de HPV/IV normalmente ocorre no período de 24 a 72 horas de vida, 50% detectado nas primeiras 24 horas e mais de 90% até 72 horas após o nascimento.

A apresentação clínica pode ser catastrófica, evoluir em surtos ou apresentar-se silenciosa.

A apresentação catastrófica é caracterizada por deterioração clínica fulminante em minutos a horas, podendo cursar com estupor, coma, nistagmo, crises de apnéia, pupilas fixas, postura em descerebração e crises convulsivas generalizadas do tipo tônica. Aos achados neurológicos associam-se queda do hematócrito, hipotensão arterial, instabilidade térmica, distúrbios no metabolismo da glicose, abaulamento da fontanela, acidose metabólica, bradicardia e secreção inapropriada de hormônio antidiurético.

A apresentação em surtos caracteriza hemorragia de menor monta, de ocorrência súbita, evoluindo por horas até dias, caracterizando-se por períodos de alteração do nível de consciência, hipoatividade, hipotonia e crises convulsivas súbitas, alternando-se com períodos de aparente normalidade.

A apresentação silenciosa ocorre em cerca de 50% das crianças portadoras de HPV/IV, podendo chegar a 68% em crianças com peso de nascimento inferior a 1.500g. Caracteriza-se pela ausência de manifestações clínicas, apesar da detecção da HPV/IV.

Com a ocorrência da HPV/IV, podem sobrevir outras alterações que complicam a evolução dessa doença. Entre elas encontram-se a destruição da matriz germinativa, a hidrocefalia e o infarto hemorrágico periventricular. A destruição da matriz germinativa destrói os precursores gliais, podendo levar a problemas na interação neuroglial no córtex cerebral. Após a absorção da área de sangramento há formação de um cisto, que pode ser detectado pela ultra-sonografia.

A hidrocefalia ocorre em cerca de 35 a 50% dos recém-nascidos com HPV/IV graus III-IV e cerca de 50% destes necessitarão de intervenção cirúrgica. Essa hidrocefalia pode ocorrer de forma aguda ou progressiva. A forma aguda caracteriza-se por rápido crescimento dos ventrículos laterais e do perímetro cefálico em período de duas a quatro semanas da ocorrência da hemorragia. Essa dilatação ocorre por obstrução direta do aqueduto de Sylvius ou outro forame de drenagem de LCR ou por dificuldade de absorção de LCR nas granulações de Pacchioni. A forma progressiva evolui por semanas, geralmente mais de quatro semanas, e ocorre por aracnoidite obliterante da fossa posterior.

O infarto hemorrágico periventricular ou hemorragia intra-parenquimatosa ocorre em cerca de 10% dos recém-nascidos sobreviventes à HPV/IV. A hemorragia intraventricular grave ocorre associadamente em cerca de 85% dos casos, existindo, portanto, casos em que a hemorragia se restringe ao parênquima. Quando há hemorragia ventricular, esta é assimétrica, sendo maior do lado da hemorragia parenquimatosa. Acredita-se que grandes coágulos peri e intraventriculares bloqueiem o fluxo sangüíneo nas veias terminais subependimárias e das veias medulares que drenam a substância branca cerebral, bem como as veias subependimárias. Esse bloqueio resulta em infartos venosos que, em última análise, podem tornar-se hemorrágico.

Algumas lesões podem associar-se à HPV/IV, não sendo conseqüência desta. A leucomalacia periventricular (LPV), lesão isquêmica da substância branca ao redor dos ventrículos, é comum em recém-nascidos falecidos com grau moderado a grave de HPV/IV. É a causa mais freqüente e grave de paralisia cerebral em prematuros sobreviventes, levando também, em alguns casos, à atrofia óptica. Entre os fatores de risco para a ocorrência da LPV estão gestações de 27 a 30 semanas, trabalho de parto prolongado (maior que 12 horas) e infecção intra-uterina. Atualmente, é difícil estimar a freqüência da LPV entre crianças com HPV/IV, já que os métodos não-invasivos disponíveis podem detectar somente LPV mais avançadas.

A necrose neuronal pontina pode ocorrer em associação com a HPV/IV em decorrência de lesões hipóxico-isquêmicas.

A esotropia é outra complicação que pode sobrevir nos casos de HPV/IV moderados a graves em maior proporção que nas hemorragias leves ou sem hemorragia.

DIAGNÓSTICO

Embora uma série de exames de imagem existam, o melhor é a ultra-sonografia craniana em tempo real (USC). Trata-se de método de alta resolução, de fácil transporte e que não utiliza radiação ionizante.

Aproximadamente 90% das HPV/IV ocorrem nas primeiras 72 horas de vida, e, até o sétimo dia de vida, cerca de 97% dos casos é detectado pela USC. Assim, preconiza-se a realização da primeira USC em prematuros do quinto ao décimo dia de vida. Como a hemorragia pode progredir em 20 a 40% dos casos, é aconselhável repetir a USC com 2 semanas de vida para determinar a extensão máxima da hemorragia. Se o grau da hemorragia inicial for I ou o exame for normal, repetir o exame com 1 mês de vida. Se for em graus superiores pela classificação de Papille, repetir a cada semana principalmente para monitorizar a evolução da dilatação ventricular. Repetir o exame com 35 a 36 semanas, buscando lesões seqüelares, principalmente a LPV.

Exames como a tomografia computadorizada ou a ressonância magnética são extremamente precisos e sensíveis, mas difíceis de realizar no prematuro pelo controle de temperatura e instabilidade deste. Alguns trabalhos citam a realização de ressonância magnética ainda intra-útero para detectar HPV/IV que por meio da ultra-sonografia abdominal rotineira não é possível (Canapicchi, 1998).

Outros trabalhos relatam a dosagem de interleucina-6 no líquido amniótico. Mulheres com dosagens maiores ou iguais a 20.000pg/ml tinham recém-nascidos com maior incidência HPV/IV e LPV que aquelas com dosagens inferiores a esta. Esses trabalhos concluem que a interleucina-6 pode ser utilizada como fator preditivo para HPV/IV e LPV (Martinez, 1998).

TRATAMENTO PREVENTIVO

Em relação à prevenção da HPV/IV, existem basicamente duas possibilidades. As medidas instituídas na fase pré-natal e as medidas na fase pós-natal.

Medidas pré-natais – a prevenção de prematuridade seria uma das maneiras mais efetivas de se combater a HPV/IV. Na França, os programas de educação e esforços para a detecção precoce de mulheres com risco de prematuridade e terapias tocolíticas agressivas do trabalho de parto prematuro resultaram em uma diminuição de 31% em um período de 12 anos de nascimento de prematuros (Papiernik, 1985). Nos EUA, entretanto, programas similares aplicados à população carente têm tido resultados desapontadores (Main, 1985).

O transporte das gestantes para centros especializados em partos de alto risco também diminui a incidência da HPV/IV quando comparado com transporte dos recém-nascidos prematuros já fora do ambiente do útero.

A administração pré-natal de vitamina K a mulheres em trabalho de parto prolongado foi avaliada basicamente em três trabalhos. Pomerance demonstrou que há melhora significativa na atividade da protrombina e redução significativa da incidência de HPV/IV em crianças cujas mães receberam vitamina K pelo menos 4 horas antes do parto. Morales ministrou vitamina K a cada cinco dias até o parto com resultados semelhantes. Kazzi, entretanto, não encontrou nenhum benefício no uso de vitamina K.

A administração de corticosteróides é realizada na tentativa de induzir a maturação pulmonar, o que também reduz a incidência de HPV/IV, independentemente de a maturação pulmonar ocorrer ou não. Ocorre, possivelmente, pela maturação dos vasos da matriz germinativa ou inibição da síntese de prostaglandinas.

O fenobarbital ministrado antes do nascimento parece reduzir realmente a incidência da HPV/IV grave, mas não há total concordância quanto à redução na incidência global, já que, dos quatro principais estudos sobre o assunto, somente dois demonstram a redução global. O estudo mais recente feito por Kaempf em 1990 demonstra que há aumento na incidência da insuficiência respiratória em crianças que receberam o medicamento. Não é, portanto, medicamento de uso recomendado.

O uso de sulfato de magnésio foi aventado como preventivo do risco de HPV/IV e de LPV, mas estudos demonstram que em nada beneficia a prevenção da doença (Canterino, 1999).

A condução adequada do trabalho de parto e do parto seria uma boa prevenção. Entretanto, existem dúvidas quanto à melhor forma de parto em crianças com alto risco de HPV/IV. Alguns preconizam a realização de parto cesáreo nesses casos (Corzo-Pineda, 1997), mas não existe ainda um consenso uniforme na literatura.

Medidas pós-natais – a ressuscitação neonatal tem avançado bastante nos últimos anos. A ressuscitação agressiva, evitando fatores como hipercarbia, infusões rápidas de volume ou uso de soluções hipertônicas, leva à queda nos índices de HPV/IV.

A correção e a prevenção de distúrbios hemodinâmicos graves devem ser prontamente instituídas, já que os prematuros não têm auto-regulação adequada da circulação cerebral. Assim, distúrbios ventilatórios como assincronia da ventilação mecânica com esforço ventilatório da criança, sucção traqueal e quaisquer manobras que levem à flutuação da pressão arterial sistêmica têm impacto direto sobre o fluxo sangüíneo cerebral, podendo provocar HPV/IV. Devem, portanto, ser evitados, seja pela administração de sedativos ou substâncias curarizantes, seja pela regulagem dos aparelhos de ventilação cada vez mais sofisticados e de fácil adequação a qualquer regime ventilatório.

A correção de distúrbios da coagulação, pela administração de plasma fresco congelado parece diminuir a incidência geral da

ANTIBIÓTICOS, ANTIFÚNGICOS, ANTIVIRAIS E QUIMIOTERÁPICOS NO PERÍODO NEONATAL

Drogas	Indicação	Dose (mg/kg/dose, via e intervalo doses)	Toxicidade	Observação
Ceftriaxona	Meningite e sepse neonatal causadas por gram-negativos suscetíveis; tratamento de gonococcia	50-75mg/kg, IV ou IM ≤ 29 semanas: 0-28 dias – 12/12h > 28 dias – 8/8h 30-36 semanas: 0-14 dias – 12/12h > 14 dias – 8/8h 37-44 semanas: 0-7 dias – 12/12h > 7 dias – 8/8h ≥ 45 semanas: 6/6h	Podem ocorrer exantema, diarréia, leucopenia, plaquetopenia, eosinofilia, elevação de transaminases; pode aumentar o tempo de sangramento	Excelente concentração no LCR; não recomendada em recém-nascidos com hiperbilirrubinemia
Clindamicina	Tratamento de bactérias anaeróbias e gram-positivas	5-10mg/kg, IV ≤ 29 semanas: 0-28 dias – 12/12h > 28 dias – 8/8h 30-36 semanas: 0-14 dias – 12/12h > 14 dias – 8/8h 37-44 semanas: 0-7 dias – 8/8h > 7 dias – 6/6h ≥ 45 semanas: 6/6h	Colite pseudo-membranosa é o efeito adverso mais grave	Antibiótico bacteriostático; não deve ser usado em meningites
Eritromicina	Tratamento de infecções causadas por Chlamydia, Mycoplasma, Ureaplasma e B. pertussis; uso como substituto da penicilina em quadros de alergias	Uso oral 0-1 semana: 10mg/kg, 12/12h > 1 semana: 15mg/kg, 6/6h	Hepatite colestática; não descrita em recém-nascidos	Ambos os éteres são bem tolerados no período neonatal; não deve ser usada simultaneamente com cisaprida pelo risco de arritmias cardíacas
Fluconazol	Tratamento de infecções fúngicas sistêmicas ou formas superficiais graves	6mg/kg, VO ou IV	Elevação das transaminases; interfere no metabolismo dos barbitúricos, da cafeína e da teofilina	É contra-indicado o uso concomitante com cisaprida pelo risco de arritmias cardíacas
Gentamicina	Tratamento de infecções causadas por bactérias gram-negativas	Uso IV ou IM ≤ 29 semanas: 0-28 dias – 2,5mg/kg, 24/24h > 28 dias – 3,0mg/kg, 24/24h 30-36 semanas: 0-14 dias – 3,0mg/kg, 24/24h > 14 dias – 2,5mg/kg, 12/12h ≥ 37 semanas: 0-7 dias – 2,5mg/kg, 12/12h > 7 dias – 2,5mg/kg, 8/8h	Ototoxicidade e nefrotoxicidade	Pode ter efeito curare símile
Ganciclovir	Tratamento de escolha do citomegalovírus congênito ou de aquisição perinatal	5-6mg/kg/dia, IV, 8/8h	Neutropenia e plaquetopenia são comuns	Mutagênico, teratogênico e carcinogênico
Imipenem-cilastina	Amplo espectro, com ótima cobertura para gram-positivos, negativos e anaeróbios; não é ativo contra S. maltophilia; E. faecium e P. cepacea	25mg/kg/dose, 12/12h Para recém-nascidos com peso normal > 2.000g ou > 7 dias Pode ser usado a cada 8h	Imipenem é hidrolisado no túbulo renal e precisa ser associado à cilastina para permanecer ativo	Bem tolerado, mas pode aumentar o risco de convulsão em tratamento de meningite bacteriana
Metronidazol	Uso em infecções graves, incluindo endocardite e ventriculite causada por B. fragilis e outros anaeróbios resistentes à penicilina; também em casos de enterocolite necrosante e T. vaginalis	Dose inicial: 15mg/kg em infusão superior a 1h se IV ou por VO Manutenção: 7,5mg/kg; iniciar após a dose de ataque com intervalo preconizado a seguir ≤ 29 semanas: 0-28 dias – 48h > 28 dias – 24h 30-36 semanas: 0-14 dias – 24h > 14 dias – 12h 37-44 semanas: 0-7 dias – 24h > 7 dias – 12h ≥ 45 semanas: 8h	A eliminação renal da droga e metabólitos varia muito com a idade gestacional	É bactericida para a maioria dos anaeróbios; bem absorvido por via oral; tem efeito carcinogênico bem demonstrado em ratos

ANTIBIÓTICOS, ANTIFÚNGICOS, ANTIVIRAIS E QUIMIOTERÁPICOS NO PERÍODO NEONATAL

Drogas	Indicação	Dose (mg/kg/dose, via e intervalo doses)	Toxicidade	Observação
Mezlocilina	Ativa contra *P. aeruginosa*, *K. pneumoniae*, *S. marcescens* e *S. agalactie*	50-100mg/kg/dose, IV ou IM ≤ 29 semanas: 0-28 dias – 12/12h > 28 dias – 8/8h 30-36 semanas: 0-14 dias – 12/12h > 14 dias – 8/8h 37-44 semanas: 0-7 dias – 12/12h > 7 dias – 8/8h ≥ 45 semanas: 6/6h	Pode ocorrer eosinofilia, hiperbilirrubinemia, elevação de transaminases, uréia e creatinina	Ação sinérgica com aminoglicosídeos; boa penetração em tecido ósseo; penetração de SNC semelhante às outras penicilinas
Nistatina	Infecções mucocutâneas causadas por *Candida*	100.000UI, 6/6h, VO	Não é bem absorvida pelo trato gastrintestinal, pele e mucosas	Não deve ser usada em formas graves e sistêmicas
Oxacilina	Estafilococos resistentes à penicilina	25-50mg/kg/dose ≤ 29 semanas: 0-28 dias – 12/12h > 28 dias – 8/8h 30-36 semanas: 0-14 dias – 12/12h > 14 dias – 8/8h 37-44 semanas: 0-7 dias – 12/12h > 7 dias – 8/8h ≥ 45 semanas: 6/6h	Pode causar nefrite intersticial	Baixa penetração no LCR; toxicidade dependo da dose e duração do tratamento
Penicilina G	Bactérias gram-positivas, *Streptococcus* A, B, *pneumoniae*, *N. gonorrhoeae*	50.000-100.000UI/kg/dia, IV ≤ 29 semanas: 0-28 dias – 12/12h > 28 dias – 8/8h 30-36 semanas: 0-14 dias – 12/12h > 14 dias – 8/8h 37-44 semanas: 0-7 dias – 12/12h > 7 dias – 8/8h ≥ 45 semanas: 6/6h	Hipersensibilidade é rara no período neonatal	Se tolerância for suspeitada ou confirmada em infecções pelo *S. agalactie*, associar aminoglicosídeo; quando há meningite, infecção pelo *S. agalactie*, usar dose dobrada
Penicilina procaína	Bactérias gram-positivas, *Streptococcus* A, B, *pneumoniae*, *N. gonorrhoeae*	50.000UI/kg, IM, 1 vez/dia	Hipersensibilidade é rara no período neonatal	Não usar na suspeita de meningite
Sulfa-trimetoprima	Tratamento de escolha para *P. carinii* e *S. maltophilia*	20-50mg/kg/dose, IV, em infusão lenta 0-1 semana: 12/12h > 1 semana: 6/6h	Anemia hemolítica, elevação de transaminases e exantema	Boa penetração liquórica; deve ser usado em quadros de meningite com agentes multirresistentes
Vancomicina	Uso em infecções graves causadas por estafilococos resistentes a outros antibióticos	Uso IV em infusão bem lenta ≤ 29 semanas: 20mg/kg/dose, 24/24h 30-33 semanas: 20mg/kg/dose, 18/18h 34-37 semanas: 20mg/kg/dose, 12/12h 38-44 semanas: 15mg/kg/dose, 8/8h ≥ 45 semanas: 10mg/kg/dose, 6/6h	Nefrotoxicidade e ototoxicidade, exantema, hipotensão, neutropenia, eosinofilia	Bactericida
Zidovudina (AZT)	Profilaxia e tratamento de RN de mães infectadas pelo HIV	VO: 2mg/kg/dose, 6/6h IV: 1,5mg/kg/dose, 6/6h, lento	Anemia e neutropenia ocorrem freqüentemente	Usado durante a gestação, intraparto e mantido até a sexta semana de vida

DROGAS NO LEITE MATERNO E AMAMENTAÇÃO

A ação sobre o recém-nascido de drogas eliminadas no leite materno é um assunto de difícil abordagem. Isso se deve a vários motivos: dificuldade da dosagem dessas drogas, em geral eliminadas no leite em diminutas quantidades, relato esporádico de efeitos nem sempre fáceis de relacionar com a ingestão, além da possível dificuldade de extrapolação de achados experimentais com o que ocorre na espécie humana. Deve-se lembrar ainda que os critérios que norteiam a contra-indicação do aleitamento ou a escolha das drogas maternas em muitas situações são muito variados. Há enfoques mais "permissivos" para muitas drogas que o recém-nascido irá receber pelo leite e outros mais rigorosos.

Na enumeração de drogas a seguir, as marcadas com (A) são em geral consideradas incompatíveis com o aleitamento e as marcadas com (B) merecem cuidado em relação a aspectos clínicos do lactente e/ou monitorização de níveis de droga quando possível, podendo ser usadas se há indicação formal para a mãe. As demais drogas listadas parecem não apresentar inconvenientes para a criança amamentada. Algumas drogas não têm sido estudadas nesse aspecto e são marcadas com (?). Outros comentários referem-se a antibióticos em geral, cloranfenicol em especial e metronidazol.

Colocam-se na listagem as concentrações das drogas no leite após administração de quantidades conhecidas às mães. Esse dado, para ser valorizado, precisaria que se soubesse a quantidade de leite que foi ingerida. Existem também muitas variações na literatura e, de droga para droga, do tempo que decorreu entre a ingestão materna e o rastreamento no leite. Assim sendo, essa relação dose ingerida/concentração no leite freqüentemente não informa sobre o risco da droga para o RN.

DROGAS NO LEITE MATERNO

Droga	Quantidade dada à mãe	Concentração no leite	
Analgésicos e antiinflamatórios			
Acetaminofeno	500mg	1-1,5mcg/ml	
Aspirina	650mg	1,1-42,6mcg/ml	B
Codeína	60mg/dose	Traços	
Fenilbutazona	750mg	6,3mcg/ml	
Indometacina	200mg/dia	0,2-4,0mcg/ml	B
Meperidina	—	< 1mcg/ml	
Morfina	60mg de codeína	< 6mcg/ml	
Piroxicam	20-40mg/dia	0,05-0,22mcg/ml	A
Antibióticos e quimioterápicos			
Ampicilina	1g	0,014-1mcg/ml	
Cefalotina	1g	0,27-0,47mcg/ml	
Cefapirina	1g	0,12-0,64mcg/ml	
Cefalexina	1g	0,2-0,5mcg/ml	
Cefotaxima	1g	< 0,16mcg/ml	
Cefoxitina	1g	< 0,5mcg/ml	
Cefazolina	2g	1,5mcg/ml	
Ceftazidima	2g	4,9mcg/ml	
Ceftizoxima	1g	0,2mcg/ml	
Ceftriaxona	1g	0,3-0,7mcg/ml	
Carbenicilina	1g	0,265mcg/ml	
Clindamicina	600mg	0,7-3,8mcg/ml	
Cloranfenicol	250-500mg	0,26-26mcg/ml	B
Estreptomicina	1g	0,3-1,3mcg/ml	
Etambutol	15ml/kg/dia	1,4-4,6mcg/ml	
Isoniazida	5-10mg/kg	1-12mcg/ml	
Metronidazol	2g	1-56mcg/ml	A
Oxacilina	1g	—	
Penicilina	100.000-600.000U	60-162µ/l	
Pirimetamina	50-75mg	3,1-3,3mcg/ml	
Rifampicina	450mg	3,4-4,9mcg/ml	
Sulfametoxazol	1g	—	
Tetraciclina	1,5-2,5g/dia	0,43-8mcg/ml	?
Vancomicina	—	—	?
Drogas cardiovasculares			
Antiarrítmicos			
Amiodarona	400mg/dia	2,8-16,4mcg/ml	A
Digoxina	0,25mg	0,2-0,9mcg/ml	
Anticoagulantes			
Heparina	—	—	
Anti-hipertensivos			
Atenolol	50-100mg/dia	0,40-6,35µMol/l	
Hidralazina	50mg/dia	762-1.263µMol/l	
Mepindolol	20mg/dia	3-95ng/ml	
Metildopa	250-500mg/dia	0,07-1,36mcg/ml	
Prazosina	5mg/dia	5-18ng/ml	
Propranolol	> 160mg/dia	10-150ng/ml	?
Diuréticos			
Clorotiazida	500mg/dia	1mcg/ml	A
Clortalidona	50mg/ml	90-860ng/ml	A
Espironolactona	25mg/dia	47-104ng/ml	
Furosemida	–	—	B
Hidroclorotiazida	50mg/dia	< 50mcg/ml	A

Droga	Quantidade dada à mãe	Concentração no leite	
Agentes psicoterapêuticos			
Sedativos			
Diazepam	5-10mg/dia	17-100ng/ml	A
Pentobarbital	100mg/dia	0,17ng/ml	?
Drogas antipsicóticas			
Clorpromazina	> 1.200mg/dia	> 290ng/ml	B
Haloperidol	50-30mg/dia	2,6-5ng/ml	
Drogas estimulantes			
Cafeína	3-336mg	7,17mcg/ml	B
Drogas antidepressivas			
Imipramina	200mg/dia	12-29ng/ml	
Drogas neurológicas			
Ácido valpróico	250mg	0,17-0,47mcg/ml	
Carbamazepina	8mg/kg/dia	0,3-3,5mcg/ml	
Fenobarbital	100-200mg/dia	1-33mcg/ml	B
Primidona	5,8-8,5mg/kg/dia	0,4-8,2mcg/ml	
Drogas gastrintestinais			
Cimetidina	200mg	4,88-6mcg/ml	A
Mebendazol	15mg/kg	< 0,005mcg/ml	?
Metoclopramida	10mg	52-157ng/ml	?
Drogas broncodilatadoras			
Metaproterenol	–	–	?
Prednisona	10mg/dia	26,7ng/ml	
Teofilina	200mg	2-4mcg/ml	B
Terbutalina	2,5-5mg	2,4-4,6mcg/ml	?
Drogas hormonais			
Carbimazol	40mg	100-200mcg/ml	A
Metimazol	2,5mg	22-70mcg/ml	A
Tolbutamida	500mg	3-18mcg/ml	?
Drogas oncológicas			
Azatioprina	75-125mg/dia	< 0,6mcg/ml	?
Bussulfam	4mg/dia	–	?
Ciclofosfamida	500mg	–	A
Metotrexato	22,5mg/dia	2,6ng/ml	A
Drogas sociais ou de abuso			
Cocaína	–	–	
Etanol	0,6-1g	800-5.600mcg/ml	B
Fenciclidina	–	–	A
Heroína	2-45mg/dia	–	A
Metadona	20-80mg/dia	50-570ng/ml	
Outras drogas			
Atropina	600mg/dia	< 1mcg/ml	
MgSO$_4$	1-2g/hora	60% do nível sérico	B
Metergine (metilergonovina)	0,25mg	< 0,5-1,3ng/ml	B
Sulfato de quinidina	600-1.300mg	0,4-1,6mcg/ml	

Antibióticos – em geral, são excretados no leite em concentrações baixas e têm em comum os seguintes problemas potenciais: modificação da flora intestinal, efeitos diretos sobre a criança (respostas alérgicas e sensibilização, caso especial das penicilinas) e interferência com resultados de culturas; se for preciso, investigar etiologia infecciosa em quadros febris e possivelmente sobre a evolução de quadro infeccioso. Em geral, não restringem o aleitamento. Há restrição ao uso de tetraciclina na nutriz.

Cloranfenicol – a segurança do aleitamento materno, durante o tratamento com cloranfenicol, é questionada por alguns autores. A Academia Americana de Pediatria, em seu relatório de 1983 do Comitê de Drogas, considera esse tratamento compatível com o aleitamento. Sabe-se que, embora os níveis de cloranfenicol no leite sejam muito baixos para provocar "síndrome cinzenta", comportam um risco teórico de depressão da medula óssea.

Metronidazol – essa droga é carcinogênica e mutagênica em algumas espécies animais, por isso a exposição do recém-nascido a seus efeitos deve ser evitada sempre que possível. Quando usada em dose única, durante a lactação, a Academia Americana de Pediatria recomenda a interrupção do aleitamento materno durante 12 a 24 horas para possibilitar a excreção da droga.

BIBLIOGRAFIA

1. EDWARDS, M.S. – Antibacterial theraphy in pregnancy and neonates. *Clin. Perinatol.* **24**:251, 1997. 2. LOPEZ, L. & CHOY, F. – Drugs pharmacopoeia. In Avery, G.B.; Fletcher, M.A. & MacDonald, M.G. (eds.). *Neonatology – Pathophysiology and Management of the Newborn.* Philadelphia, J.B. Lippincott, 1994, p. 1436. 3. NICHOLSON, J.F. & PESCE, M.A. – Laboratory medicine and reference tables. In Nelson, W.E.; Behrman, R.E.; Kliegman, R.M. & Arvin, A.M. (eds.). *Nelson Textbook of Pediatrics.* 15th ed., Philadelphia, Saunders, 1996, p. 2031. 4. PEREZ, E.M. & WEISMAN, L.E. – Novel approaches to the prevention and theraphy of neonatal bacterial sepsis. *Clin. Perinatol.* **24**:213, 1997. 5. TAKETOMO, C.K.; HODDING, J.H. & KRAUS, D.M. – *Pediatric Dosage Handbook.* Hudson, Lexi Comp., 1996-1997. 6. WHITLEY, R.J. & KIMBERLIN, D.W. – Treatment of viral infections during pregnancy and the neonatal period. *Clin. Perinatol.* **24**:267, 1997.

| 2 | Fármacos Administrados às Gestantes e seus Efeitos no Feto e no Recém-Nascido* |

HELCIO BAHIA CORRADINI
MARIA THEREZA ZULINI DA COSTA

O feto não é um adulto em miniatura; suas proporções, seus compartimentos líquidos, seu ritmo acelerado de crescimento, seu metabolismo fazem com que sua resposta às drogas difiram da do adulto.

A ação dos fármacos pode resultar de modificações por eles provocadas na mãe privando-a e ao feto de indispensáveis substratos, ou por ação no fluxo placentar, ou por ação direta no feto da droga ou de produtos de seu metabolismo. Não se conhece com exatidão os riscos potenciais para o feto e o recém-nascido de muitos medicamentos. Há necessidade de melhorar testes experimentais em animais e de prolongado e amplo estudo clínico para a avaliação segura desses riscos.

Apresentaremos a seguir uma lista de fármacos (divididos em categorias), incluindo álcool, fumo e café, mais comumente utilizados pelas gestantes, com suas possíveis repercussões negativas sobre feto e recém-nascidos ao lado de comentários atinentes.

Como em qualquer situação clínica, sempre considerar a possibilidade de interações medicamentosas.

Medicamento	Reação adversa no recém-nascido	Comentário
I – ANALGÉSICOS		
Acetaminofeno	Alteração renal e hepática	O mais seguro dos analgésicos
Ácido acetilsalicílico	Alteração plaquetária. Morte perinatal. Crescimento intra-uterino retardado (CIUR). Malformações: ósseas, ciclopia, lábio leporino	Prolonga o trabalho de parto, sangramento na mãe
Propoxífeno	Malformações (?)	Usar com cautela
Meperidina (analgésico narcótico)	Uso durante a gestação – nenhum relato de malformação. Uso no parto – depressão respiratória e neurológica	Usar com cautela na gestação e no parto
II – ANTICONVULSIVANTES		
Fenobarbital	Malformação de face. Síndrome de abstinência. Hemorragia. Hipocalcemia	Deve ser evitado na gravidez
Fenitoína (hidantoína)	Síndrome do hidantoinato (dismorfismo facial, retardo mental e de crescimento). Carcinogênico	Analisar risco fetal *x* benefício materno para usar na gravidez
Primidona	Prega epicântica. Nariz em sela. Hipoplasia falangeal. CIUR e microcefalia	O fenobarbital é um metabólito da primidona; pode ocorrer síndrome de abstinência
Trimetadiona	Defeitos na face. Malformações ósseas. Cardiopatia. Anormalidade de traquéia e esôfago. Retardo psíquico e motor	Não deve ser usada na gravidez
Ácido valpróico	Defeito no tubo neural. CIUR, hérnia inguinal. Hipertelorismo. Hiperbilirrubinemia. Hiperglicemia	Usar com cautela na gravidez

---

* Ver também o capítulo Farmacologia do Desenvolvimento na seção II.

Medicamento	Reação adversa no recém-nascido	Comentário
III – ANESTÉSICOS		
Tiopental (barbitúrico)	Depressão respiratória e do sistema nervoso central (SNC). Alteração muscular	Pode causar aborto
Ketamina (pré-anestésico)	Depressão do SNC	Pouca ação anestésica e potente analgésico
Lidocaína (anestesia local)	Depressão do SNC. Diminuição do tonos vascular e periférico (hipotensão). Bradicardia	Níveis séricos maiores que 3mcg/mg são considerados tóxicos para o recém-nascido
Bupivacaína (anestesia local)	Depressão do SNC. Hiperbilirrubinemia. Alteração do fluxo sangüíneo uteroplacentário	Níveis acima de 8mcg/ml são considerados tóxicos para o recém-nascido
Halotano	Teratogênico (?)	Pouco estudo na gravidez
Óxido de nitrogênio	Aborto (?)	Usado em doses analgésicas no parto
Atropina	Nenhum efeito	Pré-anestésico
Escopolamina	Taquicardia	Pré-anestésico
Relaxantes musculares	Nenhum efeito	Pré-anestésico
IV – ANTICOAGULANTES		
Heparina	Morte fetal. Parto prematuro	Osteopenia materna
Warfarina	Síndrome fetal (CIUR, defeitos oculares e do SNC, cardiopatia, surdez). Aborto, natimorto. Prematuridade	Não usar no primeiro trimestre da gravidez
V – ANTIBIÓTICOS		
Gentamicina	Parece não ser ototóxica in utero	Usar com cautela na gravidez
Kanamicina	Alteração do oitavo nervo craniano in utero	Pode causar surdez na mãe
Estreptomicina	Não é teratogênica. Alteração do oitavo nervo craniano in utero	No tratamento de tuberculose na gravidez; usar em doses baixas
Neomicina	Altera o oitavo nervo craniano	Diminui a excreção urinária de estriol
Amicacina	Parece não ser ototóxica in utero	Usar com cautela na gravidez
Penicilinas	Reação anafilática (morte fetal)	Pode surgir alergia materna
Cefalosporinas	Nenhum efeito (?)	Poucos estudos sobre as cefalosporinas de segunda e terceira gerações na gravidez e no período neonatal
Cloranfenicol	Síndrome cinzenta (colapso cadiovascular)	Evitar na gravidez
Clindamicina	Nenhum efeito	Metabolizada pelo fígado fetal
Eritromicina	Alterações hepáticas	Evitar o estolato de eritromicina
Vancomicina	?	Devido a poucos estudos sobre efeitos no feto, deve ser evitada
Tetraciclina	Alteração dos dentes, tendência à cárie. Crescimento ósseo. Catarata	Usar com cautela na gravidez
Lincomicina	Nenhum efeito	—
Polimixina B	Não é teratogênica	Pouco estudo na gravidez
Teicoplanina	Não há dados seguros	Contra-indicada na gravidez, salvo condições especiais de risco/benefício
Imipenem	Não há dados	Contra-indicado na gravidez, salvo condições especiais de risco/benefício
VI – ANTIPARASITÁRIOS		
Metronidazol	Malformação (?)	Não usar no primeiro trimestre de gravidez
Lindane (uso tópico)	Teratogênico (?)	Usar com cautela; é absorvido
Mebendazol	Atresia de esôfago. Alteração no palato. Ânus imperfurado	Evitar na gravidez
Piperazina	Não causa malformações	Pouco estudo na gravidez
Carbazona (amebicida)	Alteração do SNC	Contém arsênico; não usar na gravidez
Albendazol	Teratogênico e embriotóxico em animais de laboratório	Contra-indicado na gravidez ou em mulheres com possibilidade de engravidar

Medicamento	Reação adversa no recém-nascido	Comentário
VII – TUBERCULOSTÁTICOS		
Etambutol	Nenhum efeito	Pode ser usado na gravidez
Isoniazida	Nenhum efeito	Pode ser usada na gravidez
Rifampicina	?	Pouco estudo na gravidez
Estreptomicina	Ver Antibióticos	
VIII – ANTIMALÁRICOS		
Cloroquina	Malformação (?)	Usada para tratar malária na gravidez
Quinina	Hidrocefalia, retardo mental. Aborto	Evitar na gravidez
IX – ANTIFÚNGIICOS		
Miconazol	Não é teratogênico (?)	Pouco estudo na gravidez
Griseofulvina	Teratogênica	Contra-indicada na gravidez
Nizoral	?	Pouco estudo na gravidez
Anfotericina B	Nenhum efeito	—
Nistatina	Nenhum efeito	Uso seguro na gravidez
Cetoconazol	Não há dados clínicos seguros	Contra-indicado na gravidez, salvo condições especiais de risco/benefício; o uso tópico é liberado
X – QUIMIOTERÁPICOS		
Sulfonamida	Teratogênica (?). Hiperbilirrubinemia	Usar com cautela na gravidez
Trimetoprima	Malformação (?). CIUR e retardo mental	—
Nitrofurantoína	Nenhum efeito	—
Norfloxacina	?	Pouco estudo na gravidez
XI – ANTI-SÉPTICOS		
Povidina	Hipotireoidismo	Contra-indicada na gravidez
Violeta de genciana	Malformações (?)	Pouco estudo na gravidez
XII – MEDICAMENTOS CARDIOVASCULARES		
Acetazolamida	Nenhum efeito	—
Captopril	Aborto, natimorto. Alteração do esqueleto	Deve ser evitado na gravidez
Reserpina	Malformações. Letargia, obstrução nasal no recém-nascido	Evitar no primeiro trimestre e no fim da gravidez
Diazóxido	Bradicardia. Hiperglicemia	Diminuição da contração uterina
Digoxina	Taquicardia. Óbito (intoxicação)	Usar com cautela na gravidez
Furosemida	Distúrbios hidroeletrolíticos	Diminuição do fluxo sangüíneo uteroplacentário
Hidralazina	Hipotensão, trombocitopenia (?)	Diminuição do fluxo sangüíneo uteroplacentário
Clorotiazida	Malformações (?)	Evitar no primeiro trimestre de gravidez
Sulfato de magnésio	Persistência do ducto arterial. Depressão respiratória (intoxicação)	Interação bioquímica com gentamicina
Metildopa (Aldomet®)	Cardiopatia (?). Atresia de esôfago (?) e do perímetro cefálico (?)	Evitar no primeiro trimestre de gravidez
Nitroglicerina	Malformações (?)	Pouco estudo na gravidez
Prazosina	Hipoglicemia. Hipocalcemia	—
Procainamida	Taquicardia	Usar com cautela na gravidez
Propranolol	CIUR, prematuridade. Alteração plaquetária. Malformações (?). Depressão respiratória	Não usar no fim da gravidez

Medicamento	Reação adversa no recém-nascido	Comentário
XII – MEDICAMENTOS CARDIOVASCULARES (Continuação)		
Quinidina	Trombocitopenia (?)	Pode levar a trabalho de parto prematuro
Espironolactona (Aldactone®)	Feminização de feto humano. Efeitos anti-androgênicos	Contra-indicada na gravidez
Verapamil	Bradicardia (hipóxia)	Hipotensão materna
XIII – HORMÔNIOS		
Bromocriptina (Parlodil®)	Nenhum efeito	Suprime a lactação
Clomifeno (Clomid®)	Lábio leporino. Ânus imperfurado. Hipospadia. Anencefalia	Contra-indicado na gravidez
Danazol (Danocime®)	Virilização fetal. Síndrome adrenogenital	Aborto espontâneo
Dietilestilbestrol	Adenose vaginal. Cisto epididimal. Hipoplasia testicular. Aborto, prematuridade	Prenhez ectópica
Estrógeno (estradiol)	Masculinização de feto feminino	Contra-indicado na gravidez
Testes hormonais para a gravidez	Masculinização de feto feminino	Maior risco entre 8 e 13 semanas de gestação
Anticoncepcional	Alteração do SNC. Cardiopatia. Malformação de membros. CIUR, lábio leporino. Hipospádia	—
XIV – MEDICAMENTOS PARA A TIREÓIDE		
Propiltiouracil	CIUR. Hipotireoidismo. Bócio	Antitireoidiano de escolha para ser usado na gravidez
Iodo	Bócio congênito. Retardo mental	Deve ser evitado na gravidez
Iodo radioativo-131	Destruição da tireóide. Alterações cromossômicas	Contra-indicado na gravidez
TSH	Nenhum efeito	Não atravessa a placenta
Tireoglobulina (T_3 e T_4)	Malformação (?)	Atravessa com dificuldade a barreira placentária
XV – MEDICAMENTOS DE INDICAÇÃO OBSTÉTRICA		
Oxitocina	Convulsão por hiponatremia. Hiperbilirrubinemia	Hiponatremia materna
Prostaglandina	Hiperbilirrubinemia	—
Isoxsuprina	Hipoglicemia, hipocalcemia. Íleoparalítico, hipotensão e morte neonatal	Taquicardia e hipotensão materna
Terbutalina	Hipoglicemia. Acidose metabólica fetal	Hiperglicemia materna
Indometacina	Fechamento do ducto arterial. Hipertensão pulmonar. Diminuição da função renal. CIUR	Inibe parto prematuro; mascara a infecção materna
XVI – MEDICAMENTOS GASTRINTESTINAIS		
Loperamida	Não é teratogênico	Contra-indicado na amamentação
Cimetidina	Alteração hepática transitória	—
Metoclopramida	Eleva o TSH no cordão umbilical	Elevação da prolactina materna
Difenidramina	Não é teratogênico	—
XVII – MEDICAMENTOS PSIQUIÁTRICOS		
Diazepam	Lábio leporino. Depressão neurológica. Síndrome de abstinência	Deve ser evitado no primeiro trimestre e próximo ao parto
Haloperidol	Focomielia. Morte fetal	Deve ser evitado no primeiro trimestre
Lítio	Malformação (?). Depressão neurológica	Pouco estudo na gravidez
Antidepressivo tricíclico	Não é teratogênico. Síndrome de abstinência	Causa retenção urinária
Clorpromazina	Malformações (?)	Usado também como antiemético

Medicamento	Reação adversa no recém-nascido	Comentário
XVIII – ANTIASMÁTICOS		
Teofilina	Taquicardia. Arritmia cardíaca. Hipoglicemia transitória	Pode causar vômitos e vertigens na mãe
Terbutalina	Ver como agente tocolítico	—
Cromoglicato de sódio (Intal®)	?	Não é recomendado na gestação
Epinefrina	Taquicardia. Hipóxia fetal	Diminuição do fluxo uteroplacentário
Isoproterenol	Anomalias cardíacas (?)	—
Efedrina	Pode causar intoxicação	Não é recomendada na gestação
Metaproterenol	Taquicardia	Hipertensão, tremores na mãe
XIX – ANTI-REUMÁTICOS		
Corticosteróide	Alterações do SNC. Imunodepressão (?)	Parece prevenir SARI no prematuro
Antiinflamatório não-esteróide	Hipertensão pulmonar	Inibe a síntese de prostaglandina
Azatioprina (Imuram®)	Não é teratogênica (?)	Deve ser evitada na gravidez
Ciclosporina A	Não é teratogênica	Diminuição da filtração glomerular
XX – ANTINEOPLÁSICOS		
Bussulfam	Malformações (?). Alterações no fígado e baço. CIUR	Não usar no primeiro trimestre de gravidez
Ciclofosfamida	Anomalias de extremidades. Malformações coronarianas. Hérnia inguinal. Leucopenia	Não usar no primeiro trimestre de gravidez
Mecloretamina (mostarda nitrogenada)	Parece não ser teratogênica. CIUR	Não altera a função ovariana
Citarabina (ARA-C)	Morte fetal. CIUR, prematuridade. Teratogênica. Anemia, esplenomegalia	Não usar no primeiro e segundo trimestres de gravidez
Dactinomicina	CIUR. Parece não ser teratogênica	Pouco estudo na gravidez
6-mercaptopurina (6-MP)	Prematuridade. Aborto, natimorto. Microftalmia. Palato fendido, CIUR	Contra-indicada na gravidez
Metotrexato	Anomalias craniofaciais. Dextroposição cardíaca. CIUR, hipoplasia de mandíbula	Contra-indicado na gravidez
Vinca alcalóide	Aborto, malformação renal. Prematuridade, esplenomegalia. Anemia, leucopenia	Causa disfunção ovariana
XXI – AGENTES PARA TESTES DIAGNÓSTICOS		
Azul-de-metileno	Metemoglobinemia. Hemólise → hiperbilirrubinemia	Usado para detectar rotura precoce da membrana amniótica
Diatrizoato (Hypaque®)	Elevação dos níveis de TSH. Hipotireoidismo (?)	Usar com cautela
PPD	Nenhum efeito	Uso seguro na gravidez
XXII – VACINAS, SOROS E TOXÓIDES		
BCG	?	Contra-indicada na gravidez
Antitoxinas diftérica e tetânica	?	Devem ser evitadas na gravidez
Vacina anti-hepatite B	?	Indicada em caso de risco
Vacina do sarampo	Pode ocorrer viremia com a vacina	Contra-indicada na gravidez
Vacina meningocócica	?	Indicada em caso de risco
Vacina antipólio (Sabin)	?	Melhor usar a SALK (vírus inativado) na gravidez
Vacina anticaxumba	Aborto. Fibroelastose cardíaca fetal (?)	Contra-indicada na gravidez
Vacina anti-rubéola	Pode ocorrer rubéola congênita	Contra-indicada na gravidez
Vacina anti-rábica	?	Pouco estudo na gravidez

Medicamento	Reação adversa no recém-nascido	Comentário
XXIII – VITAMINAS		
Vitamina A	Intoxicação → malformações, hipoplasia renal, alterações do SNC	Não usar mais de 5.000UI/dia
Piridoxina (B_6)	Nenhum efeito	Deficiência de piridoxina pode causar convulsão no recém-nascido
Vitamina B_{12}	Nenhum efeito	Deve ser dada na gravidez (4mcg/dia)
Vitamina C	Nenhum efeito	Deve ser dada na gravidez (70-80mg/dia)
Vitamina D	Nenhum efeito	Deve ser dada na gravidez (400-600UI/dia)
Vitamina E	Nenhum efeito	Não é necessário suplementar na gravidez
Vitamina K (K_1)	Nenhum efeito	Previne a doença hemorrágica do recém-nascido; indicada na hipoprotrombinemia materna
XXIV – DROGAS DE HÁBITO OU ABUSO		
Álcool	Síndrome fetal-alcoólica (CIUR, retardo intelectual, malformação óssea e cardíaca, microcefalia). Síndrome de abstinência, aborto	Quanto maior o consumo, maior o risco
Cafeína	Aborto, CIUR. Prematuridade	Melhor evitar na gravidez
Cocaína	CIUR. Teratogênica (?)	Pode ocorrer descolamento prematuro da placenta
Maconha	Tremores. Alterações visuais	Alteração do trabalho de parto
LSD	Teratogênico (anencefalia, alterações ósseas, oculares e de bexiga)	—
Heroína	CIUR, alterações do SNC. Síndrome de abstinência. Depressão respiratória	Pode causar morte perinatal
Pentazocina (Talwin®)	Síndrome de abstinência: tremores, irritabilidade, hipertonia, diarréia, vômitos, opistótono	Elevação da atividade uterina
Fumo	CIUR, baixo peso. Morte perinatal	Pode causar descolamento prematuro da placenta
XXV – TOXINAS E AGENTES AMBIENTAIS		
Flúor	Nenhum efeito	Flúor na gestação previne cárie na infância
Hexaclorofeno	Malformações (?)	Deve ser evitado na gravidez
Herbicidas	Teratogênico (?)	Evitar na gravidez
Chumbo	Teratogênico. Metafisite. Esclerose óssea. CIUR, aborto	Pode levar à esterilidade
Mercúrio	Síndrome de Minamata (paralisia cerebral, deformidade esquelética). Natimorto. Morte neonatal. Aborto	Passagem transplacentária permanecendo por longo tempo nos tecidos fetais
Solventes orgânicos	Defeitos congênitos do SNC	Evitar na gravidez
Cloreto de polivinil	Teratogênico. Aborto, natimorto. Alterações do SNC	Evitar na gravidez
XXVI – OUTROS AGENTES		
NPP	O uso no terceiro trimestre de gestação parece não causar problemas ao feto	—
Espermaticida	Malformações (?)	Poucos estudos
Antidiabéticos orais		
Clorpropamida	Morte. Malformações (?)	Melhor evitar na gravidez
Tolbutamida	Trombocitopenia transitória	

XVII – SUBSTÂNCIAS QUE DEVEM SER EVITADAS EM PACIENTES COM DEFICIÊNCIA DE GLICOSE-6-FOSFATODESIDROGENASE						
Acetanilida	Ácido ascórbico	Dimercaprol	Mestranol	Naftalina	Fenacetina	Sulfonamida
Antimaláricos	Aspirina	Favas	Azul-de-metileno	Nitrofurantoína	Fenil-hidrazina	Trinitrotolueno
Antipirina	Cloranfenicol	Furazolidona	Ácido nalidíxico	Nitrofurazona	Quinidina	Vitamina K

Sexta Parte

Aspectos Peculiares da Atenção ao Pré-Escolar e ao Escolar

coordenadora

Luiza A. Suman Mascaretti

colaboradores

Ana Cecília Silveira Lins Sucupira
Filumena Maria da Silva Gomes
Jairo Werner Jr.
José Augusto Nigro Conceição
Jussara Marieta Santos Alderete
Luiza A. Suman Mascaretti
Maria Helena Valente
Mariângela Pinto de Fonseca Wechsler
Paulette Cherez Douek
Rudolf Wechsler
Sandra Maria Callioli Zuccolotto

| 1 | Observação Clínica do Pré-Escolar: Atendimento de Saúde |

PAULETTE CHEREZ DOUEK

O pré-escolar é definido como a criança entre 2 e 6 anos de idade. Essa classificação por faixa etária não coincide com o conceito sócio-cultural que o nome sugere. Nas grandes e médias cidades, a entrada da criança na escola ou na creche costuma ocorrer antes ou durante esse período, sendo raro o encontro de meninos ou meninas que iniciam sua atividade escolar apenas aos 7 anos de idade. No entanto, devido às características específicas dessa faixa etária, é interessante que didaticamente se continue a utilizar essa classificação como está.

As consultas pediátricas nesse período diferenciam-se da consulta do lactente, a começar pela periodicidade que se torna semestral. A relação com a criança é mais fácil, principalmente se for uma consulta de rotina e com o pediatra que a segue há um certo tempo. A criança tolera melhor o exame físico. Este já não é mais visto como tão agressivo ou invasivo. A presença de brinquedos adequados no consultório facilita essa interação.

Durante a anamnese com a mãe e familiares, o pediatra inicia um diálogo com o pré-escolar. Uma criança de 4 ou 5 anos de idade consegue dar algumas informações sobre sua rotina de vida e suas preferências. Durante esse contato, além da observação da linguagem, o médico pode perceber a relação da família com o paciente, se este tem espaço para se colocar, se procura constantemente a ajuda dos familiares ou ainda se necessita monopolizar toda a atenção sobre si o tempo todo.

O exame físico, que na verdade começa com a chegada do cliente ao consultório, tem o seu momento formal. Recomendamos que se inicie com os aspectos menos traumáticos, sobretudo nas crianças de até 4 anos de idade. A criança pode ser examinada sentada, respeitando-a se não quiser retirar todas as roupas. É importante conversar e avisar ao pré-escolar de cada ação que está por vir. Mostrar-lhe os objetos como o estetoscópio e o otoscópio antes de utilizá-los no exame e dizer-lhe o que está encontrado o tranquiliza e o prepara para a próxima etapa. Por exemplo: "agora vou escutar seu peito com este esteto... isso, seu coração está batendo direitinho... agora vou ver suas costas...".

A criança deverá deitar-se para o exame adequado do abdome, dos genitais e para a medida da estatura das com menos de 1 metro. Em seguida, procede-se ao controle de peso e altura dos maiores e, por fim, realizam-se a otoscopia e o exame da orofaringe que são mais desagradáveis. No entanto, alguns pré-escolares preferem o exame otoscópico e da orofaringe no início, para que possam relaxar durante o restante da avaliação. Nessa faixa etária, muitos cooperam com o exame, abrindo bem a boca, o que possibilita a visualização da orofaringe sem a necessidade de utilização da espátula. Quando isso não for possível, lembrar de avisar a criança que se usará a espátula para ajudá-la a abaixar bem a língua, e nunca como uma ameaça ou castigo por não ter aberto suficientemente a boca. Seguir a mesma ordem no exame é muito importante para que o pré-escolar se acostume e saiba quando e a que será submetido.

PARTICULARIDADES DO PRÉ-ESCOLAR

A seguir serão descritas particularidades da fase pré-escolar que estão presentes nas consultas. Muitas delas são abordadas, neste livro, de maneira mais específica em capítulo correspondente.

Nutrição – no pré-escolar geralmente o apetite diminui, pela menor velocidade de ganho pôndero-estatural que ocorre nesse período. Dos 2 aos 6 anos de idade, a criança ganha de 6 a 8cm por ano, o que significa pouco mais de 0,5cm por mês. Nessa fase, a criança que dobrou seu peso de nascimento com 5 meses e o triplicou por volta de 1 ano de idade, começa a ganhar ao redor de 2kg por ano. A mãe habituada às rápidas elevações ponderais costuma expressar sua preocupação com a frase "ele não sai mais deste peso". Para aumentar sua angústia, a partir dos 2 anos de idade, o pré-escolar começa a ter um crescimento mais rápido dos ossos longos em relação ao segmento cefálico e ao tronco. O abdome proeminente retifica-se e o corpo afina, perdendo seu aspecto roliço. Essa aparência mais delgada, aliada ao apetite diminuído, pode levar a uma insistência para que coma mais, contribuindo para que a criança faça uma seleção maior dos alimentos que deseja. É necessário saber respeitar o apetite de cada um, oferecendo ao pré-escolar uma alimentação balanceada, nutritiva e em horários regulares. Comer um pouco de tudo é mais importante do que muito de uma alimentação monótona. Nessa fase, o controle das guloseimas nos intervalos das refeições deve ser rígido, para não prejudicar as refeições principais. A criança que ainda faz uso da mamadeira aos 2 anos deve ser estimulada para que use o copo. A alimentação que era de transição desde o primeiro ano de vida já deve estar como a dos adultos, e a criança deve ser incentivada a comer com suas próprias mãos, fazendo uso de talheres.

O maior problema nutricional nessa faixa etária, em nosso meio, é a anemia ferropriva. A subjetividade da avaliação da coloração das mucosas a torna insuficiente para um diagnóstico preciso. Portanto, nas crianças com história alimentar pobre em ferro e/ou com infecções de repetição, está indicada a solicitação de hemograma para a determinação do diagnóstico.

Sono – o sono da criança em fase pré-escolar vai diminuindo e aos 2 anos de idade ela já perdeu o sono da manhã, dormindo em torno de 1 a 2 horas à tarde e 10 a 12 horas à noite. Por volta dos 4 anos de idade, a maioria perde também o sono da tarde. Uma rotina na hora de se deitar relaxa a criança, auxiliando-a a adormecer. O pré-escolar deve ser avisado com antecedência que já está quase na hora de dormir, para que possa terminar a brincadeira em que estiver envolvido, sem necessidade de interrompê-la bruscamente. Em seguida, inicia-se um ritual, por exemplo, colocar o pijama, fazer a higiene bucal, contar uma história ou cantar uma música, fazer uma massagem, rezar, dar um beijo de boa-noite e dormir.

599

Desenvolvimento neuropsicomotor – aos 4 anos, o desenvolvimento do sistema nervoso central está praticamente completo, aumentando ainda mais a autonomia e melhorando a comunicação do pré-escolar. A linguagem, por sua rápida transformação, é fundamental na avaliação do desenvolvimento da criança nesse período.

Aos 2 anos de idade, a maioria das crianças já adquiriu ou está adquirindo o controle esfincteriano diurno. Durante a consulta, a manifestação da necessidade de usar o banheiro deve ser atendida prontamente, devido à pequena capacidade de espera nessa fase e para que o paciente esteja mais à vontade durante o exame. O controle esfincteriano noturno geralmente é adquirido até os 4 anos de idade.

Higiene – até o final do período pré-escolar, a criança aumenta gradativamente a responsabilidade por sua higiene. Em torno dos 3 anos de idade, pode começar a tomar banho sob supervisão, sendo ajudada na lavagem dos cabelos e dos genitais. Aos 4 anos de idade, a supervisão já não é mais diária, e depois desse período é necessário somente avisá-la da hora do banho. Nessa idade, a criança consegue usar devidamente o banheiro, mas a maior dificuldade é na incorporação das atividades de higiene pessoal na sua rotina, pela grande ansiedade que tem em estar sempre brincando, não tendo "tempo para perder".

A criança completa sua dentição decídua até os 2 ou 3 anos de idade. A escovação dos dentes necessita de grande habilidade motora fina, sendo que a criança só é capaz de realizá-la adequadamente no final do período pré-escolar. Antes disso, o adulto é o responsável pela escovação, sendo que a criança poderá fazê-la, às vezes, para treinamento e incentivo de sua autonomia.

Lazer – durante toda a infância, o brincar é fundamental para o bom desenvolvimento mental, físico e psíquico do pré-escolar. Nesse período, ele aprecia muito a companhia de outras crianças, iniciando sua socialização.

Escolarização – no período pré-escolar, a maioria das crianças já está ou começa a freqüentar uma escola. Os problemas a serem enfrentados nessa fase variam em função da idade, do tempo de permanência, das condições da escola e da personalidade da criança. O vínculo com seus próprios pais e a confiança que estes depositam na escola são fundamentais para a adaptação da criança a essa nova realidade.

Infecções e infestações parasitárias – a incidência de infecções no pré-escolar é menor que no lactente pelo desenvolvimento do seu sistema imunológico. A vacinação básica também já foi completada e, pelo calendário de vacinação da Secretaria da Saúde do Estado de São Paulo, é necessária somente mais uma dose de reforço da vacina Sabin e da tríplice aos 5 ou 6 anos de idade.

Pela própria dinâmica da criança nessa fase, que necessita de atividades ao ar livre, que busca ativamente seu alimento e que ainda não incorporou totalmente as normas gerais de higiene, as infecções parasitárias são comuns, sendo recomendado um exame protoparasitológico de fezes anualmente.

Acidentes – a curiosidade infantil, aliada ao desenvolvimento das habilidades motoras do pré-escolar, o torna vítima de muitos acidentes. Cabe ao pediatra fazer a prevenção, alertando os pais da necessidade de supervisão constante nesse período.

Encaminhamentos

• Encaminhamentos de rotina para especialistas – em torno dos 3 anos de idade recomenda-se o encaminhamento ao cirurgião-dentista para a aplicação de flúor e, depois disso, controles odontológicos semestrais.

Aos 4 anos de idade, o *controle oftalmológico* é importante, sendo necessário o encaminhamento mais precoce, caso seja percebida qualquer anormalidade visual.

• Encaminhamentos mais freqüentes para especialistas – as crianças que apresentam alterações da fluência da fala, atraso de linguagem ou, ainda, otites médias crônicas ou recorrentes devem ser encaminhadas para avaliação fonoaudiológica.

Recomenda-se o encaminhamento para o *cirurgião infantil* às crianças que apresentarem fimose, após adquirirem o controle esfincteriano.

Outro encaminhamento freqüente no período pré-escolar é para o *ortopedista*. Até os 2 ou 3 anos de idade, a criança apresenta os pés planos, valgos e afastados, a fim de melhorar seu equilíbrio. Aos 2 anos de idade, apresenta *genu varum* que tende a melhorar, e a partir dessa idade, *genu valgum*, que costuma regredir entre os 4 e os 6 anos de idade. Quando a criança fica em pé e com os joelhos encostados, pode apresentar um afastamento de até 5cm entre os maléolos mediais. A avaliação ortopédica torna-se necessária nas crianças em que o valgismo é muito acentuado, apresentando alterações funcionais da marcha ou deformidades dos calçados, bem como naquelas em que as deformidades são unilaterais ou se acentuam após os 3 anos de idade.

BIBLIOGRAFIA

1. COSTA, M.C.L. – O pré-escolar. In Nóbrega, F. & Leone, C. *Assistência Primária em Pediatria.* São Paulo, Artes Médicas, 1989, p. 60. 2. GUARNIERO, R. & SUZUKI, I. – Ortopedia pediátrica. In Sucupira, A.C.S.L. et al. *Pediatria em Consultório.* 3ª ed. São Paulo, Sarvier, 1996, p. 562. 3. MARQUES, R.M.; MARCONDES, E.; BERQUÓ, E.; PRANDI, R. & YUNES, J. – *Crescimento e Desenvolvimento Pubertário em Crianças e Adolescentes Brasileiros.* São Paulo, Editora Brasileira de Ciências Ltda., 1982. 4. VAUGHAN III, V.C. & LITT, I.F. – Growth and development. In Berhrman, R.E. et al. *Textbook of Pediatrics.* 14th ed., Philadelphia, W.B. Saunders, 1992, p. 49.

---

2 Morbidade do Pré-Escolar

FILUMENA MARIA DA SILVA GOMES
MARIA HELENA VALENTE

Os avanços na vacinação, nos últimos anos, levaram à queda da morbimortalidade *infantil, houve* uma diminuição de mais de 95% na incidência de doenças freqüentes da infância: sarampo, poliomielite, difteria, tétano e coqueluche. Esses progressos em outros países continuaram com novas vacinas: anti-*Haemophilus influenzae B*, antipneumocócica, anti-hepatite B e antivírus influenza.

Os novos conhecimentos em nutrição, as medidas de saúde pública, como a fluoretação da rede de água encanada, e os antimicrobianos efetivos melhoraram muito a saúde infantil.

O pré-escolar, dos 2 aos 6 anos de idade, já recebeu o esquema vacinal básico nos dois primeiros anos de vida, e o desenvolvimento da sua resposta imune já está quase completo. Os fagócitos (polimorfonucleares e mononucleares) e os linfócitos T já estão em níveis do adulto, e a maioria dos anticorpos também (somente frações IgG_2 e IgG_4, além da IgA sérica, irão atingir os níveis do adulto na fase escolar ou na adolescência).

A faixa etária do pré-escolar apresenta baixa incidência de doenças infecto-contagiosas em relação ao período anterior (ao dos lactentes). Por outro lado, apresenta as doenças mediadas por reações de hipersensibilidade, principalmente as doenças atópicas, ligadas à hipersensibilidade do tipo I, em que está envolvida a IgE, como a asma brônquica e a rinopatia alérgica.

ALTERAÇÕES NO DESENVOLVIMENTO FÍSICO

O pré-escolar por volta dos 3 anos de idade estabelece o seu percentil de *crescimento*, no qual permanecerá até a adolescência; cresce em torno de 7cm por ano e ganha cerca de 2kg de peso por ano.

A falha em manter as taxas anuais de crescimento levará a criança a desviar-se progressivamente do percentil apropriado de crescimento, e esse desvio requer investigação. A etiologia mais comum de baixa estatura em crianças é a altura baixa dos pais. O gráfico de crescimento deve ser cuidadosamente documentado.

Outro desvio do estado nutricional é a obesidade. A história alimentar quase sempre irá demonstrar ingestão calórica excessiva, geralmente como resultado da seleção dos alimentos, e seu método de preparação (alimentos com alto teor de calorias e gorduras) e de sua quantidade (petiscar a toda hora). Os hábitos dessas crianças costumam mostrar sedentarismo.

Aos 3 anos de idade a criança já apresenta 20 *dentes*. O pediatra tem a primeira e a melhor oportunidade de detectar os principais problemas dentários: cáries e gengivites, além de más oclusões e distúrbios temporomandibulares.

DISTÚRBIOS DE APRENDIZADO E COMPORTAMENTO

O *desenvolvimento motor grosseiro* de uma criança aos 2 anos de idade permite que ela lance uma bola por cima da cabeça e chute uma bola para a frente; aos 3 anos equilibra-se sobre um dos pés por 1 segundo, salta sem mudar de lugar e pedala velocípede; pode pular aos 4 anos, equilibra-se sobre um dos pés por 5 segundos e agarra a bola quando a joga por cima da cabeça; e aos 5 anos equilibra-se em um pé por 10 segundos, salta em um pé, segura a bola e marcha sobre o calcanhar-ponta. A avaliação do desenvolvimento motor grosseiro pode ser feita por meio do teste de triagem do desenvolvimento de Denver, que inclui os marcos básicos para a avaliação das crianças dos 2 aos 6 anos de idade.

O *desenvolvimento motor delicado* da criança aos 2 anos de idade permite que ela empilhe uma torre de seis cubos e faça rabiscos verticais ou circulares; aos 3 anos, faz torre com oito cubos ou ponte de cubos e copia círculos; aos 4 anos, faz portão com cubos e copia cruzes; aos 4 anos e meio, copia quadrados; e aos 5 anos, tenta fazer escadas com cubos, copia triângulos e desenha um homem com três a seis partes. Os testes do desenvolvimento motor delicado permitem revelar problemas de visão, de controle neuromuscular ou percepção, além de dificuldades com a atenção ou cooperação.

O pediatra deve solicitar ao pré-escolar (a partir de 3 anos de idade) que utilize o tempo de espera ou da história clínica para desenhar e se possível fazer um auto-retrato. Esses desenhos fornecem uma riqueza de informações sobre as capacidades da criança para o controle motor delicado, sobre o desenvolvimento cognitivo e sobre a atuação emocional e social. Pode-se contar o número de características do desenho (boca, nariz, olhos, orelhas, cabelo, braços, pernas, mãos, pés, pescoço e tronco). Cada ponto vale 3 meses de idade, somado à idade básica de 3 anos.

Após os 2 anos de idade, inicia-se claramente o fantasiar como parte de seu *desenvolvimento cognitivo*; a criança envolve-se em divertidas representações do cotidiano e usa objetos acompanhados por gesticulações e sons exagerados; pode, por exemplo, alimentar um ursinho de estimação e depois colocá-lo na cama.

Em um próximo estágio de desenvolvimento a criança passa a planejar as atividades da fantasia, antecipando o tema e combinando os passos de acordo com o jogo. O preparo para a brincadeira indica um avanço em fantasia, além daquele de improvisar com os objetos à mão. Prepara a área de brincar e procura objetos, anunciando o que estes significam na representação.

A criança pré-escolar tem as habilidades para a representação mental e o pensamento simbólico bem desenvolvidos. A experiência de vida limitada e a educação formal ainda pequena levam a uma lógica peculiar durante esse período. Muitas vezes, assume que todos os objetos são vivos e, durante uma caminhada à noite, pode afirmar que a lua a segue. É influenciada pela aparência dos objetos, se um avião fica menor à medida que se afasta, as pessoas dentro dele também ficam.

Aos 2 anos de idade, a criança já identifica os objetos pelo seu uso. *Fala* em torno de 50 palavras, e tem início a combinação de palavras. As primeiras sentenças são de duas palavras de significado importante; faltam as preposições, artigos e conjugações de verbos; é o chamado discurso telegráfico. Cerca de metade de suas frases deve ser inteligível.

Aos 3 anos de idade, a linguagem já é mais complexa com três ou mais palavras e, com uso de preposições, cerca de três quartos das palavras devem ser inteligíveis. "Por quê?" é uma pergunta freqüente. Devem-se entender todas as palavras de uma criança com 4 anos. Aos 5 anos, faz uma sentença completa.

O comprometimento transitório, leve e autolimitado da fluência das palavras é normal por volta dos 3 aos 4 anos de idade.

O atraso no desenvolvimento da linguagem expressa pode indicar: deficiência auditiva, atraso global ou retardo mental, baixo estímulo ambiental, autismo e distúrbios emocionais. Esse retardo de inteligibilidade da linguagem pode ser identificado: por falta de discurso inteligível por volta dos 3 anos, omissão freqüente das consoantes iniciais após os 4 anos, substituição continuada dos sons difíceis pelos muito fáceis depois dos 5 anos de idade e erros persistentes de articulação após 7 anos de idade.

A criança deve falar como os seus amigos de mesma idade, em caso contrário deve ser avaliada e se necessário tratada antes do início da escolarização formal, pois os problemas orais podem transformar-se em distúrbios de escrita.

As crianças podem ser classificadas, de modo geral, em três grupos de comportamento, segundo Thomas e Chess: criança fácil (comportamento regular, respostas positivas a estímulos, adaptação fácil a mudanças e atividade leve a moderada); criança difícil (comportamento inconstante, respostas negativas a novos estímulos, inadaptação a mudanças e expressões de humor intensas, geralmente negativas); e criança intermediária (lenta para a adaptação). Seu estilo de comportamento, associado aos valores familiares, pode resultar em problemas ou não.

O pré-escolar pode apresentar a ansiedade da separação quando sai de casa ou fica longe dos pais, manifestada por queixas e sintomas gerais: cefaléia, dor abdominal, aversão à escola e outros. As crianças superprotegidas ou que são rapidamente protegidas quando sentem ansiedade ou experiências ruins são grupo de risco para distúrbios de ansiedade da separação.

Os medos ocorrem caracteristicamente no pré-escolar: a escuro, a barulhos, aos animais e à morte, e seu pico de incidência é em torno dos 3 anos de idade. O medo é útil para prevenir acidentes, mas se excessivo interfere na atividade normal da criança e deve ser tratado.

O pré-escolar não é mais egocêntrico, como até os 2 anos de idade, e já pensa a partir de perspectivas dos outros, já realiza jogos de cooperação ou competitivos em grupos. Em geral, nessa fase, usa objetos como ursinho, bonecas ou super-heróis para amparar sua própria suscetibilidade. Algumas crianças solicitam mais os pais, outras ficam mais agressivas e outras questionam a autoridade dos pais. A criança fica agressiva como forma de se defender de um perigo imaginário ou como forma de expressar os conflitos interiores; os pais devem dar limites nessas ocasiões para evitar que a criança fique cada vez mais isolada em decorrência desses atos.

Os pré-escolares, dos 2 aos 4 anos de idade, tendem a envolver-se em atividades sociais semelhantes simultaneamente. O brincar é tipicamente análogo. Não interagem nem dividem com os colegas. O repartir é mostrar ou dar o brinquedo e, a seguir, tomá-lo rapidamente.

Aos 3 anos, começam a incluir o outro em seus jogos de fantasia. Imitam os pais do mesmo sexo, mas não preferem meninos ou meninas para brincar. Os pré-escolares ajudam nas tarefas da casa e gostam de participar de atividades inerentes ao sexo. Os pré-escolares não jogam os jogos com regras, estas são vistas como mutáveis, que podem ser feitas e rompidas de acordo com a vontade dos participantes.

A crise de birra ou acesso de raiva ocorre nas crianças até os 6 anos de idade, é mais freqüente entre 1 e 3 anos. A crise de birra é um reflexo do esforço infantil em ficar mais independente. É causada por uma falha em controlar uma resposta comportamental, voluntária ou não, por exemplo, colocar um ovo em pé. Freqüentemente, é manipuladora, se os pais permitem que a criança se comporte com essas crises, ela irá ter acessos de raiva como modo predominante de comunicação. A freqüência elevada dessas crises pode interferir com o aprendizado social: dividir, revezar e ter respostas verbais adequadas. O pediatra deve observar a freqüência, a circunstância e a reação familiar a esse comportamento infantil; muitas vezes, os pais podem sentir raiva ou frustração, mas não devem ter somente comentários negativos em relação à criança, caso isso ocorra, refletirá um problema na relação pais e criança. A resposta dos pais ajuda a criança a ter controle próprio, segurando-a, ou colocando-a em ambiente tranqüilo e seguro com um responsável. Não se deve permitir que a criança tenha crises quando quiser, se isso ocorrer ela perderá mais ainda o seu próprio controle e manipulará o comportamento do ambiente.

A sucção do polegar ocorre em cerca de um terço dos pré-escolares, e a maioria cessa espontaneamente, entre os 4 e 5 anos de idade. É importante os pais não usarem comportamentos agressivos com essas crianças.

O controle esfincteriano intestinal e vesical diurno ocorre entre 3 e 3 anos e meio, e o noturno entre os 5 e 6 anos de idade. A maioria das crianças está física e emocionalmente apta a controlar os esfíncteres a partir dos 2 anos de idade.

A perda de fôlego ocorre, quando a criança chora, em cerca de 5% até os 6 anos de idade, e ela pode apresentar palidez ou cianose cutânea. A crise cianótica é causada por frustração ou medo, e a palidez, por dor. Os pais devem agir de modo normal quando ocorre a perda de fôlego e devem estar seguros de que não há nenhuma doença associada e de que não leva a seqüelas. O pediatra deve fazer, pela história clínica, o diferencial com problemas neurológicos ou outros que não os comportamentais.

PERDAS DE AUDIÇÃO E LIMITAÇÕES VISUAIS

A maioria das deficiências visuais significativas é de origem genética, e suas manifestações ocorrem ao longo da infância. A acuidade visual deve ser acompanhada pela história clínica em cada consulta, e deve ser realizado um teste objetivo aos 4 anos de idade.

A idade média ao diagnóstico, pelos médicos, da surdez congênita bilateral profunda é de 24 meses, e da perda auditiva bilateral moderada a grave é de 5 anos, geralmente feito por testes audiológicos, e não pela perspicácia médica.

As crianças de alto risco para perda auditiva devem fazer uma avaliação formal, mesmo que a criança pareça escutar bem, são elas: meningite bacteriana anterior, anomalias do primeiro e segundo arcos branquiais (microtia, displasia auricular, micrognatia), anomalias da crista neural ou ectoderma (olhos muito espaçados, defeitos pigmentares), história familiar de surdez hereditária ou não explicada, preocupações dos pais sobre perda auditiva e retardo do desenvolvimento da fala ou da linguagem.

A avaliação auditiva deve ser feita pela história clínica em cada consulta e, rotineiramente, por teste objetivo aos 4 anos de idade (Quadro 6.1).

Quadro 6.1 – Fases de desenvolvimento da audição e da fala em crianças com idade inferior a 5 anos.

Nível etário	Audição e compreensão	Fala
24 meses a 30 meses	· Compreende afirmações negativas (*não mais, não agora*) · Escolhe objetos de acordo com o tamanho (*grande/pequeno*) · Acompanha ordens simples (*apanhe seus sapatos e meias*)	· Responde a perguntas (*que você faz quando está com sono*) · Usa plurais (*2 livros, cães*) · Fala 100 a 200 palavras
30 meses a 36 meses	· Compreende o uso de objetos (*mostre-me o que está em seu pé*) · Compreende o conceito de um e lhe dá *1 bola, 1 biscoito*) · Identifica corretamente meninos e meninas · Compreende muitas palavras de ação (*corra, salte*)	· Usa, corretamente, formas interrogativas (*quem? o quê? onde?*) · Usa formas negativas (*não é, não pode*) · Relaciona experiências usando frases de 4 a 5 palavras
3 anos a 4 anos	· Compreende as sentenças "por que" (*por que você lava as suas mãos?*) · Compreende os opostos (*rápido/lento*) · Seleciona corretamente objetos de acordo com a cor	· Usa diferentes formas de palavras com ação (*brinco, quero brincar, brincamos*) · Conta até 10 · Fala acerca de figuras em livros ou acerca de um desenho (*fiz uma flor vermelha*)
4 anos a 5 anos	· Compreende o tamanho em comparação (*grande/maior, o maior*) · Compreende muitos pronomes (*dê isso para ela, dê isso para ele*) · Segue um comando de duas a três fases (*vá à cozinha, apanhe o copo e coloque-o sobre a mesa*)	· Fala pelo menos 1.500 palavras · Fala corretamente a maioria dos sons · Conversa livremente com a família e os amigos usando frases completas que a maioria das pessoas consegue entender

Um grande número de crianças na idade pré-escolar freqüenta creches/escolas, e a convivência em coletividade determinará incidência elevada de doenças na orelha média, o que parece ter efeitos a longo prazo, com alterações no processamento auditivo e suas seqüelas.

ADENOAMIGDALITES

As doenças causadas pelo estreptococo β-hemolítico do grupo A são de incidência baixa nos lactentes, que são protegidos pelos anticorpos específicos transmitidos via placentária. A faringite estreptocócica inicia-se a partir dos 3 anos de idade, com seu pico de incidência dos 4 aos 7 anos. O tratamento adequado, com antibióticos, evita as complicações locais (abscesso amigdaliano) e sistêmicas (glomerulonefrite e febre reumática).

As infecções amigdalianas de repetição quando bem documentadas podem indicar necessidade de cirurgia para a retirada de amígdalas, isto é, caso ocorram sete episódios em um ano, cinco episódios em dois anos consecutivos, ou três episódios em três anos consecutivos. As infecções crônicas das amígdalas, com duração acima de três meses, podem ser indicação também de cirurgia.

ASMA

A asma é uma das principais causas de morbidade pediátrica e seu pico de incidência é em torno dos 4 anos de idade. O sexo masculino é cerca de 30% mais afetado nessa idade. A incidência e a mortalidade da asma vêm aumentando nos últimos anos, apesar dos progressos científicos.

O diagnóstico da asma é feito baseado nos dados de anamnese e de exame físico, em conjunto com a resposta clínica a broncodilatadores; os testes de função pulmonar em crianças com idade inferior a 5 anos são pouco confiáveis. O tratamento precoce e eficaz melhora a evolução da doença, com ênfase atualmente no controle dos fatores inflamatórios.

PARASITOSES

A prevalência de parasitoses intestinais nos pré-escolares, mesmo de áreas urbanas, é em torno de 60%. Os parasitas mais freqüentes são: *Giardia lamblia, Enterobius vermicularis, Ascaris lumbricóides, Trichocephalus trichiurus, Ancylostoma duodenale* e *Entamoeba histolytica*. Os pré-escolares não procedentes de pré-escola geralmente apresentam maior prevalência de parasitoses intestinais, provavelmente por estarem fora do alcance dos programas de saúde oferecidos pelos serviços públicos nas escolas. Sabe-se que, quando nas pré-escolas é realizado o uso semestral de drogas antiparasitárias, a prevalência cai para cerca de 20%, sendo que esse índice é atribuído a reinfestações pelos parasitas intestinais.

ACIDENTES

Os acidentes constituem-se em uma das principais causas de mortalidade infantil. O aconselhamento sobre a prevenção de acidentes reduz os fatores de riscos no domicílio e aumenta o uso de medidas de segurança (cintos e cadeiras de transporte) em veículos automotivos.

Os pediatras, em suas consultas de rotina, deverão incluir a prevenção de acidentes, com maior prioridade aos traumatismos próprios a cada etapa do desenvolvimento e de acordo com o maior significado epidemiológico. Devem ser dadas duas a três orientações por consulta, estas, de preferência, devem ser comprovadamente preventivas e de simples aplicação.

As lesões traumáticas de passageiros de veículos motorizados, queimaduras e escaldamentos, afogamento e quedas estão entre os principais acidentes nessa faixa etária. Deve-se, de modo geral, orientar: uso de cintos de segurança ou cadeiras de transporte, reduzir a temperatura da água do banho, evitar contato com combustível, vedar as piscinas e usar grades em portas e janelas.

Outros problemas do pré-escolar, como dores a esclarecer, abuso e negligência e distúrbios da socialização, são apresentados em outros capítulos deste livro.

BIBLIOGRAFIA

1. CARNEIRO-SAMPAIO, M.M.S. – O desenvolvimento da resposta imune da criança. In Carneiro-Sampaio, M.M.S. & Grumach, A.S. (eds.). *Alergia e Imunologia em Pediatria*. São Paulo, Sarvier, 1992. 2. BEHRMAN, R.E.; KLIEGMAN, R.M.; ARVIN, A.M. eds. *Nelson Textbook of Pediatrics*. 15th ed., Philadelphia, Saunders, 1996. 3. COHEN, L.R. et al. – Prioridades no aconselhamento sobre prevenção de lesões traumáticas pediátricas. *Pediatrics* (ed. Bras.), 1:697, 1997. 4. GREEN, M. & HAGGERTY, R.J. – *Ambulatory Pediatrics*. 4th ed., Philadelphia, Saunders, 1991. 5. SCHWARZ, M.W.; CHARNEY, E.B.; CURRY, T.A. & LUDWIG, S. – *Pediatric Primary Care: A Problem – Oriented Approach*. 2nd ed., Chicago, Year Book Medical Publishers, Inc., 1990. 6. ZITELLI, B.V. & DAVIS, H.W. – *Atlas Colorido de Diagnóstico Clínico em Pediatria*. 2ª ed., São Paulo, Manole, 1992.

---

3 · O Desenvolvimento Normal do Pré-Escolar e Seus Distúrbios Mais Freqüentes

MARIA HELENA VALENTE
FILUMENA MARIA DA SILVA GOMES

O pediatra é o profissional da área da saúde que tem contato intenso, desde os primeiros meses de vida, com a criança e sua família, tendo, por isso, o privilégio de acompanhar não só o crescimento, como também o desenvolvimento infantil, podendo precocemente perceber distúrbios desse desenvolvimento, traduzidos em sintomas. A percepção e o entendimento, pelo pediatra, desses sintomas, de acordo com o desenvolvimento do pré-escolar, possibilita-lhe uma abordagem mais ampla, menos superficial e de maior resolubilidade, no sentido de promoção, manutenção e recuperação da saúde global da criança e de sua família, podendo contribuir para que as situações conflitivas e ansiosas interfiram, o menos possível, de forma negativa, no difícil processo de crescimento da criança.

As crianças diferem muito umas das outras em qualquer idade, pois os comportamentos e os afetos passam por desenvolvimento complexo, que envolve maturação neurológica, temperamento, cognição, aprendizagem e experiência, no contexto de situações e respostas específicas do ambiente; porém, a seqüência das etapas formativas do nascimento até a maturidade é a mesma, na ordem em que uma etapa segue a outra e na medida em que a interação da criança com a mãe, o pai e os adultos que a cercam é a base sobre a qual todas as outras competências relativas ao desenvolvimento florescem.

Considerando as diferentes abordagens no estudo do desenvolvimento do pré-escolar, estas se desenvolvem fundamentalmente por meio da expressão do comportamento infantil, dentro do microambiente que o cerca, com os adultos envolvidos com esse crescimento, cabendo ao pediatra considerar que o importante para a criança não é o acontecimento em si, mas a experiência da criança diante dele e de como a vivência dessa experiência passa a integrar a função intelectual e afetiva da criança.

Isso traz ao pediatra, durante a consulta, a questão do envolvimento em uma relação triangular, da qual faz parte a criança, a mãe ou os adultos responsáveis e o técnico-médico-pediatra, que tem como único "arsenal" diagnóstico, em relação ao desenvolvimento infantil, o seu próprio aparelho psíquico, regido por toda a sua história de vida, o que lhe permitirá ou não *perceber, envolver-se, atuar* e até mesmo *dirigir* uma anamnese de estudo do caso de uma determinada criança, que é cuidada por adultos que a cercam e que desempenham papel fundamental no desenvolvimento infantil.

E é dessa capacidade de ver, escutar, perceber, estruturar e interagir nessa complexidade de relações que se poderá obter uma avaliação mais apurada da criança e do ambiente que a cerca. O "olhar" do pediatra poderá captar bem, além do exame clínico tradicional, dados sobre o comportamento da criança e dos adultos a ela ligados, a afetividade que permeia essas relações e que se traduz nos gestos infantis e dos adultos, a resposta e a continência dos pais a essas atitudes, a relação entre os pais e destes para com sua criança, a linguagem que permeia essas relações, o brincar, que é a forma como a criança expressa o seu psiquismo, como essa criança se relaciona com seus ganhos e fracassos no difícil processo do crescimento.

Ao nascimento, entre a criança, que é absolutamente dependente, e a sua mãe se estabele um vínculo, do qual o desenvolvimento infantil é fruto, em um longo caminho do aprendizado e da criação de uma "linguagem" comum, de parte a parte, que possibilita crescente autonomia da criança, quando, por volta dos 2 anos de idade, já existe grande maturação neurológica com domínio cada vez maior de toda a musculatura, com aumento da autonomia adquirida, o que gera uma ampliação das possibilidades de exploração autônoma do ambiente, como também de seu autocontrole.

Ao final dos 2 anos de idade, a criança deixa de ficar centrada na figura materna, diminuindo sua dependência da mãe, ampliando sua sociabilidade, linguagem, capacidade de simbolização e suas aptidões, o que lhe permitirá explorar suas relações e conquistas, até que esteja pronta para enfrentar o período escolar.

Na idade pré-escolar, compreendida entre os 2 e 6 anos, estão presentes várias crianças: aquela de 2-3 anos de idade, rechonchuda, com aspecto e atitudes de bebê, centrada em uma explosão de motricidade, integrando atividades em busca de sua autonomia, semelhante a um anjo barroco, segundo Oski, que está encerrando seu período de sociabilidade doméstica, em que vivenciou intensamente as relações familiares, e que inicia, segundo Kanner, a fase de sociabilidade comunitária, em que passa a priorizar as relações para além do ambiente doméstico, com outros adultos e crianças, os primeiros amigos da creche ou escolinha. No outro extremo dos anos pré-escolares, por volta dos 5-6 anos de idade, observamos uma criança que se constitui naquele pré-escolar cercado de outros da mesma idade, concentrados em uma atividade coletiva e comum, em que cada um dos componentes tem seu papel definido no grupo, respondendo às perguntas que lhe são feitas, com capacidade de explicitar suas vontades e curiosidades, em um processo no qual a capacidade de ele tolerar "esperas" e frustrações cresceu, assim como seu uso da linguagem e da lógica, passando a

desenvolver cada vez mais o pensamento lógico, que passa a ocupar o espaço do pensamento "mágico", tão presente e importante nos anos pré-escolares.

O DESENVOLVIMENTO NORMAL

A criança de 2 anos
Esse é um período de intensas e profundas modificações no comportamento infantil. A maturação neurológica, com amplo domínio da motricidade, leva a criança a poder controlar seus esfíncteres. A libido desloca-se do oral para o anal. Agora, a criança passa a controlar seu corpo, retendo e depois soltando suas fezes, atividade que lhe traz muita satisfação, mesmo que passe a sofrer interdições para que suas eliminações se socializem. Seu "produto" tem que ser colocado em determinado lugar que não seja sua roupa; ela não deverá pegá-lo com as mãos, levá-lo à boca etc. Os princípios de higiene, como necessidades sociais, são proibições que levam a um conflito. A solução deste, a incorporação da proibição como necessária, sem danos ao psiquismo infantil, requer uma relação entre pais e filhos centrada no afeto e na segurança. São três as exigências para o controle esfincteriano. Primeiro, a criança tem que ter maturidade neuromuscular para ser capaz de controlar seu esfíncter anal e vesical, o que varia de criança para criança, sendo que o controle vesical é alcançado antes do anal. Segundo, a criança deve ter um desenvolvimento psicológico que a permita reconhecer e adiar sua vontade de urinar ou evacuar logo que sente o impulso, com objetivo de agradar aos pais, que a estão educando. Terceiro, a criança precisa, no início do controle dos esfíncteres, dar um sinal a um adulto que a entenda e a auxilie a usar o toalete.

Nessa fase, a criança explora muito seu ambiente e objetos que encontra, podendo apresentar explosões de motricidade, de choro e desagrado, quando é interrompida naquilo que lhe dá prazer, não tendo nenhuma noção dos riscos, necessitando, por isso, de limites e proteção.

A figura paterna passa a ter um papel maior, e a criança começa o longo aprendizado da sociabilidade. Passa a ter sentimentos ambivalentes, já que a proibição dos pais gera frustração e daí a raiva de quem ela ama.

Tem uma atitude aparentemente desordenada; começa a examinar um objeto, larga-o e rapidamente se entretem com outro. Com o domínio de seu corpo, a criança ganha autonomia e passa a explorar tudo intensamente: parece que o movimento é imprescindível, começa a correr, subir escadas, saltar de pequenas alturas, vestir-se sozinha, tendo alguma inabilidade em gestos finos, como por exemplo abotoar sua roupa.

Adora brincar, e a brincadeira é fundamental para seu desenvolvimento. Ao brincar, a criança imita os comportamentos observados ao seu redor, exteriorizando suas emoções e conflitos. Na observação do jogo, conseguimos compreender muitos dos sentimentos infantis e de como ela acaba "resolvendo" muitos de seus conflitos. Entretanto, o " brincar" nessa fase é isolado, quando as crianças permanecem próximas umas das outras, ficam juntas, mas não desenvolvem um jogo entre si.

Com a ampliação da linguagem, aumenta seu universo de comunicação, passando a se sentir mais independente, rebelando-se quando contrariada e frustrada naquilo que lhe dá prazer. É a fase de intenso egocentrismo, na qual acontecem muitas das situações de "birra", quando não entende os motivos e não domina sua frustração, tendo, por isso, uma explosão de motricidade e de desagrado quando é interrompida nas atividades prazerosas ou quando contrariadas em seus interesses.

A criança de 3 anos
Aos três anos, já tem amplo domínio dos seus esfíncteres, o que não quer dizer que, de vez em quando, a criança venha a não controlá-los. Sua interação com o ambiente e com quem a cerca é

bem mais intensa, surgindo a necessidade de se adequar e de se sociabilizar ainda mais. Para protegê-la, o mundo adulto é cheio de regras e interdições. Não tendo uma maturação psíquica que a permita desenvolver o raciocínio abstrato, as regras passam a ser respeitadas em confiança aos adultos significativos para ela. Entretanto, muitas das regras causam frustração e um sentimento ambíguo de amor e ódio.

Começa a acontecer um deslocamento progressivo da libido do ânus para os órgãos genitais; essa é a fase fálica. A pulsão desloca-se aos poucos para o órgão genital, e a relação com a mãe passa a sofrer maior interdição. A criança irá introjetar a interdição cultural ao incesto, e sua sexualidade ficará sublimada, tendo intensificação na adolescência.

Para a criança dessa idade, inicia-se um longo caminho até por volta dos 7 anos, durante o qual ocorre o difícil aprendizado da sublimação do desejo, da aquisição do papel social, da convivência com a ambivalência do ciúme do pai por parte dos meninos e da mãe por parte das meninas, já que eles são "proprietários" e rivais do objeto de seu prazer. Será um longo caminho de transformação da rivalidade em imitação, procurando tornar-se um ser igual ao pai, no caso do menino, e da mãe, no caso da menina.

Felizmente, para a criança, esse também é um período de grande ampliação de suas relações e agora ela terá mais possibilidades de se relacionar. Ela consegue compartilhar o espaço e os brinquedos com outras crianças; observa atentamente, mas ainda não realiza jogos coletivos com um objetivo único, os quais serão introduzidos aos poucos, nas idades posteriores.

Passa a uma maior articulação na linguagem, conseguindo construir frases simples, usando o plural, quando podemos observar a memorização de canções e das histórias aprendidas, imitando personagens e interferindo no desenrolar das histórias, apresentando-nos a intensa vivência do "pensamento mágico".

Utiliza seus desenhos como forma de comunicação e, se estimulada a falar sobre eles, seu conteúdo contempla situações nas quais estão pais e familiares, expressando seus sentimentos e medos.

Fica muito curiosa e observadora e, se estimulada e não reprimida, explora seu universo como uma tentativa de domínio do meio, entrando na fase de perguntar sobre os "como", "quando" e "porques" das coisas.

Vive intensamente seus sentimentos, muda de humor com muita facilidade, demonstra sua ambivalência, passa de situação de intensa raiva para uma de cordialidade com muita facilidade, tem dificuldade de controlar seus impulsos e sentimentos, necessita de um adulto empático, paciente e continente de sua ambivalência que a auxilie no "entendimento" de seus sentimentos, ajudando-a no seu manejo. Essa é uma fase de intenso aprendizado para a criança, quando ocorre um constante reequilíbrio entre a independência e o desconhecido.

A criança, nessa fase, sente-se muito onipotente, pois já controla seu corpo e o ambiente, além de conseguir comunicar aquilo que deseja; o crescimento dá-se com a satisfação dos êxitos, entretanto, os fracassos também acontecem, e daí vêm as frustrações que não podem ser evitadas e são naturais. Porém, é fundamental que os adultos ao seu redor levem em consideração os desafios a serem dados às crianças, para que os êxitos sobreponham os fracassos e imprimam o prazer da descoberta nas crianças.

Sente-se segura com as regras e os rituais, fundamentais para que se sinta protegida, e, por isso, os respeita.

A criança de 4 anos

Aos 4 anos de idade, a criança sente segurança para aventurar-se um pouco mais fora do ambiente caseiro; quando começa a introjetar o ritual da rotina diária, o que a deixa mais tranqüila, ao perceber que depois do lanche matinal vem o caminho para a escola, e que mamãe a deixará lá com a professora, para ir trabalhar, e lá estarão os amigos e ela brincará até quando chegar a hora do reencontro com seus pais. A rotina lhe dá a sensação de normalidade e segurança, o que lhe permitirá futuras incursões para o desconhecido, como visitas aos amigos, dormir fora de casa e ficar cada vez mais tempo com outras crianças, longe dos seus pais.

Por outro lado, as relações entre os adultos lhe despertam muita curiosidade; ela observa muito o pai e a mãe, os pais e os avós e compara pais com avós. No auge do que chamamos fase edípica, ela convive com o sentimento de proteção e segurança que os pais lhe dão e a felicidade de ser parte desse trio, porém com o sentimento de exclusão, quando percebe os pais enquanto casal. Como sabemos, a criança terá que conviver com essa ambivalência e amadurecer sua frustração, canalizando progressivamente a raiva para o fascínio da imitação do adulto do mesmo sexo.

Essa é uma fase de intensa curiosidade sobre a origem dos bebês, além de imensa especulação sobre seu sexo e dos demais que a rodeiam. Iniciará uma fase de manipulação do seu corpo, a masturbação, que irá sendo paulatinamente controlada publicamente, em razão da adequação e da sociabilidade.

Tendo agora um domínio absoluto do seu corpo, a criança se exercita muito e vive a fase do aprendizado: andar de bicicleta, de jogos com bolas, jogos com regras pré-definidas, com intenso prazer de brincar em grupo.

De maneira mais acentuada em relação aos 3 anos, a criança terá dificuldade de entender certas interdições dos adultos e na tentativa de escalrecê-las, surge a fase dos "porquês".

Seu vínculo ainda é intenso e preferencial com os adultos, mas ela se sente bem com outras crianças. Podemos dizer que, aos 4 anos de idade, a criança está plena para iniciar sua sociabilidade comunitária, o que lhe trará muitas situações ansiosas, passando a ter maior conhecimento de situações reais desagradáveis, como ter e não ter coisas e pessoas, a existência de doenças, morte de parentes próximos, além de perceber de forma mais próxima os problemas diários dos pais. Algumas dessas situações serão angustiantes e incompreensíveis e ela necessitará muito do apoio do adulto para poder superá-las.

Nessa fase, encontramos o jogo do "faz de conta", como expressão do pensamento mágico, em que a criança começa a distinguir o real e o imaginário, com intensa atividade psíquica, ou seja, dela em contato com seus próprios pensamentos. Essa maturação entre o conhecimento do que é real e do que é imaginário, ou seja, do mundo interior e do exterior, é a grande marca desse período, retratada ao observarmos o jogo infantil dessa idade. Ela adora imitar os adultos e acaba vivenciando vários papéis, como o do pai, da mãe. Adora vestir-se e imitar personagens, com o que vai solidificar sua identidade. Nessa etapa, passa a se interessar muito por desenhos animados e super-heróis, com os quais se identifica para suprir suas inseguranças naturais.

A criança de 4 anos tenta separar o amor do ódio, demonstrando, às vezes, um medo aparentemenre incompreensível. Podem ocorrer, então, pesadelos, em que toda a raiva sentida pode ser vivenciada.

É comum as pessoas terem a mais remota lembrança de si nesse período, podendo dizer que é aí que começa sua história de vida.

A criança de 5 anos

Nesse longo e excitante caminho de crescimento, a criança chega aos 5 anos podendo "olhar" para fora de seu núcleo familiar com um certo grau de independência, estando apta para conviver com outros indivíduos, que não os familiares ou os que a cercam; já compreende algumas convenções sociais, como a de que os adultos têm que trabalhar fora de casa para ganhar dinheiro e ela tem que ficar com outros ou com um grupo formal da escola.

Ela agora dará os primeiros passos, sozinha, de afirmação de sua identidade e de sua capacidade de interação com outros indivíduos. Agora será um pouco o pai e a mãe de si mesma e esse corte, tão importante como foi a perda do seio materno, não é feito sem algum sofrimento e ansiedade. Daqui para a frente, ela terá que adquirir novas habilidades para poder conviver. Para poder freqüentar uma escola, deverá aprender a rotina escolar: ser uma entre várias crianças. Deverá aprender a brincar em grupo, o que significa aprender a lidar com a necessidade dos outros. Isso só irá acontecer quando ela se sentir segura de si mesma e com capacidade para tolerar um certo grau de frustração.

A relação intensa que tinha com a mãe continua muito forte, podendo ser transferida para um outro adulto, como a professora, por exemplo, ampliando sua possibilidade de novas experiências quando conhecerá novos hábitos, costumes e crenças, novas normas, algumas até contraditórias com as já conhecidas...

Diante dessa confusão, a criança nessa idade necessita de respostas e alguma segurança, solicitando regras e sentindo-se segura quando estas são claras. Entretanto, essas regras devem permitir que a criatividade e a individualidade se manifestem, caso contrário, não permitirão o crescimento do senso de responsabilidade e de segurança dessas crianças.

Meninos e meninas de 5 anos de idade costumam brincar juntos e desenvolvem algumas amizades preferenciais, apesar de elas serem transitórias. Entretanto, a professora acaba desempenhando um papel mais importante para a criança do que o grupo de colegas; a criança ainda não se desenvolveu suficientemente para trabalhar suas frustrações e renúncias, que é a base que solidifica as amizades profundas.

Aos poucos, começa um processo de identificação com o grupo de colegas, o que permite auto-afirmação em casa, quando introduzem contradições que desafiam as "regras da casa", citando aquelas aprendidas com seus colegas.

As atividades físicas continuam intensas e as meninas gostam de atividades motoras mais precisas, como pular corda, "jogar amarelinha", tendo os jogos regras simples.

Há um grande salto no desenvolvimento intelectual quando as crianças começam ter a capacidade de classificar objetos, porém sem a capacidade de abstração sobre eles. Ou seja, elas decoram o nome dos números, mas não conseguem abstrair o conceito de quantidade, soma, subtração, noções estas fundamentais para a prontidão de alfabetização.

A linguagem já está razoavelmente desenvolvida; aos 2 anos ela tinha um repertório de 200 palavras, agora tem o universo de mais de 5.000 vocábulos, com capacidade de se comunicar muito bem. No entanto, a passagem da linguagem falada para a linguagem escrita exigirá a capacidade de simbolizar, ou seja, do raciocínio abstrato que a criança deverá desenvolver plenamente para ser alfabetizada. O ato de falar sobre um acontecimento futuro, planejando-o detalhadamente, além de diminuir a ansiedade, permite à criança desenvolver o raciocínio abstrato.

Toda criança nessa idade deseja ser adulta, e seu desejo é o de estruturar-se como um adulto-modelo que acaba elegendo. Os pais são idealizados como autoridade máxima, e agora, quando das primeiras descobertas de dúvidas e inseguranças paternas sobre algumas questões, a criança passa a conviver com insegurança.

Aos 5 anos, a criança demonstra muito interesse nas origens e nas raízes da família, tentando encaixar todas as relações: tios, tias, primos, primas, sentindo-se satisfeita por pertencer e ser aceita pelo seu grupo familiar.

Em suma, nesse período da pré-escola, a criança dá um grande salto no seu desenvolvimento, tentando dominar o mundo em que nasceu, lidando com fortes sentimentos que surgem dentro de si, a cada novo passo, em direção ao crescimento e à maturidade, o que também significa conviver com certa solidão.

DISTÚRBIOS DO DESENVOLVIMENTO NAS CRIANÇAS PRÉ-ESCOLARES

Relações com os pais

Pelo final do segundo ano, a vida de fantasia fica mais diretamente observável à medida que a criança se torna apta para o jogo simbólico. Algumas vezes, o pediatra poderá perceber que o brinquedo de uma criança pequena, de 2-3 anos, traz como motivo subjacente a elaboração da ansiedade evocada por fantasia ou temor à perda do amor da mãe, sendo essa a situação de perigo mais importante e comum para a criança dessa idade. Como tentativa de controlar a mãe, a criança desenvolve comportamentos reivindicadores que são freqüentemente observados na Pediatria como: crianças de 2-3 anos de idade que permanecem estreitamente vinculadas, até de forma física, às suas mães ou ao adulto significativo, como se fossem bebês de poucos meses, sem nenhum interesse no exercício da sua motricidade e curiosidade, para a obtenção da sua autonomia.

Apresentam sistematicamente uma atitude infantilizada e são mantidas (e se mantêm) próximas de suas mães todo o tempo, com comportamentos e hábitos de crianças menores, como por exemplo crianças que só se comunicam por meio do choro ou aquelas que só se interessam pela própria mãe e não interagem com outros adultos ou crianças, só mamam e não comem sólidos, quando estão mais ansiosas se utilizam intensamente de hábitos orais para se distraírem e se manipularem ou então só adormecem se for na cama com seus pais, apresentando quase sempre algum distúrbio do sono. Essas crianças não parecem estar empenhadas na aquisição do senso de individualidade e autocontrole por meio do exercício das suas possibilidades, o que as tornam entristecidas, sem o sentimento de realização e de orgulho daquelas que buscam o crescimento.

"Crises de birra"

São mais comumente observadas nas crianças de 15 a 36 meses, antes que a linguagem expressiva esteja bem desenvolvida. Nessas crianças menores, a descarga motora é acompanhada por grito, aflição óbvia e aparência de perda de controle do comportamento.

Cada vez mais as crianças entre 2 e 3 anos adquirem o domínio de várias tarefas evolutivas, adquirindo independência física cada vez maior por meio da maturação da musculatura, o que é fundamental para sua autovalorização. Seu raciocínio também se ampliou e agora se exprime com símbolos e gestos mais elaborados. Ao lado desse desenvolvimento, estabelecem-se atitudes bem definidas para com as pessoas, especialmente para aquelas que determinam limites. Comporta-se de maneira negativista como se estivesse, mais uma vez, lutando pela sua autonomia por meio do comportamento oposicionista. Em algumas situações, a "crise de birra" pode ser manifestação de ansiedade, em que permeia a luta contra uma força regressiva, ou então quando existe ambivalência no relacionamento com os pais, e a criança apresentará um comportamento de agressão direta contra um dos pais.

A raiva e a frustração são causas comuns de acessos de raiva. As frustrações podem ser aquelas encontradas no desenvolvimento normal, mas podem ser crônicas, originadas de um sentimento de não ser amada ou ser privada.

Às vezes, o pânico ou a ansiedade podem ser manifestados como acesso de raiva, podendo estar associados a sintomas fóbicos ou obsessivos. Quando os acessos de "birra" originam comportamento agressivo e violento, com componentes destrutivos, tornam-se problemas clínicos.

Distúrbios de controle dos esfíncteres

Enurese é um distúrbio comum que afeta cerca de 4% dos pré-escolares, sendo definida como a perda de urina repetitiva e inadequada após a idade na qual a maioria das crianças permanece seca, que é por volta de 3 a 4 anos de idade. Conforme Schaffer (1985), a maioria das crianças adquire o controle noturno por volta dos 3 anos e meio a 4 anos.

Nessa fase, surgem questões disciplinares, especialmente quanto ao comportamento agressivo da criança, e os conflitos entre pais e filhos ficam agora mais manifestos. O treinamento dos esfíncteres pode tornar-se uma das muitas e possíveis fontes de conflito.

O controle resulta, geralmente, da interação entre a maturação neuromuscular e a capacidade de se adiar a premência de esvaziar a bexiga, como parte da capacidade psicológica para adiar um impulso, e que faz parte do desenvolvimento psicológico total, originando-se de fatores como os relacionamentos, as motivações e a capacidade da criança de lidar com o conflito, em um ambiente no qual a atitude dos pais, as situações de separação e a sedução desempenham papel importante para a criança no controle de seus impulsos.

Os critérios diagnósticos para enurese permeiam as seguintes questões:

* perda repetida de urina diurna ou noturna, na cama ou na roupa, tanto involuntária quanto intencional;
* ocorre em crianças entre 5 e 6 anos de idade, ou mesmo mais velhas, pelo menos algumas vezes no mês;
* não é provocada por distúrbio físico, como infecção do trato urinário, diabetes, ou distúrbio convulsivo;
* pode ser enurese primária, quando a perturbação não precedida por um período de continência urinária, ou enurese secundária, quando o distúrbio foi precedido por um período de continência urinária durante pelo menos um ano;
* investigar a idade do controle de esfíncteres nas famílias maternas e paternas, para a informação de grupos de pessoas de controle mais tardio.

Segundo Winnicott: "... a causa comum da enurese é a vida emocional da criança, sendo quase sempre um sintoma de origem psicológica, independente de todos os medicamentos dirigidos ao seu tratamento... para se entender os mecanismos envolvidos com a *enurese*, é necessário que estejamos envolvidos com a oportunidade de observar o funcionamento dos sentimentos da criança... as crianças afetadas nem sempre são levadas ao médico por causa da enurese; elas são levadas por causa da agitação, da inquietude, porque não ficam sentadas nem durante as refeições e por outros sintomas de ansiedade, tais como cólicas abdominais, defecação, disúria, e assim por diante. A enurese dos pacientes é um dos subprodutos da ansiedade. A ansiedade é a manifestação externa de um sentimento de culpa que acompanha fantasias (inconscientes) de masturbação. Igualmente freqüente é a enurese sem uma ansiedade óbvia. A enurese aqui é geralmente noturna... as crianças são trazidas por causa da incontinência, ou por outro distúrbio como nervosismo, fobias ou gagueira. A enurese é o acompanhamento físico de uma fantasia (inconsciente) de micção. Podemos dizer que a criança evitou a ansiedade ao expressar-se de uma maneira que era normal para ela, quando era bebê pequeno, um estágio prégenital em que o sentimento de culpa era comparativamente frágil. A enurese aqui é parte de uma regressão, e as fantasias associadas à sensação genital coloriram aquelas associadas à micção...".

Distúrbios do sono

As tensões emocionais vivenciadas durante o período de vigília tendem a cessar durante o sono, a menos que sejam muito intensas, podendo estruturar-se enquanto alguns distúrbios que alteram sua qualidade ou então venham a impedir que a criança adormeça. Após o pediatra descartar problemas relacionados a mudança de rotina, maior agitação, dentição, fome, frio e calor, os distúrbios do sono podem ser encontrados nos lactentes e nos préescolares, sendo bastante encontrado no primeiro ano de vida, podendo relacionar-se com a qualidade do relacionamento afetivo entre a criança e a mãe.

Nos distúrbios do sono encontramos crianças inseguras, irritadiças e com dificuldade de permanecerem sozinhas por algum tempo; bastante relutantes em relaxar, em um ambiente conturbado e tenso em que suas mães estão envolvidas com questões pessoais ou conjugais, e mesmo relativas ao papel materno, ansiosas, com comportamento inseguro, assustado, fragilizado em relação ao seu bebê, e por isso mesmo com maior necessidade de controle sobre tudo, tendo então o perfil de "superprotetoras", permitindo pouco espaço para que sua criança consiga autonomia.

BIBLIOGRAFIA

1. ABERASTURY, A. – *Teoria y Tecnica del Psicoanalisis de Niños*. Buenos Aires, Paidós, 1962. 2. ARFOULLOUX, J.C. – *A Entrevista com a Criança*. Rio de Janeiro, Zahar, 1976. 3. BALDWIN, A. – *Teorias de Desenvolvimento da Criança*. São Paulo, Pioneira, 1967. 4. BETTELHEIM, B. – *A Psicanálise dos Contos de Fadas*. Rio de Janeiro, Paz e Terra, 1978. 5. DALE, P.S. – *Language Developpment: Structure and Function*. Hinsdale, Illinois, The Dayden Press Inc., 1972. 6. DOLTO, F. – *Psicanálise e Pediatria*. Rio de Janeiro, Zahar, 1972. 7. ERICSON, E.H. – *Infância e Sociedade*. Rio de Janeiro, Zahar, 1971. 8. HOLDITCH, L. – *Compreendendo seu Filho de 5 Anos*. Clínica Tavistock. Rio de Janeiro, Imago, 1992. 9. KANNER, L. – *Psiquiatria Infantil*. 4ª ed., Buenos Aires, Siglo Veinte, 1957. 10. KLEIN, M. – *Os Progresos da Psicanálise*. Rio de Janeiro, Zahar, 1969. 11. KLEIN, M. – *Psicanálise na Criança*. São Paulo, Mestre Jou, 1975. 12. KOHNSTAMM, G.A.; BATES, J.E. & ROTHBART, M.K. – *Temperament in Childhood*. New York, Wiley, 1989. 13. LEIF, J. & BRUNELLE, L. – *O Jogo pelo Jogo*. Rio de Janeiro, Zahar, 1978. 14. MANNONI, M. – *A Primeira Entrevista em Psicanálise*. Rio de Janeiro, Campos, 1981. 15. MILLER, L. – *Comprendendo Seu Filho de 4 Anos*. Clínica Tavistock. Rio de Janeiro, Imago, 1992. 16. MUSSEN, P.H.; CONGER, J.J. & KAGAN, J. – *Desenvolvimento e Personalidade da Criança*. 4ª ed., São Paulo, Harper & Row do Brasil, 1977. 17. PIAGET, J. – *A Formação do Símbolo na Criança*. 2ª ed., Rio de Janeiro, Zahar, 1975. 18. PIAGET, J. – *The Language and Thoughts of the Child*. Cleveland, Meridian Books, 1955. 19. RAPPAPORT, C.R.; FIORI, W.R. & DAVIS, C. – A idade pré-escolar. In Rappaport, C.R. (organizador). *Psicologia do Desenvolvimento*. São Paulo, EPU/EDUSP, v. 3, 1981. 20. REID, S. – *Compreendendo o Seu Filho de 2 Anos*. Clínica Tavistock. Rio de Janeiro, Imago, 1992. 21. SAUNDERS, S.A. & GREEN, V. – Evaluating the social competence of yong children: a review of literature. *Early Child Development and Care* 87:39, 1993. 22. TROWELL, J. – *Compreendendo seu Filho de 3 Anos*. Clínica Tavistock. Rio de Janeiro, Imago, 1992. 23. WINNICOTT, D.W. – *A Família e o Desenvolvimento Individual*. São Paulo, Martins Fontes, 1993. 24. WINNICOTT, D.W. – *O Ambiente e os Processos de Maturação*. Porto Alegre, Artes Médicas, 1982. 25. WINNICOTT, D.W. – *Os Bebês e suas Mães*. São Paulo, Martins Fontes, 1991. 26. WINNICOTT, D.W. – *Tudo Começa em Casa*. São Paulo, Martins Fontes, 1989. 27. WINNICOTT, D.W. – *Conversando com os Pais*. São Paulo, Martins Fontes, 1993. 28. WINNICOTT, D.W. et al. – *Pensando Sobre Crianças*. Organização de Ray Shepherd, Jennifer Johns e Helen Taylor Robinson. Porto Alegre, Artes Médicas, 1997. 29. WINNICOTT, D.W. – *Textos Selecionados: da Pediatria à Psicanálise*. Rio de Janeiro, Francisco Alves, 1978. 30. WOLF, S. – Behavioral characteristics of Primary School Children Referred to a Psychiatry Departament. *Br. J. Psychiatry* 113:885, 1967. 31. WOLFF, W. – *The Personality of the Pre-School Child*. New York, Grune & Stratton, 1946.

4 Acidentes no Pré-Escolar

JUSSARA MARIETA SANTOS ALDERETE

Vários procedimentos e programas para a prevenção de acidentes têm sido desenvolvidos e sua eficácia documentada na literatura. Os poucos dados estatísticos existentes no Brasil mostram que apenas recentemente a tecnologia para o controle e a prevenção dos acidentes começa a ser incrementada. O pediatra pode e deve utilizar o que é conhecido sobre a prevenção de acidentes. Um estudo realizado mostrou que o aconselhamento sobre acidentes, quando realizado, tem ocupado apenas cerca de 4% do tempo gasto na orientação durante a consulta pediátrica. Reduzir o impacto de lesões de qualquer natureza e do sofrimento humano por elas gerado e minimizar o risco de perdas acidentais de vida é o mínimo esperado do pediatra no sentido de garantir segurança e saúde a seus pacientes.

A prevenção de acidentes, infelizmente, ainda tem sido uma área difícil para a pediatria assimilar, exigindo do médico habilidades que não foram incorporadas à prática da puericultura habitual. Muitas vezes, o que falta ao pediatra é o instrumental teórico básico durante sua formação profissional. Muito há que se melhorar no ensino da epidemiologia dos acidentes e sua prevenção para os estudantes de Medicina, Enfermagem e outras áreas de saúde, inclusive os agentes de saúde.

Apesar de envolver aspectos multiprofissionais, a abordagem dos acidentes e sua prevenção dá ao pediatra uma posição muito especial, podendo influenciar na execução da maioria das estratégias de prevenção contra os acidentes em vários níveis, seja diante do já ocorrido, seja na sua prevenção. Acompanhando o processo de crescimento e desenvolvimento da criança, o pediatra passa a conhecer um pouco mais a personalidade da criança e, por ter um contato freqüente com os pais nas consultas, pode conhecer melhor as características da dinâmica da família, podendo estar a par da ocorrência de eventos estressantes capazes de levar a um acidente. Ao pediatra cabe interrogar sempre, nas consultas de puericultura, sobre a ocorrência de acidentes, procurando identificar como ocorreram, já que mesmo os pequenos acidentes podem ser indicadores de situações de estresse e perturbação da dinâmica familiar ou o prenúncio de acidentes maiores.

Certamente, uma das barreiras mais importantes a ser transposta é a idéia de que o acidente é um fato casual e, portanto, imprevisível. Vencida essa barreira, torna-se possível identificar crianças e/ou situações de risco que devam ser alvo de estratégias de prevenção. Nesse sentido, o modelo agente-hospedeiro-ambiente usado na descrição da epidemiologia das doenças transmissíveis tem sido classicamente adaptado para uma melhor compreensão dos acidentes na infância:

- O **agente** da agressão na maioria das vezes é de fácil identificação.
- O **hospedeiro** – a criança – deve ser considerado com relação a idade, sexo e nível de desenvolvimento, o que identifica, muitas vezes, o fator de risco favorável ao acidente. Por exemplo, os pré-escolares possuem grande energia motora, maior autonomia e domínio de seus movimentos e passam grande parte do tempo explorando o ambiente e mexendo em tudo. Paralelamente, nesse período também diminui um pouco a vigilância que os adultos exercem sobre eles.
- O **ambiente** inclui tanto os aspectos físicos (o automóvel, a escada etc.) quanto os psicossociais (situações de estresse na família, nascimento de algum irmão, doença de algum dos pais, condições sócio-econômicas e culturais da família).

É óbvio que nem todos os acidentes na infância são evitáveis. De fato, a criança precisa explorar seu ambiente, com todos os riscos inerentes a isso. Para alguns acidentes, os elementos do modelo anteriormente proposto são muito previsíveis; por exemplo, crianças sentadas no banco da frente do carro, com ou sem cinto de segurança; uma faca deixada sobre a mesa; remédios ou produtos de limpeza guardados em locais de fácil acesso para a criança. Porém, para outros acidentes, mesmo conhecendo-se os elementos do modelo, é quase impossível prever como e quando interagem entre si; por exemplo, uma criança que cai de uma bicicleta ou brincando num parque de diversões ou no "playground". Considerar esses aspectos são fundamentais no atendimento dos acidentes, principalmente para o alívio do quase inevitável sentimento de culpa dos pais.

No clássico estudo de Massachusetts, o sistema SCIPP de investigação de acidentes observou, em 1981, que 20% das crianças necessitaram de uma visita à sala de emergência ou uma hospitalização por motivos de acidentes, os quais responderam por 17% das hospitalizações pediátricas, comparado com 8% de hospitalizações na população de mais de 20 anos. Os pré-escolares sofreram acidentes decorrentes de quedas, não relacionadas a esportes, em uma taxa de 1,5 a 2 vezes superior à das crianças maiores de 5 anos, sendo que uma em cada 12 crianças menores de 6 anos necessitou de tratamento hospitalar por queda. Chama a atenção o fato de que as quedas ocorreram com maior freqüência *em casa*, geralmente relacionadas com móveis e escadas; quando fora de casa, relacionaram-se, na maioria, com equipamentos de "playground", bicicletas e carrinhos de crianças.

Esse mesmo estudo mostrou que os pré-escolares manifestam 10 vezes mais intoxicações do que as crianças de idade escolar elementar; apresentaram também incidência mais elevada de acidentes com queimaduras, a maioria proveniente de alimentos ou água fervente ou contato com superfícies quentes de fornos, aquecedores ou ferros de passar roupa.

Os pré-escolares mostraram também uma incidência mais elevada que os escolares de acidentes por corpo estranho, deglutição ou inserção de objetos no nariz ou ouvido, e apresentaram 14 vezes mais probabilidade para engasgar-se com um objeto, comparado com crianças de idade escolar. Por outro lado, apresentaram o mais baixo risco de acidentes como ocupantes de veículos motorizados ou de acidentes como pedestres.

ASPECTOS ESPECÍFICOS DA CRIANÇA PRÉ-ESCOLAR

É importante lembrar do pré-escolar que continua em fase de "socialização doméstica". À medida que aumenta suas habilidades, cresce sua independência e começam a aparecer os conflitos disciplinares. Seu conhecimento da realidade passa de um nível sensóriomotor (Piaget) para níveis um pouco mais sofisticados. O pré-escolar desenvolve uma capacidade de pensar simbolicamente, isto é, de pensar em coisas que não estão presentes. Porém, isso ocorre ainda em um nível diferente dos pensamentos mais avançados. É a idade da fantasia. Predomina o pensamento mágico, ilógico e egocêntrico. Para essas crianças, o herói do desenho animado, a boneca, o que aparece na TV são reais. Isso pode deixá-las convencidas de que são capazes de voar *como o super-herói da TV*, e muitas vezes se lançam de um sofá ou, pior ainda, de uma janela, sem grades de proteção, deixada aberta inadvertidamente. Seu comportamento é poderosamente dominado pelos seus desejos e opiniões; por isso, ficam convencidas de que, como não querem cair, não deverão cair. Nessa idade, a criança pode, por exemplo, estar muito determinada a jogar pedras, pois, se não o fizer, não será feliz.

Por ser ilógico o nível do seu pensamento, o pré-escolar não consegue entender completamente uma relação causa-efeito. Por isso, advertências como "não faça isso porque pode machucar alguém" ou "não faça isso porque pode quebrar a vidraça" muitas vezes não funcionam.

Essas crianças são também incapazes de assumir o lugar do outro, ou de entender o sofrimento ou o desconforto do outro, o que as torna muitas vezes pouco simpáticas. Por causa do egocentrismo, são crianças que brigam muito.

Também não conseguem generalizar a partir de experiências concretas anteriores, mesmo que tenham sido parecidas. Por isso, quando elas se machucam podem não aprender com a experiência e repetem situações potencialmente semelhantes e perigosas. Por exemplo, uma criança que caiu de um portão depois de ter subido nele, pode não perceber o mesmo perigo ao trepar em uma árvore.

Essas características ilógicas e egocêntricas do pensamento da criança, nessa fase, têm implicações na gênese dos acidentes. O pré-escolar vê o mundo pelo seu próprio ponto de vista. Some-se a isso o fato de que sua dependência dos adultos passa a ser menor, o que lhe permite, muitas vezes, escapar à vigilância por parte deles.

Por causa disso, os pais precisam ter autoridade, no sentido de estabelecer limites firmes e precisos com proibições claras, por exemplo, dizer "não jogue pedra", em vez de "não faça isso". Devem enfatizar que comportamentos como jogar pedras nas pessoas, bater, atravessar a rua sozinho *não são aceitáveis*, em vez de ficar dando explicações sobre o perigo de certos comportamentos. É necessário repetir continuamente essas mensagens e a desaprovação por parte dos pais deve ser bem explícita. É claro que o bom uso da razão ajudará os pais a discernir também diante de posturas excessivamente proibitivas ou superprotetoras que cerceiam a necessidade exploratória própria da criança, bem como do uso abusivo do "não", reduzindo assim sua eficiência.

O fato de progredir no desenvolvimento de habilidades motoras também traz implicações. As crianças em idade pré-escolar já sobem escadas alternando os pés, pedalam uma bicicleta, chutam bola e aprendem a usar a tesoura. Porém, todas essas atividades ainda são executadas de forma deficiente. Há uma grande curiosidade em explorar o ambiente que, por sua vez, está bastante ampliado nessa idade: não está mais restrito só à casa, abrange o parque, a calçada, a creche ou a escola. Geralmente, brincam em grupos, gostam de animais, aprendem a usar a faca para comer, andam nas pontas dos pés e rodopiam.

ACIDENTES MAIS FREQÜENTES NO PRÉ-ESCOLAR

Entre 2 e 3 anos de idade são comuns as *intoxicações medicamentosas*, que acontecem principalmente porque os *adultos*, com freqüência, deixam medicamentos em locais de fácil acesso à criança, em geral no quarto ou banheiro. O pré-escolar já pode ser capaz de subir em uma cadeira e alcançar armários onde eles estejam guardados. Ressalte-se também o fato de que, muitas vezes, medicamentos tidos como inócuos (por exemplo, complexos vitamínicos como sulfato ferroso, xaropes etc.) são apresentados em formulações que parecem balas, ou têm sabores artificiais atraentes. É freqüente também os pais "enganarem" a criança ao administrar-lhe um medicamento dizendo que "é gostoso", em vez de lhe ensinarem "que é um remédio", que "precisa tomar já que está doente".

No caso de *acidentes por intoxicação*, as crianças não-alfabetizadas, de 0 a 5 anos, são as mais atingidas, sendo a ingestão de produtos à base de soda cáustica a que provoca seqüelas mais importantes. Muitos produtos de limpeza de forno de fogão, desentupidores de pia e sabão para máquinas de lavar roupa e louças contêm soda cáustica em sua composição. É muito comum em nossa população de nível sócio-econômico mais baixo comprar algum desses produtos de vendedores ambulantes que, muitas vezes, reaproveitam embalagens de refrigerantes ou de alimentos para acondicioná-los. O reaproveitamento dessas embalagens em casa deve ser desestimulado, pois a criança associa a embalagem ao conteúdo que está acostumada a ver. As intoxicações por plantas são mais observadas em crianças de 4 a 5 anos de idade.

Acidentes por queimaduras também são comuns em crianças com idade inferior a 4 anos, e muito freqüentemente ocorrem na cozinha, envolvendo forno aquecido e panelas com líquidos ferventes. Nesses casos, geralmente a panela está colocada nas bocas dianteiras do fogão, com seu cabo disposto para o lado de fora do fogão. Também já são mais freqüentes, nessa faixa etária, as queimaduras por fogos de artifício e fogueiras, que geralmente têm maior incidência durante os meses de junho e julho devido às festas juninas. Uma medida importante é evitar terminantemente que crianças brinquem com fósforos ou isqueiros. Materiais inflamáveis, principalmente o álcool, muito presentes em nossas casas, devem ser guardados em locais seguros, longe de focos de chamas ou de equipamentos elétricos que produzam faíscas, de preferência em locais altos e trancados com chave. No caso de líquidos inflamáveis, os quadros são agravados pela explosão do frasco, que aumenta a área atingida pela queimadura e dilacera membros.

Aumenta também os riscos de *afogamento* nessa idade, e freqüentemente acontecem nas imediações da casa (piscinas), ou em momentos de lazer da família, quando a criança, muitas vezes, é deixada sob a supervisão de outra criança pouco maior do que ela. Um bom método de prevenção é incentivar que a criança deve aprender a nadar o mais cedo possível.

Embora predomine em uma faixa etária maior, a morbidade por *acidentes de trânsito* já começa a ser importante na idade pré-escolar. É importante ensinar às crianças a usar o cinto de segurança, evitar transportá-las no banco da frente do carro, ensinar-lhes algumas regras básicas de trânsito e como se comportar em veículos de transporte coletivos (grande parte das crianças vão para a escola sem a presença dos pais, geralmente em veículos de transporte de crianças).

Acidentes com eletricidade também são freqüentes, para evitá-los deve-se proteger as tomadas da casa, evitar fios desencapados, evitar que manuseiem eletrodomésticos. Muitos desses equipamentos elétricos continuam quentes mesmo depois de desligados (por exemplo, ferro elétrico, torradeira, sanduicheira, aquecedor).

As *quedas* são bastante comuns, sendo que alguns estudos demonstram que o pico das taxas de queda ocorre na idade pré-escolar. São mais freqüentes em meninos e predominam os acidentes nas escadas e degraus, camas dos adultos e brinquedos (bicicleta, "playground"). Nesse sentido, um importante instrumento de prevenção é a proteção da superfície de apoio do local de brinquedos, por exemplo, preferencialmente, brinquedos de "playground" devem estar sobre tanques de areia, as demais superfícies de jogos e brinquedos devem ter piso de cimento mais liso e fino, se possível, com antiderrapantes.

Outro aspecto importante a lembrar é a casa da criança; ela pode representar um mundo de novidades a serem descobertas, mas pode esconder perigos a cada passo: produtos de limpeza à vista, frascos de remédios à mão, panelas e fogo ao alcance da curiosidade, tomadas sem proteção, fios elétricos desencapados, janelas sem grade ou rede de proteção, decoração e/ou disposição dos móveis de modo a favorecer os acidentes, presença de tapetes soltos, tipo de piso etc. O descuido dos pais ou a falta de orientação nesses aspectos pode trazer resultados dolorosos e, às vezes, até irremediáveis.

PAPEL DO PEDIATRA

O pediatra deve considerar três aspectos bastante importantes na orientação aos pais quanto à prevenção de acidentes:

1. Ensinar-lhes a observar os progressos da criança e entender que o processo é evolutivo. É comum os pais afirmarem que não imaginavam que a criança fosse capaz de fazer determinada coisa. É importante ser realista, não esperando da criança inteligência e comportamentos superiores ao seu estágio de desenvolvimento.

2. Educar a criança quanto à segurança e à cautela. Porém, é preciso bom senso para não restringir demais as atividades da criança e não torná-la medrosa. Discutir sobre formas de punição e regras de disciplina, sem violências e ameaças, que em nada contribuem para que ela aprenda mais rápido.

3. Refletir com os pais que aprender a obedecer é a coisa mais difícil na vida, embora seja a mais inevitável e necessária. A criança precisa aprender isso, com paciência e afeição, mas também com firmeza e decisão por parte dos pais. Nesse sentido, ajuda muito o exemplo dos adultos. Essa é a faixa etária em que a criança imita muito as atividades dos pais. Por isso, o pediatra pode ajudar os pais no sentido de assumirem seu papel educativo como guias, recuperando o significado da autoridade na vida da criança.

Existe uma relação entre as idades, os estágios evolutivos e os tipos e incidências de acidentes. Considerando as capacidades de desempenho, suas motivações e o temperamento particular da criança dentro de uma abordagem evolutiva, pode-se pressupor níveis de risco para os acidentes em crianças.

Sem dúvida, a prevenção dos acidentes pressupõe uma abordagem evolutiva e global; por isso, é fundamental que o pediatra conheça os aspectos econômicos e sócio-culturais da família da criança, bem como os aspectos particulares do desenvolvimento neuro-psicomotor relativos aos diversos grupos etários, considerando as capacidades de desempenho e motivação em relação ao temperamento particular de cada criança, definindo níveis de risco para os acidentes. Cabe aqui fazer um paralelo acerca da importância de abordar o problema "prevenção de acidentes" com a mesma seriedade com que abordamos a prevenção de doenças por vacinas, assumindo um dos seus importantes princípios: reduzir ao mínimo possível as "oportunidades perdidas".

Para isso, é suficiente apenas um mínimo de comprometimento profissional e atenção com relação aos acidentes nas consultas de Puericultura. Certamente esses esforços jamais serão em vão.

BIBLIOGRAFIA

1. CHRISTOPHERSEN, E.R. – Prevenção de acidente em cuidados primários. In *Clínicas Pediátricas da América do Norte*. Interamericana, 1986, p. 971. 2. GROSSMAN, D.C.; RIVARA, F.P. – Controle de acidentes na infância. In *Clínicas Pediátricas da América do Norte*. Interamericana, 1992, p. 467. 3. GUYER, B. & GALLAGHER, S.S. – Abordagem à epidemiologia dos acidentes na infância. In *Clínicas Pediátricas da América do Norte*. Interamericana, 1985, p. 3. 4. MACHADO, D.V.M. – Ação psicoprofilática na idade pré-escolar. In Machado, D.V.M. *Ação Psicoprofilática do Pediatra*. São Paulo, Sarvier, 1979, p. 39. 5. MILLER, R.T. & GALBRAITH, M. – Injury prevention counseling by pediatricians: a benefit-cost comparison. *Pediatrics* **96**:1, 1995. 6. RIVARA, F.P. – Epidemiology of childhood injuries. *Am. J. Dis. Child.* **136**:399, 1982. 7. SCHVARTSMAN, S. – *Produtos Químicos de Uso Domiciliar – Segurança e Riscos Toxicológicos*. São Paulo, Almed, 1988. 8. SCHVARTSMAN, S. – *Acidentes na Infância*. São Paulo, Almed, 1983. 9. ZUCKERMAN, B.S. & DUBY, J.C. – Abordagem evolutiva à prevenção de acidentes. In *Clínicas Pediátricas da América do Norte*. Interamericana, 1985, p. 15.

---

5 A Criança e a Creche

JUSSARA MARIETA SANTOS ALDERETE
PAULETTE CHEREZ DOUEK

A creche hoje é uma realidade na vida das crianças e conseqüentemente do pediatra. É o local onde muitas das crianças passam a maior parte do dia, a maior parte de sua infância, e por isso a sua imensa importância na saúde e no desenvolvimento infantil.

Neste capítulo, englobamos sob o nome de creche, as escolinhas, pré-escolas, creches públicas, creches de empresas, berçários e jardins de infância. Essa grande variedade de nomes, que à primeira vista pode parecer sem importância, é fundamental: por um lado, revela a indefinição do papel da creche na organização social e, por outro, a relutância de simplesmente aceitar o nome creche demonstra o preconceito da sociedade em relação a essa instituição. Historicamente, a creche, criada por volta de 1700 na França, foi originalmente concebida para dar abrigo aos necessitados. Até o início do século XX, recebia os filhos de mulheres solteiras, que não tinham condições de criá-los e que geralmente eram acusadas pela sociedade de irresponsáveis e desnaturadas, gerando um sentimento de culpa. Com a urbanização e a industrialização no Brasil, a mão-de-obra feminina tornou-se necessária. As creches para os filhos das operárias, dentro das empresas, serviu para acalmar parte das reivindicações gerais dos trabalhadores, na primeira metade desse século. Nessa época, a creche era também defendida por médicos e sanitaristas preocupados com a higiene e a saúde da população carente que habitava em condições insalubres e apresentava altos índices de infecções.

Na segunda metade do século XX, além de resolver problemas de saúde, higiene e questões políticas, a creche foi considerada como a solução para resolver a questão da repetência e da evasão escolar, afastando a criança da marginalização e diminuindo a criminalidade. Portanto, até recentemente, as creches sempre foram vistas como paliativas, para resolver problemas sócio-econômicos, sendo o desenvolvimento da criança uma questão menor. A educação pela família e a convivência direta e contínua com a mãe eram as únicas alternativas aceitáveis para um desenvolvimento infantil adequado.

Foi somente há pouco mais de 30 anos, com o aumento da participação das mulheres de classe média no mercado de trabalho, e baseando-se em estudos que mostravam a importância do período de 0 a 6 anos de idade no desenvolvimento infantil que as creches dirigidas às classes de melhor nível sócio-econômico passaram a se preocupar com a criatividade, a socialização e o desenvolvimento da criança. *Enfim, nessa época, a criança tornou-se o centro primordial dos objetivos da creche.*

Atualmente, todas as creches reconhecem a importância do desenvolvimento nessa faixa etária e, com mais ou menos preparo, condições e interesse, têm considerado seu papel educativo como prioritário. A creche hoje é entendida como uma instituição educativa que tem a função de complementar o papel educativo das famílias. A Constituição Brasileira de 1988 definiu a creche como "um direito da criança, um dever do Estado e uma opção da família".

Nas condições sócio-econômicas e culturais em que vivemos, com a formação de cidades grandes e médias, com pequeno espaço dentro do lar, sem a segurança necessária para se utilizar as ruas como espaço de lazer, com a inserção cada vez maior das mulheres no mercado de trabalho e com a diminuição das oportunidades de socialização da criança pequena, a creche aparece como necessidade e deve ser compreendida com funções próprias e complementares à família, sem nunca querer substituí-la. A creche procura exercer sua função educadora no sentido mais amplo, contribuindo na formação de cidadãos felizes, sadios, críticos e capazes de transformar e melhorar a sociedade em que vivem.

As repercussões dessa nova concepção dos objetivos da creche e do desenvolvimento da criança se fazem presentes desde a forma de estruturar e organizar a creche, até na escolha dos profissionais, do material pedagógico e das atividades diárias.

O papel do pediatra junto à creche é assessorá-la na prevenção dos agravos à saúde da criança. Junto à família, seu papel é esclarecê-la quanto aos benefícios e riscos de a criança freqüentar uma creche, orientando os pais para que atentem a objetivos, segurança, higiene, lazer, proposta pedagógica e organização da creche.

O local da creche dever ser bem ventilado, iluminado e com os raios solares penetrando nos ambientes. As salas devem ser grandes o suficiente para o número de crianças que atendem. É necessário de 1,5 a 2,5m^2 por criança de 2 a 6 anos e de 2 a 3m^2 por criança de até 2 anos de idade, já que estas necessitam de berço próprio.

Em relação ao número de profissionais responsáveis diretamente pelas crianças, a Organização Mundial de Saúde recomenda:

- 1 adulto para cada 5 crianças de 3 meses a 1 ano de idade;
- 1 adulto para cada 5 crianças de 1 a 2 anos de idade;
- 1 adulto para cada 10 crianças de 2 a 4 anos de idade; e
- 1 adulto para cada 12 crianças de 4 a 6 anos de idade.

A segurança é fundamental. Deve haver portões de segurança nas escadas, grades nas janelas, as portas dos banheiros devem ser abertas facilmente por dentro e por fora, o chã não pode ser escorregadio, a cozinha deve ser separada, os remédios e os produtos de limpeza guardados em locais inacessíveis às crianças e os brinquedos devem ser de material atóxico e não conter partes pequenas ou quebradas.

A parte externa da creche deve ter brinquedos adequados para a idade das crianças e locais com sombra para os dias muito ensolarados. A altura máxima dos brinquedos não deve ultrapassar 1,80m. A área deve ser grande o suficiente para evitar acidentes, isto é, em torno de 5 a 7m^2 por criança de 2 a 6 anos de idade e um espaço separado para os menores de 2 anos de idade, de pelo menos 1m^2 por criança. Toda a área externa deve ser bem delimitada, cercada por muros ou grades. O tanque de areia é importante para o livre manuseio das crianças.

As paredes, o piso, os móveis, os brinquedos e todo material pedagógico devem ser de fácil higienização. Os adultos não devem fumar nas áreas freqüentadas pelas crianças.

Uma creche adequada é capaz de favorecer a prevenção e o diagnóstico precoce de alguns problemas de saúde, além de estimular as crianças nas suas diversas etapas do desenvolvimento. No entanto, a criança de creche está mais sujeita a infecções, pelo grande contato com outras crianças e com adultos. As crianças que freqüentam creches apresentam mais doenças respiratórias, especialmente otites, problemas gastrintestinais, de pele e infecto-contagiosas.

Talvez não se encontre a creche perfeita, mas o importante é saber o que se quer priorizar e o que se pode ou se deve melhorar. A parte pedagógica, que não cabe explicitar neste capítulo, e a relação afetiva entre educadores e crianças são, com certeza, os pontos mais importantes a serem avaliados em uma creche.

Um bom vínculo com seus próprios pais é fundamental para que a criança se adapte facilmente à creche. Os vínculos com as educadoras formam-se e fortalecem-se na medida em que estas forem poucas, constantes e afetivas. O desenvolvimento infantil faz-se pelas interações com as outras crianças e com os adultos. Mais estudos são necessários, tendo em vista a idade, o temperamento, o relacionamento familiar e o ambiente da criança, para se entender melhor os benefícios potenciais da creche.

PROBLEMA DAS DOENÇAS INFECCIOSAS

Qual é o risco de infecção em uma criança que freqüenta creche?

É preciso dizer que os dados disponíveis até o momento não ajudam muito a compreender realmente o risco de doenças infecciosas associado com as instalações da creche.

A resposta a essa pergunta só é possível se utilizarmos o conceito de risco relativo do ponto de vista epidemiológico. Para isso, seria preciso determinar a taxa de incidência ou freqüência de determinada doença na criança de creche e comparar com a taxa de incidência da mesma doença em crianças que não a freqüentam, considerando alguns fatores como idade, nível sócio-econômico, raça, entre outros, para se poder comparar os dois grupos. A partir dessas informações pode-se determinar, então, se o fato de freqüentar a creche aumenta o risco de doença ou não.

Outro cuidado que se deve ter na comparação dos dados refere-se aos diferentes tipos de creche existentes e a área geográfica. Sabe-se que existem muitas "creches informais" instaladas em casas de pessoas na comunidade (principalmente bairros periféricos e favelas), não-licenciadas; por outro lado, em muitas creches, a supervisão de saúde é inadequada ou nem existe. Critérios de separação entre os diferentes grupos etários, tamanho e adequação das salas onde as crianças ficam a maior parte do tempo também devem ser levados em conta.

O tipo de rotina existente nas instalações da creche pode estabelecer grandes diferenças entre elas, principalmente no que diz respeito à divisão de tarefas entre educadoras e demais funcionários, métodos de troca de fraldas e limpeza de secreções nasais, entre outros.

Antes de qualquer conclusão, porém, é preciso ter em mente que um número cada vez maior de crianças freqüentam creches e que isso é uma realidade quase irreversível, decorrente da mudança de papéis do homem e da mulher em nossa sociedade, do inevitável processo de industrialização e do fenômeno de urbanização crescente.

Abordar a questão da relação entre doenças infecciosas e creche torna-se, portanto, importante, e, mais ainda, se pensarmos que o risco de a criança de creche adoecer não termina nela. Os funcionários da creche, outros membros da família, incluindo pais e irmãos, e a comunidade, como um todo, também devem ser considerados. Daqui se entende porque é importante avaliar a creche enquanto fonte de transmissão de doenças infecciosas, não só para a criança, mas eventualmente para os membros da família e toda a comunidade.

A transmissão e o desenvolvimento de doenças infecciosas em creches estão relacionados com *fatores ambientais* e *fatores ligados ao hospedeiro* – a criança.

Fatores ambientais – relacionam-se principalmente com tamanho e estrutura da creche e suas instalações. Dinâmica de funcionamento:

• A freqüência com que um agente infeccioso em potencial é introduzido dentro da creche determina a probabilidade de que uma criança entre em contato com esse mesmo agente. Portanto, é diferente se uma creche tem 30, 60, 100 crianças, ou se o grupo ao qual a criança pertença tenha 5 crianças ou 50. No grupo menor, a chance de introdução de um agente infeccioso dentro da creche também é menor.

• O risco de introdução de um agente infeccioso em um grupo de crianças na creche está diretamente relacionado com a prevalência do agente na população e o número de crianças suscetíveis naquele grupo. Por sua vez, a disseminação desse agente em um grupo dependerá das suas características próprias de disseminação – dose infectiva, sobrevivência dentro do ambiente –, da freqüência de infecção assintomática ou do estado de portador sadio e da imunidade ao respectivo patógeno.

• A mistura entre diferentes grupos etários também tem influência na exposição de uma criança a determinado agente infeccioso. Colocar no mesmo grupo crianças com controle de esfíncteres (sem fraldas) e crianças sem esse controle, ou em fase de aprendizado dele, faz com que se aumente o potencial de transmissão de agentes entéricos para as primeiras. Também a transmissão de certos agentes respiratórios, como o *Haemophilus* tipo B, aumenta para os lactentes mais jovens se ficarem em contato freqüente com lactentes mais velhos e pré-escolares que possam estar colonizados.

• Critérios de divisão de tarefas entre as educadoras e os demais funcionários da creche. Já está comprovado que quando não há divisão de tarefas entre quem prepara as refeições e quem cuida das crianças, principalmente quem faz as trocas de fraldas, existe risco e disseminação maior de doenças entéricas (diarréia).

• Espaço físico, distância entre os berços (para os lactentes mais jovens) e disponibilidade de colchões individuais para cada criança, número de crianças por metro quadrado. É comum em creches que lidam com muitas dificuldades financeiras que duas crianças compartilhem o mesmo colchão.

• Rotina de cuidados de saúde prestados à criança durante sua permanência na creche. Isso implica a existência no quadro de funcionários da creche de um profissional treinado, preferencialmente um auxiliar de enfermagem, responsável pelas ações de vigilância de saúde da criança e da creche como um todo. Essas atividades incluem: avaliação na época da admissão da criança na creche; vigilância nutricional e supervisão da administração dos alimentos; controle constante da situação vacinal; verificação do estado de saúde diariamente na hora da entrada das crianças, indagando às mães ou acompanhantes sobre a existência de problemas surgidos e que contra-indiquem na permanência na creche; sistema de registro de intercorrências apresentadas pela criança, com encaminhamento às unidades de saúde de referência da região a que pertença a creche ou serviços privados a que a família da criança tenha acesso, sistema de registro sistemático das doenças ocorridas em cada grupo e na creche como um todo, considerando também os problemas de saúde ocorridos com as educadoras e demais funcionários.

• Hábitos de lavagem de mãos.

Fatores relacionados ao hospedeiro – relacionam-se principalmente com a idade da criança: existem aspectos fisiológicos, imunológicos e de higiene que são específicos de cada idade e que podem aumentar o risco tanto da aquisição de doença quanto de sua disseminação. A relação entre controle de esfíncteres e doença entérica já foi abordada anteriormente.

• Contato físico muito próximo entre as crianças na creche.

• Cuidados de higiene com troca de fraldas e limpeza de secreções. É desnecessário dizer que é muito fácil ocorrer a contaminação ambiental a partir da fralda da criança ou do próprio processo de troca das fraldas. Quem cuida de crianças compreende isso facilmente. Imagine quando se colocam várias crianças, que ainda usam fraldas, juntas no mesmo espaço físico e que solicitam trocas quase que simultaneamente. Por isso é preciso, por um lado, colocar critérios claros e rigorosos junto às pajens com relação às normas de higiene nas trocas de fraldas, lavagem de suas mãos, destino das fezes e fraldas contaminadas. Por outro lado, é preciso também uma certa paciência e compreensão até que se atinja um nível o mais adequado possível de higiene das crianças e educadoras.

• A limpeza de secreções, principalmente orais e respiratórias, é um fator importante na disseminação de patógenos dentro da creche. Não se pode esquecer, porém, do clássico comportamento oral de lactentes e crianças menores, do seu grande potencial em compartilhar secreções e que é praticamente quase impossível existir um adulto disponível limpando minuto a minuto as secreções dos inúmeros narizes.

• Fatores imunológicos devido à baixa idade da criança aumentam o risco de certas doenças infecciosas. Exemplos: infecção por *Haemophilus* tipo B; desmame precoce; vacinação incorreta para a idade, segundo o calendário oficial nacional de imunizações. A disfunção da tuba de Eustáquio causada por infecções virais de vias aéreas superiores predispondo à otite média em crianças mais jovens também é um fator de risco específico para a idade.

PRINCIPAIS DOENÇAS INFECCIOSAS FREQÜENTES EM CRECHES

Tem sido documentado um grande número de agentes de doenças infecciosas ocorrendo em crianças atendidas em creches. Podem ser descritos quatro padrões diferentes de ocorrência das doenças infecciosas:

1. Infecção afetando criança, membro do grupo de funcionários da creche e familiares próximos: doenças do trato gastrintestinal e respiratório.
2. Infecção inaparente na criança que freqüenta a creche mas podendo ser aparente nos contatos adultos: vírus da hepatite A.
3. Manifestações da infecção são vistas primariamente em crianças que freqüentam creche e não em irmãos mais velhos ou adultos: doença por *H. influenzae* tipo B, otite média aguda e varicela.
4. Infecção inaparente ou leve na criança que freqüenta creche mas podendo ter graves conseqüências para o feto de uma mulher adulta contactante ou para pessoas imunocomprometidas: infecção por citomegalovírus.

As formas de transmissão e os diferentes agentes são apresentados no quadro 6.2.

Comentaremos a seguir as doenças infecciosas mais comumente relacionadas à creche. Aspectos particulares sobre essas doenças serão abordados em capítulo específico deste livro.

Doenças entéricas

A *diarréia* é uma das principais causas de morbidade entre crianças de creche, ocorrendo em uma taxa de 0,7 a 2,6% de episódios por criança e 0,8 a 3% de surtos por creche a cada ano nessas crianças. No Brasil, não existem estudos mostrando nossa realidade; supõe-se que sejam números mais elevados. Sendo bastante comum, sua incidência pode variar consideravelmente de uma creche para outra. Alguns estudos mostram que a incidência de diarréia entre lactentes freqüentando creches é 30 a 50% maior do que entre aqueles de mesma idade cuidados em casa ou freqüentando creches menores. Estudo de Lemp e cols., em 60 creches, mostrou que aquelas que recebem crianças menores de 2 anos de idade tinham 3,55 vezes mais diarréia do que as que não aceitavam essas crianças, e que naquelas creches onde educadores (ou outro funcionário da creche) *que cuidam de crianças com fraldas* também estão envolvidas no preparo ou administração dos alimen-

Quadro 6.2 – Principais microrganismos relacionados a infecções em crianças que freqüentam creches e seus modos de transmissão.

Modo de transmissão	Bactéria	Vírus	Parasitas e fungos
Fecal-oral	*Compylobacter, Clostridium difficile, Escherichia coli 0157:H7, Salmonella, Shigella*	Enteroviroses, hepatite A, rotaviroses, adenovírus entérico	*Cryptosporidium, Enterobius vermicularis, Giardia lamblia*
Respiratório	*Bordetella pertussis, Haemophilus influenzae* tipo b, *Mycobacterium tuberculosis, Neisseria meningitidis, Streptococcus pneumoniae,* Estreptococo do grupo A	Adenovírus, influenza, sarampo, parainfluenza, parvovírus B19, vírus respiratório sincicial, rinovírus, rubéola, varicela zoster	—
Contato via pele pessoa a pessoa	Estreptococo do grupo A, *Staphylococcus aureus*	Herpes simples, varicela zoster	Pediculose, escabiose, *tinea capitis, tinea corporis*
Contato com sangue, urina e saliva	—	Citomegalovírus, hepatite B, herpes simples	—

Fonte: Red Book, 1997.

tos tinham 3,28 mais diarréia do que aqueles que mantinham essas funções separadas. Esses dados mostram que crianças com fraldas são um fator de risco para diarréia em creches e sugerem que educadores e demais funcionários que cuidam dessas crianças exerçam um papel importante na disseminação de enteropatógenos associados com diarréia.

A disseminação da gastroenterite viral nas instalações da creche deve-se basicamente a três fatores:

1. os patógenos são altamente infecciosos;
2. alta rotatividade de crianças trazendo para dentro das creches grande número de indivíduos suscetíveis a cada ano;
3. infecções assintomáticas provavelmente são mais comuns que as sintomáticas, exercendo assim um grande papel na disseminação dos vírus.

Enteropatógenos podem ser disseminados por via fecal ou oral, seja diretamente (transmissão de pessoa a pessoa, entre crianças e funcionários da creche), seja indiretamente (brinquedos e outros objetos; superfícies do ambiente; alimentos – neste caso sempre em associação com indivíduos que preparam alimentos e dispensam cuidados para crianças que ainda usam fraldas).

A *hepatite A* segue a mesma via fecal-oral anteriormente descrita e é endêmica em nosso meio. O que a difere de outras doenças na creche é que em crianças menores, ao contrário do que em adultos, pode ser difícil de ser reconhecida como doença clínica, sendo inespecífica e leve. Menos de 5% das crianças com idade inferior a 3 anos e apenas cerca de 10% daquelas entre 4 e 6 anos desenvolvem icterícia e são então facilmente reconhecidas como tendo hepatite. Duas conseqüências importantes são que o reconhecimento de surtos de hepatite A na creche pode depender do reconhecimento da hepatite A em adultos (pais ou funcionários da creche) e que essas crianças podem ser importante fonte de disseminação do vírus da hepatite A para a comunidade.

O controle das doenças entéricas na creche é difícil. A medida mais importante é, sem dúvida, a lavagem de mãos combinada com treinamento e monitorização rigorosa e contínua dos procedimentos realizados pelas pajens e demais funcionários. Crianças com diarréia e/ou icterícia devem ser removidas para uma área separada, longe do contato com outras crianças, até que seus pais ou responsáveis venham retirá-las. A criança com infecção pelo vírus da hepatite A sintomática deve ser excluída até uma semana após o início dos sintomas. A exclusão da criança com diarréia deveria continuar até cessar o quadro; porém, em nosso meio, principalmente nas creches públicas, isso pode ser um problema sério, considerando-se os seguintes aspectos: sua grande incidência, principalmente em populações de baixo nível sócio-econômico; grande número

de mães que trabalham não tem onde deixar o filho; muitas dessas mães são o único provedor de renda no grupo familiar, com vínculo empregatício extremamente instável. Por isso, considerando também a benignidade da maioria dos quadros clínicos, não tem sido norma em creches públicas, em nosso meio, excluir a criança com diarréia da creche, desde que sejam garantidas as regras básicas de higiene descritas, e a creche tenha condições de prestar os cuidados que a criança necessita, sem descuidar de sua hidratação e sem comprometer a qualidade dos cuidados prestados às outras crianças.

Doenças respiratórias

A principal causa de doença e faltas em creches são as doenças respiratórias. Wald e cols., em um estudo de coortes prospectivo em crianças, na Pensilvânia, relataram que 89% dos episódios de doença entre crianças freqüentando creches eram respiratórias. Apesar de a maioria dessas infecções ser autolimitadas e com pouca morbidade, todas têm um grande impacto sobre as crianças, suas famílias e sociedade. Esse impacto pode ser de diversos níveis; o maior é, sem dúvida, o sofrimento das crianças e as conseqüências que podem decorrer da doença e que dependem do local da infecção e do agente etiológico. Por exemplo, otites de repetição podem levar a déficit auditivo e atraso na fala e no desenvolvimento ou necessitar de cirurgia para a colocação de tubos de ventilação.

O impacto econômico é significativo e inclui o custo médico direto para a criança doente, tanto quanto os custos indiretos para seus pais de dias de trabalho perdidos ou para a obtenção de cuidados alternativos para a criança.

A creche pode funcionar como um foco epidemiológico em que infecções transmitidas primeiro entre as crianças, mais tarde, são disseminadas para as famílias e para a comunidade.

Crianças que freqüentam creche experimentam um número maior de infecções respiratórias do que aquelas que são cuidadas em casa, sendo a gravidade dessas infecções também maior. Os patógenos responsáveis são os mesmos que causam doenças respiratórias na comunidade. A incidência de infecções virais do trato respiratório é maior em crianças de creches, podendo até ocorrer surtos. Exclusão de crianças com sintomas associados com resfriado comum, bronquite, pneumonia, sinusite e/ou otite média aguda provavelmente não reduzirá a disseminação de infecção. As crianças deveriam ser separadas das outras na creche, nos seguintes casos:

1. a exclusão é obrigatória devido ao agente etiológico (por exemplo, sarampo);
2. a doença limita a participação confortável da criança nas atividades da creche;

3. a criança necessita ou solicita cuidados que não possam ser dispensados pela pajem sem comprometimento da saúde e segurança das outras crianças do grupo.

Estudos em outros países mostraram que o adenovírus, o vírus respiratório sincicial (VRS) e o vírus influenza estiveram associados com a maior prevalência de otite média. Envolvimento do trato respiratório inferior foi mais comum em infecções causadas por VRS e parainfluenza. Esses dados sugerem que a prevenção de infecções virais entre crianças na creche teria um grande impacto sobre infecções do trato respiratório inferior e na otite média aguda.

A transmissão do *H. influenzae* tipo b é mais provável entre crianças de creche com idade inferior a 2 anos não-imunizadas, podendo originar-se de um portador assintomático ou um portador com infecção respiratória. A imunização das crianças com vacina *H. influenzae* conjugada previne a ocorrência da doença e diminui a taxa de portadores, diminuindo, portanto, o risco de transmissão para outras crianças.

Dados do CVE (Centro de Vigilância Epidemiológica "Prof. Alexandre Vranjac") da Secretaria de Estado da Saúde de São Paulo de julho de 1995, no Estado de São Paulo, entre as meningites notificadas no período de 1984 a 1993 em que o agente etiológico foi conhecido, o Hib foi responsável por 8,5% dos casos, sendo 92% dos casos em menores de 5 anos, e 69,5% em menores de 2 anos, com letalidade de 17% (Divisão de Imunização/CVE/SES/SP – julho, 1995).

Um surto de doença invasiva por *Haemophilus influenzae* tipo b é definido como a existência de dois ou mais casos em um prazo de 60 dias e, nesse caso, está indicada a profilaxia com rifampicina para todas as crianças e o pessoal exposto; após um único caso, a necessidade de rifampicina é controversa.

A recomendação do CVE sobre a quimioprofilaxia com rifampicina é de que "somente em situações em que, além do caso-índice, houver na mesma residência outra criança com idade inferior a 4 anos. A quimioprofilaxia deve ser indicada para os comunicantes íntimos domiciliares, inclusive adultos. O mesmo critério deve ser seguido no caso de domicílios coletivos (...) Em caso de creche ou pré-escola, onde *existam comunicantes* íntimos do caso-índice com *idade inferior a 24 meses* e *diante da ocorrência de um segundo caso confirmado*, indica-se a quimioprofilaxia, então, para todos os contatos íntimos, incluindo-se os adultos" (o grifo não é nosso).

"No caso de instituição fechada (quartéis, internatos e outros), são considerados contatos íntimos aqueles que compartilham a mesma sala ou dormitório."

Tuberculose – crianças são paucibacilíferas, não representando perigo na disseminação da doença tanto quanto o adulto. Podem, portanto, freqüentar a creche após início do tratamento adequado. Em nosso meio, a tuberculose tem alta taxa de prevalência. O adulto representa a grande fonte de contágio para a criança. Nesse sentido, deveriam também ser estabelecidas políticas de controle periódico de saúde dos funcionários das creches.

Otite média aguda (OMA) – é uma das doenças mais comuns de lactentes e crianças jovens (pré-escolares), sendo que suas complicações e seqüelas podem persistir até a idade adulta. Pelo menos 70% das crianças desenvolvem um ou mais episódios de OMA antes dos 5 anos de idade; 30% têm episódios repetidos e 5-10% daquelas que têm OMA desenvolvem doença crônica do ouvido médio com perda de audição a curto ou longo prazo.

Crianças que freqüentam creche têm risco aumentado de desenvolver OMA. Alguns estudos escandinavos mostraram que crianças que freqüentavam creche tinham mais timpanometrias alteradas quando comparadas com aquelas cuidadas em suas casas; esses estudos forneceram fortes razões para concluir que crianças de creches têm 2 a 3 vezes mais risco para persistência de otite média secretora (OMS) quando comparadas com as que ficam em casa.

Wald e cols. estudaram coorte de crianças durante os três primeiros anos de idade. Das 2.741 IVAS experimentadas pelas crianças dessa coorte, 29% foram complicadas com OMA. Durante os dois primeiros anos de vida, a proporção de infecções complicadas por OMA foi significativamente maior entre crianças de creche. Miringotomia e colocação de tubos foram realizadas em 21% das crianças de creche e em apenas 3% das crianças cuidadas em casa.

OMA é uma doença contínua, e seqüelas a longo prazo é o resultado tanto da doença quanto das intervenções terapêuticas. Como muitas doenças crônicas, é multifatorial e inclui fatores etiológicos, influências genéticas e respostas do hospedeiro. Disfunção da tuba de Eustáquio associada com infecção viral ou bacteriana é o principal fator etiológico. Anormalidades anatômicas da tuba e de estruturas musculares adjacentes em crianças com dismorfismos craniofaciais, tais como fenda palatina e síndrome de Down, também causam disfunção da tuba e alta taxas de OMA. Em crianças, a alergia respiratória parece ter um papel menor em muitos casos de OMA.

Doença meningocócica

Infecções por *N. meningitidis* ocorrem em todos os grupos etários, sendo a faixa etária de 6 a 24 meses que apresenta maiores coeficientes de incidência entre as crianças com idade inferior a 5 anos.

O uso da rifampicina está indicado para os colegas comunicantes de creche ou pré-escola da mesma classe do caso-índice (geralmente crianças com idade inferior a 7 anos) e para os adultos da instituição que tenham tido contato íntimo com o caso.

Como o período entre a aquisição do estado de portador e o desenvolvimento da doença é bastante curto (cerca de 50% dos casos secundários aparecem nos primeiros cinco dias após o aparecimento do caso-índice), o quimioprofilático deve ser prontamente instituído após o diagnóstico do primeiro caso, de preferência nas primeiras 24 horas. Porém, se o conhecimento do caso pela vigilância epidemiológica for tardio, o quimioprofilático ainda pode ser benéfico se utilizado até um mês após a ocorrência do caso-índice.

Infecção estreptocócica

Infecção por estreptococos do grupo A entre crianças de creche é um problema freqüente em nosso meio. Em cerca de 40% dos casos de estreptococcias de garganta, os pacientes são assintomáticos ou oligossintomáticos, e 20 a 30% dos contatos familiares ou íntimos são portadores.

Os contatos de escarlatina e doença reumática deverão receber penicilina benzatina em dose única ou antibiótico por via oral durante 10 dias (penicilina ou eritromicina). Em se tratando de faringites estreptocócicas recorrentes em membros de uma mesma família ou de um grupo de pessoas, adota-se a mesma conduta.

Varicela

Crianças com varicela devem ser excluídas da creche por um período de 6 dias após início do exantema ou menos se todas as lesões estiverem secas e com crostas. Sua disseminação dentro da creche é muito fácil e rápida, já que o período de transmissão se inicia antes do surgimento das vesículas características da varicela.

Diante de um caso no grupo da criança, tanto a educadora responsável pelo grupo quanto a auxiliar de saúde da creche devem estar atentas para o surgimento de novos casos, para sua rápida identificação e exclusão da creche.

Embora a varicela seja muito freqüente e, na maioria dos casos de evolução benigna, todos os funcionários da creche e pais devem ser notificados, já que podem existir entre eles adultos e adolescentes suscetíveis nos quais a infecção tem manifestações sérias ou até graves.

Crianças ou qualquer funcionário da creche com *herpes zoster* não precisam ser excluídos, desde que suas lesões permaneçam cobertas pela própria roupa ou por um curativo, já que a transmissão geralmente ocorre por contato direto com fluidos das lesões. Essas lesões devem permanecer cobertas da forma indicada até que se formem crostas. Deve-se reforçar a lavagem das mãos caso haja contato com fluido das lesões.

Hepatite B

A transmissão ocorre por exposição direta ao sangue ou contato sexual; o risco de transmissão da doença de uma criança ou de um funcionário da creche que seja portador do vírus da hepatite B é mínimo, além do fato da baixa prevalência de crianças com sorologia positiva entre os pré-escolares. Sem dúvida, a profilaxia com imunização para hepatite B é importante.

O risco de aquisição do vírus da hepatite B quando uma criança suscetível é mordida por uma outra portadora não é conhecido.

HIV

O risco de transmissão da infecção para outras crianças parece ser desprezível. A decisão de encaminhar uma criança infectada deve considerar o risco de essa criança adquirir infecções que podem ser graves devido à imunodepressão.

Não devem existir discriminações ou restrições ao fato de que a criança HIV positivo freqüente creches ou escolas. Os cuidados a serem tomados aplicam-se não só aos portadores do vírus HIV, mas também aos da hepatite B, e, aliás, deveriam ser padronizados na creche como normas de proteção universal que implicam o uso de luvas e outras medidas que visem a evitar o contato com sangue e fluidos orgânicos de toda criança.

Outro aspecto importante, no sentido de evitar a discriminação da criança infectada pelo vírus HIV, é lembrar que existem ainda muitos casos não diagnosticados na comunidade. Isso justifica tanto a necessidade do seguimento das normas de proteção universal quanto a necessidade do respeito a acolhida da criança infectada.

Escabiose e pediculose

Escabiose – disseminada por contato pessoal íntimo, pele a pele, tem alta contagiosidade. Sua transmissão também pode acontecer por meio de fômites, como roupas, móveis, pisos, lençóis, colchões, já que os parasitas podem sobreviver por dois a três dias nessas superfícies. Um dos grandes problemas na creche é que crianças com problemas de pele crônicos podem transmitir o parasita a outros porque nelas o diagnóstico pode ser mais difícil e também porque a própria esfoliação aumenta a transmissão. É popularmente conhecida sua apresentação clínica, e a distribuição das lesões é bastante característica, o que torna fácil sua avaliação e diagnóstico pela auxiliar de saúde da creche e até mesmo pelas educadoras.

Para garantir o controle da sua disseminação dentro da creche é importante: 1. lembrar que lesões preexistentes ou problemas crônicos de pele podem dificultar seu reconhecimento; 2. manter todo o quadro de funcionários da creche com alto índice de suspeita de escabiose diante de qualquer erupção de pele pruriginosa ainda não diagnosticada, providenciando seu encaminhamento para avaliação médica e tratamento o mais breve possível; 3. nenhuma medida adotada isoladamente na creche terá sucesso sem o envolvimento dos pais em um trabalho educativo, muitas vezes repetitivo, com informações sobre a doença, medidas de controle ambientais, que deverão estender-se à casa da criança e ao tratamento adequado.

É importante refrisar também a importância dos dois ciclos de tratamento, que garante quase 100% de efetividade do escabicida, diminuindo as possibilidades de falência devido à aplicação inadequada da medicação, principalmente durante o primeiro ciclo.

Deve-se avaliar a necessidade de tratamento dos colegas de sala e contatos domiciliares da criança ao mesmo tempo. Avaliar também presença de lesões sugestivas em algum funcionário da creche, principalmente a educadora responsável pela sala onde fica a criança diagnosticada com escabiose. A criança ou o funcionário deve ser afastado até o início do tratamento, quando a possibilidade de contaminação é menor, podendo então freqüentar a creche. Não se deve esquecer porém que, quando se fazem abordagens pouco agressivas, podem ficar reservatórios em potencial para reinfestação.

É mais barato prevenir a disseminação de escabiose na creche do que controlar um surto, embora o trabalho educativo junto aos pais e à comunidade possa parecer cansativo e com resultados lentos.

Pediculose – é um problema de mais fácil identificação, nem por isso de mais fácil controle. Também tem alta contagiosidade. A forma de tratamento e o critério de exclusão são os mesmos para os casos de escabiose. Valem também os mesmos esforços de envolvimento dos pais e avaliação das demais crianças do *grupo e da* educadora.

ALGUMAS RECOMENDAÇÕES PARA EXCLUSÃO DA CRIANÇA DA CRECHE

1. Doença que impeça a criança de participar confortavelmente das atividades programadas pela creche ou que implique maior necessidade de atenção e cuidados que as pajens teriam que dar, comprometendo os cuidados prestados às outras crianças.
2. Presença de uma das seguintes condições: febre, letargia, irritabilidade, choro persistente, dificuldade respiratória e/ou manifestações de doença grave.
3. Diarréia ou fezes que contenham muco e sangue.
4. Exantema febril ou alterações de comportamento, até que seja avaliada por um médico que identifique uma condição não-transmissível.
5. Conjuntivite purulenta, até a criança ser examinada por um médico e liberada para admissão com tratamento.
6. Tuberculose, pelo menos até ser examinada por um médico que estabeleça que a criança não é fonte de contágio.
7. Impetigo, até 24 horas após o início do tratamento.
8. Pediculose e escabiose, até o início do tratamento.
9. Coqueluche, até cinco dias de início de antibioticoterapia adequada.
10. Caxumba, até nove dias após surgimento do aumento das parótidas.
11. Sarampo, até seis dias após início do exantema.

O QUE FAZER DIANTE DE UM SURTO DE DOENÇA INFECCIOSA NA CRECHE?

Surtos de doenças infecciosas ocorrem freqüentemente dentro das creches. O custo econômico desses surtos é considerável, por exemplo, estima-se que pais de crianças de creches perdem uma média de uma a quatro semanas de trabalho a cada ano para cuidar de suas crianças doentes.

Atividades de vigilância básicas incluem triagem diária de saúde de cada criança e funcionários por uma pessoa qualificada no momento de sua chegada na creche, indagando verbalmente sobre o estado de saúde individual, com ênfase em sinais e sintomas de doenças transmissíveis; febre e exantema podem ser perfeitamente identificados nessa triagem. A efetividade das atividades de vigilância de uma creche varia com o tamanho e a organização da creche, presença de um profissional de saúde qualificado, sistema de registro individual da condição de saúde das crianças e educadoras e de sua revisão periódica, recursos de referência e contra-referência com serviços de saúde locais, regionais e estaduais, rapidez, eficiência e freqüência de comunicação entre responsáveis das creches, pais, médicos e serviços de saúde.

Quando há um bom intercâmbio entre os pais e a creche, com os pais informando regularmente sobre a saúde de suas crianças, melhora muito a notificação de doenças aos serviços de vigilância epidemiológica e o rápido reconhecimento de surtos dentro da creche. Por isso, é importante que a creche estabeleça critérios de exclusão de crianças e funcionários, crie canais de comunicação e informação sobre esses critérios aos pais e aos funcionários em reuniões periódicas.

Relacionamento entre serviços de saúde e creches

O serviço de saúde da região onde se localiza a creche também deve envolver-se no sentido de orientá-la quanto aos critérios de exclusão e as formas de comunicação e notificação de doenças. Quando acontecem, por exemplo, vários casos de diarréia na mesma sala, ou um isolado de doença grave como doença meningocócica, devem-se buscar vias de comunicação com o serviço de saúde.

Poucas creches têm uma assessoria de saúde, principalmente aquelas "informais" (nas casas de pessoas da comunidade). Nessas creches, é mais provável que muitas crianças não tenham todas as vacinas e estejam desnutridas. Em alguns casos, o nível de segurança e de estimulação ao desenvolvimento é quase inexistente.

Infelizmente uma triste realidade que se constata é que, muitas vezes, as creches até buscam estabelecer um relacionamento com a unidade de saúde da sua região, mas não encontram resposta por parte desta, seja porque o sistema de saúde se encontra quase totalmente falido, desarticulado e desestruturado, seja porque muitos dos profissionais de saúde, principalmente o médico (no caso, o pediatra), não tiveram em sua formação nenhum tipo de preparo para lidar com tais situações. Muitos pediatras nunca sequer entraram em uma creche e quase nada lêem sobre a realidade tão particular dessas instituições. Médicos estão acostumados a diagnosticar doenças em um paciente. Muitas vezes, é difícil sair dessa posição e agir como assessor de saúde.

Por isso, a residência em Pediatria da Faculdade de Medicina da Universidade de São Paulo manteve por quase 20 anos um estágio em creches da região do Butantã para seus residentes em Pediatria, chamado Projeto Creche. Durante seis meses, cada grupo de cinco residentes era responsável pela supervisão de saúde de uma creche, praticando ações educativas e de prevenção de agravos à saúde, participando de reuniões com pais e reuniões com funcionários da creche, vivenciando esse outro lado da prática médica, compartilhando com as creches suas necessidades e dificuldades na busca de uma melhor atenção à criança por ela atendida. Nesse modelo de abordagem de saúde, o paciente não é a criança, mas a creche como um todo.

A creche oferece algum benefício à saúde?

A creche oferece várias oportunidades para melhorar a saúde da criança e pode ser um lugar onde as necessidades de saúde das crianças possam ser rapidamente identificadas, onde novas abordagens para promoção de saúde e prevenção de doenças são tentadas. Trabalhando junto com os pais, a creche pode ajudá-los a se tornarem participantes mais ativos nos serviços de saúde disponíveis na região e serem de fato verdadeiros protagonistas de suas vidas e de sua saúde. Para isso basta uma boa e simples capacidade de observação e atenção à realidade das crianças e de suas famílias, e também da creche.

Oportunidades de promoção de saúde que podem ser desenvolvidas

• **Prevenção de problemas de visão, audição e fala**: realizando-se triagens periódicas.

• **Imunizações**: controle obrigatório em todas as creches, que devem possuir uma cópia do cartão de vacinas da criança, exigido quando de sua matrícula na creche e revisado periodicamente para aquelas que ainda não receberam todas as doses previstas.

• **Suporte nutricional**: muitas creches têm sua criação motivada pela problemática da subnutrição e fome de crianças da região onde se instala. Porém, não basta dar comida. É importante estabelecer um sistema de vigilância nutricional com:
– monitorização do crescimento das crianças por meio de medidas periódicas de peso e altura;
– identificação das crianças desnutridas, com encaminhamento aos serviços de saúde daquelas que se desviarem muito do padrão de referência;
– estimular e facilitar a amamentação de bebês cujas mães queiram e possam fazê-lo no horário de funcionamento da creche;
– oferecer uma dieta adequada à idade, supervisão da qualidade do cardápio, bem como da forma de administração das refeições, enquanto atividade necessária à sobrevivência e ao perfeito crescimento da criança, sem retirar a grande possibilidade de prazer e alegria que significa o ato de comer para a criança. O ambiente onde a criança come deve ser espaçoso e tranqüilo;
– crianças também podem aprender sobre o valor nutricional de certos alimentos e a importância de escolher determinados alimentos para ter mais saúde.

• **Avaliação do desenvolvimento**: podem-se obter informações úteis sobre o desenvolvimento cognitivo e social da criança, no sentido de guiar tanto os pais quanto as educadoras na identificação precoce de atrasos significativos ao desenvolvimento ou de estabelecer programas de estimulação e auxiliar na aquisição do controle esfincteriano, uma vez que, feito coletivamente, o controle é adquirido mais facilmente. Enriquecimento cognitivo de alta qualidade pode melhorar a capacidade de aprendizado de crianças de risco e/ou baixa renda, particularmente competência social mais rica e interações mais complexas com outras crianças. Deve ser estimulada a maior autonomia da criança, oferecendo-lhe oportunidades para que se vista sozinha ou organize seu material, por exemplo. A comparação da criança com seus pares do mesmo grupo ajuda a identificar alterações do desenvolvimento, podendo-se identificar problemas na área motora, de linguagem ou de integração social.

• **Saúde bucal**: exame dentário, educação para a saúde e uso do flúor podem ser atividades desenvolvidas na creche, bem como aprendizado da escovação dos dentes e orientação quanto à prevenção de cáries.

• **Promoção de saúde**: conhecimento sobre saúde pode ser ensinado, aprendido e descoberto pelas crianças. Apesar das limitações de tempo, recursos e financiamentos, a educação para a saúde é importante e efetiva.

Para alcançar um ambiente saudável na creche, é essencial despertar o sentido de consciência da importância de práticas preventivas de saúde. Isso é importante para as pajens, os pais e as próprias crianças.

Melhorar o estado de saúde dos funcionários da creche, focalizando o controle do estresse, abandono do fumo, prática de exercícios, integrando o conceito de bem-estar no ambiente de trabalho, serve como modelo para as crianças verem e imitarêm. Dieta, exercícios, precauções de segurança e hábitos de higiene são mais bem aprendidos pelas crianças quando elas observam adultos que funcionam como modelos.

Ao terminar esta nossa leitura da realidade, parece quase imediata a tentação de dizer que é fácil desenhar listas assim grandes de programas de intervenção para a promoção da saúde da criança na creche, mas existem muitos obstáculos para sua realização: as educadoras não têm tempo nem dinheiro para freqüentar cursos; poucas creches têm um assessor de saúde ou um vínculo com algum serviço de saúde que lhes garanta essa assessoria, por outro lado, a existência dessa assessoria não garante que as informações sejam usadas de forma adequada; os pais trabalham e quase nunca têm tempo ou disponibilidade; nem o governo, nem o setor privado parecem muito dispostos a investir em programas de creche e de promoção de saúde ou, quando o fazem, os recursos são temporários ou limitados. Colocados numa balança, as dificuldades e os obstáculos parecem pesar bem mais do que as vantagens e os benefícios. Porém, deve ficar claro que esse é um processo de construção, em desenvolvimento, com o qual muito já se conseguiu, porém muito mais se pode avançar.

"Em uma sociedade como esta, não podemos revolucionar com palavras, associações ou instituições, mas somente com a vida, porque a vida é um grande fato contra o qual as ideologias políticas jamais conseguirão vencer. (...) Muitos falaram de revolução e voltaram a ser instrumentos de poder. Por isso, é uma aposta no homem novo, é uma aposta na vida o que nos deve determinar, e não uma clareza ou uma energia de discurso e de organização. Mas é em mim que o homem novo deve surgir e deve demonstrar-se, porque não é na sua vida que eu posso apostar, mas na minha. (...)

A mudança profunda que a nossa história exige é a recuperação daquilo que se deve ser, e isto brota como fruto da consciência daquilo que se é.

A pessoa pode ser despreparada, pobre, complicada ou frágil, mas a consciência do 'que sou eu' é o ponto de partida que nenhum mal pode tirar dela, é o princípio contínuo de ressurreição, é como o recife que a tempestade pode encobrir, mas que não consegue nunca arrancar dali e em um instante de calmaria desponta."

BIBLIOGRAFIA

1. AUGUSTO, M. – *Comunidade Infantil e Creche*. 2ª ed., Rio de Janeiro, Guanabara Koogan, 1985. 2. BARTLETT, A.V. et al. – Diarrheal illness amon infants and toddlers in day car centers. I. Epidemiology and pathogens. *J. Pediatr.* **107**:495, 1985. 3. BARTLETT, A.V.; REVES, R.R. & PICKERING, L.K. – Rotavirus in infant-toddler day care enters: epidemiology relevant to disease control strategies. *J. Pediatr.* **113**:435, 1988. 4. CVE – Centro de Vigilância Epidemiológica "Prof. Alexandre Vranjac" – Ofício circular CVE nº 167/94. 5. CVE – Centro de Vigilância Epidemiológica "Prof. Alexandre Vranjac" – Secretaria de Estado da Saúde, SP. Doença Meningogócica – Normas e Instruções, 1995, p. 41. 6. GAYOTTO, M.L.C. et al. – *Creches: Desafios e Contradições da Criação Coletiva da Criança Pequena*. São Paulo, Ícone, 1992. 7. GOODMAN, R.A. et al. – Infectious diseases and child day care. *Pediatrics* **74**:134, 1984. 8. HASKINS, R. & KOTCH, J. – Day-care and illness: evidence, costs, and public policy. *Pediatrics* **77**:951, 1986. 9. HJELT, K. et al. – Acute gastroenteritis in children attendim day-care centers with special reference to rotavirus infections. *Acta Pediat. Scand.* **76**:763, 1987. 10. LEMP, G.F. et al. – The relationship of staff to the incidence of diarrhea in day-care centers. *Am. J. Epidemiol.* **120**:750, 1984. 11. LUIGI, G. – *Il Rischio Educativo, 1977*. Itália, Jaca Book, 1995. 12. MATSON, D.O. – Viral gastroenteritis in day-care settings: epidemiology and new developments. *Pediatrics* **94**:999, 1994. 13. NELSON, G. & HENDRICKS, C. – Health education needs in child care programs. *J. School Health.* **589**:360, 1988. 14. OLIVEIRA, Z.M.; MELLO, A.M.; VITÓRIA, T. & FERREIRA, M.C.R. – *Creches: Crianças, Faz de Conta & Cia.* 4ª ed., Petrópolis, Vozes, 1995. 15. OSTERHOLM, M.T. – Infectious disease in child day-care: an overview. *Pediatrics* **94**:987, 1994. 16. PICKERING, L.K. et al. – Asymptomatic excretion of rotavirus before and after rotavirus diarrhea in childrenin day-care centers. *J. Pediatr.* **112**:361, 1988. 17. RED BOOK – *Report of the Committee on Infections Diseases*. 24th ed., American Academy of Pediatrics, 1977. 18. SALTIEL, M. & SULLEROT, E. – *Les Crèches et les Equipements D'Accueil Pour la Petite Enfance*. France, Hachette Littérature, 1974. 19. SARGENT, S.J. & MARTIN, J.T. – Sabies outbreak in a day-care center. *Pediatrics* **94**:1012, 1994. 20. SCWARTZ, M.D. et al. – Respiratory infections in day-care. *Pediatrics* **94**:1018, 1994. 21. Secretaria Municipal da Família e Bem-Estar Social – FABES – *Creche: Manual de Saúde*. Vol. I, São Paulo, 1984. 22. TEELE, D.W.; KLEIN, J.O.; ROSNER, B. & Great Boston Otitis Media Study Group – Epidemiology of otitis media during the first seven years of life in children in Greater Boston: a prospective cohort study. *J. Infect. Dis.* **160**:83, 1989. 23. THACKER, S.P. – Infectious diseases and injuries in child day-care: opportunities for healthier children. *JAMA* **268**:1720, 1992. 24. TOS, M.; POULSEN, G. & BORCH, J. – Tympanometry in 2-year-old children. *ORL* **40**:77, 1978. 25. WALD, E.R. et al. – Frequency and severity of infections in day-care. *J. Pediatr.* **112**:540-546, 1988. 26. WALD, E.R.; GUERRA, N. & BYERS, C. – Upper respiratory tract infections in young children: duration of and frequency of complications. *Pediatrics* **87**:129, 1991.

SEÇÃO II **O Escolar**

coordenadora LUIZA A. SUMAN MASCARETTI

1 Observação Clínica do Escolar

LUIZA A. SUMAN MASCARETTI

O Departamento de Pediatria da Faculdade de Medicina da Universidade de São Paulo exerce ações docentes, assistenciais e de investigação científica no Centro de Saúde Escola "Prof. Samuel B. Pessoa", no Butantã, ao lado da Cidade Universitária. Trata-se de um convênio entre nosso Departamento e a Secretaria de Estado de Saúde de São Paulo.

Nesse local passam por ano 180 alunos do 3º ano, 180 do 4º ano, 180 do 5º ano e 40 residentes de Pediatria. Os alunos da graduação e residência realizam consultas de Puericultura para uma população de crianças de 0 a 12 anos residentes em duas áreas do Butantã. Cuidados preventivos relativos a alimentação, vacinação, crescimento e desenvolvimento, ambiente físico e emocional são pontos fundamentais em nossas consultas.

Trabalhando como docente junto ao grupo de estudantes, há muitos anos verifiquei que lactentes comparecem periodicamente ao Centro de Saúde para consulta, também os pré-escolares, porém o escolar é faltoso.

Nossa rotina para lactentes é no início consultas mensais e depois a cada dois meses. Para os pré-escolares, a consulta de Puericultura deve ser realizada a cada seis meses (se não houver intercorrências).

Consideramos que, na idade escolar, a criança deve fazer consulta de Puericultura pelo menos uma vez por ano. Infelizmente, nosso escolar procurava o Centro de Saúde apenas quando estava doente e, como ficam "pouco doentes" nessa fase, segundo os pais, não vinham para revisão clínica e prevenção aos agravos possíveis de

617

serem prevenidos. Isso não acontece apenas em nossos serviços de atenção primária, mas também ocorre com muita freqüência nos consultórios de pediatras.

Desse modo, não só o aluno de medicina, como também os pediatras ficam pouco treinados a realizar uma observação clínica abrangente e adequada para criança na idade escolar. Decidimos então criar em nossos serviços um "laboratório de ensino" para que o aluno aprenda a estudar globalmente crianças escolares.

Durante um período por semana, cinco residentes atendem apenas escolares. Distribuímos um roteiro de anamnese e exame físico para ser aplicado às crianças nessa faixa etária. Esse roteiro foi desenvolvido inicialmente por uma equipe multiprofissional da Seção de Assistência Comunitária do Instituto da Criança, da qual fazemos parte. Foi modificado por nós, depois de aplicá-lo durante anos. Suprimos o exame neurológico evolutivo e, após aplicarmos testes por idade para avaliação do desenvolvimento neuropsicomotor (DNPM), decidimos substituí-los, pois mostravam-se não adequados à nossa população. Atualmente, estamos utilizando um roteiro para avaliação do DNPM e também um "screening" para avaliação da linguagem, audição e fala. Esses "screenings" foram desenvolvidos por um grupo de trabalho, do qual fizemos parte, no Centro de Saúde Escola, em 1977 (Sucupira, A.C. e cols.). Eles não especificam idades, mas são apropriados para a faixa etária do escolar.

Verificamos que, sendo a anamnese bastante detalhada na maioria das vezes, não é necessário aplicar o material específico para DNPM, fala, audição e linguagem, apenas os utilizamos em casos de dúvidas.

ROTEIRO DE ANAMNESE

1. Nome, endereço e procedência.
2. Data de nascimento, idade, sexo e raça.
3. Data de consulta e nome do médico.
4. Queixa atual/sintomatologia atual.
5. ISDA – presença e conduta materna diante de:
   - Segmento cefálico:
     – cefaléia;
     – otite de repetição;
     – dificuldade visual (estrabismo e dificuldade para ler);
     – dificuldade para ouvir;
     – amigdalite.
   - Aparelho cardiorrespiratório – quadro asmático.
   - Trato gastrintestinal – hábito intestinal:
     – dor abdominal recorrente.
   - Trato geniturinário: enurese noturna, corrimento vaginal.
   - Aparelho osteoarticular: dor, dificuldade de deambulação.
6. Antecedentes – pré e perineonatais (planejamento da gravidez, aceitação, rejeição):
   - Condições do nascimento (normal, fórceps, prematuro), anoxia perinatal, parto prolongado, sofrimento fetal.
7. Antecedentes mórbidos:
   - Doenças que já teve, número de vezes, idade, internações (duração).
   - Doenças crônicas: tratamento e seguimento.
   - Acidentes: tipo e grau de lesões, número de vezes, idade, local.
8. Vacinação:
   - DPT, Sabin, sarampo, BCG-intradérmico, MMR e outras.
9. História e antecedentes familiares:
   - Procedência: tempo e residência em São Paulo e naturalidade dos pais.
   - Idade dos pais, situação conjugal.
   - Profissão/ocupação, escolaridade dos pais, renda do mês anterior.
   - Irmão: número de irmãos, idade, escolaridade e trabalho.
   - Agregados: idem ao anterior.
   - Saúde dos familiares e/ou agregados:
     – doenças hereditárias e outros problemas de saúde (alcoolismo, enurese);
     – problemas de relacionamento intrafamiliares.
10. Alimentação (anterior e atual):
    - Alimentação – primeiro ano de vida (sucintamente):
      – aleitamento natural: duração e dificuldades;
      – quando se introduziu leite de vaca e mamadeira, concentração e volume/dia;
      – quando fez a introdução: fruta, ovo, refeição de sal.
    - Alimentação atual:
      – tipo de alimentos que costuma comprar na semana;
      – qual desses alimentos a criança costuma comer;
      – o que normalmente a criança come nas diferentes refeições (alimentos e freqüência);
      – horário, local de refeição e técnica de administração;
      – aceitação da alimentação;
      – aceitação da merenda escolar;
      – detalhamento para crianças com peso abaixo do percentil 10 ou clinicamente desnutridas.
    - Adequação do consumo dos alimentos, segundo a freqüência:
      – fonte de proteína animal (carnes, ovos, peixes, miúdos etc.): 3 vezes/semana;
      – cereais e seus produtos (pão, macarrão, arroz etc.): diariamente;
      – leguminosas (feijão, lentilhas etc.): diariamente;
      – hortaliças ou frutas: diariamente;
      – leite ou derivados (queijo etc.): 3 vezes/semana.
11. DNPM:
    - Antecedentes de desenvolvimento.
    - Idade em que sentou, andou, falou.
    - Controle, esfincteriano (início e técnica utilizada para treinamento e quando conseguiu o controle).
      Observação: **para todas as idades**:
      – escrever ou desenhar o que quiser na folha de papel em branco;
      – anotar a mão que usa ao desenhar;
      – pedir para completar o desenho da figura humana (o examinador desenha com lápis e dá os lápis de cor para a criança).
12. Linguagem:
    - Época do início: atrasos.
    - Fala infantil.
    - Gagueira.
    - Dislalia (troca de letra).
    - Outros distúrbios.
13. Escolaridade:
    - Quando iniciou.
    - Preparo para a entrada na escola (creche, pré-escola).
    - Reação da criança.
    - Série e turno que freqüenta atualmente.
    - Verificar grau de interesse da criança e horário de estudo.
    - Opinião da criança sobre a escola (e se ela gosta de estudar).
    - Opinião das mães sobre o rendimento escolar da criança. Por quê?
    - Repetência?: série, número de vezes, motivo e opinião da mãe.
    - Atitude dos familiares diante das atividades escolares (apoio, desinteresse, rejeição, cobrança excessiva).
    - Local para estudo e interferências.

- Dificuldades apresentadas na escola (hiperatividade, dispersão, coordenação motora, não aprende na escola, desastrada, tiques, agressividade, negativismo, timidez, desinteresse pela escola).

14. Disciplina:
   - Métodos educativos preferidos pelos pais (tipo e freqüência de castigos, mimos, preferências, divergências entre os responsáveis).
   - Reação da criança aos métodos disciplinares (birras, resistência passiva, rebeldia etc.).
   - Verificar interferência de parentes próximos.

15. Atividade lúdica:
   - De que prefere brincar.
   - Tipos de jogos preferidos: se individuais ou coletivos.
   - Material de brinquedo que possui.
   - Se existem limitações impostas: familiares e ambientais.
   - Se vê televisão (quanto tempo).

16. Sociabilidade:
   - Explorar a opinião da mãe sobre o comportamento da criança (por exemplo, por que acha que a criança é tímida?).
   - Investigar relacionamento familiar e extrafamiliar:
     - início da socialização extrafamiliar;
     - tipos de colegas com quem se relaciona mais freqüentemente.

17. Sexualidade:
   - Curiosidade sexual da criança, respostas fornecidas pela mãe e atitude da criança perante as respostas.
   - Investigar: manipulação, masturbação, problemas de sexualidade e comportamento dos familiares.

18. Rotina de vida:
   - Hábitos (descrever o dia-padrão da criança).
   - Quem cuida da criança.
   - Horários (hora de estudo, hora de brincar, hora de dormir).
   - Hábitos e problemas (falta de horário, se dorme durante o dia, dorme na cama dos pais, medo do escuro).
   - Sono agitado, calmo, se dorme rápido ou demora para dormir.
   - Terror noturno e sonambulismo.
   - Se a criança ajuda em casa (toma conta dos irmãos, faz comida, faz compras, arruma a casa).

19. Habitação:
   - Posse, tipo de construção e número de cômodos (exceto banheiro).
   - Saneamento (água, esgoto, lixo).
   - Presença de animais.
   - Conforto térmico (insolação, ventilação, umidade).
   - Luz elétrica.
   - Número de pessoas que moram na casa e distribuição ao dormir.

ROTEIRO DE EXAME FÍSICO

1. Exame físico geral (o tradicional)
   - Acrescentar:
     - equilíbrio + marcha;
     - sensibilidade;
     - coordenação motora;
     - reflexos.
   - Linguagem:
     - oral e escrita.

2. Exame especial
   - Dentes.
   - Otoscopia.
   - Acuidade visual (Snellen).
   - Acuidade auditiva.
   - Postura e coluna.

AVALIAÇÃO DO DESENVOLVIMENTO

1. Memória
   - Global:
     - faz compras corretamente (sem necessidade de listas escritas);
     - descrever um passeio, contar uma história;
     - relatar como vai para a escola ou para casa.
   - Visual:
     - reconhecer símbolos de sinais presentes em sua vida como cor ou outra característica do carro da família ou ônibus que usa;
     - reproduzir de memória um desenho simples mostrado imediatamente antes;
     - identificar cores.
   - Auditiva:
     - reconhecer sons musicais de que gosta;
     - repetir seqüências simples de números ou palavras;
     - obedecer a uma seqüência de ordens simples.

2. Raciocínio aritmético
   - Identificar numerais, número de irmãos.
   - Saber contar, fazer contas.
   - Lidar com dinheiro, compras, troco.

3. Relação espacial
   - Utilizando objetos do consultório, desenho ou partes do próprio corpo, avaliar conceitos de: em cima, embaixo, ao lado, dentro, fora, sair, entrar, longe, perto.

4. Esquema corporal
   - Denominar/apontar partes do corpo.
   - Pular/andar para a frente, para trás e para os lados, com os olhos abertos e fechados.
   - Noção de lateralidade: direita/esquerda (não se trata de denominar, mas perceber a diferença).

5. Relação temporal
   - Conceitos de antes, durante, depois, dia, semana, mês (em relação a data de aniversário, festas, horários na escola, refeições, irmãos mais velhos e mais novos).
   - Ritmo:
     - conceito de mais rápido ou mais lento (por exemplo: conversar, andar);
     - assobiar, batucar, mímica.

6. Tamanho, formas, cores – usando objetos de casa ou do ambulatório
   - Conceitos de igual *versus* diferente:
     - maior, menor, igual;
     - mais leve, mais pesado.
   - Diferenciar formas geométricas apresentadas:
     - não se trata de denominar, o que requer conhecimento prévio, mas perceber igualmente as diferenças.
   - Identificar cores:
     - se a criança não conhece cores, verificar se discrimina cores iguais e diferentes.

7. Coordenação motora e equilíbrio
   - Usar preferencialmente brinquedos.
   - Andar de bicicleta, subir em árvores, jogar bola, correr.
   - Fazer/empinar pipa ou quadrado.
   - Desenhar, brinquedos de armar, quebra-cabeças.

AVALIAÇÃO DA AUDIÇÃO E FALA ("SCREENING")

1. Audição
   - Reação a barulhos: latido, avião, buzina, carro, reconhece o som do carro do pai?
   - Campainha de telefone.
   - Campainha ou palma: percebe? Chama a mãe para atender?
   - Atende ao telefone.

- Assiste à TV: volume alto?
- Reconhece os sons (música etc.) dos programas que gosta (quando está longe, vem correndo assistir?).
- Rádio: volume muito alto? Encosta o ouvido?
- Compreensão: obediência, distração etc.
- Atende a ordens verbais não acompanhadas por gestos (utilizar situações agradáveis para a criança, como "vá buscar os sapatos para passear").
- Atende a chamados.

Em caso de dúvidas, tente conversar de costas para a criança (para que não ocorra leitura labial).

2. Fala
- Fala de modo inteligível:
  - outras pessoas entendem o que a criança fala (exceto a mãe e irmãos muito ligados).
- Consegue fazer compras sem lista escrita.
- Consegue contar histórias ou algumas experiências anteriores (passeio, brincadeira etc.) para o examinador.
- Trocas ou uniões de letras:
  - diferenciar de padrões sócio-culturais, como "brusa" por blusa, "crube" por clube etc.
- Se a criança já estiver alfabetizada, pedir para ler palavras simples e fazer pequenos ditados (com palavras soltas, não utilizando frases, pois a criança, mesmo com déficit de discriminação auditiva, pode perceber pelo sentido).
- Em caso de dúvida, pedir para a criança repetir palavras soltas, estando de costas para o examinador, que deve dizer as palavras em voz baixa, pausada, monótona (sem entonação). Exemplos: faca/vaca – pente/dente – dado/pato:
  - se a criança não conseguir falar corretamente, apresentar as frases (exemplos: faca/vaca, faca/faca, vaca/vaca) pedindo para dizer se são palavras iguais ou diferentes;
  - grupos consonantais: prato, Brasil, frente, clara, blusa, macarrão;
  - pedir à mãe que traga alguns cadernos da criança.

3. Exame físico
O tradicional acrescido de avaliação da:
- Visão.
- Fala.
- Audição.
- Postura e coluna.
- Saúde bucal.

CONDUTA CLÍNICA

Listagem de problemas, revisando:
- Crescimento.
- Estado nutricional.
- Alimentação.
- Imunização.
- Escolaridade.
- Sinais de puberdade.
- Distúrbios da visão, audição e fala.
- Problemas psicológicos.
- Situação sócio-econômica.
- Meio ambiente (lazer).
- Educação social.
- Distúrbios clínicos propriamente ditos.

O pediatra deverá, então, diante desta listagem de problemas, estabelecer prioridades e fazer um plano de saúde para o escolar de acordo com as suas necessidades.

TRATAMENTO

- Medicamentoso e outros.
- Exames subsidiários.
- Encaminhamentos e outros profissionais.
- Orientação geral e específica.
- Atendimento de equipe.

Neste item, gostaríamos de ressaltar o importante papel da professora na abordagem do escolar, devendo o pediatra interagir com ela por "carta", telefone e outros meios, sempre que necessário.

Considerações a respeito da consulta do escolar
1. Nessa faixa etária, a criança pode e deve participar da consulta, já conseguindo informar o pediatra de um modo bastante adequado.
2. Os pais, no entanto, não devem ser excluídos durante a consulta.
3. Nesse período de vida, é comum as dificuldades escolares. Mesmo quando não são explicitadas, o pediatra deve conversar sobre o desempenho escolar.
4. É comum, por mau rendimento escolar, as professoras encaminharem para psicólogos, fonoaudiólogos diretamente, sem passar pelo pediatra. O pediatra deve avaliar e emitir sua opinião para os pais e as crianças.
5. Na idade do escolar, verifica-se que pouca atenção é dada à sociabilidade e ao lazer. O pediatra deve orientar pais e crianças nesses aspectos.
6. É comum um excesso de "atividades outras" que não a de estar na escola. O pediatra deve orientar a família no roteiro de vida do escolar.
7. A educação sexual não é feita para a maioria das crianças. O pediatra deve participar com a família no sentido de exercê-la.
8. A professora é muito esquecida por parte dos pediatras. Devem interagir.

BIBLIOGRAFIA

1. FERNANDES, B.J. – Observação clínica do escolar. In Marcondes, E., coord. *Pediatria Básica*. 8ª ed., São Paulo, Sarvier, 1991, p. 519.

| 2 | **Morbidade e Mortalidade do Escolar** |

JOSÉ AUGUSTO NIGRO CONCEIÇÃO

Preliminarmente, como advertências ao leitor, deve-se notar que:
- As referências aqui feitas ao "escolar" relacionam-se às crianças e aos adolescentes de 5 a 14 anos de idade, e não à faixa etária denominada "escolar", de 7 a 9 anos.
- Os dados gerais apresentados dizem respeito a todas as crianças e adolescentes de 5 a 14 anos, da área geográfica referida, e não apenas àquelas escolarizadas. Nessa situação, como, em nosso meio, na medida em que eleva o número da série cursada do primeiro grau, aumenta, também, a proporção de crianças e adolescentes pertencentes a famílias mais privilegiadas economicamente, os dados refletem uma situação pior que a real das crianças escolarizadas.

• Como os dados não são estratificados por regiões, cidades ou bairros, eles revelam uma situação *média* da área geográfica referida. Portanto, em muitas situações, estão encobertas diferenças internas dentro da área – que podem ser grandes – em conseqüência de marcantes desigualdades de condição de vida de populações heterogêneas. Por exemplo, segundo Yunes, 1983, o coeficiente de mortalidade infantil no município de São Paulo, em 1978, era, em *média*, 64/1.000 nascidos vivos. Entretanto, no subdistrito de Cerqueira César, onde a renda média *per capita* era de 4,1 salários mínimos, a mortalidade infantil foi de 22/1.000, enquanto no distrito de Santo Amaro, com uma renda média *per capita* de 1,7 salário mínimo, a mortalidade infantil foi de 150,1/1.000 nascidos vivos. Ainda mais, dados do *Anuário Estatístico do Brasil – 1986*, publicado em 1987, informam que o coeficiente de mortalidade infantil *médio* no Brasil, em 1985, era de 49,2/1.000 nascidos vivos. Esse dado, entretanto, inclui variações desde 144,6/1.000, em Pernambuco, até 38,1/1.000 e 29,5/1.000, em São Paulo e Rio Grande do Sul, respectivamente.

• Finalmente, as estatísticas oficiais disponíveis, com freqüência, estão defasadas de alguns anos. Por exemplo, a publicação *Estatísticas de Mortalidade: Brasil – 1985*, do Ministério da Saúde, foi editada em 1988; o *Anuário Estatístico do Brasil – 1992*, reimpresso em 1993, contém dados referentes ao ano de 1987. Dessa forma, os dados geralmente não refletem a situação atual, que desconhecemos.

MORTALIDADE DE 5 A 14 ANOS DE IDADE

Dados das OMS/OPAS, 1986, sobre as condições de saúde das Américas, mostram que a mortalidade proporcional dessa faixa etária é muito baixa: 0,2% no Canadá, em 1984; 0,4% na Argentina, em 1981; 0,5% nos Estados Unidos, em 1983; 1,4% no Chile, em 1983; 1,5% em Cuba, em 1983; 2% no Brasil, em 1983; e 3,2% na Colômbia, em 1981.

Dados de 1987, publicados no *Anuário Estatístico do Brasil – 1992*, reimpresso em 1993, indicam que houve 15.494 óbitos de crianças e adolescentes de 5 a 14 anos, no Brasil, para um total de 799.620 óbitos de todas as idades, com 1,9% de mortalidade proporcional. Essa baixa mortalidade proporcional da faixa etária dos 5 aos 14 anos, fato conhecido universalmente, é uma explicação – usada por muitos como justificativa – para o abandono da realização de atividades governamentais de assistência médica ao escolar.

Um aspecto que merece destaque, ao se analisar a mortalidade dessa faixa etária, é o percentual desses óbitos que ocorrem por sintomas e estados mórbidos mal definidos. Nessa denominação estão incluídos os óbitos sem assistência médica, o que reflete a situação de assistência à saúde da população. Nessa visão, nos mesmos anos referidos anteriormente (OMS/OPAS, 1986) para diversos países das Américas, Cuba apresentou 0,5%, Estados Unidos 1,4%, Canadá 1,7%, Argentina 5,7%, Chile 7,8%, Colômbia 8,1% e Brasil 18,7% de óbitos com sintomas e estados mórbidos mal definidos. Excluídos os óbitos de causas mal definidas, para todos os países citados, a primeira grande causa de mortes nessa faixa etária são os acidentes, e a segunda, os tumores malignos. A terceira causa, para os Estados Unidos, Canadá e Cuba, são as anomalias congênitas; para a Argentina, as doenças do coração; e para o Brasil, Chile e Colômbia, gripe e pneumonia. Pelos dados de 1987, publicados no *Anuário Estatístico do Brasil – 1992*, reimpresso em 1993, as causas mal definidas representam 16% dos óbitos de 5 a 14 anos (2.475 em 15.494). Nesse ano, as causas externas (acidentes, homicídios, suicídios e outros), excluídos os óbitos de causas mal definidas, respondem por 47,7% dos óbitos (6.216), enquanto as mortes por doenças infecciosas e parasitárias, em segundo lugar, representam 9,9% (1.294), seguidas de óbitos por neoplasmas, com 9,7% (1.263), por doenças do aparelho respiratório, com 8,4% (1.097).

Para o município de São Paulo, em *Estatísticas de Mortalidade: Brasil – 1983*, as causas mal definidas representam menos de 1% das mortes de crianças e adolescentes de 5 a 14 anos de idade. As causas externas, que incluem acidentes, homicídios e suicídios, ocupam o primeiro lugar, sendo responsáveis por 50% das mortes. Em segundo lugar estão os neoplasmas, com 13,4%, e, em terceiro, encontram-se as doenças do aparelho respiratório, com 8,8%. Estudo detalhado a respeito da mortalidade por acidentes e violências, no município de São Paulo, em 1985, feito por Mello Jorge, 1988, mostra que, entre as causas externas de mortes, os acidentes representam 78,3% (264 em 337 óbitos de 5 a 14 anos); os homicídios, 18,4% (62 em 337); e os suicídios, 3% (10 em 337).

Chama a atenção que, entre os 264 óbitos por acidentes, 71,6% destes (189 em 264) foram ocasionados por acidentes de transportes, que, por si só, representam 56% de todas as mortes de 5 a 14 anos (189 em 337). Por outro lado, no total das mortes por causas externas, nessa faixa etária, o sexo masculino contribuiu com 77,4% dos casos (261 em 337). Essa participação majoritária masculina só não é verdadeira para as mortes por suicídio, nas quais as mulheres representam 80% dos casos (8 em 10 óbitos). Um aspecto importante, levantado por Mello Jorge, é a relação entre as causas externas de morte e a freqüência ou não à escola. Entre as 260 crianças e adolescentes com 7 ou mais anos de idade, com informação sobre a freqüência à escola, 39 (15%) não freqüentavam a escola na época do óbito. Entre as que cursavam série compatível com sua idade (133), 90,2% morreram de acidente; 6,8%, de homicídio; e 3%, de suicídio. Entre as 86 que cursavam série incompatível com suas respectivas idades, por haverem repetido dois ou mais anos ou ingressado tardiamente na escola, 75,6% faleceram de acidente, 20,9%, de homicídio; e 3,5%, de suicídio. Contrariamente, entre as 39 que não freqüentavam a escola por ocasião do óbito, 61,5% faleceram por homicídio; 30,8%, de acidente; e 7,7%, de suicídio. Esses dados parecem caracterizar, segundo Mello Jorge, 1988, que a população de crianças e adolescentes falecidos por homicídios tem perfil próprio, diferente do apresentado pelos que morreram por outros tipos de acidentes/violências.

Entre os adolescentes de 10 a 14 anos com informações conhecidas a respeito do uso de fumo, álcool e drogas, verifica-se que 18% fumavam, 11,5% faziam uso de bebidas alcoólicas e 10,2% faziam uso de drogas. Entre os que fumavam, 75,8% dos óbitos foram por homicídio, contra 82,8% de óbitos por acidentes entre os que não fumavam. Entre os que usavam bebidas alcoólicas, 61,9% morreram por homicídio, contra 74,4% de mortes por acidentes entre os que não usavam o álcool. Entre os que usavam drogas, 77,7% morreram por homicídio, contra 80,4% de mortes por acidentes entre os que não usavam drogas. Em relação as mortes por suicídio, os valores percentuais giram, indistintamente, ao redor de 5% para todos os grupos.

MORBIDADE DE 5 A 14 ANOS DE IDADE

Levando-se em conta que essa faixa etária é aquela em que a mortalidade é proporcionalmente mais baixa, deduz-se que as doenças orgânicas das crianças e dos adolescentes desse grupo são quantitativamente menos graves. Essa afirmativa é verdadeira se relacionamos a gravidade das doenças com a perda de vidas. Entretanto, se considerarmos como problemas de saúde não apenas aqueles orgânicos, que podem levar à morte, mas também os problemas de ordem psíquica e social, e, ainda, se incluirmos como doenças que mereçam nossa atenção a repetência e a evasão escolares, a expectativa de baixa morbidade dessa faixa etária desaparece.

Se para a mortalidade, evento marcante para a vida de uma sociedade, os dados de que dispomos são muito defasados no tempo – geralmente de quatro a cinco anos –, para a morbidade o marcante é a falta de dados abrangentes e comparáveis. Se se lembrar de que em muitos locais públicos de assistência médica não se dispõe de sequer prontuário do cliente e que, nessas circunstâncias, em muitos serviços os diagnósticos são fabricados por atendentes para efeitos estatísticos, verifica-se que, concretamente, podemos falar muito pouco de dados de morbidade. Dados de morbidade nacionais não existem, e os dados que dispomos são esparsos e muito defasados no tempo. Por exemplo, em 1986, o então Departamento de Assistência ao Escolar, da Secretaria de Educação do Estado de São Paulo, publicou o *Relatório de Atendimentos Médicos do Escolar no Exercício de 1978*, isto é, de oito anos atrás e, na mesma ocasião, divulgou alguns dados do *Projeto Diagnóstico de Saúde Escolar 1980-1982*. Do mesmo modo, o Departamento de Assistência ao Educando da Secretaria de Educação e Cultura do Estado do Rio Grande do Sul, em publicação de 1986, apresenta dados de morbidade daquele Estado de 1982 e um levantamento de condições de saúde de escolares do município de São Paulo da década de 1960. Dessa forma, considero pertinente apresentar dados obtidos de levantamento exaustivo de todas as 788 crianças e adolescentes de uma escola pública de primeiro grau de um bairro de classe média, no município de São Paulo, que foram objeto de Tese de Doutoramento em Pediatria Preventiva e Social, sob o título *Aspectos Médico-sociais do Rendimento Escolar*, apresentada à Faculdade de Medicina da Universidade de São Paulo (Conceição, 1979). Nessa pesquisa, as crianças e os adolescentes foram acompanhados por cinco anos sucessivos quanto ao desempenho escolar e classificados em:

- aprovados cinco anos sucessivos;
- repetentes uma ou mais vezes e
- aprovados um, dois, três ou quatro anos sucessivos e que deixaram aquela escola sem completar o período de cinco anos de seguimento.

A partir dessas categorias, analisa-se a significância estatística de associações com diversas características individuais físicas e psicossociais, bem como com as características de ambiente físico e social de vida desses escolares.

Estado nutricional

Conceição, 1979, usando o critério de Gomes e tendo como base os pesos médios estabelecidos para a classe IV, por Marques e cols., 1975, encontrou 43,2% de desnutridos entre os 220 alunos de primeira série. Entretanto, nos que cursavam a quarta série, esse percentual caiu para 24,4%, possivelmente como reflexo da seleção dos alunos procedentes de famílias economicamente mais privilegiadas, que permanecem na escola.

Na rede pública estadual de primeiro grau do Rio Grande do Sul, na inspeção médica de 1981, realizada em 67.901 escolares novos e repetentes de primeira série, foram encontrados 10,8% de crianças classificadas como desnutridas nos alunos novos (4.881/45.213) contra 13,5% nos repetentes (3.063/22.688).

Em São Paulo, no *Projeto Diagnóstico de Saúde Escolar 1980-1982*, o Departamento de Assistência ao Escolar indica que, segundo o critério de Gomes, 45,6% dos ingressantes do primeiro grau, em 1980, apresentavam algum grau de desnutrição. É interessante notar que o mesmo Departamento de Assistência ao Escolar, no *Diagnóstico de Saúde Escolar – 1978*, nos dados referentes ao exame de 132.618 escolares, de todas as séries, encontra apenas 3.550 alunos com avitaminoses e outras doenças nutricionais, isto é, menos de 2,7% de alunos com problemas nutricionais. Essa enorme disparidade de resultados relativamente à desnutrição, em dados da mesma área geográfica, serve para chamar a atenção para a possibilidade de um erro de interpretação muito comum, resultante da diversidade de critérios de diferentes levantamentos de dados. No caso citado, os dados de 1978 correspondem a anotações de diagnósticos de escolares examinados a partir de queixas específicas e, possivelmente, com anotação apenas do diagnóstico da doença que determinou a demanda. Nessa situação, tais dados devem ser totalmente ignorados como refletindo a prevalência de desnutridos na população de escolares. É interessante notar que, nesse levantamento, por sua metodologia, para algumas doenças os dados são inferiores ao que ocorre na população total, como é o caso das doenças agudas. Portanto, dados colhidos a partir de amostras não-aleatórias, ou seja, de amostras selecionadas ou viezadas, os resultados não são transponíveis para a população geral dos escolares.

Tendo em vista que as seqüelas da desnutrição na população são indicadores seguros de más condições ambientais de vida pregressas, é sempre importante quantificar sua presença nessa faixa etária, pois a pobreza, trazendo irmanadas a falta de estimulação e a de alimentação adequadas, é fortemente associada à evasão e ao fracasso escolares. A baixa estatura no nível populacional é um parâmetro importante na demonstração de seqüela de desnutrição pregressa e, conseqüentemente, serve como elemento para a avaliação de condições pregressas de ambiente de vida.

Na tese de Conceição, 1979, 50% dos escolares de primeira série apresentavam estatura abaixo da média, enquanto na quarta série 48,6% estavam nessa situação. Entretanto, entre os alunos que cursavam a quarta série e que, posteriormente, foram *aprovados cinco anos sucessivos* até saírem do 1º grau, apenas 34,4% apresentaram estatura inferior ao padrão, enquanto entre os que sofreram alguma *reprovação* após a quarta série 64,8% apresentavam estatura nas condições citadas. Existiria dado mais objetivo que esse para demonstrar a brutal associação entre reprovações e condições pregressas de vida desfavoráveis?

Saúde bucal

No mesmo trabalho, Conceição, 1979, 64,4% de todas as crianças da escola apresentavam cáries dentárias, sendo que esse percentual foi de 71% nas ingressantes e 55,7% nas de quarta série. Esse elevado percentual de cáries na quarta série, apesar do desenvolvimento de um trabalho permanente realizado por odontólogos dentro da própria escola, demonstra a ineficácia dos programas exclusivamente curativos no controle da cárie dentária na população de escolares. Rodrigues e cols., em amostra representativa de 382 escolares, em São Paulo, encontraram 52,1% de casos de cáries. No Rio Grande do Sul, em levantamento do Departamento de Assistência ao Escolar da Secretaria da Educação, em 1980, o percentual de casos de cáries encontrado foi de 60%.

Acuidade visual e auditiva

Nos estudos de morbidade de crianças e adolescentes de 5 a 14 anos de idade, é relevante salientar as doenças que podem interferir diretamente no aprendizado, particularmente aquelas relacionadas com a visão e a audição.

A acuidade visual, isoladamente, talvez seja o aspecto de saúde mais pesquisado e divulgado em Saúde Escolar. Yunes relata que, em 126.128 escolares de 155 municípios do Nordeste, 10,8% apresentava defeito visual. Rodrigues e cols., 1972, no município de São Paulo, relatam 12% de suspeitos de deficiência visual, e Zacchi e cols., 1972, encontraram taxa de 30% em crianças de primeira série, com aplicação do teste de Snellen pelos professores. No *Projeto Diagnóstico de Saúde Escolar 1980-1982* foram encontrados apenas 5% de escolares com acuidade visual deficiente (3.408/68.039 dos testados). No estudo de Conceição, 1979, com testagem dos alunos pelos professores, encontraram-se 34% de suspeitos na primeira série e uma média de 34,8% nas quatro séries iniciais do 1º grau.

Relativamente à acuidade auditiva, no levantamento de Rodrigues e cols., 1972, em São Paulo, foram encontrados 7,2% de escolares com hipoacusia. Na tese de Conceição, 1979, encontraram-se 6,7% dos escolares de primeira à quarta séries com deficiência auditiva testada por audiometria.

Outros aspectos

Alta porcentagem de escolares apresenta hipertrofia amigdaliana, provavelmente pela própria fase de crescimento e desenvolvimento do sistema linfático. No estudo de Conceição, 1979, os percentuais encontrados foram muito próximos para os alunos de primeira e segundas séries, a saber, 71,2% e 72,5%, respectivamente. Para a terceira série, a porcentagem cai para 50,8% e, para a quarta, há queda acentuada, chegando a 22,2%. Como se chamou a atenção no início desta apresentação, novamente, o percentual médio da primeira à quarta séries encobre grandes diferenças internas na população analisada.

Antecedentes de acidentes e cirurgias

Com relação a acidentes, a primeira causa de morte na faixa etária que estamos analisando, na tese de Conceição, 1979, a taxa informada pelos familiares foi de 18% de alunos com antecedentes de acidentes. Evidentemente, só os acidentes significativos foram denunciados pela família. Para comparação, 11,1% dos alunos apresentaram antecedentes de intervenções cirúrgicas, sendo que, destas, dois terços correspondiam à amigdalectomia.

Mudanças de escola

Esse aspecto, até certo ponto, pode refletir uma problemática social e, nesse sentido, poderia ser considerado como uma morbidade social. No estudo de Conceição, 1979, 42,3% dos alunos da primeira à quarta séries haviam mudado uma ou mais vezes de escola. Saliente-se, entretanto, que as proporções são acentuadamente crescentes da primeira para a quarta série, a saber, 24,9%, 37,2%, 51,4% e 66%, respectivamente. Novamente, a média do grupo falseia uma visão clara do fato analisado.

Apesar das defasagens e imperfeições dos dados disponíveis, acreditamos que esta exposição possa servir de base para uma reflexão sobre as extremas diferenças nas situações sociais e ambientais de vida dos escolares e suas repercussões na Saúde e na Educação.

BIBLIOGRAFIA

1. *Anuário Estatístico do Brasil – 1986*, Fundação IBGE, Rio de Janeiro, 1987. 2. *Anuário Estatístico do Brasil – 1992*, Fundação IBGE, Rio de Janeiro, reimpressão 1993. 3. Brasil, Ministério da Saúde. *Estatísticas de Mortalidade: Brasil – 1983*. Rio de Janeiro, 1985. 4. Brasil, Ministério da Saúde. *Estatísticas de Mortalidade: Brasil – 1985*. Rio de Janeiro, 1988. 5. CONCEIÇÃO, J.A.N. – *Aspectos Médico-sociais do Rendimento Escolar*. Tese de Doutoramento. São Paulo, FMUSP, 1979. 6. MARQUES, R.M. et al. – *Crescimento de Niños Brasileños: Peso y Altura en Relatión com la Edad y el Sexo y la Influencia de Factores Socio-económicos*. Washington, OPAS, Publicación Científica, n° 389, 1975. 7. MELLO JORGE, M.H.P. – *Investigação sobre a Mortalidade por Acidentes e Violência na Infância*. Tese de Livre-Docência. São Paulo, FSPUSP, 1988. 8. OMS/OPAS – *Las Condiciones de Salud en las Américas 1981-1984*. Vol. 1. Washington, Publicación N. 500, 1986. 9. Rio Grande do Sul, Secretaria de Estado da Educação e Cultura, Departamento de Assistência ao Educando. *Saúde Escolar: Aspectos Médicos*. Porto Alegre, SEEC/DAE, 1986. 10. RODRIGUES, E.C. et al. – *Levantamento das condições de saúde de alunos dos estabelecimentos de ensino primário da Secretaria de Negócios da Educação do Governo do Estado, Município de São Paulo, Brasil. Rev. Saúde Publ. (São Paulo)* **6**:343, 1972. 11. São Paulo (Estado) Secretaria da Educação, Departamento de Assistência ao Escolar. *Relatório de Atendimentos Médicos do Escolar no Exercício de 1978*. São Paulo, SE/DAE, 1986. 12. São Paulo (Estado) Secretaria da Educação, Departamento de Assistência ao Escolar. *Projeto Diagnóstico de Saúde Escolar, Fase 1980/1982*. São Paulo, SE/DAE, 1986. 13. YUNES, J. – Características sócio-econômicas da mortalidade infantil em São Paulo. *Pediat. (S. Paulo)* **5**:162, 1983. 14. ZACCHI, M.A.S. et al. – Deficiência visual em escolares. *Pediat. Prát.* **43**:33, 1972.

---

3 Aspectos Sociais, Afetivos e Cognitivos da Saúde da Criança em Idade Escolar

MARIÂNGELA PINTO DE FONSECA WECHSLER
RUDOLF WECHSLER

A prática pediátrica nos mostra a importância do papel do médico pediatra no meio familiar, usualmente no que diz respeito aos aspectos orgânicos do desenvolvimento da criança. No entanto, essa mesma prática nos mostra o quão requisitado, explícita ou implicitamente, é o pediatra para o diagnóstico e a resolução de dúvidas e ansiedades maternas, sobretudo aquelas que se referem à fase primitiva do desenvolvimento (0-2 anos) e, também, às fases posteriores do pré-escolar, escolar e adolescente: normalidade do bebê, amamentação, divisão de trabalho em casa, o papel presente ou ausente do pai, relacionamento com outros filhos diante do nascimento do bebê, dificuldades escolares, alimentares, de relacionamento, distúrbios de comportamento, questões sobre sexualidade, punições, gratificações, limites, frustrações, estímulos, jogos, horários, entre outros.

Paralelamente a isso, sabe-se da importância da relação da díade mãe-bebê e, posteriormente, das relações mãe-pai-bebê, família-criança, sociedade-criança (creche, pré-escola, escola, outros) na construção dos aspectos sociais, afetivos e cognitivos do desenvolvimento infantil.

Reconhecer a saúde mental do escolar requer primeiramente o conhecimento de sua inserção na própria história de desenvolvimento dos aspectos sócio-afetivos-cognitivos da criança. Este, por sua vez, deve ser entendido de acordo com uma perspectiva na qual o sujeito é autor de sua história, o que privilegia suas ações no contexto familiar e escolar, fatias de um social mais amplo. A construção do "eu" é resultante de um longo processo intersubjetivo.

Os aspectos sócio-afetivos-cognitivos, constituintes da identidade do sujeito, são construídos no seu intercâmbio com objetos, pessoas e valores sociais com os quais ele se relaciona desde seu nascimento. Hoje, pesquisas vêm mostrando que, na verdade, estes iniciam sua construção ainda mais cedo, desde o momento da concepção do bebê. Dessa forma, os fatores que determinam essa construção vão para além do potencial genético, embora este contenha a direção que o desenvolvimento persegue, a qual necessita dos interlocutores presentes na vida social e das experiências resultantes das trocas com eles para atualizar-se. É um processo infindável, mas que desenha formas gerais e conteúdos específicos em determinados momentos. Aqui nos interessa, sobretudo, o momento do escolar.

Ora, o pediatra é o profissional que precocemente se insere na rede familiar, permanecendo, de alguma forma, por um longo período nela e, portanto, tendo um papel mais abrangente e significativo do que usualmente lhe é concedido pela formação e assumido pela sua prática. Papel este que poderia ser de informar e facilitar a construção dos aspectos sociais, afetivos e cognitivos das crianças nas suas diversas fases. Para exercê-lo adequadamente, deve apropriar-se de como se dá a aquisição do conhecimento nos seus vários aspectos, não se limitando em repassar para os pais apenas as informações sobre o desenvolvimento neuromotor e suas doenças, mas, sobretudo, formá-los numa perspectiva de inseri-los como co-responsáveis na construção da saúde de seus filhos. Paralelamente à essa formação junto aos pais, o pediatra também poderia atuar junto aos professores, tanto na rede pública quanto privada, proporcionando a eles um espaço de reflexão e formação, também, de seu papel profissional de educadores em saúde, na mesma perspectiva anterior, a de co-responsabilizá-los na longa construção do aprendizado formal e singular e, ao mesmo tempo, na construção da moral e da ética que tem como *locus* privilegiado as relações sociais. Dessa forma, a apropriação desse conhecimento dá ao pediatra tanto a possibilidade de formação de pais e professores, quanto a possibilidade de realizar diagnósticos precoces dos desvios desse desenvolvimento, de reconhecer seus limites de atuação e de encaminhar a profissionais especializados quando necessário, atuando, portanto, também como agente psicoprofilático.

Afinal, como se dá a aquisição do conhecimento? Do ponto de vista sócio-afetivo? Do ponto de vista cognitivo? Temos clareza que essa apresentação não poderá responder a essas questões na sua complexidade, sobretudo porque a ênfase dada será para a fase do escolar; no entanto, para compreendê-la temos que nos remeter à sua gênese.

Nosso referencial se baseia na construção e reconstrução contínua de conhecimentos, o que quer dizer que o que é apreendido e estruturado de um determinado modo, é reconstruído em um momento posterior com uma estruturação mais complexa e ampla, tanto do ponto de vista sócio-afetivo quanto cognitivo. Desse modo, *o padrão de relação afetiva* conquistado na adolescência e adultice que implica uma possibilidade de relações de mutualidade e reciprocidade, condição para uma "inversão de papel", tem sua origem em um padrão, primeiramente, indiferenciado de papéis no recém-nascido. Este, por sua vez, transforma-se em um outro mais amplo que outorga ao lactente a possibilidade de reconhecimento das diferenças entre ele, as "coisas" e as pessoas do mundo, ampliando-se ainda mais nos períodos pré-escolar e escolar, permitindo relações que abarquem duas, três pessoas e grupos, para então culminar em um novo modo de se relacionar calcado em uma estrutura que possibilite a compreensão de vários pontos de vista pertencentes ao mundo dos possíveis, na idade adulta.

Dito de uma outra forma, *sob o ponto de vista cognitivo*, podemos dizer que a estrutura pede uma função e o exercício dela não só "realimenta" a estrutura, como também a modifica. O bebê que suga o peito e garante sua sobrevivência não só aprende a mamar o peito, "realimentando" o esquema de sugar, mas apreende os outros objetos que podem ser sugáveis, distinguindo-os dos não-sugáveis. A criança pequena quando inicia o andar, "pedindo" para andar cada vez mais, passa, depois de um período, a usá-lo como um meio para conquistar o mundo ao redor. A criança maior, quando aprende a andar de bicicleta, depois da solidificação do aprendizado, passa também a usá-lo como meio para outros fins, por exemplo, passear no parque, e o adulto, que no início da maturidade tem seus primeiros projetos como um fim em si mesmo, os reconstitui como um meio para seu engajamento social efetivo. Assim, a aquisição do conhecimento, quer do ponto de vista sócio-afetivo, o qual desenha modos de se relacionar, quer do cognitivo, o qual é definido pelas estruturas construídas, consolida-se por um trabalho de reconstituição do conhecimento "antigo", o qual exige descentração e coordenação de pontos de vista; pressupõe, portanto, um trabalho ativo por parte do sujeito que deve ser entendido nas suas relações com o mundo ao

redor. São três as estruturas construídas ao longo da história do sujeito: a que capacita a representação do objeto ausente – função simbólica (± 2 anos); a estrutura de reversibilidade operatória (faixa do escolar ± 7-8 anos); e a estrutura que permite o entendimento do mundo das possibilidades, engendrando o trabalho com as hipóteses (± 11-12 anos). Se a direção estrutural é determinada geneticamente, portanto universal, tanto sua atualização quanto seus conteúdos são particulares, o que dá o sentido de sujeitos singulares construídos no intercâmbio constante com outras subjetividades.

Quais as principais características da fase do escolar?

A fase do escolar que abrange o período entre 7-8 e 11-12 anos é um momento marcado pela entrada da criança no aprendizado mais formal, ou seja, na escola. A partir dos 7-8 anos, se a criança estiver com a maturação adequada do sistema neuromuscular e endócrino, e, sobretudo, tiver tido condições de estimulação – experiências com os objetos, brincadeiras de "faz de conta" e uma "socialização doméstica" –, passa a vivenciar a socialização "comunitária" caracterizada pelo afastamento da intimidade da família nuclear e, ao mesmo tempo, por uma ampliação de suas relações. Desenvolve uma nova imagem de si, cada vez mais próxima da realidade, uma vez que seu pensamento se torna mais "lógico", embasado em dados da realidade, deixando para um segundo plano a vida de fantasia, na qual predominava o pensamento "mágico".

Se as experiências da criança levá-la rumo ao estabelecimento de relações de cooperação, assim como ao adestramento dos instintos, ela, por intermédio de seu sistema de auto-regulações, construirá uma estrutura que a capacite ao entendimento de *relações reversíveis*, sem a qual não teria possibilidades de se socializar e de se alfabetizar. Essa nova possibilidade permite à criança *classificar*, ou seja, agrupar vivências, fenômenos e objetos semelhantes e diferentes. Por exemplo, o escolar pode classificar as experiências de amor, de amizade, de carinho, nomeando-as como prazerosas; classificar as vivências de frustração, de ódio e de raiva como desprazerosas. Pode agrupar os fenômenos, com inclusão de alguns exemplos, em físicos (climáticos), químicos (substâncias gasosas), morais (condutas construtivas/destrutivas, valores culturais) e sociais (racismo, regimes políticos). Pode, ainda, classificar os objetos semelhantes e diferentes pelas formas e conteúdos (cores, formas geométricas, utilidade). Essa nova capacidade também outorga à criança a possibilidade de *seriar*, ou seja, de relacionar as semelhanças e as diferenças anteriormente classificadas (maior/menor, mais leve/mais pesado, mais ou menos amoroso/raivoso). A construção dessa estrutura de reversibilidade faz com que o escolar possa entender transformações e, portanto, conservações, e é a atualização, nesse *plano do pensamento*, da noção de "objeto permanente" conquistados no *plano do sensório-motor* (0-2 anos)*. Entender transformação e conservação diz de uma compreensão atravessada por uma lógica que leve em conta a relação parte-todo de determinado fenômeno experienciado, quer interno, quer externo. A criança pré-escolar confunde-se quando existe uma transformação da forma que não implique uma alteração do conteúdo, exemplificado pelo seu julgamento errôneo a respeito das quantidades de massinha de modelar entre uma bolinha e uma salsicha que eram idênticas antes de a forma ter sido alterada. O mesmo acontece quando emite um julgamento moral que

---

* No plano do sensório-motor a inteligência é prática, constituindo-se como a gênese do pensamento. A noção de "objeto permanente" atualiza-se por volta dos 18 meses, permitindo que a criança possa ter uma primeira compreensão de si e dos objetos independentemente de suas ações sobre eles, tornando-os, dessa forma, permanentes.

desvincula a intenção da ação do sujeito, quando, por exemplo, ela acredita merecer mais punição aquele que quebra, sem querer, duas janelas de vidro jogando bola, do que um outro que, deliberadamente, quebra uma só. Esses julgamentos nos contam de uma falta de coerência lógica, a qual mistura a parte com o todo, denunciando a impossibilidade de ela ter uma ação mental – operação. O escolar já pode emitir julgamentos com essa tonalidade, ele poderia dizer que a bolinha e a salsicha têm o mesmo tanto de massinha porque ninguém tirou nem adicionou nada (reversibilidade por inversão); poderia, ainda, argumentar que, embora a salsicha seja mais comprida, a bolinha é mais gordinha (reversibilidade por recíproca). O escolar também já pode apreender as ligações entre intenção e ação do sujeito, o que lhe dá a possibilidade de um reconhecimento mais legítimo do seu próprio mundo interno e, ao mesmo tempo, das outras subjetividades. Dizer que o colega que quebrou somente uma vidraça, deliberadamente, deve receber punição e que aquele que quebrou duas, sem intenção, deve ser alertado ou ter um castigo leve implica a capacidade de se ter uma ação mental que leva em conta as relações que compõem o fenômeno, e não somente suas partes isoladas. Ora, o entendimento das transformações passa pela possibilidade de se ter um esquema de conservação, condição para ligações legítimas e coerentes entre "as partes" de um determinado "todo", cuja construção é solidária à construção das noções de espaço, tempo e causalidade (em cima/em baixo; fora/dentro; longe/perto; antes/durante/depois; dia/semana/mês; rápido/lento; fogo/queimadura; eletricidade/choque; intenção/ação/conseqüência; entre outros).

Desse modo, a criança de 7-8 a 11-12 anos vive seu primeiro "equilíbrio" em nível do pensamento e de suas relações sociais e afetivas, em que já tem possibilidades de compreensão da lógica que permeia as relações do mundo físico e intersubjetivo. Ela consegue construir as noções de conservação de massa, de peso, de número, de juízos recíprocos. Agora ela já é capaz de "inverter o papel" com o outro com o qual ela se relaciona, posto que sua primeira forma de identidade já está construída. Significa, portanto, que ela pode entrar no lugar do outro, o outro no seu lugar, e com isso compreender os diversos pontos de vista. Pode, desse modo, entender os vários papéis sociais que compõem o grupo ao qual pertence. Nessa fase, torna-se mais independente, a figura de autoridade de seus pais se modificam para modelos sociais e profissionais, passando a compartilhar de interesses comuns, sejam culturais, esportivos e outros, surgindo uma nova forma de relacionamento, de verdadeiro companheirismo. No plano físico, também ocorrem importantes modificações, atingindo um amadurecimento do controle muscular e do equilíbrio, havendo grande necessidade de exercitar sua motricidade com jogos motores bem mais evoluídos do que os do pré-escolar. As regras dos jogos deixam de ser aleatórias e centradas em si mesmos para tornarem-se em grupo com um aperfeiçoamento gradativo da cooperação.

No entanto, é importante salientar que embora essa estrutura construída seja necessária para tais conquistas, ela não é suficiente para que haja uma aceitação de um suposto conflito relacional existente, pois a aceitação implica um trabalho que vai para além da possibilidade estrutural. Se, por um lado, a criança já está capacitada a tais realizações, o equilíbrio construído é comandado pelas suas experiências vividas concretamente, ou seja, o limite é dado pelo concreto, pelo vivido direta ou proximamente. O mundo regido pelas possibilidades ainda é algo distante a ser conquistado no final desse período, o qual integrará, numa só estrutura, as reversibilidades por inversão e recíproca, ainda separadas no pensamento operatório concreto do escolar.

Nessa fase, ainda, o escolar necessita de respostas adequadas às suas perguntas e curiosidades e, também, de gratificações pelo seu sucesso e produtividade. A escola propicia um *locus* de experiências novas, com sucessos e fracassos. Suas realizações e as conseqüentes gratificações são fontes para o aumento de seu senso de competência, assim como de responsabilidades. As atividades criativas, manuais ou artesanais, trazem à criança um grande prazer de realização pessoal. Uma relação familiar baseada em autonomia e respeito mútuo será de grande valia para a efetivação da coerência interna e das relações de cooperação que o escolar está construindo. Dessa forma, incentivar a competição de jogos, notas etc. só faz sentido se houver espírito cooperativo.

O escolar está formando, nessa fase, seus valores éticos, que no pré-escolar são extremamente rudimentares com julgamentos maniqueístas das ações – por exemplo, bom ou mau, certo ou errado, bonito ou feio –, de acordo, inicialmente, com o prazer ou desprazer que sentem e, posteriormente, pela aprovação ou reprovação social que sofrem. Após os 6 anos de idade, *inicia-se a noção de justo-injusto*, havendo, gradativamente, uma noção mais abrangente e integrada sobre as ações e os julgamentos. A partir dos 8 anos de idade, o escolar tem a possibilidade de entender os sentimentos dos outros e de compreender as leis sociais com as quais tenha contato, embora não as questione. No entanto, há surgimento de críticas, especialmente, em relação à sua família e à escola, sendo que questionamentos mais complexos e estruturados surgirão na adolescência.

Se, por um lado, o escolar já é capaz de viver com espírito cooperativo, com entendimento de regras, por outro, seus juízos ainda são orientados por uma rigidez própria do limite do concreto, expressada pela lei "olho por olho, dente por dente". Dessa forma, incentivar tal rigidez seria um tanto incoerente se tivermos o compromisso de educadores para uma vida social que possa levar em conta as diferenças e, ao mesmo tempo, se acreditarmos que a direção do desenvolvimento é sábia e que, para ela ser atualizada, seria necessário que emprestássemos modelos com nossas próprias ações.

Entretanto, não seremos ingênuos em não admitir qual o perfil da nossa subjetividade contemporânea, a qual prioriza essa própria "lei" rígida, narcísica e individualista, na qual o parâmetro é *eu tenho, eu posso, eu quero, eu sei*, engendrando escolhas de relação afetiva, de trabalho e de poder cunhadas em trocas dessa envergadura. Talvez, se pudermos e quisermos ser agentes transformadores, construindo, portanto, linhas de fuga nesse processo de subjetivação, incentivaríamos modos singulares de ser, sentir, pensar, realizar, aprender, numa perspectiva de co-responsabilidade na construção da saúde física e psíquica do escolar. Acreditamos que o pediatra tem muito a colaborar nesse processo, uma vez que possui possibilidades de inserção na rede familiar e escolar.

BIBLIOGRAFIA

1. BEE, H. – *A Criança em Desenvolvimento*. Porto Alegre, Artes Médicas, 1996. 2. FONSECA, M.P. – *Níveis de Desenvolvimento Sócio-Afetivo-Cognitivo para a Construção da Identidade do Indivíduo: Correlações entre Moreno e Piaget*. São Paulo, 1989. (Dissertação de mestrado apresentada ao Instituto de Psicologia da USP.) 3. FONSECA, M.P. & WECHSLER, R. – O papel do pediatra na construção do conhecimento sócio-afetivo-cognitivo (desenvolvimento). In Ramos, B.E.O. & LOCH, J.A. *Manual de Saúde Escolar II*. Rio de Janeiro, Sociedade Brasileira de Pediatria, Comitê de Saúde Escolar, 1994. 4. FONSECA-WECHSLER, M.P. – *Psicodrama e Construtivismo como uma Psicopedagogia: Estudos com Crianças e Adolescentes*. São Paulo, 1994. (Tese de Doutorado apresentada ao Instituto de Psicologia da USP.) 5. MACHADO, D.V.M. – Ação psicoprofilática na idade escolar. In Machado, D.V.M. *Ação Psicoprofilática do Pediatra*. Monografias Médicas, Série "Pediatria", v. XII, São Paulo, Sarvier, 1979. 6. MACHADO, D.V.M. – Higiene mental. In Sucupira, A.C.S.L. et al. *Pediatria em Consultório*. São Paulo, Sarvier, 1996. 7. MORENO, J.L. – *Psicodrama* (1946). São Paulo, Cultrix, 1984. 8. PIAGET, J. – *O Julgamento Moral na Criança* (1932). São Paulo, Mestre Jou, 1977.

LUIZA A. SUMAN MASCARETTI

Denominam-se dificuldades escolares a todos os problemas apresentados pelas crianças na escola e/ou em casa que levam a mau rendimento escolar. Na maioria das vezes, são detectados pelos professores e outras vezes pelos pais e professores.

Quando detectadas antigamente, as crianças eram muitas vezes encaminhadas para consultórios de neuropediatras ou pedagogos. Nos dias atuais, isso não tem ocorrido tanto, porém é comum professores encaminharem para psicólogos e fonoaudiólogos. Nem sempre o pediatra é procurado para ajudar a atender na resolução desses problemas. Quando é procurado, muitas vezes se encontra mal preparado para conduzir adequadamente os problemas das crianças, acreditando-se impotente para fazê-lo.

Em nosso Centro de Saúde Escola "Prof. Samuel B. Pessoa", onde atendemos escolares de 7 a 12 anos, a procura espontânea por mau rendimento escolar é de 5% do total de nossas consultas nessa idade.

No entanto, sabemos que o número de crianças, em nossa população, portadoras de mau rendimento escolar é muito maior.

A realização padronizada de nossa observação clínica (como já apresentamos em outro capítulo) extremamente detalhada e abrangente permite verificar um número muito maior de casos de crianças portadoras de dificuldades escolares.

Feita a observação clínica geral, detectado algum problema relativo a mau rendimento escolar, temos orientado nossos alunos e residentes a seguir um outro roteiro complementar que, a nosso ver, é bastante didático e permite ao aluno em treinamento e ao futuro pediatra localizar as raízes deflagrantes das dificuldades escolares.

Esse roteiro foi desenvolvido por um grupo de pediatras (Sucupira e cols.) em 1977, quando realizavam trabalhos junto aos escolares do nosso Centro de Saúde.

O roteiro ressalta os três grupos principais de causas que podem levar a dificuldades escolares: as causas devidas à criança, as causas devidas à família e à sociedade, e as causas devidas à escola.

ROTEIRO PARA IDENTIFICAÇÃO DOS PROBLEMAS QUE PODEM LEVAR A DIFICULDADES ESCOLARES

1. **Causas devidas às crianças**
   a) Falta de amadurecimento
   b) Condições físicas desfavoráveis
   • Defeitos da visão
   • Defeitos da audição
   • Anemia
   • Parasitoses intestinais
   • Infecções crônicas
   • Problemas neurológicos
   • Problemas ortopédicos
   • Doenças crônicas
   • Desnutrição
   • Má higiene alimentar
   • Má higiene do sono
   • Defeitos de escrita, leitura e linguagem
   c) Condições psíquicas desfavoráveis
   • Quanto à inteligência
   • Quanto à personalidade
     – Falta de motivação
     – Negativismo

   – Ansiedade
   – Fobias
   – Conduta anti-social na escola
   – Timidez ou hiperatividade
   – Gazetas

2. **Causas devidas à família**
   a) Condições familiares econômicas e sócio-culturais desfavoráveis
   b) Desorganização sócio-familiar por:
   • Pais ausentes
   • Pais separados
   • Pais em desarmonia
   • Pais doentes
   • Trabalho da mãe fora de casa
   • Trabalho da criança

3. **Causas devidas à escola**
   a) Condições pedagógicas desfavoráveis
   • Professora tecnicamente não preparada
   • Professora emocionalmente desajustada
   • Mudanças de professora
   • Programas de ensino não-satisfatórios
   b) Condições físicas da escola desfavoráveis
   • Inadequação de:
     – Edifício
     – Sala de aula (tamanho, iluminação e ventilação)
     – Mobiliário
     – Instalações sanitárias
   • Problemas relativos a:
     – Recreio
     – Merenda
     – Condução

Este roteiro, quando sistematicamente utilizado, permite algumas considerações relevantes advindas de sua aplicação e de seus resultados.

1. Verifica-se, em nosso meio, que as raízes decorrentes de más condições culturais, econômicas e pedagógicas são as mais preponderantes. As crianças que atendemos em nossa unidade de saúde não são preparadas para entrar na escola; não recebem informações a respeito do significado de escola e aprendizagem; são mal alimentadas para ir à escola e encontram professoras tecnicamente mal preparadas, algumas vezes desajustadas, que mudam muito de classe e usam programas de ensino não-satisfatórios.

2. Observa-se também que, ao lado dessas determinantes sociais tão importantes, a criança vai à escola com vícios de refração não corrigidos, não escutando bem, anêmicas, desnutridas, dormindo mal e com doenças crônicas.

Estas duas situações, que são vistas em nossa unidade de saúde, seguramente retratam as condições de inúmeras outras unidades distribuídas pelo Brasil.

3. O pediatra descobre seu papel. Verifica que se, por um lado, atrás de uma mesa de consultório fica muito difícil promover mudanças sócio-econômicas, culturais e pedagógicas, por outro, percebe que tem um relevante papel na solução de problemas advindos da própria criança e outros vinculados à família.

4. Assim sendo, em um programa de saúde para a criança, o profissional de saúde deve incluir, *sempre que possível, provas de avaliação da acuidade visual e auditiva antes mesmo da entrada na esco-*

la. Deve ter, em seus serviços, a possibilidade de avaliar a presença ou não de anemia e parasitoses. Deve ter, em seus programas, orientações para o combate à desnutrição, má higiene do sono e controle de doenças crônicas.

5. Tendo o pediatra uma formação geral ampla, descobre também que deverá encaminhar menos vezes as crianças aos psicólogos. Trabalhará junto com os pais o negativismo das crianças, a falta de motivação, as pequenas ansiedades, as fobias e as gazetas.

Em nossa unidade de saúde, o número de crianças encaminhadas para psicólogos é muito pequeno.

Atitudes bastante simples tomadas durante a consulta, tais como mostrar interesse pela criança, pedir que ela tenha um local ainda que simples para fazer lição, um horário rotineiro para executar as tarefas da escola, a mãe olhar o caderno duas vezes por semana (ainda que para ver a limpeza) e trazer os cadernos para serem vistos no consultório na próxima consulta, mudam o comportamento delas em grande número de vezes.

6. O profissional de saúde deve ter em mente que a desnutrição pode acometer o desenvolvimento neuropsicomotor por si só quando incide muito no início da vida e de uma forma muito grave. Desnutridos pregressos leves e moderados podem ter bom rendimento escolar se devidamente estimulados e adequadamente entendidos em seu novo meio (escola).

7. Este roteiro, quando aplicado às crianças de melhor nível sócio-econômico e cultural, mostra que certas raízes são muito importantes:

a) Falta de amadurecimento – é comum nos dias atuais tentar alfabetizar crianças de 5 anos e até mudá-las de escola quando não se consegue.

b) O número de crianças que têm grande quantidade de atividades durante o dia é enorme. São aquelas que vão à escola em um período e no outro vão ao judô, à natação, ao inglês, ao esgrima etc. Não sobra tempo para estudar e vão mal na escola. O pediatra deve conversar com os pais e orientar o roteiro de vida e o dia-a-dia da criança.

c) Pais separados e pais em desarmonia não é uma situação só de classe sócio-econômica e cultural desfavorecida. A criança ressente-se.

d) A mãe trabalhando fora de casa tem sido algo muito comum. No entanto, consideramos que é a qualidade do atendimento que a mãe dá às crianças e não a quantidade de tempo disponível o mais importante a ser oferecido. Mães que trabalham ou não trabalham fora de casa, porém realizadas, têm melhor possibilidades de atender bem as crianças do que aquelas que não trabalham ou trabalham fora, porém não são realizadas. Isso sim é que pode interferir no comportamento das crianças.

e) O pediatra descobre que precisa, muitas vezes, trabalhar com equipe multiprofissional. E aqui se destaca a professora, que deverá ser solicitada para esclarecer quais são as dificuldades apresentadas pelas crianças. É preciso interagir com elas por carta, telefone e outros meios. Temos tido excelente colaboração na maioria das vezes.

Assim sendo, é preciso que o pediatra conheça bem sua participação na solução desse problema, não tomando para si mesmo toda a responsabilidade, porém, não se omitindo naquelas ocasiões em que realmente tem seu papel.

BIBLIOGRAFIA

1. MASCARETTI, L.A.S. – Dificuldades escolares. In Marcondes, E., coord. Pediatria Básica. 8ª ed., São Paulo, Sarvier, 1991, p. 525. 2. SUCUPIRA, A.C.S.L. et al. – O papel do pediatra nas dificuldades escolares. Pediatr. S. Paulo 8:23, 1986.

5	Hiperatividade

ANA CECÍLIA SILVEIRA LINS SUCUPIRA
JAIRO WERNER JR.

Ao longo dos últimos 50 anos, a hiperatividade na infância passou a ocupar lugar de destaque na literatura médica e na vida social. Nas últimas décadas, adolescentes e adultos jovens também passaram a ser alvo de estudos sobre o comportamento hiperativo. Sedimenta-se, assim, cada vez mais uma tipologia do sujeito "hiperativo e desatento", cujas repercussões se fazem sentir, em especial, por meio de um fraco desempenho escolar, profissional o desajustamento social.

Como conseqüência, observa-se uma crescente demanda, por parte de pais e professores, para tratamento médico de problemas escolares e de comportamento. Em geral, é o pediatra o primeiro profissional de saúde a tomar contato com crianças que apresentam tais queixas, apesar de muitas crianças e adolescentes serem encaminhados diretamente ao neurologista ou psiquiatra. De qualquer forma, com as mudanças do perfil de morbimortalidade na infância e na adolescência, cada vez mais o pediatra vem sendo solicitado a lidar com questões relacionadas ao desenvolvimento, à aprendizagem e ao comportamento. Além disso, a divulgação do diagnóstico de hiperatividade e déficit de atenção na mídia e principalmente na internet, em que vários "sites" leigos se ocupam de discutir o tema, torna necessário que o pediatra esteja informado sobre o estágio atual do conhecimento a respeito desse problema. De modo geral, entretanto, o pediatra – em função de sua formação voltada exclusivamente para problemas de ordem física – não está preparado para lidar com esse tipo de queixa.

A literatura sobre a hiperatividade é bastante polêmica, com muitos pontos de incertezas, o que cria ainda mais dificuldades para o pediatra (e também para neurologistas e psiquiatras) lidar com esse tipo de queixa. Beach e Proops comentam que as divergências relativas à hiperatividade se expressam até na sua denominação e conceituação. Enquanto a CID-10 – Classificação Internacional das Doenças, 10ª edição – da OMS utiliza o termo transtorno hipercinético, o DSM-IV – Manual Estatístico e Diagnóstico, versão IV – da Academia Americana de Psiquiatria (AAP) propõe a denominação transtorno de déficit de atenção/hiperatividade.

Wolraich e Baumgaertel (1997) declaram que, a despeito das inúmeras pesquisas, esse quadro permanece controvertido tanto no que se refere ao diagnóstico quanto ao tratamento e que o diagnóstico continua na dependência de observações comportamentais, não havendo ainda emergido uma alternativa de medida diagnóstica específica.

Este capítulo tem, portanto, o objetivo de apresentar as informações básicas sobre a hiperatividade. Inicialmente, é feito um breve resumo sobre a história do conceito, imprescindível para se compreender como foi construída a concepção hegemônica de disfunção neurológica para a hiperatividade; depois, são apresentadas as principais abordagens do problema; em seguida, comenta-se a hiperatividade sob uma perspectiva crítica; e, finalmente, é discutido o papel do pediatra diante do problema.

HISTÓRIA DO CONCEITO

A revisão bibliográfica sobre o conceito de hiperatividade coloca em evidência uma grande variedade de termos correlatos, que expressam o clima de grandes controvérsias e indefinições que caracterizam a trajetória de construção desse conceito.

O aspecto mais importante observado nessa trajetória é a tentativa de relacionar o transtorno hipercinético a um quadro neurológico de base (seja lesional, disfuncional e/ou constitucional). Os primeiros estudos com esse objetivo – particularmente o de identificar uma "lesão cerebral" como etiologia dos "transtornos hipercinéticos" – datam do século XIX e tiveram grande impulso a partir da observação de seqüelas comportamentais e cognitivas resultantes de traumatismo ou infecção cerebral na infância. A observação de que as crianças vítimas da epidemia de encefalite letárgica de Von Economo, ocorrida durante a Primeira Guerra Mundial, apresentavam seqüelas tais como comportamento anti-social, impulsividade, labilidade emocional e hiperatividade, com escasso ou nenhum prejuízo intelectual, teve como conseqüência a extrapolação desse dado, assumindo-se que crianças com comportamento semelhante deveriam ter também uma lesão cerebral.

Coerentes com essa idéia de "lesão cerebral", mas diante da impossibilidade de comprová-la, Strauss e Lehtinen (1947) introduzem a denominação/conceito de "lesão cerebral mínima" – *mínima*, uma vez que não havia evidências de lesão estrutural do sistema nervoso central ou alterações eletroencefalográficas para explicar sinais de inquietação e hiperatividade em crianças. Nesse sentido, a lesão era apenas presumida. Assim, introduziram a idéia de que lesões mínimas do sistema nervoso, resultantes de anoxia ou traumatismos no parto, poderiam passar despercebidas e terem, mais tarde, efeitos sobre o comportamento. Estabeleceram também que, independentemente de sua localização, as "lesões cerebrais mínimas" acarretariam "transtornos de comportamento".

Em 1957, Laufer e cols. descrevem a "síndrome do impulso hipercinético", caracterizada por hiperatividade, desatenção, impulsividade, irritabilidade, baixa tolerância à frustração, pobres resultados escolares e problemas visomotores, entre outros. Cumpre assinalar que, nesse mesmo ano, Laufer relata os efeitos benéficos da utilização de medicação estimulante para crianças com a referida síndrome*.

Em 1962, o grupo de estudos internacionais de Oxford, em função da ausência de alterações neurológicas comprovadas e da precariedade da noção de "lesão cerebral sutil", "mínima", do sistema nervoso central, propõe e consolida, no interior da Medicina, a noção de "disfunção cerebral mínima".

A noção de disfunção cerebral mínima (DCM) oferece as bases para que Clements e Peters levem a efeito o esforço no sentido de se alcançar algum consenso em termos de critérios de avaliação e terminologia diagnóstica, para atender à demanda do Governo dos Estados Unidos, que pretendia racionalizar o atendimento dos alu-

nos com problemas de comportamento e aprendizagem. Vale lembrar que, em 1966, esses autores identificaram, somente na literatura americana, mais de 40 denominações para descrever a criança hiperativa e 99 características que poderiam ser atribuídas à DCM.

A confusão na terminologia que invade a literatura, com ênfase no que seria DCM ou hiperatividade, é vista por alguns autores como decorrente do fato de que a hiperatividade aparece em algumas ocasiões como sinônimo de DCM e, em outras, como sinal de lesão cerebral. Mesmo na literatura médica, o termo DCM é criticado em função do caráter vago das definições propostas, as quais poderiam englobar todos os tipos de problemas de comportamento ou aprendizagem observados no espaço escolar. A falta de critérios precisos permitiu que esse diagnóstico fosse feito de forma indiscriminada, sem que houvesse concordância sequer entre os vários examinadores. Essa situação é condizente com o título do artigo publicado por Gomez: "Disfunção Cerebral Mínima, Confusão Neurológica Máxima".

Quanto aos sistemas estatísticos e classificatórios, os quadros relacionados à hiperatividade aparecem em 1965, na CID-8, sob a categoria "distúrbios de comportamento da infância", sem nenhuma especificação. Essa classificação servia para incluir as condições não-passíveis de enquadramento em outras categorias. Em 1968, o DSM-II, ao se referir aos "distúrbios de comportamento da infância e adolescência", apresenta a subdivisão "reação hipercinética". Nessa publicação, verifica-se que ainda não há referência à presença de déficit de atenção.

Em 1978, a CID-9 introduz a "síndrome hipercinética da infância", com três subgrupos: "perturbação simples da atividade e atenção"; "hipercinesia com atraso do desenvolvimento"; e "perturbação da conduta hipercinética". Aparece a categoria desatenção, mas para o diagnóstico não é necessária a ocorrência simultânea de sinais de desatenção e hiperatividade.

O DSM-III, editado em 1980, desloca o núcleo diagnóstico da hiperatividade para o déficit de atenção, sob a denominação de "distúrbio por déficit de atenção com ou sem hiperatividade" (DDA). A justificativa para essa nova classificação era que a ausência de concordância quanto à etiologia e às propostas terapêuticas poderia ser resolvida se as crianças fossem subdivididas em grupos mais homogêneos. Entre as características de comportamento, destacavam-se a dificuldade de manter a atenção, modular as ações em situações estabelecidas e, ainda, a presença de atividade motora excessiva. A Associação Americana de Psiquiatria estabeleceu, então, os critérios diagnósticos com base em alguns padrões de comportamento que permitiriam identificar a falta de atenção, impulsividade e hiperatividade. Em 1987, o DSM-III-R, uma revisão do DSM-III, apresenta uma nova terminologia diagnóstica, "distúrbio de hiperatividade por déficit de atenção" (DHDA). Nessa nova denominação, a hiperatividade é decorrente do déficit de atenção. Os critérios diagnósticos exigem que o quadro tenha início antes dos 7 anos, duração de no mínimo seis meses e inclua, pelo menos, 8 dos 14 sinais diagnósticos desde que considerados inadequados à idade mental. Werner observa que entre os 14 sinais referidos, 4 itens relacionam-se à hiperatividade, 6 correspondem à desatenção e 4 são reservados à impulsividade. Pode-se, portanto, concluir que, preenchendo-se os seis sinais existentes de desatenção, bastariam dois de impulsividade para totalizar os oito sinais requeridos para o diagnóstico de distúrbio de hiperatividade, mesmo na ausência de sinais de hiperatividade!

A CID-10, em 1993, propõe o termo atual "transtornos hipercinéticos", código F90, que se inscreve sob a rubrica "transtornos da infância e da adolescência" e, em 1994, o DSM-IV apresenta a denominação "Transtorno de Déficit de Atenção/Hiperatividade" (TDA/H) e define os critérios para o diagnóstico, os quais serão apresentados mais adiante. Além dos critérios gerais para a classificação diagnóstica do "transtorno de déficit de atenção/hiperatividade", o

---

* Em 1937, Bradley havia publicado seus achados sobre o uso do estimulante anfetamina (benzedrina) em crianças agitadas com diferentes diagnósticos, obtendo, particularmente, resultados benéficos com aquelas que apresentavam *problemas de comportamento e de rendimento escolar*. Apesar das inúmeras críticas éticas e metodológicas feitas aos trabalhos de Bradley, com a síntese do metilfenidrato (paranfetamina), em 1954, os estimulantes passaram a ter largo uso em crianças hiperativas.

DSM-IV traz uma novidade em termos da história do conceito: "o desenvolvimento intelectual, avaliado por testes de QI, parece ser um pouco inferior à média nas crianças com esse transtorno". Até então, na literatura, os transtornos hipercinéticos eram vistos como uma síndrome que não acarretaria prejuízo intelectual. Na década de 1960, o conceito e o diagnóstico popularizam-se nos Estados Unidos, exatamente por não colocarem em xeque a inteligência das crianças de classe média. Era possível identificar a síndrome tanto em crianças com inteligência situada na média ou acima, como naquelas com retardo mental. O retardo mental, quando presente, era considerado co-morbidade.

Na história desse conceito, chama a atenção as sucessivas mudanças na sua denominação com subtipos que aparecem e desaparecem, na medida em que não cumprem os objetivos de garantir maior homogeneidade aos grupos que recebem esse diagnóstico. Nota-se, ainda, uma preocupação a cada nova conceituação/denominação em responder às críticas feitas por diversos autores ao modo como são propostos as definições e os critérios diagnósticos. Dessa forma, as mudanças nos termos utilizados revelam muito mais a falta de critérios objetivos e base científica para a definição da hiperatividade como entidade nosológica do que avanços no seu conhecimento.

ABORDAGEM MÉDICO-CLÍNICA

QUADRO CLÍNICO

Na literatura aparecem várias descrições de comportamentos inadequados relacionados ao quadro clínico da hiperatividade. Entre os sinais mais referidos estão agitação, baixa tolerância a frustrações, insistência excessiva e freqüente para que suas solicitações sejam atendidas, instabilidade de humor, insaciabilidade, labilidade emocional, falta de concentração, baixa estima, entre outros.

Como foi referido, o quadro clínico relativo à hiperatividade é denominado atualmente de "transtorno hipercinético" pela CID-10 da OMS e de "transtorno de déficit de atenção/hiperatividade" pelo DSM-IV da AAP. Esse diagnóstico refere-se a um distúrbio comportamental que pode ser caracterizado, de forma resumida, de acordo com publicação da OMS em 1993, por:

• Início precoce; uma combinação de um comportamento hiperativo e probremente modulado, com desatenção marcante, falta de envolvimento persistente nas tarefas e conduta invasiva nas situações; persistência no tempo dessas características de comportamento. É pensamento geral que anormalidades constitucionais desempenham um papel crucial na gênese desses transtornos, mas o conhecimento de uma etiologia específica não existe no momento.

Na descrição desse quadro, destacam-se ainda os aspectos do relacionamento social dessas crianças com adultos e outras crianças. Atribui-se, por exemplo, como característica dessas crianças o comportamento desinibido, marcado pela falta de censura usual – o que as tornaria inconvenientes, levando-as ao isolamento dentro das salas de aula. Há referência ainda a atrasos específicos do desenvolvimento motor e da linguagem, que seriam desproporcionalmente freqüentes. Como complicações secundárias do quadro, são citados a baixa estima e os comportamentos anti-sociais.

O DSM-IV aponta também outros aspectos que podem, eventualmente, estar associados ao quadro clínico, não sendo, entretanto, necessários para o diagnóstico: história de abuso ou negligência à criança; passagens por diferentes lares adotivos; exposição a neurotoxinas e drogas na fase intra-uterina; infecções como encefalite; baixo peso ao nascer; e retardo mental. É referido ainda que outros transtornos de conduta estão freqüentemente associados, principalmente os transtornos do humor, de ansiedade, da aprendizagem e da comunicação, e que os indivíduos com TDA/H* podem atingir menor grau de escolarização e realizações vocacionais mais fracas do que seus pares.

De acordo com o DSM-IV, o exame físico não revela aspectos específicos, mas, em alguns casos, há ocorrência de anomalias físicas menores, como hipertelorismo, palato altamente arqueado, orelhas com baixa inserção, alterações para as quais não se encontrou relação significativa com esse diagnóstico.

A síndrome é mais freqüente no sexo masculino, em razão masculino-feminino que varia de 4:1 a 9:1, conforme o contexto, ou seja, na população em geral ou naquela atendida nas clínicas. A prevalência estimada na literatura americana é de 3 a 5% das crianças em idade escolar.

Quanto à evolução dos sinais (desatenção, hiperatividade e impulsividade) com a idade, é observado que o transtorno é relativamente estável durante o início da adolescência, ocorrendo atenuação dos sinais no início da idade adulta. Entretanto, vale ressaltar que, nas últimas décadas, houve aumento considerável de publicações voltadas para a discussão desse transtorno entre os adolescentes e adultos jovens, analisando questões referentes à manutenção de certas características no comportamento e seu reflexo no desempenho profissional e na conduta social.

ETIOLOGIA

Lefèvre (1975), em seu livro "Disfunção Cerebral Mínima", citava os seguintes fatores etiológicos: genéticos, sofrimentos perinatais menos intensos, pequenos traumatismos cranianos, possíveis complicações de vacinações ou viroses, distúrbios hidroeletrolíticos, meningoencefalites e distúrbios bioquímicos (envolvendo neurotransmissores, como as catecolaminas). Ainda que nenhuma comprovação tenha sido obtida, o DSM-IV, quase vinte anos depois, propõe praticamente as mesmas hipóteses etiológicas, ou seja, "lesão cerebral orgânica; transmissão genética (anormalidades poligenéticas) e desvios no desenvolvimento fetal (que se manifestariam por diminuição do tamanho do cérebro, estrabismo, discretas malformações como epicanto, orelhas malformadas, palato subdesenvolvido, sindactilia, entre outros)".

O empenho no sentido de definir uma etiologia continua sem grande sucesso. Wolraich refere-se às pesquisas que demonstram uma atividade cerebral diferenciada e à presença de um componente genético significativo sem, no entanto, estabelecer maiores especificações.

Tem sido postulado que diferenças sutis na neuroanatomia, associadas com disfunção de áreas críticas do cérebro, especificamente as regiões pré-frontais, do corpo estriado e as interconexões recíprocas do hipotálamo e regiões límbicas, estariam envolvidas na gênese dos problemas de atenção. A despeito de utilizar uma amostra muito limitada, Mataró (1997) conclui que alterações anatômicas encontradas em um grupo de pacientes com TDA/H confirmariam a hipótese de disfunção frontoestriatal na fisiopatologia da TDA/H. Não obstante, mesmo os estudos que utilizam tecnologias mais avançadas não foram conclusivos quanto às bases neurobiológicas dos déficits primários de atenção. O achado de alterações anatômicas cerebrais em crianças com TDA/H, pela ressonância magnética, também não permite fazer uma correlação direta com alterações funcionais. Muitas dessas alterações podem ser apenas variações estruturais regionais compatíveis com a normalidade.

Alterações locais no fluxo sangüíneo cerebral e nas taxas do metabolismo da glicose, que forneceriam dados indiretos da função cerebral, são também apontadas como indicadores de possíveis disfunções cerebrais. Lou considera a disfunção do *striatum* como base anatômica para o TDA/H, a partir do achado de hipoperfusão dessa

---

* Neste capítulo, utilizaremos a denominação TDA/H proposta no DSM-IV.

região, evidenciada pela tomografia por emissão de prótons. O *striatum* parece ter uma função importante na manutenção da atenção, por ter um papel privilegiado na comunicação intracerebral, recebendo diretamente as informações de quase todo o córtex. Isso o torna bastante vulnerável aos episódios de anoxia. Ao apontar os fatores genéticos ou lesionais como causa dessa disfunção, o autor reforça a hipótese de que a hipóxia, uma condição freqüente nos prematuros, seria responsável pela alta prevalência de TDA/H observada nessas crianças.

Alguns autores propõem, ainda, que variações eletrofisiológicas ou no metabolismo das catecolaminas poderiam estar também envolvidas na etiologia do distúrbio de atenção. Lou refere que o sistema dopaminérgico é essencial para a regulação da função do *striatum,* fato que seria comprovado pela melhora dos sintomas com o uso do metilfenidato, o qual atuaria liberando dopamina. Para o autor, essa seria mais uma evidência de disfunção do corpo estriado como base do TDA/H. Fica evidente, entretanto, no conjunto da literatura que ainda não está estabelecido o quanto essas características neurobiológicas são específicas na determinação de alterações comportamentais.

Quanto às hipóteses genéticas, Giangreco comenta que a maioria dos pacientes pediátricos encaminhados para análise de cromossomo X frágil são crianças com dificuldades de aprendizado, atraso na fala, retardo mental, hiperatividade e dificuldade de manter atenção. Freund afirma que, contrariamente ao esperado, não encontrou freqüência maior de TDA/H em indivíduos do sexo feminino que apresentavam o cromossomo X frágil. A hipótese dos defensores de uma transmissão genética/hereditária tem como base a ocorrência maior de hiperatividade em gêmeos monozigóticos do que em dizigóticos e a maior presença desse distúrbio entre irmãos. Não obstante, o fato de se encontrar maior freqüência de crianças hiperativas nessas condições e em famílias nas quais os pais também apresentam comportamento hiperativo, antes de significar a possibilidade de transmissão hereditária, poderia apenas indicar a influência de um modo específico de interação familiar.

Como a hiperatividade pode ser um dos comportamentos observados nas crianças com resistência generalizada ao hormônio tireoidiano, foi sugerido que anormalidades tireoidianas poderiam estar relacionadas ao TDA/H, e as crianças que não respondessem aos psicoestimulantes deveriam ser tratadas com hormônio tireoidiano. Vários autores contestam essa associação, e Hauser afirma que só é necessário fazer avaliação da função tireoidiana nos pacientes que apresentem sintomas sugestivos ou história familiar de doença tireoidiana. Não há evidências que justifiquem o tratamento do TDA/H com hormônio tireoidiano.

Na literatura observam-se, ainda, outras explicações reducionistas que, de modo acrítico, tentam estabelecer correlações entre o comportamento hiperativo e variáveis tais como hipoglicemia, intoxicações por níveis baixos de chumbo, aditivos alimentares, irradiações luminosas, entre outras. Nessa linha, hipóteses foram levantadas, associando o uso de açúcar ou do aspartame, na dieta, com a exacerbação da hiperatividade, comportamentos agressivos e diminuição da atenção. Essas hipóteses foram estabelecidas a partir de relatos particulares de pais, professores e médicos que descreviam a modificação do comportamento de suas crianças ou pacientes, após a ingestão de adoçantes ou de alimentos contendo grande quantidade de açúcar. Relatos semelhantes procuraram implicar outros tipos de alimentos como chocolate, corantes e aditivos alimentares. Como conseqüência, dietas restritivas foram propostas, sendo a mais citada a dieta de Feingold, baseada na restrição de salicilatos e corantes alimentares. Estudos controlados, principalmente aqueles feitos especificamente com o açúcar e o aspartame, não comprovam nenhum efeito de exacerbação do comportamento hiperativo. Furukawa relata que, apesar dessas evidências, muitos pais continuam restringindo determinados alimentos na dieta de seus filhos. Em relação a essa questão, Wolraich comenta que o poder de sugestão é maior que os efeitos das dietas supressivas.

Finalmente, pode-se afirmar que, em relação às tentativas de identificação de causas anatômicas, metabólicas ou eletrofisiológicas em crianças hiperativas, não se trata de questionar se existem diferenças nos resultados obtidos nesses estudos, mas se tais diferenças são significativas, ou seja, se elas significam doença. Conclui-se que muito ainda precisa ser esclarecido sobre as variações normais na função cerebral, considerando-se que o efeito de qualquer variação biológica depende das determinações sócio-culturais do indivíduo para ter um significado sobre o psiquismo e o comportamento humanos.

DIAGNÓSTICO

Apesar dos inúmeros estudos na área, não existe, até o momento, nenhum procedimento diagnóstico específico e definitivo para esse transtorno. Trata-se, portanto, de um diagnóstico que depende da observação e do relato de comportamentos apresentados pela criança.

De acordo com o DSM-IV, para o diagnóstico dos TDA/H, devem ser considerados os seguintes critérios:

- Alguns sinais de hiperatividade e impulsividade devem ter início antes dos 7 anos de idade, manifestar-se em mais de um ambiente, por exemplo, casa e escola, e estar presente há mais de seis meses, em um grau mal adaptado e incompatível com o nível de desenvolvimento.
- O quadro causa significativas dificuldades ou impedimentos no funcionamento social, acadêmico ou ocupacional.
- Exclui-se o diagnóstico quando os sintomas ocorrem apenas no curso de transtornos invasivos do desenvolvimento, esquizofrenia ou outro transtorno psicótico, ou quando os sintomas se enquadram melhor em outro transtorno mental (por exemplo, transtorno de humor, transtorno de ansiedade, transtorno dissociativo ou transtorno de personalidade).

No que se refere à *desatenção*, devem estar presentes freqüentemente pelo menos seis dos seguintes sintomas:

1. deixa de prestar atenção a detalhes ou comete erros por descuido em atividades escolares, de trabalho ou outras;
2. tem dificuldade para manter a atenção em tarefas ou atividades lúdicas;
3. parece não escutar quando lhe dirigem a palavra;
4. não segue instruções nem termina seus deveres escolares, tarefas domésticas ou deveres profissionais (não devido a comportamento de oposição ou incapacidade de compreender instruções);
5. tem dificuldade para organizar tarefas e atividades;
6. evita, reluta ou demonstra forte aversão em envolver-se em tarefas (tais como trabalho escolar ou de casa) que requeiram esforço mental continuado;
7. perde coisas necessárias para tarefas ou atividades (por exemplo, exercícios escolares, lápis, livros, instrumentos ou brinquedos);
8. é facilmente distraído por estímulos alheios à tarefa;
9. apresenta esquecimento relativamente a atividades diárias.

Quanto à *hiperatividade* e à *impulsividade*, freqüentemente seis dos seguintes sinais devem estar presentes:

1. mexe mãos ou pés, ou se contorce na cadeira;
2. deixa o lugar em sala de aula ou em outras situações nas quais é esperado que permaneça sentado;
3. corre ou sobe em coisas demasiadamente, em situações nas quais isso é inadequado (em adolescentes ou adultos pode limitar-se a sensações subjetivas de inquietação);
4. tem dificuldade para *brincar ou participar, silenciosamente,* em atividades de lazer;

5. encontra-se "a mil" ou, muitas vezes, age como se tivesse "a todo vapor";
6. fala em demasia;
7. responde precipitadamente antes de as perguntas terem sido completadas;
8. tem dificuldade para aguardar sua vez;
9. interrompe ou se intromete em assuntos de outros (por exemplo, em conversas e brincadeiras).

Ainda segundo o DSM-IV, o TDA/H pode ser classificado em três subtipos:

• "Transtorno de déficit de atenção/hiperatividade" – *tipo combinado:* quando, além dos critérios gerais, os itens desatenção e hiperatividade (acompanhadas ou não de impulsividade) são satisfeitos.

• "Transtorno de déficit de atenção/hiperatividade" – *tipo predominantemente desatento:* quando, além dos critérios gerais, apenas o item desatenção é satisfeito.

• "Transtorno de déficit de atenção/hiperatividade" – *tipo predominantemente hiperativo-impulsivo:* quando, além dos critérios gerais, apenas o item hiperatividade-impulsividade é satisfeito.

"Transtorno de déficit de atenção/hiperatividade" – sem outra especificação: quando há presença de sinais proeminentes de desatenção ou hiperatividade e impulsividade, mas não satisfazem o quantitativo de sinais exigidos para a síndrome.

Na literatura, principalmente a americana, para identificar e quantificar os comportamentos que preenchem os critérios exigidos pelo DSM-IV, são utilizados testes neuropsicológicos e psicométricos. As escalas padronizadas de comportamento são usadas para que os pais e professores possam identificar nas crianças aquelas características comportamentais que definem o TDA/H. Entre as escalas citadas na literatura destacam-se: Conners Rating Scale, Child Behavior Checklist, Home Situation Questionnaire e School Situation Questionnaire (a maioria dessas escalas apresenta versões específicas para pais e professores). Além disso, são propostas entrevistas com os pais e, quando possível, observação da criança em diferentes ambientes, principalmente em casa e na escola. Embora os autores comentem que as entrevistas possam ser mais abrangentes, fornecendo dados sobre a criança e a família, a preferência pelo uso de instrumentos padronizados mais restritivos é justificada em termos de custo/benefício, por dispender menos tempo e propiciar uma base normativa e pretensamente objetiva que possibilite também a comparação entre os estudos.

Quanto ao critério de comprometimento do funcionamento social, acadêmico e ocupacional exigido pelo DSM-IV, não existem medidas específicas que possibilitem essa avaliação, ficando a cargo de pais e professores tal julgamento.

Os métodos para diagnóstico são objeto de críticas, mesmo no interior do modelo clínico. Gillberg afirma que há quantidade considerável de trabalhos na literatura demonstrando que pais e professores freqüentemente não concordam em relação aos problemas comportamentais da criança. Beach e Proops comentam a dificuldade de pais e professores ser objetivos na avaliação dessas crianças. A ausência de uma maior objetividade dos critérios propostos é vista também como uma das principais causas da heterogeneidade verificada entre os grupos diagnosticados com tal transtorno, dificultando a comparação entre os diferentes estudos. Esta tem sido uma das motivações para as constantes mudanças nas propostas diagnósticas da CID e do DSM.

TRATAMENTO

O tratamento do TDA/H é também uma questão bastante controversa na literatura. Embora vários autores afirmem uma melhora na atenção e diminuição do comportamento hiperativo com tratamento medicamentoso, em geral esses efeitos só são verificados a curto prazo. Em 1984, Shaywitz e Shaywitz afirmavam que quando o uso de medicamentos se acompanhava de outras medidas terapêuticas de apoio, incluindo práticas educativas especiais, benefícios mais duradouros eram observados, melhorando também o aprendizado. Kaplan e Sadock postulam que o tratamento medicamentoso reduz os sinais em cerca de 75% dos casos e melhoram o relacionamento com os pais e professores, sendo necessário, entretanto, associá-lo a outras modalidades de tratamento para a criança e a família, incluindo psicoterapia individual, terapia familiar e educação especial. Em 1997, Wolraich comenta que as intervenções isoladas, seja com medicação, seja com terapias comportamentais, não têm mostrado efeitos benéficos a longo prazo e acredita que a combinação de medicação com intervenções psicossociais possam ser mais benéficas. Em geral, as práticas educativas especiais e intervenções psicoterapêuticas propostas na abordagem médico-clínica fundamentam-se em teorias comportamentais.

Quanto ao tratamento farmacológico, os psicoestimulantes aparecem na literatura como os medicamentos de escolha, sendo o metilfenidato (Ritalina®) o mais utilizado e objeto de maior número de pesquisas, prescrito em cerca de 90% dos casos. A dextroanfetamina (Dexedrine®) e o pemoline (Cylert®) são também usados nos Estados Unidos, porém em escala bem menor. Apesar de parecer surpreendente que os estimulantes melhorem o comportamento e a atenção das crianças hiperativas – um suposto efeito paradoxal ou específico para o TDA/H –, foi verificado que eles produzem o mesmo efeito em crianças e adultos normais.

Outras medicações são ainda utilizadas no tratamento do TDA/H, mas há consideravelmente muito menos informação na literatura sobre sua eficácia e segurança. São citados os antidepressivos tricíclicos, tais como a imipramina, os antipsicóticos como a clorpromazina, o haloperidol e a tioridazina, além dos agonistas alfa-adrenérgicos tais como a clonidina. Green, em 1995, revisou a literatura sobre polifarmacoterapia em crianças e adolescentes diagnosticados somente com TDA/H ou com transtornos co-mórbidos e observou que medicamentos não-estimulantes como os antidepressivos tricíclicos, os inibidores seletivos da recaptação da serotonina e a clonidina foram usados em combinação com os estimulantes, como adjuvantes, em virtude de seus efeitos sinérgicos ou para potencializar respostas parciais à medicação estimulante.

É sabido que os estimulantes têm ação apenas sintomática e seus efeitos estão diretamente relacionados ao tempo de ação dessas drogas no organismo. Atualmente, existem as apresentações com liberação lenta, possibilitando o espaçamento maior entre as doses. A dose e a freqüência de administração estão mais relacionadas às variações individuais do que ao peso e à idade da criança. O medicamento pode ser usado apenas no ambiente onde o problema for maior: na escola, ou em casa, ou em ambos os locais.

Os efeitos colaterais também são dose-dependentes e diminuem com alterações na dose e no tempo de uso. Em alguns casos, com o objetivo de diminuir os efeitos colaterais, o medicamento é utilizado apenas nos dias de aula. A maioria dos pacientes em tratamento com psicoestimulantes apresenta algum tipo de efeito colateral, sendo os mais comuns: diminuição do apetite, insônia, perda de peso, dor abdominal e cefaléia. Outros sintomas referidos são: tontura, irritabilidade, ansiedade, pesadelos, tristeza e tendência ao choro. O aparecimento ou exacerbação de tiques é referido como bem menos comum. O efeito colateral mais importante, entretanto, é sobre a velocidade de crescimento, embora muitos autores não mencionem esse efeito quando o medicamento é utilizado por tempo curto. Reações psicóticas têm sido observadas mais raramente e nos pacientes em tratamento de longa duração. Efeitos cardiovasculares podem aparecer em superdosagens. A interação dos psicoestimulantes com os broncodilatadores orais pode aumentar os efeitos colaterais sobre o sistema cardiovascular e sobre o sistema nervoso central. Os estimulantes não devem ser usados em associação com os antidepressivos inibidores da monoaminoxidase, pelo risco de aumentos importantes da pressão arterial.

Quanto aos resultados obtidos no tratamento com os psicoestimulantes, várias publicações referem melhora nas principais manifestações de TDA/H – desatenção, impulsividade, hiperatividade –, assim como da agressividade, interação social e produtividade acadêmica, porém, como foi dito, a curto prazo. Wolraich refere melhora com os estimulantes em cerca de 70% dos casos, sendo que 20% podem ainda responder a um segundo tipo de estimulante. A ausência de resposta aos estimulantes tem sido atribuída às diferenças nas manifestações clínicas, à diversidade de sintomas psiquiátricos associados e às características familiares. Ainda em relação à eficácia do tratamento medicamentoso, deve-se levar em consideração a questão do efeito placebo. Os estudos controlados disponíveis não permitem afastar por completo a ação de todas as variáveis que podem interferir, potencializando o efeito desses medicamentos. Na abordagem do TDA/H, as intervenções diagnósticas e a atenção que é dirigida à criança têm, por si só, efeito terapêutico não-desprezível.

O Center for Reviews and Dissemination (CRD) da University of York, analisando o artigo de revisão de Wilens e Biederman sobre a farmacoterapia do TDA/H em adultos, faz os seguintes comentários: a qualidade das pesquisas nas quais a revisão está baseada é extremamente pobre, sendo que apenas 7 dos 17 estudos incluídos são controlados; os resultados desses estudos não estavam claramente definidos e os detalhes metodológicos da pesquisa de revisão não estavam devidamente especificados. Para o CRD, isso significa que qualquer conclusão só pode ficar no campo das suposições.

Um aspecto importante em relação ao tratamento é a crescente preocupação, observada na literatura, com o aumento do uso de psicoestimulantes no tratamento de crianças e adolescentes diagnosticados com TDA/H. Kelly e Aylward, em 1992, indicavam que, na última década, houve aumento de 248% na prescrição de psicoestimulantes, sendo o metilfenidato o medicamento mais prescrito (mais de 80% dos estimulantes vendidos). Safer e Krager, em artigo publicado em 1994, descrevem as tendências no uso dos psicoestimulantes em adolescentes no período de 1975 a 1993, constatando que, em 1975, 11% de todos que estavam sob medicação eram da escola secundária contra 30% nos anos 1990. Quanto à relação feminino/masculino entre os alunos do curso secundário em uso desses medicamentos, observou-se variação de 1:12 em 1981 para 1:6 em 1993. Os autores concluem que atualmente muito mais adolescentes estão sendo medicados para TDA/H e que relativamente mais adolescentes do sexo feminino estão sendo medicados com estimulantes. Esses autores comentam também que, até a década de 1970, não era comum o tratamento de adolescentes com psicoestimulantes em função do temor existente entre os médicos e os pais quanto aos efeitos colaterais desses medicamentos na puberdade, especificamente o comprometimento do crescimento e o abuso de drogas. Ainda, segundo esses autores, o início do uso de medicação estimulante ocorre mais freqüentemente entre os 7 e os 8 anos, embora seja bastante comum o uso dessa medicação a partir dos 5 anos de idade. Uma das razões apontadas para explicar um aumento tão importante no uso desses medicamentos para tratar crianças e adolescentes com TDA/H foi a crescente divulgação nos meios médicos e leigos da idéia de eficácia e segurança do tratamento com estimulantes. A persistência, durante a adolescência, das características comportamentais do TDA/H contribuiu para o prolongamento do tempo de tratamento.

Recentemente, vem sendo observada reação nos meios leigos contrária ao uso cada vez maior de estimulantes em crianças desde os primeiros anos de escolarização, assim como nos adolescentes. As justificativas presentes na literatura para esse tipo de reação leiga apontam a prescrição indiscriminada desses medica-

mentos em crianças e adolescentes nos quais o diagnóstico não foi estabelecido corretamente. Como resposta a essas questões, nas últimas décadas, esforços têm sido feitos para identificar e classificar subtipos de TDA/H, de modo a se obter grupos mais homogêneos que facilitem a definição etiológica, formas de evolução e resposta terapêutica.

Conclui-se que o modelo clínico, ao se fundamentar na hipótese de uma base orgânica para as alterações comportamentais, tende a apoiar o tratamento em bases farmacológicas, apesar de não se conhecer efetivamente os mecanismos de atuação das medicações utilizadas e das divergências quanto aos resultados observados.

OUTRAS ABORDAGENS DA HIPERATIVIDADE

Além do modelo médico-clínico – que assume como etiologia dos TDA/H uma disfunção orgânica e preconiza, em geral, o uso de tratamento medicamentoso –, outros modelos de compreensão e de abordagem da problemática da criança hiperativa podem ser identificados na literatura: o comportamental, o psicodinâmico, o sociológico e o histórico-cultural.

Modelo comportamental – coerente com a concepção de que o homem é produto do meio, considera a hiperatividade como um "mau comportamento" condicionado pelo ambiente ou uma "reação de inadaptação", em função de uma deficiência do indivíduo no seu processo de socialização. Esse modelo valoriza apenas manifestações comportamentais, sem considerar seus aspectos subjetivos subjacentes. De acordo com suas propostas reducionistas, o modelo de intervenção comportamentalista visa à "modelagem" da criança hiperativa por meio de técnicas de condicionamento. Ainda que venha alcançar seus objetivos de "modificação comportamental", esse modelo o faz de forma superficial e temporária. Atuando sem identificar as reais motivações e necessidades do indivíduo, corre-se também o risco de camuflar e adiar o problema (da mesma forma que o uso de medicamentos). Como conseqüência, podemos encontrar conflitos emocionais de difícil solução no futuro, os quais se expressam secundariamente no abuso de drogas, fracasso escolar, violência, ansiedade e depressão. O modelo comportamental, justamente por sua pretensa objetividade, é o mais utilizado em terapias psicológicas associadas ao uso de medicamentos (modelo médico-clínico). Pode ser identificado, inclusive, na forma como são apresentados os sinais de hiperatividade, desatenção e impulsividade utilizados pela CID-10 e DSM-IV como critérios diagnósticos.

Modelo psicodinâmico – esse modelo considera que a hiperatividade está relacionada à ansiedade e decorre, em geral, de algum conflito inconsciente. Baseado nessa abordagem, Miller (1977) acompanhou durante 10 anos 290 crianças diagnosticadas como "hiperativas", verificando que na história dessas crianças sempre havia aspectos que justificavam um "estado de ansiedade ou a presença de conflitos vivenciados pela criança". No seu estudo, Miller destaca ainda que a maioria delas possuía um dos genitores usando psicofármacos (sinal de um possível problema emocional intrafamiliar) e que, de qualquer forma, seria preciso fazer uma investigação criteriosa das relações intrafamiliares das crianças antes de se firmar o diagnóstico de um transtorno de base orgânica (disfuncional). Além disso, Miller encontrou nesse grupo de crianças a superposição de diferentes diagnósticos, realizados pelos diferentes profissionais que as avaliaram (neurologistas, pediatras, psiquiatras, psicólogos, entre outros) ao longo dos 10 anos do estudo. Fato este que vem demonstrar, no mínimo, que há muita dificuldade inerente ao diagnóstico de crianças hiperativas e que não existe consenso nem entre profissionais de uma mesma área de conhecimento.

A partir dessas observações, Miller conclui que a questão central do comportamento hiperativo está na dificuldade de o sujeito lidar com seus sentimentos, particularmente com os de raiva. Assim, no modelo psicodinâmico, a família e as relações intrafamiliares devem ser bem analisadas e orientadas quanto aos seus problemas e a criança deve ser submetida à psicoterapia visando à solução de conflitos internos e ao adequado manejo das suas emoções.

Numa tentativa de contornar esse tipo de crítica e diferenciar a hiperatividade emocional da hiperatividade de origem orgânica, as classificações atuais (CID-10, DSM-IV) propõem que, caso se considere a hiperatividade como uma resposta primariamente emocional, deve-se remeter a outro diagnóstico. O que na prática, entretanto, não é tão simples como poderia parecer.

Como se pode observar, apesar das diferenças conceituais entre o modelo médico-clínico, o comportamental e o psicodinâmico, os três centram suas explicações etiológicas e abordagens terapêuticas em algum tipo de "patologia" ou "distúrbio" existente no organismo físico ou psíquico do sujeito. Serão apresentados a seguir os modelos sociológico (Conrad, 1977) e histórico-cultural (Werner, 1997) que propõem deslocar o eixo da compreensão do problema do plano individual para o plano social.

Modelo sociológico – Conrad, a partir do modelo sociológico, critica a visão dominante da hiperatividade como um atributo da criança. Para ele, a designação de hiperatividade não descreve uma doença individual, mas refere-se a um rótulo aplicado à criança, em resposta ao comportamento apresentado por ela. A criança é primeiro identificada e definida como hiperativa por uma "audiência significativa" (escola ou família) e depois o diagnóstico é legitimado pelo médico. Assim, sem um critério mais objetivo para o diagnóstico da hiperatividade, seu reconhecimento fica na dependência de relatos de pais, professores e da simples constatação empírica realizada pelo examinador. Para Conrad, a hiperatividade, como qualquer outra forma de "desvio social", depende do valor relativo das normas, níveis de tolerância, "audiência significativa" e sanções disponíveis. Ou seja, nenhum comportamento é desviante por si só, sendo o caráter desviante definido no contexto de um sistema normativo e social. Isso explicaria a constatação de Conrad de que o comportamento hiperativo era relatado em um sistema social (a escola) e não em outro (a família) e vice-versa. Além disso, o comportamento da criança não é visto como simples resposta a uma determinada situação, mas a própria explicitação da situação. Ele propõe, por esse motivo, a expressão "hiperatividade situacional" para definir esse modo de comportamento social apresentado pela criança.

Para o modelo sociológico de Conrad, se existe alguma doença, esta deve ser remetida ao microssistema social no qual o comportamento hiperativo é manifestado. Dessa forma, não seria a criança a necessitar de tratamento, mas sim o microssistema social em que tal comportamento é explicitado.

Modelo histórico-cultural – Lev Vygotsky, principal representante da abordagem histórico-cultural do psiquismo, considera que a atenção voluntária especificamente humana não decorre de um mero estado biológico natural, mas é uma função psíquica complexa construída a partir de processos interativos. Para Vygosty, o cultural, o social e o histórico afetam radicalmente a natureza biológica do psiquismo humano, colocando em relevo que todas as funções mentais típicas do homem (pensamento, linguagem, atenção dirigida) ocorrem primeiramente entre pessoas (interpsíquicas), para ganharem, então, expressão interior (intrapsíquica). Para ilustrar esse fato basta recorrer a situações cotidianas: um rapaz que apresente atenção altamente desenvolvida para reparar os detalhes de uma partida de futebol de 90 minutos pode não conseguir reparar a roupa nova da namorada ou não manter atenção, ainda que por alguns minutos, durante a audiência de uma palestra ou filme. Certamente que o rapaz não apresenta um transtorno de atenção. Não obstante, o fato indica que ele teve acesso a experiências socialmente significativas que lhe permitiram construir a habilidade de atenção para assistir a jogos de futebol. Ao contrário – mas em função também de

fatores sociais, educacionais e culturais –, esse rapaz não havia construído atenção para detalhes considerados "femininos" ou para atividades "mais intelectuais".

Esse exemplo sobre a função psíquica da atenção serve também para analisar criticamente os sinais "objetivos" utilizados para o diagnóstico dos TDA/H que englobam desatenção, hiperatividade e impulsividade. Pode-se observar que todos esses comportamentos/ sinais decorrem de habilidades que dependem de contextos sócio-interativos, quer para se construírem, quer para se manifestarem.

Nessa direção, Werner (1997) estudou crianças diagnosticadas como TDA/H (pelos critérios vigentes da CID-10 e do DSM-IV), com o objetivo de examinar o significado dos sinais de desatenção, impulsividade e hiperatividade, no âmbito do processo de interação social em que ocorrem. Utilizou, para tanto, um método de exame denominado "avaliação de processos afetivo-cognitivos por microanálise" (APAC), que emprega o recurso do vídeo e permite a verificação dos processos de atenção e de controle da atividade/impulsos durante a ocorrência de ações compartilhadas. Deslocando-se o eixo da avaliação diagnóstica do indivíduo para as relações interpessoais, a atitude do próprio examinador (durante o exame) é considerada. Os resultados obtidos nesse estudo indicaram que a presença ou ausência dos sinais de desatenção, hiperatividade e impulsividade dependem da existência de habilidades formadas pela criança nas suas relações sociais anteriores e, principalmente, do tipo de interação que se estabelece, em um determinado momento, entre a criança e seu interlocutor (adulto ou outra criança). A análise dos modos de ação desses pacientes, em contextos interativos, evidenciou, mais especificamente, que "o outro" (examinador, colega, pais, professores etc.) joga um papel crucial no que se refere à emergência ou não das manifestações comportamentais que compõem o quadro clínico em questão.

Só a partir dessa outra concepção (histórico-cultural) é possível compreender que as formas complexas do funcionamento mental e do comportamento humanos (como a atenção voluntária) são socialmente organizadas e transmitidas culturalmente. Nesse sentido, a relação entre a "atenção" e seu substrato neurofisiológico passa a ser analisada no processo de interação social, no qual a atenção dirigida para alguma atividade se manifesta na presença de um motivo social de comportamento.

Por essas considerações teóricas e achados empíricos, pode-se concluir que os sinais clínicos que compõem o quadro em questão (hiperatividade, desatenção e impulsividade) não devem ser examinados enquanto manifestações do organismo individual, pois é no curso da ação partilhada entre sujeitos que se pode identificar os processos subjacentes às manifestações comportamentais. Em relação à abordagem terapêutica, deve ser considerado também que certas habilidades psíquicas (como atenção para tarefas escolares) precisam ser dominadas pela criança. Assim, a escola, a família e o terapeuta (se necessário) precisam trabalhar no sentido de co-construir, com essa criança, o significado social e afetivo das habilidades necessárias à sua realidade social.

HIPERATIVIDADE EM UMA PERSPECTIVA CRÍTICA

No decorrer deste capítulo procurou-se contemplar todas as principais abordagens em relação ao quadro em questão. Ficam evidenciadas as dificuldades em superar a fragilidade conceitual e a heterogeneidade de condições biológicas, psíquicas e sociais que podem estar abrigadas sobre o rótulo de TDA/H. Apesar das controvérsias existentes, a literatura médica não tem contemplado de forma igualitária as abordagens críticas – o que vem caracterizar um viés na informação científica especializada. Ainda assim, as críticas acabam se refletindo no discurso dominante, que ora tenta desqualificá-las, ora as incorpora – sem, entretanto, enfrentá-las com profundidade. Um exemplo dessa forma de "incorporação" pode ser observado quando se passou a exigir, como critério diagnóstico, que a hiperatividade estivesse presente em mais de um contexto (casa, escola ou consultório). Essa exigência veio, provavelmente, em resposta às críticas feita por autores como Conrad, que observaram o fato de muitas crianças apresentarem "hiperatividade situacional".

Outro fato que reflete a fragilidade conceitual e empírica do quadro é a freqüente mudança nas classificações, na tentativa infrutífera de obter critérios diagnósticos mais objetivos que garantissem a homogeneidade do grupo (e subgrupos) de crianças identificadas como padecentes de TDA/H. O objetivo final dessa homogeneidade seria o de garantir a utilização de terapêutica medicamentosa específica.

Na literatura médica existem publicações que criticam, inclusive, o "status" de síndrome atribuído à hiperatividade. Merecem destaque, nesse âmbito, os trabalhos de Ross e Ross (1976) e de Schechter (1982). Esses autores demonstram que o quadro de hiperatividade não preenche critérios básicos para caracterizar-se como síndrome ou entidade nosológica única e que, na melhor das hipóteses, deve ser considerada como um sintoma inespecífico, que pode estar presente em várias doenças ou transtornos de comportamento, associado a um grupo bastante heterogêneo de fatores etiológicos. Mesmos os autores que defendem o modelo clínicobiológico, como Wolraich (1997) e Weimberg (1997), lamentam não haver maiores avanços no conhecimento dos TDA/H que possam conferir um "status" efetivo de síndrome à questão da hiperatividade e desatenção.

A falta de critérios mais objetivos e específicos para o diagnóstico aparece na literatura como principal causa para as dificuldades relacionadas ao estudo desse transtorno de comportamento. Essa seria também uma das razões para as diferenças encontradas nas taxas de prevalência desse distúrbio na população, sendo um diagnóstico muito mais freqüente nos Estados Unidos do que na Europa.

A fragilidade teórica desse quadro clínico reside, precisamente, no fato de se supervalorizar manifestações comportamentais – hiperatividade, desatenção e impulsividade – como se a constatação empírica desses sinais revelasse, por si só, a existência de disfunções neurológicas (sem comprovação clínica ou laboratorial). A pretensa objetividade desses sinais, entretanto, não evita discordâncias entre os estudiosos em relação ao sinal "hiperatividade". Como exemplo, autores renomados, como Taylor, chegam a sugerir que o próprio termo "hiperatividade" é equivocado para designar o que se propõe, já que "crianças hiperativas" não apresentam, necessariamente, aumento de atividade, mas costumam estar "fora da tarefa solicitada" e "fora do lugar adequado".

Já a análise do sinal "desatenção" torna-se importante à medida que representa, para Kelly e Aylward (1992), o "núcleo do quadro clínico". É interessante observar que muitas crianças, nas quais foram identificados os "sinais de desatenção", contraditoriamente, conseguem permanecer um tempo considerável concentradas em uma atividade. Entretanto, essa observação não abalou a convicção dos defensores dos "distúrbios de atenção"; eles a absorveram e vêm desde então incluindo a seguinte informação sobre o quadro clínico: tarefas "tediosas e demoradas" podem realçar os sinais e, ao contrário, as crianças com déficit de atenção são capazes de manter atenção por um longo período quando engajadas em atividades altamente motivadoras, tais como videogames. Nessa mesma linha, alguns autores têm-se preocupado em afirmar que a inconstância do sinal de desatenção é uma característica da própria síndrome. Assim, postula-se que a dificuldade em manter a atenção pode não estar presente todos os dias, variando de um dia para outro ou mesmo de minuto para minuto.

Outro desafio é diferenciar as variações normais relacionadas à idade e ao contexto social com as características comportamentais relacionadas à hiperatividade e à desatenção. Nos critérios diagnósticos para o TDA/H, o termo "freqüentemente" aparece como indicativo de que se trata de uma condição anormal. Qual seria então a freqüência normal para uma criança "correr ou subir nas coisas"? As variações biológicas individuais e os contextos em que ela interage determinam diferentes níveis de atividade, sendo o critério do normal definido de modo arbitrário. A hiperatividade costuma ser "diagnosticada" quando o comportamento da criança perturba a ordem estabelecida ou ultrapassa os limites de tolerância dos adultos diretamente envolvidos com ela. Fica, portanto, evidente o grau de subjetividade implícito nesses critérios. É importante observar, ainda, que os sinais de desatenção, hiperatividade e impulsividade referem-se, em geral, a comportamentos escolares e não levam em conta o tipo de interação e de interlocução que permeia as relações que se desenvolvem tanto na escola como nas sessões diagnósticas. Não consideram que comportamentos semelhantes podem resultar de processos subjacentes diferentes. Não concebem que as origens dos comportamentos tipicamente humanos (linguagem, pensamento, atenção voluntária) são decorrentes da internalização dos processos interativos, em contextos sociais e históricos. Sem considerar esses aspectos, os critérios diagnósticos chegam a ser tautológicos: o indivíduo é diagnosticado como padecente de "transtorno de déficit de atenção/hiperatividade" em função de apresentar déficit de atenção e hiperatividade. O fato de o indivíduo ser desatento e/ou apresentar um comportamento hiperativo não é suficiente para afirmar a existência de um transtorno neurológico.

A respeito da etiologia do TDA/H, verifica-se a permanente e infrutífera busca em se identificar as causas neurológicas do déficit de atenção. Sua fisiopatologia ainda é desconhecida. Os processos cerebrais específicos envolvidos permanecem indeterminados e as pesquisas têm sido incapazes de demonstrar a validade das hipóteses que relacionam o sinal desatenção com disfunção cerebral.

Além dos aspectos críticos já apontados – a partir da própria área médica –, torna-se necessário contextualizar a presente discussão, em termos macrossociais e históricos, visando a ampliar a compreensão da questão. Nesse sentido, o fato histórico mais marcante ocorreu na década de 1960, nos EUA, quando o quadro clínico de hiperatividade, como diagnóstico médico, solidifica-se sob a denominação de DCM (disfunção cerebral mínima). Segundo Coles, o contexto econômico e político foi o fator fundamental para tal ocorrência, tendo em vista a necessidade política de uma resposta do governo e do sistema educacional americanos para o fato de a classe média estar inconformada com o "inexplicável" fracasso de seus filhos na escola. Dessa forma, as causas médicas para o fracasso escolar passaram a ser uma explicação amplamente aceita por esse segmento social. Nesse sentido, o diagnóstico de DCM – ao atribuir os problemas de comportamento e aprendizagem a fatores intrínsecos aos indivíduos, no plano do funcionamento do sistema nervoso central – contribuiu para as tentativas de camuflar a grave crise social e educacional que a sociedade americana enfrentava naquele período, após as duas décadas de prosperidade que se seguiram à Segunda Guerra Mundial.

Em termos estatísticos, foi justamente a partir dessa década que milhares de alunos passaram a ter esse diagnóstico. Como conseqüência, Coles refere que, em 1985, as estimativas fornecidas pela Fundação Americana para Crianças com Distúrbios de Aprendizagem indicavam que 10 milhões de crianças americanas haviam sido identificadas como padecentes desses distúrbios. A trajetória da DCM é, portanto, um exemplo típico do fenômeno denominado de medicalização do fracasso escolar: o estabelecimento de um diagnóstico clínico-patológico em crianças e adolescentes rotulados como hiperativos ou desatentos tem, historicamente, transformado essas manifestações de comportamento em um sinal de "doença", a qual passa a constituir uma das principais justificativas para o mau rendimento escolar e para as dificuldades comportamentais de crianças e adolescentes. Essa justificativa tem sido amplamente aceita, pois ao colocar na criança e nos adolescente – em um problema individual e orgânico – a responsabilidade pelas suas dificuldades e fracassos, isenta-se de questionamento os sistemas pedagógico e social. Assim, encontra-se uma explicação médica para o fracasso escolar, uma questão fundamentalmente sócio-pedagógica. Esse processo de medicalização do fracasso escolar tende, portanto, a reduzir questões sociais a doenças passíveis de "controle" por meio de tratamento medicamentoso e/ou de terapias dirigidas a mudanças comportamentais.

O fator que parece ter contribuído mais para a aceitação social do referido diagnóstico diz respeito à elaboração de uma categoria que diferia substancialmente das de "retardo mental" ou "privação cultural", reservadas para explicar o baixo rendimento escolar de alunos oriundos das camadas empobrecidas e das minorias étnicas. Assim, os quadros nosológicos relacionando hiperatividade, desatenção e baixo rendimento escolar com uma "mínima" disfunção cerebral ofereciam uma explicação plausível para a criança de classe média – bem nutrida, com acesso a bens materiais e culturais valorizados e com inteligência dentro ou (até) acima da média – apresentar problemas de comportamento e de rendimento escolar.

Ainda na década de 1960, o conceito em questão chega ao Brasil por meio da literatura médica americana, difundindo-se pelos consultórios e clínicas privadas, anunciando um novo saber médico e a expansão do mercado de trabalho, capazes de atender à crescente demanda de alunos da classe média que apresentavam rendimento escolar insatisfatório. A partir dos anos 1970, o conceito passa a ser utilizado, também, para o diagnóstico de alunos das camadas populares, que se tornam, desde então, duplamente diagnosticados como padecentes de "déficits intelectuais" e de sutis "disfunções neurológicas" que justificam seu fracasso escolar.

Nos EUA, o aumento do uso de medicamentos, especialmente de estimulantes, para crianças com esse diagnóstico, foi uma conseqüência inevitável da medicalização dos problemas de escolaridade e de comportamento. Além do seu uso terapêutico, os psicoestimulantes têm sido utilizados inadequadamente como "prova terapêutica" para a comprovação de uma disfunção neurológica, supostamente localizada nos neurotransmissores. Segundo Coles (1987), a "lógica" para a realização dessa prova terapêutica apresenta a seguinte construção: "se a droga melhora um problema que se pensa ocorrer por causa de uma disfunção cerebral, esse fato demonstra que uma disfunção cerebral é a fonte do problema". Por mais que seja tautológica essa construção, ela tem servido para manter a representação da TDA/H como doença ligada a uma disfunção neurológica e para justificar o uso de estimulantes.

Coles cita que, entre as promessas de efeito da medicação, além do controle do comportamento hiperativo e do déficit de atenção, encontrava-se a de que o uso do estimulante repercute nas funções psicológicas complexas, proporcionando à criança maturidade cognitiva. De acordo com Rostain, esses psicofármacos não demonstraram, a longo prazo, nenhum efeito benéfico sobre o "ajustamento social" ou melhora na progressão escolar. Parece que o efeito é apenas imediato em relação a alguns sintomas. Parece, também, que o uso de psicoestimulantes tem servido para atender mais às necessidades de controle social da criança do que para atuar no seu processo de desenvolvimento e aprendizagem.

Outra questão que se coloca à reflexão é sobre o tipo de resultado obtido com o uso de psicoestimulantes, como o descrito por Kelly e Aylward: um recente estudo demonstrou a melhora do desempenho no jogo de beisebol de um grupo de meninos com déficit de atenção, tratados com metilfenidato. Na descrição dos autores não há nenhuma sinalização crítica sobre o fato de que qualquer indivíduo pode, em princípio, melhorar seu desempenho esportivo – a curtíssimo prazo – por meio do uso de estimulantes ("dopping"). O uso/abuso de drogas (anfetaminas e paranfetaminas, cocaína) sempre esteve relacionado aos seus efeitos benéficos e transitórios de ampliar a atenção, desinibir e melhorar o desempenho escolar, social e profissional. Nesse sentido, não parece que os resultados obtidos por

meio da utilização de psicoestimulantes em crianças que apresentem certas características (hiperativas, desatentas, impacientes) sejam tão diferentes e suficientemente específicos para servir como prova terapêutica de disfunção neurológica.

Finalmente, cabe destacar que o diagnóstico crescente de TDA/H vem confirmar as estimativas de K. Daniel O'Leary, da Associação Americana de Psicologia, citado por Coles, de que o mercado potencial para as drogas direcionadas para hiperatividade e problemas de aprendizagem é de 5% de todas as crianças da escola elementar americana. Esse fato demonstra que há necessidade cada vez mais de se ter uma postura crítica sobre a literatura referente ao diagnóstico e ao tratamento das chamadas crianças hiperativas.

PAPEL DO PEDIATRA

Diante de um problema tão polêmico, com tantas incertezas e subjetividades, qual seria o papel do pediatra? De modo geral, esse é um assunto sobre o qual o pediatra tem pouca informação. Entretanto, ao tomar conhecimento da literatura sobre o tema, as dúvidas tendem a aumentar, pois não há consenso em relação aos procedimentos diagnósticos e às condutas terapêuticas. Na verdade, o tipo de atendimento à criança com queixa de hiperatividade vai depender do referencial teórico adotado, isto é, do modelo de abordagem do problema.

No modelo médico-clínico, a literatura recomenda que o atendimento da criança com TDA/H deva sempre ser multidisciplinar, incluindo avaliações pediátricas, neurológicas, psicológicas e pedagógicas. Entretanto, vários autores contestam essa postura. DeSpirito, em comentário no *Lancet*, afirma que, embora haja casos em que essas avaliações possam ser úteis, elas não são necessárias para toda criança em que o diagnóstico de TDA/H é suspeitado, pois o pediatra, com alguma formação na área de desenvolvimento infantil, estaria capacitado a lidar com essa criança. O problema é exatamente este, pois, em geral, a formação pediátrica é bastante falha em relação aos problemas do desenvolvimento e do comportamento infantil. Na maioria das vezes, observa-se que o pediatra, desconhecendo o problema em toda a sua extensão, tende a aceitar o modelo dominante de que se trata de um distúrbio neurológico ou psiquiátrico, encaminhando o paciente ao neurologista ou ao psiquiatra, para que estes assumam o tratamento da criança ou do adolescente. Embora a discussão com os psicólogos ou psiquiatras ou mesmo o atendimento por esses profissionais possam ser valiosos em alguns casos, o encaminhamento deve ser criterioso, evitando-se o fenômeno, hoje bastante comum na sociedade, de psicologização dos problemas de comportamento de crianças e adolescentes. Nessa mesma perspectiva, as avaliações multiprofissionais, tão mitificadas como panacéia para a resolução de problemas que não se esgotam no modelo orgânico, só se justificam a partir de suspeitas clínicas que indiquem sua necessidade. Portanto, encaminhamentos indiscriminados para neurologistas, psicólogos, psiquiatras, oftalmologistas, otorrinos e psicopedagogos, entre outros, além de desnecessários, contribuem para dar aos pais e aos pacientes a falsa impressão de gravidade e estigmatizar como doentes essas crianças e adolescentes.

Em artigo anterior, Sucupira comenta a natureza de muitas das queixas de hiperatividade trazidas aos serviços pediátricos. Esse diagnóstico, com freqüência, é feito por professores diante de crianças e adolescentes com problemas de adaptação às normas disciplinares da escola ou, mais especificamente, de cada professor em particular. Muitas vezes, a desatenção e a hiperatividade manifestam-se no contexto de uma escola distante da realidade dos alunos, em que os processos interativos explicitam essa inadequação, reforçando a tendência à exclusão do aluno. Assim, o aluno com comportamento "desatento" e "agitado", inicialmente, é colocado para fora da sala de aula, depois para fora da escola, sendo finalmente expulso do sistema escolar.

Em algumas situações, crianças com gagueira, estrabismo ou outros defeitos físicos podem, secundariamente, apresentar agitação, desatenção e agressividade; crianças ou adolescentes com problemas emocionais, seja por características próprias, seja reativos a conflitos na relação intrafamiliar, podem adotar comportamentos agressivos e hiperativos ou, ainda, esses comportamentos podem ser uma forma de reação dos adolescentes aos graves problemas sociais por eles enfrentados. A hiperatividade, vista como um distúrbio da criança ou do adolescente, tem sido considerada como causa de mau rendimento escolar. Entretanto, alunos com problemas no aprendizado por diversos fatores podem tornar-se ansiosos diante do sentimento de fracasso, passando a expressar essa ansiedade por meio de desinteresse/desatenção e/ou comportamento agitado/hiperativo.

No acompanhamento pediátrico é possível, também, identificar na relação pais/criança a falta de limites que levam a criança e, posteriormente, o adolescente a apresentar comportamentos inadequados e desafiantes que se confrontam com o padrão de comportamento esperado pela escola e pela sociedade. É comum, ainda, observar-se que comportamentos infantilizados são diagnosticados como expressão de desatenção, impulsividade e hiperatividade. Nos grupos sociais mais pobres, a descrição mais comum para o pediatra é a de uma criança que mexe com todos os colegas, não faz as lições, não consegue aprender, não obedece, agride os colegas e professores, enfim, a criança é descrita pelas suas deficiências: falta de educação, de interesse, de capacidade para aprender, de controle.

Embora as classificações da CID-10 e do DSM-IV excluam do diagnóstico de TDA/H as crianças que se enquadram nos exemplos citados, por apresentarem problemas emocionais ou reações a ambientes específicos, a maioria dos itens propostos nos critérios para avaliação dessas crianças induzem a que esse diagnóstico seja feito, com freqüência, baseado apenas em comportamentos que diferem daqueles aceitos pela sociedade. Verifica-se que as características comportamentais citadas nos critérios diagnósticos, isolados ou em conjunto, são na realidade comportamentos sociais que fazem parte de um repertório de possibilidades e atitudes "normais" de crianças ou adolescentes, em relação a determinadas tarefas ou situações exigidas em casa, na escola ou em outros ambientes. Ou seja, não deveriam ser considerados, por si só, como indicativos de desvio, doença, falta de socialização, mau comportamento, ou outro distúrbio.

Ao se considerar a hiperatividade e a desatenção como uma forma de expressão das relações que a criança e o adolescente mantêm com seu mundo, é necessário primeiro conhecer essa criança ou adolescente, o seu mundo e suas relações, para então se definir quais as suas necessidades de tratamento. O levantamento da história de vida, das condições sociais, das relações intrafamiliares, do processo de escolarização e das características individuais da criança e do adolescente permite entender os processos que levaram à cristalização dos modos de comportamento apresentados.

Informações sobre o contexto escolar e, quando possível, contato com os professores para se conhecer melhor a natureza das queixas apresentadas são fundamentais para que o pediatra possa ter uma compreensão mais geral da criança ou do adolescente e, assim, poder lidar tanto com os pais como com seu paciente.

É na avaliação da criança que o pediatra se sente mais incapaz. Até os 2 anos, as perguntas clássicas sobre a idade em que sentou, andou, falou parecem tranqüilizá-lo quanto à avaliação do desenvolvimento. Durante sua formação, em geral, pouco ou nada lhe é ensinado sobre como avaliar o desenvolvimento de crianças maiores, principalmente após os 5 anos de idade. O grupo que iniciou o Projeto Escola do Departamento de Pediatria da FMUSP elaborou uma proposta simples de avaliação da criança em idade escolar, que se baseia fundamentalmente em reconhecer as habilidades da criança por meio das atividades que ela realiza no seu dia-a-dia, além de procurar ouvir a criança quanto a seus interesses, expectativas e opiniões sobre seu processo de escolarização*. É muito comum o pediatra ficar em dúvida sobre as capacidades da criança ao confrontar as informações recebidas da escola com suas impressões da criança. Quando possível, o pediatra pode lançar mão de jogos ou situações conhecidas da criança para obter informações sobre sua capacidade de atenção, interesse, habilidades, entre outras. Fundamentalmente, é no processo interativo com a criança que melhor se pode avaliá-la quanto às suas habilidades já adquiridas e em relação ao seu potencial para aprender.

Uma dificuldade no atendimento, freqüentemente referida na literatura, é a questão do tempo necessário para avaliar essas crianças ou adolescentes durante as consultas de rotina. É importante que o pediatra aprenda a lidar com a ansiedade dos pais e com a sua própria, uma vez que vários encontros/consultas serão necessários para que ele possa começar a ajudar a família e o seu paciente.

A preocupação do pediatra não deve ser dirigida ao sinal – hiperatividade – nem pode estar restrita ao estabelecimento do diagnóstico, mas deve centrar-se no conhecimento da criança e de suas relações tanto na família como na escola. O processo diagnóstico é, ao mesmo tempo, terapêutico, na medida em que propicia informações aos pais e aos professores sobre as dificuldades da criança e do adolescente, indicando perspectivas de intervenção. Por outro lado, representa um passo no processo de recuperação da auto-estima de crianças e adolescentes, freqüentemente carentes e rejeitados em função da inadequação do seu modo de ser e agir. Entretanto, são inúmeros os casos nos quais pouco se pode intervir em face dos graves problemas sociais envolvidos. Aceitar os limites para a atuação do pediatra não deve significar necessariamente o encaminhamento para outros profissionais e menos ainda a justificativa para o uso de medicação.

BIBLIOGRAFIA

1. Centre for Reviews and Dissemination – The University of York, DARE, comentários, 1998. 2. WHO – World Health Organization. The ICD-10 Classification of Mental Behavioural disorders – diagnostic criteria for research. Geneva, 1993, 248p. 3. COLES, G. – The Learning Mystique. New York, Pantheon Books, 1987. 4. CONRAD, P. – Situational hiperactivity: a social system approach. J. Sch. Health 47:280, 1977. 5. DeSPIRITO, A.P. – Carta ao editor. N. Engl. J. Med. 329:966, 1993. 6. DSM-IV – Manual Diagnóstico e Estatístico de Transtornos Mentais. Tradução Dayse Batista, 4ª ed., Porto Alegre, Artes Médicas, 1995. 7. EFRON, D. et al. – Side effects of methylfenidate and dexamphetamine in children with attention deficit hyperactivity disorder: a double-blind, crossover trial. Pediatrics 100:662, 1997. 8. FREUND, L.S.; REISS, A.L. & ABRAMS, M.T. – Psychiatric disorders associated with fragile X in the young female. Pediatrics 91:321, 1993. 9. FURUKAWA, C.T. & MAHAN, J.K. – Carta ao editor. N. Engl. J. Med. 330:1902, 1994. 10. GIANGRECO, C.A. et al. – A simplified six-item checklist for screening for fragile X syndrome in the pediatric population. J. Pediatr. 129:611, 1996. 11. GILLBERG, C. – Attention deficit hyperactivity disorders. Acta Paediatr. 86:791, 1997. 12. GOMEZ, M.R. – Minimal cerebral dysfunction (maximal neurologic confusion). Clin. Pediatr. 6:589, 1967. 13. GREEN, W.H. – Psicofarmacologia Clínica na Infância e na Adolescência. 2ª ed., Porto Alegre, Artes Médicas, 1997. 14. HAUSER, P.; ZAMETKIN, A.J. & WEINTRAUB, B. – Carta ao editor. N. Engl. J. Med. 329:967, 1993. 15. KAPLAN, H.I. & SADOCK, B.J. – Manual de Psiquiatria Clínica. Rio de Janeiro, Medsi, 1992. 16. KELLY, D.P. & AYLWARD, G.P. – Attention deficits in school-aged children and adolescents, Pediatr. Clin. North Amer. 39:487, 1992. 17. LEFÈVRE, A.B. – Disfunção Cerebral Mínima. São Paulo, Sarvier, 1972. 18. LOU, H.C. – Etiology and pathogenesis of attention-deficit hyperactivity disorders (ADHD): significance of prematurity and perinatal hypoxic-haemodynamic encephalopathy. Acta Paediatr. 85:1266, 1996. 19. MATARÓ, M. et al. – Magnetic resonance imaging measurement of the caudate nucleus in adolescents with attention-deficit hyperactivity disorder and its relationship with neuropsycho-

_____

* Ver capítulo Observação Clínica do Escolar.

logical and behavioral measures. *Arch Neurol.* **54**:963, 1997. 20. MILLER, J.S. – Hyperactive children: a tem-year study. *Pediatrics* **61**:217, 1978. 21. ROSS, D.M. & ROSS, S.A. – *Hyperactivity: Research, Theory and Action.* New York, Wiley-Interscience, 1976. 22. ROSTAIN, A.L. – Déficit de atenção em crianças e adolescentes. *Clínica Pediátrica da América do Norte,* Rio de Janeiro, Interlivros, **3**:647, 1991. 23. ROWLETT, R. & ZETLEY, L. – Carta ao editor. *N. Engl. J. Med.* **329**:966, 1993. 24. SAFER, D.J. & KRAGER, J.M. – The increased rate of stimulant treatment for hyperactive/inattentive students in secondary school. *Pediatrics* **94**:462, 1994. 25. SCHECHTER, N.L. – The baby and the bathwater: hyperactivity and the medicalization of child rearing. *Perspect. Biol. Med.* **25**:406, 1982. 26. SHAYWITZ, B.A. et al. – Aspartame, behavior, and cognitive function in children with Attention deficit disorder. *Pediatrics* **93**:70, 1994. 27. SUCUPIRA, A.C.S.L. – Hiperatividade: doença ou rótulo? In Fracasso escolar – uma questão médica? *Caderno CEDES* **15**:30, 1985. 28. SUCUPIRA, A.C.S.L. – A criança hipercinética. *Jornal de Pediatria* **64**:188, 1988. 29. TAYLOR, E. – Development of attention. In Rutter, M. – *Developmental Psychiatry.* Washington, American Psychiatric Press, 1987, p. 185. 30. TIROSH, E. et al. – Effects of methylphenidate on sleep in children with attention-deficit hyperactivity disorder. *AJDC* **147**:1313, 1993. 31. VYGOTSKY, L.S. – *Mind in Society: The Development of Higher Psycological Processes.* USA, Harvard University Press, 1978. 32. VYGOTSKY, L.S. – *Pensamento e Linguagem.* São Paulo, Martins Fontes, 1987. 33. WEINBERG, W.A. et al. – Attention-deficit hyperactivity disorder: a disease or a symptom complex? *J. Pediatr.* **130**:6, 1997. 34. WEISS, R.E. et al. – Attention-deficit hyperactivity disorder and thyroid function. *J. Pediatr.* **123**:539, 1993. 35. WERNER, J.R.J. – Desenvolvimento e aprendizagem: contribuição para a desmedicalização do fracasso escolar. Niterói, 1992, 146p. Dissertação de Mestrado apresentada na Universidade Federal Fluminense. 36. WERNER, J.R.J. – Transtornos hipercinéticos: contribuições do trabalho de Vygotsky para reavaliar o significado do diagnóstico. Campinas, 1997, 224p. Tese de Doutorado apresentada na Faculdade de Ciências Médicas (área de Saúde Mental) da UNICAMP. 37. WOLRAICH, M.L. & BAUMGAERTEL, A. – The practical aspects of diagnosing and managing children with attention deficit hyperactivity disorder. *Clin. Pediatr.* Sept. 497, 1997.

---

6   Atenção Integral à Saúde do Escolar

ANA CECÍLIA SILVEIRA LINS SUCUPIRA
SANDRA MARIA CALLIOLI ZUCCOLOTTO

O interesse pela saúde da criança em idade escolar vem assumindo importância maior a partir da redução dos coeficientes de mortalidade infantil e da diminuição na incidência de doenças infecto-contagiosas, condições que propiciaram o aparecimento de novas demandas de saúde advindas de outros grupos etários. A atenção à saúde da criança em idade escolar sempre esteve ligada ao processo de escolarização, e os serviços de saúde escolar, localizados na área da Educação ou da Saúde, dirigiam-se especificamente à criança na escola, tendo como objetivo principal a higidez necessária ao aprendizado. A partir da implantação do Sistema Único de Saúde (SUS), a atenção integral à saúde da criança em idade escolar vem sendo repensada e novas propostas podem ser identificadas.

O escolar, compreendido como uma faixa etária, define um contingente de crianças que apresentam algumas características comuns. Para a Pediatria, o escolar corresponde à faixa etária compreendida entre o pré-escolar e o adolescente. A definição dos limites de idades para essas fases é arbitrária, verificando-se diferenças entre os autores. Esses limites têm a finalidade de demarcar períodos de vida que apresentam certa homogeneidade quanto aos processos biológicos e ao perfil de morbimortalidade. Na divisão das faixas etárias para os períodos de crescimento adotada pelo Departamento de Pediatria da Faculdade de Medicina da Universidade de São Paulo, o pré-escolar corresponde à criança de 2 a 6 anos exclusive, o escolar entre 6 e 10 anos exclusive e a adolescência indo de 10 a 20 anos. Encontram-se ainda autores que consideram como escolar as crianças de 7 a 10 anos ou de 7 a 9 anos. Na literatura internacional, os textos pediátricos situam o escolar entre os 6 e os 10-12 anos de idade. Entretanto, de acordo com as publicações americanas, em geral, os programas de saúde escolar consideram os indivíduos durante todo o seu período de escolarização.

O fato marcante desse período é, portanto, a escolarização. Isso tem contribuído para que muitos dos programas dirigidos aos escolares tenham como alvo apenas as crianças que estão na escola. Parte-se de uma visão idealizada de que todos os indivíduos têm acesso e permanecem na escola durante a idade de escolarização obrigatória. Para o Brasil, entretanto, estima-se que um grande contingente de crianças e adolescentes de 7 a 14 anos – período de escolarização obrigatória – encontra-se fora da escola.

Outra característica importante dessa faixa etária é a menor morbimortalidade, na medida em que as transformações biológicas ocorrem de maneira mais lenta do que em outras idades pediátricas e o desenvolvimento imunológico já confere uma proteção maior aos agravos infecciosos. Na atenção à saúde da criança em idade escolar, é necessário, portanto, considerar as especificidades desse grupo etário decorrentes do processo de desenvolvimento e socialização, independente de a criança estar ou não na escola. Entretanto, em função de uma grande parcela dessas crianças passar um tempo importante de suas vidas na escola, esse espaço deve ser pensado tanto como gerador de necessidades de saúde, como local de desenvolvimento de ações de saúde.

Neste capítulo, pretende-se apontar de forma sucinta os principais aspectos que marcaram a história da atenção à saúde do escolar no Brasil, comentar as características desse grupo etário, os princípios que devem fundamentar as propostas nessa área e descrever as ações mais importantes.

HISTÓRICO

No Brasil, as ações voltadas para a saúde do escolar estão tradicionalmente ligadas ao espaço escolar e sua história confunde-se com a trajetória da saúde escolar. No final do século XIX e início do século XX, entre as intervenções destinadas à saúde da população infantil estava a higienização do ambiente escolar. As origens da saúde escolar podem ser identificadas nas ações da Higiene Escolar dirigidas ao saneamento do ambiente escolar, visando a impedir a propagação das moléstias transmissíveis. O objeto de preocupação sempre foi a criança na escola.

Lima resume bem o pensamento da época ao assinalar que a saúde escolar estruturou-se na intersecção das doutrinas da polícia médica, do sanitarismo e da puericultura. A inspeção das condições de saúde dos alunos, a preocupação com a salubridade da escola e o investimento na divulgação de comportamentos sadios, que garantiriam uma vida saudável, constituíram, portanto, a base do discurso da Saúde Escolar, o qual pode ser identificado até hoje. As ações higienistas e o projeto de educação em saúde vão consolidar a Saúde Escolar no interior da Educação.

Ao longo do tempo, pode-se identificar dois eixos principais no desenvolvimento da Saúde Escolar: a educação em saúde e as ações visando a recuperar a higidez necessária ao desempenho escolar. Os programas de ensino da saúde desenvolvidos tanto pela área da saúde como pela educação estavam de acordo com o pensamento sanitário da época, fundamentado na concepção biologicista de explicação do processo saúde/doença, a qual negava a determinação social na forma como aparecem e disseminam-se as doenças em uma sociedade. Conseqüentemente, eram valorizadas as ações higienistas de forte conteúdo ideológico, que tendem a colocar na ignorância e, portanto, no indivíduo a responsabilidade pela ocorrência das doenças.

O espaço escolar era um local privilegiado para a atuação dos higienistas que passaram a normatizar desde as construções e mobiliário até a natureza dos exercícios físicos e o tipo de relação entre professores e alunos.

Ao valorizar os mecanismos biológicos no processo de aprendizagem, ao mesmo tempo que minimizava os fatores sociais e pedagógicos, ressaltava a higidez como condição necessária ao aprendizado, criando assim as bases para justificar o fracasso escolar como resultado da presença de alguma doença ou deficiência. As tentativas de encontrar uma causa orgânica para o mau rendimento escolar vão dar margem, inicialmente, à medicalização do fracasso escolar, que é justamente a busca de causas e soluções médicas para lidar com problemas de natureza sócio-pedagógica. Posteriormente, ampliam-se as justificativas, gerando a necessidade de se incorporar aos serviços de saúde escolar o atendimento em áreas especializadas como psicologia, fonoaudiologia e neurologia. Ocorre, então, a patologização do fracasso escolar. Transformam-se as deficiências do sistema educacional em deficiências da criança. Parte-se ativamente para identificar uma doença ou um distúrbio que permita localizar no indivíduo a causa do fracasso escolar, isentando-se de responsabilidades a escola e todo o sistema educacional.

A atenção à saúde do escolar assumiu uma linha assistencialista direcionada para eliminar possíveis transtornos que prejudiquem o desempenho da criança na escola. Assim, é que predominam a assistência oftalmológica, odontológica, fonoaudiológica e em saúde mental, além das avaliações periódicas de saúde.

As tentativas de estabelecer relações entre o fracasso escolar e a desnutrição trouxeram para o interior da Saúde Escolar os serviços de merenda escolar, instituídos com o objetivo de reduzir o índice de desnutrição entre os escolares. Muitos dos serviços de saúde escolar hipertrofiaram-se com as grandes dotações orçamentárias destinadas à merenda escolar. Vários autores discutem as relações entre a aprendizagem e a desnutrição, desmistificando o papel da desnutrição como causa do fracasso escolar.

Na década de 1980, a Saúde Escolar ganha um novo impulso. Com a criação, em 1982, da Fundação de Assistência ao Escolar (FAE) – órgão ligado ao Ministério da Educação –, instituiu-se uma proposta de atenção à saúde do escolar sob a coordenação da área da Educação. Permanecem os objetivos voltados para a eliminação de condições físicas que possam prejudicar o rendimento escolar. A atuação da FAE caracterizou-se, basicamente, por duas linhas de atuação: o estímulo ao desenvolvimento de tecnologias simplificadas nas áreas de Odontologia e Oftalmologia e o financiamento de programas de Saúde Escolar que priorizassem o uso dessas tecnologias. Pretendia-se a ampliação do alcance da assistência ao escolar a um custo baixo. Isso, efetivamente, resultou na proliferação de propostas de atenção à saúde do escolar em vários municípios brasileiros. Apesar disso, persistia uma disponibilidade reduzida de recursos e evidentes limitações na área de atuação desses programas. Por essa razão e por não desenvolverem efetivamente atenção integral à saúde do escolar, eles não atingiam seus objetivos, tendo pouco impacto na situação de saúde do escolar.

É interessante notar que a maior ou a menor ênfase em cada uma das linhas de atuação observadas nos diferentes programas de Saú-

de Escolar, antes de apontar diversidades, expressa concepções semelhantes do que seja a atenção à saúde do escolar pela via da Saúde Escolar.

A necessidade de incluir na atenção à saúde os excluídos da escola e a de promover a integração com as demais ações desenvolvidas pela área da saúde intensificaram o debate sobre a quem caberia a atenção à saúde do escolar: se à Saúde ou à Educação. Na realidade, tratava-se de uma discussão sobre a alocação dos serviços de saúde escolar. Uma posição mais definida em relação à competência da área da saúde para assumir a atenção à saúde da criança em idade escolar pode ser identificada a partir da proposta do SUS e dos princípios da Reforma Sanitária de unificação dos serviços de saúde sob uma gerência única em cada esfera de governo. Essa questão traz, na sua essência, o debate entre as concepções tradicionais da Saúde Escolar e a compreensão da atenção à saúde do escolar como parte da atenção integral à saúde da criança e do adolescente. Pretende-se que a primeira denominação – Saúde Escolar – tenha um caráter mais amplo, englobando, além de aspectos da saúde individual, as ações dirigidas ao ambiente escolar e, principalmente, à educação em saúde. Os que defendem a segunda concepção – denominada Saúde do Escolar – apoiam-se nas propostas de atenção integral à saúde definidas pelo SUS, as quais envolvem os aspectos da saúde individual vistos como resultante dos determinantes mais gerais da saúde da população.

É importante ressaltar que, mesmo nos períodos em que a Saúde Escolar atingiu seu ápice, a preocupação e o interesse pela criança escolar se fizeram presentes principalmente no plano do discurso. A concretização das idéias foi mínima. O isolamento da Saúde Escolar em relação às demais ações da área da saúde não permitiu que a assistência à saúde do escolar acompanhasse as transformações e os avanços que as práticas de saúde foram experimentando no interior de novas conjunturas sanitárias, decorrentes de momentos políticos específicos. Assiste-se hoje a uma defasagem no estágio de desenvolvimento das ações dirigidas ao escolar quando se analisa a assistência à saúde da criança de zero a 5 anos e do adolescente. O escolar permaneceu desassistido nos programas da área da Saúde e insuficientemente assistido por parte dos serviços ligados à Educação. É possível afirmar que, de modo geral, as propostas atuais de atenção à saúde do escolar contêm uma tentativa de modernização, conjugando fragmentos do SUS com as concepções tradicionais da Saúde Escolar, reproduzindo, entretanto, ainda muito da visão higienista e biologicista do início do século XX.

A ATENÇÃO INTEGRAL À SAÚDE DO ESCOLAR NO SUS

O conceito de atenção integral à saúde implica atender as necessidades individuais e coletivas de saúde de determinada população. A implantação do SUS prevê uma rede regionalizada e hierarquizada segundo os níveis de complexidade de atendimento, além da descentralização com gerência única em cada esfera de poder, isto é, municipal, estadual e federal. Torna-se, portanto, inadmissível a existência de estruturas organizacionais centralizadas, mesmo no setor saúde, com o objetivo de coordenar apenas as ações de saúde do escolar. A universalidade do acesso contrapõe-se à existência de serviços específicos dirigidos apenas às crianças que estão na escola, o que implicaria a exclusão de uma parcela significativa da população nessa faixa etária.

Outro aspecto importante no SUS é o atendimento integral, com priorização das ações preventivas sem detrimento das atividades assistenciais. A importância da prevenção não se reduz à visão economicista de que é mais barato prevenir do que curar, mas amplia esse conceito para a extensão do direito de todos os cidadãos a terem acesso aos avanços do conhecimento tecnológico que lhes permitam não ter determinado agravo.

O SUS tem ainda, como princípio fundamental, a participação da comunidade na definição das diretrizes e no controle da execução da política de saúde. A organização dos serviços de saúde, com base no grau de complexidade das ações desenvolvidas em cada tipo de unidade, estabelece uma hierarquização na rede, na qual a porta de entrada do sistema é constituída pela Unidade Básica de Saúde (UBS).

A atenção ao escolar deve ser feita a partir dos serviços de saúde, por meio de ações planejadas e gerenciadas no nível local, como parte da atenção integral à saúde da criança e do adolescente. O escolar deve ser visto como membro de uma família com inserção social definida. A família é, também, objeto das ações de saúde, devendo participar ativamente das ações dirigidas ao escolar.

O papel da UBS não se limita à assistência individual, mas é responsável pelas ações de saúde nos espaços coletivos que estão inseridos na sua área de abrangência, tais como escolas, creches e outros locais de circulação e organização da população. No caso do escolar, é necessário identificar quais os outros espaços, além da escola, onde essas crianças convivem de forma permanente ou temporária.

Para que haja um trabalho integrado entre a UBS e a escola, é necessário que se desenhe um sistema de referência e contra-referência, em que cada escola está referida a uma UBS, a qual passa a servir de referência aos encaminhamentos para atendimento individual e para as intervenções coletivas. Esse fluxo de referência e contra-referência é mediado por uma ficha específica que contém as informações sobre as demandas da escola, assim como as orientações provenientes do atendimento na UBS.

Na atenção integral à saúde do escolar, o conjunto de intervenções abrange diferentes áreas do conhecimento. Isso significa que deve haver um planejamento e uma supervisão por meio de um trabalho coletivo, de natureza multiprofissional. Na execução das ações, é desejável que haja a incorporação de técnicos com diferentes graus de formação. As ações coletivas de saúde podem e devem ser feitas por técnico de nível médio ou, ainda, envolver a participação de elementos da comunidade.

O desenvolvimento de ações voltadas para o escolar requer o preparo da unidade de saúde para atender e mesmo estimular essa demanda, assim como pressupõe a formação adequada dos técnicos para lidar com a natureza dos problemas trazidos, principalmente aqueles relacionados à escola.

Tendo como pressuposto a importância das ações de promoção e manutenção da saúde, entende-se que as atividades propostas devem atuar sobre um conjunto de condições que têm influência no processo saúde-doença. Nesse enfoque, devem abranger não apenas ações dirigidas ao indivíduo, mas também aquelas que atuem na coletividade, constituindo o que se denomina vigilância à saúde, a partir do conhecimento das necessidades de saúde dessa população.

NECESSIDADES DE SAÚDE DO ESCOLAR

Ao se pensar a atenção integral à criança em idade escolar, não se pode definir necessidades universais, entendendo-se o escolar como uma categoria homogênea. É importante considerar sua inserção social como condição determinante de necessidades específicas. Nessa perspectiva, deve-se ter, inicialmente, o diagnóstico das características locais da população da qual essas crianças fazem parte, identificando as formas de organização social, condições ambientais e de moradia, acesso à educação, ao lazer e aos serviços de saúde, distribuição de renda e perfil epidemiológico.

Os problemas de saúde do escolar podem ser analisados de duas formas: os agravos decorrentes da condição de ser criança em determinada sociedade e os agravos decorrentes de sua vivência em espaços coletivos.

No primeiro caso, temos as necessidades de saúde determinadas pelas características do processo de crescimento e desenvolvimento nessa faixa etária, que se expressam diferentemente de acordo com as condições de vida. No segundo caso, são considerados os agravos determinados pela convivência em grupo (disseminação de doenças infecto-contagiosas), pelas condições do ambiente físico (acidentes) e pelas relações que se produzem no grupo (distúrbios de comportamento).

A identificação desses agravos pode ser feita pelos estudos epidemiológicos de morbidade e mortalidade nesse grupo etário. Embora tenha sido enfatizada a importância de se trabalhar com dados locais, utilizaremos aqui, para efeito de exemplo, os dados gerais para o Brasil e por regiões. Comparando-se a mortalidade proporcional por grupos etários, observa-se que, para a infância, o menor contingente de óbitos ocorre no grupo de 5 a 9 anos. É expressiva a diferença na mortalidade entre as Regiões Norte (1,6) e Sudeste (0,6) (Tabela 6.1). Diferença que se repete para todo o período da infância. Analisando-se as principais causas de morte ainda para esse grupo etário, por grandes regiões e Brasil, verifica-se que as causas externas ocupam o primeiro lugar. Como causas externas, destacam-se os acidentes, principalmente por veículo a motor, seguidos das intoxicações (Tabela 6.2).

Tabela 6.1 – Mortalidade proporcional (%) segundo grupos etários, por grandes regiões e Brasil, 1994.

Idade	Norte	Nordeste	Sudeste	Sul	Centro-Oeste	Brasil
Inferior a 1 ano	16,7	13,8	8,1	7,5	10,3	9,8
1-4 anos	3,6	2,8	1,2	1,3	2,0	1,8
5-9 anos	1,6	0,9	0,6	0,7	1,0	0,7
10-14 anos	1,7	1,0	0,7	0,8	1,3	0,9
15-19 anos	3,0	1,9	2,0	1,7	2,8	2,0
20-49 anos	22,7	18,0	23,0	19,1	25,5	21,4
Superior a 50 anos	50,0	60,0	63,4	68,6	55,7	62,4
Ignorada	0,7	1,6	1,0	0,3	1,4	1,0
Total	100,0	100,0	100,0	100,0	100,0	100,0

Fonte: Ministério da Saúde, CENEPI – Fundação Nacional de Saúde – Mortalidade Brasil 1994, Brasília, 1997.

Tabela 6.2 – Mortalidade proporcional (%) para o grupo etário de 5 a 9 anos, segundo as principais causas de morte, por grandes regiões e Brasil, 1994.

Causas	Norte	Nordeste	Sudeste	Sul	Centro-Oeste	Brasil
Externas	35,1	35,4	39,4	45,1	49,9	39,4
Mal definidas	21,8	22,8	7,8	4,9	7,0	13,0
Doenças infecciosas e parasitárias	16,3	9,0	7,0	7,1	4,9	8,3
Doenças do aparelho respiratório	6,8	8,2	10,4	7,3	7,7	8,8
Neoplasias	6,9	7,0	12,1	14,3	10,6	10,3
Doenças do sistema nervoso e órgãos dos sentidos	2,3	6,0	6,8	6,9	6,9	6,2
Outras causas	10,8	11,6	16,5	14,4	13,0	14,0
Total	100,0	100,0	100,0	100,0	100,0	100,0

Fonte: Ministério da Saúde, CENEPI – Fundação Nacional de Saúde – Mortalidade Brasil 1994, Brasília, 1997.

Expressando as diferenças nas condições de desenvolvimento entre as Regiões Norte/Nordeste e Sudeste/Sul/Centro-Oeste, encontra-se que, excluindo as causas mal definidas, as doenças infecciosas e parasitárias ocupam o segundo lugar no Norte e Nordeste, enquanto para as demais Regiões as neoplasias aparecem já em segundo lugar.

Em relação à morbidade, não existem estudos de abrangência nacional para a faixa etária escolar. As publicações disponíveis, em geral, referem-se a grupos restritos, não-representativos da população, seja para o município, seja para a Região. Além disso, a maioria dos trabalhos sobre morbidade do escolar apresenta inúmeros problemas metodológicos que impedem um conhecimento mais preciso da situação de saúde da criança em idade escolar. Em geral, não se explicita quem é esse escolar, que tipo de escola freqüenta e qual sua inserção social. Nesses estudos, destacam-se três linhas metodológicas: inspeção das crianças na escola, análise da clientela referida para serviços específicos de atendimento a alunos das escolas públicas e análise da demanda aos serviços de saúde para a população em geral.

A inspeção de alunos limita-se à indicação de problemas que apresentam alguma forma de expressão no momento do exame. Não havendo o acompanhamento necessário de dados da história clínica, não é possível a elaboração de diagnósticos. O achado de um sopro cardíaco é, por vezes, rotulado como cardiopatia, sem que exames complementares tenham sido realizados. Essa transformação linear de um sinal clínico para uma doença é, portanto, incorreta.

Entre os estudos feitos a partir da análise da demanda aos serviços de saúde, destaca-se o "Levantamento da morbidade atendida pela rede de serviços ambulatoriais da Secretaria Municipal de Saúde de São Paulo", realizado em 1991, no qual os motivos mais freqüentes de procura de atenção médica por crianças na faixa etária de 5 a 9 anos foram: queixas relacionadas com doenças do aparelho respiratório (44%), doenças infecciosas e parasitárias (17%), lesões e envenenamentos (9%), doenças da pele e tecido celular subcutâneo (6%), sintomas, sinais e afecções mal definidas (5%) e todas as demais (20%).

A importância da metodologia utilizada na detecção dos problemas de saúde fica ainda mais bem evidenciada quando se analisa um outro estudo realizado em 1984 no Centro de Saúde Escola "Samuel B. Pessoa", a partir do atendimento de crianças em idade escolar (6 a 12 anos), com queixas de média e longa duração. Nesse atendimento voltado para a formação dos residentes de pediatria do Departamento de Pediatria da Universidade de São Paulo, foi valorizada a compreensão da queixa a partir da história de vida da criança e sua inserção no meio familiar e social. Os principais problemas encontrados em 256 crianças foram: dores localizadas – cabeça, abdome e membros – 36%, dificuldades escolares, afecções respiratórias 19%, queixas vagas 17% e alterações emocionais 17%.

Nessa faixa etária, destacam-se os problemas de saúde que muitas vezes passam despercebidos e para os quais a detecção precoce permite intervir no sentido de evitar sua progressão e seqüelas. Como exemplo, têm-se as deficiências visuais e auditivas. Desconhece-se a real prevalência da morbidade ocular na população brasileira. Entre as crianças que freqüentam as escolas, os estudos mostram resultados que variam de 5 a 18% para os distúrbios de acuidade visual. Um problema importante no enfrentamento da "cegueira evitável" é a ambliopia, que, ao ser detectada apenas por ocasião do ingresso da criança na escola, ou seja, na idade de 7 anos, torna difícil a recuperação desse distúrbio visual. Estudos mostram prevalência de 2 a 4% de ambliopia na população em geral. A ambliopia é uma deficiência da função visual, sem alterações estruturais detectáveis e, por ser um distúrbio funcional, há possibilidade de recuperação quando o tratamento ocorre precocemente.

No Brasil, também não há pesquisas suficientes que subsidiem informações estatísticas sobre a magnitude da deficiência auditiva na população infantil. De acordo com dados da literatura norte-americana, entre 1 e 2% da população apresenta perda neurossensorial, necessitando de prótese auditiva.

Em 1991 e 1992, foi realizado um estudo de triagem auditiva por fonoaudiólogos, em escolas municipais da cidade de São Paulo. Em 570 crianças ingressantes na primeira série do primeiro grau, verificou-se que apenas duas não conseguiram realizar o teste e 23% apresentavam rolha de cerume. Naquelas em que o teste foi feito, encontrou-se 81% de resultados normais e em 9,5% o exame foi sugestivo de otite média. Nesse estudo não foi encontrada nenhuma criança com perda auditiva neurossensorial, provavelmente porque as crianças com essa deficiência se encontram excluídas do sistema educacional.

Alguns dos problemas de saúde já citados vão ter expressão diferente de acordo com o grupo populacional considerado, em função das formas e dos espaços de convivência. Ambientes fechados como escolas, centros de juventude e albergues, com grande concentração de crianças, facilitam a disseminação de doenças contagiosas, doenças respiratórias, pediculoses e outros problemas de pele, entre outras. As condições do ambiente físico desses espaços contribuem também para a maior ou menor ocorrência de acidentes, ou ainda para a eclosão de surtos de doenças como hepatite, toxoplasmose e outras.

Quando se analisam as demandas da escola para atendimento aos alunos, verifica-se que historicamente elas predominam nas áreas de saúde bucal, saúde mental e para tratamento em fonoaudiologia.

Na área de saúde bucal, as cáries dentárias e as doenças gengivais são os componentes mais representativos da morbidade da população brasileira. A OMS considera tolerável a prevalência de cárie dentária para a idade de 12 anos, quando o índice CPO-D* é menor ou igual a 3. Na última década observou-se declínio expressivo da prevalência de cáries nas crianças brasileiras. Pesquisas feitas pelo Ministério da Saúde mostraram que, aos 12 anos de idade, o valor do índice CPO-D reduziu de 6,7, em 1986, para 3,1 em 1996 (53,2%). Na faixa de 6 a 11 anos, foram encontradas quedas proporcionalmente semelhantes no índice CPO-D. Atribui-se como fator primordial, responsável por esse expressivo declínio da prevalência de cáries, a fluoretação das águas que, no Brasil, é obrigatória por lei federal desde 1974. Outros fatores importantes contribuíram para essa redução, destacando-se a municipalização da saúde após a criação do SUS e a adição de flúor aos dentifrícios.

Na escola, é freqüente a prática de rotular qualquer problema no desempenho escolar como distúrbio do aprendizado, encaminhando-se o aluno para atendimento médico, psicológico e fonoaudiológico. Constata-se que, na maioria das crianças encaminhadas para atendimento em saúde mental, as questões trazidas como queixas da escola são problemas disciplinares, alterações de comportamento e dificuldades no aprendizado. Em geral, esses problemas são decorrentes das relações professor/aluno que se dão no processo de institucionalização vivenciados pelo aluno e professor.

O conflito entre o conjunto de valores culturais e sociais do aluno e as expectativas da escola em relação a atitudes, comportamento e rendimento escolar têm tido como resultado ou a adaptação passiva do aluno ou a sua progressiva exclusão do sistema educacional.

A grande demanda para o fonoaudiólogo é constituída por alterações na fala, as quais, muitas vezes, não são doenças, sendo apenas expressão do processo geral do desenvolvimento da criança. Muitos alunos, durante a alfabetização, são encaminhados, equivocadamente pela escola, como portadores de distúrbios na leitura-escrita.

---

* O índice CPO-D mede a presença de cáries nos dentes permanentes, quantificando o número médio por pessoa de dentes cariados necessitando de tratamento (C), perdidos ou com extração indicada (P) e obturados (O).

AÇÕES DE VIGILÂNCIA À SAÚDE

No planejamento local das ações de vigilância à saúde dirigidas ao escolar, deve-se selecionar, entre as várias propostas, aquelas necessárias e viáveis, de acordo com as condições locais de recursos humanos e materiais, e que estejam, também, de acordo com a programação na área de saúde da criança a partir da identificação das necessidades de saúde da população.

A vigilância à saúde envolve ações de promoção e proteção à saúde e de detecção e tratamento precoces dos agravos, evitando sua progressão e seqüelas.

Ações de promoção e proteção à saúde

Objetivos:
- identificar possíveis situações de risco à saúde;
- intervir no sentido de que sejam garantidas as condições necessárias para a promoção e a proteção à saúde;
- contribuir para diminuir a ocorrência de agravos à saúde das crianças e adolescentes;
- criar condições para a discussão sobre o processo saúde/doença, visando à formação de uma consciência sanitária.

Ações de detecção e tratamento precoces dos agravos, evitando sua progressão e seqüelas

Objetivos:
- identificação de grupos de risco;
- detecção precoce dos agravos;
- diagnóstico, tratamento e seguimento dos agravos.

Promoção e proteção à saúde

No primeiro grupo têm-se as ações de promoção e proteção à saúde, que contribuem para diminuir a ocorrência de agravos à saúde das crianças, considerando-as na sua individualidade e na sua inserção em uma família e, ainda, sua convivência nos espaços coletivos:

- discussão sobre a determinação do processo saúde/doença, visando à formação de uma atitude voltada para a preservação da saúde;
- ações que visem a propiciar as condições adequadas para o pleno desenvolvimento da criança;
- ações que incentivem a conscientização da necessidade dos cuidados diários com o corpo;
- ações preventivas em saúde bucal como bochechos com soluções fluoradas, escovação supervisionada, aplicação tópica de flúor;
- vigilância das variáveis que são consideradas como indicadores das condições de saúde da população;
- registro e notificação de acidentes e demais processos mórbidos;
- notificação e investigação epidemiológica das doenças infecto-contagiosas;
- levantamento e atualização da situação vacinal das crianças;
- vigilância do ambiente, identificando-se situações de risco para a ocorrência de acidentes ou disseminação de doenças infecciosas;
- vigilância das condições de armazenamento, preparo e distribuição das refeições.

A realização de ações de promoção e proteção à saúde constitui excelente oportunidade para se discutir as questões de saúde. É na discussão sobre os determinantes do processo saúde/doença, a partir de problemáticas vivenciadas pelos alunos nas suas diferentes experiências de vida e da reflexão sobre o significado das ações preventivas realizadas por eles, que se pode intervir efetivamente para mudar as condições de saúde de uma população.

Detecção de agravos

O segundo grupo de ações tem por objetivo a identificação e o tratamento precoces dos agravos, evitando sua progressão e seqüelas. A detecção precoce de doenças ou danos que possam levar à inca-pacidade é um objetivo da saúde pública que deve ser alcançado por meio de inquéritos ou métodos de triagem. A realização de avaliações periódicas de saúde em indivíduos sadios, assim como os "check-up" anuais ou mesmo os procedimentos de triagem em populações, tem sido objeto de polêmica na literatura.

Critérios para seleção dos procedimentos de detecção dos agravos – nos programas dirigidos aos escolares são freqüentes as propostas de triagem, visando à detecção de diferentes agravos. Na sua grande maioria, essas propostas são definidas a partir da disponibilidade de algum método de triagem e da suspeita de que um dado agravo pode estar presente de maneira importante na população escolar. Essas atividades de triagem são realizadas sem que seja feita previamente uma avaliação mais acurada da sua eficácia, efetividade e eficiência. Visando a oferecer subsídios para a decisão sobre a inclusão ou não de determinada intervenção na programação de atividades dirigidas ao escolar, serão discutidas aqui as recomendações da Força Tarefa Canadense*.

As considerações iniciais sobre o problema de saúde a sofrer a intervenção devem levar em conta:

1. O impacto que um dado problema de saúde tem sobre o indivíduo, avaliado pelo grau de incapacidade, anos de vida perdidos, o custo do tratamento e o efeito na família do indivíduo.
2. O impacto na sociedade, avaliado pela mortalidade, morbidade e o custo do tratamento.

O problema de saúde a ser triado na população deve:

- ser responsável por apreciável morbidade, isto é, deve ser prevalente no grupo populacional que se quer examinar;
- ter sua história natural conhecida;
- ter disponíveis formas efetivas de intervenção ou tratamento para os problemas ou fatores de risco que vierem a ser identificados.

Preenchidos esses critérios, deve-se considerar o procedimento de triagem a ser utilizado, verificando-se o seguinte:

- a segurança e a aceitabilidade do procedimento para pacientes e profissionais;
- a simplicidade do método;
- o risco/benefício físico e psicológico;
- o custo/benefício;
- as questões éticas;
- a sensibilidade do método, isto é, o quanto é capaz de identificar aqueles que realmente são afetados por um problema;
- a especificidade, isto é, a capacidade de identificar somente aqueles que realmente têm o problema, ou seja, discriminar aqueles que não são afetados por um problema;
- valor preditivo positivo: probabilidade da doença de acordo com o resultado do teste.

A periodicidade para a realização da triagem e a seleção dos procedimentos a serem realizados variam de acordo com as características da população a ser examinada, isto é, idade, condições sócio-econômicas e culturais, fatores ambientais e perfil epidemiológico, as quais definem grupos mais suscetíveis para cada tipo de agravo.

---

* Com o objetivo de estabelecer recomendações referentes à eficácia e à efetividade das intervenções preventivas disponíveis, foi criada a Força Tarefa Canadense, constituída por especialistas canadenses e consultores internacionais. A principal contribuição dessa Força Tarefa foi a definição dos padrões para avaliação da qualidade das evidências científicas que dão apoio às intervenções preventivas, particularmente no que se refere às triagens clínicas. As conclusões iniciais desse trabalho foram publicadas em 1979, com 1.500 referências, e periodicamente são atualizadas.

Os serviços de saúde ao planejarem suas atividades dirigidas aos escolares, além dos critérios já enumerados, deverão considerar cada procedimento, tendo em vista a magnitude da população a ser triada, os recursos humanos disponíveis e os aspectos operacionais. Entretanto, a decisão final depende das prioridades definidas pelo planejamento local, considerando o conjunto das atividades a serem desenvolvidas pela UBS.

A seguir, são apresentados os principais problemas de saúde no grupo populacional em idade de escolarização, comentando-se os aspectos favoráveis ou contrários à realização de atividades que visem à detecção desses problemas.

Propostas de ações na atenção à saúde do escolar

Entre as atividades de saúde dirigidas ao escolar encontra-se uma diversidade de ações relacionadas aos principais problemas de saúde desse grupo populacional. Muitas das propostas existem desde os primórdios da saúde escolar, como a saúde bucal e as ações de vigilância epidemiológica; entretanto, podemos observar que, ao longo do tempo, as concepções dos modelos dessas ações foram modificando-se de acordo com as conjunturas sanitárias. Nesse sentido, os princípios do SUS determinam a necessidade de reformulação significativa no desenvolvimento dessas ações. A seguir, comenta-se cada uma dessas ações na perspectiva do conceito de vigilância à saúde.

Avaliação periódica de saúde – a obrigatoriedade do exame médico para a educação física nos escolares foi imposta pelo regime militar a partir de 1971. Embora se colocasse como finalidade desse exame a avaliação das condições de saúde, na prática, o principal objetivo era determinar se o aluno estava apto ou não para freqüentar a aula de educação física. Apesar de a inspeção médica dos alunos para a prática de educação física ter sido abolida pelo Decreto Federal nº 888 de 4 de agosto de 1993, ainda há reivindicações por parte de algumas escolas para que esse exame seja realizado.

Vários autores afirmam que o exame físico isolado não é um instrumento adequado para a avaliação das condições de saúde do escolar e menos ainda para identificar alterações não percebidas, sendo um procedimento de custo elevado e de pouca eficácia. Além disso, a ausência da anamnese reduz o reconhecimento dos problemas àqueles que têm expressão física no momento do exame, não permitindo a identificação de problemas na esfera psicossocial, que constituem importante morbidade nessa faixa etária.

A alternativa para a realização desse tipo de exame médico realizado nas escolas tem sido as avaliações periódicas de saúde nas UBS. O principal objetivo desse exame seria identificar os riscos para o aparecimento de uma dada doença ou detectá-la em seus estágios iniciais, quando os sintomas são mínimos. A validade desse exame é discutível. Alguns programas propõem que essa avaliação seja repetida a intervalos de tempo variáveis e outros preconizam até que sejam anuais. Discute-se a necessidade de consultas de rotina, com periodicidade pré-fixada, como parte da avaliação de saúde na faixa etária do escolar, tal como é feito para o lactente. Espera-se, nessa faixa etária, que os problemas de saúde ou tenham uma manifestação clínica ou possam ser detectados nos procedimentos de triagem e, ainda, nos contatos que o escolar tenha com os serviços de saúde.

Hisashige, analisando as propostas de avaliações periódicas de saúde no Japão, comenta: "Infelizmente, esses exames foram introduzidos sem nenhuma evidência que comprove sua efetividade e eficiência. Mais ainda, nem sua efetividade, nem sua utilização adequada têm sido monitorizadas". Esse autor, com base na revisão da literatura sobre avaliações periódicas de saúde em crianças, conclui que as avaliações feitas no Japão não encontram nem fundamentação, nem justificativa. A Inglaterra, Irlanda e Nova Zelândia já suspenderam a realização desses exames nos escolares.

A importância das avaliações de saúde dos escolares aparece em muitos programas com a justificativa de que grande parte das crianças nunca teria passado por uma consulta médica adequada. Essa afirmação apóia-se no fato de se encontrar entre os escolares problemas de saúde que já deveriam ter sido resolvidos. Entretanto, na realidade da assistência de saúde no Brasil, o mais provável é que para a população que freqüenta a escola, portanto, já diferenciada, a maioria das crianças já teve acesso a algum tipo de assistência médica, sem que, no entanto, fosse feita uma avaliação adequada que permitisse a identificação de tais problemas. Outro ponto a ser comentado é que, mesmo quando problemas tenham sido identificados, as crianças, provavelmente, não foram encaminhadas ou não conseguiram ter acesso aos serviços adequados para tal fim.

As propostas de avaliações anuais ou em algumas idades ou séries escolares, além de terem pouco ou nenhum impacto, acarretando um custo-benefício alto são, na realidade, dos sistemas de saúde da grande maioria dos municípios brasileiros, totalmente inviáveis. O importante é garantir o acesso dessas crianças ao sistema de saúde, com a realização de consultas de qualidade, que não se restrinjam a uma resposta à queixa trazida, mas que se tornem uma oportunidade para uma avaliação geral de saúde, garantindo-se o seguimento adequado dessas crianças quando necessário. Assim, essas avaliações devem ser feitas nas unidades de saúde, porta de entrada do sistema, sempre que os pais ou professores suspeitarem de algum problema de saúde na criança.

Constata-se que o acesso do escolar aos serviços de saúde tem sido eventual e em função de problemas agudos, ou manifestações agudas de problemas crônicos ou, bem mais raramente, para avaliação geral da saúde, independentemente da existência de uma queixa de doença. Diante de uma demanda aguda, além da instituição do tratamento adequado, é importante que o pediatra identifique a natureza do problema: se uma queixa isolada ou um episódio agudo de um processo de evolução crônica ou recorrente, tais como asma, dores recorrentes, otites de repetição, entre outras. Em relação aos problemas crônicos ou recorrentes, o escolar deve ser agendado para uma avaliação mais completa, incorporando os profissionais de outras áreas que se fizerem necessários. Uma das queixas mais freqüentes apresentadas pelas crianças encaminhadas pela escola para atendimento de saúde é o mau rendimento escolar. O papel do pediatra, diante dessa queixa, deve ser no sentido de evitar a medicalização do fracasso escolar. É função desse profissional fazer a avaliação pediátrica do desenvolvimento neuropsicomotor para reassegurar à criança e à família que a criança é normal.

De modo geral, o pediatra não está preparado para proceder à avaliação do desenvolvimento da criança em idade escolar. A utilização de testes, além de não permitir uma avaliação adequada, freqüentemente leva à estigmatização da criança. É exatamente o que acontece com o teste de QI. Propõe-se que, em vez de testes e questões padronizadas, geralmente enfatizando *o que a criança não sabe*, a avaliação ocorra sob a perspectiva inversa: a valorização de *o que a criança sabe*. Em termos concretos, significa perguntar à criança sobre suas atividades, brincadeiras, jogos, responsabilidades, isto é, conhecer um pouco seu contexto de vida, gostos e preferências. *Transformar essas informações nas capacidades e habilidades correspondentes é exatamente a função do pediatra.* Por exemplo, uma criança que conta uma história ou um passeio tem boa memória; se anda de bicicleta, sobe em árvores, tem boa coordenação motora, equilíbrio e esquema corpóreo desenvolvido, entre outras funções. Deve ficar claro que não se trata de propor outros instrumentos de avaliação, ou seja, perguntar se sabe andar de bicicleta ou contar histórias. A proposta é, partindo-se das funções neurológicas que se pretende avaliar, identificar situações na vida da criança, as quais, *para a sua realização, exijam o funcionamento* normal do sistema nervoso.

Doenças bucais – as primeiras atividades relacionadas à área de saúde bucal no Brasil estão presentes nos conteúdos de educação em saúde de cunho higienista, restritas à transmissão de noções de limpeza bucal na escola. A partir da década de 1950, vários municípios começaram a implantar programas de assistência odontológica à população que freqüentava a escola. A maioria desses programas tinha como base os sistemas incrementais desenvolvidos nos Estados Unidos na década de 1940, cujo objetivo é o atendimento completo de determinada população, eliminando todas as doenças acumuladas e, posteriormente, mantendo-a sob controle. A difusão dos sistemas incrementais foi ampla no País, tornando-se sinônimo de programa odontológico dirigido aos escolares. No entanto, avaliando-se os resultados, constatou-se que, para nossa realidade epidemiológica, não houve impacto sobre a incidência de cáries e doenças gengivais.

Atualmente, a maioria dos programas de saúde bucal propõe o desenvolvimento de ações preventivas e curativas. Alguns funcionam com consultórios dentários localizados nas escolas, enquanto em outros essa assistência é realizada nas unidades de saúde. Apesar da referência às ações preventivas em todos os programas, a maioria restringe-se à prática curativa. Com base no princípio da universalidade de acesso aos serviços de saúde, vem sendo discutida a questão da localização do consultório dentário nas escolas, que restringe o atendimento apenas à população que freqüenta a escola, gerando ociosidade, em decorrência do cronograma de funcionamento escolar. As propostas mais avançadas centralizam na UBS a coordenação do planejamento e a execução das ações coletivas de saúde bucal dirigidas à população escolar, além de ser o local onde o atendimento odontológico é realizado. Nas ações coletivas de saúde bucal, o objeto da atenção não se limita a cada criança, mas ao coletivo, procurando o controle epidemiológico dos problemas de saúde bucal identificados no grupo. Várias experiências têm mostrado que melhores resultados são obtidos quando o trabalho é desenvolvido de forma coletiva, envolvendo a participação da equipe de saúde bucal e da comunidade da escola.

A forma de atendimento convencional, centrada no trabalho do cirurgião-dentista, tem-se mostrado de baixo impacto, baixa resolutividade e ineficaz para alterar o perfil epidemiológico das doenças bucais. Esse modelo de atendimento está sendo progressivamente substituído por outro realizado por uma equipe de saúde bucal, em clínicas modulares fixas ou transportáveis com três, quatro ou mais cadeiras. As equipes dessas clínicas devem ser constituídas por cirurgiões-dentistas, técnicos de higiene dentária e atendentes de consultório dentário. A técnica utilizada é de 4, 6, 8 ou 10 mãos – conjunto de mãos sob comando técnico-científico do cirurgião-dentista. As clínicas modulares transportáveis são constituídas por equipamentos desmontáveis para serem instalados em creches, fábricas, escolas e centros comunitários para a realização de atendimento odontológico temporário (meses).

Ações de promoção e proteção a saúde bucal:
- ações preventivas como bochechos com soluções fluoradas, escovação supervisionada com creme dental fluoretado ou flúor gel e aplicação tópica de flúor;
- ações educativas sobre autocuidado com o corpo e com a boca.

Ações visando à identificação de grupos de risco para cárie e doença periodontal:
- levantamento epidemiológico da cárie e doença periodontal;
- identificação de grupos de risco;
- orientações e encaminhamentos diferenciados por grupo de risco.

Os levantamentos epidemiológicos, tal como vêm sendo propostos no início e durante o desenvolvimento das ações coletivas em saúde bucal, têm a dupla função de identificar os tipos e a gravidade de problemas já existentes e avaliar o impacto das programações implementares. A partir desses levantamentos é possível identificar os grupos de risco que deverão merecer atenção diferenciada e promover as reorientações necessárias para maior eficiência da programação. As crianças selecionadas devem ter uma programação de agendamento para atendimento na UBS.

Problemas oculares – os dados epidemiológicos anteriormente relatados apontam a necessidade de planejamento de ações de prevenção primária e secundária por meio da detecção e tratamento precoces da ambliopia e dos distúrbios de acuidade visual.

Na prevenção primária, a discussão sobre as situações e os fatores que favorecem a ocorrência de doenças e acidentes oculares contribui para formar uma atitude consciente de cuidado com a visão. Além disso, a imunização é outro fator importante para diminuir os problemas oculares decorrentes de doenças como sarampo e rubéola.

Em relação à detecção precoce de problemas oculares, duas ações são igualmente importantes:
1. a observação dos olhos e do comportamento da criança, pelos pais e pela equipe da escola;
2. a realização de testes de acuidade visual.

Em relação à aplicação do teste de acuidade visual, devem ser destacados os seguintes pontos:

1. A periodicidade da realização do teste de acuidade visual em massa deve ser definida pelas necessidades epidemiológicas e condições de operacionalização. Esse teste deve ser realizado prioritariamente aos 4 anos de idade, pois, como foi citado, essa é a idade na qual o tratamento da ambliopia apresenta melhores resultados, quando comparados com tratamentos realizados em crianças maiores. Nas escolas de primeiro grau, todos os ingressantes pela primeira vez na 1ª série (a maioria na faixa etária de 6 a 8 anos) devem realizar o teste. Além disso, toda criança que apresente sinais ou sintomas que sugiram déficit de acuidade visual também deve ser submetida ao teste. Para as crianças que não freqüentam escola, o teste pode ser realizado na UBS em dias previamente determinados para sua execução.

2. A tabela "E" de Snellen é considerada um bom teste de acuidade visual. São numerosos os tipos de testes desenvolvidos para avaliar a acuidade visual, especialmente em pré-escolares. No entanto, nenhum deles isoladamente é capaz de detectar todos os problemas visuais que possam estar presentes em determinada população. A tabela "E" de Snellen é o teste tradicionalmente utilizado para a medida de acuidade visual, tanto em nosso meio como em vários outros países.

3. A aplicação de testes de acuidade visual em massa não deve ser realizado pelo médico. A literatura enfatiza que nenhum teste de acuidade visual em massa deve ser feito por oftalmologista ou outro médico, pois pode dar a falsa impressão de a criança ter passado por consulta oftalmológica. Além disso, trata-se de um procedimento bastante simples que pode ser aplicado por qualquer técnico de nível elementar ou mesmo por pessoas da comunidade, adequadamente treinadas. Tradicionalmente, tem-se utilizado o professor para realizar esse teste na escola. Independente de quem aplique o teste, a coordenação e a supervisão do programa devem ser de responsabilidade da UBS.

É importante ressaltar que qualquer proposta de triagem diagnóstica para ser eficaz deve ser complementada pelo atendimento dos casos suspeitos e tratamento adequado dos distúrbios confirmados. Dessa forma, deve ser garantido o acesso à consulta oftalmológica das crianças triadas, assim como a aquisição das lentes corretoras. Além disso, é necessário definir os serviços especializados de referência para as crianças que necessitarem de tratamento de maior complexidade. Constata-se que nem todos os programas que aplicam o teste de acuidade visual nas escolas garantem os passos seguintes.

Problemas de audição – os problemas de fala, linguagem e audição podem comprometer o desenvolvimento da criança com repercussões na comunicação social e no aprendizado. Os vários graus de deficiência auditiva, muitas vezes não diagnosticados, dificultam o desenvolvimento normal da linguagem, por ser a audição o canal natural pelo qual se recebe a linguagem oral. Esses problemas podem ser minimizados quando são detectados precocemente e o início do tratamento ocorre antes da escolarização. Em virtude de muitas crianças não terem tido oportunidade de acesso a nenhum tipo de avaliação da audição antes da idade escolar, preconizam-se ações de triagem auditiva para o escolar.

A detecção precoce de crianças com deficiência auditiva deve ser seguida do tratamento e da reabilitação das crianças triadas. Além disso, é fundamental garantir assessoria e retaguarda de atendimento na área da saúde, ao desenvolvimento de ações pedagógicas específicas que visem a integrar a criança com deficiência auditiva ao sistema educacional comum, possibilitando a realização plena de suas potencialidades.

Ações com o objetivo de diagnosticar e tratar os problemas de audição:

• aplicação de testes de acuidade auditiva;
• encaminhamento para avaliação diagnóstica das crianças triadas;
• tratamento das crianças com problemas confirmados.

Vários autores questionam as propostas de triagem auditiva. Lescouflair aponta as dificuldades referentes ao ambiente para a realização da testagem, à capacitação de pessoal, à adequação dos equipamentos e à metodologia empregada. Segundo Haggard, as três mais importantes questões relacionadas à triagem auditiva referem-se à disponibilidade de testes de triagem adequados, avaliações audiológicas complementares e tratamentos efetivos. Esse autor conclui que, com os métodos disponíveis, a triagem auditiva está indicada nos recém-nascidos de risco e, universalmente, no início da escolaridade.

Muitos autores chamam a atenção para os métodos de testagem que não discriminam os resultados alterados decorrentes de doenças do ouvido médio, como as otites serosas. Estudos de triagem feitos somente com a audiometria mostraram alta incidência de deficiência auditiva na população. Quando se excluíram as doenças do ouvido médio, a incidência de deficiência foi reduzida para 1 a 2%, na população. Recomenda-se, portanto, a realização de otoscopia, impedanciometria e audiometria para se excluir os problemas do ouvido externo e médio que possam interferir nos resultados.

A decisão de fazer triagem auditiva nos escolares deve considerar, além do exposto, as seguintes condições:

• a disponibilidade na rede de serviços de saúde de atendimento nas áreas de fonoaudiologia e otorrinolaringologia;
• as condições para a protetização, o fornecimento de próteses (incluindo a manutenção) para as crianças carentes, uma vez que seu custo é bastante elevado;
• o fato de que as crianças com deficiência auditiva moderada ou grave não estão nas escolas, portanto, para identificá-las a realização dos testes não pode se restringir às escolas e às creches.

Entretanto, em relação à triagem auditiva, a Força Tarefa Canadense posiciona-se afirmando: "As evidências são insuficientes para incluir ou excluir a triagem auditiva entre os pré-escolares".

Hipertensão – a Sociedade Britânica de Hipertensão não recomenda a realização de triagem de rotina para hipertensão na população pediátrica. A pressão arterial em crianças é muito variável, apresentando dificuldades operacionais para sua aferição quando realizada em estudos de população. Recomenda-se que a medida da pressão seja feita em ambientes tranqüilos, em temperatura amena e com a criança descansada, condições estas dificilmente encontradas nas escolas.

As recomendações são no sentido de que seja feita avaliação da pressão arterial em todas as oportunidades de consultas. Para as crianças que apresentam doenças que constituem situação de risco para hipertensão, essas aferições devem ser feitas periodicamente.

Escoliose – alguns programas de saúde escolar propõem a realização de exames específicos para a detecção de desvios de coluna, principalmente escoliose, feitos isoladamente ou como parte de avaliações periódicas de saúde dos escolares. A Força Tarefa Canadense não recomenda tal prática afirmando: "Não há ainda evidências suficientes de que a triagem para escoliose traga benefícios efetivos. Até que melhores evidências sejam estabelecidas, essa avaliação só deveria ser feita no contexto de pesquisa". As justificativas apontadas para essa recomendação são as seguintes:

1. A etiologia e a história natural da escoliose são desconhecidas, não havendo até o momento formas de prevenção primária.
2. Não há evidência de eficácia do tratamento, mesmo quando a escoliose é detectada em um estágio precoce; além disso melhora espontânea pode ocorrer.
3. Seguimento de pacientes com o colete de Milwaukee sugere que inicialmente se observam resultados positivos, seguidos de piora quando o colete é retirado. Mesmo quando conduzido adequadamente, o tratamento com o colete não apresenta bons resultados.
4. A cirurgia só está indicada em poucos casos, nos quais há escoliose grave, porém os resultados não são uniformemente satisfatórios. Vale lembrar que para esses casos são facilmente detectados pela família.

De acordo com a United States Preventive Services Task Force, não há, também, evidências que fundamentem visitas ao médico para avaliação de desvios da coluna, assim como não se deve recomendar esse exame em idades específicas da adolescência. A British Orthopaedic Association e a British Scoliosis Society, em 1983, manifestaram-se contra uma política de triagem para escoliose no Reino Unido.

Embora o método de triagem seja muito simples – inspeção da criança em pé com a coluna fletida e as mãos juntas colocadas entre os pés –, a opinião da Força Tarefa Canadense é de que a sensibilidade do método é baixa. Mesmo quando o teste é realizado por especialistas treinados, diagnósticos falso-negativos e falso-positivos são feitos, causando ansiedade e preocupações desnecessárias naqueles incorretamente identificados. Vários autores afirmam que não há evidências de que os pacientes com escoliose que foram detectados precocemente tenham tido resultados melhores do aqueles que não participaram de nenhuma triagem.

Crescimento – as propostas de avaliações de rotina para altura nas escolas só encontram justificativas quando se destinam a estudos populacionais. Essas propostas se fundamentam na maior vulnerabilidade da população infantil aos agravos ambientais e na constatação de que a relação altura/idade no escolar resume bem os eventos sociais, econômicos e biológicos ocorridos com as crianças desde sua concepção. A implantação de um sistema de acompanhamento da altura dos ingressantes nas escolas de primeiro grau nos municípios permite que se obtenham séries históricas da prevalência de déficits de crescimento nas crianças que ingressam no primeiro grau. Tais séries possibilitam a monitorização das condições de saúde e nutrição dos diferentes segmentos da população ao longo do tempo.

Do ponto de vista individual, esse tipo de avaliação traz poucos benefícios. As baixas estaturas por doenças nas quais existe algum tipo de intervenção a ser feita são raras. Além disso, nesses casos, na idade escolar, em geral, os déficits já são acentuados, não requerendo a execução de triagens para ser identificados. Considerando os critérios expostos anteriormente para validar um procedimento de triagem, verifica-se que a avaliação periódica de altura não preenche tais critérios, pois para a grande maioria dos casos não se dispõe de meios de intervenção ou tratamento.

Situação diferente é aquela em que a avaliação da altura se dá no consultório do pediatra que poderá não só interpretar melhor os dados, como também fornecer as explicações necessárias para tranqüilizar todos da família.

Parasitoses intestinais – não há consenso sobre a realização de exames parasitológicos em massa, na população escolar, para a detecção de parasitoses intestinais. Quando esses exames são realizados dessa forma, destinam-se a estudos de prevalência. Em populações com alta prevalência de parasitoses, certamente, os escolares também serão altamente infectados. As contra-indicações para esse procedimento estão relacionadas, ainda, às dificuldades de uma intervenção efetiva após a detecção dos casos de parasitoses, em função de que a probabilidade de reinfecção é muito alta.

Além disso, é bastante polêmica a proposta de tratamento em massa de parasitoses em escolares. O tratamento, na ausência de esforços simultâneos para erradicar os reservatórios de infecções, é seguido rapidamente por reinfecção e necessidade de novo tratamento. Os problemas logísticos associados à realização do tratamento em larga escala determinam uma relação custo-benefício elevada. O diagnóstico e o tratamento das parasitoses em crianças e adolescentes devem-se dar nas UBS, quando então se podem avaliar as situações individuais que poderão demandar tratamento, mesmo em regiões endêmicas.

Anemia – não existe recomendação específica em relação às propostas de triagem para anemia. A Força Tarefa Canadense indica a necessidade de maiores estudos para se definir uma política nesse sentido, entretanto, faz menção à detecção de deficiência de ferro em grupos de alto risco.

As propostas de intervenção na deficiência de ferro partem das análises de prevalência na população. Os critérios de risco para os pré-escolares e escolares baseiam-se em condições sócio-econômicas que definem o tipo de dieta ingerida, geralmente baixa em ferro de origem animal.

Em relação às disponibilidades de intervenção e tratamento, a inexistência de uma estratégia aceita por todos tende a invalidar as propostas de triagem. As recomendações da OMS são de suplementação de ferro por meio de alimentos enriquecidos, como é o caso do leite com ferro e vitamina C. As críticas a esses programas referem-se ao custo desses produtos. Quanto às propostas de tratamento medicamentoso em larga escala nas escolas, existem várias críticas. Em primeiro lugar, as dificuldades operacionais para manter, na escola, um tratamento que deve ser de médio ou longo prazo, em segundo lugar, esta deve ser uma responsabilidade a ser assumida pela família.

As crianças com anemia sintomática devem ser atendidas na unidade de saúde, e o tratamento, realizado pela família, garantindo-se o fornecimento do medicamento.

Problemas psicológicos e distúrbios de comportamento – na área de saúde mental, já foram comentadas as distorções existentes na demanda aos serviços de saúde, que tendem a transformar as dificuldades de aprendizado ou problemas de comportamento, geralmente disciplinares, em distúrbios na área de saúde mental.

A atuação do psicólogo na área de saúde escolar não fica muito clara quando se observam os diferentes programas. A presença do psicólogo na escola caracteriza-se por diferentes tipos de atuação. Em alguns casos, pode-se identificar uma ação nos moldes do que preconiza a psicologia escolar, em outros, assemelha-se ao trabalho de psicologia institucional e, outras vezes, trata-se de um atendimento clínico realizado na escola. Em alguns programas de saúde escolar criaram-se clínicas psicológicas para onde são encaminhadas as crianças a partir da escola.

Nas propostas coerentes com os princípios do SUS, o atendimento de saúde mental dos escolares é realizado na UBS. Priorizam-se os grupos terapêuticos acompanhados do trabalho de orientação aos pais, também desenvolvido em grupo. Entretanto, em muitas regiões do Brasil, as UBS não contam com profissionais de saúde mental, cabendo-lhes o papel de coordenar o encaminhamento para outros níveis de atendimento.

Se na área de saúde mental não cabem ações de detecção de agravos, as ações de promoção da saúde e prevenção de agravos são fundamentais. Como foi dito, a grande maioria dos problemas emocionais e alterações de comportamento das crianças nas escolas é produto das relações professor/aluno que se dão no processo de institucionalização vivenciados pelo aluno e professor. As dificuldades observadas no processo de aprendizagem da criança que vão caracterizar o fracasso escolar decorrem da concepção que se tem sobre o processo de desenvolvimento/aprendizagem que determina modos diferentes de propostas de ensino. Portanto, cabe à área da educação uma atuação mais efetiva na prevenção desses distúrbios.

Vigilância epidemiológica e vigilância sanitária – tradicionalmente, as ações de vigilância epidemiológica e sanitária têm sido vistas como restritas à área da epidemiologia das doenças transmissíveis e das condições sanitárias, atuando de forma desarticulada da atenção à saúde individual. A partir do SUS, observa-se a redefinição dos conceitos sobre as vigilâncias, seus objetivos e estratégias. No processo de vigilância à saúde, identificam-se a vigilância epidemiológica das doenças infecto-contagiosas e dos demais processos mórbidos e, ainda, das variáveis que são consideradas como indicadores das condições de saúde da população e a vigilância sanitária das condições ambientais e dos serviços oferecidos à população. Esta última ressalta a questão da consciência da cidadania, incorporando na sua atuação uma função educativa, mais orientadora e conscientizadora do que punitiva.

É sabido que a convivência diária e prolongada dos escolares em espaços coletivos, como as escolas, favorece a disseminação dos agravos de natureza contagiosa. Por outro lado, a concentração desses indivíduos em um mesmo espaço facilita também o desenvolvimento de ações para a prevenção e o controle dos agravos. As escolas apresentam, portanto, ao mesmo tempo, potencial de risco para agravos e potencial para a realização de ações de prevenção e controle desses agravos.

Por meio da vigilância epidemiológica das doenças transmissíveis e demais processos mórbidos, é possível identificar e investigar os agravos existentes nas escolas, com a finalidade de desencadear ações de prevenção e controle. Não se devem constituir vias paralelas específicas para o escolar, as ações de vigilância devem fazer parte do sistema de vigilância epidemiológica do município. Entretanto, considerando a natureza do trabalho a ser realizado entre escola e UBS, é importante pensar as especificidades desse processo, inserido no sistema mais geral. As escolas, nesse sentido, podem ser consideradas como locais privilegiados para os objetivos em questão, por serem "espaços sentinelas", que permitem identificar tendências no comportamento dos agravos à saúde. Além disso, podem desempenhar papel fundamental no processo educativo de formação e evolução da consciência sanitária.

Para que haja comunicação mais ágil entre a escola e a UBS, é necessário que se evite a burocratização dessa relação. Um sistema simples de informação é essencial para que se estabeleçam canais de comunicação efetivos de modo que, segundo a própria definição de vigilância, a informação que chega à UBS se transforme em ação. Um outro aspecto importante nesse trabalho é a possibilidade de desmistificar preconceitos em relação a várias doenças, principalmente transmissíveis, atuando de modo educativo e esclarecedor. Nesse sentido, é interessante que se estabeleçam guias de orientação sobre as condutas apropriadas quando do aparecimento de casos de doenças dessa natureza, tanto em relação ao caso como aos comunicantes domiciliares e à população escolar.

Ainda nas ações de vigilância epidemiológica, a escola é um local privilegiado para que se proceda o levantamento da situação vacinal de escolares, visando a corrigir as falhas anteriores no sistema de imunização. Não obstante, não se justifica em hipótese alguma comprometer a matrícula da criança na escola em função da obrigatoriedade do esquema completo ou da apresentação de cópia da carteira de vacinação (o que representa um gasto adicional àqueles que são necessários para a criança chegar à escola). É fundamental que, constatado o atraso no calendário de vacinas, a criança seja encaminhada pelos seus pais à UBS para atualização do esquema.

ENSINO DA SAÚDE

O ensino da saúde na escola é atribuição da área da educação e deve estar contemplado no currículo, não na forma de uma disciplina ou por meio de momentos específicos e pontuais, como as "semanas de saúde", mas como uma questão interdisciplinar. Cabe à área da saúde a assessoria na elaboração do currículo e no processo de formação e reciclagem dos professores em questões de saúde. Em âmbito local, o setor saúde tem um papel complementar, fornecendo informações para que os professores possam trabalhar os conteúdos curriculares em saúde.

Uma questão a ser discutida é a concepção de saúde que fundamenta a proposta de ensino que se pretende: a saúde como um conhecimento a ser transmitido ou a saúde como produto da qualidade de vida e que, portanto, não se ensina, discute-se. O ensino da saúde deve concretizar-se nas experiências de promoção à saúde vivenciadas pelos escolares. É somente dessa forma que as ações coletivas de saúde podem deixar de ser um mero instrumento de reforço na aquisição de comportamentos e hábitos saudáveis, para terem, de fato, uma ação na formação de uma atitude voltada para a conquista da saúde. Discutir o "como" e o "por que" as pessoas adoecem implica considerar os determinantes reais da saúde e o direito a melhores condições de vida, portanto, melhor condição de saúde. Em última instância, saúde vincula-se ao exercício da cidadania, e esse é o conceito a ser discutido nas escolas.

ATENÇÃO À SAÚDE DO ESCOLAR NA PERSPECTIVA INTERSETORIAL

As propostas de atenção integral à saúde da criança em idade escolar, ainda que tenham origem na área da saúde, são de responsabilidade de todas as instâncias governamentais. No conjunto de propostas referidas, fica evidente a necessidade da ação intersetorial, uma vez que os problemas apresentados têm uma determinação múltipla ligada às condições de vida. Uma situação exemplar é a redução da prevalência de cáries dentárias a partir da fluoretação das águas de abastecimento público, uma proposta vinda do setor saúde, executada pelo setor responsável pelo saneamento básico e controlada pela vigilância sanitária.

Em relação aos acidentes, uma das primeiras causas de morte entre os escolares e adolescentes, a atuação da saúde é, também, bastante limitada. A redução dos acidentes está condicionada ao desenvolvimento de um trabalho educativo, que desmistifique o caráter de puro acaso das ocorrências, colocando os diversos graus de participação dos sujeitos, por meio de comportamentos de risco, ao mesmo tempo que mobilize ações governamentais no sentido de diminuir as situações de risco provenientes da circulação do trânsito, das condições das vias públicas, das edificações, das escolas e creches, dos locais e processos de trabalho e dos espaços de lazer. A educação no trânsito, proposta já em desenvolvimento por algumas secretarias municipais de educação, constitui uma medida importante nesse processo. A utilização da mídia, como poderoso meio de divulgação de esclarecimentos sobre a saúde/doença, é fundamental no processo de socialização das informações sobre aspectos referentes a uma vida mais saudável. A vigilância epidemiológica, analisando as condições e tipos de acidentes, e a vigilância sanitária, ajudando a comunidade a identificar e buscar soluções para eliminar as situações de risco para acidentes e aparecimento de doenças, têm um papel importante que envolve não somente a UBS e a comunidade, mas também deve mobilizar os setores governamentais para as medidas necessárias.

BIBLIOGRAFIA

1. CENTRO DE EPIDEMIOLOGIA, PESQUISA E INFORMAÇÃO DA SECRETARIA MUNICIPAL DA SAÚDE DE SÃO PAULO – Levantamento da morbidade atendida pela rede de serviços ambulatoriais da Secretaria Municipal da Saúde – 1ª coleta: abril, maio e junho/1991, São Paulo, texto mimeografado, 1992. 2. EISNER, et al. – Health Assessment of School Children. I – Physical Examinations. *J. School Health* **41**:239, 1971. 3. LIMA, G.Z. & TURINI, B. – Exame médico periódico para educação física: vale a pena? *Cadernos CEDES* **15**:62, 1985. 4. MARTINS, I. et al. – *Projeto de Triagem e Conservação Auditiva. Secretaria Municipal de Saúde.* São Paulo, texto mimeografado, junho de 1991. 5. MINISTÉRIO DA SAÚDE – *Estatísticas de Mortalidade.* M.S., Brasília, 1986. 6. MINISTÉRIO DA SAÚDE – Secretaria Nacional de Programas Especiais de Saúde. Primeiro levantamento nacional sobre saúde bucal. Brasília, 1986. 7. MINISTÉRIO DA SAÚDE – Secretaria Nacional de Programas Especiais. Proposta de um plano nacional de saúde ocular com ênfase na atenção primária. Brasília, 1982. 8. MOYSÉS, M.A.A. & SUCUPIRA, A.C.S.L. – Dificuldades escolares. **In** Marcondes, E. *Pediatria em Consultório.* São Paulo, Sarvier, 1988. 9. NARVAL, P.C. – Fluoretação das águas: razões para prosseguir – Seminário sobre implementação da fluoretação das águas dos sistemas públicos de abastecimento do Estado de São Paulo. Projeto Inovações no Ensino Básico – componente Saúde – FUNDAP, São Paulo, 1997. 10. NOVAES, H.D.M. & ZUCCOLOTTO, S.M.C. – A saúde do escolar. *Cadernos CEDES* **15**:17, 1985. 11. SCHNEIDER Fº, D.A. – A saúde bucal das crianças em idade escolar. Perspectivas no Sistema Único de Saúde. **In** Conceição, J.A.N. *Saúde Escolar – A Criança, a Vida e a Escola.* Sarvier, São Paulo, 1994. 12. SCHNEIDER Fº, D.A. & CALVO, M.C.M. – O Modelo de Atenção à Saúde Bucal na Secretaria Municipal da Saúde. Ações voltadas para Grupos de Crianças e Adolescentes em Espaços Coletivos. Secretaria Municipal de Saúde. São Paulo, texto mimeografado, 1992. 13. SUCUPIRA, A.C.S.L. – *Atenção Integral à Saúde da Criança em Idade Escolar.* Ministério da Saúde, 1994. 14. SUCUPIRA, A.C.S.L. – Repensando a atenção à saúde da criança e do adolescente na perspectiva intersetorial. *RAP, Rio de Janeiro,* **32**:61, 1998. 15. SUCUPIRA, A.C.S.L. et al. – Análise descritiva da clientela atendida em um programa em saúde escolar. Trabalho apresentado no II Congresso de Atenção Primária, São Paulo, 1985. 16. SUCUPIRA, A.C.S.L.; ZUCCOLOTTO, S.M.C. & MOYSÉS, M.A.A. – A assistência ao escolar. **In** Marcondes, E. *Pediatria Básica.* 8ª ed., São Paulo, Sarvier, 1991. 17. SUCUPIRA, A.C.S.L. & ZUCCOLOTTO, S.M.C. – *Atenção à Saúde do Escolar no Município de São Paulo.* Secretaria Municipal de Saúde. São Paulo, texto mimeografado, abril de 1992. 18. ZUCCOLOTTO, S.M.C.; SUCUPIRA, A.C.S.L. & CARVALHO, P. – *Proposta de Saúde Ocular para Crianças de 4 a 14 Anos de Idade.* Secretaria Municipal de Saúde. São Paulo, texto mimeografado, abril de 1992.

7 Ensino de Saúde nas Escolas

JOSÉ AUGUSTO NIGRO CONCEIÇÃO

1. Pelo processo contínuo de educação, que só ocorre no contato com outras pessoas e apenas se encerra com a morte, cada indivíduo, no seu crescimento e desenvolvimento, vai sendo despertado e se desperta para tudo que existe de Humano, nos seus aspectos físico-biológico, cognitivo, afetivo e psicomotor (Conceição, J.A.N. Ensino de Saúde – 1994).

Esse processo de educação geral, que tem por objetivo o desenvolvimento máximo das potencialidades genéticas em busca de uma aproximação à vida plena*, tem como um de seus componentes importantes a educação para a saúde, cujo objetivo é a promoção, proteção e recuperação da saúde, isto é, a luta em busca da saúde ótima, que, por sua vez, confunde-se com a vida plena. Ambos os processos se desenvolvem por meio de vivências, práticas, reflexões, formação de conceitos, de teorias, que, retestadas na prática da vida, possibilitam revisões, mudanças, crescimentos, evoluções.

Também, de forma similar à educação geral, a educação para a saúde engloba um conjunto de ações educativas formais e informais, realizadas no seio da família, pelas pessoas e pelos meios de comunicação de massa, particularmente pela televisão, nas escolas e nas unidades de atenção à saúde, particulares ou públicas, bem como em outros recursos da Comunidade ou em contatos com outras pessoas.

Cronologicamente, a educação para a saúde tem seu início na família já nos primeiros meses de vida, por meio da criação de hábitos alimentares, banho, repouso, lazer, vestuário, exercícios físicos, relacionamento interpessoal etc. Como ocorre com a educação geral, também na educação para a saúde é grande o poder dessas práticas na família, em relação à aquisição de conhecimentos e à formação de atitudes e comportamentos para a vida.

A educação geral, na escola, recebe a denominação genérica de ensino, enquanto a educação para a saúde, ao assumir esse aspecto especial e formal, constitui-se no chamado ensino de saúde.

2. De acordo com Leite, foi no Estado de São Paulo que se estabeleceu oficialmente o primeiro programa de Higiene e Educação Sanitária para ser desenvolvido por professores nas escolas primárias, aprovado pelo Ato nº 65, de 29 de agosto de 1950, do Secretário de Estado dos Negócios da Educação (D.O.E. de 250251). Esse programa (Castro e cols., 1953) foi, também, o primeiro do gênero no Brasil e na América do Sul. Entretanto, como foi publicado em volume à parte, junto com os programas de educação física, canto, desenho e trabalhos manuais, foi relegado ao desconhecimento quase completo pelos professores. Dessa forma, enquanto em São Paulo não houve evolução prática da proposta de 1950, no Rio Grande do Sul e em Minas Gerais, os programas evoluíam e a educação para a saúde foi enquadrando-se no currículo, como centro de muitas atividades.

Novo passo para o Ensino de Saúde, entretanto, somente foi dado em 11 de agosto de 1971, pela Lei Federal nº 5.692, que tornou obrigatória a inclusão de Programas de Saúde nos currículos plenos dos estabelecimentos de ensino de 1º e 2º graus, em todo o território nacional.

Convidado, juntamente com Hebe da Silva Coelho e João Yunes, por Therezinha Fran, então Diretora do Centro de Recursos Humanos e Pesquisas Educacionais "Prof. Laerte Ramos de Carvalho", da Secretaria de Estado da Educação, cumprindo o Projeto 23, do Plano Nacional de Educação, elaboramos o Guia Curricular de Saúde para o Ensino de Primeiro Grau, aprovado oficialmente para o Estado de São Paulo (São Paulo, 1975).

• Na elaboração desse guia, a preocupação fundamental foi centralizá-lo "na pessoa", vale dizer, dominá-lo com uma visão antropocêntrica, que deve permear todo Ensino de Saúde, como, aliás, corrobora o parecer nº 2.264/74 do Conselho Federal de Educação:
"O objeto e os objetivos do ensino de saúde na escola devem *centrar-se no indivíduo e na sua formação* e *é para estes* que se dirigem o interesse e a vocação do educador" (o grifo é nosso).

Tal visão significa contínua luta contra os fatores adversos à vida e à saúde e permanente batalha a favor de melhores condições concretas de vida e saúde para toda a humanidade.

Outro critério na sua elaboração corresponde à mentalidade preventivista: pretende-se que todo o ensino esteja focalizado na saúde e não na doença. Assim, o que se tem como objetivo final do Ensino de Saúde é que os alunos adquiram uma hierarquia de valores que gerem comportamentos que promovam a saúde, evitem a doença e lutem contra esta. Para isso, não há que se perder em detalhes de ciclos evolutivos, de descrições pormenorizadas de doenças ou de complexos mecanismos intracelulares dos processos de defesa. Estes e outros aspectos patológicos deverão ser esclarecidos na medida necessária e suficiente para a compreensão da promoção da saúde e da prevenção de doenças. Nessa abordagem, o que sobressai, essencialmente, é a preocupação com a vida e a saúde.

Na seleção dos conteúdos para o ensino de saúde, outro elemento que teve grande peso foi a reafirmação da extraordinária dependência que vida e saúde têm das condições ambientais: em uma pessoa ou população, tanto a saúde como a maioria das doenças e, conseqüentemente, das mortes são muito mais resultantes de condições desfavoráveis do ambiente de vida* do que de condicionantes genéticos. Nessa postura, está implícita a aceitação de que a influência ambiental é verdadeira e poderosa, não apenas para as doenças infecto-contagiosas e outras de natureza orgânica, mas também para distúrbios psíquicos e sociais, tais como suicídios, assaltos, torturas, corrupção, prostituição, analfabetismo, repetência e evasão escolares.

As relações dos conteúdos do ensino de saúde com a vida facilitam a aquisição de uma hierarquia de valores, na qual, em primeiro

---

* Entenda-se por vida plena a realização integral do indivíduo como pessoa, "o que tem como condicionantes necessários e indispensáveis – embora não suficientes por si – a alimentação, o vestuário, a moradia, o trabalho, o transporte, a previdência social, o lazer, a educação, a liberdade, o amor..." (Conceição, 1988).

* A expressão ambiente de vida é usada para englobar os aspectos humanos sociais, culturais, econômicos e políticos ao meio ambiente. Dessa forma, meu ambiente de vida é formado por meu entorno cósmico integral, incluindo o restante da humanidade, mas não por mim. O ambiente de vida engloba todos os fatores que favorecerão ou não o aflorar das características humanas específicas e determinantes do crescimento e desenvolvimento das pessoas e seus modos de ver, sentir, julgar e agir no mundo, em busca de uma vida plena, individual e coletiva. Nessas condições, cada um de nós é parte integrante do ambiente de vida de outras pessoas, enquanto eu, de forma análoga, faço parte do ambiente de vida dos demais.

lugar, encontra-se a pessoa, que passa a ser dignificada e respeitada, independentemente de cor, raça, religião, posição política, social e econômica.

A análise das condições de vida, por outro lado, permite compreender o intrincado mecanismo da estrutura social, como determinante destas, no mundo todo e que são, por conseqüência, as principais responsáveis pela qualidade de vida, vale dizer, pelas condições de saúde, doença e morte de milhões de pessoas. Nesse processo, no sentido de luta por melhores condições de vida e saúde, aprende-se desde ações aparentemente simples mas que por vezes exigem coragem, como reivindicar a pureza do ar de uma sala, contaminado pelo desrespeito de um fumante para comigo, até ações coletivas, como a de grupos que, pondo em risco a própria vida, denunciam os equipamentos nucleares ou a fabricação desenfreada de armamentos bélicos, quer em nome da segurança mundial, quer para melhorar a balança de pagamentos.

O ensino de saúde, nesse contexto, propicia um envolvimento professor-aluno como pessoas. Cria-se, assim, um campo extremamente rico para a análise de aspectos éticos, quer os relacionados aos direitos na luta por melhores condições de vida e saúde, individual, coletiva e ambiental, quer os relacionados aos deveres e responsabilidades, por atos praticados ou por omissão, que podem prejudicar a vida e a saúde de terceiros ou do meio ambiente*.

A partir desses posicionamentos, objetiva-se a aquisição de uma visão crítica do mundo no qual vivemos, seja ela, por exemplo, na relação entre poluição ambiental e interesses econômicos, seja entre o consumismo desenfreado e a degradação social ou entre noticiários de televisão e interesses de facções políticas.

Enfim, o ensino de saúde, como um componente da Educação *sensu lato,* é um meio e não um fim em si mesmo: busca a realização integral do ser humano.

• Assim, com esses princípios em mente, foram listados aleatoriamente conhecimentos, atitudes e comportamentos relativos à saúde individual, coletiva e ambiental e que os alunos deveriam entrar em contato nos oito anos do 1º grau.

Após essa listagem analítica e exaustiva de conhecimentos, atitudes e comportamentos considerados significativos para o Ensino de Saúde, procedeu-se a um trabalho inverso, de reagrupamentos sucessivos de tais conteúdos, em outros progressivamente mais abrangentes, até se chegar a uma síntese com quatro grandes temas básicos para o ensino formal de saúde, a saber:

– crescimento e desenvolvimento;
– nutrição**;
– higiene física, mental e social; e
– agravos à saúde.

Crescimento e desenvolvimento – incluem-se aspectos sobre a origem da própria vida, a evolução do ser humano desde a concepção até a morte e sobre os fatores genéticos e ambientais que podem influir favorável ou desfavoravelmente nesse processo. Cabe res-

saltar que nesse grande tema estão incluídos os conteúdos de educação da sexualidade, mas que estes são apenas uma parte daquele e, necessariamente, não devem ser confundidos com o seu todo. Essa abordagem integrada, por outro lado, engloba a sexualidade como um componente indispensável à vida humana.

Nutrição – incluem-se aspectos relacionados com a produção de alimentos; sua disponibilidade na comunidade, na família e para o indivíduo; as necessidades qualitativas e quantitativas de nutrientes. Além destes, analisam-se, também, a influência de fatores sócio-culturais e econômicos na nutrição humana e as repercussões da alimentação adequada e inadequada para a saúde, particularmente para o crescimento e o desenvolvimento.

Higiene física, mental e social – estão incorporados aspectos relacionados com a higiene pessoal, saneamento e preservação do meio ambiente; o lazer, o trabalho e suas influências, negativas e positivas, na prevenção de agravos à saúde e no comportamento social.

Agravos à saúde – incluem-se conteúdos sobre a diversidade de tipos de agravos à saúde, sempre com a finalidade de que o aluno conheça medidas práticas de prevenção de agravos à saúde individual e coletiva e comportamentos adequados para o tratamento das doenças.

• Estabelecidos os *quatro temas básicos* e agrupados os seus conteúdos de uma forma lógica para a guarda dos conhecimentos, restava a definição da seqüência dos conteúdos significativos de cada um dos temas básicos, da 1ª à 8ª séries. Assim, os conteúdos das quatro áreas temáticas (linhas horizontais) foram reorganizados, de uma maneira contínua, integrada e seqüencial, para cada uma das oito séries do 1º grau (colunas verticais). Nessa partição ordenada, foram considerados os aspectos evolutivos das capacidades e habilidades dos alunos com a idade, garantindo-se a continuidade e a seqüência do processo ensino-aprendizagem da 1ª à 8ª séries***. Nesse sentido, nas primeiras séries, foram alocados conteúdos necessariamente elementares, de natureza concreta e fisicamente próximos ao aluno, isto é, participantes de sua vivência diária. Complementarmente, nas séries finais, foram incluídos conteúdos de natureza complexa, freqüentemente envolvendo fatos distantes de sua experiência de vida, exigindo capacidade de abstração. Assim, o conhecimento vivenciado das atividades das primeiras séries antecede o conhecimento sistematizado das últimas séries. O próximo à criança antecedeu o distante, o concreto precedeu o abstrato e as atividades se antepuseram ao ensino sistematizado. Dessa forma, os conhecimentos relacionados diretamente com o próprio escolar (uso correto da água para beber – 1ª série) precederam os relacionados com a família (tratamento doméstico da água – 3ª série) e estes se colocaram antes dos que dizem respeito à comunidade (serviços de abastecimento de água – 7ª série). De forma similar, conhecimentos relacionados com a higiene pessoal – aspecto físico (1ª, 2ª e 3ª séries) – aparecem cronologicamente antes de noções de comportamento psicossocial – aspectos mental e social. Em agravos à saúde, os conteúdos iniciam-se pelos agravos físicos, seguem-se os agravos biológicos e concluem-se com os agravos à saúde por tóxicos; em crescimento e desenvolvimento, nas primeiras séries, encontram-se a identificação de masculino e feminino e noções de crescimento de animais e plantas; nas séries intermediárias, maturação sexual e noções de reprodução; e, nas séries finais, visão global do crescimento e desenvolvimento, bem como a evolução do ser humano e suas relações com a vida e a saúde.

---

* A expressão meio ambiente é aqui usada com o significado estabelecido na Constituição brasileira, incluindo os aspectos geofísicos, a fauna e a flora. Esse meio ambiente é a morada da humanidade, é o ambiente onde vide homem e do qual, como espécie, utiliza-se para a sobrevivência das gerações atuais e das futuras e para o qual se deve respeito e cuidados na sua preservação e manutenção, por meio de um desenvolvimento sustentável, em busca de uma vida plena da humanidade.

** Nesta elaboração, pela influência primordial do fator nutrição sobre o crescimento e o desenvolvimento, da importância dos conhecimentos a respeito da satisfação das necessidades nutritivas e da prevalência de problemas nutricionais na população brasileira, este aspecto foi considerado isoladamente.

*** Para detalhamento dos conteúdos por série, ver Coelho, H. da S.; Conceição, J.A.N. & Yunes, J. – 1974 e São Paulo (Estado), 1975.

Com esse trabalho, procurou-se evidenciar, até mesmo visualmente, a existência de uma estrutura de conteúdos, o que vem ao encontro do manifestado por Barreto, Palma Filho e Arelaro, 1987, em relação à organização lógica das disciplinas do currículo:

"... é evidente a importância da sistematização do conhecimento como orientação para o professor. Evidentemente, ele orientará e adaptará esse conteúdo na condução do processo de ensino com o aluno. Mas esse é um instrumental dos mais importantes e indispensáveis para a organização do trabalho docente" (o grifo é nosso).

Objetivou-se, com essa estrutura, uma construção curricular que oferecesse uma visão globalizante, clara, pedagógica e sistêmica dos conteúdos do ensino de saúde para o professor.

Com esses enfoques, aceita-se que conhecer os fatores significativos, genéticos e ambientais, na determinação da situação de saúde, e analisar suas presenças no dia-a-dia (na vida) das pessoas podem possibilitar a compreensão de seus mecanismos de ação, bem como gerar reflexões sobre as diversas maneiras de prevenção de agravos à saúde e proporcionar a aquisição de conceitos de valor em termos de saúde – o bom, o mau, o melhor, o pior –, o que possibilita a aceitação consciente das responsabilidades de cada um em relação à saúde individual, coletiva, bem como na preservação da saúde ambiental, incluindo o respeito à natureza. Dessa forma, por um processo pedagógico de ensino-aprendizagem problematizador, deve haver, para todos – alunos e professores –, a adoção de atitudes e comportamentos (ações) no sentido da promoção, proteção e recuperação da saúde individual, coletiva e ambiental.

3. Não cabe dúvida que o responsável pelo desenvolvimento do Ensino de Saúde nas escolas seja o professor. O ensino formal de saúde não pode ser tarefa de médicos, enfermeiros ou outros profissionais da área da saúde. É importante salientar, no entanto, que o Ensino de Saúde, com maior probabilidade e intensidade do que o ensino de outras áreas do conhecimento, pela natureza de seu conteúdo, que envolve a vida, pode originar problemas tanto para o professor como para os alunos e seus familiares, como conseqüência da análise crítica necessária de uma série de condições ambientais de vida que interferem na saúde.

Ensinar, por exemplo, quais são as necessidades alimentares para um bom crescimento e desenvolvimento, fazer com que o escolar compreenda as características de uma habitação adequada às necessidades de saúde ou que incorpore, em seu raciocínio, a importância do saneamento básico na prevenção de agravos são conteúdos, freqüentemente, contraditórios e incongruentes com a situação real de vida da imensa maioria da população brasileira. E, para evitar esses conflitos, seria possível negar tais informações?

O professor, entretanto, deve estar consciente de que não é exclusivamente pelo ensino formal de saúde nas escolas – tarefa de sua responsabilidade – que o aluno adquire saúde.

Em realidade, a saúde do aluno, como a de toda pessoa, é a resultante da interação de sua herança genética com o ambiente de vida de sua família e com os recursos da comunidade disponíveis para ele, particularmente os relacionados à assistência à saúde e à educação, bem como de seu próprio comportamento individual.

A finalidade do ensino de saúde é fornecer aos alunos elementos que lhe possibilitem valorizar a saúde, analisar criticamente os fatos de sua vida, tomar decisões e lutar pela melhoria de suas condições de vida e saúde. Assim, o ensino de saúde deve ocorrer no mesmo nível em que se dão as relações do homem com o ambiente de vida, isto é, no mesmo campo em que se processa a vida diária de cada um. Nessa visão, a profundidade do conhecimento deve ser necessária e suficiente para a compreensão dos "porquês" em relação a promoção, proteção e recuperação da saúde. Assim, conhecimentos a respeito da estrutura química e das propriedades físicas de substâncias relacionadas diretamente com a vida, como é o caso da água, não fazem parte dos conteúdos do ensino de saúde [São Paulo (Estado), 1981].

Entretanto, todos os aspectos relativos à importância da água para a vida ou sua participação na promoção, proteção e recuperação da saúde são conteúdos válidos para o Ensino de Saúde. Nesse sentido, o ensino de saúde será sempre mais abrangente, mais global, mais geral e, sem receio de desqualificá-lo, mais simples.

Outro aspecto que deve ser salientado refere-se à prática concreta do Ensino de Saúde. Assim, embora se ressalte, de acordo com o Parecer nº 2.264/74, de agosto de 1974, do Conselho Federal de Educação CFE, que:

"... pela primeira vez a lei destaca e individualiza a educação da saúde... preferiu o legislador destacar como ensino autônomo o que era incluído e diluído em outros campos do ensino" (o grifo é nosso),

o que abriu campo para horas/aulas específicas de saúde, sempre sentiu a necessidade de integração do ensino de saúde com outras áreas do currículo, como é explicitado pelo Conselho Federal de Educação, nesse mesmo Parecer:

"Além, portanto, de toda essa motivação para que sejam criados os programas de saúde, veio a Lei 5.692/71 atender à própria consciência que se vem desenvolvendo no País em relação a esse problema... É neste momento que se impõe a correlação dos diversos conteúdos programáticos, especialmente daqueles ligados às áreas de Ciências, Estudos Sociais e Educação Física, com os princípios científicos que explicam e legitimam os comportamentos adequados à promoção da saúde e à prevenção da doença".

Aliás, em qualquer disciplina ou área de estudo, quando o professor, ao desenvolver com os alunos conteúdos específicos de sua matéria, procura fazer relações desses conteúdos com situações reais e concretas, que possam favorecer ou não as condições de vida e saúde, individuais, coletivas ou ambientais, encontram-se, aí, as condições essenciais para a integração com o Ensino de Saúde.

4. O Ensino de Saúde nas escolas, apesar de instituído há mais de vinte anos, não recebeu, das áreas da Educação, a atenção necessária, em razão de sua essencialidade para a vida, quer pela falta de reciclagem dos professores (principalmente com relação às diferenças fundamentais entre ensino de saúde e ensino de ciências), quer pela maior centralização de seu conteúdo em professores de ciências, mas que, nessa situação, sentiam que o tempo "gasto" com o ensino de saúde era "tempo usurpado" do ensino de ciências.

Em 1983, no Estado de São Paulo, iniciou-se, na Coordenadoria de Estudos de Normas Pedagógicas (CENP), um processo de "revisão da Proposta Curricular de Ciências – 1º Grau" em vários encontros, cursos e treinamentos. A idéia de reformulação do Currículo de Ciências, entretanto, foi estrategicamente aproveitada para se extirpar o Ensino de Saúde nas escolas de 1º grau, fazendo desaparecer o Currículo para o Ensino de Saúde existente. A fórmula encontrada foi a elaboração da "Proposta Curricular para o Ensino de Ciências e Programas de Saúde – 1º Grau", ou seja, englobar as palavras "Programas de Saúde" à Proposta de Ciências. Na verdade, à leitura dos diferentes documentos elaborados pela CENP, da Secretaria da Educação, em três governos sucessivos, sobre o assunto, percebe-se, em todos, que a reformulação real que ali se processa refere-se, exclusivamente, ao Currículo de Ciências [São Paulo (Estado), 1986; São Paulo (Estado), 1988]. Aliás, na versão mais atualizada da "Proposta Curricular para o Ensino de Ciências e Programas de Saúde – 1º Grau" [São Paulo (Estado), 1992], na apresentação e nos cinco capítulos de explanação, a palavra "Ciências", excetuada às vezes, que está junto com a palavra "Saúde", no título, aparece 77 vezes, enquanto "Saúde", isoladamente, aparece em apenas três!

Em conclusão, a "Proposta Curricular para o Ensino de Ciências e Programas de Saúde" refere-se, por inteiro, ao ensino de ciências. No entanto, a inclusão de alguns conteúdos de Saúde representou um avanço antropológico para o currículo de ciências, até então tratando apenas do meio ambiente "nos seus aspectos físicos, químicos, biológicos e geológicos"... sem se referir ao homem!*

5. Um alento recente para o Ensino Fundamental, em particular para o Ensino de Saúde, em termos nacionais, está sendo dado pelo Ministério da Educação com a elaboração dos chamados Parâmetros Curriculares Nacionais (PCN).

Tendo em vista os compromissos assumidos internacionalmente pelo Brasil, na "Conferência Mundial de Educação Para Todos", realizada na Tailândia, em 1990, o Ministério da Educação e do Desporto coordenou a confecção do *Plano Decenal de Educação Para Todos – 1993/2003*, voltado para a recuperação da escola fundamental no País. Para tanto, impunha-se a elaboração, no campo curricular, de parâmetros claros, capazes de orientar as ações educativas nas escolas nacionais na busca da melhoria da qualidade do ensino. Nesse sentido, o Ministério aprovou, após amplo debate nacional, os *Parâmetros Curriculares Nacionais* que objetivam, além dos componentes curriculares e das normas gerais para o currículo, incluir conteúdos essenciais a serem trabalhados por *todas as escolas do território nacional*. Esse documento, entregue simbolicamente pelo Presidente da República aos professores, no dia 15 de outubro de 1997, no Palácio do Planalto, apresenta, como destaque especial, além da unicidade da ação educativa para o país como um todo, a introdução de um conjunto de temas, denominados "Convívio Social e Ética", que aparecem *transversalizados* nas áreas tradicionais existentes, vale dizer, nos currículos do núcleo comum (Língua Portuguesa, Matemática, Conhecimentos Históricos e Geográficos e Ciências), além de Educação Física, Educação Artística e Língua Estrangeira. Essa inovação é extremamente auspiciosa para os que têm uma *visão global da saúde* e, por isso, estão preocupados com a inclusão de conteúdos de saúde na educação formal. Em "Convívio Social e Ética" estão incluídos os temas *Ética, Saúde, Meio Ambiente, Estudos Econômicos, Pluralidade Cultural e Orientação Sexual*. Somente pela enumeração dos temas, pode-se perceber a carga de conteúdos ligados diretamente à vida e à saúde das pessoas que, obrigatoriamente, deverão ser abordados pelas áreas curriculares tradicionais e que favorecerão a prática de um ensino mais humano e, conseqüentemente, mais próximo dos alunos.

Esses documentos, na "Versão Preliminar – Novembro/1995", foram objeto de discussão com professores do ensino fundamental e 700 pareceristas – professores de universidades e especialistas – e, dessa forma, aprimorados com esses pareceres, devem promover um ensino mais adequado e de melhor qualidade, inclusive na área da saúde.

Pessoalmente, como parecerista convidado, tive a oportunidade de analisar os seis documentos com implicações diretas com o Ensino de Saúde: "Introdução", "Ciências", "Convívio Social e Ética – Apresentação dos Temas", "Saúde", "Meio Ambiente", "Orientação Sexual" e opinar, com críticas e sugestões correspondentes, em documento de 48 páginas.

Como síntese, afirmei que os "Parâmetros Curriculares Nacionais", em sua versão preliminar, estavam, de modo geral, muito bem estruturados e escritos e, embora apresentassem conteúdo robus-

to, claramente expostos, de forma a provocar admiração pela abrangência e, principalmente, por constituir diretriz com unicidade nacional, bem como uma base extraordinariamente rica para o trabalho dos professores.

As principais observações que fiz, corroborando a postura adotada pelos PCN de "explicitação de questões que usualmente têm sido tratadas pela escola de maneira implícita", diziam respeito à necessidade de uma melhor explicitação de dois aspectos essenciais:

• o primeiro deles é que as preocupações manifestadas com "as oportunidades de escolarização", "a qualidade do ensino", "a cidadania" referem-se, fundamentalmente, à preocupação dos PCN com a *pessoa do aluno* e, por extensão, com a *valorização do homem*, objetivo final e objeto de todo esse trabalho educacional dirigido para o aluno. Essa colocação se torna absolutamente indispensável para o desenvolvimento dos temas referentes ao "convívio social e ética", principalmente para a apreensão de "valores, normas e atitudes";

• o segundo, mas não menos importante, é que o bem-valor, por excelência para cada um de nós e para a Sociedade – a vida –, seja vigorosamente ressaltado, evitando sua colocação apenas de forma implícita, para permitir "um trabalho pedagógico explícito, específico e sistemático de análise de valores, de aprendizagem de conceitos e práticas e de atitudes que favoreçam a vida democrática". Dessa forma, os PCN devem promover uma vinculação explícita de "o que se ensina" e "como se ensina" com a vida, ou seja, que os conteúdos sejam plenos de relevância para a vida, que as abordagens sejam mais próximas da vida e vivência do aluno e da comunidade, objetivando uma melhoria da qualidade da aprendizagem para a vida dos alunos.

Entre outras observações que fiz, em meu parecer, ressalto que as preocupações apresentadas, de forma enfática, na "cidadania" não permitiam ficar claro que, para que se transcenda da condição de mero "indivíduo" para a de "cidadão", é indispensável que a "dignidade da pessoa humana" seja respeitada (artigo 3º e 7º do Estatuto da Criança e do Adolescente) e, nesse sentido, é indispensável que se faça uma explicitação das exigências de atendimento das "necessidades vitais básicas" do indivíduo (artigo 7º da Constituição), até mesmo como pré-requisito para a formação do cidadão. Da forma como estava exposto, ficava-se com a impressão de que se parte da idéia de que estão garantidas essas condições de sobrevivência digna a todas as crianças e adolescentes brasileiros, o que é verdadeiro para bem poucos em nossa sociedade e para quase nenhum dos alunos da escola pública.

Outras críticas referiam-se a alguns aspectos conceituais, colocados de forma dúbia, entre eles o de "meio ambiente" e "natureza", que deveriam ser sanados.

De qualquer maneira, essas colocações não implicam fazer nenhuma restrição aos PCN como um todo, mas, sim, a necessidade de se ampliar a visão para esses outros pré-requisitos fundamentais.

Ao receber a versão final dos PCN, afirmo que o que estava bom foi realmente muito aprimorado em relação à versão preliminar, particularmente sua vinculação total com aspectos ligados diretamente à vida das pessoas.

BIBLIOGRAFIA

1. BARRETO, E.S.S.; PALMA FILHO, J.C. & ARELARO, LISETE R.G. – A mudança curricular na Secretaria da Educação. In São Paulo (Estado) Secretaria da Educação. Coordenadoria de Estudos e Normas Pedagógicas. *Subsídios para o Planejamento 1987*. São Paulo, CENP/332, 1987. 2. Brasil. Leis e Decretos etc. Lei Federal nº 5.692 de 11 de agosto de 1971: Fixa diretrizes e bases para o ensino de I e II graus e de outras providências. 3. Brasil. Ministério da Educação. Conselho Federal de Educação. Parecer nº 2.264/74. In São Paulo (Estado) Secretaria da Educação. Coordenadoria de Estudos e Normas Pedagógicas. *Proposta Curricular para Programas de Saúde: 2º Grau*. São Paulo, SE/CENP, 1979. 4. Brasil. Ministério da Educa-

---

* Na Introdução apresentada na segunda edição preliminar da nova "Proposta Curricular para o Ensino de Ciências e Programas de Saúde – 1º Grau", São Paulo (Estado), 1986, enfatiza-se que: "a organização desta Proposta tem como uma das diretrizes o estudo do ambiente... de modo a permitir a apreensão das múltiplas relações dos componentes do meio, nos seus aspectos físicos, químicos, biológicos e geológicos".

ção e do Desporto. Secretaria de Educação Fundamental. Departamento de Política da Educação Fundamental. Coordenação Geral do Ensino Fundamental. *Parâmetros Curriculares Nacionais: Ciências*. Equipe Central: Cabral, C.F.B.; Condeixa, M.C.; Soncini, M.I.I. & Grellet, V.H.S. Versão Preliminar. Brasília, novembro de 1995. 5. Brasil. Ministério da Educação e do Desporto. Secretaria de Educação Fundamental. Departamento de Política da Educação Fundamental. Coordenação Geral do Ensino Fundamental. *Parâmetros Curriculares Nacionais: Documento Introdutório*. Versão Preliminar. Brasília, novembro de 1995. 6. Brasil. Ministério da Educação e do Desporto. Secretaria de Educação Fundamental. Departamento de Política da Educação Fundamental. Coordenação Geral do Ensino Fundamental. *Parâmetros Curriculares Nacionais: Convívio Social e Ética – Apresentação dos Temas*. Equipe Central: Inoue, A.A.; Abreu, A.R. & Nogueira, N.M.R. Versão Preliminar. Brasília, novembro de 1995. 7. Brasil. Ministério da Educação e do Desporto. Secretaria de Educação Fundamental. Departamento de Política da Educação Fundamental. Coordenação Geral do Ensino Fundamental. *Parâmetros Curriculares Nacionais: Convívio Social e Ética – Meio Ambiente*. Equipe Central: Inoue, A.A.; Abreu, A.R. & Nogueira, N.M.R. Versão Preliminar. Brasília, novembro de 1995. 8. Brasil. Ministério da Educação e do Desporto. Secretaria de Educação Fundamental. Departamento de Política da Educação Fundamental. Coordenação Geral do Ensino Fundamental. *Parâmetros Curriculares Nacionais: Convívio Social e Ética – Orientação Sexual*. Equipe Central: Inoue, A.A.; Abreu, A.R. & Nogueira, N.M.R. Versão Preliminar. Brasília, novembro de 1995. 9. Brasil. Ministério da Educação e do Desporto. Secretaria de Educação Fundamental. Departamento de Política da Educação Fundamental. Coordenação Geral do Ensino Fundamental. *Parâmetros Curriculares Nacionais: Convívio Social e Ética – Saúde*. Equipe Central: Inoue, A.A.; Abreu, A.R. & Nogueira, N.M.R. Versão Preliminar. Brasília, novembro de 1995. 10. Brasil. Secretaria de Educação Fundamental. *Parâmetros Curriculares Nacionais: Introdução aos Parâmetros Curriculares Nacionais*/Secretaria de Educação Fundamental. Brasília, MEC/SEF, 1997, 126p. 11. Brasil. Secretaria de Educação Fundamental. *Parâmetros Curriculares Nacionais: Ciências Naturais*/Secretaria de Educação Fundamental. Brasília, MEC/SEF, 1997, 136p. 12. Brasil. Secretaria de Educação Fundamental. *Parâmetros Curriculares Nacionais: Apresentação dos Temas Transversais, Ética*/Secretaria de Educação Fundamental. Brasília, MEC/SEF, 1997, 146p. 13. Brasil. Secretaria de Educação Fundamental. *Parâmetros Curriculares Nacionais: Meio Ambiente, Saúde*/Secretaria de Educação Fundamental. Brasília, MEC/SEF, 1997, 128p. 14. Brasil. Secretaria de Educação Fundamental. *Parâmetros Curriculares Nacionais: Pluralidade Cultural, Orientação Sexual*/Secretaria de Educação Fundamental. Brasília, MEC/SEF, 1997, 164p. 15. CASTRO, M.A. et al. – *Puericultura*. São Paulo, Fernando Camargo & Cia., 1953. 16. COELHO, H.S.; CONCEIÇÃO, J.A.N. & YUNES, J. – Guia curricular de saúde para o ensino de I grau. *Rev. Saúde Públ. (S. Paulo)* **8**:129, 1974. 17. CONCEIÇÃO, J.A.N. – Vida e saúde. In Marcondes, E., coord. *Pediatria em Consultório*. São Paulo, Sarvier, 1988. 18. CONCEIÇÃO, J.A.N. – Ensino de saúde. In Marcondes, E., coord. *Saúde Escolar: a Criança, a Vida e a Escola*. São Paulo, Sarvier, 1994, p. 45. 19. CONCEIÇÃO, J.A.N. – Ensino e saúde. In Marcondes, E., coord. *Saúde Escolar: a Criança, a Vida e a Escola*. São Paulo, Sarvier, 1994, p. 3. 20. Constituição da República Federativa do Brasil. Imprensa Oficial do Estado IMESP, São Paulo, Brasil, 1988. 21. Estatuto da Criança e do Adolescente – Lei nº 8.069, de 13 de julho de 1990, 3ª ed., São Paulo, Forja Editora, 1991. 22. LEITE, L.M. – *Documento inicial apresentado pelo Serviço de Saúde Escolar à Comissão de Reformulação dos Programas e Currículo do Ensino Primário*. Secretaria Estadual de Educação. Departamento de Educação. Diretoria do Serviço de Saúde Escolar. São Paulo. (mimeografado s/data) 23. São Paulo (Estado) – Secretaria da Educação. Centro de Recursos Humanos e Pesquisas Educacionais "Prof. Laerte Ramos de Carvalho" – *Guias Curriculares Propostos para as Matérias do Núcleo Comum do Ensino do 1º Grau*. Imprensa Oficial do Estado S. Paulo, Brasil, 1975, 232p. 24. São Paulo (Estado) – Secretaria da Educação. Coordenadoria de Estudos e Normas Pedagógicas – *Proposta Curricular para o Ensino de Ciências e Programas de Saúde – 1º Grau*. 2ª ed., preliminar. São Paulo, SE/CENP, 1986, 16p. 25. São Paulo (Estado) – Secretaria da Educação. Coordenadoria de Estudos e Normas Pedagógicas – *Proposta Curricular para o Ensino de Ciências e Programas de Saúde – 1º Grau*. 2ª ed., São Paulo, SE/CENP, 1988, 24p. 26. São Paulo (Estado) – Secretaria da Educação. Coordenadoria de Estudos e Normas Pedagógicas – *Proposta Curricular para o Ensino de Ciências e Programas de Saúde – 1º Grau*. 4ª ed., São Paulo, SE/CENP, 1992, 66p. 27. São Paulo (Estado) – Secretaria da Educação. Coordenadoria de Estudos e Normas Pedagógicas – *Subsídios para a Implementação do Guia Curricular de Programas de Saúde – 1º Grau*. 2ª ed., São Paulo, SE/CENP, 1981.

Sétima Parte

Adolescência*

coordenadoras

Maria Ignez Saito
Anita S. Colli

colaboradores

Anita S. Colli
Antonio da Silva Coelho Netto
Ednéia Primo
João Luiz de Carvalho Pinto e Silva
João Yunes
Luiz Eduardo Vargas da Silva
Maria Ignez Saito
Marta Miranda Leal
Sérgio Rodrigues Tírico
Valéria Petri

---

* Ver Propedêutica da Adolescência na 4ª parte deste livro.

1　Conceito de Adolescência

ANITA S. COLLI

A adolescência é uma fase de transição gradual entre a infância e o estado adulto, que se caracteriza por profundas transformações somáticas, psicológicas e sociais. Ela representa uma das fases mais importantes do ciclo vital, à medida que completa o período de crescimento e desenvolvimento.

Definir ou conceituar a adolescência é tarefa difícil, tendo em vista, de um lado, a multiplicidade de alterações que ocorrem nas áreas biológica e psicossocial e, de outro, a variabilidade individual e populacional com que muitas dessas modificações se apresentam.

Diferentes critérios podem ser utilizados para delimitar a adolescência, isto é, para estabelecer o período em que o indivíduo não é mais criança e ainda não é um adulto. Idade cronológica, fases do desenvolvimento físico, características psicológicas e sociais são certamente instrumentos importantes nesse julgamento, principalmente quando vistos em conjunto, pois isoladamente podem levar a falhas de apreciação.

Do ponto de vista prático, o critério cronológico é o mais utilizado quando se pretende delimitar a fase de adolescência. Segundo a Organização Mundial de Saúde, a adolescência pode ser definida cronologicamente pela faixa dos 10 aos 20 anos de idade, pois esses limites parecem abranger a maioria dos eventos que a caracterizam e podem ser utilizados em diferentes contextos sócioculturais. Ao se comparar diferentes grupos populacionais ou indivíduos do mesmo contingente populacional, observa-se uma grande variação quanto à idade de início e de término da adolescência. Essa variabilidade é bem evidente nas faixas etárias mais jovens, nas quais se encontrarão indivíduos que ainda não iniciaram sua adolescência, outros em fases intermediárias e outros em fases adiantadas desse processo. Conseqüentemente, ao se empregar a idade cronológica como faixa de demarcação, deve ser lembrado que ela isoladamente não constitui um índice de desenvolvimento, podendo englobar indivíduos ainda não-adolescentes e outros que já o foram.

De acordo com o critério físico ou biológico, a adolescência abrange a fase de modificações anatômicas e fisiológicas que transformam a criança em adulto. Na prática, corresponde ao período que vai desde o aparecimento dos caracteres sexuais secundários e início da aceleração de crescimento até o indivíduo atingir o desenvolvimento físico completo (parada de crescimento e estabelecimento da função reprodutora). O termo puberdade é utilizado para designar todo o processo de maturação biológica inserido no período da adolescência.

Segundo o critério psicológico, a adolescência representa um período de mudanças, entre a infância e a idade adulta, relacionadas fundamentalmente a uma busca de identidade, a uma aceleração do desenvolvimento intelectual e a uma evolução da sexualidade. Torna-se difícil, na prática, estabelecer parâmetros de início e término da adolescência por critérios psicológicos.

Do ponto de vista social, a adolescência corresponde ao período da vida do indivíduo durante o qual a sociedade não o encara como criança, porém ainda não lhe confere o "status" de adulto. Nessa fase, o indivíduo perde direitos e privilégios de criança, ao mesmo tempo que passa a assumir responsabilidade de adulto. O término da adolescência, segundo o critério social, depende das características dos grupos sociais. Assim, a adolescência pode tanto ser uma fase de curta duração, assumindo o indivíduo rapidamente o papel de adulto (fato comum nas populações de zona rural ou de baixa renda), ou um período muito prolongado, como acontece nas regiões urbanas industrializadas.

Diante dessas considerações, para finalidades operacionais, tais como o estabelecimento de programas ou serviços para adolescentes ou estudo das características e problemas da adolescência, a idade cronológica é ainda o instrumento mais prático de demarcação desse contingente populacional.

O intenso processo de crescimento que se inicia na fase intrauterina, prosseguindo na infância e na adolescência, implica uma vulnerabilidade diante dos múltiplos agravos ambientais. As características do adolescente, dentro de um processo evolutivo dinâmico de maturação biopsicossocial, fazem com que os problemas de saúde dessa fase sejam importantes fatores do desempenho do indivíduo como adulto. No entanto, só recentemente essa parcela da população passou a ser motivo de preocupação para os profissionais da área de saúde. Serviços específicos têm aumentado acentuadamente nas últimas duas décadas nos países em desenvolvimento, possibilitando a ampliação de conhecimentos relativos a esse grupo etário e, conseqüentemente, um atendimento mais eficiente de suas necessidades.

A noção de que a adolescência é uma das fases mais sadias do ciclo vital, baseada nas baixas cifras de mortalidade, ao lado do pequeno conhecimento de suas marcantes características de crescimento e desenvolvimento, fez, em parte, com que até recentemente o adolescente não tivesse um lugar definido nos programas da saúde.

Sabe-se que os adolescentes têm problemas significativos de saúde (eventualmente não medidos pelos coeficientes de morbimortalidade), que podem repercutir na sua situação global de vida, presente e futura. Diferentemente das crianças e dos adultos, suas necessidades e problemas de saúde exigem uma abordagem peculiar. A adolescência abrange um contingente numérico importante (cerca de 24% da população total está na faixa de 10 a 19 anos de idade). Essas considerações evidenciam a necessidade de estimular e implantar programas de assistência ao adolescente, para eliminar ou atenuar as influências desfavoráveis sobre seu crescimento e desenvolvimento.

BIBLIOGRAFIA

Ver final desta parte.

MARIA IGNEZ SAITO
ANITA S. COLLI

Atenção integral específica à saúde do adolescente tem como característica fundamental reconhecer o adolescente como um todo indivisível biopsicossocial, levando em consideração as singularidades desse período da vida nas diferentes inserções sociais. Esse tipo de atendimento se desdobra em níveis primário, secundário e terciário, sendo seu enfoque principal a promoção da saúde e a prevenção de agravos.

Dentro dessa proposta, torna-se pertinente considerar, ainda que mais para fins didáticos, a relação médico-paciente, a equipe multiprofissional, o cliente em seguimento ambulatorial e o paciente adolescente internado.

Não pode ser esquecido que toda a abordagem se baseia no desempenho de profissionais capacitados, o que envolve aperfeiçoamento constante do ensino da Medicina do Adolescente, tendo como pano de fundo a pesquisa.

RELAÇÃO MÉDICO-ADOLESCENTE

Na relação médico-adolescente, o primeiro preceito a ser observado é o respeito à individualidade do jovem, encarado como pessoa e não como objeto de prática científica dirigida a um ou mais órgãos.

É importante ter em mente que não há um modelo único para entrevistas com adolescentes, sendo que condições importantes para esse tipo de atendimento incluem o saber ouvir, interpretar e até mesmo certo grau de intuição.

De maneira diferente da criança que vai ao médico pelas mãos de seus responsáveis, que informam por ela e sobre ela, adolescentes estão aptos a falar de si mesmos e a emitir julgamento. Algumas vezes, esse julgamento poderá, inclusive, incomodar o profissional, devendo existir abertura para elaboração conjunta dessa ocorrência.

O adolescente deve identificar-se como sendo ele o cliente. Por outro lado, pais e/ou responsáveis não poderão ser desvinculados do atendimento, pois isso seria incompatível nessa fase de vida, quando as relações de dependência ainda permanecem. Além disso, a informação de dados complementares, mesmo que passados, pode ser útil para o diagnóstico, como também a retaguarda da família para a execução de algumas orientações, como compra de medicamentos, realização de dieta e outras.

Em nosso trabalho com o adolescente, devemos infundir-lhe responsabilidade gradativa sobre sua saúde, fazendo com que ele assuma cuidados progressivos em relação a ela, além de funcionar como multiplicador dos conhecimentos adquiridos em seu ambiente de vida, envolvendo família, escola, trabalho e outros grupos de referência.

Aspectos psicológicos e somáticos aparecem muitas vezes interligados nessa fase de vida – queixas emocionais terão representação somática e vice-versa. Esses fatos devem ser discutidos abertamente com o adolescente e as propostas contidas nas orientações devem ser refletidas em conjunto.

Alguns tópicos de interesse para os jovens poderão ser gradativamente abordados, uma vez solucionada ou controlada a demanda inicial, como crescimento físico, maturação sexual e problemas estéticos. Adolescentes trazem, muitas vezes, dúvidas, que os tornam ansiosos ou mesmo angustiados, muitas delas relacionadas à simples variação do normal.

Se as questões do corpo são importantes, devem ser igualmente considerados aspectos da evolução psicoemocional que fazem parte da síndrome da adolescência normal, que é a única síndrome em medicina desprovida de doença. A proposta diante dela é de não rotular e sim aceitar, favorecendo assim a relação médico-adolescente (ver o capítulo Síndrome da Adolescência Normal).

Desenvolvimento do pensamento abstrato, desempenho na escola e no trabalho, necessidade crescente de independência, atitudes contestadoras, amizade, sexo devem ser temas de discussão entre médico e adolescente, tendo o primeiro cuidado em não se arvorar em juiz, evitando atitudes claras de desaprovação ou espanto que podem embaraçar o cliente e comprometer o relacionamento. Por outro lado, sensações de que os adolescentes nos provocam como irritação e outras devem ser explicitadas, sendo mantido um clima de franqueza e abertura para emoções pessoais.

O médico não deve tentar deixar de sê-lo para conquistar o adolescente, não devendo sobretudo atuar como outro adolescente, pois, a rigor, está sendo procurado como profissional que é. Poderá tornar-se um amigo, sem que para isso tenha de abdicar de sua autoridade, que também não pode ser confundida com autoritarismo.

Quando se vai orientar, o diálogo deve minorar a contestação; a discussão sobre os riscos não deve exacerbar o desafio e sim trazer à tona a oportunidade de debate sobre o exercício da sexualidade, gravidez, aborto, doenças sexualmente transmissíveis, drogas, violência.

É relevante que, diante da proposta de atendimento dos adolescentes, os profissionais abandonem preconceitos e estereótipos, tais como "adolescentes são sempre problemáticos" ou "adolescentes são irresponsáveis".

Cabe salientar que estereótipos e/ou preconceitos não são características da cultura contemporânea ou deste momento histórico, estando quase sempre relacionados ao conflito de gerações.

Sócrates, em 339 a.C., já colocava que "nossa juventude é mal-educada, não respeita a idade, ignora a autoridade..." ou ainda Heródoto, no século VII a.C., mostrava neles pouca crença: "não vejo esperança para o futuro de nosso povo se ele depender da frívola juventude de hoje, pois todos os jovens são indizivelmente frívolos. Quando eu era menino, ensinavam-nos a respeitar os mais velhos, mas os meninos de hoje são excessivamente sabidos e não toleram restrições".

Qualquer semelhança com a atualidade não é mera coincidência, bastando lembrar que pais, professores, médicos... são adultos.

Outro item de importância do atendimento se relaciona às questões éticas que envolvem o direito de ser atendido sozinho, de que seja mantido sigilo médico, da realização de prescrições e orientações, do espaço que deve ser estendido à família.

Deve-se, sempre que possível, estimular e facilitar o diálogo entre adolescentes e pais e, simultaneamente, incentivar a participação e a responsabilidade dos adolescentes nos processos de decisão em relação à própria saúde.

Assim, logo no início, esses aspectos devem ser discutidos com familiares e/ou responsáveis, havendo registro do contrato ou termo de compromisso em prontuário.

O médico manterá o sigilo respaldado no Código de Ética Médica – Artigo 103, publicado no D.O.U. de 26 de janeiro de 1983: "É vedado ao médico revelar sigilo profissional referente a paciente menor de idade, inclusive a seus pais ou responsáveis legais, desde que o menor tenha capacidade de avaliar seu problema e de conduzir-se por seus próprios meios para solucioná-lo, salvo quando a não revelação possa acarretar danos ao paciente".

O julgamento sobre a capacidade do menor é altamente subjetivo, ajudando muito nessa avaliação a experiência que se acumula ao longo dos anos.

Em algumas circunstâncias, o sigilo deverá ser quebrado. Estas se relacionam com o risco de vida (ou relevante) para cliente ou para terceiros.

Assim, a AIDS, a proposta ou intenção de suicídio e/ou homicídio, o uso de drogas (dependência) ou mesmo a gravidez (risco de aborto com risco para a vida ou de grave comprometimento da saúde) e a recusa de tomada de medicamentos não podem ser mantidos em sigilo. Este, porém, deverá ser quebrado com a ciência do jovem (mesmo sem seu aval). Em qualquer situação, será incentivado o diálogo entre o adolescente e a família, sendo oferecido sempre o apoio dos profissionais da equipe de saúde.

Em situações como presença de atividade sexual, uso de droga, doença sexualmente transmissível (exceto AIDS), o sigilo mantido pode ajudar a orientação do caso, existindo ganho de confiança do cliente em relação ao médico, com fortalecimento do vínculo. São relevantes todos cuidados possíveis para que as informações do prontuário sejam mantidas em segredo por todos os membros da equipe.

As dúvidas em relação ao sigilo e ao aspecto confidencial das consultas e entrevistas deveriam ser resolvidas à luz de uma ampla discussão em que se confrontam direito da família *versus* direito do adolescente, sendo essa discussão dinâmica, pois ganha novos aspectos e perspectivas no tempo.

Não há consenso entre os médicos em relação às questões éticas no exercício da Medicina do Adolescente, existindo posturas ou atitudes determinadas muitas vezes por posicionamentos morais. Os valores norteadores dessa proposta devem ser, antes de mais nada, valores de saúde.

A EQUIPE DE SAÚDE

A equipe de saúde deverá atuar em conjunto, pois campos complementares do saber ampliam a abordagem diante do adolescente. Esse trabalho, porém, não é fácil e exige preparo, tempo de convivência (no qual são aparadas as arestas) e firme proposta de torná-lo eficaz.

São pré-requisitos para sua realização:
- adolescente como objetivo do trabalho;
- interesse genuíno de todos os profissionais envolvidos;
- não-fragmentação do cliente pelas várias áreas profissionais;
- conhecimento por parte de todos os membros da equipe das características e singularidades da adolescência;
- privacidade, confidência, credibilidade, estando presentes atitudes de compreensão e orientação, sendo evitados o julgamento e o preconceito;
- respeito mútuo entre os profissionais;
- uso de prontuário único para facilitar a atuação;
- diagnóstico global realizado com a contribuição de todos, conduzindo a intervenções conjuntas.

O instrumento comum de atendimento da equipe é o prontuário do cliente, e este último deve ficar ciente de que todos os membros da equipe têm acesso às informações nele contidas.

A empatia do cliente por um ou mais membros da equipe deve ser considerada como natural, não devendo existir barreiras para que ela não se estabeleça ou cobranças indevidas dos demais membros.

Cabe salientar que o modelo multiprofissional não é o único e a sua não-existência não deve impedir o atendimento. Os únicos pré-requisitos imprescindíveis são:
- capacitação profissional; e

- ambiente privado para consulta ou entrevista (portas que se fecham não só durante o exame físico, mas também durante todo tempo, pois a fala do adolescente ou de seus responsáveis também deve ser preservada).

A CONSULTA DO ADOLESCENTE

A consulta pode seguir esquemas variáveis, desde que garanta espaço para que o adolescente possa ser atendido com privacidade, havendo, desde o início, a proposta de implicá-lo na realização de orientações, prescrições, comparecimento aos retornos marcados etc. Existe obrigatoriedade dos seguintes tópicos:
1. queixa e duração;
2. história pregressa da doença atual;
3. condições ambientais;
4. interrogatório sobre os diversos aparelhos;
5. antecedentes familiares;
6. antecedentes pessoais;
7. rotina de vida;
8. exame físico;
9. diagnóstico global.

Particularidades de cada um dos tópicos acima são discutidas com maiores detalhes no capítulo Propedêutica do Adolescente.

Horários específicos e sala de espera reservada para os adolescentes seriam desejáveis, mas são freqüentemente inviáveis.

O que mais distingue a consulta nessa faixa etária é a postura do médico. Para que haja diálogo, todo autoritarismo deve ser descartado, facilitando o estabelecimento de uma relação verdadeira e proveitosa. Os profissionais envolvidos devem ter presente que seus valores são freqüentemente diferentes daqueles dos adolescentes, e que só há construção se a história de vida do outro for considerada. A anamnese da primeira consulta de um adolescente deverá envolver entrevistas com ele e com o familiar responsável, de modo a obter dados sobre a situação de saúde atual, condições habituais de vida, antecedentes pessoais e antecedentes familiares.

História do problema atual

As informações sobre o problema de saúde serão obtidas com o adolescente e com o familiar ou responsável em separado (salvo quando o cliente for portador de deficiência mental), procurando avaliar sintomas, queixas, evolução, exames e atendimentos especializados previamente realizados. Não é infreqüente que a problemática de saúde seja vista de modo diferente pelo adolescente e pela família. A motivação para a consulta médica, principalmente nos adolescentes mais jovens, resulta muitas vezes da preocupação familiar.

Na maioria das vezes, a procura da consulta médica contém uma expectativa curativa relacionada a um ou mais problemas de saúde. No entanto, os adolescentes podem aparecer no atendimento com uma expectativa preventiva ou de orientação. É também certo que, em algumas circunstâncias, a procura para orientação pode estar camuflando um problema já instalado, principalmente na área de comportamento, e o médico deverá ter sensibilidade para perceber os motivos ocultos da demanda.

Revisão ou interrogatório de sistemas e aparelhos

O interrogatório sobre os diferentes sistemas e aparelhos será obtido do próprio adolescente, envolvendo todos os aspectos relevantes. Alguns desses merecem especial destaque, como:
- *evolução e opiniões sobre peso e altura* (na tentativa de identificar preocupações estéticas que levem a restrições ou excessos alimentares e instalação de distúrbios nutricionais);
- *problemas visuais* (com ou sem utilização de lentes corretivas e suas repercussões em termos de escola, trabalho, recreação e estética);

• *problemas dentários e controles odontológicos* (tendo em vista a freqüente ocorrência de cáries, defeitos de oclusão e problemas periodontais).

Todos os adolescentes devem ser questionados sobre problemas *geniturinários*, abrangendo para as meninas uma história menstrual completa que inclui idade da menarca, características do ciclo (intervalo, duração e intensidade), distúrbios pré-menstruais, dismenorréia e presença eventual de corrimento vaginal. Os adolescentes do sexo masculino deverão ser inquiridos sobre polução noturna, ejaculação e outros distúrbios. É possível que, já ao se inquirir sobre problemas geniturinários, o adolescente expresse suas preocupações com *aspectos da sexualidade*, tais como masturbação e atividade sexual. Não é raro que o médico não interrogue sobre masturbação, ejaculação, atividade sexual, uso de anticoncepcionais, doenças venéreas, por temor de constranger o adolescente. Também é freqüente que o faça de maneira inadequada, não respeitando aspectos evolutivos, momento ou clima de consulta. Muitas vezes, o constrangimento situa-se mais no profissional do que no adolescente, devendo ser criadas oportunidades para livre expressão deste último.

Antecedentes pessoais

Os adolescentes geralmente não informam ou informam pouco em relação à saúde pregressa, fazendo-se necessário obter esses dados com o familiar ou responsável.

É preciso conhecer as condições de nascimento para avaliar possíveis repercussões importantes (baixo peso ao nascer, hipóxia e outros).

O familiar deverá ser questionado sobre as características de crescimento e desenvolvimento pregresso, incluindo evolução de aspectos somáticos e neuropsicossociais (baixa estatura, obesidade, vida escolar, problema de comportamento e outras).

Particular atenção deve ser dada à obtenção de dados sobre a *imunização* dos adolescentes. Infelizmente, há muitas histórias vacinais incompletas, inclusive com perda de atestados e comprovantes. Algumas doenças próprias da infância, como sarampo, caxumba, rubéola e varicela, estão se deslocando para a adolescência, determinando repercussões indesejáveis em relação à saúde do indivíduo. É importante determinar as necessidades de vacinação em relação aos agentes imunizantes disponíveis.

O familiar ou responsável deverá ainda informar sobre a ocorrência de *doenças anteriores e acidentes ou traumatismos*, suas repercussões, seus tratamentos.

Outro aspecto importante dos antecedentes de vida do adolescente refere-se à *história alimentar pregressa*, que poderá evidenciar situações anteriores de risco nas quais possa ter ocorrido algum distúrbio nutricional.

Antecedentes familiares

O familiar ou responsável deverá informar sobre problemas que possam influenciar a saúde do adolescente. Devem ser aqui destacadas as doenças cardiovasculares (principalmente hipertensão arterial), os problemas de saúde mental, os processos infecto-contagiosos (parasitoses, tuberculose). A presença de familiares com doenças crônicas e limitantes pode determinar prioridades econômicas e cuidados que dificultem o atendimento de necessidades básicas do adolescente.

Condições habituais de vida

Esse tópico é de fundamental importância e deve ser obtido com o próprio adolescente. Incluem, obrigatoriamente, dados sobre a *alimentação atual*, considerando-se a grande demanda de nutrientes conseqüente à marcante velocidade de crescimento e à intensa atividade física dos adolescentes. É preciso determinar aspectos quantitativos e qualitativos da dieta e hábitos alimentares (omissões de refeições, substituição por lanches, preferências, restrições, excessos).

O conhecimento da rotina diária do adolescente permite avaliar as condições de *atividade física, sono e repouso*, podendo identificar situações desfavoráveis como hábitos sedentários, fadiga, escasso tempo de estudo e outros aspectos.

A *atividade escolar* é uma área fundamental para o processo de crescimento e desenvolvimento do adolescente, sendo necessário conhecer seu desempenho em termos de rendimento acadêmico, bem como de relacionamento com colegas e adultos. Deve-se procurar identificar, principalmente em relação aos adolescentes mais velhos, suas aspirações e seus planos para o futuro, aspectos esses importantes para a sua identidade e independência.

Em número apreciável de adolescentes, particularmente das camadas menos favorecidas, será importante questionar sobre as *condições de trabalho*. Quando inadequada, a situação de trabalho poderá proporcionar condições insalubres, extenuantes, riscos de acidentes, prejuízo de desempenho escolar. De outro lado, podem ser encontradas condições de trabalho que permitam melhoria das condições de vida do adolescente (econômicos, alimentares, estimulação, relacionamento).

É importante ouvir o adolescente sobre suas *características de temperamento e relacionamento*, incluindo-se pais, irmãos, outros familiares, amigos, namorados. Essas informações constituem dados importantes para avaliar o desenvolvimento psicossocial do adolescente. É oportuno ainda perguntar ao adolescente sobre uso de fumo, álcool e outras drogas.

Aspecto relevante na anamnese do adolescente é a identificação das *condições ambientais* envolvendo variáveis físicas (habitação, hábitos e comportamentos de higiene, número de pessoas, recursos comunitários), *sociais* (estrutura, organização, renda familiar, prioridades, lazer), de modo a fazer diagnósticos e perceber possibilidades de retaguarda para as condutas a serem estabelecidas.

Exame físico

Trata-se de um momento crítico da consulta do adolescente. Muitos pediatras referem dificuldades para examinar adolescentes achando, *a priori*, que eles não gostam de ser examinados. Na maioria das vezes, o constrangimento que ocorre na realização do exame físico de um adolescente tem mais a ver com a atitude do médico do que do cliente.

Algumas sugestões ou recomendações podem ser feitas. Em primeiro lugar, é importante garantir condições privativas de entrevista e exame evitando interrupções e exposição do adolescente. Deve-se lembrar que alguns jovens tiveram poucos contatos com médicos anteriormente e mostram-se temerosos quanto aos procedimentos de exame, sendo necessário explicar aos clientes todas as etapas e manipulações nele contidas. A exposição gradual do corpo do adolescente, usando lençóis, facilita o exame clínico, mas não deve comprometer os procedimentos para exame da coluna, da postura, da pele. É freqüente que o adolescente, no decorrer do exame, formule questões que o preocupam ou forneçam informações adicionais importantes para o diagnóstico.

O exame médico deve ser completo e manter sempre uma atitude de respeito ao adolescente. Alguns itens desse exame devem ser enfatizados, tais como:

• medidas antropométricas e sinais vitais (peso, estatura, pressão arterial, freqüência cardíaca);
• pele e higiene corporal;
• dentes (higiene, alterações, oclusão);
• postura e coluna;
• mamas (grau de desenvolvimento, ginecomastia, alterações);
• pilosidade facial, axilar e pubiana (grau de desenvolvimento);

- genitais (grau de desenvolvimento e alterações);
- características neuropsicossociais (atenção, humor, contato, vocabulário, alterações emocionais).

A avaliação do grau de desenvolvimento das mamas femininas, genitais masculinos e pilosidade pubiana em ambos os sexos deve utilizar os critérios sistematizados por Tanner e adotados universalmente para caracterizar a maturação sexual na adolescência. A avaliação do desenvolvimento da genitália masculina pode ser completada com a medida do volume testicular por meio da palpação comparativa com os modelos do orquidômetro de Prader. A grande variabilidade individual e populacional do desenvolvimento pubertário, principalmente nas faixas etárias mais jovens, faz com que a determinação da maturação sexual constitua elemento fundamental na avaliação do desenvolvimento somático e de eventuais implicações psicossociais. O exame dos genitais do adolescente, revelando alterações como fimose, criptorquidia, vulvovaginites, malformações, não pode ser excluído do exame clínico. A questão muitas vezes colocada está na realização ou não do exame ginecológico ou pélvico da adolescente, principalmente daquelas já sexualmente ativas. Tendo habilidades e recursos materiais, o médico pode realizar esse exame, lembrando-se sempre de explicar à cliente motivos, procedimentos e achados. Na impossibilidade de realização do exame ginecológico e havendo indicação, o médico deverá encaminhar sua paciente para recurso apropriado. Em algumas circunstâncias, mesmo sem a realização do exame ginecológico, a adolescente poderá tranqüilizar-se com a presença de um elemento do sexo feminino (mãe, irmã, amiga, enfermeira) na sala.

Peso e estatura obtidos devem ser sistematicamente analisados ante os gráficos procedentes do estudo de Santo André, no qual estão representados os percentis referentes à classe IV daquele estudo.

A medida rotineira da pressão arterial na adolescência é desejável, tendo em vista que a hipertensão essencial pode começar a se manifestar nessa fase, tendo implicações de saúde para um seguimento a longo prazo.

Diagnósticos e condutas

Em todos os adolescentes devem ser estabelecidos os diagnósticos referentes a:

- crescimento e maturação sexual;
- estado nutricional;
- desenvolvimento neuropsicossocial;
- alimentação;
- vacinação;
- problemas de saúde atuais.

Dessa maneira, é possível obter uma visão abrangente das condições de saúde e seus determinantes e, portanto, estabelecer condutas (prescrições, orientações, encaminhamentos e solicitações de exames complementares).

Todos os diagnósticos deverão, sempre que possível, ser explicados ao adolescente e, posteriormente, ao responsável na presença do cliente com sua prévia aquiescência. Em condições de risco para o adolescente ou para terceiros, o familiar será notificado mesmo sem a anuência do adolescente, devendo esse aspecto ficar esclarecido de antemão. O adolescente deverá ser sempre informado e envolvido sobre os diagnósticos e condutas, de modo a se criarem condições de responsabilidade em relação à própria saúde. O envolvimento familiar será proporcional ao grau de maturidade e emancipação do adolescente e da gravidade dos problemas de saúde. As circunstâncias em que essa participação ocorrerá dependerão das condições de atendimento ou dos recursos de saúde disponíveis.

É importante que as condutas médicas tenham um conteúdo educativo envolvendo áreas como nutrição, higiene física, sexualidade, desenvolvimento psicossocial, higiene antiinfecciosa, com detecção precoce de agravos e utilização de recursos ou serviços de saúde.

O ADOLESCENTE INTERNADO

A internação já é, por si só, um momento de ruptura na seqüência de vida, podendo-se tornar particularmente penosa para adolescentes colocados em enfermarias pouco estruturadas para preencher mínimas necessidades dessa faixa etária.

Talvez, as deficiências existentes permaneçam camufladas diante da internação de pacientes muito graves, que não podem deixar o leito. Porém, mesmo estes se ressentem se as necessidades específicas desse período da vida não forem respeitadas ou consideradas.

O equacionamento de uma proposta para internação de adolescentes envolve recursos humanos e materiais que podem ser reconhecidos por *pessoal capacitado e área física adequada*.

É necessário que os adolescentes desfrutem de espaço próprio, em que possam conviver com outros adolescentes, devendo existir ainda a possibilidade de área privativa para permanecerem isolados se o desejarem.

Faz-se igualmente necessária uma programação que possa ocupar o tempo de permanência em hospital, resgatando vivências de produção e lazer.

O período de internação pode ser usado para informação, sedimentação de conhecimentos, mudança de atitudes e comportamentos, por meio de oferecimento de novas alternativas.

Materiais educativos ou recreativos devem estar disponíveis, como livros, revistas, textos, vídeos, com temas adequados para reflexão e informação dos pacientes. Jogos, música, fitas ou até mesmo instrumentos musicais poderão ser manipulados para lazer e orientação.

Os recursos humanos envolvem profissionais de várias áreas – pediatras, psiquiatras, psicólogos, enfermeiras, nutricionistas, assistentes sociais, que deverão trabalhar com objetivos preestabelecidos e interação adequada, o que deverá tornar válido esse tipo de abordagem.

Termos como "aborrecentes", "fofinho" (para adolescentes obesos) deverão ser banidos.

Será sempre necessária a colocação de limites. Estes devem ser claros e permanentes.

Como, durante o período de internação, há interrupção do contato com a escola, seria importante, quando possível, que o ritmo de estudo fosse preservado. Para que isso se efetive, é importante a presença de pedagogos e/ou psicopedagogos.

A proposta de avaliação constante do trabalho desempenhado e até mesmo a necessidade de reciclagem periódica não deverão ser vistas como cobrança e sim como instrumentos de desempenho rigoroso.

É extremamente relevante que a prevenção de agravos e até mesmo a promoção da saúde estejam incorporadas em toda proposta dirigida ao adolescente, mesmo diante de doenças graves, deficiências, vivências de morte.

São requisitos básicos para o atendimento de adolescentes:

- gostar de adolescentes;
- estar à vontade com eles;
- saber ouvi-los;
- ter conhecimento sobre eles;
- saber percebê-los como um todo;
- estar isento de preconceitos e estereótipos;
- não se transformar em adolescente;
- usar a autoridade como sinônimo de competência e não de autoritarismo.

BIBLIOGRAFIA

Ver final desta parte.

3 | Crescimento e Desenvolvimento Físico

ANITA S. COLLI
LUIZ EDUARDO VARGAS DA SILVA

A adolescência constitui a fase do período de crescimento e desenvolvimento do ciclo vital, caracterizada por marcantes transformações anatômicas e fisiológicas que culminam no corpo adulto com plena capacidade de reprodução.

As características de crescimento e desenvolvimento são resultantes, como nos períodos anteriores da vida, da interação contínua entre fatores genéticos e ambientais. Portanto, ao chegar à adolescência, o indivíduo traz consigo os efeitos de uma interação herança-ambiente anterior, presente desde o momento da concepção e que, se tiver sido desfavorável, poderá não permitir o pleno desenvolvimento de seus potenciais.

Os fatores genéticos ou hereditários manifestam-se em vários aspectos somáticos, como época de início da puberdade, intensidade de determinadas características (pilosidade, tamanho de mamas etc.), idade da menarca e outros. Em grupos populacionais com condições ambientais favoráveis e semelhantes, as variações morfológicas encontradas são fundamentalmente devidas a fatores genéticos.

O ambiente de vida, principalmente o nível sócio-econômico, é importante determinante do crescimento e desenvolvimento do adolescente à medida que proporciona ou não o preenchimento das necessidades de saúde (alimentação, estimulação, proteção contra agravos etc.).

O estirão de crescimento do adolescente implica alta demanda de calorias e nutrientes que deve merecer cuidadosa atenção por parte dos programas de saúde destinados a esse grupo populacional. A adolescência constitui, assim, importante período de vida do ser humano, no qual todo o esforço deve ser empreendido em termos de garantir condições de vida favoráveis à expressão do potencial genético.

A maioria dos autores concorda que o avanço da maturação somática observado na *aceleração secular do crescimento* (maiores dimensões nas variáveis antropométricas e adiantamento da maturação sexual) está principalmente ligado à melhoria das condições de vida das populações nas diferentes partes do mundo, acreditando-se que, para as regiões ou grupos desenvolvidos, essa tendência está no seu ponto máximo, permanecendo a influência genética como causa das diferenças encontradas.

O crescimento e o desenvolvimento físico na adolescência compreendem o conjunto de modificações biológicas denominado *puberdade*, que abrange os seguintes componentes principais:

- estirão de crescimento, constituído pela aceleração e posterior desaceleração de crescimento do esqueleto e de muitos órgãos internos;
- desenvolvimento das gônadas, dos órgãos de reprodução e dos caracteres sexuais secundários;
- mudanças da composição corpórea, englobando quantidade e distribuição de gordura, crescimento do esqueleto e da musculatura;
- desenvolvimento dos sistemas circulatório e respiratório, que levam, principalmente no sexo masculino, ao aumento de força e resistência.

O desenvolvimento pubertário está condicionado a modificações neuroendócrinas, discutidas em outro capítulo deste livro. As gonadotrofinas e os hormônios gonadais, ao lado dos andrógenos adrenais, são responsáveis por grande parte das transformações observadas na puberdade. Aspecto marcante da puberdade é a ampla variabilidade individual e populacional com que suas manifestações se apresentam, principalmente em termos de idade cronológica. Essa observação, muito evidente nos grupos de adolescentes mais jovens, faz com que indivíduos de mesma idade e sexo possam estar em fases diferentes de desenvolvimento somático. Acrescenta-se a variação existente entre os dois sexos, iniciando-se a puberdade feminina cerca de um ano mais cedo do que a masculina.

A avaliação do desenvolvimento pubertário deve levar em conta essa variabilidade, analisando sempre a inter-relação dos seus componentes (peso, estatura, desenvolvimento muscular, maturação sexual etc.), como será visto mais adiante.

As informações sobre a puberdade nas diversas regiões do mundo resultam de estudos transversais e longitudinais. Os estudos longitudinais, principalmente os realizados por Tanner, proporcionam conhecimentos importantes sobre a evolução das principais características pubertárias. Para a população brasileira, dispõe-se de estudo amplo transversal realizado no Município de Santo André em 1978, no qual, ao lado de variáveis antropométricas, foram avaliadas características de maturação sexual e suas inter-relações.

Em resumo, o crescimento e o desenvolvimento físico na adolescência ocorrem em diversos setores do organismo, em diferentes momentos e com intensidade e duração variáveis, estando intimamente relacionados com as transformações psicológicas e sociais dessa fase, culminando no estabelecimento de um corpo adulto dotado de plena função reprodutora e de uma identidade psicossocial indivisível. As transformações físicas determinadas por fatores neuroendócrinos, modulados por influências hereditárias e ambientais, geram vivências psíquicas e reformulações da imagem corpórea, podendo ser fontes de preocupações e ansiedades. Cabe a todos que lidam com adolescentes conhecer essas mudanças e distinguir as variações normais, com suas possíveis implicações psicossociais.

DADOS DE CRESCIMENTO FÍSICO

Altura e peso

Observando-se as curvas de altura e peso por idade, verifica-se que, até aproximadamente 9 ou 10 anos, meninos e meninas são muito semelhantes em relação a essas medidas. Entre 11 e 14 anos, as meninas apresentam valores médios de peso e altura superiores aos dos meninos e, ao redor dos 15 anos, essa situação se inverte, atingindo o sexo masculino dimensões médias maiores.

As curvas de crescimento derivadas do estudo realizado em Santo André (1978) mostram os percentis de altura e peso para ambos os sexos até os 20 anos de idade e permitem avaliar a evolução desses parâmetros na prática clínica. Tais curvas já foram apresentadas na 1ª parte deste livro.

Considerando-se os incrementos anuais de altura e peso e, portanto, as velocidades de ganho estatural e ponderal durante a adolescência, observam-se, para ambos os sexos, as seguintes fases (Fig. 7.1):

1. fase de crescimento estável, na qual os acréscimos de altura e peso são geralmente constantes, na ordem de 4 a 6cm e 2 a 3kg por ano, respectivamente;
2. fase de aceleração de crescimento, na qual a velocidade aumenta progressivamente até atingir um valor máximo (pico de velocidade de crescimento); e
3. fase de desaceleração, na qual os incrementos diminuem gradativamente até a parada de crescimento.

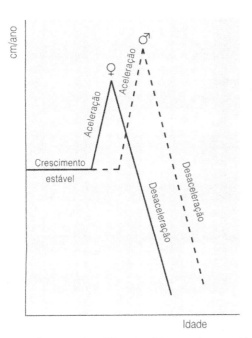

Figura 7.1 – Esquema do estirão pubertário segundo sexo e idade.

O estirão pubertário é responsável por aproximadamente 20% da altura final do adulto e ocorre geralmente dois anos mais cedo e com menor magnitude no sexo feminino. A idade de ocorrência é variável de um indivíduo para outro, mostrando alguns estudos seu início entre 9,5 e 14,5 anos nas meninas e entre 10,5 e 16 anos nos meninos, com velocidade máxima de crescimento localizando-se entre 11 e 12 anos para as meninas e entre 13 e 14 anos para os meninos. A velocidade máxima de crescimento pode alcançar aproximadamente 10cm por ano no sexo masculino e 8 a 9cm no sexo feminino.

Ultrapassado o pico de velocidade de crescimento, segue-se desaceleração gradual do ganho estatural até a parada de crescimento ao redor de 15 ou 16 anos nas meninas e de 17 ou 18 anos nos meninos.

O crescimento esquelético não é uniforme, resulta inicialmente na aceleração do crescimento dos membros inferiores e, posteriormente, do tronco, contribuindo este com importante contingente do ganho estatural. Mais de 50% da massa óssea do adulto é acumulada durante a puberdade; falhas na obtenção do máximo de mineralização óssea nesse período podem determinar osteopenia e suas complicações na vida adulta. Fatores genéticos, aspectos hormonais, nutricionais e atividade física devem ser considerados na aquisição da massa óssea.

As diferenças de altura observadas em grupos de adolescentes de mesma idade refletem, de algum modo, as variações decorrentes dos diferentes estágios de maturação sexual em que se encontram. Adolescentes com maturação mais adiantada geralmente se destacam de seus companheiros quanto às suas dimensões (maturadores adiantados). Em contraposição, os adolescentes com maturação mais tardia (maturadores tardios) tendem a ser os menores do seu grupo etário, podendo surgir daí preocupações e sentimento de inferioridade.

O aumento de peso na adolescência apresenta, como no caso da altura, uma fase de aceleração e posterior desaceleração, representando a incorporação de aproximadamente 50% do peso adulto final. A velocidade máxima de ganho de peso pode coincidir ou ocorrer posteriormente ao pico de crescimento esquelético.

É importante ressaltar que, além das variações quanto à idade em que ocorre o estirão de crescimento, existem também variações individuais significativas quanto à intensidade das velocidades atingidas, tanto em relação à altura quanto ao peso.

Os valores atingidos de altura e peso podem ser muito importantes para os adolescentes, pois estes convivem com a necessidade de identificação grupal. Preocupações quanto à baixa ou alta estatura e ao excesso ou insuficiência de peso podem aparecer na consulta clínica e devem ser avaliadas criteriosamente.

Desenvolvimento muscular e do tecido adiposo

Na puberdade, a massa muscular aumenta gradualmente desde o início da aceleração de crescimento; a velocidade máxima de ganho muscular ocorre geralmente na mesma época ou logo após o pico de crescimento estatural. O desenvolvimento muscular é conseqüência do incremento no tamanho das células, sendo mais acentuado no sexo masculino. O aumento da força é posterior, em alguns meses, ao desenvolvimento da musculatura. No sexo masculino, a relação entre força muscular e desenvolvimento físico é tal que o pico de força é considerado, por muitos, como indicador de maturidade biológica.

Quanto ao tecido gorduroso, observa-se acúmulo contínuo dos 8 anos de idade até a puberdade, porém, a velocidade com a qual a gordura se deposita diminui durante a fase de aceleração do crescimento esquelético, atingindo valores mínimos no pico de crescimento estatural, aumentando a seguir. Essa diminuição na velocidade de depósito de gordura é mais acentuada no sexo masculino e pode levar à falsa impressão de perda de peso. A evolução da gordura subcutânea na adolescência pode ser avaliada por meio das medidas das dobras cutâneas (Figs. 7.2 e 7.3).

Proporções corpóreas

Alterações evidentes são observadas nas proporções corpóreas à medida que o adolescente se desenvolve, notando-se modificações das dimensões esqueléticas que ocorrem em momentos diferentes. O comprimento dos membros inferiores acelera e atinge velocidade máxima de crescimento antes do tronco. O crescimento posterior do tronco é de tal magnitude que aumenta a relação entre tronco e membros.

Nos membros, observa-se um gradiente de crescimento com direção distal-proximal, fazendo com que as extremidades alcancem seu estirão e parem de crescer antes dos segmentos proximais.

Há ainda, em ambos os sexos, aceleração do aumento dos diâmetros biacromial e biilíaco. Enquanto o diâmetro biacromial aumenta com maior intensidade no sexo masculino, o biilíaco aumenta de maneira similar em ambos os sexos, fazendo com que, ao final da puberdade, a relação biacromial/biilíaco se eleve nos meninos e diminua nas meninas (Tabela 7.1).

Tabela 7.1 – Valores médios dos diâmetros biacromial (BA) e bicristailíaca (BC) em centímetros e relação BA/BC segundo sexo e idade – Santo André, 1978 (segundo Hegg).

Idade (anos)	Sexo femino			Sexo masculino		
	BA	BC	BA/BC	BA	BC	BA/BC
10	29,45	20,82	1,41	28,51	20,69	1,38
19	33,99	26,39	1,29	37,65	26,39	1,43

Quanto à cabeça, observa-se crescimento discreto em algumas dimensões cranianas, discutindo-se se seria conseqüência da expansão da cavidade craniana, do aumento da espessura óssea ou do aumento de partes moles. As alterações faciais são mais proeminentes no sexo masculino e resultam do crescimento da fronte, dos maxilares e do nariz. Geralmente, as dimensões faciais atingem velocidade máxima de crescimento após o pico de crescimento estatural.

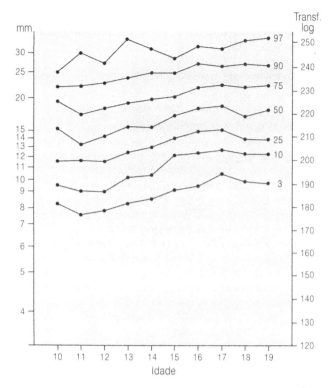

Figura 7.2 – Percentis da dobra cutânea tricipital para o sexo feminino, segundo a idade – Santo André, 1978 (segundo Goldberg e cols.).

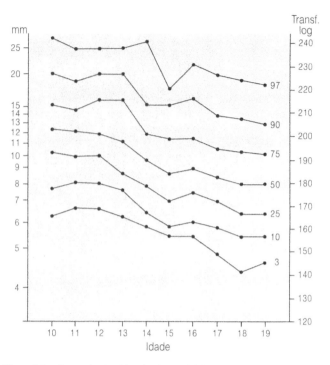

Figura 7.3 – Percentis da dobra cutânea tricipital para o sexo masculino, segundo a idade – Santo André, 1978 (segundo Goldberg e cols.).

Maturação sexual

A maturação sexual engloba o desenvolvimento das gônadas, órgãos de reprodução e caracteres sexuais secundários. Existe grande variabilidade em relação à idade de início e à velocidade de progressão da maturação sexual entre os indivíduos, em ambos os sexos e em qualquer grupo populacional. A maturação sexual inicia-se aproximadamente um ano mais cedo no sexo feminino e segue, em ambos os sexos, uma seqüência mais ou menos constante, que pode ser avaliada clinicamente.

Sexo feminino – a primeira manifestação de puberdade no sexo feminino é, geralmente, o aparecimento do broto ou botão mamário, seguindo-se, dentro do mesmo ano, o início da pilificação pubiana. O desenvolvimento mamário unilateral é comum no início da puberdade, podendo-se aguardar até cerca de seis meses para o aparecimento da mama contralateral. Não é raro que a pilosidade pubiana preceda o início do desenvolvimento mamário.

O desenvolvimento mamário pode ser avaliado, por meio da inspeção, segundo os estágios evolutivos descritos por Tanner (Fig. 7.4), a saber:

M1 – estágio de mamas pré-adolescentes. Há somente elevação da papila.

M2 – estágio de broto mamário, com pequena elevação da mama e da papila e aumento do diâmetro da aréola. O tecido mamário aumentado tem localização subareolar.

M3 – crescimento da mama e aréola, parecendo uma pequena mama adulta. Não há separação dos contornos das mamas e da aréola. Aqui, o tecido mamário extrapola os limites da aréola.

M4 – crescimento e projeção da aréola e da papila, formando uma elevação acima do corpo da mama.

M5 – estágio adulto, com projeção apenas da papila, pois a aréola retorna para o contorno geral da mama.

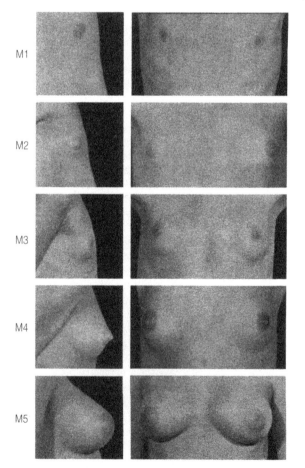

Figura 7.4 – Sexo feminino – estágios de desenvolvimento de mamas (segundo Tanner).

O desenvolvimento da pilosidade pubiana segue a seqüência de estágios assim indicados (Fig. 7.5):

P1 – ausência de pêlos pubianos.

P2 – crescimento esparso de pêlos finos, curtos, discretamente pigmentados, lisos ou discretamente encaracolados ao longo dos grandes lábios.

P3 – pêlos tornam-se mais escuros, mais espessos e mais encaracolados, estendendo-se à região pubiana.

P4 – pêlos do tipo adulto, porém ainda em área de distribuição menor, não atingindo a superfície interna das coxas.

P5 – pêlos adultos em tipo e distribuição, atingindo a superfície interna das coxas e, eventualmente, desenvolvendo-se acima da região púbica, constituindo o estágio P6.

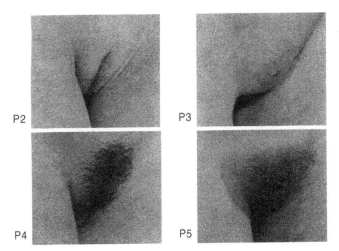

Figura 7.5 – Sexo feminino – estágios de desenvolvimento de pêlos pubianos (segundo Tanner).

É importante estadiar o desenvolvimento mamário e de pêlos pubianos separadamente, o primeiro é controlado basicamente pela *secreção* ovariana de estrógenos, enquanto o segundo é estimulado pela secreção de andrógenos adrenais. A pilosidade axilar geralmente surge depois do aparecimento dos pêlos pubianos.

O crescimento ovariano processa-se discretamente desde a infância, apresentando importante aumento de tamanho nos dois anos que precedem a menarca. O útero, as trompas e a vagina apresentam também desenvolvimento marcante na puberdade.

A menarca ocorre geralmente em fase adiantada da maturação sexual, freqüentemente entre os estágios M3 e M4. A ovulação pode ocorrer desde a menarca, embora os ciclos menstruais iniciais tendam a ser anovulatórios e irregulares.

O crescimento estatural relaciona-se com a maturação sexual (Fig 7.6), à medida que se observa sua aceleração na época do aparecimento do broto mamário (M2). A velocidade máxima de crescimento pode ocorrer quando as mamas se encontram no estágio M3. A menarca ocorre na fase de desaceleração de crescimento estatural. O ganho de altura após a menarca é de aproximadamente 6cm.

O tempo médio de evolução do início do broto mamário até o aparecimento da menarca é ao redor de 2 anos e meio, podendo chegar a até 5 anos.

Em relação à idade em que os eventos de maturação ocorrem, há grande variabilidade ao se comparar populações diferentes, bem como adolescentes do mesmo contigente populacional. A figura 7.7 apresenta as idades de ocorrência dos estágios pubertários, no sexo feminino, em populações européias. O processo completo de M2 até M5 leva em média 4 anos, podendo variar de 1,5 a 9 anos. O intervalo de tempo entre os diferentes estágios é variável de uma adolescente para outra.

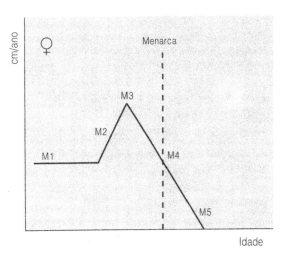

Figura 7.6 – Correlação entre estágios de maturação sexual e crescimento esquelético.

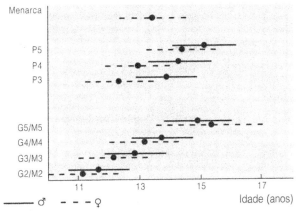

P = Estágios de pêlos pubianos
G = Estágios de desenvolvimento de genitais
M = Estágio de mamas

Figura 7.7 – Variações na idade de desenvolvimento dos estágios pubertários em ambos os sexos em populações européias – média ± 1 desvio-padrão (segundo Marshall e Tanner).

Informações sobre a maturação sexual no estudo realizado no município de Santo André (1978) encontram-se na tabela 7.2. Os dados são referentes à classe sócio-econômica mais alta, da qual derivaram as curvas de altura e peso anteriormente mencionadas. Nesse estudo, observa-se que o desenvolvimento pubertário no sexo feminino pode iniciar-se entre 7 e 13 anos de idade cronológica.

Tabela 7.2 – Idade (em anos) de desenvolvimento de estágios de mamas, estágios de pêlos pubianos, pêlos axilares e menarca, na classe sócio-econômica R4 – Santo André, 1978 – análise de probitos (segundo Colli).

Característica		Mediana	Desvio-padrão
Estágio de mamas	M2	9,7	1,5
	M3	10,8	1,4
	M4	11,9	1,3
	M5	13,4	3,0
Estágio de:			
pêlos pubianos	P2	9,6	1,4
	P3	11,1	1,1
	P4	11,8	1,2
	P5	12,5	1,7
pêlos axilares		10,4	1,6
Menarca		12,2	1,2

Sexo masculino – a primeira manifestação de puberdade no sexo masculino consiste no crescimento testicular como resultado do aumento de tamanho dos túbulos seminíferos. Segue-se, posteriormente, o aparecimento dos pêlos pubianos e o crescimento do pênis.

O desenvolvimento genital (Fig. 7.8) pode ser avaliado pela inspeção segundo os estágios de Tanner:

G1 – pênis, testículos e escroto de aparência e tamanho infantis.

G2 – início de aumento dos testículos e escroto, cuja pele se torna mais fina e avermelhada; não há aumento do pênis.

G3 – continua o crescimento do escroto e o pênis aumenta principalmente em comprimento.

G4 – continua o crescimento de testículos e escroto, este último com pele mais enrugada e escurecida. Há aumento do pênis em comprimento e diâmetro, tornando-se a glande evidente.

G5 – genitais adultos em tamanho e forma.

O desenvolvimento dos pêlos pubianos (Fig. 7.9) segue evolução semelhante à do sexo feminino, classificando-se nos estágios:

P1 – pêlos pubianos ausentes.

P2 – crescimento esparso de pêlos curtos, finos, discretamente pigmentados, lisos ou pouco encaracolados ao longo da base do pênis.

P3 – pêlos mais pigmentados, mais espessos e mais encaracolados, estendendo-se para a região pubiana.

P4 – pêlos com características adultas, porém em área de distribuição menor, não atingindo a superfície interna das coxas.

P5 – pêlos adultos em tipo e distribuição, atingindo superfície interna das coxas. Podem, eventualmente, crescer acima da região púbica, configurando o estágio P6.

Como no sexo feminino, a avaliação do estadiamento deve ser feita separadamente; o desenvolvimento genital, bem como outras modificações virilizantes, são resultado da secreção de andrógenos testiculares; a pilificação pubiana e o crescimento do pênis também sofrem influência dos andrógenos adrenais.

O desenvolvimento dos pêlos axilares ocorre geralmente dois anos após o início dos pêlos pubianos, seguindo-se o aparecimento dos pêlos faciais e, posteriormente, os pêlos do restante do corpo. Acompanhando o crescimento da pilosidade axilar, ocorre desenvolvimento das glândulas sudoríparas, com aumento da sudorese e aparecimento do odor adulto característico. A pilosidade facial habitualmente apresenta uma seqüência constante, com aparecimento de pêlos pigmentados nos cantos dos lábios superiores, seguindo-se crescimento em toda a extensão dos lábios superiores, bochechas e porção central dos lábios inferiores e, finalmente, extensão para o queixo.

A alteração da voz, característica do sexo masculino, surge gradualmente em fase adiantada do desenvolvimento genital como conseqüência do crescimento da laringe induzido por andrógenos.

O crescimento testicular apresenta importante aceleração na adolescência e pode ser medido com o auxílio do orquidômetro de Prader (Fig. 7.10), que consiste em um conjunto de modelos elipsoidais de volumes conhecidos com os quais o testículo é comparado. Os volumes de 1, 2 e, ocasionalmente, 3ml são encontrados antes da puberdade. O encontro de volume de 4ml ou mais é indicativo de puberdade, enquanto os volumes adultos variam de 12 a 25ml.

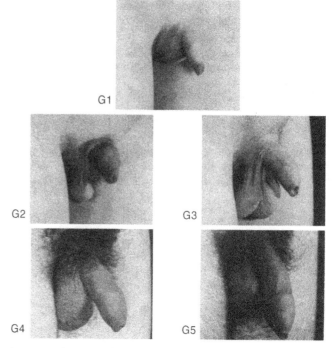

Figura 7.8 – Sexo masculino – estágios de desenvolvimento de genitais (segundo Tanner).

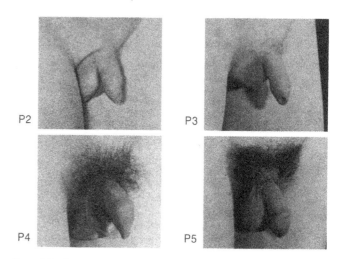

Figura 7.9 – Sexo masculino – estágios de desenvolvimento de pêlos pubianos (segundo Tanner).

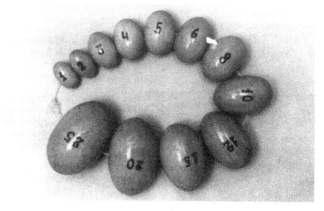

Figura 7.10 – Orquidômetro de Prader (segundo Prader).

Próstata, glândulas bulbouretrais, vesículas seminais e epidídimo apresentam também crescimento acentuado a partir do início do desenvolvimento testicular. A idade da primeira ejaculação é bem menos estudada que a menarca para o sexo feminino. Estudo-piloto brasileiro sugere que a primeira ejaculação percebida ocorra na idade média de 12,8 anos, apresentando correlação significativa com o volume testicular (9,5ml). Alguns adolescentes, no entanto, podem produzir espermatozóides já em fases iniciais do desenvolvimento genital.

Há aumento do diâmetro e da pigmentação da aréola mamária, sendo que apreciável proporção de meninos pode apresentar crescimento do tecido mamário, caracterizando a ginecomastia puberal.

Em relação ao crescimento estatural, observa-se que, ao iniciar o desenvolvimento genital (G2), o adolescente mantém velocidade constante de 4 a 6cm por ano. A fase de aceleração do crescimento começa cerca de um ano depois, encontrando-se o adolescente no estágio G3. A velocidade máxima de crescimento coincide freqüentemente com o estágio G4, seguindo-se gradual desaceleração em G5 (Fig. 7.11).

Como no sexo feminino, há nos meninos importante variabilidade quanto à idade em que os eventos de maturação se apresentam, bem como na duração das transformações puberais. A figura 7.7 evidencia as idades de ocorrência dos estágios pubertários do sexo masculino em populações européias. O tempo médio de passagem entre G2 e G5 foi de 3,6, 3,1, e 3,5 anos em adolescentes americanos, ingleses e suíços, respectivamente. Os dados do estudo de Santo André (1978) mostram que o desenvolvimento pubertário, tomando por base o volume testicular de 4ml, inicia-se, no sexo masculino, entre 8 e 14 anos de idade cronológica. As tabelas 7.3 e 7.4 evidenciam as características da maturação masculina em relação à idade cronológica.

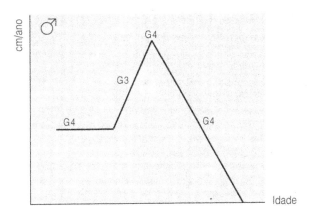

Figura 7.11 – Correlação entre estágios de maturação sexual e crescimento esquelético.

Tabela 7.4 – Idade (em anos) de desenvolvimento do volume testicular, estágios de pêlos pubianos, pêlos axilares e faciais, na classe sócio-econômica R4 – Santo André, 1978 – análise de probitos (segundo Colli).

Característica		Mediana	Desvio-padrão
Volume testicular	3ml	10,0	1,4
Volume testicular	4ml	10,9	1,2
Volume testicular	12ml	13,2	1,4
Estágios de pêlos pubianos	P2	11,3	1,6
	P3	12,9	1,1
	P4	13,6	1,2
	P5	15,6	2,1
	P6	16,7	2,2
Pêlos axilares		12,9	1,5
Pêlos faciais		14,5	1,5

Tabela 7.3 – Volume testicular médio segundo idade e classe sócio-econômica – Santo André, 1978 (segundo Colli e cols.).

Idade (anos)	Volume testicular médio (ml)							
	R1 + R2*		R3*		R4*		R**	
	Média	Desvio-padrão	Média	Desvio-padrão	Média	Desvio-padrão	Média	Desvio-padrão
10,0	2,1	0,9	2,7	0,8	2,6	1,1	2,5	0,9
10,5	3,1	2,9	2,5	1,1	3,3	1,5	2,9	2,0
11,0	3,7	2,2	3,0	1,3	3,9	3,3	3,4	2,3
11,5	3,7	2,3	4,0	2,8	4,3	2,9	4,3	2,9
12,0	4,7	2,9	5,0	2,9	6,1	4,5	5,2	3,6
12,5	5,7	4,2	6,4	3,9	6,6	3,7	6,2	4,0
13,0	7,4	4,2	8,0	4,3	8,4	4,8	7,9	4,5
13,5	10,0	5,7	10,8	6,1	13,6	6,1	11,5	6,1
14,0	11,0	5,4	11,2	5,0	13,3	5,4	12,2	5,5
14,5	13,3	6,7	12,7	4,8	15,9	5,1	14,2	5,6
15,0	15,3	6,0	15,1	5,5	17,3	5,3	16,2	5,6
15,5	16,3	5,6	16,7	4,9	17,5	5,0	17,0	5,0
16,0	16,6	4,6	18,1	5,2	20,2	4,2	18,9	4,7
16,5	17,8	5,3	19,0	5,1	19,8	4,4	19,2	4,9
17,0	19,4	4,6	19,3	5,1	19,7	4,5	19,5	4,8
17,5	19,5	4,9	19,9	4,1	20,8	4,3	20,2	4,4
18,0	19,7	4,3	19,6	4,6	21,0	3,8	20,3	4,3
18,5	20,3	3,7	20,6	4,4	20,5	4,2	20,5	4,2
19,0	18,3	5,0	19,8	4,9	20,2	4,1	19,9	4,4
19,5	20,5	3,9	21,4	4,2	19,6	4,4	20,4	4,3

* R1, R2, R3 e R4 – diferentes classes sócio-econômicas, sendo R1 a mais baixa e R4 a mais elevada.
** R – média das diferentes classes sócio-econômicas.

OUTRAS ALTERAÇÕES PUBERTÁRIAS

Evidências demonstram haver estirão de crescimento de quase todos os órgãos, incluindo coração, pulmão e vísceras abdominais (fígado, pâncreas, porção não-linfática do baço). Por outro lado, o tecido linfóide parece atingir dimensões máximas nas etapas iniciais da adolescência e, em seguida, diminuir de tamanho.

As modificações fisiológicas – aumento da pressão arterial, diminuição das freqüências cardíaca e respiratória etc. – estão freqüentemente mais associadas com o crescimento e o grau de maturação sexual do que com a idade cronológica.

As alterações de ordem bioquímica – aumento plasmático de fosfatase alcalina e fósforo inorgânico, elevação de hemoglobina no sexo masculino e outras – estão também ligadas ao crescimento esquelético e à época de desenvolvimento sexual.

Variações pubertárias

A maturação biológica constitui aspecto muito importante do desenvolvimento do adolescente e está intimamente ligada ao desenvolvimento nas esferas psicológica e social. O desconhecimento da amplitude de variações normais do crescimento e desenvolvimento físico pode levar ao surgimento de dúvidas e preocupações por parte dos adolescentes e/ou seus familiares, constituindo motivo de consulta médica. Em outras ocasiões, essas dúvidas ou preocupações surgem no decorrer do atendimento do adolescente, embora não tenham sido o motivo principal de procura inicial. As variações pubertárias podem ocorrer em relação aos aspectos descritos a seguir.

Idade de início dos eventos – foi visto anteriormente que existe uma faixa ampla de idade cronológica, para ambos os sexos, quanto à época em que cada uma das modificações somáticas ocorre. Destaca-se que, para uma determinada população, a puberdade inicia-se, em geral, um pouco mais cedo (6 a 12 meses) no sexo feminino e que a diferença entre os picos de crescimento em ambos os sexos é de aproximadamente dois anos, independentemente das idades em que ocorrem.

A caracterização de puberdade atrasada ou precoce baseia-se no comportamento das características de maturação segundo a idade e um critério estatístico (média de idade ± 2, 2,5 ou 3 desvios-padrão). Os dados do estudo de Santo André (1978) e particularmente da classe sócio-econômica mais alta (R4) podem ser utilizados como referenciais do desenvolvimento pubertário na população brasileira. A partir dessas informações, o desenvolvimento pubertário deveria iniciar-se no sexo feminino até 13 anos e no sexo masculino até 14 anos de idade cronológica. A idade de ocorrência das outras manifestações pubertárias pode ser avaliada pelos dados fornecidos anteriormente nas várias tabelas.

É importante relembrar que a época de maturação sexual tende, na ausência de processos mórbidos, a seguir os padrões familiares que deverão ser sempre pesquisados no estabelecimento de um diagnóstico diferencial.

Duração dos eventos – o tempo de passagem de um estágio de desenvolvimento para outro é também variável de um indivíduo para outro. Um adolescente pode passar do estágio 2 para o estágio 3 no período de tempo em que outro adolescente levará para completar seu desenvolvimento. Por outro lado, para o mesmo indivíduo, a progressão rápida de um estágio para outro não implica obrigatoriamente a mesma velocidade nos estágios seguintes.

Seqüência dos eventos – a maioria dos adolescentes apresenta uma seqüência mais ou menos constante de aparecimento das manifestações pubertárias. Entretanto, podem ocorrer variações dessa seqüência, a saber: a pilosidade pubiana precede o desenvolvimento do broto mamário das meninas, a menarca pode ocorrer no estágio 3 ou 5 do desenvolvimento mamário, os pêlos axilares dos meninos podem surgir praticamente ao mesmo tempo que os pêlos pubianos, entre outras.

Magnitude dos eventos – as transformações pubertárias podem gerar inquietações e dúvidas em relação à intensidade com que se manifestam. Foi visto anteriormente que o estirão pubertário pode ter ampla variação quanto às velocidades de crescimento atingidas pelos diferentes indivíduos; tal fato somado às diferenças existentes previamente ao estirão contribuirão para as diferenças amplas de estatura final dos adolescentes. Queixas relevantes quanto à intensidade dos eventos aparecem ainda em relação ao tamanho das mamas, tamanho dos genitais masculinos, variações na pilificação, desenvolvimento da musculatura, distribuição de gordura etc.

É importante assinalar que os adolescentes, cujo processo de maturação se inicia mais tarde do que a média populacional, estarão defasados também em peso e, principalmente, em estatura, visto que o estirão de crescimento mantém correlação com a maturação sexual. Por outro lado, adolescentes que tiveram sua maturação adiantada atingem dimensões e proporções adultas antes que a maioria de seus companheiros da mesma idade.

BIBLIOGRAFIA

Ver final desta parte.

---

4 Singularidades do Desenvolvimento do Adolescente:
A Síndrome da Adolescência Normal*

Marta Miranda Leal
Maria Ignez Saito

A adolescência pode ser definida como a trajetória do ser em transição inserido em contextos sucessivos que influenciam diretamente suas propostas e comportamentos, traduzindo-se como fase crítica da existência do ser humano como sujeito individual e social.

Caracterizam esse período da vida grandes transformações de ordem biopsicossocial. Assim, ao lado das importantes mudanças corpóreas ligadas ao crescimento e à maturação sexual, destacam-se como igualmente relevantes aquelas que envolvem o desenvolvimento propriamente dito. Os eventos de ordem física constituem a chamada puberdade, enquanto características do desenvolvimento psicológico-emocional foram agrupadas, por Aberastury e Knobel, na chamada síndrome da adolescência normal. As modificações físicas participam ativamente do processo adolescente e são universais, mas aquelas ligadas ao desenvolvimento são vividas de maneira diferente em cada sociedade, em cada família, sendo singulares até mesmo para cada indivíduo.

---

* Ver também o capítulo A Condição Subjetiva na Adolescência, na 10ª parte deste livro.

São componentes da síndrome da adolescência normal:

- busca de si mesmo e da identidade;
- separação progressiva dos pais;
- tendência grupal;
- evolução da sexualidade;
- desenvolvimento do pensamento abstrato;
- capacidade de fantasiar, necessidade de intelectualizar;
- crises religiosas;
- vivência temporal singular;
- atitude social reivindicatória;
- manifestações contraditórias da conduta;
- flutuações de humor.

É relevante assinalar que essa divisão só existe para fins didáticos, sendo plausível incorporar, na síndrome normal, os chamados comportamentos de risco.

Sabe-se que a adolescência pode ser dividida em inicial ou precoce, média e tardia, podendo este ou aquele aspecto da síndrome predominar nesta ou naquela fase. A demarcação dessas fases não é nítida, tendo pouco valor a idade cronológica para delimitação desses momentos.

Assim, a adolescência inicial coincide com as mudanças biológicas, havendo reformulação do esquema e imagem corpórea, mediada por intenso narcisismo. Inicia-se a busca de identidade, com tentativas de independência, rebeldia, dificuldade em aceitar conselhos adultos. Ocorre o desenvolvimento cognitivo, com a passagem do pensamento lógico e concreto para o abstrato, hipotético-dedutivo. As relações interpessoais estão sustentadas por grupos do mesmo sexo. Na evolução da sexualidade, o comportamento é exploratório, com fantasias, impulsos, destacando-se a atividade masturbatória. Existe muita ambivalência entre a busca de identidade e a aceitação de responsabilidades.

Na adolescência média, continua o processo de separação progressiva dos pais, iniciado na fase anterior; a vinculação fundamental é com o grupo, e os comportamentos de risco originam-se da necessidade de experimentar o novo e desafiar o perigo. Acontece o desenvolvimento da capacidade de abstração, com julgamento crítico e procura de novos valores. Na sexualidade, as relações tornam-se mais significativas, com dúvidas e temores diante de valores sociais. Começam a ocorrer preocupações mais consistentes com a vida profissional, com tomadas de decisão e escolhas.

Na adolescência tardia, deve ser atingida a consolidação da identidade com a separação final do núcleo familiar e o assumir de responsabilidades e papéis adultos. Ocorre o estabelecimento de identidade sexual com relações mais maduras e possivelmente mais estáveis.

O desenvolvimento da sexualidade com práticas semelhantes às dos adultos preocupa pelos riscos de gravidez, doenças sexualmente transmissíveis como AIDS e até pela escolha de métodos anticonceptivos adequados. Essa fase pode ser encarada como resultante de todo processo, particularmente importante para o desempenho na vida adulta. Muitos jovens ficam, porém, efetivamente vulneráveis nesse momento e reeditam, freqüentemente, dificuldades que deveriam ter sido superadas em fases anteriores.

As vivências das várias fases ocorrem paralelamente aos chamados "lutos", que traduzem basicamente as perdas do corpo e a identidade infantis e também a dos pais da infância; essas vivências são necessárias para a evolução do ser humano enquanto adolescente e posteriormente quando adulto.

Diante da síndrome da adolescência normal, é relevante que se destaque:

- a não-existência de doença;
- a proposta do não-uso de rótulos;
- a proposta de ajuda, principalmente por meio de desmitificação e afastamento dos estereótipos.

Busca de si mesmo e da identidade

Envolve a necessidade de auto-afirmação, com contestação dos padrões vigentes, principalmente dos familiares, tornando-se constante a busca de novos modelos. Essa busca se caracteriza por constantes flutuações da identidade com aparecimento de identidades transitórias, ocasionais, circunstanciais, influenciadas, geralmente, pelos novos modelos de identificação – ídolos, artistas, esportistas, políticos, professores, lideranças grupais. Essas identidades são adotadas sucessiva ou concomitantemente pelos adolescentes segundo as circunstâncias, sempre relacionadas ao processo de separação dos pais. Assim, podem coexistir com predominância diferente a cada momento.

Identidade de adolescente – que se sustenta na mudança da relação com seus pais ou responsáveis.

Identidade sexual – começa a poder externar-se na satisfação genital, agora biologicamente possível.

Identidades transitórias – adotadas durante certo período.

Identidades ocasionais – são as assumidas diante de situações novas – primeiro encontro, primeiro baile, "ficar" pela primeira vez etc.

Identidades circunstanciais – identidades dependentes do local onde se encontra o adolescente, por vezes surpreende os adultos que com ele convivem – sua postura na turma pode ser totalmente diferente da assumida em casa, por exemplo.

Na busca de identidade estão sendo respondidas as perguntas:

- Quem sou eu?
- Alguém manda em mim?
- Sou afetivamente importante para alguém?
- Minhas atitudes repercutem no meio em que vivo?
- Já ocupo meu lugar na sociedade?

Paralelamente, ocorre a preocupação com a imagem corpórea que sofre modificações constantes e é percebida singularmente pelo adolescente que pode ver-se como a sombra projetada de uma vela – acha-se forte e alto, quando é gordo; acha-se gordo, quando na realidade não é etc. O esquema corpóreo é uma resultante intrapsíquica da realidade do sujeito, ou seja, é a representação mental que o sujeito faz de si mesmo. Com essa percepção ainda incompleta e na identificação com seus ídolos, o jovem pode, por exemplo, engajar-se em práticas esportivas inadequadas, como musculação ainda na fase de crescimento rápido, ou realizar dietas ditadas por modismos que podem ser extremamente prejudiciais à saúde – vegetarianismo, dietas restritivas, jejum, entre outras.

Com a transformação corpórea, também são mudadas as relações com o corpo – aumento do pudor, necessidade de espaço próprio, isolamento, que devem ser respeitados.

Quando se vai considerar a atenção à saúde do adolescente de maneira mais ampla e eficaz, o que foi discutido deve estar presente. Assim, durante a adolescência, as regras são examinadas para serem quebradas, daí ser desaconselhável a constante demonstração de autoridade envolvendo muitas delas. Algumas poucas devem ser mantidas para resgatar valores, nortear comportamentos e condutas no estabelecimento de limites claros. A participação efetiva dos adolescentes, para que esses objetivos sejam alcançados, faz-se por meio do exercício, do diálogo e respeito à discussão de pontos de vista, mesmo que antagônicos. A autoridade deve ser mantida sem autoritarismo, não tendo como objetivo a supremacia do adulto.

Separação progressiva dos pais

Na infância, o átomo social mais importante da criança é a família. Com o advento da adolescência, consolida-se o processo de separação dos pais iniciado ao nascimento, assumindo o grupo um papel importante no âmbito das ligações afetivas do adolescente, as quais são até então dirigidas aos familiares.

A separação progressiva dos pais é difícil para estes, que freqüentemente se sentem desacatados ou preteridos. Diante do crescimento físico do filho, de sua independência e defesa apaixonada da própria opinião, os pais sentem-se envelhecidos, pouco úteis e podem ficar mais agressivos – eles já não participam tão intensamente da vida dos seus filhos.

A ambivalência dos familiares deve ser evitada. Frases como "você já está bem crescido, pode assumir tal encargo" seguida de "você é ainda muito criança para tal atitude" acabam por confundir, tornando ainda mais imprecisos os limites da atuação.

O adolescente procura pela liberdade e, para o exercício desta, deve ser-lhe oferecido espaço próprio, lembrando-se de que ele também se sente ambivalente em relação a essa separação – deseja e teme o crescimento, o desenvolvimento sexual, as responsabilidades e os riscos advindos desse processo.

A orientação de pais, educadores, profissionais de saúde, portanto, deve ser efetiva, incluindo responsabilidades cada vez maiores para que a liberdade não se torne sinônimo de risco.

Durante essa evolução, deverá ficar claro para o adolescente:
• a responsabilidade com seu corpo;
• a responsabilidade com sua saúde;
• a responsabilidade para com o outro.

Essa proposta de orientação deverá envolver respeito ao jovem e, principalmente, o abandono de estereótipos como: "adolescentes são seres problemáticos"; "adolescentes são seres irresponsáveis"; "adolescentes são aborrecentes".

Vinculação ao grupo

A tendência grupal assume grande importância na adolescência, pois torna cada componente do grupo mais forte, menos solitário, fortalecendo a auto-estima. As atitudes impostas pelo grupo passam a ser soberanas, pois dele advém o suporte emocional.

Adolescentes identificam-se com figuras de outros jovens, e essa identificação é freqüentemente usada pelos meios de comunicação, tendo como pano de fundo o sucesso, o que reforça a preferência por determinados produtos e, o que é mais preocupante, molda comportamentos. A responsabilidade formativa dos meios de comunicação deveria ser encarada com mais seriedade, mas, se isso não acontece, cabe aos pais, educadores e profissionais de saúde levar o tema para discussão, alertando o jovem para diferenças entre sonho e realidade.

A vinculação ou identificação grupal pode ser usada de maneira positiva e não encarada sempre como perigosa, agressiva, fortalecedora das condutas anti-sociais. Ela pode vir a favorecer o espírito de equipe e o aparecimento de lideranças construtivas, que serão muitos saudáveis se persistir também na vida adulta.

Evolução da sexualidade

Este é, sem dúvida, um dos aspectos mais relevantes da síndrome da adolescência normal, merecendo discussão mais detalhada por sua importância na educação sexual, que só pode ser realizada de maneira adequada se levarmos em consideração os itens que a constituem.

Durante a adolescência, na evolução do auto-erotismo até a heterossexualidade, os jovens podem oscilar permanentemente entre a atividade do tipo masturbatória e o início do exercício da atividade sexual. Este último tem características especiais nessa fase do desenvolvimento, em que há mais um contato genital do tipo exploratório do que uma proposta de genitalidade reprodutora. O enamorar-se apaixonadamente é freqüente; os vínculos são intensos e, embora frágeis e inconstantes, são sempre considerados definitivos.

Outro aspecto relevante é que, no início da adolescência, ainda não é nítido o contorno que separa a homo da heterossexualidade, sendo freqüente a curiosidade pelo corpo do outro, o contato e até

mesmo as manipulações entre indivíduos do mesmo sexo, sem que isso determine a escolha definitiva da identidade sexual. É importante não rotular, não reforçar a rejeição ou a perpetuação de estigmas. Deve-se ter em mente que a proposta homossexual pode ocorrer transitoriamente na adolescência, sendo sempre necessário levantamento da história de vida que pode revelar figura paterna ausente ou ineficaz que não propiciou a identificação com a identidade masculina; figuras paternas também muito agressivas, assustadoras ou abjetas não favorecem essa identificação.

Deve ser ainda considerado, em relação à orientação sexual, o papel do pediatra junto às crianças e às famílias. É relevante deixar claro não ser a criança um ser assexuado; manipulações do corpo, masturbação, atitudes exibicionistas, curiosidade devem encontrar respaldo familiar, concorrendo o pediatra para melhor instrumentar o diálogo e os conhecimentos na família.

Em virtude de sua importância, os comportamentos de risco que envolvem o exercício da sexualidade, que podem conduzir a gravidez precoce, aborto, AIDS e outras DST e até morte, serão discutidos à parte com detalhes.

Desenvolvimento do pensamento abstrato, necessidade de intelectualizar e fantasiar

A criança repete a experiência que extrai do cotidiano – suas brincadeiras, atitudes, comportamentos são resgatados das vivências dos adultos – brincar de casinha, de papai e mamãe, de escola etc.

Uma característica do adolescente é o desenvolvimento do pensamento abstrato. O adolescente pode criar novas experiências sem jamais tê-las vivido, explicando-se daí, em parte, o fascínio pelo novo. Quando criança, manipulava objetos, agora, manipula idéias e isso é fascinante.

O desenvolvimento intelectual o faz pensar o mundo de forma imaginária:

– Como seria se...

O incremento da proposta de intelectualização leva às preocupações com princípios éticos, filosóficos, sociais e à proposta de gerenciar as reformas que tornariam o mundo melhor. A capacidade de fantasiar o afasta, por vezes, de uma realidade tediosa, difícil, e ele se vê como agente importante na realização de mudanças, mantendo sonhos e ideais por meio de fantasias onipotentes.

Desenvolve-se a capacidade de introjeção; os contornos do seu eu ficam cada vez mais nítidos, gerando necessidades mais precisas na posse do seu território – quarto, gaveta, diário –, em um reforço de reconhecimento da identidade – um "território" onde ele externamente possa se organizar, uma vez que internamente está em franca transformação.

Crises religiosas

Caracterizam-se pelo radicalismo do adolescente, podendo o jovem ir desde o misticismo delirante até o materialismo de características niilistas.

As situações de extrema fé e ateísmo podem ser realidades momentâneas para o mesmo indivíduo, defendidas com igual veemência.

O confronto religioso é freqüentemente ligado aos questionamentos dos padrões morais vigentes. Muitos dos valores, então apregoados, voltam a ser reformulados no fim da adolescência e permanecem na idade adulta.

Vivência temporal singular

O critério de tempo é singular na adolescência, parecendo próximo o momento distante e distante o que está próximo. Pais que estimulam o adolescente a estudar pela proximidade das provas podem ficar atônitos diante da resposta "tenho muito tempo", quando a prova já é amanhã. Por outro lado, a mãe pode ficar desconcertada diante da urgência da filha em comprar, em junho, um vestido que deverá ser usado só em dezembro. Alguns autores acham que essas manifestações podem estar contidas na chamada "parte psicótica" da personalidade adolescente, sem que isso implique doença real.

A essas noções junta-se o chamado imediatismo – uma incapacidade em conviver com as frustrações da espera –, que interfere em vários setores da vida de relação, como na alimentação, fazendo com que os adolescentes demonstrem preferência por alimentos prontos ou semiprontos, que nem sempre são os mais adequados, ou desistam de tratamentos, como de acne, rinite, que não mostram resultados imediatos (dois dias de uso de medicação por exemplo).

Atitude social reivindicatória

Constitui-se por um conjunto de atitudes combativas, reincidivantes, de certa forma sustentadas por outras características da síndrome, como auto-afirmação, tendência grupal, radicalismo, desafio, das quais os jovens lançam mão na sua trajetória para serem reconhecidos pelos grupos de referência – família, escola, amigos, sociedade.

O mundo adulto, sentindo-se "ameaçado", rotula o adolescente como problemático, agressivo e tenta submetê-lo, impondo modos de vida, disciplina, comportamentos, freqüentemente sem sucesso.

É importante que se leve em conta que esse movimento do jovem não é apenas agressão ou oposição à ordem, mas faz parte de sua caminhada em direção a ser. Então, adultos diretamente envolvidos deverão ser mais tolerantes. O fortalecimento do diálogo e a escuta atenta de opinião do adolescente ajudam na diminuição do confronto.

Constantes flutuações de humor

Estas incluem o paradoxal contraste entre microcrises depressivas com vivências de angústia, sentimentos de solidão, refúgio em si mesmo, que podem ser praticamente concomitantes a sensações de sucesso, euforia, quando o adolescente pode ser tudo, sentindo-se indestrutível, imortal, onipotente.

É comum que uma jovem adolescente em um momento se apresente desesperada, banhada em lágrimas por ter ido mal em uma prova ou por ter brigado com o namorado. Ela expõe suas perdas como irrecuperáveis e contesta violentamente qualquer tentativa de argumentação contrária. Momentos após, pode ser vista muito feliz falando ao telefone com uma amiga, já tendo em vista outros interesses amorosos ou totalmente esquecida do insucesso escolar.

A intensidade e a freqüência dos momentos de introjeção e projeção podem obrigar o adolescente a realizar mudanças muito rápidas de seu estado de ânimo e são, na realidade, mecanismos usados por ele para elaborar suas dificuldades.

Contradições sucessivas em todas as manifestações de conduta

A necessidade de experimentar papéis na busca de sua identidade adulta faz com que o adolescente assuma atitudes, por vezes, contraditórias. A síndrome da adolescência normal permite aceitar a "anormalidade", a contradição. Adolescentes com condutas rígidas, permanentes e absolutas preocupam, pois talvez não estejam tendo espaço e liberdade para experimentar, criar e amadurecer.

O conhecimento das características da síndrome da adolescência normal e o entendimento do porquê do envolvimento do adolescente em comportamentos de risco facilitam a compreensão do jovem, evitam a rotulação do adolescente como problemático e auxiliam na sua abordagem.

BIBLIOGRAFIA

Ver final desta parte.

---

5 Necessidades de Saúde

Maria Ignez Saito
Anita S. Colli

Até as últimas duas décadas os adolescentes não haviam merecido atenção específica em relação a cuidados com a saúde, fato talvez devido aos baixos índices de morbidade e mortalidade. Atualmente, esse enfoque se modificou, pois problemas de saúde que incidem nessa época, mesmo aqueles considerados "próprios" dessa fase da vida, podem repercutir no estado adulto, considerando-se que a adolescência constitui momento importante do processo de crescimento e desenvolvimento.

Adolescentes constituem aproximadamente 23% da população do mundo, paradoxalmente formam um dos contingentes mais carentes no que diz respeito à atenção de saúde. Hoje, essa saúde, como é definida pela Organização Mundial de Saúde, deve ser considerada não só em termos presentes, mas também futuros, com implicações de ordem econômica, política e social.

A falta de conhecimento cria em torno do adolescente uma mística contendo, não raramente, falsas impressões. Imagens de rebeldia, problemas psicológicos, erotismo, delinqüência e drogas permanecem ligados ao adolescente de maneira errônea. A falta de conhecimento sobre as características da adolescência origina o primeiro problema para o preenchimento adequado de suas necessidades, pois gera falta de informação para familiares e profissionais que lidam com o adolescente, permanecendo ele próprio desinformado, o que leva, muitas vezes, à adoção de hábitos e atitudes inadequados.

Quando se definem necessidades básicas de saúde dos adolescentes, devem-se considerar as especificidades dessa fase da vida, sendo fundamental, para sua abordagem, o conhecimento amplo das características biológicas e psicossociais do adolescente que atuam em sua interação com o meio ambiente. Conhecimentos transmitidos sobre crescimento e maturação sexual preenchem importantes lacunas, diminuindo as frustrações e a insegurança.

A grande variabilidade do processo de crescimento acompanha-se de diferenças fenotípicas envolvendo indivíduos da mesma idade. No que se refere à maturação sexual por exemplo, adolescentes podem apresentar-se impúberes ou púberes em vários estágios de desenvolvimento. Isso potencialmente pode levar ao aparecimento de preocupações quando existem comparações feitas pelos adolescentes ou pelos seus familiares, geralmente em detrimento daqueles menos desenvolvidos.

Outro problema está relacionado com as diferenças de estatura. O início do crescimento, sua amplitude e término são variáveis, sem correlação estreita com a idade cronológica. Muitas vezes, o fato de um adolescente começar a crescer mais precocemente que outros pode originar preocupações para estes últimos e, às vezes, falsas expectativas para o primeiro em relação à altura que será atingida.

Alguns conhecimentos nos possibilitam traçar prognósticos por vezes úteis para esclarecimento de nossos clientes. Meninas após a menarca não deverão mais esperar grandes incrementos em altura, pois já tiveram seguramente sua fase de estirão.

Nossas escolas têm suas classes geralmente divididas por idade cronológica. Graças à variabilidade do processo de crescimento, adolescentes terão desenvolvimento muscular e aptidão física diferentes para uma mesma idade. Isso pode levar a desempenho prejudicado em algumas atividades esportivas, aspecto esse, na maioria das vezes, transitório, mas que acarreta preocupação se o jovem, bem como seus professores, não estiverem devidamente esclarecidos. O mesmo enfoque é visto para adolescentes que trabalham executando tarefas inadequadas ao seu desenvolvimento e força física.

A postura do adolescente quase sempre é motivo de advertência por parte de seus familiares. Na verdade, existe um crescimento que se inicia pelas extremidades acrescido da falta de adaptação aos novos e sucessivos esquemas corpóreos. Para o adolescente e a família, deve ser dada oportunidade para discussão desses aspectos com o objetivo de não serem criados problemas que realmente não existem.

O desenvolvimento psicossocial processa-se paralelamente ao crescimento, podendo existir, porém, uma defasagem que origina certa ambivalência em relação ao adolescente que ouve frases como: "Você está grande demais para tal atitude", seguidas de, "Você é muito criança para opinar ou atuar dessa forma".

A busca de identidade, a separação dos pais, as ligações grupais, a independência, a crítica devem ser bem elaboradas e compreendidas, pois não há quebra real de vínculos e padrões, mas sim a estruturação de novos vínculos e padrões. O desenvolvimento do pensamento abstrato e da crítica – familiar, social, política, religiosa – leva ao questionamento de valores e à contestação característicos dessa fase.

A evolução do comportamento sexual deve ser bem entendida. Fenômenos como masturbação e jogos sexuais envolvendo adolescentes do mesmo sexo (pseudo-homossexualismo) devem ser encarados como integrantes normais da evolução. Os impulsos sexuais serão naturalmente admitidos, afastando-se, assim, os medos, as idéias errôneas de perversão e de anormalidade.

A sexualidade e o impulso sexual são inerentes ao ser humano. Adolescentes devem aprender a lidar com sua sexualidade, recebendo informações adequadas. A orientação sexual é tema complexo, pois, na sua transmissão, haverá passagem concomitante das posturas ou dos valores de quem orienta.

A atividade sexual entre os jovens é encarada de forma diversa nas diferentes culturas. Em nosso meio, eventos como a gravidez e o assumir da paternidade na adolescência merecem atenção específica. A gravidez nessa época da vida, além de apresentar maiores riscos para a mãe e o recém-nascido, reveste-se de intensos problemas de ordem psicossocial, principalmente se a adolescente permanece solteira. É preciso que sejam enfocados de maneira clara assuntos como reprodução, menstruação, fertilidade e anticoncepção. Abortos nesse período são particularmente traumáticos também sob o ponto de vista emocional, podendo levar a seqüelas irreversíveis. O assumir ou não da paternidade pode ser vivido pelo adolescente com grande carga de angústia, sendo incorretas as idéias de que, nessa eventualidade, as preocupações recaem somente sobre o sexo feminino.

Dúvidas relacionadas com seu crescimento físico, preocupações com acne ou ginecomastia, normalidade de sua evolução sexual envolvendo eventos como menstruação e ejaculação e também aspectos de sua sexualidade caracterizam necessidades importantes do adolescente e devem encontrar substrato de apoio nas informações, atitudes e comportamentos, principalmente de pessoas adultas a eles relacionadas.

Lembrando as características dessa fase da vida, algumas necessidades merecem ser enfatizadas, a saber: nutricionais, físicas, de natureza antiinfecciosa e prevenção de agravos.

Necessidades nutricionais
As necessidades nutricionais, por sua importância, merecem discussão à parte (ver capítulo seguinte).

Necessidades físicas
Atividades de trabalho, escola e lazer envolvem desempenho físico cada vez mais complexo, devendo ser particularmente lembradas as necessidades de sono e repouso.

Embora hábitos de higiene já venham sendo adquiridos desde etapas anteriores, é na adolescência que eles se fixam. As próprias características desse período atuam diretamente sobre os hábitos: a contestação, a ruptura de padrões familiares, a maneira de sentir as mudanças corpóreas, as influências grupais (vestuário, cabelos) levam, muitas vezes, à adoção de hábitos higiênicos inadequados, mesmo tendo o adolescente conhecimentos teóricos sobre comportamentos corretos.

Ao lado dessas considerações, não pode ser esquecida a importância do ambiente para o preenchimento das necessidades físicas (condições de banho, disponibilidade de água, de utensílios, sanitários, esgoto).

Vacinação
O desconhecimento quanto à necessidade de vacinação de adolescentes e o percentual significativo de vacinações incompletas com perda de comprovante, associados à maior exposição decorrente de atividades extradomiciliares, tornam a população de adolescentes e adultos suscetível a doenças preveníveis por vacinas, geralmente acompanhadas de maior morbidade e mortalidade. Nos últimos anos, temos observado a inclusão de novas vacinas no calendário vacinal rotineiro de crianças e adolescentes. No Brasil, infelizmente, muitas dessas vacinas são restritas a uma pequena parcela da população, pois não se encontram disponíveis na rede pública de saúde.

As vacinas atualmente são, em geral, bastante eficazes, podendo ocasionar efeitos colaterais pequenos e, raramente, graves. A falha em se vacinar aumenta os riscos para o indivíduo e para a sociedade.

A avaliação inicial consiste em conferir a carteira de vacinação do adolescente e procurar saber das doenças anteriores preveníveis por vacinas. Quando não for possível ter acesso à carteira de vacina ou quando não houver certeza quanto às doenças prévias, a melhor conduta é reiniciar o esquema vacinal. Lembrar que história prévia de rubéola não deve ser considerada devido à semelhança de apresentação clínica com outras doenças virais e à gravidade da rubéola congênita.

As contra-indicações às vacinas são as mesmas das crianças e não serão abordadas neste tópico. Apenas não esquecer de afastar a possibilidade de gravidez quando da prescrição de vacinas de vírus vivos atenuados (exceção às vacinas de febre amarela e Sabin em situações de risco).

Em relação à **vacina contra tétano e difteria**, deve-se orientar reforço com a vacina dupla do tipo adulto (dT) após 10 anos da última dose e, a partir daí, a cada 10 anos por toda a vida. Caso não haja relato de vacinação prévia, administram-se três doses da dupla-adulto, com os intervalos 0-2-6 meses.

A **poliomielite** não tem indicação de reforços após as cinco doses da vacina Sabin da infância; na ausência destas, completa-se a partir da dose interrompida respeitando os intervalos 0-2-4-12-18 meses.

Devido à situação epidemiológica da tuberculose no Brasil e à suscetibilidade dos adolescentes em fase de aceleração do estirão de crescimento de adquirir tuberculose-doença, a **vacina BCG-intradérmica**, embora de eficácia discutível, é recomendada para adolescentes que não foram vacinados na infância e/ou que tenham PPD negativo. A revacinação com BCG-intradérmico, sem PPD prévio, nas crianças entre 5 e 6 anos, como recomendado recentemente pelo Ministério da Saúde, não foi implantada no Estado de São Paulo. A revacinação talvez fosse mais oportuna no início da adolescência devido à predisposição a essa doença nesse período da vida.

Devido à passagem transplacentária de anticorpos maternos, as **vacinas contra sarampo, caxumba e rubéola** devem ser feitas após o primeiro ano de vida. Alguns serviços e entidades que lidam com adolescentes recomendam que sejam feitas duas doses da vacina após o primeiro ano de vida, com intervalo mínimo de um mês entre elas. Essa conduta visa a diminuir o pequeno percentual de indivíduos que não responderam à dose única e que, a longo prazo, constituiriam população de risco em epidemias. Atenção especial cabe à vacina contra rubéola no sexo feminino. A gravidez é contra-indicação à vacina da rubéola, bem como nos três meses que se seguem a ela. Devido às características que a atividade sexual assume nessa fase, a sorologia da rubéola, quando disponível, poderia ser instrumento valioso nas adolescentes pós-menarca, embora sua falta não seja empecilho para o uso da vacina. Garotas pós-menarca, com sorologia de rubéola negativa e não-sexualmente ativas, poderiam ser vacinadas no período menstrual e orientadas quanto à anticoncepção caso viessem a ter relação sexual nos próximos três meses; já as sexualmente ativas deveriam estar fazendo uso de anticoncepção de modo adequado previamente à vacinação. Devemos lembrar que as vacinas contra caxumba e rubéola são indicadas em ambos os sexos e que são disponíveis isoladamente. O uso da vacina combinada contra sarampo-caxumba-rubéola justifica-se quando da necessidade de se imunizar contra essas três doenças.

Não há necessidade de reiniciar esquema vacinal começado na infância. Neste caso, apenas se completam as doses necessárias a *partir da dose faltante*. No caso de estado vacinal ausente ou questionável, o esquema deve ser iniciado e completado o mais breve possível, respeitando-se os intervalos mínimos já discutidos. É importante usar a prática da vacinação como uma maneira de o adolescente estar cuidando de si.

A **hepatite B** é responsável por cerca de 2 milhões de mortes no mundo e estima-se em mais de 200 milhões o número de portadores crônicos do vírus. No Brasil, é doença endêmica. Na Região Sudeste, entre 1 e 3% da população de adultos é portadora crônica do vírus e mais de 30% tem outros marcadores sorológicos positivos para hepatite B. A incidência aumenta rapidamente em adolescentes e adultos jovens. Nestes, a doença é assintomática em cerca de 50% dos casos. Cerca de 6 a 10% de adolescentes e adultos tornam-se portadores crônicos do vírus. O contato sexual é a forma mais comum de transmissão, seguido do uso de drogas injetáveis e outras. Isso faz da hepatite B a única doença sexualmente transmissível prevenível por vacina. De início indicada apenas para populações de risco, a partir de 1991 foi incluída na vacinação rotineira dos EUA e, em 1994, seu uso foi expandido para a população de adolescentes. No Brasil, a vacina ainda não é disponível na rede pública de todo o país. A vacina contra a hepatite B é segura e eficaz, conferindo mais de 95% de resposta após as três doses preconizadas (0-1-6 meses). A sorologia pré ou pós-vacinal não é recomendada para a população de adolescentes. Até este momento, não se recomenda reforço para a população hígida.

Embora a **varicela** acometa principalmente crianças pequenas e tenha nestas caráter geralmente benigno, as manifestações clínicas em adolescentes e adultos são mais graves. A reativação do vírus latente no organismo leva ao herpes zoster. Obtida em 1974, a vacina já foi administrada a 3 milhões de indivíduos com segurança e eficácia. Em 1995, a vacina de vírus vivos atenuados contra a varicela foi aprovada para uso nos EUA, sendo recomendada a vacinação universal para todas as crianças hígidas. No Brasil, não é disponível na rede pública. É aplicada em dose única, entre 12 meses e 12 anos de idade, em pessoas que não tiveram varicela. A partir dos 13 anos de idade, é indicada uma dose de reforço após um mês da primeira dose. Os efeitos colaterais em geral não são graves. A eficácia é superior a 90%, embora a proteção seja parcial em alguns indivíduos.

A **hepatite A** é doença endêmica no Brasil. Sua prevalência é maior nas classes sócio-econômicas mais baixas, sendo que, nos extratos sociais mais altos, a incidência é maior na adolescência e na idade adulta. Nessas faixas etárias, os sintomas são, em geral, intensos e protraídos, diferentemente da criança pequena, geralmente assintomática. A vacina contra hepatite A de vírus inativados foi licenciada em 1995 nos EUA para uso em indivíduos com mais de 2 anos de idade. A vacina é altamente imunogênica e confere imunidade prolongada. Também não é disponível na rede pública do Brasil. Os esquemas são de três (0-1-6 meses) ou duas doses (0-6 meses), neste último caso usando-se doses dobradas. Os efeitos colaterais dessa vacina são poucos e bem tolerados.

Prevenção de agravos

Na adolescência, a prevenção de agravos e a detecção mais precoce de riscos em relação a acidentes, uso de drogas, exercício inadequado ou de irresponsabilidade sexual (podendo resultar em gravidez precoce, aborto, DST/AIDS) tornam obrigatória a abordagem desses temas. A falta de orientação e a irresponsabilidade dos adultos podem refletir-se desastrosamente sobre o adolescente. Para discussão do problema, o diálogo e o bom senso são imprescindíveis.

Na sua inserção no meio ambiente, o adolescente experimenta simultaneamente transformações de ordem interna e externa. Particularmente no século XX, ocorreram grandes modificações, com influências no crescimento e desenvolvimento na adolescência. Dentre estas, podemos lembrar a urbanização, as migrações, a decadência de crenças e práticas tradicionais, a desestruturação da família, as mudanças de valores, eventos estes que originaram hábitos e comportamentos diversos das populações. A melhoria das condições de vida, incluindo a alimentação, contribuiu decisivamente para a aceleração secular do crescimento e da maturação sexual, criando-se até mesmo um paradoxo entre capacidade reprodutora mais precoce e independência social e econômica mais tardia.

As variáveis do meio ambiente atuam, portanto, de maneira importante para a satisfação das necessidades básicas do adolescente.

As condições sócio-econômicas funcionam como determinantes e, muitas vezes, como limitantes do preenchimento adequado das necessidades. A renda e as prioridades na distribuição do orçamento influem diretamente na alimentação, até mesmo na modificação dos hábitos. Sabe-se que as diferenças encontradas na cesta de alimentos nas diversas classes sociais são predominantemente quantitativas. A baixa renda freqüentemente leva à substituição de um alimento por outro de custo mais baixo, em detrimento da qualidade da alimentação.

As condições de habitação, o saneamento básico e a promiscuidade continuam a ter importância nessa fase. Sabemos que adolescentes não permanecem em casa da mesma forma que crianças pequenas. Mesmo assim, como geralmente seu grupo de amigos tem habitações semelhantes às deles, continuam expostos aos riscos de agravos à saúde quando freqüentam outras casas.

Doenças de familiares podem funcionar não só como fonte de contaminação de adolescente, mas também limitar o atendimento de suas necessidades. Isso ocorre, por exemplo, quando há prioridade da alimentação para um irmão diabético ou portador de outra doença crônica.

Alguns grupos de referência são lembrados por sua importância na adolescência. A família é o primeiro grupo de referência na vida do indivíduo e a dinâmica familiar contribui de maneira intensa e complexa para o preenchimento ou não das necessidades do adolescente. Outros grupos envolvem escola, trabalho, amizade, namoro e sociedade como um todo.

A adaptação escolar e profissional é um dos objetivos importantes na vida das pessoas. É raro que o adolescente já tenha claras suas aspirações para o futuro. Deve ser tarefa de pais e professores proporcionar condições para o desenvolvimento de suas capacidades, permitindo a liberdade na escolha. Necessidades afetivas não-preenchidas podem levar a falhas de aprendizagem, pois a possibilidade de sucesso ou fracasso escolar não pode ser desvencilhada do todo. A dificuldade escolar que, muitas vezes, acompanha o indivíduo desde a infância assume na adolescência caráter de urgência, motivando consultas médicas ou busca de outros recursos, visto que, nessa fase, ela pode funcionar como limitante para o trabalho ou mesmo para expectativas de estudo superior.

As condições de trabalho do menor têm jurisdição própria, não podendo esse trabalho ser legalmente iniciado antes dos 14 anos de idade e ultrapassar a jornada de 8 horas diárias. Sabemos que muitos adolescentes se submetem a situações precárias de trabalho, não sendo levados em conta esforços físicos excessivos ou condições adversas dos locais de trabalho (insalubridade, riscos de aci-

dente etc.). Por outro lado, o trabalho pode proporcionar certa independência econômica e aumentar a autoconfiança e a realização pessoal do adolescente, contribuindo para melhora da socialização e aumento da auto-estima.

Muitas vezes, a busca de oportunidades para trabalho provoca migração do adolescente. O contato com outros padrões e valores, por exemplo na migração de zona rural para urbana, pode apresentar desvantagens, aumentando a insegurança e os riscos.

Um aspecto relacionado ao meio ambiente que deve ser também lembrado, pois é característico da sociedade em que vivemos, é a influência da propaganda. Adolescentes ficam, em nosso meio, expostos a seus estímulos contínuos, que acabam por criar ou moldar hábitos e atitudes, desde que as imagens utilizadas sejam as de outros adolescentes, reforçando a influência grupal. Muito se fala sobre adolescentes e adolescência, mas o critério com que são veiculadas as informações não tem, na grande maioria das vezes, o rigor necessário, que o faria útil como fonte de informação.

O adolescente é um ser em formação e transformação, sendo a adolescência um fenômeno universal, que será vivido de maneira variável, resultante da interação do jovem com seu ambiente de vida. Essas diferenças criam necessidades diversas, que só poderão ser abordadas quando se considera o binômio adolescente-ambiente.

BIBLIOGRAFIA

Ver final desta parte.

---

6   Nutrição

MARIA IGNEZ SAITO

Na interação do adolescente com seu meio ambiente, ganha grande importância o processo de nutrição, quando nos lembramos que, nessa fase de vida, o indivíduo ganha 20 a 25% da altura e 50% do seu peso definitivos.

É importante que se mencione que os conhecimentos sobre nutrição na adolescência são incompletos, carecendo de novos estudos, principalmente em nosso meio, no qual a literatura é escassa, havendo freqüente falta da avaliação real do estado nutricional da população adolescente, que orientaria uma melhor cobertura de suas necessidades nutricionais.

A melhora das condições de vida em geral e particularmente dos padrões nutricionais está, sem dúvida, ligada aos incrementos de peso e altura, à antecipação da maturação sexual e à maior fertilidade verificados na adolescência em muitos países do mundo, sendo esses fatos documentados em vários estudos.

Pelas características específicas do adolescente, seu envolvimento com a nutrição assume aspectos peculiares. Deve-se lembrar de que a condição nutricional na adolescência depende também do preenchimento adequado ou inadequado das necessidades nutricionais na infância.

NUTRIÇÃO DO ADOLESCENTE E MEIO AMBIENTE

Os fatores ambientais como um todo exercem poderosa influência sobre a nutrição do adolescente. As políticas do macroambiente como a agrícola, pecuária, de promoção de saúde, educacional e de saneamento básico são determinantes da economia do microambiente, nas quais serão estabelecidos normas, valores, instituições com influência direta na dieta do adolescente.

Dentre os fatores ambientais, destaca-se a renda, que influi diretamente na situação sócio-econômica-cultural, habitacional e alimentar do adolescente. Nos níveis sócio-econômicos mais precários, a baixa oferta de alimento contrasta com as necessidades muito aumentadas dessa fase da vida.

As condições de habitação e de saneamento básico, quando inadequadas, bem como a promiscuidade, podem funcionar como determinantes ou agravantes das condições de saúde, deflagrando ou mantendo infecções e/ou infestações em detrimento do estado nutricional do adolescente.

Os comportamentos que influenciam os indivíduos para a escolha dos alimentos constituem os hábitos, que podem ser influenciados por fatores ambientais e individuais. Em uma visão antropológica, percebe-se que a escolha do alimento sempre foi determinada pela facilidade de sua obtenção, atualmente ligada a produção, conservação e distribuição desse alimento para consumo.

No ambiente de vida do adolescente, alguns grupos de referência devem ser particularmente considerados no estabelecimento do hábito alimentar que evoluiu desde a infância, tendo a adolescência papel importante para sua formação definitiva. Importantes referenciais nesse processo são apresentados a seguir.

A família – primeiro grupo de referência com seus conhecimentos sobre alimentação, valor de cada alimento, tabus e situação econômica. Geralmente, as diferenças entre a alimentação do rico e do pobre são quantitativas e não qualitativas. A renda nas classes menos favorecidas funciona muitas vezes como determinante do hábito alimentar, *quando a proteína animal é substituída pela vegetal*, mais barata, ou pelos hidratos de carbono. A dinâmica, os comportamentos e os valores da família influem até mesmo na distribuição do alimento, existindo nos níveis sócio-econômicos mais baixos prioridade para o chefe da família e/ou para a criança pequena, não havendo a mesma preocupação em relação ao adolescente, apesar de sua demanda aumentada pelo processo de crescimento.

A escola – pode ter papel formador baseado na transmissão de conhecimentos relacionados à importância dos diversos nutrientes, grupos fundamentais de alimentos, substituições e excessos. Atualmente, a escola tem envolvimento mais direto com o estado nutricional da criança e do adolescente por meio dos programas de merenda escolar.

Outro enfoque importante está relacionado a determinados períodos escolares que prejudicam o horário das refeições, levando à supressão ou às substituições inadequadas.

O trabalho – constitui-se em outro importante grupo de referência na vida do adolescente, criando nova demanda nem sempre adequadamente suprida. O trabalho influencia o hábito alimentar com estabelecimento eventual de novos horários para refeições, transporte de alimentos de casa para o emprego (nem sempre bem aceito pelo adolescente) ou mesmo pela incorporação de novos hábitos e padrões alimentares, como nos casos de migração, tendo em vista oportunidade de emprego. Ter presente que, por vezes, o intervalo de tempo entre escola e trabalho é muito curto para uma refeição adequada.

NUTRIÇÃO E CARACTERÍSTICAS BIOPSICOSSOCIAIS DO ADOLESCENTE

Os fatores individuais também atuam no processo de nutrição do adolescente.

De maneira diversa do adulto, que tem suas necessidades nutricionais relativamente estáveis, relacionadas a idade, superfície corpórea, sexo, atividade física e fatores ecológicos como clima, para o adolescente e para a criança existe outro importante fator – o crescimento –, que leva ao aparecimento de sucessivos padrões biológicos condicionando modificações também sucessivas dessas necessidades.

Aspectos biológicos

Aceleração e desaceleração do crescimento e maturação sexual – na adolescência, o ganho em altura durante a fase de crescimento rápido é de aproximadamente 10cm/ano, havendo incremento de 5 a 8cm na fase de desaceleração até a parada total do crescimento. Nessa época da vida, o indivíduo ganha 50% do seu peso final como adulto.

Faz-se então importante considerar que:

• as necessidade protéico-calóricas na adolescência (relacionadas principalmente ao período do estirão) são maiores que em qualquer outro momento da vida, com exceção dos períodos de gravidez e lactação para o sexo feminino;

• como resultado desse aumento anabólico, o adolescente é altamente sensível à restrição protéico-calórica.

Para que se possa avaliar as necessidades nutricionais na adolescência, é preciso conhecer a ampla variação normal do crescimento, o que implica a grande variabilidade de demanda. O início dos eventos que caracterizam a adolescência, sua amplitude, duração de cada fase e término varia de indivíduo para indivíduo, originando necessidades diversas. É sabido que o pico das necessidades nutricionais coincide com o período do crescimento máximo.

Deve-se levar em conta as diferenças existentes para cada sexo. No sexo feminino, a aceleração do crescimento inicia-se dois anos antes em relação à do sexo masculino, sendo o término igualmente mais precoce, tendo os eventos menor amplitude. Principalmente

durante o estirão, são necessários, para o sexo masculino, maior oferta energética e protéica, bem como maior quantidade de ferro por quilograma de peso.

Os incrementos de peso no sexo feminino fazem-se mais à custa de gordura e, no masculino, mais à custa de massa muscular, o que se reflete da maneira diversa sobre as necessidades nutricionais para ambos os sexos.

Apesar de o crescimento ser um elemento comum, a adolescência também se diferencia da infância no que diz respeito à avaliação das necessidades nutricionais, pois, nessa fase da vida, torna-se pouco importante o critério cronológico. Quando se pensa em um grupo de crianças de 5 anos de idade, eutróficas e do mesmo sexo, o preenchimento adequado de suas necessidades pode ser pensado para o grupo. Por outro lado, quando se considera um grupo de adolescentes de 14 anos, esse preenchimento vai diferir de maneira significativa de indivíduo para indivíduo.

Assim, adolescentes de 14 anos podem ser impúberes (não iniciaram a maturação sexual), púberes (em estágios diferentes de maturação) ou apresentar fenótipos adultos, o que faz variar suas necessidades nutricionais. Se atendermos um adolescente impúbere, sabemos que estará por vir a fase de estirão e de necessidades máximas.

Então, outro evento que orientará o preenchimento adequado das necessidades nutricionais é a maturação sexual. Crescimento e maturação devem ser analisados conjuntamente para melhor avaliação e redução da margem de erro, acompanha-se a maturação sexual do adolescente por meio do desenvolvimento dos caracteres sexuais secundários.

No sexo masculino, a velocidade máxima de crescimento ocorre em fase adiantada da maturação e coincide com o pico máximo das necessidades nutricionais. A adolescente para qual a menarca já ocorreu estará seguramente diante da fase de desaceleração do crescimento, quando há redução das necessidades de alguns nutrientes, em comparação com a fase de aceleração.

Aspectos psicossociais

O processo de nutrição é também influenciado por aspectos evolutivos do desenvolvimento como busca da personalidade, desenvolvimento do pensamento abstrato, identificação com o grupo e aceitação do novo esquema corpóreo.

Adolescentes têm sido considerados problemáticos para hábitos e padrões alimentares adequados. Essa reputação é, por vezes, merecida, mas não na maioria dos casos.

Mudanças de personalidade desenvolvem-se na adolescência, com aumento de autonomia, crítica e necessidade de reger seus próprios comportamentos. A contestação de autoridade relacionada à busca de identidade pode manifestar-se pela quebra de padrões, como a não-aceitação do hábito alimentar familiar.

A infância relaciona-se ao pensamento concreto; já na adolescência se desenvolve o pensamento conceitual, o raciocínio hipotético, o pensamento abstrato. Apesar disso, nessa fase de vida alguns conceitos como tempo futuro e implicações do hoje no amanhã não são bem compreendidos.

No caso específico da nutrição, a idéia de comer adequadamente hoje para ter "boa saúde" amanhã permanece de difícil introjeção, havendo toda uma atitude imediata de comer quando se sente fome, mesmo com quebra de horários ou em detrimento de qualidade de alimentação.

Sawer e Foner descrevem como manifestação da adolescência um profundo senso de indestrutibilidade e até mesmo de imortalidade. Daí podem advir comportamentos inadequados, como alimentação carente, pois não se interessam pela nutrição com suas implicações na manutenção de saúde, pois acreditam ser essa saúde inerente ao seu próprio ser. Idéias de doença, limitação física ou até mesmo morte não fazem parte do seu repertório de vida.

As transformações físicas levam o adolescente a conviver com modificações do seu corpo que se desencadeiam, por vezes, em curto espaço de tempo. Tal fato cria preocupações com a auto-imagem, freqüentemente muito idealizada, ocorrendo restrições ou excessos dietéticos que podem até chegar a comprometer a saúde.

Adolescentes precisam ser aceitos por seus iguais, participar do pensamento grupal na busca de novas experiências e, muitas vezes, o padrão nutricional será ditado pelo grupo e pela adoção de "modismos", como no caso das dietas vegetarianas, que serão comentadas posteriormente.

Nessa linha, é importante lembrar a influência da propaganda. Na busca de novas sensações, o adolescente é alvo facilmente atingindo. A propaganda, muitas vezes, reforça os traços de identificação com o grupo quando transmite para adolescentes imagens de outros adolescentes consumindo determinado produto que nem sempre é o mais adequado.

Esses enfoques devem estar presentes quando se aborda o adolescente para avaliação ou mesmo sugestões que envolvam seus hábitos alimentares.

NECESSIDADES NUTRICIONAIS DO ADOLESCENTE

A determinação das necessidades em relação aos diversos nutrientes é assundo complexo, carecendo de maiores estudos. Merecem particular atenção o manuseio de tabelas e a consideração cuidadosa de dados aparentemente controversos.

No Instituto da Criança, adotam-se as recomendações da FAO/OMS (Tabela 7.5), levando sempre em consideração que:

• as qualidades de nutrientes preconizadas estão baseadas nos níveis considerados satisfatórios em estudos feitos com populações sadias, não se considerando as variações individuais;
• os resultados são geralmente expressos em médias para populações ou comunidades, não podendo ser rigorosamente extrapolados para aconselhamento dietético individual;
• alguns dados ditos pertinentes para adolescentes foram extrapolados de estudos feitos com populações de adultos ou crianças;
• muitas das recomendações estão baseadas unicamente no critério cronológico, que sabemos não ser válido isoladamente na adolescência;
• na interpretação dos dados relacionados às necessidades nutricionais, devemos lembrar o chamado "fator de segurança", pois as necessidades de cada fase do crescimento e o estresse não são rigorosamente computados nas qualidades estabelecidas;
• algumas informações sobre necessidades nutricionais são mais relacionadas ao grupo no qual o estudo foi realizado, não podendo, muitas vezes, ser extrapoladas para outras populações.

A rigor, o melhor indicador do preenchimento das necessidades é o estado nutricional. Dentre os critérios para sua avaliação, desta-cam-se a história alimentar, a avaliação clínica e a antropometria nutricional. Assim, são indicadores antropométricos essenciais o peso e a estatura, e complementares o perímetro braquial e as dobras cutâneas. Por ser um indicador no tempo, a estatura assume grande valor nessa fase da vida.

São usadas para avaliação do estado nutricional as curvas referenciais, como a de Santo André Classe IV, que tem a vantagem de ser brasileira, ou a do NCHS (National Center for Health Statistics), que deve ser usada para trabalhos populacionais. Elas fornecem diagnósticos de normalidade, magreza ou obesidade, baseados nas diferenças entre os percentis de peso e estatura. Assim, uma diferença de até 30 percentis caracteriza a eutrofia; diferenças entre 30 e 60 percentis, tendência à obesidade ou magreza; valores iguais ou superiores a 60 percentis estabelecem diagnósticos de obesidade ou magreza (conforme o percentil do peso esteja acima ou abaixo do da estatura); esses diagnósticos só poderão ser realizados quando tanto o percentil de peso como o da estatura estiverem localizados entre os percentis 2,5 e 97,5 para Santo André Classe IV, ou 3 e 97 para o NCHS.

Nutrientes

Autores americanos, após estudos desenvolvidos em populações adolescentes, especificaram que as proporções adequadas de hidrato de carbono, gordura e proteína da dieta são de 48%, 39% e 13%, respectivamente, havendo consideráveis variações em outros estudos.

Na prática, leva-se em conta, para o estabelecimento de uma dieta equilibrada, o conteúdo de proteínas, calorias, ferro e cálcio, considerando-se que os níveis dos demais nutrientes foram atingidos se esses estiverem adequados.

Alguns aspectos dos principais nutrientes serão abordados, tendo em vista as características biopsicossociais do adolescente já expostas.

Energia

O crescimento na adolescência acompanha-se por variações na demanda calórica.

Numerosos estudos já foram feitos na tentativa de relacionar necessidades energéticas com peso, altura, superfície corpórea, não havendo ainda relação definitiva.

Na adolescência, o pico máximo de ingestão calórica coincide com o pico de velocidade máxima de crescimento, sendo observado um real aumento do apetite nessa fase.

No estabelecimento das necessidades calóricas, não é considerado o estresse e, portanto, este não é levado em conta no estabelecimento do "fator de segurança".

A maior variação em torno dos requerimentos calóricos para os adolescentes está relacionada à atividade física, havendo também diferenças entre ambos os sexos: indivíduos do sexo masculino ingerem, a cada idade, mais calorias que os de sexo feminino.

Tabela 7.5 – Recomendações de nutrientes para adolescentes – FAO/OMS – 1973.

	Energia (kcal)	Proteína (g)	Vitamina A (mcg)	Vitamina D (mcg)	Tiamina (mg)	Riboflavina (mg)	Niacina (mg)	Ácido fólico (mcg)	Vitamina B$_{12}$ (mcg)	Vitamina C (mg)	Cálcio (g)	Ferro (mg)
Sexo masculino												
10 a 12 anos	2.600	30	575	2,5	1,0	1,6	17,2	100	2,0	20	0,6-0,7	5-10
13 a 15 anos	2.900	37	725	2,5	1,2	1,7	19,1	200	2,0	30	0,6-0,7	9-18
16 a 19 anos	3.070	38	750	2,5	1,2	1,8	20,3	200	2,0	30	0,5-0,6	5-9
Sexo feminino												
10 a 12 anos	2.350	29	575	2,5	0,9	1,4	15,5	100	2,0	20	0,6-0,7	5-10
13 a 15 anos	2.490	31	725	2,5	1,0	1,5	16,4	200	2,0	30	0,6-0,7	12-24
16 a 19 anos	2.310	30	750	2,5	0,9	1,4	15,2	200	2,0	30	0,5-0,6	14-28

O desequilíbrio existente entre a atividade física e a ingestão pode ser fator desencadeante ou agravante para o aparecimento de distúrbios nutricionais, como a desnutrição ou a obesidade. Neste último caso, o adolescente entra muitas vezes em um círculo vicioso, pois, em virtude da gordura excessiva, não se vê bem aceito pelo grupo nem por ele mesmo, o que dificulta sua participação em práticas esportivas, passeios, voltando-se cada vez mais para a inatividade, tendo na alimentação sua única gratificação.

Em nosso meio, onde a tônica de preocupação é a desnutrição, a obesidade faz-se cada vez mais presente em todos os níveis sócio-econômicos, estando nos mais precários ligada à ingestão excessiva de hidratos de carbono, alimentos mais baratos.

Proteínas

Entre os fatores que influenciam o metabolismo protéico e, em última análise, o estado nutricional do indivíduo estão:

- composição de aminoácidos da dieta;
- ingestão adequada de calorias e de outros nutrientes;
- estado nutricional do organismo.

Na adolescência, como nos demais períodos de crescimento, quando a caloria é limitada, a proteína será usada para preenchimento das necessidades energéticas. Ao se observar que a dieta do adolescente apresenta uma parte razoável de proteínas de origem vegetal e animal e que, mesmo assim, está ocorrendo déficit de crescimento sem justa causa, deve-se orientar maior ingestão de alimento calórico para que a proteína tenha melhor aproveitamento biológico.

Considerando essa época do crescimento, as dietas baseadas na mistura protéica, arroz e feijão, deverão ser complementadas por outros alimentos de origem animal, mesmo que em pequena quantidade, com a finalidade de obter-se os aminoácidos necessários para síntese protéica.

A carência protéica já foi responsabilizada pela desnutrição vigente nos países subdesenvolvidos ou em desenvolvimento. Atualmente, é sabido que há também uma real falta de calorias, constituindo a desnutrição protéico-calórica.

As considerações para abordagem do problema desnutrição são amplas, envolvendo micro e macroambiente de vida do adolescente, extrapolando a orientação médica, que muitas vezes apenas servirá para atenuar, se tanto, alguns aspectos do problema.

Minerais

Serão considerados cálcio, ferro e zinco, pois, nessa fase de vida, as necessidades em relação a esses elementos estão substancialmente aumentadas, principalmente durante o estirão do crescimento.

Cálcio – o aumento das necessidades de cálcio está relacionado ao da massa esquelética nessa fase. As diferentes quantidades recomendadas em diversas tabelas são fruto do conhecimento ainda parcial sobre adaptação do organismo em relação a ingestão do cálcio, labilidade individual para atingir o equilíbrio entre necessidades e metabolismo, e aos erros de medida nos cálculos de balanço de cálcio.

Na adolescência, há aumento do esqueleto associado ao crescimento, principalmente durante a fase de aceleração, e a retenção do cálcio é cerca de 200mg no sexo feminino e 300mg no sexo masculino, exercendo impacto significativo sobre as necessidades de cálcio, que serão usadas para a manutenção do tecido.

A necessidade diária é estimada, na adolescente, em 0,5-0,7g/dia, devendo ser sempre lembradas as inter-relações entre o cálcio e os vários componentes da dieta, principalmente vitamina D e fósforo.

Revisões de McBean e Speckman mostraram que quantidade excessiva de fósforo ou ingestão insuficiente de cálcio podem levar à diminuição de densidade óssea, podendo predispor à osteoporose em idades posteriores. Durante o período de adolescência, os estudos não mostraram até agora que o cálcio tenha um papel limitante no crescimento que tenha sido rigorosamente comprovado.

A deficiência de cálcio na dieta do adolescente é geralmente atribuída à baixa ingestão de leite. Como fonte de alimentos ricos em cálcio, citamos leite e derivados, couve, feijão, feijão-soja, mostarda, folhas de nabo. Essa lista é importante nas eventuais substituições do leite (adolescentes podem questionar sua ingestão por ter esse alimento conotação de ser ingerido principalmente por crianças).

Ferro – relaciona-se primeiramente com a expansão do volume sangüíneo e o incremento da massa muscular nessa fase.

A inadequação dietética de ferro reflete-se na alta prevalência da anemia entre adolescentes de todos os níveis sócio-econômicos, principalmente nos de níveis mais baixos.

Quando se consideram as necessidades de ferro, leva-se em conta que os incrementos em massa muscular e no volume sangüíneo ocorrem com maior velocidade e amplitude no sexo masculino e que, portanto, meninos requerem mais ferro por quilograma de peso ganho do que meninas (42mg para o sexo masculino x 31mg para o sexo feminino) durante toda fase de aceleração rápida.

Para as adolescentes, é preciso ter em mente as perdas menstruais: 1,4mg de ferro por dia. Portanto, após a primeira menstruação, as necessidades de ferro tornam-se maiores, sendo que, na fase de desaceleração, após a menarca, a necessidade para o sexo feminino é três vezes maior que para o sexo masculino (proporção: 5-9mg/dia para o sexo masculino e 14-28mg/dia para o sexo feminino). Além disso, há maior preocupação com o sexo feminino, pela maior dificuldade de preencher essas necessidades por meio da ingestão.

Os estudos mostram que as necessidades de ferro para a população adolescente variam entre 12 e 16mg diários. Quando a dieta é mista e de boa qualidade, contém aproximadamente 12 a 15mg de ferro, do qual é absorvido cerca de 1mg. Essa quantidade pode ser suficiente para os meninos, mas não para as meninas, que têm sua faixa superior bastante aumentada.

Em algumas tabelas, a preocupação com os altos índices de anemia traduz-se pela necessidade de ferro, talvez superestimada, como no caso da RDA (Recommended Dietary Allowances) que preconiza 18mg diariamente.

Também para os adolescentes, a absorção do ferro é altamente influenciada pela interação dos vários alimentos consumidos e pela relação entre o *ferro heme* e o *ferro não-heme* da dieta.

São importantes fontes de ferro a carne (também o peixe), grãos, ovos, vegetais, leite, queijos. A carne e os alimentos ricos em ácido ascórbico aumentam a absorção de ferro dos outros alimentos. Para que as necessidades de ferro sejam atingidas, muitas vezes são ultrapassadas as necessidades protéicas. O ovo, como fonte de ferro animal, já gozou de maior prestígio, sendo atualmente discutido seu real valor também para o adolescente.

Um aspecto importante que deve ser aqui colocado diz respeito à opção da dieta vegetariana durante a adolescência. A dieta lacto-ovo-vegetariana e algumas outras que utilizam o peixe constituem menor ameaça do que aquelas que são estritamente vegetarianas, pobres em ferro e cálcio, ricas em fitatos e oxalatos. Em virtude da escassa quantidade de cálcio disponível, os fitatos e os oxalatos vão ligar-se ao ferro, já deficiente, dificultando sua absorção, aumentando o risco de anemia e de provável comprometimento do crescimento.

Zinco – atualmente é reconhecido como essencial para o crescimento, bem como para a maturação sexual do adolescente.

As recomendações diárias estão em torno de 10-15mg, sendo a retenção no período de aceleração do crescimento maior no sexo masculino. Ingestões de dois terços abaixo do recomendado são consideradas de risco para a saúde. As fontes de zinco são carne, peixe (alimento marinho), ovos e leite.

675

Vitaminas

As necessidades vitamínicas para os adolescentes são extrapoladas das estimadas para o adulto ou são originárias das quantidades existentes na dieta de populações nas quais não são observadas carências. De maneira geral, sabe-se que essas necessidades estão aumentadas na adolescência, principalmente no período de estirão.

Vitamina A – há poucas evidências da deficiência na adolescência dessa vitamina, que é ingerida tanto sob forma de vitamina A pré-formada – retinol – quanto de pró-vitamina – caroteno.

São fontes dessa vitamina as frutas e os vegetais (verde-escuros, amarelos), existindo risco de deficiência em dietas baseadas em cereais. Sinais clínicos de deficiência de vitamina A traduzem-se, nessa fase da vida, pela hiperqueratose folicular e aparecem em 7 a 9% nos casos de deficiência em adolescentes.

A dose recomendada é de 5.000UI por dia, em média.

Vitaminas do complexo B

• *Vitamina B_6 (piridoxina)* – em sua forma de coenzima, a vitamina B_6 está envolvida em grande número de processos enzimáticos associados, como o metabolismo do nitrogênio (daí sua importância nessa fase), e tem suas necessidades relacionadas à ingestão protéica.

• *Ácido fólico e vitamina B_{12}* – o aumento da velocidade de síntese dos tecidos aumenta a demanda desses elementos relacionados ao metabolismo dos ácidos nucléicos. O ácido fólico, em sua forma metiltetraidrofolato, tem papel importante na síntese do DNA (ácido desoxirribonucléico) durante os períodos de replicação celular. Sua efetividade está relacionada a doses adequadas de vitamina B_{12}, cuja função é promover a transferência do grupo metil da homocisteína para metionina, estando o processo ligado à regeneração de 5-10 metiltetraidrofolato referido acima. A dose de vitamina B_{12} preconizada é de 2-3mcg/dia. O ácido fólico é ainda necessário para a hemepoiese e outras replicações celulares em todas as idades.

• *Niacina, riboflavina, tiamina* – essas vitaminas têm funções reconhecidas no metabolismo energético, sendo suas recomendações relacionadas àquelas da ingestão energética. Em virtude de maior demanda de energia nessa fase da vida, mais niacina, riboflavina e tiamina são necessárias para liberar a energia dos hidratos de carbono.

São fontes dessas vitaminas vegetais como vagem, grãos como o feijão, carne de frango, fígado.

Vitamina C – a rigor, a efetividade de todo processo metabólico do organismo é medida pela quantidade de ácido ascórbico disponível. Os autores acreditam que a quantidade de ácido ascórbico ingerida deva ser tão alta a ponto de manter a saturação dos tecidos.

As quantidades recomendadas variam de 30mg/dia, 45mg/dia até 125mg/dia (Irwin e Hutchin), e a relação entre aumento das necessidades de ácido ascórbico e esforço muscular não está ainda totalmente aclarada e tem sido avaliada por meio de índices bioquímicos, tais como concentração sangüínea e excreção urinária de ácido ascórbico na vigência de esforço.

Outro aspecto importante está ligado ao aumento da absorção de ferro na presença de ácido ascórbico.

Na adolescência, lesões gengivais podem sugerir deficiência dessa vitamina.

Casos de escorbuto não foram documentados.

Vitamina D – é necessária para a manutenção da homeostase do cálcio, do fósforo e para a mineralização dos ossos, tornando-se particularmente importante nessa fase do crescimento, não estando bem estabelecidas suas necessidades mínimas.

Vitamina E – as necessidades estão bem estabelecidas e são inferiores no sexo feminino em relação ao masculino.

As vitaminas A, C e E são necessárias em quantidades aumentadas para a preservação estrutural e funcional das novas células durante o crescimento em todas as épocas.

OUTROS ASPECTOS IMPORTANTES NA NUTRIÇÃO DO ADOLESCENTE

Alguns outros pontos importantes devem ser considerados em relação à nutrição do adolescente.

Esporte

No caso de a dieta ser adequada, não é necessária a suplementação de vitaminas e sais minerais diante de práticas esportivas informais. Alguma oferta protéico-calórica adicional pode ser necessária durante os treinos esportivos, principalmente quando os atletas estão em fase de crescimento rápido.

Os modismos refletem-se também no comportamento dos jovens diante da atividade física. Atualmente, muito se tem falado na ingestão dos aminoácidos de cadeia quebrada. Alguns aminoácidos têm efeito competitivo com anticonvulsivantes, antidepressivos, antivirais, só se justificando seu uso por indicação cuidadosa.

É importante que sempre se considere que a proposta alimentar não deve ser substituída pela panacéia farmacêutica sem indicação precisa.

Quando se vai discutir com o adolescente o que é ou não nocivo para ele, deve-se ter em mente inclusive o custo. No caso em questão, o organismo sempre quebrou as cadeias, mantendo-se assim a vida e a espécie, sem ônus.

O sódio e o potássio depletados com o exercício podem ser corrigidos com a liberação do sal na dieta e ingestão de bananas e laranjas.

Sempre devemos ter presente que é fundamental o suplemento adequado de água, pois a hipo-hidratação pode levar a fadiga, limitação de capacidade física e elevação da temperatura. Bebidas hidratantes devem ser usadas antes, durante e depois dos exercícios. Em relação às bebidas carboidratadas, dá-se preferência àquelas que contenham monossacarídeos, pois desencadeiam picos de hiper e hipoglicemia mais precoces, podendo prejudicar provas de maior duração, 800 metros, maratonas etc. A suplementação com vitaminas não se faz necessária diante da dieta adequada.

Acne

Para o adolescente, a acne é quase sempre encarada como problema sério e as cicatrizes por vezes são de ordem mais emocional do que física.

Paralelamente à existência do problema, surge a restrição de alimentos como chocolate, carne de porco, temperos, o que realmente tem pouco ou nenhum efeito sobre a gravidade e o curso do processo.

Se, por um lado, não há necessidade de prescrição de dietas específicas, sempre serão úteis a discussão e o esclarecimento da não-relação entre alimentação e acne. Fazem exceção aqueles adolescentes portadores de sensibilidade específica para certos alimentos como chocolate.

Gravidez e lactação

A alimentação da adolescente grávida deve ser lembrada como altamente prioritária. Aos incrementos nutricionais ligados à gravidez superpõem-se aqueles ligados ao próprio crescimento e é sabido que este não se completa antes de quatro anos após a menarca.

Em virtude da *importância do aleitamento materno*, é bom lembrarmos que não há contra-indicações específicas para a mãe adolescente, a não ser aquelas que se aplicam às mulheres adultas: doença consumptiva, ingestão de drogas, problema psiquiátrico e recusa em amamentar. O estado nutricional da mãe adolescente e a presença do conteúdo de gordura já durante a gestação garantem, da mesma maneira que para mulher adulta, o aleitamento materno como fonte exclusiva para nutrição da criança até 6 meses de idade.

Contracepção oral

O metabolismo dos hidratos de carbono e das proteínas da dieta é afetado pelos contraceptivos orais, independentemente da ingestão, sendo também alterado o metabolismo dos lipídeos, das vitaminas e dos sais minerais.

A albumina plasmática pode diminuir, enquanto os triglicerídeos podem aumentar, havendo elevação dos níveis plasmáticos de vitamina A, diminuição dos níveis circulantes de vitamina C, riboflavina, vitamina B_{12}, ácido fólico e peroxidase.

Os níveis de ferro e cobre aumentam, enquanto os níveis de zinco diminuem, havendo real alteração na composição corpórea com retenção de sódio e líquidos, com aumento da massa tecidual.

Álcool

A discussão sobre alcoolismo, como das demais drogas, extrapola os objetivos deste capítulo.

Em relação à nutrição, o consumo crônico de álcool levará ao comprometimento do estado nutricional, apesar de contribuir com grande quantidade de energia, pois esta não é usada para a formação de substrato tecidual. São as chamadas calorias vazias e vão levar ao desbalanceamento da dieta em detrimento de proteínas, vitaminas e minerais.

O álcool altera o metabolismo e a utilização de nutrientes como o zinco, origina danos hepáticos, conduzindo à diminuição dos estoques de vitamina A, e leva à alteração da absorção dos nutrientes por danos causados à mucosa intestinal.

ABORDAGEM DIETÉTICA DO ADOLESCENTE

Por tudo que foi visto, a orientação dietética do adolescente não pode ser rígida. Deve ser-lhe imprimido um caráter de flexibilidade, sendo fundamental discuti-la com o interessado.

Substituições de refeições clássicas por lanches que incluam sanduíches, refrigerantes, quebra de horários, alimentação fora de casa ou preparo dos próprios alimentos serão abordadas no sentido do preenchimento mais adequado das necessidades alimentares, sem que, para que tal fato ocorra, tenha de implantar hábitos inflexíveis ou esquema único.

Sanduíches podem, eventualmente, substituir refeições, desde que tenham substrato para tal; portanto, em vez de se tentar obrigar os adolescentes a ter como objetivo refeições formais para a adequação de sua alimentação, eles devem ser orientados na escolha de lanches e refeições informais.

A medicina, enquanto ciência, encontra-se em evolução constante, o que vem envolvendo inclusive o comportamento alimentar dos indivíduos. Exemplo do referido pode ser encontrado em relação aos radicais livres, quando os nutrientes passaram a ter papel destacado na prevenção de seus efeitos lesivos.

É relevante, porém, que novamente se esclareça que não há necessidade de o selênio, ferro, ácido ascórbico, cobre etc. serem adquiridos como suplementos fundamentais se a alimentação contiver dieta balanceada.

Em conclusão, a população adolescente deve ser considerada à semelhança da criança pequena e da gestante, objeto de preocupação em termos nutricionais, devendo ser incluída nos programas de promoção à saúde e à promoção social. Conhecimentos sobre a adolescência, suas características e transformações biopsicossociais deverão ser ampliados e difundidos para melhor atendimento de suas necessidades básicas, incluindo as nutricionais.

BIBLIOGRAFIA

Ver final desta parte.

---

7 Problemas de Saúde

LUIZ EDUARDO VARGAS DA SILVA
MARTA MIRANDA LEAL

A caracterização de toda a problemática de saúde do adolescente não poderá ser abrangida somente neste capítulo, pois existem diferenças quanto à incidência e à etiologia dos problemas nas diferentes regiões do mundo.

A Organização Mundial de Saúde, em seu informe de 1977, sugere a seguinte classificação de doenças para essa fase da vida:

1. doenças que se iniciam em fases anteriores da vida, mas que se mantêm ou se manifestam na adolescência;
2. doenças específicas da adolescência;
3. doenças que prevalecem na comunidade em geral e são freqüentes na adolescência, embora não-específicas dessa fase;
4. doenças que permanecem ocultas ou inativas ou que começam a se manifestar durante a adolescência e que têm repercussões em fases posteriores da vida; e
5. doenças que aumentam ou diminuem acentuadamente durante a adolescência.

São raros os processos mórbidos importantes com incidência específica nessa fase da vida. Outros, como acne, ginecomastia, distúrbios menstruais e aqueles de natureza psicológica, estão extremamente relacionados ao próprio processo de crescimento e desenvolvimento.

Problemas que não receberam atenção em etapas anteriores podem continuar pendentes ou tornar-se mais evidentes nessa época, sendo lembrados, entre outros, a deficiência mental e os distúrbios auditivos e visuais.

Outras afecções assumem aspectos especiais, como os distúrbios nutricionais, as cáries, a tuberculose e os acidentes. Finalmente, certas doenças detectadas (e algumas vezes já controladas) merecem atenção na adolescência, como asma, convulsões, diabetes e outras afecções crônicas.

VARIAÇÕES DE CRESCIMENTO E DESENVOLVIMENTO FÍSICO

As variações acentuadas de crescimento e desenvolvimento físico que ocorrem na adolescência, embora dispensando, na maioria das vezes, tratamento específico, podem constituir importante fonte de ansiedade para o adolescente e sua família. Em uma fase da vida de profundas transformações físicas, psíquicas e emocionais, a preocupação com o corpo é muito grande e deve ser considerada na abordagem do adolescente. As principais queixas relacionadas ao crescimento e ao desenvolvimento físico incluem a baixa estatura, o atraso da puberdade e o crescimento linear excessivo.

Baixa estatura

Muitos pais e adolescentes preocupam-se com o crescimento durante a puberdade, não levando em consideração o padrão familiar envolvido. As curvas de crescimento são instrumentos valiosos nessa análise e devem ser utilizadas com critério. Nem todo adolescente abaixo dos percentis 2,5* ou 3**, ou seja, portador de baixa estatura, tem algum comprometimento da saúde; do mesmo modo, nem todo adolescente acima dos referidos percentis tem seu crescimento normal assegurado. O posicionamento da estatura para a idade na curva de crescimento deve levar em conta o potencial genético, condições de parto e da gestação, doenças anteriores, condições nutricionais pregressas e atuais, curva de crescimento da infância e velocidade de crescimento. Nos países em desenvolvimento, a desnutrição e as doenças crônicas são causas freqüentes de baixa estatura, mas as chamadas variantes normais do crescimento também constituem número significativo de casos. Essas variantes do normal compreendem a baixa estatura familiar e o retardo constitucional do crescimento. Ambos seguem padrão familiar. Na baixa estatura familiar, o indivíduo cresce durante toda a infância e adolescência abaixo e em paralelo aos percentis inferiores e termina seu processo de crescimento com baixa estatura. A maturação sexual dá-se na época apropriada e não há atraso em relação à idade óssea. Já no retardo constitucional do crescimento, o prognóstico de altura final é melhor, a puberdade ocorre mais tardiamente e há atraso de dois a quatro anos na idade óssea. Nas duas condições, a velocidade de crescimento é normal, compatível com o estágio de maturação sexual, o que permite certa tranqüilidade no acompanhamento. É importante orientar o adolescente e seus familiares quanto à normalidade dessas condições e garantir suporte psico-emocional necessário.

Retardo puberal

O retardo puberal refere-se principalmente a adolescentes que não iniciaram o desenvolvimento dos caracteres sexuais secundários além das idades de 13 e 14 anos para os sexos feminino e masculino, respectivamente. Como no processo de crescimento, a maturação sexual sofre conseqüências de fatores genéticos e ambientais, particularmente nutricionais. Assim, como causas de retardo puberal, encontramos, além da desnutrição e das doenças crônicas, o retardo constitucional da puberdade. Pequeno percentual engloba alterações definitivas do eixo hipotálamo-hipófise, que serão abordadas em outro capítulo deste livro.

O adolescente com retardo puberal constitucional tem altura nos percentis mais inferiores das curvas, podendo chegar a ter o diagnóstico de baixa estatura em algum momento do seu crescimento. A idade óssea é atrasada, em relação à idade cronológica, cerca de dois a quatro anos, e há, freqüentemente, história familiar positiva. O seguimento mostra que esses adolescentes desenvolvem-se normalmente, sem necessidade de tratamento, embora mais tardiamente que a maioria dos seus pares da mesma idade. O acompanhamento periódico para a avaliação da velocidade de crescimento e da evolução da maturação sexual permite a confirmação do diagnóstico e oferece oportunidade para tranqüilizar o adolescente e seus familiares em relação à normalidade da condição, diminuindo a ansiedade originada pelo problema.

_____

* Referencial: Santo André classe IV, 1978.
** Referencial: NCHS.

Alta estatura

As preocupações em relação ao crescimento excessivo são bem menos freqüentes do que a baixa estatura. A estatura elevada é valorizada em nossa sociedade; ainda assim, alguns adolescentes, principalmente do sexo feminino, buscam atenção médica com essa queixa.

O diagnóstico faz-se, como na baixa estatura, comparando-se a altura do indivíduo com um padrão populacional. São portadores de alta estatura os indivíduos cuja altura para a idade se situa acima do percentil 97,5 ou 97 (Santo André-classe IV e NCHS, respectivamente).

A grande maioria dos indivíduos portadores de alta estatura segue padrão familiar, sendo incomum a causa patológica. Na alta estatura familiar, a altura já é elevada desde a infância e a história familiar é positiva. A orientação e o acompanhamento, garantindo a normalidade, são, na maioria das vezes, suficientes para a tranqüilização.

É importante lembrar que os maturadores adiantados podem apresentar alta estatura por um período durante a adolescência, devido ao seu desenvolvimento sexual mais precoce em relação aos seus pares. Entretanto, à medida que os demais evoluem na puberdade, esse diagnóstico pode desaparecer. É fundamental que o adolescente e sua família sejam esclarecidos quanto a esse padrão de desenvolvimento, pelas expectativas que esse fato pode suscitar em relação à estatura final.

DOENÇAS OU CONDIÇÕES MAIS IMPORTANTES

Alterações de mamas – ginecomastia

As alterações mamárias no sexo feminino são motivo de consulta nos serviços de saúde. Destacam-se entre elas:

- assimetria mamária;
- displasias mamárias;
- mastalgias;
- tumores.

Assimetria mamária, presente em 30% das mulheres, não é uma doença, mas nos casos em que esta é muito importante pode haver indicação de cirurgia plástica, que só deve ser realizada após o término do crescimento físico.

Displasias mamárias são consideradas mastopatias, tendo caráter benigno, sendo, por vezes, acompanhadas de dor. O exame físico pode revelar padrão micronodular em uma ou em ambas as mamas.

Mastalgias são queixas relativamente comuns no período perimenstrual, não constituindo problema importante, melhorando com atividade física, uso de sutiã e analgésicos comuns.

Os tumores são raros e freqüentemente benignos. Cabe salientar a importância do auto-exame das mamas, pois, embora os tumores malignos sejam muito raros, quanto mais precoce o diagnóstico melhor a oportunidade para tratamento. O hábito do auto-exame das mamas deve ser estabelecido já a partir desse período da vida.

No sexo masculino, observa-se aumento do diâmetro e da pigmentação da aréola. Um terço dos adolescentes, no entanto, apresentam não somente esse desenvolvimento areolar, mas também aumento do tecido mamário, caracterizando a chamada *ginecomastia benigna do adolescente* ou *ginecomastia puberal*. Presente uni ou bilateralmente, apresenta-se com consistência firme, não aderente à pele ou ao tecido subjacente, muitas vezes dolorosa à manipulação. Na maioria dos casos, desenvolve-se na fase de aceleração do crescimento estatural, com regressão espontânea em 6 a 18 meses. Quando não regride em 24 a 36 meses, provavelmente permanecerá inalterada ao longo dos anos. Raramente se observa um aumento glandular importante que extrapola a área subareolar, com diâmetros superiores a 5cm – macroginecomastia –, situação geralmente geradora de estresse psicológico e de regressão espontânea pouco provável. O tratamento restringe-se, geralmente, à orientação sobre a etiologia e a evolução benigna do problema, discutindo-se a indicação de cirurgia plástica quando estiver provocando muitas repercussões psicossociais. Embora a ocorrência de ginecomastia de causa patológica (Quadro 7.1) seja rara, há necessidade de se afastar essa possibilidade por meio de anamnese cuidadosa (atenção à ingestão de drogas) e exame físico minucioso (principalmente do fígado e dos testículos). A solicitação de exames laboratoriais só se faz necessária quando há indícios de ginecomastia patológica (deve-se pensar nessa possibilidade principalmente quando a ginecomastia se desenvolve antes do início da maturação sexual ou após o término desta).

Quadro 7.1 – Causas patológicas de ginecomastia.

Drogas
- Hormônios: estrogênios (sistêmico ou tópico), androgênios, gonadotrofina coriônica, contraceptivos orais
- Fármacos psicoativos: antidepressivos tricíclicos, diazepam, fenotiazina
- Agentes cardiovasculares: reserpina, metildopa, digitálicos
- Antagonistas da testosterona: cetoconazol, espironolactona, cimetidina etc.
- Tuberculostáticos: isoniazida, etionamida, tiacetazona
- Quimioterápicos citotóxicos: vincristina, metotrexato, ciclofosfamida, clorambucil
- Álcool, maconha, heroína, metadona, anfetaminas

Endocrinopatias
- Hipogonadismo: traumatismo testicular, defeitos enzimáticos, resistência androgênica, síndrome de Klinefelter, hermafroditismo
- Hiper ou hipotireoidismo
- Distúrbios de supra-renais: hiperplasia, deficiência de ACTH

Tumores
- Hipófise
- Supra-renal
- Testículos
- Fígado

Doenças crônicas
- Hepatopatia
- Nefropatia etc.

Problemas menstruais

Os problemas menstruais mais freqüentes na adolescência e que podem ser considerados como variações normais são a amenorréia relacionada ao atraso puberal constitucional e as irregularidades menstruais. As irregularidades do ciclo menstrual (intervalo, duração e quantidade de fluxo) são freqüentes durante os primeiros dois anos após a menarca, enquanto não se estabelece o mecanismo de secreção hormonal cíclica. Os ciclos anovulatórios podem ocorrer em intervalos irregulares e apresentar perdas sangüíneas variáveis quanto à duração e à quantidade. Não há necessidade, na maioria dos casos, de tratamento, em virtude da regularização espontânea dos ciclos. Ocasionalmente, a perda sangüínea pode ser acentuada quando está indicada uma avaliação diagnóstica e até tratamento hormonal.

Outro problema menstrual freqüente na adolescência é a dismenorréia primária (dor associada ao fluxo menstrual, sem evidência de doença orgânica pélvica) que geralmente acompanha o estabelecimento dos ciclos ovulatórios. O tipo e a intensidade da manifestação apresentada mostram grande variação individual, sendo o maior contingente constituído por queixas dolorosas que podem inclusive levar a um afastamento de atividades importantes da adolescente (escola, trabalho). As prostaglandinas parecem ser as responsáveis por esse quadro; sua produção é aumentada no endométrio na presença de progesterona. Os fatores psicogênicos (desconhecimento sobre a menstruação, presença de tabus ou conhecimentos errôneos, imaturidade emocional etc.) podem influenciar as manifestações clínicas. Há, freqüentemente, necessidade de prescrição de medicações analgésicas e/ou inibidoras das prostaglandinas (antiinflamatórios não-hormonais) e de orientação sobre os aspectos fisiológicos relacionados com a menstruação, bem como o esclarecimento de dúvidas da adolescente em relação ao fenômeno. Os casos que não melhoram com os antiinflamatórios não-hormonais devem ser encaminhados ao ginecologista para avaliação especializada, quando pode estar indicado o uso de anticoncepcional hormonal oral de baixa dosagem.

Acne

A acne constitui a mais freqüente afecção cutânea do adolescente – cerca de 80 a 90% dos adolescentes apresentam acne em algum grau. A causa da acne é multifatorial, envolvendo alteração da queratinização da unidade pilossebácea, aumento da produção de sebo por ação androgênica, proliferação de *Propionibacterium acnes* e resposta inflamatória. Outros fatores podem contribuir ou exacerbar a acne, como estresse, distúrbios hormonais, exposição a agentes comedogênicos etc. A dieta nunca esteve cientificamente ligada à piora da acne, embora alguns pacientes possam ser portadores de "sensibilidade individual", referindo piora nítida, por exemplo, com a ingestão de chocolate. Cada caso deve ser analisado com rigor para que não se incorra em restrições alimentares incorretas e prejudiciais.

Embora tenha caráter transitório e sua intensidade varie de um indivíduo para outro, a acne é geralmente motivo de grande preocupação para o adolescente, podendo levá-lo a se automedicar inadequadamente, com piora do problema.

A acne é um problema do adolescente que não deve ser negligenciado, sua identificação e tratamento asseguram um melhor vínculo com o paciente e previnem possíveis repercussões psicossociais.

A maioria dos casos de acne pode ser tratada pelos pediatras com uso de medicações tópicas (peróxido de benzoíla, ácido retinóico, antibióticos) e orais (antibióticos). Pacientes com acne grave, que poderiam se beneficiar com o uso de ácido retinóico sistêmico (isotretinoína), devem, necessariamente, ser encaminhados ao especialista.

Ao lado da prescrição do tratamento específico, são importantes as orientações gerais relativas aos efeitos prejudiciais do excesso de cosméticos ou produtos oleosos, benefício da exposição ao sol, perigo das restrições dietéticas e inconveniência da manipulação inadequada das lesões. A explicação sobre a etiologia e a evolução da acne cria oportunidade para discutir com o adolescente suas dúvidas e expectativas em relação ao tratamento.

Distúrbios nutricionais*

Os distúrbios nutricionais na adolescência não diferem daqueles observados nos períodos anteriores de crescimento e desenvolvimento. Enquanto nos países desenvolvidos a obesidade aparece como um dos problemas mais freqüentes, em regiões menos desenvolvidas a desnutrição e as outras carências constituem importantes agravos à saúde do adolescente.

A desnutrição é um dos problemas de maior importância, pois estima-se que dois terços da população adolescente em nosso meio estará inserida nos níveis sócio-econômicos mais precários. Na adolescência, ela se traduz pela baixa estatura e pelo atraso na maturação sexual.

---

* Ver também o capítulo anterior.

A anemia ferropriva encontrada em adolescentes pode ser resultante da ingestão insuficiente de alimentos ricos em ferro. Ao contrário da desnutrição protéico-calórica, ela está presente em todas as camadas sociais.

A intensidade do envolvimento do adolescente nas atividades esportivas, escolares ou profissionais pode contribuir para o agravo nutricional se uma atenção especial não for dada a essas situações de maior necessidade. Esses fatores são particularmente importantes no caso de adolescentes com doenças, como o diabetes, em que a alimentação assume papel fundamental no seu controle.

A obesidade, que é doença crescente nos serviços médicos, merecerá maior atenção no capítulo seguinte.

É também motivo de grande preocupação a anorexia nervosa, acompanhada ou não de quadros de bulimia. Esses adolescentes apresentam, inclusive, risco de morte na dependência da gravidade do quadro. A maior prevalência ocorre em grupos com níveis sócio-econômico e cultural mais elevados e no sexo feminino. Sua incidência vem aumentando em nosso meio, vinculada também a propostas da mídia que valorizam a magreza, tornando-a um ideal de beleza a ser conquistado a qualquer preço, principalmente pelas mulheres.

Problemas dentários

Os problemas dentários constituem área de especial atenção na adolescência, principalmente pela tendência a um maior número de cáries que ocorre nessa época. As causas do aumento da proporção de cáries não estão totalmente esclarecidas, apontando-se principalmente a presença de hábitos alimentares e de higiene dental inadequados. Evidentemente, outros fatores têm influência na intensidade do problema, tais como fluoretação da água, atenção odontológica e orientação sobre higiene dental anteriores. A motivação do adolescente, quer no sentido de tratamento quer em relação à prevenção de cáries, é fator importante a ser considerado na abordagem e nem sempre é fácil de ser conseguida (desconhecimento da gravidade do problema, temor de ir ao dentista etc.).

Outra condição que pode constituir um agravo é o problema da má oclusão dentária agravado pelas repercussões psicológicas decorrentes da preocupação estética.

Vulvovaginites

A vulvovaginite caracteriza-se por um corrimento branco ou amarelado, às vezes acompanhado de prurido, disúria ou dor, aparecendo como queixa habitual em todo serviço que atende adolescentes. O temor ao exame físico ou a crença de se tratar sempre de uma manifestação normal podem ser fatores que impedem a procura do médico.

Deve-se diferenciar a vulvovaginite da leucorréia fisiológica, que costuma aparecer alguns meses antes da menarca e é resultante das modificações vaginais (espessamento epitelial, aumento de secreção de muco) que ocorrem nesse período. Trata-se de secreção mucóide, esbranquiçada, em quantidade variável e não acompanhada de prurido ou sinais inflamatórios. Tende geralmente a desaparecer espontaneamente com o estabelecimento dos ciclos menstruais. O tratamento consiste em explicar à adolescente a etiologia do processo e tranqüilizá-la sobre a evolução benigna.

A vulvovaginite mais comum é a do tipo inespecífica. Nas adolescentes com atividade sexual, no entanto, a possibilidade de etiologia específica (monília, tricomonas, clamídia etc.) deve ser sempre afastada.

Uma das principais causas de vulvovaginites inespecíficas é a presença de condições higiênicas inadequadas, quadro esse que se resolve mediante a prescrição de lavagem dos genitais externos com água morna e sabão neutro ou utilizando-se soluções antissépticas e, principalmente, orientação quanto à higiene corpórea (medida fundamental para o sucesso terapêutico), ao uso de peças íntimas de material não-sintético e ao uso de papel higiênico branco, sem corante, à necessidade de trocas freqüentes de peças íntimas e ao uso de vestimentas mais largas para melhor ventilação.

Tratando-se de etiologia específica, determinada pelo exame clínico e laboratorial, deve ser instituído tratamento medicamentoso específico e orientações sobre a prevenção.

Infecções

De maneira geral, o adolescente apresenta menor risco de adquirir as doenças infecciosas mais habituais em conseqüência da imunidade adquirida nos anos anteriores (pela exposição aos diferentes agentes infecciosos e pela proteção conferida pelas vacinações).

Os processos infecciosos de vias aéreas superiores, geralmente de etiologia viral, constituem o maior contingente de problemas infecciosos na adolescência e podem, eventualmente, representar importante causa de ausência na escola ou no trabalho.

A tuberculose é afecção importante nesse grupo etário, pois o adolescente apresenta um maior risco de desenvolver doença, principalmente os adolescentes em fase de aceleração do crescimento esquelético. A abordagem do problema, quer do ponto de vista diagnóstico quer do ponto de vista terapêutico, é complexa. É freqüente a impossibilidade de detecção da fonte de infecção, em virtude do contato do adolescente com outros grupos que não a família. Outros aspectos a serem observados são a eventual dificuldade de cooperação do adolescente quanto à ingestão de medicamentos ou à realização de exames de laboratório.

Havendo condições de saneamento inadequadas, as parasitoses intestinais representam uma parcela considerável do total de problemas infecciosos. Além da importância da melhoria das condições ambientais, é fundamental a abordagem individual do adolescente em relação à adequação de hábitos higiênicos (alimentares, de asseio corpóreo etc.) para a prevenção de parasitoses repetidas.

A incidência de doenças sexualmente transmissíveis vem aumentando na população em geral e, na adolescência, em proporções maiores. As causas desse aumento são muito discutidas, apontando-se fatores como a falta de orientação sexual, a ênfase ao sexo nos meios de comunicação, o afrouxamento da disciplina e supervisão familiar, a mudança de valores culturais, a ausência de medo de gravidez, a maior emancipação das jovens, a falta de notificação de casos diagnosticados. As doenças sexualmente transmissíveis são abordadas em capítulo específico.

Doenças crônicas

Uma palavra deve ser dirigida aos adolescentes com problemas crônicos de saúde (cardiopatias, diabetes, epilepsia, colagenoses, entre outros) que, muitas vezes, devem subordinar-se a medicações e/ou dietas e/ou restrições de atividade física, que são particularmente penosas nessa fase por agredirem sua liberdade, sua independência, tornando marcantes as diferenças com seus pares.

As afecções crônicas, mesmo quando presentes desde a infância, ganham, na adolescência, novas nuances. Crises de asma, antes controladas, por exemplo, podem recrudescer, sendo esse evento atribuído ao estresse do processo de transformações biopsiocossociais dessa fase. A adesão ao tratamento, bem como as restrições, antes bem suportadas, começam a ter seus escapes. Uso de álcool e cigarro, iniciação sexual precoce e desprotegida, envolvimento em atividades de risco são comportamentos que podem estar presentes entre adolescentes, sadios ou não, mas com repercussões negativas potencialmente mais sérias em se tratando de portadores de doenças crônicas.

É importante, nesse período da vida, a problemática relacionada à tomada correta da medicação que, em muitos casos, passa a ser responsabilidade do adolescente. Em todos os serviços, são observadas falhas importantes, provavelmente relacionadas às características próprias da adolescência, como a contestação da necessidade de medicamento, senso de invulnerabilidade, questionamento da autoridade, entre outras. Para muitos especialistas, a entrada na adolescência torna-se evidente com a mudança no padrão de relacionamento do paciente com sua doença e seu tratamento. A orientação mais coerente é tentar mostrar ao jovem que medicamentos, dietas e restrições são instrumentos para abolir ou minorar as manifestações da doença e que o tornam sujeito da situação e não objeto diante do processo mórbido, fortalecendo-se, assim, por meio do poder, a responsabilidade para melhor aproveitamento das condições de vida.

É importante ressaltar a ocorrência da hipertensão arterial que não raramente começa a se manifestar na adolescência em função de vários fatores, entre os quais se destacam os hereditários e os nutricionais, implicando a necessidade de avaliação e cuidados específicos, visando às repercussões futuras.

O avanço da medicina vem permitindo que, ao longo do tempo, afecções anteriormente letais na infância sejam controladas, chegando o indivíduo à adolescência cercado de procedimentos e tratamentos que podem comprometer seu crescimento e desenvolvimento somático e psicológico.

Problemas psicológicos

Os problemas psicológicos mais freqüentes do adolescente estão relacionados com os vários comportamentos apresentados nas fases do processo de desenvolvimento. Trata-se, na maioria das vezes, de variações normais que devem ser avaliadas em função das etapas de maturação psicossocial da adolescência e não utilizando as referências de comportamento adulto. Esses comportamentos apresentam variações individuais consideráveis; de modo geral, são observados: excitabilidade excessiva, impulsividade, turbulência, depressão, labilidade emocional, ciúmes, manifestações anti-sociais, mentira, fabulação, medo, ansiedade, mudanças bruscas de humor, apatia, teimosia, oposição contra os adultos, repetição de atos obsessivos, maneirismos irritantes, insatisfação, busca de novas sensações, narcisismo exagerado e outros.

Na área sexual, a masturbação e a experimentação homossexual, muitas vezes vistas como problemas, são situações transitórias e normais, fazendo parte do desenvolvimento do jovem.

Adolescentes podem ainda apresentar (não raramente) distúrbios psicossomáticos (anorexia, cefaléias, dores vagas, fraqueza etc.); esses sintomas são considerados como a linguagem orgânica de conflitos emocionais mais profundos ou como substitutos de manifestações de angústia, agressividade ou impulsos sexuais reprimidos. Há necessidade obviamente de, diante dessas manifestações, afastar possíveis causas orgânicas. Parece não haver correlação entre uma personalidade específica e um determinado distúrbio psicossomático. Há, entretanto, algumas características gerais nos indivíduos com esse tipo de problema: trata-se freqüentemente de pessoas sensíveis, obsessivas, meticulosas e que apresentam geralmente um estresse anterior ao aparecimento do sintoma.

Diante da grande variedade de diferenças individuais, físicas, sociais, culturais e históricas que podem existir, questiona-se a validade de uma classificação dessas manifestações; é mais importante considerar cada adolescente em sua individualidade e seus problemas específicos.

COMPORTAMENTOS DE RISCO

Alguns problemas de saúde são resultantes de comportamentos de risco que podem levar a propostas que envolvem gravidez precoce, doenças sexualmente transmissíveis entre as quais a AIDS, uso de drogas, acidentes, violência etc.

Esses comportamentos decorrem basicamente do fato de que muitos adolescentes consideram-se invulneráveis, aliando-se a isso a necessidade de experimentar o novo e desafiar o perigo. O conceito de que "nada de mal acontecerá comigo, pois posso controlar tudo" é característico dessa fase de vida e sintetiza em si o mito de indestrutibilidade.

Gravidez

A gravidez na adolescência continua sendo motivo de preocupação, principalmente porque, no momento atual, há aumento de sua incidência entre adolescentes de 11 a 15 anos. Ainda que minorados os riscos biológicos por meio de pré-natal adequado, continuam a existir os agravos psicológico-emocionais a ela relacionados.

A gravidez precoce e/ou indesejada leva freqüentemente à interrupção do projeto de vida e por vezes da própria vida, sendo concomitantes outros riscos relacionados ao aborto e às doenças *sexualmente transmissíveis*, entre as quais AIDS.

São considerados fatores de risco para gravidez na adolescência:

- antecipação da menarca;
- características próprias da adolescência;
- educação sexual ausente ou inadequada;
- atividade sexual precoce;
- desejo de gravidez;
- dificuldade para práticas anticoncepcionais;
- problemas psicológico-emocionais;
- mudança de valores sociais;
- migração;
- pobreza;
- baixa escolaridade; e
- ausência de projeto de vida.

A proposta de abordagem do problema é complexa, incluindo vários segmentos da sociedade, estando basicamente apoiada na educação sexual, na qual se destaca a anticoncepção, e no reconhecimento das características e singularidades dos adolescentes.

Drogas

Drogas lícitas e ilícitas estão cada vez mais presentes na vida das crianças e dos adolescentes.

Adolescentes são seres vulneráveis. Pela própria necessidade do inusitado, da busca de novas sensações, poderão experimentar ou mesmo ingressar em práticas destrutivas. Isso se aplica ao uso de fumo e drogas, entre as quais o álcool. Os jovens devem ser alertados e informados dos riscos, em discussões claras e abertas. Convém aqui lembrar que o diálogo com familiares bem como a estrutura dos indivíduos já vêm sendo estabelecidos antes da adolescência, sendo de pouca valia tentativas intempestivas de mudança. Em alguns casos, são de grande ajuda outras figuras, como professores e profissionais de saúde, para o esclarecimento de dúvidas e discussão dos problemas.

Alguns motivos para o uso de drogas devem ser lembrados: curiosidade, busca de prazer, tentação do proibido, rebeldia, insegurança, sensação de invulnerabilidade, fascinação por estados alterados de consciência, influência do grupo, "resolução" de problemas.

Há necessidade de abordagem cuidadosa mesmo em relação ao aspecto diagnóstico: adolescentes que experimentam drogas não são obrigatoriamente viciados, enquanto adolescentes carentes, principalmente de relações afetivas, constituem população de risco, mesmo que não as tenham ainda experimentado.

Quando se abordam os danos do fumo, geralmente os colocamos em um tempo futuro. A ameaça de problemas como neoplasia quando mais velhos muitas vezes não é introjetada e não desperta temor, já que a vulnerabilidade, a doença e a morte não fazem parte de seu repertório de vida. Nesses contatos com o adolescente, devemos acompanhá-lo nas suas reflexões, fornecendo subsídios necessários para sua localização e esclarecimento.

Finalmente, é importante lembrar que procedimentos, que *a priori* parecem perfeitamente adequados ou inócuos, podem vir a favorecer a dependência – mães que ofereçam "comprimidinhos" diante da menor manifestação de dor, ou presentes diante de frustração, ou remédios para perder ou ganhar peso fortalecem o conceito de soluções "mágicas" para todos os problemas, o que é exatamente o que a droga se propõe a oferecer. Os meios de comunicação também trazem essa mensagem, mostrando que os indivíduos se tornam melhores, mais fortes ou mais belos por meio de artifícios externos, não tendo que se aprimorar ou lutar com seus próprios recursos para conseguir melhor desempenho.

O adolescente de risco deverá ser objeto constante das propostas de prevenção, não sendo fácil, por vezes, identificá-lo. Pode ser que isso possa ser feito por meio de uma percepção mais presente, ou de uma escuta mais atenta, ou de um pedido de socorro expresso por uma dor ou outras queixas constantes para as quais não se acham causas orgânicas.

Acidentes

Os acidentes constituem a principal causa de mortalidade da população adolescente. Ocorrem com maior freqüência no sexo masculino e são representados principalmente por acidentes de trânsito e de trabalho; há, além disso, um contingente importante resultante de atividades esportivas e recreativas.

As características psicossociais do adolescente – a necessidade de romper as ligações familiares, a necessidade de se sentir forte e atraente, a procura de novas emoções, a busca de uma identidade grupal, a relativa imaturidade para enfrentar algumas situações de risco – são fatores etiológicos importantes da problemática de acidentes nesse período. A esses aspectos associa-se o marcante desenvolvimento físico, resultando, portanto, em uma participação crescente em atividades extradomiciliares.

Em regiões onde a mão-de-obra de jovens é muito utilizada, a inadequação entre o tipo de trabalho e o grau de desenvolvimento físico e psicológico e a falta de medidas de proteção podem representar condições predisponentes para taxas maiores de acidentes. Há necessidade, portanto, de sistemas e programas de prevenção envolvendo os diversos setores em que os acidentes possam ocorrer e também de programas e recursos adequados para a reabilitação de adolescentes que apresentam seqüelas.

Nos acidentes automobilísticos com adolescentes, devem ser cuidadosamente consideradas medidas preventivas em relação aos fatores predisponentes – uso habitual ou esporádico de veículos sem a proteção adequada, insuficiente aplicação das leis e falta de responsabilidade dos adultos desinformados ou muito permissivos.

Violência

Em relação à violência, cabe ressaltar o quanto ela faz parte do cotidiano, não provocando mais espanto ou horror.

A banalização da violência favorece o contraste paradoxal entre o caráter consciente de sua existência e a baixa consciência sobre o problema. Isso dificulta o trabalho de orientação contra a violência, mas não o impede, bastando, para isso, lembrar que a principal causa de mortalidade na adolescência é a natureza violenta ligada a acidentes, homicídios e suicídios.

Adolescentes não são apenas vítimas, mas também agressores – agentes originais ou intermediários das várias formas de violência –, sendo importante lembrar que nada se resolverá por meio da sua vitimização ou culpabilidade.

Deve-se considerar relevante que a violência não se configura apenas como a resultante final de qualquer ato, havendo sempre um processo, freqüentemente pluricausal, para sua ocorrência, o que torna a discussão do tema obrigatória não só na adolescência, mas também desde a infância.

BIBLIOGRAFIA

Ver final desta parte.

---

8 Obesidade

ANTONIO DA SILVA COELHO NETTO
MARIA IGNEZ SAITO

A obesidade constitui problema de difícil solução, quer pela complexidade como se apresenta, quer pelo desconhecimento de suas causas. Na infância e principalmente durante a adolescência, a obesidade deve ser encarada com muita seriedade, pois é nesse período que realmente se pode ajudar o paciente e corrigir eventuais falhas que, com o decorrer do tempo, são de difícil resolução. Cabe, portanto, ao pediatra o primeiro atendimento e orientação, e dessa orientação dependerá o futuro do paciente. O tratamento pode requerer a atuação de outros profissionais como nutricionistas, psicólogos, psiquiatras, endocrinologistas etc.

Em nosso meio, no qual a preocupação maior era a desnutrição, a obesidade, por suas implicações e abordagem complexa, começa a ter lugar de destaque, disseminando-se por todas as camadas sociais, sendo, segundo alguns estudos, até mais freqüente naquelas menos favorecidas.

Vários fatores interferem no processo da nutrição e vem sendo progressivamente comprovado o papel da alimentação inadequada na gênese de problemas ou agravos à saúde. Então, além de preocupações estéticas, a obesidade relaciona-se à hipertensão arterial, alterações cardíacas, diabetes melito e outras entidades mórbidas.

DEFINIÇÃO

A obesidade é um distúrbio do estado nutricional traduzido por aumento de tecido adiposo, reflexo do excesso de gordura resultante do balanço positivo de energia na relação ingestão-gasto calórico.

O incremento de peso, representado por tecido adiposo, é devido a um aumento significativo do número dos adipócitos (hipercelularidade) ou a uma hipertrofia dos adipócitos em número normal. O aumento do peso à custa de tecido muscular e ósseo não deve ser confundido com obesidade.

ETIOPATOGENIA

A obesidade pode ser classificada segundo vários critérios que levam em consideração o tempo em que ocorre, na infância ou na idade adulta, ou ainda em função do número de células gordurosas existentes ou do volume que essas células atingem sem que seu número se altere. Pode ser *localizada*, *difusa*, *ou ainda apresentar* características diferentes segundo os aspectos psicológicos.

De maneira geral, acredita-se que a obesidade é decorrente do aumento de gordura celular e do número de células gordurosas e que em três períodos da vida o aumento se verifica de maneira fisiológica, constituindo épocas críticas para o estabelecimento da doença. São elas:

• último trimestre de vida intra-uterina;
• primeiro ano de vida; e
• início de adolescência.

Segundo alguns autores, não há relação entre o número de adipócitos e a idade em que a obesidade se iniciou para indivíduos com o mesmo grau de obesidade. Outros vêem papel importante no pré-adipócito, células armazenadoras de gordura nem sempre detectáveis ao exame.

Essa condição é resultante de ação de múltiplos fatores, não se podendo, por vezes, separar com clareza os fatores genéticos dos ambientais.

Em toda a espécie animal existem espécimes nos quais a gordura se acumula mais facilmente, não fazendo exceção à população humana.

A influência da hereditariedade foi objeto de estudos realizados com gêmeos idênticos ou não, quando se observou que para os monozigotos existia um padrão de gordura (corpulência) mais semelhante do que aquele encontrado em heterozigotos e que a obesidade só surge em condições adequadas quando há predisposição genética.

O caráter familial da obesidade é observado em muitas famílias. Diante de uma criança ou adolescente obesos encontramos geralmente pais ou outros familiares também obesos, parecendo esse caráter familial ter natureza poligênica.

Estudos revelam que a incidência de obesidade em uma família pode ser prevista por meio de modelos matemáticos usando-se regressões múltiplas para análise estatística. São analisadas diversas correlações envolvendo nível educacional do pai, dobras tricipital e/ou subescapular de pais e filhos, além do peso dos familiares. Os resultados mostram que a probabilidade de obesidade para agrupamentos familiares de quatro membros (pais e filhos mais velhos) é de 12,6% se os outros membros que formam o grupo forem magros e de 40,7% se forem gordos, mostrando que a possibilidade é tanto maior quanto maior for o número de obesos.

De certa forma, essa tendência familial serve para alertar o pediatra no sentido de desenvolver uma ação profilática para prevenção da obesidade.

Alterações do sistema neuroendócrino são aventadas para substrato da obesidade. A polifagia pode ser inicialmente decorrente de perturbações do hipotálamo, relacionadas aos mecanismos de fome e saciedade. Exemplo disso encontramos na obesidade endógena ligada às síndromes de Pradder-Willi e de Laurence-Moon-Biedl.

Deve-se aqui ressaltar que os fatores endócrinos são responsáveis por um número muito pequeno de casos de obesidade.

A avaliação cuidadosa dos fatores psicológicos permitiu verificar diferenças fundamentais entre o obeso e o não-obeso. Na gênese de muitas obesidades, estariam problemas psicológicos capazes de alterar o comportamento em relação à alimentação e por meio da hiperfagia levar a um aumento de peso. Para esses pacientes, o alimento e a alimentação seriam símbolos de segurança e afeto, e a ingestão alimentar estaria em desproporção com as necessidades. Por uma alteração do comportamento, o obeso pode ser levado a fazer menos exercício físico e, com isso, facilita o aumento de peso, que acaba por tornar o exercício muscular penoso e, assim, estabelece-se um círculo vicioso.

As variáveis ambientais atuam de forma decisiva no processo de crescimento e desenvolvimento, envolvendo especificamente as relações do indivíduo com a nutrição, independentemente da predisposição genética que pode então ser alterada.

Dentre elas podemos citar a renda, o conhecimento da família sobre alimentação envolvendo crenças e tabus geradores do hábito alimentar, a dinâmica familiar que atua na micropolítica da criança e do adolescente, a propaganda, a escola, o trabalho, o grupo de amigos, entre outras.

Em virtude das diferentes características da criança e do adolescente, a obesidade nessas fases será analisada separadamente, mantida a relação existente.

OBESIDADE NA INFÂNCIA

A obesidade na criança ganhou grande importância desde que se aventou que a criança obesa se tornaria freqüentemente um adulto obeso.

Algumas variáveis devem ser especificamente lembradas, destacando-se o fato de que pelo menos no primeiro ano de vida dois agentes são responsáveis quase que diretamente pela obesidade da criança – a mãe e o pediatra – que manipulam e estabelecem a alimentação, contribuindo de forma importante para a formação do hábito alimentar.

Existe uma grande preocupação das mães quanto ao ganho de peso da criança, e o número de gramas considerado ideal passa a ser uma meta a ser atingida independentemente, por vezes, das necessidades da criança. Para muitas mães e outros familiares, gordura e saúde são sinônimos.

Contribui particularmente para o desenvolvimento da obesidade o abandono da prática do aleitamento materno que, além de todas as vantagens quanto à satisfação das necessidades nutricionais de forma adequada e de proteção imunológica, conferia à criança oportunidade de regular sua própria ingestão.

O uso de mamadeiras com oferta protéico-calórica aumentada (diluição e/ou quantidade inadequadas) poderá favorecer a obesidade, além de oferecer ao rim imaturo uma carga de solutos inadequada à manipulação renal nessa idade. O organismo necessitará de água e a criança provavelmente chorará por sentir sede. Esse sinal poderá ser erroneamente interpretado como fome e mais leite lhe será oferecido, perpetuando-se o problema.

São ainda exemplos de ingestão incorreta o excesso de farinhas e a introdução precoce de sólidos. Não cabe aqui analisar os problemas emocionais causados pela colher usada pela mãe e que tira da criança até mesmo a capacidade de recusa.

A mãe estabelece o quanto deverá ser ingerido, quantidade essa que freqüentemente ultrapassa o necessário.

Autores observaram, porém, uma tendência familial ao excesso de peso que parece desempenhar papel relevante em determinar se uma criança será obesa aos 5 anos de idade, mais do que o desmame precoce, introdução de sólidos ou ingestão excessiva nos primeiros anos de vida.

Posteriormente, a falta de horário, as guloseimas, os desequilíbrios da dieta levarão ao fortalecimento do hábito inadequado que pode ter como conseqüência a obesidade.

Um dos fatores predisponentes de nossa época nos centros urbanos relaciona-se a sedentarismo infantil ligado à televisão, períodos longos de aulas e tarefas escolares, espaço pequeno das habitações associado a violência e perigos das ruas que tiram da criança a oportunidade de brincar e dispender energia.

Uma variável importante é a renda que influencia diretamente a formação do tipo de hábito, criando situações nas quais o hidrato de carbono (como de cereais e feculentos) substitui gradativamente a proteína animal ou até mesmo vegetal na nutrição dos menos favorecidos, população essa que aumenta dia a dia.

Acrescentem-se ainda os fatores de ordem psicossocial, nos quais o alimento pode ser até a única fonte de prazer, sendo até substituto do afeto. Muitas vezes, o excesso de oferta alimentar poderá ser usado até para camuflar sentimentos de profunda rejeição. Crianças obesas têm freqüentemente famílias desestruturadas, com grandes conflitos, sendo ainda produtos de lares desfeitos e outros traumas. Aqueles indivíduos criados sem limites, sem disciplina, inclusive para comer, estão longe de crescer livres ou felizes, incorrendo em problemas dentre os quais se destaca a obesidade.

OBESIDADE NA ADOLESCÊNCIA

Geralmente, a obesidade na adolescência é um problema da infância e que persiste na idade adulta.

Considerável número de adultos obesos tem antecedentes de obesidade na adolescência, sendo muitos deles de difícil tratamento, ficando claro que uma época adequada para prevenção da obesidade é o início da adolescência.

Alguns aspectos do adolescente devem ser lembrados no enfoque obesidade nessa fase.

O ganho de peso e o anabolismo são características primordiais da adolescência. Aqui, a obesidade já pode ter uma história que envolve a infância, sendo que, se o hábito alimentar já é inadequado, pode cristalizar-se dessa forma ou agravar-se.

O adolescente apresenta mudanças do esquema corpóreo que podem ocorrer em curto espaço de tempo. Da mesma forma que se estrutura a personalidade, seu corpo assume fenótipo adulto, podendo ser essa uma época de muitas inseguranças e frustrações, agravadas por uma auto-imagem insatisfatória na qual as falhas estéticas aparecem como barreiras diante dos familiares, dos amigos, da sociedade e de si mesmo.

A pouca aceitação grupal fortalece a baixa auto-estima e a desvalorização pessoal, com afastamento de atividades como esportes e passeios e favorecimento de vida sedentária, sendo o alimento cada vez mais valorizado e gratificante.

O consumo de sanduíches, salgadinhos, guloseimas com altos teores de hidrato de carbono e gordura é freqüente na adolescência.

Alguns horários de escola que atrapalham as refeições favorecem substituições por vezes inadequadas.

O trabalho também pode funcionar como agravante, mantendo atividades sedentárias, favorecendo o consumo de alimentos inadequados e dificultando a realização das dietas.

O adolescente é extremamente suscetível a imagens de liberdade, amor, sucesso, pano de fundo usado pela propaganda de alimentos como chocolates, sorvetes, refrigerantes.

Em nossa experiência, a obesidade parece preocupar em épocas diferentes adolescentes do sexo masculino e feminino. Essa preocupação parece surgir no menino no início da puberdade, talvez pela conservação do aspecto rechonchudo, infantil ou pelo fato de que a gordura chegue a camuflar o desenvolvimento genital. A demanda para emagrecimento das meninas ocorre mais freqüentemente após a menarca, já em fase de desaceleração do crescimento, quando a gordura começa a ser provavelmente mais notada.

OBESIDADE NA INFÂNCIA E/OU NA ADOLESCÊNCIA – OBESIDADE NO ADULTO?

Muitos estudos tentam equacionar as reais relações entre obesidade na infância e na adolescência com aquela do adulto.

A literatura refere um aumento significativo na obesidade do adulto quando o peso do recém-nascido ultrapassa o percentil 75, enquanto, se ultrapassado o percentil 90 pelo menos uma vez nos primeiros seis meses de vida, aumentaria em 2,6 vezes o risco de obesidade no adulto. Outros autores revelam que o peso ao nascimento e no primeiro ano de vida não é necessariamente uma indicação de obesidade posterior.

Os resultados de alguns estudos mostraram que crianças classificadas como obesas na infância apresentavam acentuada tendência (68 a 77%) à obesidade na adolescência; 39 a 52% das crianças magras mantinham-se magras na adolescência. Os coeficientes de correlação desses trabalhos ressaltam a tendência dos indivíduos de manter a obesidade da infância na fase da adolescência.

Outras regressões mostram relações importantes entre a obesidade do adulto e aquela do adolescente, principalmente quando iniciada ou agravada no início da adolescência.

DIAGNÓSTICO DA OBESIDADE

Vários critérios têm sido adotados para definir obesidade na infância e na adolescência, existindo ainda divergências na literatura.

O problema torna-se mais complexo na adolescência, pois, além dos parâmetros de peso e estatura, deverá ser considerado o estágio de maturação sexual se quisermos ter avaliações corretas.

Passaremos agora a descrever os diversos métodos e índices usados no diagnóstico da obesidade.

Índice de obesidade (IO) – avalia em quanto o peso de uma criança ou adolescente excede seu peso ideal, obtido do percentil 50 da estatura segundo a fórmula:

$$IO = \left(\frac{\text{peso corpóreo encontrado}}{\text{peso ideal}} - 1 \right) \times 100$$

De acordo com esse critério, a obesidade é considerada leve quando o IO é 20-30%; moderada quando é 30-50% e grave, quando excede 50%.

Um grande problema desse método é como selecionar o peso ideal para determinada altura, principalmente na época da puberdade, na qual indivíduos de mesma idade estão em diferentes momentos do seu crescimento físico e da sua maturação sexual. Hoje, porém, é aceito por muitos autores que são considerados obesos aqueles indivíduos que têm peso 20% acima do esperado para a idade-altura.

Índice de massa corpórea (IMC) – tem sido usado em muitos estudos internacionais primordialmente quando considerada a obesidade do adulto. É definido pela relação:

$$IMC = \frac{\text{peso (kg)}}{\text{altura (m)}^2}$$

São considerados normais os valores entre 19 e 25.

Índice de obesidade de Newen & Goldstein – IO$_{(N-G)}$ – esse índice faz uma relação entre o peso e a altura do indivíduo com peso e altura ideais para a idade de acordo com a seguinte fórmula:

$$IO_{(N-G)} = \frac{\dfrac{\text{peso atual}}{\text{altura atual}}}{\dfrac{\text{peso ideal para a idade}}{\text{altura ideal para a idade}}} \times 100$$

São considerados normais valores entre 91 e 110; sobrepeso, 111 a 120; e obesidade, índices superiores a 120.

Prega cutânea tricipital – parece ser um índice bastante fidedigno, porém sua limitação se deve às dificuldades metodológicas para obtenção de valores confiáveis. Pode, em alguns casos, ser usada como um critério a mais no diagnóstico de casos duvidosos.

Curvas pondo-estaturais – constituem importante método de avaliação, podendo ser o indivíduo acompanhado no tempo. Ressaltamos, mais uma vez, a importância da avaliação concomitante dos estágios de maturação na adolescência que facilitarão a avaliação do diagnóstico correto, bem como do prognóstico. Em nosso Serviço – Unidade de Adolescentes do Instituto da Criança – usamos as curvas de Santo André, classe IV.

A maturação sexual é avaliada segundo os critérios de Tanner, que utilizam os estágios de mamas e pêlos pubianos para o sexo feminino e de genitália externa e pêlos pubianos para o sexo masculino.

ABORDAGEM DA CRIANÇA E DO ADOLESCENTE OBESO

Pelas considerações feitas em relação à etiologia da obesidade, percebemos a complexidade do problema e inferimos as dificuldades de abordagem.

O melhor tratamento para a obesidade é, sem dúvida, o profilático, cabendo ao pediatra importante papel na vigilância dos fatores predisponentes na infância e na adolescência.

Desde o início da vida, os pais, principalmente as mães, devem ser esclarecidos que gordura excessiva não é sinônimo de saúde, estando mais relacionada à doença imediata ou tardia.

A promoção do aleitamento materno, esclarecimento das mães sobre as necessidades dietéticas reais e individuais de seus filhos, e ainda o respeito às aquisições gradativas do desenvolvimento como mastigação e outras, associadas a disciplina de horários, abolição do uso excessivo de hidratos de carbono, principalmente na forma de guloseimas e refrigerantes, deverão ser feitas paralelamente à promoção de atividade física, visando ao balanço adequado entre a ingestão e o gasto energético.

Talvez a idade escolar ofereça uma boa oportunidade para enfrentarmos o problema da obesidade, pois aí uma pequena redução do armazenamento de gordura transformará uma criança obesa de 6 ou 7 anos em um adolescente eutrófico de 12 anos.

Deve-se ter em mente que a maior vantagem da nutrição adequada na infância é moldar um hábito alimentar também adequado. A obesidade na adolescência já pode vir da infância, podendo haver ou não cristalização do hábito inadequado nessa fase.

Algumas características próprias do adolescente devem ser lembradas, como a fase de estirão que corresponde à de maior demanda protéico-calórica da vida, exceção feita à gravidez e à lactação. Restrições nessa época devem ser cuidadosas, sendo geralmente relacionadas aos excessos, principalmente dos hidratos de carbono, preservando-se a oferta protéico-calórica necessária à demanda nessa fase.

Em relação aos aspectos psicossociais, o adolescente vive uma época de contestação dos parâmetros familiares, inclusive o alimentar, optando, por vezes, por uma alimentação incorreta com excesso ou falta de nutrientes. Apesar do desenvolvimento do pensamento conceitual, as noções de tempo como futuro não são claramente vivenciadas, implicando dificuldade para a compreensão de premissas como alimentar-se corretamente hoje para ter boa saúde amanhã.

Não devemos, portanto, ficar aventando para o adolescente apenas riscos futuros de doença coronariana ou aterosclerose, mais sim de forma concreta analisarmos com ele as implicações do excesso de peso hoje que pode limitar seu desempenho individual e social, trazendo problemas estéticos, dificuldades nas práticas esportivas, no uso de roupas da moda, problemas de aceitação em relação a amigos, problemas de locomoção, dermatites intertriginosas, elevação da pressão arterial ou mesmo risco de diabetes.

Na fase de desaceleração, poderão ser usadas dietas com restrições protéico-calóricas, já sem a mesma preocupação da fase anterior. A atividade física deverá ser igualmente mantida, sendo as restrições executadas gradativamente, iniciando-se com 2.000 ou 1.800 calorias. Dietas entre 800 e 1.000 calorias só deverão ser usadas com hospitalização do paciente.

Existem abordagens dietéticas mais sofisticadas, como aquelas que utilizam proteína líquida, afastando o indivíduo totalmente do hábito alimentar conhecido. Entre estas, citamos aquela conhecida como Optifast®, que fornece 500 a 700 calorias. Geralmente elas são iniciadas com a hospitalização do cliente e dificilmente são mantidas fora do hospital.

O tratamento medicamentoso ou farmacológico inclui uma soma grande de medicamentos capazes de reduzir o apetite, aumentar a saciedade, aumentar a lipólise, impedir a absorção de glicose ou gordura, aumentar o metabolismo celular, eliminar água e outros resíduos metabólicos. Os redutores do apetite, à base de anfetamina e seus derivados, deprimem o apetite e exercem um certo efeito lipolítico por meio da liberação de catecolaminas. Essas drogas devem ser usadas com extremo cuidado e sempre a curto prazo, pelos riscos que oferecem por meio de seus efeitos sobre o sistema nervoso, representado pela irritabilidade, nervosismo, insônia e perigo maior da tolerância e do hábito. Esses anoréticos têm sido utilizados em associação com drogas tranqüilizantes, com algumas vantagens e um aumento considerável dos efeitos colaterais não desejados.

Hormônios tireoidianos ou seus similares sintéticos têm sido usados com o propósito de aumentar o metabolismo e, assim, acelerar a perda de peso. Para tanto, são utilizados em doses próximas às tóxicas e com inegáveis riscos para o paciente e vantagens duvidosas. Apenas nos casos em que se comprove uma insuficiência tireoidiana, seriam de real valor no tratamento.

Uma série de outros medicamentos representados pelas biguanidas, diuréticos, gonadotrofinas coriônicas, metilcelulose, colestiramina, colecistoquinina e outros vêm sendo propostos, e seus resultados divergentes não oferecem segurança na terapêutica da obesidade de crianças e adolescentes.

Partindo do princípio de que o obeso se movimenta menos do que o não-obeso, deve-se incentivar o exercício físico por meio da ginástica e dos esportes, principalmente os coletivos, obrigando a criança a participar do grupo e, por meio do maior trabalho muscular, gastar mais energia. O exercício deve ser progressivamente aumentado, à medida que a criança melhora sua tolerância, até se tornar uma rotina e se constituir no melhor coadjuvante do tratamento de base.

O tratamento mais promissor parece ser o psicoterápico e principalmente aquele que visa a uma mudança no comportamento. Esse método tem demonstrado total superioridade sobre os outros métodos tradicionais, não só no sentido de uma mais fácil perda de peso, como também na sua manutenção. Utilizando várias técnicas que permitem uma mudança no comportamento, os pacientes são estimulados a ingerir menos alimentos e a aumentar os espaços entre as refeições, e o tratamento assume um aspecto verdadeiramente etiológico.

Mais recentemente, em grandes obesos, foi proposta uma técnica cirúrgica que consiste em estabelecer um curto-circuito, ligando o jejuno ao íleo terminal e deixando isolada grande parte do intestino delgado. Com essa operação, reduz-se a absorção de alimentos e o paciente perde peso rapidamente. Sérias complicações limitam, porém, o uso dessa técnica e principalmente a insuficiência hepática, pancreatite, várias carências vitamínicas e anemia, litíase renal e vesicular e alguns óbitos contra-indicam o processo para crianças e adolescentes.

Em resumo, o tratamento ideal da obesidade teria como base o tratamento psicoterápico representado pela mudança do comportamento, dietas alimentares bem balanceadas, exercícios físicos e, eventualmente, depressores do apetite. Os dados do tratamento estão sumarizados no quadro 7.2.

É extremamente importante que o jovem tenha não só a retaguarda do médico, como também a dos familiares na realização de dietas ou eventuais práticas esportivas.

Toda perda de peso deve ser valorizada, havendo uma análise crítica construtiva do insucesso quando a perda não ocorre. É desaconselhada a pesagem freqüente, que pode ser mais um fator de angústia. Deve ser explicado que o sucesso inicial pode não ser mantido na mesma intensidade no decorrer do processo.

Quadro 7.2 – Tratamento da obesidade.

Tratamento dietético
- Dietas hipocalóricas
- Dietas restritivas, acidóticas etc.
- Jejum ou semijejum

Tratamento farmacológico
- Moderadores do apetite (anfetamina e derivados)
- Gonadotrofinas coriônicas (HGC)
- Biguanidinas
- Hormônios da tireóide e sintéticos
- Diuréticos

Aumento da atividade física
- Ginástica, atletismo, esportes etc.
- Aparelhos mecânicos

Tratamento psicossocial
- Psicoterapia individual e de grupo
- Mudança do comportamento (individual e de grupo)

Tratamento cirúrgico
- Curto-circuito: redução gástrica – temporária ou definitiva

As recidivas são freqüentes e não devem desanimar médico ou cliente, não devendo, porém, ser encaradas como inevitáveis.

O tratamento da obesidade não é isento de riscos e, em certas circunstâncias, o perigo da terapêutica inadequada suplanta o risco do aumento de peso. A restrição alimentar, se não bem balanceada, pode ocasionar estados carenciais graves e vários graus de anemia, comprometendo o ritmo de crescimento. Em casos de grande obesidade ou quando se queira um emagrecimento a curto prazo, pode-se lançar mão do jejum ou do semijejum, não isentos de riscos, mesmo a curto prazo. O uso de biguanidinas e o jejum podem ocasionar acidose e elevação acentuada da uricemia com cristalúria, calculose e nefropatia úrica.

Os depressores de apetite induzem nervosismo, insônia e grande irritabilidade, que podem comprometer o rendimento escolar e inclusive gerar dependência. Os diuréticos podem aumentar a eliminação de potássio provocando hipocalemia, e os hormônios tireoidianos, em doses elevadas, podem provocar tireotoxicose medicamentosa. As técnicas psicoterápicas, se não executadas por pessoal habilitado, podem provocar danos ainda maiores que o inicial. Durante o emagrecimento, o paciente pode mostrar-se ansioso, irritado e agressivo. Pode sofrer sérias crises de depressão quando a perda de peso não resolve os problemas preexistentes. Em alguns casos, ocorrem reações psicóticas provocadas pela redução do volume do corpo. Os riscos do tratamento estão sumarizados no quadro 7.3.

Quadro 7.3 – Riscos do tratamento da obesidade.

Decorrentes do tratamento dietético inadequado ou jejum
- Carências vitamínicas
- Anemias
- Acidose láctica
- Hiperuricemia (cristalúria, calculose, nefropatia)

Decorrentes do tratamento medicamentoso inadequado
- Dependência-hábito-insônia (anfetamina)
- Desidratação e hipopotassemia (diurético)
- Tireotoxicose medicamentosa

Alterações do comportamento
- Ansiedade, irritabilidade e agressividade
- Crises de depressão
  (a perda de peso pode não resolver problemas preexistentes)
- Distúrbios psicopatológicos
  (reações psicóticas à redução do volume do corpo)

Em virtude dos múltiplos fatores que atuam na relação do indivíduo com o alimento, o tratamento da obesidade é extremamente complexo, vindo a criança e o adolescente beneficiarem-se com a abordagem de equipes treinadas, nas quais o somatório de conhecimentos e de atuações envolvendo pediatras, endocrinologistas, psiquiatras, nutricionistas, fisioterapeutas, assistentes sociais e outros possa atingir resultados mais satisfatórios, tendo-se porém ainda presentes altos índices de insucesso.

---

9 Problemas Ortopédicos no Adolescente

SÉRGIO RODRIGUES TÍRICO

Na adolescência, as lesões ortopédicas e traumatológicas revestem-se de importância, principalmente quando não são diagnosticadas e conduzidas adequadamente. A avaliação desses problemas pode, na maioria das vezes, ser feita por médicos, independentemente de sua especialidade.

Este capítulo abordará as alterações ortopédicas mais freqüentes (Quadro 7.4), que acometem tanto a coluna vertebral quanto os membros inferiores. As lesões mais comuns nos membros superiores são as traumatológicas. Entre estas, encontram-se aquelas relacionadas ao uso inadequado e/ou excessivo de computadores, que serão abordadas em outro capítulo deste livro. Cumpre ainda lembrar que algumas das anomalias reconhecidamente congênitas iniciam com sinais e sintomas na adolescência, fazendo-se relevante sua abordagem.

O diagnóstico das afecções ortopédicas no adolescente é feito mediante cuidadosa história clínica e exame físico detalhado. Os exames complementares, como a análise por imagem, a bioquímica, a anátomo-patologia e outros têm a finalidade de esclarecer, auxiliar e complementar os dados obtidos na anamnese e no exame físico. Os exames subsidiários ocasionalmente elucidam o diagnóstico.

ESCOLIOSE

A escoliose é caracterizada por um desvio lateral da coluna em relação ao plano frontal, acompanhada de rotação dos corpos vertebrais. É a mais freqüente deformidade da coluna no adolescente, com incidência de 10% na população em geral. Admite-se que 3% da população adulta tem escoliose com valor angular maior que 10°, havendo maior incidência no sexo feminino (4:1).

A escoliose mais freqüente (80% dos casos) é a do tipo idiopático. Há estudos que demonstram fatores genéticos envolvidos na sua transmissão, pois estima-se uma incidência de escoliose em 40% de familiares de crianças e adolescentes portadores dessa deformidade.

Quadro 7.4 – Principais problemas ortopédicos do adolescente.

Coluna vertebral
· Escoliose
· Espondilolise e espondilolistese
· Cifoses do adolescente
   cifose postural
   moléstia de Scheuermann

Quadril
· Epifisiólise proximal do fêmur ou coxa vara do adolescente

Joelho
· Causa periarticular
   moléstia de Osgood-Schlatter
· Causa patelofemoral
   luxação recidivante de patela
      condromalacia de patela
· Causa intra-articular
   osteocondrite dissecante de joelho

Pé
· Coalizão tarsal
· Navicular acessório
· Apofisite posterior do calcâneo ou doença de Sever

Outras causas de escoliose são a congênita, a neuromuscular, a neurofibromatose, as alterações mesenquimais, a traumática, a displasia óssea, a infecciosa, a tumoral, a metabólica, a reumática, a toracogênica, a psicossomática, a pós-irradiação, a contratura de tecido mole extra-espinhal, a moléstia de Scheuermann e a funcional.

Inicialmente, não há queixas, sendo a assimetria do tórax e a deformidade do tronco detectadas na observação clínica. Dor nas costas é um sintoma posteriormente presente. O exame físico inicia-se pela avaliação da marcha, seguido pela inspeção em posição ortostática, observando-se o desnível dos ombros, das asas ilíacas, dos joelhos e dos tornozelos, e ainda assimetria do tronco com proeminência ocasional da parede torácica anterior e posterior. Pode haver desalinhamento entre a região occipital (apófise de C7) e a fenda glútea. À flexão anterior do tronco, há elevação do hemilado convexo da curva, principalmente quando existe rotação dos corpos vertebrais (teste de 1 minuto). Na escoliose funcional, a coluna é móvel nas inclinações laterais, modificando-se com movimento do tronco; na escoliose estruturada, a curva é mais rígida e menos flexível.

A avaliação do estágio puberal de Tanner evidencia o potencial de progressão da curva, pois quanto maior for o potencial de crescimento, maior será a probabilidade de evolução da escoliose.

A maturidade óssea pode ser avaliada pela ossificação das apófises vertebrais e das apófises ilíacas. A ossificação da apófise do osso ilíaco, que na radiografia em ântero-posterior aparece da parte externa para a interna, é denominada sinal de Risser, que é classificado em cinco graus: Risser grau I, quando a ossificação da apófise cobre uma área de 25% da crista ilíaca; em grau II, quando cobre 50%; em grau III, quando cobre 75%; em grau IV, quando cobre 100%; e em grau V, quando a ossificação da crista está completa. A partir do sinal Risser grau IV, não se observa crescimento para a correção dos desvios da coluna vertebral.

O desvio lateral da escoliose, denominado curva ou curvatura, geralmente compreende algumas vértebras e, de acordo com a localização do ápice da curva, esta se apresenta com os seguintes tipos: curva cervical (C1-C6), curva cervicotorácica (C7-T1), curva torácica (T8-T9), curva toracolombar (T11-T12), curva lombar (L1-L2) e curva lombossacra (L5).

A curva pode receber a denominação de simples, quando se apresenta única, ou de dupla, quando tem uma curva principal e outra compensatória ou ainda duas curvas principais.

O diagnóstico é feito pelo exame clínico e radiográfico. São necessárias radiografias em posição ortostática nas incidências ântero-posterior e perfil de toda a coluna, além da radiografia da bacia, para avaliar o sinal de Risser e o nível das asas ilíacas. As incidências oblíquas da coluna lombossacra são optativas, na dependência dos sintomas. A medida radiográfica do grau da escoliose pode ser feita pelo método de Cobb. Este consiste em obter o valor angular da curvatura, dado pela intersecção de linhas perpendiculares às tangentes das vértebras rodadas nas extremidades (inferior e posterior) da curva.

O melhor tratamento para a escoliose é o preventivo, mediante exame sistemático da criança e do adolescente. Adolescentes em estágios puberais iniciais com curvas de até 10° necessitam de acompanhamento a cada quatro a seis meses, dependendo da velocidade de crescimento esquelético; curvas maiores que 10° necessitam de acompanhamento a cada três meses. Curvas compreendidas entre 20° e 40° necessitam de tratamento conservador com fisioterapia, órteses (coletes do tipo Milwaukee ou toracolombossacro) ou ambos e avaliação a cada três meses. O uso do colete altera a progressão da curva, podendo-se esperar controle da curvatura em aproximadamente 90% dos casos, sem resposta uniforme. As cirurgias são reservadas para curvas maiores que 45°.

A evolução da escoliose depende da precocidade do tratamento, do potencial de crescimento ósseo, do valor angular da deformidade e da localização da curva. São evidências de pior prognóstico: dupla curva, curvas torácicas, menor idade do indivíduo, menor sinal de Risser e maior grau da curvatura (Tabela 7.6). O sexo masculino tem menor possibilidade de progressão em relação ao feminino. Os pacientes do sexo masculino devem ser avaliados até completar o sinal de Risser grau V e os do sexo feminino são considerados maduros com sinal Risser grau IV. A curva pode progredir após esqueleto maduro, dependendo do grau e tipo da curva, da localização e da rotação do corpo vertebral.

Tabela 7.6 – Probabilidade de progressão da curva em relação ao sinal de Risser.

Sinal de Risser	Curva de 5° a 19°	Curva de 20° a 29°
0-1	22%	68%
2-4	1,6%	23%

ESPONDILOLISE E ESPONDILOLISTESE

Espondilolise é uma alteração da coluna vertebral, mais comumente lombar, caracterizada por uma anomalia da *pars interarticularis* (lise) sem escorregamento anterior do corpo vertebral; na presença de deslizamento, esta se caracteriza como espondilolistese. Essas alterações são predominantes no nível de L5-S1, podendo ocorrer em outros níveis. Sua incidência na população adulta é de 5%.

A espondilolise ou a espondilolistese classificam-se em congênita, ístmica, degenerativa, traumática, patológica e pós-cirúrgica. A mais comum no adolescente é a do tipo ístmico, na qual há alongamento ou separação da *pars interarticularis* decorrente de fratura por fadiga consolidada (explicada por um aumento de atividade desportiva nesse período de vida, com provável força agindo na flexo-extensão da coluna). É mais freqüente na raça branca, rara antes dos 5 anos e após 20 anos de idade, tendo como faixa etária de eleição dos 10 aos 15 anos. Acomete mais freqüentemente o sexo masculino, embora seja no sexo feminino que se encontre os escorregamentos mais pronunciados. Há tendência familiar e existe probabilidade de 30% de acometer outro membro da família. Estudos genéticos sugerem a transmissão do tipo autossômico dominante com penetrância incompleta. Malformações congênitas, como espinha bífida oculta e subdesenvolvimento do arco de L5, podem predispor à lise ou listese. Assim, a causa de espondilolise e espondilolistese é provavelmente multifatorial, envolvendo predisposição genética, defeitos do desenvolvimento e traumatismos.

A espondilolistese classifica-se, pela intensidade de deslizamento anterior do corpo vertebral, em 5 graus: 25%, grau I; de 25 a 50%, grau II; de 50 a 75%, grau III; acima de 75%, grau IV; deslizamento total, grau V.

A espondilolise e a espondilolistese freqüentemente evoluem de forma assintomática, com diagnóstico eventual pela radiografia. Na espondilolistese, os sintomas iniciam-se na segunda década de vida, durante o estirão de crescimento, ocasião em que o escorregamento vertebral pode ocorrer. Ocasionalmente, produz desconforto na coluna lombar, observando-se atitude em hiperlordose, com apófises espinhosas proeminentes, fraqueza da musculatura abdominal e retração dos isquiotibiais. Queixa de dor lombar ou radicular pode estar presente. A extensão da coluna produz ou aumenta a dor. Existe sensibilidade no nível da cintura, dificuldade de abaixar-se e, no caso mais grave, o paciente apresenta-se com dorso curvo. Diminuição do movimento ântero-posterior do tronco e alteração da marcha podem ser encontradas. Decúbito lateral com os quadris e joelhos fletidos geralmente alivia a dor. Na presença de escorregamento de graus I e II, o exame físico revela-se normal ou com lordose moderada, existindo retração dos isquiotibiais e raramente há rotação da pelve e ciatalgia. Na espondilolistese graus III e IV, observam-se lordose acentuada, inclinação da pelve e eventual sulco transverso no abdome no nível da linha umbilical, além de comprometimento da raiz nervosa.

O diagnóstico é feito pela clínica e radiografia. A radiografia é feita nas incidências ântero-posterior e de perfil da coluna em posição ortostática e, ainda, nas incidências oblíquas direita e esquerda da coluna lombossacra, que mostra a imagem oblíqua da vértebra. A tomografia axial computadorizada ajuda a elucidar as lesões ósseas, e a ressonância magnética, as causas dos sinais neurológicos. A cintilografia óssea é útil para determinar o tempo de lesão, pois lesões com mais de um ano de duração são pouco captantes.

No adolescente assintomático, a conduta é a observação periódica, e no sintomático, portador de espondilolistese graus I e II, o tratamento é conservador, por meio de antiinflamatórios não-hormonais, analgésicos, repouso e fisioterapia. O controle radiográfico é feito a cada seis meses, até completar o crescimento ósseo, sem restrição das atividades. Na espondilolistese graus III, IV e V, com ciatalgia, quando a terapia conservadora se mostra ineficaz, o tratamento cirúrgico deve ser planejado. Pacientes que ainda estão em fase de aceleração de crescimento devem ter avaliação radiográfica a cada quatro ou seis meses e, posteriormente, a cada ano, até que cesse o crescimento ósseo. O prognóstico depende do grau de escorregamento vertebral, idade e sexo do indivíduo e presença de alterações anatômicas na articulação lombossacra; mas, em geral, os resultados são satisfatórios mesmo nos casos operados.

CIFOSE

Denomina-se cifose a curvatura da coluna vertebral em relação ao plano sagital, que apresenta convexidade posterior e configuração angular de raio longo.

Na faixa etária adolescente, revestem-se de importância a cifose postural e a cifose juvenil ou moléstia de Scheuermann. A cifose pode ter outras etiologias, tais como defeitos congênitos, paralisias, mielomeningocele, pós-traumáticas, infecciosas, pós-cirúrgica, pós-irradiação, metabólicas, doenças do colágeno, tumorais e neurofibromatose.

Cifose postural
É uma atitude do dorso decorrente da má postura do indivíduo, apresentando-se com curva flexível, sem alteração estruturada da coluna, que se corrige ativa ou passivamente e que ocorre no final da segunda infância.

A má postura relaciona-se a fatores físicos, como o crescimento rápido do esqueleto não acompanhado pelo desenvolvimento muscular, atitudes viciosas e fatores emocionais, inclusive aqueles decorrentes de modificações do esquema corpóreo.

Em geral, o indivíduo apresenta-se assintomático, tendo como alteração no exame físico: abdome protruso e aumento da lordose lombar com ausência de alterações radiográficas. Essa cifose habitualmente regride com o crescimento, principalmente quando realizado tratamento com ginásticas posturais corretivas, práticas esportivas adequadas e o fundamental aconselhamento da família e do adolescente. Esses casos devem ser acompanhados e orientados até o final da puberdade para que a cifose postural não se torne estruturada ou definitiva.

Cifose juvenil ou moléstia de Scheuermann
É a cifose do adolescente, caracterizada por curvatura de raio longo não passível de correção ativa ou passiva. Sua incidência compreende de 0,4 a 8% da população em geral. A predominância dos sexos é discutível, admitindo-se igual prevalência. A etiologia é desconhecida, havendo indícios de transmissão autossômica dominante, com alto grau de penetrância e expressividade variável.

O início dos sinais e sintomas é próximo à puberdade, apresentando-se como cifose torácica ou toracolombar. A dor é localizada no ápice da curva e na área da deformidade, agravada ao levantar-se, sentar-se e ainda com as atividades físicas. Esse sintoma desaparece com o fim do crescimento ósseo. Pode ocorrer lombalgia relacionada à hiperlordose lombar compensatória ou, ainda, associada à espondilolistese. Há diminuição da lordose cervical, com protrusão da cabeça sobre o tronco. Ao exame físico, nota-se o dorso curvo, hipotrofia dos músculos peitorais, antepulsão dos ombros, retração dos isquiotibiais e dos ileopsoas. Em um terço dos casos existe associação com escoliose. Quando se faz a extensão ativa e passiva do tronco com o paciente em decúbito ventral, permanece uma cifose residual estruturada. Lesão neurológica e paraparesia são raras.

O exame radiográfico deve incluir toda a coluna nas incidências ântero-posterior e de perfil para determinar-se o grau da curva e detectar-se presença de escoliose. Considera-se moléstia de Scheuermann um valor angular de curvatura superior a 45° (medido pelo método de Cobb, na incidência em perfil), associado à forma de cunha anterior maior que 5°, envolvendo pelo menos três corpos vertebrais adjacentes no ápice da curva, além de irregularidade epifisária e nódulos de Schmorl. Pode-se fazer uma radiografia em decúbito dorsal para testar a flexibilidade da curva em hiperextensão. Radiografias oblíquas lombossacras são úteis para avaliar a presença de espondilolistese. A presença dos anéis epifisários e do sinal de Risser nos orientam quanto ao grau de maturidade da coluna.

Curvas de até 75° são tratadas com fisioterapia, e aquelas acima desse ângulo, com colete de Milwaukee, até a fusão da placa epifisária. Cirurgia é exceção e indicada nas curvas maiores que 100°, com sintomatologia.

EPIFISIÓLISE PROXIMAL DO FÊMUR OU COXA VARA DO ADOLESCENTE

A epifisiólise proximal do fêmur ou epifisiolistese proximal femoral ou, ainda, escorregamento epifisário não-traumático caracteriza-se pelo escorregamento gradual ou súbito, para trás e para baixo, da epífise sobre a metáfise, resultado de um enfraquecimento do anel pericondral da fise proximal do fêmur ou deiscência da fise. Admite-se incidência de 2/100.000 adolescentes, sendo mais freqüente no sexo masculino (3:2) e na raça negra, tendo o lado esquerdo mais acometido e o traumatismo como fator desencadeante. Em 30% dos casos, o acometimento é bilateral.

A etiologia é pouco definida, porém, as investigações sugerem distúrbios endócrinos ou metabólicos. A teoria mais aceita admite que alterações dos hormônios sexuais debilitem a placa epifisária, tornando-a vulnerável ao peso do corpo quando for submetida a uma força de cisalhamento. A mecânica de escorregamento é variável, podendo ocorrer durante a marcha, em repouso ou, ainda, por traumatismo abrupto e intenso. O escorregamento epifisário progressivo vai assumindo uma deformidade em varo e de retroversão do colo do fêmur. A maioria dos descolamentos ocorre na fase de aceleração do estirão de crescimento, antes do aparecimento da apófise da crista ilíaca ou do sinal Risser grau 0.

A classificação é feita pela aparência à radiografia, analisando-se o tipo e o grau de deslizamento do raio central da epífise com relação ao centro da metáfise: grau 0 é o pré-escorregamento, grau I tem um terço de escorregamento, grau II apresenta dois terços de escorregamento e o grau III é maior que dois terços de escorregamento.

A clínica depende do grau, do tempo e da velocidade de escorregamento. Inicialmente, há dor pouco intensa na face medial da coxa ou do joelho, com ou sem claudicação. Posteriormente, a dor manifesta-se na face medial da coxa até a região inguinal, sendo o joelho a eventual localização álgica. Existe alteração da marcha com inclinação do dorso para o lado comprometido e posicionamento do membro em rotação externa. No adolescente, com claudicação e queixa de dor no quadril ou joelho, deve-se suspeitar de epifisiólise proximal do fêmur. Ao exame físico, observa-se claudicação em grau variável, existência de limitação na rotação interna e na abdução do quadril, tanto em extensão como na flexão em 90°, pois o membro, ao ser flexionado passivamente, roda externamente. O encurtamento do membro é proporcional ao escorregamento. A gravidade da epifisiólise está relacionada com o tempo de duração dos sintomas.

O diagnóstico é confirmado mediante o quadro clínico e radiográfico. Deve-se obter radiografia dos dois quadris nas incidências ântero-posterior e de perfil, sendo esta última a mais esclarecedora (deve-se evitar a radiografia na denominada "posição de rã" em 45° pela possibilidade de agravamento do escorregamento na fase aguda). A cintilografia óssea mostra captação na fase de pré-escorregamento quando comparada a um quadril sadio. A tomografia axial computadorizada fornece detalhes do escorregamento, quanto à relação entre a epífise e a metáfise.

O tratamento depende da fase e do grau de escorregamento. Na suspeita clínica de pré-escorregamento ou na fase aguda, o paciente deve ser mantido em repouso no leito, podendo ainda ser instalada uma tração cutânea. Posteriormente, procede-se o tratamento ortopédico de escolha, sendo o tratamento cirúrgico o de maior aceitação. Todos os pacientes devem ter avaliação radiográfica periódica do lado não acometido até a fusão da placa epifisária ou até 18 meses do escorregamento, pela possibilidade de, em 30% dos casos, ocorrer posterior envolvimento dessa articulação.

MOLÉSTIA DE OSGOOD-SCHLATTER

É uma epifisite do tubérculo tibial anterior, própria do adolescente, ocorrendo predominantemente durante a fase de aceleração do estirão puberal. Sua incidência é maior no sexo masculino, em uma proporção de 3:1, e, geralmente, história de esforço físico antecede o início dos sintomas.

A moléstia de Osgood-Schlatter é ocasionada pela força exercida sobre a tuberosidade proximal da tíbia, resultante da atividade mecânica da contração do quadríceps. A união entre o tubérculo tibial e o osso é feita, inicialmente, por cartilagem em crescimento, formando uma ligação frágil e suscetível ao mecanismo de ação desse músculo. Há tendência em afirmar que a ação quadricipital, embora não muito intensa, é suficiente para obliterar o suprimento sangüíneo do tubérculo tibial produzindo isquemia localizada, de-

terminando a necrose avascular ou apofisite isquêmica. Outros admitem que a tensão no tendão patelar produz um deslocamento de fragmentos da cartilagem da tuberosidade com conseqüente processo de reparação inflamatória determinando uma tendinite patelar. Há aqueles que enfatizam que a patela alta e a retração dos isquiotibiais desempenham papel relevante. O esforço sobre o tendão patelar no seu ponto de inserção é a causa primária da doença. O tubérculo tibial não interfere nas estruturas intrínsecas do joelho por ser extra-articular.

O quadro clínico é insidioso e característico: dor abaixo da patela, na tuberosidade tibial anterior geralmente bilateral, agravada por esforços físicos, principalmente aqueles que envolvem atividade do quadríceps. Com repouso, a dor diminui ou torna-se ausente. Ao exame físico, observa-se, em geral, elevação na tuberosidade tibial anterior acompanhada de dor. Patela alta e retração dos isquiotibiais são freqüentes.

O diagnóstico é clínico e o exame radiográfico dos joelhos compreende duas incidências: ântero-posterior e de perfil em 30° que, além de evidenciar a lesão, auxilia na exclusão de outras alterações concomitantes. A ressonância magnética avalia as alterações da tuberosidade e do tendão patelar, não sendo recomendada como rotina.

O tratamento clínico é eficaz na maioria dos casos, consistindo principalmente em repouso do membro até que cessem os sintomas, podendo-se associar medicamentos antiinflamatórios não-hormonais e analgésicos. A imobilização gessada do joelho poderá ser utilizada na persistência da sintomatologia. As infiltrações de anestésicos e corticóides devem ser evitadas.

O prognóstico habitualmente é bom e sem seqüelas, exceto pelo aumento do tubérculo tibial, que poderá tornar-se permanente. A moléstia é autolimitada, cessando quando se completa o crescimento. A complicação mais comum é a falência parcial da união do tubérculo tibial com conseqüentes sintomas no adulto. A menos comum é a fusão prematura da epífise tibial anterior, produzindo *genu recurvatum*.

LUXAÇÃO RECIDIVANTE DE PATELA

A luxação recidivante ou habitual de patela é uma alteração que ocorre na instabilidade patelar com o joelho em flexão, por alterações das estruturas da articulação femoropatelar ou dos tecidos não-ósseos, permitindo que a patela se desloque lateralmente. Considera-se recidivante a ocorrência de mais de três episódios de luxação. Há prevalência no sexo feminino e em idade superior a 12 anos. Pode ser bilateral.

Os fatores que determinam a luxação recidivante patelar são: alterações congênitas na inserção do músculo vasto lateral, joelho valgo, deformidades torcionais da tíbia em rotação externa, desequilíbrios musculares, frouxidão ligamentar, seqüela de traumatismo, fatores congênitos, a exemplificar a hipoplasia patelar e do côndilo lateral, e, ainda, modificações anatômicas do sulco intercondíleo.

Dor retropatelar com o joelho em flexão, falseio por perda súbita dos músculos extensores do joelho, bloqueio articular na extensão do joelho e crepitação são as queixas mais habituais. Ao exame físico podemos encontrar: rotação interna do fêmur, rotação externa da tíbia, geno valgo, inserção lateral do tendão patelar, hipotrofia do quadríceps, retração dos músculos isquiotibiais, sinal da apreensão quando se lateraliza a patela com o joelho em 30°, sinal da compressão da patela contra os côndilos, dor à pressão das bordas patelares, na qual se identifica sinovite reacional ou plica sinovial.

O exame radiográfico inclui ambos os joelhos nas incidências ântero-posterior e de perfil em 30° e axial da patela com o joelho em flexão de 45° e 90°, ou só na incidência de 45°. As três últimas incidências avaliam o comprometimento da articulação femoropatelar, as deformidades patelares e dos côndilos, o grau de luxação e, em casos mais tardios, as artroses. A tomografia axial computadorizada esclarece alterações no tecido ósseo. A ressonância magnética fornece dados da relação femoropatelar e dos tecidos não-ósseos.

O tratamento depende dos fatores etiológicos, do grau de luxação, do tempo decorrido do primeiro episódio, do número de luxações apresentadas e do grau de artrose femoropatelar ou da articulação do joelho. Tem por objetivo adotar medidas descompressivas e estabilizadoras. Na fase aguda, o tratamento conservador consiste no uso de imobilizadores, analgésicos, repouso e, posteriormente, fisioterapia para fortalecer o vasto medial, flexores mediais do joelho e alongar do quadríceps. O tratamento incruento envolve a redução da luxação, além da adoção das medidas conservadoras. O tratamento cirúrgico tem, como princípio básico, o alinhamento do aparelho extensor, alongando as estruturas laterais e reforçando as mediais.

CONDROMALACIA DE PATELA

É uma lesão da cartilagem articular da patela, responsável por uma síndrome dolorosa retropatelar, que nem sempre se caracteriza por um "amolecimento" da cartilagem, admitindo-se ser uma condropatia. Essa lesão cartilaginosa produz um processo degenerativo, caracterizado por fibrilação, fissura, fragmentação ou erosão da superfície articular, decorrente de hiperpressão patelar.

Considera-se que a condromalacia do adolescente do tipo idiopático tenha como causa primária alteração da cartilagem por desintegração da substância fundamental. A condromalacia pode também ser do tipo secundário ou mecânico, com alteração da cartilagem em decorrência de traumatismo repetitivo ou direto, anormalidade da patela, estresse ocupacional, alteração mecânica do aparelho extensor, sobrecarga ou pressão da patela contra os côndilos, alinhamento defeituoso do membro e desvios axiais do membro ou da patela. A incidência de condromalacia do adolescente é maior no sexo feminino e, considerando-se o tipo idiopático, a proporção é de 3:2.

A condromalacia classifica-se em quatro graus: I – tumefação, fibrilação e perda da resistência da cartilagem ("amolecimento"); II – fragmentação e fissuração em área de até um terço de diâmetro; III – fragmentação e fissuração com área maior que um terço de diâmetro; IV – erosão da cartilagem abaixo do osso subcondral.

A dor é sugestiva, freqüentemente retropatelar ou nas facetas lateral ou medial, agravada por esforço em flexão ou quando o joelho permanece fletido por longo período (exemplo: agachar-se ou subir e descer escadas). A sensação de deslocamento lateral momentâneo da patela ("joelho saindo fora do lugar"), crepitação notada e, às vezes, audível são outras queixas referidas. Ao exame físico, observa-se freqüentemente dor à compressão no centro e nas bordas da patela, especialmente a medial, e crepitação com ou sem dor. Habitualmente, não há derrame ou tumefação sinovial palpável.

O diagnóstico é predominantemente clínico, mas as radiografias ântero-posterior, de perfil em 30° e axial de patela em 45° ou 90° são necessárias para evidenciar alterações em todo o joelho e do posicionamento da patela. A imagem de condromalacia à radiografia só é evidente quando há comprometimento do osso subcondral. A cintilografia óssea é um exame que mostra a localização da anomalia, sendo importante para os casos duvidosos. A ressonância magnética fornece, com detalhe, o grau e a localização das lesões, assim como o espessamento da sinóvia e estruturas não-ósseas adjacentes.

Na fase inicial de condromalacia com fibrilação e fragmentação da cartilagem, esta responde, na maioria dos casos, ao tratamento conservador, que consiste em repouso, antiinflamatórios não-hormonais, analgésicos e fisioterapia. Após a fase aguda, é aconselhável a investigação e a reabilitação da causa básica da doença, uma vez que a persistência de quadro crônico pode levar o paciente à situação de incapacidade para suas atividades. O tratamento cirúrgico é preconizado para os casos em que há fragmentação e erosão da cartilagem, com sintomas persistentes.

OSTEOCONDRITE DISSECANTE DO JOELHO

Osteocondrite dissecante do joelho é uma separação parcial ou completa de um segmento normal da cartilagem hialina da sua união óssea. O plano de descolamento pode ser superficial ao osso subcondral, criando uma lesão cartilaginosa, ou comumente mais profundo, na placa subcondral, produzindo um fragmento osteocondral.

A osteocondrite dissecante do joelho acomete indivíduos com presença de placa epifisária, em uma incidência de 30/100.000, com predominância no sexo masculino de 3:1 e bilateralidade de 30%. É entre 13 e 21 anos que a lesão aparece com maior freqüência. No joelho, a localização é de 85% no côndilo femoral medial e 15% no lateral.

A causa é controvertida e o mecanismo da lesão admite-se ser multifatorial, com valorização do traumatismo.

A história é imprecisa, com queixa de dor difusa no joelho, às vezes relacionada a esforço. A dor e a tumefação são precipitadas ou agravadas pela atividade e, ocasionalmente, existe bloqueio do joelho por corpo livre. O exame físico geralmente não é específico e no início pode ser normal. Marcha antálgica, rotação externa da tíbia, perda da circunferência da coxa, diminuição da mobilidade e derrame articular são sinais constatados com maior freqüência.

As radiografias de rotina são: ântero-posterior e perfil do joelho e ainda axial da patela. Outra radiografia de importância é a do túnel intercondilar, que serve para demonstrar lesão oculta nas radiografias convencionais. A ressonância magnética é um exame que mostra a natureza e a estabilidade da osteocondrite, além de classificá-la no pré-operatório. A cintilografia óssea tem valor diagnóstico e na análise da evolução da lesão. A tomografia computadorizada é útil no diagnóstico de alteração patelar.

Dos meios invasivos, a artroscopia define a estabilidade da anomalia e a integridade articular, além de poder ser usada como meio de tratamento.

O tratamento depende da idade do paciente, da intensidade dos sintomas, do tamanho, da estabilidade e localização da lesão. O tratamento conservador é indicado nos pacientes com presença da placa epifisária e fragmentos estáveis. Na fase aguda, retira-se a carga do membro ou faz-se imobilização por um período de seis semanas. Posteriormente, indica-se fisioterapia, que visa ao fortalecimento e alongamento muscular. O tratamento cirúrgico é reservado aos casos com fragmentos instáveis, corpos livres e placa epifisária mostrando maturidade óssea.

COALIZÃO TARSAL

É uma fusão congênita entre dois ou mais ossos do tarso, também denominada coalizão ou barra tarsiana. Essa fusão de origem óssea, fibrosa, cartilaginosa ou mista pode ser completa ou incompleta, com manifestação clínica no início da adolescência.

A causa primária é desconhecida, mas na maioria dos casos admitem-se falta de diferenciação e divisão embrionária do tecido mesenquimal.

As coalizões são classificadas, quanto à natureza, como ósseas (sinostoses) ou mistas (fibróssea ou osteocartilaginosa), e quanto à localização, como calcâneo-navicular, talocalcaneana, talonavicular, calcâneo-cubóidea, cubóide-navicular, fusão em bloco ou mista.

A coalizão tarsal está presente em 1% da população em geral, com pequena predominância na região talocalcaneana, seguindo-se a calcâneo-navicular. A barra talocalcaneana usualmente é unilateral, mas alguns autores descrevem 50% de casos bilaterais. As coalizões têm predominância no sexo feminino. O aparecimento de mais de uma barra concomitante no mesmo pé é pouco freqüente.

Dor na parte posterior do pé ao caminhar, após pequenos traumatismos ou mesmo em repouso, é o sintoma mais referido e em geral coincide com a fusão da barra. Os sinais mais comuns são: deformidade e rigidez da articulação subtalar em grau variado. O valgo do calcâneo é freqüente e, excepcionalmente, existe deformidade em varo. A rigidez da subtalar impede a supinação do pé, por limitação no nível da articulação talocalcaneana (anteriormente chamado de pé peroneiro espástico).

Para verificar a rigidez da subtalar em qualquer tipo de coalizão, observa-se que, no indivíduo mantido na ponta dos pés, o calcâneo não faz a varização normal ou tem limitação desse movimento, ou ainda, na manobra ativa de supinação do pé, a subtalar mantém-se rígida ou limitada em seu curso. No adolescente portador de pé plano valgo ou valgo rígido doloroso, deve-se pensar em coalizão tarsal.

O estudo radiográfico, em posições ortostática dos pés (frente e perfil) e oblíquas dos médio-pés, em geral, é esclarecedor quanto à barra calcâneo-navicular. Na coalizão talocalcaneana, o exame de eleição é a tomografia axial computadorizada. A cintilografia óssea tem a finalidade de detectar casos de fratura da coalizão.

O diagnóstico é feito pela clínica e pelos exames subdisiários. Quando existe rigidez do médio-pé e deformidade, o diagnóstico torna-se evidente; no entanto, como a maioria das barras é de origem mista, a deformidade, a dor e a rigidez da subtalar nem sempre estão presentes e, portanto, há necessidade da exploração complementar já descrita.

O tratamento depende da idade e do tipo da anomalia. Na coalizão calcâneo-navicular, com sinais e sintomas evidentes, o tratamento de eleição é cirúrgico. Na talocalcaneana, há quem indique o tratamento conservador; no entanto, o maior benefício é a ressecção cirúrgica da barra. Nos adolescentes, a cirurgia resume-se à ressecção da coalizão e reabilitação. Nos casos com artrose dolorosa da articulação, sem placa epifisária presente, a fusão óssea deve ser indicada (artrodese).

NAVICULAR ACESSÓRIO

O termo navicular acessório é usado para indicar a presença de uma proeminência ou de um osso adicional, localizado medial ou posteriormente ao tubérculo do navicular tarsiano. Essa alteração existe como osso separado em 20% da população e em mais de 30% o acometimento é bilateral.

A classificação é radiográfica em tipos I, II e III, com base no tamanho, na forma e na localização do navicular acessório. O tipo I é pequeno e aderido, o II produz uma sincondrose, e o III produz um meganavicular. O tipo I corresponde a 30%, e os tipos II e III, a 70%, quanto à incidência.

O navicular acessório é uma estrutura formada por osso esponjoso, unido ao osso principal por cartilagem hialina ou por fibrocartilagem densa ou ainda pela presença dos dois. O tendão tibial posterior está inserido na face medial do navicular de forma anômala, sofrendo deslocamento do seu trajeto habitual e, assim, submetido à força de compressão, torção e tração excessiva. Em conseqüência dessa alteração, o apoio dinâmico do arco longitudinal medial fica debilitado e, em alguns pés, há desequilíbrio tendíneo, que promove um pé plano valgo.

Geralmente assintomático na infância, é na pré-adolescência que os sintomas são mais exuberantes, ocorrendo dor aos esforços, bem como aumento de volume do navicular, o que desperta a atenção do paciente. Ao exame físico, pode-se notar proeminência no navicular, quase sempre dolorosa à palpação, podendo haver calosidade pelo atrito do calçado, e ainda podendo-se encontrar os pés planos valgos ou pronados.

O diagnóstico é feito pela clínica e radiografia. A radiografia simples dos pés faz-se nas incidências ântero-posterior e de perfil para visualizar o osso acessório, que pode variar de forma q tamanho. Em geral, tem contorno liso e arredondado, o que o diferencia de fratura. Na puberdade, o navicular acessório pode incorporar-se ao osso principal, formando um bloco proeminente único denominado meganavicular. Em muitas situações, essa eventualidade produz os mesmos sintomas e sinais do navicular acessório. A cintilografia, assim como a tomografia axial computadorizada, são necessárias para confirmar fratura por arrancamento do acessório ou fratura do tubérculo do navicular. Com a ressonância magnética podem-se avaliar a forma, o tamanho e a inserção do navicular acessório ao osso principal, além do estado do tendão tibial posterior, que tem importância no prognóstico.

O tratamento conservador baseia-se no uso de palmilhas para reduzir a força de tração do tendão tibial posterior, analgésicos para alívio da dor e, eventualmente, fisioterapia. Em casos resistentes ao tratamento clínico, planeja-se o tratamento cirúrgico.

APOFISITE POSTERIOR DO CALCÂNEO OU DOENÇA DE SEVER

Consiste em alteração da tuberosidade posterior do calcâneo, localizada no seu centro de ossificação secundário. É freqüente na faixa etária entre os 10 e os 15 anos de idade e predominante no sexo masculino.

A causa mais provável é a tração mecânica sobre a tuberosidade posterior do calcâneo, produzindo alterações vasculares, quer por ação traumática, quer por distúrbio endócrino ou ainda por patogênese atípica.

O início dos sintomas é geralmente insidioso e progressivo, caracterizado por dor na face posterior do calcâneo uni ou bilateral e claudicação. Pode associar-se edema local. Os sintomas são agravados pelo uso de calçados sem salto ou calçados com contraforte muito rígido e, ainda, por posturas com atitudes inadequadas de andar na ponta dos pés. Ao exame físico, observa-se dor à palpação da parte posterior do calcâneo.

O diagnóstico é feito pelo quadro clínico e radiográfico. As radiografias são feitas nas incidências de perfil e axial do calcâneo, as quais podem mostrar irregularidade e fragmentação de sua apófise posterior.

Na fase aguda, o objetivo do tratamento é aliviar a tensão sobre a epífise do calcâneo, conseguido por meio do repouso do segmento afetado, antiinflamatórios não-hormonais, analgésicos e calor. Posteriormente, podem-se elevar os saltos dos sapatos em 1 a 2cm, até que cessem os sintomas ou que haja a fusão da epífise. Nos casos resistentes a esse tratamento, há necessidade de aparelho gessado de descarga, em geral, por duas a três semanas.

A doença é autolimitada, cessa em poucos meses ou com a fusão do núcleo do calcâneo.

BIBLIOGRAFIA

Ver final desta parte.

10   Sexualidade e Educação Sexual

Maria Ignez Saito

O exercício da sexualidade na adolescência pode vir a se tornar uma das vivências de risco, com possibilidade de ter como resultado a gravidez precoce, o aborto, as DST/AIDS, levando, freqüentemente, à interrupção do projeto de vida ou até da própria vida.

As reflexões sobre sexualidade e educação sexual, que não estavam presentes no currículo médico, fazem-se hoje impostergáveis desde o advento da AIDS, embora já fossem necessárias para discussão de aspectos ligados a anticoncepção, paternidade responsável, prevenção das doenças venéreas.

Para a realização da proposta educativa, estão convocados todos os segmentos sociais – família, educadores, médicos, profissionais outros da área de saúde, meios de comunicação, ou seja, a sociedade como um todo. Esse trabalho se tornará efetivo quando algumas premissas básicas forem respeitadas.

Talvez a primeira delas seja definir a sexualidade como parte integrante do desenvolvimento da personalidade, compreendendo-a como inerente ao ser humano, desvinculando seu significado como sinônimo de sexo ou atividade sexual. Assim, existem várias teorias para definir sexualidade, entre as quais a do Comitê sobre Sexualidade da Associação Médica Americana: "A sexualidade humana se evidencia por aquilo que fazemos, mas principalmente e também por aquilo que somos".

É importante que a sexualidade não seja fragmentada em sexualidade da criança, do adolescente, do adulto ou do idoso, mas que seja vista como processo, acompanhando os indivíduos desde a vida intra-uterina.

De maneira geral, orientação sexual deve ser ministrada da mesma forma que qualquer outro processo educativo, envolvendo sempre noções de liberdade de escolha, responsabilidade e história de vida de cada um.

Para fins didáticos, o exercício da sexualidade apóia-se em três vertentes mais relevantes: a histórica, a cultural e a de cunho social.

Dentro da proposta histórica, a visão da sexualidade no tempo ajuda a entendê-la, não como proposta individual, mas sim vinculada a relações de poder de ordem político-econômica, cultural, social, religiosa, moral, ética, subordinando o comportamento sexual do indivíduo a valores e instituições que envolvem, de forma dinâmica, cada época e que podem ser, sob múltiplos aspectos, transpostos para os dias de hoje.

Assim, a força da história faz-se sentir, por exemplo, durante o surgimento do capitalismo, quando o corpo, até então órgão de prazer, transforma-se em instrumento de produção, alterando os comportamentos sociais, inclusive no que diz respeito ao exercício da sexualidade.

De maneira geral, até hoje a inserção social influencia os critérios, levando a julgamentos diferentes diante do mesmo fato. Exemplo claro dessa prática pode ser apreciado diante da ocorrência da gravidez em adolescentes de níveis sócio-econômicos diversos: o movimento é de espanto e revolta quando da ocorrência do evento nas classes mais favorecidas e de conformação e até de fatalidade nas menos favorecidas, com tantos modelos idênticos na mesma família ou agrupamento social. Essa diferença, ligada à classe social, também era observada na Idade Média, ou seja, enquanto para a nobreza a virgindade deveria ser preservada até o casamento, para as camponesas não havia essa imposição, devendo procriar cedo, independentemente do matrimônio, visto a urgência de braços para as lavouras, bem como para as guerras.

A cultura engloba os aspectos cognitivos, crenças, tabus, mitos, rituais, símbolos e valores que vão produzir determinadas influências, convertendo determinado aspecto em algo aceitável ou não.

É importante que aquele que vai orientar tenha em mente que podem existir diferenças culturais entre ele e os orientandos e entre os próprios orientandos, pois isso trará maior abrangência à orientação.

As diferenças culturais são marcantes entre as sociedades oriental e ocidental, determinam diferentes vivências da sexualidade para adolescentes procedentes de diferentes países ou regiões dentro de um mesmo país, como, por exemplo, ocorre entre jovens com criação rural ou urbana.

Quando se encara a vertente social, deve-se ter presente que a socialização é o processo por meio do qual o ser humano interioriza normas, valores, atitudes, incorporando-os à sua própria personalidade.

Aqui, a família aparece como importante agente na construção do comportamento, pois é onde eclode inicialmente a cultura do azul e do rosa, determinando atitudes e papéis sociais que diferenciam meninos e meninas, homens e mulheres. Algumas premissas são aqui lembradas:

"A mulher é frágil por natureza."

"O homem é dominador."

"A virgindade é sinal de pureza."

"O homem não necessita de ternura, pois é menos sensível que a mulher."

"Meninos não choram."

"Meninos não brincam com bonecas."

"As meninas sempre são submissas e bem comportadas."

"Meninos e meninas não apresentam sexualidade, que já é coisa de adolescente."

Esses aspectos reforçam os comportamentos e as atitudes de uma sociedade machista e, freqüentemente, são cobradas dos indivíduos atitudes e posturas diferentes das que lhes inculcaram. Assim, do homem é cobrada a sensibilidade e a ternura, a emoção das lágrimas e o cuidado com o filho pequeno; da mulher, a independência, a luta por um lugar no mercado de trabalho, a força, o comando, tudo se refletindo e, por vezes, determinando o comportamento sexual. É possível que a solução não esteja no feminismo ou machismo, mas sim em uma proposta na qual os direitos e os deveres sejam iguais para ambos os sexos.

É importante lembrar que o papel de gênero – masculino e feminino – é a base do desenvolvimento dos demais papéis sociais. Ele envolve uma "maneira de ser masculina ou feminina" que determina o comportamento diante das demais pessoas e da sociedade. Sua vinculação especial com a sexualidade se fará repercutir dentro de um contexto mais amplo.

Nos dias de hoje, a sexualidade apresenta-se sob nova relação de poder determinada pela AIDS que a associa à idéia de morte. Por meio da ótica da educação sexual, a sexualidade deve ser resgatada como manifestação da vida, que não poderá ser usada para coibir, destruir afetos e até pessoas.

Talvez um dos motivos da não-adesão dos adolescentes às campanhas de prevenção seja a vinculação da sexualidade com a morte, que não faz parte de seu repertório de vida, não sendo por eles reconhecida. Torna-se claro que, em relação ao adolescente, o sucesso de toda a abordagem passa pelo conhecimento que se tenha das características desse ser em transição, para o qual o desenvolvimento da sexualidade ocorre paralelamente ao das demais características, que, no conjunto, formam a síndrome normal da adolescência. Esta envolve a busca da personalidade, a tendência grupal, as flutuações de humor, a crise religiosa, a vivência temporal singular, entre outros. O educador deverá estar preparado para o desafio de orientar um ser ávido por experimentar o novo, destemido por se julgar indestrutível, já que a morte, a dor, a doença, enfim, os riscos como o da gravidez não o atingirão jamais, e imaturo ou amador para lidar com o impulso sexual marcado pela genitalidade em um corpo a todo momento renovado por mudanças marcantes.

Deve-se atentar para o fato de que adolescentes são seres marcados pelas mudanças tanto físicas como psicoemocionais, inseridos em uma sociedade pseudopermissiva com valores também em transformação constante.

A busca de identidade faz com que a todo momento sejam questionados valores familiares e/ou sociais; a proposta do grupo, tão importante nesse momento de vida, faz com que adolescentes possam assumir atitudes para quais não estejam realmente preparados, tais como iniciar relações sexuais. A vivência singular temporal pode criar ansiedade em viver agora algo que seria mais pertinente vivenciar amanhã.

Essas características e singularidades dos adolescentes precisam ser consideradas na abordagem da orientação sexual.

Diante de tudo que foi exposto, a proposta de educação sexual desenvolvida pelo educador deverá contemplar algumas premissas para que se efetive sua eficácia, entre as quais se destacam:

• não imaginar o outro como de conteúdo vazio a ser preenchido com os valores do orientador. Lembrar que educadores e educandos têm valores, histórias de vida e propostas diferentes que incluem, inclusive, o exercício da sexualidade;
• abandonar critérios morais de julgamento, substituindo-os por outros de proteção ao indivíduo, sua saúde e projeto de vida;

• não basear a orientação sexual apenas no uso de preservativo ou método anticoncepcional, mas no resgate do indivíduo enquanto sujeito de suas ações, o que favorece o desenvolvimento da cidadania e o compromisso consigo mesmo e com o outro (essa proposição não invalida ter sempre presente a anticoncepção como parte relevante da proposta preventiva e que merecerá destaque em outro capítulo). A proposta educativa deverá envolver conhecimentos sobre sexualidade, reprodução e prazer. Métodos anticoncepcionais serão desmistificados, havendo reconhecimento do baixo risco das pílulas, da ineficácia do coito interrompido e da eficiência dos preservativos também usados para proteger a vida.

Os preceitos básicos para bem educar no campo da sexualidade foram enumerados por Cecília Cardinal de Martin e têm como objetivo final a vida em qualquer idade.

A educação sexual deve ser:

• uma educação mais para o ser do que para o fazer ou ter;
• uma educação para a formação da autoconsciência e dos próprios valores internos;
• uma educação para a troca;
• uma educação para a liberdade;
• uma educação para o amor;
• uma educação para a vida.

Assim, é possível concluir que a educação sexual é basicamente o processo pelo qual o indivíduo recebe ajuda por meio da informação; isso pressupõe confiança que deve aliar-se a um diálogo real. Diante do referido, o adolescente será estimulado a:

• ponderar decisões;
• investigar alternativas;
• realizar escolhas, que sejam adequadas hoje, amanhã e sempre.

BIBLIOGRAFIA

Ver final desta parte.

---

11   Anticoncepção na Adolescência

JOÃO LUIZ DE CARVALHO PINTO E SILVA

A maioria dos organismos de saúde da América Latina reconhece que a adolescência constitui um grupo muito vulnerável às conseqüências de sua atividade sexual: gravidez, aborto, doenças de transmissão sexual e índices mais elevados do mortalidade materno-infantil.

Ademais das anteriormente mencionadas conseqüências médicas, particularmente a gravidez, engendra a caracterização da chamada "**síndrome do fracasso**", para muitos, porta de entrada ao chamado círculo da pobreza: a gestação provoca a interrupção do processo formal de educação, que origina a falha na formação profissional, o que diminui as oportunidades de emprego, dificultando a manutenção da família e o provimento de suas necessidades. A adolescente nessa condição falha ainda em desempenhar seu papel de adolescente, ou aquele que seu ambiente social e cultural determina.

Na maioria de nossas sociedades, a maternidade e a paternidade são papéis reservados para os indivíduos de idade adulta, e a gravidez impõe aos jovens situações para as quais não estão, decididamente, preparados.

A cada ano, aproximadamente 3.300.000 adolescentes latino-americanas dão à luz, sendo desconhecido o número total de abortos. Nos EUA, por ano, quase 1.000.000 de adolescentes ficam grávidas – 11% de todas mulheres entre 15 e 19 anos e 22% daquelas que têm atividade sexual. Destas, 85% não são planejadas e 8% entre meninas com menos de 15 anos de idade. Estes números caracterizam taxas elevadas para países desenvolvidos, sendo duas vezes mais altas que na Inglaterra e Canadá e nove vezes mais elevadas que na Holanda e Japão.

Faltam dados de confiança em nosso país, que apresenta um universo de aproximadamente 36.000.000 adolescentes, em torno de 300.000 gravidezes/ano, com taxas médias de 20% do total de partos originados nessa faixa etária. Admite-se que em torno de 50% dos nossos jovens de 18 anos já tiveram sua primeira relação sexual.

Qualquer que seja o panorama considerado do problema da atividade sexual entre adolescentes, o lugar comum dos relatos existentes é a informação de que, na maioria das vezes, a estréia sexual e a continuação da vida sexual são feitas sem proteção anticoncepcional adequada, favorecendo complicações que repercutem de modo definitivo no bem-estar individual do adolescente, desorganizando suas expectativas imediatas e futuras, com forte impacto no ambiente familiar e social.

CARACTERÍSTICAS ESPECIAIS DA CONTRACEPÇÃO NA ADOLESCÊNCIA

Vários são os obstáculos para a realização adequada da contracepção nessa etapa da vida reprodutiva. Um primeiro obstáculo constitui-se no *desconhecimento* que o adolescente tem sobre *os ritmos do seu próprio corpo*, somado à ignorância da fisiologia da reprodução. Outro é o *desconhecimento dos métodos anticoncepcionais* e da forma correta de usá-los. Pode-se juntar a este a existência pouco comum de serviços especializados para adolescentes, particularmente com recursos materiais e humanos adequados para orientar corretamente a contracepção.

A adolescente tem a característica ainda de *não fazer a vinculação do sexo com a gravidez*, o que faz parte do que se chama de pensamento mágico, comum nessa faixa etária. Ainda, podem-se implicar como dificuldade para contracepção eficiente *as relações sexuais esporádicas e imprevistas*, com características exploratórias, que não favorecem a escolha do anticoncepcional.

Outro obstáculo é seu *parceiro*, freqüentemente também adolescente, com as mesmas dúvidas e ansiedades, o que não contribui para aumentar a utilização de qualquer método de proteção.

A destacar, por fim, a *repressão e os preconceitos sociais existentes, a atitude negativa entre os profissionais de saúde e das instituições, a relutância dos médicos em receitar anticoncepcionais para menores de idade e, particularmente, para mulheres solteiras.*

Motivos de ordem legal, moral e ética também são habitualmente considerados na argumentação que condena essa prática, nas clínicas públicas ou privadas.

SELEÇÃO DE MÉTODOS

Quando se atende uma adolescente com prática sexual, que não deseja engravidar, a anticoncepção seria teoricamente a resposta mais adequada e mais simples. Entretanto, a realidade é mais complexa, tornando-se absolutamente indispensável o enfoque relacionado ao contexto biopsicossocial em que está inserida essa paciente.

Não existe um método anticoncepcional específico para ser usado na adolescência. A realidade é muito mais complexa e, antes de se definir por uma escolha, alguns parâmetros de relevância devem ser cuidadosamente observados:

• a idade da adolescente é uma variável inicial indispensável de ser analisada. Em geral, considera-se menos problemática a eleição de um contraceptivo na razão inversa da idade cronológica e direta da idade ginecológica (anos passados após a menarca);
• a condição de estabilidade do casal;
• a idade cronológica do parceiro sexual e seu interesse e motivação para a prática contraceptiva;
• se a consulta é prévia ou não ao início das relações sexuais;
• a freqüência das relações sexuais;
• a existência de gravidezes anteriores;
• o grau de motivação do casal;
• o conhecimento dos pais ou responsáveis acerca das práticas sexuais em questão;
• a opinião, quando possível, dos pais ou responsáveis;
• a maturidade física e psicológica;
• o exame clínico geral e ginecológico;
• a regularidade menstrual;
• as pautas culturais;
• o custo e a facilidade de aquisição.

Métodos naturais

Baseiam-se classicamente no conhecimento dos dias férteis ou nos sinais indicativos de sua ocorrência.

Billings – analisa diariamente as características físicas do muco cervical, identificado como "secreção vaginal". Segundo a descrição original do método, o muco aumenta progressivamente durante o ciclo, atingindo o pico durante a ovulação, passando a partir daí a regredir por ação da progesterona. A usuária deve abster-se de ter relação por no mínimo três dias a partir do pico ovulatório, quando é máxima a produção de muco (secreção), podendo reiniciar atividade sexual a partir do quarto dia. O conhecimento dessas características exige orientação cuidadosa de um profissional treinado, muita atenção do usuário, motivação permanente e cooperação do parceiro. O método tem a vantagem da ausência de riscos médicos, não apresentar custos e manter a intimidade (privacidade) da usuária, além de não exigir receita médica para ser usado. A taxa de fracasso oscila de 2 a 30%.

Tabelinha (calendário, ritmo, ou de Ogino-Knaus) – para cálculo da época provável da ovulação, do início e do fim do período fértil, utilizar a análise dos ciclos menstruais espontâneos passados (preferencialmente os últimos 6 ou 12), considerando o mais curto e o mais longo deles. Levar em conta a vida útil para fertilização, do óvulo e dos espermatozóides, estabelecendo a maior probabilidade de dias férteis, quando o casal deve abster-se de relação sexual. O cálculo se faz:
• início do período fértil – diminuir 18 do ciclo mais curto;
• final do período fértil – diminuir 11 do ciclo mais longo.

Muito popular entre os jovens, exige orientação preliminar de um médico ou de um profissional de saúde, a história menstrual anotada pela adolescente por determinado período, que deve ser de preferência regular, para ser utilizado com mais eficiência, muita motivação e cooperação permanente do parceiro. Freqüentemente, é usada associada a outros métodos, principalmente com coito interrompido, preservativos e/ou abstinência, o que lhe aumenta a eficiência.

Suas vantagens maiores são a ausência de problemas médicos, custo zero e privacidade. Tem sido aperfeiçoada com a utilização de metabólitos "marcadores" na urina e outros coloridos na saliva. A taxa de fracasso é variável, ao redor de 2 a 30%.

Temperatura basal (sintotérmico) – são métodos mais refinados de controle da ovulação, que consideram as variações térmicas corpóreas do organismo feminino (de 0,3 a 0,8°C), reguladas pelos hormônios envolvidos no processo ovulatório (particularmente a progesterona, que atua no centro termorregulador do hipotálamo) e registradas diariamente em um papel especial. No sintotérmico, além da temperatura basal, deve-se detectar o aparecimento do muco cervical, fazer o cálculo do calendário e observar suas variações.

Vantagens: preço baixo (o custo de um termômetro ou cintas térmicas), privacidade, ausência de efeitos nocivos à saúde da adolescente e relativa eficiência, quando utilizados em combinação com preservativos, abstinência sexual ou coito interrompido. Também são levados em conta outros sinais que sugiram a ovulação, como a dor ovulatória e o sangramento intermenstrual.

Desvantagens: necessidade de orientação precisa de um profissional de saúde para interpretação adequada do gráfico de temperatura, boa dose de atenção e alta motivação. A taxa de fracasso é desconhecida entre adolescentes, por ser método pouco utilizado na faixa etária e de difícil avaliação.

Métodos mecânicos ou de barreira

São anticoncepcionais que impedem ou dificultam o acesso dos espermatozóides aos sítios de fecundação, impossibilitando a fertilização do óvulo.

Preservativo masculino (condom/camisinha) – método cada vez mais popular na faixa etária, principalmente após o surgimento da AIDS e com sua divulgação como principal arma de proteção contra o vírus HIV e outras doenças sexualmente transmissíveis. Antigamente feito de membranas de animais, a seguir de borracha vulcanizada, é hoje confeccionado em látex, o que lhe garante maior resistência e melhor capacidade de adaptação à conformação do pênis. Para seu uso adequado:

• deve ser de boa qualidade e estar sempre disponível;
• cuidado na abertura e manuseio da embalagem; colocação com o pênis ereto antes da penetração, com retirada do ar da bolsa na extremidade para recolhimento do sêmen;
• retirada do pênis logo após a ejaculação, antes da perda da ereção;
• ser usado uma única vez e depois descartado.

Vantagens: convida a responsabilidade masculina na ação preventiva da relação sexual, alta disponibilidade, não requer interferência médica, custo baixo, incentiva o jogo sexual, risco médico mínimo, baixa taxa de fracasso.

Desvantagens: lista-se a necessidade de motivação permanente, programação prévia, certa perda de sensibilidade, interferência no jogo sexual pré-coital, rupturas ocasionais, necessidade de um para cada relação sexual. A taxa de fracasso é extremamente variável, oscilando entre 2 e 13%, com grande progresso na eficiência nos últimos tempos, diante da grande divulgação e campanhas educativas mais eficientes e cada vez mais populares.

Preservativo feminino (camisinha da mulher) – recém-lançado entre nós, consiste de artefato, em geral de poliuretano, especialmente desenhado para se adaptar à vulva/vagina e impedir que os espermatozóides se encontrem com o óvulo no trato genital superior. Sua eficiência aumenta com o uso de lubrificantes com capacidade espermaticida. Como seu correspondente masculino, tem grande utilidade como protetor para doenças sexualmente transmissíveis, mantém uma certa privacidade, fácil transporte, incentiva o jogo sexual, independe da vontade masculina e principalmente não traz conseqüências médicas às usuárias. Tem a vantagem de poder ser inserido fora do intercurso sexual, ficando seu uso *sob o controle feminino*.

Ainda é um método pouco divulgado e testado, não é fácil de encontrar, custo um pouco mais elevado que o preservativo comum, exige manipulação da genitália, programação do coito e interfere com a dinâmica da relação sexual. Desconhece-se sua aceitação por adolescentes e sua eficiência.

Diafragma – é uma pequena cúpula de borracha (látex) que se acopla ao colo do útero e que, associada a substâncias espermaticidas (como o nonoxinol-9), impede a fertilização do óvulo, interpondo-se como uma barreira física e química. Muito pouco utilizado entre mulheres adultas, é quase nula sua importância entre meninas adolescentes. Para sua utilização, é fundamental uma consulta prévia a um especialista, para medida e testes de aprendizado de manejo (suas dimensões ideais podem mudar com alterações corpóreas, como gravidez e variações de peso corpóreo). Além desse inconveniente, é um método que exige manuseio genital, programação da relação sexual, tem custo relativamente elevado e não permite privacidade. Outro inconveniente importante é não poder ser aplicado antes da primeira relação sexual, por prescindir da ruptura himenal para sua colocação. Entre as vantagens relatadas, alguma proteção para doenças sexualmente transmissíveis, independência do interesse masculino e pouquíssimas reações secundárias, além de alguma reação alérgica ao látex, ou ao nonoxinol (espermaticida), e maior freqüência de infecções urinárias. Sua eficácia teórica entre adolescentes é de 95 a 98%, desconhecendo-se estudos entre nós. Observamos que a maioria dos serviços de planejamento familiar para adolescentes no Brasil informa esse método de passagem, referindo pouca procura e aderência de utilização, que melhora bastante quando os profissionais de saúde que prestam orientação contraceptiva são especialmente motivados para testar pessoalmente seu uso.

Esponjas – foram criadas como uma alternativa mais prática e mais fácil de usar que o diafragma. As esponjas modernas são feitas de poliuretano associado a um espermaticida, geralmente o nononinol-9. Têm um formato ligeiramente côncavo, para melhor se adaptar ao colo do útero, devendo ser umedecidas antes de colocadas, para ativar o espermaticida. Muito pouco divulgadas entre nós, desconhecidas dos adolescentes, têm ainda a desvantagem do preço e ser difíceis de encontrar.

Espermaticidas (espumas, gelatinas, cremes) – não são métodos muito populares entre adolescentes brasileiros. Primeiro porque não são facilmente encontrados nas farmácias, têm custo médio, exigem manipulação dos genitais para ser aplicados (o que não favorece a facilidade de uso), exigem a programação do coito antecipada e muitas vezes provocam pequenas alergias. Como vantagens, a venda sem prescrição médica, baixos índices de complicações médicas, alguma proteção para DST e principalmente sua capacidade de aumentar a eficiência dos métodos de barreira quando utilizados associados. Eficiência desconhecida.

Métodos comportamentais

Abstinência sexual periódica – segundo a OMS, é um método natural, pois serve para planejar ou evitar uma gravidez pelos sinais e sintomas da fase fértil do ciclo menstrual. Baseia-se na fisiologia reprodutiva e no conhecimento da anatomia, interpretando-se ocorrências durante o crescimento folicular, ovulação e formação do corpo amarelo. Parte do conhecimento adicional de que os espermatozóides vivem em média até 72 horas no interior do trato genital da mulher e que o óvulo pode ser fertilizado entre 24 e 48 horas após a postura e que, portanto, o período fértil oscila entre três e quatro dias antes e após a ovulação ocorrer.

Vantagens: custo zero, dispensa orientação do médico, tem componente educativo intrínseco e não apresenta contra-indicações.

Desvantagens: eficácia baixa (taxa de fracasso de 20%), exige orientação, aprendizagem e cooperação do casal, altera o comportamento sexual do casal, pode repercutir de modo negativo na sexualidade e não confere proteção contra DST.

Coito interrompido (ejaculação extravaginal) – é baseado na capacidade de o homem pressentir o momento da ejaculação durante o coito e promover a retirada do pênis, evitando o depósito do esperma no interior da vagina. É um método que exige grande autocontrole do homem e confiança mútua do casal. É muito ineficiente (taxa de fracasso perto de 30%), particularmente impróprio para adolescentes, por exigir um conhecimento consolidado da dinâmica sexual e autocontrole apurado, embora seja um método bastante difundido e praticado nessa faixa etária. Os adolescentes que aplicam o método devem saber que, uma vez produzida a ereção, pode haver certa quantidade de espermatozóides vivos no meato uretral do pênis, de uma ejaculação anterior, recomendando-se que urinem antes de recomeçar a relação ou a protejam com preservativos (também devem ser informados que o pré-ejaculado pode conter um certo número de espermatozóides vivos).

Vantagens: custo, relativa privacidade, inexistência de riscos médicos e ampla e quase intuitiva popularidade.

Desvantagens: além das referidas anteriormente relacionadas ao comportamento específico da condição de adolescente, descreve-se insatisfação sexual de ambos os parceiros, ejaculação prematura, impotência masculina e, para a mulher, disfunção sexual, varizes pélvicas, dor crônica pélvica e desinteresse sexual.

Sexo sem penetração vaginal – consiste na busca de prazer por um casal sem risco de gravidez, por meio de sexo oral ou anal, ou por masturbação mútua. Não se trata na realidade de um método anticoncepcional convencional, embora seja uma alternativa de contato sexual, muito difundida entre os jovens, e que permite uma iniciação sexual de aprendizado muito interessante, por injetar progressiva autoconfiança em cada parceiro e conhecimento mútuo, com relativa segurança (sem olvidar que o sexo *interfemuris* pode redundar em gravidez).

Métodos hormonais

Pílulas hormonais combinadas (ACO) – são métodos muito populares entre adolescentes e dos mais utilizados em todo o mundo.

São constituídos de hormônios esteróides sexuais, sintéticos, usados por via oral diariamente, com o propósito de impedir a concepção, por interferência no eixo endócrino: hipotálamo-hipófise-ovário. Aos produtos comercializados entre nós associam-se estrógenos e progestogênios, em três formas de combinação:

1. monofásicos: associação contínua e na mesma dosagem de esteróides em todas as pílulas;
2. bifásicos: dois tipos de combinação, uma na primeira fase do ciclo (apenas com estrógeno) e outra com ambos (estrógeno e progestogênio) na segunda metade;
3. trifásicos: associando os dois esteróides de três modos diferentes conforme a época do ciclo, procurando mimetizar a esteroidogênese ovariana natural.

Os ACO inibem a ovulação por meio do bloqueio da liberação de gonadotrofinas pela hipófise, pela mudança do muco cervical que dificulta a espermomigração, por alteração do endométrio e por interferir na contratilidade das trompas.

Entre as vantagens do método está em primeiro lugar, a eficiência, pois se aproxima de 100% para a usuária típica (assim considerada aquela adolescente que obedece rigorosamente a forma ideal de usar o contraceptivo). Estudos bem controlados indicam índice de falha de 0,3 a 0,7 gestação por 100 mulheres por ano. Além dessa vantagem, é um contraceptivo fácil de obter e relativamente fácil de usar, embora exija um certo grau de compreensão e boa motivação. Apresenta risco mínimo de efeitos secundários graves nas formulações modernas de baixo teor de esteróides. Permite à mulher desfrutar de todo o período para a prática sexual, sem ser surpreendida por uma gravidez indesejada. Apresenta conhecidos efeitos positivos benéficos à saúde da usuária imediatamente e a longo prazo: regularização das menstruações, diminuição do fluxo mensal, programação antecipada de sua ocorrência, alívio da dismenorréia e tensão pré-menstrual, menor risco de doença inflamatória pélvica (DIP), gravidez ectópica e doença do trofoblasto, diminuição de cistos funcionais ovarianos, displasias mamárias, endometriose, além de proteger contra câncer de ovário e mamas.

Como desvantagens podem-se alinhar o custo, a necessidade de controle e orientação de um profissional de saúde, a dificuldade de manter a privacidade, a motivação e disciplina constantes, algumas contra-indicações limitadoras, efeitos secundários mínimos e falta de proteção para DST.

Algumas dúvidas sempre levantadas para seu uso entre adolescentes consideram o risco teórico de influenciar no seu crescimento estatural quando utilizados muito próximo à menarca. A literatura não confirma esse temor, embora recomende que sua utilização se inicie preferencialmente após a regularização dos ciclos menstruais e/ou dois anos de idade ginecológica. Essa prudência permite surpreender alterações endócrinas insuspeitadas que merecem abordagem terapêutica imediata. Após esse momento, a grande maioria das adolescentes já completou seu crescimento definitivo.

Curiosamente, as queixas menstruais do período são abordadas pelos ginecologistas com o uso de ACO. Sabemos que a possibilidade de amenorréia pós-pílula é mais comum entre mulheres que tinham um padrão menstrual irregular antes de sua utilização, razão que justifica o conhecimento do modelo menstrual da adolescente, antes da introdução de ACO. Outra questão, sempre considerada, é o prejuízo para a fertilidade futura, o que não tem fundamento, além do reconhecimento de que sua recuperação, após a interrupção, é apenas dois meses mais demorada comparativamente a métodos não-hormonais. Informação complementar, sempre procurada, diz respeito à necessidade de interrupções para descanso, o que não encontra respaldo em toda a literatura, podendo a adolescente usar a pílula pelo tempo inteiro que estiver em risco de engravidar.

Minipílulas (progestogênios de uso contínuo) – contêm progestogênio exclusivo, sem o componente estrogênico associado. É de especial interesse para as fases da vida da adolescente nas quais há inconveniência dessa associação, como na vigência de algumas doenças crônicas, durante o período de amamentação e quando a fertilidade está reduzida, associada ou não a outros métodos. Sua eficiência é menor que a da pílula combinada, com taxa de fracasso que se aproxima de 15%. Entre as desvantagens da minipílula estão as freqüentes manchas de sangue (também chamadas de "spotting"), sangramento intermenstrual, falhas menstruais com tendência a amenorréia, que desorientam a adolescente, gerando ansiedade sobre a presença ou não de gravidez. Não são tão eficientes para corrigir sintomas pré-menstruais e dismenorréia, embora mantenham algum valor como protetores de infecção pélvica, por agir no muco cervical, tornando-o hostil ao acesso bacteriano. No Brasil, há duas fórmulas comerciais, o acetato de noretisterona ou noretindrona, na dose de 350mcg, e levonorgestrel, na concentração de 30mcg, produtos de custo médio e fáceis de serem encontrados.

O uso de anticoncepcionais somente com progestogênios não parece afetar a amamentação, o leite materno e tampouco o crescimento e desenvolvimento do recém-nascido. Alguns autores se preocupam com as seis primeiras semanas de vida (quando habitualmente não se usa, por ser desnecessário, este ou qualquer outro contraceptivo), principalmente se a criança é prematura e tem ainda imaturo o sistema hepático, uma vez que pequenas quantidades do esteróide passam pelo leite.

Injetáveis exclusivo de progestogênios – até muito pouco tempo atrás, proscrito na maioria das clínicas de planejamento familiar, por não ter a autorização do Food and Drug Administration (FDA) americano para ser utilizado como anticoncepcional. Com o registro recente, seu uso vem sendo apreciado, inclusive em adolescentes, com algumas especificidades, que o tornam vantajoso também para essa faixa etária.

Trata-se principalmente do acetato de medroxiprogesterona (AMP) (nome comercial Depoprovera, como habitualmente é mais conhecido), progestogênio de depósito, de aplicação intramuscular na dose de 150mg, com poderoso efeito contraceptivo, que perdura por três meses consecutivos. O AMP funcionaria por meio da supressão da ovulação, pelo bloqueio do pico do LH, pelo espessamento do muco cervical e hipotrofia do endométrio. Pode ser iniciado em qualquer momento do ciclo, desde que se tenha razoável certeza da ausência de gravidez (em geral é administrado nos primeiros sete dias do ciclo ou imediatamente após um aborto ou parto).

Vantagens: sua enorme eficácia, que se aproxima de 100%, custo baixo, utilização a cada 90 dias, amenorréia ou redução de volume menstrual e de inconvenientes perimenstruais, além de permitir seu uso independentemente do interesse masculino.

Desvantagens: injeção intramuscular, necessidade de repetição a cada três meses, sangramentos esporádicos e, muitas vezes, ausência de menstruação (50-60% no fim do primeiro e segundo anos de uso), não proteção para DST, efeitos colaterais como alterações de pele e algum ganho de peso. A ausência de menstruação, se não bem conhecida pela adolescente como uma característica comum ao método, pode gerar ansiedade e preocupação por uma eventual falha e com a ocorrência de uma gravidez.

Não se recomenda seu uso até dois anos após a menarca ou abaixo de 16 anos, uma vez que não está bem estabelecida sua ação sobre a densidade óssea. A recuperação da fertilidade, isto é, o tempo que a mulher usuária leva para engravidar, após sua interrupção, é de quatro meses, mais do que verificado quando da interrupção do ACO, DIU e métodos de barreira.

Injetáveis combinados de estrógeno-progestogênio – são de aplicação mensal intramuscular, com sua ação anticonceptiva devida principalmente à inibição do pico de LH pelo progestogênio. Reconhecem-se efeitos sobre o muco dificultando a espermomigração, sobre o endométrio e a peristalse tubária.

Há, no momento, apenas duas formulações disponíveis comercialmente:

* acetato de medroxiprogesterona 150mg + enantato de estradiol 10mg;
* enantato de noretisterona 50mg + valerato de estradiol 5mg.

Vantagens: sua aceitabilidade (crescente com as fórmulas atuais), aplicação simples mensal, privacidade, fácil acesso e manutenção de sangramentos cíclicos. Sua eficiência se aproxima de 100%.

Desvantagens: necessidade de aplicação mensal e por injeção, custo médio, necessidade de receita médica e alguma intolerância eventual (aumento de peso e mastalgia).

Implantes – são dispositivos de *silastic* que contêm no seu interior um hormônio, que é liberado continuamente para a corrente sangüínea, proporcionando efeito contraceptivo. O mais conhecido contem o levonorgestrel, havendo outros como desogestrel e nomegestrol. São colocados na forma de bastões sob a pele por meio de *pequeno procedimento cirúrgico* (também realizado para ser retirado) e devem ser usados unicamente para anticoncepção prolongada. Têm alta eficiência, mas pouca aplicabilidade para adolescentes, a menos que se queira evitar a esterilização definitiva. Não se encontram comercializados no Brasil.

Dispositivos intra-uterinos (DIU) – artefatos de plástico utilizados como contraceptivo, quando colocados no interior da cavidade uterina. Os DIU modernos tiveram agregada à sua estrutura uma determinada quantidade de cobre, o que aumentou sua eficácia e diminuiu os efeitos colaterais. A geração mais atualizada desses dispositivos é representada pelos DIU TCu 380[A] e Multiload Cu 375, com mais eficácia e duração que seus antecessores (até cinco anos).

Vantagens: alta eficácia (taxas de gravidez oscilando entre 0,5 e 0,7 por 100 mulheres/ano), duração, necessidade de motivação apenas inicial, privacidade e não-exigência de participação do parceiro.

Desvantagens: necessidade de consulta médica, custo inicial, não-proteção para DST, risco de infecções pélvicas aumentado, dismenorréia, menorragia e comprometimento eventual da fertilidade futura.

Segundo os critérios da OMS de elegibilidade médica para o uso do DIU, o grupo de mulheres com idade inferior a 20 anos e nulíparas, condição freqüente de nossa clientela adolescente, pode apresentar alguns riscos, sendo, porém, em geral, menores que os benefícios.

Trabalho recente desenvolvido entre nós, com número significativo de casos, demonstrou que a indicação do método deve ser restritiva em adolescentes nulíparas, sendo mais altas as taxas de descontinuação comparativamente a mulheres adultas e mesma paridade. Não recomendamos, portanto, o uso de DIU para essas adolescentes, igualmente entre mulheres com antecedentes de infecções pélvicas, com múltiplos parceiros, gravidez ectópica e que desejam engravidar após curto período de anticoncepção.

Anticoncepção de emergência (pílula do dia seguinte ou pílula pós-coito) – é um método utilizado esporadicamente, após o coito, para prevenir uma gravidez indesejada. A forma mais conhecida é a do método de Yuzpe, que consiste de uma terapia combinada de estrógeno e progestogênio. As indicações são:

* relação sexual não-planejada e desprotegida (comum entre adolescentes);
* uso inadequado de um método anticoncepcional;
* falha presumida do anticoncepcional (por exemplo, ruptura da camisinha);
* violência sexual (estupro).

Funcionaria em várias fases do processo reprodutivo, interferindo na ovulação, espermomigração, transporte e nutrição do ovo, função lútea e implantação. Deve ser usada até 72 horas após o coito. Recomenda-se o ACO monofásico combinado, na dose total de 200mcg de etinilestradiol + 1mg de levonorgestrel divididos em duas tomadas, com intervalo de 12 horas (existem no Brasil ACO comercializados com 50mcg de etinilestradiol combinados com 250mcg de levonorgestrel, usar, portanto, dois comprimidos de 12 em 12 horas).

É um contraceptivo de uso excepcional, esporádico, com eficiência comparativamente baixa, alguns efeitos colaterais desagradáveis e muito pouco difundido entre adolescentes.

O mais recente avanço nessa questão é um produto comercializado para anticoncepção de emergência e que contém 150mcg de levonorgestrel.

A dose total deve ser dividida em duas, a primeira, administrada até 72 horas após o coito, e a segunda, até 12 horas após a primeira. Sua eficácia é maior quando a dose inicial é tomada no primeiro dia e sua eficiência é demonstrada como superior à do método de Yuzpe.

BIBLIOGRAFIA

Ver final desta parte.

12 Doenças Sexualmente Transmissíveis na Adolescência

VALÉRIA PETRI

As doenças sexualmente transmissíveis (DST) representam sério desafio à saúde pública de qualquer país e em qualquer fase da vida humana. O controle relativo dessas doenças implica educar continuamente a sociedade, oferecer orientação específica às populações que correm risco imediato e melhorar sempre a compreensão dos aspectos complexos do comportamento humano envolvidos. As dificuldades de abordagem existem em qualquer coletividade, e a pobreza é o pior obstáculo a interferir nas ações potencialmente benéficas à saúde coletiva.

Alguns entraves culturais merecem ser destacados nos programas de educação em saúde:

1. o mito da fidelidade, em que o casal monogâmico estaria, pois, "protegido";
2. a subordinação sexual arquetípica da mulher e a aceitação da transgressão masculina como fenômeno "natural" e, não raramente, "necessário" à afirmação da masculinidade;
3. a questão da auto-estima como elemento que leva à sujeição aos riscos: a perda da atenção, do afeto e dos cuidados com o próprio corpo;
4. a passividade diante do presumido saber (autoritário) dos pais, professores e profissionais de saúde;
5. a onipotência e a negação diante da perspectiva de doença, principalmente quando estigmatizante ("isso nunca vai acontecer comigo");
6. a dificuldade de associar contato sexual com contágio e prazer com doença;
7. estigma e preconceito – a segregação do diferente: intolerância e arbítrio, como referências no meio social.

Na adolescência, a iniciação sexual precoce favorece a ocorrência das DST. A partir da alta incidência de gravidez na adolescência, pode-se imaginar a dimensão do risco juvenil para as DST tratáveis (como a sífilis), as de controle difícil (como as lesões produzidas pelo papilomavírus humano – HPV) e as (ainda) incuráveis (como o HIV), comprometedoras de toda a existência.

Apenas a onipotência juvenil e a cultura da sexualidade imprudente (ilustrativo é o mito da "bala com papel", relativo ao uso de preservativos) justificam o descaso com a perspectiva de doença. Acrescidas a ignorância por falta de escola, a falta de comida e de suporte social, tem-se a combinação adequada ao desenvolvimento das DST, incluindo a AIDS.

As escolas e as famílias não estão suficientemente equipadas para fazer frente ao desafio da educação sanitária nos níveis da prevenção da gestação precoce e das DST*. E os pais tendem a confundir a instrumentalização da independência com liberdade e tolerância ilimitadas e têm medo de se contrapor à ditadura das modas. Nas sociedades produtivas, os meios de comunicação privilegiam o consumo e o descarte programados, incluindo entre seus principais (e supostamente mais eficientes) apelos a erotização e a glamourização do descuido. A rapidez com que as redes e a informatização desenvolvem seus objetivos progride paralelamente com a banalização da vida humana. Em grandes centros urbanos da Euro-

pa e Estados Unidos, já se observa um fato *sui generis*: respeita-se a vida animal, em função da politização ecológica, sem a equivalente reverência pela vida humana. Jovens neonazistas assassinam pessoas que comem hambúrgueres, a pretexto de proteger os bois.

RECONHECENDO AS DOENÇAS DE TRANSMISSÃO SEXUAL

As principais DST são a sífilis, a gonorréia, as uretrites não-gonocócicas (por exemplo, por clamídia e micoplasma), o linfogranuloma venéreo, o cancro mole (cancróide), a verruga genital (condiloma acuminado ou HPV), o herpes simples, as hepatites B e C e a infecção pelo vírus da imunodeficiência humana – HIV. A tricomoníase, a candidíase e a pediculose (fitiríase) também são doenças que podem transmitir-se em condições de contato sexual, embora nem sempre indiquem alto grau de exposição ou risco de DST. As doenças *major* (por exemplo, sífilis, condiloma acuminado anorretal) representam *traçadores de risco* de contaminação para as demais, uma vez que as formas de transmissão estão vinculadas, essencialmente, à exposição anogenital e, ocasionalmente, à exposição ao sangue contaminado (por exemplo, com os vírus da hepatite B e/ou da imunodeficiência humana).

SÍFILIS

Como regra, a suspeita de sífilis deve sempre estar presente e qualquer reação positiva para sífilis deve ser interpretada como infecção potencial, independentemente de sua intensidade ou título.

É uma doença infecciosa de transmissão quase exclusivamente sexual (sífilis adquirida) e materno-fetal (sífilis congênita), causada pela bactéria *Treponema pallidum*. Sua expressão clínica é muito variada, e as formas características sob as quais se apresenta são o cancro duro no período primário (este surge, em média, entre três semanas e três meses após o contágio em até 60% dos casos), roséola, sifílides e condiloma plano na fase secundária (surgem, em média, entre três meses e três anos depois do contágio em pelo menos 30% dos casos) e goma na fase terciária (que surge pelo menos três anos depois do contágio). Em indivíduos infectados pelo HIV-1 – vírus da imunodeficiência humana do tipo 1, causador da síndrome da imunodeficiência adquirida –, formas agressivas e precoces de terciarismo sifilítico são, às vezes, observadas.

A sífilis adquirida é classificada em sífilis recente (que apresenta menos de um ano de duração e corresponde às formas primária e secundária da sífilis) e sífilis tardia (que apresenta mais de um ano de duração e corresponde à forma terciária). A sífilis adquirida latente diz respeito ao período de silêncio clínico em que as reações sorológicas da sífilis (RSS) são positivas. A sífilis latente *recente* tem evolução de menos de um ano, e a sífilis latente *tardia*, período de evolução maior que um ano.

A sífilis primária é caracterizada pelo aparecimento, 20 a 30 dias após o contágio, do protossifiloma ou cancro duro, lesão altamente contagiante, acompanhada de linfadenopatia regional; tipicamente indolor, erosiva ou ulcerada, de bordas endurecidas e fundo limpo, avermelhado, de tonalidade típica. Sem tratamento, o cancro duro involui espontaneamente em 20 a 30 dias, sem deixar seqüela. Na mulher, a lesão primária costuma ocorrer no colo uterino e na vulva e, no homem, no sulco balanoprepucial e na glande. A localização

---

* Entre adultos, as DST também são um mistério. Pais e orientadores de adolescentes, muitos dos quais não mudaram seus hábitos nos tempos da AIDS e não usam preservativos, costumam desconhecer as doenças venéreas e suas conseqüências.

extragenital do cancro duro depende do ponto em que foi inoculado o agente causal: lábios, língua, amígdalas, dedos, região perianal, ou outro.

Sífilis decapitada é aquela em que o protossifiloma não aparece durante a evolução da sífilis primária; pode ocorrer em casos de contaminação transfusional ou em indivíduos que, por ocasião do contágio, fazem uso de antibióticos capazes de mascarar o aparecimento da lesão primária, mas em doses insuficientes para erradicar a infecção treponêmica. Cancro misto é a denominação da associação entre cancro duro e cancróide (cancro mole).

A sífilis secundária surge, em média, dois a três meses depois do aparecimento do cancro duro, sob a forma de erupção cutânea simétrica, não-pruriginosa, contagiante, a princípio macular (roséola sifilítica) e posteriormente infiltrativa, papulosa, papuloescamosa ou psoriasiforme, às vezes pustulosa e/ou com envolvimento palmoplantar. Ao mesmo tempo, podem surgir as placas mucosas orais, múltiplas lesões arredondadas ou ovais que medem 10mm de diâmetro médio e são assintomáticas. Em áreas de atrito (pregas inguinais, sulco interglúteo), perianal ou vulvar, podem aparecer as sífilides papuloerosivas ou condilomas planos, lesões vegetantes e úmidas, tidas como as mais contagiantes do período secundário da sífilis. Também são estigmas da sífilis secundária as alopécias "em clareira", difusa, temporoparietal e occipital, madarose e paroníquia, manifestações temporárias, reversíveis com tratamento. O secundarismo sifilítico também é rico em manifestações gerais: febre, micropoliadenopatia, mialgias, artralgias, meningite, cefaléia, astenia, emagrecimento, hepatite, esplenomegalia, iridociclite e periostite.

A sífilis maligna precoce é uma das formas evolutivas graves que se confunde com o período secundário. É caracterizada pelo aparecimento de lesões ulceradas profundas que não se curam espontaneamente. Essa forma clínica, bem como as formas atípicas da sífilis, com irregularidade sorológica, têm sido observadas com o advento da infecção pelo HIV.

A sífilis tardia ocorre nos casos não tratados, com período variável entre 3 e 30 anos após o contágio, e caracteriza-se pelo aparecimento de lesões tegumentares localizadas (cerca de 15% dos casos), cardiovasculares (cerca de 10% dos casos) e neurológicas (em torno de 6% dos casos). As lesões cutâneas (chamadas gomas e nódulos justarticulares) são caracteristicamente assimétricas, regionais e destrutivas, resultam em cicatrizes atróficas, não são contagiantes, não involuem espontaneamente e respondem bem ao tratamento específico. A mais freqüente manifestação cardiovascular, por sua vez, é a aortite sifilítica (ocorre em 70 a 80% dos pacientes com sífilis cardiovascular), usualmente assintomática. Outras complicações são o aneurisma de aorta torácica, estenose do óstio coronariano e insuficiência aórtica. Quanto ao sistema nervoso, as principais manifestações de sífilis são a paresia geral, *tabes dorsalis*, atrofia primária do nervo óptico e meningite asséptica.

Diagnóstico laboratorial

O diagnóstico específico da sífilis baseia-se na pesquisa direta do *T. pallidum* em campo escuro a partir de material obtido de lesões de pele ou mucosas. O achado do agente causal confirma (e o exame negativo não exclui) o diagnóstico de sífilis. Além disso, deve-se proceder às reações sorológicas para sífilis (RSS) em amostras de sangue.

As RSS são de dois tipos: realizadas com antígenos não-treponêmicos e aquelas em que são utilizados antígenos treponêmicos. As primeiras são eficazes, práticas e têm boa reprodutibilidade, mesmo que não sejam específicas. As reações treponêmicas, por sua vez, são mais sensíveis e específicas, porém mais complexas e dispendiosas.

As reações inespecíficas (não-treponêmicas) mais usadas são:
- **VDRL** (**V**enereal **D**isease **R**esearch **L**aboratory) – é um teste de floculação que costuma se tornar positivo a partir da segunda se-

mana de infecção pelo treponema. Ainda que esse exame seja muito útil na triagem sorológica, as reações de fixação de complemento, representadas pelas técnicas de Kolmer (Wassermann) e Maltaner, não devem ser dispensadas.

- **Reações de fixação do complemento** – nelas são utilizadas técnicas qualitativas e quantitativas e o resultado normal é negativo.

As reações falso-positivas não são raras e podem ocorrer, por exemplo, em casos de outras treponematoses, mononucleose infecciosa, hepatite viral, febre reumática, periarterite nodosa, lúpus eritematoso, doença de Chagas e hanseníase. Por isso, os testes não-treponêmicos devem ser solicitados em associação com os específicos.

As reações treponêmicas ou reações específicas são: teste de imobilização do treponema (TPI), teste de Reiter, teste de hemaglutinação do *T. pallidum* (TPHA), absorção de anticorpos treponêmicos fluorescentes (FTA-Abs e FTA-Abs-IgM). São provas que se tornam precocemente positivas e tendem a permanecer como tal, indefinidamente, mesmo após a cura.

O **FTA-Abs**, teste específico mais empregado, é um teste de imunofluorescência indireta, considerado confirmatório para sífilis porque emprega a cepa de Nichols do próprio *T. pallidum* e são absorvidos do soro do doente todos os treponemas comuns ao gênero (por meio do "sorbent" com treponemas de Reiter), restando apenas os anticorpos anti-*T. pallidum* detectados pela reação. A sensibilidade do teste é de 95% e a positivação dá-se em torno de três e quatro semanas de infecção.

A terapêutica da sífilis:
- sífilis recente (primária, secundária e latente com menos de um ano de duração) – penicilina G benzatina 2.400.000UI (por via IM), dose única;
- sífilis tardia (latente com mais de um ano ou com duração desconhecida e terciária) – penicilina G benzatina 2.400.000UI (por via IM) por semana, durante três semanas, ou 1.200.000UI (por via IM) por semana durante seis semanas.

Para indivíduos alérgicos à penicilina, as drogas utilizadas podem ser a doxiciclina ou a tetraciclina, por duas ou quatro semanas, dependendo do tempo de evolução da doença:
- doxiclina – 100mg, por VO, 2 vezes por dia;
- tetraciclina – 500mg, por VO, 4 vezes por dia.

CANCRÓIDE (cancro mole)

Também denominado *ulcus molle* ou cancro venéreo simples, o cancróide é doença infectocontagiosa de transmissão essencialmente sexual e direta. Seu agente etiológico é o *Haemophilus ducreyi*, bastonete gram-negativo muito suscetível à ação de antissépticos e destruído facilmente a 42°C em alguns minutos. O quadro clínico caracteriza-se pela presença de uma ou mais úlceras de localização anogenital, freqüentemente dolorosas, não raro com llnfadenopatia inguinal exuberante, como acontece com o linfogranuloma venéreo (LGV).

É um agente infeccioso muito comum em algumas regiões da África e América Latina, lugares em que costuma ser a maior causa de ulceração genital*. Parece haver maior número de casos de cancróide entre homens e há forte associação com falta de higiene corpórea.

---

* As DST, em geral, e as doenças ulcerativas genitais, em particular, são fatores de risco na transmissão do HIV. Dois mecanismos básicos explicariam tal aumento de suscetibilidade: as doenças genitais ulcerativas facilitariam a entrada e a disseminação do HIV através da(s) úlcera(s), por rotura da barreira epitelial e, além disso, haveria, na superfície das lesões ulcerativas, aumento da quantidade de células suscetíveis à infecção retroviral.

O período médio de incubação do cancro mole varia entre 3 e 10 dias e não são raros períodos mais longos. A lesão primária tem início com pápula eritematosa ou pústula que evolui para úlcera dolorosa no local da inoculação. Essa úlcera tipica costuma aparecer entre 24 e 48 horas depois da pápula ou pústula inicial. Em alguns casos, o cancro pode ser mais raso, mas, como regra, as lesões são profundas, escavadas e com base "suja", granular, margem vermelha, bordas irregulares e não-endurecidas. A dor costuma dificultar o exame da lesão, que pode ser mascarado por exsudato purulento, seco ou crostoso – a ulceração revelar-se-ia com a retirada cuidadosa da crosta com gaze embebida em solução salina. Em homens, as úlceras aparecem geralmente no prepúcio, resultando em incapacidade dolorosa de retração da pele desse local. Em mulheres, as úlceras costumam ocorrer na região vulvar, perianal e até inguinocrural. O estado de portador assintomático do *H. ducreyi* parece ser menos comum, mas existe.

Com a progressão da doença, em pelo menos metade dos casos aparece linfadenopatia inguinal, uni ou bilateral, dolorosa. Podem ocorrer *bubões* (linfonodos grandes e flutuantes), estruturas inexistentes quando se trata de ulceração causada por herpes simples ou sífilis. Na ausência de tratamento eficaz e punção profilática, os bubões costumam supurar, deixando fístulas ou úlceras secundárias no local de drenagem.

O maior problema diagnóstico do cancro mole é estabelecer a diferenciação com as lesões produzidas pelo herpes simples, sífilis primária e donovanose, além de identificar as mudanças no quadro clínico decorrentes da associação com infecção pelo HIV e/ou sífilis.

A coleta da amostra implica a limpeza da lesão com soro fisiológico e obtenção de material purulento da base ou das margens da lesão com o emprego de alça de platina ou espátula. O material deve ser espalhado sobre uma lâmina limpa, em movimentos circulares. Após a secagem, deve-se fixar discretamente o material sobre a chama do bico de Bunsen e então corar pelo método de Gram. A positividade do esfregaço ocorre em 50% dos casos.

Os diagnósticos diferenciais do cancro mole são a sífilis (Quadro 7.5) e o herpes genital. Em pelo menos 10% dos casos uma dessas duas doenças *coexiste* com o cancróide. Ao contrário da sífilis, as lesões ulcerosas do cancro mole são quase sempre dolorosas e, ao contrário do herpes simples, as lesões do cancro mole tendem a ser mais profundas e menos agrupadas. Em todos os casos de suspeita de cancróide deve ser feito exame de campo escuro para identificação do *T. pallidum* e não podem faltar os testes sorológicos para sífilis, no momento oportuno. O linfogranuloma venéreo (LGV) pode, ocasionalmente, necessitar ser diferenciado do cancro mole, principalmente quando existe linfadenopatia. No entanto, a lesão primária (pápula, pústula ou úlcera) do LGV costu-ma estar ausente, é transitória e precede o aparecimento da linfadenopatia. Por outro lado, o LGV tem período de incubação mais longo. O granuloma inguinal ou donovanose, por sua vez, embora possa causar lesões genitais destrutivas, não se associa à úlcera aguda dolorosa e linfadenopatia. Quando existe adenopatia, o diagnóstico diferencial deve ser feito com adenites piogênicas, linfomas, LGV e tuberculose.

O tratamento do cancróide é feito com azitromicina 1g por VO, em dose única, *ou* ceftriaxona 250mg por via intramuscular, em dose única, *ou* eritromicina 500mg, por VO, de 6 em 6 horas, durante 15 dias, *ou* tianfenicol 2 cápsulas de 500mg por VO, a cada 8 horas, por dez dias, *ou* tetraciclinas 600mg por VO, a cada 6 horas, durante 15 dias, *ou* sulfato de estreptomicina 1g/dia, intramuscular, durante 10 dias. Exceto nos esquemas com azitromicina e ceftriaxona, que utilizam dose única, o tempo mínimo de tratamento é de 10 dias, e a referência de cura é a resolução clínica das lesões e desaparecimento da adenite, o que costuma acontecer em torno de duas semanas. Quanto ao tratamento tópico, deve-se promover a orientação higiênica rigorosa, podendo ser recomendado o emprego de permanganato de potássio a 1:40.000, em banhos, durante alguns minutos, uma ou duas vezes por dia. Em caso de aparecimento do bubão, a secreção purulenta deve ser aspirada para evitar a fistulização. Estão contra-indicadas incisão e drenagem por causa do risco de contaminação e retardo do processo de cicatrização.

Quanto à evolução do processo, costuma haver boa resposta ao tratamento, com esterilização das lesões em 48 horas. Se forem observados indícios de resistência terapêutica, devem ser investigadas as demais causas de doença ulcerosa genital. A sorologia para sífilis deve ser obrigatoriamente realizada cerca de 30 dias depois do aparecimento da lesão de cancro mole. Em pacientes soropositivos para HIV, a resposta terapêutica pode ser mais lenta. Os parceiros sexuais devem ser tratados com os mesmos esquemas e submetidos, sempre que possível, a exame clínico e laboratorial para identificação ou exclusão de sífilis e HIV.

URETRITES E VAGINITES POR *TRICHOMONAS VAGINALIS*

As tricomonas são parasitas anaeróbios que podem instalar-se na vagina, na uretra, na próstata e causar, além disso, balanite, bartolinite (infecção da glândula de Bartholin) e abscessos. É a DST mais freqüente entre as mulheres (correspondendo a 20% da população feminina que apresenta leucorréia). Pode atingir 10 a 40% dos homens que apresentam uretrite e 15 a 60% dos parceiros sexuais de mulheres infectadas.

O diagnóstico é feito por exame direto, com a identificação do protozoário. O tratamento consiste da administração oral de metronidazol 2g em dose única, a ser repetido duas a três semanas depois (tratamento rápido) ou 250-400mg, três vezes por dia, por 10 dias. As formas recorrentes de tricomoníase devem ser tratadas com metronidazol 1g/dia durante 15 a 20 dias ou 2g/dia durante 7 a 10 dias, sempre incluindo o tratamento do parceiro sexual.

URETRITES, VAGINITES E BALANITES POR *CANDIDA ALBICANS*

As vaginites por *Candida albicans* representam 20 a 25% dos corrimentos genitais de natureza infecciosa. O quadro clínico, nas adolescentes, caracteriza-se por corrimento branco-leitoso, em placa aderente, com aspecto de leite coalhado. O prurido costuma ser intenso e ocorrem hiperemia, maceração e escoriações e/ou rágades na vulva. Os sintomas e os sinais intensificam-se na fase pré-menstrual e podem ser acompanhados de disúria e dispareunia. Ao exame especular, notam-se conteúdo vaginal anormal e colpite difusa.

Quadro 7.5 – Diferenças entre cancro mole e cancro duro.

Características	Cancro duro	Cancro mole
Período de incubação	21 a 30 dias	1 a 4 dias
Número de lesões	Geralmente única	Geralmente múltiplas
Tipo de lesão	Exulceração/erosão	Ulcerações
Tipo de borda	Em rampa	Talhada a pique
Tipo de fundo	Limpo	Purulento, sujo, irregular
Base da lesão	Dura	Mole
Dor	Não	Sim
Involução	Espontânea	Não involui
Cicatriz	Não	Sim
Adenopatia	Constante, indolor, sem sinais inflamatórios	30 a 50% dos casos, unilateral, supurativa, fistuliza por orifício único

A infecção por *Candida* pode ser causada por contaminação sexual ou por fatores endógenos predisponentes à multiplicação do fungo: gravidez, diabetes melito, uso excessivo de duchas higienizantes, uso de contraceptivos hormonais ou de estrógenos exógenos, imunodepressores ou antibióticos de amplo espectro. Piscinas, praias e calças justas (jeans) favorecem a infecção por *Candida*.

O diagnóstico é feito a partir do quadro clínico e do exame microscópico, que pode ser realizado com corante (Gram, lugol, Papanicolaou ou azul-brilhante de cresila a 1%) ou a fresco, clarificando com KOH ou NaOH a 10%. A principal alteração citológica observada é a identificação direta do agente sob a forma de filamentos ramificados (pseudo-hifas) e brotamentos (esporos), que indicam infecção ativa e não-saprófita. São numerosos os lactobacilos e os leucócitos e intensas as alterações nucleares.

O tratamento consiste em:
1. alcalinização do meio vaginal e embrocação vulvovaginal com violeta de genciana a 1%;
2. administração por VO de fluconazol 150mg, dose única ou itraconazol 200mg a cada 12 horas por um dia, *ou* cetoconazol 200mg, 2 vezes por dia durante cinco dias.

Podem ser empregados cremes ou óvulos (de terconazol, isoconazol ou tiaconazol). A gestante pode ser tratada com clotrimazol (tratamento de um dia e a cada 10 dias até o final da gestação).

No sexo masculino, a uretrite por *Candida albicans* costuma estar associada à balanite e melhora com tratamento local ou sistêmico específico. As recidivas estão associadas à reinfecção por falta de tratamento simultâneo ou persistência do fungo na pele e/ou mucosa do(a) parceiro(a) por outros motivos (diabetes, antibioticoterapia, corticoterapia).

EPIDÍDIMO-ORQUITES VENÉREAS
Podem ser complicações das infecções por gonococo, tricomonas, ureaplasma e, mais raramente, sífilis.

VAGINOSE BACTERIANA
Anteriormente chamada vaginite inespecífica, trata-se de infecção polimicrobiana sinérgica de bactérias anaeróbias e *Gardnerella vaginalis*, associada à diminuição dos lactobacilos. Prefere-se o termo *vaginose* porque a resposta inflamatória é discreta. Sua freqüência gira em torno de 50% das infecções genitais baixas.

O quadro clínico é caracterizado por corrimento abundante, homogêneo, branco-acinzentado, de odor fétido, com pequenas bolhas. O odor acentua-se de forma típica depois da relação sexual ou durante a menstruação, condições em que o pH vaginal aumenta. Ocasionalmente, observa-se disúria, prurido e dispareunia.

O diagnóstico laboratorial é feito por meio do exame microscópico que evidencia as *células-chave* ("clue-cells"); o pH vaginal é maior que 4,5; e o teste das aminas é positivo (adição de KOH a 10% sobre uma gota de conteúdo vaginal). Nos casos positivos, liberam-se aminas biovoláteis (cadaverina, putressina e trimetilamina), que exalam o típico *odor de peixe cru*. O exame microscópico pode ser feito a fresco ou com coloração de Gram, Papanicolaou ou azul-brilhante de cresila a 1%. As principais alterações citológicas são: escassez de lactobacilos e leucócitos, alterações nucleares pouco evidentes e demonstração das "clue-cells", que representam células vaginais ou ectocervicais descamadas, intensamente parasitadas em sua superfície pela *Gardnerella*, o que lhes confere aspecto granuloso característico.

O tratamento é feito com derivados nitroimidazólicos (metronidazol, tinidazol, ornidazol, minorazol, clotrimazol), por via sistêmica. Recomenda-se metronidazol ou tinidazol, por VO, 2g em dose única, *ou* metronidazol 500mg de 12 em 12 horas, por VO, durante sete dias. Os índices de cura são superiores a 90%. Preconiza-se, como

medida coadjuvante, a acidificação do meio vaginal. É imperioso o tratamento do parceiro. É contra-indicado o tratamento de gestantes com tais produtos, mesmo para uso tópico; como opção, usa-se amoxicilina na dose de 500mg a cada 8 horas, por VO, *ou* ampicilina, 500mg, 6/6horas, durante sete dias.

GONOCOCCIA
A incidência da gonorréia nas adolescentes sexualmente ativas é elevada e costuma haver associação com outras DST. O tempo médio de incubação para o aparecimento dos primeiros sinais e sintomas de infecção sexual pelo diplococo gram-negativo *Neisseria gonorrhoeae* é de dois a quatro dias. O quadro clínico em mulheres costuma ser mais discreto que nos homens: observa-se hiperemia de mucosa vaginal com secreção espessa, purulenta, profusa e fétida nos casos agudos, podendo ser fluida nos casos crônicos. Existe sensação de ardor, prurido e disúria, eventualmente retenção urinária. Alguns casos surgem com uretrite e proctite. É possível que ocorra transmissão a partir da secreção vaginal para os olhos, ocasionando a oftalmia gonocócica. O diagnóstico é feito por exame bacteriológico, com presença dos diplococos agrupados, aos pares, no interior dos leucócitos. Quando existe dúvida, deve ser realizada a cultura em meio específico (Thayer-Martin-VCN).

A droga de eleição para tratamento ainda é a penicilina – duas doses de 2.400.000UI, aplicadas no mesmo dia, metade da dose em cada glúteo –, estando indicada a administração por VO de 1g de probenecida 30 minutos antes, com a finalidade de manter os níveis séricos de penicilina por mais tempo. Também como primeira opção pode ser administrada ceftriaxona 250mg, por via IM, em dose única. O parceiro sexual deve ser tratado do mesmo modo. As drogas de segunda escolha são doxiciclina (100mg 12/12h, por VO, durante sete dias), tetraciclina (500mg 6/6h, por VO, durante sete dias), ampicilina (3,5g, por VO, em dose única), amoxicilina (3g, por VO, em dose única), tianfenicol (2,5g, por VO, em dose única) ou espectinomicina (por via IM – mulheres: 4g, dose única; homens: 2g, dose única).

LINFOGRANULOMA INGUINAL
É doença infecciosa de transmissão sexual causada pela *Chlamydia trachomatis*, observada em todas as idades, porém rara na criança. A iniciação sexual precoce dos adolescentes tem contribuído para o aumento do número de casos nessa faixa de idade. O período de incubação varia entre cinco dias e duas semanas. O quadro inicial é caracterizado por mal-estar, febre, dores articulares e alterações hematológicas (leucocitose, velocidade de hemossedimentação). No sexo feminino, as lesões iniciais quase sempre passam despercebidas; podem surgir pequenas pápulas, ulcerações vulvares e anorretais. Passados alguns dias ou semanas, surge a adenopatia inguinal endurecida, uni ou bilateral, sensível à palpação. Mais tarde, ocorre confluência dos linfonodos formando massas volumosas dolorosas. Com a evolução do processo, a pele que recobre os linfonodos torna-se eritematosa e surgem pontos de flutuação que dão saída à secreção purulenta, espessa e fétida.

O diagnóstico laboratorial é feito pelo exame da secreção purulenta e identificação dos corpúsculos de Miyagawanella, pela coloração de Giemsa.

O tratamento é feito com a sulfadiazina 500mg, quatro vezes por dia, durante duas semanas. As tetraciclinas podem ser administradas na dosagem de 500mg, quatro vezes por dia, durante duas semanas. Tianfenicol pode ser administrado na dose de 250mg (2 cápsulas de 8 em 8 horas) durante duas semanas.

CONDILOMA ACUMINADO (verruga genital)
É causado pelo papilomavírus humano do tipo 6 (HPV-6) e sua transmissão está quase sempre relacionada à atividade sexual. Em al-

guns casos, a verruga vulgar (causada pelo HPV-2) transfere-se das mãos para a região genital. O período de incubação varia de três semanas a oito meses, o que pode dificultar bastante a identificação da fonte de infecção. A duração das lesões varia de meses a anos. Ocorre em qualquer idade, mas parece predominar entre adultos jovens. Existem evidências crescentes de que certos tipos de HPV (tipos 16, 18 e 31) estariam associados ao aumento do risco de desenvolvimento do câncer uterino, peniano e anal. Os condilomas acuminados podem surgir em qualquer fase da vida e portadores assintomáticos são sempre transmissores.

O quadro clínico é característico: são pápulas múltiplas, amolecidas, sésseis ou pedunculadas, alongadas ou filiformes, de cor acastanhada ou de cor da pele. A localização mais comum é a anogenital – nos homens, os locais de predileção são: frênulo, glande, prepúcio, meato uretral, rafe mediana, ânus e escroto, enquanto na mulher os locais mais atingidos são a face posterior do intróito vaginal, os pequenos e grandes lábios, clitóris, períneo, ânus, vagina, uretra e colo uterino. Deve-se suspeitar de malignização quando houver aumento abrupto do número de lesões ou endurecimento delas. Nas lesões persistentes, resistentes à podofilina ou erosivas, com dor ou secreção serossanguinolenta, é importante realizar biópsia para afastar tumor de Buschke-Lowenstein.

Vários tratamentos são propostos, entre eles a podofilina a 25% em vaselina, a crioterapia, o laser de CO_2 e a eletrodessecação, aplicação de ácido tricloroacético a 50%, ácido retinóico a 0,05% e/ou 5-fluorouracil a 1%.

HERPES GENITAL

O vírus do herpes simples tipo 2 é responsável pela maioria das lesões genitais; ocasionalmente, o vírus herpes simples do tipo 1 pode causar lesões genitais típicas. Após a infecção inicial, os vírus estabelecem-se no sistema nervoso. As reativações com reaparecimento das lesões podem ocorrer de tempos em tempos.

O herpes simples é o agente causador do maior número de casos de lesões ulcerativas dos genitais nos países desenvolvidos. A infecção inicial é freqüentemente seguida de surtos recorrentes em intervalos irregulares. A infecção pode ser transmitida sexualmente ou acidentalmente em um primeiro contato, mas as recorrências não são necessariamente relacionadas à atividade sexual. A transmissão para os parceiros sexuais é ocasional: isso talvez se deva ao fato de que a maioria dos adultos tem anticorpos séricos (mesmo na ausência de história da doença) e, conseqüentemente, imunidade. As conseqüências físicas do herpes simples costumam ser de pouca monta, mas a reação psicológica pode causar sérios danos. Recorrências graves e persistentes são comuns em imunodeprimidos, inclusive por HIV.

O período de incubação nos primeiros surtos é curto, geralmente de três a seis dias. A primoinfecção costuma acontecer na infância e muitas vezes é subclínica. O surto geralmente começa com sensação de desconforto no local das lesões que posteriormente se desenvolvem como vesículas agrupadas sobre base eritematosa. A superfície das vesículas ulceram-se, particularmente, nos locais de atrito. A cicatrização geralmente se processa em cinco a dez dias, e um aumento moderado dos gânglios pode aparecer em 20% dos casos. As lesões podem ocorrer em qualquer parte da região anogenital em homens e mulheres. Também podem ser encontradas lesões na cérvix e, mais raramente, na uretra, nesse caso, provocando sintomas de uretrite. Disúria grave é comum em mulheres e pode até ocorrer retenção urinária. Obstipação intestinal pode estar associada à presença de lesões herpéticas anorretais. Como regra, as recorrências são menos dolorosas e ocorrem no local da infecção inicial.

O diagnóstico clínico do herpes genital não costuma ser difícil, em particular nas recorrências, embora ocorram variações morfológicas. É essencial a realização das reações sorológicas para excluir sífilis.

O vírus do herpes simples pode crescer em cultura de tecidos inoculados a partir das lesões. Alterações características em citologia esfoliativa cervical podem ser reconhecidas como determinadas por esse agente. Reações de fixação do complemento para demonstrar a presença de anticorpos específicos podem ser úteis, especialmente nos casos de primoinfecção. Exames seriados mostram alterações nos títulos. Nas recorrências, são pouco comuns as alterações dos títulos. O anticorpo persiste por toda a vida.

O tratamento envolve o uso de aciclovir, 200mg, 5 comprimidos por dia, durante cinco dias, logo que surgirem os primeiros sintomas e sinais.

MOLUSCO CONTAGIOSO

É dermatovirose causada por um poxvírus, transmitido por contato direto. É comum entre jovens. Após período de incubação que varia de duas a sete semanas, aparecem no local da inoculação pequenas lesões brilhantes umbilicadas, papulosas, brancas. As lesões crescem gradualmente, alcançando diâmetro máximo entre 8 e 10mm. Pode ser encontrado em qualquer parte do corpo e, na região genital, costuma localizar-se no púbis e no pênis. As lesões são tipicamente assintomáticas. As lesões curam-se facilmente em pacientes não-imunodeprimidos. Nestes, as lesões são múltiplas e com aspecto atípico, mais volumosas, situando-se na face e no tronco, representando um difícil problema terapêutico. Como recursos terapêuticos apropriados estão indicadas a curetagem, a eletrocoagulação e/ou a aplicação de ácido tricloroacético ou crioterapia.

INFECÇÃO PELO VÍRUS DA IMUNODEFICIÊNCIA HUMANA (HIV) AIDS/SIDA*

Incorporar a AIDS à seqüência de fatos que estão, por natureza, ligados à adolescência é um encargo penoso. Não há hoje, no mundo, nenhuma nação que possa negligenciar a doença do HIV como um dos mais graves problemas de saúde pública. Estima-se que, em nosso meio, pelo menos três milhões de pessoas possam estar abrigando o HIV no início deste século, podendo transmiti-lo em silêncio, concentradas nas grandes capitais, cidades do litoral e interior, em função de drogas injetáveis por via intravenosa e em decorrência da flexibilização dos costumes sexuais conquistada nas últimas décadas.

A AIDS*, doença de origem viral, de transmissão sexual e sangüínea, é um fato novo e real. E uma forma instigante de interpretar o papel do adolescente consiste em admitir que, em si, ele representa um *fato novo* também. É um ser social que vive seu momento de maior potencial contestador, afina-se com a presunção da transgressão de regras comuns (vestuário, ruído), sugerindo disposição sempre renovada para o comportamento enigmático e divergente. Os jovens ou seus grupos podem gerar a oportunidade de emergência do "fato novo", que se confunde com o *temível*, daí as reações previsíveis dos adultos que os percebem como "ameaça".

O aparecimento da AIDS é tragicamente oportuno. É uma doença importante porque mobiliza todos os sentimentos e iniciativas humanas e reforça todos os temores – arquetípicos, situacionais – de modo ímpar. Representa, de uma só vez, tudo o que não se deseja para a própria vida: rejeição social, sofrimento físico e moral, impossibilidade de sobrevivência sem sobressaltos, morte prematura, cercada de todas as fantasias de destruição; esse é o estereótipo da AIDS.

---

* Os aspectos clínicos e terapêuticos são abordados em outro capítulo deste livro.

Ao adolescente portador do vírus HIV é reservado futuro sombrio e crivado de limites. Entre tantos sonhos que acabam está o da reprodução e o da vida desfrutada com saúde. Os sonhos perdidos são, então, redimensionados.

A exposição dos adolescentes ao risco de infecção pelo HIV é surpreendente: nos Estados Unidos, 25% das 10.000 mulheres com AIDS diagnosticadas entre seus 20 e 30 anos de idade, possivelmente, infectaram-se na adolescência. Quase metade dos jovens americanos infectados são garotas com menos de 20 anos. Relata-se que, de início, a maior parte dessas meninas havia fugido de casa e perambulava pelas ruas, prostituindo-se. Com o tempo, cresceu o número de meninas com história de vida familiar estável e poucos parceiros sexuais.

"Conhecer bem os parceiros sexuais" não representa segurança alguma. Cada um tem seu modo de entender o que é "conhecer" um companheiro(a). Além disso, nem sempre é possível obter histórias pregressas completas. A omissão pode ser intencional – existe receio de repúdio e pode haver casos em que o jovem não acredite sinceramente que possa estar contaminado, ainda que tenha fortes antecedentes de risco de exposição. Há jovens que não têm sequer a mais remota suspeita de contaminação.

É incorreto dizer que tem AIDS um indivíduo que apresenta resultado positivo para a identificação dos anticorpos contra o HIV, mas não apresenta sinais e sintomas de doença oportunista potencialmente fatal. Esse cuidado é importante porque, além de poder representar uma expectativa relativamente melhor para o indivíduo sem sintomas ou com alguns indícios de doença oportunista não-fatal, atenua a subestimação social decorrente do estigma. É inaceitável a desqualificação dos cidadãos infectados pelo HIV e todos devemos repudiar essa tendência. Poucos parecem perceber que essa é uma das tantas formas de reduzir progressivamente os seres humanos à condição de seres descartáveis ao primeiro indício de defeito de fabricação ou acidente de percurso.

O atendimento às necessidades dos adolescentes no que diz respeito à AIDS (mais correto seria referirmo-nos à infecção pelo HIV) tem ângulos diversos:

1. eles desejam saber o que é a AIDS, como se transmite de fato, *como se manifesta*, quanto tempo se passa entre a contaminação e o surgimento dos primeiros indícios de doença, de onde ela veio;
2. desejam saber como prevenir-se e, certamente, expressar suas inquietações no âmbito das experiências sexuais que já tiveram ou que presumem vir a ter;
3. desejam ser assistidos porque pensam estar apresentando sinais e sintomas de doença do HIV.

No primeiro caso, as informações costumam ser fornecidas e repetidas à exaustão sem, contudo, serem *incorporadas*: resulta um blá-blá-blá técnico-científico que diz respeito a algo exótico que pertence à realidade dos outros. Difícil é entender que, além das definições e enumeração dos sintomas e sinais, existe o fato real que pode afetar indiscriminadamente *qualquer pessoa*, "inclusive eu e você". É apropriado recorrer, pois, aos manuais distribuídos pelos órgãos públicos, discutir cada informação e acrescentar empenho e emoção nessa troca de experiências.

No segundo caso, a conversa precisa ser direta, sem meias palavras e modulada conforme a solicitação, evitando termos assépticos – ninguém está muito interessado nos termos "cópula" ou "intercurso", por exemplo. A realidade dos grupos de jovens pode variar conforme seus estilos de vida e nível social, e as formas de abordagem podem ter algumas diferenças de grupo para grupo. Isso não significa que o discurso deva ser asséptico-hiperbólico ou necessariamente vulgar. Consultemos nossa intuição e permitamos que se processe a comunicação mais natural possível. Erra-se menos, com certeza. Ficar envergonhado e confessar-se confuso talvez seja menos danoso para o processo de maturação do grupo que ditar regras simulando falsa segurança ou, pior, improvisar respostas mentirosas.

A terceira situação, mais rara, pode requerer procedimentos médicos mais acurados; sinais de pneumonia, febre persistente, diarréia incoercível, emagrecimento acentuado e rápido aumento dos gânglios do pescoço requerem a atenção de um profissional familiarizado com as várias apresentações da doença do HIV. Pode não se tratar dela, mas isso requer atenção médica e esclarecimento completo. Mais rara é a hipocondria juvenil. A fobia da AIDS não parece ser a expressão mais comum de fenômenos inconscientes próprios da adolescência. Contudo, há casos em que acne ou alergia de contato são motivos suficientes para a elaboração de fantasias fóbicas sobre AIDS.

A solicitação do teste deve obedecer aos critérios ditados pelo bom senso. Como regra, os jovens estão pouco preparados para discutir a perspectiva da contaminação, especialmente se há fortes possibilidades de terem se exposto ao HIV. A depressão, quando o exame é positivo ou quando há muito medo da contaminação, pode ser profunda e a ajuda psicológica e/ou tratamento psiquiátrico medicamentoso podem ser imprescindíveis. A solicitação de exame anti-HIV deveria, a rigor, ser precedida de aconselhamento. O consentimento é direito do adolescente, do mesmo modo que do adulto, e não deve ser negligenciado. É evidente que, se há dificuldades para o aconselhamento, tanto o consentimento quanto a recusa para realizar o exame podem não expressar o desejo real do adolescente. Acuado, pode consentir ou negar-se a submeter-se ao exame, sem saber realmente por que o faz ou por que se nega a fazê-lo.

Por fim, é preciso realçar a diferença de comportamento dos adolescentes conforme o modo de transmissão do HIV. Os usuários de drogas parecem comportar-se com maior distanciamento e de modo mais desafiador – seu universo é distante do mundo adulto, que entendem como repressor e retrógrado. Os controles periódicos são mais difíceis, dependendo do grau de dependência que o adolescente tenha das drogas. Parece que quanto maior a dependência, mais difícil a aceitação de que é preciso ser submetido a controle médico. Os jovens que se contaminam predominantemente por via sexual parecem mais propensos à observância do calendário de controles de saúde e ao diálogo. Mesmo assim, não se deve deixar de mencionar os casos em que jovens usuários de drogas possam ser interessantes e cooperadores, quando encontram interlocutores flexíveis, sensíveis e capazes de interpretar adequadamente seus sentimentos e motivações. Não é raro, tampouco, que jovens homossexuais sejam arredios e incapazes de compreender a necessidade de ter cuidados com sua saúde, especialmente quando não têm escolaridade e apresentam nível de vida precário.

BIBLIOGRAFIA

Ver final desta parte.

13 Características da Mortalidade na População Jovem

JOÃO YUNES
EDNÉIA PRIMO

A adolescência, enquanto fase do desenvolvimento humano, é caracterizada por um processo acelerado de transformações biológicas que não ocorrem necessariamente em um mesmo momento cronológico. Por isso, o grupo de adolescentes é bastante heterogêneo.

As inúmeras transformações a que está sujeito o adolescente ocorrem tanto no âmbito biológico como no psicossocial. Estão associadas a processos de estruturação de personalidade, definição de identidade, interação social, enfim, experiências de vida que lhe permitem assumir ou não novas responsabilidades, adquirir novos comportamentos que vão determinar sua integração na sociedade e até interferir em sua situação de saúde. As formas e as conseqüências de todo esse processo manifestam-se de modo diferente segundo o tempo e o contexto social no qual o adolescente, enquanto grupo, insere-se. A complexidade de toda essa situação, aliada à tendência de concentração da população jovem em grandes áreas urbanas, mostra que o pleno desenvolvimento do adolescente, o poder assumir a sua cidadania, varia conforme suas oportunidades educacionais e possibilidades de incorporação efetiva de sua força de trabalho no mercado.

A dinâmica de todo esse processo, tendo em conta as oportunidades de inserção deste e de outros grupos populacionais nos processos sociais, entre outros fatores, faz com que as análises populacionais considerem hoje faixas etárias diferentes daquelas que caracterizam a adolescência enquanto fase do desenvolvimento humano. A própria Organização Mundial de Saúde (OMS) propôs, em 1990, que as análises populacionais utilizem o conceito de população jovem considerando os seguintes grupos etários: a adolescência, que transcorre entre 10 e 19 anos, e a juventude, entre 15 e 24 anos. A adolescência inicial compreende a faixa etária entre 10 e 14 anos, a adolescência propriamente dita, entre 15 e 19 anos e o período de 20 a 24 anos completa o ciclo da juventude. Essa subdivisão pode causar dificuldades na comparação de informações, mas, como os dados hoje disponíveis consideram essa estratificação populacional, o conceito de população jovem será por nós utilizado.

Os adolescentes representam cerca de 25% da população total das Américas. Segundo a Organização Panamericana de Saúde (OPAS), no final do século XX, esse contingente atingiria 224,4 milhões de pessoas, das quais 70% viveriam na América Latina e no Caribe. Já o número de jovens, que praticamente duplicou entre 1960 e 1985 (passando de 37,5 milhões para 79,6 milhões), teria, para o final do século XX, uma projeção de 101,5 milhões. A comparação desses dados com a população total mostra que o crescimento proporcional desse grupo deverá manter-se em torno de 20%. Embora a participação de indivíduos com idade inferior a 20 anos na população total do Brasil tenha decrescido no período entre 1960 e 1991, de 52,84% para 44,92%, a faixa dos 15 a 19 anos sempre apresentou maior contingente.

O crescimento proporcional e a participação cada vez maior de adolescentes e jovens na sociedade estão diretamente relacionados às rápidas mudanças que se processam nos contextos social, econômico e cultural, razão pela qual a capacitação plena desse grupo deve ser vista como condição para o equilíbrio da vida em sociedade. Vermelho (1994), após caracterizar historicamente a inserção desse grupo nas sociedades, destacou o alto risco a que ele está exposto, conseqüência, muitas vezes, da aquisição de hábitos relacionados a situações de miséria e/ou violência como fumar, be-

ber, drogar-se, armar-se, ter experiências sexuais precoces e suas conseqüências. Mostrou também que esse risco se agrava em função das precárias condições de assistência à saúde.

Para nós, é importante destacar que essa situação adversa tem seus reflexos nos índices de mortalidade.

CARACTERÍSTICAS DA MORTALIDADE

As análises de mortalidade de adolescentes e jovens mundialmente mostram que ela, em geral, é baixa (OPAS, 1986). Apesar disso, ao se avaliar a mortalidade proporcional por faixa etária nas Américas e também no Brasil, verifica-se que no grupo de 15 a 24 anos ela cresceu em 11%, conseqüência de mortes por acidentes, homicídios e suicídios (OPAS, 1985) e de complicações maternas decorrentes, em geral, do aborto clandestino.

Estudos sobre a mortalidade por faixa etária mostram diferenças entre os grupos de 10 a 14 anos e de 15 a 24 anos de idade. Este último apresenta taxas duas a três vezes maior que o primeiro (OPAS, 1990), confirmando maior risco de morte na faixa de 15 a 24 anos.

No que se refere aos coeficientes de mortalidade por causas, diferenças existem não só entre grupos populacionais, mas principalmente quando se compara regiões menos desenvolvidas com as mais desenvolvidas. Vermelho (1994), com base em dados da OPAS, relata que, em países como o Canadá, Estados Unidos e Cuba, os acidentes ocupam a primeira posição, e em países como Equador e Guatemala destacam-se as doenças diarréicas e as pneumonias como causas de morte.

Para o Brasil, estudo realizado por Yunes e Primo (1985) mostra que, em 1977, o coeficiente de mortalidade de adolescentes por 100.000 habitantes era de 73,9, taxa esta mais baixa que a de países como os Estados Unidos (75,9), Chile (100,2), México (131,1) e mais elevada que a de outros países como a Suécia (46) e Japão, em anos próximos a 1977. Destacam a importância dessas diferenças para o reconhecimento dos fatores predisponentes e condicionantes dessa situação, bem como da necessidade de uma clara definição intersetorial na assistência a esse grupo. Na análise das causas de mortalidade destacam, na faixa dos 10 a 19 anos, as externas como as mais importantes (34,3 por 100.000 habitantes), representando cerca de 45% do total de óbitos. Esse mesmo padrão encontrado nos grupos de 10 a 14 e de 15 a 19 anos de idade, nos quais representavam, respectivamente, 40% e 49% das causas de óbitos, Lólio (1989) já demonstrava que, em 1986, o coeficiente de mortalidade por causas externas no Brasil era um dos mais elevados das Américas: 81 por 100.000 habitantes, superado apenas pelo Equador, com taxa de 89,8 por 100.000.

Segundo Mello Jorge (1998), a mortalidade proporcional dos jovens brasileiros (15 a 24 anos de idade) vem mantendo-se ao redor de 4,5% entre 1980 e 1995. O coeficiente de mortalidade apresenta um incremento de cerca de 10% no período, o que permite afirmar que ele está crescendo. A Região Sudeste é a principal responsável por essa evolução no período (Tabela 7.7).

As informações para as macrorregiões brasileiras não apresentam comportamento uniforme. No Norte e Centro-Oeste, regiões que apresentam as maiores taxas em relação ao total de óbitos, esse coeficiente varia entre 6 e 6,4%, enquanto, nas demais regiões, está entre 3,5 e 4,5%.

Tabela 7.7 – Óbitos de jovens de 15 a 24 anos (nº, proporção e coeficientes de mortalidade*), Brasil e Regiões, 1980 a 1995.

Brasil/Regiões	1980			1985			1990			1995		
	Nº	%	Coeficiente	Nº	%	Coeficiente	Nº	%	Coeficiente	Nº	%	Coeficiente
Brasil	31.964	4,3	127,2	35.462	4,5	132,4	39.185	4,8	139,1	42.641	4,8	135,5
Norte	1.738	6,0	144,8	1.927	5,8	131,5	2.276	6,4	126,0	2.427	6,2	103,1
Nordeste	6.787	3,5	97,4	8.002	3,9	102,8	7.864	4,1	93,9	8.864	4,5	90,7
Sudeste	16.188	4,3	145,6	17.832	4,6	157,5	21.126	5,0	180,8	22.278	4,9	176,3
Sul	5.189	4,3	124,6	5.212	4,3	121,2	5.408	4,1	129,3	5.765	4,0	133,0
Centro-Oeste	2.062	6,4	123,2	2.489	6,1	129,0	2.511	6,5	118,2	3.290	6,9	137,9

Fonte: OPS. Sistema de Informação Técnica.
* Taxa por 100.000 habitantes.

No que se refere à mortalidade entre os jovens, segundo o sexo, no mesmo período (1980-1995), há predomínio do sexo masculino. Em 1980, as proporções eram de 68,3% para os homens e 31,7% para as mulheres; já em 1995, eram, respectivamente, 76,6 e 23,4%. Regionalmente, as diferenças são mais nítidas no Sudeste, onde a relação é de 4 para 1. No que se refere às idades, o grupo de 20 a 24 anos é o que caracteriza esse padrão, tanto para o Brasil como para suas regiões (Tabela 7.8)

MORTALIDADE DOS JOVENS SEGUNDO CAUSAS

Yunes e Primo (1985) mostraram a importância das causas externas (acidentes e outras violências) analisando dados de mortalidade na adolescência para o Brasil e Regiões referentes a 1977 e apontaram maior risco de morte por essas causas para o sexo masculino na faixa etária entre os 15 a 19 anos.

Essa mesma causa, na análise de Mello Jorge, para o grupo de jovens brasileiros, no período de 1980 a 1995, representa entre 60 e 80% das mortes para o sexo masculino e de 20 e 50% para o sexo feminino. Considerando a distribuição etária que compõe o grupo de jovens por sexo, o peso maior recai na faixa etária dos 20 a 24 anos para o sexo masculino, mas elas têm também maior peso na determinação das mortes no grupo de 15 a 19 anos para esse mesmo sexo. Em 1995, foram responsáveis por 75% dos óbitos masculinos nas faixas etárias de 15 a 19 anos e de 20 a 24 anos (Tabela 7.9).

Como segunda causa de mortalidade entre jovens brasileiros, chamam a atenção, nesse mesmo período, de 1980 a 1995, as doenças do aparelho respiratório entre os indivíduos de sexo masculino na faixa etária dos 15 a 19 anos e do sexo feminino em ambas, o que, em alguns momentos, cede lugar às neoplasias. Destaca-se também a presença crescente, no sexo feminino, das chamadas causas maternas, ligadas à gravidez, ao parto e ao puerpério, na determinação da mortalidade feminina.

MORTALIDADE POR CAUSAS EXTERNAS

A mortalidade por causas externas na população total do Brasil vem aumentando no período estudado. Acidentes e violências destacam-se como causa de morte desde os 5 até os 39 anos de idade. Comparativamente, no grupo de adolescentes e no de jovens, o aumento tem sido pronunciado, e o grupo mais afetado tem sido o de homens de 15 a 19 anos de idade, com um aumento de 51% nas taxas de mortalidade por causas externas. Os valores chegaram a 122,9 por 100.000 em 1994. O grupo de jovens de 20 a 24 anos de idade é o que apresenta as mais altas taxas (197,9 por 100.000 em 1994), com um incremento da mortalidade por causas externas em 47% no período estudado (Tabela 7.10). As adolescentes e as jovens mulheres têm apresentado taxas estáveis, próximas a 24 por 100.000, para o grupo de 15 a 24 anos de idade.

Os homicídios e os acidentes de trânsito, que são os componentes principais da mortalidade por causas externas para o total da população brasileira, também têm aumentado em todos os grupos de adolescentes e jovens. Os acidentes de trânsito têm aumentado em 15% na população total durante o período estudado. Entre os homens de 15 a 19 anos de idade, o aumento é de 37%, e no de mulheres de mesma idade, é de 20%. Os jovens de 20 a 24 anos aumentam as taxas de mortalidade por acidentes de trânsito em 28% para o sexo masculino e em 31% para as mulheres de mesma idade (Tabela 7.11).

A taxa de mortalidade por homicídios também tem aumentado na população total em 84% entre 1980 e 1994 e supera, a partir de 1991, a taxa de mortalidade por acidentes de trânsito. Para o grupo de adolescentes e jovens (Tabela 7.12), a mortalidade por homicídios é o primeiro determinante da mortalidade por causas externas e tem experimentado um incremento significativo em todos os grupos de idade e sexo. Entre os adolescentes de 10 a 14 anos de idade, as taxas têm duplicado entre 1980 e 1994 para ambos os sexos. No grupo de adolescentes homens de 15 a 19 anos, há incremento nessas taxas em 174%, chegando a valores de 52,9 por 100.000 em 1994. Para o sexo feminino, o aumento é de 52%, alcançando valores de 5,4 por 100.000. O grupo de homens de 20 a 24 anos é o que apresenta as maiores taxas de mortalidade por homicídio, com valores de 93,3 por 100.000 em 1994 e incremento de 114% desde 1980. Há uma marcada diferença entre os sexos e as idades, com quociente de homens/mulheres de 16:1 em 1994.

A mortalidade por suicídio, que vem mantendo-se estável na população total durante todo esse período, cresce na população de 15 a 24 anos. Os homens de 20 a 24 anos aumentam essas taxas em 38%, com incremento mais pronunciado a partir de 1989 (Tabela 7.13).

Em resumo, no Brasil, o aumento da mortalidade por causas externas nos adolescentes deve-se principalmente a um aumento nos acidentes de trânsito e homicídios e secundariamente a um aumento dos suicídios. Os adolescentes e os jovens aumentam de forma notável a mortalidade por homicídios durante esse período, especialmente o grupo de 15 a 19 anos de idade.

A mortalidade proporcional por grupo de causas no período de 1980 a 1995, segundo faixas etária e sexo, mostra ainda que as causas externas continuam tendo o maior peso na determinação de mortes também no grupo de 15 a 19 anos de idade. Para o sexo masculino, ela varia de 61,5 para 75,7, seguida das causas do aparelho respiratório, que variam de 5,7 para 3,3 no mesmo período. Para o sexo masculino, essas taxas variaram de 33,1 para 41,5, enquanto as causas do aparelho circulatório contribuem com o índice entre 9,7 e 8,5.

Os resultados dessa análise permitem chamar a atenção para o fato de que, nos últimos decênios, o considerável aumento do nível de violência e todas as suas manifestações tem adquirido um caráter epidêmico e se convertido em um dos problemas mais sérios de Saúde Pública. Na América Latina e no Caribe, por exemplo, foram registradas, em 1993, 456.000 mortes devidas a atos de violência, o que representa aproximadamente 1.250 mortes por dia. A taxa de mortalidade por causas externas já tem afetado significativamente a mortalidade geral.

Tabela 7.8 – Óbitos e coeficientes de mortalidade (CM) de jovens (por 100.000 habitantes), segundo idade e sexo, Brasil e Regiões, 1980 a 1995.*

Idade	Sexo	1980		1985		1990		1995	
		Óbitos	CM	Óbitos	CM	Óbitos	CM	Óbitos	CM
BRASIL									
15 a 19	Masculino	9.121	136,0	10.446	151,9	12.216	166,8	13.432	159,9
	Feminino	4.687	68,0	4.439	63,9	4.164	56,2	4.633	55,5
	Total	13.808	101,6	14.885	107,7	16.380	111,2	18.065	107,9
20 a 24	Masculino	12.707	224,0	15.307	240,5	17.768	267,4	19.223	264,7
	Feminino	5.449	93,1	5.270	79,8	5.037	74,1	5.353	71,7
	Total	18.156	157,5	20.577	158,7	22.805	169,6	24.576	166,8
Ambos	Masculino	21.828	176,3	25.753	194,5	29.984	214,7	32.655	208,5
	Feminino	10.136	79,5	9.709	71,6	9.201	64,8	9.986	63,1
	Total	31.964	127,2	35.462	132,4	39.185	139,1	42.641	135,5
REGIÃO NORTE									
15 a 19	Masculino	483	148,7	525	131,5	676	137,1	763	118,0
	Feminino	292	87,8	301	76,4	338	68,5	352	54,7
	Total	775	117,9	826	104,1	1.014	102,8	1.115	86,4
20 a 24	Masculino	654	239,4	759	226,2	919	222,1	965	183,2
	Feminino	309	114,4	342	101,5	343	84,4	347	64,7
	Total	963	177,3	1.101	163,7	1.262	153,9	1.312	123,4
Ambos	Masculino	1.137	190,1	1.284	174,7	1.595	175,9	1.728	147,3
	Feminino	601	99,7	643	88,0	681	75,7	699	59,2
	Total	1.738	144,8	1.927	131,5	2.276	126,0	2.427	103,1
REGIÃO NORDESTE									
15 a 19	Masculino	1.859	94,3	2.172	105,3	2.300	101,2	2.762	103,7
	Feminino	1.150	55,9	1.171	54,9	981	42,2	1.145	42,6
	Total	3.009	74,7	3.343	79,7	3.281	71,4	3.907	73,0
20 a 24	Masculino	2.458	176,6	3.331	191,5	3.442	188,0	3.721	172,5
	Feminino	1.320	85,3	1.328	71,7	1.141	58,6	1.236	54,7
	Total	3.778	128,5	4.659	129,7	4.583	121,3	4.957	112,2
Ambos	Masculino	4.317	128,3	5.503	144,8	5.742	139,9	6.483	134,5
	Feminino	2.470	68,5	2.499	62,7	2.122	49,6	2.381	48,1
	Total	6.787	97,4	8.002	102,8	7.864	93,9	8.864	90,7
REGIÃO SUDESTE									
15 a 19	Masculino	4.635	163,1	5.543	195,6	6.825	231,5	7.085	214,5
	Feminino	2.113	73,1	1.927	68,2	1.922	64,8	2.031	61,9
	Total	6.748	117,7	7.470	132,0	8.747	147,9	9.116	138,5
20 a 24	Masculino	6.803	252,4	7.921	283,7	9.943	346,1	10.549	353,3
	Feminino	2.637	98,1	2.441	85,1	2.436	84,1	2.613	85,2
	Total	9.440	175,3	10.362	183,0	12.379	214,6	13.162	217,5
Ambos	Masculino	11.438	206,6	13.464	239,3	16.768	288,1	17.634	280,4
	Feminino	4.750	85,1	4.368	76,7	4.358	74,3	4.644	73,2
	Total	16.188	145,6	17.832	157,5	21.126	180,8	22.278	176,3
REGIÃO SUL									
15 a 19	Masculino	1.577	139,8	1.523	139,8	1.706	160,5	1.849	160,8
	Feminino	798	70,1	715	66,0	630	59,5	680	60,5
	Total	2.375	104,8	2.238	103,0	2.336	110,1	2.529	111,2
20 a 24	Masculino	1.984	210,9	2.194	208,3	2.321	226,4	2.528	247,4
	Feminino	830	86,7	780	72,6	751	72,6	708	68,3
	Total	2.814	148,2	2.974	139,8	3.072	149,1	3.236	157,2
Ambos	Masculino	3.561	172,1	3.717	173,4	4.027	192,9	4.377	201,5
	Feminino	1.628	77,7	1.495	69,3	1.381	65,9	1.388	64,2
	Total	5.189	124,6	5.112	121,2	5.408	129,3	5.765	133,0
REGIÃO CENTRO-OESTE									
15 a 19	Masculino	567	128,8	683	139,4	709	129,8	972	152,5
	Feminino	334	70,9	325	63,4	293	52,3	423	69,5
	Total	901	98,8	1.008	100,5	1.002	90,5	1.395	112,0
20 a 24	Masculino	808	217,2	1.102	248,0	1.143	227,4	1.452	254,8
	Feminino	353	90,6	379	80,9	366	71,1	443	77,7
	Total	1.161	152,5	1.481	162,2	1.509	148,4	1.895	166,2
Ambos	Masculino	1.375	169,2	1.785	191,0	1.852	176,6	2.424	200,8
	Feminino	687	79,8	704	71,7	659	61,3	866	73,4
	Total	2.062	123,2	2.489	129,9	2.511	118,2	3.290	137,9

* Fonte: Mello Jorge, M.H.P. Jovens Acontecendo na Trilha das Políticas Públicas, vol 2, CNPD, p. 216 a 218.

Tabela 7.9 – Principais causas de morte (%) em jovens segundo idade e sexo, Brasil e Regiões, 1980 a 1995.*

Idade	Sexo	Posto	1980 Causas	%	1985 Causas	%	1990 Causas	%	1995 Causas	%
			BRASIL							
15 a 19 anos	Masculino	1º	Externas	61,5	Externas	68,0	Externas	73,9	Externas	75,7
		2º	Aparelho circulatório	5,7	Aparelho circulatório	4,5	Aparelho circulatório	3,3	Aparelho circulatório Neoplasias	3,3
		3º	Infecciosas Neoplasias	4,5	Neoplasias	4,0	Neoplasias	3,2	Aparelho respiratório	3,1
	Feminino	1º	Externas	33,1	Externas	35,4	Externas	37,6	Externas	41,5
		2º	Aparelho circulatório	9,7	Aparelho circulatório	8,9	Aparelho circulatório	8,4	Aparelho circulatório	8,5
		3º	Infecciosas	7,0	Aparelho respiratório	6,8	Neoplasias	7,3	Neoplasias	7,5
20 a 24 anos	Masculino	1º	Externas	65,9	Externas	71,0	Externas	73,1	Externas	74,4
		2º	Aparelho circulatório	5,6	Aparelho circulatório	4,8	Aparelho circulatório	3,7	Glândulas endrócinas	4,9
		3º	Infecciosas	4,7	Infecciosas	3,2	Glândulas endrócinas	3,6	Aparelho circulatório	3,3
	Feminino	1º	Externas	25,1	Externas	30,2	Externas	33,3	Externas	34,4
		2º	Aparelho circulatório	12,6	Aparelho circulatório	12,8	Aparelho circulatório	10,8	Aparelho circulatório	9,4
		3º	Maternas	9,1	Maternas	7,1	Infecciosas	7,0	Glândulas endrócinas	9,3
			NORTE							
15 a 19 anos	Masculino	1º	Externas	49,1	Externas	55,0	Externas	62,9	Externas	67,0
		2º	Infecciosas	15,3	Infecciosas	11,8	Infecciosas	11,2	Infecciosas	8,0
		3º	Aparelho digestivo	6,4	Neoplasias	5,0	Aparelho circulatório	2,9	Aparelho circulatório	3,3
	Feminino	1º	Externas	24,3	Externas	19,3	Externas	25,4	Externas	31,8
		2º	Maternas	16,8	Infecciosas	18,3	Infecciosas	16,4	Aparelho circulatório	10,5
		3º	Infecciosas	16,1	Maternas	12,0	Maternas	7,5	Infecciosas	7,9
20 a 24 anos	Masculino	1º	Externas	52,4	Externas	55,0	Externas	62,9	Externas	67,0
		2º	Infecciosas	13,1	Infecciosas	11,6	Infecciosas	7,6	Infecciosas	4,8
		3º	Aparelho digestivo	5,5	Aparelho digestivo	4,0	Aparelho circulatório	3,4	Aparelho circulatório	2,7
	Feminino	1º	Externas	14,6	Externas	22,5	Externas	28,9	Externas	24,4
		2º								
		3º	Infecciosas	13,9	Aparelho circulatório	9,4	Infecciosas	10,9	Aparelho circulatório	8,8
			NORDESTE							
15 a 19 anos	Masculino	1º	Externas	48,2	Externas	54,0	Externas	63,0	Externas	67,8
		2º	Infecciosas Aparelho circulatório	5,9	Infecciosas	5,0	Infecciosas	4,1	Aparelho circulatório	4,5
		3º	Sistema nervoso	3,7	Aparelho circulatório	4,3	Aparelho circulatório	3,9	Neoplasias	3,3
	Feminino	1º	Externas	22,3	Externas	25,2	Externas	28,8	Externas	31,5
		2º	Aparelho circulatório	8,3	Infecciosas	8,1	Aparelho circulatório	10,7	Aparelho circulatório	10,2
		3º	Infecciosas	8,2	Aparelho circulatório	7,7	Infecciosas	7,1	Aparelho respiratório	7,0
20 a 24 anos	Masculino	1º	Externas	19,5	Externas	21,3	Externas	26,8	Externas	29,1
		2º	Infecciosas	6,8	Aparelho circulatório	4,5	Aparelho circulatório	4,0	Aparelho circulatório	3,6
		3º	Aparelho circulatório	5,0	Infecciosas	4,0	Infecciosas	3,3	Infecciosas	3,2
	Feminino	1º	Externas	19,5	Externas	21,3	Externas	26,8	Externas	29,1
		2º	Maternas	9,7	Aparelho circulatório	11,1	Aparelho circulatório	9,9	Aparelho circulatório	10,9
		3º	Infecciosas	9,6	Maternas	7,3	Infecciosas	7,4	Maternas	8,3

* Fonte: Mello Jorge, M.H.P. Jovens Acontecendo na Trilha das Políticas Públicas, vol 2, CNPD, p. 226 a 228.

(Continua, ver página seguinte.)

Tabela 7.9 – Principais causas de morte (%) em jovens segundo idade e sexo, Brasil e Regiões, 1980 a 1995 (continuação).

Idade	Sexo	Posto	1980 Causas	%	1985 Causas	%	1990 Causas	%	1995 Causas	%
						SUDESTE				
15 a 19 anos	Masculino	1º	Externas	67,9	Externas	74,9	Externas	79,0	Externas	79,5
		2º	Aparelho circulatório	5,6	Aparelho respiratório	4,2	Neoplasias	3,2	Neoplasias Aparelho respiratório	3,1
		3º	Neoplasias	4,7	Neoplasias	3,6	Aparelho respiratório	3,1	Aparelho circulatório	2,6
	Feminino	1º	Externas	36,7	Externas	40,2	Externas	42,1	Externas	44,1
		2º	Aparelho circulatório	10,9	Aparelho circulatório	10,2	Neoplasias Aparelho circulatório	8,1	Aparelho respiratório	8,6
		3º	Neoplasias Aparelho respiratório	7,1	Aparelho respiratório	7,8	Aparelho respiratório	7,5	Aparelho circulatório	8,4
20 a 24 anos	Masculino	1º	Externas	70,3	Externas	76,9	Externas	75,7	Externas	76,1
		2º	Aparelho circulatório	5,7	Aparelho circulatório	4,8	Glândulas endrócinas	5,1	Glândulas endrócinas	6,3
		3º	Infecciosas Aparelho respiratório	3,3	Neoplasias Aparelho respiratório	2,7	Aparelho circulatório	3,7	Aparelho circulatório	3,1
	Feminino	1º	Externas	27,2	Externas	33,3	Externas	34,0	Externas	36,1
		2º	Aparelho circulatório	14,9	Aparelho circulatório	13,7	Aparelho circulatório	11,6	Glândulas endrócinas	13,3
		3º	Maternas	7,5	Aparelho respiratório	6,8	Aparelho respiratório	7,2	Aparelho circulatório	9,8
						SUL				
15 a 19 anos	Masculino	1º	Externas	62,7	Externas	68,4	Externas	73,6	Externas	75,8
		2º	Aparelho circulatório	6,6	Neoplasias	5,7	Neoplasias	4,3	Neoplasias	5,5
		3º	Neoplasias	5,5	Aparelho circulatório	5,5	Aparelho circulatório	3,9	Aparelho respiratório	3,4
	Feminino	1º	Externas	40,4	Externas	43,9	Externas	41,6	Externas	51,6
		2º	Aparelho circulatório	8,8	Aparelho circulatório	8,7	Neoplasias	8,7	Neoplasias	9,1
		3º	Neoplasias	8,5	Maternas	6,3	Aparelho respiratório	7,9	Maternas Aparelho respiratório	5,7
20 a 24 anos	Masculino	1º	Externas	69,2	Externas	65,7	Externas	71,0	Externas	77,6
		2º	Aparelho circulatório	5,8	Aparelho circulatório	5,7	Aparelho circulatório	3,4	Glândulas endrócinas	5,2
		3º	Neoplasias	4,6	Neoplasias	3,5	Neoplasias Aparelho respiratório	3,1	Aparelho circulatório	3,8
	Feminino	1º	Externas	29,5	Externas	35,1	Externas	39,4	Externas	38,8
		2º	Aparelho circulatório	12,8	Aparelho circulatório	14,7	Aparelho circulatório	10,7	Maternas Neoplasias	8,5
		3º	Maternas	8,1	Neoplasias	7,9	Maternas	9,1	Glândulas endrócinas	7,6
						CENTRO-OESTE				
15 a 19 anos	Masculino	1º	Externas	60,5	Externas	65,7	Externas	71,0	Externas	77,6
		2º	Neoplasias Aparelho circulatório	5,8	Aparelho circulatório	6,0	Infeciosas	6,1	Aparelho circulatório	5,0
		3º	Infecciosas	4,6	Neoplasias	5,3	Aparelho circulatório	4,8	Aparelho respiratório	3,5
	Feminino	1º	Externas	38,0	Externas	39,7	Externas	43,7	Externas	49,6
		2º	Aparelho circulatório	11,1	Neoplasias	8,3	Neoplasias Aparelho circulatório	9,2	Neoplasias	9,6
		3º	Infecciosas	8,7	Aparelho circulatório	7,1	Infecciosas	4,9	Aparelho circulatório	7,1
20 a 24 anos	Masculino	1º	Externas	65,8	Externas	73,0	Externas	74,8	Externas	75,4
		2º	Aparelho circulatório	6,8	Aparelho circulatório	4,3	Aparelho circulatório	4,4	Glândulas endrócinas	4,0
		3º	Infecciosas	8,7	Infecciosas	7,1	Infecciosas	4,9	Aparelho circulatório	7,1
	Feminino	1º	Externas	29,7	Externas	39,1	Externas	41,2	Externas	40,5
		2º	Aparelho circulatório	10,8	Aparelho circulatório	11,1	Aparelho circulatório	12,0	Neoplasias	7,5
		3º	Maternas	9,6	Neoplasias	6,6	Infecciosas	8,4	Glândulas endrócinas Aparelho circulatório	7,1

Tabela 7.10 – Taxa* de mortalidade de adolescentes e jovens por causas externas, segundo idade e sexo, Brasil, 1980-1994.

Idade / Anos	10 a 14 anos		15 a 19 anos		20 a 24 anos		10 a 19 anos		15 a 24 anos	
	M	F	M	F	M	F	M	F	M	F
1980	30,1	12,7	81,2	22,7	141,5	23,2	55,4	17,6	–	–
1985	31,2	12,4	101,6	22,6	158,9	23,5	65,2	17,3	129,9	23,0
1990	28,2	11,2	122,7	21,0	201,2	25,2	72,1	15,8	159,4	23,0
1991	26,4	10,8	117,6	21,5	196,5	25,0	68,8	15,8	154,5	23,1
1992	26,4	9,8	109,2	19,2	183,8	22,3	64,9	14,3	144,1	20,7
1993	27,2	11,4	114,9	21,0	187,6	23,9	74,0	15,9	148,9	22,4
1994	28,3	12,9	122,9	24,1	197,9	25,0	72,3	18,2	158,0	24,5

Fonte: OPS. Sistema de Informação Técnica.
* Taxa por 100.000 habitantes.
M = masculino.   F = feminino.

Tabela 7.11 – Taxa* de mortalidade de adolescentes e jovens por acidentes com veículos a motor, segundo idade e sexo, Brasil, 1980-1994.

Idade / Anos	10 a 14 anos		15 a 19 anos		20 a 24 anos		10 a 19 anos		15 a 24 anos	
	M	F	M	F	M	F	M	F	M	F
1980	9,2	4,9	18,6	7,4	33,7	7,2	13,9	6,1	–	–
1985	10,6	5,0	23,0	8,2	36,7	8,2	16,6	6,5	29,8	8,2
1990	9,9	4,8	24,9	7,9	43,2	8,9	16,9	6,3	33,4	8,4
1991	9,2	4,9	24,6	8,1	43,6	8,8	16,4	6,4	33,5	8,4
1992	9,3	4,0	22,9	7,3	39,0	8,1	15,6	5,5	30,4	7,7
1993	9,0	5,0	23,4	8,1	39,4	8,4	15,6	6,4	30,8	8,2
1994	10,1	5,0	25,5	8,9	43,2	9,4	17,2	6,8	33,8	9,1

Fonte: OPS. Sistema de Informação Técnica.
* Taxa por 100.000 habitantes.
M = masculino.   F = feminino.

Tabela 7.12 – Taxa* de mortalidade de adolescentes e jovens por homicídios, segundo idade e sexo, Brasil, 1980-1994.

Idade / Anos	10 a 14 anos		15 a 19 anos		20 a 24 anos		10 a 19 anos		15 a 24 anos	
	M	F	M	F	M	F	M	F	M	F
1980	1,3	0,5	19,3	2,9	43,6	3,6	10,2	1,7	–	–
1985	2,2	0,7	32,5	3,5	53,0	5,0	16,9	2,1	42,6	4,2
1990	3,4	1,1	55,2	4,3	95,3	6,3	27,4	2,6	73,9	5,3
1991	3,1	1,2	49,7	4,7	85,6	6,1	24,8	2,8	66,5	5,3
1992	2,9	1,0	43,5	3,7	78,5	5,3	21,8	2,2	59,8	4,4
1993	3,3	1,0	49,6	4,0	83,7	5,8	24,8	2,4	65,6	4,9
1994	2,8	1,3	52,9	5,4	93,3	5,5	26,1	3,2	71,8	5,4

Fonte: OPS. Sistema de Informação Técnica.
* Taxa por 100.000 habitantes.
M = masculino.   F = feminino.

Tabela 7.13 – Taxa* de mortalidade de adolescentes e jovens por suicídio, segundo idade e sexo, Brasil, 1980-1994.

Idade / Anos	10 a 14 anos		15 a 19 anos		20 a 24 anos		10 a 19 anos		15 a 24 anos	
	M	F	M	F	M	F	M	F	M	F
1980	0,4	0,5	3,0	3,1	6,6	3,3	1,7	1,8	–	–
1985	0,4	0,6	2,8	1,9	6,8	2,2	1,6	1,2	4,8	2,0
1990	0,4	0,4	3,4	1,7	7,5	2,6	1,8	1,0	5,3	2,1
1991	0,5	0,4	3,5	2,0	7,8	2,3	1,9	1,1	5,5	2,1
1992	0,4	0,4	3,7	1,7	8,1	2,2	1,9	1,0	5,7	1,9
1993	0,6	0,3	4,2	2,1	8,8	2,5	2,3	1,2	6,3	2,3
1994	0,5	0,5	4,7	2,3	9,1	2,7	2,5	1,4	6,7	2,5

Fonte: OPS. Sistema de Informação Técnica.
* Taxa por 100.000 habitantes.
M = masculino.   F = feminino.

A adolescência é um dos grupos de idade mais atingidos pela violência em suas diferentes formas. Nesse grupo, ela se manifesta não só como um dano físico, mas também inclui o assédio e/ou abuso sexual, a negligência, o abuso emocional e psicológico. Os adolescentes não são apenas vítimas das várias formas de violência, são também autores e/ou agentes originais ou intermediários delas. Atos de violência afetam não só a eles enquanto vítimas, mas também a seus companheiros de estudo ou trabalho, suas famílias, a toda a comunidade. Todas as formas de violência tem efeitos danosos a curto ou a longo prazo na sua saúde física e mental, limitando suas funções individuais e sociais. Além disso, geram gastos com a saúde, diminuem a produtividade das comunidades, enfim, são responsáveis por enormes custos econômicos à sociedade. Essas conseqüências tornam-se ainda mais graves quando consideramos que o adolescente é ainda um ser em formação.

A violência é evitável, prevenível. Essa possibilidade é compreendida quando se consideram características individuais, experiências familiares, relações de grupos, acesso a armas de fogo, consumo de álcool e outras drogas, exposição a violência dos meios de comunicação. Outros fatores políticos, sociais e culturais se inter-relacionam e têm um papel fundamental na ocorrência de violência em jovens. Atualmente, há um consenso de que a exposição de adolescentes e jovens da região das Américas, de maneira crescente à violência dos meios de comunicação, é uma das causas da sua conduta agressiva, criminosa e de violência. Apesar de não constituírem a causa única da violência, esse é um fator factível de reversão.

Para a Organização Panamericana de Saúde (OPAS), o tema saúde dos adolescentes e jovens tem sido de fundamental importância, tanto por seus efeitos sociais e econômicos, como por suas implicações sobre os serviços de saúde, seja curativo, seja preventivo. Nesse sentido, a XXXVI Reunião do Conselho Diretivo da OPAS aprovou um plano de ação, com incentivo aos governos para estabelecerem políticas e planos nacionais de saúde para adolescentes com a colaboração de diferentes setores sociais, políticos e privados. A OPAS também tem se preocupado reiteradamente com os problemas de violência que envolvem grupos específicos, para os quais incentiva a coleta e a sistematização de informações epidemiológicas sobre o tema.

Apesar de todas essas recomendações e do fato de a violência limitar a atividade individual e social, provocando a perda de centenas de vida jovens, a implementação de sistemas de vigilância epidemiológica e de programas de prevenção da violência na adolescência e na juventude é escassa não só no Brasil, mas também na maioria dos países americanos. Os programas atualmente existentes são parciais e fragmentados, carecem de enfoque integral, intersetorial e de avaliação. Os estudos publicados sobre a magnitude do problema são poucos, havendo ainda um fator complicador, que é a impossibilidade de comparação dos dados de diferentes países, conseqüência da ausência de definições comuns e de sistemas de vigilância epidemiológica. Mesmo assim, é possível considerar que o aumento do nível de violência e de todas suas manifestações tem adquirido um caráter epidêmico.

Compreender a tendência da mortalidade por causas com destaque para a crescente contribuição das causas externas na população jovem é contribuir para o dimensionamento da atenção à saúde nesse grupo com intervenção preventiva. Os resultados revelam que a violência e suas manifestações são um problema crescente no Brasil. As taxas crescentes de mortalidade por homicídios refletem a necessidade iminente de programas de prevenção da violência direcionados a adolescentes e jovens.

A contribuição importante do setor saúde deve ser a de implementar sistemas de vigilância epidemiológica para conhecer melhor o perfil da violência e seus determinantes, visando a contribuir para o desenvolvimento de um plano de ação preventivo.

Bibliografia

1. ABERASTURY, A. & KNOBEL, M. – *Adolescência Normal.* 7ª ed., Porto Alegre, Artes Médicas, 1989. 2. ALAN GUTTMACHER INSTITUTE – *A New World: Young Women's Sexual and Reproductive Lives.* 1998. 3. AMATUZZI, M.M. – Epifisites do joelho. In *Patologia do Joelho.* São Paulo, 1992. São Paulo, Departamento de Ortopedia e Traumatologia do Hospital das Clínicas da Faculdade de Medicina da Universidade de São Paulo, 1992. p. 83-6. [Apostila]. 4. AMERICAN COLLEGE OF OBSTETRICIAN AND GYNECOLOGISTS – Safety of oral contraceptives for teenagers. *Int. J. Gynecol. Obstet.* 37:309, 1992. 5. ANYAN Jr., S.R. – *Adolescent Medicine in Primary Care.* New York, John Wiley & Sons, 1978. 6. BARNES, H.V. – Physical growth and development during puberty. *Med. Clin. North Am.* 59:1305, 1975. 7. BASILE JUNIOR, R. – Espondilolistese em crianças e adolescentes. In *Coluna Vertebral – Atualização e Reciclagem.* São Paulo, Instituto de Ortopedia e Traumatologia do Hospital das Clínicas da Faculdade de Medicina da Universidade de São Paulo, 1994. p. 93-105. [Apostila]. 8. BASILE JUNIOR, R.; BONETTI, C.L. & FAZZI, A. – Escoliose idiopática em crianças e adolescentes. In *Curso de Patologia da Coluna Vertebral.* São Paulo, Instituto de Ortopedia e Traumatologia do Hospital das Clínicas da Faculdade de Medicina da Universidade de São Paulo, 1992. p. 71-7. [Apostila]. 9. BASSO, S.S. – *Sexualidade Humana.* Montevideo, Organización Panamericana de la Salud - Organización Mundial de la Salud, 1980. 10. CAGHAN, S.B. – The adolescent process and the problem of nutrition. *Am. J. Nurs.* 75:1728, 1975. 11. CHEN, Y.J.; HSU, R.W.W. & LIANG, S.C. – Degeneration of the acessory navicular synchondrosis presenting as rupture of the posterior tibial tendon. *J. Bone Joint Surg. [Am]* 79:1791, 1997. 12. CHIPKEVITCH, E. – Imunização ativa na adolescência. *J. Pediat.* 73:5, 1997. 13. CLARKE, D.M. – Multiple tarsal coalitions in the same foot. *J. Pediatr. Orthop.* 17:777, 1997. 14. COLLI, A.S. – *Crescimento e Desenvolvimento Pubertário em Crianças e Adolescentes Brasileiros. IV. Maturação Sexual.* São Paulo, Editora Brasileira de Ciências, 1988. 15. COLLI, A.S. – A consulta do adolescente. In Marcondes, E. *Pediatria Básica.* 8ª ed., Sarvier, São Paulo, 1991. 16. COLLI, A.S. et al. – *Crescimento e Desenvolvimento Pubertário em Crianças e Adolescentes Brasileiros. IV. Volume Testicular.* São Paulo, Editora Brasileira de Ciências, 1984. 17. COLLI, A.S. et al. – Modelo para atendimento de adolescentes. *J. Pediatr.* 40:329, 1975. 18. COLLI, A.S. et al. – Problemas de saúde de adolescentes em atendimento ambulatorial. *J. Pediatr.* 46:20, 1979. 19. COLLI, A.S. et al. – Encuesta sobre la salud de un grupo de adolescentes de São Paulo, Brasil. *Bol. Of. Sanit. Panamer.* 79:433, 1975. 20. COMISSÃO DA SAÚDE DO ADOLESCENTE DA SECRETARIA DE ESTADO DA SAÚDE DE SÃO PAULO – *Adolescência e Saúde.* São Paulo, Ed. Paris Editoral, 1988. 21. COSTA, M. – *Sexualidade na Adolescência.* 5ª ed., São Paulo, LP & A, 1991. 22. DALABETTA, G.; LAGA, M. & LAMPTEY, P. – *Controle de Doenças Sexualmente Transmissíveis – Manual de Planejamento e Coordenação de Programas.* Associação Saúde da Família. AIDSCAP-USAID. São Paulo, Te Corá, 1997. 23. DeWALD, R.L. – Spondylolisthesis. In Bridwell, K.H. & DeWald, R.L. *The Textbook of Spinal Surgery.* Philadelphia, Lippincott, 1997. p. 1201. 24. DHUPER, S.; WARREN, M. & FOX, R. – Effects of hormonal status on bone density in adolescents girls. *J. Clin. Endocrinol. Metabol.* 71:1083, 1990. 25. EISENSTEIN, E. & PETRI, V. – Doenças sexualmente transmissíveis. In Coates, V.; Françoso, L.A. & Beznos, G.W. *Medicina do Adolescente.* São Paulo, Sarvier, 1993, p. 378. 26. FAO/OMS – *Manual Sobre Necesidades Nutricionales de Hombre.* Ginebra, 1975. 27. FERREIRA, J.C.A. – Avaliação ortopédica. In Hebert, S.K. *Ortopedia e Traumatologia: Princípios e Prática.* Porto Alegre, Artes Médicas, 1995, p. 19. 28. GALLAGHER, J.R.; BARELL, D.C. & HEALD, F.P. – *Medical Care of Adolescent.* 3ª ed., New York, Appleton Century Crofts, 1976. 29. GOLDBERG, T.B.L. et al. – *Crescimento e Desenvolvimento Pubertário em Crianças e Adolescentes Brasileiros. V. Dobras Cutâneas.* São Paulo, Editora Brasileira de

Ciências, 1986. 30. GOMES, S.M.T. – Atenção integral à saúde. In Coates, V.; Françoso, L.A. & Beznos, G.W. *Medicina do Adolescente*. São Paulo, Sarvier, 1993. 31. GRAF, B.K. & LANGE, R.H. – Osteochondritis dissecans. In Rider, B. *Sports Medicine – The School Age Athlete*. Philadelphia, Saunders, 1991, p. 240. 32. GREENWOOD, C.T. & RICHARDSON, D.P. – Nutrition during adolescence. *Wed. Rev. Nutr. Diet.* 33:1, 1979. 33. GRUMBACH, M.M. & STYNE, D.M. – Puberty: ontogeny, neuroendocrinology, physiology, and disorders. In Wilson, J.D. & Foster, D.W. *Williams Textbook of Endocrinology*. 8th ed., Philadelphia, Saunders, 1992, p. 1139. 34. HEBERT, S.K. – Quadril da criança e do adolescente. In Hebert, S.K. *Ortopedia e Traumatologia: Princípios e Prática*. Porto Alegre, Artes Médicas, 1995, p. 124. 35. HEGG, R.V. – Diferenciação sexual e os diâmetros biacromial e bicristailíaca. *Pediatr. (São Paulo)* 9:28, 1987. 36. HUNT II, W.B. – A fertilidade na adolescência: riscos e conseqüências. *Population Report, Série J* 10:169, 1976. 37. KALINA, E.F. & GRYNBERG,H. – *Aos Pais de Adolescentes*. Rio de Janeiro, Editora Francisco Alves, 1985. 38. KLEIN, J. – Atualização: ginecologia do adolescente. *Clínica Pediátrica* 27:145, 1980. 39. KRONDL, M.M. & LAU, D. – Food habit modifications as a public health measure. *Canad. J. Public. Heath* 69:39, 1978. 40. LaGRONE, M.O. & KING, H. – Idiopathic adolescent scoliosis: indications and expectations. In Bridwell, K.H. & DeWald, R.L. *The Textbook of Spinal Surgery*. Philadelphia, Lippincott, 1997, p. 425. 41. LEAL, M.M. – *Caracterização da Espermarca: Um Projeto Piloto*. Dissertação (Mestrado). Faculdade de Medicina da Universidade de São Paulo. Departamento de Pediatria, São Paulo, 1994. 42. LEAL, M.M. – Crescimento e desenvolvimento puberal. *PRONAP (Sociedade Brasileira de Pediatria)* 2:71, 1997. 43. LODER, R.T. – The demographics of slipped capital femoral epiphysis. An international multicenter study. *Clin. Orthop.* 322:8, 1996. 44. LOLIO, C.A.; SANTO A.H. & BUCHALLA, C.M. – *Investigação Sobre a Magnitude e Tendências da Mortalidade de Adolescentes no Brasil – 1977 a 1985*. São Paulo, 1989. (Relatório final apresentado OPS/OMS por conta do acordo de serviços contratuais ASC/599/88). 45. MACHADO-PINTO, J. – Doenças sexualmente transmissíveis. In Machado-Pinto, J. *Doenças Infecciosas com Manifestações Dermatológicas*. Rio de Janeiro, Médica e Científica, 1994. 46. MADALENO, M. et al. – *La Salud del Adolescente y del Joven*. Organización Panamericana de la Salud, Publicacion Científica, nº 552, 1995. 47. MARCHETTI, P.G. & BARTOLOZZI, P. – Classification of spondylolisthesis as a guideline for treatment. In Bridwell, K.H. & DeWald, R.L. *The Textbook of Spinal Surgery*. Philadelphia, Lippincott, 1997, p. 1211. 48. MARCONDES, E. et al. – *Crescimento e Desenvolvimento Pubertário em Crianças e Adolescentes Brasileiros. I. Metodologia*. São Paulo, Editora Brasileira de Ciências, 1982. 49. MARION, D.D. & KING, J.C. – Nutrition concerns during adolescence. *Pediatr. Clin. North Am.* 27:125, 1980. 50. MARQUES, R.M. et al. – *Crescimento e Desenvolvimento Pubertário em Crianças e Adolescentes Brasileiros. II. Altura e Peso*. São Paulo, Editora Brasileira de Ciências, 1982. 51. MARSHALL, W.A. & TANNER, J.M. – Puberty. In Falkner, F. & Tanner, J.M. *Human Growth*. Vol 2, 2nd ed., New York, Plenum, 1986. 52. MARSHALL, W.A. & TANNER, J.M. – Variations in pattern of pubertal changes in girls. *Arch. Dis. Child.* 44:291, 1969. 53. MARSHALL, W.A. & TANNER, J.M. – Variations in pattern of pubertal changes in boys. *Arch. Dis. Child.* 45:13, 1970. 54. MELLO JORGE, M.H.P. – Como morrem nossos jovens. In Comissão Nacional de População e Desenvolvimento (CNPD). *Jovens Acontecendo na Trilha das Políticas Públicas*. Brasília, CNPD, 1998, p. 209. 55. MELO, N.R.; PEREIRA FILHO, M. eds. – *Anticoncepção – Manual de Orientação*. Febrasgo, 1997. 56. MINISTÉRIO DA SAÚDE – SASAD. COMIN. – *Normas de Atenção à Saúde Integral do Adolescente. Planejamento Familiar*. Vol. III, Secretaria de Assistência à Saúde, 1993. 57. MORRISSY, R.T. et al. – Measurement of the Cobb angle on radiographs of patients who have scoliosis. *J. Bone Joint Surg. [Am.]* 72:320, 1990. 58. MORSE, S.A.; MORELAND, A. & HOLMES, K.K. – *Atlas de Doenças Sexualmente Transmissíveis e AIDS*. 2ª ed., São Paulo, Artes Médicas, 1997. 59. NEINSTEIN, L.S. – *Adolescent Health Care – A Practical Guide*. 3ª ed., Baltimore, Williams & Wilkins, 1996. 60. OBEDIAN, R.S. & GRELSAMER, R.P. – Osteochondritis dissecans of the distal femur and patella. *Clin. Sports Med.* 16:157, 1997. 61. OMS – *Necesidades de Salud de los Adolescentes*. Org. Mund. Salud. Ser. Inf. Tecn. nº 609, 1977. 62. OMS – *Problemas de Salud de la Adolescencia*. Org. Mund. Salud. Ser. Inf. Tecn. nº 308, 1965. 63. OPAS – *La Salud del Adolescente y del Joven*. Publicação Científica, nº 552, 1995. 64. OPAS – *Las Condiciones de Salud en las Americas, 1981-1984*. Washington, Publicacion Científica nº 500, 1986. 65. OPAS – *Las Condiciones de Salud en las Americas*. Vol. I, Washington D.C., Publicacion Cientifica nº 524, 1990. 66. OPAS – *Manual de Medicina de la Adolescencia*. Salud reproductiva – embarazo en la adolescencia, 1994, p. 473. 67. OPAS – *Memórias de la Conferencia Interamericana sobre "Sociedad, Violencia y Salud"*. Washington, Noviembre

de 1994. 68. OPAS – *Mortalidad en las Americas 1950-1990*. Boletin Epidemiologico, 13 (2), 1990. 69. OPS – *La Salud del Adolescente y el Joven en las Americas*. Publ. Cient. nº 489, 1985. 70. PARDTHAISONG, T. – Return of fertility after use of the injectable contraceptive depo provera: up-dated data analysis. *J. Biosoc. Sci.* 34:573, 1984. 71. PETERSEN, K.R. et al. – Intrauterine devices in nulliparous women. *Adv. Contracept.* 7:333, 1991. 72. PETRI, V. – AIDS e adolescência. In Coates, V.; Françoso, L.A. & Beznos, G.W. *Medicina do Adolescente*. São Paulo, Sarvier, 1993, p. 388. 73. PETRI, V. – AIDS e adolescência. In Comissão da Saúde do Adolescente da Secretaria de Estado da Saúde de São Paulo. *Adolescência e Saúde*. Vol. II, São Paulo, Imprensa Oficial do Estado, 1994, p. 41. 74. PETRI, V. – AIDS. In Comissão da Saúde do Adolescente da Secretaria de Estado da Saúde de São Paulo. *Adolescência e Saúde*. São Paulo, Paris Editoral, 1988, p. 183. 75. PETRI, V. – Doenças de transmissão sexual. In Comissão da Saúde do Adolescente da Secretaria de Estado da Saúde de São Paulo. *Adolescência e Saúde*. São Paulo, Paris Editoral, 1988, p. 143. 76. PFROMM NETTO, S. – *Psicologia da Adolescência*. São Paulo, Pioneira, 1968. 77. PINTO E SILVA, J.L. – Anticoncepção. In Comissão da Saúde do Adolescente da Secretaria de Estado da Saúde de São Paulo. *Adolescência e Saúde*. São Paulo, Paris Editoral, 1988, p. 123. 78. RIBEIRO, G.N.O. – *Avaliação do Uso do Dispositivo Intra-Uterino t-cu 200b em Adolescentes*. Campinas, 1997 (Tese de Doutorado, Faculdade de Ciências Médicas – UNICAMP). 79. ROBIN, G.C. – The etiology of Scheuermann's disease. In Bridwell, K.H. & DeWald, R.L. *The Textbook of Spinal Surgery*. Philadelphia, Lippincott, 1997, p. 1169. 80. ROOT, A.W. & DIAMOND, F.B. – Disorders of calcium and phosphorus metabolism in adolescents. *Endoc. Metab. Clin. North Am.* 22:573, 1993. 81. SAAL, A.J. – Comprehensive nonoperative care of lytic spondylolisthesis: principles and practice. In Wiesel, S.W. *The Lumbar Spine*. 2nd ed., Philadelphia, Saunders, 1996, p. 654. 82. SAITO, M.I. – A relação médico-adolescente. In Marcondes, E. ed., *Pediatria Básica*. 8ª ed., São Paulo, Sarvier, 1991. 83. SALOMÃO, O. et al. – Talocalcaneal coalition: diagnosis and surgical management. *Foot Ankle* 13, 1992. 84. SAMPAIO, S.A.P. & RIVITTI, E. – DST e AIDS. In *Dermatologia*. São Paulo, Artes Médicas, 1998, p. 977. 85. SELLA, E.J. & LAWSON, J.P. – Biomechanics of the accessory navicular synchondrosis. *Foot Ankle* 8:156, 1987. 86. SERRANO, C.V. – La salud integral de los adolescentes y los jovenes, su promocion y su cuidado. In Madaleno, M. et al. *La Salud del Adolescente y del Jovem*. OPAS/OMS, Washinghton, 1995. 87. SETIAN, N.; COLLI, A.S. & MARCONDES, E., coords. – *Adolescência*. São Paulo, Sarvier, 1979. 88. SOARES, N. – Luxações patelares. In *Patologia do Joelho*. São Paulo, Departamento de Ortopedia e Traumatologia do Hospital das Clínicas da Faculdade de Medicina da Universidade de São Paulo, 1992, p.206-15. [Apostila]. 89. STRASBURGER, V.C. – Acne – what every pediatrician should know about treatment. *Pediatr. Clin. North Am.* 44:1505, 1997. 90. SULLIVAN, J.A. & MILLER, W.A. – The relationship of the acessory navicular to the development of the flat foot. *Clin. Orthop.* 144:233, 1979. 91. TANNER, J.M. – *Growth at Adolescence*. 2nd ed., Oxford, Blackwell, 1962. 92. TANNER, J.M. & EVELETH, P.B. – Variability between populations in growth and development at puberty. In Berenberg, S.R. *Puberty, Biological and Psychosocial Components*. Leiden, Stenfert Kroese Publishers, 1975. 93. TIBA, I. – *Puberdade e Adolescência. Desenvolvimento Biopsicossocial*. 2ª ed., São Paulo, Editora Ática, 1985. 94. TIBA, I. – *Sexo e Adolescência*. 3ª ed., São Paulo, Editora Ática, 1987. 95. TÍRICO, S.R. & LEAL, M.M. – Problemas ortopédicos mais comuns. In Coates, V.; Françoso, L.A. & Beznos, G.W. *Medicina do Adolescente*. São Paulo, Savier, 1993, p. 403. 96. UNERWOOD, L.E. & VAN WYK, J.J. – Normal and aberrant growth. In Wilson, J.D.; Foster, D.W. eds. *Williams Textbook of Endocrinology*. 8th ed., Philadelphia, Saunders, 1992, p. 1079. 97. VERMELHO, L.L. – *Mortalidade de Jovens. Análise do período de 1930 a 1991 (A Transição Epidemiológica para a Violência)*. Tese de doutoramento. Departamento de Epidemiologia – Faculdade de Saúde Pública da Universidade de São Paulo, SP, 1994. 98. WHEELER, M.D. – Physical changes of puberty. *Endoc. Metab. Clin. North Am.* 20:1, 1991. 99. WILTSE, L.L. & ROTHMAN, S.L.G. – Lumbar and lumbosacral spondylolisthesis – classification, diagnosis, and natural history. In Wiesel, S.W. *The Lumbar Spine*. 2nd ed., Philadelphia, Saunders, 1996, p. 621. 100. XAVIER, R. – Joelho da criança e do adolescente. In Hebert, S.K. *Ortopedia e Traumatologia: Princípios e Prática*. Porto Alegre, Artes Médicas, 1995, p. 176. 101. YUNES, J. – Mortalidad por causas violentas en la región de las Américas. *Bol. Of. Sanit. Panam.* 114:302, 1993. 102. YUNES, J. & PRIMO E. – Características de la mortalidad de los adolescentes brasilenos. In OPAS. *La Salud del Adolescente y el Joven en las Americas*. Washington, 1985, p. 129. 103. YUZPE, A. & LANCEE, W.J. – Ethinyl estradiol and dl-norgestrel as a postcoital contraceptive. *Fertil. Steril.* 9:932-6,1977.

Oitava Parte

Genética

coordenadoras

Claudette Hajaj Gonzalez

Chong Ae Kim

colaboradores

Angela M. Vianna-Morgante

Chong Ae Kim

Claudette Hajaj Gonzalez

Mayanna Zatz

Oswaldo Frota-Pessoa

Sofia Mizuho Miura Sugayama

Princípios Básicos de Genética:
Padrões de Herança

OSWALDO FROTA-PESSOA

GENÓTIPOS E FENÓTIPOS

Cada gameta, espermatozóide ou óvulo, contém 23 cromossomos. Em cada cromossomo situa-se uma fileira de milhares de genes, com exceção do cromossomo Y, que tem apenas alguns genes mendelianos. Cada cromossomo pode ser distinguido dos outros morfologicamente. Todos os óvulos têm um cromossomo X, sendo os demais chamados *autossomos*. Todos os espermatozóides têm os mesmos autossomos que existem nos óvulos, mas, quanto aos *cromossomos sexuais*, metade deles possui um X, e a outra metade, um Y, em lugar do X. O Y (que não ocorre em células femininas) é o cromossomo que determina o sexo. De fato, de um óvulo fecundado por um espermatozóide portador de Y resulta um menino, pois todas as suas células conterão 22 autossomos e um X, provenientes do óvulo, além dos 22 autossomos e um Y, do espermatozóide. A notação de seu cariótipo é, portanto, 46,XY. Se o óvulo é fecundado por um espermatozóide portador de X, forma-se uma menina (cariótipo 46,XX).

Todas as células de qualquer criança normal têm, portanto, um par de autossomos de cada um dos 22 tipos e dois cromossomos sexuais, idênticos na menina (dois X) e diferentes no menino (um X e um Y). Os cromossomos de um mesmo par são chamados de *homólogos*.

Cada par de autossomos carrega genes que os outros pares não têm; mas cada cromossomo do par carrega genes que influem nos mesmos caracteres sobre os quais também influem os genes do seu homólogo. Assim, como em certo ponto, ou loco, de um autossomo existe um gene que determina o antígeno M do sistema MN de grupos sangüíneos, seu homólogo também carrega, no mesmo loco, um gene que influi no sistema MN.

Esse segundo gene pode atuar do mesmo modo que o primeiro, por exemplo, ambos promovendo a síntese do antígeno M, mas pode também atuar de modo diferente, determinando antígeno N, enquanto o primeiro determina antígeno M. Os genes de um mesmo loco que agem de modo diverso sobre a mesma característica (como os genes M e N) são *alelos* um do outro. Resulta disso que uma pessoa pode ser *homozigota*, com *genótipo* ou constituição gênica *MM* ou *NN*, caso em que se apresenta apenas um dos antígenos; ou pode ser heterozigota, tendo os dois antígenos (genótipo MN).

Nesse exemplo, os dois alelos manifestam seus efeitos (*fenótipos*) independentemente e, por isso, as hemácias do heterozigoto possuem tanto o antígeno M quanto o N. Na maioria dos casos, entretanto, o efeito de um alelo domina sobre o do outro, de modo que o heterozigoto possui apenas a característica do gene dominante. É o que ocorre, por exemplo, no sistema Diego de grupos sangüíneos. Os homozigotos DD têm o antígeno Diego em suas hemácias (fenótipo Diego-positivo); os homozigotos dd não têm o antígeno (fenótipo Diego-negativo); e o heterozigoto Dd tem fenótipo indistinguível do fenótipo do homozigoto DD, porque o gene *D* é dominante sobre o gene d, que é recessivo e, portanto, não se manifesta em presença de D.

HERANÇA AUTOSSÔMICA DOMINANTE

Usamos anteriormente, como exemplos, apenas alelos que conferem fenótipos normais. Ocorre, entretanto, em certas pessoas a mutação de um alelo normal, que origina um alelo patogênico, produtor de anormalidade, o qual pode passar para a descendência.

O gene mutado pode ser dominante ou recessivo em relação ao alelo normal.

A *acondroplasia* é determinada por um alelo patogênico dominante que chamaremos *Ac*. O anão acondroplásico é heterozigoto: possui o alelo patogênico *Ac* em um autossomo e o alelo normal recessivo, *ac*, no seu homólogo (*genótipo Acac*).

A figura 8.1 ilustra a transmissão da acondroplasia. O quadrado representa homem; o círculo, mulher; e o losango, pessoa de qualquer dos sexos. Dentro do símbolo estão figurados apenas os dois autossomos do par que carrega o loco da acondroplasia. O homem é acondroplásico, pois possui o alelo *Ac* (em negro) em um autossomo e o alelo *ac* (em branco) no seu homólogo. A mulher é normal.

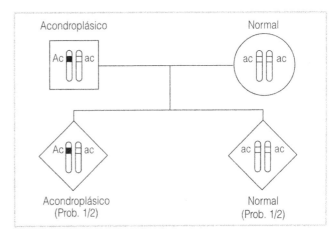

Figura 8.1 – Esquema de herança autossômica dominante: acondroplasia.

Como, durante a meiose da espermatogênese, os dois homólogos vão para gametas diferentes, de modo que cada espermatozóide fica com um único alelo, o homem produz espermatozóides de dois tipos: os que possuem *Ac* e os que possuem *ac*. Como os dois tipos são formados em igual número, uma dada fecundação tem a mesma probabilidade (0,5 ou 50%) de ser realizada por espermatozóide portador de *Ac*, caso em que a criança sai afetada, ou por espermatozóide portador de *ac*, caso em que a criança é normal.

O gene da acondroplasia tem penetrância completa, isto é, quando presente, mesmo em dose simples (*Acac*), seu efeito sempre "penetra" no fenótipo, produzindo a anomalia.

Generalizando, a partir do exemplo da acondroplasia, torna-se fácil reconhecer se uma afecção tem herança autossômica dominante de penetrância completa, observando a distribuição dos afetados em várias gerações da família. Para isso, começamos desenhando um diagrama (*heredograma*) em que cada pessoa é representada por um símbolo ligado por linhas aos símbolos das demais pessoas da família e indicando quem são os afetados (Fig. 8.2).

As características da transmissão das doenças autossômicas dominantes de penetrância completa podem ser reconhecidas no heredograma de catarata congênita da figura 8.3. São elas:

1. *Cada afetado tem um dos genitores também afetado* – isso porque, para ser afetada, a pessoa tem de ser portadora do gene patogênico, o qual proveio do pai ou da mãe. A única exceção é o primeiro afetado da família, que recebeu a mutação nova.

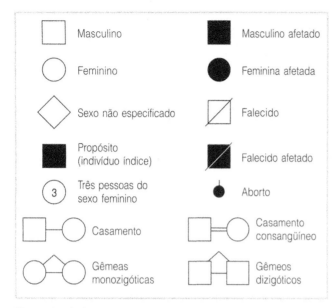

☐ Masculino	■ Masculino afetado
○ Feminino	● Feminina afetada
◇ Sexo não especificado	⊘ Falecido
■ Propósito (indivíduo índice)	⊘ Falecido afetado
③ Três pessoas do sexo feminino	● Aborto
☐—○ Casamento	☐═○ Casamento consangüíneo
Gêmeas monozigóticas	Gêmeos dizigóticos

Figura 8.2 – Símbolos utilizados no heredograma.

2. *Cerca de metade da prole dos afetados é formada por afetados* – porque a chance de que o gene seja transmitido é de 50%.

3. *Ocorre transmissão direta de homem afetado para seu filho (masculino)* – isso distingue essa herança da que ocorre nas afecções ligadas ao X, em que meninos afetados só recebem o gene patogênico por via materna.

Como fica o tipo de transmissão quando o alelo patogênico autossômico dominante tem penetrância incompleta? Alguns heterozigotos podem não apresentar a afecção, porque o gene patogênico dominante não se manifesta nele.

A herança autossômica dominante com penetrância incompleta difere da anterior porque:

1. *Nem todos os afetados têm um dos genitores também afetado* – isso ocorre quando, no genitor, o gene dominante, embora presente, não se manifestou.

2. *Os afetados tendem a ter menos de metade de sua prole formada por afetados* – porque parte dela é formada por heterozigotos em que o gene patogênico não se manifestou.

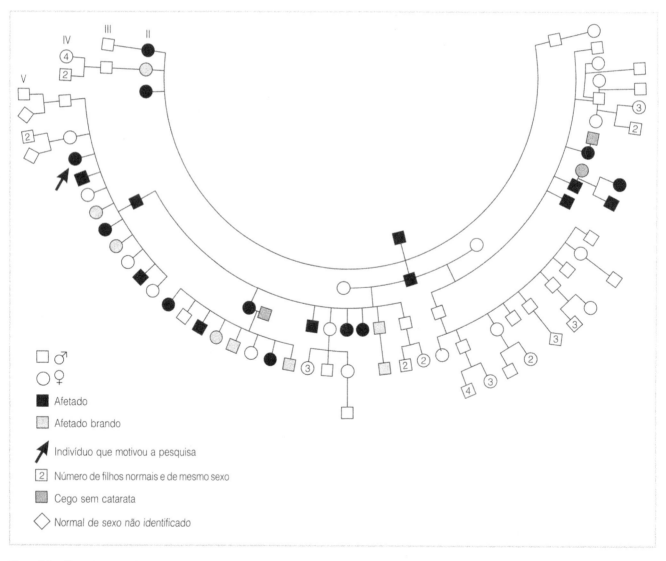

☐ ♂
○ ♀
■ Afetado
▨ Afetado brando
↗ Indivíduo que motivou a pesquisa
[2] Número de filhos normais e de mesmo sexo
▨ Cego sem catarata
◇ Normal de sexo não identificado

Figura 8.3 – Exemplo de herança autossômica dominante de penetrância completa e expressividade variável quanto à gravidade: catarata congênita (Peccinini, Departamento de Biologia, USP. *Arq. Bras. Oftalm.* 27:79, 1964).

HERANÇA AUTOSSÔMICA RECESSIVA

O albinismo oculocutâneo ilustrará esse tipo de herança (Fig. 8.4). Aqui, ambos os genitores são heterozigotos normais (*Aa*), pois só na ausência do alelo normal (*A*) ocorre a afecção. Aparece o defeito quando a criança recebe o gene patogênico do pai (chance de 0,5) e da mãe (0,5). A probabilidade de recebê-lo de ambos é de 0,5 × 0,5 = 0,25, ou um quarto. Espera-se, portanto, na prole, um afetado para três normais, dois dos quais (*Aa*) portadores do gene da afecção, embora, devido ao acaso, possa ocorrer qualquer outra proporção.

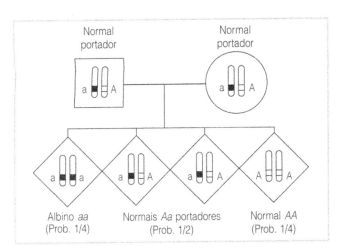

Figura 8.4 – Esquema de herança autossômica recessiva: albinismo oculocutâneo.

Portanto, as características da transmissão autossômica recessiva são:

1. *Os genitores dos afetados são normais* (Fig. 8.5) – isso porque os afetados são geralmente filhos de heterozigotos (Aa), nos quais o gene recessivo (*a*) não se manifesta.
2. *São freqüentes os casos isolados (só um na família)* (Fig. 8.4) – porque o risco de recorrência (0,25) é menor que na herança autossômica dominante (0,50).
3. *Os pais dos afetados são consangüíneos (primos, em geral) com freqüência maior do que a dos casamentos consangüíneos na população* – apesar disso, ocorrem casos (Fig. 8.5) em que os pais do afetado não são consangüíneos mais comumente do que o contrário. De fato, o gene patogênico pode estar presente, por acaso, nas duas famílias não aparentadas (do pai e da mãe).

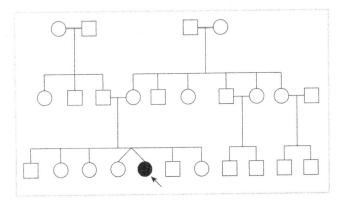

Figura 8.5 – Exemplo de herança autossômica recessiva: fenilcetonúria. Os pais da criança afetada não eram consangüíneos (caso do Departamento de Biologia, USP).

HERANÇA LIGADA AO CROMOSSOMO X

O homem possui só um X. Seu outro cromossomo sexual é um que não é homólogo do X, portanto, não tem os mesmos locos que ele. Se seu único X é portador de um gene patogênico, como o gene *d* da distrofia muscular progressiva de Duchenne (Fig. 8.6), ele se manifesta, apesar de recessivo, porque o gene normal dominante *D* não está presente no indivíduo. A mãe do afetado é heterozigota (*Dd*) normal, pois *D* é dominante sobre *d*.

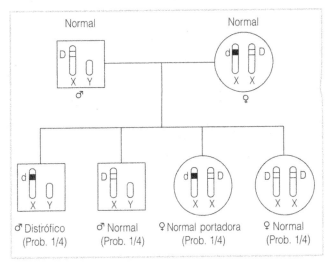

Figura 8.6 – Esquema de herança recessiva ligada ao cromossomo X: distrofia muscular progressiva de Duchenne.

Para que uma criança de tal mulher portadora de *d* seja afetada, ela tem de receber esse alelo materno (chance de 0,5 × 0,5 = 0,25, ou um quarto). Entre as meninas, as que receberam o X normal do pai (metade) não são portadoras, mas as que receberam o X com o gene *d* são heterozigotas e, portanto, capazes de transmitir o gene patogênico, embora sejam normais.

São características da herança ligada ao X quando o gene patogênico é totalmente recessivo:

1. *Todos os afetados são do sexo masculino* – de fato, o gene recessivo só se manifesta quando não existe outro X com o alelo normal (Fig. 8.7).

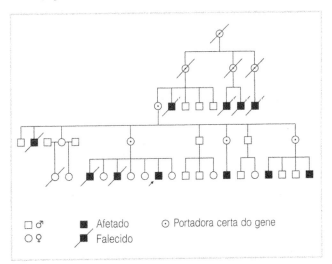

Figura 8.7 – Exemplo de herança recessiva ligada ao X: distrofia muscular progressiva de Duchenne. Na família há 11 afetados e 8 mulheres portadoras certas do gene (Drª Mayana Zatz, Departamento de Biologia, USP).

2. *Não ocorre transmissão direta de homem afetado para seu filho de sexo masculino* – isso porque, se o pai passa para a criança seu cromossomo X afetado, ela não receberá um Y e, portanto, será de sexo feminino.

3. *O homem afetado passa o gene patogênico para todas as suas filhas* – estas ficam heterozigotas, embora normais, e são, portanto, transmissoras.

4. *A mãe heterozigota (normal) pode passar o gene ou não para cada uma de suas filhas* – estas têm, portanto, probabilidade de 50% de ser heterozigotas (transmissoras), embora normais.

5. *Os afetados da família ligam-se por linhas de parentesco formadas exclusivamente de mulheres normais ou homens afetados* – quando a afecção é letal (mata antes da idade de reprodução), os elos do parentesco entre afetados são exclusivamente femininos.

Às vezes, a recessividade de um gene ligado ao X não é completa, ou seja, algumas heterozigotas, em lugar de serem completamente normais, apresentam sinais frustos da afecção. Assim, há mães de pacientes com distrofia muscular progressiva de Duchenne que têm volume de panturrilhas aumentado. Outras, mesmo sem esses sinais, têm níveis altos de CK e PK no soro.

Em raras doenças, o gene patogênico ligado ao X é dominante. É o caso do raquitismo resistente à vitamina D. A transmissão só não fica igual à da afecção autossômica dominante porque não ocorre transmissão de homem afetado para filho (masculino) afetado.

Tratamos até agora de entidades determinadas por genes mendelianos, para as quais é possível calcular as probabilidades de transmissão do gene patogênico, porque o tipo de herança é conhecido. Nelas, o risco de recorrência costuma ser alto (0,25 ou 0,5).

Entretanto, um grande grupo de afecções congênitas tem causas complexas e obscuras e apresenta-se, na maioria das vezes, com casos isolados, sem repetição na família. Uma parte delas, como as amputações por bridas amnióticas e as devidas a traumatismo de parto, tem origem acidental ou decorre de outras causas ambientais (infecções, drogas). O risco de recorrência, em tais casos, é desprezível.

Outras vezes, a afecção isolada é reconhecida como devida a um gene dominante, de penetrância completa, como a acondroplasia. Sendo o caso isolado, conclui-se que o afetado foi vítima de uma mutação nova, que o gene não está presente nos genitores e que, portanto, o risco de recorrência é também desprezível.

Há um grupo relativamente freqüente de entidades, consideradas multifatoriais, para as quais não se pode determinar teoricamente o risco de recorrência, por ser impossível saber quantos genes fazem parte do sistema poligênico e qual a importância de fatores ambientais concomitantes em sua gênese. Recorre-se então aos riscos empíricos, avaliados por meio de inquéritos populacionais, cujos resultados se encontram na literatura.

BIBLIOGRAFIA

1. OTTO, P.G.; OTTO, P.A.; FROTA-PESSOA, O. – *Genética Humana e Clínica*. São Paulo, Roca, 1998.

| 2 | **Doenças de Herança Multifatorial** |

CHONG AE KIM
SOFIA MIZUHO MIURA SUGAYAMA

A herança multifatorial é o resultado da interação de fatores genéticos com fatores ambientais. Os fatores genéticos são resultantes de múltiplos genes em locos diferentes com efeitos aditivos e cumulativos. Os fatores ambientais podem influenciar e desencadear a manifestação da doença. A grande maioria das malformações congênitas isoladas e das doenças comuns do adulto, como diabetes melito, hipertensão arterial, distúrbios psiquiátricos, coronariopatias e muitas formas de câncer, são decorrentes desse tipo de herança.

As doenças multifatoriais são observadas, com maior freqüência, na prática pediátrica e, geralmente, expressam-se como uma malformação isolada.

Em dois estudos de aproximadamente 17.000 internações pediátricas, a etiologia das doenças genéticas estavam subdivididas segundo a tabela 8.1. A grande maioria era de etiologia multifatorial e sua freqüência variou de 29 a 49%.

Tabela 8.1 – Freqüência de doenças genéticas em internações pediátricas na América do Norte.

Etiologia	Seattle	Montreal
Cromossômica	0,6%	0,4%
Monogênica	3,9%	6,9%
Multifatorial	48,9%	29,0%
Não genética	46,6%	63,7%
Número de internações	4.115	12.801

Adaptado de Hall e cols. (1978) e Scriver e cols. (1973).

Nas doenças de herança multifatorial não se pode determinar teoricamente o risco de recorrência como nas doenças mendelianas. Os riscos são calculados empiricamente pela ocorrência para defeitos específicos. Felizmente, na maioria das vezes, o risco de recorrência após o nascimento de um filho afetado é baixo, ou seja, inferior a 5%.

Diferentemente da herança mendeliana, o risco de recorrência é influenciado pelos seguintes fatores: presença de mais de um paciente afetado, sexo do afetado, gravidade da doença e consangüinidade entre os pais.

O risco aumenta com o número de afetados. Na maioria das vezes, o risco de recorrência após o nascimento de um filho afetado é baixo; porém, o risco eleva-se quando o casal tem duas crianças afetadas. Se um casal teve uma criança com defeito de fechamento do tubo neural (por exemplo, anencefalia), o risco é aproximadamente 5%; entretanto, se o casal já teve duas crianças afetadas, o risco aumenta para 10%.

Os estudos epidemiológicos mostraram que certas malformações têm ocorrência maior em um dos sexos. Se uma criança afetada é de um sexo, geralmente de menor freqüência, o risco de recorrência é maior do que naquele casal que teve uma criança do sexo mais freqüentemente acometido. Por exemplo, a estenose pilórica é cinco vezes mais freqüente no sexo masculino. Se um casal tem uma menina afetada com estenose pilórica, o risco de recorrência é muito mais alto do que se tivesse um menino afetado.

A gravidade do defeito também interfere no aconselhamento; o risco é maior quanto mais grave a malformação. O risco de recorrência é de 2,5%, quando uma criança apresenta lábio leporino unilateral, e de 5,5%, se o lábio leporino for bilateral.

Nos caracteres multifatoriais, o risco de recorrência aumenta quando os pais são consangüíneos, sugerindo o envolvimento de múltiplos fatores genéticos com efeitos aditivos.

Na tabela 8.2 relacionamos as malformações de herança multifatorial mais freqüentes.

Tabela 8.2 – Principais malformações congênitas de herança multifatorial.

Malformação	Incidência populacional (por 1.000)
Cardiopatias congênitas	4-8
Comunicação interventricular	1,7
Persistência do canal arterial	0,5
Comunicação interatrial	1,0
Estenose aórtica	0,5
Defeitos do tubo neural	2-10
Anencefalia	Variável
Espinha bífida	Variável
Estenose pilórica	1:1.000 meninos
Fissura labial com ou sem fissura palatina	0,4-1,7
Fissura palatina	0,4
Luxação congênita de quadril	2:1.000 meninas

CARDIOPATIAS CONGÊNITAS

As cardiopatias congênitas são muito comuns; estima-se que ocorram em cerca de 20% dos abortos espontâneos, de 10% dos natimortos e de aproximadamente 1% dos nativivos. A etiologia é heterogênea, podendo ser causada por mecanismos monogênicos, cromossômicos, infecciosos, teratogênicos ou por doença materna (diabetes melito). Na maioria dos casos de cardiopatia isolada, sem outras malformações associadas, a etiologia pode ser considerada multifatorial e o risco de recorrência é baixo (Tabela 8.3).

Tabela 8.3 – Riscos globais de recorrência nas cardiopatias congênitas.

Risco	(%)
Incidência populacional	1
Irmãos de caso isolado	2
Filhos de caso isolado	3
Dois irmãos afetados (ou filho e progenitor)	10
Mais de dois filhos afetados	50

Quando as cardiopatias recorrem em uma família, as crianças afetadas não apresentam, necessariamente, o mesmo tipo de cardiopatia congênita. Isso significa que um irmão de cardiopata, com defeito reparável, pode apresentar uma lesão mais grave ou intratável, ou vice-versa. Os principais defeitos estruturais podem ser detectados no pré-natal pela ultra-sonografia.

DEFEITOS DE FECHAMENTO DO TUBO NEURAL

Os defeitos de fechamento do tubo (DTN) constituem as malformações mais freqüentes do sistema nervoso. O quadro clínico varia desde a espinha bífida oculta, na qual o defeito é apenas no arco ósseo, até espinha aberta, freqüentemente associada à meningocele (protrusão das meninges) ou meningomielocele (protrusão das meninges e elementos neurais). A anencefalia (ausência de prosencéfalo, meninges, abóbada craniana e pele) consiste na forma mais grave dos DTN. A maioria dos fetos afetados são natimortos e, raramente, sobrevivem dias ou meses.

Os DTN são causa importante de morbimortalidade no período neonatal. Os sobreviventes apresentam incapacidade motora e disfunção neurogênica, tais como bexiga neurogênica e incontinência urinária e fecal.

Há variações na incidência de acordo com sexo, grupos étnicos, fatores geográficos, sazonais e sócio-econômicos, que influem no estado nutricional materno. Os DTN ocorrem com freqüência duas vezes maior no sexo feminino. A incidência é maior entre os brancos do que em negros e amarelos. A incidência populacional varia desde 1% na Irlanda até 0,2% ou menos nos Estados Unidos.

Os fatores nutricionais são importantes na patogênese de DTN. Estudos recentes mostraram que esses defeitos podem ser prevenidos pela nutrição materna adequada e pela ingestão de vitaminas, especialmente o ácido fólico, que é um componente essencial na síntese de DNA e aminoácidos. Recomenda-se a administração de 0,4mg/dia de ácido fólico para todas as mulheres em idade reprodutiva. Essa dose deve ser elevada para 4mg/dia naquelas mulheres que já tiveram um ou mais afetados. Preconiza-se o uso de ácido fólico no mínimo um mês ou, preferencialmente, três meses antes da concepção, uma vez que o defeito do tubo neural ocorre na quarta semana de gestação.

O risco de recorrência para o casal que já tem um filho afetado é da ordem de 4%, elevando-se para 10% quando há dois afetados na irmandade.

Os DTN podem ser detectados durante o pré-natal por vários métodos: dosagem de alfa-fetoproteína no soro materno ou no líquido amniótico e ultra-sonografia morfológica.

LÁBIO LEPORINO/FENDA PALATINA

As lesões labiopalatais constituem uma das malformações congênitas mais freqüentes.

A fenda labial (lábio leporino) é decorrente de uma falha da fusão do processo frontal com o processo maxilar, que ocorre entre a quinta e a oitava semanas de gestação. Apresenta-se clinicamente por fendas parciais ou completas do lábio superior, unilaterais ou bilaterais, sempre na posição paramediana. As fendas labiais podem comprometer também a gengiva e prolongar-se até o nariz e o palato posterior (fenda palatina).

A freqüência varia em relação ao sexo e aos grupos raciais diferentes. A incidência é maior no sexo masculino na proporção de 2:1; isto é, dois terços dos afetados são do sexo masculino. A freqüência é maior entre os japoneses (1,7:1.000) e menor entre os negros (0,4:1.000). Entre os caucasóides, a incidência é de 1:1.000 nativivos.

Os recém-nascidos com fenda labial apresentam dificuldades de alimentação, pois a fenda impede a formação do vácuo relativo que permite a sucção do leite do mamilo ou da mamadeira. As fissuras palatinas dificultam a fonação normal.

As fissuras labiais devem ser fechadas cirurgicamente antes dos três meses de idade. Quando ocorrem deformidades do nariz, as correções cirúrgicas das partes moles devem ser realizadas aos 4 anos, e as ósseas, aos 12 anos. A cirurgia da fenda palatina deve ser realizada antes que a criança comece a falar, geralmente aos 18 meses de idade.

O risco de recorrência é calculado empiricamente. Se o casal já tem uma criança afetada, independente do sexo, o risco é de 4%. Esse risco eleva-se para 9% se o casal tiver duas crianças afetadas. Se um dos progenitores for portador de fissura labiopalatina, o risco aumenta para 15% (Tabela 8.4).

Os riscos de recorrência de lábio leporino associado à fenda palatina são ligeiramente maiores do que os de lábio leporino simples, assim como nos casos de lábio leporino bilateral em relação aos unilaterais.

Tabela 8.4 – Riscos empíricos de recorrência de lábio leporino com ou sem fenda palatina.

Parentesco com o afetado	Risco de recorrência (%)
Filho	4
Irmão	4
Tio	1
Sobrinho	1
Primo em 1º grau	0,5

ESTENOSE HIPERTRÓFICA DE PILORO

A estenose pilórica ocorre em 3:1.000 lactentes, sendo cinco vezes mais freqüentes em meninos do que em meninas (aproximadamente 5:1.000 meninos e 1:1.000 meninas).

A estenose pilórica é uma anomalia do piloro na qual a hipertrofia e a hiperplasia do músculo liso estreitam o antro do estômago, de modo que ocorre obstrução do piloro. Os sinais dessa anomalia surgem na segunda ou terceira semanas de vida: vômitos em jato acompanhados de hipocloremia e alcalose metabólica, obstipação intestinal, peristaltismo gástrico visível, presença de tumor pilórico, perda rápida e progressiva de peso decorrente de desnutrição e desidratação. A obstrução do piloro deve ser tratada cirurgicamente.

O padrão familiar da estenose hipertrófica do piloro é distintivo. As mulheres afetadas têm maior predisposição para ter filhos afetados do que os homens afetados. E, dentre os filhos de homens e mulheres afetados, os meninos são mais propensos a ser afetados do que as meninas. Os filhos do sexo masculino de mães afetadas apresentam risco de recorrência alto, aproximadamente de 23% (Tabela 8.5).

Tabela 8.5 – Riscos de recorrência da estenose hipertrófica do piloro para irmãos e filhos de afetados (em percentagens).

Propósito	Irmão	Irmã	Filho	Filha
Sexo masculino	2	2	6	3
Sexo feminino	11	9	23	11

LUXAÇÃO CONGÊNITA DE QUADRIL

A luxação congênita de quadril (LCQ) incide em 1:500 nativivos de ambos os sexos; porém, é seis vezes mais freqüente no sexo feminino.

A manobra de Ortolani, realizada rotineiramente durante o primeiro exame dos recém-nascidos, permite a detecção precoce da LCQ. O sinal positivo corresponde a um estalo percebido à flexão dos quadris em 90 graus, que ocorre quando a cabeça do fêmur se encaixa no acetábulo. O tratamento ortopédico adequado deve ser instituído imediatamente.

O risco de recorrência da LCQ é cerca de 5% para o casal que já teve um menino afetado. Quando um dos progenitores também é afetado, o risco de recorrência eleva para 10 a 15%.

PÉ TORTO CONGÊNITO

O pé torto congênito ocorre em 1 a 3:1.000 nativivos. Há predomínio no sexo masculino (2:1) e em certas raças. O talipes equinovarus é seis vezes mais comum na população polinésia do que na população branca do Havaí; e nesta é três vezes mais freqüente do que na população chinesa das ilhas havaianas.

A anomalia pode fazer parte de síndromes monogênicas (por exemplo, síndrome de Pena-Shokeir, nanismo diastrófico), aberrações cromossômicas (trissomias do 13 e 18) e devido à exposição materna a teratógenos.

A patogênese do pé torto congênito não está bem esclarecida. Há vários fatores envolvidos: fatores mecânicos, musculares, neurológicos e esqueléticos.

O tratamento ortopédico adequado deve ser instituído precocemente.

O risco de recorrência do pé torto é estimado empiricamente. Quando os progenitores são normais, o risco de recorrência é aproximadamente de 5 a 8%. Se os pais são consangüíneos, o risco eleva-se para 10 a 14%. Quando um dos progenitores for afetado, o risco é de 18 a 37%.

BIBLIOGRAFIA

1. CARTER, C.O. – Genetics of common single malformations. Br. Med. Bull. 32:21, 1976. 2. CRANDALL, B.F. et al. – American College of Medical Genetics Statement on folic acid: fortification and supplementation. Am. J. Med. Genet. 78:381, 1998. 3. FARAH, S.B. – DNA: Segredos & Mistérios. São Paulo, Sarvier, 1997, 276p. 4. GELEHRTER, T.D. & COLLINS, F.S. – Fundamentos de Genética Médica, Rio de Janeiro, Guanabara Koogan, 1992, 259p. 5. HALL, J.G. – Medical Genetics II, Ped. Clin. North Am. Vol. 39, WB Saunders, Philadelphia, 1992, 368p. 6. HALL, J.G. et al. – The frequence and financial burden of genetic disease in a pediatric hospital. Am. J. Med. Genet. 1:417, 1978. 7. HARPER, P.S. – Practical genetic couselling. 5th ed., Oxford, Butterworth – Heinemann, 1998, 364p. 8. NORA, J.J. & FRASER, F.C. – Genética Médica. 2ª ed., Rio de Janeiro, Guanabara Koogan, 1985, 403p. 9. OTTO, P.G.; OTTO, P.A. & FROTA-PESSOA, O. – Genética Humana e Clínica. 1ª ed., São Paulo, Roca, 1998, 333p. 10. ROBERTS, D.F.; CHAVEZ, J. & COURT, S.D.M. – The genetic component in child mortality. Arch. Dis. Child. 45:33, 1970. 11. SCRIVER, C.R.; NEAL, J.R.; SAGINUR, R. & CLOW, A. – The frequency of genetic disease and congenital malformation among patients in a pediatric hospital. Can. Med. Assoc. J. 108:1111, 1973. 12. THOMPSON, M.W.; McINNES, R.R. & WILLARD, H.F. – Genética Médica. 5ª ed., Rio de Janeiro, Guanabara Koogan, 1991, 339p.

3	Dermatóglifos

CLAUDETTE HAJAJ GONZALEZ

Dermatóglifos (de derma = pele, e de glyphe = esculpido) são os padrões dermopapilares das palmas, dedos, plantas e artelhos. Esses padrões surgem ao redor do terceiro mês de vida intra-uterina e, exceto em tamanho, permanecem inalterados até a morte do indivíduo. Sabe-se que a determinação das configurações das cristas tem caráter poligênico. Fatores não-genéticos podem, também, exercer influência. A variabilidade dos padrões é muito grande e mesmo gêmeos idênticos não têm impressões digitais idênticas.

O conhecimento dos dermatóglifos deve ser encarado como subsídio ao diagnóstico clínico de grande número de anomalias, especialmente aquelas devidas a aberrações cromossômicas. Na verdade, o estudo dos dermatóglifos ganhou grande impulso desde a introdução das técnicas de estudo citogenético.

Há três áreas importantes a serem consideradas em relação aos dermatóglifos: os dedos, as palmas das mãos e as plantas dos pés.

DEDOS

Três tipos básicos de padrões podem ser encontrados nas falanges distais: arco, presilha (ou alça) e verticilo (Fig. 8.8). O arco pode ser simples ou em tenda. A presilha pode estar voltada para o lado radial (externa) ou para o lado cubital ou ulnar (interna). O verticilo pode ser simples ou duplo. O trirrádio é o ponto de encontro de três grupos de cristas convergentes. Ele pode ser radial ou ulnar, dependendo do lado para o qual se abre a presilha. O arco não tem trirrádio, a presilha possui um. O verticilo tem dois trirrádios.

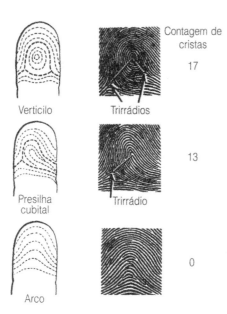

Figura 8.8 – Esquema dos padrões encontrados habitualmente nos dedos (verticilo, presilha e arco) e da técnica utilizada para a contagem das cristas dermopapilares.

A contagem de cristas dos dedos é obtida pela soma do número de cristas cruzadas por uma linha traçada do trirrádio até o centro do padrão (Fig. 8.8). A contagem total das cristas ("total ridge count" – TRC) é, em média, 144 nos indivíduos masculinos e 127 nos femininos. Normalmente, a presença de alguns padrões é mais comum que outros. Geralmente, as presilhas constituem 70% dos padrões; os verticilos, 25%; e os arcos, 5%. As presilhas ulnares são mais freqüentes que as radiais.

PALMAS

As palmas (Fig. 8.9) podem ser divididas em áreas: tenar, hipotenar e interdigitais (I_1, I_2, I_3, I_4). Dentro de cada uma dessas zonas, um padrão pode ou não estar presente. Os trirrádios distais são encontrados na base do indicador, do terceiro, quarto e quinto dedos (a, b, c e d, respectivamente). O trirrádio axial, chamado de t, é o ponto onde se unem os três sistemas principais de cristas das palmas. Situa-se, geralmente, próximo da dobra de flexão, entre a palma e o punho. Quando há mais de um trirrádio, considera-se para estudo o mais distal. A posição do trirrádio t pode ser referida de diferentes maneiras: a) como percentagem do comprimento total da palma (medida da prega do punho até a prega de flexão na base do dedo médio), podendo ser então proximal (14%), intermediária (14 a 40%) ou distal (40%); b) pelo valor do ângulo atd, isto é, o ângulo formado pelas linhas que vão desde o trirrádio axial até os trirrádios a e d. Quanto maior esse ângulo, tanto mais distalmente estará o trirrádio axial. Ângulos superiores a 55° denotam um trirrádio distal. Nas trissomias do 21, 13 e 18, o trirrádio axial tende a localizar-se distalmente.

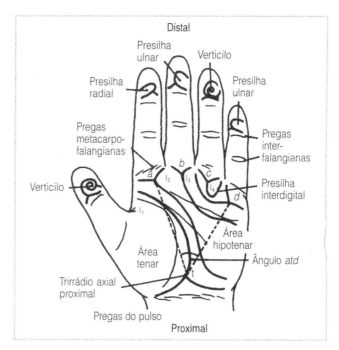

Figura 8.9 – Diagrama de uma palma direita normal mostrando suas áreas, os trirrádios e os padrões digitais. As linhas cheias mais escuras representam as configurações dermopapilares, e as linhas mais claras, as pregas palmares e digitais.

PREGAS DE FLEXÃO

Estão associadas às configurações dérmicas, porém são estruturas anatomicamente diferentes. São estudadas com as cristas dermopapilares e as mais importantes são: as palmares, as do punho, as interfalangianas e as metacarpofalangianas. Nas palmas, reconhecem-se certas pregas formando um padrão constante, ainda que haja variações individuais: há a prega distal, a prega longitudinal radial (que se curva ao redor da eminência tenar), a prega transversa proximal e a prega transversa distal (Fig. 8.9). A prega simiesca (Fig. 8.10) é uma prega palmar única que se estende através da palma, ao invés das duas pregas usuais. Ainda que presente em

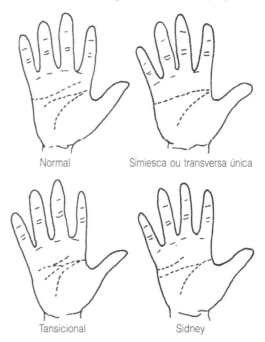

Figura 8.10 – Pregas palmares transversais.

uma pequena percentagem de indivíduos normais, ela aparece em 50% naqueles com síndrome de Down e em alta proporção nas outras trissomias.

Normalmente, os quatro dedos apresentam duas pregas de flexão que correspondem às duas articulações interfalangianas. Prega de flexão única (extremamente rara em pessoas normais) aparece em maior freqüência no dedo mínimo, geralmente associada a um dedo muito curto, em certas condições patológicas, como naqueles com síndrome de Down e em outras aberrações cromossômicas.

PLANTAS

A região halucal é a mais importante na planta dos pés em relação aos dermatóglifos (Fig. 8.11). Nela podem ser encontrados padrões variados como verticilos, presilhas (distal ou tibial) ou arcos. A ausência de um padrão (campo aberto) não é comum. Ocorre em cerca de 50% dos portadores da síndrome de Down.

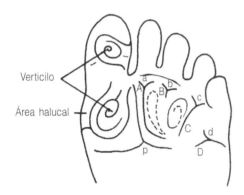

Figura 8.11 – Diagrama de uma planta normal. As linhas cheias mais escuras representam as configurações dermopapilares.

Há certas características dos dermatóglifos que aparecem freqüentemente em certas condições patológicas e excepcionalmente em indivíduos normais (Quadro 8.1).

Quadro 8.1 – Achados dermatoglíficos relevantes em algumas aberrações cromossômicas (modificado de Nitowsky, 1977).

Síndrome de Down (trissomia do 21)
excesso de presilhas ulnares: maior freqüência de presilhas radiais no quarto e quinto dedos; ângulo *atd* aumentado; prega simiesca; prega de flexão única no quinto dedo

Síndrome de Edwards (trissomia do 18)
excesso de arcos nos dedos (geralmente > 6); prega simiesca

Síndrome de Patau (trissomia do 13)
ângulo *atd* aumentado; prega simiesca; arco fibular na região halucal

Síndrome de Turner (45,X)
excesso de verticilos nos dedos, ângulo *atd* aumentado, contagem elevada de cristas a-b

Síndrome de Klinefelter (47,XXY)
presilhas com baixas contagens nos dedos, excesso de arcos nos dedos

Síndrome do "cri-du-chat" (5p–)
ângulo *atd* aumentado, prega simiesca

BIBLIOGRAFIA

1. NITOWSKY, H.M. – Genetic principles in pediatrics. In Rudholph, A.M. Barnett, H.L. & Einhorn, A.H. (eds.). *Pediatrics*. 16th ed., New York, Appleton-Century-Crofts, 1977. 2. SALDANHA, P.H. – Dermatoglifos. In Beçak, W. & Frota-Pessoa, O. (eds.). *Genética Médica*. São Paulo, Sarvier, 1977. 3. SCHAUMANN, B. & ALTER, M. – *Dermatoghyphics in Medical Disorders*. New York, Springer-Verlag, 1976.

4	A Biologia Molecular e a Genética
	Revolucionando os Conhecimentos Médicos
	Aplicação no Diagnóstico e Prevenção de Doenças Pediátricas

MAYANNA ZATZ

O seqüenciamento do genoma humano, anunciado em 2001, constitui um passo fundamental para a compreensão de como nossos genes funcionam, o genoma funcional. Os conhecimentos gerados por esse projeto irão certamente revolucionar a medicina e terão importância inquestionável na clínica pediátrica. Isso porque, com o controle das doenças infecciosas e de cunho social, a freqüência relativa das doenças genéticas vem aumentando gradativamente. Só para exemplificar, nos Estados Unidos, de cada 1.000 crianças que nascem, nove morrem no primeiro ano de vida, cinco dentre elas por causas genéticas, o que corresponde a 50% das mortes perinatais.

As doenças genéticas são causadas por defeitos que ocorrem dentro das células. Quando os erros envolvem pedaços ou cromossomos inteiros, são classificadas como cromossomopatias ou doenças causadas por aberrações cromossômicas (numéricas ou estruturais) como ilustrado no capítulo Anormalidades Cromossômicas. Por outro lado, as doenças causadas por defeitos nos genes podem ser devidas à replicação do material genético (DNA) ou ao processo de tradução das informações contidas no DNA em proteínas.

De acordo com Mueller e Young (1995), o impacto das anomalias genéticas em Pediatria pode ser estimado a partir das seguintes observações:

Abortos espontâneos – 50% das perdas fetais no primeiro trimestre têm anomalias cromossômicas.

Recém-nascidos – 2-3% de todos os nascituros têm alguma anormalidade congênita (cromossômica ou gênica).

Doenças da infância – as doenças genéticas são responsáveis por 50% das mortes, aproximadamente 30% das internações pediátricas, 50% dos casos de cegueira, surdez e retardo mental da infância.

Dentre as milhares de doenças causadas por anomalias gênicas, as mais freqüentes são a síndrome do X frágil (ver capítulo específico), as doenças neuromusculares hereditárias e a fibrose cística do pâncreas (ou mucoviscidose). Neste capítulo, nos ateremos a estes dois últimos grupos ilustrando:

- Como a Biologia Molecular está desvendando os mecanismos gênicos patológicos que causam essas doenças?
- Como ela está contribuindo para o diagnóstico diferencial e a prevenção dessas doenças?

Para entender os diferentes mecanismos moleculares que causam doenças, é importante rever conceitos básicos que estão detalhados em vários livros-texto (Amabis e Martho, 1995; Mueller e Young, 1995; Jorde e cols., 1995). A seguir serão resumidos apenas alguns aspectos importantes para facilitar a compreensão do leitor.

GENES, DNA E CROMOSSOMOS

Estima-se que temos cerca de 50.000-60.000 genes que codificam proteínas específicas e que seriam responsáveis por nossas características normais e patológicas (Collins e cols., 1998). Entretanto, estes representam menos do que 5% do DNA do genoma humano, o que significa que mais de 95% do nosso DNA não codifica proteínas. Apesar de que a maior parte desse DNA (cerca de 75%) é constituída por seqüências únicas, sua função ainda não é conhecida.

Além do DNA existente no núcleo celular (DNA nuclear), cada célula tem centenas de mitocôndrias com seu próprio DNA, o chamado DNA mitocondrial. Ele difere do DNA nuclear porque tem herança materna, isto é, é transmitido quase exclusivamente pelo oócito.

O DNA mitocondrial, que é circular, tem um papel importante no metabolismo energético da célula e também é responsável por várias doenças genéticas.

Todas as informações genéticas estão contidas nos ácidos nucléicos: o DNA (ou ácido desoxirribonucléico) e o RNA (ácido ribonucléico). Tanto o DNA como o RNA são constituídos por um esqueleto de fosfato e açúcar e quatro bases nitrogenadas (as purinas e as pirimidinas). No DNA, as duas purinas são a adenina (A) e a guanina (G); e as pirimidinas, timina (T) e citosina (C). No RNA, a timina é substituída pelo uracil. Cada unidade de purina ou pirimidina em conjunto com o açúcar e o grupo fosfato é denominada nucleotídeo. Os ácidos nucléicos têm duas funções: a transmissão das características hereditárias e a síntese de proteínas.

A molécula de DNA é composta de duas cadeias de nucleotídeos complementares que formam a dupla hélice. O pareamento das bases A:T e G:C é extremamente específico; por exemplo, se uma fita lê ATGA, a fita complementar deve ser TACT. A unidade de comprimento do DNA é o par de bases (1pb), sendo que 1.000pb formam 1 quilobase (kb); e 1.000.000pb, 1 megabase (Mb).

O DNA, após sofrer um processo de supercondensação, constitui a estrutura básica dos cromossomos, em associação com proteínas específicas (as histonas). Cada célula somática possui 46 cromossomos: 22 pares de autossomos (que são iguais em ambos os sexos) e um par de cromossomos sexuais que determinam o sexo masculino (XY) ou feminino (XX). Com exceção das células germinativas, que só têm 23 cromossomos (22A, X nos óvulos e 22A, X ou 22,Y nos espermatozóides), as células de todos os tecidos possuem a mesma constituição cromossômica (ver capítulo específico). Entretanto, os genes contidos nesses cromossomos expressam-se de maneira diferente e específica em cada tecido.

ESTRUTURA E FUNÇÃO DOS GENES HUMANOS

Síntese de proteínas

A maioria dos genes humanos envolvidos em doenças genéticas corresponde a uma seqüência de DNA que codifica uma proteína (que pode ser uma enzima, um hormônio ou receptor, ou uma proteína estrutural). O tamanho de um gene pode variar entre algumas centenas de pb até mais de 2 milhões de pb, como, por exemplo, o gene da distrofia de Duchenne (DMD). Para ocorrer a síntese de uma proteína, as informações contidas no DNA do gene são primeiramente copiadas para o RNA mensageiro (RNAm). Esse processo é denominado *transcrição* e mediado por uma enzima específica, a RNA polimerase. Em seguida, a informação contida no RNAm é traduzida (por meio do RNA transportador ou RNAt) para ocorrer a síntese de proteínas. Esse processo é denominado *tradução*. Nos organismos superiores, a maioria dos genes está dividida em seções intercaladas: aquelas que codificam aminoácidos são denominadas de *exons* (derivado de "expressed regions") e aquelas que não codificam são denominadas *introns* ("intervening regions"). O RNAm inicial (transcrito primário) é um transcrito completo do gene com exons e introns. Entretanto, ainda no núcleo, esse RNA sofre um processamento ("splicing"): os introns são removidos e o RNAm agora denominado de *transcrito maduro* é constituído somente de exons. O RNAm maduro servirá então de molde para a síntese de proteínas que ocorre no citoplasma (em estruturas denominadas ribossomos). Esse processo é intermediado por outro RNA, o RNAt. Além disso, cada gene tem uma região promotora, um codon (ou trinca) de iniciação que determina o início da transcrição e um codon de terminação que determina o fim da transcrição. As unidades básicas das proteínas são os aminoácidos, em número de 20, cujas seqüências determinam a forma e a função da proteína resultante. Cada aminoácido é codificado por três pares de bases de DNA. Entretanto, como existem somente 20 aminoácidos e 64 possíveis combinações (de três dentre os quatro pares de bases de DNA), diferentes trincas podem codificar o mesmo aminoácido. A trinca de nucleotídeos no RNAm que codifica determinado aminoácido é denominada *codon*. É importante salientar que existe um codon específico, *AUG* (que codifica a metionina), que determina o início da síntese do RNAm e três codons que determinam a parada da transcrição. Os três codons de terminação ("stop codons" ou codons de parada) são: *UAA*, *UAG* e *UGA*.

Muitas proteínas ainda são modificadas, isto é, sofrem um *processamento pós-tradução* ("post-translational processing") antes de atingir sua estrutura ou função final.

É importante também salientar que hoje se sabe que um gene pode ter diferentes produtos por meio de processamento ou "splicing" alternativo. Isto é, diferentes introns podem ser removidos do transcrito primário do RNAm. Por exemplo, o transcrito primário do gene da calcitonina dá origem a dois RNAm maduros: um deles é produzido na tireóide e codifica a calcitonina (com 32 aminoácidos), o outro codifica, no hipotálamo, uma proteína de 37 aminoácidos semelhante à calcitonina ("calcitonin like protein").

Replicação do DNA

Quando a célula se divide, cópias idênticas de DNA precisam ser incorporadas nas novas células. Como o DNA é formado de uma dupla hélice (unida por pontes de hidrogênio) para que o processo de replicação ocorra, as pontes de hidrogênio são quebradas, separando as duas fitas de DNA. O segredo de uma replicação acurada consiste no pareamento perfeito de cada base com sua base complementar, isto é, adenina com timina e guanina com citosina, ou pareamento complementar. A fita única de DNA funciona, portanto, como um molde para a formação da cadeia complementar. Quando a replicação se completa, tem-se uma nova molécula de DNA de cadeia dupla idêntica à original. Esse processo é intermediado por diferentes enzimas, incluindo a *DNA polimerase*.

MUTAÇÕES NO DNA

Uma alteração no material genético é denominada mutação. As mutações podem ser visíveis ao microscópio quando envolvem uma quantidade grande de material genético ou submicroscópicas quando envolvem um ou mais nucleotídeos.

Em seguida, veremos quais os tipos de mutações possíveis e como podem resultar em doenças pediátricas.

Substituições

As substituições ou mutações de ponto são aquelas em que se tem uma substituição de um único par de bases, sem ganho ou perda de material genético. Podem ser:

Silenciosas – quando a mutação não resulta em alteração de aminoácido. Isso ocorre devido ao fato de o código genético ser degenerado, isto é, um mesmo aminoácido é codificado por mais de uma trinca ou codon. Por exemplo, a leucina é codificada pelo codon UUG e UUA. Se houver uma substituição do nucleotídeo G por A nessa trinca, o aminoácido correspondente será sempre a leucina. Estima-se que 20 a 25% das mutações sejam do tipo silencioso.

Com sentido trocado – as mutações com sentido trocado constituem a maioria das mutações de ponto, isto é, 70-75%. Nessas mutações, a substituição de um nucleotídeo resulta na substituição de um aminoácido e, portanto, em uma proteína alterada. Por exemplo, se na trinca UUA o A for substituído por C, haverá troca de leucina por fenilalanina, que é codificada pela trinca UUC. As conseqüências dessas mutações podem ser muito variáveis. Podem alterar a estrutura de uma proteína, causando a redução ou perda total de sua função.

Sem sentido – as mutações sem sentido representam 2 a 4% das mutações de ponto. Nestas, a substituição de um par de bases resulta em um codon de parada. Existem três trincas que codificam um codon de parada: UAA, UAG e UGA. Usando-se o exemplo anterior, se na trinca UUA que codifica a leucina houver uma substituição do tipo UAA ou UGA, ter-se-á um codon de parada. Isso causará a terminação prematura da cadeia peptídica, tornando improvável a produção de uma proteína funcional.

Em geral, as mutações com sentido trocado ("missense") causam quadros menos graves do que aquelas sem sentido ("nonsense"), mas nossa experiência tem mostrado que existem inúmeras exceções (Bonneman e cols., 1996; McNally e cols., 1996; Passos-Bueno e cols., 1999).

Alteração do quadro de leitura

Toda vez que ocorrer uma deleção ou uma inserção de um número de nucleotídeos que não seja um múltiplo de três, o quadro de leitura do RNAm será alterado. É chamada de *deleção fora de fase*. Isso resultará em uma mudança na seqüência de aminoácidos subseqüentes à mutação e à produção de uma proteína alterada. Quando a deleção corresponde a três nucleotídeos ou a um múltiplo de três, diz-se que é uma deleção em fase que não altera o quadro de leitura do RNAm. Nesse caso, a proteína resultante ficará deletada internamente, mas pode ser parcialmente funcional.

Por exemplo:

```
RNAm    – AUG  GUU  ACG  GUU  GCG  CCG  CAG
Proteína – Met  Val  Thr  Val  Ala  Pro  Gli
```

Deleção em fase: perda de seis nucleotídeos (dois codons)

```
RNAm    – AUG  GUU  ACG  GUU  GCG  CCG  CAG
Proteína – Met  Val  Thr  Val  Ala  Pro  Gli
```

```
RNAm    – AUG  GUU  ←→  GCG  CCG  CAG
Proteína – Met  Val  ←→  Ala  Pro  Gli   → parcialmente
                                           funcional
```

Deleção fora de fase (perda de um nucleotídeo)

```
RNAm    – AUG  GUU  ACG  GUU  GCG  CCG  CAG
Proteína – Met  Val  Thr  Val  Ala  Pro  Gli
```

```
RNAm    – AUG  GUA  CGG  UUG  CGC  CGC
Proteína – Met  Val  Arg  Leu  Arg  Arg   → não funcional
```

Mutações dinâmicas

Nesse tipo de mutações, tem-se uma expansão de trinucleotídeos, isto é, aumento do número de repetições de uma determinada trinca, por exemplo $(CAG)_n$ ou $(CTG)_n$. Por exemplo, na distrofia miotônica de Steinert (DMS), o indivíduo normal pode ter até 37 repeti-

ções $(CTG)_n$ no gene da DMS, localizado no cromossomo 19. Nos afetados, o número de repetições varia de 50 a 8.000. Nos exemplos a seguir veremos como essas expansões causam doenças genéticas.

Mutações no processamento ou "splicing" do RNAm

Nas bordas entre os exons e os introns existem seqüências específicas que são denominados sítios de "splicing": um exon sempre termina com a seqüência AT (chamado de "sítio doador" ou "donor site") e um intron sempre começa com a seqüência GT ("sítio receptor" ou "acceptor site"). Como essas seqüências estão conservadas em todos os organismos superiores, são denominadas "seqüências consenso" ("consensus sequences"). Se ocorrer uma mutação nessas seqüências, o processamento não ocorrerá corretamente, resultando em proteína alterada.

Alterações no "imprinting" genômico (impressão genômica)

Algumas regiões do genoma permanecem inativas nas células somáticas por meio de um processo denominado "imprinting" genômico ou impressão genômica. No sexo feminino, somente um dos cromossomos X permanece ativo nas células somáticas, o qual pode ser de origem materna ou paterna. Entretanto, outras regiões do genoma (como, por exemplo, parte da região 15q) sofrem um processo de inativação diferencial nas células germinativas, isto é, de acordo com sua origem materna ou paterna. Alterações no processo de "imprinting" genômico também resultam em doenças genéticas. Isso ocorre se uma pessoa tiver duas cópias de origem materna ou duas de origem paterna (ao invés de uma cópia materna e outra paterna) de uma região que normalmente sofre "imprinting". Exemplos de doenças causadas por esse mecanismo são as síndromes de Prader-Willi e Angelman (Nicholls e cols., 1998; Fridman e cols., 1998).

MAPEAMENTO GÊNICO E SUAS SURPRESAS

O mapeamento e a análise de genes a partir de doenças genéticas ("positional cloning" ou clonagem por posição) têm mostrado inúmeras surpresas. Por exemplo, descobriu-se que doenças genéticas clinicamente diferentes eram causadas por defeitos e um mesmo gene, e que doenças clinicamente iguais, por genes diferentes. Como explicar esses achados moleculares? Em seguida, veremos alguns exemplos.

UM GENE: DIFERENTES FENÓTIPOS

Deleções "em fase" e "fora de fase"

Exemplo das distrofias musculares de Duchenne e Becker – as miopatias hereditárias constituem um grupo de doenças caracterizadas por degeneração progressiva e irreversível da musculatura esquelética e com diferentes padrões de herança. Dentre elas, as distrofias musculares progressivas têm sido objeto de muitas pesquisas.

Emery (1987) citava 25 formas de distrofias musculares, cada uma com um padrão de herança característico e cujo início pode dar-se na infância, adolescência ou idade adulta. Hoje se sabe que existem mais de 30 formas de distrofias, e os avanços da Biologia Molecular sugerem que o número pode ser maior do que esse.

As perguntas fundamentais são: Qual é o defeito básico? O que leva os músculos a degenerar? Por que algumas formas têm uma progressão tão rápida enquanto em outras a progressão pode ser tão lenta que nunca ocorre incapacidade física importante?

Para responder a essas perguntas, iniciou-se uma corrida em busca dos genes responsáveis por esse grupo de doenças. As pesquisas nessa área têm permitido grandes avanços na compreensão dos mecanismos patológicos responsáveis, o que é fundamental para sua prevenção e futuros tratamentos.

Dentre as diferentes miopatias, a distrofia de Duchenne (DMD), de herança recessiva ligada ao cromossomo X, é a mais comum, com incidência de 1 em cada 3.000 nascimentos de sexo masculino. Já a distrofia de Becker (DMB), alélica à DMD, é cerca de 10 vezes mais rara. A diferença entre essas duas formas está na idade de início e na velocidade de progressão. Na DMD, os sinais clínicos iniciam-se entre 3 e 5 anos de idade (com quedas freqüentes, dificuldades para subir escadas e correr), e o confinamento à cadeira de rodas dá-se até os 12 anos de idade (Fig. 8.12), sendo que os afetados raramente sobrevivem após a terceira década. Já na DMB, os sintomas iniciam-se em geral na segunda década, os afetados sempre andam após os 16 anos e a velocidade de progressão é extremamente variável (Fig. 8.13).

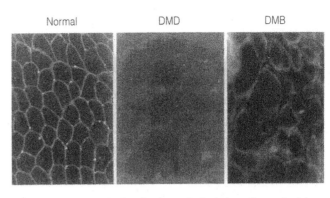

Figura 8.14 – Análise de distrofina (por método de imunofluorescência) em músculo normal, paciente com DMD e DMB.

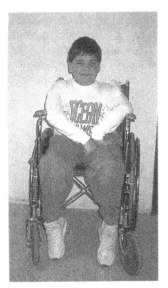

Figura 8.12 – Paciente de 12 anos afetado por distrofia de Duchenne.

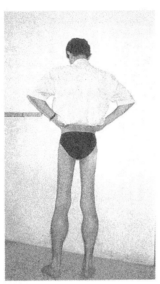

Figura 8.13 – Paciente de 34 anos afetado por distrofia de Becker evidenciando o aumento de panturrilhas.

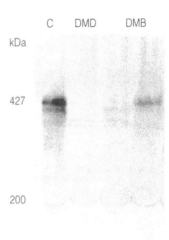

Figura 8.15 – Análise de distrofina (por método de "western blot") em músculo normal (coluna 1), paciente com DMD (coluna 2) e dois pacientes com DMB (colunas 3 e 4). (Gentileza da Dra. Mariz Vainzof.)

Após a localização do gene da DMD/DMB no braço curto do cromossomo X, em 1981 (Zatz e cols., 1981; Emery, 1987), que levou à sua clonagem em 1987, descobriu-se que o produto do gene DMD/DMB é uma proteína do citoesqueleto da membrana, de 427kD, denominada distrofina, cuja função aparentemente seria a de manter a estabilidade da membrana da célula muscular. A grande surpresa foi o tamanho do gene da DMD: um gene gigantesco, com mais de 2 milhões de pares de bases e 79 exons. É cerca de 10 vezes maior do que a média dos genes humanos. Porteriormente, verificou-se que as mutações que causavam DMD ou DMB eram deleções em cerca de 60% dos casos, duplicações em 5-6% dos casos e os restantes eram causados por mutações de ponto. A questão era: como explicar a diferença de progressão entre a DMD e a DMB já que se trata do mesmo gene? Haveria uma correlação entre o tamanho da deleção e a gravidade do quadro clínico? Ao contrário do esperado, não se observou nenhuma correlação nesse sentido. Monaco e cols. (1988) sugeriram então que a diferença entre a DMD e a DMB poderia depender ou não da manutenção do quadro de leitura do RNAm, o que foi comprovado para a grande maioria dos casos. Isto é, na DMB, a deleção é em fase, o quadro de leitura do RNAm é mantido e tem-se como resultado uma proteína reduzida de forma quantitativa ou deletada internamente, mas parcialmente funcional. Já na DMD, a deleção é fora de fase, o quadro de leitura do RNAm não é mantido, tem-se uma proteína anormal ou gravemente truncada e rapidamente destruída pela célula (Figs. 8.14 e 8.15).

O estudo de mais de 1.000 pacientes com DMD/DMB em nosso laboratório (Takata, 1995) confirmou que cerca de 60% têm deleções. Pesquisas mais recentes de mapeamento intragênico, nas quais se correlaciona o defeito molecular com a proteína resultante e o quadro clínico, têm mostrado resultados interessantes. Por exemplo, verificou-se que além da manutenção do quadro de leitura do RNAm, o sítio da deleção é muito importante na determinação da severidade do quadro clínico. Por exemplo, deleções nas regiões de ligação da distrofina a outras proteínas (regiões C terminal e N terminal) resultam, na maioria dos casos, em quadro mais grave. A região C terminal, em particular, é fundamental porque constitui o ponto de ligação da distrofina com glicoproteínas associadas à membrana e, portanto, deleções nessa região levam quase sempre a um quadro de DMD. Entretanto, observações em pacientes brasileiros mostraram que, além da região C terminal, a manutenção de outras regiões da proteína, bem como a quantidade de proteína, influenciam a gravidade do fenótipo (Vainzof e cols., 1993a, 1993b). Além disso, ao estudarmos um paciente de 37 anos com quadro de miopatia muito leve, verificamos surpreendentemente que ele tinha deleção de 50% de seu gene, o que foi confirmado pelo estudo de sua distrofina no músculo que tinha redução de tamanho comparável (Passos-Bueno e cols., 1994). Seu fenótipo benigno explica-se porque sua deleção está restrita ao domínio em bastão da distrofina e, portanto, mesmo que se tenha um encurtamento dessa proteína, os sítios de ligação não ficam alterados (Figs. 8.16 e 8.17). De fato, alguns pacientes

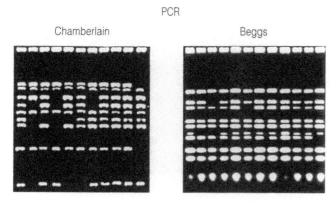

Chamberlain   Beggs

Figura 8.16 – Análise de DNA (método de reação em cadeia da polimerase ou PCR) mostrando deleções em vários pacientes com DMD (cada coluna representa um paciente).

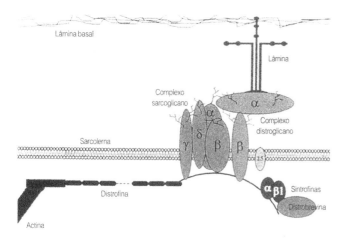

Figura 8.17 – Modelo proposto para a distrofina ilustrando porque deleções na região central (em bastão) são menos prejudiciais.

lino). É importante lembrar que, no caso da DMD, um terço dos casos é originado por mutações novas. Portanto, o exame de DNA é particularmente útil para mães de casos isolados e irmã de afetados.

Se, por outro lado, o afetado não tiver deleção no gene da distrofina, e não existir história familial compatível com herança recessiva ligada ao X, o estudo de biopsia muscular (para análise de distrofina e glicoproteínas associadas) é necessário para o diagnóstico diferencial entre a DMD/DMB e outras doenças clinicamente semelhantes.

Efeito de posição

Exemplo da distrofia fascioescápulo-humeral (FSHD1) – essa forma de distrofia, de herança autossômica dominante, tem incidência de aproximadamente 1 em 30.000 nascimentos. Caracteriza-se por envolvimento predominante da musculatura facial e da cintura escapular, com grande variabilidade inter e intrafamilial. Em média, a progressão é muito lenta e a maioria dos pacientes tem sobrevida normal. Alguns pacientes têm uma forma extremamente leve que pode limitar-se a uma fraqueza na face ou na cintura escapular durante a vida toda. Entretanto, existe uma forma grave, de início na infância e progressão rápida (Fig. 8.18).

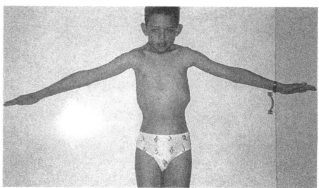

Figura 8.18 – Paciente de 10 anos afetado por distrofia fascioescápulo-humeral – DFSH.

com deleções "em fase" restritas à região central do gene da distrofina podem ter somente uma cardiomiopatia em idade avançada sem fraqueza muscular importante. Portanto, hoje se entende como mutações em um mesmo gene, como o da distrofina, podem causar desde um quadro grave, letal de DMD, até uma cardiomiopatia compatível com sobrevida normal. A importância dessa descoberta reside no fato de que as experiências com terapia gênica, que estão sendo testadas atualmente (em modelos animais), consistem na inserção do gene da distrofina em vetores e introdução destes diretamente no músculo. Entretanto, uma das grandes dificuldades a ser contornada é o tamanho gigantesco do gene da distrofina. Portanto, a utilização de minigenes funcionais constitui uma das estratégias que está sendo pesquisada. Além disso, se no futuro for possível manipular diretamente os genes, por exemplo, restaurar o quadro de leitura em um caso de deleção fora de fase, será fundamental saber como cada mutação atua e influencia o fenótipo para aquela característica.

Do ponto de vista prático, o estudo de DNA é extremamente importante, pois a presença de deleção é suficiente para confirmar o diagnóstico sem necessidade de exames complementares invasivos (como a biopsia muscular) ou doloridos (como a eletromiografia). Além disso, se o afetado tem deleção, é possível identificar diretamente nas mulheres aparentadas ao paciente por elos femininos quais são as portadoras da deleção (e, portanto, com risco de 50% de transmitir o gene defeituoso para descendentes de sexo mascu-

O gene da FSHD1 foi localizado no cromossomo 4 (na região 4q) (Wijmenga e cols., 1990) e observou-se (com o uso da sonda p13E-11 e após digestão com enzima *Eco*RI) um fragmento de 12-30kb, que estava segregando junto com a doença em famílias com duas ou mais gerações de afetados. Esse achado foi confirmado em nossa população (Passos-Bueno e cols., 1993). Pesquisas mais recentes em famílias brasileiras com FSHD1 (Zatz e cols., 1995, 1997) mostraram dados interessantes e inesperados, tais como: a) cerca de um terço dos casos é resultante de mutações novas, o que contraria a literatura clássica que afirmava que mutações novas eram raras na DFSH; b) cerca de 6-10% dos casos são originados por mosaicismo germinal, mais freqüentemente de origem materna; c) a análise de famílias com duas ou mais gerações mostrou antecipação clínica (agravamento do quadro clínico em gerações subseqüentes), o que foi subseqüentemente confirmado por Lunt e cols. (1995) em famílias da Europa; d) existe correlação entre o tamanho da deleção (quanto menor o fragmento maior a deleção) e a gravidade do quadro clínico. Essa observação também foi confirmada por Lunt e cols. (1995), que sugerem que o tamanho do fragmento é um fator determinante na idade de início e gravidade do quadro clínico, pois os menores fragmentos foram encontrados em pacientes com início precoce e quadro clínico mais grave.

Apesar de o gene responsável pela FSHD1 ainda não ter sido isolado, o mecanismo molecular proposto para explicar essa miopatia seria uma deleção de um número integral de cópias de seqüência de 3,2kb "em tandem" (Van Deutekom e cols., 1993). De acordo com Lunt e cols. (1995), a função do gene FSHD1 poderia estar alterada (ou "aumentada") devido a um efeito de posição ou à perda das repetições, de 3,2kb. Por exemplo, se essa seqüência é transcrita normalmente, a deleção poderia causar proteína de tamanho reduzido. Alternativamente, se o gene FSHD1 está sujeito à variegação por efeito de posição, a probabilidade de que um gene proximal possa ser "desativado" (por meio de um efeito de heterocromatinização telomérica) poderia ser proporcional à distância do telômero. Nesse sentido, deleções maiores levariam à desativação desse gene proximal em uma proporção maior de células. É possível também que o gene estrutural da FSHD1 produza transcritos alternativos diferentes em vários tecidos musculares ou em várias idades.

Recentemente observamos nas famílias brasileiras que, além de existir proporção significante maior de afetados do sexo masculino, o quadro clínico também é em média mais grave nos homens do que nas mulheres. A maior proporção de afetados no sexo masculino explica-se porque existem indivíduos portadores do gene mutado que são assintomáticos, e a proporção destes é significativamente maior no sexo feminino (Zatz e cols., 1998). Entretanto, a observação de que o sexo masculino é em média mais gravemente afetado ainda não tem explicação molecular e é muito intrigante, pois a FSHD1 tem herança autossômica dominante, o que se pressupõe que ambos os sexos sejam igualmente afetados.

Esse achado é muito importante, pois o prognóstico, para portadores de deleção na região do gene FSHD1, pode ser diferente de acordo com o sexo que é afetado. Compreender qual é o mecanismo que protege mais freqüentemente o sexo feminino dos efeitos deletérios da deleção no gene FSHD1 será certamente um passo importante na direção de um tratamento efetivo.

Do ponto de vista prático, o estudo molecular do gene da FSHD1 é muito importante para o diagnóstico e a detecção de portadores, mas a interpretação dos resultados é complexa e requer técnicas moleculares sofisticadas.

Diferentes alterações na função da proteína de acordo com a mutação

Exemplo da fibrose cística – a fibrose cística do pâncreas (FC) ou mucoviscidose é a doença autossômica recessiva mais comum na população caucasóide, com incidência de cerca de 1 para 1.600-2.000 nascimentos. A freqüência de heterozigotos é estimada em 1 para 20-25 indivíduos. Clinicamente, caracteriza-se por obstrução (pois o muco torna-se muito espesso) e infecções pulmonares recorrentes, principalmente por *Pseudomonas* e *Staphylococcus*. Na maioria dos casos ocorre disfunção exócrina do pâncreas e atraso no desenvolvimento. Outras manifestações incluem: cirrose hepática, diabetes, aumento de sódio e cloro no suor e infertilidade no sexo masculino. Em 10-20% dos recém-nascidos observa-se íleo meconial. Cerca de 95% dos pacientes de sexo masculino são estéreis (Larriba e cols., 1998) devido à ausência bilateral congênita dos canais deferentes ("congenital bilateral absence of the vas deferens" – CBAVD). A maioria das mulheres com FC apresenta menstruação irregular e ausência de ovulação.

O gene da FC, mapeado no cromossomo 7q, contém 27 exons e produz um RNAm de 6,5kb. A proteína codificada por esse gene, "transmembrane cystic fibrosis conductance regulator" – CFTR, contém 1.480 aminoácidos. Sua função é formar um canal que permita a passagem de íons através da membrana celular.

A mutação mais freqüente que causa FC é a deleção de três pares de bases que causam perda do aminoácido fenilalanina na posição 508 (ΔF508). Essa mutação tem origem comum e é encontrada em cerca de 70% da população caucasóide de pacientes com FC da Europa e dos Estados Unidos. Na população estudada em nosso laboratório, a mutação ΔF508 representa cerca de 50% dos casos

(Bortolini e cols., 1998; Andrea Bernardino, comunicação pessoal). Por outro lado, o estudo molecular do gene da FC em pacientes ao redor do mundo já permitiu a identificação de mais de 800 mutações diferentes ("cystic fibrosis" data base, 1999). Somente em nosso laboratório identificamos seis mutações novas (Andrea Bernardino, dados ainda não publicados).

De acordo com o tipo de mutação, a proteína CFTR pode ficar alterada em sua produção (tipo I), no seu processamento (tipo II), na regulação do canal de cloro (tipo III) e na condução de íons através do canal (tipo IV). As mutações do tipo I, em geral, são as mais graves, enquanto no tipo IV têm-se as formas mais leves. Na mutação mais comum (ΔF508), o defeito ocorre no processamento do canal de cloro, isto é, a proteína mutante não consegue ser transportada até a membrana celular.

Do ponto de vida clínico, o que se sabe hoje é que mutações no gene da FC podem causar desde um quadro muito grave com *óbito* perinatal ou na infância até um quadro extremamente benigno. Estima-se, entretanto, que a grande maioria dos casos de FC no Brasil ainda permanece sem diagnóstico, principalmente nas famílias de baixo nível sócio-econômico, nas quais pneumonias recorrentes são freqüentemente atribuídas a causas sociais. Além disso, mutações no gene da FC podem causar, como único sinal clínico, infertilidade no sexo masculino pela ausência congênita dos canais deferentes (CBAVD). De acordo com Teng e cols. (1997), cerca de 6% dos casos de azoospermia obstrutiva e 1-2% dos casos de infertilidade masculina seriam causados por CBAVD.

Na prática, portanto, é extremamente importante pesquisar o gene da FC em pacientes com sinais clínicos sugestivos ou em pacientes azoospérmicos com aplasia de canal deferente. Como na maioria dos casos existe correlação entre o tipo de mutação e a gravidade do quadro clínico, definir a mutação é muito importante para o diagnóstico, o tratamento e a prevenção de novos casos por meio de aconselhamento genético (AG) de casais em risco e diagnóstico pré-natal.

Alterações no processamento do RNAm: outra explicação para a variabilidade clínica?

Exemplo das atrofias espinhais progressivas – as atrofias espinhais progressivas (AEP) são caracterizadas pela destruição de neurônios motores no corno anterior da espinha dorsal. Constituem, após a fibrose cística, a doença autossômica recessiva mais comum, com incidência de cerca de 1:10.000 e freqüência de heterozigotos de cerca de 1:50 (Pearn, 1980; Melki e cols., 1994). De acordo com a idade de início e rapidez de progressão, as formas infantis podem ser classificadas em três grupos: tipo I ou Werdnig-Hoffmann (WH) é a forma mais grave, com início antes dos 6 meses e com sobrevida raramente após os 2 anos; o tipo II ou forma intermediária tem início antes dos 18 meses, mas os afetados nunca conseguem andar independentemente (Fig. 8.19); o tipo III ou Kugelberg-Welander (KW) é a forma menos grave: o início dá-se após os 18 meses de idade e os pacientes conseguem andar independentemente (Munsat e Davies, 1992).

Apesar das diferenças clínicas, as três formas são condicionadas por um mesmo gene, o SMN ("survival motor neuron"), localizado em 5q (Lefebvre e cols., 1997). É um gene muito complexo constituído por duas cópias quase idênticas: uma centromérica (SMNcen) e uma telomérica (SMNtel). Aproximadamente 95% dos pacientes com AEP têm deleção do exon 7 em SMNtel, mas surpreendentemente a perda de SMNcen não causa AEP (Parsons e cols., 1998). Nos pacientes estudados em nosso laboratório verificamos que cerca de 90% dos casos de AEP-I e aproximadamente 50% dos casos de AEP-II têm essa deleção (Kim e cols., 1996 e dados não publicados). A questão é: como explicar que a mesma deleção do exon 7 pode causar desde uma forma grave letal de WH até um fenótipo relativamente benigno de KW? Trabalhos de correlação genótipo-fenótipo

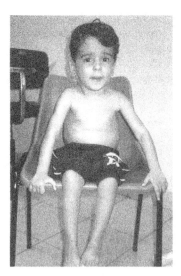

Figura 8.19 – Paciente de 3 anos com atrofia espinhal tipo II (AEP-II).

têm mostrado que existe uma correlação entre a quantidade de proteína do gene SMN e a gravidade do fenótipo, isto é, quanto maior a quantidade, mais benigno o fenótipo (Coovert e cols., 1997; Lefebvre e cols., 1997). Apesar de a função da proteína ainda não ser conhecida, de acordo com os últimos achados do grupo liderado pela pesquisadora Judith Melki (Miniou e cols., 1998), a AEP seria causada por um processamento ("splicing") anormal do RNA. Segundo Burghes (1997), a gravidade do quadro clínico depende também do número de cópias centroméricas, isto é, quanto maior o número de cópias, mais benigno o fenótipo. Essa observação pode ter implicações importantes para futuras tentativas de tratamento por meio de terapia gênica. Isto é, ao invés de tentar substituir a cópia SMNtel defeituosa, talvez seja possível manipular o gene tentando aumentar o número de cópias SMNcen.

Do ponto de vista prático, a presença de deleção molecular no gene SMN é suficiente para confirmar o diagnóstico clínico. Isso tem poupado crianças, geralmente extremamente comprometidas, de exames complementares. Além disso, o exame de DNA é fundamental para a prevenção de novos casos por meio de AG de casais em risco e diagnóstico pré-natal.

Genes dinâmicos ou expansão de trinucleotídeos

A identificação no início da década de 1990 de um novo mecanismo molecular, as expansões de trinucleotídeos ou mutações dinâmicas, foi surpreendente. Hoje, conhecem-se várias doenças causadas por genes dinâmicos, a maioria delas com início na idade adulta. Dentre aquelas que atingem a infância têm-se a síndrome do X frágil (ver capítulo específico), a ataxia de Freidreich (FA) e a distrofia miotônica de Steinert (DMS).

Exemplo da distrofia miotônica de Steinert (DMS) – a distrofia miotônica de Steinert ou DMS é uma das doenças mais freqüentes de herança autossômica dominante, com incidência estimada de 1 em 7.000-8.000 nascimentos (Harper, 1989). O quadro clínico é extremamente variável e pode incluir: miotonia, arritmias cardíacas, calvície frontal, hipogonadismo, fraqueza e atrofias musculares e retardo mental. Uma observação que sempre chamou a atenção dos geneticistas na DMS é o fenômeno da antecipação, isto é, o agravamento do quadro clínico de geração para geração em famílias com múltiplos afetados.

De acordo com Harper (1989), os pacientes com DMS podem ser divididos em três grupos, de acordo com a gravidade do quadro clínico: a) a forma mais leve, na qual o único sinal clínico pode ser uma catarata ou calvície frontal, sem envolvimento muscular; b) a forma

clássica, com início na adolescência ou na terceira década, caracterizada por miotonia e fraqueza muscular progressiva; c) a forma congênita grave que, com raras exceções, é transmitida pela mãe e se caracteriza por hipotonia generalizada, retardo mental grave, sendo fatal em uma proporção significativa de casos.

Em 1992, três grupos concluíram independentemente que o mecanismo que causava a DMS era uma expansão de um trinucleotídeo $(CTG)_n$, em um gene localizado no cromossomo 19q. Em indivíduos normais, encontram-se de 5 a 37 repetições, enquanto nos afetados estas variam entre 50 e 8.000. Quanto maior o número de repetições, mais grave é o quadro clínico. Além disso, verificou-se que existe tendência de o gene expandir-se de geração para geração, o que explica o fenômeno da antecipação (Fig. 8.20).

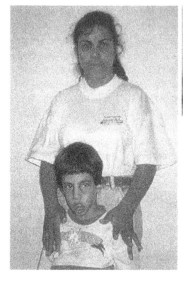
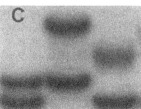

Figura 8.20 – Mãe e filho afetados por DMS ilustrando a expansão de trinucleotídeos $(CTG)_n$ e o fenômeno da antecipação. Na coluna 1 tem-se o padrão normal; na coluna 2, a expansão corresponde ao filho afetado; e na coluna 3, a expansão corresponde à mãe afetada. Nota-se o aumento no tamanho da expansão da mãe para o filho que também tem um quadro mais grave com início precoce e retardo mental.

O estudo de famílias brasileiras com DMS confirmou esses achados, mas alguns pontos nos chamaram a atenção (Passos-Bueno e cols., 1995; Zatz e cols., 1995, 1997). Por exemplo, verificamos que a incidência da DMS em negróides é menor do que em caucasóides ou mongolóides, o que levantou a seguinte questão: seria o gene mais estável nesse grupo racial? Uma pesquisa realizada por Goldman e cols. (1994) na população normal da África do Sul reforça essa hipótese, pois esses pesquisadores mostraram que o número de repetições $(CTG)_n$ em negros africanos parece ser menor do que nos brancos. Surpreendentemente, observamos também que, apesar da herança ser autossômica dominante, o sexo masculino é mais freqüentemente afetado (observado também no caso da DFSH), o que poderia ser explicado por uma distorção de segregação. Isto é, o estudo de nossas famílias mostrou que o alelo expandido é mais freqüentemente transmitido para descendentes do sexo masculino que do feminino, um achado intrigante que ainda aguarda explicação molecular (Zatz e cols., 1997).

Outras questões extremamente interessantes que foram levantadas em relação à DMS são:

• A expansão é igual em todos os tecidos?

• A expansão pode variar com a idade?

• Pode ocorrer contração da expansão entre uma geração e outra e, se esta ocorre, o quadro clínico melhora?
• Como explicar que a forma congênita só é transmitida pela mãe?
• Qual o mecanismo molecular responsável pela DMS, já que a expansão está localizada na região 3' do gene que não é traduzida?

Estudos internacionais e brasileiros têm mostrado que:

• A expansão é sempre maior no músculo (e pele nos casos estudados por nós) do que no sangue e, ao contrário do sangue, não parece haver correlação direta com o tamanho da expansão no sangue e a gravidade do quadro clínico.

• A análise de pacientes brasileiros de diferentes idades sugere que, em crianças, a expansão aumenta no músculo com a idade atingindo aparentemente um platô na idade adulta. Além disso, em trabalho recente, Wong e cols. (1995) mostraram, em pacientes que foram seguidos entre dois e cinco anos, que o tamanho da expansão também pode aumentar em linfócitos.

• Em cerca de 6 a 10% dos casos ocorre contração de uma geração para outra (mais freqüentemente quando o gene é transmitido pelo pai), mas surpreendentemente um trabalho multicêntrico (Ashizawa e cols., 1994) mostrou que, em cerca de 50% dos casos, o fenômeno da antecipação continua apesar da diminuição do número de repetições CTG detectados em sangue periférico.

• A transmissão da forma congênita somente pela mãe continua sendo uma incógnita. Alguns autores sugerem que isso poderia ser explicado pelo fato de que expansões grandes no sexo masculino não podem ser transmitidas, pois causam esterilidade. Entretanto, a explicação não parece ser tão simples, pois já foram observadas (inclusive em nossa população) casos de expansões muito grandes, de origem paterna, e que, no entanto, não resultaram na forma congênita grave da DMS.

• O mecanismo molecular responsável pelo quadro clínico ainda não foi esclarecido, mas várias hipóteses já foram sugeridas. Segundo Harley e cols. (1993), a expansão alteraria genes contíguos por meio de uma distorção da cromatina. Já Wang e cols. (1994) sugerem, baseados em estudos de microscopia eletrônica, que a expansão formaria nucleossomos estáveis que impediriam a transcrição do RNA.

Um dado importante é que, em 1998, foi identificado um novo gene no braço longo do cromossomo 3, que condiciona um quadro clínico muito semelhante à forma clássica de DMS (Ranum e cols., 1998). Essa nova forma de distrofia miotônica foi chamada de DMS2. Portanto, do ponto de vista prático, é importante que famílias com quadro clínico de DMS que não apresentam expansão no gene 19q sejam testadas para esse novo gene.

Até o final de 1988 já se conheciam pelo menos dez doenças diferentes, com herança autossômica dominante, causadas pelo mesmo mecanismo, isto é, genes nos quais ocorre expansão de trinucleotídeos (CTG)$_n$. Esses genes foram denominados genes dinâmicos e fornecem uma explicação biológica não somente para o fenômeno da antecipação, como também para a variabilidade inter e intrafamilial que ocorre em portadores do mesmo gene patológico.

Do ponto de vista prático, o exame de DNA no sangue é suficiente para confirmar o diagnóstico. Além disso, na DMS, o diagnóstico precoce pode ser importante para prevenir complicações cardíacas que são causa freqüente de óbito. Entretanto, por problemas éticos, convencionou-se não testar crianças assintomáticas enquanto não houver um tratamento eficaz para essa doença.

Expansões de trinucleotídeos em regiões intrônicas

Exemplo da ataxia de Freidreich: disfunção mitocondrial? – a ataxia de Freidreich (FA), de herança autossômica recessiva, é a forma mais comum de ataxia hereditária de início precoce. Sua incidência foi estimada em 2-4 por 100.000 nascimentos em várias populações da Europa (Romeo e cols., 1983; López-Aelandis e cols., 1995; Pandolfo, 1988). O quadro clínico, com início em geral na segunda década, caracteriza-se por: ataxia progressiva dos membros, arreflexia, disartria e sinal de Babinski positivo (Harding, 1981). A maioria dos pacientes tem cardiomiopatia hipertrófica (que é também a causa principal de óbito), 20-30% dos pacientes têm diabetes ou intolerância a glicose, mas clinicamente a FA também exibe grande variabilidade quanto à idade de início e à perda dos reflexos (Monrós e cols., 1998).

O gene da FA (também chamado de X25), mapeado no braço curto do cromossomo 9, foi clonado em 1996 (Campuzano e cols., 1996). O estudo molecular mostrou que a mutação que causa o quadro clínico é uma expansão (GAA)$_n$ no primeiro intron desse gene. Nos indivíduos normais, têm-se entre 7 e 22 repetições, enquanto nos afetados podem-se ter mais de 1.000. O gene X25 codifica uma proteína, a frataxina, cuja função tem sido objeto de muita pesquisa. A descoberta do mecanismo molecular responsável pela FA trouxe dois achados inesperados. O primeiro é que a FA constitui o primeiro exemplo de doença autossômica recessiva causada por gene dinâmico. Mas a grande surpresa molecular foi descobrir que a expansão (GAA)$_n$ estava em uma região intrônica do gene X25.

Estudos de correlações genótipo-fenótipo mostraram uma diferença parental na transmissão dos alelos e estabilidade da expansão (Monrós e cols., 1997). Isto é, os alelos de origem paterna tendem a diminuir de tamanho, enquanto os de origem materna tendem a aumentar ou diminuir. Por outro lado, a variabilidade clínica também está correlacionada ao tamanho dos alelos. As formas mais leves (de início mais tardio e retenção dos reflexos) estão associadas a expansões menores, principalmente com o menor dos dois alelos expandidos.

A função da frataxina, o produto gênico do gene FA, é outro assunto de grande interesse. Demonstrou-se que a frataxina está localizada nas mitocôndrias e sugere-se que as expansões (GAA)$_n$ resultariam em redução de sua expressão (Pandolfo, 1998). Isto é, a FA seria causada após uma disfunção mitocondrial, o que é consistente com o quadro clínico-patológico. Vários estudos mostraram que existe acúmulo de ferro em alguns tecidos, particularmente nas células do miocárdio, em pacientes afetados. O próximo desafio será entender exatamente como a frataxina atua, como sua deficiência resulta no acúmulo de ferro mitocondrial em alguns tecidos e principalmente como corrigir esse defeito.

Do ponto de vista prático, é importante o diagnóstico diferencial entre a ataxia de Friedreich, cujo produto gênico é a frataxina (localizada em 9q), e a ataxia de Friedreich decorrente de deficiência de vitamina E (cujo gene está mapeado em 8q) (Ben Hamida e cols., 1993). Isso porque alguns estudos sugerem que a suplementação da vitamina E pode ser benéfica nesta última, principalmente nas fases precoces da doença. Portanto, na ausência de expansão (GAA)$_n$ em um paciente afetado, é fundamental a dosagem de vitamina E.

Mesma mutação: diferentes fenótipos

Nas doenças citadas vimos exemplos de como diferentes mutações e mecanismos moleculares patológicos em um mesmo gene podem ser responsáveis por vários quadros clínicos. Entretanto, a análise molecular tem mostrado inúmeros exemplos de doenças genéticas (Wolf, 1997), em que a mesma mutação pode causar fenótipos totalmente diferentes. Isso foi demonstrado por nós em pacientes com distrofias tipo cinturas, nos quais irmãos portadores da mesma mutação apresentavam grande variabilidade na gravidade do quadro clínico (McNally e cols., 1996; Passos-Bueno e cols., 1997, 1998, 1999). Essas observações são intrigantes e sugerem que a interação entre diferentes genes e outros fatores tenham um papel importante na determinação do fenótipo.

Em seguida, veremos um exemplo de como o mesmo quadro clínico pode ser causado por genes diferentes.

HETEROGENEIDADE GENÉTICA: O MESMO FENÓTIPO CAUSADO POR DIFERENTES GENES

Exemplo das distrofias tipo cinturas (DMC) – as distrofias tipo cinturas (DMC) ou "limb-girdle muscular dystrophies" (LGMD) constituem um grupo de condições nas quais o início do quadro clínico pode ocorrer na primeira ou na segunda década de vida, com comprometimento da musculatura proximal das cinturas pélvica e escapular. Cerca de 10% dos casos têm herança autossômica dominante, mas a grande maioria apresenta herança autossômica recessiva. Clinicamente, as DMC podem ser classificadas em dois grupos: as formas graves, também denominadas "Duchenne-like" (DLMD), cujo quadro clínico é indistinguível da forma clássica de DMD (Fig. 8.21); as formas mais leves, cujo quadro clínico é muito variável mas que se assemelham clinicamente à DMB.

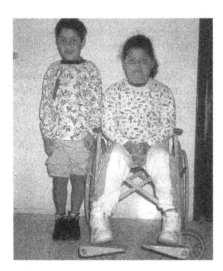

Figura 8.21 – Irmãos de 6 e 10 anos afetados por distrofia tipo cinturas de início precoce "Duchenne-like".

A distrofina, tanto por técnica de imunofluorescência como por "western blot", tem um padrão normal na forma adulta de DMC, o que indica que defeitos (ou ausência) de outras proteínas causariam essas doenças. Nas formas infantis graves, a distrofina pode estar quantitativamente reduzida, porém esta ocorre como efeito secundário. Na tentativa de identificar o defeito primário responsável pelas DMC, iniciou-se na década de 1990 uma busca aos genes responsáveis por essas miopatias. Até o final de 1988, já haviam sido identificados onze genes responsáveis por esse grupo de doenças: três autossômicos dominantes (LGMD1A em 5q, LGMD1B em 1q, LGMD1C em 6q) (Bartolini e cols., 1988) e oito autossômicos recessivos (Quadro 8.2). Neste último grupo, dois genes foram mapeados em nosso laboratório. Além disso, estudos em famílias brasileiras revelaram que existe pelo menos mais um gene ainda não mapeado (Passos-Bueno e cols., 1999).

Nas formas recessivas, que podem ter início na infância, os oito genes mapeados estão apresentados no quadro 8.2.

O mecanismo pelo qual deficiências nas proteínas calpaína (uma enzima proteolítica) e disferlina causam distrofias musculares ainda não é bem compreendido. Entretanto, hoje se entende como mutações nos quatro genes (LGMD2C a LGMD2F) podem causar o mesmo quadro clínico. Isso ocorre porque esses quatro genes codificam proteínas, as sarcoglicanas, que estão associadas entre si e ligadas à distrofina. De acordo com o modelo (Fig. 8.22) proposto por Vainzof e cols. (1996), uma mutação em qualquer uma

Quadro 8.2 – Distrofias tipo cinturas causadas por genes autossômicos recessivos.

Tipo de distrofia	Localização cromossômica	Proteína resultante	Referências
LGMD2A	15q	Calpaína	Richard e cols., 1995
LGMD2B	2p	Disferlina	Bashir e cols., 1998
LGMD2C	13q	γ-sarcoglicana	Noguchi e cols., 1995
LGMD2D	17q	α-sarcoglicana	Roberds e cols., 1994
LGMD2E	4q	β-sarcoglicana	Bönneman e cols., 1995
LGMD2F	5q	δ-sarcoglicana	Passos-Bueno e cols., 1996
LGMD2G	17q	Teletonina	Moreira e cols., 2000
LGMD2H	9q	Ainda desconhecida	Weiler e cols., 1998

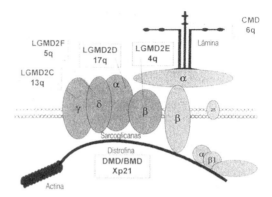

Figura 8.22 – Modelo de distrofina: glicoproteínas associadas (Vainzof e cols., 1996).

dessas proteínas leva à desestruturação do complexo distrofina: glicoproteínas associadas com conseqüente degeneração e necrose da fibra muscular.

Do ponto de vista prático, no caso das DMC, como existem muitos genes envolvidos, o estudo de DNA pode ser muito demorado. Portanto, o estudo das proteínas musculares é muito importante para o diagnóstico diferencial, principalmente entre as formas causadas por deficiência ou não de proteínas sarcoglicanas. Esses dois grandes grupos foram classificados em sarcoglicanopatias e não-sarcoglicanopatias (Passos-Bueno e cols., 1999; Vainzof e cols., 1999).

PREVENÇÃO: IDENTIFICAÇÃO DE PORTADORES E DIAGNÓSTICO PRÉ-NATAL

Enquanto não houver cura para as doenças genéticas, a prevenção por meio da identificação e aconselhamento genético de casais em risco e do diagnóstico pré-natal é fundamental. O mapeamento de novos genes tem como aplicação prática imediata a possibilidade de identificar-se, nas famílias de afetado, aquelas que têm risco de transmitir o gene defeituoso para sua descendência. Isto é, uma vez confirmado o diagnóstico molecular, é possível determinar com precisão de mais de 90% se existe risco de recorrência para a doença em estudo. Isto está sendo possível para um número cada vez maior de doenças.

Além disso, o diagnóstico pré-natal por técnicas moleculares, no primeiro trimestre da gestação, já é possível para as doenças exemplificadas anteriormente e para um número crescente de patologias. Com o avanço das técnicas moleculares, a expectativa é que o diagnóstico pré-natal seja possível não somente para todas as doenças genéticas, *mas também em uma fase mais precoce da gestação*.

A identificação de casais ou indivíduos "em risco" por técnicas moleculares é um processo complexo que depende da integração de conhecimentos em diferentes áreas: clínica, genética e molecular. Existem diferentes técnicas moleculares para o estudo de determinado gene, e a escolha da técnica a ser utilizada em cada caso depende do gene em estudo e da estrutura familiar. Como vimos nos exemplos anteriores, em alguns casos o estudo de DNA é suficiente para o diagnóstico e a detecção de portadores em risco, enquanto em outros (como, por exemplo, no caso das distrofias tipo cinturas), exames complementares de biopsia muscular ainda são necessários. Além disso, a interpretação dos resultados não é simples. Por esses motivos, o estudo molecular de doenças genéticas ainda não é possível em laboratórios de rotina e deve ficar restrito a centros de pesquisas.

CONCLUSÕES E APLICAÇÕES PRÁTICAS

Mostramos alguns exemplos de como a Biologia Molecular está desvendando os mistérios do funcionamento gênico normal e patológico. Esses achados serão fundamentais para futuros tratamentos porque compreender é o primeiro passo para tratar. Do ponto de vista prático, entretanto, enquanto não houver cura, a prevenção é fundamental por meio de diagnóstico correto, identificação de portadores em risco e diagnóstico pré-natal. No quadro 8.3 estão descritas as doenças cujo diagnóstico molecular já é realizado entre nós.

Quadro 8.3 – Lista de doenças genéticas pediátricas nas quais os diagnósticos molecular e pré-natal já são realizados (pelo estudo de DNA ou de proteína) no Centro de Estudos do Genoma Humano. Instituto de Biociências – USP.

Quadro clínico	Possível(is) diagnóstico(s)
Hipotonia perinatal ou na primeira infância, criptorquidismo	Atrofia espinhal progressiva Distrofias musculares congênitas Miopatias congênitas Síndrome de Prader-Willi Distrofia miotônica
Pneumonias recorrentes Íleo meconial, insuficiência pancreática	Fibrose cística
Fraqueza muscular progressiva Ataxias	Distrofias musculares progressivas Distrofia miotônica Atrofia espinhal Ataxia de Freidreich
Retardo mental, atraso de desenvolvimento neuro-psicomotor, hiperatividade (sem dismorfismos faciais)	Síndrome do X frágil
Retardo mental, atraso de desenvolvimento neuro-psicomotor e ausência de fala, criança risonha	Síndrome de Angelman
Craniossinostose	Síndrome de Pfeiffer Síndrome de Crouzon Síndrome de Apert Síndrome de Jackson-Weiss Síndrome de Saethre-Chotzen
Hidrocefalia no sexo masculino	Hidrocefalia ligada ao X
Malformações de orelhas e da mandíbula	Síndrome de Treacher Collins
Obesidade, dificuldade de aprendizado	Síndrome de Prader-Willi

BIBLIOGRAFIA

1. AMABIS, J.M. & MARTHO, G.R. – Biologia das Populações: Genética, Evolução e Ecologia. Vol. 3, 1ª ed., São Paulo, Moderna, 1995. 2. BASHIR, R. et al. – A novel mammalian gene related to the C, elegans spermatogenesis factor fer-1 is mutated in patients with limb-girdle muscular dystrophy type 2B (LGMD2B). Nat. Gent. 20:37, 1998. 3. BASHIR, R. et al. – A gene for autosomal recessive limb-girdle muscular dystrophy maps to chromosome 2p. Hum. Molec. Genet. 3:455, 1994. 4. BECKMANN, J.S. et al. – A gene for limb-girdle muscular dystrophy maps to chromosome 15 by linkage. CR Acad Sci Paris, t. 312, série III, 1991, p. 141. 5. BEN HAMIDA, C. et al. – Localization of Friedreich ataxia phenotype with selective vitamin E deficiency to chromosome 8q by homozygosity mapping. Nature Genetics 5:195, 1993. 6. BÖNNEMAN, C. et al. – Genomic screening for β-sarcoglycan mutations: missense mutations may cause severe limb-girdle muscular dystrophy type 2E (LGMD2E). Hum. Molec. Genet. 5:1953, 1996. 7. CAMPUZANO, V. et al. – Friedreich's ataxia: autosomal recessive disease caused by na intronic GAA triplet repeat expansion. Science 271:1423, 1996. 8. CHAMBERLAIN, S. et al. – Mapping of the mutation causing Friedriech's ataxia to human chromsome 9. Nature 334:248, 1988. 9. COLLINS, F.S. et al. – New Goals for the US Human Genome Project. 1998, p. 2003. 10. COOVERT, D.D. et al. – The survival motor neuron protein in spinal muscular atrophy. Hum. Molec. Genet. 6:1205, 1997. 11. EMERY, A.E.H. – Duchenne Muscular Dystrophy. 2nd ed., Oxford, Oxford University Press, 1987. 12. FRIDMAN, C. et al. – Unusual clinical features in an Angelman syndrome patient with uniparental disomy due to a translocations 15q/15q. Clin. Genet. 54:303, 1998. 13. GOLDMAN, A.; RAMSAY, M. & JENKINS, T. – Absence of myotonic dystrophy in southern African Negroids is associated with a significantly lower number of CTG tricucleotide repeats. J. Med. Genet. 31:37, 1994. 14. HARPER – Myotonic Dystrophy. 2nd ed., Philadelphia, Saunders, 1989. 15. JORDE. L.N.; CAREY, J.C. & WHITE, R.L. – Medical Genetics. 1st ed., St. Louis, Baltimore, Mosby, 1994. 16. KIM, C.A. et al. – Molecular analysis of spinal muscular atrophy in Brazilian patients. Braz. J. Genet. 19:241, 1996. 17. LARRIBA, S. et al. – Testicular CFTR splice variants in patients with congenital absence of the vas deferens. Hum. Molec. Genet. 7:1739, 1998. 18. LEFEBVRE, S. et al. – Correlation between severity and SMN protein level in spinal muscular atrophy. Nat. Genet. 16:265, 1997. 19. LUNT, P.W. et al. – Correlation between fragment size at D4F104S1 and age at onset or at wheelchair use, with a possible generational effect, accounts for much phenotypic variation in 4q35-facioscapulohumeral muscular dystrophy (FSHD). Hum. Molec. Genet. 5:951, 1995. 20. McNALLY, E. et al. – Mild and severe muscular dystrophy caused by a single γ-sarcoglycan mutation. Am. J. Hum. Genet. 59:1040, 1996. 21. MELKI, J. et al. – De novo and inherited deletions of the 5q13 region in spinal muscular atrophies. Science 264:1474, 1994. 22. MINIOU, P. et al. – Towards the generation of an animal model of spinal muscular atrophy. Am. J. Hum. Genet. Abst:A374, 1998. 23. MONACO, A.P. et al. – An explanation for the phenotipic differences between patients with partial deletions of the DMD locus. Genomics 2:90, 1988. 24. MONRÓS, E. et al. – Phenotype correlation and intergenerational dynamics of the Friedreich ataxia GAA trinucleotide repeat. Am. J. Hum. Genet. 61:101, 1997. 25. MOREIRA, E.S. et al. – The seventh form of autosomal recessive limb-girdle muscular dystrophy (LGMD2G) is mapped at 17q11-12. Am. J. Hum. Genet. 61:151, 1997. 26. MUELLER, R.F. & YOUNG, I.D. – Emery's Elements of Medical Genetics. Edinburgh, Churchill Livingstone, 1995, 305p. 27. MUNSAT, T.L. & DAVIES, K.E. – Meeting report: International SMA consortium meeting. Neurom. Disord. 2:423, 1992. 28. NICHOLLS, A.D.; SAITOH, S. & HORSTHEMKE, B. – Imprinting in Prader-Willi and Angelman syndromes. Trends Genet. 14:194, 1998. 29. PANDOLFO, M. – Molecular genetics and pathogenesis of Friedreich ataxia. Neuromusc. Dis. 8:409, 1988. 30. PARSONS, D.W. et al. – Intragenic telSMN mutations: frequency, distribution, evidence of a founder effect and modification of the spinal molecular atrophy phenotype by cenSMN copy number. Am. J. Hum. Genet. 63:1712, 1998. 31. PASSOS-BUENO, M.R. et al. – No evidence of genetic heterogeneity in Brazilian facioscapulohumeral muscular dystrophy families (FSHD) with 4q markers. Hum Molec. Genet. 5:557, 1993. 32. PASSOS-BUENO, M.R. et al. – Half the dystrophin gene is apparently enough for a mild clinical course: confirmation of its potential use for gene therapy. Hum Molec. Genet. 3:919, 1994. 33. PASSOS-BUENO, M.R. et al. – Myotonic dystrophy: genetic, clinical and molecular analysis of patients from 41 Brasilian families. J. Med. Genet. 32:14, 1995a. 34. PASSOS-BUENO, M.R. et al. – Pfeiffer mutation in an Apert patient: how wide is the spectrum of variability due to mutations in the FGFR2 gene? Am. J. Med. Genet. 71:243, 1997. 35. PASSOS-BUENO, M.R. et al. – Presence of the Apert canonical S252W FGFR2 mutation in a patient without severe syndactily. J. Med. Genet. 35:677, 1998. 36. PASSOS-BUENO, M.R. et al. – The

seven autosomal recessive limb-girdle muscular dystrophies (LGMD): from lgmd2a to lgmd2g. *Am. J. Med. Genet.* 1999. 37. PEARN, J. – Classification of spinal muscular atrophies. *Lancet* I:919, 1980. 38. RABBI-BORTOLINI, E. et al. – Sweat eletrolyte and cystic fibrosis mutations allows early diagnosis in Brazilian children with clinical signs compatible with cystic fibrosis. *Am. J. Med. Genet.* **76**:288, 1998. 39. RANUM, L.P.W. et al. – Genetic mapping of a second myotonic dystrophy locus. *Nat. Genet.* **19**:196, 1998. 40. RICHARD, I. et al. – A novel mechanism leading to muscular dystrophy: mutations in calpain 3 cause limb-girdle muscular dystrophy type 2A. *Cell* **81**:27, 1995. 41. ROBERDS, S.L. et al. – Missense mutation in the adalin gene linked to

autosomal recessive muscular dystrophy. *Cell* **78**:625, 1994. 42. ROMEO, G. et al. – Incidence of Friedreich ataxia in Italy estimated from consanguineous marriages. *Am. J. Hum. Genet.* **35**:523, 1983. 43. TENG, H. et al. – Incresed proportion of exon 9 alternatively spliced CFTR transcripts in vas deferens compared with nasal epithelial cells. *Hum. Molec. Genet.* 85:1997. 44. TAKA-TA, R.I. – Estudos de deleções moleculares com sondas de cDNA ao longo do gene da distrofina. Memória de Mestrado, Instituto de Biociências, Universidade de São Paulo, 1995. 45. VAINZOF, M. et al. – Is the maintainance of the C-terminus domain of dystrophin enough to ensure a milder Becker muscular dystrophy phenotype? *Hum. Molec. Genet.* **2**:39, 1993a.

5 Cromossomos Humanos

CLAUDETTE HAJAJ GONZALEZ

GENERALIDADES

Sabe-se que o número e a morfologia dos cromossomos são altamente característicos para uma espécie animal. Para a maioria dos mamíferos, incluindo o homem, durante muito tempo o exame dos cromossomos foi um procedimento complexo, principalmente pelas dificuldades de obtenção de preparações satisfatórias de células em processo de divisão na fase de metáfase. Um problema adicional era representado pelo fato de que, mesmo nas melhores preparações em metáfase, o grande número dos cromossomos humanos tornava a observação acurada quase impossível, pelas suas sobreposições e acúmulos. Apesar de tais dificuldades, as estimativas de vários pesquisadores chegaram muito perto do número correto de cromossomos na espécie humana. Quarenta e oito foi, por muitas décadas, o número aceito como tal. Com o aperfeiçoamento de técnicas que permitiram o cultivo de células humanas *in vitro*, na década de 1950, abriram-se novos horizontes para a citogenética. Em 1956, Tjio e Levan, do Instituto de Genética de Lund, na Suécia, anunciaram que as células do pulmão de um feto humano, cultivadas em laboratório, possuíam 46 cromossomos. Esse achado, imediatamente confirmado por centenas de investigadores, revelou o número exato dos cromossomos humanos.

Em 1959, Lejeune e cols. descreveram seu achado histórico, as células das crianças com síndrome de Down apresentavam 47 e não 46 cromossomos. Estava demonstrado, pela primeira vez, que uma doença humana, a síndrome de Down, apresentava etiologia de base cromossômica.

Desde então, a importância da citogenética cresceu rapidamente, e ela tornou-se parte importante da Medicina em geral e da Pediatria em especial. A investigação citogenética pode ser uma valiosa ajuda diagnóstica e sua aplicação abrange uma vasta área da prática pediátrica. Os estudos cromossômicos são geralmente necessários em casos de malformações congênitas (especialmente quando mais de um sistema orgânico está envolvido), em casos de intersexualidade, em retardo mental de etiologia desconhecida, em doenças da adolescência e na investigação de casais inférteis ou com abortos espontâneos (Quadro 8.4).

O rápido progresso da citogenética deveu-se, de início, à introdução de técnicas de bandeamento, que tornaram possível a identificação precisa de cada cromossomo e, posteriormente, à utilização da amniocentese na detecção pré-natal das anormalidades cromossômicas.

As investigações citogenéticas demandam pessoal altamente qualificado e não há como automatizá-las. Daí a necessidade de o pediatra fazer uma seleção clínica rigorosa antes de solicitar o estudo cromossômico.

Quadro 8.4 – Indicações para estudo cromossômico.

Natimorto com anomalias múltiplas
Lactente ou criança
Anomalias múltiplas congênitas
Atraso neuropsicomotor com sinais dismórficos
Genitália ambígua
Adolescente
Sexo feminino, com baixa estatura
Sexo feminino, com amenorréia primária
Sexo masculino, com puberdade atrasada
Adultos
Casais inférteis
Casais com dois ou mais abortos espontâneos
Possível síndrome de quebras cromossômicas
Diagnóstico pré-natal
Idade materna acima de 35 anos
História familiar de anormalidade cromossômica
História de criança anterior com anormalidade cromossômica
História familiar de doença ligada ao cromossomo X

Calcula-se que aproximadamente 0,5% das crianças nativivas apresentam uma aberração cromossômica. Estudos de abortos espontâneos precoces revelam que cerca de 50% deles apresentam anormalidades cromossômicas. Estas representam a maior causa das perdas fetais. Os melhores cálculos sugerem que 5 a 10% das concepções humanas apresentem cromossomos anormais. Destas, pelo menos 95% terminam em abortos espontâneos (Tabela 8.6).

Tabela 8.6 – Anormalidades cromossômicas em abortos espontâneos.

Trissomias	52%
45,X	18%
Triploidias	17%
Translocações	2-4%

Das anormalidades cromossômicas observadas em nativivos, cerca de 50% são devidas aos autossomos, e 50%, aos cromossomos sexuais. A tabela 8.7 apresenta a incidência de anormalidades cromossômicas em crianças nativivas.

O número e a complexidade das anormalidades cromossômicas são tão abundantes atualmente que, excetuando-se certas síndromes reconhecidamente devidas a trissomias ou deleções, pode haver grande dificuldade diagnóstica em bases puramente clínicas. Englobadas nessas doenças, há casos de pacientes com translocações cromossômicas não-balanceadas, cuja detecção pode ser crucial na prevenção da recorrência do problema.

Tabela 8.7 – Incidência de anormalidades cromossômicas em crianças nativivas.

Síndrome de Down (trissomia do 21)	1/800
Síndrome de Edwards (trissomia do 18)	1/8.000
Síndrome de Patau (trissomia do 13)	1/20.000
Síndrome de Turner (femininos)	1/10.000
Síndrome de Klinefelter (masculinos)	1/1.000
Anomalias devidas a múltiplos X (femininos)	1/1.000
Cariótipos XYY (masculinos)	1/1.000
Rearranjos estruturais balanceados	1/520
Rearranjos estruturais não-balanceados	1/1.700
Total (todas as anormalidades)	1/142

METODOLOGIA DE ESTUDO DOS CROMOSSOMOS HUMANOS

As células somáticas humanas têm um complemento cromossômico igual a 46 (número diplóide ou 2n), que é composto de 44 autossomos e 2 cromossomos sexuais, XX ou XY. O número haplóide (n) de 23 cromossomos existe no gameta maduro, de modo que o zigoto normalmente recebe o mesmo número de cromossomos de cada progenitor. A meiose é a divisão reducional que ocorre nas células germinativas, reduzindo de diplóide para haplóide o número de cromossomos. Seguem-se algumas definições comumente utilizadas:

Euploidia – número normal de cromossomos.

Aneuploidia – número anormal de cromossomos.

Triploidia – três vezes o número haplóide, isto é, 69 (3n) cromossomos.

Poliploidia – 92 ou mais cromossomos, isto é, 4n ou mais cromossomos.

Monossomia – significa ausência de um dos cromossomos de um par.

Trissomia – presença de três cromossomos homólogos em lugar do par normalmente presente.

PROCEDIMENTOS TÉCNICOS

Na prática, os cromossomos só podem ser identificados durante a *mitose*, especificamente na metáfase, quando, por apresentarem contração máxima, eles são observados mais facilmente. Daí a necessidade de se examinar o material que contenha grande número de células em divisão. Os métodos e os tempos de cultura variam segundo o material utilizado. Amostras de sangue periférico constituem o material mais freqüentemente usado para as culturas, que requerem períodos relativamente curtos, de 60 a 72 horas. As células mais utilizadas para a determinação do cariótipo são, pois, os linfócitos. No sentido de estimular sua divisão celular, acrescenta-se à cultura em agente mitogênico: o mais difundido é a fito-hemaglutinina, uma proteína vegetal. Geralmente, após três dias de cultivo *in vitro*, as células terão seu processo divisional estancado pela adição da colchicina (ou Colcemid), o que levará ao acúmulo de células divisionais em metáfase. Uma solução hipotônica é então adicionada para que os cromossomos se separem. As preparações são fixadas, espalhadas em lâminas e coradas para posterior análise. As culturas de fibroblastos, obtidos geralmente após biopsia de pele, e as culturas de líquido amniótico são tecnicamente mais sofisticadas e necessitam de períodos maiores, aproximadamente três semanas, para a obtenção de número suficiente de células para análise. Para o diagnóstico de discrasias sangüíneas utilizam-se preparações obtidas de medula óssea, as quais podem ser examinadas diretamente ou após 24 horas de cultura, se houver número insuficiente de células em divisão. Em certas doenças mieloproliferativas, como a leucemia, os estudos citogenéticos podem ser efetuados pela cultura de amostras de sangue periférico, por 24 horas, sem adição de agente mitogênico.

PREPARAÇÃO DO CARIÓTIPO

Obtidas as células em metáfase, que apresentam o período de contração máxima dos cromossomos, estes poderão, mais facilmente, ser analisados ao microscópio comum. Pode-se então fotografá-los (Fig. 8.23) para serem arranjados aos pares. Esse arranjo sistematizado de uma única célula é conhecido como cariótipo (Fig. 8.24). De rotina, são analisadas 12 células do indivíduo em estudo. Em situações especiais, como, por exemplo, diante da suspeita de mosaicismo, um maior número de células é analisado.

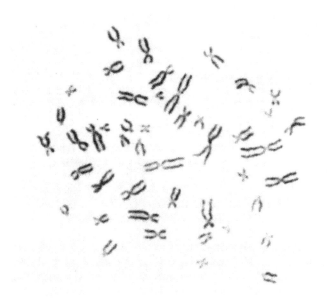

Figura 8.23 – Os 46 cromossomos de um homem normal. Fotografia ao microscópio de uma metáfase de linfócito em cultura. (Gentileza da Drª Anita Wajntal, Instituto de Biociências da USP.)

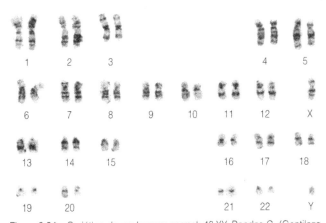

Figura 8.24 – Cariótipo de um homem normal: 46,XY. Bandas G. (Gentileza da Drª Anita Wajntal, Instituto de Biociências da USP.)

IDENTIFICAÇÃO DOS CROMOSSOMOS

O complemento cromossômico humano foi originalmente dividido em sete grupos, utilizando-se as letras de A até G, na ordem decrescente de tamanho e segundo as semelhanças morfológicas, excluindo-se os cromossomos sexuais, colocados sempre por último no cariótipo. Outra forma de classificar os cromossomos foi a numérica (pares de 1 a 22). Após a identificação precisa de cada cromossomo (conseguida por meio de tamanho, morfologia e padrão de bandeamento), adotou-se universalmente o sistema numérico preconizado na Conferência de Paris, em 1971 (Fig. 8.25).

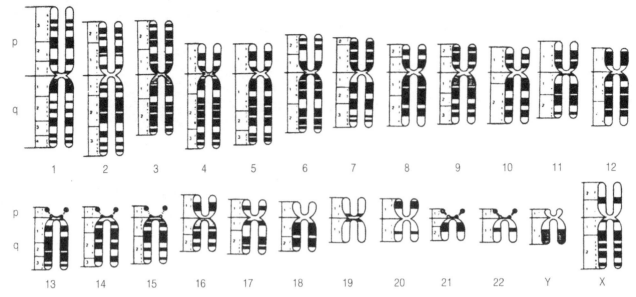

Figura 8.25 – Diagrama dos cromossomos humanos normais em metáfase, segundo a Conferência de Paris, 1971. As faixas mais escuras correspondem às bandas Q ou G, as claras, às bandas R.

Os cromossomos são, pois, numerados consecutivamente, por ordem decrescente de tamanho e dentro de cada grupo, os pares homólogos podem ser identificados por seu padrão característico de bandeamento. De cada lado do centrômero (o ponto no qual as duas cromátides que formam um único cromossomo estão unidas) estão os braços dos cromossomos, que podem ser curtos ou longos. Quando o centrômero ocupa uma posição central e os braços têm comprimento igual, o cromossomo é chamado de metacêntrico; quando ele se situa próximo à porção distal do braço, o cromossomo é acrocêntrico (nessa situação, o braço curto praticamente não é visível); no cromossomo submetacêntrico, a posição do centrômero é subterminal (Fig. 8.26). A presença de satélites e, às vezes, também de constrições secundárias auxilia a identificação do cromossomo. Segundo a localização dos centrômeros, temos os metacêntricos (números 1, 3, 19 e 20), os submetacêntricos (números 2, 4 a 12, 16, 17 e 18) e os acrocêntricos (números 13, 14, 15, 21, 22 e Y). Os pares de autossomos são identificados pelos números de 1 a 22, e os cromossomos sexuais, pelo X e pelo Y. As letras continuam a ser utilizadas quando se quer referir, em termos gerais, a cromossomos morfologicamente semelhantes.

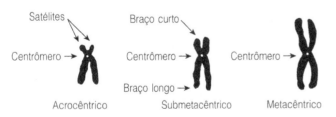

Figura 8.26 – As principais características dos cromossomos humanos vistos à microscopia óptica são o centrômero e, em alguns cromossomos, pequenas estruturas conhecidas como satélites.

Algumas variações morfológicas podem ser observadas no cariótipo humano normal. Elas podem surgir como: alongamento das regiões centroméricas dos cromossomos 1, 9 e 16; tamanho aumentado dos satélites nos cromossomos acrocêntricos; variação no comprimento do braço longo do cromossomo Y e inversões pericêntricas, especialmente do cromossomo 9.

NOMENCLATURA

Segundo convenção adotada internacionalmente, um cariótipo é descrito anotando-se, em ordem, o número dos cromossomos, a constituição dos cromossomos sexuais e qualquer anormalidade como, por exemplo, cromossomos adicionais, a menos, ou anormais.

O braço curto do cromossomo é designado pela letra *p* ("petit"), e o braço longo, pela letra *q*. Um sinal de mais (+) ou de menos (–) indica, respectivamente, adição ou perda cromossômica se estiver colocado antes do número de um cromossomo; os mesmos sinais colocados após o número do cromossomo indicam aumento ou diminuição no seu comprimento. A letra *t* significa translocação; *del*, deleção (perda); *r*, cromossomo em anel ("ring"); *i*, isocromossomo; *inv*, inversão; *mat*, de origem materna; *pat*, paterna; *rcp*, translocação recíproca; e *dic*, dicêntrico (presença de dois centrômeros). Os cromossomos envolvidos em uma translocação são anotados entre parênteses, precedidos de *t*.

Exemplos de cariótipos

46,XX
   Indivíduo feminino normal.

47,XY, + 18
   Indivíduo masculino com trissomia do 18.

47,XX, + 21
   Indivíduo feminino com trissomia do 21 ou síndrome de Down.

46,XX, – 14, + t(14q21q)
   Indivíduo feminino com síndrome de Down devida à translocação não-balanceada entre os cromossomos 14 e 21.

46,XY,del(5p) ou 46,XY,5p–
   Indivíduo masculino com a síndrome de "cri-du-chat" (devida à deleção de parte do braço curto do cromossomo 5).

46,XY,r(4)
   Indivíduo masculino com cromossomo 4 em anel.

45,X
   Indivíduo feminino com síndrome de Turner (monossomia X).

47,XXY
   Indivíduo masculino com síndrome de Klinefelter.

46,XY/47,XY, + 21
   Indivíduo masculino com síndrome de Down mosaico.

ANORMALIDADES DOS CROMOSSOMOS

As anormalidades dos cromossomos podem envolver alterações no número ou na estrutura de um ou mais cromossomos.

Anormalidades numéricas – células com número anormal de cromossomos (não-poliplóides) são chamadas de aneuplóides. A aneuploidia é atribuída geralmente à não-disjunção, que significa erro na separação dos cromossomos, de tal forma que eles serão distribuídos de forma desigual entre as duas células filhas. Esta falha pode ocorrer durante a divisão meiótica dos gametas (na primeira ou segunda divisão), ou durante as fases iniciais de clivagem do zigoto ou ovo fertilizado. Neste último caso, é um fenômeno chamado de pós-zigótico. No primeiro caso, haverá formação de dois tipos de gameta: aquele em que falta o cromossomo e aquele com um cromossomo extra. Se um desses gametas estiver envolvido no processo de fertilização, o zigoto resultante será monossômico ou trissômico para aquele cromossomo específico (Fig. 8.27). Quando ocorre a não-disjunção pós-zigótica, o indivíduo que se desenvolve poderá ter mosaicismo cromossômico, com duas ou mais populações celulares que diferem em sua constituição cromossômica. O mosaicismo pode ser definido, pois, como a presença em um indivíduo de duas ou mais linhagens celulares que surgiram por um processo de divisão desigual no embrião. A extensão do mosaicismo dependerá do grau e da época em que o evento não-disjunção ocorreu no zigoto. Os achados cromossômicos dependerão da viabilidade das linhagens celulares resultantes. No diagnóstico do mosaicismo, muitos fatores devem ser levados em consideração: incluem-se neles a possibilidade de que uma linhagem celular possa proliferar mais rapidamente do que outra e também de que ele não necessita estar restrito, necessariamente, a um tipo celular específico. As porcentagens de células mosaico podem variar de um tipo de célula para outro. Assim, as porcentagens observadas em linfócitos podem ser diferentes daquelas em fibroblastos. Os efeitos fenotípicos do mosaicismo, que são variados, podem ir desde o quadro clínico completo descrito para a linhagem celular aneuplóide, como em uma síndrome devida a uma trissomia, até, praticamente, a ausência de anormalidades. Em alguns casos, é impossível a exclusão do mosaicismo. Sua possibilidade é importante, contudo, no diagnóstico. Particularmente na síndrome de Down, os estudos têm revelado que os casos de mosaicismo representam aproximadamente 2,5% de todos os casos. Em geral, o mosaicismo parece ser um fenômeno raro no homem.

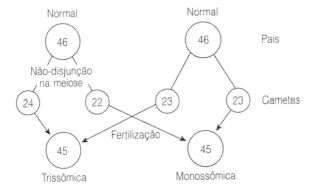

Figura 8.27 – Não-disjunção durante a meiose e seu efeito nos gametas e após a fertilização.

Anormalidades estruturais – resultam de quebras cromossômicas, podendo ou não haver junção das extremidades lesadas. Deleções cromossômicas resultam de quebra com perda do fragmento deletado. A deleção é geralmente intersticial, isto é, há necessidade de duas quebras e sua reunião (Fig. 8.28A e B). Ela pode,

também, ser secundária a uma modificação estrutural preexistente, como uma translocação. Cromossomos em anel resultam da reunião de um cromossomo que sofreu duas quebras simultâneas, próximas às suas extremidades (Fig. 8.28C). Já foram descritos cromossomos em anel na maioria dos autossomos e também no X e no Y. Dois tipos de inversões podem ser observados nos cromossomos: a paracêntrica e a pericêntrica. Ambas resultam de duas quebras em um mesmo cromossomo, seguidas da inversão do segmento compreendido entre as quebras. Os genes aí contidos ficam com sua ordem alterada (Fig. 8.28D e E). As inversões podem aumentar o risco de não-disjunção. Isocromossomos surgem por uma divisão incorreta de centrômero, que se divide transversal e não verticalmente. Disso resulta um cromossomo metacêntrico anormal com dois braços longos ou dois braços curtos (Fig. 8.29). O indivíduo com um isocromossomo (que é mais comum no cromossomo X) é, então, trissômico para o braço que constitui o isocromossomo e monossômico para o braço ausente. Mulheres com um isocromossomo do braço longo do X são monossômicas para o braço curto e têm a síndrome de Turner.

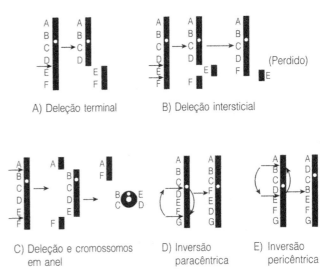

A) Deleção terminal   B) Deleção intersticial

C) Deleção e cromossomos em anel   D) Inversão paracêntrica   E) Inversão pericêntrica

Figura 8.28 – Tipos de rearranjos cromossômicos (modificado de Hamerton, 1971).

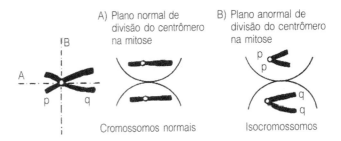

A) Plano normal de divisão do centrômero na mitose   B) Plano anormal de divisão do centrômero na mitose

Cromossomos normais   Isocromossomos

Figura 8.29 – Aparecimento de isocromossomos. A divisão incorreta do centrômero resultará em dois cromossomos, ambos com braços de constituição genotípica idêntica. No caso da fertilização por um gameta normal surgirá uma célula com um par de cromossomos com um braço curto e três braços longos e outra com um par de cromossomos com um braço longo e três braços curtos.

As translocações resultam de quebras de dois cromossomos com reunião das partes fraturadas de formas diversas (Fig. 8.30). Quando o processo ocorre sem perda significativa de material cromossômico, a translocação é chamada balanceada e o indivíduo portador é fenotipicamente normal. As translocações podem ser herdadas ou

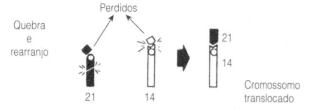

Figura 8.30 – Representação esquemática de uma translocação entre dois cromossomos acrocêntricos não-homólogos (translocação D/G). Há, no cromossomo translocado, uma quantidade extra e uma ausente de material genético.

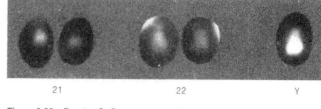

Figura 8.32 – Bandas Q. O cromossomo Y apresenta a parte distal do braço longo intensamente fluorescente. (Gentileza da Drª Anita Wajntal, Instituto de Biociências da USP.)

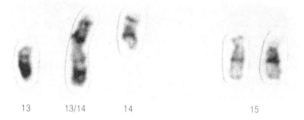

Figura 8.31 – Translocação robertsoniana (ou fusão cêntrica) envolvendo os cromossomos 13 e 14, revelada pela técnica GTG. (Gentileza da Drª Anita Wajntal, Instituto de Biociências da USP.)

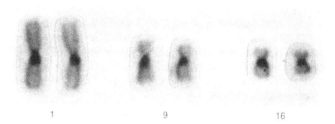

Figura 8.33 – Bandas C mostrando polimorfismo nos cromossomos 1, 9 e 16. (Gentileza da Drª Anita Wajntal, Instituto de Biociências da USP.)

surgir "de novo". Crianças, filhas de portadores de translocações, poderão ser anormais quando receberem apenas um dos cromossomos translocados, originando-se síndromes do tipo duplicação-deficiência. Segundo a quantidade de material duplicado ou ausente, a aberração se chamará trissomia parcial ou monossomia parcial.

Há um tipo especial de translocação, que é a fusão cêntrica ou translocação robertsoniana (Fig. 8.31).

Nela, as quebras ocorrem próximo aos centrômeros de dois cromossomos autossômicos acrocêntricos (cromossomos geralmente dos grupos D e G). Os braços longos reúnem-se formando um cromossomo grande, com todo o material genético praticamente intacto: o pequeno cromossomo metacêntrico recíproco representado pelos braços curtos geralmente se perde. Essa perda não tem efeito clínico, o que se presume ser do fato de que cariótipos com esse tipo de translocação e com somente 45 cromossomos não levem a efeitos fenotípicos. No caso de um progenitor com translocação robertsoniana, a prole pode apresentar: 45 cromossomos (condição semelhante ao progenitor, isto é, portador de translocação balanceada); 46 cromossomos com um cromossomo translocado e uma cópia extra de um dos autossomos (condição não-balanceada) ou 46 cromossomos com um complemento cromossômico normal. Sempre que um indivíduo é identificado como tendo translocação (balanceada ou não-balanceada), é fundamental fazer o exame citogenético dos parentes próximos, pois eles apresentam probabilidade maior de serem portadores e de terem filhos anormais com cariótipos não-balanceados. O diagnóstico pré-natal de uma anormalidade cromossômica em um feto, feito por meio de amniocentese, é hoje rotina nos grandes centros. O exame é de indicação precípua, especialmente após a identificação da presença de translocação cromossômica em um dos membros do casal.

TÉCNICAS DE ESTUDO CROMOSSÔMICO

Bandas – quanto às técnicas de coloração, de início a orceína e o Giemsa eram os corantes de escolha. Posteriormente, corantes fluorescentes e quinacrina permitiram a identificação inequívoca dos cromossomos, pela obtenção de padrões específicos de bandeamento. Uma banda é definida como uma parte de um cromossomo claramente diferente de seu segmento adjacente, por se apresentar

mais clara ou mais escura aos métodos de coloração. Há grande variedade de técnicas disponíveis, porém os métodos de bandas Q (quinacrina) (Fig. 8.32) e G (Giemsa e tripsina) são os mais amplamente utilizados. O método das bandas R (reversa) produz bandas que aparecem exatamente como o oposto das bandas G; as bandas C coram a heterocromatina constitutiva encontrada próxima ao centrômero (Fig. 8.33); as bandas NOR, que utilizam um corante à base de prata, são específicas para corar as regiões organizadoras do nucléolo dos cromossomos que têm satélites; as bandas BUDR são obtidas pela incorporação de 5-bromodeoxiuridina (BUDR) na cultura, seguida pela coloração com Giemsa ou acridina "orange".

A obtenção de padrões de bandeamento, além de permitir a identificação dos cromossomos, facilita também a observação de rearranjos estruturais (deleções, duplicações, translocações etc.) anormais.

Ainda que os padrões de bandeamento sejam constantes para cada cromossomo, variantes normais têm sido reveladas por corantes fluorescentes. Um exemplo são as variações na intensidade das bandas fluorescentes situadas próximo dos centrômeros dos cromossomos 3 e 4. O braço longo do cromossomo Y fluoresce mais intensamente do que qualquer outro segmento cromossômico. Essas variantes referidas são freqüentemente herdadas e podem ser utilizadas como cromossomos marcadores no sentido de determinar a origem materna ou a paterna do cromossomo.

Hibridização *in situ* – há técnicas que identificam a presença ou a ausência de seqüências de DNA específicas diretamente nos cromossomos presentes em esfregaços (*in situ*). Isso é possível pela localização do DNA complementar ao da sonda utilizada. A sonda reconhece e liga-se às seqüências do DNA homólogas nos esfregaços, daí resultando a localização física das seqüências ao longo dos cromossomos humanos.

Algumas técnicas utilizam sonda fluorescentes denominadas FISH ("fluorescent in situ hybridization"). Por microscopia de fluorescência elas permitem a identificação de um cromossomo específico, de um segmento específico ou de uma seqüência específica, até em células de gametas ou de núcleos interfásicos. A sensibilidade do FISH em detectar deleções e translocações submicroscópicas vem contribuindo para alguns dos grandes avanços no aconselhamento genético e no diagnóstico pré-natal.

BIBLIOGRAFIA

1. AVERY, M.E. & FIRST, L.R. – *Pediatric Medicine*. 2nd ed., Baltimore, Williams & Wilkins, 1994. 2. BEIGUELMAN, B. – *Citogenética Humana*. Rio de Janeiro. Guanabara Koogan, 1982. 3. HAMERTON, J.L. – *Human Cytogenetics*. Vols. I and II. New York, Academic Press, 1971. 4. HARPER, P.S. – *Practical Genetic Counselling*. 4th ed., Oxford, Butterworth-Heinemann, 1994. 5. JONES, K.L. – *Smith's Recognizable Patterns of Human Malformation*. 5th ed., Philadelphia, Saunders, 1997. 6. NELSON, W.E.; BEHRMAN, R.E.; KLIEGMAN, R.M. & ARVIN, A.M. – *Nelson Textbook of Pediatrics*. 15th ed., Philadelphia, Saunders, 1996. 7. PARIS Conference (1971), Supplement (1975). Standardisation in Human Cytogenetics. Birth Defects: Original Article Series, XI, 9. New York, The National Foundation, 1975. 8. RUDOLPH, A.M. & KAMEI, R.K. – *Rudolph's: Fundamentals of Pediatrics*. New York, Appleton-Lange, 1994.

6 Anormalidades Cromossômicas

CLAUDETTE HAJAJ GONZALEZ

TRISSOMIAS AUTOSSÔMICAS

Trissomia do 21 ou síndrome de Down

A síndrome de Down é a mais comum e bem conhecida de todas as síndromes malformativas na espécie humana. Foi a primeira aneuploidia cromossômica reconhecida no homem. Ocorre na proporção de um caso para 600 nativivos.

O diagnóstico pode ser feito em bases puramente clínicas. A impressão geral, especialmente do fácies, é muito importante. Os sinais específicos mais freqüentemente presentes em qualquer idade são: fissuras palpebrais oblíquas, ponte nasal achatada, prega palmar única, estatura baixa, mãos e pés pequenos, hiperflexibilidade e língua relativamente grande e protrusa. No paciente mais velho, o diagnóstico clínico é geralmente feito sem dificuldades e depende da presença do retardo mental associado a outras manifestações. Casos duvidosos são mais comuns na primeira infância, especialmente em recém-nascidos, nos quais os sinais clínicos podem ser menos claros. Neles, os sinais mais freqüentes compreendem: hipotonia, reflexo de Moro diminuído, hiperextensibilidade articular, pele frouxa na região dorsal do pescoço, perfil achatado, obliqüidade mongolóide das fissuras palpebrais, anomalias auriculares, pelve *displásica* e *clinodactilia* do quinto dedo (Tabela 8.8).

Tabela 8.8 – Achados clínicos da trissomia do 21 no recém-nascido.

Sinal	Freqüência na trissomia do 21 (%)
Face achatada	90
Fissuras palpebrais oblíquas	80
Pele abundante na nuca	80
Hiperextensibilidade articular	80
Hipotonia muscular	80
Reflexo de Moro ausente	80
Pelve displásica	70
Anomalias auriculares	60
Falange média do quinto dedo encurtada	60
Prega palmar única (em pelo menos uma das mãos)	50

Modificado de Hall, 1964.

Os indivíduos afetados pela síndrome de Down são muito parecidos entre si. A face é caracteristicamente redonda e achatada (Fig. 8.34); o occipital é chato e o aspecto geral do crânio é braquicefálico ou encurtado no diâmetro ântero-posterior. A ponte nasal é achatada e as fissuras palpebrais são delicadas, estreitas e oblíquas, isto é, inclinadas no sentido látero-superior. É comum a presença de pregas epicânticas: costumam ser bem evidentes, exceto no período neonatal. Vários tipos de opacidades lenticulares são encontrados nos pacientes com síndrome de Down, inclusive cataratas congênitas que envolvem grandes porções de cristalino. O estrabismo é co-

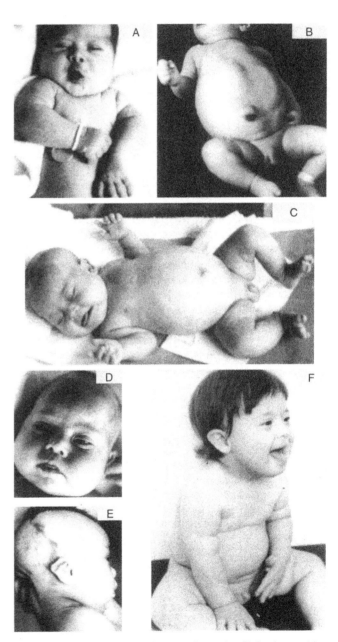

Figura 8.34 – Crianças com síndrome de Down. **A** a **E**) Recém-nascidos com trissomia do 21 regular. Pode-se observar: fácies arredondado típico, inclinação mongolóide de fissuras palpebrais, pregas epicânticas, displasia auricular, excesso de pele na região posterior do pescoço, língua protrusa, diástase de reto, hérnia umbilical e prega simiesca. **F**) Menino de 14 meses, com síndrome de Down, com trissomia do 21 por translocação 14/21.

mum, assim como as manchas de Brushfield, que são pequenas manchas brancas que formam um anel na zona média da íris. As orelhas são geralmente pequenas, com a hélice dobrada e o lóbulo pequeno ou ausente. O nariz é curto, com ponta achatada. A boca freqüentemente é mantida aberta, a língua é protrusa, com a superfície fissurada. A erupção do primeiro dente ocorre após 1 ano de idade em 60% dos afetados, e os dentes são pequenos e freqüentemente de alinhamento anormal. Pode haver aplasia do esmalte ou ausência de vários dentes permanentes. O pescoço é geralmente curto e largo, e pode haver excesso de pele nos seus aspectos laterais e posterior. O encurtamento das extremidades é típico naqueles com síndrome de Down: as mãos são curtas e largas e os dedos têm redução relativamente maior em comprimento. É comum a presença de anormalidades no quinto dedo: encurtamento e encurvamento (clinodactilia). A redução no comprimento é devida principalmente à presença de uma falange média curta ou hipoplástica. Costuma haver apenas uma prega de flexão no quinto dedo. Os polegares podem ser implantados proximalmente. Uma prega palmar única (simiesca) ocorre freqüentemente em uma ou ambas as mãos. Os pés caracterizam-se por ser curtos, largos e grossos, e a presença de uma distância aumentada entre o primeiro e o segundo artelho é comum.

Nos dermatóglifos (Fig. 8.35), é muito freqüente a presença de presilhas ulnares nos dez dedos. Presilhas radiais são encontradas, às vezes, no quarto e quinto dedos, ao passo que padrões em verticilos e arcos são muito raros. O trirrádio palmar está deslocado distalmente e localiza-se geralmente no centro da palma. Nas regiões plantares, é muito comum a presença de um arco tibial na região halucal.

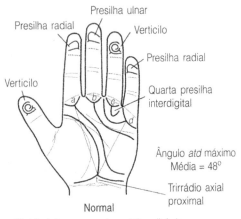

Presilha ulnar
Presilha radial
Verticilo
Presilha radial
Verticilo
Quarta presilha interdigital
Ângulo *atd* máximo Média = 48°
Trirrádio axial proximal

Normal
Distribuição comum de padrões digitais

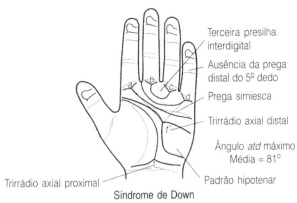

Terceira presilha interdigital
Ausência da prega distal do 5º dedo
Prega simiesca
Trirrádio axial distal
Ângulo *atd* máximo Média = 81°
Padrão hipotenar
Trirrádio axial proximal

Síndrome de Down
Presilhas ulnares em todos os dedos

Figura 8.35 – Diagrama de uma palma direita normal e de uma de afetado pela síndrome de Down.

Hipotonia generalizada é geralmente evidente na primeira infância. O tono muscular melhora com a idade. No lactente, o *abdome* é proeminente e há, freqüentemente, diástase do reto e hérnia umbilical. A pele que no recém-nascido mostra acrocianose ou cutis mormorata, posteriormente pode parecer pálida e de consistência pastosa; nos pacientes de mais idade, é áspera, seca e enrugada prematuramente. O cabelo é fino e esparso.

A presença de diversas anomalias congênitas é geralmente associada à síndrome de Down. As cardiopatias são encontradas em pelo menos 40% dos casos. As anormalidades mais comuns são o atrioventricular comum e a comunicação interventricular. A tetralogia de Fallot, a comunicação interatrial e a persistência do canal arterial são também comuns. Entre as malformações do trato gastrintestinal mais freqüentes na síndrome de Down estão a atresia do duodeno e o pâncreas anular. Outras anomalias, tais como fístula traqueosofágica, hérnia diafragmática, estenose pilórica, más rotações, duplicação intestinal, megacolo e ânus imperfurado, podem também estar presentes em menor freqüência. Várias outras doenças podem estar associadas à síndrome de Down. Os afetados são altamente suscetíveis às infecções do trato respiratório. Disfunções imunológicas das células T e B foram demonstradas, assim como ocorrência freqüente de antígenos de superfície da hepatite B. A leucemia aguda incide mais freqüentemente nesses afetados.

Os pacientes do sexo masculino com síndrome de Down geralmente têm criptorquidia e são sempre inférteis; os do feminino costumam ter puberdade tardia e menopausa precoce. Há vários relatos de fertilidade em mulheres afetadas. Os problemas endocrinológicos associados incluem hiper ou hipotireoidismo e precocidade sexual. Os achados radiológicos incluem um acetábulo raso e proeminência das asas do ilíaco. Os ângulos acetabular e ilíaco são estreitos. Cerca de 30% dos pacientes têm onze pares de costelas. A presença de múltiplos centros de ossificação no manúbrio esternal ocorre em 80% naqueles com síndrome de Down em idade inferior a 5 anos. A displasia da falange média do quinto dedo existe em aproximadamente 60% dos recém-nascidos afetados.

As crianças com síndrome de Down tendem a nascer um pouco prematuramente, em média de 7 a 10 dias antes da data prevista, e seu peso médio de nascimento é 400g inferior e seu comprimento é de 2 a 3cm inferior ao observado em recém-nascidos normais. Geralmente, esses pacientes continuam a ser pequenos na vida futura: a maioria deles situa-se em faixa inferior ao terceiro percentil em qualquer idade. Foram observados adultos do sexo masculino com síndrome de Down com estaturas variando de 1,35 a 1,70m e do feminino variando de 1,27 a 1,58m.

O retardo mental é geralmente acentuado e manifesta-se precocemente. Em média, crianças com síndrome de Down sentam-se aos 11 meses e andam sem apoio aos 2 anos. A aquisição da fala é tardia e, em média, apenas aos 4 anos inicia-se a pronuncia de algumas palavras e sentenças curtas. O controle urinário é adquirido ao redor dos 4 anos. O QI está geralmente entre 25 e 50 e raramente entre 70 e 80. O progresso no desenvolvimento tende a diminuir com a idade; assim, enquanto 23% das crianças com síndrome de Down com idade inferior a 3 anos têm QI superior a 50, praticamente nenhuma acima de 3 anos tem QI superior a 50. Quando crianças, são agradáveis, de boa índole e com desempenho social muito bom. Geralmente vivem no lar e o ajustamento entre o paciente e a família pode ser excelente.

Quanto ao prognóstico, a mortalidade é consideravelmente superior à da população em geral. O pior prognóstico está condicionado geralmente à presença de cardiopatias e malformações digestivas. A causa principal de mortalidade precoce no portador de síndrome de Down são as cardiopatias congênitas. Para o afetado com cardiopatia congênita, a sobrevida até 1 ano é de 76%; até 5 anos, 62%; até 30 anos, 50%. No caso de pacientes sem cardiopatias congênitas a sobrevida até 1 ano é de 90%; até 5 anos, 87%; e até 30 anos, 79%.

Considerações etiológicas e aconselhamento genético

A síndrome de Down tem como anormalidade básica a presença de uma quantidade extra de material do cromossomo 21. É uma doença genética no sentido de que toda a condição do paciente é causada por excesso de material genético; a maioria dos afetados possui todo um cromossomo extra em todas as células de seu organismo. Ao invés de ter um par de cromossomo 21 (um proveniente da mãe e outro do pai), o paciente tem três cromossomos 21.

Sabe-se que a "região crítica" do cromossomo 21 responsável pelas manifestações da doença é a porção distal do seu braço longo, a região 21q22.2 a 22.3.

O estudo citogenético deve ser realizado em toda criança afetada, para confirmar o diagnóstico e propiciar o aconselhamento genético correto. Noventa e quatro por cento dos portadores da síndrome apresentam um cariótipo com 47 cromossomos (Fig. 8.36).

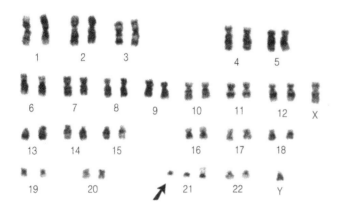

Figura 8.36 – Cariótipo de um indivíduo do sexo masculino com trissomia do 21. Técnica G pela tripsina. (Gentileza da Dr.ª Anita Wajntal, Instituto de Biociências da USP.)

A adição de todo um cromossomo extra com suas várias centenas de genes perturba todo o processo de desenvolvimento. Os fetos com síndrome de Down sofrem 75% de mortalidade pré-natal, isto é, terminam em abortos espontâneos. O evento biológico do qual resulta a trissomia do 21, a não-disjunção, ocorre mais freqüentemente na meiose materna. Em parte, essa afirmação é baseada no fato bem conhecido de que o risco do nascimento de uma criança afetada aumenta com a idade materna. O porquê da correlação entre idade materna avançada e não-disjunção é ainda um assunto em aberto. A não-disjunção cromossômica pode ocorrer também durante as divisões mitóticas. Isso significa que, enquanto uma célula filha pode ter um cromossomo a menos que o normal (45, faltando um cromossomo 21), a outra terá um cromossomo extra (47, com um total de três cromossomos 21). A célula com 45 cromossomos não sobrevive. Se a não-disjunção ocorrer durante a primeira divisão do zigoto, o indivíduo terá a síndrome de Down por trissomia pura. Por vezes, a não-disjunção ocorre durante uma divisão celular mais tardia e o indivíduo resultante terá uma mistura de células: de constituição cromossômica normal e de células trissômicas para o cromossomo 21. Tais indivíduos são chamados de mosaicos. Em 1 a 3% dos casos com síndrome de Down há mosaicismo.

Cerca de 5% dos pacientes com a síndrome de Down têm translocações cromossômicas que envolvem quase que exclusivamente dois grupos de cromossomos: os grupos D e G. Nessas translocações, o cromossomo 21 une-se com o cromossomo 14 em 58% dos casos. No grupo G, o cromossomo 21 pode unir-se com ele mesmo em 83% dos casos.

Em 55% dos casos de translocações D/G e 96% das translocações G/G, elas não são herdadas, isto é, a mãe e o pai têm cariótipos normais. Esses pais têm um risco de recorrência desprezível. Nos casos de síndrome de Down por translocações G/G, o risco de recorrência vai depender de se tratar de translocação 21/21 ou 21/22. A primeira é chamada do tipo isocromossomo 21 e não pode ser herdada através de gerações normais, desde que tais portadores só podem produzir descendentes com síndrome de Down. Felizmente, o achado de uma translocação 21/21 em um progenitor é evento extremamente raro. Na translocação 21/22, que pode ser herdada através de várias gerações de portadores normais, o risco de nascimento de um descendente com síndrome de Down é inferior a 10%. A translocação mais comum associada com essa síndrome é a D/G, geralmente 14/21, que ocorre em 2,5% dos casos com a doença, sendo que 55% dessas crianças têm pais com cromossomos aparentemente normais e risco de recorrência negligentemente pequeno. O risco dos portadores varia na dependência do sexo. Os portadores do sexo masculino de translocações D/G têm 2,5% de risco de ter descendentes com síndrome de Down, ao passo que para os do sexo feminino o risco está entre 10 e 15%.

Os riscos de ocorrência de nascimento de crianças com síndrome de Down variam com a idade materna (Tabela 8.9).

Tabela 8.9 – Síndrome de Down e idade materna.

Idade da mãe	Risco de síndrome de Down
20	1:1.000
25	1:1.524
30	1:1.163
32	1:610
35	1:324
38	1:322
40	1:95
43	1:64
45	1:30

Fonte: Trimble & Baird, 1978.

O risco de recorrência para a doença após o nascimento de uma criança afetada tem sido calculado por meio de dados empíricos. As melhores estimativas, que têm surgido da experiência com mulheres submetidas à amniocentese para diagnóstico pré-natal, sugerem que o risco está entre 1 e 3% para os casos em que ambos os pais têm cariótipo normal.

Em países onde o aborto é legal, a biopsia do vilo coriônico e a amniocentese vêm sendo mencionadas pelos obstetras a todas as mulheres com idade superior a 35 anos e discutidas com qualquer mulher mais jovem preocupada com o assunto.

É importante que o aconselhamento genético seja feito precocemente com os pais de um afetado pela síndrome de Down. Os pais devem ter um certo aprendizado da amplidão de aspectos que a síndrome pode apresentar. É importante para eles entenderem que, apesar de a criança com síndrome de Down poder ter certas habilidades sociais durante a infância, não se pode nunca prever o eventual nível de retardo mental ou a aquisição de seu conhecimento. Na grande maioria dos casos, os indivíduos com síndrome de Down necessitarão de supervisão contínua quando adultos.

TRISSOMIA do 18 OU SÍNDROME DE EDWARDS

Ocorre em uma incidência aproximada de 1:8.000 nativivos. Entre as trissomias dos autossomos, é a segunda síndrome mais freqüente. Há predominância de meninas (1M:4F) nascidas com a condição, cuja suspeita clínica pode ser feita logo após o nascimento. São características importantes da trissomia do 18 (Fig. 8.37): baixo peso de nascimento associado geralmente à pós-maturidade; ganho de peso gestacional pequeno, com início tardio dos movimen-

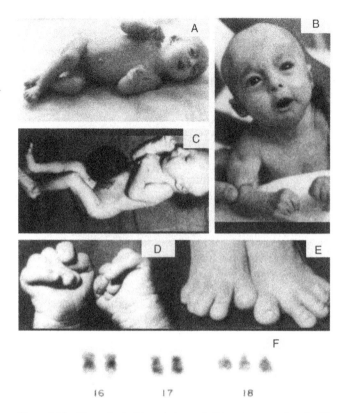

| 16 | 17 | 18 |

Figura 8.37 – Trissomia do 18 ou síndrome de Edwards em menina. A e B) Lactente de 2 meses com fácies típico. C, D e E) Recém-nascida com grande onfalocele, occipital proeminente, micrognatia, pavilhão auricular displásico e de implantação baixa, calcanhar retroposicionado e dedos sobrepostos típicos da síndrome. F) Cariótipo parcial (cromossomos do grupo E) de um afetado pela trissomia do 18. (Figura 8.37F, gentileza da Drª Anita Wajntal, Instituto de Biociências da USP.)

tos fetais; sucção fraca, com alimentação comprometida; grande dificuldade no desenvolvimento; hipotonia inicial seguida de hipertonia; occipital proeminente; pavilhões auriculares displásicos e de implantação baixa; micrognatia, palato alto e estreito; lábio leporino e/ou palato fendido; pescoço curto; esterno curto; distância intermamilar aumentada; cardiopatias congênitas, mais freqüentemente comunicação intraventricular e persistência do canal arterial; anormalidades renais, especialmente rim "em ferradura" e hidronefrose; anormalidades genitais (criptorquidia nos meninos e hipertrofia do clitóris e hipoplasia dos grandes lábios nas meninas); pelve estreita e abdução reduzida dos quadris; hérnias inguinais e/ou umbilicais; malformações do trato gastrintestinal, tais como divertículo de Meckel, estenose hipertrófica de piloro e fístula traqueosofágica; áreas de hipoplasia ou aplasia do diafragma; eventração e presença freqüente de artéria umbilical única. O recém-nascido afetado mantém as mãos fechadas (Fig. 8.37D), com os dedos caracteristicamente fletidos, estando geralmente o segundo e o quinto dígitos superpostos ao terceiro dígito. As unhas são hipoplásticas, pode haver falta de pregas interfalangianas, o trirrádio axial está deslocado distalmente e há excesso de padrões em arcos nos dedos. O calcanhar é proeminente, comparado ao pé de uma cadeira de balanço, o hálux é pequeno e apresenta-se geralmente dorsifletido.

O prognóstico é sempre reservado na trissomia do 18, sendo que 30% dos pacientes morrem até o primeiro mês de vida e 90% até o fim do primeiro ano. No período neonatal, são freqüentes as crises de apnéia. Há sempre retardo mental grave nos pacientes que sobrevivem: não conseguem falar ou andar. As causas mais freqüentes de óbito são apnéia, aspiração ou complicações das cardiopatias congênitas.

A síndrome é determinada pela presença da trissomia de todo ou da maior parte do cromossomo 18 (Fig. 8.37F). Mais de 50% dos afetados nascem de mães com idade superior a 35 anos. Como nas outras trissomias, há correlação com idade materna avançada (Tabela 8.10).

Tabela 8.10 – Idade materna e anormalidades cromossômicas detectadas em amniocenteses (por 1.000).

Idade materna	Trissomia do 21	Trissomia do 18	Trissomia do 13	Todas as anormalidades cromossômicas
35	3,9	0,5	0,2	8,7
36	5,0	0,7	0,3	10,1
37	6,4	1,0	0,4	12,2
38	8,1	1,4	0,5	14,8
39	10,4	2,0	0,8	18,4
40	13,3	2,8	1,1	23,0
41	16,9	3,9	1,5	29,0
42	21,6	5,5	2,1	37,0
43	27,4	7,6		45,0
44	34,8		5,4	50,0
45	44,2		7,0	62,0
46	55,9		9,1	77,0
47	70,4		11,9	96,0

Modificado de Harper, 1994.

O risco de recorrência da condição, para os pais de crianças com trissomia do 18 regular (isto é, cariótipos 47,XX + 18 ou 47,XY + 18), é desprezível.

Há descrições, ainda que raras, de translocações do cromossomo 18, que deram origem a síndromes de trissomia parcial do 18. Nessas famílias, o risco de recorrência pode ser grande e a identificação dos possíveis portadores deve ser feita pelo estudo citogenético.

A grande maioria dos conceptos com trissomia do 18 morre na etapa embrionária ou fetal.

A presença de mosaicismo de um cromossomo 18 extra leva à expressão clínica parcial do padrão da trissomia do 18, com maior sobrevida no afetado. A trissomia parcial do braço curto do cromossomo 18 causa um quadro clínico não específico. Já a trissomia para todo o braço longo é clinicamente indistinguível da trissomia do 18.

TRISSOMIA do 13 OU SÍNDROME DE PATAU

Extremamente rara, essa síndrome parece ocorrer em uma incidência aproximada de 1:10.000 nativivos, afetando praticamente na mesma proporção ambos os sexos. O fenótipo é muito marcante (Fig. 8.38). O diagnóstico é clínico, facilmente suspeitado ao nascimento. Deve ser confirmado pelo estudo citogenético.

O paciente com trissomia do 13 apresenta freqüentemente a tríade: microftalmia, lábio leporino e/ou palato fendido e polidactilia. Um ou todos os sinais dessa tríade podem estar ausentes, porém a síndrome, ainda assim, pode ser cogitada, diante da constatação dos outros achados.

O peso médio de nascimento é de cerca de 2.500g. As manifestações clínicas mais importantes incluem: crises de apnéia, convulsões, dificuldades de alimentação, grave retardo do crescimento pós-natal, microcefalia, anomalias oculares que podem ir desde a presença de colobomas e displasia retiniana até microftalmia ou anoftalmia, defeitos de fechamento do couro cabeludo, lábio leporino e/ou palato fendido, orelhas displásicas com ou sem implantação baixa, micrognatia, hemangiomas, pescoço curto, cardiopatias congênitas em 30% dos casos (comunicação intraventricular ou persistência do canal arterial), criptorquidia e escroto anormal nos me-

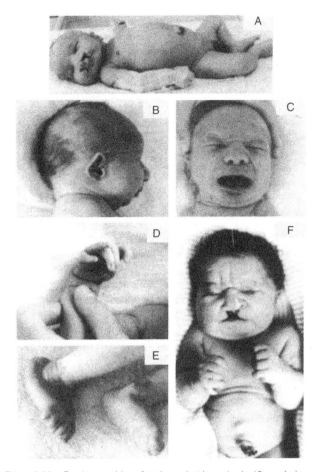

Figura 8.38 – Recém-nascidos afetados pela trissomia do 13 ou síndrome de Patau. A a E) Meninos. F) Menina. Observar: lábio leporino, microcefalia, microftalmia, displasia auricular, nariz grande e bulboso, polidactilia (mãos e pés), sobreposições digitais e calcanhar típico em "cadeira de balanço".

ninos, cliteromegalia e útero bicórneo nas meninas, artéria umbilical única, hérnia inguinal ou umbilical, rim policístico, hidronefrose, hidroureter.

A posição das mãos nos afetados é muito semelhante àquela observada na trissomia do 18, com flexões acentuadas e sobreposições digitais.

O prognóstico da doença é extremamente reservado: 45% dos afetados morrem no primeiro mês e 70% até o sexto mês de vida. Cerca de 5% dos afetados ultrapassam o terceiro ano de vida.

A síndrome de Patau é causada pela trissomia de todo ou da maior parte do cromossomo 13, um dos cromossomos do grupo D. A grande maioria dos afetados (80%) tem cariótipo com trissomia regular, Isto é, 47,XY + 13 ou 47,XX + 13. O restante constitui-se de mosaicos 46,XX ou XY/47,XX ou XY + 13 e por indivíduos com translocações esporádicas ou herdadas. Nos casos de mosaicismo, o prognóstico pode ser melhor. Também para a trissomia do 13, o risco de nascimento de um afetado aumenta com a idade materna. O risco de recorrência para os pais de afetados pela trissomia do 13 regular é desprezível.

MONOSSOMIAS AUTOSSÔMICAS

A presença de uma deleção significa que, em algum ponto, o cromossomo rompeu-se e parte do material genético tenha se perdido. As deleções podem estar localizadas nas extremidades dos cromossomos ou em seus segmentos intersticiais. Elas podem ser observadas em preparações cromossômicas rotineiras.

Indivíduos com uma deleção são monossômicos para os genes presentes naquele cromossomo. Há relatos de deleções em praticamente todos os cromossomos humanos e observa-se uma variação muito grande na expressão fenotípica dessas deleções, geralmente associadas a retardo mental e malformações. Algumas delas se constituem em síndromes bem caracterizadas, sendo as mais importantes: 4p–, 5p–, 9p–, 11p–, 13q–, 18q– e 18p–. Descreveremos a seguir as duas primeiras e as duas últimas deleções referidas.

SÍNDROME DO "MIADO DE GATO" OU DA DELEÇÃO DO BRAÇO CURTO DO CROMOSSOMO 5 OU 5p–

Descrita inicialmente por Lejeune, em 1963, a síndrome do 5p– é a deleção autossômica mais freqüente em humanos. É conhecida também como síndrome do "cri-du-chat" e como "cat-cry syndrome". Estima-se que sua incidência esteja ao redor de 1 para cada 50.000 nascimentos. São características clínicas comuns à síndrome (Fig. 8.39): baixo peso de nascimento, choro fraco semelhante ao miado de um gato, presente logo após o nascimento devido à hipoplasia da laringe e que desaparece em algumas semanas de vida, retardo de crescimento, dificuldade no desenvolvimento, hipotonia, retardo mental grave, microcefalia, fácies arredondado, hipertelorismo, pregas epicânticas, ponte nasal larga, obliqüidade antimongolóide das fissuras palpebrais, estrabismo, orelhas de implantação baixa, palato alto, micrognatia, cardiopatia congênita, pescoço curto, clinodactilia, prega simiesca, hérnia inguinal, criptorquidia e escoliose. O retardo de crescimento é acentuado e a estatura no adulto pode variar de 124 a 168cm. O atraso do desenvolvimento neuropsicomotor é muito acentuado e apenas 20% dos indivíduos afetados conseguem deambular.

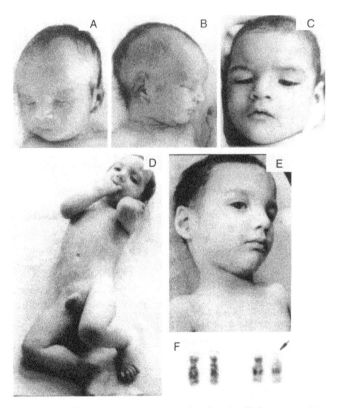

Figura 8.39 – Síndrome do "miado de gato" ou 5p–. A e B) Recém-nascida afetada. C) Mesma paciente aos 11 meses de idade. D e E) Menino de 14 meses de idade com grave atraso do desenvolvimento neuropsicomotor e microcefalia. F) Cariótipo parcial (cromossomos do grupo B) de um afetado: a seta indica a deleção do braço curto do cromossomo 5. (Figura 8.39F, gentileza da Drª Anita Wajntal, Instituto de Biociências da USP.)

A síndrome resulta da deleção do braço curto do cromossomo 5 (Fig. 8.39F) que, na grande maioria dos casos, surge como um fenômeno novo, ocorrido na gametogênese.

Em cerca de 85% dos afetados, a condição é esporádica; em 10 a 15% dos casos, um dos pais é portador de uma translocação balanceada, na qual está envolvido o braço curto do cromossomo 5. Esse conhecimento torna obrigatório o estudo citogenético dos pais dos indivíduos afetados. Caso um deles seja portador equilibrado da translocação, o risco de recorrência, que é desprezível para os casos esporádicos, torna-se muito maior.

Não há correlação com a idade materna.

SÍNDROME DE WOLF-HIRSCHHORN OU DA DELEÇÃO DO BRAÇO CURTO DO CROMOSSOMO 4 OU 4p–

Descrita independentemente em 1965 por Wolf e cols. e por Hirschhorn e cols., a síndrome de 4p– tem um quadro clínico já delineado. Não se conhece sua incidência, mas é certamente muito baixa. Ocorre igualmente em ambos os sexos.

Caracteriza-se por grave retardo psicomotor e de crescimento. O peso de nascimento geralmente é inferior a 2.000g, apesar de um período gestacional normal ou mesmo prolongado, indicando crescimento intra-uterino retardado. Os indivíduos afetados (Fig. 8.40) têm fácies característico: microcefalia, hipertelorismo, nariz grande e adunco, pavilhões auriculares grandes, simples, por vezes de implantação baixa, micrognatia, lábio leporino e/ou palato fendido. São também muito freqüentes os seguintes achados orofaciais: glabela proeminente, fissuras palpebrais antimongolóides, estrabismo, coloboma da íris, "boca de carpa" (curvatura da boca voltada para baixo), fossetas ou apêndices pré-auriculares, hemangiomas e, em alguns poucos casos, defeitos de couro cabeludo em linha média.

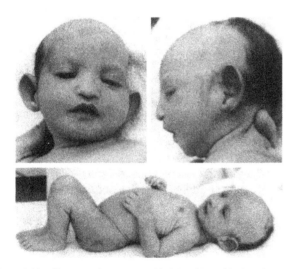

Figura 8.40 – Síndrome do 4p– ou de Wolf-Hirschhorn. Menina de um mês afetada: fácies típico com fendas palpebrais de inclinação antimongolóide, hipertelorismo, ponte nasal alargada, micrognatia, boca de curvatura inferior, fosseta pré-auricular e pavilhões auriculares grandes e simplificados.

Cerca de 60% dos pacientes apresentam malformações cardíacas, mais freqüentemente defeitos septais, atriais ou ventriculares. As anomalias geniturinárias mais freqüentes nos meninos são a criptorquidia e a hipospadia, e nas meninas, o útero hipoplástico. Deformidades ósseas são também comuns: clinodactilia do quinto dedo, deformidades em flexão dos dedos, implantação anômala do polegar, cifose e/ou escoliose, hemivértebras, espinha bífida oculta, pé eqüinovaro e luxação congênita dos quadris.

A maior parte dos afetados apresenta grande hipotonia nas primeiras fases da vida. O retardo psicomotor é profundo e a presença de convulsões é comum. Cerca de 20% dos casos apresentam pregas simiescas. As cristas dérmicas tendem a ser hipoplásticas e a contagem total de cristas dos dedos é baixa.

O prognóstico é invariavelmente ruim. Em cerca de 25% dos casos descritos, o óbito deu-se antes dos 2 anos de idade, geralmente por complicação cardíaca e/ou broncopneumonia. A síndrome resulta da deleção de parte do braço curto do cromossomo 4. Há na literatura cerca de 100 casos descritos e sua revisão revela que em 13% deles a deleção resultou não de um fenômeno "de novo", mas da segregação de aberrações cromossômicas nos pais, basicamente de translocações balanceadas.

O diagnóstico da síndrome é possível, já ao nascimento, em bases puramente clínicas. Do ponto de vista laboratorial, a deleção é vista pelas técnicas convencionais, porém, somente por meio de técnicas de coloração específicas, como por exemplo a fluorescência ou GTG, é que se pode identificar corretamente se se trata do cromossomo 4 ou 5.

O fenótipo do paciente não varia segundo o tamanho da deleção, que pode ser de 50% do braço curto do cromossomo 4 até uma deleção não detectável. Nos casos em que a síndrome é diagnosticada clinicamente e os estudos cromossômicos não revelarem anormalidades, a deleção do cromossomo 4 em 4p16.3, a região crítica para a determinação da síndrome, pode ser observada pelo método de FISH.

SÍNDROME DA DELEÇÃO DO BRAÇO CURTO DO CROMOSSOMO 18 OU 18p–

Os indivíduos afetados mostram uma grande variabilidade no quadro clínico. Os achados clínicos mais importantes são (Fig. 8.41): leve a moderado retardo de crescimento, retardo mental de médio a grave, microcefalia moderada, tendência à hipotonia, ptose palpebral, pregas epicânticas, ponte nasal baixa, fácies arredondado, micrognatia, grande freqüência de cáries, mãos e pés relativamente pequenos, *pectus excavatum* e pescoço curto.

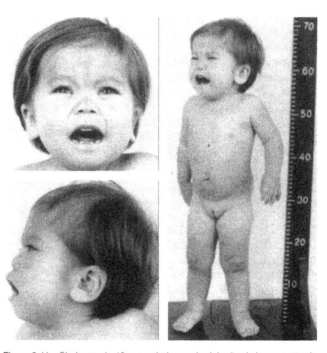

Figura 8.41 – Síndrome do 18p– ou síndrome da deleção do braço curto do cromossomo 18. Menina de 2 ¹/₂ anos afetada apresenta achatamento do perfil com encurtamento da porção média da face, pregas epicânticas e grande déficit estatural.

Ocasionalmente pode haver: anemia ou deficiência de IgA, deformidades do tipo holoprosencefalia/arrinencefalia, alopecia, catarata, estrabismo, cifoescoliose, clinodactilia do quinto dedo, prega simiesca, hérnia inguinal e luxação congênita de quadris.

O prognóstico de sobrevida é ruim para os portadores de holoprosencefalia; para os outros, a expectativa de vida não parece muito diminuída. Entre os afetados predominam os de sexo feminino. A síndrome é determinada pela deleção de parte do braço curto do cromossomo 18, às vezes, como parte da deficiência de um cromossomo 18 em anel. O estudo cromossômico, nos pais dos afetados, deve ser feito para o aconselhamento genético.

SÍNDROME DA DELEÇÃO DO BRAÇO LONGO DO CROMOSSOMO 18 OU 18q–

Descrita em 1964 por De Grouchy, a síndrome que leva seu nome está hoje delineada e suas características mais importantes incluem: peso de nascimento geralmente abaixo de 2.700g, crescimento retardado e com baixa estatura na idade adulta, retardo mental variável, hipotonia, convulsões, surdez condutiva pela presença de atresia do canal auditivo externo, proeminência de anti-hélice e do anti-tragus, hipoplasia do maciço facial, palato estreito, "boca de carpa", lábio leporino e/ou palato fendido, olhos situados profundamente e com defeitos como glaucoma, estrabismo, nistagmo ou atrofia do nervo óptico, mãos longas com dedos afunilados, polegar de implantação proximal, prega simiesca, artelhos mal implantados, cardiopatias congênitas, hipoplasia dos pequenos lábios no sexo feminino e criptorquidia no sexo masculino. A síndrome é causada pela deleção do braço longo do cromossomo 18. Geralmente, é uma deleção simples e raramente existe como parte da deficiência de um cromossomo 18 em anel.

A maioria dos casos de monossomia 18q– é esporádica. Raramente eles são devidos à presença de translocações cromossômicas equilibradas, presentes em um dos pais, que, portanto, devem sempre ser investigados citogeneticamente.

OUTRAS SÍNDROMES CROMOSSÔMICAS

Neste grupo há trissomias, trissomias parciais, trissomias mosaico e deleções. O número destas síndromes cresceu rapidamente refletindo o avanço dos métodos de bandeamento cromossômico e a capacidade de identificação de rearranjos estruturais mais raros. Entre elas estão incluídas: as trissomias 4p e 4q; a trissomia 5p; a trissomia 8; a trissomia 8p; a trissomia 8 mosaico; a trissomia 9; a trissomia 9p; a trissomia 10p; a trissomia 10q; a monossomia 11q; a monossomia 13q; a monossomia 21q; a trissomia 22 e a monossomia 22q.

Aos leitores interessados em conhecê-las de forma mais aprofundada, recomendamos, o compêndio "Clinical Atlas of Human Chromosomes" de De Grouchy & Turleau, 1984 ou o excelente "Smith's Recognizable Patterns of Human Malformation", de 1997.

As doenças clínicas mais importantes associadas às anormalidades dos cromossomos sexuais incluem a síndrome de Turner, a síndrome de Klinefelter com suas variantes, a síndrome do duplo Y (XYY), a síndrome do testículo feminizante, a disgenesia gonadal mista, o hermafrodismo verdadeiro e a polissomia do X. As principais são discutidas no Tomo III desta edição da Pediatria Básica.

MICRODELEÇÕES

As microdeleções são pequenas deleções cromossômicas observadas apenas em preparações cromossômicas de alta qualidade com bandas de alta resolução, em que os cromossomos se acham muito distendidos, geralmente em prometafase. Essas microdeleções geralmente envolvem um gene. O afetado é identificado, isto é, diagnosticado clinicamente pelo fenótipo determinado pela mutação do gene. Esse indivíduo afetado, além disso, costuma apresentar outros achados não observados nas doenças monogênicas. As deleções submicroscópicas não são observadas no exame microscópico e são detectadas somente com sondas específicas para a seqüência do DNA ou por outras técnicas moleculares, as quais levaram ao delineamento de várias síndromes clínicas dismórficas e permitiram sua compreensão pela identificação dos genes responsáveis por certas características do fenótipo clínico.

As síndromes de Prader-Willi, Angelman, Rubinstein-Taybi, Williams, Smith-Magenis, Di George, Miller-Dieker, Langer-Gideon (ou tricorrinofalangiana), a condrodisplasia punctata (ligada ao X) e o retinoblastoma estão associados a microdeleções. No quadro 8.5 estão sumarizadas as principais manifestações clínicas de algumas das síndromes de microdeleções.

DIAGNÓSTICO PRÉ-NATAL NAS ANORMALIDADES CROMOSSÔMICAS

O risco de repetição que se segue ao nascimento de indivíduos portadores de aneuploidias, deleções esporádicas e translocações cromossômicas é ainda baseado em dados empíricos.

A possibilidade de que a gestação possa ser monitorizada para as anormalidades citogenéticas influencia radicalmente a natureza do aconselhamento genético nessas situações. É possível determinar com grande precisão o cariótipo de um feto, pelo estudo das células cultivadas, obtidas por diferentes técnicas:

Quadro 8.5 – Síndromes de microdeleção cromossômica.

Síndrome	Segmento cromossômico deletado	Manifestações clínicas
Williams	7q23–	Face arredondada, lábios e bochechas cheios, estrabismo, estenose aórtica supravalvular ou outras malformações cardíacas, retardo mental variável e personalidade amigável
Langer-Gideon ou tricorrinofalangiana	8q24–	Cabelo esparso, epífises cônicas, exostoses cartilaginosas múltiplas, nariz bulboso, narinas antevertidas, orelhas grandes e protrusas, retardo mental moderado
Prader-Willi	15q11–q13 pat	Hipotonia grave ao nascimento, obesidade, baixa estatura, mãos e pés pequenos, hipogonadismo e retardo mental
Angelman	15q11–q13 mat	Hipotonia, prognatismo, convulsões, ausência de fala, andar atáxico e aos trancos, crises incontroladas de risada e retardo mental profundo
Rubinstein-Taybi	16p13–	Microcefalia, ptose, nariz adunco, polegar e primeiros artelhos alargados e retardo mental
Miller-Dieker	17p13.3–	Microcefalia, lisencefalia, paquigiria, testa estreita, convulsões, atraso de crescimento, retardo mental profundo
Di George	22q11–	Cardiopatia congênita, hipocalcemia, hipoplasia ou agenesia de timo e paratireóide, imunodeficiência, retardo do crescimento

Amniocentese

Realizada geralmente entre a 14ª e a 16ª semana de gestação, quando o volume de líquido presente permite sua retirada fácil e segura. Trata-se de técnica amplamente disponível, com pequenos riscos: 0,5% de aborto.

Biopsia de vilo coriônico

Realizada no primeiro trimestre da gestação, entre a 8ª e 10ª semanas. Oferece grandes vantagens do ponto de vista psicológico para a mãe, comparada à amniocentese. A obtenção do tecido coriônico de origem trofoblástica fetal faz-se pela inserção de uma sonda, guiada pela ultra-sonografia. É um procedimento com riscos de aproximadamente 2%.

Amostra de sangue fetal por cordocentese

Realizada geralmente em situações muito específicas, no segundo trimestre da gestação e com riscos de cerca de 4% de aborto.

A razão mais importante para que uma mulher procure o diagnóstico pré-natal ainda é a detecção da trissomia do 21 ou síndrome de Down. Outras razões variam, dependendo de circunstâncias ligadas à mãe, ao pai, ao casal ou à família. O quadro 8.6 mostra as principais indicações de natureza cromossômica para o diagnóstico pré-natal.

Quadro 8.6 – Principais indicações cromossômicas para diagnóstico pré-natal.

- Idade materna avançada
- Pai ou mãe portador de translocação autossômica balanceada
- Filho(a) prévio(a) com uma trissomia autossômica ou outra anormalidade semelhante
- Pai ou mãe mosaico para uma anormalidade cromossômica
- Síndromes de instabilidade cromossômica
- Gravidez exposta a risco após radiação ou terapia citotóxica

BIBLIOGRAFIA

1. AVERY, M.E. & FIRST, L.R. – *Pediatric Medicine*. 2nd ed., Baltimore, Williams & Wilkins, 1994. 2. De GROUCHY, J. & TURLEAU, C. – *Clinical Atlas of Human Chromosomes*. New York, John Wiley & Sons, 1984. 3. EMERY, A.E.H. & MUELLER, R.F. – *Elements of Medical Genetics*. 8th ed., Edinburgh, Churchill Livingstone, 1992. 4. HALL, B. – Mongolism in newborns: a clinical and cytogenetic investigation. *Acta Paediat. Scand. Suppl.* 154, 1964. 5. HARPER, P.S. – *Practical Genetic Counselling*. 4th ed., Oxford, Butterwoth-Heinemann, 1994. 6. JONES, K.L. – *Smith's Recognizable Patterns of Human Malformation*. 5th ed., Philadelphia, Saunders, 1997. 7. NELSON, W.E.; BEHRMAN, R.E.; KLIEGMAN, R.M. & ARVIN, A.M. – *Nelson Textbook of Pediatrics*. 15th ed., Philadelphia, Saunders, 1996. 8. RUDOLPH, A.M. & KAMEI, R.K. – *Rudolph's: Fundamentals of Pediatrics*. New York, Appleton-Lange, 1994. 9. TRIMBLE, B.K. & BAIRD, P.A. – Maternal age and Down syndrome: age specified incidence rates by single-year intervals. *Am. J. Med. Genet.* 2:1, 1978.

---

7 Síndrome do Cromossomo X Frágil

ANGELA M. VIANNA-MORGANTE

Ainda no século XIX foi observado que, entre os indivíduos internados em instituições para retardados mentais, a freqüência de homens era cerca de 25% maior que a de mulheres. Hoje se sabe que essa maior freqüência de homens é, pelo menos em parte, devido ao grande número de doenças associadas a retardo mental que são determinadas por genes do cromossomo X. Estima-se que cerca de 10% do retardo mental seja de herança ligada ao X.

A síndrome do cromossomo X frágil é a mais freqüente dessas doenças de herança ligada ao X e afeta cerca de 5% dos retardados mentais. É, assim, a segunda causa genética de retardo mental, só suplantada em freqüência pela síndrome de Down. Entretanto, ao contrário da síndrome de Down, que não tende a se repetir nas famílias, a síndrome do cromossomo X frágil tem risco alto de recorrência na irmandade dos afetados (Revisão em Sherman, 1996; Mingroni-Netto, 1995).

CROMOSSOMO X FRÁGIL – SÍTIO FRÁGIL

A designação dessa síndrome decorre do fato de o cromossomo X dos afetados apresentar uma falha na porção subterminal de seu braço longo (Xq27.3), quando suas células são cultivadas em condições de deficiência de ácido fólico ou que afetem o metabolismo das bases nitrogenadas necessárias para a síntese do DNA (Fig. 8.42). Esse cromossomo é denominado de X frágil – fra(X) – e sua detecção no exame dos cromossomos mostra que o indivíduo com retardo mental tem a síndrome do cromossomo X frágil. Nem todas as células do afetado, entretanto, mostram o fra(X), o que exige a análise de pelo menos cem metáfases, após cultivo dos linfócitos em condições que induzam o aparecimento da falha, para que se possa afastar ou estabelecer o diagnóstico com segurança. Os procedimentos que devem ser adotados para a análise cromossômica que vise à detecção do cromossomo X frágil foram discutidos por Jacky e cols. (1991).

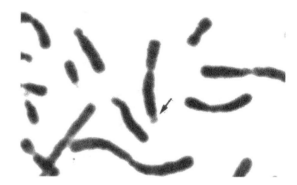

Figura 8.42 – O cromossomo X com uma falha em seu braço longo (seta) fra(X)(q27.3) – presente nos indivíduos afetados pela síndrome do cromossomo X frágil.

A síndrome afeta tanto homens como mulheres, mas nestas o quadro clínico é, em geral, menos grave. A penetrância do gene é incompleta, pois entre os homens portadores do gene cerca de 20% não manifestam nenhum sinal clínico, o que ocorre também com cerca de 65% das portadoras. Esses portadores assintomáticos do gene não manifestam o fra(X) e, assim, não podem ser diagnosticados por meio do exame dos cromossomos.

QUADRO CLÍNICO

O comprometimento mental dos afetados pela síndrome do cromossomo X frágil é variável, podendo ir desde uma dificuldade de aprendizado até um retardo profundo. Entre os homens, o retardo mental grave é, entretanto, o mais freqüente, ocorrendo em 42% dos pacientes. Já nas mulheres afetadas predominam o retardo do tipo leve ou a inteligência limítrofe.

O comportamento dos meninos afetados tem características muitas vezes mais úteis para o diagnóstico do que os sinais físicos. A primeira queixa que leva o paciente ao consultório é geralmente o atraso na aquisição da fala, associado a uma hiperatividade importante. A fala continua sempre comprometida, pois é repetitiva, com alterações de ritmo e fluência, observando-se também problemas de articulação. Algumas características de autismo são também freqüentes: o contato pelo olhar e pelo tato é evitado, ocorrem movimentos estereotipados das mãos e mordidas no dorso das mãos que chegam a provocar calosidades. Não há na verdade um desinteresse em interagir socialmente, mas observa-se um comportamento de aproximação e retirada, que se evidencia pelo desviar do olhar e do próprio corpo, enquanto cumprimenta as pessoas ou conversa com elas. É interessante que vários estudos citogenéticos e moleculares têm mostrado que aproximadamente 7% dos pacientes do sexo masculino diagnosticados como autistas têm, na verdade, a síndrome do cromossomo X frágil. Entre as mulheres afetadas, essas características são menos marcantes, mas nelas não são raras a timidez e a ansiedade no contato social. Alguns estudos feitos em meninas diagnosticadas como autistas mostraram que 4% delas têm a síndrome do cromossomo X frágil.

O aumento do volume testicular (macrorquidia) é uma característica muito freqüente entre os afetados adultos, estando presente em cerca de 80% dos casos. Entretanto, somente 20% dos pré-púberes têm macrorquidia, o que a torna uma característica de baixo valor diagnóstico em crianças. Além disso, pacientes com outros tipos de retardo mental também podem apresentar macrorquidia.

Outras características clínicas presentes em grande número de afetados incluem face alongada, frontal alto e proeminente, cristas supra-orbitais salientes, hipoplasia da porção mediana da face, orelhas grandes e em abano e queixo proeminente. Mas o conjunto de sinais que pode caracterizar uma "face típica" não aparece em mais de 60% dos afetados do sexo masculino e nas mulheres essas características são muito menos marcantes (Fig. 8.43). Anomalias como pés planos, hiperextensibilidade das articulações, pele frouxa, hipoplasia da cartilagem auricular, prolapso da válvula mitral e dilatação do arco aórtico aparecem com freqüência e mostram que os afetados têm um comprometimento do tecido conjuntivo. Uma excelente revisão sobre as características físicas e comportamentais dos afetados pela síndrome do cromossomo X frágil foi feita por Hagerman (1996).

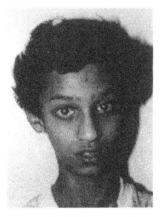
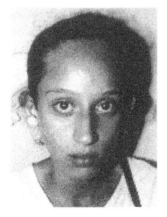

Figura 8.43 – Menino e menina que apresentam alguns sinais típicos da síndrome do cromossomo X frágil: face alongada e estreita, testa proeminente e orelhas grandes em abano.

HERANÇA DA SÍNDROME

A síndrome do cromossomo X frágil tem peculiaridades de herança que atraíram a atenção dos geneticistas desde a descrição das primeiras genealogias com afetados. Na prole das mulheres portado-

ras do gene, mas fenotipicamente normais, em média 29% das crianças (20% dos meninos e 9% das meninas) eram afetadas. Se uma portadora era afetada, o risco para sua prole era maior, de cerca de 40%. Já as filhas dos homens portadores normais, todas elas certamente portadoras, nunca eram afetadas. Observou-se ainda que o risco para a prole de mulheres portadoras fenotipicamente normais aumentava nas genealogias com o passar das gerações. Assim, em média, as avós normais dos afetados, que eram portadoras do gene, tinham risco menor de ter crianças afetadas do que as mães dos afetados. Esse fenômeno ficou conhecido como "paradoxo de Sherman", em referência à pesquisadora que primeiro o descreveu (Sherman e cols., 1984). Essas particularidades da herança da síndrome estão representadas na figura 8.44.

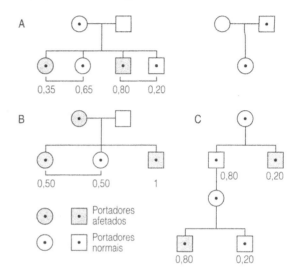

Figura 8.44 – Risco de afetados pela síndrome do cromossomo X frágil na prole de portadores do gene alterado. A) Mulheres e homens fenotipicamente normais têm riscos diferentes. B) Mulheres afetadas têm risco maior do que as fenotipicamente normais. C) Risco para a prole das portadoras normais aumenta com o passar das gerações. Note que na prole dos portadores só estão representados os indivíduos que herdaram o gene alterado e que representam 50% do total da prole.

GENE DA SÍNDROME

Em 1991, três grupos independentes de pesquisadores, na França, na Holanda e na Austrália, clonaram o gene da síndrome, que foi denominado FMR1 – "FRAX Mental Retardation 1" (Oberlé e cols., 1991; Verkerk e cols., 1991; Yu e cols., 1991). Esse gene tem um comprimento de 38kb, possui 17 exons e dele é transcrito um RNAm de 4,8kb. O seqüenciamento das bases mostrou que na porção 5' desse gene havia uma repetição de trinucleotídeos – CGG – que não era traduzida. Nos indivíduos normais da população, o número de trinucleotídeos varia de 6 a 50. Já nos afetados pela síndrome do cromossomo X frágil, o número de repetições é muito maior, superior a 200, podendo ser de milhares de trinucleotídeos. Um número intermediário de trinucleotídeos, entre 50 e 200, está presente nos familiares normais dos afetados portadores do gene. Esse gene dos indivíduos normais foi chamado de pré-mutado, e o dos indivíduos afetados, de completamente mutado.

Os indivíduos portadores da pré-mutação não têm risco aumentado de apresentar retardo mental. Entretanto, estudos mostram que as mulheres pré-mutadas tendem a apresentar menopausa precoce, o que não parece acontecer com as portadoras da mutação completa (The International Collaborative POF in Fragile X Study; Vianna-Morgante e cols., 1999).

O estudo da transmissão do gene alterado mostrou que os homens com a pré-mutação a transmitem para suas filhas com o número de repetições praticamente inalterado. Mas quando transmitida por uma mulher, a pré-mutação pode sofrer aumento no número de repetições de trinucleotídeos, ficando ainda na categoria de pré-mutação ou transformando-se em uma mutação completa. As mulheres com pré-mutações com maior número de repetições são aquelas com maior risco de ter criança afetada. Não se tem ainda uma explicação biológica para esse comportamento dessa alteração do DNA, mas essas observações explicam as peculiaridades de herança da síndrome. Entre os indivíduos normais portadores, somente as mulheres têm risco de ter crianças afetadas, porque somente quando as mulheres transmitem a pré-mutação, esta tem possibilidade de expandir-se até uma mutação completa. Também; analisando-se as genealogias, pode-se observar que as pré-mutações são menores nas gerações mais antigas, expandindo-se ao serem transmitidas pelas mulheres, de maneira que as mulheres nas gerações mais recentes têm risco maior de prole afetada. Se uma mulher é afetada, ela já é portadora da mutação completa e seus filhos que recebem essa mutação são todos afetados. Quando é uma filha dessa mulher que recebe essa mutação completa, a probabilidade de ser afetada é de 50%, provavelmente um efeito da inativação de um dos cromossomos X que ocorre normalmente nas células somáticas das mulheres, como mecanismo de compensação de dose em relação aos homens. Um estudo dessas particularidades na transmissão do gene da síndrome do cromossomo X frágil foi realizado em famílias brasileiras por Mingroni-Netto e cols. (1997).

Os estudos sobre a transcrição do FMR1 mostraram que os indivíduos com o gene normal e aqueles com a pré-mutação produzem igualmente o RNAm. Já nos indivíduos afetados, o RNAm não é detectado, mostrando que o gene está silencioso (Pieretti e cols., 1991). Esse silêncio do gene está associado à metilação de uma seqüência de dinucleotídeos CG (uma *ilha CpG*) que ocorre no início do gene. Essas seqüências estão presentes no início de vários genes e mantêm-se desmetiladas quando o gene está ativo. Nos genes que não estão ativos no cromossomo X inativo das mulheres, essas seqüências estão metiladas. Nos genes do cromossomo X dos homens, que está sempre ativo, essas regiões estão desmetiladas. Mas no caso da mutação completa do gene FMR1, a *ilha CpG* está sempre metilada mesmo no cromossomo X ativo.

O FMR1 é um gene evolutivamente conservado desde os invertebrados e deve ter, portanto, um papel importante nos organismos. No homem, o produto protéico (FMRP) já foi detectado em todos os tipos de células analisados, especialmente no cérebro, nas gônadas, nos rins, no pulmão e na placenta (Hinds e cols., 1993). Recentemente, mostrou-se que essa proteína, uma vez sintetizada no citoplasma, é exportada para o núcleo, no qual se associa com diversos RNAm. Ligada a eles volta ao citoplasma e localiza-se nos ribossomos. Tem, assim, um papel na síntese não só da própria FMRP, como também de outras proteínas (Eberhart e cols., 1996). Essa é uma área importante de pesquisa para a compreensão da fisiopatologia da síndrome do cromossomo X frágil.

DIAGNÓSTICO

A grande variabilidade de sinais complica muito o diagnóstico da síndrome do cromossomo X frágil em bases apenas clínicas. Isso, aliado à freqüência relativamente alta da síndrome entre indivíduos com retardo mental, torna fundamental a realização de exame citogenético ou *molecular* em casos de retardo mental *inespecífico*, para investigar a síndrome do cromossomo X frágil. Se existem dois ou mais afetados na família e sugestão de tratar-se de herança ligada ao X, a indicação para o exame é ainda mais forte, pois estima-se que 30 a 50% dos casos de retardo mental com esse padrão de herança sejam devidos à síndrome do cromossomo X frágil. O diagnóstico é especialmente importante para o aconselhamento genético da família, contribuindo para evitar a recorrência do retardo mental.

O exame cromossômico utilizando indutores do sítio frágil é eficiente para a detecção dos afetados do sexo masculino, mas pode deixar de diagnosticar uma certa proporção das mulheres portadoras da mutação completa, que podem não manifestar o sítio frágil. A análise cromossômica é especialmente recomendada, pois as alterações cromossômicas constituem também causa importante do retardo mental inespecífico e devem ser investigadas. Já para a detecção dos portadores fenotipicamente normais, o exame cromossômico não tem validade, pois eles não manifestam o sítio frágil.

A clonagem do gene FMR1 e a descoberta da alteração que causa a síndrome do cromossomo X frágil tornaram possível a identificação dos indivíduos fenotipicamente normais portadores da pré-mutação por meio da análise do DNA. Também permite o diagnóstico de fetos portadores da mutação completa no primeiro trimestre de gestação por meio do estudo do DNA das células das vilosidades coriônicas. O método mais comumente utilizado para o diagnóstico é o "Southern blotting" (Fig. 8.45), que permite a detecção das grandes amplificações com segurança, além de ser eficiente para a identificação das pré-mutações (Rousseau e cols., 1991). A técnica de PCR ("polymerase chain reaction") é especialmente útil para a determinação mais precisa do número de repetições no gene normal ou nas pré-mutações (Fu e cols., 1991).

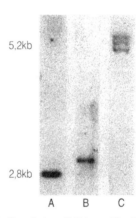

Figura 8.45 – Análise do loco FMR1 por "Southern blotting", usando-se a sonda *StB12.3*, após digestão do DNA com as enzimas de restrição *EcoRI* e *EagI*. Quando a *ilha CpG* está desmetilada, ambas as enzimas conseguem cortar o DNA, mas, quando ela está metilada, a *EagI* não reconhece a região de corte. **A)** Em homem normal, o fragmento normal desmetilado que contém o gene FMR1 e resulta do corte pelas duas enzimas tem 2,8kb. **B)** Quando a pré-mutação está presente, o fragmento desmetilado é maior, podendo chegar a 3,4kb, dependendo do tamanho da repetição de trinucleotídeos. **C)** No afetado, o número de repetições da mutação completa é muito maior e a enzima *EagI* não corta a *ilha CpG* que está metilada; como conseqüência, são produzidos fragmentos bem maiores, com mais de 5,8kb.

Assim, nos casos de retardo mental de etiologia não específica, o exame cromossômico está indicado para investigar a presença do sítio frágil ou de alteração cromossômica numérica ou estrutural. Um resultado negativo no sexo feminino justifica o exame do DNA. Uma vez diagnosticada a síndrome do cromossomo·X frágil, o exame do DNA é o indicado para a detecção dos portadores do gene alterado entre os parentes dos afetados.

TRATAMENTO

No momento, não há tratamento específico para a síndrome do cromossomo X frágil, mas, embora não haja cura, existem intervenções que podem ser efetivas para vários de seus sinais e sintomas. O ideal é uma ação médica que inclua a manutenção da saúde e, quando necessária, a farmacoterapia para problemas comportamentais, em associação com um programa de educação especial e terapias para as dificuldades de *linguagem, motoras e psicológicas* (Hagerman, 1996; Scharfenaker e cols., 1996).

BIBLIOGRAFIA

1. EBERHART, D.E. et al. – The fragile X mental retardation protein is a ribonucleoprotein containing both nuclear localization and nuclear export signals. *Hum. Mol. Genet.* **5**:1083, 1996. 2. FU, Y.H. et al. – Variation of the CGG repeat X site results in genetic instability: resolution of the Sherman paradox. *Cell* **67**:1047, 1991. 3. HAGERMAN, R.J. – Medical follow-up and pharmacotherapy. In Hagerman, R.J. & Cronister, A. (eds.). *The Fragile X Syndrome: Diagnosis, Biochemistry, and Intervention.* 2nd ed., Baltimore, The Johns Hopkins University Press, 1996, p. 283. 4. HAGERMAN, R.J. – Physical and behavioral phenotype. In Hagerman, R.J. & Cronister, A. (eds.). *The Fragile X Syndrome: Diagnosis, Biochemistry, and Intervention.* 2nd ed., Baltimore, The Johns Hopkins University Press, 1996, p. 3. 5. HINDS, H.L. et al. – Tissue specific expression of FMR-1 provides evidence for a functional role in fragile X syndrome. *Nat. Genet.* **3**:36, 1993. 6. JACKY, P.B. – Guidelines for the preparation and analysis of the fragile X chromosome in lymphocytes. *Am. J. Med. Genet.* **38**:400, 1991. 7. MINGRONI-NETTO, R.C. – Monografia: a síndrome do cromossomo X frágil. Sociedade Brasileira de Genética. *Série Monografias* **2**:47, 1995. 8. MINGRONI-NETTO, R.C. et al. – Experience with molecular and cytogenetic diagnosis of fragile X syndrome in Brazilian families. *Rev. Bras. Genet.* **20**:731, 1997. 9. OBERLÉ, I. et al. – Instability of a 550-base pair DNA segment and abnormal methylation in fragile X syndrome. *Science* **52**:1097, 1991. 10. PIERETTI, M. et al. – Absence of expression of the FMR-1 gene in fragile X syndrome. *Cell* **66**:1, 1991. 11. ROUSSEAU, F. et al. – Direct diagnosis by DNA analysis of the fragile X syndrome of mental retardation. *NEJM* **325**:1673, 1991. 12. SCHARFENAKER, S. et al. – An integrated approach to intervention. In Hagerman, R.J. & Cronister, A. (eds.). *The Fragile X Syndrome: Diagnosis, Biochemistry, and Intervention.* 2nd ed., Baltimore, The Johns Hopkins University Press, 1996, p. 349. 13. SHERMAN, S. – Epidemiology. In Hagerman, R.J. & Cronister, A. (eds.). *The Fragile X Syndrome: Diagnosis, Biochemistry, and Intervention.* 2nd ed., Baltimore, The Johns Hopkins University Press, 1996, p. 165. 14. SHERMAN, S.L. et al. – The marker (X) syndrome: a cytogenetic and genetic analysis. *Ann. Hum. Genet.* **48**:21, 1984. 15. The International Collaborative POF in Fragile X Study – Fragile X premutation is a significant risk for premature ovarian failure. *Am. J. Med. Genet.* 83 (in press). 16. VERKERK, A.J.M.H. et al. – Identification of a gene (FMR-1) containing a CGG repeat coincident with a breakpoint cluster region exhibiting length variation in fragile X syndrome. *Cell* **65**:905, 1991. 17. VIANNA-MORGANTE, A.M. et al. – FRAXA premutation associated with premature ovarian failure. *Am. J. Med. Genet.* **64**:373, 1996. 18. YU, S. et al. – Fragile X genotype characterized by an unstable region of DNA. *Science* **252**:1179, 1991.

---

8   Padrões Não-Clássicos de Herança

CHONG AE KIM
SOFIA MIZUHO MIURA SUGAYAMA

Geralmente, as doenças monogênicas seguem os padrões de herança mendeliana. No entanto, com o advento de novas técnicas citogenéticas e moleculares, verificou-se que há exceções à herança mendeliana. Descrevemos a seguir quatro mecanismos não-clássicos que podem influenciar a transmissão ou expressão de doenças monogênicas: herança mitocondrial, mosaicismo, "imprinting" ou impressão genômica e dissomia uniparental.

HERANÇA MITOCONDRIAL

A herança mendeliana é resultante da transmissão de genes localizados nos núcleos celulares. No entanto, existem genes localizados nas mitocôndrias que ficam no citoplasma das células responsáveis pela herança mitocondrial.

Os espermatozóides possuem pouco citoplasma e, portanto, menor quantidade de mitocôndrias que os ovócitos. Desse modo, todas as mitocôndrias são transmitidas por meio dos óvulos. Assim, homens e mulheres herdam as mitocôndrias de suas mães, mas os homens não transmitem suas mitocôndrias para as futuras gerações. Portanto, a herança é materna, de modo vertical que se transmite para todos os filhos, mas somente as filhas é que prosseguem na transmissão.

Uma das características é a variabilidade da expressão do quadro clínico nas doenças mitocondriais, que depende da proporção de DNA mitocondrial (DNAmt) mutante e independe dos genes nucleares. Na divisão citoplasmática de uma célula contendo DNAmt normal e DNAmt mutante, suas células-filhas podem conter somente DNAmt normal, ou somente DNAmt mutante, ou uma mistura de normal e mutante de distribuição aleatória.

Algumas doenças neuromusculares, como síndrome da epilepsia mioclônica e fibras fragmentadas (MERRF), síndrome da encefalomiopatia mitocondrial, acidose láctica e acidentes vasculares (MELAS), doença de Kearns-Sayre (KSS) e doença de Leber, são resultantes de mutações do DNAmt.

MOSAICISMO

A presença de pelo menos duas linhagens celulares geneticamente diferentes, provenientes de um mesmo zigoto, em um único indivíduo, constitui o mosaicismo. Esse mecanismo pode ocorrer em células somáticas (mosaicismo somático) ou em células germinativas (mosaicismo germinativo ou gonadal) e representa causa importante de mosaicismo em muitos tipos de cânceres e de aberrações cromossômicas, em que se detectam duas linhagens celulares: uma normal e outra mutante.

Geralmente, uma doença monogênica autossômica dominante decorrente de uma mutação nova não se repete entre os irmãos do afetado. No entanto, há raras exceções, nas quais genitores fenotipicamente normais apresentam mais de um filho afetado. Esse fenômeno, cujo risco de recorrência é baixo (inferior a 10%), pode ser explicado pelo mosaicismo gonadal, em que as mutações ocorrem durante a mitose das células de linhagem germinativa.

"IMPRINTING" GENÔMICO

Verificou-se que, em algumas doenças genéticas, o quadro clínico variava de acordo com a origem parental do gene. Esse mecanismo de herança é conhecido como "imprinting" genômico.

A síndrome de Prader-Willi caracteriza-se por baixa estatura, obesidade, polifagia, hipogonadismo, mãos e pés pequenos e retardo mental (Fig. 8.46). A síndrome de Angelman apresenta fácies típico

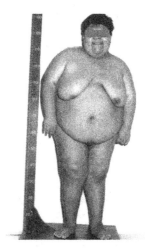

Figura 8.46 – Paciente com síndrome de Prader-Willi com 14 anos de idade.

com riso imotivado, crises convulsivas e retardo mental grave. Essas duas doenças constituem um exemplo clássico de "imprinting" genômico. Em ambas, ocorre deleção na mesma região do braço longo do cromossomo 15 (15q11q13). Se essa deleção cromossômica for paterna, resulta na síndrome de Prader-Willi; contudo, se for de origem materna, ocorre a síndrome de Angelman.

DISSOMIA UNIPARENTAL

Normalmente, um membro de cada par de cromossomos homólogos é herdado da mãe e o outro do pai. Contudo, na dissomia uniparental, os dois cromossomos ou os dois alelos de um gene são provenientes de um mesmo genitor. Após a década de 1980, os estudos moleculares com marcadores possibilitaram a identificação da origem parental dos cromossomos. Somente a partir do uso dessas técnicas foi possível detectar a ocorrência de portadores de doenças autossômicas recessivas (aa), em que somente um dos genitores era heterozigoto (Aa) para o gene mutante e o outro era normal (AA). Desse modo, na fibrose cística (doença autossômica recessiva), já foram identificados afetados (aa) em que apenas um dos genitores era heterozigoto (Aa), e o outro, homozigoto normal (AA).

BIBLIOGRAFIA

1. American Society of Human Genetics/American College of Medical Genetics Test and Technology Transfer Committee – Diagnostic testing for Prader-Willi and Angelman syndromes. *Am. J. Hum. Genet.* **58**:1085, 1996. 2. BUTLER, M.G. – Prader-Willi syndrome: current understanding of cause and diagnosis. *Am. J. Med. Genet.* **35**:319, 1990. 3. CONNOR, M.; FERGUSON-SMITH, M. – *Essential Medical Genetics.* 5th ed., Oxford, Blackwell Science, 1997, 236p. 4. HALL, J.G. – Somatic mosaicism: observations related to human genetics. *Am. J. Hum. Genet.* **43**:355, 1988. 5. HALL, J.G. – Genomic imprinting: review and relevance to human diseases. *Am. J. Hum. Genet.* **46**:857, 1990. 6. On line Mendelian Inheritance. In Man, O.M.I.M. (TM). Center for Medical Genetics, Johns Hopkins University (Baltimore, MD) and National Center for Biotechnology Information, National Library of Medicine (Bathesda, MD), 1998. World Wide Web URL: http://www.ncbi.nih.gov/omim 7. SCHAPIRA, A.H.V. & DiMAURO, S. – *Mitochondrial Disorders in Neurology.* 1st ed., Oxford, UK, Butterworth-Heinemann, 1994, 254p. 8. SMITH, J.C. et al. – Maternal origin of deletion 15q11-13 in 25/25 cases of Angelmann syndrome. *Hum. Genet.* **88**:376, 1992. 9. STALKER, H.J. & WILLIAMS, C.A. – Genetic counselling in Angelman syndrome: the challenges of multiple causes. *Am. J. Med. Genet.* **77**:54, 1998. 10. WALLACE, D.C. – Mitochondrial DNA mutations and neuromuscular disease. *Trends. Genet.* **5**:9, 1989.

9 Doenças Genéticas na Infância

OSWALDO FROTA-PESSOA

Há um número muito grande de malformações e doenças genéticas que se manifestam no feto, no recém-nascido e na criança. Quanto à origem, elas são de três tipos:

1. Afecções mendelianas – são determinadas, cada uma, por um gene patogênico, em geral de efeito drástico e que confere risco alto de recorrência (repetição em um futuro membro da irmandade de um afetado): 25 ou 50%. São exemplos os genes autossômicos dominantes, como o da neurofibromatose, os autossômicos recessivos, como o da maioria das epidermólises bolhosas, e os recessivos ligados ao cromossomo X (isto é, situados nele), como o da distrofia muscular progressiva Duchenne e da hemofilia A.

2. Afecções multifatoriais – são produzidas, cada uma, por um sistema de vários genes (chamados poligenes, em oposição aos genes mendelianos), de efeito discreto, porém cumulativo, cuja nocividade é freqüentemente agravada por fatores ambientais. O risco de recorrência, nesses casos, pode ser julgado como pequeno (3 a 10%), como ocorre na anencefalia e na maioria das cardiopatias congênitas.

3. Afecções cromossômicas – decorrem da presença de cromossomos a mais ou a menos ou de defeitos estruturais (falta ou excesso de segmentos em determinados cromossomos). Os riscos de recorrência costumam ser, nesses casos, desprezíveis (menos de 3%), mas, em raros casos, chegam a pequenos (até 10%) ou médios (de 10 a 20%). Só raramente são grandes (mais de 20%). A mais comum é a síndrome de Down.

Em contraste, existem afecções ambientais, portanto não-genéticas, que, às vezes, com elas se confundem, pelo que o geneticista clínico também tem de ser versado nos distúrbios produzidos no feto por infecções (como rubéola), teratógenos (como pela talidomida e bebidas alcoólicas), doenças metabólicas (diabetes) ou desnutrição da gestante, danos imunológicos (presentes na eritroblastose fetal) e efeitos de radiação. O risco de recorrência das afecções ambientais é desprezível porque raramente o mesmo fator ambiental atua em múltiplas gestações. Quando fatores morbígenos, como esses, atuam não no feto, mas no recém-nascido (RN), podem confundir-se, às vezes, com fatores genéticos, como é o caso da surdez ambiental (por infecção neonatal ou seqüela de tratamento pela estreptomicina).

GENÉTICA CLÍNICA

Despreocupada da terapêutica, que compete ao clínico, devidamente esclarecido pelo relatório genético, a Genética Clínica ocupa-se principalmente com os quatro tipos de atividades descritos a seguir.

1. Procura diagnósticos, baseados na bibliografia que delineia clinicamente as afecções genéticas e, com freqüência, escorados em exames de laboratório especiais, tais como:

a) estudo dos cromossomos (cariótipo), que se faz principalmente em casos de malformações múltiplas e de retardo mental ou neuromotor que não se enquadram em síndromes mendelianas, multifatoriais ou ambientais conhecidas;

b) estudo das cristas dérmicas e pregas palmares e plantares (dermatóglifos), especialmente importantes na confirmação do diagnóstico da síndrome de Down;

c) dosagem, na urina ou no soro, de certos metabólitos quando há suspeita de erros inatos do metabolismo;

d) uma variedade de exames específicos, tais como a determinação da atividade da creatinoquinase (CK), para diagnóstico ou para detecção das portadoras, normais ou afetadas, do gene da distrofia muscular progressiva Duchenne; dosagem do fator VIII em casos suspeitos de hemofilia; pesquisa do traço siclêmico e eletroforese das hemoglobinas, para diagnóstico das hemoglobinopatias; e testes de grupos sangüíneos para verificar incompatibilidade materno-fetal;

e) estudo de DNA e proteínas para diagnóstico clínico, detecção de portadores assintomáticos e diagnóstico pré-natal.

2. Tenta diagnósticos diferenciais finos:

a) para distinguir entidades genéticas de distúrbios ambientais que as mimetizam (fenocópias); por exemplo, para separar certas amputações congênitas, devidas a genes, de outras causadas por bridas amnióticas;

b) para distinguir entre duas ou mais entidades clinicamente semelhantes, que têm tipos de herança diversos ou são causadas por genes diferentes e, portanto, com riscos de recorrência diferentes, como no grupo das mucopolissacaridoses ou das baixas estaturas.

3. **Pesquisa tipos de herança** a partir da distribuição dos afetados na família (heredograma).

4. **Detecta portadores aparentemente normais de genes patogênicos**, como nas famílias com casos de fenilcetonúria ou de distrofia muscular progressiva Duchenne.

A Genética Clínica conflui com o Aconselhamento Genético (ver capítulo seguinte) que nela se fundamenta e que se encarrega de:

a) estimar os riscos que incidem sobre as crianças ainda a serem geradas, ou sobre pessoas normais com risco de virem a desenvolver certa doença genética, e explicá-los aos interessados;

b) estudar a conjuntura emocional em que se encontram os consulentes, em face dos riscos avaliados;

c) prestar apoio psicológico aos portadores de afecções genéticas e aos consulentes normais que têm parentes afetados ou estão em risco de vir a tê-los;

d) indicar a natureza do manejo terapêutico ou da reabilitação.

PEDIATRIA E GENÉTICA

O diagnóstico etiológico das afecções genéticas é importante por quatro motivos:

1. Evita que se multipliquem as hipóteses causais e os exames de laboratório que visam a comprová-las ou descartá-las. É um exemplo a síndrome de Turner, que pode produzir, na menina recém-nascida, linfedema dos pés e outros pequenos sinais e é diagnosticada com segurança pelo estudo cromossômico, evitando-se exames e tratamentos inúteis quando o crescimento se mostra precário ou se evidencia a amenorréia primária.

2. Leva à estimativa dos riscos a que estão sujeitos novos membros da família, permitindo, assim, o Aconselhamento Genético, ou seja, a orientação da família, para tornar possível um planejamento familiar racional e uma assistência psicológica adequada em relação ao desejo de ter filhos e ao temor de que venham a ser afetados. É o caso da distrofia muscular progressiva Duchenne que confere risco de 25% para o nascituro, irmão de um afetado, quando há outros casos na família.

3. Conduz a medidas preventivas que evitam o desenvolvimento de sinais clínicos, embora não cheguem a abolir a causa genética, como na fenilcetonúria.

4. Indicado quando o diagnóstico pré-natal é possível, propiciando o aborto terapêutico, se desejado e possível, em casais de alto risco, como os que tiveram uma criança com síndrome de Tay-Sachs.

Cada afecção genética é rara nas populações em comparação com as doenças infecciosas parasitárias e carenciais, que por isso monopolizam a atenção do pediatra. Por outro lado, em conjunto, as doenças genéticas representam uma fração substancial da morbidade infantil (3 a 4%), por serem muito numerosas. Por isso, a Genética Clínica constitui uma especialidade que dificilmente pode ser cultivada por clínicos e pediatras que não se dedicaram vários anos a ela.

O importante é que qualquer pediatra clínico seja capaz de suspeitar corretamente da possibilidade de uma etiologia genética nos casos que chegam a seu consultório, para encaminhá-los a uma clínica de Genética Clínica e Aconselhamento Genético, em que se firme o diagnóstico e se institua o manejo adequado.

Claro está que para algumas entidades genéticas, em que o diagnóstico e o Aconselhamento Genético são mais simples, como a síndrome de Down e o albinismo oculocutâneo típico, o pediatra pode e deve orientar, desde que esteja capacitado para isso. Muitas vezes, porém, o diagnóstico preciso exige conhecimento de bibliografia genética especializada e volumosa e o Aconselhamento Genético demanda refinamentos na estimativa dos riscos e no suporte psicológico que desviariam o pediatra demasiadamente de sua área natural de competência. Por isso, a conduta correta é encaminhar o caso a um serviço de Genética Clínica e Aconselhamento Genético, do mesmo modo que se recorre ao ortopedista, ao cardiologista ou ao neurologista infantil, quando o caso transcende da pediatria clínica.

Quando encaminhar o caso à Clínica Genética?

Na prática, devem-se encaminhar ao serviço especializado em genética os casos de diagnóstico etiológico duvidoso ou desconhecido que não sejam relacionados com infecções, parasitoses, carências, doenças degenerativas ou acidentes. Nessa categoria, os principais casos podem agrupar-se em:

1. Afecções congênitas, como malformações, hipoplasias, displasias, distrofias, hipertrofias, hipotonias, defeitos esqueléticos, surdez e defeitos oculares.

2. Retardo mental ou neuromotor isolado ou associado a outros sinais.

3. Distúrbios do crescimento.

4. Erros inatos enzimáticos ou metabólicos.

5. Defeitos do aparelho reprodutor, como disgenesias gonadais e genitália ambígua ou distúrbios da fisiologia da reprodução, como amenorréia primária, esterilidade, abortos repetidos ou incompatibilidade materno-fetal.

6. Doenças raras, mesmo iniciadas bem depois do nascimento.

7. Qualquer afecção com repetições na família.

Eventualmente, o pediatra é consultado a respeito de problemas que não se relacionam diretamente com um paciente pediátrico e que também demandam consulta ao geneticista, como os riscos de reprodução de casais consangüíneos (principalmente primos e tio e sobrinha) ou de casais idosos; possíveis efeitos, no feto, de drogas, tóxicos ou radiação e indicação e manejo do diagnóstico pré-natal.

Há três modalidades principais de encaminhamento:

1. Às vezes, o pediatra firmou um diagnóstico específico de afecção hereditária, como a síndrome de Hunter, epidermólise bolhosa, doença de Tay-Sachs, baixa estatura acondroplásica, doença de Werdnig-Hoffmann, e deseja que o geneticista se encarregue da estimativa de riscos e do Aconselhamento Genético. Nesse caso, é importante enviar, com o paciente, um relatório em que figure o diagnóstico e os argumentos a seu favor, pois o geneticista clínico só pode desempenhar seu papel orientado a esse respeito. É importante mencionar as dúvidas e as alternativas diagnósticas e suas causas.

2. Outras vezes, o pediatra tem forte suspeita de um diagnóstico, por exemplo, síndrome de Down, e solicita dermatóglifos para confirmação, ou cariótipo para determinar o risco de repetição, que é de 1% quando o cromossomo 21 a mais é livre (trissomia simples). Se apenas o exame é solicitado, o serviço de genética age como um laboratório clínico e a interpretação e o Aconselhamento Genético ficam por conta do pediatra.

3. A modalidade mais freqüente é aquela em que o caso é transferido para o serviço de genética que se encarrega de tentar obter o diagnóstico, fazer o Aconselhamento Genético e relatar os resultados ao pediatra.

BIBLIOGRAFIA

1. OPITZ, J.M. – *Tópicos Recentes de Genética Clínica*. Ribeirão Preto, SBG, 1984. 2. OTTO, P.G.; OTTO, P.A. & FROTA-PESSOA, O. – *Genética Humana e Clínica*. São Paulo, Roca, 1998.

10 Aconselhamento Genético

OSWALDO FROTA-PESSOA

Dentre todos os clínicos é o pediatra o que mais freqüentemente se defronta com a tarefa de orientar os pais quanto ao risco de terem filhos portadores de defeitos congênitos. O caso típico é o do casal que tem um filho defeituoso e quer saber qual a probabilidade de um novo filho vir a ser também afetado. Não se pode exigir que todo pediatra seja um especialista em genética, mas ele deve saber como conduzir os casos mais simples de Aconselhamento Genético e distingui-los dos que devem ser encaminhados ao geneticista, do mesmo modo que não confunde distúrbios psíquicos corriqueiros, que ele mesmo trata, com os que demandam a intervenção do psiquiatra.

O primeiro passo para o Aconselhamento Genético é o diagnóstico que depende, freqüentemente, do levantamento da genealogia, com os dados familiais pertinentes. Uma vez firmados o diagnóstico, o prognóstico e o possível tratamento, é importante que os progenitores passem da primeira fase de confusão emocional para uma atitude de aceitação consciente da responsabilidade de dar amor e proteção adequados ao filho defeituoso. Nos casos de evolução favorável, compete, naturalmente, ao pediatra, e não ao médico dos pais, ajudar o casal a realizar, da melhor maneira, esse ajustamento à realidade. Isso porque é ele que, desde o primeiro momento, esteve presente à tragédia do casal, descobrindo o defeito da criança, revelando-o aos pais e explicando-lhes sua natureza e gravidade, para que eles possam aplicar corretamente as normas de Puericultura e terapêutica prescritas. Só em casos de choque emocional sério dos pais será indicado recorrer ao psicólogo ou ao psiquiatra.

Tirando partido da confiança que inspira, o pediatra deve levar os pais a adotarem uma atitude construtiva em relação à criança, isenta de auto-recriminação e autocompaixão, tão fáceis de se desenvolverem sobre o lastro de culpa inconsciente. Isso se consegue não tanto por doutrinação explícita, mas principalmente pela transferência, para os pais, da própria atitude do médico, objetiva, eficiente e carinhosa, mas não emocional. Para propiciar essa transferência, é importante que o pediatra discuta o caso de seu cliente com os pais como se o estivesse fazendo com colegas, adaptando, porém, seu vocabulário e o nível da explanação ao grau de inteligência e cultura dos pais. Assim, estes se sentirão como que aliados do pediatra na tarefa de beneficiar ao máximo a criança, com base em uma compreensão "científica" e objetiva do caso. Essa atitude atenua surpreendentemente a tensão e a angústia.

Resolvido, da melhor maneira, o problema da criança afetada e amparados os pais, chega o momento do Aconselhamento Genético, que consiste especificamente em elucidar o casal não mais sobre os problemas do filho, mas sobre a probabilidade de uma nova criança vir apresentar o mesmo defeito.

Na prática, as duas fases freqüentemente se embricam, por exemplo, quando o pediatra recorre à clínica genética para o diagnóstico, sem o qual a primeira fase não pode completar-se.

Por outro lado, mesmo com diagnóstico firmado, o Aconselhamento Genético inicia-se na clínica genética, com uma entrevista em que se colhem os dados pertinentes. Durante a anamnese pessoal e familial e enquanto se executam os exames, quando indicados, o especialista trata de ganhar a confiança dos consulentes e estabelecer com eles um relacionamento que permita colaborar com o pediatra na tarefa descrita, antes de amainar os problemas psicológicos existentes. Mais especificamente, o geneticista clínico investiga, com tato, as motivações e os temores referentes a uma nova gravidez, estabelecendo as bases para sua atuação ulterior na área psicológica. Não lhe escaparão as tensões emocionais existentes entre marido e mulher, criadas pelo nascimento do afetado, ou anteriores a ele.

Segue-se a fase do cálculo do risco de recorrência, que demanda conhecimento, por vezes elaborado, de estatística e genética e o domínio de uma literatura especializada.

A entrevista seguinte exige do especialista tirocínio, segurança quanto a princípios de ética, facilidade didática e senso psicológico. Não se trata apenas de apresentar aos consulentes um laudo técnico: é preciso ajudá-los a entender a importância relativa do risco e a julgar a situação de modo objetivo, sem carga emocional exagerada. Por outro lado, o especialista não deve tomar decisões que a ele não caibam, pressionando-os para que evitem novos filhos ou para que não os evitem. Isso só se justifica quando o risco é alto, o defeito é grave e o nível mental ou cultural dos consulentes insuficiente. Para que os interessados possam avaliar a importância relativa do risco que correm (que muitos tendem a exagerar), é útil dizer-lhes que, em média, cerca de 3% das crianças apresentam malformação congênita séria ou defeito que aparecerá durante a infância. Ficará claro, assim, que um risco de 5%, por exemplo, é ainda relativamente pequeno; riscos entre 10 e 20% são médios; e os maiores que 20%, grandes.

A resolução dos conflitos referentes à procriação e à tomada de uma decisão segura e tranqüila pode exigir mais de uma entrevista, ou mesmo indicar a participação de um psicólogo especialista nos problemas emocionais relacionados com o Aconselhamento Genético.

Freqüentemente, o estudo de um caso estende-se a outros casais em risco da mesma família, de modo que o benefício se amplia.

Por fim, é preciso dar apoio aos consulentes para cumprirem sua decisão. Se esta é a de não procriar, os que disso necessitarem devem ser esclarecidos sobre os métodos anticoncepcionais mais adequados a eles. Nos raros exemplos em que poderosos motivos tornem indicada uma gravidez escorada em diagnóstico pré-natal, com vistas a um aborto terapêutico, caso o feto se mostre afetado, o caso deveria ser transferido para uma clínica que possa manejar tal problema, tanto do ponto de vista médico quanto do legal e psicológico.

BIBLIOGRAFIA

1. OPITZ, J.M. – *Tópicos Recentes de Genética Clínica*. Ribeirão Preto, SBG, 1984. 2. OTTO, P.G.; OTTO, P.A. & FROTA-PESSOA, O. – *Genética Humana e Clínica*. São Paulo, Roca, 1998.

Aconselhamento Genético na Era Molecular:
Aspectos Éticos*

MAYANNA ZATZ

Como salientado anteriormente, o Aconselhamento Genético (AG), é um processo complexo que requer muita paciência e bom senso. A prática do AG não depende somente de conhecimentos genéticos, mas também da capacidade de transmiti-los em uma linguagem compreensível de acordo com o nível sócio-cultural e emocional dos consulentes. Durante o AG, são discutidos aspectos como o diagnóstico, o prognóstico, os possíveis tratamentos, os riscos genéticos e suas implicações em decisões reprodutivas (Zatz, 1983; Eggers e Zatz, 1998). A pessoa responsável pelo AG deve sempre lembrar-se que ela não está tratando de um paciente isolado, mas de uma família doente com todas as suas implicações emocionais e éticas.

A grande mudança da última década é que os testes de DNA estão permitindo, em um número cada vez maior de doenças, transformar probabilidades em certezas. Isto é, é possível determinar com precisão de mais de 90% se uma pessoa "em risco" é portadora ou não de um gene deletério. Os aspectos éticos relacionados ao uso dessa nova tecnologia têm sido muito discutidos pelos pesquisadores envolvidos no Projeto Genoma Humano (Zatz, 1999), mas para muitas situações não existe consenso, isto é, deve prevalecer o bom senso. Na prática, existem duas situações muito diferentes: a) portadores de genes deletérios, que podem vir a ter descendentes afetados mas que não têm risco de vir a apresentar sintomas clínicos; b) portadores ainda assintomáticos de genes responsáveis por doenças de início tardio e, portanto, com risco de vir a desenvolver a doença em questão e também de transmiti-la para sua descendência.

O impacto emocional diante de um resultado positivo de um teste de DNA é muito diferente nas duas situações. No caso de portadores assintomáticos, as implicações principais referem-se às decisões reprodutivas, porém, no caso de testes pré-clínicos, o impacto negativo, principalmente no caso de doenças graves ainda sem tratamento, pode ser incalculável.

De qualquer modo, antes de se realizar um teste genético deve-se sempre questionar se o resultado deste irá beneficiar a pessoa ou a família envolvida. Por exemplo, uma mãe de um afetado por distrofia de Duchenne (que é filha única e já está laqueada e, portanto, sem risco de recorrência para futuros filhos ou sobrinhos) quer saber se ela é portadora do gene da DMD. Em outras palavras, se foi "responsável" pela doença do filho. Durante a entrevista, descobre-se que, na realidade, ele está sendo "acusada" pelo "ex"-marido de ser culpada pelo nascimento do filho afetado. Se o teste de DNA mostrar que ela não é heterozigota quanto a esse gene, ela se sentirá "livre da culpa". Por outro lado, se ela for portadora (a probabilidade no caso é de $2/3$), essa informação poderá ser usada contra ela. As questões são: nessa situação específica, em que não há risco genético, qual é o benefício do teste de DNA? Por outro lado, temos o direito de recusá-lo?

E o diagnóstico pré-clínico em casos de doenças de início tardio para as quais ainda não existe tratamento? Existe algum benefício no teste preditivo? É o caso, por exemplo, da distrofia miotônica ou distrofia facioescápulo-humeral, na qual é possível determinar em uma criança assintomática se ela é portadora de um gene herdado de um de seus pais afetados. A preocupação leva os pais a solicitar esses testes para seus descendentes "em risco". No caso da distrofia miotônica, o argumento a favor seria a escolha de profissão, isto é, devem ser evitadas profissões que requerem habilidade manual. Por outro lado, no caso de doenças neurodegenerativas como a Coréia de Huntington ou as ataxias espinocerebelares, qual seria o benefício do teste preditivo? A pesquisadora Nancy Wexler, cuja mãe morreu vítima da Coréia de Huntington, pergunta: você gostaria de saber como e quando vai morrer se nada pode ser feito a respeito? Na prática, é importante que se discuta cada caso. Entretanto, após longas discussões éticas, no caso de doenças dominantes de início tardio, o consenso internacional é o de: não testar crianças assintomáticas para doenças para as quais ainda não há tratamento. O argumento mais forte para apoiar essa decisão é de que ao testar uma criança estamos tirando-lhe o direito de decidir quando adulta se quer ou não ser testada. E a nossa experiência tem mostrado que a grande maioria de jovens adultos em risco preferem não se submeter a testes preditivos de DNA.

DIAGNÓSTICO PRÉ-NATAL:
O PROBLEMA ÉTICO E LEGAL DO ABORTO TERAPÊUTICO

Os problemas éticos relacionados com o diagnóstico pré-natal e interrupção de gravidez de fetos portadores de genes deletérios também têm sido amplamente discutidos. No caso de doenças letais (na primeira ou segunda década) ou aquelas incompatíveis com uma vida independente, a decisão para um casal em risco de interromper uma gestação é mais fácil. Entretanto, para aquelas de início tardio ou prognóstico indefinido, como a distrofia miotônica ou a Coréia de Huntington, o questionamento é enorme. Alguns indivíduos alegam que não querem transmitir esse gene para sua descendência. Entretanto, será que não teremos uma cura definitiva nas próximas décadas? Ou podemos garantir que um filho nosso terá uma vida saudável por muitas décadas? Para essas doenças, o desenvolvimento de técnicas de diagnóstico pré-implantação será extremamente importante.

Além dos aspectos éticos, no Brasil existe também o problema da falta de legislação apoiando o aborto terapêutico (apesar de este ser realizado clandestinamente em grande escala, por motivos não-genéticos). É interessante que pesquisas divulgadas em 1997 pela imprensa leiga (jornal "O Estado de São Paulo" e revista "Veja") mostraram que cerca de 70% da população católica entrevistada era favorável à interrupção da gestação no caso de doenças genéticas.

Nossa experiência com centenas de casais em risco para doenças graves tem mostrado que alguns são contra essa prática por motivos religiosos ou pessoais. Entretanto, nunca ouvimos alguém argumentar que era contra o aborto terapêutico por impedimento legal.

* A autora agradece a toda a equipe de colaboradores do centro de estudos do Genoma Humano que tanto têm contribuído para as discussões éticas relacionadas a este capítulo, em particular a Dra. Maria Rita Passos-Bueno, Dra. Mariz Vainzof, Dra. Rita de Cássia M. Pavanello e Dra. Sabine Eggers; ao apoio constante de Constancia Urbani e a todas as famílias de afetados que tanto têm nos ensinado. É extremamente grata também à FAPESP, ao CNPq e ao PRONEX pelo apoio à sua pesquisa.

É fundamental salientar que vários centros do mundo que realizam diagnóstico pré-natal mostraram que a legislação a favor do aborto terapêutico de fetos certamente portadores de genes deletérios tem contribuído significativamente para a diminuição de abortos em famílias em risco. Isso porque muitos casais que estavam decididos a interromper uma gravidez, no caso de um feto "em risco", deixaram de fazê-lo quando o diagnóstico pré-natal de certeza comprovou um feto normal para aquela doença. De fato, em nosso laboratório, no qual até o final de 2000 já haviam sido realizados mais de 100 exames de diagnóstico pré-natal em casais em risco (para diferentes formas de distrofias musculares, atrofia espinhal e fibrose cística), somente cerca de 10% foram diagnosticados como afetados. Isto é, o diagnóstico pré-natal de certeza e a possibilidade do aborto terapêutico têm salvado muitas vidas normais!

Em resumo, discussões éticas em torno da legislação do aborto terapêutico são de importância fundamental, pois esta certamente não tem acompanhado os avanços das pesquisas.

BIBLIOGRAFIA

1. EGGERS, S. & ZATZ, M. – Social adjustment in adult males affected with progressive muscular dystrophy. *Neuropsychiatr. Genet.* **81**:4, 1998. 2. EGGERS, S. & ZATZ, M. – How the magnitude of clinical severity and recurrence risk clinical severity and recurrence risk affects reproductive decisions in adult males with different forms of progressive muscular dystrophy. *J. Med. Genet.* **35**:189, 1998. 3. ZATZ, M. – Effects of genetic counseling to Duchenne muscular dystrophy families in Brazil. *Am. J. Med. Genet.* **15**:483, 1983. 4. ZATZ, M. – Projeto Genoma Humano: a ética conseguirá acompanhar os avanços genéticos? Revista *Médicos* (no prelo).

Nona Parte

Distúrbios do Crescimento

coordenadores e colaboradores

Eduardo Marcondes
Lucia Ferro Bricks

1 **Abordagem da Criança com Baixa Estatura***

EDUARDO MARCONDES

O justificado desejo dos pais de que os filhos cresçam e se desenvolvam normalmente, o desconhecimento da ampla variação do crescimento normal e a tendência incontrolável de comparar crianças com o desconhecimento total dos fatores constitucionais, étnicos e sociais fazem com que a queixa materna "meu filho não cresce" seja muito freqüente nos consultórios pediátricos. A criança de baixa estatura é de fato um problema importante em Pediatria, principalmente em virtude dos problemas emocionais que cercam o indivíduo baixo: na verdade, a estatura de uma pessoa é um verdadeiro cartão de visita biológico. A estatura acima do normal garante ao indivíduo uma posição de destaque na sociedade, predispondo-o ao sucesso; em contraposição, o indivíduo de baixa estatura precisa lutar mais para se impor.

A classificação geral dos distúrbios do crescimento e do desenvolvimento é apresentada no quadro 9.1, baseada em Waite. Essa classificação põe em destaque um dos aspectos mais importantes do problema, as variações não-significantes do crescimento e desenvolvimento que, na verdade, não são distúrbios, mas são trazidos como tais ao pediatra. Por outro lado, considera os verdadeiros distúrbios em três grupos – menos, mais e diferente –, o que propicia uma boa visão panorâmica do problema. Finalmente, a classificação engloba os aspectos físicos e psíquicos, o que reforça a conduta de considerar a criança globalmente.

Quadro 9.1 – Classificação geral dos distúrbios do crescimento e do desenvolvimento (modificado de Waite).

Variações não-significantes

Variações significantes

  Com insuficiência:
    de ordem física – baixa estatura
    de ordem psíquica – oligofrenia
  Com excesso:
    de ordem física – alta estatura
    de ordem psíquica – superdotados
  Com distorção:
    de ordem física – obesidade, comprometimento assimétrico de ossos e músculos (raquitismo, hiperparatireoidismo, poliomielite), hemi-hipertrofia
    de ordem psíquica – distúrbios de setores isolados da conduta
---

No capítulo Crescimento (1ª parte deste livro) encontra-se a tabela de crescimento para crianças e adolescentes com os percentis 50 (valor médio esperado), 2,5 e 97,5. No que se refere à altura, em particular, são consideradas normais as crianças nas quais esse parâmetro se localiza entre os percentis 2,5 e 97,5. O diagnóstico de baixa estatura aplica-se à criança cuja altura é inferior ao percentil 2,5, e o diagnóstico de alta estatura, à criança cuja altura é superior ao percentil 97,5. Contudo, do ponto de vista clínico e com ênfase no prognóstico, são consideradas situações de vigilância aquelas nas quais a altura se localiza entre os percentis 10 e 2,5 (vigilância para baixa estatura) ou então entre os percentis 90 e 97,5 (vigilância para alta estatura); claro está que tais crianças são normais do ponto de vista bioestatístico, sendo a situação de vigilância nada mais do que uma maior preocupação do pediatra em relação a seu cliente.

Resumindo:

Estatura normal = altura entre os percentis 2,5 e 97,5

Estatura anormal:
• por déficit (baixa estatura) = altura inferior ao percentil 2,5
• por excesso (alta estatura) = altura superior ao percentil 97,5

Situações de vigilância:
• para baixa estatura = altura entre os percentis 10 e 2,5
• para alta estatura = altura entre os percentis 90 e 97,5

CLASSIFICAÇÃO

Baixa estatura (BE) é o mais importante problema clínico do crescimento anormal. Uma vez reconhecida, urge classificá-la de acordo com os critérios que se seguem, sempre a partir dos dados de anamnese e exame físico (ver também o item Roteiro Diagnóstico, a seguir).

Relação entre altura e peso**
(pA = percentil da altura e pP = percentil do peso)
Relação harmônica (valores semelhantes de pA e pP):
• normossomia – pA e pP entre os percentis 2,5 e 97,5;
• hipossomia – pA e pP inferiores ao percentil 2,5;
• hipersomia – pA e pP superiores ao percentil 97,5.
Relação desarmônica (valores discrepantes de pA e pP):
• pA superior a pP – "linha espigada";
• pP superior a pA – "linha atarracada".

Classificação segundo a(s) causa(s) etiológica(s) presente(s)
1. Familiar.
2. Doenças genéticas (gênicas ou cromossômicas).
3. Doenças neuroendócrinas.
4. Doenças do esqueleto.
5. Doença da nutrição.
6. Doenças sistêmicas (baixa estatura visceral).
7. Baixa altura ao nascer (também referido como baixo peso ao nascer).
8. Carência psicossocial.
9. Outras causas.
10. A esclarecer.
00. Não-esclarecido.

---

* Ver também capítulo Crescimento na 1ª parte deste livro.

** Ver também considerações sobre tipos morfológicos no capítulo Crescimento na 1ª parte deste livro.

Os termos baixa estatura essencial ou primária ou primordial têm sido utilizados por alguns autores para rotular casos sem diagnóstico etiológico. O termo primário, em especial, tem sido empregado como sinônimo de baixa estatura familiar.

ROTEIRO DIAGNÓSTICO

A figura 9.1 apresenta um roteiro diagnóstico básico referente à BE, a partir da queixa familiar "meu filho não cresce".

O processo desenvolve-se em quatro etapas, desde aceitar a queixa familiar como válida até a decisão sobre a escolha de exames subsidiários.

Há apenas "três estações terminais" apresentadas nas elípses, a saber:

1. Orientação familiar em relação aos casos de crianças com estatura normal cujos pais consideram-nas portadoras de BE. O pediatra, convencendo os pais de seu equívoco, estará evitando erros alimentares (alimento forçado para acelerar o crescimento), educacionais (relativos ao estigma da BE) e sobretudo terapêuticos (uso abusivo de medicamentos com ênfase em hormônios).

2. Orientação familiar e cuidados gerais em relação aos casos de crianças cujas estaturas se localizam no canal de vigilância para BE, portadoras, portanto, de baixo potencial de crescimento (quase sempre herdado) e que necessitam de supervisão pediátrica a fim de que possam se utilizar ao máximo de seu potencial.

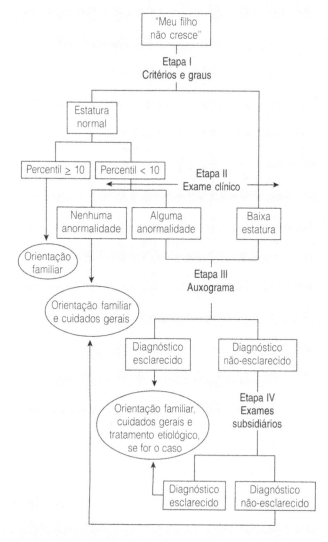

Figura 9.1 – Roteiro diagnóstico básico da baixa estatura.

3. Orientação familiar, cuidados gerais e tratamento etiológico, se for o caso, em relação aos casos de crianças efetivamente portadoras de BE, eventualmente de mau prognóstico, muitas vezes sem tratamento etiológico ou devida a causas não-removíveis; a orientação familiar nesses casos pode ser árdua tarefa de ajudar a criança e seus familiares a conviver com BE grave.

ETAPAS I, II E III DO PROCESSO DIAGNÓSTICO DE BAIXA ESTATURA

Anamnese

"A história do paciente revela mais do que os níveis do hormônio do crescimento" (Barlow e Gardner).

A anamnese da criança portadora de BE deve ser, na realidade, completa, pacientemente feita, como de qualquer outra criança portadora de problemas relevantes. Contudo, alguns aspectos são peculiares:

Crescimento em si mesmo – claro está que deficiência do crescimento físico é a queixa dos pais. Interrogar sobre a idade da criança por ocasião da detecção do problema, se desde o nascimento ou se a partir desta ou daquela idade. Se há medidas da estatura anteriores, tanto melhor o gráfico do crescimento mostrará o início da desaceleração do crescimento e sua intensidade; caso contrário, apelar para comparação com outras crianças. Foram observadas alterações das proporções corpóreas? Em que se pese a BE atual, o ganho mensal em centímetros-velocidade é satisfatório?

Desenvolvimento neuropsicomotor – o crescimento deficiente pode ou não evoluir com atraso do desenvolvimento neuropsicomotor, com ênfase na deficiência mental, por isso, o conhecimento do desenvolvimento da criança é de importância na elucidação da etiologia da doença presente. Eventualmente, serão solicitados testes para aferição da inteligência da criança. Comparação com outras crianças da família (irmãos, primos) é útil e a análise do desempenho escolar é fundamental.

História alimentar – não há crescimento normal sem a ingestão de dieta normal, com ênfase na oferta protéico-calórica. Um cuidadoso inquérito alimentar, atual e pregresso, é fundamental na anamnese de crianças com crescimento deficiente: note-se que, no Brasil, uma das causas mais freqüentes de BE na população infantil é a distrofia carencial protéico-calórica (ou desnutrição) associada à carência psicossocial. É especialmente importante a investigação da alimentação no primeiro ano de vida, pois deficiências importantes nessa época da vida, ainda que superadas, podem deixar como seqüela o atraso no crescimento estatural. Qual foi a alimentação no período neonatal? O aleitamento materno foi suficiente? O eventual complemento foi adequado? As refeições de sal foram bem aceitas? A vitamina D foi ministrada?

Além das características da dieta, urge investigar a ocorrência de manifestações relativas ao aparelho digestivo que poderiam comprometer a incorporação de nutrientes, ainda que a dieta fosse normal. Assim, anorexia, vômitos, diarréia e obstipação intestinal devem ser cuidadosamente investigados (início, término, intensidade).

Dinâmica das relações intrafamiliares e estimulação ambiental – se a alimentação é o combustível do corpo, a estimulação é do espírito, e ambos são indispensáveis para o crescimento normal. Está plenamente aceito que crianças submetidas a agravos emocionais e/ou marginalizadas do ponto de vista biopsicossocial têm crescimento físico deficiente, além do reconhecido prejuízo do desenvolvimento emocional. A criança rejeitada, não amada, superprotegida, abandonada, castigada e muitas outras situações, ostensivas ou veladas, cresce deficientemente e cabe ao pediatra detectar todas essas condições, não só por meio de inquérito pertinente, mas também – e sobretudo – observando o relacionamento dos pais com a criança até durante o próprio atendimento. O mau relacionamento entre mãe e pai ou entre irmãos deve ser pesquisado. Baixa estimulação ambiental é condição observada em relação a crianças institucionalizadas; importante lembrar que é crescente o número de crianças de baixa idade que permanecem de 4 a 8 horas diárias em creches, eventualmente pouco estimuladas. A marginalização social própria de crianças abandonadas não pode ser esquecida e certamente é fator muito importante no atendimento prestado por hospitais públicos à clientela indigente ou símile.

Gestação – é importante pesquisar o uso de fumo, álcool e drogas pela mãe durante a gestação, bem como a presença de infecções e irradiações.

Período neonatal em especial – estatura e peso ao nascer são importantes. Anoxia neonatal pode ser causa de crescimento deficiente e, por isso, é indispensável pesquisar o tipo de parto, se chorou ao nascer ou se foram necessárias manobras de reanimação, dificuldades respiratórias perinatais, duração e intensidade de icterícia própria do recém-nascido e – como já referido – alimentação no período. Lembre-se de que a desnutrição fetal é causa importante de crescimento deficiente e de mau prognóstico.

Passado mórbido – todas as doenças pregressas relevantes devem ser anotadas e assinaladas no gráfico de crescimento, o que possibilitará eventual correlação entre elas e o prejuízo do crescimento. Neste item, encontra-se a assim chamada baixa estatura visceral, com ênfase nas doenças do aparelho respiratório (sobretudo asma brônquica rebelde), do aparelho renal (baixa estatura renal) e do aparelho digestivo com defeito da digestão e/ou absorção (baixa estatura celíaca). Intercorrências significativas no primeiro ano de vida podem determinar a perda do "impulso para crescer": gastrenterites repetidas, por exemplo. Infecções crônicas (infecção de vias urinárias, tuberculose, infecções de vias aéreas superiores) eventualmente evoluem apresentando deficiência de crescimento. Convém lembrar que crescimento deficiente pode ser a única manifestação de infecção das vias urinárias.

Antecedentes familiares – em adição ao interesse pela ocorrência de doenças de caráter familiar, importante em qualquer tipo de atendimento, a anamnese da criança com crescimento deficiente deve incluir dados sobre a estatura de familiares: sugere-se, se possível, a obtenção concreta da estatura dos pais, irmãos e avós e indagação a respeito de tios e primos. Tais dados permitem avaliar, ainda que grosseiramente, o papel da herança para o crescimento da criança em estudo. Importante, também, a consangüinidade entre os pais.

Medicamentos utilizados – tendo em vista que certos tratamentos prescritos para estimular o crescimento da criança podem determinar BE final por causa de aceleração da idade óssea, bem como a ação deletéria da cortisona e seus derivados sobre o crescimento, mister se faz um levantamento de todos os medicamentos potencialmente lesivos para o crescimento recebidos pela criança em estudo.

Idade da menarca – se for o caso.

Exame físico

O exame físico há de ser completo, no geral e no especial. Tendo em vista a ocorrência de BE como integrante do quadro clínico da mais variada morbidade da criança, é indispensável um exame físico cuidadoso de aparelhos e sistemas, única maneira de detectar a presença sobretudo de doenças do aparelho respiratório, do cardiovascular, do digestivo e do renal capazes de explicar a ocorrência de BE.

A exemplo da anamnese, alguns aspectos são peculiares:

Inspeção geral da criança – interesse especial para as alterações da forma do corpo como um todo e para o exame da fisionomia da criança. Muitas doenças comprometedoras do crescimento são diagnosticadas pela inspeção da criança e não cabe, nas dimensões deste capítulo, a descrição de cada uma delas. Não esquecer a inspeção dos genitais.

Antropometria – peso, estatura, envergadura, perímetros cefálico e torácico, segmento inferior (distância púbis-chão) e segmento superior (estatura-segmento inferior) são as medidas antropométricas indispensáveis.

Correlações antropométricas permitem alguns enquadramentos do paciente que muito podem contribuir para o diagnóstico final.

Classificação segundo a relação peso/altura
(IP = idade-peso; IA = idade-altura)
– Baixa estatura proporcionada: IP = IA
– Baixa estatura desproporcionada: IP > IA
                                IP < IA
– Baixa estatura distorcida: inadequacidade de considerar a relação altura/peso em virtude da presença de graves deformidades.

Classificação segundo proporções corpóreas segmentares
(SS = segmento superior; SI = segmento inferior)
– Relação SS/SI normal: doença do esqueleto possivelmente ausente.
– Relação SS/SI anormal: doença do esqueleto possivelmente presente:
  • relação SS/SI diminuída = encurtamento da coluna;
  • relação SS/SI aumentada = encurtamento dos membros inferiores (micromelia), micromelia rizomélica, micromelia mesomélica, micromelia acromélica.

Quanto à relação SS/SI, seu valor ao nascimento é 1,7, com progressiva diminuição até atingir o valor 1 em torno dos 7 ou 8 anos de idade, para não mais se modificar. A relação SS/SI permite estabelecer a suspeita diagnóstica de várias doenças importantes.

Avaliação do estado nutricional – caracterizar o estado nutricional da criança, confirmando a presença de eutrofia ou distrofia; nesse caso, procurar sinais indicativos das três mais freqüentes distrofias por carência que podem comprometer o crescimento: desnutrição, raquitismo e anemia. Estabelecer diagnósticos de acordo com os critérios rotineiros, cuja análise mais detalhada escapa aos objetivos deste capítulo.

Avaliação do desenvolvimento pubertário – no sexo masculino, engloba o exame de genitais, pêlos pubianos, axilares e faciais, volume testicular e timbre de voz; no sexo feminino, mamas, pêlos pubianos e axilares. O exame dos genitais em especial é indispensável pela avaliação da idade genital que, por sua vez, tem um significado clínico muito importante, símile ao da idade óssea. Sabe-se que quanto mais tarde o aparecimento da puberdade, maiores as oportunidades de uma estatura final normal, assim, idade genital atrasada melhora o prognóstico de crianças portadoras de crescimento deficiente, porém capazes de usufruir do estirão da puberdade (nada adianta o atraso da idade genital em crianças acondroplásicas).

Exame do esqueleto – evidentemente, no exame clínico (estudo radiológico integra outra etapa), é importante o reconhecimento de alterações das proporções corpóreas gerais (cabeça, tronco e membros), de curvaturas anômalas da coluna, dos sinais de raquitismo (fontanelas amplas, bossa frontal, rosário raquítico, alargamento epifisário, curvaturas diafisárias), da presença de exostoses (pela palpação dos membros), das dismorfias de crânio e tórax e das curvaturas decorrentes de fraturas.

Auxograma

Método gráfico de expressar os diferentes aspectos do crescimento. Trata-se de um sistema de coordenadas cartesianas em cuja abscissa se encontra o tempo (em meses ou anos), e na ordenada, a idade cronológica (IC), idade-altura (IA), idade-peso (IP), idade óssea (IO), idade mental (IM) e idade genital (IG).

Quanto à obtenção dos dados, IA, IP e IG são decorrência do exame físico da criança. A IO só pode ser obtida, é claro, pela radiografia de mãos e punhos. Quanto à IM, se possível, deverá ser obtida por meio da aplicação de testes psicométricos, ou então pelo próprio pediatra, de modo superficial porém válido, pela observação da conduta da criança, pelas informações da mãe e – se for o caso – pela escolaridade.

A relação entre IC e IA permite visualizar a intensidade da baixa estatura; por outro lado, a relação entre IA e IP indica proporcionalidade ou não entre esses dois parâmetros, com valor diagnóstico. Quanto à relação entre IA, IP e IO, considere-se o intervalo entre IA e IP como sendo o "espaço somático" em relação ao qual a IO pode localizar-se acima, no mesmo nível ou abaixo. Acima e bem acima do nível da IC, corresponde à BE familiar, que não apresenta nenhum dado anormal além da baixa estatura; acima, mas não tão acima como referido anteriormente, com atraso não desprezível em relação à IC, pode corresponder aos hipopituitários. No mesmo nível, configura-se a situação típica da desnutrição primária, quase sem exceção. Finalmente, abaixo (podendo ser muito abaixo) é a situação que costuma ser encontrada no hipotireoidismo.

As relações entre a idade somática (IA e IP) e a IO têm valor prognóstico. Considere-se IA e IP como crescimento (C) e IO como maturidade (M). Normalmente, C e M são tão bem balanceados que podem ser considerados aspectos do mesmo processo, apresentando uma velocidade equivalente, isto é, a uma unidade de ganho de altura, por exemplo, corresponde uma unidade de ganho de maturação, no mesmo tempo decorrido. Todos os processos capazes de perturbar o crescimento e o desenvolvimento da criança, que evoluem com atraso equivalente de C e M, determinam a conservação do potencial de crescimento, visto que M cessa, também, à espera de que C possa superar os agravos. Caso contrário, atraso de C com M processando-se normalmente, ocorre, por assim dizer, "perda de tempo" para C, visto o progredir de M determinar diminuição do tempo útil de crescimento.

A relação entre IC e IM permite identificar a posição do paciente diante da presença de deficiência mental, de variados graus, em um grande número de casos de BE.

A interpretação integrada de todos os dados obtidos segundo as etapas I, II e III, apresentadas na figura 9.1, poderá indicar confiavelmente o diagnóstico etiológico de determinado caso de BE; nessa eventualidade, encerra-se o processo diagnóstico. Contudo, em alguns casos, há necessidade de continuar o processo por meio de exames subsidiários que confirmem tal ou qual hipótese e descarte as demais, se for o caso.

É que, em muitos casos, nem a etapa IV elucida completamente a etiologia (ou etiologias) presente em determinado caso que terá seu diagnóstico final referido como "baixa estatura de etiologia não-esclarecida".

Em relação ao papel do laboratório na elucidação diagnóstica da BE, Sills, no estudo de 185 crianças com fracasso do crescimento, afirma que em 2.607 estudos laboratoriais realizados, somente 34 (1,4%) foram úteis na elucidação etiológica do caso, sendo 1% para confirmação e apenas 0,4% para elucidação. Assim, nenhum exame laboratorial ou radiológico deve ser solicitado sem alguma indicação clínica; desaconselham-se, enfaticamente, as "baterias de exames e testes". A determinação da idade óssea, recorde-se, faz parte da etapa III com vista à construção do auxograma. Aceita-se que 20 a 30% das crianças portadoras de baixa estatura não terão seu caso elucidado quanto à etiologia.

Algoritmo da baixa estatura

A figura 9.2 apresenta o algoritmo referente ao diagnóstico diferencial da BE, segundo Smail, modificado por Marcondes.

PROGNÓSTICO E TRATAMENTO GERAL DA BAIXA ESTATURA

Do ponto de vista prognóstico, há dois importantes grupos de pacientes, a saber:

Bom prognóstico

Sem tratamento – portadores de baixa estatura de causa familiar, muitos casos associados à baixa estatura ao nascer, todos não portadores de doença de base ou de importantes agravos à saúde.

Com tratamento – a) *direto*: hipotireoidismo (se tratado precocemente), hipopituitarismo (se a família ou a comunidade tiver recursos para custear o tratamento); b) *indireto*: muitos tipos de baixa estatura visceral ou nutricional. Baixa estatura psicossocial.

Mau ou péssimo prognóstico

Sem tratamento – baixa estatura por anomalias cromossômicas, vários tipos de doença do esqueleto, progéria.

Os principais fatores que influenciam favoravelmente o prognóstico são apresentados a seguir.

Sexo – por mais incrível que pareça, o sexo influi no prognóstico. A sociedade exige que os meninos se transformem em adultos altos e fortes! A menina que se transforme em uma adulta de baixa estatura já não tem tanta importância, desde que ela seja bonita e graciosa...

Herança – sugere-se que a existência de parentes de baixa estatura no lado paterno e no materno de uma criança baixa seja indício de herança muito desfavorável; se os adultos de baixa estatura estão presentes somente no lado paterno ou no lado materno, a herança pode ser considerada pouco desfavorável; finalmente, se não há parentes de baixa estatura, a herança pode ser considerada favorável.

Velocidade de crescimento – se durante todo o período de crescimento a criança, ainda que de baixa estatura, mantém seu canal de crescimento, tal fato é sinal de bom prognóstico.

Boa saúde física.

Boa dinâmica das relações intrafamiliares.

Idade óssea – ao se tratar do auxograma, já foi referido que a idade óssea reflete o tempo de crescimento. O ter idade óssea atrasada é um bom negócio para a criança baixa, pois possivelmente ela crescerá mais anos na vida e terá por isso melhor oportunidade de atingir uma altura final satisfatória.

Idade genital – se a puberdade se atrasar, tanto melhor para a criança baixa. O estirão da puberdade é a grande oportunidade para essas crianças atingirem uma estatura final razoável: quanto mais tarde ocorrer na vida da criança, mais centímetros ela somará à sua altura pré-pubertária.

TRATAMENTO

O tratamento da baixa estatura pode envolver inúmeros procedimentos, contudo, os resultados clínicos finais são quase sempre desalentadores. Há três grupos quanto às possibilidades terapêuticas: 1º) a baixa estatura faz parte do quadro clínico de uma doença primária e a terapêutica deve visar primordialmente a essa doença, e não ao problema estatural; 2º) a baixa estatura é decorrência direta de uma doença, porém sem cura até o presente momento; 3º) a baixa estatura é decorrência direta de uma doença, sendo possível corrigi-la ou atenuá-la.

O primeiro grupo engloba um grande número de situações: baixa estatura de causa nutricional ou visceral ou por carência afetiva. O tratamento é variável, desde a correção da dieta na desnutrição, até a correção cirúrgica de uma anomalia do trato urinário responsável pela manutenção de uma grave infecção.

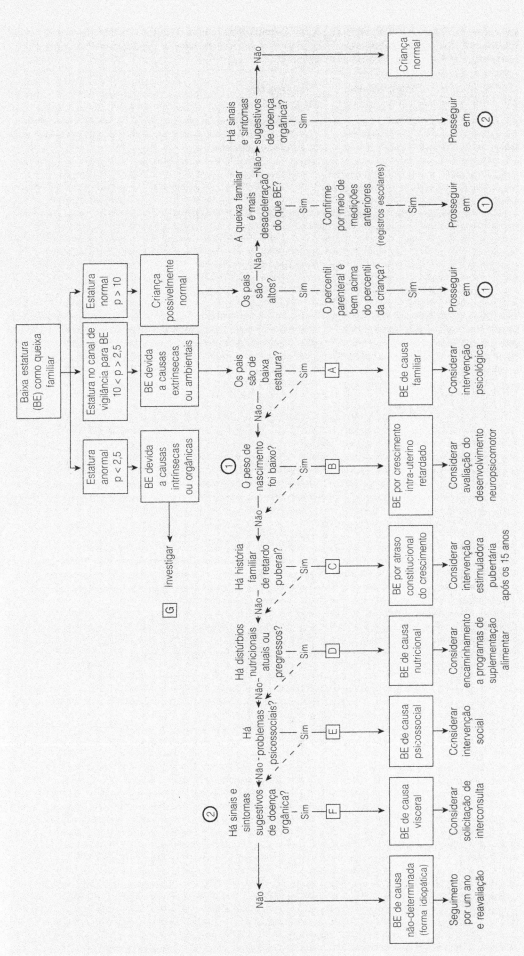

Figura 9.2 – Algoritmo da baixa estatura (BE) segundo Smail, modificado por Marcondes.

[A] Nesse caso, o percentil parental é próximo do percentil da criança. Inquirir também sobre a estatura dos avós e, se possível, dos tios e primos.

[B] Distinguir entre crescimento intra-uterino retardado e prematuridade; nessa eventualidade, entre 6 e 12 meses de idade cronológica, o crescimento da criança prematura deverá estar normalizado.

[C] Trata-se, em geral, de crianças, sobretudo, de sexo masculino, com 12 a 14 anos de idade cronológica, sem nenhum sinal pubertário e com história familiar símile.

[D] A BE pode ser efeito tardio de carência calórico-protéica (desnutrição) primária; no momento da consulta, a criança pode apresentar-se eutrófica.

[E] Costumam estar presentes: distúrbios das relações familiares, más condições de vida sócio-econômicas e culturais, distúrbios gastrintestinais. Confinamento freqüente, mas não obrigatório.

[F] Sobretudo sinais e sintomas referentes aos aparelhos cardiopulmonar, renal e gastrintestinal.

[G] Doenças genéticas (gênicas ou cromossômicas), neuroendócrinas e primárias do esqueleto. Baixa incidência na população e grave prejuízo do crescimento. Doenças do esqueleto apresentam-se quase sempre com alterações das proporções corpóreas.
As setas tracejadas oblíquas indicam a multicausalidade da baixa estatura, por exemplo, o fato de a resposta ser sim à questão da baixa estatura dos pais não afasta outras causas eventualmente presentes no estudo do caso.

759

O segundo grupo engloba alguns erros inatos do metabolismo, todo o conjunto dos distúrbios da osteogênese (osteocondropatias), disgenesia gonadal, alterações cromossômicas, progéria. Nesses casos, a conduta do pediatra deve visar à manutenção do estado geral (físico e psíquico), à proteção global dessas crianças, por meio do aprimoramento das normas de Puericultura, eventualmente com a colaboração de variados especialistas. Urge evitar, a todo custo, a deterioração psíquica da criança e as deformações do ambiente familiar, possibilidades sempre presentes quando uma criança, portadora de acondroplasia, por exemplo, não ultrapassará a idade-altura de 4 ou 5 anos. Saliente-se a participação especial de psiquiatras, psicólogos e ortopedistas.

Para o terceiro grupo, restam poucas possibilidades. A discussão resume-se no uso do hormônio do crescimento no tratamento da baixa estatura pituitária e de hormônios tireoidianos nos casos de hipotireoidismo. Tais procedimentos devem, sempre, ser supervisionados por especialista.

2 Principais Causas de Baixa Estatura

LUCIA FERRO BRICKS
EDUARDO MARCONDES

Existem centenas de causas para a baixa estatura, pois muitas variáveis interferem no crescimento desde a concepção. Em regiões onde há muita pobreza, a desnutrição é a principal causa de baixa estatura, e o comprometimento do crescimento pode nem ser percebido pelos pais, que comparam seus filhos com outras crianças também desnutridas. Em países ricos, especialmente entre as classes sociais mais elevadas, raramente a baixa estatura será causada por desnutrição primária. Ao contrário dos locais onde imperam a pobreza e a desnutrição, a alta estatura é muito valorizada pelas classes sociais mais elevadas e, nos consultórios particulares, onde são atendidas as crianças de famílias com alta renda, é muito freqüente a queixa de baixa estatura, quando, na realidade, a criança está crescendo em um percentil inferior ao de seus pares. Por definição, considera-se como portadora de baixa estatura a criança cuja altura esteja dois ou mais desvios-padrão abaixo da média (abaixo do percentil 3) das curvas de referência. Isso não significa que toda criança com baixa estatura tenha alguma doença, nem tampouco que crianças com altura acima do percentil 3 não possam ter algum problema de crescimento. O desconhecimento sobre a ampla variação normal do crescimento faz com que muitos pais acreditem que seus filhos tenham baixa estatura quando, na verdade, simplesmente apresentam altura abaixo da média para sua idade cronológica. Estima-se que em aproximadamente 80% dos casos de baixa estatura, em que a criança tem boa saúde e curva de crescimento em um canal próximo e paralelo ao limite inferior da normalidade (percentil 3), o problema esteja relacionado aos padrões variantes do normal: baixa estatura familiar e atraso constitucional do crescimento ou crescimento lento.

Por outro lado, quando se observa diminuição na velocidade de crescimento e quando a altura da criança está três ou mais desvios-padrão abaixo da média, praticamente em todos os casos existe alguma doença de base e a baixa estatura não se deve à herança. O mesmo ocorre quando a criança está crescendo em um canal muito inferior ao esperado, quando se estima sua altura-alvo, de acordo com a média da altura dos pais.

A vigilância do crescimento, com o auxílio de sua representação gráfica em curvas nas quais são anotados regularmente o peso e a estatura da criança, é, seguramente, o melhor instrumento para avaliar crianças com baixa estatura. Recomenda-se que o pediatra anote no gráfico de crescimento a altura dos pais e a altura-alvo, que é atingida entre 18 e 20 anos. Existem diversas fórmulas para estimar a altura-alvo, uma das mais utilizadas é a de Tanner, que é calculada da seguinte forma:

• Sexo masculino: (média da altura dos pais + 6,5cm) ± 7cm.
• Sexo feminino: (média da altura dos pais − 6,5cm) ± 5,5cm.

As intercorrências que, freqüentemente, são responsáveis por atraso no crescimento (processos infecciosos, uso de medicamentos, internações hospitalares, agravos emocionais etc.) também devem ser anotadas no gráfico.

De acordo com a curva de crescimento, os padrões de crescimento podem ser classificados em três tipos, conforme pode ser visualizado na figura 9.3. A baixa estatura intrínseca (Fig. 9.3A) e o crescimento lento (Fig. 9.3B) são considerados como padrões variantes do normal. O padrão de crescimento atenuado, em que existe um desvio da curva de crescimento devido à diminuição da velocidade (Fig. 9.3C), sempre está associado a alguma doença de base.

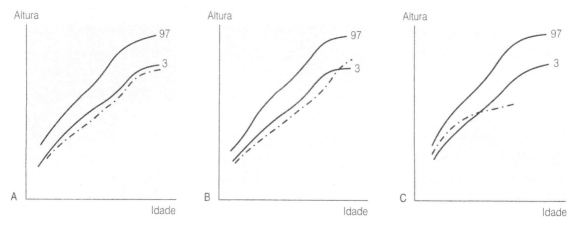

Figura 9.3 – Padrões de crescimento. A) Baixa estatura intrínseca. B) Crescimento lento. C) Crescimento atenuado.

Nos países desenvolvidos, estima-se que mais da metade das crianças com baixa estatura sejam portadoras de baixa estatura de causa familiar (Fig. 9.3A), e 24%, de atraso constitucional do crescimento (Fig. 9.3B). Quando o crescimento apresenta velocidade diminuída (Fig. 9.3C), considera-se que, virtualmente, em todos os casos, existe alguma doença associada à baixa estatura. Entre as doenças associadas à baixa estatura são muito mais freqüentes as relacionadas aos problemas viscerais (doenças renais, cardíacas, pulmonares e gastrintestinais) do que as de causas endocrinológicas. Estima-se que, na população em geral, a baixa estatura por deficiência de hormônio de crescimento (GH) seja encontrada em menos de 1% e, mesmo nos serviços de referência de endocrinologia pediátrica, esse problema está presente em menos de 10% das crianças com baixa estatura. Sendo tão pouco freqüentes as causas hormonais de atraso no crescimento, cabe ao pediatra a investigação desse problema e a orientação aos familiares que o procuram com a queixa "meu filho não cresce", tanto nos casos em que, realmente, a criança apresenta baixa estatura, como naqueles em que ela apresenta, apenas, altura abaixo da média para a sua idade cronológica.

A seguir, serão comentadas as principais causas de baixa estatura na criança, de acordo com o padrão de crescimento.

BAIXA ESTATURA INTRÍNSECA

O crescimento é um processo dinâmico que se inicia na concepção e termina com a fusão das epífises após a puberdade. Normalmente, o padrão de crescimento deverá expressar o potencial genético do indivíduo; porém, ao nascer, o peso e a estatura da criança relacionam-se melhor com as condições de vida intra-uterina do que com a herança; portanto, muitas crianças irão apresentar desvios, para mais ou para menos, na curva de crescimento, até atingir o canal mais apropriado à sua herança genética. Entre 2 e 9 anos de idade, o crescimento tende a se manter no mesmo canal (percentil); porém, nos dois primeiros anos de vida, a criança pode mudar o canal de crescimento sem que apresente nenhuma doença.

Na baixa estatura intrínseca (Fig. 9.3A), a velocidade de crescimento é normal. Quando a criança tem o padrão de crescimento compatível com baixa estatura intrínseca e segue um canal de crescimento compatível com sua altura-alvo, é classificada como portadora de baixa estatura familiar. Quando o canal de crescimento está abaixo do esperado, de acordo com a altura-alvo, classifica-se a criança como portadora de baixa estatura intrínseca não-familiar.

A maioria das crianças que seguem o padrão de crescimento tipo baixa estatura intrínseca tem baixa estatura de causa familiar. A baixa estatura familiar é uma das causas mais freqüentes de baixa estatura em crianças saudáveis que vivem em ambiente favorável. Geralmente, essas crianças têm antecedentes familiares positivos para baixa estatura, sua velocidade de crescimento e sua idade mental são normais e a idade óssea é compatível com a idade cronológica. Na maioria dos casos, as crianças com baixa estatura familiar crescem próximo ao percentil 3 e, ao término do crescimento, atingem uma altura compatível com a média da altura dos pais.

A criança com baixa estatura intrínseca familiar tem limitações ao crescimento inerentes à hereditariedade; na adultícia, sua altura será proporcional à média da altura dos pais. A maioria das crianças com esse padrão de crescimento já nasce com estatura inferior à média da população e cresce em um canal paralelo à curva normal, próximo ao percentil 3. A idade óssea e a idade mental das crianças com baixa estatura intrínseca são compatíveis com a idade cronológica, e essas crianças têm um mau prognóstico quanto à altura final.

Quando for observado que o canal de crescimento da criança é muito inferior ao estimado pela altura-alvo (baixa estatura intrínseca não-familiar), existe grande probabilidade de que haja alguma doença associada à baixa estatura. A baixa estatura intrínseca não-familiar pode ser conseqüência de outros tipos de problema, tais como síndromes genéticas, nanismo dismórfico, displasia óssea ou crescimento intra-uterino retardado por infecções congênitas, insuficiência placentária ou outros agravos. Ao nascimento, a maioria das crianças com baixa estatura intrínseca já apresenta estatura inferior à média: –0,8 desvio-padrão, no sexo masculino, e –1,3 desvio-padrão, no sexo feminino. Essa diferença costuma se agravar, sendo de –1,7 desvio-padrão aos 2 anos de idade e –2,7 desvios-padrão na adolescência. Como o crescimento intra-uterino retardado é multifatorial, recomenda-se aprofundar a investigação sobre a causa da baixa estatura, de acordo com os dados clínicos e laboratoriais, e na presença de alterações morfológicas é fundamental fazer o estudo cromossômico e consultar o geneticista.

O tratamento e o prognóstico da criança com baixa estatura intrínseca dependem da causa do problema. A maioria dos casos de baixa estatura intrínseca, associada à herança desfavorável ou a anomalias cromossômicas, síndromes dismórficas e doenças ósseas, tem péssimo prognóstico e, nessas situações, além de afastar os agravos (carências nutricionais, parasitoses etc.), o pediatra deverá empreender o melhor de seus esforços para auxiliar a criança e a família a aceitarem esse problema, orientando-as sobre os princípios da boa higiene física e mental.

Recentemente, muitos autores têm preconizado o uso de hormônio de crescimento para tratar esse grupo de crianças, na tentativa de aumentar a altura final. Entretanto, é importante considerar que esses estudos ainda envolvem um pequeno número de crianças e a maioria deles não é controlada com grupo placebo. A dose ideal de GH, o esquema ideal e sua eficácia em aumentar a altura final ainda são desconhecidos.

PADRÃO DE CRESCIMENTO LENTO

O padrão de crescimento lento, também conhecido como atraso constitucional do crescimento (Fig. 9.3B), constitui a causa mais comum de baixa estatura e de infantilismo sexual no adolescente.

Durante a adolescência ocorre aceleração na velocidade de crescimento e, com freqüência, observam-se mudanças no canal de crescimento, em função da grande variabilidade na época de início e no desenvolvimento pubertário. Na puberdade ocorrem importantes diferenças na maturação sexual e no desenvolvimento físico; no sexo feminino, observa-se aceleração da velocidade de crescimento na época do aparecimento do broto mamário. Nos estágio M2 e M3 de Tanner, a velocidade anual de crescimento das meninas é, em média, de 9cm/ano. A velocidade máxima de crescimento nas adolescentes do sexo feminino precede a menarca, que ocorre após o pico de crescimento pubertário; após a menarca, as meninas crescem, em média, 7cm. Os meninos apresentam maior velocidade de crescimento em estágios puberais mais tardios (G3/G4, segundo os critérios de Tanner), porém, no sexo masculino, o período de crescimento durante a puberdade é mais longo e a velocidade de crescimento maior (10,3cm/ano) do que no sexo feminino.

Normalmente, o padrão de crescimento lento também é um padrão variante do normal. A idade-altura e a idade óssea das crianças com atraso constitucional do crescimento estão dois a quatro anos atrasadas em relação à idade cronológica. A maioria das crianças com esse padrão de crescimento nasce com estatura normal, mas apresenta desaceleração do crescimento, geralmente, entre os 3 e os 9 meses de idade; a partir do terceiro ano de vida, essas crianças voltam a apresentar velocidade de crescimento normal e seguem um canal paralelo à curva, porém, abaixo do percentil 3. Até a adolescência, esse padrão de crescimento é muito semelhante ao da baixa estatura familiar, porém, a idade óssea das crianças com crescimento lento é atrasada em relação à idade cronológica, em média 3,3 anos. Na adolescência, as crianças com atraso constitucional do crescimento apresentam uma segunda desaceleração do crescimento (velocidade média de crescimento = 4cm/ano) e um atraso na maturação sexual, que costuma ocorrer após os 14 anos nas meninas e depois dos 16 anos nos meninos. Na época da puberdade, essas crianças podem ser confundidas com aquelas portadoras de deficiência do GH, porém, embora mais baixa do que a média (5 a 6cm/ano), a velocidade de seu crescimento é normal (4,1 a 4,4cm/ano), ao passo que no hipopituitarismo, mesmo quando existe deficiência parcial de hormônio de crescimento, é quase sempre inferior a 4cm por ano. A maioria das crianças com esse tipo de problema tem um bom prognóstico para o crescimento, e é fundamental que o pediatra conheça a história natural do desenvolvimento pubertário e do crescimento e que tenha uma relação empática com a criança e a família, para tranqüilizá-las quanto à boa evolução desses casos.

Como pode ser observado na figura 9.3B, até a puberdade esse padrão de crescimento é muito semelhante ao da baixa estatura intrínseca; porém, após o início do desenvolvimento pubertário, observa-se aumento na velocidade de crescimento e, na adultícia, a altura será normal.

Algumas crianças apresentam o padrão de crescimento lento associado a desnutrição, deficiência de esteróides sexuais, anemia falciforme, asma ou outras doenças moderadas, portanto, o diagnóstico de baixa estatura de causa familiar só poderá ser feito após terem sido afastadas outras doenças, pois é um diagnóstico de exclusão.

A maioria das crianças com crescimento lento e atraso na maturação sexual evolui bem e atinge, na adultícia, uma altura compatível com seu potencial genético. Quando o atraso da maturação sexual não é muito acentuado e a velocidade de crescimento é normal, é possível tranqüilizar a família e aguardar o desencadeamento normal da puberdade; todavia algumas crianças com atraso constitucional de crescimento e aquelas com suspeita de deficiência de hormônio de crescimento deverão ser referidas a serviços especializados em endocrinologia pediátrica para a pesquisa de deficiências hormonais.

Alguns meninos com atraso constitucional do crescimento podem beneficiar-se do tratamento hormonal com oxandrolona ou testosterona. Normalmente, o tratamento hormonal com esteróides sexuais é reservado aos meninos com mais de 14 anos de idade cronológica em que o atraso de crescimento e de maturação sexual estejam causando problemas de adaptação psíquica ou social. Ainda existem poucos estudos controlados sobre o tratamento hormonal para os meninos com crescimento lento; porém, deve-se ressaltar que, mesmo em baixas doses, os esteróides sexuais podem ter efeitos colaterais e que seu efeito sobre a maturação óssea pode não ser evidente nos primeiros meses após o tratamento, pois a idade óssea continua avançando até um ano após ter sido interrompido o tratamento. Dessa forma, consideramos que a prescrição de andrógenos não deve ser feita pelo pediatra geral.

Atualmente, estão sendo estudados os possíveis benefícios do GH na terapêutica de crianças sem deficiência comprovada desse hormônio. Todavia, ainda se desconhece se o uso de GH poderá beneficiar a criança com atraso constitucional do crescimento. Assim, quando o pediatra não conseguir tranqüilizar a criança e seus familiares para que aguardem a evolução normal da puberdade e não tiver experiência no uso de tratamentos hormonais, convém que solicite a colaboração de outros profissionais.

É importante ressaltar que o tratamento hormonal é prolongado, acarreta um custo elevado e requer a administração diária de 0,1UI de GH por via IM. As crianças com deficiência comprovada de GH apresentam retomada rápida no crescimento, porém, em outras situações, algumas crianças respondem ao tratamento e outras não. Ainda não é possível identificar, *a priori*, as crianças que vão apresentar boa resposta à administração exógena de GH; sabe-se, porém, que a herança genética é um dos fatores preditivos mais significativos para a resposta ao tratamento hormonal. Para evitar uma expectativa irreal quanto ao tratamento com GH, o pediatra deverá orientar a família sobre os problemas relacionados à suplementação hormonal e a incerteza quanto aos resultados de sua administração em crianças sem deficiência comprovada desse hormônio.

CAUSAS DE BAIXA ESTATURA ASSOCIADAS AO PADRÃO DE CRESCIMENTO ATENUADO

No padrão de crescimento atenuado (Fig. 9.3C), observa-se diminuição na velocidade de crescimento, representada no gráfico por uma curva que se afasta progressivamente da curva normal. Isso significa que a criança tem algum problema atual. Esse padrão de crescimento pode estar associado a desnutrição primária ou secundária, doenças renais, gastrintestinais, cardíacas, pulmonares, hepáticas, neurológicas, diabetes, colagenoses, doenças ósseas e articulares, doenças genéticas e síndromes dismórficas e deprivação psicossocial. Na maioria das situações, o problema não é de etiologia hormonal, e o pediatra, antes de investigar causas endócrinas para a baixa estatura, deverá afastar diversos outros fatores que podem atenuar o crescimento.

Como existem inúmeras causas capazes de produzir um padrão alterado de crescimento, neste capítulo serão discutidas apenas as mais freqüentes ou ilustrativas de problemas raros.

Desnutrição

Estima-se que dois terços da população infantil sofra de desnutrição, sendo, portanto, a principal causa de baixa estatura; todavia, deve-se ressaltar que a incidência desse problema varia nas diversas regiões. Enquanto nos países desenvolvidos são muito mais freqüentes as causas familiares de baixa estatura (baixa estatura intrínseca ou crescimento lento), nos países em desenvolvimento, a desnutrição é o principal problema associado à baixa estatura. No Brasil, a pesquisa nacional sobre saúde e nutrição, realizada pelo Instituto Nacional de Alimentação e Nutrição (INAN) em 1989, revelou que 16% das crianças com idade inferior a 5 anos apresentam baixa estatura. O comprometimento do crescimento foi associado à baixa renda e à desnutrição, pois, em alguns Estados do Norte e Nordeste, onde existem piores condições sócio-econômicas e nutricionais, a prevalência de baixa estatura foi superior a 30%, enquanto no Sul e Sudeste ficou entre 5 e 10%.

Não pode haver crescimento normal sem uma oferta adequada de proteínas, calorias, vitaminas e minerais, portanto, a anamnese alimentar das crianças com baixa estatura deve ser feita de forma cuidadosa. Nos dois primeiros anos de vida, deve-se verificar se a criança está recebendo suplementação de ferro e de vitamina D, pois a carência desses nutrientes é bastante comum.

Além de avaliar a oferta nutricional, é importante lembrar que, na desnutrição aguda, existe, inicialmente, um maior comprometimento da idade-peso, quando comparada à idade-altura; entretanto, nas formas crônicas, observa-se que tanto a idade-peso como a idade-altura estão comprometidas. Na fase de recuperação nutricional, a criança recupera primeiramente o peso e, nessa fase, a idade-peso supera a idade-altura. Com exceção do raquitismo, em que existe distorção no crescimento, tanto na desnutrição primária como na secundária, a baixa estatura é proporcionada. A idade mental pode estar ou não comprometida, na dependência da época de instalação e da intensidade do processo de desnutrição.

Nos países em desenvolvimento, geralmente, a desnutrição é primária, enquanto nos países desenvolvidos não é raro encontrar a desnutrição secundária às síndromes de má absorção ou às doenças crônicas.

Crescimento intra-uterino retardado e prematuridade

É uma das causas mais comuns de baixa estatura. A média de estatura da criança nascida de termo é de 51cm, e o limite inferior (–2 desvios-padrão) é de 48cm. O crescimento intra-uterino retardado é uma alteração heterogênea que pode estar associada a diversas síndromes e malformações, e muitas crianças (10 a 30%) não irão atingir a curva da normalidade. Estima-se que, na adolescência, o risco de baixa estatura para os *meninos* que nasceram pequenos para a idade gestacional seja quatro vezes superior ao da população e, para as meninas, três vezes maior que os controles. Entre 10 e 30% das crianças que nascem pequenas para a idade gestacional serão portadoras de baixa estatura.

O crescimento fetal está muito mais relacionado às condições maternas, ao suprimento de oxigênio e nutrientes e à ação da insulina do que à herança e à ação dos GH ou da tireóide. Por outro lado, nas deficiências de GH e de hormônios tireoidianos, normalmente não se observa baixa estatura ao nascer; a desaceleração do crescimento é observada mais precocemente no hipotireoidismo congênito, enquanto na deficiência de GH, normalmente, observa-se atraso na velocidade de crescimento após o primeiro ano de vida. A idade gestacional, o tipo e as condições do parto, assim como as intercorrências durante a gestação e o período neonatal (toxemia, infecções, gemelaridade, exposição a medicamentos, drogas, fumo, álcool e drogas) têm grande importância na avaliação da criança com baixa estatura. Várias doenças que acometem o crescimento podem manifestar-se desde o nascimento por meio do comprometimento do peso, altura e/ou perímetro cefálico, como, por exemplo, infecções congênitas, alterações cromossômicas e síndromes dismórficas, displasias esqueléticas e baixa estatura familiar. Dentre os diversos fatores que podem contribuir para a prematuridade e o baixo peso ao nascer, destaca-se a desnutrição, que é, também, importante causa de crescimento intra-uterino retardado. Nos países desenvolvidos, a freqüência de recém-nascidos prematuros e de baixo peso é semelhante (5 a 6%), enquanto em países em desenvolvimento o percentual de crianças com baixo peso ao nascer é de 18%. Em alguns serviços de referência, o percentual de crianças com baixa estatura associada a crescimento intra-uterino retardado é ainda mais elevado.

Existem diferenças no padrão de crescimento dos recém-nascidos pré-termo (RNPT) e daqueles pequenos para a idade gestacional (RNPIG) que devem ser conhecidas pelo pediatra, pois o crescimento intra-uterino retardado é uma das causas mais freqüentes de baixa estatura na criança que segue o padrão de baixa estatura intrínseca (Fig. 9.3A). Os RNPT apresentam retomada lenta do crescimento, enquanto os RNPIG, maior tendência de atingir mais precocemente a curva de normalidade. Deve-se ressaltar que, em ambos os casos, a retomada do crescimento estará na dependência dos antecedentes pré-natais associados à prematuridade e/ou ao baixo peso, bem como à presença e à gravidade dos problemas que essas crianças tenham apresentado no período neonatal, como, por exemplo, anoxia, hipotermia, hiperbilirrubinemia, distúrbios metabólicos e infecções. Espera-se que os RNPIG recuperem o crescimento e atinjam a curva normal entre 6 e 12 meses de vida, quando não apresentam doenças ou malformações associadas ao baixo peso de nascimento. A proporcionalidade entre peso, estatura e perímetro cefálico nos RNPIG é um fator de mau prognóstico em termos de recuperação pondo-estatural, pois reflete um comprometimento do feto em épocas mais precoces da gestação. Quanto aos RNPT, espera-se uma normalização do perímetro cefálico por volta dos 18 meses; do peso, até os 24 meses; e da altura, até terceiro ano de vida. Crianças que nascem com menos de 27 semanas de gestação podem demorar mais para atingir a curva normal.

Geralmente, os recém-nascidos de baixo peso que até os 3 anos e meio não recuperam o crescimento e não atingiram a curva de normalidade serão portadores de baixa estatura na vida adulta.

Doenças cromossômicas e síndromes dismórficas

Existem diversas aberrações cromossômicas associadas à baixa estatura; dentre elas, a mais freqüente é a síndrome de Down, cuja incidência é de 1 em cada 660 recém-nascidos. Na síndrome de Down, ocorre a trissomia completa do cromossomo 21, em 94% dos casos; em 6%, ocorre mosaicismo ou translocação. A incidência da síndrome de Down está diretamente relacionada com a idade materna; quando a mãe tem mais de 40 anos, o risco é superior a 1%. As principais manifestações clínicas da síndrome de Down são: hipoto-

nia muscular, flexibilidade exagerada das articulações, fácies achatado, rimas palpebrais oblíquas, pavilhões auriculares pequenos, displasia da segunda falange do dedo mínimo e sulco simiesco. Em 40% dos casos, a criança apresenta alterações cardíacas e, nos meninos, o pênis é pequeno.

Normalmente, nas doenças cromossômicas e nas síndromes dismórficas, a criança nasce com crescimento intra-uterino retardado. Além da baixa estatura, freqüentemente se encontra clinodactilia do quinto dedo e retardo mental, associados aos estigmas característicos de cada doença.

Embora a maioria das crianças com doença genética apresente atraso no desenvolvimento e sinais característicos da doença de base, muitas vezes esses sinais não são percebidos pelo pediatra. O principal exemplo de alteração cromossômica que pode passar despercebida pelo pediatra é a síndrome de Turner, uma causa freqüente de baixa estatura em meninas com desenvolvimento neuropsicomotor normal. A incidência da síndrome de Turner é de, aproximadamente, 1 em 2.000 crianças com fenótipo feminino, porém, entre as meninas com baixa estatura, sua prevalência é bem maior (1 em 60). Na síndrome de Turner, a criança geralmente apresenta baixa estatura ao nascimento, linfedema de mãos e pés, pescoço curto e com excesso de pele, prega cutânea, baixa inserção de cabelos, cúbito valgo, cardiopatia, amenorréia primária ou secundária. O diagnóstico da síndrome de Turner só pode ser confirmado pela análise cromossômica, pois apenas 50% das crianças apresentam fenótipo X0; 12 a 20%, duplicação ou perda de um braço cromossômico; e 30 a 40%, mosaicismo, tendo, portanto, a análise do esfregaço bucal positiva. É importante lembrar que, muitas vezes, a baixa estatura é o único sinal da síndrome de Turner e, nessa situação, o diagnóstico só poderá ser feito com o cariótipo. Portanto, quando não se tem um diagnóstico para a baixa estatura das meninas, recomenda-se solicitar o estudo cromossômico para investigar a síndrome de Turner.

A síndrome de Noonan é muito semelhante à de Turner (baixa estatura, implantação baixa de cabelos na nuca, pterígio do pescoço, cúbito valgo), porém, é uma síndrome de etiologia desconhecida (cariótipo normal), de ocorrência esporádica, em que são mais freqüentemente encontrados retardo mental e tórax infundibuliforme acentuado, cardiopatia e, no sexo masculino, pênis de dimensões reduzidas e criptorquidia.

A síndrome de Silver-Russel também é de etiologia desconhecida e de ocorrência esporádica. A criança apresenta baixa estatura de origem pré-natal, face triangular, pequena, e ângulos da boca desviados para baixo. O fechamento da fontanela bregmática é tardio e o lactente pode apresentar escleróticas azuladas. Existe tendência para sudorese excessiva e para hipoglicemia provocada pelo jejum, especialmente entre 6 meses e 3 anos de idade. A presença de clinodactilia do quinto dedo é considerada um marcador genético dos nanismos dismórficos, sendo notada com grande freqüência nas síndromes de Noonan e de Silver-Russel.

Progéria

Progéria (doença de Gilford – Fig. 9.4) é uma forma muito rara de baixa estatura. Os pacientes apresentam fácies característico, senilidade precoce, com aterosclerose, fechamento precoce epifisário, alopecia, artropatia deformante. A mandíbula é caracteristicamente hipodesenvolvida, e a implantação dentária, defeituosa. No início, pode ser difícil o diagnóstico diferencial com displasia ectodérmica. Esta, por sua vez, assemelha-se em muitos aspectos com a doença de Ellis-Van Creveld; é provável que as três pertençam à mesma categoria. Por outro lado, tem-se verificado que alguns casos de progéria apresentavam manifestações de esclerose sistêmica progressiva desde o nascimento.

A etiologia é desconhecida; estudos endocrinológicos não puderam provar alterações importantes em nenhuma glândula endócrina, apesar de se acreditar ser a doença primariamente uma disfun-

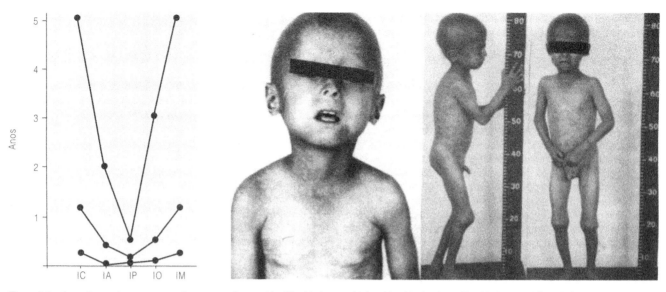

Figura 9.4 – Aspecto geral e auxograma de um caso de progéria. IC = idade cronológica; IA = idade-altura; IP = idade-peso; IO = idade óssea; IM = idade mental. Prontuário 5.792.

ção hipofisária. Estudos metabólicos mostraram que a dieta ingerida por um paciente em estudo era normal, bem como não havia hipoabsorção de nenhum nutriente: verificou-se, entretanto, que o paciente consumia, para o metabolismo basal, 95cal/kg, contra 60cal/kg para uma criança normal de mesmo peso. Os dados sugerem, pois, um estado de hipermetabolismo que determina consumo aumentado de energia para o metabolismo, sem que haja sobra para o crescimento e o acúmulo de gordura. Não foi possível relacionar essa situação com o hipertireoidismo. Estudou-se a doença em dois irmãos, filhos de pais consangüíneos: os dados sugeriram que a doença pudesse ser de origem genética, transmitida por herança recessiva, devendo-se lembrar que a síndrome de Werner (progéria no adulto) é evidentemente familiar, a disostose cleidocranial freqüentemente associada à progéria é quase sempre familiar e alguns familiares dos pacientes portadores da doença têm sintomas, como, por exemplo, calvície na mãe. Contagem de cromossomos de células da medula óssea revelou padrão normal.

Quanto aos dados bioquímicos, refere-se a valores normais no sangue para glicose, cálcio, fósforo, atividade da fosfatase alcalina, proteínas, sódio, potássio e iodo; uréia duvidosamente elevada e colesterol seguramente elevado. Constatou-se aumento da concentração das lipoproteínas no soro. Um estudo de aminoácidos revelou hipoacidemia e hiperaminoacidúria com PBI elevado e captação de ^{131}I aumentada: esses dados reforçam a hipótese de que a progéria pudesse ser um estado de hipermetabolismo.

A evolução dos pacientes é para a morte, que ocorre em torno dos 15 anos de idade, registrando a literatura caso cuja morte se verificou quando o paciente tinha 21 anos de idade. As manifestações clínicas do estágio mais avançado da doença decorreram quase todas da aterosclerose: hipertensão arterial, ataques anginosos, hemiplegia e infarto do miocárdio. Psiquismo íntegro todo o tempo, mas as condições físicas do paciente levam-no a crises de depressão. Não há tratamento: andrógenos, antitireoidianos e cortisona foram usados sem resultados.

Deprivação emocional ou nanismo psicossocial

Crianças hospitalizadas ou que vivem em meio socialmente inadequado (pais separados, alcoólatras, agressores) podem apresentar crescimento atenuado, às vezes, simulando hipopituitarismo adquirido. Essas crianças apresentam, freqüentemente, atraso na fala, problemas de comportamento, distúrbios alimentares, polidipsia e vômitos. Existe uma diminuição da secreção de GH, provavelmente associada à falha do hipotálamo em estimular a hipófise e, na maioria das vezes, existe também diminuição do crescimento associada à desnutrição. A idade mental da criança com nanismo psicossocial, geralmente, está atrasada e, nos casos mais graves, pode haver deficiência mental.

Baixa estatura associada a doenças sistêmicas

Nas crianças com doenças sistêmicas crônicas, freqüentemente, a atenuação do crescimento é multifatorial. Essas crianças apresentam distúrbios metabólicos, nutricionais, emocionais e, às vezes, recebem tratamento prolongado com corticosteróides. Geralmente, as doenças sistêmicas que causam atraso no crescimento acompanham-se de sinais e sintomas característicos, porém, muitas vezes, existem crianças com doenças renais, metabólicas, inflamatórias e síndrome de má absorção que só apresentam baixa estatura ou que têm comprometimento no crescimento precedendo o quadro característico da doença de base por vários anos. Isso ocorre freqüentemente na doença celíaca, doença de Crohn, retocolite ulcerativa e em uma variedade de nefropatias crônicas (acidose tubular renal, nefropatias intersticiais, síndrome de Bartter).

As deficiências hormonais são causas pouco freqüentes de atraso no crescimento; todavia, deve-se salientar que, em muitas doenças capazes de promover atenuação do crescimento, existe hipotireoidismo associado. O hipotireoidismo pode estar associado a síndrome de Down, diabetes, doença celíaca e, também, deficiência de GH; portanto, recomenda-se avaliar a função tireoidiana em crianças com esses problemas e crescimento muito prejudicado. Além disso, deve-se lembrar que a diminuição da velocidade de crescimento é a característica mais importante do hipotireoidismo adquirido.

No hipotireoidismo neonatal, o quadro é mais característico (atraso na velocidade de crescimento associado a retardo no DNPM, icterícia prolongada, letargia, instabilidade vasomotora); porém, no hipotireoidismo adquirido, observado após tireoidite de Hashimoto ou descompensação de glândula tireóide ectópica ou disgenética, o quadro clínico é mais sutil. Nessas situações, os sinais mais evidentes de hipotireoidismo são o aumento no peso e o retardo no crescimento. Ao contrário do hipotireoidismo neonatal, geralmente, não se observa comprometimento na idade mental nos casos de hipotireoidismo adquirido.

O hipopituitarismo é causa bastante rara de baixa estatura, com incidência de 1 em 10.000; pode estar associado a doenças pituitárias primárias (familiar, aplasia, hipoplasia, adenomas, craniofaringioma, destruição por traumatismo, infecção ou irradiação do sistema nervoso central) ou ser secundário à disfunção hipotalâmica (idiopático, infecções, tumores, histiocitose, irradiação, psicossocial). A suspeita de hipopituitarismo deve ser feita em toda criança com atraso acentuado na velocidade de crescimento, com antecedentes de parto anômalo, baixa estatura proporcionada e DNPM normal. A deficiência de GH não leva ao crescimento intra-uterino retardado, porém, no período neonatal, as crianças com deficiência desse hormônio, comumente, apresentam icterícia prolongada e hipoglicemia e, no sexo masculino, a presença de micropênis e hipoplasia da bolsa genital devem fazer suspeitar de hipopituitarismo congênito. A atenuação do crescimento associada à deficiência de GH, geralmente, só é notada após os 2 anos de idade, embora possa ocorrer desde o nascimento; a velocidade de crescimento das crianças com hipopituitarismo, comumente, está abaixo de 3cm/ano, e quase sempre é inferior a 4cm/ano após os 4 anos de idade. Tanto no hipopituitarismo idiopático como no hipopituitarismo adquirido, observa-se que a idade óssea está bastante atrasada, geralmente compatível com a idade-altura; porém, esse achado é pouco específico para o diagnóstico, pois a maioria dos casos de baixa estatura de causa visceral, inclusive desnutrição, acompanha-se de atraso na idade óssea.

Doenças do esqueleto
(incluindo mucopolissacaridoses)

O grupo de doenças do esqueleto é de grande complexidade, incluindo doenças de diferentes índoles, nem todas comprometendo primariamente o esqueleto e algumas podendo ser incluídas em outros itens da classificação. Há três tipos de doenças e quatro locais. Os três tipos são: 1. *displasia*, que se traduz por um erro de modelagem do osso, afetando de modo similar todos os ossos: o defeito parece ser enzimático e a displasia pode ser hipoplástica ou hiperplástica; 2. *distrofia*, que se traduz por falha do metabolismo e da nutrição do osso; e 3. *disostose*, que significa distúrbio da ossificação propriamente dita e inclui as alterações ósseas secundárias às alterações de partes moles, músculos e nervos: podem ser considerados distúrbios do desenvolvimento dos tecidos ectodérmicos e mesenquimais. Quanto aos locais, são os seguintes: 1. *fise*, que é a cartilagem de conjugação; 2. *metáfise*; 3. *diáfise*; e 4. *epífise*. Os três tipos de doença e os quatro locais permitem uma classificação das doenças do grupo que é apresentada no quadro 9.2.

Algumas das entidades do grupo evoluem com excreção urinária aumentada de mucopolissacarídeos e por isso podem ser consideradas como mucopolissacaridoses e encaradas como erros congênitos do metabolismo.

O diagnóstico geral das mucopolissacaridoses pode ser feito pela demonstração da existência de quantidades aumentadas na urina de mucopolissacarídeos, o que pode ser verificado qualitativamente pelo teste de Dorfman: o reconhecimento do tipo de mucopolissacarídeo excretado é indispensável para o diagnóstico exato da doença, mas exige técnicas laboratoriais relativamente complexas.

Clinicamente o grupo apresenta combinações variáveis quanto à intensidade das seguintes manifestações: fácies grotesco, baixa estatura, debilidade mental, alterações esqueléticas e opacificação de córnea.

O grupo de doenças do esqueleto é enorme, como sugere o quadro 9.2. Em seguida apresentamos algumas entidades: acondroplasia (como doença-tipo), osteogênese imperfeita, osteopetrose e doença de Morquio (osteocondrodistrofia).

Acondroplasia* (Fig. 9.5)

Sinonímia – condrodistrofia, condromalacia.

Etiopatogenia e anatomia patológica – atraso da ossificação endocondral por causa de alterações da cartilagem de proliferação (incapacidade de produção suficiente de cartilagem colunar): há um crescimento endocondral totalmente desordenado, com ossificação periostal e calcificação normais. O resultado é a formação de ossos

---

* Com a colaboração de Vaê Dichtchekenian.

Quadro 9.2 – Classificação das osteocondropatias (segundo Rubin).

Tipo \ Local	Displasia Hipoplástica	Displasia Hiperplástica	Distrofia	Disostose
Epífise	Displasia espondiloepifisária, congênita ou tardia: doença de Morquio* Displasia múltipla epifisária, congênita (condroangiopatia calcária) ou tardia	Excesso de cartilagem articular: displasia epifisária hemimélica	Hipotireoidismo	Baixa estatura diastrófica
Fise	Acondroplasia	Hipercondroplasia: doença de Marfan** Encondrocromatose (forma localizada: discondroplasia de Ollier)	Gargulismo* e variantes	Doença de Ellis-Van Creveld
Metáfise	Fracasso na formação: hipofosfatasia Fracasso na reabsorção: osteopetrose	Formação excessiva: exostoses múltiplas	Raquitismo Hiperparatireoidismo	
Diáfise	Fracasso na formação de: · osso periosteal: osteogênese imperfeita · osso endosteal: osteoporose idiopática	Formação excessiva de: · osso periosteal: displasia diafisária progressiva · osso endosteal: hiperfosfatasia	Osteoporose de variada etiologia	Disostose cleidocranial

* Mucopolissacaridose.
** Evolui com excesso de altura.

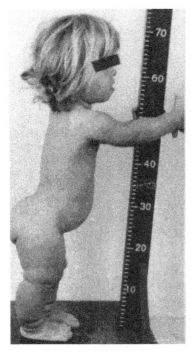
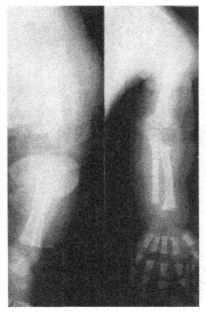
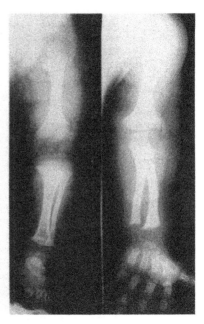

Figura 9.5 – Aspecto geral e alterações radiológicas na acondroplasia.

curtos, largos e toscos. Doença de etiologia desconhecida, porém provavelmente de origem genética. Incide igualmente em ambos os sexos.

Dados clínicos – o aspecto geral do doente é característico: extremidades simetricamente curtas, com tronco e crânio normais; trata-se de baixa estatura/rizomélica. Devido ao crescimento normal dos ossos da calota craniana e insuficiente dos ossos da base, o doente apresenta um fácies característico com nariz chato, depressão da raiz nasal e fronte proeminente. Acentuação da lordose lombar, protrusão do abdome e das regiões glúteas. Desenvolvimento neurológico, muscular e mental normais. Bioquímica sangüínea sem alterações. Os casos típicos são inconfundíveis, mas os casos limítrofes podem ser confundidos com lues (aspecto do nariz), hipotireoidismo e raquitismo. Por causa da rizomelia, pode, eventualmente, ser necessário estabelecer o diagnóstico diferencial com osteogênese imperfeita e condroangiopatia calcária congênita (ver a seguir). Não há tratamento etiológico, mas é importante a correção ortopédica de deformidades e o apoio emocional ao paciente.

Em 1990, Gavriil Ilizaro publicou uma nova técnica de alongamento ósseo, que consiste em um fixador ósseo externo constituído por anéis de metal e por fios tensionados transósseos. Essa técnica trouxe um grande avanço no crescimento ósseo, independentemente da cartilagem de crescimento, promovendo em média um incremento de 1cm/mês. Evidentemente, em processos dessa envergadura, algumas complicações poderão ocorrer, como comprometimento do tendão de Aquiles, lesões de músculos e articulações adjacentes.

Os portadores de acondroplasia e hipocondroplasia são considerados ideais para o alongamento ósseo. Em geral, as articulações não estão comprometidas e o tronco não está alterado, a não ser nos casos em que a cifose torácica esteja presente (Fig. 9.6).

Recentemente vários autores têm publicado trabalhos com resultados similares, com ganho médio de 20cm do membro alongado. Peretti e cols., em 1995, utilizaram uma técnica que consiste em duas cirurgias diferentes na tíbia nas idades de 5 e 10 anos e duas no fêmur aos 6 e 12 anos, obtendo um ganho de 18 a 23cm. Cattaneo e cols. estudaram o alongamento do úmero obtendo um ganho médio de 9cm, sem complicações graves.

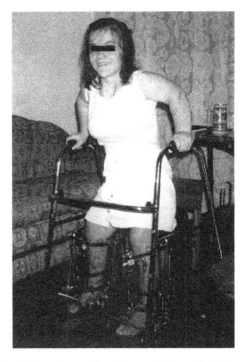

Figura 9.6 – Adolescente acondroplásica, aos 15 anos de idade, submetida ao alongamento ósseo de tíbia pela técnica de Ilizarov.

Os resultados do alongamento ósseo são encorajadores e assinalam para uma melhora considerável na qualidade de vida desses indivíduos.

Dados radiológicos – ossos longos com diminuição do diâmetro longitudinal e aumento do transversal. O perônio costuma ser mais longo do que a tíbia. As extremidades dos ossos longos são alargadas, irregulares, em forma de taça ou cogumelo. Idade óssea variável, normal ou moderadamente atrasada, já que o processo de ossificação pode ser muito lento.

Osteogênese imperfeita (Fig. 9.7)

Sinonímia – doença de Vrolick, doença de Lobstein, osteopsatirose, displasia congênita dos ossos, osteoporose congênita, osteíte parenquimatosa crônica.

Etiopatogenia e anatomia patológica – doença sistêmica por defeito do mesênquima. Atividade osteoblástica deficiente, o osso maduro é de qualidade fetal. O retículo da pele fracassa na diferenciação em colágeno. Ossificação do crânio em mosaico. A ossificação endocondral é normal. Herança dominante (forma tardia) ou recessiva (forma congênita).

Dados clínicos – na forma congênita precoce, a criança nasce com inúmeras fraturas, crânio grande e membranoso, escleróticas azuis. Na forma tardia, as primeiras fraturas aparecem com 1-2 anos de idade. Há flacidez ligamentosa e eventualmente surdez. Nem sempre é possível distinguir ambas as formas. Diagnóstico diferencial importante com o raquitismo e escorbuto (alterações bioquímicas e radiológicas diferentes) na osteogênese imperfeita.

Dados radiológicos – osteoporose, calcificações do crânio em mosaico, cifose por colapso das vértebras, deformidades variáveis pelas fraturas antigas, fraturas recentes subperiostais.

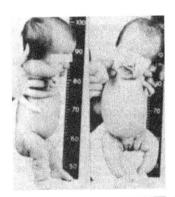
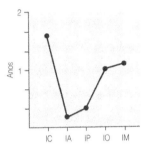
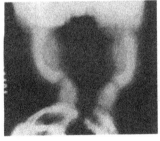
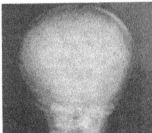

IC = idade cronológica; IA = idade-altura; IP = idade-peso; IO = idade óssea e IM = idade mental.

Figura 9.7 – Aspecto geral, estudo radiológico e auxograma de um caso de osteogênese imperfeita. A fotografia foi tirada quando a paciente tinha um ano e seis meses de idade cronológica. Prontuário 6.796.

Osteopetrose (Fig. 9.8)

Sinonímia – doença de Albers-Schoenberg, doença marmórea, osteosclerose frágil disseminada, osteosclerose ebúrnea.

Etiopatogenia e anatomia patológica – espessamento das corticais. Ossificação endocondral perturbada por inibição parcial ou total da reabsorção óssea (atividade osteoplástica diminuída). Há hiperhemólise nas formas graves ou moderadas. Geralmente herdada por mecanismo recessivo: em alguns casos, de modo dominante.

Dados clínicos – as alterações ósseas constam de osteoporose generalizada, alterações do crescimento, fragilidade óssea (fraturas, geralmente pouco dolorosas), compressão de nervo óptico, surdez, retardo da dentição, prejuízo da visão. As alterações hemato-

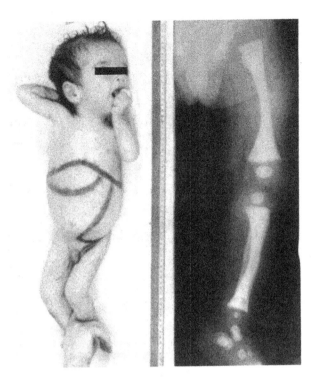

Figura 9.8 – Aspecto geral e ossos longos de um caso de osteopetrose. Note-se a grande hepatoesplenomegalia. Prontuário 8.008.

lógicas incluem anemia hipocrômica resistente e grave e hepatoesplenomegalia, às vezes, de grandes proporções. Não há alterações bioquímicas descritas.

Dados radiológicos – aumento da densidade óssea, sem possibilidade de distinguir entre a medular e o córtex. O comprometimento é praticamente universal. Maturação óssea normal. O diagnóstico radiológico pode ser feito *in utero*.

Osteocondrodistrofia (Fig. 9.9)

Sinonímia – doença de Morquio, distrofia óssea familiar, osteocondrodistrofia deformante, disostose encondral metaepifisária, doença de Braislford-Morquio.

Etiopatogenia e anatomia patológica – as lesões anátomo-patológicas restringem-se à cartilagem: irregularidade na linha epifisária com número inadequado de condrócitos, podendo faltar o arranjo colunar normal. Nas formas puras, não há indício de tesaurismose, mas na variante Morquio-Ullrich há aumento de mucopolissacarídeos, porém quimicamente diferente da substância encontrada na lipocondrodistrofia (osteocondrodistrofia + lipocondrodistrofia = mucopolissacaridoses?). Herança recessiva.

Dados clínicos – crescimento e desenvolvimento normais até cerca de 1 ano. As principais alterações dizem respeito ao tórax: cifose acentuada, esterno saliente. Pode haver fusão de vértebras cervicais. O pescoço é curto, a cabeça está enterrada nos ombros. Articulações hiperdistensíveis por flacidez dos ligamentos. Esqueleto craniofacial, desenvolvimento sexual e inteligência geralmente normais. Em alguns casos, há debilidade mental, olhos oblíquos e epicanto. Em outros, há opacidade de córnea, hipoacusia, corpos de Reilly e aumento de mucopolissacarídeos (variante de Morquio-Ullrich). Não há alterações bioquímicas nas formas típicas. Quanto ao diagnóstico diferencial: ausência de debilidade mental + ausência de deformidades das mãos + ausência de hepatoesplenomegalia fazem a diferença com a lipocondrodistrofia; bioquímica de sangue diferencia do raquitismo; exames especiais para tuberculose diferenciam do mal de Pott.

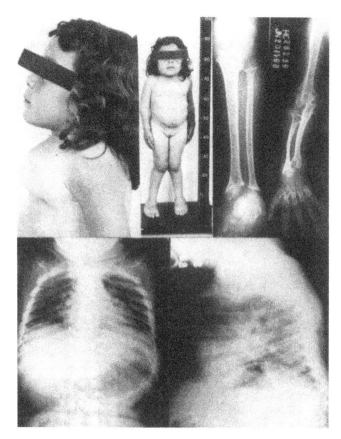

Figura 9.9 – Aspecto geral e estudo radiológico de um caso de doença de Morquio. Prontuário 28.891.

Dados radiológicos – coluna: quase toda comprometida; há deformação e deslocamento de vértebras e plastispondilia. Pelve: acetábulo fundo e irregular, podendo haver fragmentação dos ossos formadores do acetábulo. Geralmente, os fêmures apresentam posição vara acentuada. Membros: pode haver displasia epifisária (fragmentação e deformidade das epífises).

AVALIAÇÃO CLÍNICA DA CRIANÇA COM BAIXA ESTATURA

Devido aos inúmeros fatores que podem comprometer o crescimento e que nem sempre são excludentes, a avaliação da criança com baixa estatura deverá ser feita de forma cuidadosa, iniciando-se por uma boa anamnese e um exame físico completo, que são muito mais esclarecedores em relação às possíveis etiologias da baixa estatura do que qualquer avaliação laboratorial. A avaliação clínica da criança com baixa estatura, muitas vezes, é suficiente para que se possa tranqüilizar a família sobre a ausência de doença, visto que a maioria das crianças com baixa estatura e velocidade normal de crescimento não tem nenhuma doença. Todavia, antes de classificar uma criança como portadora de baixa estatura de causa familiar, o pediatra deverá afastar outras causas de retardo no crescimento, pois a baixa estatura intrínseca é um diagnóstico de exclusão. Além disso, é importante lembrar que a carência de ferro é altamente prevalente em nosso meio, mesmo entre as crianças com boas condições sócio-econômicas, e que alguns problemas, como raquitismo hipofosfatêmico, doenças renais crônicas, doenças cromossômicas, síndromes dismórficas e hipotireoidismo adquirido, podem apresentar-se apenas em crianças com baixa estatura. Em toda criança com baixa estatura devem ser afastados os fatores que mais freqüentemente agravam o crescimento, mesmo quando elas não tenham antecedentes importantes de morbidade e alteração ao exame físico.

Recomenda-se investigação laboratorial mínima para toda criança com baixa estatura, que deve incluir:

- hemograma completo com VHS;
- análise do sedimento urinário;
- exame de fezes;
- radiografia de punhos para avaliação da idade óssea.

Como a infecção do trato urinário pode ocorrer sem sintomatologia específica nos lactentes jovens, recomenda-se, também, a realização de urocultura, quando a criança tiver idade inferior a 24 meses.

Algumas causas de nanismo visceral são bastante evidentes na anamnese e exame físico, especialmente quando a criança apresenta outros sinais ou sintomas relevantes, como cianose, visceromegalias, comprometimento neurológico ou alterações cardíacas e pulmonares graves. Porém, é importante lembrar que existem causas viscerais de baixa estatura que muitas vezes passam despercebidas, como é o caso das nefropatias tubulares e intersticiais e das síndromes de má absorção, cuja única manifestação clínica pode ser a baixa estatura. Quando a velocidade de crescimento estiver abaixo da esperada ou a baixa estatura for muito acentuada, recomendam-se acompanhamento mais freqüente da criança e investigação mais aprofundada. A solicitação de exames laboratoriais nesses casos será direcionada pelos dados de anamnese e exame físico, especialmente quando a criança apresentar sinais e sintomas evidentes de baixa estatura de causa visceral. Sabe-se que, mesmo entre as crianças que apresentam atraso importante na velocidade de crescimento, é muito pequeno o número daquelas com algum tipo de deficiência hormonal; portanto, antes de encaminhar a criança com baixa estatura para avaliação endocrinológica, cabe ao pediatra avaliar se a baixa estatura é de etiologia familiar, se está relacionada a crescimento intra-uterino retardado (alterações placentárias, infecções congênitas, síndromes dismórficas, alterações cromossômicas); se a criança já foi desnutrida ou pode ter alguma causa de nanismo visceral, como síndrome de má absorção, distúrbios renais ou metabólicos, se têm infecções freqüentes; se foi submetida a tratamentos hormonais e, ainda, se pode ter algum distúrbio endócrino. Além disso, existe uma causa que, embora comum, muitas vezes é esquecida – a privação psicossocial. Desde a década de 1960 reconhece-se que crianças hospitalizadas ou que vivem em meio hostil apresentam deficiência no crescimento que, possivelmente, está relacionada à baixa produção de GH em função de uma diminuição nos estímulos hipotalâmicos.

Além desses exames citados, toda criança com baixa estatura importante (mais de 3 desvios-padrão em relação à média) que não tenha etiologia definida deve ser submetida à seguinte avaliação laboratorial:

• **Dosagem de cálcio, fósforo e fosfatase alcalina** – para afastar raquitismo de etiologia carencial ou familiar.

• **Cariótipo** – deverá ser realizado em toda criança com fácies sindrômico, baixa estatura de início pré-natal, malformações e alterações genitais e naquelas que evoluem com baixa velocidade de crescimento. Esse exame é fundamental em meninas com baixa estatura e atraso na velocidade de crescimento, mesmo que não apresentem nenhum outro estigma da síndrome de Turner.

• **Dosagem de Na, K, uréia, creatinina e gasometria** – para investigar se a criança não apresenta alguma nefropatia. Muitas vezes, a atenuação do crescimento é o primeiro sinal de nefropatias tubulares e intersticiais em crianças jovens.

• **Eletroforese de proteínas, colesterol e pesquisa de gordura nas fezes** – sempre que houver comprometimento importante do peso, por desnutrição primária ou secundária. Se possível, recomenda-se, também, a dosagem do anticorpo antigliadina para investigação da doença celíaca nos casos em que houver suspeita de desnutrição secundária. A doença celíaca, em muitos casos, pode cursar sem diarréia ou outros sinais de má absorção e seu diagnóstico definitivo é feito pela biopsia.

• **Glicemia de jejum** – 10% das crianças com hipopituitarismo idiopático apresentam hipoglicemia de jejum assintomática, e 10%, convulsões por hipoglicemia, a qual também é freqüente nas crianças com síndrome de Silver-Russel.

• **Radiografia de crânio** – 80% dos indivíduos com hipopituitarismo idiopático apresentam diminuição no volume da sela túrcica e, no hipopituitarismo adquirido, muitas vezes, é fácil identificar a presença de calcificações quando este se deve a um craniofaringioma.

• **Dosagens de hormônios tireoidianos** – o hipotireoidismo adquirido após a tireoidite de Hashimoto ou por descompensação de uma glândula tireóide hipoplástica ou ectópica, geralmente, não se acompanha por retardo mental ou por atrasos muito evidentes da idade óssea; além disso, em muitos casos de doença hipofisária observa-se, também, acometimento da tireóide.

A partir dessa avaliação clínica e laboratorial, o pediatra estará capacitado a identificar a maioria das causas de baixa estatura. Não há dúvida de que o GH exerce um papel fundamental na promoção do crescimento normal; todavia não se pode esquecer que, se a criança apresentar problemas nutricionais, metabólicos, psicossociais ou outras deficiências hormonais, a suplementação de GH será de pouca utilidade. Portanto, antes de pesquisar deficiência de hormônio de crescimento, o pediatra deve afastar a presença de outros fatores que possam estar comprometendo o crescimento.

Sabe-se que a secreção de GH ocorre em picos, com maiores elevações durante o período de sono e que, na maioria das vezes, os valores basais do GH são normais, mesmo quando a criança apresenta hipopituitarismo. Portanto, se existe um exame que o pediatra **não** deve solicitar na investigação da criança com baixa estatura, seguramente, é a dosagem do nível basal do GH. Quando houver suspeita de hipopituitarismo, a criança deverá ser referida ao especialista, pois o diagnóstico de deficiência de GH só pode ser confirmado após a realização de duas dosagens hormonais com testes de estimulação da hipófise (exercício, clonidina, arginina ou insulina). Normalmente, são realizados, pelo menos, dois testes para avaliar a produção do GH, pois 10 a 20% das crianças normais não apresentam resposta normal quando se faz apenas um teste.

Infelizmente, muitos profissionais, enquanto investigam a causa da baixa estatura, prescrevem suplementos vitamínicos ou orexígenos como "placebo". Essa conduta não beneficia a criança e pode até prejudicá-la, visto que esses fármacos não são substâncias inertes. Alertamos os pediatras para o risco associado ao uso de anti-histamínicos, que podem causar hipoglicemia ou diminuir ainda mais a glicemia de crianças com síndrome de Silver-Russel ou deficiência de GH. A prescrição desnecessária de medicamentos é, no mínimo, pouco ética e jamais deveria substituir a relação médico-paciente e o papel de orientador e educador que cabe ao pediatra.

SEÇÃO II **Alta Estatura**

coordenadora LUCIA FERRO BRICKS

1   A Criança com Alta Estatura

LUCIA FERRO BRICKS

Considera-se de alta estatura a criança cuja altura esteja dois ou mais desvios-padrão acima da média para sua idade e sexo ou acima do percentil 97 nas curvas de referência. Ao nascimento, a estatura maior ou igual a 56,3cm é considerada excessiva e, ao término do crescimento, os limites superiores do normal são: 192cm para o sexo masculino e 179cm para o sexo feminino.

Normalmente, na infância, a alta estatura não causa muita preocupação à família, que, geralmente, considera a estatura acima da média um traço desejável, especialmente no sexo masculino. Assim, o pediatra poucas vezes é solicitado a opinar sobre crianças que apresentam crescimento excessivo. Felizmente, as causas patológicas de alta estatura são raras, mas o crescimento excessivo pode estar associado às doenças genéticas ou à produção excessiva de hormônio de crescimento (GH), esteróides sexuais ou hormônios tireoidianos. Para identificar esses problemas, a anamnese deve ser detalhada, e o exame físico, completo.

Na anamnese é importante inquirir a família sobre a estatura de nascimento. A alta estatura já está presente ao nascimento nas seguintes situações:

• gigantismo cerebral (síndrome de Sotos);
• síndrome do cromossomo X frágil;
• homocistinúria;
• síndrome de Marfan.

Em outras situações, a alta estatura tem início mais tardiamente, como é o caso do hipertireoidismo, da insensibilidade aos andrógenos, da síndrome de Klinefelter, dos tumores hipofisários e da puberdade precoce.

Outro aspecto fundamental na avaliação da criança com alta estatura é o conhecimento da altura dos pais, a fim de se calcular a altura-alvo (ver capítulo anterior), que deve ser anotada no gráfico de crescimento.

Como o crescimento é um processo dinâmico, é essencial avaliar a velocidade de crescimento. Na criança com alta estatura de causa familiar e na obesidade, a velocidade de crescimento é normal. Nos casos de puberdade precoce, de produção excessiva de GH e de hipertireoidismo, porém observa-se aumento da velocidade de crescimento. Deve-se ressaltar que, apesar de a criança apresentar, nos estágios iniciais da puberdade precoce, altura maior do que a de seus pares, sua altura final estará comprometida.

Quanto ao exame físico, deve-se pesquisar cuidadosamente a presença de malformações e de estigmas de doenças genéticas, bem como de outras alterações sugestivas de doenças sistêmicas. Na maioria das doenças genéticas, a criança tem aparência anormal e atraso no desenvolvimento. O retardo mental é mais freqüente na síndrome de Sotos, nas síndromes do cromossomo X frágil e na homocistinúria do que na síndrome de Klinefelter. Na síndrome de

Marfan e na homocistinúria, freqüentemente a criança tem o cristalino ectópico. Na síndrome de Klinefelter e na insensibilidade a andrógenos, a alta estatura está associada à presença de fenótipo feminino ou a alterações em genitais; em ambas, observa-se atraso na puberdade e os indivíduos são inférteis.

Em nosso meio, considera-se que a menina apresenta puberdade precoce quando as mamas e os pêlos pubianos surgem antes dos 6,7 anos de idade cronológica, e a menarca, antes dos 8,8 anos. No menino, a puberdade é considerada precoce quando pêlos pubianos e volume testicular aumentado surgem antes dos 8 anos de idade cronológica. Na puberdade precoce, as manifestações clínicas dependem da causa de base desencadeante da puberdade.

Quando o crescimento excessivo está associado a um aumento na produção de hormônio de crescimento, podem-se observar intolerância à glicose, melanose, macroglossia, crescimento excessivo das partes moles e visceromegalia. Geralmente, a produção excessiva de hormônio de crescimento se deve à presença de tumor em região de sela túrcica. As manifestações mais precoces desses tumores são a cefaléia e os distúrbios visuais, que podem ser identificados à campimetria. Eventualmente, os tumores hipofisários produtores de GH podem crescer e lesar outras células hipofisárias, causando outras alterações hormonais (hipotireoidismo, hipopituitarismo).

A seguir, descrevem-se as *principais causas de alta estatura*.

Alta estatura familiar – espera-se que 2,5 a 3% das crianças normais tenham altura 2,5 desvios-padrão acima da média. A alta estatura familiar, também conhecida como alta estatura primária, é observada em filhos de pais altos. Nessa situação, o risco de a criança ser portadora de alta estatura é de 1 em 160 e, normalmente, além do fator hereditário, não há nenhum outro dado clínico, radiológico ou laboratorial presente. Ao contrário da baixa estatura intrínseca familiar, o prognóstico é considerado pior no sexo feminino, especialmente quando a idade óssea está atrasada em relação à idade cronológica e quando há atraso na puberdade, visto que o crescimento excessivo não é desejável nas meninas. Embora não exista tratamento etiológico para a alta estatura familiar, quando a menina prépúbere é muito alta, alguns autores recomendam a deflagração medicamentosa da puberdade, na tentativa de desacelerar o crescimento. Cada ano de tratamento com estrógenos é capaz de acelerar a idade óssea em 1,5 a 2,5 anos.

Alta estatura associada à obesidade – normalmente, as crianças com obesidade exógena apresentam aumento na idade-peso, idade-altura e idade óssea. Apesar de serem crianças altas, sua altura final não será acima da média. A orientação alimentar é fundamental para prevenir os problemas associados à obesidade.

Síndrome de Marfan – trata-se de doença de transmissão autossômica dominante, em que a alta estatura já está presente ao nascimento. A criança apresenta membros e dedos longos (aracnodactilia) e a envergadura é maior que a altura. São comuns a hiperflexibilidade articular, as deformidades torácicas, a cifoescoliose e o deslocamento de cristalino. Na síndrome de Marfan, as alterações cardíacas são comuns; 95% apresentam prolapso de válvula mitral e dilatação de aorta. O aneurisma de aorta pode levar à morte. Normalmente, as crianças com síndrome de Marfan têm desenvolvimento normal. O diagnóstico diferencial deve ser feito com homocistinúria.

Homocistinúria – crianças com homocistinúria lembram, fenotipicamente, a síndrome de Marfan, pois, além da alta estatura, também apresentam deslocamento do cristalino. Entretanto, diferentemente da síndrome de Marfan, o retardo mental é comum em crianças com homocistinúria. Outras alterações são: tromboembolismo, osteoporose e comprometimento renal.

Síndrome de Klinefelter – é uma doença genética, em que a criança apresenta genótipo 47,XXY. A prevalência estimada é de 1 em cada 1.000 recém-nascidos com fenótipo masculino. A alta estatura não está presente ao nascimento, porém as crianças com essa síndrome apresentam disgenesia dos túbulos seminíferos e testículos pequenos. Após a puberdade, 90% apresentam ginecomastia, que está associada a uma maior incidência de câncer de mama; observam-se um grau variável de eunucoidismo, com os membros inferiores desproporcionalmente longos, diminuição nos pêlos do rosto e do corpo, falo e testículos pequenos. O retardo mental é freqüente, assim como a insuficiência gonadal, que causa infertilidade. Nessa síndrome, também existe intolerância à glicose (19%) e diabetes melito (8%).

Síndrome de Sotos – essa síndrome, também conhecida como síndrome do gigantismo cerebral, é de etiologia desconhecida. A criança apresenta fácies grosseiro e alta estatura ao nascer, mãos e pés grandes e retardo mental. São comuns macrocefalia, com abaulamento da região frontal, hipertelorismo, dentição precoce e palato em ogiva. A maturação óssea, geralmente, está adiantada, e o crescimento é mais rápido nos dois ou três primeiros anos de vida. Normalmente, aos 10 anos de idade, esses pacientes apresentam altura compatível com a idade de 14 ou 15 anos. Mais de 80% das crianças apresentam oligofrenia moderada ou grave. A falta de coordenação motora, aliada à oligofrenia e à alta estatura, freqüentemente leva a problemas de relacionamento social.

Síndrome de Beckwith-Wiedemann – nessa síndrome, a criança nasce com alta estatura, onfalocele e macroglossia; o peso médio de nascimento é de 4kg e, no período neonatal, são comuns a hipoglicemia e a policitemia. A estatura média desses recém-nascidos é de 52,6cm. A síndrome de Beckwith-Wiedemann é responsável por mais de 10% dos casos de onfalocele. É comum a presença de sulcos anormais na orelha, os rins são volumosos e pode haver hipertrofia de pâncreas e gônadas. Esses pacientes apresentam alta freqüência de neoplasias (carcinoma de supra-renais, tumor de Wilms, gonadoblastoma), recomendando-se fazer um seguimento cuidadoso para detectar precocemente a presença desses tumores.

Puberdade precoce e doenças virilizantes – são causas mais freqüentes de alta estatura na criança do que a produção excessiva de GH. Os sinais e os sintomas dependem da causa de base, porém a idade óssea está adiantada em relação à idade cronológica e a altura final será inferior à média.

Produção excessiva de GH – essa situação é rara e, geralmente, está associada à presença de tumores hipofisários. A estatura de nascimento e o desenvolvimento neuropsicomotor são normais. A criança com produção excessiva de GH tende a ter um crescimento excessivo de esqueleto e de partes moles. No início do quadro, raramente se observam os sintomas de hipertensão intracraniana, sendo mais comuns as alterações visuais. A campimetria visual é muito útil para detectar precocemente a compressão do nervo ou quiasma óptico. Na suspeita de tumor intracraniano, a dosagem basal de GH pode estar muito elevada. A idade óssea costuma estar avançada e pode haver intolerância à glicose. O exame radiológico de crânio para a visualização de sela túrcica pode evidenciar o aumento do volume selar e a erosão das clinóides anterior e posterior causadas pelo tumor. Para completar a investigação, são de grande utilidade a tomografia computadorizada e a ressonância magnética.

Hipertireoidismo – também é condição pouco freqüente na criança. Normalmente, os sinais e os sintomas característicos do hipertireoidismo, tais como taquicardia, *tremores*, irritabilidade e bócio, já estão presentes quando se detecta a alta estatura.

BIBLIOGRAFIA

1. ALBANESE, A. et al. – Oral treatment for constitutional delay of growth and puberty in boys: a randomised trial of an anabolic steroid or testosterone undecanoate. *Arch. Dis. Child.* **71**:315, 1994. 2. ALBERTSSON-WIKLAND, K. & INTERNATIONAL PAEDIATRIC GROWTH RESEARCH CENTRE – Characteristics of children with idiopathic short stature in the Kabi Pharmacia International Growth Study, and their response to growth hormone treatment. *Acta Paediatr. Scand. (Suppl.)* **391**:75, 1993. 3. ALBERTSSON-WIKLAND, K. & KARLBERG, J. – Natural growth in children born small for gestation age with and without catch-up growth. *Acta Paediatr. Scand. (Suppl.)* **399**:64, 1994. 4. ALLEN, B. – Safety of human growth hormone therapy: current topics. *J. Pediatr.* **128**:S8, 1996. 5. BONAMICO, M. et al. – Short stature as the primary manifestation of monosymptomatic celiac disease. *J. Pediatr. Gastroenterol. Nutr.* **14**:12, 1992. 6. BRESOLIN, A.M.B. & BRICKS, L.F. – Abordagem ambulatorial das crianças com deficiência de crescimento *Pediat. (S. Paulo)* **8**:200, 1986. 7. BRICKS, L.F. – O papel do pediatra na avaliação da criança com baixa estatura. *Pediatria Moderna* **32**:617, 1996. 8. CARA, J.F. & JOHANSON, A.J. – Growth hormone for short stature not due to classic growth hormone deficiency. *Pediatr. Clin. North Am.* **37**:1229, 1990. 9. CATTANEO, R. et al. – Limb lengthening in achondroplasia by Ilizarov's method. *Int. Orthop.* **12**:173, 1998. 10. CHAUSSAIN, C.J.L.; COLE, M. & DUCRET, J.P. – Adult height in children with prepubertal short stature secondary to intrauterine growth retardation. *Acta Paediatr. Suppl.* **399**:72, 1994. 11. CHAUSSAIN, C.J.L.; COLE, M. & LANDIER, F. – Effects of growth hormone therapy in prepuberal children with short stature secondary to intrauterine growth retardation. *Acta Paediatr. Suppl.* **399**:74, 1994. 12. CHERNAUSEK, S.D.; BREEN, T.J. & FRANK, G.R. – Linear growth in response to growth hormone treatment in children with short stature associated with intrauterine growth retardation: The National Cooperative Growth Study experience. *J. Pediatr.* **128**:S22, 1996. 13. COLE, T.J. & COLE, A.J.L. – Bone age, social deprivation, and single parent families. *Arch. Dis. Child.* **67**:1281, 1992. 14. GRAVES, D.A. – Utility of the National Cooperative Growth Study database for safety reporting. *J. Pediatr.* **128**:S1, 1996. 15. HINDMARCH, P.C. & BROOK, C.G.D. – Final height of short normal children treated with growth hormone. *Lancet* **348**:13, 1996. 16. ILIZAROV, G.A. – Modern techniques in limb lengthening: Clinical application of the tension-stress effect for limb lengthening. *Clin. Orthop.* **250**:8, 1990. 17. INSTITUTO NACIONAL DE ALIMENTAÇÃO E NUTRIÇÃO/INAM/FIBGE/IPEA – *Pesquisa Nacional sobre Saúde e Nutrição.* 3ª ed., 1992, p. 33. 18. KANOF, M.E.; LAKE, A.M. & BAYLESS, T.M. – Decreased height velocity in children and adolescents before the diagnosis of Crohn's disease. *Gastroenterology* **95**:1523, 1988. 19. KAPLOWITZ, P.B. – Effect of growth hormone therapy on final versus predicted height in short twelve-to sixteen-year-old boys without growth hormone deficiency. *J. Pediatr.* **126**:478, 1995. 20. KAWAI, M. et al. – Unfavorable effects of growth hormone therapy on the final height of boys with short stature not caused by growth hormone deficiency. *J. Pediatr.* **130**:205, 1997. 21. MAHONEY, C.P. – Evaluating the child with short stature. *Pediatr. Clin. North Am.* **34**:825, 1987. 22. MARCONDES, E. – *Desenvolvimento da Criança. Desenvolvimento Biológico – Crescimento.* Sociedade Brasileira de Pediatria, 1994. 23. MARCONDES, E. – *Crescimento Normal e Deficiente.* 3ª ed., São Paulo, Sarvier, 1989. 24. MERCKE, D.P. & CUTLER, G.B. – Evaluation and management of precocious puberty. *Arch. Dis. Child.* **75**:269, 1997. 25. PAZ, I. et al. – Are children born small for gestation age at increased risk of shor stature? *Am. J. Dis. Child.* **147**:337, 1993. 26. RANKE, M.B. et al. – Prediction of the growth response in children with various growth disorders treated with growth hormone: analyses of data from the Kabi Pharmacia International Growth Study. *Acta Paediatr. Scand. Suppl.* **362**:82, 1993. 27. REKERS-MOMBARG, L.T.M. et al. – Spontaneous growth in idiopathic short stature. *Arch. Dis. Child.* **75**:175, 1996. 28. SETIAN, N. – *Endocrinologia Pediátrica: Aspectos Físicos e Metabólicos do Recém-nascido ao Adolescente.* São Paulo, Sarvier, 1989. 29. STANITSKI, D.F. – Limb lengthening in the skeletal dysplasias and short stature conditions: State of the art in 1997. *Growth Genetics and Hormones* **13**:17, 1997. 30. SMITH, D.W. – *Síndromes de Malformações Congênitas.* 3ª ed., São Paulo, Manole, 1989. 31. STEVENSON, R.E.; HALL, J.G. & GOODMAN, R.M. – *Human Malformations and Related Anomalies.* New York, Oxford University Press, 1993. 32. UNDERWOOD, L.E. & WYK, J.J. – Disorders of human growth. In Wilson, J.D. & Foster, D.W., eds. *Williams Textbook of Endocrinology.* 8th ed. Philadelphia, Saunders, 1992, p. 1106. 33. ZEGHER, F. et al. – High-dose growth hormone therapy for short children born small for gestation age. *Acta Paediatr. Suppl.* **399**:778, 1994. 34. VIGUETTI, N.L. & MACIEL-GUERRA, A.T. – Baixa estatura na infância e síndrome de Turner: uma associação mais freqüente do que se supõe. *J. Pediatr.* **70**:172, 1994.

Décima Parte

Distúrbios Psicológicos

coordenadores

Domingos Paulo Infante
Pilar Lecussán Gutierrez

colaboradores

Annete Harumi Katsuno
Deborah Francis Patah Roz
Domingos Paulo Infante
Lia Lage
Lucimeire Kotsubo
Maria Tereza Martins Ramos Lamberte
Pilar Lecussán Gutierrez
Sara Helena Hassan
Vera P.M. Ferrari Rego Barros
Wagner Rañna

1 A Formação da Subjetividade da Criança

DOMINGOS PAULO INFANTE

INTRODUÇÃO

Tentaremos desenvolver o que julgamos um conhecimento básico para o pediatra sobre a constituição da subjetividade da criança. Não poderíamos subestimar a importância clínica desse conhecimento. Importância não só em termos da relação médico-paciente, mas também em termos de entendimento de fenômenos que, sem ele, são reduzidos a uma mera leitura do real do organismo.

É já um truísmo a afirmação de que o paciente constitui uma unidade biopsicossocial. Contudo, a ação clínica do médico continua sendo norteada por uma ação redutora, uma verdadeira navalha de Occam, privilegiando os aspectos orgânicos. Esse reducionismo não depende da boa ou má vontade deste ou daquele médico. É um fato sustentado pela própria estrutura do discurso médico. Basta ver, por exemplo, a atitude bastante comum de se tentar explicações de determinado fenômeno, usando registros de ordem psicológica ou social, somente após esgotadas as alternativas de explicação de ordem biológica. Justificar epistemologicamente essa atitude é praticamente impossível, entretanto, ela se mantém com uma tenacidade espantosa.

A clínica médica é fundada sobre o positivismo do olhar. O que sintetizamos com o termo "olho clínico" é um conhecimento altamente sofisticado. Atualmente, ele é um dispositivo técnico-científico cuja complexidade obriga o médico a um alto refinamento de especializações as mais diversas. É um avanço, e não há nenhuma necessidade de enaltecê-lo, pois ele é por si só evidente.

O paradoxo, porém, é que esse avanço se construiu sobre uma exclusão crescente do sujeito, a ponto de as manifestações da subjetividade serem tomadas como um ruído indesejável que interfere na pureza do olhar.

Karl Popper, em *Conhecimento Objetivo*, chama a atenção para o que ele chama de *a priori* dogmático de certos reducionismos. Ele consiste na tendência de forçar a explicação de fenômenos complexos com um mínimo de variáveis, não respeitando a pluralidade das questões em jogo. Ele dá como exemplo de reducionismo não-dogmático a convergência do campo da física e da química. Redução quer dizer que todos os achados da química, hoje, podem plenamente ser explicados, ou deduzidos, dos princípios físicos. Essa convergência, porém, não é produto apriorístico de posições dogmáticas, mas sim do avanço de uma pluralidade de questões desenvolvidas num campo e no outro. Entre a biologia e a física, porém, não é possível, no ponto em que as questões se encontram, a mesma redução.

O que acontece no campo médico entre as questões de ordem subjetiva e o conhecimento do organismo é um exemplo típico de reducionismo dogmático. O que nos autoriza estabelecer relações redutoras entre um estado depressivo do sujeito e a química cerebral? Entre uma coisa e outra há uma pluralidade de questões que estão longe de autorizar uma relação de causa e efeito direto.

A questão complica-se ainda mais quando notamos que a questão do reducionismo dogmático não se resume a uma problemática de ordem metodológica, mas envolve outros interesses, como o econômico, representado pelas indústrias farmacêuticas; ou políticos, no sentido de uma política de saúde para um mundo globalizado.

O que propomos, em um movimento inverso da navalha de Occam, é o resgate da subjetividade pelo discurso médico. Resgate teórico, no sentido da racionalidade possível da investigação; resgate operativo, no sentido de acrescentar à instrumentação do olhar a instrumentação de uma *escuta médica*; resgate prático, no sentido de uma clínica cujas intervenções não se limitem sobre a ação no organismo.

DE QUE SUJEITO FALAMOS

O termo *sujeito* tem uma longa história, cheia de vicissitudes, no campo filosófico. Por isso, precisamos esclarecer de que sujeito falamos. No campo filosófico, o sujeito está sempre associado à questão do sujeito do conhecimento oposto ao objeto. O famoso arremate da dúvida cartesiana na expressão "penso, logo existo" é um exemplo clássico da afirmação do sujeito como sujeito de uma consciência, reflexivo e transparente a si mesmo. Ele é um divisor de águas na fundação do conhecimento científico.

O sujeito a que nos referimos, embora tenha uma relação particular com o sujeito mencionado, é o revelado pela psicanálise. O sujeito revelado pelas descobertas inaugurais de Freud está longe de se resumir a esse sujeito da representação filosófica. Pelo contrário, o que a psicanálise revela é um sujeito atravessado por divisões que o estruturam. Divisão entre um saber consciente e um saber inconsciente, entre racionalizações e paixões, entre o eu e seus ideais, entre ato e pensamento, entre necessidade e desejo, entre desejo e gozo etc.

Todas essas divisões remetem a uma divisão estrutural da qual elas são efeito, que é a divisão introduzida pela linguagem. O sujeito cartesiano já era dotado de dois atributos, pensamento e extensão, corpo e alma. Essa divisão de atributos, contudo, era colocada como um paralelismo psicofísico sem articulação precisa. Veremos como a psicanálise articula essa questão do organismo atravessado pela linguagem e suas conseqüências.

A LINGUAGEM HUMANA

Se a linguagem é fundamental para entendermos a construção da subjetividade, é preciso que identifiquemos no que ela se diferencia de qualquer outro tipo de linguagem encontrada em outras espécies. No reino animal, a linguagem resume-se a signos (aquilo que representa alguma coisa para alguém). É assim, por exemplo, que o canto de um pássaro pode representar, para um indivíduo da mesma espécie, a marcação de um território a ser respeitado.

As interessantes observações sobre a linguagem das abelhas permitem que constatemos o grau de sofisticação que pode chegar a comunicação em uma espécie, sem que se saia desse limite de uma linguagem restrita ao signo. Sabe-se, por exemplo, que uma abelha que tenha encontrado uma fonte de néctar pode, voltando à colmeia, comunicar essa descoberta às demais abelhas, com grande precisão, transmitindo não só a direção, como também a distância da fonte. Tal transmissão é feita a partir de uma espécie de dança em forma de um "oito", permitindo que as outras abelhas decifrem a informação. Essa investigação revelou também que as abelhas que recebem essas informações não podem passá-las para terceiras, a não ser com a condição de ir até à fonte, após o que elas estariam aptas a transmitir a informação às demais.

A linguagem humana, diferente da do animal, é uma linguagem fundada no funcionamento do significante. Significantes são elementos discretos que, isoladamente, não significam nada, mas produzem significado quando articulados em cadeias. Numa frase qualquer, os significantes produzem sentido na medida em que estão relacionados a outros significantes, no sentido horizontal de contigüidade (eixo metonímico) e no sentido vertical (eixo metafórico). Em uma frase como *Meu pai é um bom sujeito*, o significante *pai* assume um sentido que está ligado tanto ao que o antecede quanto ao que se segue a ele, assim como remete, em um sentido vertical, a todas as substituições metafóricas possíveis (chefe, autoridade, patrão etc.). O sujeito, ao mobilizar a fala, está mobilizando uma infinidade de sentidos que vão muito além de suas intenções imediatas e que estão associadas a outras cadeias significantes que ele não tem acesso, mas que certamente remetem à sua história. Diferente do signo, o significante torna-se independente do referente e não é linear, mas multilinear. O importante a reter é que o significante permite a autonomia de uma dimensão, que é o *simbólico*. Em outras palavras, a linguagem humana, diferente da do animal, funciona por *ouvir dizer*, dentro de um registro simbólico que tem sua eficácia própria.

Na clínica médica, há supervalorização dos aspectos referenciais da linguagem do paciente em detrimento dos aspectos subjetivos. Dessa forma, tende-se a isolar da fala aquilo que tem pertinência para os referenciais positivistas da investigação médica e desprezar tudo que dessa fala remete a experiências subjetivas. Caricaturando, poderíamos dizer que o médico pode, após uma entrevista, saber tudo dos tapetes que o paciente possui em sua residência, a cor, o tecido, o estado de limpeza, a possibilidade de eles conterem ácaros etc., e não perceber, por exemplo, que para o paciente seus tapetes são tapetes mágicos voadores.

INSTINTO-PULSÃO

Uma conseqüência radical da ação da linguagem no sujeito é a total subversão do padrão instintivo. No animal, o instinto é um padrão de comportamento ligado a um código genético associado a um ecossistema. É um esquema cuja inscrição depende de fatores essencialmente biológicos. Ele é desencadeado por estímulos gerados a partir de necessidades vitais que cessam uma vez saciados. O esquema instintivo visa a um objeto fixo que deve ser encontrado no ambiente.

Por efeito da linguagem, todos os elementos que compõem o instinto, a pressão, a fonte, o objeto e o alvo são modificados. Essas modificações vão dar em um funcionamento totalmente diferente, o qual chamamos pulsão. O impulso, ou a pressão, no instinto, funciona como algo que, uma vez saciado, adormece, até que um novo impulso venha provocá-lo, dado pela necessidade biológica. Na pulsão, a pressão é constante e nunca chega a uma saciedade plena. Comparemos, por exemplo, o comportamento sexual no homem e no animal. A fonte, no instinto, corresponde a processos internos fisiológicos; na pulsão, a fonte desloca-se para as chamadas zonas erógenas ligadas aos orifícios corpóreos. O objetivo, no padrão instintivo, é fixo, invariável; na pulsão, ele é indefinidamente substituível. O alvo, finalmente, no instinto está condicionado à satisfação de uma necessidade; na pulsão, ele pode ser desviado para satisfações de outra ordem, como na sublimação, por exemplo.

Veremos como nas primeiras experiências do bebê já se institui essa diferença entre um comportamento instintivo e pulsional. De momento, é importante reter que grande parte do comportamento humano ficaria incompreensível sem essa noção de pulsão. Como entender, por exemplo, um sintoma como a anorexia? O anoréxico, em uma total insubordinação em relação às funções do viver, escolhe alimentar-se de nada. Ou, como poderíamos entender o comportamento sexual do homem na sua variabilidade?

É interessante notar como há um uso moralizante do instinto, na medida em que a pulsão seria vista como um instinto degenerado, quando na verdade ela é responsável pelo fato de o ser humano também ser de cultura.

O REAL, O SIMBÓLICO E O IMAGINÁRIO

Para a constituição da subjetividade, concorrem três registros diferentes. Essas dimensões se articulam em uma certa lógica em qualquer manifestação da subjetividade. A exclusão de qualquer uma implica a exclusão do sujeito. Cada um desses registros tem

uma consistência própria. Para um médico, é fácil entender essa consistência a partir do registro do real do organismo. No que diz respeito aos outros registros, porém, a formação médica deixa muito a desejar.

Tomemos um sujeito qualquer e veremos que ele tem um nome, que esse nome lhe foi dado a partir de uma escolha de seus pais, que esse nome se repete ao longo da linhagem a que ele pertence, é o de um avô ou tataravô, por exemplo. Ao mesmo tempo, esse sujeito é o segundo filho de uma prole de três. Muito cedo identificaram-se nele traços de comportamento de um parente qualquer, ele é tão inteligente, por exemplo, quanto o tio paterno. Atualmente, esse sujeito é um residente de primeiro ano do Instituto da Criança, portanto é um médico. Todas essas marcas ele recebeu de uma cultura preexistente a ele. São lugares simbólicos que ele ocupa e que constituem o registro de sua subjetividade. Nosso sujeito, quer queira quer não, terá que se ver com as intimações que correspondem a essas marcas que o constituem. Ele terá que responder aos atributos que se espera de um residente, ele terá que honrar o nome do avô, ou será intimado a isso; ele terá que estar à altura da inteligência do tio; ele terá que se situar na família em relação a seu irmão mais velho e seu irmão caçula. Como médico, ele teve que prestar o juramento de Hipócrates etc. O simbólico, portanto, consiste em um sistema de lugares dado pelo universo cultural ao qual o sujeito pertence. Esses lugares preexistem ao sujeito, mas este, ao ocupá-los, recebe suas marcas e é intimado a responder a elas.

Por outro lado, nosso sujeito, ao ocupar esses lugares, pode responder com uma produção singular às intimações que recebe. Há várias maneiras possíveis de se responder às intimações do simbólico. A maneira singular que o nosso sujeito escolherá dependerá de sua história particular que está ligada a várias marcas preexistentes. Elucidemos esse aspecto com uma comparação. Suponhamos que nosso sujeito vá assistir a um jogo de futebol. Seu ingresso corresponde a um certo lugar na arquibancada, que consideraremos como um lugar simbólico. A partir desse lugar, nosso espectador terá suas imagens do jogo condicionadas pelo lugar que ele ocupa. Ele não terá acesso à imagem real do que acontece, mas a ângulos especiais, possíveis para a sua localização. Por outro lado, o fato de ser um torcedor deste ou daquele time (o que constitui uma outra marca simbólica) fará com que ele privilegie este ou aquele ângulo que ele tenha acesso, movido naturalmente pelo seu desejo de torcedor. Pois bem, toda essa produção de imagens constitui uma dimensão que tem seu funcionamento próprio que chamamos de imaginário. Pelo exemplo, podemos notar que por mais que o imaginário prolifere, ele se mantém condicionado pelos lugares simbólicos que marcam o sujeito. Nelson Rodrigues, que, além de ser um dos nossos maiores dramaturgos, foi comentarista de futebol, costumava dizer que o videoteipe nas controvérsias do futebol é burro. O vídeo, por mais que possa registrar o real (que, aliás, ele não esgota), nada tem a ver com o *acontecimento* do futebol que envolve sujeitos em posições diferentes, isso incluindo juiz, torcedor e jogador. Basear-se no real do vídeo seria um ato típico do que ele chamava dos idiotas da objetividade. Poderíamos nos perguntar se, na Medicina, não nos comportamos, com nossos reducionismos, como idiotas da objetividade, negando a diversidade dos registros.

O registro do real, por sua vez, não se resume à realidade, que é sua captação pelo simbólico, ou seja, por mais que o meçamos, radiografemos, microscopiemos, ele é inesgotável e impossível de captarmos em sua totalidade. A ciência, nesse sentido, é um tratamento do real pelo simbólico, mas nunca o esgota.

O OUTRO DO BEBÊ

O bebê, mesmo nascido de termo, é extremamente prematuro. Sua incoordenação e sua imaturidade são evidentes e se expressam na *reação global inespecífica*. É um dado conhecido que quanto mais se ascende na escala zoológica, mais a prole nasce inacabada.

Esse dado nos interessará aqui em dois sentidos. Primeiro, a evidência de que as funções corpóreas do bebê vão ter seu acabamento em um ambiente a partir do qual já atuam os três registros (RSI – real, simbólico e imaginário), o que nos permite compreender por que o bebê funciona com um esquema pulsional e não instintivo. Segundo, essa prematuridade coloca a importância do outro para a sobrevivência e a estruturação do bebê como sujeito. O outro do bebê é o *outro imediato dos cuidados*, mas é também o *Outro** da cultura, ou melhor, da linguagem.

A evolução do bebê não será, portanto, uma evolução linear, a partir de um núcleo qualquer, mas seguirá um percurso que vai sempre da impotência para a antecipação. Essa é uma cronologia peculiar e deve-se ao fato de que o bebê está sempre sujeito às intimações que vêm do outro às quais ele tem que responder. Tomemos, por exemplo, a passagem da alimentação líquida para a sólida. Por mais que o outro que efetua a mudança possa tentar calcular o momento em que o bebê estaria apto a essa mudança, a rigor, o bebê deverá percorrer um caminho que vai da impotência para ingerir *alimentos sólidos* para uma antecipação imposta pelo outro. Outro exemplo seria quando o outro diz ao adolescente *você não é mais criança*, essa palavra de ordem é uma antecipação à qual o adolescente tem que responder. Por mais que o adolescente possa estar apto à experiência, será sempre de uma impotência para uma antecipação não experimentada.

ETAPAS DA CONSTITUIÇÃO DA SUBJETIVIDADE

Passaremos, então, a abordar a seqüência lógica da formação da subjetividade. Seus momentos compreendem: 1. a incorporação simbólica, momento de inscrição pulsional que se efetua nos seis primeiros meses; 2. o infantil propriamente dito, dos 6 meses ao 18º mês; 3. a neurose infantil e o Édipo. Esses momentos são estruturantes, e cada etapa tem um efeito retroativo sobre a etapa anterior, ressignificando-a.

O esquema 10.1 contém as variáveis em jogo que iremos integrando passo a passo.

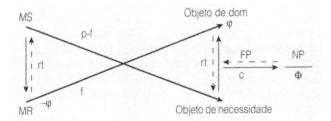

Esquema 10.1 – MS = mãe simbólica; MR = mãe real; FP = função paterna; NP = nome do pai. φ = falo; –φ = falo imaginário; Φ = falo simbólico; p = privação; f = frustração; c = castração; rt = regressão tópica – – →; eixo = ——→ .

Incorporação simbólica–eixo
mãe simbólica–objeto de necessidade

Como dissemos, o bebê nasce extremamente prematuro. Ele tem suas urgências vitais e um único modo de expressá-las, que é o grito, o qual é, em um primeiro momento, desarticulado e pura expressão de uma tensão fisiológica ligada a essas urgências. Não podemos, até aqui, falar de um sujeito ao nos referirmos ao bebê. Ele é um sujeito não constituído. Tomaremos, como hipótese, que nosso bebê é hígido.

---

* O emprego em maiúscula refere-se à ordem da alteridade, isto é, ao campo simbólico, embora o outro semelhante do laço social possa ser seu representante.

Ao outro do bebê, como explicado anteriormente, nesse momento, cabe uma função de mediação entre essas urgências, que são do registro do real, de objetos necessários, e o registro do simbólico, que permitirá que o bebê passe a funcionar no regime pulsional.

A primeira função que a mãe simbólica (MS) exerce é a de suposição de um sujeito no bebê. Assim fazendo, ela toma o grito como um apelo dirigido à sua presença ou à sua ausência. Esse caráter de um valor diferencial ao grito é importante, pois permitirá que ele, por meio dessa mediação, tome o caráter de *significante* no processo. Simultaneamente, a MS interpreta esse apelo como ligado a algo da ordem de uma necessidade, o que a leva a exercer uma ação específica ligada a essa necessidade. Supor um sujeito, tomar o grito como apelo à presença ou ausência, interpretar são funções eminentemente simbólicas, daí chamarmos o outro do bebê nesse momento de MS, pouco importando aqui que se trate da mãe biológica ou não, que seja uma mulher ou não. O importante é que *seja alguém* apto a exercer essas funções.

A alternância de presença-ausência refere-se à presença-ausência simbólica. Para entendermos esse aspecto, podemos comparar com a situação de dois sujeitos dialogando. Quando um fala, para que haja realmente participação do outro como sujeito, é necessário que o primeiro se cale para que o outro possa, com sua fala, tornar-se presente e vice-versa. Ou seja, cada um se alterna em presença e ausência para que o outro possa nesse intervalo se colocar como sujeito. Sem alternância haverá exclusão de um sujeito. É comum o pediatra se defrontar com um comportamento materno do tipo que fala pela criança. São, em geral, mães ansiosas que irradiam tudo que elas supõem que ocorre com a criança: – *Você está com medo do doutor? Não precisa ter medo, ele não vai dar injeção, não é doutor? Olha como o doutor é bonzinho, ele gosta de você etc.* Nessa fala, não há nenhum intervalo que permita uma resposta de sujeito por parte da criança. Poderíamos dizer que é uma mãe só presença. A criança aí e, às vezes, o próprio pediatra ficam como objeto do imaginário da mãe e excluídos como sujeitos.

Voltemos ao bebê. Suponhamos uma primeira experiência de satisfação a partir da ação específica exercida pela MS. Se esta interpreta o grito como um apelo à presença e vem com uma ação específica, isso proporcionará ao bebê uma experiência de satisfação. Essa satisfação de uma urgência vital terá como efeito a interrupção do estímulo interno que originou o grito. Nesse processo, cria-se no bebê um complexo que tem duas vertentes. Uma vertente correspondente a tudo que antecede a experiência de satisfação, que inclui as funções exercidas pela MS, a tensão fisiológica e o grito, e uma vertente de pura satisfação que cessa o processo. A primeira vertente fica memorizada, a satisfação em si, porém, na medida em que interrompe o processo, não ficará memorizada e deverá repetir-se no real quando houver um novo estímulo. Freud explicava esse complexo de duas vertentes por meio do funcionamento neurológico. Os estímulos internos desencadeariam um certo percurso neurológico ligado por sinapses que ficariam assim facilitadas. Na vigência de um novo estímulo, a tendência seria veiculá-los por meio desse mesmo percurso já facilitado, que corresponderia, assim, a uma memória. Ora, nessa memória o que fica retido é a experiência com o outro, o grito como significante, a presença ou ausência do outro. Essa memória, portanto, irá em busca, em última instância, da experiência de satisfação, mas deverá passar pelo outro e já pelo Outro por meio do grito como significante.

Uma segunda experiência, desencadeada pela urgência vital, portanto, desencadeará a vertente do outro do complexo descrito. O encontro com o objeto, porém, não estará garantido. A rigor, o objeto encontrado jamais será o mesmo, o que obrigará a cada experiência um avanço simbólico no sentido de adaptar o objeto à satisfação. Freud exemplifica esse processo tomando como hipótese que, numa primeira experiência, o bebê tivesse um encontro com o seio materno em uma visão frontal, por exemplo, e o seio em uma visão lateral, em uma segunda experiência. Isso implicaria relançamento do processo visando à adaptação a esse "novo" objeto, o que, por sua vez, implicaria avanço de cadeias simbólicas.

O objeto, nessa experiência, é um objeto perdido no passado e reencontrado no real. É esse fato que estrutura o funcionamento subjetivo na repetição. Repetição do mesmo, na vertente simbólica, repetição da diferença, no tropeço com o real. No sujeito adulto, isso é vivido como destino, mas é já nas primeiras experiências do bebê que ele se estrutura. Clarice Lispector nos dá uma imagem do *instante* que pode nos ser útil para entender o que acontece. Ela define o instante como o encontro do ponto de um círculo girando com um ponto no solo. Os pontos do círculo corresponderiam à estrutura simbólica que se repete, a mesma, mas o ponto do solo será sempre *outro* do real.

Esse processo, em sua sincronia, corresponde à inscrição pulsional. Daí o fato de a pulsão, diferentemente do instinto, exercer uma pressão constante a partir das cadeias memorizadas, e daí também o fato de ela não ter um objeto fixo e ser movida por um objeto perdido e sempre substituído.

As cadeias simbólicas assim formadas chamamos *desejo* e o objeto perdido e sempre substituído chamamos *objeto causa do desejo*.

A inscrição pulsional traz consigo, inevitavelmente, uma experiência de *frustração*. A partir dela, o bebê pode, retroativamente, identificar o sofrimento que antecede à satisfação como associado ao Outro, à ausência desse outro que não ocorreu a tempo para aliviar esse sofrimento. Essa experiência é diferente da *privação* em que ele se encontrava e que ele não podia nomear. Essa frustração chamaremos de *frustração de gozo*, uma vez que ela está intimamente associada à satisfação pulsional e marca esta com uma falta atribuída ao outro. Ela é diferente da *frustração amorosa*, que veremos no segundo momento.

Às vicissitudes da inscrição pulsional, seja uma MS só presença, seja só ausência, o bebê pode responder com *regressões*. Em outras palavras, voltar a esquemas anteriores à inscrição diante da dificuldade de avanço simbólico se manifesta como desarranjos funcionais, como o refluxo gastroesofágico, por exemplo.

A inscrição pulsional tem conseqüências imediatas para o bebê:

O auto-erotismo – por meio da inscrição pulsional, o bebê pode passar a usar suas funções corpóreas, não só para a satisfação de necessidades, mas também como um exercício de prazer desligado da necessidade. Isso é possível porque a inscrição permite a substituição de objeto. Em um primeiro momento, os objetos à mão são partes de seu próprio corpo, por isso a chamamos de atividade auto-erótica. Logo, porém, eles são acrescidos de objetos substitutivos para além do corpo, a chupeta, a ponta de um pano qualquer etc.

A coordenação das funções corpóreas – este é um dado importante para a clínica pediátrica que vem sendo bastante negligenciado. Para que as funções corpóreas possam adquirir um ritmo de funcionamento harmonioso, vencendo as incoordenações iniciais do bebê, a inscrição pulsional é de extrema importância, sobretudo nesse momento que nos ocupa, a coordenação dos fluxos alimentar, respiratório, excretório etc. Para essa coordenação, é importante que o dispositivo sincrônico descrito seja oferecido ao bebê, e este não se limite apenas à higidez, mas também às funções necessárias da MS. Refluxo gastroesofágico, vômitos, distúrbios respiratórios, cólicas permanentes são manifestações que o bebê pode apresentar diante de um outro intrusivo que impede a inscrição pulsional.

A função do sonho – vimos que a inscrição pulsional permite a criação de cadeias de desejo que buscam a satisfação. A partir dessa memória, o bebê pode, durante o sono, sonhar a satisfação, o que permitirá um prolongamento do sono que seria interrompido sem essa memória. Sem a inscrição pulsional o bebê terá distúrbios de sono variáveis.

Existem dois quadros clínicos graves que exemplificam a importância da inscrição pulsional. Trata-se do autismo e do hospitalismo. O hospitalismo, particularmente, é demonstrativo de como o simples tratamento mecânico e anônimo das necessidades do bebê não permite uma subjetivação. O autismo, embora sua complexidade vá além do que nos ocupa no momento, demonstra como, sem um outro, que o autista recusa, não há possibilidade do advento de um sujeito.

O infantil propriamente dito/ o eixo MR-objetos de dom

O infantil, convencionalmente, é definido como tenra idade, ingênuo, sem autonomia, dependente, irresponsável, pequeno etc. Em outras palavras, ele é o negativo do adulto. No entanto, o que caracteriza positivamente a posição infantil, independente da idade, é o fato de o sujeito se colocar como objeto do amor do outro. E não de qualquer outro, mas de um outro sem falhas, poderoso, provedor e incondicional. É uma posição densa de conflitos e altamente imaginária. O outro imediato sempre falha, e o Outro da cultura e da linguagem, por mais que especule, jamais terá respostas definitivas sobre o sentido último da existência. Sendo assim, o sujeito terá sempre que se confrontar com essa falha do Outro e buscar o seu próprio sentido de vida. Na constituição da subjetividade da criança, porém, existe um momento no qual essa posição infantil é um passo estrutural necessário. É esse momento que nos ocupará agora.

Vimos no primeiro momento a importância da alternância em presença e ausência da MS. Essa presença-ausência não tem um ritmo, necessariamente, do tipo uma ausência para uma presença $(+ - + -)$, mas pode ser do tipo $(+ - - + + + - -$ etc.). O importante é que haja alternância. Porém, em um segundo momento, com a repetitividade do processo, as síncopes eventuais de só presença ou só ausência têm um efeito de realização da MS.

Para entendermos o que acontece, podemos comparar com a situação de um relógio de uma torre que regularmente escande nosso cotidiano. Na medida em que isso ocorra regularmente, fica incorporado em nosso cotidiano e tem uma função rítmica que mal nos apercebemos. Porém, se esse ritmo começar a ratear muito, o efeito será de tornar a torre com seu relógio muito presente à nossa percepção, exatamente por suas falhas de escansão. A torre torna-se sensivelmente real. O que até ali era um ritmo incorporado passa a ser um enigma sobre a torre real. É esse processo, guardadas as devidas proporções, que ocorre com a MS que se torna mãe real (MR), mudando de registro. A MR é um outro extremamente poderoso, pois ela detém os objetos de satisfação.

Concomitante a essa passagem da MS para MR, há uma mudança também no registro dos objetos. No primeiro momento, os objetos são os objetos da necessidade no registro do real, mas aqui eles passam para o registro do simbólico e passam a ser objetos de dom da MR. Os objetos da necessidade passam assim a ser não somente objetos que satisfazem as urgências vitais, mas também a ser representantes do amor dessa MR que dispõe deles.

É importante insistir sobre as conseqüências dessa mudança de registros. É facilmente observável como o sujeito se relaciona com um objeto simplesmente utilitário e a diferença que ocorre se esse mesmo objeto adquire uma conotação simbólica, quando é um presente de uma pessoa amada. A relação com esse objeto mudará e sofrerá as vicissitudes dessa relação amorosa, com seus altos e baixos. Isso é tanto mais importante quando o que nos interessa é o efeito dessa mudança para o bebê e esses objetos se refiram sobretudo a objetos ligados às funções corpóreas. O bebê passa a comer, respirar, eliminar, não só como uma satisfação de necessidades, mas para o outro, pelo outro ou contra o outro.

O grito, por sua vez, que no primeiro momento tinha o aspecto de apelo à presença-ausência, assume o caráter de *demanda* dirigida à MR. A demanda visa simultaneamente ao objeto e ao outro, ela se dirige ao objeto como dom e ao outro como provedor amoroso e incondicional.

O objeto de dom, por seu caráter simbólico, leva à frustração, desta vez não à frustração de gozo ligada à inscrição pulsional como vimos no momento anterior, mas à frustração amorosa, na medida em que o objeto representa o amor materno mas não é esse amor. Não há nenhum objeto de dom que possa garantir esse amor incondicional do outro, e nesse sentido eles são frustrantes. Entende-se por que a criança mimada, que vê todas suas demandas respondidas positivamente, tende a se tornar mais e mais insatisfeita.

A insatisfação que acompanha o objeto de dom a criança pode eventualmente, em um movimento regressivo, tentar compensá-la com o objeto da necessidade. A obesidade pode ser o resultado dessa compensação, quando o bebê, diante da frustração amorosa, tenta compensá-la com a satisfação alimentar. Como essa compensação, por sua vez, não satisfaz a demanda amorosa, ela é reiterada de forma crescente, dando o caráter aditivo dessa "compensação".

O mecanismo da anorexia é particularmente ilustrativo dessa dialética entre objetos de dom e objetos da necessidade. O anoréxico demanda alimento, visando a uma prova amorosa, se a mãe responde a essa demanda com alimento, ou seja, no registro do real, o anoréxico, para demonstrar que o outro não deu o que foi demandado, responde com a inapetência. A insistência por parte da mãe na necessidade da alimentação aprofunda ainda mais o sintoma, criando um círculo vicioso.

A demanda, sendo sempre uma demanda de amor, diferencia-se do desejo. Vimos no primeiro momento como o desejo corresponde às cadeias associativas que buscam a satisfação, vimos também como o objeto do desejo é um objeto perdido. Na demanda, porém, há uma tentativa de identificar um objeto, o qual é tomado como algo que o outro possui e pode dá-lo como gesto amoroso. Uma dialética se estabelece entre demanda e desejo, a demanda tenta eludir a insatisfação do desejo, criando uma ilusão de satisfação.

Ilustremos essa dialética com a situação de um adolescente que demanda insistentemente uma moto a seu pai. Por um lado, o adolescente, ao dirigir a demanda ao pai, coloca esse pai em uma posição de provedor e de outro amoroso que dará porque ama, esse é o aspecto de dom que o objeto demandado assume. Por outro lado, a moto, nas cadeias associativas do adolescente, representa muitas outras coisas que lhe faltam, faltas que ele imaginariamente julga resolver com a moto. Ele pode buscar ascendência junto aos parceiros, ele julga conquistar as garotas com facilidade, vencendo sua timidez, adquirir "status" pela posse de um objeto cobiçado etc. Ou seja, o objeto de demanda remete a uma infinidade de objetos de desejo que, a rigor, ele não pode satisfazer. É muito provável que o adolescente não tenha consciência de tudo que sua demanda mobiliza em termos de desejo e a satisfação da demanda o mantém em uma certa ignorância desses desejos. A demanda, assim, tem a função de suturar ilusoriamente a falta do desejo. Se a demanda é negada, essa negação obriga a um certo confronto com a falta.

Podemos compreender como a MR, toda poderosa, por ser detentora dos objetos de dom, começa inevitavelmente a mostrar uma certa fragilidade. Os objetos de dom, como vimos, são frustrantes, por serem apenas representantes do amor materno. A experiência de frustração marca a MR de uma falta. Se ela não satisfaz, algo lhe falta. Essa falta gera no bebê uma angústia crescente. Angústia ligada não somente à constatação de que ao outro falta, mas também pelo temor dos movimentos de compensação que esse outro pode lançar mão. Para o bebê, essa compensação do outro só pode ser vista sob o modelo regressivo que ele mesmo realiza diante da frustração, daí o temor de ser devorado pelo outro ou ser abandonado como objeto sem valor. Além disso, surge a questão de poder ser ou ter aquilo que falta à mãe.

Até aqui, descrevemos a situação do lado do bebê. Examinemos, porém, essa dialética do lado materno. A MR é uma função exercida por um sujeito. Tomaremos aqui o caso mais habitual, em que esse sujeito é uma mulher. Como mãe, ela pode muito bem querer corresponder a esse amor incondicional solicitado pela demanda e isso reforça no bebê a expectativa de que ela seja um outro sem faltas. Como mulher, porém, seu desejo vai além do desejo pela criança. A diferença sexual assume a partir daí toda sua importância. A presença ou ausência do pênis é constatada pela criança. Para ela, a diferença passa por essas possibilidades de presença-ausência, e não por uma diferença anatômica precisa (–φ e φ visto no esquema 10.1). Por outro lado, sabemos pelas investigações psicanalíticas como a criança assume para a mulher a representação de equivalente da ausência do falo (criança/–φ). A emergência desse objeto muito especial, o falo, que marca a diferença sexual vai, de certa forma, ressignificar toda a dialética da relação MR-objetos de dom e vai apontar para uma outra figura, que detém efetivamente esse objeto, que é o pai. Isso nos remete para o terceiro momento.

Antes de prosseguirmos, porém, detenhamo-nos nas consequências clínicas de toda essa dialética, de interesse para o pediatra, pois ela produz uma farta sintomatologia.

O jogo que se estabelece entre a MR e a criança é um jogo de enganos mútuos, de constante blefe e equívocos de toda ordem. O que se tenta nesse jogo é ludibriar a falta que se presentifica inevitavelmente, tanto do lado da criança como do lado da mãe. Nesse jogo de engano, as funções corpóreas vão estar em jogo, pois elas assumem, como vimos, não só funções biológicas, mas também representam algo mais. Enurese, encoprese, distúrbios alimentares, birras, distúrbios respiratórios são sintomas que podem estar sustentados por uma lógica como essa.

Podemos dizer que temos dois sujeitos frente a frente com suas demandas e desejos e a confusão que pode ocorrer entre essas demandas e desejos.

A complementaridade tórica

Ilustraremos esse jogo com um relato clínico resumido, para enfatizar a lógica que sustenta o sintoma.

A mãe traz a criança, uma menina de 4 anos de idade, pois esta não tem controle urinário. A situação descrita é a seguinte: freqüentemente a criança solicita à mãe que a leve ao banheiro para urinar. A mãe a leva, mas antes que cheguem ao banheiro a criança urina sem controle. À pergunta dirigida à mãe do porquê ela leva a criança uma vez que esta poderia ir sozinha, a mãe responde entre admirada e enternecida: *Mas doutor, ela é tão pequenina!*

Se analisarmos essa situação, veremos que a mãe tem uma demanda clara de controle dirigida à criança e ao pediatra. Por outro lado, em sua afirmação, *ela é tão pequenina*, revela-se uma posição de desejo no sentido de que a criança se mantenha pequena e dependente. Vemos que entre a demanda e o desejo há uma contradição que a mãe certamente não percebe.

Do lado da criança podemos notar que, com sua demanda e com seu sintoma, ela não responde à demanda da mãe mas certamente corresponde ao desejo materno. O que aconteceria então com o desejo da criança? Podemos dizer que o desejo, possivelmente, seria por autonomia e controle se ele não estivesse, de certa forma, sufocado pela satisfação da demanda que a mãe propicia. Vimos como a satisfação da demanda tem o efeito de evitar o confronto com o desejo, que obrigaria o sujeito a ter que se ver com a própria falta.

Essa lógica é sustentada, pois ela produz satisfação de uma fantasia de não-separação e no nível de cada sujeito evita o confronto com suas próprias faltas.

Podemos dar consistência a essa dialética entre demanda e desejo com o emprego de uma figura topológica, o toro, sob a forma de uma câmara pneumática. Para um sujeito, as demandas seriam representadas pelo circuito interno do toro, na medida em que os objetos das demandas tentariam preencher o vazio central que representa o objeto do desejo, que, como vimos, não é um objeto identificável. Vemos como a demanda com seus objetos pode dar uma volta completa sem que o sujeito entre em confronto com a falta do desejo, representado pelo vazio central. É nesse sentido que a satisfação das demandas mantém o sujeito na ignorância de seu próprio desejo, como vimos no caso da menina relatado:

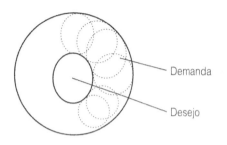

Podemos com a ajuda do toro perceber o que ocorre na dialética entre demanda e desejo em uma relação entre dois sujeitos:

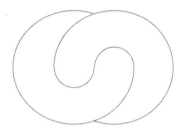

Assim, a demanda de um sutura o desejo do outro. No caso relatado teríamos:

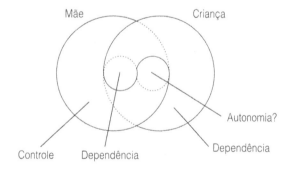

O estado do espelho
Ainda no período que nos ocupa, ocorre um fato muito importante que vai articular-se à dialética descrita até aqui. Trata-se do acesso que a criança tem à sua imagem corpórea.

No reino animal, essa dimensão imaginária tem sua importância, o que demonstra os rituais de acasalamento, ou o fato experimental de uma pomba que, exposta a um recorte de sua imagem corpórea, responde com a ovulação. Esses dados revelam que há consistência da dimensão imaginária no animal que interfere no funcionamento do organismo.

Para o sujeito, porém, o acesso à própria imagem passa pelos fatores já mencionados, a prematuridade e a importância que o outro tem sobre o processo. O processo de acesso à imagem é particularmente demonstrativo do percurso que mencionamos, que vai

da impotência para a antecipação. O bebê tem acesso à própria imagem no momento em que, no real do corpo, ele está longe de estar integrado, ou seja, a "gestalt" do próprio corpo ao qual ele tem acesso corresponde a uma antecipação de uma integração que ele não experimenta no real. Cria-se para ele, ao mesmo tempo que uma experiência jubilosa de integração, uma separação entre o que ele é e o que ele deveria ser. Entre um *ego* e um *ideal de ego*, exterior a ele, e que ele deve alcançar.

É ainda o outro que nesse processo vai dar consistência a essa imagem, pois é no jogo especular que o bebê procurará no olhar do outro o reconhecimento da sua "gestalt" até ali inacessível. Além disso, a imagem ortopédica à qual ele tem acesso reforça sua identificação como objeto desejado pela mãe.

O Édipo e sua resolução/eixo da função paterna
O infantil é uma etapa da constituição da subjetividade de alta densidade imaginária. A complementaridade tórica é em si mesma uma lógica imaginária. Na confusão entre demanda e desejo, o que se busca é ludibriar a falta que se coloca inevitavelmente. O sintoma, como vimos, é uma possibilidade de resolução dos impasses dessa dialética. Se ele traz sofrimento, também traz satisfação, mantendo o jogo ilusório entre mãe e criança.

A saída do impasse fora do registro imaginário do sintoma é o corte da complementaridade tórica. É esse corte que cabe à função paterna realizar. Aqui, também, não estamos falando do pai biológico, mas de um sujeito que sustente essa função.

A função paterna (FP) introduz a lei simbólica em que reinava o imaginário entre mãe e criança. É ela que interdita à criança suas pretensões de ser ou ter o objeto do desejo materno e interdita à mãe tomar a criança como aquilo que lhe falta e da qual ela não quer se separar. A FP nomeia a criança como sujeito e a identifica em seu lugar na família e sobretudo a situa na diferença sexual. Daí a importância do falso simbólico (Φ, visto no esquema 10.1) como divisor dessa diferença.

No momento anterior, vimos, a certa altura, como a diferença sexual se impunha para a criança sob a forma imaginária, e como esse fato reforçava para ela o enigma sobre o desejo materno. Vimos também que já se apontava nesse contexto para uma figura exterior que seria a legítima portadora do falo. É esse enigma sobre o desejo materno que a FP vem responder. Em outras palavras, a FP interdita o incesto, marca a separação entre uma geração e outra e introduz a lei no desejo. A interdição do incesto não é um dado biológico, mas cultural.

A experiência da falta, a partir da operação da FP, não será mais a da frustração como nos momentos anteriores, mas a da castração. A castração corresponde ao acesso do sujeito à lei que o obriga a uma implicação em sua própria falta, sem atribuí-la imaginariamente ao outro. O frustrado sempre interpreta a falta como sendo responsabilidade do outro que não o ama suficientemente, mas o castrado tem acesso ao fato que o outro não é onipotente, que ele também tem suas faltas e, portanto, jamais será um provedor incondicional. Fim, portanto, do jogo de engano, da complementaridade com o outro. O sujeito, a partir daí, terá que se confrontar com o próprio desejo e afirmá-lo em uma negociação com o outro.

É importante não confundir a FP com autoritarismo. No autoritarismo, o pai, ou equivalente, encarna a lei, colocando-se como exceção e como dono da verdade. O bom pai é aquele que sustenta a lei por ter ele mesmo se submetido a ela, ele jamais a encarna. Para ele, a lei é uma referência válida para todos e obedecendo às leis de uma dialética de transformação a partir de uma produção de desejo, de acordo com um contexto determinado, ele ocupa o lugar de poder, mas ele não é esse poder. Essa seria uma boa referência para uma definição de democracia, ou lembrando Thoreau, em *Desobediência Civil*, o bom governo é aquele que não governa.

Em nossa cultura, por razões históricas profundas, há uma grande confusão entre autoridade e autoritarismo. O pai autoritário e fanfarrão não produz sujeitos capazes de afirmar seu próprio desejo, mas objetos prontos para a servidão voluntária. Mais uma vez, podemos nos remeter à dramaturgia de um Nelson Rodrigues, na qual, sob a fachada do pai autoritário e fanfarrão, esconde-se o canalha, que é o primeiro a não se submeter à lei, a fazer das instituições o seu quintal particular.

Para que a FP opere, não basta que o sujeito que a exerça esteja bem posicionado. A relação que a mãe tem com essa função é muito importante. A criança, como vimos, é, potencialmente para mãe, uma compensação para sua falta. Se a mãe tiver muita dificuldade de se separar desse aspecto de compensação, quando ela insiste em manter a criança como um apêndice de si mesma, ela fará tudo para sabotar a FP, dando pouco peso à palavra do pai, protegendo a criança contra a lei. A criança, nesse contexto, tenderá a se subjetivar numa posição perversa de transgressão, sob proteção materna. Situações de birra e falta de limites estão invariavelmente associadas, seja a uma FP fraca, seja a uma ação sabotadora da mãe que tem uma relação ambígua com essa função.

O sintoma paradigmático de uma FP inoperante é a fobia. Esclarecemos como a relação entre MR-criança é uma relação de crescente angústia por sua alta incidência imaginária. Se a FP é frágil, essa angústia se desloca para um elemento exterior, que é o objeto da fobia. É interessante notar como, no imaginário das crianças fóbicas, a ação temida do monstro, do animal objeto da fobia, equivale à castração que deveria vir do pai na figura da lei. Protegendo-se do objeto da fobia, a criança evita a castração imaginária, mantendo-o afastado. Esse processo, porém, não tranquiliza a angústia que só poderia ser apaziguada pela submissão à lei sustentada pela FP no registro simbólico. O que não se resolve no simbólico reaparece no real. A fobia, assim, tenta fazer suplência de uma FP inoperante.

LATÊNCIA

Ao passar pela FP, a criança já tem uma estrutura subjetiva e uma identidade sexual, porém, somente na adolescência, a partir das modificações corpóreas que lhe darão um corpo adulto, é que ela concluirá o processo. O período que vai da primeira infância, que acabamos de descrever, até a adolescência chamamos de período de latência. Se a criança atravessou seu processo de subjetivação sem excessos sintomáticos, ela estará disponível para uma socialização e escolarização. Caso contrário, sintomas variados vão ser formas de respostas da criança a um discurso familiar que, de alguma forma, impede sua expressão como sujeito. Na adolescência, há reativação dos complexos vividos na primeira infância, e a facilidade de superá-los ou não dependerá do que ficou para trás não resolvido. Por exemplo, um episódio de anorexia na primeira infância pode ser reativado em um momento de crise, em que o adolescente se vê intimado pelo outro a corresponder a uma certa posição.

SEMIOLOGIA E TRATAMENTO DAS FUNÇÕES DE SUBJETIVAÇÃO

O instrumento semiológico, por excelência, das funções de subjetividade é a escuta. O pediatra deve estar suficientemente livre de suas preocupações normativas e preconceitos para criar um ambiente propício à fala da criança e dos responsáveis, pois é dessa fala que ele poderá deduzir a lógica do sintoma, como foi visto no exemplo da menina enurética.

Essa semiologia visa a obter elementos para compreender a lógica de sintomas eventuais, mas tem também um importante interesse profilático no sentido de permitir a retificação de funções mal exercidas e potencialmente patológicas.

Do zero aos 6 meses

A semiologia nesse período está centrada na função da MS. Como vimos, ela é exercida por alguém que deve posicionar-se diante da criança, tomando-a como sujeito. Não basta o exercício concreto dos cuidados. É um verdadeiro "diálogo" entre mãe e criança que deve ocorrer. A cada intervenção seguida a uma interpretação qualquer deve haver o intervalo necessário para verificar as respostas do bebê, que são tomadas como respostas do bebê sujeito (o grito como apelo à presença e como apelo à ausência). Mães ansiosas e inexperientes tendem a não dar esse intervalo e seus cuidados têm um efeito intrusivo que impede a inscrição pulsional. Da mesma forma, mães excessivamente obsessivas, presas a normas rígidas de cuidados, tendem a não dar atenção às reações do bebê. Por outro lado, há mães que, por questões de fantasias pessoais, são mais intrusivas em relação a certas funções, como a alimentar ou a respiratória, do que a outras. Nesses casos, cabe ao pediatra detectar essas dificuldades e, por meio do acolhimento das ansiedades da mãe, esclarecê-las e retificar suas atitudes. Essas retificações, por si só, podem remitir ou mitigar sintomas nesse período.

A relação que a mãe tem com a maternidade interessa no sentido de que uma maternidade contrariada pode gerar dificuldades no exercício da função de MS. O desejo ou não pela maternidade não é tão importante quanto a capacidade da mãe de separar suas questões pessoais das do bebê. Devemos lembrar que esse período de inscrição pulsional é fundamental, sua importância é inversamente proporcional à sua duração e não há tempo para esperar correções que podem ser demoradas. Para que o bebê não sofra danos irreversíveis, pode-se pensar em um outro para exercer as funções necessárias. Há mães que, por estarem mal posicionadas em relação à maternidade, têm fantasias de que deixariam a criança cair se a pegassem, ou têm fortes impressões de que o bebê as hostiliza. Inicialmente, deve-se tentar deslocá-las dessa posição ouvindo e retificando suas interpretações fantasmáticas. Essas retificações não surtindo efeito, torna-se necessário o encaminhamento ao psicanalista.

Do lado do bebê deve ser verificado se ocorre modulação gradativa do grito, se ele está desenvolvendo atividades auto-eróticas, diversificando seus interesses objetais, se ele está gradativamente aumentando seus períodos de sono. Todos esses sinais são característicos da instalação da inscrição pulsional e garantem um futuro sujeito. Na ausência deles, muito provavelmente o bebê estará desenvolvendo os sintomas já mencionados.

À intrusão do outro na atividade auto-erótica, o bebê responde com sintomas regressivos. Muitas vezes, essa intrusão é autorizada pela ciência. Uma mãe fonoaudióloga começa a reprimir no bebê a atividade de chupar o polegar em nome de um aparelho fonatório adequado, o bebê responde com intenso refluxo gastroesofágico. Cessada a intrusão, o bebê normaliza. Uma mãe, por orientação pediátrica, dá leite com colherinha como alternativa às mamadas ao seio para que o bebê não abandone o seio pela mamadeira. O bebê responde com vômitos incontroláveis que cessam uma vez devolvido seu legítimo direito a chupar.

Dos 6 meses ao 18º mês

A semiologia nesse período está centrada no sintoma e na lógica que o sustenta. Mais uma vez, é a partir de uma escuta atenta e não preconceituosa do discurso familiar que o pediatra poderá montar a lógica da trama entre demanda e desejo que dá consistência ao sintoma. Implicar os responsáveis na sua participação no sintoma e orientá-los para que se desloquem dessa posição podem trazer efeitos terapêuticos importantes. No caso exemplificado da menina enurética, a implicação do desejo da mãe no sintoma da criança e a orientação para que ela não satisfizesse a demanda foram suficientes para eliminar o sintoma. Esse trabalho de implicação não é um processo de culpabilidade dos responsáveis. Basta lembrar que o desejo deles não é da ordem de um saber consciente.

O pediatra não é um psicanalista. Perceber a lógica do sintoma não garante que ele tenha os instrumentos de intervenção necessários para desmontar essa lógica, a não ser nos casos mais simples. De qualquer forma, o entendimento dessa lógica é no mínimo um instrumento valioso para o encaminhamento convincente para o tratamento analítico.

Durante esse período, mesmo que a criança não apresente sintomas importantes, há uma série de comportamentos da criança que seguem a lógica que vimos para o sintoma. Na medida em que o pediatra pode detectar essas complementaridades, ele pode pontuá-las no sentido de buscar efeitos profiláticos.

SEMIOLOGIA DA FP

Já mencionamos o que seria uma boa FP e quanto ela não deve ser confundida com autoritarismo que, como FP, é uma impostura. Na escuta atenta do pai ou equivalente, o pediatra poderá discernir o quanto ele sustenta a lei para a criança, o quanto ele resiste a possíveis sabotagens maternas, o quanto ele está presente ou ausente em sua função na vida da criança.

Os pediatras, por diversas razões, têm negligenciado cada vez mais a participação do pai no tratamento da criança, limitando suas ações no âmbito da mãe. Seria importante resgatar essa participação que, em alguns casos, é de suma importância. Muitas vezes, o pediatra pode reforçar uma FP tímida ou inconsciente de sua importância assim como alertar para os riscos de uma FP ausente.

O pediatra deve sempre verificar, na relação do casal, o quanto esse relacionamento não interfere nas funções que devem ser exercidas por um e outro. Há concordância nas mensagens dadas à criança? A criança não seria campo de disputa de diferenças conjugais? A mãe dá peso à palavra do pai ou a desqualifica para a criança?

A família é uma instituição em rápida transformação. Não temos uma posição moral no sentido de preservá-la ou atacá-la. O que enfatizamos é que, para o processo de subjetivação da criança, são necessárias determinadas funções que não podem ser anônimas, pouco importando quem as exerça. Uma mãe pode exercer a FP se está consciente de sua importância e não fizer da criança uma compensação permanente para suas faltas. O pai pode exercer as funções maternas na ausência da mãe.

Apresentamos no anexo 1 um roteiro de questões que o pediatra pode lançar mão no sentido de investigação das questões subjetivas da criança.

No anexo 2, colocamos em forma de perguntas e respostas a problemática da transmissão do diagnóstico para a criança e responsáveis.

Anexo 1

PROTOCOLO DE ENTREVISTA

Concomitante à investigação clínica, cabe ao pediatra pesquisar a subjetividade da criança sob seus cuidados. Essa é uma exigência que se coloca para todos os momentos de vida de seu pequeno paciente.

Justifica-se essa investigação, pois:

1. Toda estratégia terapêutica depende, para seu êxito, da participação da criança-sujeito.
2. Entre o pediatra e a criança deve estabelecer-se uma relação que ultrapasse a simples intermediação dos pais. Esse espaço de relação deve ser aberto e operado pelo pediatra, para qualquer idade.
3. A criança deve ter oportunidade de dirigir ao pediatra suas próprias demandas.
4. É a partir dessa investigação que o pediatra pode operar eventuais retificações.
5. Cabe ao pediatra o encaminhamento para um tratamento especializado, quando necessário.
6. No sentido ético, o paciente do pediatra é a criança e não os pais ou agentes educadores.

7. O pediatra não deve confundir a criança-sujeito com a criança do seu imaginário.
8. Onde aparentemente não há sujeito, seja na criança intimidada que não se expressa, seja na criança que ainda não fala, no autismo, na psicose ou na debilidade, o pediatra deve supor uma subjetividade à espera de ser interrogada.

Mais do que informações concretas, este protocolo visa a determinar as posições dos sujeitos envolvidos na formação da subjetividade da criança. Portanto, as questões levantadas não visam ao fatual ou verossímil, mas sim à determinação das posições subjetivas que permitam uma leitura da sintomatologia da criança.

O objetivo primordial é o discurso familiar sobre a criança. O que chamamos de discurso familiar inclui a fala dos pais ou outros agentes que interferem na formação da criança. Discurso ao qual a criança responde com sua fala, seus atos e, sobretudo, com seus **sintomas**.

A família nos interessa, não no sentido de uma instituição de ordem política, social ou moral (que ela é efetivamente), mas sim naquilo que ela é suporte de uma **transmissão irredutível** de funções que são essenciais e limitantes na constituição da subjetividade da criança.

O interrogatório não é exaustivo. Cabe ao pediatra advertido da importância desse interrogatório escolher as áreas a serem mais bem investigadas. Essa escolha deve ser orientada pela sintomatologia e pelo momento da formação da subjetividade.

O interrogatório destina-se a um segundo momento, que deve ser antecedido por uma escuta livre, sem interrupção da criança e dos responsáveis. Não se trata também de padronizar as entrevistas. O pediatra deve buscar seu estilo singular de investigação. Tentamos apenas garantir que os dados que constituem a sustentação "lógica" do sintoma estejam presentes.

ZERO A 6 MESES

Nesse momento, a pesquisa deverá ser encaminhada no sentido de esclarecer as condições subjetivas da mãe. Portanto, há uma ênfase em perguntas que visam ao imaginário e às fantasias em torno das expectativas em se ter um filho (gravidez/parto) e como isso se opera (amamentação/cuidados etc.). A forma de relatar da mãe e o que pode ser observado na sua relação com o filho são índices importantes para a construção da história da criança. Independentemente da emergência de sintomas nessa fase, o protocolo pode auxiliar o pediatra a treinar sua "escuta".

Gravidez/parto

· Como foi a gravidez desse filho?
· Em que momento da vida ela ocorreu? Como era a situação do casal nessa época? Qual foi a primeira coisa que lhe ocorreu ao tomar conhecimento da gravidez? Como isso foi vivido pelo pai?
· Houve transtornos na evolução dessa gravidez? De que ordem? Como foi a participação do pai nesse processo?
· Houve mudanças significativas no seu humor, na sua disposição durante a gravidez? Como você se percebia nesse estado?
· Pedir para a mãe descrever o parto (quais os sentimentos envolvidos, o processo, a duração, o momento em que o bebê nasceu, se houve complicações etc.).
· Pedir para a mãe descrever as primeiras mamadas, as sensações, o contato com o bebê, a maneira como ele reagia etc.

Amamentação/cuidados

· Como você determinou o ritmo de amamentação do bebê (com horários fixos ou sob demanda da criança)? Houve dificuldades na amamentação? Quais, como foram encaminhadas, alguém ajudou?
· Como foi feita a introdução de alimentos novos? Como foi a passagem do peito para a mamadeira? Houve algum transtorno na alimentação?
· O bebê chorava muito? Era possível perceber a razão de seu desconforto? Como?
· O bebê teve cólicas? Como eram e o que você fazia?
· Como era o sono do bebê? Onde o bebê dormia? Onde ele passava a maior parte do tempo?
· Você se ocupava exclusivamente dos cuidados com seu filho? Se não, o que fazia e com quem o deixava? Você se sentia muito exigida nesse início?
· Como você se sentia (psicologicamente) nessa época? Qual era sua vivência mais freqüente?
· Você tinha necessidade de se reportar a alguém para esclarecer dúvidas sobre os cuidados com o bebê?

Bebê/família

· Como você percebia que seu bebê estava satisfeito?
· Ele desenvolveu algum hábito como chupar dedo, segurar pano etc.? Você interferia nesse processo? Como?
· Você notava mudanças no comportamento do seu bebê? Como você lidava com isso?
· Quando ele estava acordado o que você costumava fazer? Você conversava ou se dirigia a ele? Ele respondia de alguma maneira ao seu contato? Como?
· Seu filho diferenciava sua voz ou seu rosto de outras pessoas?
· Seu bebê sorria? Com que freqüência? Para qualquer pessoa? Como resposta ou como provocação?
· Havia alguma reação nele que você considerava estranha ou sem sentido?
· Havia algum gesto característico do seu bebê?
· O que mais dava prazer ao seu bebê?
· Algo o assustava? O que você fazia para acalmá-lo?
· Ele reagia às suas ausências ou retornos? Como?

Pesquisa da posição subjetiva da mãe

· Como ficou a relação conjugal com a chegada do bebê?
· Como era sua vida antes de ter esse filho?
· Como conheceu o marido/pai da criança? Em que condições se casou? Se não casou, por quê?
· Quais eram os projetos individuais, e do casal?
· Quais as lembranças mais significativas da própria infância? Quais as recordações do pai e da mãe?

Dados de observação na consulta/exame físico

· Observar como a mãe segura a criança, como se relaciona com ela (olhares, gestos, fala etc.).
· A mãe é acompanhada por alguém? Quem é e qual sua função/participação na consulta? (Pai, avó, babá etc.).
· Pegar a criança no colo, falar com ela, brincar.
· Como a criança reage ao exame físico? Fica tranqüila, agitada, procura a mãe? A criança reage ao sorriso ou à fala do médico?
· Oferecer algum objeto para a criança segurar ou seguir com o olhar. Qual é sua expressão? Como a mãe se comporta?
· A partir dos 5 meses, fazer a observação com a espátula.

6 A 18 MESES

A partir dos 6 meses, mais do que no primeiro momento, devemos diferenciar o sintoma médico do sintoma analítico. O sintoma médico implica necessariamente um comprometimento anátomo-clínico. O sintoma analítico é um nó de sentidos que implica a subjetividade da mãe e da criança sem comprometimento necessário de ordem anátomo-clínica.

A escuta deve estar centrada sobretudo no decifrável do sintoma. A observação durante a consulta pode ser extremamente reveladora.

· Descreva o problema do seu filho. Como você acha que ele surgiu? Associa com algum fato, mudança, situação etc.?
· Existe algum motivo que lhe pareça ter causado o problema?
· Acha que o problema do seu filho é grave?
· Já ocorreu com outros filhos? Como foi resolvido?
· Alguém na família apresenta o mesmo sintoma?
· O que se tentou para dar conta do sintoma: promessas, ameaças, prêmios, castigos, indiferença?
· O que provoca o sintoma: sentimentos de raiva, contrariedade, pena, agressão, fascínio?
· Quais são as expectativas de cura?
· Há atribuições de responsabilidade em relação ao sintoma?
· O que a criança acha de seu sintoma? A que associa? Incomoda-se, fica em silêncio, não quer saber sobre ele, ou se envergonha?
· Durante o interrogatório deve-se observar como os responsáveis se comportam ao falar sobre o sintoma. Há coerência entre o que é dito e o que é observado, na mímica, na troca de olhares, nos gestos? A criança é incluída ou excluída?
· A criança fica atenta, ausenta-se, interpela, corrige, concorda? Como reage à presença do médico: acolhendo, hostilizando, com medo?
· Responde às interpelações ou se nega?
· Tentar detectar o jogo entre demanda e desejo entre a mãe e a criança (conjugação dos toros).

18 MESES EM DIANTE

O foco de atenção continua a girar em torno do sintoma, porém a importância da função paterna é crucial e deve ser investigada.

· Há colocação de limites? Como a criança reage a eles?
· A mãe e o pai são capazes de sustentar esses limites para além da resistência da criança ou cedem com facilidade?
· Que idéia se tem sobre disciplina?
· Qual a história dos pais com seus próprios pais em relação a ordens e limites?
· Que visão os pais têm sobre seus próprios pais?
· Como é a relação do casal? Há inclusão ou exclusão mútua? Há competitividade? Há atribuições claras e identificadas?
· A mãe/pai considera a palavra do pai/mãe ou a sabota?
· A criança é campo de disputa entre os pais? Protegem a criança um do outro? Sustentam a ordem um do outro ou se desautorizam?
· Como a criança responde a essas situações: faz uso, fica confusa e dividida ou ignora?
· Treinamento dos esfíncteres: como ocorreu? em que circunstâncias? que lembrança deixou? foram momentos difíceis?

Anexo 2

TRANSMISSÃO DO DIAGNÓSTICO EM PEDIATRIA

Existe alguma particularidade do pediatra, comparado com o clínico de adultos, em relação à questão do diagnóstico?

Sim, o pediatra, diferente do clínico de adultos, tem um compromisso com a criança e com os responsáveis. Se o médico de adultos tem que se preocupar apenas com seu paciente, numa relação direta com ele, no caso do pediatra, os responsáveis têm direitos e dúvidas que não são necessariamente as mesmas dos direitos e dúvidas da criança. Dessa forma, o pediatra se vê obrigado a um desdobramento em que ele deve manejar a questão da transmissão de diagnóstico no nível da criança e no nível dos responsáveis.

Haveria algum modo de o pediatra preparar o campo de trabalho em relação a essa questão?

Sim, o pediatra, já no início do atendimento, pode alertar os responsáveis sobre seu compromisso de transmissão do diagnóstico para a criança e que isso será feito quando ele julgar necessário, respeitando o momento da criança e o nível de sua curiosidade, não importando o grau de gravidade desse diagnóstico.

Por que o pediatra deveria colocar-se dessa forma?

A resposta a essa questão tem duas vertentes, uma ética e uma técnica.

Vertente ética – o diagnóstico é uma construção do saber médico. É um poder do médico. É por meio dele que o médico traçará sua estratégia terapêutica e poderá traçar prognósticos favoráveis ou não. Por outro lado, o diagnóstico é um saber sobre o sujeito, sobre seu organismo, sobre sua saúde, e foi obtido a partir de uma demanda e de uma disponibilidade desse sujeito. Não haveria diagnóstico sem uma demanda de diagnóstico. Nesse sentido, o sujeito tem direito a esse saber mesmo quando ele se coloca numa posição de "não querer saber nada sobre isso". A transmissão do diagnóstico é um dever do médico, e só do médico, que não deve deixar ninguém mais exercê-lo.

Vertente técnica – seja qual for a gravidade do diagnóstico, o médico necessitará da colaboração do paciente para a terapêutica proposta. Essa colaboração depende da posição do paciente em relação ao diagnóstico. Em outras palavras, a colaboração depende do quanto o paciente subjetiva o diagnóstico.

O que vem a ser subjetivar o diagnóstico?

Há muita confusão em relação a essa questão da transmissão do diagnóstico. É preciso diferenciar entre estar informado sobre o diagnóstico e subjetivar o diagnóstico. Subjetivar significa o reconhecimento da doença como fazendo parte de si mesmo com todas as implicações desse reconhecimento. Muitas vezes, o pediatra "informa o diagnóstico" sem verificar se foi subjetivado e depois julga, equivocadamente, que o paciente não compreendeu o que foi informado. A subjetivação corresponde a um "dar-se conta", que não é igual a estar informado. Na língua inglesa, existe um verbo que caracteriza melhor a questão da subjetivação, trata-se do verbo "realise", que implica simultaneamente o dar-se conta, o reconhecimento, assim como a implicação pessoal. A criança, via de regra, não subjetiva o diagnóstico no momento em que é informada. Ela necessita de um tempo de compreensão variável, ao qual o pediatra deve estar atento para acompanhá-la, para dar os esclarecimentos necessários na medida em que a criança subjetiva o que lhe foi informado e possa tirar conseqüências disso. Quando o diagnóstico é grave ou sombrio, o pediatra, muitas vezes, o informa como se se liberasse de uma carga e não volta a tocar no assunto, julgando sua tarefa terminada. É um erro; sobretudo nesses diagnósticos, a criança terá maior dificuldade em subjetivá-lo e necessita mais do que nunca que o pediatra sustente sua necessidade de um tempo para compreender. O pediatra deve, periodicamente, verificar que avanços a criança conseguiu nessa subjetivação da própria doença. Isso pode ser feito por meio de perguntas que o pediatra deve fazer para verificar em que grau de conscientização da doença a criança se encontra.

O pediatra deve transmitir o diagnóstico aos responsáveis e deixar que estes transmitam à criança quando quiserem e julgarem adequado?

Absolutamente, os responsáveis estão sempre com algum grau de envolvimento emocional com a criança que impede que eles possam ter a isenção necessária para esse trabalho. Quando o pediatra não toma para si esse compromisso de transmissão do diagnóstico para a criança, ele dá margem a uma série de equívocos que criam áreas de silêncio em relação ao diagnóstico. Essas áreas de silêncio, em geral, vão interferir desfavoravelmente na evolução do tratamento.

O que é tempo para compreender?

Podemos dizer que qualquer acontecimento na vida de um sujeito passa por uma certa lógica que podemos resumir em três tempos: o de ver, o de compreender e o de concluir. Não poderá haver conclusão sem uma compreensão, nem compreensão sem o momento de ver. Nos acontecimentos banais, o tempo de ver, compreender e concluir são praticamente simultâneos. Em um acontecimento, porém, como um diagnóstico com suas conseqüências e riscos, o sujeito pode precisar de tempos muito diferentes até poder tirar suas conclusões. É importante o pediatra estar atento a esses diferentes momentos que ocorrem uma vez transmitido o diagnóstico. É inútil tentar queimar etapas desse processo.

O pediatra pode intervir nesses diferentes momentos pelos quais o paciente passa, uma vez recebido o diagnóstico?

Embora esses momentos dependam muito do próprio paciente, pois é um movimento de sua própria subjetividade, o pediatra pode, quando necessário e dependendo da urgência dos procedimentos, estipular prazos que podem ter um efeito de precipitação desses momentos. Nem sempre os prazos dos procedimentos permitem respeitar-se os tempos do paciente e, nesses casos, o pediatra deve fazer escolhas tentando compor o momento da criança com o dos responsáveis para que estes possam concluir pela criança. O médico também pode, nesses casos, recorrer a recursos de ordem psicológica solicitando uma assessoria para o caso. De qualquer forma, o pediatra deve sempre informar a criança de suas escolhas e sempre contar com a possibilidade de a criança poder participar como sujeito do processo.

A partir de que idade uma criança pode ter um nível de compreensão de um diagnóstico?

Aqui também a resposta comporta uma vertente ética e uma vertente técnica que se complementam. Partimos da posição ética de tomar a criança como sujeito com todos os direitos. Essa subjetividade não nasce com o bebê, mas vai constituir-se a partir de um mundo de relações que se oferece à criança. Sabemos, por exemplo, a importância de que a mãe, já nos primeiros cuidados ao bebê, suponha, nesse bebê, um sujeito. Essa suposição é um elemento extremamente importante para que esse bebê venha efetivamente a se subjetivar e é uma das questões do autismo investigar se essa suposição está presente ou não, pois ela pode não estar. Sabemos, também, que a criança com algum grau de deficiência corre o risco de tornar psicótica, e um dos fatores dessa psicotização é ela não ser tomada como sujeito. Portanto, estamos com uma questão que não depende, a rigor, da atuação da criança, mas de uma certa posição do outro adulto que a toma ou não como sujeito.

Tecnicamente, uma criança tem percepção do outro, como outro, a partir dos 6 meses de idade. Há, a partir daí, uma percepção de que se fala sobre ela, embora não tenha compreensão do que é dito. O pediatra deve, a partir daí, buscar uma certa comunicação com a criança e tentar transmitir alguma coisa e sobretudo considerar que a criança o está julgando, embora isso não tenha nada a ver com os julgamentos habituais. Estar ciente disso

faz com que o pediatra intuitivamente tenha gestos e olhares que incluam a criança no atendimento. A fala eventual do pediatra não terá como efeito a compreensão da criança, mas certamente será registrada como um outro identificado que tem uma função na sua vida. Esse registro será o leito das coisas que se estabelecerão entre o pediatra e a criança.

Uma criança normal pode ter, a partir dos 18 meses, compreensão e recursos de linguagem para participar do diagnóstico. É comum, durante a primeira infância, a criança colocar-se como "não querendo saber" e deixar essas questões para os responsáveis. No entanto, esse desinteresse é muitas vezes aparente ou sintomático e produto da ansiedade. O pediatra deve sempre contornar essa posição da criança e incluí-la no processo. A partir da disponibilidade do pediatra, a criança articula-se e percebe que essa posição de participação tem uma função tranqüilizante que sua posição anterior não permitia.

A reação ao diagnóstico sempre depende do teor de sua gravidade ou depende de outros fatores?

Para o sujeito humano, qualquer informação vai articular-se à história do sujeito e adquirir as nuances dessa articulação. Em outras palavras, o destino de uma informação dada a um sujeito não pode ser determinado simplesmente pelo seu conteúdo fatual. O sujeito tem já, independente do diagnóstico em questão, uma certa relação com doença de modo geral, já tem para si mesmo os limites do que é suportável ou não, já tem suas fantasias e receios em relação à morte e ao sofrimento, e tudo isso irá interferir na maneira como ele recebe o diagnóstico. Esse encontro do diagnóstico com a história do sujeito ou com suas fantasias é, a rigor, imprevisível, mas há um cálculo possível quando o médico tem um certo conhecimento da subjetividade do seu paciente, o que, em geral, vem sendo negligenciado.

Além dos fatores subjetivos, tem-se que levar em consideração fatores do discurso social em relação à doença em questão. Há uma diferença entre o que é uma doença no discurso médico e o que é vulgarizado pelas informações da mídia, o médico tem que fazer as devidas correções e sobretudo exorcizar os fantasmas resultantes dessa vulgarização.

O que fazer quando se julga que a reação do diagnóstico implica riscos para o paciente?

Todas as situações da ação médica comporta riscos, e a prática médica supõe a convivência, e um certo cálculo, para conviver com esses riscos e poder manejá-los. Insistimos, o diagnóstico é uma construção do saber médico, mas é também um saber demandado pelo paciente independente de sua idade, mesmo que essa demanda apareça sobre a forma do "não querer saber nada sobre isso". Uma situação de tal delicadeza merece o "setting" adequado. Falamos anteriormente no momento de ver, compreender e concluir. Se o médico encara o diagnóstico como mera informação a ser transmitida, ele não dará o espaço necessário que a questão merece. Ao paciente que é transmitido um diagnóstico deve ser dado o espaço mínimo necessário para acompanhá-lo, pelo menos em parte, na sua passagem do momento de ver para o momento de compreender. Esse acompanhamento permite que se possa ter o mínimo de dados necessários para uma certa previsão das reações do paciente e responsáveis.

O que quer dizer o "não querer saber nada sobre isso"?

Dissemos que o diagnóstico é uma demanda de saber do paciente, mas que ela pode aparecer sob a forma do "não querer saber nada sobre isso". É uma situação paradoxal, mas o paradoxo é estrutural ao sujeito. Olhar para a própria finitude e sofrimento é para o sujeito tão difícil quanto sustentar o olhar direto para o Sol em um dia de verão. Há um limite para o suportável. É isso que dá o caráter ambivalente do paciente em relação ao saber do médico. Ao lado da demanda de saber, há uma demanda de ser enganado! É esse dado de estrutura que sustenta a maior parte das crenças místicas e religiosas. A morte, o sofrimento, a doença remetem àquilo que o sujeito não quer ver, à sua própria finitude.

O que implica para o médico e particularmente para o pediatra esse "não querer saber nada sobre isso"?

Aqui, talvez, estejamos tocando no ponto gerador de toda confusão em relação à transmissão do diagnóstico; essa divisão no paciente entre querer e não querer saber sobre sua doença coloca o médico como o portador da má notícia. Estar nessa posição exige a sustentação de um certo "horror". Horror que não pode ser escamoteado nem eludido pelo médico. Confrontar-se a esse horror, suportá-lo e não recuar é um dado de estrutura da posição do médico. Na criança, esse não querer saber é intensificado pela transferência que ela faz da sua ansiedade para os pais. Há, portanto, para o pediatra uma dupla sustentação, o horror de dizer aos pais e à criança.

2 A Criança e o Infantil

LUCIMEIRE KOTSUBO

É lugar comum dizer que as crianças de hoje não são as mesmas de antigamente. Essa afirmação, aparentemente banal, aponta para uma importante questão acerca da infância: a da imagem e a da representação da criança.

Não é nenhuma novidade dizer que o olhar sobre a criança, seu lugar na cultura e na sociedade, vem sofrendo mudanças no decorrer da História. Na sociedade européia da Idade Média, a criança era vista, na melhor das hipóteses, como um adulto em miniatura. Para o europeu daqueles tempos, o conceito da infância, enquanto um estado diferenciado da idade adulta, simplesmente não existia. Essa diferenciação ocorre apenas a partir da Revolução Industrial, que marca o início da Idade Moderna e do aburguesamento da sociedade e cultura, processo este iniciado com a Revolução Francesa.

A mentalidade moderna criou as noções de indivíduo e pessoa concomitante a uma valorização da família nuclear e da vida privada. O ideal de família passa a ser do "lar doce lar", onde a mulher, no papel de mãe, e o homem, como pai e provedor, cercados por belos e saudáveis filhos, tornam-se ícones da felicidade e do bem-estar. Se antes a educação acontecia pelo estreito convívio social dos adultos com as crianças, ela passa a ser responsabilidade da família e da escola. A criança, que participava de todas as atividades e ficava exposta a toda espécie de experiência, passa a ser considerada como frágil, imatura, própria a ser educada, corrigida, vigiada. Ela deixa as ruas, passando a habitar o espaço da casa e da escola. De um ser essencialmente igual ao adulto, a criança torna-se um ser que necessita de proteção e tutelagem.

Quais as conseqüências desse novo panorama social e cultural? Chombart de Lauwe (1991) observa uma mitificação da infância nas obras literárias francesas. A criança é tomada como representante do ser autêntico e da natureza. Ela é pura, livre e verdadeira, em contraponto ao adulto, representante das normas, distante da "verdadeira essência" humana. Haveria, portanto, dois mundos, duas esferas de existência opostas entre si, a da vida adulta e a da infância. Tal dualidade revela que o que está em jogo é o próprio mito da origem: a infância, enquanto paraíso perdido, e a vida adulta, o aculturamento e a socialização como perda da totalidade, da liberdade, da pureza e, em última instância, da felicidade plena. A saída para a sociedade moderna, doente e corrupta, estaria no encontro com a criança, como conseqüência disso temos que a criança fica colocada como objeto que falta ao adulto.

Seria ingênuo supor que apenas a literatura européia partilha dessas idéias. A mitificação da infância faz parte do chamado senso comum e produz efeitos mesmo sobre as especializações surgidas nos últimos tempos. A Pediatria, a Psicologia, a Pedagogia e, mais recentemente, as indústrias de consumo e da mídia produzem teorias, manuais, revistas, pesquisas, roupas, alimentos, vídeos voltados exclusivamente para o público infantil. Na base dessas propostas de interação e intervenção, temos várias conceituações, mais ou menos precisas, acerca do que seria a "essência" da natureza infantil. Essas representações imaginárias nem sempre são coerentes entre si, mas guardam um ponto em comum: a criança é tomada como objeto de pesquisa e estudo, dela se extrai um saber, na forma de um modelo, sobre o que é a criança. E é justamente isso que torna pertinente o presente tema dentro de uma obra pediátrica.

O que a psicanálise tem a dizer a esse respeito? Como, do ponto de vista psicanalítico, podemos entender a especificidade da infância e a questão da mitificação do mundo infantil?

Uma das proposições básicas é a de que a chamada "natureza humana" nada tem de natural, ao contrário, o homem é essencialmente um ser de cultura; esse é o traço que o distingue, de maneira definitiva, do restante do reino animal. Não pretendo aqui esgotar todos os sentidos que o termo "cultura" pode suscitar, mas é necessário especificar o uso que a psicanálise faz dessa afirmação. Quando se fala em cultura se fala em linguagem, pois a linguagem é a maneira pela qual a cultura produz seus efeitos sobre a subjetividade, ordenando sentidos, criando significações. A linguagem subverte a natureza, fazendo com que as leis e as normas que regem o homem extrapolem as leis da física, da biologia, da química.

A passagem para cultura, por meio da linguagem, produz efeitos radicais. Não cabe falar em instinto no sentido de uma ação prescrita unicamente pelo biogenético, pois, também, o instinto no homem é marcado pelo simbólico da linguagem, transformando-se em pulsão. O conceito de pulsão remete à articulação entre o corpo e o psíquico, entre a necessidade e o desejo, no qual o objeto de satisfação é eminentemente simbólico. O que quer dizer que, em resposta a uma necessidade, ou a um querer, busca-se algo além do objeto concreto, busca-se algo que ele simboliza. É desse modo que a necessidade biológica do animal se torna desejo simbólico no homem.

Tomemos o exemplo da alimentação. É bastante evidente que o ato de comer responde não apenas à necessidade de saciar a fome – a obesidade e a anorexia são evidências clínicas disso –, mas também está ligado a uma questão de desejo. A comida, para além de sua concretude, é um objeto de satisfação para um sujeito. É por isso que os tratamentos tradicionais para os chamados distúrbios alimentares são pouco eficazes. Ao receitar uma dieta ou remédio ao paciente, o médico que, ingenuamente, desconsidera o aspecto subjetivo envolvido na questão toma a queixa ao pé da letra, sem levar em conta que, muitas vezes, apesar de o paciente querer se livrar do sintoma ele não deseja abdicar minimamente do prazer relativo à pulsão oral.

O mito da origem sugere que o adulto e a criança habitariam dois mundos totalmente diferentes, onde o primeiro ao se submeter às normas e às leis se distanciaria da natureza, enquanto o segundo seria um ser natural. Para a psicanálise, nada poderia ser menos verdadeiro, pois a infância não é o lugar da pureza e da felicidade perdidas, uma vez que a criança, assim como o adulto, é um ser cultural, ambos são sujeitos da linguagem. Com essa afirmação não pretendemos voltar à indistinção entre infância e vida adulta da Idade Média, mas desejamos sim ressaltar que a psicanálise não toma a criança como um objeto inacabado, mais próximo do reino animal e da natureza, como sugere o mito da autenticidade infantil. Nossa proposta é a de que a particularidade da infância não diz respeito a uma mera diferença entre essências, mas estaria relacionada a uma temporalidade durante a qual o sujeito se estrutura.

O conceito de estruturação do sujeito parte do pressuposto de que o ser humano se constitui em sujeito a partir da linguagem, ou seja, o homem estrutura-se em referência à cultura, personalizada por outros que interagem com ele. Tomando a questão da constituição subjetiva pelo princípio, temos que o ser humano desde seu nascimento é marcado pela linguagem de diversos discursos nos quais se constrói uma ou várias imagens de criança ideal. Isso não quer dizer que o corpo ou a maturação não sejam dados relevantes na constituição subjetiva, o que buscamos ressaltar é o papel primordial e fundamental da linguagem no desenvolvimento humano.

A história familiar, a sociedade em que nasceu, a mentalidade de sua época, todos esses fatores determinarão um lugar e suscitarão expectativas para esta ou aquela criança, antes mesmo que ela tenha nascido. Portanto, existe uma criança idealizada que preexiste à criança real, chamaremos isso de criança do imaginário. Sabemos ainda que o recém-nascido humano é de uma prematuridade tal que o torna incapaz de atender as suas próprias urgências vitais, na verdade, ele nem mesmo consegue identificá-las; ao mal-estar advindo das urgências, ele responde com um grito inarticulado. Cabe ao adulto responsável interpretar esse grito como apelo, nomeando-o e significando em nome do bebê; isto é, a mãe dizendo ao filho: "Querido, não chore, sei que você está com fome, mamãe já vai te dar o peito".

A inabilidade decorrente da prematuridade e essa relação de dependência com um outro marcarão toda a infância, criando um cenário no qual o desejo e as expectativas do outro (primordialmente a mãe) é uma questão de suma importância. Porém, entre o que se espera da criança e o que ela é efetivamente capaz, existe um hiato que ela busca minimizar. Isto é, ela responde a um olhar de desejo do outro (familiar, social) procurando adequar-se à imagem idealizada. Essa tentativa de aproximação com a imagem é estruturante, pois, ao buscar ser a imagem idealizada, a criança constitui-se como sujeito. Por outro lado, ela também é alienante, pois a imagem corresponde a uma idealização advinda de um outro. O efeito da idealização é, portanto, simultaneamente alienante e estruturante para o sujeito. Desse modo, a constituição subjetiva parte da impotência do recém-nascido e caminha em direção a uma imagem que precede e antecipa o sujeito.

Por fim, temos o terceiro momento da estruturação, que é justamente o de separação da criança real de sua imagem, o que só é possível quando o outro primordial consegue perceber a criança em si, na sua individualidade, abdicando da imagem idealizada. Essa operação corresponde à passagem da criança como objeto do discurso (familiar, social, científico) para a criança enquanto sujeito que fala, que produz, ela própria, um discurso.

É aqui que surge a questão de como a criança do imaginário pode interferir na relação com a criança concreta.

Como foi dito anteriormente, o discurso cultural do senso comum toma a criança como símbolo do paraíso perdido, ela é aquilo que falta ao adulto, "corrompido" pelas normas e regras sociais. A criança ocupa o lugar de ego ideal, de objeto que falta para a realização plena, de esperança da humanidade. Sendo assim, o olhar que se volta para ela tem como cortina essa imagem estereotipada, que esconde um sujeito que falta e, como tal, dono de um discurso e verdade próprios. Nesses moldes, a única relação possível entre o adulto e a criança é aquela marcada pelo engodo por ambas as partes, pela promessa de recuperação de uma completude mítica, em que a criança participa como cúmplice nessa farsa.

Creio que o grande risco na clínica infantil é o de se deixar tomar pela criança do imaginário, seja ela do imaginário dos pais, seja ela do imaginário do próprio médico. Quando isso acontece, a relação com o paciente fica não só comprometida, mas também potencialmente sintomática. Se não há espaço para que ela fale, para que elabore um saber acerca do seu tratamento, ela fica assujeitada a uma série de discursos (familiar, médico, pedagógico, psicológico) aos quais responde da maneira que pode – recusa-se ao tratamento, faz birras, assume ares de alienamento. Diante dessa situação, o que pode o pediatra fazer?

O pediatra pode, e deve, sempre abrir uma possibilidade de relação direta com seu paciente, não se contentando apenas com um atendimento intermediado pelos pais. O profissional que permite que a criança fale, que se dirige a ela durante o atendimento, que procura explicar-lhe de uma maneira acessível o que está acontecendo, está considerando-a como sujeito. Ao sustentar um espaço no qual o paciente produza um discurso próprio, para além do que é descrito pelos pais, escola ou manuais, podemos superar os modelos que nos fazem ver a infância através de um véu de idealizações.

BIBLIOGRAFIA

1. ARIÉS, P. – *História Social da Criança e da Família*. Rio de Janeiro, Guanabara, 1978. 2. CHOMBART DE LAUWE, M.J. – *Um Outro Mundo: A Infância*. São Paulo, Perspectiva/USP, 1991. 3. INFANTE, D.P. – Dados não publicados sobre "A estruturação da criança", "Kids" e "Relação médico-paciente em pediatria". 4. SILVA, M.A.L. – A criança e o louco no discurso psicanalítico. In Volnovich, J. *A Psicose na Criança*. Rio de Janeiro, Relume-Dumará, 1993.

---

3 Sintoma Médico e Sintoma Psicanalítico

ANNETE HARUMI KATSUMO

A Medicina é uma das mais antigas ocupações, pois, como arte de aliviar e de curar os males e o sofrimento dos homens, acompanha-os desde que eles se juntaram em grupos sociais. Nas comunidades primitivas, as doenças eram atribuídas ao descontentamento dos deuses ou às manifestações de espíritos maléficos e, nas curas empíricas, eram utilizadas mágicas, encantamentos, rituais e ervas.

No mundo ocidental, a prática médica separa-se da superstição na Grécia, com Hipócrates que, a partir de princípios filosóficos de sua época, cria um método que consistia na semiologia, prognóstico e terapêutica. Entende as doenças como uma perturbação da harmonia, que é vista como um equilíbrio de quatro humores: sangue, bílis amarela, bílis negra e muco. Mas a doença é entendida, também, como a tentativa de se obter um novo equilíbrio. Além dessa teoria dinâmica para as doenças, Hipócrates formula, também, os preceitos que balizam o comportamento ético dos praticantes.

O desenvolvimento dos conhecimentos médicos faz-se, lentamente, até o século XIX, quando se estabelecem suas bases científicas, junto com as ciências exatas. A Medicina Moderna abandona, cada vez mais, seu estatuto de uma arte clínica para se aproximar da ciência. Com isso, ela se aproxima da biologia, procurando nela a base para a compreensão das doenças e de seus sintomas. Surgem as especialidades. Não se trata mais de deuses ou de espíritos, mas de agentes patogênicos e de disfunções. Ao privilegiar o aspecto de sua biologia, entendendo o ser humano como um organismo, a Medicina dá ênfase ao olhar que vê o corpo e seus órgãos como objetos de seu estudo. Dessa forma, o discurso médico tem um saber sobre o funcionamento desse organismo biológico, mas nada pode saber de sua subjetividade.

No final do século XIX, Sigmund Freud, ao se defrontar com a inadequação dos métodos de tratamento para as doenças mentais, funda a psicanálise que é, no dizer de uma de suas pacientes, uma "talking cure", isto é, uma cura pelas palavras. Portanto, um tratamento fora do referencial biológico. Mas a psicanálise não é só um método terapêutico, pois, a partir da *escuta dos pacientes* e de si mesmo, Freud pôde teorizar o funcionamento do psiquismo.

Jacques Lacan, psicanalista francês, faz uma releitura da obra de Freud emprestando conceitos da lingüística estrutural e conceitua o *inconsciente* como uma instância estruturada como uma linguagem. Dizer que é estruturado como uma linguagem significa que as leis que regem o inconsciente são as mesmas que regem a linguagem. Dois princípios são fundamentais: a distinção entre significante e significado e os dois eixos da linguagem, da seleção e da combinação.

No seu "Curso de Lingüística Geral", Ferdinand de Saussure conceitua significante e significado como constituindo dois aspectos do signo lingüístico; em relação a uma coisa qualquer, o significado é o conceito, isto é, a idéia dessa coisa, e o significante, sua imagem acústica, que não é o som material, mas a impressão psíquica desse som e que pode ser representado da seguinte forma:

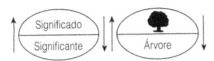

Trata-se de uma operação de nomeação, de simbolização, pois recorta a coisa do real e a inscreve no simbólico, tornando-a representável. Por isso, o signo é o que representa alguma coisa para alguém.

A associação entre significado e significante é arbitrária, isto é, não há nenhum vínculo natural entre eles. Assim, no exemplo, não há nada que una o conceito de árvore à seqüência de sons *á-r-v-o-r-e* do significante e, a esse conceito, podemos associar outros significantes, dependendo da língua, como arbre, tree, baum etc. Da mesma forma, para uma mesma imagem acústica, isto é, para um mesmo significante, podemos ter significados diferentes:

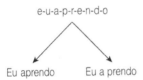

Lacan faz uma inversão no signo saussuriano colocando o significante sobre a barra, mostrando sua supremacia e sua autonomia, pois não se trata de fazer apenas uma análise e uma compreensão dos significados, mas permitir que o significante seja o elemento que guia a escuta, para fazer surgir o sujeito. Para a psicanálise, o significante é definido como aquilo que representa o sujeito para outro significante. São elementos discretos, como os pontos de uma reta. Um significante sozinho não significa nada; ele só pode ser pensado em relação a outro, formando cadeias que, por sua vez, são articuladas em redes. A significação é decidida pelo sujeito que surge pelo efeito da articulação de um significante a outro.

S1	S2	S3		Sn
S'1	S'2	S'3		S'n
S''1	S''2	S''3		S''n
S'''1	S'''2	S'''3		S'''n

Para serem usados, os significantes devem ser combinados. Dois eixos participam da formação do discurso, pois, ao falar, devemos, inicialmente, selecionar um termo entre outros semelhantes no eixo vertical e depois combiná-lo com outro no sentido horizontal. O eixo vertical constitui o eixo sincrônico, da simultaneidade, da seleção, da similaridade e da metáfora; o horizontal, o eixo diacrônico, das sucessões, da combinação, da contigüidade e da metonímia. Na metáfora, temos uma substituição significante, de modo a designar uma coisa por meio do nome de uma outra coisa (aquele homem é

um leão). Na metonímia, temos uma transferência de denominação por meio da qual um objeto é designado por um outro termo que não seu habitual, mas com o qual mantém uma relação, por exemplo, de conteúdo e continente (beber uma taça), da parte pelo todo (ele não tinha um teto).

Lacan aproxima os conceitos de metáfora e metonímia com os mecanismos fundamentais do inconsciente, descritos por Freud, que são a condensação e o deslocamento. Na condensação, uma representação aparece no lugar de uma série de outras representações; dessa forma, uma representação ou um desejo inconsciente que está recalcado pode chegar à consciência de forma disfarçada, embora, às vezes, com um aparente não sentido. No deslocamento, o afeto ligado a uma representação inconsciente se liga a outras representações que mantêm relações de contigüidade com a primeira.

Para a psicanálise, o sintoma é uma formação do inconsciente, uma articulação significante. O inconsciente não é o que se opõe à consciência e não temos acesso direto a ele, mas podemos apreendê-lo e interpretá-lo nas suas formações: sintomas, sonhos, atos falhos e chistes. É no trabalho de se decifrar essas formações que podemos ter acesso à posição do sujeito diante de si e dos outros e do seu desejo.

O sintoma psicanalítico é, portanto, um nó de sentidos e tem como núcleo o recalque formado por um processo metafórico. Ao contrário dos processos físicos, não há relação de causa e efeito no psiquismo, portanto, não há interpretações fechadas quanto ao significado de um sintoma, nem a possibilidade de se construir uma nosografia.

Essas considerações são importantes quando pensamos o homem como o único na escala biológica a nascer incompleto, prematuro no seu desenvolvimento. Para a Medicina, o que acontece após o nascimento trata-se de um processo puramente maturativo, logo, destituído de subjetividade.

Para a psicanálise, esse acabamento se faz com a intervenção de um outro que, por meio da linguagem, estrutura sua subjetividade*, mas não é só a subjetividade que é assim estruturada. O próprio corpo fica marcado pela linguagem, tornando possível a "cura pelas palavras".

Para o clínico, médico ou psicanalista, o sintoma é o elemento fundamental de seu trabalho, pois é o eixo que o direciona. Aquele que sofre de um mal, físico ou não, encaminha sua queixa ao médico procurando alívio ou cura para seu sofrimento, e essa queixa é traduzida pelo médico em termos de sintoma. Nesse processo, o médico organiza os sintomas procurando correlações entre estes e suas causas, baseado em uma causalidade fisiológica e em uma especificidade de órgãos e de suas manifestações. Dessa forma, é possível estabelecer os diversos níveis de diagnóstico, como sindrômico, etiológico, fisiopatológico etc., e pensar em nosografia. Diferentemente do sintoma psicanalítico, que é uma articulação significante, o sintoma médico é um signo. A partir daí, institui-se um tratamento e faz-se um prognóstico.

Portanto, embora a queixa seja trazida pelo paciente, o sintoma é uma *construção* do clínico, pois é pela sua decisão que esta ou aquela queixa é considerada como sintoma, isto é, não é toda queixa que se torna um sintoma. Ao privilegiar a biologia dos órgãos, o médico descarta como sem importância ou irrelevante uma série de dizeres que o sujeito apresenta de seu sofrer e que não faz parte do conjunto de manifestações esperadas que não podem ser utilizadas para a formação do diagnóstico. Por outro lado, sinais de alteração do funcionamento, que são silenciosos para o sujeito, podem ser

_____
* Ver Infante, D.P. – *Formação da subjetividade da criança*, nesta mesma parte do livro.

captados pelo médico em sua observação direta ou indireta. Estes podem constituir-se em sintomas de doenças para o médico, mas não transformam o sujeito em doente.

Essas considerações mostram sua importância quando o médico se depara com respostas aparentemente enigmáticas por parte de seus pacientes: desentendimentos no que fazer e recusas em seguir as condutas, prescrições ou orientações. Devemos lembrar que elas são dirigidas ao corpo biológico e não ao ser. Não se trata, portanto, de deficiências por parte do paciente em entender ou seguir uma determinada conduta, mas da exclusão de sua subjetividade por parte do médico. Não se trata, também, de uma boa vontade em relação ao tratamento, de um querer ou não se curar, mas da possibilidade de o sujeito tornar a doença como parte de seu sintoma entendido no sentido psicanalítico e nele se implicar, isto é, posicionar-se e decidir-se em relação a ele.

Portanto, levar em conta a subjetividade do ser que está doente é fundamental em qualquer consulta, mas isso se torna mais patente no atendimento pediátrico, pois, freqüentemente, a relação entre a criança e o pediatra é intermediada pelos pais, e, a criança pode ficar aí facilmente excluída como sujeito. Além disso, o pediatra está em posição privilegiada para avaliar e intervir em distúrbios que podem ocorrer no desempenho das funções materna e paterna, essenciais na estruturação da subjetividade da criança. Nesse sentido, é fundamental que o pediatra possa apreender e deduzir, a partir da escuta do discurso dos pais e da criança, os vários sentidos que o sintoma pode ter para cada um deles, pois insistir apenas na interpretação biológica certamente não garante o sucesso terapêutico.

BIBLIOGRAFIA

1. BENOIT, P. – *Psicanálise e Medicina*. Rio de Janeiro, Jorge Zahar Editor, 1989. 2. DOR, J. – *Estruturas e Clínica Psicanalítica*. 3ª ed., Rio de Janeiro, Taurus Editora, 1994. 3. LACAN, J. – *Ecrits*. Paris, Editions du Seuil, 1966. 4. SAUSSURE, F. – *Curso de Lingüística Geral*. 6ª ed., São Paulo, Editora Cultrix, 1974.

---

4   Doenças Crônicas na Infância

PILAR LECUSSÁN GUTIERREZ

INTRODUÇÃO

Os inquestionáveis avanços na descoberta de novas possibilidades de atendimentos a doenças, até pouco tempo, fora de qualquer controle (diagnósticos mais precoces, recursos técnicos mais apropriados, novos medicamentos), a melhora das condições gerais de vida da população e o acesso a sistemas de atendimento (ainda em qualidade e quantidades bastantes precárias) têm determinado mudanças evidentes na prática clínica. Não é raro hoje em dia, mesmo para o pediatra geral, ter que se haver com o atendimento a crianças com doenças crônicas, de longa evolução, e prognóstico desfavorável.

A experiência tem-nos mostrado que esta realidade coloca para o pediatra a necessidade de informar-se e habilitar-se para uma especialidade singular: a clínica de doenças crônicas. A idéia de dedicarmos um capítulo a este assunto em um livro de pediatria básica tem a preocupação de ajudá-lo nessa tarefa. Abordaremos questões referentes à criança, à família e ao profissional, sem a pretensão de esgotá-las, mas, sim, de contribuir para o estabelecimento de um "fazer" que nos parece tão importante: o atendimento à criança com doença crônica.

IMPACTO DAS DOENÇAS INFANTIS CRÔNICAS
(nos pacientes, sua família, equipe médica)

Não há dúvidas quanto ao considerável impacto que o diagnóstico de uma doença crônica determina na criança e na sua família. Impacto a que os diferentes sujeitos tentam adaptar-se, melhor ou pior, com conseqüências algumas vezes desastrosas (no plano psíquico e/ou somático). É sentido em todos os setores da vida: familiar, financeiro, social e pessoal.

Um bom número de acontecimentos indesejáveis é comum a todas as doenças crônicas: a questão do prognóstico, as intercorrências e complicações, os ataques múltiplos ao corpo e a dimensão narcisista, a culpabilidade e ressentimento com a acentuação da ambivalência em relação à criança doente etc.

As possibilidades de adaptação da criança e sua família a essas questões revelam atitudes que se repetem com freqüência:

Por parte da família – superproteção ansiosa, rejeição, denegação, onipotência, ou, então, aceitação tolerante e realista da doença.

Por parte da criança – fixação em uma situação de dependência passiva, rebeldia e oposição ao seguimento das orientações e prescrições médicas, ou aceitação realista.

Qualquer que seja o caminho percorrido por elas, é fundamental que possam encontrar na equipe médica que as acompanham acolhimento e escuta, que lhes permita entender suas demandas e posição diante de cada novo fato determinado pela doença. Nesse ponto, situa-se a possibilidade de sustentar-se uma relação duradoura (paciente, família, equipe médica), com todas as dificuldades que isso representa.

A relação que se estabelece entre os elementos da equipe de saúde, o paciente e sua família é fundamental para que a ajuda se efetue. Essa relação não é aleatória ou circunstancial e depende de alguns aspectos:

1. a possibilidade que pacientes e familiares têm de identificar-se com seu médico;
2. as questões transferenciais que movimentam a relação;
3. a estruturação subjetiva dos elementos envolvidos (com suas características particulares de atuação);
4. situações concretas do espaço onde se desenvolve a relação (recursos objetivos, limitações, disponibilidades institucionais e pessoais).

As inúmeras maneiras de cada um situar-se nessa rede de possibilidades fornecem as alternativas para o estabelecimento da história a ser vivida por eles.

As doenças crônicas freqüentemente revelam questões de extrema importância para os pacientes, sua família e a equipe clínica que se dispõe a acompanhá-los. No plano teórico, colocam as questões da influência de uma realidade exterior (doença) atuando sobre o desenvolvimento da criança (somático e psíquico).

Como é crescer e desenvolver-se dentro do contexto e referencial que a doença crônica e suas implicações freqüentes (tratamentos, hospitalizações, restrições, dietas) determinam?

Certamente esse processo é diferente daquele que ocorre na ausência dela (doença), ao mesmo tempo, ele ocorre com ritmo e nuances particulares que determinam para a família e profissionais questões de grande interesse e importância.

De maneira geral, podemos pensar e explorar o impacto de uma doença crônica do ponto de vista do investimento dos pais em relação à criança atingida e, desta última, em relação a seu corpo doente e mal funcionante.

A partir do diagnóstico, o projeto referente ao futuro da criança será completamente modificado (a partir da perspectiva de sua família e dela própria), de uma maneira mais ou menos importante (dependendo do tipo de doença considerada e das limitações que ela determinar). Será preciso que a criança, em particular, refaça sua economia narcisista, ou seja, redimencione sua projeção no futuro de um corpo perfeito, bem funcionante, e que lhe proporcione prazer.

Não é tarefa fácil e demanda os cuidados de uma equipe atenta e um atendimento individualizado e compreensivo.

A relação entre médicos e familiares de uma criança com doença crônica freqüentemente se inicia com o estabelecimento do diagnóstico e, espera-se, possa manter-se após a morte da criança nos casos mais graves.

Os familiares trazem seus mais profundos sentimentos em relação à criança e sua doença ao médico. Atribuem a ele grandes poderes (se ele se interessar e trabalhar duro, trará a saúde a seu filho), isso os torna vulneráveis e, de certa maneira, o médico também. Querem ser entendidos por ele e, ao mesmo tempo, por desejarem impedir o aparecimento de sentimentos dolorosos recusam esse entendimento. Freqüentemente, colocam-se de maneira ambivalente nessa relação, denegando as questões essenciais e determinando que o seguimento das prescrições e orientação clínicas sofram as vicissitudes dessa ambivalência.

Pensemos algumas questões importantes para os sujeitos envolvidos nesses acontecimentos.

MÃES

Têm sido objeto de maior número de estudos e relatos, entre outros fatores, porque:

a) o nascimento de um filho doente ou malformado parece afetá-las mais;

b) estão mais envolvidas nos cuidados do dia-a-dia da criança doente;

c) são mais influenciáveis pelos filhos;

d) com maior freqüência levam os filhos às consultas e assumem a responsabilidade da manutenção do acompanhamento e prescrições.

O nascimento de um bebê é envolvido por inúmeras questões de caráter objetivo e imaginário. Pretende-se sempre que o resultado corresponda ao esperado e seja, de certa maneira, uma compensação à longa espera.

Quando o bebê é saudável, o processo de acomodação entre o filho imaginário e o real desenvolve-se em meio a percalços e dificuldades toleráveis por ambos (mãe/bebê). No caso do nascimento de um bebê malformado ou doente, há efeitos e conseqüências nas mães e na família e, sem dúvida, na própria criança. As expectativas morrem e instalam-se acontecimentos que têm a ver com a forma pela qual família e criança vivenciam essa falha e com as particularidades da malformação ou doença.

Os sentimentos de perplexidade, dor, raiva, culpa, tristeza determinam efeitos sobre o envolvimento emocional com a criança, que se encontra particularmente frágil e dependente, situação esta pouco segura e sujeita a riscos para seu desenvolvimento (já sujeito a abalos). Ou seja, o vínculo dessa mãe com seu bebê fica exposto aos ataques determinados pela frustração por não ter um filho sadio que se desenvolve regularmente.

Os cuidados com a alimentação, dietas, medicações, o crescimento geralmente comprometido, a pequena remissão dos sintomas acabam determinando uma baixa gratificação no processo de maternagem.

Acontecimento este extremamente importante se levamos em conta que essas crianças provavelmente têm demanda maior de cuidados, sendo necessário um envolvimento particular de sua mãe e família.

O diagnóstico de uma doença grave, fatal, determina, com freqüência na mãe, um luto antecipado, luto em relação ao filho desejado, perfeito e que deve ter algum nível de resolução para que ela possa cuidar do filho que realmente nasceu, doente, mas vivo, e demandando cuidados especiais.

Parece haver, na maioria dos casos, uma repetição na seqüência de afetos que se seguem ao impacto do diagnóstico:

- choque e descrença;
- raiva e ressentimento;
- vergonha;
- tristeza e, algumas vezes, aceitação.

A duração e a intensidade de cada afeto são extremamente variáveis. Importa que o processo seja dinâmico, que haja deslocamentos. Caso contrário, a possibilidade de ajuda real a essa criança fica seriamente comprometida.

Situações particularmente problemáticas ocorrem quando os sentimentos de raiva e rejeição que a mãe vivencia em relação ao bebê mantêm-se totalmente inacessíveis ao consciente, levando a condutas superprotetoras ou denegadoras.

Alguns aspectos podem atuar no percurso das reações maternas, oferecendo maiores ou menores possibilidades à difícil tarefa de acomodação do bebê desejado ao bebê real (doente e/ou malformado). Entre elas:

a) história e desenvolvimento pessoal maternos;

b) relação com os próprios pais;

c) experiências anteriores com perdas, doenças e mortes;

d) expectativas em relação ao filho. Lugar que esse filho ocupa em sua economia inconsciente;

e) relação com o marido, a estrutura familiar, os recursos financeiros, os suportes sociais;

f) características da doença, idade da criança na época em que é feito o diagnóstico, gravidade, limitações, etiologia, prognóstico.

De qualquer forma, o estabelecimento de uma escuta e suporte das questões maternas diante da criança cronicamente doente é de fundamental importância no atendimento, com efeitos sobre a evolução, seguimento de prescrições e aderência ao tratamento.

PAIS

É menos conhecido o impacto da doença crônica infantil nos pais. O maior número de informações a esse respeito costuma obter-se por ocasião do diagnóstico, durante as hospitalizações e em fases terminais.

Os pais comparecem às consultas com menos freqüência, o que pode determinar uma aparente proteção às vivências e às emoções determinadas pela longa evolução, pequena remissão de sintomas e progresso das limitações sofridas pelas crianças.

Por outro lado, a pouca participação nos cuidados às crianças doentes pode aumentar um sentimento de desesperança e, certamente, não contribui para uma "acomodação" cotidiana às reais possibilidades delas. Os estereótipos sociais que limitam a possibilidade de expressão dos afetos e a exposição de sua vulnerabilidade contribuem para o isolamento em que freqüentemente se encontram os pais, aumentando sua culpa e sentimentos de impotência.

Procurar envolver os pais no atendimento às crianças doentes diz respeito a uma atualização de responsabilidade e compromisso a ser compartilhada com a mãe e também a uma possibilidade de ajuda a eles na dura tarefa que têm pela frente.

CASAMENTO

Freqüentemente, a doença crônica de uma criança determina impacto negativo no casamento dos pais (exacerbando antigos problemas ou determinando novos). Algumas questões são mais explicitadas ou evidentes, por exemplo: as queixas dos pais em relação à atenção que a mãe dedida ao filho doente, o fato de o casal não ter tempo para si (a criança e sua doença estão permanentemente entre eles, física ou mentalmente), os pais geralmente sentem vergonha ou culpa, sobretudo quando há fatores genéticos envolvidos, nesses casos, pode existir o "desejo de acertar" (ter um filho sadio com outro parceiro). Há possibilidade também de que o fato de ter um filho doente determine no casal o aparecimento de afetos que dizem respeito a vivências de perda, frustração e desapontamento que, depositadas no parceiro, tornam a convivência inviável. É importante o número de casais que se separam, o que determina um novo repertório de dificuldades a serem enfrentadas de caráter emocional e econômico.

IRMÃOS

Geralmente, sentem-se desorientados diante da instabilidade global que o aparecimento de um irmão doente determina na vida familiar. Têm medo de ficarem doentes também, experimentam culpa por invejar a situação especial dada ao irmão doente, ressentem-se das possíveis responsabilidades que os aguardam quando os pais não puderem cuidar dele.

Constituem, sobretudo, o componente freqüentemente "esquecido" do drama familiar em que a família se situa, como que penalizados por sua condição de saudáveis.

Freqüentemente, tentam resgatar a atenção dos pais manifestando queixas ou sintomas, algumas vezes construídos a partir daqueles apresentados pelo irmão doente. Comprometimento do desempenho escolar, isolamento, agressividade e atitudes hostis generalizadas são bastante freqüentes também.

Mesmo quando a atitude é silenciosa, devem ser, de alguma maneira e levando-se em conta sua demanda, inseridos no acompanhamento global.

A escuta desses sujeitos pode-se revelar de grande ajuda a eles em particular e a todos do grupo familiar, tornando possível explicitar afetos e mal-entendidos (que geram novos afetos), introduzindo os irmãos da criança doente em todo o processo de atendimento a ela, favorecendo o compartilhar de dificuldades, imobilizando sentimentos de solidariedade e, principalmente, minimizando a culpabilidade.

MÉDICOS

Provavelmente, não é tarefa fácil mobilizar empatia em relação a alguém que está sofrendo quando é pouco o que se pode fazer para mudar as circunstâncias que determinam o problema e o sofrimento. Para os médicos, situar-se nesse lugar implica um cotidiano pouco gratificante, às vezes claramente frustrante. A cada momento, faz-se necessária uma retificação: a onipotência e o exercício da cura, apesar de tudo, devem ser revistos.

A possibilidade de proteger-se no contato com a dor e o sofrimento de seus pacientes pode ser uma alternativa sedutora, mas, certamente, aparente e provisória, pois a realidade costuma impor-se de maneira, às vezes, contundente.

Tentar entender-se enquanto sujeito particular e enquanto profissional também especial, identificando suas próprias demandas e possibilidades reais de atuação, parece ser uma alternativa para os profissionais envolvidos no atendimento às crianças cronicamente doentes.

O pediatra, em particular, é o profissional de referência: estabelece o diagnóstico e acompanha a evolução. Detém os conhecimentos técnicos que podem trazer alívio para a dor e o desconforto e, ao mesmo tempo, é o agente da impossibilidade de cura e futuro (nomeia a frustração).

Podemos pensar em alguns aspectos que modificam seu estar nesse lugar: a capacidade de manter com a criança e sua família relações duradouras, suportar os limites de sua atuação e, mesmo assim, efetuar reais intervenções no sentido de promover o alívio da dor ou diminuição do desconforto, a possibilidade de obter uma boa formação pessoal, o tempo de experiência e vivência e, sem dúvida, os estilos particulares de defesas psíquicas.

A cada enfrentamento, o pediatra tem que se haver com questões como:

- Quanto envolvimento eu quero?
- Quanto de meu convívio será útil para ele e para mim?
- O que é demanda possível de ser atendida?
- Se os familiares se mostram ansiosos, agressivos, deprimidos, o que farei?

Embora não existam respostas definitivas a essas questões, pensamos ter levantado alguns dos aspectos importantes determinados pelo atendimento à criança com doença crônica. Prestar atenção às nuances transferenciais que ocorrem na relação família (criança)/médico proporciona ao clínico informações importantes sobre as maneiras de adaptação de cada um deles a essa tarefa, que, mesmo não sendo fácil, acreditamos ser possível. Tempo, disponibilidade pessoal, comprometimento, reflexão são aspectos desse trabalho que determinam seus contornos particulares.

BIBLIOGRAFIA

1. DOLTO, F – Psicanálise e Pediatria. Rio de Janeiro, Zahar Editores, 1971. 2. RAIMBAULT, G. – A Criança e a Morte. São Paulo, Livraria Francisco Alves, 1979. 3. SABBETH, B. – Understanding impact of chronic childhood illness in families. Pediatr. Clin. North Am. 31, 1984.

---

5 Doença Crônica e Desenvolvimento

VERA P. M. FERRARI REGO BARROS

As considerações a respeito da doença crônica e suas determinações na vida de um indivíduo deixam entreaberta a questão de como se processa o desenvolvimento de crianças e adolescentes diante de um cenário de limitações e restrições. De forma mais abrangente, permite-nos pensar quais são os fatores que determinam o curso de um desenvolvimento, seja ele em crianças saudáveis ou não, e como os elementos envolvidos nesse processo – seja os pais, seja os profissionais de saúde ou a própria criança – se organizam em face das suas vicissitudes.

O desenvolvimento infantil processa-se a partir da articulação de três dimensões:

1. a biológica, referente ao processo maturativo;
2. a psíquica, concernente à constituição do sujeito;
3. a social, que remete a pertinência ao coletivo e ao cultural.

Não vamos, aqui, abordar o desenvolvimento infantil na abrangência de seu processo, mas destacar a questão que articula essas dimensões, confere a peculiaridade que diferencia o ser humano de outras espécies animais e permite que se compreenda o impacto de uma doença crônica como tendo um efeito que transcende, largamente, o organismo da criança. Jerusalinsky (1998) afirma que "o indivíduo da espécie humana é um deficiente instintivo", enfatizando que, ao contrário de outras espécies, o ser humano, ao nascer, carece dos recursos biológicos necessários à resolução de suas necessidades vitais e que são inatas em outros animais. Estes trazem imprintados em seu código genético uma imago biológica dos objetos que respondem às suas necessidades e à ação destinada a satisfazê-las. Há um saber prévio sobre o que é conveniente para a preservação da vida e da espécie, e ao semelhante cabe apenas corresponder a essa imago. Dessa forma, as etapas de seu desenvolvimento vão-se processando linearmente por mecanismos biológicos que organizam os recursos e os meios para sua subsistência.

O ponto fundamental para a abordagem do processo de desenvolvimento no ser humano é que, nascendo inacabado e dependente, torna-se imperativa a intervenção de um outro, adulto, que possa nomear suas necessidades, até então desconfortos fisiológicos, designando-os como um apelo ao qual pode, então, responder. Sob a tutela desse outro, primordialmente a mãe, o campo dos objetos de satisfação vai constituindo-se. Assim é que, ao choro do bebê, a mãe nomeia como fome e oferece o seio, fonte de alimento e, em essência, objeto de satisfação.

Como não há nenhum objeto de satisfação definido a priori, é a presença da mãe, com seu dom de responder ao apelo da criança*, mais que propriamente o seio, fonte do alimento, que traça, no vazio da falta que a criança sente, o desenho do objeto que a completa.

Objeto imaginário, porquanto, o que a satisfaz, não é o cessar do apetite, mas a experiência de completude que vivenciou com a mãe e que não se fixa em objeto algum, mas é evocada a cada mal-estar, a cada privação, a cada busca de objeto. Dessa forma, a alternância presença-ausência da mãe a identifica com aquilo que falta ao bebê.

"A insuficiência, então, no campo biológico abre espaço para uma dimensão psíquica, a da pulsão como representante do biológico" (Jerusalinsky, 1998). Essa busca de um objeto de completude, de satisfação plena, que se originou de um desconforto no real do corpo, visa a encontrar sua solução na significação que o outro dá a essa falta. Escora-se na possibilidade de que o outro reconheça o que lhe falta e, ainda mais, possa e deseje responder a isso. A interpretação do apelo ocorre dentro de um universo definido de significações que a mãe atribui ao gesto da criança e que provém de seu próprio repertório, sua história de vida, sua posição como filha que foi e como mãe que pode ser. Podendo atribuir significações ao apelo da criança e responder a ele, a mãe marca os ritmos e os fluxos do corpo do bebê com seus traços identificatórios, que permitem à criança ocupar um lugar no imaginário materno, intimando-a a responder a um destino que, por isso, a antecipa. No lugar daquilo que falta à criança vem uma palavra da mãe que a significa, ao mesmo tempo que propicia um reencontro com suas próprias marcas. O encontro entre a criança e a mãe é, assim, um encontro narcísico, em que uma busca na outra os traços de seu próprio reconhecimento e a experiência de completude que estes deixam entrever. A resposta da mãe ao gesto da criança só ocorre pela via da linguagem, que permite o reconhecimento e a nomeação do apelo.

Essa dialética da relação mãe-criança, fundada em uma falta, organiza o corpo da criança dentro de uma ordem simbólica que recobre e suplanta a dimensão puramente orgânica de sua existência: é porque todos os objetos de satisfação o são apenas parcialmente, que a falta se inscreve no corpo como algo a ser inevitavelmente

confrontado. Mas é pelo inexorável dessa falta que a linguagem pode advir para significá-la e oferecer uma palavra que a represente para a mãe e para a criança – um significante.

O caráter metonímico da linguagem permite infinitas substituições significantes, impelindo a criança a um deslocamento no simbólico e impedindo o que lhe seria mortal – a identificação com um único objeto. Ao intimar a criança a largar o seio, engatinhar, comer sozinha, deixar as fraldas, fazer coco no banheiro, cuidar de sua higiene pessoal, estudar, fazer amigos, divertir-se e assim por diante, ao mesmo tempo que aponta os passos do processo maturativo da criança, o adulto dá conhecer a ela o seu corpo como fonte de prazer e realizações. Coloca-lhe, também, no nível simbólico, a questão de responder ao desejo parental: o de sustentar-se como realizadora dos sonhos dos pais, resgatando em seu projeto de vida algo do que lhes faltou em suas próprias histórias.

Para a compreensão do impacto da doença crônica no desenvolvimento, essa é a questão fundamental. A ferida narcísica que irrompe com o advento da doença não é suturada, porque não se trata de lesão do corpo, mas desse revestimento simbólico que colocava a criança na posição de atestar a força do desejo dos pais.

O acontecimento da doença incide diretamente na imagem que o corpo da criança vai oferecer a esse processo de simbolização, mas é a falha apontada nos pais, pela impossibilidade de gerar esse filho com saúde, que determinará o caminho que adotarão para se relacionar com essa criança.

O corpo lesionado que não sustenta o reconhecimento e as identificações originais demandará um reposicionamento da criança no imaginário familiar para que haja um reencontro, uma ressignificação simbólica de seus gestos e suas intenções. Se o impacto da realidade corpórea for tão intenso, agindo como um entrave no determinante das possibilidades dessa criança em vez de um cenário para seus recursos, pode operar-se um distanciamento dos pais, que voltarão sua atenção para a resolução da realidade orgânica mais evidente, escorando-se no instrumental técnico da Medicina como saída para o impasse.

É dessa forma que chegam ao pediatra, buscando uma reparação daquilo que é mal funcionante no corpo da criança.

Destituídos do referencial que os habilitava a saber o que se passa com essa criança, antecipando-lhe o destino, são os dados de investigação, exames, nomenclaturas e jargões, enfim, o discurso técnico do tratamento, aquilo de que se apropriam para definir o que fazer com aquilo de que não dão conta – aí representado, equivocadamente, pela doença. Ao fazer isso, o que fica denegado é a questão de como se relacionar com essa criança doente. A ênfase na dimensão biológica, que se coloca erroneamente como o fator limitante ao desenvolvimento, faz com que se obstrua a expressão de uma movimentação pulsional** da criança na direção da exploração, da busca do novo e do desconhecido, do conhecimento, da expansão das realizações e das alternativas de prazer e satisfação que seu corpo pode oferecer.

A criança doente fica então como a marca significante dessa criança, aprisionada em um suposto saber que lhe confere uma identificação estéril, em que a intimação necessária para os seus deslocamentos – seu desenvolvimento – não poderá efetuar-se.

BIBLIOGRAFIA

1. AJURIAGUERRA, J. – Manual de Psiquiatria Infantil. Barcelona, Toray-Masson, 1975. 2. AJURIAGUERRA, J. – Manual de Psicopatologia Infantil. São Paulo, Masson, 1986. 3. JERUSALINSKY, A. – Psicoanalisis en Problemas del Desarollo Infantil. Buenos Aires, Ediciones Nueva Vision, 1998. 4. ROGONE, H.M.H. – Desenvolvimento infantil. In Sucupira, C.S.L. et al., coord. Pediatria em Consultório. São Paulo, Sarvier, 1996, p. 36.

---

* Ver também o capítulo Formação da Subjetividade da Criança nesta mesma parte do livro.

** Ver também o capítulo Teorias sobre o Desenvolvimento da Criança, na 1ª parte do livro.

VERA P. M. FERRARI REGO BARROS

A doença crônica define uma relação a longo prazo entre a criança, a família e o médico. Determina uma vinculação que terá por enquadre a apresentação da doença e suas manifestações, estabelecendo um controle permanente sobre as variáveis que intervêm na melhora ou piora do estado de saúde da criança: dietas, medicações, restrições às atividades cotidianas etc.

A relação é costurada por uma falta:

• por parte dos pais, de gerar um filho com saúde;
• por parte da criança, de ter um corpo sadio;
• por parte do médico, de exercer a essência de sua profissão – a cura.

É na possibilidade de reconhecimento e manejo dessa falta que se constitui o campo para a adesão ou não ao tratamento.

Em se tratando de doenças crônicas, essa adesão é condição fundamental para garantir à criança a manutenção de sua vida dentro dos melhores padrões possíveis de qualidade e adequação para sua faixa etária. Condições de saúde mais estáveis, além de proporcionarem melhor aproveitamento das situações de interações sociais, de lazer, de escolarização e outras, também reafirmam a possibilidade de certa autonomia e autogestão do paciente com relação aos vários aspectos de sua vida, incluindo aqueles ligados a doença e suas vicissitudes. Já, um estado de descompensação acarreta inúmeras restrições e o "veto" sistemático ao exercício de várias atividades de interesse da criança.

A obviedade desses dados nos leva à conclusão de que seria impossível não haver implicação no tratamento por parte de pacientes portadores de doenças crônicas. No entanto, a freqüência com que a não-aderência ocorre introduz uma interrogação a respeito de quais os fatores que determinam a vinculação do paciente ao seu tratamento.

A não-aderência é, portanto, um ato aparentemente contraditório na relação médico-paciente, que parte do pressuposto de que ambos desejam a mesma coisa, a cura ou, no mínimo, a melhoria e o controle do quadro da doença. Pressupõe uma harmonia de intenções mediadas pelos recursos teóricos e técnicos da Medicina, colocados à disposição na investigação e no tratamento da doença por meio do médico.

A não-aderência é, portanto, um ato aparentemente paradoxal à demanda de cura trazida pelo paciente, justamente por estabelecer uma recusa ao próprio ato médico, o que traz ao âmbito da relação um sentido de mau funcionamento e rejeição, gerando mal-estar e angústia no profissional e, conseqüentemente, questionamentos sobre sua competência.

A tentativa do médico de resgatar sua autoridade e domínio sobre seu campo de atuação e, portanto, eliminar a angústia e o mal-estar, é interpretar a atitude do paciente como falta de informações e conscientização sobre a doença e suas conseqüências.

A resolução do problema é tentada por meio do incremento da massa de informações transmitidas aos pacientes e aos familiares sobre os vários aspectos da doença e seu tratamento (medicamentoso, nutricional, fisioterápico etc.) e na insistência sobre os prejuízos ao organismo e à vida do paciente em geral, se ele se descuidar ou não seguir corretamente as orientações.

Essa leitura, que privilegia os dados objetiváveis do problema – aqueles que podem ser aferidos por meio de parâmetros de quantidade e intensidade (doses, freqüência) –, exclui da relação as questões de subjetividade do paciente, que não seguem a lógica e a racionalidade inerentes ao discurso médico, o qual postula a previsibilidade do percurso de uma doença, estabelecendo um conhecimento *a priori* sobre o que se passa com aquele sujeito.

Essa exclusão não significa, porém, a não existência dessas questões, que continuam intervindo no campo da relação entre o paciente e seu médico, escapando às generalizações. As questões da subjetividade do paciente já foram demarcadas quando mencionamos que a relação entre médico, criança e familiares é articulada por uma falta. Podemos ressaltar agora que é uma falta que não se preenche por objeto algum:

• para os pais, o filho doente terá sempre esse "status", por mais controladas que estejam as manifestações da doença e, portanto, nunca apagarão de sua história o inevitável desse fato;
• para a criança, não haverá o retorno a um corpo perfeito ou a uma saúde perfeita; seu projeto de vida se construirá em torno desse "nunca ser";
• para o médico, a cura deve ser descartada como meta e os resultados obtidos terão sempre a marca dessa incompletude.

Contudo, a busca por um objeto que satisfaça, que tampone essa falta, não cessa de ocorrer. Podemos salientar que o tratamento médico, com os benefícios de seus efeitos, poderia configurar-se como esse objeto demandado. Por que, então, ele não se processa como esperado?

Porque é essa relação do sujeito com a falta, a posição que ele assume diante da falha, que determina a possibilidade de aceitar ou não o tratamento como algo satisfatório, embora não definitivo ou absoluto.

Esse confronto não se inicia no momento do surgimento da doença ou da busca de diagnóstico e tratamento, mas é evocado e atualizado no contato do sujeito com o médico, porque este será tomado como aquele que detém o saber e os recursos que podem dar ao paciente a condição de boa saúde que ele demanda.

A relação com a falta é estruturante na constituição do ser humano como sujeito*. Ela principia na relação do bebê com a mãe. Ao responder ao choro de fome da criança – necessidade fisiológica – com o alimento e, em acréscimo, com toda a fonte de prazer que é sua presença, a mãe é identificada pelo bebê como "aquilo que lhe faltava".

A partir daí, a presença ou ausência da mãe significa um estado de plena satisfação ou sofrida privação para o sujeito incipiente que começa a se constituir.

O reconhecimento, a nomeação e o provimento feitos pela mãe diante das demandas do bebê são como um estado de perfeita harmonia entre seu apelo e a resultante resposta materna, que lhe oferece os objetos para sua satisfação. A partir de então, esses objetos são tomados pelo bebê como representantes do amor e do desejo da mãe por ele; toda demanda feita a ela transcenderá a satisfação das necessidades fisiológicas para se tornar demanda de seu amor e desejo de repetir a harmonia e completude da experiência de satisfação.

---

* Ver também o capítulo Formação da Subjetividade da Criança, nesta mesma parte do livro.

Há, contudo, um elemento perturbador nessa relação. A mãe, que possibilita por meio das nomeações das necessidades da criança uma via de acesso para a manifestação de seu desejo, estabelece, ao mesmo tempo, que esse desejo parte de uma falta, de algo que o bebê não tem e a que só acede pelo reconhecimento dessa falta e de sua nomeação pelo outro, o que não assegura sua obtenção. O bebê busca sem cessar esse objeto que lhe pode trazer a experiência de completude da satisfação, mas a vivência de busca é também a vivência da falta, da imperfeição e da inexistência de um objeto que a tampone definitivamente, livrando-a do jogo do desejo do outro.

Toda a história de vida de um sujeito é pautada em sua vivência de confronto com a falta e da posição que assume perante a busca de satisfaç. `do desejo.

Essa vivé. cia de impossibilidade de satisfação abre dois caminhos para a tentativa de resolução da falta.

O sujeito pode negar qualquer falta pelo suposto de que há um *outro que sabe* exatamente o que ele quer e tem exatamente aquilo que ele deseja. Supõe que esse outro pode e deseja lhe dar o que quer porque o ama e, portanto, nunca o deixará em falta. Instala o outro no lugar de provedor atento e ocupado com sua satisfação, como o bebê em relação a sua mãe. O outro caminho é mais trabalhoso: o sujeito pode reconhecer que algo lhe falta e que deve buscar os meios para, de alguma forma, enfrentar as privações e as frustrações que daí advêm.

A primeira forma não implica nenhum trabalho por parte do sujeito. Não há nenhum questionamento por parte do sujeito sobre a natureza de seu desejo porque isso significaria assumir a falta. Ao outro compete lhe oferecer, repetidamente, aquilo que deve lhe bastar. Nesse caminho, o sujeito não se implica com sua falta e não se desloca de sua posição, que é de constante demanda ao outro, mas também de constante recusa, uma vez que o outro "nunca" lhe oferece exatamente aquilo que o satisfaria.

Na segunda posição, o sujeito está implicado em seu próprio desejo e a relação com o outro é mais afinada, porque está pautada em expectativas mais realistas diante das limitações de um e de outro, mesmo com as frustrações que isso acarreta.

O que se pode concluir é que "posso, através da demanda, evitar o confronto com a falta na dimensão do desejo. Evitando esse confronto, posso me manter numa posição de demanda sem me implicar no trabalho exigido pelo que desejo" (Infante, 1996, pág. 17).

Se transpusermos essa dialética entre demanda e desejo para a relação entre o médico e o paciente, poderemos compreender a não-aderência ao tratamento da seguinte forma: por meio da demanda de cura, o paciente coloca o médico na posição desse provedor que pode oferecê-lo incondicionalmente. Se o médico responder, também, com uma demanda – a de curar o paciente incondicionalmente –, essa complementaridade excluirá da relação aquilo que, em ambos, seria estrategicamente essencial para o sucesso da terapêutica: o reconhecimento das insuficiências e impossibilidades existentes tanto na cronicidade da doença como nos recursos disponíveis para o tratamento.

Só esse reconhecimento implicaria o paciente e o médico no trabalho para buscar aquilo que está ao alcance de um e de outro.

Quando um paciente, portanto, dirige ao *médico* uma demanda de cura, algo de sua posição de desejo, de sua possibilidade de confronto com a falta, deve ser ouvido para se traçar, com êxito, uma estratégia terapêutica. Esse confronto pode estar no reconhecimento de sua condição de doente, da possibilidade de encarar o sofrimento das restrições ou limitações atinentes ao tratamento, as frustrações com os resultados etc.

Se ao olhar clínico não se atrelar uma escuta clínica, a falha, a insuficiência no tratamento parecerá estar sempre do lado do médico, que não discerne qual é o tratamento adequado ao paciente, aquele que o tornará participante e colaborador.

A não-implicação no tratamento deve ser entendida como um sintoma dentro da relação médico-paciente*. É um sintoma de *ordem* psíquica que, enquanto tal, tem a função de camuflar para o sujeito o conflito decorrente da impossibilidade de realização de um desejo. De forma substitutiva, é uma expressão, no consciente, dessa impossibilidade. A demanda de cura, porém, confunde e faz com que o médico interprete de forma equivocada a não-aderência, tomando-a como manifestação de uma impossibilidade ou insuficiência sua, pondo em evidência questões de seu próprio desejo, de sua própria subjetividade.

A forma mais comum de resposta do médico a esse sintoma do paciente é a colocação de um imperativo – "deixe-me curá-lo" –, com ênfase na possibilidade de o fazer, o que não só não implica o paciente no seu tratamento, como também revela o desejo do médico de que sua suficiência técnica transponha qualquer resistência do paciente.

A exclusão de subjetividade que aí se coloca, como efeito do discurso médico, evidencia a tentativa de circunscrever a relação com o paciente na razão direta entre o saber médico e a doença, descartando aquilo que não se sujeita às leis da Ciência, mas que, manifesto, põe em evidência a falta no médico, o que geralmente se traduz por um não dar conta da situação. A angústia que aí se apresenta pode escapar da interpretação ingênua da situação, que pressupõe um paciente não conscientizado ou desejoso de que o médico assuma por ele seu tratamento. Pode tornar-se um instrumento eficaz para o profissional, na definição de estratégias terapêuticas para a complexidade do tratamento das doenças crônicas, se ele tomar o sintoma não-aderência como algo a ser decifrado a partir da demanda que o paciente lhe faz, para o que é necessário instrumentar-se com uma escuta clínica mais advertida.

BIBLIOGRAFIA

1. INFANTE, D.P. – A relação médico-paciente. **In** Sucupira, A.C.S.L. et al., coords. *Pediatria em Consultório*. São Paulo, Sarvier, 1996.

---

* Ver também o capítulo Os Distúrbios de Apetite e a Clínica Pediátrica, nesta mesma parte do livro.

7 Os Distúrbios de Apetite e a Clínica Pediátrica

DÉBORAH PATAH ROZ

INTRODUÇÃO

Os transtornos relacionados à esfera alimentar são fatos freqüentes na prática pediátrica. Algumas vezes, são os pais que se queixam do problema na consulta e fazem uma demanda de tratamento para o filho. Em outras situações, é o pediatra quem percebe que algo não vai bem com a criança e procura intervir.

Depois de uma investigação inicial do paciente, muitas vezes são excluídas causas orgânicas para o distúrbio. Esse quadro introduz ao médico uma questão: "como compreender e abordar um sintoma cuja causalidade é psíquica, mas que tem repercussões na saúde e no desenvolvimento do paciente?"

Nos sintomas de ordem subjetiva, mesmo que tenham efeitos no corpo, as leis que regem são as do inconsciente. Eles são maneiras substitutas de o inconsciente se manifestar e reproduzem de maneira disfarçada elementos de um conflito psíquico. Apesar dos prejuízos que causam, são o único meio que o sujeito encontra de lidar com seu sofrimento e de tentar resolvê-lo.

Dentro desse contexto, torna-se então prioritário situar essa manifestação na história da criança e da sua família, buscando decifrá-la.

Muitas vezes, os mecanismos envolvidos na formação do sintoma colocam o pediatra diante de impasses. Ele pode surpreender-se, por exemplo, ao constatar que uma criança ou adolescente anoréticos recusam deliberadamente o alimento, embora possam ter fome.

Esse tipo de paradoxo é perfeitamente cabível dentro da lógica que sustenta esse sintoma de ordem alimentar. O pediatra deve estar atento para que sua abordagem terapêutica não venha reforçar ainda mais a sintomatologia de seu paciente, em vez de levá-lo a implicar-se no que lhe ocorre.

Entre os distúrbios nessa área, podemos citar:

- Obesidade.
- Anorexia.
- Bulimia (consumo compulsivo e solitário de grandes quantidades de alimento, podendo ser seguido de vômitos provocados).
- Polidipsia (necessidade imperiosa de beber).
- Mericismo ou ruminação.
- Coprofagia (comer fezes).
- Pica (absorção voluntária de substâncias não-nutritivas como sabão, giz, terra).

Este capítulo terá como foco a obesidade e a anorexia, devido à sua maior freqüência na clínica médica e ao apelo que fazem a uma interlocução entre o campo médico e o psicanalítico.

ARTICULAÇÕES ENTRE O APETITE E A ESTRUTURAÇÃO PSÍQUICA DA CRIANÇA

Entre os reflexos humanos, os da sucção e deglutição fazem parte daqueles que aparecem mais precocemente. São movimentos presentes desde o nascimento e acionados diante da sensação de fome e pelo leite que é oferecido à criança. A presença desses reflexos extremamente ativos *responde* à necessidade biológica da nutrição e à sobrevivência do bebê.

Freud, em sua teoria sobre a organização da sexualidade infantil, ao descrever a etapa oral desse processo, salienta que muito cedo a boca se transforma em uma zona erógena para o bebê. A criança descobre que a excitação dos lábios e da cavidade bucal provoca prazer, mesmo que o alimento esteja ausente. Ele observa, por exemplo, que o comportamento de uma criança que se dedica a chupar o dedo parece determinado pela busca de algum prazer que já foi experimentado e que desse modo é relembrado.

O nosso apetite terá seu ponto inaugural nesse primeiro momento, no qual a primazia é da zona erógena oral. Ele estará irremediavelmente articulado à estruturação psíquica que ocorre na infância.

A seguir, serão dados alguns elementos teóricos básicos sobre esse assunto, antes de passarmos especificamente para obesidade e a anorexia.

Nos primórdios da vida do bebê e da sua constituição psíquica, o que está em jogo nas primeiras experiências de satisfação alimentar é da ordem da necessidade, da redução de tensão causada pela fome. O objeto para alívio desse desconforto é oferecido ao bebê sem que ele o busque ou tenha qualquer representação mental sobre ele. Naturalmente, essas primeiras experiências de satisfação deixarão traços, registros de memória no aparelho psíquico. A partir desse momento, não podemos mais falar em instinto de fome, mas sim de pulsão oral. Nomeamos de pulsão na medida em que é o representante psíquico das excitações vindas do corpo.

É justamente isso que vai diferenciar a natureza humana da instintividade animal. O instinto animal tem um alvo fixo na realidade. Diante de uma sensação interna de fome, um leão, por exemplo, irá à captura de uma presa e, ao comê-la, obterá alívio imediato para essa tensão.

O apetite do homem funciona de maneira bem diferente, já que é da ordem das pulsões e não dos instintos. Por ter um caráter simbólico, a pulsão não tem um objeto único para satisfazer-se, sendo passível de fazer substituições. É por isso que podemos sublimar nossa voracidade, nossas pulsões orais, dirigindo-as à outra qualidade de objetos. É o que denotam expressões corriqueiras do tipo: "Tenho fome de livros" ou "tenho sede de conhecimentos".

A experiência de amamentação do recém-nascido, então, vai adquirindo uma conotação psíquica, não mais relacionada apenas à fome biológica, mas à ligação afetiva e prazerosa com a mãe.

Ao exercer a função materna, que é sobretudo uma função simbólica, a mãe interpreta e nomeia as manifestações do bebê. Cada leitura que ela faz de um grito, de um choro, tem a marca inexorável de sua própria subjetividade. É essa sua maneira de responder ao filho, com suas alternâncias necessárias entre presença e ausência, que desencadeará o registro simbólico das experiências do bebê. Haverá momentos em que essa mãe não responderá de imediato a uma necessidade do filho, instalando uma falta e obrigando-o a simbolizar o objeto que promoveria a satisfação.

Desse modo, vão configurando-se as vivências da criança com relação à falta da mãe, e ela passa a ter recursos psíquicos para alucinar o alimento e o prazer associado a ele, na sua ausência.

Por meio desses processos, vemos então as marcas iniciais do que chamamos apetite. A partir desse momento, cada experiência de amamentação reativará uma imagem, um traço de memória, ligada a uma primeira experiência de satisfação, na qual a criança não demandou nem esperou pelo objeto e na qual supostamente a fonte provedora e a gratificação obtidas foram plenas.

Esse mecanismo psíquico de retroação a um momento anterior é o que Freud observou em sua clínica e descreveu como "uma eterna busca do homem de um objeto perdido e que não pode jamais ser reencontrado". É estrutural ao homem essa nostalgia de uma satisfação que um dia teve e que nunca mais se repetirá idêntica. *Nossos desejos são marcados por essa falta estrutural, pela ausência e busca desse objeto perdido.*

No apetite e seus distúrbios, estará em jogo muito mais essa dimensão da pulsão e do desejo na sua relação peculiar com o objeto de satisfação, do que da fome biológica e sua ligação direta com o alimento. É nesse sentido que podemos dizer, por exemplo, que não há objeto último que mate a fome do obeso, na medida em que ela não está no plano da necessidade biológica.

Com as marcas inaugurais adquiridas até aqui, a organização psíquica da criança prosseguirá em um segundo momento (dos 6 aos 18 meses aproximadamente), ao qual ela chega com recursos psíquicos que lhe permitem perceber a mãe não mais como um prolongamento dela própria, mas como um outro muito poderoso que detém os objetos para sua satisfação. O alimento, nesse período, adquire também o valor de símbolo do amor materno e por meio dele a criança pode ser gratificada ou frustrada. A equivalência objeto/símbolo de amor traz implícita uma vivência de falta, frustração, na medida em que o alimento só representa e não é de fato o afeto da mãe. Tampouco permite ao bebê fazer retornar o objeto perdido e com ele a suposta possibilidade de uma satisfação plena.

Nesse momento, ocorre um interjogo imaginário entre mãe e criança, no qual há um engodo recíproco de uma poder preencher o que falta à outra. É uma vivência ilusória de completude, característica dessa fase, que irá preparando o caminho para que a falta, implícita a qualquer relação humana, possa ser simbolizada.

No terceiro momento da constituição psíquica (18 meses em diante), um elemento essencial à subjetivação da criança deve estar presente. É a função paterna que vai por um basta nesse modo de relação entre mãe e filho. O pai ou alguém que faça essa função vai definitivamente mostrar à criança que ela não é o único objeto do amor materno, fato este fundamental para que se desprenda psiquicamente da mãe e busque novos interesses. É a criança que sai do universo materno para ingressar na ordem cultural, social, com seus limites e regras inerentes.

OBESIDADE NA INFÂNCIA: CONTRIBUIÇÕES DA CLÍNICA PSICANALÍTICA

Aspectos gerais ligados à obesidade

Nas últimas décadas vem sendo registrada uma tendência mundial no aumento da obesidade primária em adultos e crianças. Os riscos e a morbidade a ela associadas têm sido motivo de grande preocupação na área de saúde, especialmente nos países desenvolvidos.

Alguns autores falam em epidemia e até pandemia da obesidade, pela amplitude que tem atingido. Em países como o Brasil, o aumento da obesidade vem sendo constatado, inclusive na população de baixa renda, estando em parte relacionado às mudanças nos hábitos alimentares.

Na medida em que a vida nas grandes cidades tornou-se mais difícil, ocorreu um certo "confinamento" das crianças a áreas mais restritas, onde atividades passivas como assistir televisão, videogames, computadores instalaram hábitos mais sedentários e diminuição de gasto calórico.

Diante desse panorama, a obesidade passa a ser encarada como um problema de saúde pública e contemplada pela Medicina como um tema de maior complexidade. Com isso, ela vem ganhando também um contorno mais preciso no âmbito das doenças, o que tem gerado inúmeros estudos que tentam dar conta de sua origem e dos mecanismos envolvidos em sua formação.

A tendência atual é a de compreender a obesidade como multicausal, na qual interagem fatores genéticos, fisiológicos, ambientais e psíquicos, resultando em acúmulo excessivo de energia em forma de gordura no organismo.

Algumas pesquisas vêm comprovando a influência da herança genética no sujeito obeso. Observou-se, por exemplo, que gêmeos monozigóticos, criados juntos ou separados, apresentam uma semelhança muito grande em relação ao peso que desenvolvem. Crianças adotadas, por sua vez, costumam guardar uma relação de peso com os pais biológicos e não com os adotivos. Outros dados apontam que, quando pai e mãe são obesos, a possibilidade de o filho tornar-se obeso é muito alta (80%).

A descoberta de uma substância chamada leptina e sua deficiência em uma raça de camundongos obesos desde o nascimento também vem sendo apontada como um elemento dentro dessa herança genética na obesidade. A leptina é uma proteína plasmática que atua possibilitando a passagem de informação ao hipotálamo quanto à saciedade provocada pelos alimentos. Os roedores dessa raça, pela deficiência da leptina, não têm essa regulação do centro de saciedade, nem um gasto energético adequado.

No ser humano, a leptina estaria ligada à obesidade, não pela sua deficiência, mas pelas altas concentrações encontradas nos obesos. Neles, haveria uma falha, por determinação genética, no aproveitamento dessa substância, gerando um estado crônico de predisposição à obesidade.

Embora os fatores genéticos despontem como relevantes, no geral se concorda que é o ambiente e as circunstâncias de vida do sujeito que facilitarão ou não sua expressão. Esse aspecto será abordado mais adiante.

No que se refere ao aumento dos índices de obesidade na infância, temos aí um dado curioso e também alarmante, já que as possibilidades de a criança gorda tornar-se um adulto obeso são enormes. Independentemente dos fatores que levam uma criança a ficar obesa, a conseqüência disso é que ela adquire e se torna portadora para sempre de um número aumentado de células do tecido gorduroso. Essa é uma das razões para o pior prognóstico da obesidade que se inicia na infância quanto à resposta ao tratamento. O número de células adiposas será o mesmo para o resto da vida, podendo apenas ocorrer a diminuição do seu tamanho.

Apesar disso, são inúmeras as vantagens de se intervir no problema nessa etapa da vida. Entre os bons motivos para essa intervenção, está o caráter preventivo quanto a prováveis complicações futuras à saúde da pessoa. Outro aspecto favorável é o fato de estarmos diante de alguém em pleno processo de constituição física e psíquica.

Como foi mencionado, inúmeros estudos sobre obesidade vêm sendo realizados no campo da Medicina. Isso é sem dúvida importante na medida em que se contrapõem a uma extensa banalização do assunto, veiculada maciçamente pelos meios de comunicação e explorada pela indústria, cujos produtos visam a fisgar os excedentes em peso, sempre ávidos por soluções fáceis e definitivas.

De outro lado, temos as abordagens bem intencionadas da área da saúde aos pacientes obesos que, mesmo sem o caráter apelativo da mídia, atingem resultados pouco animadores. O que se observa é que o terreno que mede a eficácia dos tratamentos ainda é nebuloso. Admite-se, por exemplo, que permanece um grande mistério sobre o que impele o sujeito a comer, a sentir-se saciado ou insatisfeito.

Aí, exatamente nesse ponto, parece haver algo que escapa a um certo tipo de entendimento do fenômeno. Essa compreensão só avançará se buscarmos elementos no campo da subjetividade, ao qual o apetite está intrinsecamente ligado.

No atendimento da obesidade infantil, o médico é constantemente lançado à ordem psíquica, seja por meio do enigma que a compulsão alimentar do paciente levanta ou da sua resistência em seguir o tratamento.

A compulsão a comer de alguns pacientes não está, sem dúvida, no plano da fome biológica, já que não se enquadra totalmente nesse tipo de funcionamento. A não-aderência do paciente ao tratamento, apesar da sua demanda de emagrecimento, traz impasse ao médico e desestabiliza as bases de sua função curativa.

Compulsão alimentar de crianças obesas

Vamos tentar entender um pouco a compulsão alimentar que algumas crianças obesas apresentam.

Compulsão é um fenômeno de repetição. Isso nos remete a um conceito psicanalítico importante: "a compulsão à repetição". É próprio do sintoma de ordem psíquica ser repetitivo. Ele tem uma natureza conservadora e tenta manter uma certa ordem psíquica. É por meio da repetitividade do sintoma que uma dada representação insuportável ao sujeito e que foi recalcada pode retornar ao presente. Enquanto perdura o automatismo da repetição, o sujeito não elabora o conflito.

No caso da criança, a trama do sintoma é mais complexa, já que ele expressa questões familiares e pode estar mascarando conflitos dos pais.

Quanto à compulsão alimentar de crianças obesas, a clínica psicanalítica com esses pacientes nos traz elementos para entender esse sintoma. A análise do material clínico permite levantar, em boa parte dos casos, uma peculiar configuração nas relações familiares. Observa-se, por exemplo, que mãe e criança mantêm uma relação de tipo dual, na qual funcionam de maneira pouco discriminada.

Exemplo disso é um garoto obeso que havia sido amamentado até os 4 ½ anos e com 8 anos de idade ainda era chamado pela mãe de "nenê", que lhe dava mamadeira e tomava banho com ele.

Algumas mães de crianças obesas que foram entrevistadas utilizaram-se de expressões como: "minha filha preenche tudo", "ele não consegue dormir sem o meu cheiro", "sou pai e mãe ao mesmo tempo".

Essas mães tendiam a manter seus filhos presos a elas, sem poder reconhecê-los com desejos próprios.

Freqüentemente, o pai ocupava posição pouco expressiva e desvalorizada dentro da família. Algumas mulheres referiam-se ao marido como mais um filho que tinham de cuidar. O pai do garoto de 8 anos citado anteriormente percebia o apego exagerado entre o filho e esposa, mas cedia todos os dias seu lugar na cama de casal para que o filho dormisse abraçado à mãe. Esse homem ficava confuso diante da responsabilidade de fazer um corte e intervir na relação mãe/criança. Para ele isso significava cometer uma violência contra elas.

Essa inoperância do pai é muito relevante. Sabe-se em Psicanálise o quanto a função paterna é estruturante para o psiquismo da criança. Função paterna não é sinônimo de figura paterna, mas em determinado momento da estruturação subjetiva da criança, é o pai, como representante dessa função, que poderá introduzir-se e romper esse jogo imaginário em que mãe e criança se bastam e se completam. A criança é então confrontada com a falta, com a frustração, elementos decisivos para sua constituição psíquica.

Para essas crianças, deixar de comer seria renunciar à ilusão de uma vivência plena, na qual não haveria falta ou frustração. A compulsão alimentar, que aparece nesses pacientes, vem como uma tentativa de manter uma ligação à mãe em moldes primitivos, impedindo a ruptura que levaria a criança à posição de sujeito e não mais de objeto do desejo materno.

Frustrada nos seus anseios de amor incondicional da mãe, essa criança vai buscar uma compensação pela via da gratificação de uma necessidade, por meio de um movimento psíquico de regressão a uma etapa anterior de sua organização subjetiva. A gratificação alimentar nunca proporcionará à criança o que ela busca, perpetuando-se o ciclo de repetições.

A clínica psicanalítica então nos mostra a relação desse transtorno alimentar com uma inoperância da função paterna. Ao mesmo tempo, assistimos a um processo que atinge essa função, desestabilizando-a. São transformações que transcendem o plano individual ou particular a cada sujeito. Podemos dizer que as referências culturais e sociais de que dispomos atualmente não fornecem sustentação adequada à função paterna. Notamos, por exemplo, que atrás de uma fachada de educação liberal o que aparece, muitas vezes, são crianças habitando um espaço sem lei. Pais titubeantes, inseguros, perdidos em uma avalanche de mudanças, esgarçamento de valores e papéis sociais. O exercício da autoridade, tão necessário na sua condição de organizador, orientador para o sujeito em formação, vê-se confundido com autoritarismo e cai em um vazio operacional.

O aumento da obesidade na infância nos últimos tempos também pode ser articulada aos efeitos dessas mudanças sobre essa função tão essencial a uma boa evolução psíquica.

A questão da aderência ao tratamento na clínica da obesidade

O acompanhamento clínico de pacientes obesos indica, no geral, que eles têm grande dificuldade em aderir ao tratamento e que estão sempre à procura de um tipo de abordagem que não implique a modificação de seus hábitos alimentares.

Um levantamento realizado pelo Serviço Social do Instituto da Criança do Hospital das Clínicas da Faculdade de Medicina da Universidade de São Paulo (Cáceres e Cardoso, 1996), no Ambulatório de Nutrição e Metabologia, constatou que cerca de 50% dos pacientes seguidos abandonaram o tratamento e 80% deles reconheceram a incapacidade de perder peso, mesmo após um ano de seguimento.

Em clínica pediátrica, o médico vê-se freqüentemente diante desse impasse: "a demanda de emagrecimento por parte do paciente e seus pais e o sofrimento causado pela obesidade não garantem a adesão ao tratamento oferecido".

Esses pacientes, assim posicionados, introduzem um elemento perturbador em uma certa lógica esperada em uma situação de consulta. Esse impasse cria mal-estar e pode estremecer a relação do médico com seu paciente.

O paciente, com sua não-aderência, remete-nos novamente ao campo do sintoma de ordem psíquica. Podemos perceber facilmente que, nesse tipo de sintoma, os mecanismos em cena são bem diferentes dos encontrados em uma doença orgânica.

Um paciente que na sua fala demanda ao médico a cura revela em atitudes aparentemente sem sentido (como o não seguir o tratamento pedido) que algo do inconsciente, do desejo, entrecorta essa demanda.

Ater-se apenas ao pedido explícito do paciente e sua família não permite ao médico decifrar o que se passa na relação e o sintoma que se estruturou a partir disso.

Há sempre uma dialética entre a demanda (explícita) e o desejo (inconsciente) que exclui a possibilidade de uma linearidade, de uma relação previsível do tipo estímulo e resposta no sujeito. O termo aderência traz um engodo, na medida em que presume a existência dessa harmonia e linearidade.

A não-aderência ao tratamento em alguns casos, portanto, pode ser tomada como um sintoma psíquico. Na construção desse tipo de sintoma, fica mascarado um desejo inconsciente, e a função de uma demanda ao outro é também encobrir esse desejo.

Nossos desejos estão ligados a uma vivência passada, a uma busca de reviver uma experiência primária de satisfação, que não pode mais repetir-se. Daí o fato de o desejo estar sempre nos remetendo a algo que falta. Essa falta, implícita no desejo, é o motor que nos leva à vida, à busca de conhecimento, afeto e até de um tratamento médico (que reconstituiria uma condição de saúde perdida).

Mas nem sempre um pedido ao médico de tratamento significa que o sujeito está implicado no seu desejo, ou que possa confrontar-se com a falta inerente a ele. Daí o paradoxo da não-aderência.

Freqüentemente é isso o que vemos na clínica da obesidade. O paciente pede para emagrecer, mas não se dispõe a mexer com aquilo que o comer representa para ele. Isso implicaria angústia e esforço de deslocar-se subjetivamente, movimento esse que muitos pacientes estão longe de poder realizar.

Cada médico, em sua prática, dará um destino a essas questões, mas é fato que a escuta do paciente e sua história fornece dados para entender-se a maneira como o sintoma se estruturou. Isso permite pensar a doença incidindo em um psiquismo no curso de uma doença. Pode propiciar também intervenções mais eficazes.

Considerações finais sobre o tratamento da obesidade infantil

Tendo em vista as relações entre apetite e subjetividade, serão levantados alguns pontos que podem ser úteis ao pediatra no atendimento ao obeso infantil:

– A demanda imediata de emagrecimento, muitas vezes, não garante a adesão ao tratamento. O paciente e sua família, comumente, chegam ao pediatra pouco implicados no que lhes ocorre e esperando que a solução venha do médico.
– A partir dessa demanda, há uma leitura a ser feita da posição subjetiva do paciente e de seus pais, o que auxiliará na elucidação do sintoma e na formulação de estratégias de tratamento.
– Realizar entrevistas preliminares, para escutar o paciente e sua família.
– Dirigir-se sempre à criança durante as consultas. Não perpetuar uma possível condição de passividade, tornando-a mais alienada.
– Atender adolescentes sem a presença da mãe, marcando uma possibilidade de autonomia.
– Convocar sempre o pai a participar do tratamento, já que sua tendência é deixar a criança por conta da mãe.
– Encaminhar para tratamento psicológico quando se fizer necessário.
– Utilizar o recurso da internação quando os meios habituais falham. Alguns casos de obesidade mórbida demandam essa conduta com abordagem médica e psicológica.

ANOREXIA NA INFÂNCIA – ARTICULAÇÃO POSSÍVEL DE DOIS CAMPOS DE CONHECIMENTO

A *nutrição* é um ato que está associado à sobrevivência e ao desenvolvimento. Por esse motivo, a recusa alimentar na criança é um problema que costuma gerar mais ansiedade nos pais do que o comer excessivo.

É claro que a conduta de comer sofre variações no decorrer do desenvolvimento e não seria sensato exigir que uma criança pré-escolar tivesse a mesma necessidade nutricional que um lactente de 5 meses. O lactente está em fase de crescimento acelerado e a sucção é uma fonte enorme e privilegiada de prazer, de contato com o mundo. O pré-escolar, além de estar em um momento menos intenso do crescimento, tem formas mais diversificadas de expressão e trocas com o meio.

É importante diferenciarmos a inapetência, que pode estar ligada à faixa etária ou até a uma afecção orgânica no paciente, daquela recusa em comer que se configura como um sintoma, uma anorexia mental. Neste caso, a rejeição do alimento resulta em prejuízos ao estado nutricional e à saúde da criança ou adolescente.

O que é muito interessante observarmos é que essa recusa de pacientes anoréticos não significa ausência de fome.

Essa situação que se instala, na qual o alimento é negligenciado como objeto de uma necessidade vital, podendo levar à morte, remete-nos novamente às diferenças entre o apetite do homem e o instinto animal.

O pediatra, advertido das implicações de um quadro de anorexia, deve saber que pouco adiantará apenas sanar a deficiência nutricional do paciente ou tentar convencê-lo da importância de alimentar-se. Muitas vezes isso só faz acirrar o sintoma, que tem uma lógica inconsciente própria, impenetrável à lógica da Medicina e dos adultos que se desesperam com seu estado.

Embora a anorexia nervosa da adolescência seja a forma mais falada e conhecida desse distúrbio alimentar, ela pode ocorrer em outros momentos da vida do sujeito e da sua constituição psíquica.

No primeiro momento da constituição psíquica (do nascimento aos 6 meses de vida), o bebê, pela sua prematuridade, depende totalmente de um outro para a satisfação de suas urgências vitais. Esse outro, habitualmente a mãe, deverá estar apto a exercer a função simbólica de maternagem. Se por algum motivo isso não se opera, por razões como falta de investimento afetivo ou excesso de ansiedade materna, essa estruturação incipiente será prejudicada. Poderá, como conseqüência, surgir uma impossibilidade do bebê em buscar o alimento e satisfazer-se, pela ausência desse elemento que poderia trazer alívio a suas tensões, tranqüilizá-lo e ordenar suas experiências de prazer e desprazer.

É o caso de um lactente de 4 meses, que será chamado de André. Esse bebê chorava muito e tinha dificuldades em pegar o seio e mamar, sendo seu ganho de peso inadequado. Na consulta, a mãe relata o cenário de concepção e nascimento da criança: pouco antes da gravidez de André, essa mulher havia perdido um filho abruptamente, 3 meses depois de nascido, devido a um problema congênito. Ela coloca o quanto esse fato lhe determinara uma vivência constante de ameaça e pânico de que algo desse tipo ocorresse com André. Toda interação com o bebê e todos os cuidados que lhe dispensava eram atravessados por essa angústia. Instalou-se a partir daí o quadro de distúrbio alimentar.

Observa-se o quanto a subjetividade da mãe é decisiva na desorganização oral de André, nesse momento em que seu psiquismo é muito incipiente. Se a anorexia ocorre nessa etapa, o pediatra poderá obter, pela observação e escuta da mãe, o que a está impedindo de alimentar adequadamente seu bebê. Muitas vezes, essa escuta e intervenções relativamente simples podem ajudá-la a situar-se melhor em relação aos cuidados essenciais à criança.

No segundo momento da estruturação psíquica (dos 6 aos 18 meses), se ocorrer anorexia, as subjetividades da mãe e da criança estarão muito mais implicadas no sintoma do que em uma etapa anterior, o que torna as intervenções mais complexas. Como vimos, o alimento, nessa fase, ganha o significado de símbolo do amor materno e, por meio dele, a criança pode ser gratificada ou não em sua demanda de amor. Mãe e criança vivem nessa fase o engodo de uma poder preencher o que falta à outra. A mãe ou qualquer coisa que represente seu afeto não pode de fato satisfazer sempre à criança, e uma vivência de falta vai sendo instalada nesse interjogo imaginário entre elas.

A anorexia pode surgir nesse momento como sintoma de uma relação potencialmente patológica e desfavorável para uma boa estruturação psíquica da criança. Podemos encontrar, por exemplo, uma mãe que tenta colocar-se maciçamente como alguém que pode sempre satisfazer ao filho, fechando suas possibilidades de suportar o inevitável da falta, dos limites no outro e nele próprio. A anorexia, em uma situação como essa, pode vir como uma tentativa da criança de controlar esse outro. Privando-se do alimento/símbolo de amor, ela não se frustra, controla a mãe e seu poder de frustrá-la. A criança anorética vai rebater assim, no nível da necessidade, suas frustrações.

É o caso de Júlia, menina que com 1 ano e 2 meses de idade desenvolve uma anorexia importante. Seu histórico fala de um desmame ao seio recente, a partir do qual passou a recusar a comida de sal e mesmo a mamadeira. A mãe relata um modo de estar com a filha, no qual não sobrava tempo ou espaço para mais nada. Até a época do desmame, a criança costumava mamar ao seio a qualquer momento. Segundo a mãe, o desmame só ocorreu porque ela própria se sentia fraca e doente. A menina, acostumada a essa presença maciça da mãe, responde ao desmame com uma anorexia.

No terceiro momento da estruturação da subjetividade da criança (dos 18 meses em diante), deve-se operar a função paterna. Como foi exposto, é esse elemento que vai interromper definitivamente essa busca ilusória de completude entre mãe e criança. A partir desse momento, a anorexia pode vir como um sintoma decorrente de uma falha nessa função de corte. Ela pode estar sinalizando não só esse assujeitamento ao desejo materno, mas também uma tentativa desesperada de separar-se psiquicamente da mãe.

Chegamos então à anorexia nervosa que eclode na adolescência, quadro este bastante descrito nos textos médicos e psicológicos como uma doença que ocorre principalmente em adolescentes e adultos jovens antes dos 25 anos de idade. Acontece muito raramente em homens. Caracteriza-se por uma grande perda de peso, a partir de uma dieta de fome auto-imposta, cujo pretexto no início da doença são os motivos estéticos. Tais restrições alimentares podem vir acompanhadas de vômitos provocados, uso de laxantes e diuréticos, resultando em diversos distúrbios somáticos, amenorréia, perda das formas femininas, colocando, às vezes, a vida da paciente em risco.

A anorexia pode, em alguns casos, ser acompanhada de comportamentos bulímicos.

Este quadro, na adolescência, reflete as distorções ocorridas na organização psíquica pregressa, agora mescladas às questões próprias dessa fase, na qual o adolescente é confrontado com as bruscas mudanças corpóreas e com o apelo de um novo "status" social. É um período de profunda instabilidade psíquica, no qual ressurgem conflitos vivenciados em outros momentos e que vão ter que ser agora ressignificados.

O corpo ganha maturidade sexual, o que implica a necessidade de subjetivação de uma nova imagem de corpo. As requisições da sexualidade e do social instauram um processo no jovem de ruptura de suas posições da infância, busca de consolidação de uma identidade sexual. É um momento crucial de apropriação do próprio desejo.

Chama a atenção o fato de a anorexia mental na adolescência aparecer muito mais em mulheres. Quanto a isso, cabe marcar que a estruturação psíquica e a vivência edípica no menino e na menina não são idênticas. Para a menina, é colocada uma situação diferente nesse contexto de discriminação e separação do outro primordial. Ela estaria mais "atada" a essa relação imaginária com a mãe, o que terá repercussões na forma de receber as solicitações da adolescência.

O olhar do outro sobre a jovem produz efeitos diferentes do que no rapaz, remetendo a questões próprias da posição feminina. A mulher é especialmente sensível ao confronto de sua nova imagem de corpo com aquela ditada e demandada pelos padrões estéticos vigentes. Não é difícil observar o verdadeiro pavor que algumas meninas têm de ser gordas.

Devido aos elementos subjetivos em jogo na formação desse distúrbio alimentar, os fatores sócio-culturais têm influenciado no aumento da sua incidência nos últimos anos. A apologia da estética, da imagem como requisito importante para uma boa inserção na sociedade, torna-se um campo fértil para a construção de um sintoma dessa ordem, especialmente para a adolescente que já traz algumas marcas ou falhas na sua organização psíquica.

O corpo assexuado, sem formas da anorética, revela a impossibilidade de lidar satisfatoriamente com os conflitos ligados à sexualidade e marca sua incapacidade de ganhar autonomia psíquica do outro.

O desaparecer da anorética expressa, então, a não-ruptura dessa relação imaginária com a mãe, ao mesmo tempo que também pode representar uma tentativa dramática de romper com essa condição de objeto do desejo do outro e de emergir como sujeito do seu próprio desejo.

Vejamos um caso clínico de anorexia na adolescência:

Adriana, 15 anos de idade, é internada com uma perda de peso já bastante acentuada e várias complicações decorrentes. O início do seu quadro ocorreu um dia após ela ter sido pedida em namoro por um rapaz do qual gostava. Sua atitude foi dizer a ele que iria pensar a respeito. Sua resposta, enfim, foi desenvolver uma anorexia. Esse foi o final de semana também no qual teve sua última menstruação. Nas entrevistas, Adriana descreve-se como uma garota que gostava muito de comer antes da doença. Relata situações em que se reunia com amigas, em momentos muito prazerosos, nos quais lanchavam no sábado à noite, enquanto marcavam encontros com rapazes por telefone.

Aos 12 nos, Adriana quis ter seu primeiro namoro e pediu ao pai, que não a autorizou, dizendo que só aos 15 ela teria idade para namorar. Quando completou 15 anos, prontamente cobrou da mãe a promessa feita pelo pai, mas, quando ela conversa com o marido, ele não sustenta sua palavra e volta atrás, alegando não se lembrar do assunto. Nessa ocasião, a mãe teria dito ao marido que ele não enxergava o crescimento dos filhos. De fato, o que vemos é uma função paterna vacilante que terá efeitos sobre a paciente.

Aparece um outro dado de história que teve relação com a anorexia de Adriana. Quando ela tinha 14 anos, sua mãe engravidou do quarto filho. Ela era a única filha mulher, muito "paparicada" pela mãe e por isso recebeu muito mal a notícia da gravidez, achando que ia perder seu espaço, seu lugar como a preferida. Quando a mãe estava grávida de quatro meses, surge na paciente uma febre muito alta, que a levou a ficar internada por 25 dias, com a mãe a acompanhando no hospital. Nada foi diagnosticado.

Adriana ganha então uma irmãzinha, que aparece em seu relato, como sendo uma criança de 1 ano e alguns meses, esperta, mas que não gostava de comer, fato que obrigava a mãe a segui-la pela casa com o prato de comida. No início da anorexia, a mãe, desesperada com a recusa alimentar de Adriana, tentava forçá-la a aceitar a comida, dando-lhe na boca, reproduzindo a conduta que tinha com a filha pequena.

Observa-se, nesse caso, uma paciente que responde com uma anorexia às questões que se colocam na adolescência, o que fala de uma suscetibilidade psíquica anterior. Isto é confirmado pela sua reação ao nascimento da irmã, vivido como ameaça de perda de um lugar no desejo materno, para quem até então ela se sentia especial e única. A paciente faz, pela via do seu sintoma, um movimento regressivo, no qual tenta rebater suas frustrações no nível da necessidade alimentar. À medida que se priva do alimento, Adriana intima a mãe a ficar em posição de um outro permanentemente provedor. Associado a isso vemos uma insuficiência da função paterna, à medida que o pai volta atrás na sua palavra e vacila em reconhecê-la crescida e mulher. A paciente vê-se impossibilitada de viver as mudanças da adolescência, já que lhe faltam recursos subjetivos para isso. Sua saída para o conflito é a anorexia.

CONSIDERAÇÕES SOBRE A ABORDAGEM DA ANOREXIA NA CLÍNICA PEDIÁTRICA

- Embora traga prejuízos importantes para a saúde do paciente, trata-se de um sintoma com causalidade psíquica indiscutível. Fixar atuações apenas em ofertas dietéticas e insistência para que o paciente coma pode alimentar a lógica que sustenta o sintoma.
- O tratamento da paciente anorética oferece inúmeros problemas, já que a instauração da transferência com o profissional é muito difícil. Em geral, as crianças são trazidas pelos pais, angustiados com seu estado. A paciente mesmo parece não se preocupar, mostrando desinteresse pelo tratamento. Não há subjetivação do seu problema, mas apenas tentativas ferozes de manter-se no estado anorético.
- É muito importante no tratamento da anorexia a articulação de manejos e conhecimentos entre a área médica e a psicanalítica. A internação do paciente anorético, com afastamento da família, muitas vezes é necessário para tentar romper-se a inércia do sintoma. Esse é também um momento privilegiado para essa atuação conjunta.

BIBLIOGRAFIA

1. BRESOLIN, A.M.B. et al. – Recusa alimentar: abordagem ambulatorial. *Pediatr. (SP)* **9**:99, 1987. 2. CÁCERES, E. & CARDOSO, A.L. – Obesidade na infância e adolescência: atuação do Serviço Social. *Pediatr. (SP)* **18**(3), 1996. 3. BORDE, C. – *Anorexia, Bulimia e Hipocondria*. Buenos Aires, Letra Viva, 1995. 4. Dor, introdução à leitura de Lacan. Porto Alegre, Artes Médicas, 1989. 5. FREUD, S. – *Além do Princípio do Prazer*. Edição standard brasileira das Obras completas de Sigmund Freud, vol. XVIII, págs. 17 a 85, Rio de Janeiro, Imago Editora, 1920. 6. SOUZA, M.S.F. et al. – A síndrome de hipoventilação na obesidade grave em crianças. *Rev. Paul. Med.* **15**:163, 1997.

8   Fenômeno Psicossomático

MARIA TEREZA MARTINS RAMOS LAMBERTE
LIA LAGE
SARA HELENA HASSAN

Construímos este capítulo a partir do recurso ao diálogo imaginário entre um pediatra que faz perguntas e um psicanalista que responde, a maneira como Freud já fizera na *Questão da análise leiga, 1926*, no conhecido artigo sobre *Psicanálise e Medicina*.

As questões correspondem a levantamentos feitos em diálogos com médicos, a debates entre psicanalistas, ou na prática psicanalítica.

1. Para começar, como podemos diferenciar o sintoma médico, o sintoma analítico e os fenômenos psicossomáticos?

A palavra sintoma origina-se do grego e significa coincidência, coisas que incidem juntas.

Para a Medicina, o sintoma indica um conjunto de sinais que estabelecem uma relação com seu possível agente etiológico, um conjunto de sinais correlato a esse agente, que podemos denominar síndrome. Portanto, sintoma, em Medicina, tem o valor de um conjunto de sinais em um mesmo campo que se refere ou indica uma coisa, ou seja, a doença.

Hoje temos grandes quadros nosológicos estabelecidos a partir dessa relação, cuja equação, em essência, seria:

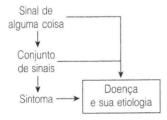

Com a crescente expansão científica da Medicina, a investigação a partir do sintoma afina-se cada vez mais em seu objeto de "pesquisa clínica", a doença. Assim, "o ser" do doente que sofre fica elidido, bem como a própria subjetividade daquele que o assiste. Temos

como conseqüência então da nossa contemporaneidade a exclusão da subjetividade, refletida também no campo médico. Não por uma intencionalidade arbitrada, em que se possa imputar culpados ou responsáveis, mas, antes, por uma lógica da atuação da Medicina Moderna, que toma como seu objeto a doença propriamente dita, cindindo-a de seu portador, o doente.

Ficamos longe de uma prática em que os médicos tinham a oportunidade de se ater ao paciente a partir de um lugar simbolicamente importante no núcleo familiar, mediando como terceiro elemento uma possibilidade de escuta e acolhimento para os sintomas que estes aportavam.

Desde essa época já podemos situar a clínica médica em suas bases fenomenológicas, a clínica do olhar; porém, o médico, por ocupar um lugar mais especial para seus pacientes, exercia uma função de investigador dos males da saúde de maneira mais articulada à subjetividade destes.

O texto não pretende fazer defesas nostálgicas da posição anteriormente ocupada pelo médico em nossa cultura, apenas reconhecer as mudanças que aí ocorreram, para localizar o que possa ter desnaturado da relação médico-paciente na Medicina Contemporânea, bem como o que se fortalece para o sentido do sintoma. Portanto, temos o sintoma no campo médico como um conjunto de sinais que se relacionam a uma doença ou a uma entidade nosológica, na qual mesmo o sintoma "psicológico", quando considerado, será incluído nessa lógica de abordagem fenomenológica, levando a quadros nosológicos estabelecidos em que este possa se enquadrar, como "perfis", distanciando-se ainda mais da verdade particular do doente.

Já o estabelecimento de sintoma desde as bases freudianas é o sinal e o substituto de uma satisfação pulsional que não se realizou, é o resultado do recalque. São formações que permitem ao recalcado o acesso ao consciente que lhe é recusado. Para a psicanálise, o sintoma tem o valor de metáfora, é substituto da doença, sendo a própria doença na medida em que atualiza o conflito psíquico dado pelo recalque.

Podemos entender o recalque como o produto da intervenção da linguagem dividindo o sujeito em suas representações. Essa intervenção da linguagem opera como uma barreira, ou seja, faz barragem aos impulsos vitais pela via das inscrições simbólicas. Em decorrência dessa barreira simbólica se dará a operação do recalque, assim formulado em psicanálise, modulando, regulando os impulsos vitais de cada um em sua vertente desejante. Em psicanálise, chamamos de vertente do desejo a possibilidade de adiamento das realizações dos impulsos pelos valores do sentido, ou seja, a domesticação civilizatória do humano em sua apropriação da lei simbólica.

O preço que se paga, no entanto, pela dimensão civilizatória da entrada na ordem simbólica é o conflito psíquico inconsciente que se mantém pela constante tensão das forças vitais pulsionais tentando acesso à satisfação e chegando ao consciente como representações do que foi recalcado, sob a forma de sonhos, sintomas etc. Freud coloca em *A interpretação dos sonhos* que estes são realizações do desejo inconsciente, bem como, no mesmo texto, atribui ao sintoma (histeria) a mesma função.

Temos então o sintoma, tomado pela psicanálise, como um produto do recalque, inscrito no simbólico, sendo o retorno do recalcado representando não alguma coisa, mas a condição desejante do sujeito do inconsciente em sua divisão no mundo de representações. Outra diferença importante entre o sintoma médico e o analítico é que este só pode ser considerado a partir de uma relação ou vínculo transferencial do paciente com quem o escuta. Enfim, se o sintoma pode ser tomado como mensagem, é porque já está inscrito no simbólico como formação particular do inconsciente, ele não é uma significação, mas sua relação de substituto, do que representa o sujeito é que o determina.

Como na função matemática, temos o f(x): o sintoma é o x, que se pode traduzir por uma letra que venha do sujeito, só assim a identidade de si é isolada. Qual a relação do sintoma com o sujeito do inconsciente? O sujeito é exatamente o que o sintoma oculta. O sintoma é uma saída, ante ao conflito psíquico, ainda que precária, é "um acordo com o verbo", no qual há produção de letra substitutiva ao material insuportável que é detido pela barreira do recalque.

Portanto, o sintoma analítico é sempre simbólico, diz respeito ao retorno do recalcado, é a saída subjetiva encontrada diante do conflito psíquico, na regulação da angústia e da própria vazão das tensões pulsionais. É um sinal e substituto do sujeito, este que é assujeitado, dividido pelo corte da linguagem. Tem valor de mensagem, sempre endereçado ao campo do Outro* (campo da alteridade simbólica, que a relação transferencial atualiza, presentifica). Desvendando um sintoma, em uma escuta analítica, por exemplo, pode-se chegar à condição desejante de cada um, desfazendo-se assim o nó no qual ele se alienava, na manutenção de seu mal-estar.

Quanto ao fenômeno psicossomático, qual sua particularidade estrutural? Neste, a manifestação não é da ordem do simbólico, ou seja, não é passível de deciframento desvelando um sujeito, como vimos para a função do sintoma analítico, f(x). Exclui-se então da ordem simbólica e diz respeito a uma manifestação do real.

Podemos entender o fenômeno psicossomático como sendo aquilo que não foi simbolizado para o sujeito, que irrompe sob a forma de manifestações no organismo, em geral como lesão de órgão ou anatômica (diferente das disfunções sem substratos patológicos anátomo-clínicos determinados), que se incluem contudo à sobredeterminação psíquica do sujeito do inconsciente.

A manifestação psicossomática exclui-se da representação simbólica, apontando o que do sujeito insiste como pura presença no real, sem nomeação.

---

* O emprego em maiúscula refere-se à ordem da alteridade, isto é, ao campo simbólico, embora o outro semelhante do laço social possa ser seu representante.

2. E como localizá-los na clínica?

Para que se possa localizar os fenômenos psicossomáticos, portanto, é necessário antes de mais nada um trabalho de escuta, que localiza onde o sujeito se faz representar, como "as histéricas" de Freud, nas quais seus acometimentos, embora corpóreos, não apresentavam caráter lesivo, substrato algum anátomo-clínico e, no entanto, postas à produção de saber e à fala, sobre a dor, a angústia, quão ricas de sentidos se faziam notar!

Assim, o trabalho de escuta faz-se necessário para localizar as modalidades de respostas do sujeito diante das vicissitudes dá vida, que podem ser de duas maneiras:

1. pela produção de sintomas (retorno do recalcado); ou
2. pela via do apagamento (afânise) do sujeito, em que podemos encontrar os fenômenos psicossomáticos, juntamente a outras manifestações do real, como é o caso da alucinação das psicoses, por exemplo.

Dentre as modalidades de respostas do indivíduo diante do que lhe recai da vida, desestabilizando qualquer remota possibilidade de "harmonia perfeita", e assim atualizando a tensão psíquica ou conflito inconsciente, podemos encontrar uma gama de respostas cujos pólos seriam: a elaboração psíquica e a ressignificação para o conflito de um lado, ou o apagamento do sujeito por meio de lesões psicossomáticas entre as manifestações que se tem, como eclosões do real.

Nessas várias modalidades de respostas é que podemos situar então os sintomas que são passíveis de deciframento, de significação; e, como também tem-se demonstrado na clínica, podemos situar os apagamentos do sujeito do inconsciente com os efeitos ou afecções psicossomáticas.

Na obra de Freud, com relação à causalidade psíquica para as doenças com lesões anátomo-clínicas estabelecidas, poucos elementos podemos encontrar. Sua fundamentação ficou detida no caráter representacional do trabalho psíquico. Com relação à conversão histérica, nos transtornos psicogênicos da visão, chega a discutir a possibilidade da complacência somática, não descartando, porém não voltando-se mais sobre o orgânico sem conteúdo representacional.

A partir da topologia, com Lacan, podemos renovar as questões pertinentes a essa fronteira do soma e o psíquico, sobretudo com os três registros: real, simbólico e imaginário, nos quais se relança às investigações psicanalíticas, a causalidade psíquica envolvida nas lesões de órgão, ou doenças que cursem com alterações anátomo-clínicas detectáveis (diferentes das disfunções sem substrato lesivo anatômico, pois estas em geral são ricas de sentido, como é o caso das conversões histéricas já mencionadas).

3. Qual a diferença entre produção de sintomas e produção de um fenômeno psicossomático?

A produção de sintoma analítico ocorre por meio de um tipo de formação inconsciente por "recalcamento", que depende de uma inscrição simbólica; já no fenômeno psicossomático, há uma outra manifestação inconsciente, que é do "real", sem inscrição simbólica.

Na formação inconsciente por recalcamento, esse inconsciente se faz presente por meio dos atos falhos, dos chistes, dos lapsos, sonhos etc., tais como esquecimento de fatos significativos, trocas de nomes, por exemplo, dirigir-se ao namorado pelo nome de outra pessoa que se ama, esquecer-se de um compromisso que de fato não se queira ir etc. São formações inconscientes que denunciam uma verdade do desejo inconsciente do sujeito.

É o caso também das conversões histéricas citadas por Freud, por exemplo, uma paralisia na perna, indicando um conflito psíquico entre desejo e repressão.

É uma forma de expressão inconsciente que implica um "saber suposto". Há um saber prévio, e à medida que o paciente vai relatando em análise, ele vai se dando conta desse determinismo inconsciente.

Essa é uma formação inconsciente de desejo que está inscrito, mas recalcado. Essa formação se dá via linguagem, ou "significante", isto é, está inscrita na dimensão simbólica, passou pelo registro da nomeação, tanto que o paciente tem acesso a esse inconsciente pela sua fala por "associação livre".

Já as manifestações inconscientes do "real", que são as do fenômeno psicossomático, referem-se às expressões fora do registro simbólico, isto é, não há uma inscrição prévia, não há um "suposto saber". Há apenas "uma verdade inconsciente sem um saber". O que seria isso? São formas de "irrupções", desarticuladas de sentido. Como é o caso, por exemplo, de um acidente, no qual algo forte, significativo, acontece, mas que escapa a um saber, a um sentido.

No caso do fenômeno psicossomático, há "irrupção", uma lesão que não está vinculada com uma verdade de desejo inconsciente, mas que diz respeito a uma outra verdade, de um outro tipo de manifestação inconsciente, que é do "real".

4. Como podemos entender as manifestações inconscientes no "real" que não se inscreveram no simbólico?

Para comentarmos sobre isso, precisamos expor como se dá a constituição de um sujeito para Lacan.

A constituição de um sujeito se dá mediada por um Outro. É por meio do Outro que ele aprende sua imagem corpórea, a relação com a cultura, o código de seu ser vivente. Essa mediação ao Outro se dá por meio de três registros: imaginário, simbólico e real, que bem sucintamente podemos descrever como:

Registro imaginário – é a formação da imagem corpórea que se dá por meio do outro semelhante, "estádio do espelho", no qual a imagem própria é uma imagem externa.

Havendo uma confusão inicial eu-outro, tanto que a criança se refere no começo a si própria na terceira pessoa, e só depois enuncia o "eu". Ela diz "o João caiu", e não, "eu caí".

Chora ao ver outra criança caindo, o "eu é o outro". Não há a dialetização mediada por um terceiro elemento.

Registro simbólico – é o lugar da palavra, da linguagem, é quando se dá a introdução do terceiro elemento, quebrando-se a dualidade eu-outro, pela inserção da palavra, da nomeação, da dimensão simbólica.

É o terceiro elemento, que permite a inscrição de algo, que possibilita a referência. O sujeito só se "conta", se dá existência, a partir do terceiro lugar.

É o simbólico, como um terceiro lugar, que possibilita a separação eu-outro, tanto em relação à percepção do "eu" quanto de nomeações de coisas, de inserção no código da sua cultura.

Registro real – é o mais difícil de se situar, pois é o que fica fora de toda lei (lei enquanto organização, ordenação), é o que se refere ao que está fora do sentido, da "significação". É o inominável, que, portanto, gera angústia, o que se encontra fora de uma inscrição simbólica. Devemos salientar que não é por estar fora da nomeação que algo deixa de ter valor de "verdade", afinal nem toda verdade é nomeável.

Nesse registro, podemos situar alguns afetos que, apesar da difícil descrição e inomináveis, não deixam de ter efeito de verdade.

Voltando à questão da constituição do sujeito, ela se dá mediada por um Outro, nos três registros mencionados anteriormente (imaginário, simbólico e real), e por meio de duas operações lógicas denominadas alienação e separação do Outro, em que o sujeito se "cola" ao Outro por identificação, para depois se separar.

A importância das duas operações lógicas é que, se a segunda não se efetuasse, o indivíduo "seria o Outro", ficaria alienado, sem diferenciação eu-outro.

É a separação que vai possibilitar que um sujeito se constitua. Para que ocorra a operação "separação", é necessária a intersecção de um terceiro elemento, que faz a nomeação, a introdução simbólica, que chamamos em psicanálise de "metáfora paterna".

O que acontece no fenômeno psicossomático é que essa segunda operação de separação, em alguns pontos, não pode efetuar-se, pela ausência de uma nomeação, a metaforização. Permanecendo assim, pontos de "colagem ao Outro", pontos de alienação, pontos de "real" (é no que concerne ao registro do "real" que muitas vezes a separação não ocorre).

Dissemos que, para que um sujeito de desejo se constitua, são necessárias as duas operações, portanto, nesse ponto de alienação, de "colagem", não se constitui um sujeito de desejo, esse sujeito está "apagado".

É nesse apagamento do sujeito (denominado "holofrase", embolamento de "significantes"), no qual este não aparece, que vai ocorrer a lesão psicossomática. Esse apagamento do sujeito, ou seja, ausência do subjetivo, é o substrato da causalidade psíquica para a lesão psicossomática.

É um ponto que não tem mediação simbólica, portanto, aí que algo vai "irromper no real". O que seria isso? "Aquilo que não foi simbolizado retorna no real" (Lacan), em que, na ausência da mediação simbólica, haverá um retorno, como por exemplo uma lesão psicossomática, uma alucinação, suicídio, acidentes etc.

Enfim, é algo que escapa a um saber, mas que denuncia uma verdade do sujeito. Refere-se a um ponto de alienação que, por não ter podido ser simbolizado, fica insistentemente retornando, até que uma mudança de registro do "real" para o "simbólico" se dê.

Essa insistência, esse retorno constante de um ponto de "real", nada mais é que a "repetição".

Podemos tomar como exemplo a repetição de quadros de otite em uma criança. Mesmo após a terapêutica medicamentosa e cirúrgica, os sintomas só cessaram quando foram articulados no discurso do paciente com um ponto de alienação ao Outro. Após um trabalho de "construção", em que se inseriu um elemento simbólico, uma "separação", que até então não havia podido ser feita, efetuou-se.

Por não haver uma inscrição simbólica, uma representação psíquica, o indivíduo não tem um saber inconsciente sobre sua doença. É importante salientarmos isso porque, na lesão psicossomática, não adianta pedir ao paciente para falar algo, "associação livre" sobre sua úlcera, retocolite etc., remetendo-o a alguma verdade inconsciente, pois ele não tem representação psíquica do fato. Há uma "ausência de sujeito" do inconsciente no fenômeno psicossomático, porque há um ponto de alienação em relação às "identificações" que o deixa "colado" ao Outro. Poderíamos dizer que o paciente "responde" a algo do Outro que ele não sabe.

O fenômeno psicossomático, bem como as outras formações do "real", escapam ao sentido, pois não tiveram uma "metaforização" que possibilitasse a inscrição no registro simbólico. Exigindo, portanto, do analista, um trabalho diferente da formação inconsciente, por recalcamento.

Na formação por recalcamento, o trabalho consiste no levantamento do recalcado, por meio da "associação livre", dos "tropeços" da fala, nos equívocos, na divisão entre "eu queria dizer tal coisa... mas disse tal...", pois há um "saber suposto" no qual a verdade do desejo inconsciente o ultrapassa.

Na manifestação do "real", o trabalho do analista vai ser o de uma "construção" (tal como "Construção em análises" de Freud), um trabalho de montar um enigma com fragmentos, "pedacinhos" de verdades (sem um linear) do paciente, por meio de elementos representantes dessa eclosão.

5. O que pode fazer um pediatra em seu consultório em relação ao fenômeno psicossomático?

Diante de certos quadros clínicos, tais como asma, úlceras, infecções recorrentes, artrites reumatóides etc., o pediatra vai observar que, após a conduta medicamentosa, algo insiste, repete-se ou o mesmo sintoma ou outros. Há, pois, um ponto de alienação que requer uma separação, ou seja, um "real" que precisa ser simbolizado, mediado pela palavra.

Essa separação pode, às vezes, ser feita (mesmo sem que o pediatra o perceba) por meio de perguntas sobre a história familiar do paciente.

Pelo desejo de descoberta de desvendar um enigma, o pediatra cria um campo de abertura do inconsciente.

O pediatra pode, nessa escuta advertida, colocar perguntas que o paciente nunca se havia feito, ou sequer permitido pensá-las. É o caso, por exemplo, de um menino com quadro de asma grave, que durante a consulta pediátrica ouve sua mãe dizer que os meninos da família não têm sorte, sempre têm um final trágico, são acometidos de alguma doença grave.

Diante dessa citação "en passant", o pediatra pode não ouvir, ouvir e não falar nada, legitimando tal discurso pelo seu silêncio, ou pode, como foi o caso, perguntar à mãe o seguinte: "Bem, então F. não tem chances, segundo sua crença familiar ele terá um fim trágico?"

Perante tal colocação, o menino reage levando um susto e diz: "Não quero isso, sou diferente dessa história". A colocação do pediatra, bastante incisiva, permitiu que o menino quebrasse uma "colagem ao Outro" e pudesse se posicionar como "sujeito".

O pediatra criou, com sua pergunta, uma separação que permitiu que o sujeito adviesse e que possibilitou à mãe questionar a "determinação psíquica" que ela tinha para esse menino.

Há um compromisso na clínica pediátrica de "escuta" não passiva, e sim efetiva diante desses discursos, em que a omissão, o silêncio podem, muitas vezes, perpetuar a "repetição". É pela sua "escuta", pela presença como terceiro elemento, que ele poderá enunciar uma pergunta separadora.

Um outro exemplo, uma criança hiperativa com uma série de acidentes de fraturas de braço, pernas etc. ouve sua mãe dizer na consulta que seu filho é igualzinho ao irmão dela que morreu aos 8 anos atropelado, quando ela tinha 5 anos de idade.

Podemos talvez supor que essa criança se "empreste", está alienada a um ponto do inconsciente materno, por uma questão não simbolizada pela mãe sobre a morte desse irmão.

Lacan em *Notas sobre a criança* diz: "a criança está em posição de responder ao que há de sintomático na estrutura familiar, o sintoma podendo representar a verdade de um casal". "O sintoma somático é o recurso inesgotável para, em alguns casos, encarnar algo que foi rejeitado", que não foi simbolizado.

6. Como podemos entender o conceito do fenômeno psicossomático?

Fenômeno psicossomático é um termo muito amplo, situado haitualmente na interface do campo da Medicina com algumas das práticas que abordam o psiquismo e que tentam dar resposta a uma série de fenômenos da clínica que questionam o saber e a eficácia vigentes nos respectivos campos. É por esse motivo precisamente que, atendendo a uma certa imprecisão que se desliza no termo, consideramos necessário partir de algumas definições de base para nos orientarmos.

Optamos então por definir o que na psicanálise tem se designado como "fenômeno psicossomático", que é algo bem mais restrito, para daí partir para outras generalizações. Essa preferência implica que não estamos levando em conta aqui a "Psicossomática" como uma especialidade (seja da Medicina ou da Psicanálise), mas que o abordamos principalmente na sua condição de enigma.

Vamos então focalizar o campo criado pela insistência de certos fenômenos que aparecem de rotina, com bastante freqüência na clínica médica, de caráter vago e polimorfo ou conhecidos, comumente, como doenças psicossomáticas (asma, gastrite, alopecia, colites e muitos outros com nomes não tão definidos). Perante essas mesmas doenças, enquanto fenômenos, a psicanálise salienta sua condição problemática: o que está no âmago, na essência desses fenômenos, e a relação entre a linguagem e o corpo.

Essa relação é estudada e trabalhada pela psicanálise desde seu início e com mais precisão conceitual a partir de Jacques Lacan.

Partimos também de uma posição do psicanalista, diferente da posição do médico. Vamos tomar como referência a exposição deste último psicanalista em uma mesa redonda do Colégio de Medicina, na Salpetrière, França, em 16 de fevereiro de 1966, publicada como "Psicanálise e Medicina".

Ele parte do fato de vivermos na era da ciência. Sabemos que, na era pré-científica, as abordagens das doenças, como também da saúde, remitiam a outros tipos de conhecimentos ou saberes antigos sobre o corpo.

No transcorrer da História, a figura do médico aparece próxima da função do sacerdote. Na medicina hipocrática, o médico devia levar em conta as condições de vida e de existência do sujeito; suas indicações se enquadravam em determinadas doutrinas. É nesse sentido que a figura tradicional do médico é herdeira do médico filósofo, o qual desempenhava sua função orientado pelas "normas eternas da vida", abordando assim o percurso e as vicissitudes vitais de cada doente em particular. O surgimento da ciência moderna desaloja essas filosofias de orientação prática em favor das concepções científicas.

Pergunta-se então Lacan, "o que é o mais específico da posição do médico neste momento histórico, em que a ciência nos governa?"

O que ele resgata a partir da psicanálise é o tipo de resposta que o médico dá, ou o modo como este se coloca diante da demanda como tal, do paciente: à articulação da queixa, do pedido que lhe é feito. Haverá a resposta médica em função do saber apreendido, adquirido da medicina como ciência, mas que não esgota as possibilidades em jogo. O médico pode também "responder", isto é, colocar-se, a partir da sua escuta.

Isso quer dizer que, mais além da consulta específica ao médico, a qual pressupõe por parte desse conhecimentos sobre cada doença, acontece um "pedido" fundamental que vem de encontro com a posição inerente ao doente como tal: o que é a doença para cada um.

Portanto, o que está em jogo aí não depende apenas de causas biológicas, conhecidas ou não, mas de uma posição inconsciente. É o que Lacan chamou de "causalidade psíquica", que remete a um determinismo inconsciente a tendência particular de um sujeito. Que pediatra, alertado desde a psicanálise, não pensaria hoje nessa possibilidade diante, por exemplo, da quinta ou da sexta otite de uma criança, concretamente, tentando conversar com a mãe ou adulto acompanhante, indagando um pouco mais sobre essas repetições? (repetição = conceito psicanalítico).

Não interessa especificamente à psicanálise a observação da lesão corpórea, mas o que dela pode-se dizer (ou subjetivar). O psicanalista pode, no entanto, observar ou decididamente optar por não observar. Sua questão não passa por aí. O que interessa ao psicanalista é descobrir em cada caso por onde passará a possibilidade do seu ato, capaz de mobilizar a subjetividade do paciente, de modo que este se situe, em relação à lesão ou à doença, até onde seus limites lhe permitam.

Isso é habitualmente difícil por envolver precisamente o que se chama, desde J. Lacan, um "real". Algo que se relaciona, exatamente, com os limites da palavra, do que não se pode dizer: "o impossível de suportar", o que "não cessa de não se escrever", o que não se enquadra, foge e se encontra nas fronteiras da simbolização e da linguagem são outras tantas formas de tentar definir o "real", o qual corresponde ao que não se inscreve na dimensão subjetiva.

O "real" é por definição dificilmente apreensível e não se confunde com a "realidade".

Algumas contribuições de Lacan em relação ao fenômeno psicossomático, as toxicomanias, e toda a clínica das psicoses trabalham justamente nessa região de bordas da linguagem. Os recursos da psicanálise para a abordagem dessa clínica passam pela palavra (interpretação, construções), pela escuta e pelo ato analítico. Este visa aos efeitos subjetivos: tanto é assim que só se define retroativamente pelos seus efeitos. Houve ato se um efeito aconteceu. Não houve ato se o efeito não aconteceu.

Chega-se nesse tipo de posição por meio de várias rupturas historicamente datáveis a respeito da conceituação do que é corpo, doença, enfim, dos males do vivente.

7. Podemos então rever um pouco dessa história?
Desde os estudos de Groddeck (médico muito próximo de Freud) para a frente, muitas foram as tentativas e vicissitudes para bordejar esse "real" *com os recursos da psicanálise*.

Mas vamos situar o tipo de conhecimento que antes deles, desde *Descartes*, impôs o dualismo entre o pensamento e a extensão, a dicotomia entre substância pensante por um lado e substância extensa por outro. Nele, o corpo colocado do lado da extensão, e a psique, do lado do pensamento.

Herdamos a divisão psique/soma como efeito cartesiano, o que não necessariamente dá direito ao paralelismo entre um e outro, como Freud observa em *O inconsciente* (1915).

De lá (século XVII) para cá, a Medicina Moderna começa por aceitar uma tímida possibilidade de *interferência* do psiquismo na determinação de certas doenças consideradas "orgânicas".

O médico escocês William Cullen introduz o termo "neurose" em 1777, ao redor do qual se organiza um conjunto heterogêneo de doenças que vão desde as "vesânias", ou doenças mentais propriamente ditas, até a dispepsia, as palpitações cardíacas, as cólicas, a hipocondria e a histeria.

Durante o século XIX, a partilha continuou nas mesmas bases: as neuroses abrangiam um conjunto de doenças de vários tipos, seja de *localização* orgânica conhecida como as neuroses de órgão, seja as afecções *funcionais*, isto é, sem lesão estrutural do órgão comprometido, e as doenças consideradas do *sistema nervoso*.

No campo assim partilhado, a palavra "neurose" nomeava então certo tipo de moléstias de órgão em que estava embutido o elemento "neuro" ou "psi", mas de maneira muito imprecisa.

O pano de fundo continuou a ser uma nosografia fundamentada no dualismo. Da sífilis toma-se o modelo para pensar nas doenças da psiquiatria.

Freud encontra na cultura psiquiátrica de língua germana "uma diferenciação bem estabelecida, desde o ponto de vista clínico, entre psicoses e neuroses", o que definiu a posição de Freud foi a preocupação de pôr em evidência os *mecanismos psíquicos*, ou seja, modos de funcionamento específicos do conjunto da vida psíquica, não apenas de uma série de doenças.

Com a descoberta do inconsciente e a invenção da psicanálise, iniciam-se uma outra delimitação e abordagem dos fenômenos do corpo: os efeitos da psique no corpo tendem a ser precisados. A partilha entre sadio ou doente foi, de alguma maneira, questionada.

O corte epistemológico produzido por Freud teve um efeito subversivo, desvendando a filigrana das causas psíquicas em jogo, buscando seus fundamentos e razões em domínios externos aos grandes interesses da ciência da época, como nos sonhos, nos atos falhos, na vida cotidiana.

É assim que, a partir de Freud, as causas psíquicas são algo mais do que simples "interferências", tal como se pensava no século XIX. Elas respondem a suas próprias leis.

Ao longo da sua obra, Freud foi descobrindo o impacto e os efeitos da sexualidade humana, dos elementos do "conflito psíquico", e a possibilidade de operar em uma nova clínica, a da psicanálise, na qual o vínculo com o psicanalista põe em jogo a causa da cura.

Sem pretender historiar aqui a evolução das idéias ou remanejamentos conceituais, é importante salientar que a *transferência* se torna o pivô da experiência analítica. A entrada do conceito de *narcisismo* é fundamental para separar as neuroses, que permitem transferência, das narcisistas, e as psicoses que, em princípio, não a permitiriam.

O que Freud chamou de "neuroses atuais", que caem fora do *conflito psíquico*, pode ser considerado como uma espécie de ancestral do fenômeno psicossomático, por implicar uma disfunção do corpo como efeito direto da sexualidade, sem mediação de conflito. As neuroses narcisistas e as psicoses aparecem nos extremos de uma clínica cujo centro estaria nas neuroses, que tem conflito psíquico, âmago da clínica psicanalítica na primeira metade do século XX. Na segunda metade, acontecem novas leituras dentro do campo da psicanálise, mais abrangentes. Jacques Lacan, psiquiatra e psicanalista francês (1901-1981), cunha a expressão "sujeito do inconsciente", demonstrado a partir do "cogito" cartesiano (Penso, sou; Penso, existo; ou Cogito, sum, em sua forma mais breve), de onde postula que o sujeito da psicanálise reconhece a mesma origem que o sujeito da ciência, tal como se dá a partir de Descartes.

Entendemos que Lacan conta com outros recursos: principalmente a partir da lingüística estrutural e da antropologia, ele coloca que "o inconsciente está estruturado como uma linguagem"; a lógica, a matemática, a teoria dos nós, a topologia vão dar subsídios para novas possibilidades de formalização da clínica. Especialmente o nó borromeano, que introduz, nesse sentido, uma perspectiva triádica, opondo-se ao dualismo antes mencionado*.

Uma das tantas precisões introduzidas por Lacan a respeito do que é psicossomático, acontecida na citada conferência na Salpetrière, refere-se ao que ele chama de "relação epistemossomática": existe um intervalo entre a demanda articulada (queixa específica) do paciente e o desejo inconsciente em questão, que permanece inacessível à consciência do doente. Esse inacessível é desconhecido na prática médica, que não leva em conta a escuta da psicanálise: prevalece em relação ao corpo um "puro conhecimento", em sentido de conhecimento consciente que exclui a subjetividade. É nesse horizonte que fica apontada uma espécie de brecha no saber ou "falha epistemossomática".

8. O que é então a "falha epistemossomática"?
Na medida em que os desenvolvimentos da ciência atual influem e permeiam o relacionamento da medicina com o corpo, tendem a fazer esquecer o sujeito que, no entanto, abre-se por meio de outras vias. Isso dá sintomas, que podemos considerar segundo uma das suas definições em sentido psicanalítico, como "o retorno da verdade na falha de um saber". Esse retorno é uma insistência das causas particulares, contrapondo-se aos efeitos universalizantes da ciência. Quando o retorno é mais maciço e o esquecimento mais radical, aparecem os fenômenos psicossomáticos, cujo conceito já foi apresentado neste capítulo.

---

* Jacques Lacan formalizou o real na psicanálise com um nó, chamado borromeano, de uso corrente nas ciências exatas, mas dando-lhe outro alcance específico para a psicanálise. Esse nó é, mais precisamente, uma cadeia de um mínimo de três fios entrelaçados que tem a propriedade de, ao se soltar um deles, soltam-se os outros dois. Isto é, nessas condições, ele se desfaz. O Real, o Simbólico e o Imaginário dão nome a cada um dos fios (anéis) ou elementos do nó.
Lacan valeu-se dos nós que estuda as relações não-métricas: não se interessa pela função da medida, mas pela vinculação entre os elementos. O empírico não é o definitório do nó. O que interessa é o sistema de relações formais em jogo que compõem determinada superfície deformável. O que importa é a invariância das relações entre os anéis. Se bem que até hoje se debate o estatuto dos objetos topológicos em psicanálise (aos que Lacan atribui a condição de achado extrametodológico), eles conseguem veicular justamente esse algo, que está nos limites da linguagem. A manipulação dos nós nos confronta a nossa incapacidade para o manejo do nosso corpo, atravessado pela linguagem.

A falha epistemossomática entre conhecimento e corpo resulta ampliada pelos efeitos da tecnociência atual, de orientação mais instrumental, tendendo assim a equacionar o corpo a uma das suas máquinas, a uma das suas montagens. Essas montagens levam em conta o corpo imaginado pela ciência, que exclui a dimensão, a constelação dramática desse corpo vivente, tomando mais e mais distância com o que satisfaz ao sujeito desse corpo. O corpo resulta separado da dimensão simbólica que lhe é inerente.

As considerações que precedem não implicam uma concepção anticientífica, mas salientam algumas das conseqüências da sua filosofia e estrutura em relação com a psicanálise. Esta, por sua vez, aspira à certa precisão e rigor de verdade epistêmicos, à medida que aponta fazer perceber ao sujeito o que é mais além dos efeitos terapêuticos e das mudanças em relação aos sintomas.

Enquanto a psicanálise aguça os ouvidos para as verdades de que se sofre, as disciplinas que derivam da ciência moderna as deixam de lado por uma questão inseparavelmente ligada à lógica do verdadeiro ou falso das suas proposições.

Assim, o corpo tomado pela medicina apenas como sistema homeostático, em sua pura presença animal, desconhece o que seja da ordem do desejo (o que quer o sujeito desse corpo?), ou reconhece apenas as manifestações de dor, e não quaisquer outras do drama do vivente.

Quer dizer que esse corpo, enquanto puro funcionamento biológico, não leva em conta a subjetividade, o fato de o homem ser falante, imerso e determinado por coordenadas simbólicas, essencialmente submetido à linguagem e suas leis. O efeito da linguagem no vivente é o que chamamos de sujeito dividido, barrado pela linguagem, separado para sempre das coisas pela possibilidade de nomeá-las.

Diferentemente, no campo psicanalítico, trata-se do corpo definido a partir da sua organização libidinal, do corpo erógeno, que não se atém aos limites definidos pelo corpo biológico, mas está implicado em uma história familiar, naquilo que foi visto ou ouvido.

Ao fenômeno psicossomático contrapõe-se então a falha epistemossomática, como um tipo de defeito estrutural da ciência, mas não para preenchê-lo, e sim para levar em conta a incidência da linguagem na eclosão de certas doenças. Em sentido amplo, falar nos "fenômenos" do corpo enquanto "psicossomáticos" é registrar essa falha a partir do caso particular. Contudo, para Lacan, o fenômeno psicossomático tem um sentido mais restrito, a respeito do qual teorizou várias vezes*.

9. Os saberes da ciência e da psicanálise cercam a condição humana em suas questões mais essenciais: a vida (origem), a morte (destino) e o sexo. Sabemos também que essas questões causam efeitos tanto na saúde como no adoecimento. Como então articular as diferentes abordagens da ciência e da psicanálise sobre esses efeitos na vida de cada um?

O limite da ciência é o imprevisível. Há algo que escapa, não há como dar conta do todo. A manifestação biológica não é unicamente causada por transtornos orgânicos, mas sim e também pela sobredeterminação histórica de cada um, temos aí a dimensão da causalidade psíquica.

A psicanálise funda-se a partir da dimensão de uma verdade particular do indivíduo. Verdade esta que vai se desvelando à medida do confronto dele com a vida, constituindo um lugar simbólico dentro de sua história, que o antecede (origem) e o ultrapassa (destino). É uma construção do saber sobre si, e diz respeito à busca humana

essencial. Daí a subjetividade não ser objeto da pedagogia, ultrapassar também as coordenadas de previsibilidade da ciência e constituir-se como objeto de um campo específico, a psicanálise.

Nesse sentido, podemos afirmar que o imprevisível que se subtrai ao saber das ciências positivistas é da dimensão da verdade particular de cada um.

Para todo ser falante, a causa do desejo, isto é, o que funda a subjetividade, o particular de cada um, é apreensível estritamente por meio do mundo de representações, situa-se na linguagem. Essa linguagem é organizada simbolicamente, regida por leis, a ponto de possibilitar à espécie a aptidão ao laço social, ganhando assim seu caráter universalizante.

Porém, essa estrutura da linguagem contém intrinsecamente uma impossibilidade de decodificar plenamente a particularidade de cada um, à medida que justamente divide o ser. Essa divisão se dá pelo "desdobramento" do ser no mundo das representações. Lacan utiliza a expressão "efeito de dobradura" para referir-se à condição do sujeito no mundo da linguagem. Nós, humanos, tomamos a consciência (pensamento) de nós mesmos, já separados inexoravelmente pelo mundo das identificações, contidas nas representações do universo simbólico.

Há um "descompasso", digamos assim, de cada um em sua verdade mais essencial, particular e o caráter universal da linguagem. É quase uma ironia, mas a linguagem humana, a mais sofisticada das inteligências de que temos notícias, carrega, intrínseca à sua lógica, a impossibilidade de dizer tudo. Diferente de uma deficiência ou de uma falha, trata-se de seu limite, o que sustenta a condição trágica do humano.

A partir da ciência moderna, tem-se a exigência de demonstração do que possa ser reconhecido como a verdade na edificação de um saber. Rompendo com o empirismo, com a ciência antiga, em que havia reciprocidade entre o que pensa e o que é pensado, a matemática, por exemplo, institui a linguagem formal, diferente da linguagem natural e seus efeitos do significado, para ocupar-se do significante puro, sem significados fechados, e sim em suas relações**.

A psicanálise funda-se na encruzilhada da clínica médica com o saber científico, no limite deste para as questões da subjetividade. Descobre o saber inconsciente, velado na lógica dos sintomas, e que diz respeito à verdade do sujeito, no entanto, inapreensível para o discurso científico. O que a descoberta freudiana demonstra, portanto, é a constituição de um saber sobre a dimensão da verdade de cada um, que vem revelado como saberes parciais, em que o sintoma, por exemplo, apresenta (incluindo-se à série das chamadas formações do inconsciente: sonhos, lapsos, atos falhos e chistes).

Uma diferença fundamental de abordagem, que encontramos, do sujeito visto pela ciência positivista com relação à concepção de

---

* No Seminário II, vinculando o fenômeno psicossomático com o Narcisismo (1954), no Seminário III, das Psicoses (1955), no Seminário XI, no qual desenvolveu o mecanismo da Holofrase (1964), e na Conferência de Genevra, na qual falou do Gozo específico (1975).

** A matemática, especificamente com a teoria dos conjuntos, rompe com a noção de um da filosofia clássica. O um é tomado como função, delimitado a partir do elemento que está de fora, formalizando-se aí a lógica do não-todo. É preciso que se inscreva algum elemento fora para que o conjunto se constitua pela diferença. O um, nesse sentido, não é tomado só como medida, mas como função, ou seja, que contenha em sua essência definitória um elemento que lhe falta; formaliza a lógica do não-todo, organizando assim o pensamento da ciência moderna. A partir de então, podem-se diferenciar os campos das ciências que não incluem a falta constituinte, isto é, as que não sejam sustentadas pela lógica do não-todo, as chamadas ciências positivistas, diferentemente daquelas que possam incluir em sua lógica o elemento constitutivo que lhe é exterior. Para além do binômio falso x verdadeiro, há o que foge ao verificável e é da ordem da verdade do sujeito do inconsciente, que é irrefutável, e apresenta-se quanto verdade parcial.

Auxiliados pela lógica do não-todo e do teorema da incompletude de Gödel, podemos dizer que o saber sobre a verdade subjetiva de cada um se atesta na medida em que atualiza a impossibilidade de responder ao todo. A essa impossibilidade de nomeação chamamos de real.

sujeito para a psicanálise, é que nesta não há um saber pronto, totalizante, a ser buscado, decodificado para a subjetividade, mas vai se constituindo, e a primeira, por aferir-se a lógica do todo, ou seja, não reconhecer o que lhe escapa das coordenadas de previsibilidade, desconsidera o saber do inconsciente.

Qualquer lógica que inclua pressupostos, a priori, tais como perfis psicológicos, no cálculo da clínica, parecerá ingênua ou estará identificada ao pensamento positivista, desconsiderando a dimensão da causalidade psíquica.

A psicanálise funda-se pela necessidade ou mesmo falta de uma formalização para as questões da subjetividade que se tem a partir do pensamento científico moderno. Ou seja, as questões do humano já não cabem no pensamento "pré-científico" e, no entanto, não se apreendem no saber científico moderno. É justamente nessa fenda epistêmica que se dá a descoberta do inconsciente a partir da psicanálise, instituindo um campo de saber para a subjetividade.

10. Como podemos localizar o campo médico diante das questões sobre a doença e o ser que sofre e em relação aos campos da ciência e da psicanálise?

A Medicina, quanto campo de praxis, toma o saber da ciência como consistência, instrumento e apoio para a sustentação da formalização de sua clínica, fundamentalmente estruturando um raciocínio clínico, hipóteses causais, hipóteses diagnósticas e direção de tratamento. Essa consistência de saber, tomada do campo da ciência à medicina, afirmou, ao longo do século XX, esta afinidade: o discurso médico-científico.

O que o saber da teoria freudiana sobre o inconsciente vem acrescentar e, sobretudo, acaba resgatando é um saber sobre a causalidade para o âmbito do mal-estar, daquele que busca o médico, e que é ponte importante para o entendimento da causalidade psíquica no aparecimento das doenças.

O paciente portador de mal-estar, ao reportar-se ao médico por meio de suas demandas de ajuda, estará endereçando pistas importantes sobre sua verdade subjetiva.

O consultório médico é um terreno muito rico de chegada das questões do inconsciente sob a forma dos sintomas, sejam eles de ordem orgânica, disfunções ou estados emocionais, nos quais sempre é importante interrogar, investigar e, enfim, localizar o sujeito da doença.

Localizar o "ser" do sujeito que sofre pode abrir portas para a dimensão da verdade no que diz respeito à causalidade psíquica.

Assim, existe a possibilidade de um trabalho de escuta, passível a que o médico inclua em sua técnica, mantendo-se, no entanto, como médico, sem que tenha de tornar-se um psicanalista para tal.

A medicina, portanto, escapa à lógica do todo, ao previsível e verificável do discurso da ciência positivista, porque, ao lidar com a doença, lida também com o ser do sujeito que adoece, sofre, goza, e que diz respeito à dimensão da verdade de cada um, que se liga à lógica do inconsciente. Uma vez que esse saber se produz sempre parcial, sempre incluindo um resíduo do que não é representável, pode ser localizado no puro mal-estar, e justamente por isso, por não ser nomeável, pode ser localizável na repetição.

11. O que significa para um médico, então, escutar a repetição em uma história clínica, a repetição de doenças em uma família, ou a repetição de determinada doença em um paciente, que não se reduzam a marcadores genéticos, mas, além da predisposição biológica, pela particularidade histórica, pelo momento, sobretudo, em que ocorre na vida do sujeito?

Exemplos:

O que pode significar em uma família todos os elementos masculinos estarem fadados a uma doença fatal, quando no discurso que os antecede, na linhagem materna, sabe-se que "os homens não vingarão" (saber sem sujeito, portanto, um aforismo).

Uma moça de 25 anos não menstrua sem nenhum substrato anátomo-clínico, sabendo-se que ela ocupara no desejo familiar o lugar de um irmão morto.

A ocorrência de um vitiligo instalado em uma criança de um ano, do sexo masculino, em palmas de mãos e pés, em luvas, aumentando aos 5 anos, sabendo-se que é adotiva, que há um segredo em torno desse saber, do qual a família não pode falar, velando-se uma diferença racial e de origem que lhe é inacessível. Quando perguntado, o menino só pode responder com a lesão, e apontar que há uma diferença: claro e escuro (diferença de origem). A lesão aumenta novamente a partir de um novo segredo, agora sobre a morte: seus pais, o irmãozinho adotivo e ele próprio adquiriram o vírus HIV.

Essas repetições podem fazer com que o clínico escute algo que sinaliza um sujeito, que, no entanto, parece tratar-se de uma linguagem "muda", que ultrapassa o reprimido, o recalcado, embora até a ele se articule, mas não seja passível de deciframento e do qual o paciente não se pergunte, não demande saber do médico, mas somente pede que se autentifique ou alivie essa dor.

Em que a ocorrência desses fenômenos (da repetição) na clínica poderia alertar o médico justamente ao que escapa?

Ao que ultrapassa o indivíduo e que o revela, que o representa quanto linguagem fazendo elo no mundo social e o ata ao mundo de relações; e ao que pode ir expressado muitas vezes sem aparente sentido algum, é o que podemos chamar de subjetividade. É importante localizar esse campo, a particularidade psíquica e irredutível de cada um.

A partir da descoberta freudiana, já no final do século XIX, no estudo de pacientes que sofriam de males no corpo (paralisias, cegueira etc.), sem substrato anátomo-clínico, que, no entanto, apresentavam respostas clínicas à medida que o próprio paciente produzisse um saber, ou desvelasse uma verdade sobre seu sofrimento, foi-se construindo, a partir dessa escuta, uma teoria sobre o inconsciente.

O que essa então nova clínica, que nasceu do trabalho de escuta aos pacientes situados no campo médico, pôde demonstrar, ao longo já de um século, é a própria constituição de um saber que vai estruturando-se concomitante à organização do sujeito como ser de linguagem e de aptidões. Assim, pode-se escutar àquele que fala, para além do valor informacional do que transmite, do conteúdo, um valor revelador de um saber parcial, que representa o sujeito, remetendo-o a outras significações.

A repetição na história de um paciente é um sinal valioso para que o médico se pergunte da subjetividade dele, favorecendo a que este (o paciente) também se pergunte sobre sua história e sua condição.

BIBLIOGRAFIA

1. FREUD, S. – Obras Completas. Edição Standard Brasileira das Obras Completas de Sigmund Freud. Imago Ed. Ltda. Rio de Janeiro, 1986: – A interpretação dos sonhos (1900), vols. IV e V. – O inconsciente (1915); vol. XIV, p. 191. – Inibições, sintomas e ansiedade (1926 [1925]); vol. XX, p. 107. – A questão da análise leiga (1926), vol. XX, p. 211. 2. LACAN, J. – Seminário III – As psicoses. Rio de Janeiro, Zahar, 1955-1956. 3. LACAN, J. – Seminário Encore. Rio de Janeiro, Zahar, 1972-1973. 4. LACAN, J. – Intervenções y Textos – Psicoanalisis y medicina. Ed. Manantial, Buenos Aires, 1985, p. 86. 5. LAPLACHE & PONTALIS – Vocabulário de Psicanálise. 2ª ed., Espãnha, Labor, 1974.

MARIA TEREZA MARTINS RAMOS LAMBERTE

INTRODUÇÃO – LOCALIZAÇÃO DA QUESTÃO

Adolescência é uma denominação cultural que, através dos tempos, foi objeto de estudo de diferentes campos do saber e da praxe, a ponto de influenciar o próprio ser humano.

O conceito de adolescência pode ser localizado historicamente a partir da modernidade, sobretudo no Ocidente, onde emergiu como emblema de toda problemática do jovem púbere, em seus avatares na passagem da infância à vida adulta.

Para o discurso corrente, esse momento é entendido como etapa de transição e grandes mudanças. Diz respeito ao despertar sexual e vocacional do jovem que, tomado pelas alterações pubertárias e intimado pelo discurso social a se reposicionar, acaba vendo-se desamparado, pego de surpresa, solitário; condição, aliás, inerente a todo momento genuíno de escolha.

Assim, a adolescência trata de uma condição psíquica que implica uma radical tomada de posição diante do mundo.

Várias figuras de linguagem ilustram a dimensão das transformações ocorridas nessa etapa. Quem não conhece as expressões: "as roupas velhas que já não servem mais" ou "dormiu com as calças nos tornozelos e acordou com estas nas canelas" ou ainda "é grande demais para ser criança e jovem demais para ser adulto"?

Na psicanálise, a poética figura da lagosta que perde a casca* ilustra, de maneira muito pertinente, a radical metamorfose** vivida nessa etapa da vida; a solitária transformação pela qual passa o jovem sujeito, siderado, desprotegido, desnudado ante o real de seu ser.

Mas estar destinado a mudanças faz parte da condição humana; mais do que isso, é sua grande vocação. Cabe, pois, fundamentar a particularidade estrutural que cerca o sujeito nessa etapa.

O conceito de adolescência carrega intrinsecamente algumas questões preliminares.

Primeiramente, coloca-se uma questão de ordem epistêmica. É importante localizar em quais campos de saber se situam as formulações sobre a adolescência e qual referencial norteará este trabalho.

Trata-se de um tema bastante amplo e abarcado por vários campos de saber em nossa cultura, como a pedagogia, o serviço social, a medicina, a sociologia, a psicologia, o próprio discurso do senso comum, onde se situam as redes de influência da mídia e de toda cultura *teen*. Mesmo na literatura e na poesia, podem-se extrair elementos valiosos para a leitura da condição do adolescente.

Pretende-se, aqui, chegar a uma formulação sobre a subjetividade acerca da adolescência a partir de um referencial psicanalítico, estabelecendo, portanto, um recorte, dado que o tema não nasceu como conceito da psicanálise e já se encontra, há décadas, incorporado não só a outros campos do saber, como também banalizado no discurso do senso comum.

O texto percorrerá alguns conceitos fundamentais para o entendimento estrutural da adolescência. Será necessário estabelecer uma distinção entre fenomenologia e condição estrutural, bem como compreender as noções de sujeito e de falta, pontos essenciais para o entendimento da lógica do psiquismo. Também a noção da temporalidade psíquica será de grande valia para fundamentar o funcionamento do inconsciente, a fim de entendermos o que acontece estruturalmente na adolescência.

A singularidade do humano decorre justamente da qualidade em que se dá, para cada um, seu advento no mundo da linguagem e das representações. Assim como nossa impressão digital nos marca, a subjetividade garante a diferença, torna impossível o enquadre ou ajuste em tipos ou padrões. Dentro dessa perspectiva, depreende-se também o caráter da sexualidade em nossa espécie, que se organiza concomitantemente à estruturação da subjetividade.

Para se compreender todo o âmbito de remanejamentos, lutos, enfim, ressignificações que se dão nessa etapa, a condição estrutural da adolescência deve ser entendida a partir da sexualidade. Assim, trataremos o caráter bifásico da sexualidade humana, como proposto por Freud, para formalizar a particularidade causal da adolescência. No final deste capítulo, trataremos a condição subjetiva dessa etapa, conhecida como verificação de estrutura.

CONSIDERAÇÕES SOBRE A FENOMENOLOGIA E A CONDIÇÃO ESTRUTURAL DO ADOLESCENTE

Por estar associada ao temperamento da juventude e a toda vivacidade com que é experimentada a condição estrutural, ou seja, profundamente marcada por mudanças e escolhas, a adolescência é rica em manifestações fenomênicas. Por isso, no vasto campo fenomenológico sobre a adolescência, infindável pela sua diversidade de configuração da "coisa em si", há o risco de ocorrer o reducionismo dos quadros nosológicos, dos "perfis" e padrões, caso a condição estrutural não seja contemplada.

Um trabalho da literatura psicanalítica sul-americana ilustra o esforço dessa articulação entre o fenômeno e a estrutura na chamada "Síndrome normal na adolescência"♦. Os autores fundamentam de maneira consistente dez características típicas ou, a rigor, fenomenologicamente esperadas e passíveis de serem encontradas como manifestações da adolescência. Ao mesmo tempo, agregam a esses elementos mais três itens, cujo eixo estrutural é a vivência de luto aí envolvida.

Itens que compõem a "Síndrome normal na adolescência":

- busca de si mesmo e da identidade;
- tendência grupal;
- necessidade de intelectualizar e de fantasiar;
- crise religiosa que pode ir desde o ateísmo mais intransigente até o misticismo mais fervoroso;
- não situação temporal;
- evolução sexual manifesta, que vai desde o auto-erotismo até a heterossexualidade genital manifesta;
- atitude sexual reivindicatória com tendências anti-sociais de diversas intensidades;
- contradições sucessivas em todas as manifestações de conduta;
- separação progressiva dos pais; e
- constantes flutuações do humor e do ânimo.

---

* Metáfora utilizada pela psicanalista francesa Françoise Doltô, em seu livro "A causa dos adolescentes": "... para entendermos a fragilidade da adolescência... tomemos o exemplo dos lagostins e das lagostas quando perdem suas cascas: nesta época, eles se escondem sob os rochedos, o tempo suficiente para segregarem uma nova casca, para readquirirem suas defesas"; página 19. Em toda sua obra é evidente a implicação com a questão da adolescência.

** Termo utilizado por Freud a respeito da puberdade.

♦ Autores Maurício Knobel e Arminda Aberastury.

Vivência de luto:

- perda do corpo infantil;
- perda da identidade infantil;
- perda da relação com os pais da infância.

A obra de Freud* traz uma importante fundamentação sobre o trabalho psíquico envolvido ante a separação do sujeito com o objeto querido. Trata-se do luto, elaboração psíquica da perda, por meio de significação ou simbolização da falta. Ocorre melancolia, quando não há elaboração dessa separação: por não viver nem operar o luto, o sujeito mantém-se em estado de identificação com o elemento de perda da realidade.

Nesse sentido, a adolescência pode ser entendida como uma etapa de perda (do corpo e da identidade infantil, dos pais da infância) marcada por esse processo psíquico particular e vivido conforme a singularidade estrutural de cada um.

Isso é fundamental para o entendimento do trabalho psíquico na adolescência, sobretudo considerando a melancolização que pode estar presente nessa etapa, na recusa do sujeito em separar-se do objeto (os valores da infância) e na estagnação em uma nostalgia da posição filial, própria da infância, portanto, estemporânea.

O entendimento estrutural do que ocorre na vida psíquica do indivíduo fornece um eixo causal e organizador para a leitura dos fenômenos encontrados. Uma posição subjetiva marcada por essa melancolização pode ser a base estrutural que retém o sujeito em uma posição "alheia" ao encontro com o Outro** do sexo e do campo social, apegando-se por exemplo na drogadição, sintoma tão importante em nossa contemporaneidade.

TEORIA DO SUJEITO, SUA ESTRUTURAÇÃO E A FALTA

O trabalho psíquico da adolescência decorre de uma lógica estruturada na tenra infância, momento de vivência e simbolização da falta fundamental***, mítica, que presentifica a impossibilidade de plenitude. No enfrentamento dessa falta "a ser", fundamenta-se o conflito psíquico inconsciente, que determina uma dialética entre o alívio e a busca das tensões. À possibilidade lógica dessa dialética chamamos estruturação do sujeito do inconsciente.

O conceito de castração diz respeito à operação de simbolização dessa falta intrínseca e fundamental, atualizada, não sem angústia, cada vez que o sujeito é intimado a responder ao inominável, ou seja, ao que chamamos de real.

Em essência, estruturação da subjetividade é uma resposta simbólica que, a partir do vazio, possibilita o advento do sujeito, fundado e atualizado sempre a partir das relações do laço social.

DESENVOLVIMENTO E ESTRUTURA

A noção de desenvolvimento deve ser entendida como o efeito produzido pela angústia de castração, que também recai sobre o corpo****.

_____

* "Luto e Melancolia".
** O emprego em maiúscula refere-se à ordem da alteridade, isto é, ao campo simbólico, embora o outro semelhante do laço social possa ser seu representante.
*** Ver capítulo Formação da Subjetividade da Criança de Domingos Paulo Infante, nesta mesma parte do livro.
**** Sobre o corpo – o desenvolvimento é o efeito das marcas que vão causando o sujeito sobre o biológico (que inicialmente se encontra prematuro, inacabado em suas possibilidades de cumprimento das funções vitais e de autonomia) e organizando assim, concomitantemente, a constituição do sujeito, o corpo pulsional. O desenvolvimento, portanto, é a resultante desse acontecimento humano: as marcas no "puro" biológico, no organismo, constituindo um corpo pulsional. Por isso não se fala em instinto, mas sim em pulsões para a condição humana.

A descoberta freudiana do inconsciente a partir dos sintomas histéricos mostrou que os sintomas se expressam no corpo, traçando nele o mapa do caráter traumático* da sexualidade.

Nesse sentido, um corpo não está "pronto" desde o início, vai sendo construído orgânica e libidinalmente. Para a psicanálise, o corpo diferencia-se do organismo, do puro biológico; é a resultante das marcas deixadas pela linguagem durante a estruturação da subjetividade; é o corpo pulsional, efeito da intervenção inexorável da ordem simbólica. Por isso, para além do que as teorias desenvolvimentistas possam elucidar, sustenta-se a pergunta: O que acontece estruturalmente na puberdade?

Esse binário desenvolvimento versus estrutura implica outros dois: o sentido e a causa. A causa opera, como ponto fixo, a partir da entrada do sujeito no campo da linguagem, determinando o sentido, que vai especificar-se no movimento retroativo do desenvolvimento. Portanto, as etapas do desenvolvimento – oralidade, analidade, fálica, latência e puberdade –, nomeadamente conhecidas do campo pediátrico, não devem ser entendidas como uma seqüência linear e progressiva, mas como eixo da causa inaugural da subjetividade.

De toda a complexa estruturação da subjetividade e do inconsciente como linguagem, é fundamental perceber a lógica precisa dos movimentos de concomitância e retroação** vividos dialeticamente com a inércia*** – tendência humana importante que funda a repetição. Esses recuos e avanços levam às escanções que compõem a temporalidade psíquica (o "tempo interno"), fundamental para o entendimento da condição subjetiva do adolescente.

_____

* Noção de trauma para a psicanálise não diz respeito a um trauma vivido na realidade, que seja factual na história do sujeito, mas refere-se a como cada um subjetivou, apreendeu como marcas, ou foi marcado por essa história. Uma memória, digamos assim, subjetiva, impressionista.
** Esses mecanismos estão presentes em quaisquer manifestações do inconsciente, quais sejam: no sonho, no lapso, no ato falho, no chiste, no sintoma.
Concomitância – para o saber inconsciente não existe passado, presente e futuro. Existem as marcas mnêmicas presentificadas a partir de sua emergência e associação das quais cada um de nós, ao expressar, expressa-se, representa-se, revela-se, emerge assujeitado a esse campo de linguagem. Para entendermos a concomitância, tomemos como exemplo a condensação presente no mecanismo do sonho: sonha-se com a avó em uma cena de infância junto a elementos que o sujeito vivenciou na véspera, no café da manhã.
Retroação – só ao final de um movimento, ou melhor, do percurso do sujeito nesses elementos de linguagem, é que se terá o sentido do início. Em um tempo "só depois", em francês "aprés-coup" – termo técnico psicanalítico –, obtém-se a possibilidade de leitura do início. Ao final de um deslocamento, abre-se a possibilidade de significação acerca da causa. Na lógica dos movimentos de abertura do inconsciente, ou de emergência da subjetividade, não existem aprioris, ou pressupostos que garantam o movimento por vir, se não o contrário. Pode-se ler ou entendê-los em um tempo depois.
Podemos articulá-los com a referência freudiana dos conceitos de condensação e deslocamento, e na obra de Lacan, tomados de empréstimo da lingüística, os termos metáfora e metonímia, respectivamente.
*** Sobre a inércia – está presente desde os primórdios da construção da teoria freudiana. Em seu trabalho de 1895, "Projeto" – Entwurf einer Psychologie –, Freud postula o princípio de inércia neurônica no qual os "neurônios tendem a se livrar de Q, quantidade de excitação recebida pelo neurônio sensitivo". Nesse texto, Freud procura fundamentar o funcionamento psíquico a partir de bases neurológicas. Em trabalhos posteriores metapsicológicos não se encontrará mais esse modelo. No entanto, é bastante importante na obra como marco da passagem epistêmica de sua pesquisa acerca do psíquico, do âmbito médico para o surgimento da psicanálise.

ADOLESCÊNCIA E A TEMPORALIDADE PSÍQUICA

Segundo a OMS (Organização Mundial de Saúde), a adolescência está cronologicamente circunscrita na segunda década da vida. No entanto, para entendê-la em sua condição subjetiva, como trabalho psíquico, em que está implícito o luto pela ruptura com uma condição precedente, importará muito mais o tempo interno do sujeito que a cronologia.

Assim, para além das demarcações biológicas das alterações pubertárias e da variabilidade de exigências culturais, que distendem ou apressam esse período, o sujeito permanecerá nessa etapa tanto tempo quanto lhe custar a tarefa de construir uma nova significação, diante do Outro do sexo e da produção, e de se haver com as questões que aí se abrem e são, sobretudo, da resolução narcísica.

Independentemente do parâmetro etário e arbitrário do desenvolvimento em nossa cultura, o sujeito pode gastar a vida toda nesse processo ou empenhar nele o encaminhamento de um destino.

As identificações engendradas, os elementos alicerçados na primeira infância pelo enfrentamento da falta, da demanda do Outro, que propiciam o indivíduo passar de sujeito falado a sujeito falante e construir seu repertório para o que representa a diferença dos sexos (ou seja, o chamado complexo de Édipo*), embora sejam necessários, são insuficientes para a passagem da adolescência. As identificações simbólicas trazidas como saldo dos primeiros anos contornando a imagem de um Eu Ideal irão se desestabilizar para, "só depois", reequacionar-se no Ideal de Eu**.

Dos 5 aos 10 anos, após se apaziguar com a interdição e promessa da lei paterna, de um adiamento para a assunção de sua sexualidade, a criança entra em um período de espera, denominado por Freud como o tempo de latência.

Esse tempo de espera, que inicia como latência e progride como possibilidade de ação a partir da puberdade, é regido pela lógica da subjetividade. A cada escanção intrínseca dessa elaboração dão-se os momentos lógicos que marcam os compassos da espera ao ato. São eles: o instante de ver, o tempo de compreender e o momento de concluir***.

---

* Conceito freudiano referente ao mito da tragédia grega de Sófocles, no qual esse personagem atravessa seu trágico destino de origem, seu amor parental. Freud retoma-o como mito universal para tratar a questão do incesto e sua interdição. Etapa na estruturação do sujeito em que este se defronta com a diferença do sexual e deverá abdicar do amor parental. A criança, por volta dos 3 anos de idade, passa a se interrogar e investigar essa diferença que a princípio se apresenta anatomicamente (real). Ela vai buscando repertório que possa conter em seu imaginário um apaziguamento diante da angústia de castração, ou seja, como já referido no texto, diante da falta de completude. Ao deparar-se com a diferença do sexual, reacende-se na criança essa questão da falta. Organizar-se-á essa passagem, simbolicamente, pela significação à falta (significação fálica) e na construção de uma fantasia fundamental na qual situa para si um lugar no desejo materno. Que será recalcado, no entanto, pela interdição do desejo paterno (função de lei, proibição do incesto), que por sua vez é viabilizado à criança em decorrência da subjetividade materna ou de quem exerça essa função. Assim, por volta dos 5 anos de idade a criança poderá estar em término da travessia edípica, sujeitando-se à lei (proibição do incesto) do pai.

** Eu Ideal – imagem unificadora do Eu. Consistência egóica, narcisismo primário, auto-erotismo. Ideal de Eu – plano dos ideais construídos a partir da significação da falta ou instituição da metáfora paterna (ver item neste capítulo sobre estruturação do sujeito e a função paterna); narcisismo secundário, erotismo voltado à relação objetal na qual o Outro está implicado.

*** Esses momentos se referem à formulação lacaniana acerca da temporalidade psíquica.

Os três articulam-se em uma dialética de concomitância e retroação (conceitos já referidos neste capítulo), marcando compassos da intencionalidade psíquica com relação ao encontro do inusitado. Ao apresentá-los, ainda que sucintamente, propomos pensá-los para com a questão da adolescência, na qual o grande inusitado que se apresenta diz respeito à conquista de uma nova posição no mundo.

Primeiro tempo – **instante de ver** – é o encontro universal e indiscutível com o inominável, a pura instância da constatação. O próprio despertar puberal: "momento calado" e estupefante do sujeito nos primeiros anos da adolescência.

Segundo tempo – **tempo de compreender** – a constatação vai cedendo lugar à busca de elementos para entrar em contato com o que vê. Passado o momento de sideração das alterações pubertárias, instaura-se a experimentação no laço social, em que a "síndrome normal..." enfatiza as grandes instabilidades de humor, de idéias etc. O jovem ensaia tomadas de posição.

Terceiro e último tempo – **momento de concluir** – momento de fechamento e resolução da elaboração psíquica de antecipação da escolha, de decisão. Instaura-se a ação, o "pulo no trampolim", que pode configurar-se como um grande amor, uma opção no vestibular, a descoberta de uma vocação.

Na verdade, esses tempos referem-se à temporalidade lógica de qualquer processo de elaboração psíquica. São passagens lógicas irredutíveis, em que o indivíduo se defronta com algo vivido como vindo de fora, estranho a ele (sobretudo do real); configura uma imagem, uma apropriação imaginária, egóica e, finalmente, posiciona-se em um ato, que pode ser entendido como o momento de marcar simbolicamente uma posição subjetiva no laço social.

A articulação desses três tempos lógicos com a adolescência contempla em grande parte os fenômenos encontrados nessa etapa, conforme os localiza quanto a seus aspectos estruturais e determinam em qual momento da elaboração psíquica o adolescente se encontra. Porém, devemos também pensar a temporalidade para a adolescência, situando-a ou fixando-a como eixo causal da questão da sexualidade, a fim de entendermos o trabalho psíquico pelo qual passa o jovem sujeito. Tomemos então, como próximo tópico, a sexualidade e a temporalidade nela envolvida.

ADOLESCÊNCIA E SEXUALIDADE

• *Aspectos diferenciais da sexualidade humana*
• *Âmbitos da ordem simbólica, relação no laço social e a condição de destino*

Para tratarmos este tópico, retomemos, antes, a noção psicanalítica de sexualidade.

Por sermos seres de linguagem e pertencentes a uma ordem simbólica que capacita a espécie à cultura, ou seja, a uma condição histórica, mítica e até criacionista, toda a questão da sexualidade sofrerá rupturas radicais com a ordem do natural, do puro biológico.

No humano, não se pode falar de "puro instinto", mas sim da dimensão do campo pulsional. Nas outras espécies, os movimentos de autonomia, preservação e mesmo relação são mobilizados pelas forças vitais instintuais, enquanto no ser humano esse movimento vital se organiza basicamente a partir de:

1. uma ordem simbólica preexistente ao próprio nascimento, que localiza o sujeito irreversivelmente a partir de sua história de origem (pré-história);
2. pelas relações no laço social (âmbito discursivo);
3. entorno da questão do destino, da vertente que está para se inscrever, mais voltada, portanto, para o real.

Desses três eixos básicos advém a singularidade de cada sujeito, a que chamamos de subjetividade. Decorre dela, como expressão e efeito, a própria sexualidade. Por isso, é importante entender que a constituição do sujeito e de sua sexualidade se organiza indissociadamente.

Os pontos da constituição do sujeito aqui levantados podem ser articulados da seguinte maneira: a intervenção primordial dada pela organização da ordem simbólica e localizada já na pré-história do indivíduo é atualizada em seu mundo de relações e funciona como vetor para o qual se dirige, o que chamamos de destino.

O primeiro ponto refere-se à herança histórica, mítica, ao legado recebido ao nascer, que preexiste, portanto, ao sujeito. Podem ser as marcas culturais de seu país e de sua comunidade, mas também, e sobretudo, os traços das genealogias materna e paterna, as marcas familiares, a história do casal progenitor, o momento dessa história que incidiu com o anúncio da chegada do sujeito.

Estamos falando de traços simbólicos, de valores significativos privilegiados na linguagem. Vejamos como se dá, então, a transmissão dessa herança, que não é genética, mas mítica.

Há uma grande distância entre o jogo de expectativas que se monta (ou se denega) sobre um bebê anunciado e inscrito no mundo imaginário e dos ideais de quem o espera e seu nascimento concreto. A partir do nascimento, o sujeito entra nesse mundo de relações como um bebê real, desprovido de linguagem, prematuro biologicamente, com desconfortos fisiológicos e necessidades vitais.

Desse acontecimento real, fundante, o sujeito inicia seu movimento no mundo de relações, no qual não existe absolutamente preparos ou prontidões de quaisquer dos lados, seja do meio, seja do sujeito, que garanta o resultado desse encontro.

No hiato entre o bebê esperado e o bebê vivo, real, é necessário construir a linguagem, que se encontra no próprio âmbito da relação e da qual o bebê não nasce possuidor.

Esse vazio constitutivo entre o imaginado (temido ou esperado) e o real não deve ser entendido, como faz o discurso normativista, como falha. Deve antes ser validado, pois é nele que o sujeito enlaçado pelas expectativas desejantes do meio pode engendrar sua estruturação e fundar para si um lugar genuíno.

É importante ressaltar esse aspecto de entendimento, pois os equívocos não seriam isentos de conseqüências para uma prática clínica. De modo geral, o desvio para o normativizante leva às "bulas" ou aos manuais de uma pedagogia ou psicoprofilaxia da "boa" estruturação da subjetividade. Entendemos, ao contrário, à luz da psicanálise, ser isso logicamente impossível, porque essa falta é fundamental para a própria entrada de cada bebê em seu processo de estruturação psíquica.

- Considerações sobre aspectos essenciais na estruturação da subjetividade
- Âmbito das relações fundamentais no laço social
- Os transmissores irredutíveis: funções materna e paterna

Os primeiros tempos do sujeito dão-se no encontro primordial entre o bebê, que necessita ser assistido em suas urgências vitais, e o adulto, que, para cumprir essa função, entra com sua subjetividade, pois, por mais objetiva que essa tarefa possa parecer, ela mobiliza afetos muito intensos e uma série de suposições deste sobre o bebê: ele chora porque tem fome... como é guloso... como é tranqüilo...

Essas nomeações e suposições inevitáveis, provindas da subjetividade de quem assiste o bebê, exercício que denominamos como função materna, retiram-no radicalmente de uma vivência apenas instintiva.

Podemos extrair dessa primeira relação alguns pontos relevantes. Por presença efetiva deve-se entender um campo desejante que deposite um "olhar" especial para o bebê, que não lhe recaia de modo maciço, mas com modulações entre momentos de presença e ausência simbólicas, o que obriga o bebê a se haver com momentos faltosos ou de silêncio do campo do Outro.

Os gritos do bebê, primordialmente desarticulados, passam a ser interpretados e causadores de efeitos nesse outro, que não é sua extensão, e alterna-se simbolicamente em presenças e ausências. Uma vez que não pode ter "tudo" nomeado pelo outro, o bebê vai apropriando-se da linguagem e da ordem da alteridade (ou seja, da dimensão do outro tomada simbolicamente). A partir do momento em que o grito do bebê ganha intencionalidade, transforma-se em apelo endereçado ao Outro, estabelecendo um jogo de reciprocidades, um campo de linguagem, que vai organizando-se juntamente com um campo pulsional.

- O corpo pulsional

A cada satisfação vivida pelo bebê pelo suprimento de suas necessidades vitais e seus apelos atendidos, haverá inscrição de marcas, de início mnêmicas, que sempre serão buscadas em objetos substitutivos desse momento inaugural. Portanto, na entrada do sujeito no campo da linguagem, há uma relação primordial, encarnada por quem cumpre a função materna, na qual as nomeações de suas expressões já vão inscrevendo o bebê em um campo desejante.

A diferença do Eu-Outro e a libidinização do corporal começam nessa etapa, pois a satisfação das necessidades acontece sob a égide desses encontros. Os objetos parciais do suprimento da necessidade entram na vida do sujeito também como representantes, substitutos ou mesmo mediadores dessa relação, que deve ser consistente, ter certa continuidade, compromisso, previsibilidade, rotina, enfim tecer uma história. Um simples encontro fortuito e único não estabelece condições suficientes para que essa passagem se efetue.

Podemos avaliar a insuficiência de função materna que experimentam crianças criadas na condição do anonimato. Assim, deve haver um enquadre no qual o sujeito, ainda bebê, na transição do primeiro para o segundo ano, possa situar-se.

A dimensão humana passa, portanto, pelo laço social, diferentemente da condição do instinto, no qual a satisfação encontra proporcionalidade entre a necessidade (fonte) e o suprimento (objeto). Para o ser humano, que vive sob a intervenção da ordem simbólica, o objeto é sempre faltoso, já que é sempre o substituto de um outro objeto, primeiro e mítico, representante da nostalgia de uma vivência de satisfação plena, desde sempre perdida.

A impossibilidade de haver linearidade entre necessidade-suprimento e o viés da cultura são os marcos fundamentais da subjetividade. Enfim, a partir da relação sempre faltosa de cada um com o campo do Outro e de sua busca objetal, é que se dará a organização do campo pulsional.

As pulsões são parciais. A satisfação encontrada estará sempre unida a um resíduo de não-satisfação (substrato do mal-estar), pois o objeto real nunca se ajusta plenamente ao objeto ideal buscado. As modulações presentes nessa dialética da satisfação e não-satisfação marcam o campo libidinal em suas inscrições mais primitivas dentro desses primeiros anos de vida.

A pulsão oral, por exemplo, diz respeito ao sujeito que ainda precisa tomar o Outro como fonte inesgotável, plena de suprimento, sem o destacamento ou a extração de um objeto que se possa perder, ou simbolicamente faltar.

Podemos, na clínica, inclusive, extrair da oralidade o entendimento da economia libidinal de vários sintomas da esfera alimentar (anorexia, bulimia, obesidade, refluxo gastroesofágico etc.), da drogadição, do comportamento consumista, voraz, enfim, de situações sintomáticas de "êxtase libidinal" que, na lógica do sintoma, representa o sujeito em sua regressão tópica a esse momento, digamos assim, primordial da estruturação*.

Já na pulsão anal, o que se inscreve simbolicamente é justamente o destacamento objetal (ausente na etapa anterior), cujo paradigma na clínica é o controle esfincteriano. Nessa etapa, o sujeito encontra-se estruturando sua possibilidade de responder à demanda

---

* Ver capítulo Distúrbios de Apetite e a Clínica Pediátrica de Déborah Patáh e Roz.

civilizatória do campo do Outro. Existem sintomas na clínica como encoprese, enurese, ou mesmo os sintomas obsessivos compulsivos, em que a libido se encontra fixada nas questões referentes à organização dessa pulsão.

O que é importante entender sobre a organização do campo libidinal é que este se dá na via das relações, sempre faltosas, do sujeito com o campo do Outro e as buscas objetais.

• Função paterna e a instauração da lei

Sobre a função paterna, alguns elementos também deverão ser colocados. O sujeito em seu encontro inaugural no mundo de relações, viabilizado por quem encarne a função materna, vai constituindo o que, em psicanálise, chamamos de "ortopedia" do ser. A partir de uma vivência primordial de "despedaçamento corporal", constrói-se uma imagem unificadora do Eu, pela discriminação Eu-Outro. A constituição de uma antecipação da imagem organizadora do Eu é possível graças ao encontro com o Outro da maternagem, que introduz o sujeito na ordem simbólica.

Uma vez que a função paterna é indissociada da ordem simbólica, encontra-se potencialmente apresentada ao bebê, via subjetividade materna, ou por quem exerça essa função desde o início.

Essas escansões em que se fala em um tempo depois para a entrada da função paterna dizem respeito aos momentos de apropriação do sujeito, portanto, do lado deste, embora essas funções já estejam instauradas desde sua preexistência, no âmbito discursivo, e encarnadas em seus representantes parentais.

Embora, via de regra, haja uma sobreposição das funções materna e paterna com o casal parental (o pai e a mãe nossos de cada um...), é importante discriminá-las. A função paterna ultrapassa a pessoa que a encarna, no caso mais comum, o pai. Esta observação é importante para a questão da identidade do sexual na adolescência, que trataremos a seguir.

Antes de prosseguir, no entanto, algumas palavras mais sobre a função paterna. Trata-se de uma função de limite e, como vimos, preexiste ao sujeito por ser condição de discurso, da cultura. Diz respeito ao limite em pelo menos quatro aspectos principais:

• Proibição – do incesto, do canibalismo, do assassinato.
• Mediação – enquanto a relação mãe-criança pode ser chamada de relação com o Outro da imediatez, podemos chamar a função paterna de Outro da mediatez, na medida em que atualiza a falta, a impossibilidade de plenitude, de simbiose do entre dois, mediando, relativizando, enfim, fazendo o corte ao mito da plenitude, do todo.
• Legalização – o corte é efetivado por uma nomeação simbólica, que em psicanálise chamamos de metáfora paterna ou um nome do pai, que possibilita ao sujeito produzir, diante do real, um nome, um sintoma, uma obra, enfim, uma inscrição simbólica, que se preste como "embreagem" ao encontro com a falta.
• Viabilização – sobretudo da possibilidade da significação da falta no sexual, ou seja, a inscrição da significação fálica que faz barra o gozo desmesurado, sem limites.

Quando essa função não se efetiva, e temos a foraclusão* do nome do pai, funda-se a estrutura psicótica.

• Sexualidade

Na análise da condição da infância ou da adolescência, há sempre risco de se incorrer em desvios desenvolvimentistas que consideram estágios evolutivos, progressivos culminantes em um momento pleno de condições ideais do desenvolvimento humano. As ciências positivistas trabalham nessa lógica. Certos teóricos entendem a se-

_____
* Conceito psicanalítico essencial para entendimento na estruturação das psicoses. Tomado de empréstimo do campo da jurisdição, o termo foraclusão significa "o que está de fora, que não se apresenta".

xualidade humana a partir dessa perspectiva. Houve, inclusive, desvios na leitura da obra de Freud com respeito à ascensão da genitalidade como um "estágio final", feliz e harmonioso do *genital love*. Por isso, é importante o esforço de retificação do que se pode entender para além de desvios etários, ou de estágios, como se estrutura no humano a sexualidade e a particularidade no tocante à adolescência.

É preciso lembrar que Freud descobriu o inconsciente e construiu a teoria sobre a sexualidade infantil a partir de relatos de sonhos, associações, enfim, de tratamentos analíticos de pacientes adultos em sua maioria, o que demonstra a atemporalidade do inconsciente, inerente à própria edificação da teoria e a noção de trauma, como não sendo vivido na realidade factual, mas, *a posteriori,* no campo mítico. Para Freud, a sexualidade é traumática na puberdade, quando a genitalidade é constituída muito tempo depois das fantasias sexuais infantis que se apoiam na relação aos pais.

Sobre o infantil, Freud nunca se apoiou em estágios, mas no caráter particular de satisfação pulsional ou de economia libidinal ao que pôde fundamentar de sexualidade "perversa polimorfa". O caráter erótico da condição infantil é regido pelas pulsões parciais e, a partir do recalque, a criança é marcada pela promessa paterna e na condição da espera.

• Sobre o caráter bifásico da sexualidade

Segundo Freud, a sexualidade constrói-se em dois tempos. Estes se referem à disposição ou modalidade de economia de gozo libidinal. Em um primeiro tempo, na infância, tem-se a condição da polimorfia de satisfação pulsional, ou seja, satisfação provinda das pulsões parciais. E, em um segundo tempo, com a reorganização fálica, estabiliza-se a opção infantil sobre a primazia da zona erógena genital, a partir da puberdade. Há uma reorganização, portanto, pulsional, a partir do que já foi vivido na infância.

Esse movimento de retroação ao vivido significa uma reorganização *a posteriori*. Não se trata, como quer a lógica evolucionista e desenvolvimentista, de obedecer linearmente um movimento prospectivo de aprimoramento. Trata-se de reativar toda vivência recalcada dos tempos do Édipo. Reacendem-se os conflitos dessa etapa em um tempo *a posteriori,* a partir dos marcos pubertários.

Assim, as questões da sexualidade infantil ressurgem, sempre conflituosas e traumáticas, já que atualizam o conflito colocado no Édipo, ou seja, a divisão vivida na infância, entre a ternura do amor parental, primordial e a corrente sensual. Sofrendo a interdição do incesto por meio do recalque, operado fundamentalmente pela função paterna, resta ao sujeito, na infância, a promessa e a espera do gozo fálico no porvir da prontidão somática pubertária.

Portanto, a genitalidade seguida à fase pré-genital das pulsões parciais, como algo totalizante e harmônico, é um mito de completude, pois a posição diante do Outro do sexo extrai suas forças justamente das fantasias infantis e, com estas, a própria divisão do sujeito diante da falta.

O desejo sexual a partir da puberdade reativa, portanto, a interdição do incesto, evidencia ser impossível a harmonia entre a pulsão sexual e a corrente terna sobre o mesmo objeto. Outra maneira de dizer esta inevitável sobreposição, que abre a essência do impasse sexual na vida do sujeito, é a sobreposição do estatuto fálico do objeto amoroso e o lugar ocupado pelo sujeito no desejo materno ou em seu amor primordial. Este lugar é recalcado na infância e constitui uma fantasia fundamental, inconsciente, na qual o próprio sujeito se situa como objeto causa do desejo no campo do Outro.

Usando como metáfora um conceito da óptica, que é familiar ao campo médico, é como se fosse uma diplopia, isto é, uma imagem dupla no encontro e reconhecimento da escolha amorosa e objetal. Ou seja, embora haja, *nesta época de prontidão somática para o* sexual, a "falicização" do objeto do desejo, do amor, este, por não ser o falo, mas estar relacionado com as marcas do amor primordial, tornará o encontro sempre *héteros*, não no sentido anatômico restrito, mas na ordem da diferença, na lógica fálica.

O cruzamento da dimensão pulsional (marcada pela lógica fálica) e da dimensão do amor (marcada pelo discurso, ou seja, pela abertura ao laço social) forma uma encruzilhada estrutural para o sujeito*.

Essa possibilidade de encontro com o Outro, que estruturalmente já é "desencontrada", digamos assim, irá se abrir, para cada um, a partir de suas marcas, portanto, da dimensão trágica, para a condição contingencial, e encaminhar um destino.

- *O mito de Diana e Acteão*
- *Reconhecimento no Outro e do Outro do sexo*
- *A dialética do olhar e ser visto*
- *O instante de entrever a reabertura da cena fantasmática na relação amorosa*

Para tratar desse encontro que se reacende o caráter sempre faltoso nas buscas desejantes e que, na adolescência, será marcado, ou selado, pela contingência, escolhemos uma figura mitológica como ilustração. Embora a referência à dimensão trágica do humano abrindo-se ao contingencial pareça um paradoxo, trata-se antes de um entendimento não determinista para a noção de estrutura em psicanálise, no tocante ao destino. Nesse momento, em que se reativam as marcas deixadas nos amores edipianos e em que o hiato com o real do sexo se apresenta (novamente um hiato estrutural), o sujeito encaminhará seu destino ou as vicissitudes do ser (parafraseando Freud ao referir-se às pulsões e suas vicissitudes).

Vamos ao mito. Trata-se de Diana, deusa da mitologia grega, conhecida por sua combatividade, deusa da caça, que permanecia rodeada de ninfas e protegida por seus cães. A única deusa virgem e solteira (este aspecto é importante para ilustrar a condição de iniciação da adolescência). A única deusa que resiste ao encontro com o outro sexo, mas se dispõe à caça, à aventura, ao inesperado, enfim, à contingência do encontro.

Recortamos uma passagem muito conhecida desse mito feminino, em que ela está banhando-se nua na floresta e é surpreendida *pelo olhar* de Acteão, um humano que se encontra caçando. Ao ser vista por ele, Diana aprisiona-o, transformando-o em um cervo que acaba devorado pelos cães.

Essa passagem já foi utilizada na psicanálise em vários contextos teóricos. O recorte a que se presta aqui, no entanto, é especificamente à questão do sexual na adolescência (em seu caráter de iniciação) a partir da dialética do olhar-ser visto.

• *A pulsão escópica e a dimensão imaginária do desejo*

Lacan acrescentou à organização do campo pulsional proposto por Freud as pulsões escópica (do olhar) e evocativa (da voz). Nas pulsões oral e anal, estrutura-se o enfrentamento do sujeito diante das demandas, em sua dialética com o campo do Outro. A significação fálica abre a dimensão do desejo, ou seja, da falta no campo do Outro inscrita simbolicamente.

Há, no entanto, uma permanente pregnância imaginária, que confere uma sutura à falta, quase garantindo uma consistência de sentido que permite ao sujeito estabilizar um lugar para si, nesse campo

de alteridade, bem como a consistência desse para o sujeito. Enfim, temos a pulsão escópica, na qual se confere sentido de existência a partir do reconhecimento no campo do Outro. O reconhecimento do sujeito no Outro e do Outro, e em seu assujeitamento na ilusão amorosa, estabiliza ao sujeito, para além da questão da escolha objetal, o próprio ser do sujeito, isto é, afirma um sentido para sua existência.

Tornar-se mulher ultrapassa o lugar comum da desvirginização. Passa pela dialética de ser mulher para um homem. Tornar-se homem é possível a partir do feminino, o que ultrapassa também o lugar comum da virilidade. Homem e mulher são significações que situam lugares de identificação para o humano, bem como o feminino e o masculino, sempre, no entanto, a partir da lógica fálica, que institui ou significa apenas um objeto: a representação do falo.

A libido objetal então é sempre masculina, ou fálica, se presentificado ou positivado o objeto; e o feminino institui, presentifica a falta do objeto. Essas identificações são organizadas a partir do estatuto do que representa o objeto, ou seja, o falo. Este, tomado no simbólico, é sempre faltoso; no imaginário, quando positivado, define a posição fálica relacionada ao masculino, e quando negativado, define a posição feminina identificada à histeria (ou seja, vivida sintomaticamente sob a forma da histeria). Esta última, no entanto, a falta de objeto, tomada simbolicamente, pode ser considerada a condição da castração, ou seja, a própria posição feminina.

Na passagem citada, o casal mítico Diana e Acteão formam um paradigma do puro instante de reconhecimento que se pode sofrer no encontro, contingencial do olhar desejante e desconhecido do Outro.

O feminino à caça de ser caçado, "ser vista". O masculino investiga, no olhar, o enigma da imagem da mulher.

Temos, então, para o feminino: o desejo de existência no campo do Outro (ser amado); e para o masculino: o desejo de saber no campo do Outro (uma vez que busca o saber da nomeação fálica, a qual já lhe confere sentido de existência). Por isso o feminino é intrinsecamente desenraizado de significação, sempre meio "louca"; e o masculino é fálico; por isso, "o saber é poder", é masculino.

• *Adolescência como verificação de estrutura*

Na sexualidade humana não se encontra proporcionalidade entre os sexos**. Só na condição do amor encontrado no casal parental, pai e mãe, é que se pode dizer de uma certa relação ou proporção que o sujeito pode encontrar entre o homem e a mulher. Bem como estas posições não se reduzem ao sexo anatômico, uma vez que sejam marcadas pela posição diante do Outro do sexo e em relação à falta.

A mãe obstaculiza o acesso à mulher, e o pai interdita a mãe. Trata-se então de uma ruptura, renúncia aos pais que o filho deverá fazer para se situar diante do sexo. A mulher deve separar-se da mãe e, como diz Lacan, situa-se como o sintoma do homem. Na lógica fálica, a mulher perderá o que não tem, e o homem terá direito ao falo em nome da lei.

A singularidade da adolescência passa também pela disjunção entre o "estar pronto" corporal e simbolicamente para escolhas e destinos de papéis sexuais. Há uma reconstituição da imagem corporal que se encontra em prontidão somática em sua tensão de gozo, à espera, no entanto, de uma nova inscrição (portanto, simbólica) no campo do Outro. Ou seja, ao contrário da infância, em que o bebê, ante a prematuração biológica e a vivência de despedaçamen-

---

* Refiro-me ao aspecto "acéfalo" das pulsões de um lado, em que se pode ter o alívio das tensões, descargas libidinais entre corpos sem o sujeito encontrar-se com o Outro, deparar-se com a subjetividade e desejo, enfim, do parceiro. Nessa via, tampouco pode emergir como sujeito, permanecendo, portanto, num gozo autista, em práticas sexuais do tipo solidão a dois, na qual não se encontra projeto enlace no discurso social, que é a condição do amor. O impasse é a tentativa de adequação das tensões da pulsão sexual com a busca amorosa no campo do Outro.

** O que leva Lacan a sua famosa fórmula "a relação sexual não existe", que no início soou enigmática e surpreendente, sobretudo para os positivistas de plantão. É no sentido em que só há uma significação e diz respeito à diferença entre os sexos, ou seja, a sexualidade humana é marcada pela significação fálica que cada um constrói ao engendramento de um lugar no Édipo.

to corporal, constitui uma imagem organizadora do EU (Eu Ideal); na adolescência, não há imagem suficiente para amparar o jovem púbere, apesar de sua prontidão somática (desestabilização do Ideal de Eu).

Pode-se entender esta etapa como um chamamento a uma nomeação que se deva produzir, e assim, a partir dessa, reequacionar este impasse estrutural colocado pela disjunção entre o real corporal e sua imagem. O adolescente é, portanto, intimado a produzir uma nova significação, que seja um nome do pai: por meio de um sintoma, uma obra, um amor, enfim, que por meio dessa busca atualize seu nome próprio, sua causa, sua vocação*.

É dentro dessa dimensão de causalidade psíquica que, na adolescência, muitos sintomas estruturais eclodem, como, por exemplo, a irrupção do primeiro surto psicótico, o desvio para uma saída perversa, a drogadição, a melancolia ou mesmo os sintomas alimentares como a anorexia e a obesidade em suas formas mais agravadas. Da mesma maneira, a instalação de uma enurese secundária, a encoprese ou doenças como a asma; bem como, contrariamente, podemos observar a resolução de doenças já cronificadas desde a infância, sobretudo quando estas afiançavam uma modalidade de ligação do sujeito com o campo do Outro, isto é, no mundo, e que se desfaz na adolescência.

_____

* Vocação – do latim *vocatione* – escolha, chamamento, voc-ação – ato de chamar. Faço uma alusão à pulsão evocativa, proposta por Lacan, como foi mencionado, na qual, o que está em jogo é justamente o chamamento à inscrição simbólica, à marca que o sujeito seja intimado a causar e produzir no campo do Outro. Vejo a condição da vocação na adolescência como momento príncecps dessa pulsão, havendo inclusive, junto a essa intimação ao sujeito, a própria verificação da estrutura.

CONSIDERAÇÕES FINAIS

O adolescente deve passar pelo luto da infância, pelo ressurgimento dos conflitos edípicos e só depois, por meio dessa retrospectiva, ressituar-se diante das identificações primordiais e, a partir da contingência dos encontros atuais, produzir seu nome próprio. Nessa travessia, a que chamamos de verificação de estrutura, é posta à prova sua apropriação da possibiliade simbólica.

Finalmente, podemos entender a adolescência como o remanejamento das cartas já colocadas no jogo da vida, em que o jogador, agora em seu momento de concluir, responde como principal agente de sua história.

BIBLIOGRAFIA

1. ABERATURY, A. & KNOBEL, M. – *Adolescência Normal.* 7ª ed., Porto Alegre, Artes Médicas, 1989. 2. DOLTÔ, F. – *A Causa dos Adolescentes.* 2ª ed., tradução de Julieta Leite, Rio de Janeiro, Editora Nova Fronteira, 1990. 3. FREUD, S. – *Obras Completas. Edição Standard Brasileira das Obras Completas de Sigmund Freud.* Rio de Janeiro, Imago Ltda, 1987: – Projeto para uma psicologia científica (1950) [1895], vol. I, p. 381. – A interpretação dos sonhos (1900), vols. IV e V. – Três ensaios sobre sexualidade (1905), vol. VII, p. 129. – Escritores criativos e devanejo (1908) [1907], vol. IX, p. 149. – Romances familiares (1909) [1908], vol. IX, p. 243. – Os instintos e suas vicissitudes (1915), vol. XIV, p. 137. – Luto e melancolia (1917) [1915], vol. XIV, p. 275. – A organização genital infantil: uma interpolação na teoria da sexualidade (1923), vol. XIX, p. 179. – A dissolução do complexo de Édipo (1924), vol. XIX, p. 217. – Sexualidade feminina (1931), vol. XXI, p. 259. 4. LACAN, J. – *O Mito Individual do Neurótico.* Lisboa, Ed. Assírio Alvim, 1987. 5. LACAN, J. – *Escritos: El Tiempo Logico y Aserto de Certidumbre Anticipada.* Tomo 1, 15ª ed., Siglo veintuino Editores. Traduccion Tomás Segovia Argentina, p. 187, 1989. 6. RAPPAPORT, C. et al. – *Adolescência: Abordagem Psicanalítica.* São Paulo, EPU, 1993.

---

10 Distúrbios Funcionais da Criança na Clínica Pediátrica

WAGNER RAÑNA

INTRODUÇÃO

Os estudos dos distúrbios funcionais da criança a partir de uma perspectiva psicanalítica constituem-se em uma das mais importantes contribuições da psicanálise à Medicina, em particular à Clínica Pediátrica. Alicerçada em vasta experiência clínica, utilizando o método do estudo de casos por meio das técnicas psicanalíticas, esses estudos apresentam resultados inquestionáveis, abrindo o campo interdisciplinar entre Pediatria e Psicanálise.

O desenvolvimento desses estudos ocorre principalmente na segunda metade do século XX, sintonizado com os progressos ocorridos no campo da psicanálise da criança, o qual constitui sua base conceitual. Nesse ponto, destacam-se, entre outros progressos, as contribuições que enfatizam a importância do ambiente na constituição do sujeito, destacando o papel dos pais e suas próprias estruturas psíquicas.

Existem estudos dos distúrbios funcionais por meio de uma perspectiva biomédica, enfatizando seus aspectos genéticos, anatômicos e fisiológicos, com vasta produção científica e grande influência na Clínica Pediátrica. Por outro lado, os estudos dos distúrbios funcionais na perspectiva psicanalítica têm evidenciado a profunda articulação entre os processos psíquicos com os processos somáticos, principalmente em idades precoces, como nos bebês, nos quais distúrbios funcionais tais como cólicas, insônia, merecismo e asma,

entre outros resultam da grande sintonia entre o corpo, a organização psíquica e as relações com o ambiente, podendo assim serem descritos como perturbações relacionais.

O pioneiro no campo dos estudos da psicossomática dos distúrbios funcionais da criança, principalmente nas idades precoces, como veremos adiante, foi Rene Spitz, com seu conceito de depressão anaclítica, estabelecido por meio das observações sobre o declínio físico e psíquico de bebês privados da mãe.

O chamado hospitalismo exerceu um impacto nas concepções pediátricas, sendo até hoje, desde a década de 50, bastante considerado. Spitz foi pioneiro no estudo das competências do bebê e do papel da relação objetal no desenvolvimento do ego na criança. Além dessas contribuições, estuda a cólica dos bebês, o eczema infantil e outros distúrbios, relacionando-os a atitudes maternas, tais como rejeição, permissividade ansiosa e oscilação entre hostilidade e excesso de gratificação. Spitz vai dar grande atenção para a díade mãe-bebê e responsabiliza a psicopatologia materna na etiologia dos distúrbios funcionais da criança, formulação que será posteriormente reavaliada por outros pesquisadores.

Outra importante contribuição é dada por D.W. Winnicott, que desenvolveu dois conceitos fundamentais para o estudo dos distúrbios funcionais. O primeiro é a conhecida "Observação de bebês numa situação estabelecida", com a qual inaugura a terapia de bebês.

Relata, em 1941, o caso de uma criança de 6 meses, apresentando vários distúrbios funcionais, como diarréia, vômitos e irritabilidade; aos 9 meses aparecem convulsões. Winnicott submete-a a uma terapia, utilizando jogos e interpretações à mãe, obtendo resultado surpreendente. O segundo conceito é o de "Preocupação materna primária", no qual enfatiza o processo psíquico por que passa a mãe durante a gravidez e nos primeiros meses de relação com o bebê, o qual a torna sensível para adaptar-se às necessidades e características singulares do bebê, mas pode ser confundido com uma psicopatologia, pois a mãe torna-se sensível e emocionalmente lábil.

Winnicott revela-se mestre na arte de se comunicar com o inconsciente da criança, obtendo curas espetaculares na sua prática clínica, na qual alia a Psicanálise à Clínica Pediátrica.

Entre os franceses, destacamos o papel de Leon Kreisler que, apoiado institucionalmente pelo Instituto de Psicossomática de Paris, publica o livro que se tornou clássico no estudo dos distúrbios funcionais do bebê, "A criança e seu corpo", que tem o mérito de apontar para a importância da psicossomática na psicopatologia da criança e desenvolve as modalidades psicoterapêuticas nesse âmbito, sendo pioneiro nos tratamentos conjuntos pais-bebês. Kreisler faz importante contribuição ao estudo dos distúrbios da deglutição em crianças pequenas, principalmente o refluxo gastroesofágico e a ruminação do bebê, em que se posiciona de forma crítica e preocupada diante dos intervencionismos biomédicos nesses casos, sem a devida avaliação dos aspectos subjetivos ou psíquicos de fenômeno.

Em nosso meio, as experiências com a abordagem psicoterapêutica dos distúrbios funcionais têm-se desenvolvido, principalmente nos serviços de psiquiatria infantil ligados aos serviços pediátricos. Nesse âmbito, destacamos os trabalhos no campo dos distúrbios alimentares, que gradativamente têm-se revelado como um fator etiológico nos quadros de desnutrição, associados a distúrbios no desenvolvimento, por sua vez relacionados às questões do vínculo pais-criança. A relação entre desnutrição na criança e depressão materna é destacada em vários trabalhos nesse campo.

A Clínica Pediátrica contemporânea está cada vez mais diante de uma crescente morbidade psíquica, relacionada direta ou indiretamente com os distúrbios funcionais, em função de aspectos da vida moderna, na qual se evidencia a problemática das intensidades. Ou seja, a falta, o excesso e a instabilidade nas excitações, as quais incidem sobre a criança e se colocam como desafios para os pais e aqueles que se ocupam dos cuidados com a criança. Antigas explicações, tais como "é da idade" ou "é a erupção dos dentes", ou ainda "uma alergia alimentar", não podem mais dar conta da explicação desses problemas.

Tomemos como exemplo elucidativo um caso clínico. Trata-se de um bebê que iniciou seus atendimentos quando tinha 11 meses e apresentava um quadro de recusa alimentar sistemática, vômitos, refluxo gastroesofágico e infecções de vias aéreas freqüentes. Agudamente é acometido de um sangramento gástrico. Sua hemoglobina cai de 11g/100ml para 5,7g/100ml. Necessita receber transfusão sangüínea. No atendimento de urgência é feita uma endoscopia, que revela uma gastrite hemorrágica.

No seguimento ambulatorial, as pesquisas clínicas, depois de resultados negativos em várias vertentes, vão evidenciando uma grave problemática na relação da mãe com o bebê e importantes alterações na organização psíquica deste. A investigação no campo subjetivo mostra um bebê apático, hipertônico e esquivo; a mãe não toca, não olha e tem medo de tomá-lo nos braços. O diagnóstico de uma neurose fóbica fica estabelecido para a mãe, sendo que seu núcleo fantasmático incide sobre o medo de ser mãe. Várias vivências traumáticas na sua própria infância são relatadas, nas quais se destaca uma história de relações com um pai ausente e agressivo. O bebê ocupa o lugar de um sujeito, ao mesmo tempo desejado e temido, capturado pela produção imaginária da neurose materna.

Esta captura coloca-o em sintonia com a estrutura materna, produzindo seus efeitos nos distúrbios funcionais, que culminam na gastrite hemorrágica.

O trabalho psicoterapêutico tem efeito excelente na remissão e cura dos sintomas do bebê. A mãe consegue separar suas fobias do seu papel materno e retoma a "função materna", agora liberta dos fantasmas inconscientes. O bebê passa a ocupar uma posição mais autônoma em relação à problemática materna e ser mais adequadamente posicionado na subjetividade materna.

Esse caso é paradigmático, escolhido a partir de grande experiência nesse campo da investigação clínica, podendo dar origem a várias vertentes de análise e interpretações, em função de diferentes concepções sobre os processos envolvidos.

Algumas respostas e medidas terapêuticas passam pelo campo da fisiologia digestiva e sem dúvida constituem medidas terapêuticas que evitam a morte do bebê. Porém, os processos de organização pulsional e relações subjetivas também se implicam no caso. Existem as posições que negariam a natureza psicossomática do quadro clínico. Existem aquelas que veriam nas lesões gástricas a agressividade do bebê, frustrado pela apatia materna, abrindo a discussão dos aspectos intrapsíquicos do bebê. Outros lançam mão do conceito de paraexcitação, ou seja, a necessidade de a criança ser recolocada em uma situação de ausência de tensão, o que aponta para um aspecto fundamental dos cuidados maternos, que têm a função de regular as intensidades, os ritmos e as sincronias dos processos vitais no bebê.

No presente texto vamos tomar como central para a conceituação da sintomatologia do caso a "organização pulsional do bebê" e a "formação do sujeito", que supomos ser mais abrangente em relação aos anteriores. Esses conceitos são abordados também em outros capítulos desta mesma parte do livro.

Para iniciarmos as discussões, vamos abordar o conceito de pulsão na psicanálise.

CONCEITO DE PULSÃO

Na Psicanálise, o conceito de pulsão equivale ao conceito de quanta, da física, o qual vai estabelecer a dualidade constitutiva da matéria enquanto energia ou massa. O conceito de pulsão articula também uma dualidade, só que o faz no campo dos fenômenos mentais, ou seja, subjetividade e objetividade, somático e psíquico, vida e morte.

Segundo Freud, a pulsão é resultado do trabalho do aparelho psíquico a fim de dominar as excitações provenientes do corpo, que são registradas no aparelho psíquico como uma representação. Somente após um longo percurso científico é que o conceito de pulsão vai receber sua formulação em termos de pulsão de vida e pulsão de morte. Essa questão foi precedida das formulações sobre as outras dualidades fundamentais do sujeito psíquico, tais como pulsões sexuais, tendendo à conservação da espécie, e pulsões do ego, tendendo à conservação do indivíduo; o princípio do prazer e o princípio de realidade; as instâncias psíquicas consciente e inconsciente; o mental e o somático.

Até a formulação da dualidade pulsional entre pulsão de vida e pulsão de morte, o aparelho psíquico era concebido na perspectiva do princípio do prazer, tendo como função reduzir as tensões desagradáveis, seja pela descarga, seja por um processo intrapsíquico de defesa, o recalque.

Com a teoria das pulsões de vida e de morte, Freud passa a reconhecer não só o papel da sexualidade, da libido ou de Eros no funcionamento psíquico humano, mas também a importância da agressividade e da destrutividade, não mais como secundárias a uma frustração, mas como primárias e constitutivas do humano. Constata-se a natureza agressiva e violenta do homem e suas tendências autodestrutivas, que vão exercer forte influência no fenômeno psicossomático psicanalítico.

Talvez por influência de sua própria doença, ou pelas barbáries da Primeira Guerra Mundial, ou ainda pelo contexto de perseguições políticas, étnicas e religiosas da Europa, nas décadas de 20 e 30, Freud, depois de ter chamado a atenção para o papel de Eros na subjetividade humana, nos alerta para os poderes de Thanatus, principalmente na sua vertente da compulsão à repetição, freqüentemente revelada em uma repetição no adoecer somático, em um comportamento de risco ou em uma negligência do sujeito com a própria saúde.

A Psicanálise volta-se então para o estudo de situações bastante freqüentes, tais como a negligência do sujeito com suas doenças, a tendência de alguns sujeitos a buscarem situações de risco e repetirem episódios de acidentes graves, levantando-se a questão de uma busca inconsciente da morte. Com a formulação do conceito de pulsão de morte, passa-se a pensar no mecanismo psíquico da implicação do sujeito que não pensa, nega e denega a morte, mas, por outro lado, negligencia a vida, ou busca a morte nos atos inconscientes. Nessa nova perspectiva do aparelho psíquico, a atenção volta-se para o processo que ocorre com uma experiência traumática, que vai ligar-se a atos, sonhos traumáticos ou repetição, como em uma instância pré-psíquica, ainda não representada, como a própria vivência da morte que se constitui no melhor exemplo do impensável.

A Psicopatologia contemporânea é fortemente marcada por essas questões à medida que o homem moderno parece adoecer de conseqüências das intensidades e de posições simbólicas ou imaginárias no trabalho, no esporte, no alimentar-se, nas drogas e no afeto. Compõem este quadro epidemiológico as morbidades e as mortalidades relacionadas com a violência.

No início do século XX, a histeria era o quadro psicopatológico predominante, talvez em conseqüência da grande repressão sexual e da enorme rigidez nos padrões de comportamentos sociais. No final do século XX, a sexualidade é visível e bem menos reprimida. Assim, os casos de histeria são hoje menos freqüentes. O que ocupa hoje o lugar do negado, do proibido e do tabu é a morte. Talvez em função disso que a psicopatologia da pulsão de morte esteja em evidência, sendo o fenômeno psicossomático uma das vertentes desse panorama.

As pulsões de vida e de morte e o fenômeno psicossomático

A partir do estabelecimento do conceito de dualidade pulsional entre pulsão de vida e pulsão de morte, a divisão entre psíquico, de um lado, e somático, do outro, passa a ser formulada em outra perspectiva. A vida, característica que separa o biológico do não-biológico, resulta de um estado de equilíbrio entre forças que a mantêm e forças que tendem ao inorgânico, estado mais natural da matéria. A tendência ao inorgânico é inexorável, e todo corpo vivo tende à morte. É nesse processo dinâmico que as doenças passam a ser vistas como efeitos de um desequilíbrio entre a tendência para a manutenção da vida e do desenvolvimento da pulsão de vida e a tendência para o retrocesso ou a fixação da pulsão de morte.

A pulsão de morte não teria somente efeitos de retorno ao inorgânico, mas tem seus efeitos no sentido progressivo, quando, por exemplo, o sujeito simbolicamente vive um desejo de morte da infância, que o desloca para a vida adulta, rompendo com uma fixação na infância. As pulsões de vida e de morte atuam assim simultaneamente e determinam um estado de equilíbrio que é afetado por questões do sujeito e suas relações com o outro. O equilíbrio psicossomático é intersubjetivo. É pelo outro, para o outro, ou com o outro que o sujeito pulsa, sendo nessa perspectiva que o sujeito adoece. Essas colocações ajudam a explicar então a depressão, em que o outro foi perdido e o sujeito não consegue repor a falta. Explica também a tendência do sujeito a se envolver em situações de risco, como uma busca inconsciente, curiosa e enigmática da morte, em função de um luto não elaborado. Ou ainda pode explicar a parado-

xal conduta, tão freqüente na prática clínica, de o sujeito adoecer repetidamente e colocar-se de forma negligente com sua própria saúde, à medida que essa negligência causa efeitos no outro. Essas condutas encontram sentido na subjetividade, sendo o adoecer um acontecimento em um corpo de um "ser" de linguagem, simbólico portanto. A medicina contemporânea não pode deixar de levar em consideração o adoecimento subjetivo.

DISTÚRBIOS FUNCIONAIS DA CRIANÇA E AS RELAÇÕES ENTRE MEDICINA E PSICANÁLISE

As teorias sobre os fenômenos psicossomáticos na atualidade estabelecem que todas as doenças têm aspectos psicossomáticos, centralizando a questão no fenômeno psicossomático. Alertam para o aspecto particular do adoecer humano, no qual as funções psíquicas e a subjetividade estão sempre implicadas. A subjetividade, característica fundamental do ser humano, coloca para a Medicina uma questão básica, pois a concepção das doenças, enquanto processo universal separado do sujeito, é questionada a partir da enorme diversidade de expressões sintomáticas em sujeitos diferentes, acometidos pela mesma doença. Hoje vai ficando cada vez mais forte a afirmação de que não existem doenças, mas doentes.

Os efeitos da subjetividade nas doenças são percebidos também por meio da grande diversidade observada na evolução, no prognóstico e nas respostas terapêuticas. O efeito placebo é outro fenômeno conhecido e amplamente reconhecido, cuja base científica está alicerçada nas questões da subjetividade. Balint, médico e psicanalista, afirmava que o médico é uma espécie de medicamento, querendo, com essa colocação, discutir o papel da transferência na relação médico-paciente e seus efeitos psicossomáticos, principalmente terapêuticos.

Sobre essa questão, Jacques Lacan formula o conceito de epistemossomática para indicar a relação entre os saberes e o corpo, ou para designar a fisiologia do "ser" de linguagem. Pierre Benoit cria o conceito de metabiologia humana para marcar a especificidade dos processos biológicos no organismo humano que, por estarem submetidos às determinações psíquicas, teriam uma outra lógica estrutural, diferente dos outros seres vivos da natureza que funcionam na lógica do instinto. O homem funciona na lógica da pulsão.

Nessa perspectiva, sintomas ou doenças, tais como refluxo gastroesofágico, dores abdominais, asma e gastrite hemorrágica, como a apresentada no caso tomado como exemplo, são expressões que têm algo a revelar sobre o sujeito e sua vida psíquica, necessitando de análise a partir de uma perspectiva que integre aspectos orgânicos, funcionais e psíquicos.

Os distúrbios funcionais da criança constituem um tópico desses estudos, tendo um papel de destaque, e fazem importantes contribuições.

Medicina e psicanálise

Se, por um lado, podemos afirmar que existem hoje inúmeras evidências do fenômeno psicossomático, ou dos fenômenos psicossomáticos, por outro, existem inúmeras abordagens, científicas e não-científicas sobre o fenômeno, o que nos cria alguns problemas.

A influência do psiquismo na origem e na evolução de doenças no homem talvez seja a correlação clínica mais antiga de que se tem conhecimento, sendo um fato bastante reconhecido desde os primórdios da Medicina. Nesse sentido, é importante delimitar o campo em que nos situamos no presente texto. Para isso, devemos estabelecer dois princípios:

1º) O fenômeno psicossomático não pode distanciar-se dos avanços tecnológicos da medicina contemporânea, colocando-se em harmonia com eles. É oportuno citar aqui que o fenômeno psicossomático é objeto de estudos *a partir da interface da medicina com a* psicanálise e teve, nas suas etapas iniciais, contribuições de médicos, tais como Franz Alexander, Pierre Benoit, D.W. Winnicott, entre outros, que se notabilizaram pelos seus trabalhos ligando a clínica médica à clínica psicanalítica.

2º) O fenômeno psicossomático deve ter como referência as concepções psicanalíticas sobre o aparelho psíquico do homem, formuladas por Sigmund Freud e outros psicanalistas.

As articulações entre Medicina e psicanálise e as questões relacionadas aos distúrbios funcionais sempre tiveram destaque na história da psicanálise e da Medicina.

Até o século XIX, o exercício da Medicina era fortemente marcado por uma visão humanista, exercendo o médico grande influência sobre os sujeitos, e sua prática estava relacionada com a função de conselheiro, amigo e continente para o enfrentamento de momentos de crise, que emergiam nos grupos familiares, desencadeados pela doença ou pela morte. Nesse trabalho, os médicos utilizavam conhecimentos sobre o indivíduo, sendo às vezes muito mais um conselheiro do que um cientista da cura.

A partir do século XIX, com as concepções da Medicina científica ganhando espaço cada vez maior e mais importante, as doenças vão sendo entendidas como conseqüência de distúrbios no funcionamento de um sistema orgânico e os sintomas decorrentes de lesões ou disfunções nesses sistemas, deslocando-se o exercício da clínica para a produção de diagnósticos, prescrições de medicamentos ou orientações que visam interferir nos processos biológicos do corpo, agora concebido na perspectiva cartesiana, que separa o corpo da mente. Como conseqüência dessa posição conceitual, a subjetividade vai perdendo sua importância, e o exercício da clínica passa a centralizar-se na doença, concebida como separada do sujeito, sendo um fenômeno do âmbito do corpo biológico. A subjetividade passa a ser vista como um aspecto que atrapalha e confunde o médico.

A Medicina do século XXI vai então desenvolver-se muito, emergindo recursos tecnológicos capazes de chegar na infinita intimidade genética, funcional e molecular do corpo humano, encontrando aí substrato para a explicação de quase todas as doenças.

Por outro lado, nunca se viram críticas tão intensas ao modelo biomédico, que se trouxe inquestionáveis conquistas para a Medicina, distanciou-se de forma preocupantes dos aspectos psíquicos e subjetivos do homem. O corpo erógeno, ou corpo pulsional, que é a representação do corpo biológico, embora bastante presente, é desconsiderado, sendo nosso objetivo trazer para o contexto da formação clínica do pediatra alguns efeitos da estrutura subjetiva sobre a fisiologia humana.

A articulação necessária entre corpo e mente e os conhecimentos dos aspectos dessa outra fisiologia, a do corpo pulsional, no processo saúde-doença, foram objetos de estudos científicos importantes nesse período histórico. Utilizando metodologias diferentes, constituem na atualidade um campo do conhecimento indispensável para o estudo da complexidade implicada no adoecer humano. Para abordar alguns pontos desse campo, vamos falar dos momentos iniciais da psicanálise.

Estudos sobre a histeria e a clínica dos distúrbios funcionais

A psicanálise teve sua origem histórica na publicação intitulada "Estudos sobre a Histeria" de 1895, de Breuer e Freud. A histeria, talvez o primeiro distúrbio funcional estudado pela psicanálise, apresentava-se como um enigma para a ciência médica do final do século XIX. Naquela época, a histeria era muito freqüente e desafiava os postulados da clínica, principalmente por não apresentarem substrato anátomo-patológico nenhum e terem os sintomas histéricos a propriedade de desaparecer totalmente em função do estado de consciência dos pacientes. Esse fenômeno era observado principalmente com o uso da hipnose.

A histeria apresentava uma série de distúrbios funcionais, tais como: contraturas musculares, paralisias, anestesias, parestesias, perturbações na motilidade ocular e da visão, tosse intensa, anorexia e repulsa alimentar, aliás, sintomas hoje catalogados entre os distúrbios funcionais da criança, como veremos adiante. No estado hipnótico, os pacientes, além de se livrarem dos sintomas, eram capazes de lembrar-se de fatos de seu passado, "esquecidos" quando fora desse estado.

Foi a partir de ensaios no tratamento psicológico dos neuróticos, particularmente com a histeria, que Freud vai formular as primeiras descobertas da psicanálise. Demonstra que os sintomas histéricos têm origem em perturbações emocionais do passado, as quais são completamente rejeitadas pela consciência, mas evocadas no estado hipnótico. "O neurótico sofre de reminiscências..." afirmação de Freud que vai abrir o caminho para a descoberta do inconsciente, sua estrutura, o fenômeno do recalque e dos meios, por meio dos quais o inconsciente se manifesta na consciência.

Para a psicanálise, a histeria vai então ser considerada como efeito de um processo psicodinâmico que continha um conflito entre instâncias conscientes e inconscientes do sujeito, em função de um desejo reprimido, censurado e deslocado para a conversão histérica. O postulado das lesões e disfunções fisiológicas era assim substituído pelo postulado dos conflitos psíquicos que revelam algo do inconsciente do sujeito que adoece.

Com os desenvolvimentos posteriores, as teorias sobre o aparelho psíquico e sua psicodinâmica vão tomando corpo cada vez mais preciso. As técnicas terapêuticas vão ganhando novos rumos, marcados principalmente pela tomada de consciência da importância das resistências e da transferência.

A sexualidade infantil, bem como as etapas da organização pulsional, ou seja a oral, a anal e a genital, são formuladas no "Três ensaios sobre uma teoria sexual", de 1905. A etapa fálica é formulada posteriormente. A importância central do complexo de Édipo na patogenia das neuroses é descoberta. Destaca-se como objeto fundamental o sujeito que é revelado por meio da fala. A psicanálise passa a ocupar o lugar da ciência da escuta, enquanto a Medicina ocupa o lugar da ciência do olhar.

A histeria e posteriormente as outras neuroses, como a neurose fóbica e a obsessiva, vão constituir-se no material clínico da psicanálise, ocorrendo um certo afastamento das preocupações com as doenças somáticas. Freud chega a dizer que as doenças orgânicas deveriam ser objeto das terapêuticas médicas e não da psicanálise. O fenômeno psicossomático psicanalítico vem posteriormente se contrapor a essa posição inicial de Freud. Nos últimos 50 anos, avolumam-se as experiências psicanalíticas com doentes orgânicos, sendo gradualmente estabelecidos os princípios teóricos e as adaptações psicoterapêuticas nesse terreno.

O fenômeno psicossomático psicanalítico

Hoje é bem clara a idéia de que o fenômeno psicossomático deve ser entendido a partir de uma conceituação própria, diferente dos conceitos de processo neurótico ou psicótico.

O fenômeno psicossomático refere-se a doenças ou distúrbios que tenham uma realidade lesional ou uma realidade disfuncional. Essa questão é fundamental, pois é comum reduzir-se o fenômeno psicossomático à conversão, considerando a psicogênese apenas na ausência de lesões. A dicotomia entre mental e físico é superada e estabelece-se uma concepção patogênica que aceita e engloba os fatores psíquicos como determinantes na origem e no desenvolvimento de doenças físicas. Assim, o fenômeno psicossomático é conceituado como uma disfunção do corpo biológico em função de características estruturais do sujeito, organizadas na passagem do corpo biológico para o corpo erógeno, ou para o corpo pulsional, no qual a instintividade é substituída pela erogeneidade. Essa passagem se implica nas disfunções fisiológicas que, em última instância, geram a doença atuando simultaneamente com os determinantes biológicos.

Nessa perspectiva, as disfunções somáticas são vistas como conseqüência da atuação de determinantes biológicos e de falhas ou deficiências do aparelho psíquico no processo de simbolização. A doença somática relaciona-se com algo no sujeito que não encontra meios de expressão pelas vias da linguagem.

Nessa perspectiva o fenômeno ou os fenômenos psicossomáticos vão sendo situados como um importante aspecto da estrutura humana, podendo estar implicados em todas as doenças, à medida que estas guardam relações com o equilíbrio entre pulsão de vida e pulsão de morte, ou seja, o equilíbrio psicossomático.

O equilíbrio psicossomático é constantemente afetado ao longo da vida, que, desde o seu início no bebê até a velhice no idoso, passa por momentos de crise, relacionadas com perdas, separações, mudanças de ambiente ou de atividades, colocando em xeque a estrutura psíquica do sujeito. Essa estrutura funciona como um sistema de proteção contra o aparecimento de distúrbios funcionais. O psiquismo estruturado com eficientes mecanismos mentais de defesa contra as vicissitudes da vida protege o sujeito de desequilíbrios, tanto mentais quanto somáticos. Nessa concepção, o aparelho psíquico é colocado na frente ou no centro dos sistemas vitais de defesa e de manutenção do equilíbrio psicossomático, ou seja, da própria vida.

Os estudos desenvolvem-se no sentido de identificar as estruturas psíquicas que mais deixam o sujeito vulnerável às descompensações somáticas. Descobre-se que os sujeitos que apresentam estrutura neurótica ou psicótica são mais raramente acometidos de desequilíbrios somáticos. Já os sujeitos que apresentam poucos recursos para assimilar os traumas de forma mental, tornam-se vulneráveis às descompensações somáticas.

O fenômeno psicossomático é então conceituado como articulado a um negativo do psíquico, enquanto uma expressão que ocorre na ausência de uma representação psíquica. "O trabalho realizado pelo aparelho psíquico com o fim de dominar as excitações que chegam até ele e cuja acumulação ameaça ser patogênica consiste em integrar as excitações no psiquismo e estabelecer entre elas conexões associativas".

A constatação desses aspectos é confirmada por vários autores com experiência clínica psicanalítica com doentes orgânicos. Vai evidenciando-se a partir das experiências clínicas que os sujeitos com tendência a somatizar submetem seu sofrimento físico e psíquico a um silêncio durante anos de análise. Foi a partir desse silêncio que emergiram conceitos como o da clivagem entre o psíquico e o somático, de acordo com Winnicott, ou uma deficiência na mentalização, segundo Pierre Marty, ou ainda a desafetação de Joyce McDougall. Esses conceitos têm uma relação com o mecanismo que Freud denominou de forclusão, que consiste em o sujeito colocar para fora do psiquismo as percepções e as representações vivenciadas, abrindo o flanco para as somatizações.

Sobre essas questões, Cristophe Dejour afirma que a neurose se relaciona com o recalque; a psicose, com o repúdio; e a somatização, com a repressão.

Hoje sabemos, a partir de inegáveis constatações, que as excitações somáticas necessitam do apoio do aparelho psíquico, o aparelho de linguagem, para terem um funcionamento integrado, harmônico e sintônico. Nos desequilíbrios do funcionamento fisiológico, sempre estão implicados os mecanismos anteriormente citados (desafetação, clivagem, desmentalização, forclusão), apontando para a importância do processo de inter-relação mútua entre psique e soma para o equilíbrio vital.

O processo de articulação ponto a ponto entre o psíquico e o somático, que resulta em um sistema único e integrado, ocorre durante o processo do desenvolvimento da criança, desde suas etapas mais

primitivas. É constatada assim a importância, na origem das somatizações, das etapas iniciais da vida, o que significa a importância da clínica pediátrica para a psicossomática, principalmente nas suas experiências com o cuidado de sujeitos nos seus primeiros anos de vida. É nesse período que a vida psíquica emerge de um processo no qual participam os cuidados maternos e os funcionamentos fisiológicos implicados no crescimento, na maturação e no desenvolvimento da criança. Esses estudos tiveram o mérito de fundar a psicopatologia do bebê, que hoje sabemos ser eminentemente psicossomática.

CLASSIFICAÇÃO DOS DISTÚRBIOS FUNCIONAIS

Os distúrbios funcionais na Clínica Pediátrica englobam expressões sintomáticas, cuja classificação foi abordada de diversas formas, revelando a complexidade do problema, bem como os conhecimentos progressivamente estabelecidos pelas pesquisas. A pesquisa nesse campo baseia-se em estudo de casos clínicos, articulando dados referentes aos:

– sintomas da criança;
– organização subjetiva da criança;
– características das relações da criança com os "outros".

Essas experiências clínicas, exercidas no campo interdisciplinar entre Pediatria e Psicanálise, constituíram o material de ensaios terapêuticos e de classificação dos distúrbios funcionais. A primeira classificação é construída a partir de dois aspectos:

1. a idade da criança e as etapas no seu desenvolvimento;
2. a função fisiológica subjacente ao sintoma.

Essa classificação resulta em grupos de distúrbios funcionais reunidos por períodos de semestres ou anos, guardando uma certa relação com o conceito de distúrbios evolutivos da criança. Eles seriam:

1º) Distúrbios funcionais do primeiro semestre:
– distúrbios do sono;
– cólicas do bebê;
– distúrbios da deglutição (refluxo gastroesofágico e merecismo).

2º) Distúrbios do segundo e terceiro semestres:
– anorexia;
– vômitos;
– asma;
– perda de fôlego;
– otite média recorrente;
– anemia ferropriva persistente.

3º) Distúrbios do quarto semestre, terceiro, quarto e quinto anos de vida:
– encoprese;
– megacólon funcional;
– enurese.

4º) Distúrbios do sexto ano em diante:
– dores abdominais;
– cefaléia;
– enxaqueca.

Outra classificação dos distúrbios funcionais é feita em função do sistema envolvido, tendo por referência as classificações nosológicas normalmente usadas na clínica médica. O aspecto interessante dessa classificação é apontar para a característica que um mesmo distúrbio funcional vai assumindo em diferentes momentos do desenvolvimento da criança. Assim temos:

1º) Distúrbios do sono ou da consciência:
– insônia, perda de fôlego, síncopes;
– terror noturno, sonambulismo;
– enurese;
– bruxismo.

2º) Distúrbios funcionais da dor:
   – cólicas do bebê;
   – dores abdominais;
   – dores em membros;
   – cefaléias;
   – enxaquecas.

3º) Distúrbios funcionais da expressão respiratória e deglutição:
   – refluxo gastroesofágico;
   – merecismo (ruminação);
   – asma.

4º) Distúrbios alimentares:
   – anorexia;
   – vômitos;
   – obesidade.

5º) Distúrbios das funções excretoras:
   – encoprese;
   – megacólon;
   – enurese (também classificado como distúrbio do sono);
   – bexiga neurogênica não-neurogênica.

6º) Distúrbios das funções digestivas:
   – gastrite;
   – gastrite hemorrágica;
   – úlcera péptica;
   – cólon irritável;
   – anemia ferropriva persistente.

7º) Distúrbios da função imunológica:
   – infecções recorrentes (OMA, IVAS);
   – alergias.

As classificações acima são complementares e mostram a amplitude e a importância dos distúrbios funcionais na clínica pediátrica, fazendo fronteiras com quase todas as especialidades pediátricas. Evidencia também o que talvez seja a essência da Pediatria, constituindo o que poderíamos tomar como geral, ou comum, a todas especialidades:

– mesmos distúrbios com significações diferentes nas diversas *idades*;
– mesma idade com vários distúrbios diferentes, mas com o mesmo significado;
– idades diferentes e distúrbios diferentes com a mesma estrutura subjacente.

Os trabalhos de Leon Kreisler, um dos autores com maior experiência no assunto, evidenciam esses aspectos ao mostrar que os distúrbios funcionais, embora guardem uma certa relação com a idade da criança e com o sistema orgânico envolvido, são efeitos da estrutura psíquica subjacente aos distúrbios. Eles seriam, portanto, o efeito ou um sintoma de uma estrutura de relações intersubjetivas que engloba a criança, a função materna e a função paterna. Para aprofundar os conceitos de função materna e a função paterna, reporte-se ao capítulo Formação do Sujeito.

Em relação à função materna e ao desenvolvimento das funções somáticas, podemos citar, para evidenciar o grau de inter-relação entre eles, que em determinadas culturas as mães conseguem fazer com que os bebês adquiram o controle esfincteriano, tanto anal como vesical, já na idade de 3 meses. Tal fato nos coloca de forma muito clara o quanto uma estrutura intersubjetiva, com uma demanda que vem do outro, consegue atravessar os processos maturativos e de desenvolvimento, que implicam a construção de complexas vias neurofisiológicas e de mielinização, antecipando em anos a aquisição do controle esfincteriano.

Fica evidente que a subjetividade exerce seus efeitos de forma a dominar os processos do desenvolvimento, sendo que no corpo do sujeito muito funciona para o outro, pelo outro ou com o outro, como já foi salientado.

DISTÚRBIOS FUNCIONAIS DA CRIANÇA E A PSICOPATOLOGIA INFANTIL

Na literatura encontramos dois importantes trabalhos sobre os distúrbios funcionais da criança, ambos escritos por Leon Kreisler. No primeiro trabalho, junto com outros dois autores, Michael Fain, psicossomaticista, e Michael Soulé, psicanalista e psiquiatra infantil. Os autores fazem um estudo dos distúrbios funcionais do bebê a partir de um enfoque evolutivo, em uma divisão que lembra entidades nosológicas, guardando assim uma semelhança com a nosologia médica. Os distúrbios são assim articulados com a organização psíquica da criança em cada etapa da psicogênese, bem como com conflito das relações da criança com seus pais.

Esse trabalho apresenta, em sua primeira parte, os distúrbios do primeiro semestre: insônia, cólica do bebê, merecismo, anorexia e vômitos. Na segunda parte, os distúrbios da expressão respiratória: perda de fôlego e asma, considerados como o protótipo dos distúrbios do segundo semestre e segundo ano de vida. Na terceira parte, abordam-se os distúrbios das funções excretoras: encoprese, megacólon, característicos a partir do terceiro ano.

Em obra posterior, intitulada "Le Nouvel Enfant du desorder Psycossomathyque", Kreisler abandona a classificação por faixa etária e por nosologias, para deslocar seu foco na gravidade dos distúrbios e principalmente na estrutura psicopatológica existente nas relações objetais, ou seja, nas relações da criança com o outro da função materna e da função paterna.

Kreisler dá ênfase a processos de hiperexcitação, sobrecarga de excitações, falta de excitação e inconstância nas excitações, nas relações com a criança. Destaca o papel de paraexcitação da função materna no sentido de proteger a criança de vivências que tenham efeito traumático para seu funcionamento, evitando desorganizações nas suas funções fisiológicas. Toma, portanto, como base a gravidade, a cronicidade e, principalmente, as características da relação da criança com as pessoas investidas afetivamente por ela. Influenciado pelas idéias de Spitz, Kreisler afirma que o grande e mais grave estado psicopatológico da criança com predisposição a distúrbios somáticos é a depressão da criança, da mãe ou do pai. A depressão associa-se a distúrbios funcionais com a potencialidade letal.

As perdas e as rupturas nas relações objetais, seguidas de profundas frustrações, são apontadas como etiológicas. Nesse sentido, Kreisler destaca as antológicas observações de Rene Spitz sobre a depressão anaclítica e seu repertório de distúrbios fisiológicos, caracterizados no marasmo, relacionando-os a uma grande vulnerabilidade às infecções e, conseqüentemente, a um aumento da mortalidade. Essas evidências tiveram grande impacto nas práticas pediátricas. O hospitalismo, forma mais grave de depressão anaclítica, é conceituado como "um quadro constituído por progressiva deterioração somática e psicológica, desencadeado quando a criança é submetida a uma privação". Hoje, essas constatações já integram o repertório de abordagens clínicas do que era unicamente atribuído às carências nutricionais, com a valorização necessária sobre as questões da subjetividade no campo dos distúrbios graves do desenvolvimento da criança.

Nessa perspectiva, são colocadas três situações gerais para o fenômeno psicossomático da criança.

A relação objetal caracterizada pela privação

O hospitalismo de Spitz, forma grave e extrema da depressão anaclítica; o filho abandonado ou filho da mãe depressiva, ausente e deslibidinizada. Por trás dessa situação sempre se encontra um drama neonatal, com um nascimento traumatizado por malformação, doenças graves e internações prolongadas. O drama pode ter suas raízes em uma história conjugal vazia e traumática, que, com freqüência, revela perdas e rupturas trigeracionais, nas quais os pais foram traumatizados pela violência, pelo abandono ou pela morte precoce dos avós. Estamos diante do bebê do casal em que o nascimento é vivido como um luto, uma perda e que expressam suas frustrações por meio do bebê. Este, por não apresentar ainda recursos para dar forma psíquica a esse estado depressivo, ou para defender-se dele, irá responder com seu corpo, adoecendo, às vezes, gravemente. Ocorre uma "desordem psicossomática" como expressão da desordem ou no vazio da relação objetal. O baixo ganho de peso, as infecções recorrentes, o refluxo gastroesofágico, os vômitos recorrentes, o distúrbio de sono e a anorexia compõem o quadro. Os distúrbios de sono são muito sensíveis para indicar a existência de perturbações relacionais e, com freqüência, é por causa deles que um atendimento é buscado. Com uma investigação sobre as questões relacionais e subjetivas, os outros aspectos do quadro vão revelando-se.

A relação objetal caracterizada pela instabilidade e inconstância

Aqui encontramos os bebês ou as crianças que têm uma grande desorganização na sua guarda, em que emergem estadas em creches nem sempre bem estruturadas, cuidados por babás que não permanecem por períodos consideráveis no emprego. Ou então o bebê ou a criança que compartilha uma relação com os pais marcada pela impulsividade, agressividade e instabilidade. O bebê ou a criança que vivencia a violência das relações parentais. A criança apresenta um quadro constituído por distúrbios funcionais: asma, refluxo gastroesofágico, vômitos, distúrbios alimentares, como anorexia, e distúrbios de sono, como insônia, pesadelo e terrores noturnos. Distúrbios de comportamento, como hiperatividade, agressividade e impulsividade, costumam compor o quadro. É o bebê ou a criança produto da presença, ausência instável e desarmônica e da ausência do corte civilizatório da função paterna.

O quadro psicossomático deve ser completado pelo estudo da dinâmica da família, inclusive nos aspectos trigeracionais, incluindo os avós maternos e paternos.

O bebê da mãe só presença que não vivencia a ausência ou a falta

A função paterna está excluída ou não se faz presente. O bebê tomado como objeto de investimento prioritário e mais importante pela mãe ou por ambos os pais. Aqui, encontramos os asmáticos ou portadores de outras atopias. Essas mães não toleram dividir o bebê com ninguém. Não encontram nada que lhes dê maior prazer que os cuidados com o filho. Kreisler defende a idéia de que essas crianças ficam fixadas ao primeiro organizador de Spitz, não apresentando comportamentos ou fobias de estranhamento. Não faz distinções entre o familiar e o estranho. Estuda também o papel da introdução prematura de uma terceira pessoa na relação mãe-criança. Descreve os casos de bebês asmáticos que têm sua guarda dividida entre adultos que disputam a atenção e o amor da criança. Ocorre uma espécie de exposição prematura da criança à triangulação psicossocial ou uma impossibilidade de organizar-se subjetivamente a partir da situação triangular. O resultado é uma fixação às etapas primitivas do desenvolvimento subjetivo, o que tem sua influência nas doenças atópicas.

DISTÚRBIOS FUNCIONAIS E DE DESENVOLVIMENTO

A partir da conceituação de que os distúrbios funcionais têm sua origem nas perturbações relacionais, tendo no campo da subjetividade seu sentido e de que são *sintomas* da criança com grande importância na sua psicopatologia, os estudos sobre os processos do desenvolvimento e da constituição psíquica em etapas primitivas passam a ser enfocados nas pesquisas.

Constata-se, nesses estudos, que o bebê apresenta a situação estrutural mais vulnerável para somatizações, sendo os distúrbios dessa idade: cólicas, insônias, distúrbios alimentares, vômitos e refluxo gastroesofágico estudados nessa perspectiva.

Nesses estudos, o bebê é concebido e revela-se como dotado de vazio psíquico ao nascer, contrapondo-se às primeiras concepções sobre o infantil primitivo na psicanálise, que dotavam o bebê de um psiquismo complexo, rico em fantasias e conflitos, com sentimentos de culpa e atitudes reparadoras. Atualmente, predomina a noção de que o bebê se desenvolve a partir de um estado inicial indiferenciado, organizando estruturas psíquicas cada vez mais complexas, que emergem dos funcionamentos fisiológicos e do processo de simbolização determinado pelos pais. O que vai dar sentido ao vazio primordial é a relação pais-bebê e o psiquismo dos pais. Os pais supõem um sujeito no bebê e atendem suas necessidades a partir dessa suposição. "O bebê não pensa, mas é pensado; não fala, mas é falado".

Por outro lado, os trabalhos vão mostrando que o bebê nasce com grandes capacidades perceptivas e motoras, voltado para estímulos externos, havendo, desde o início, uma organização que privilegia os momentos de interação com o outro. A idéia de que o bebê inicialmente viveria um estado autista é revista e ganham importância os estudos sobre as funções perceptivas, tais como a audição, a visão, o reconhecimento cinestésico e as funções motoras, como sucção, apreensão, choro, movimentos oculares e expressões faciais. Todo esse repertório de funções está marcado pela infiltração pulsional, colocando-o em sintonia com a função primordial, que é a de ser um parceiro ativo na relação com o outro, estando muito mais sujeito às vicissitudes das relações com os outros do que aos efeitos de fantasias primordiais.

Essa situação vem consubstanciar o conceito de que esses sistemas funcionais do bebê são parte de um sistema mais amplo e intersubjetivo, que engloba o outro e suas próprias funções psíquicas.

A evolução dessa estrutura se processará em várias etapas:

A etapa simbiótica ou fusional-mãe simbólica

A etapa simbiótica ou fusional é caracterizada pela absoluta dependência física e psíquica do bebê. Corresponde ao primeiro semestre. É o outro que determina os ritmos, as intensidades e as prioridades do seu funcionamento. O outro também vai nomear as necessidades do bebê, gerando valores que constituem o ego do bebê.

Nessa etapa, a função materna desempenha o papel de paraexcitação e influencia a organização pulsional. O bebê não pode defender-se de uma maternagem ansiosa, confusa ou negligente, entrando em sintonia e identificando-se com ela.

O trabalho terapêutico, nessa etapa, que tem no pediatra seu principal protagonista, consiste em orientar, dar apoio e continência aos pais. A mudança nas representações sobre o bebê e a percepção sobre suas dificuldades, projetadas nele, são os objetivos terapêuticos. Em alguns casos extremos, a maternagem necessita ser substituída, ou até mesmo instituída. Aqui, uma mudança na maneira de uma mãe lidar e interpretar uma reação do bebê tem efeito terapêutico imediato. O exemplo pode ser encontrado nos casos de cólicas intensas no bebê, cujos pais não conseguem afastar-se dele e criam um contexto de hiperexcitação para o bebê, com efeitos na fisiologia intestinal e na organização do sono. Outro exemplo é o de uma mãe muito rígida nas formas de seguir orientações de outras mães ou profissionais de saúde e impede o bebê de sugar uma chupeta ou o polegar, o que o leva a um refluxo gastroesofágico patológico.

O refluxo gastroesofágico está presente nas etapas iniciais do desenvolvimento, sendo uma espécie de reflexo fundamental para a vida intra-uterina. Após o nascimento, vai desaparecendo. Sua exacerbação relaciona-se com estados de *excitação* e principalmente estados de defesa contra uma maternagem intrusiva.

Em um campo mais complexo e subjetivo, os aspectos inconscientes e fantasmáticos da interação podem estar implicados, exigindo do clínico uma escuta mais cuidadosa, o que implica, em alguns, atendimentos para se desvendar o sentido do sintoma. Aqui, o exemplo pode ser o do caso de um bebê vomitador e anoréxico, cuja mãe se encontrava em um processo de depressão pós-parto. Nesse caso, o bebê é marcado por um vazio libidinal. Ou ainda o caso do bebê com insônia grave, cujos pais, adolescentes, foram obrigados ao matrimônio diante de uma gravidez indesejada e são capturados por uma trama familiar complexa que envolvia os desejos dos avós e não deles próprios. Os papéis de pais junto ao bebê não são assumidos, perpetuando uma dinâmica da adolescência com enfrentamento das posições dos avós. Nesse caso, o bebê expressa, com sua insônia barulhenta, o turbilhão de conflitos à sua volta.

Etapa dual ou da individualização-mãe real

Após essa etapa inicial, vamos entrar na segunda etapa do processo, na qual a autonomia psíquica do bebê começa dar seus sinais. Essa etapa engloba o segundo semestre de vida e vai até os 18 meses. Um dos primeiros sinais de autonomia é a organização dos períodos de sono e de vigília. O bebê já tem o sonho para apoiar e conter as excitações somáticas do sono e dorme longos períodos. O sonho necessita de um mínimo de representações psíquicas para existir, o que só é possível nessa idade. A presença do sonho vai exercer uma paraexcitação nas atividades somáticas durante o sono, sendo indispensável para a organização de alguns processos fisiológicos, tal como o crescimento. Existem relatos de casos de nanismo associado a distúrbios do sono e distúrbios na secreção de hormônio do crescimento. Para se organizar a função onírica, os cuidados maternos devem ser adequados para atender às necessidades físicas do bebê e às necessidades libidinais, pois só assim o bebê encontra o estado de relaxamento adequado para o sono. Após ter passado pelas primeiras fases do sono, inicia-se o sono REM, com uma nova onda de excitação. Nessa etapa do sono necessita do apoio do sonho. O sujeito sonhando mantém a fase de sono REM e não acorda. No sono REM ocorrem vários processos neuroendócrinos, fundamentais para a vida, entre eles o crescimento.

Durante o dia, as atividades auto-eróticas, como sugar o polegar, são outro sinal da autonomia do bebê. O auto-erotismo dá conta de preencher, alucinatoriamente, a ausência do outro, e o sujeito consegue se auto-paraexcitar, tendo, portanto, uma função no processo de autonomização do sujeito. Os "objetos transicionais", tais como o paninho, o ursinho, ou qualquer outro escolhido pelo bebê, também vão dar conteúdo simbólico para suprir a ausência do outro, tendo também um papel na autonomização. Esses comportamentos necessitam de uma maternagem que atenda bem às demandas do bebê, mas que também o deixe livre para exercer sua crescente autonomia. A mente desenvolve-se nesse espaço ideal da ausência seguida da presença, suficientes.

O bebê está na etapa dual, na qual a mãe, ou o outro da maternagem, já se encontra na posição de um outro separado e vão ganhando força os aspectos singulares e subjetivos do bebê, ou seja, seu próprio ego. Nessa etapa, a sintomatologia desloca-se ou acrescenta-se de atitudes tais como a recusa alimentar ou a fobia para determinados objetos, alimentos ou pessoas. A autonomização usa esse novo repertório de condutas para a alteridade, aliviando a expressão física, como o refluxo gastroesofágico. O bebê já é capaz de deslocar para um objeto, um comportamento, ou para outra pessoa as representações psíquicas, passando então os sintomas a serem não só distúrbios da para-excitação ou perturbações na relação com o outro, característicos da etapa fusional, mas também de terem um significado em uma linguagem pré-verbal. Os objetos e os comportamentos são "símbolos do amor materno".

Aqui, um exemplo clínico temos no caso de um bebê que recusa alimentos, não morde brinquedos ou alimentos; quando se lhe oferece uma espátula, olha e tem uma crise de choro como se estivesse diante de um objeto ameaçador. Tem vários distúrbios funcionais, como cólicas, insônias e cólon irritável. As entrevistas com os pais, buscando conhecer os aspectos fantasmáticos e subjetivos da interação, revelam que mãe e a criança revivem um drama familiar relacionado com a morte da avó materna, quando essa mãe tinha 3 anos de idade, e que persiste no inconsciente materno como luto não elaborado, repetindo a vivência traumática com a filha.

Durante o segundo ano de vida, a autonomia motora dada pelas aquisições da marcha e outras aquisições psicomotoras abre o campo para as expressões sintomáticas no âmbito do comportamento. Agora a desorganização pulsional passa a expressar-se nas atividades da criança.

A criança não fica mais de alguns segundos em uma atividade, mudando de objeto para objeto, de pessoa para pessoa de forma indiferente. Configura-se o que é denominado de criança hiperativa. A criança hiperativa não consegue devanear diante de um brinquedo. Brinca de forma rápida, impulsiva e agressiva. O sono é interrompido várias vezes na noite e só é consolada quando está entre os pais. Esses aspectos revelam as características do seu funcionamento psíquico. Vários distúrbios funcionais compõem o quadro, inclusive a otite recorrente e a anemia ferropriva persistente. O estudo subjetivo pode revelar uma mãe ansiosa, superpresente, não se separando do bebê para nada. Por outro lado, explicita certa mágoa por ter deixado seu trabalho e vontade de retomar suas atividades fora do lar. O pai é ausente dos cuidados com o bebê e superenvolvido em atividades profissionais e de lazer. Não reivindica a companhia da mãe em suas atividades. Nesse caso, o trabalho terapêutico implicará explicitar essa dinâmica e seus efeitos na organização pulsional do bebê, que vive a ambivalência materna e a ausência dos efeitos organizatórios da função paterna.

Etapa da triangulação – a função paterna

A partir do terceiro ano de vida, a criança passa a estar mais capacitada pela linguagem e coloca-se como um dos vértices de uma estrutura triangular, que foi antecedida pela fusional e dual. Nessa etapa da organização pulsional, a função paterna vai impedir que a mãe e a criança se fixem em uma relação dual, que imaginariamente pode estruturar-se enquanto dois sujeitos que se completam totalmente e nada lhes falta. É aqui que encontramos os bebês ou as crianças que vivem essa estrutura intersubjetiva com seus efeitos na adaptação nos grupos escolares, com dificuldades na aceitação das figuras de professores, médicos etc., ou uma total indiferença para as questões de relacionamentos com os terceiros, tais como o pai, o pediatra, os professores ou outras crianças. Nesses casos, vários distúrbios funcionais são verificados, porém a experiência clínica aponta para a prevalência das alergias, tais como a asma.

A função paterna nessa perspectiva deve ser objeto de análise desde os primeiros momentos da vida da criança, sendo ela a que vai instituir a falta e um corte na relação simbiótica ou dual com a mãe, tendo seus efeitos na autonomização, na organização da sexualidade e na aceitação das interdições, aspectos fundamentais para a vida psíquica autônoma e para a "inserção do sujeito na cultura".

Nessa etapa, após o quarto e quinto anos de vida, os sintomas já ganham aspectos bem mentalizados, com características fóbicas, obsessivas e de transgressões às normas sociais. No âmbito dos distúrbios funcionais, emergem as alterações das funções excretoras, ou seja, a enurese, a encoprese e o megacólon.

O megacólon, a encoprese e a enurese

As funções excretoras relacionadas com a evacuação e a excreção urinária vão ser objetos de sintomas disfuncionais, tendo um sentido no processo de organização pulsional. Assim, o ato de aceitar as normas de higiene, culturalmente estabelecidas, implica reordenamento de um instinto, de um prazer e de aceitação de uma regra. A criança irá entrar nesse jogo de repressão, controle e comportamentos socialmente aceitos em função de seus desejos inconscientes, relacionados a agressividade, perversões ou desafios à autoridade dos pais. A aceitação de uma perda de liberdade ou de um limite nos seus desejos onipotentes, que estão implicados na educação, inclusive a esfincteriana, pode colidir com conflitos nas relações com os pais, nas quais o jogo eu-outro está presente. Fezes e urina passam a assumir valores subjetivos que vão muito além de uma função corporal, para terem significados que se relacionam com a dinâmica de relações entre sujeitos.

Assim, a mãe obsessiva, que cuida de tudo de forma rígida, controla tudo que se passa com a criança, diante do conflito entre aceitar um desejo da criança ou impor seu desejo, ou seu ritmo, no controle esfincteriano, pode ocorrer uma imposição, com reação de recusa ou indiferença na criança. A criança passa a apresentar uma constipação crônica, que pode culminar em um megacólon, com coloridos sádicos e masoquista, característicos dessa fase da constituição psíquica. Ou, ainda, apresentar encoprese, com indiferença depressiva, e inércia psíquica.

Em relação à enurese, na clínica dos distúrbios funcionais ela passa a ser considerada na criança que ultrapassou os 5 anos de idade e ainda apresenta micção involuntária. Se a enurese é noturna e diurna, o limite de idade é mais precoce, situando-se nos 3 anos.

O controle da micção depende de processos maturativos, do desenvolvimento e de aspectos culturais, como ocorre nas outras aquisições funcionais da criança. A estruturação subjetiva vai ter também um importante papel nesse processo.

Assim, podemos estar diante de um caso de enurese em uma criança regredida e infantilizada. A enurese acompanha-se de sintomas como uma fala infantil, asma, retração e isolamento nos grupos sociais e os pais são superprotetores, falando na criança como "o meu neném".

O casal pode ter problemas na sua própria dinâmica. Às vezes, um ocupa o papel adulto, e o outro, infantil, ou ambos são infantis e ainda mantêm grande dependência dos próprios pais.

A enurese pode compor também a sintomatologia de uma criança bem desenvolvida, com um bom desempenho em outros setores do desenvolvimento, porém apresenta ciúme excessivo nas trocas entre os pais. Quer conquistar a mãe e agride o pai, ou vice-versa. Com os parceiros, irmãos e colegas, mostra-se dominadora e coloca-se como a mais forte, não aceita bem as regras nas brincadeiras ou na escolaridade. A angústia de castração e o complexo de Édipo estão no seu ápice, sendo que a evolução dessa sintomatologia estará articulada na possibilidade e necessidade de a criança ser colocada na posição infantil, aceitando seus limites e subjetivando-se fora da relação entre pai e mãe.

Um terceiro exemplo, bastante freqüente na atualidade, pode ser explicitado no caso de enurese da criança que demonstra um certo coquetismo, com evidente intenção inconsciente de ocupar uma posição adulta na sexualidade. A enurese pode aqui representar um processo de hiperlibidinização. Os pais são permissivos e têm um certo desejo inconsciente e exibicionista diante do coquetismo da criança.

Entre os distúrbios funcionais relacionados com a micção devemos destacar a chamada "bexiga neurogênica não-neurogênica", que se caracteriza por retenção intensa da micção durante o dia e enurese noturna. Os exames radiológicos do aparelho urinário mostram dilatações de bexiga e ureteres, às vezes muito importantes. Podemos dizer que existe um "megacólon" do aparelho urinário. As provas funcionais da micção são iguais às de uma "bexiga neurogênica", como se houvesse uma lesão medular. Na investigação psicológica, indispensável nesses casos, a criança pode apresentar fobias de banheiros e da micção, bem como outros distúrbios fun-

cionais e de comportamento, no presente ou no passado. Graves distúrbios na dinâmica familiar podem ser encontrados, incluindo casos de negligência.

DISTÚRBIOS FUNCIONAIS E SUCESSÃO SINDRÔMICA

A sucessão sindrômica é um aspecto importante na clínica dos distúrbios funcionais e pode ser observada a partir de casos com um longo período de seguimento na sua assistência, quer no âmbito da psicoterapia, quer no âmbito da pediatria. Trata-se de um fenômeno no qual uma série sintomática vai sendo observada ao longo das etapas do desenvolvimento da criança relacionadas com movimentos progressivos e regressivos na sua organização pulsional, ou psicossomática.

O conceito de sucessão sindrômica tem por base um aspecto da organização psíquica da criança, que foi denominado de desenvolvimento psicossomático por Rosine Debray, no qual o sujeito apresenta um deslocamento progressivo dos investimentos pulsionais, partindo de estruturas viscerais, basculando para os investimentos motores, passando pelos comportamentos e finalmente adquirindo uma estrutura mental. Em outras palavras, a pulsão vai, ao longo do desenvolvimento, deslocando-se de um sistema somático para outro, sempre em sentido progressivo que parte do visceral até chegar no mental. Por exemplo, o bebê no primeiro semestre tem refluxo gastroesofágico, no segundo semestre passa a apresentar anorexia. Durante o segundo ano, observa-se um comportamento agressivo que consiste em atirar para fora do berço todos os seus brinquedos, o que se repete compulsivamente. No terceiro ano, recusa o contato social com outras crianças e outros adultos. Nessa sucessão de sintomas, vemos uma estrutura comum, que é a da recusa, que se desloca do refluxo para a anorexia, depois para o jogo e, finalmente, para um comportamento. Nesse movimento pulsional, ocorre um processo de deslocamentos sucessivos do real, no corpo para o imaginário, no jogo e para o simbólico, na linguagem.

Na clínica podemos encontrar sucessões sindrômicas que ocorrem em um eixo somático: a criança apresentava asma até os 3 anos de idade, depois passa a ter enurese noturna; aos 8 anos, uma enxaqueca predomina no caso. A sucessão sindrômica pode dar-se no eixo que parte do somático e chega no mental: a criança apresenta um megacólon, depois um sintoma obsessivo, que consiste em guardar tudo em um armário, no qual ninguém pode mexer. Na adolescência, estrutura-se um caráter econômico, chegando assumir aspectos de avareza.

Na sucessão sindrômica, evidencia-se o papel da sublimação no sentido de aliviar o somático a partir de uma criação sintomática no âmbito da simbolização. Esse mecanismo é muito importante no âmbito da psicoterapia.

DISTÚRBIOS FUNCIONAIS E DORES RECORRENTES

Na clínica dos distúrbios funcionais, as dores recorrentes podem aparecer isoladamente ou fazer parte de um conjunto de distúrbios. Podem ainda fazer parte de uma sucessão sindrômica. Além disso, as dores são sintomas que podem ocorrer em vários processos patológicos, os quais devem ser identificados pela investigação clínica.

Nos distúrbios funcionais das dores, o sintoma mais freqüente são as dores abdominais, as cefaléias e as enxaquecas, porém, qualquer tipo de dor pode ocorrer. O aspecto mais importante para a investigação clínica está nas questões subjetivas, não havendo especificidade entre elas e o tipo de dor. Somente o estudo caso a caso, incluindo os aspectos do funcionamento psíquico da criança, a dinâmica de relações com seus pais e de suas experiências sociais, pode apontar para o significado do sintoma.

Alguns aspectos podem ser destacados, como a tendência de as dores ocorrerem na faixa etária acima dos 5 anos de idade, englobando a adolescência. A cefaléia e a enxaqueca podem associar-se a um mecanismo psíquico de repressão maciça, no qual uma idéia consciente é apagada, ocorrendo uma espécie de travamento do pensar. O sujeito tem uma aversão a pensar. Pode existir uma educação extremamente repressora. Pode haver na história do sujeito traumas, principalmente a morte de parentes próximos, tais como pais, irmãos ou filhos.

O exemplo clínico é o de uma menina de 10 anos de idade com crises de cefaléia e enxaqueca quase diária. Tem dificuldades escolares, necessitando muito empenho para conseguir manter-se sem repetência. Teve asma e enurese noturna até os 7 anos de idade. Nos atendimentos terapêuticos, constata-se uma grande inibição, pouca capacidade para falar de suas dificuldades. É superapegada à mãe, sendo a filha mais nova. Tem duas irmãs. Quando indagada sobre o pai, diz que ele morreu há cinco anos e que não se lembra dele. Nos atendimentos posteriores, a questão do pai é sempre colocada e repete-se o aspecto do esquecimento: "não me lembro nem do rosto dele". Na casa não há fotos ou objetos do pai, por orientação materna. Uma intensa ligação com a mãe vai sendo aos poucos constatada e emerge uma busca por fotos e relatos sobre o pai. Esse interesse pelo pai é vivido com certa oposição materna, que defende a idéia de que "isso só trará sofrimento". A imagem e as marcas paternas são liberadas em suas falas e vive-se um luto, inicialmente bloqueado pela posição materna. As crises de cefaléia ou enxaqueca desaparecem. A postura curiosa e independente vai repercutir nas atividades escolares, melhorando seu desempenho.

Nesse caso, podemos dizer que a negação da morte do pai funciona como mecanismo de defesa até o início da terapia e refere-se mais a um desejo materno. Na terapia ocorre um deslocamento para uma subjetividade mais autônoma, sendo a função paterna vivenciada imaginariamente na transferência.

BIBLIOGRAFIA

1. ATALA, A. & BRAUER, S.B. – Bladder dysfunction. In Holliday, M. et al. Pediatric Nephrology. 3rd ed., Baltimore, Williams & Wilkins, 1994, p. 1032. 2. BALINT, M. – O Médico, seu Paciente e a Doença. São Paulo, Livraria Atheneu, 1984. 3. BENOIT, P. – Psicanálise e Medicina. Rio de Janeiro, Zahar, 1989. 4. BIRMAN, J. – Enfermidade e Loucura. Rio de Janeiro, Editora Campus, 1980. 5. CRAMER, B. – Técnicas Psicoterápicas Pai-Mãe-Bebês. Porto Alegre, Artes Médicas, 1994. 6. DEBRAY, R. – Mães e Bebês em Revolta. Porto Alegre, Artes Médicas, 1988. 7. FREUD, S. – Mas Alla del Principio del Pracer. Obras Completas. Madri, Biblioteca Nueva (OC-BN), 1920. 8. FREUD, S. – Estudios sôbre la Histeria. Obras Completas. Madri, Biblioteca Nueva (OC-BN), 1895. 9. FREUD, S. – Tres Ensayos para una Teoria Sexual. Obras Completas. Madri, Biblioteca Nueva (OC-BN), 1905. 10. KREISLER, L. – A Criança e Seu Corpo. Rio de Janeiro, Zahar, 1981. 11. KREISLER, L. – O bebê da desordem. In A Dinâmica do Bebê. Porto Alegre, Artes Médicas, 1987. 12. KREISLER, L. – Le Nouvel Enfant du Désordre Psychossomatique, Paris, Dunot, 1992. 13. LAPLANCHE, J. & PONTALIS, J. – Vocabulário da Psicanálise. São Paulo, Martins Fontes, 1988. 14. LEBOVICI, S. – A Criança e seu Corpo. Rio de Janeiro, Zahar, 1981. 15. MACHADO, D.V.M. – Ação Psicoprofilática do Pediatra. Sarvier, São Paulo, 1979. 16. MARTY, P. – A Psicossomática do Adulto. Porto Alegre, Artes Médicas, 1993. 17. RANÑA, W. – Anorexia. In Sucupira, A.C.S.L. et al. Pediatria em Consultório. São Paulo, Sarvier, 1996, p. 171. 18. RANÑA, W. – Aspectos psicossociais da assistência à criança hospitalizada. Pediat. S. Paulo 10:56, 1988. 19. RANÑA, W. – Psicossomática e o infantil: uma abordagem através da pulsão e da relação objetal. In Ferras, F.C. & Volich, R.M. Psicossoma: Psicossomática Psicanalítica. São Paulo, Casa do Psicólogo, 1997. 20. RANÑA, W. – Observação de bebê: análise e tratamento das relações constitutivas da doença orgânica. Psicoterapia de bebês. Pediatria Moderna 26:382, 1991. 21. RANÑA, W. – Enurese: Aspectos Pediátricos, Psicossomáticos e Psicanalíticos. Anais do Curso Nestle de Atualização em Pediatria, 1998. 22. RANÑA, W. – Pediatria e psicanálise. In Volich, R.M. et al. Psicossomática Psicanalítica. São Paulo, Casa do Psicólogo, 1998. 23. SPITZ, R.A. – O Primeiro Ano de Vida: Um Estudo Psicanalítico do Desenvolvimento Normal e Anômalo das Relações Objetais. São Paulo, Martins Fontes, 1979. 24. WINNICOTT, D.W. – Textos Selecionados: da Pediatria à Psicanálise. Rio de Janeiro, Francisco Alves, 1978, p. 139.

11 Terapia Medicamentosa em Psiquiatria Infantil

PILAR LECUSSÁN GUTIERREZ

A utilização de medicamentos na abordagem dos distúrbios psíquicos infantis está estreitamente vinculada à noção que o profissional tem do fenômeno. A abordagem pode ser bastante diversificada e diz respeito de como é vista a doença mental em cada momento histórico, político e econômico. Essa configuração percorre uma trajetória que vai da visão mística e religiosa do acontecimento psicológico, passa pela configuração médico-científica e desemboca, em nossa atualidade, em um vasto repertório de possibilidades, freqüentemente antagônicas entre si.

O uso da medicação refere-se a uma dessas possibilidades, ou seja, escolher essa alternativa significa estar escolhendo um determinado encaminhamento do processo mental quanto a sua etiologia e intervenção.

Nesses últimos tempos, tem-se vivido alguns acontecimentos importantes de serem pensados: há um movimento importante na Psiquiatria oficial que se preocupa em resgatar ou descobrir a vertente biológica dos distúrbios mentais, determinando importantes investimentos econômicos nesse projeto.

Por outro lado, parece que uma das maneiras de suportarmos as dores de nosso mundo moderno (globalizado) tem sido a "descoberta" de novas doenças.

Síndrome do pânico, distimias, dismorfismo corporal, hiperatividade, déficit de atenção, estresse, síndrome da fadiga crônica etc. fazem parte do repertório de possibilidades atuais de explicar e justificar ansiedades, medos, mau humor, preocupações com a aparência, dificuldade na administração de conflitos etc.

Entretanto, a retomada da explicação biológica para as dores humanas tem-se mostrado precária, do ponto de vista científico e extremamente pobre em sua proposta terapêutica. Limita-se esta, na maioria das vezes, à monoterapia (antidepressivos) e às terapias comportamentais, reduzindo os sujeitos a seres biológicos capazes de aprender novos comportamentos mais adequados e, sobretudo, consumidores (de uma ideologia, de um medicamento), fazendo parte de um fluxo econômico decidido apesar dele.

Perdem-se neste pensar (ou melhor, não pensar) questões que, certamente mais complexas, dizem respeito à dimensão inconsciente dos sintomas, à possibilidade de simbolizar a biologia e à subjetividade, atributos que, em última instância, relacionam-se com nossa humanidade.

Avaliar esses acontecimentos não significa denegar a dimensão biológica das emoções, da memória, dos afetos, nem abrir mão dos possíveis benefícios de uma medicação. Significa sim não se deixar levar pelo simplismo e imediatismo, às vezes tão atraente, mas sempre reducionista.

A infância não está a salvo de tal funcionamento, basta ver o número de crianças medicadas pelas mais variadas razões, sem que se faça uma escuta efetiva de suas queixas. Promover essa escuta e decidir os melhores encaminhamentos para a demanda podem, sem dúvida, levar à escolha medicamentosa, mas, certamente, de maneira mais consistente e articulada.

A seguir, as medicações mais freqüentemente utilizadas na infância:

Antidepressivos (Tabela 11.4) – a imipramina e a amitriptilina são os antidepressivos mais utilizados na abordagem dos quadros depressivos, nos transtornos obsessivo-compulsivos e, segundo alguns autores, nas situações em que há hiperatividade e déficit de atenção. Foram e ainda o são bastante utilizados em crianças com diagnóstico de enurese, mas os resultados obtidos não diferem significativamente dos obtidos com o uso de placebo.

Tabela 11.4 – Orientação para dosagem de antidepressivos em crianças e adolescentes para tratamento de depressão.

Medicação	Dosagem sugerida	Nível plasmático/ Terapêutico (mg/ml)
Imipramina	mg/kg/dia	3-5	150-300
Desipramina	mg/kg/dia	3-5	125
Nortriptilina	mg/kg/dia	1-2	60-100
Amitriptilina	mg/kg/dia	3-5	Desconhecido
Flouzetina	mg/dia	5-40	Desconhecido
Clorimipramina	mg/kg/dia	2-3	Desconhecido
Fenelzina	mg/dia	30-90	–
Tranileipramina	mg/dia	10-40	–

Níveis plasmáticos baseados em nível obtido 10 a 12 horas após a última tomada de medicação.

Os antidepressivos tricíclicos, como são conhecidos, geralmente aumentam os receptores norepinefrínicos e adrenérgicos no SNC.

Apesar do grande número de estudos em população adulta apostando nos benefícios dos antidepressivos nos distúrbios de humor, não se provou essa eficácia na população pediátrica e adolescente. Os estudos duplo-cegos não têm comprovado a superioridade da medicação em relação ao placebo.

No caso de se escolher o uso de antidepressivos, recomenda-se que seja feita a dosagem plasmática repetidas vezes no curso do tratamento, tendo em vista relatos de variabilidade dos níveis séricos.

Os efeitos colaterais mais encontrados são: boca seca, irritabilidade, cefaléia, insônia, cólicas abdominais, sudorese, sonolência, tonturas e cansaço. Em geral, essas medicações têm provocado um aumento discreto da pressão arterial, apesar de, em algumas oca-siões, produzirem hipotensão ortostática. As alterações eletrocardiográficas são: aumento da freqüência e aumento do intervalo PR, QRS e QCT. Esses efeitos desaparecem com a diminuição da dose.

As novas drogas, como a fluoxetina e o bupropion, têm demonstrado menos efeitos colaterais e ser eficazes em indivíduos que não apresentaram resposta aos tricíclicos tradicionais. Têm atuação mais seletiva no SNC, inibindo a recaptura da serotonina. A experiência clínica referente ao uso dessas novas possibilidades terapêuticas é bastante reduzida. Há poucos trabalhos estudando os efeitos dos medicamentos, embora estejam sendo usadas na prática pediátrica há alguns anos.

Ocasionalmente, o lítio pode ser adicionado ao regime medicamentoso para aumentar a resposta aos antidepressivos. Os efeitos terapêuticos do lítio parecem estender-se desde estados hipomaníacos em crianças mais jovens até à mania psicótica em adolescentes.

A dosagem de lítio necessária para alcançar níveis sangüíneos terapêuticos é mais elevada na população adolescente e pediátrica, provavelmente pela maior depuração de lítio no rim jovem. Quando usados nos distúrbios de atenção com ou sem hiperatividade, os antidepressivos tricíclicos melhoram o humor e diminuem a hiperatividade, embora sejam sedativos e não pareçam melhorar a concentração. Classicamente, o lítio foi usado com perspectivas profiláticas no acompanhamento de quadros em que há distúrbio afetivo bipolar.

Antipsicóticos ou neurolépticos (Tabela 11.5) – é o tratamento específico de eficácia documentada até o momento. São drogas que têm ação sobre os receptores dopaminérgicos, bloqueando-os. Como manifestação clínica de sua ação, verifica-se diminuição nos sintomas psicóticos: alucinações, delírios, distúrbios do curso do pensamento que se pensa terem origem na região mesolímbica. Entretanto, a maior parte dos neurolépticos tende a manter ou piorar sintomas como mutismo, apatia, isolamento.

Um dos principais efeitos colaterais são os sintomas extrapiramidais e a discinesia tardia (em torno de 23% dos casos tratados).

A medicação deverá ser dada por não menos de quatro semanas, antes de efetuar a diminuição progressiva da droga ou sua troca. O critério para a diminuição ou retirada da medicação é clínico.

A amplitude da dosagem é muito grande, podendo variar de 0,5 a 9mg/kg/dia de clorpromazina (droga-padrão em equivalência entre os vários neurolépticos). Recomenda-se evitar o uso de mais de um agente antipsicótico, pois não há estudos que comprovem eficácia nessa associação.

O uso de medicamentos com efeito antiparkinsoniano e os benzodiazepínicos podem ser de grande validade na prevenção dos sintomas extrapiramidais.

Tabela 11.5 – Drogas antipsicóticas.

Droga	Classificação química	Equivalência dose oral	Efeitos sedação	Autonômica	Reação extrapiramidal
Clorpromazina	Fenotiazina alifática	100mg	+++	+++	++
Tioridazina Melleril	Fenotiazina piperidínica	100mg	+++	+++	+
Trifluoperazina Stelazine	Fenotiazina piperidínica	5mg	++	+	+++
Tiotixeno Navane	Tioxanteno	5mg	+	+	+++
Flufenazina	Fenotiazina piperidínica	2mg	+	+	+++
Haloperidol Haldol	Butirofenona	2mg	+	+	+++
Pimozide Orap	Difenilbutilpepiridina	10mg	+	+	+++
Clozapina	Dibenxodiazepina	75mg	+++	+++	+

Adaptado do American Medical Association.
Drug evoluations. Chicago. American Medical Association 1990.

Os neurolépticos foram introduzidos na prática clínica na década de 50. A clorpromazina, agente do grupo das fenotiazidas, foi o primeiro deles sintetizado e seu uso provocou mudanças radicais no tratamento dos quadros psicóticos, diminuindo as taxas de internações e permitindo aos pacientes maiores possibilidades de convivência em seu meio social.

Ansiolíticos – são utilizados como ansiolíticos alguns neurolépticos, anti-histamínicos, antidepressivos e benzodiazepínicos. Entretanto, estes últimos são os mais utilizados na prática (Tabelas 11.6 e 11.7).

Tabela 11.6 – Drogas benzodiazepínicas para sedação.

Medicação	Via	Dose (mg/kg/dose)	Dose máxima (mg)
Diazepam	Oral	0,05-0,3	10
	IV	0,05-0,3	
	IM	Não recomendada	
Lorazepam	IV	0,02-0,05	2
	IM	0,02-0,05	
Midazolam	IV, IM	0,01-0,8	4
	VR, IN, VO	0,3-0,7	
	Sublingual	0,2-0,5	
	IV	Contínuo: 0,1-0,15 mg/kg/hora	

Tabela 11.7 – Apresentação comercial dos benzodiazepínicos.

Nome genérico	Nome comercial	Laboratório	Apresentação
Diazepam	Diazepam	Vital Brasil	Cáps. 5-10mg Ampolas: 5mg/ml
Diazepam	Valium	Roche	Cáps. 5-10mg Ampola 5mg/ml
Lorazepam	Lorax Mesmerin	Wyeth Novoquímica	Cáps. 1-2mg Cáps. 1-2mg
Midazolam	Dormonid	Roche	Ampola: 3ml/15mg 5ml/5mg

Os efeitos decorrentes da ansiedade tendem a diminuir significativamente e não há perdas cognitivas. Há experiências importantes na clínica pediátrica na utilização de benzodiazepínicos na diminuição da angústia antecipatória e aguda em crianças com doenças neoplásicas que freqüentemente enfrentam intervenções dolorosas.

Dos mais conhecidos, o diazepam é um sedativo útil e eficaz, produz estado hipnótico em poucos minutos, em geral, de duração longa.

Depressão respiratória, hipotensão arterial e reações paradoxais (agitação e confusão) são os efeitos colaterais mais comuns, podendo ser necessária a utilização de medicação antagonista como o flumazenil.

Outra possibilidade de utilização dos benzodiazepínicos são as situações em que há necessidade de se obter sedação e analgesia que permitam a realização de procedimentos dolorosos.

Outra droga bastante conhecida pelos pediatras, geralmente utilizada em sedação durante procedimentos como tomografias, radiografia, ECG etc., é o hidrato de cloral, o qual determina efeitos mínimos sobre a respiração. Entretanto, pode provocar sedação prolongada em bebês. Dose: 20 a 75mg/kg/dose. Induz ao sono em 20 ou 30', mas a sedação satisfatória ocorre aproximadamente 60' após a ingestão. É metabolizado pelo fígado, e os efeitos colaterais incluem depressão miocárdica, hipotensão, arritmia, tonturas, mal-estar, pesadelos, náuseas e fenômenos alérgicos.

CONSIDERAÇÕES FINAIS

A abordagem deste assunto (psicofármacos) em um livro de Pediatria tem a função de fornecer informações básicas sobre seu uso corrente. Não se espera do pediatra a sua utilização, devendo esta ficar a cargo do psiquiatra, pois a experiência e a vivência que este profissional pode ter com o uso dessa medicação são fatores extremamente importantes na escolha, dosagem e avaliação de resultados.

Por outro lado, sempre que pensarmos na opção medicamentosa como alternativa terapêutica, devemos levar em conta dois aspectos extremamente importantes: os psicofármacos têm atuação essencialmente sintomática e não há uma intervenção farmacológica de caráter etiológico. A etiologia dos distúrbios mentais permanece uma questão discutível e, provavelmente, além do acontecimento biológico. Nesse sentido, a escolha de um medicamento não exclui a possibilidade de outras intervenções. Outra questão de grande importância é o caráter particular do cliente pediátrico. O fato de ser um indivíduo em formação, com estruturas (somáticas, psicológicas e sociais) em permanente transformação, a utilização dos medicamentos envolve intervenções de conseqüências, na melhor das hipóteses, pouco conhecidas. Daí o cuidado na utilização de medicamentos que o profissional da área pediátrica deve ter.

BIBLIOGRAFIA

1. CABRAL, S.A. – *Sedação e Analgesia em UTI. Manual de Terapia Intensiva.* Sociedade Brasileira de Pediatria, 1994, p. 154. 2. GREEN, W.H. – *Child and Adolescent Clinical Psychopharmacology.* New York, Williams & Wilkins, 1991.

Índice Remissivo